L. Thomas

Labor und Diagnose

Labor und Diagnose

Indikation und Bewertung von Laborbefunden für die medizinische Diagnostik

---

Herausgegeben von Lothar Thomas, Frankfurt

Mit Geleitworten von G. W. Löhr, F. Gabl und H. Keller und Beiträgen von

S. Abdelhamid
R. Ansorg
H.-W. Bauer
P. Bayer
U. Binswanger
H. Bodemann
K. Bross
P. Clemens
R. Dennebaum
B. Deus
E. Deutsch
K. Dörner
M. Doss
S. Ehrhardt-Schmelzer
G. Enders
H. L. Fehm
K. Felgenhauer
G. Frösner
E. Fuchs
F. Gabl
H. P. Geisen
H. J. Giebitz
G. M. Hänsch
W. Hauck
B. Hinney
K. Janitschke
E. Kaiser
J. R. Kalden
J. P. Kaltwasser
J. Köbberling
H. Koop
F. Krapf
P. Kühnl
R. Lamerz
P. G. Lankisch
H. Lanschützer
R. Laufs
W. Leibold
B. Lembcke
G. W. Löhr
K. Lorentz
M. Lüthgens
K. Mann
F. Müller
O. Müller-Plathe
E. Nieschlag
M. Oellerich
W. Opferkuch
N. Panitz
R. Petzoldt
P. Pfannenstiel
B. Puschendorf
E. W. Rauterberg
H. Reinauer
W. Riesen
K. Rother
E. Rummeny
H. Schmidt-Gayk
D. Schönberg
R. Seuffer
J. Spona
G. Tatra
L. Thomas
H. Trobisch
F. Tympner
P. Vecsei
K. H. Voigt
C. Wagener
H. Wagner
D. Walb
R. Wejbora
K. v. Werder
J. Windeler
H. Wisser
W. Wuttke
B. Ziegler

Dritte überarbeitete und erweiterte Auflage

M Die Medizinische Verlagsgesellschaft Marburg 1988

CIP-Kurztitelaufnahme der Deutschen Bibliothek

Labor und Diagnose: Indikation u. Bewertung von Laborbefunden für d. med. Diagnostik/hrsg. von Lothar Thomas. Mit Geleitw. von G. W. Löhr . . . u. Beitr. von S. Abdelhamid . . . — 3., überarb. u. erw. Aufl. — Marburg: Med. Verl.-Ges., 1988.
ISBN 3-921320-20-8

NE: Thomas, Lothar [Hrsg.]; Abdelhamid, Saleh [Mitverf.]

ISBN 3-921320-20-8 DIM

Druck: Kempkes, Offset- + Buchdruck GmbH, 3554 Gladenbach

Anschrift des Herausgebers:

Prof. Dr. med. *L. Thomas,* Arzt für Laboratoriumsmedizin, Arzt für Mikrobiologie und Infektionsepidemiologie, Klinischer Chemiker, Krankenhaus Nordwest, Steinbacher Hohl 2—26, 6000 Frankfurt/Main 90.

Geleitworte:

Prof. Dr. med. *G. W. Löhr,* Direktor der Medizinischen Universitätsklinik, Albert-Ludwigs-Universität Freiburg, Hugstetterstraße 55, 7800 Freiburg.

Prof. Dr. med. *F. Gabl,* Institut für Klinische Chemie und Laboratoriumsdiagnostik (Vorstand: Prof. Dr. F. Gabl), Lazarettgasse 14, A-1090 Wien.

Prof. Dr. med. *H. Keller,* Institut für Klinische Chemie und Hämatologie des Kantons St. Gallen, Frohberg-Straße 3, CH-9000 St. Gallen.

Zum Geleit der ersten Auflage

Dieses Buch »LABOR UND DIAGNOSE«, das von *L. Thomas* mit 15 Mitautoren geschrieben wurde, hat die Aufgabe, als Nachschlagewerk für die Indikation und Bewertung von Laborbefunden für die medizinische Diagnostik zu dienen. Dementsprechend handelt es sich hier nicht nur um ein Buch der medizinischen Laboratoriumsmethoden, sondern es will dem untersuchenden Arzt zeigen, welche Laboratoriumsparameter er für die Bestätigung oder den Ausschluß einer klinisch erhobenen Verdachtsdiagnose auswählen soll. Es werden daher tabellarisch die klinischen Symptome, die Laboratoriumsbefunde und die pathophysiologischen Ursachen der Hauptkrankheiten von Herz, Kreislauf, Atmungsorganen, Leber, Galle, Pankreas, Blutbildung, Blutgerinnung, Skelett und Muskulatur, der endokrinen Organe, des Stoffwechsels der Kohlenhydrate, Lipide und Eiweiße, des Elektrolythaushaltes, der Nieren, der Tumoren und zusätzlich noch die serologische Diagnostik von Infektionskrankheiten durch Bakterien, Mykoplasmen, Pilze und Viren ausführlich beschrieben. Es sind hierbei zahlreiche Einzeldaten zusammengetragen und kritisch geordnet und in einem knappen Stil niedergeschrieben worden. Daneben wurden auch Vergiftungen durch Blei, Ammoniak und Digitalispräparate und deren Nachweis ausführlich besprochen.

Dieses Werk kann natürlich kein Handbuch der allgemeinen Pathophysiologie oder gar der klinischen Differentialdiagnostik sein. Es handelt sich vielmehr um den gelungenen Versuch, klinische Symptome pathologisch zu erklären und laboratoriumsmäßig abzusichern. Die Spezifität und Fehlerbreite der Laborparameter und -methoden werden kritisch besprochen und werden den untersuchenden Arzt zum Auswählen und Nachdenken anregen.

In diesem Sinne möchte ich diesem gelungenen Werk — das immer wieder modernisiert und ergänzt werden muß — meine besten Wünsche mit auf seinen Weg geben.

Freiburg i. B., im Dezember 1978 G. W. Löhr

Zum Geleit der zweiten Auflage

Nach dem Erscheinen der ersten Auflage war es schon drei Jahre später notwendig, die zweite Auflage von »LABOR UND DIAGNOSE« zu konzipieren, die gegenüber der ersten erheblich an Qualität und Inhalt dazugewonnen hat. Es konnten eine ganze Reihe von neuen Autoren hinzugewonnen werden — alles ausgewiesene Fachleute ihres Gebietes — die nach einem einheitlichen Schema die Kapitel neugestaltet und auf den modernsten Stand gebracht haben.

Dieses Buch wird noch besser als die erste Auflage dem interessierten Arzt zeigen, welche Laboratoriumsuntersuchungen für die Bestätigung oder den Ausschluß einer klinisch erhobenen Verdachtsdiagnose ausgewählt werden sollen. Dieses gilt praktisch für alle Bereiche, nicht nur der Allgemeinmedizin, inneren Medizin und Chirurgie, sondern jetzt auch für die Gynäkologie, Schwangerschaft, Neugeborenenuntersuchungen und für das weite Feld der Tumorerkrankungen. Ich glaube daher, daß dieses Buch einen großen Interessentenkreis finden wird und auch jedem in der Praxis tätigen Arzt die Auswahl von zu veranlassenden Laboruntersuchungen erleichtern hilft.

Es ist klar, daß auch die besten Laboratoriumsuntersuchungen weder die Anamnese, noch die körperliche Diagnostik ersetzen können, jedoch wertvolle Beiträge zur Bestätigung oder zum Ausschluß von Krankheiten liefern.

Ich wünsche diesem Buch — ebenso wie schon der vergriffenen ersten Auflage — alles Gute auf seinem Weg von den Autoren zu den Lesern.

Freiburg i. B., im Oktober 1983 G. W. Löhr

Fünf Jahre nach Erscheinen der ersten Auflage des Bandes entschließen sich Autor und Verlag zu dieser Neuauflage: Nicht mehr 15, sondern 58 Autoren liefern heute Beiträge zum aktuellen Stand der Laboratoriumsmedizin. Allein der Vergleich der Inhaltsverzeichnisse von erster und zweiter Auflage zeigt, daß die neue Edition tatsächlich ein neues Buch darstellt.

Lothar Thomas, der als Herausgeber auch über weite Strecken selbst die Feder führt, gelang es, nicht nur die »alten« Autoren zu einer Überarbeitung ihrer Kapitel zu bewegen, er konnte auch viele neue Autoren mit ihren ausgezeichneten Spezialkenntnissen hinzugewinnen. Das Kompendium, das so entstand, wird — wenn der Verleger den Mut fand, ein derart umfangreiches Buch auf den Markt zu bringen — offenbar auch auf eben diesem Markt gesucht, und das hat seine guten Gründe.

Das Bemühen, Grundlagen und Möglichkeiten der Laboratoriumsmedizin als geschlossenes Werk darzustellen, ist nicht neu: Schon im letzten Jahrhundert gab es mehrere deutschsprachige Standardwerke auf diesem Gebiet, z. B. erschien 1894 erstmals das »Lehrbuch der klinischen Untersuchungsmethoden für Studierende und praktische Aerzte« von H. Sahli, ein Buch, das viele Neuauflagen erlebte.

Mit der Evolution der Laboratoriumsmedizin und ihrer Anerkennung als eigenes fachärztliches Gebiet wurden diese Bücher allmählich von einer Flut methodenorientierter Darstellungen verdrängt. Die Laboratoriumsmedizin reflektiert sich darin als Sammlung von Arbeitsvorschriften, als Disziplin; ein Bezug zum Krankenbett oder gar zur Praxis des niedergelassenen Arztes kommt kaum zum Ausdruck.

Mit der Entwicklung eines neuen Industriezweiges, der Diagnostika-Reagenzien-Hersteller, steigt die Zahl der auch von kleineren Laboratorien durchführbaren analytischen Verfahren zunehmend an. Dem entspricht jedoch nicht ein paralleler Anstieg des Wissens der ärztlichen Auftraggeber über die biologischen und biochemischen Grundlagen der von ihnen durchgeführten Verfahren. Hinzu kommt, daß über die Relevanz der Testresultate für Diagnose, Prognose oder Therapiekontrolle weithin Unsicherheit herrscht.

Um diesem Mangel abzuhelfen, gibt es im deutschsprachigen Raum vereinzelte Versuche, die Laboratoriumsmedizin — unbelastet vom methodologischen Detail — gesamthaft darzustellen. Einen Versuch dieser Art hat Lothar Thomas 1978 offenbar erfolgreich gestartet. Mit der heute vorgelegten neuen, in allen Teilen revidierten und erweiterten Version ist es dem Autor gelungen, ein »Vielmännerbuch« von erstaunlicher Einheitlichkeit vorzulegen. Dazu möchten wir ihm, den Co-Autoren und dem Verlag gratulieren.

Wir sind überzeugt, daß dieser Band seinen Platz als Standardwerk nicht nur im ärztlichen Laboratorium, sondern vor allem in der Hand des Verordners von Laboratoriumsleistungen finden wird — und das gleichermaßen in Klinik und Praxis.

Wien — St. Gallen, im Oktober 1983 F. Gabl — H. Keller

Zum Geleit der dritten Auflage

Es gibt für die Autoren eines Buches keine größere Freude, als daß aufgrund großer Nachfrage schon eine erneute Auflage herausgegeben werden muß. Dies ist dann besonders wichtig, wenn neuere diagnostische Entwicklungen hinzugekommen sind.

Die 3. Auflage weist gegenüber der vorangehenden erhebliche Erweiterungen und Veränderungen auf. Sie betreffen nicht nur die Anzahl der Autoren und den Umfang, sondern es wurden auch neue Beiträge aufgenommen, und die restlichen Kapitel wurden umgestaltet und erweitert, teilweise unter Hinzunahme neuer Autoren.

Breiter ausgelegt wurden die Immundiagnostik und die Serodiagnostik infektiöser Erkrankungen und damit den erheblichen diagnostischen Entwicklungen, die durch die Verfügbarkeit monoklonaler Antikörper möglich wurden, Rechnung getragen.

Ich wünsche dieser erheblich verbesserten und erweiterten 3. Auflage ebensoviel Erfolg wie den vorangehenden.

Der große amerikanische Philosoph *Karl Popper* sagte, daß es unser Schicksal sei, wissenschaftlich überholt zu werden. Nach *Popper* ist dies sogar das Ziel der Wissenschaft, die immer gleichzeitig auf Fehler im eigenen System suchen muß! So werden auch die neuesten Erkenntnisse, die in dieser Ausgabe niedergeschrieben wurden, bald wieder durch neuere und bessere überholt werden!

Freiburg i. B., im November 1987 G. W. Löhr

Mit dem Buch »LABOR UND DIAGNOSE« ist Lothar Thomas ein wissenschaftlicher Bestseller gelungen. Der 1978 erschienenen ersten Auflage folgte 1984 eine revidierte und erweiterte zweite Auflage und nun, Ende 1987, liegt uns eine dritte Auflage vor. Wieder weist sie gegenüber der vorangehenden grundsätzliche Verbesserungen und Erweiterungen auf: die Zahl der Autoren ist von 58 auf 76, der Umfang von rund 1000 auf fast 1600 Seiten gestiegen. Zahlreiche neue Beiträge wurden aufgenommen, z. B. Blutgruppen, exogene Gifte, Granulozytenfunktionen, Harnsteine, HIV-Infektionen, Fertilität des Mannes.

Ein Teil der Kapitel und Beiträge ist von neuen Autoren gestaltet, z. B. Fettstoffwechsel, Säure-Basen-Haushalt, Blutstillung, Fertilität der Frau, Liquordiagnostik, Katecholamine.

Wesentlich erweitert wurden die Kapitel »Immunologie« und »Serodiagnostik infektiöser Erkrankungen«, die zusammen fast 20% des Umfanges des Gesamtwerks ausmachen. Damit wurde der stürmischen Entwicklung der immunologischen Techniken und der Diagnostik von Störungen des Immunsystems Rechnung getragen.

Auch die meisten anderen Kapitel wurden umgestaltet, erweitert und zum Teil neue Koautoren hinzugewonnen.

So wurde die diagnostische Validität im Sinne der diagnostischen Sensitivität, Spezifität und der prädiktive Wert mehr als in der vorangehenden Auflage berücksichtigt. Wesentlich vergrößert wurde die Zahl der Literaturzitate, wobei die Literatur bis August 1987 berücksichtigt ist. Auf Anregung studentischer Leser wurde in allen Beiträgen noch mehr Grundlagenwissen aufgenommen.

Wie schon in den vorherigen Auflagen hat der Herausgeber es verstanden, die Autoren zu einer straffen Gliederung und einheitlichen Darstellung zu bewegen. Dank dessen ist die konzise Darstellung dieses »Vielmänner-Buches« vorbildlich.

Der ungewöhnliche Erfolg des Buches zeigt einerseits, daß bei einer breiten ärztlichen Öffentlichkeit ein großes Informationsbedürfnis auf dem Sektor Laboratoriumsdiagnostik vorliegt. Er zeigt aber auch, daß es dem Herausgeber gelungen ist, eine Darstellungsform zu finden, die den Bedürfnissen und dem Kenntnisstand seiner Leser weitgehend entgegenkommt. Das Buch ist für die Handbibliothek des Facharztes für Laboratoriumsdiagnostik unverzichtbar. Der schnelle Absatz der 2. Auflage ist aber auch ein sicheres Indiz dafür, daß eine zunehmende Zahl von Ärzten anderer Fachrichtungen sich dieses Standardwerkes bedient. Man möchte wünschen, daß dies auch zunehmend für den ärztlichen Nachwuchs gilt.

Wir sind überzeugt, daß auch diese 3. Auflage von »LABOR UND DIAGNOSE« eine lebhafte Resonanz findet und damit dem Herausgeber, den Autoren und nicht zuletzt dem Verlag, der die neue Auflage in noch besserer Form und zu einem ungewöhnlich günstigen Preis präsentiert, der verdiente Erfolg beschieden sein wird.

Wien — St. Gallen, im November 1987 F. Gabl — H. Keller

Vorwort

Die Laboratoriumsmedizin, ein angewandtes Fachgebiet, befindet sich in einer fortwährenden Entwicklung und muß ständig den technischen Fortschritt integrieren.

Anfang der 60er Jahre setzte eine weitgreifende methodische und technische Weiterentwicklung der Laboratoriumsdiagnostik ein. Dies führte weltweit zu einer jährlichen Steigerungsrate der Analysenzahlen um 15 – 20%. In der Bundesrepublik Deutschland kam es erst Mitte der 80er Jahre zur Einstellung auf ein Plateau von etwa 1 Milliarde Laboruntersuchungen jährlich. Das bedeutet etwa 17 Analysen pro Einwohner und Jahr. Etwa 40% der Laboruntersuchungen in der BRD werden ambulant erbracht (7 pro Einwohner und Jahr), ca. 60% sind stationäre Leistungen (4 pro Pflegetag).

Die Zahl der Laboruntersuchungen, die Breite des Leistungsspektrums, die ständige Einsatzbereitschaft des Labors, die schnelle Verfügbarkeit der Befunde und ihre Zuverlässigkeit, haben der Laboratoriumsdiagnostik einen hohen Stellenwert in der Klinik und der ambulanten ärztlichen Versorgung gebracht.

Die gestiegene Analysenzahl pro Patient hat den Arbeitsumfang des Arztes für die medizinische Bewertung von Laborbefunden erheblich ausgeweitet. Die kritische Interpretation, ob ein Laborbefund normal, von Krankheitsbedeutung oder gar für die Krankheitsbestimmung ausschlaggebend ist, hängt im wesentlichen von der klinischen Erfahrung und dem Kenntnisstand des Arztes über medizinisch-chemische Veränderungen in Körperflüssigkeiten bei Krankheiten ab.

Das vorliegende Buch stellt Laboruntersuchungen in Körperflüssigkeiten vor, mit der Zielsetzung, die ärztliche Interpretation eines Laborbefundes zu erleichtern. Dazu wurden über 500 Laboruntersuchungen nach organspezifischen, pathobiochemischen, funktions- und fachgebiets-bezogenen Kriterien in 21 Kapiteln zusammengefaßt.

Jedem Kapitel vorangestellt ist eine Einleitung, in der die Bedeutung der nachfolgend abgehandelten Laboruntersuchungen umrissen wird. Die Reihenfolge der Laboruntersuchungen in den Kapiteln ist nicht gleichbedeutend mit ihrer diagnostischen Wertigkeit. Die Darstellung der Laboruntersuchungen ist gegliedert nach den Gesichtspunkten: Indikation, Bestimmungsmethode, Untersuchungsmaterial, Referenzbereich, Bewertung, Hinweise und Störungen, Pathophysiologie und Literatur.

Unter *Indikation* sind diejenigen Vermutungsdiagnosen und Krankheitssymptome angegeben, bei denen die genannte Laboruntersuchung diagnostische Wertigkeit besitzt.

Die *Bestimmungsmethoden* sind nur im Prinzip dargestellt, jedoch ausführlich beschrieben sind die Durchführung von Funktionstests und die Vorbereitung des Patienten für funktionelle Untersuchungen.

Die empfohlenen *Referenzbereiche* haben keine Allgemeingültigkeit, sondern gelten nur für die jeweils in der angeführten Literatur beschriebenen Bestimmungsmethoden.

Die bei *Untersuchungsmaterial* genannten Volumina sollten dem Labor geliefert werden, für die Bestimmung selbst sind geringere Mengen erforderlich.

Unter *Bewertung* sind tabellarisch das Verhalten eines Blut-, Harn- oder Liquorbestandteils bei Erkrankungen dargestellt und die klinische Wertigkeit aufgezeigt. Dem Arzt soll ohne Bewältigung eines großen Lesestoffes in der Praxis oder am Krankenbett die Möglichkeit gegeben werden zu beurteilen, ob ein Laborbefund die Vermutungsdiagnose stützt, wie sich der Laborbefund im Verlauf der Erkrankung ändern kann und welche weiteren Untersuchungen zur Sicherung der Diagnose beitragen können. Genannt sind ebenfalls die diagnostische Sensitivität und Spezifität der jeweiligen Laboruntersuchungen bei Krankheiten sowie die Inzidenz und Prävalenz von Erkrankungen.

Unter *Hinweise und Störungen* werden Ursachen angeführt, die unabhängig von Krankheiten einen Einfluß auf das Laborresultat haben. Genannt sind Einflußgrößen und Störfaktoren, die vorwiegend für den behandelnden Arzt Bedeutung haben.

Im Teil *Pathophysiologie* der einzelnen Laboruntersuchungen wird deren Verhalten bei physiologisch im Organismus ablaufenden Vorgängen und bei Veränderungen, die im Verlaufe von Erkrankungen auftreten, aufgezeigt.

Das *Literaturverzeichnis* gibt Publikationen an, denen wissenschaftliche Ergebnisse, Aussagen oder Abbildungen entnommen wurden. Außerdem sind Publikationen angegeben, die ein weiteres Einlesen bei speziellen Fragestellungen ermöglichen.

Ich danke den 75 Kolleginnen und Kollegen, die als Mitautoren ihr Fachwissen in dieses Buch eingebracht haben. Durch ihre Beiträge intensivieren sie erheblich die Wissensvermittlung zwischen Labor und dem behandelnden Arzt.

Mein Dank gilt auch der Behringwerke AG. Wie schon bei der ersten und zweiten Auflage hat sie die Edition dieses Bandes wesentlich unterstützt. Nur so wurde die Produktion in diesem Umfang ermöglicht.

Frankfurt, im November 1987 — Lothar Thomas

Autoren

Abdelhamid, S., Priv.-Doz., Dr. med.,
Fachbereich Hypertensiologie/Nephrologie, Deutsche Klinik für Diagnostik,
Aukammallee 33, 6200 Wiesbaden

Ansorg, R., Prof. Dr. med.,
Institut für Medizinische Mikrobiologie der Universität (GHS) Essen,
Hufelandstraße 55, 4300 Essen 1

Bauer, H.-W., Prof. Dr. med.,
Freie Universität Berlin, Universitätsklinik Steglitz,
Urologische Klinik und Poliklinik,
Hindenburgdamm 30, 1000 Berlin 45

Bayer, P., Prof. Dr. med.,
Zentrallabor Wilhelminenspital,
Montlearstraße 37, A-1171 Wien

Binswanger, U., Prof. Dr. med.,
Universitätsspital Zürich, Leitender Arzt für Nephrologie,
Rämistraße 100, CH-8006 Zürich

Bodemann, H., Prof. Dr. med.,
Städtisches Krankenhaus, Innere Medizin,
Arthur-Gruber-Straße 70, 7032 Sindelfingen

Bross, K., Priv.-Doz., Dr. med.,
Klinikum der Albert-Ludwigs-Universität,
Medizinische Universitätsklinik,
Hugstetterstraße 55, 7800 Freiburg

Clemens, P., Dr. med.,
Arbeitsgruppe für Stoffwechsel, Gastroenterologie und Ernährung,
Universitäts-Kinderklinik Eppendorf,
Martinistraße 52, 2000 Hamburg 20

Dennebaum, R., Dr. med.,
Zentrallabor, Stadtkrankenhaus Neuwied,
Marktstraße 74, 5450 Neuwied 1

Deus, B., Prof. Dr. med.,
Institut für Labormedizin, Kliniken des Hochtaunuskreises,
Urseler Straße 33, 6380 Bad Homburg v. d. Höhe

Deutsch, E., Prof. Dr. med., Dr. h. c.,
I. Medizinische Universitätsklinik,
Lazarettgasse 14, A-1090 Wien

Dörner, K., Prof. Dr. med., Dr. rer. nat.,
Hauptlaboratorium der Universitäts-Kinderklinik,
Schwanenweg 20, 2300 Kiel 1

Doss, M., Prof. Dr. med.,
Abteilung für Klinische Biochemie,
Fachbereich Humanmedizin der Philipps-Universität,
Deutschhausstraße 17 1/2, 3550 Marburg/Lahn

Ehrhardt-Schmelzer, Susanne, Dr. med.,
Dransfelder Straße 7 f, 3400 Göttingen-Großellershausen

Enders, Gisela, Prof. Dr. med.,
Institut für medizinische Virologie und Infektionsepidemiologie e. V.,
Hölderlinplatz 10, 7000 Stuttgart 1

Fehm, H. L., Prof. Dr. med.,
Universität Ulm, Abteilung Innere Medizin I,
Steinhövelstraße 9, 7900 Ulm

Felgenhauer, K., Prof. Dr. med.,
Georg-August-Universität Göttingen, Klinik und Poliklinik für Neurologie,
Robert-Koch-Straße 40, 3400 Göttingen

Frösner, G., Prof. Dr. med.,
Max-v.-Pettenkofer-Institut für Hygiene und Medizinische Mikrobiologie der Ludwig-Maximilians-Universität München,
Pettenkoferstraße 9 a, 8000 München 2

Fuchs, E., Prof. Dr. med.,
Pfitznerstraße 5, 6200 Wiesbaden

Gabl, F., Prof. Dr. med.,
Institut für Klinische Chemie und Laboratoriumsmedizin der Universitätsklinik,
Lazarettgasse 14, A-1090 Wien

Geisen, H. P., Priv.-Doz., Dr. med.,
Diakoniekrankenhaus Schwäbisch Hall GmbH, Zentrallaboratorium,
7170 Schwäbisch Hall

Gibitz, H. J., Dr. med.,
Landeskrankenanstalten Salzburg, Zentrallaboratorium,
A-5020 Salzburg

Hänsch, Gertrud M., Dr. rer. nat.,
Ruprecht-Karls-Universität Heidelberg, Institut für Immunologie,
Im Neuenheimer Feld 305, 6900 Heidelberg 1

Hauck, W., Dr. med.,
Arzt für Laboratoriumsmedizin,
Herrenstraße 23, 7500 Karlsruhe 1

Hinney, B., Dr. med.,
Georg-August-Universität Göttingen, Frauenklinik,
Abteilung Klinische und Experimentelle Endokrinologie,
Robert-Koch-Straße 40, 3400 Göttingen

Janitschke, K., Dr. med. vet.,
Wissenschaftlicher Direktor und Professor im Robert-Koch-Institut des Bundesgesundheitsamtes, Fachgebiet Klinische Parasitologie,
Nordufer 20, 1000 Berlin 65

Kaiser, E., Prof. Dr. med.,
Medizinisch-chemisches Institut der Universität Wien,
Währinger Straße 10, A-1090 Wien

Kalden, J. R., Prof. Dr. med.,
Institut und Poliklinik für Klinische Immunologie und Rheumatologie der Universität Erlangen-Nürnberg,
Krankenhausstraße 12, 8520 Erlangen

Kaltwasser, J. P., Prof. Dr. med.,
Zentrum der Inneren Medizin, Abteilung Hämatologie,
Klinikum der Johann-Wolfgang-Goethe-Universität,
Theodor-Stern-Kai 7, 6000 Frankfurt 70

Köbberling, J., Prof. Dr. med.,
Medizinische Klinik am Ferdinand-Sauerbruch-Klinikum,
Arrenberger Straße 20, 5600 Wuppertal 1

Koop, H., Priv.-Doz., Dr. med.,
Abteilung für Innere Medizin, Schwerpunkt Verdauungs- und Stoffwechselkrankheiten, Zentrum für Innere Medizin der Philipps-Universität Marburg,
Baldingerstraße 1, 3550 Marburg

Krapf, F., Dr. med.,
Institut und Poliklinik für Klinische Immunologie und Rheumatologie der Universität Erlangen-Nürnberg,
Krankenhausstraße 12, 8520 Erlangen

Kühnl, P., Prof. Dr. med.,
Klinikum der Johann-Wolfgang-Goethe-Universität,
Institut für Immunhämatologie,
Sandhofstraße 1, 6000 Frankfurt 70

Lamerz, R., Prof. Dr. med.,
Klinikum Großhadern, Medizinische Klinik II,
Marchioninistraße 15, 8000 München 70

Lankisch, P. G., Prof. Dr. med.,
Medizinische Abteilung, Städtisches Krankenhaus Lüneburg,
Bögelstraße 1, 2120 Lüneburg

Lanschützer, Henrike, Dr. med.,
Zentrallabor Wilhelminenspital,
Montlearstraße 37, A-1171 Wien

Laufs, R., Prof. Dr. med.,
Institut für Medizinische Mikrobiologie und Immunologie,
Universitäts-Krankenhaus Eppendorf,
Martinistraße 52, 2000 Hamburg 20

Leibold, W., Prof. Dr. med.,
Abteilung für Immunologie der Tierärztlichen Hochschule Hannover,
Bischofsholer Damm 15, 3000 Hannover 1

Lembcke, B., Dr. med.,
Zentrum der Inneren Medizin, Abteilung für Gastroenterologie,
Johann-Wolfgang-Goethe-Universität,
Theodor-Stern-Kai 7, 6000 Frankfurt 70

Löhr, G. W., Prof. Dr. med.,
Klinikum der Albert-Ludwigs-Universität,
Medizinische Universitätsklinik,
Hugstetterstraße 55, 7800 Freiburg

Lorentz, K., Prof. Dr. med.,
Medizinische Hochschule Lübeck, Institut für Klinische Chemie,
Kronsforder Allee 71—73, 2400 Lübeck 1

Lüthgens, M., Dr. med.,
Katharinenhospital, Klinisch-chemisches Institut,
Kriegsbergstraße 60, 7000 Stuttgart 1

Mann, K., Prof. Dr. med.,
Klinikum Großhadern, Medizinische Klinik II,
Marchioninistraße 15, 8000 München 70

Müller, F., Prof. Dr. med.,
Hygienisches Institut, Abteilung Infektionsimmunologie,
Marckmannstraße 129 a, 2000 Hamburg 28

Müller-Plathe, O., Prof. Dr. med.,
Allgemeines Krankenhaus Altona, Zentrallaboratorium,
Paul-Ehrlich-Straße 1, 2000 Hamburg 50

Nieschlag, E., Prof. Dr. med.,
Max-Planck-Gesellschaft, Klinische Forschungsgruppe für Reproduktionsmedizin,
Steinfurter Straße 107, 4400 Münster

Oellerich, M., Prof. Dr. med.,
Medizinische Hochschule, Institut für Klinische Chemie I,
Konstanty-Gutschow-Straße 8, 3000 Hannover 61

Opferkuch, W., Prof. Dr. med.,
Ruhr-Universität Bochum, Medizinische Mikrobiologie und Immunologie,
Universitätsstraße 150, 4630 Bochum 1

Panitz, N., Dr. rer. nat.,
Fachbereich Nuklearmedizin, Deutsche Klinik für Diagnostik,
Aukammallee 33, 6200 Wiesbaden

Petzoldt, R., Prof. Dr. med.,
Diabetesklinik Bad Oeynhausen,
Wielandstraße 23, 4970 Bad Oeynhausen 1

Pfannenstiel, P., Prof. Dr. med.,
Fachbereich Nuklearmedizin, Deutsche Klinik für Diagnostik,
Aukammallee 33, 6200 Wiesbaden

Puschendorf, B., Prof. Dr. med.,
Institut für Medizinische Chemie und Biochemie der Universität Innsbruck,
Fritz-Pregel-Straße 3, A-6020 Innsbruck

Rauterberg, E. W., Prof. Dr. med.,
Ruprecht-Karls-Universität Heidelberg, Institut für Immunologie,
Im Neuenheimer Feld 305, 6900 Heidelberg 1

Reinauer, H., Prof. Dr. med.,
Diabetes-Forschungsinstitut, Klinische Biochemie,
Auf'm Hennekamp 65, 4000 Düsseldorf

Riesen, W., Prof. Dr. med.,
Universität Bern, Institut für klinisch-experimentelle Tumorforschung,
Tiefenauspital, CH-3004 Bern

Rother, K., Prof. Dr. med.,
Ruprecht-Karls-Universität Heidelberg, Institut für Immunologie,
Im Neuenheimer Feld 305, 6900 Heidelberg 1

Rummeny, E., Dr. med.,
Radiologische Abteilung der Universität Münster,
Albert-Schweitzer-Straße 100, 4400 Münster

Schmidt-Gayk, H., Prof. Dr. med.,
Daimlerstraße 5b, 7500 Karlsruhe

Schönberg, D., Prof. Dr. med.,
Klinikum der Ruprecht-Karls-Universität, Kinderklinik,
Abteilung für Pädiatrische Endokrinologie,
Im Neuenheimer Feld 150, 6900 Heidelberg 1

Seuffer, R., Dipl.-Biochem., Dr. med.,
Arzt für Laboratoriumsmedizin,
Ferdinand-Lassalle-Straße 40, 7410 Reutlingen 11

Spona, J., Prof. Dr. med.,
I. Universitäts-Frauenklinik, Abteilung für molekulare Endokrinologie,
Spitalgasse 23, A-1090 Wien IX

Tatra, G., Prof. Dr. med.,
II. Universitäts-Frauenklinik,
Spitalgasse 23, A-1090 Wien

Thomas, L., Prof. Dr. med.,
Zentrallabor Krankenhaus Nordwest,
Steinbacher Hohl 2—26, 6000 Frankfurt 90

Trobisch, H., Prof. Dr. med.,
Institut für Laboratoriumsmedizin,
Zu den Rehwiesen 9, 4100 Duisburg 1

Tympner, F., Priv.-Doz., Dr. med.,
Kreiskrankenhaus, Medizinische Klinik II,
8430 Neumarkt

Vecsei, P., Prof. Dr. med.,
Pharmakologisches Institut der Ruprecht-Karls-Universität Heidelberg,
Im Neuenheimer Feld 366, 6900 Heidelberg

Voigt, K. H., Prof. Dr. med.,
Universität Ulm, Zentrum für Innere Medizin und Kinderheilkunde,
Abteilung für Endokrinologie und Stoffwechsel,
Steinhövelstraße, 7900 Ulm

Wagener, C., Prof. Dr. med.,
Klinisch-chemisches Zentrallaboratorium der Medizinischen Fakultät der RWTH,
Pauwelsstraße, 5100 Aachen

Wagner, H., Dipl.-Biochem., Dr. rer. nat.,
Arzt für Laboratoriumsmedizin,
Werner-von-Siemens-Straße 10, 3400 Göttingen

Walb, D., Dr. med.,
Sektion Nephrologie, Deutsche Klinik für Diagnostik,
Aukammallee 33, 6200 Wiesbaden

Wejbora, Roja, Dr. med.,
Zentrallabor Wilhelminenspital,
Montlearstraße 37, A-1171 Wien

Werder, K. v., Prof. Dr. med.,
Endokrinologische Arbeitsgruppe, Medizinische Klinik Innenstadt der Universität
München,
Ziemssenstraße 1, 8000 München 2

Windeler, J., Dr. med.,
Medizinische Klinik am Ferdinand-Sauerbruch-Klinikum,
Arrenberger Straße 20, 5600 Wuppertal 1

Wisser, H., Prof. Dr. med., Dr. rer. nat.,
Robert-Bosch-Krankenhaus, Abteilung für klinische Chemie — Labormedizin,
Auerbachstraße 110, 7000 Stuttgart 50

Wuttke, W., Prof. Dr. med.,
Georg-August-Universität Göttingen, Frauenklinik,
Abteilung Klinische und Experimentelle Endokrinologie,
Robert-Koch-Straße 40, 3400 Göttingen

Ziegler, B., Dr. med.,
Arzt für Laboratoriumsmedizin,
Herrenstraße 23, 7500 Karlsruhe 1

Inhalt

Funktionstests

E. Deutsch, F. Gabl

Diagnostische Strategien aus der Sicht des Klinikers und des Laborarztes

Einleitung

Die Aufgabe des Arztes ist es, die Gesundheit zu erhalten (Vorsorgemedizin), dem Patienten zu helfen seine Gesundheit wieder zu erlangen, oder, wenn dies nicht möglich ist, die Leiden zu lindern.

Dies ist sehr einfach gesagt. Versucht man jedoch in die Tiefe zu gehen, das Gesagte und die Wege, die zum Ziel führen, zu definieren, erkennt man, daß die Situation sehr kompliziert ist. Das beginnt schon mit der Definition der Gesundheit.

Von der WHO wurde die Gesundheit als »ein Zustand kompletten physischen, geistigen und sozialen Wohlbefindens« und nicht nur als das Fehlen einer Erkrankung oder eines Gebrechens definiert. Die Definition ist zwar einleuchtend und besagt, daß Gesundheit nicht nur die physische Dimension betrifft, sondern auch die geistige und die soziale, sie zeigt aber auch, daß dieser Idealzustand kaum erreichbar ist.

Wirklichkeitsnäher ist die Definition von *Gräsbeck* /[1]/: »Gesundheit ist charakterisiert durch ein Minimum an subjektiven Empfindungen und objektiven Zeichen von Krankheit, beurteilt nach der sozialen Situation des Betroffenen und dem Zweck der medizinischen Aktivität, und ist im absoluten Sinn ein nicht erreichbarer Idealzustand«.

Im Zusammenhang mit der Zielsetzung dieses Buches werden wir uns in erster Linie mit der physischen Dimension der Gesundheit zu beschäftigen haben. Wenn Gesundheit an sich auch nicht teilbar ist, so müssen wir doch akzeptieren, daß man die individuelle Gesundheit eines Menschen relativieren muß. Hat jemand z. B. durch einen Unfall die Sehkraft eines Auges verloren, so kann doch der übrige Organismus hinsichtlich Zusammensetzung* und Funktion normal, »gesund«, sein, aber die WHO-Definition ist auf diesen Menschen nicht mehr anwendbar. Wir müssen aber mit dieser Relativierung noch weiter gehen und den Zustand der Gesundheit relativ zu Alter, Zeit, Geschlecht, Rasse, sozialem Status etc. betrachten.

Es kann ein Organsystem normal »gesund« im obigen Sinne sein, während andere schwer verändert sind. Dies muß vor allem berücksichtigt werden, wenn zur Beurteilung der Ergebnisse labordiagnostischer Untersuchungen einen Normal (Referenz)-Bereich bei Gesunden abgesteckt und ein abweichendes Ergebnis bei Kranken erkannt werden soll.

Der Begriff der Krankheit läßt sich viel leichter als ein von der Gesundheit abweichender Zustand definieren, wobei keineswegs für den Patienten erkennbare Symptome vorliegen müssen, wie z. B. bei einem Patienten mit einem leichten Diabetes mellitus, der bei erhöhter Blutglucose und gestörter Funktion des Inselorgans noch ein völliges physisches, geistiges und soziales Wohlbefinden aufweisen kann.

Man muß zunächst akzeptieren, daß jeder Patient seine eigene ganz persönliche Erkrankung hat, daß man nach *Bürger* »im Kranken das Einmalige, nie Dagewesene

* Unter Zusammensetzung sind nicht nur die Bausteine gemeint, sondern auch die Strukturen vom makroskopischen Bild bis hinein in das Ultramikroskopische.

und nie Wiederkehrende erkennen muß«. Eine derartige Auffassung müßte allerdings zu einer unabsehbaren Zahl individueller Krankheiten führen. Um in dieses Chaos eine Ordnung zu bringen, muß man abstrahieren und typisieren.

Erscheinungsbilder gleicher Ätiologie und Pathogenese, gleicher Symptomatologie, gleichen Verlaufes und gleichen Ansprechens auf eine Therapie werden zu einem Krankheitsbegriff zusammengefaßt.

Eine Gruppe gleicher Symptome mit unbekannter Ursache oder mit bekannten aber unterschiedlichen Ursachen wird als Syndrom bezeichnet.

Beim Diagnostizieren prüfen wir, mit welchem Krankheitsbegriff oder Syndrom die Krankheitserscheinungen unseres Patienten mit der größten Wahrscheinlichkeit übereinstimmen. Niemals wird diese Übereinstimmung mit dem idealen klassifizierten Krankheitsbild eine vollständige sein. So bleibt der Krankheitsbegriff ebenso eine Abstraktion wie der Begriff »Gesundheit«. Da niemals eine Identität eintritt, treffen wir mit Stellung einer Diagnose eine Entscheidung, der immer noch ein gewisser Grad von Unsicherheit anhaftet, ein Risiko einer Fehlentscheidung. Jeder einzelne Schritt der Entscheidungsbildung läßt sich symbolisch, wie Abb. 1 zeigt, darstellen. Die Stellung der Diagnose ist aber Voraussetzung für die Beurteilung der Prognose und die Wahl der Therapie. So gilt auch heute noch wie zu *Naegeli's* Zeiten, »daß die Götter die Diagnose vor die erfolgreiche Therapie gesetzt haben«.

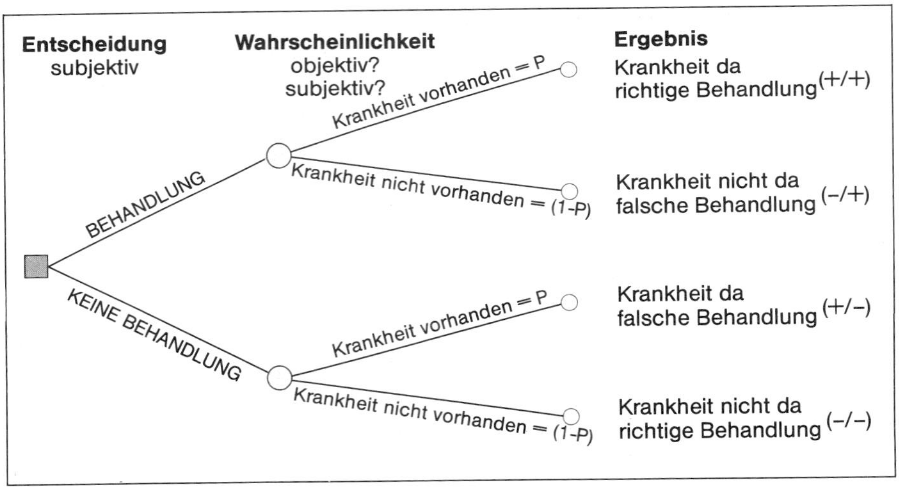

Abb. 1 Einfachstes Modell eines Entscheidungsbaumes mit 4 Möglichkeiten /²/

Der Weg zur Diagnose kann kurz und schnell sein (sog. Blickdiagnose) oder außerordentlich langwierig und kompliziert. Er beginnt in der Regel mit der Aufnahme der Anamnese. Hierbei sucht der Arzt aufgrund seiner umfassenden Kenntnisse der Symptomatologie der Krankheiten die Symptome des Patienten systematisch zu erfassen, sucht nach Leitsymptomen, die ihn zum erkrankten Organsystem oft bereits zu einer Vermutungsdiagnose führen, wobei er bereits ähnliche Erkrankungen eventuell durch Erfassung von Sperrsymptomen auszuschließen trachtet.

Nach *Lauda* /³/ führt die Anamnese bereits bei 70% der Patienten zur Diagnose. Diese Schätzung wurde von *Bauer* (55%) und der *Verden*-Studie (71.3%) bestätigt (zit. nach Lit. 2). Die folgende physikalische Krankenuntersuchung ergänzt und bestätigt die Vermutungsdiagnose oder scheidet gewisse Differentialdiagnosen aus und erhöht die Anzahl der richtigen vorläufigen Diagnosen auf 88.6%.

Als nächstes erhebt der Arzt unter Anwendung technischer Untersuchungsmethoden, z. B. Laboratoriumsdiagnostik, Röntgen, EKG, Computer-Tomographie, etc. durch Meßwerte charakterisierte objektive Symptome (Abb. 2). Hierbei werden gezielt Meßgrößen ermittelt (diskriminierende Untersuchungstechnik), die es ermöglichen, die wahrscheinlichste Vermutungsdiagnose zu stützen und die weniger wahrscheinlichen differentialdiagnostisch konkurrierenden Diagnosen auszuschließen.

Die erhaltenen Ergebnisse werden genau analysiert und geprüft, welche der möglichen Diagnosen gestützt und welche ausgeschlossen werden kann. Aufgrund der Ergebnisse werden weitere Methoden ausgewählt, die Möglichkeiten weiter eingeschränkt (diagnostische Spirale), das Gebliebene synthetisch betrachtet, bis die Diagnose, für die die größte Wahrscheinlichkeit spricht, übrigbleibt. Bei der Synthese der endgültigen Diagnose sollten auch ätiologische und pathogenetische Aspekte berücksichtigt werden. Sie bildet einerseits die Grundlage für die Therapie und die

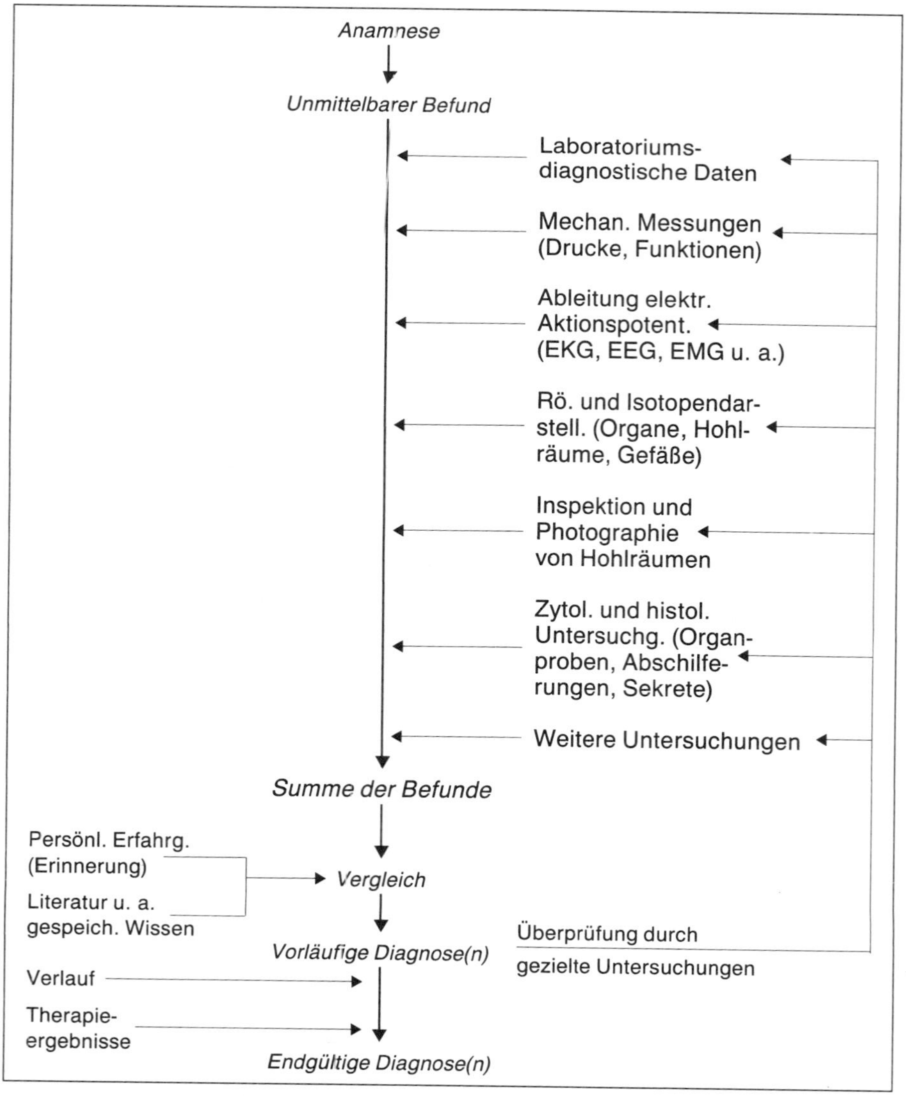

Abb. 2 Weg zur Diagnose

Beurteilung der Prognose, wird andererseits durch den Krankheitsverlauf weiter verifiziert.

Die Gegebenheiten des Krankheitsfalles können es oft erforderlich machen, bereits mit einer Therapie zu beginnen, bevor die Diagnostik abgeschlossen ist. Über die Möglichkeiten einer Synthese zwischen diagnostischem Vorgehen und vorläufiger Therapie orientiert Abb. 3.

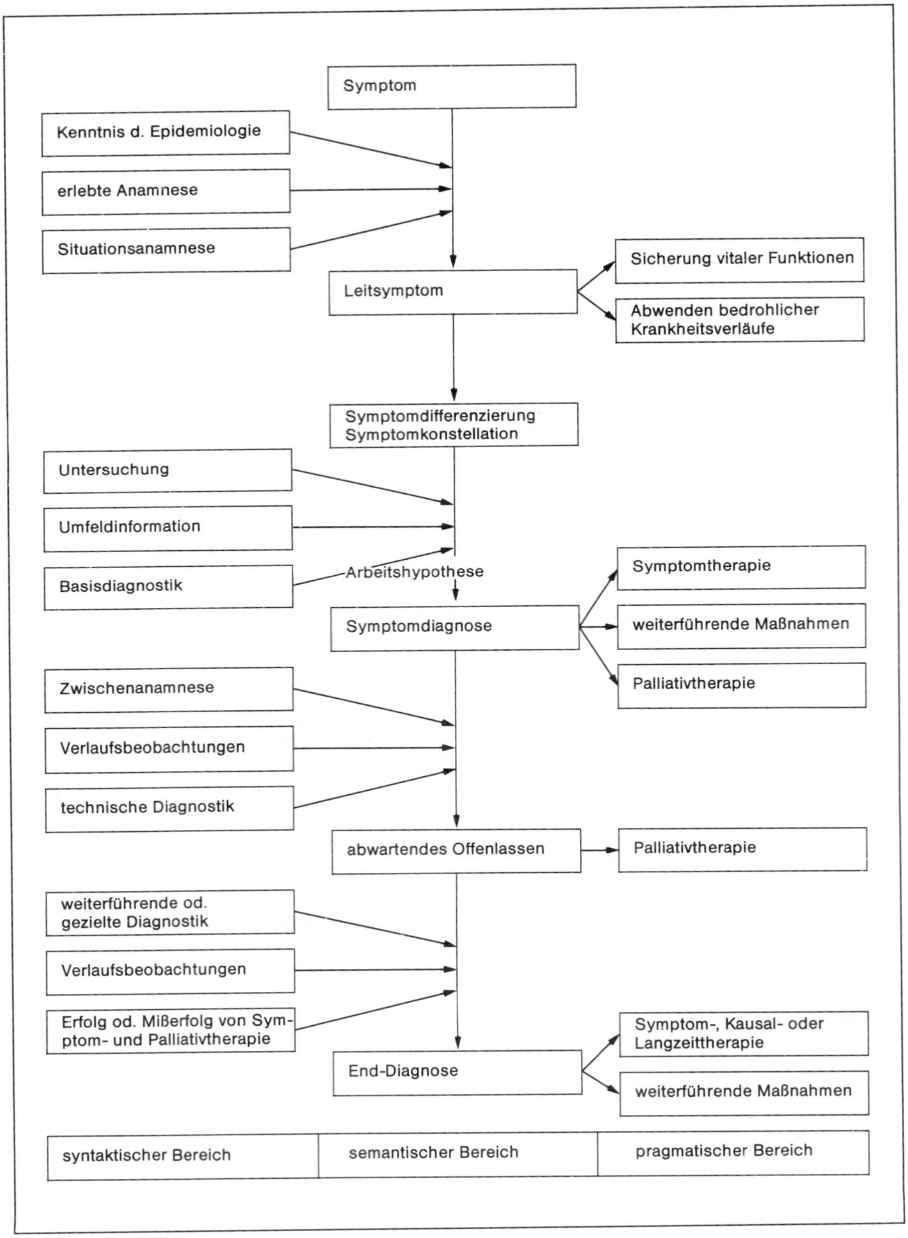

Abb. 3 Informationstheoretische Dimensionen der Semiotik vom Symptom zur Diagnostik mit Hinweisen zu Therapiemöglichkeiten und Notwendigkeiten bereits vor Stellung der endgültigen Diagnose /5/.

Sehr häufig sind die zum Abschluß des diagnostischen Vorgehens erforderlichen Methoden technisch sehr aufwendig und für den Patienten belastend. Hier wird der Arzt ernstlich überlegen müssen, wieweit die Diagnostik getrieben werden soll und welche Konsequenzen die Verfeinerung der Diagnose für den Patienten hat. So wird man z. B. von einer Koronarangiographie absehen, wenn der Patient einen koronarchirurgischen Eingriff a priori ablehnt. Man hüte sich, Diagnostik um der Diagnostik willen zu betreiben. *Naunyn* hat gesagt, »daß der Arzt seinen Stolz der Berufspflicht, der Humanität unterzuordnen hat und sich an der Wahrheit herumdrücken soll, um ein guter Mensch zu bleiben« /[6]/.

Man könnte den diagnostischen Weg zweifellos mit den Methoden der Entscheidungstheorie analysieren und vielleicht durch Aufstellen eines Entscheidungsbaumes (Abb. 1) transparenter /[2, 7]/ und durch Entwicklung von Strategien begründbarer machen. Ein derartiges Vorgehen wird vielleicht in der Zukunft zur praktischen Anwendung kommen, wenn der Arzt sowohl in der philosophisch-theoretischen als auch in den mathematischen Grundlagen besser ausgebildet ist.

An der praktischen Durchführbarkeit und an dem tatsächlichen Nutzen ist zu zweifeln, wenn man bedenkt, daß für jeden Patienten ein eigener Entscheidungsbaum aufgebaut werden müßte und für die so wichtige Intuition kein Platz mehr bliebe. Der Arzt der Gegenwart ersetzt mit seiner Erfahrung einen Großteil dieser Überlegungen und überspringt viele Stufen des Entscheidungsbaumes oder weicht von diesem vorher berechenbaren Weg unberechenbar durch Anwendung der Intuition ab, ein Vorgang, der niemals durch theoretische Berechnung erfaßt und von einem Computer nachvollzogen werden kann.

Die Wege zur Diagnose lassen sich wie folgt charakterisieren /[8]/

— Das *Erkennen*, die direkte Verbindung von Sinneseindrücken oder Informationen mit der Diagnose, z. B. die Diagnose »Masern« auf Basis des Erkennens des typischen Exanthems.
— Der *Analogieschluß*. Die anamnestisch erhobenen Symptome und die Befunde werden mit analogen, früher erhobenen oder aus der Literatur bekannten Befundkombinationen verglichen und zu einer vorläufigen Diagnose vereint, die durch Erhebung neuer Informationen deduktiv geprüft werden muß, ein Vorgang, der eventuell mehrmals wiederholt wird, bis die endgültige Diagnose allein übrig bleibt (hypothetikodeduktive Diagnose nach *Gross*).
— Das *Ausschlußverfahren*, bei dem unter ständiger Einengung und Verfeinerung immer weitere Differentialdiagnosen eliminiert werden, wobei Labordaten mit ausschließender Kraft, sog. Sperrsymptomen, eine besondere Bedeutung zukommt. Als Beispiel möge die Diagnose der essentiellen Hypertonie dienen, bei der zunächst alle sekundären Hypertonieformen ausgeschlossen werden müssen.
— Das Verfahren der *Mustererkennung,* bei dem Symptom an Symptom nach Art eines Mosaiks gereiht wird, bis man das Bild der gesuchten Krankheit erkennt. Es ist dies ein Beispiel des synthetischen Weges des Diagnostizierens und stellt eine Kombination des Weges des Analogieschlusses und des Ausschlußverfahrens dar.

Der Kliniker kommt ganz am Beginn des Diagnoseweges beim Versuch der Objektivierung der Vermutungsdiagnose mit der Laboratoriumsmedizin in Kontakt. Deren Aufgabenstellung ist eine Dreifache

— Hilfe bei der Diagnosefindung durch Bereitstellung bzw. Erfassung meßbarer objektiver Daten (objektive Symptome) mit Laboratoriumsmethoden.
— Verfolgung des Krankheitsverlaufes anhand derartiger Daten (Meßgrößen).
— Hilfestellung bei der Durchführung der Therapie.

Befundanforderung

Das Laboratorium wird meist über Wunsch (Anforderung, Antrag) durch den Kliniker tätig. Wesentlich ist die Entscheidung, ob diese Anforderung erfolgen soll in Form gezielter Einzelbefunde, als Testkombinationen oder als indiskriminiertes Screening.

— Bei dem klassischen diagnostischen Vorgehen wählt der Kliniker *gezielt Einzeluntersuchungen* aus, die den größten Aussagewert über Annahme oder Ablehnung der hypothetischen Diagnose haben (Abb. 2). Aufgrund des Ergebnisses wird die nächste erforderliche Untersuchung angefordert und so weiter, bis die Möglichkeiten des Laboratoriums zur Sicherung der hypothetischen Diagnose ausgenützt sind oder diese bestätigt ist; ein Vorgang, der sich über mehrere Tage hinziehen kann und wiederholte Blutabnahmen erfordert.

Dieses Vorgehen ist sicherlich didaktisch richtig, von den Laboratoriumskosten her kann es ökonomisch sein, erfordert aber viel Zeit. Weder für den stationären noch für den ambulanten Patienten ist das ein Vorteil und verursacht durch längeren Krankenhausaufenthalt höhere Kosten verglichen mit der Einsparung im Laboratorium.

— Die zweite Möglichkeit ist die Auswahl von *Testkombinationen*, die die Funktion des vermutlich erkrankten Organsystems erfassen /[9]/. Ein derartiges Vorgehen reduziert die unbegrenzte Variabilität der diagnostischen Kombinationen auf eine begrenzte Zahl standardisierter Vorgangsweisen und bringt wesentliche Vereinfachungen für die Anordnung am Krankenbett und die Durchführung im Laboratorium.

Ein sehr restriktives Vorgehen, z. B. bei Lebererkrankungen, beschränkt sich auf die GPT zur Erfassung der Permeabilitätsstörungen der Leberzellen, die γ-GT zur Erfassung der Cholestase und die Cholinesterase zur Erfassung der funktionierenden Leberzellmasse /[10]/. Hier könnten eventuell noch einzelne zusätzliche Untersuchungen eingebaut werden, die bei teilweiser Überlappung und Redundanz besonders bei grenzwertigen Befunden die Deutung erleichtern. Oft holt man solche Befunde, wenn nötig, in einem zweiten Arbeitsgang nach.

*Tab. 1 Auf Organe ausgerichtete Testkombinationen (Profile) nach Lit. /[9]/**

Elektrolytprofil	K, Na, CO_2, Cl
Flüssigkeitsbilanz	K,Na, CO_2, Cl, BUN, Creatinin, Glucose
Knochen	Ca, PO_4
Niere	K, Na, CO_2, Cl, Creatinin, Glucose, Ca, PO_4
Herz	CK, CK-MB, GOT, LDH
Leber	Bilirubin ges., dir., alk. Phosphatase, GPT, LDH
Lipide	Cholesterin, Triglyceride

— Die dritte, wahrscheinlich beste Möglichkeit der Untersuchungsanforderung ist eine *breite, nicht vollkommen indiskriminierte Eingangsuntersuchung*, d. h. man kombiniert Testgruppen für häufig erkrankte Organsysteme und die kardiovaskulären Risikofaktoren, wobei man auf 12 bis 14 Untersuchungen (ohne Hämatologie) kommt.

Dieses Vorgehen ist vom Standpunkt des Klinikers deshalb berechtigt, weil 43% der Patienten eine Zweiterkrankung, 16% mehrere zusätzliche Erkrankungen haben, die sich früher oder später im Laufe der Untersuchung doch manifestieren und dann weitere Untersuchungen auslösen, und weil bei 2.7% der Patienten Veränderungen in Organsystemen gefunden werden, die sich klinisch überhaupt nicht manifestieren,

* Die Anführung bedeutet nicht die Übereinstimmung mit den Ansichten des Referenten.

die also übersehen würden /11/. Solche pathologischen Befunde betreffen vorwiegend die Leber, die Nieren, das Pankreas und den Stoffwechsel, z. B. asymptomatische Hyperkalzämie als Hinweis auf einen Hyperparathyreoidismus.

In einer Studie mit gezielter Befundanforderung aber darüber hinausgehender Mehrkanalanalyse fanden sich 1.4% unerwartet positive Befunde bei 21.8% der Patienten des Untersuchungskollektivs /12/. Die Mehrfachuntersuchungen, z. B. als Mehrkanalanalyse, bedingen einen Informationsgewinn und eine größere Sicherheit des negativen Ergebnisses (höherer predictive value des negativen Befundes: PVneg) /13/. Außerdem ist die Belästigung der Patienten durch nur eine Blutabnahme geringer. Vom Standpunkt des Laboratoriums bedeutet dieses Vorgehen weniger Zeitaufwand für Blutabnahmen, geringere Probenverwechslungsmöglichkeiten, weniger Probensplitting, Vereinfachung der Datenverarbeitung.

Ungezielte oder breit gefächerte gezielte Untersuchungsprofile werden vor allem präventiv-medizinisch zur Früherkennung von Krankheiten und zur Erfassung von Risikofaktoren eingesetzt. Die Anwendung derartiger breiter Untersuchungsprofile bei Gesunden hat den Nachteil, daß mit der Zahl der parallel durchgeführten Analysen die Zahl der falsch-positiven Befunde steigt (Tab. 2).

Es sei betont, daß der Kliniker unerwartete Laborbefunde durch Wiederholung oder Ergänzung durch zum Teil redundante Befunde zu verifizieren und bei positivem Ergebnis weiter zu verfolgen hat, sie bei negativem Ergebnis aber, zur Vermeidung von Befundkranken dem Patienten nicht weitergeben sollte.

Tab. 2 Abnahme der Wahrscheinlichkeit, »normal« zu sein mit der Anzahl durchgeführter (unabhängiger) Tests nach Murphy (Lit. sh. 11)

Zahl der Tests	Wahrscheinlichkeit »normal zu sein«
1	0.9500
2	0.9025
5	0.7738
20	0.3585
100	0.0059
∞	0.0000

Auf keinen Fall sollte die Zusammensetzung des Untersuchungsspektrums durch die Konfiguration des Analysensystems des Laboratoriums diktiert werden. Erhebt das Laboratorium aus technischen Gründen nicht angeforderte zusätzliche Befunde, sollten diese dem Kliniker nicht vorenthalten werden, da sich oft herausstellt, daß er diese Befunde später doch benötigt.

Eine zu große Anzahl von Ergebnissen kann aber den Kliniker verwirren. Je mehr Ergebnisse, desto größer die Gefahr, daß wichtige Einzelwerte vom Kliniker übersehen oder nicht verwertet werden, besonders wenn ein klinisch unerwarteter Wert nicht in das Bild seiner hypothetischen Diagnose paßt.

Eine übersichtliche Darstellung der Befunde durch das Laboratorium mit Kennzeichnung pathologischer Werte erleichtert die Orientierung des Klinikers, sollte aber nicht dazu führen, daß die im Referenzbereich befindlichen Werte nicht ad notam genommen und in entsprechender Weise in die analytischen und synthetischen Überlegungen eingebaut werden.

Die Befundanordnung im Befundbericht sollte mit dem Kliniker besprochen werden. Ob die gleichzeitige routinemäßige Angabe von diagnostischer Sensitivität, diagnostischer Spezifität und Streubreite der Methoden neben dem Referenzbereich wertvoll ist, muß dahingestellt bleiben, da hierüber derzeit noch keine praktischen Erfahrungen vorliegen. Auch die Frage der Möglichkeit, mit multivarianten statistischen Methoden ergänzende Befunde zu gewichten und auf diskrepante Befunde aufmerksam zu machen, muß ebenso erst erarbeitet werden wie die Frage nach dem Nutzen eines derartigen Vorgehens.

Unabhängig von dem Weg des initialen Zuganges zu den Laboratoriumsbefunden wird der Kliniker die während des diagnostischen Vorgehens erforderlichen weiteren Befunde diskriminiert anfordern.

Befundermittlung

Methodische Anforderungen

Zur Bestimmung der einzelnen Laboruntersuchungen stehen in der Regel mehrere konkurrierende Methoden zur Verfügung. Es ist Aufgabe des Laboratoriumsarztes, die Methode mit der größten analytischen und diagnostischen Sensitivität und Spezifität auszuwählen, wobei auch wirtschaftliche Überlegungen eine Rolle spielen können, aber nie zu einer Minderung der optimalen Leistung führen dürfen.

Referenzbereich

Sinn und Zweck aller Laboratoriumsuntersuchungen ist es, zwischen »Gesunden« und »Kranken«, zwischen Menschen, die eine bestimmte Krankheit (Leiden) haben, und solchen, die diese nicht haben, zu unterscheiden. Es sei betont, daß diese beiden Aussagen nicht ganz synonym sind. Es ist Aufgabe des Laboratoriumsarztes, die erforderlichen (zahlenmäßigen) Unterlagen für diese Entscheidung zu liefern.

Für die Interpretation eines Laboratoriumsergebnisses ist die Kenntnis des Verhaltens der untersuchten Meßgröße bei »Gesunden« erforderlich. Dieser Wert ist nicht bei allen »Gesunden« identisch (Normalwert), sondern ist im Kollektiv der »Gesunden« normal oder schräg um einen Medianwert verteilt. Daraus ergibt sich, daß man sich nicht auf einen Normalwert, sondern auf einen Bereich, den sogenannten Referenzbereich /[14]/ beziehen muß. Dieser wird von zahlreichen Einflußgrößen beeinflußt, deren Ermittlung verantwortungsvoll und schwierig ist (Abb. 4).

Da es ideale »Gesunde« nicht gibt, müssen die physische Beschaffenheit des Referenzkollektivs für jede Laboruntersuchung sorgsam definiert, die zulässigen und die auszuschließenden Organveränderungen genau beschrieben werden. Für viele Laboruntersuchungen genügt als weitere Angabe, daß es sich um die gleiche Anzahl von Männern und Frauen im Alter von 20 bis 30 Jahren handelt, die keine Medikamente (z. B. Ovulationshemmer) und keine gesellschaftlichen Gifte (Alkohol, Nikotin, etc.) zu sich nehmen.

Viele Laboruntersuchungen werden aber zusätzlich durch das Geschlecht (z. B. Hormone), Alter (Tab. 3), Rasse (selten, eher Auswirkungen des mit der Zugehörigkeit zu einer Rasse verbundenen sozialen Status), Region (Höhenunterschiede), Ernährung und Zeitabstand von der letzten Nahrungsaufnahme (z. B. Glucose, Insulin, Triglyceride, freie Fettsäuren, alkalische Phosphatase, anorganischer Phosphor), körperliche Belastung, Streß (z. B. Gewebeplasminogenaktivator, Faktor VIII, Katecholamine), Medikamenteneinnahme und Tageszeit (zirkadiane Rhythmen, z. B. bei Cortisol, ACTH, STH, Prolaktin, Eisen) beeinflußt.

Diese durch das physiologische Verhalten bedingten Einflüsse müssen, wenn zutreffend, durch eine entsprechende Stratifikation der Referenzgruppe berücksichtigt werden.

Patient Individual-Faktoren				**Specimen** Transfer	**Sample** Transfer
permanente	*langzeitige*		*kurzzeitige*		
Geschlecht Rasse	Alter Gewicht Lebens-gewohn-heiten	Defekte Krankheiten Arzneimittel	Alimentation Körperl. Belastung Bio. Oszillation Streß	Abnahme Aufnahme Verwahrung	Vorbe-reitung Analyse
			Prä-instrumentelle Variationen		Instrumen-telle Varia-tionen
Biologische Variationen				Errors	

Abb. 4 Einflußgrößen auf klinisch-chemische Meßwerte /[15]/. Specimen = das dem Patienten entnommene Untersuchungsmaterial. Sample = Teilmenge des zur Untersuchung eingesetzten, vorbereiteten oder nicht vorbereiteten Untersuchungsmaterials.

Tab. 3 Durch das Altern bedingte Variation klinisch-chemischer Meßgrößen /[15]/

Abnahme	**Zunahme**	
Calcium	Glucose	gesichert
Phosphat	Harnstoff-N	gesichert
Gesamt-Eiweiß	Cholesterin	gesichert
Albumin	LDH	gesichert
Alanin	Creatinin	fraglich
	Harnsäure	fraglich
	AP	fraglich
	γ-GT	fraglich

Zu beachten sind außerdem Einflüsse wie Körperhaltung bei der Blutabnahme, Ausmaß der Stauung, Hämolyse, Bestimmung im Plasma oder Serum (z. B. Hyperkaliämie bei Polyglobulie im Serum, aber nicht im Plasma), Zusatz von Antikoagulantien (fest, flüssig, Citrat, Heparin), Lagerung der Proben bis zur Durchführung der Bestimmung und schließlich die Analyse selbst.

So werden die Ergebnisse durch eine intraindividuelle, eine interindividuelle und eine analytische Varianz beeinflußt /[15–17]/.

Vor allem beeinflußt das Verhältnis der intraindividuellen zur interindividuellen Streuung die diagnostische Trennschärfe einer Analysenmethode. Die vielen methodischen und epidemiologischen Einflüsse verlangen, daß sich jedes Laboratorium seine Referenzwerte selbst erarbeitet, wenn es auch nicht an Versuchen mangelt, eine Übertragung der Referenzwerte zwischen Laboratorien zu ermöglichen /[18]/.

Eine besondere Situation besteht bei der *Longitudinalbeurteilung.* Hier kann der bei dem Patienten in gesunden Tagen erhobene Wert als Referenzwert dienen, vorausgesetzt, daß die Bestimmungsmethode und die Maßeinheiten nicht im Laufe der Zeit geändert wurden.

Der Laboratoriumsarzt muß durch externe Qualitätskontrolle, Ausschaltung von Störfaktoren, Überwachung der Richtigkeit und Präzision die eigene Leistung kontrollieren und jedes Ergebnis, ehe es als Befund abgegeben wird, beurteilen und einer Plausibilitätsprüfung unterziehen. Wenn ein auffallender Befund auftritt, soll dieser sofort kontrolliert und bei Bestätigung dem Kliniker umgehend gemeldet werden, nicht erst am Abend, bis alle Befunde fertiggestellt sind. Dieses Vorgehen kann wesentlich effizienter gestaltet werden, wenn

— Bei Wiederholungsuntersuchungen alle Vorbefunde im Computer gespeichert sind und dieser eine ihm vorgegebene Abweichung sofort erkennt, z. B. Anstieg eines bisher im Referenzbereich gelegenen Kaliumwertes auf > 6.0 mmol/l.

— Bei Erstuntersuchungen ein pathologischer Wert, der eine gewisse Grenze übersteigt (z. B. Harnstoff-N > 60 mg/dl) vom Computer erkannt und sofort signalisiert wird.

— Der Kliniker sofort zu der Mitteilung Stellung nimmt.

Das Kollektiv der »Kranken« kann normal, häufiger aber schief verteilt sein. In beiden Fällen gibt es an der Grenze eine Überschneidung, so daß bei »Gesunden« pathologische, sogenannte falsch positive Werte, und bei »Kranken« normale, sogenannte falsch negative Werte, erhalten werden (Abb. 5).

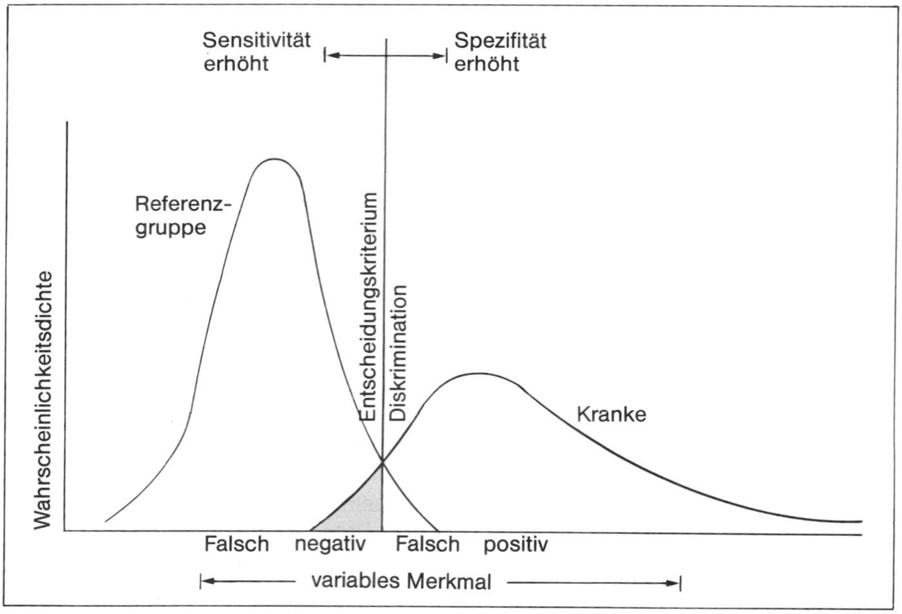

Abb. 5 Falsch positive und falsch negative Befunde in Abhängigkeit vom Entscheidungskriterium /[19]/.

Bewertung von Tests und Testserien

Die diagnostische Leistungsfähigkeit einer Methode wird durch Angabe von diagnostischer Spezifität, diagnostischer Sensitivität (Empfindlichkeit) und Vorhersagewert des Ergebnisses (predictive value) charakterisiert. Am besten erhält man eine Übersicht durch eine Vierfeldertafel (Abb. 6), in der in der oberen Reihe von links nach rechts die Anzahl der negativen (falsch negativen) und der positiven (richtig positiven) Tests bei den Erkrankten, in der unteren Reihe die Anzahl der negativen (richtig negativen) und positiven (falsch positiven) Testergebnisse bei den Referenzpersonen eingetragen sind.

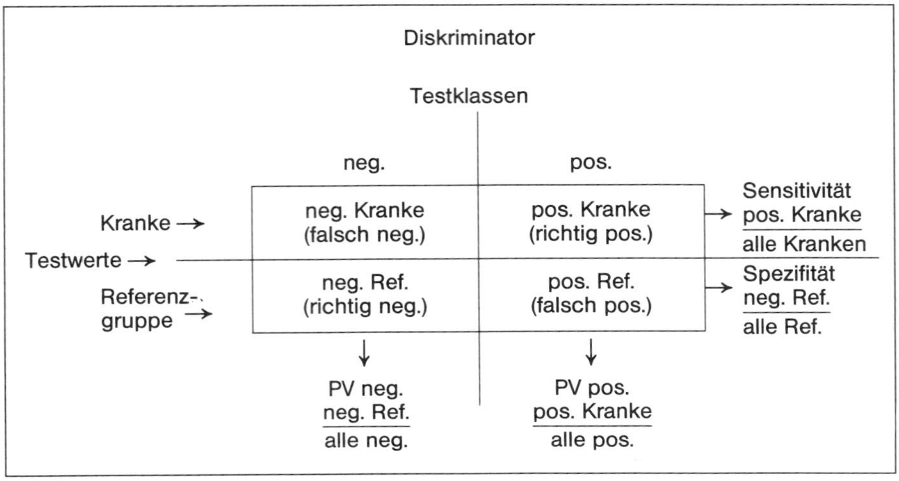

Abb. 6 Vierfeldertafel (two class test matrix) zur Ermittlung der diagnostischen Sensitivität, Spezifität und des Vorhersagewertes (predictive value = PV) /[20]/.

Diagnostische Sensitivität: Ist die Sicherheit, mit der ein Erkrankter als solcher erkannt werden kann. Sie wird in % ausgedrückt und folgendermaßen berechnet

$$\text{Sensitivität (\%)} = \frac{\text{Zahl der richtig positiven Tests bei den Patienten}}{\text{alle Patienten}} \times 100$$

$$\text{Sensitivität (\%)} = \frac{\text{richtig positive}}{\text{falsch negative} + \text{richtig positive}} \text{ Befunde bei Kranken} \times 100$$

Diagnostische Spezifität: Ist die Sicherheit, mit der Nicht-Kranke ausgeschlossen werden können. Sie wird in % ausgedrückt und folgendermaßen berechnet

$$\text{Spezifität (\%)} = \frac{\text{Anzahl der als negativ erkannten Referenzpersonen}}{\text{alle Referenzpersonen}} \times 100$$

$$\text{Spezifität (\%)} = \frac{\text{richtig negative}}{\text{richtig negative} + \text{falsch positive}} \text{ Befunde bei Referenzpersonen} \times 100$$

Die diagnostische Sensitivität und Spezifität sind von der Anzahl der Erkrankten in der Stichprobe (Prävalenz) unabhängig und könnten daher mit dem Referenzwert angegeben werden.

Aus der Vierfeldertafel läßt sich bei Kenntnis der Prävalenz der Erkrankung im Untersuchungskollektiv berechnen, welcher Vorhersagewert (predictive value = PV) einem Testergebnis zukommt.

Vorhersagewert des negativen Ergebnisses (pVneg): Es wird folgendermaßen berechnet

$$pV_{neg.} = \frac{\text{negative Referenzpersonen}}{\text{alle negativen Befunde}} = \frac{\text{richtig negative}}{\text{richtig + falsch negative}} \text{ Ergebnisse}$$

Vorhersagewert des positiven Ergebnisses (pVpos): Er wird folgendermaßen berechnet

$$pV_{pos.} = \frac{\text{positive Befunde bei Erkrankten}}{\text{alle positiven Befunde}} = \frac{\text{richtig positive}}{\text{richtig + falsch positive}} \text{ Ergebnisse}$$

Berechnete Vorhersagewerte gelten nur für die verwendete Stichprobe, da sie von der a priori Wahrscheinlichkeit der Erkrankung im Kollektiv abhängig sind. Es ist Aufgabe der anamnestischen und physikalischen Untersuchung, die prior prevalence im Untersuchungskollektiv für einen speziellen Test zu steigern.

Die Trennschärfe einer Methode wird durch die Stellung des Diskriminators beeinflußt. Wird dieser nach rechts verschoben, so nimmt die Sensitivität ab und die Spezifität zu, gleichzeitig wird der Vorhersagewert des negativen Ergebnisses vermindert, jener des positiven erhöht; bei der Verschiebung nach links tritt das Umgekehrte ein (Abb. 5).

Von verschiedenen Arbeitsgruppen sind für bestimmte Fragestellungen Untersuchungsstrategien, d. h. Entscheidungsbäume, die ein rationelles, begründbares, optimales, nach Möglichkeit auch kostengünstiges Vorgehen ermöglichen, ausgearbeitet worden.

Ein einfaches Beispiel betrifft den Ablauf einer Aufnahmestation (Abb. 7). Aufgrund von Anamnese und physikalischer Befunde werden die Patienten mit Verdacht auf Myokardinfarkt ausgesondert. Diese kommen auf die Herzüberwachungsstation und es wird die Gesamt-CK bestimmt, anschließend bei den Patienten mit positivem Befund die CK-MB, was eine große Zahl von CK-MB-Bestimmungen erspart. Wenn Methoden gewählt werden, die innerhalb kurzer Zeit das Ergebnis liefern und der Laboratoriumsarzt bei erhöhter Gesamt-CK sofort die erforderliche CK-MB-Bestimmung veranlaßt, so entsteht ein nur gering vermehrter Zeitaufwand. Durch das zweistufige Vorgehen werden Spezifität und Vorhersagewert des positiven Befundes beträchtlich erhöht /19/.

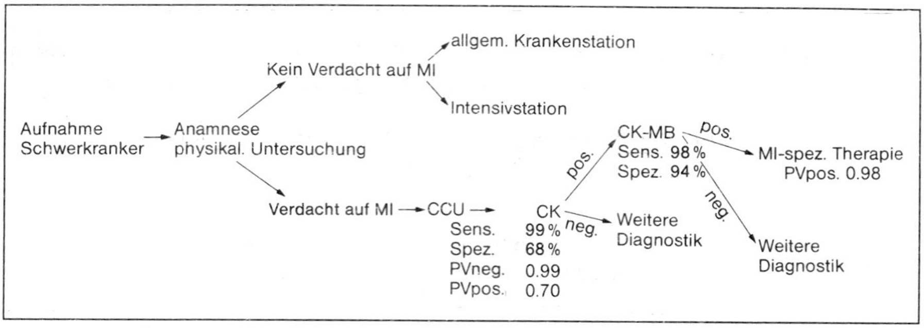

Abb. 7 Entscheidungsbaum für Patienten mit Verdacht auf Myokardinfarkt /20/. MI = Myokardinfarkt, CCU = Herzüberwachungsstation.

Werden mehrstufige Testserien zur Anwendung gebracht, steigt mit jedem Schritt die a priori Wahrscheinlichkeit der Erkrankung durch Aussonderung negativer Fälle an, die Anzahl der weiter zu untersuchenden Fälle nimmt mit jeder Stufe ab (kostensparend). Die Gesamtsensitivität der Serie erhält man aus der Multiplikation der diagnostischen Sensitivitäten der einzelnen Testschritte. Sie sinkt mit jedem Schritt etwas ab. Die diagnostische Spezifität der Kette steigt entsprechend an und wird berechnet aus

$$\frac{\text{Summe der in allen Tests ausgeschlossenen Referenzpersonen}}{\text{alle Referenzpersonen}} = \text{Gesamt-Spezifität}$$

Der Vorhersagewert des positiven Testergebnisses steigt mit den einzelnen Schritten der Serie wesentlich an und entspricht jenem des letzten Tests, der Vorhersagewert des negativen Ergebnisses entspricht auch jenem des letzten Tests und kann etwas geringer sein, als bei den vorhergehenden Tests. Ein repräsentatives Beispiel findet sich in Lit. /20/.

Werden zwei unabhängige Tests für voneinander unabhängige Laboruntersuchungen in Bezug auf die diagnostische Aussage zur Anwendung gebracht, addieren sich die Sensitivitäten, die Spezifitäten werden miteinander multipliziert und die kombinierte Spezifität sinkt entsprechend ab. Überlappen sich die Tests, muß die kombinierte Sensitivität empirisch bestimmt werden.

Im folgenden sind einzelne Beispiele für Teststrategien (Tab. 4) und auch Entscheidungsbäume zur Differenzierung von Lebererkrankungen durch konsekutive Interpretation von Enzymaktivitäten (Abb. 8 + 9) aufgezeigt.

Für die Hyperthyreosediagnostik wird die Kombination von T4, T3 und TRH-Test empfohlen mit einer diagnostischen Sensitivität von 100%, einer Spezifität von 99% und einem Vorhersagewert des positiven Ergebnisses von 88% bei einer Prävalenz von 64% in dem getesteten Kollektiv. Durch die Kombination von FTI, TRH-Test, T3, PBI könnte die Spezifität weiter auf 100% gesteigert werden, die Sensitivität würde aber auf 39% absinken /21/.

Untersuchungsstrategien bei Störung der Blutstillung wurden von *Lechner* erarbeitet /22/.

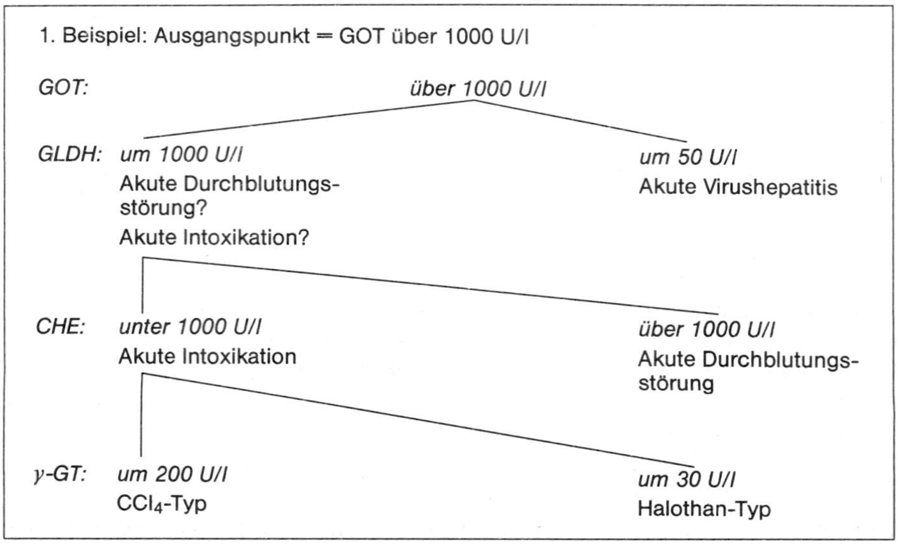

Abb. 8 Algorithmische Differenzierung von Lebererkrankungen durch konsekutive Interpretation von Enzym-Aktivitäts-Bestimmungen /10/.

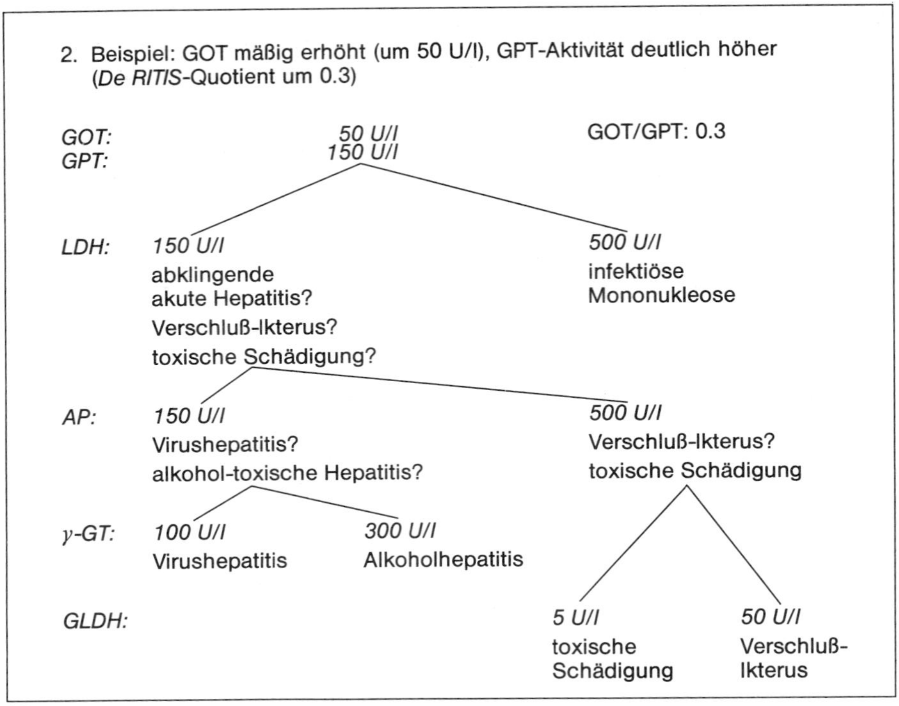

Abb. 9 Algorithmische Differenzierung von Lebererkrankungen durch konsekutive Interpretation von Enzym-Aktivitäts-Bestimmungen /[10]/.

Tab. 4 Diagnostische Sensitivität, Spezifität und Vorhersagewert von GPT, γ-GT und Cholinesterase zur Erkennung von Leber- und Gallenwegserkrankungen in einem Krankengut mit einer a priori Wahrscheinlichkeit der Lebererkrankungen von 8% /[10]/.

	GPT	γ-GT	CHE
Diagnostische Sensitivität (%)	83	95	75
Diagnostische Spezifität (%)			
gegen Nicht-Leberkranke	84	74	75
gegen Gesunde	97.8	95.6	—
Vorhersagewert (%) des			
positiven (pathologischen) Befundes	31	24	21
negativen (normalen) Befundes	98	99	97

Beurteilung der Ergebnisse

Angaben zur diagnostischen Spezifität und Sensitivität der einzelnen Laboruntersuchungen können leicht errechnet und mit den Referenzbereichen vom Labor angegeben werden. Es wäre interessant zu prüfen, ob diese zusätzliche Angabe für den Kliniker Vorteile bringt. Wichtiger wäre vielleicht die Kenntnis der Vorhersagewerte der Ergebnisse. Diese müßte für verschiedene Prävalenzen berechnet werden, wobei zusätzlich die Schwierigkeit besteht, daß der Kliniker über die Prävalenz im aktuellen Krankengut ungenügend orientiert ist.

Wesentlich schwieriger sind entsprechende Berechnungen für Testkombinationen. Derartige Berechnungen könnten für die Auswahl und Zusammenstellung entsprechender Testprofile hilfreich sein.

Inwieweit die Festlegung von Untersuchungsstrategien, Entscheidungsbäumen, Testkombinationen und die Anwendung komplizierter mathematischer Methoden (Multivarianzanalyse) auf die Ergebnisse im Laboratorium einen Vorteil und nicht ein einengendes Korsett mit Überbewertung mathematisch abgeleiteter Parameter bringt, bleibe derzeit dahingestellt. Es kann aber kein Zweifel sein, daß ein Fortschritt auf diesem Gebiet nur auf der Basis einer vertrauensvollen Zusammenarbeit zwischen Kliniker und Laboratoriumsarzt möglich ist. Sie hat auf 2 Niveaus zu erfolgen

— Praktische, individuelle patientengebundene Zusammenarbeit: Niemand bezweifelt den Sinn eines medizinisch-chirurgischen Konsiliums zur Entscheidung des Vorgehens bei bestimmten Krankheitssituationen. In analoger Weise sollten in bestimmten Situationen auch Konsultationen zwischen Kliniker und Laboratoriumsarzt erfolgen, der sicherlich dem Kliniker bei der Gewichtung von Laboratoriumsbefunden behilflich sein kann.

— Allgemeine fortführende Zusammenarbeit: Für die Entwicklung der Fächer ist die enge Zusammenarbeit mit Rückkoppelung zwischen Laboratoriumsarzt und Kliniker zur Beurteilung der Wertigkeit von Methoden, Auswahl von Testprofilen, Ausarbeitung von Analysenalgorithmen und zur Beurteilung der Effizienz des Vorgehens Voraussetzung.

Das Optimale ist wahrscheinlich, wenn der spezialisierte Kliniker im Speziallaboratorium mitarbeitet und nicht nur alle methodischen Details kennt, sondern auch sofort die erforderlichen Zusatzuntersuchungen veranlaßt. Hierdurch kann der Untersuchungsgang wesentlich beschleunigt und gleichzeitig auf die unbedingt erforderlichen Methoden beschränkt werden. Ist das nicht der Fall, wird nach Mitteilung der Befunde auf der Krankenstation gewöhnlich erst am nächsten Tag von einem auf diesem Spezialgebiet weniger erfahrenen Kliniker eine breite Untersuchungspalette angeordnet.

Insgesamt ist die enge Zusammenarbeit zwischen Kliniker und Laboratorium für die Patienten vorteilhaft und für das Krankenhaus kostensparend.

Hilfestellung des Laboratoriums bei der Verlaufsbeurteilung von Erkrankungen

Zu diesem Zweck sollten vom Kliniker gezielt jene Untersuchungen angefordert werden, die in charakteristischer Weise bei der betreffenden Erkrankung verändert sind, und aus deren Verhalten eine Verbesserung oder Verschlechterung des Zustandes zu erkennen ist. In vielen Fällen ist nur eine Laboruntersuchung ausreichend, z. B. T 4 und/oder TSH bei Behandlung der Hyperthyreose. Vom Kliniker werden jedoch häufig Testkombinationen angefordert, was sicherlich nur in größeren Zeitabständen gerechtfertigt ist. Hier muß der Einfluß des Laboratoriumsarztes einschränkend und damit kostensparend wirken.

Überwachung der Therapie

Neben der Verlaufskontrolle ist die Früherkennung von Nebenwirkungen der verwendeten Medikamente, z. B. Thrombozytopenie nach Chinidin- oder Creatininanstieg bei Behandlung mit Saluretika und vieles andere ein wesentliches Anliegen. Zu diesem Zweck sind vom Kliniker die erforderlichen Bestimmungen gezielt anzufordern. Als neue Aufgabe gewinnt in zunehmendem Maße die Therapieüberwachung durch Nachweis der Medikamentenkonzentration (drug monitoring) an Bedeutung. So ist die Bestimmung der Cyclosporin A-Konzentration bei der Behandlung von Abstossungsreaktionen und Knochenmarkstransplantationen unabdingbare Voraussetzung, die Digitoxin- (Digoxin-) Bestimmung bei kardialen Problemfällen oder die Bestimmung der Antibiotikakonzentration bei Niereninsuffizienz eine willkommene Hilfe.

Die Aufgabe des Laboratoriumsarztes besteht zum einen darin, die Medikamentenbestimmung zu überwachen, zum anderen muß er interpretativ tätig sein, wenn die erhoffte Medikamentenwirkung ausbleibt oder mit der Konzentration des Medikamentes im Blut bzw. mit dem Dosierungsschema nicht im Einklang steht.

Schlußbetrachtung

Es wurde versucht, die mannigfaltigen Beziehungen und Abhängigkeiten zwischen Klinik und Laboratorium aufzuzeigen. Im ersten Teil sollten die Probleme des Klinikers bei der Diagnosefindung dem Verständnis des Laboratoriumsarztes nähergebracht werden, im zweiten Teil die Aufgaben und Probleme des Laboratoriums dem Kliniker. Diese Zusammenarbeit kann nur im gegenseitigen Verständnis harmonisch ablaufen.

Der Laboratoriumsarzt möge die gelegentliche Ungeduld des Klinikers verstehen, wenn eine dringende, vielleicht lebensbedrohende Situation vorliegt, und der Kliniker möge verstehen, daß einzelne Untersuchungen auch einen längeren Zeitraum in Anspruch nehmen können.

In diesem Spannungsfeld kann eine Harmonie, auch im Sinne des Patienten herbeigeführt und erhalten werden, wenn

— Der Kliniker die Eilanforderung auf wirklich dringende Fälle beschränkt und auf unnötige Anforderungen z. B. sonntags verzichtet.

— Der Laboratoriumsarzt sich um eine schnelle, eventuell kontinuierliche Befundübermittlung bemüht, wozu die technischen Voraussetzungen heutzutage vorhanden sind.

Literatur

1. *Gräsbeck, R.:* Health as seen from the laboratory. In: *Gräsbeck R., T. Alström,* Reference values in Laboratory medicine, S. 17. J. Wiley & Sons Ltd., Chichester (1981).
2. *Gross, R.:* Einige Grundlagen der medizinischen Endscheidungstheorie. In: *Lang, H., W. Rick, H. Büttner,* Strategien für den Einsatz klinisch-chemischer Untersuchungen, S. 56. Springer, Heidelberg (1982).
3. *Lauda, E.:* Med. Klin. *53:* 1157 (1958). Die innere Diagnostik in ihrer geschichtlichen Entwicklung aus ihren Anfängen bis in die Gegenwart.
4. *Gross, R.:* Rationalitäten in der medizinischen Diagnostik. In: *Vogel, R.,* Effizienz und Effektivität medizinischer Diagnostik, S. 113. G. Fischer, Stuttgart (1985).
5. *Jork, K.:* Diagnostik im Bereich der ambulanten Krankenversorgung. In: *Vogel, R.,* Effizienz und Effektivität medizinischer Diagnostik, S. 93. G. Fischer, Stuttgart (1985).
6. *Anschütz, F.:* Probleme der Diagnostik aus klinischer Sicht. In: *Vogel, H. R.,* Effizienz und Effektivität medizinischer Diagnostik, S. 3. G. Fischer, Stuttgart (1985).
7. *Büttner, H.:* Anwendung entscheidungstheoretischer Methoden. In: *Lang, H., W. Rick, H. Büttner,* Strategien für den Einsatz klinisch-chemischer Untersuchungen, S. 63. Springer, Heidelberg (1982).
8. *Gross, R.:* Medizinische Diagnostik, Grundlagen und Praxis. Heidelberger Taschenbücher, Springer, Heidelberg (1969).
9. *Werner, M., G. W. Cole, S. H. Brooks:* A strategy for panel testing in clinical chemistry. In: *Lang, H., W. Rick, H. Büttner,* Strategien für den Einsatz klinisch-chemischer Untersuchungen, S. 88. Springer, Heidelberg (1982).
10. *Schmidt, E., F. W. Schmidt:* Modell Lebererkrankungen, Klinik. In: *Lang, H., W. Rick, H. Büttner,* Validität klinisch-chemischer Befunde, S. 92. Springer, Heidelberg (1980).

11. *Gross, R., K. Oette:* Die Problematik der ungezielten Mehrfachanalyse. Aus der Sicht des Klinikers. In: *Lang, H., W. Rick, H. Büttner,* Validität klinisch-chemischer Befunde, S. 202. Springer, Heidelberg (1980).
12. *Siegenthaler, W.:* Diskussion. In: *Lang, H., W. Rick, H. Büttner,* Validität klinisch-chemischer Befunde, S. 241. Springer, Heidelberg (1980).
13. *Haeckel, R.:* Die Problematik der ungezielten Mehrfachanalyse aus der Sicht des Chemikers. In: *Lang, H., W. Rick, H. Büttner,* Validität klinisch-chemischer Befunde, S. 216. Springer, Heidelberg (1980).
14. *Alström, T.:* Evolution and nomenclature of the reference value concept. In: *Gräsbeck, R., T. Alström,* Reference values in laboratory medicine, S. 3. J. Wiley & Sons Ltd., Chichester (1981).
15. *Keller, H.:* Einflüsse auf klinisch-chemische Meßgrößen. In: *Lang, H., W. Rick, H. Büttner,* Validität klinisch-chemischer Befunde, S. 25. Springer, Heidelberg (1980).
16. *Hjelm, M.:* Preparing reference individuals for blood specimen collection. In: *Gräsbeck, R., T. Alström,* Reference values in laboratory medicine, S. 105. J. Wiley & Sons Ltd, Chichester (1981).
17. *Siest, G.:* Strategy for the establishment of healthy population reference values. In: *Gräsbeck, R., T. Alström,* Reference values in laboratory medicine, S. 45. J. Wiley & Sons Ltd, Chichester (1981).
18. *PetitClerk, C., A. Kelly:* Transferability of reference data. In: *Gräsbeck, R., T. Alström,* Reference values in laboratory medicine, S. 117. J. Wiley & Sons Ltd, Chichester (1981).
19. *Büttner, H.:* Grundlagen der Bewertung klinisch-chemischer Befunde. In: *Lang, H., W. Rick, H. Büttner,* Validität klinisch-chemischer Befunde, S. 58. Springer, Heidelberg (1982).
20. *Gerhardt, W., H. Keller:* Scand. J. Clin. Invest. *46:* Suppl. 181 (1986). Evaluation of test data from clinical studies.
21. *Vogt, W.:* Modell Schilddrüsenerkrankungen, klinische Chemie. In: *Lang, H., W. Rick, H. Büttner,* Validität klinisch-chemischer Befunde, S. 121. Springer, Heidelberg (1980).
22. *Lechner, K.:* Blutgerinnungsstörungen. Springer, Heidelberg (1982).

Enzyme

Enzym-Diagnostik

Enzyme sind biologische Katalysatoren, schon geringe Mengen können die Gleichgewichtseinstellung einer chemischen Reaktion herbeiführen. Sie haben eine Reaktionsspezifität, das heißt, die Katalyse einer chemischen Reaktion kann nur durch ein speziell für diese Reaktion verantwortliches Enzym erfolgen. Eine weitere Eigenschaft ist die Substratspezifität, nur eine bestimmte Substanz oder Substanzgruppe dient als Reaktionspartner und wird zum Produkt umgesetzt /[1]/.

Isoenzyme haben gegenüber den spezifischen Substraten eine qualitativ identische Wirkung, unterscheiden sich jedoch in ihrer Proteinstruktur.

Damit Enzymaktivitätsbestimmungen in den verschiedenen Laboratorien zu vergleichbaren Ergebnissen führen, wurde die Internationale Einheit definiert. Eine Einheit (U) ist diejenige Enzymmenge, die unter definierten Bedingungen die Umwandlung von 1 μmol Substrat pro Minute katalysiert. Optimal sollen sein die Substratkonzentration, der pH-Wert und die Konzentration von Coenzymen und Aktivatoren. Bei den optimierten Methoden der Deutschen Gesellschaft für Klinische Chemie wurde zur Erzielung einer bestmöglichen diagnostischen Aussage eine praktikable Annäherung an die optimalen Bedingungen erreicht /[2]/.

Enzymaktivitäten werden bevorzugt im kinetischen Test bestimmt. Dabei dient die photometrisch gemessene Absorptionsänderung eines Indikators pro Zeiteinheit als Maß der Reaktionsgeschwindigkeit. Die Reaktionsgeschwindigkeit ist proportional der vorliegenden Enzymaktivität, wenn das Enzym mit maximaler Umsatzrate arbeitet, also ein ausreichender Substrat- und Coenzymüberschuß vorhanden ist. Häufig dienen die Coenzyme $NADH_2$ und $NADPH_2$ als Indikatoren (optischer Test), seltener die Absorption des umgesetzten Substrates oder des entstehenden Produktes (kolorimetrischer Test).

Die zur Diagnostik von Erkrankungen bestimmten Serumenzyme haben im Serum nur vereinzelt eine physiologische Bedeutung. Sie werden auch beim klinisch Gesunden von Geweben und Sekreten in geringer Menge in das Plasma abgegeben. Die Gewebeenzyme entstammen vorwiegend den Hauptstoffwechselketten der Zelle und liegen entweder im Zytoplasma gelöst oder gebunden an Strukturen, z. B. Mitochondrien, vor. Während pathologische Aktivitäten der Sekretenzyme α-Amylase, Lipase und Prostata-Phosphatase eine Diagnostik des geschädigten Organs erlauben, ist das bei den Gewebeenzymen nur begrenzt möglich, denn die Enzymausstattung der Gewebezellen vieler Organe ist qualitativ identisch und nur quantitativ verschieden /[3]/.

Zielsetzung einer optimalen Serum-Enzymdiagnostik ist die Ermittlung folgender Kriterien /[4]/:

- Sitz der Erkrankung (Herkunftsorgan der Enzymaktivität)
- Stadium des pathologischen Prozesses (akut oder chronisch)
- Schwere der Einzelzellschädigung (reparable oder irreparable Schädigung)
- Ausdehnung des Gewebeschadens
- Diagnose der Erkrankung
- Differentialdiagnose der Krankheit eines Organs (Lokalisation der Einzelzellschädigung im geschädigten Organ).

Die genannten diagnostischen Informationen werden gewonnen aufgrund der /[5]/:

- Bestimmung von Enzymmustern (Gesamtheit der gleichzeitig im Serum ermittelten Enzymaktivitäten)

Bewertung von Enzymaktivitäten in Relation zueinander (z. B. Berechnung von Enzymquotienten)
Verlaufsbeurteilung von Enzymaktivitäten
Bestimmung von Isoenzymen.

Organlokalisation

Kann erfolgen durch: Bestimmung von Leitenzymen
Isoenzym-Differenzierung
Bewertung symptomorientierter Enzymmuster.

Leitenzyme sind Enzyme, die nur in einem bestimmten Gewebe oder aber in einem Gewebe in sehr hoher Aktivität vorkommen. Das Auftreten des Leitenzyms im Serum weist auf das geschädigte Herkunftsgewebe hin.

Leitenzym	**Herkunftsgewebe**
α-Amylase	Pankreas, Speicheldrüsen
AP	Leber, Knochen
CK	quergestreifte Muskulatur
GPT	Leber
γ-GT	Leber
GLDH	Leber
LAP	Leber
Lipase	Pankreas
SP	Prostata, Knochen

Die Isoenzymausstattung eines jeden Gewebes ist genetisch determiniert. Durch die Isoenzymdifferenzierung besteht die Möglichkeit der Erkennung des Herkunftgewebes einer erhöhten Enzymaktivität. So spricht z. B. ein CK-MB-Anteil über 6% bei erhöhter Gesamt-CK-Aktivität für das Vorliegen eines Herzinfarktes.

Enzymmuster können aufgrund der Relation der Enzymaktivitäten zueinander organdiagnostische Auskunft geben. Basisenzyme eines jeden Enzymmusters sind die Transaminasen, richtungsweisendes Kriterium ist der Enzymquotient. Differentialdiagnostisch bedeutsame Gewebe, die über 90% aller Enzymanstiege verursachen, sind Leber, Herzmuskel, Skelettmuskel und Erythrozyten. Eine Abgrenzung der drei letztgenannten Gewebe von der Leber ist durch die Quotienten CK/GOT und LDH/GOT möglich.

Quotient		**Hinweis**
CK/GOT	kleiner 10	Herzmuskel
	größer 10	Skelettmuskel
LDH/GOT	größer 12	Erythrozyten

Stadium des pathologischen Prozesses

Ist das Organ bekannt, so sind gewöhnlich bei akuten Prozessen die Enzymaktivitäten höher als bei chronischen. Bei akuten Organerkrankungen kann das Krankheitsstadium aus der Relation von Enzymen mit kurzer zu solchen mit langer Halbwertszeit ermittelt werden. Unterschiede in den Halbwertszeiten verzerren das Organspezifische Enzymprofil im Serum und liefern dadurch für den Krankheitsverlauf wichtige Informationen. So spricht z. B. bei akuter Hepatitis aufgrund der längeren Halbwertszeit der GPT gegenüber der GOT ein abnehmender Quotient GOT/GPT für ein Abklingen der Hepatitis.

Enzym	Mittlere Halbwertszeit /[3]/
AP	3— 7 Tage
α-Amylase	9— 18 Std.
CHE	etwa 10 Tage
GLDH	16— 18 Std.
GOT	12— 22 Std.
GPT	37— 57 Std.
γ-GT	3— 4 Tage
HBDH	50—170 Std.
LDH_5	8— 12 Std.
Lipase	7— 14 Std.

Schwere der Einzelzellschädigung

Sie wird erkannt an der Relation mitochondrialer zu zytoplasmatischen Enzymaktivitäten. Bei leichteren Schäden werden Enzyme des Zytoplasmas freigesetzt, z. B. GPT, zytoplasmatische GOT. Durch schwere Schädigung mit Zellnekrose gehen auch mitochondriale Enzyme, z. B. mitochondriale GOT und die GLDH ins Plasma über.

Bei Lebererkrankungen sind die Quotienten GOT/GPT und $\frac{GOT + GPT}{GLDH}$ ein Maß der Einzelzellschädigung. Das Enzymmuster im Serum gleicht bei schwerer Zellschädigung dem Enzymmuster des Herkunftgewebes.

Gewebe	Enzymgehalt
Leberparenchym	LDH > GOT > GPT
Herzmuskel	CK > LDH > GOT > > GPT
Skelettmuskel	CK > > LDH > GOT > > GPT
Erythrozyten	LDH > > GOT > GPT

Zeichenerklärung: > höher als nachfolgend, > > sehr viel höher als nachfolgend.

Ausdehnung des Zellschadens

Die Höhe der Enzymaktivität korreliert mit der Menge des geschädigten Gewebes. Hohe Enzymanstiege sprechen für die Schädigung großer Organe, z. B. Leber, Skelettmuskulatur.

Diagnose der Erkrankung

Bei Patienten mit vieldeutiger akuter klinischer Symptomatik kann das Enzymmuster entscheidende Hinweise zur Diagnose der Erkrankung geben. Wird z. B. bei Schmerzen im Thorax und/oder Abdomen das Muster CK, GOT, GPT, Lipase bestimmt, so weist bei leicht erhöhter CK ein höherer Anstieg der GPT als der GOT auf eine Schädigung der Leber hin (z. B. Gallenkolik, akute intermittierende Porphyrie), der alleinige Anstieg der GOT auf einen Herzinfarkt.

Differentialdiagnostik der Krankheit eines Organs

Beurteilt werden die Serumwerte von Enzymen, die bekannterweise nur in definierten Strukturen oder Geweben eines Organs lokalisiert sind, in Relation zu Enzymen, die in etwa gleicher Aktivität in allen Zellen des Organs vorkommen: Bei Lebererkrankungen, z. B. das Verhalten von γ-GT, AP oder GLDH in bezug auf die Transaminasen. Durch die Bildung von Quotienten können z. B. folgende akute Lebererkrankungen differenziert werden

γ-GT/GOT	Unterscheidung der akuten alkohol-toxischen Hepatitis von der akuten Virushepatitis.
$\frac{GOT + GPT}{GLDH}$	Abgrenzung der akuten Leberzirkulationsstörung, z. B. bei akuter Rechtsherzinsuffizienz, von der akuten Virushepatitis.
GOT/GPT	Differenzierung des frischen Verschlußikterus von der chronisch aktiven Hepatitis.

Enzymwerte bei Intensivpatienten

Multimorbide Kranke, z. B. mit Sepsis, anderen schweren Infektionen, postoperativen bzw. posttraumatischen Zuständen, schwerwiegenden gastrointestinalen Komplikationen, kardialen Erkrankungen mit Pumpversagen des Herzens, anhaltenden Schockzuständen oder mit hämatologischen Erkrankungen, haben trotz primärer Lebergesundheit aufgrund einer sekundären Störung der Leberfunktion, Enzymveränderungen /[6]/.

Median der Maximalwerte 100 kritisch kranker Intensivpatienten ohne primäre Leberkrankheit, aber mit Bilirubinwerten über 3 mg/dl (51 µmol/l) /[6]/

Enzym	CHE	LDH	GPT	AP	γ-GT
U/l*	900	650	64	281	96

* Referenzbereiche sh. nachfolgende Beiträge

Nicht plausible Enzymaktivitäten

Erhöhte oder erniedrigte Enzymaktivitäten ohne Krankheitswert können durch bestimmte Einflußgrößen und Störfaktoren auf den jeweiligen Test bedingt sein /[7]/. Einflußgrößen führen in vivo, also schon vor der Blutentnahme zu Veränderungen der Enzymaktivität im Serum, Störfaktoren ändern das Ergebnis in vitro.

Wichtige Einflußgrößen, die zu Veränderungen der Enzymaktivität führen, sind diagnostische und therapeutische Maßnahmen, Ernährung, Alkohol, körperliche Belastung, Schwangerschaft sowie Körperlage und Stauungstechnik bei der Blutentnahme /[8]/.

Wesentliche Störfaktoren, die eine Veränderung der Enzymaktivität verursachen, sind Medikamente, Hämolyse sowie Metaboliten und einige Plasmaproteine der Probe.

Einflußgrößen und Störfaktoren auf Enzyme im Serum /[7, 8]/

	AP	Amyl.	CHE	CK	GLDH	GOT	GPT	γ-GT	LAP	LDH	Lipase	SP
Alkohol	—	(+)	(+)	+	+	+	+	+ +	—	—	(+)	—
Diät	(+)	+	(+)	—	(+)	(+)	+	(+)	—	(+)	(+)	—
Entfettung der Probe	+	(+)	—	—	+	+	—	+ +	—	—	—	+ +
Hämolyse	—	(+)	—	(+)	—	+	—	—	—	+ +	—	+
Medikamente	+	+	+	+	+	+	+	+	+	+	+	+
Metabolite	—	—	—	—	+	+	+		—	—	—	+
Muskelarbeit	—	(+)	—	+ +	(+ +)	+	—	—	—	+	—	—
Physiologische Schwankungen	—	—	—	+	—	—	—	+	—	+	—	+
Schwangerschaft, Geburt	+	—	(+)	+	—	(+)	—	—	+	(+)	—	—

+ + Diagnostisch bedeutsame Störung erwiesen
+ Einfluß bzw. Störung nachgewiesen
(+) Einfluß bzw. Störung nicht regelmäßig oder indirekt nachgewiesen, z. B. durch Entfettung lipämischer Seren
— Störung bzw. Einfluß nicht nachgewiesen

Körperliche Belastung

Durch Muskelarbeit steigen bevorzugt die Aktivitäten von CK, GOT und LDH an. Höhe, Dauer und Häufigkeit des Anstiegs sind abhängig vom Trainingszustand. Der Anstieg verläuft nach dem Muster CK > GOT > LDH, die Normalisierung erfolgt gewöhnlich innerhalb von 1 Woche /[7]/.

Bei Bodybuildern sind CK-Aktivitäten von 400 U/l und GOT-Aktivitäten von 40 U/l beschrieben. Zusätzlicher GPT-Anstieg kann bei der Einnahme von Anabolika auftreten.

Blutentnahmebedingungen

Körperlage und Stauungstechnik sind von klinisch nicht relevanter Bedeutung auf die Serum-Enzymaktivität.

Tageszeitliche Änderungen

Signifikante tageszeitliche Änderungen der Serumenzyme von klinischer Relevanz sind bisher nicht gefunden worden /[9]/.

Schwangerschaft und Ovulationshemmer

Arbeitende Schwangere können einen Anstieg der CK, insbesondere der CK-BB haben /[10]/. Hormonelle Kontrazeptiva bewirken den Anstieg von GOT, GPT, γ-GT und GLDH. Bereits nach 1—3 Zyklen werden maximale Enzymaktivitätsveränderungen gemessen, die im weiteren Verlauf teilweise rückläufig sind, jedoch auf Werte vor der Medikation nicht mehr zurückgehen /[11]/.

Ernährung

Die Transaminasen können sowohl nach längerem Fasten als auch durch hohe Proteinzufuhr ansteigen. Die LDH kann nach fettreicher Kost zu- und nach fettarmer Kost abnehmen. Personen der Blutgruppen 0, B und Lewis-Antigen positiv haben nach fettreichen Mahlzeiten einen deutlichen AP-Anstieg, bedingt durch die ausgeprägte Zunahme der intestinalen AP /[12]/.

Alkohol

In Abhängigkeit von der konsumierten Menge und der Dauer, führt Alkohol zur Erhöhung von γ-GT, GPT, GOT und GLDH. Der Anstieg kann erheblich sein, wenn der Alkoholgenuß bei oder nach körperlicher Anstrengung erfolgte. Die Enzymerhöhungen bei Alkoholismus verlaufen nach dem Muster γ-GT > GOT, GPT > GLDH.

Operative Eingriffe

Betroffen sind vorwiegend die Muskelenzyme, in zweiter Linie die Leberenzyme. Bei komplikationslosen Eingriffen wird die maximale Enzymaktivität nach 24—36 Std. erreicht. Die Höhe der Aktivität und die Dauer der Enzymerhöhung sind abhängig von Art und Ausmaß des Eingriffs. Bei komplikationslosem Verlauf erfolgt die Normalisierung innerhalb 1 Woche /[14]/.

Häufigkeit erhöhter Enzymwerte nach Abdominal-OP /[15]/

Enzym	Häufigkeit (%)
CK	76
GOT	50
LDH	44
HBDH	28
CK-MB	6

Die diagnostische Spezifität der CK-MB zur Erkennung eines peri- oder post-operativen Herzinfarktes ist trotz hoher Sensitivität gering /[16]/. CK-MB-Erhöhungen nach koronarer Bypass-OP, nach Herzklappenersatz oder abdominaler OP beruhen entweder auf direkter Verletzung des Herzmuskels /[17]/ oder sind bedingt durch eine schlechte Durchblutung distaler Gefäße, z. B. der V. saphena /[18]/.

Metabolit-bedingte und Plasmaprotein-gebundene Störungen sowie Pharmaka

Pyruvat-Konzentrationen der Probe über 1100 µmol/l hemmen den optischen Test durch Verbrauch von $NADH_2$ im Vorinkubationsschritt /[19]/. Falsch normale Aktivitäten von GOT, GPT und GLDH werden gemessen. Das Pyruvat tritt aus den Erythrozyten in das Serum über, wenn die Abtrennung der Erythrozyten erst nach vielen Stunden erfolgt.

Durch die Bindung von Enzymen an Plasmaproteine in vivo, z. B. CK oder α-Amylase an Immunglobulin, entstehen Makroenzyme, deren Halbwertszeit gegenüber dem ungebundenen Enzym verlängert ist. Es werden falsch hohe Enzymaktivitäten ohne klinisches Korrelat gemessen.

Der Einfluß von Pharmaka »in vitro« auf kinetische Enzymbestimmungen ist gering, die Wirkung »in vivo« vielfach nicht vorhersehbar. Eine detaillierte Literaturzusammenfassung ist gegeben bei Lit. /[20]/.

Literatur

1. *Bergmeyer, H. U.:* Methods of enzymatic analysis, Vol. I, S. 68. Verlag Chemie, Weinheim (1983).
2. *Rick, W., W.-P. Fritsch, G. Ssasz:* Dtsch. Med. Wschr. *97:* 1828 (1972). Fortschritte der klinischen Enzymologie.
3. *Schmidt, E., F. W. Schmidt:* Enzym-Fibel. Edition Boehringer Mannheim (1969).
4. *Haschen, R. J.:* Enzymdiagnostik. Fischer, Stuttgart (1970).
5. *Schmidt, E., F. W. Schmidt:* diagnostik *8:* 427 (1975). Enzym-Muster.
6. *Kleinberger, G.:* Leber Magen Darm *15:* 175 (1985). Leberfunktionsstörungen und -schäden bei kritisch kranken Intensivpatienten.
7. *Adolph, L.:* diagnostik + Intensivmedizin *10:* 4 (1985). Ursachen unerwarteter Enzymaktivitäten.
8. *Guder, W.:* Lab. Med. *5, A + B:* 233 (1981). Standardisierung von Verfahren der Probennahme und Probenvorbereitung bei Enzymaktivitätsbestimmungen im Blut.
9. *Wisser, H., E. Knoll:* Ärztl. Labor *28:* 99 (1982). Tageszeitliche Änderungen klinisch-chemischer Meßgrößen.
10. *Blaauven v. d., D.H.:* J. Clin. Chem. Clin. Biochem. *21:* 381 (1983). Cholinesterase mit Butyrylthiocholinjodid als Substrat. Referenzwerte in Abhängigkeit von Alter und Geschlecht unter Berücksichtigung hormonaler Einflüsse und Schwangerschaft.
11. *Schädel, J. M., N. Rehfeld:* Z. Med. Labor-Diagn. *26:* 77 (1985). Der Einfluß hormonaler Kontrazeptiva auf die Aktivität verschiedener Enzyme im Blutserum.
12. *Keller, H.:* Med. Labor *32:* 175 (1979). Der Einfluß von Prädeterminatoren auf Laboratoriumsparameter.

13. *Adolph, L.:* Münch. Med. Wschr. *125:* 886 (1983). Diagnostik des Alkoholismus.
14. *Szasz, G.:* In: *Lang, H., W. Rick, L. Roka,* Optimierung der Diagnostik, S. 117. Springer, Heidelberg (1973).
15. *Kraft, J., R. Fink, B. Rosalski:* Ann. Clin. Biochem. *14:* 294 (1977). Serum enzymes and isoenzymes after surgery.
16. *Raabe, D. S, A. Morise, J. A. Sbarbaro, W. D. Gundel:* Circulation *62:* 869 (1980) Diagnostic criteria for acute myocardial infarction in patients undergoing coronary artery bypass surgery.
17. *Gambino, S. R., J. Schneller:* Clin. Chem. *30:* 1114 (1984). CK-MB isoenzymes in serum of patients who undergo cardiac surgery.
18. *Landaas, S., P. Urdal, A. Reikvam, G. Semb:* Clin. Chim. Acta *111:* 179 (1981). The origin of CK-BB occuring in serum during aortocoronary bypass surgery.
19. *Herbertz, G.:* Lab. Med. *5:* 240 (1981). Störungen von Enzymaktivitätsbestimmungen im optischen Test durch völligen Verbrauch des NADH während der Vorinkubation.
20. *Tryding, N., K. A. Roos*: Drug interferences and drug effects in clinical chemistry. AB Realtryck, Stockholm (1986).

Alkalische Phosphatase (AP)

Die im Serum meßbare AP ist kein einheitliches Enzym. Sie besteht zum einen aus den Aktivitätsanteilen der 3 genetisch determinierten Isoenzymgruppen Leber-Knochen-Niere, Darm, Plazenta, zum anderen aus postgenetischen Formen. Letztere wie die Gallengangs-AP und die Tumorphosphatasen sind keine Isoenzyme, da sie ohne genetische Kontrolle gebildet werden.

Während dem Serumwert der Gesamt-AP nur globale diagnostische Bedeutung zukommt, hat die Bestimmung der Isoenzyme und der postgenetischen Formen einen differentialdiagnostischen Wert. Das betrifft insbesondere die Knochen-AP und die Gallengangs-AP.

Indikation

Verdacht auf:

Cholestatische Lebererkrankung
Erkrankung des Knochens
Beteiligung des Skelettsystems bei anderen Grunderkrankungen, z. B. malignen Tumoren, Nierenerkrankungen, Osteomalazie, Hyperparathyreoidismus, Deformierungen des Skeletts.

Bestimmungsmethode

Gesamt-AP (EC 3.1.3.1)

Kinetischer Test

Empfohlene Methode der International Federation of Clinical Chemistry (IFCC) /1/.

Prinzip: Die AP katalysiert in einem ersten Schritt die Übertragung der Phosphatgruppe vom Substrat p-Nitrophenylphosphat auf Diäthanolaminpuffer unter Bildung von Diäthanolaminphosphat und Nitrophenol. Im zweiten Schritt wird Diäthanolaminphosphat von der AP zu Diäthanolamin und anorg. Phosphat hydrolysiert. Meßgröße ist das p-Nitrophenolat-Anion, dessen Bildungsgeschwindigkeit kinetisch bei 405 nm gemessen wird. Diese verhält sich proportional zur AP-Aktivität.

$$\text{4-Nitrophenylphosphat} + H_2O \xrightarrow{AP} \text{4-Nitrophenolat} + \text{Phosphat}$$

AP-Isoenzyme und postgenetische Formen

Die Differenzierung der Isoenzyme kann erfolgen durch
— Prüfung auf Hitzestabilität oder durch chemische Hemmung.
— Elektrophoretische Trennung.
— Anwendung spezifischer Antikörper.

Differenzierungsprinzip chemische und thermische Hemmung: Die katalytische Aktivität von AP-Isoenzymen und postgenetischen Formen wird durch Zusatz von Chemikalien zum Bestimmungsansatz oder durch thermische Vorbehandlung des Serums gehemmt (Tab. 1). Die Plazenta-AP kann von der Leber-Knochen-Niere-Gruppe (LKN) aufgrund einer großen Aktivitätshemmung durch L-Phenylalanin, einer geringen Hemmung durch Homoarginin und durch die Hitzestabilität bei 65 °C für 10 min. differenziert werden /[2]/. Tumorphosphatasen sind nicht Hitze-stabil /[3]/. Die Darm-AP zeigt eine der Plazenta-AP vergleichbare chemische Hemmung. Innerhalb der Gruppe Leber-Knochen-Niere sind die Unterschiede in der thermischen und chemischen Hemmung zu gering, sodaß eine befriedigende Differenzierung nicht möglich ist /[4]/.

Tab. 1 Chemische und thermische Hemmbarkeit der AP-Isoenzyme

AP-Isoenzym	**Phe**	**Har**	**Leva**	**65 °C, 10 min.**
LKN	—	+	+	+
Plazenta	+	—	—	—
Darm	+	—	—	+

(+) Aktivitätsverlust größer als 70%, (—) Aktivitätsverlust kleiner als 30%. Endkonzentration im Ansatz: Phenylalanin (Phe) 2.5 mmol/l, Homoarginin (Har) 10 mmol/l, Levamisol (Leva) 1 mmol/l. LKN = Leber-Knochen-Niere

Differenzierungsprinzip Elektrophorese: Serum wird bei alkalischem ph-Wert auf Zelluloseazetatfolie /[5]/ oder im Polyacrylamidgel /[6]/ als Träger in Richtung Anode aufgetrennt und nachfolgend die enzymatische Aktivität der AP-Formen auf oder im Träger bestimmt.

Wanderungsgeschwindigkeit auf Zelluloseazetatfolie: Gallengangs-AP > Leber-AP > Knochen-AP > Dünndarm-AP > Plazenta-AP.

Wanderungsgeschwindigkeit im Polyacrylamidgel: Plazenta-AP = Leber-AP > Knochen-AP > Dünndarm-AP > Gallengangs-AP.

Zur Bestimmung der Knochen-AP ist der Polyacrylamidgel-Elektrophorese, zur Bestimmung der Gallengangs-AP der Zelluloseazetatfolien-Elektrophorese der Vorzug zu geben.

Prinzip der immunologischen AP-Differenzierung: Die quantitative Bestimmung der einzelnen AP-Formen erfolgt entweder als Enzyminhibitions-Test durch Zugabe Isoenzym-spezifischer Antikörper zum Testansatz oder als Enzymimmunoassay /[7]/.

Untersuchungsmaterial

Serum oder Plasma (kein EDTA-, Citrat- bzw. Oxalatplasma) 0.5 ml

Referenzbereiche

Gesamt-AP im Serum, Plasma (Angaben in U/l bei 25 °C)			
Erwachsene [8]	♀	55—147	(bis zum 50. Lebensjahr und Normgewicht)
		60—170	(über 50 Jahre oder bei Übergewicht)
	♂	70—175	
Kinder [9]	9—15 J.	130—700	
	2— 9 J.	110—500	
	18—24 Mon.	110—590	
	12—18 Mon.	110—650	
	6—12 Mon.	120—700	
	1— 6 Mon.	140—720	
	10—30 Tage	110—580	
	bis 10 Tage	110—450	

AP-Isoenzyme (Angaben in U/l, bei 25 °C)
Isoenzymmuster Erwachsener bei Gesamt-AP unter 180 U/l [6]

Muster	Leberzell-AP	Knochen-AP	Dünndarm-AP
I	26—126	9—93	∅
II	23— 93	13—86	6—88
III	50—153	∅	∅

∅ Keine Aktivität nachweisbar

Bewertung

Sowohl die Erhöhung als auch die Verminderung der AP-Aktivität im Serum ist pathologisch. Erhöhungen beruhen entweder auf der Vermehrung eines genetisch determinierten Gewebe-spezifischen Isoenzyms (Leber-, Knochen-, Dünndarm-, Plazenta-AP) oder einer postgenetischen Form (Gallengangs-AP, Tumor-AP).

Lebererkrankungen

Die häufigste Ursache erhöhter Gesamt-AP-Werte sind Erkrankungen der Leber und Gallenwege. Die AP ist bei etwa 60% der Leber- und Gallenwegserkrankungen pathologisch. Differentialdiagnostische Bedeutung hat sie im Muster mit der GOT, GPT und γ-GT zur Erkennung cholestatischer Zustände. In Relation zur Aktivität der Transaminasen ist die AP hoch bei Cholestase und niedrig bei fehlender cholestatischer Komponente. Die diagnostische Sensitivität der AP für cholestatische Lebererkrankungen beträgt 80—100%, bei alkoholischen Leberschäden nur 25% [10]. Die Höhe des AP-Wertes ist deshalb ein gutes diagnostisches Kriterium bei Lebererkrankungen mit hoher γ-GT zur Unterscheidung des alkoholischen Schadens vom cholestatischen Geschehen. Kein oder ein relativ niedriger Anstieg der AP in Relation zur γ-GT spricht für den alkoholischen Schaden.

Knochenerkrankungen

Erkrankungen des Knochengewebes aufgrund einer Mitbeteiligung oder Befall des Skelettsystems bei anderen Grunderkrankungen sind die zweithäufigste Ursache einer Erhöhung der Gesamt-AP. Pathologische Werte bedingt durch eine primäre Erkrankung des Skelettsystems sind seltener. Zur Diagnose einer ossären Affektion hat die Gesamt-AP eine weit geringere Aussage als das Röntgenbild.

Bei gutartigen Skelettaffektionen ist die Aktivität nur in etwa 20% der Fälle erhöht, ebenfalls bei umschriebenen Skelettmalignomen, bei multiplen Tumorprozessen im Skelett in etwa 60% der Fälle /[11]/.

Pathologische Werte der Gesamt-AP sind mit hoher Wahrscheinlichkeit knochenbedingt, wenn LAP, GPT und γ-GT normale Werte zeigen. Sind die Aktivitäten dieser Enzyme pathologisch, muß, wenn der Verdacht auf eine ossär-bedingte Erhöhung der Gesamt-AP besteht, eine Differenzierung der Isoenzyme erfolgen.

Krebs

Pathologische AP-Werte bei Krebs sind bedingt entweder durch eine erhöhte Leber- und Knochen-AP oder das Auftreten von Tumorphosphatasen. Die parallele Erhöhung von Leber- und Knochen-AP ist ein häufiger Befund bei ausgedehnten Krebsleiden. Tumorphosphatasen mit der Identität der Plazenta-AP (Regan-AP) werden z. B. nur bei 6% maligner Tumoren des Gastrointestinaltraktes und der Mamma gefunden und sind als Tumormarker unbedeutsam /[9]/.

Verminderte Aktivitäten der Gesamt-AP können Zeichen angeborener Störungen des Skelettsystems sein oder auf einer in vitro verursachten Enzymhemmung beruhen.

Erkrankungen der Leber und Gallenwege, die mit erhöhter Gesamt-AP einhergehen können

Erkrankung	**Beurteilung**
Akute Hepatitiden	Die unkomplizierte Verlaufsform der akuten Virushepatitis kann mit leichten bis mäßigen Erhöhungen der Gesamt-AP einhergehen (im Mittel bis 2fach). Die cholestatische Verlaufsform wird an einem zunehmenden AP-Anstieg (3- bis 5fach) erkannt, ebenfalls stärker erhöht sind γ-GT, GLDH und Bilirubin. Bei spätcholestatischem Verlauf (2. bis 3. Woche nach Auftreten des Ikterus) steigt die AP an und die Transaminasen fallen nicht wie bei der unkomplizierten Form ab, sondern bilden ein Plateau. Die akute Alkoholhepatitis kann gegenüber der akuten Virushepatitis durch schon zu Krankheitsbeginn vorliegende, in Relation zu den Transaminasen recht hohe Werte, von γ-GT und AP abgegrenzt werden. Die Enzymaktivitäten gehen im Krankheitsverlauf in etwa dem Transaminasenabfall parallel /[12]/.
Chronische Hepatitiden	Bei der chronisch aktiven Hepatitis können leichte bis mäßige Erhöhungen der Gesamt-AP auftreten, die chronisch persistierende Form zeigt Werte im Referenzbereich.
Leberzirrhose	Der Anstieg der Gesamt-AP ist bei der posthepatitischen und alkoholtoxischen Leberzirrhose weniger häufig und mäßig. Erhöht sind dann das Leberzell- und/oder Darm-Isoenzym. Die Darm-AP ist jedoch nur erhöht, wenn die Patienten der Blutgruppe B oder 0 angehören. Besonders nach der Aufnahme fettreicher Nahrung kommt es zum mehrfachen Anstieg der Darm-AP. Primär biliäre Zirrhose: Bei dieser Erkrankung ist die AP schon im Anfangsstadium, vor den Transaminasen und dem Bilirubin erhöht. Vermehrt liegen die Leber-AP, Darm-

Erkrankungen der Leber und Gallenwege, die mit erhöhter Gesamt-AP einhergehen können (Fortsetzung)

Erkrankung	**Beurteilung**
	AP und die Gallengangs-AP vor. Schon frühzeitig nachweisbar sind auch mitochondriale Antikörper sowie eine IgM-Erhöhung /[13, 14]/. Sekundär biliäre Zirrhosen, verursacht durch cholangitisch-cholestatische Zustände, z. B. aufgrund intermittierender Verschlüsse durch Gallensteine, zeigen gleichzeitige Erhöhungen von Transaminasen, AP, γ-GT und LAP, die Aktivitäten können im Krankheitsverlauf stärker schwanken.
Verschlußikterus	Beim akuten Verschluß durch Gallensteine steigen die Transaminasen innerhalb von 24 Std. steil an (etwa 5- bis 20fache der Norm), um dann innerhalb einer Woche abzufallen. Die AP zeigt erst nach 24 Std. einen deutlichen Anstieg und steigt bei mehrere Tage bestehender Stauung auf hohe Werte (3- bis 10fach) an. Bei länger bestehender Stauung kommt es zum Wiederanstieg der Transaminasen. Tumor-bedingte langsame Verschlüsse der extrahepatischen Gallenwege (Pankreaskopftumor) haben bei Diagnosestellung hohe Werte der Gesamt-AP. Nach operativer Korrektur des Verschlußikterus normalisiert die AP innerhalb von 10 Tagen.
Cholangitis	Bei akuter und chronischer Cholangitis sind die Gesamt-AP, γ-GT und LAP erhöht. Vermehrt sind das Leberzell- und Gallengangsisoenzym der AP. Während bei der chronischen Cholangitis kein oder nur ein Subikterus vorliegt, geht die akute Form mit Ikterus und Leukozytose einher.
Eitrige Leberabszesse	Mehr als 80% der Patienten mit eitrigen Leberabszessen haben eine erhöhte Gesamt-AP, sowie Fieber, Leukozytose und Hypoalbuminämie /[15]/.
Hodgkin-Lymphome, Maligne Non-Hodgkin-Lymphome	Es besteht eine Korrelation zwischen der Erhöhung der AP und einem Leberbefall. Beim malignen Non-Hodgkin-Lymphom haben etwa 40% der Patienten mit Leberbeteiligung eine erhöhte AP /[14]/. Es werden jedoch auch AP-Erhöhungen ohne Leberbeteiligung gefunden.
Lebermetastasen, Prim. Leberzellkarzinom	Beim primären Leberzellkarzinom und bei Lebermetastasen können AP, LDH und γ-GT aufgrund der damit verbundenen intrahepatischen Cholestase hohe Werte zeigen. Die Transaminasen sollen langsamer ansteigen und weniger häufig erhöht sein als die AP. Auch die Befundkombination erhöhte AP und normales Bilirubin soll auf Lebermetastasen hinweisen /[16]/.
Medikamentenbedingte Leberschäden	Arzneimittel können Leberschäden verursachen, die klinisch und labordiagnostisch unter dem Krankheitsbild der intrahepatischen Cholestase, der akuten Hepatitis oder einer Mischform beider ablaufen können. Beim cholestatischen Typ sind vorwiegend AP und LAP erhöht, beim hepatitischen Typ die Transaminasen und die GLDH. Unterschieden werden Medikamente mit vorhersehbarer hepatotoxischer Wirkung, sie wirken nach kurzer Latenz, von solchen mit nicht vorhersehbarer Wirkung, die nach gewisser Latenz hepatotoxisch sind /[17]/.

Knochenerkrankungen, die mit einer erhöhten Gesamt-AP einhergehen können

Erkrankung	Beurteilung
Morbus Paget	Der M. Paget verursacht bis zu 30fache Erhöhungen der Gesamt-AP. Die AP ist immer erhöht und nicht selten das erste Zeichen dieser Erkrankung. Die Höhe des Gesamt-AP-Wertes steht in direkter Beziehung zur Ausdehnung des Skelettbefalls und zum Aktivitätsgrad der Veränderungen /[18]/. Die AP-Werte steigen bei nichtbehandelten Patienten langsam an, ein schneller Anstieg kann das Zeichen eines osteogenen Sarkoms sein, das sich in 3 bis 5% der Fälle beim M. Paget entwickelt. Unter der erfolgreichen Therapie mit Calcitonin kommt es zum Abfall der Gesamt-AP. Werden dabei Antikörper gegen Calcitonin gebildet und Calcitonin unwirksam, resultiert ein Wiederanstieg der Gesamt-AP.
Rachitis (Kinder), Osteomalazie, (Erwachsene) z. B. Vit. D-Mangel-Osteomalazie, Pseudo-Vit. D-Mangel-Osteomalazie Renale tubuläre Osteomalazie (Glucosurische Osteopathie), Renale tubuläre Azidose, Glomeruläre Niereninsuffizienz	Die Rachitis kann bei Säuglingen und Kindern schon frühzeitig an der Erhöhung der Gesamt-AP erkannt werden (Beachte die altersabhängigen Referenzbereiche). Die Werte für Serumcalcium sind erniedrigt bis subnormal, die Phosphatwerte erniedrigt (außer bei gleichzeitigem Vorliegen einer Niereninsuffizienz). Unter Therapie mit Vitamin D kann es zu einem initialen Anstieg der Gesamt-AP kommen, bevor ein den therapeutischen Erfolg dokumentierender Abfall erfolgt. Die labordiagnostisch meßbaren Veränderungen bei der Osteomalazie sind vom Ausmaß und der Ätiologie der Erkrankung abhängig. Allgemein ist die Gesamt-AP erhöht, das Serumcalcium normal bis erniedrigt, der Phosphatwert erniedrigt (außer bei glomerulärer Insuffizienz) und die Calciumausscheidung im Urin vermindert bei der Vit. D-Mangel-, Pseudo-Vit. D-Mangel- und niereninsuffizienzbedingten Osteomalazie /[19, 20]/.
Hyperparathyreoidismus	Erhöhte Aktivitäten der Gesamt-AP werden erst gemessen, wenn röntgenologisch Knochenveränderungen vorliegen /[11]/. Mit einem Gesamt-AP-Anstieg aufgrund der Entwicklung eines sekundären Hyperparathyreoidismus muß gerechnet werden ab Serumcreatininwerten über 2 mg/dl (177 µmol/l), da die resultierende Hyperphosphatämie nicht mehr durch eine vermehrte renale Phosphatausscheidung kompensiert werden kann. Bei erfolgreicher Therapie des Hyperparathyreoidismus normalisiert sich die Gesamt-AP.
Osteosarkom	Leicht bis extrem erhöhte Werte der Gesamt-AP werden gefunden. Bei Entfernung des Primärtumors fällt die AP ab, Nicht-Abfall oder Wiederanstieg sprechen für Metastasen /[11]/.
Metastatische Knochentumoren	Nach Leber und Lunge ist das Skelettsystem der dritthäufigste Manifestationsort von Metastasen anderer Organtumoren, speziell dem Prostata- und Mammakarzinom /[11]/. Erhöhte Werte werden in etwa 70% der Fälle mit multiplen tumorösen Skelettläsionen gefunden, nur zu etwa 20% bei umschriebenen Herden. Maligne Tumoren, die Parathormon-aktive Substanzen sezernieren, können über die Ausbildung eines Hyperparathyreoidismus eine Gesamt-AP-Erhöhung verursachen.

Knochenerkrankungen, die mit einer erhöhten Gesamt-AP einhergehen können (Fortsetzung)

Erkrankung	Beurteilung
Multiples Myelom	Nur etwa 17% der Patienten sollen eine Erhöhung der Gesamt-AP haben; die Werte liegen im Mittel nicht über der zweifachen oberen Referenzbereichsgrenze.
Benigne Skelettaffektionen z. B. Frakturen Aseptische Knochennekrosen Osteomyelitiden	Nur kurzzeitige, aber auch über Wochen persistierende Anstiege der Gesamt-AP können bei Frakturheilung besonders des Femur auftreten. Gehäuft sind Erhöhungen nach multiplen Frakturen und Knochenoperationen mit ausgedehnten Skelettwundflächen. Knochennekrosen, bevorzugt des Femurkopfes, idiopathisch oder posttraumatisch, können in einer Häufigkeit von etwa 20% zur Erhöhung der Gesamt-AP führen. Bei Osteomyelitiden ist die Gesamt-AP nur selten erhöht.
Niereninsuffizienz	Einschränkung der glomerulären Filtration auf Serumcreatininwerte von über 1.8 mg/dl (159 µmol/l) bewirken leichte AP-Anstiege aufgrund eingeschränkter renaler Vitamin D-Metabolisierung (sh. S. 350).
Diabetes mellitus	Ursache der leichten AP-Erhöhungen soll die Mikroosteoporose des Diabetikers sein.
Hyper-/Hypothyreoidismus	Die Ursache der leichten AP-Erhöhung ist unbekannt.

Erhöhungen der Gesamt-AP ohne erkennbar hepatobiliäre Erkrankung oder Skeletterkrankung

Erkrankung/Zustand	Beurteilung
Schwangerschaft	Vornehmlich durch Auftreten der Plazenta-AP im Serum der Mutter kann es im letzten Drittel der Schwangerschaft zu einem Anstieg der Gesamt-AP bis 400 U/l kommen. Die Werte zeigen erhebliche Schwankungen von Tag zu Tag. Abfall innerhalb einer Woche nach Geburt. Stärkere Erhöhungen bei Hypertonie, Präeklampsie und missed abortion.
Akromegalie	Bei einem Teil der Patienten werden erhöhte Aktivitäten der Gesamt-AP gemessen. Vermehrt ist das Knochenisoenzym.
Maligne Tumoren	Maligne Tumoren besitzen die Fähigkeit zur Bildung von Tumorphosphatasen, die von den Tumorzellen selbst oder dem Bindegewebe des Tumors gebildet werden. Sie haben teilweise tumorspezifische Antigenität und sind nur in wenigen Fällen identisch mit der Plazenta-AP /[21]/. Der Nachweis ist immunhistochemisch oder im Immunoassay mit monoklonalen Antikörpern möglich. Die Gesamt-AP wird durch die Tumorphosphatasen nur selten erhöht.
Hereditäre Hyperphosphatasämie	Mehrere Familien mit Hyperphosphatasämie bis mehrere Tausend U/l wurden beschrieben, ohne daß eine Grundkrankheit nachweisbar war /[22]/.
Ulzerative Erkrankungen des Dünn- und Dickdarms	Beschrieben sind Erhöhungen der Gesamt-AP durch Anstieg des Darmisoenzyms.

Erhöhungen der Gesamt-AP ohne erkennbar hepatobiliäre Erkrankung oder Skeletterkrankung (Fortsetzung)

Erkrankung/Zustand	Beurteilung
Transitorische Hyperphosphatasie (Kinder)	Im Säuglingsalter kommt es sehr selten zu einer massiven transitorischen Hyperphosphatasie (bis 10 000 U/l), ohne daß eine Knochen- oder Leberschädigung nachweisbar ist. Das Isoenzymmuster läßt sich dem Leber-Knochentyp zuordnen. Nach einigen Monaten normalisiert sich der Befund. Die Ätiologie ist unklar /[23]/.
Makro-AP	Es liegt eine Komplexbildung zwischen Leber- oder Knochen-AP mit Immunglobulinen, überwiegend IgG des Typs Kappa, vor. Etwa 15% der Personen mit Makro-AP haben eine normale Gesamt-AP. Die Makro-AP läuft elektrophoretisch weit kathodisch. Ein Teil der Patienten mit Makro-AP hat Krebs unter Mitbeteiligung der Leber /[24]/.

Erkrankungen, die eine erniedrigte Gesamt-AP verursachen

Erkrankungen	Beurteilung
Angeborene Hypophosphatasie Neugeborenen-Typ Kindlicher Typ Erwachsenen-Typ	Die erbliche Hypophosphatasie ist eine Knochenerkrankung, die sich labordiagnostisch auszeichnet durch eine Verminderung der Gesamt-AP, Verminderung der Leukozyten-AP (ANP-Index stark erniedrigt) und die vermehrte Ausscheidung von Phosphoräthanolamin und Pyrophosphat. Der autosomal rezessiv vererbte Neugeborenen-Typ manifestiert sich klinisch vor dem 6. Lebensmonat. Befunde sind: Zeichen der Mineralisationsstörung, Erhöhung des intrakraniellen Drucks, Hyperkalzämie, Hyperkalziurie und Nephrokalzinose. Seltener ist die kindliche Hypophosphatasämie. Sie wird nach dem 6. Lebensmonat klinisch evident und hat einen gutartigeren Verlauf als der Neugeborenen-Typ /[25]/. Der Erwachsenen-Typ ist seltener als die zuvor beschriebenen, die klinische Symptomatik uneinheitlich. Anzeichen sind der vorzeitige Verlust bleibender Zähne, rachitische Deformitäten des Skeletts, Knochenschmerz, Pseudofrakturen, unvollständige Frakturheilung. Die labordiagnostischen Befunde sind nicht so ausgeprägt wie bei der kindlichen Form, jedoch wird eine vermehrte Ausscheidung von Phosphoräthanolamin und Phosphorserin immer gefunden /[26]/.
Hypothyreose	Erniedrigte Gesamt-AP ist bei der angeborenen Hypothyreose beschrieben.

Hinweise und Störungen

Methodische Fehlermöglichkeiten: Bilirubin über 15 mg/dl (257 µmol/l) stört die photometrische Messung der AP.

Temperaturumrechnungsfaktoren: Gültig für die optimierte Methode der Gesamt-AP; 25/37 °C = 0.61; 25/30 °C = 0.82; 30/37 °C = 0.75

Blutentnahme: Die AP wird im Citrat-, EDTA- und Oxalatplasma gehemmt. Zur Bestimmung des Isoenzymmusters der AP ist eine 12-stündige Nahrungskarenz vor der Blutentnahme erforderlich.

Hämolyse und Lipämie: Verursachen die Messung zu niedriger Aktivitäten an Analysensystemen.

Medikamente: Eine große Anzahl von Arzneimitteln kann durch eine Schädigung der Leber /[17]/ zur Erhöhung der AP führen. In vitro-Störungen durch Arzneimittel sind nicht bekannt. D-Penicillamin hemmt in Dosen wie sie zur Behandlung von M. Wilson, Metallvergiftungen, rheumatoider Arthritis und Zystinurie eingesetzt werden die AP, ebenfalls Theophyllin in hoher Dosierung.

Stabilität im Serum: Bei Raumtemperatur nach drei Tagen um 3% vermindert, bei 4 °C keine Aktivitätsabnahme innerhalb einer Woche.

Qualitätskontrolle: Die AP-Aktivität kann nach dem Auflösen lyophilisierter Kontrollseren über eine Zeitspanne von mehreren Stunden zunehmen in Abhängigkeit vom lyophilisierten AP-Isoenzym. Die von den Herstellern angegebenen Restitutionszeiten müssen deshalb eingehalten werden.

Pathophysiologie

Die Serumaktivität der Gesamt-AP hat keine direkte physiologische Bedeutung, sondern repräsentiert den normalen Umsatz zellständiger Enzyme. Die Aktivität resultiert aus einer Reihe multimolekularer AP-Formen, die entweder genetisch determiniert sind oder aufgrund späterer Umwandlung (postgenetische Formen) entstanden sind /[4]/.

Plazenta-AP, Dünndarm-AP und die Gruppe Leber-Knochen-Niere-AP sind wahre Isoenzyme, da sie von separaten Genloci kodiert werden. In den genannten Organen sind demzufolge charakteristische AP-Enzyme vorherrschend, aus ihrem Auftreten im Serum kann auf das Ursprungsorgan rückgeschlossen werden. Demgegenüber sind die Tumorphosphatasen und die Gallengangs-AP nicht genetisch determiniert.

Alkalische Phosphatasen sind membrangebundene Zellenzyme, große Enzymmengen sind im Skelettsystem, dem Leberparenchym und den Gallenwegsepithelien lokalisiert. Aktivitätserhöhungen der Gesamt-AP im Serum resultieren deshalb fast immer aus einer Schädigung dieser Organe.

Bei Schädigung des Leberparenchyms ist der Anstieg der Leber-AP schwach im Vergleich zu den Transaminasen, da die spezifische Aktivität der AP im Leberparenchym gering ist. Bei chronischen Parenchymerkrankungen, Tumoren und Metastasen beruht der AP-Anstieg im wesentlichen auf einer gesteigerten AP-Neubildung.

Gallengangs-AP: Sie ist eine in der Zelluloseazetatfolien-Elektrophorese schneller als die Leber-AP laufende Fraktion und wird auch als α_1-Bande bezeichnet. Es handelt sich um eine postgenetische Form, die bei Gesunden nicht gefunden wird /[28]/. Sie ist ein sensitiver Marker für hepatobiliäre Erkrankungen, Cholestase und raumfordernde Prozesse der Leber wie z. B. cholangioläres Karzinom, primäres Leberzellkarzinom und Lebermetastasen /[24]/.

Dünndarm-AP: Sie wird in gut meßbarer Aktivität vorwiegend gefunden bei Sekretor-positiven Personen der Blutgruppen B und 0. Die Aktivität nimmt nach der Nahrungsaufnahme zu, denn die Darm-AP gelangt lymphogen über den ductus thoracicus in das Blut. Dort bindet sie an die Erythrozytenmembran, vorwiegend von Personen der Blutgruppen A oder AB, weniger bei Blutgruppe B oder 0. Erhöhte Aktivitäten bei Patienten aller Blutgruppen treten auf bei Leberzirrhose, intrahepatischer Cholestase, entzündlichen Darmerkrankungen und bei chronischer Hämodialyse /[4]/.

Knochen-AP: Sie ist in den Osteoblasten lokalisiert, bei Heranwachsenden auch in den Chondroblasten /[29]/. Ruhende Osteoblasten haben eine geringe spezifische AP-Aktivität, in der Knochenbildung aktive Osteoblasten, eine hohe. So ist die spezifische AP-Aktivität im Knochen Heranwachsender 10fach höher als bei Erwachsenen. Es wird vermutet, daß die AP Inhibitoren der Knochenkalzifizierung wie Pyrophosphat entfernt /[25]/. Die hohen Aktivitäten der Serum-AP bei Heranwachsenden beruhen nicht allein auf dem Knochenwachstum, sondern reflektieren auch das Wachstum von Bindegewebe. Denn auch bei Wundheilungen kommt es zu einem AP-Anstieg aufgrund der Proliferation von Fibroblasten.

Plazenta-AP: Sie tritt erst physiologisch in der 2. Schwangerschaftshälfte im Serum auf und konnte auch bei dem an Bronchialkrebs erkrankten Peter Regan nachgewiesen werden. In den letzten Jahren wurde mit polyklonalen Antikörpern gegen Plazenta-AP für eine Vielzahl von Tumoren das Auftreten der Regan-AP beschrieben /[3]/. Die von Tumorzellen oder dem Tumorstroma in das Plasma abgegebenen AP-Formen, sind jedoch biochemisch oder immunologisch nur partiell oder nicht identisch mit der Regan-AP /[3, 21]/. Der Einsatz der Regan-AP als Tumormarker ist deshalb nicht zu empfehlen /[7]/. Erst die Anwendung monoklonaler Antikörper gegen tumorspezifisch exprimierte AP-Formen, bringt diagnostische Vorteile /[21]/.

Die Halbwertszeit der Gesamt-AP im Serum beträgt in Abhängigkeit vom molekularen AP-Muster 3—7 Tage, die der Darm-AP etwa 8 Std. Die Elimination der AP erfolgt vorwiegend durch die Leber, die Leber-AP wird jedoch auch über die Gallenwege ausgeschieden. Diese sind auch der natürliche Eliminationsweg der Gallengangs-AP.

Literatur

1. *Tietz, N. W., A. D. Rinker, L. M. Shaw:* J. Clin. Chem. Clin. Biochem. *21:* 731 (1983). IFCC Method for alkaline phosphatase.
2. *Hodson, A. W.:* Clin. Chem. *29:* 100 (1983). Separation of alkaline phosphatase isoenzymes from human kidney and comparison with alkaline phosphatases from other human tissues, urin and escherichia coli.
3. *Narayanan, S.:* Ann. Clin. Lab. Sci. *13:* 133 (1983). Alkaline phosphatase as tumor marker.
4. *Moss, D. W.:* Clin. Chem. *28:* 2007 (1982). Alkaline phosphatase isoenzymes.
5. *Siede, W. H., U. B. Seiffert:* Clin. Chem. *23:* 28 (1977). Quantitative alkaline phosphatase isoenzyme determination by electrophoresis on cellulose acetate membranes.
6. *Thomas, L., M. Winkelmann, R. Müller, B. Hoffmann:* Alkalische Phosphatase Isoenzyme. Ermittlung von Normalbereichen vermittels der Polyacrylamidgel-Elektrophorese. Kongreß für Laboratoriumsmedizin, Berlin (1977).
7. *Mössner, E., G. Pfleiderer, K. D. Dittel:* J. Clin. Chem. Clin. Biochem. *22:* 467 (1984). Placental alkaline phosphatase in tumor tissue and serum.
8. *Weißhaar, D., E. Gossrau, B. Faderl:* Med. Welt *26:* 387 (1975). Normalbereiche von α-HBDH, LDH, AP und LAP bei Messung mit Substrat-optimierten Testansätzen.
9. *Kübler, W.:* Arbeitstagung Methodische Fortschritte im Laboratorium (1973).
10. *Neef, L., R. Nilius, R. J. Haschen:* Applications of electronic data processing in diagnosis of hepatobiliary diseases. In: *Schmidt, E., F. W. Schmidt* et al., Advances in clinical enzymology. Karger, Basel (1979).
11. *Bessler, W.:* Schweiz. Med. Wschr. *104:* 333 (1974). Röntgenologische und szintigraphische Diagnose von Skeletterkrankungen im Vergleich zur alkalischen Phosphataseaktivität im Serum.
12. *Schmidt, E., F. W. Schmidt:* Kleine Enzym-Fibel. Edition Boehringer Mannheim (1976).
13. *Taal, B. G., S. W. Schalm:* Neth. J. Med. *24:* 101 (1981). Primary biliary cirrhosis: A changing clinical presentation.

14. *Steinke, B., H. D. Waller:* Lab. Med. *11:* 69 (1987). Zur klinischen Relevanz von Laborparametern bei malignen Non-Hodgkin-Lymphomen. Eine retrospektive Analyse.
15. *Hill, F. S., H. L. Laws:* Am. Surg. *48:* 49 (1982). Pyogenic hepatic abscesses.
16. *Arnold, W.:* Dtsch. Med. Wschr. *109:* 460 (1984). Klinische und serologische Befunde beim prim. Leberzellkarzinom.
17. *Bode, J. Ch.:* Dtsch. Med. Wschr. *110:* 1543 (1985). Arzneimittelschäden der Leber.
18. *Ringe, J. D.:* Dtsch. Med. Wschr. *108:* 1207 (1983). Klinik und Therapie des Morbus Paget (Ostitis deformans).
19. *Jesserer, H.:* Lebensversicherungsmedizin *4:* 83 (1980). Diagnose und Prognose der Osteomalazie.
20. *Avioli, L.:* Klinik Journal *1:* 35 (1984). Die Osteomalazie.
21. *Loose, J. H., I. Damyanov, H. Harris:* Am. J. Pathol. *82:* 173 (1984). Identity of the neoplastic alkaline phosphatase as revealed with monoclonal antibodies to the placental form of the enzyme.
22. *Ducobu, J., P. Dupont:* Lancet *I:* 1372 (1981). Inherited raised alkaline phosphatase activity in the absence of disease.
23. *Rosalki, S. B., Y. Foo:* Clin. Chem. *26:* 1109 (1980). Transient hyperphosphatasaemia of infancy: Four new cases and a suggested etiology.
24. *Burlina, A., M. Plebani* et al.: Nature and clinical significance of alkaline phosphatase immunoglobuline complexes. In: *Werner, M., D. M. Goldberg,* Selected topics in clinical enzymology, S. 225. de Gruyter Berlin (1984).
25. *Mueller, H. D., R. A. Stinson* et al.: J. Lab. Clin. Med. *102:* 24 (1983). Isoenzymes of alkaline phosphatase in infantile hypophosphatasia.
26. *Whyte, M. P., S. L. Teitelbaum* et al.: Medicine *58:* 329 (1979). Adult hypophosphatasia.
27. *Glick, M. R., K. W. Ryder, S. A. Jackson:* Clin. Chem. *32:* 470 (1986). Graphical comparisons of interferences in clinical chemistry instrumentation.
28. *Rhone, D. P., F. M. White, H. Gidaspow:* Clin. Chem. *19:* 1142 (1973). Isoenzymes of liver alkaline phosphatase in serum of patients with hepatobiliary disorders.
29. *Fleischer, G. A., E. S. Eickelberg, L. R. Elveback:* Clin. Chem. *23:* 469 (1977). Alkaline phosphatase activity in the plasma of children and adolescents.

Amylase

α-Amylase (1,4-α-D-Glucanohydrolase, EC 3.2.1.1) ist ein monomeres Enzym mit einem Molekulargewicht von 50.000 (Pankreas) bis 51.000 (Speichel). Es besitzt im aktiven Zentrum eine Thiolgruppe, die durch fest gebundenes Ca^{2+} geschützt und von Schwermetallionen, Jod und calciumbindenden Antikoagulantien inaktiviert wird, während Anionen, vor allem Chlorid, aktivieren /[1]/.

Im Serum und Urin kommen bei Gesunden die beiden Isoenzyme aus Pankreas und Speichel im nahezu gleichen Aktivitätsverhältnis vor. Sie sind in ihrer Zusammensetzung zu 95% gleich, so daß ihre Unterscheidung zuverlässig nur mit monoklonalen Antikörpern gelingt /[2]/. Auch ihre Eigenschaften sind so ähnlich, daß das zur Inhibition des Speichelenzyms benutzte Weizenprotein die Pankreaskomponente ebenfalls etwas hemmt. Beide Isoenzyme bauen polymere Kohlenhydrate durch zufällige Hydrolyse von 1,4-α-glucosidischen Bindungen zu Maltose ab. Oligosaccharide mit weniger als 5 Glucoseeinheiten werden nur langsam und bevorzugt vom Speichelenzym hydrolysiert.

Indikation

Nachweis und Ausschluß der akuten Pankreatitis (bei akutem Oberbauchschmerz).
Chronische Pankreatitis (beim Rezidiv).
Obstruktive chronische Pankreatitis.
Parotitis (epidemica, marantisch, alkoholinduziert).

Bestimmungsmethoden

Seit Entdeckung des Enzyms 1831 durch *Leuchs* sind über 200 Verfahren mitgeteilt worden, welche die Abnahme des Substrats viskosimetrisch, turbidimetrisch, nephelometrisch oder amyloklastisch (Photometrie der Stärke-Jod-Reaktion) erfassen, das Enzym radioimmunologisch bestimmen oder die Bildung seiner Spaltprodukte saccharogen (Bildung reduzierender Zucker), polarimetrisch, chromolytisch (Freisetzung löslicher oder fällbarer gefärbter Bruchstücke) oder mit einer enzymatischen Folgereaktion erfassen. Nur die beiden letztgenannten Prinzipien werden heute im Routinelabor benutzt, wobei die kontinuierlich messenden enzymatischen Methoden wegen höherer Präzision vorzuziehen sind. Beide können durch Einsatz eines Inhibitorproteins /[3]/ zur Isoamylase-Bestimmung benutzt werden.

Chromolytische Bestimmungen

Prinzip: Mit Substantivfarbstoffen markierte unlösliche oder mit Tannin fällbare lösliche Substrate setzen bei hydrolytischem Abbau lösliche oder nicht fällbare gefärbte Fragmente frei. Es handelt sich um Zweipunkt-Bestimmungen mit chargenabhängigen Standardkurven. Zur orientierenden Schnellbestimmung im Urin dient ein analog aufgebauter Teststreifen. Im übrigen ist bei unlöslichen Substraten und der Bestimmung im Harn ein Lösungsvermittler (z. B. Albumin) hinzuzufügen, um die wahre Konzentration zu messen.

Übersicht chromolytischer Verfahren (Auszug)

Substrat	Farbstoff	Testpackung (Hersteller)
Amylose	Cibachron Blau F_3GA	Amylochrome™ (Roche)
vernetzte Stärke	Cibachron Blau F_3GA	Phadebas™ Amylase Test (Pharmacia)
Amylose	Remazolbrillant Blau	Amylose-Azure™ (Calbiochem)
Amylopektin	Remazolbrillant Blau	Amylopectin-Azure™ (Calbiochem)
Amylopektin (löslich)	Reakton-Rot 2B	Dy-Amyl™ (Warner-Lambert, Goedecke)
Amylopektin (löslich)	Procion Brillant M-2BS	Amylopectin-RPR™ (Dade)
Carboxymethylstärke	Cibachron Blau F_3GA	Rapignost™ Amylase zur Schnellbestimmung im Urin (Behringwerke)

Kontinuierlich messende Bestimmungen

Prinzip: Definierte Oligosaccharide werden durch α-Amylase in einem Hydrolyseschritt zerlegt und dann durch ein oder mehrere Hilfsenzyme in photometrisch nachweisbare Produkte umgewandelt, die im UV-Bereich (NADH), bei 500—550 nm (Benzochinonmonimin-Derivate) oder 405 nm (4-Nitrophenolate) kontinuierlich gemessen werden.

Übersicht kontinuierlich messender Verfahren (Auszug)

Substrat	Hilfsenzym(e)	Testpackung (Hersteller)
Maltotetraose	Maltosephosphorylase, β-Phosphoglucomutase, Glucose-6-Phosphatdehydrogenase (G6PDH)	Amylase-DS™ (Beckman) Monamyl-neu™ (Biomed) α-Amylase UV-Test™ (Human) EnzAmyl-K™ (Goedecke)

Übersicht kontinuierlich messender Verfahren (Fortsetzung)

Substrat	Hilfsenzym(e)	Testpackung (Hersteller)
Maltopentaose	α-Glucosidase, Hexokinase, G6PDH	aca Amylase Test™ (DuPont)
Maltoheptaose	α-Glucosidase, Hexokinase, G6PDH	α-Amylase UV-Test™ (Boehringer Mannheim)
Carboxymethylstärke	Glucoamylase, Hexokinase, G6PD	Phadebas Kinetic-Amylase™ (Pharmacia)
Carboxymethylamylose	Glucoamylase, Glucose-oxidase, Mutarotase, Peroxidase	Amylase B™ (Wako)
4-Nitrophenyl-maltoheptaosid	α-Glucosidase	α-Amylase PNP™ (Boehringer Mannheim)
4-Nitrophenyl-maltoheptaosid	α-Glucosidase (Cyclodextrinzusatz)	AHS α-Amylase™ (American Hospital Supply)
4-Nitrophenylmalto-pentaosid/hexaosid	α-Glucosidase	Testomar™-Amylase (Behringwerke)
2-Chlor-4-Nitrophenyl-β-maltoheptaosid	α-Glucosidase, β-Glucosidase	Merckotest™ α-Amylase (Merck)

Untersuchungsmaterial

Serum (auch Heparinplasma), Pleuraerguß, Aszites 0.5 ml
Harn (12 Std.-Sammelharn besser als Spontanharn)

Referenzbereiche

Testpackung Hersteller	Temperatur °C	Serum U/l	Urin U/l	Urin U/12 Std.
Amylochrome™ (Roche)	37	140—390	40—1400	25—700
Phadebas™ Amylase Test und Phadebas Kinetic-Test™ (Pharmacia)	37	70—300	100—2000	
Dy-Amyl™ (Goedecke)	37	55—360		
Rapignost™ Amylase (Behringwerke)	25		negativ	
Monamyl-neu™ (Biomed),	25	6—34	24—154	13—58
EnzAmyl-K™ (Goedecke),	30		31—215	17—76
α-Amylase, UV-Test™ (Human)	37			
aca Amylase Test™ (DuPont)	37	23—85	bis 162	24—222
α-Amylase UV-Test™	25	23—130	103— 753	60—280
und α-Amylase PNP™	30	39—158	135— 871	82—367
(Boehringer)	37	69—210	180—1240	110—510
AHS α-Amylase™	25	bis 110	bis 550	
(American Hospital	30	bis 130	bis 625	
Supply)	37	bis 145	bis 725	
Testomar™-Amylase	25	10— 53	bis 290	
(Behringwerke)	30	14— 69	bis 350	
	37	22—100	bis 500	
Merckotest™ α-Amylase	25	bis 125	bis 650	

Bewertung

Da α-Amylase im wesentlichen Mundspeicheldrüsen und Pankreas, in minimalen An-

Anteilen auch Ovar und Eileiter, entstammt, erreicht ihre diagnostische Spezifität nicht die der Lipase.

α-Amylase im Serum

Die Bestimmung von α-Amylase im Serum ist analytisch problemlos, im Notfall schnell vorzunehmen und führt im Zusammenhang mit der klinischen Symptomatik zu eindeutigen Ergebnissen. Dies gilt vor allem für

— Den Nachweis einer akuten Pankreatitis oder des Rezidivs einer chronischen Pankreatitis bei akutem Oberbauchschmerz. Hier ist sie der Lipasebestimmung gleichwertig /[4]/.

— Den Ausschluß einer Pankreasbeteiligung oder -erkrankung bei der Differentialdiagnose des akuten Oberbauchschmerzes bei Herz(hinterwand)infarkt, Aneurysma dissecans, akuter Cholezystitis und Appendizitis.

Gering (maximal bis zum 3fachen der Obergrenze des Referenzbereiches) und nur gelegentlich treten höhere Amylaseaktivitäten im Serum auf bei Extrauteringravidität (nicht bei normaler Schwangerschaft) /[5]/, Mesenterialinfarkt, Ileus, Ulkusperforation. Auch nach Gabe von Opiaten kann es zu flüchtigen Hyperenzymämien (von Lipase und α-Amylase) durch Spasmus des Sphinkter Oddi kommen.

Die Quantifizierung von Isoamylasen im Serum (Elektrophorese, Inhibitor, monoklonale Antikörper) ist bei persistierenden Hyperamylasämien indiziert, wenn klinische Zeichen einer Pankreaserkrankung fehlen /[6]/ und andere Kenngrößen (Lipase), vor allem bei chronischen Verläufen, diagnostisch nicht weiterführen. Die Isoamylasebestimmung liefert keine weitergehenden Aussagen als die Untersuchung der Lipase.

α-Amylase im Urin

Für die Bestimmung der Amylase im Urin gilt dasselbe wie für die Untersuchung im Serum, allerdings ist die diagnostische Wertigkeit geringer /[7]/. Dies trifft vor allem für die oft zufälligen Ergebnisse im Spontanharn zu, während die Enzymausscheidung im 12-Std.-Sammelharn dieselben Aussagen erlaubt wie in der 24-Std.-Periode /[8]/. Die Untersuchung ist bei erhöhter Serumamylase indiziert bei

— Verdacht auf Makroamylasämie.

— Nachweis oder Ausschluß einer Niereninsuffizienz.

Erkrankungen, die eine Erhöhung der α-Amylase im Serum verursachen

Erkrankung	**Beurteilung**
Akute Pankreatitis, Schub einer chronischen Pankreatitis, Obstruktive chronische Pankreatitis	Hyperenzymämie ab 5—6 Std. nach Auftreten der Beschwerden mit Werten höher als das 2fache der Obergrenze des Referenzbereiches (diagnostische Sensitivität 80%), Dauer 2—5 Tage (akute Pankreatitis) oder länger (Schub einer chronischen Entzündung) bis Wochen (obstruktive Form, Rezidive bei Alkoholismus), Wiederanstieg möglich (abszedierende Form, Pseudozysten). Höchste Amylasewerte treten bei der (akuten) serösen Entzündung bis zum 20fachen der Obergrenze des Referenzbereiches auf, ohne prognostischen Bezug zum Ausgang des Leidens /[9]/. Die Hyperenzymämie bei alkoholinduzierten Formen findet man nur bei zwei Dritteln der Kranken /[10]/. Häufig besteht ein gleichzeitiger Anstieg der Speichelamylase /[11]/. Im beschwerdefreien Intervall der chronischen Pankreatitis liegen keine erhöhten Amylasewerte vor.

Erkrankungen, die eine Erhöhung der α-Amylase im Serum verursachen (Fortsetzung)

Erkrankung	Beurteilung
Akutes Oberbauchsyndrom, Akutes Abdomen	Erhöhung der Amylasekonzentration bei Beteiligung der Bauchspeicheldrüse 5—6 Std. nach Einsetzen der Symptome bis zum 3fachen der Obergrenze des Referenzbereiches (Cholezystitis, Ulkus penetrans, Ileus) mit 2—4 Tagen Dauer (je nach Ätiologie und Therapie). Gering erhöhte Enzymaktivitäten (maximal bis zur 3fachen Obergrenze des Referenzbereiches) und inkonstant bei Tubarruptur und Stieldrehung eines Ovarialtumors (Speichel-Typ der Amylase), Ulkusperforation mit Peritonitis, Ileus, Mesenterialinfarkt, Milzvenenthrombose.
Parotitis	Typischer Anstieg der Amylase auf das 2—3fache (marantisch) bis 5fache (Mumps) der Obergrenze des Referenzbereiches bei unverändertem Lipasewert, geringe (inkonstante) Hyperamylasämie bei Parotishypertrophie durch chronischen Alkoholismus; stets durch Amylase vom Speichel-Typ. Hohe, vor allem postprandiale, Enzymaktivitäten bei Sialolithiasis. Nur bei Parotitis epidemica mit Pankreasbeteiligung findet man erhöhte Lipasekonzentrationen.
Akuter Alkoholismus	In 10% Amylaseerhöhung (vorwiegend Amylase vom Speicheltyp) anzutreffen /[11, 12]/.
Endoskopisch-retrograde Choledochopankreatographie (ERCP)	2 Std. nach dem Eingriff nachweisbarer Anstieg mit Gipfel nach 6 Std.; im Mittel 3faches Überschreiten der Obergrenze des Referenzbereiches, Persistenz über 2—3 Tage /[13]/.
Tumoren	Seltene paraneoplastische Hyperamylasämien bei Bronchial-, Pankreas- und Kolon- /[11]/ sowie Prostata- und Ovarialkarzinomen durch atypische Enzymvarianten oder normale Isoamylasen.
Niereninsuffizienz	Glomeruläre Läsionen: Amylase im Serum normal oder gering erhöht. Enzym-Ausscheidung und -Clearance vermindert. Tubuläre Schäden: Amylase im Serum erhöht (bei akuter Pankreatitis) oder normal, Enzymausscheidung normal oder erhöht (Pankreatitis), Amylase-Clearance immer erhöht.
Sonstige Erkrankungen	Geringe Hyperenzymämie bei Virushepatitis, Sarkoidose, Oberbauchtrauma, Typhus abdominalis (infolge Beteiligung der Bauchspeicheldrüse).

Hinweise und Störungen

Makroamylasämie: Makroamylasen sind hochmolekulare (Molekulargewicht über 400.000) uneinheitliche Immunkomplexe, in denen α-Amylase über die Fab-Region von IgA (in 70%) oder IgG (in 30%) gebunden wird. In einigen Komplexen können außerdem Albumin und α_1-Antitrypsin nachgewiesen werden /[14]/. Alle entgehen aufgrund ihrer Größe der glomerulären Filtration und führen durch den Verbleib im Kreislauf zur Erhöhung der Serumamylase höchstens bis zum 3—4fachen der Obergrenze des Referenzbereiches. Typische Merkmale sind eine dauernde geringe Hyperamylasämie ohne klinisches Korrelat, normale oder verminderte Ausscheidung von Amylase ohne Zeichen einer Niereninsuffizienz und unauffällige Lipasekonzentration im Serum. Die Häufigkeit dieser Anomalie ohne Krankheitswert wird mit 0.1% in der Bevölkerung und 2% bei stationären Patienten angenommen.

Von echten Makroamylasämien zu unterscheiden sind Hyperamylasämien durch Infusion von Hydroxyäthylstärke. Durch Bildung von ebenfalls hochmolekularen Enzym-Substrat-Komplexen, die erst nach hydrolytischer Zerlegung glomerulär filtriert werden, kommt es nach einmaliger Zufuhr von 500 ml einer 6%igen Lösung zu einem 3—5tägigen Amylaseanstieg mit reduzierter Ausscheidung /[15]/.

Bestimmungsmethode: Chromolytische und kontinuierliche Verfahren messen bis zum 7—10fachen der Obergrenze des Referenzbereiches proportional der eingesetzten Enzymkonzentration. Letztere erfordern als gekoppelte Tests eine Vorinkubation. Bei Gegenwart von α-Glucosidase im Substratgemisch ist die Haltbarkeit der Gebrauchslösung begrenzt. Hohe Glucosekonzentrationen (über 10 g/l) vermindern das gemessene Signal geringfügig. Pyruvat und Lactat interferieren nicht.

Amylase im Harn: Der Test mit Maltotetraose wird gelegentlich durch bakterielle Verunreinigungen in Harnproben gestört. Während Ausscheidung und Clearance gewisse diagnostische Aussagen (Makroamylasämie, Niereninsuffizienz) erlauben, besitzt der Clearance-Quotient für die Erkennung der akuten Pankreatitis keine größere Bedeutung als die Amylasekonzentration im Serum /[16]/. Für die akute Pankreatitis wird seine diagnostische Sensitivität mit 62.5% angegeben bei 30.5% falsch positiver Ergebnisse /[11]/.

Antikoagulantien: EDTA und Oxalat dürfen wegen Ca^{2+}-Entzug nicht verwendet werden. Heparinplasmen sind unbedenklich bei chromolytischen und enzymatischen Methoden.

Stabilität: Serum ist mindestens 1 Woche bei 4 °C oder 25 °C oder mindestens 1 Jahr bei —28 °C haltbar (gilt auch für Untersuchung auf Makroamylase). Urin ist bei 4 °C mindestens 1 Tag unverändert aktiv, bei steriler Aufbewahrung in Einzelfällen sogar bis zu 1 Monat. Er darf jedoch nicht eingefroren werden.

Pathophysiologie

α-Amylase wird im sekretorischen Epithel aller Mundspeicheldrüsen und — wie Lipase — in den Acini der Bauchspeicheldrüse synthetisiert und fast ausschließlich über Ausführungsgänge in den Magen-Darm-Kanal abgegeben. Abflußstörungen und Veränderungen der exogen-endogenen Partition führen zum Anstieg der Serumkonzentration. Weitgehende Zerstörung des sekretorischen Parenchyms infolge chronischer Pankreatitiden beeinflußt die Serumkonzentration kaum, allenfalls zeigt die Bestimmung der Pankreaskomponente die Verminderung an.

Im übrigen verhält sich das Enzym wie Lipase, allerdings ist seine Halbwertszeit im Kreislauf mit 9.3—17.7 Std. etwas länger. Als Ursache dieses Unterschiedes ist eine 50%ige tubuläre Rückresorption /[17]/ des glomerulär vollständig filtrierten Enzyms anzunehmen. Sie wird auch durch vorübergehende tubuläre Schädigungen (nach Verbrennungen, bei diabetischer Ketoazidose und akuter Pankreatitis) und Proteinurie stark eingeschränkt /[18]/, so daß in diesen Fällen die mit 2.8—4.6 ml/min. normale Amylase-Clearance deutlich erhöht wird. Hierdurch steigt auch der Clearance-Quotient [(Amylase-Clearance/Creatinin-Clearance) × 100] von 1.8—3.2% bei Gesunden auf mehr als 10% an.

Glomeruläre Schäden (chronische Glomerulonephritis, Nephrosklerose) vergrößern diesen Quotienten durch Einschränkung der Filtrationsrate beider Kenngrößen —

wenn überhaupt — nur bis 9% /18/, zeigen jedoch eine verminderte Amylase-Ausscheidung und -Clearance. Die Pankreasfraktion weist dabei, wie bei Gesunden, um 20—40% höhere Werte auf als das Speichelenzym.

Literatur

1. *Lorentz, K.:* Laboratoriumsblätter *32:* 117 (1982). α-Amylase — Eigenschaften, Analytik und klinische Bedeutung.
2. *Gerber, M., K. Naujoks, H. Lenz, W. Gerhardt, K. Wulff:* Clin. Chem. *31:* 1331 (1985). Specific immunoassay of α-amylase isoenzymes in human serum.
3. *O'Donnell, M., O. FitzGerald, K. F. McGeeney:* Clin. Chem. *23:* 560 (1977). Differential serum amylase determination by use of an inhibitor and design of a routine procedure.
4. *Hathaway, J. A., D. Kitt, B. Wingate:* Clin. Chim. Acta *133:* 327 (1983). A comparison of currently used lipase and amylase procedures in the serial detection of enzyme elevations in acute pancreatitis.
5. *Strickland, D. M., J. C. Hauth, J. Widish, K. Strickland, R. Perez:* Obstet. Gynaecol. *63:* 389 (1984). Amylase and isoamylase activities in serum of pregnant women.
6. *Magid, E.:* GIT-Suppl. *4:* 28 (1984). Klinische Bedeutung der Isoamylase-Quantifizierung.
7. *Lankisch, F. G.:* Dtsch. Med. Wschr. *109:* 1134 (1984). Amylasebestimmung im Serum und (oder) Urin?
8. *Lorentz, K., C.-D. Koch:* Dtsch. Med. Wschr. *101:* 1261 (1976). Zur Amylasebestimmung im Urin.
9. *Keynes, M.:* Lancet *II:* 1397 (1985). Monitoring amylase.
10. *Spechler, S. J., J. W. Dalton, A. H. Robbins, S. G. Gerzof, J. S. Stern, W. C. Johnson, D. C. Nabseth, E. M. Schimmel:* Dig. Dis. Sci. *28:* 865 (1983). Prevalence of normal serum amylase levels in patients with acute alcoholic pancreatitis.
11. *Berk, J. E.:* Amer. J. Gastroent. *69:* 417 (1978). New dimensions in the laboratory diagnosis of pancreatic disease.
12. *Toskes, P. P.:* Gastroenterology *81:* 402 (1982). Elevation of nonpancreatic amylase in acute alcoholism.
13. *Müller-Hansen, J., O. Müller-Plathe, H. Pröpper:* Ärztl. Lab. *32:* 17 (1986). Untersuchungen zur diagnostischen Sensitivität von Lipase- und Amylase-Bestimmungen.
14. *Ohtani, H., K. Sakaguchi, M. Saito:* J. Clin. Pathol. *35:* 385 (1982). Protein contents and binding modes of immunoglobulin-amylase complexes.
15. *Köhler, H., W. Kirch, H.-J. Horstmann:* Anaesthesist *26:* 623 (1977). Die Bildung hochmolekularer Komplexe aus Serumamylase und kolloidalen Plasmaersatzmitteln.
16. *Haffter, D., B. Reichlin, K. Gyr:* Schweiz. Med. Wschr. *111:* 806 (1981). Der Quotient aus Amylaseclearance und Creatininclearance in der Diagnose der akuten Pankreatitis.
17. *Sølling, K., C. E. Mogensen, E. Vittinghus, A. Brock:* Nephron *23:* 282 (1979). The renal handling of amylase in normal man.
18. *Andriulli, A., R. Bergia, G. Masoero, P. Baiardi, S. Pellegrino, M. Tondolo:* Gastroenterology *77:* 86 (1979). Amylase to creatinine clearance ratio in renal diseases.

Angiotensin-I-Converting Enzyme (ACE)

ACE ist ein wichtiges Stellglied im Renin-Angiotensin-Aldosteron-System und dem Kallikrein-Bradykinin-System. Die ACE-Wirkung beruht zum einen auf der Bildung des direkt vasokonstriktorisch und Blutdruck-steigernden Angiotensin II im Reaktionsweg

$$\text{Angiotensinogen} \xrightarrow{\text{Renin}} \underset{\text{(Dekapeptid)}}{\text{Angiotensin I}} \xrightarrow{\text{ACE}} \underset{\text{(Oktapeptid + Histidyl-Leucin)}}{\text{Angiotensin II}}$$

zum anderen katalysiert es den Abbau des vasodilatatorisch wirkenden Bradykinin im Reaktionsweg

$$\text{Kininogen} \xrightarrow{\text{Kallikrein}} \text{Bradykinin} \xrightarrow{\text{ACE}} \text{inakt. Peptide}$$

ACE liegt unter anderem an den Endothelzellen der Lungenkapillaren membrangebunden vor und wird bei bestimmten granulomatösen Lungenerkrankungen vermehrt ins Plasma abgegeben.

Indikation

Diagnose der Sarkoidose (M. Boeck).
Verlaufs- und Therapiebeurteilung dieser Erkrankung.

Bestimmungsmethoden

Das natürliche Substrat des Angiotensin-I-Converting-Enzyms (E.C.3.4.15.1), das Angiotensin I, ist für eine breitere Anwendung ungeeignet. Es haben sich synthetische Substrate, Tripeptide, durchgesetzt, deren katalytischer Abbau ein Maß der Enzymaktivität ist. Entwickelt wurden spektralphotometrische, fluorometrische, kolorimetrische und radiochemische Methoden.

Spektralphotometrische Methode nach Cushman und Cheung /[1]/ in der Modifikation von Lieberman /[2]/

Prinzip: Als Substrat wird Hippuryl-Histidyl-Leucin verwendet.

Ein Aliquot der Probe wird in Substrat-Puffer-Lösung bei 37 °C inkubiert, wobei es zur ACE-katalysierten Abspaltung von Hippursäure kommt. Die Enzymreaktion wird durch Zugabe von HCl gestoppt und die Hippursäure mit Äther aceticus extrahiert. Die organische Phase wird abgenommen, zur Trockene gebracht, der Rückstand in NaCl-Lösung aufgenommen, und die Absorption der Hippursäure bei 228 nm gegen einen Probenleerwert gemessen. 1 U des ACE ist definiert als Freisetzung von 1 nmol Hippursäure pro ml Serum unter Standardbedingungen.

Spektralfluorometrische Methode nach Piquilloud /[3, 4]/

Prinzip: Als Substrat wird Z-Phe-His-Leu (Z = Benzyloxycarbonyl) in einem NaCl-haltigen Borax-Phosphat-Puffer eingesetzt. ACE der Probe spaltet vom Substrat das endständige His-Leu ab. Dies wird nach Umsetzung mit o-Phthaldialdehyd fluorometrisch bei einer Anregung von 365 nm gemessen. Die Enzymaktivität wird bezogen auf die gebildete Menge His-Leu und angegeben in µmol/Std. x ml Serum.

Kolorimetrische Tests

Methode I /[5]/

Prinzip: Als Substrat wird p-Hydroxyhippuryl-L-histidyl-L-Leucin eingesetzt. ACE spaltet vom Substrat p-Hydroxyhippursäure ab, die dann zu einem Chinoniminfarbstoff mit Absorptionsmaximum bei 505 nm umgesetzt wird (fertiger Reagenziensatz kommerziell verfügbar).

Methode II /[6]/

Prinzip: Als Substrat wird Hippuryl-glycyl-glycin eingesetzt. ACE spaltet das Tripeptid in Glycylglycin und Hippursäure. Das freigesetzte Dipeptid bildet mit 2,4,6-Trinitrobenzolsulfonsäure in alkalischem Milieu das Trinitrophenyl-Gly-Gly, dessen Absorption bei 420 nm gemessen wird. Als 1 U/l gilt die Freisetzung von 1 µmol Hippursäure/min x l Serum (fertiger Reagenziensatz kommerziell verfügbar).

Radiochemische Tests /[7]/

Prinzip: Als Substrat wird ^{3}H-Hippuryl-glycyl-glycin eingesetzt. ACE der Probe spaltet vom Substrat ^{3}H-Hippursäure ab, die in protonierter Form vorliegt und somit durch Extraktion mit Äthylazetat vom nicht hydrolysierten Substrat fraktioniert werden kann. Als 1 U/l gilt die Freisetzung von 1 nmol Hippursäure/min x l Serum.

Untersuchungsmaterial

Serum, Plasma (Heparin 2—5 U/ml Blut), kein EDTA-, Oxalat-oder Citratplasma — 2 ml

Referenzbereiche

Methode	Bereich	
Lieberman /[8]/	10— 35 U/ml	
Piquilloud /[9]/	0.3— 1.6 µmol/Std x ml	
Kolorimetrie I /[10]/	5— 15 U/ml	
Kolorimetrie II /[11]/	250—440 U/l	(2—9 Jahre)
	280—450 U/l	(10—20Jahre)
	252—350 U/l	(21—50Jahre)
	233—314 U/l	(51—80Jahre)
Radiochemie /[12]/	35—134 KU/l	

Angabe von $\bar{x} \pm 2$ s

Bewertung

Die Bestimmung von ACE im Serum oder Plasma hat einen festen Stellenwert zur Diagnose, Verlaufs- und Therapiebeurteilung der Lungensarkoidose.

Diagnostik der Sarkoidose

Zur Erkennung der klinisch aktiven, unbehandelten Lungensarkoidose soll nach neuerer Literatur die diagnostische Sensitivität des ACE 70—95% betragen, bei einer diagnostischen Spezifität von über 75% /[13, 14, 15]/.

Auch andere Granulom-bildende Erkrankungen und Leber- und Schilddrüsenerkrankungen können erhöhte ACE-Werte verursachen. Da die Prävalenz dieser Erkrankungen unvergleichlich höher ist, als die der Lungensarkoidose, ist der positive prädiktive Wert des ACE für diese Erkrankung, trotz obiger Werte für die diagnostische Sensitivität und Spezifität, gering. ACE sollte deshalb nur gezielt, d. h. bei klinischer Sarkoidose-Symptomatik angefordert werden.

Die diagnostische Sensitivität des ACE bei Lungensarkoidose ist abhängig vom Röntgenstadium (Rö-Thoraxveränderungen) und dem klinischen Status (Allgemeinsymptome, Entzündungsparameter und Lungenfunktion). Inaktive Formen gehen mit im Referenzbereich liegenden ACE-Werten einher. Bei den aktiven Sarkoidosen beträgt die diagnostische Sensitivität des ACE im Röntgenstadium I zwischen 64% und 80%, im Stadium II etwa 90% und in den Stadien III und IV nahezu 100% /[14, 15]/. Im Stadium II und III sind die Werte gewöhnlich höher als im Stadium I.

Differentialdiagnostisch von der Sarkoidose abzugrenzende Krankheitsbilder wie die Lungentuberkulose, die Lungengranulomatose, die allergische Lungenfibrose und maligne Lungentumore gehen mit normalen oder erniedrigten Werten einher.

Der ACE-Wert soll ebenfalls eine wertvolle Hilfe zur Abgrenzung der idiopathischen Lungenfibrose sein. Für diese Erkrankung spricht ein normaler ACE-Wert und wenn in der bronchoalveolären Lavage eine Lymphozytose und neutrophile Granulozytose gefunden wird /[15]/.

Der Kveim-Test ist in 80% der Lungensarkoidosen mit erhöhtem ACE-Wert positiv /[16]/.

Verlaufsbeurteilung der Sarkoidose

Erhöhte ACE-Werte zeigen eine aktive Sarkoidose an, aus der absoluten Höhe des Wertes können jedoch keine prognostischen Schlüsse gezogen werden. Änderungen des ACE-Wertes in der Verlaufsbeurteilung der Lungensarkoidose sind jedoch ein Maßstab der Krankheitsaktivität /[17]/. Spontane röntgenologisch dokumentierbare Remissionen gehen mit einem Abfall der ACE-Werte, häufig bis in den Referenzbereich einher /[17, 18]/. Bei einem Teil der unbehandelten Sarkoidosen mit stärkerer extrathorakaler Beteiligung wird keine Korrelation zwischen ACE-Wert und klinisch-röntgenologischem Status gefunden /[19]/. Persistierend hohe ACE-Werte bei röntgenologischer Besserung der pulmonalen Sarkoidose weisen auf eine zusätzliche extrapulmonale Sarkoidose hin /[17]/.

Therapiebeurteilung

Normale ACE-Werte bei Sarkoidose-Patienten weisen auf eine nicht Corticosteroidbehandlungsbedürftige Erkrankungsform hin. Erhöhte Werte zeigen die fortlaufende Granulombildung an mit der Möglichkeit einer Besserung durch Corticosteroidtherapie. Kommt es unter einer solchen Therapie zur Vollremission der Sarkoidose, fallen

ACE-Erhöhungen bei verschiedenen Erkrankungen

Erkrankung	**Hinweis**
M. Gaucher, Beryllose, Lepra, Silikose, Asbestose	70% der Leprapatienten sollen erhöhte ACE-Werte haben. Beim M. Gaucher werden im Mittel 3-fach erhöhte ACE-Werte gefunden.
Tuberkulose	In etwa 10% der Fälle erhöhte Werte, insbesondere bei Miliartuberkulose.
Primär biliäre Zirrhose	In etwa 14% der Fälle erhöhte Werte.
Chronischer Alkoholismus, Alkoholische Lebererkrankung	30% der Patienten haben erhöhte ACE-Werte /[20]/. Abstinenz vom Alkohol länger als 6 Monate führt zu normalen ACE-Werten.
Hyperthyreose	Nahezu alle Patienten mit Hyperthyreose sollen erhöhte ACE-Werte haben /[11, 21]/. Wird ein euthyreoter Zustand herbeigeführt, normalisiert sich die ACE-Aktivität.
Diabetes mellitus	24% der Patienten mit Diabetes mellitus sollen dauerhaft oder sporadisch erhöhte ACE-Werte haben /[8]/. Insbesondere Patienten mit diabetischer Retinopathie sind betroffen.

die ACE-Werte innerhalb von Tagen oder Wochen ab, ohne daß ein Wiederanstieg nach Absetzen der Therapie resultiert.

Patienten mit Teilremission unter Corticosteroiden zeigen ein partielles Absinken des ACE oder einen Abfall bis in den Referenzbereich.

Nach Absetzen der Therapie kommt es zu einem Wiederanstieg, der teilweise geringer, gelegentlich sogar höher ist als der Ausgangswert vor der Therapie /[17]/.

Der ACE-Wert unter Corticosteroidtherapie korreliert nicht immer mit dem Röntgenbefund. So können einerseits die Patienten ohne röntgenologisch gebesserten Lungenbefund unter Therapie einen Abfall des ACE zeigen, andererseits kann nach Absetzen der Corticosteroide trotz röntgenologisch konstantem Befund das ACE wieder ansteigen /[15]/.

Sarkoidosepatienten ohne ACE-Abfall unter einer gewählten Corticosteroiddosierung zeigen gewöhnlich keine Besserung des klinisch-röntgenologischen Status, eventuell ist dann eine Änderung des Therapieschemas erforderlich.

Hinweise und Störungen

Probennahme: ACE-Hemmer, z. B. Captopril, müssen 4 Wochen vor Probennahme abgesetzt sein.

Bestimmungsmethode: Bei der kolorimetrischen Methode führen Harnsäurekonzentration über 10 mg/dl (600 μmol/l) zu erniedrigten ACE-Werten.

Referenzbereiche: Kinder haben bis zur Pubertät höhere Werte als Erwachsene mittleren Alters, mit zunehmendem Alter fallen die ACE-Werte ab.

Stabilität: Postversand möglich, bei 4 °C mehrere Wochen ohne wesentlichen Aktivitätsverlust lagerbar.

Pathophysiologie

Angiotensin-I-Converting-Enzyme (ACE), auch Dipeptidylcarboxy-Peptidase genannt, ist ein Metalloprotein des Molekulargewichtes 130.000.

ACE hat zwei wesentliche katalytische Funktionen

— Es bildet das Oktapeptid Angiotensin II vom Dekapeptid Angiotensin I durch Abtrennung des C-terminalen Dipeptids Histidyl-L-Leucin. Die biologische Wirkung des Angiotensin II besteht in Vasokonstriktion, Natriumretention und Antidiurese.

— Es inaktiviert Bradykinin durch Abspaltung des Dipeptids Phe-Arg und wird deshalb auch Kininase II genannt. Die funktionelle Wirkung von Bradykinin besteht in Vasodilatation, Natriumausscheidung und Diurese.

Die kombinierte Wirkung von ACE spielt eine Rolle in der Blutdruckregulation, denn ACE-Hemmer, wie Captopril senken nach oraler Gabe den Blutdruck /[22]/.

ACE ist lokalisiert in den Endothelzellen des Gefäßsystems, insbesondere der Lunge und der Nieren. Etwa 20—40% der Angiotensin-II-Bildung erfolgt in der Lunge. Bei granulomatösen Erkrankungen gefäßreicher großer Organe mit hoher ACE-Aktivität wie der Lunge, wird vermehrt ACE in das Blutgefäßsystem abgegeben. Lungenerkrankungen mit Reduzierung des Parenchymgewebes, wie die fortgeschrittene und die allergische Lungenfibrose, bewirken niedrige ACE-Aktivitäten.

Bei chronischen Lebererkrankungen kommt es in bis zu 30% der Fälle zur ACE-Erhöhung. Ursache soll eine Beteiligung retikuloendothelialer Zellen der Lebersinusoide am Krankheitsgeschehen sein /[23]/.

Bei malignen Erkrankungen wie Hodgkin- und Non-Hodgkin Lymphomen, akuter und chronischer Leukämie und multiplen Myelom ist ACE erniedrigt. Eine pathophysiologische Erklärung für diese Befunde gibt es noch nicht.

Literatur

1. *Cushman, D. W., H. S. Cheung:* Biochem. Pharmacol. *20:* 1367 (1971). Spectrophotometric assay and properties of angiotensin-converting enzyme of rabbit lung.
2. *Lieberman, J.:* Amer. J. Med. *59:* 365 (1975). Elevation of serum angiotensin-converting-enzyme (ACE) level in sarcoidosis.
3. *Depierre, M., D. M. Roth:* Enzyme *19:* 65 (1975). Fluorometric determination of dipeptidyl carboxypeptidase (angiotensin converting enzyme).
4. *Piquilloud, Y., A. Reinharz, M. Roth:* Biochim. Biophys. Acta *206:* 136 (1970). Studies on the angiotensin converting enzyme with different substrates.
5. *Kasahara, Y., Y. Ashihara:* Clin. Chem. *27:* 1922 (1981). Colorimetry of angiotensin I-converting enzyme activity in serum.
6. *Neels, H. M., M. E. v. Sande, S. L. Scharpé:* Clin. Chem. *29:* 1399 (1983). Sensitive colorimetric assay for angiotensin converting enzyme in serum.
7. *Ryan, J. W.:* Angiotensin I-converting enzyme (kininase II). In: *Bergmeyer, H. U.,* Methods of enzymatic analysis, Vol. V, S. 20. Verl. Chemie, Weinheim (1984).
8. *Lieberman, J., A. Sastre:* Ann. Int. Med. *93:* 825 (1980). Serum angiotensin-converting-enzyme: Elevations in diabetes mellitus.
9. *Baur, X., G. Fruhmann, G. König, R. Rienmüller, M. Knonsalla, H. Dahlheim:* Klin. Wschr. *58:* 199 (1980). Die Bedeutung des Angiotensin-I-converting-Enzyms für die Diagnose einer Sarkoidose.
10. *Boomsma, F., M. Schalenkamp:* J. Clin. Chem. Clin. Biochem. *21:* 845 (1983). Evaluation of a test kit for the rapid and colorimetric measurement of angiotensin I-converting enzyme in serum.
11. *Mayr, K.:* Lab.Med. *10:* 313 (1986). Evaluation einer photometrischen Methode zur Bestimmung des Angiotensin-Converting-Enzymes.
12. *Romer, K. F.:* Scand. J. Clin. Lab. Invest. *42:* 197 (1982). Comparison of two methods for measurement of serum angiotensin-converting enzyme in sarcoidosis.
13. *Dervaux, L., M. Demedts, P. Lynen, A. Amery:* Bull. Europ. Physiopath. Resp. *17:* 50 (1981). Serum angiotensin-converting-enzyme activity in the diagnosis and monitoring of disease activity in sarcoidosis.
14. *Boomsma, F., K. Y. Tan, M. Schalenkamp:* Neth. J. Med. *24:* 169 (1981). Angiotensin I-converting enzyme in the diagnosis and management of sarcoidosis.
15. *Rühle, K. H., P. Burmeister, A. Volk, U. Constabel, H. Matthys:* Prax. Klin. Pneumol. *36:* 466 (1982). Klinische Bedeutung des ACE im Serum bei Sarkoidose.
16. *Ferlitsch, A., F. Kummer, M. Müller, E. Legenstein, P. Haber, J. Kohoutt:* Klin. Wschr. *58:* 195 (1980). ACE: Ein in vitro-Test für die Sarkoidose-Diagnostik.
17. *Yosumoto, H.:* Chest *82:* 556 (1982). Longitudinal observations of serum ACE in sarcoidosis with and without treatment.
18. *Grönhagen-Riska, C., O. Sebroos, G. Wägar, F. Fyhrquist:* Scand. J. Resp. Dis. *60:* 94 (1979). Angiotensin-converting enzyme: Serum activity in newly diagnosed sarcoidosis.
19. *Romer, F. K.:* Acta Med. Scand. *210:* 111 (1981). Correlation between disease activity, one year prognosis and ACE in untreated sarcoidosis.
20. *Borowsky, S. A., J. Lieberman, S. Strome, A. Sastre:* Arch. Int. Med. *142:* 893 (1982). Elevation of angiotensin-converting-enzyme level: Occurrence in alkoholic liver disease.
21. *Yotsumoto, H., Y. Imai* et al.: Ann. Int. Med. *96:* 326 (1982). Increased level of ACE in hyperthyroidism.
22. *Weber, B., J. Biollaz, H. R. Brunner, H. Gavras:* Clinical and experimental aspects of the ACE in blood pressure regulation. In: *Goldberg, D. M., M. Werner:* Selected topics in clinical enzymology, Vol. I, S. 131. de Gruyter, Berlin (1983).
23. *Schweisfurth, H., H. Wernje:* Acta Hepatogastroenterol. *26:* 207 (1979). Change of serum ACE in patients with viral hepatitis and liver cirrhosis.

Cholinesterase (CHE)

Cholinesterasen spalten Ester des Cholins oder Thiocholins. Es handelt sich um eine Gruppe von 13 genetisch determinierten Enzymen. Alle spalten Azetylcholinester, 11 ebenfalls Ester des Butyrylcholins. Die zwei spezifisch Azetylcholinester spaltenden Enzyme werden als Azetylcholinesterasen (EC 3.1.1.7) bezeichnet, für die 11 unspezifisch Azetylcholin und Butyrylcholin spaltenden Isoenzyme wird die Bezeichnung Pseudocholinesterase (EC 3.1.1.8) angewendet. Im Blut sind die Azetylcholinesterasen bevorzugt in den Erythrozyten, die Pseudocholinesterasen im Plasma lokalisiert.

Klinisch ist die Charakterisierung der Cholinesterasen nur von Bedeutung bei Patienten mit verlängertem neuromuskulärem Block nach Gabe von Succinyldicholin. Hinweise auf eine dann vorliegende atypische Cholinesterase geben die Dibucainzahl und die Fluoridzahl.

Indikation

Diagnose von Lebererkrankungen.
Verdacht auf Insektizidvergiftung.
Vor der Gabe von Muskelrelaxantien, wenn anamnestisch der Hinweis auf einen Leberschaden oder eine Cholinesterasevariante besteht.
Bei verlängerter Apnoe.

Bestimmungsmethoden

Kinetische Messung bei 25 °C unter Anwendung der Substrate Butyrylthiocholinjodid /[1]/ oder Azetylthiocholinjodid /[2]/.

Prinzip: Die CHE hydrolysiert die genannten Substrate unter Freisetzung von Thiocholinjodid, das mit Dithiobisnitrobenzoesäure zu einem gelben Farbstoff koppelt. Die Zunahme der Farbintensität wird bei 405 nm photometrisch gemessen.

Dibucainzahl: Die CHE-Aktivität einer Serumprobe wird unter Anwendung des Substrates Benzoylcholin ohne und in Anwesenheit von 1×10^{-5} mol/l Dibucain (Db) gemessen /[3]/. Dibucain hemmt die CHE.

$$\text{Dibucainzahl} = \left(1 - \frac{\text{gehemmte CHE}}{\text{ungehemmte CHE}}\right) \times 100$$

Fluoridzahl: Wie Dibucainzahl, die Fluoridkonzentration des Bestimmungsansatzes beträgt 5×10^{-5} mol/l /[4]/.

Untersuchungsmaterial

Serum, Plasma (Citrat, Oxalat) 0.5 ml

Referenzbereiche

Butyrylthiocholinjodid /[5]/	3.5—8.5	Kinder, Männer, Frauen ab 40 J.
	2.8—7.4	♀ 16—39 J., nicht schwanger, keine hormonalen Kontrazeptiva
	2.4—6.0	♀ schwanger bzw. hormonale Kontrazeptiva
Azetylthiocholinjodid /[6]/	♀ 1.2—3.2	
	♂ 1.3—3.7	

Angaben in KU/l (kilo-Einheit pro Liter) bei 25 °C für Serum und Plasma

Bewertung

Die im Serum meßbare CHE-Aktivität besteht nahezu ausschließlich aus Pseudocholinesterase. Sie enstammt der Leber und spaltet Ester des Butyryl-, Benzoyl- und Azetylcholins. Pathologische Serumaktivitäten können auftreten bei

— Lebererkrankungen.
— Atypischer CHE.
— Vergiftung mit Substanzen, die die CHE-Aktivität hemmen.

Lebererkrankungen

Die Bestimmung der CHE wird in Kombination mit GPT und γ-GT zur Erkennung von Leberschäden empfohlen /[7]/. Die CHE kann erniedrigt oder erhöht sein. Erniedrigte Werte sind der Indikator einer eingeschränkten funktionellen Lebermasse. Hinsichtlich der Lebererkrankungen haben außerhalb des Referenzbereichs liegende CHE-Werte eine diagnostische Spezifität von 67% und eine diagnostische Sensitivität von 49% /[9]/. Die CHE sollte deshalb zur Diagnostik von Lebererkrankungen nur im Muster mit anderen Leberenzymen eingesetzt werden.

Weitaus häufiger als absolute Veränderungen sind bei Lebererkrankungen relative CHE-Verminderungen innerhalb des breiten Referenzbereichs /[9]/. Deshalb kommt der Verlaufsbeurteilung die größere Bedeutung zu, insbesondere hinsichtlich prognostischer Aussagen bei Hepatitis und Leberzirrhose.

Erhöhte CHE-Werte werden bei alkoholtoxischer Leberschädigung gefunden.

Differentialdiagnose bei erhöhter und verminderter Serum-Cholinesterase /[8]/

<table>
<tr><td rowspan="3">Absolute Erhöhung (über 8 KU/l)</td><td rowspan="2">Albumin im Referenzbereich</td><td>ohne Leberschädigung</td><td>Diabetes mellitus
Hyperlipoproteinämie</td></tr>
<tr><td>mit Leberschädigung</td><td>Alkoholtox. Leberschädigung</td></tr>
<tr><td>Albumin stark vermindert</td><td></td><td>Nephrotisches Syndrom</td></tr>
<tr><td rowspan="3">Absolute Verminderungen (unter 3 KU/l)</td><td rowspan="2">Albumin vermindert</td><td>ohne Leberschädigung (Transaminasen)</td><td>Leukämie, M. Hodgkin, Anämie
Karzinome
Durchfallerkrankungen
postoperativ, Pankreatitis usw.
Niereninsuffizienz</td></tr>
<tr><td>mit Leberschädigung</td><td>Leberzirrhose
Chron. aggressive Hepatitis
Virushepatitis in 33%</td></tr>
<tr><td>Albumin im Referenzbereich</td><td>ohne Leberschädigung</td><td>Direkte Hemmung:
Intoxikation
Medikamente</td></tr>
</table>

Die Synthese von CHE und Albumin erfolgt in der Leberzelle gekoppelt. CHE-Veränderungen , die nicht leberbedingt sind, zeigen deshalb kein gleichartiges Verhalten zum Albuminwert. Aus dem Verhalten beider Größen wurde das zuvor dargestellte Differentialdiagnoseschema entwickelt /[8]/.

Atypische Cholinesterasen /[9]/

Succhinyldicholin ist ein Muskelrelaxans vom depolarisierenden Typ und wird bei Narkosen eingesetzt. Seine Wirkung wird durch Cholinesterase-katalysierte Hydrolyse innerhalb weniger Minuten aufgehoben. Verantwortlich für einen verlängerte Apnoe verursachenden neuromuskulären Block nach Succhinyldicholin sind hereditäre CHE-Varianten. Das Vorliegen hereditärer CHE-Varianten kann, muß aber nicht mit einem erniedrigten CHE-Wert im Serum einhergehen.

Die Tests zur Untersuchung auf atypische CHE beruhen auf dem Unterschied in der Hemmbarkeit der CHE-Aktivität durch Dibucain oder Fluorid. Die prozentuale Hemmung wird als Dibucain- oder Fluoridzahl ausgedrückt und ist ein charakteristisches Merkmal jeder Person /[3, 4]/. Personen des gewöhnlichen Phänotyps UU haben eine Dibucainzahl größer 65, heterozygote Merkmalsträger vom Typ UA liegen im Bereich 40—60 und Homozygote vom Phänotyp AA haben Zahlenwerte unter 20 (U = usual, A = atypisch).

Die Werte der Fluoridzahlen liegen für die U- und A-Phänotypen in der gleichen Größenordnung wie die Dibucainzahl. Es gibt jedoch auch Personen mit Fluorid-resistenter und Dibucain-empfindlicher CHE.

Häufigkeit hereditärer CHE-Varianten, die eine stark verlängerte Apnoe bewirken /[9]/

Allele	**Enzymtypen**	**Häufigkeit**
$E_1^A E_1^A$	A	1 : 2800
$E_1^F E_1^F$	F	1 : 100000
$E_1^A E_1^F$	F + A	unbekannt
$E_1^A E_1^S$	A (niedrige Aktivität)	unbekannt
$E_1^S E_1^S$	abwesend	unbekannt

Lebererkrankungen, die mit einer verminderten CHE-Aktivität einhergehen können

Erkrankung	**Beurteilung**
Akute Hepatitiden	Unkomplizierte Virushepatitiden verursachen keine CHE-Verminderung, bei nekrotischen Verlaufsformen treten je nach Schweregrad erniedrigte Werte auf. Normale CHE-Werte werden bei akuten Virushepatitiden häufiger gefunden als erniedrigte.
Chronische Hepatitiden	Bei chronisch aktiven Hepatitiden ist der CHE-Wert ein Maß des funktionsfähigen Leberparenchyms und damit der Proteinsynthese. Der Wert der CHE liegt besonders in der Verlaufsbeurteilung. Bei ruhender Entzündungsreaktion und damit möglicher Normalisierung von GOT, GPT und γ-GT, kann die erniedrigte CHE das einzige pathologische Zeichen eines Leberschadens sein.
Leberzirrhose	Die Leberzirrhose ist diejenige Erkrankung, die am häufigsten mit erniedrigter CHE einhergeht. In einer Studie /[10]/ betrug die diagnostische Sensitivität des erniedrigten Wertes 88%, die diagnostische Spezifität des normalen Wertes ebenfalls 88%. Bei einer Prävalenz von 25 Zirrhotikern auf 1050 Untersuchte, betrug der prädiktive Wert einer erniedrigten CHE nur 0.13, der prädiktive Wert der normalen CHE aber 0.997. Die CHE ist demzufolge als Screeninguntersuchung auf Leberzirrhose ungeeignet, da ein erniedrigter Wert in nur 13% auf eine Leberzirrhose hindeutet /[10]/. Der normale CHE-Wert schließt demgegenüber die Leberzirrhose weitestgehend aus.

Lebererkrankungen, die mit einer verminderten CHE-Aktivität einhergehen können (Fortsetzung)

Erkrankung	Beurteilung
Akute Leberinsuffizienz	Wegen der langen Halbwertszeit der CHE kann die Lebersituation aufgrund des CHE-Wertes fälschlicherweise zu günstig beurteilt werden.
Chronische Leberstauung	Eine geringe Verminderung der CHE mit oder ohne diskreten Anstieg der γ-GT kann auftreten.
Medikamenten-bedingte Leberschädigung	An eine Medikamenten- oder Toxin-bedingte Leberschädigung muß gedacht werden, wenn die CHE rasch oder isoliert (normales übriges Enzymmuster) abfällt. Schädigungen durch hormonelle Ovulationshemmer oder Östrogenmedikation können leicht erhöhte Werte von GOT, GPT und AP bei verminderter CHE verursachen. Glucocorticoide in einer Dosierung über 20 mg täglich, können die Synthese oder Freisetzung von CHE hemmen /[10]/.
Lebertumoren	Bei Metastasenleber und primären Lebertumoren kommt es mit stärkerer Ausdehnung des neoplastischen Prozesses zum Abfall der CHE.

Andere Erkrankungen, die mit verminderter CHE-Aktivität einhergehen können

Erkrankung	Beurteilung
Schwere Krankheitsbilder	Schwere Krankheitsbilder mit kataboler Stoffwechsellage sind die häufigste Ursache einer erniedrigten CHE, z. B. Leukosen, postoperative Zustände, schwere Infektionskrankheiten, maligne Erkrankungen des lymphoretikulären Systems, Karzinome ohne Lebermetastasen /[8]/.
Progressive Muskeldystrophie, Myotonia kongenita Thomsen	Deutliche Erniedrigungen können auftreten. Die CHE hat für die Diagnostik der Skelettmuskelerkrankungen keine Bedeutung.
Herzinfarkt, Perniziöse Anämie, Trichinose	CHE spielt zur Diagnostik dieser Erkrankungen gegenüber anderen Laboranalysen keine Rolle. Die Erniedrigung der CHE-Aktivität tritt oft nur kurzzeitig auf und ist sehr diskret. Bei Trichinose sind CHE-Erniedrigungen noch bis zu 6 Monate nach Befall nachweisbar.
Ulzerative Kolitis	Es besteht eine Korrelation zwischen der CHE-Verminderung und der Schwere der ulzerativen oder regionalen Kolitis. Die Ursache ist nicht bekannt.
Arzneimittel	
Eserin, Prostigmin	Als Parasymphatikomimetika wirkende Carbaminsäurederivate wie z. B. Physostigmin und Neostigmin können Ursache verminderter CHE-Aktivität sein.
Endoxan, Cyclostin Streptokinase	Regelmäßig führt auch die Behandlung mit Streptokinase und Cyclophosphamiden, z. B. Endoxan, zur Erniedrigung /[8]/. Eine bis zu 75%ige Hemmung kann am ersten Behandlungstag auftreten, Normalisierung innerhalb einer Woche.

Andere Erkrankungen, die mit verminderter CHE-Aktivität einhergehen können (Fortsetzung)

Erkrankung	Beurteilung
Vergiftung mit organischen Phosphorsäureestern, z. B. E 605, DFP, Systox	Die als Insektizide eingesetzten, organischen Phosphorsäureester hemmen irreversibel das esteratische Zentrum der CHE. Da klinische Erscheinungen wie Miosis, Muskelschwäche und Kopfschmerzen erst auftreten, wenn nach Inkorporation der Insektizide die CHE schon auf 60% des unteren Referenzwertes abgesunken ist, kann die CHE-Bestimmung zur Überwachung gefährdeter Personen eingesetzt werden. Niedrige oder nicht meßbare CHE-Aktivitäten sprechen bei klinischem Intoxikations-Verdacht für das Vorliegen einer Vergiftung mit organischen Phosphorsäureestern.

Erkrankungen, die mit einer Erhöhung der CHE-Aktivität einhergehen können

Erkrankung	Beurteilung
Diabetes mellitus	Wurde als die häufigste Ursache einer absoluten CHE-Erhöhung beschrieben /[8]/.
Koronare Herzkrankheit	Ist die zweithäufigste Ursache einer absoluten CHE-Erhöhung /[8]/.
Hyperlipoproteinämie Typ IV	36% der Patienten mit dieser Hyperlipoproteinämie haben absolut erhöhte CHE-Werte /[8]/.
Fettleber	Die Erhöhung der CHE ist häufig vergesellschaftet mit erhöhten Werten von GPT und/oder GOT bzw. γ-GT. Bei fettiger Infiltration der Leber als Ausdruck einer sekundären Lebermitbeteiligung, kann die GPT-Erhöhung von einem leichten Anstieg der CHE, GLDH und γ-GT begleitet sein.
Nephrot. Syndrom, Exsudative Enteropathie	Die Synthese von CHE und Albumin in der Leber verläuft gekoppelt. Bei beiden Erkrankungen kommt es zum Verlust von Albumin mit kompensatorisch gesteigerter Albumin- und CHE-Synthese.
Hyperthyreose, Schwere Adipositas	Leichtere Erhöhungen treten teilweise auf. Sie sind für die Diagnostik dieser Erkrankungen nicht bedeutend.
Ikterus juvenilis intermittens Gilbert-Meulengracht	CHE leicht bis mäßig erhöht.
Hereditäre CHE-Varianten	Isolierte CHE-Erhöhungen können das Zeichen seltener genetischer Varianten sein, z. B. der C5- und E2-Variante. Personen mit diesen Varianten zeigen ein normales Verhalten gegenüber Succhinyldicholin.

Hinweise und Störungen

Referenzbereich: Männer haben bis zum 60. Lebensjahr höhere CHE-Werte als Frauen. Mit Beginn der Menarche fällt die CHE um etwa 10% ab und steigt in der Menopause wieder an. Für das einzelne Individuum ist der CHE-Wert relativ konstant. Die absolute Höhe hängt von der genetischen Determinierung ab. Personen mit einer

Dibucainzahl kleiner 72 haben niedrigere Werte /[11]/. Übergewichtige haben höhere Werte.

Schwangerschaft: Ab dem 2. Trimenon leichte Aktivitätsabnahme.

Hormonelle Kontrazeptiva: Bewirken eine Senkung der CHE von im Mittel 20%.

Hämolyse: Täuscht bei Verwendung von Testmethoden, die Azetylthiocholinjodid als Substrat enthalten, erhöhte CHE-Aktivität vor, da mit diesem Substrat auch die CHE der Erythrozyten erfaßt wird.

Stabilität im Serum: Mindestens 7 Tage bei Raumtemperatur.

Aktivitätshemmung: Außer Citrat und Oxalat hemmen alle Gerinnungshemmer die CHE-Aktivität, auch der Kunststoff-Serumfilter Seraclear /[12]/.

Dibucainzahl: Bei Verwendung von Butyrylthiocholinjodid als Substrat beträgt im gehemmten Ansatz die Konzentration an Dibucainchlorid 0.3 mg/ml /[13]/, wenn bei 25 °C gemessen wird.

Temperaturumrechnungsfaktoren: Für das Substrat Butyrylthiocholinjodid, 25/37 °C = 0.64; 25/30 °C = 0.81; 30/37 °C = 0.79.

Pathophysiologie

Cholinesterasen spalten Cholinester kurzkettiger Fettsäuren. Im menschlichen Serum kommen neben den beiden ausschließlich Azetylcholin spaltenden Esterasen (Azetylcholinesterasen) weitere 11 Cholinester spaltende Enzyme vor; sie werden als Pseudocholinesterasen bezeichnet. Außer Azetylcholin spalten sie auch andere Cholinester.

Die Azetylcholinesterasen sind im Erythrozyten und an der motorischen Endplatte der Muskelzelle lokalisiert. An der Endplatte bewirken sie eine Inaktivierung des von der motorischen Nervenfaser ausgeschütteten Azetylcholins. Es kommt dadurch zur Erschlaffung des zuvor kontrahierten Muskels.

Die im Serum unter Anwendung der Substrate Azetyl- und Butyrylthiocholinjodid meßbare CHE-Aktivität wird von den Leberparenchymzellen gebildet und ins Plasma abgegeben. Die CHE reguliert dort mit einem weiteren Enzym die Konzentration an freiem Cholin.

Für die Bildung der CHE werden die Gene E_1^U, E_1^A, E_1^S, E_1^F und E_2 postuliert /[3, 4, 13]/. Die gewöhnliche CHE wird von den Allelen $E_1^UE_1^U$, die homozygot atypische von $E_1^AE_1^A$ und die heterozygot atypische von den Allelen $E_1^UE_1^A$ codiert. Bei E_1^S handelt es sich um ein stilles Gen, das eine kaum meßbare CHE-Aktivität verursacht. Bei E_1^F liegt eine Genvariante vor, die eine Fluorid-, aber nicht Dibucain-hemmbare CHE kodiert. Die Genvariante E_2 verursacht eine um etwa 30% erhöhte CHE-Aktivität im Serum.

Succinyldicholin wird in der Anästhesie als Muskelrelaxans eingesetzt. Gelähmt wird nur quergestreifte, nicht die glatte Muskulatur. Der Abbau von Succinyldicholin geschieht nach folgendem Schema

$$\text{Succinyldicholin} \xrightarrow{\text{CHE}} \text{Succinylmonocholin} + \text{Cholin}$$

$$\text{Succinylmonocholin} \xrightarrow{\text{CHE}} \text{Succinat} + \text{Cholin}$$

Succinylmonocholin hat nur noch 5% der Wirksamkeit von Succinyldicholin. Bei Vorliegen normaler CHE kommt es nach Gabe von 0.6 mg Succinyldicholin/kg KG zu einer Apnoedauer von 180 sec., bei mäßiger Herabsetzung der Leberfunktion zur Verlängerung auf etwa 360 sec und bei schwerer Lebererkrankung um das Dreifache dieser Zeit /[14]/.

Abnormale Formen der CHE hydrolysieren langsamer Succinyldicholin und so kann es beim alleinigen Vorliegen der Enzymtypen A, S, F oder einer Kombination von diesen, zu einer Paralyse der Muskulatur und Apnoe von mehreren Stunden kommen.

Eine atypische CHE kann bei den anderen Familienmitgliedern ebenfalls nachgewiesen werden. Untersuchungen bei Patienten mit verlängerter Apnoe nach Succinyldicholin haben ergeben zu 66% den Enzymtyp AA, zu 28% UU und zu 3% UA /[15]/.

Ist aufgrund klinischer Symptomatik bei Patienten mit verlängertem neuromuskulären Block eine sehr niedrige CHE-Variante wahrscheinlich, so reicht die Gabe von 90 mg Serum-CHE (kommerziell verfügbar) aus, um nach 10 min. die Spontanatmung wieder herzustellen /[16]/.

Die Leber ist der Syntheseort der im Serum meßbaren CHE-Aktivität. Die Reduzierung von funktionstüchtigem Leberparenchym verursacht eine absolute oder relative Aktivitätsverminderung. Aufgrund des breiten Referenzbereiches ist die CHE vorwiegend eine Größe zur Verlaufsbeurteilung hepatogener Erkrankungen, insbesondere der Leberzirrhose.

Erhöhte CHE-Werte treten auch bei chronischem Eiweißverlust auf. Sie beruhen auf einer regulatorischen Kopplung der Albumin- und der CHE-Synthese in der Leberzelle. Bei einem Verlust von Eiweiß über die Nieren oder den Darm kommt es aufgrund einer kompensatorisch gesteigerten Albuminsynthese ebenfalls zur vermehrten Bildung von CHE.

Die Ursachen des CHE-Anstiegs bei Diabetes mellitus, Hyperlipoproteinämie Typ IV und koronaren Herzkrankheiten sind noch spekulativ.

Literatur

1. *Knedel, M., R. Böttger:* Klin. Wschr. *45:* 325 (1967). Eine kinetische Methode zur Bestimmung der Aktivität der Pseudocholinesterase.
2. *Ellman, G., D. Courtney, V. Andres, R. Faetherstone:* Biochem. Pharmacol. *7:* 88 (1961). New and rapid colorimetric determination of acetyl-cholinesterase activity.
3. *Kalow, W., K. Genest:* Can. J. Biochem. Physiol. *35:* 339 (1957). A method for the detection of atypical forms of human serum cholinesterase. Determination of dibucaine numbers.
4. *Harris, H., M. Whittaker:* Nature *191:* 496 (1961). Differential inhibition of human serum cholinesterase with fluoride: recognition of two new phenotypes.
5. *Blaauwen, D. H., W. A. Poppe, W. Tritschler:* J. Clin. Chem. Clin. Biochem. *21:* 381 (1983). Cholinesterase mit Butyrylthiocholiniodid als Substrat: Referenzwerte in Abhängigkeit von Alter und Geschlecht unter Berücksichtigung hormonaler Einflüsse und Schwangerschaft.
6. *Prellwitz, W., S. Kapp, D. Müller:* J. Clin. Chem. Clin. Biochem. *14:* 93 (1976). Vergleich von Methoden zur Aktivitätsbestimmung der Serumcholinesterasen (Acylcholin-acylhydrolase E.C.3.1.1.8) und deren diagnostische Wertigkeit.
7. *Schmidt, E., F. W. Schmidt:* Advances in Clinical Enzymology, S. 240. Karger, Basel (1979).
8. *Joos, W.:* Mitt. Dtsch. Klin. Chem. *6:* 235 (1984). Zur Interpretation der Cholinesterase-Aktivität im Serum.
9. *Evans, R. T.:* CRC Critical Rev. in Clin. Lab. Sci. *23:* 35 (1985). Cholinesterase phenotyping: Clinical aspects and laboratory applications.
10. *Guder, W. G.:* Modell Leber-Erkrankungen. In: *Lang, H., W. Rick, H. Büttner,* Validität klinisch-chemischer Befunde. Springer, Heidelberg (1980).
11. *Lepage, L., F. Schiele, R. Gueguen, G. Siest:* Clin. Chem. *31:* 546 (1985). Total cholinesterase in plasma: Biological variations and reference limits.
12. *Bauer, K., F. Gabl:* Med. Lab. *32:* 170 (1979). Hemmung der Serumcholinesterase durch Kunststoff-Serumfilter Seraclear.
13. *Harris, H.* et al.: Nature *200:* 1185 (1963). Evidence for non-allelism between genes affecting human serum cholinesterase.
14. *Holzki, J.:* Anästhesiologie und Intensivmed., S. 260 (1979). Über Cholinesterasen in der kinderanästhesiologischen Praxis.
15. *Goedde, H. W., D. P. Agarwal, H. G. Benkmann:* Ärztl. Lab. *9:* 219 (1979). Pharmacogenetics of cholinesterase: New variants and suxamethonium sensitivity.
16. *Scholler, K. L., H. W. Goedde:* Gelbe Hefte *XV:* 157 (1979). Serum-Cholinesterase: Spezifische Enzymtherapie einer Narkose-Komplikation.

Creatin Kinase (Gesamt-CK)
Creatin Kinase MB (CK-MB)

Die im Serum meßbare Aktivität der Gesamt-CK kann aus Anteilen ihrer Isoenzyme CK-MM, CK-MB, CK-BB und CK-MiMi bestehen. Bei Gesunden findet sich eine niedrige Gesamt-CK-Aktivität, die meist ausschließlich dem Isoenzym CK-MM entspricht; ist die Aktivität der Gesamt-CK erhöht, ist das zusätzliche Vorkommen der Isoenzyme CK-MB*, CK-BB oder CK-MiMi möglich. Die Bestimmung des Anteils der CK-Isoenzyme an der Aktivität der Gesamt-CK erlaubt Rückschlüsse auf die zugrundeliegende Organschädigung.

Indikation

Verdacht auf
— Herzmuskelerkrankungen (z. B. Myokardinfarkt, Myokarditis).
— Skelettmuskelerkrankungen.

Verlaufsbeurteilung von Herz- und Skelettmuskelerkrankungen.
Screening auf Muskeldystrophie bei Neugeborenen.
Suche nach Konduktorinnen der Muskeldystrophie.

Bestimmungsmethoden

Gesamt-CK

Kinetische Bestimmung nach den Empfehlungen der Deutschen Gesellschaft für Klinische Chemie /[1]/.

Prinzip: CK katalysiert die Übertragung der Phosphatgruppe von Creatinphosphat auf ADP, wodurch ATP entsteht; dessen Konzentration wird im kombinierten optischen Test mit Hexokinase als Hilfsenzym und Glucose-6-Phosphatdehydrogenase als Indikatorenzym bestimmt. Kinetische Meßgröße ist die Zunahme der Konzentration von $NADPH_2$, die der Aktivität der Gesamt-CK direkt proportional ist.

$$\text{Creatinphosphat} + \text{ADP} \xrightarrow{\text{CK}} \text{Creatin} + \text{ATP}$$

$$\text{Glucose} + \text{ATP} \xrightarrow{\text{HK}} \text{Glucose-6-Phosphat} + \text{ADP}$$

$$\text{Glucose-6-Phosphat} + \text{NADP} \xrightarrow{\text{G-6-PDH}} \text{Gluconat-6-Phosphat} + \text{NADPH}_2$$

Durch Zusatz von N-Azetylcystein (NAC) zum Reaktionsgemisch wird inaktivierte CK-Aktivität reaktiviert. Zur Hemmung der in Muskulatur und Erythrozyten enthaltenen Adenylatkinase (Myokinase) wird Diadenosinpentaphosphat zugesetzt sowie EDTA zur Beseitigung der Inhibition durch Calcium-Ionen des Serums.

Screening-Test bei Neugeborenen /[2]/

Prinzip: Ein bis zwei Blutstropfen werden mit einem Filterpapier aufgenommen und getrocknet. Alles patienteneigene ATP wird durch Inkubation mit dem Luziferin-Luziferase-System (»Glühwürmchen-Enzym«) verbraucht. Danach führt Zusatz von Crea-

* Obwohl CK-MB kein Isoenzym im eigentlichen Sinne ist, sondern ein Hybrid-Molekül aus einer CK-M- und einer CK-B-Untereinheit, ist diese Bezeichnung dennoch weit verbreitet.

tinphosphat und ADP bei Anwesenheit von CK zur Neusynthese von ATP, das mit dem Luziferin-Luziferase-System nachgewiesen wird. Je mehr CK-Aktivität im Blut vorhanden ist, desto mehr bläuliches Fluoreszenzlicht kann mit einem geeigneten Photometer gemessen werden.

$$\text{Creatinphosphat} + \text{ADP} \xrightarrow{\text{CK}} \text{Creatin} + \text{ATP}$$

$$\text{ATP} + \text{Luziferin} + O_2 \xrightarrow{\text{Luziferase}} \text{AMP} + \text{PP} + CO_2 + \text{Oxi-Luziferin} + \text{Fluoreszenzlicht}$$

CK-Isoenzyme

Klinische Bedeutung hat bisher nur die Bestimmung des Anteils der CK-MB an der Aktivität der Gesamt-CK erlangt.

Immuninhibitions-Test /[3]/

Bestimmt wird die Restaktivität der CK nach Zusatz von hemmenden Antikörpern gegen die CK-M-Untereinheit.

Prinzip: Nach Bestimmung der Aktivität der Gesamt-CK wird durch Zusatz von spezifischen, hemmenden Antikörpern gegen die CK-M-Untereinheit kinetisch die Rest-Aktivität bestimmt. Diese entspricht fast immer der CK-B-Untereinheit des Isoenzyms CK-MB, da CK-MM vollständig inhibiert wird und CK-BB und CK-MiMi normalerweise nicht im Serum vorkommen. Durch Verdoppelung der unter diesen Bedingungen gemessenen CK-B-Aktivität erhält man rechnerisch die Aktivität der CK-MB. Dieser Immuninhibitions-Test ist der am meisten verwendete zur Bestimmung der CK-MB-Aktivität.

Säulenchromatographie /[4]/

Getrennt werden CK-MM, CK-MB und CK-BB.

Prinzip: Serum wird auf eine Anionenaustauscher-Säule aufgegeben und die CK-Isoenzyme durch einen diskontinuierlichen NaCl-Gradienten eluiert. Mit den ersten Fraktionen wird CK-MM eluiert, mit den mittleren CK-MB und mit den letzten CK-BB. Es ist unbekannt, wie sich das mitochondriale Isoenzym CK-MiMi unter diesen Bedingungen verhält.

Isoenzym-Elektrophorese /[5]/

Getrennt werden CK-MM, CK-MB, CK-BB und CK-MiMi (Abb. 1).

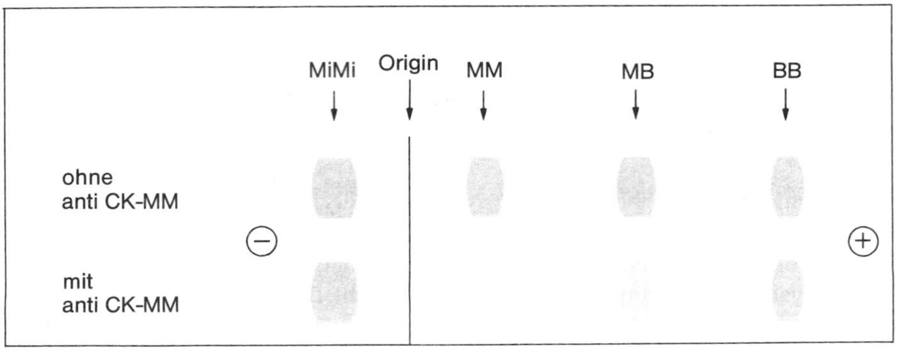

Abb.1 Wanderung der CK-Isoenzyme in der Zellulose-Azetatfolien-Elektrophorese

Prinzip: Serum wird auf eine Zelluloseazetat-Folie oder auf einen Agarosegel-Träger aufgetragen; die Proteine werden im elektrischen Feld entsprechend ihrer Ladung aufgetrennt. Anschließend werden die CK-Isoenzyme anhand ihrer enzymatischen Aktivität durch Aufbringen eines entsprechenden Reaktionsgemisches lokalisiert. Bei Benutzung von Tetrazolium-Salzen sind die CK-Isoenzyme direkt sichtbar, bei Benutzung der NADPH-Fluoreszenz sind sie mit einem UV-Photometer auswertbar.

Untersuchungsmaterial

Serum 1 ml

1—2 Tropfen Blut für CK-Screening beim Neugeborenen

Referenzbereiche

Gesamt-CK		
Erwachsene /6/	Frauen	10— 70
	Männer	10— 80
Säuglinge und Kleinkinder /7/	2.—12. Monat	17—136
	nach dem 12. Monat	16— 94

Angaben in U/l

CK-Isoenzyme	
CK-MM	Entspricht annähernd der Gesamt-CK-Aktivität
CK-MB	Nicht sicher nachweisbar = unter 5 U/l
CK-BB	Nicht nachweisbar
CK-MiMi	Nicht nachweisbar

Die Angaben beziehen sich auf die Aktivierung durch N-Azetyl-Cystein; die früher bei Aktivierung durch Glutathion erhaltenen Aktivitäten lagen etwa um den Faktor 1.6 niedriger.

Bewertung

Wegen ihrer weitgehenden Muskelspezifität ist die CK Leitenzym für die Erkennung von Schädigungen der Herz- und Skelettmuskulatur. Dennoch schließen Serumaktivitäten der Gesamt-CK innerhalb des Referenzbereiches einen Herz- oder Skelettmuskelschaden nicht sicher aus und erhöhte Aktivitäten können physiologische Ursachen haben. Erhöhte CK-Aktivitäten sollten daher nur unter Mitberücksichtigung anamnestischer Angaben und der klinischen Symptomatik bewertet werden; außerdem sollten bei entsprechender Verdachtsdiagnose die Bestimmung des CK-MB-Anteils und weiterer aussagefähiger Enzyme (Tab. 1) sowie Verlaufsuntersuchungen durchgeführt werden.

Tab. 1 Enzyme und Enzym-Quotienten zur Diagnostik des Myokardinfarktes

Enzym Enzym-Quotient	Bedeutung
Gesamt-CK, CK-MB, GOT	Frühdiagnose des Myokardinfarktes
LDH + HBDH	Verlaufsbeurteilung und Spätdiagnose des Myokardinfarktes
CK/GOT	Differenzierung von Herzmuskel- gegen Skelettmuskelschädigung
LDH/HBDH	Spätdiagnose des Myokardinfarktes

Neben den genannten Enzymen wird durch eine Schädigung des Herzmuskels auch Myoglobin freigesetzt. Daher ist bereits 2 bis 4 Stunden nach einem Myokardinfarkt mit empfindlichen Methoden Myoglobin im Serum und im Urin nachweisbar. Die quantitative Bestimmung von Myoglobin zur Diagnostik und Verlaufsbeobachtung des Myokardinfarktes hat jedoch noch keine weite Verbreitung gefunden, da sie wesentlich langwieriger ist als die bisher eingesetzten Enzymaktivitätsbestimmungen.

Wenn aufgrund der Anamnese und der klinischen Untersuchungen der Verdacht auf einen akuten Myokardinfarkt besteht, wird diese Diagnose durch das Auftreten typischer EKG-Veränderungen und einen Anstieg der Aktivität der Gesamt-CK auf mindestens 160 U/l weitgehend gesichert. Zu beachten ist, daß etwa 10% der gesicherten Myokardinfarkte keine typischen Veränderungen des EKG bieten und weitere 10% — die nicht mit den ersten 10% identisch sein müssen — keinen typischen Verlauf der Gesamt-CK-Aktivität zeigen.

Besteht bereits bei der Erstuntersuchung des Patienten eine Erhöhung der Gesamt-CK und/oder der GOT und/oder der LDH, muß differentialdiagnostisch geklärt werden, ob die Enzyme durch einen Myokardinfarkt aus dem Herzmuskel oder aus der Skelettmuskulatur (z. B. intensive körperliche Aktivität, intramuskuläre Injektionen, Polytrauma, toxische oder entzündliche Muskelschädigung) freigesetzt wurden. Dies geschieht durch die Einbeziehung der CK-MB, des Quotienten CK/GOT und die Verlaufsbeurteilung der Enzymaktivitäten.

Ein bereits mehrere Tage zurückliegender Myokardinfarkt kann durch die Beurteilung der Aktivitäten von LDH und HBDH sowie durch die Berechnung des Quotienten LDH/HBDH gesichert werden. Bei erhöhten Aktivitäten beider Enzyme spricht ein Quotient von < 1.30 für einen abgelaufenen Myokardinfarkt.

Wertigkeit der CK-MB zur Diagnose und Differentialdiagnose des Myokardinfarktes

Wegen des relativ hohen Anteils der CK-MB an der Gesamt-CK der Herzmuskulatur ist die Aktivität der CK-MB ein entscheidendes Kriterium für die Diagnostik des akuten Myokardinfarktes. Da CK-MB-Aktivitäten < 10 U/l nicht exakt genug gemessen werden können, ist ihre Bestimmung nur sinnvoll, wenn die Aktivität der Gesamt-CK > 100 U/l ist. Bei Gesamt-CK-Aktivitäten zwischen 100 U/l und 1.600 U/l ist ein CK-MB-Anteil von $> 6\%$ nahezu beweisend für einen akuten Myokardinfarkt.

Ein CK-MB-Anteil von $> 6\%$ der Gesamt-CK, mindestens aber 10 U/l, wird innerhalb der ersten 24 Std. nach dem akuten Myokardinfarkt zu $> 90\%$ gemessen. Der prädiktive Wert eines CK-MB-Anteils von $> 6\%$ ist höher als derjenige der klinischen Symptome sowie der Befundkombination Gesamt-CK, GOT und LDH. Jedoch haben 48 Std. nach dem akuten Ereignis nur noch 40% der Patienten mit Myokardinfarkt einen CK-MB-Anteil an der Gesamt-CK-Aktivität von $> 6\%$.

Tab. 2 Diagnostische Wertigkeit verschiedener Kriterien für die Diagnose des Myokardinfarktes /[8]/

Kriterium	**Klin. Sympt.**	**EKG**	**GOT/ LDH**	**Gesamt-CK**	**CK-MB-Anteil > 6%**
Diagn. Sensitivität %	85	74	64	94	74
Diagn. Spezifität %	79	100	92	57	92
Prädiktiver Wert (pos.)	0.58	1.00	0.72	0.41	0.83
Prädiktiver Wert (neg.)	0.95	0.95	0.88	0.97	0.95

Die Aktivität der Gesamt-CK liegt beim akuten Myokardinfarkt meist > 160 U/l, die der CK-MB > 10 U/l; der Anteil der CK-MB an der Aktivität der Gesamt-CK beträgt demnach im allgemeinen zwischen 6 und 25%. Ist bei einer Gesamt-CK-Aktivität < 160 U/l die CK-MB-Aktivität > 10 U/l, dann spricht dies entweder für die Frühphase oder für die Ausheilungsphase des Myokardinfarktes.

In seltenen Fällen können durch das Vorhandensein von atypischen CK-Isoenzymen sowie bei extrakardialen Erkrankungen CK-MB-Anteile von > 6% gemessen werden, auch wenn kein Myokardinfarkt vorliegt.

Wertigkeit des Quotienten CK/GOT zur Differenzierung zwischen Herzmuskel- und Skelettmuskelschädigung

Der Quotient CK/GOT kann unter den folgenden Voraussetzungen zur Differenzierung zwischen Herzmuskel- und Skelettmuskelschädigung herangezogen werden

— Aktivität der Gesamt-CK > 150 U/l.
— Messung der CK- und GOT-Aktivität 12 bis 48 Std. nach dem Myokardinfarkt.
— Ausschluß einer Leber-bedingten GOT-Erhöhung (GPT innerhalb des Referenzbereiches).

Beim unkomplizierten akuten Myokardinfarkt beträgt der CK/GOT-Quotient im allgemeinen etwa 5; steigt er über 10 an, ist eine Mitbeteiligung der Skelettmuskulatur wahrscheinlich. Bei Skelettmuskelschädigungen ohne Myokardbeteiligung ist er meist > 20. Als Grenzwert für die Differenzierung ist ein Quotient von 10 anzunehmen. Eine Abgrenzung der Myokard-bedingten Erhöhung der Aktivität der Gesamt-CK von einer Skelettmuskel-bedingten Mithilfe des CK/GOT-Quotienten ist bei 93% der Fälle mit CK-Erhöhung möglich /[6]/. Zusätzliches Kriterium ist der CK-MB-Anteil, der bei ausschließlicher Skelettmuskelschädigung meist < 2% ist.

Verlaufsbeobachtung beim Myokardinfarkt durch Gesamt-CK und CK-MB

Für die Beurteilung des krankheitsspezifischen Verlaufes der Aktivitäten von Gesamt-CK und CK-MB sind die Halbwertszeiten im Kreislauf entscheidend (Tab. 3).

Tab. 3 Halbwertszeiten im Kreislauf der CK-Isoenzyme

CK-Isoenzym	**Halbwertszeit im Kreislauf (Std.)**
CK-MM	16 bis 20
CK-MB	10 bis 14
CK-BB	4 bis 6
CK-MiMi	3 bis 5

Bei Verdacht auf Myokardinfarkt sollte die Aktivität der Gesamt-CK bis zur Sicherung der Diagnose alle 4 Std. und danach bis zur Überschreitung des Aktivitätsmaximums alle 12 Std. bestimmt werden. Der typische zeitliche Verlauf von Anstieg, Maximum und Abfall der für die Diagnostik des Myokardinfarktes wichtigen Enzymaktivitäten ist in Tab. 4 dargestellt.

Wenn innerhalb von 24 Std. nach einem entsprechenden klinischen Ereignis die Aktivitäten der Gesamt-CK < 100 U/l und der CK-MB < 10 U/l bleiben, ist ein akuter Myokardinfarkt unwahrscheinlich. Dasselbe gilt, wenn die Aktivitäten von LDH und HBDH innerhalb des Referenzbereiches bleiben und der Quotient LDH/HBDH > 1.30 ist.

Beim unkomplizierten akuten Myokardinfarkt ist nach etwa 6 Std. der CK-MB-Anteil an der Gesamt-CK > 6%, zum Zeitpunkt des Maximums (nach etwa 12 bis 18 Std.)

Tab. 4 Zeitlicher Verlauf der Aktivitäten wichtiger Enzyme beim Myokardinfarkt /8, 9/

Enzym	**Anstieg Beginn (Std.)**	**Maximum (Std.)**	**Maximum (Vielfaches der Norm)**	**Abfall in den Referenzbereich (Tage)**
Gesamt-CK	4— 8	16—36	2—25	3— 6
CK-MB	4— 8	12—18		2— 3
GOT	4— 8	16—48	2—25	3— 6
LDH	6—12	24—60	2— 8	7—15
HBDH	6—12	30—72	2— 8	10—20

beträgt er im Mittel 13%; danach fällt er kontinuierlich und liegt nach 24 Std. meist wieder < 10%. Treten Komplikationen des Myokardinfarktes auf wie z. B. Rechtsherz-Insuffizienz mit Leberstauung oder kardiogener Schock oder muß wegen Herzrhythmusstörungen defibrilliert oder reanimiert werden, weichen die Verläufe der Enzymaktivitäten unter Umständen erheblich vom typischen Verlauf ab.

Obwohl die Menge der bei einer Herzmuskelschädigung aus dem Myokard freigesetzten Enzyme vom Ausmaß der Myokardschädigung abhängig ist, können weder die Höhe der im Serum meßbaren Aktivitäten von Gesamt-CK und CK-MB noch deren zeitlicher Verlauf ohne weiteres zur Bestimmung der Infarktgröße herangezogen werden.

Erhöhung der Aktivitäten von Gesamt-CK und CK-MB durch Herzmuskelschädigungen

Erkrankung	**Beurteilung**
Myokardinfarkt	Nach Sicherung der Diagnose des Myokardinfarktes durch eine Gesamt-CK-Aktivität von > 160 U/l sowie einen CK-MB-Anteil von > 6% sollten innerhalb der nächsten 24 Std. bis zum Überschreiten des Maximums weitere Aktivitätsbestimmungen einschließlich der GOT durchgeführt werden. Weiterhin empfehlenswert ist die Bestimmung dieser 3 Enzyme sowie der LDH und der HBDH im Abstand von 1 bis 2 Tagen bis zum Abfall der Aktivitäten in den Referenzbereich. Im Maximum werden Aktivitäten von 160 bis 1600 U/l für die Gesamt-CK und 10 bis 230 U/l für die CK-MB (6 bis 25%) erreicht. Aktivitäten von > 1600 U/l für die Gesamt-CK entstammen nicht allein dem Myokard, sondern sind durch zusätzliche Schädigung der Skelettmuskulatur verursacht (z. B. Defibrillation, Reanimation). Ein Reinfarkt wird durch einen erneuten Anstieg des CK-MB-Anteils sicherer erkannt als durch eine Erhöhung der Aktivität der Gesamt-CK allein. Eine Erhöhung der Aktivität der Gesamt-CK durch i. m.-Injektionen führt nicht zu einem Anstieg des CK-MB-Anteils.
Kardiogener Schock	Gesamt-CK und CK-MB-Anteil zeigen ein ähnliches Verhalten wie beim Myokardinfarkt. Bei Schockzuständen aus anderer Ursache ist im frühen Stadium bei erhöhter Gesamt-CK-Aktivität der CK-MB-Anteil nicht erhöht; dies kann jedoch im präfinalen Stadium auftreten /10/.
Entzündliche Herzmuskelerkrankungen (Myokarditis, Endokarditis, Perikarditis)	Bei Patienten mit Myokarditis treten häufig Erhöhungen der Aktivitäten der Gesamt-CK sowie des CK-MB-Anteils auf, die länger bestehen bleiben als beim Myokardinfarkt.

Erhöhung der Aktivitäten von Gesamt-CK und CK-MB durch Herzmuskelschädigungen (Fortsetzung)

Erkrankung	Beurteilung
	Bei Endo- oder Perikarditis weist eine Erhöhung des CK-MB-Anteiles auf eine Mitbeteiligung des Myokards hin /[10]/. Als Zeichen der Entzündung sind neben EKG-Veränderungen Leukozytose und BSG-Beschleunigung nachweisbar.
Chronische Rechtsherzinsuffizienz, Herzklappendefekte	Je nach Schweregrad und Ausdehnung der Erkrankung kommen Erhöhungen der Gesamt-CK sowie des CK-MB-Anteiles vor.
Mechanische Schädigungen des Herzens (Herzoperationen, Herzkontusionen)	Postoperativ sowie bei schweren Kontusionen des Thorax mit Mitbeteiligung des Herzens können erhebliche Erhöhungen der Gesamt-CK-Aktivität und des CK-MB-Anteils auftreten.

Erhöhung der Aktivität der Gesamt-CK durch Skelettmuskelschädigungen

Erkrankung/Zustand	Beurteilung
Körperliche Aktivität	Nach jeder intensiven körperlichen Aktivität (z. B. schwere körperliche Arbeit, alle anstrengenden Sportarten) treten z. T. erhebliche Anstiege der Gesamt-CK, die keine krankheitsspezifische Bedeutung haben, auf. Besonders ausgeprägt sind die Erhöhungen bei untrainierten Personen. Der CK-MB-Anteil ist nicht erhöht /[12]/.
Intramuskuläre Injektionen	Nach intramuskulärer Injektion steigt die Aktivität der Gesamt-CK in Abhängigkeit von der Konzentration und der Osmolalität der Lösung an. Aktivitäten bis 200 U/l, die die Diagnose des Myokardinfarktes verschleiern können, treten auf. Der CK-MB-Anteil ist nicht erhöht /[12]/. Als muskelschädigende Substanzen sind bekannt: Valium, Dolantin, Diazepam, Pentazocin, Chlorpromazin, Lidocain, Phenobarbital, Promethazin.
Operative Eingriffe	Bei allen operativen Eingriffen mit Durchtrennung oder Quetschung größerer Muskelgruppen (z. B. thorakale, abdominelle, gynäkologische, orthopädische und neurochirurgische Operationen) können Erhöhungen der Gesamt-CK bis 800 U/l auftreten. Der CK-MB-Anteil ist nicht erhöht /[12]/.
Multiple Traumen	Bei Polytraumatisierung kann je nach Mitbeteiligung der großen Muskelgruppen die Aktivität der Gesamt-CK in den ersten Tagen auf > 6.000 U/l ansteigen. Wenn der CK-MB-Anteil > 6% beträgt, muß bei Thoraxverletzungen an eine Mitbeteiligung des Myokards gedacht werden.
Muskelkrämpfe, Epileptischer Anfall	Bei anhaltenden Muskelkrämpfen können Anstiege der Gesamt-CK bis 10.000 U/l ohne Erhöhung des CK-MB-Anteils auftreten. Nach dem Ereignis fällt die CK-Aktivität rasch wieder ab.
Arterielle Embolie	Abhängig von der Lokalisation der Embolie und der Dauer einer durch sie verursachten Ischämie der Muskulatur treten Aktivitätsanstiege der Gesamt-CK bis zu 5.000 U/l ohne Erhöhung des CK-MB-Anteils auf /[12]/.

Erhöhung der Aktivität der Gesamt-CK durch Skelettmuskelschädigungen (Fortsetzung)

Erkrankung/Zustand	Beurteilung
Maligne Hyperthermie	Die Anlage zur malignen Hyperthermie, die auf einer pathologischen Veränderung der Membranen der Skelett- und Herzmuskulatur beruht, kann bei Anästhesie mit Inhalationsnarkotika, Muskelrelaxantien oder Ketaminen manifest werden. Es kommt zu Hyperthermie, Muskelsteifheit, Hyperkalzämie und metabolischer Azidose. Die Aktivität der Gesamt-CK steigt bis zu 400 U/l an, der CK-MB-Anteil kann bei Mitbeteiligung des Myokards auf 10% erhöht sein.
Muskeldystrophien Typ Duchenne	Mit einer Inzidenz von 25 Betroffenen auf 100.000 Geburten ist die X-chromosomal rezessiv vererbte Muskeldystrophie vom Typ Duchenne die häufigste Form. Bereits bei der Geburt weisen betroffene Knaben Gesamt-CK-Aktivitäten bis 5.000 U/l auf. Der Screening-Test (sh. S. **000**) sollte 4 bis 6 Wochen nach der Geburt durchgeführt werden, da zu diesem Zeitpunkt die auch bei gesunden Neugeborenen erhöhte CK-Aktivität wieder abgesunken ist. Der CK-MB-Anteil kann, wahrscheinlich als Ausdruck einer Mitbeteiligung des Myokards, auf > 6% der Gesamt-CK erhöht sein. Bei den betroffenen Knaben fällt die Aktivität der Gesamt-CK ab dem 3. bis 7. Lebensjahr wieder ab und kann dann selbst bei ausgeprägten Fällen nur noch eine geringe Erhöhung zeigen. Der beste Zeitpunkt für das Screening von nicht erkrankten Mädchen auf Konduktorinnen-Eigenschaften ist der 6. bis 7. Lebensmonat. Bei den Konduktorinnen ist die Gesamt-CK auf das 2- bis 5-fache der oberen Referenzbereichsgrenze erhöht. *Nach Beckmann und Scheuerbrandt* /[13, 14]/ können durch das Screening im Kindes- und Jugendalter 95% der Konduktorinnen erfaßt werden, im Erwachsenenalter dagegen nur 67%.
Typ Becker-Kiener	Die seltenere Muskeldystrophie vom Typ Becker-Kiener wird ebenfalls X-chromosomal rezessiv vererbt, tritt jedoch klinisch später und weniger ausgeprägt in Erscheinung und ist auch nicht sehr progressiv.
Gliedergürtel-Typ (*Leyden-Möbius*)	Diese langsam progrediente Form der Muskeldystrophie betrifft beide Geschlechter. Sie beginnt im Kindes- oder im Jugendalter. Klinische Symptome sind eine Schwäche und ein Schwund der Muskulatur des Schulter- und Bekkengürtels. Die Gesamt-CK ist meist bis zum 10-fachen der oberen Referenzbereichsgrenze erhöht.
Facio-scapulo-humeraler Typ (*Landouzy-Dejerine*)	Diese autosomal dominant vererbte Muskeldystrophie betrifft beide Geschlechter. Sie ist relativ gutartig und verursacht eine Atrophie der Gesichts-, Schultergürtel- und Armmuskulatur. Die Aktivität der Gesamt-CK ist meist bis zum 5-fachen der oberen Referenzbereichsgrenze erhöht.
Okulärer Typ, Benigne, konnatale und distale Muskeldystrophien	Bei diesen Erkrankungen können bis zum 5-fachen der oberen Referenzbereichsgrenze erhöhte Aktivitäten der Gesamt-CK auftreten.

Erhöhung der Aktivität der Gesamt-CK durch Skelettmuskelschädigungen (Fortsetzung)

Erkrankung/Zustand	**Beurteilung**
Dystrophia myotonica (*Curshmann-Steinert*) Myotonia congenita (*Thomsen*), Myasthenia gravis, Glykogenose Typ V (*McArdle*)	Bei diesen Erkrankungen,die ätiologisch uneinheitlich sind, können neben diskreten Erhöhungen der Gesamt-CK auch innerhalb des Referenzbereiches liegende Aktivitäten gemessen werden. Bei der *McArdle*-Erkrankung ist die Aktivität der muskelspezifischen Phosphorylase vermindert und die Bildung von Pyruvat und Laktat bei Muskelaktivität ist unzureichend. Hierauf basiert der Funktionstest von *Pearson* zum Nachweis des Leidens /[15]/. Für die Myasthenia gravis sind Antikörper gegen Azetylcholin-Rezeptoren typisch.
Neurogene Muskelatrophien	Patienten mit neurogener Muskelatrophie vom Typ *Kugelberg-Welander* und *Aran-Duchenne* zeigen bei klinischer Erstuntersuchung in etwa 40% der Fälle eine deutliche Erhöhung der Aktivität der Gesamt-CK. Bei der infantilen Muskelatrophie *Werdning-Hoffmann* ist dies nicht der Fall /[16]/. Auch für die multiple Sklerose und die myoatrophische Lateralsklerose sind erhöhte Aktivitäten der Gesamt-CK beschrieben.
Intoxikationen	Exogene Intoxikationen durch Alkohol (s. u.), Sedativa, Schlafmittel, Heroin u. a. können Skelettmuskelschädigungen bis zur akuten Rhabdomyolyse verursachen. Abhängig vom Schweregrad und weiteren Ursachen treten exzessive Erhöhungen der Aktivität der Gesamt-CK auf. In einer eigenen Beobachtung wurden durch die Addition von körperlicher Überanstrengung und Alkohol-Exzeß bei einem 26-jährigen Mann CK-Aktivitäten von 235.000 U/l ohne Anstieg des CK-MB-Anteils gemessen. Bei einer Rhabdomyolyse tritt auch eine Myoglobinurie auf. Auch durch endogene Intoxikationen, z. B. im diabetischen Koma, können Rhabdomyolysen verursacht werden.
Alkoholismus	In etwa 20% der Fälle weisen chronische Alkoholiker diskrete Erhöhungen der Gesamt-CK auf, die toxisch bedingt sind. Bei akuter Alkohol-Intoxikation werden in 90% der Fälle Erhöhungen der Gesamt-CK bis zum 5-fachen der oberen Referenzbereichsgrenze gefunden. Im Delirium tremens können extreme Aktivitäten der Gesamt-CK, z. T. mit Erhöhung des CK-MB-Anteils $>$ 6% gemessen werden /[17]/.
Entzündliche Muskelerkrankungen Polymyositis, Dermatomyositis, Okuläre Myositis, Virus-Myositis, Bakterielle und parasitäre Myositiden	Die akuten und subakuten Polymyositiden verursachen Aktivitätserhöhungen der Gesamt-CK, die 5- bis 20-fach über der oberen Referenzbereichsgrenze liegen, die chronische Polymyositis zeigt nur geringgradige Aktivitätserhöhungen. Die Dermatomyositis und die okuläre Myositis führen selten zu Erhöhungen der Gesamt-CK-Aktivität. Etwa 40% der Virus-bedingten Myositiden, z. B. verursacht durch Influenza A- oder Coxsackie B-Viren, führen zu einer Erhöhung der Gesamt-CK-Aktivität bis zu 1500 U/l /[18]/. Auch bei der Leptospirose, bei Trichinose, bei Zystizerkose, bei Echinokokkose und bei Coccidiosis mit Betei-

Erhöhung der Aktivität der Gesamt-CK durch Skelettmuskelschädigungen (Fortsetzung)

Erkrankung/Zustand	Beurteilung
	ligung der Muskulatur sind erhöhte Aktivitäten der Gesamt-CK nachweisbar.
Endokrin-bedingte Muskelerkrankungen Hypothyreose	Bei 2/3 der Patienten mit unbehandelter Hypothyreose finden sich Aktivitäten der Gesamt-CK bis zu 800 U/l; auch der Anteil der CK-MB kann bis zu 13% erhöht sein. Bei ausreichender Hormonsubstitution fällt die Gesamt-CK-Aktivität meist innerhalb weniger Wochen in den Referenzbereich ab. Auch die GOT ist bei der Hypothyreose meist erhöht. Beim Myxödem ist die Gesamt-CK im Vergleich zur GOT-Aktivität meist überproportional erhöht /[19]/.

Erhöhung der Aktivität der Gesamt-CK bei Schädigungen anderer Gewebe

Erkrankung/Zustand	Beurteilung
Leber, Pankreas- und Magen-Darm-Erkrankungen	Bei Patienten mit ausgedehnten destruierenden Prozessen im Abdomen, bei nekrotisierender Pankreatitis, bei akuter Leberzellnekrose und bei ulzerierendem Kolonkarzinom können Erhöhungen der Gesamt-CK mit scheinbarem Anstieg des CK-MB-Anteils auftreten /[20]/; sie sind durch das in diesen Organen überwiegend vorkommende Isoenzym CK-BB sowie durch CK-MiMi bedingt.
Schwangerschaft und Entbindung	Während der komplikationslosen Schwangerschaft bleibt die Gesamt-CK innerhalb des Referenzbereiches. Durch die Wehentätigkeit kommt es während der vaginalen Entbindung zum Anstieg der Gesamt-CK auf das 2- bis 4-fache der oberen Referenzbereichsgrenze. Die Höhe des Anstieges ist abhängig von der Intensität und der Dauer der Wehentätigkeit. Auch bei der Entbindung durch Kaiserschnitt können wegen der Durchtrennung von Skelett- und Uterusmuskulatur Erhöhungen der Gesamt-CK-Aktivität auftreten. Nach 2 bis 3 Tagen ist die erhöhte CK-Aktivität in den Referenzbereich abgefallen. Da die CK-Aktivität sowohl aus dem Skelettmuskel (CK-MM), als auch aus dem Uterusmuskel (CK-BB) stammt, kann eine scheinbare Erhöhung des CK-MB-Anteils auftreten.
Maligne Tumoren	Bei zahlreichen malignen Tumoren (Lungen-, Magen-, Kolon-, Rektum-, Pankreas-, Prostata-, Testis- und Schilddrüsenkarzinom) wurden Erhöhungen der Gesamt-CK-Aktivität beschrieben /[21]/. Neben CK-MM werden auch die Isoenzyme CK-BB und CK-MiMi freigesetzt, die zu scheinbaren Erhöhungen des CK-MB-Anteils führen.
Hyperthyreose, Thyreotoxische Krise	Bei diesen Erkrankungen werden häufig abnorm niedrige Aktivitäten der Gesamt-CK gefunden, selbst wenn durch die Grunderkrankung Herz- und/oder Skelettmuskulatur mitbetroffen sind /[22]/. Die Ursache hierfür ist nicht bekannt.

Hinweise und Störungen

Bestimmung der Aktivität der Gesamt-CK: CK wird auch bei kurzfristiger Lagerung durch Oxidation rasch inaktiviert. Daher ist in dem Reagenzgemisch N-Azetyl-Cystein (NAC) als SH-Gruppen-Reagenz enthalten. Es führt im Serum innerhalb von 2 bis 5 min. zur nahezu vollständigen Reaktivierung des Enzyms. In einzelnen Proben und in Kontrollseren, die CK tierischen Ursprungs enthalten, kann die Reaktivierung jedoch länger dauern. Dies kann die Ursache eines unlinearen Reaktionsverlaufs bei der Messung sein.

Bei Verwendung von Glutathion als SH-Gruppen-Reagenz beträgt die CK-Aktivität bei 25 Grad C nur etwa 60% der mit NAC gemessenen Aktivität.

Bei extrem hoher CK-Aktivität (z. B. Alkohol-Intoxikation, Rhabdomyolyse, Reanimation, progressive Muskeldystrophie) kommt es bereits innerhalb der Reaktivierungszeit zum Substratverbrauch, sodaß eine sehr niedrige Aktivität vorgetäuscht werden kann. In diesem Fall muß die Bestimmung mit einer entsprechend verdünnten Probe wiederholt werden.

Wenn im Serum hohe Aktivitäten von Adenylatkinase (Myokinase) vorkommen, wird durch den hierdurch verursachten zusätzlichen ATP-Umsatz zu hohe CK-Aktivität vorgetäuscht. Adenylatkinase kann aus Thrombozyten, durch Hämolyse aus den Erythrozyten sowie bei Muskelschädigungen aus der Skelettmuskulatur vermehrt austreten. Daher sollten hämolytische Seren (Konzentration des freien Hämoglobin > 2 g/l) nicht für die Bestimmung der CK-Aktivität verwendet werden. Eine Verfälschung der Messung durch hohe Adenylatkinase-Aktivität kann durch einen Parallel-Ansatz ohne Creatinphosphat erkannt werden.

Medikamente: In-vitro-Interferenzen der Bestimmung der Aktivitäten der Gesamt-CK und des CK-MB-Anteils durch Medikamente sind nicht bekannt. Durch Therapie mit Lithium-Karbonat kann es zum Anstieg der Gesamt-CK-Aktivität kommen. Auf die durch intramuskuläre Injektion von einigen Medikamenten bedingte Erhöhung der Gesamt-CK-Aktivität wurde oben hingewiesen.

CK-Screening-Test: Es sind keine Fälle von Duchenne-Muskeldystrophie bei Knaben, bei denen der Screening-Test falsch-negativ ausgefallen wäre, bekannt /[13]/. Falsch-positive Screening-Tests können vorkommen, wenn sie vor dem 10. Lebenstag durchgeführt werden.

Bestimmung der Aktivität der CK-MB und des CK-MB-Anteils mit dem Immuninhibitionstest: Dieser Test ergibt nur dann exakte CK-MB-Aktivitäten, wenn im Serum weder CK-BB noch CK-MiMi noch sog. Makro-CK vorhanden ist. Dies ist normalerweise der Fall, sodaß der Immuninhibitions-Test die Methode der Wahl zur Bestimmung des CK-MB-Anteils ist.

Um die Aktivität der CK-MB genau genug messen zu können, muß die Aktivität der Gesamt-CK mindestens 100 U/l sein. Durch den gegen die Untereinheit CK-M gerichteten spezifischen Antikörper werden CK-MM-Aktivitäten bis zu 1000 U/l gehemmt.

Bei höherer Gesamt-CK-Aktivität muß die Bestimmung mit einer entsprechend verdünnten Probe wiederholt werden. In einigen Proben dauert die Inhibition länger als üblich; es empfiehlt sich daher, entweder die Inhibitionszeit routinemäßig etwas zu verlängern oder die Reaktion mit einem Registrierschreiber zu verfolgen.

Scheinbare CK-MB-Aktivität: Wenn neben CK-MM und CK-MB andere CK-Isoenzyme im Serum vorhanden sind, wird CK-MB-Aktivität vorgetäuscht, da im Immuninhibitions-Test nicht echte CK-MB-Aktivität gemessen wird, sondern die nach Hemmung durch CK-M-Antikörper verbleibende CK-Restaktivität (Non-CK-M-Aktivität). Jeder CK-MB-Anteil von $> 30\%$ ist verdächtig, durch andere CK-Isoenzyme verfälscht zu sein. CK-MB-Aktivität kann vorgetäuscht werden durch CK-BB, CK-MiMi und durch sog. Makro-CK.

Vortäuschung von CK-MB durch CK-BB: Bei einigen Erkrankungen (z. B. Tumoren der Lunge, des Gastrointestinaltraktes, der Prostata, der Schilddrüse; Erkrankungen des ZNS; Schädigung der Uterusmuskulatur) wurde das Vorkommen von CK-BB im Serum beschrieben. Aktivitätserhöhungen der CK-BB bis 300 U/l können auftreten /[23]/. Meßbare CK-BB-Aktivitäten werden jedoch nur bei etwa 1% der Krankenhauspatienten gefunden. Je nach dem Anteil der CK-BB an der Gesamt-CK (im Extremfall 100%) macht sich das Vorkommen von CK-BB im Serum im Immuninhibitions-Test durch eine überproportionale scheinbare Erhöhung des CK-MB-Anteils (im Extremfall 200%) bemerkbar.

Vortäuschung von CK-MB durch CK-MiMi: CK-MiMi ist ein eigenes CK-Isoenzym, das bisher ausschließlich in Mitochondrien nachgewiesen wurde /[24]/. Da die CK-Mi-Untereinheit nicht von dem CK-M-Antikörper gehemmt wird, täuscht CK-MiMi im Immuninhibitions-Test ebenfalls CK-MB vor. Das Vorkommen von CK-MiMi im Serum wurde bei verschiedenen Erkrankungen mit Zelluntergang beschrieben. CK-MiMi-Aktivität im Serum wurde nachgewiesen bei Myokardinfarkt, Reye's Syndrom /[21]/ und bei verschiedenen malignen Tumoren /[21]/.

Vortäuschung von CK-MB durch sog. Makro-CK: Als Makro-CK werden CK-Varianten, deren Molekulargewicht mehrfach höher ist als das des nativen Enzyms (82.000), bezeichnet. Bisher wurden 2 verschiedene Varianten der Makro-CK beschrieben.

— Makro-CK-BB (Makro-CK-1): Bei älteren Personen wurde mit einer Prävalenz von etwa 1% im Serum ein Immunkomplex aus CK-BB und IgG (selten auch IgA) mit hohem Molekulargewicht gefunden. Das IgG ist spezifisch gegen das CK-BB-Molekül gerichtet. Das Isoenzym ist in diesem Immunkomplex enzymatisch aktiv. Bei erhöhter Gesamt-CK kann der Anteil dieses Immunkomplexes an der Gesamt-CK-Aktivität 100% betragen, sodaß im Immuninhibitions-Test ein scheinbarer CK-MB-Anteil von 200% resultiert /[26]/. Die Erhöhung der Gesamt-CK-Aktivität, die ganz oder überwiegend durch den CK-BB-IgG-Immunkomplex bedingt ist, kann über Monate und Jahre nachweisbar sein, ohne daß diesem Phänomen ein Krankheitswert zukommt. Die lange Halbwertszeit des Immunkomplexes wird durch die langsame Elimination aufgrund des hohen Molekulargewichtes erklärt.

— Makro-CK-MiMi (Makro-CK-2): Bei dieser Variante der Makro-CK /[27]/ scheint es sich um eine Assoziation von mehreren CK-MiMi-Molekülen zu handeln. Sie tritt im Serum von Patienten mit malignen Tumoren, nekrotisierenden Lebererkrankungen und stenosierenden kardiovaskulären Erkrankungen auf.

Pathophysiologie

Die Creatinkinase katalysiert die reversible Übertragung einer energiereichen Phosphatgruppe zwischen Creatin und ATP entsprechend der folgenden Gleichung:

$$\text{Creatin} + \text{ATP} \xleftrightarrow{\text{CK}} \text{Creatin-Phosphat} + \text{ADP}$$

Diese reversible Reaktion ist eine der wesentlichen Grundlagen für die Fähigkeit des Organismus, chemische Energie direkt in die mechanische Energie der Bewegung umzuwandeln. Während ATP die unmittelbare Energiequelle darstellt für die energieverbrauchenden Prozesse der Muskelkontraktion und der Ionentransporte an den Membranen, bildet Creatin-Phosphat die Energiereserve zur effektiven Resynthese des verbrauchten ATP.

Im Sarkoplasma sind in unmittelbarer Nähe der Myofibrillen die Konzentrationen der Wasserstoffionen (pH etwa 6.0) und der Substrate optimal für die Rückwärtsreaktion, sodaß das Gleichgewicht der CK (im Herzmuskel CK-MM und CK-MB, im Skelettmuskel überwiegend CK-MM, im glatten Muskel überwiegend CK-BB) ganz auf der linken Seite liegt und ATP aus Creatin-Phosphat resynthetisiert wird.

Im Mitochondrium dagegen wird durch die Konzentrationen der Wasserstoffionen (pH etwa 8.0) und der Substrate in unmittelbarer Nähe des aktiven Zentrums der mitochondrialen CK die Vorwärtsreaktion favorisiert, sodaß die intramitochondrial aus der oxidativen Phosphorylierung gewonnene Energie zum großen Teil durch CK-MiMi als Creatin-Phosphat gespeichert wird. Auf diese Weise gewährleistet die koordinierte gegenläufige Wirkung der mitochondrialen und der zytoplasmatischen CK-Isoenzyme die Aufrechterhaltung des Energie-Fluxes vom Ort ihrer Entstehung zum Ort ihres Verbrauches und ermöglicht so wiederholte Muskelbewegungen (Skelettmuskulatur) und ununterbrochene Muskelbewegungen (Herzmuskulatur).

Die CK-Isoenzyme liegen intrazellulär nicht in freier Form vor, sondern in Assoziation mit verschiedenen Zellstrukturen oder als Bestandteile von Zellstrukturen (Mikrokompartimentierung). CK-Aktivität wurde nachgewiesen als Bestandteil der M-Bande der Myofibrillen, aber auch in Assoziation mit Mitochondrien, mit Mikrosomen, mit den Membranen des sarkoplasmatischen Retikulums, mit der Kernmembran, mit der Zellmembran, mit der Mitosespindel, mit dem Mikrofilament-Mikrotubulus-System und im mitochondrienreichen Mittelteil der Spermatozoen /[28]/.

Da das mitochondriale Isoenzym der CK mit den üblichen Zellaufschlußverfahren nicht extrahiert wird, ist es lange Zeit der Aufmerksamkeit der Untersucher entgangen.

Das CK-Molekül ist ein Dimer. Es sind die Untereinheiten CK-M, CK-B und CK-Mi bekannt. Daneben existiert das Hybrid-Molekül CK-MB, das kein Isoenzym im strengen Sinne ist. Hybridisierungen zwischen CK-Mi und CK-M oder CK-B konnten nicht nachgewiesen werden /[28]/. Die Untereinheiten besitzen enzymatische Aktivität, die sich bei Assoziation zum intakten CK-Molekül additiv verhält.

Aufgrund ihrer typischen Organverteilung wird CK-MM als Muskeltyp, CK-MB als Myokardtyp, CK-BB als Gehirntyp und CK-MiMi als Mitochondrientyp bezeichnet. Die Verteilung der CK-Isoenzyme in menschlichen Geweben ist unter Verwendung der Angaben von *Griffiths* /[21]/ und unter Berücksichtigung eigener Ergebnisse zur mitochondrialen CK in Tab. 5 dargestellt. Derartige Angaben weisen wegen der unterschiedlichen experimentellen Bedingungen und des nicht identischen Zustandes der untersuchten Gewebeproben von Autor zu Autor z. T. erhebliche Unterschiede auf und sind daher nur als Anhaltswerte zu verstehen.

Leitenzym für die Diagnostik des akuten Myokardinfarktes ist die CK-MB. Die diagnostische Spezifität eines > 6% der Gesamt-CK-Aktivität liegenden CK-MB-Anteils beträgt 92%; die diagnostische Sensitivität eines > 6% der Gesamt-CK-Aktivität erhöhten CK-MB-Anteils beträgt 74%.

Tab. 5 Ungefähre Verteilung der CK-Isoenzyme in menschlichen Geweben

Gewebe	**U/g***	**CK-MM (%)**	**CK-MB (%)**	**CK-BB (%)**	**CK-MiMi (%)**
Skelettmuskel	1894	82	3	< 1	15
Herzmuskel	402	42	28	< 1	30
Uterus	47	2	1	87	10
Blase	162	3	5	87	5
Colon	148	2	3	90	5
Magen	86	2	3	90	5
Gehirn	157	< 1	< 1	80	20

* Bezogen auf g Feuchtgewicht

Aufgrund der unterschiedlichen Halbwertszeiten der CK-Isoenzyme im Kreislauf (sh. Tab. 3) erreicht der CK-MB-Anteil sein Maximum etwa 3 bis 4 Std. früher als die Gesamt-CK-Aktivität. Im Durchschnitt tritt das Aktivitätsmaximum des CK-MB-Anteils etwa 17.5 Std. und das der Gesamt-CK etwa 19.0 Std. nach Beginn der klinischen Symptome des Myokardinfarktes auf.

Das entscheidende differentialdiagnostische Kriterium für die Differenzierung zwischen der durch einen Myokardinfarkt bedingten Erhöhung der Gesamt-CK und der durch einen Skelettmuskelschaden bedingten ist der CK-MB-Anteil, jedoch nicht seine absolute Höhe. Ist bei erhöhter Aktivität der Gesamt-CK der CK-MB-Anteil auf > 6% erhöht, ist eine kardiale Ursache der Enzymerhöhung wahrscheinlich. Bei extremer Erhöhung der Gesamt-CK-Aktivität durch einen Skelettmuskelschaden treten zwar auch absolut erhöhte CK-MB-Aktivitäten auf; sie liegen aber nur äußerst selten > 6%.

Auch infektiöse, parasitäre, toxische und degenerative Myokardschädigungen können zu einer Erhöhung des CK-MB-Anteiles führen, besonders wenn ausgedehnte Myokardnekrosen entstehen. Meist ist jedoch gleichzeitig die Skelettmuskulatur betroffen, sodaß der CK-MB-Anteil < 6% bleibt und die Schädigung des Myokards nicht mit Hilfe des CK-MB-Anteils erkannt wird.

Der CK-MB-Anteil an der Gesamt-CK-Aktivität kann nicht nur durch Freisetzung aus dem Myokard, sondern auch aufgrund einer Neubildung von CK-MB im Rahmen der Muskelregeneration erhöht sein /[15]/. Vor allen Dingen bei ausgedehnter toxischer und entzündlicher Schädigung von roten Muskelfasern kann es durch die regenerativen Vorgänge zu einer vorübergehenden Steigerung des CK-MB-Gehaltes der Muskulatur und dadurch zur Erhöhung des CK-MB-Anteils an der Gesamt-CK-Aktivität im Serum kommen.

Ein CK-MB-Anteil von > 6% der Gesamt-CK-Aktivität kann auch durch Schädigung von Geweben mit hohem CK-BB-Gehalt vorgetäuscht werden. Gehirn, Magen-Darm-Trakt, Uterus, Blase und Lunge kommen als Quelle der CK-BB-Aktivität in Betracht.

Zur Differentialdiagnostik der Schädigungen der Skelettmuskulatur ist die Bestimmung der Gesamt-CK und des CK-MB-Anteiles nur bedingt geeignet. Bei stärkerem Zelluntergang im Rahmen einer toxischen Schädigung, einer Polymyositis oder bei Muskeldystrophie können extreme Anstiege der Gesamt-CK-Aktivität gemessen werden; der CK-MB-Anteil ist meist < 6%. Die Höhe der CK-Aktivität läßt Rückschlüsse auf den Schweregrad der Schädigung zu, so daß eine Verlaufskontrolle mit Hilfe der Gesamt-CK möglich ist.

Eine Unterscheidung zwischen primären und sekundären Myopathien oder eine Abgrenzung entzündlich-bedingter Myopathien von degenerativen erlaubt die Bestimmung der Gesamt-CK-Aktivitäten nicht. Lediglich aufgrund der Höhe des CK-Anstieges lassen sich die Muskeldystrophien teilweise unterscheiden. Während bei der Muskeldystrophie vom Typ Duchenne die Gesamt-CK-Aktivität meist 50- bis 100-fach erhöht ist, werden beim Gliedergürtel-Typ und beim Facio-scapulo-humeralen Typ nur etwa 5- bis 10-fache Anstiege gemessen.

Literatur

1. Empfehlungen der Deutschen Gesellschaft für Klinische Chemie: Standardmethode zur Bestimmung der Aktivität der Creatin-Kinase: J. Clin. Chem. Clin. Biochem. *15:* 249 (1977).
2. *Antonik, A.:* US patents 4, 001, 088, 4, 080, 265 (1977, 1978). Method for the determination of creatine phosphokinase enzyme.
3. *Neumeier, D., W. Prellwitz, U. Würzburg, M. Brundobler, M. Olbermann, H. J. Just, M. Knedel, H. Lang:* Clin. Chim. Acta *73:* 445 (1976). Determination of creatine kinase isoenzyme MB activity using immunological inhibition of creatine kinase M subunit activity.

4. *Mercer, D. W., M. A. Varrat:* Clin. Chem. *21:* 1088 (1975). Detection of cardiac specific creatine kinase isoenzyme in sera with normal or slightly increased total creatine kinase activity.
5. *Wong, R., T. O. Swallen:* Amer. J. Clin. Pathol. *64:* 209 (1975). Cellulose acetate electrophoresis of creatine phosphokinase isoenzyme in the diagnosis of myocardial infarction.
6. *Chemnitz, G., E. Schmidt, P. U. Koller, E. W. Busch:* Dtsch. Med. Wschr. *104:* 257 (1979). Kreatinkinase.
7. *Witt, I., C. Trendelenburg:* J. Clin. Chem. Clin. Biochem. *20:* 235 (1982). Gemeinsame Studie zur Erstellung von Richtwerten für klinisch-chemische Kenngrößen im Kindesalter.
8. *Neumeier, D., W. Prellwitz, M. Knedel:* Creatine kinase isoenzymes after myocardial infarction. In: *Lang, H.*, Creatine kinase isoenzymes, S. 132. Springer, Heidelberg (1981).
9. *Schmidt, E., F. W. Schmidt:* Kleine Enzymfibel, Schriftenreihe Diagnostika, Boehringer, Mannheim (1976).
10. *Prellwitz, W.:* Creatine kinase isoenzymes in complications, differential diagnosis, and diagnostic/therapeutic procedures associated with myocardial infarction. In: *Lang, H.*, Creatine kinase isoenzymes, S. 161. Springer, Heidelberg (1981).
11. *Chemnitz, G., E. Schmidt, F. W. Schmidt, R. Gahl, J. Lobers:* The creatine kinase MB isoenzyme in heart failure and inflammation. In: *Lang, H.*, Creatine kinase isoenzymes, S. 165. Springer, Heidelberg (1981).
12. *Prellwitz, W.:* Creatine kinase isoenzymes in direct skeletal muscle damage. In: *Lang, H.*, Creatine kinase isoenzymes, S. 170. Springer, Heidelberg (1981).
13. *Beckmann, R., G. Scheuerbrandt:* Kinderarzt *7:* 1267 (1976). Screening auf erhöhte CK-Aktivitäten zur Früherkennung der Duchenne-Muskeldystrophie.
14. *Beckmann, R., W. Peukert:* Diagnostik und Intensivther. *6:* 100 (1981). Kreatinkinase-Screening bei Duchenne Muskeldystrophie ?.
15. *Moser, H., J. P. Colombo:* Med. Lab. *31:* 282 (1978). Die klinische Chemie der Muskelerkrankungen.
16. *Laudahn, G., H. Heyck, F. Feustel:* Enzyme im Serum bei Muskelerkrankungen, In: *F. W. Schmidt,* Praktische Enzymologie S. 249. Huber, Bern (1968).
17. *Chemnitz, G., E. Schmidt, F. W. Schmidt:* Creatine kinase and isoenzymes in alcoholism. In: *H. Lang,* Creatine kinase isoenzymes, S. 219. Springer, Heidelberg (1981).
18. *Prellwitz, W.:* Creatine kinase isoenzymes in various muscular diseases. In: *Lang, H.*, Creatine kinase isoenzymes, S. 186. Springer, Heidelberg (1981).
19. *Chemnitz, G., E. Schmidt, F. W. Schmidt:* Creatine kinase isoenzymes in hypothyreoidism, In: *Lang, H.*, Creatine kinase isoenzymes, S. 183. Springer, Heidelberg (1981).
20. *Prellwitz, W.:* Creatine kinase isoenzymes in diseases of gastrointestinal tract, liver and pancreas. In: *Lang, H.*, Creatine kinase isoenzymes, S. 207. Springer, Heidelberg (1981).
21. *Griffiths, J. C.:* Cells, organelles, and enzymes. Studies in neoplastic pathophysiology. In: *Goldberg, D. M., M. Werner,* Progress in clinical enzymology, S. 4. de Gruyter, Berlin (1980).
22. *Doran, G. R., J. H. Wilkinson:* Clin. Chim. Acta *62:* 203 (1975). The origin of the elevated activities of creatine kinase and other enzymes in the sera of patients with myxoedema.
23. *Lang, H.:* The creatine kinase BB isoenzyme. In: *Lang, H.*, Creatine kinase isoenzymes, S. 242. Springer, Heidelberg (1981).
24. *Blum, H. E., B. Weber, B. Deus, W. Gerok:* Hoppe-Seyler's Z. Physiol. Chem. *359:* 254 (1978). Nachweis eines mitochondrialen Isoenzyms der Kreatin-Kinase in menschlichem Herzmuskel.
25. *Blum, H. E., B. Weber, B. Deus, W. Gerok:* The mitochondrial creatine kinase isoenzyme from human heart muscle. In: *Lang, H.*, Creatine kinase isoenzymes, S. 19. Springer, Heidelberg (1981).
26. *Blum, H. E., E. Walter, B. Deus:* Hoppe-Seyler's Z. Physiol. Chem. *361:* 1269 (1980) Complex formation of creatine kinase with immunoglobulins.
27. *Bohner, J., W. Stein, W. Renn, R. Steinhart, M. Eggstein:* J. Clin. Chem. Clin. Biochem. *19:* 1021 (1981). Stability of macro creatine kinases and creatine kinase isoenzymes compared: Heat inactivation test for determination of thermostable creatine kinases.
28. *Blum, H. E., B. Deus, W. Gerok:* J. Biochem. *94:* 1247 (1983). Mitochondrial creatine kinase from heart muscle: Purification and characterization of the crystallized isoenzyme.

Gamma-Glutamyl-Transferase (γ-GT)

Indikation

Verdacht auf Erkrankungen der Leber und Gallenwege.
Differentialdiagnose der Lebererkrankungen.
Verlaufsbeurteilung dieser Erkrankungen.

Bestimmungsmethode

Empfohlene Methode der International Federation of Clinical Chemistry (IFCC) /1/.

Prinzip: Die γ-GT (EC 2.3.2.2) katalysiert die Übertragung des Glutamylrestes von γ-Glutamyl-3-carboxy-4-nitroanilid auf Glycylglycin unter Freisetzung von 5-Amino-2-nitrobenzoat. Unter standardisierten Bedingungen ist die Konzentrationszunahme dieser Substanz, gemessen als Absorptionsänderung bei 405 nm, proportional der Enzymaktivität im Ansatz.

$$\text{L-}\gamma\text{-Glutamyl-3-carboxy-4-nitroanilid} + \text{Glycylglyccin} \xleftrightarrow{\gamma\text{-GT}} \text{L-}\gamma\text{-Glutamyl-glycylglycin} + \text{5-Amino-2-nitrobenzoat}$$

Neben dem Substrat L-γ-Glutamyl-3-carboxy-4-nitroanilid /2/ wird auch das Substrat γ-Glutamyl-4-nitroanilid eingesetzt /3/

$$\text{L-}\gamma\text{-Glutamyl-4-nitroanilid} + \text{Glycylglycin} \xleftrightarrow{\gamma\text{-GT}} \text{L-}\gamma\text{-Glutamylglycylglycin} + \text{4-Nitroanilin}$$

Untersuchungsmaterial

Serum, Plasma (Heparin, EDTA) 0.5 ml

Referenzbereiche

Erwachsene /4/	♀ 4—18	
	♂ 6—28	
Kinder /5/	1. Tag bis 4. Woche	14—163
	2. bis 12. Monat	2— 91
	älter als 12 Monate	3— 17
	Frühgeborene /6/	bis 175

Angaben in U/l bei 25 °C

Bewertung

Die Erhöhung der γ-GT im Serum ist einer der sensibelsten Indikatoren einer Leber-Gallenerkrankung /7/. In einer Studie /8/ betrug die diagnostische Sensitivität des erhöhten Wertes 95% bei einer diagnostischen Spezifität des Normalwertes von 95.6% gegenüber Gesunden und 74% gegenüber Nicht-Leberkranken. Bei einer Prävalenz von 8% Leber- und Gallenwegskranken im Krankengut betrug der positive prädiktive Wert (Aussagewert einer pathologischen γ-GT) 0.24, und 0.99 war der negative prädiktive Wert (Aussagewert der normalen γ-GT). Demzufolge schließen normale γ-GT-Werte mit hoher Wahrscheinlichkeit eine Leber-Gallenerkrankung aus. Bei der gegebenen Prävalenz hat jedoch nur jeder Vierte mit erhöhter γ-GT eine eigenständige Lebererkrankung.

Die γ-GT ist mit im Mittel 14% (6—20%) das am häufigsten allein erhöhte Enzym bei Leber-Gallenerkrankungen, noch höher ist der Anteil der Personen (22—30%) mit isolierter γ-GT-Erhöhung, bei denen klinisch primär keine Erkrankung der Leber und/oder Gallenwege vorliegt /7/.

Ursachen isolierter Erhöhung können sein /[9]/

— Therapiebedingte Induktion der γ-GT-Synthese. Isolierte γ-GT-Erhöhungen über das 3-fache des oberen Referenzbereichswertes werden nicht mehr als therapiebedingt angesehen.
— Fettleber, subklinische Behinderung des Gallenflusses, raumfordernde Leberprozesse, chronische Leberstauung bei Herzerkrankung.
— Alkoholische Genese.

Jeder γ-GT-Anstieg ist jedoch immer das Zeichen einer Leberschädigung, wenn leberspezifische Enzyme wie GPT, GLDH oder CHE ebenfalls pathologisch sind.

Hepato-biliär Erkrankte mit erhöhten Transaminasen und normaler γ-GT sind selten, vorwiegend handelt es sich um Patienten mit chronisch persistierender Hepatitis.

Differentialdiagnostische Wertigkeit hat die γ-GT bei folgenden Fragestellungen

— Abklärung eines Ikterus.
— Abgrenzung der Cholestase vom reinen Zellmembranschaden.
— Erkennung des alkoholischen Leberschadens.

Beurteilungskriterien sind

— Verhalten der γ-GT im Muster mit den Transaminasen, bewertet wird die Höhe des Quotienten γ-GT/GPT bzw. γ-GT/GOT. Bei ikterischen Patienten ist er ein Maßstab für das Ausmaß der Cholestase in Bezug auf den Zellmembranschaden /[10]/.
— Höhe der γ-GT-Aktivität.
— Verhalten der γ-GT zu weiteren Cholestaseenzymen wie AP und LAP.

Bei Vorliegen eines Ikterus und der Fragestellung hepatische oder posthepatische Ursache, kann aus der Höhe der GPT-Aktivität und dem Quotienten γ-GT/GPT in vielen Fällen eine grobe Gruppierung erfolgen. In einer Studie /[10]/ wurde bei keinem Patienten mit Verschlußikterus ein GPT-Anstieg über 500 U/l gefunden und der Wert des Quotienten von γ-GT/GPT lag immer über 1, oft sogar über 6 (Tab. 1).

Ein weiteres wichtiges Kriterium, das für den Verschlußikterus spricht, ist die disproportionale Erhöhung der AP in Relation zur GOT oder GPT.

Wurde bei bestehendem Ikterus der extrahepatische Gallengangsverschluß ausgeschlossen, kann eine weitere Differenzierung der Cholestase-Syndrome aufgrund der Höhe der γ-GT und des Quotienten γ-GT/GPT erfolgen (Tab. 2).

Tab. 1 Quotient γ-GT/GPT, Höhe und prozentuale Häufigkeit bei Leber-Gallenwegserkrankungen /[10]/

Erkrankung	**γ-GT/GPT** < 1	1—6	> 6
	%	%	%
Akute Virushepatitis	> 98	< 1	< 1
Chronische Hepatitis	~ 75	~ 25	< 1
Intrahepatische Cholestase*	~ 35	~ 45	~ 20
Zirrhosen ohne primär biliäre Zirrhosen	~ 10	~ 65	~ 25
Fettleber	0	~ 90	~ 10
Primär biliäre Zirrhose	0	~ 60	~ 40
Extrahepatischer Verschlußikterus	0	~ 40	~ 60
Metastasenleber	0	~ 20	~ 80

* medikamentös induziert

Tab. 2 Differentialdiagnose der intrahepatischen Cholestase vermittels der Höhe der γ-GT und des Quotienten γ-GT/GPT. Angegeben sind ebenfalls die prozentualen Häufigkeiten /[10]/.

γ-GT (U/l)	*unter 100*	*%*	*über 100*	*%*
	Metastasenleber	2	Metastasenleber	98
	Cholangitis + primär biliäre Zirrhose	2	Cholangitis + primär biliäre Zirrhose	98
			Fettleber	1
	Fettleber	99	toxische Schäden*	50
	toxische Schäden	50	chronische Hepatitis	15
	chronische Hepatitis	85	Zirrhosen	11
	Zirrhosen	89		
γ-GT unter 100 U/l				
γ-GT/GPT	*unter 6.0*		*über 6.0*	*%*
	—		Metastasenleber	100
	—		Cholangitis + primär biliäre Zirrhose	100
	Fettleber	100	—	
	toxische Schäden*	93	toxische Schäden*	7
	chronische Hepatitis	100	—	
	Zirrhosen	77	Zirrhosen	23

* Untersucht wurden 489 Patienten, bei denen die extrahepatischen Gallenwege frei waren.

Ist bei einem Ikterus die γ-GT im Referenzbereich und sind weitere Leberenzyme und die LDH normal, muß an eine Bilirubinstoffwechselstörung gedacht werden (sh. S. 224).

Die akute Alkohol-toxische Hepatitis von Trinkern mit Alkoholexzeß verursacht einen steilen und parallel verlaufenden Anstieg von γ-GT, Transaminasen und AP.

Die chronische Alkohol-toxische Hepatitis zeigt bei leicht erhöhten Transaminasen eine disproportional erhöhte γ-GT, die AP ist gewöhnlich normal oder nur leicht erhöht.

Verhalten der γ-GT im Serum bei Erkrankungen der Leber und der Gallenwege

Erkrankung	**Beurteilung**
Akute Virushepatitis	Die unkomplizierte Verlaufsform geht mit einem mäßigen Anstieg von im Mittel 100 U/l einher, der Quotient γ-GT/GOT beträgt 0.1 bis 0.2 in den ersten 2 Wochen nach Auftreten des Ikterus und/oder der klinischen Beschwerden. Der Abfall erfolgt in der 3. bis 4. Woche und ist langsamer als der der Transaminasen. Zur Feststellung der klinischen Ausheilung werden die γ-GT und GPT noch weitere 10 bis 12 Wochen bis zur Normalisierung bestimmt. Bei den Non B-Hepatitiden wird die γ-GT als letztes Enzym normal, bei den B-Hepatitiden die GPT in zwei Drittel der Fälle. Persistierende Enzymerhöhung deutet den Übergang in eine chronische Verlaufsform an. Die cholestatische Verlaufsform der akuten Virushepatitis geht mit einer in der Größenordnung der Transaminasen liegenden γ-GT-Erhöhung einher, der Quotient γ-GT/GOT beträgt im Maximum des Enzymanstieges nahezu 1 /[11]/.
Chronisch aggressive Hepatitis	Sowohl bei der posthepatitischen als auch bei der lupoiden Form werden den Transaminasen vergleichbare Anstiege gefunden, der Quotient γ-GT/GOT beträgt 1 bis 3.

Verhalten der γ-GT im Serum bei Erkrankungen der Leber und der Gallenwege (Fortsetzung)

Erkrankung	**Beurteilung**
Chronisch persistierende Hepatitis	Die Aktivität der γ-GT liegt im Mittel bei 31 U/l, ein Drittel der Patienten hat einen Wert im Referenzbereich /[12]/.
Fettleber-Hepatitis (Alkohol-bedingt)	Sie hebt sich durch eine disproportional hohe γ-GT-Aktivität hervor, insbesondere da ein Teil der Patienten nur gering erhöhte Transaminasen aufweist.
Leberzirrhose	Bei posthepatitischer Zirrhose werden im Mittel γ-GT-Werte von 43 ± 29 U/l gefunden, bei Alkoholzirrhose 201 ± 166 U/l /[11]/. Die primär biliäre Zirrhose geht schon vor Auftreten des Ikterus mit hohen γ-GT-Werten einher, die AP verläuft parallel, die Transaminasen sind nur gering bis mäßig erhöht /[11]/.
Fettleber	Isolierte leicht bis mäßig erhöhte γ-GT-Werte weisen bei deutlich vergrößerter weicher Leber auf eine Fettleber hin. In Fällen, bei denen die fettige Infiltration der Leber auf einer sekundären Mitbeteiligung beruht, begleitet die γ-GT den Anstieg von GLDH, Transaminasen und CHE.
Cholestase	Die γ-GT übertrifft an Sensitivität, Frühzeitigkeit und Höhe des Anstiegs die Cholestaseenzyme AP und LAP. Sie ist in nahezu allen Fällen mit extra- oder intrahepatischer Cholestase erhöht.Die Werte sind im allgemeinen bei extrahepatischer Cholestase höher als bei intrahepatischer und bei ikterischer höher als bei nichtikterischer. Cholestase-spezifisch ist die γ-GT jedoch nur im Befundmuster mit den Transaminasen und der AP bzw. LAP.
Verschlußikterus	Bei extrahepatischer Verlegung werden Werte höher als das 10fache des oberen Referenzbereichs gefunden. Der Quotient γ-GT/GOT ist bei frischem Verschluß 3 bis 6, beim älteren über 6. Die anikterische Cholelithiasis und die akute Cholezystitis mit Ikterus machen geringere und weniger häufig γ-GT-Anstiege, als die komplette Verlegung der Gallenwege.
Rekurrierende intrahepatische Schwangerschafts-Cholestase	Die γ-GT hat trotz erhöhter AP und LAP normale Werte. Auch bei Virushepatitis während der Schwangerschaft steigen die γ-GT-Werte kaum an /[13]/.
Cholestase durch hormonelle Kontrazeptiva	Bei intrahepatischer Cholestase durch hormonelle Kontrazeptiva können bei erhöhter AP und LAP normale γ-GT-Werte auftreten. Das Verhalten der γ-GT soll vom Östrogen-/Gestagenverhältnis und der genetischen Disposition abhängen /[13]/.
Primäre Lebertumoren, Lebermetastasen	Die Höhe des γ-GT-Anstiegs ist stärker von der Wachstumsgeschwindigkeit, als von Größe und Sitz der Tumoren abhängig /[11]/. Bei Vorliegen von Metastasen ist die γ-GT zu etwa 90% erhöht /[14]/. Sie ist entweder als einziges Enzym erhöht, oder aber stärker, als die anderen Leberenzyme. Aufgrund der geringen Spezifität ist die γ-GT jedoch als Suchreaktion auf Lebermetastasen ungeeignet. Normale Werte schließen das Vorliegen von Lebermetastasen weitgehend

Verhalten der γ-GT im Serum bei Erkrankungen der Leber und Gallenwege (Fortsetzung)

Erkrankung	Beurteilung
	aus. γ-GT-Erhöhungen bei Krebspatienten unter zytostatischer Therapie können auf einer Leberzellschädigung, oder Enzyminduktion beruhen und sind nicht das Indiz für Lebermetastasen.
Chronische und akute Durchblutungsstörungen der Leber (chron. Rechtsherzinsuffizienz, akute Rechtsherzinsuffizienz, Pfortaderthrombose)	Bei chronischen Leberstauungen übersteigt die γ-GT kaum das 5-fache des oberen Referenzwertes, bei etwa 80% dieser Patienten wird jedoch der geringe γ-GT-Anstieg oft als einzige Leberenzymerhöhung gefunden /[11]/. Bei akuten Durchblutungsstörungen wird in Relation zu den Transaminasen und der GLDH ein nur geringer γ-GT-Anstieg meßbar.
Alkoholismus	Chronische Alkoholzufuhr führt zu einer Erhöhung der γ-GT. Ein einziger Alkoholexzess ist beim Gesunden nicht in der Lage einen γ-GT-Anstieg zu verursachen. Vor Anstieg ist ein mehrtägiger exzessiver Alkoholmißbrauch notwendig /[14]/. Bei Männern besteht eine schlechte Korrelation zwischen Alkoholzufuhr und γ-GT-Aktivität, nicht aber bei Frauen. Nach Alkoholabstinenz kehrt die γ-GT gewöhnlich in 60 Tagen in den Referenzbereich zurück /[15]/. Die diagnostische Sensitivität der γ-GT zur Erfassung des Alkoholikers beträgt etwa 75%, die diagnostische Spezifität ist deutlich niedriger. Etwa jede dritte γ-GT-Erhöhung in der erwachsenen Bevölkerung soll durch Alkohol bedingt sein, bei Männern im mittleren Lebensalter sollen drei von vier γ-GT-Erhöhungen alkoholischer Ursache sein /[16]/. Weitere Kenngrößen des Alkoholismus sind ein erhöhter MCV (diagnostische Sensitivität 69%) und ein erniedrigter Harnstoffwert (diagnostische Sensitivität 80%) /[17]/.
Pharmaka	Pharmaka können eine Erhöhung der γ-GT durch Enzyminduktion, durch primäre Leberzellschädigung oder durch intrahepatische Cholestase verursachen. Durch therapiebedingte Induktion wird die γ-GT meist nur weniger als das Doppelte, selten bis zum Dreifachen und nur ausnahmsweise bis zum Fünffachen erhöht /[9]/. Bei stärkeren Aktivitätsanstiegen ist eine Zellschädigung anzunehmen. Mit einer Inzidenz von etwa 80% soll es bei antikonvulsiver Behandlung (Phenytoin, Phenobarbital) zum Anstieg der γ-GT kommen /[7]/ mit einer Häufung des isolierten Anstiegs in 30—50% der Fälle. In 50% der Fälle wird das Doppelte des oberen Referenzbereiches nicht überschritten. Thyreostatika, anabole Steroide, Thiazid-Diuretika, Meprobamat, Phenothiazine, Azathioprim, Ifosfamid, Streptokinase, Diäthylpentamid, Aminopyrine und andere führen bei leichter bis mittlerer γ-GT-Erhöhung ebenfalls zum leichten Anstieg von AP und LAP, die Transaminasen sind normal. Medikamente, wie MAO-Hemmer, Iproniazid, Tuberkulostatika, Antirheumatika und andere, wenn sie entzündliche Leberveränderungen mit oder ohne Cholestase verursachen, bewirken neben dem γ-GT-Anstieg eine deutliche Transaminasenerhöhung.

Verhalten der γ-GT im Serum bei Erkrankungen der Leber und Gallenwege (Fortsetzung)

Erkrankung	Beurteilung
	Bei Substanzen, die in seltenen Fällen zur schweren nekrotischen Leberschädigung führen können, wie z. B. Zytostatika und halogenierte Kohlenwasserstoffe, übersteigt der Wert der Transaminasen den der γ-GT bei weitem. Ein charakteristischer Befund für Leberschäden nach wiederholter Halothanexposition ist ein normaler oder diskret erhöhter γ-GT-Wert bei hohen Transaminasenaktivitäten. Ovulationshemmer bewirken, wenn sie eine Leberschädigung verursachen, eine Erhöhung der AP und LAP, die γ-GT bleibt jedoch normal.

Erhöhungen der γ-GT bei anderen Krankheiten /[18]/

Erkrankung	Bewertung
Akute Pankreatitis, Pankreaskopfkarzinom	Die akute Pankreatitis kann von γ-GT-Werten begleitet sein, die das 5-fache des oberen Referenzwertes ausmachen. Die höchsten Werte werden beim Pankreaskopfkarzinom gefunden. Ursache des Anstiegs kann zum einen die Leberschädigung bei Alkohol-induzierter Hepatitis sein, zum anderen die Verlegung des Gallenganges.
Herzinfarkt	Bei etwa 50% der Patienten wird ein γ-GT-Anstieg mit Maximum in der 2. Woche gemessen. Die Ursache des Anstiegs ist noch unklar.
Akutes Nierenversagen, Nephrotisches Syndrom, Transplantatabstoßung	Leicht erhöhte Werte der γ-GT können bei diesen Erkrankungen auftreten. Erhöhte Werte, mehr als das 4-fache des oberen Serumreferenzwertes werden im Harn gemessen. Im Harn werden physiologischerweise 2—4-fach höhere γ-GT-Aktivitäten gefunden als im Serum.
Diabetes mellitus	Bis zu 57% der Diabetiker, insbesondere diejenigen mit Gefäßkomplikationen, haben leicht erhöhte γ-GT-Werte, ohne daß klinische Zeichen einer Lebererkrankung vorliegen.
Hirntumor, Hirnblutungen	Leichte γ-GT-Anstiege können auftreten. Sie sollen dem Gefäßendothel entstammen und durch Nekrose oder während des Reparationsprozesses freigesetzt werden.

Hinweise und Störungen

Blutentnahme: Die Entnahmeröhrchen sollen kein Citrat, Oxalat oder Fluorid enthalten, da sonst falsch niedrige Werte vorgetäuscht werden.

Bestimmungsmethode: In Heparinplasma werden mit der IFCC-Methode (Substrat γ-Glutamyl-3-carboxy-4-nitroanilid) zu niedrige Werte gemessen /[19]/.

Hämolyse: Führt ab 2 g Hb/l zu erniedrigten Werten /[20]/.

Medikamente: Die Bestimmung wird in-vitro nicht gestört.

Temperaturumrechnungsfaktoren: 25/37 °C = 0.56; 25/30 °C = 0.73; 30/37 °C = 0.77.

Stabilität im Serum: 5 Tage bei Raumtemperatur.

Qualitätskontrolle: Nicht übereinstimmende Werte in käuflichen Kontrollseren werden bei Vorliegen pathologischer Aktivitäten gemessen mit Testkits, die unterschiedliche Substrate verwenden (γ-Glutamyl-4-nitroanilid oder γ-Glutamyl-3-carboxy-4-nitroanilid). Grund für die Abweichungen soll die Aufstockung mit γ-GT unterschiedlicher Herkunft sein /[21]/.

Pathophysiologie

Die γ-GT wird vorwiegend auf den Zellmembranen von Geweben gefunden, die eine hohe sekretorische oder absorptive Kapazität haben, z. B. den Gallenwegsepithelien, der Bürstensaummembran des proximalen Nierentubulus, der Bürstensaummembran der Dünndarmzellen und den Ausführungsgängen des Pankreas /[22]/. Die höchste spezifische Aktivität ist in der Niere, das Organ mit der größten Enzymmenge ist die Leber. Erhöhungen im Plasma sind im wesentlichen Leber-bedingt, weshalb die γ-GT diagnostisch auch als leberspezifisches Enzym bewertet wird.

Die Gewebe-gebundene γ-GT hat ein Molekulargewicht von 84.000. Die γ-GT des Plasmas entstammt der Leber und liegt in heterogener Form vor, mit einem mittleren Molekulargewicht von etwa 300.000, aber auch in der Größenordnung von über 1 Million /[23]/. Ursachen der Heterogenität sind

— Unterschiedliche Sialisierung.
— Bindung an Lipoproteine, Apoproteine, Enzyme.
— Proteolytische Modifikation in vivo oder in vitro.
— An abgelöste Membranstrukturen gebundenes Enzym.

Die Klärung der γ-GT aus dem Plasma erfolgt überwiegend durch die Leber, die Ausscheidung über die Galle. Die Aktivität ist dort etwa 10-fach höher als im Plasma. Ein kleiner Teil wird von den Nieren katabolisiert, ein Teil mit dem Harn ausgeschieden.

Die γ-GT ist das Schlüsselenzym des γ-Glutamatzyklus, der die Aufnahme von Aminosäuren aus den Körperflüssigkeiten in die Zelle regelt /[24]/.

In der fetalen Leber ist die γ-GT gleichmäßig in den Lobuli verteilt, sie kommt dort im Hepatozyten gelöst und an die Zellmembran gebunden vor /[25]/. In der Leber des Erwachsenen ist die γ-GT vorwiegend in der Peripherie der Lobuli gelegen. Nur geringe Aktivitäten sind bei der gesunden Leber im Hepatozyten gelöst, der Hauptanteil liegt Membran-gebunden vor, und zwar auf den kanalikulären und sinusoidalen Membrananteilen des Hepatozyten und auf der Epithelmembran größerer Gallengänge /[7]/.

Die Synthese der γ-GT kann in der Leber durch Cholestase, chronischen Alkoholgenuß und Pharmaka in therapeutischer Dosierung, z. B. Phenytoin, induziert werden. Es kommt sowohl zu einer Aktivitätszunahme der löslichen γ-GT im Hepatozyten /[14]/, als auch zu einer Ausbreitung der Membran-gebundenen Form. Vorwiegend periportal breitet sich das Enzym von den Kanalikularmembranen auf die weiteren, dem Dissé-Raum zugewandten Zellmembrananteile aus /[7]/.

Die im Serum erhöht meßbare γ-GT nach Induktion der Synthese, ist abhängig von Art und Ausmaß der Noxe. Zum einen kann der Anstieg auf dem Konzentrationsgefälle zwischen Herkunftszelle und Extrazellularraum beruhen, andererseits kann eine primäre Schädigung der Zellmembran Ursache des γ-GT-Anstiegs sein. Bei Anstiegen über das Doppelte des oberen Referenzbereiches oder wenn eine Erhöhung gekoppelt ist mit der Zunahme anderer Leberenzyme, ist immer eine Parenchymschädigung in Erwägung zu ziehen /[7]/.

Der Anstieg der γ-GT bei Störungen der Gallenausscheidung kann sowohl auf einer Solubilisierung der γ-GT durch die Gallensäuren beruhen, als auch auf einer Zunahme der γ-GT-Bildung des Hepatozyten. Letzteres soll insbesondere die Ursache sein für den γ-GT-Anstieg in Hepatomzellen, in Zellen, die durch einen Lebertumor komprimiert sind und in regenerierenden Arealen der zirrhotischen Leber /[26]/.

Literatur

1. *Shaw, L. M., J. H. Stromme, J. L. London, L. Theodorsen:* J.Clin. Chem. Clin. Biochem. *21:* 633 (1983). IFCC-method for γ-glutamyltransferase.
2. *Persijn, J. P., W. v. d. Slik:* J. Clin. Chem. Clin. Biochem. *14:* 421 (1976). A new method for the determination of γ-glutamyltransferase in serum.
3. *Szasz, G.:* Clin. Chem. *15:* 124 (1969). A kinetic photometric method for serum γ-glutamyltranspeptidase.
4. *Szasz, G.:* γ-Glutamyltranspeptidase. In: *Bergmeyer, H. U.*, Methoden der enzymatischen Analyse, S. 759. Verlag Chemie, Weinheim (1974).
5. *Witt, J., Chr. Trendelenburg:* J. Clin. Chem. Clin. Biochem. *20:* 235 (1982). Gemeinsame Studie zur Erstellung von Richtwerten für klinisch-chemische Kenngrößen im Kindesalter.
6. *Sitzmann, F. C., K. Kellerer, M. Bierschenk:* Arch. f. Kinderheilk. *183:* 1 (1971). Das Verhalten der Gamma-Glutamyl-Transpeptidase im Serum gesunder Kinder.
7. *Schmidt, E., F. W. Schmidt:* Dtsch. Med. Wschr. *105:* 967 (1980). Noch einmal γGT: Induktion in der Leber = Anstieg im Serum?
8. *Schmidt, E., F. W. Schmidt:* Modell Lebererkrankungen. In: *Lang, H., W. Rick, H. Büttner:* Validität klinisch-chemischer Befunde, S. 92. Springer, Heidelberg (1979).
9. *Schmidt, E.:* Dtsch. Med. Wschr. *108:* 73 (1983). γ-GT-Erhöhung.
10. *Schmidt, E., F. W. Schmidt:* Dtsch. Med. Wschr. *109:* 139 (1984). Diagnostik des Ikterus.
11. *Schmidt, E., F. W. Schmidt:* Dtsch. Med. Wschr. *98:* 1572 (1973). γ-Glutamyl-Transpeptidase.
12. *Schmidt, E.:* Dtsch. Med. Wschr. *99:* 1696 (1974). Normale γ-Glutamyltranspeptidase bei Hepatitis?
13. *Schmidt, E., F. W. Schmidt:* Enzyme diagnosis in diseases of the liver and the biliary system. In: *Schmidt, E., F. W. Schmidt, I. Trautschold, R. Friedel,* Advances in clinical enzymology, S. 239. Karger, Basel (1979).
14. *Seitz, H. K., B. Kommerell:* Ärztl. Lab. *31:* 109 (1985). Laborchemische Marker zur Früherkennung des Alkoholismus.
15. *Wietholtz, H., J. P. Colombo:* Med. Labor *31:* 249 (1978). Das Verhalten der γ-GT und anderer Leberenzyme im Plasma während der Alkohol-Entziehungskur.
16. *Petersen, B., E. Trell, H. Kristensson, G. Fex, M. Yettra, B. Hood:* Scand. J. Clin. Lab. Invest. *43:* 141 (1983). Comparison of γ-GT and other health screening tests in average middle-aged males, heavy drinkers and alkohol non users.
17. *Stamm, D., E. Hansert, W. Feuerlein:* J. Clin. Chem. Clin. Biochem. *22:* 65 (1984). Excessive consumption of alcohol in men as a biological influence factor in clinical laboratory investigations.
18. *Penn, R., D. J. Worthington:* Brit. Med. *286:* 531 (1983). Is serum γ-glutamyltransferase a misleading test?
19. *Stromme, H. J., L. Theodorsen:* Scand. J. Clin. Lab. Invest *45:* 437 (1985). Heparin interference in the measurement of γ-GT with the Scandinavian and the IFCC recommended method.
20. *Müller-Wiegand, B.:* Lab. Med. *8:* 158 (1984). Bestimmung der γ-GT mit einem gut löslichen Substrat.
21. *Gorka, G., H. Häusler:* J. Clin. Chem. Clin. Biochem. *21:* 395 (1983). Zur Problematik des Sollwertes für verschiedene Bestimmungsmethoden der γ-GT.
22. *Nemesanzky, E., J. A. Lott:* Clin. Chem. *31:* 797 (1985). γ-GT and its isoenzymes: Progress and problems.
23. *Wenham, P. R., D. B. Horn, A. F. Smith:* Clin. Chem. *31:* 569 (1985). Multiple forms of γ-GT: A clinical study.
24. *Meister, A.:* Science *220:* 472 (1983). Selective modification of glutathion metabolism.
25. *Köttgen, E., W. Reutter, W. Gerok:* Biochem. Biophys. Res. Comm. *72:* 61 (1976). Two different γ-GT during development of liver and small intestine: A fetal (sialo-) and an adult (asialo) glycoprotein.
26. *Tsuchida, S., K. Hoshino, T. Sato* et al.: Cancer Res. *39:* 4200 (1979). Purification of γ-GT from rat hepatomas and hyperplastic hepatic nodules, and comparison with the enzyme from rat kidney.

Glutamat-Dehydrogenase (GLDH)

Indikation

Beurteilung von Schwere (Nekrose) und Ausmaß einer akuten Leberparenchym-Schädigung.
Differentialdiagnose des Ikterus.

Bestimmungsmethode

Kinetischer UV-Test, optimierte Standardmethode nach den Empfehlungen der Deutschen Gesellschaft für Klinische Chemie /1, 2/

Prinzip: Die GLDH (EC 1.4.1.3) katalysiert die NADH-abhängige Übertragung von Ammoniak auf 2-Oxoglutarat unter Bildung von Glutamat und NAD. Meßgröße ist NADH, dessen Absorptionsabnahme pro Zeiteinheit bei 25 °C photometrisch registriert wird. Die Absorptionsänderung gemessen bei 334, 340 oder 366 nm verhält sich proportional zur GLDH-Aktivität im Ansatz.

$$\text{2-Oxoglutarat} + \text{NADH} + NH_4^+ \xleftrightarrow{\text{GLDH}} \text{L-Glutamat} + NAD^+$$

Untersuchungsmaterial

Serum, Plasma (Heparin, EDTA, Oxalat, Citrat) 0.5 ml

Referenzbereiche

Erwachsene /3/	♀	bis 3.0
	♂	bis 4.0
Kinder /4/	1—30 Tg.	bis 6.6
	1— 6 Mon.	bis 4.3
	7—12 Mon.	bis 3.5
	13—24 Mon.	bis 2.8
	2— 3 J.	bis 2.6
	13—15 J.	bis 3.2

Angaben in U/l bei 25 °C

Bewertung

Die GLDH ist ein leberspezifisches Enzym. Als Suchtest auf Leber-Gallenerkrankungen ist sie jedoch ungeeignet, da ihre diagnostische Sensitivität nur 47% beträgt /5/.

Differentialdiagnostische Bedeutung hat die GLDH im Muster mit den Transaminasen. Beurteilungskriterium ist der *Schmidt'sche* Quotient

$$\frac{\text{GOT} + \text{GPT}}{\text{GLDH}}$$

Differentialdiagnostischer Wert des Schmidt'schen Quotienten

Quotient $\frac{\text{GOT} + \text{GPT}}{\text{GLDH}}$	**Hinweis**
unter 20	Verschlußikterus Biliäre Zirrhose Metastasenleber

Differentialdiagnostischer Wert des Schmidt'schen Quotienten (Fortsetzung)

Quotient $\frac{GOT + GPT}{GLDH}$	**Hinweis**
20 bis 50	Akute Schübe bei chronischen Leberleiden Cholestatische Hepatosen
über 50	Akute Virushepatitis (auch die cholestatische Verlaufsform) Akute Alkohol-toxische Hepatitis

Insbesondere bei Leberschäden mit sehr hohen Transaminasen ist der GLDH-Wert ein wichtiges Kriterium zur Abgrenzung der akuten Virushepatitis von der akut-toxischen Lebernekrose und der akuten Durchblutungsstörung.

Differentialdiagnose stark erhöhter Transaminaseaktivitäten /[6]/

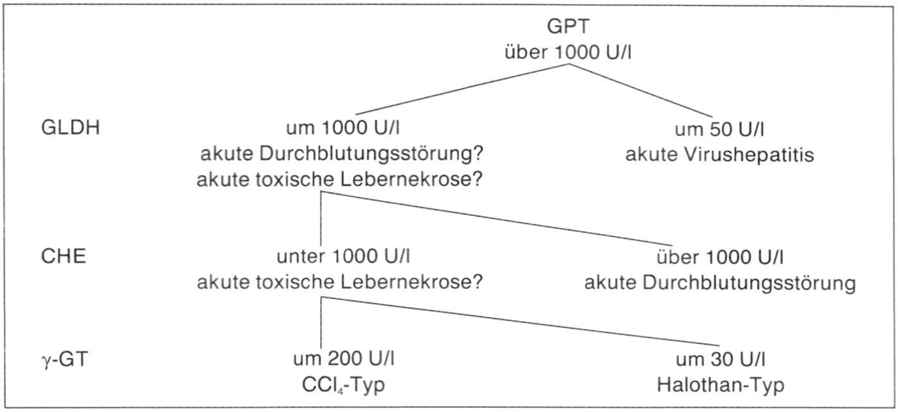

Ein starker Anstieg der GLDH ist immer das Zeichen einer schweren Leberzellschädigung. Nach einer Studie sind die häufigsten Ursachen von GLDH-Aktivitäten über 100 U/l akutes Rechtsherzversagen, protrahiert septisch-toxisches Kreislaufversagen, Verschlußikterus und schwere respiratorische Insuffizienz. Die höchste durchschnittliche Aktivität wurde bei Patienten mit Cor pulmonale nach Lungenembolie gefunden /[7]/.

Verhalten der GLDH im Serum bei Erkrankungen der Leber und Gallenwege

Erkrankung	**Beurteilung**
Akute Virushepatitis	Die GLDH-Aktivität zeigt innerhalb der ersten 4 Krankheitswochen mäßige Anstiege, die allgemein das 10-fache der oberen Referenzbereichsgrenze nicht überschreiten. Die cholestatische Verlaufsform der Virushepatitis geht mit höheren Werten einher. Der Quotient $\frac{GOT + GPT}{GLDH}$ unterschreitet den Wert von 50 nicht. Die nekrotisierende Verlaufsform, die sich aus einem unauffälligen Krankheitsbild entwickeln kann, ist durch einen starken Anstieg der GLDH und der GOT gekennzeichnet, der Quotient $\frac{GOT + GPT}{GLDH}$ ist kleiner als 20.

Verhalten der GLDH im Serum bei Erkrankungen der Leber und Gallenwege (Forts.)

Erkrankung	**Beurteilung**
Chronisch persistierende Hepatitis	Die GLDH ist nahezu immer im Referenzbereich.
Chronisch aktive Hepatitis	Die GLDH zeigt, wie die Transaminasen, eine deutliche Aktivitätszunahme, der Quotient $\frac{GOT + GPT}{GLDH}$ beträgt 20 bis 50.
Leberzirrhose	Die GLDH ist allgemein nur gering oder nicht erhöht und schwankt entsprechend des Krankheitsverlaufes. Ein Ansteigen der zuvor normalen oder leicht erhöhten GLDH bei weit fortgeschrittenen Zirrhosen sollte an die Entwicklung eines Leberkarzinoms denken lassen. Bei der primären biliären Zirrhose ist die GLDH stärker erhöht (in Relation zu den Transaminasen als bei den anderen Zirrhosen) und steigt im Laufe der Erkrankung an. Der Quotient $\frac{GOT + GPT}{GLDH}$ ist kleiner als 20.
Fettleber	Die GLDH kann wie die Transaminasen leicht erhöht sein. Die zusätzliche Erhöhung der γ-GT deutet auf Alkoholabusus hin.
Verschlußikterus	Beim akuten Verschluß aufgrund von Gallensteinen steigen die GLDH und die Transaminasen steil an und fallen bei bestehendem Verschluß innerhalb einer Woche wieder ab, während die Cholestaseenzyme (γ-GT, AP, LAP) weiter zunehmen. Der Quotient $\frac{GOT + GPT}{GLDH}$ ist unter 20. Bei rezidivierend auftretenden Gallenkoliken kann eine intermittierende inklomplette Abflußstörung der Galle 1 bis 2 Tage später an einer flüchtigen Erhöhung von GLDH, GPT und γ-GT erkannt werden /8/.
Leberkarzinom, Metastasenleber	Die GLDH zeigt beim Leberkarzinom eine der γ-GT und AP vergleichbare Aktivitätszunahme. Sie hat bei Lebermetastasen eine diagnostische Sensitivität von 52% /9/. Der Quotient $\frac{GOT + GPT}{GLDH}$ ist kleiner 20.
Akute Intoxikation	Die schwere toxische Leberzellnekrose, z. B. durch Halothan, Tetrachlorkohlenstoff, Arsenverbindungen, Pilzgifte, verursacht GLDH-Aktivitätsanstiege um 1000 U/l und höher. Die Transaminasen liegen in der gleichen Größenordnung, der Quotient GOT/GPT ist größer als 1.0. Abgrenzung gegenüber der akuten Virushepatitis aufgrund der hohen GLDH und des Quotienten $\frac{GOT + GPT}{GLDH}$ kleiner als 20.
Akute Rechtsherzinsuffizienz, Akute Thrombosierung der Lebervenen, Verschluß der A. hepatica, Abstoßungskrise nach Lebertransplantation	Abrupte Behinderung der Leberdurchblutung läßt die GLDH rasch auf Werte von 1000 U/l und höher ansteigen. Sie erreicht den Transaminasen vergleichbare Aktivitäten /7/. Das Budd-Chiari-Syndrom bzw. obliterierende Erkrankungen der Lebervenen, weisen nur uncharakteristische und geringe Enzymveränderungen auf /10/. Leichte oder keine GLDH-Erhöhung wird bei der chronischen Leberstauung angetroffen.

Hinweise und Störungen

Bestimmungsmethode: Da die Absorptionsänderung pro Minute für 1 U bei 25 °C und 334 nm nur 0.001 Extinktionseinheiten im optimierten Test beträgt, sollten isolierte oder klinisch unklare leichte GLDH-Anstiege kontrolliert werden.

Enzymquotient: Die angegebenen Quotienten können nur zur Bewertung herangezogen werden, wenn die Enzymaktivitäten mit der optimierten Testmethodik bestimmt wurden.

Hemmung: In Gegenwart von Natriumfluorid werden erniedrigte Werte gemessen.

Stabilität: Bei Raumtemperatur in 24 Std. Abnahme um 10%, bei 4 °C innerhalb von 3 Tagen Abnahme von etwa 5%.

Pathophysiologie

Die spezifische Aktivität der GLDH ist in der Leber etwa 10fach höher als in Organen wie Niere, Gehirn und Lunge und etwa 80fach höher als im Skelettmuskel. Aktivitätsanstiege im Plasma entstammen ausschließlich der Leber.

Die GLDH ist als mitochondriales Enzym ein Indikator der Parenchymzellnekrose. Im Muster mit den Transaminasen, deren Aktivität ein Maßstab der Parenchymzellschädigung ist, gestattet die GLDH die Abschätzung des Zelluntergangs und somit der Schwere des Leberschadens.

Die Bedeutung der GLDH in der Differentialdiagnostik der Lebererkrankungen beruht darauf, daß sie in der zentrolobulären Zone des Leberläppchens in 1.8fach höherer Konzentration vorhanden ist als peripher /[11]/. Diese Zone befindet sich am Ende des sinusoidalen Versorgungsweges, ist deshalb am stärksten durch Hypoxie gefährdet und erfährt zuerst eine Zellschädigung bei Durchblutungsstörung.

Als Ursache des GLDH-Anstieges beim Verschlußikterus wird der behinderte Gallensäureabfluß vermutet. Er soll über einen Detergentieneffekt der Gallensäuren besonders in den Läppchenzentren liegende Mitochondrien schädigen /[12]/.

Literatur

1. Empfehlungen der Deutschen Gesellschaft für Klinische Chemie: Z. Klin. Chem. Klin. Biochem. *10:* 182 (1972).
2. Empfehlungen der Deutschen Gesellschaft für Klinische Chemie: Z. Klin. Chem. Klin. Biochem. *12:* 391 (1974).
3. *Schlebusch, H., W. Rick, H. Lang, M. Knedel:* Dtsch. Med. Wschr. *99:* 765 (1974). Normalbereiche der Aktivitäten klinisch wichtiger Enzyme.
4. *Veit, S., F. Sitzmann, H. Prestele:* Klin. Pädiat. *187:* 244 (1975). Normalwerte für Lactat- und Glutamatdehydrogenase sowie Leucinarylamidase erst. in optimierten Standardansätzen.
5. *Schmidt, E., F. W. Schmidt:* Enzyme diagnosis in diseases of the liver and the biliary system. In: Advances in clinical enzymology, S. 239. Karger, Basel (1979).
6. *Schmidt, E., F. W. Schmidt:* Dtsch. Med. Wschr. *109:* 139 (1984). Diagnostik des Ikterus.
7. *Chemnitz, G., E. Schmidt, F. W. Schmidt, J. Lobers:* Dtsch. Med. Wschr. *109:* 1789 (1984). Diagnostische und prognostische Bedeutung massiv erhöhter Glutamat-Dehydrogenase-Aktivität im Serum.
8. *Schmidt, E., F. W. Schmidt:* Diagnostik *10:* 348 (1977). Enzymdiagnostik von Lebererkrankungen in der Praxis.
9. *Assel, H., J. Fedderke, E. Schmidt, S. Voges:* Correlations and factor analysis of enzymes in serum of patients with hepatic metastases. In: *Goldberg, D. M., M. Werner,* Selected topics in clinical enzymology. de Gruyter, Berlin (1983).
10. *Kommerell, B.:* Diagnostik *13:* 78 (1980). Hepatomegalie.
11. *Guder, W. G., A. Habicht, J. Kleißl, U. Schmidt, O. H. Wieland:* Z. Klin. Chem. Klin. Biochem. *13:* 311 (1975). The diagnostic significance of liver cell inhomogeneity: Serum enzymes in patients with central liver necrosis and the distribution of GLDH in normal human liver.
12. *Schmidt, F. W.:* Enzymes in cholestasis. In: *Bianci, L., W. Gerok, K. Sickinger,* Liver and bile, S. 216. MTP-Press (1977).

Glutamat-Oxalazetat-Transaminase (GOT)
Aspartat-Aminotransferase (ASAT)

Glutamat-Pyruvat-Transaminase (GPT)
Alanin-Aminotransferase (ALAT)

Indikation

Diagnostik, Differenzierung und Verlaufsbeurteilung von
— Erkrankungen der Leber und Gallenwege.
— Herzinfarkt (vorwiegend GOT).
— Skelettmuskelschäden.

Bei internistischer und pädiatrischer Erstuntersuchung.

Bestimmungsmethoden

GOT (EC 2. 6. 1. 1)

Kinetischer UV-Test

Empfohlene Methode der International Federation of Clinical Chemistry (IFCC) /[1]/ oder der Deutschen Gesellschaft für Klinische Chemie (DGKC) /[2]/.

Prinzip: Die GOT katalysiert die Übertragung der 2-Aminogruppe von Aspartat auf 2-Oxoglutarat unter Bildung von Glutamat und Oxalazetat. Letzteres wird im optischen Test mit der Malat-Dehydrogenasereaktion bestimmt. Meßgröße ist $NADH_2$, die Geschwindigkeit der $NADH_2$-Abnahme wird gemessen. Sie verhält sich proportional zur GOT-Aktivität.

$$\text{L-Aspartat} + \text{2-Oxoglutarat} \xleftrightarrow{\text{GOT}} \text{Oxalazetat} + \text{L-Glutamat}$$

$$\text{Oxalazetat} + \text{NADH} + H^+ \xleftrightarrow{\text{Malat-Dehydrogenase}} \text{L-Malat} + NAD^+$$

GPT (EC 2.6.1.2)

Kinetischer UV-Test

Empfohlene Methode der International Federation of Clinical Chemistry (IFCC) /[3]/ oder der Deutschen Gesellschaft für Klinische Chemie (DGKC) /[2]/.

Prinzip: Die GPT katalysiert die Übertragung der 2-Aminogruppe von Alanin auf 2-Oxoglutarat unter Bildung von Glutamat und Pyruvat. Letzteres wird im optischen Test mit der Lactat-Dehydrogenasereaktion bestimmt. Meßgröße ist $NADH_2$, die Geschwindigkeit der $NADH_2$-Abnahme wird gemessen. Sie verhält sich proportional zur GPT-Aktivität.

$$\text{L-Alanin} + \text{2-Oxoglutarat} \xleftrightarrow{\text{GPT}} \text{Pyruvat} + \text{L-Glutamat}$$

$$\text{Pyruvat} + \text{NADH} + H^+ \xleftrightarrow{\text{Lactat-Dehydrogenase}} \text{L-Lactat} + NAD^+$$

Untersuchungsmaterial

Serum, Plasma (Heparin, Citrat, Oxalat) 0.5 ml

Referenzbereiche

Serum, Plasma		GOT	GPT
Erwachsene /4/	♀	bis 15	bis 19
	♂	bis 19	bis 23
Kinder /5/			
Neugeb. 1. Tag bis 4. Woche		6—38	4—32
Säugl. 2. bis 12. Monat		7—27	6—36
Kinder über 1 Jahr		5—22	5—21

Angaben in U/l für 25 °C, Bestimmungsmethode nach den Empfehlungen der DGKC

Bewertung

Transaminasenbestimmungen sind Basisuntersuchungen zur Diagnostik und Verlaufsbeurteilung von Leber- und Gallenwegserkrankungen, sowie akuten Muskelschäden, insbesondere dem Myokardinfarkt.

Muskelschäden

Bei der klinischen Vermutungsdiagnose eines frischen Myokardinfarktes beträgt die diagnostische Sensitivität der GOT 96%, die diagnostische Spezifität 86% /6/. Die GPT ist nur in der Verlaufsbeurteilung des Herzinfarktes bedeutsam, und zwar wenn im Infarktverlauf eine Rechtsherzinsuffizienz vermutet wird.

Die Differenzierung des akuten Myokardinfarktes von der Skelettmuskel bedingten GOT-Erhöhung erfolgt durch Ermittlung des Quotienten CK/GOT. Er ist bei Mitbeteiligung des Skelettmuskels gewöhnlich größer als 10.

Leber-Gallenwegserkrankungen

GPT und GOT sind sensible Indikatoren einer Leber-Gallenwegserkrankung. In einer Studie /7/ betrug die diagnostische Sensitivität der GPT 83%, bei einer diagnostischen Spezifität gegenüber Nicht-Leberkranken von 84% und von 97.8% gegenüber Gesunden. Bei einer Prävalenz von 8% Leber- und Gallenwegskranker im Krankengut betrug der prädiktive Wert einer pathologischen GPT 0.31, und 0.98 der prädiktive Wert der normalen GPT. Demzufolge schließen normale GPT-Werte mit hoher Wahrscheinlichkeit eine Leber-Gallenwegserkrankung aus.

Bei gegebener Prävalenz hatte nur jeder Dritte mit erhöhter GPT eine eigenständige Lebererkrankung. Ursache dafür, daß von 3 Patienten mit GPT-Erhöhung nur bei einem eine eigenständige Lebererkrankung diagnostiziert wurde, soll überwiegend die kurzzeitige Mitbeteiligung der Leber bei anderen Erkrankungen sein /7/.

Die diagnostische Sensitivität der GOT beträgt bei Leber-Gallenwegserkrankungen nur 71% und ist schlechter als die der GPT.

Das Muster GPT, γ-GT, CHE wird zum Screening auf Leber-Gallenwegserkrankungen empfohlen. Der Aussagewert des Musters (mindestens 1 von 3 Enzymen pathologisch = leberkrank oder Lebermitbeteiligung; alle 3 Enzyme normal = lebergesund) soll annähernd 100% betragen, da die Abweichung der Enzyme von der Norm durch verschiedene pathophysiologische Mechanismen verursacht wird /7/.

Kriterien zur Differentialdiagnostik der Leber-Gallenwegserkrankungen sind

— Höhe der GPT-Aktivität. Die GPT ist nur im Zytosol des Hepatozyten gelöst, ein erhöhter Serumwert ist der Indikator einer gestörten Zellmembranpermeabilität des Hepatozyten. Das Ausmaß der Erhöhung korreliert mit der Anzahl der betroffenen Zellen. So werden Aktivitäten über 1000 U/l vorwiegend bei der akuten Virushepatitis, bei akuten Leberdurchblutungsstörungen und der akuten toxischen Lebernekrose (Parazetamol, Tetrachlorkohlenstoff) gefunden. Aktivitäten über 500 U/l sind beim Verschlußikterus selten /[8]/. In einer Studie wurden die in Tab. 1 aufgeführten GPT-Werte bei Leber-Gallenerkrankungen gemessen.

— Höhe der GOT-Aktivität und ihre Bewertung in Relation zur GPT in Form des De-*Ritis*-Quotienten GOT/GPT. Die GOT-Aktivität der Leberzelle ist zu etwa 70% in den Mitochondrien und zu etwa 30% im Zytoplasma lokalisiert. Quotienten unter 1 zeigen an, daß der Leberschaden eher leichteren Grades ist, es handelt sich besonders um Erkrankungen entzündlicher Natur. Quotienten über 1, insbesondere über 2, kennzeichnen den Leberschaden als schwergradig und vorwiegend zum Nekrosetyp gehörig /[9]/. Es handelt sich häufig um chronisch aktive Lebererkrankungen und alkoholische Leberschäden.

Im Verlaufe der akuten Virushepatitis sinkt im Serum der Quotient GOT/GPT ab, aufgrund der kürzeren Halbwertszeit der GOT gegenüber der GPT.

— Quotient $\frac{\text{GOT} + \text{GPT}}{\text{GLDH}}$ als Maßstab des Schweregrades der Leberzellschädigung. Bei stark erhöhten Transaminasen erlaubt der Quotient eine sichere Abgrenzung der Virushepatitis von akuten Leberdurchblutungsstörungen und akuten toxischen Lebernekrosen. Ebenfalls ist eine Abgrenzung des Verschlußikterus (GPT ge-

Tab. 1 GPT-Aktivität im Serum und ihre prozentuale Häufigkeit bei Leber-Gallenwegserkrankungen /[8]/. Die GPT-Werte bei Klinikaufnahme sind gezeigt.

endgültige Diagnose	**% der Patienten mit GPT-Aktivität (U/l, 25 °C)** < 20	20—100	100—200	200—500	500—1000	> 1000
Fettleber (verschiedene Ätiologie)	25	72	3	0	0	0
Metastasenleber	35	55	8	2	0	0
Gallenwegsverschluß	14	61	14	11	0	0
Zirrhosen (außer primär biliärer Zirrhose)	14	70	10	5	0	0
toxischer Leberschaden*	19	42	17	19	3	0
chronische Hepatitis	1	42	40	13	4	0
Cholangitis und primär biliäre Zirrhose	0	64	20	8	8	0
akute Virushepatitis	0	0	0	9	34	57
akute Durchblutungsstörungen	0	0	0	0	19	81

* nur medikamentös induziert

wöhnlich unter 500 U/l) von der intrahepatischen Cholestase und der akuten Virushepatitis möglich.

— Quotient γ-GT/GPT bzw. γ-GT/GOT als Indikator der Cholestase und des alkoholischen Leberschadens.

— Quotient LDH/GOT zur Abgrenzung des hämolytischen vom hepatischen und posthepatischen Ikterus. Ein Wert größer als 12 spricht für das Vorliegen eines hämolytischen Ikterus.

Verhalten der Transaminasen bei Erkrankungen der Leber und Gallenwege /[7–11]/

Erkrankung	Beurteilung
Akute Virushepatitis (A, B, Non A Non B)	Die Differenzierung der Hepatitisformen erfolgt immunologisch (sh. S.1331). Während der Inkubationszeit liegen normale Transaminasen vor, jedoch im Prodromalstadium, bei noch fehlendem Ikterus, einsetzender steiler Anstieg. Bei Auftreten des Ikterus und in der 1. Krankheitswoche werden Maximalwerte der GPT von 20- bis 100-fach und der GOT von 10- bis 100-fach der oberen Referenzbereichsgrenze erreicht.
Unkomplizierte Form	Die unkomplizierte Hepatitis A zeigt einen raschen Transaminasenabfall mit Normalisierung innerhalb von 3 bis 5 Wochen. Bei der unkomplizierten Hepatitis B ist die Abnahme oft langsamer, die Normalisierung erfolgt nach 6 bis 12 Wochen, nicht selten liegt anfangs ein initiales Transaminasenplateau von 2 bis 4 Wochen Dauer vor. Der Quotient GOT/GPT liegt anfangs um 0.7 und nimmt mit Abfall der Transaminasen ebenfalls ab. Die Normalisierung der Leberenzyme ist ein Zeichen der klinischen Ausheilung der Hepatitis, bei allen Non B-Hepatitiden wird die γ-GT als letztes Enzym normal, bei den B-Hepatitiden vorwiegend die GPT. Bei der Diagnosestellung an- oder subikterischer akuter Hepatitiden erhebt sich, wenn mittlere Transaminasen-Anstiege vorliegen und der Quotient GOT/GPT niedrig ist, die Fragestellung, ob es sich um eine besonders leichte Form der Hepatitis im Frühstadium handelt oder, ob schon das fortgeschrittene Stadium einer ausgeprägten Form der akuten Hepatitis vorliegt. Hinweise gibt der Quotient LDH/HBDH (sh. S. 131). Ein Wert über 2.0 spricht für das Vorliegen eines Frühstadiums, ein niedrigerer Wert für das fortgeschrittene Stadium einer akuten Virushepatitis.
Cholestatische Verlaufsform	Das Krankheitsbild verläuft klinisch schwerer, die Transaminasen sind länger erhöht, AP, γ-GT, LAP, GLDH und Bilirubin sind stärker erhöht oder steigen im Verlaufe der Erkrankung an. Der Quotient $\frac{GOT + GPT}{GLDH}$ ist über 50, bei Cholestasen anderer Ursache liegt er darunter. Der Abfall der Transaminasen erfolgt langsam.
Nekrotisierende Verlaufsform	Kann sich aus einem unauffälligen Krankheitsbild plötzlich entwickeln. Die Transaminasen, besonders die GOT, sowie die GLDH steigen an, der Quotient GOT/GPT ist über 0.7, der Quotient $\frac{GOT + GPT}{GLDH}$ fällt unter 20. Endet die fulminante Hepatitis in einem Leberzerfallskoma, so fallen bei weiterem Anstieg der GLDH und LDH der schon erniedrigte Quickwert und die Cholinesterase

Verhalten der Transaminasen bei Erkrankungen der Leber und Gallenwege (Fortsetzung)

Erkrankung	Beurteilung
	nochmals steil ab, auch die Transaminasen können als prognostisch ungünstiges Zeichen stärker abfallen. Die Ammoniakwerte im Plasma sind nur leicht erhöht oder normal.
Andere infektbedingte Hepatitiden	Infektbedingte Allgemeinerkrankungen wie Mononukleose, Poliomyelitis, Herpes zoster, Malaria, Leptospirosen und Gelbfieber können zu Hepatitis-ähnlichen Reaktionen der Leber führen. Im allgemeinen bewirken sie Transaminasenanstiege bis etwa 200 U/l, jedoch kann bei Gelbfieber das Bild einer fulminanten Hepatitis auftreten. Die Hepatitis bei infektiöser Mononukleose unterscheidet sich von den anderen akuten Hepatitiden mit niedrigem GOT/GPT-Quotienten durch eine in Relation zu den Transaminasen hohe LDH.
Akute Alkoholhepatitis	Sie tritt auf bei chronischen Trinkern nach einem Alkoholexzess. Mit Beginn der klinischen Symptomatik kommt es zu einem steilen und starken Anstieg der Transaminasen, von γ-GT, AP und Bilirubin. Der Quotient GOT/GPT liegt gewöhnlich über 1, der Quotient γ-GT/GOT über 2. Im Unterschied zur Virushepatitis steigen bei der akuten Alkoholhepatitis die γ-GT und AP sofort an.
Toxische Leberschäden Umweltgifte (Tetrachlorkohlenstoff, Pilzgifte)	Direkt dosisabhängig leberzelltoxisch wirken Gifte aus der Umwelt, z. B. Tetrachlorkohlenstoff oder Pilzgifte. Während es z. B. bei der Tetrachlorkohlenstoffvergiftung zu einem sofortigen Anstieg der Transaminasen kommt, tritt bei der Knollenblätterpilzvergiftung der Enzymanstieg gewöhnlich erst am 3. Tag nach Aufnahme des Pilzgerichtes auf (diphasischer Vergiftungsverlauf: Latenz etwa 12 Std., dann Nausea, Erbrechen, Durchfälle, erst am dritten Tag Eintreten der hepatitischen Phase). Der Transaminasenwert und der Bilirubinwert sind nur locker mit dem Schweregrad der Vergiftung korreliert. Ein wichtiges prognostisches Zeichen ist der Quick-Wert. In einer Studie /[12]/ starben 84% der Patienten mit Werten unter 10%, aber bei Werten über 40% traten keine Todesfälle auf.
Pharmaka (vorhersehbar hepatotoxisch): Azetylsalizylsäure, Arsenverbindungen, Asparaginase, Chloralhydrat, Chloroform, Isoniazid, 6-Mercaptopurin, Methotrexat, Parazetamol, Pyrazolidine, Tetrazykline, Trichloräthylen. Pharmaka mit nicht vorhersehbarer Wirkung sh. Lit. /[11]/.	Hepatotoxische Pharmaka können das Bild der reinen Leberzellschädigung (nur Transaminasen erhöht), der reinen Cholestase (vorwiegend γ-GT oder AP erhöht) oder ein kombiniertes Bild verursachen /[13]/. Unterschieden werden muß zwischen Pharmaka mit direkt hepatotoxischem Effekt, ihre Wirkung ist konzentrationsabhängig, die Latenzzeit kurz und solchen mit nicht vorhersehbarer hepatotoxischer Wirkung. Bei letzteren ist nur ein kleiner Anteil exponierter Personen betroffen, die Wirkung ist weitgehend unabhängig von der Konzentration, die Latenzzeit von der Einnahme bis zur Wirkung dauert Tage bis Wochen (gewöhnlich 8—14 Tage) /[13]/. Die Höhe der Transaminasenwerte kann in einem weiten Bereich liegen, sie lagen bei Salizylat-induzierten Störungen etwa zwischen 100 und 1000 U/l /[14]/. Nach Absetzen der Therapie kam es zur prompten Normalisierung.
Akute Durchblutungsstörung der Leber (akutes Rechtsherzversagen, akute Pfortader-	Aufgrund der Hypoxie des Leberparenchyms kommt es zu einem akuten Anstieg der Transaminasen auf Werte über 1000 U/l und zu einem in der gleichen Größenordnung liegenden Anstieg der GLDH. Der Quotient GOT/GPT ist

Verhalten der Transaminasen bei Erkrankungen der Leber und Gallenwege (Fortsetzung)

Erkrankung	Beurteilung
thrombose, protrahiert septisch-toxische Krankheitsverläufe mit respiratorischer Insuffizienz).	um oder über 1, der Quotient $\frac{GOT + GPT}{GLDH}$ kleiner als 10.
Chronische Hepatitis	Ist nach Ablauf eines halben Jahres ab Beginn der akuten Virushepatitis eine Normalisierung von GPT und γ-GT nicht eingetreten, muß eine chronische Hepatitis in Erwägung gezogen werden. Unterschieden werden nach morphologischen Kriterien die chronisch persistierende von der chronisch aktiven Form.
Chronisch-persistierende Hepatitis	Die Transaminasenaktivitäten sind etwa 2- bis 3-fach erhöht, die γ-GT normal oder leicht erhöht, andere Leberenzyme im Bereich der Norm.
Chronisch-aktive Hepatitis	Die Transaminasen, GLDH und γ-GT sind je nach Aktivität des Krankheitsprozesses erhöht. Stärker vermehrt sind auch die Immunglobuline der Klasse G. Der Quotient GOT/GPT liegt um oder über 1.0, die Cholinesterase kann vermindert sein. Der Quotient γ-GT/GOT beträgt 1 bis 3 und kann eine Abgrenzung gegenüber der chronischen Fettleberhepatitis ermöglichen. Die chronisch nekrotisierende Verlaufsform verläuft in Schüben mit stärkeren Transaminasenerhöhungen, Bilirubin- und GLDH-Anstiegen sowie einem erheblichen Abfall der Cholinesterase und des Quickwertes.
Primär destruierende nichteitrige Cholangitis	In der Differentialdiagnose des Frühstadiums der chronisch aktiven Hepatitis und der primär destruierenden nicht-eitrigen Cholangitis kommt dem Enzymmuster eine wesentliche Bedeutung zu, insbesondere im Vergleich vor und nach 12-monatiger immunsuppressiver Therapie /[15]/. Bei der chronisch aktiven Hepatitis liegen die Quotienten γ-GT/GOT bzw. γ-GT/GPT vor Therapie unter 1.0. Unter der Therapie kommt es zu einem hochsignifikanten Abfall der Transaminasen, sowie von γ-GT, GLDH und AP. Die primär destruierende nichteitrige Cholangitis hat vor Behandlung Quotienten γ-GT/GOT bzw. γ-GT/GPT zwischen 1 und 10, unter der Therapie resultiert kein signifikanter Abfall der Enzymaktivitäten /[15]/.Bei einem Teil der Patienten kann es in der weiteren Verlaufsbeurteilung zum Auftreten mitochondrialer Antikörper und der Ausbildung einer primär biliären Zirrhose kommen.
Leberzirrhose	Eine sichere Abgrenzung der Leberzirrhose von der chronischen Hepatitis ist durch Enzymbestimmungen im Serum nicht möglich. Das auftretende Enzymmuster ist vielgestaltig und hängt ab von der entzündlichen Aktivität und der Ursache der Zirrhose. Hochaktive Formen haben allgemein höhere Transaminasenaktivitäten als niedrigaktive. Der Quotient GOT/GPT ist bei Zirrhose allgemein um oder über 1.0.
Alkohol-bedingte Zirrhose	Die Transaminasen zeigen leichte Erhöhungen bis etwa zum vierfachen der Norm, die γ-GT ist stärker erhöht als die Trans-

Verhalten der Transaminasen bei Erkrankungen der Leber und Gallenwege (Fortsetzung)

Erkrankung	Beurteilung
	aminasen; der Quotient γ-GT/GOT beträgt über 2. Im Spätstadium sinkt die γ-GT ab und IgA ist ausgeprägt erhöht.
Posthepatitische und kryptogene Zirrhose	Typisch sind Erhöhungen der Transaminasen bis etwa zum 5-fachen der oberen Referenzbereichsgrenze, die γ-GT-Aktivität ist mäßig vermehrt, der Quotient γ-GT/GOT liegt unter 2. Progrediente Verlaufsformen unterscheiden sich von mäßig entzündlichen Zirrhosen durch stärkere Transaminasenerhöhung, eine erniedrigte Cholinesterase und die deutliche Vermehrung von IgG.
Biliäre Zirrhose	Sowohl bei primär biliärer Zirrhose als auch den sekundär biliären Zirrhosen, z. B. durch chronische Cholelithiasis, sind die Transaminasen nur leicht bis mäßig in Relation zur AP und γ-GT angestiegen. Der Quotient γ-GT/GOT ist über 6. Typisch für die primär biliäre Zirrhose sind eine stärkere Erhöhung von IgM und der Nachweis mitochondrialer Antikörper.
Lebertumoren, Lebermetastasen	Das Wachstum des primären Leberkarzinoms und die Entwicklung von Lebermetastasen geht mit einem langsamen Anstieg der Transaminasen einher; der Quotient GOT/GPT ist um 1 oder höher. Die γ-GT und die GLDH sind meist relativ stärker und früher erhöht als die Transaminasen, besonders bei Metastasenleber (sh. S. 116). In einer Studie waren bei Patienten mit Lebermetastasen die GOT in 64% der Fälle pathologisch, die GPT bei 55%, jedoch die γ-GT bei 88% (sh. S. 109).
Fettleber	Bei Fettleber durch Alkohol, Überernährung, Diabetes mellitus usw. können die Transaminasen, die GLDH und die Cholinesterase leicht erhöht sein. Eine erhöhte γ-GT weist auf Alkoholabusus oder andere toxische Schäden hin. Nicht selten ist bei alkoholischer Fettleber die γ-GT als einziges Leberenzym vermehrt /11/.
Fettleberhepatitis	Mit deutlichen Anstiegen der Transaminasen und der γ-GT kann die chronische Fettleberhepatitis einhergehen. Sie entwickelt sich nach mehrjährigem Alkoholismus. Der Quotient γ-GT/GOT liegt zwischen 3 und 6.
Alkoholischer Leberschaden	Die alkoholische Leberschädigung ist mit den hepatitischen und cholestatischen Lebererkrankungen die häufigste Ursache der Transaminasenerhöhung. Die alkoholische Leberschädigung wird angezeigt durch eine überproportionale Erhöhung der γ-GT in Bezug auf die Transaminasen.
Verschlußikterus	Das Enzymmuster hängt beim extrahepatischen Gallengangsverschluß vom Zeitpunkt der Untersuchung ab. Der akute Gallengangsverschluß geht innerhalb von 24 Std. mit einer Transaminasenerhöhung einher, die im Mittel das 5- bis 20-fache der oberen Referenzbereichsgrenze beträgt. GPT-Erhöhungen über 500 U/l werden selten gefunden. Der Quotient GOT/GPT liegt gewöhnlich unter 1. Die Abgrenzung gegenüber der akuten Virushepatitis erfolgt durch den Quotienten $\frac{GOT + GPT}{GLDH}$ Er ist unter 20 beim Verschlußikterus und über 50 bei der akuten Virushepatitis. Nach einer Woche gleicht, wenn keine Ent-

Verhalten der Transaminasen bei Erkrankungen der Leber und Gallenwege (Fortsetzung)

Erkrankung	Beurteilung
	fernung des Hindernisses erfolgt, das Enzymmuster dem von Lebererkrankungen mit intrahepatischer Cholestase; die Transaminasen sind nur noch leicht erhöht, die Cholestaseenzyme γ-GT, AP und LAP jedoch erheblich angestiegen.
Heparintherapie	Unter subkutaner Heparintherapie mit 5000—15 000 IE in 8 Std. kommt es nach einer Studie /[16]/ in 89% der Fälle zu einer Erhöhung der GPT, zu 82% der GOT und zu 37% der γ-GT. Die Maximalwerte wurden um den 8. Behandlungstag erreicht mit mittleren Werten der GPT von 67 U/l und der GOT mit 40 U/l. Bei Weiterführung der Heparintherapie sind die Aktivitäten wieder auf die Ausgangswerte abgefallen.
Infektionskrankheiten, Rheumatische Erkrankungen, Lungen- und Nierenerkrankungen, Erkrankungen im Oberbauch, Narkosen	Bei diesen Erkrankungen und vielen anderen kann es zu einer unspezifischen Mitreaktion der Leber kommen. Nur eine von 3 GPT-Erhöhungen beruht auf einer primären Lebererkrankung, viel häufiger ist die Ursache in einer unspezifischen Mitreaktion der Leber begründet /[7, 11]/.

Normale Transaminasenwerte bei Leberschäden

Normale Transaminasenwerte werden, trotz des Vorliegens einer Leberschädigung, oft gefunden bei Hämochromatose, während Methotrexatbehandlung und nach Ileojejunalem Bypass.

Verhalten der Transaminasen bei Herzerkrankungen und Krankheiten ähnlicher klinischer Symptomatik /[17]/

Erkrankung/Ursache	Beurteilung
Herzinfarkt	Die GOT wird zur Frühdiagnostik des Herzinfarktes eingesetzt, die GPT, wenn eine Lebermitbeteiligung vermutet wird. Die GOT zeigt einen Anstieg 4 bis 8 Std. nach dem akuten Ereignis, erreicht innerhalb von 16 bis 48 Std. ein Maximum auf im Mittel das 7-fache der Norm und normalisiert sich am 3. bis 6. Tag. Erhöhungen der GPT sind inkonstant und gering, der Quotient GOT/GPT liegt über 2. Bei Patienten mit eindeutig lokalisierbaren Infarkten werden innerhalb der ersten 24 Std. in über 95% der Fälle GOT-Anstiege gemessen. Ist der Infarkt nicht lokalisierbar oder nicht transmural, ist die Häufigkeit des GOT-Anstiegs erheblich geringer /[18]/. Die GOT-Aktivität hängt von der Größe des Infarktes ab, Patienten mit Werten über 180 U/l haben eine erhebliche Letalitätsrate /[19]/. Sehr hohe GOT-Werte treten bei kardiogenem Schock auf. Die Abgrenzung gegenüber der Skelettmuskulatur bedingten GOT-Erhöhung erfolgt durch den Quotienten CK/GOT. Er ist bei Skelettmuskelbeteiligung größer als 10. Bei unklaren infarktverdächtigen Transaminasenwerten gibt ein GOT/GPT-Quotient von kleiner als 2 den Hinweis auf eine Lebermitbeteiligung. Liegt eine akute Rechtsherz-

Verhalten der Transaminasen bei Herzerkrankungen und Krankheiten ähnlicher klinischer Symptomatik (Fortsetzung)

Erkrankung/Ursache	**Beurteilung**
	insuffizienz vor, sind die Aktivitäten von GOT, GPT und GLDH sehr hoch, der Quotient $\frac{GOT + GPT}{GLDH}$ ist unter 10. Reinfarkte verursachen den erneuten Anstieg von Enzymen, das Enzymmuster gleicht dem des frischen Infarktes. Schwere Fälle von Angina pectoris werden mit einer Häufigkeit von etwa 5% von flüchtigen GOT- oder CK-Anstiegen begleitet.
Lungenarterienembolie	Die Lungenarterienembolie ist gegenüber dem Herzinfarkt klinisch nicht immer leicht abzugrenzen. Labordiagnostisch werden in etwa 50% der Fälle leichte Anstiege der Transaminasen und der LDH gemessen, die CK ist weitestgehend normal.
Myokarditis	Leicht erhöht sein können CK und GOT. Labordiagnostisch wird weiterhin eine zum Teil stark beschleunigte Blutsenkungsreaktion und in etwa 50% der Fälle eine leichte bis mäßige Leukozytose gefunden /[20, 21]/.
Perikarditis	Erst wenn zusätzlich eine Myokarditis vorliegt, kann die GOT erhöht sein.
Herzrhythmusstörungen	Supra- oder ventrikuläre Tachyarrhythmien können bei Kammerfrequenzen über 180/min. leicht Erhöhungen der GOT verursachen; dies ist auch der Fall bei elektrischer Kardioversion.
Herzkatheterisierung	Leichte Anstiege von GOT, CK und LDH sind beschrieben.
Herzschrittmacher-implantation	Erhöhungen von GOT und CK wurden nicht gemessen.
Operationen am offenen Herzen	Innerhalb der ersten Stunden nach Operationen werden Aktivitätsanstiege von GOT, CK und LDH registriert /[22]/.

Verhalten der Transaminasen bei Skelettmuskelerkrankungen (sh. auch CK) /[23, 24]/

Erkrankung/Ursache	**Beurteilung**
Progressive Muskeldystrophie	Alle Krankheitstypen (Typ I = Facio-scapulo-humeral, Typ II = Gliedmaßen-Gürteltyp, Typ III = Duchenne) gehen mit pathologischen Transaminasenwerten einher, der Quotient GOT/GPT ist über 1. Typ I und II bewirken Erhöhungen der Transaminasen bis etwa zum 50 fachen, Typ III bis etwa zum 150 fachen der Norm. Die Enzymaktivitäten sind schon vor Krankheitsbeginn erhöht und zu Beginn der klinischen Beschwerden am höchsten. Niedrige Enzymwerte im Krankheitsverlauf weisen auf eine geringere Progression und eine günstigere Lebenserwartung hin. Im Laufe der Jahre nehmen die Transaminasen und die CK ab und erreichen im Finalstadium den Referenzbereich.

Verhalten der Transaminasen bei Skelettmuskelerkrankungen (Fortsetzung)

Erkrankung/Ursache	**Beurteilung**
Myositis	Die akute und subakute Form der Polymyositis bewirken erhebliche Erhöhungen der Transaminasen, die chronische Form hat normale oder leicht erhöhte Werte. Bei der Dermatomyositis sind leichtere Anstiege der GOT möglich, die GPT ist normal. Die okulare Myositis hat normale Transaminasenaktivitäten.
Hypothyreote Myopathie	Leichte Erhöhungen der GOT können gemessen werden.
Krämpfe, Motorische Unruhe, Muskelverletzungen, Toxische Schädigungen	Die Transaminasenerhöhungen sind abhängig von der Schwere und dem Ausmaß der Muskelschädigung.
Maligne Hyperthermie	Kommt bei etwa 1 von 20.000 Narkosen vor und ist in 60% der Fälle letal. Nach Applikation von Halothan, Muskelrelaxantien usw., entwickeln symptomfreie Patienten hohes Fieber und Muskelsteifheit. Der Anstieg der Transaminasen und der CK erfolgt nicht vor 24 Std. Es handelt sich um eine autosomal dominant vererbbare Krankheit, die bevorzugt das männliche Geschlecht befällt /[25]/.
Schwere körperliche Arbeit	Abhängig von der Intensität und Dauer der körperlichen Leistung kommt es bei nicht trainierten Personen zur GOT-Erhöhung auf Werte, die ein Mehrfaches der Norm betragen können.

Hinweise und Störungen

Quotienten: Die angegebenen Werte haben nur Gültigkeit für die optimierten Standardmethoden nach der DGKC und für 25 °C.

Hämolyse: Täuscht eine geringe Erhöhung der GOT-Werte vor, da die GOT-Aktivität des Erythrozyten etwa 40 mal höher ist als im Plasma.

In vitro-Störungen durch Medikamente: Für die GOT opt. und GPT opt. nicht bekannt.

Temperaturumrechnungsfaktoren /[26]/

Temperaturwechsel	**GOT**	**GPT**
25/37 °C	0.44	0.55
25/30 °C	0.71	0.76
30/37 °C	0.63	0.72

Stabilität im Serum

Zeitraum	**Temperatur**	**Aktivitätsabnahme (%) GOT**	**GPT**
24 Std.	25 °C	2	8
	4 °C	2	2
3 Tage	25 °C	10	17
	4 °C	8	10

Pathophysiologie /[11, 17, 23]/

Der Name Transaminase beschreibt die Funktion der Enzyme GOT und GPT, nämlich die Übertragung der NH_2-Gruppe von Aminosäuren auf Ketosäuren, bevorzugt α-

Ketoglutarat. Auf diese Weise werden beim Katabolismus der Aminosäuren die Aminogruppen der verschiedenen Aminosäuren in einer einzigen Aminosäure, bevorzugt Glutamat, gesammelt. In einer nachfolgenden Reihe von Reaktionen, z. B. der oxydativen Desaminierung, wird der Stickstoff dem Glutamat entzogen und in exkretionsfähige Stickstoff-haltige Verbindungen überführt.

Leber, Herz und Skelettmuskel haben im Vergleich zu den anderen Organen eine relativ hohe spezifische Aktivität an GOT. Sie sind deshalb nahezu immer die Herkunftsorgane einer gesteigerten GOT-Aktivität im Serum. Die GPT hat in der Leber eine etwa 10fach höhere spezifische Aktivität als im Herz- und Skelettmuskel und kann somit als leberspezifisches Enzym betrachtet werden. Sie ist geeignet als Suchenzym zur Erkennung von Lebererkrankungen.

Die GPT ist im Zytoplasma der Leberparenchymzelle gelöst, die GOT zu 30% im Zytoplasma gelöst und zu 70% an mitochondriale Strukturen gebunden. Die GOT ist ein dimeres Molekül, das Molekulargewicht der gelösten Form ist 93.000, das der mitochondrialen Form 91.000. Die GPT hat ein Molekulargewicht von etwa 110.000.

Das bei Lebererkrankungen im Plasma erscheinende Enzymmuster und die Höhe der Enzymaktivitäten sind abhängig von der Art der Schädigung.

Bei der akuten Virushepatitis sind im wesentlichen alle Zellen eines Leberläppchens befallen. Es liegt eine leichte Schwellung des Hepatozyten mit Permeabilitätsstörung der Zellmembran vor und zytoplasmatische GPT und GOT gelangen in das Plasma. Da weniger GOT freigesetzt wird als GPT ist der *De-Ritis* Quotient gewöhnlich kleiner als 0.7. Die Höhe der in das Plasma übertretenden Enzymaktivitäten korreliert mit der Menge des befallenen Parenchymgewebes. Sind die Veränderungen des Hepatozyten reversibel, resultiert eine Restitutio ad integrum. Stärkere Schwellung des Hepatozyten verursacht einen vermehrten Übertritt der Transaminasen, insbesondere der mitochondrialen GOT in das Plasma. Ein *De-Ritis*-Quotient über 1.0 ist Indikator eines solchen Geschehens und zeigt den Untergang von Hepatozyten an.

Chronische Entzündungen der Leber verlaufen herdförmig. Die von den periportalen Feldern ausgehenden Einzelzellnekrosen führen bei der chronisch aktiven Hepatitis nur zu einem mäßigen bis mittleren Transaminasenanstieg und einer Erhöhung der GLDH. Der De-Ritis-Quotient ist über 1. Es besteht keine Korrelation zwischen Höhe der Transaminasen und der Aktivität des entzündlichen Geschehens.

Verschlußikterus, die akute Hypoxie der Leber aufgrund einer Durchblutungsstörung und viele toxische Substanzen bewirken den Untergang zentroazinär gelegener Hepatozyten, es resultiert neben der Erhöhung der Transaminasen ein überproportionaler Anstieg der GLDH.

Die Halbwertszeit der GOT im Plasma beträgt 17 Std., die der GPT 47 Std. Die GPT erreicht bei einer akuten Parenchymzellschädigung den maximalen Anstieg später und kumuliert länger, wenn die Enzymfreisetzung aus der Leber nachläßt. Das führt z. B. im Verlauf der akuten Virushepatitis zu einer Abnahme des *De-Ritis*-Quotienten von z. B. 0.7 in der Woche nach Auftreten des Ikterus auf 0.2 in der 6. Woche /11/. Aus dem Abfall des Quotienten kann bei anikterischer Hepatitis, wenn der Beginn der Erkrankung unbekannt ist, auf ihre Dauer rückgeschlossen werden.

Bei akut toxischen Leberschäden mit massiver Zellnekrose entspricht das Enzymmuster im Serum dem der Parenchymzelle: LDH > GOT > GPT > GLDH.

Die beim Herzinfarkt vorliegenden Gewebeschäden sind in der Ausdehnung klein gegenüber denjenigen bei akuten Hepatitiden und Skelettmuskelschäden. Der Anstieg der GOT ist somit geringer und kürzer. Die Höhe des maximalen GOT-Anstiegs korreliert mit der Ausdehnung des Muskelschadens. Voraussetzung ist jedoch, daß keine anderen GOT-Erhöhungen, z. B. durch sekundäre Schädigung der Leber oder der Skelettmuskulatur vorliegen.

Zur Diagnostik von Skelettmuskelerkrankungen treten die Transaminasen gegenüber der CK in den Hintergrund. Die Bedeutung der GOT liegt vorwiegend in der Ermittlung des Herkunftsorgans einer erhöhten CK-Aktivität, ein Quotient CK/GOT von größer als 10 spricht für das Vorliegen eines Skelettmuskelschadens.

Literatur

1. *Bergmeyer, H. U., M. Horder, R. Rej:* Clin. Biochem. *24:* 497 (1986). Approved recommendation (1985) on IFCC methods for the measurement of catalytic concentration of enzymes. Part. 2. IFCC method for aspartate aminotransferase.
2. Empfehlungen der Deutschen Gesellschaft für klinische Chemie: Z. Klin. Chem. Klin. Biochem. *10:* 182 (1972).
3. *Bergmeyer, H. U., M. Horder, R. Rej:* J. Clin. Chem. Clin. Biochem. *24:* 481 (1986). Approved recommendation (1985) on IFCC methods for the measurement of catalytic concentration of enzymes. Part 3. IFCC method for alanine aminotransferase.
4. *Thefeld, W., H. Hoffmeister, E.-W. Busch, P. U. Koller, J. Vollmar:* Dtsch. Med. Wschr. *99:* 343 (1974). Referenzwerte für die Bestimmung der Transaminasen GOT und GPT sowie der alkalischen Phosphatase im Serum mit optimierten Standardmethoden.
5. *Witt, J., Chr. Trendelenburg:* J. Clin. Chem. Clin. Biochem. *20:* 235 (1982). Gemeinsame Studie zur Erstellung von Richtwerten für klinisch-chemische Kenngrößen im Kindesalter.
6. *Grande, P., C. Christiansen, A. Pedersen, M. S. Christensen:* Circulation *61:* 723 (1980). Optimal diagnosis in acute myocardial infarction.
7. *Schmidt, E., F. W. Schmidt:* Modell Lebererkrankungen: Klinik. In: *Lang, H., W. Rick, H. Büttner,* Validität klinisch-chemischer Befunde, S. 92. Springer, Heidelberg (1979).
8. *Schmidt, E., F. W. Schmidt:* Dtsch. Med. Wschr. *109:* 139 (1984). Diagnostik des Ikterus.
9. *Gerlach, U.:* Enzymaktivitäten im Serum bei Krankheiten der Leber und Gallenwege. In: *Schmidt, W.,* Praktische Enzymologie, S. 165. Huber, Bern (1968).
10. *Strohmeyer, G., W. Rick:* Dtsch. Ärztebl. *73:* 1609 (1976). Rationelle Laboratoriumsdiagnostik akuter Lebererkrankungen.
11. *Schmidt, E., F. W. Schmidt:* Enzyme diagnosis in diseases of the liver and the biliary system. In: Advances of clinical enzymology, S. 239. Karger, Basel (1979).
12. *Floersheim, G. L.:* Dtsch. Med. Wschr. *108:* 866 (1983). Diagnose der Knollenblätterpilzvergiftung.
13. *Bode, Ch.:* Dtsch. Med. Wschr. *110:* 1543. Arzneimittelschäden der Leber.
14. *v. Mühlendahl, K. E.:* Dtsch. Med. Wschr. *107:* 101 (1982). Salizylat induzierte Leberfunktionsstörung.
15. *Vido, I., U. Ranft, G. Brunner, F. W. Schmidt:* Dtsch. Med. Wschr. *106:* 861 (1981). Zur Differenzierung chronischer Leberentzündungen.
16. *Minar, E., H. Ehringer* et al.: Dtsch. Med. Wschr. *105:* 1713 (1980). Transaminaseanstieg: Eine weitgehend unbekannte Nebenwirkung der Heparintherapie.
17. *Trautschold, I.:* Enzyme im Serum bei Herzerkrankungen. In: Praktische Enzymologie, S. 197. Huber, Bern (1968).
18. *Renggli, I., W. Schweizer:* Schweiz. Med. Wschr. Suppl *6:* 37 (1977). Der Myokardinfarkt im Stadtspital. Diagnostische Schwierigkeiten.
19. *Koch, C. D.:* Dtsch. Med. Wschr. *99:* 127 (1974). Kritische Beurteilung von Serum-Enzymaktivitätsbestimmungen zur Diagnose des Herzinfarktes.
20. *Zebe, H., G. Mall:* Dtsch. Ärztbl. *76:* 2089 (1979). Die Myokarditis.
21. *Sitzmann, F. C.:* Klinikarzt *13:* 440 (1984). Myokarditis im Kindesalter: Welche Untersuchungen helfen weiter?
22. *Willems, G. M., F. H. v. d. Veen* et al.: Am. Heart J. *109:* 1243 (1985). Enzymatic assessment of myocardial necrosis after cardiac surgery: Differentiation from skeletal muscle damage, hemolysis, and liver injury.
23. *Laudahn, G., H. Heyck, F. Feustel:* Enzyme im Serum bei Muskelkrankheiten. In: Praktische Enzymologie, S. 249. Huber, Bern (1968).
24. *Mortier, W.:* Dtsch. Ärztebl. *74:* 1081 (1977). Muskelerkrankungen bei Kindern.
25. *Schneider, S.:* Dtsch. Ärztebl. *80:* 41 (1983). Maligne Hyperthermie.
26. *Rej, R., M. Horder:* Aminotransferases. In: *Bergmeyer, H. U.,* Methods of enzymatic analysis, Vol.III, S. 415. Verlag Chemie, Weinheim (1984).

Lactat-Dehydrogenase (LDH) 2-Hydroxybutyrat-Dehydrogenase (HBDH)

Die im Serum meßbare LDH-Aktivität besteht aus den Aktivitätsanteilen der 5 Isoenzyme LDH 1—5. Das Isoenzym LDH 1 setzt gegenüber den anderen Isoenzymen das Substrat 2-Oxobutyrat mit hoher Geschwindigkeit zu Hydroxybutyrat um und ist getrennt als Hydroxybutyrat-Dehydrogenase meßbar.

Erhöhungen der Gesamt-LDH werden bei vielen pathologischen Zuständen gefunden und haben aufgrund mangelnder Organspezifität nur eine geringe diagnostische und differentialdiagnostische Aussagekraft. Die weiterführende quantitative Differenzierung der Isoenzyme bei erhöhter Gesamt-LDH erlaubt eine weitgehend Organbezogene Diagnostik.

Indikation

Verdacht auf mehrere Tage zurückliegenden Herzinfarkt.
Verlaufsbeurteilung des Herzinfarktes.
Verdacht auf Lungenembolie.
Differenzierung des Ikterus.
Diagnostik von Organschäden (durch quantitative Isoenzym-Bestimmung).

Bestimmungsmethoden

Gesamt-LDH (EC 1.1.1.27)

Kinetischer UV-Test

Optimierte Standardmethode nach den Empfehlungen der Deutschen Gesellschaft für Klinische Chemie /[1, 2]/.

Prinzip: Die LDH katalysiert die $NADH_2$-abhängige Reduktion von Pyruvat zu Lactat unter Bildung von NAD. Meßgröße ist $NHDH_2$, die Geschwindigkeit der $NADH_2$-Abnahme wird bei 25 °C gemessen. Sie ist proportional der LDH-Aktivität.

$$\text{Pyruvat} + \text{NADH} + \text{H}^+ \xleftrightarrow{\text{LDH}} \text{L-Lactat} + \text{NAD}^+$$

HBDH (EC 2.2.4.3)

Prinzip: Sh. LDH, als Substrat wird 2-Oxobutyrat eingesetzt. Bestimmt wird die Aktivität von LDH1 nach den Empfehlungen der Deutschen Gesellschaft für Klinische Chemie /[1, 2]/.

$$\text{2-Oxobutyrat} + \text{NADH} + \text{H}^+ \xleftrightarrow{\text{HBDH}} \text{2-Hydroxybutyrat} + \text{NAD}^+$$

LDH-Isoenzymdifferenzierung

Prinzip: Elektrophoretische Auftrennung des Untersuchungsgutes im Agarosegel oder auf Zelluloseazetatfolie bei alkalischem pH-Wert. Die Wanderungsgeschwindigkeit zur Anode ist abhängig vom Isomerenanteil des Isoenzyms. Schnell wandern Isoenzyme mit dem Isomerenanteil H, langsam diejenigen mit dem Isomerenanteil M (sh. Pathophysiologie), die LDH1 hat deshalb die größte, die LDH5 die geringste Wanderungsgeschwindigkeit. In der Agarosegel-Elektrophorese wandert die LDH5 in Richtung Kathode. Die Darstellung der Isoenzymfraktionen erfolgt in der Zelluloseazetatfolien-Elektrophorese durch Koppelung des enzymatisch gebildeten Pyruvats mit einem Tetrazoliumsalz /[3]/. In der Agarosegel-Elektrophorese wird die Trennspur mit einer Lactat- und NAD^+-haltigen Folie überdeckt und nach Inkubation bei 37 °C die Fluoreszenz des NADH bei 410 nm gemessen unter Anregung von 365 nm /[4]/.

Untersuchungsmaterial

Serum, Plasma (kein Oxalat- und Heparinplasma), Ergußflüssigkeit 0.5 ml

Referenzbereiche

Serum (25 °C)		**LDH (U/l)**	**HBDH (U/l)**
Erwachsene /[5]/		120—240	68—135
Kinder /[6]/	1—30 Tage	150—785	98—515
	1— 6 Mon.	160—437	92—310
	7—12 Mon.	145—365	89—276
	13—24 Mon.	86—315	83—222
	2— 3 J.	106—296	70—175
	12—19 J.	90—270	60—173
Elektrophorese Serum		**CAF % /[3]/**	**Agarose % /[4]/**
	LDH1	20—30	15—23
	LDH2	28—44	30—39
	LDH3	16—25	20—25
	LDH4	0—18	8—15
	LDH5	0—16	9—14

Bewertung

Die LDH ist ein zytoplasmatisches Enzym und Bestandteil aller Gewebe. Bei bereits geringen Organschäden kann sie vermehrt ins Plasma übertreten und ist bei vielen pathologischen Zuständen erhöht. Die Gesamt-LDH ist deshalb kein Leitenzym zur Organdiagnostik. Das Verhältnis der Isoenzyme ist in den einzelnen Organen unterschiedlich, deshalb kann vermittels der quantitativen Isoenzymdifferenzierung eine Diagnostik Organ-bezogener Schäden durchgeführt werden.

Häufigste Ursachen von LDH-Erhöhungen sind Erkrankungen der Leber, des Herzens, der Skelettmuskulatur und des erythropoetischen Systems. Zur organspezifischen Differenzierung einer LDH-Erhöhung werden bestimmt

— Quotient LDH/HBDH.
— Quotient LDH/GOT.
— LDH-Isoenzyme, quantitativ.

Quotient LDH/HBDH

Die HBDH entspricht der elektrophoretisch schnell wandernden Fraktion LDH1. Der Quotient LDH/HBDH erhält seine differentialdiagnostische Bedeutung aufgrund der wechselnden Proportionen von HBDH zu LDH in den Organen. Verhalten sich die 5 Isoenzyme der LDH gleichsinnig, ist der Quotient normal, nimmt die LDH1 überproportional zu, ist er erniedrigt, steigt die LDH1 weniger an, ist der Quotient erhöht. Die Quotientenbildung darf nur durchgeführt werden, wenn LDH und HBDH erhöht sind.

Die isolierte Beurteilung eines erhöhten HBDH-Wertes hat keine differentialdiagnostische Bedeutung.

Differentialdiagnostische Aussage des Quotienten LDH/HBDH

LDH/HBDH	**Mögliche Ursache**
1.38 bis 1.64 (normal)	Infektionskrankheiten Thromboembolische Erkrankungen (z. B. Lungenembolie) Malignome
unter 1.30	Herzinfarkt Intravasale Hämolyse In vitro Hämolyse
über 1.64	Leberparenchymschäden

Quotient LDH/GOT

Er wird berechnet zur Abgrenzung des prähepatischen, durch Hämolyse- oder Dyserythropoese-bedingten Ikterus, vom hepatischen Ikterus. Quotienten über 12 sprechen für die hämolytische Form, Werte unter 12 für die hepatische. Bei Metastasenleber und infektiöser Mononukleose können ebenfalls Quotienten über 12 auftreten. Die Bilirubinwerte liegen beim prähepatischen Ikterus, außer bei ausgeprägten hämolytischen Krisen, z. B. Sichelzellanämie, unter 6 mg/dl (100 µmol/l) /7/.

Abgrenzung des prähepatischen vom hepatischen Ikterus, modif. nach Schmidt /7/.

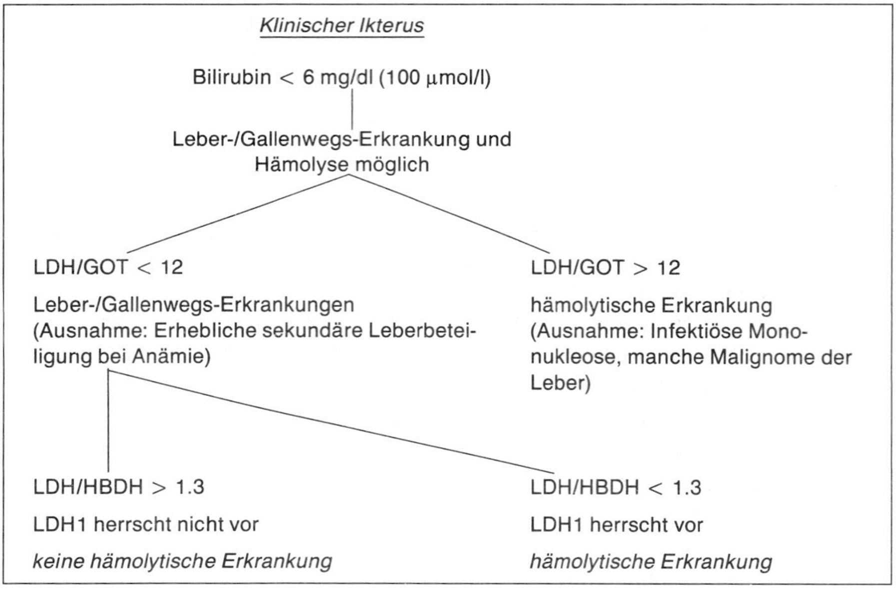

LDH-Isoenzyme quantitativ

Drei Muster werden bei der Elektropherogramm-Auswertung der LDH-Isoenzyme unterschieden /4/

— Anodisches Muster; LDH1 + 2 dominieren, sie entstammen vorwiegend dem Herzmuskel, dem Erythrozyten oder der Niere.

— kathodisches Muster; LDH4 + 5 dominieren, sie entstammen vorwiegend der Leber, dem Skelettmuskel oder malignen Geweben.

— Intermediäre Gruppe; LDH3 dominiert, sie entstammt vorwiegend den lymphatischen Geweben, den Blutplättchen oder malignen Geweben.

Differentialdiagnostische Aussage elektrophoretischer LDH-Muster

Erhöhtes Enzymmuster	**Mögliche Ursache**
anodisch	Herzmuskelschaden (Infarkt, Operation) Hämolyse (in vivo oder in vitro) Ineffektive Erythropoese (Dyserythropoese) Muskeldystrophie Niereninfarkt Keimzelltumoren
kathodisch	Leber-Gallenerkrankung Rechtsherzinsuffizienz Skelettmuskelverletzung Prostatakarzinom Maligne Erkrankungen
intermediär	Thrombozytenzerfall Lymphoretikuläre Erkrankungen Milzinfarkt Maligne Tumoren

Erkrankungen, die eine Erhöhung der LDH im Serum verursachen können /[8–11]/

Erkrankung	**Beurteilung**
Herzinfarkt	Enzymverhalten nach dem akuten Ereignis: Verwertbarer — LDH — HBDH Enzymanstieg — 6 bis 12 Std. — 6 bis 12 Std. Maximalwert — 24 bis 60 Std. — 30 bis 72 Std. Normalisierung — 7. bis 15. Tag — 10. bis 20. Tag LDH/HBDH — unter 1.3 Die Erniedrigung des Quotienten besteht, je nach Ausmaß des Infarktes, 10 bis 14 Tage. Wertvoll ist die Bestimmung von LDH und HBDH zur Spätdiagnose des Infarktes, wenn andere Indikatoren eines Herzinfarktes wie CK-MB, CK und GOT sich normalisieren oder schon normal sind (etwa 3.—5. Tag nach akutem Ereignis). Aufgrund des langsamen Abfalls sind LDH und HBDH gute Kriterien der Verlaufsbeurteilung, der Quotient nimmt dabei ab, da die HBDH eine längere Halbwertszeit hat als die LDH. Komplikationen, z. B. Leberstauung durch kardiale Insuffizienz oder Auftreten von Entzündungen, z. B. Pneumonie, werden am Anstieg des Quotienten LDH/HBDH erkannt. Erfolgt die Infarktdiagnostik durch Isoenzymdifferenzierung der LDH und wird als Kriterium ein Quotient LDH1/LDH2 größer als 1.0 gewählt, beträgt die diagnostische Sensitivität 76% bei einer diagnostischen Spezifität von 99% /[11]/. Der Quotient ist nach 9 Std. in 70% der Fälle übe 1 /[12]/.
Abgrenzung des Herzinfarktes bei Polytrauma, Verbrennung, Stromschlag	Zur Abgrenzung des Infarktes bei polytraumatisierten Unfallpatienten, Verbrennungen und Stromschlag, bei denen CK-MB-Werte über 6% der Gesamt-CK gemessen werden können, spricht die Kombination von CK-MB über 6% und LDH1/LDH2 $>$ 1.0 für einen Infarkt /[11]/.

Erkrankungen, die eine Erhöhung der LDH im Serum verursachen können (Fortsetzung)

Erkrankung	Beurteilung
Andere Herzerkrankungen und Herzmanipulationen Myokarditis, Herzrhythmusstörungen, Elektr. Kardioversion, Stumpfe Herztraumen, Herzkatheterisierung, Herzklappenersatz	Bei Myokarditis können Enzymerhöhungen auftreten wie beim Herzinfarkt. In seltenen Fällen wird eine Erniedrigung des Quotienten LDH/HBDH gefunden. Bei supraventrikulären Tachykardien, nach Kardioversion und Herzkatheterisierung können diskrete Anstiege der LDH und HBDH auftreten. Nach künstlichem Herzklappenersatz besteht eine enge Korrelation zwischen dem LDH-Wert und der Erythrozytenüberlebenszeit. Die LDH-Bestimmung stellt deshalb eine zuverlässige Methode zur Quantifizierung des Ausmaßes der Hämolyse dar. Etwa 60% der Patienten mit Herzklappenersatz haben erhöhte LDH-Werte. Sie sind höher nach Mitralklappenersatz als nach Aortenklappenersatz /[13]/.
Lungenembolie	In etwa 60% der Fälle werden ein Anstieg der LDH und evtl. der HBDH innerhalb von 24 Std. nachgewiesen. Der Quotient LDH/HBDH verbleibt im Referenzbereich, denn erhöht sind LDH3 und LDH4. Der im Referenzbereich liegende Quotient ist ein diagnostisch wichtiges Kriterium zur Abgrenzung vom Herzinfarkt.
Erkrankungen der Leber und Gallenwege /[14]/	Die LDH ist in wechselndem Ausmaß erhöht und kann nicht zur Differentialdiagnostik der Lebererkrankungen eingesetzt werden. Starke Erhöhungen sind typisch für die akute nekrotisierende Parenchymzellschädigung durch Intoxikationen (z. B. Pilzvergiftung) oder Hypoxämie (z. B. akute Rechtsherzinsuffizienz). Erhöht sind LDH4, LDH5, der Quotient LDH/HBDH liegt zwischen 2.0 und 3.0.
Hepatitis mononukleosa	Verhältnismäßig hohe Werte von LDH und HBDH in bezug auf die Transaminasen sowie ein normaler oder erhöhter Quotient LDH/HBDH weisen auf eine Hepatitis bei infektiöser Mononukleose hin.
Portale Hypertension	Anstiege der LDH, deren Höhe in keinerlei Beziehung zur Aktivität der Leberzirrhose und des noch funktionstüchtigen Gewebes steht, werden gefunden.
Leberabszeß	Diskrete isolierte Erhöhungen der LDH, bei erhöhter BSR, Leukozytose und Fieber können Zeichen eines Leberabszesses sein.
Skelettmuskelerkrankungen /[15]/	Die HBDH wird ergänzend zur LDH bestimmt, wenn differentialdiagnostisch ein Herzinfarkt ausgeschlossen werden soll. Der Quotient LDH/HBDH ist bei Skelettmuskelerkrankungen über 1.4.
Progr. Muskeldystrophie	Beim Typ *Duchenne* schon Jahre vor der klin. Symptomatik LDH-Anstieg, im Verlauf der Erkrankung tritt eine Erhöhung um etwa den Faktor 5 auf. In weit fortgeschrittenen Fällen nur geringer oder kein Anstieg. Vermehrt sind die LDH1 bis 3. Beim Gliedergürtel- und Facio-scapulo-humeralen Typ Erhöhung im Mittel auf das Zweifache.

Erkrankungen, die eine Erhöhung der LDH im Serum verursachen können (Fortsetzung)

Erkrankung	Beurteilung
Neurogene Muskelatrophie	Beim Typ *Aran-Duchenne und Kugelberg-Welander* der spinalen Muskelatrophie und bei der peronealen Muskelatrophie treten signifikant erhöhte LDH-Werte auf (etwa bis Faktor 2).
Dermatomyositis, Polymyositis	Im akuten Zustandsbild treten ausgeprägte Erhöhungen der LDH und HBDH auf, der Quotient LDH/HBDH bleibt im Referenzbereich. Die LDH steigt stärker an als die CK und GOT.
Hämolytische Anämien	Akute, erworbene, intravasale hämolytische Anämien gehen in Abhängigkeit vom Erythrozytenabbau mit einer LDH-Erhöhung, Haptoglobinverminderung, Bilirubinerhöhung, Methämalbuminämie (bräunliches Serum) Hämoglobinurie und Hämosiderinurie einher. Ebenfalls können Erhöhungen von GOT und GPT auftreten. Quotienten LDH/GOT über 12 sind ein Zeichen der akuten hämolytischen Anämie und auch dann noch vorhanden, wenn die anderen oben genannten Zeichen nicht mehr nachweisbar sind. Der Quotient LDH/HBDH ist kleiner als 1.3 die LDH1 stärker erhöht als die LDH2 und der Quotient über 1. Chronische Formen der erworbenen hämolytischen Anämie und die konnatalen hämolytischen Anämien verursachen keine oder nur diskrete LDH-Anstiege, Ausnahmen sind hämolytische Krisen, z. B. bei Favismus und Sichelzellanämie.
Paroxysmale nächtliche Hämoglobinurie	Es wird elektrophoretisch ein aus dem Erythrozyten stammendes LDH-Isoenzym nachgewiesen, das zwischen der LDH2 und LDH3-Fraktion wandert /[16]/. Auch starke hämolytische Anämien anderer Ursache zeigen das Isoenzym.
Megaloblastäre Anämien	Sowohl die megaloblastären Anämien bedingt durch Vitamin B12- und Folsäuremangel, als auch diejenigen Formen, die durch Pyrimidin- und Purinantimetaboliten hervorgerufen werden, können eine LDH-Erhöhung verursachen. Die stärksten Anstiege werden bei der perniziösen Anämie gemessen, der Quotient LDH/HBDH ist unter 1.2. Bei Behandlung mit Vitamin B12 fällt die LDH vor dem Anstieg der Retikulozytenzahl ab und normalisiert nach 2 bis 3 Wochen.
Niereninfarkt	Ein Niereninfarkt muß in Betracht gezogen werden, wenn es im Verlaufe einer akuten abdominalen Erkrankung zu einem Anstieg von LDH und HBDH mit Abfall des Quotienten LDH/HBDH auf Werte bis 1.1 kommt. Diese Konstellation kann bis zu 2 bis 3 Wochen nach der akuten abdominalen Symptomatik nachweisbar sein.
Post operationem	Die LDH ist in 44% der Fälle, die HBDH in einer Häufigkeit von 28% nach Abdominaloperationen bis zu dreifach innerhalb der ersten postoperativen Woche erhöht /[17]/.
Maligne Tumoren	Die LDH ist als Suchtest auf maligne Tumoren ungeeignet, da die diagnostische Sensitivität und Spezifität zu niedrig sind. Zur Verlaufsbeurteilung und Therapiekontrolle LDH-positiver Tumoren ist sie jedoch ein gutes Kriterium.

Erkrankungen, die eine Erhöhung der LDH im Serum verursachen können (Fortsetzung)

Erkrankung	Beurteilung
Lebermetastasen	Die diagnostische Sensitivität der LDH bei Lebermetastasen beträgt 65%, die LDH korreliert jedoch nicht mit der GOT,GPT und GLDH /[18]/.
Neuroblastom	Die diagnostische Sensitivität der LDH bei Neuroblastomen ist etwa 75% /[19]/. Auch ein abnormales LDH-Isoenzym kann auftreten /[20]/.

Hinweise und Störungen

Referenzwerte: Erfolgt die Blutentnahme nach körperlicher Belastung (Muskelaktivität) des Patienten, so können die LDH- und HBDH-Werte oberhalb der Norm liegen. Der Enzymquotient LDH/HBDH soll aus den Werten desselben Serums gebildet werden. Die Bestimmungen müssen ohne großen zeitlichen Abstand durchgeführt werden. Kapilläres Serum und kapilläres Plasma haben höhere LDH-Werte.

Aufgrund der Hämolyse während des Gerinnungsvorganges können die Werte im Serum höher sein als im Plasma. Wird das Plasma jedoch nicht Thrombozyten-frei zentrifugiert, können die LDH-Werte im Plasma höher sein /[21]/.

Blutentnahme: Die Entnahmeröhrchen sollen kein Oxalat oder Fluorid enthalten, da die LDH gehemmt wird. Der Einfluß von Heparin wird widersprüchlich beurteilt /[22]/.

Hämolyse: Verursacht erhöhte Werte, da die LDH-Konzentration im Erythrozyten 360-fach höher ist als im Plasma. Bei einer mittleren Aktivität von 165 U/l verursacht eine Hämolyse von 0.8 g Hb/l einen LDH-Anstieg um 58% /[23]/. Das Serum muß innerhalb einer Stunde vom Blutkuchen getrennt sein.

Bestimmungsmethode: Temperaturänderungen um 1 °C während der Analytik führten zu einer Aktivitätsänderung von 7% /[22]/.

Temperaturumrechnungsfaktoren für DGKC-Methoden

Temperaturwechsel	LDH	HBDH
25/37 °C	0.52	0.73
25/30 °C	0.75	0.84
30/37 °C	0.70	0.87

DGKC = Deutsche Gesellschaft für Klinische Chemie

Stabilität

Zeitraum	Temperatur °C	Aktivitätsabnahme (%) LDH	HBDH
24 Std.	25	0	0
3 Tage	25	8	0
7 Tage	25	12	5
	4	15	5

Die Lagerung des Serums zur Routineanalytik sollte bei Raumtemperatur erfolgen aufgrund der Kältelabilität von LDH4 und LDH5 /[4]/.

Pathophysiologie

Die LDH ist ein zytoplasmatisch gelöstes Enzym und kommt in allen Geweben vor. Sie katalysiert die reversible Oxydation von Milchsäure zu Brenztraubensäure; zu ihrer Aktivitätsbestimmung wird die Rückwärtsreaktion eingesetzt.

Jedes LDH-Molekül besteht aus 4 Untereinheiten des Molekulargewichts 34.000. Es gibt 2 Untereinheiten, den Herz (H)- und den Muskel (M)-Typ, sie werden von zwei Genloci determiniert. H- und M-Typ sind in den Geweben zu 5 Isoenzymen (LDH1 bis 5) kombiniert. Der H-Typ herrscht in Geweben mit hohem O_2-Verbrauch vor, der M-Typ in Geweben mit starker glykolytischer Aktivität. Die tetramere Struktur der 5 Isoenzyme ist folgendermaßen: LDH1 (H_4), LDH2 (H_3M), LDH3 (H_2M_2), LDH 4 (HM_3), LDH5 (M_4).

Die LDH-Aktivität im Serum ist abhängig von den Isoenzymen, die aus den Geweben in das Plasma übertreten und der Eliminationsgeschwindigkeit der Isoenzyme und ihrer Untereinheiten. So beträgt die Halbwertszeit der leberspezifischen LDH5 (M_4) mit 8—12 Std. nur etwa 1/10 der Herz- und Erythrozyten-spezifischen LDH1 (H_4). Ein lebertypisches LDH-Enyzmmuster wird deshalb häufig nur kurzfristig, ein durch Herzmuskelschaden oder Hämolyse bedingtes demgegenüber längerzeitig gemessen /[7]/.

Die bei progressiver Muskeldystrophie Typ *Duchenne* im Serum nachweisbare LDH entspricht vorwiegend den Isoenzymen LDH1 bis 3 und nicht der LDH 5 des gesunden Skelettmuskels. Da diese Abnormität auch bei den Konduktorinnen gefunden wird, dürfte bei diesen Personen eine genetisch bedingte Unfähigkeit bestehen, die M-Untereinheit ausreichend zu bilden /[15]/.

Die Begleithepatitis bei infektiöser Mononukleose ist von den anderen Virushepatitiden aufgrund der hohen Aktivität der LDH in Relation zu den Transaminasen abgrenzbar. Pathologisch erhöht ist nicht das Leberisoenzym (LDH5), sondern die LDH3 und 4, deren Ursprungsort das lymphatische System ist.

Literatur

1. Empfehlungen der Deutschen Gesellschaft für Klinische Chemie: Z. Klin. Chem. Klin. Biochem. *8:* 658 (1970).
2. Empfehlungen der Deutschen Gesellschaft für Klinische Chemie: Z. Klin. Chem. Klin. Biochem. *10:* 182 (1972).
3. *Di Giorgio, J.:* Clin. Chem. *17:* 326 (1971). Determination of serum lactic dehydrogenase isoenzymes by the use of diagnostest cellulose acetate electrophoresis system.
4. *Henderson, A. R.:* Isoenzymes of lactate dehydrogenase. In: *Bergmeyer, H. U.,* Methods of enzymatic analysis, Vol. III, S. 138. Verlag Chemie, Weinheim (1983).
5. *Weißhaar, D., E. Grossau, B. Faderl:* Med. Welt *26:* 387 (1975). Normbereiche von α-HBDH, LDH, AP und LAP bei Messung mit substratoptimierten Testansätzen.
6. *Veit, St., F. Sitzmann, H. Prestele:* Klin. Pädiat. *187:* 244 (1975). Normalwerte für Lactat- und Glutamatdehydrogenase sowie Leucinarylamidase, erstellt mit optimierten Standardansätzen.
7. *Schmidt, E., F. W. Schmidt:* Dtsch. Med. Wschr. *109:* 139 (1984). Diagnostik des Ikterus.
8. *Weber, H.:* Dtsch. Med. Wschr. *96:* 1607 (1971). Die klinische Bedeutung des LDH/HBDH-Quotienten.
9. *Weber, H.:* Dtsch. Med. Wschr. *96:* 1534 (1971). Indikationen zur Bestimmung der HBDH im Serum.
10. *Isselstein, F. T.:* Ärztl. Lab. *23:* 21 (1977). Lactat-Dehydrogenase.
11. *Shahangian, S., K. O. Ash, N. O. Wahlstrom* et al.: Clin. Chem. *30:* 1332 (1984). Creatinkinase and LDH-isoenzymes in serum of patients suffering burns, blunt trauma, or myocardial infarction.
12. *Burlina, A.:* Strategies in the enzymologic diagnosis of myocardial infarction. In: *Werner, M., D. M. Goldberg,* Selected topics in clinical enzymology, S. 133. de Gruyter, Berlin (1984).

13. *Carstens, V., J. Büscher, B. Niehues, D. W. Behrenbeck:* Herz-Kreislauf *6:* 261 (1981). Die intravasale Hämolyse bei neueren Herzklappenprothesen.
14. *Gerlach, U.:* Enzymaktivitäten im Serum bei Krankheiten der Leber und Gallenwege. In: Praktische Enzymologie, S. 165. Huber, Bern (1968).
15. *Laudahn, G., H. Heyck, F. Feustel:* Enzyme im Serum bei Muskelkrankheiten. In: Praktische Enzymologie, S. 249. Huber, Bern (1968).
16. *Zail, S. S., A. K. v. d. Hoek:* Clin. Chim. Acta *79:* 15 (1979). LDH isoenzymes of human erythrozyte membranes.
17. *Krafft, J., R. Fink, S. B. Rosalski:* Ann. Clin. Biochem. *14:* 294 (1977). Serum enzymes and isoenzymes after surgery.
18. *Assel, H., J. Fedderke, E. Schmidt, S. Voges:* Correlations and factor analysis of enzymes in serum of patients with hepatic metastases. In: *Goldberg, D. M., M. Werner,* Selected topics in clinical enzymology, S. 3. de Gruyter, Berlin (1983).
19. *Kunimaki, H., H. Takeuchi, K. Ohmi:* Eur. J. Pediatr. *123:* 83 (1976). Serum LDH pattern in neuroblastoma.
20. *Otsu, N., M. Hirata, K. Miyazawa, S. Tuboi:* Clin. Chem. *31:* 318 (1985). Abnormal LDH isoenzyme in serum and tumor tissue of a patient with neuroblastoma.
21. *Evans, G.:* Clin. Chem. *31:* 165 (1985). LDH activity in platelets and plasma.
22. *Vanderlinde, R. E.:* Ann. Clin. Lab. Sci. *15:* 13 (1985). Measurement of total LDH activity.
23. *Sonntag, O.:* J. Clin. Chem. Clin. Biochem. *24:* 127 (1986). Haemolysis as an interference factor in clinical chemistry.

Leucin-Arylamidase (LAP)

Indikation

Verdacht auf Leber-Gallenwegs-Erkrankung.

Bestimmungsmethode

Kinetischer Test

Optimierte Standardmethode (LAP opt.) nach den Empfehlungen der Deutschen Gesellschaft für Klinische Chemie /[1]/.

Prinzip: Die LAP (EC 3.4.11.1) katalysiert die Hydrolyse von L-Leucin-4-nitroanilid unter Bildung von Leucin und 4-Nitroanilin. Meßgröße ist 4-Nitroanilin, die Geschwindigkeit der 4-Nitroanilin-Zunahme wird bei 25 °C gemessen. Sie verhält sich proportional zur LAP-Aktivität.

$$\text{L-Leucin-4-nitroanilid} + H_2O \xrightarrow{\text{LAP}} \text{L-Leucin} + \text{4-Nitroanilin}$$

Untersuchungsmaterial

Serum (kein EDTA-, Citrat- oder Oxalatplasma) 0.5 ml

Referenzbereiche

Erwachsene /[2]/		♀ 16—32	(Frauen mit Norm- und Übergewicht)
		16—40	(Frauen mit Untergewicht)
		♂ 20—35	
Kinder /[3]/	Neugeborene	10—50	
	1—6 Mon.	13—39	
	2—3 J.	12—31	
	8 J.	14—36	

Angaben in U/l für 25 °C im Serum

Bewertung

Erhöhungen der LAP sind, von Ausnahmen abgesehen, durch Erkrankungen der Leber und Gallenwege bedingt. Differentialdiagnostische Wertigkeit erhält die LAP im Enzymmuster mit der AP, der γ-GT und den Transaminasen.

Stärkere Erhöhungen der Cholestase-Enzyme LAP, AP und γ-GT gegenüber den Transaminasen sprechen für eine cholestatische Lebererkrankung.

Der starke Anstieg von LAP und γ-GT relativ zur AP und den Transaminasen weist auf eine alkoholische Lebererkrankung hin.

Eine normale LAP bei erhöhter AP deutet eine Skelettaffektion an.

Differentialdiagnostische Bedeutung der LAP im Muster mit der AP, der γ-GT und den Transaminasen /[4]/

LAP	AP	γ-GT	Trans-aminasen	Mögliche Ursache
↑↑–↑↑↑	↑	↑↑–↑↑↑	↑–↑↑	Chronisch aktive Lebererkrankungen (z. B. Alkoholhepatitis, alkoholische Leberzirrhose)
↑↑–↑↑↑	↑↑–↑↑↑	↑↑	↑	Intra- und extrahepatische Cholestasen
↑–↑↑	↑	↑	↑↑↑	Akute Virushepatitis (unkompliziert)
n	↑–↑↑↑	n	n	Osteopathie

n = normal, ↑ leicht erhöht (bis 2fach), ↑↑ mittlerer Anstieg (3- bis 5fach), ↑↑↑ stärkerer Anstieg (mehr als 5fach)

Erkrankungen, die eine Erhöhung der LAP im Serum verursachen können /[4,5]/

Erkrankung	Beurteilung
Verschlußikterus z. B. Steinverschluß, Pankreaskopftumor	Etwa gleich starker Anstieg von LAP und AP. Bei Steinverschluß tritt eine Erhöhung erst 24 Std. nach der Gallenkolik auf, dann kontinuierlicher Anstieg. Koliken, die nicht mit einem Verschluß einhergehen, können einen flüchtigen Anstieg der LAP bei normaler AP verursachen.
Cholestat. Hepatose durch toxisch wirkende Substanzen	Mehrfacher Anstieg der LAP und AP bei nur leichter Erhöhung der Transaminasen. Ursache der cholestat. Hepatose können Medikamente sein (z. B. Chlorpromazin, Thiamazol, Östrogen-Gestagenpräparate). Führen Ovulationshemmer zu einem Anstieg der Transaminasen, so ist die LAP relativ stark erhöht.
Cholangitis, Cholangiolitis, Primär biliäre Leberzirrhose	Paralleler Anstieg von LAP und AP, oft 3fach und mehr, bei nur leicht erhöhten Transaminasen.
Akute Virushepatitis	Im Vergleich zu den Transaminasen relativ leichter Anstieg der LAP (etwa bis auf das Dreifache). Eine stärkere Erhöhung oder ein Anstieg im Verlauf der Erkrankung weisen auf eine cholestatische Verlaufsform hin, die AP zeigt gleichsinniges Verhalten. Bei Hepatitis mononukleosa zeigt die LAP gegenüber den Transaminasen einen relativ deutlichen Anstieg.

Erkrankungen, die eine Erhöhung der LAP im Serum verursachen können (Fortsetzung)

Erkrankung	**Beurteilung**
Alkoholische Fettleber, Alkoholtoxische Zirrhose	Häufig deutlich erhöhte LAP bei normaler bis leicht erhöhter AP und diskretem Anstieg der Transaminasen.
Hyperlipidämie	Starke Hyperlipidämien, besonders die Alkohol-induzierten Formen, können ausgeprägte LAP-Erhöhungen verursachen. AP und Transaminasen sind normal oder leicht erhöht.
Maligne Tumoren, z. B. Leberkarzinom, Lebermetastasen, Pankreaskarzinom, Mammakarzinom, Tumoren des Magen-Darm-Traktes	Die LAP ist nicht als Suchtest auf maligne Tumoren geeignet. Isolierte, leichte bis deutliche Anstiege des Enzyms können aber bei Tumoren auftreten, die in Geweben mit hohen Konzentrationen an LAP lokalisiert sind.
Echinokokkenbefall der Leber	Extrem hohe LAP-Aktivitäten treten nicht selten bei Durchwucherung der Leber mit Larven von Echinokokkus alveolaris auf.

Physiologisch ist der Anstieg der LAP während der Schwangerschaft. Er beginnt im 3. bis 5. Monat und kann das 3- bis 5fache des oberen Referenzwertes betragen.

Hinweise und Störungen

Blutentnahme: EDTA, Citrat, Oxalat und Natriumfluorid verursachen niedrige Werte.

Hämolyse: Täuscht erhöhte Werte vor, da die photometrische Messung gestört wird.

Medikamente: Hormonelle Kontrazeptiva verursachen gelegentlich leichte Erhöhungen, mittlere Anstiege treten bei Östrogenmedikation auf (z. B. Östrogentherapie beim Prostatakarzinom oder bei klimakterischen Beschwerden). Sh. außerdem Clin. Chem. *21:* 325D (1975).

Stabilität im Serum: Kein Aktivitätsverlust innerhalb von 7 Tagen bei Raumtemperatur.

Pathophysiologie

Die LAP ist in zahlreichen Organen, speziell der Leber, den Gallenwegen, in Pankreas, Niere, Darm sowie den Brustdrüsen vorhanden und liegt dort sowohl an Membranstrukturen der Zelle gebunden als auch im Zytoplasma gelöst vor. Sie bewirkt einen Abbau von Proteinen und Peptiden, indem sie schrittweise von deren N-terminalem Ende Aminosäuren abspaltet.

Da die LAP in den Gallenwegsepithelien in hoher Konzentration vorliegt, kommt es vorwiegend bei Erkrankungen, die mit einem Stau des Gallensekretes einhergehen, im größeren Ausmaß zum Enzymübertritt ins Plasma. Durch die Cholestase wird zusätzlich eine verstärkte Neubildung der Gallenwegs-LAP induziert.

Das Verhalten der LAP im Serum ist, außer bei Knochenerkrankungen, vergleichbar mit dem der alkalischen Phosphatase. Ihre Bestimmung kann deshalb bei erhöhter alkalischer Serumphosphatase ein diagnostisches Kriterium zum Ausschluß einer Knochenerkrankung sein.

Literatur

1. Empfehlungen der Deutschen Gesellschaft für Klinische Chemie: Z. Klin. Chem. Klin. Biochem. *10:* 182 (1972). Standardisierung von Methoden zur Bestimmung von Enzymaktivitäten in biologischen Flüssigkeiten.
2. *Weißhaar, D., E. Grossrau, B. Faderl:* Med. Welt *26:* 387 (1975). Normalbereiche von α-HBDH, LDH, AP und LAP bei Messung mit substratoptimierten Testansätzen.
3. *Veit, St., F. Sitzmann, H. Prestele:* Klin. Pädiat. *187:* 244 (1975). Normalwerte für Lactat- und Glutamatdehydrogenase sowie Leucinarylamidase erstellt mit optimierten Standardansätzen.
4. *Weber, H.:* Dtsch. Med. Wschr. *94:* 181 (1969). Die Bedeutung der Leucin-Aminopeptidase.
5. *Schlaeger, R., R. Kattermann:* Excepta Medica, Congr. Ser. No. *262:* 63 (1972). Leucine arylamidase in hepatobiliary diseases.

Lipase

Lipase (Triacylglycerol-Acylhydrolase, EC 3.1.1.3) ist ein Glykoprotein mit einem Molekulargewicht von 47.000, das Triglyceridester langkettiger Fettsäuren hydrolysiert. Das Enzym greift nur unlösliche Substrate in micellarem Zustand an, die durch Gallensäuren gebildet und stabilisiert werden. Hierzu ist die Gegenwart von Kolipase (Molekulargewicht 9900) erforderlich, da Lipase von ihr an hydrophoben Oberflächen verankert und gegen Gallensäuren geschützt wird.

Indikation

Nachweis und Ausschluß der akuten Pankreatitis (bei akutem Oberbauchschmerz).
Chronische Pankreatitis (beim Rezidiv).
Obstruktive chronische Pankreatitis.

Bestimmungsmethoden

Die Konzentration des Enzyms kann im Serum und Aszites durch Messung der Triglyceridhydrolyse und in allen biologischen Flüssigkeiten durch Enzymimmunoassay bestimmt werden. Wegen ihrer Thermolabilität sollte man Lipase nicht oberhalb von 30 °C bestimmen.

Messung der katalytischen Aktivität

Als Substrat wird überwiegend Triolein oder Olivenöl verwendet, dessen erster Abbauschritt in der Meßreaktion erfaßt wird:

$$\text{Triolein/Olivenöl} + H_2O \xrightarrow{\text{Lipase}} \text{Diolein} + \text{Ölsäure}$$

In titrimetrischen Verfahren wird die entstandene Ölsäure fortlaufend /[1]/ oder nach 30—60 min. Inkubation /[2]/ bestimmt. Im Routinelabor liefert die Messung der Substratabnahme im turbidimetrischen Test /[3]/ oberhalb von 160 U/l zuverlässige Werte. Andere Verfahren sind abzulehnen /[4]/.

Autotitration /[1]/

Prinzip: Die durch Abspaltung von Ölsäure aus dem Substrat freigesetzten Protonen werden durch fortlaufende Zugabe von Lauge bei pH 8.6 (pH-Stat) titriert:

1 μmol H^+/min = 1 U. Vorzug des Verfahrens ist die kontinuierliche Messung der Reaktion bei pH-Konstanz. Nachteilig ist das Arbeiten mit einer Lauge 10 mmol/l unter striktem CO_2-Abschluß in einer speziellen (Autotitrations-) Apparatur.

Turbidimetrischer Test /[3]/

Prinzip: Mit der Umwandlung von Tri- in Diglyceridemulsionen bei pH 9.2 im gepufferten Ansatz nimmt während der Reaktion die Lichtabsorption entsprechend der Enzymkonzentration unterschiedlich schnell ab. Die Konzentration muß durch Mitführen eines Standards ermittelt werden. Vorteile des Verfahrens sind seine analytische Spezifität (durch unlösliches Substrat bei Überschuß an Kolipase in Gegenwart von Desoxycholat 18 mmol/l) und die geringe Impräzision /[5, 6]/ bei einfacher photometrischer Messung. Sie erlaubt eine Automatisierung. Als Nachteile müssen eine (gegenüber den Originalangaben) längere Vorinkubation und die untere Meßgrenze von 180 U/l (25 °C) gelten /[6]/. Mit der Autotitration besteht eine enge Korrelation /[7]/.

Messung der Enzymkonzentration /[8]/

Prinzip: In einem Enzymimmunoassay nach dem Sandwich-Prinzip wird Lipase von immobilisierten Antikörpern vom Schaf gebunden und im zweiten Schritt mit peroxidasemarkierten Antikörpern vom Kaninchen erfaßt. Die Methode ist absolut spezifisch, außerordentlich empfindlich und ausreichend genau /[6, 7]/, wegen der Waschvorgänge nach beiden Antikörperzugaben aber zeit- und arbeitsaufwendig. Sie korreliert eng mit dem turbidimetrischen Test /[6, 9]/. Auf demselben Prinzip beruht ein Lipasenachweis mit Antikörper-beschichteten Latexpartikeln.

Untersuchungsmaterial

Serum, Plasma 1 ml

Referenzbereiche

Methode	Serum, Plasma
Autotitration /[1]/	23—162 U/l (25 °C)
Turbidimetrischer Test /[5, 10]/	bis 190 U/l (25 °C)
Turbidimetrischer Test /[6]/	bis 200 U/l (25 °C)
Enzymimmunoassay /[7]/	7.7—56 μg/l

Bewertung

Die Bestimmung der Lipase erfaßt Entzündungen der Bauchspeicheldrüse sicherer als die Messung der α-Amylase. Beim Vergleich der Serumkonzentrationen überschritt Lipase in 93%, α-Amylase in 55% die obere Grenze des Referenzbereichs, welche von den Mittelwerten bei Lipase um das 4.2fache und von α-Amylase um das 1.6fache übertroffen wurde /[11]/.

Die diagnostische Sensitivität/Spezifität verschiedener Enzyme bei der akuten Pankreatitis zeigt folgende Werte in % /[12]/: α-Amylase 94.9/88.9, Pankreasamylase 92.3/85.1, Lipase 86.5/99, Trypsinogen 97.4/82.8.

Dagegen zeigt die Häufigkeit erhöhter Werte in einem großen unausgewählten Kollektiv die Überlegenheit von Lipase /[5]/: Ihre Konzentration war in 74.7%, die von α-Amylase in 50% und die der α-Amylase im Urin in 42.7% bei untersuchten 592 Seren erhöht. Bei erhöhter Lipase zeigte α-Amylase nur in 44% bei erhöhter α-Amylase Lipase jedoch in 82.5% gleichsinniges Verhalten, während die Werte für Urinamylase noch ungünstiger lagen /[5]/.

Auch nach endoskopisch-retrograder Choledochopankreaticographie (ERCP) reagierte die Serumlipasekonzentration rascher, empfindlicher und länger als die von α-Amylase /5/.

Wegen der absoluten Organspezifität sind, abgesehen von Erhöhungen bei Niereninsuffizienz, Anstiege der Lipase im Serum direkt oder indirekt auf Läsionen der Bauchspeicheldrüse zu beziehen.

Erkrankungen, die eine Erhöhung der Lipase im Serum verursachen

Erkrankung	Beurteilung
Akute Pankreatitis, Schub einer chronischen Pankreatitis, Obstruktive chronische Pankreatitis	Hyperenzymämie ab 5—6 Std. nach Einsetzen der Symptome, Dauer 3—6 Tage (akute Pankreatitis, Passage eines Gallensteins), 2 Wochen (Rezidiv einer chronischen Pankreatitis) oder länger (obstruktive und alkoholinduzierte chronische Form, Pseudozystenbildung). Höchste Werte treten bei (akuter) seröser Entzündung bis zum 80fachen der Obergrenze des Referenzbereiches auf. Der Lipasewert bei chronischen Formen korreliert positiv mit der Masse des restlichen Parenchyms und Abflußstörungen aus dem Gangsystem. Es besteht keine Beziehung zwischen der Lipasekonzentration und der Prognose der Erkrankung.
Akutes Oberbauchsyndrom	Bei Beteiligung der Bauchspeicheldrüse Hyperenzymämie bis zum 5fachen (Ulkus duodeni penetrans, Duodenaldivertikel, Cholezystitis, Ileus) der Obergrenze des Referenzbereiches.
ERCP	Sofort nach dem Eingriff im Mittel Lipaseanstieg mit Maximum nach 6 Std. (im Mittel 12faches Überschreiten der Obergrenze des Referenzbereiches) und Persistenz bis zum 3. Tag /5/.
Niereninsuffizienz*	Häufig Lipaseerhöhung bei Kranken mit Creatinin über 3 mg/dl (265 µmol/l) im Serum, obligat bei dialysepflichtiger Insuffizienz. Keine Korrelation beider Kenngrößen.
Sonstige Erkrankungen*	Geringe Lipaseerhöhung (2—3fach) häufig bei diabetischer Ketoazidose /13/, Virushepatitis, Parotitis epidemica, Typhus abdominalis, Sarkoidose (infolge metabolischer, zirkulatorischer oder systemischer Beteiligung des Pankreas).

* Identische Befunde bei α-Amylase

Hinweise und Störungen

Bestimmungsmethode: Nur Verfahren mit micellar dispergierten Triglyceriden (hydrophobe Grenzfläche), Zusatz von Gallensäure (Hemmung von Esterasen) und Überschuß von Kolipase (protektive Wirkung gegen Gallensäuren und Proteine) sind geeignet, da sonst Kolipase die katalytische Konzentration limitiert /14/.

Im turbidimetrischen Test werden mit niedrigaktiven Seren (unter 180 U/l) bei 12—15% der Proben nichtlineare Umsätze oder inverse Reaktionen (Absorptionszunahmen) beobachtet /6/. Sie sind diagnostisch bedeutungslos. Dagegen nimmt durch Aufbewahrung der Seren 24 Std. bei 4 °C deren Aktivität durchschnittlich um 6% zu /6/. Bei Aktivitäten über 750 U/l (25 °C) muß die Probe verdünnt werden. Plasmozytomseren liefern erheblich zu hohe Werte /15/, Hämoglobinkonzentrationen über 2 g/l zu niedrige. Störungen durch Medikamente haben in üblicher Dosierung keinen Einfluß.

Der Enzymimmunoassay unterliegt keinen Störungen. Seine Nachweisgrenze liegt bei 0.5 µg/l /8/.

Stabilität: Mindestens 1 Woche bei 4 °C oder 25 °C, mindestens 1 Jahr bei —28 °C.

Pathophysiologie

Das Enzym wird in den Azinuszellen des Pankreas produziert und zu mehr als 99% über den apikalen Zellpol in das Gangsystem der Drüse abgegeben. Weniger als 1% des Enzyms treten am basalen Pol in Lymph- und Blutkapillaren über (exogen-endogene Partition), so daß zwischen Serum und Duodenalsekret ein Konzentrationsverhältnis von 1:500 bis 1:800 besteht.

Bei der akuten Pankreatitis (»Speichelödem«) liegt eine abnorme Permeabilität des basalen Pols mit starkem Übertritt des Enzyms in den Kreislauf vor, bei der hämorrhagischen Form treten noch Zellnekrosen hinzu. Wird der normale Abfluß gestört (narbige Strikturen bei chronischer Entzündung, Sialolithiasis, Obstruktionen durch Papillentumor oder -ödem) kommt es durch den Sekretdruck zu Dehiszenzen der Isthmen mit Abfluß in die perikapillären Räume.

Bei der chronischen Pankreatitis ist dieser Prozeß mit fortlaufender Rarefizierung des Parenchyms verbunden, die wegen der geringen endogenen Enzymfraktion nicht durch einen Abfall der Serumkonzentration zu erkennen ist. Vielmehr steigt wie bei der akuten Entzündung beim Rezidiv der chronischen Pankreatitis — hier mit Schmerz des durch Abflußstörung gestauten Organs — die Serumkonzentration an. Die funktionelle Insuffizienz ist daher nicht durch Bestimmung der Serumkonzentration spontan oder nach Sekretin-Pankreozymin-Stimulation (Evokation) zu erkennen, sondern durch intraduodenale Aktivitätsbestimmung oder deren Korrelate.

Das Enzym besitzt eine zirkulatorische Halbwertszeit von 6.9—13.7 Stunden und wird durch glomeruläre Filtration ausgeschieden, der eine vollständige tubuläre Resorption mit tubulärer Metabolisierung folgt /16/, so daß nur bei ausgeprägter Proteinurie Lipase im Urin immunologisch nachzuweisen ist /9/.

Literatur

1. *Rick, W.:* Z. Klin. Chem. Klin. Biochem. *7:* 530 (1969). Kinetischer Test zur Bestimmung der Serumlipaseaktivität.
2. *Tietz, N. W., T. Borden, J. D. Stepleton:* Amer. J. Clin. Pathol. *31:* 140 (1959). An improved method for the determination of lipase in serum.
3. *Ziegenhorn, J., U. Neumann, K. W. Knitsch, W. Zwez, A. Roeder, H. Lenz:* Medica *1:* 919 (1980). Lipase — eine Testcharakteristik.
4. *Lorentz, K., T. Weiß:* Med. Labor *34:* 272 (1981). Pankreaslipase — eine Übersicht.
5. *Müller-Hansen, J., O. Müller-Plathe, H. Pröpper:* Ärztl. Lab. *32:* 17 (1986). Untersuchungen zur diagnostischen Sensitivität von Lipase- und Amylase-Bestimmungen.
6. *Weiß, T., K. Lorentz:* Lab. Med. *8:* 63 (1984). Vergleichende Lipasebestimmungen mit turbidimetrischer Technik und Enzymimmunoassay.
7. *Beck-Oostendorp, E., H. P. Köchli, F. Degiampetro, J. F. Colombo:* Med. Labor *34:* 77 (1981). Erprobung von drei Lipasemethoden.
8. *Grenner, G., G. Deutsch, R. Schmidtberger, F. Dati:* J. Clin. Chem. Clin. Biochem. *20:* 515 (1982). Hochempfindlicher Enzymimmunoassay zur Bestimmung von Human-Pankreas-Lipase.
9. *Hoffmann, G. E., W. Junge, D. Schmidt, L. Weiss, S. Hoffmann:* Ärztl. Labor *30:* 193 (1984). Immunchemische und turbidimetrische Lipasebestimmung im Serum und Urin.

10. *Weißhaar, H. D., H. Sudhoff, F. U. Koller, W. Bablock:* Dtsch. Med. Wschr. *106:* 239 (1981). Pankreaslipase: Referenzwerte für 25 °C.
11. *Lorentz, K.:* Z. Gastroenterologie *18:* 543 (1980). Untersuchungen zur klinischen Wertigkeit der Lipase- und α-Amylasebestimmung im Serum bei Pankreatitis.
12. *Steinberg, W. M., S. S. Goldstein, N. D. Davis, J. Shamma'a, K. Anderson:* Ann. Intern. Med. *102:* 576 (1985). Diagnostic assays in acute pancreatitis. A study of sensitivity and specificity.
13. *Møller-Petersen, J., P. T. Andersen, N. Hjørne, J. Ditzel:* Clin. Chem. *31:* 2001 (1985). Hyperamylasemia, specific pancreatic enzymes, and hypoxanthine during recovery from diabetic ketoacidosis.
14. *Junge, W., K. Leybold:* Clin. Chim. Acta *123:* 293 (1982). Detection of colipase in serum and urine of pancreatitis patients.
15. Temme, H., U. Rohlfs, L. Róka: Lab. Med. *7:* 110 (1983). Störung der Lipaseaktivitätsbestimmung durch Plasmocytomserum.
16. *Junge, W., M. Mályusz, H. J. Ehrens:* J. Clin. Chem. Clin. Biochem. *23:* 387 (1985). The role of the kidney in the elimination of pancreatic lipase and amylase from blood.

Phosphohexose-Isomerase (PHI)

Indikation

Verlaufs- und Therapiekontrolle maligner Tumoren mit PHI-Erhöhung.
Diagnostik bakterieller Meningitiden (Liquor).

Bestimmungsmethode

Kinetischer Test nach Bueding /[1]/

Prinzip: Die PHI katalysiert die Isomerisierung von Fructose-6-phosphat zu Glucose-6-phosphat. Letzteres wird im optischen Test mit der Glucose-6-phosphat-Dehydrogenase-Reaktion bestimmt. Meßgröße ist $NADH_2$, die Geschwindigkeit der $NADH_2$-Zunahme wird bei 25 °C gemessen. Sie verhält sich proportional zur PHI-Aktivität.

$$\text{Fructose-6-phosphat} \xleftrightarrow{\text{PHI}} \text{Glucose-6-phosphat}$$

$$\text{Glucose-6-phosphat} + \text{NAD} \xleftrightarrow{\text{G6P-DH}} \text{6-Phosphogluconat} + \text{NADH}_2$$

Untersuchungsmaterial

Serum, Liquor 0.2 ml

Referenzbereiche

Serum /[2]/	15—67 U/l
Liquor /[3]/	bis 6 U/l

Bewertung

Die PHI ist in allen Geweben lokalisiert. Ein Anstieg im Serum wird besonders bei Erkrankungen der zellreichen Organe wie Leber, Skelett- und Herzmuskel gefunden. So treten im Verlauf der akuten Hepatitis, bei Herzinfarkt, progressiver Muskeldystrophie und perniziöser Anämie Werte über 1000 U/l auf. Leichte bis mittlere Erhöhungen der Aktivität (100 bis 200 U/l) können bei Lungeninfarkt, Niereninfarkt, Cholezystopathien, Pankreatitis und Pneumonien vorkommen /[4]/.

Tumordiagnostik

Krebspatienten haben in Abhängigkeit von der Tumorlokalisation bei klinisch gesicherten Karzinomdiagnosen PHI-Erhöhungen in 15—50% der Fälle /[4]/. Bei fortgeschrittenem Tumorstadium und Vorliegen von Metastasen ist der Prozentsatz generell höher. So liegen beim Bronchialkarzinom in 80% der Fälle PHI-Werte über 75 U/l vor, die PHI-Erhöhung ist jedoch abhängig vom Zelltyp /[5]/. Bei Metastasenleber werden PHI-Erhöhungen in 50—70% der Fälle beschrieben /[6, 7]/, beim fortgeschrittenen Mammakarzinom zu 53% /[8]/ und beim Prostatakarzinom der Stadien III und IV zu 80% /[4]/.

Da die PHI weder Tumor- noch Organspezifität besitzt und eine befriedigende diagnostische Sensitivität zur Frühdiagnostik des Krebses nicht vorliegt, ist sie nur zur Verlaufsbeurteilung von Tumoren mit erhöhtem PHI-Wert geeignet.

Therapie und Verlaufsbeurteilung maligner Tumoren

Bei fortgeschrittenen malignen Tumoren spiegelt der PHI-Wert des Serums die Kombination von Tumorzellmasse und Stoffwechselaktivität des Tumors wieder. Die PHI kann deshalb als Parameter zur Überwachung von Krebspatienten eingesetzt werden. Als Entscheidungsgrenze für ausreichend therapierte Malignome und Rezidivfreiheit gilt der Wert von 100 U/l, höhere Werte sollen für ungenügende Therapie oder ein Rezidiv sprechen /[6]/.

Mammakarzinome und gastrointestinale Malignome mit PHI-Aktivitäten über 100 U/l müssen vom Chirurgen als Hinweis auf eine größere Tumorzellmasse gewertet werden. Bei erfolgreicher chirurgischer, medikamentöser oder radiologischer Therapie fällt der PHI-Wert innerhalb weniger Wochen ab und bleibt unter 100 U/l. Bei unvollständiger Tumorentfernung oder bei nicht ansprechender Therapie verbleiben die Enzymaktivitäten bei über 100 U/l und zeigen häufig stärkere Schwankungen im Verlauf /[6, 8]/.

Bakterielle Meningitis

Patienten mit bakterieller Meningitis haben PHI-Aktivitäten im Liquor zerebrospinalis von über 50 U/l, bei viraler und tuberkulöser Meningitis liegen die Werte niedriger /[7]/. Zur Erkennung der bakteriellen Meningitis soll die diagnostische Sensitivität der PHI 100% betragen, bei einer diagnostischen Spezifität von 99.5% /[3]/.

Hinweise und Störungen

Hämolyse: Täuscht erhöhte Werte vor.

Stabilität im Serum: 5 Tage bei Raumtemperatur und im Kühlschrank.

Pathophysiologie

Die PHI ist ein Enzym im Reaktionsablauf der Glykolyse und katalysiert die Umwandlung des im Hexokinase-Schritt gebildeten Glucose-6-phosphates in Fructose-6-phosphat. Das Enzym kommt in allen Organzellen vor und ist im Zytoplasma gelöst. Zwischen Zytoplasma und Blutplasma besteht ein starkes Konzentrationsgefälle. Schädigung der Zellmembran und Zellnekrose, besonders der an Parenchym reichen Organe, z. B. der Leber, führen zum Aktivitätsanstieg im Serum.

Zur Diagnostik und Verlaufsbeurteilung maligner Tumoren, z. B. des Gastrointestinaltraktes, der Mamma und der Prostata, ist die PHI empfindlicher als andere Serumenzyme. Es könnte sein , daß bei Tumorkranken mit erhöhter PHI die Enzymaktivität nicht allein abhängig ist von der Tumormasse und damit der Anzahl der Nekrosen, sondern auch von der glykolytischen Aktivität, die in Tumorzellen größer sein kann als in gesunden Zellen.

Ursache der PHI-Erhöhung im Liquor zerebrospinalis bei bakteriellen Meningitiden sind mit hoher Wahrscheinlichkeit die Leukozyten, da PHI-Aktivität und Leukozytenzahl ein etwa paralleles Verhalten während der akuten Erkrankung zeigen /[9]/.

Literatur

1. *Bueding, E., J. A. McKinnon:* J. Biol. Chem. *215:* 507 (1955). Studies of the phosphoglucose isomerase of schistosoma mansoni.
2. *Schwartz, M. K., V. G. Bethune, D. L. Bach, J. E. Woodbridge:* Clin. Chem. *17:* 656 (1971). New assay for measuring phosphohexose isomerase (PHI) activity.
3. *Mathias, D.:* Eur. J. Pediatr. *134:* 75 (1980). PHI in cerebrospinal fluid in meningitis.
4. *Hohenwallner, W.:* Diagnostik *8:* 577 (1975). Serum-Enzymtest auf Prostata- und Mammakarzinome.
5. *Lenhart, M., F. Trendelenburg:* Prax. Klin. Pneumol. *37:* 745 (1983). IgE und PHI- Bestimmung bei Patienten mit Bronchialkarzinom.
6. *Bowen, M., J. de Mello, E. H. Cooper:* TumorDiagnostik *2:* 22 (1981). The clinical significance of PHI-levels in gastrointestinal and breast cancer.
7. *Dedidayal, M.* et al.: Cancer *37:* 1800 (1976). CEA, PHI, γ-GT and LDH-levels in patients with and without liver metastases.
8. *Brandau, H., H. Caffier:* 1. Int. Congr. Hormones and cancer, Rom 1979. PHI und CEA during the course of metastatic breast cancer following chemotherapy.
9. *Ruf, B., P. Muck:* Klinikarzt *14:* 159 (1985). Wann PHI im Liquor bestimmen?

Saure Phosphatase (SP)

Die SP des Serums ist ein Gemisch von 5 Isoenzymen. Die Isoenzyme stammen aus Thrombozyten, Erythrozyten, Knochen, den Zellen des retikuloendothelialen Systems und der Prostata. Das Prostata-Isoenzym hat eine Bedeutung zur Diagnostik des Prostatakarzinoms erlangt, die Prostata-SP als Tumormarker wird deshalb auf S. 1000 abgehandelt. Tartrat-hemmbar sind besonders die Aktivitäten aus der Prostata und den Thrombozyten.

Indikation

Diagnose und Verlaufsbeurteilung des Prostatakarzinoms.
Verdacht auf Tumoren und Metastasen des Knochens.
Morbus Gaucher.

Bestimmungsmethoden

Prinzip: SP setzt bei pH-Wert 4.5 bis 6.0 Substrate wie α-Naphthylphosphat /[1]/ und p-Nitrophenylphosphat /[2]/ um unter Abspaltung von anorg. Phosphat. Gemessen wird bei /[1]/ freigesetztes α-Naphthol nach Kupplung mit farbigem Azoreagenz, z. B. Fast-Red TR-Salz, oder das freigesetzte Nitrophenol /[2]/ nach Alkalisierung des Ansatzes. Die Durchführung kann als Endpunktmessung oder als kinetischer Test erfolgen.

Zur Diagnose des Prostatakarzinoms wird die Tartrat-hemmbare SP-Aktivität bestimmt. Ihr Wert ergibt sich aus der Differenz der Aktivitäten des Analysenansatzes ohne, zu dem mit Tartratzusatz.

Untersuchungsmaterial

Serum, Plasma (kein Heparin und Oxalat) 0.5 ml

Eine Manipulation an der Prostata vor der Blutentnahme kann zu einer erhöhten SP führen.

Referenzbereiche

Substrat p-Nitrophenylphosphat, Messung bei 37 °C			
Erwachsene /3/	4.8—13.5, Tartrat-hemmbare SP bis 3.7		
Kinder /4/	Neugeborene	10—58	
	bis 6 Mon.	11—45	
	7—12 Mon.	11—35	
	2.—9. Jahr	10—29	
	10.—14. Jahr	10—27	
	15. Jahr	11—22	
Substrat α-Naphthylphosphat, Messung bei 37 °C (30 °C) kinetisch			
Erwachsene /5/	♂ bis 4.7 (4.2), Tartrat-hemmbare SP bis 1.6 (1.5) ♀ bis 3.7 (3.0)		
Kinder	Werte nicht vorhanden		

Angaben in U/l für Serum und Plasma

Bewertung

Erhöhte Werte der SP können Marker des Prostatakarzinoms, von Erkrankungen des Skelettsystems und von Erkrankungen des retikuloendothelialen System sein.

Die Bestimmung der SP und Tartrat-hemmbaren SP ist als Screening-Untersuchung zur Früherkennung des Prostatakarzinoms nicht geeignet, da erst bei Karzinomen, die die Organgrenzen überschreiten, mit Erhöhungen gerechnet werden kann. Die zusätzliche Bestimmung der Tartrat-hemmbaren Aktivität bringt keine Erhöhung der Treffsicherheit, da sie nicht absolut spezifisch für das Prostata-Isoenzym ist.

Bei Patienten mit malignen Tumoren und erhöhter alkalischer Phosphatase sind erhöhte SP-Werte ein weiterer Indikator der für eine Skelettaffektion spricht.

Erkrankungen, die mit einer Erhöhung der SP im Serum einhergehen können

Erkrankung	Beurteilung
Prostatakarzinom	Die diagnostische Sensitivität der Tartrat-hemmbaren SP beträgt für Prostatakarzinome der Stadien C, D 66% bei Verwendung des Substrats p-Nitrophenylphosphat und 80—90% bei Verwendung von α-Naphthylphosphat /5/. Der Enzymtest mit α-Naphthylphosphat soll etwa die gleiche diagnostische Sensitivität und Spezifität wie die immunchemischen Tests haben /6, 7/. Für das Stadium A, B beträgt die diagnostische Sensitivität nur etwa 10—20% /8/.
Prostatitis, Prostatainfarkt	Ein Anstieg der SP kann vorhanden sein, dies besonders, wenn innerhalb der letzten 48 Std. eine Palpation der Prostata erfolgte, die zur Gewebeschädigung führte.
Erkrankungen des Skelettsystems, z. B. Morbus Paget, Hyperparathyreoidismus, Multiples Myelom,	Etwa 20—30% der primären Knochenerkrankungen verursachen eine Erhöhung der SP. Im Mittel werden Erhöhungen bis zum Dreifachen der oberen Referenzbereichsgrenze gemessen. Die Sensitivität der SP zur Diagnostik von

Erkrankungen, die mit einer Erhöhung der SP im Serum einhergehen können (Fortsetzung)

Erkrankung	**Beurteilung**
Osteosarkom, Osteogenesis imperfecta	Skeletterkrankungen beträgt nur etwa 20% der Sensitivität der alkalischen Phosphatase /[9]/. Der Tartrat-sensitive SP-Anteil ist bei diesen Erkrankungen gering.
Metastasen maligner Tumoren	Das Prostatakarzinom metastasiert relativ häufig in die Knochen und Weichteile. Die Metastasen bilden eigenständig Tartrat-hemmbare SP, deren pathologische Werte bestehen bleiben, auch wenn der Primärtumor entfernt ist. Die diagnostische Sensitivität der SP ist 60% /[9]/. Etwa 20% nichtprostatischer maligner Tumoren mit Knochenmetastasen verursachen pathologische SP-Werte, beim Mammakarzinom ist der Prozentsatz höher. Bei erfolgreicher Behandlung resultiert ein Abfall /[9]/.
Thrombosen, Embolien, Thrombozytämien, Megaloblastäre Anämien und andere hämatologische Systemerkrankungen	Leicht bis mäßig erhöhte SP-Werte durch Freisetzung der SP aus Blutzellen, besonders den Thrombozyten /[4]/. Die freigesetzte SP ist Tartrat-hemmbar. Der Hemmeffekt ist beim Substrat p-Nitrophenylphosphat höher als bei α-Naphthylphosphat.
Morbus Gaucher, Morbus Niemann-Pick	Ein Morbus Gaucher muß in Erwägung gezogen werden, wenn bei erhöhter SP-Aktivität eine klinisch unklare Splenomegalie, vielfach in Kombination mit Anämie, Thrombozytopenie und Knochenfrakturen vorliegt. Bei gegebener Befundkonstellation kann die Diagnose durch folgende weitere Befunde gesichert werden: Nachweis der typischen Gaucher-Zellen im Knochenmarkpunktat, Bestimmung einer erhöhten, leukozytären β-Glucosidase, Erhöhung der Fraktion V bei elektrophoretischer SP-Auftrennung /[10]/. Es liegt eine atypische SP vor, die durch Tartrat nicht gehemmt wird.

Hinweise und Störungen

Referenzwerte: Im Serum wird eine höhere Aktivität gemessen als im Plasma, da bei der Blutgerinnung SP aus den Thrombozyten freigesetzt wird. Die SP hat eine zirkadiane Rhythmik /[11]/. Morgens werden die höchsten Werte gemessen. Da diese Änderung bei Prostatakarzinompatienten noch ausgeprägter als bei Gesunden, ist eine zeitlich standardisierte Blutentnahme (morgens 8^{00} – 10^{00} Uhr) empfehlenswert.

Blutentnahme: Entnahmeröhrchen dürfen kein Heparin oder Oxalat enthalten, denn beide hemmen die Aktivität der SP.

Da die SP bei einem pH-Wert über 7.0 instabil ist, müssen nach Entnahme des Blutes die zellulären Bestandteile abzentrifugiert und das Serum bzw. Plasma durch Zugabe von 10% Essigsäure (20 µl/ml Serum) oder Natriumbisulfat (5 mg/ml Serum) auf einen pH-Wert von 4 bis 5 gebracht werden.

Hämolyse: Bewirkt erhöhte Werte, da SP aus den Blutzellen freigesetzt wird. Bei Hämoglobinwerten im Serum bzw. Plasma von 3.4 g/l wird eine Erhöhung um 50% gemessen /[12]/.

Bilirubin: Direktes Bilirubin verursacht ab 3 mg/dl (50 µmol/l) falsch niedrige SP-Werte wenn α-Naphthylphosphat als Substrat und als kolorimetrisches Reagenz Fast Red TR-Salz verwendet werden /[13]/.

Medikamente: Clofibrateinnahme soll leichte Erhöhungen bewirken, ebenfalls androgen wirkende Pharmaka bei Frauen /[14]/.

Stabilität im Serum: Nicht angesäuert, Aktivitätsabnahme bis zu 20% innerhalb 3 Std. Im angesäuerten Zustand bei Raumtemperatur 24 Std., bei 4 °C 7 Tage stabil.

Pathophysiologie

Die SP-Aktivität des Serums addiert sich aus der Aktivität von 5 Isoenzymfraktionen. Die Isoenzymfraktion 2 enthält die Prostata-SP und ist nicht identisch mit der Tartrat-labilen SP, da auch die Isoenzyme aus Thrombozyten sowie von Zellen des retikuloendothelialen Systems Tartrat-hemmbar sind. Eine quantitative Bestimmung der Prostata-SP ist deshalb immunchemisch etwas besser möglich (sh. S.1002).

Erythrozyten und Thrombozyten haben eine etwa 200fach höhere SP-Aktivität als das zellfreie Plasma. Bei Thrombosen, Embolien, intravasaler Gerinnung und in vitro-Gerinnung kommt es zur verstärkten Freisetzung intrazellulärer SP und erhöhten Serumwerten. Da im Serum noch Thrombozytenphosphatase mitgemessen wird, sind die Werte im Plasma um etwa 20% niedriger als im Serum.

Quelle einer erhöhten SP-Aktivität bei Knochentumoren ist der Osteoklast. Die im Serum meßbare SP-Aktivität korreliert mit der osteolytischen Tumoraktivität. Knochenmetastasen von Prostatakarzinomen bilden eigenständig Prostata-SP und gehen deshalb häufiger mit einer SP-Erhöhung einher als primäre Tumoren des Skelettsystems oder Metastasen anderer maligner Tumoren.

Literatur

1. *Hillmann, G.: Z. Klin. Chem. Klin. Biochem. 9:* 273 (1971). Fortlaufende photometrische Messung der sauren Prostataphosphataseaktivität.
2. *Andersch, M. A., A. J. Srzcypinski:* J. Clin. Pathol. *17:* 571 (1947). Use of p-nitrophenylphosphate as the substrate in the determination of serum acid phosphatase.
3. *Richterich, R., J. P. Colombo, H. Weber:* Schweiz. Med. Wschr. *92:* 1496 (1962). Ultramikromethoden im klinischen Laboratorium. VII. Bestimmung der sauren Prostata-Phosphatase.
4. *Kraus, E., F. C. Sitzmann:* Pädiatr. Prax. *12:* 321 (1973). Die saure Phosphatase im Serum bei Kindern.
5. *Seiler, D., D. Nagel, W. Tritschler, S. Looser:* J. Clin. Chem. Clin. Biochem. *21:* 519 (1983). Saure Phosphatase im Serum (Substrat: α-Naphthylphosphat): Referenzwerte und diagnostische Aussage.
6. *Allner, R.:* Lab. Med. *9:* 82 (1985). Zur Bestimmung der sauren Prostata-Phosphatase: Ein Methodenvergleich.
7. *Oremek, G., U. B. Seiffert, G. Heinert, W. H. Siede, J. Rockenbach:* Lab. Med. *10:* 170 (1986). Welche analytische Methode zur Bestimmung der sauren Phosphatase bzw. Prostataphosphatase sollte im Routinelabor angewendet werden? Konkordanz und Diskordanz der Ergebnisse unterschiedlicher Meßprinzipien.
8. *Bauer, H. W., V. Walther, F. Schmiedt:* Fortschr. Med. *98:* 1301 (1980). Die Bestimmung der sauren Phosphatase beim Prostatakarzinom.
10. *Mercer, D. W., S. P. Peters* et al.: Clin. Chem. *23:* 631 (1977). Acid phosphatase isoenzyme in Gaucher's disease.
11. *Wisser, H., E. Knoll, G. Schmidt:* J. Clin. Chem. Clin. Biochem. *18:* 297 (1980). Tageszeitliche Änderungen erhöhter saurer Phosphatase beim Prostatakarzinom.
12. *Sonntag, O.:* J. Clin. Chem. Clin. Biochem. *24:* 127 (1986). Haemolysis as an interference factor in clinical chemistry.
13. *Hoffmann, G. E., L. Weiss:* J. Clin. Chem. Clin. Biochem. *21:* 31 (1983). Influence of bilirubin on the determination of acid phosphatase in serum.
14. *Bergmeyer, H. U.:* Methods of enzymatic analysis, 3. Auflage, Vol. IV, S. 100. Verlag Chemie, Weinheim (1984).

Stoffwechsel

Kohlenhydrat-Stoffwechsel

Einleitung

Die Diagnose einer gestörten Insulinsekretion erfolgt indirekt über die Untersuchung des Kohlenhydrat-Stoffwechsels, labordiagnostisch gemessen werden die Blutglucose und die Glucoseausscheidung. Die direkte Untersuchung von Seruminsulin (oder C-Peptid) wird seltener eingesetzt, vor allem bei speziellen klinischen Fragestellungen.

Glucosurie und/oder eine Hyperglykämie sowie eine gestörte Kohlenhydrat-Toleranz sind Zeichen einer »diabetischen Störung des Kohlenhydrat-Stoffwechsels«. Der Befund einer Hypoglykämie bedarf zum Teil einer weitergehenden differentialdiagnostischen Untersuchung.

Hyperglykämien

Hyperglykämien treten bei diabetischen Stoffwechselstörungen auf, die unterschiedlich klassifiziert und beschrieben werden können.

Klassifikation des Diabetes mellitus

Genuiner (idiopathischer) Diabetes mellitus
- Typ I-Diabetes
- Typ II-Diabetes
- MODY (Maturity Onset Typ Diabetes in Young People).

Sekundäre Diabetesformen (pankreopriver Diabetes nach chronischer Pankreatitis, Pankreatektomie, Hämochromatose, Diabetes bei endokrinen Erkrankungen, z. B. Akromegalie, Cushing-Syndrom).

Diabetes in Verbindung mit hereditären Syndromen.

Diabetes als Folge von Antikörpern gegen Insulinrezeptoren.

Klinische Symptome bei Diabetes mellitus (Krankheitsbeginn)

Z. B. Polydipsie, Polyurie, Leistungsminderung und Abgeschlagenheit, Gewichtsabnahme, Pruritus, Infektanfälligkeit, Sehstörungen, Sexualstörungen (Männer), Muskelkrämpfe.

Die Definition des Diabetes mellitus ist schwierig, neue Erkenntnisse in der Ätiologie und Pathogenese des Diabetes und bis dahin das Fehlen einer internationalen Übereinstimmung in der Definition haben zu einer wiederholten Revision der Kriterien des Diabetes geführt /[1, 2]/.

Einteilung des Diabetes /[1, 2]/

Klinische Einteilung: Diabetes mellitus
- insulinabhängig, Typ I (Insulin Dependent Diabetes Mellitus — IDDM)
- nicht insulinabhängig, Typ II (Non Insulin Dependent Diabetes Mellitus — NIDDM)
  - a) nicht übergewichtig
  - b) übergewichtig

Diabetes mellitus verbunden mit Fehlernährung (Malnutrition Related Diabetes mellitus — MRDM)

andere Diabetestypen in Verbindung mit anderen Krankheiten (Syndromen)

Gestörte Glucosetoleranz

a) nicht übergewichtig
b) übergewichtig
c) gestörte Glucosetoleranz in Verbindung mit anderen Krankheiten (Syndromen)

Schwangerschaftsdiabetes

Statistische Risikoklassen

vorangegangene gestörte Glucosetoleranz
potentielle gestörte Glucosetoleranz

Diagnostik einer diabetischen Stoffwechselstörung

Zur Erkennung einer diabetischen Stoffwechselstörung sind labordiagnostisch folgende Untersuchungen indiziert:

Verdacht auf manifesten Diabetes

Glucose im Urin
Blutglucose nüchtern und/oder postprandial

Verdacht auf gestörte Glucosetoleranz

oraler Glucose-Toleranztest (oGTT)
andere Glucose-Toleranztests in Ausnahmen (intravenöser Glucose-Toleranztest, Tolbutamid-Test)

Therapiekontrolle des Diabetes mellitus

Die Kontrolle des Kohlenhydratstoffwechsels bei bestehendem Diabetes mellitus erfolgt durch Untersuchungen der Glucose im Urin, der Blutglucose und evtl. des Glykohämoglobins (HbA_1). Zur Durchführung der Stoffwechselselbstkontrolle durch den Diabetiker stehen Teststreifenmethoden zur Verfügung, die auf den beschriebenen Bestimmungsmethoden beruhen.

Hypoglykämien

Hypoglykämien können verschiedene Ursachen haben, sie treten vor allem bei behandelten Diabetikern im Zusammenhang mit einer ungenügenden Abstimmung der blutzuckerbeeinflussenden Therapieprinzipien auf. Unabhängig von einem Diabetes mellitus auftretende Hypoglykämien sind selten.

Einteilung der Hypoglykämien bei Erwachsenen /[3]/

Fastenhypoglykämien

funktionell aktiver pankreatischer Inselzelltumor
nicht pankreatischer Tumor mit begleitender Hypoglykämie
Leberkrankheiten
Alkoholeinfluß und unzureichende Ernährung
Endokrinopathien (Nebennieren- und Hypophyseninsuffizienz, Insuffizienz der A-Zellen)

Reaktive Hypoglykämien

reaktiv funktionell

reaktiv im Frühstadium des Diabetes

Dumping-Syndrom

Leucinempfindlichkeit

hereditäre Fructoseunverträglichkeit

Exogene Hypoglykämien

Hypoglykämia factitia durch Insulin oder orale Antidiabetika

Suizid, Homizid

Klinische Symptome bei Hypoglykämien

Das individuell unterschiedliche Bild der Hypoglykämie ist abhängig von der gegenregulatorischen Adrenalinausschüttung einerseits und der Glykopenie andererseits. Häufige Symptome der Hypoglykämie sind Heißhunger, Schweißausbruch, Kopfschmerzen, Müdigkeit, Sehstörungen (Doppelbilder), Schwindelgefühl, Kollapsneigung, Verwirrtheit, Agitiertheit, Krampfzustände, Somnolenz, Sopor, Koma, apoplektiforme Symptome.

Diagnostik von Hypoglykämien

Zur Erkennung einer Hypoglykämie ist die Untersuchung der Blutglucose-Konzentration notwendig. Zum Nachweis oder Ausschluß eines insulinproduzierenden Tumors sind folgende Untersuchungen indiziert

— Blutglucose-Bestimmung und Messung der Insulinsekretion im Hungerversuch.

— Blutglucose-Bestimmung und Messung der Insulinsekretion im Tolbutamidtest.

Blutglucose

Indikation

Erkennung einer diabetischen Stoffwechselstörung.
Therapiekontrolle des Diabetes mellitus durch den Arzt.
Selbstkontrolle durch den Diabetiker.
Nachweis einer Hypoglykämie.

Bestimmungsmethoden

Glucoseoxydase-Methoden

Prinzip: Das Enzym Glucoseoxydase katalysiert die Oxydation von Glucose zu Gluconsäure und H_2O_2. In der nachfolgenden Peroxydase-vermittelten Indikatorreaktion oxydiert H_2O_2 reduziertes Chromogen unter Bildung eines Farbkomplexes, der photometrisch gemessen wird. Die Farbintensität des Ansatzes ist proportional der Glucosekonzentration. Folgende Chromogene werden verwendet

— ABTS = 2.2-Azino-di-3-äthylbenzthiazolin-(2)-sulfonsäure-(6)-diammoniumsalz; es entsteht ein grüner Farbstoff. Methode bekannt als GOD-PERID /[4]/.

— 4-Aminoantipyrin und 2.4-Dichlorphenol; es bildet sich ein roter Farbstoff. Methode bekannt als GOD-PAP /[5]/.

Bei den Teststreifen-Systemen zur quantitativen Glucosebestimmung sind die Reaktionskomponenten der Glucoseoxydase-Methode in der reaktiven Zone eines Streifens gelegen. Beim Aufbringen von Serum oder Vollblut läuft die Reaktion unter Farbstoffbildung ab. Die Farbintensität wird reflektometrisch bestimmt oder visuell beurteilt. Ein Teil dieser Systeme wird zur Schnellbestimmung der Glucose angeboten.

Hexokinase-Methode /[6]/

Prinzip: Glucose wird in Anwesenheit von Hexokinase mit ATP zu Glucose-6-Phosphat phosphoryliert. Dies reagiert mit NADP unter Bildung von 6-Phosphogluconat und $NADPH_2$, die Reaktion wird durch die Glucose-6-Phosphat-Dehydrogenase katalysiert. Meßgröße ist $NADPH_2$, die $NADPH_2$-Zunahme wird bis zum Stillstand der Reaktion gemessen. Die ermittelte Extinktionszunahme ist proportional der Glucosekonzentration im Testansatz.

Glucose-Dehydrogenase-Methode /[7]/

Prinzip: Glucose wird durch Glucose-Dehydrogenase (Gluc-DH) zu Gluconolacton oxydiert. Der dabei freiwerdende Wasserstoff wird auf NAD unter Bildung von $NADH_2$ übertragen. Meßgröße ist $NADH_2$, die $NADH_2$-Zunahme wird bis zum Stillstand der Reaktion gemessen. Die ermittelte Extinktionszunahme ist proportional der Glucosekonzentration im Testansatz.

Die Gluc-DH reduziert nur β-Glucose. In wäßriger Lösung liegt Glucose in der α- und β-Form vor. Bei Verbrauch von β-Glucose stellt sich zeitabhängig wieder ein Gleichgewicht zwischen beiden Formen ein. Um zu vermeiden, daß diese Reaktion zum geschwindigkeitsbestimmenden Schritt der Gluc-DH-Reaktion wird, enthält der Testansatz außerdem Mutarotase. Das Enzym beschleunigt die Gleichgewichtseinstellung.

Untersuchungsmaterial

Abhängig von der Bestimmungsmethode werden verwendet

— Kapillarblut, je nach Entnahmetechnik	0.01 bis 0.1 ml
— Venenblut (EDTA sowie Maleinimid oder Natriumfluorid enthaltende Entnahmeröhrchen)	1 ml
— Plasma	1 ml

Referenzbereiche

Nüchternglucosewerte für enzymatische Nachweisverfahren		
Kapillarblut /[8]/	70—100	(3.89—5.55)
Venenblut /[9, 10]/	70—100	(3.89—5.55)
Venöses Plasma /[9, 10]/	55—115	(4.16—6.38)

Angaben in mg/dl (mmol/l)
Umrechnung in Stoffmengenkonzentration: mg/dl x 0.0555 = mmol/l.

Bewertung

Eine erhöhte Glucosekonzentration nüchtern oder postprandial spricht für einen manifesten Diabetes mellitus, wenn die Meßwerte bei mehrmaliger Bestimmung eindeutig erhöht sind. Bei Glucosewerten im Grenz- oder Referenzbereich kann unter Umständen eine gestörte Glucosetoleranz vorliegen; Glucose-Toleranztests zeigen in diesen Fällen einen typischen Verlauf.

Erkennung diabetischer Stoffwechselstörungen nach Blutglucosewerten

Kriterium		Diabetische Stoffwechsellage /2/ venöses Vollblut	Kapillarblut
Nüchternwert	mg/dl mmol/l	über 120 über 6.66	über 120 über 6.66
1 oder 2 Std. postprandial	mg/dl mmol/l	über 180 über 9.99	über 200 über 11.1

Normale Blutglucosewerte schließen einen manifesten Diabetes mellitus nicht in jedem Fall aus.

Therapieüberwachung bei Diabetes mellitus

Ziel der Diabetestherapie ist eine möglichst normale Kohlenhydratstoffwechsellage, wünschenswert sind also auch normale Blutglucosewerte. Dies Ziel sollte vor allem für die schwangere Diabetikerin erreicht werden, da der Schwangerschaftsausgang bzw. die Häufigkeit von Komplikationen am Ende der Schwangerschaft unter anderem wesentlich von der Qualität der Stoffwechseleinstellung abhängen. Eine dauerhaft gute Stoffwechseleinstellung mit möglichst normalen Blutglucosewerten ist nach heutigem Wissensstand aber auch eine wichtige Vorraussetzung dafür, das Risiko von diabetesspezifischen vaskulären Komplikationen zu vermindern.

Aus vielerlei Gründen — z. B. labiler Diabetes, aber sehr oft auch nicht ganz effektive therapeutische Maßnahmen — sind normale Blutglucosewerte bei Diabetikern sehr oft nicht zu erreichen. Die folgenden Grenzwerte /11/ für eine gute Diabeteseinstellung stellten einmal einen Kompromiß gegenüber der Forderung nach einer normnahen Diabeteseinstellung dar.

Behandlung	Gute Diabeteseinstellung /11/ nüchtern Blutglucose	postprandial
Diät orale Antidiabetika	unter 120 mg/dl unter 6.66 mmol/l	unter 160 mg/dl unter 8.88 mmol/l
Insulin (Erwachsene)	unter 140 mg/dl unter 7.77 mmol/l	unter 180 mg/dl unter 9.99 mmol/l
Insulin (Kinder)	unter 160 mg/dl unter 8.88 mmol/l	unter 200 mg/dl unter 11.1 mmol/l

Erkrankungen, die eine Hyperglykämie verursachen

Erkrankung	Beurteilung
Genuiner, idiopathischer Diabetes mellitus (Typ I, Typ II)	Entscheidendes Kriterium für einen manifesten Diabetes mellitus ist die Hyperglykämie, die nüchtern und/ oder postprandial nachgewiesen werden kann. Die Beurteilung erfolgt nach der obengenannten Bewertung der Blutglucosewerte. Grenzwerte können Hinweis auf eine gestörte Glucosetoleranz sein, die durch einen oralen Glucosetoleranztest untersucht werden kann.
Sekundärer Diabetes	Für den sekundären Diabetes gelten dieselben diagnostischen Kriterien wie für den idiopathischen Diabetes mellitus.

Erkrankungen, die eine Hyperglykämie verursachen (Fortsetzung)

Erkrankung	**Beurteilung**
Pankreopriver Diabetes, z. B. Pankreastrauma, Pankreastumor, Zustand nach Pankreatektomie	Erst nach Verlust von 80 – 90% des Pankreasgewebes ist die Glucosetoleranz eingeschränkt, ein bleibender Diabetes mit erhöhten Blutglucosewerten kann die Folge sein.
Akute Pankreatitis	Im Verlauf einer akuten Pankreatitis können vorübergehend erhöhte Blutglucosewerte und eine Glucosurie auftreten. Nach Abklingen der akuten Pankreatitis ist ggf. eine Kontrolle durch Glucosetoleranztests erforderlich.
Chronische Pankreatitis	Mit einer exokrinen und endokrinen Insuffizienz kommen gehäuft ein Diabetes mellitus oder eine gestörte Glucosetoleranz vor.
Diabetes bei endokrinen Erkrankungen	Bei endokrinen Erkrankungen kann durch Überwiegen der kontrainsulinären Wirkung vermehrt produzierter Hormone eine gestörte Glucosetoleranz oder auch ein Diabetes mellitus resultieren.
Morbus Cushing »Steroid-Cushing«	Ein Hypercortizismus führt in Abhängigkeit von der Dauer zu einem Diabetes mellitus.
Phäochromozytom	Die anfallsartig oder dauernd verstärkte Adrenalin- und Noradrenalinausschüttung verursacht Hypertonie, Hyperglykämie und Glucosurie.
Akromegalie	Bei ungefähr 20% aller Patienten mit Akromegalie liegt ein manifester Diabetes mellitus vor. Rund 10% der akromegalen Patienten haben eine gestörte Glucosetoleranz.
Hyperthyreose	Eine schon bestehende diabetische Stoffwechsellage kann gelegentlich durch eine vermehrte Produktion von Schilddrüsenhormonen verschlechtert werden.
Hämochromatose	Die Hämochromatose geht aufgrund einer Eisenablagerung in den Inselzellen häufig mit einem Diabetes mellitus einher.
Lebererkrankungen	Bei einem Kollektiv von Patienten mit Leberzirrhose, chronischer Hepatitis und Fettleber wurde in etwa 20% ein manifester Diabetes mellitus festgestellt /12/.

Erkrankungen und Zustände, die eine Hypoglykämie verursachen

Erkrankung	**Beurteilung**
Überdosierung von Antidiabetika bei Diabetikern (Insulin oder Sulfonylharnstoffe)	Klinische Erscheinungen treten gehäuft bei Blutglucosewerten unter 40 mg/dl (2.22 mmol/l) auf. Sie können gelegentlich aber auch bei etwas höheren Werten vorkommen, wenn ein schneller Abfall aus hohen Blutglucosebereichen erfolgt.
Inselzelltumor	Durch die vermehrte Ausscheidung von Insulin aus dem Tumor kommt es zu Hypoglykämien mit Blutglucosewerten unter 40 mg/dl (2.22 mmol/l). Die Abklärung muß durch Bestimmung der Blutglucosewerte und der Seruminsulinkonzentration unter den Bedingungen eines Hungerversuchs oder eines Tolbutamid-Tests erfolgen.
Extrapankreatische Tumoren	Hypoglykämien können auch bei großen intraabdominellen oder intrathorakalen Tumoren mit einem Gewicht

Erkrankungen und Zustände, die eine Hypoglykämie verursachen (Fortsetzung)

Erkrankung	Beurteilung
	von mehr als 800 g auftreten (z. B. Sarkome, Lebertumoren, Nebennierenkarzinome). Bei diesen Tumoren erfolgt keine vermehrte Insulinsekretion unter Versuchsbedingungen wie bei einem Inselzelltumor.
Mangelernährung, starke körperliche Arbeit, Malabsorptions-Syndrom, chronischer Alkoholismus	Hypoglykämische Blutglucosewerte werden bei diesen Zuständen und Erkrankungen gelegentlich gefunden. Beim chronischen Alkoholismus ist die Gluconeogenese gestört. Durch einen alkoholischen Exzeß können Hypoglykämien bei Diabetikern gefördert werden /[13]/.
Akute Leberzelldystrophie, dekompensierte Leberzirrhose	Im präfinalen Stadium des Leberausfallkomas können Hypoglykämien vorkommen.
Glykogenosen	Erniedrigte Blutglucosewerte bei den Glykogenosen beruhen auf einer Störung des Glykogenabbaues.
Galaktoseintoleranz, Fructoseintoleranz	Ererbte Enzymdefekte mit einer verminderten Glucoseverwertung durch die Leber sind Ursache für eine Gedeihstörung im Kindesalter und auch für gelegentliche Hypoglykämien. Die Galaktosurie und Fructosurie wird durch die spezifischen Teststreifenmethoden zur Bestimmung der Harnglucose nicht angezeigt, jedoch mit reduktiven Tests erfaßt.

Hinweise und Störungen

Referenzbereich: Die Blutglucosewerte sind abhängig von der Verwendung von Kapillarblut, venösem Vollblut, Plasma oder Serum und von der Bestimmungsmethode.

Im Kapillarblut kann der Nüchternglucosewert, aufgrund des unterschiedlichen Glucosegehaltes im arteriellen und venösen Blut, im Mittel um bis zu 10% höher sein als im venösen Blut. Postprandial sind diese Unterschiede deutlicher ausgeprägt, bis 20 mg/dl (1.11 mmol/l) nach normalem Frühstück und 30 bis 60 mg/dl (1.7 bis 3.4 mmol/l) in Abhängigkeit von der oral zugeführten Glucosemenge.

Plasma und Serum zeigen gegenüber venösem Blut, bedingt durch einen größeren Verteilungsraum für Glucose (kalkulierbar über den Hämatokrit-Wert), im Mittel um 10 bis 15% höhere Nüchternglucosewerte /[9]/. Wird Plasma vor der Glucosebestimmung enteiweißt, so werden aufgrund des Eiweißverdrängungseffektes um 5% zu hohe Werte vorgetäuscht.

Ein exakter Vergleich der Glucosewerte von Kapillarblut mit den Werten von Plasma bzw. Serum ist nicht möglich.

Blutentnahme: Kapillarblut nur bei guter Blutzirkulation abnehmen, Ohrläppchen bzw. Fingerbeeren müssen warm sein.

Venenblut aus schwach gestauter Vene entnehmen. Morgendliche Entnahme nüchtern zwischen 7.00 und 8.00 Uhr, postprandial 1 bis 2 Std. nach einer kohlenhydrathaltigen Mahlzeit.

Bei der Kapillarblutentnahme werden 0.01 bis 0.05 ml Blut entnommen und in ein Hämolysiergemisch gegeben, wenn die Glucosebestimmung mit mechanisierten Analysensystemen erfolgt. Die Hämolysiergemische enthalten Substanzen zur Hemmung der Glykolyse (z. B. Maleinimid, Natriumfluorid).

Bestimmungsmethode: Folgende Gemische eignen sich gut für die Glucosebestimmung mit enzymatischen Methoden (Glykolysehemmung mehr als 48 Std., keine Enzymhemmung der Glucosebestimmungsmethode)

— 0.1 g Maleinimid, 10 ml Digitoninlösung (10 g/l) ad 1 l Aqua bidest. (einige Labors geben noch 1.5 ml Eisessig hinzu) /[14]/.

— 1.0 g 4-Chlor-3m-Kresol, 0.5 g Natriumfluorid, 0.5 g Kaliumoxalat ad 1 l Aqua bidest. /[15]/.

Die manuelle Glucosebestimmung nach kapillärer Entnahme kann entweder aus hämolysiertem Blut erfolgen oder aber das Blut wird sofort in Enteiweißungslösung pipettiert (z. B. Uranylazetat, Perchlorsäure), zentrifugiert und der Überstand analysiert.

Venenblut wird in Form von Vollblut, Plasma und Serum analysiert. Die Blutentnahme erfolgt mit Natriumfluorid (2 bis 3 mg/ml Blut) oder Maleinimid (0.1 mg/ml Blut) enthaltenden Röhrchen. Zur Hemmung der Blutgerinnung enthalten die Röhrchen noch EDTA (1 mg/ml Blut).

Methodische Fehlermöglichkeiten

Testmethode	Hinweis
Hexokinase	Spezifisch für Glucose, Trichloressigsäure hemmt, deshalb Enteiweißung mit Perchlorsäure. Bei Bestimmung im Hämolysat Zusatz von Maleinimid zur Hemmung von Erythrozytenenzymen. Störende Substanzen sind nicht bekannt.
Glucose-Dehydrogenase (Gluc-DH-Methode)	Von den im Blut normalerweise vorkommenden Zuckern werden Glucose und Xylose erfaßt. Die Xylosekonzentration ist gewöhnlich $<$ 2.5 mg/dl und stört deshalb nicht. Während eines Xylose-Belastungstests und danach kann die Glucose-Dehydrogenase-Methode nicht zur Blutglucosebestimmung herangezogen werden. Störende Arzneimittel sind nicht bekannt.
GOD-PAP	Erniedrigte Werte werden ebenso wie bei der GOD-Perid-Methode vorgetäuscht durch Glutathion der Erythrozyten, wenn Kapillar- oder Vollblut analysiert wird.
Meßsysteme zur Blutzucker-Schnellbestimmung	Die verschiedenen angebotenen Meßgeräte erfassen Glucosekonzentrationen zwischen minimal 20 und maximal 800 mg/dl (1.11 und 44.4 mmol/l). Die Methoden sind störanfälliger als die Hexokinase- oder Gluc-DH-Methode. Fehlermöglichkeiten liegen zusätzlich in der ungenauen oder fehlerhaften Anwendung durch ungeübtes Personal. Für eine orientierende Blutglucose-Bestimmung sind die Geräte sehr gut geeignet. Wenn exakte Blutglucose-Werte benötigt werden — z. B. bei Glucosetoleranztests oder im wissenschaftlichen Versuch — sollten diese Geräte nicht eingesetzt werden.

Medikamente: Bei der GOD-Perid- und GOD-PAP-Methode können Novaminsulfon und Ascorbinsäure in Konzentrationen über 0.4 g/l Serum und α-Methyldopa über 0.2 g/l eine um bis zu 50%ige Erniedrigung des Glucosewertes verursachen /[16]/.

Stabilität der Glucosekonzentration

Im Venenblut bei Raumtemperatur Abnahme um 10 bis 15% innerhalb von 1 Std., um bis zu 70% nach 24 Std. Bei 4 °C nur geringe Verminderung während der ersten 2 Std., etwa 20% nach 24 Std.

Im EDTA-beschichteten Entnahmeröhrchen bei Anwesenheit von Maleinimid oder Natriumfluorid kaum Abnahme innerhalb von 24 Std.

Mit Perchlorsäure enteiweißtes Blut hat bei 4 °C stabile Werte für mindestens 5 Tage im abzentrifugierten Überstand.

Kapillarblut zeigt in den oben angegebenen Hämolysiergemischen stabile Werte über 48 Std. /[14, 15]/.

Plasmaglucosewerte nehmen bei Raumtemperatur um etwa 15% in 24 Std. ab. Mit Zusatz von Natriumfluorid (2.5 g/l) oder Natriummonojodazetat (0.5 g/l) verringert sich die Abnahme auf 3 bis 5% /[17]/.

Pathophysiologie

Die Bestimmung der Blutglucosekonzentration dient zur Diagnostik des Diabetes mellitus und zur Therapiekontrolle bei manifester Erkrankung. Charakteristische Laborbefunde des Diabetes sind eine Erhöhung der Blutglucose und eine Glucosurie, diagnostisch beweisend ist eine Blutglucose-Erhöhung.

Entscheidend für das Ausmaß der Stoffwechselstörung beim Diabetes mellitus ist der Mangel an Insulinwirkung. Dieser Mangel kann sowohl durch eine Verminderung der Insulinsekretion als auch durch ein Überwiegen kontrainsulinär wirkender Hormone entstehen.

Die Blutglucosekonzentration wird im wesentlichen durch die Insulin- und die Glucagonsekretion reguliert. Insulin ist das einzige blutglucosesenkende Hormon des Organismus, Hauptwirkungsorte sind die Leber, das Fettgewebe und die Muskulatur. Glucagon induziert eine Steigerung der Blutglucose, Zielorgan ist die Leber.

Neben der Wirkung im Kohlenhydratstoffwechsel nehmen sowohl Insulin als auch Glucagon Einfluß auf den Fett- und Proteinstoffwechsel. Insulin führt zu einer Steigerung der Lipidsynthese und der Glycogensynthese, ist also anabol wirksam, daneben wirkt es durch Hemmung der Lipolyse, der Proteolyse, der Glycogenolyse sowie der Gluconeogenese. Glucagon erhöht die Blutglucosekonzentration durch Hemmung der Glycogensynthese und Steigerung der Glycogenolyse und der Gluconeogenese, Glucagon führt gleichzeitig zu einer Stimulierung der Lipolyse und zu einer Steigerung der Ketogenese.

Beim Diabetes mellitus liegt eine ungenügende Insulinsekretion vor. Nach der Nahrungsaufnahme steht zur Verstoffwechselung nicht genügend Insulin zur Verfügung. Dadurch wird Glucose vermindert von der Leber aufgenommen und nur langsam in den peripheren Geweben verstoffwechselt. Die Folge sind pathologisch erhöhte postprandiale Glucosewerte. Die erhöhten Nüchternglucosewerte beim Diabetiker beruhen auf einer durch den Insulinmangel bedingten vermehrten Abgabe von Glucose durch die verstärkte hepatogene Glycogenolyse und Gluconeogenese.

Bei einem Überwiegen der kontrainsulinären Hormone kommt es durch einen Antagonismus zum Insulin zur Erhöhung der Blutglucosewerte.

Hypoglykämien beim behandelten Diabetiker resultieren in der Regel aus einer ungenügenden Abstimmung aller die Blutglucosekonzentration beeinflussenden Faktoren mit Überwiegen der blutglucosesenkenden Einflüsse. Ein Überwiegen der Insulinwirkung ist vor allem auch bei einem insulinproduzierenden Tumor (Insulinom) Ursache von Hypoglykämien.

Glucose im Urin

Indikation

Erkennung einer diabetischen Stoffwechselstörung.
Therapiekontrolle des Diabetes mellitus durch den Arzt.
Selbstkontrolle durch den Diabetiker.

Bestimmungsmethoden

Die Glucosebestimmung im Urin kann qualitativ und quantitativ erfolgen. Die qualitative Analyse wird als Diabetessuchtest und zur Stoffwechselselbstkontrolle durch den Diabetiker eingesetzt, die quantitative zur ärztlichen Kontrolle des Therapieerfolges bei der Einstellung von Diabetikern.

Qualitative Glucosebestimmung im Urin

Teststreifenmethoden: Prinzip der Glucoseoxidase-/Peroxidase-Methode (sh. S. 154). Die Teststreifen enthalten die Chemikalien für die Nachweisreaktion in getrockneter Form in einem Reaktionsfeld. Bei einigen Produkten sind semiquantitative Bestimmungen möglich.

Kupferoxid-Methode: Prinzip: Cu^{++} wird durch reduzierende Substanzen wie Glucose zu Cu^{+} reduziert. Je nach Ausmaß der Reaktion treten Farbänderungen von blau über grün nach orange auf. Wegen der damit gegebenen besseren Abstufung ist eine genauere Abschätzung des Glucosegehaltes im Urin möglich; diese Methode wird darum auch als »semiquantitativ« angesehen. Der Test hat sich besonders zur Selbstkontrolle der Stoffwechsellage gut bewährt.

Quantitative Glucosebestimmungen im Urin

Hexokinase-Methode (Prinzip sh. S. 155).
Glucose-Dehydrogenase-Methode (Prinzip sh. S. 155).

Untersuchungsmaterial

Qualitative Bestimmung: Spontanurin, Urin aus definierten Sammelperioden.
Quantitative Bestimmung: Urin aus definierten Sammelperioden. Vorlage von 0.5 g Natriumazid pro 12-Std.-Sammelperiode.

Referenzbereich

Spontanurin /[18]/: Bis 15 mg/dl (0.84 mmol/l)

Umrechnung in Stoffmengenkonzentration: mg/dl x 0.0555 = mmol/l

Bewertung

Die Bestimmung der Glucose im Urin wird häufig als Screening-Verfahren zur Aufdeckung des Diabetes mellitus angewendet. Dazu werden fast ausschließlich Teststreifen verwendet. Die physiologische Glucoseausscheidung wird dabei nicht erfaßt. Deshalb ist der Nachweis einer Glucosurie immer verdächtig auf das Vorliegen eines Diabetes mellitus.

Bei positivem Glucosenachweis müssen differentialdiagnostisch nicht-diabetische Glucosurien abgegrenzt werden.

Erkrankungen, die eine erhöhte Glucoseausscheidung verursachen

Erkrankung	**Beurteilung**
Diabetes mellitus	Glucosurie und Hyperglykämie sind charakteristische Befunde beim manifesten Diabetes mellitus. Bei einer Nierenfunktionsstörung kann der Diabetes mellitus ohne Glucosurie einhergehen. Eine Aglucosurie schließt deshalb die Diagnose eines manifesten Diabetes mellitus nicht aus. Zur Therapiekontrolle wird oft Urin aus definierten Sammelperioden verwendet. Gut eingestellte Diabetiker sollen keine Glucosurie haben.
Renaler Diabetes	Der renale Diabetes ist eine Störung der Glucoserückresorption, die als ererbtes Leiden isoliert oder kombiniert mit tubulären Rückresorptionsstörungen und als erworbene Störung bei Nierenerkrankungen auftreten kann. Die tägliche Glucoseausscheidung kann bis zu mehr als 50 g bei normalen Blutglucosewerten betragen. Renale Glucosurien sind von den diabetischen Formen durch folgende Befunde abgrenzbar Glucosurie bei Normoglykämie Normale Glucosetoleranz Unabhängig von der Kohlenhydratzufuhr Unbeeinflußt durch Behandlung mit Insulin oder oralen Antidiabetika (wenn vorher erfolgt).
Toxische Nierenschädigung	Bei toxischer Nierenschädigung und chronischer Nierenerkrankung mit Glucosurie liegt ursächlich eine Schädigung des proximalen Tubulusapparates vor.
Schwangerschafts-glucosurie	In der Schwangerschaft ist die Nierenschwelle für Glucose erniedrigt. Bei normalen Blutglucosewerten kann Glucose im Urin meist nach dem 3. Schwangerschaftsmonat vermehrt ausgeschieden werden. Die Ausscheidung ist im 3. Trimenon am stärksten und geht ohne Acetonurie einher. Jede Glucosurie in der Schwangerschaft sollte zum Ausschluß eines Diabetes mellitus abgeklärt werden; ein oGTT sollte durchgeführt werden.

Hinweise und Störungen

Bestimmungsmethode: Die untere Nachweisbarkeitsgrenze der Teststreifenmethoden ist auf 30 bis 50 mg/dl (1.66 bis 2.78 mmol/l) eingestellt. Konzentrationen von mehr als 250 mg/dl (13.9 mmol/l) werden nur bedingt differenziert.

Die Hexokinase- und die Glucose-Dehydrogenase-Methode werden durch physiologisch im Harn vorkommende Substanzen nicht, durch Medikamente kaum gestört. Mit beiden Methoden kann die Harnglucose einwandfrei quantitativ bestimmt werden. Mit der Hexokinase-Methode werden erhöhte Werte bei der selten vorkommenden Fructosurie bestimmt.

Fehlermöglichkeiten bei der Glucosebestimmung im Urin mit Teststreifen-Methoden, die nach dem Glucoseoxidaseprinzip arbeiten

Ursache	**Hinweis**
Urin pH-Wert unter 5	Die enzymatische Nachweisreaktion läuft nur noch langsam ab. pH-Werte unter 5 kommen im Urin bei hohen Konzentrationen von Azetessigsäure, β-Hydroxybuttersäure

Fehlermöglichkeiten bei der Glucosebestimmung im Urin mit Teststreifen-Methoden, die nach dem Glucoseoxidaseprinzip arbeiten (Fortsetzung)

Ursache	Hinweis
	und Nalidixinsäure vor. Bei negativer Reaktion, aber klinischem Verdacht auf Glucosurie muß eine Urinuntersuchung auf Ketonkörper durchgeführt werden.
Einnahme von Ascorbinsäure, Salizylsäure (über 2 g pro Tag)	Die Indikatorreaktion des Streifentests wird durch Verbindungen gestört, die ein niedrigeres Redoxpotential haben als der Indikatorfarbstoff. Vorwiegend hemmend wirken Ascorbinsäure und Gentisinsäure, letztere ist ein Stoffwechselprodukt der Salizylsäure. Ascorbinsäurekonzentrationen von etwa 0.2 g/l Urin sind nicht selten. Sie unterdrücken die Anzeige einer Glucosurie bis 50 mg/dl (2.8 mmol/l) fast vollständig. Im Bereich von 50 bis 100 mg Glucose pro dl (2.8 bis 5.6 mmol/l) ist die Hemmung noch so stark, daß kein direkter Bezug zur Farbvergleichsskala möglich ist /[19]/.
Peroxide aus Reinigungsmitteln in den Auffanggefäßen	Täuschen falsch positive bzw. falsch hohe Ergebnisse vor.

Stabilität im Urin: Die Bestimmung sollte innerhalb von 2 Std. nach Urinsammlung erfolgen. Der Verlust an Glucose beträgt in 24 Std. etwa 40%, wenn der Urin keine stabilisierenden Zusätze enthält /[20]/. Bei Bakterurie, Leukozyturie und Hämaturie ist die Abnahme der Glucosekonzentration noch stärker.

Pathophysiologie

Die glomerulär filtrierte Glucose wird in den proximalen Tubuli der Niere fast vollständig rückresorbiert. Die Rückresorption erfolgt durch ein Natrium-abhängiges Carriersystem der Tubuluszelle, das Glucose zusammen mit Natrium aus dem Tubuluslumen in das Blut transportiert. Die physiologische Glucosurie liegt im Mittel bei 15 mg/dl (0.83 mmol/l). Sie verhält sich proportional zur Blutglucose bis zu einem Wert von etwa 160 bis 180 mg/dl (8.88 bis 9.99 mmol/l), um dann bei weiter zunehmenden Blutglucosewerten exponentiell anzusteigen. Dieser Grenzwert der Blutglucose wird als »Nierenschwelle« bezeichnet. Bei diabetischer Glomerulosklerose und auch aus anderen Gründen kann die Nierenschwelle erhöht sein. Trotz des Vorliegens einer manifesten diabetischen Stoffwechsellage wird dann oft eine Glucosurie nicht gefunden.

Nichtenzymatisch glykosylierte (glykierte) Hämoglobine: HbA_1

Nichtenzymatisch glykosylierte (glykierte) Hämoglobine stellen eine Gruppe von Hämoglobinvarianten dar, die durch nicht enzymatische Ankopplung von Hexosen bzw. Hexosederivaten entstanden sind.

Synonyme für die glykierten Hämoglobine sind: HbA_1, HbA_{1c}, HbA_{1a+b+c}, Glykohämoglobine, »fast haemoglobins«, glykosylierte Hämoglobine.

Indikation

Retrospektive Langzeitkontrolle des Kohlenhydratstoffwechsels bei Diabetes mellitus.

Bestimmungsmethoden

Säulenchromatographie /[21, 22]/

Die Säulenchromatographie erfolgt auf einem schwachen Kationenaustauscher (z. B. Bio-Rex 70). Je nach Pufferbeschaffenheit können die Fraktionen a, b und c als HbA_1 in einem Schritt eluiert werden. Eine saubere Abtrennung der Hämoglobin-A_{1c}-Fraktion gelingt nur bei ausreichender Säulendimension, insbesondere bei der HPLC.

HPLC /[23, 24]/

Für die hochdruckflüssigkeitschromatographische Auftrennung der Glykohämoglobine stehen schwache Kationenaustauscher (z. B. Bio-Rex 70) oder Fertigsäulen (Mono-S-Säule) zur Verfügung. Die Qualität der Auftrennung ist auf den gepackten Säulen sehr gut. Darüber hinaus gibt es speziell zur Bestimmung von HbA_{1c} HPLC-Automaten, die mit guter Präzision arbeiten.

Affinitätschromatographie /[25]/

Das Prinzip der Abtrennung von Glykohämoglobinen mit der Affinitätschromatographie beruht auf der Wechselwirkung der Borsäure mit cis-Diolgruppen in den glykierten Hämoglobinmolekülen. Die Analyse wird in Mikrosäulen (1 ml bzw. 0.5 ml) durchgeführt, wobei die Träger sphärische Agarose- oder Sepharosepartikel sind, an die m-Aminophenylborsäure kovalent gebunden ist. Die glykierten Hämoglobine werden an die Borsäure gebunden, während die nativen Hämoglobine durch die Säule durchlaufen. Die Elution der glykierten Hämoglobine erfolgt mit Sorbitol. Die Säulen sind anschließend regenerierbar.

Die Affinitätschromatographie ist wenig temperaturempfindlich, wird durch abnorme Hämoglobine nicht gestört, die Probenlagerung verändert die Laufeigenschaften der Hämoglobine nur wenig. Das Analyseverfahren eignet sich auch für die Analyse von glykierten Hämoglobinen bei Versuchstieren.

Elektroosmose /[26]/

Die glykierten Hämoglobine werden auf Agargel bei pH 6.3 elektrophoretisch abgetrennt, wobei die glykierten Hämoglobine als eine Fraktion in Richtung der Kathode wandern (Elektroosmose). Die aufgetrennten Fraktionen werden im Densitometer bei 420 nm ausgewertet. Hämoglobine S und C stören die Analyse nicht.

Isoelektrische Fokussierung /[27]/

Die Hämoglobinfraktionen werden auf einem pH-Gradienten in Polyacrylamidgel (pH 5.0—6.5) aufgetrennt. Bei dieser Auftrennung wird die Aldiminform des HbA_1 sowie HbA_{1c} sauber abgetrennt. Die Auswertung erfolgt nach Anfärben der Proteinbande densitometrisch oder nach Elution des Hämoglobins photometrisch bei 415 nm.

Thiobarbitursäure-Methode /[28]/

Durch milde Säurehydrolyse wird der im Hämoglobin A_{1c} gebundene Fructoserest abgespalten und zu Hydroxymethylfurfural umgewandelt, das mit Thiobarbitursäure

(TBA) einen Farbkomplex bildet. Mit der TBA-Methode wird im wesentlichen Hämoglobin A_{1c} gemessen. Die TBA-Methode ist aufwendig und erfaßt auch Sialinsäure (N-Azetylneuraminsäure). Fetales Hämoglobin und abnorme Hämoglobine stören die Reaktion nicht. Die Analysenwerte werden in μmol 5-Hydroxymethylfurfural/g Hämoglobin angegeben, danach umgerechnet in % HbA_1.

Untersuchungsmaterial

EDTA-Blut 1 ml

Der Probenbedarf ist methodenabhängig. Bei der HPLC, IEF und der TBA-Methode werden Hämolysate gewaschener Erythrozyten zur Analyse eingesetzt, daher ist der Probenbedarf 1—4 ml EDTA-Blut.

Referenzbereiche

Meßgröße	**Methode**	**Bereich (%)**
HbA_1	Mikrosäule /21, 22, 29/	5.0—7.8
	Affinitätssäule /25/	5.2—7.6
	Elektroosmose /26/	5.6—7.6
HbA_{1c}	HPLC /23, 24/	4.4—5.7
	TBA /28/	3.2—6.4

Angegeben sind die 5. und 95. Perzentile.

Bewertung

Die glykierten Hämoglobine (HbA_1) geben die Höhe und die Dauer der zurückliegenden hyperglykämischen Phasen an. Somit erhält man durch die Bestimmung von HbA_1 eine integrale Information der Hyperglykämie in den zurückliegenden 6 bis 8 Wochen.

Aus einem erhöhten HbA_1-Wert folgt, daß innerhalb der letzten Wochen vor der Untersuchung der mittlere Blutzuckerwert über längere Zeit erhöht war.

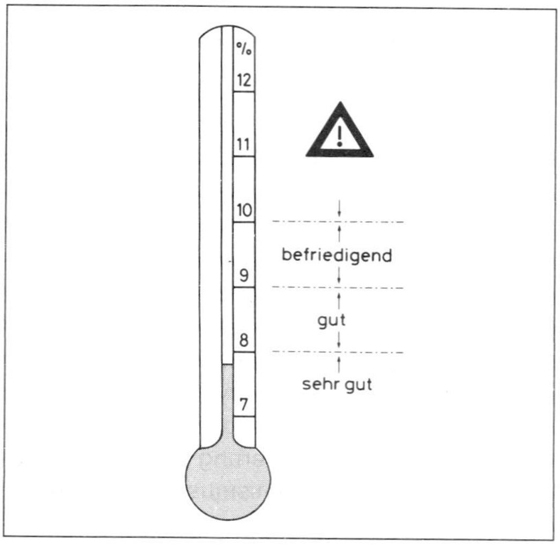

Abb. 1 Kontrolle der Diabeteseinstellung mit Hämoglobin A_1

Faktoren, die die HbA_1-Konzentration beeinflussen können

Erhöhte HbA_1-Werte findet man je nach eingesetzter Methode bei Niereninsuffizienz mit Serumcreatininwerten über 5 mg/dl (442 μmol/l), bei lipämischen Seren, in HbF- und HbS-haltigem Blut, bei Thalassämie und bei alten Proben.

Falsch hohe Werte werden bei einigen Methoden (Säulenchromatographie) gemessen, wenn die Aldiminform erhöht ist (akute Blutzuckererhöhung). Bei den meisten Reagenziensätzen gibt es sogenannte Aldimineliminatoren, die die labile Aldiminform von der Analyse der glykosylierten Hämoglobine beseitigen /[30]/.

Geringgradig erniedrigte Werte findet man bei Insulinom, bei stoffwechselgesunden Schwangeren und bei hämolytischen Anämien.

Hinweise und Störungen

Bestimmungsmethoden: Die säulenchromatographische Analyse glykierter Hämoglobine ist pH- und temperaturempfindlich. Bei abweichenden Werten sind stets Temperatur und pH der Elutionspuffer zu überprüfen.

Die Elimination der Aldiminform bereitet derzeit keine Schwierigkeiten. Soll vor einer Analyse die Aldiminform beseitigt werden, kann sie — außer durch chemische Eliminatoren in den Reagenziensätzen — mit dem pH-Shift oder durch Dialyse erfolgen /[30, 31]/. Erhöhte HbA_1-Werte werden bei Niereninsuffizienz (Serum-Creatininwerte über 5 mg/dl) und Azetylsalicylsäure-Therapie gemessen.

Stabilität: Eine längere Lagerung der Proben, auch eingefroren, ist bei Ionenaustauschchromatographie, Elektroosmose und HPLC nicht möglich. Mit der TBA-Methode und der Affinitätschromatographie sind auch ältere Proben gut analysierbar /[32]/.

Pathophysiologie /[28, 31, 33]/

Die glykierten Hämoglobine sind natürlich vorkommende Hämoglobinkomponenten, die zusammengefaßt HbA_1 ergeben. Sie unterscheiden sich von der Hauptkomponente, dem HbA_0 in folgendem:

HbA_{1a1} = β-Ketten von Hämoglobin mit Fructose-1,6-biphosphat gekoppelt.
HbA_{1a2} = β-Ketten von Hämoglobin mit Glucose-6-phosphat gekoppelt.
HbA_{1b} = Desamidierungsprodukt von HbA_0.
HbA_{1c} = β-Ketten mit Glucose gekoppelt.

Das Ausmaß der Proteinglykierung ist von der Konzentration der Reaktionspartner und von der Reaktionsdauer abhängig.

HbA_{1c}, mit 4.5% Anteil am Gesamthämoglobin die größte HbA_1-Fraktion, trägt an den β-endständigen Valinen Glucose, die nach einer Amadori-Umlagerung zu Fructose wird. Zusätzlich können ε-Aminogruppen von Lysinen glykiert sein.

Da es in den Erythrozyten kein Enzym gibt, das die stabile Ketoaminform spaltet, bleibt die Glykierung solange bestehen, bis der Erythrozyt und das Hämoglobin abgebaut wird. Die Verschwinderate des erhöhten HbA_1 folgt somit der Abbaurate von Erythrozyten. Dabei ist davon auszugehen, daß ältere Erythrozyten eine stärkere Glykierung aufweisen als junge Erythrozyten. Aus dieser Überlegung heraus ist es nicht sinnvoll, in kürzeren Abständen als 4—6 Wochen HbA_1-Analysen bei den Patienten durchzuführen. Die Glykierung anderer langlebiger Proteine wird als ein wichtiger pathogenetischer Mechanismus zur Entstehung von diabetischen Spätschäden angesehen.

Glykierte Proteine

Plasmaproteine werden ebenso wie Hämoglobin in Abhängigkeit von Höhe und Dauer der Hyperglykämie nicht-enzymatisch glykosyliert (glykiert). Die Bestimmung dieser glykierten Proteine erlaubt die Kontrolle der diabetischen Stoffwechsellage.

Indikation

Erkennung und mittelfristige Kontrolle einer diabetischen Stoffwechsellage.

Bestimmungsmethode

Der Bestimmungstest für glykierte Proteine im Serum wird auch als Fructosamintest bezeichnet.

Prinzip /[34]/: Das Verfahren beruht auf der Eigenschaft von Ketoaminen in alkalischer Lösung (pH 10.35) reduzierend auf Nitrotetrazoliumblau zu wirken. Die Menge des gebildeten Formazan-Farbstoffs ist direkt proportional der Konzentration der glykierten Proteine im Serum (Fructosamine). Als Standard wird Albumin zusammen mit 1-Desoxy-1-morpholinofructose (DMF) eingesetzt. Die Analysenergebnisse werden in mmol DMF-Äquivalenten/l angegeben. Die Reagenzien können im Labor selbst angesetzt werden. Fertige Reagenziensätze sind im Handel erhältlich.

Untersuchungsmaterial

Serum 1 ml

Referenzbereiche /[35, 36]/

	mmol DMF/l
Gesunde Probanden	2.0 —2.80
Befriedigend eingestellte Diabetiker	2.80—3.20
Mäßig eingestellte Diabetiker	3.20—3.70
Schlecht eingestellte Diabetiker	über 3.70

Bewertung

Glykierte Proteine im Serum repräsentieren ähnlich wie glykierte Hämoglobine die mittlere Blutglucosekonzentration über einen gewissen Zeitabschnitt. Aufgrund der kürzeren Halbwertszeit der glykierten Proteine (Albumin: $t_{1/2}$ = 19 Tage), erhält man eine retrospektive Aussage über Höhe und Dauer der hyperglykämischen Episoden in den letzten 1—3 Wochen. Der Anteil der glykierten Plasmaproteine verändert sich deshalb empfindlicher und schneller auf Verbesserungen und Verschlechterungen des Kohlenhydratstoffwechsels als glykierte Hämoglobine. Die Analyse der glykierten Proteine ist daher kein Ersatz für die Glykohämoglobine, sondern eine zusätzliche Meßgröße für die Beurteilung des diabetischen Stoffwechselzustandes. Ein quantitativer Vergleich des Fructosamintests mit anderen Analyseverfahren zur Bestimmung der glykierten Proteine im Serum ist bisher nicht durchgeführt worden.

Hinweise und Störungen

Bestimmungsmethode: Die Reaktion ist nicht spezifisch und erreicht keinen Endpunkt. Außerdem entsteht mehr Formazan-Farbstoff, als aufgrund von theoretischen Überlegungen Glykierungsstellen in den Proteinen vorhanden sein können.

Offensichtlich reagieren auch andere funktionelle Gruppen der Proteine (SH-Gruppen) und andere Bestandteile mit Nitrotetrazoliumblau (z. B. Harnsäure). Interferenzen durch zugesetzte Glucose, Fructose, Sialinsäure usw. sind nicht beobachtet worden. Die Analyse ist kostengünstig und erfordert wenig Zeit- und personellen Aufwand.

Referenzbereiche: Die Kollektive der stoffwechselgesunden Probanden und der gut und befriedigend eingestellten Diabetiker überlappen sich.

Kalibrierung: Sie erfordert große Sorgfalt, da die Qualität des Albumins und die Reinheit des DMFG, das für die Kalibrierung herangezogen wird, die Meßergebnisse beeinflussen kann /[37]/.

Störungen: Eine Beeinträchtigung des Meßergebnisses wird beobachtet, wenn die Albuminkonzentration unter oder oberhalb des Referenzbereichs von 3.5—5.3 g/dl liegen. Bei verminderter Albuminkonzentration werden niedrigere Fructosaminwerte gefunden (z. B. Nephrose, Leberinsuffizienz, Kachexie). Weiterhin stören Bilirubin, Harnsäure, Ascorbinsäure, Methyldopa, EDTA und Fluoridionen die Analyse.

Pathophysiologie

Die Glykierung von Proteinen stellt eine nichtenzymatische Reaktion dar, die in ihrem Umfang von der Konzentration der Reaktionspartner (Proteine, Glucose) und der Reaktionsdauer abhängt. Veränderte Funktionen oder veränderte biologische Halbwertszeiten der glykierten Proteine des Serums wurden bisher nicht beobachtet. Bei einem erhöhten Albuminumsatz ist mit einer Verminderung der Glykierung zu rechnen.

Oraler Glucosetoleranz-Test (oGTT)

Indikation

Klinischer Verdacht auf eine gestörte Glucosetoleranz.
Labordiagnostisch im Grenzbereich liegende Blutglucosewerte.
Verdacht auf renalen Diabetes.
Als Provokationstest zur Stimulierung der endogenen Insulinsekretion bei bestimmten (seltenen) klinischen Fragestellungen.

Testablauf

Vorbereitung des Probanden

Der oGTT führt dann zu einem verwertbaren Ergebnis, wenn beim Probanden folgende Voraussetzungen gegeben sind

— Vor dem Test mindestens 3 Tage lang übliche Essensgewohnheiten (mindestens 150—200 g Kohlenhydrate pro Tag).
— Vor dem Test mindestens 3 Tage lang Absetzen störender Medikamente (siehe unten), sofern dies ohne Gefahr möglich ist.
— Vor dem Test Fortsetzung der normalen körperlichen Tätigkeit, Bettlägerigkeit oder übermäßige körperliche Aktivitäten sind auszuschließen.
— Mindestens 3tägiger Abstand zur Menstruation.

Störfaktoren, die die Glucosetoleranz beeinflussen können /[38]/

Hyperlipoproteinämie, Leberzirrhose, metabolische Azidose (Urämie), lange Bettlägerigkeit, Schilddrüsenüberfunktion, Schwangerschaft, Kaliummangel, hochgradige Herzinsuffizienz, Hungerzustand, Streßeinwirkungen (z. B. Herzinfarkt, Operationen, sonstige Traumen), Übergewicht.

Behandlung mit Saluretika (vor allem Thiazide), Corticosteroiden, hormonellen Kontrazeptiva, Laxantien, Nikotinsäure, Nitrazepam, Phenothiazine, Phenazetin, Schilddrüsenhormonen.

Durchführung des oGTT

Nach kapillärer oder venöser Blutentnahme zur Bestimmung der Nüchternglucose wird eine Menge von 100 g Glucose oder 100 g Oligosacchariden bzw. 75 g Glucose nach Empfehlungen der WHO innerhalb von 5 min. getrunken. Kinder erhalten 1.75 g pro kg Körpergewicht (jedoch nicht mehr als 75 g); dieser Dosis entsprechen 8 ml pro kg der Oligosaccharidlösung.

Der Test beginnt morgens zwischen 8.00 und 9.00 Uhr. Nach der Nüchternblutentnahme und der Zufuhr der Glucose erfolgt eine weitere Blutentnahme nach 2 Std. (nach den neuesten Empfehlungen auch nach 1 Std.) und ggf. 3 Std. nach der Belastung. Am Ende des Tests wird dann der frisch gelassene Urin auf Glucose untersucht.

Bewertung

Blutglucosegrenzwerte der Epidemiologischen Studiengruppe der Europäischen Diabetesgesellschaft für den oralen Glucosetoleranztest nach Belastung mit 100 g Glucose oder 100 g Oligosacchariden /[38]/

Blutentnahmen	Blutglucose kapillär		
	normal	Grenzbereich	diabetisch
Nüchtern-Glucose			
mg/dl	unter 100	100—129	über 130
mmol/l	unter 5.55	5.55—7.16	über 7.22
1-Stunden-Wert			
mg/dl	unter 160	160—219	über 220
mmol/l	unter 8.88	8.88—12.15	über 12.21
2-Stunden-Wert			
mg/dl	unter 120	120—149	über 150
mmol/l	unter 6.66	6.66—8.27	über 8.33
3-Stunden-Wert			
mg/dl	unter 100	100—129	über 130
mmol/l	unter 5.55	5.55—7.16	über 7.22

Blutglucosegrenzwerte für den oralen Glucosetoleranztest nach Belastung mit 75 g Glucose nach Empfehlung der WHO /[2]/

Blutentnahmen	Blutglucose-Konzentrationen		
	venöses Vollblut	kapillär	venöses Plasma
Diabetes mellitus			
Nüchternwert			
mg/dl	über 120	über 120	über 140
mmol/l	über 6.7	über 6.7	über 7.8

Blutglucosegrenzwerte für den oralen Glucosetoleranztest nach Belastung mit 75 g Glucose nach Empfehlung der WHO (Fortsetzung)

Blutentnahmen	**Blutglucose-Konzentrationen**		
	venöses Vollblut	**kapillär**	**venöses Plasma**
2-Stunden-Wert			
mg/dl	über 180	über 200	über 200
mmol/l	über 10.0	über 11.0	über 11.0
pathologische Glucosetoleranz			
Nüchternwert			
mg/dl	unter 120	unter 120	unter 140
mmol/l	unter 6.7	unter 6.7	unter 7.8
2-Stunden-Wert			
mg/dl	120—180	140—200	140—200
mmol/l	6.7—10.0	7.8—11.0	7.8—11.0

Die empfohlenen Grenzwerte sind unabhängig von Alter und Geschlecht.

Erkrankungen und Faktoren, die im oGTT ein pathologisches Ergebnis vortäuschen können /[39, 40]/

Erkrankungen und Faktoren	**Hinweis**
Duodenalulkus	Bei diesen Patienten werden nach Glucoseaufnahme vermehrt Dünndarmhormone sezerniert, die eine Hyperglykämie induzieren.
Zustand nach Billroth II-Operation	Forcierte Glucoseresorption, da Glucoselösung schneller und in größeren Portionen in den Darm gelangt. Es kommt zu höheren und früher auftretenden Blutglucosegipfeln als normal. Der oGTT ist bei solchen Patienten nicht durchführbar.
Hypokaliämie, Hypomagnesiämie	Glucosetoleranztests sollen nur bei normalen Kalium- und Magnesiumwerten durchgeführt werden. Durch Hypokaliämie und Hypomagnesiämie kann eine diabetogene Stoffwechselsituation vorgetäuscht werden.
Zu geringe Kohlenhydratzufuhr	Situation ergibt sich akut bei Patienten, die aufgrund eines gedrängten Diagnoseprogramms längere Zeit vor dem oGTT nüchtern geblieben sind.
Hormonelle Kontrazeptiva	Kontrazeptiva, besonders die Kombinationspräparate, können im oGTT eine pathologische Kohlenhydrattoleranz vortäuschen.
Medikamente, z. B. Diuretika, (Sulfonamidderivate, Etacrynsäure), Laxantien	Bewirken Hypokaliämie und können so Störungen der Glucosetoleranz verursachen. Sollen 1 Woche vor Testbeginn abgesetzt werden.

Untersuchungsmaterial

Kapillarblut oder Venenblut für die Blutglucosebestimmung
pro Entnahme 0.01—0.05 ml

Hinweise und Störungen

Die empfohlenen Grenzwerte stellen einen Kompromiß dar und basieren auf dem derzeitigen Diskussionsstand.

Erkrankungen und Faktoren, bei denen der oGTT trotz des Vorliegens einer diabetischen Stoffwechsellage negativ ausfällt /[39, 40]/

Erkrankungen und Faktoren	Hinweis
Malabsorption bei z. B. akuter Enteritis, Enteritis regionalis, Colon irritabile, Kolitis ulzerosa, Glucose-Galaktose-Intoleranz, Disaccharidasemangel, Morbus Whipple, Tuberkulose, Parasitenbefall	Ein großer Teil des oral aufgenommenen Zuckers wird nicht resorbiert, es erfolgt ein schwacher oder kein Anstieg der Glucose im Plasma. Die Patienten reagieren oft mit Durchfall auf den Glucosetrunk.
Medikamente: Coffein, Reserpin, Biguanide, Monaminoxidasehemmer, Blutglucose-senkende Sulfonamidderivate, Gonadotropin, mittelkettige Fettsäuren	Verbessern die Kohlenhydrattoleranz, zum Teil durch Stimulation der Insulinfreisetzung.

Pathophysiologie

Der oGTT dient der Prüfung der Glucosetoleranz unter maximaler Stimulierung und ist ein Provokationstest zur Erkennung einer gestörten Glucosetoleranz. Der Blutglucosewert wird durch die Belastung erhöht, es wird registriert, in welchem Zeitraum wieder eine Normalisierung durch die reaktive Ausschüttung von Insulin auftritt.

Der Test imitiert eine physiologische Nahrungszufuhr unter Standardbedingungen. Damit gehen auch enterale Faktoren, die die Blutglucosekonzentration beeinflussen, in den Test mit ein, wie z. B. Magenentleerung, intestinale Resorption, Enterohormone und Leberfunktion. Bei Störungen der gastrointestinalen Funktion kann daher trotz adäquater Insulinausschüttung eine diabetische Stoffwechsellage vorgetäuscht werden; in dieser Situation ist der Tolbutamid-Test indiziert.

Physiologisch laufen nach Verabreichung der Glucose folgende Vorgänge ab: Die Glucosemenge wird resorbiert, über die Pfortader zur Leber transportiert, dort teilweise verwertet oder direkt an den großen Kreislauf abgegeben. Im Pfortaderblut kommt es zu einem Anstieg der Glucose bis auf 400 mg/dl (22.2 mmol/l). Die Glucosekonzentration ist im arteriellen Blut (kapillär) höher als im Venenblut. Die kapillar-venöse Glucosedifferenz kann als Ausdruck der Glucoseaufnahme der Gewebe angesehen werden.

Der Anstieg des Blutglucosewertes induziert eine verstärkte Freisetzung von Insulin aus dem Inselzellapparat. Der Insulinwert im Plasma steigt innerhalb von 30 min. auf etwa das 5fache an und erreicht nach einer Stunde den Maximalwert. Unter Wirkung des Insulins werden bis zu 80% der resorbierten Glucose von der Leber aufgenommen und als Glykogen gespeichert. Die von der Leber nicht verwertete Glucosemenge wird unter Insulinwirkung in der Muskulatur und dem Fettgewebe verstoffwechselt.

Insulinmangel führt zu einer verminderten Aufnahme der resorbierten Glucose durch die Leber und die peripheren Gewebe, ohne Behandlung resultiert eine unphysiologisch hohe Glucosekonzentration mit fehlender oder nur verspäteter Normalisierung.

Bei chronischen Lebererkrankungen kann trotz genügender Insulinausschüttung die resorbierte Glucose aufgrund einer Schädigung der Leberparenchymzellen nicht genügend aufgenommen werden. Es resultiert eine verminderte Glucosetoleranz.

Intravenöser Glucosetoleranz-Test

Indikation

Alternative zum oralen Glucosetoleranztest (oGTT) bei Verdacht auf eine gestörte Glucosetoleranz bei Störung der Glucoseresorption.

Der intravenöse Glucosetoleranz-Test ist nur in Ausnahmen erforderlich, z. B. bei Zustand nach Billroth-II-Operationen, enteralen Resorptionsstörungen (z. B. einheimische Sprue), Disaccharidasemangel, Glucose-Galactose-Malabsorption, Kolon irritabile, Enteritis regionalis.

Testablauf

Vorbereitung des Probanden: Wie bei oGTT (sh. S. 168)

Durchführung und Bewertung des intravenösen Glucosetoleranz-Tests

Intravenöse Gabe von 0.33 g Glucose/kg Körpergewicht /[41]/ oder 0.50 g/kg Körpergewicht /[42]/ in Form einer 20 bis 50%igen Glucoselösung innerhalb von 4 min. Entnahme von Kapillar- oder Venenblut zur Glucosebestimmung vor der Injektion und danach in Abständen von 10 min. über einen Zeitraum von 1 Std.

Bewertungskriterium: Es wird der Glucose-Assimilationskoeffizient (K_G) graphisch ermittelt, sein Wert ist ein Maß für die Glucoseaufnahme der Gewebe.

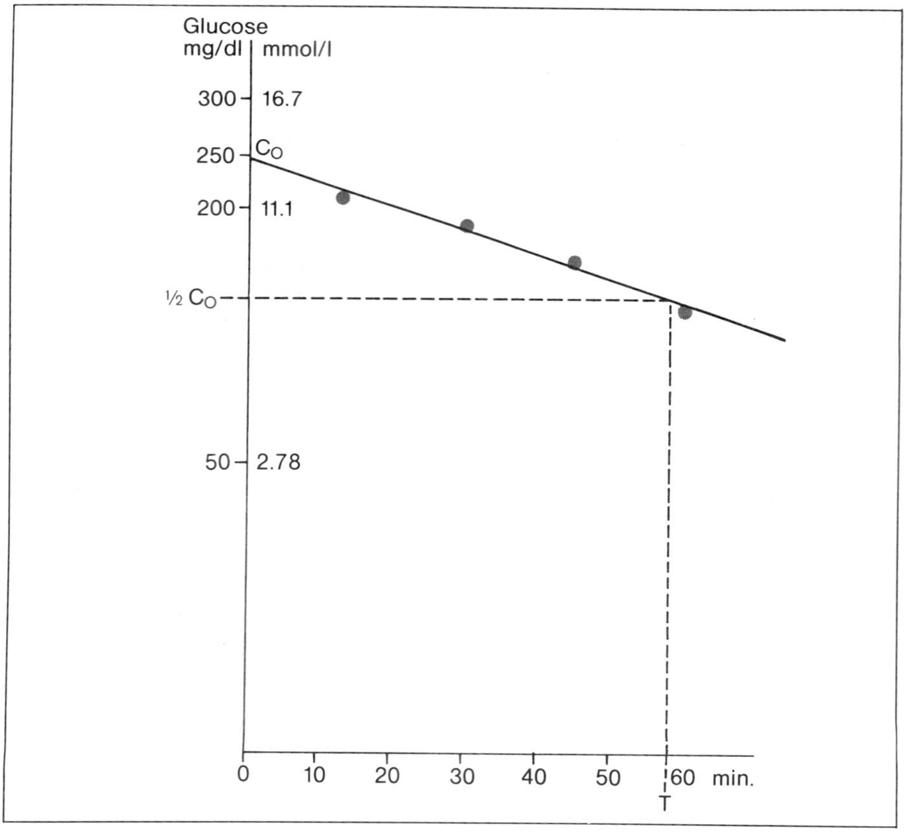

Graphische Ermittlung des K_G: Die Glucosewerte der 10. bis 60. min. werden auf semilogarithmisches Papier als Funktion der Zeit aufgetragen und eine Gerade durch die Punkte gezogen. Der K_G-Wert entspricht der Steigung der Geraden.

Ihr Schnittpunkt mit der Ordinate (C_o) gibt die Blutglucosekonzentration zum Zeitpunkt der Glucoseapplikation an. Aus der graphischen Darstellung wird der Zeitpunkt T in min. abgelesen, an dem die Glucosekonzentration auf die Hälfte von C_o abgefallen ist, und der K_G-Wert folgendermaßen berechnet:

$$K_G = \frac{69.3}{T}$$

Untersuchungsmaterial

Kapillarblut für Blutglucosebestimmung 0.01 bis 0.05 ml pro Entnahme

Bewertung

Klinische Aussage des K_G-Wertes nach Gabe von 0.5 g Glucose/kg Körpergewicht

K_G-Wert	Kohlenhydrattoleranz
1.2—2.2	normal
1.0—1.2	Grenzbereich
unter 1.0	diabetisch
über 2.2	erhöhte Kohlenhydrattoleranz

Eine gestörte Glucosetoleranz liegt vor, wenn der K_G-Wert kleiner als 1.0 ist. Bei älteren Patienten kann diese Grenze nicht so streng gezogen werden, da der K_G-Wert altersabhängig abnimmt. Der Bereich des K_G-Wertes für Normalpersonen mit einem Alter von 15 bis 80 Jahren beträgt nach Gabe von 0.33 g Glucose/kg Körpergewicht 0.80 bis 3.11 und ist altersabhängig /[41]/.

Altersabhängigkeit der K_G-Werte bei Normalpersonen /[41]/

Kinder	15. Monat—15. Lj.	2.8 ± 0.6
	16.—22. Lj.	keine Werte (etwa wie 23.—27. Lj.)
Erwachsene	23.—27. Lj.	2.4 ± 0.9
	37. Lj.	1.7 ± 0.3
	72. Lj.	1.0 ± 0.2

Hinweise und Störungen

Bei kohlenhydratreicher Kost sind die K_G-Werte höher als bei kohlenhydratarmer Ernährung und mangelnder Nahrungszufuhr.

Pathophysiologie

Beim intravenösen Glucosetoleranz-Test wird durch Infusion einer in Relation zum Körpergewicht konstanten Glucosemenge der Blutglucosewert künstlich erhöht und danach registriert, in welcher Zeit er durch die reaktive Ausschüttung von Insulin normalisiert wird.

Aufgrund der unphysiologischen Kohlenhydrataufnahme gehen enterale Faktoren, die über eine Steigerung der Insulinausschüttung den Glucosewert beeinflussen, nicht mit in den Test ein. Der intravenöse Glucosetoleranz-Test stimuliert deshalb die Insulinausschüttung weniger als der oGTT und ist damit kein Test zur Kontrolle physiologischer Regulationen des Kohlenhydratstoffwechsels nach der Nahrungsaufnahme. Er ist gegenüber dem oGTT nur dann von Vorteil, wenn die Funktionen des Magen-Darm-Kanals eingeschränkt sind.

Tolbutamid-Test

Indikation

Zur Stimulation der endogenen Insulinsekretion bei bestimmten klinischen Fragestellungen, z. B. zum Nachweis eines Insulinoms (sh. S. 179).

Zur Bestimmung der endogenen Insulinreserve (selten indiziert).

Testablauf (Insulinom-Diagnostik)

Der Tolbutamid-Test beruht auf der Erkenntnis, daß unter dem Einfluß von Tolbutamid aus einem Inselzelltumor Insulin in größerem Ausmaß freigesetzt wird und zur Hypoglykämie führt.

Vorbereitung des Patienten

Zur Durchführung des Tests sollte der Patient morgens nüchtern sein und die Blutglucosekonzentration über 50 mg/dl (2.78 mmol/l) liegen. Vor Beginn des Versuchs wird bei dem liegenden Patienten eine Verweilkanüle angelegt, die ständige Blutentnahmen gestattet und bei einer plötzlich einsetzenden Hypoglykämie eine sofortige Unterbrechung des Versuchs durch intravenöse Glucosegabe erlaubt. Eine ständige Überwachung des Patienten ist angezeigt.

Durchführung des Tolbutamid-Tests zum Nachweis eines Insulinoms

Der Patient erhält 1 g Tolbutamid als 5%ige wäßrige Lösung innerhalb von 3 min. intravenös injiziert, Kinder erhalten 25 mg/kg Körpergewicht (nicht mehr als 1 g insgesamt). Vor der Tolbutamid-Injektion sowie 5, 10, 20, 30, 40, 60, 90, 120, 150 und 180 min. danach werden Blutentnahmen zur Bestimmung von Blutglucose- und Seruminsulinkonzentrationen durchgeführt. Die Blutglucosekonzentration sowie die Insulin- und/oder C-Peptid-Konzentration werden nach den beschriebenen Vorschriften gemessen.

Untersuchungsmaterial

Kapillarblut oder Venenblut zur Blutzuckerbestimmung	0.01 bis 0.05 ml
Venenblut zur Insulin- und/oder C-Peptid-Bestimmung	5 ml

Bewertung

Die Blutglucosekonzentration fällt bei normaler Reaktion auf ein Minimum zwischen 25 und 45 min. nach der Injektion ab und liegt nach 3 Std. normalerweise nicht mehr als 30% unter dem Ausgangswert. Bei positivem Ausfall des Tests beträgt der Blutglucoseabfall 180 min. nach Versuchsbeginn noch immer 35 bis 40%, bezogen auf den Ausgangswert, oder liegt unter 40 mg/dl (2.22 mmol/l), wenn der Test nicht wegen eines hypoglykämischen Anfalls vorzeitig abgebrochen werden mußte /[43]/.

Gemessen am Blutglucoseabfall besitzt der Tolbutamid-Test eine hohe Aussagekraft bei Insulinomen. Da der Blutglucoseabfall jedoch auch bei verschiedenen anderen Hypoglykämieformen positiv ausfallen kann, bietet allein die Insulin- und/oder C-Peptidbestimmung die Möglichkeit zum Nachweis eines insulinproduzierenden Tumors /[3, 44, 45]/.

Hinweise und Störungen

Nicht verwertbar ist der Tolbutamid-Test bei Nüchternblutglucosewerten von weniger als 50 mg/dl (2.78 mmol/l); bei einer fehlerhaften Bestimmung des Nüchternglucosewertes ist der Test wertlos.

Komplikationen: Hypoglykämische Symptome können zum Abbruch des Tests zwingen. Sehr selten treten anaphylaktische Reaktionen nach der Injektion von Tolbutamid auf. Eine ständige Überwachung des Probanden ist erforderlich; Cortisonderivate, Glucose und Glucagon müssen bereitgestellt sein.

Stabilität: Sh. Insulin S. 177 und C-Peptid S. 179.

Pathophysiologie /[3, 44, 45]/

Der intravenöse Tolbutamid-Test zur Provokation der Insulinsekretion mit dem Ziel der Diagnose einer gestörten Glucosetoleranz (früher eines latenten Diabetes mellitus) ist in der Regel nicht indiziert. Dieser Test wird heute vor allem zum Nachweis oder Ausschluß eines Insulinoms durchgeführt.

Beim Inselzelladenom (Insulinom) liegt eine autonome Insulinsekretion vor, die nicht durch ein Absinken der Blutglucosekonzentration gebremst wird. Durch die Mehrsekretion von Insulin resultieren Hypoglykämien, vor allem nach längerer Nahrungskarenz.

Durch Gabe von Tolbutamid kommt es bei vorliegendem Insulinom zu einem ausgeprägten Insulinanstieg innerhalb von 5 min. nach der Tolbutamidgabe, bei Inselzellkarzinom ist der Anstieg verzögert und/oder geringer. In den ersten 30 min. nach Tolbutamidgabe kommt es zu einem Glucoseabfall auf extrem niedrige Werte.

Insulin

Der direkte Nachweis eines Insulinmangels beim Diabetes mellitus ist nur selten von klinischer Bedeutung; bei diesen Patienten ist die Bestimmung von Insulin aber von wissenschaftlichem Interesse. Aussagekräftig ist dabei die Seruminsulinbestimmung nach einer Stimulation.

Für die Abklärung von Hypoglykämien ist eine Insulinbestimmung erforderlich, z. B. nach intravenöser Tolbutamid-Belastung oder nach Provokation im Hungerversuch.

Indikation

Abklärung hypoglykämischer Ereignisse (gelegentlich zum Nachweis endogener Insulinreserven beim Diabetiker).

Testablauf

Die Insulinbestimmungen erfolgen im Rahmen von Stimulationstests.

24—72 Std.-Hungerversuch (evtl. mit Ergometerbelastung)

Entnahme von 5 ml Blut alle 6 Std. sowie evtl. unter Belastung oder beim Auftreten bemerkter Hypoglykämien; Bestimmung von Insulin und Glucose.

Intravenöser Tolbutamid-Test

Vorbereitung und Durchführung sh. S. 174.

Bestimmungsmethoden

Immunoassays, überwiegend wird der Radioimmunoassay eingesetzt /[46]/.

Untersuchungsmaterial

Serum (kein Heparinplasma, wenn Trennungen an Ionenaustauschern durchgeführt werden) 2 ml

Referenzbereich

Basale Werte /[47]/	58—172 pmol/l 8— 24 mU/l 0.34— 1.0 µg/l

Umrechnung in Stoffmengenkonzentration: µg/l × 172.1 = pmol/l; mU/l × 7.241 = pmol/l

Bewertung

Die Insulinbestimmung nach Stimulation ist in der klinischen Routinediagnostik nur zur Abklärung hypoglykämischer Erscheinungen von Wert und sonst vorwiegend von wissenschaftlichem Interesse. Eine einmalige Bestimmung der Seruminsulinkonzentration ist diagnostisch nicht von Bedeutung.

Die reaktive Insulinsekretion muß gemeinsam mit dem Blutglucoseverhalten beurteilt werden.

Seruminsulinkonzentrationen beim Hungerversuch und beim intravenösen Tolbutamid-Test /[3, 45, 48]/

Erkrankung/Zustand	Beurteilung
Normalpersonen	*Hungerversuch* Insulinausgangswert in Höhe des Basalwertes, während des weiteren 24- bis 72stündigen Nahrungsentzugs keine wesentlichen Veränderungen der Blutglucose- und Insulinkonzentration. Unter ergometrischer Belastung Abfall der Blutglucose nicht unter 50 mg/dl (2.78 mmol/l), Anstieg des Insulins selten um mehr als 10 mU/l (72 pmol/l). *Tolbutamid-Test* Insulinanstieg innerhalb von 5 min. nach Tolbutamidgabe auf Maximalwerte von 45 bis 90 mU/l (325 bis 650 pmol/l), dann Abfall. Blutglucose erreicht die niedrigsten Werte nach 25 bis 45 min., fällt nicht unter 40 mg/dl (2.22 mmol/l) und liegt auch nach 3 Std. nicht mehr als 30% unterhalb des Ausgangswertes.
Inselzelladenom, Inselzellkarzinom	*Hungerversuch* Insulinausgangswert oft erhöht, nach 24- bis 72stündigem Nahrungsentzug Erniedrigung der Blutglucosewerte bis unter 40 mg/dl (unter 2.22 mmol/l) mit Ausbildung einer

Seruminsulinkonzentrationen beim Hungerversuch und beim intravenösen Tolbutamid-Test (Fortsetzung)

Erkrankung/Zustand	Beurteilung
	Hypoglykämie. Die Insulinwerte sind meist nur leicht und uncharakteristisch erhöht. Unter Ergometerbelastung steiler Anstieg des Seruminsulins, Abfall der Glucose auf extrem niedrige Werte. *Tolbutamid-Test* Insulinanstieg innerhalb von 5 min. nach Tolbutamidgabe auf Maximalwerte von über 200 mU/l (1450 pmol/l) beim Insulinom, verzögerter und/oder geringerer Anstieg (über 80 mU/l, 580 pmol/l) beim Inselzellkarzinom. Glucoseabfall in den ersten 30 min. auf extrem niedrige Werte, die zur Hypoglykämie führen. Nach *Fajans* /45/ sprechen Glucosewerte unter 40 mg/dl (2.22 mmol/l) und Werte, die nach 3 Std. noch unter 65% des Ausgangswertes liegen, für das Vorliegen eines organ. Hyperinsulinismus. Der Tolbutamid-Test liefert gelegentlich falsch negative Ergebnisse bei sicheren Insulinomträgern.
Extrapankreat. Hypoglykämie, z. B. Vorliegen großer abdomineller oder intrathorakaler Tumoren, Alkohol-induzierte Hypoglykämie, bei NNR- bzw. HVL-Insuffizienz, Glykogenspeicherkrankheiten	*Hungerversuch* Insulinanstieg uncharakteristisch bis gering, meist in Höhe der Basalwerte. Glucosewerte können unter 40 mg/dl (2.22 mmol/l) abfallen. Eine Hypoglykämie ist möglich. Unter Ergometerbelastung Abfall der Glucose, Anstieg des Insulins um nicht mehr als 10 mU/l (72 pmol/l). *Tolbutamid-Test* Vielfach Anstieg der Insulinsekretion wie bei Normalpersonen, aber Abfall der Glucose auf hypoglykämische Werte. Das Seruminsulinverhalten ist hier wichtig zur Differenzierung gegenüber dem organischen Hyperinsulinismus.

Hinweise und Störungen

Referenzbereiche: Sind sowohl basal als auch stimuliert abhängig vom Verfahren der radioimmunologischen Insulinbestimmung. Die Empfindlichkeit der Tests liegt bei 0.5 bis 2 mU/l (3.6 bis 14 pmol/l).

Blutentnahme: Darf nicht in heparinenthaltenden Entnahmeröhrchen erfolgen, wenn im Radioimmunoassay eine Trennung des gebundenen vom freien Insulin mit der Adsorption an Ionenaustauscher durchgeführt wird. Es werden dann zu niedrige Werte vorgetäuscht.

Methodische Fehlermöglichkeiten: Die beim Radioimmunoassay verwendeten Insulin-Antikörper gehen Kreuzreaktionen mit Proinsulin ein. Es können so erniedrigte Werte vorgetäuscht werden. Die Proinsulinkonzentration kann schon im Nüchternserum von Normalpersonen relativ hoch sein und wird häufig erhöht bei Insulinompatienten gefunden.

Hämolyse: Führt zu erniedrigten Insulinwerten, da aus den Erythrozyten Peptidasen freigesetzt werden, die Insulin zerstören.

Stabilität im Serum: 4stündige Aufbewahrung bei Raumtemperatur führt nicht zu Veränderungen. Sehr lange Lagerung über Monate auch tiefgefroren nicht ohne Aktivitätsverlust möglich. Mehrmaliges Einfrieren und Auftauen bewirkt ebenfalls eine Abnahme. Postversand gefroren in Trockeneis.

Pathophysiologie

Insulin ist ein Peptidhormon, das von den B-Zellen des Pankreas sezerniert wird und über die Pfortader und Leber in das Kreislaufsystem gelangt. Die Halbwertszeit beträgt dort etwa 30 min.

Die Insulinsekretion wird normalerweise vorwiegend durch den Anstieg der Blutglucose stimuliert. Im Nüchternzustand wird nur wenig Insulin sezerniert. Nach der Nahrungsaufnahme kommt es zu einem Anstieg des Insulins. Adipöse Nichtdiabetiker zeigen im Vergleich zu Normalpersonen eine noch zeitgerechte, aber verstärkte Insulinsekretion (Hyperinsulinismus). Bei normal- und übergewichtigen Typ-II-Diabetikern erfolgt die Insulinausschüttung verzögert, erst nach 2 Std. werden maximale Werte erreicht. Insulinbedürftige Diabetiker haben eine stark verminderte und verzögerte Insulinsekretion.

Für die Diagnose des Diabetes mellitus spielt die Insulinbestimmung keine Rolle. Auch für die Therapiekontrolle ist eine Insulinbestimmung nicht indiziert. Entscheidend ist die Bestimmung des Insulins zur Abklärung des Verdachts auf ein Inselzelladenom. Hier liegt eine autonome Insulinsekretion vor, die nicht durch ein Absinken der Blutglucosekonzentration gebremst wird. Das Insulin-Glucose-Verhältnis im Serum ist gestört, bei erniedrigten Blutglucosekonzentrationen werden erhöhte Insulinwerte gemessen.

Andere gegenüber dem Inselzelladenom differentialdiagnostisch wichtige Hypoglykämien zeigen kein wesentlich verändertes Insulin-Glucose-Verhältnis. Ursache ist hier vielfach eine verminderte Bereitstellung von Glucose zur Aufrechterhaltung der Blutglucosekonzentration. So ist zum Beispiel bei der alkoholinduzierten Hypoglykämie die Gluconeogenese gehemmt; bei schweren Lebererkrankungen wird im Nüchternzustand zu wenig Glucose von der Leber an das Blut abgegeben, da Glycogenolyse und Gluconeogenese gestört sind. Große Tumoren können Glucose in einem solchen Ausmaß verstoffwechseln, daß die Abgabe der Leber nicht ausreicht, um die Glucosekonzentration bei Nahrungskarenz aufrechtzuerhalten.

C-Peptid

Indikation

Die Bestimmung von C-Peptid ist vorwiegend von wissenschaftlichem Interesse, hat aber im Einzelfall auch klinische Bedeutung, z. B. zur Abklärung hypoglykämischer Ereignisse wie organischer Hyperinsulinismus und Hypoglykämia factitia. Wie bei der Insulinbestimmung wird die C-Peptid-Ausschüttung zunächst stimuliert (Glucagon, intravenöser Tolbutamid-Test, Hungerversuch). Während des Tests kann auch das Seruminsulinverhalten ermittelt und zusammen mit den C-Peptid-Werten beurteilt werden.

Bestimmungsmethode

Zur Vorbereitung und Durchführung der Stimulationstests sh. S. 181. Die Bestimmung von C-Peptid erfolgt radioimmunologisch /[49]/.

Untersuchungsmaterial

Serum 1 ml

Referenzbereich

Basaler Wert /[50]/	1.1—3.6 ng/ml

Bewertung

Beim organischen Hyperinsulinismus zeigt die C-Peptid-Konzentration im Tolbutamid-Test gegenüber der Norm folgendes Verhalten /[49, 51]/

- Erhöhung des Nüchternwertes.
- Maximalwert wird verspätet erreicht (normal etwa 5 min., Inselzelladenom etwa 10 min., Inselzellkarzinom etwa 70 min.).
- Abfall erfolgt verzögert (normal etwa 50 min., Inselzelladenom etwa 120 min., Inselzellkarzinom mehr als 120 min.).

Bei einer idiopathischen Hypoglykämie wird ein normales C-Peptid-Verhalten ermittelt. Ein Verhältnis von C-Peptid zu Insulin von weit unter 1 deutet auf Hypoglykämia factitia. Sie kann vom Diabetiker durch eine Insulinüberdosierung oder von Normalpersonen durch eine nicht indizierte Verabreichung von Insulin herbeigeführt worden sein /[52, 53]/.

Hinweise und Störungen

Referenzwerte: Angaben über Referenzwerte schwanken relativ stark in der Literatur, verbindliche Angaben dazu sind nicht möglich. Die Empfindlichkeit der einzelnen Radioimmunoassays liegt bei 0.3 bis 0.5 ng C-Peptid/ml Serum.

Stabilität im Serum: Tiefgefroren beschränkt lagerungsfähig. Postversand in Trokkeneis.

Pathophysiologie

Insulin wird in den B-Zellen des Pankreas in Form des (Prä-) Proinsulins gebildet. Das Proinsulin besteht aus der A-und B-Kette des Insulins und dem die beiden Ketten verbindenden C-Peptid. C-Peptid hat ein Molekulargewicht von 3025 und wird bei Sekretion des Insulins vom Proinsulin abgespalten.

Die Sekretion von C-Peptid und Insulin erfolgt in äquimolaren Mengen, beide werden aber nicht in gleichen Konzentrationen im Serum vorgefunden, da C-Peptid im Gegensatz zum Insulin in der Leber nicht abgefangen (metabolisiert) wird. Die Sekretionsleistung des Inselzellorgans kann deshalb besser am C-Peptid als am Insulin abgeschätzt werden /[50, 51]/.

Insulin-bindende Antikörper

Indikation

Bei Insulin-Unterempfindlichkeit bzw. erhöhtem Insulinbedarf in der Diabetestherapie.

Bestimmungsmethoden

Die Antikörperkonzentration wird radioimmunologisch bestimmt.

Prinzip: Patientenserum wird in mehreren Ansätzen mit einer definierten Menge radioaktiven Insulins und ansteigenden Konzentrationen nicht markierten Insulins inkubiert. Radioaktives und nicht markiertes Insulin konkurrieren um die Antikörper und radioaktives Insulin bindet in Abhängigkeit von der Antikörperkonzentration und dem Gehalt an nichtmarkiertem Insulin pro Ansatz. Danach werden Antikörper-gebundenes und freies Insulin getrennt und die Radioaktivität gemessen. Die Radioaktivität des freien Insulins verhält sich invers zur Konzentration der Insulinantikörper.

Neben der Antikörper-Konzentration ist die Antikörper-Avidität von Interesse. Sie wird nach dem gleichen Verfahren — allerdings mit dem jeweils gleichen Gehalt von 1 mU an unmarkiertem Insulin — dadurch festgestellt, daß nach unterschiedlich langer Inkubationszeit die Reaktion unterbrochen wird. Der Prozentsatz des gebundenen Insulins nach 15 min. Inkubation gibt die Antikörper-Avidität an.

Untersuchungsmaterial

Serum 1 ml

Referenzbereiche /[54]/

Antikörperbedingte Bindungskapazität	unter 40 mU/l
Antikörper-Avidität	unter 10%

Bewertung

Bei erhöhtem täglichem Insulinbedarf in der Diabetestherapie ist eine Insulinresistenz wegen zirkulierender insulinbindender Antikörper auszuschließen. Die Bestimmung der zirkulierenden insulinbindenden Antikörper erlaubt eine differentialdiagnostische Abklärung dieser Situation. Nicht-immunologische Ursachen eines erhöhten Insulinbedarfs (mit nicht erhöhten Insulinantikörperkonzentrationen) können sein: Adipositas, chronische Infekte, Leberkrankheiten, floride Systemerkrankungen, endokrine Erkrankungen mit insulinantagonistischem Effekt, Einnahme insulinantagonistischer Medikamente /[55]/.

Hinweise und Störungen

Bestimmungsmethode: Die Bindungskapazität der neutralisierenden Insulinantikörper ist oft für Rinderinsulin größer als für Schweineinsulin. Der geringere Antigen-Effekt des Schweineinsulins wird vor allem mit seiner gegenüber Rinderinsulin größeren strukturellen Verwandtschaft zum Humaninsulin erklärt.

 Stabilität: Postversand ungekühlt bis zu 48 Std. möglich.

Pathophysiologie

Die Konzentrationsbestimmung von insulinbindenden Antikörpern und Antikörper-Avidität kann bei erhöhtem Insulinbedarf (Insulin-Unterempfindlichkeit) in der Therapie des Diabetes mellitus eingesetzt werden.

Ein antikörperbedingter erhöhter Insulinbedarf beruht auf der übermäßigen Entwicklung zirkulierender neutralisierender (bindender) Insulinantikörper, die auch bei den heute therapeutisch verfügbaren, hochgereinigten Insulin-Präparationen nicht gänzlich auszuschließen ist. Dabei handelt es sich um Immunglobuline der IgG-Klasse. Diese Antikörper heben die Stoffwechselwirksamkeit des durch sie gebundenen Insulins auf, zerstören dieses aber nicht. Vielmehr ist die »Lebensdauer« des antikörpergebundenen Insulins durch den dadurch »gewonnenen« Schutz vor enzymatischer Degradation gegenüber der Lebensdauer freien Insulins wesentlich verlängert.

Die zirkulierenden neutralisierenden Insulinantikörper enthalten Antigen-Bindungsstellen von hoher Bindungsfestigkeit für Insulin bei geringer Bindungskapazität (Typ AK_1) und Bindungsstellen von geringer Bindungsfestigkeit für Insulin bei hoher Bindungskapazität (Typ AK_2). Die Reaktionsgeschwindigkeit oder Avidität von Insulinantikörpern ist eng mit dem Gehalt an Bindungsstellen vom Typ AK_1 korreliert /[56]/. Da eine hohe Antikörperbindungskapazität mit geringer Bindungsfestigkeit ebenso wie eine geringe Bindungskapazität mit hoher Bindungsfestigkeit vorliegen kann, empfiehlt sich die Bestimmung der Antikörperbindungskapazität und der Antikörper-Avidität.

Hungerversuch

Indikation

Provokationstest zur Erkennung eines Insulinoms.

Testablauf

Der Patient erhält über 48 bis 72 Std. keinerlei Nahrung — nur energiefreie Flüssigkeit ist erlaubt — und soll sich körperlich bewegen. Blutproben zur Bestimmung von Blutglucose und Seruminsulin werden im Abstand von 6 Std. entnommen oder wenn sich Symptome einer Hypoglykämie entwickeln. Falls nach 72 Std. keine Hypoglykämie-Symptome aufgetreten sind, anamnestisch aber eine Hypoglykämieneigung zu vermuten ist und die Nüchternblutglucosekonzentration im Grenzbereich lag, wird eine Blutprobe entnommen, der Patient unter Kontrolle zu körperlicher Bewegung aufgefordert und anschließend noch einmal eine Blutprobe entnommen.

Untersuchungsmaterial

Kapillarblut oder Venenblut zur Blutglucose-Bestimmung	0.01 bis 0.05 ml
Venenblut zur Insulin- und/oder C-Peptid-Bestimmung	5 ml

Bewertung

Die Blutglucosekonzentration fällt bei Normalpersonen auch nach 72stündigem Fasten nicht auf Werte unter 40 mg/dl (2.22 mmol/l), sie liegt nur selten zwischen 30 bis 50 mg/dl (1.67 bis 2.78 mmol/l) — dann aber ohne klinische Symptome einer Hypoglykämie. Ein Patient mit einem aktiven Inselzelltumor wird im allgemeinen innerhalb von 24 Std. Symptome einer Hypoglykämie entwickeln und entsprechende Blutglucosekonzentrationen aufweisen /[3, 44]/.

Normalpersonen haben bei körperlicher Belastung nach der 72stündigen Fastenzeit einen Anstieg der Blutglucosekonzentration, während ein Patient mit Inselzelltumor einen weiteren Blutzuckerabfall und schließlich Hypoglykämiesymptome haben wird.

Die Seruminsulinbestimmung bei Normalpersonen zeigt während des Fastens keine wesentliche Änderung des Ausgangswertes, unter körperlicher Belastung kommt es kaum, höchstens zu einem geringen Anstieg. Bei Patienten mit Inselzelltumor ist die Ausgangskonzentration des Seruminsulins oft leicht erhöht und zeigt auch unter Fasten meist nur leichte und uncharakteristische Erhöhungen; unter körperlicher Belastung kommt es zu einem deutlichen Anstieg der Seruminsulinkonzentration /[57]/.

Hinweise und Störungen

Hypoglykämien unter 72stündigem Fasten können nicht nur bei Patienten mit insulinproduzierendem Tumor auftreten. Sie kommen auch vor bei Patienten mit extrapankreatischen Tumoren, Lebererkrankungen, Hypophysenvorderlappen- und Nebennierenrindeninsuffizienz und bei Kindern mit idiopathischer Hypoglykämie /[58]/.

Hypoglykämiesymptome können zum Abbruch des Tests zwingen, vor dem Abbruch sollten Blutproben zur Bestimmung von Blutglucose- und Seruminsulinkonzentration abgenommen werden.

Wegen der Gefahr klinisch deutlicher Hypoglykämien muß vor allem bei zusätzlicher körperlicher Belastung eine lückenlose Überwachung des Patienten gesichert sein.

Pathophysiologie

Neben den Testmethoden zur Stimulation der Insulin- und C-Peptid-Sekretion (Glucose, Tolbutamid, Leucin, Glucagon) kann mit einer Hemmung der Sekretion durch 72stündiges Fasten der klinische Eindruck eines Inselzelltumors bestätigt werden. Dabei kommt es im Gegensatz zu den Stimulationstests nicht zu einem Anstieg der Sekretion von Insulin und C-Peptid; erst durch zusätzliche körperliche Belastung wird bei vorliegendem Inselzelltumor — im Gegensatz zum Gesunden — eine Steigerung der Insulin- und C-Peptid-Sekretion erreicht. Entscheidend für die Beurteilung des Hungerversuchs ist die Hypoglykämie, die im Verlauf des Tests bei einem Inselzelltumor auftritt.

Literatur

1. *World Health Organization (WHO),* Technical Series No. 646: WHO Expert Committee on Diabetes mellitus, second report. Genf (1980).
2. *World Health Organization (WHO),* technical report series No. 727: Diabetes mellitus, Report of a WHO-Study-Group, Genf (1985).
3. *Kemmler, W.:* Die spontanen Hypoglykämien. In: *Mehnert, H., K. Schöffling,* Diabetologie in Klinik und Praxis, 2. Auflage. Thieme, Stuttgart (1984).
4. *Werner, W., H. G. Rey, H. Wielinger:* Z. Analyt. Chem. *252*: 224 (1970). Über die Eigenschaft eines neuen Chromogens für die Blutzuckerbestimmung nach der GOD/POD-Methode.
5. *Trinder, P.:* Ann. Clin. Biochem. *6:* 24 (1969): Determination of glucose in blood using glucose oxydase with an alternative oxygen acceptor.
6. *Schmidt, F. H.:* Methoden der Harn- und Blutzuckerbestimmung. In: *Pfeiffer E. F.*, Diabetes mellitus, Band II. Lehmanns, München (1971).

7. *Banauch, D., W. Brömmer, W. Ebeling, H. Metz, H. Rindfrey, H. Lang, K. Leybold, W. Reck:* Z. Klin. Chem. Klin. Biochem. *13:* 101 (1975): Eine Glucose-Dehydrogenase für die Glucose-Bestimmung in Körperflüssigkeiten.
8. *Schmidt, F. H., H. Strittmatter, R. Neudecker:* Capillary blood glucose levels in adults in the fasting state and after loading using the hexokinase technic. In: *Gutsche, H., H., D. Holler,* Diabetes epidemiology in Europe. Thieme, Stuttgart (1975)
9. *Morrison, W., A. Fleck:* Clin. Chem. Acta *45*: 293 (1973). Plasma or whole blood glucose.
10. *Eschwege, E., E. Warnet, J. M. Patois, E. Rosselin, G. E. Claude:* Path. Biol. *20:* 187 (1972). Comparaison des glycemies, mesurees par la methode automatique reductimetrique et a la glucose oxydase chez 211 sujets a jeune et deux heures apres charge orale glucosée.
11. *Jahnke, K., H.-D. Miss, H. Drost:* Dtsch. Med. Wschr. *99:* 870 (1974): Kriterien und Bewertung der Diabeteseinstellung.
12. *Müting, D., M. Kaufmann:* Münch. Med. Wschr. *117:* 1689 (1975): Störungen der Glucosetoleranz bei 2600 histologisch gesicherten akut und chronisch Leberkranken.
13. *Petzoldt, R.:* Dtsch. Med. Wschr. *110:* 1167 (1985): Alkohol und Diabetes.
14. *Schmidt, F. H.:* Labormethoden. In: *Robbers, H., H. Sauer, B. Willms,* Praktische Diabetologie. Banaschewski, München (1981).
15. *Scholer, A., A. Pianezzi:* Z. Klin. Chem. Klin. Biochem. *14:* 189 (1976): Mikromethoden zur Bestimmung der Glucosekonzentration mit Glucose-Dehydrogenase auf dem Autoanalyser.
16. *Szasz, G., K. Huth, E. W. Busch, P. U. Koller, F. Stähler, J. Vollmar:* Z. Klin. Chem. Klin. Biochem. *12:* 256 (1974): In vivo drug interference with various glucose determinations compared with in vitro results.
17. *Marbach, E. P., M. H. Mc Lean, M. Scharn, T. Jones:* Clin. Chem. *20:* 876 (1974): Preservation of blood glucose. Serum, fluorid or iodoacetate.
18. *Fine, J.:* Brit. Med. J. *1:* 1209 (1965): Glucose content of normal urine.
19. *Kohl, H.:* Laboratoriumsblätter *27:* 103 (1977): Störungen der Glucoseanzeige durch Ascorbinsäure bei Teststreifen.
20. *Lodd, J. A., K. Turner:* Clin. Chem. *21:* 1754 (1975): Evaluation of Trinder's glucose oxydase method for measuring glucose in serum and urine.
21. *Abraham, E. C., T. A. Huff, N. D. Cope, J. B. Wilson jr., E. D. Bransome jr., T. H. J. Huisman:* Diabetes *27:* 931 (1978). Determination of glycosylated hemoglobins (HbA_1) with a new microcolumn procedure.
22. *Schroeder, W. A., T. H. J. Huisman:* The chromatography of hemoglobin. Marcel Dekker, New York (1980).
23. *Davis, J. E., J. M. Mc Donald, L. Jarett:* Diabetes *27:* 102 (1978). A high-performance liquid chromatography method for hemoglobin A_{1c}.
24. *Humfeld, S., H. Reinauer:* Lab. Med. *8:* 385 (1984). Hochdruckflüssigkeitschromatographische Analyse der glycosylierten Hämoglobine.
25. *Klenk, D. C., G. T. Hermanson, R. I. Krohn* et al.: Clin. Chem. *28:* 2088 (1982). Determination of glycosylated hemoglobin by affinity chromatography: Comparison with colorimetric and ion exchange methods, and effects of common interferences.
26. *Menard, L., M. E. Dempsey, L. A. Blankstein* et al.: Clin. Chem. *26:* 1598 (1980). Quantitative determination of glycosylated hemoglobin A_1 by agar gel electrophoresis.
27. *Spicer, K. M., R. C. Allen, M. G. Buse:* Diabetes *27:* 384 (1978). A simplified assay of hemoglobin A_{1c} in diabetic patients by use of isoelectric focusing and quantitative microdensitometry.
28. *Winterhalter, K. H.:* Methods in Enzymol. *76:* 732 (1981). Determination of glycosylated hemoglobins.
29. *Trivelli, L. A., H. M. Ranney, H. T. Lai:* New Engl. J. Med. *284:* 353 (1971). Hemoglobin components in patients with diabetes mellitus.
30. *Reinauer, H., C. M. Niederau:* Lab. Med. *8:* 68 (1984). Glycosylierte Hämoglobine. Bildung und Beseitigung der Aldiminform.
31. *Niederau, C. M., S. Potthoff, F. A. Gries, H. Reinauer:* Lab. Med. *4:* 9 (1980). Zum Aussagewert von glycosilierten Hämoglobinen bei Diabetes mellitus und bei Gravidität.
32. *Hammon, R. F.* et al.: Diabetes Care *5:* 143 (1982). Glycohemoglobin stability.
33. *Higgins, P. J., H. F. Bunn:* J. Biol. Chem. *256:* 5204 (1981). Kinetic analysis of nonenzymatic glycosylation of hemoglobin.
34. *Johnson, R. N., P. A. Metcalf, J. R. Baker:* Clin. Chim. Acta. *127:* 87 (1982). Fructosamine: a new approach to the estimation of serum glycosylprotein. An index of diabetic control.
35. *Baker, J. R., R. N. Johnson, D. J. Scott:* Brit. Med. J. *288:* 1484 (1984). Serum fructosamine concentrations in patients with type II (non-insulin dependent) diabetes mellitus during changes in management.

36. *Baker, J. R., P. A. Metcalf, I. M. Holdaway, R. N. Johnson:* Brit. Med. J. *290:* 352 (1985). Serum fructosamine concentration as measure of blood glucose control in type I (insulin dependent) diabetes mellitus.
37. *Hindle, E. J., G. M. Rostron, J. A. Gatt:* Ann. Clin. Biochem. *22:* 84 (1985). The estimation of serum fructosamine: an alternative measurement to glycated haemoglobin.
38. *Gutsche, H.:* Diagnose Diabetes. In: *Robbers, H., H. Sauer, B. Willms,* Praktische Diabetologie. Banaschewski, München (1981).
39. *Sandhofer, F.:* Med. Labor *28:* 283 (1975). Seruminsulinspiegel und Blutglucosekonzentration während verschiedener Belastungstests zur Erkennung einer Störung im Kohlenhydratstoffwechsel.
40. *Schulz, F.:* Dtsch. Med. Wschr. *97:* 1661 (1972). Interpretationsfehler bei Diagnose Kohlenhydrattoleranzstörung.
41. *Conard, V., E. J. R. Rasio, M. Franckson:* In: *Pfeiffer, E. F.,* Handbuch des Diabetes mellitus. München (1971).
42. *Scriba, P. C., K. Schwarz, G. G. Hoffmann:* Dtsch. Med. Wschr. *91:* 753 (1966): Vergleich klinischer Methoden zur Erfassung eines latenten Diabetes mellitus.
43. *Fajans, S. S., J. W. Conn:* J. Lab. Clin. Med. *54:* 811 (1959). An intravenous tolbutamide test as an adjunct in the diagnosis of functioning pancreatic islet cell adenomas.
44. *Beyer, J., K. Schöffling, H. Ditschuneit, S. Raptis, E. F. Pfeiffer:* Diagnostik *3:* 163 (1970). Hypoglykämien bei Inselzelltumoren.
45. *Fajans, S. S., J. M. Schneider, D. E. Schteingart, J. W. Conn:* J. Clin. Endocr. Metab. *21:* 371 (1961). The diagnostic value of sodium tolbutamide in hypoglycaemic states.
46. *Yalow, R. S., S. A. Berson:* J. Clin. Invest. *39:* 1157 (1960). Immunoassay of endogenous plasma insulin in man.
47. *Schröder, K. E., S. Raptis, W. Beischer:* Med. Welt *27:* 1720 (1976). Radioimmunologische Bestimmung von STH, Insulin und C.Peptid.
48. *Knick, B., D. Walb:* Med. Welt *26:* 1816 (1975). Bedeutung der stimulierten Seruminsulinbestimmung bei Diabetes, organischem Hyperinsulinismus (Inselzelladenom) und sog. »Non-Hypoglycämie-Syndrom«.
49. *Beischer, W., E. Heinze, L. Keller, S. Raptis, W. Kerner, E. F. Pfeiffer:* Klin. Wschr. *54:* 717 (1976). Human C-Peptide part II: Clinical studies.
50. *Krause, U., J. Beyer, U. Cordes:* Lab. Med. *2:* 43 (1978). Serum-C-Peptid ein neuer Parameter in der Diabetesdiagnostik.
51. *Horwitz, D. L., J. I. Starr, M. E. Mako, W. E. Blackard, A. H. Rubenstein:* J. Clin. Invest. *55:* 1278 (1975). Proinsulin, insulin, and C-Peptide concentrations in human portal and peripheral blood.
52. *Beyer, J., U. Cordes, U. Krause:* Klinikarzt *7:* 37 (1978). Die klinische Bedeutung der C-Peptid-Bestimmung.
53. *Kaneko, T., H. Oka, M. Manemura* et al.: Endocr. Jap. *21:* 141 (1974). Radioimmunoassay of human proinsulin C-peptide using synthetic human connecting peptide.
54. *Kühnau, J., B. Grimm:* Die Beziehung zwischen Antikörpereigenschaften neutralisierender Insulinantikörper und dem Insulinbedarf bei Diabetes mellitus. In: 2. Internat. Donau-Symposium über Diabetes mellitus, Budapest, 24.—26. 6. 1971, Wien (1971).
55. *Kühnau, J.:* Insulin-Allergie und Insulinresistenz. In: Handbuch für Innere Medizin, 7. Band: Stoffwechselkrankheiten (Teil 2 B: Diabetes mellitus). Springer, Berlin (1977).
56. *Kerp, L.:* Insulinbindende Antikörper, experimentelle und klinische Untersuchung, Verh. Dtsch. Ges. Allergie- und Immunitätsforschung, X. Kongr. Bd. II, Stuttgart (1968).
57. *Steinke, J.:* Hypoglycemia. In: Joslin's treatment of diabetes mellitus. Lea & Febiger, Philadelphia (1971).
58. *Steinke, J., J. Beyer:* Spontanhypoglykämien. In: Handbuch der Inneren Medizin, 7. Band, Stoffwechselkrankheiten (Teil 2 B: Diabetes mellitus). Springer, Berlin (1977).

Fettstoffwechsel

Einleitung

Die Vermehrung der Blutfette wird aufgrund von Ergebnissen umfangreicher epidemiologischer Studien neben dem Zigarettenrauchen und der arteriellen Hypertonie als wichtigster kardiovaskulärer Risikofaktor genannt. Die genaue Analyse des Risikofaktors Hyperlipoproteinämie hat gezeigt, daß die Bestimmung der Serumlipide — Cholesterin und Triglyceride — das atherogene Risiko einer Fettstoffwechselstörung nur teilweise zu erfassen vermag. Dazu bedarf es vielmehr einer Untersuchung der Plasmalipoproteine, deren verschiedene Klassen eine sehr unterschiedliche Atherogenität aufweisen oder sogar der für den Transport der wasserunlöslichen Lipide im Plasma verantwortlichen Eiweiße, der sogenannten Apolipoproteine (sh. Pathophysiologie).

Die Suche nach einer Hyperlipoproteinämie gehört zum Routineprogramm des Check-up kardiovaskulärer Risikofaktoren. Die Basisdiagnostik umfaßt die Untersuchung von

- Gesamtcholesterin und Triglyceriden.
- Die Fahndung nach Chylomikronen durch Betrachtung des Nüchternserums (rahmt trübes Serum über Nacht im Kühlschrank auf, sind Chylomikronen vorhanden — andernfalls ist die Trübung durch VLDL bedingt).

Falls bei einer ersten Bestimmung erhöhte Blutfettwerte resultieren, sollten routinemäßig folgende Untersuchungen durchgeführt werden

- Kontrolle der erhöhten Werte.
- Bestimmmung von HDL-Cholesterin.
- Ausschluß sekundärer Fettstoffwechselstörungen.

Weiterführende Untersuchungen sind

- Lipoprotein-Elektrophorese.
- Bestimmung der Apolipoproteine (A-I, A-II, B, evtl. Lp(a), E).
- Bestimmung des LDL-Cholesterins.
- Fraktionierung der Lipoproteine in der Ultrazentrifuge und Bestimmung von Cholesterin und/oder Triglyceriden in den einzelnen Fraktionen.
- Bestimmung des Apo E Polymorphismus.
- Bestimmung der Lipoproteinlipase und der hepatischen Triglyceridlipase im Postheparinplasma.

Wann soll nach einer Hyperlipidämie gesucht werden?

- Routine-Check-up kardiovaskulärer Risikofaktoren ab 40 Jahren in 5jährigen Abständen.
- Vorliegen anderer kardiovaskulärer Risikofaktoren (u. a. Zigarettenrauchen, arterielle Hypertonie).
- Klinische Zeichen einer koronaren Verschlußkrankheit oder zerebraler Durchblutungsstörungen.
- Äußerliche Manifestationen der Hyperlipidämie wie: Xanthome, Xanthelasmen, Arcus lipoides corneae.
- Adipositas, chron. Nierenkrankheiten, Diabetes mellitus, Hyperurikämie.

— Risikoabschätzung insbesondere bei Personen, die Herzinfarkte und periphere Verschlußkrankheiten in der Verwandtschaft aufweisen.
— Langzeitbehandlung mit hormonalen Antikonzeptiva, Corticosteroiden, Diuretika und β-Blockern.

Cholesterin

Cholesterin wird im Körper ubiquitär synthetisiert und ist ein essentieller Bestandteil von Zellmembranen und Lipoproteinen sowie ein Präkursor für die Synthese der Steroidhormone und der Gallensäuren. Im Gegensatz zu den ebenfalls endogen synthetisierten Triglyceriden und Phospholipiden kann der Sterolring des Cholesterinmoleküls nicht mehr abgebaut werden. Es ist daher erforderlich, das peripher synthetisierte oder im Darm resorbierte Cholesterin zur Leber zu transportieren, wo es z. T. in Gallensäuren umgewandelt wird, zum anderen Teil unverändert über die Galle, die als Emulsionsmittel dient, in den Darm ausgeschieden wird.

Im Plasma liegt Cholesterin zu 25—40% als »freies« (unverestertes) Cholesterin, zu 60—75% mit ungesättigten Fettsäuren (C_{16}- und C_{18}-Fettsäuren) verestert vor. Eine Differenzierung zwischen diesen beiden Formen von Cholesterin wird in der Routinediagnostik meist nicht vorgenommen. Beide Formen werden gewöhnlich zusammen als Gesamtcholesterin bestimmt.

Cholesterin wird im Plasma wegen seiner geringen Wasserlöslichkeit ausschließlich als Komplex mit Apolipoproteinen transportiert. Der Hauptteil von Cholesterin wird in der LDL-Fraktion transportiert, der Rest in der HDL- und VLDL-Fraktion und nur wenig in den Chylomikronen.

Indikation

Früherkennung eines Arteriosklerose-Risikos.
Therapie-Kontrolle bei Behandlung mit lipidsenkenden Medikamenten.

Bestimmungsmethode

Liebermann-Burchard-Methode in der Modifikation von *Abbel* /[2]/: Gilt in den USA noch als Routineverfahren, in Europa nicht mehr.

Vollenzymatische Bestimmung

Prinzip: Cholesterin-Ester + freies Cholesterin

↓ Cholesterin-Esterase

freies Cholesterin + freie Fettsäuren

↓ Cholesterin-Oxidase + O_2

Δ^4-Cholestenon + H_2O_2

Bestimmung von H_2O_2 durch:

Peroxidase	+ Farbstoff	(Photometrie)
Peroxidase	+ Fluorogen	(Fluorimetrie)
Katalase	+ Methanol	(*Hantzsch*-Reaktion)
NADH + NAD Peroxidase		(Photometrie, Fluorimetrie)

Die Cholesterin-Ester werden durch Cholesterin-Esterase in freies Cholesterin und Fettsäuren gespalten. Mit Hilfe von Cholesterin-Oxidase wird danach unter Sauerstoff-Verbrauch das freie Cholesterin oxidiert, wobei H_2O_2 entsteht. Die Messung dieser Reaktion kann durch eine ganze Menge von Verfahren geschehen, wobei die *Trinder*-Reaktion /[3]/ (die Peroxidase-katalysierte Bildung eines roten Farbstoffes aus Phenol und 4-Aminoantipyrin), die am weitesten verbreitete Routinebestimmung von Cholesterin geworden ist.

Untersuchungsmaterial

Serum und Plasma 1 ml

Referenzbereich

Bei gesunden Personen besteht innerhalb gewisser Grenzen eine Anhängigkeit von verschiedenen Variablen wie beispielsweise Geschlecht und Alter sowie das individuelle Ernährungsverhalten und Körperbewegung. Wegen der großen Häufigkeit von Hypercholesterinämien in der Bevölkerung existiert eine große Diskrepanz zwischen den Werten von Personen, die aufgrund epidemiologischer Untersuchungen mit keinem Risiko behaftet sind und den aus Gesundenuntersuchungen tatsächlich ermittelten Cholesterinwerten.

Entsprechend den Empfehlungen der »NIH Consensus Development Conference on Blood Cholesterol« werden Personen (ab dem 40. Lebensjahr) mit Cholesterinwerten über 260 mg/dl (6.7 mmol/l) als »high risk« und solche mit Werten über 240 mg/dl (6.2 mmol/l) als »moderate risk« Personen eingestuft. Sexspezifische Referenzwerte können offenbar künftig vernachlässigt werden.

Referenzintervall-Empfehlungen der »NIH Consensus Development Conference on Blood Cholesterol«.

Alter	kein Risiko	mäßiges Risiko	hohes Risiko
< 20 Jahre	bis 170 (4.4)	> 170 (4.4)	> 185 (4.8)
20—30 Jahre	bis 200 (5.2)	> 200 (5.2)	> 220 (5.7)
30—40 Jahre	bis 220 (5.7)	> 220 (5.7)	> 240 (6.2)
> 40 Jahre	bis 240 (6.2)	> 240 (6.2)	> 260 (6.7)
Kinder			
1. Tag — 12. Monat:	53—192 (1.4—5.0)		
über 12 Monate:	112—225 (2.9—5.8)		

Angaben in mg/dl (mmol/l).
Umrechnung in Stoffmengenkonzentration: mg/dl x 0.0259 = mmol/l

Bewertung

Die Gesamt-Cholesterinkonzentration stellt eine Basisgröße dar, die Auskunft darüber gibt, ob weitere Lipoproteinstoffwechseluntersuchungen durchgeführt werden sollten. Generell ist man sich darüber einig, daß die koronare Herzkrankheit selten bei Cholesterinwerten unter 160 mg/dl vorkommt und daß mit 220 mg/dl ein Schwellenwert erreicht wird, jenseits dessen das Krankheitsrisiko linear ansteigt. Die individuelle Vorhersagekraft des Gesamt-Cholesterinwertes bezüglich des koronaren Risikos ist allerdings — wie die Ergebnisse der *Framingham*-Studie /[5]/ zeigten — gering. Nur in Extrembereichen (< 160 mg/dl; > 320 mg/dl) ist die Gesamt-Cholesterin-Konzentration von prognostischer Bedeutung. Aus den provisorischen Daten der PROCAM-Studie (Prospektive Cardiovaskuläre Münster-Studie) /[5a]/ ergeben sich Anhaltszahlen bezüglich Prävalenz, diagnostischer Sensitivität und Risikoquotient der Cholesterinbestimmung.

Prädiktive Wertigkeit von Cholesterin (aus PROCAM-Studie) /[5a]/

	Prävalenz (%)	**Sensitivität (%)**	**Risikoquotient**
Chol > 240 mg/dl (NIH consensus: »moderate risk«)	33.4	44.4	1.6
Chol > 260 mg/dl (NIH consensus: »high risk«)	17.5	31.1	2.2
Chol > 300 mg/dl »high risk«	4.7	13.3	3.1

Die Einschränkung in Bezug auf die Prädiktion des individuellen Risikos läßt sich zumindest teilweise dadurch erklären, daß Cholesterin hauptsächlich in zwei Lipoproteinklassen transportiert wird (LDL und HDL), die in der Pathogenese eine gegensätzliche Rolle haben.

Hinweise und Störungen

Blutentnahme: Eine dreiminütige Venenstauung kann eine Erhöhung der Cholesterinwerte von bis zu 10% bewirken. Eine ähnliche Zunahme wird beim stehenden Probanden gegenüber dem liegenden gefunden. Für Bestimmungen im Plasma werden Heparin oder EDTA als Antikoagulanz empfohlen.

Bestimmungsmethoden: Mit den vollenzymatischen photometrischen Methoden kann für die Präzision von Tag zu Tag ein VK von 5% erreicht werden.

Als definitive internationale Referenzmethode wurde die Isotopen-Verdünnungs-Massenspektrometrie vorgeschlagen. Die vollenzymatische Methode korreliert sehr gut dazu (relative Differenz von nur —0.6%) /[4]/.

Störungen: Hämoglobin und Bilirubin stören bei der vollenzymatischen Endpunktbestimmung bei Konzentrationen über 2 g Hb/l bzw. über 700 μmol Bilirubin pro Liter Ascorbinsäure sowie α-Methyldopa oder Novalgin® führen zu scheinbar niedrigeren Cholesterin-Werten, jedoch nur bei Konzentrationen oberhalb des therapeutischen Bereiches. Die kinetische Methode ist noch weniger anfällig auf Interferenzen: So beeinflussen beispielsweise Bilirubin-Konzentrationen bis zu 1700 μmol/l oder Hämoglobin-Konzentrationen bis zu 10 g/l die Resultate in nicht signifikanter Weise.

Stabilität: Plasma und Serum können mehrere Tage bei 4°C gelagert werden.

Triglyceride

Die in der Natur vorkommenden Fette bestehen vorwiegend aus Triacylglycerinen (auch Triglyceride oder Neutralfette genannt) neben kleinen Mengen an Mono- und Diacylglycerinen.

Die Triglyceride sind Ester von Glycerin mit 3 Fettsäureresten, wobei im menschlichen Depotfett vor allem die geradzahligen, unverzweigten Monocarbonsäuren mit 18 oder 16 Kohlenstoffatomen mit oder ohne Doppelbindungen (insbesondere Oelsäure und Palmitinsäure) vorkommen. Die Triglyceride sind somit ein Gemisch verschiedener Triacylglycerine. Ihre mittlere relative Molekülmasse wird als 875 angenommen. Analog zum Cholesterin werden auch die Triglyceride im Plasma wegen ihrer Schwerlöslichkeit in wäßrigem Milieu an Apolipoproteine gebunden transportiert. Triglycerid-reiche Lipoproteine sind die Chylomikronen (exogene, mit der Nahrung aufgenommene Triglyceride) und die Very Low Density Lipoproteins (VLDL), auch als endogene Triglyceride bezeichnet.

Obschon viele Herzinfarktpatienten erhöhte Serumtriglyceridwerte aufweisen, ist der Stellenwert der Triglyceride als Risikofaktor der koronaren Herzkrankheit immer noch umstritten /[6,7]/. Dies beruht vermutlich darauf, daß eine Erhöhung der Triglyceride durch verschiedene Störungen des Lipoproteinstoffwechsels hervorgerufen werden kann, die ihrerseits zu verschiedenen Triglycerid-reichen Lipoproteinen mit unterschiedlicher atherogener Bedeutung führen können. Immerhin müssen Triglycerid-reiche Lipoproteine zumindest als potentiell atherogen betrachtet werden, weshalb die Triglyceridbestimmung ein unabdingbarer Parameter der Fettstoffwechseldiagnostik darstellt.

Indikation

Früherkennung eines Arterioskleroserisikos und Klassifikation einer Hyperlipoproteinämie.
Kontrolle diätetischer und medikamentöser Lipid-senkender Therapie.

Bestimmungsmethode

Gewöhnlich werden die Triglyceride durch Bestimmung des freien Glycerins nach hydrolytischer Spaltung erfaßt. Die Hydrolyse geschieht heute vorzugsweise vollenzymatisch durch Lipase und Esterase /[8]/. Sie kann aber auch chemisch mit äthanolischer Kalilauge erfolgen /[9]/.

Analytische Wege zur Bestimmung des Glycerins der Triglyceride

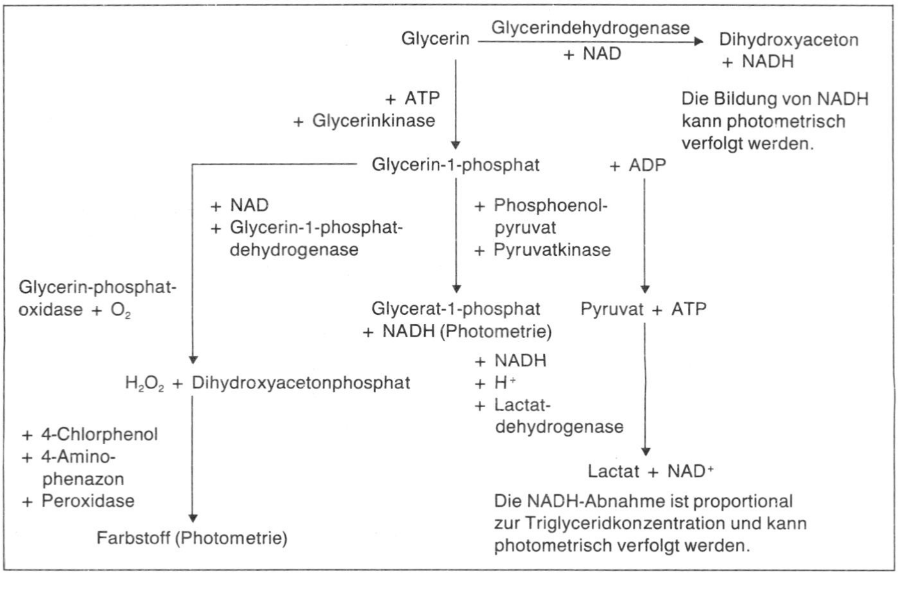

Untersuchungsmaterial

Serum, Plasma 1 ml

Referenzbereich

Ähnlich wie beim Cholesterin ist die Definition einer Hypertriglyceridämie infolge der erheblichen Überschreitungen der Grenzwerte auch innerhalb einer gesunden Probandengruppe und wegen der großen physiologischen Schwankungen problematisch.

Risiko-verdächtige Werte:	über 150 (1.71)
Erhöhte Werte:	über 200 (2.30)

Angabe in mg/dl (mmol/l)
Umrechnung in Stoffmengenkonzentration: mg/dl x 0.0114 = mmol/l

Bewertung

Extreme Hypertriglyceridämien treten vor allem bei Hyperchylomikronämien (*Fredrickson* Typ I und V) auf, in diesen Fällen werden Werte über 1000 mg/dl gemessen. Die familiäre Hypertriglyceridämie (Typ IV) ist eine Erkrankung des Erwachsenenalters. Sie geht häufig mit Diabetes mellitus, Insulinresistenz, Obesitas und Hyperinsulinämie einher. Die Triglyceridwerte bewegen sich in der Regel zwischen 200 und 500 mg/dl.

Die Unterscheidung zwischen familiärer und sekundärer Hypertriglyceridämie ist oft nicht einfach. Sekundäre Hypertriglyceridämien treten bei vielen Organschädigungen auf, so z. B. bei Hepatopathien, Nephropathien, Hypothyreosen, Pankreatitis etc.

Hinweise und Störungen

Blutentnahme: Längeres Stauen der Venen und längeres Stehen des Serums auf dem Blutkuchen verursachen zu hohe Werte.

Bestimmungsmethoden: Neben der Bestimmung der Triglyceride über das durch hydrolytische Spaltung freigesetzte Glycerin sind auch direkte Verfahren beschrieben worden, wie High Performance Dünnschichtchromatographie /[10]/, Gas- /[11]/ und die Gasflüssigkeitschromatographie /[12]/. Diese Verfahren erlauben auch die Bestimmung des Anteils an Di- und Monoglyceriden.

Im Serum liegt Glycerin auch in freier Form in Mengen von ca. 10 mg/dl vor. Dieser Wert muß vom Gesamt-Glycerin-Gehalt abgezogen werden, um den Glycerin-Gehalt, der aus den Triglyceriden stammt, zu erhalten. Diese Korrektur mag bei Gesunden im Nüchternblut ausreichend sein. Bei Kranken (Diabetiker, Hepatopathien) können indessen erheblich höhere Konzentrationen an freiem Glycerin im Blut vorkommen. Es empfiehlt sich, hier eine entsprechende Leerwertbestimmung ohne Hydrolyse durchzuführen.

Durch Spontanhydrolyse entstehendes freies Glycerin, welches z. B. bei längerem Stehen der Probe bei Zimmertemperatur entsteht, sollte dagegen vom Triglyceridwert nicht abgezogen werden, da es ja aus den Triglyceriden stammt.

Störungen: Hämoglobin über 2.0 g/l ergibt zu hohe Triglycerid-Werte. Ascorbinsäure über 30 mg/l und Bilirubin über 10 mg/dl (171 μmol/l) ergeben zu niedrige Triglycerid-Werte, weil die Substanzen mit H_2O_2 reagieren können.

Stabilität: Keine signifikante Änderung der Triglyceridkonzentration bei Lagerung während 3 Tagen bei 4 °C.

Analytische Auftrennung der Lipoproteine

Ultrazentrifugation

Die Flotation in der Ultrazentrifuge bei verschiedener Dichte gilt als Referenzmethode zur Trennung der einzelnen Lipoproteine /[13]/.

Prinzip: Zuerst werden bei der Dichte des Serums — 1.006 g/ml — die VLDL mit 105. 000 x g während 20 Std. zentrifugiert. Die VLDL flotieren danach, die restlichen Lipoproteine befinden sich im Unterstand. Der Unterstand wird bei einer Dichte von 1.063 g/ml unter gleichen Bedingungen wie die VLDL zentrifugiert. Dabei flotieren die LDL, während die HDL zusammen mit den übrigen Serumproteinen im Unterstand gefunden werden. Mit einer nochmaligen Zentrifugation bei einer Dichte von 1.21 g/ml können die HDL von den übrigen Serumproteinen abgetrennt werden.

Die HDL können zudem in 2 Subfraktionen (Dichte = 1.125 und d = 1.210 g/ml) unterteilt werden, welchen eine unterschiedliche physiologische Bedeutung zukommt. Sie werden HDL_2 und HDL_3 genannt (vgl. später). Üblicherweise wird diese reine Ultrazentrifugation durch eine Kombination von Ultrazentrifugation und Präzipitation ersetzt. Dabei werden die VLDL bei einer Dichte von 1.006 g/ml in der Ultrazentrifuge wie beschrieben abgetrennt, im Unterstand, der sowohl LDL als auch HDL enthält, wird LDL durch Polyanionen und zweiwertige Kationen präzipitiert, wonach HDL im Überstand vorgefunden wird.

Lipoprotein-Elektrophorese

Die elektrophoretische Auftrennung der Lipoproteine liegt der Klassifikation der Hyperlipoproteinämien nach *Fredrickson* /[14]/ zugrunde und wird deshalb immer noch weit verbreitet durchgeführt.

Prinzip: Auf Agarosegel oder Zelluloseazetatfolie als Träger werden die Lipoproteine bei alkalischem pH-Wert in Richtung Anode aufgetrennt. Die entstehenden Proteinbanden können mit Fettfarbstoffen angefärbt werden (z. B. mit Sudanschwarz oder Oelrot), wodurch nur die Lipoproteine erfaßt werden. In Agarose ist zudem eine Präzipitation mit Polyanionen und zweiwertigen Kationen möglich /[15]/. Die ausgefällten Lipoproteine können direkt danach densitometrisch quantitativ ausgewertet werden. Die Lipoproteinbanden lassen sich auch ausschneiden und wieder auflösen, wonach eine direkte enzymatische Bestimmung des Cholesterin-Anteils in den einzelnen Banden möglich ist.

Präzipitationsreaktionen

Prinzip: Apolipoprotein-B-haltige Lipoproteine können durch Polyanionen und zweiwertige Kationen /[16]/ oder durch nichtionische Polymere präzipitiert werden /[17]/. Als Fällungsreagenzien werden verwendet: Phosphorwolframsäure / Mg^{2+}, Heparin / Mn^{2+}, Dextransulfat / Mg^{2+}, Polyäthylenglykol 6.000.

Die HDL-Fraktion kann durch Präzipitation der Apo-B-haltigen Lipoproteine (LDL und VLDL) und nach gewöhnlicher Zentrifugation als Cholesterinkonzentration im Überstand bestimmt werden.

Eine der durch Ultrazentrifugation weitgehend entsprechende Trennung von HDL_2 und HDL_3 läßt sich durch sequentielle Präzipitation mit Polyäthylenglycol 20.000 /[18a]/ oder mit Polyäthylenglycol 6.000 und Dextransulfat 15.000 /[18b]/ ebenfalls erreichen.

Die LDL-Fraktion läßt sich mit amphophilen Polymeren /[19]/, mit Polyvinylsulfat /[20]/ oder mit Heparin bei pH 5.12 /[21]/ präzipitieren. Die Konzentration wird dann gewöhnlich als Cholesterin-Konzentration angegeben, wobei sich diese als Differenz aus der Gesamtcholesterin-Konzentration und der Konzentration von VLDL und HDL aus dem Überstand der LDL-Fällung errechnen läßt.

Die gesamten Plasmalipoproteine können schlußendlich durch Dextransulfat und Ca^{2+} ausgefällt werden /[16]/.

Hinweise und Störungen

Untersuchungsmaterial: Lipoprotein-Fraktionierungen sollen mit frischen, nicht eingefrorenen Seren durchgeführt werden. Plasma eignet sich für die Lipoprotein-Elektrophorese nicht, da zusätzlich eine Fibrinogenbande auftritt.

Ultrazentrifugation: Die reine Ultrazentrifugation (sequentiell) ist für Routine-Untersuchungen zu aufwendig und zu langsam. An ihrer Stelle hat sich das kombinierte Verfahren (Ultrazentrifugation der VLDL und Präzipitation der LDL) durchgesetzt.

Lipoprotein-Elektrophorese: Voraussetzung ist ein reguläres Lipoproteinmuster, d. h. eindeutig trennbare Fraktionen. Sind diese Voraussetzungen erfüllt, ergibt sich eine gute Übereinstimmung zwischen der Lipoprotein-Elektrophorese und dem Referenzverfahren (Ultrazentrifugation). Die Präzision hängt von der ausgewerteten Fraktion ab, wobei die Variationskoeffizienten im allgemeinen unter 5% liegen.

Die Lipoprotein-Elektrophorese eignet sich besonders für die Beurteilung der Qualität der prae-β-Lipoproteine bei bestimmten Hypertriglyceridämien, zur Erkennung abnormer Lipoproteine , die durch Ultrazentrifugation oder durch Präzipitationsmethoden nicht erkannt werden. Zudem scheint das Verhältnis β-Lipoprotein/α-Lipoprotein ein brauchbares Maß für die Atherogenität zu sein /[22]/.

Gelegentlich wird ein Verschwinden und/oder eine zungenförmige, schmale α-Lipoproteinbande beobachtet. Die Ursache hierfür ist in einer Anlagerung von freien Fettsäuren an die α-Lipoproteine zu suchen, die zu einer uniformen Ladung dieser Partikel führt.

Das kann wegen der damit zusammenhängenden hohen Intensität der α-Bande zu einer Überbewertung dieser Fraktion führen.

Im Vergleich zu den Präzipitationstechniken ist die quantitative Lipoproteinelektrophorese indessen aufwendig und kostspielig.

Präzipitationstechniken: Für die HDL-Bestimmung hat sich die Phosphorwolframsäure-Mg^{2+}-Präzipitation am meisten durchgesetzt, da diese Methode keine Interferenzen mit der nachfolgenden enzymatischen Cholesterinbestimmung aufweist /[18]/. Bei Triglycerid-Konzentrationen unter 150 mg/dl (1.71 mmol/l) sind die Variationskoeffizienten sehr niedrig (1—3%), bei höheren nehmen sie etwas zu (3—6%). Bei hohen Triglyceridwerten können fälschlich erhöhte HDL-Cholesterinwerte gefunden werden, da VLDL-Präzipitate nicht ausreichend sedimentieren und somit in die Cholesterinbestimmung eingehen.

Zur LDL-Bestimmung empfehlen sich die Präzipitation mit amphophilen Polymeren sowie die Präzipitation mit Polyvinylsulfat die in Normalseren korrekte Resultate liefern. In hyperlipidämischen Seren können aber auch, wie bei der HDL-Bestimmung, Probleme auftreten. Die Präzipitation durch Heparin bei pH 5.12 kann zu hohe LDL-Werte liefern, weil Anteile von VLDL bei dieser Methode mitpräzipitiert werden /[23]/.

HDL-Cholesterin

Etwa 25% des Gesamt-Serum-Cholesterins wird in der HDL-Dichteklasse transportiert. Im Gegensatz zu LDL scheint HDL eine protektive Funktion in Bezug auf die koronare Herzkrankheit zu haben. Die anti-atherogene Bedeutung von HDL ist in einer Vielzahl von epidemiologischen und klinischen Studien dargelegt worden.

Indikation

Früherkennung eines Atherosklerose-Risikos (Bestimmung des nicht atherogenen Cholesterinanteils).

Therapiekontrolle bei Behandlung mit lipidsenkenden Medikamenten (eine Abnahme der HDL sollte unter Therapie mit lipidsenkenden Medikamenten vermieden werden).

Bestimmungsmethoden

Zur Bestimmung von HDL-Cholesterin muß HDL von den anderen Lipoproteinen abgetrennt werden. Die am meisten verwendete Methode (Präzipitation durch Phosphor-Wolframsäure und Magnesium-Ionen) beeinflußt die enzymatische Bestimmung von Cholesterin nicht.

Untersuchungsmaterial

Serum oder Plasma (Heparin oder EDTA) 1 ml

Referenzbereich

HDL-Cholesterin-Werte werden durch eine ganze Reihe von Faktoren beeinflußt, wie z. B. Rauchen, Bewegung, Hormone, Geschlecht und Alter /[24]/. Die Empfehlungen ergaben sich aus umfangreichen epidemiologischen und klinischen Studien /[25]/.

	Kein Risiko	Mäßiges Risiko	Hohes Risiko
Frauen	> 65 (1.68)	65—45 (1.68—1.15)	< 45 (1.15)
Männer	> 55 (1.45)	55—35 (1.45—0.90)	< 35 (0.90)

Angaben in mg/dl (mmol/l)

Bewertung

Eine ganze Reihe von epidemiologischen Studien hat die inverse Beziehung zwischen der HDL-Cholesterin-Konzentration und der Prävalenz der koronaren Herzkrankheit dokumentiert. HDL-Cholesterin scheint ein von der Gesamt-Cholesterin-Konzentration und den Triglyceriden unabhängiger Risikoparameter mit hoher prädiktiver Wertigkeit zu sein, wie die Framingham-Daten zeigen.

Prädiktive Wertigkeit von Lipidparametern (Framingham-Studie) /[5]/

Lipidparameter	Sensitivität %	Spezifität %	Relevanz %
Cholesterin + Triglyceride	20	59.8	21.9
Cholesterin + Triglyceride + HDL-Chol.	27	81.8	29

Aus der PROCAM-Studie scheint der Quotient Cholesterin/HDL-Cholesterin eine besonders gute prädiktive Wertigkeit aufzuweisen.

Prädiktive Wertigkeit von Lipidparametern aus der PROCAM-Studie /[5a]/

	Prävalenz	Diagnostische Sensitivität	Risikoquotient	Relevanz
Chol. ≧ 260 mg/dl	17.5	31.1	2.2	4.9
LDL-Chol. ≧ 150 mg/dl	44.2	65.9	2.4	4.2
HDL-Chol. < 35 mg/dl	20.4	64.4	7.1	8.7
Chol./HDL-Chol. > 6.5	22.5	70.4	8.1	7.0

Hinweise und Störungen

HDL-Cholesterin im Serum oder Plasma kann bei Lagerung durch Interaktion mit anderen Lipoproteinen Änderungen unterliegen. Die Präzipitation (bzw. sonstige Abtrennung) sollte deshalb innerhalb der ersten 24 Std. nach der Blutentnahme erfolgen. Falls dies nicht möglich ist, sollte das Specimen bei —70 °C aufbewahrt werden. Unter diesen Bedingungen ändern sich die HDL-Cholesterinwerte nur unwesentlich. Im Überstand nach Präzipitation ist HDL mindestens während 5 Tagen bei 4 °C haltbar.

Beträgt die Triglycerid-Konzentration mehr als 900 mg/dl (10.3 mmol/l) kann die Präzipitation entweder unvollständig sein (Überstand trüb) oder ein Teil der präzipitierten Lipoproteine flotiert zur Oberfläche. In solchen Fällen sollte mit einem gleichen Volumen 0.9% NaCl verdünnt und die Präzipitation wiederholt werden. Der Überstand nach Präzipitation sollte auf jeden Fall klar sein, da sonst VLDL mitgemessen wird.

LDL-Cholesterin

Die LDL-Partikel tragen wesentlich zur Bildung der atherosklerotischen Plaque bei. Das atherogene Potential dieser Lipoprotein-Fraktion wurde kürzlich durch Resultate der Lipid Research Clinics Primary Prevention Trial (CPPT)-Studie bestätigt /[26, 27]/.

Indikation

Früherkennung eines Atherosklerose-Risikos.
Verlaufskontrolle bei Therapie mit lipidsenkenden Medikamenten.

Bestimmungsmethoden

Zur Bestimmung von LDL-Cholesterin muß ähnlich wie beim HDL-Cholesterin die LDL-Dichteklasse zuerst abgetrennt werden (sh. S. 191). Gewöhnlich wird LDL-Cholesterin aus der Differenz von Gesamt-Cholesterin und dem Cholesterin im Überstand nach Präzipitation der LDL berechnet (sh. S. 192).

LDL-Cholesterin kann auch rechnerisch aus dem Gesamt-Cholesterin den Triglyceriden und dem HDL-Cholesterinwert mit Hilfe der *Friedewald*-Formel bestimmt werden /28/:

LDL-Chol. = Chol. — TG/5 — HDL-Chol.

Diese Näherungsformel darf allerdings nur angewandt werden, wenn es sich um Nüchternserum ohne Chylomikronen handelt und die Triglyceride unter 400 mg/dl (4.6 mmol/l) liegen.

Die Lipid Research Clinics empfehlen als Referenzmethode die Kombination von Ultrazentrifugation und Präzipitation mit Polyanionen /29/ anstatt der alleinigen Ultrazentrifugation.

Untersuchungsmaterial

Serum 1 ml

Referenzbereich

Für die LDL-Cholesterin-Werte gelten die gleichen Probleme wie für Gesamt- und HDL-Cholesterin.

Empfehlungen aus umfangreichen Studien

	Kein Risiko	**Mäßiges Risiko**	**Hohes Risiko**
Frauen und Männer	$<$ 150 (3.9)	150—190 (3.9—4.9)	$>$ 190 (4.9)

Angaben in mg/dl (mmol/l)

Bewertung

Obschon LDL die hauptsächlich atherogene Lipoprotein-Fraktion darstellen, trägt ihre Bestimmung gegenüber Gesamt-Cholesterin und HDL-Cholesterin nur unwesentlich zu einer verbesserten Vorhersage des atherogenen Risikos bei (PROCAM-Studie bisherige Ergebnisse). Der Grund hierfür liegt möglicherweise in der im Allgemeinen sehr engen Korrelation zwischen Gesamt-Cholesterin und LDL-Cholesterin, während HDL-Cholesterin ein unabhängiger Parameter ist.

Hinweise und Störungen

Bestimmungsmethode: Die Korrelation zur Ultrazentrifugation ist gut für die Fällung mit amphophilen Polymeren bei Triglycerid-Werten unter 1000 mg/dl (11.4 mmol/l) /23/ und auch gut bei der Fällung mit Polyvinylsulfat bei Triglycerid-Werten unter 400 mg/dl (4.6 mmol/l). Demgegenüber weist die Heparinpräzipitation eine schlechtere Richtigkeit auf.

Probenmaterial: Die Präzipitationsreaktionen sollten nur mit Serum durchgeführt werden.

Stabilität: Serumproben müssen bei 4 °C in geschlossenen Behältern aufbewahrt werden. Das Aufbewahren in gefrorenem Zustand kann zu fälschlich niedrigen Werten führen.

Apolipoproteine

Die bislang vorgestellten Verfahren zur Erfassung von Lipoproteinen beschränken sich auf die physiko-chemisch unterscheidbaren Fraktionen von Lipoprotein-Gemischen, die meistens mehrere Apolipoproteine enthalten. Da die einzelnen Apolipoproteine wichtige biologische Funktionen haben, ist ihre quantitative Bestimmung sowohl zur Beschreibung einer möglicherweise atherogenen Risikokonstellation, als auch zum Einblick in die Pathogenese gewisser Hyperlipoproteinämien, von großer Bedeutung.

Indikation

Früherkennung eines atherogenen Risikos (insbesondere Apo A-I, -B).
Risikoabschätzung bei Personen, die Herzinfarkte und periphere Verschlußkrankheiten in der Verwandtschaft aufweisen (Apo A-I, -B).
Aufklärung von Apolipoprotein-Defekten (Apo E-2 Homozygotie bei Typ III HLP, Apo C-II-Defizienz bei Typ I HLP etc.).
Verlaufskontrolle bei Patienten unter lipidsenkender Therapie.

Bestimmungsmethode

Apolipoproteine können durch 2 Gruppen von Untersuchungsmethoden quantitativ bestimmt werden

— Isolierung mit proteinchemischen Trennungsmethoden und anschließende Quantifizierung mit einer unspezifischen Analysenmethode, z. B. Proteinbestimmung. Anwendung vorwiegend bei wissenschaftlichen Fragestellungen.

— Immunchemisch. Für Apolipoproteine, die in höherer Konzentration vorkommen wie Apo A-I, A-II, -B stehen Techniken wie die radiale Immundiffusion, Laser-Nephelometrie und Immunturbidimetrie im Vordergrund.
Apolipoproteine, die in niedriger Konzentration vorliegen, z. B. Apo C, Apo E, werden häufig mit Radio- oder Enzymimmunoassay bestimmt.

— Apo E-Isotypen werden durch Isoelektrofokussierung von delipidiertem VLDL bestimmt /[31]/.

Untersuchungsmaterial

Serum, Plasma 1 ml

Referenzbereich

Wegen der mangelnden Standardisierung sind die Apolipoprotein-Referenzwerte in der Literatur noch uneinheitlich, dazu kommen ähnliche Betrachtungen, wie sie für die übrigen Lipid- und Lipoproteinparameter gemacht wurden.

Referenzintervalle für die Apolipoproteine A-I, A-II und B entsprechend den Daten mehrerer Autoren /[32]/

Apolipoprotein	Frauen	Männer
Apo A-I	110—160	100—150
Apo A-II	30— 45	28— 40
Apo B	65—105	70—120

 Angaben in mg/dl

Bewertung

Die genaue biochemische Analyse des Fettstoffwechsels setzt zweifelsohne die Erfassung und Bestimmung einzelner Lipoprotein-Spezies voraus. Dies kann aber nur über die Bestimmung der Apolipoproteine geschehen, da die übrigen Trennverfahren heterogene Gemische verschiedener Lipoproteine liefern, die kaum geeignet sind, einen tieferen Einblick in die molekularen Aspekte von Fettstoffwechselstörungen zu vermitteln. Ansätze zu einer molekularen Beschreibung einzelner Lipoprotein-Partikel aufgrund der Apolipoproteine sind mit Hilfe immunologischer Trennverfahren erfolgt /[33, 34]/, und es darf angenommen werden, daß auf diesem Gebiet in den nächsten Jahren bedeutende Fortschritte erzielt werden.

Für die Vorhersage eines atherogenen Risikos haben vor allem die Apolipoproteine B und A-I eine Bedeutung, da sie die Hauptproteine der atherogenen LDL bzw. der antiatherogenen HDL sind. Eine ganze Reihe retrospektiver Studien an Patienten mit Myokardinfarkt oder an koronarangiographisch untersuchten Patienten haben gezeigt, daß diese Apolipoproteine, bzw. ihre Kombination oder ihre Kombination mit Cholesterin eine bessere Diskriminierung zwischen Patienten mit koronarer Herzkrankheit und Gesunden, bzw. Patienten ohne Stenosen der Koronararterien erlaubt /[35—38]/.

Allerdings wurden diese Resultate nicht durchwegs bestätigt, indem in anderen Studien HDL und/oder LDL oder deren Kombination eine ebenso gute oder sogar bessere Korrelation zur Anzahl der vorhandenen Koronarstenosen gab /[39, 40]/. Die PROCAM-Studie scheint für HDL-Cholesterin einen besseren Aussagewert als für Apo A-I als Risikoparameter zu ergeben.

Die Diskrepanzen zwischen den Ergebnissen sind höchstwahrscheinlich auf die unterschiedliche Spezifität der verwendeten Antikörper zurückzuführen.

Unbestritten ist die Wichtigkeit der Apolipoprotein-Bestimmung zur Abklärung der Ursache bestimmter Fettstoffwechselstörungen (Apo E-2-Homozygotie, Apolipoproteindefizienzen). So liegt z. B. die Bedeutung der Apo E-Bestimmung einerseits in der Tatsache, daß für die Diagnose der Typ III-Hyperlipoproteinämie das Vorhandensein einer Apo E-2-Homozygotie der sicherste Beweis ist, andererseits, daß eine enge Beziehung zwischen den Apo E-Polymorphismen und der LDL-Cholesterin-Konzentration existiert /[30]/.

Hinweise und Störungen

Bestimmungsmethode: Der Einsatz immunchemischer Verfahren setzt eine sehr hohe Spezifität des Antikörpers voraus, da sonst andere Proteine mitbestimmt werden. Monoklonale Antikörper, die eine hohe Spezifität besitzen, müssen genau untersucht werden, da sie gerade wegen der hohen Spezifität u. U. Fehlbestimmungen (insbesondere bei hyperlipidämischen Seren) ergeben können /[42]/.

Eine Referenzmethode für die Apolipoproteinbestimmung existiert noch nicht. Ein Referenzstandard für Apo B und Apo A-I wurde von den Centers for Disease Control, Atlanta, GA, USA hergestellt und eine kollaborative Studie zur Standardisierung ist im Gange.

Stabilität: Serum und Plasma können mindestens 3 Tage bei 4 °C aufbewahrt werden. In Gegenwart von Antibiotika und Antioxidantien bleibt Apo B während mindestens 6 Monaten bei —20 °C konstant.

Lipoprotein-X

Lipoprotein-X (Lp-X) stellt einen Komplex zwischen Gallenlipiden und Apolipoproteinen dar. Lp-X ist charakterisiert durch einen hohen Prozentsatz an Phospholipiden (65%) und freiem Cholesterin (25%), sowie kleinen Anteilen an Proteinen (15%), wobei die C-Apolipoproteine, Apo A-I und Apo E vorwiegen.

Indikation

Nachweis einer Cholestase.

Bestimmungsmethoden

Qualitativ: Überwanderungselektrophorese und nachfolgende Präzipitation mit Heparin-$MnCl_2$/[44]/.

Quantitativ: Die Serumlipoproteine werden mit Heparin und Zinkazetat ausgefällt, wobei Lp-X im Überstand bleibt und dort über seinen Cholesterinanteil bestimmt werden kann.

Untersuchungsmaterial

Serum 1 ml

Referenzbereich

Lp-X wird bei klinisch gesunden Personen nicht gefunden.

Bewertung

Die qualitative Bestimmung von Lp-X ist eine einfache und sichere Methode zum Nachweis einer Cholestase. Schon wenige Tage nach Auftreten des Gallenstaus ist Lp-X nachweisbar und bleibt während der Dauer der Cholestase und bis zu einer Woche nach Wiederherstellung des Gallenflusses positiv. Lp-X tritt daneben nur beim sehr seltenen LCAT-Mangel ohne das Vorliegen einer Cholestase auf.

Die Differenzierung zwischen intrahepatischer und extrahepatischer Cholestase auf der Basis von Lp-X scheint unmöglich zu sein. Obschon Patienten mit extrahepatischer Gallenstauung höhere Lp-X Werte aufzuweisen scheinen, ist die Überlappung zwischen den bei extrahepatischer und intrahepatischer Cholestase gefundenen Werten derart groß, daß eine quantitative Bestimmung von Lp-X keine genügende Unterscheidung erlaubt.

Bei Leberparenchymschäden kann ebenfalls Galle ins Blut gelangen. Die in diesen Fällen beobachteten Lp-X-Werte sind gewöhnlich niedriger als bei Cholestase. Bei Leberschädigung entsteht Lp-X möglicherweise auch sekundär zum auftretenden Mangel an Lecithin-Cholesterin-Acyl-Transferase (LCAT). Lp-X tritt nämlich auch bei Patienten mit LCAT-Defizienz auf. Ferner findet man es beim *Zieve*-Syndrom. Weiterführende Literatur /[43]/.

Hinweise und Störungen

Probennahme: 12 Std. nach der letzten Mahlzeit.

Probenmaterial: Es muß ausschließlich Serum verwendet werden.

Stabilität: Lagerung bei 4 °C bis zu 4 Tagen, nicht einfrieren!

Pathophysiologie des Fettstoffwechsels

Die Lipoproteine sind komplex zusammengesetzte Verbindungen zwischen Eiweißen (Apolipoproteine) und Lipiden, die sich wegen ihrer unterschiedlichen Lipid- und Eiweißzusammensetzung sowohl in Größe, Dichte als auch in ihrer elektrischen Ladung unterscheiden. Aufgrund der unterschiedlichen Dichte lassen sich mit Hilfe der Ultrazentrifugation die folgenden Lipoprotein-Klassen unterscheiden: Chylomikronen, β-Lipoproteine, Prä-β-Lipoproteine, α-Lipoproteine (Tab. 1).

Für eine Übersicht der Plasmalipoproteine und ihren Metabolismus sei auf *Mahley* und *Innerarity* /[1]/ verwiesen.

Chylomikronen sind die größten Lipoproteine (100—1000 nm) und normalerweise nur im postprandialen Plasma vorhanden. Sie werden im Darm synthetisiert und transportieren vorwiegend mit der Nahrung aufgenommene Triglyceride zu den verschiedenen Körperzellen. Sie enthalten daneben nur wenig Cholesterin und in der Darmmucosa synthetisierte Apolipoproteine (z. B. A-I, B-48). Die Hydrolyse der Chylomikronen-Triglyceride im Plasma durch die auf den Endotheloberflächen vorhandene Lipoprotein-Lipase führt zu Abbauprodukten, welche Chylomikronen-Remnants genannt werden. Die Oberflächen-Remnants der Chylomikronen werden zumindest teilweise auf die HDL übertragen /[1]/, die »core remnants« werden an die Apo E-Rezeptoren gebunden /[2]/, in die Leberzellen aufgenommen und in der Leber abgebaut.

Die Chylomikronen flotieren in der Ultrazentrifuge aufgrund ihrer niedrigen Dichte; in der Lipoprotein-Elektrophorese bleiben sie an der Auftragestelle liegen. Die Größe der Chylomikronen führt durch Lichtstreuung zu einer Trübung des Serums, welche nach mehrstündigem Stehen bei 4 °C charakteristisch aufrahmt.

VLDL: Sie sind ebenfalls große Partikel (30—90 nm), reich an Triglyceriden, werden aber im Gegensatz zu den Chylomikronen vorwiegend in der Leber synthetisiert. Sie transportieren die in der Leber aus Kohlenhydraten aufgebauten endogenen Triglyceride. Die VLDL flotieren in der Ultrazentrifuge bei einer Dichte unterhalb 1.006 g/ml. In der Lipoprotein-Elektrophorese wandern sie in der α_2-Position, werden aber wegen ihrer Verwandtschaft zu den β-Lipoproteinen Prä-β-Lipoproteine genannt.

Während des Abbaus der VLDL erfolgt ein Austausch von Apolipoproteinen und Lipiden mit anderen Lipoproteinen (HDL), der zur Bildung von Intermediate Density Lipoproteinen (IDL) führt. IDL können von der Leber aufgenommen oder in LDL umgewandelt werden. Der Proteinanteil der VLDL besteht aus den Apolipoproteinen B-100, CI, CII und CIII sowie E. Die Erhöhung der VLDL-Fraktion kann ebenfalls zur Trübung des Serums führen. Diese Trübung rahmt jedoch nicht auf.

Die Frage der Atherogenität der triglyceridreichen Lipoproteine (Chylomikronen und VLDL) ist noch nicht eindeutig geklärt, ihren Abbauprodukten indessen, den Chylomikronen, Remnants und den IDL wird eine atherogene Bedeutung zugeschrieben.

LDL: Haben einen Durchmesser von 20 nm und entstehen durch Hydrolyse der VLDL. Sie transportieren vorwiegend Cholesterin zu den peripheren Körperzellen, die spezifische Rezeptoren für LDL besitzen. Die LDL flotieren in der Ultrazentrifuge bei einer Dichte zwischen 1.006 und 1.063, in der elektrophoretischen Auftrennung wandern sie in den Bereich der β-Globuline. Die LDL stellen die einzige Lipoproteinklasse dar, welche ein einheitliches Apolipoprotein besitzt, nämlich Apo B-100. Dieses Protein ist das Bindungsprotein für den Rezeptor auf den peripheren Körperzellen. Den LDL wird eine besonders hohe Atherogenität angelastet.

HDL: Sie sind die kleinsten (7—10 nm) und eiweißreichsten Lipoproteine und flotieren in der Ultrazentrifuge bei einer Dichte von 1.063 bis 1.21. Bei der elektrophoretischen Auftrennung wandern sie in den α_1-Bereich. Die HDL bestehen in ihrem Lipidanteil vorwiegend aus Cholesterin und Phospholipiden, in ihrem Proteinanteil aus Apo A-I und Apo A-II, wobei aber auch die C-Apolipoproteine und Apo E vorhanden sind.

Die HDL ermöglichen und beschleunigen den Abtransport von Cholesterin aus Zellen und aus Gefäßwänden und führen es der Leber zu. Sie wirken damit in vieler Hinsicht funktionell den LDL entgegen. Erhöhte HDL-Cholesterin-Werte bedeuten einen relativen Schutz in Bezug auf das Arteriosklerose-Risiko.

HDL kann durch besondere Verfahren (z. B. Dichtegradient-Ultrazentrifugation) in die 3 Unterklassen, HDL_1, HDL_2 und HDL_3 unterteilt werden. HDL_1 entspricht auch der HDL_c genannten HDL-Fraktion, deren Konzentration nach Einnahme einer Cholesterin-reichen Diät zunimmt und die reich an Apo E ist /[4]/. Für die »anti-arteriosklerotische« Wirkung scheinen die HDL_2 verantwortlich zu sein.

Eine Zusammenstellung der verschiedenen Lipoproteinklassen ist in Tab. 1 wiedergegeben. Mit Ausnahme von LDL, welches nur Apo B enthält, weisen die einzelnen Lipoproteinklassen mehrere strukturell verschiedene Apolipoproteine auf. Einzelnen dieser Apolipoproteine kommen im Lipoproteinstoffwechsel wichtige Funktionen zu. Einige sind Kofaktoren für enzymatische Reaktionen: Apo A-I für Lecithin-Cholesterin-Acyl-Transferase (LCAT), welche den Transfer ungesättigter Fettsäurereste von Phosphatidylcholin auf die Hydroxylgruppe von Cholesterin und somit die Veresterung von Cholesterin katalysiert. Apo C-II ist ein Cofaktor für die Lipoprotein-Lipase (LPL), die für die Hydrolyse triglyceridreicher Lipoproteine verantwortlich ist. Andere Apolipoproteine sind Liganden für die Interaktion von Lipoproteinen mit Zellrezeptoren. Apo B und Apo E für den LDL-Rezeptor (auch B, E-Rezeptor genannt), Apo E für den Chylomikronen-Rezeptor (auch E-Rezeptor genannt). Die genannten biologischen Vorgänge sind für die Regulation der zellulären Aufnahme der Lipoproteine

Tab. 1 Physikochemische Eigenschaften und Funktionen der menschlichen Plasmalipoproteine

Einteilung Elektrophorese	Auftragezone	Prä-β	β	α
Hydratisierte Dichte	Chylomikronen	VLDL	LDL	HDL
Zusammensetzung Protein (%)	0.5—2.0	12	25	50
Lipide (%) Hauptlipid	98—99.5 Triglycerid	88 Triglycerid	75 Cholesterin	50 Cholesterin ≙ Phospholipid
Entstehungsort	Darm	Leber und Darm	Metabolisches Endprodukt der VLDL	Leber und Darm
Funktion	Transport exogener Triglyceride	Transport endogener Triglyceride	Transport von Cholesterin und Phospholipiden zu peripheren Zellen	Transport des Cholesterins von peripheren Zellen in die Leber

und für den intravaskulären Metabolismus von Lipoproteinen essentiell. Eine Zusammenfassung einiger Charakteristika von Apolipoproteinen gibt Tab. 2.

Tab. 2 Apolipoproteine

Apolipoproteine	**Vorkommen**	**Molekulargewicht x 10³**	**Synthese-ort**	**Serumkonzentration (mg/dl)**	**Funktion**
A-I	HDL, Chylo	28.3	Darm, Leber	100—150	Cofaktor der Lecithin-Cholesterin-Acyltransferase; Strukturprotein von HDL
A-II	HDL, VLDL	17	Darm, ?, Leber	30—50	Strukturprotein von HDL
A-IV	Chylo	~ 46	Darm	15	Unbekannt
B-100	LDL, VLDL	~ 549	Leber	80—100	Intrazellulärer Aufbau oder transzellulärer Transport von VLDL; Rezeptorinteraktion (LDL) mit »Apoprotein B, E-Rezeptorzellen«?
B-48	Chylo	~ 265	Darm, Leber	?	Intrazellulärer Aufbau oder transzellulärer Transport von Chylomikronen und VLDL; Rezeptorinteraktion mit »Apoprotein B, E-Rezeptorzellen«?
C-I	Chylo, VLDL, HDL	6.5	Leber	4—8	Unbekannt
C-II	dito	8.8	Leber	3—8	Cofaktor der Fettgewebslipoproteinlipase
C-III 0, 1, 2	dito	8.9	Leber	8—15	Unbekannt
D	HDL	20	?	10	Unbekannt: fragliche Rolle in LCAT-Reaktion und Cholesterinester-Stoffwechsel
E	Chylo, VLDL, HDL	~ 34	Leber	3—5	Rezeptorinteraktion mit »Apo B, E-Rezeptorzellen« und mit hepatischem Apo E-Rezeptor: Inhibitor der Fettgewebslipase?

Primäre Dyslipoproteinämien

Unter den primären Dyslipoproteinämien sind die familiären Hyperlipoproteinämien nach der Klassifikation von *Fredrickson* /[14]/ die bekanntesten. Dieses Einteilungsschema beruht indessen auf einer rein phänotypischen Beschreibung, welcher ursprünglich elektrophoretische Muster zugrunde lagen, ohne daß die den Störungen zugrunde liegenden molekularen Defekte berücksichtigt wurden. Zudem sind bei der Fredrickson'schen Einteilung die HDL nicht berücksichtigt. Die Klassifikation der Hyperlipoproteinämien nach *Fredrickson* ist in der Abb.1 wiedergegeben, eine moderne, auf der Basis biochemischer Defekte beruhende in Tab.3.

Typen-Muster	**I**	**IIa**	**IIb**	**III**	**IV**	**V**
Synonyma	Fettinduzierte Hypertriglyceridämie	Hypercholesterinämie	gemischte Hyperlipidämie	broad-B-disease	endogene Hypertriglyceridämie	endogen-exogene Hypertriglyceridämie
Aspekt Nüchternserum	aufrahmend, darunter klar	klar	leicht trüb	trüb	trüb	trüb (aufrahmend)
Cholesterin	normal	↑	↑	↑	normal oder ↑	normal oder ↑
Triglyceride	↑	normal	↑	↑	↑	↑
LDL-Cholesterin	↓	↑	↑	normal bis ↑	normal	normal bis ↓
HDL-Cholesterin	↓	oft ↓	oft ↓	oft ↓	oft ↓	oft ↓
Lipoprotein-Elektrophorese	+ α praeβ β Chylo — 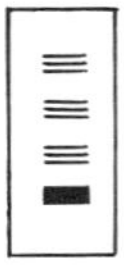		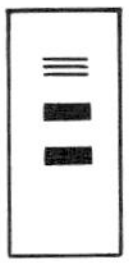	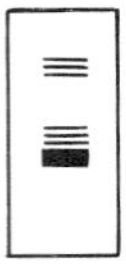	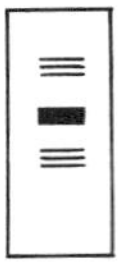	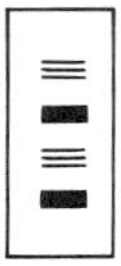
Biochemischer Defekt	Lipoprotein-Lipase-Mangel	LDL-Rezeptor-Mangel	?	Apo E-2-Homozygotie + HLP	?	Abbau VLDL — LDL? lipolytische Enzyme?
Vorkommen	sehr selten	etwa10%	etwa 15%	< 5%	etwa 70%	< 5%
Xanthome	eruptiv	tendinös, tuberös	tendinös, tuberös	plan, tuberoeruptiv	tuberoeruptiv	tuberoeruptiv
Arteriosklerose	—	+ + +	+ + +	+ + +	+ +	+

Abb. 1 Primäre Hyperlipoproteinämien

Tab. 3 Primäre Dyslipoproteinämien

Dyslipoproteinämie	**Bezeichnung**	**Klinische Manifestationen**	**Atherogenität**
1. Apolipoprotein-Defekte			
An-α-Lipoproteinämie	Tangier-Krankheit	Orange, vergrößerte Tonsillen, Neuropathie, Splenomegalie	normal
Apo A-I/C-III-Defizienz	Apo A-I/C-III-Def.	Cornea-Trübung (mild), Xanthome, frühzeitige KHK	stark erhöht

Tab. 3 Primäre Dyslipoproteinämien (Fortsetzung)

Dyslipoproteinämie	**Bezeichnung**	**Klinische Manifestationen**	**Atherogenität**
Apo $A\text{-}I_{Cys}$	Apo $A\text{-}I_{Milano}$	Hypertriglyceridämie, HDL-Chol. niedrig	normal
Apo B-100/B-48-Defizienz	Abetalipoproteinämie	Retinitis pigmentosa, Akanthocytosis, Neuropathie, Fettmalabsorptionssyndr.	normal
Apo B-100/B-48-Defizienz	Familiäre Hypobetalipoproteinämie	wie Abetalipoproteinämie	normal
Apo B-100-Defizienz	Normotriglyceridämische Abetalipoproteinämie		normal
Apo C-II-Defizienz	Apo C-II-Defizienz	Chylomikronämie (Typ I HLP), Hepatosplenomegalie, eruptive Xanthome, abdominelle Krisen	normal
Apo E-2 Homozygotie + Dyslipoproteinämie	Broad-beta-disease Typ III HLP	Handlinienxanthome, tuberöse Xanthome, Claudicatio intermittens, frühzeitige KHK	stark erhöht
Apo E-Defizienz	Apo E-Defizienz	Typ III HLP	?
2. Enzym-Mängel			
LPL-Defizienz	Typ I HLP	Chylomikronämie, eruptive Xanthome, Hepatosplenomegalie, abdominelle Krisen	normal
LCAT-Defizienz	LCAT-Defizienz	Cornea-Trübung, Niereninsuffizienz, Targetzellen	normal bis erhöht
Hydrolasenmangel	Cholesterinester-Speicherkrankheit Wolman's disease	Cholesterinester und Triglyceridspeicherung in Leber, Milz und Niere, Hepatosplenomegalie	?
3. Rezeptordefekte			
B,E-Rezeptormangel	Familiäre Hypercholesterinämie (Typ II)	Xanthelasmen, Xanthome, frühzeitige KHK	stark erhöht
4. Dyslipoproteinämien mit unbekannter Ätiologie			
Vermehrung der VLDL	Familiäre Hypertriglyceridämie (Typ IV HLP)	gelegentlich eruptive Xanthome der Haut, KHK, periphere Atherosklerose	erhöht
Vermehrung der VLDL und Chylomikronämie	Typ V HLP	eruptive Xanthome, Hepatosplenomegalie, abdominelle Krisen	erhöht
HDL-Erniedrigung	Fish eye disease	Corneatrübung	erhöht
HDL-Vermehrung	Hyper-β-Lipoproteinämie	—	vermindert

Apolipoproteinopathien

Da die Apolipoproteine wichtige Transport- und andere Funktionen haben, können Strukturvarianten oder das vollständige Fehlen zu klinischen Manifestationen führen. Bei der *Tangierkrankheit* (An-α-Lipoproteinämie) /[45]/ fehlt HDL im Serum praktisch vollständig, die Cholesterin-Werte sind tief (< 100 mg/dl), die Triglyceride normal bis leicht erhöht (> 200 mg/dl). Der biochemische Defekt ist in einer fehlenden Sekretion von Apo A-I zu suchen, obschon das in der Zelle vorhandene Pro-Apo A-I normal synthetisiert wird. Eigentümlicherweise wird dabei weder bei homozygoten noch bei heterozygoten Genträgern eine vorzeitige Atherosklerose beobachtet. Die Patienten zeigen gelb-orange gefärbte Tonsillen, eine periphere Neuropathie und Splenomegalie.

Bei einer anderen Form der An-α-Lipoproteinämie, bei welcher sowohl Apo A-I als auch Apo C-III fehlen, zeigte dagegen der Patient massive atherosklerotische Veränderungen der Gefäße /[46]/.

Eine *HDL-Defizienz* (etwa 1/4 des normalen HDL-Wertes) wird auch beim Vorhandensein von *Apo A-I-Milano* beobachtet /[47]/. Hier handelt es sich um einen einzelnen Aminosäureaustausch, gegen einen normalerweise in Apo A-I nicht vorhandenen Cysteinyl-Rest, weshalb eine Dimerisierung von Apo A-I vorkommen kann. Auch bei dieser Familie wurden trotz der tiefen HDL-Konzentration keine Anzeichen vorzeitiger Atherosklerose gefunden.

Bei der *A-β-Lipoproteinämie* fehlen sowohl Apo B-100 als auch B-48 /[48]/. Als Folge davon sind die Betroffenen weder in der Lage, Nahrungsfette zu resorbieren, noch VLDL in der Leber zu synthetisieren. Der genaue biochemische Defekt ist noch unbekannt. Die Patienten zeigen eine Retinitis pigmentosa und neurologische Symptome sowie ein Malabsorptionssyndrom. Die klinischen Manifestationen sind vorwiegend auf die Beeinträchtigung der Resorption fettlöslicher Vitamine zurückzuführen.

Eine mildere Form ist die *Apo B-100-Defizienz*, bei welcher B-48 im Dünndarm produziert wird und resorbierte exogene Fette in Form von Chylomikronen in den Blutstrom gelangen. Die VLDL- und die LDL-Konzentration ist aber bei diesen Patienten, die klinisch fast vollständig normal sind, verschwindend niedrig.

Bei der *Apo C-II-Defizienz* /[49]/ fehlt der Kofaktor für die Lipoproteinlipase, welche dadurch keine Aktivität entfaltet. Die Folge ist eine massive Erhöhung der Triglyceride (Chylomikronen und VLDL).

Eine *Apo E-Defizienz* wurde kürzlich beschrieben; sie war mit einer Hyperlipoproteinämie Typ III nach *Fredrickson* vergesellschaftet /[50]/. Die Typ III HLP tritt aber auch im Zusammenhang mit der E-2 Homozygotie auf, wobei ein zusätzliches genetisches Merkmal für eine Hyperlipoproteinämie vorhanden sein muß, damit es zur Typ III HLP kommt /[51]/. Die Apo E-2 Homozygotie allein führt nicht zur Typ III HLP.

Enzymdefizienzen

Ein Enzymdefekt liegt der *familiären Typ I Hyperlipoproteinämie* zugrunde. Dabei fehlt das Enzym LPL, welches für den Abbau Triglycerid-reicher Lipoproteine verantwortlich ist. Die Folge ist eine massive Erhöhung der Triglyceride und eine Hyperchylomikronämie, mit gleichzeitiger Verminderung der VLDL, LDL, und HDL, vermutlich bedingt durch den geringen Anfall von Fettsäuren. Das gleiche Bild wird bei der *Apo C-II-Defizienz* gefunden, die zur Inaktivierung der LPL führt.

Eine kombinierte Hyperlipidämie mit relativ hohen Cholesterin- und Triglyceridwerten wird bei *Mangel an Lecithin-Cholesterin-Acyltransferase* beobachtet /[52]/. Bei dieser ebenfalls seltenen familiären Krankheit fehlt das für die Veresterung des Cholesterins zuständige Enzym. Die Folge davon ist eine Reihe von abnormalen Lipoproteinen, weil Cholesterinester die Struktur und die Löslichkeit aller Lipoproteine entscheidend beeinflussen. Sind sie abwesend, kommt es nicht mehr zur Bildung sphärischer Lipoproteine. Die abnormalen Lipoproteine lagern sich in verschiedenen Organen ab und können die Organfunktion beeinträchtigen. Klinisch stellt man Proteinurie, Hornhauttrübung und Anämie mit Targetzellen fest. α- und Prae-β-Lipoproteine sind in der Lipoprotein-Elektrophorese nicht sichtbar. Differentialdiagnostisch ist ein Ikterus, wo gleiche Manifestationen beobachtet werden, abzugrenzen.

Ein genetischer Enzymdefekt liegt auch bei der *Cholesterinester-Speicherkrankheit* (*Wolman'sche* Erkrankung) vor. Hier fehlt eine Esterase, die Triglyceride und Cholesterinester spaltet. Die dadurch entstehende Cholesterinester- und Triglyceridspeicherung in Leber, Milz und Dünndarmepithel führt zu einer schweren Hepatosplenomegalie.

Rezeptordefekte

Brown und *Goldstein* /[53]/ haben die Existenz eines Rezeptors für LDL (B-, E-Rezeptor) auf Fibroblasten, glatten Muskelzellen der Arterienwand und auf Lymphozyten nachgewiesen. Diese Rezeptoren spielen die Hauptrolle bei der Regulation des Cholesterinmetabolismus in verschiedenen Geweben und verhindern eine Überschwemmung der Zellen mit Cholesterin. Patienten mit *familiärer Hypercholesterinämie (Typ II a)* weisen eine Beeinträchtigung der B-, E-Rezeptor-Aktivität auf. Dabei kann es sich um einen Rezeptordefekt handeln oder um die Unfähigkeit, nach der LDL-Bindung dieses zu internalisieren, oder der Rezeptor weist eine verminderte Affinität auf. Bei heterozygoten Genträgern kann ferner die Anzahl der B-, E-Rezeptoren auf die Hälfte reduziert sein.

Die Folge dieser Beeinträchtigungen der Rezeptoraktivität ist eine Störung des LDL-Abbaus und eine Akkumulation von LDL im Serum.

Hyperlipoproteinämien unbekannter Ätiologie

Während die biochemischen Defekte bei den Hyperlipoproteinämien der Typen I, II a und III im wesentlichen erkannt sind, kennt man die Ursachen der Typen II b, IV und V noch nicht.

Isolierte Hypertriglyceridämien oder kombinierte Hyperlipidämien mit Vermehrung der VLDL entstehen nach derzeitiger Kenntnis entweder durch Überproduktion oder vermindertem Katabolismus endogener Triglyceride oder anderen Komponenten der VLDL. Wichtige pathogenetische Faktoren sind dabei Überernährung und Adipositas. Bei den katabolen Defekten werden Störungen des Postheparin-lipolytischen Systems und eine mangelnde Inkorporation der beim Lipoproteinabbau freiwerdenden Fettsäuren diskutiert.

Für die kombinierten Hyperlipidämien mit Vermehrung von VLDL und LDL (Typ II b) dürfte eine Kombination der für die LDL- und für die VLDL-Vermehrung verantwortlichen Mechanismen vorliegen.

Die Pathogenese der kombinierten Vermehrung von VLDL und Chylomikronen (Typ V) ist noch ungeklärt. Bei einigen, jedoch nicht allen Patienten besteht eine erniedrigte Lipoproteinlipase-Aktivität.

Sekundäre Dyslipoproteinämien /[54—62]/

Sekundäre Dyslipoproteinämien sind Fettstoffwechselstörungen, die im Gefolge anderer Erkrankungen auftreten und nach Heilung derselben definitionsgemäß nicht mehr nachweisbar sind. Die Erkennung sekundärer Hyperlipoproteinämien ist vor allem von Bedeutung, weil dadurch lipidsenkende Maßnahmen vermieden werden können. Im übrigen sind sie teilweise von diagnostischer Hilfe, z. B. Lp-X zum Nachweis einer Cholestase und zur besseren Beurteilung der Stoffwechselsituation eines Patienten, z. B. beim Diabetes mellitus oder bei Schilddrüsenerkrankungen.

Sekundäre Dyslipoproteinämien treten bei einer ganzen Reihe von Erkrankungen auf. Die Klinik der sekundären Dyslipoproteinämien wird im wesentlichen durch die Grundkrankheit bestimmt, wobei die Lipid- und Lipoproteinveränderungen bei bzw. nach deren Ausheilung verschwinden. Allerdings wird die Prognose der Grundkrankheit nicht selten durch eine frühzeitig eintretende Arteriosklerose ungünstig beeinflußt.

Tab. 4 Sekundäre Dyslipoproteinämien

Lebererkrankungen Akute und chronische Hepatitis Primäre biliäre Zirrhose Alkoholismus, Zieve-Syndrom	*Nierenerkrankungen* Niereninsuffizienz Zustand nach Nierentransplantation Nephrotisches Syndrom
Endokrine Störungen Hypothyreose Diabetes mellitus Pankreatitis	*Exogene Ursachen* Alkohol Medikamente (orale Kontrazeptiva, Thiaziddiuretika, Betablocker, Kortikoide)
Autoimmun-Dyslipoproteinämien Autoantikörper gegen Lipoproteine bei Dysproteinämien Autoantikörper gegen Lipoproteine bei PCP und bei Tumoren Lupus erythematodes	

Lebererkrankungen /[55]/

Die klinische Bedeutung der Dyslipoproteinämien bei Lebererkrankungen ist nur gering, da sich die Fettstoffwechselstörungen in der Regel bei Ausheilung der Krankheit normalisieren. Da die Leber im Fettstoffwechsel eine zentrale Rolle einnimmt, lassen sich immerhin in vielen Fällen wertvolle diagnostische und pathophysiologische Hinweise durch die Untersuchung der veränderten Lipoproteinmuster gewinnen. Akute und chronische Hepatitis, Leberzirrhose und Cholestase zeigen unterschiedliche Lipoproteinveränderungen, die in der Tab. 5 summarisch zusammengefaßt sind.

Tab. 5 Sekundäre Dyslipoproteinämien bei Lebererkrankungen

	Akute Hepatitis und aktive chron. Hepatitis	**Cholestase**	**Leberzirrhose mit Parenchymschäden**	**Alkoholische Hyperlipidämie Zieve Syndrom**
Dominanter Lipoprotein-Phänotyp	IV (atypisch)	IIb (atypisch)	Hypolipoproteinämie	IV, V
Typische Lipid- und Lipoproteinveränderungen	TG ↑, LDL-TG ↑, Apo A-I ↓↓, Apo A-II ↓, Verbreiterung der β-Bande, α- und prä-β-Bande fehlen	Chol ↑, Phospholipide ↑, Lp-X positiv	Oft Lipoproteine aller Dichteklassen erniedrigt	TG ↑, VLDL ↑ (Lp-X, HDL_c)
Pathogenese	Hepatische Triglyceridlipase ↓, LCAT ↓	Reflux eines normalerweise mit der Galle ausgeschiedenen Lipoproteins	VLDL und HDL-Synthese ↓, LCAT ↓, Hepatische Triglyceridlipase ↓	VLDL-Synthese ↑, Lipoprotein-Lipasen ↓, LCAT ↓

Bei der *akuten Hepatitis* und im Rahmen eines Schubes bei chronischer Hepatitis liegt in der Regel eine Hypertriglyceridämie vor, wobei die Triglyceride hauptsächlich in der LDL-Fraktion gefunden werden (Akkumulation von IDL), die als Folge einer Störung des Abbaus triglyceridreicher Lipoproteine im Plasma entstehen. Die Ursache ist vermutlich ein transitorischer Mangel an hepatischer Triglyceridlipase. Dazu kommt ein Mangel an LCAT und eine damit zusammenhängende abnorme Zusammensetzung und Struktur der HDL, deren Konzentration stark vermindert ist. Die Hauptapolipoproteine der HDL, Apo A-I und A-II sind ebenfalls stark vermindert, wobei die Konzentration von Apo A-I gewöhnlich mehr erniedrigt ist als diejenige von Apo A-II.

Charakteristisch ist das Verschwinden der Alpha- und der Prä-Beta Bande zugunsten einer hohen und breiten Beta-Bande in der Elektrophorese. Das Wiederauftreten der Prä-Beta- und vor allem der Alpha-Bande ist ein frühes Zeichen eines günstigen Verlaufes der Hepatitis. Bei Hinzutreten einer Cholestase ist zusätzlich zu den genannten Veränderungen ein Anstieg von Cholesterin und Phospholipiden zu beobachten, der durch das Auftreten von Lp-X verursacht wird.

Am längsten bekannt ist die Hypercholesterinämie und Hyperphosphatidämie der *primären, biliären Zirrhose*, die mit Ikterus, Pruritus und ausgeprägten Xanthelasmen und Xanthomen einhergehen kann. Die Veränderungen sind dabei vor allem auf das Auftreten von Lp-X zurückzuführen.

Bei *Leberschäden*, die große Teile des Parenchyms umfassen, beobachtet man oft Hypolipoproteinämien, wobei vor allem die VLDL- und HDL-Synthese erniedrigt sind. Überlagert findet man einen LCAT-Mangel und einen Mangel an hepatischer Triglycerid-Lipase, so daß ein sehr komplexes und variables Lipoproteinmuster entstehen kann.

Alkoholkonsum führt zu einer reproduzierbaren und raschen Vermehrung der Plasmalipide, insbesondere der Triglyceride bei Normalpersonen. Dabei spielt eine gesteigerte hepatische VLDL-Synthese die Hauptrolle, neben Störungen des Katabolismus triglyceridreicher Lipoproteine, bedingt durch eine Verminderung der Aktivität der Lipoproteinlipase.

Das *Zieve-Syndrom*, welches eine Folge dieser Mechanismen darstellt, ist charakterisiert durch Hypertriglyceridämie, Ikterus und leichte hämolytische Anämie unbekannter Genese. Die Alkohol-bedingte Hyperlipidämie bzw. das Zieve-Syndrom sind bis zu einem gewissen Stadium der Leberbeteiligung völlig reversibel.

Nierenerkrankungen /[54]/

Hyperlipidämie und damit verbundene kardiovaskuläre Erkrankungen stellen bei Patienten mit chronischen Nierenkrankheiten einen häufigen Befund dar (Tab. 6). Komplikationen der Arteriosklerose sind bei derartigen Patienten zur häufigsten Todesursache geworden. Die Dauer der Nierenerkrankung ist ein essentieller Faktor in der Manifestation der koronaren Herzkrankheit.

Tab. 6 Nierenerkrankungen und Dyslipoproteinämien /[54]/

	Chronische Urämie	**Hämodialyse**	**Transplantation**	**Nephrotisches Syndrom**
Dominierender Lipoprotein-Phänotyp	IV	IV/V	IIb	IIa/IIb

Tab. 6 Nierenerkrankungen und Dyslipoproteinämien (Fortsetzung)

	Chronische Urämie	**Hämodialyse**	**Transplantation**	**Nephrotisches Syndrom**
Häufigkeit der Hyperlipidämie	20—40%	30—60%	90%	100%
Pathogenese der Hyperlipidämie	hepatische Triglyceridlipase ↓	hepatische Triglyceridlipase ↓	Kortico-steroid-Behandlung	Lipoprotein-Synthese ↑ Lipoprotein-Katabolismus ↓
Atherogenes Risiko	+ +	+ +	+ + +	+
LDL-Cholesterin	↑	↑	↑↑	↑↑
HDL-Cholesterin	↓↓	↓↓	↓↓	↓↑

Bei ungefähr der Hälfte der Patienten mit *chronischer Niereninsuffizienz* besteht eine Hypertriglyceridämie infolge Vermehrung der VLDL (Typ IV nach *Fredrickson*). Dabei sind aber auch die atherogenen LDL im Mittel deutlich erhöht und die HDL meist stark vermindert, was eine ausgeprägt atherogene Konstellation darstellt. Pathogenetisch dürften in erster Linie Störungen des Abbaus, vermutlich infolge erniedrigter hepatischer Triglycerid-Lipase-Aktivität, zugrunde liegen. Für eine Überproduktion triglyceridreicher Lipoproteine fehlen sichere Beweise.

Nach erfolgreicher *Nierentransplantation* weisen etwa 90% der Patienten eine Vermehrung der Blutfette auf, wobei das Typ IIb-Muster nach *Fredrickson* das häufigste ist. Als Ursache wird die zur Vermeidung der Abstoßungsreaktion erforderliche Behandlung mit Kortikosteroiden angesehen.

Beim *nephrotischen Syndrom* stellt die Vermehrung der Blutfette einen nahezu obligaten Befund dar. Leichtere Fälle zeigen überwiegend eine reine Hypercholesterinämie (Typ IIa nach Fredrickson), schwere Formen mit ausgeprägter Hypoproteinämie oft eine begleitende Hypertriglyceridämie (Typ IIb). Die nephrotische Hyperlipoproteinämie ist bei Behebung der Proteinurie reversibel. Sie ist in erster Linie auf eine Steigerung der hepatischen Lipoproteinproduktion zurückzuführen. Die beim schweren nephrotischen Syndrom auftretende Hypertriglyceridämie dürfte mit der Überlastung des lipolytischen Systems, insbesondere der Lipoproteinlipase durch die großen Mengen an VLDL zusammenhängen.

Die meist kurze Dauer der Hyperlipidämie und die in der Regel normalen bis sogar leicht erhöhten HDL-Werte berechtigen zur Annahme, daß die Hyperlipoproteinämie beim nephrotischen Syndrom kein erstrangiges atherogenes Risiko darstellt.

Diabetische Hyperlipidämien /[58]/

Eine Hyperlipidämie wird bei ungefähr 50% aller Patienten mit Diabetes mellitus gefunden, wobei die Hypertriglyceridämie vorwiegt (80% der Fälle). Die Entscheidung, ob die Fettstoffwechselstörung sekundär oder primär ist, läßt sich oft nur aufgrund des Therapieerfolgs stellen. Wenn sich die Serumlipide nach optimaler Diabeteseinstellung normalisieren, war die Hyperlipidämie definitionsgemäß sekundär. Als pathogenetische Mechanismen wiegen eine Überproduktion der VLDL und eine möglicherweise durch Insulinmangel bedingte reduzierte Lipoproteinlipase-Aktivität vor.

Beim juvenilen Diabetes sind die HDL-Cholesterin- sowie die Apo A-I und A-II-Werte häufig erhöht, wogegen beim Altersdiabetes, vorwiegend auf die VLDL-Überproduktion zurückgeführten, erniedrigte HDL-Werte, gewöhnlich in Zusammenhang mit einer Adipositas, gefunden werden. Nach Gewichtsreduktion und optimaler Einstellung normalisieren sich die HDL-Werte meistens.

Schilddrüsenerkrankungen und Dyslipoproteinämien /[57]/

In der Regel kommt es bei der primären Schilddrüsenunterfunktion zu einer Hypercholesterinämie (bis ca 700 mg/dl) und frühzeitiger Atherosklerose. Bei sekundärer Hypothyreose (Hypophyseninsuffizienz) ist dagegen die Serumcholesterinkonzentration gewöhnlich normal. Für die Pathogenese scheint ein verlangsamter LDL-Katabolismus, offenbar durch Mangel an B-, E-Rezeptoren bedingt, verantwortlich zu sein.

Im Gegensatz zur Hypothyreose geht die Hyperthyreose mit einer Hypocholesterinämie, bedingt durch einen gesteigerten Katabolismus der LDL, einher. Dyslipoproteinämien als Folge von Schilddrüsenerkrankungen verschwinden bei Behandlung der Grundkrankheit.

Autoimmunkrankheiten und Dyslipoproteinämien /[60]/

Autoimmunkrankheiten können mit Hyper- und Hypolipoproteinämie einhergehen. Bei monoklonalen Gammopathien sind Hyperlipidämien mit Xanthomatose als Folge der Bindung von LDL durch das monoklonale Immunprotein beschrieben. Üblicherweise sind allerdings bei Patienten mit multiplem Myelom oder mit Karzinomen die Lipide eher vermindert. Bei einem Teil dieser Patienten wurde eine Antikörper-ähnliche Bindung von Lipoproteinen beobachtet, die zu einem vermehrten Katabolismus der Lipoproteine führt.

Bei Patienten mit Lupus erythematodes wurden sekundäre Formen der Typ III Hyperlipoproteinämie beschrieben. Ferner existieren Anti-LPL- oder Anti-Heparin-Antikörper, die mit Hyperchylomikronämie und starker Erhöhung der VLDL verbunden sind.

Medikamentös induzierte Dyslipoproteinämien

Verschiedene Medikamente vermögen den unerwünschten Nebeneffekt einer Dyslipoproteinämie zu verursachen. Darunter sind vor allem Thiaziddiuretika, orale Kontrazeptiva, Betablocker und Kortikosteroide zu erwähnen. Die Tab. 7 enthält eine Übersicht über die beobachteten Veränderungen.

Tab. 7 Medikamentös induzierte Dyslipoproteinämien

	β-Rezeptor-blocker	Diuretika	Orale Kontrazeptiva Oestrogene	Orale Kontrazeptiva Gestagene	Kortiko-steroide
Dominie-render Phänotyp	IIa/IIb	IIb/IV	IV	(IIb)	IIb/IV
HDL-Chol-esterin	↓	↓ (?) →	↑	↓	→↓
LDL-Chol-esterin	↑ (?)	↑	↑→	↑	↑

Tab. 7 Medikamentös induzierte Dyslipoproteinämien (Fortsetzung)

	β-Rezeptor-blocker	**Diuretika**	**Orale Kontrazeptiva Oestrogene**	**Orale Kontrazeptiva Gestagene**	**Kortiko-steroide**
Patho-genese	Lipoprotein-synthese ↑	Lipoprotein-Katabolis-mus ↓	VLDL-Syn-these ↑ VLDL-Kata-bolismus ↓	VLDL-Kata-bolismus ↑ LDL-Kata-bolismus ↓	VLDL-Syn-these ↓
Besonde-res	Effekt bezüglich Koronarsklerose-Risiko noch weitgehend unbekannt.	Präparate unterscheiden sich erheblich bezüglich der Effekte auf den Fettstoffwechsel.	Die Östrogenkomponente und Gestagenkomponente haben gegensätzliche Effekte auf den Lipoproteinstoffwechsel.		Effekt bezüglich Koronarsklerose-Risiko noch weitgehend unbekannt.

Medikamentös induzierte Fettstoffwechselstörungen sind vor allem von klinischer Bedeutung, weil es sich gezeigt hat, daß möglicherweise durch die langfristige Einnahme gewisser Medikamente atherogene Dyslipoproteinämien und eine damit verbundene erhöhte Inzidenz kardiovaskulärer Komplikationen auf arteriosklerotischer Grundlage entstehen könnten. Bei der Beurteilung dieser Dyslipoproteinämien steht daher vor allem die Frage nach ihrer potentiellen Atherogenität im Vordergrund.

Zahlreiche *Diuretika* erhöhen Cholesterin, insbesondere LDL-Cholesterin. Dieser Effekt läßt sich bei Männern und bei Frauen nach der Menopause nachweisen, nicht aber bei Frauen vor der Menopause. Nicht alle Diuretika scheinen diesen Effekt zu haben.

Die durch *Betablocker* induzierte Dyslipoproteinämie ist aufgrund der teilweise kontroversen Studienergebnisse in Bezug auf das atherogene Risiko noch schwer zu bewerten. Sie scheint jedenfalls weniger ausgeprägt als die durch Diuretika hervorgerufene Dyslipoproteinämie zu sein.

Östrogene, meist als Komponenten oraler Kontrazeptiva eingenommen, führen häufig zu einem mäßigen Anstieg der Triglyceride. Bei vorbestehender Hyperlipidämie kann es zu massiven Entgleisungen des Fettstoffwechsels kommen. Als pathogenetische Mechanismen gelten die Verminderung der Lipoprotein-Lipase-Aktivität und eine Triglycerid-Überproduktion (VLDL); zudem steigt die HDL-Cholesterin-Konzentration an. Die *Gestagene* haben einen entgegengesetzten Effekt auf den Fettstoffwechsel. Der Einfluß oraler Kontrazeptiva hängt deshalb von der Zusammensetzung der einzelnen Medikamente ab.

Corticosteroide führen sowohl zur Hypertriglyceridämie durch gesteigerte VLDL-Synthese als auch zur Hypercholesterinämie aufgrund der Zunahme von LDL-Cholesterin.

Literatur

1. *Mahley, R. W., T. L. Innerarity:* Biochim. Biophys. Acta *737:* 197 (1983). Lipoprotein receptors and cholesterol homeostasis.
2. *Abbell, L. L., B. B. Levy, B. Brodie, F. E. Kendall:* J. Biol. Chem. *195:* 357 (1952). A simplified method for the estimation of total cholesterol in serum and demonstration of its specificity.
3. *Trinder, P:* Ann. Clin. Biochem. *6:* 24 (1969). Determination of glucose in blood using glucose oxidase with an alternative oxygen acceptor.

4. *Kattermann, R., D. Jaworek, G. Möller,* et al.: J. Clin. Chem. Clin. Biochem. *22:* 245 (1984). Multicenter study of a new enzymatic method of cholesterol determination.
5. *Kannel, W. B., W. P. Castelli, T. Gordon:* Ann. Intern. Med. *90:* 85 (1979). Cholesterol in the prediction of atherosclerotic disease. New perspective based on Framingham study.
5a. *Assmann, F., H. Schulte*: PROCAM-Studie. Panscientia Verlag, Hedingen/Zürich (1986).
6. *Bailer, J. C. III:* New Engl. J. Med. *302:* 147 (1980). Cause and effect in epidemiology. What do we know about hypertriglyceridemia?
7. *Hulley, S. B., R. H. Roseman, R. D. Bawol, R. J. Brand:* New Engl. J. Med. *302:* 1383 (1980). Epidemiology as a guide to clinical decisions: the association between triglyceride and coronary heart disease.
8. *Wahlefeld, A. W.:* Triglycerides, determination after enzymatic hydrolysis. In: *Bergmeyer, H. U.,* Methods of enzymatic analysis, 2nd edit., Vol. 4, S. 1831. Verlag Chemie, Weinheim (1974).
9. *Eggstein, M., E. Kuhlmann:* Triglycerides and glycerol, determination after alkaline hydrolysis. In: *Bergmeyer, H. U.,* Methods of enzymatic analysis, S. 1825. Verlag Chemie, Weinheim (1974).
10. *Kupke, I. R., S. Zeugner:* J. Chromatogr. *146:* 261 (1978). Quantitative high-performance thin-layer chromatography of lipids and liver homogenates after direct application of 0.5 ml samples to the silica-gel layer.
11. *Kuksis, A., J. J. Myher, L. Marai, K. Geher:* J. Chromatogr. Sc. *13:* 423 (1975). Determination of plasma lipid profiles by automated gas chromatography and computerized data analysis.
12. *Kuksis, A., J. J. Myher, K. Geher, A. G. D. Hoffmann:* J. Chromatogr. *146:* 393 (1978). Comparative determination of plasma cholesterol and triacylglycerol levels by automated gas-liquid chromatography and autoanalyzer methods.
13. *Gofman, J. W., F. T. Lindgren, H. A. Elliott:* J. Biol. Chem. *179:* 973 (1949). Ultracentrifugal studies of lipoproteins of human serum.
14. *Fredrickson, D. S., R. S. Lees:* Circulation *31:* 321 (1965). A system for phenotyping hyperlipoproteinemia.
15. *Seidel, D., H. Wieland, C. Ruppert:* Clin. Chem. *19:* 737 (1973). Improved techniques for assessment of plasmalipoprotein pattern. I. Precipitation in gels after electrophoresis with polyanionic compounds.
16. *Burstein, M., H. R. Scholnick, R. Morfin:* J. Lipid Res. *11:* 585 (1970). Rapid methods for the isolation of lipoproteins from human serum by precipitation with polyanions.
17. *Izzo, C., F. Grillo, E. Murador:* Clin. Chem. *27:* 371 (1981). Improved method for the determination of high density-lipoprotein cholesterol. I. Isolation of high-density lipoproteins by use of polyethylene glycol.
18. *Demacker, P. N. M., H. E. Vos-Janssen, A. G. M. Hijmans, A. van't Laar, A. P. Jansen:* Clin. Chem. *26:* 1780 (1980). Measurement of high-density lipoprotein cholesterol in serum: Comparison of six isolation methods with enzymatic cholesterol analysis.
18a. *Kostner, G. M., E. Molinari, P. Pichler*: Clin. Chim. Acta *148*: 139 (1985). Evaluation of a new HDL_2/HDL_3 quantitation method based on precipitation with polyethylene glycol.
18b. *Lundberg, B., S. Högström, P. Pietiläinen, M. Suominen, J. Viikari:* Scand. J. Clin. Lab. Invest. *44:* 305 (1984). Separation of plasma high-density lipoprotein subclasses by a combined precipitation method using polyethylene glycol 6000 and dextran sulphate.
19. *Trouyez, G., L.-G. Alcindor:* European Patent Application No. 76211 (1983). Procédé et réactifs de séparation sélective de lipoprotéines de faible densité (LDL) et de quantification de leurs composants.
20. *Maier, J., B. Draeger, G. Wehmeyer, M. Gloger, J. Ziegenhorn:* Clin. Chem. *29:* 1173 (1983). Method for the quantitation of serum low density lipoprotein cholesterol (LDL-CH).
21. *Wieland, H., D. Seidel:* J. Lipid Res. *24:* 904 (1983). A simple specific method for precipitation of low density lipoproteins.
22. *Cremer, P., M. Weise, H. Wieland, D. Seidel, F. Schulze, H. Kreuzer:* Innere Med. *9:* 257 (1982). Bewertung des Plasmalipoproteinstatus von 657 koronarangiographierten Patienten mit und ohne Koronarsklerose.
23. *Assmann, G., H.-U. Jabs, W. Nolte, H. Schriewer:* J. Clin. Chem. Clin. Biochem. *22:* 781 (1984). Precipitation of LDL with sulphopolyanions: A comparison of two methods for LDL cholesterol determination.
24. *Assmann, G.*: Fettstoffwechsel und Atherosklerose, S. 81. Schattauer, Stuttgart (1982).
25. *Assmann, G.:* ibidem S. 148.
26. *Lipid Research Clinics Program:* JAMA *251:* 351 (1984). The Lipid Research Clinics Coronary Primary Prevention Trial Results I. Reduction in incidence of coronary heart disease.

27. *Lipid Research Clinics Program:* JAMA *251:* 365 (1984). The Lipid Research Clinics Coronary Primary Prevention Trial Results II. The relationsship of reduction in incidence of coronary heart disease to cholesterol lowering.
28. *Friedewald, W. T., R. J. Levy, D. S. Fredrickson:* Clin. Chem. *18:* 499 (1972). Estimation of the concentration of low Density Lipoprotein cholesterol in plasma, without use of the preparative ultracentrifuge.
29. *Lipid Research Clinics Program:* Manual of Laboratory Operations Vol. 1, Lipid and Lipoprotein Analysis, NIH, NMLBI, DHEW Publication No. 75, Bethesda, Maryland 1975.
30. *Utermann, G., N. Pruin, A. Steinmetz:* Clin. Genet. *15:* 63 (1979). Polymorphism of apolipoprotein E, part 3: Effect of a single polymorphic gene locus on plasma lipid levels in man.
31. *Assmann, G., H. J. Lenzen:* Internist *26:* 692 (1985). Apolipoprotein E-Polymorphismus, Hyperlipidämie und Herzinfarktrisiko.
32. *Assmann, G.* In: Fettstoffwechsel und Atherosklerose, S. 155. Schattauer, Stuttgart (1982).
33. *Cheung, M. C., J. J. Albers:* J. Biol. Chem. *259:* 1221 (1984). Characterization of lipoprotein particles isolated by immunoaffinity chromatography. Particles containing A-I an A-II and particles containing A-I but no A-II.
34. *Fruchart, J. C.:* Ann. Biol. Clin. *44:* 116 (1986). Separation des lipoprotéines en fonction de leur composition an apolipoprotéines. Application cliniques.
35. *Avogaro, P., G. Cazzolato, G. Bittolo Bon, G. B. Quinci:* Lancet *I:* 901 (1979). Are apolipoproteins better discriminators than lipids for atherosclerosis?
36. *Riesen, W. F., R. Mordasini, C. Salzmann, A. Theler, H. P. Gurtner:* Atherosclerosis *37:* 157 (1980). Apolipoproteins and lipids as discriminators of severity of coronary heart disease.
37. *Maciejko, J. J., D. R. Holmes, B. A. Kottke, A. R. Zinsmeister, D. M. Dinh, S. J. T. Mao:* New Engl. J. Med. *309:* 385 (1983). Apolipoprotein A-I as marker of angiographically assessed coronary artery disease.
38. *De Backer, G., M. Rossenen, J. P. Deslypere:* Atherosclerosis *42:* 197 (1982). Discriminative value of lipids and apoproteins in coronary heart disease.
39. *Kladetzky, R. G., G. Assmann, S. Walgenbach, P. Tauchert, H.-D. Helb:* Artery *7:* 191 (1980). Lipoprotein and apoprotein values in coronary angiography patients.
40. *Miller, N. E., F. Hammert, S. Saltissi* et al.: Lancet *I:* 1741 (1981). Relation of angiographically defined coronary artery disease to plasma lipoprotein subfractions and apolipoproteins.
41. *Kostner, G. M., F. Krempler, F. Sandhofer:* Lipoprotein a and relation to atherosclerosis. In: *Malmendier, C. L., J. Polonovski,* New Trends on Atherosclerosis, S. 109. Fondation de Recherche sur l'atherosclerose, Belgium (1984).
42. *Riesen, W. F., E. Sturzenegger, C. Imhof, R. Mordasini:* Clin. Chim. Acta (1986). Quantitation of apolipoprotein B by polyclonal and monoclonal antibodies.
43. *Seidel, D.:* Fettstoffwechsel. In: *Schettler, G., H. Greten, G. Schlierf, D. Seidel,* Handbuch der inneren Medizin, 5. Auflage, Band 7 Stoffwechselkrankheiten 4. Teil, S. 379. Springer, Heidelberg (1976).
44. *Wieland, H., D. Seidel:* Dtsch. med. Wschr. *98:* 1474 (1973). Eine neue und vereinfachte Methode zum Nachweis des Lp-X, eines cholestasespezifischen Lipoproteins.
45. *Assman, G.:* Atheroscler. Rev. *6:* 1 (1979). Tangier disease and the possible role of HDL in atherosclerosis.
46. *Schaefer, E. J., J. M. Ordovas, S. W. Law et al.:* Lipid Res. *26:* 1089 (1985). Familial apolipoprotein A-I and C-III deficiency, variant II.
47. *Franceschini, G., C. R. Sirtori, A. Capurso, K. H. Weisgraber, R. W. Mahley:* J. Clin. Invest. *66:* 892 (1980). A-I Milano apoprotein. Decreased high density lipoprotein cholesterol levels with significant lipoproetein modifications and without clinical atherosclerosis in an Italian family.
48. *Herbert, P. N., G. Assmann, A. M. Gotto jr., D. S. Fredrickson:* Familial lipoprotein deficiency (β-lipoproteinemia, hypo-β-lipoproteinemia and Tangier disease). In: *Stanbury, J. B.* et al., The Metabolic Basis of inherited disease, S. 29. McGraw-Hill, New York (1982).
49. *Breckenridge, W. C., J. A. Little, G. Steiner* et al.: New Engl. J. Med. *298:* 1265 (1978). Hypertriglyceridemia associated with deficiency of apolipoprotein C-II.
50. *Ghiselli, G., E. J. Schaefer, P. Gascon, H. B. Brewer:* Science *214:* 1239 (1981). Type III hyperlipoproteinemia associated with apo E deficiency.
51. Zannis, V. I., J. L. Breslow: J. Biol. Chem. *255:* 1759 (1980). Characterization of a unique human apolipoprotein E variant associated with type III hyperlipoproteinemia.
52. *Gjone, E.:* Acta Med. Scand. *194:* 353 (1973). Familial LCAT deficiency.
53. *Brown, M. S., P. T. Kovanen, J. L. Goldstein:* Science *212:* 628 (1981). Regulation of plasma cholesterol by lipoprotein receptors.
54. *Mordasini, R., W. Riesen:* Perspectives in Inherited Metabolic Diseases *3:* 43 (1979). Clinical and pathogenetic aspects of frequent secondary lipid disorders.

55. *Seidel, D.:* Schweiz. Med. Wschr. *105:* 857 (1975). Hyperlipoproteinämie bei Erkrankungen der Leber.
56. *Ibels, L., L. Simons, J. King:* Quart. J. Med. *44:* 601 (1975). Studies on the nature and causes of hyperlipoproteinemia in uraemia, maintenance dialysis and renal transplantation.
57. *Wieland, H.:* Einfluß der Schilddrüse auf den Lipidstoffwechsel. In: *Schettler, G.* et al., Handbuch der inneren Medizin, 5. Auflage, Band 7, S. 423. Springer, Heidelberg (1976).
58. *Schlierf, G.:* ibidem S. 363. Hyperlipidämien (Hyperlipoproteinämien) bei Diabetes mellitus.
59. *Baraona, E., C. Lieber:* ibidem pp. 389. Alcoholic hyperlipemia.
60. *Riesen, W., G. Noseda:* Klin. Wschr. *53:* 353 (1975). Antibodies against lipoproteins in man. Occurrence and biological significance.
61. *Bagdade, J., D. Porte, E. Bierman:* Arch. Int. Med. *125:* 129 (1970). Steroid induced lipemia. A complication of high-dosage corticoid therapy.
62. *Walther, A., P. Weidmann, W. Riesen, R. Mordasini:* Zum Einfluß von Diuretika auf β-Rezeptorenblocker. In: *Kaffarnik, H., J. Schneider,* Hyperlipoproteinämie (Pathophysiologie, Diagnostik, Therapie) S. 95. Peridmed, Erlangen (1984).

Ammoniak

Indikation

Diagnose und Verlaufsbeurteilung des Leberkomas.
Differentialdiagnose komatöser Zustände.
Therapiebeurteilung des Leberkomas.
Konvulsionen, Lethargie, Koma, Enzephelopathien im Säuglings- und Kleinkindalter.

Bestimmungsmethode

Enzymatisch im arteriellen oder venösen Plasma ohne vorherige Enteiweißung /1/.

Prinzip: Ammoniak wird in Anwesenheit von $NADPH_2$ von der Glutamatdehydrogenase auf 2-Oxoglutarsäuren unter Bildung von Glutamat und NADP übertragen. Meßgröße ist $NADPH_2$, die $NADPH_2$-Abnahme wird bei 25 °C gemessen. Die Absorbtionsabnahme bei 334 bzw. 340 nm ist proportional der Ammoniakkonzentration im Testansatz.

Untersuchungsmaterial

Heparinisiertes Kapillarblut, EDTA-Blut (Blutbildröhrchen) 2—4 ml

Sofort ins Labor bringen und zentrifugieren, Plasma innerhalb von 10 min. verarbeiten oder bis maximal 1 Std. bei 4 °C halten.

Referenzbereiche

Erwachsene /2/		♀	19—82 (11—48)
		♂	25—94 (15—55)
Kinder /3/			40—80 (24—48)
Neugeborene,	Nabelschnur		85—270 (50—159)
	kap. 1. Tag		51—245 (30—144)
	kap. 5. + 6. Tag		53—177 (31—104)

Angaben in µg/dl (µmol/l)
Umrechnung in Stoffmengenkonzentration: µg/dl × 0.58 = µmol/l

Bewertung

Hepatopathien

Der Ammoniakwert ist ein wichtiger Indikator zur Früherkennung, Verhütung und Verlaufsbeurteilung des Leberkomas bei Patienten mit Leberzirrhose oder akutem Zerfall des Leberparenchyms, z. B. bei fulminant verlaufender Virushepatitis oder akut toxischen Leberschäden. Aufgrund des geringen Aufwandes erfolgt die Ammoniakbestimmung allgemein im venösen Plasma.

Jedoch korrelieren die dort gewonnenen Werte schlecht mit der neurologischen Symptomatik des Patienten. Eine bessere Übereinstimmung besteht zwischen neurologischer Symptomatik und dem Ammoniakwert des arteriellen Plasmas.

Generell werden, verglichen mit dem neurologischen Zustand des Patienten, häufig zu hohe Ammoniakwerte gemessen. Bei besinnungslosen oder bewußtseinsgetrübten Patienten schließt ein normaler Ammoniakwert das Leberkoma weitgehend aus.

Erhöhte Ammoniakwerte werden nahezu immer im Leberkoma, dem Endstadium der Leberinsuffizienz angetroffen. Unterschieden werden das Leberausfallskoma vom Leberzerfallskoma und einem Mischbild von Ausfallskoma und Zerfallskoma.

Greifen therapeutische Maßnahmen zur Bekämpfung des Leberkomas wie z. B. die Gabe von verzweigtkettigen Aminosäuren, Bifidum-Milch, Lactulose und Entkeimung des Darmes, resultiert ein Abfall des Ammoniakwertes.

Patienten mit Fettleber, gering aktiver chronischer Hepatitis oder Cor pulmonale können bei stärkerer Eiweißbelastung leicht erhöhte Ammoniakwerte haben.

Auslösende Faktoren des Leberausfallskomas /4/

— Gastrointestinale Blutungen, z. B. Ösophagusvarizen.
— Magenerosionen, Magen- und Darmulzera.
— Zu hohe Eiweißzufuhr.
— Unzureichend kontrollierte Gabe von Diuretika.
— Akute und chronische Infekte, besonders bei Langzeitbehandlung mit Korticosteroiden.
— Alkoholkonsum.

Enzymdefekte im Harnstoffzyklus

Enzymdefekte des Harnstoffzyklus sind eine seltene Ursache der Hyperammonämie. Sie treten in den ersten Lebenstagen, dem Säuglings- oder Kleinkindalter klinisch in Erscheinung und können folgende Enzyme betreffen: Carbamoyl-P-Synthetase (Hyperammonämie Typ I), Ornithincarbamoyl-Transferase (Hyperammonämie Typ II), Argininsuccinat-Synthetase (Citrullinämie), Argininsuccinat-Lyase (Argininsuccinat-Urie), Arginase (Hyperargininämie). Ein Behandlungsweg ist die Gabe Protein-armer Diät.

Ammoniakwerte beim Leberkoma /4/

Erkrankung/Zustand	Beurteilung
Leberausfallskoma	Das Leberausfallskoma, auch als exogenes Koma bezeichnet, ist vorwiegend die Folge einer dekompensierten Leberzirrhose. Die Ammoniakkonzentration ist eindeutig erhöht und zeigt im Mittel Werte von 150 bis 400 μg/dl (88 bis 235 μmol/l). Ausgeprägte Erhöhungen treten auf, wenn es sich um Shunt-operierte Patienten handelt, bei denen die Leber aufgrund portocavaler Kollateralen umgangen wird.

Ammoniakwerte beim Leberkoma (Fortsetzung)

Erkrankung/Zustand	Beurteilung
Leberzerfallskoma	Das Leberzerfallskoma ist wesentlich seltener als das Ausfallskoma, häufigste Ursachen sind fulminant verlaufende Hepatitiden und schwere Vergiftungen, z. B. Knollenblätterpilz, Schwermetalle. Die Ammoniakkonzentration ist leicht bis mäßig erhöht, im Mittel auf Werte von 100 bis 200 µg/dl (59 bis 117 µmol/l).
Mischformen von Zerfalls- und Ausfallskoma	Kommen vor, wenn auf dem Boden einer Leberzirrhose, primärem Leberzellkarzinom oder Metastasenleber ein massiver Leberzellzerfall auftritt, z. B. akuter Schub bei aktiver Leberzirrhose.

Ammoniakerhöhungen im Säuglings- und Kindesalter /[3, 5]/

Erkrankung/Zustand	Beurteilung
Reyes-Syndrom	Akut auftretende Enzephalopathie in Verbindung mit Leberversagen. Erhöhte Ammoniakwerte und erhöhte Leberenzyme ohne Auftreten von Ikterus.
Enzymdefekte im Harnstoffzyklus	Die Störungen werden rezessiv vererbt, Ausnahme ist die Hyperammonämie Typ II mit x-chromosomal dominanter Vererbung. Gemeinsames Merkmal der Erkrankungen ist der Schwachsinn. In vielen Fällen ist die Funktion der Enzyme nicht völlig gestört, denn die Harnstoffwerte im Blut und die Harnstoffausscheidung ist bei diesen Patienten normal. Lediglich Zwischenprodukte des Harnstoffzyklus und der Ammoniak sind erhöht. Am häufigsten ist die Hyperammonämie Typ II, die mit einer starken Erhöhung der Orotsäure-Ausscheidung einhergeht.

Hinweise und Störung

Blutentnahme: Soll arteriell oder aus ungestauter Vene erfolgen. Optimal ist die Verwendung EDTA-enthaltender Entnahmeröhrchen. Gutes Umschwenken erforderlich, die Blutgerinnung ist unbedingt zu vermeiden, da während des Gerinnungsvorganges Ammoniak gebildet wird. Blut sofort ins Labor bringen.

Probenaufbereitung: Sofort zentrifugieren (spätestens nach 20 min.), Plasma innerhalb der nächsten Stunde analysieren, bis zur Analyse bei 4 °C stehen lassen. Lagerung für mehrere Tage tiefgefroren möglich. Bei Probenaufbereitung und Bestimmung nicht rauchen. Keine Ammoniak-freisetzenden Reinigungs-, Wasch- und Bodenpflegemittel in der Umgebung des Analysenplatzes anwenden.

Hämolyse: Täuscht erhöhte Werte vor, da die Ammoniakkonzentration in den Erythrozyten 3mal höher ist als im Plasma.

Stabilität: Zunahme von 5 bis 15% bei einstündiger Lagerung des Plasmas im Kühlschrank, im Eisbad bis zu 2 Std. stabil, bei —18 °C bis zu 24 Std.

Pathophysiologie

Ammoniak entsteht im Organismus durch den zellulären Abbau von Proteinen, Purinen, Aminosäuren, Aminen und aufgrund bakteriellen Proteinabbaus im Darm.

Zellulär gebildeter Ammoniak wird von der Leber, der Muskulatur und dem Gehirn aufgenommen. In der Leber erfolgt die Verbindung mit Arginin und Umwandlung zu Harnstoff, in der Muskulatur und dem Gehirn der Einbau in Glutaminsäure unter Bildung von Glutamin. In Form des Glutamins wird Ammoniak zur Leber transportiert, dort wieder freigesetzt und in den Harnstoffzyklus eingeschleust.

Große Mengen Ammoniak werden von der Niere aus Glutamin und anderen Aminosäuren gebildet, wenn viele Äquivalente freier Säuren ausgeschieden werden müssen. Die tubuläre Ammoniaksekretion schützt der Organismus vor Natrium- und Kaliumverlusten.

Im Darm bakteriell gebildeter Ammoniak überwiegt quantitativ die zelluläre Bildung. Er gelangt über das Pfortaderblut in die Leber, aber auch in den Körperkreislauf und wird wie der zellulär gebildete Ammoniak von den Körpergeweben, insbesondere der Leber und der Muskulatur, abgefangen.

Bei normalem pH-Wert des Blutes liegen weniger als 1% des Ammoniaks in nichtionisierter Form vor. Nur nichtionisierter Ammoniak vermag die elektrisch geladenen Lipiddoppelschichten der Nervenzellmembran zu permeieren und toxisch auf das Zentralnervensystem zu wirken. Unter den Bedingungen der Alkalose kommt es bei einem pH-Wert-Anstieg um 0.1 zu einem Anteil des nichtionisierten Ammoniaks von etwa 20%. Es resultiert eine toxische Störung des Zentralnervensystems.

Da arterieller und venöser Blut-pH-Wert häufig voneinander abweichen und ein Teil des Ammoniaks bei Durchblutung der Muskulatur von Muskelzellen aufgenommen wird, spiegeln die aus dem venösen Blut gewonnenen Ammoniakwerte nicht die Menge an nichtionisiertem Ammoniak wider, die das Zentralnervensystem erreichen. Deshalb korreliert die neurologische Symptomatik besser mit den Ammoniakwerten des arteriellen Blutes.

Erhöhungen der Ammoniakkonzentration treten vorwiegend dann auf, wenn eine Verminderung der Harnstoffsynthese der Leber in Kombination mit einem verstärkten Eiweißkatabolismus im Darm, z. B. durch gastrointestinale Blutungen, vorliegt. Die Abnahme der Harnstoffsynthese kann auf einer starken Verminderung von Parenchymzellen und/oder auf Störungen der Blutzirkulation in der Leber aufgrund portokavaler Anastomosen beruhen. Durch die Anastomosenbildung kommt ein Teil des der Leber zugeführten Blutes nicht mit den Parenchymzellen in Berührung. Das ist z. B. auch der Fall bei Shunt-operierten Patienten.

Literatur

1. *Da Fonseca-Wollheim, F.:* Zschr. Klin. Chem. Klin. Biochem. *11:* 426 (1973). Die direkte Plasmaammoniak-Bestimmung ohne Enteiweißung.
2. *Prellwitz, W., S. Kapp, R. Dennebaum:* Med. Welt *27:* 1277 (1976). Methodische Untersuchungen und klinische Bedeutung des Blutammoniaks.
3. *Colombo, J. P.* et al.: Clin. Chim. Acta *138:* 283 (1984). Plasma ammonia concentrations in newborns and children.
4. *Müting, D.:* Dtsch. Ärztebl. *78:* 491 (1981). Früherkennung und Verhütung des Leberkomas.
5. *Puls, I.:* Hyperammonämie in der Pädiatrie. In: *Szam, I.,* Ammoniakstoffwechsel, S. 133. Schattauer, Stuttgart (1972).

Bilirubin

Das im Serum meßbare Gesamt-Bilirubin ist nach neuerer Einteilung im wesentlichen die Summe folgender 4 Fraktionen /[1, 2]/:

1. Unkonjugiertes Bilirubin; liegt angelagert an Albumin vor, ist nicht wasserlöslich bei pH 7.4.
2. Bilirubinmonoglucuronid; mit einem Molekül Glucuronsäure verestertes Bilirubin, ist wasserlöslich.
3. Bilirubindiglucuronid; mit zwei Molekülen Glucuronsäure verestertes Bilirubin, ist wasserlöslich.
4. Delta-Bilirubin; an Albumin konvalent gebundenes Bilirubin, ist wasserlöslich.

Nach der älteren Einteilung wird aufgrund der Reaktion mit Diazo-Reagenz das Serumbilirubin differenziert in

— Direktes Bilirubin; kuppelt sofort mit Diazo-Reagenz, liegt an Glucuronsäure gebunden vor (konjugiertes Bilirubin), ist wasserlöslich.
— Indirektes Bilirubin; kuppelt erst nach Zusatz eines Akzelerators rasch mit Diazo-Reagenz, ist nicht an Glucuronsäure gekoppelt (unkonjugiertes Bilirubin), ist wasserunlöslich und liegt angelagert an Albumin vor.

Gesamt-Bilirubin-Bestimmung: Die zur Routineanalytik eingesetzten Methoden erfassen die Fraktionen 1—4 (neuere Einteilung) bzw. die Summe von direktem und indirektem Bilirubin (alte Einteilung).

Direkte-Bilirubin-Bestimmung: Die zur Routineanalytik eingesetzte Kupplung mit Diazoniumsalzen erlaubt die Abschätzung der Fraktionen 2—4 am Gesamt-Bilirubin. Eine sichere quantitative Bestimmung ist nicht möglich, da das Bilirubin der Fraktionen 2—4 unterschiedlich in die Analysereaktion eingeht und auch unkonjugiertes Bilirubin teilweise erfaßt wird.

Indikation

Diagnose, Differentialdiagnose und Verlaufsbeurteilung des Ikterus.

Bestimmungsmethoden

Gesamt-Bilirubin

Verfahren nach Jendrassik und Grof /[3]/ oder Malloy und Evelyn /[4]/

Prinzip: Bilirubin bildet mit diazotierter p-Aminobenzolsulfonsäure einen Azofarbstoff, der in alkalischer Lösung eine blaue und in neutraler eine rote Farbe hat. Glucuronidiertes Bilirubin reagiert schnell, an Albumin gebundenes langsam, aber ebenfalls schnell nach Vorbehandlung des Serums. Dabei wird Bilirubin durch Koffein und Natriumazetat /[3]/ oder mit Methanol /[4]/ vom Albumin abgelöst. Im Probenleerwert fehlt Natriumnitrit, somit bleibt die Bildung eines Azofarbstoffes aus.

DPD-Methode /[5]/

Prinzip: Bilirubin bildet mit 2,5-Dichlorbenzoldiazoniumsalz in 0.1 mol/l HCl Azofarbstoffe, die quantitativ bei 540 bis 560 nm gemessen werden. Zur Bestimmung von Gesamt-Bilirubin wird indirektes Bilirubin durch das Detergens Triton X 100 freigesetzt. Das Reaktionsgemisch des Probenleerwertes enthält nur 0.1 mol/l HCl, somit entsteht keine Farbreaktion.

Direkte spektrophotometrische Messung /[6]/

Nur im Plasma von Säuglingen bis zu einem Alter von 3 Wochen möglich.

Prinzip: Das in einer Kapillare befindliche Plasma wird zuerst bei 575 nm gemessen. Der Absorptionswert entspricht dem Oxyhämoglobin. Anschließend wird bei 455 nm die Absorption von Bilirubin + Oxyhämoglobin gemessen und der Absorptionswert bei 575 nm davon subtrahiert. Die Differenzabsorption, multipliziert mit einem Kalibrationsfaktor ergibt die Bilirubinkonzentration.

Trockenchemische Bestimmung

Die Bestimmung kann als Streifentest /[7]/ oder mit der Multilayer Filmtechnik /[8]/ durchgeführt werden.

Enzymatische Methode /[9]/

Prinzip: Bilirubin wird in Gegenwart von Bilirubinoxidase durch molekularen Sauerstoff zu Biliverdin oxydiert.

$$\text{Bilirubin} + O_2 \xrightarrow[\text{Oxidase}]{\text{Bilirubin-}} \text{Biliverdin}$$

Biliverdin wird weiter oxydiert zu einem purpurnen Pigment. Die Abnahme der Bilirubinabsorption wird bei 425 nm oder 465 nm gemessen.

Direktes Bilirubin

Reagiert sofort mit Diazo-Reagenz ohne Vorbehandlung der Probe mit Akzeleratoren wie Koffein und Natriumazetat /[3]/ oder Methanol /[4]/.

Indirektes Bilirubin

Wird berechnet aus der Differenz Gesamt-Bilirubin minus direkt reagierendem Bilirubin.

Konjugiertes und unkonjugiertes Bilirubin

Die Fraktionen 1—3 (sh. S. 217) können mit der Multilayer Filmtechnik unter Verwendung eines speziellen Testplättchens quantitativ gemessen werden /[10]/. Gegenüber der Messung des direkten Bilirubins besteht der Vorteil, daß das mit einer langen Halbwertszeit belastete Delta-Bilirubin nicht mitgemessen wird.

Untersuchungsmaterial

Serum	1 ml
Kapillarplasma (Heparin, EDTA)	0.05 ml

Referenzbereiche

Gesamt-Bilirubin			
Erwachsene /[11]/		bis 1.1	(18.8)
Säuglinge ab 2. Monat und Kinder /[12]/		bis 1.0	(17)
Neugeborene /[13]/	24 Std.	bis 4.0	(68)
	24—48 Std.	bis 9.0	(154)
	bis 5. Tag	bis 13.5	(231)

Referenzbereiche (Fortsetzung)

Direktes Bilirubin
Ist nicht vorhanden, mit dem unter Bestimmungsmethoden angegebenen Nachweisverfahren wird jedoch bis zu 0.3 mg/dl (5μmol/l) vorgetäuscht.

Angaben in mg/dl (μmol/l)
Umrechnung in Stoffmengenkonzentration: mg/dl x 17.104 = μmol/l

Bewertung

Die Hyperbilirubinämie ist ein Symptom und verursacht klinisch einen Ikterus, wenn der Bilirubinwert bei Neugeborenen und Kleinkindern höher als 4 mg/dl (68 μmol/l) und bei größeren Kindern und Erwachsenen über 2.5 mg/dl (43 μmol/l) ist.

Einteilung der Hyperbilirubinämien

Prähepatischer Ikterus: Es liegt ein vermehrtes Bilirubinangebot vor. Häufigste Ursachen sind hämolytische Anämien, ineffektive Erythropoese, Infektionen, z. B. Malaria, Transfusionsreaktionen, Verbrennungen und die Resorption großer Hämatome.

Intrahepatischer Ikterus: Die weitaus häufigsten Ursachen beruhen auf einer infektiösen oder toxischen Schädigung des Leberparenchyms. Grundsätzlich in Frage kommen akute und chronische Virushepatitiden, bakterielle und parasitäre Lebererkrankungen, Lebermetastasen, Medikamenten-bedingte parenchymatöse und cholestatische Leberschäden, sowie Mitbeteiligung der Leber bei anderen Grundkrankheiten. Eine weitere bedeutsame Gruppe sind die Bilirubinstoffwechselstörungen.

Posthepatischer Ikterus: Er beruht auf einem mechanischen Verschluß der Gallenwege, z. B. Steinokklusion, Pankreaskopfkarzinom.

Labordiagnostische Differenzierung des Ikterus

Differentialdiagnostische Aussagen liefern
— Die Höhe des Bilirubinwertes.
— Der Bilirubinquotient direkt/gesamt.
— Der Quotient LDH/GOT.
— Der Quotient LDH/HBDH.
— Die Höhe der Aktivitäten von GPT, γ-GT und AP.

Eine Differenzierung des Bilirubins in eine direkte und indirekte Fraktion ist vorwiegend aussagekräftig zur Diagnostik des hämolytischen Ikterus, jedoch nur nach weitgehendem Ausschluß einer hepatobiliären Erkrankung und bei einem Gesamtbilirubin bis 3 mg/dl (51 μmol/l) /[14]/.

Prähepatischer Ikterus

Gegen einen prähepatischen Ikterus, verursacht durch Hämolyse oder Dyserythropoese, spricht ein Gesamt-Bilirubin über 6 mg/dl (102 μmol/l). Stärkere Erhöhungen werden nur bei Transfusionszwischenfällen und hämolytischen Krisen, z. B. bei Sichelzellanämie, gesehen /[15]/.

Wird bei der Bilirubindifferenzierung ein Quotient direkt/gesamt von ≧ 0.33 als Entscheidungskriterium gewählt, so ergibt sich zur Diagnose einer Hämolyse bei Gesamt-Bilirubin-Werten bis 3 mg/dl (51 μmol/l) eine diagnostische Sensitivität von 80% bei einer diagnostischen Spezifität von 86% /[16]/.

In der Abgrenzung zum hepatischen Ikterus sprechen ein Quotient LDH/GOT von ≧ 12, sowie ein Quotient LDH/HBDH ≦ 1.3 für einen hämolytischen Ikterus.

Hepatischer Ikterus

Liegt zusätzlich zur Hyperbilirubinämie die Erhöhung von Leberenzymen vor, ist ein prähepatischer Ikterus wenig wahrscheinlich und es ergibt sich die Fragestellung der Abgrenzung zum posthepatischen Ikterus.

Posthepatischer Ikterus

Beim Verschlußikterus werden selten Aktivitäten der GPT über 500 U/l gefunden /[15]/. Ein Kriterium der raschen Beurteilung des Erfolges einer invasiven Maßnahme der Beseitigung eines Verschlußes, ist die Verlaufsbeurteilung des konjugierten Bilirubins. Aufgrund seiner kurzen Halbwertszeit fällt es wesentlich schneller ab, als das Gesamt-Bilirubin /[16]/. Die Bestimmung des konjugierten Bilirubins darf nicht in Form der direkten Bilirubinbestimmung erfolgen, da mit dieser Methode auch das eine lange Halbwertszeit besitzende Delta-Bilirubin, erfaßt wird. Bei der Multilayer-Filmtechnik ist das nicht der Fall /[10]/.

Funktionelle Hyperbilirubinämie

Primäre Bilirubinstoffwechselstörungen sind das Gilbert-Syndrom, die Criggler-Najjar-Erkrankung, das Dubin-Johnson-Syndrom und das Rotor-Syndrom.

Die Abgrenzung gegenüber einer sekundären Bilirubinstoffwechselstörung (z. B. Leberparenchymschaden, Verschluß-Ikterus) erfolgt durch den Nachweis normaler Leberenzym-Aktivitäten. Die Differentialdiagnose der Bilirubinstoffwechselstörungen ist in Abb. 1 dargestellt.

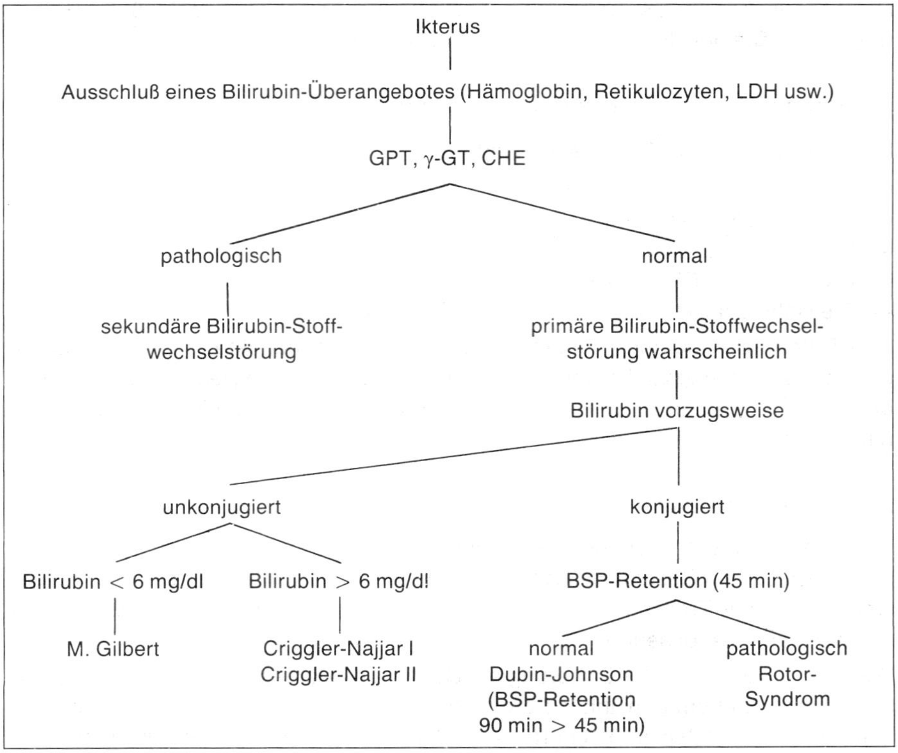

 Abb. 1 Differentialdiagnose der Bilirubinstoffwechselstörungen.

Erkrankungen mit prähepatischer, vorwiegend unkonjugierter Hyperbilirubinämie

Erkrankung	Bewertung
Korpuskulär hämolytische Anämien	Typische Befunde bei korpuskulär hämolytischen Anämien sind Retikulozytose, morphologisch veränderte Erythrozyten, positiver direkter Coombs-Test, Verminderung von Haptoglobin und Hämopexin, Hämoglobinurie, Hämosiderinurie, Urobilinogen vermehrt, keine Bilirubinurie. Die Erythrozytenüberlebenszeit ist verkürzt. Die Hyperbilirubinämie tritt erst auf, wenn die Hämolyserate über 5% beträgt (normal 0.8%), Werte über 5 mg/dl (85 µmol/l) sind selten, unkonjugiertes Bilirubin hat einen hohen Anteil am Gesamtbilirubin. Haben chronisch hämolytische Anämien höhere Bilirubinwerte als 5 mg/dl (85 µmol/l), ist eine Störung der Leberfunktion wahrscheinlich.
Extrakorpuskulär hämolytische Anämien, z. B. Transfusionsreaktion, Medikamente	Akute hämolytische Transfusionsreaktionen beruhen gewöhnlich auf einer AB0-Unverträglichkeit, seltener auf Unverträglichkeiten im Rh-System oder anderen Blutgruppensystemen. Hämolytische Reaktionen durch Unverträglichkeiten im AB0-System erfolgen wenige Minuten nach der Transfusion, sind stark und laufen intravaskulär ab (Sofortreaktion). Hämolytische Reaktionen aufgrund von Antikörpern gegen andere Blutgruppensysteme (z. B. Rh) laufen verzögert ab und sind milder (Frühreaktion). Spätreaktionen, die erst nach der Entwicklung eines Antikörpers auftreten, machen sich nicht vor der 2. Woche nach der Transfusion bemerkbar. Hyperbilirubinämien treten bei der Sofortreaktion erst nach 6 bis 12 Std. auf. Zeitlich im Vordergrund stehen klinische Symptome und die Hämolysezeichen wie Hämoglobinämie, Hämoglobinurie und der Haptoglobinabfall. Die Hämosiderinurie ist ein Spätsymptom (ab 2. Tag).
Ikterus neonatorum /[17]/	Für viele Neugeborene ist ein Ikterus vom 2. bis 3. Lebenstag an physiologisch. Es liegt eine unkonjugierte Hyperbilirubinämie vor. Pathologisch sind — Ikterus schon am 1.Tag (Ikterus praecox) mit Bilirubinwerten über 4 mg/dl (68 µmol/l). — Hyperbilirubinämie über 14 mg/dl (239 µmol/l) in den ersten 5 Lebenstagen (Ikterus gravis). — Ikterus über die beiden ersten Lebenswochen hinaus oder ein erst in der 2. Woche auftretender Ikterus (Ikterus tardus).
Morbus hämolyticus neonatorum (MHN) /[17]/	Symptome des MHN sind Ikterus praecox, Anämie (gravierend nicht selten erst in der 2. bis 3. Lebenswoche), Zeichen der extramedullären Blutbildung (Hepatosplenomegalie, Erythroblastose) und Ikterus gravis. Ursache des MHN sind eine Zerstörung kindlicher Erythrozyten durch diaplazentar von der Mutter auf das Kind übergetretene IgG-Antikörper gegen die Blutgruppenmerkmale des Rhesus-Systems oder des AB0-Systems.
Rhesus-Inkompatibilität	Die Mutter hat Antikörper gebildet gegen eines der Rhesusmerkmale D, C, c, E, e. Eine Inkompatibilität tritt, Aborte eingeschlossen, erst beim 2. Kind auf. Bei der Mutter ist der indirekte Coombs-Test positiv, beim Kind der direkte. Sind Mutter und Kind D-positiv oder D-negativ, muß nach einer Inkompatibilität der anderen Rhesusmerkmale

Erkrankungen mit prähepatischer, vorwiegend unkonjugierter Hyperbilirubinämie (Fortsetzung)

Erkrankung	**Bewertung**
	gefahndet werden. Beim Kind kann trotz Vorliegen des Merkmals D, in der Blutgruppenbestimmung eine D-negative Reaktion resultieren. Ursache ist eine totale Besetzung des D-Merkmals der kindlichen Erythrozyten mit D-Antikörpern von der Mutter.
AB0-Inkompatibilität	Kann schon bei der ersten Schwangerschaft auftreten, häufig betroffen sind Kinder mit den Merkmalen A, B einer 0-Mutter. Da die AB0-Merkmale erst am Ende der Fetalzeit voll ausgebildet sind, kommen Inkompatibilitäten bei Frühgeborenen nicht vor. Die Ausprägung eines stärkeren MHN ist seltener als bei der Rhesusinkompatibilität. Symptome und Befunde Ikterus praecox, Anämie, Coombs-Test direkt beim Kind negativ oder schwach positiv, Konstellation der Blutgruppenmerkmale Mutter/Kind 0/A oder 0/B.
Bilirubinenzephalopathie /[17]/	Gefährdet sind reif geborene, gesunde Kinder mit einem Bilirubinwert über 25 mg/dl (428 µmol/l). Frühgeborene und Kinder mit Azidose und Atemstörungen sind schon bei weitaus niedrigeren Werten gefährdet. Zur Verhinderung des Ikterus gravis gelten folgende Richtwerte für Phototherapie und Austauschtransfusion in Abhängigkeit vom Alter /[13, 18]/:

Alter (Std.)	Phototherapie mg/dl	Phototherapie µmol/l	Austauschtransfusion mg/dl	Austauschtransfusion µmol/l
8	> 6	> 103	> 10	> 171
16	> 7	> 120	> 11	> 188
24	> 8	> 137	> 12	> 205
32	> 9	> 154	> 13	> 222
40	> 10	> 171	> 15	> 257
48	> 11	> 188	> 16	> 274
56	> 12	> 205	> 16	> 274
64	> 12	> 205	> 17	> 291
72	> 13	> 222	> 18	> 308
80	> 13	> 222	> 19	> 325
88	> 14	> 239	> 19	> 325
96	> 14	> 239	> 19	> 325
104	> 15	> 257	> 20	> 342
112	> 15	> 257	> 21	> 359
120	> 15	> 257		
> 120	> 15	> 257		

Erkrankung	Bewertung
Lucey-Driscoll-Syndrom /[19]/	Intensive, vorübergehende, unkonjugierte Hyperbilirubinämie des Neugeborenen.

Erkrankungen mit prähepatischer, vorwiegend unkonjugierter Hyperbilirubinämie (Fortsetzung)

Erkrankung	**Bewertung**
Primäre Shunt-Hyperbilirubinämie /[19]/	Seltene Störung, die als Folge einer gesteigerten Bilirubinbildung im Knochenmark auftritt. Verläuft wechselnd, tritt gewöhnlich erst mit der Pubertät klinisch in Erscheinung.

Erkrankungen mit hepatischer, vorwiegend konjugierter Hyperbilirubinämie /[19]/

Erkrankung	**Bewertung**
Akute Virushepatitis A, B, Non A, Non B	Der Bilirubinanstieg läuft der Transaminaseerhöhung nach. Die unkomplizierte Form geht gewöhnlich mit Werten bis 20 mg/dl (342 µmol/l) einher. Die Dauer beträgt im Mittel 3 Wochen, der Maximalwert wird in der 2. Woche nach Beginn des Ikterus gemessen, bei leichten Fällen schon in der 1 Woche. Bei cholestatischer Verlaufsform sind die Bilirubinwerte höher, das Maximum der Hyperbilirubinämie wird im Mittel am Ende der 2. Woche erreicht, der Ikterus dauert 5 bis 6 Wochen. Bis zu 50% der Virushepatitiden kann anikterisch verlaufen.
Leberzirrhosen	Inaktive Leberzirrhosen haben selten ein Gesamtbilirubin über 1.5 mg/dl (26 µmol/l). Aktive Formen gehen intermittierend mit Erhöhungen unterschiedlichen Ausmaßes einher, oft ist das unkonjugierte Bilirubin stärker erhöht als das konjugierte. Primär biliäre Zirrhosen haben oft noch ein normales Gesamt-Bilirubin, bei schon pathologischer AP und dem Nachweis mitochondrialer Antikörper.
Fettleber	Leicht erhöhtes Gesamt-Bilirubin wird bei fettiger Infiltration der Leber als Zeichen einer sekundären Leberbeteiligung bei anderen Grunderkrankungen gefunden. Erhöht sind häufig dann auch die Transaminasen, die γ-GT und GLDH.
Lebertumor, Lebermetastasen, Leberabszeß	Gesamt-Bilirubin ist erst dann erhöht, wenn die Cholestase-anzeigenden Enzyme pathologisch sind.
Intrahepatische Cholestase Medikamente /[20]/. Bakterielle Infektionen	Medikamente können entweder durch eine direkt toxische Wirkung eine cholestatische Hepatose verursachen, der Effekt ist meist dosisabhängig, oder die Wirkung beruht auf einer dosisunabhängigen immunologisch gesteuerten Überempfindlichkeitsreaktion (sh. S. 122). Beschrieben sind Cholestasen durch Azathioprin, oral verabreichte Retinoide, 19-nor-Steroide mit einer Methyl- oder Äthylgruppe an der 17α-Position (anabole Steroide, Östrogene, Progestagene) Methimazol, D-Penicillamin, Indometazin, Phenothiazine. Bakterielle Infektionen, die eine intrahepatische Cholestase herbeiführen können, sind Salmonellosen und Leptospirosen. Häufiger aber sind Infektionen der Gallenwege, z. B. mit E. coli, Enterokokken, Klebsiellen die Ursache.
Rhabdomyolysen	Mäßiggradige Bilirubinerhöhungen treten bei massiven akuten Nekrosen der Skelettmuskulatur auf. Exzessive Werte von CK, LDH, GOT und eine Myoglobinurie sind typische Befunde.

Erkrankungen mit posthepatischer, vorw. konjugierter Hyperbilirubinämie (Forts.)

Erkrankung	Bewertung
Extrahepatische Cholestase z. B. durch Intraluminalen Gallengangsverschluß (Stein, Tumoreinbruch, Leberegel); Tumoren des Ductus choledochus (Gallengangskarzinom, Papillenkarzinom); Kompression des Choledochus (Pankreaskarzinom, Pankreatitis, Lymphome an der Leberpforte); Anatomische Varianten (Gallengangszysten, Duodenaldivertikel); Cholangitis.	Ursache ist die Behinderung des Gallenabflusses aufgrund eines teilweisen oder kompletten Verschlusses der Gallenwege. Beim totalen Verschluß des Gallengangs kommt es nach einer Latenzzeit von 3 Tagen bis 1 Woche zum Anstieg des Bilirubins im Serum, es folgt eine Phase der kontinuierlichen Zunahme von 1 bis 3 mg/dl (17 bis 51 µmol/l) täglich, bis am Ende der 2. Woche ein Plateau von etwa 15 bis 25 mg/dl (257 bis 428 µmol/l) erreicht wird. Der Anstieg ist langsamer als bei der akuten Hepatitis, das Plateau erreicht selten Werte über 30 mg/dl (513 µmol/l). Höhere Werte sprechen für Komplikationen, z. B. Nierenversagen, Infektionen, Hämolyse. Am häufigsten liegt der extrahepatischen Cholestase die Komplikation eines Gallensteinleidens oder ein maligner Pankreasprozeß zugrunde. Differentialdiagnostisch müssen folgende Formen der Cholangitis unterschieden werden: Akute bakterielle Entzündung, chronische nicht eitrige Cholangitis und die primär sklerosierende Cholangitis. Die Höhe der Hyperbilirubinämie hängt davon ab, ob sich ein inkomplettes oder seltener komplettes Verschlußsyndrom entwickelt. Auch wenn kein Ikterus vorliegt, ist bei der akuten Cholangitis der Urobilinogennachweis im Harn positiv.
Extrahepatische Gallengangsatresie	Bei Neugeborenen und jungen Säuglingen mit Hyperbilirubinämie ist nach Ausschluß einer hämolytischen Ursache die Differenzierung zwischen neonataler Hepatitis (z. B. durch Hepatitis B-, Zytomegalie-, Röteln-Virus) und der Gallengangsatresie erforderlich. Sie ist anhand des Verhältnisses Bilirubin direkt/indirekt nicht durchführbar, da bei beiden Erkrankungen gleiche Relationen vorliegen können. Der Nachweis der Gallengangsatresie ist möglich durch die quantitative Bestimmung von Lipoprotein-X vor und nach 14- bis 18tägiger Gabe von Cholestyramin. Fällt der Wert um mehr als 40% ab, ist eine extrahepatische Gallengangsatresie ausgeschlossen, ist der Abfall geringer oder steigt der Wert an, liegt der Verdacht auf eine Gallengangsatresie vor und eine diagnostische Laparatomie ist gerechtfertigt.
Idiopathische rezidivierende Cholestase	Wahrscheinlich autosomal rezessive Erkrankung. Die klinische Symptomatik kann schon im Säuglings- und Kleinkindalter, aber auch erst später z. B. mit 25 Jahren auftreten. Es handelt sich um einen intermittierend auftretenden Verschlußikterus. Ein Schub kündigt sich an durch Müdigkeit, Übelkeit, Appetitlosigkeit, Druck im rechten Oberbauch und dauert mehrere Monate. Die Bilirubinwerte sind 9 bis 44 mg/dl (154 bis 753 µmol/l), überwiegend unkonjugiertes Bilirubin liegt vor. Im Schub sind die Transaminasen mäßig, die AP stark erhöht und die Bromsulfalein-Retention ist vermehrt.

Funktionelle Hyperbilirubinämien

Erkrankung	Beurteilung
Gilbert-Syndrom	Der Begriff Gilbert-Syndrom umfaßt eine heterogene Gruppe hereditärer vorwiegend unkonjugierter Hyperbilirubinämien mit einem Gesamt-Bilirubin von gewöhnlich

Funktionelle Hyperbilirubinämien (Fortsetzung)

Erkrankung	Beurteilung
	kleiner als 6 mg/dl (103 µmol/l). Es ist die häufigste funktionelle Hyperbilirubinämie, das Gesamt-Bilirubin steigt nicht selten erst unter Belastung signifikant an, z. B. durch Fasten infolge Gewichtsreduktion, Schwangerschaftserbrechen, Infekte, Streßsituationen. Das Krankheitsbild tritt vielfach erst im Adoleszenten- oder Erwachsenenalter auf. Klinische Beschwerden können fehlen, oft wird aber geklagt über Ermüdung, Völlegefühl, Druckempfindlichkeit der Leber, Verstopfung, Kopfschmerzen, Reizbarkeit, Depressionen /[19]/. Untersuchungen zur Abklärung sh. Tab. 1.
Crigler-Najjar-Syndrom /[15]/	Wird auch als konnataler, nicht hämolytischer Ikterus bezeichnet. Vorwiegend unkonjugiertes Bilirubin ist erhöht. Es werden 2 Typen unterschieden aufgrund der Höhe des Gesamt-Bilirubins, des Ansprechens auf Phenobarbital-Therapie und der Häufigkeit des Auftretens eines Kernikterus. Typ 1 hat Bilirubinwerte über 20 mg/dl (342 µmol/l), spricht auf Phenobarbital nicht an und geht häufiger mit einem Kernikterus einher. Typ II wird manchmal erst nach der Pubertät manifest, hat Bilirubinwerte von 6—22 mg/dl (103—376 µmol/l) und spricht an auf Phenobarbital mit einer deutlichen Senkung des Bilirubins.
Dubin-Johnson-Syndrom /[15, 19]/	Autosomal rezessive Erkrankung, die erst zwischen dem 10. und 25. Lebensjahr klinisch evident wird. Das Lebergewebe ist makroskopisch dunkel, ursächlich liegt eine Ausscheidungsstörung für Bilirubin und andere organische Ionen, z. B. Bromsulfalein, Röntgenkontrastmittel, Bengalrosa vor. Die Hyperbilirubinämie beträgt 2 bis 5 mg/dl (34 bis 85 µmol/l), kann jedoch auch Werte bis 20 mg/dl (342 µmol/l) erreichen. Das konjugierte Bilirubin hat einen Anteil von etwa 50%. Der Ikterus ist diskret, kann zeitweise fehlen und wird stärker beim Auftreten von klinischen Beschwerden (Schmerz oder Druck im Oberbauch, Ermüdbarkeit, Schwäche, Appetitlosigkeit). Ein Schub kann ausgelöst werden durch Streß, Menstruation, Alkohol und 19-nor-Steroide mit Methyl- oder Äthylgruppe an 17-α-Position. Die Bromsulfalein-Retention ist normal nach 45 min. und 90 min. nach Injektion höher als nach 45 min. Leichte Erhöhungen der AP kommen vor.
Rotor-Syndrom /[15, 19]/	Familiäre Hyperbilirubinämie mit Erhöhung des konjugierten Serumbilirubins. Das konjugierte Bilirubin überschreitet selten 5 mg/dl (85 µmol/l). Die Bromsulfalein-Retention ist deutlich erhöht, es kommt jedoch nicht wie beim Dubin-Johnson-Syndrom zu einem Wiederanstieg nach 90 min. Die Leber ist makroskopisch normal.

Tab. 1 Untersuchungen zur diagnostischen Abklärung des Gilbert-Syndroms

Untersuchung	Befund
Fasten 48stündige Kalorieneinschränkung auf 400 kcal/Tag	Beim Gilbert-Syndrom kommt es wie bei Normalpersonen zu einem Anstieg des Gesamt-Bilirubins im Mittel auf das 1.8fache. Bei Patienten mit Leberparenchymschäden ist das nicht der Fall /[22]/.

Tab. 1 Untersuchungen zur diagnostischen Abklärung des Gilbert-Syndroms (Fortsetzung)

Untersuchung	Befund
Bromsulfalein-Test	Ist bei etwa 30% der Patienten mit Gilbert-Syndrom pathologisch.
Nikotinsäure-Test Blutentnahme zur Bestimmung des Bilirubin-Basalwertes, intravenöse Gabe von 50 mg Nikotinsäure, weitere Blutentnahmen zur Bilirubinbestimmung 1, 1.5, 2, 3, 4, 5 Std. nach Applikation.	Personen ohne Morbus-Gilbert haben einen Anstieg des unkonjugierten Bilirubins auf das Doppelte des Ausgangswertes nach 1 1/2 Std. Der Ausgangswert wird nach 5 Std. wieder erreicht. Beim Morbus Gilbert wird ein entsprechender Anstieg erst nach 12 Std. erreicht und nach 17 Std. besteht noch ein Wert von etwa 50% des Maximalwertes /[23]/. Als Nebenwirkungen des Nikotinsäure-Tests können auftreten: Gesichts- und Körperröte, Wärmegefühl, Schock (Corticosteroide zur Schockbekämpfung bereithalten).

Hinweise und Störungen

Referenzbereich: Die Bilirubinkonzentration unterliegt Tagesschwankungen, morgens sind die Werte höher als abends. Der Referenzbereich ist Methoden-abhängig, der obere Grenzwert wird zwischen 1.1 und 1.4 mg/dl (19 und 24 µmol/l) angegeben.

Gesamt-Bilirubin nach Jendrassik-Grof oder Malloy-Evelyn: Erfaßt unkonjugiertes, konjugiertes und Delta-Bilirubin. Hämoglobinwerte über 1 g/l täuschen falsch niedrige Gesamt-Bilirubinwerte vor. Der Fehler ist abhängig von der Meßwellenlänge, Inkubationszeit, Bilirubinkonzentration und Art der Leerwertbildung /[24]/. Die Bilirubinbestimmung hat von den klinisch-chemischen Methoden die geringste analytische Zuverlässigkeit /[25]/. Ascorbinsäure bis 50 mg/l stört nicht.

Gesamt-Bilirubin mit der DPD-Methode: Indikan täuscht falsch hohe Bilirubinwerte vor /[26]/. Ein Anstieg des Indikans im Plasma wird bei chronischer Niereninsuffizienz und bei Ileus gefunden.

Direktes Bilirubin: Aufgrund der unterschiedlichen Testmethoden (Konzentration des Diazoreagenzes, pH-Wert des Reaktionsansatzes, Reaktionszeit, Art der Kalibration) ist die Vergleichbarkeit der Werte für direktes Bilirubin von Labor zu Labor noch schlechter als wie für Gesamt-Bilirubin /[27]/. Methoden, bei denen die Probe im Reaktionsansatz zuerst mit Salzsäure verdünnt wird, und die eine Reaktionszeit von etwa 10 min. haben, erfassen etwa 65—75% des konjugierten Bilirubins, 80—95% des Delta-Bilirubins und 1—3% des unkonjugierten Bilirubins /[28, 29]/.

Schon geringe Hämoglobinkonzentrationen, unter 0.5 g/l, täuschen ein falsch niedriges direktes Bilirubin vor.

Aufgrund schlechter Präzision bei niedrigen Werten sollte das direkte Bilirubin nur bestimmt werden, wenn das Gesamt-Bilirubin höher als 2 mg/dl (35 µmol) ist.

Direkte spektrophotometrische Bilirubinbestimmung: Ist nur bei Neugeborenen einsetzbar. Diese haben vorwiegend indirektes Bilirubin und kaum Karotine im Plasma. Hämoglobin stört nicht, da es durch die Messung bei 2 Wellenlängen kompensiert wird. Die häufigste Störung, die falsch hohe Werte vortäuscht, sind Trübungen des Plasmas, denn die durch sie verursachte Lichtstreuung ist bei 455 nm größer als bei 575 nm.

Zur Indikationsstellung einer Austauschtransfusion darf die direkte spektrophotometrische Bilirubinbestimmung nicht die alleinige Analysenmethode sein, die zusätzliche Bestimmung mit einer Azofarbstoffmethode (Jendrassik/Grof, DPD) wird empfohlen /[6, 30]/.

Medikamente: Arzneimittel oder deren Metabolite, die mit diazotierter Sulfanilsäure eine auch im alkalischen Milieu beständige unspezifische Farbreaktion ergeben, täuschen falsch hohe Werte vor, z. B. α-Methyldopa, p-Aminosalizylsäure, Chloramphenicol, gewisse Tetrazykline. Niereninsuffiziente Hypertoniker, die mit Propranolol behandelt werden, können falsch hohe Bilirubinwerte haben, da der Propranololmetabolit in die Diazoreaktion mit eingeht.

Stabilität: Bei intensiver Sonnenbestrahlung Abfall um bis zu 30% nach 1 Std. Bei normaler Raumtemperatur und abgedunkelt mindestens 8 Std. stabil.

Pathophysiologie

80 bis 85% des täglich gebildeten Bilirubins entsteht aus dem Hämoglobinabbau überalterter Erythrozyten. Die etwa 120 Tage alten Erythrozyten werden von Makrophagen des retikuloendothelialen Systems aufgenommen und der Hämring oxidativ geöffnet durch das Enzym Hämoxygenase. Das Hämoglobinmolekül zerfällt in seine Komponenten, Globin wird metabolisiert, Eisen von Ferritin gebunden und das durch die Spaltung des Hämrings entstandene Biliverdin durch die Biliverdinreduktase in Bilirubin umgewandelt.

Aus 1 g abgebautem Hämoglobin entstehen 34 mg Bilirubin, täglich werden etwa 250 mg Bilirubin durch den physiologischen Blutabbau gebildet. Die restlichen 15 bis 20% des täglichen Bilirubinanfalls resultieren aus dem Abbau von Häm-haltigen Proteinen wie Myoglobin, Cytochrome, Katalasen und fallen an bei physiologischen Reifungsstörungen der Erythrozyten im Knochenmark (ineffektive Erythropoese). Die ineffektive Erythropoese ist z. B. stark vermehrt bei megaloblastären Anämien (Perniziosa), Thalassämien, Porphyrien und großen Blutverlusten. Bei diesen Zuständen kann bis zu 80% des Bilirubins aus ineffektiver Erythropoese resultieren.

Mit der Hochdruckflüssigkeitschromatographie kann Serumbilirubin in die 4 Fraktionen δ-Bilirubin, dikonjugiertes Bilirubin, monokonjugiertes Bilirubin und unkonjugiertes Bilirubin getrennt werden /[2]/. Die große Zahl der Wasserstoffbrückenbindungen innerhalb des Bilirubinmoleküls ist verantwortlich für die geringe Löslichkeit bei pH 7.4. Die Wasserlöslichkeit des unkonjugierten Bilirubins beträgt nur 0.006 mg/dl (0.1 μmol/l). Im Plasma liegt das unkonjugierte Bilirubin deshalb entweder an Albumin angelagert vor, etwa 80—100 mg Bilirubin können an das Albumin von 100 ml Plasma angelagert sein, oder das unkonjugierte Bilirubin ist kovalent gebunden an Albumin (δ-Bilirubin).

Unkonjugiertes Bilirubin ist gut fettlöslich, die Wasserlöslichkeit nimmt bei alkalischem pH-Wert zu. Aufgrund der Fettlöslichkeit kann es beim Morbus hämolyticus neonatorum ab Konzentrationen von 15 mg/dl (257 μmol/l) zur Anreicherung im Zentralnervensystem und bei noch höheren Konzentrationen zur Ausbildung eines Kernikterus kommen. Da die Anlagerung von unkonjugiertem Bilirubin an Albumin bei Azidose abnimmt und auch durch bestimmte Pharmaka, z. B. Salizylsäure, beeinträchtigt wird, können beide Faktoren die Ausbildung eines Kernikterus begünstigen.

In den Lebersinusoiden wird Bilirubin vom Albumin abgelöst, permeiert die Zellmembran, wird im Zytoplasma des Hepatozyten an die Bindungsproteine Y und Z gebunden und von diesen an das glatte endoplasmatische Retikulum zur Glucuronidierung abgegeben. Beim Gilbert-Syndrom liegt eine Aufnahmestörung für Bilirubin vor, vermutet wird ein Defekt des Y-Proteins. Auch die Bilirubinerhöhung des Gesunden beim prolongierten Fasten soll auf dem Verschwinden des Y-Proteins beruhen.

In den Mikrosomen wird Bilirubin unter Einwirkung der Uridyldiphosphat-Glucuronidase (UDPG) glucuronidiert und gebildetes Bilirubinmono- und -diglucuronid ausgeschieden. Die Glucuronidierungskapazität beträgt etwa das 20fache des physiologischen Bilirubinanfalls. Beim Crigler-Najjar-Syndrom soll ein UDGP-Defekt vorliegen.

Die Ausschleußung des Bilirubins aus dem Hepatozyten in die Gallenkapillaren ist energieabhängig und der langsamste Prozeß im Bilirubinmetabolismus. Die gesunde Leber vermag täglich etwa 1 g glucuronidiertes Bilirubin, also etwa das 2- bis 5fache des physiologischen Anfalls auszuscheiden. Eine Hemmung des Ausscheidungsmechanismus durch Medikamente oder Bromthalein führt zur Anreicherung des glucuronidierten (konjugierten) Bilirubins in der Leberzelle mit anschließender Abgabe in das Plasma. Beim Dubin-Johnson-Syndrom und Rotor-Syndrom liegen Ausscheidungsstörungen für glucuronidiertes Bilirubin vor.

Glucuronidiertes Bilirubin ist wasserlöslich, glomerulär filtrierbar und tritt physiologischerweise in nicht meßbaren Mengen in das Plasma über. Die Hyperbilirubinämie bei akuter Virushepatitis beruht auf dem Übertritt von konjugiertem Bilirubin aus den Gallenkapillaren in das Blut aufgrund einer Schädigung des Leberparenchyms. Es erscheint ebenfalls Bilirubin im Harn.

Das konjugierte Bilirubin gelangt über die Gallenwege in den Darm. Durch intestinale Bakterien entsteht Urobilinogen. Etwa 70% des gebildeten Urobilinogens werden intestinal reabsorbiert, über die Pfortader zur Leber transportiert und wieder in die Gallenwege ausgeschieden (enterohepatischer Kreislauf). Die tägliche Urobilinogenausscheidung im Harn beträgt 2 bis 4 mg. Sie ist 2- bis 3fach erhöht bei vermehrtem Bilirubinanfall (z. B. hämolytischer Anämie) und 4 bis 10fach erhöht bei Leberparenchymschäden (z. B. akute Virushepatitis) oder bei Vorhandensein eines portokavalen Shunts.

Durch einen Verschluß der Gallenwege wird der enterohepatische Kreislauf des Urobilinogens unterbrochen und der Urobilinogennachweis ist bei Bestehen einer Bilirubinurie negativ.

δ-Bilirubin hat aufgrund seiner kovalenten Bindung an Albumin eine Halbwertszeit von etwa 15 Tagen. Es wird nicht nachgewiesen beim Gesunden, dem Gilbert-Syndrom /[31]/ und der Säuglings-Hyperbilirubinämie. Der Anteil des δ-Bilirubins bei Erkrankungen mit konjugierter Hyperbilirubinämie, z. B. dem parenchymatösen Ikterus und dem Verschlußikterus, kann in der akuten Phase 20 – 50% des Gesamt-Bilirubins betragen. Bei Besserung des klinischen Zustandes und Abnahme des Gesamt-Bilirubins kann der Anteil von δ-Bilirubin auf 50 – 90% ansteigen.

Bei konjugierten Hyperbilirubinämien, insbesondere dem Verschlußikterus, ist der rasche Abfall des konjugierten Bilirubins (Halbwertszeit nur Stunden) der empfindlichste Indikator einer kompletten Beseitigung der Okklusion /[32]/. Zur Verlaufsbeurteilung der konjugierten Hyperbilirubinämie sind jedoch die Verfahren zur Bestimmung des Gesamt-Bilirubins ungeeignet, da beide das δ-Bilirubin mit einer Halbwertszeit von 15 Tagen mitmessen. Die Verlaufsbeurteilung des konjugierten Bilirubins ist jedoch möglich, wenn Bestimmungsverfahren eingesetzt werden, mit denen δ-Bilirubin nicht, aber unkonjugiertes Bilirubin erfaßt wird, z. B. die Multilayer-Filmtechnik.

Literatur

1. *Künzle, C., C. Maier, J. R. Ruttner:* J. Lab. Clin. Med. *67:* 294 (1966). The nature of four bilirubin fractions from serum and of three bilirubin fractions from bile.
2. *Lauf, J. J., M. E. Kasper, T. W. Wu* et al.: Clin. Chem. *28:* 629 (1982). Isolation and characterization of a fraction of bilirubin in serum that is firmly bound to protein.
3. *Jendrassik, L., P. Grof:* Biochem. Zschr. *297:* 81 (1938). Vereinfachte photometrische Methoden zur Bestimmung des Bilirubins.

4. *Malloy, H. T., K. A. Evelyn:* J. Biol. Chem. *119:* 481 (1937). The determination of bilirubin with the photoelectric colorimeter.
5. *Wahlefeld, A. W., G. Herz, E. Bernt:* Scand. J. Clin. Lab. Invest. 29, Suppl. 126, Abstr. 11.12. Modification of the Malloy-Evelyn method for a simple, reliable determination of total bilirubin in serum.
6. *Kupke, J. R.:* Z. Geburtsh. Perinat. *181:* 456 (1977). Die photometrische Mikrobestimmung von Bilirubin in unverdünntem Kapillarplasma von Neugeborenen.
7. *Appel, W., L. Thomas:* Lab. Med. *8:* 248 (1984). Gegenwärtiger Stand der quantitativen Teststreifenanalytik: Bilirubinbestimmungen bei Erwachsenen und Neugeborenen.
8. *Dappen, G. M., M. W. Sundberg, T. W. Wu* et al.: Clin. Chem. *29:* 37 (1983). A diazo-based dry film for determination of total bilirubin in serum.
9. *Perry, B. W., B. T. Doumas, G. Buffone* et al.: Clin. Chem. *32:* 329 (1986). The measurement of total bilirubin by a bilirubin oxidase method.
10. *Wu, T. W., M. W. Sundberg, D. M. Powers et al.:* Clin. Chem. *30:* 1304 (1984). The Kodak Ektachem clinical slide for simultaneous determination of unconjugated and sugar conjugated bilirubin.
11. *Weigl, E., H. Bach, D. Krieg:* Med. Klin. *70:* 664 (1975). Serumbilirubinwerte in der gesunden Bevölkerung.
12. *Witt, J., Ch. Trendelenburg:* J. Clin. Chem. Clin. Biochem. *20:* 237 (1982). Gemeinsame Studie zur Erstellung von Richtwerten für klinisch-chemische Kenngrößen im Kindesalter.
13. *v. Loewenich, V.:* Das gesunde und das kranke Neugeborene. In: *Käser O., V. Friedberg, K. G. Ober, K. Thomsen, J. Zander:* Gynäkologie und Geburtshilfe, Bd. II, 2, 19. Thieme, Stuttgart (1981).
14. *Müller-Lissner, St., K. Horn:* Dtsch. Med. Wschr. *109:* 1048 (1984). Leserbrief zu Lit. 16.
15. *Schmidt, W., F. W. Schmidt:* Dtsch. Med. Wschr. *109:* 139 (1984). Diagnostik des Ikterus.
16. *Müller-Lissner, St., A. Presch, A. König, A. Sonnenberg, K. Horn:* Dtsch. Med. Wschr. *109:* 576 (1984). Fraktionierung des Serumbilirubins wertlos?
17. *Harper, R. G., C. G. Sia, C. M. P. Kierney:* Clinics in Perinatology *7:* 75 (1980). Kernicterus 1980: Problems and practices viewed from the perspective of practicing clinican.
18. *Seitz, B., F. K. Friederiszick:* Pädiatr. Praxis *10:* 193 (1970). Lichttherapie bei Neugeborenenhyperbilirubinämie.
19. *Dölle, W.:* Dtsch. Ärztebl. *79:* 45 (1982). Hyperbilirubinämie.
20. *Brandt, K. H.:* Medica *3:* 263 (1982). Orale Kontrazeptiva und Leber.
21. *Poley, J. R., M. Burdelski:* Leber, Magen, Darm *9:* 55 (1979). Möglichkeiten der klinisch-chemischen und nuklear-medizinischen Diagnostik des Cholestase-Syndroms.
22. *Lämmli, J., B. Cueni, P. Möhr, M. Schmidt:* Dtsch. Med. Wschr. *98:* 1704 (1973). Fastenhyperbilirubinämie.
23. *Röllinghoff, W., G. Baumgartner, R. Preisig:* Gut *22:* 663 (1981). Nicotinic acid test in the diagnosis of Gilbert-syndrome: correlation with bilirubin-clearance.
24. *Woerd-de Lange, J. A., W. G. Guder, E. Schleicher* et al.: J. Clin. Chem. Clin. Biochem. *21:* 437 (1983). Studies on the interference by hemoglobin in the determination of bilirubin.
25. *Doumas, B. T., B. Sasse, J. V. Straumfjord:* Clin. Chem. *19:* 984 (1973). Standardization in bilirubin-assays: evaluation of selected methods and stability of bilirubin solutions.
26. *Poon, R., I. H. Hinberg:* Clin. Chem. *31:* 92 (1985). Indican interference with six commercial procedures for measuring total bilirubin.
27. *Alpers, J., D. Chan, G. Graham et al.:* Clin. Chem. *31:* 989 (1985). Interlaboratory comparsion of direct bilirubin methods.
28. *Lo, D. H., T. M. Wu:* Clin. Chem. *29:* 31 (1983). Assessment of the fundamental accuracy of the Jendrassik-Grof total and direct bilirubin assays.
29. *Doumas, B. T., T. W. Wu, B. Jendrezyczak* et al.: Clin. Chem. *30:* 971 (1984). The reaction of bilirubin firmly bound to albumin (δ-Bilirubin) with the diazo reagent.
30. *Sitzmann, F. C.:* Pädiatr. Praxis *15:* 295 (1975). Wie zuverlässig ist die Mikro-Bilirubinbestimmung im Serum, wie breit streuen die Ergebnisse mit verschiedenen Methoden?
31. *Weiss, J. S., A. Gautam, J. J. Lauff* et al.: New Engl. J. Med. *309:* 147 (1983). The clinical importance of a protein-bound fraction of serum bilirubin in patients with hyperbilirubinemia.
32. *Arvan, D., T. L. Shirey:* Ann. Clin. Lab. Sci. *15:* 252 (1985). Conjugated bilirubin: a better indicator of impaired hepatobiliary excretion than direct bilirubin?

Harnsäure

Indikation

Klinische Beschwerden, die auf eine Gicht hinweisen.
Kontrolle der Gichtbehandlung.
Symptome und Befunde, die den Verdacht auf eine Hyperurikämie begründen, z. B. Übergewicht, Störung der Kohlenhydrattoleranz, Fettstoffwechselstörung, Urolithiasis, Hypertonie, Nierenerkrankung, frühzeitige schwere Artherosklerose, Fettleber.
Gicht in der Familie.
Hämoblastosen.
Zytostatische Therapie und Röntgenbestrahlung.

Bestimmungsmethoden

Prinzip: Eingesetzt werden Verfahren, bei denen als erste Reaktion die Umsetzung von Harnsäure zu Allantoin und Wasserstoffperoxid durch Uricase in Gegenwart von Luftsauerstoff erfolgt

$$\text{Harnsäure} + 2H_2O + O_2 \xrightarrow{\text{Uricase}} \text{Allantoin} + CO_2 + H_2O_2$$

Als Nachweisreaktion kann entweder die Abnahme der Harnsäurekonzentration bei 293 nm direkt photometrisch gemessen werden, enzymatischer UV-Test /[1]/, oder mit O_2-Elektroden wird der Sauerstoffverbrauch bestimmt.

Für die Routinediagnostik gehen alle weiteren Nachweisreaktionen vom Wasserstoffperoxid aus.

— Reaktion nach *Kageyama*: H_2O_2 setzt in Gegenwart von Katalase Methanol zu Formaldehyd um. Dieser reagiert mit Azetylaceton in Gegenwart von Ammoniumionen zu einem gelben Farbstoff, dessen Absorption bei 410 nm gemessen wird /[2]/.

— Reaktion nach *Trinder*: H_2O_2 reagiert in Gegenwart von Peroxidase mit einem Chromogen-System aus Phenol und 4-Aminophenazon zu einem roten Chinonimin, dessen Absorption bei etwa 500 nm liegt /[3]/. Für diese Methode gibt es eine Reihe von Modifikationen, die alle bei der Phenolkomponente ansetzen. Es werden entweder chlorierte Phenole oder chlorierte Benzolsulfonsäure eingesetzt /[4]/.

— ALDH-Reaktion nach *Haeckel*: Wasserstoffperoxid setzt in Gegenwart von Katalase Äthanol zu Azetaldehyd um. Dieser wird durch Aldehyd-Dehydrogenase (ALDH) zu Azetat oxidiert. Der dabei entstehende Wasserstoff wird auf NADP übertragen, und die Absorption von $NADPH_2$ z. B. bei 340 nm gemessen /[5]/.

Untersuchungsmaterial

Serum, Plasma (kein EDTA, Citrat, Oxalat) 0.5 ml

Referenzbereiche

Erwachsene /[6]/	2.5 — 5.7	(149 — 339)
	3.5 — 7.0	(208 — 416)
Kinder/[7]/	2.0 — 6.0	(119 — 357)

Angaben in mg/dl (µmol/l)
Umrechnung in Stoffmengenkonzentration: mg/dl x 59.485 = µmol/l

Bewertung

Die Untersuchungen zur Serumharnsäurekonzentration haben in großen epidemiologischen Studien anhand der Verteilungskurven erbracht, daß eine statistische Abgrenzung normaler von erhöhten Werten nicht eindeutig möglich ist. Aufgrund klinischer Erfahrungen spricht man von Hyperurikämie, wenn bei Frauen die Konzentration von 6.0 bis 6.5 mg/dl (357 bis 387 µmol/l) und bei Männern von 7.0 mg/dl (416 µmol/l) überschritten wird /[8]/.

Die Prävalenz der Hyperurikämie in der erwachsenen Bevölkerung der Industrieländer wird auf 20—25% veranschlagt /[9]/.

Pathogenetisch werden unterschieden

— Primäre Hyperurikämien. Sie sind erblich bedingt und beruhen zu über 90% auf einer Störung der tubulären Harnsäuresekretion und zu weniger als 10% auf einer vermehrten endogenen Harnsäuresynthese.

— Sekundäre Hyperurikämien. Sie resultieren entweder aus Grunderkrankungen, die mit vermehrter Harnsäurebildung oder verminderter renaler Harnsäureausscheidung einhergehen (Tab. 1) oder auf der langdauernden Einnahme bestimmter Pharmaka (Tab. 2).

Tab. 1 Wichtige Ursachen sekundärer Hyperurikämien /[8]/

Vermehrte Harnsäurebildung	Verminderte renale Harnsäureausscheidung
Hämoblastosen Chron. myeloische Leukämie Polyzythämia vera (Sekundäre Polyglobulie bei Herz- und Lungenkrankheiten) Osteomyelosklerose	Nierenkrankheiten Hyperlactazidämien Hohe Alkoholkonzentration Glucose-6-phosphatase-Mangel Bartter-Syndrom
(hämolytische Anämien) Glucose-6-phosphatase-Mangel	Ketoazidosen Fasten Diabetes mellitus
(Vermehrte Zufuhr von Nahrungspurinen)	Arzneimittel Bleivergiftung

Tab. 2 Einfluß von Arzneimitteln auf die Serumharnsäurekonzentration /[8]/

Senkung	Erhöhung
Xanthinoxydasehemmer (Allopurinol)	Zytostatika
Urikosurika Salizylate (> 3 g/Tag)	Saluretika Salizylate (< 3 g/Tag)
Phenylbutazon in höherer Dosierung Oxyphenbutazon in höherer Dosierung	Phenylbutazon in niedriger Dosierung Oxyphenbutazon in niedriger Dosierung
Phenylindandion Cumarine Corticoide	Ethambutol Pyrazinamid Niridazol (niedrige Dosis) Fructoseinfusion, Sorbit, Xylit

Klinisch manifest als Gicht wird eine Hyperurikämie meist und spätestens mit dem akuten Gelenkbefall (Arthritis urica) /[9]/. Sie betrifft beim ersten Anfall, in etwa 80% der Fälle, das Großzehengrundgelenk. Die Wahrscheinlichkeit des Auftretens eines

Gichtanfalles ist abhängig von der Höhe des Harnsäurewertes (Tab. 3). Auf etwa 10—20 Hyperurämiker kommt ein Gichtkranker, das Verhältnis von Männern zu Frauen beträgt 7:1. Bei Männern liegt der Gipfel der Erstmanifestation der Gicht (Auftreten der Arthritis urica) im dritten Lebensjahrzehnt /9/. Bei Frauen liegt er in der Menopause, da dann erst den Männern vergleichbare Harnsäurekonzentrationen im Plasma auftreten. Die Kriterien zur Sicherung der Diagnose Gicht sind in Tab. 4 aufgeführt.

Tab. 3 Häufigkeit des Auftretens einer Arthritis urica in Abhängigkeit von der Höhe der Harnsäurekonzentration im Serum /10/

Harnsäurekonzentration	Häufigkeit (%)
< 6.0 (< 357)	0.6
6.0—6.9 (357—410)	1.9
7.0—7.9 (416—470)	16.7
8.0—8.9 (476—529)	25.0
≧ 9.0 (≧ 535)	90.0

Angaben in mg/dl (µmol/l)

Kann eine sekundäre Hyperurikämie ausgeschlossen werden, sind zur Differenzierung der primären Hyperurikämien folgende weitere Untersuchungen möglich

— Bestimmung der renalen 24 Std.-Harnsäure-Ausscheidung (sh. S. 238).
— Ermittlung des Quotienten Harnsäure/Creatinin im Spontanurin (sh. S. 239).
— Bestimmung von Schlüsselenzymen des Purinstoffwechsels in den Erythrozyten, z. B. Hypoxanthin-Guanin-Phosphoribosyl-Transferase.

Für die Lebenserwartung der Gichtkranken sind nicht die Gelenkveränderungen ausschlaggebend, sondern die Schädigung der Nieren und des Gefäßsystems. Gicht ist eine schwere Allgemeinkrankheit, die häufig kombiniert ist mit anderen Risikofaktoren der Arteriosklerose /11/ wie Übergewicht, Bluthochdruck, Hyperlipidämie, diabetischer Stoffwechselstörung, Fettleber und weiteren Begleitkrankheiten (Tab. 5). Zur weiteren Gichtdiagnostik werden die in Tab. 6 genannten Laboruntersuchungen empfohlen.

Hypourikämien mit Harnsäurewerten unter 2 mg/dl (119 µmol/l) sind meist zufällige Befunde. Sie können Medikamenten-bedingt sein oder das Symptom einer Grund-

Tab. 4 Kriterien zur Sicherung der Diagnose Gicht /9/

1. Akuter Anfall
   — Entweder beobachtet oder typisch geschildert.
   — Harnsäurekristall-Nachweis in Synovialflüssigkeit.
   — Rasches Ansprechen der Gelenkschmerzen auf Colchizin.
2. Uratablagerung (Tophus)
   — Weichteiltophus (Murexidprobe positiv).
   — Knochentophus (typische Röntgen- und histol. Befunde).
3. Hyperurikämie

Tab. 5 Begleitkrankheiten bei Gicht /12/

1. Übergewichtigkeit in mehr als 50% der Fälle
2. Urat-Nephropathie in 70—100%
3. Arterielle Hypertension in 40—80%
4. Hyperlipoproteinämie in 40—100%
5. Fettleber mit oder ohne Mesenchymaktivierung in 60—90%

Tab. 5 Begleitkrankheiten bei Gicht (Fortsetzung)

6. Störungen im Kohlenhydratstoffwechsel in 40—60% davon manifester Diabetes mellitus in 10—25%, klinisch-asymptomatischer D. m. in 25—35%
7. Frühzeitige schwere Atherosklerose
8. Manisch-depressive Stimmungslagen

krankheit. Jede nicht durch Medikamente bedingte Hypourikämie muß diagnostisch abgeklärt werden.

Tab. 6 Untersuchungen der erweiterten Gichtdiagnostik

Blut	**Harn**
Glucose, nüchtern oder postprandial	Testreifen-Sieb (Glucose, Protein, pH-Wert, Erythrozyten, Leukozyten)
Cholesterin, Triglyceride	Mikroalbuminurie-Untersuchung, sh. S. 430
GPT, γ-GT, CHE	
Creatinin	Bakterurie-Untersuchung

Erkrankungen und Zustände, die eine Hyperurikämie verursachen können /[8, 9, 11, 13, 14]/

Erkrankung	**Beurteilung**
Primäre Hyperurikämie und Gicht	Im akuten Gichtanfall liegen die Harnsäurewerte häufig über 8 mg/dl (476 µmol/l), Werte in dieser Höhe sind jedoch nicht obligat. Weitere Befunde sind neben den Gelenkbeschwerden eine erhöhte Blutsenkungsreaktion sowie eine Leukozytose mit Linksverschiebung. Auslöser eines Anfalls sind: Überreichliche Mahlzeit, stärkerer Alkoholgenuß, körperliche und psychische Belastungen, Temperatur- und Klimawechsel. Unter ausreichender Therapie des akuten Anfalls mit Indometazin oder Colchizin kommt es innerhalb von 24 Std. zu einem Abfall des Harnsäurewertes um mindestens 20%.
Lesch-Nyhan-Syndrom /[14]/	Es handelt sich um eine x-chromosomal rezessiv vererbbare Störung, die zur Gicht im Kindesalter führt. Es liegt ein Aktivitätsmangel der Hypoxanthin-Guanin-Phosphoribosyl-Transferase (HGPRT) vor. Klinisch stehen im Vordergrund Verkalkungen der Nieren und ableitenden Harnwege, Gelenksymptome, Wesensveränderungen und megaloblastäre Anämie.
Sekundäre Hyperurikämie und Gicht Niereninsuffizienz	Die Erhöhung der Harnsäurekonzentration beruht auf einer primären Ausscheidungsstörung der Harnsäure durch Verminderung des Glomerulumfiltrates unter 25 ml/min. und/oder einer tubulären Schädigung. Patienten mit primärer Gicht haben in bis zu 90% der Fälle Nierenveränderungen unterschiedlichen Ausmaßes, die zu einer Funktionseinschränkung führen.
Maligne Tumoren, Leukosen, Polyzythämia vera	Durch gesteigerten Zellabbau kommt es zur Hyperurikämie. Bei der akuten myeloischen und akuten lymphatischen Leukämie können Werte um 20 mg/dl (1190 µmol/l)

Erkrankungen und Zustände, die eine Hyperurikämie verursachen können (Fortsetzung)

Erkrankung	Beurteilung
	und höher auftreten. Regelmäßig werden schwere Hyperurikämien auch bei chronisch myeloischer Leukämie gemessen, selten bei der chronisch lymphatischen. Die Polyzythämia vera kann mit Werten bis 10 mg/dl (595 μmol/l) einhergehen.
Chemo- und Strahlentherapie maligner Tumoren /[15, 16]/	Hohe Harnsäurewerte bis 50 mg/dl (2970 μmol/l) mit konsekutiver Nierenschädigung treten bei massiver Therapie besonders von Hämoblastosen und malignen Lymphomen auf. Mit diesen Komplikationen ist innerhalb der ersten 10 Therapietage zu rechnen.
Hungerzustände	Fasten oder Erkrankungen mit Ernährungsstörungen können zu erheblichen Harnsäureerhöhungen führen. Unter Nulldiät kommt es innerhalb einer Woche zum Anstieg der Werte um 10 mg/dl (595 μmol/l), Anstieg des Serumcreatinins um etwa 20% und Abfall des Serumharnstoffs um etwa 50% /[17]/.
Medikamente	Thiaziddiuretika und Tuberkulostatika bewirken eine Hyperurikämie durch Senkung der tubulären Harnsäuresekretion der Niere.
Infusionen	Zuckeraustauschstoffe, die im Rahmen der parenteralen Ernährung verabreicht werden, wie Fructose, Sorbit, Xylit, führen zum deutlichen Harnsäureanstieg.
Vergiftungen	Substanzen, die eine primäre Schädigung der Nierentubuli verursachen, wie z. B. Cadmium, Beryllium, führen durch verminderte renale Harnsäureelimination zur Hyperurikämie.
Hyperthyreoidismus, Hyperparathyreoidismus, Glykogenspeicherkrankheit, Akromegalie	Es liegt eine sekundäre Harnsäureretention aufgrund verminderter renaler Elimination vor.
Alkohol	Alkohol steigert die Harnsäuresynthese durch Vermehrung des Umsatzes von Adeninnucleotiden /[18]/. Alkoholiker erkranken durchschnittlich häufiger an Gicht. Bevölkerungsgruppen mit hoher Gichtprävalenz haben einen hohen Alkoholikeranteil.

Erkrankungen und Zustände, die eine Hypourikämie verursachen können /[19, 20]/

Erkrankung	Beurteilung
Verminderte Harnsäuresynthese Xanthinurie	Durch verminderte Aktivität der Xanthinoxidase erniedrigter Harnsäurewert und verminderte Harnsäureausscheidung im Urin. Gleichzeitig Anstieg der Oxypurine im Serum und Urin. Der Serumharnsäurewert liegt meist unter 1 mg/dl (60 μmol/l), kann jedoch zwischen 0.05 und 1.6 mg/dl (3 bis 95 μmol/l) schwanken. Viele Patienten mit dieser Erkrankung sind klinisch asymptomatisch.

Erkrankungen und Zustände, die eine Hypourikämie verursachen können (Fortsetzung)

Erkrankung	**Beurteilung**
Allopurinol-Medikation	Ein Abfall der Harnsäure unter 2 mg/dl (120 µmol/l) ist nicht selten. Allopurinol hemmt die Xanthinoxidase und vermindert die Purinbiosynthese durch Bildung von Allopurinolphosphoribosylpyrophosphat.
Schwere Lebererkrankungen	Wahrscheinlich Verminderung der Xanthinoxidase-Konzentration in der Leber bei Erkrankungen mit Leberzerfall.
Erhöhte renale Ausscheidung bei isoliertem Tubulusdefekt a) idiopathisch b) symptomatisch bei neoplastischen Erkrankungen und Lebererkrankungen bei generalisierten Tubulusdefekten, Fanconi-Syndrom verschiedener Ursache (z. B. idiopathisch, Wilson'sche Erkrankung, Zystinose, Schwermetallintoxikationen u. a.)	Einzelne Patienten mit einer Harnsäurekonzentration unter 2 mg/dl (120 µmol/l) und erhöhter (idiopathischer) Harnsäureelimination wurden beschrieben. In einer Serie von 64 Patienten mit Hypourikämie fanden *Ramsdell* und *Kelley* 9 Patienten mit einer malignen Erkrankung. Die Ursache ist ebenso unklar wie die erhöhte Harnsäureausscheidung bei einigen Patienten mit schweren Lebererkrankungen. Hypophosphatämie, renale tubuläre Azidose, renale Glucosurie, Aminoazidurie und erhöhte Harnsäureclearance mit Hypourikämie sind Kennzeichen des Fanconi-Syndroms. Bei inkompletten Formen finden sich die verschiedenen Abweichungen in unterschiedlicher Kombination.
Pharmaka Urikosurika, Salizylate in hoher Dosierung, Phenylbutazon, Expektorantien mit Glyzerin-Guajakolat, Röntgenkontrastmittel.	Bei der Auswertung einer größeren Patientengruppe mit Hypourikämie war diese zu 2/3 durch Medikamente bedingt, vorwiegend durch Salizylate, Röntgenkontrastmittel (besonders solche zur Darstellung von Galle und Nieren) und Glyzerin-Guajakolat.

Hinweise und Störungen

Blutentnahme: Sollte, wenn möglich, nüchtern und morgens erfolgen. Ein übliches kontinentales Frühstück führt zu keinen wesentlich erhöhten Harnsäurewerten. Ein zirkadianer Rhythmus der Harnsäurekonzentration besteht nicht, tageszeitliche Schwankungen sind beschrieben. Die Blutentnahme sollte nicht nach stärkerer Muskelarbeit erfolgen und nicht nach intensiver Sonnenbestrahlung, da es zu nicht unerheblichen Anstiegen kommen kann. 2—3 Tage vor der Blutentnahme sollten Medikamente abgesetzt werden (außer Antidiabetika, Digitalisglykoside), Nahrungs- und Lebensgewohnheiten aber beibehalten werden /9/.

Antikoagulantien und Stabilisatoren: EDTA, Citrat, Oxalat, Natriumfluorid, Cyanid, Formaldehyd und Oxonsäure verursachen über eine Hemmung der Uricase erniedrigte Werte.

Referenzbereich: Bei Männern werden die höchsten Harnsäurewerte im Alter von 20—24 Jahren erreicht und bleiben bei gleichbleibendem Gewicht im Laufe des Lebens konstant. Frauen haben einen Anstieg in der Altersspanne von 15—19 Jahren, ein anschließendes Plateau bis zur Menopause und dann einen erneuten Anstieg.

Der niedrigere Harnsäurewert bei Frauen gegenüber Männern beruht auf einer bei Frauen höheren Harnsäure-Clearance. Unter isoenergetischer Formeldiät wurden im Stoffwechselgleichgewicht für Versuchspersonen zwischen 19 und 32 Jahren Harnsäurewerte von 3.0 $\pm$ 0.5 mg/dl bei Frauen und 4.1 $\pm$ 0.7 mg/dl bei Männern ermittelt /[21]/.

Bestimmungsmethoden: Keine Störungen durch Arzneimittel erfahren Methoden, die auf einer direkten Messung der Harnsäureoxidation beruhen. Methoden, die das entstehende H_2O_2 messen, können gestört werden: Die Trinder-Reaktion erbringt zu niedrige Werte in der Gegenwart von α-Methyl-Dopa, die Reaktion nach Kageyama mißt zu niedrige Werte in Gegenwart von Metamizol und Oxyphenbutazon, Homogentisinsäure über 50 mg/l bewirkt erhöhte Werte beim ALDH-Verfahren /[22, 23]/.

Stabilität: Im verschlossenen Gefäß ca. 3 Tage, bei 4 °C mindestens 1 Woche.

Pathophysiologie /[8, 9, 11]/

Der Gesamtgehalt des Organismus an Harnsäure wird als Harnsäurepool bezeichnet und beträgt etwa 1 g.

Die tägliche Harnsäureaufnahme in den Pool setzt sich zusammen aus endogener Harnsäuresynthese, etwa 350 mg/Tag, und der Purinzufuhr aus der Nahrung von über 300 mg/Tag.

Die Harnsäureelimination erfolgt zu über 80% über die Nieren und zu weniger als 20% über den Darm. Die physiologische, tägliche renale Ausscheidung beträgt bis zu 800 mg (4.75 mmol). Die über Speichel, Magensaft, Galle und Pankreassaft in den Dickdarm gelangende Harnsäure wird bakteriell zu CO_2 + NH_3 abgebaut.

Im Plasma liegt die Harnsäure bei pH 7.4 ionisiert vor, in Form des Mononatriumurates und Monokaliumurates. Das Löslichkeitsprodukt dieser Salze ist höher als das der freien Säure und wird erst bei mehr als 8.4 mg/dl (500 μmol/l) überschritten. Es resultiert ein Ausfall von Uratkristallen.

Die Hyperurikämie ist Ausdruck eines vergrößerten Harnsäurepools. Er kann bis auf 30 g erhöht sein, wenn die Harnsäureelimination vermindert oder die Harnsäuresynthese verstärkt ist.

Ursache der primären Gicht ist zu über 90% eine Störung der renalen Harnsäureelimination. Bei Gesunden beträgt die Harnsäure-Clearance 8—10 ml/min, etwa 6—12% der glomerulär filtrierten Harnsäure erscheinen im Urin. Im proximalen Tubulus wird die glomerulär filtrierte Harnsäure nahezu vollständig zurückgenommen und im weiteren Verlauf des Tubulus wieder sezerniert und teilweise rückresorbiert. Es wird angenommen, daß beim Gichtkranken die tubuläre Sekretion der Harnsäure gestört ist.

Weniger als 10% der primären Hyperurikämiker sind sogenannte Überproduzierer. Ursache können sein Enzymdefekte im Harnsäurestoffwechsel /[24]/, wie z. B. beim x-chromosomal-rezessiv vererbten Lesch-Nyhan-Syndrom. Es liegt eine mangelnde Aktivität der Hypoxanthin-Guanin-Phosphoribosyl-Transferase (HGPRT) vor. Das Enzym ist für die Resynthese von Adenosinmonophosphat (AMP) und Guanosinmonophosphat (GMP) aus Purinbasen verantwortlich, die beim endogenen Abbau von DNS und RNS freigesetzt werden. Fehlende HGPRT-Aktivität geht mit verminderter intrazellulärer Konzentration von AMP und GMP einher. Dadurch wird die Endprodukthemmung beider Nukleotide aufgehoben, auf das die de novo-Synthese von Nukleotiden aus 5 Phosphoribosyl-1-Pyrophosphat katalysierende Enzym Adenosin-Phospho-Ribosyl-Transferase (APRT). Als Folge läuft eine verstärkte de novo-Purinsynthese ab, die das 20fache des normalen beträgt und zu einer 3—4fach erhöhten Harnsäureausscheidung führt.

Die Vermehrung der Nahrungspurine spielt für die primäre Hyperurikämie keine wesentliche Rolle, sie stellt jedoch einen fördernden Faktor der Gichtmanifestation dar.

Sekundäre Hyperurikämien beruhen auf einer Belastung des Organismus mit Purinen. Sie kann endogen oder exogen bedingt sein. Die Grenze zwischen primärer und sekundärer Hyperurikämie ist nicht immer eindeutig, denn oft wird eine erblich bedingte Gichtdisposition erst durch weitere Einflüsse manifest, z. B. Belastung mit Purinen, anderen Grundkrankheiten usw.

Steigende Zunahme von Purinkörpern mit der Nahrung führt zu einem Anstieg des Serumharnsäurewertes. Die Höhe des Anstiegs ist abhängig von der Art der aufgenommenen Purinkörper. AMP und GMP bewirken, als Nukleotide aufgenommen, einen höheren Anstieg, als in der Form von RNS und DNS. RNS führt bei gleicher Zufuhrmenge zu einem doppelt so hohen Harnsäureanstieg als DNS, aufgrund der besseren Hydrolysierbarkeit. RNS wird zu 60%, DNS nur zu 30% enteral resorbiert /[25]/.

Die Verabreichung von Zuckern wie Fructose, Sorbit und Xylit führt zur Erhöhung des Serumharnsäurewertes. Als Ursache wird eine Zunahme der de novo-Purinsynthese und eine gesteigerte Harnsäurebildung aus präformierten Purinkörpern angenommen.

Fasten verursacht einen raschen Anstieg von Harnsäure, da zum einen die endogene Purinbildung durch den Abbau körpereigener Substanz zunimmt, zum anderen die renale Harnsäuresekretion durch die auftretende Azidose vermindert ist. Alle mit Azidose einhergehenden Zustände reduzieren die renale Harnsäureausscheidung.

Bei aggressiver Chemotherapie, insbesondere von Non-Hodgkin-Lymphomen, kann es als unmittelbare Folge des akuten Gewebezerfalls zur massiven Harnsäureerhöhung mit akutem Nierenversagen innerhalb von 10 Tagen nach Therapiebeginn kommen. Ursache ist die Ausfällung von Uraten in den Nierentubuli. Zur Vermeidung ist anzustreben, die Forcierung der Diurese, sowie ein Anstieg des Harn-pH auf 6.5 und höher. Bei einem pH-Wert von 6.5 sind bereits 2 g Harnsäure im Liter Urin löslich.

Die Hyperurikämie-Therapie erfolgt nach zwei pharmakologischen Prinzipien

— Pharmaka, die die renale Ausscheidung der Harnsäure steigern durch Hemmung der tubulären Rückresorption (Urikosurika). Sie sind mit dem Risiko behaftet, daß es zum Anstieg der Harnsäurekonzentration in den ableitenden Harnwegen kommt, mit der Gefahr der Harnsteinbildung. Der Urin-pH-Wert sollte deshalb gleichzeitig angehoben werden.

— Pharmaka, die die Harnsäurebildung vermindern (Urikostatika). Das Urikostatikum Allopurinol hemmt die Xanthinoxidase, sodaß weniger Xanthin und Hypoxanthin zu Harnsäure oxidiert werden. Xanthin und Hypoxanthin können problemlos renal ausgeschieden werden.

Literatur

1. *Kortüm, M., O. Kling:* Ärztl. Lab. *18:* 33 (1972). Fehlerquellen bei der Harnsäurebestimmung im Serum mit Uricase und Absorptionsmessung im Ultraviolett.
2. *Kageyama, N.:* Clin. Chim. Acta *31:* 421 (1971). A direct colorimetric determination of uric acid in serum and urine with uricase-catalase system.
3. *Trinder, P.:* J. Clin. Pathol. *22:* 158 (1969). Determination of blood glucose using an oxidase-peroxidase system with a non carcinogenic chromogen.
4. *Klose, S., H. Schlumberger, K. G. Baehr, R. Haenel:* J. Clin. Chem. Clin. Biochem. *19:* 733 (1981). Adaption of a new colorimetric method for the determination of uric acid to different automates.
5. *Haeckel, R.:* J. Clin. Chem. Clin. Biochem. *14:* 101 (1976). Der Nachweis von H_2O_2 bildenden Reaktionen mittels Aldehyddehydrogenase. I. Die Bestimmung der Harnsäurekonzentration.

6. *Thefeld, W., H. Hoffmeister, E. W. Busch, P. U. Koller, V. Vollmar:* Dtsch. Med. Wschr. *98:* 380 (1973). Normalwerte der Serumharnsäure in Anhängigkeit von Alter und Geschlecht mit einem neuen enzymatischen Harnsäurefarbtest.
7. *Witt, J., Chr. Trendelenburg:* J. Clin. Chem. Clin. Biochem. *20:* 237 (1982). Studie zur Erstellung von Richtwerten für klinisch-chemische Kenngrößen im Kindesalter.
8. *Gröbner, W., N. Zöller:* Internistische Welt *9:* 258 (1983). Differentialdiagnose der Hyperurikämie.
9. *Mertz, D. P.:* Therapiewoche *31:* 3935 (1981). Gicht als Gelenkerkrankung und Allgemeinerkrankung.
10. *Hall, A. P., P. E. Barry, T. R. Dawber, P. M. Mc Namara:* Am. J. Med. *42:* 27 (1967). Epidemiology of gout and hyperuricemia.
11. *Oehler, G., H. G. Lasch:* Med. Welt *31:* 575 (1980). Hyperurikämie und Gicht.
12. *Mertz, D.:* Münch. Med. Wschr. *114:* 180 (1972). Gicht, Diabetes mellitus, Fettleber.
13. *Gröbner, W., N. Zöller:* Med. Labor *29:* 242 (1976). Therapieüberwachung bei Hyperurikämie und Gicht.
14. *Böhmer, R.:* Med. Welt *30:* 623 (1979). Hyperurikämie.
15. *Becher, R., N. Firusian:* Med. Welt *29:* 1088 (1978). Die akute Hyperurikämie als onkologische Notfallsituation.
16. *Kolb, S., H. J. König, D. Sailer:* Dtsch. Med. Wschr. *107:* 898 (1982). Allopurinolbehandlung der zytostatikainduzierten Hyperurikämie.
17. *Ditschuneit, H., H. Ditschuneit, J. Wechsler:* Dtsch. Ärztebl. *76:* 871 (1979). Probleme der ambulanten Nulldiätbehandlung.
18. *Faller, J., I. H. Fox:* New Engl. J. Med. *307:* 1598 (1982). Ethanol induced hyperuricemia.
19. *Kelley, W. N.:* Arthritis and Rheumatism *18:* 731 (1975). Hypouricemia.
20. *Ramsdell, C. W., N. Kelley:* Ann. Int. Med. *78:* 239 (1973). The clinical significance of hypouricemia.
21. *Gröbner, W.:* Dtsch. Med. Wschr. *110:* 936 (1985). Geschlechtsdifferente Harnsäurewerte im Serum.
22. *Keller, H., G. Staber:* Lab. Med. *7:* 164 (1983). Arzneimittelinterferenzen bei klinisch-chemischen Tests.
23. *Haeckel, R.:* Internist *20:* 44 (1979). Die Bestimmung der Harnsäure-Konzentration mit einer neuen enzymatischen Reaktionsfolge.
24. *Asper, R.:* Mitt. Dt. Ges. Klin. Chem., S. 97 (1984). Purinstoffwechselstörungen und Harnsteinleiden.
25. *Zöllner, N., A. Griebsch, W. Gröbner:* Ernährungsumschau *3:* 79 (1972). Einfluß verschiedener Purine auf den Harnsäurestoffwechsel.

Harnsäureausscheidung im Urin

Indikation

Mit Hyper- oder Hypourikämie einhergehende Krankheitszustände.
Metabolisch aktive Nierensteinerkrankungen mit Bildung Harnsäure- oder Calcium-haltiger Nierensteine.

Bestimmungsmethoden

Enzymatischer UV-Test, Uricase-ALDH, Uricase-Trinder.
Prinzip: Sh. S. 230. Zur Analytik den Harn 1:10 verdünnen.

Untersuchungsmaterial

24 Std.-Sammelurin ohne Zusatz im Labor abgeben.

Referenzbereiche

Die Harnsäureausscheidung ist von der Kost abhängig.
♀ ? —750 mg/24 Std. (? —4.46 mmol/24 Std.) /[1]/
♂ 330—800 mg/24 Std. (1.96—4.76 mmol/24 Std.) /[2]/
Harnsäure/Creatinin-Quotient im Sammelurin bei purinfreier Diät < 0.75 /[3]/.

Bewertung

Die Harnsäureausscheidung im Urin ist nur im Zusammenhang mit dem Harnsäurewert im Serum beurteilbar /[4]/. Die absoluten Ausscheidungswerte scheinen für die Diagnose und Therapie Calcium- und Harnsäure-haltiger Nierensteine von Bedeutung zu sein /[5]/.

Zur Klassifizierung der Gicht hat sich als Hilfsmittel der Harnsäure/Creatinin-Quotient bewährt /[3]/. Ein Wert über 1.0 spricht beim Erwachsenen für die Harnsäureüberproduktion. Im ersten Lebensjahr ist ein Wert über 3.0 und bei älteren Kindern ein Wert über 2.0 verdächtig auf ein Lesch-Nyhan-Syndrom. Ein normaler Quotient beim Erwachsenen mit Hyperurikämie weist auf eine renale Eliminationsstörung für Harnsäure hin.

Erkrankungen, die mit einer verminderten Harnsäureausscheidung und erhöhtem Serumharnsäurewert einhergehen /[4]/

Erkrankung	Hinweis
Gicht (Teilpopulation der Gichtkranken) Niereninsuffizienz Exsikkose und Hypovolämie, Pharmaka z. B.: niedrige Dosen von Salizylaten, Probenecid, Sulfinpyrazon, Diuretika Präeklampsie, Eklampsie, Endokrine Erkrankungen (z. B. Über- bzw. Unterfunktion von Schilddrüse und Nebenschilddrüse), Keto- und Lactatazidosen, Vergiftung durch Blei und Beryllium, Varia (Hypertonie, Hyperlipidämie, Glykogenspeicherkrankheit)	Mögliche Ursachen einer verminderten renalen Harnsäureelimination — Abnahme der glomerulären Filtrationsrate (bei chron. Niereninsuffizienz meist unter 25 ml/min.) und des renalen Plasmastromes. — Verstärkte Rückresorption des Primärharns im proximalen Tubulus (Exsikkose, Diuretika). — Verminderte Sekretion von Harnsäure im distalen Tubulus. — Verminderung des Harnzeitvolumens. Bei den meisten Erkrankungen sind verschiedene Mechanismen für die Verminderung der renalen Harnsäureelimination verantwortlich.

Erkrankungen mit erhöhter Harnsäureausscheidung und erhöhtem Serumharnsäurewert /[4]/

Erkrankung/Zustand	Hinweis
Erhöhte Harnsäuresynthese Teilpopulation der Gichtkranken, Hypoxanthin-Guanin-Phosphoribosyltransferase-Mangel, erhöhte Aktivität von Phosphoribosyl-Pyrophosphat-Synthetase	Mögliche Ursachen der Hyperuraturie sind die Erhöhung des Harnsäureloads im Primärharn und eine verstärkte tubuläre Sekretion als adaptiver Prozeß.

Erkrankungen mit erhöhter Harnsäureausscheidung und erhöhtem Serumharnsäurewert (Fortsetzung)

Erkrankung/Zustand	Hinweis
Verstärkter Purinkatabolismus	Massiver Zellzerfall verschiedenster Ursache.
Teilpopulation der Patienten, die calciumhaltige oder harnsäurehaltige Nierensteine produzieren	Behandlung mit Allopurinol kann bei diesen Patienten die Steinfrequenz senken.

Erkrankungen, die obligat oder fakultativ mit erniedrigter Harnsäureausscheidung und Hypourikämie einhergehen /[3, 4]/

Erkrankung	Hinweis
Xanthinurie, Fortgeschrittene Lebererkrankungen, Allopurinol-Medikation	Hypourikämie und erniedrigte Harnsäureausscheidung durch verminderte Harnsäureproduktion (primärer oder sekundärer Xanthinoxidasemangel).
Isolierte Tubulusdefekte idiopathisch oder symptomatisch bei Lebererkrankungen und neoplastischen Erkrankungen, Fanconi-Syndrom idiopathisch symptomatisch	Möglicher Mechanismus ist eine verminderte Harnsäureresorption. Pharmaka steigern meist die Harnsäuresekretion bzw. vermindern die Bindung an Eiweiß, sodaß das Harnsäureload im Primärharn ansteigt.

Hinweise und Störungen

Bestimmungsmethode: Die Uricase-UV-Methode ist für mechanisierte Analysensysteme besser geeignet als die Uricase-Methoden, deren Nachweisreaktion vom H_2O_2 ausgeht. Bei den manuellen Methoden erweisen sich auch die Uricase-ALDH und die modifizierte Uricase-Trinder-Reaktionen als brauchbar /[5]/.

Untersuchungsmaterial: Der gesamte Sammelharn soll ins Labor gebracht werden. Auf Präzipitate ist im Labor zu achten, sie sind durch Rühren, Erwärmen und Alkalisieren vor Bestimmung der Harnsäure aufzulösen.

Literatur

1. *Coe, F., A. G. Kavalach:* New Engl. J. Med. *291:* 1344 (1974). Hypercalciuria and hyperuricosuria in patients with calcium nephrolithasis.
2. *Zöllner, N.:* In: *Fluid, H., W. G. Robertson, L. H. Smith, W. Vahlensiek:* Urolithiasis research S. 155. Plenum, New York (1976).
3. *Kelley, W. N.:* Arthr. and Rheum. 18: Suppl. 731 (1975). Hypouricemia.
4. *Rastegar, A., S. O. Thier:* New Engl. J. Med. *286:* 470 (1972). The physiologic approach to hyperuricemia.
5. *Hesse, A., D. Bach, W. Schneeberger, R. Beeko:* Mitt. Dt. Ges. Klin. Chem. S. 114 (1984). Purinbelastungstest zur Diagnostik einer latenten Hyperurikämie beim Calciumoxalat-Steinleiden.

5-Hydroxy-Indolessigsäure (5HIES)-Ausscheidung im Urin

Indikation

Verdacht auf Karzinoid, z. B. wenn klinisch folgende Beschwerden auftreten:

- Flushreaktionen
- Bauchkoliken und Diarrhoen
- Paroxysmale Atemnotanfälle
- Chronisch intermittierende inkomplette Ileuszustände
- Peptische Ulzera

Vorbereitung des Patienten

Die Ausscheidung der 5HIES wird in 3 getrennten 24-Std.-Sammelperioden ermittelt. Zur Vermeidung einer Verfälschung der Ausscheidungswerte dürfen 2 Tage vor und während der Urinsammlung folgende Nahrungsmittel und Medikamente nicht aufgenommen werden:

Nahrungsmittel

Bananen, Walnüsse, Tomaten, Ananas, Johannisbeeren, Zwetschgen, Stachelbeeren, Mirabellen, Melonen, Avocados, Auberginen. Diese Früchte enthalten Serotonin.

Medikamente

- Methocarbamol (ist z. B. in Spasmolytika enthalten)
- Mephenesincarbamat (sedativ-hypnotisches Carbaminat)
- Chlorpromazin und Abkömmlinge.

Bestimmungsmethoden

Photometrischer Test /[1]/

Prinzip: Als erster Schritt werden störende Substanzen wie Ketonsäuren und Indolessigsäure aus dem Harn entfernt. Dazu wird der Harn mit 2,4-Dinitrophenylhydrazin behandelt und nachfolgend mit Chloroform extrahiert. Die in der wäßrigen Phase verbleibende 5HIES wird anschließend mit Äther und NaCl-Überschuß extrahiert, die Ätherphase eingeengt und die 5HIES in A. bidest aufgenommen. Bei Zugabe von 1-Nitroso-2-Naphthol in frisch zubereiteter salpetriger Säure kommt es zur Bildung eines für die 5HIES charakteristischen purpurroten Farbstoffes.

Zur Entfernung des Reagenzüberschusses wird der Farbstoff mit Äthylazetat ausgeschüttelt und quantitativ photometrisch bei 540 nm bestimmt.

Fluoreszenzchromatographische Methode /[2]/

Prinzip: Das Aliquot einer Harnprobe wird mit HCl verdünnt und auf eine kleine Sephadex-G 10 Säule gegeben. Nach Waschen der Säule mit HCl und A. bidest. wird 5HIES mit NH_4OH von der Säule eluiert und die native Fluoreszenz direkt gemessen bei 338 nm nach Anregung bei 305 nm.

Halbquantitative dünnschichtchromatographische Bestimmung /[3]/

Prinzip: Nativharn wird auf Zellulose-Fertigplatten aufgetragen und aufsteigend in Propanol-(2)/Eisessig/Wasser chromatographiert. Die Überführung von 5HIES in einen fluoreszierenden Stoff erfolgt durch Besprühen mit einem Phthaldialdehyd-haltigen Sprühreagenz.

Hochdruckflüssigkeitschromatographische Verfahren

Verschiedene HPLC-Verfahren sind beschrieben /[2, 4, 5]/.

Untersuchungsmaterial

24-Std.-Sammelurin (Vorgabe von 10 ml Eisessig, Harnvolumen messen) 20 ml

Referenzbereich[6]

2—9 mg/24 Std. (10.5—47.1 µmol/24 Std.)

Umrechnung in Stoffmengenkonzentration: mg/l x 5.23 = µmol/l

Bewertung

Karzinoide können in allen Abschnitten des Intestinaltraktes von der Kardia bis zum Rektum lokalisiert sein. Gehäuft kommen sie im Jejunum, Ileum und der Appendix vor /[7]/. 8% der gesamten Malignome des Dünndarms sind Karzinoide. Für die Appendix wird sogar eine Beteiligung von 50 – 90% am Gesamtauftreten der Tumore beschrieben. Im Magen und im Kolon sind nur 0.3% der Malignome Karzinoide /[8, 9]/.

Außerhalb des Magen-Darmtraktes sind die Bronchien und die Gonaden wichtige Lokalisationen. Etwa 0.6% der Bronchial- und Lungentumoren sind Karzinoide /[9]/. Das isolierte Karzinoid des Ovars macht weniger als 1% der Ovarialtumoren aus und wird nur in etwa einem Drittel der Fälle an einer erhöhten 5HIES- Ausscheidung erkannt /[10]/.

Eine vermehrte Ausscheidung von 5HIES wird vorwiegend bei Patienten gefunden, die Krankheitserscheinungen des Karzinoidsyndroms angeben wie Flushreaktion, krampfartige Abdominalschmerzen in Verbindung mit Diarrhoen und bronchospastische Beschwerden. Im allgemeinen tritt das Karzinoidsyndrom mit einer 5HIES-Ausscheidung von mindestens 25 mg (131 µmol) pro 24 Std. auf, gewöhnlich werden sogar Werte über 100 mg (523 µmol) im 24 Std.-Urin gefunden /[11]/. Erhöhte 5HIES-Werte sind jedoch nicht obligat beim Karzinoid-Syndrom, denn aufgrund einer unregelmäßigen Hormonsekretion der Karzinoide ist die 5HIES-Ausscheidung nicht kontinuierlich erhöht, sondern unterliegt Schwankungen, die bis in den Referenzbereich gehen können /[12]/. Es besteht keine Beziehung zwischen der Tumorgröße und der 5HIES-Ausscheidung, auch sind maligne Verläufe des Karzinoids am Verhalten der 5HIES nicht erkennbar.

Endokrin inaktive Karzinoide zeigen nicht das klinische Bild des Karzinoidsyndroms und keine erhöhte 5HIES-Ausscheidung.

Beim enteralen Karzinoid treten diese Symptome vielfach erst als Spätsyndrom auf, nämlich dann, wenn eine Metastasierung in die Leber oder in extraportal gelegene Regionen erfolgt ist /[12]/. Bei Karzinoiden des Bronchialsystems und bei Teratomen der Gonaden wird eine vermehrte 5HIES-Ausscheidung auch schon im lokalisierten Stadium gefunden.

Zur diagnostischen Abklärung eines Karzinoids bei Patienten mit klinisch symptomfreien Krankheitsintervallen können Provokationstests wie die intravenöse Verabreichung von Adrenalin und Reserpin angewendet werden. *Im Reserpin-Provokationstest* (parenterale Gabe von bis zu 6 mg Reserpin), spricht ein Anstieg der 5HIES-

Ausscheidung im 24 Std.-Urin auf über 10 mg (52 µmol) vor allem aber auf über 25 mg (131 µmol) für ein Karzinoid /[12]/. Mangelnder Anstieg schließt jedoch ein endokrin aktives und metastasierendes Karzinoid nicht aus.

Nicht Karzinoid-bedingte gesteigerte 5HIES-Ausscheidungen können bei Karzinomen auftreten (z. B. Mamma-, Magen-, Pankreas-, Schilddrüsen-, Kehlkopf- und Bronchialkarzinom).

Hinweise und Störungen

Methodische Störungen: Methocarbamol und Mephenesin verursachen eine Farbreaktion und führen zu falsch hohen Werten, Chlorpromazin stört die Farbreaktion und täuscht falsch erniedrigte Werte vor im photometrischen Test /[13]/. Bei der Fluoreszenzchromatographie stören Bilirubin und Urobilinogen bis 9 mg/dl (154 µmol/l) nicht /[2]/.

Stabilität: Im sauren Urin mehrere Tage stabil, so daß normaler Postversand möglich ist, im alkalischen Urin instabil.

Pathophysiologie

Karzinoide sind Tumoren, die gleichzeitig und im wechselnden Ausmaß unterschiedliche pharmakologisch wirksame Substanzen bilden und speichern können. Im Tumor werden im Vergleich zu anderen Geweben erhöhte Konzentrationen von Serotonin, dem Serotoninhauptmetaboliten 5HIES, von Kallikrein, Bradykininen und Prostaglandinen nachgewiesen. Sie sollen für die beim Karzinoid auftretende klinische Symptomatik verantwortlich sein.

Anstiege der Kallikrein- und der Bradykininkonzentration im arteriellen Blut bei Flushanfällen zeigen an, daß das Kininsystem an der Auslösung dieser Reaktionen beteiligt ist /[14]/. Serotonin, 5HIES und Bradykinin sollen für die beim Karzinoidsyndrom auftretende intestinale Hypermotilität mit konsekutiver Diarrhoe verantwortlich sein. Die Bedeutung der Prostaglandine ist noch unklar. Es wird vermutet, daß dem Serotonin und der 5HIES für die Auslösung der Krankheitssymptome des Karzinoidsyndroms nur die Rolle eines *»innocent bystanders«* zukommt /[15]/.

Die physiologisch auftretende 5HIES-Ausscheidung beruht auf einem Abbau des im Plasma vorhandenen Serotonins in der Leber. Der Metabolismus des Serotonins in der Leber ist unter anderem ein Grund für die endokrine Inaktivität lokalisierter intestinaler Karzinoide. Die endokrin aktiven Substanzen erreichen über das Pfortadersystem die Leber, werden dort inaktiviert und gelangen nicht mehr in den arteriellen Kreislauf. Karzinoide der Gonaden und der Bronchien sowie die hormonell sehr aktiven Lebermetastasen können ihre pharmakologisch wirksamen Substanzen demgegenüber direkt an das Kreislaufsystem abgeben und verursachen deshalb die klinische Symptomatik des Karzinoidsyndroms.

Literatur

1. *Udenfriend, S., E. Titus, H. Weissbach:* J. Biol. Chem. *216:* 499 (1955). The identification of 5-hydroxy-3 indolacetic-acid in normal urine and a method for its assay.
2. *Loof, H. I., A. M. Gressner:* Lab. Med. *9:* 168 (1985). Evaluation einer einfachen, fluoreszenzchromatographischen Methode zur Bestimmung von 5HIES im Urin und Vergleich mit 2 HPLC-Verfahren.
3. *Zahn, H.:* Ärztl. Lab. *30:* 279 (1984). Halbquantitative Bestimmung von 5-Hydroxyindolessigsäure durch Dünnschichtchromatographie des Nativurins.
4. *Shibabi, Z. K., J. Scaro:* Clin. Chem. *26:* 907 (1980). Liquid-chromatography assay of urinary 5HIES with electrochemical detection.

5. *Draganac, P. S., S. J. Steindel, W. G. Trawick:* Clin. Chem. *26:* 910 (1980). Liquid-chromatographic separation of urinary 5HIES with measurement at 254 nm.
6. *Sokoloff, B.:* Carcinoid and serotonin. In: Recent results in cancer research. Springer, New York (1968).
7. *Wernze, H.:* Med. Klin. *67:* 40 (1972). Karzinoid und Karzinoid-Syndrom.
8. *Langhans, P., M. Clemens, W. Schlake:* Dtsch. Ärztebl. *75:* 2811 (1978). Das Karzinoid des Verdauungstraktes.
9. *Godwin, J. D.:* Cancer *36:* 360 (1975). Carcinoid tumors, an analysis of 2837 cases.
10. *Robboy, S. J., H. J. Norris, R. E. Scully:* Cancer *36:* 404 (1975). Insular carcinoid, primary in the ovary.
11. *Teitelbaum, S. L.:* Amer. J. Surg. *123:* 564 (1972). The carcinoid-A collectiv review.
12. *Kähler, H. J.:* Das Karzinoid. Springer, Heidelberg (1967).
13. *Honet, J. C., T. V. Casey, J. W. Runyan:* New Engl. J. Med. *261:* 188 (1959). False positive urinary test for 5HIES due to methocarbamol and mephenesin carbamate.
14. *Adamson, A. R., D. G. Grahame-Smith, W. S. Peart, M. Starr:* Lancet *II:* 293 (1969). Pharmacological blockade of carcinoid flushing provoked by catecholamines and alcohol.
15. *Adicoff, A., C. S. Alexander, R. B. Davis:* Arch. Int. Med. *117:* 250 (1966). Malignant carcinoid syndrome.

Hydroxyprolin

Hydroxyprolin liegt im Plasma in freier Form, in peptidgebundener Form und Proteingebunden vor, letzteres wird renal nicht ausgeschieden. Zur Bewertung metabolischer Knochenerkrankungen können bestimmt werden

— Freies Hydroxyprolin im Serum.
— Totales Hydroxyprolin im Serum.
— Hydroxyprolin-Ausscheidung im Urin, gemessen werden freies Hydroxyprolin und die Peptid-gebundene Form.

Indikation

Verlaufs- und Therapiekontrolle des Morbus Paget und der Akromegalie.

Diagnose und Verlaufsbeurteilung des primären Hyperparathyreoidismus (zusätzlich zu Calcium, Phosphor, Parathormon).

Beurteilung des Knochenstoffwechsels bei Dialysepatienten und bei Osteomalazie.

Verlaufsbeurteilung von Knochenmetastasen.

Vorbereitung des Patienten

Freies Hydroxyprolin im Serum /[1]/

Blutentnahme nach 48-stündiger Gelantine-freier Diät.

Totales Hydroxyprolin im Serum /[2]/

Blutentnahme nach 12-stündigem Fasten.

Hydroxyprolin-Ausscheidung im Urin /[3]/

Die Hydroxyprolin-Ausscheidung wird in zwei 24stündigen Sammelperioden ermittelt. Zur Vermeidung einer Verfälschung der Ausscheidungswerte durch alimentär zugeführtes Kollagen darf einen Tag vor und während der Sammlung nur kollagenfreie Nahrung aufgenommen werden; nicht erlaubt sind: Fleisch, Geflügel, Fisch, Wurst, fleischhaltige Suppen, Bratensauce, Pudding, Joghurt, Süßigkeiten, Eiscrem.

1. Tag der Diät: Keinen Urin sammeln.
2. Tag der Diät: Erste 24-Std.-Sammelperiode über einen Tag und eine Nacht. Beginn am Morgen um 7.00 Uhr oder 8.00 Uhr (genaue Durchführung einer 24-Std.-Urinsammlung sh. Creatinin-Clearance S. 415).
3. Tag der Diät: Zweite 24-Std.-Sammelperiode.

Bestimmungsmethoden

Freies Hydroxyprolin im Serum /4/

Prinzip: Protein-gebundenes Hydroxyprolin wird durch Zentrifugal-Ultrafiltration vom freien und Peptid-gebundenen Hydroxyprolin abgetrennt. Im Ultrafiltrat wird freies Hydroxyprolin bestimmt. Hydroxyprolin wird durch Oxidation mit Chloramin T in ein Pyrrol-Derivat umgewandelt, das mit Ehrlich'schem Reagenz quantitativ eine Farbreaktion ergibt.

Totales Hydroxyprolin im Serum /2/

Prinzip: Serum wird in einer Endkonzentration von 6 mol/l HCl bei 100 °C 16 Std. hydrolysiert. Der Reaktionsansatz wird auf pH-Wert 6 gepuffert und dann Hydroxyprolin durch Oxidation mit Chloramin T bestimmt (sh. oben).

Hydroxyprolin-Ausscheidung im Harn /5/

Prinzip: Hydroxyprolin wird im Urin vorwiegend in Oligopeptid-gebundener Form, in geringer Menge als freie Aminosäure ausgeschieden. Zur Analyse werden beide Formen aus dem Harn extrahiert und der Oligopeptid-gebundene Anteil durch einen Hydrolyseschritt in freies Hydroxyprolin überführt.

Die Extraktion erfolgt durch die Adsorption an ein Kationenaustauscherharz, das anschließend zur Entfernung störender Substanzen mit A. bidest gewaschen wird.

Die Hydrolyse der Oligopeptide geschieht am Austauscherharz durch Erhitzen im sauren Milieu. Es entsteht freies Hydroxyprolin, das mit alkalischem Puffer vom Ionenaustauscher eluiert wird.

Zur photometrischen Bestimmung wird Hydroxyprolin in ein Pyrrolderivat überführt und durch Zugabe von Ehrlichs Reagenz in einen Farbstoff umgewandelt, der bei 560 nm quantitativ gemessen wird.

Untersuchungsmaterial

Serum	3 ml
24-Std.-Sammelurin (neutral sammeln, Volumen messen)	10 ml

Referenzbereiche

Freies Hydroxyprolin im Serum /1/	0.5—1.8 mg/l 4.2—14.0 µmol/l
Totales Hydroxyprolin im Serum /2/	(mittlere Werte ab dem 20. Lebensjahr) ♀ µmol/l = 105.37 + 0.31618 × Alter ♂ µmol/l = 108.49 + 0.31618 × Alter

Referenzbereiche (Fortsetzung)

Hydroxyprolinausscheidung im Urin /[6]/	(Altersgruppe 26—75 Jahre)
	4.8—24.9 mg/24 Std. × m^2 Körperoberfläche
	36.6—190 μmol/24 Std. × m^2 Körperoberfläche

Umrechnung in Stoffmengenkonzentration: mg × 7.626 = μmol

Bewertung

Die Erhöhung der Hydroxyprolin-Ausscheidung im 24 Std.-Urin oder ein erhöhter Serumwert des totalen oder freien Hydroxyprolins sind unter der Voraussetzung, daß das Ergebnis nicht durch alimentäres Hydroxyprolin verfälscht ist, das Zeichen einer metabolischen Knochenerkrankung.

Zur Diagnostik von Skeletterkrankungen ist Hydroxyprolin der alkalischen Phosphatase, röntgen- und szintigraphischen Untersuchungen unterlegen. Indiziert ist Hydroxyprolin als Kriterium zur Abschätzung der Aktivität bestimmter Knochenprozesse und zur Kontrolle des Therapieerfolges.

Für Patienten, bei denen es vorhersehbar nicht zu größeren Sammelfehlern kommt, wird die Hydroxyprolinbestimmung im 24-Std.-Urin empfohlen, da die diagnostische Sensitivität höher ist als für die Bestimmung im Serum /[1]/. Im deutschsprachigen Raum wird überwiegend die Hydroxyprolin-Ausscheidung bestimmt.

Skeletterkrankungen mit vermehrter Hydroxyprolin-Ausscheidung und/oder erhöhtem Serumwert

Erkrankung	Beurteilung
Primärer Hyperparathyreoidismus	Zusätzlich zu den Basisuntersuchungen Calcium, Phosphat und Parathormon, ist erhöhtes Hydroxyprolin im Harn oder im Serum ein weiteres wichtiges Kriterium, das für das Vorliegen eines primären Hyperparathyreoidismus spricht. Die diagnostische Sensitivität beträgt 74% /[1]/, meist ist Hydroxyprolin erst dann erhöht, wenn die oben genannten Basisuntersuchungen ebenfalls pathologisch sind. Nach Parathyreoidektomie sinkt das freie Hydroxyprolin im Serum innerhalb von 24 Std. in den Referenzbereich /[1]/.
Renale Osteopathie z. B. bei Hämodialysepatienten	Niereninsuffiziente Patienten entwickeln einen sekundären Hyperparathyreoidismus mit renaler Osteopathie. Unter chronischer Dialyse ist der Wert des freien Hydroxyprolins im Serum, 36 Std. nach der letzten Dialyse, ein Maß für das Ausmaß der Osteopathie sowie den Erfolg einer Behandlung, z. B. mit Calcitonin.
Morbus Paget (Ostitis deformans)	Die Morbidität soll bei über 40jährigen 3% betragen, es ist mit etwa 1% klinischen und 2% subklinischen Fällen zu rechnen /[7]/. Die Häufigkeit nimmt ab dem 50. Lebensjahr kontinuierlich zu, die Morbidität soll bei über 80-jährigen bis 10% betragen. Die diagnostische Sensitivität der AP beträgt 95%, der Hydroxyprolin-Ausscheidung 88% /[7]/. Wird das totale Hydroxyprolin bestimmt, haben Paget-Patienten, unabhängig ob unter Behandlung oder nicht, Hydroxyprolinwerte die 25.9 ± 6.7 μmol/l höher liegen als der Vorhersagewert bezugnehmend auf Alter und Geschlecht /[2]/. In einer Studie betrug die diagnostische Sensitivität des freien Hydroxyprolins im Serum für den Morbus Paget 71% /[1]/.

Skeletterkrankungen mit vermehrter Hydroxyprolin-Ausscheidung und/oder erhöhtem Serumwert (Fortsetzung)

Erkrankung	**Beurteilung**
	Unter Therapie, z. B. mit Lachs-Calcitonin, kommt es innerhalb von 4 Wochen zu einem deutlichen Abfall der Hydroxyprolinwerte im Serum und Harn, sie steigen aber einige Wochen bis Monate nach Absetzen der Behandlung wieder an. Bei einem Drittel der Fälle kommt es im Therapieverlauf zu einer sekundären Resistenz gegen Calcitonin mit Wiederanstieg des Hydroxyprolins. Bei Resistenz gegen Lachs-Calcitonin kann mit Erfolg auf Human-Calcitonin oder Diphosphonat umgestellt werden /[7]/.
Osteomalazie	Osteomalazie geht mit vermehrter Hydroxyprolin-Ausscheidung und erhöhtem freien Hydroxyprolin im Serum einher, die Osteoporese nicht /[1]/.
Knochenmetastasen	Die diagnostische Sensitivität der Hydroxyprolin-Ausscheidung bei Knochenmetastasen, variiert in der Literatur zwischen 60 und 98% /[8]/, während für die alkalische Phosphatase ein Wert von 62% angegeben wird /[9]/.
Akromegalie	Aufgrund eines erhöhten Knochenstoffwechsels kann Hydroxyprolin im Harn und Serum erhöht sein. Bei Remission kommt es zum Abfall der Werte.

Erkrankungen, die gelegentlich mit vermehrtem Hydroxyprolin im Serum oder Urin einhergehen können

Hyperthyreose, rheumatoide Arthritis, Diabetes mellitus (einige Patienten), Marfan-Syndrom, Morbus Bechterew, Psoriasis, Osteogenesis imperfecta, gelegentlich die Sklerodermie und Dermatomyositis, Plasmozytom, Knochentuberkulose. Die Hydroxyprolinbestimmung ist jedoch bei diesen Krankheiten weder aus diagnostischen Gesichtspunkten, noch zur therapeutischen Kontrolle indiziert.

Erkrankungen, bei denen vermindertes Hydroxyprolin im Serum oder Urin gefunden werden kann

Hypothyreose, hypophysärer Minderwuchs, Hypoparathyreoidismus, Rachitis, chronisch konsumierende Erkrankungen.

Hinweise und Störungen

Referenzbereiche: Sind nur gültig für Patienten mit normaler glomerulärer Filtrationsrate.

Zur Ermittlung der Körperoberfläche müssen Größe und Gewicht bekannt sein. Mit Hilfe beider Kenngrößen wird die Körperoberfläche anhand des Diagramms auf S. 418 ermittelt.

Bestimmungsmethode: Die Bestimmungen von freiem Hydroxyprolin und totalem Hydroxyprolin zeigen eine annehmbare Korrelation zur Hydroxprolin-Ausscheidung im Harn /[1, 2]/.

Pathophysiologie /[6, 7]/

Die Aminosäure Hydroxyprolin ist nahezu ausschließlich im Kollagen gebunden, das eine wichtige Komponente des Bindegewebes ist. Mehr als 50% des Gesamtkollagens des Organismus sind im Knochengewebe enthalten.

Zur Synthese des Kollagens wird nicht Hydroxyprolin, sondern die Vorstufe Prolin verwendet, die Umwandlung in Hydroxyprolin erfolgt erst während der Kollagensynthese. Beim Abbau von Kollagen freiwerdendes Hydroxyprolin wird deshalb nicht wieder zur Kollagenneubildung verwendet, sondern verstoffwechselt (85 bis 90%) oder mit dem Urin ausgeschieden (10 bis 15%). Die Hydroxyprolin-Ausscheidung im 24-Std.-Urin ist somit in gewissen Grenzen ein Maß für den Kollagenumsatz des Organismus, der von folgenden Faktoren beeinflußt wird: Ausmaß der Kollagensynthese, Umwandlung von löslichem in unlösliches Kollagen sowie vom Umfang des Kollagenabbaus.

Die Kollagensynthese ist physiologisch gesteigert im Wachstumsalter und während der Schwangerschaft, pathologisch vermehrt bei der Akromegalie.

Eine Störung der Umwandlung von löslichem in unlösliches Kollagen liegt z. B. beim Marfan-Syndrom vor, es resultiert ein erhöhter Kollagenumsatz, der zur gesteigerten Ausscheidung von Hydroxyprolin führt.

Ein vermehrter Kollagenabbau tritt z. B. bei osteolytischen Knochenmetastasen und beim Hyperparathyreoidismus auf. Die Höhe der dabei meßbaren Hydroxyprolin-Ausscheidung korreliert mit der Geschwindigkeit und dem Ausmaß der destruktiven Knochenprozesse.

Eine Erhöhung des Kollagenstoffwechsels mit vermehrtem Anfall von Hydroxyprolin liegt beim Morbus Paget vor. Ursache ist ein zugleich gesteigerter Knochenanbau und Knochenabbau.

Literatur

1. *Minisola, S., R. Antonelli, G. Mazzuoli:* J. Clin. Chem. Clin. Biochem. *23:* 515 (1985). Clinical significance of free plasma hydroxyproline measurement in metabolic bone disease.
2. *Gilbertson, T. J., M. N. Brunden, S. B. Gruszczyk* et al.: J. Clin. Chem. Clin. Biochem. *21:* 129 (1983). Serum total hydroxyproline assay: Effects on age, sex and Paget's bone disease.
3. *Burkhardt, H., F. Burkhardt, K. Rommel:* Dtsch. Med. Wschr. *98:* 1847 (1973). Die Messung des Kollagenstoffwechsels mit dem Hypronosticon-Test.
4. *Husdan, H., M. Leung, D. Oreopoulos, A. Rapoport:* Clin. Chem. *24:* 204 (1978). Measurement of free and free-plus-peptide hydroxyproline fractions in plasma.
5. *Bottermann, P., V. Oberländer:* Ärztl. Lab. *20:* 315 (1974). Bestimmung und diagnostische Bedeutung der Hydroxyprolin-Ausscheidung im 24-Stunden-Urin.
6. *Burkhardt, H., R. Wepler, K. Rommel:* Dtsch. Med. Wschr. *101:* 1394 (1976). Indikationen zur Hydroxyprolinbestimmung im Urin.
7. *Ringe, J. D.:* Dtsch. Med. Wschr. *108:* 1207 (1983). Klinik und Therapie des Morbus Paget (Ostitis deformans).
8. *Burkhardt, H., R. Wepler, F. Burkhardt, K. Rommel:* Med. Welt *26:* 1411 (1975). Diagnostik von Knochenmetastasen unter besonderer Berücksichtigung klinisch-chemischer Untersuchungsmethoden.
9. *Bessler, W.:* Schweiz. Med. Wschr. *104:* 333 (1974). Röntgenologische und szintigraphische Diagnose von Skeletterkrankungen im Vergleich zur alkalischen Phosphatase-Aktivität im Serum.

Lactat

Indikation

Plasma, Vollblut

Prognose und Verlaufsbeurteilung bei Kreislaufschock und Vergiftungen.
Erkennung von Gewebshypoxydosen bei einem arteriellen pO_2, der noch im Referenzbereich liegt.
Klärung unklarer metabolischer Azidosen, insbesondere bei erhöhter Anionenlücke und komatösen Patienten.
Diagnose akuter intestinaler Gefäßverschlüsse.
Erkennung fetaler Notsituationen während der Geburt.
Diagnose der Mc Ardle-Krankheit.

Liquor

Differentialdiagnose, Therapiekontrolle und Prognose zerebraler und meningealer Erkrankungen.

Bestimmungsmethode

Prinzip: Durch Lactatdehydrogenase (LDH) wird Lactat in Gegenwart von NAD im optischen Test zu Pyruvat umgesetzt, Meßgröße ist $NADH_2$. Das Gleichgewicht der Reaktion liegt weit auf der Seite des Lactats. Damit eine quantitative Umsetzung des Lactats erfolgt, müssen bestimmte Reaktionsbedingungen vorliegen

— Alkalisches Reaktionsmilieu; dadurch wird das Reaktionsgleichgewicht mehr zum Pyruvat hin verschoben.
— Das Pyruvat muß aus dem Gleichgewicht entfernt werden; erfolgt durch die Transaminierungsreaktion.
— Die H-Ionen müssen abgefangen werden; geschieht durch das alkalische Puffermilieu.

Die Bestimmung wird als Endpunkt-Verfahren durchgeführt.

$$\text{L-Lactat} + NAD^+ \xrightarrow{\text{LDH}} \text{Pyruvat} + NADH + H^+$$

$$\text{Pyruvat} + \text{L-Glutamat} \xrightarrow{\text{GPT}} \text{L-Alanin} + \alpha\text{-Ketoglutarat}$$

Untersuchungsmaterial

a) 1 Volumenteil Kapillarblut sofort in 2 Volumenteile Perchlorsäure 0.6 mol/l (ca. 6%) einlaufen lassen.
b) 1 Volumenteil venöses oder arterielles Blut (Na-Oxalat oder EDTA 1 mg/ml oder Heparin 5 E/ml) in 2 Volumenteile Perchlorsäure 0.6 mol/l (ca. 6%) geben.
c) Venöses oder arterielles Plasma; 2 ml Vollblut nach Entnahme in ein 2 Tropfen Fluorid-Heparin-Lösung enthaltendes Röhrchen geben, kühlen bis zur Zentrifugation. Die Fluorid-Heparin-Lösung enthält 750 Einheiten Heparin und 120 mg Kaliumfluorid pro ml.
d) Liquor zentrifugiert.

Zur Messung werden abhängig vom Analysensystem bis zu 0.5 ml Probe benötigt.

Referenzbereiche

Kapillarblut /[2]/	9—16	(1.0—1.8)
Venöses Blut /[3]/	bis 16	(bis 1.8)
Arterielles Blut /[3]/	bis 13	(bis 1.5)
Venöses Plasma /[3]/	bis 20	(bis 2.2)
Arterielles Plasma /[3]/	bis 16	(bis 1.8)
Nabelschnurvene /[4]/	bis 30	(bis 3.3)
Kopfschwarte Säugling /[4]/	bis 25	(bis 2.8)
Liquor /[5]/	11—19	(1.2—2.1)

Angaben in mg/dl (mmol/l).
Umrechnung in Stoffmengenkonzentration: mg/dl x 0.11 = mmol/l

Bewertung

Lactat im Blut

Zur diagnostischen Beurteilung der Lactatkonzentration muß zwischen Hyperlactatämie und Lactatazidose unterschieden werden /[6]/.

Hyperlactatämien sind Zustände mit erhöhter Lactatkonzentration im Blut und verknüpft mit einem physiologischen Säure-Basen-Status oder einer alkalotischen Reaktionslage.

Lactatazidosen sind Hyperlactatämien, die mit einem Abfall des Blut-pH-Wertes unter 7.30 und einem Anstieg des Blutlactats über 45 mg/dl (5 mmol/l) einhergehen. Voraussetzung muß jedoch die kausale Verknüpfung der Azidose als Folge der erhöhten Lactatkonzentration sein, das heißt, Lactat muß einen erheblichen Anteil der organischen Anionen im Blut stellen.

Labordiagnostische Untersuchungen, die neben dem klinischen Bild eine Beurteilung erlauben, ob der erhöhten Lactatkonzentration eine pathologische Qualität zukommt, sind

Blut-pH-Wert (sh. S.302)
Bicarbonatkonzentration des Blutes (sh. S. 305)
Anionenlücke (sh. S. 277)
Verlaufsbeurteilung der Lactatkonzentration
Ketonkörper im Harn
Harnstoff, Creatinin im Serum.

Hyperlactatämie /[6]/

Die Hyperlactatämie ist die Folge eines Ungleichgewichtes zwischen der Bildungsrate und der Utilisationsrate von Milchsäure. Bei der Bildung von Lactat aus Glucose werden pro verbrauchtes Glucosemolekül 2 H-Ionen frei, bei der Lactatverstoffwechselung durch Gluconeogenese und Oxydation werden H-Ionen verbraucht.

Durch Metabolisierung von Glucose zu Lactat anfallende H-Ionen werden auf 3 Ebenen neutralisiert /[7]/

1. Puffersysteme des Blutes.
2. Respiratorische Kompensation ($H^+ + HCO_3^- \rightarrow H_2CO_3 \rightarrow H_2O + CO_2\uparrow$).
3. Renale H-Ionen Ausscheidung.

Beim Gesunden reichen diese Kompensationsmechanismen aus, um bei Hyperlactatämie einen normalen Blut-pH-Wert aufrecht zu erhalten. Eine Hyperlactatämie erhöht die Anionenlücke.

Befunde die für eine physiologische oder eine sekundäre Hyperlactatämie und gegen die kausale Verknüpfung einer bestehenden Azidose mit der Hyperlactatämie sprechen, sind

— Halbwertszeit der abfallenden Lactatkonzentration unter 40 min. bei Wiederholungsmessungen.
— Blut-pH-Wert von 7.36 und höher.
— Nur mäßig erhöhter Lactatwert, z. B. unter 45 mg/dl (5 mmol/l) bei starker Azidose, z. B. Blut-pH-Wert 7.1.
— Ketoazidose oder urämische Azidose.

Erhöhte Lactatwerte bei alkalischem Blut-pH-Wert (sekundäre Hyperlactatämien) beruhen auf einer reaktiven Lactatbildung als Antwort auf eine respiratorische Alkalose. Die Lactatämie kann Werte um 90 mg/dl (10 mmol/l) erreichen und wird nicht selten hervorgerufen durch die Infusion großer Mengen Natrium-Bicarbonat,-Lactat oder -Azetat.

Lactatazidose

Die häufigste Ursache von Lactatazidosen sind Gewebshypoxien. Lactatazidosen werden begünstigt durch eine reduzierte Pufferkapazität des Blutes, eine gestörte renale oder pulmonale H-Ionen-Elimination oder eine Hemmung der hepatischen Lactatverwertung (z. B. Biguanid-induzierte Lactatazidose).

Befunde, die für eine Lactatazidose sprechen

— Lactatwerte über 45 mg/dl (5 mmol/l) und Anstieg der Halbwertszeit des Abfalls auf länger als 60 min.
— Blut-pH-Wert unter 7.30, rechnerisch entspricht dieser Abfall einem Anstieg des Lactats auf 45 mg/dl (5 mmol/l).
— Meist ist der pH-Wert auf unter 7.20 abgesunken.
— Große Anionenlücke, oft über 20 mmol/l.

Die Lactatazidose ist das Symptom eines Stoffwechselzustandes, hinsichtlich ihrer pathologischen Bedeutung kann sie nur bewertet werden unter Berücksichtigung des klinischen Bildes und in der Verlaufsbeurteilung.

Lactat im Liquor /[8]/

Bei einer Vielzahl entzündlicher, vaskulärer, metabolischer und neoplastischer Erkrankungen des Gehirns und der Meningen kann die Lactatkonzentration im Liquor erhöht sein.

Differentialdiagnostische Bedeutung hat die Lactatbestimmung zur

— Abgrenzung unbehandelter bzw. anbehandelter bakterieller Meningitiden von viral bedingten.
— Unterscheidung transitorischer ischämischer Attacken von generalisierten Krampfanfällen bei Fehlen von Anamnese und klinischem Befund.
— Unterscheidung einer artefiziellen Blutbeimengung zum Liquor von einer zerebralen oder subarachnoidalen Blutung.

Prognostische Aussagekraft besitzt die Lactatkonzentration bei vaskulären und traumatischen Erkrankungen des Gehirns sowie bei Intoxikationen, nicht aber bei entzündlichen Erkrankungen.

Ursachen und Krankheiten die zur Hyperlactatämie, seltener zur Lactatazidose führen /[6]/

Ursache/Erkrankung	Beurteilung
Körperliche Aktivität	Leichte körperliche Tätigkeit verursacht Lactaterhöhungen um mehr als 100%. Bei intensiver körperlicher Betätigung werden vorübergehend Werte von 90 bis 200 mg/dl (10 bis 23 mmol/l) gemessen. Die Normalisierung tritt innerhalb von 60 bis 90 min. ein.
Infusionen	Übersteigerte Zufuhr von Alkali (Natrium-Bicarbonat, -Pyruvat, -Lactat) und Kohlenhydratinfusionen (Glucose, Fructose, Sorbit, Xylit) verursachen Hyperlactatämien, ohne daß es zur Lactatazidose kommt.
Hohe Insulingaben	Hohe Insulindosen können bei Diabetikern zu einer Hyperlactatämie bis 72 mg/dl (8 mmol/l) und kurzzeitigem Abfall des pH-Wertes führen. Ursache sind eine gesteigerte periphere Lactatproduktion und Hemmung der Gluconeogenese.
Hyperventilation	Hyperventilation, z. B. bei Intensivpatienten oder Erkrankungen des ZNS, führt zur respiratorischen Alkalose. Zur Kompensation wird verstärkt die nichtflüchtige Säure Lactat gebildet.
Postoperativ	Postoperativ treten Hyperlactatämien gewöhnlich bis zu 45 mg/dl (5 mmol/l) innerhalb von 48 Std. auf, die durch körpereigene Regulationsmechanismen kompensiert werden können.
Postoperative Erkennung akuter intraabdomineller Gefäßverschlüsse	Die Beurteilung des postoperativen Lactattrends erlaubt eine Aussage über die Entwicklung intestinaler Ischämien. In einer Studie /[9]/ wurde die postoperative Lactatkonzentration bei Patienten mit Rekonstruktion an Aorta und Eingeweidearterien verfolgt. Bei unkompliziertem Verlauf wurden Konzentrationen bis 60 mg/dl (6.7 mmol/l) gemessen. Postoperativer Verschluß nach Gefäßrekonstitution verursachte einen starken Lactatanstieg und war Indikation zur Relapratomie.
Fetale Notsituationen unter der Geburt	Während der Geburt sind die Lactatkonzentration und der pH-Wert im Blut, gewonnen aus der Kopfschwarte, wichtige Meßgrößen zur Beurteilung einer fetalen Notsituation. pH-Werte über 7.25 und Lactatkonzentrationen unter 10.8 mg/dl (2.0 mmol/l) sprechen gegen eine fetale Notsituation wie eine Studie zeigte /[10]/. Die Lactatkonzentrationen in der Nabelschnurarterie lagen unter 25 mg/dl (2.8 mmol/l) kurz nach der Entbindung.

Lactatämien mit möglichem oder sicherem Übergang zur Lactatazidose

Ursache/Erkrankung	Beurteilung
Allgemeine Hypoxie, Herz-Kreislauf-Versagen, Schock (auch septisch), Herzinsuffizienz, Intoxikationen, Starke Anämie, Hypothermie,	Die auf verminderter Durchblutung beruhende Gewebshypoxie ist die häufigste Ursache der Lactatazidose. Die Höhe und der zeitliche Anstieg der Lactatkonzentration sind ein Maß der Sauerstoffschuld. Während Kreislaufstillstand und externer Herzmassage ist ein arterieller Lactatanstieg von 24.3 mg/dl (2.7 mmol/l) pro 10 min. zu beobachten, bei schwerem zentralisiertem Schock

Lactatämien mit möglichem oder sicherem Übergang zur Lactatazidose (Fortsetzung)

Ursache/Erkrankung	Beurteilung
Alkoholintoxikation mit Kreislaufversagen	von 7.2 mg/dl (0.8 mmol/l) pro 10 min. /[11]/. Anhaltend hohes und ansteigendes Lactat ist prognostisch ungünstig. Bei Wiederherstellung des Kreislaufs kann der Lactatabbau rasch erfolgen, etwa 36 bis 90 mg/dl (4 bis 10 mmol/l) pro 10 min. Im Verlauf einer Azidosetherapie ist das Verhalten der Lactatkonzentration ein besserer Indikator der Stoffwechselsituation als der Blut-pH-Wert.
Lactatazidose Biguanid-behandelter Diabetiker	Unter der Behandlung mit Biguaniden kann sich bei Diabetikern eine Lactatazidose entwickeln. Der typische Patient ist 60 bis 65 Jahre alt und leidet an zusätzlichen Komplikationen (Entzündungen, Herz, Nieren, Leber). Er erkrankt an plötzlich auftretenden gastrointestinalen Beschwerden und Somnolenz. Labordiagnostisch liegen vor: Metabolische nichtketotische Azidose, pH-Wert von im Mittel 6.9 und eine Hyperlactatämie von 135 bis 180 mg/dl (15 bis 20 mmol/l). Die Serumwerte von Creatinin und Harnstoff sind häufig erhöht. Die Mortalitätsrate der Patienten liegt über 50% /[12]/.
Stoffwechselanomalien	Hyperlactatämien mit Lactatazidose sind beschrieben bei folgenden Enzymdefekten /[13]/: Pyruvat-Decarboxylase, Pyruvat-Dehydrogenase, Fructose-Diphosphatase, Glucose-6-Phosphatase (von Gierke-Erkrankung), Phosphoenolpyruvat-Carboxikinase, Cytochrom C-Oxidase, fernerhin bei Fructoseintoleranz und Methylmalonazidämie.

Meningeale und zerebrale Erkrankungen, bei denen das Lactat im Liquor bedeutsam ist zur Differentialdiagnose, Therapiekontrolle und Prognose /[8]/

Erkrankung	Beurteilung
Bakterielle Meningitis	Liquorbefunde sind: Eine Leukozytenzahl über 700/µl bis über 1200/µl mit über 60% Granulozyten, Eiweiß über 50 mg/dl bis über 80 mg/dl, Glucosewerte unter 45 mg/dl bzw. ein Glucosequotient Liquor/Serum unter 0.5; außerdem der morphologische Nachweis von Bakterien im Grampräparat. Die Bedeutung des Lactats bei der bakteriellen Meningitis, ergibt sich aus folgenden Daten: Lactatkonzentrationen über 32 mg/dl (3.5 mmol/l) haben eine diagnostische Sensitivität von 100%, eine diagnostische Spezifität von 93% und einen positiven prädiktiven Wert von 0.48. Wird die Kombination von Liquorzellzahl (über 800/µl) und zuvor genannter Lactatkonzentration herangezogen, steigt die Spezifität auf 99% und der positive prädiktive Wert auf 0.88, die Sensitivität nimmt jedoch auf 71% ab /[14]/. Die Lactatkonzentration und die Leukozytenzahl normalisieren innerhalb von 10 Tagen nach effektiver antibiotischer Therapie.
Virale Meningitis	Am ersten Tag können sowohl die Gesamtleukozytenzahl, als auch der Granulozytenanteil erhöht sein. Mit der Lactatbestimmung ist keine sichere Abgrenzung zur bakteriel-

Meningeale und zerebrale Erkrankungen, bei denen das Lactat im Liquor bedeutsam ist zur Differentialdiagnose, Therapiekontrolle und Prognose (Fortsetzung)

Erkrankung	**Beurteilung**
	len Meningitis möglich, da leicht bis mäßig erhöhte Werte auftreten können. Unmöglich ist die Abgrenzung der viralen Meningitis von Patienten ohne Meningitis anhand des Lactatwertes, da eine starke Überlappung beider Kollektive vorliegt.
Tuberkulöse Meningitis, Pilzmeningitis	Lactatkonzentrationen werden gemessen, deren Werte im unteren Bereich der bakteriellen Meningitiden liegen. Unter effektiver Therapie bei tuberkulöser Meningitis kann die Normalisierung des Lactats mehrere Wochen dauern.
Ischämische Insulte	Liquorlactat steigt an, es besteht eine Beziehung zur Größe des Infarktödems und zum Ausmaß der Bewußtseinstrübung. Ein Lactatanstieg über 27 mg/dl (3.0 mmol/l) wird als prognostisch ungünstig angesehen.
Hämorrhagischer Insult	Besteht die Verbindung eines Blutungsherdes mit dem Ventrikelsystem, ist der Liquor blutig tingiert. Wird bei einem Insult-Patienten blutiger Liquor punktiert, ergibt sich die Fragestellung, ob ein hämorrhagischer Insult vorliegt oder eine artefizielle Blutbeimengung, die durch die Punktion erfolgte. Normale Lactatwerte sprechen für eine artefizielle Blutbeimengung.
Epileptischer Anfall, Transitorische Ischämien, Synkopen	Bei nur unzureichend möglicher Anamnese und fehlendem klinischen Befund kann ein generalisierter epileptischer Krampfanfall von Synkopen oder transitorischen ischämischen Attacken anhand des Liquorlactats abgegrenzt werden. Der generalisierte epileptische Krampfanfall geht mit deutlich erhöhten Lactatwerten einher.

Hinweise und Störungen

Blutentnahme: Die venöse Blutentnahme sollte aus ungestauter Vene erfolgen. Die Proben müssen sofort nach der Entnahme enteiweißt oder mit einem Glykolyseinhibitor wie Fluorid oder Maleinimid versetzt werden, da sonst der Lactatwert in 20 min. um das 3- bis 4-fache zunimmt /[6]/.

Stabilität: Im enteiweißten Überstand bei Raumtemperatur mehrere Tage stabil. Im mit Glykolysehemmer versetzten Plasma bei 4 °C Stabilität für mehrere Stunden. Im Liquor bei normaler Zellzahl konstant bei Raumtemperatur mehrere Tage. Beimengungen von bis 6000 Leukozyten/µl und 30.000 Erythrozyten/µl sollen die Lactatkonzentration bei Raumtemperatur innerhalb von 3 Std. nicht verändern /[8]/.

Pathophysiologie /[6, 15]/

Lactat ist das Stoffwechselprodukt der anaeroben Glykolyse. Die wesentlichen Organe der Lactatbildung sind der arbeitende Muskel, die Erythrozyten, das Gehirn und das Nebennierenmark. Der Herzmuskel deckt bis zu 60% seines Energiebedarfs aus Lactat. Nicht vom Herzmuskel verbrauchtes Lactat wird von der Leber und der Nierenrinde zur Gluconeogenese (Cori-Zyklus) verwendet. Die Lactathomöostase wird im wesentlichen durch den Cori-Zyklus aufrechterhalten.

Regulatoren der Lactatbildung

Lactat ensteht aus Pyruvat. Regulatoren der Lactatbildung sind die Pyruvatkonzentration, der zelluläre Redoxstatus und die aktuelle H-Ionen-Konzentration.

Pyruvatkonzentration: Pyruvat wird im wesentlichen über den Glykolyseweg oder den Aminosäureabbau, insbesondere von Alanin, gebildet. Unter normalen Bedingungen wird der größte Teil in den Mitochondrien zu CO_2 + H_2O verbrannt und nur ein kleiner Teil in Lactat umgewandelt. Bei körperlicher Belastung fällt vermehrt Pyruvat an und die Lactatkonzentration kann auf das 10-fache zunehmen. Die gleichzeitig freiwerdenden H-Ionen werden abgefangen durch die Pufferkapazität des Blutes oder pulmonal und renal eliminiert. Der Blut-pH-Wert bleibt konstant, die Hyperlactatämie wird über den Cori-Zyklus nach 1 – 1.5 Std. normalisiert.

Zellulärer Redoxstatus: Er entspricht dem Quotienten NADH/NAD. Bei Gewebshyp- oder Anoxie wird das Verhältnis zugunsten von NADH verschoben, es resultiert eine verstärkte Lactatbildung.

H-Ionen-Konzentration: Nimmt sie intrazellulär aufgrund eines O_2-Mangels zu, wird das Gleichgewicht der LDH-Reaktion nach rechts verschoben und die Lactatbildung verstärkt. In der Leber wird außerdem die Lactatverwertung über den Cori-Zyklus gehemmt.

Regulatoren der Lactatelimination

Regulatoren der Lactatelimination sind die Leber- und Nierenfunktion.

Leberfunktion: Die Leber nimmt peripher gebildetes Lactat auf und verwendet es zur Gluconeogenese oder sie wandelt es zurück in Pyruvat und schleust dies in den Citronensäure-Zyklus ein. Wird aufgrund einer Sauerstoffmangelversorgung die Stoffwechselleistung der Leber insuffizient, deckt sie selbst einen erheblichen Teil des Energieverbrauches durch anaerobe Glykolyse ab. Sie wird dadurch vom Lactatverwerter zum Lactatproduzenten. Dieser Zustand macht sich an einem überproportionalen Anstieg der Lactatkonzentration im Plasma bemerkbar.

Nierenfunktion: Die Lactatausscheidung durch die Niere ist gegenüber der Verwertung durch die Leber gering. Die Clearance beträgt im Ruhestand 1 – 2 ml/min und kann unter körperlicher Belastung auf das 10-fache ansteigen.

Gewebshypoxie

Kommt es aufgrund einer Gewebshypoxie zur ungenügenden Regeneration von $NADH_2$, resultiert ein intrazellulärer Anstieg der H-Ionen-Konzentration mit konsekutiver Bildung undissoziierten Lactats. Es erfolgt ein Ausstrom von Lactat in den Extrazellulärraum. Hier wird das Verhältnis von undissoziiertem Lactat vollkommen zugunsten der dissoziierten Form verschoben, aufgrund des pH-Wert-Wechsels von z. B. intrazellulär 6.0 auf extrazellulär 7.4. Dadurch werden H-Ionen von intra- nach extrazellulär verlagert. Die H-Ionen verursachen eine metabolische Lactatazidose, wenn sie von den Kompensationsmechanismen des Organismus (Puffersysteme des Blutes, respiratorische Kompensation, renale H-Ionen Ausscheidung) nur ungenügend abgefangen werden.

Weder die selektive Vermehrung von Lactat noch die isolierte Störung der hepatischen Lactatverwertung führen zur Ausbildung einer Lactatazidose. Erst wenn eine durch Hemmung der Zellatmung bedingte Anhäufung von H-Ionen und/oder eine reduzierte Pufferkapazität oder verminderte renale Säureelimination hinzukommen, entsteht eine Lactatazidose.

Verminderte Lactatbildung

Die verminderte Lactatbildung ist ein diagnostisches Kriterium der Mc Ardle-Krankheit. Es handelt sich um eine auf die Skelettmuskulatur beschränkte Glykogenspeicherkrankheit, aufgrund eines Phosphorylase-Mangels (Glykogenose Typ V). Als Funktionstest zur Erkennung der Erkrankung leistet der Patient unter ischämischen Bedingungen genormte Arbeit. Vor und nach dem Test kommt es beim Gesunden zum 3- bis 5-fachen Lactatanstieg; der Mc Ardle-Kranke zeigt keinen oder nur einen geringen Anstieg.

Literatur

1. *Noll, F.:* L-Lactate. In: *Bergmeyer, H. U.:* Methods of enzymatic analysis, III. Aufl., Vol. VI. S. 582. Chemie, Weinheim (1984).
2. *Laudahn, G.:* Klin. Wschr. *37:* 850 (1959). Fermentaktivitäten und Konzentrationen von Stoffwechselzwischenprodukten im Blut bei Leber- und Herzkrankheiten.
3. *Müller-Plathe, O.:* Säure-Basen-Haushalt und Blutgase. Thieme, Stuttgart (1973).
4. *Sitzmann, F. C.:* Normalwerte im Kindesalter. Marseille, München (1976).
5. *Kleine, T. O.,K. Baerlocher, V. Niederer, H. Keller, F. Reutter, W. Tritschler, W. Bablock:* Dtsch. Med. Wschr. *104:* 553 (1979). Die diagnostische Bedeutung der Lactatbestimmung im Liquor bei Meningitis.
6. *Haeckel, R.:* Med. Labor *34:* 93 (1981). Hyperlactatämie und Lactatazidose. Pathogenese und diagnostische Bedeutung.
7. *Wepler, R.:* Med. Welt *30:* 1581 (1979). Azidose — Alkalose.
8. *Luft, D., R. Götz:* Lab. Med. *7:* 55 (1983). Lactat im Liquor cerebrospinalis. Bedeutung für Differentialdiagnose, Therapiekontrolle und Prognose zerebraler und meningealer Erkrankungen.
9. *Janda, Ä, G. W. Hagmüller, H. Denck:* Chirurg *55:* 469 (1984). Lactat zur Diagnose akuter intestinaler Gefäßverschlüsse.
10. *Equiluz, A., A. R. Bernal, K. Mc Pherson, J. J. Parrilla, L. Abad:* Am. J. Obstet. Gynecol. *147:* 949 (1983). The use of intrapartum fetal blood lactate measurements for the early diagnosis of fetal distress.
11. *Jahrmärker, H., R. Rackwitz, M. Haider:* Azidose und Alkalose in der Intensivmedizin. Schriftenreihe Intensivmedizin, Notfallmedizin, Anästhesiologie, Band 8, S. 158. Thieme, Stuttgart (1977).
12. *Luft, D., R. M. Schmülling, M. Eggstein:* Therapiewoche *27:* 5828 (1977). Lactatazidose bei Biguanid-behandelten Diabetikern.
13. *Dworzak, E., H. Grunicke, H. Berger, E. Jarosch, H. Haas, I. Höpfel:* J. Clin. Chem. Clin. Biochem. *23:* 323 (1985). Pyruvatdehydrogenase-Defizienz bei einem Kind mit persistierender Lactatazidose.
14. *Kleine, T. O.:* Neue Labormethoden für die Liquordiagnostik, S. 67. Thieme, Stuttgart (1980).
15. *Halperin, M. L., A. L. A. Fields:* Am. J. Med. Sci. *289:* 154 (1985). Review: Lactic acidosis-Emphasis on the carbon precursors and buffering of the acid load.

D. Walb, L. Thomas

Wasser- und Elektrolythaushalt

Einleitung

Störungen des Wasserhaushaltes sind eng verknüpft mit Veränderungen in der Elektrolytverteilung und Störungen im Säure-Basen-Haushalt. Die Erkennung isolierter oder kombinierter Störungen kann durch die Bestimmung von Natrium, Osmolalität, Chlorid und Kalium im Serum und Harn erfolgen. Während pathologische Werte des Serumnatriums und der Osmolalität eine Störung des Wasserhaushaltes anzeigen, läßt der Serumkaliumwert nur dann Rückschlüsse auf den Kaliumhaushalt zu, wenn Kenntnisse über den Säure-Basen-Haushalt vorliegen. Pathologische Serumchloridwerte zeigen einen veränderten Säure-Basen-Status an.

Konzept der Bilanz /1/

Bilanzgleichgewicht und steady state

Die Begriffe werden synonym gebraucht und beinhalten, daß sich ein biologisches System im Hinblick auf eine bestimmte Substanz im Gleichgewichtszustand befindet. Dabei entsprechen exogene Zufuhr und endogene Produktion der Gesamtausscheidung dieser Substanz.

Ungleichgewicht bzw. »dysequilibrium state«

Diese Situation liegt vor, wenn die aktuelle Ausscheidung einer Substanz höher ist als die exogene Zufuhr und endogene Bildung oder wenn exogene Zufuhr und endogene Bildung die Ausscheidungskapazität des biologischen Systems überschreiten. Dabei kann sich der Organismus zu jeder Zeit für eine bestimmte Komponente im Gleichgewicht befinden, z. B. für Natrium, für eine andere, z. B. Wasser, dagegen im Ungleichgewicht.

Diese primär theoretisch anmutenden Überlegungen sind von großer klinischer Bedeutung, dies sei an einigen praktischen Beispielen erläutert.

An vielen klinischen Abteilungen, gelegentlich auch in der Ambulanz, besonders aber im Rahmen der Intensiv-Medizin, werden durch sog. »Einfuhr-Ausfuhr-Messungen« Flüssigkeitsbilanzen erstellt. Auch bei sorgfältiger Berücksichtigung von Wasserverlusten über Haut und Schleimhäute sowie endogener Wasserbildung, sind die Einfuhr-Ausfuhr-Messungen oft von geringem klinischem Wert. Vielfach werden zusätzliche Flüssigkeitsverluste falsch berechnet, zum Teil sammeln die Patienten inkorrekt oder die Gesamtbilanz läßt sich — etwa bei Frischoperierten — nur schwer schätzen. In dieser Situation sollte man sich erinnern, daß die tägliche Bestimmung des Körpergewichtes unter Standardbedingungen die billigste und genaueste Methode für die Bestimmung der Flüssigkeitsbilanz ist.

Interne Bilanzstörung

Eine Hypokaliämie von 2.4 mmol/l zeigt bei einem Patienten zwar meist auch eine externe Bilanzstörung an, die spezifische Situation bei der familiären hypokaliämischen periodischen Paralyse (sh.S. 270) ist jedoch ein Beispiel für eine alleinige interne Bilanzstörung. Bei dieser Krankheit kommt es aus ungeklärten Gründen zu einer plötzlichen Verschiebung von Kalium aus dem Extrazellulärraum in den Intrazellulärraum.

Externe Bilanzstörung

Als typisches Beispiel sei die Gabe von Diuretika bei einem Gesunden angeführt. Zunächst kommt es zu einer Dysäquilibriumphase, in der Salz und Wasser dem Körper in gleicher Weise entzogen werden. Dies wird durch Messen des Körpergewichts festgestellt, gleichzeitig ergibt die Bestimmung der Serum-Elektrolyte, daß keine interne Bilanzstörung vorliegt. In dieser Dysäquilibriumphase übersteigt die Ausscheidung von Natrium, Chlorid und Wasser die Zufuhr (negative externe Bilanz).

Nach einigen Tagen setzen jedoch unter Fortführung der Diuretikatherapie Gegenregulationsmechanismen ein (nerval, hormonell, interarenal), und Salz- und Wasserausscheidung werden wieder identisch mit der Zufuhr, das Körpergewicht bleibt etwa 2—3 kg unter dem Ausgangsgewicht konstant. Zu diesem Zeitpunkt hat sich ein neues Bilanzgewicht eingestellt.

Externe und interne Bilanzstörung

Am Beispiel der Behandlung eines herzinsuffizienten Patienten kann die Kombination einer Störung der externen und internen Bilanz aufgezeigt werden. Ein Patient mit Herzinsuffizienz entwickelt zunächst eine positive externe Bilanz für Salz und Wasser (Ödeme). Nach Applikation von Diuretika kommt es zu einer vermehrten Ausscheidung von Salz und Wasser. Gegenregulationsmechanismen, die das »effektive zirkulierende Blutvolumen« schützen, führen bei Weitergabe des Diuretikums gelegentlich zu einer, bezogen auf die Serumosmolalität, inadäquaten Sekretion von Adiuretin mit vermehrter Wasserrückresorption im distalen Tubulus und Sammelrohr. Die Folge ist eine Hyponatriämie mit interner Störung der Wasserbilanz, d. h. Wasser strömt in die Zellen. Bei Fortführung der Diuretikabehandlung stellt sich schließlich ein neues, jedoch unphysiologisches Bilanzgleichgewicht ein, das jetzt meßtechnisch nur durch die Hyponatriämie auffällig wird.

Das Konzept der Bilanz findet klinisch vor allem bei Störungen des Salz-Wasser-, des Elektrolyt- und des Säure-Basen-Haushaltes Anwendung. Im einzelnen sollten bei einer Bilanzstörung folgende Punkte genauer analysiert werden

— Gleichgewichtsphase oder Dysäquilibrium.
— Externe Bilanzstörung.
— Interne Bilanzstörung.

Literatur

1. *Kuhlmann, U., D. Walb:* Nephrologie — Pathophysiologie, Klinik, Praxis. Thieme, Stuttgart (1987).

Natrium

Indikation

Störungen der Flüssigkeits- und Elektrolytbilanz.
Abweichungen anderer Serumelektrolyte vom Referenzbereich.
Polyurisch-polydiptische Syndrome und Störungen des Durstgefühls.
Störungen des Säure-Basen-Haushalts.
Niereninsuffizienz und einige Nierenerkrankungen (z. B. renale tubuläre Azidose).
Hypertonie.
Einige endokrine Erkrankungen (z. B. Hypothyreose, Mineralocorticoidexzess- und Mineralocorticoidmangel-Syndrome).

Bestimmungsmethoden

Flammenphotometrie

Prinzip: Sh. Kalium S. 268. Gemessen wird eine vorverdünnte Probe bei der für Natrium typischen Wellenlänge von 589 nm. Die Flammenphotometrie ist Referenzmethode zur Bestimmung der Konzentration von Natriumionen.

Natrium-selektive Elektrode

Prinzip: Sh. Kalium S. 268. Als Meßelektroden werden überwiegend Glasmembranelektroden aus Lithium-Aluminiumsilikat verwendet. Die Selektivität von Natrium zu Kalium beträgt etwa 300 :1. Gemessen wird die Natriumionenaktivität.

Zwei Formen der Natriumionen-Aktivitätsmessung werden unterschieden /[1]/
— Direkte Potentiometrie: Die Probe wird direkt, d. h. unverdünnt gemessen.
— Indirekte Potentiometrie: Entsprechend der Flammenphotometrie erfolgt eine Vorverdünnung der Probe.

Untersuchungsmaterial

Serum, Plasma (Lithium- und Ammoniumheparinat, Lithiumoxalat) 1 ml

Referenzbereiche

Erwachsene /[2]/	135—144 mmol/l
Kinder /[3]/	130—145 mmol/l

Bewertung

Zunächst ist anhand klinischer Untersuchungen festzustellen, ob es sich um eine euvolämische, hypervolämische oder hypovolämische Störung der Natriumbilanz mit normaler, vermehrter oder verminderter extrazellulärer Flüssigkeit handelt. Das Serumnatrium wird normalerweise in einem relativ engen Bereich konstant gehalten. Pathologische Serumnatriumwerte müssen im Zusammenhang mit der Bestimmung der anderen Elektrolyte, mit der Ausscheidung von Urinelektrolyten, der Serum- und Urinosmolalität sowie dem Säure-Basen-Status gesehen werden (vgl. entsprechende Kapitel).

Hyponatriämie

Klinische Symptome bzw. Befunde fehlen oder sind dramatisch wie Bewußtseinstrübung bis zum Koma, Anorexie, Erbrechen, Krämpfe, pathologische Reflexe und niedrige Körpertemperatur (je nach Ausmaß und Geschwindigkeit, mit der sich die Störung entwickelt). Hyponatriämie ist die häufigste Elektrolytstörung bei hospitalisierten Patienten.

Erkrankungen und Ursachen, die eine Hyponatriämie bewirken können /[4—14]/

Erkrankung/Ursache	Beurteilung/Hinweise
Pseudohyponatriämie bei Erhöhung der Menge an Proteinen oder Lipoproteinen im Plasma (z. B. Plasmozytom, Hyperlipoproteinämie) /[15]/	Ursache der niedrigen Natriumwerte ist die Verdrängung von Plasmawasser durch Feststoffe. Die Pseudohyponatriämie tritt nur bei der flammenphotometrischen Messung auf, nicht bei der ionenselektiven.
Erhöhung der Plasmaolalität durch osmotische aktive Substanzen (z. B. Methanol), Äthylenglykol, Mannitol, Sorbitol, Fruktose)	Die gemessene Serumosmolalität ist höher als die errechnete (sh. S. 285). Es besteht eine osmotische Lücke, die diagnostisch wegweisend sein kann (sh. S. 281).

Erkrankungen und Ursachen, die eine Hyponatriämie bewirken können (Fortsetzung)

Erkrankung/Ursache	Beurteilung/Hinweise
Hyperglykämie /15/	Hyponatriämie durch Austritt von Wasser aus dem Intrazellulärraum (IZR) in den Extrazellulärraum (EZR). Die osmotische Lücke ist normal.
Erkrankungen mit Hyponatriämie bei Euvolämie oder geringer Hypervolämie /6/ Hypothyreose	Hyponatriämie eher selten, meist bei schwerer Erkrankung. Verminderte Bildung und Ausscheidung von Wasser durch Verminderung der glomerulären Filtrationsrate. Gelegentlich »inadäquate« nicht osmotisch bedingte Stimulation durch das antidiuretische Hormon (ADH).
Glucocorticoid-Mangel (z. B. HVL-Insuffizienz, gelegentlich gleichzeitig Mangel an Glucocorticoiden und Schilddrüsenhormon).	Glucocorticoide hemmen die Sekretion von ADH, vor allem die durch hypothalamische Osmorezeptoren vermittelte.
»Reset-osmostat« Dabei scheint die Hyponatriämie Folge einer vermehrten ADH-Freisetzung durch nichtosmotische Stimuli zu sein (z. B. Verminderung des effektiven zirkulierenden Blutvolumens). Der Befund wird vor allem bei chronisch Kranken beobachtet.	Man findet eine inadäquat hohe Urinosmolalität bezogen auf die Plasmaosmolalität. Artifizielle Stimulation oder Suppression der Osmorezeptoren zeigt dann die insgesamt erhaltene Regulationsfähigkeit mit korrespondierenden Änderungen der ADH-Werte im Serum (der Osmostat ist lediglich auf ein niedrigeres Niveau eingestellt) und der Fähigkeit, Urin normal zu verdünnen.
Emotioneller Streß, Schmerz, Fieber, bestimmte Pharmaka, Pitressin und DDAVP. Diese Faktoren können die Plasma-ADH-Werte erhöhen. Folgende Pharmaka wurden mit verstärkter ADH-Freisetzung in Verbindung gebracht: Isoproterenol, Barbiturate, Morphine, Indometacin, Azetaminophenazon, Nikotin, Chlorpropamid, Tolbutamid, Clofibrat, Carbamazepin, Cyclophosphamid, Vincristin /9/.	Die entsprechenden Diagnosen können nur durch sorgfältige Anamnese und Untersuchung vom sog. SIADH (sh. nachfolgend) abgegrenzt werden. Es finden sich Hyponatriämie, niedrige Plasmaosmolalität und inadäquat hohe Urinosmolalität.
Syndrome of Inappropriate ADH-Secretion (SIADH), Schwartz-Bartter-Syndrom /7/ *Verstärkte ADH-Sekretion der Neurohypophyse* Hirntumor, Hirnabszeß, Enzephalitis, Meningitis, subdurale und subarachnoidale Blutung, Kontusionen, Elektrokonvulsion, Guillain-Barré-Syndrom, akute intermittierende Porphyrie	Beim SIADH liegt eine bezogen auf die Plasmaosmolalität inadäquate Sekretion von ADH vor. Dementsprechend ist die Urinosmolalität inadäquat hoch bezogen auf Plasma-Osmolalität und Plasma-Natrium, bzw. der Urin ist nicht maximal verdünnt, trotz deutlicher Plasmahypotonie. SIADH wird diagnostiziert, nachdem andere Ursachen der Hyponatriämie ausgeschlossen wurden.
Ektope ADH-Produktion Karzinome (Lunge, Duodenum, Pankreas), Morbus Hodgkin und weitere maligne Lymphome, Thymom	Erhöhte ADH-Plasmawerte konnten nachgewiesen werden, die Pathophysiologie ist jedoch vielfach ungeklärt.

Erkrankungen und Ursachen, die eine Hyponatriämie bewirken können (Fortsetzung)

Erkrankung/Ursache	Beurteilung/Hinweise
Verschiedene Lungenerkrankungen Tuberkulose, Aspergillose, COLD, Virus- und Pneumokokkenpneumonie, Lungenabszeß	
Erkrankungen mit Hyponatriämie und Hypervolämie (Vermehrung des Gesamtkörper-Natrium) /6/	
Herzinsuffizienz, Leberzirrhose, Syndrome mit hypoproteinämischen Ödemen	Die Verminderung des effektiven Blutvolumens bewirkt eine vermehrte Aldosteron-Ausschüttung, eine intrarenale Retention von Salz und Wasser, sowie eine nicht-osmotische Stimulation von ADH. In der Dysäquilibriumphase der genannten Erkrankungen liegt die Urinnatrium-Konzentration wegen der gesteigerten Natrium-Konservierung unter 10 mmol/l, im *steady state* reflektiert sie die orale Zufuhr.
Akute und chronische Niereninsuffizienz bei inadäquater Zufuhr von freiem Wasser	Mit der Einschränkung der glomerulären Filtrationsrate nimmt die Fähigkeit der Niere, freies Wasser auszuscheiden, zunehmend ab.
Syndrome mit primärer Polydipsie /16/	Hyponatriämie entwickelt sich nur, wenn die renale Bildungs- und Ausscheidungskapazität von freiem Wasser überschritten werden (eher selten).
Erkrankungen mit Hyponatriämie und Hypovolämie 1. Verluste von gastrointestinaler Flüssigkeit (Erbrechen, Durchfall) 2. Verluste von Salz und Wasser in den sogenannten dritten Raum (Peritonealhöhle, Darmlumen bei Ileus, etc.)	Verluste von Salz und Wasser führen zu einer Verminderung des Extrazellulärraumes, Abnahme der Nierendurchblutung und der glomerulären Filtrationsrate. Die Bildungs- und Ausscheidungsfähigkeit von freiem Wasser sind vermindert und die nichtosmotische Stimulation von ADH bewirkt eine stärkere Retention von Wasser und Salz. In der Dysäquilibriumphase ist die Natriumkonzentration im Urin unter 10 mmol/l (Ausnahme persistierendes Erbrechen).
3. Renale Verluste	Renale Natriumverluste werden meist daran erkannt, daß die Natriumkonzentration im Urin eher hoch ist (vielfach größer als 20 mmol/l). Auch hier reflektiert die Natriumausscheidung im *steady state* jedoch die Natriumzufuhr.
Diuretika (Cave: Auch an verborgenen Diuretikaabusus denken!), meist wenn effektives Blutvolumen schon niedrig ist.	Häufig kombiniert mit hypokaliämischer metabolischer Alkalose (sh. S. 270).
Renale Erkrankungen mit leichter Niereninsuffizienz (Creatinin meist unter 3 mg/dl, 265 µmol/l), z. B. chronische interstitielle Nephritis, partielle obstruktive Nephropathie.	Vermutlich vermindertes Ansprechen des distalen Tubulus auf Aldosteron. Tendenz zu Hyperkaliämie und Azidose.

Erkrankungen und Ursachen, die eine Hyponatriämie bewirken können (Fortsetzung)

Erkrankung/Ursache	**Beurteilung/Hinweise**
Morbus Addison	Mineralocorticoidmangel bewirkt einen verminderten Kationenaustausch im distalen Tubulus (Austausch von Na^+ gegen H^+ und K^+). Daher die Tendenz zu renalem Natriumverlust, zur Hyperkaliämie und metabolischer Azidose.
Osmotische Diurese (Mannitol, Glucose, Harnstoff)	Renaler Flüssigkeitsverlust bei gleichzeitiger Störung der internen Wasserbilanz.
Osmotische Diurese durch nicht absorbierbare Anionen: *Bicarbonat* (z. B. schwere metabolische Alkalose). *Ketosäuren* (diabetische und alkoholische Ketoazidose) oder andere nicht absorbierbare Anionen (z. B. Carbenicillin) können trotz Volumenverminderung zu Kationenverlusten (Na^+, K^+) führen.	Typisch bei Magendrainage oder persistierendem Erbrechen mit der Bildung großer Bicarbonatmengen, die die Rückresorptionskapazität der Nieren überschreiten. Mit dem Bicarbonat gehen entsprechende Kationen (Natrium, Kalium) verloren, da Elektroneutralität gewahrt bleiben muß.

Hypernatriämie

Hypernatriämie ist seltener als Hyponatriämie, da wahrscheinlich renale Wasserverluste durch Trinken leicht ausgeglichen werden. Die Hypernatriämie entwickelt sich daher vor allem bei sehr jungen Patienten (Säuglinge und Kleinkinder), bei sehr alten Patienten (oft mit zerebralem Abbau) und bei sehr kranken Patienten. Demgegenüber tritt bei einer Ausscheidungsstörung für freies Wasser schon bei einer oft gewohnheitsmäßigen Flüssigkeitszufuhr (unabhängig vom Durst) von 1 bis 2 Liter bereits eine Hyponatriämie ein.

Klinische Symptome und Befunde bei Hypernatriämie sind vor allem Polyurie, Polydipsie oder Durst sowie ein getrübtes Sensorium bis zum Koma.

Bei Kindern mit akuter Hypernatriämie findet sich oft Erbrechen, Fieber und forcierte Atmung, auch können neurologische Befunde wie Hemiparese, positiver Babinski, Spastik und Koma auftreten.

Die Mortalität bei akuter Hypernatriämie ist hoch, bei chronischer Hypernatriämie entwickeln sich in den Hirnzellen oft sogenannte idiogene Osmole (z. B. Aminosäuren), die einer Zellschrumpfung entgegenwirken. Rasche Korrektur einer chronischen Hypernatriämie kann aus diesem Grund gelegentlich durch Hirnschwellung gefährlich sein.

Auch bei Hypernatriämie kann man die Patientengruppen einteilen, je nachdem ob eine Euvolämie, Hypervolämie oder Hypovolämie des Extrazellulärraumes vorliegt.

Erkrankungen und Ursachen, die eine Hypernatriämie bewirken können /[4, 5, 7, 8, 10–16]/

Erkrankung/Ursache	**Beurteilung/Hinweise**
Erkrankungen mit Hypernatriämie und Euvolämie	
Reset osmostat (idiopathisch, Hirntumor, Hirnkontusion, Hydrozephalus, Histiozytosis X)	Bei diesen Erkrankungen können Störungen des osmotischen Zentrums (vgl. *reset osmostat* bei Hyponatriämie) mit vermindertem Durst und/oder verminderter ADH-

Erkrankungen und Ursachen, die eine Hypernatriämie bewirken können (Forts.)

Erkrankung/Ursache	Beurteilung/Hinweise
	Sekretion in Kombination auftreten. Es finden sich Hypernatriämie, erhöhte Plasmaosmolalität und inadäquat niedrige Urinosmolalität. Artifizielle Manöver mit Änderung der Plasmaosmolalität zeigen jedoch, daß diese Patienten ADH ausschütten und den Urin konzentrieren können.
Erkrankungen mit Hypernatriämie und Hypervolämie	
Primärer Hyperaldosteronismus (*Conn*-Syndrom)	Die Hypernatriämie ist eher selten, da der ADH-Durstmechanismus intakt ist.
Orale oder parenterale Zufuhr hypertoner Salzlösungen, z. B. bei Kindern, Verschlukken von Seewasser, Gabe großer Mengen von Bicarbonat nach Herzstillstand und Reanimation.	Hohe Mortalität bei akuter Hypernatriämie.
Erkrankungen mit Hypernatriämie und Hypovolämie	
Durchfälle und Fieber bei Kindern	Oft ungenügende Zufuhr von freiem Wasser bei »adäquater« Zufuhr von salzhaltigen Fertignahrungsmitteln.
Osmotische Diurese, z. B. Hyperglykämie, Mannitol, hochkalorische parenterale Ernährung (Harnstoffdiurese), chronische Niereninsuffizienz.	Geht meist einher mit Störung der internen Wasserbilanz. Hypernatriämie entsteht nur dann, wenn ausreichende Flüssigkeitszufuhr nicht möglich oder das Durstzentrum gestört ist.
Hypothalamusstörungen mit Hypodipsie oder Adipsie /[16]/	Seltene Störung, meist im Kindesalter.
Peritonealdialyse oder Hämodialyse mit hypertoner Flüssigkeit	Wird vor allem bei Rezirkulationsdialysen als »Unfall« beobachtet bzw. bei Peritonealdialyse mit hoher Glucosekonzentration.
Polyurisch polydiptische Syndrome (DD sh. auch Konzentrationsversuch)	
Diabetes insipidus centralis	Etwa 50% sind idiopathisch bedingt. Trauma, chirurgische Eingriffe, Neoplasmen und Entzündungen (Enzephalitis, Sarkoidose, Histiozytosis X) sind weitere Ursachen. Charakteristisch ist die Ausscheidung eines plasmahypotonen Urins. Bei partiellen Defekten kann die Diagnose gelegentlich schwierig sein.
Diabetes insipidus renalis Hereditäre Form	Es besteht eine mangelnde oder fehlende Ansprechbarkeit des Tubulus auf sezerniertes ADH. Auch hier wird plasmahypotoner Urin ausgeschieden.
Erworbener Diabetes insipidus renalis Chronische Nierenerkrankungen (z. B. Zystennieren, interstitielle Nephritis, obstruktive Uropathie, fortgeschrittene Nie-	Der Konzentrationsdefekt beim erworbenen Diabetes insipidus kann durch strukturelle oder funktionelle Läsion des Endorgans (der mit ADH-Rezeptoren ausge-

Erkrankungen und Ursachen, die eine Hypernatriämie bewirken können (Fortsetzung)

Erkrankung/Ursache	Beurteilung/Hinweise
reninsuffizienz, Sichelzellerkrankung) Hypokaliämie, Hyperkalzämie verschiedenster Ätiologie	gestatteten Tubulusabschnitte) eintreten oder durch Antagonismus gegen die ADH-Wirkung wie bei einigen Pharmaka (Lithium).
Pharmaka Lithium, bestimmte Tetrazykline, Methoxyfluran, einige Sulfonylharnstoffe, Vinblastin, Propoxyphen, Amphotericin Verschiedenes Amyloidose, Sarkoidose, multiples Myelom	Für viele Erkrankungen und Pharmaka ist die pathophysiologische Beziehung unklar oder spekulativ. Bei einigen mag eine Beeinflussung der Prostaglandinsynthese vorliegen.

Hinweise und Störungen

Bestimmungsmethode: Die Flammenphotometrie und die ionenselektive Messung mittels indirekter Potentiometrie liefern vergleichbare Werte /[17]/. Bei der direkten Potentiometrie sind in Abhängigkeit vom Wassergehalt die ionenselektiv gemessenen Ionenaktivitäten verschieden von der flammenphotometrisch gemessenen Ionenkonzentration. Die Werte der direkten Potentiometrie können bis zu 5% höher sein. Zum Erhalt vergleichbarer Werte, wird die Abgleichung der direkten Potentiometrie auf die Flammenphotometrie oder die Anwendung eines Umrechnungsfaktors empfohlen /[18]/.

Referenzbereich: Es existieren keine einheitlichen Angaben in der Literatur. Die meisten Autoren geben Werte zwischen 130 und 147 mmol/l an.

Methodische Fehlermöglichkeiten: In Konzentrationsbereichen oberhalb 160 mmol/l werden mit der indirekten Potentiometrie höhere Werte ermittelt als flammenphotometrisch /[17]/.

Makroglobulinämie stört die flammenphotometrische Bestimmung, insbesondere, wenn mit der Propangasflamme analysiert wird /[15]/. Die Fehler treten auch auf, wenn die Makroglobulinämie mit normalen Serumeiweißwerten einhergeht.

Offen Stehenlassen von kleinen Serumvolumina vor der Analyse täuscht durch Verdunstung erhöhte Natriumwerte vor.

Stabilität im Serum: Innerhalb von 4 Tagen keine Veränderung bei Raumtemperatur, wenn flammenphotometrisch oder mittels indirekter Potentiometrie bestimmt wird /[19]/. Direkt potentiometrisch sollen nur frische Seren gemessen werden, da ein Anstieg des Bicarbonats in gelagerten Seren zum Anstieg des pH-Wertes und Abfall der meßbaren Natriumaktivität führt /[20]/.

Pathophysiologie

Natrium liegt im Organismus zu 98% extrazellulär und zu 2% intrazellulär vor, die Konzentration ist extrazellulär etwa 15fach höher. Der Konzentrationsgradient wird durch die Zellmembran-gebundene Natrium-Kalium-stimulierbare ATPase aufrechterhalten. Sie tauscht in die Zelle permeierende Natriumionen gegen extrazelluläre Kaliumionen aus.

Etwa 3% des Gesamtkörpernatriums werden täglich ersetzt. Die Resorption findet im mittleren und unteren Ileum statt, die Ausscheidung erfolgt unter normalen Umständen zu 95% über die Nieren. Etwa 85% des glomerulär filtrierten Natriums werden im proximalen, 14.5% im distalen Tubulus rückresorbiert, etwa 0.5% erscheinen im Urin.

Die Osmolalität des extra- und intrazellulären Flüssigkeitsraumes, die Volumina dieser Kompartimente sowie das osmotische Gleichgewicht zwischen beiden wird in engen Grenzen konstant gehalten. Natrium ist das Kation mit der höchsten Konzentration im Extrazellulärraum (EZR), Kalium liegt im Intrazellulärraum (IZR) in hoher Konzentration vor. Beide Ionen sind die Hauptträger der Osmolalität im jeweiligen Flüssigkeitsraum. Das osmotische Gleichgewicht beider Räume ist eng an die Volumenhomöostase gekoppelt. So werden Störungen der Osmolalität des EZR auf Kosten der internen Flüssigkeitsbilanz teilweise oder vollständig ausgeglichen. Eine Erniedrigung der extrazellulären Natriumkonzentration bewirkt z. B. einen Wasserfluß in die Zelle mit Zunahme des IZR, bei Hypernatriämie schrumpft demgegenüber der IZR.

Bei Störungen erfolgt die Normalisierung der Flüssigkeitsvolumina und der Osmolalität durch Mechanismen, die das effektive Blutvolumen regulieren, vorwiegend den ADH-Durst-Mechanismus und das Renin-Angiotensin-Aldosteron-System.

ADH-Durst-Mechanismus: Er wird durch eine Hypernatriämie, durch osmotisch aktive Substanzen (z. B. Alkohol) und durch eine Verminderung des extrazellulären Volumens stimuliert. Dabei werden Osmo- und Volumenrezeptoren angeregt, sie aktivieren den Durstmechanismus und bewirken die Ausschüttung von ADH. Durch verstärktes Trinken und Steigerung der Rückresorption von Wasser in den distalen Tubuli und den Sammelrohren wird der EZR wieder aufgefüllt.

Renin-Angiotensin-Aldosteron-System: Es wird wie der ADH-Durst-Mechanismus ebenfalls durch eine Reduzierung des EZR bzw. die parallel gehende Abnahme des intravasalen Volumens aktiviert. Die Verminderung der renalen Perfusion bewirkt eine vermehrte Reninsekretion der juxtaglomerulären Zellen der Niere. In der Blutbahn kommt es zur verstärkten Bildung von Angiotensin I, welches in Angiotensin II umgewandelt wird und die Aldosteronausschüttung der Nebennierenrinde anregt. Folge der verstärkten Aldosteronsekretion ist eine vermehrte Rückresorption von Natrium und Wasser im distalen Tubulus, wodurch die extrazelluläre Natriumkonzentration und das Flüssigkeitsvolumen normalisiert werden.

Atriales natriuretisches Peptid (ANP): In Säugetierherzen wurde aus den Herzvorhöfen eine Gruppe biologisch aktiver Peptide isoliert, die aus einem Vorläufermolekül mit 152 Aminosäuren stammen und von denen eines als atriales natriuretisches Peptid bezeichnet wird. Die intravenöse Injektion dieses Peptides ruft Natriurese und Hypotension hervor, sodaß diesem Hormon eine Rolle bei der Blutdruck- und Volumenhomöostase zukommt. Möglicherweise ist Dehnung der Vorhofwand ein Auslösemechanismus für die Sekretion von ANP. ANP steigert die glomeruläre Filtrationsrate und vermindert die distale Natriumrückresorption.

Verdünnungshyponatriämie: Sie ist der häufigste Hyponatriämie-Typ und bildet sich aus, wenn ein Patient Wasser im Überschuß zu seiner Fähigkeit, freies Wasser zu bilden und auszuscheiden, zu sich nimmt. Unter freiem Wasser wird diejenige Wassermenge verstanden, die notwendig ist, einen Urin zu bilden, dessen Osmolalität geringer ist als die des Plasmas. Freies Wasser wird im aszendierenden Teil der Henleschen Schleife und im distalen Tubulus gebildet, es entsteht durch die aktive Resorption von NaCl aus dem Primärharn.

 Verdünnungshyponatriämien sind ursächlich durch ADH-Wirkung oder durch eine

Verminderung des effektiven renalen Blutflusses bedingt. Bei letztgenannter Ursache wird im proximalen Tubulus vermehrt Flüssigkeit reabsorbiert, es erreicht weniger Primärharn den distalen Tubulus, und das Vermögen zur Bildung von freiem Wasser nimmt ab. Ist in einem solchen Zustand die Flüssigkeitszufuhr größer als die Kapazität zur Ausscheidung von freiem Wasser, resultiert eine Verdünnungshyponatriämie. Bei entsprechender Einschränkung der Flüssigkeitszufuhr steigt der Serumnatriumwert wieder an, da freies Wasser im Überschuß zur Zufuhr ausgeschieden wird.

Literatur

1. *Covington, A.:* Ion selective electrode methodology, Vol I + II. CRC-Press, New York (1979).
2. *Payne, R. B., M. J. Levell:* Clin. Chem. *14:* 172 (1968). Redefinition of the normal range for serum sodium.
3. *Witt, J., Chr. Trendelenburg:* J. Clin. Chem. Clin. Biochem. *20:* 235 (1982). Gemeinsame Studie zur Erstellung von Richtwerten für klinisch-chemische Kenngrößen im Kindesalter.
4. *Fiedler, R. M., A. Koffler, K. Kurokawa:* Clin. Nephrol. *7:* 163 (1977). Hyponatriaemia and hypernatriaemia.
5. *Brenner, B. M., H. J. Stein:* Sodium and water homeostasis. Contemporary issues in nephrology, Vol. I. Churchill, New York (1978).
6. *Anderson, R. J., H. Chung, R. Kluge, R. W. Schrier:* Ann. Int. Med. *102:* 164 (1985). Hyponatriaemia: A prospective analysis of its epidemiology and the pathogenetic role of vasopressin.
7. *Hostetter, Th., M. Martinez-Maldonado:* Mineral. Electrol. Metabol. *5:* 159 (1981). Syndromes of ADH-excess and deficiency.
8. *Robertson, G. L., P. Aycinena, R. L. Zerbe:* Am. J. Med. *72:* 339 (1982). Neurogenic disorders of osmoregulation.
9. *Miller, M., A. M. Moses:* Kidney Int. *10:* 96 (1976). Drug induced states of impaired water excretion.
10. *Bichet, G. D., M. Levi, R. W. Schrier:* Polyuria, dehydration, overhydration. In: *Seldin, D. W., G. Giebisch,* The kidney, Vol II. S. 951. Raven, New York (1985).
11. *Gabow, P. A.:* Kidney Int. *27:* 472 (1985). Disorders associated with altered anion gap.
12. *Bahlman, J., J. Brod:* Contrib. Nephrol. *21* (1980). Disturbances of water and electrolyte metabolism.
13. *Brenner, B. M., J. H. Stein:* Sodium and water homeostasis. Cont. Issues in Nephrol. Vol. I, Churchill, New York (1978).
14. *Holzgreve, H.:* Internist *17:* 106 (1976). Diagnostik bei Störungen des Elektrolyt- und Säure-Basen-Haushaltes.
15. *Gennari, F. J.:* New Engl. J. Med. *310:* 102 (1984). Serum osmolality: uses and limitations.
16. *Robertson, G. L.:* Kidney Int. *25:* 460 (1984). Abnormalities of thirst regulation.
17. *Kruse-Jarres, J. D., G. Noeldge:* Ärztl. Lab. *21:* 259 (1975). Elektrolytmessungen im Serum und Urin mit ionenselektiven Elektroden (ISE).
18. *Maas, A. H. J., O. Siggaard-Andersen, H. F. Weisberg, W. G. Zijistra:* Clin. Chem. *31:* 482 (1985). Ion selective electrodes for sodium and potassium: new problem of what is measured and what should be reported.
19. *Keller, H.:* Z. Klin. Chem. Klin. Biochem. *13:* 217 (1975). Lagerungsbedingte Fehler bei der Bestimmung von 11 Parametern im heparinisierten Vollblut und Plasma.
20. *Boink, F. B. T., P. Bijster, K. L. Vink, A. H. Maas:* Clin. Chem. *31:* 523 (1985). Direct potentiometric determination of sodium ion in blood. III. Influence on bicarbonate.

Kalium

Indikation

Diagnostik und Überwachung bei intensivmedizinischen Problempatienten.
Störungen des Säure-Basen-Status.
Bekannte Abnormalität anderer Elektrolyte.
Einnahme von Diuretika, Laxantien, Carbenoxolon, Lakritz.
Verlust intestinaler Sekrete.
Akute und chronische Niereninsuffizienz.
Herzarrhythmien.
Hypertonie.

Bestimmungsmethoden

Flammenphotometrie

Prinzip: Das Flammenphotometer besteht aus Vernebler, Brenner und Photozelle. Im Gerät wird eine zuvor verdünnte Probe vernebelt und in den Brenner überführt, dessen Flamme von Propan- oder Azetylengas und einer adäquaten Menge Preßluft gespeist wird. In der heißen nichtleuchtenden Flamme emittiert Kalium ein charakteristisches Spektrum. Über einen Monochromator wird die für Kalium typische Meßwellenlänge von 767 nm selektiert und auf die Photozelle gesendet. Diese bildet ein elektrisches Signal, welches nach Verstärkung die Ableseeinheit steuert. Die dort angezeigte Lichtemission ist direkt proportional der Kaliumkonzentration der Probe.

Ein Teil der Flammenphotometer arbeitet nach dem internen Standardprinzip. Zur Verdünnung von Eichlösungen, Kontrollen und Proben wird eine Lithium-haltige Lösung verwendet und die Flammenemission bei den für Lithium und Kalium charakteristischen Meßwellenlängen mit getrennten Photozellen bestimmt. Lithium gilt als interner Standard und die Spannung der Lithium-Photozelle als Referenzspannung für die Kaliumphotozelle. Ändert sich die konstante Referenzspannung z. B. durch Geräte-bedingte Instabilitäten, so wird kompensatorisch die Spannung der Kaliumphotozelle um diesen Betrag korrigiert und somit der Einfluß der Instabilität auf das Analysenergebnis korrigiert.
Die Flammenphotometrie ist Referenzmethode zur Bestimmung der Konzentration von Kaliumionen.

Kalium-selektive Elektrode

Meßprinzip ionenselektiver Elektroden ist die Potentiometrie. Zur Messung des Potentials einer Lösung sind eine Meß- und eine Referenzelektrode erforderlich, die über eine leitende Brücke miteinander verbunden sind. Das Potential der Meßelektrode wird so gewählt, daß sie proportional auf die Ionenaktivität des Kaliums anspricht, während die Referenzelektrode eine konstante Spannung hält. Die Meßelektrode enthält an ihrer Spitze eine Valinomycinmembran, die eine hohe Selektivität für Kalium hat (z. B. Kalium gegenüber Natrium 5000:1) und einen Sensorteil im Elektrodenkörper. Hat die Spitze der Meßelektrode Kontakt mit einer Kaliumlösung, findet durch die Valinomycinmembran eine Wanderung von K-Ionen statt, die das vorhandene elektrische Potential verändert. Gemessen wird die Änderung durch Vergleich des neuen Oberflächenpotentials an der Membran der Meßelektrode mit dem konstanten Potential der Referenzelektrode. Zwischen meßbarer Spannungsänderung und Kaliumionen-Aktivität der Probe besteht eine logarithmische Beziehung /[1]/.

Zwei Formen der Kaliumionen-Aktivitätsmessung werden unterschieden

— Direkte Potentiometrie: Die Probe wird direkt, d. h. unverdünnt gemessen.
— Indirekte Potentiometrie: Eine vorverdünnte Probe wird gemessen.

Untersuchungsmaterial

Serum, Ammoniumheparinat-Plasma 0.5 ml

Referenzbereiche

Erwachsene /2/		3.6—4.8
Kinder /3/	Neugeborene 1. Tag bis 4. Woche	3.6—6.0
	Säuglinge 2. bis 12. Monat	3.7—5.7
	Kinder nach 12. Monat	3.2—5.4

Angaben in mmol/l

Bewertung

Zur Beurteilung eines pathologischen Kaliumwertes unklarer Ursache können neben den anamnestischen und klinischen Daten die Werte folgender Blut- und Harnbestandteile differentialdiagnostisch wichtige Informationen liefern

Blut: Säure-Basen-Status
Natrium
Chlorid
Magnesium
Calcium
Phosphat
Renin
Aldosteron

Harn: Natrium-Ausscheidung
Kalium-Ausscheidung
Chlorid-Ausscheidung
Ausscheidung von Aldosteron und Aldosteronmetaboliten

Die gleichzeitige Messung von Serum- und Urinelektrolyten ist bei Hypokaliämie unklarer Ursache oft diagnostisch richtungsweisend /4/.

Störungen des Kaliumhaushalts spielen sowohl in der ambulanten, als auch in der Intensivmedizin eine zunehmende Rolle. Dies mag auf die steigende Zahl terminal-niereninsuffizienter Patienten, nierentransplantierter Patienten und die wachsende Verwendung potenter Diuretika sowie auf den verbreiteten, z. T. unkontrollierten oder vom Patienten verheimlichten Einsatz von Medikamenten (Abführmittel, Entwässerungsmittel) zurückzuführen sein. Die Kenntnis pathophysiologischer Zusammenhänge ist hier besonders wichtig. Es darf daran erinnert werden, daß z. B. ein Hyperaldosteronismus nur dann zu einem vermehrten renalen Kaliumverlust führt, wenn gleichzeitig ein hohes Natrium-Angebot im distalen Tubulus besteht.

Kaliumwerte unter 1.5 mmol/l und über 11 mmol/l sind mit dem Leben nicht vereinbar.

Erkrankungen, die eine Hypokaliämie verursachen /4—15/

Erkrankung	Beurteilung/Hinweise
Akute respiratorische und metabolische Alkalose	Die interne Kaliumbilanz ist gestört. Pathomechanismus bei Alkalose: Erniedrigte H^+-Konzentration im EZR, Ausstrom von H^+ aus dem IZR in den EZR und Einstrom von Na^+ und K^+ in den IZR. Bei chronischer Alkalose auch externe Bilanzstörung

Erkrankungen, die eine Hypokaliämie verursachen (Fortsetzung)

Erkrankung	Beurteilung/Hinweise
	durch renalen Kaliumverlust bei vermehrter distaler Sekretion.
Hypokaliämische periodische Paralyse (es handelt sich um eine autosomal dominant vererbte Erkrankung mit akut auftretender Hypokaliämie und Paralysen, oft ausgelöst durch Ereignisse, die die Kalium-Konzentration im EZR senken, z. B. gleichzeitige Gabe von Glucose und Insulin). *Varia:* Vit.-B_{12}-Therapie, Insulingabe, Bariumvergiftung.	Die interne Kaliumbilanz ist gestört durch eine transzelluläre K^+-Verschiebung aus dem EZR in den IZR. Die Ätiologie ist unklar.
Gastrointestinale Flüssigkeitsverluste Magensaft, z. B. Magendrainagen, Erbrechen bei Anorexia nervosa oder Pylorusstenose /[15]/	Die externe Kaliumbilanz ist gestört, das Gesamtkörper-Natrium vermindert. *Klinische Konstellation:* Hypochlorämische metabolische Alkalose mit inadäquat hohem Urinkalium und niedrigen Urinchloriden (sh. S. 283). Die Hypokaliämie resultiert aus einem überwiegend renalen Kaliumverlust. *Pathomechanismus:* Mit dem Magensaft gehen große Mengen von H^+ und Cl^- verloren (Magensaft ist relativ kaliumarm). Große Mengen von Bicarbonat verbleiben im Blut. Es resultiert ein Austritt von H^+ aus dem IZR in den EZR, Eintritt von Na^+ und K^+ aus dem EZR in den IZR und daraus eine Volumenkontraktion mit vermehrter Aldosteronausschüttung. Im distalen Tubulus liegt ein vermehrtes Angebot von Na^+ und K^+ vor, da beide aufgrund des Chloridmangels in der Henleschen Schleife vermindert rückresorbiert wurden. Die Hypokaliämie entsteht aus dem verstärkten Kationenaustausch im distalen Tubulus (Hyperaldosteronismus) und dem direkten Verlust von K^+ zusammen mit HCO_3^-.
Diarrhoen verschiedenster Ursache, z. B. Laxantienabusus, villöses Adenom des Kolons /[4, 7, 11–13]/	Verlust von Wasser, Elektrolyten und Bicarbonat proportional zu den Stuhlvolumina, deswegen bei schwerer Diarrhoe oft Azidose. Hypokaliämie besonders häufig beschrieben bei Laxantienabusus, Kaliumwerte sind dann im Urin eher niedrig (ebenso Na und Cl), oft keine oder nur gering ausgeprägte Alkalose (wegen des gleichzeitigen Bicarbonatverlustes) trotz Mineralocorticoidexzess.
Flüssigkeitsverlust über die Haut	
Schweiß	Nur selten von klinischer Relevanz.
Verbrennungen	Meist renaler Kaliumverlust einige Tage nach der Verbrennung bei (iatrogen) hoher Na-Zufuhr und Aldosteronanstieg durch Volumenmangel im EZR.

Erkrankungen, die eine Hypokaliämie verursachen (Fortsetzung)

Erkrankung	**Beurteilung/Hinweise**
Kaliumverlust über die Nieren /4, 9–11/ durch 1. Volumenexpansion mit Mineralocorticoidexzess bei Hypertonie, Renin ↑, Aldosteron ↑, Nierenarterienstenose Akzelerierte Hypertonie Primärer Hyperreninismus Hypertonie, Renin ↓, Aldosteron ↑, Primärer Hyperaldosteronismus Nebennierenkarzinom Hypertonie, Renin ↓, Aldosteron ↓, Hydrocortison-Vermehrung (endogen, exogen) Desoxycorticosteron-Vermehrung — 11-Hydroxylasemangel — 17-Hydroxylasemangel — Nebennierenkarzinom Liddle-Syndrom Carbenoxolon + Lakritz (RR gelegentlich auch normal)	Aldosteron fördert den Kationenaustausch im distalen Tubulus, d. h. die Na^+-Rückresorption sowie die K^+ und H^+-Sekretion. Voraussetzung für die Entwicklung einer Hypokaliämie bei Mineralocorticoidexzess ist ein hohes Angebot von Na^+ im distalen Tubulus. Rigorose Einschränkung der Natriumzufuhr kann bei Conn-Syndrom die Hypokaliämie und metabolische Alkalose normalisieren.
2. Volumenkontraktion und Mineralocorticoidexzess (Aldosteron ↑) Verminderte renale Cl^--Reabsorption Bartter-Syndrom Chloruretische Diuretika (Diuretikaabusus kann alle klinischen und pathophysiologischen Symptome des Bartter-Syndroms imitieren).	*Komplexe Pathophysiologie des Bartter-Syndroms /6, 11/*: Möglicherweise erhöhte Zellpermeabilität für Natrium. Phänomenologisch gesteigerte Synthese von Prostaglandin und Prostazyklin (?), Renin ↑, Aldosteron ↑. Hieraus resultiert ein zusätzlicher renaler Kaliumverlust durch vermehrten distalen Kationenaustausch. Morphologisch Hyperplasie des juxtaglomerulären Apparates. Klinisch niedriger Blutdruck, verminderte Ansprechbarkeit des Gefäßsystems auf Angiotensin und Katecholamine. *Diagnose*: Urinchloride ↑, Alkalose nicht durch NaCl-Gabe korrigierbar. Verborgener Diuretikaabusus muß labordiagnostisch ausgeschlossen werden.
Verminderte renale Verfügbarkeit von Cl^- Verluste von Magensaft /15/	Bei heimlichem Erbrechen, z. B. Anorexia nervosa, oft klinische und biochemische Symptome wie beim Bartter-Syndrom (sog. Pseudo-Bartter-Syndrom). Urinchloride jedoch niedrig.
Konnatale Chloridorrhoe	Angeborene schwere intestinale Erkrankung mit hohem intestinalem Chlorid (und H^+)-Verlust. Zur Pathophysiologie und Laborkonstellation vgl. S. 280).
Verschiedene Syndrome mit renalem K^+-Verlust, z. T. mit Hypomagnesiämie und strukturellen Nierenläsionen (zumeist familiär; Einzelbeobachtungen)	Pathophysiologie meist ungeklärt, möglicherweise ist die Messung der distalen Tubulusfunktion, z. B. durch Bestimmung der fraktionellen distalen Chloridabsorption in der Differentialdiagnose hilfreich. Bei allen unklaren Hypokaliämien Magnesiumbestimmung im Serum und Urin nützlich.

Erkrankungen, die eine Hypokaliämie verursachen (Fortsetzung)

Erkrankung	**Beurteilung/Hinweise**
Renale tubuläre Azidosen (RTA) /[5,16]/ Proximale RTA (Typ 2) Distale RTA (Typ 1)	Aldosteron bei beiden Formen erhöht. Alkalitherapie erhöht bei RTA Typ 2 die Urinkaliumausscheidung, vermindert sie jedoch bei RTA Typ 1 (sh. S. 278).
Anionen, die im distalen Tubulus nicht oder schlecht resorbiert werden (z. B. Carbenicillin, Sulfate, Bicarbonat)	Erhöhter distaler Kationenaustausch durch die gegebenen günstigen elektrophysiologischen Bedingungen. Oft gleichzeitig bestehender Volumenmangel mit Aldosteronerhöhung.
Chronische metabolische Azidose /[17]/	Akute metabolische Azidose führt zu interner Bilanzstörung mit Hyperkaliämie. Bei chronischer Azidose, Hypokaliämie durch renalen Verlust von Kalium, das als Kation mit schlecht resorbierbaren sauren Radikalen wie Azetat oder Hydroxybutyrat ausgeschieden wird.
Mangelnde Kaliumzufuhr	Da in den Nahrungsmitteln reichlich Kalium vorhanden ist, tritt Hypokaliämie meist nur auf, wenn zusätzliche Kaliumverluste vorhanden sind (z. B. Anorexia nervosa mit Erbrechen und Laxantienabusus). Bei chronischem Fasten wird zusätzlich intrazelluläres Kalium durch Katabolismus freigesetzt, so daß die obligaten renalen Verluste ersetzt werden. Mangelnde Kaliumzufuhr kann bei parenteraler Ernährung relevant sein für die Ausprägung einer Hypokaliämie.

Erkrankungen, die eine Hyperkaliämie verursachen /[7–11, 16–19]/

Erkrankung	**Beurteilung**
Pseudohyperkaliämie	Ursache ist eine Zerstörung der Erythrozyten und Thrombozyten während oder nach der Blutentnahme.
Interne Bilanzstörung, z. B. bei — Azidose (akut) — Gewebs- und Zellzerfall — Hyperkaliämischer periodischer Paralyse	Vergleiche auch Abschnitt interne Bilanzstörung bei Hypokaliämie. Akuter Gewebs- und Zellzerfall (z. B. durch zytostatische Therapie, Hämolyse) kann zu massiver Hyperkaliämie führen, da Kalium das Hauptkation des IZR ist.
Vermehrte exogene Zufuhr (oral oder parenteral)	Massive orale Kaliumbelastung kann zur Hyperkaliämie führen, da die renale Adaptation verzögert einsetzt. Ersetzen eines Kaliumdefizites durch parenterale Zufuhr muß vorsichtig erfolgen, da die Einschleusung von Kalium in die Zelle Zeit benötigt. Daher bei rascher Infusion oft gefährliche passagere Hyperkaliämie im EZR.
Verminderte renale Kaliumelimination bei Niereninsuffizienz	Auch bei fortgeschrittener Niereninsuffizienz oft keine oder nur geringe Hyperkali-

Erkrankungen, die eine Hyperkaliämie verursachen (Fortsetzung)

Erkrankung	Beurteilung
	ämie, da renale Adaptation und vermehrte intestinale Kaliumausscheidung für eine ausgeglichene externe Bilanz sorgen. Bei Hyperkaliämie daher an renale tubuläre Azidose (RTA) Typ 4 denken.
Kaliumsparenden Diuretika	Besonders gefährlich bei eingeschränkter Nierenfunktion.
Mineralocorticoidmangel (primär, sekundär, Endorganresistenz)	Einteilung und Argumentation bei RTA-Typ 4 (sh. S. 279).
Sog. Chlorid-Shunt-Erkrankungen	Vgl. RTA-Typ 4 S. 279.

Hinweise und Störungen

Blutentnahme: Die Kaliumkonzentration der Erythrozyten ist etwa 25fach höher als im Plasma, das Blut muß deshalb hämolysefrei abgenommen und die Erythrozyten innerhalb einer Stunde abgetrennt sein, es wird sonst eine Hyperkaliämie vorgetäuscht. Bei einem Hämoglobingehalt von 1.7 g/l im Serum sind die Kaliumwerte um 10% zu hoch /[20]/.

Thrombozytenvermehrung führt durch zerfallende Thrombozyten bei Blutentnahme und Zentrifugation zu erhöhten Serumkaliumwerten. Bei normaler Thrombozytenzahl sind die Kaliumwerte im Serum um im Mittel 0.3 mmol/l höher als im mit silikonisiertem Besteck abgenommenen Heparinplasma /[21]/.

Lipämische Proben und solche mit Gesamteiweiß über 8 g/dl (80 g/l) verursachen eine Pseudohypokaliämie /[22]/.

Bestimmungsmethode: Sh. Natrium S. 265.

Methodische Fehlermöglichkeiten: Na- und K-haltige Antikoagulantien täuschen erhöhte Werte vor bei der Flammenphotometrie, K- und Ammonium-haltige bei der Bestimmung mit ionenselektiven Elektroden (z. B. Ammoniumheparinat, Dikalium-EDTA). Eine Ammoniumkonzentration von etwa 20 mmol/l führt zu einer Erhöhung der Kaliumkonzentration um 0.3 mmol/l /[1]/. Störungen durch Ammonium werden besonders beobachtet bei kommerziellen Kontrollseren, die Ammoniumbicarbonat als Verdünnungslösung benutzen, bzw. diese oder ähnliche Substanzen in der Matrix haben. Einen erhöhenden Einfluß auf das ionenselektiv gemessene Kalium hat ebenfalls das zur Stabilisierung der Kontrollseren verwendete Äthylenglykol sowie das bei Herzrhythmusstörungen eingesetzte Procainamid in Konzentrationen von 8 mg/l.

Stabilität im Serum: Im verschlossenen Gefäß bei Raumtemperatur oder 4 °C mindestens 2 Wochen. Für die direkte Potentiometrie nur frisches Serum oder Plasma verwenden (Sh. Natrium S. 265).

Pathophysiologie /[8, 23–26]/

Kalium ist das Hauptkation des IZR, während es nur in geringen Mengen im EZR vorkommt, prozentual verteilen sich die etwa 3500 mmol Gesamtkörperkalium eines Erwachsenen zu 98% auf den IZR und zu 2% auf den EZR. Dieser Konzentrationsgradient (interne Bilanz) wird durch die Natrium-Kalium-stimulierbare ATPase der Zellmembran aufrechterhalten. Die externe Kaliumbilanz beträgt etwa 2% des Gesamtkörperkaliums. Bei einer oralen Zufuhr von z. B. 80 mmol Kalium täglich werden etwa

72 mmol mit dem Urin und 8 mmol mit dem Stuhl ausgeschieden. Verluste mit dem Schweiß sind normalerweise zu vernachlässigen. Unter pathologischen Bedingungen kann es jedoch zu beträchtlichen Verlusten von Kalium mit intestinaler Flüssigkeit oder durch sehr starke Schweißbildung kommen.

Die externe Kaliumbilanz wird durch die Nieren in den distalen Tubuli und Sammelrohren reguliert, wobei die Adaptation an die orale Zufuhr verzögert einsetzt. Modulatoren der renalen Kaliumausscheidung (und damit der externen Bilanz) sind

— Die Menge des zugeführten Kaliums in der Nahrung.
— Der Natriumgehalt und die Flußgeschwindigkeit im distalen Tubulus.
— Der aktuelle Säure-Basen-Status.
— Die Aktivität von Mineralocorticoiden bzw. Mineralocorticoid-ähnlichen Substanzen.
— Die Ansprechbarkeit des distalen Tubulus auf Mineralocorticoid.
— Die Art und Verfügbarkeit der Anionen.

Die interne Kaliumbilanz wird durch den aktuellen Säure-Basen-Status und z. T. durch die Kaliumkonzentration im EZR und möglicherweise die Aldosteronkonzentration bestimmt. Es gibt Hinweise, daß bei akuter Kaliumbelastung des Organismus folgender Mechanismus in die interne Kaliumbilanz eingreift: Kalium ↑ im EZR → Glucagon ↑ → Hyperglykämie → Insulin ↑. Die erhöhte Insulinsekretion bewirkt einen Glucose-vermittelten Transfer von Kalium in die Zelle.

Das klinische Bild der Hyperkaliämie und Hypokaliämie wird vor allem durch die Einwirkung von Kaliumionen auf das Membranpotential der Muskelzellen geprägt, die für Kaliumionen gut permeabel sind. Die Hauptdeterminante des Ruhemembranpotentials ist das Verhältnis des intrazellulären Kaliums zum extrazellulären Kalium. Mit einem Anstieg des Quotienten kommt es zu einer Hyperpolarisation und vice versa (Depolarisation). So steigt der Quotient bei Hypokaliämie, da die Veränderung im EZR wesentlich stärker ausgeprägt sind als im IZR, das Ruhemembranpotential nimmt zu, die Erregbarkeit der Muskelzellen nimmt ab, es kommt zu Paralysen der glatten und quergestreiften Muskulatur. Umgekehrt führt ein Absinken (Hyperkaliämie) zu einer Depolarisation mit Übererregbarkeit der Muskelzelle.

Sowohl Hypokaliämie als auch Hyperkaliämie können zu Paralysen der quergestreiften Muskulatur führen (vgl. periodische familiäre Paralyse bei Hyper- und Hypokaliämie), bei Hyperkaliämie kommt es jedoch oft zu fatalen elektrischen Veränderungen am Herzen mit Herzstillstand, Extrasystolie oder Kammerflimmern, bevor Muskelparalysen auftreten. Das EKG ist ein guter Indikator der intrazellulären Kaliumkonzentration, insbesondere zeigen die präkordialen Ableitungen typische Veränderungen.

Literatur

1. *Flores, O. R., C. G. Chittenden:* Laborpraxis Med., Nov 1980: S. 26 Na^+- und K^+-Bestimmung im klinisch-chemischen Labor.
2. *Smith, R. G., P. Craig, E. J. Bird, A. J. Boyle, L. T. Iseri, S. D. Jacobsen, G. B. Meyers:* Amer. J. Clin. Path. *30:* 263 (1950). Spectrochemical values for sodium, potassium, iron, magnesium and calcium in normal human plasma.
3. *Witt, J., Chr. Trendelenburg:* J. Clin. Chem. Clin. Biochem. *20:* 235 (1982). Gemeinsame Studie zur Erstellung von Richtwerten für klinisch-chemische Kenngrößen im Kindesalter.
4. *Narins, R. G., E. R. Jones, M. C. Stom, M. R. Rudnick, Ch. P. Bastl:* Am. J. Med. *72:* 496 (1982). Diagnostic strategies in disorders of fluid, electrolyte and acid-base disorders.
5. *Battle, D. C., J. A. L. Arruda:* Mineral. Electrol. Metab. *5:* 83 (1981). Renal tubular acidosis syndromes.
6. *Bartter, F. C.:* Mineral. Electrol. Metab. *3:* 61 (1980). On the pathogenesis of Bartter's syndrome.

7. *Bear, R. A., G. A. Neil:* Can. Med. Ass. J. *129:* 28 (1983). A clinical approach to common electrolyte problems: potassium imbalances.
8. *Kliger, A. S., J. P. Hayslett:* Disorders of potassium balance. In: *Brenner, B., J.H. Stein,* Acid-base and potassium hemostasis, S. 168. Churchill, Livingstone (1978).
9. *Schambelan, M., A. Sebastian, H. N. Hulter:* Mineralocorticoid excess and deficiency syndromes In: Lit. 8, S. 232
10. *Richardson, R. M. A., R. T. Kunau:* Potassium deficiency and intoxication. In: *Seldin, D. W., G. Giebisch,* The kidney: Physiology and pathophysiology, S. 1251. Raven-Press, New York (1985).
11. *Kunau, R. T., J. H. Stein:* Clin. Nephrol. *7:* 193 (1977). Disorders of hypo- and hyperkalemia.
12. *Bock, K. D., W. Cremer, K. Werner:* Klin. Wschr. *56:* 91 (1978). Chronic hypokalemia: a clinical study.
13. *Cummings, J. H.:* Gut *15:* 758 (1974). Laxative abuse.
14. *Garrick, R., F. N. Ziyadeh, D. Jokarski, St. Goldfarb:* Am. J. Nephrol. *5:* 379 (1985). Bartters-syndrome: A unifying hypothesis.
15. *Walb, D.:* Dtsch. Med. Wschr. *109:* 183 (1984). Diagnose der hypokaliämischen gastrischen Alkalose.
16. *Sebastian, A., R. C. Morris:* Clin. Nephrol. *7:* 216 (1977). Renal tubular acidosis.
17. *Perez, G. O., J. R. Oster, C. A. Vaamonde:* Nephron *27:* 233 (1981). Serum potassium concentration in acidemic states.
18. *Edes, T. E., E. V. Sunderrajan:* Arch. Int. Med. *145:* 1070 (1985). Heparin induced hyperkalemia.
19. *Schambelan, M., A. Sebastian, F. C. Rector:* Kidney Int. *19:* 716 (1981). Mineralocorticoid-resistent renal hyperkalaemia without salt wasting (Typ II pseudohypoaldosteronism): role of increased renal chloride reabsorption.
20. *Sonntag, O.:* J. Clin. Chem. Clin. Biochem. *24:* 127 (1986). Haemolysis as an interference factor in clinical chemistry.
21. *Blum, K. U.:* Dtsch. Med. Wschr. *97:* 1615 (1972). Beeinflussung von Kaliumanalysen im Serum durch Thrombozyten.
22. *Scholda, G., Th. Gergely, G. Wider* et al.: Med. Labor *32:* 281 (1979). Zur Bestimmung von Elektrolyten in lipämischen Proben.
23. *Cronin, R. E., J. P. Knochel:* The consequences of potassium deficiency. In: *Brenner, B., J. H. Stein,* Contemporary issues in nephrology Vol. II, S. 205. Churchill, Livingstone (1982).
24. *Rodriguez, H. J., S. Klahr:* Pathophysiology of potassium metabolism. In: *Klahr, S.,* The kidney and body fluids in health and disease, S. 199. Plenum, New York (1983).
25. *De Fronzo, R., M. Bia:* Extrarenal potassium homeostasis. In: *Seldin, D. W., G. Giebisch,* The kidney , physiology and pathophysiology. S. 1179. Raven, New York (1985).
26. *Bartter, F. C., C. S. Delea, T. Kawazaki, J. R. Gill:* Kidney Int. *6:* 272 (1974). The adrenal cortex and the kidney.

Chlorid

Indikation

Störungen im Säure-Basen-Haushalt.
Störungen des Elektrolythaushaltes.
Akutsituationen der internistischen und chirurgischen Intensivmedizin.
Die Bestimmung der Serum-Chloride kann weiterhin bei zahlreichen chronischen Erkrankungen wertvolle Hinweise geben, sodaß eine routinemäßige Bestimmung bei sog. Problempatienten wünschenswert erscheint. Für die Klassifizierung der metabolischen Azidose ist sie obligat.

Bestimmungsmethoden

Coulometrische Titration am Chloridmeter

Prinzip: Durch Elektrolyse werden in einem sauren Puffer aus metallischem Silber, Ag-Ionen freigesetzt. Sie bilden mit den Chlorid-Ionen der Probe ein Silberchlorid-

Präzipitat. Durch nachgenannte Meßanordnung wird der Umsatz quantitativ bestimmt. Die Meßanordnung besteht aus 2 Generator-Silberelektroden und zwei Meßelektroden. Alle 4 Elektroden tauchen in einen sauren Puffer. Zur Messung von Chloridionen wird ein definiertes Probenvolumen zum Puffer gegeben, eine stabilisierte Spannung an die Silberelektroden angelegt und eine Zeitzählung gestartet. Pro Zeiteinheit wird eine konstante Menge von Silberionen freigesetzt, die Chloridionen als Silberchlorid ausfällen. Zur Registrierung des Titrationsendpunktes wird die Leitfähigkeit des Puffers fortlaufend durch die beiden Meßelektroden kontrolliert. Er ist erreicht, wenn freie Silberionen auftreten. Die benötigte Zeit ist proportional der Chloridmenge im Ansatz. Bei modernen Geräten ist die Impulsrate des Zeitzählers so gewählt, daß das Ergebnis in mmol/l angezeigt wird.

Mercurimetrische Titration

Prinzip: Chloridionen werden in saurer Lösung mit Quecksilber-II-Nitrat in Anwesenheit des Indikators Diphenylcarbazon titriert. Überschüssiges Quecksilber bildet mit dem Indikator eine violette Farbe und zeigt so den Endpunkt der Titration an.

Photometrische Bestimmung

Reaktion mit Quecksilberchloranilat

Prinzip: Chlorid setzt aus dieser Verbindung äquivalente Mengen der violett gefärbten Chloranilsäure frei. Die Farbintensität ist proportional der Chloridkonzentration im Ansatz und wird photometrisch bei 500 nm gemessen.

Reaktion mit Quecksilberthiocyanat

Prinzip: Chlorid setzt aus dieser Verbindung äquivalente Mengen Thiocyanat frei, welches mit Eisenionen einen rot gefärbten Farbkomplex bildet. Die Farbintensität ist proportional der Chloridkonzentration im Ansatz und wird photometrisch bei 480 nm gemessen.

Chlorid-selektive Elektrode

Prinzip: Die Chloridelektrode enthält ein Silberchlorid-Kristall, das durch eine Membran von der Analysenprobe getrennt wird. Die Chloridionen der Probe wandern durch die Membran und lagern sich in die Kristallgitterstruktur ein. Dabei entsteht ein Potential, das gegen das konstante Potential einer Referenzelektrode gemessen wird. Die registrierbare Potentialdifferenz ist proportional der Chloridkonzentration der Serumprobe.

Untersuchungsmaterial

Serum oder Plasma 0.5 ml

Referenzbereiche

Erwachsene /[1]/	97—108 mmol/l
Kinder /[2]/	95—112 mmol/l

Bewertung

Pathologische Serumchloridwerte zeigen meist Störungen im Säure-Basen- bzw. Elektrolythaushalt an, die durch die Bestimmung der übrigen Serum-Elektrolyte, den Säure-Basen-Status und die Elektrolytausscheidung im Urin differenziert werden können. Häufig ändert sich die Chlorid-Konzentration parallel mit der Natrium-Konzentration und dem Hydratationszustand (sh. Natrium S. 265).

Zu beachten ist, daß die distale Tubuluszelle eine erhöhte Avidität für Bromide besitzt, so daß bei chronischer Einnahme bromhaltiger Pharmaka, Bromide im Serum akkumulieren mit einem äquimolaren Abfall von Chloriden (sh. Pseudohyperchlorämie).

Bei allen Formen der metabolischen Alkalose mit Anstieg des Bicarbonats muß aus Gründen der Elektroneutralität ein entsprechender Abfall anderer Anionen (Chloride) erfolgen.

Der Serumchloridwert ist eine Meßgröße zur Ermittlung der Anionenlücke (sh. S. 280). Sie errechnet sich durch Subtraktion der Summe Chlorid + Bicarbonat von der Natriumkonzentration und hat den Wert von 8 bis 16 mmol/l beim Gesunden. Die Anionenlücke gibt die Größe der anderen nicht gemessenen Anionen an und ist ein wichtiges Hilfsmittel in der Intensivmedizin und zur Differenzierung der metabolischen Azidosen.

Erkrankungen und Störungen, die eine Erniedrigung des Chloridwertes im Serum verursachen können /[3–12]/

Erkrankung, Störung	Beurteilung
Intestinaler Verlust von HCl /[9]/ Magensaftdrainagen, Psychisch bzw. organisch bedingtes Erbrechen Konnatale Chloridorrhoe	Es kommt zur Ausbildung einer hypochlorämischen, hypokaliämischen, metabolischen Alkalose (durch NaCl-Gabe korrigierbar). Charakteristisch sind Hypokaliämie, Hyperkaliurie und niedrige Chlorid-Konzentrationen im Urin.
Applikation von Diuretika, die vorwiegend die tubuläre Chloridresorption beeinflussen, z. B. Etacrynsäure, Furosemid /[8]/	Hohe Urinchloridkonzentration. Wurden Diuretika kurz vor der Untersuchung abgesetzt, sind die Urinchlorid- und Urin-Natrium-Konzentration niedrig!
Syndrome mit Mineralocorticoidexzeß z. B. Hyperaldosteronismus, Cushing-Syndrom, ACTH-sezernierende Tumoren, Lakritzabusus (mineralocorticoidähnliche Wirkung) /[6]/	Die Chloride sind nur niedrig, wenn eine metabolische Alkalose besteht (nicht durch NaCl korrigierbar!). Die Alkalose korreliert bei diesen Erkrankungen meist mit dem Ausmaß der Hypokaliämie. Die Ausscheidung der Chloride entspricht der oralen Zufuhr.
Exzessive Alkalizufuhr, z. B. Milch-Alkali-Syndrom	Die Hypochlorämie korreliert mit dem Ausmaß der Alkalose.
Chronische Hyperkapnie durch Ateminsuffizienz verschiedener Ursache /[10]/	Absinken des pH-Wertes im Blut. Anstieg des pCO_2 und der Bicarbonatkonzentration. Dementsprechend vermehrte Chloridausscheidung im Urin und Abfall des Chloridwertes im Plasma.

Erkrankungen und Störungen, die eine Erhöhung des Chloridwertes im Serum verursachen können /[3–7, 11–15]/

Erkrankung, Störung	Beurteilung
Pseudohyperchlorämie /[16]/	Bromide täuschen erhöhte Chloridwerte vor, da sie in die Chloridbestimmung mit eingehen. Wird die Bestimmung am Chloridmeter durchgeführt, so ist der Fehler gering, da bei einem zunehmenden An-

Erkrankungen und Störungen, die eine Erhöhung des Chloridwertes im Serum verursachen können (Fortsetzung)

Erkrankung, Störung	**Beurteilung**
	stieg der Bromidionen im Plasma die Chloridkonzentration abfällt, so daß die totale Halogenkonzentration im Plasma annähernd gleich bleibt. Die Anionenlücke ist normal, denn der gemessene Chloridwert entspricht der wirklichen Summe von $Cl^- + Br^-$. Erfolgt die Messung mit der chloridselektiven Elektrode oder photometrisch, so gehen Bromide stärker in den Meßwert mit ein, als es ihrer tatsächlichen Konzentration entspricht. Die Anionenlücke ist stark erniedrigt, oft sogar negativ. Eine negative Anionenlücke ist nahezu pathognomonisch für Bromide.
Durchfälle, Dünndarm- und Pankreasfisteln	Verlust bicarbonatreicher Sekrete mit systemischer Azidose und kompensatorischem Chloridanstieg im Plasma, Anionenlücke normal.
Renale tubuläre Azidosen (RTA) /13–15/	
Proximale Form der RTA (Typ 2) Primäre RTA ohne sonstige Störung der proximalen Tubulusfunktion: Sporadisch, genetisch, Carboanhydrase-Mangel, Behandlung mit Azetazolamid. Proximale RTA mit Hinweisen für weitere Störungen der proximalen Tubulusfunktion. Alle Formen des kompletten oder inkompletten primären bzw. sekundären Fanconi-Syndroms. Erkrankungen mit chronischer Hypokalzämie und sekundärem Hyperparathyreoidismus (z. B. Vitamin D-Mangel bei Malabsorption). Nierenbefall bei verschiedenen Erkrankungen (Amyloidose, nephrotisches Syndrom, Sjögren-Syndrom, Nierentransplantation). Toxische Nephropathie (überaltertes Tetrazyklin, Blei, Streptozotocin).	Es findet sich eine hyperchlorämische Azidose mit normaler Anionenlücke. Pathophysiologisch liegt eine erniedrigte Rückresorptionskapazität des proximalen Tubulus für Bicarbonat vor (dementsprechend eine verminderte H-Ionen-Sekretion). Im *steady state* ist für Bicarbonat der Schwellenwert unterschritten, so daß sich ein saurer Urin findet. Alkaligabe verstärkt eine Hypokaliämie.
Distale Form der RTA (auch klassische Form oder Typ 1) Primär; sporadisch und genetisch Genetische Erkrankungen (*Ehlers-Danlos*-Syndrom), Galaktosämie, Sichelzellanämie, Marfan-Syndrom. Alle Erkrankungen, die eine Nephrokalzinose hervorrufen (z. B. Vitamin D-Intoxikation, idiopathische Hyperkalziurie, medulläre Schwammnieren).	Charakteristisch für die distale RTA ist ein inadäquat hoher Urin-pH-Wert von über 5.3. Sowohl bei der kompletten Form der distalen RTA (es liegt gleichzeitig eine systemische Azidose vor), als auch bei der inkompletten Form (ohne systemische Azidose), tritt auch nach oraler Ammoniumchloridbelastung mit 0.1 g/kg Körpergewicht kein Absinken des Urin-pH-Wertes unter 5.3 auf. Pathophysiologisch liegt eine verminderte Nettosekretionsrate von freien Wasserstoffionen in das distale

Erkrankungen und Störungen, die eine Erhöhung des Chloridwertes im Serum verursachen können (Fortsetzung)

Erkrankung, Störung	Beurteilung
Verschiedene Autoimmunerkrankungen z. B. Sjögren-Syndrom, Leberzirrhose, lupoide Hepatitis, Lupus erythematodes). Amphotericin B, Analgetika, Lithium. Verschiedene andere renale Erkrankungen (z. B. interstitielle Nephropathie, Nierentransplantation, obstruktive Uropathie).	Tubuluslumen vor (»Gradientendeffekt«). Weitere Befunde sind renaler Na-, K- und Ca-Verlust, gelegentlich Nierensteinbildung, sowie Volumenkontraktion mit sekundärem Hyperaldosteronismus. Alkaligabe korrigiert die Hypokaliämie, ebenso die Hyperkalziurie (wenn vorhanden).
Kombinierte Form der RTA	Typ 1 und 2 der RTA können kombiniert bei verschiedenen Erkrankungen (z. B. Autoimmunkrankheiten) auftreten.
Chronische Hyperkaliämie und metabolische Azidose (Typ 4 RTA) Aldosteronmangel bei Patienten ohne primäre Nierenerkrankung: Z. B. Morbus Addison, 21-Hydroxylasemangel, familiärer Hypoaldosteronismus, idiopathischer Hypoaldosteronismus.	Der distale Kationenaustausch (Natriumresorption, Kalium- und Wasserstoffsekretion) wird neben anderen Faktoren wesentlich durch Mineralocorticoide gesteuert. Die Häufigkeit der hyperchlorämischen Azidose bei den verschiedenen Erkrankungen ist nicht gut dokumentiert, scheint jedoch mit dem Grad der Hyperkaliämie zu korrelieren.
Syndrom des hyporeninämischen Hypoaldosteronismus (z. B. bei diabetischer Nephropathie, interstitieller Nephropathie verschiedener Ursache, Nephrosklerose, Hypertonie).	Laborkonstellation wie bei proximaler RTA mit Ausscheidung eines sauren Urins (pathophysiologisch wahrscheinlich primär verminderte NH_4-Bildung/Permeation), jedoch Hyperkaliämie. Meist geringe bis mäßige Niereninsuffizienz. Pathophysiologisch scheinbar uneinheitliche Gruppe, z. B. bei einigen Patienten primär verminderte Bildung von Renin, bei anderen Hinweise für Volumenexpansion mit sekundärer Suppression von Renin und Aldosteron. Wahrscheinlich die häufigste Ursache der Typ 4 RTA, z. T. sehr gute Behandlungsergebnisse mit Mineralocorticoiden.
Typ 4 RTA, normales Renin und normales Aldosteron	Klinisch und pathophysiologisch wie vorstehend, jedoch verminderte Ansprechbarkeit des Tubulus.
Typ 4 RTA und Hyperaldosteronismus (sog. Salz-Verlust-Niere)	Klinisch: Chronische Nierenerkrankungen, vorwiegend interstitielle Nephropathien mit Beeinträchtigung der renalen NaCl-Konservierung (ähnliches Bild wie bei Morbus Addison).
Typ 4 RTA mit Mineralocorticoid-resisterter renaler Hyperkaliämie ohne Salzverlust	Neuerdings als *chlorid-shunt-disease* bezeichnete Erkrankungen, die bei einigen Patienten beschrieben wurde. Bei diesen Patienten ergaben sich Hinweise, daß eine erhöhte Avidität des distalen Nephrons für Chloride besteht. Die Folgen sind (elektrophysiologisch bedingt): Verminderter

Erkrankungen und Störungen, die eine Erhöhung des Chloridwertes im Serum verursachen können (Fortsetzung)

Erkrankung, Störung	Beurteilung
	Kationenaustausch und vermehrte NaCl-Resorption mit Hyperchlorämie, Volumenexpansion und Hyporeninämie.
Chronische Hyperventilation /[10]/, z. B. Fieber, ZNS-Erkrankungen, chronische Hypoxie verschiedenster Ursache.	Es findet sich die gleiche Konstellation der Plasmaelektrolyte wie bei der renalen tubulären Azidose. Beide Zustände können nur durch Messen des arteriellen pH-Wertes und der Blutgase unterschieden werden.
Applikation von Ammoniumchlorid, Lysinchlorid, Argininchlorid	Exogen bedingte hyperchlorämische Azidose, normale Anionenlücke.
Ureterosigmoidostomie	Bei längerem Verweilen von chloridreichem Urin im Sigma wird Chlor gegen Bicarbonat ausgetauscht. Letzteres geht mit dem Stuhl verloren. Normale Anionenlücke bei hyperchlorämischer Azidose.

Hinweise und Störungen

Methodische Fehlermöglichkeiten: Bromide und Jodide stören die Chloridbestimmung. Bei der Bestimmung mit dem Chloridmeter ist das Ergebnis lediglich um die Halogenkonzentration erhöht (additiver Effekt). Größere Fehler entstehen bei Messung mit ionenselektiven Elektroden und den photometrischen Methoden (multiplikativer Effekt) /[16]/.

Stabilität: Im Serum bis zu 1 Woche im verschlossenen Gefäß; Abtrennung des Serums (Plasmas) kurz nach der Blutentnahme erforderlich, da sonst falsch niedrige Werte.

Pathophysiologie

Chlorid kommt im Organismus in ionisierter Form vor, 88% sind extrazellulär, 12% intrazellulär. Die Chloridkonzentration im Extrazellulärraum ist etwa zehnfach höher als intrazellulär. Etwa 5 bis 10% des Gesamtkörperchlorids werden täglich erneuert. Die Resorption erfolgt zusammen mit dem Natrium im Ileum. Die Ausscheidung geschieht fast vollständig über die Nieren. Die Belegzellen der Magenschleimhaut und die Schweißdrüsenepithelien haben einen hohen Chloridgehalt.

Chlorid ist das wichtigste Gegenion des Natriums und mitverantwortlich für den osmotischen Druck im Extrazellulärraum. Es folgt Natrium meist passiv, wenn sich dessen Konzentration in den Verteilungsräumen ändert. Auf diese Weise unterliegt es auch einer Regulation durch das Aldosteron.

Die Messung des Chloridwertes im Serum stellt die Grundlage der Ermittlung der Anionenlücke (*anion gap*) dar. Das Konzept der Anionenlücke hat sich insbesondere in den angelsächsischen Ländern als wesentliches Hilfsmittel vor allem der Intensivmedizin und bei der Differenzierung der metabolischen Azidose durchgesetzt, während es im deutschsprachigen Raum noch immer unzureichend bekannt scheint. Die Anionenlücke errechnet sich durch Subtraktion der Summen Chlorid + Bicarbonat von der Serum-Natrium-Konzentration. Bei Gesunden findet sich ein Wert um 12 mmol/l (8 bis 16 mmol/l).

Die sog. nicht gemessenen Anionen bestehen vor allem aus anionischem Protein, Phosphat, Sulfat und organischen Säuren, denen andererseits auch sog. ungemessene Kationen gegenüberstehen wie Kalium, Calcium und Magnesium. Werden der extrazellulären Flüssigkeit unter pathologischen Bedingungen Wasserstoffionen zugesetzt, die ein anderes Anion als Chlorid enthalten (z. B. bei diabetischer oder alkoholischer Ketoazidose), kommt es zu einer Vergrößerung der Anionenlücke, da die Bicarbonatkonzentration absinkt, während die Plasma-Chlorid-Konzentration gleich bleibt. Umgekehrt kann eine erniedrigte Anionenlücke Signalcharakter haben, z. B. bei multiplem Myelom mit Bildung von kationischen monoklonalen Immunglobulinen, bzw. eine stark negative Anionenlücke pathognomonisch für Bromismus sein.

Verhalten der Anionenlücke bei Erkrankungen und Störungen /3–5, 11/

Anionenlücke	Erkrankung, Störung
normal	Verlust bicarbonatreicher Sekrete (Diarrhoe, Pankreasfistel); Renale tubuläre Azidose (alle Formen), Medikamente (Carboanhydrasehemmer, Ammoniumchlorid, Argininchlorid, Lysinchlorid, Calciumchlorid, Cholestyramin), Ureterosigmoidostomie.
erhöht	Urämie, diabetische und alkoholische Ketoazidosen, Laktatazidosen (Schock), Salizylatvergiftung, Methanolvergiftung, Äthylenglykolvergiftung, Paraldehydvergiftung.
vermindert	Pseudohyperchlorämie bei Bromismus, multiples Myelom mit Bildung von kationischen Proteinen, ausgeprägte Hyperkalzämie, Hypermagnesiämie und Lithiumintoxikation.

Aus der Darstellung der Anionenlücke folgt, daß der Chloridbestimmung im Serum, insbesondere im Rahmen der Intensivmedizin, eine große Bedeutung zukommt. Die zusätzliche Berücksichtigung einer eventuell vorhandenen osmotischen Lücke kann weitere diagnostische Hilfe geben.

Literatur

1. *Gyllenwärd, C., B. Josephson:* Scand. J. Clin.Lab. Invest. *9:* 21 (1976). The development of the serum electrolyte concentrations in normal infants.
2. *Witt, J., Chr. Trendelenburg:* J. Clin. Chem. Clin. Biochem. *20:* 235 (1982). Gemeinsame Studie zur Erstellung von Richtwerten für klinisch-chemische Kenngrößen im Kindesalter.
3. *Emmet, M., R. G. Narins:* Medicine *56:* 38 (1977). Clinical use of the anion gap.
4. *Gabow, P. A.:* Kidney Int. *24:* 472 (1985). Disorders associated with an altered anion gap.
5. *Narins, R. G., E. R. Jones, M. C. Stom, M. R. Rudnick, Ch. P. Bastle:* Am. J. Med. *72:* 496 (1982). Diagnostic strategies in disorders of fluid, electrolyte and acid-base disorders.
6. *Perez, G. O., J. R. Oster:* Mineral. Electrol. Metab. *11:* 192 (1985). Acid-base pathophysiology in endocrine disorders .
7. *Arruda, J. A. L., N. A. Kurtzman:* Acid-base physiology and pathophysiology. In: *Klahr, S., Sh. G. Massry,* Contemporary issue of nephrology, Vol. I, S.165. Plenum, New York (1981).
8. *Tannen, R. L.:* Kidney Int. *28:* 988 (1985). Diuretic induced hypokalemia.
9. *Walb, D.:* Dtsch. Med. Wschr. *109:* 183 (1984). Diagnose der hypokaliämischen gastrischen Alkalose.
10. *Cohen, J. J., N. E. Madias:* Respiratory alkalosis and acidosis. In: *Seldin, D.W., G. Giebisch,* The Kidney: Physiology and pathophysiology, S. 1641. Raven, New York (1985).
11. *Emmet, M., D. W. Seldin:* Clinical syndromes of metabolic acidosis and metabolic alkalosis. In: *Seldin, D. W., G. Giebisch,* The Kidney: Physiology and pathophysiology, S. 1567. Raven, New York (1985).
12. *Kaehny, W. D., P. A. Gabow:* Pathogenesis and management of metabolic acidosis and alkalosis. In: *Schrier, R. W.,* Renal and electrolyte disorders, 2. Aufl., S. 115. Little Brown, Boston (1980).

13. *Chan, J. C. M., U. Alon:* Nephron *40:* 257 (1985). Tubular disorders of acid base and phosphate metabolism.
14. *Sebastian, A., H. N. Hulter, J. Kurtz, T. Maher, M. Schambelan:* Am. J. Med. *72:* 281 (1982). Disorders of distal nephron function.
15. *Battle, D. C., J. A. L. Arruda:* Mineral Electrolyte Metab. *5:* 83 (1981). Renal tubular acidosis syndromes.
16. *Bayer, P. M., M. Böhm, M. Haydusich, G. Glück:* Med. Labor *34:* 25 (1981). Der Einfluß von Halogenen auf die Chloridbestimmung.

Elektrolytausscheidung im Urin

Indikation

Viele Störungen des Säure-Basen-Haushalts, der Wasserbilanz und des Elektrolythaushalts lassen sich sowohl im *steady state* als auch in der Dysäquilibriumphase durch Messung der Urinelektrolyte diagnostizieren, wenn nicht gar beweisen. So ist etwa die Konstellation von Serum- und Urinbefunden in der Dysäquilibriumphase des Erbrechens pathognomonisch.

Bestimmungsmethoden

Flammenphotometrie (Prinzip sh. S. 268)
Natrium-selektive Elektrode (Prinzip sh. S. 260)
Kalium-selektive Elektrode (Prinzip sh. S. 268)
Chlorid-selektive Elektrode (Prinzip sh. S. 276)

Untersuchungsmaterial

24.-Std.-Sammelurin (neutral sammeln, Volumen messen, evtl. Creatininbestimmung um zu entscheiden, ob richtig gesammelt wurde). Gelegentlich ist die Elektrolytkonzentration im Spontanurin ebenfalls aussagekräftig.

Referenzbereiche

Die Ausscheidung von Natrium, Kalium und Chlor im Urin ist abhängig von der Zufuhr, bzw. der vermehrten Ausfuhr dieser Ionen in anderen Körpersekreten oder im Stuhl. Messungen der Urinelektrolyte sind immer in Zusammenhang mit gleichzeitigen Meßwerten im Serum und dem aktuellen Säure-Basen-Status zu sehen. Die Niere kann die Ausscheidung von Natrium und Chloriden fast auf Null senken, die Kaliumausscheidung dagegen maximal auf 5 bis 10 mmol/l.

Bewertung

Die Bestimmung der Urinelektrolyte ist nur im Zusammenhang mit der Kenntnis der Serumelektrolyte und des aktuellen Säure-Basen-Status aussagekräftig. Bei oligurischen Patienten gestattet die Natriumbestimmung eine gewisse Differenzierung. Werte unter 20 mmol/l sprechen für Volumenmangel mit prärenaler Niereninsuffizienz. Konzentrationen über 50 mmol/l weisen auf akutes Nierenversagen hin.

Die Natriumbestimmung kann auch nützlich sein, wenn Patienten gegen Diuretika refraktär sind. Bei hohem Urinnatrium spricht dies für eine zu hohe orale Kochsalzzufuhr, bei niedrigem Urinnatrium dürfte das gewählte Diuretikum ineffektiv sein.

Besondere Bedeutung kommt der Elektrolytausscheidung im Urin bei Hypokaliämie unklarer Ursache zu.

Bewertung der Kaliumausscheidung im Urin bei Hypokaliämie zur Differenzierung zwischen renalem und extrarenalem Verlust [1,2]

Urinelektrolyte (mmol/l)		Beurteilung des Kaliumhaushaltes
Natrium Kalium Chlor	> 100 < 20 > 100	Extrarenaler Verlust z. B. intestinal durch Fisteln. Natrium und Chlor im Urin sind abhängig von der oralen Zufuhr. Häufig sind alle Ionen im Urin niedrig.
Natrium Kalium Chlor	< 20 < 20 < 20	Keine diagnostische Aussage. Findet sich z. B. nach Diuretikagabe, nach Erbrechen, bei Diarrhoen.
Natrium Kalium Chlor	> 100 > 40 > 100	1. Renaler Verlust bei Hyperaldosteronismus mit Volumenexpansion (verschiedene Erkrankungen mit primärem oder sekundärem Mineralocorticoidexzeß). 2. Hyperaldosteronismus bei Volumenkontraktion (z. B. Bartter-Syndrom, Diuretika).
Natrium Kalium Chlor	> 100 > 40 < 20	Z. B. akutes Erbrechen (verminderte Verfügbarkeit von Cl^- in der Henleschen Schleife).

Bedingungen:
1. Serum-Kalium kleiner 2.5 mmol/l
2. keine orale oder parenterale Kaliumzufuhr
3. keine primäre intrazelluläre Kaliumverschiebung durch akute Alkalose oder Glucosebelastung.

Pathophysiologie

Die Urinausscheidung von Elektrolyten ist die Differenz zwischen der Filtrationsrate und der tubulären Rückresorption.

Die Natrium- und Chlorausscheidung unterliegt in ihrer Steuerung hauptsächlich Mechanismen, die die Resorption des Primärharns im proximalen Tubulus beeinflussen. Dazu gehören

— Eine Umverteilung des Blutflusses in der Nierenrinde, wobei eine Erhöhung der Filtrationsrate in superfiziellen rindennahen Nephronen zu einer verstärkten Natriurese führt. Diese These ist insgesamt bisher noch nicht schlüssig bewiesen.

— Änderungen der peritubulären Starling-Kräfte. Bei einer Expansion des effektiven arteriellen Blutvolumens kommt es zu einer Verstärkung der passiven Rückdiffusion von resorbiertem Filtrat in das proximale Tubuluslumen, umgekehrt bei vermindertem effektivem Blutvolumen zu einer verminderten passiven Rückdiffusion und damit verstärkten Filtratresorption.

Aldosteron steigert im distalen Tubulus und im kortikalen Sammelrohr die Natriumrückresorption, dafür wird Kalium und Wasserstoff ausgetauscht. Aus diesem Grunde sind Zustände mit hohem distalen Natriumangebot und hoher Aldosteron-Konzentration häufig mit Hypokaliämie und Verlust von Wasserstoffionen (metabolische Alkalose) verbunden.

Weitere Faktoren die die NaCl-Ausscheidung beeinflussen, sind die glomeruläre Filtrationsrate, der medulläre Blutfluß, die Aktivität sympathischer Nerven und möglicherweise bei bestimmten Erkrankungen das atriale natriuretische Peptid.

Die renale Kaliumausscheidung wird durch verschiedene Prozesse beeinflußt. Kalium wird glomerulär filtriert und im proximalen Tubulus, der Henleschen Schleife und dem Anfangsteil des distalen Tubulus rückresorbiert. Im Endteil des distalen Tubulus und dem kortikalen Sammelrohr wird Kalium in Abhängigkeit von den physiologischen Gegebenheiten unter dem Einfluß von Aldosteron sezerniert (und resorbiert). Bei Kaliummangel kann die Netto-Resorption im gesamten distalen Nephron überwiegen. Die distale Kaliumsekretion ist ein aktiver Prozeß. Sie wird wesentlich durch distales Natriumangebot, Aldosteron-Konzentration, Blutkalium-Konzentration, Säure-Basen-Status und Art der verfügbaren Anionen bestimmt, die mit dem Natrium den distalen Tubulus erreichen.

Literatur

Sh. Natrium S. 259 und Kalium S. 268.

1. *Narins, R. G., E. R. Jones, M. C. Stom, M. R. Rudnick, Ch. P. Bastl:* Am. J. Med. *72:* 496 (1982). Diagnostic strategies in disorders of fluid, electrolyte and acid-base homeostasis.
2. *Seldin, D. W.:* Metabolic alcalosis. In: *Brenner, B. M., F. C. Rector,* The kidney. Raven, New York (1981).

Osmolalität

Die Osmolalität gibt die Konzentration aller osmotisch aktiven, gelösten Teilchen in 1 kg Körperflüssigkeit an. Die Angabe erfolgt in m osmol/kg. Die Messungen erfolgen vorwiegend im Serum und Harn, seltener in Dialyseflüssigkeiten.

Indikation

Differenzierung metabolischer Azidosen mit erhöhter Anionenlücke (sh. S. 280).
Differenzierung polyurisch-polydiptischer Syndrome (sh. Konzentrationsversuch S. 290).

Messung der distalen Tubulusfunktion mittels Bestimmung der freien Wasser-Clearance (sh. S. 288).

Kontrolle von Lösungen, die zur Hämodialyse, Hämofiltration oder Peritonealdialyse eingesetzt werden.

Bestimmungsmethode

Messung der Gefrierpunktserniedrigung (Kryoskopie) mit dem Osmometer /[1]/.

Prinzip: Ein Osmometer besteht aus einer Kühleinrichtung und einem elektrischen Thermometer (Thermistor), dessen Widerstand der Temperatur proportional ist. Das Untersuchungsmaterial wird zunächst unterkühlt, dann durch einen Vibrator der Kristallisationsprozeß in Gang gesetzt. Während der Kristallisation entsteht Wärme, die Temperatur steigt an und erreicht ein Plateau unterhalb des Gefrierpunktes. Das Temperaturplateau wird mit dem Plateau bekannter Standardlösungen verglichen. Die Meßskala des Gerätes zeigt dann direkt die Osmolalität der Probe an.

Untersuchungsmaterial

Serum, Plasma (Heparin), Harn 1 ml

Referenzbereiche

Plasma, Serum /[2]/	280—296 m osmol/kg
Urin /[3]/	minimal etwa 50 m osmol/kg
	maximal etwa 1200 m osmol/kg

Bewertung

Die Plasmaosmolalität ist die wichtigste Meßgröße zur Beurteilung der internen Wasserbilanz, während die Kontrolle des Körpergewichts der klinisch nützlichste Parameter für die Beurteilung der externen Flüssigkeitsbilanz ist.

Änderungen der Plasmaosmolalität gehen beim euglykämischen Patienten mit normaler Nierenfunktion meist mit der Änderung der Natriumkonzentration parallel, denn die Natriumionen machen nahezu die Hälfte der gesamten Plasmaosmolalität aus. Die Kenntnis des gleichzeitig ermittelten Natriumwertes ist deshalb ein differentialdiagnostisch wichtiges Kriterium zur klinischen Bewertung der gemessenen Osmolalität. Harnstoff und Glucose spielen nur bei pathologisch erhöhter Konzentration eine Rolle.

Berechnet werden kann die Plasmaosmolalität nach folgenden Formeln

$$\text{m osmol/kg} = 2 \times Na^{+}\,(\text{mmol/l}) + \frac{\text{Glucose (mg/dl)}}{18} + \frac{\text{Harnstoff (mg/dl)}}{6}$$

$$\text{m osmol/kg} = 2 \times Na^{+}\,(\text{mmol/l}) + \text{Glucose (mmol/l)} + \text{Harnstoff-N (mmol/l)}$$

Übersteigt die gemessene Osmolalität des Plasmas die errechnete um mehr als 5 m osmol/kg, liegt eine osmotische Lücke vor. Sie wird überwiegend gefunden bei Vergiftungen mit osmotisch aktiven Substanzen. Bei klinisch unklaren komatösen Zuständen ist der Nachweis einer osmotischen Lücke, besonders wenn sie größer als 15 m osmol/kg ist, ein wichtiger Hinweis auf eine Vergiftung oder Stoffwechselentgleisung, z. B. Lactat-Azidose /[4,5]/.

Die Bestimmung der Urinosmolalität wird zur Ermittlung der Konzentrationsfähigkeit der Nieren im Konzentrationsversuch eingesetzt und zur Differenzierung von pathologischen Serumnatriumwerten.

Differentialdiagnostische Bewertung von Serumosmolalität und Serumnatrium bei Erkrankungen und Zuständen /[4–10]/

Verhalten von Osmolalität und Natrium	**Erkrankung/Hinweis**
Osmolalität und Natrium erhöht (errechnete = gemessene Osmolalität)	Erkrankungen mit Hypo- bzw. Euvolämie und Hypernatriämie, z. B. Durchfälle und Fieber bei Kindern, osmotische Diurese bei Hyperglykämie, Hypothalamusstörungen mit Hypodypsie. Diabetes insipidus zentralis oder renalis, Störungen des osmotischen Zentrums mit vermindertem Durst und verminderter ADH-Sekretion (sh. S. 292).
Osmolalität erhöht und Natrium erniedrigt (errechnete = gemessene Osmolalität)	Größere Mengen osmotisch aktiver Substanzen sind im Plasma angehäuft, z. B. bei: Niereninsuffizienz mit Harnstoff-N-Werten um 140 mg/dl (49.9 mmol/l) ist die Osmolalität um etwa 50 m osmol/kg erhöht. Beim hyperglykämischen Koma mit Blutzuckerwerten um 600 mg/dl (33.3 mmol/l) besteht ein Anstieg der Osmolalität von etwa 35 m osmol/kg.
Osmolalität erhöht, Natrium erniedrigt (errechnete und gemessene Osmolalität stimmen nicht überein = osmotische Lücke)	Eine osmotische Lücke besteht aufgrund der Anwesenheit osmotisch aktiver Substanzen im Plasma, z. B. bei Lactat-Azidose (sh. S. 277), Alkoholvergiftung (Äthanol, Methanol, Äthylenglykol). Die etwa letale Dosis von 4.6 ml Äthanol/l Plasma erhöht die Osmolalität um nahezu 100 m osmol/kg. Diese Patienten haben neben der osmotischen Lücke oft eine schwere metabolische Azidose mit erhöhter Anionenlücke (sh. S. 281).

Differentialdiagnostische Bewertung von Serumosmolalität und Serumnatrium bei Erkrankungen und Zuständen (Fortsetzung)

Verhalten von Osmolalität und Natrium	Erkrankung/Hinweis
	Im hämorrhagischen Schock nach schweren Traumen treten osmotische Lücken bis 15 m osmol/kg auf, ohne daß die osmotisch aktiven Substanzen bekannt sind.
Osmolalität normal, Natrium erniedrigt (errechnete und gemessene Osmolalität stimmen nicht überein = osmotische Lücke)	Diese Konstellation findet man bei der Pseudohyponatriämie mit einer Vermehrung großmolekularer Substanzen, die einen Teil des Plasmavolumens, das normalerweise von Natrium-Ionen eingenommen wird, besetzen, z. B. bei Hyperlipoproteinämie, Makroglobulinämie.
Osmolalität und Natrium erniedrigt (errechnete = gemessene Osmolalität)	Erkrankungen mit Hypervolämie und Hyponatriämie z. B. Herzinsuffizienz, Leberzirrhose, Syndrome mit hypoproteinämischen Ödemen, akute und chronische Niereninsuffizienz bei inadäquater Zufuhr von freiem Wasser, Syndrome mit primärer Polydipsie (sh. Natrium S. 262).

Hinweise und Störungen

Untersuchungsmaterial: Die im Serum und Plasma ermittelten Osmolalitäten sind nahezu identisch, da das bei der Gerinnung ausfallende Fibrinogen osmotisch nicht aktiv ist. Die Höhe des Proteingehalts im Plasma und Urin hat nur einen unbedeutenden Einfluß auf die Osmolalität.

Stabilität: Bei 4 °C mehrere Tage in gut verschlossenem Gefäß können Serum und Harn aufbewahrt werden. Vor der Analytik auf Raumtemperatur erwärmen, um Sedimentationen rückgängig zu machen.

Pathophysiologie /[10–12]/

Die Interpretation von Plasma- und Urinosmolalität bedingt das Verständnis der grundlegenden Regulationsmechanismen des Wasser- und Elektrolythaushalts und des Säure-Basen-Haushalts. Auch muß der Arzt mit dem Bilanzkonzept vertraut sein.

Die Flüssigkeitsräume

Das Gesamtkörperwasser beträgt etwa 50 bis 70% des Körpergewichts. Die Variation ist von der Fettmasse abhängig, Fettgewebe enthält relativ wenig Wasser. Dementsprechend haben Übergewichtige und Frauen einen relativ geringeren, schlanke Männer einen prozentual höheren Wasseranteil bezogen auf ihr Körpergewicht (auf die Besonderheiten der Pädiatrie wird hier nicht eingegangen). Die Begriffe Gewebswasser und Gewebsvolumen sind nicht identisch. So beträgt der Wasseranteil des Plasmas etwa 94%, hieraus folgt, daß z. B. bei einer Erhöhung des Feststoffanteils des Plasmas (durch Lipoproteine oder Makroglobuline) die Na-Konzentration, bezogen auf 1 l Plasma niedrig gemessen wird, während sie bezogen auf den Plasma-Wasser-Gehalt normal ist (sog. Pseudo-Hyponatriämie).

Das Gesamtkörperwasser verteilt sich auf 2 Kompartimente, den intrazellulären Flüssigkeitsraum (IZR), entsprechend etwa 30 bis 40% des Körpergewichts, und den extrazellulären Flüssigkeitsraum (EZR), entsprechend etwa 20% des Körpergewichts (bei einem etwa 70 kg schweren Mann). Der EZR besteht aus

— Intravasalraum (3 l Plasma, etwa 4% des Körpergewichts).

— Interstitiellem Raum (etwa 11 l, entsprechend 16% des Körpergewichts), der bei verschiedenen Erkrankungen durch Perikard-, Pleura- und Bauchhöhlenergüsse bzw. Exsudate beträchtlich erweitert werden kann.
— Dem sog. transzellulären Raum, er soll hier vernachlässigt werden.

Im Intravasalraum verhindern die Plasmaproteine, hauptsächlich Albumin, daß durch den hydrostatischen Druck (in Kapillaren etwa 20 mmHg) zunehmend Plasmawasser in den interstitiellen Raum eintritt. Die Konzentration dieser Proteine ist ausreichend, um etwa 1 m osmol/kg H_2O osmotischen Druck zu erzeugen; man nennt diesen osmotischen Effekt großer Moleküle auch onkotischen Druck. Sinkt der onkotische Druck (z. B. bei Hypoproteinämie), tritt Plasmawasser in den interstitiellen Raum (Ödembildung) mit einer Reihe von pathophysiologischen Konsequenzen.

Der osmotische Druck steuert die Wasserbewegung innerhalb des Körpers (interne Bilanz). In diesem Zusammenhang kann die Zelle als Osmometer angesehen werden, da die Kationenpumpen der Zellen die Zellmembran für Kationen »undurchlässig« machen. Steigt der osmotische Druck im EZR, so strömt Wasser solange aus dem IZR, bis das osmotische Gleichgewicht wieder hergestellt ist und umgekehrt (dieser Effekt ist gut am Verhalten von Erythrozyten in hyper-hypotonem Urin ablesbar). Bei einer Störung der Kationenpumpfunktion, etwa durch Störung des Zellmetabolismus, verliert die Zellmembran ihre Eigenschaften. Es kommt zu einer massiven Zellschwellung, da im IZR große nicht permeable Moleküle, wie Proteine, durch ihren osmotischen Druck einen Wassereinstrom bewirken.

Osmolalität als Maß der Wasserkonzentration

Der osmotische Druck kann als Konzentrationsunterschied des Wassers in 2 Lösungen angesehen werden, die durch eine Membran getrennt sind. Die Osmolalität ist umgekehrt proportional der Wasserkonzentration, d. h. je höher die Osmolalität, um so niedriger die Wasserkonzentration, und je niedriger die Osmolalität, um so höher die Wasserkonzentration.

Hyperosmolalität kann mit einem erniedrigten oder erhöhten Serumnatriumwert verknüpft sein. Bestimmte Substanzen mit niedrigem Molekulargewicht, wie Alkohol, Glucose (hyperglykämisches, hyperosmolares Koma) bewirken einen beträchtlichen Anstieg der Plasmaosmolalität mit konsekutiver Verschiebung von H_2O aus dem IZR in den EZR und entsprechender Verminderung der Serum-Natrium-Konzentration, sog. *watershift*-Hyponatriämie.

Die Messung von Serum-Natrium und Serumosmolalität kann daher eine osmotische Lücke aufdecken, was diagnostisch signifikant sein kann (z. B. Diagnose einer Methanol- oder Äthanolvergiftung ohne Blutspiegelbestimmung), vgl. Formeln S. 285. Überschreitet bei erniedrigtem Serum-Natrium die gemessene Serum-Osmolalität die errechnete um 5 m osmol/kg, liegt entweder eine Pseudohyponatriämie vor oder es sind andere, nicht identifizierte osmotisch aktive Teilchen vorhanden (z. B. Äthanol). In anderen Fällen geht Hyperosmolalität mit hohem Serum-Natrium einher, z. B. ADH-Mangel oder Resistenz der suszeptiblen Nephronabschnitte gegen ADH- und unzureichende Flüssigkeitszufuhr. In diesen Fällen sind errechnete Osmolalität und gemessene Osmolalität nicht signifikant verschieden.

Störungen der externen Flüssigkeitsbilanz können häufig auch mit Störungen der internen Flüssigkeitsbilanz einhergehen. Eine positive externe H_2O-Bilanz wird als Hyperhydratation (meist mit Ödemen verbunden) bezeichnet, eine negative externe Flüssigkeitsbilanz als Dehydratation. Je nach Verhalten der Serum-Osmolalität spricht man von isotoner (normale Plasmaosmolalität), hypertoner (erhöhte Plasmaosmolalität, Wasserbewegung aus dem EZR in den IZR) bzw. hypotoner (erniedrigte

Plasmaosmolalität, Wasserbewegungen aus dem IZR in den EZR) Bilanzstörung. Sowohl Hyperhydratation als auch Dehydratation können isoton, hyperton oder hypoton sein.

Es ist für den Kliniker günstig, die Begriffe hypertone und hypotone Bilanzstörung zu erweitern und den pathophysiologischen Zustand genauer zu beschreiben. So liegt etwa bei einem älteren soporösen Patienten, der durch Diuretikagabe dehydriert ist und nur unzureichend Flüssigkeit zu sich genommen hat, eine Hyponatriämie vor. Sein Zustand läßt sich als hypotone Dehydratation beschreiben — oder besser als extrazelluläre Dehydratation mit niedriger Plasmaosmolalität und konsekutiver intrazellulärer Hyperhydratation (die den soporösen Zustand erklärt).

Serum-Osmolalität, Bildung von freiem Wasser in der Niere und ADH-Durst-Mechanismus

Wasserbewegungen folgen im Körper passiv den Konzentrationsgradienten von Soluta. Unter physiologischen und pathophysiologischen Bedingungen werden Wassertransport und Wasserbilanz vor allem von 2 wichtigen Stellgrößen bestimmt, die Betriebsstörungen verursachen können

— Renale Bildung und Ausscheidung von freiem Wasser (bzw. plasmahypotonem Urin).

— Vermehrte, fehlende oder verminderte Sekretion (Wirkung) von antidiuretischem Hormon (ADH).

Freies Wasser wird im kortikalen Verdünnungssegment der Niere, bestehend aus dem dicken Teil der Henleschen Schleife und dem frühdistalen Tubulus gebildet, indem osmotisch aktive Teilchen (Cl^- und Na^+) durch aktiven Transport aus der zunächst plasmahypertonen Tubulusflüssigkeit extrahiert werden. Im Sammelrohr, insbesondere dem medullären Anteil, erfolgt der Rücktransport von freiem Wasser unter dem Einfluß von ADH.

Eine verminderte Bildung von freiem Wasser kann unter folgenden Voraussetzungen auftreten

— Fehlende Verfügbarkeit von Cl^- und Na^+ im kortikalen Verdünnungssegment (z. B. niedrige GFR, niedrige Cl^--Konzentration im Primärharn bei Hypochlorämie).

— Defekt der Cl^- und Na^+-Resorption im kortikalen Verdünnungssegment (z. B. Bartter-Syndrom, Schleifen-Diuretika).

Die Gesamtkontrolle des Körperflüssigkeitshaushaltes erfolgt vor allem über den Mechanismus der Druckdiurese (*pressure diuresis*). Steigen Salz- und Wassergehalt im Körper an, vermehrt sich auch das Blutvolumen, das Herzzeitvolumen und der arterielle Blutdruck steigen an. Folge davon ist eine verstärkte Diurese mit Ausscheidung von Wasser und Elektrolyten mit dem Ziel, den *steady state* wieder herzustellen.

Der wichtigste Regulationsmechanismus für die Serum-Osmolalität und damit die interne Wasserbilanz ist der ADH-Durst-Mechanismus. Der physiologisch wichtigste Stimulus für die Sekretion von ADH ist die Osmolalität des EZR. Nichtosmotische Stimuli sind vor allem die Reizung der venösen und arteriellen Barorezeptoren (durch Absinken des effektiven zirkulierenden Blutvolumens) sowie bestimmte zentralnervöse Erkrankungen und Pharmaka.

Das Durstgefühl reguliert bei einem obligaten Wasserverlust durch Nieren, Stuhl und perspiratio insensibilis die Konstanterhaltung der Plasmaosmolalität. Störungen des Durstzentrums (primäre Polydipsie) oder zerebrale Veränderungen können jedoch zu Störungen der Wasserbilanz führen, wenn in extremen Fällen die Flüssigkeitszufuhr die Ausscheidungskapazität der Nieren für freies Wasser überschreitet, oder eine zusätzliche Störung der Nieren vorliegt, die die Bildung von freiem Wasser vermindert. Auch sind primäre Störungen mit Hypodipsie und Anstieg der Plasmaosmolalität bekannt.

Störungen des Natrium- und Chlorhaushaltes

Eine Bilanzstörung beider Ionen kommt oft gemeinsam vor. Wichtige Ausnahmen sind Störungen des Säure-Basen-Haushalts und pathophysiologische Abweichungen, die mit dem überwiegenden Verlust des Anions, z. B. Verlust von Magensaft, oder des Kations (z. B. bicarbonatreiche Sekrete bei intestinalen Fisteln) einhergehen. Störungen der Wasser- und Natriumbilanz lassen sich daher, bezogen auf das Gesamt-Körpernatrium, auch einteilen in Störungen mit

a) normalem EZR (Euvolämie)
b) erhöhtem EZR (Hypervolämie)
c) erniedrigtem EZR (Hypovolämie)

Da Natrium und Chlor die wesentlichen osmotischen Bestandteile sind, die Osmolalität und Hydratation des EZR und IZR bestimmen, ist die klinische Untersuchung, die die Merkmale des EZR erfaßt (Blutdruck, Hautturgor, Pulsfrequenz, zentraler Venendruck) der beste Indikator für das Gesamtkörper-Natrium und läßt eine Katalogisierung der Störung nach den Rubriken a—c zu.

Die Regulation der externen Bilanz von Natrium, Chlor und Kalium erfolgt durch die Nieren. Dabei ist der überwiegende Mechanismus für Natrium und Chlor wohl dem *pressure diuresis* Effekt /[11]/ zuzuschreiben, der überwiegende Regulationsmechanismus für Kalium ist die Aldosteronkonzentration.

Literatur

1. *Walter, S. I.:* MTA-Journ. *1:* 8 (1978). Osmolalität/Osmolarität.
2. *Scully, R. E., B. U. McNeely, E. J. Mark:* New Engl. J. Med. *314:* 39 (1986). Normal reference laboratory values.
3. *Pillay, V. K. G.:* Med. Clin. N. Amer. *55:* 231 (1971). Clinical testing of renal function.
4. *Gabow, P. A.:* Kidney Int. *27:* 472 (1985). Disorders associated with an altered anion gap.
5. *Gennari, F. J.:* New Engl. J. Med. *310:* 102 (1984). Serum osmolality, uses and limitations.
6. *Robertson, G. L., P. Aycinena, R. L. Zerbe:* Am. J. Med. *72:* 339 (1982). Neurogenic disorders of osmoregulation.
7. *Hostetter, Th. H., M. Martinez-Maldonado:* Mineral. Electrol. Metab. *5:* 159 (1981). Syndromes of ADH-excess and deficiency.
8. *Brenner, B. M., J. H. Stein:* Sodium and water homeostasis. In: Cont. Issues Nephrol, Vol I. Plenum, New York (1978).
9. *Schrier, R. W.:* Renal and electrolyte disorders, 2. Aufl. Little, Brown, Boston (1980).
10. *Maxwell, M. H., Chr. Kleeman:* Clinical disorders of fluid and electrolyte metabolism. McGraw-Hill, New York (1980).
11. *Guyton, A. C., D. B. Young, R. D. Manning* et al.: Contrib. Nephrol. *21:* 6 (1980). An overview of water and electrolyte distribution in man.
12. *Sorecki, K. L., B. M. Brenner:* Am. J. Med. *70:* 77 (1981). Body fluid homeostasis in man. A contemporary overview.

Konzentrationsvermögen der Nieren

Indikation

Bei polyurisch-polydiptischen Syndromen ohne Niereninsuffizienz.

Als globaler Test der Tubulusfunktion bei verschiedenen parenchymatösen Nierenerkrankungen (solange keine Retention harnpflichtiger Substanzen vorliegt und dies von klinischem Interesse ist).

Gelegentlich bei Hyponatriämie und Hypokaliämie.

Funktionsuntersuchungen

Prüfung der globalen Tubulusfunktion

Konzentrationsversuch

Vorbereitung des Patienten: Er soll 3 Tage vor Beginn des Tests mindestens 70 g Eiweiß und 6 bis 8 g Kochsalz täglich zu sich nehmen. Am Vorabend ab 18.00 Uhr keine Flüssigkeitsaufnahme, lediglich Trockenkost. Entleerung der Harnblase vor dem Zubettgehen.

Am nächsten Morgen Entleeren der Harnblase in 2 stündigen Intervallen und Bestimmung der Osmolalität der Urinproben. Der Versuch kann — je nach Fragestellung — bis zu 36 Std. ausgedehnt werden. Die meisten Untersucher brechen den Test ab, wenn die Urinosmolalität mehr als 900 m osmol/kg erreicht bzw. das spezifische Gewicht über 1025 ansteigt.

Pitressin-Test

Vorbereitung des Patienten: Wie für den Konzentrationsversuch.

Durchführung: 5 Einheiten Vasopressin (Pitressin®) in Öl werden dem Patienten abends i. m. verabreicht. Die Pitresin®-Ampulle muß vor Injektion erwärmt und aufgeschüttelt werden.

Urinproben werden wie beim Konzentrationsversuch gewonnen und ausgewertet. Der Patient kann sich normal ernähren, soll jedoch nur beschränkt Flüssigkeit zu sich nehmen. Als ausreichend wird eine Osmolalität im Morgenurin von 800 m osmol/kg angesehen.

Durstversuch (Konzentrationsversuch bei polyurisch-polydiptischen Syndromen)

Der Durstversuch erfolgt in Abänderung zum üblichen Vorgehen stationär. Eine strenge Überwachung ist wegen der Gefahr einer raschen Exsikkose mit Fieber, Kreislaufkollaps und Krämpfen erforderlich. Folgende Daten werden registriert und alle 2 Std. neu ermittelt.

— Körpergewicht des Patienten.
— Urin- und Plasmaosmolalität.
— Ausgeschiedene Urinvolumina.

Der Durstversuch muß abgebrochen werden
a) wenn der Patient 3% seines Körpergewichts verloren hat und die Plasmaosmolalität über 295 m osmol/kg ansteigt
b) nach 24 Std.

Er kann abgebrochen werden, wenn die Urinosmolalität über 600 m osmol/kg angestiegen ist.

Bei unzureichender Urinkonzentration (plasmahypotoner bis gering plasmahypertoner Urin) muß durch Applikation von Pitressin® in wäßriger oder öliger Lösung weiter differenziert werden.

Bestimmungsmethoden

Das Signal zur Steuerung des Konzentrationsvermögens der Nieren ist die Anzahl der osmotisch aktiven Teilchen in den Körperflüssigkeiten und nicht das spezifische Gewicht. Das Konzentrationsvermögen der Nieren muß deshalb durch die Osmolalitätsmessung ermittelt werden, die Bestimmung des spezifischen Gewichts kann nur ein grober Maßstab sein.

Osmolalitäts-Messung

Prinzip sh. S. 284: Die Anzahl der osmotisch aktiven Teilchen pro kg Wasser wird bestimmt.

Spezifisches Gewicht

Das Gewichtsverhältnis von 1 l Urin zu 1 l Wasser wird bestimmt. Die Höhe ist abhängig von der Anzahl und Masse der Teilchen im Urin.

Prinzip des Urometers: Das Urometer ist ein Glaskörper mit einer Skala am oberen und einer Beschwerung am unteren Ende. In den Urin taucht es so tief ein, bis sein Eigengewicht dem des verdrängten Harns entspricht. Die Eintauchtiefe der Skala markiert das spezifische Gewicht.

Prinzip der Refraktionsmessung: Gemessen wird die Lichtbrechung des Harns. Sie ist proportional der Anzahl an gelösten Teilchen. Die Resultate werden als Refraktionseinheiten oder direkt als spezifisches Gewicht abgelesen. Verwendet wird das temperaturkorrigierte Refraktometer nach *Goldberg*, z. B. TS-Meter.

Prinzip des Streifentests: Nach Eintauchen des Streifentests in Urin ändert sich in Abhängigkeit von dessen Ionenkonzentration der pK_a-Wert von im Reaktionsfeld des Streifens haftenden Polyelektrolyten. Ein ebenfalls im Reaktionsfeld vorhandener Indikator zeigt einen Farbumschlag von blau-grün bei niedriger Ionenkonzentration zu gelbgrün bei hoher.

Untersuchungsmaterial

Osmolalität	Serum und /oder Urin	1 ml
Refraktometrie	Urin	1 Tropfen
Urometrie	Urin	etwa 10 ml
Streifentest	Urin	etwa 2 ml

Referenzbereiche des Konzentrationsvermögens

Serum	280— 307 m osmol/kg /[1]/
Urin	855—1335 m osmol/kg /[1]/
	1022—1035 spezifisches Gewicht /[2]/
	76— 140 Refraktionsindex /[3]/

Werte ermittelt im Konzentrationsversuch nach 14-stündigem Dursten

Bewertung

Die Bestimmung des Konzentrationsvermögens der Nieren wird vor allem durchgeführt, wenn eine Polyurie vorliegt, selten als globale Tubulusfunktionsprüfung. Ursache der Polyurie ist meist ein gestörter Konzentrationsmechanismus. Ist er intakt, können die Nieren innerhalb einer 14 stündigen Durstperiode auf ein Osmolalitätsverhältnis Urin/Serum von größer als 3.0 konzentrieren.

Das Konzentrationsvermögen der Nieren kann gestört sein durch Vorliegen einer Tubulusschädigung (Diabetes insipidus renalis), durch ADH-Mangel (Diabetes insipidus zentralis) und bei vermindertem Ansprechen der Tubuli auf ADH (z. B. erhöhte Prostaglandinsynthese, Interferenz mit Pharmaka wie Lithium).

Die Ursachen können sowohl durch die auf S. 290 aufgeführten Funktionsuntersuchungen, als auch teilweise durch allgemeine Laboruntersuchungen differentialdiagnostisch abgeklärt werden.

Konzentrationsvermögen der Nieren bei Krankheiten /[4–11]/

Erkrankung	Befunde
Psychogene Polydipsie	Im Konzentrationsversuch normales bis subnormales Konzentrationsvermögen. Bei exzessiver Polydipsie gelegentlich erst nach prolongierter Pitressin-Applikation und stufenweiser Flüssigkeitsreduktion über mehrere Tage ausreichender Anstieg der Urinosmolalität. Im Durstversuch kann eine 3 bis 5%ige Gewichtsreduktion ohne signifikanten Anstieg der Plasmaosmolalität auftreten. In Einzelfällen Differenzierung gegenüber Diabetes insipidus durch Bestimmung des ADH im Plasma nach medikamentös induzierter Erhöhung der Plasmaosmolalität durch z. B. Mannitinfusion. Für eine psychogene Polydipsie spricht auch eine niedrige Plasmaosmolalität.
Diabetes insipidus zentralis	Vermindertes Konzentrationsvermögen im Konzentrationsversuch, normale bis leicht erhöhte Plasmaosmolalität im Durstversuch. Anstieg der Urinosmolalität auf normale bzw. subnormale Werte im Pitressin-Test. Urinvolumen meist größer als 5 l/24 Std.
Diabetes insipidus renalis	Im Konzentrationsversuch vermindertes Konzentrationsvermögen. Kein Anstieg der Urinosmolalität im Pitressin-Test. Angeborene Formen des Diabetes insipidus zeigen häufiger Urinvolumina über 5 l/24 Std. als die erworbenen.

Hinweise und Störungen

Bestimmung des Konzentrationsvermögens: Zwischen Osmolalität und spezifischem Gewicht besteht nur eine lockere Beziehung. Aus dem spezifischen Gewicht können nur bedingt Rückschlüsse auf die Osmolalität erfolgen, deshalb sollte seine Bestimmung zugunsten der Osmolalitätsmessung ersetzt werden. Ursache der mangelnden Übereinstimmung von Osmolalität und spezifischem Gewicht ist die Erfassung unterschiedlicher Bestandteile des Harns. In die Osmolalitätsmessung gehen vorwiegend einwertige Ionen, Harnstoff und Ammoniak ein, die Höhe des spezifischen Gewichts wird vornehmlich vom Anteil der Glucose, Phosphate und Carbonate bestimmt/[11]/. Hohes spezifisches Gewicht eines Urins bei niedriger Osmolalität beruht überwiegend auf Glucosurie.

Fehlermöglichkeiten: Bei der urometrischen Messung müssen Korrekturen für Temperaturabweichungen, Glucosurie und Proteinurie berücksichtigt werden (0.001 addieren bei Überschreitung der Eichtemperatur von 15 °C um je 3 °C, 0.01 abziehen je 2.7 g Glucose pro l Urin, 0.001 abziehen je 3 g Protein pro l Urin). Röntgenkontrastmittel und Dextrane verursachen ebenfalls falsch hohe Werte (oft über 1 035). Die refraktometrische Bestimmung des spezifischen Gewichts unterliegt, die Temperaturabhängigkeit ausgenommen, den gleichen Fehlermöglichkeiten wie die Urometrie. Dies gilt nicht für die Osmolalitätsmessung mittels Kryoskopie.

Funktionstests: Extrarenale Fehlerquellen bei der Durchführung des Durstversuchs sind Ödeme, Herzinsuffizienz, endokrine Erkrankungen, z. B. Nebennierenrinden-, Schilddrüseninsuffizienz, schwere Lebererkrankungen sowie die Einnahme von Saluretika. Bei Hypertonie, Koronarsklerose und Epilepsie ist der Pitressin-Test kontraindiziert.

Stabilität des Untersuchungsmaterials: Werden spezifisches Gewicht oder Refraktionsindex bestimmt, sollte der Harn auch bei Kühlschranklagerung nicht älter als 4 Std. sein. Zur Osmolalitätsmessung kann der Harn bei Kühlschranktemperatur mehrere Tage aufbewahrt werden. Generell ist das Untersuchungsgut vor Messung auf Raumtemperatur zu bringen.

Pathophysiologie

Die Fähigkeit der Nieren, den Urin um ein Mehrfaches der Plasmaosmolalität zu konzentrieren, bewahrt die Isotonie der Körpersäfte. Dadurch ist es möglich Wasser einzusparen, ohne die Elimination harnpflichtiger Substanzen zu gefährden. Eine Einschränkung der Konzentrationsfähigkeit tritt häufig früh bei nephrologischen Erkrankungen auf. Sie ist jedoch nur im Zusammenhang mit anderen nephrologischen Untersuchungen zu bewerten. Die Ausscheidung eines konzentrierten Urins ist abhängig von intrarenalen Einflüssen. Zu den intrarenalen Faktoren zählen der Aufbau eines ausreichend hohen Konzentrationsgradienten in der Medulla, der Anfall von Soluta und die Menge des Primärharnvolumens.

Bildung und Freisetzung von Adiuretin, das im kortikalen Segment des distalen Tubulus und an den Sammelrohren angreift, ist der wichtigste extrarenale Faktor. Wichtigster Stimulus für die Bildung und Ausschüttung von ADH ist ein Anstieg der effektiven Plasmaosmolalität, wobei eine Änderung von 2% bereits Signalcharakter hat.

Fördernd auf die ADH-Ausschüttung wirken auch psychische Stimuli (z. B. Angst), eine Kontraktion des Extrazellulärvolumens und bestimmte Pharmaka (z. B. Nikotin).

Klinisch sind auch Zustände mit inadäquater ADH-Sekretion bekannt, die durch Verdünnungshyponatriämie und Ausscheidung eines Urins gekennzeichnet sind, der nicht maximal verdünnt ist (40 bis 70 m osmol/kg). Vgl. Beiträge Osmolalität S. 284 und Natrium S. 258.

Literatur

1. *Jacobsen,M. H., S. E. Levy, R. M. Kaufmann, W. E. Gallinek, O. W. Donelly:* Arch. Int. Med. *110:* 121 (1962). Urine osmolality.
2. *Fishberg, A. M.:* Hypertension and nephritis, S. 98. Lea and Febiger, New York (1954).
3. *Rowe, J. W., N. W. Shock, R. A. de Fronzo:* Nephron *17:* 270 (1976). Response to water deprivation in man.
4. *Brod, J.:* Prüfung der Nierenfunktion. In: *Losse, H., E. Renner,* Klinische Nephrologie, S. 167. Thieme, Stuttgart (1982).
5. *Brod, J.:* Brit. Med. J. *3:* 135 (1971). Study of renal function in the differential diagnosis of kidney disease.
6. *Bichet, D. G., M. Levi, R. W. Schrier:* Polyuria, dehydration, overhydration. In: *Seldin, D. W., G. Giebisch,* The kidney: Physiology and pathophysiology, S. 951. Raven, New York (1985).
7. *Harrington, J. T., J. C. Jordan:* Arch. Int. Med. *131:* 810 (1973). Clinical disorders of urine concentration and dilution.
8. *Jamison, R. L., R. E. Oliver:* Am. J. Med. *72:* 308 (1982). Disorders of urinary concentration and dilution.

9. *Robertson, G. L., P. Aycinena, R. L. Zerbe:* Am. J. Med. *72:* 339 (1982). Neurogenic disorders of osmoregulation.
10. *Robertson, G. L.:* Kidney Int. *25:* 460 (1984). Abnormalities of thirst regulation.
11. *Isaacson, L. C.:* Lancet *2:* 72 (1959). Urinary osmolality and specific gravity.

O. Müller-Plathe

Säure-Basen-Gleichgewicht und Blutgase

Einleitung

Kenngrößen der Basisdiagnostik

Vollblut

Die grundlegenden Kenngrößen des Säure-Basen-Gleichgewichts, der Kohlendioxid-Entsorgung und der Sauerstoff-Versorgung werden meistens im Rahmen der Blutgasanalytik gemeinsam im heparinisierten Vollblut ermittelt.

Folgende drei Kenngrößen werden üblicherweise simultan gemessen
— pH, der negative dekadische Logarithmus der Wasserstoffionenaktivität.
— pCO_2, der Partialdruck des Kohlendioxids (mm Hg oder kPa).
— pO_2, der Partialdruck des Sauerstoffs (mm Hg oder kPa).

Aus pH und pCO_2 können nach der Henderson-Hasselbalchschen Gleichung nomographisch oder elektronisch berechnet werden
— $cHCO_3^-$, die Plasmabicarbonatkonzentration (mmol/l).
— $BA_{(ecf)}$, die Basenabweichung der Extrazellulärflüssigkeit, engl. base excess concentration of extracellular fluid (mmol/l). Diese Größe ist definiert als Basenkonzentration der Extrazellulärflüssigkeit, gemessen durch Titration mit starker Säure oder Base bis zum Endpunkt pH 7.4 bei pCO_2 von 40 mm Hg (5.33 kPa) und 37 °C. Der Ausdruck Extrazellulärflüssigkeit umschließt in diesem Falle außer der interstitiellen Flüssigkeit und dem Plasma auch die Erythrozyten. Die Hb-Konzentration dieses Flüssigkeitsraumes wird hypothetisch mit etwa 60 g/l angenommen.
— Standardbicarbonat (mmol/l). Das ist die Plasmabicarbonatkonzentration eines Blutes, das mit einem Gasgemisch entsprechend pCO_2 = 40 mm Hg und $pO_2 > 100$ mm Hg (13.3 kPa) bei 37 °C äquilibriert wurde.

pCO_2 drückt die respiratorische Komponente des Säure-Basen-Gleichgewichtes aus. Die Basenparameter Plasmabicarbonat und Basenabweichung vertreten die metabolische Komponente. Während $cHCO_3^-$ jedoch beträchtlich durch pCO_2 modifiziert wird (sh. S. 299), gibt die auf die Extrazellulärflüssigkeit bezogene Basenabweichung die metabolische Komponente praktisch unabhängig von Veränderungen des pCO_2 und der Hb-Konzentration wieder. Das ist der Vorteil dieser Größe gegenüber älteren Parametern wie der Basenabweichung des Vollblutes oder Standardbicarbonat. Die Verwendung von Standardbicarbonat ist rückläufig.

Aus pO_2 und pH kann unter der vereinfachenden Annahme einer allgemeingültigen O_2-Bindungskurve des Hämoglobins berechnet werden
— sO_2, die Sauerstoffsättigung des Hämoglobins (%), die jedoch korrekter durch direkte Messung mit einem Oximeter festzustellen ist.

Wenn pO_2, sO_2 und die Hb-Konzentration bekannt sind, läßt sich errechnen
— cO_2, die Sauerstoffkonzentration des Blutes (ml/dl).

Wie die vorstehende Übersicht zeigt, werden im Rahmen der routinemäßigen Blutgasanalytik meistens nur drei Werte (pH, pCO_2 und pO_2), manchmal vier (Hb) oder fünf (sO_2) Werte gemessen. Die Basenparameter und ggf. die O_2-Konzentration werden in aller Regel berechnet, meistens auch die O_2-Sättigung.

Plasma oder Serum

Wenn nur die nichtrespiratorische (metabolische) Komponente des Säure-Basen-Gleichgewichtes interessiert, kann im Rahmen des Elektrolytstatus Bicarbonat gemeinsam mit Chlorid im Plasma oder Serum bestimmt werden. Oft begnügt man sich aus analytischen Gründen mit einer der Bicarbonatkonzentration nahekommenden Kenngröße, die die Bezeichnung »Gesamt-CO_2«, engl. total CO_2 (TCO_2), führt. Hierunter ist die Summe der nach Säurezugabe nachweisbaren CO_2-Konzentration zu verstehen, die sich zusammensetzt aus HCO_3^-, CO_3^{2-} und präformiertem CO_2.

Kenngrößen der ergänzenden Säure-Basen-Diagnostik

Der Säure-Basen-Status des Blutes muß immer in Zusammenhang mit dem Elektrolytstatus, mindestens im Serum bzw. Plasma, interpretiert werden. Besondere Bedeutung kommt hierbei dem Chlorid und dem Kalium zu.

Anionenlücke

Sie errechnet sich aus der Formel $cNa^+ - (cCl^- + cHCO_3^-)$ und hilft vor allem zur Grobklassifizierung von Azidosen. Eine Zunahme der Anionenlücke, die normalerweise 7—16 mmol/l beträgt, spricht für eine erhöhte Konzentration organischer Anionen wie Lactat, Azetessigsäure und diverser Säureradikale bei Urämie u. a. Erkrankungen (sh. S. 311).

Bestimmung spezifischer Anionen zur Differenzierung einer Azidose

Lactat im Blut (sh. S. 249).

Azetessigsäure im Blut, mindestens aber der qualitative Nachweis von Ketonkörpern im Urin.

Harnuntersuchungen

pH-Wert (in jedem Falle).

Elektrolytausscheidung im 24-Std.-Harn (wichtig bei hyperchlorämischer Azidose und bei allen metabolischen Alkalosen). Die quantitative Bestimmung der titrierbaren Azidität, des Ammoniums und des Bicarbonats im Harn ist aufwendig und nur für sehr spezielle nephrologische Fragestellungen erforderlich.

Ergänzende Sauerstoff-Kenngrößen

Alveolo-arterielle Sauerstoffdifferenz ($AaDO_2$)

Bei Atmung atmosphärischer Luft beträgt die pO_2-Differenz zwischen Alveolarluft ($pO_{2(A)}$) und arteriellem Blut ($pO_{2(a)}$) 5 —10 mmHg, im höheren Lebensalter 10 — 20 mmHg. Bei Lungenerkrankungen kann der Wert ansteigen.

Die Berechnung erfolgt nach folgender Formel

$$AaDO_2\,(mmHg) = pO_{2(i)} - 1.25\,pCO_{2(a)} - pO_{2(a)}$$

(i) Inspirationsluft, (a) arterielles Blut

Arterio-venöse Sauerstoffdifferenz ($a\bar{v}DO_2$)

Dieser Ausdruck bedeutet die Differenz zwischen der O_2-Konzentration des arteriellen und des gemischt-venösen Blutes (Rechtsherzkatheter!) und beträgt normalerweise 5 ml/dl. Erhöhte Werte weisen auf erhöhte Sauerstoff-Ausschöpfung infolge eines reduzierten Kreislauf-Minuten-Volumens hin.

Für weitere Sauerstoffparameter wie Halbsättigungsdruck des Hämoglobins (p50), Standardsauerstoffsättigung, Sauerstoff-Extraktionsrate wird auf die Literatur verwiesen /3/.

Indikation

Obstruktive und restriktive Ventilationsstörungen.
Erkrankungen des Lungenparenchyms und der Bronchien.
Störungen der Lungenperfusion (z. B. Re-Li-Shunt).
Kreislaufinsuffizienz, Hypovolämie.
Schock.
Niereninsuffizienz.
Tubuläre Nierenerkrankungen.
Dekompensierter Diabetes mellitus.
Komatöse Zustände.
Intoxikationen.
Gastrointestinale Erkrankungen (Erbrechen, Durchfall).
Galle- und Pankreasfisteln.
Hypo- und Hyperkaliämie.
Hypo- und Hyperchlorämie.
Störungen der Nebennierenrindenfunktion.
Überwachung therapeutischer Maßnahmen wie Infusionsbehandlung, künstliche Beatmung, künstliche Ernährung, Hämodialyse, Hämofiltration u. ä. Verfahren, Massentransfusion, Diuretika-Therapie, Corticoid-Therapie.

Bestimmungsmethoden

Blutgasanalyse

pH, pCO_2 und pO_2 werden im anaerob entnommenen heparinisierten Vollblut bei 37 °C in einer Meßkammer bestimmt.

pH: Wird mit der Glaselektrodenkette gemessen. Die Außenseite der für H-Ionen sensitiven Glasmembran der Elektrode kommt mit dem Blut in Kontakt, während sich an ihrer Innenseite eine Lösung mit konstanter H-Ionen-Konzentration befindet, in die eine Ableitelektrode eintaucht. Es entsteht bei 37 °C eine Potentialdifferenz, die sich pro ganzzahlige pH-Einheit um 61.5 mV ändert und zu deren Ableitung eine Referenzelektrode erforderlich ist, die in leitender Verbindung mit dem Blut steht. Die Kalibration erfolgt mit zwei Pufferlösungen, deren Zusammensetzung anerkannten primären Standards des NBS (National Bureau of Standards) entspricht.

pCO_2: Wird mit der pCO_2-Elektrode gemessen. Es handelt sich um eine Glaselektrode, die samt Referenzelektrode in eine Natriumbicarbonatlösung eintaucht. Diese Lösung ist durch eine CO_2-permeable Membran vom Meßgut getrennt. Ihr pH-Wert ändert sich proportional zum pCO_2 des Meßgutes gemäß der Beziehung

$$\frac{-\Delta \text{ pH}}{\Delta \log pCO_2} = 1.$$

pO_2: Wird polarographisch mit einer Platinelektrode gemessen, die mit einer für Sauerstoffmoleküle durchlässigen Membran überzogen ist. Molekularer Sauerstoff, der proportional zum pO_2 des Meßgutes durch die Membran zur Oberfläche der Platinkathode diffundiert, wird durch die angelegte Reduktionsspannung reduziert:

$$O_2 + 2\,H_2O + 4e^- \rightarrow 4\,HO^-$$

Durch den Ladungstransport zur Bezugselektrode entsteht ein Reduktionsstrom von wenigen nA, dessen Größe vom pO_2 im Meßgut abhängt.

Plasmabicarbonat: Wird nach der Henderson-Hasselbalchschen Gleichung in folgender Transformation berechnet:

$$cHCO_3^- \,(mmol/l) = 0.0307\, pCO_2\,(mmHg) \times 10^{(pH - 6.1)}$$

Basenabweichung der Extrazellulärflüssigkeit: Sie errechnet sich wie folgt /[12]/

$$BA_{(ecf)}\,(mmol/l) = (cHCO_3^- - 24.5) + 16.2\,(pH - 7.4)$$

Der Faktor 16.2 leitet sich von der Pufferkapazität der EZF im oben beschriebenen Sinne ab, die auch unter klinischen Bedingungen als praktisch konstant angenommen wird /[12]/.

Sauerstoffsättigung: Sie wird näherungsweise mit Hilfe von Nomogrammen oder Algorithmen aus pO_2 und pH berechnet. Für den venösen Bereich ($pO_2 < 55$ mmHg) ist die Berechnung in vielen Fällen aber zu ungenau. Hier sollte sO_2 durch Oximetrie gemessen werden. Bei der Oximetrie wird die Extinktion der Blutprobe nach schonender Erythrozytolyse in einer Küvette von ca. 0.1 mm Schichtlänge bei mehreren Wellenlängen gemessen, so daß Gesamthämoglobin und Oxyhämoglobin, bei einigen Geräten auch Deoxyhämoglobin, COHb und MetHb einzeln erfaßt werden. Durch geeignete Berechnungsverfahren ergibt sich entweder die auf das gesamte Hämoglobin bezogene Oxyhämoglobinfraktion (auch $sO_{2\,(tHb)}$ genannt).

$$fHbO_2 = \frac{cHbO_2}{cHb_{(tot)}} \times 100$$

oder die auf das bindungsfähige Hämoglobin bezogene »Sauerstoffsättigung« im engeren Sinne

$$sO_2 = \frac{cHbO_2}{cHHb + cHbO_2} \times 100$$

Sauerstoffkonzentration: Sie errechnet sich wie folgt

$$cO_2\,(ml/dl) = \frac{1.39\, cHb \times fHbO_2}{100} + 0.0031\, pO_2\,(mmHg)$$

$$cO_2\,(ml/dl) = \frac{1.34\, cHb \times sO_2}{100} + 0.0031\, pO_2\,(mmHg)$$

Alle vorstehend beschriebenen Berechnungen werden in der Regel in modernen Analysegeräten selbsttätig durchgeführt.

<u>*Bicarbonat- bzw. Gesamt-CO_2-Bestimmung im Serum oder Plasma*</u>

Hierfür stehen folgende Prinzipien zur Verfügung

— Zugabe starker Säure und anschließende Messung der präformierten und ausgetriebenen CO_2 durch photometrische Erfassung der Farbreaktion mit einem Indikator, durch eine pCO_2-Elektrode oder durch Infrarotspektrometrie.

— Zugabe von Alkali und anschließende Messung der zu Carbonat und Bicarbonat umgewandelten Komponenten des Kohlensäuresystems auf enzymatischem Wege mit einem UV-Test.

— Selektive Bicarbonat-Elektrode. Apparative Realisierung zur Zeit (1987) in Vorbereitung.

Untersuchungsmaterial

Arterielles Blut

Anaerob entnommen und heparinisiert, ist es das bevorzugte Material für die Säure-Basen- und Blutgasanalytik. Punktion der Arteria radialis, brachialis oder femoralis.

Vorbereitung der Spritze: Totraum einer 5 ml-Glasspritze einschließlich Kanüle mit Natrium- oder Lithiumheparinatlösung füllen. Endkonzentration höchstens 50 USP-E Heparin pro ml Blut. Blut luftblasenfrei aufnehmen. Spritze mit Stopfen verschließen. Lagerung in Eiswasser. Analyse innerhalb einer Stunde durchführen.

Normale Kunststoff-Injektionsspritzen sind nicht gasdicht (ansteigende pO_2-Werte, abfallende pCO_2-Werte). Speziell für die Blutgasanalyse hergestellte und bereits heparinisierte Kunststoffspritzen, bei denen das einströmende Blut die Luft selbsttätig durch eine später verschließbare Öffnung am Stempel austreibt, sind erhältlich.

Arterialisiertes Kapillarblut

Das Blut wird nach Hyperämisierung des betreffenden Hautbezirkes aus dem Ohrläppchen oder aus der Fingerbeere, bei Säuglingen aus den seitlichen Bereichen der Ferse, in heparinisierte Glaskapillaren aufgenommen. Kapillare vollständig füllen. Drahtstift zur späteren Durchmischung einführen. Kapillare beiderseits mit Kappen verschließen. Lagerung zwischen Kühlelementen. Analyse innerhalb einer Stunde.

Venöses Blut

Hinsichtlich pCO_2, pO_2 und sO_2 ist nur das gemischtvenöse Blut (Rechtsherzkatheter) diagnostisch relevant. Sollen ausschließlich Basenparameter untersucht werden, kann peripher-venöses Blut anaerob abgenommen werden (keine Stauung, keine muskuläre Aktivität des betreffenden Armes).

Venöses Plasma oder Serum

Zur Bestimmung von Bicarbonat oder Gesamt-CO_2 im Plasma oder Serum werden die Entnahmegefäße im Zuge der routinemäßigen Blutgewinnung möglichst vollständig gefüllt, sofort mit einem Stopfen verschlossen und geschlossen zentrifugiert. Das Serum oder Plasma ist unter weitgehender Vermeidung von Luftkontakt der baldigen Analyse zuzuführen.

Referenzbereiche

Erwachsene /[1,2,3]/	**Einheit**	**Blut, arteriell** **Männer**	**Frauen**	**Blut gemischt-venös**	**Plasma/ Serum**
pH-Wert		7.37—7.45		7.35—7.43	—
pCO_2	mmHg kPa	35—46 4.7—6.1	32—43 4.3—5.7	37—50 4.9—6.7	—
pO_2 Altersabhängigkeit	mmHg kPa	71—104 9.5—13.9		36—44 4.8—5.9	—
Akt. HCO_3^- ($cHCO_3^-$)	mmol/l	21—26		21—26	21—28
Basenabweichung (BA)	mmol/l	—2 bis +3		—2 bis +3	—
Standardbicarbonat	mmol/l	21—26		21—26	—
Ges.-CO_2 (TCO_2)	mmol/l	23—28		22—29	22—29
Sauerstoff-Sättigung, bzw. $fHbO_2$	%	94—98		65—80	—

Referenzbereiche (Fortsetzung)

Erwachsene /1, 2, 3/	Einheit	Blut, arteriell Männer	Frauen	Blut gemischt-venös	Plasma/ Serum
Sauerstoffkonzentration	ml/dl	≈ 20		≈ 15	—
Anionenlücke	mmol/l	—		—	7—16

Kinder und Neugeborene	pH	pCO_2 mmHg	kPa	pO_2 mmHg	kPa	Stand.-Bicarb. mmol/l
A. umbilicalis[4]	7.09—7.40	35—80	4.7—10.7	0—22	0—2.9	—
V. umbilicalis[4]	7.15—7.45	30—57	4.0—7.6	16—35	2.2—4.7	11.8—21.4
Neugeb. 1. Tag[5]	7.20—7.41	29.4—60.6	4.0—8.0	—	—	18.6—22.6
10.—90. Tag[5]	7.34—7.45	26.5—42.5	3.5—5.7	70—85	9.3—11.4	18.5—24.5
4.—12.Monat[5]	7.38—7.45	27.0—39.8	3.6—5.3			19.8—24.2

Beziehung zwischen arteriellem pO_2 und Lebensalter /6/	
$pO_{2(a)}$ (mmHg) = 102—0.33 x (Lebensjahre)	95%-Bereich: ± 10 mmHg
$pO_{2(a)}$ (kPa) = 13.6—0.044 x (Lebensjahre)	95%-Bereich: ± 1.33 kPa

Säure-Basen-Status im Harn, Referenzbereich /3/	
pH-Wert (Mittelwert)	5.5—7.0 (≈ 6.0)
Titrierbare Säure	10—40 mmol/24 Std.
Ammonium	20—50 mmol/24 Std.
Bicarbonat	Nur bei alkal. pH in relevanten Konzentrationen nachweisbar.
Ammonium + Titrierbare Säure — Bicarbonat = Netto-Säure	40—80 mmol/24 Std.

Bewertung der Säure-Basen-Parameter

Grundsätzliches Vorgehen

Die Diagnostik von Säure-Basen-Störungen läuft in zwei Stufen ab.

Erste Stufe: Es wird eine synoptische Bewertung von pH, pCO_2 und Basenparametern vorgenommen mit den Zielen

— Zuordnung zu einer oder zwei der vier grundsätzlichen Störungsarten
Metabolische Azidose.
Metabolische Alkalose.
Respiratorische Azidose.
Respiratorische Alkalose.

— Erkennung des Kompensationsgrades der Störung. Hierbei ist die mutmaßliche Dauer der Säure-Basen-Störung zu berücksichtigen. Die respiratorische Kompensation metabolischer Störungen beginnt fast sofort und ist nach ca. 12 Std. voll ausgebildet. Die renale Kompensation respiratorischer Störungen wird erst am zweiten Tag bemerkbar und ist nach etwa sechs Tagen vollendet.

Auf diese erste Stufe der Diagnostik beziehen sich die Abb. 1 und 2.

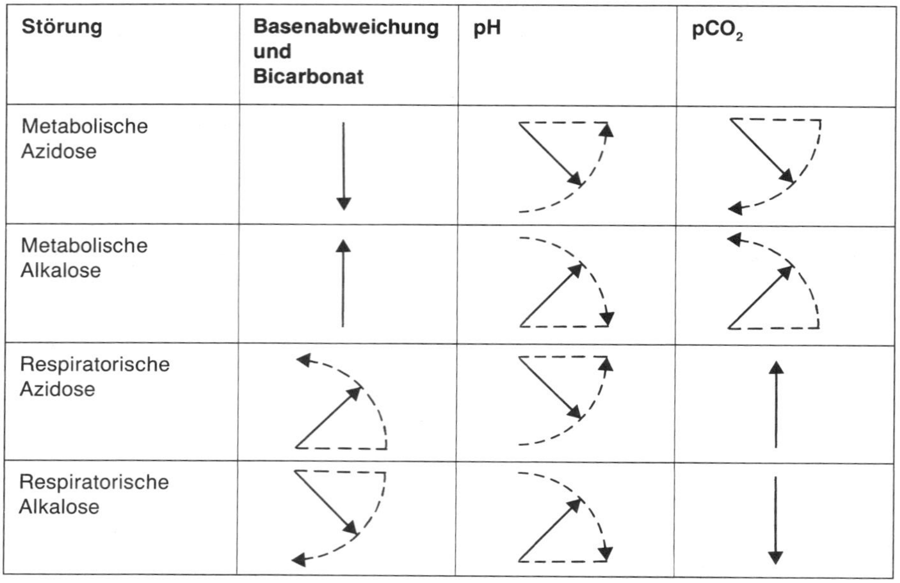

Abb. 1 Schema zum Verständnis der Laborwertkonstellationen bei Störungen des Säure-Basen-Gleichgewichts. Die primär veränderten Größen sind durch senkrechte dicke Pfeile markiert. Durch schräg auf- oder abwärts geneigte dünne Pfeile sind kompensatorische Veränderungen und die Tendenz des pH-Wertes gekennzeichnet. Wie sich diese Größen mit fortschreitender Kompensation verändern, ist durch die Pfeilrichtung der Kreisbögen angedeutet. Beim pH-Wert weist der Pfeil auf dem Kreisbogen mit fortschreitender Kompensation naturgemäß immer auf den Referenzbereich, der durch die Waagerechte symbolisiert wird /3/.

Zweite Stufe: Es ist die Ursache der beobachteten Säure-Basen-Störung festzustellen. Hierzu sind heranzuziehen

— Das klinische Gesamtbild, vor allem Vorgeschichte, Bewußtseinslage, Hydratationszustand, Medikation.

— Der Elektrolytstatus, besonders Kalium, Chlorid und Anionenlücke.

— Die Sauerstoffparameter $pO_{2(a)}$, $sO_{2(a)}$ und ggf. $AaDO_2$.

— Urin-pH-Wert, Ketonkörpernachweis, Blutglucose, Serumcreatinin, Blutlactat und ggf. weitere Laborparameter.

Auf diese zweite Ebene beziehen sich die Kausaltabellen 1—5 im tabellarischen Anhang dieses Kapitels.

Kombinierte Säure-Basen-Störungen

Oft liegen zwei Störungen gleichzeitig vor. Sie können sich entweder im Hinblick auf die pH-Verschiebung addieren und so die Kompensation verhindern oder sie wirken gegensinnig auf den pH-Wert ein und führen dann zum Bilde der Überkompensation. Durch die Berücksichtigung des klinischen Zusammenhangs, der Medikation und weiterer Laborparameter gelingt im allgemeinen die Aufklärung kombinierter Störungen. So spricht beispielsweise eine vergrößerte Anionenlücke für den primären Charakter einer Bicarbonatverminderung. Ein bei Raumluft stark erniedrigter $pO_{2(a)}$ spricht für den primären Charakter einer pCO_2-Zunahme.

Mit Nomogrammen allein kann man gemischte Störungen zwar nicht aufklären, wohl aber kann man an der Lage des Statuspunktes Unter- oder Überkompensation erkennen und so zur Vermutung einer kombinierten Störung kommen.

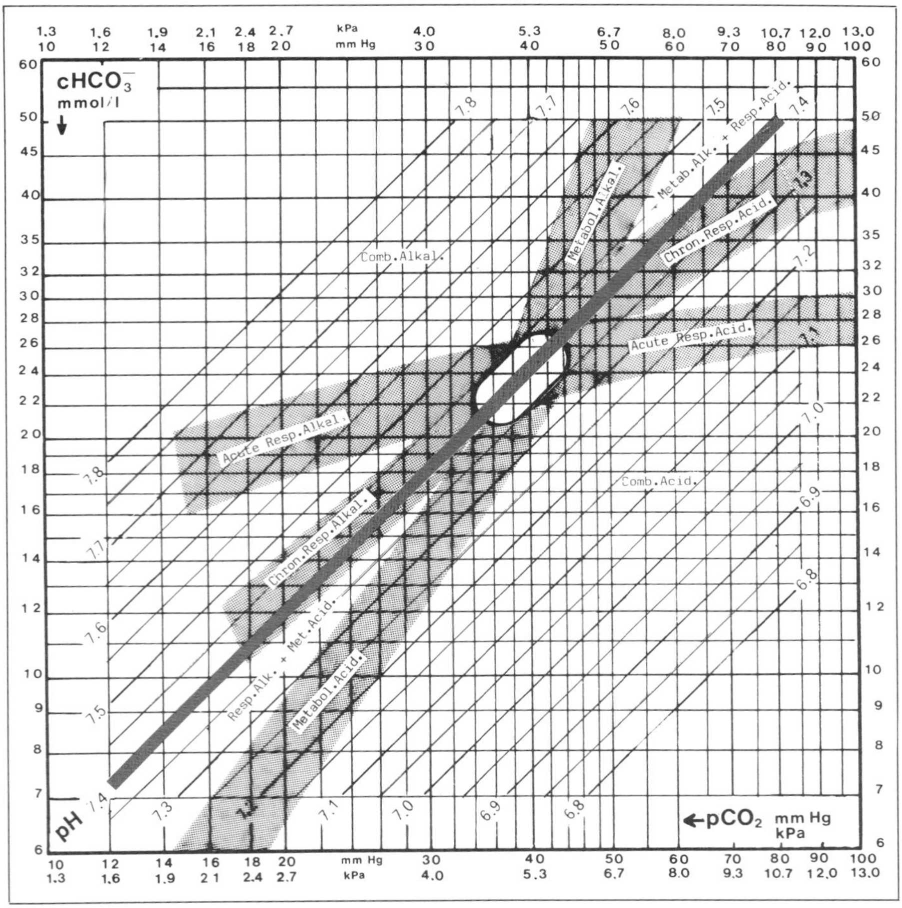

Abb. 2 Diagnostik-Nomogramm für Säure-Basen-Störungen unter Berücksichtigung des Kompensationsgrades /10/. pCO_2 ist logarithmisch auf der Abszisse, die Bicarbonatkonzentration auf der Ordinate aufgetragen. Der sich ergebende Statuspunkt erlaubt die Einordnung einer Säure-Basen-Störung als reine akute bzw. chronische Störung oder als kombinierte Störung.

Liegt eine Störung in reiner Form, also mit normalem Kompensationsgrad vor, so liegt der Schnittpunkt innerhalb des betreffenden Feldes. Liegt er außerhalb, muß entschieden werden, welche der folgenden Situationen vorliegt

— Die Störung besteht erst seit so kurzer Zeit, daß eine Kompensation noch nicht stattfinden konnte.
— Die Funktion des kompensierenden Organs (Lunge bei metabolischen, Niere bei respiratorischen Störungen) ist eingeschränkt.
— Es liegt eine zweite Säure-Basen-Störung gleichzeitig vor. Beispielsweise kann eine respiratorische Azidose bei respiratorischer Insuffizienz mit einer Lactat-Azidose gemeinsam vorkommen.

Die eingezeichneten Punkte 1—4 beziehen sich auf die Fallbeispiele für kombinierte Störungen (S. 304).

Folgende Kombinationen sind möglich

— Respiratorische und metabolische Azidose.
— Respiratorische Azidose und metabolische Alkalose.
— Respiratorische und metabolische Alkalose.
— Respiratorische Alkalose und metabolische Azidose.

Für jede dieser kombinierten Störungen wird nachfolgend ein Beispiel genannt. Der zugehörige Statuspunkt ist in Abb. 2 eingezeichnet.

Fall 1:

Säure-Basen-Status			**Ergänzende Parameter**		
pH	7.14		pO_2	35	mmHg
pCO_2	57	mmHg	Anionenlücke	25	mmol/l
HCO_3^-	19	mmol/l	Lactat	11.5	mmol/l

Diagnose: Herz- und Atemstillstand mit Hyperkapnie und hypoxisch bedingter Lactatazidose. Statuspunkt zwischen den Kompensationsfeldern für die respiratorische und die metabolische Azidose.

Fall 2:

Säure-Basen-Status			**Ergänzende Parameter**		
pH	7.46		pO_2	48	mmHg
pCO_2	63	mmHg	Anionenlücke	normal	
HCO_3^-	44	mmol/l	Kalium i. S.	2.8	mmol/l

Diagnose: Chronische Hyperkapnie bei obstruktivem Lungenemphysem. Wegen der begleitenden dekompensierten Rechtsherzinsuffizienz diuretische Therapie mit Thiaziden, die zusätzlich zur metabolischen Alkalose und Hypokaliämie führte. Auch bei voller Kompensation wäre bei pCO_2 von 63 mmHg ein pH über 7.40 kaum zu erwarten. Statuspunkt 2 ergibt die Kombination von metabol. Alkalose und respirat. Azidose.

Fall 3:

Säure-Basen-Status			**Ergänzende Parameter**		
pH	7.62		Chlorid i. S.	82	mmol/l
pCO_2	31	mmHg	Kalium i. S.	2.6	mmol/l
HCO_3^-	31	mmol/l	Natrium i. S.	124	mmol/l
			$pO_{2(a)}$	93	mmHg

Diagnose: Zustand nach chronischem Erbrechen (hypochlorämische Alkalose mit der typischen Hypokaliämie) bei gleichzeitiger Hyperventilation infolge einer dekompensierten Leberzirrhose. Statuspunkt 3 zwischen den Feldern für die respiratorische und die metabolische Alkalose: Kombinierte Alkalose.

Fall 4:

Säure-Basen-Status			**Ergänzende Parameter**		
pH	7.36		pO_2	47	mmHg
pCO_2	21	mmHg	Anionenlücke	24	mmol/l
HCO_3^-	11.6	mmol/l	Blutglucose	467	mg/dl
			Ketonkörper i. U.	positiv	

Diagnose: Multiple Lungeninfarkte mit pneumonischen Infiltrationen. Hierdurch hypoxisch-reflektorische Hyperventilation. Gleichzeitig durch das schwere Krankheitsbild ketoazidotische Dekompensation eines Diabetes mellitus. Statuspunkt 4 ergibt die Kombination von respirat. Alkalose und metabol. Azidose.

Quantitative Bewertung der Meßergebnisse

pH: Abweichungen vom Normalverhalten innerhalb von 7.3—7.5 sind als leicht anzusehen, bedürfen aber der Abklärung. pH-Werte zwischen 7.1 und 7.3 einerseits sowie 7.5—7.6 andererseits kennzeichnen eine schwer dekompensierte Azidose bzw.

Alkalose. Werte unter 7.1 und über 7.6 sind lebensgefährlich, vor allem wenn sie akut-respiratorisch entstanden sind. Werte unter 6.9 und über 7.7 sind nur kurzfristig mit dem Leben vereinbar.

pCO_2: Primär verursachte Abweichungen vom Normalverhalten innerhalb von 30—50 mmHg sind als leicht zu bewerten, bedürfen aber dennoch der diagnostischen Klärung. Akut entstandene primäre pCO_2-Verschiebungen, die wegen der Trägheit der tubulären Anpassungsprozesse stets unkompensiert auftreten, sind als lebensgefährlich anzusehen, wenn sie 25 mmHg unter- bzw. 60 mmHg überschreiten.

Bei chronischer Hyperkapnie, die sich in Wochen oder Monaten entwickelt hat, werden oft wesentlich höhere pCO_2-Werte (80 mmHg und mehr) relativ gut vertragen. Kompensatorische pCO_2-Erhöhungen bei metabolischer Alkalose gehen selten über 50 mmHg hinaus. Dagegen kann pCO_2 zur Kompensation einer metabolischen Azidose bei intakter Lungenfunktion kurzfristig auf Werte um 15 mmHg und weniger abgesenkt werden (Beispiel: Kußmaul'sche Atmung).

Bicarbonat: Werte unter 10 oder über 40 mmol/l werden nur selten angetroffen. Die Extremwertgrenzen liegen bei etwa 5 und 55 mmol/l. Der Grad der Gefährdung durch pathologische Bicarbonatkonzentrationen ist an der bewirkten pH-Verschiebung zu messen. Analoges gilt für die übrigen Basenparameter.

Bewertung der Sauerstoff-Parameter

Abgesehen von besonderen Fragestellungen in der Pneumologie und Kardiologie werden die O_2-Parameter in erster Linie zur Kontrolle der Arterialisierung des Blutes in der Lunge untersucht. Die Arterialisierung hängt ab von folgenden Faktoren

— Lungenfunktion.
— O_2-Gehalt der Einatmungsluft.
— Luftdruck.

Störungen der Arterialisierung: Sie werden am empfindlichsten durch den arteriellen Sauerstoffdruck, $pO_{2(a)}$, erfaßt. Sinkt bei einer Pneumonie $pO_{2(a)}$ von 90 auf 60 mmHg, fällt $sO_{2(a)}$ nur von 97 auf 91%. Andererseits gibt die Sauerstoffsättigung die Situation hinsichtlich der O_2-Versorgung in quantitativ angemessenerer Weise wieder. Das Sauerstoffangebot an die Organe ist in dem oben zitierten Beispiel nicht um ein Drittel, sondern nur um 6% vermindert, da die Sauerstoffkonzentration bei gleichem Hb-Gehalt viel stärker von der Sättigung als vom Partialdruck bestimmt wird (Tab.6 im tabellarischen Anhang des Kapitels).

Sauerstoffversorgung der Organe: Sie hängt nicht nur von der Arterialisierung des Blutes, sondern auch vom Herzzeitvolumen und dem Hb-Gehalt ab. Ein normaler oder gar bei künstlicher Beatmung erhöhter arterieller O_2-Partialdruck schließt daher eine Sauerstoffmangelsituation keineswegs aus. Diese kann nur durch Bestimmung der Sauerstoffdifferenz (ml/dl) zwischen arteriellem und gemischtvenösem Blut ($a\bar{v}DO_2$) erfaßt werden (sh. S. 297). Eine Überschreitung des Grenzwerts von 5—6 ml/dl weist bei normalem $pO_{2(a)}$ auf Hypoxie durch verminderte Herzleistung, Anämie oder Dyshämoglobinämie hin. Die Lactatbestimmung kann erste Hinweise auf eine Hypoxie geben.

Selbstverständlich müssen die arteriellen O_2-Parameter immer zusammen mit $pCO_{2(a)}$ bewertet werden.

Lungen- bzw. Atemwegserkrankungen, die vorwiegend das Belüftungs-Durchblutungs-Verhältnis (Distribution), die Diffusion oder die Perfusion (Re-Li-Shunt) beeinträchtigen, führen vorwiegend zu einer Abnahme von $pO_{2(a)}$ ohne begleitende Zunahme von $pCO_{2(a)}$. Man spricht dann von einer *Partialinsuffizienz* der Lunge. $pCO_{2(a)}$ kann hierbei durch hypoxische Stimulation des Atemzentrums sogar erniedrigt sein.

Liegt neben der pO_2-Erniedrigung eine pCO_2-Zunahme vor, so spricht man von einer *Globalinsuffizienz* der Lunge. Sie tritt bei allen Erkrankungen mit alveolärer Hypoventilation auf, also bei obstruktiven Ventilationsstörungen häufig und bei restriktiven Störungen der Ventilation erst in späteren Stadien. Erkrankungen, die im allgemeinen nur mit einer Partialinsuffizienz einhergehen, wie Pneumonie oder Tumorleiden, können bei starker Ausprägung oder in Spätstadien in eine Globalinsuffizienz übergehen.

Quantitative Beurteilung der Meßwerte

$pO_{2(a)}$ liegt bei Gesunden in der Mehrzahl aller Fälle zwischen 75 und 95 mmHg. Unter Berücksichtigung aller Altersstufen (Formel auf S. 297) können Werte zwischen 65 und 105 mmHg bei Gesunden vorkommen. Werte zwischen 50 und 65 stellen bereits eine Gefahrenzone dar, da pO_2 eine außerordentlich schnell veränderliche Größe ist. Vorsichtsmaßnahmen und diagnostische Abklärung ist geboten. Werte unter 50 mmHg, entsprechend einer Sauerstoffsättigung von weniger als 85%, sind als lebensgefährlich anzusehen und erfordern ggf. eine sofortige Intervention.

Erhöhte Werte für $pO_{2(a)}$ finden sich nur bei spontaner oder mechanischer Ventilation mit sauerstoffangereicherter Luft bzw. Gasgemischen. Bei Atmung von reinem Sauerstoff kann unter normalen Luftdruckverhältnissen theoretisch ein pO_2 von etwa 670 mmHg erreicht werden. Da reiner Sauerstoff nur kurzfristig gegeben werden darf, werden jedoch Werte über 500 mmHg nur selten gemessen. Die O_2-Sättigung erreicht in diesen Fällen einen Wert von annähernd 100%.

Hinweise und Störungen

In keinem Gebiet der Laboratoriumsdiagnostik haben präanalytische Störfaktoren eine größere Bedeutung als in der Blutgasanalytik. Die folgenden Faktoren können die Meßergebnisse verfälschen bzw. die Analytik stören.

Falsches Untersuchungsmaterial

Spritze: Fehlende Pulsation beim Einströmen des Blutes weist bei Spritzen mit leichtgängigem Stempel auf eine irrtümliche Venenpunktion hin. Hierdurch werden die Säure-Basen-Parameter nur mäßig, die Sauerstoffparameter aber bis zur Unbrauchbarkeit verfälscht.

Kapillare: Bei einer kunstgerechten Hautpunktion im hyperämisierten Gebiet tritt praktisch reines Arteriolenblut aus. Jegliches Quetschen führt zur Beimischung von Venolenblut.

Luftkontakt

Spritze: Die auf S. 300 beschriebenen Verfahren gestatten eine luftblasenfreie Füllung. Sofortiger Verschluß des Spritzenkonus erforderlich. Normale Injektionsspritzen aus Kunststoff sind höchstens für 10 bis 15 min. als ausreichend gasdicht zu betrachten!

Kapillare: Bei ausreichend tiefer Punktion im richtigen Gebiet tritt ein so großer Blutstropfen aus, daß die Kapillare zügig aus der Mitte des Tropfens heraus gefüllt werden kann. Kapillare sofort an beiden Enden verschließen.

Ansäuerung und Dilution durch Heparin

Beide Faktoren führen im Überschuß zur Imitation einer metabolischen Azidose. Die Heparinkonzentration sollte in Spritzen unter 50, in Kapillaren unter 80 USP-E pro ml Blut liegen. Das Volumen der Heparinlösung sollte in Spritzen nicht mehr als 6% vom Gesamtvolumen der Probe betragen.

Stoffwechselvorgänge in der Probe

Wenn die Analyse nicht innerhalb von 15 min. durchgeführt werden kann, muß die Probe zur Minimierung von Glykolyse und O_2-Verbrauch gekühlt werden. Spritzen werden in geeistem Wasser aufbewahrt, Kapillaren horizontal zwischen Kühlelementen gelagert.

Mangelhafte Resuspendierung

Vor der Wiederaufwärmung der Probe auf 37 °C, die vor der eigentlichen Messung im Gerät erfolgt, muß die ursprüngliche Zusammensetzung der Probe mit ihren plasmatischen und erythrozytären Puffersystemen wiederhergestellt werden. Wird im Rahmen der Blutgasanalytik simultan eine Hämoglobin-Bestimmung durchgeführt, ist die Resuspendierung der Erythrozyten besonders wichtig.

Spritze: Am besten wird bei der Spritzenvorbereitung ein Scheibchen aus V2A-Stahl eingeführt, das nachfolgend zur Durchmischung verwendet werden kann. Andernfalls muß die Probe bis zur Homogenität gedreht werden.

Kapillare: Der nach der Entnahme eingeführte Drahtstift wird von außen mit einem Magnet hin und herbewegt.

Gerinnselbildung

Zu geringer Heparingehalt oder (öfter) mangelnde Durchmischung der Probe nach der Entnahme führt zu Gerinnseln, entweder schon in der Spritze bzw. Kapillare oder erst beim Erwärmen im Blutgasanalysator. Gerinnsel können einen Analysator für längere Zeit unbrauchbar machen!

Körpertemperatur des Probanden

Weicht die Körpertemperatur um mehr als 1 °C von der Meßtemperatur (37 °C) ab, müssen mindestens pO_2 und sO_2 umgerechnet werden. Ob die Säure-Basen-Werte bei Hypothermie umgerechnet werden sollen, ist umstritten, da ungeklärt ist, ob die bei Normothermie geltenden Normalwerte auch für den hypothermen Patienten normal sind /[8]/. Die Möglichkeit der Umrechnung ist bei den neueren Blutgasanalysatoren vorgesehen. Sie kann aber auch mit Nomogrammen erfolgen /[9]/.

Pathophysiologie

Pathogenetische Übersicht

Metabolische (nicht respiratorische) Azidose: Es ist ein Zustand, der durch Zunahme an nicht-volatiler Säure oder durch Basenverlust gekennzeichnet ist. Man findet daher bei allen metabolischen Azidosen eine Abnahme von $cHCO_3^-$ und Basenabweichung. Der pH-Wert weicht als Ausdruck der Azidämie zur sauren Seite ab. Entstehungsmechanismen sind

— Säureaddition: Vermehrte Bildung oder Zufuhr von Säuren wie Ketosäuren, Milchsäure, Chloride, diverse Vergiftungen. Ursachen sh. Tab. 1.

— Basensubtraktion: Enteraler oder renaler Bicarbonatverlust. Ursachen sh. Tab. 1.

— Säureretention: Verminderte renale Ausscheidung von H^+-Ionen bzw. verminderte Bicarbonatbildung in der Niere infolge globaler Niereninsuffizienz, tubulärer Funktionsstörung oder hormonaler Störung. Ursachen sh. Tab. 2.

Metabolische (nicht-respiratorische) Alkalose: Es liegt ein Zustand vor, der durch Basenzunahme oder durch Verlust nicht-volatiler Säure gekennzeichnet ist. Man findet daher bei allen metabolischen Alkalosen eine Zunahme von $cHCO_3^-$ und Basenabweichung. Der pH-Wert weicht als Ausdruck der Alkalämie zur basischen Seite ab.

Entstehungsmechanismen sind

— Basenaddition: Vermehrte Zufuhr von Bicarbonat oder Salzen metabolisierbarer Säuren. Ursachen sh. Tab. 3.

— Säuresubtraktion: Säureverlust durch Erbrechen oder durch Beeinflussung der Tubulusfunktion z. B. durch Diuretika, Kaliummangel und Mineralocorticoide. Ursachen sh. Tab. 3.

Respiratorische Azidose bzw. Alkalose: Es handelt sich um Zustände, die durch Retention bzw. gesteigerte Abgabe von Kohlendioxid gekennzeichnet sind. Man findet daher in jedem Fall die entsprechende Veränderung von pCO_2. Die Abweichung des pH-Wertes im Sinne der Azidämie (pH ↓) bzw. Alkalämie (pH↑) kann durch Kompensationsvorgänge (sh. S. 309) stark reduziert sein. Die Ursachen der respiratorischen Azidose sind in Tab. 4, diejenigen der respiratorischen Alkalose in Tab. 5 aufgeführt.

Kombinierte Säure-Basen-Störungen: Sind auf S. 302 besprochen.

Kapazität der Eliminationsorgane

Normalerweise werden 40 bis 60 mmol Säureäquivalente pro Tag mit der Nahrung aufgenommen bzw. im Stoffwechsel gebildet und renal ausgeschieden. Im gleichen Zeitraum entstehen etwa 24.000 mmol CO_2, die pulmonal eliminiert werden. Trotz dieser Umsatzgrößen kann der Organismus die Wasserstoffionenkonzentration bei 40 nmol/l entsprechend pH 7.4 stabilisieren. Auch bei Belastungen des Säure-Basen-Systems, die schließlich zur Azidose oder Alkalose führen können, gelingt es sehr lange, die Abweichung des pH-Wertes in verhältnismäßig engen Grenzen zu halten. Hierfür sind die nachfolgenden Mechanismen verantwortlich.

Die Lungen können kurzfristig die CO_2-Ausscheidung auf mehr als das Zehnfache steigern. Die Säureausscheidungskapazität gesunder Nieren beträgt 400 bis 500 mmol/24 Std. Erst wenn die metabolische Säurebildung diese Größenordnung erreicht oder wenn die Säureausscheidungskapazität der Nieren vermindert ist, kann es zur metabolischen Azidose kommen.

Die Niere reagiert auf Säurebelastung mit zunehmender H^+-Ausscheidung im Austausch mit Na^+, vorzugsweise im proximalen Tubulus. Hierbei konkurrieren H^+ und K^+. Bei Kaliumüberschuß geht die H^+-Ausscheidung zurück (Tendenz zur metabolischen Azidose), bei Kaliummangel werden H^+ ausgeschieden (Tendenz zur metabolischen Alkalose).

Die Säurebelastung führt in den Tubuluszellen gleichzeitig zu vermehrter Bildung von NH_3 aus Glutamin. Außerdem steigt die Phosphatausscheidung. Auf diese Weise werden die in das Tubuluslumen sezernierten Wasserstoffionen als NH_4^+ und Dihydrogenphosphat gebunden. Der H^+-Gradient zwischen Tubuluszelle und Tubuluslumen wird klein gehalten, wodurch die weitere Sekretion von H^+ erleichtert wird.

Ein Teil der Wasserstoffionen tritt im Tubulusharn mit filtriertem HCO_3^- zu H_2CO_3 zusammen und zerfällt in H_2O und CO_2. Kohlendioxid diffundiert in die Tubuluszelle, wird hier durch Carboanhydratase hydratisiert und zerfällt in H^+ und HCO_3^-. Letzteres wird wieder in den Bicarbonatpool eingeschleust. H^+ wird in den Harn ausgeschieden. Dieser sog. Carboanhydratasemechanismus ist normalerweise auf eine extrazelluläre Bicarbonatkonzentration von 26 mmol/l eingestellt. Beim Überschreiten dieses Schwellenwertes kommt er zum Stillstand. Durch pCO_2-Zunahme kann diese Einstellung gesteigert werden, durch Carboanhydratasehemmer (Azetazolamid) wird sie gesenkt.

Pufferung

Das Blut hat bei pH 7.4 etwa 48 mmol/l an Pufferbasen zur Verfügung. Zwei Puffersysteme sind im Blut von vorrangiger Bedeutung

— Das Bicarbonat/Kohlensäure-System, das an der Pufferung fixer Säuren einen Anteil von etwa 75% hat.

— Das Hämoglobin-Puffersystem, das an der Pufferung fixer Säuren mit etwa 20% beteiligt ist, aber in erster Linie zum Transport und zur Pufferung von Kohlensäure dient

$$H_2CO_3 + Hb^- \longleftrightarrow HCO_3^- + HHb$$

Das bei der Pufferung von H_2CO_3 entstehende Bicarbonat wird vom Erythrozyten im Austausch mit Chlorid an das Plasma abgegeben.

Die Komponenten des Bicarbonat/Kohlensäure-Systems werden für die quantitative Beschreibung der Säure-Basen-Situation herangezogen. Sie sind durch die Henderson-Hasselbalch'sche Gleichung miteinander verbunden.

$$pH = 6.1 + \log \frac{cHCO_3^-}{cH_2CO_3}$$

$$\text{oder } pH = 6.1 + \log \frac{cHCO_3^-}{0.0307 \times pCO_2}$$

Immer dann, wenn das Verhältnis zwischen $cHCO_3^-$ und cH_2CO_3 20 :1 bzw. das Zahlenverhältnis zwischen Bicarbonatkonzentration (mmol/l) und pCO_2 (mmHg) 0.6 beträgt, resultiert ein pH von 7.4.

Im intrazellulären Raum beruht die Pufferung im wesentlichen auf den Systemen Bicarbonat, Hydrogenphosphat und Proteinat. Die Pufferfunktion dieser Systeme ist routinemäßig der Messung nicht zugänglich.

Respiratorische Kompensation metabolischer Störungen

Metabolische Störungen gehen immer mit einer primären Veränderung von $cHCO_3^-$ einher und werden respiratorisch kompensiert. Hierbei wird die alveoläre Ventilation erhöht ($pCO_2 \downarrow$) oder vermindert ($pCO_2 \uparrow$), damit eine Annäherung an das Komponentenverhältnis von 20 :1 erreicht wird.

Die Stimulation des Atemzentrums erfolgt hierbei zentral durch Chemorezeptoren auf der Vorderfläche der Medulla oblongata und peripher über Chemorezeptoren in der Aorta und in den Carotiden.

Die Anpassung der Atmung beginnt sofort und ist, bedingt durch die langsame Diffusion von Ionen durch die Blut-Liquor-Schranke, nach 6—12 Std. abgeschlossen. Aus den gleichen Gründen hinkt die Normalisierung der Atmung der therapeutischen Normalisierung der Bicarbonatkonzentration um einige Stunden nach.

Renale Kompensation respiratorischer Störungen

Akute respiratorische Azidose: In dieser Situation kommt es durch die oben beschriebene Pufferwirkung des Hämoglobins sofort zu einer deutlichen Bicarbonatzunahme im Plasma. Da diese auf Kosten des Hämoglobin-Puffers erfolgt, bleibt die Konzentration der Pufferbasen und damit die extrazelluläre Basenabweichung unverändert. Die Blut-Basenabweichung nimmt bei diesem Vorgang jedoch etwas ab, weil das neugebildete Bicarbonat sich auf den gesamten Extrazellulärraum verteilt und dadurch dem Blut basische Äquivalente entzogen werden. Hierdurch kann eine begleitende metabolische Azidose vorgetäuscht werden. Um das zu verhindern, sollte nur noch die extrazelluläre Basenabweichung (in vivo-Basenabweichung) verwendet werden.

Chronische respiratorische Azidose: Bei diesem Zustand steigert die Niere allmählich die H^+-Ausscheidung (wie bei jeder Azidose), wobei es durch den hohen pCO_2 im Tubulusharn zu einer allmählichen Ankurbelung des oben beschriebenen Carboanhydratasemechanismus kommt. Hierdurch werden aus dem zurückdiffundierenden Kohlendioxid steigende Mengen von Bicarbonat gebildet, die dem extrazellulären Raum und damit dem Plasma wieder zugeführt werden. Bei der chronischen respiratorischen Azidose findet man daher im Gegensatz zur akuten respiratorischen Azidose sowohl einen Anstieg der Bicarbonatkonzentration als auch der Basenabweichung. Dieser Anpassungsvorgang beginnt am ersten Tag und erreicht nach 5—6 Tagen sein Maximum.

Respiratorische Alkalose: Die Niere ist wie bei allen Alkalosen in der Lage, vermehrt Bicarbonat auszuscheiden.

Tabellarischer Anhang

Tab. 1 Metabolische Azidose durch Säureaddition oder Basensubtraktion

Erkrankung/Zustand	**Anionenlücke**	**Chlorid i. S.**	**Bemerkungen**
Ketoazidose Dekompensierter Diabetes mellitus Hunger Thyreotoxikose Hohes Fieber	↑	norm.—↓	Ketonurie
Lactatazidose Hypoxie — Schock jeder Genese — Respiratorische Insuffizienz ($pO_{2(a)}$ < 40 mmHg) — Anämie (Hb < 70 g/l) — Methämoglobinämie — Kohlenoxidvergiftung — Cyanidvergiftung Extreme muskuläre Aktivität, gen. Krampfanfälle Massivtransfusion, Leukämie, Lymphome, ausgedehnte Malignome Verbrennungskrankheit Leberversagen Diabetes mellitus	↑	norm.—↓	Lactat i. S. > 5 mmol/l

Tab. 1 Metabolische Azidose durch Säureaddition oder Basensubtraktion (Fortsetzung)

Erkrankung/Zustand	**Anionenlücke**	**Chlorid i. S.**	**Bemerkungen**
Angeb. Stoffwechselkrankheiten — Glykogenose Typ I, Methylmalonazidämie, — Fructoseintoleranz, Fructose-1,6-diphosphatasemangel, — Chronische kongenitale Lactatazidose, — Pyruvatcarboxylasemangel, — Pyruvatdehydrogenasemangel D-Lactat-Resorption (Z. n. ausgedehnter Darmresektion)* Chronische respiratorische Alkalose Biguanidmedikation Äthanolvergiftung Fructose-Infusionen Sorbit- und Xylit-Infusionen Isoniacidmedikation	↑	norm.—↓	Lactat i. S. > 5 mmol/l
Diverse Intoxikationen Salizylate Methanol (Formiat-Azidose) Paraldehyd Äthylenglykol	↑	norm.—↓	Spezifische Giftnachweise positiv
Erhöhte Chloridaufnahme Ammoniumchlorid-Medikation Arginin- oder Lysinhydrochlorid-Medikation Ureteroenteroostomie Infusionen mit 0.9% NaCl-Lösung Kaliumsubstitution mit Neutralsalzen (KCl)	norm.	↑	NH_3 i. P. ↑
Bicarbonatverlust			Kalium i. S.
Pankreasfistel, Gallenfistel	norm.	↑	↓
Diarrhoe	norm.	norm.—↑	↓
Zustand nach chronischer Hyperventilation (posthypokapnisch)	norm.	↑	norm.

* Mit der üblichen Lactatbestimmung wird nur L-Lactat nachgewiesen.

Tab. 2 Metabolische Azidose durch Säureretention

Erkrankung/Zustand	**Anionenlücke**	**Chlorid i. S.**	**Bemerkungen**
Vorwiegend glomeruläre Retentionsazidosen Akutes Nierenversagen Chronisches Nierenversagen (GFR < 30 ml/min.)	↑	n	Kalium i. S. ↑ Phosphat i. S. ↑ Creatinin i. S. > 4 mg/dl (354 µmol/l)
Vorwiegend proximal-tubuläre Retentionsazidose Primäre, isolierte Formen — Passagere frühkindliche RTA (Reifungsstörung)	n	↑	Sh. nächste Seite

Tab. 2 Metabolische Azidose durch Säureretention (Fortsetzung)

Erkrankung/Zustand	**Anionenlücke**	**Chlorid i. S.**	**Bemerkungen**
— Irreversible hereditäre RTA (ab 2.—11. Lebensjahr) Fanconi-Syndrom (RTA, wechselnd kombiniert mit Diabetes renalis, Phosphaturie, Aminoazidurie) Symptomatische Formen Hereditäre Erkrankungen: Tyrosinose, M. Wilson, Lowe-Syndrom, Zystinose, Fructoseintoleranz, Galactosämie, Pyruvatcarboxylasemangel, Glykogenose Typ I, Metachromatische Leukodystrophie, Proteinstoffwechselstörungen: Myelom, Amyloidose, nephrotisches Syndrom Immunologische Erkrankungen: Lupus erythematodes disseminatus, Sjögren-Syndrom, Z. n. Nierentransplantation Calciumstoffwechselstörungen: Sekundärer Hyperparathyreoidismus Vit.-D-Mangel Medikamentös oder toxisch: Tetrazyklin (überaltert), Streptozotozin, Azetazolamid, 6-Mercaptopurin, Blei, Cadmium, Quecksilber	↑	n	1. Konkremente oder Nephrokalzinose selten. 2. Oft zusammen mit Diabetes renalis und Phosphatdiabetes 3. Kalium i. S. ↓ 4. HCO_3^- i. S. $\geqq$ 15 mmol/l 5. Creatinin i. S. zunächst normal 6. Spontanurin pH < 6 7. Nach Belastung mit NH_4Cl (0.1 g pro kg KG) Urin-pH < 5.3 8. Azidose weitgehend bicarbonatresistent
Vorwiegend distal-tubuläre Retentionsazidosen Primäre, isolierte Formen Sporadisch oder familiär vorkommend Symptomatische Formen Hereditäre Erkrankungen: Marfan-Syndrom, Ehlers-Danlos-Syndrom, M. Wilson, Sichelzellanämie, M. Fabry, Kongenitale Elliptozytose Proteinstoffwechselstörungen: Myelom, Amyloidose, Hypergammaglobulinämie Immunologische Erkrankungen: Lupus erythematodes disseminatus, Sjögren-Syndrom, Z. n. Nierentransplantation, Chronisch-aggressive Hepatitis, Sarkoidose Nephrokalzinose-induzierende Erkrankungen: Hyperparathyreoidismus, Vitamin-D-Intoxikation, Idiopathische Hyperkalziurie, Hyperthyreose Spezielle Nierenkrankheiten: Markschwammniere, Obstruktive Uropathie, Hyperoxalurie Medikamentös oder toxisch: Amphotericin B, Lithium, Analgetika Cyclamat, Toluol, Blei, Akute medikamentös-allergische interstitielle Nephritis	n	↑	1. Meistens Konkremente oder Nephrokalzinose 2. Phosphatdiabetes und Diabetes renalis selten 3. Kalium i. S. ↓ 4. HCO_3^- i. S. < 15 mmol/l 5. Creatinin i. S. zunächst normal 6. Spontan-Urin-pH > 6 (Cave Harnwegsinfektion!) 7. Nach Belastung mit NH_4Cl (0.1 g pro kg KG) Urin-pH > 5.3 8. Azidose durch Bikarbonat gut zu beeinflussen.

Tab. 2 Metabolische Azidose durch Säureretention (Fortsetzung)

Erkrankung/Zustand	Anionenlücke	Chlorid i. S.	Bemerkungen
Kombinierte tubuläre Retentionsazidose Bei verschiedenen Erkrankungen, vor allem bei autoimmunologischen Prozessen und Intoxikationen, können proximale und distale RTA gleichzeitig vorkommen.	n	↑	Kalium i. S. ↓
Retentionsazidosen durch fehlende Aldosteronwirkung Primärer Aldosteronmangel: M. Addison, 21-Hydroxylasemangel, familiärer und idiopathischer Aldosteronmangel Sekundärer Aldosteronmangel: Hyporeninämie bei diabetischer Nephropathie, obstruktive Nephropathie, interstitielle Nephropathien, Nephrosklerose, extrazelluläre Volumenvermehrung Aldosteronresistenz Div. tubuläre Funktionsstörungen Medikamentös: Amilorid, Spironolacton, Triamteren, Analgetika	n	↑	Kalium i. S. ↑

Tab. 3 Metabolische Alkalose

Erkrankung/Zustand	Bemerkungen
Gastrointestinale Salzsäure- bzw. Chlorid-Verluste Magensaftverlust durch fortgesetztes Erbrechen oder Magendrainage (gastrische Alkalose) Kongenitale Chlorid-Diarrhoe	Bei der gastrischen Alkalose sind Cl i. Serum ↓↓ (50—85 mmol/l) K i. Serum ↓ Cl i. Urin ↓↓ (< 5 mmol/24 Std.) K i. Urin ≈ 20—50 mmol/24 Std. Urin-pH schwach sauer
Vermehrte Alkalizufuhr Natriumbicarbonat (»Natron«) Antazida Citrat, Lactat, Gluconat, Azetat Milch-Alkali-Syndrom Diuretika Thiazide, Ethacrynsäure, Furosemid, Bumetanid	Bei den übrigen Zuständen in dieser Gruppe findet man tendenziell die gleiche Befundkonstellation wie bei der gastrischen Alkalose, aber hinsichtlich des Serum-Chlorids und vor allem des Urin-Chlorids nicht so stark ausgeprägt.
Zustand nach alveolärer Hypoventilation (posthyperkapnisch) Volumenkontraktion (ohne Schock) Ausgeprägte Kaliumverarmung	Die Erkrankungen dieser Gruppe weisen eine Tendenz zur Volumenkontraktion auf. Die Alkalose ist, mit Ausnahme der kaliopenischen Alkalose, durch NaCl-Gabe korrigierbar.
Exzessive Mineralocorticoidwirkung Primärer Hyperaldosteronismus (Conn-Syndrom) Cushing-Syndrom Paraneoplastischer Hyperkortizismus	Bei dieser Krankheitsgruppe sind Cl im Serum ↓ K im Serum ↓ Cl im Urin > 10 mmol/24 Std.

Tab. 3 Metabolische Alkalose (Fortsetzung)

Erkrankung/Zustand	Bemerkungen
Corticoid-Medikation Bartter-Syndrom 17α-Hydroxylasemangel 11β-Hydroxylasemangel Liddle-Syndrom Sekundärer Hyperaldosteronismus, z. B. Nierenarterienstenose, Reninproduzierende Tumoren, Dekompensierte Herzinsuffizienz, Leberzirrhose	Mit Ausnahme des Bartter-Syndroms weisen diese Erkrankungen überwiegend eine Tendenz zur Volumenexpansion und teilweise zur arteriellen Hypertonie auf. Die Alkalose ist durch NaCl-Gabe nicht beeinflußbar.

Tab. 4 Respiratorische Azidose

Angriffspunkt	Erkrankung/Ursache
Atemzentrum	Medikamentös: Opiate, Sedativa, Narkotica Läsionen: Tumor, Blutung, Trauma, Ischämie, Enzephalitis, Meningitis Funktionell: Primäre zentrale Hypoventilation, Pickwick-Syndrom, Obesitas
Periphere Nerven	Hohe Querschnittsläsion, Doppelseitige Phrenicusparese, Poliomyelitis, Polyneuropathie, Guillain-Barré-Syndrom
Neuromuskuläre Übertragung	Myasthenia gravis, Botulismus, Medikamente wie Succinylcholin, d-Tubocurarin, Aminoglykoside
Muskulatur	Myositis, Muskeldystrophie, Hypokaliämische Lähmung
Thorax	Kyphoskoliose, Pneumothorax, Rippenserienfraktur
Atemwege	Fremdkörper, Tumor, Bronchostenotisches Emphysem, Status asthmaticus (Ermüdungsstadium), Bronchiale Verschleimung
Lungenparenchym	Ausgedehnte Pneumonie, Schweres Lungenödem, Fortgeschrittene interstitielle Prozesse, Tumorfolgen, Zystenlunge, ARDS-Stadium III
Mechanische Beatmung	Zu geringes Atemzeitvolumen, Zu hoher Totraumanteil

Tab. 5 Respiratorische Alkalose

Angriffspunkt	Erkrankung/Zustand
Direkte Stimulation des Atemzentrums	Hyperventilationssyndrom (Angst, Erregung, Hysterie) Läsionen des ZNS: Enzephalitis, Meningitis, Subarachnoidalblutung, Tumor, Trauma Hormonal: Progesteron, Schwangerschaft, Thyreotoxikose Medikamentös: Salizylate, Analgetika, Theophyllin, Katecholamine Verschiedenes: Septischer Schock (gramnegative Erreger), Fieber, Leberzirrhose
Reflektorische Stimulation durch Hypoxie	Lungenerkrankungen* mit gestörtem Belüftungs-Durchblutungs-Verhältnis oder gestörter Diffusion für Sauerstoff wie Lungenfibrose, Pneumonie, Lungenstauung, Lungenödem, Atelektase, Tumorleiden, ARDS-Stadium I und II.

Tab. 5 Respiratorische Alkalose (Fortsetzung)

Angriffspunkt	**Erkrankung/Zustand**
	Rechts-Links-Shunt bei angeb. Herzfehlern Höhenatmung Pneumothorax
Andersartige reflektorische Stimulation	Lungenembolie Kältereize
Mechanische Beatmung	Artefizielle Hyperventilation

* Die hier aufgeführten Lungenerkrankungen führen bei höheren Schweregraden, wenn nämlich nicht nur die O_2-Aufnahme sondern auch die CO_2-Abgabe beeinträchtigt ist, zur respiratorischen Azidose!

Tab.6 Arterielle Hypoxämie ($pO_{2(a)}$ und $sO_{2(a)}$ erniedrigt)

Pulmonale Ursachen

Überwiegend restriktive Ventilationsstörung (pCO_2 meistens normal)

- Zustand nach Lungenresektion
- Lungenkompression durch Pleuraerguß oder Tumor
- Pneumothorax

Überwiegend Diffusionsstörung (pCO_2 meistens normal oder erniedrigt)

- Lymphangiosis carcinomatosa
- Sarkoidose
- Hamman-Rich-Syndrom
- Pulmonale Hämosiderose (bei Mitralstenose)
- ARDS-Stadium I und II

Überwiegend Distributionsstörung (pCO_2 meistens normal oder erniedrigt)

- Asthma bronchiale, Emphysem
- Pneumonie
- Atelektase
- Lungeninfarkt
- Pneumokoniose
- Tumor
- Bronchiale Verschleimung
- Thoraxdeformität

Überwiegend Perfusionsstörung (pCO_2 meistens normal oder erniedrigt)

- Rechts-Links-Shunt
- Lungenödem

Überwiegend alveoläre Hypoventilation (pCO_2 immer erhöht!)

- Sh. Tab. 4 Respiratorische Azidose

Sonstige Ursachen

Verminderung des Luftdrucks (pCO_2 vermindert)

- Höhenatmung

Mechanische Beatmung

- zu geringer O_2-Anteil (pCO_2 unverändert)
- zu geringes Atemzeitvolumen (pCO_2 erhöht)
- zu hoher Totraumanteil (pCO_2 erhöht)

Literatur

1. *Siggaard-Andersen, O.:* Hydrogen ions and blood gases. In: *Brown, S. S., F. L. Mitchell, D. S. Young,* Chemical diagnosis of disease. Elsevier, Amsterdam (1979).
2. *Tietz, N. W.:* Textbook of clinical chemistry. *Saunders,* Philadelphia (1986).
3. *Müller-Plathe, O.:* Säure-Basen-Haushalt und Blutgase. 2. Aufl., Thieme, Stuttgart (1982).
4. *Saling, E.:* Das Kind im Bereich der Geburtshilfe. Thieme, Stuttgart (1966).
5. *Bartels, O., J. Wenner:* Klin. Wschr. *43:* 437 (1965).
6. *Marshall, B. E., M. Q. Wyche:* Anaesthesiology *37:* 178 (1972).
7. *Davenport, H. W.:* The ABC of acid-base chemistry. University of Chicago Press (1969).
8. *Hansen, J. E., D. Y. Sue:* N. Engl. J. Med. *303:* 341 (1980). Should blood gas measurements be corrected for patients temperature?
9. *Kelman, G. R., J. F. Nunn:* J. Appl. Physiol. *21:* 1484 (1966). Nomograms for correction of blood pO_2, pCO_2, pH and base excess for time and temperature.
10. *Müller-Plathe, O.:* A nomogram for the interpretation of acid-base data. J. Clin. Chem. Clin. Biochem. (1987), in Vorbereitung.
11. *Narins, R. G., E. R. Jones, R. Townsend, D. A. Goodkin, R. J. Shay:* Metabolic acid-base disorders, pathophysiology, classification and treatment. In: *Arieff, A. I., R. A. DeFronzo,* Fluid, electrolyte, and acid-base disorders. Churchill, Livingstone (1985).
12. *Siggaard-Andersen, O.:* The acid-base-status of the blood. Munksgaard, Kopenhagen (1974).

Mineralhaushalt und Nebenschilddrüse, Harnsteine

H. Schmidt-Gayk, L. Thomas

Mineralhaushalt und Nebenschilddrüse

U. Binswanger

Harnsteine

Mineralhaushalt und Nebenschilddrüse

Einleitung

Die hormonale Regulation des Calciumstoffwechsels sowie des mit ihm verknüpften Phosphatstoffwechsels stellt ein komplexes Geschehen dar. Eine Störung der Regulation kann durch endogene und exogene Faktoren erfolgen; Störgrößen sind Diät, Darm, Leber, Niere, Nebenschilddrüse, Skelettsystem und Haut.

Mit Ausnahme der Tetanie werden die durch Störungen im Mineralhaushalt hervorgerufenen klinischen Symptome initial oft fehlgedeutet. Die Diagnosestellung erfolgt deshalb häufig erst, wenn sekundäre Veränderungen, besonders im Bereich der Nieren und des Skelettsystems, vorliegen.

Zur frühzeitigen Erfassung und Differenzierung von Störungen im Calcium- und Phosphatstoffwechsel steht ein breites Spektrum orientierender und spezieller Laboruntersuchungen im Serum und Harn zur Verfügung.

Orientierende Untersuchungen

Calcium
Phosphat
Gesamteiweiß
Albumin
Creatinin
Chlorid
Serumeiweiß-Elektrophorese
Alkalische Phosphatase
Natrium, Kalium
Magnesium

Spezielle Untersuchungen

Calcium-Ausscheidung
Untersuchungen zur Phosphat-Ausscheidung
Calcium-Suppressionstest
Parathormon
Cyclische Adenosinmonophosphat-Ausscheidung
25-Hydroxycalciferol
1,25-Dihydroxycholecalciferol
Immunfixations-Elektrophorese
Blutgasanalyse
Hydroxyprolin-Ausscheidung
Schilddrüsenhormone
Cortisol

Calcium (Ca)

Indikation

Spontanfrakturen, osteoporotische Frakturen (Schenkelhals, Wirbelsäule, Radius).
Knochenschmerzen oder röntgenologisch festgestellte Knochenveränderungen.
Nierensteine.
Polydipsie und Polyurie.
Chronische Nierenerkrankung.
Weichteil- und Nierenverkalkung.
Maligne Tumoren.
Anfallsleiden.
Ulkusleiden und Pankreatitis.

Verdacht auf Hypoparathyreoidismus nach Schilddrüsenoperation.
Tetanie, Morbus Boeck.
Nebennierenrindeninsuffizienz.
Vitamin-D-Therapie.
Wachstumsstörung.
Vorliegen von Symptomen wie Muskelschwäche, Kopfschmerz,
Lethargie, Depression.
Anorexie, Gewichtsverlust.
Rezidivierende Durchfälle, Obstipation.
Haut-, Nagel-, Haar-, Zahnveränderungen.

Bestimmungsmethoden

Gesamt-Calcium

Atomabsorptions-Spektroskopie (AAS)

Die AAS ist Referenzmethode zur Bestimmung von Gesamt-Calcium /[1]/.

Prinzip: Die Atome von Elementen senden eine Strahlung aus. Sie besteht aus einem elementspezifischen Linienspektrum. Die Technik der AAS beruht auf der Tatsache, daß Spektrallinien eines bestehenden Linienspektrums absorbiert werden, wenn man Atome desselben Elementes in einer solchen Strahlung erzeugt. Somit ist die AAS eine Umkehrung der Emissionsverfahren zur Bestimmung der Metalle (z. B. der Flammenphotometrie).

Bauteile des AAS-Gerätes sind

— Hohlkathodenlampe, sie erzeugt das elementspezifische Linienspektrum und ist für die einzelnen Elemente verschieden.

— Gasflamme oder elektrisch beheizte Graphitrohrküvette zur Atomisierung der Probe bei hohen Temperaturen.

— Photomultiplier zur Umwandlung der Lichtänderung in ein elektrisches Signal.

Bei der AAS ist die am Signalanzeige-Gerät gemessene Extinktionsänderung proportional der Konzentration des Elementes in der Probe.

Flammenphotometrie

Prinzip: Die zu messende Serumprobe wird mit A. bidest. verdünnt, in einer Azetylengasflammme erhitzt und dabei Licht einer für das Element Calcium spezifischen Wellenlänge emittiert. Aufgrund einer teilweisen Überschneidung der Emissionsbanden von Natrium und Calcium bei 622 nm wird zur Nullwerteinstellung des Flammenphotometers eine Kompensationslösung verwendet, die eine dem Normalserum identische Natriumkonzentration hat.

Kresolphthalein-Komplexon-Methode am Autoanalyzer/[2, 3]/

Prinzip: Der Protein-gebundene Anteil des Serumcalciums wird durch Ansäuern der Probe mit HCl in die ionisierte Form überführt, durch Dialyse abgetrennt, und in eine Kresolphthalein- Komplexon-Lösung überführt. Nach Alkalisierung des Reaktionsgemisches auf einen pH-Wert von 10 durch Hinzufügen von 2-Amino-2 methyl-1-propanol bildet Kresolphthalein-Komplexon mit Calcium einen Farbkomplex, dessen Intensität proportional der Calciumkonzentration ist, wenn bei 580 nm gemessen wird. Magnesium wird nur unbedeutend miterfaßt. Diese Methode ist auch zur Calciumbestimmung im Harn geeignet.

Ionisiertes Calcium

Ca-Ionen-selektive Elektrode /[4]/

Prinzip: Die Aktivität des freien ionisierten Calciums wird mit einer Elektrodenmeßkette bestimmt, die aus einer Flüssigionenaustauscherelektrode und einer Ag/AgCl-Bezugselektrode besteht. Der Ionenaustauscher als aktive Phase der Meßelektrode ist von der zu analysierenden Serumprobe durch eine poröse Membran getrennt und steht im Elektrodeninneren mit einer millimolaren $CaCl_2$-Lösung in Kontakt; in diese taucht eine zum Meßgerät gehende innere Ableitelektrode. Beim Eintauchen der Meßelektrode in die Serumprobe reagieren die Ca-Ionen des Serums mit dem Ionenaustauscher. Durch die Verschiebung von Ladungsteilchen über die poröse Membran wird die aktive Elektrodenphase gegenüber dem Serum zunehmend aufgeladen. Es bildet sich eine Potentialdifferenz aus, die gegen das konstante Potential der Bezugselektrode gemessen wird. Zwischen dem am Meßgerät registrierten Meßkettenpotential und dem Logarithmus der Ca-Ionenaktivität besteht eine lineare Beziehung.

Untersuchungsmaterial

Gesamt-Calcium: Serum, Plasma (Ammoniumheparinat)	0.5 ml
Ionisiertes Calcium: Heparinisiertes Vollblut oder Plasma	1 ml

Referenzbereiche

Alter	mg/dl	mmol/l
Gesamtcalcium		
Erwachsene /[5,6,7]/	8.8—10.2	2.20—2.55
Kinder /[8]/		
1. Tag bis 4. Woche	7.1—10.8	1.75—2.70
ab 2. Monat	8.2—10.8	2.05—2.70
Ionisiertes Calcium		
Erwachsene /[4]/	4.5—5.3	1.12—1.32
/[9]/	4.7—5.5	1.17—1.37
Ca ionisiert/Ca gesamt* /[4]/	47—57%	

* gemessen mit der Atomabsorptions-Spektroskopie

Umrechnung in Stoffmengenkonzentration: mg/dl × 0.2495 = mmol/l

Bewertung

Serumcalciumwerte außerhalb des angegebenen Referenzbereiches sind unter anderem ein wichtiger Basisbefund bei klinischem Verdacht auf eine Störung der Nebenschilddrüsenfunktion. Voraussetzung ist jedoch, daß die Gesamteiweißwerte im Serum nicht abnormal sind. Zur Abgrenzung Proteinwert-bedingter, vorgetäuschter Hyper-, Normo- oder Hypokalzämien wird deshalb die Messung des ionisierten Calciums oder die Korrektur des Serumcalciumwertes auf den Albuminwert empfohlen. Sollte die Bestimmung des Albumins labortechnisch nicht möglich sein, kann auch der Gesamteiweißwert herangezogen werden.

Korrektur des Serumcalciums nach Payne /10/

korrig. Ca (mg/dl) = gemessenes Ca (mg/dl) — Albumin (g/dl) + 4.0
korrig. Ca (mmol/l) = gemessenes Ca (mmol/l) — 0.025 x Albumin (g/l) + 1.0

Korrektur des Serumcalciums nach Husdan /11/

$$\text{korrig. Ca (mg/dl)} = \frac{\text{gemessenes Ca (mg/dl)}}{0.6 + \frac{\text{Gesamteiweiß (g/dl)}}{19.4}}$$

Ionisiertes Calcium

Das ionisierte Calcium, als biologisch aktive Form des Calciums, liegt weder an Proteine noch Komplex-gebunden vor, es ist renal filtrierbar und frei im Plasma meßbar. Die Konzentration des ionisierten Calcium im Plasma ist im wesentlichen abhängig vom pH-Wert und der Albuminkonzentration (Abb. 1).

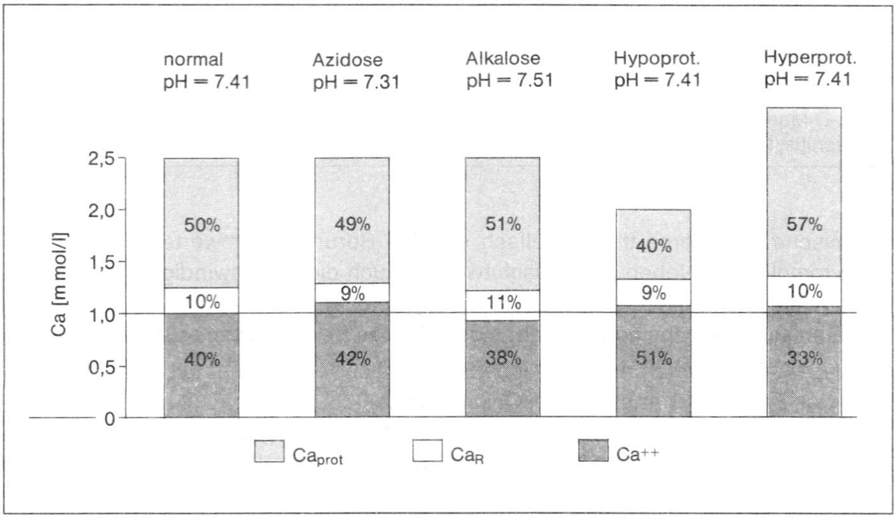

Abb. 1 Verhalten der Calciumfraktionen des Plasmas unter verschiedenen pathophysiologischen Bedingungen. $Ca_{Prot.}$ = Protein-gebundenes Ca, Ca_R = Komplex-gebundenes Ca, Ca^{++} = ionisiertes Ca /12/.

Liegt bei normaler Proteinkonzentration und physiologischem pH-Wert eine Hyperkalzämie vor, muß geklärt werden, ob es sich um eine parathyreogene Hyperkalzämie oder um eine andere Form handelt (Tab.1).

Eine Abgrenzung der parathyreogenen Hyperkalzämie läßt sich in vielen Fällen durch die Berechnung des Chlorid-Phosphor-Verhältnisses vornehmen.

Chlorid-Phosphor-Verhältnis (Cl/P)

Verhältnis Cl/P = Cl (mmol/l): P (mg/dl) (konventionell)
= Cl (mmol/l): P (mmol/l) (Stoffmengen)

Interpretation des Cl/P-Verhältnisses

Ursache	**Verhältnis** konventionell	Stoffmengen
Primärer Hyperparathyreoidismus	über 33	über 100
Nicht parathyreogene Hyperkalzämie	unter 33	unter 100

Voraussetzungen zur Interpretation des Cl/P-Verhältnisses sind erhöhte Serumcalciumwerte und Serumcreatininwerte, die nicht über 2.0 mg/dl (177 µmol/l) liegen.

Ein Warnsignal zur Erkennung von Störungen im Calciumhaushalt ist neben dem Serumcalciumwert das Produkt Calcium × Phosphor im Serum:

Ca (mg/dl) × P (mg/dl) = 24 bis 60 (Referenzbereich)

Interpretation des Produktes Ca × P /[14]/

Erkrankung	**Produkt Ca × P**
Vit. D-Überdosierung Dialysepatienten, tertiärer Hyperparathyreoidismus	über 60, Gefahr extraossärer Verkalkungen
Vit.-D-Mangel (Rachitis, Osteomalazie des Erwachsenen)	unter 24, mangelhafte Mineralisation

Tetanische Symptome treten vielfach erst bei Serumcalciumwerten < 7.0 mg/dl (1.75 mmol/l) auf. Neben dem Absolutwert ist auch die Geschwindigkeit des Absinkens mitentscheidend für ein Auslösen der Symptome . Durch raschen Abfall werden die tetanischen Erscheinungen schon bei höheren Serumwerten ausgelöst.

Die hyperkalzämische Krise, eine lebensbedrohliche Situation, tritt bei raschem Anstieg des Serumcalciums oder bei Calciumwerten über 16 mg/dl (4 mmol/l) auf. Obwohl die Tumorhyperkalzämien zu den parathyreogenen Hyperkalzämien im Verhältnis 3.5 : 1 vorkommen, liegt bei etwa zwei Drittel der hyperkalzämischen Krisen ein primärer Hyperparathyreoidismus zugrunde /[13, 15]/.

Tab. 1 Ätiologische Einteilung der Hyperkalzämien /[13]/

Maligne Erkrankungen
- Hämatologische Neoplasien
- Solide Tumoren mit Knochenmetastasen
- Solide Tumoren ohne Knochenmetastasen
- Kombiniert metastatisch-paraneoplastisch

Nebenschilddrüsenüberfunktionszustände
- Primärer Hyperparathyreoidismus
- Tertiärer Hyperparathyreoidismus
- Multiple endokrine Adenomatosen mit Hyperparathyreoidismus.

Medikamentös (Therapie/Intoxikation)
- Vitamin D oder D-Metabolite
- Vitamin A
- Antiöstrogentherapie beim Mammakarzinom

Tab. 1 Ätiologische Einteilung der Hyperkalzämien (Fortsetzung)

Aluminiumintoxikation bei Dialysepatienten
Abrupter Abbruch einer Corticoidtherapie
Hyperthyreose
Sarkoidose (u.a. granulomatöse Erkrankungen)
Milch-Alkali-Syndrom (Burnett-Syndrom)
Morbus Addison, Phäochromozytom
Immobilisierung (besonders bei Osteoporose, Frakturen und Morbus Paget)

Erkrankungen, die eine Hyperkalzämie verursachen können /[13, 19]/

Erkrankung	Serumwerte Ca	Serumwerte P	renale Ausscheidung (Menge/24 h) Ca	renale Ausscheidung (Menge/24 h) P	**Beurteilung**
Neoplastische Syndrome, z. B.: Mammakarzinom, Bronchialkarzinom, Pankreaskarzinom, Multiples Myelom, Hypernephroides Karzinom	↑	↑, n	↑	↑, n	Malignome sind zu etwa 70% die Ursache von Hyperkalzämien. Bei den primär hämatologischen Neoplasien (multiples Myelom, Leukosen, Non-Hodgkin-Lymphome) sind an der diffusen oder herdförmigen Knochendestruktion hauptsächlich der lokal gebildete Osteoklasten-aktivierende Faktor und das 1,25-Dihydroxycholecalciferol ursächlich beteiligt. Solide Tumoren mit Knochenmetastasen bewirken über in Tumorzellen gebildete Prostaglandine oder mechanisch Osteolyse und Hyperkalzämie. Durch Fernwirkung im Sinne eines paraneoplastischen Syndroms unter Bildung von z. B. parathormonähnlichen Peptiden können (sehr selten) solide Tumoren ohne Metastasen Osteolyse und Hyperkalzämie verursachen /[13]/.
Primärer Hyperparathyreoidismus /[15]/ (Inzidenz ca. 8 Fälle pro Jahr und 100 000 Einwohner)	↑	↓, n	↑, n	n	Wichtige Basisbefunde im Serum, die auf einen primären Hyperparathyreoidismus /[15]/ hindeuten, sind (wiederholte Bestimmung notwendig): *Gesamt-Ca:* über 10.2 mg/dl (2.55 mmol/l) *Ionisiertes Ca:* über 5.2 mg/dl (1.3 mmol/l) das Gesamt-Ca kann noch normal sein. *P* unter 2.5 mg/dl (0.8 mmol/l) nicht so häufig wie die Hyperkalzämie, jedoch nahezu immer unter 3.5 mg/dl (1.13 mmol/l). Weniger zuverlässige Befunde *Kalziurie* über 300 mg (7.5 mmol)/24 Std. *Cl. i. S.* über 100 mmol/l

Erkrankungen, die eine Hyperkalzämie verursachen können (Fortsetzung)

Erkrankung	Serumwerte Ca	P	renale Ausscheidung (Menge/24 h) Ca	P	**Beurteilung**
Vitamin-D-Überdosierung	↑	n, ↑	n, ↑	n	Tritt als mögliche Komplikation bei Therapie der Rachitis, des Hypoparathyreoidismus und des sekundären Hyperparathyreoidismus bei Niereninsuffizienz (renale Osteopathie) auf.
Vitamin-A-Überdosierung	↑	n, ↑	↑	n	Bei der Akne-Therapie mit hoher Vitamin-A-Dosierung treten Hyperkalzämien auf /[17]/.
Milch-Alkali-Syndrom	↑	n, ↑	n, ↑	n, ↑	Komplikationen bei Pat. mit peptischem Ulkus, die viel Milch trinken und 30 bis 40 g Calciumcarbonat pro Tag einnehmen. Ulkustherapie mit diesen Antazida erfordert die Kontrolle der Calciumkonzentration.
Östrogentherapie beim metastasierenden Mammakarzinom	↑	n, ↑	n ↑	n, ↑	Sowohl bei der Therapie mit Östrogenen als auch mit Antiöstrogenen kann es zu akuten Hyperkalzämien kommen.
Thiazid-Medikation	↑	n	↓	n	Die renale Calcium-Ausscheidung wird gehemmt. Bei Immobilisation des Patienten kann es zur Hyperkalzämie kommen.
Hyperthyreose	↑	n	n	n	Unabhängig von der Höhe der Schilddrüsenhormonwerte soll es bei einem Teil der Patienten zur Hyperkalzämie kommen /[18]/.
Sarkoidose	↑	n, ↑	n, ↑	n, ↑	Die Hyperkalzämie beruht auf der Bildung von 1,25-Dihydroxycholecalciferol in den Boeck-Granulomen /[13]/.
Morbus Addison, Absetzen einer Kortikosteroidtherapie	↑	n, ↑	↓	n	Durch den Mangel an Glucocorticoiden wird die intestinale Ca-Absorption erhöht und die renale Ca-Ausscheidung vermindert.
Familiäre hypokalziurische Hyperkalzämie	↑	n	↓	n	Vom primären Hyperparathyreoidismus durch Hypokalziurie, Hypomagnesiämie und Hypomagnesiurie abzugrenzen. Keine Nephrolithiasis.

Erkrankungen, die eine Hypokalzämie verursachen können /[13, 19]/

Erkrankung	Serumwerte Ca	P	renale Ausscheidung (Menge/24 h) Ca	P	**Beurteilung**
Ca-Absorptionsstörung, z. B. bei: Malabsorptions-Syndrom (Einheim. Sprue, Zöliakie, chron. Pankreatitis)	↓	↓	↓, n	↓	Erkrankungen, die eine enterale Ca- und Vitamin-D-Absorptionsstörung über einen längeren Zeitraum verursachen, gehen mit der Ausbildung eines sekundären Hyperparathyreoidismus einher.

Erkrankungen, die eine Hypokalzämie verursachen können (Fortsetzung)

Erkrankung	Serumwerte Ca	P	renale Ausscheidung (Menge/24 h) Ca	P	**Beurteilung**
					Das Gesamt-Ca ist vielfach erniedrigt, das ionisierte Ca normal, jedoch in Relation zum Gesamt-Ca erhöht. Mit zunehmender Ausbildung des sekund. Hyperparathyreoidismus kann das Gesamt-Ca wieder im Referenzbereich liegende Werte haben.
Hypoparathyreoidismus, z. B.: neonatale Form, idiopath. Form, nach Schilddrüsen- bzw. nach Nebenschilddrüsenoperation	↓	↑	↓	n	Parathormonmangel verursacht eine Erniedrigung des Gesamt- und ionisierten Ca im Serum. Klinisch tritt folgende Symptomatik auf: Tetanie in den ersten Lebenswochen bei der neonatalen Form (Abfall des Gesamt-Ca gelegentlich bis auf 6.0 mg/dl (1.5 mmol/l) in den ersten 48 Std.); Infektanfälligkeit, Lymphopenie und Durchfälle bei der idiopath. Form; Tetanie, psychische Störungen und Hautveränderungen beim chirurg. verursachten Hypoparathyreoidismus. Basisbefunde sind: Ca i. S. unter 8 mg/dl (2 mmol/l) P i. S. über 5 mg/dl (1.6 mmol/l). Die Differentialdiagnose des Hypo- und Pseudohypoparathyreoidismus kann durch Ermittlung der cycl. AMP-Ausscheidung im Urin, den Ellsworth-Howard-Test und die Parathormonbestimmung i. S. erfolgen.
Pseudohypoparathyreoidismus	↓	↑	↓	n	Es gibt verschiedene Formen des Pseudohypoparathyreoidismus. Die Laborbasisbefunde sind wie beim Hypoparathyreoidismus. Ursache der Störungen ist eine verminderte renale Ansprechbarkeit auf Parathormon. Klinik: Skelettanomalien (z. B. Brachydaktylie), Minderwuchs, geistige Retardierung, Weichteilverknöcherungen
Chron. Niereninsuffizienz unterschiedlicher Ätiologie	↓	↑	↓	↓	Bei Serumcreatininwerten über 2 mg/dl (177 µmol/l) kommt es aufgrund einer Vitamin-D-Metabolisierungsstörung zur verminderten Ca-Absorption mit reaktiver Parathormonausschüttung. Bei einer Erniedrigung des Gesamt-Ca im Serum ist der ionisierte Anteil ebenfalls vermindert. Ein wesentlicher Faktor dafür ist die Phosphatretention. Klinisch kommt es wegen der gleichzeitigen Azidose in der Regel nicht zur Tetanie.

Erkrankungen, die eine Hypokalzämie verursachen können (Fortsetzung)

Erkrankung	Serumwerte Ca	P	renale Ausscheidung (Menge/24 h) Ca	P	**Beurteilung**
Nephrotisches Syndrom	↓	n	↓	n	Durch die Proteinurie kommt es vorwiegend zur Erniedrigung des proteingebundenen Ca, der ionisierte Anteil bleibt relativ unbeeinflußt. Es liegt eine extreme Hypokalziurie vor. Verlust von Vit.-D-Metaboliten in den Urin.
Leberzirrhose	↓	n	n, ↓	n	Bei Verminderung der Albuminsynthese mit Werten unter 30 g/l kommt es zum Absinken des Gesamt-Ca, der ionisierte Anteil bleibt relativ unbeeinflußt. Absinken der Ca-Ausscheidung bei begleitendem Vitamin-D-Mangel.
Neoplastische Syndrome, z. B. Prostatakarzinom, Mammakarzinom, Bronchialkarzinom, Schilddrüsenkarzinom	↓	↓, n	n, ↓	n, ↓	Eine Hypokalzämie tritt auf, wenn diese Tumoren mit osteoblastischen Metastasen einhergehen. Die Metastasen absorbieren große Mengen Ca. Beim medullären Schilddrüsenkarzinom kommt es durch verstärkte Calcitoninproduktion kaum zur Hypokalzämie.
Akute Pankreatitis	↓	n	n, ↓	n	Bildung von Kalkseifen im nekrotischen Gewebe. Hypokalzämie oft, wenn Amylase und Lipase wieder normal.
NNR-Hyperplasie, Corticosteroidmedikation	↓	↓	n, ↑	↑	Cortisol hemmt die intestinale Ca-Absorption und erhöht die renale Ca-Elimination. Cortisolüberschuß führt zu schweren Osteoporosen!
Diuretika, z. B.: Thiazide	↑	n	↓	n	Therapeutische Verwendung bei idiopathischer Hyperkalziurie.
Furosemid, Etacrynsäure	↓	n	↑	n	Die renale Ausscheidung von Ca wird durch diese Diuretika vermehrt.
Antiepileptika, z. B.: Phenylhydantoin, Phenobarbital	↓	n	n, ↓	n	Antiepileptika bewirken aufgrund einer Vitamin-D-Metabolisierungsstörung in der Leber eine verminderte intestinale Ca-Absorption. Diphenylhydantoin hemmt ferner die Ca-Absorption im Darm direkt. Gelegentlich tritt dadurch bei Epileptikern eine Osteomalazie auf bzw. die Osteopathia antiepileptica.

Hinweise und Störungen

Blutentnahme: Zu langes Anlegen der Staubinde und längerzeitiges Verharren in aufrechter Körperstellung vor der Entnahme können einen Anstieg des Gesamt-Ca-Wertes um bis zu 10% verursachen /[11]/. Bei Verdacht auf Entnahmefehler Blut aus ungestauter Vene entnehmen.

Zur Bestimmung des ionisierten Calciums sollte, um CO_2-Verluste zu vermeiden, die Blutentnahme anaerob erfolgen. Dies geschieht aus ungestauter Vene entweder mit auf 10^{-4} Torr evakuiertem Vakutainer, wenn Plasma analysiert werden soll, oder mit heparinisierten Spritzen, wenn die Bestimmung im Vollblut bevorzugt wird. Die Entnahme muß frei von größeren Luftblasen erfolgen, die vorgegebene Heparinmenge definiert sein (25 E/ml Blut) und das Blut bis zur Bestimmung kühl gehalten werden.

Referenzwerte: Im Alter sinken die Calciumwerte leicht ab. Es ist möglich, daß ein Vitamin-D-Mangel dafür die Ursache ist.

Methodische Fehlermöglichkeiten: Oxalatplasma, Sulfate, erhöhtes Phosphat und vermehrtes Gesamteiweiß täuschen bei der flammenphotometrischen Bestimmung zu niedrige Werte vor.

Calciumheparinatplasma, zu hoher Ca-Gehalt des Wassers, Kontakt des Blutes mit Filterpapier oder Korkstopfen bewirken fälschlicherweise eine Erhöhung des Calciumwertes.

Medikamente: Antiepileptika, besonders Phenobarbital und Phenytoin können zur Hypokalzämie führen. Behandlung mit Thiaziden und Vitamin D kann eine Hyperkalzämie verursachen.

Stabilität: Gesamt-Ca im Serum bei Raumtemperatur bis zu 3 Tagen, bei 4 °C bis zu einer Woche.

Ionisiertes Ca im Vollblut bei 4 °C bis zu 8 Std.

Pathophysiologie /[13, 21, 22, 23]/

Im Plasma liegt das Calcium ionisiert (55%) und an Eiweiß gebunden (40%) vor. Die restlichen 5% sind an organische Säuren gebunden. Etwa 1% des Gesamtkörpercalciums wird täglich erneuert. Die Absorption erfolgt überwiegend im Duodenum und oberen Jejunum durch ein Calcium-bindendes Proteinsystem der Schleimhaut. Die Bildung dieses Proteins wird durch den Vitamin-D-Metaboliten 1,25-Dihydroxycholecalciferol induziert. Ein Teil der Calciumabsorption ist Vitamin-D-unabhängig.

Die Ausscheidung erfolgt über die Nieren und den Darm. Das glomerulär filtrierte Calcium wird zu 94—96% tubulär rückresorbiert. Die mit dem Urin ausgeschiedene Calciummenge beträgt bis zu 300 mg/24 Std. Mit den Verdauungssäften in den Darm ausgeschiedenes Calcium wird zu 90% wieder absorbiert.

Die Einstellung einer konstanten Plasmakonzentration erfolgt durch das in den Nebenschilddrüsen gebildete Parathormon. Es bewirkt eine Mobilisierung von Calcium und Phosphat aus dem Skelettsystem und steigert enteral die Aufnahme von Calcium. In der Niere bewirkt es eine verstärkte Rückresorption von Calcium und erhöhte Ausscheidung von Phosphat.

Die Wirkung des Parathormons im Darm und am Knochen wird durch 1,25-Dihydroxycholecalciferol vermittelt. Es stellt die wirksame Form des Vitamin D dar und wird durch folgende Syntheseschritte gebildet: Mit der Nahrung aufgenommenes oder in der Haut gebildetes Vitamin D_3 wird zuerst in der Leber in 25-Hydroxycholecalciferol und anschließend in der Niere in 1,25-Dihydroxycholecalciferol umgewandelt. Entsprechendes gilt für Vitamin D_2.

Hypokalzämien beruhen auf Fehlen oder Unterfunktion der Nebenschilddrüsen, auf Vitamin-D-Mangel durch verminderte enterale Absorption, UV-Lichtmangel oder auf Vitamin-D-Metabolisierungsstörungen in der Leber oder Niere.

Bei Nierenerkrankungen mit Verminderung des Nierengewebes ist die Bildung von 1,25-Dihydroxycholecalciferol herabgesetzt. Es resultieren eine gestörte enterale Calciumaufnahme und Hypokalzämie. Sekundär kommt es über eine vermehrte Parathormonausschüttung zu resorptiven Knochenveränderungen (sekundärer Hyperparathyreoidismus).

Beim chronischen Nierenversagen mit eingeschränkter Phosphatclearance sind die Synthesestörung des 1,25-Dihydroxycholecalciferol und die vorhandene Hyperphosphatämie mit konsekutiver Hypokalzämie die Ursache für den sekundären Hyperparathyreoidismus und die Knochenveränderungen im Sinne einer renalen Osteopathie (Osteomalazie, Osteodystrophia fibrosa).

Hyperkalzämien beruhen auf einer verstärkten Mobilisation von Calcium aus dem Skelettsystem, einer vermehrten intestinalen Absorption und/oder einer erhöhten tubulären Reabsorption.

Beim primären Hyperparathyreoidismus ist der normale Feed-back-Mechanismus zwischen Serumcalciumkonzentration und Nebenschilddrüse unterbrochen. Eine vermehrte Parathormonsekretion ist die Ursache, die Hyperkalzämie die Folge. Es kann zur Bildung von Nierensteinen, renalen Verkalkungen, zur Osteodystrophia fibrosa cystica generalisata und Pankreatitis sowie zu Duodenalulzera kommen. Eine Polyurie kann bei Serumcalciumwerten über 12 mg/dl (3.0 mmol/l) beobachtet werden /[2]/.

Metastatische Verkalkungen werden hauptsächlich bei einer Zunahme des Calcium-Phosphat-Produktes auf Werte über 60 (berechnet aus mg/dl-Werten) gesehen. Neben seiner Bedeutung als Knochenmineral hat das Calcium noch wichtige Aufgaben in der Zellfunktion. Es ist notwendig für die Auslösung kontraktiler Prozesse, die Übertragung von Nervenimpulsen und hormonellen Signalen (unter dem Einfluß von cyclischem Adenosinmonophosphat) sowie zur Steuerung sekretorischer Mechanismen /[23]/.

Calcium-Ausscheidung im Urin

Indikation

Beurteilung des Calciumhaushaltes wenn Serumcalcium
- erhöht,
- erniedrigt,
- normal, aber folgende klinische Symptome vorliegen:
  - Knochenschmerz,
  - Steinleiden,
  - Zeichen der Niereninsuffizienz,
  - Chron. Durchfälle, Steatorrhoe,
  - Längere Cortison-Therapie.

Zustand nach Ovarektomie oder Verdacht auf Östrogenmangel in der Menopause.

Bestimmungsmethoden

Atomabsorptions-Spektroskopie (AAS): Prinzip der Technik sh. S. 319.

Flammenphotometrie: Zuerst erfolgt die Natriumbestimmung der Urinprobe, die Ca-Bestimmung wird unter Verwendung einer Kompensationslösung durchgeführt, die die gleiche Natriumkonzentration wie der Urin hat.

Untersuchungsmaterial

24-Std.-Sammelurin ohne Zusatz.

Im Labor erfolgt die Zugabe von 10 ml konzentrierter Salzsäure und Erwärmung des Urins vor der Calciumanalyse. Es wird ungelöstes Calciumoxalat in Lösung gebracht.

2-Std.-Sammelurin ohne Zusatz, morgens nüchtern von 8.00—10.00 Uhr falls eine vermehrte Knochenresorption vermutet wird.

Zur Kontrolle der Harnsammlung ist die Creatininbestimmung im Sammelharn erforderlich. Werte der altersabhängigen Creatininausscheidung sh. S. 419.

Referenzbereiche

Unterschiedliche obere Referenzbereichswerte sind in der Literatur genannt (sh. S. 355). Die hier angegebenen entstammen Lit. /24/.

24 Std.-Urin	*2 Std.-Urin*
♀ < 250 mg (6.2 mmol)	< 0.2 g/g Creatinin
♂ < 300 mg (7.5 mmol)	< 0.57 mmol/mmol Creatinin

Umrechnung in Stoffmengenkonzentration: mg × 0.02495 = mmol

Bewertung

Bei Untersuchungen zur Feststellung einer Hyperkalziurie ist zu berücksichtigen, daß die Ca-Ausscheidung im Urin rassischen, geographischen und jahreszeitlichen Schwankungen unterliegt. Auch beim gleichen Individuum kann sie trotz konstanter Nahrungszufuhr recht unterschiedlich sein.

Eine Ca-Ausscheidung im Referenzbereich schließt eine Hyperkalziurie nicht aus. Es kann eine relative Hyperkalziurie vorliegen, bei dieser Form ist die Ca-Ausscheidung zwar noch im Referenzbereich, aber relativ zu dem mit der Nahrung zugeführten Ca zu hoch (Abb. 1).

Die Hyperkalziurien werden bezüglich ihrer Pathogenese in absorptive und resorptive Formen eingeteilt. Die absorptive Hyperkalziurie beruht auf vermehrter enteraler Ca-Aufnahme. Sie wird durch Ca-Entzug bzw. -Belastung diagnostiziert.

Die resorptive Hyperkalziurie ist durch eine verstärkte Ca-Mobilisation aus dem Knochen bedingt (z. B. osteoklastische Metastasen). Eine diätetische Ca-Einschränkung führt bei dieser Form nicht zur Normalisierung der Ausscheidung im Urin.

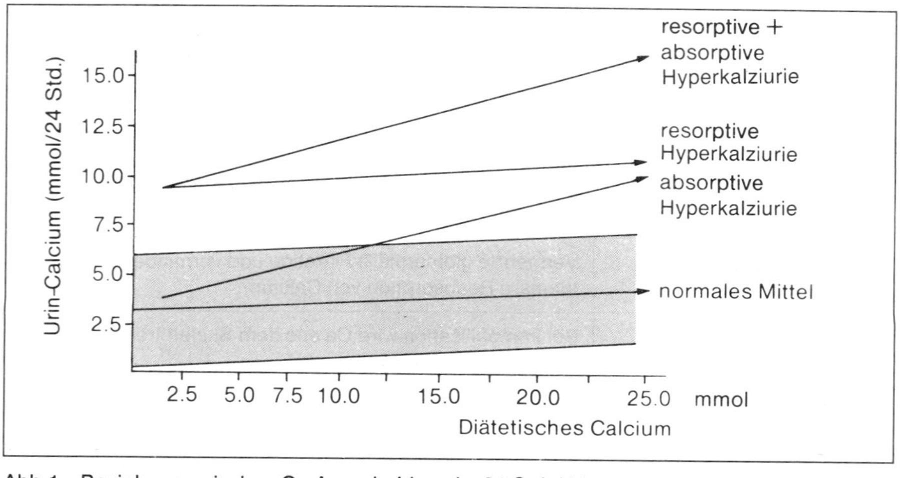

Abb.1 Beziehung zwischen Ca-Ausscheidung im 24-Std.-Urin und diätetischer Ca-Aufnahme /14/. Die tägliche Ca-Aufnahme ist auf der Abszisse, die Ca-Ausscheidung auf der Ordinate dargestellt.

Absorptive und resorptive Hyperkalziurie treten auch kombiniert auf, z. B. beim prim. Hyperparathyreoidismus.

Zur Beziehung zwischen diätetischer Ca-Aufnahme und Ca-Ausscheidung im Urin für die 3 pathogenetisch wichtigen Formen der Hyperkalziurie vgl. Abb. 1.

Zur Abklärung der Ursachen einer Hyperkalziurie können weitere Untersuchungen erforderlich sein (sh. auch S. 335). Zusätzlich ist die Bestimmung der Natriumausscheidung von Bedeutung, da eine hohe Kochsalzzufuhr eine Hyperkalziurie bewirkt. Die Hyperkalziurie ist durch eine verminderte tubuläre Calciumreabsorption bedingt. Eine erhöhte Harnsäure-Ausscheidung im Urin (über 800 mg/24 Std.) begünstigt die Bildung Calcium-haltiger Nierensteine /[25]/.

Erkrankungen, die mit einer vermehrten Ca-Ausscheidung einhergehen können /[14, 26, 27]/

Erkrankung	Beurteilung
Maligne Tumoren, Metastasen	Die Hyperkalziurie beruht auf verstärkter Ca-Resorption aus dem Skelettsystem. Sie wird vorwiegend bei folgenden Tumoren gefunden: — Tumoren mit Bildung Parathormon-ähnlich wirkenden Faktoren, z. B.: Nieren-, Lungen-, Leberkarzinom (absorptive und resorptive Hyperkalziurie). — Tumoren mit Metastasierung in das Knochengewebe (resorptive Hyperkalziurie). — Plasmozytome (resorptive Hyperkalziurie) Prim. Knochentumoren machen seltener eine Hyperkalziurie.
Nierensteine (Ca-haltig)	Absolute und relative Hyperkalziurie sind die häufigsten Befunde bei Patienten mit Ca-haltigen Nierensteinen. Vielfach ist die Hyperkalziurie nur nach oraler Ca-Belastung nachweisbar. Meistens besteht eine Hyperkalziurie bei vermehrter NaCl-Zufuhr oder Proteinaufnahme (erhöhte NaCl und/oder Harnstoffausscheidung).
Prim. Hyperparathyreoidismus	Eine Erhöhung der Ca-Ausscheidung tritt erst auf, wenn eine Hyperkalzämie mit vermehrter glomerulärer Ca-Filtration vorliegt und die Nierentubuli trotz gesteigerter Rückresorption nicht in der Lage sind, das vermehrt anfallende Ca zurückzunehmen (absorptive und resorptive Hyperkalziurie).
Renale tubuläre Azidose	Hyperkalziurie durch erhöhtes Ca-*load* im Primärharn, da bei Azidose eine vermehrte Dissoziation des an Eiweiß gebundenen Ca erfolgt. Zusätzlich besteht eine verminderte renale Rückresorption von Ca.
Hyperthyreose, Cushing-Syndrom	Vermehrte glomeruläre Filtration und verminderte tubuläre Reabsorption von Calcium.
Immobilisation, Schwerelosigkeit	Bei Immobilisation wird Ca aus dem Skelett frei. Parathormonwerte sind niedrig.
Morbus Boeck (*Sarkoidose*)	Es liegt eine vermehrte enterale Ca-Absorption vor, die auf eine erhöhte Vit.-D-Empfindlichkeit (vermehrte Bildung von 1,25-Dihydroxycholecalciferol) zurückgeführt wird. Es resultiert eine vermehrte Ca-Ausscheidung (absorptive Hyperkalziurie).

Erkrankungen, die mit einer vermehrten Ca-Ausscheidung einhergehen können (Fortsetzung)

Erkrankung	Beurteilung
Milch-Alkali-Syndrom	Tritt auf bei Behandlung von Gastroduodenalulzera mit großen Mengen Calciumsalzen oder durch täglichen Konsum mehrerer Liter Milch (absorptive Hyperkalziurie).
Zustand nach Ovarektomie, Östrogenmangel	Während der Entwicklung einer Osteoporose vermehrte Knochenresorption. Das Parathormon ist nicht erhöht.

Beurteilung einer verminderten Ca-Ausscheidung

Sie muß relativ zu der mit der Nahrung aufgenommenen Ca-Menge bewertet werden. Beträgt z. B. bei einer tägl. Ca-Zufuhr von 800 mg (20 mmol) die Ca-Ausscheidung weniger als 50 mg (1.3 mmol) in 24 Std., so liegt eine Hypokalziurie vor. Ein solcher Befund ist z. B. typisch für eine durch Vitamin-D-Mangel bedingte Osteomalazie.

Hinweise und Störungen

Bestimmungsmethode: Präzise Ergebnisse werden mit der Atomabsorptions-Spektroskopie erhalten. Mit dem Flammenphotometer ermittelte Werte sind nur brauchbar, wenn bei der Messung eine Kompensationslösung verwendet wird, die die gleiche Natriumkonzentration hat wie der zu untersuchende Urin.

Ca-Ausscheidung: Sie zeigt ein Minimum zwischen 21.00 und 6.00 Uhr und ein Maximum am Vormittag /[28]/.

Stabilität: Wird der Urin nicht angesäuert, so kommt es durch bakterielles Wachstum zur Alkalisierung und Ausfall von Calciumphosphaten.

Pathophysiologie

Ca liegt im Plasma zu etwa 40% an Eiweiß gebunden und zu 55% in ionisierter Form vor. Dieser Anteil wird glomerulär filtriert und im proximalen Tubulus zu über 95% rückresorbiert. Parathormon steigert die Rückresorption, Natrium vermindert sie.

Ursache einer Hyperkalziurie kann die erhöhte glomeruläre Ca-Filtration bei Hyperkalzämie oder möglicherweise eine gestörte tubuläre Rückresorption bei normalen Serumwerten sein.

Vermehrte glomeruläre Filtration liegt sowohl bei den resorptiven als auch bei den absorptiven Hyperkalziurien vor. Die resorptive Form beruht auf einer gesteigerten Mobilisation von Calciumphosphat aus dem Knochen wie es z. B. bei Hyperparathyreoidismus, bei Parathormon-ähnlich wirkenden Faktoren maligner Tumoren und bei Knochenmetastasen der Fall ist. Bei der resorptiven Hyperkalziurie dürfte die vermehrte Ca-Ausscheidung schon durch einen minimalen Ca-Anstieg im Serum und das dadurch erhöhte Ca-*load* im Primärharn zu erklären sein. Die klinische Symptomatik der Hyperkalziurie wird durch die Grundkrankheit bestimmt. Jede Hyperkalziurie kann jedoch zu Nephrolithiasis und Nephrokalzinose führen.

Außer Parathormon können auch Prostaglandine und ein »Osteoklasten-aktivierender Faktor« zu vermehrter Ca-Resorption und Hyperkalziurie führen. Eine ektope Parathormonproduktion maligner Tumoren ist außerordentlich selten.

Cyclische Adenosinmonophosphat (cyclische AMP)-Ausscheidung im Urin

Die im Urin meßbare Ausscheidung von cyclischem AMP besteht aus einem dem Plasma und einem der Niere entstammenden Anteil und wird als Gesamt-cyclisches AMP bezeichnet. Die Ausscheidung des Gesamt-cyclischen AMP wird entweder auf die Creatininausscheidung oder auf das Glomerulumfiltrat, gemessen als Creatinin-Clearance, bezogen. Im ersten Fall muß außer dem cyclischen AMP auch Creatinin im Urin bestimmt werden, bei Korrelation zum Glomerulumfiltrat zusätzlich noch Creatinin im Serum. Soll das nephrogene cyclische AMP bestimmt werden, ist außer der Messung von cyclischem AMP und Creatinin im Urin auch die des cyclischen AMP und Creatinin im Plasma erforderlich.

Indikation

Zur Diagnose des Pseudohypoparathyreoidismus und Differenzierung dieses Krankheitsbildes in Typ I und Typ II.

Bei Verdacht auf primären oder sekundären Hyperparathyreoidismus (1 ° HPT, 2 ° HPT), sofern der Nachweis für Parathormon (PTH) nicht möglich ist oder grenzwertige Befunde ergibt.

Differenzierung des Hypoparathyreoidismus vom Pseudohypoparathyreoidismus.

Bestimmungsmethode

Kompetitive Proteinbindungsanalyse /[29, 30]/

Prinzip: Die Urinprobe wird mit ^{3}H-markiertem cyclischem AMP und Bindungsprotein (Proteinkinase bzw. Untereinheiten dieses Enzyms aus Rinderherz- oder Rinderskelettmuskulatur) im Äquilibriumsverfahren 3 Std. bei 4 °C inkubiert. Dabei konkurrieren cyclisches AMP der Urinprobe und radioaktives cyclisches AMP um das Bindungsprotein. Die Menge der ^{3}H-Radioaktivität, die am Bindungsprotein angelagert ist, ist umgekehrt proportional der Konzentration von cyclischem AMP der Urinprobe. Die gebundene Radioaktivität wird durch Aktivkohle von der freien abgetrennt und im Flüssigkeits-Szintillationszähler gemessen. Der Nachweis ist spezifisch für cyclisches AMP.

Untersuchungsmaterial

24 Std.-Sammelurin 5 ml

Urin im Kühlschrank sammeln, Volumen messen, Creatinin bestimmen, auch im Serum, bis zur Bestimmung einfrieren.

Serum (zur Creatininbestimmung) 1 ml

EDTA-Plasma zur Bestimmung des nephrogenen cyclischen AMP (4 ml Blut morgens nüchtern abnehmen, in EDTA-Röhrchen geben, dreimal schwenken, in Eiswasser stellen, gekühlt zentrifugieren, überstehendes Plasma abnehmen und bis zur Bestimmung einfrieren).

Referenzbereiche

Gesamt cycl. AMP bezogen auf die Creatininausscheidung (μmol/g Creatinin)	Gesamt cycl. AMP bezogen auf die Nierenfunktion (nmol/l Glomerulumfiltrat)	Nephrogenes cycl. AMP bezogen auf die Creatininausscheidung (μmol/g Creatinin)
2.1—5.5 /[31]/	25—42	keine Angabe
2.9—6.5 /[32]/	keine Angabe	keine Angabe
1.7—5.8 /[33]/	keine Angabe	0.1—2.4

Bewertung /[31, 32, 34]/

Die Ausscheidung von cyclischem AMP hängt in erster Linie von der glomerulären Filtrationsrate und zweitens von der PTH-Konzentration ab. Die Gesamtausscheidung des cyclischen AMP liegt bei Gesunden zwischen 2 und 8 μmol/24 Std. Es besteht bei Gesunden eine statistisch signifikante Korrelation zwischen der Creatininausscheidung und der von cyclischem AMP. Eine noch höhere Korrelation findet sich zwischen der glomerulären Filtrationsrate (GFR), gemessen als Creatinin-Clearance und der Ausscheidung von cyclischem AMP. Durch Bezug auf die Creatininausscheidung werden Sammelfehler korrigiert, durch Bezug auf die GFR (Creatinin-Clearance) werden Sammelfehler und Nierenfunktion berücksichtigt.

Nephrogenes cyclisches AMP = Gesamt-cyclisches AMP minus filtriertes cyclisches AMP. Es ist erhöht beim 1° HPT und in einem Teil der Fälle bei Tumorhyperkalzämie. Bei Hypoparathyreoidismus ist das nephrogene cyclische AMP vermindert.

Bei Pseudohypoparathyreoidismus ist bei Typ I der Rezeptor für PTH oder die Adenylatcyclase defekt, so daß nach Injektion von PTH (sh. *Ellsworth-Howard*-Test) keine wesentliche Mehrausscheidung von cyclischem AMP oder Phosphat stattfindet (Anstieg um weniger als Faktor 2 gegenüber der Vorperiode). Bei dem Typ II dieser Erkrankung ist der Rezeptor für PTH intakt, so daß eine Mehrausscheidung von cyclischem AMP nach PTH-Injektion eintritt. Es liegt jedoch eine Störung der Weitervermittlung dieses Signals vor, so daß keine Mehrausscheidung von Phosphat erfolgt.

Hinweise und Störungen

Der Urin muß bei Kühlschranktemperatur gesammelt werden. Ist dies nicht möglich, dem Sammelgefäß vor Beginn der Sammlung 1 g Natriumazid zusetzen. Postversand nur tiefgefroren. Im eingefrorenen Zustand bleibt die Probe Monate haltbar.

Pathophysiologie

Cyclisches AMP im Urin entstammt normalerweise zu über 50% dem Plasma (glomerulär filtriert), die restliche Menge entstammt der Niere (nephrogenes cyclisches AMP). Die von der Niere produzierte Menge hängt von der Anzahl der Tubuli (entspricht der GFR) und von der PTH-Konzentration ab. PTH stimuliert in der Nierenrinde die Adenylatcyclase (Bildung von cyclischem AMP aus ATP). Je höher die PTH-Konzentration, desto mehr cyclisches AMP wird von den Tubuluszellen in den Primärharn abgegeben. Bei 1° HPT ist die Bildung von nephrogenem cyclischem AMP erhöht, die Plasmakonzentration von cyclischem AMP ist normal. Antidiuretisches Hormon wirkt zwar ebenfalls auf die Adenylatcyclase ein, jedoch führt Dursten oder eine vermehrte Wasserzufuhr nicht zu einer Änderung der Ausscheidung von cyclischem AMP.

Phosphor anorganisch (P) (Anorganisches Phosphat)

Indikation

Knochenerkrankungen
Chron. Nierenerkrankungen
Nach Schilddrüsenoperationen
Erkrankung der Nebenschilddrüsen
Nierensteine
Alkoholabusus
Intensivmedizin (parenterale Ernährung, beatmete Patienten)
Verdacht auf Vitamin-D-Mangel
Muskelschwäche

Bestimmungsmethode

Prinzip: Das im Serum oder enteiweißten Überstand vorhandene Ortho-Phosphat wird durch Zugabe von Molybdänsäure in einen Phosphor-Molybdänsäure-Komplex überführt. Durch Zugabe eines Reduktionsmittels wird dieser in Molybdänblau umgewandelt und bei 580 nm photometrisch bestimmt /[35]/.

Untersuchungsmaterial

Serum oder Plasma (kein Oxalat- oder Citratplasma) 1 ml

Referenzbereiche /[36]/

Erwachsene	2.6 —4.5 mg/dl 0.84—1.45 mmol/l	Kinder	3.6 —5.9 mg/dl 1.16—1.91 mmol/l

Umrechnung in Stoffmengenkonzentration: mg/dl × 0.3229 = mmol/l

Die Referenzbereiche wurden dem Diagramm von *Greenberg* entnommen und gelten für Kinder bis etwa zum 10. Lebensjahr und für Erwachsene zwischen dem 30. und 40. Lebensjahr.

Bewertung /[14, 37, 38]/

Der Wert des anorganischen Phosphates im Serum ist vom Lebensalter und Geschlecht abhängig.

Veränderungen des Serumphosphatwertes treten vorwiegend bei Nierenfunktionsstörungen, Erkrankungen der Nebenschilddrüsen, Malabsorptions-Syndrom, malignen Erkrankungen und bei parenteraler Ernährung auf, speziell in Intensivpflegestationen.

Da der Phosphatwert alleine keine diagnostische Aussage liefert, muß er im Zusammenhang mit der Calciumkonzentration und der alkalischen Phosphatase beurteilt werden. Weitere diagnostisch wichtige Information wird durch das Produkt Calcium x Phosphor im Serum erhalten (sh. S. 322).

Bei erhöhten Werten ist differentialdiagnostisch die Bestimmung des Creatinins von Bedeutung, bei erniedrigten die Ermittlung der Phosphat- und Calciumausscheidung.

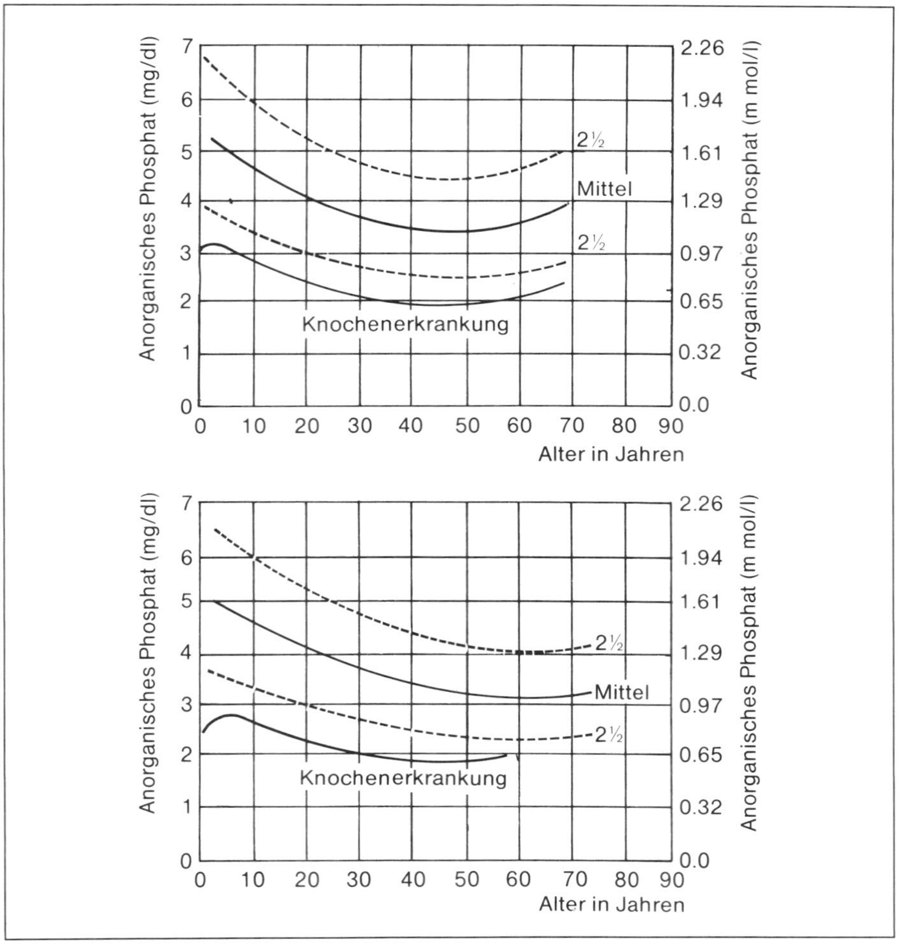

Abb. 1 Phosphat-Werte im Serum in Abhängigkeit von Alter und Geschlecht, im Vergleich zu einer Population mit Phosphatdiabetes. Im oberen Schaubild sind die Werte für Männer, im unteren für Frauen dargestellt /[36]/. Mittelwert ± 2.5 s Bereich sind angegeben.

Erkrankungen, die eine Erhöhung des anorganischen Phosphates im Serum verursachen können

Erkrankung	Serumwerte P	Ca	renale Ausscheidung (Menge/24 Std.) P	Ca	**Beurteilung**
Renale Insuffizienz	↑	↓	↓	↓	Phosphatanstieg im Serum meist erst dann, wenn die glomeruläre Filtrationsrate unter 25 ml/min. absinkt. Dialysepatienten werden zur Behebung der Hypokalzämie mit oralen Calciumgaben und Vitamin D therapiert, die Phosphatkonzentration wird durch die Gabe von Aluminiumhydroxid reduziert. Die Überwachung erfolgt durch Bestimmung des Ca x P Produktes. Bei Werten über 60 läuft der Patient Gefahr, daß Calciumphosphat in den Weichteilen abgelagert wird.

Erkrankungen, die eine Erhöhung des anorganischen Phosphates im Serum verursachen können (Fortsetzung)

Erkrankung	Serumwerte P	Ca	renale Ausscheidung (Menge/24 Std.) P	Ca	**Beurteilung**
Hypoparathyreoidismus, Pseudohypoparathyreoidismus	↑	↓	n	↓	Beim Erwachsenen sind Phosphatkonzentrationen über 5 mg/dl (1.61 mmol/l) ein wichtiger Basisbefund, wenn klin. der Verdacht auf Vorliegen eines Hypoparathyreoidismus besteht. Eine Niereninsuffizienz muß ausgeschlossen werden.
Akromegalie	↑	n	↓	n	Hyperphosphatämie ist ein konstanter Befund.
Knochentumoren, Metastasen	↑, n	↑	↑, n	↑	Hyperphosphatämie ist seltener Befund; bei Tumoren, die Parathormon-ähnlich wirkende Faktoren produzieren, kommt es zur Hypophosphatämie.

Erkrankungen, die eine Erniedrigung des anorganischen Phosphates im Serum verursachen können

Erkrankung	Serumwerte P	Ca	renale Ausscheidung (Menge/24 Std.) P	Ca	**Beurteilung**
Prim. Hyperparathyreoidismus /[37]/	↓, n	↑	n	↑, n	Die Hypophosphatämie bzw. Werte unter 3.5 mg/dl (1.13 mmol/l) sind wie die Hyperkalzämie ein wichtiger Basisbefund bei klin. Verdacht auf Vorliegen eines Hyperparathyreoidismus. Wichtig sind wiederholte Bestimmungen und die Beachtung der Alters- und Geschlechtsabhängigkeit des Phosphatwertes.
Intestinale Malabsorption	↓	↓	↓	↓	Durch mangelnde Absorption von Vitamin D und Calcium kommt es zum sekundären Hyperparathyreoidismus mit Hypophosphatämie.
Vitamin-D-Mangel-Rachitis /[39]/	↓	↓	↓, n	↓	Alle Formen gehen mit einer Erhöhung der alkalischen Phosphatase einher. Rasche Normalisierung des Serumphosphates nach Vitamin-D-Gabe bei D-Mangel-Rachitis. Das Calcium × Phosphat Produkt ist kleiner als 24.
Vitamin-D-abhängige Rachitis /[39, 40]/	↓	↓	↓, n	↓	Bei Vitamin-D-abhängiger Rachitis führt erst die Gabe von hohen Dosen Vitamin D zur Normalisierung des Serumphosphates. Defekt der 1-α-Hydroxylase in der Niere. Daher führen normale Dosen von 1,25-Dihydroxycholecalciferol zur Heilung.
Vitamin-D-refraktäre Rachitis, Phosphatdiabetes /[39, 40]/	↓	n	n	n	Störung des renalen Phosphat-Transportes. Normalisierung durch orale Phosphatzufuhr und Gabe von 1,25-Dihydroxycholecalciferol.

Erkrankungen, die eine Erniedrigung des anorganischen Phosphates im Serum verursachen können (Fortsetzung)

Erkrankung	Serumwerte P	Serumwerte Ca	renale Ausscheidung (Menge/24 Std.) P	renale Ausscheidung (Menge/24 Std.) Ca	**Beurteilung**
Renale tubuläre Azidose, Fanconi-Syndrom /[39, 40, 41]/	↓, n	↓, n	↑, ↓	n	Hypophosphatämie und hyperchlorämische Azidose sind häufige bzw. konstante Symptome der renalen tubulären Azidose.

Hinweise und Störungen

Referenzbereich: Ist alters- und geschlechtsabhängig. Jeder Wert sollte deshalb am Diagramm nach *Greenberg* beurteilt werden. Das Serumphosphat zeigt einen zirkadianen Rhythmus mit Maximalwerten nachts und Minimalwerten vormittags /[28]/. Nach kohlenhydratreicher Kost sinkt der Phosphatwert, verursacht über eine durch die Nahrung ausgelöste Insulinsekretion, ab.

Hämolyse: Führt zu erhöhten Werten durch die Freisetzung von Esterphosphaten aus den Erythrozyten. Zur Vermeidung falsch hoher Werte müssen die Erythrozyten innerhalb von 2 Std. nach der Blutentnahme vom Serum abgetrennt sein.

Medikamente: Aluminiumhydroxyd bindet Phosphat im Darm, dadurch Senkung der Serumkonzentration. Phenothiazine sowie die Antikoagulantien Citrat und Oxalat verursachen falsch niedrige Werte, da sie die Bildung des Phosphomolybdatkomplexes stören.

Stabilität im Serum: Erhöhte Werte, wenn das Serum länger als 6 Std. bei Raumtemperatur steht. Bei 4 °C 2 bis 3 Tage stabil.

Pathophysiologie

Über 85% des anorg. Phosphates im Organismus sind im Skelettsystem in Form des Hydroxylapatits lokalisiert, etwa 1 g wird täglich ersetzt. Die Aufnahme erfolgt im Duodenum und oberen Jejunum, die Ausscheidung über die Nieren.

Im Plasma liegt anorg. Phosphat ionisiert in Form des Orthophosphates vor. Es wird glomerulär filtriert und zu 90% in den proximalen Tubuli rückresorbiert. Die Aufrechterhaltung einer konstanten Plasmakonzentration wird durch das Zusammenspiel von Wachstumshormon, Östrogenen und Parathormon kontrolliert.

Wachstumshormon erhöht, Östrogene senken die Plasmaphosphatkonzentration. Leichte Hyperphosphatämien treten deshalb physiologischerweise bei Kindern und in der Menopause auf. Parathormon mobilisiert Phosphat aus dem Knochen und steigert die renale Phosphatausscheidung, Cortisol hat denselben Effekt.

Eine Erniedrigung des Plasmaphosphates tritt bei allen Erkrankungen auf, die mit einem Vitamin-D-Mangel und vermehrter Parathormonausschüttung einhergehen, ebenso bei bestimmten renal-tubulären Schädigungen. Hypophosphatämie führt zu Muskelschwäche und Ateminsuffizienz.

Eine Erhöhung kommt hauptsächlich bei renaler Insuffizienz vor, wenn das Glomerulumfiltrat stark erniedrigt ist.

Phosphat (P)-Ausscheidung

Die alleinige Bestimmung der Phosphat-Ausscheidung im Urin ist zur Beurteilung des Phosphathaushaltes unzureichend, da sie von der Nahrungszufuhr, dem Knochenstoffwechsel, dem Glomerulumfiltrat und der tubulären Phosphatreabsorption abhängig ist. Deshalb werden Clearance-Methoden zur Beurteilung der Phosphat-Elimination herangezogen. Folgende Untersuchungen werden in Abhängigkeit von der klinischen Fragestellung durchgeführt:

Phosphat-Clearance.
Prozentuale tubuläre Phosphatrückresorption.
Tubuläres Maximum der Phosphatrückresorption.
Calcium-Suppressionstest.
Parathormontest nach *Ellsworth* und *Howard*.

Phosphat-Clearance (C_p)

Indikation

Verdacht auf

— Primäre und sekundäre Störungen der Nebenschilddrüsenfunktion.
— Tubuläre Syndrome mit Phosphatverlust.

Testablauf

Prinzip: Das pro Minute von Phosphat geklärte Plasmavolumen wird ermittelt. Die Phosphat-Clearance wird in 2 einstündigen Sammelperioden nach folgendem Testablauf durchgeführt:

7.00 Der nüchterne Patient trinkt 500 ml Tee.
8.00 Entleeren der Blase in die Toilette, nochmals 250 ml Tee trinken.
9.00 Entleeren der Blase in Sammelflasche I, Blutentnahme zur Bestimmung von Phosphat.
10.00 Entleeren der Blase in Sammelflasche II.

Bestimmung von Phosphat im Serum und in beiden Sammelurinen, Messen der Urinausscheidung der 2 Sammelperioden.

Berechnung der Phosphatclearance (C_p)

$$C_p\ (\text{ml/min}) = \frac{\text{Urin-P (mg/dl)}}{\text{Serum-P (mg/dl)}} \times \text{Urinausscheidung (ml/min)}$$

Die C_p beider Sammelperioden wird ermittelt.

Referenzbereich /[37]/

5.4—16.2 ml/min

Bewertung

Zur differentialdiagnostischen Beurteilung einer pathologischen C_p sind folgende weitere Untersuchungen wichtig:

Ca, P, Gesamteiweiß, Cl, Creatinin und alkal. Phosphatase im Serum, Creatinin-Clearance und Ca-Ausscheidung im Urin.

Eine Erhöhung der C_p ist physiologisch bei vermehrter alimentärer Zufuhr von P und NaCl, vermindert im Wachstumsschub, in der Gravidität und während der Laktation.

Erkrankungen, die einen Anstieg der C_p verursachen

Erkrankung	**Beurteilung**
Primärer Hyperparathyreoidismus, Sekundärer Hyperparathyreoidismus durch Hypokalzämie verschiedener Ursache, z. B.: Malabsorptions-Syndrom, Vitamin-D-Mangelzustände	Aufgrund von verstärkter Parathormonsekretion ist die tubuläre P-Reabsorption vermindert. Anmerkung: Da die Serum-P-Werte niedrig sind, liegt keine Steigerung der glomerulären Filtration vor.
Phosphatdiabetes, Renale tubuläre Azidose	Verminderung der tubulären P-Reabsorption aufgrund angeborener oder erworbener Tubulusschäden.

Erkrankungen, die mit einer Verminderung der C_p einhergehen

Akutes und chron. Nierenversagen, Hypoparathyreoidismus, Akromegalie.

Hinweise

Nachteil der C_p: Berücksichtigt nicht die Nierenfunktion. Bei primärem Hyperparathyreoidismus und eingeschränkter Nierenfunktion ist die C_p oft normal.

Prozentuale tubuläre Phosphatrückresorption (TRP%)

Indikation

Verdacht auf

— Primäre und sekundäre Störungen der Nebenschilddrüsenfunktion.
— Tubuläre Syndrome mit Phosphatverlust.

Testablauf

Prinzip: Es wird der prozentuale Anteil des Phosphates im Primärharn ermittelt, der tubulär rückresorbiert wird.

Durchführung: Wie Bestimmung der Phosphat-Clearance, zusätzlich werden noch Creatinin im Urin und Serum bestimmt.

Die Berechnung erfolgt getrennt für beide Sammelperioden nach folgender Formel:

$$TRP\% = \left[1 - \frac{C_p}{C_{cr}}\right] \times 100$$

C_p = Phosphat-Clearance, C_{cr} = Creatinin-Clearance

Referenzbereich /16/

82—90%

Bewertung

Erkrankung	TRP%
Prim. Hyperparathyreoidismus	20—81
Phosphatdiabetes	< 80
Renale tubuläre Azidose	< 80

Hinweise

Vorteil der TRP%: Berücksichtigt die Nierenfunktion.

Nachteil: Ist von der P-Zufuhr abhängig. Ein Gesunder kann bei P-Entzug über 90% TRP aufweisen, bei reichlicher P-Zufuhr unter 82%.

Tubuläres Maximum der Phosphatrückresorption (TmP/GFR)

Das TmP/GFR, auch als renale Phosphatschwelle bezeichnet, beschreibt die maximale Phosphatkonzentration im Glomerulumfiltrat, unterhalb derer alles filtrierte Phosphat tubulär reabsorbiert wird. Es ist möglich, das TmP/GFR direkt zu bestimmen, jedoch ist ein erheblicher Aufwand erforderlich. Im allgemeinen wird daher die Phosphatschwelle nach dem Nomogramm von *Walton* und *Bijvoet* /[42]/ ermittelt.

Indikation

Feststellung einer renal-tubulären Störung der Phosphatreabsorption.

Testablauf

Zur Ermittlung des TmP über das Nomogramm sind erforderlich

1. 2-stündige Urinsammlung morgens nach Entleeren der Blase. Der Patient soll über Nacht keine Nahrung zu sich genommen haben. Bestimmung von Harnvolumen, Creatinin und Phosphor.
2. Blutentnahme in der Mitte der Sammelperiode zur Bestimmung von Creatinin und Phosphat.
3. Berechnung der tubulären Reabsorption von Phosphat

   $TRP = 1 - \frac{C_p}{C_{cr}}$ oder des Quotienten C_p/C_{cr}.

Referenzbereich /[42]/

2.5—4.2 mg/dl 0.8—1.4 mmol/l

Bewertung

Das TmP/GFR wird aus dem Nomogramm so ermittelt (Abb.1): Serumphosphatkonzentration und TRP- bzw. C_p/C_{cr}-Wert markieren und mit einem Lineal so verbinden, daß dessen rechter Teil die TmP/GFR-Achse schneidet. Der Schnittpunkt entspricht der Phosphatschwelle des Patienten in mg/dl oder mmol/l Glomerulumfiltrat.

Die Phosphatschwelle ist erniedrigt bei tubulären Syndromen mit Phosphatverlust, ferner bei primärem und sekundärem Hyperparathyreoidismus.

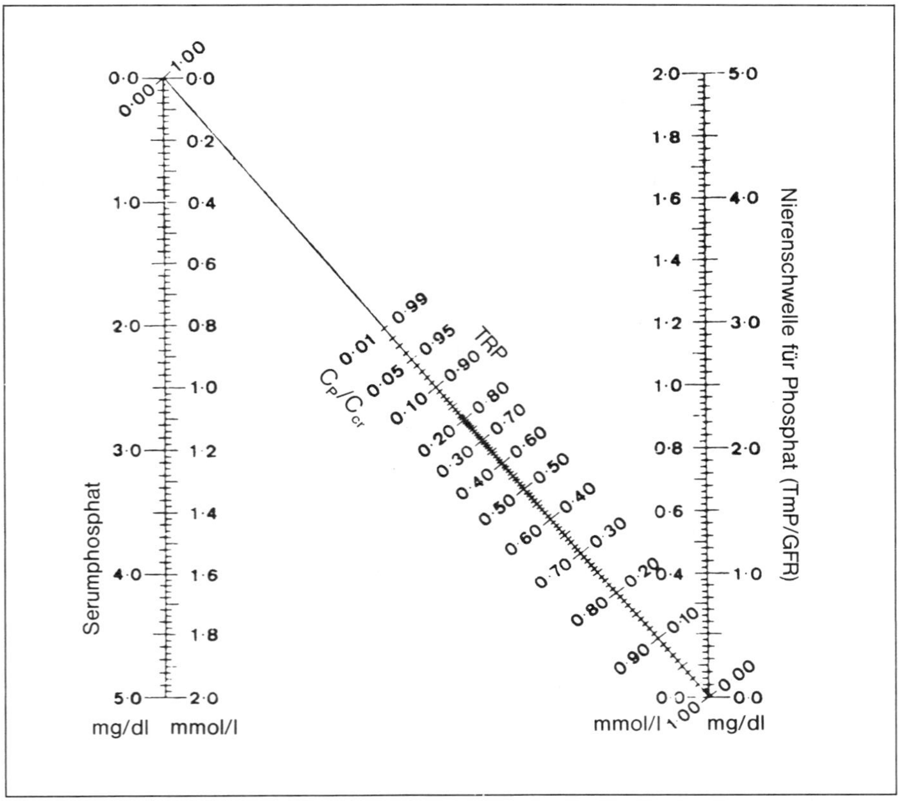

Abb. 1 Nomogramm zur Ermittlung der Nierenschwelle für Phosphat /42/.

Calcium-Suppressionstest

Indikation

Differentialdiagnostische Abklärung einer Grenzwerthyperkalzämie. Kontraindiziert bei Serumcalciumwerten über 12 mg/dl (3 mmol/l).

Testablauf

Prinzip: Beim Gesunden kann die Parathormonsekretion durch die Infusion von Calcium unterdrückt werden, es resultiert ein Abfall der Phosphatclearance (C_p). Bei einem primären Hyperparathyreoidismus ist das nicht der Fall /43/.

Durchführung: Erfolgt stationär über 2 Tage.

1. Tag	7.00	500 ml Tee trinken.
	8.00	Entleeren der Blase in die Toilette, 250 ml Tee trinken, Bettruhe.
	9.00	Blutentnahme zur P-Bestimmung.
	10.00	Blase entleeren in Sammelgefäß, Abgabe an das Labor, dort Messen des Volumens und Bestimmung von P und Creatinin.
	21.00	Anlegen einer Calciuminfusion. 10 mg Ca/kg Körpergewicht in 250 ml 5% Laevuloselösung.
	24.00	Ende der Infusion.

2. Tag 7.00 500 ml Tee trinken.
8.00 Entleeren der Blase in die Toilette, 250 ml Tee trinken, Bettruhe.
9.00 Blutentnahme zur P-Bestimmung.
10.00 Blase entleeren in Sammelgefäß, Abgabe an das Labor, dort Messung des Volumens und Bestimmung des P und Creatinins.

Berechnung der C_p beider Sammelperioden. Ferner Ermittlung der Creatininausscheidung in mg/Sammelperiode, um die Vergleichbarkeit der Sammlung zu prüfen.

Bewertung

Bei Normalpersonen und Patienten mit sekundärem Hyperparathyreoidismus kommt es zu einem Abfall der Phosphatclearance nach der Calciuminfusion um mindestens 30% gegenüber der Vorperiode.

Ein Abfall von weniger als 30% spricht für das Vorliegen eines primären Hyperparathyreoidismus.

Hinweis

Diagnostische Wertigkeit der Tests zur Beurteilung der Phosphatausscheidung: Cp, TRP und Suppressionstest haben sich nicht allgemein in der Klinik durchsetzen können, da besonders bei Grenzwerthyperkalzämie eine sichere Diagnose des primären Hyperparathyreoidismus mit diesen Tests allein aufgrund der Überlappung mit Normalkollektiven nicht möglich ist. Zunehmend bürgert sich mit Verbesserung der radioimmunologischen Techniken die Bestimmung des Parathormons im Serum und die Bestimmung von cycl. Adenosinmonophosphat im Urin ein. Oft erlaubt in schwierigen Fällen erst die Kombination aller Methoden eine abschließende diagnostische Beurteilung.

Parathormontest nach Ellsworth-Howard

Indikation

Differentialdiagnostische Abklärung einer Hypokalzämie, speziell zur Unterscheidung von Hypoparathyreoidismus und Pseudohypoparathyreoidismus.

Testablauf /[14, 38, 44]/

Prinzip: Die Ansprechbarkeit der Nierentubuli auf human-Parathormon (hPTH) wird getestet. Ein Anstieg der Phosphatclearance und der cAMP-Ausscheidung ist ein Zeichen für Ansprechbarkeit und spricht gegen das Vorliegen eines Pseudohypoparathyreoidismus.

Durchführung: Der Test wird stationär durchgeführt, dauert 2 Tage und läuft schematisch ähnlich ab wie der Calcium-Suppressionstest.

1. Tag: Ab 8.00 Uhr morgens stündliches Sammeln von Urinportionen bis 16.00 Uhr, messen des jeweiligen Volumens und Bestimmung von P, Creatinin und cAMP.
11.00 Uhr Blutentnahme zur Bestimmung von P.

2. Tag: Gleiches Vorgehen wie am ersten Tag, jedoch um 11.00 Uhr zusätzlich i. v.-Injektion von 200 IE Parathormon bzw. 1 µg (1—38) hPTH pro kg Körpergewicht.

Berechnung: C_p und cAMP/Creatinin der stündlichen Sammelperioden.

Bewertungskriterien: Anstieg von C_p und cAMP/Creatinin nach Parathormongabe im Vergleich zur Vorperiode. Von einigen Autoren wird der cAMP-Anstieg im EDTA-Plasma 15 und 30 min. nach hPTH-Injektion zusätzlich verfolgt.

Referenzbereiche

Anstieg der C_p: Mindestens 3fach Anstieg der cAMP-Ausscheidung: Um 100 nmol/dl Glomerulumfiltrat (GFR)

Bewertung /[20, 44]/

Test	Hypoparathyreoidismus	Pseudohypoparathyreoidismus
Anstieg der Cp	über 3fach	nur gering
cAMP-Ausscheidung	über 100 nmol/dl GFR	unter 10 nmol/dl GFR
cAMP-Anstieg im Plasma	über 20 nmol/l	unter 20 nmol/l

Parathormon (PTH)

Indikation

Niereninsuffizienz, Nephrolithiasis, Nephrokalzinose.
Differenzierung von Hyper- und Hypokalzämie.
Bei der Durchführung des Calcium-Suppressionstests.
Röntgenologischer Verdacht auf Hyperparathyreoidismus.
Malabsorptions-Syndrom.
Adenomlokalisation bei primärem Hyperparathyreoidismus.

Bestimmungsmethode

Radioimmunoassay (RIA), Durchführung nach Lit. /[45–47]/.

Reagenzien des PTH-RIA

Tracer: ^{125}J-markierte synthetische humane PTH-Fragmente, z. B. ^{125}J-Tyr-(44-68 hPTH).

Antiserum: Ein im Mittelteil des PTH angreifendes Antiserum. Ein solches Antiserum eignet sich gut zur Differenzierung normaler von erhöhten PTH-Konzentrationen und auch für die Seitenlokalisation von Nebenschilddrüsen-Adenomen. Mit einem Antiserum, das am Amino-terminalen Ende des PTH angreift, kann die Lokalisationsdiagnostik auch vorgenommen werden.

Standards: Synthetisches humanes PTH(44-68)-Fragment, verdünnt in einem Serum von Patienten mit chirurgisch bedingtem Hypoparathyreoidismus.

Neuerdings sind Nachweise für intaktes Parathormon (hPTH 1-84) entwickelt worden, die klinisch besser brauchbar sind, da sie eine höhere Empfindlichkeit aufweisen als die Fragmentnachweise und die Konzentration praktisch nur noch von der Parathormonproduktion und nicht mehr von der renalen Elimination abhängt /[57]/.

Untersuchungsmaterial

Serum (Nüchternblutentnahme morgens bis 10.00 Uhr) 1 ml

EDTA-Plasma zum Nachweis von intaktem Parathormon 1 ml

Ausnahme: Bei Dialysepatienten soll vor und nach Dialyse Blut entnommen werden.

Serum nach Gewinnung tiefgefroren oder bis zu 24 Std. bei 4 °C lagern.

Referenzbereiche /45, 47, 57/

C-terminal:	100—400 pg/ml	(10—40 pmol/l)
Mittel-regional:	100—500 pg/ml	(10—50 pmol/l)
Intaktes PTH:	20—65 pg/ml	(2.0—6.5 pmol/l)

Umrechnung in Stoffmengenkonzentration: pg/ml × 0.106 = pmol/l

Bewertung /47—51/

Serum-PTH-Werte dienen zur Differenzierung von mit anderen Methoden festgestellten Störungen des Calciumhaushaltes (Hyperparathyreoidismus, Hypoparathyreoidismus). Siehe hierzu auch die Beiträge Calcium und Phosphat, ferner alkalische Phosphatase.

Verhalten von Calcium (Ca), Phosphat (P) und PTH im Serum bei Erkrankungen mit erhöhtem PTH-Wert

Erkrankung	Ca	P	PTH	Beurteilung
Primärer Hyperparathyreoidismus (1° HPT)	↑	↓	↑	P meist unter 3.5 mg/dl (1.13 mmol/l). Ca korrigiert auf Serumprotein (Formel sh. S. 321) in über 98% der Fälle höher als 10.2 mg/dl (2.55 mmol/l).
Sekundärer Hyperparathyreoidismus (2° HPT) bei Niereninsuffizienz	↓	↑	↑↑	Regelmäßig zu beobachten bei Absinken der Creatinin-Clearance unter 50 ml/min./1.73 m².
2° HPT beim Malabsorptions-Syndrom	↓	↓, n	↑	25-OH-Vitamin-D-Werte erniedrigt bei Störung der Fettabsorption.
Pseudo-Hypoparathyreoidismus	↓	↑	↑	Sh. auch unter cyclischem AMP (S. 333).

Primärer Hyperparathyreoidismus (1° HPT)

Am häufigsten tritt der 1° HPT unter dem Bild der rezidivierenden Urolithiasis auf.

Weitere Manifestationsformen sind Beteiligung des Skeletts (Osteodystrophia fibrosa cystica), Ulzera ventrikuli oder duodeni, schließlich ein Hyperkalzämiesyndrom.

Neuerdings werden allerdings durch das routinemäßige Screening der Serum-Calciumwerte zunehmend asymptomatische Patienten — sowohl ohne subjektive Beschwerden als auch ohne Organmanifestationen — entdeckt.

Die Parathormonbestimmung nach selektiver Blutentnahme aus den Halsvenen zur Lokalisationsdiagnostik sollte wegen der hohen Belastung des Patienten und des hohen Aufwandes nur durchgeführt werden, wenn bei der Erst-Operation das Adenom (bzw. die vergrößerte Nebenschilddrüse) nicht gefunden werden konnte.

Sekundärer Hyperparathyreoidismus (2° HPT bei Niereninsuffizienz)

Die Serum-PTH-Werte sind stark erhöht, oft werden Konzentrationen über 200 pmol/l (2 ng/ml) beobachtet. Diese Werte resultieren aus vermehrter PTH-Produktion und einer verminderten peripheren Metabolisierung. Die Halbwertszeit der mittel-regionalen Fragmente, beim Gesunden in der Größe von 1/2 Std., ist beim Fehlen der Nieren bis auf 1 Tag verlängert. Wird bei einem Dialysepatienten mit schwerem HPT eine weitgehende Entfernung der Nebenschilddrüsen vorgenommen, z. B. bei fortgeschrittener Osteopathie, kann oft erst nach Tagen eine Normalisierung der PTH-Werte bei Verwendung mittel-regional angreifender Antisera gemessen werden. Die Halbwertszeit des intakten PTH beträgt dagegen ca. 3 Minuten.

2° HPT beim Malabsorptions-Syndrom

Die Serum-PTH-Konzentration ist erhöht, jedoch nicht so ausgeprägt wie beim 2° HPT durch Niereninsuffizienz. Durch eine Calciuminfusion, z. B. im Rahmen des Calcium-Suppressiontests, kann die PTH-Sekretion gebremst werden. Der Rückgang der PTH-Konzentration bei Calciuminfusion ist bei allen Formen der regulatorischen Überfunktion der Nebenschilddrüsen (= 2° HPT) zu beobachten. Bei 1° HPT besteht in einigen Fällen eine Supprimierbarkeit, in anderen Fällen kann dagegen kein Abfall nach der Calciuminfusion beobachtet werden.

Laboruntersuchungen zur Diagnostik des 1° HPT

Basisdiagnostik	**Dimension**	**normal**	**pathologisch**
Serum-Ca	mg/dl mmol/l	8.8—10.2 2.20—2.55	über 10.2 über 2.55
Serum-P (anorganisch)	mg/dl mmol/l	2.5—4.5 0.81—1.53	unter 2.5 unter 0.81
Urin-Calcium (Männer)	mg/24 Std. mmol/24 Std.	100—300 2.5—7.5	über 300 über 7.5
(Frauen)	mmol/24 Std.	2.5—6.2	über 6.2
Weiterführende Diagnostik			
Phosphat-Clearance (C_p)	ml/min	6—16	über 16
Tubuläre Reabsorption von P in % (TRP %)	%	82—90	unter 82
Suppressionstest nach *Kyle* (Abfall der C_p)	%	über 30	unter 30
Parathormon			
C-terminales Antiserum	pmol/l	10—40	über 40
Mittel-regionales Antiserum	pmol/l	10—50	über 50
Intaktes PTH	pmol/l	2.0—6.5	über 6.5
Cyclisches AMP/Creatinin-Clearance	nmol/l	25—42	über 42

2° HPT bei Pseudo-Hypoparathyreoidismus

Wie bei anderen Formen des 2° HPT kann der Serum-PTH-Wert durch eine Calciuminfusion erniedrigt werden. Bei Verwendung mittel-regional angreifender Antisera im PTH-RIA ist ein Rückgang der PTH-Konzentration am Ende der Infusion bis zum nächsten Morgen zu beobachten.

Tumorhyperkalzämien weisen in den allermeisten Fällen keine Erhöhung der PTH-Konzentration auf (Antiserum mittel-regional oder C-terminal). Selbst wenn es sich um Substanzen mit PTH-ähnlicher Wirkung handelt, werden diese von dem verwendeten Antiserum nicht erkannt. Allerdings kann eine Tumorhyperkalzämie zu einer Einschränkung der Nierenfunktion (Rückgang der glomerulären Filtrationsrate) führen, so daß in der Zirkulation eine Anhäufung von mittel-regionalen und C-terminalen Fragmenten des PTH (lange Halbwertszeit) trotz reduzierter Sekretion des intakten Moleküls erfolgt. Somit ist etwa eine zweifach erhöhte PTH-Konzentration bei einer Tumorhyperkalzämie, z. B. 16 mg/dl (4.0 mmol/l) und Serumcreatinin über 3 mg/dl (265 µmol/l) zu erwarten.

Die im mittel-regionalen oder C-terminalen RIA gemessene PTH-Konzentration ist also nicht nur als Sekretion, sondern als Bilanz von Sekretion und peripherem Abbau zu beurteilen.

Ein 1° HPT mit vergleichbarem Serumcalcium würde wesentlich höhere Werte aufweisen. Der Nachweis für intaktes PTH ergibt erniedrigte PTH-Werte bei Tumorhyperkalzämie (unter 2.0 pmol/l), auch bei eingeschränkter Nierenfunktion.

Niedrige PTH-Werte werden mit mittel-regionalem oder C-terminalem RIA bei aktiver Hyperthyreose gemessen; vermutlich wird durch den erhöhten Skelettumbau zuviel Calcium aus dem Skelett freigesetzt und es resultiert eine leichte Hyperkalzämie mit Bremsung der Nebenschilddrüsen (Serum-P ist bei Hyperthyreose oft im oberen Referenzbereich oder darüber).

Verhalten von Calcium (Ca), Phosphat (P) und PTH im Serum bei Erkrankungen mit erniedrigter PTH-Konzentration

Erkrankung	**Ca**	**P**	**PTH**	**Beurteilung**
Nicht parathyreogene Hyperkalzämien				
Vitamin-D-Überdosierung	↑	↑ (n)	↓ (n)	25-OH-Vitamin D ↑
AT-10-Überdosierung	↑	↑ (n)	↓ (n)	25-OH-Vitamin D normal
Milch-Alkali-Syndrom	↑	↑ (n)	↓ (n)	Anamnese gibt Aufschluß
Morbus Boeck	↑ (n)	↑ (n)	↓ (n)	UV-Exposition als Ursache
Hyperthyreose	↑ (n)	↑ (n)	↓ (n)	sh. oben
Thiazideinnahme	↑ (n)	n	n	Arzneimittelanamnese
Tumorhyperkalzämie (oft)	↑	↑ (n)	↓ (n)	z. B. Mammakarzinom, GFR beachten (sh. oben)
Tumorhyperkalzämie (selten)	↑	↓	↓, n	Pseudohyperparathyreoidismus.
Tumorhyperkalzämie (sehr selten)	↑	↓	↑	Es wird eine ektope PTH-Produktion diskutiert.
Normokalzämie Hyperkalziurie, absorptiv	n	↓ (n)	↓ (n)	sh. unter Ca im Urin S. 329, erhöhte NaCl-Zufuhr.
Hypokalzämie Hypoparathyreoidismus	↓	↑	↓ (n)	Nur Tests für intaktes PTH weisen sehr niedrige PTH-Konzentrationen nach.

Hinweise und Störungen

Referenzwerte: Die PTH-Bestimmungen sind von Labor zu Labor schwer vergleichbar, da unterschiedliche Standards und Antiseren verwendet werden. Man muß also den Referenzbereich des jeweiligen RIA kennen. Viele Labors geben einen Bereich unter 50 pmol/l an.

Blutentnahme: Wegen Tagesschwankungen (abends höhere PTH-Werte) und Störungen durch stärkere Hyperlipoproteinämie ist die Blutentnahme morgens beim nüchternen Patienten vorzunehmen. Sonst Entnahmezeit vermerken.

Stabilität im Serum: Bei Raumtemperatur etwa 10% Abbau in 24 Std., Versand innerhalb von 24 Std. im gekühlten Zustand. Intaktes PTH ist nur in EDTA-Plasma stabil.

Bei bedrohlicher Hyperkalzämie (über 16 mg/dl, 4.0 mmol/l) und eindeutiger Symptomatik (Röntgen von Schädel und Hände; kein metastasierender Tumor; hohe alkalische Phosphatase, Serum-P unter 3.5 mg/dl, 1.13 mmol/l, Serum-Chlorid über 105 mmol/l) sollte das Ergebnis des PTH-RIA nicht abgewartet, sondern die Nebenschilddrüsenoperation nach entsprechender Vorbereitung durchgeführt werden.

Pathophysiologie

Aus den Nebenschilddrüsen wird das 84 Aminosäuren lange Peptid PTH in Abhängigkeit von dem ionisierten Ca, der Vitamin-D-Konzentration und dem Magnesiumwert im Plasma sezerniert.

Bei schwerem Vitamin-D-Mangel wird relativ zum Serum-Ca mehr PTH sezerniert, bei starker Hypomagnesiämie reduziert sich die PTH-Sekretion. Leichte Hypomagnesiämie stimuliert — wie die Hypokalzämie — die PTH-Sekretion. Das amino-terminale (N-terminale) Ende 1—34 des Parathormons ist für die biologische Aktivität entscheidend.

PTH entfaltet seine Wirkung in der Niere und am Skelett, indem es dort an Rezeptoren gebunden die Adenylat-Cyclase stimuliert, ein Enzym, das aus ATP cyclisches AMP bildet. In der Niere wird PTH nach erfolgter Wirkung zwischen Position 33 und 34 gespalten; vermutlich wird der N-terminale Teil noch weiter zerlegt. Biologisch unwirksame Fragmente mit einem Molekulargewicht um 4000 bis 7000 zirkulieren weiter mit einer Halbwertszeit von ca. 1/2 Std. beim Nierengesunden.

Durch cyclisches AMP oder andere PTH-abhängige Vorgänge, z. B. Hypophosphatämie, wird in der Niere die Umwandlung von 25-OH-Vitamin D zu 1,25-$(OH)_2$-D gefördert. Dieser Vitamin-D-Metabolit stimuliert die intestinale Ca-Absorption.

Bei dem 1° HPT resultiert eine Hyperkalzämie aus den drei Angriffspunkten des PTH

— Steigerung der ossären Ca-Resorption.
— Steigerung der intestinalen Ca-Absorption (Vitamin-D-vermittelt).
— Steigerung der renalen Ca-Reabsorption.

25-Hydroxycalciferol (25-OH-D)

Indikation

Bei Verdacht auf Vitamin-D-Mangel, z. B. folgenden Befunden: Hypokalzämie, Hypophosphatämie, Hypokalziurie, erhöhte alkalische Phosphatase, röntgenologische Zeichen eines Vitamin-D-Mangels (Pseudofrakturen, Looser-Umbauzonen).

Bestimmungsmethoden

Kompetitive Protein-Bindungs-Analyse /[52]/ oder mittels Hochdruckflüssigkeitschromatographie /[53]/.

Kompetitive Proteinbindungsanalyse

Tracer: ^{3}H-25-OH-D.

Bindungsprotein: Transcalciferin, das Transportprotein für 25-OH-D aus dem Serum des Menschen (= Vitamin-D-bindendes Protein).

Dieser Proteinbindungsassay erfaßt kein Vitamin D oder 1,25-$(OH)_2$-Vitamin D, jedoch Spuren von 24,25-$(OH)_2$-Vitamin D. Es wird nicht zwischen 25-OH-D_2 und 25-OH-D_3 unterschieden.

Untersuchungsmaterial

Serum oder Plasma 1 ml

Blut unbedingt morgens nüchtern entnehmen; Trübung (Hyperlipoproteinämie) stört.

Referenzbereiche /[54]/

Abhängig von der Jahreszeit:	Sommer	50—300 nmol/l
	Winter	25—150 nmol/l

Umrechnung in Stoffmengenkonzentration: ng/ml × 2.5 = nmol/l

Bewertung

Der Nachweis eignet sich zur Erfassung eines Vitamin-D-Mangels und einer Überdosierung. Erfaßt wird der in der Zirkulation hauptsächlich vorhandene Vitamin-D-Metabolit. Die Konzentration von 25-OH-D spiegelt die Zufuhr von Vitamin D mit der Nahrung und die Bildung von Vitamin D in der Haut durch UV-Licht wider. Bei Werten unter 15 nmol/l liegt ein schwerer, bei Werten von 15 bis 25 nmol/l ein leichter Vitamin-D-Mangel vor.

Erniedrigte Vitamin-D-Konzentrationen werden beobachtet bei

— Mangelnder Vitamin-D-Zufuhr oder Aufnahme. Rachitis, z. B. bei Sonnenlichtmangel; verminderte Sonnenlichtexposition häufig bei alten Leuten.

Regelmäßig erniedrigte Vitamin-D-Werte werden bei Patienten mit Schenkelhalsfraktur und bei Malabsorptions-Syndrom gemessen.

— Erhöhtem Vitamin-D-Verbrauch, z. B. Einnahme von Barbituraten oder Diphenylhydantoin, sicher auch bei verwandten Verbindungen; bei primärem Hyperparathyreoidismus (erhöhte Bildung von 1,25-$(OH)_2$-D und 24,25-$(OH)_2$-D aus 25-OH-D).

— Vitamin-D-Verlust, z. B. beim nephrotischen Syndrom. Hierbei geht Transcalciferin, das Transportprotein für 25-OH-D, wegen des niedrigen Molekulargewichts (um 55.000) mit den Vitamin-D-Metaboliten im Urin verloren.

Hinweise und Störungen

Vergiftungen mit Vitamin D_3 oder D_2 werden gleichermaßen erfaßt, da vermehrt 25-OH-D_3 oder 25-OH-D_2 gebildet wird und das verwendete Bindungsprotein nicht zwischen 25-OH-D_3 und 25-OH-D_2 unterscheidet. Dagegen weist das Bindungsprotein keine Kreuzreaktivität zu AT-10 (Dihydrotachysterol = DHT) bzw. 25-OH-DHT auf. Eine AT 10-Vergiftung wird also nicht erfaßt. Ebenso übersehen wird eine Überdosierung von 1,25-Dihydroxycholecalciferol.

Nach Heparininjektion, z. B. unter der Dialysetherapie, erfolgt ein Anstieg der 25-OH-D-Konzentration.

Stabilität: Die Probe muß für den Versand nicht eingefroren werden, falls eine Zustellung innerhalb von 48 Std. möglich ist.

1,25-Dihydroxycholecalciferol ($1{,}25\text{-}(OH)_2\text{-}D_3$, Calcitriol)

Indikation

Hyperkalzämie durch Sarkoidose.

Therapiekontrolle bei der Verordnung von 1α-Hydroxy-Vitamin D oder von 1,25 Dihydroxycholecalciferol.

Verdacht auf Intoxikation mit Hyperkalzämie-erzeugenden Pflanzen, z. B. Solanum malacoxylon.

Hyperkalziurie unklarer Genese.

Vitamin-D-abhängige Rachitis.

Bestimmungsmethode

Radioimmunoassay /[55,56]/

Untersuchungsmaterial

Serum 2 ml

Referenzbereiche /[55, 56]/

Erwachsene	30— 70 (75—175)
Kinder	40—100 (100—250)

Angaben in pg/ml (pmol/l)

Bewertung

Mit der Bestimmung von $1{,}25\text{-}(OH)_2\text{-}D_3$ können Metabolisierungsstörungen im Vitamin D-Stoffwechsel erfaßt werden, denn die Konzentration spiegelt die Aktivität der 1-Hydroxylase in der Niere wider. Diese bildet aus 25-OH-D den hochwirksamen Metaboliten $1{,}25\text{-}(OH)_2\text{-}D$.

Eine Hypophosphatämie stimuliert die 1-Hydroxylase, die Hyperphosphatämie bremst sie. Daher erklärt sich eine vermehrte Bildung dieses Metaboliten und eine Hyperabsorption von Calcium aus dem Darm bei Zuständen von Hypophosphatämie, z. B. Hyperparathyreoidismus, Therapie mit Aluminiumhydroxyd.

Weiterhin werden erhöhte $1{,}25\text{-}(OH)_2\text{-}D_3$-Werte bei der Sarkoidose (Morbus Boeck) beobachtet, die Ursache hierfür ist eine extrarenale 1-Hydroxylase-Aktivität in den Granulomen, z. B. in der Lunge.

Bei mäßigem 25-OH-D-Mangel kommt es kompensatorisch zu einer Stimulation der 1-Hydroxylase, bei schwerem Mangel an der Vorstufe werden auch erniedrigte $1{,}25\text{-}(OH)_2\text{-}D_3$-Konzentrationen beobachtet.

Bei der Therapie einer Rachitis kommt es anfangs zu einer besonders vermehrten $1{,}25\text{-}(OH)_2\text{-}D_3$-Bildung.

Nach Nierentransplantationen kann bei gut funktionierendem Transplantat eine erhöhte Konzentration von $1{,}25\text{-}(OH)_2\text{-}D_3$ gemessen werden.

Patienten mit Vitamin-D-abhängiger Rachitis Typ II verfügen über keine intrazellulären Rezeptoren für Vitamin D, bei ihnen werden erhöhte Werte von $1{,}25\text{-}(OH)_2\text{-}D_3$ gemessen (Tab. 1).

Tab. 1 Befunde bei den verschiedenen Formen der angeborenen Rachitis /40/

Rachitis-Typ	Ca	P	AP	PTH	25-OH-D	1,25-$(OH)_2$-D_3
XLH[1]	n	↓↓	↑ (n)	n	n	n, ↓
HBD[2]	n	↓↓	↑ (n)	n	n	n ↓
ARVDD Typ I[3]	↓, ↓↓	↓	↑, ↑↑	↑	n	↓↓
VDD Typ II[4]	↓, n	↓, n	↑	↑	n	↑↑
Fanconi Syndrom	n, ↓	↓, n	↑	n, ↑	n	n

[1] Geschlechtsgebundene Hypophosphatämie, [2] Autosomal dominante hypophosphatämische Knochenerkrankung, [3] Autosomal rezessive Vitamin-D-abhängige Rachitis Typ I, [4] Vitamin-D-abhängige Rachitis Typ II. n = normal, ↑ erhöht, ↑↑ stark erhöht, ↓ erniedrigt, ↓↓ stark erniedrigt.

Erniedrigte Konzentrationen von 1,25-$(OH)_2$-D_3 werden bei Vitamin D-abhängiger Rachitis Typ I gefunden (Störung der 1-Hydroxylase). Hier wird bei niedriger Phosphatkonzentration eine inadäquate Menge von 1,25-$(OH)_2$-D_3 gebildet. Erniedrigte Werte werden ebenfalls beobachtet bei Niereninsuffizienz (Serumcreatininwerte über 2 mg/dl, 177 μmol/l).

Die normalen bis erniedrigten Konzentrationen an 1,25-$(OH)_2$-D_3 bei Hypophosphatämie sind adäquat (XLH, HBD, Fanconi-Syndrom). Zusätzlich zur Störung des renalen Phosphattransports ist eine reduzierte 1-Hydroxylase-Aktivität anzunehmen.

Hinweise und Störungen

Bestimmungsmethode: Der im Immunoassay eingesetzte Antikörper erkennt nur 1,25-$(OH)_2$-D_3. Vergiftungen mit Vitamin D_3 oder D_2 werden nicht erfaßt, sie können besser durch die Messung von 25-OH-D erkannt werden. Auch eine AT-10-Vergiftung wird nicht erfaßt. Eine erhöhte Konzentration von 1,25-$(OH)_2$-D_3 kann auch durch eine Erhöhung des Transportproteins (Vitamin-D-bindendes Protein) bedingt sein, daher empfiehlt sich zusätzlich, die Konzentration des Vitamin-D-bindenden Proteins (Gc-Globulin) mit zu messen.

Blutentnahme: Morgens nüchtern, da Trübungen (Hyperlipoproteinämie) die Bestimmung von 1,25-$(OH)_2$-D_3 stören.

Stabilität: Postversand von Serum oder Plasma innerhalb von 48 Std. nicht eingefroren möglich.

Pathophysiologie

Aus 7-Dehydrocholesterin wird in der Haut durch UV-Licht Vitamin D_3 gebildet.

Mit der Nahrung kann Vitamin D_3 oder D_2 zugeführt werden. In der Leber wird, je nach Vitamin D-Angebot, an Position 25 eine Hydroxylgruppe eingefügt. 25-OH-D_3wird dann, an ein Transportprotein (Transcalciferin = Gc-Globulin, ein α-Globulin) gebunden, zur Niere gebracht. Dort findet die weitere Hydroxylierung zu 1,25-$(OH)_2$-D_3 statt.

Die 1-Hydroxylierung erfolgt unter einem komplexen Regelsystem; zu Zeiten eines Ca-Mangels oder vermehrten Ca-Bedarfs wie im Wachstum und während der Schwangerschaft wird mehr 1,25-$(OH)_2$-D_3 gebildet.

25-OH-D ist in physiologischen Konzentrationen nicht aktiv. In überphysiologischer Konzentration (über 300 nmol/l) steigert es, auch bei Niereninsuffizienz und dem Fehlen von 1,25-$(OH)_2$-D_3, die Ca-Absorption im Darm und die Ca-Resorption aus dem Knochen.

Literatur

1. *Cali, J. P., G. N. Bowers, D. S. Young:* Clin. Chem. *19:* 1208 (1973). A reference method for the determination of total calcium in serum.
2. *Kessler, G., M. Wolfram:* Clin. Chem. *10:* 686 (1964). An automated procedure for the simultaneous determination of calcium and phosphorus.
3. *Moorehead, W. R., H. G. Biggs:* Clin. Chem. *20:* 1458 (1974). 2-Amino-2-methyl-1-propanol as the alkalizing agent in an improved continuous-flow cresolphthalein complexon procedure for calcium in serum.
4. *Paschen, K.:* Die Bestimmung des Calciums und seiner Fraktionen im Serum. Thieme, Stuttgart (1975).
5. *Yend, E. R.:* Disorders of calcium, phosphorus and magnesium metabolism. In: *Maxwell, M. H., C. R. Kleeman*, Clinical disorders of fluid and electrolyte metabolism, S. 431. Mc Graw Hill, New York (1972).
6. *Arab, L., B. Schellenberg, G. Schlierf:* Ernährung und Gesundheit. Karger, Basel (1981).
7. *Scully, R. E., B. U. Mc Neely, E. J. Mark:* New Engl. J. Med. *314:* 39 (1986). Normal reference laboratory values.
8. *Witt, J., Chr. Trendelenburg:* J. Clin. Chem. Clin. Biochem. *20:* 235 (1982). Gemeinsame Studie zur Erstellung von Richtwerten für klinisch-chemische Kenngrößen im Kindesalter.
9. *Gürtler, L. G., H. Benker, K. H. Opitz, S. Appel, H. Kolb:* Ärztl. Lab. *30:* 197 (1984). Ionisiertes Calcium und Gesamtcalcium im Serum — Vergleichende Bestimmung beider Parameter bei Normalpersonen und Patienten mit verschiedenen Krankheiten.
10. *Payne, R. B., M. E. Carver, D. B. Morgan:* J. Clin. Pathol. *32:* 56 (1979). Interpretation of serum total calcium: effects of adjustment for albumin concentration on frequency of abnormal values and on detection of change in the individual.
11. *Husdan, H., A. Rapoport, S. Locke:* Metabolism *22:* 787 (1973). Influence of posture on the serum concentration of calcium.
12. *Fuchs, C.:* Med. Labor *34:* 108 (1981). Die Bestimmung des ionisierten Calciums mit dem NOVA 2-Analysator im klinischen Labor.
13. *Ringe, J. D.:* Internist *26:* 405 (1985). Hypercalcämie: Symptom und Syndrom.
14. *Nordin, B. E. C., D. A. Smith:* Diagnostic procedures in disorders of calcium metabolism. Churchill, London (1965).
15. *Ziegler, R., H. Minne, S. Bellwinkel, D. Fröhlich:* Dtsch. Med. Wschr. *98:* 276 (1973). Hypercalcämie-Syndrom und hypercalcämische Krise.
16. *Röher, H. D., H. Schmidt-Gayk:* Dtsch. Ärztebl. *73:* 3176 (1976). Klinik und Therapie des primären Hyperparathyreoidismus.
17. *Frame, B., C. E. Jackson, W. A. Reynolds, J. E. Umphrey:* Ann. Int. Med. *80:* 44 (1974). Hypercalcaemia and skeletal effects in chronic hypervitaminosis A.
18. *Leicht, E., A. Baier:* Dtsch. Med. Wschr. *101:* 1063 (1976). Hyperthyreose mit Hypercalcämie-Syndrom.
19. *Tomlinson, S.:* Metab. Bone. Dis. and Rel. Res. *2:* 161 (1980). The investigation of hypercalcaemia.
20. *Schmidt-Gayk, H., G. v. Mittelstaedt, H. D. Röher, M. Hüfner:* Dtsch. Ärztebl. *73:* 3171 (1976). Diagnostik und Therapie des Hypoparathyreoidismus.
21. *Kindler, J., H. G. Sieberth:* Med. Welt *30:* 1419 (1979). Klinische Diagnostik von Calciumstoffwechselstörungen.
22. *Paterson, C. R.:* Postgraduate Med. J. *54:* 244 (1978). Calcium requirements in man: a critical review.
23. *Seifert, G., H. J. Schäfer, A. Schulz:* Dtsch. Med. Wschr. *100:* 1854 (1975). Die Bedeutung des intrazellulären Calciumtransports für die Zellfunktion.
24. *Hodgkinson, A., L. N. Pyrah:* Brit. J. Surg. *46:* 10 (1958). The urinary excretion of calcium and phosphate in 344 patients with calcium stones of renal origin.
25. *Coe, F. L., M. J. Farus:* Disorders of stone formation. In: *Brenner, B. M., F. C. Rector*, The kidney, S. 1950. Saunders, Philadelphia (1981).
26. *Heidbreder, E., H. Hennemann, A. Heidland:* Dtsch. Med. Wschr. *99:* 586 (1974). Hypercalciurie, Nephrocalcinose, Kalklithiasis der Niere.
27. *Levine, M. A.:* Laboratory investigation of disorders of the parathyroid glands. In: Clinics in endocrinology and metabolism. Saunders, Philadelphia (1985).
28. *Wisser, H., E. Knoll:* Ärztl. Lab. *28:* 99 (1982). Tageszeitliche Änderungen klinisch-chemischer Meßgrößen.
29. *Tovey, K. C., K. G. Oldham, J. A. M. Whelan:* Clin. Chim. Acta *56:* 221 (1974). A simple direct assay for cyclic AMP in plasma and other biological samples using an improved competitive protein binding technique.

30. *Armbruster, F. P., H. Scharfenstein, W. Hitzler, H. Schmidt-Gayk:* Ärztl. Lab. *32:* 115 (1986). Proteinabhängigkeit der cAMP-Bindung.
31. *Schmidt-Gayk, H., R. Stengel, H. Haueisen, M. Hüfner, E. Ritz, K. H. Jacobs:* Klin. Wschr. *55:* 275 (1977). Hyperparathyroidism: influence of glomerular filtration rate on urinary excretion of cyclic AMP.
32. *Drezner, M. K., F. A. Neelon, H. B. Curtis, H. E. Lebovitz:* Metabolism *25:* 1103 (1976). Renal cyclic AMP: an accurate index of parathyroid function.
33. *Sato, T., K. Saito, J. Takezawa, T. Fujishima, T. Iijima, A. Kuninaka, H. Yoshino:* Clin. Chim. Acta *110:* 215 (1981). Urinary excretion of cyclic nucleotides and principle electrolytes in healthy humans of different ages.
34. *Aurbach, G. D., R. Marcus, J. Heersche* et al.: Ann. N. Y. Acad. Sci. *185:* 386 (1971). Hormones and other factors regulating calcium metabolism.
35. *Zilversmith, D. B., A. K. Davis:* J. Lab. Clin. Med. *35:* 155 (1950). Microdetermination of plasma phospholipids by trichloracetic acid precipitation.
36. *Greenberg, B., R. W. Winters, J. B. Graham:* J. Clin. Endocr. Metab. *20:* 364 (1960). The normal range of serum inorganic phosphorus and its utility as a discriminant in the diagnosis of congenital hypophosphatemia .
37. *Haas, H. G.:* Knochenstoffwechsel und Parathyreoideaerkrankungen. Thieme, Stuttgart (1966).
38. *MacIntire, I.:* Clinics in endocrinology and metabolism, Vol. 1. Saunders, London (1972).
39. *Norman. A. W., K. Schäfer, D. v. Herrath, H. G. Grigoleit:* Proceedings of the fifth workshop of vitamin D, Berlin (1982).
40. *Scriver, C. R., D. Fraser, S. W. Kooh:* Hereditary rickets. In: *Heath D. A., S. J. Marx*, Calcium disorders. Butterworth, London (1982).
41. *Gerok, W.:* Primäre Tubulopathien. Thieme, Stuttgart (1969).
42. *Walton, R. J., O. L. M. Bijvoet:* Lancet *16:* 309 (1975). Nomogram for derivation of renal threshold phosphate concentration.
43. *Kyle, L. H., J. J. Canary, D. H. Mintz, A. de Leon:* J. Clin. Endocrinol. Metab. *22:* 52 (1962). Inhibitory effects of induced hypercalcaemia on secretion of parathyroid hormone.
44. *Kruse, K., K. Kracht:* Acta Endocrinol. *111:* 193 (1986). Human 1-38 parathyroid hormone (1-38 hPTH) as a diagnostic test in parathyroid disorders.
45. *Bouillon, R., P. Koninckx, P. De Moor:* In: Radioimmunoassay and related procedures in medicine. Vol. I, International Atomic Energy Agency Vienna 353 (1974).
46. *Schmidt-Gayk, H., M. Schmidt-Fiebig, W. Hitzler, F. P. Armbruster, E. Mayer:* Clin. Chem. *32:* 57 (1986). Two homologous radioimmunoassays for parathyrin compared and applied to disorders of calcium metabolism.
47. *Arnaud, C. D., H. S. Tsao, T. Littledike:* J. Clin. Invest. *50:* 21 (1971). Radioimmunoassay of human parathyroid hormone in serum.
48. *Armitage, E. K.:* Clin. Chem. *32:* 418 (1986). Parathyrin (parathyroid hormone): Metabolism and methods for assay.
49. *Buckle, R.:* Disorders of the parathyroid glands. In: Clinics in endocrinology and metabolism, Vol. 3 Nr.2. Saunders, Philadelphia (1974).
50. *Heath, D. A., St. J. Marx:* Calcium disorders. Clinical Endocrinology 2. Butterworth Scientific, London (1982).
51. *Nordin, B. E. C.:* Calcium, phosphate and magnesium metabolism. Churchill Livingstone, London (1976).
52. *Morris, J. F., M. Peacock:* Clin. Chim. Acta *72:* 383 (1976). Assay of plasma 25-hydroxy-vitamin D.
53. *Mayer, E., H. Schmidt-Gayk, K. Lichtwald, E. Kraas, R. Knuppen:* Ärztl. Lab. *27:* 89 (1981). Bestimmung von 25-Hydroxy-Vitamin D_2 und 25-Hydroxy-Vitamin D_3 durch Hochdruckflüssigkeitschromatographie.
54. *Nordin, B. E. C., R. Wilkinson, D. H. Marshall:* Calcium absorption in the elderly. In: *Nielsen, S. P., E. Hjortung-Hansen,* Calcified tissues, S. 442. Kopenhagen (1975).
55. *O'Riordan, J. L. H., S. Adami, L. M. Sandler, T. L. Clemens, L. J. Fraher:* Clinical application of radioimmunoassays for vitamin D metabolites. In: Proc. of the fifth workshop of vitamin D, Berlin (1982).
56. *Scharla, St., H. Schmidt-Gayk, H. Reichel, E. Mayer:* Clin. Chim. Acta *142:* 325 (1984). A sensitive and simplified radioimmunoassay for 1,25-dihydroxyvitamin D_3.
57. *Blind, E., H. Schmidt-Gayk, F. P. Armbruster, A. Stadler:* Clin. Chem. (1987), zur Publikation eingereicht. Measurement of intact human parathyrin by an extracting two-site immunoradiometric assay.

Harnsteine

Einleitung

Laboruntersuchungen bei Erkrankung an Nieren- oder Blasensteinen betreffen chemische Blut- und Urinuntersuchungen im Hinblick auf die Identifizierung metabolischer Risikofaktoren für die Entwicklung eines Steinleidens. Die Bedeutung des mikroskopischen Befundes von Kristallen im Urin ist geringer einzustufen /[1]/.

Eine preliminär klinisch-radiologische Identifizierung von Steinbestandteilen /[2]/ sollte wenn immer möglich am aufgefangenen oder operativ gewonnenen Konkrement bestätigt werden. Aus den Daten sind wichtige Hinweise zur Entstehungsgeschichte der Konkremente abzuleiten. Eine Übersicht der chemischen Zusammensetzung von Nierensteinen vermittelt Tab. 1.

Relativ große Streuungen bezüglich der Häufigkeiten verschiedener Steinarten beruhen auf unterschiedlichem, teils urologischem, teils internistischem Krankengut; außerdem ist für calciumhaltige Steine ein Zusammenhang zwischen Häufigkeit und Höhe der Eiweißzufuhr, damit auch dem Sozialstatus, weltweit dokumentierbar /[40]/. Gemäß Identifikation chemischer Steinbestandteile könnte eine gezielte Suche nach Abnormitäten des Stoffwechsels dieser Substanzen erwogen werden.

Da erhöhte Mengen ausgeschiedener anderer Steinmaterialien und deren Konzentration auch epitaktisch sowie durch Beeinflussung von Inhibitoren der Konkrementbildung und des Wachstums wirksam sein können /[3,4]/ wird in der Regel eine weitergreifende Untersuchung durchgeführt.

Zusammensetzung und Häufigkeit von Harnsteinen /[5,6,7]/

Zusammensetzung	Häufigkeit (%)
Calciumoxalat »rein«, Mono- und Dihydrat* »gemischt« mit Hydroxylapatit und Harnsäure	*60—75* 35 40
Hydroxylapatit*	2
Calciumphosphat*	1
Magnesiumammoniumphosphat*	10—20
Cystin*	2— 3
Harnsäure**	5—10

* durchlässig für Röntgenstrahlen
** Absorption von Röntgenstrahlen → »röntgendichter« Aspekt

Untersuchungsmethoden

Indiziert ist bei Steinleiden die Analyse von Konkrementen, sowie die Bestimmung von Meßgrößen im Serum und Urin zur Beurteilung abnormer Befunde.

Meßgrößen zur Beurteilung abnormer Befunde bei Steinleiden

Serum	Urin
Calcium Gesamteiweiß Phosphor anorg. Alk. Phosphatase	Calcium Phosphor anorg. Magnesium Ammoniak

Meßgrößen zur Beurteilung abnormer Befunde bei Steinleiden (Fortsetzung)

Serum	**Urin**
Calcium Harnsäure Magnesium Bicarbonat pH-Wert Chlorid	Calcium pH-Wert Cystin Oxalsäure Citronensäure

Analyse von Konkrementen

Naß-chemische Analysen liefern quantitative Angaben über die Steinzusammensetzung. Sie sind relativ einfach, z. B. mit Test-Kits durchzuführen, ergeben indessen eine hohe Zahl falsch-positiver und falsch-negativer Nachweisreaktionen. Sie sind heute ersetzt durch Infrarotspektroskopie, Thermoanalyse und insbesondere die Röntgendiffraktion, welche präzise semiquantitative Angaben liefert /[8]/. Alternativ kommen mikroskopische Verfahren zur Anwendung, welche an Dünnschliffen die Lokalisation verschiedener Steinanteile in den Kern oder Mantel des Konkrementes erlauben /[11]/.

Qualitative Schnellprobe auf Cystin

Prinzip: Reduktion von Cystin zu Cystein durch Cyanwasserstoff, Nachweis der SH-Gruppe von Cystein mit Nitroprussidnatrium /[13]/. Bestätigung eines positiven Resultates durch Chromatographie.

Oxalsäure

Prinzip: Der Nachweis erfolgt durch Reduktion mit Zink und photometrischer Bestimmung der Zinkionen mit Chromotropsäure nach *Hodgkinson* /[20]/. Alternativ stehen ein gaschromatographisches Verfahren, eine Methode mit Ionenchromatographie, die enzymatische Bestimmung, eine HPLC-gestützte Bestimmung sowie Modifikationen der genannten Methode zur Verfügung /[12]/. Keines der Meß-Systeme ist eindeutig überlegen.

Citronensäure

Prinzip: In einem enzymatischen Test wird Citrat durch Citratligase in Oxalazetat und Azetat gespalten. In Gegenwart von Malatdehydrogenase und Lactatdehydrogenase wird anfallendes Oxalazetat und dessen Decarboxylierungsprodukt Pyruvat durch $NADH_2$ zu Malat und Pyruvat reduziert. Die verbrauchte $NADH_2$-Menge wird photometrisch gemessen /[10]/.

Untersuchungsmaterial

Serum 5 ml

24-Std.-Sammelharn, insgesamt im Labor abgeben, Spontanharn.

Referenzbereiche

Oxalat-Ausscheidung im 24-Std.-Sammelharn

Kolorimetrisch /[20]/	17.3—42.1 (0.20—0.47)
Enzymatisch /[21]/	7.1—44.0 (0.08—0.49)

Angaben in mg (mmol). Umrechnung in Stoffmengenkonzentration: mg × 0.01111 = mmol

Calcium-Ausscheidung im 24-Std.-Sammelharn

Lit. Zit.	14	15	16—19
♀ ♂	<250 (<6.2) <300 (<7.5)	<300 (< 7.5) <400 (<10.0)	<280—320 (<7.0—8.0) <360—380 (<9.0—9.5)

Angaben in mg (mmol), Umrechnung in Stoffmengenkonzentration: mg × 0.02495 = mmol.

Citrat-Ausscheidung im 24-Std.-Sammelharn

♀ /[22]/	118—929 (0.60—4.84)
♂ /[23]/	241—531 (1.25—2.76)
Werte für 20- bis 40jährige	

Angaben in mg (mmol). Umrechnung in Stoffmengenkonzentration: mg × 0.005205 = mmol

Referenzbereiche der anderen Meßgrößen zur Beurteilung abnormer Befunde bei Steinleiden: Sh. entsprechende Beiträge.

Harnsäure-Ausscheidung, sh. S. 238.

Bewertung

Abklärungen von Steinleiden werden unternommen bei erstmaliger Lithiasis, welche bis 9% der Bevölkerung betrifft; es geschieht dies im Hinblick auf eine hohe Rezidivrate in bis zu 80% der Patienten /[9, 24]/. Klinische Zeichen umfassen Kolik und Hämaturie; bisweilen ist die zufällige Entdeckung einer Nephrolithiasis oder Nephrokalzinosis Anlaß zur Untersuchung.

Bei Vorliegen calciumhaltiger Steine, welche den größten Anteil ausmachen und oftmals Oxalat enthalten, wird ein umfassendes Untersuchungsprogramm gemäß Tab. 2 und 3 notwendig.

Für die selteneren reinen Uratsteine empfiehlt sich ein Vorgehen gemäß Tab. 4, um pathogenetische Hinweise zu erhalten, welche entsprechende Therapiemaßnahmen bedingen.

Tab. 2 Blutuntersuchungen zur Abklärung calciumhaltiger Nierensteine

Untersuchung	Fragestellung	Mögl. Krankheit/Ursache
Calcium	Hyperkalzämie	Prim. Hyperparathyreoidismus, Hyperthyreose, Sarkoidose, Malignom, Myelom
Gesamteiweiß	Hyperproteinämie Hypoproteinämie	Myelom falsch tiefes Calcium
Anorganischer Phosphor	Hypophosphatämie	Prim. Hyperparathyreoidismus
Alk. Phosphatase	erhöht	vermehrter Knochenumbau
Harnsäure	Hyperurikämie	Hyperurikosurie, sh. Tab. 3
Magnesium	Hypomagnesiämie /[25]/	Alkoholismus, Diuretikabehandlung
Bicarbonat	< 24 mmol/l	distal tubuläre Azidose
pH (venöses Blut)	< 7.34	distal tubuläre Azidose
Chlorid	erhöht	distal tubuläre Azidose

Sogenannte Infektsteine aus Magnesiumammoniumphosphat, welche bei klinischer Angabe von Fieberschüben mit Flankenschmerzen sowie radiologisch durch wenig dichte, oftmals große (Ausguß-) Steine diagnostiziert werden, erfordern für die unmittelbare Therapie eine komplette Steinentfernung und intensive antibiotische Behandlung zwecks Eliminierung des Infektes. Eine weitere metabolische Abklärung ist nicht notwendig, falls nicht eine Infektsteinerkrankung als sekundäres Leiden nach primärer Kalzium- oder Uratlithiasis wahrscheinlich ist. Zum Ausschluß einer Zystinurie sollte bei jeder Nephrolithiasiserkrankung einmalig mittels qualitativem Schnelltest untersucht werden (Cyanid-Nitroprussidnatrium Reaktion).

Tab. 3 Harnuntersuchungen (24-Std.-Sammelh.) zur Abklärung calciumhaltiger Nierensteine

Untersuchung	Fragestellung	Mögl. Krankheit/Folge
Calcium	erhöht	Hyperkalziurie (HCU) mit Hyperkalzämie (HCA) sh. Tab. 2. HCU ohne HCA /[26]/ — distale, tubuläre Azidose — intestinal absorptive HCU — ossär resorptive HCU — renale HCU
	normal	Idiopathische Calciumoxalatlithiasis
Oxalat	erhöht	Kong. prim. Hyperoxalurie, sek. Hyperoxalurie, (Darmleiden, intest. By-pass)
Phosphat	erhöht	Hinweis auf prim. Hyperparathyreoidismus
	tief	Index für tiefe Pyrophosphatausscheidung (= Kristallisationshemmer)
Magnesium	tief	Kristallisationshemmer-Mangel
Citrat	tief	Kristallisationshemmer-Mangel
Harnsäure, Urate	erhöht	Heterotrophe Nukleation von Calciumoxalat, Störung von Kristallisationshemmern
pH	> 6	Distal tubuläre Azidose
NH_4	tief	Gicht, Ursache für Uratsteine (sh. Tab. 4)

Prinzipiell erscheint eine Untersuchung des Steinpatienten unter der ihm gewohnten Diät sinnvoll, entspricht dies doch der metabolischen Situation, unter welcher ein Steinleiden sich entwickelt hat. Nach stattgefundener Steinerkrankung halten die meisten Probanden eine gewisse Diät ein /[27]/, welche indessen oftmals nicht genügt, die weitere Entwicklung von Steinen zu vermeiden. Eine Diätanamnese ist für die Beurteilung von Urinbefunden in jedem Falle wichtig.

Diuretika verändern die Ausscheidung von Calcium, indem Thiazide zu geringerer, Schleifendiuretika zu vermehrter Ausscheidung führen /[28, 29]/. Weitere Störungen der Calciumausscheidung sind in Tab. 5 zusammengefaßt. Die Magnesiurie verhält sich gegenläufig. Die Harnsäureausscheidung nimmt wie auch die Oxalsäureausscheidung unter Thiazidbehandlung ab /[30]/.

Die perorale Verabreichung von Phosphatsalzen führt zu vermehrter Ausscheidung von Phosphat im Urin /[31]/, welche verbunden ist mit einer Zunahme der Ausscheidung von Pyrophosphaten als Hemmsubstanz des Calciumoxalatkristallwachstums /[31]/. Gleichzeitig nimmt die Kalziurie ab /[32] /.

 Vitamin C führt zu einer Bildung von Oxalsäure im Urin bei pH-Werten über 7 /[33]/.

Tab. 4 Untersuchungen zur Abklärung Urat-haltiger Nierensteine

Urikämie/Krankheit	**Uratüberproduktion/ Hyperurikosurie**	**Urin-pH tief**
Harnsäure erhöht		
prim. Gicht (20%)	+	—
prim. Gicht (80%)	—	NH_4↓
myeloprolif. Krankheit Malignom	+	—
Lesch-Nyhan Syndrom	+	—
Glycogen-Speicherkrankheit	+	—
Harnsäure normal		
eiweißreiche Kost	+	—
Darmleiden (Durchfall, Ileoostomie — HCO_3-Verlust)	—	+
Idiopathisch	—	NH_4↓
Urikosurica	+	—

Tab. 5 Beeinflussung der Calciumausscheidung im Urin

Calciumaufnahme mit der Diät
Tageszeitliche Schwankungen
Lebensalter (Veränderung intestinaler Absorption und glomerulärer Filtrationsrate)
Diätgehalt an Natrium, Magnesium, Phosphat und Oxalat
Diuretika: Thiazide ↓ Schleifendiuretika ↑

Hinweise und Störungen

Blutentnahme: Die Venenpunktion erfolgt unter Stauung, die Aspiration von Blut nach Entfernung der Staubinde um eine Erhöhung des Serumcalciums infolge intravaskulärer Konzentrierung zu vermeiden. Die zusätzliche Messung des Gesamteiweißes im Blut läßt eine Abweichung des Gesamtcalciums aufgrund von abnormer Proteinkonzentration abschätzen:

$$\text{»Korrigiertes« Calcium} = \text{gemessenes Ca (mg/dl)} \times \left[0.6 + \frac{\text{Gesamteiweiß (g/dl)}}{19.4}\right]$$

24-Std.-Urinsammlung: Zur Bestimmung von Elektrolyten, Harnsäure, Oxalsäure und Citronensäure wird die Sammlung ohne Zusatz eines Konservierungsmittels bei 4° C empfohlen. Zwecks Auflösung von Niederschlägen muß je eine saure (Zusatz von konzentrierter HCl, pH = 1) und eine alkalische Probe (Zusatz von konzentrierter NaOH, pH = 9) nach Durchmischung der Sammelmenge aufbereitet werden /[35]/. Zusätzlich ist Erwärmen auf 60 °C für 10 min. vorzusehen.

Calcium-Ausscheidung: Publikationen /[16, 17, 18]/ weisen darauf hin, daß der alte Referenzbereich von 250 mg pro 24 Std. für die Frau und 300 mg pro 24 Std. für den Mann nach oben zu verschieben ist. Überlappung der Ausscheidungsmengen bei gesunden Kontrollen und Calciumsteinformern hat dazu geführt, eine Calciumausscheidungsstörung als Ursache eines Steinleidens aufgrund von Calciumbelastungstests anzunehmen /[36, 37]/.

Spontanharn: Konzentrationsmessungen, oftmals auf die Creatininkonzentration in derselben Probe bezogen, werden für die momentan herrschende Ausscheidungsrate gewisser Elektrolyte verwendet, z. B. für Calcium /[18]/. Während der entsprechende Quotient für Harnsäure von beschränktem Informationswert zu sein scheint /[38]/, ist die Messung der Ausscheidung pro Volumen Glomerulumfiltrat anhand von Daten einer Zufallsprobe Urin dieselbe wie sie aus Befunden im 24 Std.-Urin errechnet wird /[39]/.

$$\text{Harnsäure-Ausscheidung (mg/dl Glomerulumfiltr.)} = \frac{\text{Harnsäure (U) x Creatinin (S)}}{\text{Creatinin (U)}}$$

Ammoniak: Die Harnprobe muß sofort nach Gewinnung mit Paraffin überschichtet werden.

pH-Bestimmung: Sie ist lediglich bei Messung in frisch gelassenen Urinproben aussagekräftig. Wiederholte Dokumentation über den Tag verteilt ist für die Diagnose einer Ausscheidungsstörung saurer Valenzen notwendig.

Pathophysiologie

Bei der Entstehung eines Harnkonkrementes kann zwischen initialem Ereignis einer Kernbildung (Kristall oder organische Matrix) und nachfolgendem Wachstum — Apposition und Aggregation — unterschieden werden /[3]/. Pysikochemisch kommt bei der Kristallbildung und dem Konkrementwachstum der Konzentration lithogener Substanzen im Urin fördernde Wirkung, einer Reihe von bekannten und unbekannten Inhibitoren hemmende Bedeutung zu. Eine Messung von Konkrementinhibitoren kommt klinisch nur lückenhaft zur Anwendung (z. B. Citrat, Magnesium). Ein gestörter Urinfluß aufgrund anatomischer Gegebenheiten begünstigt die Konkrementbildung.

Der Steinbildung liegt oftmals ein multifaktorielles Geschehen zugrunde. Die Identifikation einer Abnormität der Urinzusammensetzung dient als Hinweis auf einen möglichen Therapieansatz. Der Beweis für eine kausale Verknüpfung zwischen Urinabnormität und Steingenese ist daraus wie auch aus erfolgreicher Therapieanwendung nur bedingt abzuleiten.

Literatur

1. *Elliot, J. S., I. N. Rabinowitz:* J. Urol. *123:* 324 (1980). Calcium oxalate cristalluria: crystal size in urine.
2. *Thomas, W. C.:* Renal calculi charles. C. Thomas Publ., Springfield (1976).
3. *Robertson, W. G.:* Physical chemical aspects of calcium stone formation in the urinary tract. In: *Fleisch, H.*, Urolithiasis Research. Plenum Press, New York (1976).
4. *Coe, F. L., A. G. Kovalach:* New Engl. J. Med. *291:* 1344 (1974). Hypercalciuria and hyperuricosuria in patients with calcium nephrolithiasis.
5. *Alken, P.:* Laborchemische Diagnostik und medikamentöse Therapie der Harnsteinerkrankung. In: Urologie in Klinik und Praxis. Band 2, S. 783, Thieme. Stuttgart (1983).
6. *Coe, F. L.:* Nephrolithiasis. In: Contemporary issue in nephrology 5., S. 2. Churchill, Livingstone, London (1980).
7. *Leman, J.:* Nephrolithiasis. In: *Seldin, D. W., G. Giebisch*, The kidney, S. 6.266. Raven Press, New York (1985).
8. *Bosch, W., K. Altrock:* Acta Urol. *5:* 105 (1974). Aussagemöglichkeiten und technischer Aufwand verschiedener Methoden der Harnsteinanalyse.
9. *Ljunghall, S.:* Scand. J. Urol. Nephrol. Suppl. *41:* 55 (1977). Renal stone diseases.
10. *Weishmann, S. G., H. Mc Chambridge:* Clin. Chim. Acta *46:* 243 (1973). The estimation of citrate in serum and urine using a citrate lyase technique.
11. *Berg, W., S. Schütt, H. J. Schneider:* Jenaer Rundschau *4:* 188 (1978). Polarisationsmikroskopische Untersuchungen zur Struktur und Genese von Harnsteinen.

12. *Zerwekh, J. E., E. Drake, J. Gregory, D. Griffith, A. F. Hoffmann, Y. C. Pak*: Clin. Chem. *29:* 1977 (1983). Assay of urinary oxalate: six methodologies compared.
13. *Brand, E., M. M. Harris, S. Biloon:* J. Biol. Chem. *86:* 315 (1930). Cystinuria, the excretion of a cystine complex which decomposes in urine with liberation of free cystine.
14. *Hodgkinson, A., L. N. Pyrah:* Br. J. Surg. *46:* 10 (1958). The urinary excretion of calcium and inorganic phosphate in 344 patients with calcium stone of renal origin.
15. *Nordin, B. E. C., A. Hodgkinson, M. Peacock:* Clin. Orthop. Rel. Res. *52:* 293 (1967). The measurement and the meaning of urinary calcium.
16. *Elliot, J. S.:* Medicine *62:* 36 (1983). Calcium oxalate urinary calculi: clinical and chemical aspects.
17. *Tschöpe, W., E. Ritz:* Dtsch. Med. Wschr. *110:* 381 (1985). Diagnostik der Nephrolithiasis.
18. *Riess, C., B. Hess, U. Binswanger:* Klin. Wschr. *64:* 411 (1986). Fragliche Aussagekraft der chemischen Analyse eines einzelnen 24 h-Urines bei rezidivierender Kalziumoxalat-Nephrolithiasis.
19. *Netelenbos, J. C., M. J. M. Jongen, W. J. F. van der Vijgh, P. Lips, F. C. van Ginkel:* Arch. Int. Med. *145:* 681 (1985). Vitamin D status in urinary calcium stone formation.
20. *Hodgkinson, A., A. Williams:* Clin. Chim. Acta *36:* 127 (1972). An improved colorimetric procedure for urine oxalate.
21. *Crider, Q. E., D. F. Curran:* Clin. Biochem. *17:* 351 (1984). Simplified method for enzymatic urine oxalate assay.
22. *Schwille, P. O., D. Scholz, M. Paulus, W. Engelhardt, A. Sigel:* Invest. Urology *16:* 457 (1979). Citrate in daily and fasting urine.
23. *Pak, C. Y., C. Fuller:* Ann. Int. Med. *104:* 33 (1986). Idiopathic hypocitraturic calcium-oxalate nephrolithiasis successfully treated by potassium citrat.
24. *Vahlensieck, W., A. Hesse, D. Bach:* Urologe B *20:* 273 (1980). Zur Prävalenz des Harnsteinleidens in der Bundesrepublik Deutschland.
25. *Labelun, M., N. Pozet, C. Gerbaulet, P. Zech, J. Traeger:* Nephrologie *5:* 101 (1984). Diagnostic d'une hypomagnesiurie relative dans la lithiase calcique: valeurs de reference d'un nouveau parametre.
26. *Suki, W. N.:* Contrib. Nephrol. *23:* 21 (1980). Hypercalciuria: diagnosis and management.
27. *Hosking, D. H., S. B. Erickson, C. J. van den Berg, D. M. Wilson, L. H. Smith:* J. Urol. *130:* 1115 (1983). The stone clinic effect in patients with idiopathic calcium urolithiasis.
28. *Martinez-Maldonado, M., G. Eknoyan, W. N. Suki:* Arch. Int. Med. *131:* 797 (1973). Diuretics in nonedematos states: physiological basis for the clinical use.
29. *Massry, S. G., R. Fiedler, J. Coburn:* Arch. Int. Med. *131:* 828 (1973). Excretion of phosphate and calcium.
30. *Cohanim, M., E. R. Yendt:* Invest. Urology *18:* 170 (1980). Reduction of urine oxalate during longterm thiazide therapy in patients with calcium urolithiasis.
31. *Fleisch, H., S. Bisaz, A. D. Care:* Lancet *1:* 1055 (1964). Effect of orthophosphate on urinary pyrophosphate excretion and the prevention of urolithiasis.
32. *Pak, C. Y., J.W. Cox, E. Powell, F. C. Bartter:* Am. J. Med. *50:* 67 (1971). Effect of oral administration of ammonium chloride, sodium phosphate, cellulose phosphate and parathyroid extract on the activity product of brushite in urine.
33. *Chalmers, A. H., D. M. Cowley, B. C. Mc Winney:* Clin. Chem. *31:* 1703 (1985). Stability of ascorbate in urine: relevance to analyses for ascorbate and oxalate.
34. *Coe, F. L., A. L. Strauss, V. Tembe, S. Le Dun:* Kidney Int. *17:* 662 (1980). Uric acid saturation in calcium nephrolithiasis.
35. *Ng, H. R., M. Menon, J. H. Ladenson:* Clin. Chem. *30:* 467 (1984). Collection and handling of 24-hour urine specimen for measurement of analytes related to renal calculi.
36. *Hess, B., A. Winter, K. Gautschi, U. Binswanger:* Klin. Wschr. *64:* 1013 (1986). Peroraler Calcium-Belastungstest unter freier Diät bei idiopathischer Calcium-Nephrolithiasis — Möglichkeiten und Grenzen.
37. *Pak, Y. C., R. Kaplan, H. Bone, J. Townsend, O. Waters:* New Engl. J. Med. *292:* 497 (1975). Simple test for the diagnosis of absorptive, resorptive and renal hypercalciurias.
38. *Wortmann, R. L., I. H. Fox:* Ann. Int. Med. *93:* 822 (1980). Limited value of uric acid to creatinine ratios in estimating uric acid excretion.
39. *Sinkin, P. A., P. L. Hoover, C. S. Paxson, W. F. Wilson:* Ann. Int. Med. *91:* 44 (1979). Uric acid excretion: quantitative assessment from spot, morning serum and urine samples.
40. *Robertson, W. G., M. Peacock, P. J. Heyburn, R. Speed, F. Hanes:* The role of affluence and diet in the genesis of calcium containing stones. In: *Gasser, G., W. Vahlensieck,* Pathogenese der Harnsteine, S. 19. Steinkopf, Darmstadt (1977).

Eisenstoffwechsel, Spurenelemente, toxische Metalle

Eisenstoffwechsel

Einleitung

Eisenstoffwechselstörungen gliedern sich in Eisenmangel- und Eisenverteilungsstörungen mit und ohne Beeinträchtigung der Erythropoese. Die Diagnostik basiert auf dem allgemein-klinischen Bild, hämatologischen Befunden und dann erst auf klinisch-biochemischen Untersuchungen und ggf. Funktionstests.

Die klinische Symptomatik des Eisenmangels weist verminderte allgemeine Vitalität, Haut- und Schleimhautveränderungen, psychische Irritation, in schweren Fällen sogar Skelettveränderungen auf. Primäre Hämochromatosen manifestieren sich in der Regel im 5. Dezennium mit Hyperpigmentation, zirrhotischer Hepatomegalie, Diabetes, kardialen Beschwerden, u. a.

Die hämatologische Diagnostik ist Basis und integraler Bestandteil jeder Eisenstoffwechseluntersuchung: Rotes Blutbild mit Hämoglobin, Erythrozytenzahl, Hämatokrit und Indexwerten (heute neben MCV und MCH auch die relative Verteilungsbreite der Erythrozyten RDW) und ein Differentialblutbild zur Beurteilung der Erythrozytenmorphologie.

Bei der Hämochromatose kann eine hypochrome Anämie mit Poikilozytose auf eine gestörte Erythropoese als Ursache der Eisenüberladung hinweisen.

Die Strategie der klinisch-biochemischen Diagnostik leitet sich von dem Eisenumsatz im Körper ab. Der endogene Stoffwechsel durch Erythropoese und Erythrozytenabbau ist etwa 20fach höher als der exogene mit enteraler Resorption und Eisenverlust nach außen. Der Erythrozyten-bezogene Eisenvorrat ist 4mal höher als der Eisengehalt der Speicher, des Myoglobins und der eisenabhängigen Enzyme. Die im Plasma befindliche Eisenfraktion macht nur einen kleinen Teil des Gesamtkörpereisens aus, erfüllt aber eine zentrale Transfer-Funktion zwischen Retikulo-histiozytärem-System

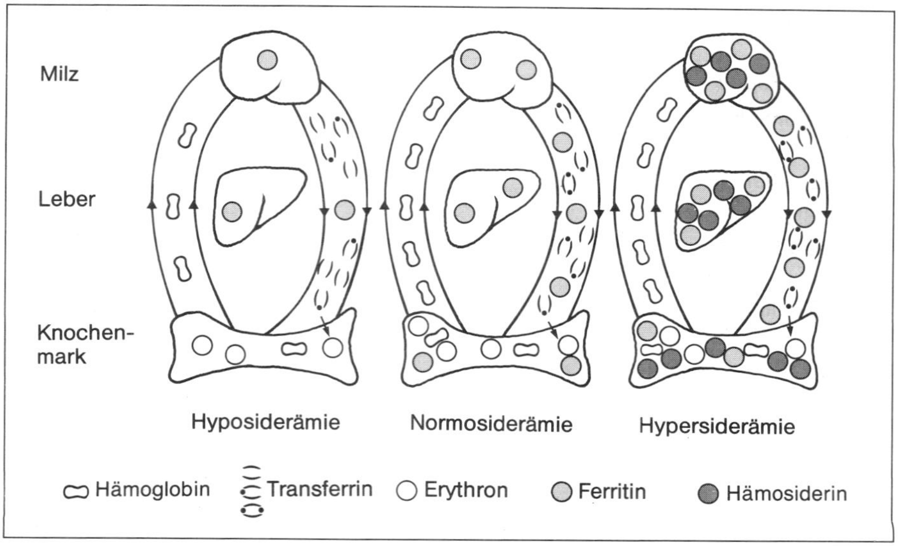

Abb.1 Darstellung des Eisenstoffwechsels beim Gesunden, im Eisenmangel und bei Hämosiderose.

(RHS) und Knochenmark. Abb. 1 beschreibt die Speicher- und Stoffwechselwege des Eisens bei guter Versorgungslage, bei Eisenmangel und bei Eisenüberladung.

Die einzige relevante Transportform des Eisens im Organismus ist Fe^{3+} in Transferrinbindung. Menge und Beladungszustand des zirkulierenden Transferrins werden durch die Eisenversorgungslage bestimmt. Die Speicherung des Eisens erfolgt vor allem als schnell verfügbares Ferritin, daneben bei Überladung auch im wasserunlöslichen Hämosiderin, aus dem das Eisen nur schwer zu mobilisieren ist. Eine gegenüber dem Gewebeferritin sehr kleine Ferritin-Menge findet sich im Plasma. Seine Konzentration ist fast immer mit der Gewebeferritinmenge korreliert. Daraus ergibt sich die labordiagnostische Bedeutung der Plasmaferritinbestimmung.

Die Parameter Transferrinsättigung und Plasma- bzw. Serumferritin haben den größten prädiktiven Wert für die beiden pathologischen Situationen Eisenmangel und Eisenüberladung. Demgegenüber dient der Plasma- bzw. Serumeisenwert nur als Hilfsgröße zur Bestimmung der Transferrinsättigung und zur Abrundung der Labordaten.

Eisen (Fe)

Indikation

Verdacht auf latenten und manifesten Eisenmangel, Eisenverwertungsstörung oder Eisenüberladung.

Daneben auch als Therapiekontrolle bei langfristiger parenteraler Ernährung und bei oraler Therapie mit größeren Mengen von Metallionen, die um die Bindung im Transferrin konkurrieren.

Bestimmungsmethoden

Photometrische Tests mit Chelatbildnern

Prinzip: Zur Bestimmung im Serum wird das Eisen aus seiner Eiweißbindung freigesetzt und vollständig in die zweiwertige Form überführt. Die vom *Internationalen Committee for Standardisation in Hematology* (ICSH 1972) empfohlene Methode verwendet zur Freisetzung 2 mol/l Salzsäure und zur Reduktion Thioglykolsäure. Das klassische Chromogen für Fe^{2+}-Ionen ist Bathophenanthrolindisulfonat. Neuerdings sind auch andere Reduktionsmittel und die Komplexbildner Ferrozin und Tripyridyltriazin verbreitet, deren Eisenkomplexe höhere molare Extinktionskoeffizienten ergeben und daher ein geringeres Probenvolumen erfordern.

Grundsätzlich sind die photometrischen Tests mit Enteiweißung von Verfahren zu unterscheiden, bei denen das Eiweiß nach dem Freisetzen des Eisens durch Tenside in Lösung gehalten wird. Dieses letztere Verfahren eignet sich weniger für trübe Serumproben.

Zur Eisenbestimmung im Urin nach Desferoxamin-Gabe sh. Lit. /1/.

Atom-Absorptions-Spektroskopie (AAS), Prinzip sh. S. 319.

Untersuchungsmaterial

Serum oder Plasma (kein EDTA-Plasma) 1 ml

Referenzwerte

		µg/dl	µmol/l
Kinder	2 Wochen /[2]/	63—201	11—36
	6 Monate /[2]/	28—135	5—24
	12 Monate /[2]/	35—155	6—28
	2—12 Jahre /[3]/	22—135	4—24
Frauen /[4]/	25 Jahre	37—165	6.6—29.5
	40 Jahre	23—134	4.1—24.0
	60 Jahre	39—149	7.0—26.7
Männer /[4]/	25 Jahre	40—155	7.2—27.7
	40 Jahre	35—168	6.3—30.1
	60 Jahre	40—120	7.2—21.5

Umrechnung in Stoffmengenkonzentration: µg/dl × 0.1791 = µmol/l

Bewertung

Erniedrigte Serumeisenwerte

Eisenwerte unter 40 µg/dl (7.2 µmol/l) sichern bei entsprechender Anamnese und bei entsprechenden hämatologischen Befunden einen manifesten Eisenmangel. Die diagnostische Effizienz (sh. S.1499) eines niedrigen Serumeisenwertes zur Aufdekkung eines Eisenmangels ist, untersucht an einem pädiatrischen Kollektiv (Serum-Ferritin als Einordnungskriterium), mit 0.81 mäßig /[5]/. Der positive prädiktive Wert beträgt nur 0.12, der negative prädiktive Wert 0.92. Diagnostische Sensitivität und Spezifität der Eisenbestimmung zur Eisenmangeldiagnostik sind demnach nur mäßig gut.

Serumeisenuntersuchungen sollen durch die Bestimmung von Transferrinsättigung und Ferritin ergänzt werden. Dazu können jedoch insbesondere bei der Diagnostik der einzelnen Stadien des Eisenmangels weitere Untersuchungen treten.

Stadien des Eisenmangels (in Anlehnung an Heilmann und Keller) /[6]/

Stadium	Befunde
Prälatenter Eisenmangel	Erhöhte ^{59}Fe-Resorption, verminderter Fe-Gehalt des Knochenmarks (Berliner Blau Reaktion)
Latenter Eisenmangel	Wie oben, zusätzlich vermindert: Ferritin, Serumeisen, Transferrinsättigung
Manifester Eisenmangel	Wie oben, zusätzlich: Anämie (MCV und/oder MCH vermindert)

Erkrankungen, die mit erniedrigten Eisenwerten einhergehen

Ursache	Beurteilung
Unterversorgung Einseitige Ernährung (Alkoholiker, reine Kuhmilchernährung der Neugeborenen, Vegetarier), verminderte Eisenreserven der Frühgeborenen	Jede gestörte Eisenbilanz führt zunächst zu einem prälatenten Eisenmangel, d. h. einer Verminderung des Speichereisens. Sein sicherer Nachweis gelingt nur durch Eisenfärbung von Knochenmarksausstrichen und den Radioeisen-Absorptionstest. Nutritiver Eisenmangel führt in Mitteleuropa vergleichsweise selten zu einem ausgeprägten manifesten Eisenmangel. Häufiger ist dagegen ein latenter Mangel, vor

Erkrankungen, die mit erniedrigten Eisenwerten einhergehen (Fortsetzung)

Ursache	**Beurteilung**
Erhöhter Bedarf Schwangerschaft, Laktation, Säuglinge und Kleinkinder *Resorptionsdefekte* Magen- und Darmresektionen, Zöliakie, Maldigestion von Fleisch *Hypo- und Atransferrinämie* Nephrotisches Syndrom, Exsudative Enteropathie, Konnataler Mangel	allem, wenn zu einer Unterversorgung ein erhöhter Bedarf oder eine Resorptionsstörung tritt. Dabei ist das Serumeisen unter 60 µg/l (10.7 µmol/l). Vor einem Abfall des Serum-Eisens findet sich gelegentlich ein Abfall der Transferrinsättigung unter 20% und ein Anstieg der totalen Eisenbindungskapazität über 350 µg/dl (62.7 µmol/l). Eine bessere Trennschärfe als die Transferrinsättigung erlaubt der verminderte Ferritinwert (5 bis 30 µg/l). Das freie Erythrozyten-Porphyrin ist erhöht (wichtig zur DD Thalassaemia minor!). Die hämatologischen Parameter Hb, MCV und MCH sind noch normal. Normalisieren sich die o.g. Laborwerte nach Eisensubstitution und findet sich ein Retikulozytenanstieg, so lag wahrscheinlich ein latenter Eisenmangel vor (aber auch bei Infektanämie!).
Vermehrter Eisenverlust Meno- und Metrorrhagien, Gastrointestinale Blutungen auch durch Salizylate oder Butazolidin, Massive Hämoglobinurie durch intravasale Hämolyse, Blutspender, Hämodialyse	100 ml Blut enthalten ca. 50 mg Eisen. Dem steht eine physiologische tägliche Eisenresorption von 1 bis 2 mg gegenüber, die auf 8 bis 15 mg gesteigert werden kann. Daraus läßt sich ableiten, daß akute oder chronische Blutverluste über einen *latenten* zu einem *manifesten Eisenmangel* führen Eisenwert unter 40 µg/dl (7.2 µmol/l) Transferrinsättigung unter 16% TEBK über 400 µg/dl (71.6 µmol/l) Ferritin stark vermindert Wichtigste diagnostische Hinweise sind vermindertes Hb (bei kleinen Kindern unter 11 g/dl) und die verminderten Werte von MCV und MCH.
Eisenverteilungsstörungen Infekte, Chronische Entzündungen, Neoplasien, Myokardinfarkt, Urämie, Stress	Bei diesen Erkrankungen findet sich ein rasches Absinken der Serum-Eisenwerte, ggf. gefolgt von einer hypochromen Anämie. Ihr liegt eine Verschiebung des Serumeisenpools in die Makrophagen zugrunde. Das Absinken der Eisenwerte kann sogar als empfindlicher, aber unspezifischer Parameter für akutentzündliche Vorgänge eingesetzt werden. Typischerweise ist die TEBK erniedrigt (unter 300 µg/l = 53.7 µmol/l). Die Transferrinsättigung (10 bis 25%) hat wenig diagnostischen Wert. Das Transferrin ist bei Infektanämie normal bis erhöht. Treten gleichzeitig Infekt und manifester Eisenmangel auf, so kann das (meist niedrige) Ferritin normal sein, vor allem wenn die Entzündung ferritinreiche Organe wie die Leber betrifft.

Erkrankungen, die zu erhöhten Eisenwerten führen

Ursache	**Beurteilung**
Idiopathische Hämochromatose	Diese HLA-A_3 und -B_7/B_{14} assoziierte Störung des Eisenstoffwechsels läßt sich anhand ihrer massiv verstärkten intestinalen Eisenresorption (Transferrinsättigung 50 bis 80% bereits im prälatenten Stadium, später 80 bis 90%) und ihre überhöhten Eisendepots (Ferritin stark erhöht) diagnostizieren.
Sekundäre Hämochromatosen	Die sicherste labordiagnostische Maßnahme, den erhöhten Eisenwert einzuordnen, ist auch hier die Ferri-

Erkrankungen, die zu erhöhten Eisenwerten führen (Fortsetzung)

Ursache	**Beurteilung**
Sideroblastische Anämie, Homozygote Thalassämie, Alkoholzirrhose, Porphyria cutanea tarda, Massive gehäufte Bluttransfusionen, Nutritive Eisenüberladung, Megaloblastische Anämie	tinbestimmung. Als Screeningtest eignet sich die Transferrinsättigung, die bei Männern auf 80%, bei Frauen nur auf 70% erhöht ist. Als weiterer Suchtest bietet sich die gesteigerte Urinausscheidung nach Desferoxamin an (nicht bei Ascorbinsäuremangel oder Niereninsuffizienz).
Hepatogene Hypersiderinämie Infektionen, Medikamente	Freisetzung von Speichereisen durch Leberzellzerfall; Eisen- und Bilirubinkonzentration verlaufen parallel.
Cis-Platin-Therapie	

Zur Durchführung des *Desferoxamintests* werden 10 mg/kg Körpergewicht Desferoxamin (Desferal®) i. m. gespritzt und der Eisengehalt des 24-Std.-Urins untersucht (oder: 500 mg Desferal i. m. und 6-Std.-Sammelurin). Eine Ausscheidung unter 2 mg ist physiologisch, über 10 mg sprechen für eine primäre Hämosiderose.

Erhöhte Serumeisenwerte

Eisenwerte über 200 µg/dl (35.8 µmol/l) weisen auf eine Eisenüberladung hin. Ansonsten stützen einmalige abnorme Befunde der Serumeisenkonzentration eine klinische Verdachtsdiagnose nicht. Dies ist nicht zuletzt durch die große intra- und interindividuelle Schwankungsbreite des Serumeisens bedingt.

Erhöhte Eisenwerte finden sich außer bei primären und sekundären Hämochromatosen auch bei Leberzellnekrosen, Bleivergiftungen, Einnahme von Östrogenen und hormonellen Kontrazeptiva.

Hinweise und Störungen

Bestimmungsmethode: In einer breit angelegten Studie zeigte sich, daß zwar die Art des Chelatbildners (Chromogens) keinen Einfluß auf die Analysenergebnisse hat, jedoch der Enteiweißungsschritt, das Reduktionsmittel und das Meßverfahren. *Continuous Flow* liefert die höchsten Werte, Verfahren ohne Enteiweißung die niedrigsten und das Reduktionsmittel Hydroxylamin vergleichsweise niedrige Ergebnisse */7/*.

Die physiologische Konzentration von Eisen im Urin ist zu niedrig, um mit photometrischen Tests ohne vorherige Anreicherung zuverlässig bestimmt zu werden. Hier empfiehlt sich die flammenlose AAS mit Graphitrohrküvette. Sie ist auch die Methode der Wahl zur Therapiekontrolle der Fe-Ausscheidung im Urin unter Desferoxamin.

Biologische Variabilität der Serumeisenwerte: Der Serumeisenwert unterliegt starken zirkadianen Schwankungen und solchen von Tag zu Tag. Der Regelfall der vom Morgen zum Abend hin ansteigenden Werte gilt nicht immer. Ferner ist die Serumeisenkonzentration von der Technik der Blutentnahme abhängig (Eisen ist eiweißgebunden!), so daß bei übermäßiger Venenstauung die Werte falsch hoch werden. Eine standardisierte Blutentnahme zu festen Zeiten ist daher unabdingbar.

Störungen durch Hämolyse, Kontamination und Komplexbildner: Hämolytisches Untersuchungsmaterial liefert falsch hohe Eisenwerte, besonders, wenn eine Methode ohne Enteiweißung verwandt wird. Daraus folgt, daß Serum und Blutkuchen spätestens 2 Std. nach Blutentnahme getrennt werden sollen. Glasgeräte sollten bei der

Bestimmung nicht verwendet werden. Bei Plastikmaterialien ist in der Regel keine Kontamination zu befürchten. EDTA-Plasma kann nur zur Analyse mit der Atomabsorptionsspektroskopie eingesetzt werden. Andere Gerinnungshemmer stören nicht.

Stabilität im Serum:	Bei Raumtemperatur	3 Tage
	bei + 4 °C	1 Woche

Pathophysiologie /[8–13]/

Der Eisengehalt des Körpers beträgt bei Männern 50 mg/kg und bei Frauen 38 mg/kg, wobei der größte Teil in Form von Hämeisen vorliegt. Der tägliche Umsatz durch Synthese und Abbau des Hämoglobins beträgt ca. 25 mg und übersteigt damit den Stoffwechsel des Myoglobin-, Enzym- und Depoteisens mit 2 mg/Tag bei weitem. Die Eisenbilanz wird hauptsächlich durch die Resorption im Dünndarm reguliert und kaum durch die Ausscheidung mit Urin und Galle (ca. 1 mg/Tag). Durch Menstruation und Schwangerschaft treten erhebliche physiologische Eisenverluste auf.

Bei der intestinalen Eisenresorption werden zwei Wege beschritten

— Die mit einem hohen Ausnutzungsgrad stattfindende Resorption von Häm- und Myoglobineisen ohne Zwischenschaltung von Transportproteinen mit nachfolgendem Abbau in der Leber.

— Die Bindung von Eisenionen erfolgt an der Oberfläche von Mukosazellen mittels Apotransferrin im Dünndarmlumen, danach Aufnahme durch Endozytose, mögliche Zwischenspeicherung im mukosalen Ferritin und Abgabe an das Transferrin des Blutes /[10, 11]/.

Daraus ergibt sich die zentrale Rolle der Resorption für die Homöostase des Körpereisens: Mangelhafte Verfügbarkeit von Eisen bei ungenügendem Angebot mit der Nahrung, Maldigestion und Malabsorption einerseits und eine übersteigerte Resorption (durch hohe Transferrinwerte?) bei der idiopathischen Hämochromatose andererseits.

Bei der Aufnahme des Eisens durch die Zellen wird das Transferrin an Zellrezeptoren gebunden und internalisiert. In den so gebildeten Plasmavakuolen wird das Eisen freigesetzt und danach Rezeptor und Apotransferrin wieder aus der Zelle zum weiteren Eisentransport entfernt /[12]/. Die Eisenaufnahme durch das Erythron reguliert indirekt die intestinale Eisenresorption, indem eine vermehrte Aufnahme zu erhöhter Eisenmobilisation aus dem RES, vermehrter Transferrinsynthese und gesteigerter Aufnahme durch die Mukosa führt.

Das im Transferrin gebundene Serumeisen ist das Verbindungsglied zwischen Makrophagen und roten Stammzellen des Knochenmarks. Vermehrter Erythrozytenabbau und insbesondere auch Entzündungen führen zu einer Anhäufung von Eisen in den Makrophagen, zunächst in Form des Ferritins und später unter Mitwirkung der Lysosomen als wasserunlösliches Hämosiderin, dessen Eisenanteil deutlich schlechter mobilisierbar ist.

Sind die Eisenspeicher in den Makrophagen gefüllt, kann der Hepatozyt passiv, in Anhängigkeit vom Serumeisenwert beträchtliche Eisenmengen speichern, was ggf. schwere Leberparenchymschäden ergibt. Dies trifft bei den Hämochromatosen, homozygoter Thalassämie, sideroblastischer Anämie, Leberzirrhose, portokavalem Shunt, Porphyria cutanea tarda, u. a. zu. Teilweise sind erhöhte Eisenkonzentrationen durch übersteigerte Resorption, gehäufte Bluttransfusionen, Hämsynthesestörungen oder vermehrte Eisenfreisetzung aus Makrophagen und Parenchymzellen bedingt.

Literatur

1. *van Stekelenburg, G. J., C. Valk, G. J. de Boer:* Clin. Chem. *28:* 2328 (1982). Determination of deferoxamine chelated iron.
2. *Saarinen, U. M., M. A. Siimes:* J. Pediatr. *91:* 875 (1977). Developmental changes in serum iron, total iron-binding capacity, and transferrin saturation in infancy.
3. *Koerper, M. A., P. R. Dallman:* J. Pediatr. *91:* 870 (1977). Serum iron concentration and transferrin saturation in the diagnosis of iron deficiency in children: Normal developmental changes.
4. *Linkesch, W.:* Wien. Med. Wschr. *134:* 59 (1984). Physiologie und Pathophysiologie des Eisenstoffwechsels.
5. *Milman, N., J. Cohn:* Eur. J. Pediatr. *143:* 96 (1984). Serum iron, serum transferrin and transferrin saturation in healthy children without iron deficiency.
6. *Heilmann, E., H. Keller:* Med. Labor *34:* 125 (1981). Rationelle Laboratoriumsdiagnostik des Eisenmangels.
7. *Itano, M.:* Amer. J. Clin. Path. *70:* 516 (1978). CAP Comprehensive chemistry, serum iron survey.
8. *Hausmann, K.:* Verh. dtsch. Ges. inn. Med. *84:* 55 (1978). Klinik der Störungen des Eisenstoffwechsels.
9. *Dallman, P. R., M. A. Siimes, A. Stekel:* Amer. J. Clin. Nutr. *33:* 86 (1980). Iron deficiency in infancy and childhood.
10. *Huebers, H. A., E. Huebers, E. Csiba, W. Rummel, C. A. Finch:* Blood *61:* 283 (1983). The significance of transferrin for intestinal iron absorption.
11. *Huebers, H. A., C. A. Finch:* Blood *64:* 763 (1984). Transferrin: Physiologic behavior and clinical implications.
12. *Young, S., A. Bomford:* Clin. Science *67:* 273 (1984). Transferrin and cellular iron change.
13. *Finch, C. A., H. A. Huebers:* Clin. Physiol. Biochem. *4:* 5 (1986). Iron metabolism.

Transferrin und Eisenbindungskapazität (EBK)

Indikation

Diagnostik von latentem und manifestem Eisenmangel und von Eisenüberladung.

Bestimmungsmethoden

Immunologische Verfahren

Bestimmt wird die Proteinkonzentration von Transferrin. Als Bestimmungsmethode eingesetzt werden die radiale Immundiffusion, die Laser-Nephelometrie und die Turbidimetrie.

Die totale Eisenbindungskapazität (TEBK) kann näherungsweise aus der Transferrinkonzentration berechnet werden:

TEBK (µg/dl) = Transferrin (mg/dl) × 1.41
TEBK (µmol/l) = Transferrin (g/l) × 25.2

Chemische Verfahren

Bestimmt wird die Eisenbindung des Transferrins.

Prinzip: Die chemische Bestimmung der EBK beruht auf der Absättigung freier Bindungsstellen des Transportproteins Transferrin mit Fe^{3+}, der nachfolgenden Absorption des überschüssigen Eisens an Magnesiumkarbonat und dessen Abzentrifugieren und Bestimmung des gesamten transferringebundenen Eisens. Die Differenz zwischen totaler EBK und der ursprünglich vor dem Zusatz gefundenen Eisenmenge wird als freie EBK bezeichnet.

Berechnung der Sättigung von Transferrin mit Eisen

Transferrinsättigung (%)

$$= \frac{\text{Serumeisen } (\mu g/dl)}{\text{TEBK } (\mu g/dl)} \times 100 \qquad = \frac{\text{Serumeisen } (\mu mol/l)}{\text{TEBK } (\mu mol/l)} \times 100$$

$$= \frac{\text{Serumeisen } (\mu g/dl)}{\text{Transferrin } (mg/dl)} \times 70.9 \qquad = \frac{\text{Serumeisen } (\mu mol/l)}{\text{Transferrin } (mg/dl)} \times 398$$

Untersuchungsmaterial

TEBK 1 ml Serum
Transferrin 0.1 ml Serum

Referenzbereiche

Altersklasse	**TEBK** (µg/dl) (µmol/l)	**Transferrin** (mg/dl)	**Transferrinsättigung** (%)
2 Wochen	191 ± 43*[1] (34 ± 8*)	213 ± 55*[4]	30—99[1]
6 Monate	321 ± 51*[1] (58 ± 9*)	252 ± 50*[4]	10—43[1]
1 Jahr	358 ± 38*[1] (64 ± 7*)	307 ± 46*[4]	10—47[1]
Ältere Kinder	331 ± 46*[4] (59 ± 8*)	240—360[3]	7—46[2]
Männer	268—436[3] (48—78)	210—340[3]	16—45[2]
Frauen	257—402[3] (46—72)	200—310[3]	

* $\bar{x} \pm 1\,s$

Bewertung

Der Transferrinsättigung wird heute allgemein eine größere Aussagekraft als der TEBK bei der Diagnostik von Eisenmangel und Eisenüberladung zugeschrieben. Als unterer Grenzwert gilt bei Erwachsenen 15%, bei Kindern 7% (bzw. 10%).

Die diagnostische Effizienz der Transferrinsättigung zur Eisenmangeldiagnostik liegt bei 0.88, der positive prädiktive Wert bei 0.09, der negative prädiktive Wert bei 0.91 (ermittelt bei Kindern) /[5]/. Das Serumtransferrin, mit einer Grenze von > 342 mg/dl erbrachte dagegen nur eine diagnostische Effizienz von 0.83, positiver prädiktiver Wert 0.27 (!), negativer prädiktiver Wert 0.95.

Zur Diagnostik einer Eisenüberladung hat sich als Grenzwert der Transferrinsättigung 55% bewährt. Die Differenzierung von Homo- und Heterozygoten für eine Hämochromatose gelingt so mit einer Sensitivität und Spezifität von jeweils 92%. Nimmt man als weiteres diagnostisches Kriterium einen Ferritinwert höher als die 90. Perzentile des Kollektivs Gesunder hinzu, so steigt die diagnostische Sensitivität auf 98% und die Spezifität fällt auf 86%, wenn einer oder beide Tests zur Diagnose herangezogen werden /[6]/.

Erkrankungen und Zustände, die mit erhöhter TEBK einhergehen /6, 9, 10, 12/

Ursachen	Beurteilung
Echter Eisenmangel	Erstes Symptom eines latenten Eisenmangels ist gelegentlich das Ansteigen der TEBK. Manifester Eisenmangel geht regelmäßig mit erhöhter TEBK bzw. erniedrigter Transferrinsättigung einher.
Schwangerschaft	Durch Östrogene wird ebenso wie durch den vermehrten Eisenbedarf durch den Feten die Transferrinsynthese gesteigert.

Erkrankungen und Zustände, die mit erniedrigter TEBK einhergehen /7, 9, 12/

Ursache	Beurteilung
Hämochromatosen	Bei massiv erhöhter Transferrinsättigung ist die TEBK mäßig reduziert, bei schwerem Leber-Parenchymschaden jedoch stärker.
Infekte, Chron. Entzündungen, Neoplasien	TEBK (und Transferrinsättigung) kann bei dieser Gruppe von Erkrankungen normal oder erniedrigt sein. DD Eisenmangelanämie! Evtl. Ferritinbestimmung anschließen!
Proteinverluste renal, enteral Verminderte Proteinsynthese, z. B. durch Leberzirrhose	Transferrinverlust ist gleichbedeutend mit einem Absinken der TEBK. Eisenmangel bei Proteinverlust läßt sich sicherer durch Ferritin als durch die Transferrinsättigung nachweisen.
Hämoglobin-Synthesestörung, z. B. bei Thalassaemia major Porphyrie	Bei erhöhten Serumeisenwerten ist hier auch die Transferrinsättigung erhöht. Ähnliche Befunde ergeben sich bei Lebererkrankungen mit Parenchymnekrosen.

Es bleibt zu beachten, daß ein erniedrigter Sättigungsgrad durch verminderte Serumeisenwerte und/oder durch erhöhte TEBK zustande kommt.

Selektivitäts-Index zur Differentialdiagnostik von Proteinurien sh. S. 430.

Hinweise und Störungen

Zur Wahl der Methode TEBK oder Transferrin: Die immunologische Transferrinbestimmung hat die Vorteile größerer Präzision, guter Standardisierbarkeit, eines geringen Probenbedarfs und einer bequemeren Mechanisierung. Die Richtigkeit der Bestimmung wird durch unterschiedliche Sättigungsgrade des Transferrins nicht gestört /7/, die verschiedenen genetisch determinierten Phänotypen des Transferrins geben die gleichen Ergebnisse /8/. Vergleichsuntersuchungen zwischen TEBK und Transferrin ergaben überwiegend eine gute Korrelation beider Methoden /9–11/.

Zu beachten ist, daß die physiologisch wichtige Meßgröße Eisentransportkapazität durch die immunologische Transferrinbestimmung nur indirekt erfaßt wird, als Funktionsparameter ist die TEBK der Transferrinbestimmung vorzuziehen /12/.

TEBK-Bestimmung: Standardisierte Blutentnahmen sind eine wichtige Voraussetzung für ordnungsgemäße TEBK-Bestimmungen (vgl. Eisen S. 366). Bei extrem niedrigen Transferrinwerten kann die unspezifische Bindung von Eisen an Albumin und diverse Globuline einen höheren TEBK-Wert vortäuschen.

Berechnung der Transferrinsättigung: Berücksichtigt wird nicht die Eisenbindungskapazität anderer Plasmaproteine.

Pathophysiologie

Transferrin ist ein Transportprotein mit dem Molekulargewicht 79.570, das in der Leber synthetisiert wird und den β_1-Globulinen zugerechnet wird. Jedes Molekül trägt zwei Bindungsstellen. Ob eine oder beide Bindungsstellen mit Eisen belegt werden, hängt von der Serumeisenkonzentration ab. Neben Eisen können auch Metalle wie Chrom, Kupfer, Mangan, Zink, Kobalt und andere schwach gebunden werden.

Unklar ist bis heute, wodurch die Transferrinsynthese und damit die enterale Eisenresorption gesteuert wird. Es könnte ein Zusammenhang mit der Gewebeeisenkonzentration und einer Aktivierung des Enzyms Ferrireductase bei der Mobilisierung von Eisen aus Ferritin bestehen.

Die Atransferrinämie ist eine sehr seltene Erkrankung, bei der sowohl die Eisenkonzentration wie auch die TEBK sehr niedrig sind.

Literatur

1. *Saarinen, U. M., M. A. Siimes:* J. Pediatr. *91:* 875 (1977). Developmental changes in serum iron, total iron-binding capacity, and transferrin saturation in infancy.
2. *Koerper, M. A., P. R. Dallman:* J. Pediatr. *91:* 870 (1977). Serum iron concentration and transferrin saturation in the diagnosis of iron deficiency in children: Normal development changes.
3. *Rajamäki, A., K. Irjala, A. Aitio:* Scand. J. Haematol. *23:* 227 (1979). Immunochemical determination of serum transferrin.
4. *Bender-Götze, Ch., C. E. v. Pilar, N. Fischer:* Mschr. Kinderheilk. *128:* 598 (1980). Vergleichende Bestimmung von indirekt (totale Eisenbindungskapazität) und direkt gemessenem Transferrin bei gesunden und kranken Kindern.
5. *Milman, N., J. Cohn:* Eur. J. Pediatr. *143:* 96 (1984). Serum iron, serum transferrin and transferrin saturation in healthy children without iron deficiency.
6. *Borwein, S., C. N. Ghent, L. S. Valberg:* Can. Med. Assoc. J. *131:* 895 (1984). Diagnostic efficacy of screening tests for hereditary hemochromatosis.
7. *Vernet-Nyssen, M., M. Paris, M.-O. Benoit, G. Plomteux:* Clin. Chim. Acta *143:* 355 (1984). Are usual immunochemical methods for the determination of human serum transferrin influenced by the iron-saturation of the protein?
8. *Eckfeldt, J. H., D. D. Dykes, I. I. Dahl, C. M. Skare, H. F. Polesky:* Clin. Chim. Acta *145:* 101 (1985). Lack of influence of Tf_c genetic phenotype on iron, iron-binding capacity, percentage saturation, and immunologically determined transferrin in blood donor sera.
9. *Markowitz, H., V. F. Fairbanks:* Mayo Clin. Proc. *58:* 827 (1983). Transferrin assay and total iron-binding capacity.
10. *Crosby, L. O., A. Giandomenico, J. Forster, J. L. Mullen:* J. Parent. Ent. Nutr. *8:* 274 (1983). Relationships between serum total iron-binding capacity and transferrin.
11. *Short, L. F., G. F. Murray, W. R. Uptagrafft, S. G. Weissbach, H. C. Polk:* Am. J. Surg. *148:* 621 (1984). Transferrin level derived from total iron-binding capacity: Is it a reliable relationship?
12. *Schröcksnadel, W., F. Gabl:* Wien. Med. Wschr. *314:* 63 (1984). Die Diagnostik des gestörten Eisenstoffwechsels.

Ferritin

Indikation

Eisenmangelanämie.
Speichereisenmangel.
Verlaufskontrolle bei oraler Eisentherapie.
Differentialdiagnose bei Anämien.
Überwachung von Risikogruppen für Eisenmangel, z. B. Schwangere, Blutspender, Kleinkinder, Hämodialysepatienten.
Eisenüberladung.
Verlaufskontrolle bei Eisenmobilisationstherapie.

Bestimmungsmethoden

Immunoassays, am häufigsten eingesetzt wird aufgrund hoher analytischer Sensitivität der Immuno-Radio-Metrische-Assay (IRMA) /[1]/.

Untersuchungsmaterial

Serum, Plasma 1 ml

Referenzbereiche

	Alter		µg/l
Nabelschnurblut /[2]/			30—276
Säuglinge /[3]/	0.5 Monate		90—628
	1 Monat		144—399
	2 Monate		87—430
	4 Monate		37—223
	6 Monate		19—142
	9 Monate		14—103
	12 Monate		1—99
Kinder /[4]/	6 Monate bis 15 Jahre		7—142
Erwachsene /[2, 5]/	20 bis 50 Jahre	♀	23—110
		♂	35—217
	65 bis 90 Jahre	♀	13—651
	65 bis 87 Jahre	♂	4—665

Angegeben sind die 5. und 95. Perzentile

Bewertung /[1, 6, 7]/

Das im Blut zirkulierende Ferritin weist bei Gesunden und bei Patienten mit Eisenmangel bzw. Eisenüberladung eine direkte und quantitative Korrelation zum Speichereisengehalt des Retikulohistiozytären Systems (RHS) auf. Die Serumferritinbestimmung erlaubt somit über ein Segment des Ferritin-Reserveeisenpools einen Rückschluß auf die gesamte Reserveeisenkonzentration des Organismus. Voraussetzung für einen solchen Rückschluß ist, daß die direkte Relation von Serumferritin zu RHS-Eisen nicht durch Ferritin-Freisetzung aus Parenchymzellen z. B. der Leber oder durch eine Änderung der Serumferritin-Synthese bzw. des Serumferritin-Katabolismus gestört ist.

 Andere Ursachen als Eisenmangel für eine Serumferritinverminderung sind bisher nicht gefunden worden. Eine Serumferritin-Konzentration unter 15 µg/l ist deshalb immer ein Beweis für einen Eisenmangel (mit oder ohne Anämie). Die Serumferritin-Bestimmung aus einer kleinen Menge Venenblut ersetzt praktisch die bisher zur Speichereisenbestimmung angewandte invasive, aber nur semiquantitative histochemische Knochenmark- bzw. Lebereisenbestimmung.

Störungen der Relation von Serumferritin zur Körpereisenreserve

Während Serumferritin-Konzentrationen unter 15 µg/l immer einen Eisenmangel anzeigen, sind erhöhte Serumferritin-Werte (über 400 µg/l) vieldeutig. Erhöhte Ferritin-Werte können als Indiz für eine Eisenüberladung gewertet werden, kommen aber auch bei Leberparenchymschäden, Infektionen, Entzündungen und malignen Erkrankungen ohne quantitative Relation zum Reserveeisen vor.

Unspezifische, nicht Reserveeisen-bezogene Ferritinämien können sowohl durch Gewebenekrosen, wie auch durch eine krankheitsbedingte Eisenakkumulation im RHS bzw. eine Alteration der Plasmaferritin-Clearance durch die Leber bedingt sein. Erhöhte Serumferritin-Werte müssen daher unter detaillierter Analyse der individuellen pathologischen Konstellation interpretiert werden. Wie bei jedem anderen Einzellaborparameter, ist eine korrekte diagnostische Bewertung nur unter Würdigung des Gesamtkrankheitsbildes, d. h. durch den Arzt am Krankenbett, sinnvollerweise möglich. Normale Serumferritin-Konzentrationen sind aber als Hinweis gegen eine klinisch relevante Eisenüberladung zu werten.

Verhalten des Serumferritins bei Krankheiten

Erkrankung	Serumferritin-Konzentration	Beurteilung
Eisenmangel		
Speichereisenmangel (latenter Eisenmangel)	↓	Unterschreitung der unteren Normgrenze (95%-Vertrauensbereich), getrennt nach Geschlecht zu betrachten.
Eisenmangelanämie		
Akuter Blutverlust	n, ↓	Serumferritin-Abfall innerhalb von 1 bis 2 Wochen. Ausmaß in Abhängigkeit vom Blutverlust.
Chron. Blutverlust (z. B. Hypermenorrhoe, gastrointestinale Blutungen, Gerinnungsstörungen, Gefäßanomalie, Hämoglobinurie, Blutspenden, innere Blutungen, Lungenhämosiderose u. a.)	↓ (unter 15 µg/l)	Serumferritin-Konzentrationen unter 15 µg/l zeigen immer eine Entleerung der Eisendepots an. Dieser Befund ist eine conditio sine qua non für die Diagnose Eisenmangel (mit und ohne Anämie).
Orale Therapie des Eisenmangels	↓, n	Bei oraler Eisentherapie gibt die Serumferritin-Bestimmung nach Normalisierung des Hb Aufschluß über die erzielte Wiederauffüllung der Körpereisendepots und kann somit zur Bestimmung des Endpunktes der Substitutionstherapie beitragen.
Eisenabsorptionsstörungen, z. B. einheimische Sprue,	↓	Malabsorptionssyndrome, häufig vergesellschaftet mit okkulten gastrointestinalen Blutverlusten, können

Verhalten des Serumferritins bei Krankheiten (Fortsetzung)

Erkrankung	**Serumferritin-Konzentration**	**Beurteilung**
Enteritis regionalis	↓	innerhalb von Monaten zu einem Verbrauch des Reserveeisens und damit zum Bild des Eisenmangels führen.
Nahrungseisenmangel (z. B. Lacto-ovo-Vegetarier)	↓	Wie bei Malabsorption, jedoch ohne okkulte Blutverluste.
Gravidität	↓	In der Schwangerschaft wird regelmäßig aufgrund einer negativen Eisenbilanz Reserveeisen verbraucht. Durch Verlaufsbeobachtung (Schwangerenberatung) kann die Entwicklung eines Eisenmangels erkannt und durch Substitution verhindert werden.
Anämie bei Hämodialysebehandlung	↓, n, ↑	Auch unter Dialyse ist die Relation von Serumferritin und Reserveeisenpool in unkomplizierten Fällen gewahrt. Die Serumferritinbestimmung ermöglicht eine Kontrolle der Eisenbilanz der Dialysepatienten (Eisenverlust, bzw. Eisenüberladung) und die Kontrolle des Effekts einer Eisensubstitution.
Anämien ohne Eisenmangel	n, ↑	Alle Anämien, die nicht durch Eisenmangel bedingt sind, weisen normale oder erhöhte Eisenreserven und damit erhöhte oder normale Serumferritin-Konzentrationen auf.
Hypochrome Anämien (Tumor- und Infektanämie, Thalassämien, Sideroblastische Anämien)	n, ↑	Hypochrome Anämien, die nicht durch Eisenmangel verursacht wurden, sind durch Bestimmung von Hb, Erythrozytenindizes und Serumeisen nicht von der Eisenmangelanämie zu unterscheiden. Sie weisen aber stets normale oder erhöhte Serumferritin-Konzentrationen auf und können mit diesem Parameter leicht von der Eisenmangelanämie unterschieden werden (Cave: Kombination mit Eisenmangel).
Eisenüberladung Idiopathische Hämochromatose (IH)	↑, (n)	Früherkennung und Screening der Eisenüberladung (Präklinisches Stadium der IH). Cave: Frühestes Symptom einer IH ist eine Erhöhung des Serumeisens bzw. der Sättigung der TEBK. Serumferritin kann in dieser frühen Krankheitsphase auch bei bereits erhöhtem Lebereisengehalt noch normal sein.
Sekundäre Eisenüberladung (Transfusionen, ineffektive Erythropoese, Atransferrinämie, u. a).	↑	Serumferritin stets erhöht. Die Proportionalität zum Reserveeisenpool ist in Abhängigkeit von der Grundkrankheit nicht immer streng gewahrt.

Verhalten des Serumferritins bei Krankheiten (Fortsetzung)

Erkrankung	Serumferritin-Konzentration	Beurteilung
Eisenmobilisationstherapie bei Eisenüberladung (Aderlaß, Chelatbildner)	↑, n	Die Abnahme der exzessiven Eisenspeicherung kann nach bisherigen Erfahrungen bei der idiopathischen Hämochromatose mit der Serumferritinbestimmung kontrolliert werden. (Cave: Bei erhöhten Transaminasen sowie intravasaler Hämolyse kann trotz Eisenmobilisation die Serumferritin-Konzentration disproportional zu hoch sein).
Leberparenchymschaden, maligne Erkrankungen (z. B. Leukosen, Lymphome, solide Tumoren)	↑, n	Die Korrelation zum Reserveeisen ist nicht mehr gewahrt. Bei distinkten Erkrankungen (z. B. Leberzirrhose, Pankreas-Karzinom, Bronchialkarzinom) besteht eher eine Relation zum Schweregrad des Parenchymschadens, bzw. zum Metastasierungsgrad der Tumorerkrankung.

Zeichenerklärung: ↑ = erhöht, n = normal, ↓ = erniedrigt.

Hinweise und Störungen

Referenzbereich: Weist unter Berücksichtigung der alters- und geschlechtsspezifischen Variationen eine große Streubreite auf (20 bis 400 µg/l) und ist von der Bestimmungsmethode abhängig. Der individuelle Serumferritinwert ist bemerkenswert stabil; weder zirkadiane noch andere biologisch determinierte Schwankungen konnten nachgewiesen werden.

Bestimmungsmethoden: Sind bislang in bezug auf das verwendete Standardprotein nicht einheitlich definiert. Seit 1984 steht ein vom International Committee for Standardization in Haematology (Expert Panel on Iron) definierter und hergestellter Ferritinstandard (menschliches Leber-Ferritin) zur Verfügung. Der Standard kann über das National Institute for Biological Standards and Control, London, bezogen werden /[8, 9]/.

Das ICSH-Expert Panel on Iron prüft derzeit in internationalen Ringversuchen Ferritinbestimmungsmethoden. Ein ELISA unter Verwendung von Microtiterplatten wird als aussichtsreichster Kandidat für eine Referenzmethode angesehen.

Die Analysen-Zeiten sind inzwischen erheblich verkürzt worden. Ein derzeit bereits kommerziell erhältlicher Fluoreszenzimmunoassay liefert schon innerhalb weniger Minuten Meßwerte /[10]/.

»High dose hook effect«: Die Doppelantikörper-IRMA bzw. -ELISA beinhalten im Gegensatz zum kompetitiven RIA ein als »high dose hook effect« bezeichnetes spezifisches methodisches Problem. Die Eichkurve fällt bei hohen Standardferritin-Konzentrationen paradoxerweise wieder ab (»hook«-Bildung). Dies kann dazu führen, daß *»falsch normale« Werte in* Seren mit besonders hohen Ferritin-Konzentrationen gemessen werden. Als Ursache dieses Phänomens werden eine unterschiedliche Antikörperaffinität an der »solid phase« bzw. ein unvollständiger Waschvorgang diskutiert.

Wenn jede Probe grundsätzlich in zwei unterschiedlichen Verdünnungen bestimmt wird, kann diese Fehlinterpretation hoher Ferritinkonzentrationen als »Normalwert« vermieden werden.

Stabilität: Bei Raumtemperatur im verschlossenen Gefäß mindestens 6 Tage, bei —20 °C mehr als 12 Monate.

Hämolyse: Geringe Grade intravasaler oder in vitro induzierter Hämolyse haben keinen Einfluß auf das Meßergebnis, die komplette Lyse der Erythrozyten einer Blutprobe verursacht eine Erhöhung des Ferritins um etwa 60% infolge Freisetzung intraerythrozytären Ferritins.

Pathophysiologie

Ferritin ist ein ubiquitäres Protein mit einem Molekulargewicht von 450.000. Es setzt sich aus 24 Proteinuntereinheiten zusammen und bildet eine Hohlkugel, die im eisenfreien Zustand als Apoferritin bezeichnet wird. Im Inneren der Hohlkugel können bis zu 4000 Eisenatome in Form von Eisenoxyhydroxydphosphat gespeichert werden. Eisenbeladenes Ferritin bildet zusammen mit Hämosiderin, das als Kondensat aus Ferritinmolekülen angesehen wird, die spezifische Eisenreserve jeder Zelle und des gesamten Organismus.

Ferritin besitzt eine bemerkenswerte Kapazität zur spezifischen Aufnahme, Speicherung und Abgabe von Eisen. Seine Funktion besteht in der Speicherung des Eisens in bioverfügbarer Form und zugleich im Schutz der Zelle vor den toxischen Effekten ionisierten Eisens durch Proteinumhüllung.

Die im Serum in der Größenordnung von µg/l vorkommende minimale Menge an Ferritin entstammt unter normalen Bedingungen und im Eisenmangel nahezu ausschließlich den Zellen des RHS und befindet sich mit dem dort vorhandenen Reserveeisenpool in einem Gleichgewicht. Dadurch kann die Bestimmung des Serumferritins als ein Teil des Eisenreservepools zur quantitativen Bestimmung der Gesamteisenreserve diagnostisch verwendet werden. Das im Blut zirkulierende Ferritin ist nahezu eisenfrei (Apoferritin). Ihm kommt daher keine relevante Eisentransportfunktion zu. Das Serumferritin wird zu beinahe 100% von der Leber aufgenommen. Die Plasma-Halbwertszeit bei Versuchstieren beträgt 4 bis 40 min.

Isoferritine /[11]/

Ferritin aus unterschiedlichen Geweben, und selbst aus ein und demselben Gewebe, weist bei Anwendung geeigneter Analysenverfahren unterschiedliche Merkmale auf. Die so voneinander abtrennbaren Ferritin-Typen werden als »Isoferritine« bezeichnet. Existenz, molekulare Basis und diagnostische Bedeutung dieser Mikroheterogenität des Ferritins werden in der Literatur noch kontrovers diskutiert.

Die meisten Gewebeferritine sind Gemische von Heteropolymeren, die aus variablen Anteilen von 2 verschiedenen Untereinheiten, den H- und L-Untereinheiten mit Molekulargewichten von 21.000 bzw. 19.000 zusammengesetzt sind.

Auch das im Serum nachweisbare Ferritin unterscheidet sich im Hinblick auf sein Isoferritin-Profil vom Ferritin unterschiedlicher Organe deutlich. Für die Serumferritin-Bestimmung sind vor allem die Unterschiede in der Immunreaktivität verschiedener Ferritine im Hinblick auf die Auswahl des Standardferritins eines Assays von Belang. Vor allem ist die Kompatibilität mit den im Serum vorhandenen Isoferritinen hinsichtlich Standard und daraus erzeugtem Antikörper zu fordern. Das ist bei Verwendung des ICSH-Standards gewährleistet.

Von einigen Autoren wird aus der Mikroheterogenität des Serumferritins eine diagnostische Differenzierungsmöglichkeit — vor allem bei Tumoren — abgeleitet. Inwieweit sich Ferritin, insbesondere im Hinblick auf tumorspezifische Isoferritine als »Tumormarker« eignet, ist bislang nicht eindeutig beurteilbar.

Ferritin und maligne Tumoren

Die Serumferritin-Konzentration ist bei einer Reihe von soliden Tumoren (Hepatome, Pankreaskarzinome, Bronchialkarzinome, Neuroblastome) und bei Lymphomen und Leukosen pathologisch erhöht und mit der Tumoraktivität und -Ausbreitung korreliert. Hinsichtlich der erwünschten Tumorspezifität sind die bisherigen klinischen Daten jedoch kontrovers. Die Möglichkeit der Differenzierung mittels monoklonaler Antikörper kann hier in Zukunft möglicherweise weiterführen.

Erythrozyten-Ferritin

Reife Erythrozyten enthalten ebenfalls geringe Mengen Ferritin. Es lassen sich mindestens zwei unterschiedliche Isoferritin-Spezies abgrenzen, basisches und saures Erythrozytenferritin, deren quantitative Bestimmung jeweils spezifische Antiseren erfordert. Die Bestimmung erfolgt nach Hämolyse der Zellen im Zytosol. Kontamination durch Leukozyten muß unbedingt vermieden werden, da der Ferritingehalt von Leukozyten ca 1000fach höher ist, als der von Erythrozyten und die Meßergebnisse signifikant verfälschen kann.

Als Maßeinheit wird ag/Zelle (altogramm = 10^{-18} g) verwendet. Referenzbereich: 5—40 ag/Zelle. Der Ferritingehalt der Erythrozyten ist ein Maß für die Eisenversorgung der Erythropoese und kann zur Unterscheidung von Ferritinämien infolge Leberparenchymschäden und solchen durch echte Eisenüberladung herangezogen werden. Für die klinische Anwendung ist die Bestimmung des basischen Erythrozytenferritins ausreichend.

Literatur

1. *Worwood, M.:* Serum ferritin. In: *Cook, J. D.,* Methods in hematology I, S. 59. Churchill Livingstone, New York (1980).
2. *Kaltwasser, J. P.:* Unveröffentlichte Daten (die Normalbereiche für Erwachsene wurden durch Auswahl Anamnese, Hb, Hk, MCH, MCHC, Serum-Fe, TEBK und Reserveeisen-Bestimmung mittels histochemischer Knochenmarkeisen-Bestimmung und/oder Messung der intestinalen Eisenabsorption aus einer Testdosis $^{59}Fe^{++}$-Sulfat ermittelt).
3. *Saarinen, U. M., M. A. Siimes:* Acta Pediat. Scand. *67:* 741 (1978). Serum ferritin in assessment of iron nutrition in healthy infants.
4. *Siimes, M. A., J. E. Addiego. P. R. Dallman:* Blood *43:* 581 (1974). Ferritin in serum: Diagnosis of iron deficiency and iron overload in infants and children.
5. *Valberg, L. S., J. Sorbie, T. Ludwig, D. Pelletier:* Canad. Med. Assoc. J. *114:* 417 (1976). Serum ferritin and the iron status of Canadiens.
7. *Kaltwasser, J. P., E. Werner:* Serum-Ferritin. Springer, Heidelberg (1980).
8. Intern. Committee for Standardization in Haematology. Clin. Lab. Haemat. *6:* 177 (1984). Preparation, characterization and storage of human ferritin for use as a standard for the assay of serum ferritin.
9. Intern. Committee for Standardization in Haematology. Brit. J. Haematol. *61:* 61 (1985). Proposed international standard of human ferritin for the serum ferritin assay.
10. *Henkel, E., E. Arslan:* GIT-Labormedizin 218 (1985). Erfahrungen mit dem Stratus-Immunoassay-System.
11. *Albertini, A., P. Arosio, E. Chiancone, J. Drysdale:* Ferritins and isoferritins as biochemical markers. In: Symposia of the Giovanni Lorenzini Foundation Vol. 19. Elsevier Publ., Amsterdam (1984).

Spurenelemente und toxische Metalle

Einleitung

Unter Spurenelementen versteht man chemische Elemente, die für das pflanzliche und tierische Leben unentbehrlich sind. Im Gegensatz zu den Mineralbestandteilen werden sie nur in kleinsten Mengen (»Spuren«) benötigt. Die begrenzten analytischen Möglichkeiten, die die exakte Bestimmung vieler Elemente im biologischen Material unmöglich machten oder erschwerten, führte zu einer unterschiedlichen Abgrenzung. So wird heute Magnesium nicht mehr zu den Spurenelementen, sondern zu den Elektrolyten gerechnet, es wurde aber trotzdem diesem Kapitel zugeordnet.

Neben essentiellen Elementen, wie Chrom, Kupfer, Mangan, Nickel, Selen und Zink, deren Entzug Mangelerscheinungen hervorruft, nehmen heute toxische Metalle als Umweltgifte einen bedeutenden Platz in der Analytik ein. An toxische Erscheinungen durch Metallanreicherungen infolge therapeutischer Maßnahmen, wie den Aluminiumanstieg bei der Dialyse, sei erinnert.

In letzter Zeit wurden zahlreiche Arbeiten publiziert, die weitere Elemente, die zum Teil bisher als toxisch bekannt sind, als essentiell herausstellen. Es sind dies u. a. Silizium, Arsen, Lithium, Vanadium, aber auch Blei und Cadmium.

Alle bei der Spurenelementbestimmung verwendeten Probenbestecke und Versandgefäße sollten auf den zu untersuchenden Bestandteil überprüft sein (Kontamination!).

Neben den Referenzwerten haben wir, wenn bekannt, die biologischen Arbeitsstoff-Toleranz-Werte (BAT-Werte) angegeben.

Literatur

Kruse-Jarres, J. D., Y. Schmitt: Lab.Med. *11:* 268 (1987). Klinische Voraussetzungen für die Analytik von Spurenelementen.

Magnesium (Mg)

Indikation

Neuromuskuläre Übererregbarkeit (Tremor, Muskelzucken, Tetanie, schwere Krämpfe), gastrointestinale und kardiale Beschwerden (Tachykardie, Arrhythmie; im EKG QT-Verlängerung) sind die Zeichen eines schweren Magnesiummangels.

Eine Magnesiumintoxikation geht mit Hyporeflexie, Hypotonie durch Hypervolämie, Atemdepression und Koma einher.

Eine regelmäßige Kontrolle des Magnesium-Serumwertes ist vor allem bei andauernder Therapie mit Diuretika oder nephrotoxischen Medikamenten, bei Alkoholentzug, bei parenteraler Ernährung und verschiedenen Formen der Niereninsuffizienz angezeigt.

Bestimmungsmethoden

Die bevorzugte Methode zur Bestimmung von Magnesium in biologischen Flüssigkeiten ist die Atom-Absorptions-Spektroskopie (Prinzip sh. S. 319). Daneben sind

Testkits mit Xylidylblau nach *Mann* und *Yoe* /[1]/ zur photometrischen Bestimmung erhältlich.

Untersuchungsmaterial

Serum oder Plasma 0.5 ml

Referenzbereiche

Neugeborene 1. Woche[2]	0.93—2.92	(0.38—1.20)
Kinder 6 bis 14 Jahre[2]	1.39—2.94	(0.57—1.21)
Frauen[3]*	1.87—2.51	(0.77—1.03)
Männer[3]*	1.78—2.56	(0.73—1.06)

Angaben in mg/dl (mmol/l)
Umrechnung in Stoffmengenkonzentration: mg/dl × 0.4113 = mmol/l
* Referenzwerte für ionisiertes Magnesium sh. *Speich* /[3]/

Bewertung

Die klinischen Symptome einer Hypomagnesiämie sind ähnlich denen einer Hypokalziämie und oft ist die Homöostase von Magnesium und Calcium gleichzeitig gestört. Es empfiehlt sich daher, zur klinischen Beurteilung von Magnesiumwerten die Calciumwerte heranzuziehen. Dabei ist zu beachten, daß eine Hypomagnesiämie Ursache einer Hypokalziämie sein kann. Eine Hypomagnesiämie ist ferner häufig mit einer Hypokaliämie assoziiert (Inzidenz 42%) /[4]/.

Erkrankungen, die mit einer Hypomagnesiämie einhergehen können

Ursache	Beurteilung
Renale Verluste Nephrotoxische Medikamente (z. B. Cis-Platin, Aminoglykoside, Amphotericin B, Cyclosporin) Forcierte Diurese (z. B. Thiazide) Erbl. tubuläre Rückresorptionsstörung *Mangelhafte Zufuhr mit der Nahrung* Alkoholismus und Resorptionsstörungen (u. a. Pankreatitis) *Gastrointestinale Verluste* *Endokrinologische Störungen* Hyperthyreoidismus, Hypo- und Hyperparathyreoidismus, Aldosteronismus, Diabetes mellitus *Neugeborene und junge Säuglinge* Konnatale, selektive Magnesiumresorptionsstörung, Austauschtransfusionen, u. a.	Klinische Zeichen eines Magnesiummangels (sh. oben) treten wahrscheinlich erst unterhalb von 1.22 mg/dl (0.5 mmol/l) auf. Um einen kausalen Zusammenhang bei gleichzeitiger Hypokalzämie zu prüfen, kann die renale Magnesiumausscheidung gemessen werden. Normal: 73 bis 122 mg/Tag (3 bis 5 mmol/Tag) Vermindert: Unter 24 mg/Tag (unter 1 mmol/Tag) Zur weiteren Abklärung kann eine Magnesiumbelastung /[5]/ (Cave: Niereninsuffizienz!) mit 730 mg (30 mmol) Magnesiumsulfat in 500 ml 5.5% Glucose i. v. über 12 Std. durchgeführt werden. Beträgt die Retention innerhalb von 12 Std. nach Infusionsbeginn mehr als 55% (365 mg = 15 mmol), so liegt wahrscheinlich ein Magnesiummangel vor. Eine Retention von weniger als 30% spricht gegen einen Magnesiummangel.

Hypermagnesiämien treten bei akutem und chronischem Nierenversagen auf und wurden nach übermäßiger Einnahme von Antazida beschrieben. Klinische Symptome treten bei 6.08 mg/dl (2.5 mmol/l) auf, ab 12.2 mg/dl (5 mmol/l) tritt eine Lähmung der Atemmuskeln ein.

Hinweise und Störungen

Blutentnahme: Zu lange Stauung täuscht erhöhte Werte vor, denn Magnesium liegt zu 33% im Blut eiweißgebunden vor.

Hämolyse: Täuscht erhöhte Magnesiumwerte vor, da der Magnesiumgehalt in den Erythrozyten fast dreimal so hoch ist wie im Plasma.

Bestimmungsmethode: Der Farbtest nach *Mann* und *Yoe* liefert über 2.09 mg/dl (0.86 mmol/l) höhere, darunter niedrigere Werte als die Atomabsorptionsspektroskopie.

Stabilität im Serum: Bei Raumtemperatur 1 Woche.

Pathophysiologie

Die Bedeutung des Magnesiums für den Organismus ergibt sich aus der Aktivierung vieler Enzyme (insbesondere der oxidativen Phosphorylierung), aus seiner Beteiligung an der Regulation der Zellpermeabilität und dadurch an der neuromuskulären Erregung. Die pathophysiologischen Zusammenhänge von Magnesiummangel und den vielen beobachteten klinischen Symptomen sind komplex und häufig noch nicht geklärt /[6]/. Bemerkenswert erscheint die Assoziation von Hypomagnesiämie und Hypertonie bzw. Hypermagnesiämie und Hypotonie. Magnesium ist das vierthäufigste Kation im Körper und vorwiegend intrazellulär lokalisiert. Im Plasma sind 62% ionisiert, 33% proteingebunden und ca. 5% liegen komplexgebunden vor.

Die Regulation des Magnesiumhaushaltes erfolgt wahrscheinlich weniger durch Resorption im gesamten Dünndarm, die linear vom Gehalt der Nahrung abzuhängen scheint, als durch die Höhe der renalen Ausscheidung.

Diese wiederum unterliegt gemeinsam mit dem Calcium dem Einfluß von Parathormon, in dem bei steigender Rückresorption von Calcium die Magnesiumresorption kompetitiv gehemmt wird. Die Magnesiumausscheidung wird auch durch Hyperaldosteronismus erhöht.

Literatur

1. *Mann, C. R., J. H. Yoe:* Analyt. Chem. *28:* 202 (1956). Spectrophotometric determination of magnesium with sodium-1-azo-2-hydroxy-3-(2.4-dimethylcarboxanilido)-naphthalene-1-(2-hydroxy-benzene-5 sulfonate).
2. *Feenders, O., H. Chr. Dominick, K. D. Bachmann:* Dtsch. Med. Wschr. *102:* 1065 (1977). Die Magnesiumkonzentration der Erythrozyten und des Plasmas im Kindesalter.
3. *Speich, M., B. Bousquet, G. Nicolas:* Clin. Chem. *27:* 246 (1981). Reference values for ionized, complexed, and proteinbound plasma magnesium in men and woman.
4. *Whang, R.:* Drugs *28* (Suppl. 1): 143 (1984). Magnesium deficiency — Causes and clinical implications.
5. *Dyckner, T., P. O. Wester:* Acta Med. Scand. Suppl. *661:* 37 (1982). Magnesium deficiency-guidelines for diagnosis and substitution therapy.
6. *Berkelhammer, C., R. A. Bear:* Can. Med. Assoc. J. *132:* 360 (1985). A clinical approach to common electrolyte problems: 4. Hypomagnesiemia.

Kupfer (Cu)

Indikation

Verdacht auf Morbus Wilson, Menkes Syndrom und neonatalen Kupfermangel.
Bei längerer parenteraler Ernährung.

Bestimmungsmethoden

Atom-Absorptions-Spektroskopie (AAS), Prinzip sh. S. 319.

Die Kupferbestimmung im Serum und im Urin von Patienten mit Penicillamin-Therapie erfolgt meist mit der Flammen-Atomabsorptionsspektroskopie. Für die Untersuchung von anderen Urinen und von veraschten Organproben wird die flammenlose AAS bevorzugt.

Photometrisches Verfahren nach Landers und Zak /1/

Prinzip: Das Kupfer im Serum wird aus seiner Eiweißbindung freigesetzt, zu Cu^{1+} reduziert und mit Bathocuproindisulfonat zu einem Farbkomplex umgesetzt. Dieses Verfahren ist nicht für Urin geeignet.

Untersuchungsmaterial

Serum	1 ml
24-Std.-Sammelharn (Harnvolumen angeben)	5 ml

Referenzbereiche

		Serum, Plasma		Urin /5/
		μg/dl	μmol/l	♀ + ♂
Frühgeb.* 1 Wo. /2/		30 (17— 44)	4.7 (2.7— 7.7)	
Neugeb.* /3/	♀	62 (53— 71)	9.8 (8.3—11.2)	
	♂	59 (49— 69)	9.3 (7.7—10.8)	
Schulkinder /4/		66—136	10.3—21.4	3.2—66.8 μg/g Creatinin (5.7—119 μmol/mol Creatinin)
Frauen /3/		74—122	11.6—19.2	10—60 μg/24 Std.
Männer /3/		79—131	12.4—20.6	(0.16—0.94 μmol/24 Std.)

* $\bar{x} \pm 1\,s$

Umrechnung in Stoffmengenkonzentration: μg/dl × 0.1574 = μmol/l,
μg/g Creatinin x 1.781 = μmol/mol Creatinin

Bewertung

Erkrankungen mit erniedrigtem Serumkupfer /6—9/

Erkrankung	Beurteilung
M.Wilson (Hepatolentikuläre Degeneration)	Serumkupfer erniedrigt, steigt in Phasen akuter Hämolyse an. Coeruloplasmin meist (nicht immer) stark erniedrigt. Urinkupferausscheidung erhöht (über 100 μg/Tag) und durch D-Penicillamin-Gabe (4 x 250 mg oral in 24 Std.) zu vervielfachen (über 1 mg/Tag) /6/.

Erkrankungen mit erniedrigtem Serumkupfer (Fortsetzung)

Erkrankung	Beurteilung
	Leberkupfergehalt stark erhöht (über 250 µg/g Trockengewicht).
Menkes-Syndrom (Kinky Hair- oder Steely Hair Syndrom)	Typische klinische Symptomatik. Serumkupfer erniedrigt und Coeruloplasmin stark vermindert. Leberkupfergehalt altersabhängig erniedrigt. Vermehrter ^{64}Cu-Einbau in Fibroblasten. Kupfergehalt der Duodenalschleimhaut erhöht. Die Pränataldiagnostik des Menkes-Syndrom ist über den ^{64}Cu-Einbau in Amnionzellen möglich /7/.
Nutritiver Kupfermangel bei Neu- und Frühgeborenen und jungen Säuglingen	Serumkupfer erniedrigt. Sideroblastische eisenrefraktäre, normozytäre oder mikrozytäre Anämie. Neutropenie. Skorbutiforme Knochenveränderungen.
Familiäre benigne Hypocuprämie	Sehr selten

Eine Erniedrigung des Serumkupfers kann sich bei Coeruloplasminverlusten über die Niere und bei übermäßigem Eisen- oder Zink-Angebot mit der Nahrung durch konkurrierende Resorption ergeben.

Erhöhung des Kupfergehalts im Serum

Sie findet sich physiologisch im letzten Drittel der Schwangerschaft und bei Einnahme von Östrogenen und hormonellen Kontrazeptiva.

Regelmäßig erhöht ist das Serumkupfer bei akuten und chronischen Infektionen, verschiedenen Tumoren (u. a. Bronchial-, Mamma- und Prostata-Karzinom), vor allem auch bei Leberschädigungen mit Störungen des Gallenabflusses und bei exokriner Pankreasinsuffizienz. Diese Erhöhungen des Serumkupfers sind unspezifisch und haben keine differentialdiagnostische Bedeutung.

Hinweise und Störungen

Blutentnahme: Zu lange Stauung täuscht erhöhte Werte vor, da Kupfer im Blut eiweißgebunden vorliegt.

Kontaminationsgefahr durch Probengefäße, alte Menghini-Nadeln u. a. beachten.

Sammelurine: Gefäße sollten gereinigt sein und 10 ml Salzsäure höchster Reinheit enthalten.

Stabilität im Serum: Bei 4 °C 2 Wochen.

Pathophysiologie

Das in der Nahrung enthaltene Kupfer wird im Dünndarm resorbiert, in Albuminbindung zur Leber transportiert und größtenteils über die Galle mit dem Stuhl ausgeschieden. Ein kleiner Teil wird in der Leber an Apocoeruloplasmin gebunden und gelangt über die Blutbahn in die Gewebe. 90% des Serumkupfers liegen als Coeruloplasmin vor. Kupfer ist Bestandteil mehrerer Enzyme (Ferrooxidase, Cytochrom-C-Oxidase, Lysylaminooxidase, Ascorbinsäureoxidase, Superoxiddismutase u. a.).

Als Ursache der Wilsonschen Erkrankung kann man die vierfach stärkere Bindung von Kupfer im kupferbindenden Protein Kupferthionein der Leber ansehen. Dadurch wird Kupfer nicht im nötigen Umfang in das normal gebildete Apocoeruloplasmin eingebaut und reichert sich zunächst in der Leber und später in anderen Organen an. Die Kupferausscheidung über die Galle ist stark vermindert und die Ausscheidung über die Niere durch die erhöhte Konzentration des albumin- und aminosäurengebundenen Kupfer im Serum stark erhöht.

Die Ätiologie des Menkes Syndroms, das zu einer Kupferverteilungsstörung im Organismus führt, ist nicht geklärt. Der zelluläre Kupfertransport und/oder die Bindung im Kupferthionein sind in einer Weise gestört, daß Kupfer fixiert wird, ohne daß die lebensnotwendigen, kupferabhängigen Enzyme dazu Zugang haben. Gleichzeitig ist die Kupferresorption vermindert. Die klinischen Symptome erklären sich in einzigartiger Deutlichkeit aus der verminderten Aktivität der kupferhaltigen Enzyme.

Die fetale Leber speichert große Mengen Kupfer. Tritt zu einer durch das Gestationsalter von Neugeborenen bedingten geringeren Kupferreserve ein vermindertes Kupferangebot mit der Nahrung (parenterale Ernährung, manche Industriemilch), auch Milch mit hohem Eisengehalt (kompetitive Resorption!), so besteht in den ersten Lebensmonaten die Gefahr eines nutritiven Kupfermangels.

Literatur

1. *Landers, J. W., B. Zak:* Amer. J. Clin. Path. *29:* 590 (1958). Determination of serum copper and iron in a single small sample.
2. *Tyrala, E. E., J. I. Manser, N. L. Brodsky, N. Tran, M. Kotwall, L. Friehling:* J. Pediatr. *106:* 295 (1985). Distribution of copper in the serum of the parenterally fed premature infant.
3. *Makino, T., K. Takahara:* Clin. Chem. *27:* 1445 (1981). Direct determination of plasma copper and zinc in infants by atomic absorption with discrete nebulization.
4. *Dörner, K.:* J. Clin. Chem. Clin. Biochem. *18:* 713 (1980). Routine determination of copper and zinc in serum and urine for the determination of qualified reference values in childhood.
5. *Mason, K. E.:* J. Nutr. *109:* 1981 (1979). A conspectus of research on copper metabolism and requirements of man.
6. *Kamoun, P., M. Cadoulal, D. Rabier, H. Jérome:* Clin. Chem. *32:* 392 (1986). Detection of Wilson's disease in sibs of a patient with Wilson's disease.
7. *Chan, W.-Y., O. M. Rennert:* Ann. Clin. Lab. Sci. *12:* 372 (1982). Prenatal and postnatal diagnosis of diseases of copper metabolism.
8. *Aspin, N., A. Sass-Kortsak:* Copper. In: *Bronner, F., J. W. Coburn*, Disorders of mineral metabolism, Vol. I: Trace minerals. Academic Press, New York (1981).
9. *Williams, D. M.:* Seminars in Hematology *20:* 118 (1983). Copper deficiency in humans.

Zink (Zn)

Indikation

Akrodermatitis enteropathica (A. e.) und A. e.-artige klinische Symptomatik.

Wundheilungsstörungen, mehrwöchige parenterale Ernährung und Erkrankungen, bei denen ein sekundärer Zinkmangel zu erwarten ist.

Bestimmungsmethoden

Die direkte Flammen-Atom-Absorptions-Spektroskopie (AAS; Prinzip sh. S. 319) ist das bevorzugt angewendete Verfahren /[1]/.

Zu photometrischen Methoden mit gefärbten Chelatkomplexen sh. Lit. /[2]/.

Untersuchungsmaterial

Serum	1 ml
24-Std.-Sammelharn (Harnvolumen angeben)	5 ml

Referenzbereiche

	Serum, Plasma		Urin /[5]/
	µg/dl	µmol/l	♀ + ♂
Frühgeb.* 6. Wo /[3]/	58 (44— 72)	8.9 (6.8—11.0)	
Neugeb.* /[1]/ ♀	76 (62— 90)	11.6 (9.4—13.7)	
♂	74 (60— 88)	11.2 (9.1—13.4)	
Schulkinder /[4]/	64—110	9.8—16.8	0.090—0.854 µg/ mg Creatinin (0.155—1.47 µmol/ mmol Creatinin)
Frauen /[1]/	66—110	10.1—16.8	0—0.628 µg/ mg Creatinin (0—1.08 µmol/mmol Creatinin)
Männer /[1]/	69—117	10.6—17.9	0.041—0.598 µg/ mg Creatinin (0.07—1.03 µmol/ mmol Creatinin)

* $\bar{x} \pm 1$ s
Umrechnung in Stoffmengenkonzentration: µg/dl × 0.1530 = µmol/l,
µg Zn/mg Creat. × 1.721 = µmol/mol

Bewertung

Bei der Bewertung von Zinkmangelzuständen ist es schwierig, Kausalzusammenhänge zu sichern, da ein Zinkmangel nie isoliert, sondern meist als Folgeerkrankung auftritt. Erniedrigte Serumwerte und eine verminderte Zinkausscheidung beweisen noch nicht die Diagnose Zinkmangel. Die Bestimmung von zinkhaltigen »Indikatorenzymen« (z. B. alk. Phosphatase , vgl. Pathophysiologie) und des Zinkgehaltes von Gewebe, z. B. Blutzellen /[6]/ oder Haar mag hilfreich sein. Beweisend für einen Zinkmangel ist allein eine Besserung der klinischen Symptomatik durch (risikoarme) Substitution.

Erkrankungen, die mit erniedrigten Serum-Zinkwerten einhergehen

Ursache	Beurteilung
Akrodermatitis enteropathica,	Serum-Zink stark erniedrigt (< 50 µg/dl = 7.65 µmol/l), auch die renale Zinkausscheidung ist vermindert.
Schwerer sekundärer Zinkmangel	Periorifizielles und akrales Wundsein, Diarrhoe, Hypoproteinämie und eine gestörte zellvermittelte Immunität prägen die klinische Symptomatik.
Nutritiver Zinkmangel Parenterale Ernährung, Alkoholismus	Serumwerte erniedrigt; Akrodermatitis enteropathica-ähnliche klinische Symptome können selbst bei Zinkkonzentrationen von 40 µg/dl (6.12 µmol/l) noch fehlen.
Resorptionsstörungen M. Crohn, Kolitis ulzerosa, Zöliakie, Überdosierung von Penicillamin	Urin-Zinkausscheidung variiert stark (normal: 0.4 bis 0.6 mg/24 Std. = 6 bis 9 µmol/24 Std.). Sie ist bei Traumen und größeren chirurgischen Eingriffen (sh. auch »renale Zinkverluste«) erhöht.

Erkrankungen, die mit erniedrigten Serum-Zinkwerten einhergehen (Fortsetzung)

Ursache	**Beurteilung**
Renale und exsudative Zinkverluste Verbrennungen, Nierenerkrankungen, Diabetes mellitus, Sichelzellanämie, Homozygote β-Thalassämie	Albumin und die alkalische Phosphatase sind im tiefen Normbereich oder erniedrigt. Ein oraler Zinktoleranztest /[7]/ oder die Bestimmung von Gewebezinkwerten können zur weiteren Diagnostik herangezogen werden.
Weitere Ursachen Aggressive Chemotherapie, Urämie, Leberzirrhose, Infektionen (Verteilungsstörung), Myokardinfarkt, Größere chirurgische Eingriffe	

Erhöhte Serum-Zinkwerte treten iatrogen bedingt auf.

Hinweise und Störungen

Blutentnahme: Zu lange Stauung täuscht erhöhte Werte vor, da Zink im Serum eiweißgebunden vorliegt. Die Plasma-Zink-Konzentration unterliegt einer zirkadianen Rhythmik, sie sinkt vom Morgen zum Abend hin /[8]/.

Hämolyse und Untersuchungsmaterial: Bei 1% Hämolyse ist mit einer Erhöhung des Plasmawertes um 15% zu rechnen, da der Zinkgehalt von Erythrozyten und Thrombozyten deutlich höher als der von Plasma ist. Die Ergebnisse von Plasma und Serum bleiben vergleichbar, wenn das Serum spätestens 30 min. nach Blutentnahme vom Blutkuchen getrennt wurde.

Stabilität im Serum: Bei + 4 °C 2 Wochen.

Pathophysiologie

Das in der Nahrung enthaltene Zink wird im oberen Dünndarm resorbiert, wobei die aus Tryptophan gebildete Pikolinsäure eine zentrale Rolle zu spielen scheint. Die Ausscheidung erfolgt durch die Sekrete des Gastrointestinaltrakts, über die Niere und zu einem geringen Umfang auch über den Schweiß. Im Plasma ist Zink zu etwa 15% fest an α_2-Makroglobulin, der Rest lose an Albumin gebunden.

Zink ist Bestandteil zahlreicher lebensnotwendiger Enzyme wie Carboanhydrase, DNA-Polymerase, alk. Phosphatase und Lactatdehydrogenase /[9, 10]/. Die Bestimmung dieser »Indikatorenzyme« wird gelegentlich zur Diagnostik eines Zinkmangels eingesetzt. Beim Menschen findet sich aber selbst bei schwerem Zinkmangel nur ein loser Zusammenhang von Enzymaktivität und Versorgungszustand. Dies gilt auch für die miteinander verknüpften Symptome Hypoproteinämie und Hypozinkämie.

Die Akrodermatitis enterophatica ist eine erbliche Zinkresorptionsstörung, die sich im Säuglingsalter nach dem Abstillen manifestiert. Orale Gaben von reichlich leicht resorbierbarem Zink heilen die Symptome der sonst tödlich endenden Krankheit.

Literatur

1. *Makino, T., K. Tahara:* Clin. Chem. *27:* 1445 (1981). Direct determination of plasma copper and zinc in infants by atomic absorption with discrete nebulization.
2. *Homsher, R., B. Zak:* Clin. Chem. *31:* 1310 (1985). Spectrophotometric investigation of sensitive complexing agents for the determination of zinc in serum.
3. *Tyrala, E. E., J. I. Manser, N. L. Brodsky, N. Tran:* Acta Paediatr. Scand. *72:* 695 (1983). Serum zinc concentrations in growing premature infants.
4. *Dörner, K.:* J. Clin. Chem. Clin. Biochem. *18:* 713 (1980). Routine determination of copper and zinc in serum and urine for the determination of qualified reference values in childhood.
5. *Kiilerich, S., M.S. Christensen, J. Naestoft, C. Christiansen:* Clin. Chim. Acta *105:* 231 (1980). Determination of zinc and proteins in 104 normal subjects.
6. *Milne, D. B., N. V. C. Ralston, J. C. Wallwork:* Clin. Chem. *31:* 65 (1985). Zinc content of cellular components of blood: Methods of cell separation and analysis evaluated.
7. *Capel, I. D., E. P. Spencer, A. E. Daivies, H. N. Levitt:* Clin. Biochem. *15:* 257 (1982). The assessment of zinc status by the zinc tolerance test in various groups of patients.
8. *Markowitz, M. E., J. F. Rosen, M. Mizruchi:* Am. J. Clin. Nutr. *41:* 689 (1985). Circadian variations in serum zinc (Zn) concentrations: Correlation with blood ionized calcium, serum total calcium and phosphate in humans.
9. *Sandstead, H. H.:* Disorders of mineral metabolism, Vol. I: Trace minerals. Academic Press, New York (1981).
10. *Bierbach, H., H. Holzmann:* Dtsch. Med. Wschr. *104:* 918 (1979). Das Zinkmangelsyndrom.

Selen (Se)

Indikation

Verdacht auf Selenmangelversorgung, vor allem bei vollständig parenteraler Ernährung (klinische Zeichen sind Muskelschwäche bzw. Kardiomyopathie).

Selenintoxikation (Zeichen einer akuten Vergiftung: Reizung von Augen und Atemwegen, Dermatitis. Zeichen einer chronischen Vergiftung: Anhaltender Knoblauchgeruch der Atemluft und des Schweißes, Kopfschmerz, Reizung der oberen Luftwege, gastrointestinale Beschwerden, Nervosität).

Bestimmungsmethode

Fluorimetrie

Nach stark oxidierendem Aufschluß des Untersuchungsmaterials und Reduktion von Selenat zu Selenit wird mit Diaminonaphthalin der fluoreszeierende Piazselenol-Komplex gebildet /[1]/.

Atomabsorptionsspektroskopie (AAS)

Prinzip: Sh.S. 319. Nach stark oxidierendem Aufschluß wird sowohl die direkte AAS mit Matrixmodifikation als auch — besser — die AAS mit Hydridgenerator eingesetzt /[2]/. Beim letzteren Verfahren wird zunächst Selenwasserstoff H_2Se gebildet, der dann in einer geheizten Quarzküvette zu atomarem Selen und Wasserstoff zersetzt wird.

Untersuchungsmaterial

Serum	1 ml
24-Std-Sammelurin (Volumen messen und angeben)	20 ml

Referenzbereiche

Serum /3/	µg/l	µmol/l
Säuglinge 1—4 Monate	34 (18— 64)	0.43 (0.23—0.82)
Säuglinge 5—12 Monate	58 (32—101)	0.74 (0.45—1.28)
Kleinkinder	82 (58—116)	1.04 (0.74—1.47)
Schulkinder	92 (69—121)	1.17 (0.88—1.54)
Erwachsene	102 (74—139)	1.30 (0.94—1.77)
Urin /4/		
Erwachsene	5—30 µg/24 Std.	0.06—0.38 µmol/24 Std.

Umrechnungsfaktor in Stoffmengenkonzentration: µg/l × 0.0127 = µmol/l; µmol/l × 78.96 = µg/l

Bewertung

Erkrankungen mit vermindertem Serumselen

Erkrankung	**Beurteilung**
Nutritiver Selenmangel, vor allem bei vollständig parenteraler Ernährung /5/ und bei speziellen Diäten /6/	Die klinischen Befunde von Muskelschwäche der Beine und evtl. einer Kardiomyopathie treten bei Serumselenkonzentrationen unter 10 µg/l auf und sind nach Selensubstitution rückläufig. Es wird angenommen, daß Symptome nur bei gleichzeitiger marginaler Vit. E-Versorgung auftreten. Die stark erniedrigte Serumselenkonzentration ist eng mit einer verminderten Aktivität der Glutathionperoxidase in Erythrozyten/3/ gekoppelt (vergl. Hinweise), deren Aktivitätsbestimmung daher als weiteres labordiagnostisches Kriterium herangezogen wird.
Keshan-Krankheit /7/ (bisher nur aus extrem selenarmen Gegenden Chinas bei einer Selenaufnahme von < 30 µg/Tag bekannt)	Erkrankung von Kindern und jungen Frauen, die mit den klinischen Zeichen einer Myokardnekrose (mitochondriale Veränderungen und myofibrilläre Atrophie; Herzrhythmusstörung, EKG-Veränderungen, Herzvergrößerung, Herzinsuffizienz und kardiogener Schock) bei hoher Letalität und den Laborbefunden von erniedrigtem Selengehalt im Blut und Haaren und erniedrigter Glutathionperoxidase-Aktivität einhergeht /3/.
Mit erniedrigten Serumwerten assoziierte Erkrankungen Muskeldystrophien, Kardiovaskuläre Erkrankungen, Kongestive Kardiomyopathie, Leberzirrhose (auch alkoholbedingt), Rheumatoide Arthritis, Zystische Fibrose, Juvenile neuronale Ceroidlipofuszinose (Spielmeyer-Sjögren-Vogt), Karzinome	Die erniedrigten Serumwerte können auf der Grundlage einer verminderten Selenaufnahme mit der Nahrung gesehen werden und sind ansonsten eher Wirkung als Ursache der aufgeführten Erkrankungen. Es kann bei einem Teil der Fälle nicht ausgeschlossen werden, daß die Selenunterversorgung sich agravierend auf die klinische Symptomatik auswirkt.

Erhöhung der Selenkonzentration im Serum

— Berufsbedingte Intoxikationen /8/: Verwendung von Selenverbindungen in der Glas-, Porzellan- und Elektroindustrie, in der Medizin wird Selensulfid als Antiseborrhoicum eingesetzt; Vergiftungssymptome sh. Indikation.

— Unkontrollierte Selbstmedikation eines Selenmangels mit Natriumselenit; mehrere Fälle beschrieben, teilweise mit tödlichem Ausgang; auffallender labordiagnostischer Befund ist ein stark erniedrigtes Serumchlorid von 56 bzw. 81 mmol/l /[9]/.

— Nutritive Überversorgung in besonders selenreichen Regionen; nicht in Mitteleuropa. Symptome: Dermatitis, vermehrte Nagelbrüchigkeit, Haarverlust; Nagelveränderungen ab 1 mg/Tag Selenaufnahme, zusätzlich Hämolyse ab Aufnahme von 5 mg/Tag /[7]/.

Hinweise und Störungen

Die Glutathionperoxidase-Aktivität in Erythrozyten /[10]/ wird regelmäßig als Indikator der Selenversorgung eingesetzt. Sie steigt nach Substitution nur in dem Maße an, wie junge Erythrozyten in der Blutbahn erscheinen, da Selen nicht in alte Erythrozyten inkorporiert werden kann /[11]/, um dort die Glutathionperoxidase zu aktivieren.

Referenzwerte: Sind stark (alters- und) ernährungsabhängig. Die Probanden für die o.g. Werte stammten aus dem Raum Düsseldorf.

Stabilität im Serum: Bei 4 °C 2 Wochen.

Pathophysiologie

Die Essentialität von Selen für Säugetiere ist bewiesen, für den Menschen ist sie seit der Aufklärung der Keshan-Krankheit in China sehr wahrscheinlich geworden. Es ist bisher nur ein einziges Selenenzym bekannt, die Glutathionperoxidase. Sie hat ein Molekulargewicht von 84.000 und enthält 4 Atome Selen pro Molekül. Ihre Aufgabe besteht im Abbau von Hydroxiperoxiden und damit im Schutz von ungesättigten Phospholipiden der Zellmembranen vor oxidativer Zerstörung. Für die Entgiftungsreaktion ist eine ausreichende Konzentration von reduziertem Glutathion nötig.

Zum Metabolismus des Selen /[12]/ ist wenig bekannt. Selen wird mit der Nahrung nicht in Form anorganischer Salze, sondern von Organoselenverbindungen wie dem Selenocystein aufgenommen. Die Stoffwechselwege dürften ähnlich wie die des Schwefels verlaufen, von dem sich das Selen aber in der oxidativen Wirkung seiner vierwertigen Sauerstoffverbindung unterscheidet. Selenwasserstoff H_2Se und Selenoglutathion scheinen zentrale Stoffwechselprodukte zu sein. Dimethylselenid ist für den Knoblauchgeruch bei Selenvergiftungen verantwortlich. Als renales Ausscheidungsprodukt ist bisher nur Trimethylselenonium identifiziert worden. Die biochemischen Grundlagen der Symptome der Selenintoxikation sind unklar /[13]/.

Literatur

1. *Lalonde, L., Y. Jean, K. D. Roberts, A. Chapdelaine, G. Bleau*: Clin. Chem. *28*: 172 (1982). Fluorometry of selenium in serum or urine.
2. *Oster, O., W. Prellwitz*: Clin. Chim. Acta *124*: 277 (1982). A methodological comparison of hydride and carbon furnace atomic absorption spectroscopy for the determination of selenium in serum.
3. *Lombeck, I., K. Kasparek, H. D. Harbisch, L. E. Feinendegen, H. J. Bremer*: Eur. J. Pediatr. *125*: 81 (1977). The selenium state of healthy children. I. Serum selenium concentration at different ages; selenium content of food of infants.
4. *Oster, O.,W. Prellwitz*: Ärztl. Lab. *30:* 119 (1984). Die Notwendigkeit der Bestimmung von Spurenelementen im klinisch-chemischen Laboratorium.
5. *Brown, M. R.* et al.: Am. J. Clin. Nutr. *43*: 549 (1986). Proximal muscle weakness and selenium deficiency associated with long term parenteral nutrition.
6. *Lombeck, I., K. H. Ebert, K. Kasparek, L. E. Feinendegen, H. J. Bremer*: Eur. J. Pediatr. *143*: 99 (1984). Selenium intake of infants and young children, healthy children and dietetically treated patients with phenylketonuria.
7. *Yang, G. Q.:* Keshan Disease: An endemic selenium-related deficiency disease. In: *Chandra, R. K.*, Trace elements in nutrition of children, Nestle Nutrition Workshop Series, Vol. 8, S. 273. Raven Press, New York (1985).

8. *Baselt, R. C.*: Disposition of toxic drugs and chemicals in man. Biomedical Publication, Davis/CA S. 697 (1982).
9. *Hubbard, V. S., G. Barbero, H. P. Chase*: J. Pediatr. *96*: 421 (1980). Selenium and cystic fibrosis.
10. *Paglia, D. E., W. N. Valentine*: J. Lab. Clin. Med. *70*: 158 (1967). Studies on the quantitative and qualitative characterization of erythrocyte glutathione peroxidase.
11. *Cohen, H. J., M. E. Chovaniec, D. Mistretta, S. S. Baker*: Am. J. Clin. Nutr. *41*: 735 (1985). Selenium repletion and glutathione peroxidase — differential effects on plasma and red blood cell enzyme activity.
12. *Ganther, H. E.*: Selenium metabolism and function in man and animals. In: Trace element analytical chemistry in medicine and biology Vol. 3, S. 3. de Gruyter, Berlin (1984).
13. *Levander, O. A.*: Selenium: Biochemical actions, interactions, and some human health implications. In: *Prasad, A. S.,* Clinical, biochemical, and nutritional aspects of trace elements, S. 345. Alan R. Liss, New York (1982).

Chrom (Cr)

Indikation

Verdacht auf Chromintoxikation.

Bestimmungsmethode

Flammenlose Atom-Absorptions-Spektroskopie /[1]/.

Untersuchungsmaterial

Serum	1 ml
Sammelurin (Angabe der 24 Std.-Sammelmenge)	5 ml

Referenzwerte /[2]/

Serum	< 5 µg/l
Urin	0.6—2.9 µg/l

Biologische Arbeitsstoff-Toleranz-Werte: Für das Serum werden 25 µg/l diskutiert. Für den Urin sind keine definitiv tolerierbaren Grenzwerte bekannt (die übliche Bestimmung mit der Atom-Absorptions-Spektroskopie erlaubt keine Differenzierung zwischen Cr^{3+} und Cr^{6+}).

Bewertung /[1, 3]/

Die Gefahr eines Chrommangels besteht bei ausschließlich parenteraler Ernährung. Der Chrombedarf beträgt 20—200 µg pro Tag.

Erniedrigte Serumkonzentrationen werden gefunden bei Gravidität, Streß, akuten Infekten.

Erhöhte Serumwerte treten auf bei terminaler Niereninsuffizienz mit laufender ambulanter Peritonealdialyse, nach Insulin- und Glucosezufuhr.
Bei insulinpflichtigen Diabetikern ist die Chromausscheidung erhöht.

Pathophysiologie /[2, 3]/

Da die meisten Chromverbindungen schwerlöslich oder unlöslich sind, sind sie praktisch ungiftig, mit Ausnahme der äußerst giftigen 6-wertigen Verbindungen.

Chrom ist ein wichtiges Bioelement, wahrscheinlich der Aktivator der Insulinwirkung. Ein Cr-Mangel äußert sich in gestörter Glucosetoleranz. Die Ursache soll eine Veränderung eines organischen Chromkomplexes sein (»Glucosetoleranzfaktor«) dessen genaue Struktur noch unbekannt ist. Man nimmt an, daß der Glucosetoleranzfaktor mit dem Insulin an der Zelloberfläche einen Komplex bildet. Der Glucosetoleranzfaktor allein hat keine insulinähnliche Wirkung, ohne ihn werden jedoch sehr viel höhere Insulinmengen benötigt. Insulinabhängige Diabetiker brauchen nach Substitution mit Glucosetoleranzfaktor weniger Insulin.

Bei Vorliegen eines Chrommangels kann eine gestörte Glucosetoleranz allein durch Chrom normalisiert werden. Die Cholesterinkonzentration im Serum konnte durch Chromazetat oder Brauhefe bei Erhöhung der HDL gesenkt werden.

Literatur

1. *Cornelis, R., B. Wallaeys:* Chromium revisited. In: *Brätter, P., P. Schramel*, Trace element, analytical chemistry in medicine and biology, Vol. 3. De Gruyter, Berlin (1984).
2. *Zober, A., K. Kick, K. H. Schaller, B. Schellmann, H. Valentin:* Zbl. Bakt. Hyg., I. Abt. Orig. B *179:* 80 (1984). Untersuchungen zum Nickel- und Chromgehalt ausgewählter menschlicher Organe und Körperflüssigkeiten.
3. *Köhler, H., H.-J. Peters, H.-J. Duck, H. Pankau, H. Voigt, W. Reuter, B. Kuklinski, H. Scheel:* Zbl. Pharm. *124:* 461 (1985). Neue Erkenntnisse über die klinische Relevanz von Spurenelementen.

Mangan (Mn)

Indikation

Verdacht auf Mangan-Intoxikation.

Bestimmungsmethode

Flammenlose Atom-Absorptions-Spektroskopie /[1]/.

Untersuchungsmaterial

Serum	1 ml
Sammelurin (Angabe der 24 Std.-Sammelmenge)	5 ml

Referenzwerte /[1]/

Serum	0.4—1.2 µg/l
Urin	0.2—1.0 µg/l
Muttermilch	ca. 5—10 µg/l

Bewertung /[2, 3]/

Erniedrigte Manganwerte

Ein Mangan-Mangel mit Dermatitis, Pigmentänderungen des Haares und retardiertem Haarwachstum wurde zum erstenmal nach längerer parenteraler Ernährung beschrieben; gleichzeitig waren Cholesterin, Triglyceride und Phospholipide erniedrigt, die Prothrombinzeit verlängert. Letztere war mit Mangan, nicht aber mit Vitamin K normalisierbar.

Eine deutliche Erniedrigung wird bei Epilepsie gefunden.

Erhöhte Manganwerte

Signifikante Erhöhungen der Mangankonzentration treten auf bei akuter und chronisch-aggressiver Hepatitis und posthepatitischer Zirrhose, bei Dialysepatienten und schwerer ischämischer Herzkrankheit, teilweise bei akutem Herzinfarkt.

Mangan-Intoxikation

Das Einatmen von Mangandämpfen oder Mangandioxydstaub kann zu schweren Nervenschädigungen führen. Manganvergiftungen werden bei beruflich exponierten Personen beschrieben. Die zytotoxische Wirkung auf das Alveolarepithel führt zu Pneumonien, bei denen die Letalität höher ist als bei ausschließlich bakteriellen Pneumonien. Es kommt außerdem zu neurologischen und psychiatrischen Manifestationen bis zu parkinsonähnlicher Symptomatik.

Pathophysiologie

Mangan ist ein essentielles Element. Es ist der Co-Faktor für einige Enzyme (Glykosyltransferasen, Superoxyddismutase, Mevalonatkinase, alkalische Phosphatase der Leber, Pyruvatcarboxylase).

Die manganhaltigen Metalloenzyme beeinflussen metabolische Funktionen. So hat Pyruvatcarboxylase einen Einfluß auf die Glucosebildung aus Lactat und die Triglyceridsynthese. Mevalonatkinase ist ein Schlüsselenzym der Cholesterinsynthese; Glykosyltransferasen sind wichtige Enzyme für die Biosynthese von Mukopolysacchariden. Mangan aktiviert als Kofaktor auch Arginase, Hyaluronidase und die alkalische Phosphatase der Leber.

Eine signifikante Korrelation zwischen Mangan und Triglyceriden, Cholesterin oder HDL-Cholesterin im Serum ließ sich nicht nachweisen; hier müßte Organgewebe untersucht werden.

Der chronische Überschuß führt zu einer Störung im Stoffwechsel der biogenen Amine mit Transmitterfunktion, der zerebrale Dopamingehalt ist herabgesetzt und der Noradrenalinumsatz erniedrigt.

Literatur

1. *Meissner, D., V. Drescher, L. H. Schmidt:* Zbl. Pharm. *121:* 432 (1982). Zur Bestimmung und klinischen Bedeutung von Mangan.
2. *Köhler, H., H. J. Peters, H. J. Duck, H. Panken, H. Voigt, W. Reuter, B. Kuhlinski, H. Scheel:* Zbl. Pharm. *14:* 461 (1985). Neue Erkenntnisse über die klinische Relevanz von Spurenelementen.
3. *Schaller, K. H., A. Zober:* Ärztl. Lab. *7:* 209 (1982). Renale Ausscheidungen toxikologisch relevanter Metalle bei beruflich unbelasteten Personen.

Aluminium (Al)

Indikation

Abschätzung der Aluminium-Belastung des Organismus.

Zur Überwachung aluminiumexponierter Personen, z. B. Dialysepatienten mit oraler Al-Medikation (Phosphat-Binder).

Arbeiter in Al-verarbeitenden Betrieben.

Patienten mit Alzheimerscher Erkrankung.

Bestimmungsmethode

Flammenlose-Atom-Absorptions-Spektroskopie /[1]/

Untersuchungsmaterial

Serum 1 ml

Bei Blutentnahme, Serumgewinnung, Transport und Probenvorbereitung ist Kontamination durch (ubiquitäres) Al zu vermeiden.

Referenzbereiche

Serum:	unter 5 µg/l
	Grauzone 30—100 µg/l (EWG-Richtlinien)
	Tox. Bereich über 100 µg/l

Bewertung /[1—3]/

Die Serumwerte spiegeln die Gesamtbelastung nur sehr unvollkommen wieder, da insbesondere bei eingeschränkter Nierenfunktion, die Ablagerung von Al in den Knochen und an den Gefäßen (insbesondere des ZNS) nicht direkt mit den Serumkonzentrationen korreliert.

Al-Mangel ist nicht bekannt, Al gilt nicht als essentielles Spurenelement. Die tägliche Aufnahme mit Trinkwasser und Nahrungsmitteln führt zu Serumwerten, die heute noch unter der sicheren Nachweisgrenze atomabsorptionsanalytischer Methoden liegen. Mit erhöhte Aufnahme muß gerechnet werden, wenn die Nahrungszubereitung vorwiegend oder ausschließlich in Al-Kochgeschirren erfolgt (USA), aber auch bei Trinkwassergewinnung aus besonders Al-reichen Böden.

Bei normaler Nierenfunktion erfolgt auch durch eine erhöhte Aufnahme (unter sonst normalen Bedingungen) keine Anreicherung von Al. Bei Einschränkung der Nierenfunktion ist die Elimination von Al vermindert, es kommt zur Anreicherung in Knochen, Geweben usw.

Nachdem Al-Intoxikationen im Dialysebereich zunächst sporadisch, dann konzentriert auf wenige Zentren, später nahezu ubiquitär in allen Dialyse-Einheiten mit Bevorzugung der stationären Einheiten auftrat und ganz offenbar das Dialyse-Wasser nicht für die Phänomene verantwortlich zu machen war, erkannte man, daß es sich um eine iatrogene Intoxikation infolge Medikation von $Al(OH)_3$ als Phosphatbinder handelte /[4]/.

Pathophysiologie /[1—3]/

Al besitzt eine sehr unterschiedliche Affinität zu verschiedenen Organen. Die Speicherung kann normalerweise wie folgt dargestellt werden:

Lunge > Knochen > Leber > Herz > Milz.

Bei Dialysepatienten sind die Gewebekonzentration:

Knochen > > Leber, Milz > > Herz.

Die Empfindlichkeit der einzelnen Gewebe und damit die Toxizität ist umgekehrt proportional zu der Gewebekonzentration: Es findet sich keinerlei Korrelation zwischen Serumwert und Toxizität.

Im ZNS üben bereits niedrige Konzentrationen hochtoxische Wirkungen aus. Nicht nur die perivaskulären Depots von Al sind für die Al-Enzephalopathie mit epileptiformen Anfällen und fortschreitender Demenz (M. Alzheimer) verantwortlich, vielmehr sind direkte zellulär-toxische Al-Wirkungen anzunehmen. Dies ergibt sich daraus, daß bereits kurzfristige Steigerungen des Al-Angebots an das ZNS, z. B. bei Immobilisation des Patienten und damit Freisetzung von Al aus dem Knochen oder bei Therapie mit Desferal, schnell zu einer Al-Enzephalopathie führen können, die nur auf direkte toxische Einflüsse auf die Zellen des ZNS zurückzuführen ist.

Die Ursachen des M. Alzheimer und die letztliche Kausalität der Al-Verantwortlichkeit sind noch nicht geklärt. Bisher deuten lediglich epidemiologische Studien darauf hin, daß Al und M. Alzheimer korrelieren. Inwieweit eine genetisch determinierte Überempfindlichkeit gegen Al eine Rolle spielt, ist noch nicht geklärt.

Im Knochen entscheidet vor allem der Ort der Ablagerung über Art und Ausmaß der Toxizität. Ablagerungen in der Mineralisationsfront spielen eine größere Rolle, während andere Lokalisationen im Knochen unwesentlich sind. Klinisch treten Knochenschmerzen in Hüften und Oberschenkeln auf, röntgenologisch finden sich osteomalazische Herde. Therapeutisch mobilisiert man mit Desferal Aluminium aus den Organdepots. Der Aluminiumanstieg im Serum ermöglicht eine erhöhte Ausscheidung.

Auf subzellulärer Ebene kann Al vor allem im Bereich der Membran von Mitochondrien nachgewiesen werden, wo es zum Teil Eisen aus seiner funktionellen Bindung von Enzymen und Coenzymen verdrängt. In Leber- und Milz-RES sowie in den proximalen Tubusepithelien wird Al daneben in Lysosomen angereichert. Teilsymptome der Al-Intoxikation entsprechen der Fe-Intoxikation (Hämosiderose), zumal die gleichen Zellorganellen betroffen sind: Osteomalazie und Hypoparathyreoidismus ergeben sich aus der Konkurrenzsituation mit dem Eisen (Fe-resistente renale Anämie).

Literatur

1. *Cochran, M., D. Patterson, J. H. Coates, P. T. H. Coates:* Protein binding of aluminium in plasma of maintenance haemodialysis patients. In: *Brätter, H., P. Schramel.* Trace elements, analytical chemistry in medicine and biology, Vol. 3. De Gruyter, Berlin (1984).
2. *Köhler, H.* et al.: Zbl. Pharm. *124:* 461 (1985). Neue Erkenntnisse über die klinische Relevanz von Spurenelementen.
3. *Schulz, W.:* Spurenelemente in der Nephrologie, München-Deisenhofen (1983).
4. *Wills, M. R.:* Clin. Chem. *31:* 5 (1985). Uremic toxins and their effect on intermediary metabolism.

Blei (Pb)

Indikation

Abschätzung der Bleilast des Organismus:

Zur Überwachung bleiexponierter Personen, z. B. Berufstätige der »klassischen Bleiberufe«, Berufstätige an Verkehrsstraßen.

Bei Patienten mit einer klinischen Symptomatik, die auf eine akute oder chronische Bleivergiftung hinweist.

Bestimmungsmethode

Atom-Absorptions-Spektroskopie (AAS)

Prinzip: Sh. S. 319. Durchgeführt wird die flammenlose AAS unter Anwendung der Graphitrohrküvette bzw. des Carbon-Rod-Atomizers /1/.

Untersuchungsmaterial

Vollblut 0.1—1 ml

Entnahme mit Blei-freiem Gefäß (Kunststoff oder Kapillare) empfohlener Antikoagulantienzusatz pro ml Blut: 25 E Heparin oder 5 mg Natriumcitrat oder 2 mg Natriumoxalat.

24-Std.-Sammelharn, neutral sammeln in HCl-(2molar)gespülten Plastikgefäßen, Volumen messen, mindestens 10 ml an das Labor senden.

Referenzwerte

Erwachsene /2/	Vollblut:	unter 40 µg/dl (1.93 µmol/l) Median 7—10 µg/dl (0.35—0.48 µmol/l)
	24-Std.-Urin:	unter 70 µg/l (0.35 µmol/l)
Neugeborene	Kapillarblut:	unter 15 µg/dl (0.72 µmol/l)

Umrechnung in Stoffmengenkonzentration: µg/dl × 0.04826 = µmol/l
µg × 0.004826 = µmol

Bewertung /3—7/

Die Bleibestimmung im Vollblut und Harn ist der beste Parameter zur Beurteilung der Bleiexposition und/oder der Bleilast des Organismus (Orientierungswerte vgl. in Tab. 1). Voraussetzung ist, daß die Bleiexposition noch vorhanden ist oder nicht zu lange zurückliegt.

Neugeborene, bei denen der Blutbleiwert 15 µg/dl (0.72 µmol/l) überschreitet, sollten nach 6 Monaten nochmals untersucht werden. Langfristig hält die WHO Blutblei-

Tab. 1 Orientierende Werte zur Beurteilung der Bleiaufnahme /2/

		tolerierbar	erheblich	gefährlich
Blutblei	µg/dl	40—70	71—100	über 100
	µmol/l	1.93—3.38	3.43—4.83	über 4.83
Urinblei	µg/l	unter 150 (110)	151—250	über 250
	µmol/l	unter 0.72 (0.53)	0.73—1.21	über 1.21

Biologische Arbeitsstoff-Toleranzwerte: Allgemein im Vollblut 70 µg/dl, gebärfähige Frauen 45 µg/dl, im Urin allgemein bis 110 µg/l.

werte ab 20 µg/dl (0.96 µmol/l) für Säuglinge und Kleinkinder als nicht akzeptabel, da eine Schädigung des sich noch entwickelnden Gehirns in dieser Altersphase auftreten könnte.
Vergiftungen treten vorwiegend durch anorganisches Blei auf, das als Staub, Rauch oder Dampf eingeatmet und verschluckt wird. Die tägliche Aufnahme von mehr als 0.6 mg bewirkt eine positive Bleibilanz, die Inkorporation von 3.5 mg täglich verursacht nach 4 Monaten eine Vergiftung.
Nur die klinische Symptomatik berechtigt die Diagnose der Bleivergiftung. Erhöhte Bleiwerte im Blut und/oder Urin bestätigen lediglich die vermehrte Bleiaufnahme. So können einerseits bei Personen mit stärkerer Bleilast hohe Bleiwerte vorliegen, ohne daß Zeichen einer Intoxikation vorhanden sind. Andererseits kann eine kurzzeitige massive Bleiaufnahme akute Intoxikationserscheinungen verursachen, ohne daß es zu erheblichen Bleiwerten kommt.
Die akute Bleivergiftung mit Gastroenterokolitis, Koliken, Atemstörungen und Lähmungen ist selten.

Typisch für die chronische Bleivergiftung ist der schleichende Beginn mit uncharakteristischen Symptomen wie Kopfschmerz, Müdigkeit, Reizbarkeit und Appetitlosigkeit. Später folgen Anämie, Bleiblässe, Bleikoliken, Bleisaum und Streckerschwäche der Gebrauchshand.
Die Bleiwerte im Blut und/oder Harn sind im Krankheitsverlauf der chronischen Bleivergiftung erhöht. Somit ist bei bestehender Bleiexposition eine Abgrenzung der uncharakteristischen Symptome gegenüber psychovegetativen Symptomen aus anderen Gründen möglich. Weitere Laborbefunde, die für eine Bleivergiftung sprechen, beruhen auf dem Eingriff von Blei in die Hämoglobinsynthese (Tab. 2). Bei Blutbleiwerten über 40 µg/dl (1.93 µmol/l) sinkt als erstes die Aktivität der δ-Aminolävulinsäure-Dehydratase der Erythrozyten ab, bei höheren Werten nimmt die Ausscheidung von δ-Aminolävulinsäure und Koproporphyrin im Harn zu und der Protoporphyringehalt der Erythrozyten steigt an. Erst bei hohen Werten, die auf eine erhebliche Bleiaufnahme hinweisen, treten typische Veränderungen im Blutbild auf /5/.

Tab. 2 Laborbefunde bei chronischer Bleivergiftung

Untersuchung	**Befund**
Blutbild	Hypochrome Anämie, Anisozytose, Poikilozytose, Tüpfelzellen über 100 auf 1 Mio. Erythrozyten.
δ-Aminolävulinsäure-Ausscheidung im Harn*	über 20 mg/l /4/
Koproporphyrin III-Ausscheidung im Harn	über 0.5 mg/l /7/
δ-Aminolävulinsäure-Dehydratase der Erythrozyten	Gehemmt auf unter 10% der normalen Aktivität /7/
Erythrozyten-Protoporphyrin	über 50 µg/dl Vollblut /6/

* Biologischer Arbeitsstoff-Toleranzwert: 15 µg/l bzw. 15 µg/g Creatinin.

Hinweise und Störungen

Probengewinnung: Serum ist ungeeignet, da das Blutblei überwiegend an Erythrozyten gebunden vorliegt.

Die Blutbleibestimmung ist gegenüber der Bestimmung im Harn aufgrund geringerer Störmöglichkeiten zu bevorzugen.

Störungen: Sind besonders häufig, wenn Harn untersucht wird; zu beachten sind unvollständige Sammlung, Kontamination, Ablagerung von Bleisalzen im Harn, Absorption von Blei an die Wand von Sammelgefäßen mit polaren Eigenschaften.

Pathophysiologie /6, 9, 10, 11/

Bleivergiftungen erfolgen nahezu ausschließlich durch anorganisches Blei. Organisches Blei der Kraftstoffe wie Tetramethylblei und Tetraäthylblei tritt nicht frei auf, da es im Motor zu anorganischem Blei umgewandelt wird.

Der häufigste Vergiftungsweg ist die Aufnahme von Bleidämpfen durch die Lungen. Blei löst sich in den Körpersäften in Form von Bleiazetat, Bleichlorid und Bleioxid. Bleisulfid ist unlöslich, es verursacht die schwärzliche Verfärbung des Zahnfleischrandes (Bleisaum) und wird dadurch gebildet, daß bakteriell entstandener Schwefelwasserstoff mit Blei reagiert.

Im Blutkreislauf ist das Blei zu 90% an die Erythrozyten gebunden, der restliche Teil liegt als Bleiionen vor und wird durch Harn und Stuhl wieder ausgeschieden.

Etwa 90% des in den Körper gelangten Bleis wird im Knochen als Bleiphosphat deponiert und unterliegt einer dem Calcium vergleichbaren Verstoffwechselung. Ähnlich dem Calcium unterhält das Depotblei eine konstante Blutbleikonzentration aufrecht. Es kann z. B. mobilisiert werden durch Immobilität, fieberhafte Infekte und Azidose.

In den Gastrointestinaltrakt aufgenommene Bleistäube werden nur zu etwa 10% resorbiert und überwiegend wieder über die Galle ausgeschieden.

Die toxische Wirkung des Bleis entfaltet sich an Erythrozyten, in denen es sich anreichert, der glatten Muskulatur und am motorischen Nervensystem.

Am Erythrozyten hemmt Blei die δ-Aminolävulinsäure-Dehydratase und die Koproporphyrinogen-Decarboxylase, es resultieren die vermehrte Ausscheidung von δ-Aminolävulinsäure und Koproporphyrin im Urin. Ebenfalls gehemmt wird der Eiseneinbau in das Protoporphyrin. Die genannten Wirkungen führen zur Ausbildung der hypochromen Anämie mit Anisozytose, Poikilozytose und basophiler Tüpfelung.

Die Bleiwirkung an der glatten Muskulatur der Gefäße und des Darmes führt zur Kontraktion. Symptom der Hautgefäßkontraktionen ist die Bleiblässe, durch Kontraktion der Hirn- und Hirnhautgefäße wird die Symptomatik der Enzephalopathia saturnina verursacht, die Kontraktion der Darmmuskulatur bewirkt die Bleikoliken.

Die neurologische Symptomatik der Bleivergiftung beruht auf der Schädigung motorischer Neurone von Nerven, die die obere Extremität versorgen.

Aufgrund von Sicherheitsbestimmungen (MAK-Wert 0.1 mg Blei/m^3) und laufenden Überwachungen von Gefährdeten nehmen die Bleivergiftungen am Arbeitsplatz ab. Trotzdem sollte bei uncharakteristischer Symptomatik, auch wenn sich primär kein Bezug zu einer Bleiaufnahme herstellen läßt, eine Bleivergiftung in Erwägung gezogen werden (z. B. Bleiintoxikation durch Schnupftabak).

Literatur

1. *Schlemmer, G., B. Welz:* Lab. Med. *10:* 169 (1986). Grundlagen atomspektrometrischer Analytik.
2. *Valentin, H., W. Klosterkötter, G. Lehnert, H. Petry, J. Rutenfranz, H. Wittgens:* Arbeitsmedizin, S. 189, Thieme. Stuttgart (1971).
3. *Doss, M.:* Dtsch. Med. Wschr. *105:* 1732 (1980). Zur Klinik und Diagnostik der Bleiintoxikation.
4. *Konietzko, H.:* Med. Welt *18:* 683 (1979). Die chronische Bleivergiftung.
5. *Lachnit, V.:* Lab. Med. *7:* 127 (1983). Schwermetallbestimmung im Blut. Ihre Interpretation in der Arbeitsmedizin.

6. *Piomelli, S., J. Graziano:* Pediat. Clin. North. Amer. *27:* 843 (1980). Laboratory diagnosis of lead poisoning.
7. *Schlegel, H.:* Dtsch. Med. Wschr. *95:* 2131 (1970). Laboratoriumsdiagnostik der chronischen Bleivergiftung.
8. *Schlegel, H., G. Kufner:* Dtsch. Med. Wschr. *101:* 246 (1976). Bleivergiftungsprävention.
9. *Schlegel, H., G. Kufner:* Dtsch. Med. Wschr. *106:* 1157 (1981). Zur Pathobiochemie der Bleivergiftung.
10. *Zöller, H., W. Schreiner, W. Gross:* Med. Welt *31:* 44 (1980). Gewerblich bedingte Schäden des Blutsystems.
11. *Hong, C. A., I. B. Haneson, S. Lerner* et al.: Kidney Int. *18:* 489 (1980). Occupational exposure to lead: Effects on renal function.

Cadmium (Cd)

Indikation

Verdacht auf akute inhalative Cadmiumvergiftung (z. B. akutes Lungenödem unbekannter Genese).

Verdacht auf chronische Cadmiumvergiftung (z. B. Schnupfen, Hyposmie, gelbliche Ringe an den Zähnen, Störungen der Nierenfunktion).

Bestimmungsmethoden

Atom-Absorptions-Spektroskopie /[1, 2]/

Untersuchungsmaterial

Vollblut	2 ml
24-Std.-Sammelharn (Angabe der Sammelmenge)	5 ml

Beim Hersteller der Probennahme- und Sammelgefäße erkundigen, ob die Gefäße Cadmium enthalten.

Referenzwerte

Vollblut /[3]/	0.32—2.72 µg/l (2.9—24.3 nmol/l)
Harn /[3, 4]/	0.12—2.58 µg/l (1.1—23.0 nmol/24 Std.)

Raucher-unabhängige Werte. 1 nmol entspricht 0.112 µg Cd.

Biologische Arbeitsstoff-Toleranzwerte: Im Blut bis 15 µg/l, im Harn bis 15 µg/l.

Bewertung /[5—9]/

Einer überdurchschnittlichen Cadmiumbelastung können Berufstätige unterliegen, die z. B. beschäftigt sind mit der Aufarbeitung von Zinkerzen, Anfertigung Cadmiumhaltiger Legierungen (Galvanotechnik), Herstellung von Trockenbatterien, Gleichrichtern, Glaswaren und PVC-Produkten. Durch die industrielle Anwendung reichert es sich in Klärschlämmen an und erreicht über Ackerböden und Innereien von Tieren den Menschen.

Akute Vergiftungen sind sehr selten und werden durch Einatmen von Cadmiumdämpfen verursacht. Nach einem Intervall von 24 Std. und länger bildet sich ein akutes Lungenödem aus. Wird das akute Stadium überstanden kann es zur Ausbildung einer fibrosierenden Bronchiolitis kommen.

Chronische Vergiftungen erfolgen durch jahrelange Exposition erhöhter Cadmiumkonzentration in der Atemluft (MAK-Wert 0.05 mg/m³). Die klinischen Beschwerden beruhen auf entzündlichen und später degenerativen Veränderungen der Schleimhäute des Nasen-Rachen-Raumes (Cadmiumschnupfen, Hyposmie) sowie Störungen der Nierenfunktion unter Ausbildung einer Proteinurie von meist mehr als 2 g/24 Std., wobei es sich vorwiegend um niedermolekulare Proteine wie β_2-Mikroglobulin (s. Sh. 706) handelt, die glomerulär filtriert, jedoch tubulär nicht mehr komplett rückresorbiert werden.

Der Nachweis der aktuellen Cadmiumbelastung des Organismus und die Überwachung Cadmium-exponierter Personen erfolgt gegenwärtig durch die Bestimmung im Serum, im Sammelharn und den Haaren. Eine gute Korrelation besteht dabei zwischen dem Haargehalt und der Belastung empfindlicher Organe wie Leber und Nieren.

Bei Personen mit jahrelanger chronischer Cadmiumexposition wurde im Mittel die 4fache Cadmium-Ausscheidung gefunden als bei Büroangestellten /[7]/. Diese Personen haben auch eine im Mittel 5fach erhöhte Ausscheidung von β_2-Mikroglobulin. β_2-Mikroglobulin eignet sich jedoch nur zur Verlaufsbeurteilung der erwiesenen Cadmiumvergiftung, da seine Ausscheidung nur ein Maß der tubulären Proteinurie ist, nicht aber der Beweis einer renalen Cadmiumschädigung.

Hinweise und Störungen

Probengewinnung: Sollte in Kunststoffgefäßen erfolgen, vorherige Rückfrage beim Hersteller erforderlich, ob Gefäße keinerlei Cadmiumspuren enthalten.

Referenzbereiche: Sind abhängig von der Bestimmungsmethode und Region. Für die gleiche Bestimmungsmethode sind obere Grenzwerte publiziert, die sich um den Faktor 3 unterscheiden.

Pathophysiologie /[5–7]/

Die Cadmiumaufnahme erfolgt in erster Linie mit der Nahrung und beim Zigarettenrauchen. Der Anteil über Atemluft und Trinkwasser ist demgegenüber gering. Mit der Nahrung, besonders der Pflanzenkost, werden in Abhängigkeit von der Cadmiumbelastung der Lebensregion täglich etwa 20 bis 50 µg Cadmium inkorporiert. Als wöchentliche Cadmiumaufnahme wird nach den Empfehlungen eines WHO-Expertenkomitees noch die Menge von 400 bis 500 µg für vertretbar gehalten. Die Werte der tolerablen Belastung werden also in Regionen mit mittlerer Cadmiumbelastung etwa zur Hälfte erreicht. Bei einer täglichen oralen Inkorporation von 50 µg beträgt die Cadmiumlast des Organismus etwa 2.5 µg, da die Resorptionsquote nur etwa 5% beträgt. Ingestive Vergiftungen durch Cadmiumionen wie sie bei Lagerung und Verzehr saurer Speisen in cadmierten Gefäßen erfolgen können, sind in der Bundesrepublik nicht möglich. Die Cadmierung von Geschirr ist hier gesetzlich verboten.

Bei der Aufnahme von Cadmium über die Atemwege werden schwerlösliche Cadmiumverbindungen primär im Alveolargewebe gebunden und nachfolgend zum Teil als ionisiertes Cadmium in den Organismus aufgenommen. Die pulmonale Resorptionsquote soll 10% bis 50% betragen, die tägliche Cadmiumbelastung des Körpers über die Atemwege etwa 0.2 µg.

Das in den Körper gelangte Cadmium wird vorwiegend in der Leber deponiert (Gewebekonzentrationen in fallender Sequenz: Nierenrinde > Nierenmark > Leber > Lunge > Testis > Ovarien > Lymphknoten > Muskel). Der durchschnittliche Amerikaner hat eine Gesamtmenge von etwa 30 mg Cadmium, sie nimmt bis zum 60. Lebensjahr zu und dann wieder ab. Die Halbwertszeit des Cadmiums beträgt beim Säugling 35 Jahre, beim 80jährigen nur noch 11 Jahre.

Bei der Langzeitaufnahme von Cadmium stellen die Nieren das kritische Organ dar. Bei Nichtrauchern wurde 13.2, bei Rauchern dagegen 31 μg Cd/g Nierengewebe gefunden.

Mit Cadmium-induzierten Nierenschäden ist bei einer Konzentration von 200 μg Cadmium pro g Nierenrindengewebe zu rechnen. Sie sollen erreicht werden, wenn über 25 Jahre der Cadmiumgehalt der Atemluft 63 $\mu g/m^3$ beträgt /[7]/. Die maximale Arbeitsplatzkonzentration ist in der BRD auf 50 $\mu g/m^3$ festgelegt. Nierenschäden verursachende Cadmiumwerte werden durch Lebensmittel tierischer und pflanzlicher Herkunft nicht erreicht.

Die Cadmium-induzierte tubuläre Proteinurie beruht auf der Dissoziation des Cadmiums vom Bindungsprotein Metallothionein im sauren Harn der distalen Tubuli. Somit kommt es zur toxischen Konzentration von Cadmiumionen. Metallothioneine sind niedermolekulare Bindungsproteine für Schwermetalle.

Die klinische Beurteilung der toxischen Risiken von Cadmium ist noch weitgehend unklar, und die Vermutung von Cadmium als Karzinogen oder Faktor der Hypertonie noch im Bereich der Diskussion.

Literatur

1. *Sperling, K. R.:* Lab. Med. *10:* 124 (1986). Atomspektrometrische Spurenanalytik—Anwendungstechnische Beispiele aus der Umweltanalytik.
2. *Stoeppler, M., K. Brandt:* Fresenius Z. Anal. Chem. *300:* 372 (1980). Determination of cadmium in whole blood and urine by electrothermal atomic absorption spectrophotometry.
3. *Gruhl, H., U. Gilek:* Ärztl. Lab. *33:* 186 (1987). Cadmiumkonzentration im Blut und renale Cadmiumausscheidung bei nierengesunden und nierenkranken Patienten.
4. *Lagesson, V., L. Andreasko:* Clin. Chem. *25:* 1948 (1979). Direct determination of lead and cadmium in blood and urine by flameless atomic absorption spectrophotometry.
5. *Kreuzer, W.:* Münch. Med. Wschr. *120:* 1287 (1978). Cadmium in Nieren von Schlachttieren — bedenklich für die medizinische Gesundheit.
6. *Schäfer, S. G., W. Forth:* Dtsch. Ärztebl. *79:* 39 (1982). Cadmium, Bewertung eines Schadstoffes.
7. *Smith, T. J., R. J. Anderson, J. C. Reading:* Amer. J. Industr. Med. *1:* 319 (1980). Chronic cadmium exposures associated with kidney function effects.
8. Cadmium-Bericht Umweltbundesamt. Texte 1/81, Berlin 1981.
9. *Salgo, L., K. Moholi, G. Petheö, L. Bodis:* Cadmium determinations in pregnancy. In: *Schrammel, P.,* Trace elements. Analytical chemistry in medicine and biology, Vol. 3. De Gruyter, Berlin (1984).

Quecksilber (Hg)

Indikation

Verdacht auf akute Quecksilbervergiftung (z. B. Stomatitis, Metallgeschmack, Salivation, hämorrhagische Gastroenterokolitis).

Verdacht auf chronische Quecksilbervergiftung (z. B. nervöse Unrast, Schlaflosigkeit, Tremor, Hautverfärbungen).

Bestimmungsmethode

Atom-Absorptions-Spektroskopie unter Verwendung der Kaltdampftechnik bzw. Hydridtechnik /[1, 2]/

Untersuchungsmaterial

Vollblut (Heparin, EDTA)	3 ml
Spontanharn, 24-Std.-Sammelharn (Volumen messen)	5 ml

Referenzwerte

Vollblut /[2]/	0.02— 0.2 μg/dl (1—10 nmol/l)
Harn /[2]/	0.2 — 2.5 μg/l (1—13 nmol/l) 0.2 — 1.5 μg/g Creatinin

Umrechnung in Stoffmengenkonzentration: μg/dl × 0.05 = μmol/l; μg × 0.005 = μmol.
Biologische Arbeitsstoff-Toleranzwerte: Für Alkyl-Hg-Verbindungen 100 μg/l; für metallisches Hg, anorganische und organische Nichtalkyl-Hg-Verbindungen 50 μg/l; im Harn 200 μg/l.

Bewertung /[3–5]/

Quecksilbervergiftungen können durch metallisches Quecksilber, Quecksilbersalze und organische Quecksilberverbindungen erfolgen.

Vergiftungen durch metallisches Quecksilber geschehen vorwiegend durch Quecksilberdämpfe, schon die Einatmung von 0.1 bis 1 mg täglich kann zur chronischen Vergiftung führen, seltener durch Einbringen von Quecksilber in das Gewebe, z. B. durch ein abgebrochenes Fieberthermometer.

Anorganische Quecksilbersalze sind in Form des Sublimats (Quecksilber-(II-)Chlorid) und des Amidoquecksilber-(II-)Chlorids Ursache chronischer Vergiftungen. Ersteres findet Anwendung in Holzschutzmitteln, letzteres in Salben zum Bleichen von Sommersprossen /[4]/.

Organische Quecksilberverbindungen wie 2-Methoxyäthyl-Quecksilberchlorid werden aufgrund ihrer fungiziden Wirkung als Saatgutbeizmittel verwendet. Akute und chronische Vergiftungen können durch Inkorporation von Tröpfchen beim Beizvorgang auftreten.

Liegt eine Quecksilberexposition vor und sind klinische Beschwerden vorhanden, so ist die Blutkonzentration ein Maß des Schweregrades. Werte über 3 μg/dl (0.15 μmol/l) weisen sicher auf eine Exposition hin, eine Harnausscheidung bis 300 μg/l gilt als noch tolerabler Grenzwert für Exponierte. Die kurzfristige Überschreitung dieses Wertes verursacht keine gesundheitlichen Schäden /[3]/. Die Ausscheidung von Quecksilber im Harn kann in Abhängigkeit von der aufgenommenen Menge Monate dauern, so daß auch bei nicht mehr vorhandener Exposition erhöhte Blut- und Harnwerte gemessen werden.

Die klinische Symptomatik der seltenen, akuten Vergiftung ist davon abhängig, ob größere Mengen Quecksilberdampf eingeatmet oder Quecksilberlösungen verschluckt werden. Primär im Vordergrund stehen bei beiden Ursachen Übelkeit, Stomatitis, Metallgeschmack, Erbrechen und Leibschmerzen. Der weitere klinische Ablauf wird geprägt von der Nierenschädigung mit Anurie und Urämie innerhalb von 3 Tagen.

Chronische Vergiftungen beruhen auf beruflicher Langzeitexposition (Saatgutbeizen, Holzbeizen, Quecksilberdämpfe am Arbeitsplatz, Arbeiten mit Quecksilbernitrat) oder aufgrund jahrelanger Anwendung quecksilberhaltiger Bleichmittel, lokaler Antimykotika usw. Die klinische Symptomatik ist schleichend und geprägt vom merkuriellen Erethismus, Tremor, psychischer Schwäche, Kopfschmerz, kolikartigen Schmerzen, Veränderungen des Haut- und Nagelkolorits sowie diffusem Haarausfall /[4]/.

Die Therapiebeurteilung unter D-Penicillamin sollte durch Messung der Quecksilberausscheidung erfolgen. Zu empfehlen ist die Bestimmung zu Therapiebeginn, bei der jeweiligen Dosiserhöhung und anschließend vierwöchentlich.

Hinweise und Störungen

Untersuchungsgut: Bisher gibt es keine Empfehlungen, welches Untersuchungsgut bei Verdacht auf Quecksilberintoxikation gewählt werden sollte.

Pathophysiologie /[3–5]/

Die Aufnahme von Quecksilber erfolgt entweder über die Lunge in Form von Dämpfen oder durch Absorption über die Schleimhäute des Gastrointestinaltraktes und die Haut. Die Absorption anorganischer Quecksilbersalze ist abhängig von ihrer Wasserlöslichkeit, organische Quecksilberverbindungen werden aufgrund guter lipoidlöslichkeit absorbiert. Intravaskulär wird Quecksilber an die Erythrozyten und an Eiweiß gebunden, der Quecksilbergehalt der Erythrozyten ist größer als der des Plasmas. Quecksilber wird in allen Organen abgelagert, hoch ist der Gewichtsanteil in Haaren und Nägeln. Bei akuter Intoxikation wird der Hauptanteil innerhalb von Tagen renal und mit dem Stuhl eliminiert, die biologische Halbwertszeit des verbleibenden Rests beträgt etwa 80 Tage.

Quecksilber geht im Gewebe Verbindungen mit Sulfhydryl-, Amino- und Carboxylgruppen ein. Die gebildeten Quecksilberkomplexe sind relativ stabil. Durch die Gabe schwefelhaltiger Verbindungen wie Penicillamin oder BAL, kann durch Chelatierung an körpereigene SH-Gruppen gebundenes Quecksilber wieder abgelöst werden.

Quecksilber schädigt besonders das Zentralnervensystem und hier bevorzugt das Stammhirn, Kleinhirn und das Rückenmark. Auch nach Sistieren der Quecksilber-Ausscheidung unter Chelatbildnern tritt meist keine wesentliche Besserung der merkuriellen neurasthenischen Symptomatik auf.

Literatur

1. *Schlemmer, G., B. Welz:* Lab. Med. *10:* 160 (1986). Grundlagen atomspektrometrischer Analytik.
2. *Schierling, P., K. H. Schaller:* Arbeitsmed., Sozialmed., Präventivmed. *16:* 57 (1981). Einfache und zuverlässige Methoden zur atomabsorptionsspektrometrischen Bestimmung von Quecksilber in Blut und Urin.
3. *Lachnit, V.:* Lab. Med. *7:* 127 (1983). Schwermetallbestimmung im Blut. Ihre Interpretation in der Arbeitsmedizin.
4. *Luderschmidt, C., G. Plewig:* Klin. Wschr. *57:* 293 (1979). Chronische Quecksilbervergiftung durch quecksilberpräzipitathaltige Bleichmittel.
5. *Wüstner, H., C. E. Orfanos:* Dtsch. Med. Wschr. *100:* 1694 (1975). Nagelverfärbung und Haarausfall.

Thallium (Tl)

Indikation

Verdacht auf akute oder chronische Thalliumvergiftung (z. B. klinische Symptomatik: Gastroenteritis, Obstipation, Enzephalitis-ähnliches Bild, Polyneuritis, Haarausfall).

Bestimmungsmethode

Atom-Absorptions-Spektroskopie unter Anwendung der Graphitrohrküvette /[1]/.

Untersuchungsmaterial

Vollblut (Heparin, EDTA)	3 ml
Spontanharn, 24-Std.-Sammelharn (Volumen messen)	10 ml
Haare (weniger geeignet)	etwa 0.1 g

Referenzwerte /2/

	normal	Intoxikationsbereich
Vollblut	bis 5.0 µg/l	50—6000 µg/l
Urin	0.05—20 µg/l	50—> 25000 µg/l
Haare	etwa 0.05 µg/g	0.25—8.0 µg/g

Bewertung /2—7/

Thalliumvergiftungen beruhen überwiegend auf der oralen Aufnahme von Fraßgiften (Zelio-Körner, Zelio-Paste) für Ratten und Tauben. Sie werden vom Menschen versehentlich inkorporiert (Kinder), absichtlich genommen (Suizidversuch) oder beigebracht.

Als gewerbliches Gift spielt Thallium eine untergeordnete Rolle, es fällt an bei der Herstellung von Schwefelsäure, als Rösthüttenstäube in der Verhüttungs- und Zementindustrie und bei der Glasherstellung und -bearbeitung. Fernerhin findet es Anwendung in Kosmetika zur Haarentfernung, bei der Hautpilzbekämpfung und als Antihydrotikum.

Akute Thalliumintoxikationen durch Dosen von über 1 g bzw. 10 bis 15 mg/kg Körpergewicht sind tödlich. Entgegen der Erwartung des Patienten tritt der Tod nicht sofort, sondern erst nach Tagen oder Wochen ein. Erhöhte Thalliumwerte sind schon 2 bis 3 Std. nach oraler Aufnahme meßbar und steigen auf Werte über 500 µg/l Blut an. Klinisch kann es unmittelbar nach Gifteinnahme zu Erbrechen kommen. Es folgt ein 2 bis 4tägiges symptomfreies Intervall und nachfolgend eine akute gastrointestinale Symptomatik mit Bauchkrämpfen und spastischer Obstipation. 2 bis 3 Tage später löst die Symptomatik der akuten Polyneuropathie die gastrointestinalen Beschwerden ab. Die Polyneuropathie beginnt in den unteren Gliedmaßen, äußert sich aber auch als Enzephalitis-ähnliches Bild und in Form von Abdominalkrämpfen, Retrosternalschmerz, Tachykardien und Hypertonus. Nach 2 bis 3 Wochen erfolgt büschelweiser Haarausfall. In den Haarwurzeln können ab 4. Tag nach Gifteinnahme mit bloßem Auge, besser mikroskopisch, Einlagerungen von Melaninpigment gesehen werden.

Leichtere Intoxikationen mit subletalen Dosen (unter 10 mg/kg Körpergewicht) beginnen schleichend mit erster Symptomatik nach 1 bis 2 Wochen wie Obstipation, Oberbauch- und Rückenschmerzen. Ein diffuser Haarausfall führt meist zur Diagnose. Die Thalliumwerte liegen im Blut gewöhnlich unter 500 µg/l.

Chronische Vergiftungen sind klinisch schwer faßbar. Hinweise sind Haarausfall, der typischerweise an den Augenbrauen nur lateral auftritt, Obstipation und polyneuritische Symptome.

Die Therapie richtet sich nach dem Vergiftungsgrad. Die forcierte Diurese sollte bis zu einer Thalliumkonzentration unter 100 µg/l Blut /4/ und bis zu einer Urinkonzentration unter 500 µg/l durchgeführt werden, das Antidotum Thallii (Berliner Blausalz) bis zu einem Ausscheidungswert von 200 µg/l Harn verabreicht werden /7/.

Hinweise und Störungen

Probennahme: Blutentnahmegefäße sollten *keine* polystyrolhaltigen Kügelchen enthalten.

Pathophysiologie [3, 6]

Das bei oraler Thalliumvergiftung aufgenommene Thalliumsulfat wird enteral gut resorbiert. Die aufgenommenen Thalliumionen werden über die Galle, die Dünndarmschleimhaut und die Nieren ausgeschieden, ein Teil in den Geweben abgelagert. Nieren, Fuß- und Fingernägel sowie die Haare weisen den höchsten Gewichtsanteil Thallium auf.

Das über die Galle und die Dünndarmschleimhaut ausgeschiedene Thallium unterliegt einem enterohepatischen Kreislauf und wird im Dickdarm wieder reabsorbiert.

Der enterohepatische Kreislauf kann durch das Antidot Kaliumhexacyanoferrat (Berliner Blausalz) unterbrochen werden, das mit Thallium im Austausch gegen Kalium eine schwer resorbierbare Verbindung bildet.

Die Thalliumelimination durch forcierte Diurese ist therapeutisch gut durchführbar, denn Thallium wird zu etwa 50% renal eliminiert. Außerdem ist die Anwendung von Saluretika wirksam, da Thalliumionen gewisse physikalisch-chemische Eigenschaften mit Kaliumionen teilen.

Die klinische Symptomatik der Thalliumvergiftung ist uncharakteristisch, die auftretenden Schäden sollen auf einer Hemmung von Zellenzymen beruhen.

Literatur

1. *Schlemmer, G., B. Welz:* Lab.Med. *10:* 160 (1986). Grundlagen atomspektrometrischer Analytik.
2. *Kemper, F. H.:* Münch. Med. Wschr. *121:* 1357 (1979). Thalliumvergiftungen.
3. *Forth, W., C. H. Henning:* Dtsch. Ärztebl. *76:* 2803 (1979). Thallium-Vergiftungen und ihre Behandlung.
4. *Graben, N., H. A. Klöppel, H. Heidemann, G. Weiler:* Med. Welt *31:* 1391 (1980). Zur Behandlung der Thalliumvergiftung unter besonderer Berücksichtigung von Schwangerschaft und Laktation.
5. *Jens, H.:* Dtsch. Ärztebl. *77:* 538 (1980). Thallium-Vergiftungen und ihre Behandlung (Beitrag zu Forth).
6. *Klöppel, A., G. Weiler:* Dtsch. Med. Wschr. *103:* 75 (1978). Beitrag zur Schwangerschaftsvergiftung, insbesondere Thallium.
7. *v. Mühlendahl, K. E., R. Etzold, E. G. Krienke:* Dtsch. Med. Wschr. *103:* 1116 (1978). Thalliumvergiftungen im Kindsalter.

L. Thomas, D. Walb

Niere und Harnwege

Einleitung

Die Funktionen der Niere sind vielfältig, die möglichen Störungen zahlreich. Es gibt keine Untersuchungsmethode, die global das Vorliegen einer Funktionsstörung ausschließt. Das diagnostische Vorgehen muß deshalb orientiert an der klinischen Symptomatik variiert werden. Für die Mehrzahl der Patienten reichen relativ einfache Untersuchungen, z. B. korrekte Urinanalyse, Blutuntersuchungen, Röntgendarstellung oder Sonografie der Nieren aus, damit ausreichende diagnostische, prognostische und therapeutische Schlüsse erzielt werden können.

Zur labormäßigen Erfassung von Erkrankungen der Nieren und ableitenden Harnwege stehen folgende Basisuntersuchungen im Vordergrund

Serum : Creatinin
Harn : Eiweiß
Zellausscheidung (Erythrozyten, Leukozyten)
Zylinder
Keimzahl-Bestimmung

Als präventivmedizinische Suchmethode der Harndiagnostik sind aus nephrologischer Sicht Streifentests mit dem Profil pH-Wert, Protein, Leukozyten und Erythrozyten empfehlenswert /[1]/. Die diagnostische Sensitivität dieses Profiles ist zum Ausschluß Gesunder akzeptabel. In 2 Studien wurden, vergleichend zur Sediment-Gesichtsfeld-Methode, für den Streifentest eine diagnostische Spezifität von 86% bzw. 79% bei einer diagnostischen Sensitivität von 97% bzw. 91% ermittelt /[2, 3]/.

Besteht primär der Verdacht auf eine Erkrankung der Nieren oder der ableitenden Harnwege, sollte an die Streifentestuntersuchung die Sediment-Gesichtsfeld-Methode angeschlossen oder diese primär durchgeführt werden.

Durch weiterführende Untersuchungen des Urins (Tab. 1) bei pathologischer Proteinurie und/oder Zellausscheidung ist eine Etagendiagnostik möglich. Abgegrenzt werden können /[4]/

- Präglomerulär systemische Ursachen (z. B. Bence-Jones-Proteinurie, Myoglobinurie, Hb-Urie).
- Glomeruläre Erkrankungen (z. B. hochmolekulare Proteinurie, dysmorphe Erythrozyturie, Erythrozytenzylinder-Ausscheidung).
- Tubulär interstitielle Erkrankungen (z. B. kleinmolekulare Proteinurie).
- Entzündungen des Parenchyms (Ausscheidung von Leukozytenzylindern, Tubulusepithelien).
- Entzündungen der ableitenden Harnwege (Leukozyturie, Erythrozyturie, Bakterurie).

Einschränkend ist zu sagen, daß die Harndiagnostik keine Aussagekraft zur Beurteilung des Schweregrades einer Nierenerkrankung gestattet, und daß bei Niereninsuffizienz viele Harnuntersuchungen ihre diagnostische Wertigkeit verlieren.

Tab. 1 Differentialdiagnostisch bedeutsame weiterführende Harnuntersuchungen

Konzentriertes Harnsediment auf Erythrozytenzylinder.
Erythrozytenmorphologie.
SDS-Polyacrylamidgel-Elektrophorese (SDS-PAGE).
Harnzytologie.

Literatur

1. *Guder, W., A. Heidland:* J. Clin. Chem. Clin. Biochem. *24:* 611 (1986). Urine analysis.
2. *Häfner, J., R. Herrmann, M. Hefti, U. Binswanger:* Schweiz. Med. Wschr. *114:* 1883 (1984). Urinuntersuchung mittels Teststreifens: Kriterien zum Ausschluß normaler Proben von der mikroskopischen Sedimentuntersuchung.
3. *Shaw, S. I., S. Y. Pooni, E. I. Wong:* JAMA (Deutsche Ausgabe) *4:* 380 (1985). Routinemäßige Urinanalyse: Ist der Teststreifen ausreichend?
4. *Scheler, F., M. H. Weber:* Harndiagnostik: Erwartungen des Klinikers. Bericht auf der Kleinkonferenz »Harnanalytik«, Würzburg (1985).

Creatinin

Indikation

Erfassen einer eingeschränkten glomerulären Filtrationsrate (GFR) bei
- Internistischer Erstuntersuchung Kranker und beschwerdefreier Patienten.
- Pathologischen Urinbefunden.
- Hypertonie.
- Akuten und chronischen Nierenerkrankungen.
- Extrarenalen Erkrankungen mit Durchfall, Erbrechen, profusem Schwitzen usw.
- Akuten Krankheitszuständen (z. B. postoperativ, in der Intensivmedizin).
- Hämodialysebehandlung.
- Stoffwechselstörungen (z. B. Diabetes mellitus, Hyperurikämie).
- Schwangerschaft.
- Krankheiten mit vermehrtem Eiweißmetabolismus (z. B. Plasmozytom, Akromegalie).

Verlaufs- und Nachkontrolle von Patienten mit Nierenerkrankungen.

Medikation von nierengängigen Pharmaka, die bei zu hoher Dosierung potentiell toxisch wirken.

Bestimmungsmethoden

Die Bestimmung des Creatinins wird in Modifikationen der Jaffé-Methode oder enzymatisch durchgeführt. Grund für die zahlreichen Modifikationen der kostengünstigen Jaffé-Methode ist ihre geringe Spezifität, da eine Anzahl von etwa 50 Substanzen, auch als Nichtcreatininchromogene bezeichnet, mit alkalischem Pikrat ein ähnliches Reaktionsprodukt wie Creatinin bilden. Nichtcreatininchromogene reagieren teils schneller, teils langsamer mit alkalischem Pikrat als das wahre Creatinin. Je nach angewendeter Modifikation addieren sie sich zum wahren Creatinin und verfälschen den Meßwert. In der frühen Reaktionsphase tragen schnell reagierende Substanzen zur Farbreaktion bei, in der mittleren Phase nahezu ausschließlich das Creatinin und in der späten Phase wird die Farbreaktion durch langsam reagierende Nichtcreatininchromogene beeinflußt.

Als Jaffé-Methode mit der geringsten Unspezifität *gilt* das Verfahren nach Adsorption des Creatinins an Fullererde.

Das wahre *Creatinin* kann unter Routinebedingungen nur enzymatisch bestimmt werden.

Jaffé-Methode

Prinzip: In alkalischem Medium bildet Creatinin mit Pikrinsäure einen Creatinin-Pikrat-Komplex, der der Lösung eine orange Farbe verleiht. Die Absorption der Lösung ist in einem gewissen Bereich proportional der Creatininkonzentration.

Endpunktmethoden mit Enteiweißung

1. Fullererde-Methode /[1]/

Prinzip: Die Proteine werden mit Wolframat-Schwefelsäure gefällt, abzentrifugiert und der Überstand mit Lloyd's Reagenz (gereinigte Fullererde) versetzt. Creatinin adsorbiert an Fullererde, während die Nichtcreatininchromogene in Lösung verbleiben. Es wird nochmals zentrifugiert und der Überstand verworfen. Creatinin wird mit alkalischer Pikratlösung von der Fullererde abgelöst und die Absorption des sich gleichzeitig bildenden orangenen Farbstoffes gegen den Reagenzienleerwert bei 509 nm gemessen.

2. Methoden-Varianten mit unterschiedlicher Enteiweißung

Prinzip: Bei manueller Bestimmungstechnik erfolgt die Enteiweißung mit Pikrinsäure /[2]/ oder Trichloressigsäure /[3]/, an Continuous-Flow-Systemen (Autoanalyzer) durch Dialyse. Im Überstand bzw. Filtrat wird die Jaffé-Reaktion durchgeführt.

Kinetische Methoden

Prinzip: Jaffé-Reaktion unter direktem Einsatz von Serum, Plasma oder Urin/[4,5]/. Zur Erhöhung der Spezifität wird berücksichtigt, daß Creatinin und die Nichtcreatininchromogene in unterschiedlicher Geschwindigkeit mit alkalischem Pikrat reagieren. Die Reaktion läuft nach Zugabe der Probe in 3 Phasen ab. In der ersten Phase (ca. 30 sec.) reagieren vorwiegend die schnellen Nichtcreatininchromogene, in der folgenden (ca. 2 min.) hauptsächlich das wahre Creatinin und nachfolgend die langsamen Nichtcreatininchromogene. Die Absorptionsänderung der zweiten Phase wird bei 509 nm gemessen, sie ist proportional zur Creatininkonzentration der Probe.

Enzymatische Methode /[6]/

Prinzip: Creatinin wird durch Creatininase zu Creatin hydrolysiert. In einem weiteren Reaktionschritt wird sowohl das aus Creatinin entstandene Creatin, als auch endogenes Creatin durch Creatinase zu Sarcosin und Harnstoff abgebaut. Durch Einsatz von Sarcosinoxidase entsteht H_2O_2 neben anderen Reaktionsprodukten. Es reagiert in einer Indikatorreaktion mit Phenol-Aminophenazon (PAP-Reaktion) unter Ausbildung eines roten Farbstoffes, dessen Absorption bei 546 (510) nm proportional der Creatininkonzentration ist. Körpereigenes Creatin muß durch Messung eines Probenleerwertes kompensiert werden.

Creatinin + H_2O $\xrightarrow{\text{Creatininase}}$ Creatin

Creatin + H_2O $\xrightarrow{\text{Creatinase}}$ Sarcosin + Harnstoff

Sarcosin + H_2O + O_2 $\xrightarrow{\text{Sarcosinoxidase}}$ Glycin + HCHO + H_2O_2

H_2O_2 + Phenolderivat + 4-Aminophenazon $\xrightarrow{\text{Peroxidase}}$ roter Benzochinoniminfarbstoff

Untersuchungsmaterial

Serum, Plasma (Heparin, EDTA, Citrat) 0.5 ml

Referenzbereiche

Fullererde-Methode /[1]/		♀ 0.56—0.91	(50—80)	
		♂ 0.64—1.05	(57—93)	
Jaffé-Reaktion mit Enteiweißung, manuell und Autoanalyzer /[7]/				
		♀ 0.57—1.17	(50—103)	
		♂ 0.67—1.36	(59—120)	
	Kinder /[8]/ 1 J.	0.25—0.62	(22—55)	
	2—6 J.	0.28—0.72	(25—64)	
	7—13 J.	0.30—1.00	(27—88)	
	14—17 J.	0.26—1.20	(23—106)	
Jaffé-Reaktion, kinetisch				
	Erwachsene /[9]/	♀ 0.66—1.09	(58—96)	
		♂ 0.84—1.25	(74—110)	unter 50 J.
		0.81—1.44	(72—127)	über 50 J.
	Neugeborene /[10]/	0.42—1.28	(37—113)	nach Entbind.
		0.16—0.97	(14—86)	1 Woche
		0.14—0.54	(12—48)	4 Wochen
Enzymatische Bestimmung				
	Erwachsene /[11]/	♀ 0.47—0.90	(42—80)	
		♂ 0.55—1.10	(49—97)	

Angaben in mg/dl (μmol/l). Angegeben sind $\bar{x} \pm 2$ s.
Umrechnung in Stoffmengenkonzentration: mg/dl × 88.4 = μmol/l.

Bewertung

Die Creatininkonzentration im Serum ist bei eindeutig und wiederholt meßbar erhöhten Werten ein brauchbarer Parameter zur Beurteilung der Nierenfunktion, denn der Creatininwert des Gesunden zeigt über längere Zeit nur geringe Schwankungen. Aufgrund der hyperbolen Funktion zwischen glomerulärer Filtrationsrate (GFR) und dem Serumcreatininwert (Abb. 1) wird dieser jedoch erst dann zu einem empfindlichen Indikator, wenn die GFR niedrige Werte annimmt /[12]/. Bis zu einer Einschränkung auf etwa 50% der normalen GFR bleibt die Serumkonzentration innerhalb des Referenzbereiches. Eine Einschränkung der GFR in den Bereich zwischen 90 ml und 50 ml wird anhand des Serumcreatininwertes nicht erkannt und deshalb als »Creatinin-blinder Bereich« bezeichnet /[13]/. Bei Beurteilung der Serumcreatininwerte müssen Körperkonstitution, Geschlecht und Alter des Patienten berücksichtigt werden /[7, 12, 14]/.

Bei gleichem Creatininwert haben ältere Menschen physiologisch eine niedrigere GFR als junge und gleichaltrige muskelschwache sowie amputierte eine stärkere Einschränkung der GFR als muskelkräftige.

Eine Abschätzung der GFR anhand des Serumcreatininwertes (sh. S. 417) ist nur möglich, wenn dieser stabil und in einem Zeitabstand von 24 Stunden sich um nicht mehr als 0.2 mg/dl (18 μmol/l) ändert im Bereich bis 2 mg/dl (177 μmol/l).

Akute Einschränkung der Nierenfunktion /[14]/

Bei akuter Einschränkung der Nierenfunktion erfolgt der Creatininanstieg mit einer zeitlichen Verzögerung. Die Clearance des Creatinins ist abhängig von der Eliminationshalbwertszeit. Sie beträgt beim gesunden Erwachsenen etwa 2.5 Std. Eine akute Verminderung der Creatinin-Clearance um 50% verlängert die Halbwertszeit auf etwa 5 Std. Die Anpassung des Serumcreatininwertes dauert etwa 20 Std. (nach 4 Halbwertszeiten werden etwa 93% des zu erwartenden Wertes erreicht). Ist die Creatinin-Clearance akut auf 20% reduziert, dauert die Anpassung des Serumcreatinins etwa 60 Std.

Der täglich zu erwartende Anstieg des Serumcreatinins bei akuter Funktionseinschränkung bzw. der Abfall nach Besserung kann unter Kenntnis folgender Fakten berechnet werden /[15]/: Creatininbildung des Organismus 150 µmol/kg KG; nicht renale Elimination beim Niereninsuffizienten 40 µmol/kg KG, Creatinin-Verteilungsraum = KG/2.

Ursachen einer akuten Einschränkung der glomerulären Nierenfunktion sind das akute Nierenversagen (intrarenal bedingt), die prärenale Niereninsuffizienz oder eine postrenale Harnwegsobstruktion /[16]/.

Neben der Klinik kann als labordiagnostisches Kriterium zur Differenzierung des akuten Nierenversagens von der prärenalen Niereninsuffizienz die fraktionelle Natriumausscheidung FeNa herangezogen werden /[16]/.

$$\text{FeNa (\%)} = \frac{[\text{Na}]_{\text{Urin}} \times [\text{Creat.}]_{\text{Ser.}}}{[\text{Na}]_{\text{Ser.}} \times [\text{Creat.}]_{\text{Urin}}} \times 100$$

Die FeNa hat nur eine differentialdiagnostische Aussagekraft, wenn sie unter Berücksichtigung der Vorgeschichte, des klinischen Verlaufs und mit den Ergebnissen anderer Laboruntersuchungen interpretiert wird /[17]/. Auch sollen in den vorangegangenen 48 Std. keine Diuretika gegeben worden sein.

Erkrankungen und Zustände, die eine Erhöhung des Serumcreatinins verursachen

Erkrankung	**Beurteilung**
Akutes Nierenversagen, z. B. durch hämodynamische Insulte, Nephrotoxine, Röntgenkontrastmittel, endogene Pigmente	Anstieg des Creatinins im allgemeinen über 10 mg/dl (884 µmol/l) mit der Entwicklung einer urämischen Symptomatik. Kleine und muskelschmächtige Patienten können schon bei darunter liegenden Werten eine urämische Symptomatik mit Hyperkaliämie und metabolischer Azidose entwickeln. Die Harnvolumina können normal oder vermindert sein, Anurie ist selten. Die labordiagnostische Abgrenzung gegenüber der prärenalen Niereninsuffizienz erfolgt anhand der FeNa, sie beträgt beim renalen Nierenversagen über 1%, sowie durch Harnuntersuchungen. Beim akuten Nierenversagen ist der Harn etwa plasmaisoton, relativ natriumreich (über 40 mmol/l), enthält granulierte Zylinder und Tubulusepithelien /[16]/.
Prärenale Niereninsuffizienz, z. B. bei renaler Minderdurchblutung postoperativ, nach Blutungen, Erbrechen, Diarrhoen, Verbrennungen	Ursache des Creatininanstiegs und des disproportional stärkeren Harnstoffanstiegs ist eine Hypovolämie mit Verminderung der Perfusion der Nieren und Einschränkung der GFR. Es werden kleine Mengen (400—800 ml/Tag) eines konzentrierten Urins (über 500 mosmol/l) ausgeschieden. Der Urin ist arm an Natrium (unter 20 mmol/l), die FeNa liegt unter 1% /[16]/.
Postrenale Harnwegsobstruktion, z. B. bei Prostataleiden, Urolithiasis, neurogenen Störungen	Häufig liegt Anurie oder ein Wechsel von An- und Polyurie vor. Hämaturie ist häufig /[17]/. Diagnosestellung durch klinische und bildgebende Verfahren.
Chronische Niereninsuffizienz	Die chronische Niereninsuffizienz entwickelt sich progredient über Monate, Jahre oder Jahrzehnte bis zum terminalen Stadium. Wird eine abnehmende GFR als Maß der Nierenfunktion herangezogen und der Serumcreatininwert als Indikator, so wird bei vielen Patienten ein über Jahre

Erkrankungen und Zustände, die eine Erhöhung des Serumcreatinins verursachen (Fortsetzung)

Erkrankung	**Beurteilung**
	gehendes Durchgangsstadium mit langsam ansteigenden Werten beobachtet, das bei einem Teil der Patienten in einer terminalen Urämie endet /[17]/. Häufigste Ursachen /[18]/ der chronischen Niereninsuffizienz sind die Glomerulonephritis (31%), Pyelo-(interstitielle) Nephritis (21%), Systemerkrankungen (11%), Zystennieren (9%) und renovaskuläre Erkrankungen (8%). Bei Kindern stehen kongenitale und hereditäre Nephropathien im Vordergrund. Das mittlere Alter bei der ersten Vorstellung in der nephrologischen Ambulanz ist etwa 11 Jahre, der Serumcreatininwert im Mittel 6 mg/dl (530 μmol/l) /[19]/.
Akuter Muskelzerfall	Bei Zerstörung von Muskelzellen, z. B. durch Quetschung, Verbrennungen und bei akuter Muskeldystrophie wird Creatinin vermehrt freigesetzt. Es kommt neben einer Erhöhung des Serumcreatinins zur verstärkten Ausscheidung von Creatin und Creatinin im Urin.
Akromegalie	Aufgrund vermehrter Muskelmasse liegt ein verstärkter Anfall von Creatinin vor, der zu einer leichten Erhöhung des Serumwertes führen kann.
Exzessive Zufuhr von gekochtem Büchsenfleisch mit unzureichender Nahrungskarenz bis zur Blutabnahme	Während der Hitzedenaturierung von Fleisch wird in der Muskelzelle enthaltenes Creatin in Creatinin überführt, das intestinal absorbiert wird und den Creatininwert im Serum und die Creatinin-Ausscheidung im Urin deutlich erhöhen kann.
Verlaufskontrolle der GFR unter Pharmaka	Bei Patienten mit eingeschränkter Nierenfunktion sollte bei der Gabe von Pharmaka, die teilweise oder vollständig über die Nieren ausgeschieden werden, und potentiell nephrotoxisch sind, die Dosierung unter Beachtung der Creatinin-Clearance erfolgen. Letztere kann auch durch Bestimmung des Serumcreatinins und Einsetzen des Wertes in die auf S. 417 gezeigten Formeln und Diagramme abgeschätzt werden.

Erkrankungen bzw. Zustände die mit einer niedrigen oder erniedrigten Creatininkonzentration im Serum einhergehen

Erkrankung/Zustand	**Beurteilung**
Abnahme der Muskelmasse oder Myopathien mit verminderter Metabolisation von Creatin	Mit der verminderten Creatininbildung sinken Plasmakonzentration und Creatininausscheidung ab.
Diabetes mellitus bei Jugendlichen	Die signifikant niedrige Creatinin-Konzentration bei juvenilen Diabetikern wird auf die glomeruläre Hyperperfusion zurückgeführt. Trotz einer normalen Creatinin-Clearance kann daher bereits eine Nierenfunktionsstörung vorliegen.
Schwangerschaft	Abfall des Serum-Creatinins durch erhöhte Creatinin-Clearance bei renaler Hyperperfusion.

Hinweise und Störungen

Referenzwerte: Sind abhängig von Alter, Geschlecht, Körpergewicht und der Bestimmungsmethode. Über längere Zeiträume zeigt die Serumcreatininkonzentration einer Person nur geringe Schwankungen. Ein zirkadianer Rhythmus des Creatinins besteht nicht. Die Serumcreatininkonzentration bei Kindern beträgt im Mittel /[8]/: ♀ mg/dl = 0.37 + 0.018 × Jahre, ♂ mg/dl = 0.35 + 0.025 x Jahre.

Bestimmungsmethoden: Das wahre Creatinin wird im Bereich von 0.2 bis 1.0 mg/dl (18 bis 88 μmol/l) mit allen Verfahren, außer dem enzymatischen Test und der Fullererde-Methode, im Median um 20 bis 50% zu hoch bestimmt. Mit ansteigenden Werten nimmt dieser prozentuale Unterschied ab. Eine Umrechnung der Ergebnisse der Jaffé-Methode auf die Werte des enzymatischen Tests und der Fullererde-Methode ist nicht möglich /[11]/.

Die Linearität der Reaktion ist bei manueller Durchführung auf folgende Werte limitiert: Enzymatischer Test bis 8 mg/dl (707 μmol/l), Fullererde-Methode bis 16 mg/dl (1414 μmol/l), für die anderen Jaffé-Modifikationen jedoch stark Methoden-abhängig.

Nachteile der Fullererde-Methode und des enzymatischen Tests sind die umständliche Handhabung. So muß im enzymatischen Test und bei manueller Bestimmung zu jedem Meßwert ein Probenleerwert mitgeführt werden.

Die Jaffé-Modifikationen zeigen Störanfälligkeiten und Unspezifitäten in unterschiedlichem Ausmaß. Kinetische Verfahren benötigen eine hohe Temperaturkonstanz und pH-Wert-Stabilität. Allgemein erfassen sie die Nichtcreatinin-positiven Substanzen stärker als die Endwertmethoden, denn bei diesen werden die Serumproteine zuvor durch Fällung oder Dialyse (Autoanalyzer) entfernt. Falsch niedrige Werte werden in der Jaffé-Reaktion verursacht z. B. durch Bilirubinwerte über 20 mg/dl (340 μmol/l), falsch hohe durch Ketonkörper, Glucose, Fructose und Ascorbinsäure /[20]/; Cephalosporine täuschen in Abhängigkeit vom kinetischen Verfahren erhöhte oder erniedrigte Werte vor /[21]/. Der Gerinnungshemmer Oxalat stört die enzymatische Creatininbestimmung und die kinetische Jaffé-Reaktion.

Hämolyse: Innerhalb von 5 Std. nach der Blutentnahme sollten die Erythrozyten vom Serum getrennt sein, da bei der dann verstärkt auftretenden Hämolyse Substanzen aus dem Erythrozyten freigesetzt werden, die falsch hohe Werte in der Jaffé-Reaktion bewirken /[22]/.

Stabilität: Im Serum zeigten Messungen bis zu 7 Tagen keine Veränderung bei Aufbewahrung unter Raumtemperatur in verschlossenem Gefäß.

Medikamente: Mit Jaffé-Reagenz reagieren ähnlich wie Creatinin das Schmerzmittel Metamizol, aber auch α-Methyldopa, Ascorbinsäure, Cefoxitin und andere Cephalosporin-Antibiotika. Es können bei den kinetischen Methoden in Abhängigkeit vom Meßzeitpunkt erhöhte oder erniedrigte Creatininwerte vorgetäuscht werden /[21]/.

Pathophysiologie /[12, 14, 15]/

Creatinin entsteht im Muskel aus Creatin und Creatinphosphat. Der Creatin- und Creatininstoffwechsel läuft folgendermaßen ab: Leber, Pankreas und Nieren bilden Creatin und geben es über den Blutweg an die Muskulatur ab. Im Muskel erfolgt durch die Creatinkinase die Phosphorylierung des Creatin zum energiereichen Creatinphosphat. Dies dient als Energiespeicher, denn bei Muskelkontraktion wird durch Spaltung von Creatinphosphat chemische Energie in mechanische umgesetzt. Beim Zerfall von Creatin und Creatinphosphat entsteht Creatinin, das sich in den Körperflüssigkeiten verteilt.

Die Creatinmenge im Organismus ist abhängig von der Muskelmasse; letztere ist deshalb bestimmend für die Menge des anfallenden Creatinins und die Creatininkonzentration im Serum. Etwa 2% des Creatins und Phosphocreatins werden täglich von der Muskulatur auf nicht enzymatischem Wege zu Creatinin metabolisiert und in das Blut abgegeben. Die gebildete Creatininmenge ist individualspezifisch und damit auch der Serumcreatininwert. Im Mittel bildet der Normalgewichtige im Alter von 30 bis 60 Jahren 15—20 mg/kg/24 Std. an Creatinin. Es wird bei Patienten mit normaler Nierenfunktion fast vollständig durch glomeruläre Filtration ausgeschieden. Nur unbedeutende Mengen werden metabolisiert, tubulär sezerniert oder über die Darmschleimhaut abgegeben.

Der Serumcreatininwert kann nur zur Abschätzung der GFR herangezogen werden, wenn ein steady state vorliegt, also Bildungs- und Eliminationsrate des Creatinins gleich sind. Zur Prüfung, ob dieser Zustand vorliegt, sollte eine Zweifachbestimmung im Abstand von 24 Std. durchgeführt werden. Unterschiede von mehr als 10% können auf das Nichtvorliegen eines *steady state* hinweisen, wenn labortechnisch richtige Werte ermittelt werden. Der Zeitraum bis zum Erreichen des korrespondierenden Creatininwertes im Serum wird durch die Halbwertszeit beschrieben. Es besteht eine hyperbole Funktion zwischen Einschränkung der GFR (Abszisse) und Halbwertszeit (Ordinate). So wird bei einer Verminderung der GFR auf 50% der Norm der korrespondierende Plasmawert in ca. 20 Std. erreicht, bei einer Verminderung auf 20% in etwa 60 Std.

Umgekehrt wird bei einer Verbesserung der Nierenfunktion um eine bestimmte GFR der korrespondierende Serumcreatininwert um so schneller erreicht, je stärker die GFR vermindert war.

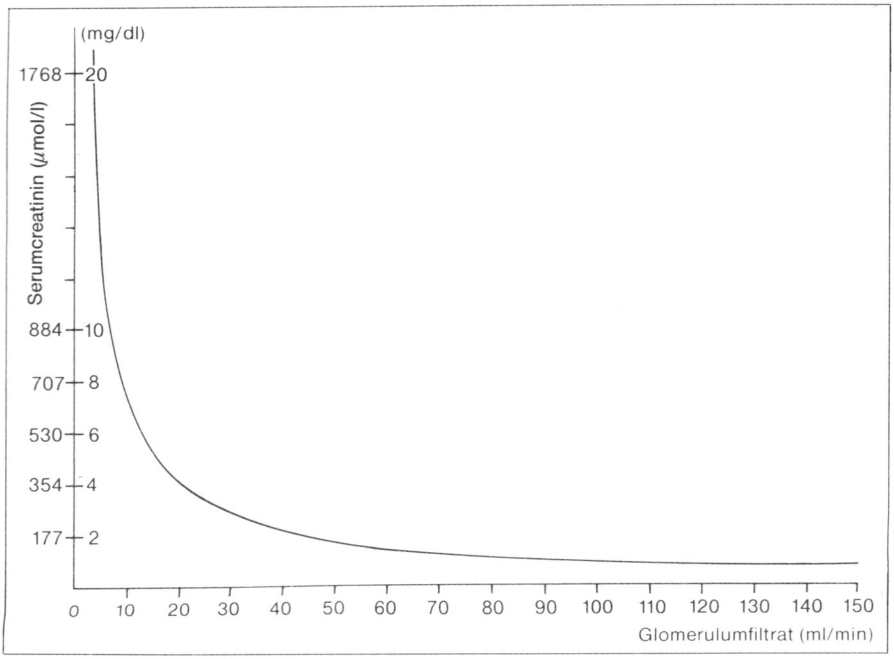

Abb. 1 Beziehung zwischen GFR und Creatininkonzentration im Serum. Die GFR ist auf der Abszisse dargestellt und wurde durch Bestimmung der Inulin-Clearance gewonnen [C_{In} (ml/min. und 1.73 m^2]. Auf der Ordinate ist die Creatininkonzentration im Serum in mg/dl und μmol/l angegeben.

Bei eingeschränkter Nierenfunktion wird mit zunehmender Serumcreatininkonzentration der Wert der GFR überschätzt. Dies ist bedingt durch eine Elimination des Creatinins, die nicht auf glomerulärer Filtration beruht, also durch Zunahme der Metabolisierung, der tubulären Sekretion und Ausscheidung über die Darmschleimhaut bedingt ist. Im Darm kommt es offensichtlich über bakterielle Creatininasen zu einer Metabolisierung von Creatinin. Eine lineare Korrelation zwischen Serumcreatinin-Konzentration und Creatinin-Clearance besteht nur bis zu einer Einschränkung der GFR auf etwa 20 ml, was einem Serumcreatininwert von etwa 3 mg/dl (965 μmol/l) bei einer 75 kg schweren Person entspricht. Verschiedene mathematische Transformationen und Diagramme wurden entwickelt, die eine auf ml GFR bezogene Korrelation des Creatininwertes mit der Creatinin-Clearance zeigen. Dies ist jedoch nur in Einzelfällen relevant, z. B. wenn die Creatinin-Clearance im Hinblick auf eine Adaptation von Pharmakadosierungen aus verschiedenen Gründen nicht bestimmt werden kann. Dabei muß berücksichtigt werden, daß die Korrelation der Creatinin-Clearance zur Inulin-Clearance variabel ist und vom Grad der Niereninsuffizienz abhängt, und daß extrarenale Faktoren (Hydratation, Aktivität des sympathischen Nervensystems, körperliche Belastung) die GFR und damit auch den Creatininwert beeinflussen.

Creatininbildung und GFR nehmen mit zunehmendem Alter ab. Da dies annähernd im gleichen Ausmaß erfolgt, ändert sich der Serumcreatininwert nicht. Ein identischer Creatininwert läßt deshalb bei alten und jungen Menschen nicht auf die gleiche GFR schließen.

Literatur

1. *Knoll, E., D. Stamm:* Z. Klin. Chem. Klin. Biochem. *8:* 582 (1980). Spezifische Creatininbestimmung im Serum.
2. *Popper, H., E. Mandel, H. Mayer:* Biochem. Zschr. *291:* 394 (1937). Zur Creatininbestimmung im Blute.
3. *Scheuerbrandt, G., R. Helger:* Ärztl. Lab. *15:* 65 (1969). Methode zur Creatininbestimmung.
4. *Bartels, H., M. Boehmer, Ch. Heierli:* Clin. Chim. Acta *37:* 193 (1972). Serumcreatininbestimmung ohne Enteiweißen.
5. *Helger, R., H. Rindfrey, J. Hilgenfeld:* Z. Klin. Chem. Klin. Biochem. *12:* 344 (1974). Eine Methode zur direkten Bestimmung des Creatinins im Serum und Urin ohne Enteiweißung nach einer modifizierten Jaffé-Methode.
6. *Guder, W. G., G. E. Hoffmann* et al.: J. Clin. Chem. Clin. Biochem. *24:* 889 (1986). Multicenter evaluation of an enzymatic method for creatinine determination using a sensitive colour reagent.
7. *Rapoport, A., H. Husdan:* Canad. Med. Ass. J. *99:* 149 (1969). Endogenous creatinine clearance and serum creatinine in the clinical assessment of kidney function.
8. *Schwartz, G. J., G. B. Haycock, B. Chir, A. Spitzer:* J. Pediatrics *88:* 828 (1976). Plasma creatinine and urea concentration in children: Normal values for age and sex.
9. *Rodger, S. C., M. F. Laker, K. Fletcher* et al.: Clin. Chem. *32:* 292 (1985). Factors influencing normal reference intervals for creatinine, urea and electrolytes in plasma, as measured with a Beckman Astra 8 analyzer.
10. *Rudd, P. T., E. A. Hughes, M. M. Placzek, D. T. Hodes:* Arch. Dis. Childhood *58:* 212 (1983). Reference ranges for plasma creatinine during the first month of life.
11. *Szasz, G.:* Clin. Chem. *23:* 1172 (1977). Reference values for creatinine in serum established by a highly specific enzymatic method.
12. *Schirmeister, J., H. Willmann, H. Kiefer:* Dtsch. Med. Wschr. *89:* 1018 (1964). Plasmacreatinin als grober Indikator der Nierenfunktion.
13. *Reubi, F.:* Nierenkrankheiten. Huber, Bern (1960).
14. *Lott, R. S., W. L. Hayton:* Drug Intell. Clin. Pharm. *12:* 140 (1978). Estimation of creatinine clearance from serum creatinine concentration.
15. *Mitch, W. E., V. U. Collier, W. Walser:* Clinical Science *58:* 327 (1980). Creatinine metabolism in chronic renal failure.
16. *Gross, P., E. Ritz:* Dtsch. Med. Wschr. *109:* 1289 (1984). Diagnose und Differentialdiagnose des akuten Nierenversagens.

17. *Zarich, St., S. T. Fang, J. R. Diamond:* Arch. Intern. Med. *145:* 108 (1985). Fractional excretion of sodium: Exceptions to its diagnostic value.
18. *Europäische Dialyse- und Transplantationsgesellschaft:* Combined report on regular dialysis and transplantation in Europe (1979).
19. *Schärer, K.:* Dtsch. Ärztebl. *76:* 499 (1979). Chronische Niereninsuffizienz bei Kindern.
20. *Soldin, S. J., L. Henderson, J. G. Hill:* Clin. Biochem. *11:* 82 (1978). The effect of bilirubin and ketones on reaction rate methods for the measurement of creatinine.
21. *Kroll, M. H., L. Nealon, M. A. Vogel, R. J. Elin:* Clin. Chem. *31:* 306 (1985). How certain drugs interfere negatively with the Jaffé reaction for creatinine.
22. *Sonntag, O.:* Arzneimittelinterferenzen. Thieme, Stuttgart (1985).
23. *Braas, H.:* Dtsch. Ärztebl. 79, *40:* 27 (1982). Chronische Niereninsuffizienz.

Creatinin-Clearance*

Indikation

Erfassung einer leichten Nierenfunktionseinschränkung, z. B. bei Lebendspendern von Nierentransplantaten.

Wenn bei normalem Serumcreatininwert folgende Befunde vorliegen: Pathologische Harnwerte, Hypertonie, Diabetes, Gicht, Nierensteine, chronische Nierenanamnese.

Abklärung eines grenzwertigen oder leicht pathologischen Serumcreatininwertes, z. B. bei großer oder geringer Muskelmasse, Akromegalie.

Gelegentlich bei Verlaufskontrollen von Nierenerkrankungen im Stadium der Niereninsuffizienz.

Unter Medikation von nierengängigen Pharmaka, die potentiell nephrotoxisch sind.

Selten zur Bestimmung der Restfunktion bei terminal Niereninsuffizienten.

Testablauf

1. Entnahme von 5 ml Blut zur Creatininbestimmung.
2. Sammeln eines 24- Std.-Urins (evtl. 4 Std. oder 12 Std.). Die Sammelperiode des 24-Std.-Urins erstreckt sich jeweils über einen Tag und eine Nacht und beginnt am Morgen um 7.00 oder 8.00 Uhr. Zuerst wird die Blase entleert. Dieser Urin wird noch nicht gesammelt. Von diesem Zeitpunkt an wird bis zum nächsten Morgen um die gleiche Zeit (diese Urinmenge gehört noch dazu) gesammelt.
3. Bestimmung der Creatininkonzentration im Sammelurin.
4. Berechnung des Clearance-Wertes. Dazu müssen neben dem Sammelvolumen auch die Größe und das Körpergewicht des Patienten bekannt sein.

Clearance-Resultate werden auf 1.73 m^2 Körperoberfläche einer 75 kg schweren Person bezogen. Die Körperoberfläche des Patienten wird anhand seiner Größe und des Gewichtes aus dem Nomogramm (Abb. 1) entnommen und die Clearance nach der Clearanceformel berechnet.

Clearanceformel

$$C\ (\text{ml/min./1.73 m}^2) = \frac{U \times U_{vol} \times 1.73}{s \times t \times KO}$$

C = Clearance in ml pro Minute
U = Konzentration von Creatinin im Urin

* sh. auch β_2-Mikroglobulin

S = Konzentration von Creatinin im Serum, Mittelwert aus Proben zu Beginn und Ende der Sammelperiode

U_{vol} = Urinmenge pro Sammelzeit

t = Sammelzeit in Minuten

KO = Körperoberfläche des Patienten, wird aus Nomogramm ermittelt (sh. S. 418)

1.73 = Körperoberfläche einer 75 kg schweren Person in m², auf diesen Wert sind die Referenzbereiche bezogen

Ein Teil der Untersucher setzt, insbesondere unter Therapie mit nephrotoxischen Pharmaka, die 4-stündige Urinsammlung zur Berechnung der Creatinin-Clearance ein. Es wird an 3 aufeinanderfolgenden Tagen jeweils ein Clearancewert ermittelt.

Untersuchungsmaterial

Serum, entnommen zu Beginn und am Ende der Sammelperiode, jeweils	1 ml
Sammelharn ohne Zusätze (Volumen messen)	5 ml

Referenzbereiche

Erwachsene ohne Altersaufschlüsselung		
Jaffé-Reaktion /1/	♀ 95—160	♂ 98—156
Enzymatisch /2/	♀ + ♂	über 110*
Erwachsene, altersbezogen, Jaffé-Reaktion /3/		
Jahre	♀	♂
20 bis 29	91 ± 19	117 ± 23
30 bis 39	96 ± 25	98 ± 39
40 bis 49	76 ± 26	98 ± 22
50 bis 59	74 ± 24	88 ± 21
60 bis 69	60 ± 15	76 ± 22
70 bis 79	49 ± 12	64 ± 15
80 bis 89	41 ± 14	45 ± 15
90 bis 99	34 ± 8	35 ± 9
Kinder /4/, Jaffé-Reaktion	5—7 Tg.	38— 62
	1—2 Mon.	54— 76
	3—12 Mon.	64—108
	3—13 J.	120—145

Angaben in ml/min./1.73 m² Körperoberfläche

* Nur kleines Kollektiv untersucht

Bewertung

Die Creatinin-Clearance erlaubt nicht die Messung der glomerulären Filtrationsrate (GFR), sondern gibt nur approximativ deren Größenordung an. Für praktische klinische Belange ist das ausreichend zur Klärung folgender Fragestellungen /5/

— Feststellung einer reduzierten Creatinin-Clearance und damit einer zwar approximativen, aber deutlich verminderten GFR, insbesondere zur Erfassung des Creatinin-blinden Bereichs bis zu einer GFR von etwa 50 ml, wenn also der Serumcreatininwert noch im Referenzbereich liegt.

— Verlaufsbeurteilung der GFR durch serielle Messung der Creatinin-Clearance, z. B. unter Therapie mit potentiell nephrotoxischen Pharmaka.

— Festlegung, wann ein niereninsuffizienter Patient dialysepflichtig wird, was im allgemeinen bei einer Creatinin-Clearance unter 5 ml/min. x 1.73 m² der Fall ist.

Gegenüber der als Referenzmethode zur Ermittlung der GFR geltenden Inulin-Clearance werden mit der Creatinin-Clearance zu hohe Werte bestimmt. Das Ausmaß der vorgetäuschten Erhöhung ist sowohl von der Einschränkung der GFR, als auch von der Creatininbestimmungsmethode abhängig.

Relation der Creatinin- zur Inulin-Clearance in Anhängigkeit vom Glomerulumfiltrat (gemessen als Inulin-Clearance) nach Kim /[6]/.

Inulin-Clearance (ml/min.)	**Clearance von** $\frac{\textbf{Creatinin}}{\textbf{Inulin}}$
> 90	1.23
89—70	1.28
69—50	1.36
49—30	1.58
< 29	1.61

Nach Untersuchungen von *Kim* werden bei 42% der Patienten mit einer auf 61 bis 70 ml eingeschränkten Inulin-Clearance normale Creatinin-Clearances bestimmt, bei einer Einschränkung auf 51 bis 60 ml noch in 23% der Fälle. Erst ab einer Creatinin-Clearance über 115 ml/min./1.73 m^2 wird mit der Inulin-Clearance keine Reduktion der GFR mehr gefunden /[1]/.

Bei Serumcreatininwerten über 3 mg/dl (265 µmol/l) ist die Creatinin-Clearance im allgemeinen entbehrlich. Die GFR beträgt dann im Mittel weniger als 20 ml/min. und die Abweichung der Creatinin-Clearance zu hohen Werten ist erheblich. Ursache sind die zunehmende tubuläre Sekretion und die Metabolisierung von Creatinin.

Bei der Beurteilung der Creatinin-Clearance muß die Altersabhängigkeit der GFR berücksichtigt werden. Nach *Watkins* und *Shock* /[7]/ besteht folgende Beziehung zwischen GFR und Alter

$$\text{GFR} = 157 - (1.16 \times \text{Alter in Jahren})$$

Schätzung der Creatinin-Clearance aus dem Serumcreatininwert

Die Schätzung kann nach dem Nomogramm von *Kampmann* /[3]/ (Abb. 2) oder nach Formeln erfolgen. Voraussetzung ist ein stabiler Serumcreatininwert. Dieser sollte deshalb nach 24 Stunden nochmals bestimmt werden.

Erwachsene /[8]/:

$$♀\ C\,(\text{ml/min.}) = 0.85 \times \frac{(140 - \text{Alter}) \times \text{Körpergewicht (kg)}}{72 \times \text{Serumcreat. (mg/dl)}}$$

$$♂\ C\,(\text{ml/min.}) = \frac{(140 - \text{Alter}) \times \text{Körpergewicht (kg)}}{72 \times \text{Serumcreat. (mg/dl)}}$$

Die Formeln sind korrigiert auf eine Körperoberfläche von 1.72 m^2.

Kinder ab 1. Lebensjahr /[9]/:

$$C\,(\text{ml/min./1.73 m}^2) = \frac{0.55 \times \text{Körperlänge (cm)}}{\text{Serumcreat. (mg/dl)}}$$

Reife Neugeborene und Säuglinge im 1. Lebensjahr /[4]/:

$$C\,(\text{ml/min./1.73 m}^2) = \frac{0.45 \times \text{Körperlänge (cm)}}{\text{Serumcreat. (mg/dl)}}$$

Sowohl bei Patienten mit schweren Verbrennungen, als auch zur Verlaufsbeurteilung der Nierenfunktion bei Gabe von potentiell nephrotoxischen Medikamenten haben sich diese Formeln bewährt /[10]/.

Creatininausscheidung im Urin

Die Vollständigkeit einer 24-Std.-Urinsammlung kann überschlagsmäßig nach der ausgeschiedenen Creatininmenge geschätzt werden.

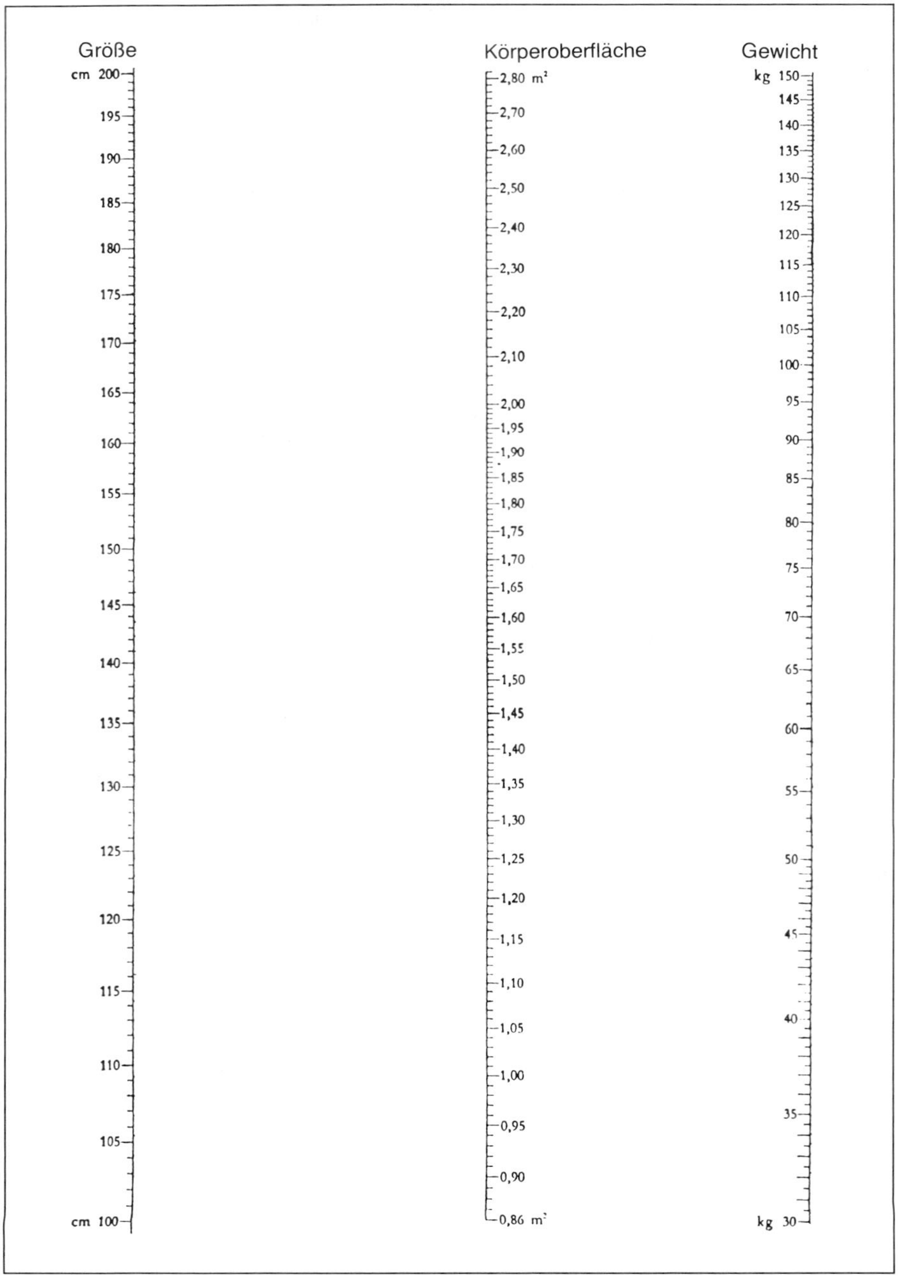

 Abb. 1 Bestimmung der Körperoberfläche aus Größe und Gewicht

Ausscheidungswerte für Erwachsene /[11]/

Alter	**Urincreatinin (mg/kg/24 Std.)**
20 bis 29	23.8 ± 2.3
30 bis 39	21.9 ± 1.5
40 bis 49	19.7 ± 3.2
50 bis 59	19.3 ± 2.9
60 bis 69	16.9 ± 2.9
70 bis 79	14.2 ± 3.0
80 bis 89	11.7 ± 4.0
90 bis 99	9.4 ± 3.2

Ausscheidungswerte für Kinder /[12]/

mg/kg/24 Std. = 15.4 + 0.46 × Lebensalter in Jahren.

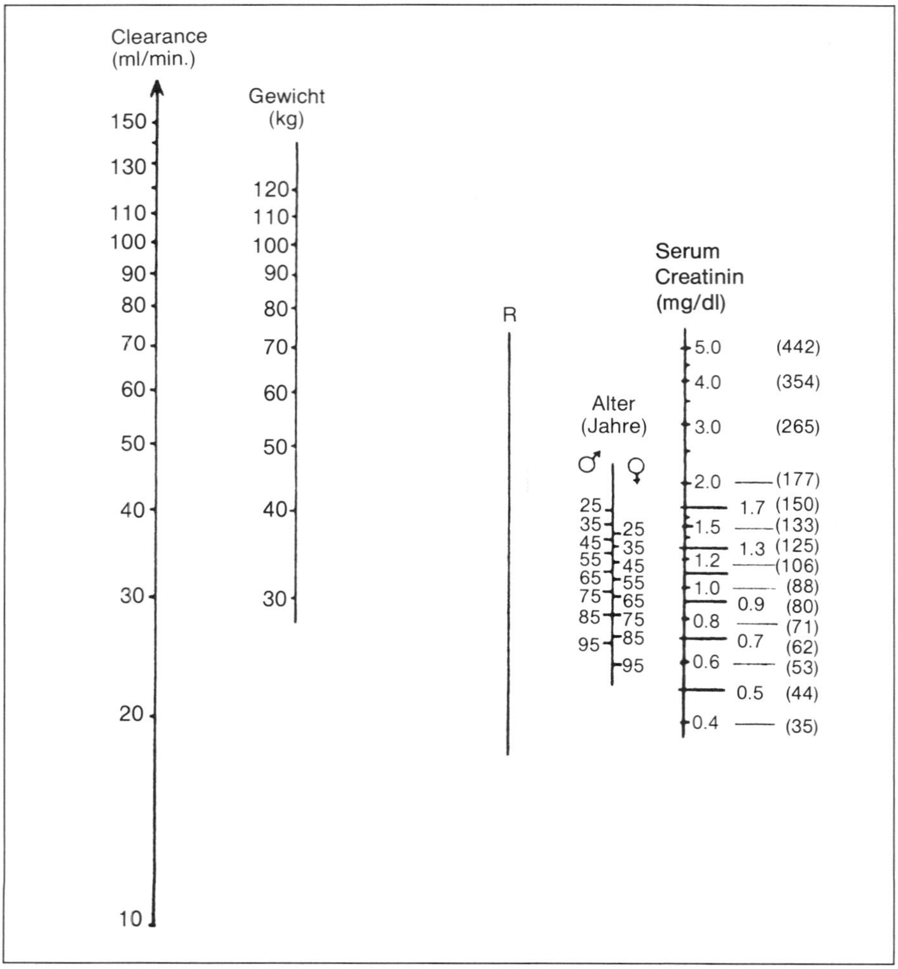

Abb. 2 Nomogramm zur Abschätzung der Creatinin-Clearance /[3]/.
Anwendung: Verbinde mit einem Lineal das Gewicht des Patienten mit seinem Alter. Markiere den Schnittpunkt des Lineals mit der Linie R. Um diesen Schnittpunkt drehe das Lineal, bis der rechte Teil den Serumcreatininwert des Patienten schneidet, der linke Teil zeigt dann den Wert der Creatinin-Clearance an. Die Werte in Klammer geben den Serumcreatininwert in µmol/l an.

Erkrankungen und Zustände, die eine Verminderung der Creatinin-Clearance verursachen /1, 10, 13, 14/

Erkrankung/Zustand	Beurteilung
Nierenerkrankungen	Die Creatinin-Clearance erlaubt eine hinreichende Beurteilung der GFR wenn: Durch wiederholte Bestimmungen zufällige Abweichungen der Meßergebnisse vom eigentlichen Wert eliminiert und Abweichungen von der Inulin-Clearance berücksichtigt werden. Das gilt nicht bei Vorliegen einer fortgeschrittenen Einschränkung der GFR mit Serumcreatininwerten über 3 mg/dl (265 μmol/l), hier kann die Creatinin-Clearance nicht als Index für das Glomerulumfiltrat angesehen werden. Im Einzelfall kommt der Creatinin-Clearance eine wichtige Bedeutung bei der Verlaufsbeurteilung von Nierenerkrankungen mit beginnender Funktionseinschränkung zu. Hier ist die Tendenz ausschlaggebend und nicht der absolute Wert.
Beurteilung der Nierenfunktion unter der Therapie mit nierengängigen und potentiell nephrotoxischen Medikamenten	Die Tendenz der Creatinin-Clearance ist maßgebend, nicht der absolute Wert. In Fällen, wo die Durchführung der Creatinin-Clearance nicht möglich ist, kann eine Clearance-Beurteilung über den Serumcreatininwert erfolgen, mit Hilfe von Nomogrammen und Formeln.
Diabetiker, Schwangere	Sowohl im Initialstadium bei Diabetes mellitus, als auch in der Schwangerschaft kommt es zu einer Hyperperfusion der Glomerula mit Erhöhung der Creatinin-Clearance und Abfall des Serum-Creatinins.
Schwere Herzinsuffizienz	Aufgrund einer erhöhten tubulären Creatininabsorption wird eine niedrigere Creatinin-Clearance berechnet, als der tatsächlichen GFR entspricht.
Nephrotisches Syndrom	Proteinurien über 2.5 g/24 Std. gehen mit einer verstärkten tubulären Creatininsekretion einher, dadurch wird ein hohes Glomerulumfiltrat vorgetäuscht /13/.
Ermittlung der Nierenrestfunktion bei Dialysepatienten	Sie wird von manchen Autoren für wichtig gehalten, um ein individuelles Dialysebehandlungsschema zu erstellen. In diesen Fällen hat es sich bewährt, den Mittelwert von Creatinin- und Harnstoffclearance als Maß der GFR anzusehen, wenn diese zwischen 1 und 6 ml/min. beträgt (sh. S. 423).

Hinweise und Störungen

Methodik: Bei 24 Std.-Harnsammlung korreliert die Creatinin-Clearance besser mit der Inulin-Clearance als bei kürzeren Sammelperioden. Sammelharn aus Tagesperioden führt gegenüber 24 Std.-Harn zu einer Zunahme des Quotienten Creatinin/Inulin-Clearance /13/.

Zur Bestimmung der Creatininkonzentration im Urin muß dieser 1:50 verdünnt werden. Zur Serumcreatininbestimmung sollte Blut vor und nach der 24 Std.-Urinsammlung abgenommen und das Serum in einem Untersuchungsgang analysiert werden. Die Ergebnisse sollen nur zur Mittelwertbildung herangezogen werden, wenn die Differenz kleiner als 10% des höchsten Wertes ist. Ist die Differenz größer als 10%, erfolgt keine Clearance-Berechnung.

 Über den Einfluß der Creatininbestimmungsmethode auf die Abweichung der Creatinin-Clearance von der Inulin-Clearance liegen unterschiedliche Ergebnisse vor. Bei der Bestimmung des wahren Creatinins (Fullererde-Methode) sollen die Abweichungen größer sein als mit der unspezifischen Jaffé-Methode /[13]/.Andere Untersucher zeigen eine bessere Übereinstimmung beider Clearancebestimmungsverfahren, wenn Creatinin enzymatisch bestimmt wird /[15]/.

Harnsammlung: Die wichtigsten Fehler bei der Ermittlung der endogenen Creatinin-Clearance sind eine ungenügende Blasenentleerung und ein unvollständiges Auffangen des Urins. Oft wird der erste Urin bereits in das Sammelgefäß gegeben (anstatt verworfen). Urinverluste geschehen auch während unwillkürlichen Harnabgangs bei der Defäkation, gelegentlich wird vergessen, am Ende der Sammelperiode die Harnblase nochmals komplett in das Sammelgefäß zu entleeren. Eine exakte Instruktion (auch intelligenter Patienten) über den genauen Ablauf des Harnsammelns ist unverzichtbare Vorraussetzung für die Durchführung einer Creatinin-Clearance.

Pathophysiologie

Sh. Creatinin

Literatur

1. *Schirmeister, J., H. Willmann, H. Kiefer, W. Hallauer:* Dtsch. Med. Wschr. *89:* 1640 (1964). Für und wider die Brauchbarkeit der endogenen Creatinin-Clearance in der funktionellen Nierendiagnostik.
2. *Apple, F.:* Clin. Chem. *32:* 388 (1986). Creatinine clearance: Enzymatic vs Jaffé determinations of creatinine in plasma and urine.
3. *Kampmann, J., K. Siersbaek-Nielsen, M. Kristensen, J. M. Hansen:* Acta Med. Scand *196:* 517 (1974). Rapid evaluation of creatinine clearance.
4. *Schwartz, G. J., L. G. Feld, D. J. Langford:* J. Pediatr. *104:* 849 (1984). A simple estimate of glomerular filtration rate in full-term infants during the first year of life.
5. *Schirmeister, J.:* Diagnostik *17:* 9 (1984). Standpunkte: Creatinin-Clearance.
6. *Kim, K. E., G. Questi, O. Ramirez, A. N. Brest, C. Swartz:* Brit. Med. J. *4:* 11 (1969). Creatinine clearance in renal disease: A reappraisal.
7. *Watkins, D. M., N. W. Shock:* J. Clin. Invest. *34:* 969 (1965). Agewise standard value for C_{in}, C_{PAH} and TM_{PAH} in adult males.
8. *Cockgroft, D. W., M. H. Gault:* Nephron *16:* 31 (1976). Prediction of creatinine clearance from serum creatinine.
9. *Schwartz, G. J., G. B. Haycock, C. M. Edelman, A. Spitzer:* Pediatrics *58:* 259 (1976). A simple estimate of glomerular filtration rate in children derived from body length and plasma creatinine.
10. *Lott, R. S., D. L. Uden, W. A. Wargin, R. G. Strate, D. E. Zaske:* Amer. J. Hosp. Pharm. *35:* 717 (1978).Correlation of predicted versus measured creatinine values in burn patients.
11. *Siersbaek-Nielsen, K., J. M. Hansen, J. Kampmann, M. Kristensen:* Lancet *1:* 1133 (1971). Rapid evaluation of creatinine clearance.
12. *Ghazali, S., T. M. Barrat:* Arch. Dis. Childh. *49:* 97 (1974). Urinary excretion of calcium and magnesium in children.
13. *Rapoport, A., H. Husdan:* Canad. Med. Ass. J. *99:* 149 (1968). Endogenous creatinine clearance and serum creatinine in the clinical assessment of renal function.
14. *Payne, R. B.:* Ann. Clin. Biochem. *23:* 243 (1986). Creatinine clearance: a redundant clinical investigation.
15. *Müller, H. A. G., E. Streicher, M. Ludewigs:* Lab. Med. *4:* 177 (1980). Creatinin enzymatisch: Überprüfung der Methode an einem nephrologischen Krankengut.

Harnstoff und Harnstoff-N (BUN)

Die Begriffe Harnstoff und Harnstoff-N werden in der medizinischen Diagnostik nebeneinander benutzt. Der Harnstoffgehalt wird aus dem Harnstoff-N-Wert durch Multiplikation mit dem Faktor 2.14 berechnet oder umgekehrt der Harnstoff-N-Gehalt aus dem Harnstoff durch Multiplikation mit dem Faktor 0.46.

Indikation

Diagnose und Verlaufsbeurteilung der Niereninsuffizienz.
Überwachung der Diät bei konservativer Therapie der chronischen Niereninsuffizienz.
Differentialdiagnose komatöser Zustände.
Notwendig zur Bestimmung der Anionenlücke (sh. S. 277).

Bestimmungsmethoden

Berthelot-Reaktion /[1]/

Prinzip: Durch das Enzym Urease wird der Harnstoff quantitativ in Ammoniumcarbonat überführt. Die Ammoniumionen reagieren mit Phenol und Natriumhypochlorit unter Bildung eines blauen Farbstoffes, der zwischen 530 und 570 nm quantitativ photometrisch bestimmt wird.

Diacetylmonoxim-Methode /[2]/

Prinzip: Harnstoff bildet mit Diacetylmonoxim in Gegenwart von Thiosemicarbazid und Eisen-III-Chlorid einen rosa Farbstoff, der quantitativ photometrisch bestimmt wird.

Vollenzymatischer UV-Test /[3]/

Prinzip: Nach enzymatischer Hydrolyse des Harnstoffs mittels Urease wird das gebildete Ammoniak mit 2-Oxoglutarat, $NADH_2$ und Glutamat-Dehydrogenase (GLDH) umgesetzt.
Die Abnahme der Absorption von NADH wird photometrisch entweder nach dem Endwert-Verfahren oder nach dem kinetischen *fixed-time*-Prinzip bei 340 nm gemessen.

$$\text{Harnstoff} + H_2O \xrightarrow{\text{Urease}} 2\,NH_3 + CO_2$$

$$\text{2,2-Oxoglutarat} + 2\,NADH + 2\,NH_4^+ \xrightarrow{\text{GLDH}} 2\ \text{L-Glutamat} + 2NAD^+ + 2\,H_2O$$

Untersuchungsmaterial

Serum, Plasma (kein Ammoniumheparinat), Harn — 0.5 ml

Referenzbereiche

Erwachsene /[4]/	♀	global	10—40	(2.2—6.7)
		< 30 J.	10—35	(2.0—5.8)
		> 50 J.	11—42	(3.0—7.0)

Referenzbereiche (Fortsetzung)

Erwachsene [4]	♂	global	23—44	(3.8—7.3)
		< 30 J.	15—41	(2.6—6.8)
		> 50 J.	17—48	(2.8—8.0)
Kinder [5]			bis 45	(bis 7.5)

Angabe von Harnstoff in mg/dl (mmol/l). Angabe von $\bar{x} \pm 2$ s
Umrechnung in Stoffmengenkonzentration: Harnstoff: mg/dl × 0.1665 = mmol/l
Harnstoff-N: mg/dl × 0.3561 = mmol/l

Bewertung

Im wesentlichen bestimmen 3 Faktoren die Höhe des Harnstoffwertes im Serum [6]

— Urin-Zeit-Volumen und damit die Menge des zugeführten bzw. ausgeschiedenen Wassers. Bei Diurese ist die Harnstoffrückdiffusion im distalen Tubulus gering, es wird viel Harnstoff im Urin ausgeschieden, der Serumharnstoffwert ist niedrig. Bei Antidiurese, z. B. bei Durst, Exsikkose oder oligurischer Herzinsuffizienz diffundiert tubulär mehr Harnstoff zurück, der Serumharnstoffwert steigt an.

— Harnstoff-Bildungsrate. Sie ist abhängig von der täglichen Eiweißzufuhr und der endogen abgebauten Eiweißmenge. Insbesondere in Kombination mit Durst oder fieberhaften Zuständen kann es zu Harnstoffwerten bis 100 mg/dl (16.7 mmol/l) kommen.

— Größe des Glomerulumfiltrates. Die dauerhafte Erhöhung des Serumharnstoffwertes spricht für eine wesentliche Einschränkung der GFR. Unter »normaler« Eiweißzufuhr von etwa 100 g/Tag und normalem Urin-Zeit-Volumen werden Werte oberhalb des Referenzbereiches erst bei einer Einschränkung der GFR auf etwa 30 ml/min gefunden [7].

Aufgrund der Abhängigkeit von den extrarenalen Faktoren Urin-Zeit-Volumen und Proteinzufuhr ist der Serumharnstoffwert nicht zur Diagnostik der Niereninsuffizienz bei der Erstuntersuchung geeignet, wohl aber zur Verlaufsbeurteilung bei stärkerer Einschränkung der GFR.

Zur Abgrenzung des akuten Nierenversagens von der prä- oder postrenalen Niereninsuffizienz kann als labordiagnostisches Kriterium zusätzlich zur klinischen Symptomatik der Harnstoff/Creatinin-Quotient herangezogen werden [8, 9]. Ein Quotient von annähernd 10 (berechnet auf der Basis mg/dl), bzw. 40 (berechnet auf molarer Basis) weist auf das akute Nierenversagen hin, deutlich höhere Werte auf eine prä- oder postrenale Niereninsuffizienz bzw. auf ein hyperkataboles Nierenversagen, z. B. nach traumatischer Rhabdomyolyse. Ausgeschlossen sein muß der Einfluß extrarenaler Faktoren, z. B. Vermehrung oder Verminderung der Aufnahme oder des Metabolismus von Eiweiß, Hyper- oder Hypohydratation, schwere Leberleiden, Reduzierung der Muskelmasse.

Als Index zur Ermittlung der Nierenfunktion bei Dialysepatienten wird der Mittelwert der Summe aus Harnstoff- und Creatinin-Clearance empfohlen. Sie wird von einigen Nephrologen für wichtig erachtet, um die Dauer der Dialysetherapie individuell festzulegen

$$\text{GFR (ml/min./1.73 m}^2) = \frac{C_{Cr}\,(\text{ml/min/1.73 m}^2) + C_{HST}\,(\text{ml/min./1.73 m}^2)}{2}$$

Die Harnstoff-Clearance wird wie die Creatinin-Clearance (sh. S. 415) durchgeführt und berechnet.

Subnormale Harnstoffwerte sind diagnostisch weniger bedeutsam, als erhöhte und können bei schweren Lebererkrankungen, eiweißarmer Kost und Langzeitbehandlung mit elektrolytarmen Lösungen auftreten [10]. Physiologisch sind niedrige Harnstoffwerte bei Kindern und Schwangeren.

Erkrankungen und Zustände, die eine Erhöhung des Serumharnstoffes verursachen

Erkrankung/Zustand	Bewertung
Akutes Nierenversagen, Chronische Niereninsuffizienz	Wie für Creatinin besteht auch für Harnstoff eine inverse Beziehung zwischen der Höhe des Serumwertes und der glomerulären Filtrationsrate (GFR). Unter normaler Eiweißzufuhr und bei normalem Urin-Zeit-Volumen werden Werte oberhalb des Referenzbereiches jedoch erst bei einer Einschränkung der GFR auf etwa 30 ml/min. gefunden. Bei chronischer Niereninsuffizienz mit einer GFR unter 30 ml/min., ist der Harnstoff ein wichtiger Laborparameter zur Überwachung der diätetischen Einstellung mit einer Protein-reduzierten Ernährung (auch die Harnstoffausscheidung im Urin).
Prärenale Niereninsuffizienz, z. B. nach Blutungen, Erbrechen, Diarrhoen, Verbrennungen, mangelnder Flüssigkeitszufuhr	Ursache des Harnstoffanstiegs ist eine verminderte Perfusion der Nieren und eine verstärkte tubuläre Rückdiffusion von Harnstoff, bedingt durch Hypovolämie bei Elektrolytmangel. Der Quotient Harnstoff/Creatinin ist gewöhnlich über 10 (40), die FeNa unter 1% (sh. auch S. 410).
Postrenale Niereninsuffizienz	Sh. Creatinin S. 410
Aufnahme eiweißreicher Kost in großer Menge	Bei hoher Eiweißzufuhr (über 200 g/Tag) kann der Serumharnstoff auf Werte bis 80 mg/dl (13.3 mmol/l) ansteigen. Dies besonders, wenn mangelnde Flüssigkeitszufuhr, stärkeres Schwitzen oder alkoholbedingte Polyurie zusätzlich vorliegen. Die Bestimmung der Creatinin-Clearance kann in diesen Fällen nützlich sein, soweit die Zuordnung nicht anderweitig klinisch zu treffen ist.

Hinweise und Störungen

Referenzwerte: Männer haben innerhalb des Referenzbereiches höhere Werte als Frauen. Niedrigere Werte werden bei Schwangeren und unter eiweißarmer Diät gefunden. Weder bei Gesunden noch bei Kranken zeigt der Harnstoff einen zirkadianen Rhythmus, die Tagesschwankungen liegen im Bereich der methodischen Streuung.

Methodische Fehlermöglichkeiten: Die Urease-GLDH-Methode ist spezifisch, Störungen treten durch Verunreinigung mit Ammoniak auf. Die Diacetylmonoxim-Methode ist relativ unspezifisch. Mitbestimmt werden Creatinin, Allantoin, Arginin und teilweise Proteine.

Bei der Urease-GLDH-Methode mit Serumstart steigt bei längerem Stehen des Serums, z. B. bei 37 °C über 3 Tage der Harnstoffwert an /[11]/. Einige Kontrollseren enthalten herstellungsbedingt (Ammoniumsulfatfällung) nennenswerte Mengen an Ammoniak. Das Verfahren mit Serumstart liefert dann, wie die Urease-Berthelot-Methode, höhere Harnstoffwerte als das Verfahren mit Ureasestart /[11]/.

Medikamente: Ascorbinsäure, Sulfonylharnstoffe, Guanethidin, Thiazide, Sulfonamide, Chloramphenicol und Dextran-haltige Plasmaexpander täuschen vorwiegend in der Diacetylmonoxim-Methode erhöhte Werte vor.

Stabilität: Bei Raumtemperatur 2 Tage, bei 4 °C 1 Woche.

Pathophysiologie

Harnstoff ist das Endprodukt des Eiweiß- und Aminosäurestoffwechsels und wird in der Leber gebildet. Beim Eiweißabbau werden die Proteine in Aminosäuren zerlegt und desaminiert. Der dabei anfallende Ammoniak wird in den Mitochondrien über eine Kette von Reaktionen, die unter dem Begriff Harnstoffzyklus zusammengefaßt werden, in Harnstoff umgewandelt. Beim Abbau von 2.9 g Protein wird 1 g Harnstoff gebildet. Das ist beim Gesunden eine tägliche Menge von 20 bis 30 g und entspricht dem Abbau von 60 bis 90 g nutritiv zugeführtem oder körpereigenem Eiweiß.

Die Harnstoffelimination erfolgt überwiegend renal durch glomeruläre Filtration. Etwa 40—60% des filtrierten Harnstoffs diffundieren unabhängig von der tubulären Flußrate im proximalen Tubulus zurück. Die Rückdiffusion im distalen Tubulus ist abhängig vom Urinfluß und wird gesteuert über das antidiuretische Hormon. So diffundieren bei Diurese etwa 40% des distal ankommenden Harnstoffs zurück, bei Antidiurese steigt der Wert auf 70% an.

Bei prä- und postrenaler Niereninsuffizienz ist gegenüber dem akuten Nierenversagen im engeren Sinne der tubuläre Harnfluß vermindert. Aufgrund der verstärkten Harnstoffrückdiffusion im distalen Tubulus und der Zunahme der Creatininsekretion, kommt es zu einem disproportionalen Anstieg des Harnstoffs gegenüber dem Creatinin im Serum und zur Erhöhung des Quotienten Harnstoff/Creatinin auf über 10.

Im Kindesalter ist die Eiweißkatabolisierung vermindert, da ein erhöhter Eiweißbedarf für das Wachstum besteht. Die Harnstoffwerte sind deshalb im Mittel niedriger als bei Erwachsenen. Bei Schwangeren beruhen subnormale Harnstoffwerte auf dem erhöhten Eiweißbedarf des Feten und einer Hyperperfusion der Nieren.

Aufgrund der Abhängigkeit vom Eiweißstoffwechsel und der komplizierten renalen Ausscheidungsverhältnisse ist der Referenzbereich für Harnstoff im Serum weit. Deshalb ist seine Bestimmung ein wenig spezifischer und unempfindlicher Parameter zur Beurteilung einer beginnenden glomerulären Funktionseinschränkung.

Erst bei einer Abnahme der glomerulären Filtrationsrate um 75% wird der obere Serumnormwert überschritten. Bei stärkerer Einschränkung der Nierenfunktion korreliert der Serumharnstoff besser mit dem Glomerulumfiltrat. Bei einer Abnahme der glomerulären Filtration auf 10% der Norm steigt die Serumharnstoffkonzentration etwa 10fach an.

Eine Korrelation des Serumharnstoffwertes zum Glomerulumfiltrat ist aber nur dann zulässig, wenn keine extrarenalen Faktoren den Wert beeinflussen. So kann bei Vorliegen eines chron. Nierenversagens mit Polyurie, bei Durchfällen, Erbrechen und Leberinsuffizienz, der Harnstoffwert weniger erhöht sein als erwartet. Demgegenüber ist er stärker erhöht, wenn bei chron. Nierenversagen zusätzlich Oligurie, exzessive Eiweißzufuhr, Herzinsuffizienz oder Magen-Darm-Blutungen auftreten.

Literatur

1. *Fawcett, J. K., J. E. Scott:* J. Clin. Pathol. *13:* 156 (1960). A rapid and precise method for the determination of urea.
2. *Marsh, W. H., B. Fingerhut, H. Miller:* Clin. Chem. *11:* 624 (1965). Automated and manual direct methods for the determination of blood urea.
3. *Kerscher, L., J. Ziegenhorn:* Urea. In: *Bergmeyer, H. U.,* Methods of enzymatic analysis, Vol. III, S. 444. VCH, Weinheim (1985).
4. *Rodger, R., M. Laker, K. Fletcher* et al.: Clin. Chem. *31:* 292 (1985). Factors influencing normal reference intervals for creatinine, urea, and electrolytes in plasma as measured with a Beckman Astra 8 analyzer.
5. *Witt, J., Chr. Trendelenburg:* J. Clin. Chem. Clin. Biochem. *20:* 235 (1982). Gemeinsame Studie zur Erstellung von Richtwerten für klinisch-chemische Kenngrößen im Kindesalter.
6. *Buchborn, E.:* Monatskurse Ärztl. Fortbild. *20:* 328 (1970). Erhöhte Harnstoffwerte im Blut.
7. *Strauss, M. B., L. G. Welt:* Diseases of the kidney. Little, Brown, Boston (1971).
8. *Morgan, D. B., M. E. Carver, R. B. Payne:* Brit. Med. J. *2:* 929 (1977). Plasma creatinine and urea creatinine ratio in patients with raised plasma urea.

9. *Kopple, J. D., J. W. Coburn:* JAMA *227:* 41 (1974). Evaluation of chronic uremia: Importance of serum urea nitrogen, serum creatinine, and their ratio.
10. *Heuer, L., H. A. Wester:* Internist. Prax. *18:* 293 (1978). Bedeutung subnormaler Harnstoffspiegel im Serum.
11. *Müller-Matthesius, R., K. Sommer:* Internist *22:* 758 (1981). Die vollenzymatische Bestimmung des Harnstoffs im Serum.

Urineiweiß-Ausscheidung

Die pathologische Eiweiß-Ausscheidung ist ein wesentlicher Hinweis zur Diagnose parenchymatös entzündlicher Nierenerkrankungen.

Pathologisch kann die Eiweiß-Ausscheidung sein in Form

— Einer erhöhten Gesamteiweiß-Ausscheidung.

— Eines pathologischen Proteinmusters, bei entweder erhöhter oder noch im Referenzbereich liegender Gesamteiweiß-Ausscheidung.

— Der vermehrten Ausscheidung von Einzelprotein, bei noch normaler oder erhöhter Gesamteiweiß-Ausscheidung, z. B. Bence-Jones-Proteinurie, Mikroalbuminurie beim Diabetiker.

Der Kliniker wünscht von der Proteindiagnostik folgende Aussagen /[1]/:

1. Liegt eine vermehrte Eiweiß-Ausscheidung vor? Als Screening-Untersuchung werden Streifentests eingesetzt, als Untersuchungsmaterial Spontanharn. Jedes wiederholt positive Ergebnis sollte quantifiziert werden.

2. Wie groß ist die ausgeschiedene Eiweißmenge?
Durchgeführt wird die quantitative Bestimmung von Gesamteiweiß im 24-Std.-Sammelharn. Liegt eine vermehrte Ausscheidung vor, sollte das Muster der Proteinurie festgestellt werden.

3. Welche Proteine werden ausgeschieden? Die Klärung dieser Fragestellung dient dem Ziel

a) der Differenzierung der Proteinurie. Eingesetzt werden, z. B. die molekulargewichtsbezogene Auftrennung der Urinproteine mit der SDS-Polyacrylamidgel-Elektrophorese oder die Bestimmung des Selektivitätsindex.

b) der Frühdiagnostik einer Nierenschädigung bei bestimmten Erkrankungen, z. B. Mikroalbuminurie beim Diabetiker /[2]/. Diskutiert werden auch andere Proteine wie α_1-Mikroglobulin /[3]/ oder β_2-Mikroglobulin /[4, 5]/.

Sowohl zur Frühdiagnostik entzündlicher Nierenerkrankungen /[6]/, als auch zur Proteinurie-Differenzierung /[7]/ hat sich die molekulargewichtsbezogene Analyse der Harnproteine mit der SDS-Polyacrylamidgel-Elektrophorese (SDS-PAGE) bewährt. Folgende differentialdiagnostisch wichtige Aussagen können mit der SDS-PAGE getroffen werden

— Unterscheidung von glomerulärer und tubulärer Proteinurie.

— Abgrenzung des selektiven vom nicht selektiven Proteinurietyp.

— Beurteilung der relativen Mengenverhältnisse der ausgeschiedenen Proteine.

Indikation

Streifentest

Screeninguntersuchung auf Nierenerkrankungen als Routinediagnostik bei der Erstuntersuchung.

Quantitative Bestimmung von Gesamteiweiß

Wenn der Streifentest positiv ist.
Diagnostik und Verlaufskontrolle akuter und chronischer Nierenerkrankungen.

Albumin-Ausscheidung

Diagnostik von Frühstadien entzündlicher Nierenerkrankungen und Verlaufskontrolle, z. B. bei Diabetikern.

SDS-PAGE

Bekannte Proteinurie: Beurteilung von Ort und Schweregrad einer Schädigung des Nephrons.

Diagnostik der Frühstadien von Nierenerkrankungen bei Personen mit noch normaler Gesamteiweiß-Ausscheidung.

Bestimmungsmethoden

Mit Ausnahme des Streifentests sollte der Harn vor Durchführung der Eiweißbestimmung mindestens 5 min. bei 3000 Upm zentrifugiert werden zur Entfernung partikulärer Bestandteile.

Streifentest

Prinzip: Der Eiweißfehler bestimmter Indikatoren wird für den kolorimetrischen Nachweis von Gesamteiweiß genutzt. Der Streifentest enthält in der sauer gepufferten Reaktionszone den Indikator Tetrabromphenolblau, der H-Ionen abgeben kann. Beim Eintauchen in eiweißfreie Lösung werden keine H-Ionen abgegeben, die Zone bleibt gelb. In eiweißhaltiger Lösung gibt der Indikator H-Ionen an die Proteine ab, die Farbe schlägt nach grün-blau um. Die Streifentests sprechen vorwiegend auf Albumin an, die praktische Empfindlichkeit (E90) beträgt 60 mg/l.

Unter praktischer Empfindlichkeit wird die Stoffkonzentration verstanden, bei der 90 von 100 Teststreifenuntersuchnungen ein positives Ergebnis anzeigen bei der genannten Albuminkonzentration.

Quantitative Bestimmung von Gesamteiweiß

Vorwiegend eingesetzt werden die Biuret-Methode nach Perchlorsäurefällung /[8]/, die Coomassie-Methode /[8]/, die Streulichtmethode /[9]/, die Ponceau S-Methode /[10]/ und die Lowry-Methode /[11]/.

Die praktikable untere Nachweisgrenze für Urin-Gesamteiweiß beträgt: Biuret-Methode 120 mg/l, Coomassie-Methode 30 mg/l, Streulichtmethode 5 mg/l, Ponceau S-Methode 150 mg/l, Folin-Lowry-Methode 20 mg/l. Als Referenzprotein wird Rinderserumalbumin eingesetzt.

Albumin

Die Bestimmung erfolgt als Immunoassay, häufig eingesetzt werden die Laser-Nephelometrie, der Radioimmunoassay und die radiale Immundiffusion mit VLC-Partigen-Platten (Meßbereich 6—89 mg/l).

α_1-Mikroglobulin

Die Bestimmung kann semiquantitativ mit einem Latex-Agglutinationstest (Empfindlichkeit 8 mg/l) oder quantitativ mit der radialen Immundiffusion erfolgen /[3]/.

β_2-Mikroglobulin

Die Bestimmung erfolgt als Immunoassay, häufig eingesetzt werden der ELISA oder der RIA. Voraussetzung für eine exakte Bestimmung, ist die Alkalisierung des Patientenurins, da β_2-Mikroglobulin bei saurem pH-Wert schnell abgebaut wird.

Molekulargewichtsbezogene Auftrennung der Urinproteine mit der SDS-Polyacrylamidgel-Elektrophorese (SDS-PAGE)

Prinzip: Harn wird mit SDS (Sodium dodecyl sulfate) versetzt. Durch Bindung von SDS an die Harnproteine wird diesen eine globuläre Struktur aufgezwungen mit einem Durchmesser, der proportional zum Logarithmus der Molmasse ist. Außerdem erhalten die Proteine durch die Bindung von SDS eine negative Überschußladung . Die elektrophoretische Trennung erfolgt im Polyacrylamidgel in SDS-haltigem alkalischen Puffermilieu. Aufgrund des Molekularsiebeffektes des Polyacrylamidgels werden die Proteine entsprechend ihrer Molmasse in Richtung Anode aufgetrennt. Die Wanderungsstrecke ist umgekehrt proportional dem Logarithmus der Molmasse. Die Elektrophorese wird beendet, wenn Albumin eine relative Wanderungsstrecke von etwa 50% erreicht hat. Kathodisch vom Albumin sind die höhermolekularen Proteine aufgetrennt, anodisch die niedermolekularen. Beurteilt werden charakteristische Proteinmuster, die auf eine Schädigung bestimmter Strukturen hinweisen /[7]/, sowie das vermehrte oder Neuauftreten von Einzelproteinen, z. B. Bence-Jones-Protein.

Untersuchungsmaterial

Streifentest: Morgendlicher Spontanharn als Mittelstrahlurin, 10 ml.

Quantitative Gesamteiweiß-Ausscheidung: 24-Std.-Sammelharn, Sammlung auf 1 g Natriumazid, gesamte Menge im Labor abgeben oder 10 ml abfüllen nach mehrmaligem Umschwenken der Sammelflasche.

Einzelproteinnachweis (Albumin): Von einigen Untersuchern wird der 2. Morgenurin empfohlen; 10 ml im Labor abgeben.

SDS-PAGE: Spontanharn, 10 ml.

Referenzbereiche

Streifentest: Positiv ab 60 mg Albumin/l.

Gesamteiweiß quantitativ

Nachweismethode	Ausscheidung (mg/24 Std.)
Biuret /[12]/	bis 150
Coomassie /[8]/	bis 120
Streulicht /[9]/	bis 60
Ponceau S /[10]/	bis 200
Folin-Lowry /[13]/	bis 300

Albumin: In Abhängigkeit vom Untersucher bis 15 oder 20 mg/l /[1]/.

α_1-Mikroglobulin: Bis 8 mg/l /[3]/.

 β_2-Mikroglobulin: Bis 0.3 mg/l /[3]/.

SDS-PAGE: Physiologisch ist das Auftreten von Albumin in Kombination mit der uncharakteristischen Ausscheidung einzelner groß- und/oder kleinmolekularer Proteine /[7]/.

Bewertung

Mit der zweidimensionalen Elektrophorese können im Harn etwa 500 Proteine dargestellt werden. Mengenmäßig sind über 90% des Gesamteiweißes beim Gesunden niereneigene Proteine oder Beimengungen aus den ableitenden Harnwegen; bis zu 10% sind Plasmaproteine. Das konzentrationsmäßig stärkste Plasmaprotein ist Albumin mit einer Ausscheidung von im Mittel 8 mg/24 Std. /[1]/. Hauptfraktion der postglomerulären Proteine ist das tubuläre Tamm-Horsefall-Glykoprotein mit einer Ausscheidung von 25—40 mg/24 Std. /[14]/.

Das Auftreten einer pathologischen Eiweißausscheidung ist ein wichtiger Hinweis für das Vorliegen einer parenchymatös entzündlichen Nierenerkrankung /[1]/.

Die Abgrenzung der physiologischen Proteinurie von der pathologischen kann sowohl anhand der Gesamteiweiß-Ausscheidung, als auch aufgrund der ausgeschiedenen Menge eines Einzelproteins getroffen werden, z. B. Albumin.

Streifentest

Für Screening-Zwecke ist der Streifentest mit ausreichender Sicherheit einsetzbar, wenn die Fragestellung einer vermehrten Gesamteiweiß-Ausscheidung besteht. Im diagnostisch relevanten Bereich einer Gesamteiweiß-Ausscheidung zwischen 150—300 mg/24 Std. zeigte ein guter Streifentest 9% falsch positive und 6% falsch negative Anzeigen bezugnehmend auf die Gesamteiweiß-Ausscheidung /[15]/.

Ein negatives Teststreifenergebnis schließt die klinisch relevante Proteinurie nicht aus. Insbesondere tubuläre Proteinurien, bei denen eine Ausscheidung niedermolekularer Proteine vorliegt, zeigen ein negatives Ergebnis. Auch die Mikroalbuminurie des Diabetikers und die Bence-Jones-Proteinurie werden nicht erfaßt. In einer Studie /[16]/ wurden, im Vergleich zur SDS-PAGE, mit dem Streifentest nur 50% der tubulären und 77% der gemischten, aber 100% der glomerulären Proteinurien als pathologisch erkannt.

Gesamteiweiß-Ausscheidung

Die oberen Referenzbereiche der Gesamteiweiß-Ausscheidung im 24 Std.-Sammelharn sind stark methodenabhängig. Der Gesamteiweiß-Ausscheidung kommt vorwiegend die Bedeutung zur Quantifizierung einer anderweitig festgestellten (Teststreifen, Einzelproteinnachweis, SDS-PAGE) pathologischen Eiweißausscheidung zu, weniger die Abgrenzung der physiologischen von der pathologischen Proteinurie.

Die mangelnde Sensitivität der Gesamteiweiß-Ausscheidung zur Diagnostik entzündlich parenchymatöser Nierenerkrankungen beruht auf den im wechselnden Ausmaß unabhängig vom Krankheitsgeschehen postglomerulär zugemengten Eiweißen /[1]/.

Bei großer Proteinurie (über 3 g/24 Std.) sind Tagesschwankungen von 1 g und mehr die Regel. Die Schwankungsbreite wird durch Medikamente wie Diuretika oder Steroide noch erheblich größer. Klinische Schlüsse können aus einer Änderung der Ausscheidung um 1—2 g nicht gezogen werden /[1]/.

Einzelproteinnachweise

Einzelproteinnachweise sind besser geeignet zur Abgrenzung der physiologischen von der beginnenden pathologischen Proteinurie, als die Messung der Gesamteiweiß-Ausscheidung.

Als ein brauchbares Protein zur Diagnostik von Frühstadien entzündlicher Nierenerkrankungen erscheint das Albumin /[1]/. Albumin wird glomerulär filtriert und tubulär rückresorbiert, eine erhöhte Albuminurie tritt sowohl bei glomerulären als auch bei tubulo-interstitiellen Erkrankungen auf. Insbesondere renale Schäden bei Diabetes mellitus werden frühzeitig erkannt /[1]/.

In einer Studie /[1]/ wurde die Wertigkeit der Albuminbestimmung vergleichend zur SDS-PAGE untersucht an einem Kollektiv von Patienten mit Hämaturie. 73% des Kollektivs hatten bei einer Albuminausscheidung von weniger als 16 mg/24 Std. ein physiologisches Muster in der SDS-PAGE, 27% ein pathologisches. Im Bereich der Albuminausscheidung von 16—80 mg/24 Std. hatten nur 20% der Patienten ein physiologisches Proteinmuster in der SDS-PAGE aber 80% ein pathologisches.

α_1-Mikroglobulin hat eine relativ konstante Ausscheidungsrate bei einer GFR über 70 ml/min. Bei einer GFR oberhalb dieses Wertes ist die erhöhte Ausscheidung von α_1-Mikroglobulin ein besserer Indikator zur Erkennung tubulärer Schäden als der Streifentest oder die Gesamteiweiß-Ausscheidung /[10]/.

SDS-PAGE

Mittels der SDS-PAGE können sowohl das Harnproteinmuster, als auch die Ausscheidung von Einzelproteinen mit definiertem Molekulargewicht beurteilt werden.

Früherkennung parenchymatöser Nierenveränderungen: Die SDS-PAGE ist die empfindlichste Methode zur frühen Abgrenzung der physiologischen von der pathologischen Proteinausscheidung. Untersuchungen bei Betriebsangehörigen haben gezeigt, daß mit der SDS-PAGE etwa 30% mehr pathologische Proteinurien erfaßt werden als mit dem Streifentest /[6]/. Zur Diagnostik der tubulären Proteinurien hat gegenüber der SDS-PAGE der Streifentest eine diagnostische Sensitivität von 50% /[16]/ und eine Albuminausscheidung bis 80 mg/24 Std. eine Sensitivität von 90% /[1]/.

Beurteilung von Lokalisation und Ausmaß der Nierenschädigung: Die Schädigung bestimmter Strukturen im Nephron führt zu charakteristischen Proteinveränderungen im Urin, sogenannten Proteinurie-Elementen /[7]/, so daß aus dem Harnproteinmuster auf Ort und Ausmaß der Schädigung geschlossen werden kann. Es gibt jedoch kein für eine bestimmte Nierenerkrankung typisches Proteinurie-Element, somit ist eine Aussage über die Ursache der Schädigung nicht möglich. Voraussetzung zur Umsetzung des SDS-PAGE-Befundes in eine Diagnose ist die Kenntnis klinischer Daten. Das Ausmaß der elektrophoretisch erkennbaren Veränderungen eines Proteinurie-Elementes korreliert mit dem Schweregrad der morphologischen Schädigung. Der Wechsel des Musters im Krankheitsverlauf läßt auf eine Änderung der entzündlichen Aktivität schließen /[17]/. Das Proteinurieelement der rein tubulären Proteinurie ist kleinmolekular, das der selektiv glomerulären Proteinurie großmolekular. Häufig liegen unselektiv glomeruläre Elemente und glomerulo-tubuläre Mischformen vor.

Extrarenale Proteinurien: Auch sie können durch charakteristische Proteinmuster oder die Vermehrung von Einzelproteinen, z. B. monoklonalem Immunprotein erkannt werden. Bei postrenaler Hämaturie sind alle Plasmaproteine dargestellt /[7]/.

Selektivitätsindex /[18]/

$$\text{Selektivitätsindex} = \frac{\text{IgG (Urin)}}{\text{IgG (Serum)}} \times \frac{\text{Transferrin (Serum)}}{\text{Transferrin (Urin)}}$$

Die glomeruläre Proteinselektivität wird zur Vorhersage der Steroidempfindlichkeit des nephrotischen Syndroms bestimmt. Ein Quotient unter 0.1 spricht für das Vorliegen einer selektiven Proteinurie und Steroidempfindlichkeit. Werte über 0.2 zeigen eine nicht selektive Proteinurie an, Werte zwischen 0.1 und 0.2 sind nicht aussagekräftig. Diese einfache Untersuchung ist in jedem Labor durchzuführen und hat vor allem in der Pädiatrie Bedeutung, da die Indikation zur Nierenbiopsie dort zurückhaltender zu stellen ist.

Die Proteinselektivitäts-Methode kann nur bei einer Gesamteiweiß-Ausscheidung über 2 g/l angewandt werden, es ist dann wenig wahrscheinlich, daß die tubuläre Rückresorption das Muster der glomerulären Filtration quantitativ beeinflußt /[19]/.

Formen der Proteinurie und ihre klinische Bedeutung

Form	Klinische Bedeutung
Glomeruläre Proteinurie z. B. Glomerulonephritis, konnatale und familiäre Nephrose, Nierenamyloidose, Diabetes mellitus, System. Lupus erythematodes, Nierenvenenthrombose, Schönlein-Hennoch-Purpura, Wegnersche Granulomatose, Schwangerschaftsnephropathie	Bei entzündlichen Erkrankungen des glomerulären Systems treten höhermolekulare Plasmaproteine in so großer Menge in den Primärharn über, daß die tubuläre Rückresorptionskapazität überschritten wird und normale Plasmaproteine im Urin vermehrt ausgeschieden werden. Allgemein wird davon ausgegangen, daß eine Eiweißausscheidung über 3 g/24 Std. einer glomerulären Proteinurie entspricht. Eine wichtige Ausnahme ist die starke Bence-Jones-Proteinurie. Größere Proteinverluste treten beim nephrotischen Syndrom auf (über 3 g/24 Std.), während z. B. Ausscheidungen bei den anderen Formen der glomerulären Proteinurie im allgemeinen 2 bis 3 g täglich nicht überschreiten. Bei Kindern versteht man unter dem nephrotischen Syndrom eine Eiweißausscheidung, die 40 mg/m^2 Körperoberfläche/Stunde entsprechend etwa 1 g/m^2/Tag) übersteigt, bei gleichzeitiger Verminderung des Serumalbuminwertes auf weniger als 25 g/l /[20]/. Passieren lediglich Proteine von der Größe des Albumins und Transferrins die Basalmembran, spricht man von einer selektiven Proteinurie (Selektivitätsindex unter 0.1). Sie korreliert häufig mit der Minimal-Changes-Nephritis. Keine der morphologisch differenzierbaren Glomerulonephritisformen zeigt in der SDS-PAGE ein ausschließlich für sie spezifisches Proteinmuster /[17]/.
Tubuläre Proteinurie z. B. bei: konnatalen Tubulusstörungen, renal tubulärer Azidose, hypokaliämischer Nephropathie, interstitieller Nephropathie, toxischer Schädigung (Cadmium), akutem Nierenversagen	Überwiegend niedermolekulare, physiologisch im Plasma vorkommende Proteine werden ausgeschieden. Akute und chronisch funktionelle und/oder morphologische Tubulusläsionen gehen mit einer verminderten tubulären Rückresorptionskapazität für Eiweiß einher. Gewöhnlich liegt die Höhe der tubulären Gesamteiweiß-Ausscheidung niedriger als die glomerulär bedingter, d. h. unter 2 g/24 Std.
Prärenale- und Überlauf-Proteinurien Bence-Jones-Proteinurie, vermehrte Ausscheidung polyklonaler freier Leichtketten, Myoglobinurie, Hämoglobinurie	Durch krankheitsbedingte Neubildung (Bence-Jones-Protein beim multiplen Myelom) oder verstärkten Anfall (Myoglobin nach Muskeltrauma) wird die tubuläre Rückresorptionskapazität für Eiweiß überschritten. Es kommt zu einem »Überlaufen« dieser Proteine in den Endharn. Bence-Jones-Protein tritt erst dann im Urin auf, wenn die tubuläre Rückresorptionskapazität für dieses Protein überschritten wird, sie beträgt etwa 1 g/24 Std. Eine Zunahme

Formen der Proteinurie und ihre klinische Bedeutung (Fortsetzung)

Form	Klinische Bedeutung
	der Bence-Jones-Proteinurie kann zum einen durch eine Vergrößerung der Myelommasse bedingt sein, zum anderen aber auch die Folge einer Nierenfunktionsstörung aufgrund abnehmender tubulärer Reabsorption und verminderter Katabolisierung des Proteins. Etwa 60 bis 70% der Patienten mit multiplem Myelom haben beim Auftreten klinischer Beschwerden eine Bence-Jones-Proteinurie. Die vermehrte Ausscheidung polyklonaler freier Leichketten (Kappa und Lambda gemeinsam) wird bei Erkrankungen mit tubulärer Schädigung oder bei Krankheiten mit verstärktem Immunglobulinumsatz gefunden, wie z. B. chronisch aktiven Entzündungen, wenn die funktionelle oder strukturelle Integrität der Niere gestört ist. In der Urineiweiß-Elektrophorese formen polyklonale freie Leichtketten keinen M-Gradienten, sondern einen flachen runden Gipfel. Myoglobin hat ein Molekulargewicht von 22000 und ist leicht nierengängig. Bei Skelettmuskelschädigung kann es in großen Mengen im Urin auftreten. Nachweisbar wird es mit den Teststreifen für Blut im Urin, wenn die Konzentration höher als 300 mg/l ist. Prärenale Hämoglobinurien treten auf, wenn die Bindungsfähigkeit von Haptoglobin und Hemopexin überschritten wird. Dies ist z. B. der Fall bei stärkeren Verbrennungen, inkompatiblen Transfusionen, Sichelzellanämie, paroxysmaler Hämoglobinurie, gewissen bakteriellen Infekten, nach dem Einsatz künstlicher Herzklappen, nach Vergiftungen durch Schlangenbiß und Medikamenten-bedingten Hämolysen.
Renal parenchymatös bedingte und postrenale Proteinurien	Eiweißkörper der Nieren oder der ableitenden Harnwege treten im Harn auf, z. B. Tamm-Horsefall-Mucoprotein, Membranenzyme, Zellprotein, Proteine durch Blutungen in die Harnwege. Lokale Infekte der ableitenden Harnwege, Steinleiden und Prostatitis sind die häufigsten Ursachen. Die Ausscheidung der postglomerulär zugemengten Eiweiße schwankt erheblich. Ihre Gesamtausscheidung ist diagnostisch wenig relevant. Nur Einzelproteine z. B. tubuläre Enzyme oder das Muster in der SDS-PAGE sind von diagnostischer Aussagekraft.

Orthostatische Proteinurie

Die orthostatische Proteinurie kommt vorwiegend bei jüngeren Männern vor. Es handelt sich um eine glomeruläre Proteinurie. Am besten läßt sie sich charakterisieren, wenn man jeweils 12 Std. lang Urin während normaler Aktivität und nach Bettruhe (Nachturin) sammeln läßt und getrennt den Eiweißgehalt bestimmt. Eine orthostatische Proteinurie liegt vor, wenn im 12 Std.-Ruheurin eine Ausscheidung von 75 mg (gemessen mit der Biuret-Reaktion) nicht überschritten wird, jedoch während der 12-stündigen aktiven Phase deutlich vermehrt ist. Untersuchungen in einer über 10 Jahre gehenden Studie haben gezeigt, daß die Prognose junger Männer mit orthostatischer Proteinurie exzellent war.

Unilaterale Niere

 Personen mit nur einer Niere hatten bei normaler GFR und normalem Blutdruck gegenüber einer klinisch gesunden Kontrollgruppe eine deutlich höhere 24-Std.-Gesamteiweiß-Ausscheidung /[21]/.

Hinweise und Störungen

Untersuchungsmaterial: Zur Vermeidung falsch positiver Ergebnisse durch Zellen, Zellfragmente und andere partikuläre organische Bestandteile muß der Harn 5—10 min. bei 3000 Upm zentrifugiert werden. Der pH-Wert des Harns sollte zwischen 5 und 8 liegen. Untersucht werden sollte möglichst nach Körperruhe gewonnener Mittelstrahlurin. Röntgenologische Untersuchungen unter Anwendung von Kontrastmitteln müssen mindestens 24 Std. zurückliegen. Starke Flüssigkeitsbelastungen sollten vermieden werden, da eine Zunahme des Harnflusses die Eiweißausscheidung steigert.

Streifentest: Aufgrund einer hohen Affinität der Indikatoren zu Aminogruppen resultiert eine gegenüber anderen Urinproteinen hohe Empfindlichkeit für Albumin. Andere Proteine und Mucoproteine der ableitenden Harnwege verursachen erst in höheren Konzentrationen eine positive Reaktion; Bence-Jones-Protein wird nicht oder nur unregelmäßig angezeigt. Falsch negative Ergebnisse treten bei pH-Werten unter 4 und über 8 auf, falsch positive besonders durch Medikamente, die quartäre Ammoniumbasen haben.

Biuret-Reaktion: Akzeptable Methode, wenn zuvor die Eiweiße mit Perchlorsäure (8.3% w/v im Endansatz) gefällt und dann mit Biuret-Reagenz gelöst werden. Messungen im Referenzbereich sind ungenau, im pathologischen Bereich gut durchführbar. Bence-Jones-Protein wird erfaßt.

Farbstoffbindungsmethoden: Die Coomassieblau-Methode und die Ponceau-S-Methode unterliegen leichter Störungen als die Biuret-Reaktion, da die Eiweiße vor der Bestimmung nicht präzipitiert werden. Albumin wird mit der Coomassie-Methode im Harn von Diabetikern schlechter erfaßt, sodaß eine falsch normale Eiweißausscheidung vorgetäuscht werden kann. Auch wird Bence-Jones-Protein weniger gut erfaßt /[8]/.

Streulichtmethode: Kontrastmittel täuschen hohe Werte vor /[9]/.

Stabilität: Bei Raumtemperatur wenige Stunden, bei 4 °C und abgedeckt weniger als 1 Woche.

Pathophysiologie /[22]/

Proteine durchdringen die glomeruläre Basalmembran im Verhältnis ihrer Molekülgrößen, wobei eine differenzierte Siebung stattfindet. Die Clearance eines Proteins ist dabei umgekehrt proportional der Molekülgröße, so beträgt sie z. B. für Albumin etwa 0.6% der glomerulären Filtrationsrate, für das niedermolekulare Myoglobin aber bereits 75%. Der Primärharn enthält Protein in einer Konzentration von 100 bis 300 mg/l. Aus diesen Daten läßt sich ableiten, daß erhebliche Mengen Eiweiß von den Tubuli zurückresorbiert werden, da der Endharn nur eine minimale Menge Eiweiß enthält.

Klinisch bedeutungsvoll ist eine abnorm gesteigerte Permeabilität der Glomerula für Plasmaproteine. Sie ist als Proteinurie nachweisbar und kann zum einen auf entzündlichen oder degenerativen Veränderungen der Glomerula beruhen, zum anderen durch körperliche Belastungen, erhöhten Proteinumsatz (Fieber) und hämodynamisch (Rechtsherzinsuffizienz) bedingt sein.

Von den glomerulären Plasmaproteinurien müssen die tubulären Plasmaproteinausscheidungen abgegrenzt werden. Niedermolekulare Plasmaproteine, die die glomeruläre Membran passieren, werden aufgrund einer angeborenen oder erworbenen Nierenschädigung nicht wie beim Gesunden nahezu vollständig reabsorbiert, sondern verbleiben teilweise im Primärharn. Die tubuläre Proteinurie kann von der glomerulären durch die SDS-Polyacrylamidgel-Elektrophorese abgegrenzt werden. Das Proteinverteilungsmuster im Acrylamidgel zeigt eine Vielzahl von Eiweißbanden anodisch vom Albumin. Höhermolekulare Proteine (liegen kathodisch vom Albumin) sind nicht nachweisbar.

Die vermehrte Ausscheidung von Tamm-Horsefall-Mucoprotein, anderen Glykoproteinen und Degradationsprodukten urogenitaler Proteine (Albumosen) geht ebenfalls in die Gesamteiweißbestimmung der Harnproteine ein. Nicht jeder pathologische Harneiweißwert kann deshalb einer Plasmaproteinurie und damit einer Nierenschädigung gleichgesetzt werden. Bei klinisch begründetem Zweifel an einem pathologischen Harneiweißwert sollte die Albuminbestimmung mit einer empfindlichen Methode oder die SDS-PAGE durchgeführt werden.

Literatur

1. *Renner, E., M. Adam, G. Schwering:* Mitt. Dtsch. Ges. Klin. Chem. *17:* 135 (1986). Albuminausscheidung beim Gesunden.
2. *Mogensen, C. E.:* New Engl. J. Med. *310:* 356 (1984). Microalbuminuria predicts clinical proteinuria and early mortality in maturity-onset diabetes.
3. *Weber, M. H., P. Scholz, W. Stibbe, F. Scheler:* Klin. Wschr. *63:* 711 (1985). α-Mikroglobulin im Urin und Serum bei Proteinurie.
4. *Karlsson, F. A., A. Wibell:* Scand. J. Clin. Lab. Invest. (Suppl.) *154:* 27 (1980). β_2-Mikroglobulin in clinical medicine.
5. *Kult, J.:* β-Mikroglobulin im Serum und Harn: Ein Parameter der glomerulären und tubulären Funktion. In: Symposiumsband Frühdiagnostik von Nierenerkrankungen in Klinik, Arbeitsmedizin und Epidemiologie. Erlangen (1978).
6. *Lison, A. E., M. Rochell, J. Rakohl, P. Loermann, E. Meyer:* Nieren und Hochdruckkrh. *14:* 515 (1985). Häufigkeit renaler Proteinurien bei Angehörigen verschiedener Betriebe im Einzugsgebiet einer Großstadt.
7. *Boesken, W. H., A. Mamier:* Lab. Med. *9:* 285 (1985). Molekulargewichtsbezogene Urinprotein-Elektrophorese in der Diagnostik von Nierenkrankheiten.
8. *Thomas, L., M. Winckelmann, H. C. Michaelis, D. Walb:* J. Clin. Chem. Clin. Biochem. *19:* 203 (1981). Quantitative Proteinbestimmung im Harn mit dem Proteinbindungsfarbstoff Coomassie Brillant Blau G 250.
9. *Kirchherr, H., H. W. Schiwara:* J. Clin. Chem. Clin. Biochem. *23:* 57 (1985). Quantitative Proteinbestimmung im Harn mit der Streulichtmethode.
10. *Weber, M. H., T. Bittner, F. Scheler:* Lab. Med. *7:* 155 (1983). Quantitative Proteinbestimmung im Urin.
11. *Lowry, O. H., N. J. Rosebrough, A. L. Farr, R. J. Randall:* J. Biol. Chem. *193:* 265 (1951). Protein measurement with the Folin phenol reagent.
12. *Savory, J., P. H. Pu, F. W. Sunderman:* Clin. Chem. *14:* 1160 (1968). A Biuret-method for determination of protein in normal urine.
13. *Seifer, A., S. Gerstenfeld:* Clin. Chem. *10:* 327 (1964). Photometric determination of urinary protein.
14. *Guder, W. G., A. Heidland:* J. Clin. Chem. Clin. Biochem. *24:* 611 (1986). Urine analysis.
15. *Vonderschmitt, D., A. Scholer:* J. Clin. Chem. Clin. Biochem. *19:* 997 (1981). Teststreifen für Screening-Untersuchungen zum semiquantitativen Nachweis von Proteinurien.
16. *Alt, J., M. Hacke, M. Heyde* et al.: Klin. Wschr. *61:* 641 (1983). Urinary protein excretion in intestinal and tubular kidney diseases as characterized by gradient electrophoresis.
17. *Weber, M. H., K. S. Cheong, V. Neuhoff, F. Scheler:* Mitt. Dtsch. Ges. Klin. Chem. *17:* 124 (1986). Proteindifferenzierung mittels Mikroflachgel-Elektrophorese.
18. *Cameron, J. S., G. Blandford:* Lancet *II:* 242 (1966). The simple assessment of selectivity in high proteinuria.
19. *Ehrich, J., H. Foellmer, F. Krull, H. Winnecken, U. Wurster:* Monatsschr. Kinderheilk. *132:* 136 (1984). Aussagen, Fehlerquellen und Grenzen der Proteindiagnostik im Urin.

20. *Schärer, K.:* Monatsschr. Kinderheilk. *126:* 57 (1978). Diagnostik der Proteinurie und des nephrotischen Syndroms im Kindesalter.
21. *Oberele, G., H. Neumann, P. Schollmeyer, W. Boesken, R. Stahl:* Klin. Wschr. *63:* 1048 (1985). Mild proteinuria in patients with unilateral kidney.
22. *Walb, D.:* Med. Welt *30:* 210 (1979). Proteinurie.

Ausscheidung von Zellen und Zylindern im Urin

Der Nachweis einer Hämaturie und/oder Leukozyturie gilt wie der Nachweis einer Proteinurie als Indikator von Erkrankungen der Nieren und ableitenden Harnwege. Als Screening-Untersuchungen auf eine pathologische Zellausscheidung werden eingesetzt

— Streifentests mit Testfeldern für Blut und Leukozyten.
— Urinsediment-Untersuchung.

In vielen Laboratorien wird zur Bewältigung des hohen Probenanfalls der Streifentest der Urinsediment-Untersuchung vorgeschaltet und erst dann, wenn entweder das Erythrozyten-, das Leukozyten- oder das Proteintestfeld positiv ist, eine Urinsediment-Untersuchung angeschlossen.

Beim Streifentest wird die diagnostische Sensitivität als ausreichend erachtet zum Ausschluß einer klinisch signifikanten Hämaturie; das gilt jedoch nicht für die Leukozyturie /[1]/.

Bei internistischen und pädiatrischen Problempatienten sollte deshalb auch bei negativem Streifentest eine Urinsediment-Untersuchung durchgeführt werden.

Bei Vorliegen einer pathologischen Erythrozyten- oder Leukozyten-Ausscheidung sind in Abhängigkeit von der klinischen Fragestellung zur Lokalisation der Schädigung weiterführend folgende Untersuchungen wertvoll

— Makroskopische Betrachtung des Urins vor und nach Zentrifugation.
— Mikroskopische Untersuchung auf Zylinder mit der Sediment-Gesichtsfeld-Methode, evtl. Anfertigung eines konzentrierten Sediments.
— Erythrozytenmorphologie.
— Urinzytologie.

Indikation

Streifentest

Screening bei der Erstuntersuchung internistischer und pädiatrischer Patienten.

Verdacht auf Erkrankung der Nieren und ableitenden Harnwege.

Urin-Sediment-Untersuchung

Wie Streifentest.

Wenn der Streifentest einen positiven Befund anzeigt, z. B. Proteinurie, Hämaturie, Leukozyturie.

Mikroskopie des konzentrierten Sediments

Nachweis von Erythrozytenzylindern als Kriterium der renalen Genese einer Hämaturie.

Erythrozytenmorphologie

Nachweis dysmorpher Erythrozyten als Kriterium der renalen Genese einer Hämaturie.

Urinzytologie

Spezielle Fragestellungen, z. B. renale Schädigung unter Cyclosporin-A-Therapie, Nierentransplantatabstoßung usw.

Bestimmungsmethoden

Streifentest zum Nachweis von Erythrozyten und Leukozyten

Eine Probe von nichtzentrifugiertem, gut durchmischtem Harn, die nicht älter als 2 Std. ist, wird untersucht.
Prinzip des Erythrozytennachweises: Die Reaktionszone des Teststreifens enthält ein organisches Hydroperoxid, das durch die katalytische Aktivität des Hämoglobins ein hochempfindliches Chromogen, zu einem blauen Farbstoff umsetzt. Nachgewiesen werden Erythrozyten, freies Hämoglobin und Myoglobin /[2]/.
Prinzip des Leukozytennachweises: Die Reaktionszone des Teststreifens enthält einen Indoxylester. Er wird bei Anwesenheit von Granulozytenesterase gespalten. Dabei entstehendes Indoxyl wird unter der Einwirkung von Luftsauerstoff zu Indigoblau oxidiert. Auf dem Testfeld erfolgt ein Farbumschlag von beige nach blau /[3]/.

Zellzählung

Prinzip der Zählkammermethode: Eine Probe von nicht zentrifugiertem gut durchmischtem Spontanurin wird in eine Zählkammer gebracht und die Zahl der Erythrozyten und Leukozyten pro ml ermittelt. Es werden 4 Quadrate von je 1 mm^2 Fläche ausgezählt.

$$\text{Zellzahl}/\mu l = \frac{\text{gezählte Zellen}}{\text{Kammerhöhe (mm)} \times 4}$$

Die Zählkammermethode wird vorwiegend in der Pädiatrie eingesetzt.

Sediment-Gesichtsfeld-Methode zur Beurteilung der Zellzahl und zur Untersuchung auf Zylinder /[4]/

Harnprobe

Es wird Mittelstrahl- und Morgenurin untersucht. Vor der Untersuchung sollten die Patienten das äußere Genitale mit Wasser und Seife reinigen. Frauen führen zusätzlich einen Vaginaltampon ein.

Aufbereitung und Untersuchung

Prinzip der Sediment-Gesichtsfeld-Methode: Urin, nicht älter als 2 Std., wird kurz aufgeschüttelt und 10 ml in ein Zentrifugenglas abgegossen. Die anschließende Zentrifugation erfolgt 10 min. bei einer Drehzahl von 3000/min. mit einer Laborzentrifuge. Das Reagenzglas wird geleert durch Kippen und sorgfältig abgetropft. Das gründliche Homogenisieren des Sediments mit dem Restüberstand erfolgt durch fünfmaliges Aufsaugen und Ausblasen mit Hilfe einer Pasteurpipette und Gummikäppchen. Ein kleiner Tropfen Homogenat wird auf einen Objektträger gebracht und mit einem Deckglas abgedeckt. Mikroskopisch wird initial mit dem 10er Objektiv die Verteilungsdichte der Zellen beurteilt, ist sie homogen, erfolgt mit dem 40er Objektiv die Auszählung /[4]/.

Die mikroskopische Betrachtung ist optimal bei Verwendung eines Phasenkontrastmikroskops mit Polarisationseinrichtung.

Bei der Suche nach Erythrozytenzylindern zur Differentialdiagnose einer Mikrohämaturie, muß gelegentlich ein konzentriertes Sediment angefertigt werden, d. h. mehrere resuspendierte Sedimente einer Urinprobe werden zusammengeschüttet und erneut zentrifugiert. Nach Dekantieren verbleibt ein »konzentriertes Sediment«.

Erythrozytenmorphologie /5/

Morgenharn in Form von Mittelstrahlurin wird innerhalb 1—2 Std. nach Gewinnung untersucht /6/.

Durchführung: 10 ml Urin werden 5 min. bei etwa 750 x g zentrifugiert (Schwenkrotor) und 9.5 ml Überstand verworfen. Das Sediment wird in den restlichen 0.5 ml Harn resuspendiert /7/. Die Beurteilung der Erythrozytenmorphologie kann erfolgen:

Mit dem Phasenkontrastmikroskop; 1 Tropfen resuspendiertes Sediment wird auf einen Objektträger gegeben, mit einem Deckgläschen abgedeckt und sofort mikroskopiert.

Mit dem Hellfeldmikroskop nach Anfärbung des Harnsedimentes; 1 Tropfen resuspendiertes Sediment wird auf die Mitte eines Deckglases gegeben und dieses auf einen Farbstoff-beschichteten Objektträger gelegt. Nach 10 min. Färbezeit werden die Erythrozyten beurteilt /8/. Vorgefärbte Objektträger mit den Farbstoffen Neu-Methylenblau N und Kresylviolettazetat sind gut geeignet und kommerziell verfügbar.

Beurteilt wird die Form von 100 Erythrozyten und der prozentuale Anteil isomorpher und dysmorpher Formen ermittelt. Isomorphe Erythrozyten haben normale Form und Gestalt, bzw. sind ausgelaugt oder haben Stechapfelform. Dysmorphe Erythrozyten haben Veränderungen in Größe und Gestalt, z. B. Akanthozyten, Fragmentozyten usw.

Urinzytologie

Der zweite Morgenharn in Form von Mittelstrahlurin wird untersucht und ein Sediment angefertigt. Zur Leukozytendifferenzierung wird ein Tropfen resuspendiertes Sediment auf einen Farbstoff-beschichteten Objektträger gegeben (siehe oben). Zur Beurteilung der Morphologie tubulärer Zellen werden diese mit der Zytozentrifuge präpariert, fixiert und nach May-Grünwald-Giemsa oder Papanicolaou gefärbt /9/.

Untersuchungsmaterial

Voraussetzung zur klinischen Bewertung eines Harnbefundes ist die Kenntnis über die Probengewinnung, also ob es sich um Spontan-, Mittelstrahl-, Katheter- oder Punktionsurin handelt. In einer Studie /13/ zeigte ein direkter Vergleich von Spontanurin mit gleichzeitig gewonnenem Katheter- bzw. Mittelstrahlurin bei stationären Patienten, daß in etwa der Hälfte der Fälle die Leukozyturien im Spontanurin nicht im Katheter- und Mittelstrahlurin bestätigt werden konnten.

Zur mikroskopischen Beurteilung von Zellen und Zylindern sollte Mittelstrahlurin mit einem spezifischen Gewicht von mindestens 1015 gewonnen werden, er sollte nicht älter als 2 Std. sein.

Die Untersuchung der Erythrozytenmorphologie wird nur bei positivem Streifentest auf Blut bzw. ab 6—8 Erythrozyten/µl für sinnvoll erachtet.

Das vermehrte Auftreten von Pflasterepithelien im Harnsediment spricht für eine unsachgerechte Harngewinnung.

Referenzbereiche

Streifentests

Praktische Empfindlichkeit für Spontanharn /[10]/

— Erythrozyten	5—10/µl
— Freies Hämoglobin	15—30 µg/dl
— Myoglobin	etwa 50 µg/dl
— Leukozyten	20/µl

Zellzählung

Zählkammermethode im Spontanharn /[11]/

— Erythrozyten	bis 5/µl	(ab 10/µl bei vielen Untersuchern pathologisch)
— Leukozyten	bis 10/µl	

Sediment-Gesichtsfeld-Methode im Mittelstrahlurin /[12]/

— Erythrozyten	bis 3	(ab 6 bei einigen Untersuchern pathologisch)
— Leukozyten	bis 5	
— Zylinder	nur hyaline	

Bewertung

Streifentest

Ein negativer Streifentest auf Erythrozyten oder Hämoglobin spricht für eine Zellzahl von weniger als 5 Erythrozyten/µl entsprechend $\leqq$ 3 pro Gesichtsfeld im Harnsediment. Da die diagnostische Sensitivität bei 5/µl 94% beträgt und bei 10/µl nahezu 100%, ist der Streifentest einsetzbar zur Diagnostik klinisch signifikanter Hämaturien /[10]/.

Der zur Zeit angebotene Streifentest für Leukozyten scheint demgegenüber nicht ausreichend, um eine Leukozyturie auszuschließen /[1]/. Werden 10—25 Leukozyten/µl, entsprechend 5—15 Leukozyten pro Gesichtsfeld im Harnsediment, als Entscheidungskriterium für eine klinisch bedeutsame Leukozyturie herangezogen, beträgt die diagnostische Sensitivität des Streifentests etwa 70%. Erst wenn 25 Leukozyten/µl, entsprechend 15 pro Gesichtsfeld, als diagnostisches Kriterium gewählt werden, steigt die diagnostische Sensitivität auf etwa 90% an /[13, 14]/. Die diagnostische Spezifität fällt dann jedoch auf 80% ab /[14]/, d. h. gegenüber der Sediment-Gesichtsfeld-Methode werden 20% falsch positive Leukozyturien ermittelt, was jedoch möglicherweise auf einer Leukozytolyse beruht, d. h. die Leukozyten werden zwar noch mit dem Streifentest, aber nicht mit dem Mikroskop registriert.

Aufgrund der dargestellten Problematik, sollte der Streifentest als alleiniges Verfahren zur Erkennung einer Leukozyturie nur dem Screening asymptomatischer Patienten dienen. Der Harn nephrologisch-urologisch symptomatischer Patienten muß zusätzlich immer auch mit der Sediment-Gesichtsfeld-Methode untersucht werden.

Weiterführende Untersuchungen bei vermehrter Zellausscheidung

Der Nachweis einer pathologischen Zellausscheidung sagt nichts über die Ätiologie eines Befundes aus, sondern muß im Zusammenhang mit der klinischen Situation beurteilt werden. Bei typischer Konstellation sind weiterführende Untersuchungen wie z. B. Suche nach Zylindern oder dysmorphen Erythrozyten nicht erforderlich. Solche Fälle sind z. B. eine Nierenkolik mit Blutnachweis im Harn oder eine Bakterurie mit Blasenbeschwerden und Leukozyturie.

Leukozyturie ist ein Leitsymptom für entzündliche Erkrankungen der Nieren und ableitenden Harnwege und für maligne Erkrankungen des Urogenitaltraktes. Isolierte asymptomatische Leukozyturien bis zu 12 Zellen pro Gesichtsfeld sind bei jüngeren

Erwachsenen ohne Krankheitswert, wie eine Verlaufsbeurteilung über Jahre an Soldaten zeigte. Nach der Leukozyturie blieben sie im Mittel weitere 5.6 Jahre beschwerdefrei /[15]/.

Erythrozytenzahlen bis zu 5/µl, entsprechend bis zu 3 Zellen pro Gesichtsfeld, werden von vielen Untersuchern noch für normal gehalten /[6, 16]/. In zwei Studien an scheinbar gesunden Männern wurde in der einen in 2.7% der Fälle Erythrozyturien über 3/Gesichtsfeld, in der anderen in 3% der Fälle Erythrozyturien über 5/Gesichtsfeld gefunden /[17]/.

Liegt eine Hämaturie vor, wird sie durch weitere Untersuchungen charakterisiert und typisiert. Die Charakterisierung erfolgt nach den Kriterien Makro- oder Mikrohämaturie, konstantes oder intermittierendes Auftreten. Typisiert wird die Hämaturie nach dem Ursprungsort in präglomerulär (z. B. Hb-Urie nach intravasaler Hämolyse), glomerulär (z. B. Glomerulonephritis) und postglomerulär (z. B. Nierensteine, Tumor der ableitenden Harnwege, Zystitis).

Zu den Ursachen von Hämaturien sei verwiesen auf Übersichtspublikationen /[16, 18, 19]/.

Bei präglomerulärer Hämaturie ist der Überstand des zentrifugierten Harnes lackfarben.

Die postglomeruläre Hämaturie kann im begrenzten Umfang mit der 3-Gläser-Probe erkannt werden. Beim Wasserlassen spricht die initiale Hämaturie für eine urethrale Genese, eine Hämaturie in allen 3 Proben für den oberen Harntrakt und die terminale Hämaturie für die Prostata oder Blase als Blutungsquelle. Das Vorliegen von Blutkoagel im Harn weist ebenfalls auf eine postrenale Blutungsquelle hin.

Dysmorphe Erythrozyturie

Für eine glomeruläre Hämaturie sprechen in Abhängigkeit vom Untersucher mehr als 80% /[6]/ bzw. mehr als 60% /[7]/ dysmorpher Erythrozyten. Die diagnostische Sensitivität der dysmorphen Erythrozyturie bei glomerulärer Hämaturie soll 85% betragen. Bei postglomerulären Hämaturien ist der überwiegende Teil der Erythrozyten isomorph.

Zylinderurie

Geformter Urinbestandteil	**Beurteilung**
Hyaline Zylinder	Häufig im normalen Urin nachweisbar. In großer Menge bei Dehydratation und verstärkter Proteinurie.
Erythrozytenzylinder Es finden sich verschiedene Erscheinungsformen. Teils sind Erythrozyten mit und ohne Hämoglobin nachweisbar, z. T. sind der hyalinen Matrix andere Zellelemente wie Epithelien, Leukozyten und Fettkörnchen zusätzlich aufgelagert. Zerfällt die Erythrozytenwand findet man Hämoglobinzylinder.	Erythrozytenzylinder gelten als pathognomonisch für die renal parenchymatöse Genese einer Hämaturie. In einer noch offenen Studie gelang, teilweise unter Anfertigung eines konzentrierten Sediments, bei 81 von 180 konsekutiv untersuchten erwachsenen Patienten mit Mikrohämaturie der Nachweis von Erythrozytenzylindern /[20]/. Im Urin Gesunder werden Erythrozytenzylinder nur nach extremer körperlicher Belastung gefunden.
Hämoglobinzylinder	Sie haben die gleiche Bedeutung wie Erythrozytenzylinder.
Leukozytenzylinder	Bakterielle und nicht bakterielle interstitielle Nephropathie. Nicht selten auch bei primären sog. glo-

Zylinderurie (Fortsetzung)

Geformter Urinbestandteil	Beurteilung
	merulären Erkrankungen z. B. Lupusnephritis (neuerdings zahlreiche Hinweise, daß bei vielen Glomerulonephritisformen auch eine interstitielle Nephritis mit Antikörpern gegen tubuläre Basalmembran vorliegt).
Epithelzylinder	Nach akutem Nierenversagen und bei Tubulusschäden verschiedenster Ätiologie (glomeruläre und interstitielle Nierenerkrankung). Leukozyten und Epithelien oft nicht gut zu unterscheiden, günstig ist die Verwendung eines Phasenkontrastmikroskops.

Urinzytologie

Das Differentialzellbild der Leukozyten kann den Hinweis auf eine bevorstehende Abstoßungskrise bei transplantierter Niere geben. Dem Anteil von über 20% lymphoider Zellen bei unter 55% polymorphkerniger Granulozyten kommt eine diagnostische Sensitivität von 77% bei einer Spezifität von 91% zu /[9]/. Eine Erhöhung des Lymphozytenanteils wird auch bei der akuten Cytomegalievirus-Infektion und beim akuten Nierenversagen gefunden.

Als Hinweis auf eine toxische Cyclosporin-A-Wirkung gelten folgende morphologische Veränderungen in ausgeschiedenen Tubulusepithelien: Vakuolisiertes Zytoplasma, Kernpyknose und Riesenmitochondrien /[21]/.

Hinweise und Störungen

Probennahme: Zu Screeningzwecken asymptomatischer Patienten ist Mittelstrahlurin zu empfehlen. Bei nephrologisch-urologischen Patienten wird in Abhängigkeit vom Untersucher der erste oder zweite Morgenharn als Mittelstrahlurin empfohlen. Eine Genitaltoilette ist bei diesen Patienten vor der Probengewinnung unbedingt erforderlich.

Streifentest zum Erythrozytennachweis: Eine positive Reaktion ergeben Erythrozyten, freies Hämoglobin, Myoglobin und Erythrozytenzylinder (analytische Sensitivität nicht bekannt).

Falsch positive Befunde können durch oxydierende Substanzen wie Chlor- oder Jodhaltige Reinigungs- oder Desinfektionsmittel verursacht werden, ebenfalls durch mikrobielle Peroxidasen.

Falsch negative Befunde treten aufgrund reduzierender Substanzen wie Ascorbinsäure auf, insbesondere wenn täglich etwa 1 g und mehr eingenommen wird. Ascorbinsäure dient nicht selten als Stabilisator anderer Pharmaka, z. B. von Tetrazyklinen.

Streifentest zum Leukozytennachweis: Nachgewiesen werden Leukozyten-gebundene Esterasen im Harn, gelöste Leukozytenesterasen und die Leukozytenesterasen von Leukozytenzylindern (analytische Sensitivität nicht bekannt). Im frischen Harn soll die diagnostische Sensitivität derjenigen der Sediment-Gesichtsfeld-Methode entsprechen, wenn die Reaktionszeit auf 5 min verlängert wird /[22]/.

Falsch positive Leukozytenreaktionen werden durch eine hohe Aktivität tubulärer Esterasen und durch Formaldehyd verursacht. Scheinbar falsch positive Reaktionen gegenüber der quantitativen Zellzählung und der Sediment-Gesichtsfeld-Methode werden gehäuft gefunden nach der Lyse von Leukozyten.

Sie wird gefördert durch einen pH-Wert über 6.0, niedrige Urinosmolalität und Stehenlassen des Harns für Stunden bis zur Analytik. In hypotonem Harn sinkt die Leukozytenzahl in 4 Std. auf etwa 25% ab. Hohe Proteinkonzentration des Harns (über 5 g/l) stört die Nachweisreaktion im Leukozytenfeld und ergibt falsch negative Befunde.

Vergleich zweier Streifentests: Sh. Lit. 22.

Quantitative Zellzählung: Es müssen mindestens 100 Zellen einer Zellart ausgezählt werden zum Erhalt eines zuverlässigen Ergebnisses. Bei niedriger Zellzahl sind dann mehrere Kammerfüllungen notwendig. Das Auffinden von Zylindern ist wenig wahrscheinlich.

Sediment-Gesichtsfeld-Methode: Voraussetzung für verläßliche Ergebnisse ist eine standardisierte Durchführung. Wichtig sind eine gute Homogenisierung des resuspendierten Sediments und eine homogene Zellverteilung im Präparat. Sie muß durch die initiale Beurteilung mit dem 10er Objektiv sichergestellt sein. Treten trotz gründlicher Homogenisation Klumpen von Erythrozyten und Leukozyten auf, so weist dieser Befund auf eine nichtrenale Herkunft der Zellen, also auf die Harnwege oder Prostata hin /[4]/.

Zylinder-Nachweis: Alkalischer und hypotoner Urin (unter 360 mosmol/l) begünstigen die rasche Auflösung von Zylindern und Zellen, was weitgehend durch eine entsprechende Vorbereitung des Patienten vermieden werden kann. Die Suche nach Zylindern sollte mit dem Phasenkontrastmikroskop bei etwa 100-facher Vergrößerung erfolgen, die Identifizierung bei etwa 400-facher Vergrößerung.

Stabilität: Zur Untersuchung auf Erythrozyten und Leukozyten bis zu 2 Std., maximal 4 Std. nach Probengewinnung. Die gezielte Untersuchung auf dysmorphe Erythrozyten und Zylinder sollte sofort nach der Probennahme erfolgen, der Harn nicht älter als 1 Std. sein.

Literatur

1. *Guder, W. G., A. Heidland:* J. Clin. Chem. Clin. Biochem. *24:* 611 (1986). Urine analysis.
2. *Habenstein, K.:* Laboratoriumsblätter *30:* 166 (1980). Teststreifen: Modifiziertes Feld für okkultes Blut im Urin.
3. *Poppe, A.* et al.: Dtsch. Med. Wschr. *107:* 853 (1982). Zeitverkürzte Erfassung von Urin-Leukozyten mit einem neuen Leukozyten-Teststreifen.
4. *Thiel, G.:* Schweiz. Rdsch. Med. (Praxis) *66:* 689 (1977). Urinuntersuchung in der Praxis.
5. *Fairley, K. F., D. F. Birch:* Kidney Internat. *21:* 105 (1982). Hematuria: A simple method for identifying glomerular bleeding.
6. *Fasset, R. G., B. A. Horgan, T. H. Mathew:* Lancet *II:* 1432 (1982). Detection of glomerular bleeding by phase contrast microscopy.
7. *Schuetz, E., R. M. Schaefer, E. Heidbreder, A. Heidland:* Klin. Wschr. *63:* 575 (1985). Effect of diuresis on urinary erythrocyte morphology in glomerulonephritis.
8. *Chang, B. S.:* JAMA *252:* 1747 (1984). Red cell morphology as a diagnostic aid in hematuria.
9. *Winkelmann, M., B. Grabensee, P. Pfitzer:* Path. Res. Pract. *180:* 161 (1985). Differential diagnosis of acute allograft rejection and CMV-infection in renal transplantation by urinary cytology.
10. *Kutter, D.:* Schnelltests in der klinischen Diagnostik. Urban + Schwarzenberg, München (1983).
11. *Olbing. H.:* Harnwegsentzündungen bei Kindern und Jugendlichen. Thieme, Stuttgart (1971).
12. *Walb, D., P. Fiegel:* Med. Welt *30:* 202 (1979). Mikroskopische Urinuntersuchungen.
13. *Fuchs, T., H. Nübling, R. Granold, K. W. Willamowski, P. U. Koller, D. Banauch:* Dtsch. Med. Wschr. *107:* 424 (1982). Klinische Bedeutung der Probengewinnung bei Leukozyturie.

14. *Colombo, J. P., E. Peheim et al.:* Lab. Med. *7:* 184 (1983). Erfahrungen mit Kombinationsteststreifen visuell und reflektometrisch im Vergleich zum Urinsediment.
15. *Benbassat, J., P. Froom, M. Feldman, S. Margaliot:* Arch. Int. Med. *145:* 79 (1985). The importance of leukocyturia in jung adults.
16. *Copley, J. B.:* Amer. J. Med. Sci *29:* 101 (1986). Isolated asymptomatic hematuria in the adult.
17. *Wright, W. T.:* Arch. Int. Med. *103:* 76 (1959). Cell counts in urine.
18. *Walb, D., P. Fiegel, S. Abdelhamid, A. Röckel:* Therapiewoche *36:* 333 (1986). Differentialdiagnose der Hämaturie.
19. *Leyh, H., B. Egger:* Dtsch. Ärztebl. *81:* 1533 (1984). Differentialdiagnose der Hämaturie.
20. *Walb, D., P. Fiegel, S. Abdelhamid, A. Röckel, F. Hertel:* Der Stellenwert des konzentrierten Harnsediments in der Diagnostik der Hämaturie. Bericht auf der Kleinkonferenz »Harnanalytik«, Würzburg (1985).
21. *Winkelmann, M., K. F. Bürrig, U. Koldovsky, M. Wittkowski, B. Grabensee, P. Pfitzer:* Lancet *II:* 667 (1985). Cyclosporine A-altered renal tubulär cells in urinary cytology.
22. *Shaw, S. I., S. Y. Pooni, E. I. Wong:* JAMA (Deutsche Ausgabe) *4:* 380 (1985). Routinemäßige Urinanalyse.

Gastroenterologie

Magen

Einleitung

Zur Diagnostik von Magenerkrankungen sind Laboruntersuchungen nur bei speziellen Fragestellungen von Bedeutung. So sind die Werte der Magensekretionsanalyse und des Serum-Gastrins entscheidende Kriterien zur Diagnostik des Zollinger-Ellison-Syndroms.

Wichtige Untersuchungen bei Patienten mit chronisch atrophischer Gastritis sind die Magensekretionsanalyse zur Feststellung der Achlorhydrie sowie die Bestimmung von Antikörpern gegen Parietalzellen und Intrinsic-Faktor. Bei Patienten mit chronisch atrophischer Gastritis und perniziöser Anämie werden beide Antikörper häufiger nachgewiesen als bei Fehlen der Perniziosa.

Fraktionierte Magensekretionsanalyse

Indikation

Rezidivulcera bei Zustand nach Magenoperation.
Verdacht auf: Chronisch atrophische Gastritis (Achlorhydrie),
Zollinger-Ellison-Syndrom.

Bestimmungsmethode

Prinzip: Magensaft wird im Nüchternzustand und nach maximaler Stimulation der Magenschleimhaut mit Pentagastrin quantitativ über eine Magensonde gesammelt. Die vor und nach Stimulation pro Stunde sezernierte Salzsäuremenge ist ein Maß für die Masse der funktionstüchtigen Parietalzellen der Magenschleimhaut.

Vorbereitung des Patienten: Die letzte Nahrungsaufnahme soll spätestens 12 Std. vor der Magensekretionsanalyse erfolgen. Medikamente wie Anticholinergika, Sedativa, Atropin, H_2-Rezeptor-Antagonisten und Antazida müssen mindestens 24—48 Std. vorher abgesetzt werden.

Testablauf: Eine Einmalsonde wird bis zum tiefsten Punkt der großen Kurvatur gelegt (röntgenologische Kontrolle) und der Magensaft in Linksseitenlage unter getrenntem Absaugen des Speichels gewonnen. 20 min. wird Nüchternsekret gesammelt (normal unter 50 ml), dann 60 min. die Basalsekretion. Anschließend erfolgt die Gabe von Pentagastrin (6 μg/kg Körpergewicht) s. c. oder i. m. und weitere Saftgewinnung für 60 min. Die Sammlung geschieht in 15-min.-Fraktionen. Die Säurekonzen-

Kriterien zur Beurteilung der Magensekretion

basal acid output	(BAO)	=	Summe aus HCl-Sekretion der vier basalen Fraktionen in mmol/Std.
peak acid output	(PAO)	=	Summe aus HCl-Sekretion der beiden höchsten nebeneinanderliegenden Fraktionen der Stimulationsphase, multipliziert mit 2
maximal acid output	(MAO)	=	Summe der ersten 4 Fraktionen nach Stimulation

tration der einzelnen Fraktionen wird durch Titration mit 0.1 mol/l NaOH bestimmt und aus dem Produkt von Volumen und H-Ionen-Konzentration die Säuremenge der 15-min.-Fraktionen berechnet.

Untersuchungsmaterial

Magensekret, gesamtes Sekret im Labor abliefern.

Referenzbereiche /[1]/

BAO	1 bis 6
PAO	20 bis 34
MAO	13 bis 25

Angaben in mmol/Std.

Bewertung

Mit der fraktionierten Magensekretionsanalyse können pathologische Veränderungen am Magen und Duodenum nicht durch ein typisches Sekretionsverhalten erkannt werden.

Nur beim Vorliegen einer A- bzw. Hyperchlorhydrie besteht eine gewisse Korrelation zwischen Säuresekretion und morphologischen Veränderungen der Magenschleimhaut (Achlorhydrie = unter 0.25 mmol/Std.).

Die diagnostische Bedeutung der Sekretionsanalyse wird gegenüber der endoskopischen und röntgenologischen Untersuchung gering eingeschätzt.

Erkrankungen, die eine Störung der Magensekretion verursachen /[2, 3, 4]/

Erkrankung	Beurteilung
Ulkus duodeni	BAO- und PAO-Werte innerhalb des Referenzbereiches werden beim Duodenalulkus in etwa 60% der Fälle gefunden, in den verbleibenden 40% ist mit einer Hyperazidität zu rechnen.
Zustand nach Magenresektion	Bei einem BAO über 5 mmol/Std. muß ein Gastrinom oder ein zurückbelassener Antrumrest am Duodenalstumpf in Erwägung gezogen werden.
Zollinger-Ellison-Syndrom (ZES)	Auf ein ZES weisen folgende Ergebnisse der fraktionierten Magensekretionsanalyse hin: BAO über 15 mmol/Std. BAO/PAO über 0.6 In 20 bis 50% der Fälle werden aber niedrigere Sekretionswerte gefunden. Beweisend für das Vorliegen eines ZES ist bei erhöhten Serum-Gastrinwerten ein positiver Sekretintest (Anstieg des Gastrins im Serum um über 100%; sh. S. 448).
Chron. atrophische Gastritis	PAO unter 10 mmol/Std., es treten Sekretionswerte von der mäßigen Hypo- bis zur kompletten Achlorhydrie (PAO unter 0.25 mmol HCl/Std.) auf.

Pathophysiologie

Die Parietalzellen der Magenschleimhaut sezernieren H-Ionen in einer Konzentration von 100 bis 150 mmol/l. Bei der Sekretionsanalyse wird die H-Ionen-Sekretion des Magens unter Ruhebedingungen und bei maximaler Anregung quantitativ erfaßt.

Der BAO-Wert gibt einen Hinweis auf die H-Ionen-Sekretion unter Ruhebedingungen, die von einer Vielzahl von regulierenden Faktoren (z. B. Gastrin, Vagotonus, Histamin, sympathisches Nervensystem usw.) reguliert wird. Klinisch bedeutsam ist die basale Hypersekretion beim Zollinger-Ellison-Syndrom auf Grund z. T. exzessiv erhöhter Gastrinwerte.

Pentagastrin, der hormonell wirksame Anteil des Gastrins, führt in einer Konzentration von 6 µg/kg Körpergewicht zur Stimulierung aller Parietalzellen. Der dabei erreichte PAO verhält sich proportional zur Parietalzellmasse des Magens und ist ein Maß für die Menge der sekretorisch aktiven Magenschleimhaut. Da die Parietalzellmasse aber individuell sehr verschieden ist, ist auch die Variationsbreite des PAO sehr groß. Es existieren deshalb keine PAO-Werte, die charakteristisch für bestimmte Magen- oder Duodenalerkrankungen sind. Während extrem hohe und niedrige Sekretionswerte eine gewisse diagnostische Aussagekraft haben, ist das bei Werten im Referenzbereich nicht der Fall.

Literatur

1. *Lankisch, P. G., R. Arnold, W. Creutzfeldt:* Sekretionstests. In: *Allgöwer, M., F. Harder, L. F. Hollender, H. J. Peiper, J. Siewert,* Chirurgische Gastroenterologie, S. 101. Springer, Heidelberg (1981).
2. *Arnold, R.:* Magensekretion. In: *Allgöwer, M., F. Harder, L. F. Hollender, H. J. Peiper, J. R. Siewert,* Chirurgische Gastroenterologie, S. 424. Springer, Heidelberg (1981).
3. *Classen, M., W. Domschke:* Diagnostik der Magenerkrankungen. Prüfung der sekretorischen Funktion. In: *Demling, L.,* Handbuch der inneren Medizin, Band III/2: Magen, S. 161. Springer, Heidelberg (1974).
4. *Halter, F., H. M. Funk:* Schweiz. Med. Wschr. *98:* 1149 (1968). Der Pentagastrintest als Routinetest zur Bestimmung der Magensäuresekretion.

Gastrin

Indikation

Schweres peptisches Ulkusleiden, insbesondere mit Diarrhoen.

Rezidivulzera nach Magenteilresektionen.

Fraktionierte Magensekretionsanalyse mit

— Basalsekretion über 10 mmol/Std.

— Basalsekretion nach Magenteilresektion über 5 mmol/Std.

Bestimmungsmethode

Radioimmunoassay /[1,2]/, Prinzip der RIA-Technik sh. S. 1462.

Untersuchungsmaterial

Serum 2 ml

Referenzbereich

< 20—100 pmol/l ≙ < 40—210 pg/ml

Unterschiedliche Referenzbereiche in den verschiedenen Laboratorien; nach eigenen Erfahrungen liegt der Referenzbereich unter 30 pmol/l entsprechend unter 60 pg/ml.

Bewertung

Die Bestimmung des Serumgastrins ist klinisch bedeutsam zur Diagnostik des Zollinger-Ellison-Syndroms.

Erkrankungen, bei denen pathologische Gastrinwerte auftreten

Erkrankung	**Beurteilung**
Zollinger-Ellison-Syndrom (Gastrinom; ZES) /[3]/	Das Krankheitsbild des ZES verursacht peptische Ulzera durch eine massive Salzsäureproduktion und Diarrhoen. Es liegen zumeist Tumoren des Pankreas, des Duodenums oder Magens vor, die autonom Gastrin bilden. Die Nüchterngastrinwerte sind überwiegend stark erhöht, oft über 300 pg/ml (150 pmol/l) bei einer H^+-Ionensekretion von über 15 mmol/Std. unter Basalbedingungen. Diagnostisch entscheidend ist der *Sekretin-Provokationstest*: Intravenöse Gabe von 1 E Sekretin/kg Körpergew., Blutentnahme vor (basal), 2, 5, 15 und 30 min. nach Applikation (Stimulationswerte). Beim Gastrinom kommt es nach Sekretin zu einem Anstieg des Serum-Gastrins um mehr als 100% nach 2 bis 10 min. Postoperativ zeigt eine Normalisierung des Gastrinwertes eine vollständige Entfernung der Gastrinome an.
Antrale G-Zell-Überfunktion /[4]/	Das sehr seltene Krankheitsbild der antralen G-Zell-Überfunktion wird nicht von allen als eigenständiges Krankheitsbild akzeptiert. Es ist gekennzeichnet durch eine mäßige Hypergastrinämie, die ebenfalls wie beim Zollinger-Ellison-Syndrom mit einer gesteigerten (allerdings selten exzessiven) Basalsekretion und einer Neigung zu rezidivierenden Ulzera einhergeht. Der Sekretin-Provokationstest ist negativ (kein Anstieg), jedoch ist die nahrungsstimulierte Gastrinsekretion deutlich gesteigert und weist Anstiege um mehr als 100%, trotz erhöhter basaler Gastrinwerte auf. Ursache ist wahrscheinlich eine gestörte Regulation der antralen Gastrin-Freisetzung, unter Umständen handelt es sich um eine diffuse Autonomie der antralen G-Zellen. Nach Antrumektomie sind die Gastrinwerte wieder im Referenzbereich.
Zurückbelassener Antrumschleimhautrest in der zuführenden Schlinge bei Billroth-II-Magen (excluded antrum)	Anastomosengeschwüre und Ulzera peptica jejuni können bei B-II-operierten Patienten auf ein excluded antrum hindeuten, wenn ein pathologischer Gastrinwert vorliegt. Differentialdiagnostische Abgrenzung gegenüber dem Gastrinom: Nach Provokation mit Sekretin ist kein Anstieg des Serum-Gastrins nachweisbar.
Ulcus duodeni, Benigne Magenausgangsstenose	Der Serumgastrinwert kann bei diesen Erkrankungen vereinzelt Werte über 100 pg/ml (50 pmol/l; eigener Referenzbereich $<$ 60 pg/ml) erreichen.
Chronisch atrophische Gastritis	Der Serumgastrinwert ist mit oder ohne Vorliegen einer perniziösen Anämie deutlich bis stark erhöht. Die Magensekretionsanalyse zeigt eine Achlorhydrie (oder ausgeprägte Hypochlorhydrie).
Vagotomie	Der Gastrinwert ist nach Vagotomie normal oder leicht erhöht (selten über das Zweifache des oberen Referenzbereiches). Bei Rezidivulzera nach Vagotomie mit Hypergastrinämie und normaler Säuresekretion differentialdiagnostische Abgrenzung zum ZES durch Sekretintest.

Hinweise und Störungen

Referenzbereich: Es liegen bisher viele Gastrin-Antisera ohne einheitliche Spezifität vor; entsprechend sind die Referenzbereiche in den verschiedenen Laboratorien unterschiedlich, der obere Referenzbereich liegt jedoch meist zwischen 20 und 100 pmol/l (40 bis 200 pg/ml).

Blutentnahme: Morgens beim nüchternen Patienten.

Medikamente: Calcium-haltige Antazida 24 Std. vor Blutentnahme absetzen.

Bestimmungsmethode: Hämolyse stört.

Stabilität: Bei Raumtemperatur ist Gastrin im Serum über mehrere Tage stabil, daher ist ein Versand mit Eilpost ohne Trockeneis möglich.

Pathophysiologie

Gastrin ist ein Polypeptidhormon und kommt im Serum in verschiedenen molekularen Formen vor /[5]/. Folgende Gastrine werden unterschieden: G-4 (Tetragastrin), G-13, G-17, G-34, »Component I«. Im Nüchternserum ist G-34 mengenmäßig am stärksten vertreten.

Bildungssorte des Gastrins sind vor allem die Schleimhaut von Antrum, Duodenum und proximalem Jejunum.

Die Freisetzung des Hormons wird durch die Nahrungsaufnahme induziert. Es kommt dabei zu einem Anstieg auf Werte, die mehr als 100% über den Nüchternwerten liegen. Die Hauptwirkung des Gastrins besteht in der Stimulierung der Parietalzellen des Magencorpus zur Säureproduktion. Nach erfolgter Ansäuerung des Speisebreis wird die Gastrinfreisetzung durch die Anwesenheit von Salzsäure im Antrum über einen Rückkopplungsmechanismus gehemmt.

Bei der antralen G-Zell-Überfunktion (»Pseudo-Zollinger-Ellison-Syndrom«) ist dieser Feedback-Mechanismus gestört, u. U. ist die Gastrinsekretion auf eine diffuse Autonomie der G-Zellen zurückzuführen. Dagegen bilden beim Zollinger-Ellison-Syndrom Tumoren, die überwiegend im Pankreas, Duodenum und Magen lokalisiert sind, autonom Gastrin. Aufgrund der Hypergastrinämie liegt eine Dauerstimulation der Parietalzellen mit massiver Hypersekretion und Ausbildung rezidivierender Ulzera vor.

Literatur

1. *Mayer, G., R. Arnold, G. Feuerle, K. Fuchs, H. Ketterer, N. S. Track, W. Creutzfeldt:* Scand. J. Gastroent. *9:* 703 (1974). Influence of feeding and sham feeding upon serum gastrin and gastric acid secretion in control subjects and duodenal ulcer patients.
2. *Stadil, F., J. F. Rehfeld:* Scand. J. Gastroent. 8:101 (1973). Determination of gastrin in serum.
3. *Arnold, R., K. Fuchs, R. Siewert, H. J. Peiper, W. Creutzfeldt:* Deutsch. Med. Wschr. *99:* 607 (1974). Zur Morphologie, Klinik, Diagnostik und Therapie des Zollinger-Ellison-Syndroms.
4. *Friesen, S. R., T. Tomita:* Ann. Surg. *194:* 481 (1981). Pseudo-Zollinger-Ellison syndrome: hypergastrinemia, hyperchlorhydria without tumor.
5. *Walsh, J. H., M. I. Grossmann:* New Engl. J. Med. *292:* 1234 (1975). Gastrin.

Darm

Einleitung

Labordiagnostische Untersuchungen haben, vorwiegend in Form von Funktionstests, eine Wertigkeit zur Erkennung von Erkrankungen des Dünn- und Dickdarms.

Dünndarmerkrankungen lassen sich in 3 Krankheitsgruppen gliedern

— Globale Malabsorption, Hauptvertreter ist die einheimische Sprue.
— Isolierte Zuckermalabsorption, Prototyp ist der Laktasemangel.
— Bevorzugte Funktionsstörung des spezifischen Resorptionsortes für Vitamin B_{12} und der Gallensäuren im Ileum beim Morbus Crohn.

Funktionelle Untersuchungen zur Diagnostik und Differenzierung dieser Krankheitsgruppen sind:

Fettausscheidung im Stuhl
D-Xylose-Test
Laktosetoleranz-Test
^{14}C-Glykocholat-Atemtest
Vitamin-A-Test
Vitamin B_{12}-Bestimmung im Serum
Vitamin B_{12}-Resorptionstest (Schillingtest)

Im Spektrum diagnostischer Methoden bei Dickdarmerkrankungen haben sich folgende Laboruntersuchungen bewährt

— Test auf okkultes Blut im Stuhl, als Suchtest auf kolorektale Karzinome.
— Carcinoembryonales Antigen (CEA), als ergänzender diagnostischer Test im Rahmen der Erstdiagnose und Überwachung von Kolon-Rektum-Karzinomen.

Fettausscheidung im Stuhl

Indikation

Verdacht auf Malabsorption und Maldigestion.

Bestimmungsmethode

Verfahren nach *van de Kamer* /1/

Bei dieser Methode werden quantitativ freie Fettsäuren sowie Fettsäureester bestimmt. Eine eingewogene Stuhlmenge wird mit äthanolischer KOH verseift, wobei nach einem 20minütigen Kochvorgang mit 25% HCl unter dem Rückflußerhitzer Fettsäuren freigesetzt werden. Die Zugabe von Äthanol und Petroleumbenzin führt zu einer Trennung beider Schichten mit den Fettsäuren in der Petroleumbenzinschicht. Diese Fettsäuren werden anschließend mit NaOH und Thymolblau als Indikator titriert. Unter Berücksichtigung der verbrauchten Menge NaOH sowie der eingesetzten Stuhlmenge und der Tagesstuhlmenge wird der tägliche Stuhlfettgehalt errechnet.

Testablauf: Stuhl wird über 72 Std. gesammelt in drei Fraktionen über je 24 Std. Es sollte während der Sammelperiode eine Mindestfettmenge von etwa 70 g/Tag durch die Nahrung zugeführt werden.

Pankreasenzympräparate sollen mindestens 24 Std. vor der Sammlung abgesetzt werden.

Beurteilungskriterium: Tägliche durchschnittliche Stuhlfettmenge.

Untersuchungsmaterial

Abgewogene Stuhlmenge von 3 aufeinanderfolgenden 24 Std.-Sammlungen.

Referenzbereich /[10]/

Fettsäureausscheidung bis 7 g/Tag

Bewertung

Die quantitative Stuhlfettanalyse dient als Screening-Test bei Verdacht auf eine Maldigestion bzw. Malabsorption. Zur Differenzierung sind aufwendigere Tests wie der Sekretin-Pankreozymin-Test (SPT), NBT-PABA-Test und Pankreolauryl-Test bzw. der Xylose-Test (Absorptionsfunktion des Darmes) notwendig.

Steatorrhoe bei gleichzeitig normalem D-Xylose-Test deutet auf eine pankreasbedingte Maldigestion hin (schwere Pankreasinsuffizienz). Dann sollten ein SPT bzw. die indirekten sensitiveren Pankreasfunktionstests durchgeführt werden.

Beim gleichzeitigen Vorliegen von Steatorrhoe und eingeschränktem D-Xylose-Test muß an eine Malabsorption durch darmspezifische Affektionen gedacht werden (z. B. ausgedehnter M. Crohn, Sprue).

Erkrankungen, die eine erhöhte Stuhlfettausscheidung verursachen /[2–4]/

Erkrankung	Beurteilung
Maldigestion, z. B. bei chron. Pankreatitis	Die vermehrte Fettsäureausscheidung im Stuhl tritt bei chron. Pankreatitis erst im Spätstadium auf, und zwar dann, wenn über 75% der exokrin-sekretorischen Funktionsleistung des Organs ausgefallen sind. Bei röntgenol. Nachweis von Pankreasverkalkungen besteht in einem hohen Prozentsatz der Fälle eine pathologische Fettsäureausscheidung. Der Sekretin-Pankreozymin-Test ist immer pathologisch, der Evokationstest mit Sekretin und Pankreozymin überwiegend normal.
Leberparenchymschädigung, Gallengangsverschluß, Überwucherung des Dünndarms mit Dickdarmflora, Erkrankungen des Ileums mit verminderter Gallensäurerückresorption	Diese Erkrankungen führen zu einer Verminderung der Konzentration an konjugierten Gallensäuren im Dünndarmlumen. Während es bei schweren Hepatitiden und Gallengangsverschluß allgemein nur zu leichteren Steatorrhoen kommt (weniger als 20 g Stuhlfett/24 Std.), können schwere Formen bei Überwucherung des Dünndarms mit Bakterien der Bacteroidesgruppe auftreten. Dies ist auch der Fall bei enteralem Gallensäureverlust aufgrund einer Erkrankung des Ileums (Verminderung des Gallensäurepools).
Akute Diarrhöe, Karzinoidsyndrom	Aufgrund beschleunigter Darmperistaltik ist die intraluminelle Verweilzeit für die Digestion und Absorption der Nahrungsbestandteile zu kurz. Es treten gewöhnlich Steatorrhöen mit weniger als 20 g Stuhlfett/24 Std. auf.
Malabsorption, z. B. bei: Einheim. und trop. Sprue, Enteritis regionalis, Intes-	Unter den klinisch-chemischen Nachweismethoden zur Diagnose einer generalisierten Malabsorption hat die Fettsäureausscheidung als direkter Funktionstest den größten

Erkrankungen, die eine erhöhte Stuhlfettausscheidung verursachen (Fortsetzung)

Erkrankung	Beurteilung
tinalen Lymphomen mit Lymphangieektasie, Morbus Whipple, Amyloidose, Sklerodermie, Dermatitis herpetiformis, Nahrungsmittelallergie	diagnostischen Wert. Die Diagnose ist weitgehend gesichert, wenn der D-Xylose-Test ebenfalls pathologisch ist. Die einheimische Sprue ist die häufigste Ursache der generalisierten Malabsorption. Isolierte Absorptionsstörungen, z. B. Disaccharidasemangel, gehen nicht mit pathologischer Fettsäureausscheidung einher.

Hinweise und Störungen

Ursachen falscher Ergebnisse: Sammelfehler (sehr häufig); wäßrige Stühle; wird ein Mindestnahrungsfettgehalt von 70 g/Tag unterschritten, können selbst bei schwerer Pankreasinsuffizienz falsch negative Ergebnisse erzielt werden.

Bestimmungsmethode: Das Verfahren nach *van de Kamer* erfaßt nur 60 bis 70% des Gesamtfettgehaltes des Stuhles.

Pathophysiologie

Die tägliche Stuhlfettausscheidung ist beim Gesunden unabhängig von der Nahrungsfettmenge ziemlich konstant, und selbst bei völligem Entzug von Nahrungsfett beträgt die tägliche Stuhlfettmenge etwa 3 g (Bakterienzerfall im Darm, Zellregeneration). Eine pathologisch erhöhte tägliche Stuhlfettmenge liegt bei der Maldigestion bzw. der Malabsorption vor. Ursachen der Maldigestion sind

— Exokrine Pankreasinsuffizienz.
— Gallensäuremangel.

Bedingt durch den Lipasemangel bei der exokrinen Pankreasinsuffizienz können die Nahrungsfette nicht mehr suffizient hydrolisiert werden und geraten somit in größerer Menge in den Stuhl in ungespaltener Form.

Ein Gallensäuremangel kann dann auftreten, wenn entweder bei Überbesiedlung des Dünndarms mit Bakterien der Bacteroides-Gruppe (*afferent-loop*-Syndrom, *blind-loop*-Syndrom, Strikturen des Dünndarms) die konjugierten Gallensäuren durch diese Bakterien in verstärktem Maße hydrolysiert werden oder wenn bei Ileumdysfunktion die Rückresorption der Gallensäuren im terminalen Ileum gestört ist. Der in beiden Fällen resultierende Gallensäuremangel bewirkt eine nur noch ungenügende Emulgierung der Nahrungsfette und damit eine Steatorrhoe.

Bei der Malabsorption entsteht eine Steatorrhoe durch Einschränkung der Absorptionsfähigkeit des Dünndarmes. Ursache ist eine Dünndarmerkrankung, z. B. die Sprue, mit histologisch nachweisbarer Veränderung der Darmschleimhaut (Zottenatrophie bei Sprue).

Literatur

1. *van de Kamer, J. H., H. ten Bokkel Heunik, H. A. Weyers:* J. Biol. Chem. *177:* 347 (1949). Rapid method for the determination of fat in faeces.
2. *Caspary, W. F.:* Diagnostik *6:* 1 (1973). Belastungstests in der Gastroenterologie.
3. *Menge, H., H. Gottesbüren, E.O. Riecken:* Dtsch. Med. Wschr. *98:* 2397 (1973). Zum diagnostischen Aussagewert von segmentaler Perfusionsmethode, Fettbilanz und indirekten Dünndarmfunktionstests.
4. *Sommer, H., H. Kasper, A. E. Chimombe:* Verh. Dtsch. Ges. Inn. Med. *80:* 548 (1974). Zur Frage der Wertigkeit von Evokationstest, Chymotrypsin- und Fettbestimmung im Stuhl bei der Pankreasdiagnostik.

Vitamin-A-Test

Ähnlich wie die quantitative Stuhlfettbestimmung zeigt der Vitamin-A-Test beim pathologischen Ergebnis eine Malabsorption bzw. eine Maldigestion (Pankreasinsuffizienz) an. Er ist jedoch weniger empfindlich als die vorstehend angegebene Stuhluntersuchung.

Indikation

Verdacht auf Malabsorptionssyndrom.

Testablauf

Prinzip: Mit dem Vitamin-A-Test wird die intestinale Fettabsorption geprüft, da dieses fettlösliche Vitamin ähnlich den Nahrungsfetten von Pankreasenzymen hydrolysiert und dann absorbiert wird. Die Vitamin-A-Konzentration im Serum nach oraler Einnahme des Vitamin A gilt als Maß für die Digestion und Absorption der Fette.

Durchführung: Nüchtern-Blutentnahme von 5 ml als Basiswert. Anschließend werden 600.000 IE Vitamin A als Testdosis auf ein Brot verteilt und dem Patienten verabreicht. Nochmalige Blutentnahme von je 5 ml Blut nach 3, nach 5 und 7 Std.

Bestimmungsmethoden

Spektralphotometrie /[1]/ oder Farbreaktions-Methode /[2]/

Beurteilungskriterium: Der maximale Vitamin-A-Konzentrationsanstieg im Serum gilt als Maß für die Digestion und Absorption von Fetten.

Untersuchungsmaterial

Serum 2 ml je Abnahmezeit

Referenzbereiche

Nüchternserum /[2]/	40 – 67 µg/dl (1.40 – 2.34 µmol/l)	
Nach Vitamin A-Testdosis /[3]/	Anstieg um mehr als 500µg/dl (17.5µmol/l)	

Umrechnung in Stoffmengenkonzentration: µg/dl × 0.03491 = µmol/l

Bewertung

Ein Malabsorptionssyndrom bewirkt einen maximalen Vitamin-A-Anstieg unter 500 µg/dl. Dabei kann entweder eine Maldigestion bei Pankreasinsuffizienz oder eine Malabsorption, z. B. bei ausgedehnten Dünndarmerkrankungen, Ursache sein. Es muß aber berücksichtigt werden, daß dieser Test eine funktionelle Untersuchung ist und auch von anderen Faktoren beeinflußt wird wie Magenmotilität und -entleerung, Nahrungszusammensetzung sowie Vitamin-A-Elimination aus dem Blut.

Erkrankungen, die einen pathologischen Ausfall des Vitamin-A-Tests verursachen /[3, 4]/

Erkrankungen	Beurteilung
Malabsorption z. B. Einheim. Sprue, Morbus Crohn (ausge-	Der Vitamin-A-Test hat zur Diagnose der generalisierten Malabsorption eine gute Empfindlichkeit und ist relativ verläßlich. Im Vergleich zur Stuhlfettausscheidung Grenz-

Erkrankungen, die einen pathologischen Ausfall des Vitamin-A-Tests verursachen (Fortsetzung)

Erkrankungen	Beurteilung
dehnte Fälle) Morbus Whipple	wert 7 g Fettausscheidung pro Tag) ist er in nahezu allen Fällen mit Steatorrhoe pathologisch /3/. Weitere Untersuchungen, die für eine generalisierte Malabsorption sprechen, sind ein pathologischer D-Xylose-Test und entsprechende schleimhautbioptische Befunde. Bei der in der Mehrzahl der Fälle vorliegenden einheim. Sprue ist eine Sicherung der Diagnose bei gegebener Befundkonstellation nur durch den Glutenauslaßversuch mit nachfolgender Reexposition möglich.
Maldigestion, z. B. chron. Pankreatitis	Bei chronischen Pankreatitiden ist der Vitamin-A-Test erst dann pathologisch, wenn auch eine vermehrte Stuhlfettausscheidung vorliegt. Nach *Kasper* fällt er bei einer mittleren täglichen Stuhlfettausscheidung von 20 g nahezu immer pathologisch aus, jedoch bei Stuhlfettwerten von 8 bis 20 g nur in etwa 40% der Fälle. Differentialdiagnostisch weist ein pathologischer Vitamin-A-Test bei normaler D-Xylose-Belastung auf eine chron. Pankreatitis hin.

Hinweise und Störungen

Testdurchführung: Da nüchterne Patienten nur einen geringen Vitamin-A-Anstieg im Serum zeigen, sollte der Test mit einem Testmahl durchgeführt werden.

Stabilität: Vitamin A ist bei 4 °C und dunkel aufbewahrt bis zu 6 Tagen, bei Raumtemperatur bis zu 3 Tagen stabil im Serum.

Pathophysiologie

Beim Malabsorptionssyndrom kann einmal eine Maldigestion vorliegen, nämlich eine Störung der intraluminellen Verdauung, z. B. bei exokriner Pankreasinsuffizienz, oder eine Malabsorption, also eine mangelnde Absorption von Nahrungsbestandteilen, wie sie bei chronischen Dünndarmerkrankungen zu beobachten ist. Vitamin A liegt als Ester langkettiger Fettsäuren, im Nahrungsfett gelöst vor. Ähnlich wie Fette wird es von Pankreasenzymen hydrolysiert und in Vitamin-A-Alkohol umgewandelt. Nach Absorption wird es in den Mukosazellen reverestert und über Chylomikronen abtransportiert. Im Plasma liegt es in Lipoproteinbindung (retinolbindendes Protein) vor.

Der Vitamin-A-Test fällt bei der exokrinen Pankreasinsuffizienz pathologisch aus, da die Enzyme zur Hydrolyse und Umwandlung in Vitamin-A-Alkohol fehlen. Mit einem pathologischen Ergebnis dieses Tests muß ebenfalls bei Reduzierung der absorptionsfähigen Mukosa gerechnet werden, da hier nicht genügend Vitamin-A-Alkohol absorbiert werden kann.

Literatur

1. *Bessey, O. A., O. H. Lowry, M. J. Brock, J. A. Lopez:* J. Biol. Chem. *166:* 177 (1946). The determination of vitamin A and caroten in small quantities of blood serum.
2. *Neeld, J. B., W. N. Pearson:* J. Nutr. *79:* 454 (1963). Macro- and micromethods for the determination of vitamin A using trifluoroacetic acid.
3. *Kasper, H., R. Hosbach:* Dtsch. Med. Wschr. *99:* 354 (1974). Der diagnostische Wert des Vitamin-A-Toleranztestes bei Maldigestion und Malabsorption.
4. *Menge, H., H. Gottesbüren, E. O. Riecken:* Dtsch. Med. Wschr. *92:* 2397 (1973). Zum diagnostischen Aussagewert von segmentaler Perfusionsmethode, Fettbilanz und indirekten Dünndarmfunktionstests.

D-Xylose-Test

Indikation

Malabsorptionssyndrom.
Verdacht auf Störungen der funktionellen Integrität des oberen Dünndarms.

Bestimmungsmethode

Prinzip: Oral verabreichte D-Xylose wird im proximalen Dünndarm aktiv resorbiert; ein Teil der resorbierten Aldopentose unterliegt dem Intermediärstoffwechsel, etwa die Hälfte der resorbierten Substanz wird renal ausgeschieden. Die im 5-Std.-Sammelurin nachweisbare D-Xylose-Menge ist abhängig von der intestinalen Resorptionskapazität für Kohlenhydrate, d. h., mit dem D-Xylose-Test wird überwiegend die funktionelle Integrität des Duodenums und Jejunums geprüft. Erkrankungen, die zu einer Einschränkung der resorptiven intestinalen Oberfläche des proximalen Dünndarms führen, weisen eine pathologisch erniedrigte D-Xylose-Ausscheidung im Urin sowie erniedrigte Serum D-Xylose-Konzentrationen (1 und 2 Std.-Wert) auf.

Durchführung: Nach Blasenentleerung trinkt der nüchterne Patient 25 g D-Xylose in 300 ml Wasser oder schwachem Tee. Weitere 300 ml Wasser/Tee werden zur Sicherstellung einer ausreichenden Diurese nachgetrunken. Der 5stündige Sammelharn nach Testbeginn ist vollständig zu asservieren; venöse Blutentnahme (5 ml) nach 1 und 2 Std.

Das Gesamtvolumen des 5 Std.-Sammelurins ist zu bestimmen; bei einer Menge unter 500 ml wird der Urin 1: 50 verdünnt, sonst 1: 25 (Aqua bidest.). Quantitativ wird die D-Xylose-Konzentration photometrisch mit der p-Brom-Anilin-Methode /[1]/ bestimmt. Serum wird für die Analyse nach *Somogyi* enteiweißt und anschließend filtriert.

Bewertungskriterien: Quantitative D-Xyloseausscheidung im 5 Std.-Sammelurin, D-Xylosekonzentration im Serum /[2-5]/.

Untersuchungsmaterial

5 Std.-Sammelurin (Zusatz von 5 ml Thymol 10% in Isopropanol)
Serum 1 ml

Referenzbereiche /[6]/

Urin	> 4 g/5 Std. (26.6 mmol/5 Std.) ≙ > 16%
1 Std.-Serumkonzentration	> 30 mg/dl (2.0 mmol/l)
2 Std.-Serumkonzentration	> 30 mg/dl (2.0 mmol/l)

Umrechnung in Stoffmengenkonzentration: mmol = g × 6.66
mmol/l = mg/dl × 0.0666

Bewertung

Der D-Xylose-Test ist die wichtigste Methode zur Erfassung einer Kohlenhydrat-Resorptionsstörung im proximalen Dünndarm. Der Test prüft die Resorptionskapazität des Dünndarms für Monosaccharide. Eine verminderte D-Xylose-Ausscheidung im Urin und eine erniedrigte 2 Std.-D-Xylose-Konzentration im Serum sprechen für eine Erkrankung des Duodenums/Jejunums. Die Urin-D-Xylose-Ausscheidung erlaubt eine schärfere Diskrimination als die Serum-D-Xylose-Bestimmung; der Serum-D-Xylose-Test ergibt jedoch auch dann noch eine Aussage, wenn unvollständige Urinsammlung oder eine der u. g. Störungsmöglichkeiten die Aussagefähigkeit der Urinanalyse einschränken. Der D-Xylose-Test stellt vor der aufwendigeren Pankreasfunktionsdiagnostik und Dünndarmbiopsie in Kombination mit der quantitativen Stuhlfettbestimmung die wesentliche differentialdiagnostische Entscheidungshilfe zur ätiologischen Abgrenzung enteral verursachter Malabsorption von pankreatogener Malassimilation (Maldigestion) dar.

Die isolierte Verminderung einzelner Disaccharidasen-Aktivitäten der Bürstensaummembran (primäre Formen der Kohlenhydratintoleranz) wie der Laktase- oder Saccharase-Isomaltase-Mangel wird durch den D-Xylose-Test nicht erfaßt. Eine Malabsorption infolge pathologischer Veränderungen der unteren Dünndarmabschnitte kann durch eine normale D-Xylose-Ausscheidung nicht ausgeschlossen werden.

Gastrointestinale Erkrankungen/Veränderungen mit verminderter D-Xylose-Ausscheidung [7, 8, 9]

Erkrankung	**Beurteilung**
Einheimische Sprue (Zöliakie), Tropische Sprue, Amyloidose, Dünndarmresektion/Bypassoperation, intestinales Lymphom, Sklerodermie, Strahlenenteritis, Malabsorption bei Mukosaschädigungen durch Pharmaka (z. B. Neomycin), M. Whipple, Dermatitis herpetiformis, Karzinoid-Syndrom, Zollinger-Ellison-Syndrom	Eine verminderte D-Xyloseausscheidung weist beim Vorliegen einer Steatorrhoe auf enterale Ursachen einer (globalen) Malassimilation hin (Malabsorptionssyndrom); als häufigste Ursache ist die einheimische Sprue zu nennen. Differentialdiagnostisch sind darüber hinaus die anderen aufgeführten (selteneren) Erkrankungen zu berücksichtigen. In einigen Fällen ist nicht bekannt, ob ein pathol. D-Xylose-Test als Artefakt zu bewerten ist oder eine pathophysiologische Folge der Grunderkrankung darstellt (z. B. Zollinger-Ellison-Syndrom, Karzinoid-Syndrom). Die diagnostische Sensitivität des D-Xylose-Tests beträgt bei einheimischer Sprue nach einer größeren Sammelstatistik 94%, bei trop. Sprue liegt in 96% ein pathol. D-Xylose-Test vor.

Gastrointestinale Erkrankungen mit normaler D-Xylose-Ausscheidung

Erkrankung	**Beurteilung**
Chron. Pankreatitis, Ileumresektion, Morbus Crohn	Normale D-Xylose-Ausscheidung weist beim Vorliegen einer Steatorrhoe auf eine eingeschränkte exokrine Pankreasfunktion oder ein dekompensiertes Gallensäure-Verlustsyndrom bei Ileum-Erkrankung/-Resektion hin (z. B. M. Crohn). Demgegenüber kann eine Enteritis regionalis Crohn proximaler Darmabschnitte (Duodenum/Jejunum) mit verminderter D-Xylose-Ausscheidung im Urin einhergehen.
Primäre Kohlenhydratintoleranz, z. B. isolierter Laktasemangel	Es handelt sich um isolierte Enzymdefekte der zum Lumen gerichteten Bürstensaummembran ohne Störungen der mukosalen Integrität und Resorptionskapazität; der D-Xylose-Test ist daher normal.
Intestinale Lymphangiektasie (M. Waldmann); A-β-Lipoproteinämie (Bassen-Kornzweig-Syndrom)	Beide Erkrankungen sind sehr selten; sie führen zu Störungen der intestinalen Fettresorption. Der D-Xylose-Test fällt meist normal aus.

D-Xylose-Test als Verlaufsparameter

 Bei einheimischer Sprue nimmt die D-Xylose-Ausscheidung unter der Therapie mit

Gluten-freier Diät und Corticosteroiden zu, eine völlige Normalisierung wird jedoch bei Erwachsenen nicht immer erreicht. Bei Patienten mit tropischer Sprue kommt es häufig trotz klinischer Besserung der Symptomatik auch nach jahrelanger Behandlung nicht zur Normalisierung des D-Xylose-Tests.

Hinweise und Störungen

Testdurchführung: Als gelegentliche Nebenerscheinungen des 25 g D-Xylose-Tests können Symptome der Kohlenhydratintoleranz wie Blähungen, Diarrhoe und Flatulenz sowie Nausea auftreten. Daher wird von einigen Autoren die Verwendung eines 5 g D-Xylose-Tests bevorzugt. Mit der 5 g-Dosis wird jedoch keine ausreichende Belastungsprüfung des Dünndarmes erreicht, entsprechend ist die Sensitivität des 5 g D-Xylose-Tests geringer. Darüberhinaus ist mit einer größeren Störanfälligkeit bei bakterieller Dünndarmbesiedlung und Magenentleerungsstörungen zu rechnen.

Altersabhängigkeit: Über eine Abnahme der D-Xylose-Ausscheidung im Alter existieren kontroverse Ergebnisse. Eine verminderte Urin-D-Xylose-Ausscheidung im Alter ist bei normalem Serum-D-Xylose-Wert nach 1 bis 2 Std. im allgemeinen Ausdruck einer eingeschränkten Nierenfunktion.

D-Xylose-Test bei Kindern: In der Pädiatrie werden D-Xylose-Bestimmungen im Serum wegen der Schwierigkeiten adäquater Uringewinnung bevorzugt. Es existieren zahlreiche Modifizierungen des Tests.

Nach *Rolles* für Kinder von 4 bis 30 kg Körpergewicht /[10]/:
5 g D-Xylose als Standarddosis in 100 bis 200 ml Wasser,
Venöse Blutentnahme (1 ml) nach 1 Std.,
Referenzwerte: Über 20 mg/dl (1.33 mmol/l).

Nach *Buts* werden 14.5 g D-Xylose (10%ige Lösung)/m^2 Körperoberfläche gegeben /[11]/.

Referenzwerte: Über 25 mg/dl (1.67 mmol/l) nach 1 Std.

Fehler im Testablauf, die eine verminderte D-Xylose-Ausscheidung ergeben: Unvollständiges Urinsammeln (sehr häufig), inkomplette Blasenentleerung (Restharn), Erbrechen, Nahrungsaufnahme während des Tests.

Erkrankungen/Störungen, die bei intakter intestinaler Resorptionskapazität eine verminderte D-Xylose-Ausscheidung verursachen: Niereninsuffizienz, Aszites, ungenügende Hydratation, vermindertes effektives Zirkulationsvolumen, Aspirin-Medikation, Hypothyreose, perniziöse Anämie, bakterielle Überbesiedlung des Dünndarms, Magen-Sturzentleerung, extreme Entleerungsverzögerung /[12]/.

Eine pathologische Urin-D-Xylose-Ausscheidung bei den genannten Voraussetzungen gibt keinen Anhalt für eine intestinale Resorptionsstörung, wenn die Serum-D-Xylose-Konzentration normal ist. Beide Parameter können dagegen durch bakterielle Überbesiedlung des Dünndarms falsch-pathologisch ausfallen. Die Normalisierung eines pathologischen D-Xylose-Tests nach Antibiotikabehandlung kann als indirekter Hinweis für eine bakterielle Überwucherung des proximalen Dünndarms dienen /[13]/, wenn aussagefähigere Tests nicht zur Verfügung stehen.

Bei chron. Alkoholikern vermindert akute Alkoholzugabe die Urin-D-Xylose-Ausscheidung, chron. Alkoholzufuhr führt bei adäquater Ernährung zu einer Steigerung der D-Xylose-Resorption.

Phenformin und Indometacin hemmen die intestinale Resorption von D-Xylose. Eine Leberzirrhose führt praktisch nur im Zusammenhang mit Aszites zu einer pathologischen D-Xylose-Ausscheidung (Anstieg nach Ausschwemmen des Aszites); nach einer Shunt-Operation aufgrund portaler Hypertension wird ebenfalls ein Anstieg der Urin-D-Xylose-Ausscheidung beobachtet. Nach *Drube* /6/ führt Cholestase zu verminderten D-Xylose-Werten im Urin und Serum.

Stabilität:	Harn-D-Xylose	24 Std. bei 4 °C ohne Zusätze 48 Std. bei Raumtemperatur mit Thymol-Isopropanol-Zusatz
	Serum-D-Xylose	3 Tage bei 4 °C

Eine Aufbewahrung der Proben bei —16 °C ist über Wochen möglich.

Pathophysiologie /9, 14/

Die intestinale Resorption von D-Xylose wird durch einen aktiven Transportmechanismus, möglicherweise über den gleichen Carrier wie die Hexosen Glucose und Galaktose, aber mit sehr geringer Substrataffinität vermittelt. Von 25 g oral zugeführter D-Xylose werden beim Gesunden nur etwa 58% enteral resorbiert, davon 90% in den proximal gelegenen 100 cm Dünndarm. 42 bis 60 % der enteral resorbierten D-Xylose erscheinen unverändert im 24 Std.-Sammelurin (etwa 5.5 bis 7.8 g entsprechend). Der überwiegende Teil davon findet sich bereits nach 5 Std. im Urin. Die höchste D-Xylose-Konzentration im Serum wird nach 1 bis 2 Std. gemessen.

Der D-Xylose-Test ist ein sensitiver Funktionstest des proximalen Dünndarms; praktisch-diagnostische Konsequenz eines pathologischen D-Xylose-Tests ist die Dünndarmbiopsie (Morphologie/Enzymanalyse), die in einem Teil der Fälle zur ätiologischen Klärung des Malabsorptionssyndroms beiträgt. Bei pathologischer Stuhlfettausscheidung, pathologischem D-Xylose-Test und unauffälliger Zottenmorphologie ist an eine bakterielle Dünndarmüberbesiedlung zu denken. Ein normaler D-Xylose-Test schließt eine intestinal verursachte Malabsorption nicht aus; die Erkrankung ist dann jedoch am ehesten durch Veränderungen des distalen Dünndarms (z. B. Ileumdysfunktion bei M. Crohn, Strahlenenteritis) bedingt. Beim Vorliegen einer Steatorrhoe gibt ein normaler D-Xylose-Test in Verbindung mit unauffälligen Befunden bei der Magen-Darm-Passage Veranlassung zur Pankreasfunktionsdiagnostik.

Literatur

1. *Roe, J. H., E. W. Rice:* J. Biol. Chem. *173:* 507 (1948). A photometric method for the determination of free pentoses in animal tissues.
2. *Benson, J. A., P. J. Culver, S. Ragland* et al.: New Engl. J.Med. *256:* 335 (1957). The D-Xylose absorption test in malabsorption syndromes.
3. *Losowsky, M. S., B. E. Walker, J. Kelleher:* Malabsorption in clinical practice. Churchill Livingstone, Edinburgh (1974).
4. *Müller, B.:* Der Xylose-Test. In: *Engelhardt, A., H. Lommel,* Malabsorption, Maldigestion. Verlag Chemie, Weinheim (1975).
5. *Finlay, J. M., J. Hogarth, K. J. R. Wightman:* Ann. Intern. Med. *61:* 441 (1964). A clinical evaluation of the D-Xylose tolerance test.
6. *Drube, H. C.:* Münch. Med. Wschr. *105:* 254 (1963). Der D-Xylosetoleranztest bei gastrointestinalen Krankheiten.
7. *Caspary, W. F.:* Gastroenterology *63:* 531 (1972). On the mechanism of D-Xylose absorption from the intestine.
8. *Fordtran, J. S., K. H. Soergel, F. J. Ingelfinger:* N. Engl. J. Med. *267:* 274 (1962). Intestinal absorption of D-Xylose in man.
9. *Wilson, F. A., J. M. Dietschy:* Gastroenterology *61:* 911 (1971). Differential diagnostic approach to clinical problems of malabsorption.
10. *Rolles, C. J., M. J. Kendall, S. Nutter, C. M. Anderson:* Lancet *2:* 1043 (1973). One-hour blood-xylose screening-test for coeliac disease in infants and young children.
11. *Buts, J.-P., C. L. Morin, C. C. Roy* et al.: J. Pediat. *90:* 729 (1978). One-hour blood xylose test: A reliable index of small bowel function.

12. *Kendall, M. J., S. Nutter, C. F. Hawkins:* Brit. Med. J. *1:* 533 (1971). Xylose test: Effect of aspirin and indomethacin.
13. *Goldstein, F., S. Karacadac, C. W. Wirts, O. D. Kowlessar:* Gastroenterology *59:* 380 (1970). Intraluminal small-intestinal utilisation of d-xylose by bacteria.
14. *Wyngaarden, J. B., S. Segal, J. B. Foley:* J. Clin. Invest. *36:* 1395 (1957). Physiological disposition and metabolic fate of infused pentoses in man.

Laktosetoleranz-Test

Indikation

Verdacht auf primären oder sekundären Laktasemangel.

Verdacht auf Laktosemalabsorption anderer Genese.

Meterorismus, Durchfall und Flatulenz nach Ernährung mit Milch und Milchprodukten lassen unmittelbar an eine Laktosemalabsorption denken. Häufig ist jedoch ein Zusammenhang mit der Ernährung für Arzt und Patient weniger augenfällig.

Die Diagnose eines irritablen Kolon-Syndroms sollte beim Vorliegen o. g. Beschwerden nicht gestellt werden, ohne eine Laktosemalabsorption ausgeschlossen zu haben.

Bestimmungsmethoden

Folgende Methoden zur Erfassung einer Laktoseintoleranz bzw. eines Laktasemangels sind etabliert /[1, 2, 3]/

Laktosetoleranztest (50 g Laktose) mit Bestimmung der Blutglucose- oder Galaktosekonzentration

H_2-Atemtest (50 g Laktose)

Bestimmung der Laktaseaktivität in der Dünndarmschleimhaut (Dünndarmbiopsie)

$^{14}CO_2$-Atemtest nach Gabe von ^{14}C-Laktose

In der Regel wird im präklinischen Bereich die Durchführung eines Laktosetoleranztests (LTT) mit Bestimmung der Blutglucosekonzentration ausreichend sein.

Prinzip: Die Laktase der Dünndarmschleimhaut ist eine ß-Galaktosidase, deren in der Bürstensaummembran gelegene Fraktion die Spaltung von Laktose in die konstituierenden Monomere Glucose und Galaktose bewirkt. Die Monosaccharide werden aktiv resorbiert und führen zu einem Anstieg der Blutglucosekonzentration. Der geschwindigkeitsbestimmende Schritt bei der Assimilation von Laktose ist die hydrolytische Spaltung des Disaccharides. Bei verminderter Laktaseaktivität bleibt daher der Blutglucoseanstieg aus.

Durchführung: Nüchtern und nach oraler Gabe von 50 g Laktose in 400 ml Wasser werden venöse/kapilläre Blutentnahmen durchgeführt (0-, 30-, 60-, 90-, 120-min.) und die Blutglucosekonzentration bestimmt.

Bewertungskriterien: Anstieg der Blutglucose gegenüber dem Ausgangswert; klinische Symptomatik im Verlauf von 8 Std. nach Testbeginn (Blähungen, Bauchkrämpfe, Durchfall).

Untersuchungsmaterial

Venöses oder Kapillarblut 0.01 bis 1 ml

Referenzbereich /[1]/

Blutglucoseanstieg > 20 mg/dl (1.11 mmol/l) (kapillär: > 25 mg/dl = 1.39 mmol/l). Fehlen gastrointestinaler Symptomatik.

Bewertung

Bleibt nach Laktosebelastung ein normaler Anstieg der Blutglucosekonzentration aus und treten Blähungen und Durchfall auf, so liegt mit großer Wahrscheinlichkeit eine Laktosemalabsorption vor. Ursachen der Laktosemalabsorption können ein im Adoleszentenalter erworbener, jedoch genetisch determinierter, sog. primärer Laktasemangel (autosomal-dominant) sein (häufigste Form) oder ein sekundärer Laktasemangel als Folge intestinaler Mukosaschädigung. Bei normaler, temporär oder dauernd verminderter Laktaseaktivität kann eine symptomatische Laktosemalabsorption darüber hinaus im Zusammenhang mit anderen gastrointestinalen Erkrankungen auftreten, z. B. bei Ulkus duodeni, Magenresektion, Kolitis ulcerosa, M. Crohn, irritablem Kolon, infektiöser und unspezifischer Diarrhoe bei Erwachsenen, Lambliasis, Mukoviszidose und akuter Virushepatitis /[4]/.

Selten tritt eine Laktosemalabsorption bei unreifen Neugeborenen in Erscheinung (die Laktaseaktivität steigt kurz vor dem Gestationstermin beträchtlich an). Ein konnataler Laktasemangel, von dem zwei unterschiedliche Formen bekannt sind:
(I) ohne Laktosurie, autosomal-rezessiv vererbter Mangel an Bürstensaum-Laktase (sog. *Holzel*-Syndrom);
(II) mit Laktosurie, familiäre konnatale Laktoseintoleranz, wahrscheinlich ein Mangel an lysosomaler Laktase (sog. *Durand*-Syndrom);
stellt gleichfalls eine seltene Störung dar.

Populationen mit niedriger Prävalenz des Laktasemangels sind Europäer und hamitische Bevölkerungsgruppen im Niltal. Bei dem überwiegenden Teil der Weltbevölkerung besteht dagegen ein genetisch bedingter primärer Laktasemangel, der sich zwischen dem 2. und 15. Lebensjahr manifestiert; diese Personen haben im Säuglingsalter Milch toleriert. Analog sistiert die Laktaseaktivität bei den meisten Säugetierspezies nach Beendigung der Säugeperiode /[5]/.

Nach *Rotthauwe* haben 16% der deutschen Bevölkerung einen primären Laktasemangel /[6]/.

Erkrankungen, die einen pathologischen Ausfall des Laktosetoleranztests verursachen /[7-10]/

Erkrankung	**Beurteilung**
Sog. erworbene Laktose-Intoleranz des Erwachsenen (primärer, genetisch determinierter Laktasemangel)	Häufigste Ursache einer Laktosemalabsorption; bei phylogenetischer Betrachtung ein nativ-physiologischer Zustand. Erwachsene mit primärem Laktasemangel weisen keine nutritiven Mangelerscheinungen auf, so daß die in ihrer Schwere stark variierende klinische Symptomatik leicht als »funktionelle Beschwerden« mißgedeutet werden kann. Ein pathologischer LTT sollte Veranlassung zu einem diätetischen Auslaßversuch sein. Da es sich um einen selektiven Enzymdefekt handelt, ist die Aktivität anderer Disaccharidasen der Dünndarmschleimhaut nicht beeinträchtigt, die resorptive Funktion intakt (D-Xylose-Test, Test mit 25 g D-Glukose + 25 g D-Galaktose).

Erkrankungen, die einen pathologischen Ausfall des Laktosetoleranztests verursachen (Fortsetzung)

Erkrankung	**Beurteilung**
Sekundärer Laktasemangel Folge einer Störung der Mukosaintegrität, z. B. bei Zöliakie, tropischer Sprue, intestinalen Lymphomen, M. Whipple, genuiner intest. Lymphangiektasie, A-β-Lipoproteinämie, *blind-loop*-Syndrom, Strahlenenteritis, infektiösen/unspezifischen Diarrhoen im Kindesalter, Neomycin-, Colchizin-, Zytostatika-(Methotrexat) Behandlung	Häufig auch Verminderung anderer Hydrolasen der Dünndarmschleimhaut; die Laktase ist jedoch am empfindlichsten; eine Laktosemalabsorption begleitet daher häufig die aufgeführten intest. Erkrankungen. Die durch die Disaccharidmalabsorption bedingten Symptome bleiben häufig durch die Grundkrankheit unentdeckt. Die Laktosemalabsorption wird dabei durch den Verlauf der Grundkrankheit bestimmt, sie kann jedoch auch nach Restitution der Schleimhaut persistieren.
Laktosemalabsorption im Zusammenhang mit anderen gastroenterologischen Erkrankungen bzw. postoperativen Zuständen: Ulkus duodeni, Magenresektion, *short-bowel*-Syndrom, Kolitis ulcerosa, M. Crohn. irritables Kolon, infektiöse und unspezifische Diarrhoen des Erwachsenen, Zollinger-Ellison-Syndrom, Lambliasis, Mukoviszidose, akute Virushepatitis.	Ein meßbarer Laktasemangel, d. h. eine statistisch erniedrigte spezifische Aktivität (U/g Protein) des Dünndarmenzyms ist nicht zwangsläufig mit klinischer Laktosemalabsorption korreliert, da die funktionell wirksame Menge des Enzyms nicht erfaßt wird. Umgekehrt existieren Zustände einer Laktosemalabsorption bei normaler Enzymaktivität; diesem Sachverhalt entspricht das Prinzip des H_2-Exhalationstests /[2]/, bei dem der nicht resorbierte Anteil des Kohlenhydrats erfaßt wird.

Hinweise und Störungen

Unkontrollierbare Faktoren: Wie bei allen oralen Belastungstests unterliegt auch der LTT unkontrollierbaren Störungen, zur kritischen Beurteilung des klinischen Werts vgl. /[5, 9]/.

In etwa 25% kommt es nach oraler Laktosebelastung trotz normaler Laktaseaktivität zu einem abgeflachten Blutglucoseprofil /[1]/. Als mögliche Ursachen sind Motilitätseinflüsse (verzögerte Magenentleerung, möglicherweise auch zu rasche Intestinalpassage mit max. Blutglucosewerten bereits nach 15 min., z. B. nach resezierenden Magenoperationen) ebenso zu nennen wie verstärkte Glucoseaufnahme in das Gewebe und Störungen der absorptiven Funktion (beeinträchtigter Monosaccharidtransport) des Dünndarms.

Kontrolle von Störungen der Monosaccharidabsorption: Wird durch Wiederholung des Testablaufs am folgenden Tag mit oraler Gabe von 25 g D-Glucose + 25 g D-Galaktose in 400 ml Wasser nachweisbar; bei der Laktoseintoleranz findet sich ein Quotient des Blutglucoseanstiegs nach Gabe von 50 g Laktose/(25 g D-Glucose + 25 g D-Galaktose) von unter 0.4.

Bei Patienten mit pathologischer Glucosetoleranz bzw. manifestem Diabetes mellitus sind falsch-negative Ergebnisse des LTT zu erwarten.

Alternative Formen des Laktosetoleranztests: Die Bestimmung des Galaktoseanstiegs im Blut nach vorheriger Gabe von 300 mg Äthanol/kg Körpergewicht ergibt verläßlichere Ergebnisse als der LTT mit Bestimmung der Blutglucose. Äthanol hemmt dabei die hepatische Umwandlung von Galaktose zu Glucose.

Beim $^{14}CO_2$-Laktosetoleranztest wird Laktose zusammen mit 5 µCi ^{14}C-markierter Laktose oral verabreicht. Bei Patienten mit verminderter Laktaseaktivität wird eine verminderte $^{14}CO_2$-Exhalation gemessen. Die Methode ist einfach und besitzt eine hohe Aussagekraft; ihr Wert ist jedoch durch die mit der Anwendung radioaktiver Substanzen verbundenen Problematik sowie dem meß- und genehmigungstechnischen Aufwand eingeschränkt; der Test ist durch die Einführung des H_2-Exhalationstests entbehrlich.

Der *H_2-Atemtest* nach Gabe von 50 g Laktose gilt als sensitivster Parameter zur Erfassung einer Laktosemalabsorption. Ein Übertritt von Laktose in den Dickdarm bewirkt die Bildung von Wasserstoff (H_2) durch die Kolonflora; das Gas diffundiert durch die Darmwand und kann in der Exhalationsluft gaschromatographisch gemessen werden. Infolge biochemischer Inkompetenz von Säugetierzellen zur H_2-Bildung weist ein Anstieg der H_2-Konzentration in der Atemluft (über 20 ppm) nach Laktosebelastung die Laktosemalabsorption nach. Die elegante Methode erfaßt somit im Gegensatz zum $^{14}CO_2$-Exhalationstest die Folgesymptomatik der Laktosemalabsorption; sie erfährt aufgrund ihrer Sensitivität und fehlender Belastung für den Patienten (nicht invasiv, frei von Gefährdungen durch ionisierende Strahlung) zunehmende Verbreitung.

Durch Messung der Laktaseaktivität im Saugbiopsiematerial der Dünndarmmukosa kann der Laktasemangel direkt nachgewiesen werden. Ein isolierter Defekt des Bürstensaumenzyms (primärer Laktasemangel) geht mit normaler Histologie der Schleimhaut einher.

Bei morphologischen Veränderungen der Mukosa ermöglicht die Disaccharidasenbestimmung im Dünndarmbiopsiematerial den Nachweis und eine Quantifizierung konsekutiver Störungen der intestinalen Disacchariddigestion (sekundäre Kohlenhydratintoleranz).

Pathophysiologie

Die terminale Kohlenhydratassimilation vollzieht sich im wesentlichen durch hydrolytische Spaltung von Oligo-, speziell Disacchariden an der Bürstensaummembran der Dünndarmmukosa und konsekutivem Carrier-vermittelten Transport der freigesetzten Monosaccharide in die Enterozyten.

Neben Zuständen mit einer globalen Beeinträchtigung der intestinalen Resorption existieren isolierte Transportdefekte sowie, quantitativ am bedeutsamsten, Störungen der digestiven Funktion in Form verminderter Disaccharidasenaktivitäten. Übersteigt die aufgenommene Laktosemenge die durch einen Laktasemangel verminderte hydrolytische Kapazität, kommt es zur Laktosemalabsorption. Die klinische Symptomatik mit Durchfall, Flatulenz, Blähungen und Bauchkrämpfen ist einerseits Folge der osmotischen Aktivität des nicht resorbierten Zuckers, die zum Einstrom erheblicher Flüssigkeitsvolumina in den Dünndarm und damit zur Motilitätssteigerung führt. Dadurch erfährt das Kolon eine verstärkte Volumenbelastung, die in verstärkter Peristaltik resultiert. Andererseits unterliegt der nicht resorbierte Zucker im Dickdarm bakterieller Fermentation, die zur Bildung kurzkettiger Fettsäuren neben CO_2 und Wasserstoff (H_2) führt.

Die Resorption kurzkettiger Fettsäuren (Propionsäure, Buttersäure) im Kolon bewirkt zwar eine Verminderung der osmotischen Aktivität wie auch des Energieverlustes und reduziert die Diarrhoe durch Natrium- und Wasserrückresorption; bei ausgeprägter Laktosemalabsorption wird die Kapazität dieser Mechanismen jedoch überschritten: Folge ist eine wäßrige Diarrhoe. Da bei der Resorption kurzkettiger Fettsäuren ein Anstieg der Bicarbonatkonzentration im Kolon erfolgt, können verbliebene Säuren neutralisiert werden. Die Messung des Stuhl-pH-Wertes ist daher bei Erwachsenen häufig kein valider Parameter einer Kohlenhydratmalabsorption.

Literatur

1. *Newcomer, A. D., D. B. Mc Gill, P. J. Thomas* et al.: New Engl. J. Med. *293:* 1232 (1975). Prospective comparison of indirect methods for detecting lactase deficiency.
2. *Lembcke, B., W. F. Caspary:* Lab. Med. *6:* 261 (1982). Wasserstoff (H_2)-Exhalationstests in der gastroenterologischen Funktionsdiagnostik — Apparative und methodische Aspekte.
3. *Levitt, M. D., R. M. Donaldson:* J. Lab. Clin. Med. *75:* 937 (1970). Use of respiratory hydrogen (H_2) excretion to detect carbohydrate malabsorption.
4. *Plotkin, G. R., K. J. Isselbacher:* New Engl. J. Med. *271:* 1033 (1964). Secondary disaccharidase deficiency in adult coeliac disease (non tropical sprue) and other malabsorption states.
5. *Haemmerli, U. P., H. Kistler, R. Amman* et al.: Am. J. Med. *38:* 7 (1965). Acquired milk intolerance in the adult caused by lactose malabsorption due to a selective deficiency of intestinal lactase activity.
6. *Rotthauwe, H. W., D. Emons, G. Flatz:* Dtsch. Med. Wschr. *97:* 376 (1972). Die Häufigkeit der Laktose-Intoleranz bei gesunden Erwachsenen in Deutschland.
7. *Caspary, W. F.:* Diagnostik *6:* 1 (1973). Belastungstests in der Gastroenterologie.
8. Leading Article: Lancet *2:* 736 (1966). Sugar diarrhea.
9. *McMichael, H. B., J. Webb, A. M. Dawson:* Lancet *1:* 717 (1965). Lactase deficiency in adults: A cause of »functional diarrhea«.
10. *McMichael, H. B.:* Acta Hepato-Gastroent. *19:* 281 (1972). The irrelevancies of disaccharidase assays.

^{14}C-Glykocholat-Atemtest

Der Glykocholat-Atemtest weist eine gesteigerte Dekonjugation von Glykocholsäure nach.

Indikation

Begründeter Verdacht auf

- Bakterienüberbesiedlung des proximalen Dünndarms
- Ileumfunktionsstörung
- Afferent-loop-Syndrom
- Entero-kolische Fistelbildung
- Cholezysto-kolische Fistelbildung mit chologener Diarrhoe (kompensierter Gallensäureverlust) bzw. Fettsäure-Diarrhoe (dekompensierter Gallensäureverlust).

Bestimmungsmethode

Prinzip: Die hydrolytische Spaltung (Dekonjugation) der Amidbindung von Glykocholsäure durch Bakterien des Gastrointestinaltraktes stellt nach oraler Verabreichung des Substrates 1-^{14}C-Glykocholsäure die geschwindigkeitsbestimmende enzymatische Reaktion bei der Metabolisierung zu $^{14}CO_2$ dar. Daher weist eine verstärkte $^{14}CO_2$-Exhalation nach Gabe von 1-^{14}C-Glykocholsäure Veränderungen des Gallensäurestoffwechsels mit einer gesteigerten Dekonjugation der Gallensäure nach.

Durchführung: Dem Patienten wird nüchtern (8.00 Uhr) eine »Tracerdosis« (5 μCi) der am Glycin-Molekül (1-^{14}C) markierten Glykocholsäure in 50 ml Wasser verabreicht.

Nach 2 Std. bekommen die Patienten ihr übliches Frühstück, weitere 3 Std. später das Mittagessen. Atemanalysen werden als Doppelbestimmungen vor Gabe der 1-^{14}C-Glykocholsäure sowie in stündlichen Intervallen bis 16.00 Uhr (8 Std.) durchgeführt /[1]/.

Die $^{14}CO_2$-Exhalation wird nach *Fromm* vorzugsweise ausgedrückt als % der verabreichten Dosis/mmol CO_2 × kg Körpergewicht /[2]/.

Untersuchungsmaterial

Die Atemluft wird direkt in ein Flüssigkeitsszintillationsgläschen geleitet, das zum Auffangen des $^{14}CO_2$ 1 ml Hyaminhydroxid, 1 mol/l, 2 ml absoluten Äthylalkohol und 2 Tropfen Phenolphthalein (1%ig) in alkoholischer Lösung als Indikator enthält. Der Umschlag des Indikators von violett nach farblos zeigt an, daß 1 mmol CO_2 von 1 mmol Hyaminhydroxid neutralisiert wurde und terminiert damit die Exhalation in das Szintillationsgläschen.

Die Proben können direkt nach Zugabe von 10 ml Szintillationsflüssigkeit in einem Flüssigkeitsszintillationszähler (β-Counter) gemessen werden.

Referenzbereich /[1]/

Anstieg der $^{14}CO_2$-Exhalation $< 0.1\%$ der verabreichten Dosis pro mmol CO_2 × kg

Bewertung

Der ^{14}C-Glykocholat-Atemtest stellt eine empfindliche Methode zur Erfassung einer

Erkrankungen, die einen pathologischen Glykocholat-Atemtest bewirken /[1–4]/

Erkrankung	Beurteilung
Bakterielle Überbesiedlung des Dünndarms	Die quantitative Analyse der Dünndarmflora ist bisher als routinemäßiges diagnostisches Verfahren ungeeignet. Die bevorzugte Methode zur Erfassung einer Bakterienüberbesiedlung des Dünndarms ist der Glykocholat-Atemtest. Die diagnostische Sensitivität des Tests beträgt über 66%. Die Bestimmung der (normalen oder erniedrigten) fäkalen Gallensäureausscheidung ermöglicht dabei die differentialdiagnostische Abgrenzung von einem pathol. Glykocholat-Atemtest infolge Ileumdysfunktion.
Ileumdysfunktion	Beim Vorliegen eines M. Crohn des Ileums beträgt die diagnostische Sensitivität des Glykocholat-Atemtests, vergleichbar dem Schilling-Test, 40 bis 50%. Kombinierte Anwendung beider Methoden erhöht die Aussagefähigkeit auf 60%. Eine Gallensäure-Malabsorption nach Resektion des Ileums von unter 100 cm wird durch den Test weniger zuverlässig (28% falsch neg.) erfaßt, als nach ausgedehnterer Resektion. Bei einer Strahlenenteritis besteht häufig ein pathol. Glykocholat-Atemtest.
afferent-loop-Syndrom, Cholezysto-kolische Fistel	Ein charakteristisches Verhalten weist das $^{14}CO_2$-Exhalationsprofil bei den genannten Störungen und bei Patienten mit Cholangitis auf: Nach 6 Std. (Intervall einer enterohepatischen Gallensäure (GS)-Zirkulation) kommt es zu einem raschen Anstieg der ^{14}C-GS-Dekonjugation.
Entero-kolische Fistel	Patienten mit entero-kolischer Fistelbildung weisen auffällig hohe $^{14}CO_2$-Exhalationswerte auf.

gesteigerten Dekonjugation von Gallensäuren dar. Neben Erkrankungen, bei denen der Glykocholat-Atemtest den pathogenetischen Mechanismus Gallensäure-induzierter Diarrhoen reflektiert und für die Diagnosestellung klinische Bedeutung besitzt, erfaßt der Test auch Zustände minimaler Gallensäure-Malabsorption ohne klinisch-pathologische Relevanz.

Hinweise und Störungen

Falsch positive Ergebnisse: Sie sind nach den theoretischen Voraussetzungen und dem Prinzip des Glykocholat-Atemtests bei korrekter Durchführung nur in wenigen Situationen denkbar bzw. beschrieben. Eine in-vitro-Dekonjugation durch bakterielle Kontamination der verabreichten Substanz ist ebenso selten wie eine orale Gallensäure-Dekonjugation bei unsachgemäß langer Verweildauer der ^{14}C-Glykocholsäure im Mund.

Eine unspezifische Gallensäure-Malabsorption infolge von osmotischer Diarrhoe (z. B. bei der Laktoseintoleranz) führt nicht regelmäßig zu einer verstärkten $^{14}CO_2$-Exhalation, da gleichzeitig ein gesteigerter fäkaler Verlust von 1-^{14}CO-Glykocholsäure besteht. Dieser Mechanismus wird auch für einen Teil der falsch-negativen Befunde bei ausgeprägtem Gallensäure-Verlustsyndrom verantwortlich gemacht.

Eine gesteigerte $^{14}CO_2$-Exhalation ohne klinisches Korrelat in Form von Durchfällen kann nach Cholezystektomie als Folge verstärkter enterohepatischer Zirkulation von Gallensäuren auftreten.

Nach resezierenden Magenoperationen kann ein positiver Gallensäure-Atemtest Hinweise auf eine bakterielle Fehlbesiedelung des Dünndarms bzw. auf eine Gallensäuremalabsorption geben.

Medikamente: Cholestyramin bindet Gallensäuren und führt daher zu einem pathologischen ^{14}C-Glykocholat-Atemtest.

Antibiotika (u. a. Metronidazol, Tetrazykline, Cotrimoxazol) beeinträchtigen die Aussagefähigkeit des Glykocholat-Exhalationstests.

Testdurchführung: Da in die Berechnung der $^{14}CO_2$-Exhalation eine endogene CO_2-Produktion von 9 mmol CO_2/kg x Std. eingeht, muß die Untersuchung unter Ruhebedingungen durchgeführt werden. Bei Fieber, Hyper-/Hypothyreose ist daher mit irrregulären Befunden zu rechnen.

Testbewertung: Der Glykocholat-Atemtest kann nicht zwischen einer durch bakterielle Überbesiedlung des proximalen Dünndarms und einer durch Ileumfunktionsstörung bedingten pathologischen Gallensäure-Dekonjugation unterscheiden. Eine Diskriminierung läßt sich jedoch durch Bestimmung der fäkalen Gallensäureausscheidung oder der fäkalen ^{14}C-Aktivität im Rahmen des Testablaufs erreichen /[1,2]/.

Strahlenbelastung: Es sind bei intakter enterohepatischer Zirkulation, d. h. den Personen, die die Radioaktivität am längsten retinieren, 7 Tage nach oraler Gabe von 10 μCi 1-^{14}C-Glykocholsäure 52% der Aktivität exhaliert, 6.2% erscheinen in diesem Zeitraum im Stuhl. Approximative Angaben zur Strahlenbelastung durch Ingestion von 1-^{14}C-Glykocholsäure lassen die potentielle somatische Gefährdung durch den ^{14}C-Glykocholat-Atemtest gering erscheinen /[4]/. Nach *Thaysen* errechnet sich unter Zugrundelegung einer biologischen Halbwertszeits der 1-^{14}C-Glykocholsäure von 7.2 Tagen eine Strahlenbelastung für die im Rahmen der enterohepatischen Zirkulation exponierten Organe von $\leqq$ 100 mrem. Die gonadale Strahlenexposition beträgt nach *Thaysen* weniger als 10% der Exposition durch eine Röntgenaufnahme des Thorax /[5]/.

Pathophysiologie

An Glycin bzw. Taurin gekoppelte, »konjugierte« Gallensäuren erfüllen im Dünndarm durch Bildung von Mizellen eine wesentliche Funktion für die Fettassimilation. Etwa 90% der mit der Galle sezernierten Gallensäuren werden aktiv im Ileum rückresorbiert und unterliegen einem enterohepatischen Kreislauf. Der physiologische Gallensäureverlust entspricht der hepatischen Syntheserate von 200 bis 400 mg/Tag. Ein verstärkter enteraler Gallensäureverlust kann durch verstärkte de-novo-Synthese von Gallensäuren bis zu einem Faktor 6 bis 8 kompensiert werden; in diesem Fall kommt es zu einer chologenen Diarrhoe (durch die laxierende Wirkung der Gallensäuren) ohne Beeinträchtigung der Fettresorption. Übersteigt der Gallensäureverlust die Syntheserate, so kommt es zusätzlich zur Steatorrhoe durch Fettsäureverlust infolge unzureichender Mizellenbildung.

Bei einer Unterbrechung der enterohepatischen Zirkulation von Gallensäuren durch bakterielle Überbesiedlung des proximalen Dünndarms (Anaerobier!) entstehen durch Dekonjugation und Dehydroxylierung freie Gallensäuren und sekundäre Gallensäuren, die im Dünndarm durch Diffusionsmechanismen rasch resorbiert werden können. Pathophysiologische Konsequenzen sind ein Unterschreiten der kritischen mizellaren Gallensäuren-Konzentration mit konsekutiver Steatorrhoe sowie eine Diarrhoe, induziert durch die sekretagoge Eigenschaft von freien und sekundären Gallensäuren.

Beim Glykocholat-Atemtest gelangt die markierte Glykocholsäure nach Mischung mit den über die Galle ausgeschiedenen Gallensäuren in den enterohepatischen Kreislauf und vollzieht damit die der klinisch faßbaren Störung zugrundeliegende Unterbrechung der enterohepatischen Gallensäure-Zirkulation nach. Nach Dekonjugation der Gallensäure wird ein Teil des Glycins resorbiert und im Gewebe zu CO_2 metabolisiert; der größere Anteil des $^{14}CO_2$ in der Exhalationsluft soll allerdings aus der bakteriellen Decarboxylierung der Aminosäure im Darmlumen stammen /[2]/.

Literatur

1. *Caspary, W. F., W. V. Reimold:* Dtsch. Med. Wschr. *101:* 353 (1976). Klinische Bedeutung des ^{14}C-Glykocholat-Atemtests in der gastroenterologischen Diagnostik bei Erkrankungen mit gesteigerter Dekonjugation von Gallensäuren.
2. *Fromm, H., A. F. Hofmann:* Lancet *2:* 621 (1971). Breath test for altered bile acid metabolism.
3. *Lauterburg, B. H., A. D. Newcomer, A. F. Hofmann:* Mayo Clin. Proc. *53:* 227 (1978). Clinical value of the bile acid breath test.
4. *Tolbert, B. M., F. J. Cozzetto:* Respiration studies of substrate oxidation in man. In: *Kniseley, R. M., W. N. Tauxe, E. B. Anderson*, Dynamic clinical studies with radioisotopes, Washington D.C. 1964, U.S. Atomic Enery Commission, S. 107.
5. *Thaysen, E. H.:* Diagnostic value of the ^{14}C-cholylglycine breath test. In: *Paumgartner, G.,* Clinics in gastroenterology, Vol. 6, S.227. Saunders, London.

Vitamin B_{12}

Gemessen wird die Vitamin-B_{12}-Konzentration im Serum. Ihr Absinken unter den Referenzbereich zeigt den Mangelzustand an. Zur differentialdiagnostischen Abklärung einer Vitamin-B_{12}-Hypovitaminose kann anschließend ein Schilling-Test unter Beachtung der dabei gegebenen Differenzierungsmöglichkeiten zwischen reiner Resorptionsstörung, Intrinsic-Faktor-Mangel und pathologischer Darmflora durchgeführt werden, wenn ätiologisch der Verdacht auf eine Vitamin-B_{12}-Assimilations-Störung besteht.

Indikation

Verdacht auf Vitamin-B_{12}-Mangel bei

- Chronischen Magenerkrankungen mit Atrophie der Korpusschleimhaut
- Intrinsic-Faktor-Mangel bei Sub-, Anazidität
- Zustand nach partieller/totaler Magenresektion
- Erkrankungen des terminalen Ileums
- Pathologischer intestinaler Bakterienflora
- Befall mit Fischbandwurm
- Resorptionshemmung durch Colchicin (langfristig)
- Nutritivem Mangel (extreme Vegetarier, langfristige Mangelkost)
- Schweren chronischen Lebererkrankungen
- Schweren Nierenerkrankungen
- Perniziöser Anämie
- Funikulärer Spinalerkrankung.

Bestimmungsmethoden

Mikrobiologische Verfahren /[1, 2]/

Prinzip: Sie beruhen auf dem Wachstum von Lactobacillus leichmanii oder Euglena gracilis, für die Vitamin B_{12} ein notwendiger Wachstumsfaktor ist.

Radioassay-Methoden /[3, 4, 5]/

Tracer: ^{57}Co-Vitamin-B_{12}

Bindungsprotein: Angewendet werden verschiedene, z. B. Intrinsic-Faktor, Transcobalamin II, speziell vorbereitetes Hühnerserum. Am spezifischsten und mit hoher Bindungsaffinität zu Liganden reagieren Intrinsic-Faktor-Präparationen /[6]/, die allerdings hochgereinigt sein müssen, um Fehlbestimmungen zu vermeiden.

Untersuchungsmaterial

Serum, EDTA-Plasma 0.5 ml

Referenzbereiche

Mikrobiologischer Test /[1]/	> 150 bis 180 pg/ml
Radioassay	175 bis 700 pg/ml

Bewertung

Unterschreiten des Referenzbereiches zeigt die Vitamin-B_{12}-Hypovitaminose und deren quantitatives Ausmaß an. Es ist jedoch der Vitamin-B_{12}-Wert im Serum nur diagnostisch verwertbar, wenn längere Zeit, je nach Ursache und Ausmaß des Mangels mehrere Wochen bis Monate, vor der Blutentnahme keine parenterale Vitamin-B_{12} Zufuhr erfolgte, also auch kein Schilling-Test. Der Vitamin-B_{12}-Resorptionstest ist grundsätzlich erst nach der Bestimmung des Serumwertes durchzuführen. Sonst kann ein eventuell bestehender Vitaminmangel durch diese Maßnahmen überdeckt werden, so daß es dann zum scheinbaren Widerspruch zwischen vorangegangenen Vitaminmangel-Symptomen und dem aktuellen Serumwert kommen kann.

Erkrankungen und Zustände mit erniedrigtem Vitamin-B_{12}-Wert im Serum /[8–11]/

Erkrankung	Beurteilung
Funikuläre Spinalerkrankung	Serumwerte unterhalb des Referenzbereiches korrelieren zum neurologischen Schweregrad und der Dauer der Hypovitaminose.
Perniziöse Anämie, Intrinsic-Faktor-Antikörper	Hier finden sich die niedrigsten Werte; Bereich ca. 10 bis 130 pg/ml, bei ausgeprägten Formen unter 50 pg/ml.
Chronische Magenerkrankungen mit atrophischer Korpusschleimhaut, Sub-, Anazidität, Magenresektion, Magenkarzinom	Erniedrigte Serumwerte, Höhe abhängig von Dauer und Schweregrad der Erkrankung. Durch das Ergebnis einer Magensäuresekretionsanalyse läßt sich differentialdiagnostisch eine Hypo- bzw. Achlorhydrie gegenüber einer verminderten Intrinsic-Faktor-Sekretion abgrenzen, die ihrerseits im Schilling-Test mit Kontrollversuch nachweisbar ist (vgl. »Schilling-Test«).
Dünndarmerkrankungen, z. B. Ileitis terminalis, tropische und einheimische Sprue, pathologische intestinale Bakterienflora, Fischbandwurm	Erniedrigte Serumwerte, je nach Dauer und Schwere des Leidens. Neben ausführlicher Anamnese und entsprechenden röntgenologischen Untersuchungen, kann differentialdiagnostisch zum Nachweis der Resorptionsstörung der Schilling-Test herangezogen werden, ggf. mit Kontrollversuch nach antibiotischer Behandlung des Darmes zur Differenzierung einer pathologischen Bakterienüberwucherung. Eosinophilie sowie »Wurmeier im Stuhl« suchen, beim Verdacht auf den hier sehr seltenen Fischbandwurm (Genuß von rohem Fisch!).
Resorptionshemmung durch Colchicin	Nur bei jahrelanger, konstanter Einnahme von Bedeutung; erniedrigte Vitamin-B_{12}-Serumwerte abhängig von Dauer und Dosis. Anamnese! Hyperurikämiker? Regelmäßige Kontrollmessungen nach Absetzen und Vitaminsubstitution.
Nutritiver Mangel	Relativ häufig bei konsequenten Vegetariern, sonst eher selten. Je nach Dauer der Mangelernährung verschieden stark erniedrigte Serumwerte. Kontrollmessung nach peroraler Vitamin-B_{12}-Substitution in zunächst wöchentlichen Abständen. Bei Fehlen eines deutlichen Anstiegs nach ca 4 Wochen weitere Differenzierung der Resorptionsstörung.
Schwere chron. Leber- und Nierenerkrankungen	Von der Zeitdauer der Erkrankung abhängig; sehr niedrige Serumwerte bei gleichzeitig normaler Cobalamin-Resorption im Schilling-Test.

Hinweise und Störungen

Vorbereitung des Patienten: Parenterale Vitamin-B_{12}-Zufuhr während der letzten Wochen und Monate vor der Blutentnahme, d. h. auch der Schilling-Test, führt wegen des geringen täglichen Bedarfs von ca 1 µg Vitamin B_{12} und der allgemein wesentlich höheren verabreichten Vitamin-Menge zu normalen bis überhöhten Cobalamin-Konzentrationen, die dann differentialdiagnostisch nicht mehr zu verwerten sind. Einige Tage nach dem Schilling-Test noch im Blut zirkulierendes, radioaktives ^{57}Co-Vitamin-B_{12} würde sich außerdem bei der Radioaktivitätsmessung störend auswirken. Deshalb den Schilling-Test immer erst nach der Vitamin-B_{12}-Bestimmung im Serum durchführen.

 Im Rahmen sonstiger diagnostischer und therapeutischer Maßnahmen evtl. vor der

Blutabnahme zur Vitamin-B_{12}-Bestimmung verabreichte andere Radioisotope sollten unbedingt mitgeteilt werden, um deren möglichen Störeinfluß (abhängig vom betreffenden Radioisotop und dessen unspezifischer Adsorption im Meßsystem) durch einen gesonderten Probenleerwert berücksichtigen zu können.

Probennahme: Durch sachgemäße Venenpunktion entnommenes, hämolysefreies Serum oder EDTA-Plasma wird nach Zentrifugation und Abseren verschlossen, vor starker Lichteinwirkung geschützt und kühl gelagert. Erfolgt die Bestimmung nicht innerhalb von 3 bis 4 Std., so wird die Probe tiefgefroren.

Stabilität: Postversand im Trockeneis.

Bestimmungsmethode: Der mikrobiologische Test ist zeit- und arbeitsaufwendig, erfordert viel Übung und technische Erfahrung. Lactobacillus leichmanii zeigt Interferenzen mit einem großen Spektrum von Pharmaka, darunter Antibiotika und Tranquillantien /[10]/.

Bei der Auswahl des Radioassays ist zur Vermeidung falsch normaler Ergebnisse, d. h. des Nichterkennens eines Vitamin-B_{12}-Mangels, darauf zu achten, daß nur solche Tests mit hochgereinigtem Intrinsic-Faktor, frei von »R-Proteinen«, eingesetzt werden. Begründung: Serum enthält zu unterschiedlichen Anteilen physiologisch inaktive, sogenannte Cobalamin-Analoge /[11–14]/. Radioassays mit nicht hochgereinigtem Intrinsic-Faktor enthalten in erheblichem Umfang nicht-spezifische, sog. »R.-Bindungsproteine«, die Komplexe sowohl mit Cobalamin als auch mit Cobalamin-Analoga bilden, so daß in diesen Tests die Summe beider Konzentrationen im Serum gemessen wird. Dies kann bei Vitamin-B_{12}-defizienten Patienten, wenn sie genügend Cobalamin-Analoga im Serum haben, auf Grund der unspezifischen »R.-Proteine« zu falsch normalen Meßergebnissen führen, d. h., ein Mangel an funktionell aktivem Vitamin B_{12} würde nicht erkannt /[11]/.

Medikamente: Ascorbinsäure und Heparin stören die Vitamin-B_{12}-Bestimmung mittels Radioassay.

Sonstige Störungen: Starke, bzw. lange Lichteinwirkung ist zu vermeiden. Hämolyse stört beim Radioassay unwesentlich, kann aber auf nicht sachgemäße Probenbehandlung hinweisen; daher Vorsicht bei der Interpretation von Werten aus solchen Proben.

Lipämie beeinflußt den Assay unwesentlich; Verfälschungen durch veränderte Pipettiereigenschaften der Proben beachten.

Pathophysiologie

Der Intrinsic-Faktor wird von den Belegzellen im Fundus-Korpus-Bereich des Magens sezerniert. Oral aufgenommenes Vitamin B_{12} wird im Magen durch dessen peptische Aktivität aus seiner Proteinbindung freigesetzt /[8]/, bildet dann mit dem Intrinsic-Faktor einen Komplex und wandert mit den Ingesta in den Dünndarm. Von der Mukosa des terminalen Ileums wird der Komplex aufgenommen, das Vitamin B_{12} resorbiert und im Plasma, an Eiweiß gebunden, transportiert.

Eine verminderte Vitamin-B_{12}-Konzentration im Serum kann auf einer Vitamin-B_{12}-Resorptionsstörung infolge mangelnder Bereitstellung von Intrinsic-Faktor oder auf einer Transportstörung von Vitamin-B_{12} durch die Mukosa des Ileums beruhen. Die mangelnde Bereitstellung von Intrinsic-Faktor wird vorwiegend durch eine verminderte Sekretion auf Grund einer chronischen Atrophie der Korpusschleimhaut verursacht.

Bei perniziöser Anämie wird die verbliebene Intrinsic-Faktor-Sekretion durch blockierende Antikörper neutralisiert. Im Vitamin-B_{12}-Resorptionstest ist dann nur eine geringe intestinale Resorption meßbar. Ursache der Resorptionsstörung von Vitamin B_{12} im terminalen Ileum ist entweder ein histologisch nachweisbarer Umbau der Schleimhaut mit Verminderung der absorbierenden Oberfläche, eine pathologische bakterielle Besiedlung des Dünndarms oder dessen parasitärer Befall mit Fischbandwurm oberhalb des terminalen Ileums. Im letzteren Fall wird das in den Ingesta enthaltene Vitamin B_{12} schon vor Erreichen seines Resorptionsortes metabolisiert.

Colchicin hemmt den Resorptionsmechanismus für Vitamin B_{12}. Bei schweren chronischen Leber- und Nierenkrankheiten wird ein exzessiver Vitamin B_{12}-Verlust beobachtet, der eine rasche Erschöpfung der Vitamin B_{12}-Speicher nach sich zieht und dann mit sehr niedrigen Serumwerten einhergeht bei normaler Cobalaminresorption /[9]/.

Literatur

1. *Andersen, B.:* J. Clin. Pathol. *17:* 14 (1964). Investigations into the euglena method for the assay of Vit. B_{12} in serum.
2. *Graesbeck, R., F. M. Salonen:* Prog. Food Nutr. Sci. *2:* 193 (1976). Vitamin B_{12}.
3. *Allen, R. H.:* Quantitative testing for vitamin B_{12}. International patent application number PCT/US 79/00210.
4. *Henry, R. E., H. Haibach:* Radioassay for vitamin B_{12}. In: Radioassay in clinical medicine, S. 3. *Thomas,* Springfield (1974).
5. *Herbert, V.:* Drugs effective in megaloblastic anemias. In: *Goodmann, L. S., A. Gilman,* The pharmacological basis of therapeutics (1975).
6. *Kolhouse, J. F., R. H. Allen:* J. Clin. Invest. *60:* 1381 (1977). Absorption, plasma transport, and cellular retention of cobalamin analogues in the rabbit.
7. *Paltridge, G., Z. Rudzki, R. G. Ryall:* Ann. Clin. Biochem. *17:* 287 (1980). Validity of transcobalamin II-based radioassay for the determination of serum vitamin B_{12} concentration.
8. *Toskes, P. P., J. J. Deren:* Gastroenterology *65:* 662 (1973). Vitamin B_{12} absorption and malabsorption.
9. *Adams, J. F., K. Boddy:* Lancet *II:* 328 (1968). Effect of renal and hepatic disease on vitamin B_{12} metabolism.
10. *Chanarin, I.:* The megaloblastic anemias, S. 192. Blackwell, Oxford (1969).
11. *Cooper, B. A., V. M. Whitehead:* New Engl. J. Med. *299:* 816 (1978). Evidence that some patients with pernicious anemia are not recognized by radiodilution assay for cobalamin in serum.
12. *Kohlhouse, J. F., H. Kondo, N. C. Allen:* New Engl. J. Med. *299:* 785 (1978). Cobalamin analogues are present in human plasma and can mask cobalamin deficiency because current radioisotope dilution assays are not specific for true cobalamin.
13. *Hogenkamp, H. P. C.:* The chemistry of cobalamin and related compounds. In: *Babior, B. H.,* Cobalamin, biochemistry and pathophysiology, S. 21. Wiley, New York (1975).
14. *Houts, T. M., J. A. Carney:* Clin. Chem. *27:* 263 (1981). Radioassay for cobalamin (vitamin B_{12}) requiring no pretreatment of serum.

Vitamin-B_{12}-Resorptionstest (Schilling-Test)

Indikation

Verdacht auf

Chronisch-atrophische Korpus-Gastritis

Erkrankung des terminalen Ileums

Testablauf

Prinzip: Beim Vitamin-B_{12}-Resorptionstest wird die Ausscheidung von oral verabreichtem radioaktiv markiertem Vitamin B_{12} im Urin ermittelt. Sie ist bei Patienten mit Vitamin-B_{12}-Resorptionsstörung vermindert.

Vorbereitung des Patienten: Absetzen von Vitamin-B_{12}-Injektionen 2 Tage vor dem Test. Sind mehrere Tage zuvor radioaktive Substanzen gegeben worden, so muß vor Einnahme der Kapsel ein 24-Std.-Urin gesammelt werden.

Durchführung: Der Patient soll nüchtern sein und vor Testbeginn die Blase entleeren. Anschließend wird eine ^{57}Co- bzw. ^{58}Co-Vitamin-B_{12}-Kapsel mit einer Aktivität von etwa 0.5 μCi oral verabreicht. 2 Std. später erfolgt eine intramuskuläre Injektion von 1 mg Vitamin B_{12}. Sammeln des Urins für 24 Std. nach Einnahme der Kapsel und Bestimmung des Volumens. Die Radioaktivität einer Probe des Sammelurins wird im Szintillationszähler gemessen und die im Urin ausgeschiedene Gesamtaktivität in Beziehung zur oral verabreichten Dosis gesetzt.

Beurteilungskriterium: Die prozentuale Ausscheidung der verabreichten ^{57}Co-Vitamin-B_{12}-Dosis im 24 Std.-Urin wird bewertet.

Weiterführende Untersuchung: Bei verminderter Aktivitätsausscheidung soll ein Kontrollversuch mit Intrinsic-Faktor durchgeführt werden. Er dient zur Differenzierung zwischen Resorptionsstörung und Intrinsic-Faktor-Mangel. Im Kontrollversuch werden dem Patienten mit der ^{57}Co-Vitamin-B_{12}-Kapsel zusätzlich 35 mg Intrinsic-Faktor-Konzentrat oral verabreicht.

Untersuchungsmaterial

24-Std.-Sammelurin ohne Zusatz (komplett im Labor abgeben)

Referenzbereich /[1]/

^{57}Co-Vitamin-B_{12}-Ausscheidung > 10% der verabreichten Dosis

Bewertung

Die Beurteilung des Vitamin-B_{12}-Resorptionstests soll nur bei Kenntnis der Creatinin-Clearance oder des Creatininwertes in Serum erfolgen, da bei verminderter glomerulärer Filtrationsrate ein pathologisches Ergebnis vorgetäuscht werden kann.

Die normale ^{57}Co-Vitamin-B_{12}-Ausscheidung schließt einen Mangel an Intrinsic-Faktor und eine Absorptionsstörung im Ileum aus. Bei vermehrter Stuhlfettausscheidung und pathologischem D-Xylose-Test gibt die normale ^{57}Co-Vitamin-B_{12}-Ausscheidung einen Hinweis, daß der Krankheitsprozeß am Dünndarm sich noch nicht auf das Ileum ausgedehnt hat.

Erkrankungen mit verminderter ^{57}Co-Vitamin-B_{12}-Ausscheidung [2, 3]

Erkrankung	**Beurteilung**
Magenleiden, z. B. Chron. atrophische Korpus-Gastritis, Zustand nach Teilresektion des Magens	Eine verminderte ^{57}Co-Vitamin-B_{12}-Ausscheidung wird dann gefunden, wenn die aufgeführten Erkrankungen eine verminderte gastrale Sekretion von Intrinsic-Faktor verursachen. Beim Vorliegen einer perniziösen Anämie beträgt die Ausscheidung unter 2%. Differentialdiagnostisch müssen eine enterale Vitamin-B_{12}-Resorptionsstörung und der intestinale Abbau des Vitamins aufgrund einer Bakterienüberwucherung des Dünndarms ausgeschlossen werden. Steigt im Kontrollversuch mit Intrinsic-Faktor die ^{57}Co-Vitamin-B_{12}-Ausscheidung auf über 8% an, so liegt ein Mangel an Intrinsic-Faktor vor.
Dünndarmerkrankungen, z. B. Morbus Crohn, tropische und einheimische Sprue, Bakterienüberwucherung des Ileums, Teilresektion des Ileums	Bei Erkrankungen des Ileums liegt die ^{57}Co-Vitamin-B_{12}-Ausscheidung gewöhnlich zwischen 3 und 7%. Sie steigt im Kontrollversuch mit Intrinsic-Faktor nicht an. Eine verminderte Ausscheidung wird beim Morbus Crohn und bei tropischer Sprue relativ konstant gefunden, bei einheimischer Sprue aber nur dann, wenn auch das distale Ileum erkrankt ist. Zur Differenzierung, ob eine bakterielle Überwucherung des Ileums Ursache der pathologischen ^{57}Co-Vitamin-B_{12}-Ausscheidung ist, wird der Patient 5 Tage mit Metronidazol behandelt und anschließend der Resorptionstest wiederholt. Ist die Ausscheidung jetzt normal, so liegt eine bakterielle Überwucherung vor.

Hinweise und Störungen

2 Std. nach Gabe der ^{57}Co-Vitamin-B_{12}-Kapsel kann der Patient wieder Nahrung zu sich nehmen.

Die im Sammelurin ausgeschiedene Radioaktivität liegt selten über 25% der applizierten Dosis.

Der Kontrollversuch mit Intrinsic-Faktor soll nicht früher als 4 Tage nach dem ursprünglichen Vitamin-B_{12}-Resorptionstest durchgeführt werden.

Pathophysiologie

Der Intrinsic-Faktor wird von den Belegzellen im Fundus-Corpus-Bereich des Magens sezerniert. Oral aufgenommenes Vitamin B_{12} bildet im Magen mit dem Intrinsic-Faktor einen Komplex und wandert mit den Ingesta in den Dünndarm. Von der Mukosa des terminalen Ileums wird der Komplex aufgenommen, das Vitamin B_{12} resorbiert und im Plasma, an Eiweiß gebunden, transportiert.

Eine Vitamin-B_{12}-Resorptionsstörung kann auf mangelnder Bereitstellung von Intrinsic-Faktor oder auf einer Transportstörung von Vitamin B_{12} durch die Mukosa des Ileums beruhen. Die mangelnde Bereitstellung von Intrinsic-Faktor wird vorwiegend durch eine verminderte Sekretion aufgrund einer chronischen Atrophie der Corpusschleimhaut verursacht. Bei perniziöser Anämie wird die noch verbliebene Intrinsic-Faktor-Sekretion oft durch blockierende Antikörper neutralisiert. Im Vitamin-B_{12}-Resorptionstest ist deshalb nur eine geringe Ausscheidung von ^{57}Co-Vitamin-B_{12} meßbar.

Ursache der Resorptionsstörungen von Vitamin B_{12} im terminalen Ileum ist entweder ein histologisch nachweisbarer Umbau der Schleimhaut mit Verminderung der absorbierenden Oberfläche oder eine bakterielle Besiedlung des Dünndarms mit Dickdarmbakterien. Im letzteren Fall wird das in den Ingesta enthaltene Vitamin B_{12} schon vor Erreichen seines Resorptionsortes metabolisiert.

Im Vitamin-B_{12}-Resorptionstest wird nur dann eine genügende renale ^{57}Co-Vitamin-B_{12}-Ausscheidung erreicht, wenn vor der Gabe des radioaktiven Vitamins B_{12} die Bindungskapazität der Plasmaeiweiße durch nicht markiertes Vitamin B_{12} abgesättigt wird. Dies erfolgt durch die intramuskuläre Injektion von nicht radioaktivem Vitamin B_{12} zu Testbeginn.

Literatur

1. *Schumacher, W.:* Untersuchung der Vitamin B_{12}-Resorption. In: *Engelhardt, A., H. Lommel,* Malabsorption-Maldigestion. Verlag Chemie, Weinheim (1974).
2. *Riecken, E. O.:* Klinisch-chemische Dünndarmdiagnostik. In: *Ottenjann, R.,* Optimierte rationelle Diagnostik in der Gastroenterologie. Witzstrock, Baden-Baden (1973).
3. *Spiro, H. M.:* Clinical Gastroenterology, S. 134. Saunders, London (1970).

Folsäure

Gemessen werden kann die Folsäure im EDTA-Plasma und in den Erythrozyten. Ihr Absinken unter den entsprechenden Referenzbereich zeigt einen latenten (nur Plasmafolsäure erniedrigt), bzw. einen manifesten (intraerythrozytäre und Plasmafolsäure erniedrigt) Folsäuremangel an.

Bei gegebener Indikation ist zunächst die Plasmafolsäure zu untersuchen, da sie bereits den latenten Mangelzustand erkennen läßt. Bei pathologischem Ergebnis kann die Messung der intraerythrozytären Folsäure angeschlossen werden, um die Manifestation, bzw. den Schweregrad des Folsäuremangels zu bestimmen. Die Erythrozytenfolsäure ist außerdem im Gegensatz zur Plasmafolsäure nicht von kurzfristigen Nahrungseinflüssen abhängig.

Die Verminderung der intraerythrozytären Folsäure bei gleichzeitig normaler Plasmafolsäure weist auf einen Vitamin B_{12}-Mangel hin, durch welchen die physiologische Folsäureaufnahme in die Erythrozyten gehemmt wird /[1]/, ohne daß ein eigentlicher Folsäuremangel bestünde. In diesem Falle sowie wegen großenteils gleicher Indikationsstellungen ist es in der Regel sinnvoll, die Bestimmung der Folsäure und des Vitamin B_{12} im Plasma simultan als sog. »double assay« durchzuführen.

Indikation

Verdacht auf Folsäuremangel bei:

- Megaloblastärer Anämie,
- Allgemeiner Unterernährung (z. B. Alkoholiker),
- Malabsorptionssyndrom (Zöliakie, Sprue),
- Jejunumresektion,
- Langzeitmedikation mit Phenytoin, Phenobarbital, Daraprim, oralen Kontrazeptiva (?),
- Langfristig oraler Antibiotikagabe, bes. Sulfonamide,
- Häufigen, rasch aufeinanderfolgenden Schwangerschaften, Mehrlingsschwangerschaften und Laktation,
- Erkrankungen mit starker Zellproliferation, Hämoblastosen,

Gesteigerter Erythropoese bei chronisch hämolytischer Anämie,
Langzeithämodialyse,
Psoriasis, exfoliativer Dermatitis,
Nachgewiesenem Vitamin C-Mangel,
Entsprechenden klinischen Zustandsbildern (sh. »Bewertung« und »Pathophysiologie«).

Bestimmungsmethode

Radioassay in Form der kompetitiven Proteinbindungsanalyse /[2]/

Tracer: ^{125}J-N-5-Methyltetrahydrofolsäure (^{125}J-MTHFA) oder ^{125}J-Pteroylglutaminsäure (^{125}J-PGA).

Bindungsprotein: β-Lactoglobulin, chromatographisch gereinigt von unspezifischen Bindungsproteinen.

Vor Durchführung des eigentlichen Radioassays wird die Folsäure durch Hitze- oder Alkalibehandlung aus ihrer Proteinbindung freigesetzt und gleichzeitig durch Behandlung mit Dithiotreitol im reduzierten Zustand stabilisiert.

Bei der Bestimmung des intraerythrozytären Folsäuregehaltes geht dem Radioassay die Bestimmung des Hämatokrits (EDTA-Blut) und eine nachfolgende 1- bis 2-stündige Hämolyse mittels 1% Ascorbinsäurelösung voraus.

Meßbereich: 0.3 – 20 ng/ml

Untersuchungsmaterial

EDTA-Plasma oder Serum	0.5 ml
Intraerythrozytäre Folsäure: EDTA-Vollblut	1 ml

Referenzbereiche

	Radioassay
Plasma /[3]/	2.3 – 17 ng/ml
Intraerythrozytär /[3]/	175 – 700 ng/ml

Bewertung

Befundkonstellation		Interpretation
Serum-Folsäure	**Erythrozyten-Folsäure**	
erniedrigt	im Referenzbereich	latenter Folsäure-Mangel
erniedrigt	erniedrigt	manifest. Folsäure-Mangel
im Referenzbereich	erniedrigt	Hinweis auf Vit.-B_{12}-Mangel

Die megaloblastäre Anämie ist die klinisch bedeutsamste Manifestation des Folsäuremangels. Die Folsäurekonzentrationen im Serum und in den Erythrozyten werden bei ausgeprägter Erkrankung deutlich unterhalb des Referenzbereiches gefunden. Neben hyperchromen Makrozyten im peripheren Blut sind Thrombozyten, Lymphozyten und Granulozyten häufig ebenfalls vermindert, die Granulozytenkerne oft hypersegmentiert. Gleichzeitig entzündliche Schleimhautveränderungen sowie bei fortgeschrittenem chronischen Mangelzustand Hemmung des Knochenwachstums, bei Erwachsenen Osteolysen, passen in das Bild einer Folsäurehypovitaminose. Neurologische Symptome fehlen im Gegensatz zur Symptomatik des Vitamin B_{12}-Mangels.

Die gleichzeitige Bestimmung von Folsäure und Vitamin B_{12} in einem »double assay« ist in der Regel sinnvoll, um die Ätiologie einer megaloblastären Anämie zuverlässig abklären und damit richtig behandeln zu können. Eine alleinige Folsäuresubstitution kann nämlich nicht nur überflüssig, sondern sogar kontraindiziert sein, wenn z. B. gleichzeitig ein beginnender Vitamin B_{12}-Mangel vorliegt, da es dann zum Aufbrauchen der letzten Vitamin B_{12}-Reserven kommt, ohne welche die Folsäurebehandlung wirkungslos ist. Damit kann aber u. U. ein Vitamin B_{12}-Mangelzustand mit seinen klinischen Folgen (funikuläre Spinalerkrankung, megaloblastäre Anämie) erst provoziert werden.

Erkrankungen, die einen erniedrigten Folsäurenwert bewirken

Erkrankung	**Beurteilung**
Megaloblastäre Anämie	Serumfolsäurewerte < 4 ng/ml sind verdächtig auf Folsäuremangel als Ursache der megaloblastären Anämie, Werte < 2.3 ng/ml ein sicherer Hinweis darauf. Beweisend für einen manifesten Folsäuremangel sind intraerythrozytäre Folsäurewerte von < 175 ng/ml. Gleichzeitig bestehende neurologische Symptome einer funikulären Myelose weisen aber — auch bei verminderter Erythrozytenfolsäure — auf Vitamin B_{12}-Mangel als Ursache hin, da dieser die intraerythrozytäre Folsäureaufnahme hemmt /[1]/ und allein die neurologische Symptomatik erklären kann. Double assay mit gleichzeitiger Bestimmung des Vitamin B_{12} durchführen!
Malabsorptionssyndrom	Ein Malabsorptionssyndrom ist eine der häufigsten Ursachen für einen Folsäuremangel. Es kann darauf geschlossen werden, wenn ein Patient mit normaler Nahrungsaufnahme und Nicht-Alkoholiker erniedrigte Folsäurewerte im Serum und den Erythrozyten hat. Entsprechend dem Resorptionsort der Folsäure betreffen die pathologischen Veränderungen den Bereich des Duodenums/oberen Jejunums und dabei operative Eingriffe (Blind-loop syndrom, Resektionen) ebenso wie Erkrankungen mit strukturellen/funktionellen Darmwandveränderungen (Zöliakie, Sprue), medikamentöse Resorptionshemmung (Phenytoin, Primidon, Phenobarbital usw.), sowie Hemmung der intestinalen bakteriellen Synthese (Antibiotika, bes. Sulfonamide). Die Malabsorption ist bei der tropischen Sprue die Folge der Darmschleimhautatrophie, die aus dem Folsäuremangel resultiert, so daß sich die Hypovitaminose selbst verstärkt. Parenterale Folsäuresubstitution kann hier den Vitaminmangel wie auch die Malabsorption beseitigen. Die Manifestation der Hypovitaminose tritt wesentlich schneller ein als bei Vitamin B_{12}, d. h. nicht erst im Verlauf mehrerer Jahre, sondern u. U. bereits nach einigen Wochen bis wenigen Monaten einer negativen Vitaminbilanz. Überlagerung des klinischen und labordiagnostischen Bildes durch weitere Mangelzustände an Vitaminen und Spurenelementen sind zu bedenken, besonders Vitamin C, das für die Bildung der physiologisch aktiven 5-Methyl-Tetrahydrofolsäure mit Hilfe der Vitamin C-abhängigen 7,8-Dihydrofolatreduktase essentiell ist (sh. Pathophysiologie).
Alkoholismus	Alkoholismus ist die häufigste Ursache für einen Folsäuremangel /[4,5,6]/, vermittelt durch Malnutrition und Malab-

Erkrankungen, die einen erniedrigten Folsäurewert bewirken (Fortsetzung)

Erkrankung	**Beurteilung**
	sorption. Erniedrigte Werte im Serum und in Erythrozyten, die Höhe ist abhängig von Dauer und Schweregrad der Erkrankung. Mögliche Überlagerung durch weitere Hypovitaminosen und Eisenmangel beachten! Neben Serumfolsäure auch Vitamin B_{12} und Ferritin bestimmen!
Malnutrition	Ein rein nutritiver Folsäuremangel (ohne Alkoholismus) ist sehr selten.
Schwangerschaft, Laktation	Infolge erhöhten Bedarfs, bes. bei Mehrlingsschwangerschaften und nach mehreren vorangegangenen, kurz aufeinanderfolgenden Entbindungen und fehlender Substitution nicht selten. Ohne Nachweis einer Kausalbeziehung wurde Folsäuremangel im Zusammenhang mit Schwangerschaftsstörungen (Abort, Plazentalösung) beobachtet. Klinische und hämatologische Überlagerung durch einen Eisenmangelzustand bedenken!
Hämatologische Erkrankungen	Verstärkte Erythropoese, etwa im Rahmen einer chronisch hämolytischen Anämie, kann durch vermehrten Bedarf zur Hypovitaminose führen. Ebenso maligne Erkrankungen der blutbildenden Zellen, besonders lymphoproliferative sowie deren zytostatische Behandlung mit Folsäureantagonisten (inadäquate Utilisation). Während der Behandlung mit Folsäureantagonisten oder Leukovorin keine Folsäurebestimmungen durchführen (sh. »Hinweise/Störungen«)!

Hinweise und Störungen

Vorbereitung des Patienten: Da die aktuellen Plasmawerte durch die alimentäre Folsäurezufuhr erheblich beeinflußt werden, ist nur Nüchternblutentnahme sinnvoll. Die Bestimmung der intraerythrozytären Folsäure ist allerdings praktisch nicht von kurzfristigen Nahrungseinflüssen abhängig und kann somit aus nicht-nüchtern gewonnenen Proben erfolgen.

Die häufigste Ursache für hohe und überhöhte Folsäurewerte ist die Gabe entsprechender Vitaminpräparate. Soll eine differentialdiagnostisch in Betracht kommende Folsäurehypovitaminose laborchemisch verifiziert werden, so ist deshalb die Blutentnahme unbedingt *vor* einer eventuell probatorischen Vitamingabe durchzuführen.

Im Rahmen sonstiger diagnostischer oder therapeutischer Maßnahmen eventuell vor der Blutentnahme verabreichte andere Radioisotope sollten unbedingt mitgeteilt werden, um deren möglichen Störeinfluß (abhängig vom betreffenden Radioisotop und dessen unspezifischer Adsorption im Meßsystem) durch einen gesonderten Probenleerwert berücksichtigen zu können.

Probennahme: Durch sachgemäße Venenpunktion entnommenes, hämolysefreies EDTA-Plasma oder Serum wird verschlossen, vor Lichteinwirkung geschützt und bis zur Messung bei Lagerungszeiten bis zu 6 Std. bei 4 °C, darüber hinaus bei —20 °C aufbewahrt. Wiederholtes Einfrieren und Auftauen ist zu vermeiden. Zur Bestimmung der Erythrozytenfolsäure muß aus dem EDTA-Blut zunächst der Hämatokrit bestimmt und anschließend sofort das Vollbluthämolysat mittels 1% Ascorbinsäure hergestellt werden. Die Vitamin B_{12}-Bestimmung wird durch Ascorbinsäure gestört. Falls im double assay zusätzlich das Vitamin B_{12} bestimmt werden soll, muß ein Teil der Vollblutprobe vorher abgetrennt werden. Für die Lagerung gelten die gleichen Vorschriften wie für Plasma.

Bestimmungsmethode: Für den double assay (^{125}J und ^{57}Co) dürfen nur Gammazähler verwendet werden, die ausreichend zwischen den Energien von ^{57}Co und ^{125}J trennen können. Vor der Testdurchführung müssen die vorhandenen Geräte auf ihre Eignung geprüft werden. Multidetektormeßgeräte sind dann nicht für die Messung von ^{57}Co geeignet, wenn das relativ stark strahlende ^{57}Co (122 keV im Vergleich zu 28 keV von ^{125}J) in die Nachbardetektoren überstrahlt, so daß sich die einzelnen Teströhrchen gegenseitig beeinflussen. Die bei einigen Modellen mögliche rechnerische Kompensation dieser Überstrahlung muß unbedingt beachtet werden.

Medikamente: Bei Methotrexat-, bzw. Leukovorin-Therapie liefert die Folsäurebestimmung wegen ausgeprägter Kreuzreaktivität zum Bindungsprotein β-Lactoglobulin kein diagnostisch verwertbares Ergebnis.

Sonstige Störungen: Da Folsäure lichtempfindlich ist, ist starke, bzw. längere Lichteinwirkung strikt zu vermeiden. Keine sichtbare Hämolyse bei der Folsäuremessung aus Serum wegen Verfälschung durch intraerythrozytäre Folsäure! Lipämie beeinflußt den Assay unwesentlich; Verfälschung durch veränderte Pipettiereigenschaften der Probe beachten!

Stabilität: Postversand in Trockeneis.

Pathophysiologie

Folsäure (Pteroyl-Monoglutaminsäure = PGA) wird von Pflanzen und Bakterien (Darmflora!) gebildet und ist in vielen pflanzlichen und tierischen Geweben, z. B. Blattgemüse, Pilze, Hefe, Leber reichlich enthalten, hauptsächlich als reduzierte Methyl- oder Formyl-Polyglutaminsäure. Sie ist chemisch und thermisch instabil und kann beim Kochen und Konservieren bis zu 50—90% zerstört werden.

Die Carrier-vermittelte Resorption findet im Duodenum und Jejunum statt, wo auch durch die Darmflora Folsäure produziert wird. In der Dünndarmmukosa wird die Pteroyl-Polyglutaminsäure (4—7 Glutamatreste) zunächst zur Pteroyl-Monoglutaminsäure hydrolysiert, dann enzymatisch zur 7,8-Dihydro- und durch eine Vitamin C-abhängige Reduktase weiter zur physiologisch relevanten Tetrahydrofolsäure (FH_4) reduziert. Sie wird an Plasmaproteine gebunden hauptsächlich als N-5-Methyl-Tetrahydrofolsäure (MTHFA) im Plasma transportiert.

Täglich werden, bei in unseren Breitengraden normaler Ernährung, ca. 150 – 200 μg Folsäure aufgenommen. Der Bedarf liegt jedoch vermutlich höher, da ein unbekannter, von Darmbakterien produzierter Anteil hinzukommt. Der Gesamtbestand des Körpers an Folsäure beträgt ca. 70 mg beim Erwachsenen, wovon ca. ein Drittel in der Leber vorliegt. Die Größe des Folsäurespeichers wird durch den intraerythrozytären Folsäuregehalt widergespiegelt, wenngleich der latente Mangelzustand durch die Serumfolsäure empfindlicher erfaßt wird. Bei Erschöpfung der Folsäurespeicher reicht die tägliche alimentäre Zufuhr, zusammen mit der bakteriellen, intestinalen Synthese in der Regel gerade noch aus, kann aber bei chronischem Alkoholabusus und Unterernährung das Minimum unterschreiten.

Die biologisch wirksame Form ist nicht die im Serum transportierte MTHFA, sondern die FH_4 (= Coenzym F) Folsäure ist Überträger von C_1-Fragmenten und an deren reduktiven/oxydativen Umwandlungen beteiligt. Sie ist notwendig für die Purinsynthese, für die Methylierung von Desoxyuridylat zu Thymidylat als Coenzym der Thymidylat-Synthetase, für die Methionin-Synthese aus Homocystein und die Umwandlung der aus dem Histidinmetabolismus stammenden Formiminoglutaminsäure.

Aus den beiden letztgenannten Funktionen ist kein Zusammenhang mit klinisch erkennbaren Änderungen des Gesundheitszustandes herzuleiten, während die beiden erstgenannten Funktionen von ausschlaggebender Bedeutung für die Nukleinsäure- und speziell die DNS-Synthese sind, somit für Zellteilung und -wachstum.

Gewebe/Zellen mit hoher Proliferationsrate reagieren deshalb auf einen Folsäuremangel am empfindlichsten, darunter in erster Linie die Blutzellen, dann aber auch die Schleimhäute, schließlich sogar das Skelettsystem. Typischer hämatologischer Befund ist dabei die makrozytäre, hyperchrome Anämie mit Megaloblasten im Knochenmark und häufig gleichzeitiger Verminderung von Granulozyten, Lymphozyten und Thrombozyten. Die Schleimhäute zeigen bei Folsäuremangel Entzündungen, Ulcerationen (Stomatitis, Glossitis, Malabsorption).

Bei lange anhaltendem, schweren Folsäuremangel können spät Osteolysen auftreten, während der Wachstumsperiode das Knochenwachstum gehemmt werden. Infertilität und Hauterkrankungen sind ebenfalls möglich. Neurologische Symptome treten beim Folsäuremangel nicht auf, im Gegensatz zu Vitamin B_{12}-Mangel/Perniziosa.

Ätiologie des Folsäuremangels /7/

Mangelhafte Zufuhr: Ein nur durch die unterschiedliche Nahrungszusammensetzung bedingter Folsäuremangel kommt bei uns praktisch nicht vor. Andererseits ist bei chronischen Alkoholikern der Folsäuremangel am häufigsten, infolge Fehl- bzw. Unterernährung, Entleerung des Folsäurespeichers bei Leberschädigung, Malabsorption.

Eingeschränkte Resorption: Häufigste Ursache ist die Malabsorption bei Zöliakie, Sprue, Operationsfolgen (Blind-loop Syndrom, Jejunumresektion). Resorptionshemmende Medikamente, z. B. Phenytoin, Phenobarbital, Daraprim, orale Kontrazeptiva (?). Hemmung der intestinalen, bakteriellen Folsäureproduktion durch Antibiotika, Sulfonamide (p-Aminobenzoesäure ist Teilstruktur der Folsäure, die durch deren Analoga gehemmt wird).

Gesteigerter Bedarf: Häufige, rasch aufeinanderfolgende Schwangerschaften und Laktation, Wachstumsperiode, gesteigerte Hämatopoese (chronisch-hämolytische Anämie, chronische Blutungsanämie), maligne Erkrankungen.

Inadäquate Utilisation: Nach langdauernder Therapie mit Folsäureantagonisten, durch Alkohol sowie Vitamin C-Mangel, da Ascorbinsäure als Kofaktor der 7,8-Dihydrofolatreduktase für die Bildung der biologisch aktiven FH_4 unentbehrlich ist. Vitamin B_{12}-Mangel, da ohne Vitamin B_{12} keine intrazelluläre Aufnahme von MTHFA möglich ist.

Erhöhte Ausscheidung: Langzeithämodialyse, Hauterkrankungen mit starker Zelldesquamation (Psoriasis, exfoliative Dermatitis), chronische Lebererkrankungen (Fettleber, Leberzirrhose) mit verminderter Speicherfähigkeit der Leber für Folsäure.

Literatur

1. *Chanarin, J.:* The megaloblastic anemias S. 192. Saunders, London (1979).
2. *Waxman, S., C. Schreiber:* Blood *42:* 281 (1973). Measurement of serum folate levels and serum folic acid-binding protein by ^{3}H-PGA radioassay.
3. Zentrallabor der Universitätskliniken Göttingen: Labormedizinisches Programm, Normbereiche.
4. *Heilmann, E., E. Bönninghoff:* Schweiz. Med. Wschr. *106:* 1821 (1976). Folsäurebestimmungen im Serum und in den Erythrozyten mittels einer kompetitiven Proteinbindungsmethode mit 125 Jod-Markierung.

5. *Herbert, V.:* Folic acid and vitamin B_{12}. In: *Goddhart, R. S., M. E. Shils,* Modern nutrition in health and disease, S. 221. Philadelphia (1973).
6. *Straub, P. W.:* Schweiz. Med. Wschr. *105:* 1072 (1975). Alkoholwirkungen auf das Blut.
7. *Herbert, V.:* Am. J. Clin. Nutr. *26:* 77 (1973). The five possible causes of all nutrient deficiency: Illustrated by deficiencies of vitamin B_{12} and folic acid.

Okkultes Blut im Stuhl

Der Nachweis von okkultem Blut im Stuhl geschieht heute meist mit Hilfe von vorbereiteten Testbriefchen. Dieses Verfahren wird im allgemeinen Sprachgebrauch und in der medizinischen Literatur häufig global Haemoccult-Test genannt, obgleich diese Bezeichnung sich eigentlich auf ein spezielles Handelspräparat bezieht. Neben diesem Test wird ein weiterer Test mit gleicher Empfindlichkeit angeboten (hemo-Fec), der ebenfalls für die gesetzliche Früherkennung auf Darmkrebs zugelassen ist. Andere Fabrikate wie Fecatest, Colo-Rect u. a., die nach dem gleichen Prinzip arbeiten, sind deutlich empfindlicher.

Der Haemoccult-Test stellt ein Verfahren zum Nachweis von Blut im Stuhl dar. Der Nachweis von Blut im Stuhl wird seinerseits häufig als Test für das Vorkommen kolorektaler Neoplasien angewandt. Bei der Beurteilung der verschiedenen Testparameter (Sensitivität, Spezifität, prädiktiver Wert usw.) des Haemoccult-Tests für die Krebsfrüherkennung treten leicht Verwirrungen auf. Bei allen Angaben ist zu vermerken, ob sie sich beziehen auf

— Haemoccult-Test als Verfahren zum Nachweis von Blut im Stuhl oder auf
— Nachweis von Blut im Stuhl als Test für kolorektale Karzinome oder, zusammengenommen, auf
— Haemoccult-Test als Verfahren zum Nachweis kolorektaler Karzinome.

Haemoccult-Test zum Nachweis von Blut im Stuhl

Testablauf

Das Testbriefchen besteht aus einem mit Guajakharz imprägnierten Filterpapier, auf das die Stuhlprobe dünn ausgestrichen wird. Beim Auftropfen von H_2O_2-haltiger Entwicklerlösung kommt es in Anwesenheit von Blut durch die Peroxidaseaktivität des Hämoglobins zur Spaltung von H_2O_2. Der entstehende Sauerstoff führt zu einer Blaufärbung des Guajakharzes. Diese Blaufärbung zeigt das positive Testergebnis an.

Zur Durchführung öffnet der Patient, der diese Untersuchung in der Regel selbst durchführt, die Vorderseite des Briefchens und streicht mit einem Spatel von zwei separaten Stellen der Stuhlsäule eine Probe auf ein rot umrandetes Feld des Filterpapiers dünn aus. Das anschließend verschlossene Briefchen kann per Post zum Arzt gesandt werden, wo die Rückseite des Briefchens geöffnet und mit Entwicklerlösung betropft wird. Bei Anwesenheit von Blut auch in mikroskopischen Mengen kommt es innerhalb von 30 sec. zur Blaufärbung des Filterpapiers.

Nach allgemein anerkannter Vorschrift soll der Test an drei aufeinanderfolgenden Tagen bzw. von drei sukzessiven Stuhlportionen aus insgesamt sechs Proben durchgeführt werden. Wenn mindestens eine dieser sechs Proben positiv ist, ist der Test insgesamt als positiv zu bewerten. Eine Unterscheidung zwischen schwach und stark positiv wird nicht durchgeführt.

Spezifität

Für die beschriebene nichtenzymatische Reaktion ist nur das Hämmolekül verantwortlich, nicht dagegen die artspezifischen Proteinketten des Hämoglobins. Tierisches Hämoglobin kann daher den Test stören. Auch Peroxidasen anderer tierischer oder pflanzlicher Herkunft können zu einer Blaufärbung ohne Anwesenheit von Blut führen /[1]/.

In den meisten Publikationen wird deshalb die Einhaltung einer speziellen Diät vor Testdurchführung (Vermeidung von rohem Fleisch, reichliche Aufnahme von Obst, Gemüse und sonstigen Füllstoffen) verlangt. Diese Forderung wurde aber inzwischen weitgehend aufgegeben. Vom Hersteller wird allerdings die Anweisung einer speziellen Diät trotz der sehr zweifelhaften klinischen Relevanz aufrecht erhalten.

Nachweisempfindlichkeit

Die verschiedenen Angaben in der Literatur zu dieser Frage sind nur schwer miteinander vergleichbar /[2]/. Die in vitro-Testsituation ist mit der in vivo-Situation insbesondere wegen der inhomogenen Verteilung des Blutes im Stuhl nicht gleichzusetzen. Legt man eine durchschnittliche Stuhlmenge von 150 g und einen Hb-Gehalt des Blutes von 15 g/dl zugrunde, dann liegt die für einen positiven Testausfall mindestens nötige Hämoglobinkonzentration bei etwa 3 mg/g Stuhl. Andererseits soll bei Konzentrationen von über 10 mg Hb/g Stuhl nur in etwa 50% ein positiver Testausfall beobachtet werden /[3]/. Hundertprozentig positive Tests sollen erst bei einer Konzentration von über 80 mg Hb/g Stuhl gefunden werden.

Die methodische Empfindlichkeit ließe sich leicht erhöhen. So war etwa die Empfindlichkeit der alten Guajaktests um ein Vielfaches höher, was zu einer sehr niedrigen Spezifität von z. T. unter 50% führte. Wegen des inversen Zusammenhanges zwischen Sensitivität und Spezifität mußte im Bemühen, die Spezifität für Screening-Untersuchungen zu erhöhen, eine Verminderung der Empfindlichkeit in Kauf genommen werden /[2]/.

Stabilität

Im Zeitraum von 1—12 Tagen laufen in getrockneten Stuhlproben keine Reaktionen ab, die das Testergebnis wesentlich beeinflussen. Bei längerer Lagerdauer kann sich die getrocknete Stuhlprobe jedoch verändern, so daß zur Entfaltung der Peroxidaseaktivität des Hämoglobins im Reaktionsmilieu das nötige Wasser fehlt und das Testergebnis negativ ausfallen kann.

Okkultes Blut im Stuhl als Test für kolorektale Karzinome

Als Blutungsquelle kommen neben kolorektalen Karzinomen auch Polypen, Divertikel, Hämorrhoiden und Analfissuren in Frage. Bei einem Teil der testpositiven Patienten können keine Blutungsquellen nachgewiesen werden, und es muß offen bleiben, ob diese bei der Nachuntersuchung verschwunden sind oder ob eine Peroxidaseaktivität anderer Quelle vorgelegen hat.

Bei der Beurteilung der hier beschriebenen Untersuchung als Test für kolorektale Karzinome müssen andere evtl. hiermit diagnostizierte Blutungsursachen unberücksichtigt bleiben. Bei der folgenden Darstellung der Testparameter bleiben auch gutartige Adenome unberücksichtigt. Die Prävalenz solcher Adenome ist hoch, und allenfalls bei sehr großen Adenomen findet sich ein prädiktiver Wert, der die Prävalenz eindeutig übersteigt.

Prävalenz

Die Prävalenz (a priori-Wahrscheinlichkeit) von kolorektalen Karzinomen hängt von dem zu untersuchenden Kollektiv und der Fragestellung ab. Bei symptomatischen Patienten kann sie bis zu 10% betragen. Bei asymptomatischen Patienten über 45 Jahren, dem Kollektiv, das für die Früherkennung in Frage kommt, liegt sie etwa bei 0.3%.

Diagnostische Sensitivität

Die Sensitivität des Haemoccult-Testes für kolorektale Karzinome wird in der Literatur sehr unterschiedlich angegeben. In einer Zusammenfassung von Studien an Patienten mit klinisch manifesten, gesicherten Tumoren konnte in 76% ein positives Ergebnis erhoben werden /[2]/. Bei der Anwendung an unausgewählten, überwiegend symptomatischen Patienten beträgt die mittlere Sensitivität 65%. Bei asymptomatischen Frühstadien ist sie niedriger, exakte Zahlenangaben sind aber nicht möglich. Bei asymptomatischen Teilnehmern von Screening-Programmen mit Tumorfrühstadien wurde ein Wert von 50% geschätzt /[2]/.

Diagnostische Spezifität

Aus Angaben der Literatur errechnet sich für die Gruppe ausgewählter Patienten (bei denen die Sensitivität 65% beträgt) eine Spezifität von 90% /[2]/. Für Screening-Untersuchungen läßt sich aus der Rate positiver Testergebnisse die Spezifität größenordnungsmäßig abschätzen. Da diese Rate bei etwa 3% liegt, muß die Spezifität über 97% betragen.

Sensitivität und Spezifität sind bei unterschiedlichen Kollektiven mit unterschiedlicher mittlerer Tumorgröße nicht unmittelbar vergleichbar. Auch methodische Veränderungen oder Änderungen in den Testbedingungen oder in der Testdurchführung führen jeweils zu gegenläufigen Veränderungen von Sensitivität und Spezifität.

Bemühungen, die Sensitivität zu erhöhen, führen also meistens nicht zu einer Verbesserung der Testqualität, da die eingeschränkte Spezifität gerade im Zusammenhang mit Screening-Untersuchungen besonders problematisch ist.

Positiver prädiktiver Wert

Der positive prädiktive Wert (a posteriori-Wahrscheinlichkeit) hängt bekanntlich von der Prävalenz (a priori-Wahrscheinlichkeit) ab. Er darf nicht als allgemeingültige Aussage zum Haemoccult-Test angegeben werden. Aus den Daten der vorliegenden Literatur errechnet sich der mittlere positive prädiktive Wert für kolorektale Karzinome bei Früherkennungsuntersuchungen mit etwa 5%, bei Patienten mit Verdachtssymptomen mit etwa 20%.

Negativer prädiktiver Wert

Auch dieser Wert ist prävalenzabhängig. Angaben über den negativen prädiktiven Wert finden sich in der Literatur nicht, der Wert läßt sich jedoch aus den mitgeteilten Zahlen berechnen. Im Zusammenhang mit dem Screening asymptomatischer Patienten, bei denen die Wahrscheinlichkeit des Nichtvorhandenseins eines Tumors mit etwa 99.7% anzusetzen ist (1 minus Prävalenz), liegt er bei etwa 99.85%.

Die hier errechneten bzw. geschätzten Mittelwerte der Testparameter im Zusammenhang mit der Screening-Untersuchung auf kolorektale Karzinome (Prävalenz 0.3%, Sensitivität 50%, Spezifität 97%, positiver prädiktiver Wert 5%, negativer prädiktiver Wert 99.85%) sind nach der Bayesschen Formel untereinander stimmig. Veränderung eines dieser Parameter führt zwangsläufig auch zu einer Veränderung der anderen Werte.

Empfohlene Nachuntersuchung bei positivem Testergebnis

Über die zu empfehlenden Nachuntersuchungen bei positiven Stuhlproben herrscht weitgehend Einigkeit. Von der Kassenärztlichen Bundesvereinigung werden folgende Maßnahmen empfohlen: Digitale Austastung des Rektums und Rektoskopie, Röntgenuntersuchungen des Dickdarms unter Anwendung des Doppelkontrastverfahrens. Sollten diese Untersuchungen keine Blutungsquelle nachweisen, ist die Koloskopie zu empfehlen. Die Mehrzahl der Gastroenterologen, die über den Test publiziert haben, empfiehlt dagegen, in jedem Falle bei positivem Testergebnis eine vollständige Koloskopie durchzuführen.

Allgemeine Beurteilung

Aus den oben gemachten Ausführungen ergibt sich, daß die Problematik des Haemoccult-Testes bei niedrigen Prävalenzen, also z. B. im Zusammenhang mit Screening-Untersuchungen, im niedrigen prädiktiven Wert liegt. Neunzehn von 20 testpositiven Probanden müssen sich der Prozedur einer ausführlichen Nachuntersuchung unterziehen, ohne daß bei ihnen ein Karzinom vorliegt. Bei symptomatischen Patienten dagegen, bei denen ein zuverlässiger Tumorausschluß wichtig ist, stellt die vergleichsweise niedrige Sensitivität das Hauptproblem dar. Ob echte Testverbesserungen, also eine gleichzeitige Erhöhung von Sensitivität und Spezifität, möglich sein werden (etwa durch die Einführung immunologischer Testverfahren), läßt sich noch nicht sicher beurteilen.

Die Haemoccult-Methode stellt also ein praktikables und hinreichend zuverlässiges Verfahren zum Nachweis von Blut im Stuhl dar. Die Verwendung im Rahmen der Krebsfrühdiagnostik ist dagegen aus verschiedenen Gründen problematisch.

Literatur

1. *Kutter, D.:* Prinzip und Fehlerquellen des chemischen Nachweises von okkultem Blut in den Fäzes. In: *Frühmorgen, P.,* Prävention und Früherkennung des kolorektalen Karzinoms, S. 49. Springer, Heidelberg (1984).
2. *Köbberling, J., J. Windeler:* Der Test auf okkultes Blut im Stuhl. Studie zum Aussagewert für die Früherkennung kolorektaler Karzinome. Thieme, Stuttgart (1985).
3. *Heinrich, H. C., H. P. Benn:* Dtsch. Med. Wschr. *107:* 307 (1982). Chemischer oder immunologischer Okkultblut-Nachweis im Stuhl bei der Frühdiagnostik des kolorektalen Karzinoms?

Pankreas

Einleitung

Die exokrine Pankreasinsuffizienz ist ein gemeinsames Hauptsymptom chronischer Pankreaserkrankungen. Ursache der chronischen Pankreasinsuffizienz sind folgende Erkrankungen

Chronische Pankreatitis,
Akute Pankreatitis (meist nur passagere Insuffizienz!),
Pankreaskarzinom,
Zustand nach partieller oder totaler Pankreatektomie,
Primäre Atrophie und Lipomatose des Pankreas,
Mukoviszidose (zystische Fibrose),
Zysten-Pankreas,

Syndrom der angeborenen Pankreasinsuffizienz mit Zwergwuchs, Dysostosen und chronischer Neutropenie (Shwachmann-Syndrom),
Isolierte angeborene Enzymdefekte (Lipase, Trypsin),
Protein-Mangelernährung (Kwashiorkor),
Hämochromatose.

Wesentliche Erkrankungen

— Die chronische Pankreatitis, bei der es zu einer zunehmenden Zerstörung und fibrotischen Umwandlung des Pankreasparenchyms mit einem entsprechenden Funktionsverlust des Organs kommt.

— Das Pankreaskarzinom, bei dem der Tumor durch Obstruktion des Ductus pancreaticus eventuell schon frühzeitig oder durch Durchwachsung des Pankreasparenchyms auf die Dauer zu einer Verminderung der Pankreassekretion führt.

Die Lipasebestimmung im Serum und die Amylasebestimmung im Serum und Urin sind zur Diagnostik einer exokrinen Pankreasinsuffizienz und der hierzu führenden Erkrankungen nicht geeignet. Pathologische Enzymanstiege treten bei der chronischen rezidivierenden Pankreatitis meist nur während akuter Krankheitsschübe auf. Bei der schmerzlos verlaufenden chronischen Pankreatitis sind, ebenso wie beim Pankreaskarzinom und anderen Ursachen der Pankreasinsuffizienz, diese Enzymwerte in der Regel normal. Daher ist neben den morphologischen Untersuchungsverfahren, z. B. Sonographie, Computertomographie (ERCP), die Pankreasfunktions-Prüfung die wichtigste Untersuchung, mit der der Nachweis einer chronischen Pankreaserkrankung erbracht werden kann.

Indikationen zur Prüfung der exokrinen Pankreasfunktion

Verdacht auf eine chronische Pankreaserkrankung z. B.:

Rezidivierende Oberbauchschmerzen,
Verschlußikterus,
Tastbarer oder anderweitig nachgewiesener Oberbauchtumor,
Diarrhoe,
Steatorrhoe,
Röntgenologischer Nachweis von Pankreasverkalkungen.

Chronische Pankreatitis (Verlaufskontrolle).

Zustand nach akuter Pankreatitis (retrospektive Klärung der Diagnose und der Frage, ob es sich um eine akute, folgenlos ausheilende Pankreatitis oder aber um einen akuten Schub einer chronischen Pankreatitis gehandelt hat).

Grundsätzliche Möglichkeiten zur Untersuchung der exokrinen Pankreasfunktion

Direkte Methode, mit der Parameter der Pankreassekretion (Bicarbonat und Enzyme) unmittelbar erfaßt werden:

Sekretin-Pankreozymin-Test.

Indirekte Methoden, bei denen aus dem Nachweis einer verminderten Verdauungsleistung (Maldigestion) auf eine verminderte Pankreassekretion geschlossen werden kann:

NBT-PABA-Test,
Pancreolauryl-Test,
Chymotrypsinausscheidung im Stuhl.

Infolge der großen Funktionsreserve des Pankreas sind leichte bis mittelgradige Einschränkungen der Pankreassekretion klinisch kompensiert, d.h. es sind noch keine

Zeichen einer Maldigestion vorhanden. Erst wenn die Enzymabgabe auf weniger als 10—20% des Normalen abgesunken ist, reicht die Enzymaktivität nicht mehr zum vollständigen Aufschluß der aufgenommenen Nahrung aus. Es liegt dann eine dekompensierte Pankreasinsuffizienz mit den Zeichen einer Verdauungsinsuffizienz vor.

Daher kann die Empfindlichkeit der indirekten Methoden nicht so gut sein wie die der direkten Pankreasfunktions-Prüfungen.

Pathologische Befunde werden erst mit zunehmendem Schweregrad einer exokrinen Pankreasinsuffizienz erhoben.

Ebenso sind die direkten Methoden den indirekten Prüfungen an Spezifität überlegen, da letztere auch bei Dünndarmerkrankungen, die zu einem Malabsorptionssyndrom führen, pathologische Resultate ergeben, falls die individuellen Resorptionsverhältnisse nicht berücksichtigt werden können.

Sekretin-Pankreozymin-Test

Indikation

Verdacht auf exokrine Pankreasinsuffizienz.

Testablauf

Prinzip: Durch intravenöse Injektion der Hormone Sekretin und Cholezystokinin-Pankreozymin (CCK-PZ) wird das exokrine Pankreas stimuliert und das Sekret über eine Duodenalsonde gesammelt und analysiert.

Anstelle von CCK-PZ steht seit einigen Jahren auch Caerulein zur Verfügung, ein Polypeptidhormon der Froschhaut, das in seiner C-terminalen Aminosäuresequenz dem CCK-PZ entspricht und synthetisch hergestellt wird.

Sekretin steigert die Volumen- und Bicarbonatsekretion (hydrokinetische Funktion). Der unter Sekretin beobachtete Enzymanstieg ist auf ein Ausspülen des Gangsystems zurückzuführen, wobei die Enzymkonzentration gegenüber dem Ruhesekret abfällt. Da diese Enzymsekretion unberechenbar ist und lediglich den wechselnden Enzymgehalt des Gangsystems widerspiegelt, ist eine anschließende Stimulation der Enzymsekretion (ekbole Funktion) durch CCK-PZ erforderlich.

Durchführung: Nach Absetzen von verdauungsfördernden Medikamenten 24 Std. vor Testablauf und nach 12stündiger Nahrungskarenz wird zur quantitativen Gewinnung des Duodenalsaftes eine doppelläufige Sonde unter Röntgenkontrolle in das Duodenum vorgeschoben. Zur Vermeidung von Pankreassekret-Verlusten soll der Patient während der Untersuchung in Rechtsseitenlage ruhen. Fließt aus dem Duodenalschlauch alkalischer, gallig gefärbter Duodenalsaft und aus dem Magenschlauch saurer Magensaft, kann mit der weiteren Durchführung des Tests begonnen werden, die von Labor zu Labor verschieden gehandhabt wird. Eine Vereinheitlichung wird zur Zeit durch den Europäischen Pankreasclub angestrebt. Im wesentlichen handelt es sich um zwei Methoden /[1, 2, 3]/.

Zweizeitige Stimulierung: Nach einer Leersekretionsperiode von 15 min. wird zunächst Sekretin (1 KE = klinische Einheit/kg Körpergewicht), dann CCK-PZ (1 IU = ivy dog unit/kg Körpergewicht) intravenös injiziert. Der Duodenalsaft wird unter Eiskühlung nach jeder Hormonapplikation über 2 x 15 min. gesammelt, die Sekretvolumina werden gemessen und die Bicarbonatkonzentration sowie Enzymaktivitäten (Amylase, Trypsin, Lipase) bestimmt.

Kontinuierliche Stimulierung: Nach intravenöser Gabe von Sekretin (1 KE/kg Körpergewicht) wird der Duodenalsaft über 1 Std. in mehreren Fraktionen gesammelt. In der zweiten Std. erfolgt eine kontinuierliche Infusion von Sekretin und Caerulein (1 KE bzw. 75 ng/kg Körpergewicht/Std.). Der Duodenalsaft wird erneut in mehreren Fraktionen gesammelt. Diese Methode wird zur Zeit vom Europäischen Pankreasclub an mehreren Zentren durchgeführt.

Kriterien zur Beurteilung der Sekretionsleistung des Pankreas

1. Sekretinphase: Volumensekretion in ml/min., maximale fraktionelle Bicarbonatkonzentration in mmol/l, Bicarbonatsekretions-Leistung in mmol/min oder mmol/30 min.
2. CCK-PZ-Phase: Enzymsekretion von α-Amylase, Lipase, Trypsin, eventuell auch Chymotrypsin, in U/min. oder U/30 min.

Um eventuelle Volumenverluste nachträglich rechnerisch zu korrigieren, kann während der Sammelperiode eine definierte Menge von ^{58}Co-markiertem Vitamin B_{12} oder Polyäthylenglykol durch einen weiteren Sondenlauf kontinuierlich ins Duodenum instilliert und mit dem Pankreassekret wieder aspiriert werden. Nach entsprechenden Untersuchungen mit Polyäthylenglykol als Markersubstanz ist die Wiederfindungsrate jedoch so hoch, daß von der Volumenverlust-Korrektur keine wesentliche Verbesserung der Diagnostik zu erwarten und ihre Anwendung für die klinische Routinediagnostik nicht unbedingt erforderlich ist /[4, 5]/.

Referenzbereiche

Bewertungskriterien	Bereich
Flüssigkeitssekretion	1.8 – 5.8 ml/min.
Max. frakt. Bicarbonatkonzentration	70 – 125 mmol/l
Sekretionsleistung für Bicarbonat[1]	130 – 400 μmol/min.
Enzymsekretion:	
Amylase[2]	400 – 1780 U/min.
Lipase[3]	780 – 3500 U/min.
Chymotrypsin[4]	28 – 154 U/min.
Trypsin[5]	16 – 61 U/min.

[1] Werte unter Stimulation mit Sekretin GIH.
[2] Bestimmung mit der saccharogenen Methode nach *Rick* und *Stegbauer* /[6]/.
[3] Kinetische Bestimmung nach *Rick* /[7]/.
[4] Bestimmung mit N-Benzoyl-l-tyrosinäthylester (BTEE) als Substrat.
[5] Bestimmung mit N-Benzoyl-l-argininäthylester (BAEE) als Substrat. Ausführliche Beschreibung der Testverfahren zur Bestimmung von Trypsin und Chymotrypsin bei *Rick* /[8, 9]/.

Werte der Arbeitsgruppe von *Rick* /[6–10]/ sowie *Goebell* /[11]/ bei zweizeitiger Stimulation. Bei kontinuierlicher Stimulation mit Sekretin und Cholezystokinin-Pankreozymin werden für die Enzymsekretion nahezu gleiche untere Referenzwerte ermittelt, die oberen Referenzwerte liegen jedoch höher /[12]/. Eine Standardisierung des Sekretin-Pankreozymin-Tests und die Angabe entsprechender Referenzwerte durch den Europäischen Pankreasclub sind in den nächsten Jahren zu erwarten.

Bewertung

Wie jeder Pankreasfunktions-Test gestattet auch der Sekretin-Pankreozymin-Test nur eine Beurteilung des Funktionszustandes des Pankreas. Durch den Test kann beim Vorliegen einer exokrinen Pankreasinsuffizienz nicht differenziert werden, ob sie Folge einer chronischen Pankreatitis oder eines Pankreaskarzinoms ist.

Schweregrade einer exokrinen Pankreasinsuffizienz

Leicht	Volumen- und Bicarbonat-output hochnormal, Enzyme teilweise erniedrigt.
Mittelschwer	Volumen und Bicarbonat niedrignormal, Sekretion aller Enzyme erniedrigt.
Schwer	Alle Parameter erniedrigt.

Hinweise und Störungen

Referenzbereiche: Auf die fehlende Standardisierung der Durchführung des Sekretin-Pankreozymin-Tests wurde bereits hingewiesen.

Testablauf: Das Sammeln des Pankreassekrets muß in eisgekühlten Meßzylindern erfolgen. Die Enzymaktivitäten bleiben dadurch bis zu 8 Std. annähernd stabil.

Fehlermöglichkeiten, die zu einem falschen Testergebnis führen können

Unvollständiges Sammeln des Sekrets,
Rückfluß von Duodenalsaft in den Magen,
Zufluß von Magensäure, wodurch eine verminderte Bicarbonat- und Enzymsekretion vorgetäuscht wird,
Verstärkter Zufluß von bicarbonathaltiger Galle,
Verwendung von nicht ausreichend gereinigtem Sekretin,
Aktivitätsverlust von Enzymen durch Auftauen und Einfrieren, falls die Enzymaktivitäten nicht unmittelbar nach der Untersuchung bestimmt werden können; zur Vermeidung von Aktivitätsverlusten empfiehlt sich das Einfrieren mit Glyzerin (87%) zu gleichen Teilen.

Pathophysiologie

Im exokrinen Pankreasgewebe, das 98 bis 99% des Organgewichtes ausmacht, finden sich zwei funktionell verschiedene Zelltypen: Das einschichtige zentroazinäre und distale Gangepithel, sowie das Drüsenepithel der Azini als Ort der Enzymproduktion.

Die von Gangepithel und Drüsenepithel gebildeten Sekret-Bestandteile

Zentroazinäres und distales Gangepithel	Azinuszelle
Wasser	Kohlenhydratspaltende Enzyme
Elektrolyte	α-Amylase
– Anionen: Bicarbonat, Chlorid, Phosphat	Glukosidasen
– Kationen: Natrium, Kalium, Calcium, Magnesium	Fettspaltende Enzyme
	Lipase
	Phospholipase A und B
	Cholesterinesterase
	Nukleinspaltende Enzyme
	Desoxyribonukleasen
	Ribonukleasen
	Eiweißspaltende Enzyme
	Trypsin, Chymotrypsin
	Elastase, Kollagenase
	Kallikrein
	Carboxypeptidase

Durch hormonelle Stimulation mit Sekretin und Cholezystokinin-Pankreozymin werden die Zellen zur maximalen Sekretion angeregt. Aus der erbrachten Sekretionsleistung des Organs können dann Rückschlüsse auf die Menge des sekretorisch aktiven Pankreasgewebes und das Ausmaß einer eventuell vorliegenden exokrinen Pankreasinsuffizienz gezogen werden.

Nach Stimulation mit Sekretin kommt es vorwiegend zu einer Ausschüttung von Pankreassekret und Bicarbonat (hydrokinetische Funktion), nach CCK-PZ vorwiegend zur Sekretion der Enzyme (ekbole Funktion).

Der Sekretin-Pankreozymin-Test ist der zur Zeit sicherste Funktionstest zur Diagnostik einer exokrinen Pankreasinsuffizienz. Frühstadien einer sekretorischen Funktionseinschränkung sind jedoch auch mit diesem Test nicht immer erfaßbar /[2, 13]/.

Nach einer akuten Pankreatitis kann die Sekretionsleistung des exokrinen Pankreas oft über Monate vermindert sein, um sich dann erst langsam zu normalisieren. Die Diagnose einer chronischen bzw. chronisch rezidivierenden Pankreatitis darf nicht auf Grund einer einmalig verminderten Sekretionsleistung im Sekretin-Pankreozymin-Test diagnostiziert werden. Zur Sicherung der Diagnose sind bei anhaltenden klinischen Beschwerden Verlaufskontrollen mit dem Sekretin-Pankreozymin-Test (Persistenz oder Verschlechterung der exokrinen Pankreasfunktion ?) und morphologische Untersuchungsmethoden (z. B. Ultraschall, ERCP) erforderlich.

Literatur

1. *Ammann, R.:* Schweiz. Med. Wschr. *99:* 504 (1969). Enzymdiagnostik der Pankreaserkrankungen.
2. *Lankisch, P. G.:* Gut *23:* 777 (1982). Exocrine pancreatic function tests.
3. *Schmidt, H., P. G. Lankisch:* Med. Klin. *70:* 1227 (1975). Funktionsdiagnostik des exokrinen Pankreas.
4. *Lankisch, P. G., W. Creutzfeldt:* Digestion *22:* 61 (1981). Effect of synthetic and natural secretin on the function of the exocrine pancreas in man.
5. *Staud, R., D. v. Kleist, D. Stopik, K. E. Hampel:* Z. Gastroenterol. *18:* 474 (1980). Bedeutung der Volumenverlustkorrektur für die Ergebnisse des Sekretin-Pankreozymin-Tests.
6. *Rick, W., H. P. Stegbauer:* α-Amylase. In: *Bergmeyer, H. U.,* Methoden der enzymatischen Analyse, S. 918. Verlag Chemie, Weinheim (1974).
7. *Rick, W.:* Z. Klin. Chem. klin. Biochem. *7:* 530 (1969). Kinetischer Test zur Bestimmung der Serumlipaseaktivität.
8. *Rick, W.:* Chymotrypsin. In: *Bergmeyer, H. U.,* Methoden der enzymatischen Analyse, S. 1045. Verlag Chemie, Weinheim (1974).
9. *Rick, W.:* Trypsin. In: *Bergmeyer, H.U.:* Methoden der enzymatischen Analyse, S. 1052. Verlag Chemie, Weinheim (1974).
10. *Rick, W.:* Internist *11:* 110 (1970). Der Secretin-Pankreozymin-Test in der Diagnostik der Pankreasinsuffizienz.
12. *Tympner, F., W. Domschke, H. Koch, L. Demling:* Dtsch. Med. Wschr. *99:* 1611 (1974). Sekretin-Pankreozymin-Test.
13. *Otte, M.:* Internist *11:* 110 (1979). Pankreasfunktionsdiagnostik.

Sekretin-Pankreozymin-Provokations (Evokations)-Test

Indikation

Verdacht auf chronische Pankreatitis.

Testablauf

Prinzip: Bestimmung von α-Amylase und Lipase im Serum vor und nach Stimulierung des Pankreas mit Sekretin und Pankreozymin.

Durchführung: Der Test ist in zahlreichen Varianten verwendet bzw. erprobt worden, z. B. nach Entnahme von Nüchternblut, i. v.-Injektion von Sekretin (1 Einheit/kg Körpergewicht); zweite Blutentnahme nach 30 (bis 60) min., anschließend Injektion von Cholezystokinin-Pankreozymin (CCK-PZ: 1 Einheit/kg Körpergewicht); dritte Blutentnahme nach weiteren 30 (bzw. 60) min.;

Bestimmung von α-Amylase und Lipase in allen Seren.

Untersuchungsmaterial

Serum 1 ml

Bewertung

Ein Anstieg der α-Amylase oder Lipase im Serum nach Pankreasstimulation um mehr als das Doppelte des Ausgangswertes soll in erster Linie für eine chronische Pankreatitis sprechen /[1]/.

Die Wertigkeit des Tests für die Pankreas-Diagnostik ist jedoch schon lange umstritten. Gefunden wurden »pathologische« Testergebnisse bei weit weniger als der Hälfte der Patienten mit gesicherten Pankreaserkrankungen (chronische Pankreatitis, postakute Pankreatitis, Pankreaskarzinom), dafür aber in einem erheblichen Prozentsatz auch bei zahlreichen anderen gastroenterologischen Erkrankungen ohne Hinweis auf eine Pankreaserkrankung /[2, 3]/. Danach erscheint die diagnostische Aussage des Provokationstests fragwürdig, und er kann deshalb als Screening-Test für die Pankreas-Diagnostik nicht mehr empfohlen werden.

In den letzten Jahren wurde diskutiert, ob sich durch Bestimmung von Trypsin bzw. pankreatischem Polypeptid (PP) nach hormoneller Stimulation eine Verbesserung der Pankreas-Diagnostik erzielen ließe. Tatsächlich wurden bei Patienten mit chronischer Pankreatitis nach Sekretin- bzw. CCK-PZ-Stimulation erhöhte Trypsin- /[4]/ bzw. erniedrigte PP-Werte /[5]/ gemessen. Wegen zu starker Überlappung der Einzelwerte von Patienten mit normaler und pathologischer Pankreasfunktion können auch diese beiden Varianten des Provokations (Evokations)-Testes nicht als Screening-Test gewertet werden.

Pathophysiologie

Der Test basiert auf folgender Hypothese: Die Stimulation der Pankreassekretion mit Sekretin-Pankreozymin (oder Cholinergika) führt beim gesunden Pankreas nicht zum verstärkten Übertritt der sekretorischen Enzyme α-Amylase und Lipase in das Blut. Eine durch Sekretionsstimulation provozierbare Fermententgleisung setzt eine Organschädigung oder ein Abflußhindernis für das Pankreassekret voraus.

Ein »pathologischer« Provokationstest ist nur zu erwarten, wenn noch genügend enzymbildendes Pankreasparenchym erhalten ist, nicht aber bei einer schweren Pankreasinsuffizienz /[1–7]/.

Literatur

1. *Dreiling, D. A., A. Richman:* Arch. Int. Med. *94:* 197 (1954). Evaluation of provocative blood enzyme tests employed in the diagnosis of pancreatic disease.
2. *Otte, M.:* Internist *20:* 331 (1979). Pankreasfunktionsdiagnostik.
3. *Schmidt, H., C. Witthöft:* Leber Magen Darm *6:* 227 (1976). Wert des Provokations (Evokations)-Tests für die Pankreasdiagnostik.
4. *Vezzadini, P., L. Gullo, C. Sternini, G. Bonora, P. Priori, G. Labo:* Am. J. Gastroenterol. *79:* 213 (1984). Serum immunoreactive trypsin response to secretin injection in patients with chronic pancreatitis.
5. *Cichy, W., P. G. Lankisch, R. Arnold, W. Creutzfeldt:* Digestion *30:* 218 (1984). Evaluation of serum pancreatic polypeptide estimations following hormonal stimulation for the diagnosis of exocrine pancreatic insufficiency.
6. *Sommer, H., H. Kasper, K. Fleischer:* Med. Klin. *73:* 1051 (1978). Die Bedeutung des Evokations-Tests für die Diagnostik der chronischen Pankreatitis.
7. *Goebell, H.:* Enzymevokationstest. In: Handbuch der inneren Medizin, Bd. III, 6. Teil, S. 473. Springer, Heidelberg (1976).

NBT-PABA-Test

Indikation

Verdacht auf exokrine Pankreasinsuffizienz.

Testablauf

Prinzip: Ein oral appliziertes synthetisches Tripeptid (N-Benzoyl-L-Tyrosyl-para-Aminobenzoesäure = NBT-PABA) wird im Duodenum durch das Chymotrypsin des Pankreassekretes hydrolytisch gespalten. Ein Spaltprodukt, Paraaminobenzoesäure (PABA) wird im Dünndarm resorbiert, in der Leber verstoffwechselt und durch die Nieren ausgeschieden. Die Ausscheidungsmenge dient als Maß für die exokrine Pankreasfunktion.

Vorbereitung: Vor dem Test soll 12 Std. lang nichts gegessen werden.

Während 2 Tagen vor dem Test dürfen außer Digitalis-Präparaten keine Medikamente eingenommen werden; dies gilt besonders für Sulfonamide, Sulfonylharnstoffe, Laxanzien, Diuretika, Vitamine und Präparate, die Pankreasfermente enthalten.

Während und 48 Std. vor dem Test dürfen keine mit Benzoesäure konservierten Lebensmittel genossen werden, da Benzoesäure den Test stören würde.

Während der Testzeit darf kein Alkohol getrunken werden.

Dosierungsanleitung: Soweit nicht anders verordnet, nehmen Erwachsene 3 Tabl. PFT-Roche (Dosierung bei Körpergewicht 20 – 30 kg 1 Tabl; bei Körpergewicht 31 – 45 kg 2 Tabl.; Kleinkinder erhalten 15 mg Bentiromid/kg Körpergewicht).

Vorgehen am Testtag

— Zu Beginn des Testes wird in noch nüchternem Zustand die Blase vollständig entleert.

— Anschließend werden 3 Tabl. PFT-Roche mit einem Frühstück, bestehend aus 1 Tasse Tee (ca. 200 ml) mit oder ohne Zucker sowie einem Stück Brot mit 10 g Butter und Konfitüre verabreicht.

— Im Verlaufe der folgenden Stunde soll 1/2 l Wasser oder Tee mit oder ohne Zucker getrunken werden.

— 4 – 5 Std. nach der Verabreichung von PFT-Roche ist eine leichte Mahlzeit gestattet. Mit Benzoesäure konservierte Lebensmittel sind hiervon ausgenommen.

— Während 6 Std. nach der Tabletten-Einnahme soll der gesamte Urin sorgfältig gesammelt und dann dem zuständigen Labor ausgehändigt werden.

Bestimmung von Paraaminobenzoesäure (PABA) im Urin

Nach sorgfältiger Messung der Urinmenge wird eine Probe von 10 ml zur Konzentrationsbestimmung der Paraaminobenzoesäure und ihrer Metaboliten entnommen.

Die ausgeschiedene Menge wird in Prozent der eingenommenen Dosis berechnet unter Berücksichtigung, daß 3 Tabl. PFT-Roche (a 333 mg Bentiromid) 339 mg PABA entsprechen. Die Bestimmung der Konzentration von PABA im Urin erfolgt nach der Fluram-Methode oder nach dem Verfahren von *Bratton-Marshall* in der Modifikation von *Smith* /[1]/.

Untersuchungsmaterial

6-Std.-Harn

Referenzbereich /[2]/

PABA-Ausscheidung im 6-Std.-Urin über 50%

Ausscheidungswerte, die sich zwischen 40 und 50% bewegen, lassen nach Auskunft der Herstellerfirma keinen zweifelsfreien Schluß zu. Ein pathologisches Resultat wird angenommen, wenn die PABA-Ausscheidung innerhalb 6 Std. bei bzw. unter 40% der applizierten Dosis liegt.

Bewertung

Nach den bisher vorliegenden Untersuchungen schließt ein normaler NBT-PABA-Test eine mäßiggradige oder schwere exokrine Pankreasinsuffizienz aus (Definition: Erniedrigter Bikarbonat- und Enzym-output nach Stimulation mit Sekretin und Cholezystokinin im Sekretin-Pankreozymin-Test, Stuhlfettausscheidung normal oder bereits erhöht). Der Test kann falsch normal bei einer leichten exokrinen Insuffizienz ausfallen. Ein pathologischer NBT-PABA-Test nach Wiederholung mit reiner PABA beweist in der Regel eine exokrine Pankreasinsuffizienz /[3]/.

Ein falsch pathologisches Testergebnis ist möglich bei einer Resorptionsstörung (z. B. entzündliche Dünndarmerkrankung), einer Leberstoffwechselstörung (z. B. Hepatitis) und einer Exkretionsstörung (z. B. Niereninsuffizienz). Zur Berücksichtigung der individuellen Resorption, Konjugation und Exkretion sollte daher in Zweifelsfällen der Test mit reiner Paraaminobenzoesäure wiederholt werden. Nach den bisherigen Untersuchungen ist der Test bei einer Niereninsuffizienz mit einem Serum-Creatinin über 1.5 – 2.0 mg/dl (133 – 177 μmol/l) nur mit Einschränkung verwertbar /[2, 4]/.

Tierexperimentelle Untersuchungen haben gezeigt, daß auch eine Resorption des ungespaltenen NBT-PABA-Peptids möglich ist. Auch bei Totalpankreatektomierten fand sich nach Durchführung eines NBT-PABA-Tests PABA im Urin. Es muß deshalb untersucht werden, ob tatsächlich eine Resorption des intakten synthetischen Tripeptids auch beim Menschen erfolgen kann oder diese Berichte möglicherweise darauf beruhen, daß eine vorhergehende Enzymsubstitution bei den Totalpankreatektomierten nicht rechtzeitig genug abgesetzt worden war /[3, 5]/.

Wie jeder Pankreasfunktionstest kann auch der NBT-PABA-Test nur den Funktionszustand des Pankreas beurteilen und nicht differenzieren, ob eine exokrine Pankreasinsuffizienz Folge einer chronischen Pankreatitis oder eines Pankreaskarzinoms ist.

Hinweise und Störungen

Ein korrektes Testergebnis ist abhängig von dem genauen Urinsammeln des Patienten. Pankreasenzym-Präparate sind 3 Tage vor der Untersuchung abzusetzen. Da etwa 100 weitere Medikamente mit der Bestimmung der Paraaminobenzoesäure interferieren können, sollten nach Möglichkeit alle anderen Präparate ebenfalls abgesetzt werden. Ferner muß daran gedacht werden, daß bestimmte Bakterien im Darm in der Lage sind, die NBT-PABA zu spalten und dann zu falsch normalen Testwerten führen /[6]/.

Da bei älteren, schwerkranken oder ambulanten Patienten das genaue Sammeln des Urins schwierig sein kann, wurde versucht, Paraaminobenzoesäure im Serum zu messen. Nach eigenen Ergebnissen, die noch einer Bestätigung bedürfen, hat der Serumtest die gleiche Aussagefähigkeit wie die Urinuntersuchung. Die beste Trennung zwischen Patienten mit normaler und pathologischer Pankreasfunktion war nach 15 min. möglich /[4]/.

Pathophysiologie

Siehe Sekretin-Pankreozymin-Test und allgemeinen Teil »Pankreasfunktionstests«.

Literatur

1. *Smith, H. W., N. Finkelstein, L. Aliminosa, B. Crawford, M. Graber:* J. Clin. Invest. *24:* 388 (1945). The renal clearance of substituted hippuric acid derivates and other aromatic acids in dog and man.
2. *Lang, C., K. Gyr, P. Borer, L. Kayasseh, G. A. Stalder:* Schweiz. Med. Wschr. *110:* 522 (1980). Die Prüfung der exokrinen Pankreasfunktion mit oral verabreichter N-Benzoyl-L-Tyrosyl-Paraaminobenzoesäure (NBT-PABA-Test). Standortbestimmung nach 5 Jahren Erfahrung in der Klinik.
3. *Lankisch, P. G., S. Ehrhardt-Schmelzer, H. Koop, W. F. Caspary:* Dtsch. Med. Wschr. *105:* 1418 (1980). Der NBT-PABA-Test in der Diagnostik der exokrinen Pankreasinsuffizienz. Ein Vergleich mit dem Sekretin-Pankreozymin-Test, den Stuhlenzymbestimmungen und der quantitativen Stuhlfett-Analyse.
4. *Lankisch, P. G., J. Brauneis, J. Otto, B. Göke:* Gastroenterology *90:* 350 (1986). Pancreolauryl and NBT-PABA-Tests. Are serum tests more practicable alternatives to urine tests in the diagnosis of exocrine pancreatic insufficiency?
5. *Caspary, W. F., B. Elsenhans, S. Graf, P. G. Lankisch, W. Creutzfeldt:* Z. Gastroent. *9:* 611 (1979). Intestinale Resorption des synthetischen Tripeptids N-Benzoyl-L-Tyrosyl-p-Aminobenzoesäure (PABA).
6. *Gyr, K., O. Felsenfeld, A. R. Imondi:* Amer. J. Dig. Dis. *23:* 413 (1978). Chymotrypsinlike activity of some intestinal bacteria.

Pancreolauryl-Test

Indikation

Verdacht auf exokrine Pankreasinsuffizienz.

Testablauf

Prinzip: Hydrolytische Spaltung der synthetischen Testsubstanz Fluoreszein-Dilaurat (Dilaurinsäureester des Fluoreszeins) durch pankreasspezifische Arylesterasen des Pankreassekrets in Laurinsäure und freies wasserlösliches Fluoreszein. Dieser Farbstoff wird anschließend resorbiert, teilweise in der Leber verstoffwechselt und über die Nieren ausgeschieden. Die ausgeschiedene Farbstoffmenge im Sammelurin dient zur Beurteilung der exokrinen Pankreasfunktion.

Durchführung: Der nüchterne Patient erhält um 6.30 Uhr 0.5 l Tee ohne Zucker und Sahne, um 7.00 Uhr 20 g Butter auf einem Brötchen und die zwei blauen Testkapseln (0.5 mmol Fluoreszein-Dilaurat), die unzerkaut mit zerkautem Brötchenanteil in der Mitte des Frühstücks eingenommen werden, zusätzlich 1 Tasse Tee zum Frühstück. Ab 7.00 Uhr Beginn des Urinsammelns.

Bis 10.00 Uhr keine weitere Nahrungsaufnahme.

Um 10.00 Uhr 1 l Tee, der innerhalb von 2 Std. zu trinken ist. Danach normale Nahrungsaufnahme.

17.00 Uhr Ende der Urinsammel-Periode nach einer letzten Blasenentleerung.

Nach mindestens 1 Tag Pause wird der Versuch unter sonst völlig gleichen Bedingungen mit der Kontrollsubstanz (0.5 mmol Fluoreszein-Natrium), gegeben als rote Kapsel, durchgeführt.

Farbstoffmessung im Labor: Der 10 Std.-Sammelurin wird gemischt, das Volumen exakt bestimmt und anschließend eine Probe von 0.5 ml mit 4.5 ml 0.1 mol/l NaOH versetzt.

Um den Gesamtanteil an Fluoreszein zu messen, wird die Probe 10 min. in ein Wasserbad mit 65 bis 70 °C gestellt und nach dem Abkühlen abzentrifugiert. Damit werden eventuell vorhandene Fluoreszein-Glucuronide hydrolysiert. Der optisch homogene Ansatz wird bei 492 nm gegen Wasser photometriert.

Berechnung der Farbstoffausscheidung

$$\frac{\text{Extinktion} \times \text{Urinvol. (ml)}}{35} = \text{Ausscheidung (\% verabfolgter Dosis)}$$

Nach Berechnung der Farbstoffausscheidung am Test (T)- und Kontroll (K)-Tag wird der T/K-Quotient ermittelt: $\left(\frac{T \times 100}{K}\right)$

Referenzbereich /[1]/

T/K = > 30

Bewertung

Bei einem T/K-Quotienten unter 20 soll nach Angaben der Hersteller eine exokrine Pankreasinsuffizienz vorliegen. Bei Quotienten zwischen 20 und 30 wird eine Wiederholung des Tests vorgeschlagen; bestätigt sich ein Quotient unter 30, wird eine exokrine Pankreasinsuffizienz angenommen.

Ein normaler Pancreolauryltest schließt eine mäßiggradige oder schwere exokrine Pankreasinsuffizienz aus (Definition: Erniedrigter Bicarbonat- und Enzym-output nach Stimulation mit Sekretin und Cholezystokinin-Pankreozymin im Sekretin-Pankreozymin-Test; Stuhlfettausscheidung normal oder bereits erhöht) /[2–5]/.

Der Test kann falsch normal bei einer leichten exokrinen Insuffizienz ausfallen. Ein pathologischer Pancreolauryl-Test beweist in der Regel eine exokrine Pankreasinsuffizienz. Falsch pathologische Testergebnisse sind nach Magenresektionen (postzibale Asynchronie?), bei biliären Erkrankungen (ungenügende Hydrolyse des Esters?) und bei entzündlichen Darmerkrankungen beschrieben worden /[4, 6]/.

Wie jeder Pankreasfunktionstest kann auch der Pancreolauryl-Test nur den Funktionszustand des Pankreas beurteilen und nicht differenzieren, ob eine exokrine Pankreasinsuffizienz Folge einer chronischen Pankreatitis oder eines Pankreaskarzinoms ist /[3]/.

Hinweise und Störungen

Falsch niedrige Fluoreszein-Ausscheidungen sind bei unvollständigem Urinsammeln, unzureichender Einnahme des Frühstücks und der Kapseln zu erwarten.

Falsch negative Testergebnisse sind anzunehmen, wenn während der Durchführung des Testes eine Pankreasenzym-Substitution zur Therapie fortgesetzt wird. Entsprechende Präparate sollten 3 Tage vor Testbeginn abgesetzt werden.

Gleichfalls störend kann sich eine hochdosierte Vitamin-B_2-Gabe auswirken, da die Eigenfarbe des Riboflavins bei 492 nm mitgemessen wird. Offensichtlich interferiert auch die Gabe von Azulfidine mit der Bestimmungsmethode.

Da beim älteren, schwerkranken oder ambulanten Patienten das genaue Sammeln des Urins schwierig sein kann, wurde versucht, Fluoreszein im Serum zu messen. Nach eigenen Ergebnissen, die noch einer Bestätigung bedürfen, hat der Serumtest die gleiche Aussagefähigkeit wie die Urinuntersuchung. Die beste Trennung zwischen Patienten mit normaler und pathologischer Pankreasfunktion war nach 210 min. möglich /[7]/.

Literatur

1. *Kaffarnik, H. P., P. Klimkeit, P. Zöfel, U. Otte, J. G. Meyer-Bertenrath:* Münch. Med. Wschr. *110:* 1467 (1977). Zur klinischen Wertigkeit des oralen Pankreasfunktionstests mit Fluoreszein-Dilaurat.
2. *Kaffarnik, H., J. G. Meyer-Bertenrath:* Klin. Wschr. *47:* 221 (1969). Zur Methodik und klinischen Bedeutung eines neuen Pankreaslipase-Tests mit Fluoresceindilaurinsäureester.
3. *Lankisch, P. G.:* Hepato-gastroenterol. *28:* 333 (1981). Tubeless pancreatic function tests.
4. *Lankisch, P. G., A. Schreiber, J. Otto:* Dig. Dis. Sci. *28:* 490 (1983). Pancreolauryl test. Evaluation of a tubeless pancreatic function test in comparison with other indirect and direct tests for exocrine pancreatic function.
5. *Stock, K.-P., J. Schenk, B. Schmack, W. Domschke:* Dtsch. Med. Wschr. *106:* 983 (1981). Funktions-»Screening« des exokrinen Pankreas. FDL-, NBT-PABA-Test, Stuhlchymotrypsinbestimmung im Vergleich mit dem Sekretin-Pankreozymin-Test.
6. *Freise, J., U. Ranft, K. Fricke, F. W. Schmidt:* Z. Gastroenterol. *22:* 705 (1984). Chronische Pankreatitis: Sensitivität, Spezifität und prädiktiver Wert des Pankreolauryltests.
7. *Lankisch, P. G., J. Brauneis, J. Otto, B. Göke:* Gastroenterology *90:* 350 (1986). Pancreolauryl and NBT-PABA-tests. Are serum tests more practicable alternatives to urine tests in the diagnosis of exocrine pancreatic insufficiency?

Chymotrypsin-Ausscheidung im Stuhl

Indikation

Suchtest bei Verdacht auf exokrine Pankreasinsuffizienz.

Bestimmungsmethode

Titrimetrisches Verfahren /[1]/

Prinzip: Etwa 3—5 g Feuchtstuhl werden mit physiologischer Kochsalzlösung verdünnt (1:10) und homogenisiert. Durch Inkubation dieser Stuhlsuspension mit dem Chymotrypsin-spezifischen Substrat N-Azetyl-L-Tyrosyl-Äthylester (ATEE) werden H-Ionen durch das Enzym aus dem Substrat freigesetzt. Die pH-Änderung ist der Enzymaktivität proportional und kann durch automatische Titration mit 0.1 n NaOH bestimmt werden. Aus einer Eichkurve wird die Enzymmenge entweder in µg/g Feuchtstuhl oder in IU/g Feuchtstuhl abgelesen.

Photometrisches Verfahren I /[2]/

Prinzip: Das in der titrimetrischen Methode (s. o.) bewährte Substrat Azetyltyrosyläthylester ATEE wird mit Stuhlhomogenat (Homogenatherstellung wie zuvor) inkubiert. Dabei wird durch Chymotrypsin Äthylalkohol aus dem Substrat freigesetzt, der im klaren Trichloressigsäureüberstand enzymatisch gemessen wird. Die gemessene Äthylalkoholmenge ist der Chymotrypsinaktivität proportional.

Photometrisches Verfahren II /[3]/

Prinzip: 100 mg Feuchtstuhl werden mit einem Solvens im Verhältnis 1:100 versetzt und mit einem Schüttelvibrator homogenisiert. Das partikelgebundene Stuhl-Chymotrypsin wird durch das Solvens abgelöst. In einer Folgereaktion wird aus dem Substrat, dem Tetrapeptid Succ-Ala-Ala-Pro-Phe-p-Nitroanilin, durch Chymotrypsinaktivität gelbgefärbtes p-Nitroanilin freigesetzt, das photometrisch fortlaufend gemessen wird. Die freigesetzte p-Nitroanilin-Menge ist der Enzymmenge proportional.

Vorbereitung des Patienten: Eine Pankreasenzymsubstitution muß mindestens 3 – 5 Tage vor der Stuhlsammlung abgesetzt werden.

Untersuchungsmaterial

2 Stuhlproben aus zwei 24-Std.-Sammelperioden

Referenzbereich

Titrimetrie	> 120 µg/g Stuhl /[4]/
	> 15 IU/g Stuhl /[5]/
Photometrie I	> 120 µg/g Stuhl /[2]/
Photometrie II	> 3 U/g Stuhl /[3]/

Bewertung

Für die Chymotrypsinbestimmung im Stuhl wurde von verschiedenen Autoren eine unterschiedliche diagnostische Sensitivität (Tab.1) und Spezifität (Tab. 2) ermittelt.

Tab. 1 Diagnostische Sensitivität der Chymotrypsin (Ct)-Bestimmung

Anzahl Patienten mit Pankreasinsuffizienz	**Diagnostische Sensitivität**	**Autor**
21	85% haben erniedrigte Ct-Werte. 67%, wenn nur Patienten mit leichter Insuffizienz berücksichtigt werden. 95%, wenn nur Patienten mit schwerer Insuffizienz berücksichtigt werden.	*Ammann /[4]/*
51	79% haben erniedrigte Ct-Werte. 66%, wenn nur Patienten mit leichter Insuffizienz berücksichtigt werden. 90%, wenn nur Patienten mit schwerer Insuffizienz berücksichtigt werden.	*Tympner /[6]/*
30	47% haben erniedrigte Ct-Werte. 72%, wenn nur Patienten mit eindeutiger Insuffizienz berücksichtigt werden.	*Dürr /[5]/*
37	62%, haben erniedrigte Ct-Werte. 41%, wenn nur Patienten mit leichter bis mittelschwerer Insuffizienz berücksichtigt werden. 92% wenn nur Patienten mit schwerer Insuffizienz berücksichtigt werden.	*Lankisch /[7]/*

Tab. 2 Diagnostische Spezifität der Chymotrypsinbestimmung

Diagnostische Spezifität (%)	**Autor**
90.5	*Ammann /[4]/*
100	*Gilat /[8]/*
89.7	*Schneider /[9]/*
71.1	*Smith /[10]/*

Sicher scheint, daß eine ausgeprägte exkretorische Pankreasinsuffizienz mit der Chymotrypsinbestimmung erfaßt werden kann. Dagegen haben viele Patienten mit leichter bis mäßiger Pankreasinsuffizienz eine noch normale Chymotrypsinausscheidung im Stuhl. Wiederholt erniedrigte Chymotrypsinmessungen deuten auf eine Pankreasinsuffizienz hin und sollten durch den Sekretin-Pankreozymin-Test verifiziert werden.

Patienten mit dem klinischen Verdacht auf eine Einschränkung der Pankreasfunktion bei normaler Stuhlenzymmessung sollten nicht als »pankreasgesund« beurteilt werden, solange sie keiner aussagefähigeren Diagnostik zugeführt wurden.

Falsch erniedrigte Chymotrypsin-Werte bei normaler Pankreasfunktion können gefunden werden bei

— Stuhlausscheidung über 300 g/24 Std.
— Zustand nach Billroth-II-Operation.
— Einheimischer Sprue.
— Stark reduzierter oder eiweißarmer Nahrungszufuhr.
— Totalem Verschlußikterus.

Hinweise und Störungen

Bestimmungsmethode: Im Vergleich der drei vorstehend genannten Bestimmungsmethoden untereinander besteht eine gute Korrelation: r = 0.90 – 0.92 /[11]/. Die titrimetrische Methode und die photometrischen Tests sind hinsichtlich der Nachweisempfindlichkeit vergleichbar /[11, 12]/. Als Vorteile der photometrischen Tests gegenüber der titrimetrischen Methode sind die kürzere Bestimmungszeit (10 min. gegenüber 40 min), eine geringere Geruchsbelästigung und ein geringerer apparativer Aufwand zu nennen.

Medikamente: Eine Enzymsubstitution führt zu falsch normaler Chymotrypsin-Ausscheidung im Stuhl.

Stabilität: Aktivitätsverluste zwischen 7 und 34% nach 7 Tagen bzw. zwischen 3 und 51% nach 20 Tagen bei Aufbewahrung in Raumtemperatur.

Pathophysiologie

Chymotrypsin wird als exkretorisches Pankreasenzym nach Nahrungsaufnahme ins Duodenum sezerniert und wirkt hydrolytisch auf Nahrungseiweiße. Ein geringer Anteil der aktiven Enzymform wird mit dem Stuhl, gebunden an Stuhlpartikel, ausgeschieden. Bei ausgeprägter Pankreasinsuffizienz im Verlaufe einer chronischen Pankreatitis ist die Enzymsekretion deutlich eingeschränkt, so daß auch erniedrigte Chymotrypsin-Aktivitäten im Stuhl gemessen werden können.

Literatur

1. *Haverback, B. J., B. J. Dyce, P. J. Gutentag, D. W. Montgomery:* Gastroenterology *44:* 588 (1963). Measurement of trypsin and chymotrypsin in stool: a diagnostic test for pancreatic exocrine function.
2. *Schlaeger, R., A. Röhr:* J. Clin. Chem. Clin. Biochem. *20:* 147 (1982). Faecal chymotrypsin — A new photometric method using N-acetyl-L-tyrosine ethyl ester as substrate.
3. *Kaspar, P., G. Möller, A. W. Wahlefeld, F. Staehler:* Z. Analyt. Chem. *311:* 391 (1982). A new photometric method for determination of chymotrypsin in stool.
4. *Ammann, R. W., E. Tagwercher, H. Kashiwagi, H. Rosenmund:* Am. J. Dig. Dis. *13:* 123 (1968). Diagnostic value of fecal chymotrypsin and trypsin assessment for detection of pancreatic disease.
5. *Dürr, H. K., M. Otte, M. M. Forell, J. C. Bode:* Digestion *17:* 404 (1978). Fecal chymotrypsin: a study on its diagnostic value by comparison with the secretin-cholecystokinin-test.
6. *Tympner, F., Th. Reiner, W. Domschke:* Fortschr. Med. *95:* 1709 (1977). Pankreas-Funktionsanalyse, Chymotrypsin-Bestimmung im Stuhl und Sekretin-Pankreozymin-Test. Eine vergleichende Untersuchung.
7. *Lankisch, P. G., S. Ehrhardt-Schmelzer, H. Koop, W. F. Caspary:* Dtsch. Med. Wschr. *105:* 1418 (1980). Der NBT-PABA-Test in der Diagnostik der exokrinen Pankreasinsuffizienz.
8. *Gilat, T., E. Gelman-Malachi, O. Ronen:* Amer. J. Gastroent. *66:* 140 (1976). Chymotrypsin output in the stools in pancreatic and other diseases.
9. *Schneider, R., H. K. Dürr, J. Ch. Bode:* Dtsch. Med. Wschr. *99:* 1449 (1974). Diagnostische Wertigkeit der Bestimmung von Chymotrypsin im Stuhl für die Erfassung einer exokrinen Pankreasinsuffizienz.
10. *Smith, J. S., J. Ediss, M. A. Mullinger, A. Bogoch:* Canad. Med. Ass. J. *104:* 691 (1971). Fecal chymotrypsin and trypsin determinations.
11. *Ehrhardt-Schmelzer, S., J. Otto, R. Schlaeger, P. G. Lankisch:* Z. Gastroenterologie *22:* 647 (1984). Faecal chymotrypsin for investigation of exocrine pancreatic function: A comparison of two newly developed tests with the titrimetric method.
12. *Münch, R., H. Bühler, R. Ammann:* Schweiz. Med. Wschr. *113:* 1794 (1983). Chymotrypsinaktivität im Stuhl: Vergleich eines neuen photometrischen Verfahrens mit der titrimetrischen Standardmethode.

Trypsin

Indikation

Akute, akut rezidivierende, chronisch rezidivierende und chronische Pankreatitis, Pankreaskarzinom, zystische Pankreasfibrose.

Bestimmungsmethode

Radioimmunoassay /[1]/, Prinzip der RIA-Technik sh. S. 1462.

Untersuchungsmaterial

Serum 1 ml

Referenzbereich /[2]/

140 – 400 ng/ml

Bewertung

Die Bestimmung des Serumtrypsins ist in der Pankreas-Diagnostik bedeutsam. Sowohl das Trypsin, die Trypsinogene, als auch die enzyminhibierten Formen werden erfaßt.

Erkrankungen, bei denen pathologische Trypsinwerte auftreten /[3–5]/

Erkrankung	Beurteilung
Akute Pankreatitis	Alle Patienten mit akuter Pankreatitis haben stark erhöhte Serum-Trypsin-Werte. Die Werte liegen zwischen 600 und 6500 ng Trypsin/ml.
Chronische Pankreatitis	Bei 60% der Patienten mit chronischer Pankreatitis im nichtentzündlichen Intervall sind die Serumwerte erniedrigt. Bei leichter oder mittelschwerer exokriner Pankreasfunktionsstörung infolge chronischer Pankreatitis finden sich dagegen normale Serumtrypsinwerte. 20 min. nach »Provokation« des exokrinen Pankreas mit 1 KE (klinische Einheit) Sekretin pro kg Körpergewicht i. v. läßt sich die diagnostische Aussagekraft deutlich verbessern. Erhöhte Serumtrypsinwerte nach »Provokation« sind als Warnsignal anzusehen und sollten bei noch unauffälligen Pankreasfunktionstests (auch Sekretin-Pankreozymin-Test) zu Kontrolluntersuchungen Anlaß geben.
Pankreaskarzinom	Erhöhte Trypsinwerte können beim Pankreaskarzinom vorkommen und erfordern weiterführende Diagnostik (z. B. Sonographie, ERCP).
Diabetes mellitus /[6, 7]/	Bei manifestem Diabetes mellitus ist in 72% der Fälle mit subnormalen Trypsinkonzentrationen zu rechnen.
Zystische Pankreasfibrose	Kinder mit zystischer Pankreasfibrose zeigen in den ersten Lebensmonaten deutlich erhöhte Serum-Trypsin-Konzentrationen.

Hinweise und Störungen

Bei Niereninsuffizienz sind erhöhte Werte möglich, weshalb der Nierenstatus des Patienten immer berücksichtigt werden sollte.

Stabilität: Bei —2 °C können die Seren bis zu 4 Wochen verwendet werden.

Die Bestimmung wird nicht durch Heparin oder EDTA beeinträchtigt.

Pathophysiologie

Trypsin ist ein proteolytisches, aus 201 Aminosäuren bestehendes Enzym, das von den Azinuszellen des exokrinen Pankreas als inaktives Trypsinogen synthetisiert wird; Enterokinasen katalysieren die Aktivierung zu Trypsin, das im Dünndarm die Hydrolyse von Nahrungsproteinen bewirkt.

Auch beim Gesunden gelangen kleine Anteile des Trypsins in das Blut, die wegen hoher Trypsininhibitor-Konzentrationen nicht enzymatisch, sondern nur radioimmunologisch bestimmbar sind.

Bei entzündlichen Pankreasprozessen gelangen aufgrund von Membranschäden der Azinuszellen größere Mengen Trypsin in das Blut. Mit Progression des Parenchymschadens und konsekutiver exokriner Pankreasinsuffizienz wird die in das Serum gelangende Trypsinmenge immer kleiner. Da beim juvenilen Diabetes mellitus, wenn auch klinisch nicht manifest, eine exokrine Pankreasfunktionsstörung besteht, können die Serumtrypsinwerte ebenfalls erniedrigt sein.

Literatur

1. *Temler, R. S., J. P. Felber:* Biochim. Biophys. Acta *445:* 720 (1976). Radioimmunoassay of human plasma trypsin.
2. *Wachek, W.:* Laboratoriumsblätter *31:* 21 (1981). Serum-Trypsinbestimmung in der Pankreasdiagnostik.
3. *Farini, R., C. Fabris, G. Del Fabero:* Gastroenterology *81:* 242 (1981). Role of trypsin/creatinin clearance ratio in the differential diagnosis of chronic pancreatic disease.
4. *Koop, H., P. G. Lankisch, R. Arnold:* Dtsch. Med. Wschr. *105:* 846 (1980). Bedeutung des Trypsin-Radioimmunoassay in der Pankreasdiagnostik.
5. *Tympner, F.:* Diagnostische Wertigkeit neuerer exokriner Pankreasfunktionsprüfungen (Habil. Schr.), Frankfurt 1981.
6. *Adrian. T. E., A. J. Barnes, S. R. Bloom:* Gut *19:* A960 (1978). Hypotrypsinaemia in Diabetes.
7. *Tympner, F., S. Domschke, W. Domschke, M. Claasen, L. Demling:* Exokrine Pankreasfunktion beim juvenilen Diabetes mellitus. 28. Tagung der Deutschen Gesellschaft f. Verdauungs- und Stoffwechselkrankheiten (1973).

Lactoferrin im Pankreassekret

Indikation

Chronische Pankreatitis.

Bestimmungsmethode

Radiale Immundiffusion: Prinzip sh. S. 1558.

Vorbereitung des Patienten: Unter endoskopischer Sicht wird der Ductus pancreaticus kanüliert und unmittelbar nach Stimulation des exokrinen Pankreas, mit 1 KE Sekretin pro kg Körpergewicht, selektiv reines Pankreassekret aspiriert.

Untersuchungsmaterial

Pankreassekret 1 ml

Referenzbereich

Normale durchschnittliche Konzentration im Duodenalsaft 0.34 mg/l. Lactoferrin ist normalerweise im reinen Pankreassekret nicht nachweisbar.

Bewertung

Erhöhte Lactoferrinwerte im Duodenalsaft zwischen 2 und 25 mg/l werden bei chronischer Pankreatitis gefunden. Im endoskopisch aspirierten reinen Pankreassekret liegen die Werte zwischen 1 und 40 mg/l bei chronischer Pankreatitis.

Eine diagnostische Spezifität von 85% und eine diagnostische Sensitivität von 93% im selektiv aspirierten reinen Pankreassekret dokumentieren, daß die Bestimmung der Lactoferrinkonzentration ein wichtiger Parameter in der Diagnostik der chronisch rezividierenden, chronisch kalzifizierenden und chronischen Pankreatitis ist. Bei exokriner Pankreasfunktionsstörung und nicht nachweisbarem Lactoferrin im reinen Pankreassekret muß an ein Pankreaskarzinom gedacht werden /[1]/.

Hinweise und Störungen

Untersuchungsmaterial: Die endoskopisch selektive Pankreassekret- oder Duodenalaspiration ist der normalen Pankreassekretaspiration vorzuziehen, da bei letzterer die Gefahr der Speichelkontamination besteht. Speichel enthält Lactoferrin.

Bestimmungsmethode: Der Meßbereich der radialen Immundiffusion für Lactoferrin beträgt 5 bis 40 mg/l. Das Pankreassekret kann vor der Messung konzentriert werden.

Pathophysiologie /[2, 3]/

Lactoferrin ist ein einkettiges Glykoprotein mit einem Molekulargewicht von etwa 80.000. Lactoferrin ähnelt chemisch sehr dem im Blutplasma zirkulierenden Transferrin, von dem es immunologisch jedoch vollkommen verschieden ist. Lactoferrin wird in verschiedenen Körperflüssigkeiten gefunden wie in Human-Kolostrum, Speichel, Tränen, Pankreassekret.

Über die biologische Funktion dieses Proteins ist bislang nur wenig bekannt. Mittels direktem Immunofluoreszenztest konnte Lactoferrin in den Azinuszellen nachgewiesen werden. Bei Zellmembranschädigung, wie z. B. bei der chronischen Pankreatitis, kann Lactoferrin in das Pankreassekret freigesetzt werden.

Literatur

1. *Tympner, F.:* Acta Hepato-Gastroent. *28:* 169 (1981). Selectively aspirated pure pancreatic secretion. Viscosity, trypsin activity, protein concentration and lactoferrin content of pancreatic juice in chronic pancreatitis.
2. *Figarella, F., H. Sarles:* Scand. J. Gastroent. *10:* 449 (1975). Lactoferrin a protein of human pancreatic external secretion.
3. *Colomb, E., C. Pianetta, J. P. Estevenon, O. Guy, C. Figarella, H. Sarles:* Digestion *14:* 242 (1976). Lactoferrin in human pancreas, immunohistological localisation in normal and pathological pancreatic tissues.

M. Doss

Porphyrie

Einleitung

Porphyrien sind hereditäre oder toxische Störungen bzw. Krankheiten der Hämsynthese und werden nach dem »primären Sitz« der Störung in erythropoetische und hepatische Formen aus praktischen Gründen klassifiziert. Die Stoffwechselstörung ist bei den erythropoetischen Porphyrien demzufolge vorwiegend im erythropoetischen Gewebe des Knochenmarks, bei den hepatischen Porphyrien in der Leberzelle lokalisiert, obwohl der hereditäre Enzymmangel in allen Zellen vorhanden ist. Enyzmmangel und biochemische sowie klinische Expression der dadurch hervorrufbaren Erkrankungen sind jedoch identisch. Für die Manifestation hepatischer Porphyrien spielen meistens sekundäre Faktoren eine wesentliche Rolle (Arzneimittel, Hormone, Ernährung, Alkohol, Fremdchemikalien, Leberschaden) /[1-4]/.

Gemeinsam ist allen Porphyrien eine Störung der Porphyrin- und Hämbiosynthese /[3, 4]/, der eine vermehrte Akkumulation und Exkretion von Komponenten des Porphyrinstoffwechsels folgt. Nur akute hepatische Porphyrien haben notfall- und intensivmedizinische Bedeutung.

Klassifikation der Porphyrien und Porphyrinstoffwechselstörungen

Erythropoetische Porphyrien

Porphyria congenita erythropoetica (autosomal rezessiv).
Protoporphyria erythropoetica bzw. erythrohepatica (autosomal dominant).

Bleivergiftung

Hepatische Porphyrien

Akute hepatische Porphyrien
- Porphyria acuta intermittens (autosomal dominant)
- Koproporphyria hereditaria (autosomal dominant)
- Porphyria variegata (autosomal dominant)
- Porphobilinogen-Synthase-Defekt-Porphyrie (autosomal rezessiv)

Chronische hepatische Porphyrien einschließlich der Porphyria cutanea tarda (autosomal dominant oder toxisch, auch paraneoplastisch)

Sekundäre (symptomatische) Porphyrinopathien

Sekundäre Porphyrinurien (Koproporphyrinurien)
Sekundäre Porphyrinämien (Protoporphyrinämien)

Diagnostik und Differenzierung der Porphyrien

Diagnose und Differentialdiagnose erfolgen durch Bestimmung der Porphyrine in Urin, Stuhl, Heparinblut (Erythrozyten und Plasma) sowie im Leberpunktatzylinder und im Knochenmark in Verbindung mit einer Analyse der Porphyrinvorläufer δ-Aminolävulinsäure und Porphobilinogen im Urin. Hinzu kommen Untersuchungen der Enzyme der Hämbiosynthese in Erythrozyten und eventuell anderer Zellen.

Zur Diagnose der erythropoetischen Porphyrien sind Analysen in Erythrozyten und Plasma, zur Diagnostik der hepatischen Porphyrien die Bestimmung im Urin vorrangig /[5]/.

Für die *erythropoetische Porphyrie* (Morbus Günther) sind hohe Konzentrationen von Uro- und Koproporphyrin der Isomerenreihe I in Erythrozyten und Plasma, Urin und Stuhl charakteristisch. Typisch für die erythropoetische bzw. erythrohepatische Porphyrie ist ein erheblicher Anstieg von Protoporphyrin in Erythrozyten, Plasma und Stuhl. Eine pathologische Porphyrinurie signalisiert die hepatische Komponente dieser Erkrankung /[6]/.

Die *hepatischen Porphyrien*, die gegenüber den erythropoetischen Formen die weitaus größere Gruppe unter den Porphyrinstoffwechselstörungen repräsentieren, werden in erster Linie durch die Bestimmung der Porphyrine und Porphyrinvorläufer im Urin sowie der Porphyrine in Urin und Stuhl diagnostiziert. Bei den *akuten hepatischen Porphyrien* (akut intermittierendes Auftreten), zu denen die akute intermittierende Porphyrie, die Porphyria variegata und die hereditäre Koproporphyrie zählen, ist im akuten Stadium die erhöhte Porphyrinausscheidung im Urin mit einer vermehrten Ausscheidung von δ-Aminolävulinsäure und Porphobilinogen gekoppelt.

Bei einer rezessiven Sonderform der akuten hepatischen Porphyrien, der Porphobilinogen-Synthase-Defekt-Porphyrie, ist die Porphobilinogenausscheidung im Urin nicht oder nur geringgradig erhöht.

Im Gegensatz zu den akuten Porphyrien sind bei den *chronischen hepatischen Porphyrien* einschließlich der *Porphyria cutanea tarda* die Porphyrinvorläufer im Urin nicht erhöht, abgesehen von einer geringgradigen Erhöhung der δ-Aminolävulinsäure unter bestimmten Bedingungen (z. B. Alkoholabusus) /[7]/.

Zur *Differenzierung der hepatischen Porphyrien* werden quantitativ die Uro- und Koproporphyrine sowie die intermediären Porphyrine mit 7, 6 und 5 Carboxylgruppen im Urin bestimmt. Hepatische Porphyrien entwickeln charakteristische Verteilungstypen der ausgeschiedenen Hämsynthesemetabolite. Die relative Verteilung der Porphyrine zueinander bzw. ihre Konstellation ist diagnostisch wichtig /[3]/.

Bei der *chronischen Bleiintoxikation* ist die Ausscheidung von δ-Aminolävulinsäure und von Porphyrinen (überwiegend Koproporphyrin III) im Urin erhöht, nicht aber von Porphobilinogen. Bei der *akuten Bleivergiftung* kann auch die Ausscheidung von Porphobilinogen im Urin gering erhöht sein. Die Ähnlichkeit der Exkretionsprofile von akuten Bleivergiftungen und Porphobilinogen-Synthase-Defekt-Porphyrie stellt spezielle differentialdiagnostische Anforderungen /[3]/.

Diagnostische Interpretation des ALS-, PBG- und Porphyrinnachweises im Urin

Porphyrie	Ausscheidung ALS	PBG	Porphyrine
Porphyria congenita erythropoetica	n	n	↑ ↑
Protoporphyria erythropoetica (-hepatica)	n	n	v
Porphyria acuta intermittens	↑ ↑	↑ ↑	↑ ↑
Koproporphyria hereditaria	↑ (↑)	↑ (↑)	↑ ↑
Porphyria variegata	↑ (↑)	↑ (↑)	↑ ↑
Chronische hepatische Porphyrien	v	n	↑ ↑
Sekundäre Porphyrinurie	n	n	↑
Bleiintoxikation:			
akut	↑ ↑	v	↑ ↑
chronisch	↑	n	↑

Abkürzungen: n = normal, v = variabel, ↑ = erhöht, ↑ ↑ = stark erhöht

Die *Bestimmung von Enzymen der Porphyrinbiosynthese* /8/ wie der Porphobilinogen-Synthase (δ-Aminolävulinsäure-Dehydratase), der Uroporphyrinogen-I-Synthase und der Uroporphyrinogen-Decarboxylase in Erythrozyten wird mit zur differentialdiagnostischen Abklärung, insbesondere bei hereditären und toxischen Fragestellungen eingesetzt.

Zur *Sofortorientierung bei klinischem Verdacht auf Porphyrie* haben sich Nachweis und Bestimmung von δ-Aminolävulinsäure (ALS), Porphobilinogen (PBG) und der Porphyrine im Urin bewährt. Die kombinierte Anwendung dieser Untersuchungen erlaubt differentialdiagnostische Vorentscheidungen und ein weiteres gezieltes Vorgehen (sh.Tabelle »Diagnostische Interpretation«). Generell sollte eine Porphyriesuchdiagnostik die simultane Untersuchung von Urin, Stuhl und Heparin-Blut umfassen. Die Rangfolge des Untersuchungsgutes richtet sich nach der oben dargelegten diagnostischen Präponderanz.

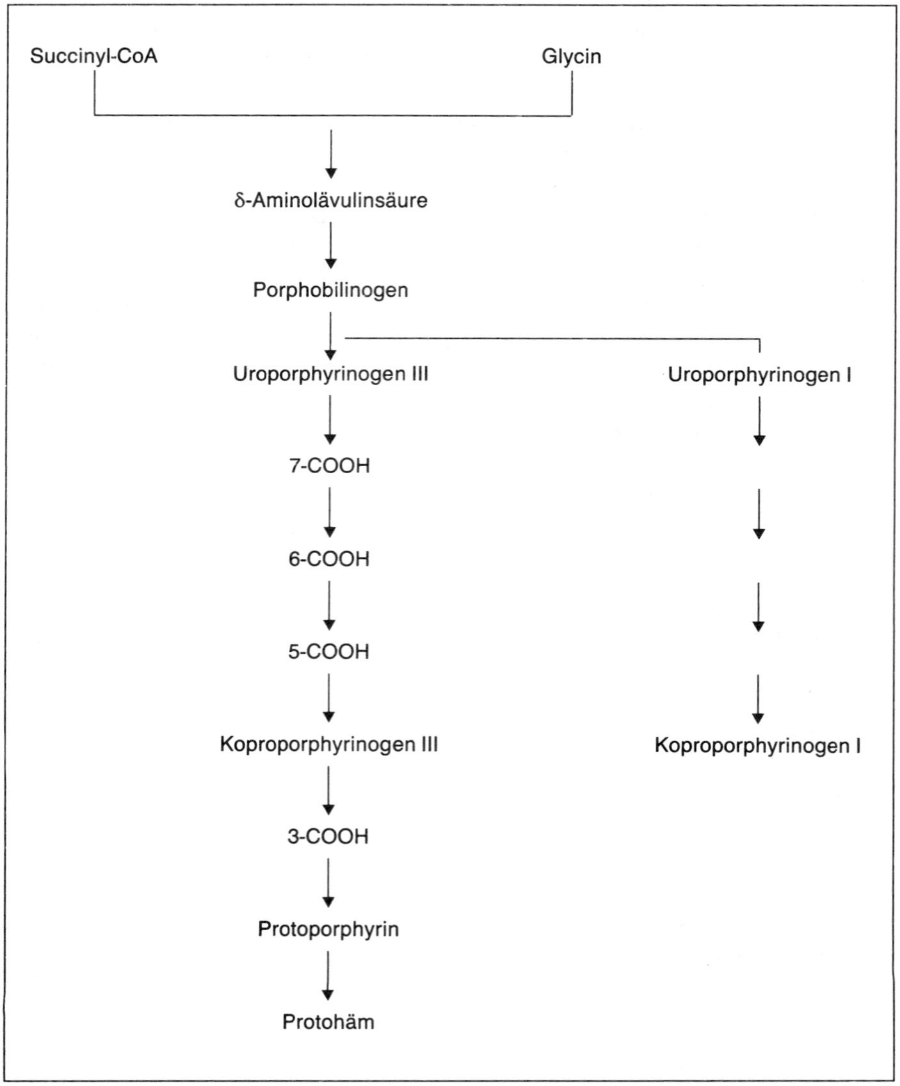

Abb. 1 Porphyrin- und Hämbiosynthese

δ-Aminolävulinsäure (ALS)

Indikation

Akute hepatische Porphyrien (akute intermittierende Porphyrie, Porphyria variegata, hereditäre Koproporphyrie, PBG-Synthase-Defekt-Porphyrie), Bleivergiftung und andere Schwermetallintoxikationen, Bleiexposition, Alkoholismus, Alkohol-Leber-Syndrome (insbesondere Alkohol-induzierte Leberzirrhose), Arzneimittelschädigung der Leber, chronische hepatische Porphyrien einschließlich der Porphyria cutanea tarda, Eisenstoffwechselstörungen, kongenitale erythropoetische Porphyrie, Anämien, Intoxikationen mit Fremdchemikalien, Arzneimittelnebenwirkungen (z. B. Barbiturate, Östrogene), Hungerzustand, Schwangerschaft.

Bestimmungsmethode

Ionenaustauschchromatographie nach dem Verfahren von *Mauzerall* und *Granick* /[9]/ mit einer Kombinations-Doppelsäule /[10]/.

Prinzip: Die obere Säule (Anionenaustauscher) adsorbiert Porphobilinogen, die untere Säule (Kationenaustauscher) adsorbiert ALS. Harnstoff wird mit Wasser aus beiden Säulen entfernt, ALS mit Natriumazetatlösung eluiert und mit Azetylazeton zu einem Monopyrrol umgesetzt, welches nach einer Farbkomplexbildung mit Ehrlichs Reagenz spektrophotometrisch bei 553 nm gemessen wird.

Untersuchungsmaterial

24-Std.-Sammelurin (möglichst kühl gesammelt, z. B. im Kühlschrank bei 4 bis 8 °C); ins Labor müssen geschickt werden:

Für ALS allein	5 ml
Für Porphyrinvorläufer (ALS und PBG) sowie für Porphyrine	20 ml

Das Volumen des Sammelurins muß ermittelt und dem Labor angegeben werden.

Indikation für die Untersuchung von Spontanurin: sh. Hinweise und Störungen.

Referenzbereich /[10]/

250—6.400 µg/24 Std.
2—49 µmol/24 Std.

Umrechnung in Stoffmengenkonzentrationen: mg x 7.626 = µmol.

Bewertung

Eine isolierte Bestimmung von ALS im Urin ist bei einer Erstuntersuchung nur von begrenztem Informationswert, und zwar unabhängig von einem normalen oder pathologischen Ergebnis. Ein erheblicher Anstieg im Urin (mehr als 300 µmol/Std.) weist in erster Linie auf eine akute intermittierende Porphyrie oder auf eine Bleiintoxikation hin, wobei differentialdiagnostisch auch an eine Porphyria variegata und hereditäre Koproporphyrie sowie an eine Porphobilinogen-Synthase-Defekt-Porphyrie gedacht werden muß /[3]/.

Eine diskrete bis geringgradige Erhöhung der ALS kommt bei der chronischen, subklinischen Bleiintoxikation, in der klinischen Latenzphase der hereditären hepatischen Porphyrie des akuten Formenkreises /[3]/, bei einigen Individuen nach Alkoholkonsum, bei Alkohol-Leber-Syndromen und alkohol-induzierten chronischen hepatischen Porphyrien /7/ sowie bei hämolytischen Anämien vor. Eine klinisch manifeste Porphyria cutanea tarda mit einer sehr hohen Porphyrinausscheidung (mehr als 10 µmol/24 Std.) kann von einem geringgradigen Anstieg der ALS im Urin begleitet sein. Im Gegensatz zur Bleivergiftung und zu den akuten hepatischen Porphyrien liegt die ALS-Ausscheidung bei den chronischen hepatischen Porphyrien jedoch in den meisten Fällen im Referenzbereich. Dies ist ein wichtiges differentialdiagnostisches Kriterium.

Beurteilung der ALS-Ausscheidung im Urin *

Erkrankung	**Beurteilung**
Akute hepatische Porphyrien	Sehr hohe Werte bei klinischer Manifestation, hohe Werte in der Remissionsphase, meistens erhöhte Werte in den Latenzphasen
Akute Bleivergiftung	Sehr hohe Werte bei akuter Bleivergiftung, hohe Werte bei chronischer Bleivergiftung, erhöhte Werte bei subklinischer Bleiintoxikation
Hereditäre Tyrosinämie	Hohe Werte
Alkoholabusus, Alkoholismus, Alkohol-Lebersyndrome, Chronische hepatische Porphyrie, Arzneimittelnebenwirkung oder Arzneimittelschädigung der Leber, Einwirkung von Fremdchemikalien, Anämien verschiedener Genese, Hunger, Gravidität etc.	Erhöhte Werte möglich

* Zur Diagnose und Differentialdiagnose sowie zur Verlaufsbeurteilung ist die simultane Untersuchung von PBG im Urin und der Porphyrine in Urin und Stuhl sowie im Heparinblut (Erythrozyten und Plasma) und von Porphyrinsyntheseenzymen erforderlich — in Anhängigkeit vom klinisch-konsiliarischen Kontext des Individualfalles.

Eine diagnostisch relevante Bewertung der ALS-Ausscheidung im Urin kann nur im Rahmen der Beurteilung eines Befundprofils (Porphyrinvorläufer und Porphyrine) der Metabolite der Hämsynthese erfolgen /[11]/. Nicht nur aus der Höhe, sondern auch aus der Konstellation der Metabolite, d. h. aus ihrer Relation zueinander, resultiert ein Informationsgehalt, welcher unerläßlich ist, wenn die Einzelbefunde zu einer Diagnose transformiert werden sollen /[12]/.

Die Bestimmung von ALS im Urin eignet sich, im Zusammenhang mit der Kenntnis über die Koproporphyrinausscheidung, der Konzentration des Erythrozyten-Protoporphyrins und der Aktivität der ALS-Dehydratase in den Erythrozyten, zur Erfassung und Überwachung Blei-exponierter Personen. Mit diesen Untersuchungen kann eine subklinische chronische Bleivergiftung frühzeitig erkannt werden /[13, 14]/.

Hinweise und Störungen

Tagesprofilstudien haben gezeigt, daß die Ausscheidung von ALS in den verschiedenen Urinproben einer 24-Std.-Periode nicht in gleichbleibenden Konzentrationen erfolgt. Es sollte daher eine Urinprobe aus einem 24-Std.-Sammelurin mit Angabe des 24-Std.-Volumens analysiert werden. Der Urin soll kühl und lichtgeschützt ohne chemische Zusätze gesammelt werden, um auch die simultane Bestimmung anderer Parameter des Porphyrinstoffwechsels zu ermöglichen/[15]/.

 Wird in dringenden Fällen z. B. Verdacht auf akute Krise bei akuten hepatischen Porphyrien, akute Bleivergiftung; Differentialdiagnose eines akuten Abdomens, einer Tachykardie, einer Tetraparese, einer Psychose; Ausschluß einer hepatischen Porphyrie bei Operationsindikation, Narkose-Problematik oder bei Reihenuntersuchungen z. B. aus arbeits- und umweltmedizinischer Sicht bei chronischer Bleiexposition und potentieller Intoxikation auf einen 24-Std.-Sammelurin verzichtet, kann die Analyse auch aus einer Morgenurinprobe und in Notfällen aus jeder anderen Spontan- oder Katheterurinprobe vorgenommen werden. Die kontinuierlich hohe Ausscheidung von ALS im akuten Syndrom bei akuter hepatischer Porphyrie und akuter Bleiintoxikation gestattet die Diagnose aus jeder Urinprobe, wenn gleichzeitig noch andere wichtige Metabolite der Porphyrinsynthesekette erfaßt werden.

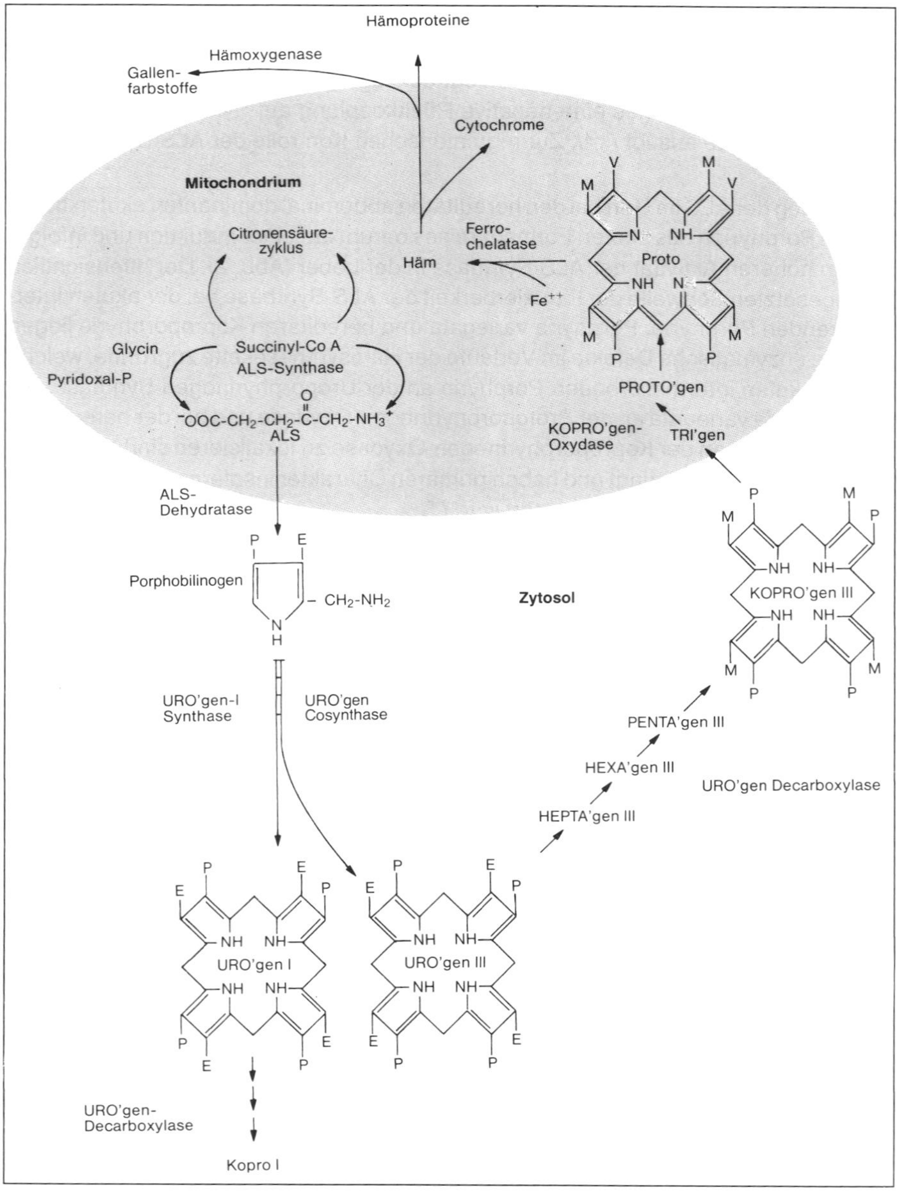

Abb. 2 Porphyrin- und Hämbiosynthese in der Leber

Urinproben sollten möglichst umgehend bei Raumtemperatur und ohne chemische Zusätze versandt werden. Im Laboratorium wird die Probe kurzfristig im Kühlschrank aufbewahrt (Stunden) oder zunächst eingefroren, wenn die Bestimmung nicht am selben Tage erfolgt. ALS ist eine relativ stabile Substanz; eigene Stabilitätsexperimente zeigten, daß ALS im Urin bei pH 5.5 bis 7 im Kühlschrank bei + 4 °C ca. 10 Tage bei — 25 ° bis — 30 °C über mehrere Monate stabil ist.

Pathophysiologie

ALS ist der erste spezifische Metabolit der Porphyrin- und Hämsynthese und entsteht in den Mitochondrien aus Glyzin und Succinyl-CoA in Gegenwart von Pyridoxalphosphat durch die Aktivität des Enzyms ALS-Synthase. Die ALS-Synthase fungiert als erstes, limitierendes und somit regulatives Enzym der gesamten Porphyrin- und Hämsynthesekette (Abb. 2 und 3). Die Aktivität der ALS-Synthase ist geringer als die der nachfolgenden Enzyme. Sie unterliegt der regulatorischen Kontrolle durch das Endprodukt Häm, welches eine negative Rückkopplung auf Synthese und Aktivität der ALS-Synthase ausübt /[1–4]/. Zur regulatorischen Kontrolle der ALS-Synthase vgl. Abb. 3.

Der Anstieg der ALS im Urin bei den hereditären abdominal dominanten akuten hepatischen Porphyrien des akuten Formenkreises beruht auf einer Induktion und infolgedessen höheren Aktivität der ALS-Synthase in der Leber (Abb. 2). Der offensichtlich herabgesetzten Schwelle der Induzierbarkeit der ALS-Synthase bei der akuten intermittierenden Porphyrie, Porphyria variegata und hereditären Koproporphyrie liegen partielle enzymatische Defekte im Verlaufe der Hämsynthesekette zugrunde, welche bei der akuten intermittierenden Porphyrie an der Uroporphyrinogen-Synthase, bei der Porphyria variegata an der Protoporphyrinogen-Oxydase und bei der hereditären Koproporphyrie an der Koproporphyrinogen-Oxydase zu lokalisieren sind /[3]/. Die Defekte sind hereditär bedingt und haben primären Charakter insofern, als durch sie die Regulation der Hämsynthese gestört wird /[16]/.

Der partielle Block in der Hämsynthese führt sekundär zu einer Induktion des Enzyms ALS-Synthase (Abb. 3). Diese Induktion kann durch verschiedene porphyrinogene Substanzen, insbesondere durch Barbiturate, Pyrazolonderivate, Sulfonamide, aber auch durch Östrogene, Alkohol und im Hungerzustand gesteigert werden.

Die erhöhte ALS-Ausscheidung bei der Bleivergiftung wird zunächst durch eine direkte Hemmung der PBG-Synthase durch Blei verursacht. Zunahme und Persistenz der Hemmung der ALS-Dehydratase können zu einem extremen Anstieg der ALS-Ausscheidung führen, die wahrscheinlich aus einem synergistischen Effekt von

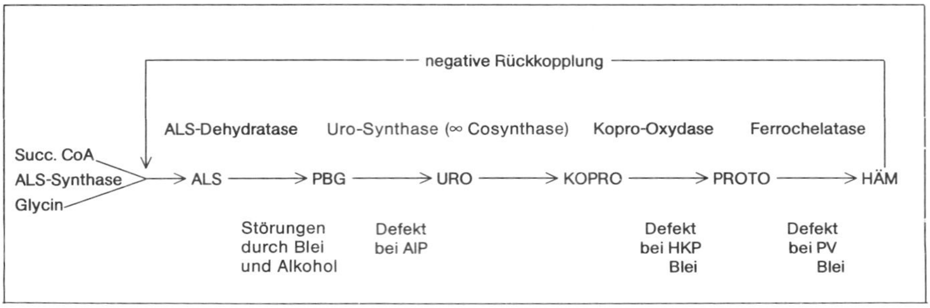

Abb. 3 Regulation der δ-Aminolävulinsäure-Synthase (ALS-Synthase) über eine negative Rückkopplung durch Häm. Induktion des Enzyms bei einer Störung der Hämsynthese infolge partieller Enzymdefekte bei akuter intermittierender Porphyrie (AIP), Porphyria variegata (PV), hereditärer Koproporphyrie (HKP) und Bleiintoxikation. ALS-Dehydratase = PBG-Synthase.

PBG-Synthase-Hemmung und ALS-Synthase-Induktion im Sinne einer hepatischen Reaktion resultiert /3/. Die Induktion der ALS-Synthase bei der Bleiintoxikation läßt sich anhand der Störung der Hämsynthese und damit auch ihres molekularen Kontrollkreises erklären (Abb. 3). Im Prinzip kann eine derartige Störung unter den verschiedenartigsten Bedingungen eines vermehrten Hämverbrauchs (z. B. Arzneimittelnebenwirkung) vorliegen.

Bei der chronischen hepatischen Porphyrie ist die Aktivität der ALS-Synthase nur geringgradig und nicht konstant erhöht. Alkohol unterdrückt einerseits die Aktivität der PBG-Synthase /7/ und induziert anderseits die ALS-Synthase /17/. Das Zusammenspiel beider Effekte kann zu einer erhöhten ALS-Ausscheidung im Urin führen. Eine erhöhte ALS-Ausscheidung (in Verbindung mit erhöhter Koproporphyrinausscheidung) im Urin kommt auch während der Gravidität vor /18/.

Porphobilinogen (PBG)

Indikation

Akute hepatische Porphyrien (akute intermittierende Porphyrie (AIP), Porphyria variegata, hereditäre Koproporphyrie sowie PBG-Synthase-Defekt-Porphyrie).

Schwere akute Bleivergiftung und klinisch manifeste chronische hepatische Porphyrie (Porphyria cutanea tarda).

Als differentialdiagnostisch relevanter Parameter bei Schwermetallintoxikationen, chronischen Leberschäden, Alkoholismus, Alkohol-Leber-Syndromen, Arzneimittelschädigung der Leber, chronischen hepatischen Porphyrien, erythropoetischen Porphyrien, Intoxikationen mit Fremdchemikalien, Arzneimittelnebenwirkung, Tyrosinämie.

Bestimmungsmethode

Ionenaustauschchromatographie nach dem Verfahren von *Mauzerall* und *Granick* /9/ mit einer Kombinations-Doppelsäule /10/.

Prinzip: Die obere Säule (Anionenaustauscher) adsorbiert PBG, die untere Säule (Kationenaustauscher) adsorbiert δ-Aminolävulinsäure. Harnstoff wird mit Wasser entfernt. Soll nur PBG bestimmt werden, kann die untere Säule entfallen. Porphobilinogen wird nach Elution mit Essigsäure zu einem Farbkomplex mit Ehrlichs Reagenz umgesetzt, welcher ein Absorptionsmaximum bei 553 nm aufweist.

Untersuchungsmaterial

24-Std.-Sammelurin (möglichst kühl gesammelt, z. B. im Kühlschrank bei 4 °C bis 8 °C), ins Labor müssen geschickt werden

Für PBG allein	5 ml
Für beide Porphyrinvorläufer (ALS und PBG) sowie für Porphyrine	20 ml

Das Volumen des Sammelurins muß ermittelt und dem Labor angegeben werden.

Referenzbereich /10/

100—1.700 µg/24 Std.
0.5—7.5 µmol/24 Std.

Umrechnung in Stoffmengenkonzentration: mg × 4.42 = µmol.

Bewertung

Beurteilung der PBG-Ausscheidung im Urin

Erkrankung	Beurteilung
Akute hepatische Porphyrien	Sehr hohe Werte bei klinischer Manifestation, oft hohe Werte in der Latenzphase, Normwerte in der genetischen Phase.
Schwere akute Bleivergiftung, Porphobilinogen-Synthase-Defekt-Porphyrie	Erhöhte Werte (unter 40 µmol/24 Std.)

Eine PBG-Ausscheidung im Urin (mehr als 100 µmol/24 Std.) weist auf eine hereditäre (autosomal dominante) akute hepatische Porphyrie hin. Eine extreme PBG-Ausscheidung von über 1000 µmol ist eine Ausnahme.

In der klinischen Latenzphase bleibt die PBG-Ausscheidung (zusammen mit der ALS-Ausscheidung) in der Regel deutlich erhöht. Ein Rückgang beider Porphyrinvorläufer (und der Porphyrine) auf Referenzwerte wird bei der akuten intermittierenden Porphyrie selten, bei der Variegata und Koproporphyrie jedoch häufiger beobachtet.

Ein primär normales Befundprofil der Porphyrinvorläufer und Porphyrine ist für die genetische Phase, in der nur der Enzymdefekt erfaßt werden kann (Uroporphyrinogen-Synthase bei akuter intermittierender Porphyrie) charakteristisch.

In der Regel verlaufen klinische Manifestation und Höhe der PBG-Ausscheidung im Urin (simultan mit der Ausscheidung von ALS und Porphyrinen) synchron. Diese Aussage trifft insbesondere für Verlaufsuntersuchungen bei einem Patienten zu. Für inter-individuelle Vergleiche muß die Aussage eingeschränkt werden: Patienten mit einer PBG-Ausscheidung von mehr als 300 µmol/24 Std. können klinisch beschwerdefrei sein, andere hingegen sich in einem gefährlichen akuten Syndrom befinden (Abdominalkoliken, Tetraparese, psychische Störungen bis zur symptomatischen Psychose, Tachykardie und Hypertonie). In der Regel koinzidiert der Anstieg der Ausscheidung von PBG im Urin auf 300 bis 900 µmol/24 Std. mit der Ausprägung klinischer Symptome.

Nach eigenen Untersuchungen geht die PBG-Ausscheidung im Vergleich zur Porphyrinausscheidung in der Remissionsphase bei Variegata und Koproporphyrie schneller zurück als bei AIP. Das Metabolitenprofil beider Porphyrinvorläufer und der Porphyrine im Urin bei den drei hereditären (autosomal dominanten) akuten hepatischen Porphyrien kann zu Beginn und auf dem Höhepunkt der akuten Phase zum Verwechseln ähnlich sein /[3, 19]/.

Bei chronischen hepatischen Porphyrien, Bleiintoxikation, bei den sekundären Koproporphyrinurien, bei chronischem Leberschaden, Alkohol-Leber-Syndromen und bei Arzneimittelschädigung der Leber ist die PBG-Ausscheidung im Urin in der Regel normal.

Bei schwerer Bleivergiftung kann eine erhöhte PBG-Ausscheidung (unter 50 µmol/24 Std.) beobachtet werden /[2]/. Die Interpretation dieses Befundes kann insofern schwierig sein, da Analogien zwischen AIP und Bleiintoxikation biochemisch und klinisch existieren (klinisch: abdominale und neurologische Symptome; biochemisch: erhöhte Ausscheidung von ALS und Porphyrinen) /[20]/.

Die akute Bleivergiftung kann als eine exogen induzierte toxische Porphyrie betrachtet werden. Das Urinprofil der Porphyrinvorläufer und Porphyrine bei akuter Bleiintoxikation ist insbesondere denjenigen der PBG-Synthese-Defekt-Porphyrie und der hereditären Koproporphyrie sehr ähnlich /[11]/.

Die Interpretation einer geringgradigen Erhöhung der PBG-Ausscheidung im Urin (10 bis 20 μmol/24 Std.) oder von Grenzbefunden kann auch dann noch problematisch bleiben, wenn Daten über die anderen Parameter der Stoffwechselprodukte der Hämbiosynthese vorliegen (ALS und die verschiedenen Porphyrine). Diese Befunde können bei klinisch inapparenten hereditären hepatischen Porphyrien des akuten Formenkreises vorkommen, bei schwerster klinischer und biochemischer Manifestation der Porphyria cutanea tarda und auch bei schwerer, alkoholinduzierter Leberzirrhose. Eine »sekundäre, symptomatische Porphobilinogenurie« ist bei Anämien nicht ausgeschlossen und wurde bei Alkoholismus beobachtet /[21]/.

Der singuläre Befund einer geringgradigen Erhöhung der PBG-Ausscheidung oder eines Grenzwertes für PBG ist diagnostisch unbefriedigend. Erst die Hinzuziehung anderer Daten im Befundprofil der Porphyrinvorläufer und Porphyrine wird diesen Einzelbefund in eine qualitativ neue Dimension transformieren. Entscheidend ist hier nicht die »Summe« der Einzelbefunde, sondern der sich aus ihrer Relation zueinander herauskristallisierende diagnostische Kern.

Hinweise und Störungen

Vgl. Hinweise im Beitrag ALS.

Medikamente: Falsch-positive Nachweise für PBG im Urin werden trotz Ionenaustauschchromatographie bei Patienten beobachtet, die Phenothiazine erhalten /[21]/. Diese Interferenz beruht entweder auf dem Phenothiazin direkt, auf einem seiner Metaboliten oder auf einem Farbstoffzusatz in den Tabletten.

Stabilität im Urin: PBG ist unter den Metaboliten der Porphyrinsynthese die instabilste Substanz. Im Urin gelöst, kann es bei pH-Wert 6 bis 7 und 4 °C über 14 Tage, bei —20 °C über einen Monat aufbewahrt werden /[22]/. Es hat sich als vorteilhaft erwiesen, dem Urin keine Zusätze hinzuzufügen. Es ist dann möglich, PBG und ALS (sowie auch Porphyrine) aus einer Urinprobe zu bestimmen.

Der Versand (bei Raumtemperatur und ohne chemische Zusätze) sollte evtl. per Eilpost an das Labor erfolgen. Bei mehrtägigem Postversand sollte Urin zur Bestimmung von PBG in einem gekühlten Behälter versandt werden. Ein möglicher Abfall der absoluten Werte spielt für die Diagnosesicherung und die daraus resultierenden therapeutischen Konsequenzen keine Rolle, da für die Diagnose einer Porphyrie die Konstellation der wichtigsten Metabolite der Hämsynthese entscheidend ist.

Urinproben mit einem pH-Wert von 5.5 bis 7.0 und Konzentrationen bis 200 μmol PBG/l zeigen bei 4 °C einen Abfall der ursprünglichen PBG-Menge von 0 bis 10%, Konzentrationen von mehr als 450 μmol PBG/l können bis zu 30% ihres Ausgangswertes nach 10 Tagen abnehmen.

Pathophysiologie

PBG ist das zweite spezifische Produkt der Porphyrin- und Hämbiosynthese, das durch das SH-Gruppen-Enzym PBG-Synthase (ALS-Dehydratase) aus zwei Molekülen ALS entsteht (Abb. 1). PBG ist ein heterozyklischer Ring mit drei Seitenketten (Aminomethan, Essigsäure und Propionsäure). Das Monopyrrol wird in allen Zellen, die zur Hämsynthese fähig sind, zum Tetrapyrrol utilisiert, wobei vier Moleküle PBG mit Hilfe von zwei Enzymen, der hitzestabilen Uroporphyrinogen-I-Synthase und der hitzelabilen Uroporphyrinogen-III-Cosynthase in einer komplexen Reaktion so kondensiert werden, daß aus ihr Uroporphyrinogen III mit einer asymmetrischen Anordnung der Essigsäure- und Propionsäure-Seitenketten an den Positionen 5 bis 8 resultiert (Abb. 2).

Hauptstätten der Synthese sind Leber und Knochenmark sowie wahrscheinlich auch die Nieren. Das bei den akuten hepatischen Porphyrien im Urin ausgeschiedene PBG stammt aus der Leber. Ein Anstieg der PBG-Ausscheidung erfolgt bei erhöhter Synthese (Substrat ALS erhöht) oder verminderter Umsetzung (Uroporphyrinogen-Synthase-Defekt). Erhöhte PBG-Konzentrationen können bei AIP, Variegata und Koproporphyrie auch im Plasma erfaßt werden.

PBG wird nicht äquimolar in Porphyrinogene enzymatisch überführt /[23]/. Für die hohe PBG-Ausscheidung bei AIP wird der Uroporphyrinogen-Synthase-Defekt verantwortlich gemacht, obgleich sich simultan zur hohen PBG-Ausscheidung eine ebenfalls extrem erhöhte Porphyrinexkretion entwickelt, die mit dem Uroporphyrinogen-Synthase-Defekt in der Leber auf den ersten Blick nicht vereinbar und erklärbar ist (Abb. 3). Offensichtlich spielen die Kompensationsmechanismen, die an der ALS-Synthase ansetzen, diese induzieren und zu einem hohen Substratangebot für die distal dieses Schrittes fungierenden, zunächst nicht-limitierenden Enzyme der Porphyrinsynthese führen, eine Rolle. Daraus resultiert eine Überspielung dieses Enzymdefektes bei AIP, deren biologischer Sinn in einem schnellen Adaptionsmechanismus der Zelle zu suchen ist, welcher eine ausreichende Hämsynthese gewährleisten soll /[1, 2]/.

Die Beobachtung, daß bei Variegata und Koproporphyrie eine zur AIP analoge Konstellation zwischen PBG- und Porphyrinausscheidung vorkommen kann /[11]/, obgleich bei Koproporphyrie und Variegata ein Defekt der Uroporphyrinogen-I-Synthase nicht vorliegt, läßt auf eine komplexe Kinetik der Porphyrinsynthese dieser beiden akuten hepatischen Porphyrien schließen, deren Brennpunkt in einer sekundär limitierenden Funktion der Uroporphyrinogen-Synthase zu suchen ist /[3, 23]/. Eine nicht-enzymatische Konversion von PBG zu Uroporphyrin I und III ist prinzipiell möglich, kann jedoch nicht allein für das Ausmaß der Uroporphyrinausscheidung bei AIP und Variegata verantwortlich gemacht werden /[11]/.

Eine erhöhte PBG-Ausscheidung (unter 50 μ mol/24 Std.) bei schwerer Bleivergiftung und bei der akuten PBG-Synthase-Defekt-Porphyrie /[24]/ ist mit einer Hemmung oder einem Mangel der PBG-Synthase nicht direkt vereinbar und schwierig zu erklären. Offensichtlich wird sowohl bei der akuten Bleivergiftung als auch bei der PBG-Synthase-Defekt-Porphyrie /[3]/, analog zur Kompensation des Uroporphyrinogen-Synthase-Defektes bei AIP, durch eine erhöhte Aktivität der hepatischen ALS-Synthase der partielle Enzymdefekt durch eine Gegenregulation überspielt (Abb. 3).

Porphyrine im Urin

Indikation

Hereditäre hepatische Porphyrien des akuten Formenkreises: Akute intermittierende Porphyrie, Porphyria variegata und hereditäre Koproporphyrie (sämtlich autosomal dominant) und Porphobilinogen-Synthase-Defekt-Porphyrie (autosomal rezessiv).

Akute und chronische Bleivergiftung.

Chronische und hepatische Porphyrien einschließlich der Porphyria cutanea tarda bei chronischem Leberschaden und Alkohol-Leber-Syndromen.

Familiäre chronische hepatische Porphyrien (hereditäre Porphyria cutanea tarda).

Paraneoplastische chronische hepatische Porphyrie (Prostata- und Lebertumoren).

Toxisch induzierte, symptomatische chronisch hepatische Porphyrien durch Hexachlorbenzol, polychlorierte Biphenyle, Vinylchlorid und TCDD.

Erythropoetische Porphyrien: Kongenitale erythropoetische Porphyrie (Morbus Günther) und erythropoetische (erythrohepatische) Protoporphyrie.

Sekundäre (symptomatische) Koproporphyrinurien, die sich auf dem Boden einer Grundkrankheit entwickeln, z. B. bei chronischen Leber- und Blutkrankheiten, Eisenstoffwechselstörungen, Intoxikationen (Alkohol, Fremdchemikalien, Blei) Arzneimittelnebenwirkungen (insbesondere durch Östrogene, Barbiturate, Sulfonamid-Derivate, Pyrazolon-Derivate) und Tumoren.

Bestimmungsmethoden

Verfahren nach *Doss* /[10]/

Prinzip: Porphyrine werden nach Einstellung des Urins auf pH-Wert 4 an Talkum adsorbiert, mit Methanol-Schwefelsäure verestert, sodann als Porphyrinmethylester mit Chloroform extrahiert und anschließend dünnschichtchromatographisch gemäß der Biosynthesekette getrennt. Die im langwelligen UV-Licht (366 nm) fluoreszierenden Porphyrinbanden werden entweder direkt-fluorometrisch oder spektrophotometrisch bestimmt.

In den letzten Jahren sind Porphyrinbestimmungsmethoden mit Hilfe der Hochdruckflüssigkeitschromatographie (HPLC) entwickelt worden /[25]/, die hier nicht referiert werden.

Untersuchungsmaterial

Urin (Angabe des 24-Std.-Volumens) 20 ml

Der Urin soll lichtgeschützt, z. B. in dunkler Flasche, darüber Röntgentüte oder Packpapier, und möglichst kühl (in einem kühlen Raum oder, wenn möglich in einer Sammelflasche im Kühlschrank bei 4 bis 8 °C) gesammelt werden.

Referenzbereiche /[5]/

Porphyrine	µg/24 Std.	nmol/24 Std.
Gesamtporphyrine	< 100	< 120
Uroporphyrin	3— 24	4— 29
Heptacarboxyporphyrin	0— 3	0— 4
Hexacarboxyporphyrin	0— 2	0— 3
Pentacarboxyporphyrin	0— 4	0— 6
Koproporphyrin	14—78	21—119
Tricarboxyporphyrin	0— 2	0— 2
Dicarboxyporphyrin(e)	0— 1	0— 1
Koproporphyrin-Isomer I-Anteil	17—31%	
Koproporphyrin-Isomer III-Anteil	69—83%	

Bewertung

Hepatische Porphyrien

Klinisch manifeste akute und chronische hepatische Porphyrien zeigen in der Regel eine Erhöhung der Gesamtporphyrinausscheidung zwischen 3 und 20 µmol/24 Std.

In der klinischen Latenzphase der akuten intermittierenden Porphyrie kann die Erhöhung der Porphyrinausscheidung entweder persistieren (zwischen 1 und 5 µmol/24 Std.) oder auch deutlich unter 1 µmol/24 Std. zurückgehen. Eine völlige Normalisierung der Porphyrinausscheidung bei akuter intermittierender Porphyrie nach einer klinischen Manifestation wird selten beobachtet. Auch bei Koproporphyrie und

Urinporphyrine bei hepatischen Porphyrien, Bleiintoxikationen und sekundären Porphyrinurien

Erkrankungen	**Konstellation der Urinporphyrine**					
Akute intermittierende Porphyrie	Typ I	U>K>5	>7	>3 (6)	>6(3)	>2
	Typ II	K>U>5	>7	>3 (6)	>6 (3)	>2
Porphyria variegata	Typ I	U>K>7	>5	>3 (6)	>6 (3)	>2
	Typ II	K>U>5	>7	>3 (6)	>6 (3)	>2
Hereditäre Koproporphyrie	Typ I	K>U>7	>5	>3 (6)	>6 (3)	>2
	Typ II	K>U>5	>7	>3 (6)	>6 (3)	>2
Chronische hepatische Porphyrie	Typ A_1	K>U>5	>7	>6	>3	
	Typ A_2	K>U>7	>5	>6	>3	
Chronische hepatische Porphyrie	Typ B	U>K>7	>5	>6	>3	
Chronische hepatische Porphyrie	Typ C	U>7>K	>5	>6	>3	
Porphyria cutanea tarda	(Typ D)	U>7>K (5,6)	>5 (K,6)	>6 (K,5)	>3	
Akute Bleiintoxikation	Typ I	K>5>3	>U	>2 (6,7)	>6 (7,2)	>7 (2,6)
	Typ II	K>3>5	>U	>2	>6	≙7
	Typ III	K>5>U	>6	>3	>7	≙2
Sekundäre Koproporphyrinurie		K>U>5	>7 (3)	>3 (7)	>6	

Abkürzungen: U und K = Uro- und Koproporphyrine
7, 6, 5, 3 und 2 = Hepta-, Hexa-, Penta-, Tri- und Dicarboxyporphyrine.

Variegata kann die erhöhte Porphyrinausscheidung in der Remissionsphase über Wochen persistieren, wobei eine rückläufige Tendenz erkennbar wird, die nach mehreren Wochen oder Monaten zu einer weitgehenden Normalisierung führen kann.

Da die hepatischen Porphyrien sowohl in den klinisch manifesten als auch den symptomfreien Phasen charakteristische Konstellationen der Urinporphyrine mit 8—2 Carboxylgruppen aufweisen, ist eine Differenzierung der Porphyrien anhand dieser Ausscheidungsprofile in den meisten Fällen möglich. Physiologischerweise kommen Dicarboxyporphyrine (Protoporphyrin usw.) im Urin nicht vor, da sie nicht wasserlöslich sind.

Bei den autosomal dominanten akuten Porphyrien dominieren Uro- und Koproporphyrin sowie Penta- und Tricarboxyporphyrin, bei den chronischen Porphyrien einschließlich der Porphyria cutanea tarda hingegen Uro- und Heptacarboxyporphyrin. Bei den chronischen hepatischen Porphyrien (CHP) ist eine progrediente Entwicklung von klinisch inapparenten Formen (Typ A und B) über Typ C (klinisch latente Por-

Konstellation der Urinporphyrine bei chronischen hepatischen Porphyrien

Kondition	**Konstellationen**	**Gesamtporphyrine (mg/24 Std.)**	**Anteil in %**		
			Uro	**Hepta**	**Kopro**
Normal	K>>>U>>7≙5>6>3	<0.1	<30	< 5	<60
CHP A	K>U>7>>5>6>3	<0.5	<40	<20	>40
CHP B	U>K>7>>5>6>3	<0.9	>40	<20	<40
CHP C	U>7>K>5>6>3	<1.4	>50	>20	>10
CHP D (PCT)	U>7>>K>5>6>3	>1.5	>50	>20	<10

Abkürzungen: U = Uroporphyrine, K = Koproporphyrine, 7, 6, 5 und 3 = Hepta-,
Hexa-, Penta- und Tricarboxyporphyrine.

Beurteilung der Porphyrinausscheidung im Urin

Erkrankung	**Beurteilung**
Akute und chronische hepatische Porphyrien sowie akute und chronische Bleivergiftung	Erhöhte Werte, wobei der Grad der Erhöhung vom Phasenverlauf abhängt: Latenzphase ⟵ ⟶ klinische Phase. Konstellation der Porphyrine ist differentialdiagnostisch entscheidend.
Kongenitale erythropoetische Porphyrie (Morbus Günther)	Stark erhöht
Erythropoetische (erythrohepatische) Protoporphyrie	Normal bis mäßiggradig erhöht
Leber-, Blut- und Stoffwechselkrankheiten heterogener Ursachen; Intoxikation durch Alkohol, Arzneimittel und Fremdchemikalien	Gering- bis mäßiggradig, selten stark erhöht (»sekundäre Koproporphyrinurie«).

phyria cutanea tarda) bis zur kutanen Manifestationsform an einer Veränderung der Ausscheidung der Gesamtporphyrine sowie insbesondere von Uro-, Hepta- und Koproporphyrinen feststellbar.

Die »Beurteilung« einer Gesamtporphyrinbestimmung oder eines einzelnen Porphyrins ohne Kenntnis der Porphyrinvorläufer sowie der fäkalen Porphyrinausscheidung führt nicht selten zu diagnostischen Irrtümern mit agnostischer Persistenz.

Erythropoetische Porphyrien

Die kongenitale erythropoetische Porphyrie zeigt eine stark erhöhte Ausscheidung der Gesamtporphyrine, die zwischen 4 und 20 µmol/24 Std. liegt. In den Porphyrinen mit 8 bis 4 Carboxylgruppen überwiegt der Anteil des Isomer I.

Bei der erythropoetischen Protoporphyrie ist die Porphyrinausscheidung in der Regel normal. Besteht bei dieser Porphyrie eine hepatische Komponente (erythrohepatische Protoporphyrie), entwickelt sich eine erhebliche Koproporphyrinurie, die vom Anstieg auch der übrigen Porphyrine begleitet wird. Die Ausscheidung des Koproporphyrins kann bis zu 1 µmol/24 Std. betragen. Dieser Anstieg ist meistens von einem schweren Leberschaden (Zirrhose) und intrahepatischer Cholestase (durch Protoporphyrin-Akkumulation?) begleitet.

Bleiintoxikation

Die chronische Bleiintoxikation ist durch eine mäßiggradige Koproporphyrinurie (0.5 bis 2.0 µmol/24 Std.), die akute Bleivergiftung hingegen durch eine z. T. extrem hohe Gesamtporphyrinausscheidung (bis zu 15 µmol/24 Std.) gekennzeichnet, Koproporphyrin dominiert (mehr als 80% der Gesamtporphyrine). Bei einer Erhöhung der Porphyrinausscheidung über 1.5 µmol/24 Std. sind auch sämtliche anderen Porphyrine der Biosynthesekette angestiegen, insbesondere Penta- und Tricarboxyporphyrin, aber auch Protoporphyrin sowie Uro-, Hepta- und Hexacarboxyporphyrin.

Im Zusammenhang mit der charakteristischen Porphyrinvorläuferausscheidung bei akuter und chronischer Bleivergiftung (ALS > > > PBG) ist ein Porphyrinbefundprofil KOPRO > > > PENTA > TRI > PROTO > URO > HEXA > HEPTA oder KOPRO > > > PENTA > TRI > URO > HEXA > HEPTA > PROTO diagnostisch typisch. Der Anstieg des Isomer-III-Anteils bei Bleivergiftung ist ebenfalls signifikant gegenüber Kontrollgruppen erhöht und liegt über 90% /[2, 5, 10]/.

Sekundäre Koproporphyrinurien

Die sekundären Koproporphyrinurien entwickeln sich auf dem Boden einer Grundkrankheit und können als eine symptomatische Störung bei den unten aufgeführten Erkrankungen auftreten. Die Koproporphyrinurie kann geringgradig (bis 0.22 µmol/24 Std.), mäßiggradig (bis 0.45 µmol/24 Std.) oder auch erheblich (bis 1.0 µmol/24 Std.) sein. Neben der Erhöhung des Koproporphyrins wird häufig auch eine Erhöhung des Uro- und Pentacarboxyporphyrins sowie des Hepta- und Tricarboxyporphyrins festgestellt. Eine solitäre Koproporphyrinurie ist eine Rarität.

Die sekundäre Koproporphyrinurie wird am häufigsten bei den verschiedenen Alkohol-Leber-Syndromen, insbesondere bei der Fettleber und Leberzirrhose und bei sämtlichen chronischen Leberschäden verschiedenster Genese mit und ohne Cholestase, u. a. auch bedingt durch Arzneimittel und Fremdchemikalien, gefunden. Sie wird aber auch nach intensivem passageren Alkoholkonsum beobachtet /7/.

Das »Alkohol-Leber-Porphyrinurie-Syndrom« rangiert an erster Stelle der symptomatischen Porphyrinstoffwechselstörungen. Am zweithäufigsten ist eine sekundäre Koproporphyrinurie unter Arzneimitteleinfluß (Arzneimittelnebenwirkung, Arzneimittel-Leberschaden), bei der subklinischen Bleiintoxikation und beim Diabetes mellitus (Fettleber) anzutreffen. An dritter Stelle rangieren Störungen der Erythropoese und des Eisenstoffwechsels, hämolytische Anämien und hepatozelluläre Bilirubintransportstörungen (z. B. Dubin-Johnson-Syndrom, Rotor-Syndrom) sowie Hyperlipoproteinämien und Pankreatitis. Auch bei Neoplasien verschiedenster Genese, vor allem aber bei Tumoren im abdominalen Bereich, wird eine sekundäre Koproporphyrinurie beobachtet, die mit einer synchronen Erhöhung der fäkalen Porphyrinausscheidung assoziiert ist. Porphyrinurie ist außerdem ein wichtiger Indikator für Exposition gegenüber Fremdchemikalien wie Hexachlorbenzol, polyhalogenierte Biphenyle und Dioxin.

Unter Einschluß der Isomerenanalyse des Koproporphyrins ist die sekundäre Koproporphyrinurie ein besonders empfindlicher Indikator der intrahepatischen Cholestase im Zusammenhang mit Leberschäden durch Alkohol und Arzneimittel. Da Oberbauchbeschwerden bis zu Kolikcharakter eines der klinischen Leitsymptome der hepatischen Porphyrien des akuten Formenkreises sind, aber auch beim Alkohol-Leber-Syndrom und bei Arzneimittel-induzierten Leberschäden auftreten können, kann die Urinuntersuchung auf Porphyrine und insbesondere die Analyse der Koproporphyrin-Isomere hier zur differentialdiagnostischen Klärung wesentlich beitragen. Obgleich die Koproporphyrinurie bei akuter hepatischer Porphyrie in der Höhe einer sekundären Koproporphyrinurie liegen kann, ist sie immer durch einen erhöhten Anteil von Isomer III gekennzeichnet, während eine Erhöhung des Isomer I den Leberschaden mit Cholestase charakterisiert.

Nachdrücklich muß auf den besonders niedrigen Isomer-III-Anteil (unter 40%) bei Dubin-Johnson-Syndrom, Rotor-Syndrom oder Bronze-Baby-Syndrom hingewiesen werden. Der Übergang einer sekundären Koproporphyrinurie bei chronischem Leberschaden, insbesondere beim Alkohol-Leber-Syndrom, in eine chronische hepatische Porphyrie, ist nicht selten; deshalb sollte eine Koproporphyrinurie regelmäßig kontrolliert werden.

Krankheiten und Störungen, bei denen sekundäre Koproporphyrinurien auftreten können

Intoxikationen (z. B. Alkohol, Fremdchemikalien, Schwermetalle, insbesondere Blei). Leberkrankheiten (z. B. Zirrhose, Hepatitis, Fettleber, Cholestase, Alkohol-Leber-Syndrom, Hämochromatose, Arzneimittelschäden).

Blutkrankheiten (z. B. hämolytische, arzneimittelinduzierte, sideroachrestische, sideroblastische, aplastische Anämien, ineffektive Erythropoese (intramedulläre Hämolyse), perniziöse Anämie, Leukämien, Hämoblastosen).

Infektionskrankheiten.
Diabetes mellitus.
Eisenstoffwechselstörungen (z. B. Hämosiderose, Hämochromatose).
Hereditäre Hyperbilirubinämien (z. B. Dubin-Johnson-Syndrom, Rotor-Syndrom).
Malignome, Lebertumoren, Lymphogranulomatose und andere Neoplasien.
Herzinfarkt.

Medikamentennebenwirkungen (Analgetika, Sedativa, Hypnotika, Antibiotika, Sulfonylharnstoff-Derivate, Sexualhormone, z. B. Östrogene und orale Kontrazeptiva), sowie unter Narkose.

Hungerzustand.

Pathophysiologie[1]

Akute hepatische Porphyrien

Akute hepatische Porphyrien werden als eine Regulationsstörung der Hämbiosynthese in der Leber verstanden. Die Regulation der Porphyrinsynthese erfolgt durch eine Rückkopplung des Häms auf Synthese und Aktivität des ersten limitierenden Enzyms, der δ-Aminolävulinsäure-Synthase. Relative Enzymdefekte entlang der Porphyrinbiosynthesekette führen zu einer Störung des Regelkreises. Diese labile Regulation führt ihrerseits zu einer Sensibilisierung der Induzierbarkeit der δ-Aminolävulinsäure-Synthase, deren Aktivität in der Leber bei Patienten mit akuter intermittierender Porphyrie, Porphyria variegata und hereditärer Koproporphyrie erhöht ist.

Der genetisch determinierte, primäre Enzymdefekt bei akuter intermittierender Porphyrie betrifft die Uroporphyrinogen-I-Synthase, bei Porphyria variegata wahrscheinlich die Protoporphyrinogen-Oxidase und bei hereditärer Koproporphyrie die Koproporphyrinogen-Oxidase (sh. Abb.3).

Chronische hepatische Porphyrien

Bei den chronischen hepatischen Porphyrien handelt es sich in erster Linie nicht um eine Regulationsstörung im Porphyrinstoffwechsel, sondern um eine Schädigung zellulärer Membranstrukturen in der Leber mit einer Hemmung der Uroporphyrinogen-Decarboxylase. Als Folge dieses Defektes akkumulieren in der Leber Uro- und Heptacarboxyporphyrin, welche dann in zum Teil erheblichen Mengen im Urin ausgeschieden werden /[3]/.

Bleiintoxikationen

Bei der Bleivergiftung reflektiert das Metabolitenprofil im Urin die direkte Wirkung des Bleis auf die Enzyme δ-Aminolävulinsäure-Dehydratase und wahrscheinlich auch Koproporphyrinogen-Oxidase. Infolgedessen steigen δ-Aminolävulinsäure, Koprosowie Tri- und Pentacarboxyporphyrin im Urin im Vergleich zu den anderen Porphyrinen und zum Porphobilinogen in einer diagnostisch relevanten Konstellation an. Die hohe Ausscheidung der δ-Aminolävulinsäure beruht wahrscheinlich auf einem synergistischen Effekt von δ-Aminolävulinsäure-Dehydratasehemmung und δ-Aminolävulinsäure-Synthase-Induktion in der Leber. Letztere basiert wiederum auf der Derepression der δ-Aminolävulinsäure-Synthase infolge der Blockierung der Hämsynthese durch Blei.

[1] Zum besseren Verständnis der Pathophysiologie sh. Darstellung der Hämsynthesekette S. 504.

Sekundäre Koproporphyrinurien

Die Pathogenese der sekundären (symptomatischen) Koproporphyrinurie ist uneinheitlich. Eine vermehrte Koproporphyrinausscheidung kann einerseits bedingt sein durch eine vermehrte Synthese von Koproporphyrinogen und andererseits durch eine verringerte Utilisation von Koproporphyrinogen zu Protoporphyrin. Diese Fragen sind noch weitgehend ungeklärt. Vier Aspekte sind hier zu berücksichtigen

— Sekundäre Koproporphyrinurie bei Alkohol-Leber-Syndrom: Da Alkohol die δ-Aminolävulinsäure-Synthase induziert /[7]/, kommt eine Aktivierung der Porphyrinbiosynthesekette für die biochemische Pathogenese der sekundären Koproporphyrinurie in Betracht. Da die Erhöhung der Koproporphyrinausscheidung ein regelmäßiger und in bezug auf Qualität der Abweichung signifikanterer Befund ist als die Veränderung der Porphyrinvorläufer, wird beim Alkoholismus auch eine partielle Hemmung am Ende der Porphyrinbiosynthesekette diskutiert /[7]/, welche die Konversion von Koproporphyrinogen zu Protoporphyrin betrifft. Koproporphyrin besteht beim Alkoholismus vorwiegend aus Isomer III, wobei dessen relativer Anteil, im Gegensatz zur Bleivergiftung, nicht erheblich von der Norm abweicht. Da bei der Alkoholverbrennung in der Leber NAD der einschränkende Faktor zu sein scheint, ist eine Kompetition von Alkohol und Koproporphyrinogen um das vorhandene NAD vorstellbar.

— Ein hoher Anteil von Isomer I im Urin bei sekundärer Koproporphyrinurie ist charakteristisch für einen Leberschaden mit Cholestase. Inwieweit beim Dubin-Johnson-Syndrom ein Defekt an der Uroporphyrinogen-Cosynthase eine Rolle für den hohen Koproporphyrin-Isomer-I-Anteil spielt, ist jedoch noch offen /[26]/.

— Da in der Schwangerschaft ein Anstieg von Porphobilinogen und Uroporphyrin im Urin gewöhnlich nicht vorkommt, wird der negative Einfluß von Östrogenen auf die exkretorische Kapazität der Leber in ursächlichem Zusammenhang mit der pathologischen Koproporphyrinurie /[18]/ und der Hemmung der δ-Aminolävulinsäure-Synthase gesehen /[27]/.

— Eine direkte Hemmung der Koproporphyrinogen-Oxidase durch Blei (oder andere Schwermetalle) wird die sekundäre Koproporphyrinurie bei der Bleiintoxikation verursachen, die eine Folge der hepatischen Reaktion auf Blei ist.

Porphyrine im Stuhl

Indikation

Abklärung spezieller diagnostischer Probleme beim Vorliegen einer Störung im Porphyrinstoffwechsel, z. B.

— Differenzierung der Porphyria variegata oder der hereditären Koproporphyrie von der akuten intermittierenden Porphyrie im akuten Syndrom, da diese akuten hepatischen Porphyrien ein analoges pathologisches Metabolitenprofil im Urin entwickeln können.

— Abgrenzung einer klinisch latenten Variegata und Koproporphyrie gegenüber der akuten intermittierenden Porphyrie.

— Zur Diagnose der erythropoetischen (erythrohepatischen) Protoporphyrie.

— Außerdem bei chronischen hepatischen Porphyrien einschließlich der Porphyria cutanea tarda, bei kongenitaler erythropoetischer Porphyrie, bei chronischen Leberkrankheiten, insbesondere bei Alkohol- und Arzneimittel-Leber-Syndromen, bei gastrointestinalen Erkrankungen, insbesondere bei Blutungen, bei Tumoren und Neoplasien besonders des Abdominalbereichs.

Bestimmungsmethoden

Sh. Porphyrine im Urin

Untersuchungsmaterial

Stuhl (abgedunkelt) ca. 3 ml

Referenzbereiche /[5]/

Porphyrine	µg/g*	nmol/g*
X-Porphyrine	0— 4	0— 5
Uroporphyrin	1— 5	1— 6
Heptacarboxyporphyrin	0— 3	0— 4
Hexacarboxyporphyrin	0— 1	0— 1
Pentacarboxyporphyrin	0— 3	0— 4
Isokoproporphyrine	0	0
Koproporphyrin	3—24	5— 37
Tricarboxyporphyrin	0— 6	0— 8
Protoporphyrin	12—85	21—151

* bezogen auf 1 g Trockengewicht

Bewertung

Porphyria variegata, hereditäre Koproporphyrie und akute intermittierende Porphyrie

Die fäkale Porphyrinausscheidung ist generell bei Porphyria variegata sowohl im akuten Syndrom als auch in der Latenzphase erhöht. Die Erhöhung betrifft vorwiegend Protoporphyrin, aber auch die anderen Komponenten werden vermehrt gefunden. Charakteristisch für Porphyria variegata ist neben der extremen Protoporphyrinerhöhung (PROTO > KOPRO) auch das Vorkommen der sog. X-Porphyrine, die, da sie chromatographisch unter dem Uroporphyrin wandern, auch als Sub-Uroporphyrine bezeichnet werden. Wahrscheinlich handelt es sich hier um Porphyrin-Peptidkomplexe.

Eine Porphyrinerhöhung mit ähnlicher Konstellation, jedoch nicht in dem bei Porphyria variegata gefundenen Ausmaß, kann auch bei akuter intermittierender Porphyrie (AIP) vorkommen, insbesondere in der akuten Phase (Gesamtporphyrine bis etwa 0.5 mg/g [0.6 µmol/g],) aber auch in der Latenzphase (Gesamtporphyrine bis 0.3 mg/g [0.4 µmol/g]).

In der Regel liegen bei Porphyria variegata die Fäzesporphyrine weit über 0.5 mg/g (0.6 µmol/g), bei AIP hingegen deutlich darunter.

Bei AIP in der Latenzphase mit geringer Porphyrinausscheidung im Urin ist die Ausscheidung der Fäzesporphyrine in der Regel normal, hingegen erhöht bei AIP mit hoher Porphyrinausscheidung im Urin.

Im Gegensatz zur AIP ist die Porphyrinausscheidung bei Variegata und Koproporphyrie auch in der Latenzphase im Stuhl erhöht (0.2 bis 0.8 mg/g [0.3 bis 1.5 µmol/g]) /[2, 3, 28, 29]/.

Bei klinisch manifester Variegata und Koproporphyrie kann die Porphyrinausscheidung im Stuhl extrem erhöht sein (über 1.5 mg/g [über 2 µmol/g]). Im Gegensatz zur Variegata dominiert bei der hereditären Koproporphyrie Koproporphyrin im Stuhl gegenüber Protoporphyrin (sh. Tab.).

Erythropoetische Protoporphyrie

Ein erheblicher Anstieg der Protoporphyrinausscheidung im Stuhl wird auch bei der erythropoetischen (erythrohepatischen) Protoporphyrie beobachtet /[30]/. Die erythropoetische Protoporphyrie wird gegenüber der Porphyria variegata durch die erhöhte Protoporphyrinkonzentration in den Erythrozyten (und Plasma) abgegrenzt. Der Urinbefund kann bei der erythropoetischen Protoporphyrie normal, aber auch pathologisch sein. Es liegt dann eine mäßige bis erhebliche Koproporphyrinurie vor, die bis auf 70% der Gesamtporphyrine im Urin ansteigen kann und ein Symptom der Leberbeteiligung bei erythropoetischer Protoporphyrie darstellt /[6]/.

Porphyria cutanea tarda

Bei der Porphyria cutanea tarda (PCT) ist die fäkale Porphyrinausscheidung meistens nur gering erhöht und betrifft vorwiegend die höher carboxylierten Porphyrine. Die Ausscheidung des Heptacarboxyporphyrins im Stuhl überwiegt bei PCT diejenige des Uroporphyrins. Charakteristisch für die Porphyria cutanea tarda ist das Auftreten der Isokoproporphyrine /[3,31]/.

Symptomatische Erhöhung der Porphyrinausscheidung in den Fäzes

Auch eine symptomatische Erhöhung der fäkalen Porphyrinausscheidung, ohne daß dieser eine hepatische oder erythropoetische Porphyrie zugrunde liegt, wird häufig beobachtet. Es konnte festgestellt werden, daß die fäkale Porphyrinausscheidung, insbesondere diejenige von Protoporphyrin, bei Tumoren im Abdominalbereich (Leber, Magen, Darm, Gonaden, Prostata, Uterus) erhöht ist. Auch bei chronischen Lebererkrankungen, bei Alkohol- und Arzneimittel-Leberschäden, bei Hämochromatose und bei intestinalen Erkrankungen kann eine symptomatische Erhöhung der Porphyrinausscheidung im Stuhl vorkommen.

Beurteilung der Porphyrinausscheidung im Stuhl

Erkrankung	**Beurteilung**
Porphyria variegata	Protoporphyrin z.T. extrem erhöht, Koproporphyrin assoziativ erhöht
Hereditäre Koproporphyrie	Koproporphyrin z.T. extrem erhöht, Protoporphyrin assoziativ erhöht
Erythropoetische (erythrohepatische) Protoporphyrie	Protoporphyrin erhöht
Akute intermittierende Porphyrie	Protoporphyrin, aber auch Kopro- und Uroporphyrin können gering- bis mäßiggradig erhöht sein.
Chronische hepatische Porphyrie (Porphyria cutanea tarda)	Isokoproporphyrin neben Heptacarboxy-, Uro-, Pentacarboxy- und Hexacarboxyporphyrin erhöht; Protoporphyrin bei gleichzeitigem Alkoholeinfluß erhöht.
Leberkrankheiten, vor allem Alkohol- und Arzneimittel-Leberschäden	Protoporphyrin gering- bis mäßiggradig erhöht
Tumoren im Abdominalbereich sowie intestinale Blutungen	Protoporphyrin gering- bis mäßiggradig erhöht

Hinweise und Störungen

 Substanzen aus der pflanzlichen Nahrung, Chlorine, können mit der Chromatographie der Porphyrine zwischen Kopro- und Protoporphyrin interferieren, so daß die Bestimmung des Tricarboxyporphyrins schwierig wird /32/. Diese Substanzen können mit Porphyrinen im UV-Licht verwechselt werden, da sie eine ähnliche Fluoreszenz aufweisen. Bei der spektrophotometrischen Messung zwischen 700 und 350 nm läßt sich jedoch das Chlorin-Typ-Spektrum vom Aetiotyp-Spektrum der Porphyrine differenzieren.

Soll die Interferenz mit Chlorin-Derivaten ausgeschlossen werden, muß vor der Porphyrinanalyse im Stuhl eine pflanzenfreie Kost über etwa drei Tage eingehalten werden. Auf diese Maßnahme kann jedoch in der Praxis in der Regel verzichtet werden, da erfahrungsgemäß Proto- und Koproporphyrin sowie die übrigen höher carboxylierten Porphyrine in den Fäzes auch unter normalen Kostbedingungen gut meßbar sind.

Pathophysiologie

Porphyrine werden im Urin und im Stuhl ausgeschieden, die Hauptroute läuft über den Stuhl. Während die obere Grenze der Normalausscheidung der Gesamtporphyrine im Urin bei etwa 0.1 mg/24 Std. (0.12 μmol/24 Std.) liegt, kann die Gesamtporphyrinausscheidung im Stuhl/Tag bei etwa 1 mg (1.2 μmol) angesetzt werden. Hauptkomponenten im Stuhl sind physiologischerweise Proto- und Koproporphyrin, daneben in geringeren Konzentrationen auch die übrigen Porphyrine (sh. Referenzwerttabelle). Das lipophile Protoporphyrin ist physiologischerweise nicht harnfähig und wird deshalb mit der Galle ausgeschieden. Die Isomerenzusammensetzung des Koproporphyrins verhält sich gegensinnig im Urin und Stuhl, d. h. Überwiegen von Koproporphyrin I im Stuhl.

Für die symptomatischen Erhöhungen der Protoporphyrinausscheidung im Stuhl bei Tumoren und bei Leberschäden steht noch keine pathobiochemisch überprüfte Erklärung zur Verfügung. Bei porphyrinproduzierenden Tumoren werden die Porphyrine aus dem Tumorgewebe stammen. Bei den übrigen Neoplasien ist eine symptomatische Erhöhung der Protoporphyrinausscheidung noch nicht erklärbar. Inwieweit es sich hier um eine frühzeitige Leberbeteiligung handelt, muß geprüft werden.

Die fäkalen Porphyrinbefunde bei den hepatischen und erythropoetischen Porphyrien sind auf dem Boden der bei diesen Porphyrien bestehenden enzymatischen Defekte logisch erklärbar. Die erhöhte Protoporphyrinausscheidung bei Porphyria variegata beruht auf einem enzymatischen Defekt im Bereich der Protoporphyrinogen-Oxydase und/oder Ferrochelatase, die erhöhte Protoporphyrinausscheidung bei erythropoetischer Protoporphyrie auf einer verminderten Aktivität der Ferrochelatase.

Die verstärkte Koproporphyrinausscheidung bei hereditärer Koproporphyrie ist auf einen Defekt der Koproporphyrinogen-Oxydase zurückzuführen, und die erhöhte Porphyrinausscheidung bei akuter intermittierender Porphyrie, insbesondere die von Protoporphyrin, auf den aktiven Kompensationsmechanismus, der als Effekt einer Gegenregulation zum Uroporphyrinogen-Synthase-Defekt eine gesteigerte Porphyrinsynthese stimuliert.

Porphyrine in den Erythrozyten

Indikation

Bleivergiftung, erythropoetische Protoporphyrie, kongenitale erythropoetische Porphyrie (Morbus Günther), andere Schwermetallvergiftungen, Anämien, insbesondere Eisenmangelanämien, hämolytische Anämien, sideroblastische Anämien und Thalassämie, Eisenstoffwechselstörungen, Neoplasien im Bereich des Knochenmarks.

Bestimmungsmethoden

Bestimmung des freien Protoporphyrins spektrophotometrisch /[33]/ oder spektrophotofluorometrisch /[34]/ nach Extraktion in Äthylazetat-Äther-Salzsäure-Gemischen.

Bestimmung des Zink-Protoporphyrins bei Bleiintoxikation und Eisenmangelanämie spektrophotofluorometrisch in verdünntem Blut /[35]/.

Bestimmung von Protoporphyrin und Koproporphyrin sowie auch anderer Porphyrine unter pathologischen Bedingungen dünnschichtchromatographisch /[10]/.

Untersuchungsmaterial

Erythrozyten (aus heparinisiertem Blut) 2 ml

Referenzbereiche /[5]/

Freies Protoporphyrin	500—1800 nmol/l Erythrozyten	
Zink-Protoporphyrin	90— 150 nmol/l Blut	
Dünnschichtchromatographie	Koproporphyrin	0— 30 nmol/l Erythrozyten
	Protoporphyrin	90—640 nmol/l Erythrozyten

Bewertung

Erythropoetische Protoporphyrie

Ein extremer Anstieg der Konzentration freien Protoporphyrins wird bei erythropoetischer Protoporphyrie beobachtet (bis 60 µmol/l Erythrozyten).

Bleiintoxikation

Ein geringer bis mäßiggradiger Anstieg des Protoporphyrins (bis etwa 6 µmol/l) ist für die Bleiintoxikation charakteristisch. Hier haben schon gering erhöhte Konzentrationen über den oberen Referenzbereich diagnostische Bedeutung. Die Bestimmung der Konzentration des Erythrozyten-Protoporphyrins ist für die Bleiintoxikation, neben der Bestimmung von δ-Aminolävulinsäure und Koproporphyrin im Urin, ein besonders wichtiger Test, da nach Beendigung der Bleiexposition und Bleiinkorporation die Normalisierung des Erythrozyten-Protoporphyrins gegenüber den anderen Parametern protrahiert verläuft und sich über 12 Monate hinziehen kann.

Protoporphyrinämie bei Eisenmangel

Sowohl bei Eisenmangel als auch bei den übrigen symptomatischen Porphyrinämien /[36]/ steigt die Protoporphyrinkonzentration etwa um den Faktor 2 bis 3 an.

Kongenitale erythropoetische Porphyrie

Bei kongenitaler erythropoetischer Porphyrie (Morbus Günther) sind in den Erythrozyten neben Protoporphyrin auch Kopro- und Uroporphyrin erhöht. Uro- und Koproporphyrin können überwiegen und bestehen überwiegend aus Isomer I /[5, 37]/.

Weitere Ursachen einer Protopophyrinämie sind in nachfolgender Tabelle aufgeführt.

Beurteilung der Porphyrine in den Erythrozyten

Erkrankung	**Beurteilung**
Kongenitale erythropoetische Porphyrie (Morbus Günther)	Uro-, Kopro- und Protoporphyrin erhöht (Isomer I von Uro- und Koproporphyrin)
Erythropoetische (erythrohepatische Protoporphyrie)	Protoporphyrin z. T. extrem erhöht (selten zusätzlich Kopro- und Uroporphyrin geringgradig erhöht)
Akute hepatische Porphyrien	Protoporphyrin gering-, selten mäßiggradig erhöht (als Zinkchelat)
Bleiintoxikation	Protoporphyrin gering- bis mäßiggradig erhöht (als Zinkchelat)
Anämien, vor allem bei Eisenmangel und Hämolyse	Protoporphyrin gering- bis mäßiggradig erhöht (als Zinkchelat)
Alkoholismus	Protoporphyrin geringgradig erhöht (als Zinkchelat)

Pathophysiologie

Die Konzentration des Erythrozyten-Protoporphyrins steigt unter verschiedenen pathologischen Umständen an, denen nutritive, genetische und toxische Ätiologien zugrundeliegen können. Nach *Labbe* /[36]/ werden die Ätiologien der Protoporphyrinämien in zwei Kategorien eingeteilt: In der ersten Gruppe werden Faktoren zusammengefaßt, die eine metabolische Störung einschließen, d. h. ein relativer Anstieg der Protoporphyrinsynthese und/oder ein relativer Abfall der Konzentration des verfügbaren Eisens. Die zweite Gruppe umfaßt Faktoren, die zu einer verminderten Aktivität der Ferrochelatase führen und somit die Utilisation von Protoporphyrin und Eisen verhindern.

Eine Störung der Ferrochelatase besteht bei der erythropoetischen Protoporphyrie und bei der Bleiintoxikation. Auch bei den sideroblastischen Anämien ist wahrscheinlich die Aktivität der Ferrochelatase in den Sideroblasten oder Siderozyten vermindert.

Die erhebliche Porphyrinämie bei kongenitaler erythropoetischer Porphyrie (Morbus Günther) beruht wahrscheinlich auf Kompensationsmechanismen, die als Folge des Uroporphyrinogen-Cosynthase-Defektes verstanden werden müssen. Die daraus resultierende gesteigerte Porphyrinsynthese im Knochenmark führt dann auch zu einer Speicherung von Uro- und Koproporphyrin I in den Erythrozyten /[37]/.

Da Pyridoxalphosphat als ein essentieller Kofaktor für die Ferrochelatase fungiert, können verschiedene pyridoxinbezogene Ursachen der Protoporphyrinämie erkannt werden: Pyridoxinmangel, Isoniazidtherapie, Alkoholismus, Pyridoxin-insensible Anämien und andere sideroblastische Anämien /[36]/.

Die Protoporphyrinämie bei Thalassämie wird auf eine angeborene Störung des Globinstoffwechsels zurückgeführt.

Mangelernährung, verminderte intestinale Absorption, gestörter intra- und extrazellulärer Transport des Eisens sowie beschleunigter Eisenverlust führen zu einer verminderten Verfügbarkeit von Eisen für dessen Insertion in den Protoporphyrin-Ring. Auch aus diesen Störungen kann sich eine Protoporphyrinämie entwickeln.

Porphyrine im Plasma

Indikation

Erythropoetische Protoporphyrie, kongenitale erythropoetische Porphyrie (Morbus Günther), hämolytische Anämien und akute Bleiintoxikation.

Chronische hepatische Porphyrien einschließlich der Porphyria cutanea tarda sowie akute hepatische Porphyrien bei Einschränkung der Nierenfunktion und zur Therapiekontrolle.

Bestimmungsmethoden

Sh. Porphyrine im Urin

Untersuchungsmaterial

Plasma 5—10 ml

Referenzbereiche /[5]/

Porphyrine	(μg/dl)	(nmol/l)
Uroporphyrin	0—0.1	0— 1
Koproporphyrin	0—0.2	0— 3
Protoporphyrin	0—0.8	0—15

Bewertung

Ein Anstieg des Protoporphyrins wird bei erythropoetischer Protoporphyrie und bei hämolytischen Anämien beobachtet. Eine Erhöhung sämtlicher Porphyrine von Uro- bis Protoporphyrin tritt bei kongenitaler erythropoetischer Porphyrie auf. Im akuten Syndrom der hepatischen Porphyrien (akute intermittierende Porphyrie, Porphyria variegata und hereditäre Koproporphyrie) werden Uro- und Koproporphyrin im Plasma vermehrt gefunden.

Bei Porphyria cutanea tarda und auch bei den subklinischen chronischen hepatischen Porphyrien steigen Uro- und Heptacarboxyporphyrin im Plasma an. Dieser Anstieg ist bei Porphyria cutanea tarda diagnostisch signifikant /[1-4, 7]/.

Beurteilung der Porphyrine im Plasma

Erkrankung	Beurteilung
Kongenitale erythropoetische Porphyrie (Morbus Günther)	Uro- und Koproporphyrin stark erhöht (Isomer I) Protoporphyrin geringgradig erhöht
Erythropoetische (erythrohepatische) Protoporphyrie	Protoporphyrin z. T. stark erhöht, Kopro- und Uroporphyrin fakultativ gering- bis mäßiggradig erhöht

Beurteilung der Porphyrine im Plasma (Fortsetzung)

Erkrankung	**Beurteilung**
Akute hepatische Porphyrien	Uro- und/oder Koproporphyrin erhöht
Chronische hepatische Porphyrie (Porphyria cutanea tarda)	Uro- und Heptacarboxyporphyrin erhöht, in geringerem Umfang auch Hexacarboxy-, Pentacarboxy- und Koproporphyrin erhöht
Bleiintoxikation	Koproporphyrin geringgradig erhöht

Hinweise und Störungen

Gallenfarbstoffe können mit Porphyrinmethylestern dünnschichtchromatographisch interferieren.

Pathophysiologie

Bei den erythropoetischen Porphyrien (erythropoetische Protoporphyrie und kongenitale erythropoetische Porphyrie) sowie bei hämolytischen Anämien wird das aus den Erythrozyten stammende Protoporphyrin von Albumin aufgenommen, zur Leber transportiert und mit der Galle ausgeschieden. Erhöhte Konzentrationen von Uro- und Koproporphyrin bei akuten hepatischen Porphyrien sowie von Uro- und Heptacarboxyporphyrin bei chronischen hepatischen Porphyrien, insbesondere bei der klinisch manifesten Form der Porphyria cutanea tarda, sind hepatischen Ursprungs und werden über die Niere eliminiert.

Enzyme der Porphyrinbiosynthese in den Erythrozyten

δ-Aminolävulinsäure-Dehydratase (Porphobilinogen-Synthase)
Uroporphyrinogen-I-Synthase
Uroporphyrinogen-Decarboxylase

Indikation

δ-Aminolävulinsäure-Dehydratase

Verdacht auf:

Bleiintoxikation, Alkoholismus, Alkohol-Leber-Porphyrie-Syndrom, hereditären δ-Aminolävulinsäure-Dehydratase-Mangel.

Uroporphyrinogen-I-Synthase

Genetisch determinierte Enzymopathie bei der akuten intermittierenden Porphyrie. Bei einem Subtyp der akuten intermittierenden Porphyrie ist jedoch die erythrozytäre Enzymaktivität normal /[38]/.

Präventivmedizinische Maßnahme für Familienuntersuchungen zur Erfassung von Genträgern der akuten intermittierenden Porphyrie.

Differentialdiagnose zwischen akuter intermittierender Porphyrie, Porphyria variegata und hereditärer Koproporphyrie, da bei diesen hereditären hepatischen Porphyrien im akuten Stadium sowohl eine erhöhte Ausscheidung von δ-Aminolävulinsäure und Porphobilinogen als auch eine ähnliche Porphyrinausscheidung vorkommen kann /[2, 3]/.

Uroporphyrinogen-Decarboxylase

Verdacht auf hereditäre Formen der chronischen hepatischen Porphyrie einschließlich der Porphyria cutanea tarda /[39]/ und Diagnose der hepatoerythropoetischen Porphyrie (homozygote Porphyria cutanea tarda).

Bestimmungsmethoden

δ-Aminolävulinsäure-Dehydratase (ALS-D) nach *Berlin* und *Schaller* /[40]/

Standardisierte Methode der Commission of the European Communities.

Prinzip: Die ALS-D katalysiert die Bildung von Porphobilinogen aus δ-Aminolävulinsäure. Porphobilinogen bildet mit modifiziertem Ehrlichs Reagenz einen Farbstoff, dessen Konzentration photometrisch bei 555 nm bestimmt wird. Zur Bestimmung der ALS-D in Erythrozyten wird ein Erythrozytenhämolysat eingesetzt. Die Angabe der Enzymaktivität erfolgt in µmol/Std. x l Erythrozyten.

Uroporphyrinogen-I-Synthase (URO-S)

Prinzip: Die URO-S katalysiert die Synthese von Uroporphyrinogen aus Porphobilinogen. Das Porphyrinogen wird als Porphyrin spektrophotometrisch oder spektrofluorometrisch bestimmt /[41, 42]/.

Zur Bestimmung der URO-S in Erythrozyten wird ein Erythrozytenhämolysat eingesetzt. Die Angabe der Enzymaktivität erfolgt in µmol/Std. × l Erythrozyten.

Uroporphyrinogen-Decarboxylase (URO-D)

Prinzip: Die URO-D katalysiert die Synthese von Koproporphyrinogen (I und III) aus Uroporphyrinogen (I und III). Die Koproporphyrinogenbildung wird spektrophotometrisch oder spektrofluorometrisch bestimmt /[43]/. Die Angabe der Enzymaktivität erfolgt in µmol/Std. x l Erythrozyten.

Untersuchungsmaterial

Heparinblut 10 ml

10 ml Blut werden direkt in ein bereits vom Hersteller heparinisiertes Zentrifugenkunststoffröhrchen abgenommen oder sofort mit 250 E Heparin vermischt, zentrifugiert (3000 Upm in einer Laboratoriumzentrifuge genau 15 min.) und die Erythrozyten vom Plasma getrennt. Zum Versand an Speziallaboratorien (ALS-Dehydratase, Uroporphyrinogen-Synthase und Uroporphyrinogen-Decarboxylase) ist heparinisiertes Vollblut am besten geeignet. Die Proben müssen lichtgeschützt vorbereitet werden.

Bewertung

δ-Aminolävulinsäure-Dehydratase (ALS-D)

Die ALS-D wird durch Blei gehemmt und die Aktivität schnell auf weniger als 10% der Norm gesenkt. Aber auch beim Alkoholismus ist die Aktivität der ALS-D herabgesetzt /[7]/. Aufgrund der genetischen Variation der normalen Population zeigt die Aktivität der ALS-D einen weiten Referenzbereich /[44]/. Eine hereditäre Defizienz der ALS-D kann sich in homozygoter und heterozygoter Form ausprägen /[24, 45]/.

Uroporphyrinogen-I-Synthase (URO-S)

Die Aktivität der URO-S ist bei akuter intermittierender Porphyrie vermindert /[2, 4, 42]/. Die Störung des Porphobilinogen-Stoffwechsels wird als primärer genetischer Defekt betrachtet, der bei allen Genträgern vorhanden ist, und zwar unabhängig von der Porphyrinvorläufer- und Porphyrinausscheidung im Urin. Die Bestimmung der URO-S ist eine lebenswichtige präventivmedizinische Maßnahme für Familienuntersuchungen zur Erfassung von Genträgern, insbesondere auch bei Kindern. In Familien mit akuter intermittierender Porphyrie wird die Höhe der Aktivität der URO-S in einer autosomal dominanten Weise vererbt und diejenige der ALS-D in einer kodominanten Weise /[44]/.

Da die akute Manifestation bei akuter intermittierender Porphyrie, Variegata und Koproporphyrie eine täuschend ähnliche abdominale und schwere neurologische Symptomatik und ein ebenfalls analoges pathologisches Ausscheidungsprofil im Urin entwickeln können, ist eine Verminderung der Aktivität der URO-S neben der Analyse der Fäzesporphyrine ein sicheres differentialdiagnostisches Kriterium. Jedoch kommen für eine AIP typische Metabolitenkonstellationen auch im Zusammenhang mit einer URO-S-Aktivität (in den Erythrozyten) vor /[2, 46]/. Entscheidend für die Diagnose einer akuten Porphyrie in der klinischen Phase bleibt die Urin- und Stuhluntersuchung.

Uroporphyrinogen-Decarboxylase (URO-D)

Die URO-D ist in der Leber bei chronischen hepatischen Porphyrien einschließlich deren Manifestationsstadium, der Porphyria cutanea tarda (PCT), vermindert /[3, 39]/.

Bei familiärer chronischer hepatischer Porphyrie und in der Mehrzahl der sporadisch vorkommenden chronischen hepatischen Porphyrien, insbesondere Östrogen-induzierter und paraneoplastischer PCT sowie bei PCT unter Hämodialyse, wird gleichfalls eine verminderte Aktivität der URO-D als Ausdruck einer genetisch bedingten Störung in den Erythrozyten gefunden.

Bei chronischen Lebererkrankungen (chronische Hepatitis und Zirrhose, Alkohol-Leber-Syndrom und Arzneimittelschädigung der Leber), beim Prostata- und beim Leberkarzinom, bei Abdominalkarzinomen und bei Östrogen-Therapie sowie unter Einnahme hormonaler Kontrazeptiva /[47]/ sollte nach einer chronischen hepatischen Porphyrie gefahndet werden, auch wenn noch keine oder nur diskrete Hautsymptome nachweisbar sind. Die Aktivität der URO-S ist bei den chronischen hepatischen Porphyrien einschließlich der Porphyria cutanea tarda in den Erythrozyten häufig erhöht (Kompensationsmechanismus).

Hinweise und Störungen

Zur Bestimmung der Aktivität von ALS-S, URO-S und URO-D in Erythrozyten soll heparinisiertes Vollblut einem Speziallaboratorium zugestellt bzw. zugesandt werden.

Literatur

1. *Doss, M.:* Porphyrins in human diseases. Karger, Basel (1976).
2. *Doss, M.:* Diagnosis and therapy of porphyrias and lead intoxikation. de Gruyter, Berlin (1978).
3. *Doss, M.:* Hepatic porphyrias. Pathobiochemical, diagnostic, and therapeutic implications. In: *Popper, H., F. Schaffner,* Progress in liver diseases, S. 573. Grune und Stratton, New York (1982).
4. *Kappas, A., S. Sassa, K. E. Anderson:* The porphyrias. In: *Stanbury, J. B., J. B. Wyngaarden, D. S. Fredrickson, J. L. Goldstein, M. S. Brown,* The metabolic basis of inherited disease, S. 1299. New York (1983).

5. *Doss, M.:* Haematological disturbances of porphyrin metabolism. In: *Gross, R., K.-P. Hellriegel,* Strategy in clinical haematology, S. 97. Springer, Heidelberg (1979).
6. *Doss, M.:* Internist *26:* 411 (1985). Erythrohepatische Protoporphyrie.
7. *Doss, M. O.:* Alcohol and porphyrin metabolism. In: *Seitz, H. K., B. Kommerell,* Alcohol related diseases in gastroenterology, S. 232. Springer, Heidelberg (1985).
8. *Bishop, D. F., R. J. Desnick:* Enzyme *28:* 89 (1982). Assays of the heme biosynthetic enzymes.
9. *Mauzerall, D., S. Granick:* J. Biol. Chem. *219:* 435 (1956). The occurrence and determination of δ-aminolevulinic acid and porphobilinogen in urine.
10. *Doss, M.:* Porphyrins and porphyrin precursors. In: *Curtius, H. Ch., M. Roth,* Clinical biochemistry — Principles and methods, S. 1323. de Gruyter, Berlin (1974).
11. *Doss, M., W. Meinhof:* Dtsch. Med. Wschr. *96:* 1006 (1971). Differenzierung hepatischer Porphyrinurien.
12. *Doss, M., E. Schermuly:* Urinary porphyrin excretion pattern and isomer distribution of I and III in human porphyrin disorders. In: *Doss,* M., Porphyrins in human diseases, S. 189. Karger, Basel (1976).
13. *Schlegel, H., G. Kufner:* Dtsch. Med. Wschr. *101:* 246 (1976). Bleivergiftungs-Prävention. Moderne Laboratoriumsmethoden.
14. *Waldron, H. A., D. Stöfen:* Subclinical lead poisoning. Academic Press, London (1974).
15. *Doss, M., S. Schwartz:* Quality control in porphyrin laboratories. International symposium on porphyrias and lead intoxication (Marburg 1977), Section XI. J. Clin. Chem. Clin. Biochem. *16:* 76 (1978).
16. *Meyer, U. A.:* Hepatic porphyrias – new findings on the nature of metabolic defects. In: *Popper, H., F. Schaffner,* Progress in liver diseases, Vol. V. S. 280. Grune und Stratton, New York (1976).
17. *Beattie, D. S., G. M. Patton, E. Rubin:* The control of δ-aminolevulinic acid synthase in rat liver mitochondria. In: *Doss, M.,* Regulation of porphyrin and heme biosynthesis, S. 252. Karger, Basel (1976).
18. *De Klerk, M., A. Weideman, C. Malan, B. C. Shanley:* S. Afr. Med. J. *49:* 581 (1975). Urinary porphyrins and porphyrin precursors in normal pregnancy.
19. *Doss, M.:* Dtsch. Med. Wschr. *104:* 1507 (1979). Differentialdiagnose der akuten hepatischen Porphyrien.
20. *Dagg, J. H., A. Goldberg, A. Lochhead, J. A. Smith:* Quart. J. Med. New series XXXIV, *134:* 163 (1965). The relationship of lead poisoning to acute intermittent porphyria.
21. *Reio, L., L. Wetterberg:* JAMA *207:* 148 (1969). False positive porphobilinogen reactions in the urine of mental patients.
22. *Bossenmaier, I., R. Cardinal:* Clin. Chem. *14:* 610 (1968). Stability of δ-aminolevulinic acid and porphobilinogen in urine under varying conditions.
23. *Doss, M., F. Sixel-Dietrich, F. Verspohl:* J. Clin. Chem. Clin. Biochem. *23:* 505 (1985). »Glucose effect« and rate limiting function of uroporphyrinogen synthase on porphyrin metabolism in hepatocyte culture: Relationship with human acute hepatic porphyrias.
24. *Doss, M., R. v. Tiepermann, J. Schneider, H. Schmid:* Klin. Wschr. *57:* 1123 (1979). New type of hepatic porphyria with porphobilinogen synthase defect and intermittent acute clinical manifestation.
25. *Lim, C. K., J. M. Rideout, D. J. Wright:* J. Chrom. *282:* 629 (1983). High-performance liquid chromatography of naturally occurring 8-, 7-, 6-, 5- and 4-carboxylic porphyrin isomers.
26. *Wolkoff, A. W., L. E. Cohen, I. M. Arias:* New Engl. J. Med. *288:* 113 (1973). Inheritance of the Dubin-Johnson-Syndrome.
27. *Paul, S., D. R. Bickers, R. D. Levere, A. Kappas:* FEBS Letters *41:* 192 (1974). Inhibited induction of hepatic δ-aminolevulinate synthase in pregnancy.
28. *Eales, L., Y. Grosser, W. G. Sears:* Ann. N. Y. Acad. Sci *244:* 441 (1975). The clinical biochemistry of the human hepatocutaneous porphyrias in the light of recent studies of newly identified intermediates and porphyrin derivates.
29. *Meinhof, W., F. Kraus, J. Reiffers-Mettelock, F. Verspohl, M. Doss:* Der Hautarzt *31:* 595 (1980). Porphyria variegata.
30. *De Leo, V. A., M. Mathews-Roth, L. C. Harber:* Amer. J. Med. *60:* 8 (1976). Erythropoetic protoporphyria.
31. *Elder, H.:* The metabolism of the isocoproporphyrin. In: *Doss, M.,* Regulation of porphyrin and heme biosynthesis, S. 433. Karger, Basel (1974).
32. *Doss, M.:* General open discussion on porphyrins in human diseases. In: *Doss, M., P. Nawrocki,* Porphyrins in human diseases — Report of the discussions. Suppl. Proc. I. Int. Porphyrin Meeting, Falk Foundation, S. 117. Freiburg (1976).

33. *Heller, S. R., R. F. Labbe, J. Nutter:* Clin. Chem. *17:* 525 (1971). A simplified assay for porphyrins in whole blood.
34. *Piomelli, S.:* J. Lab. Clin. Med. *81:* 932 (1973). A micromethod for free erythrocyte porphyrins: The FEP test.
35. *Lamola, A. A., M. Joselow, T. Yamane:* Clin. Chem. *21:* 93 (1975). Zinc protoporphyrin (ZPP): A simple, sensitive fluorometric screening test for lead poisoning.
36. *Labbe, R. F., L. Nielsen:* Clinical-biochemical interpretations of erythrocyte protoporphyrin. In: *Doss, M.,* Porphyrins in human diseases, S. 141. Karger, Basel (1976).
37. *Heilmeyer, L.:* Die Störungen der Bluthämsynthese. Thieme, Stuttgart (1964).
38. *Goldberg, A.:* Brit. Med. J. *291:* 499 (1985). Molecular genetics of acute intermittent porphyria.
39. *Doss, M., H. Sauer, F. Sixel-Dietrich, R. v. Tiepermann:* Arch. Dermatol. Res. *276:* 207 (1984). Different types of porphyria cutanea tarda.
40. *Berlin, A., K. H. Schaller:* Z. klin. Chem. klin. Biochem. *12:* 389 (1974). European standardized method for the determination of δ-aminolevulinic acid dehydratase activity in blood.
41. *Doss, M.:* Enzyme *16:* 343 (1973). Metabolism of δ-aminolevulinic acid and porphobilinogen in human erythrocytes in acute intermittent porphyria.
42. *Meyer, U. A., L. J. Strand, M. Doss, A. C. Rees, H. S. Marver:* New Engl. J. Med. *286:* 1277 (1972). Intermittent acute porphyria — Demonstration of a genetic defect in porphobilinogen metabolism.
43. *Tiepermann v. R., M. Doss:* J. Clin Chem. Clin. Biochem. *16*: 513 (1978). Uroporphyrinogen-Decarboxylase in Erythrozyten: Untersuchungen zum primären genetischen Enzymdefekt bei chronischer hepatischer Porphyrie.
44. *Sassa, S., S. Granick, A. Kappas:* Ann. N. Y. Acad. Sci *244:* 419 (1975). Effect of lead and genetic factors of heme biosynthesis in the human red cell.
45. *Doss, M., F. Laubenthal, M. Stoeppler:* Int. Arch. Occup. Environ. Health *54:* 55 (1984). Lead poisoning in inherited δ-aminolevulinic acid dehydratase deficiency.
46. *Mustajoki, P.:* Ann. Int. Med. *95:* 162 (1981). Normal erythrocyte uroporphyrinogen I synthase in a kindred with acute intermittent porphyria.
47. *Sixel-Dietrich, F., M. Doss:* Arch. Dermatol. Res. *278:* 13 (1985). Hereditary uroporphyrinogen-decarboxylase deficiency predisposing porphyria cutanea tarda (chronic hepatic porphyria) in females after oral contraceptive medication.

H. H. Bodemann, K. Bross, G. W. Löhr

Blutbild

Einleitung

Die kombinierte Bestimmung von Hämoglobin, Erythrozytenzahl, Leukozytenzahl, des Hämatokrits und der Erythrozytenindizes mit mechanisierten Analysensystemen wird im klinischen Sprachgebrauch als »kleines Blutbild« bezeichnet. Der vollständige Blutstatus, auch als »großes Blutbild« bezeichnet, umfaßt zusätzlich noch das Differentialblutbild und die Thrombozytenzahl.

Das kleine Blutbild ist eine der häufigsten Laboratoriumsuntersuchungen und wird bei Verdacht auf eine Störung des blutbildenden Systems und aus präventivmedizinischen Gesichtspunkten durchgeführt.

Die Störungen des blutbildenden Systems sind zahlreich. Deshalb umfaßt die Diagnostik, Differentialdiagnostik und Klassifizierung hämatologischer Erkrankungen ein weites Spektrum an Untersuchungen. Nachfolgend sind in einem Stichwortkatalog Untersuchungen für die einzelnen Vermutungsdiagnosen aufgeführt.

Untersuchungen zu einzelnen Vermutungsdiagnosen

Vermutungsdiagnose	Untersuchungen
Agranulozytose	Großes Blutbild Zytologische Knochenmarksuntersuchung
Akute Leukämie	Großes Blutbild Zytologische Knochenmarksuntersuchung Zytochemische Zelldifferenzierung Immunologische Zelldifferenzierung
Aplastische Anämie	Großes Blutbild Retikulozytenzahl Histologische Knochenmarksuntersuchung
Autoimmunhämolytische Anämie	Großes Blutbild LDH Retikulozytenzahl Haptoglobin Hämosiderin im Urin Coombs-Test direkt Kälteagglutinine Donath-Landsteiner Antikörper
Blutungsanämie	Kleines Blutbild Retikulozytenzahl Mehrfache Kontrollen in den ersten 48 Std. nach Blutung
Chronisch lymphatische Leukämie (CLL)	Großes Blutbild Retikulozytenzahl Histologische und zytologische Knochenmarks-untersuchung
Chronisch myeloische Leukämie (CML)	Großes Blutbild Alkalische Neutrophilen-Phosphatase Philadelphia Chromosom Histologische Knochenmarksuntersuchung
Eisenmangel-Anämie	Kleines Blutbild Retikulozytenzahl Ferritin, Transferrin, Eisenbindungs-Kapazität Serumeisen KM-Fe-Färbung Eisen-Resorptionstest

Untersuchungen zu einzelnen Vermutungsdiagnosen (Fortsetzung)

Vermutungsdiagnose	**Untersuchungen**
Enzymopenische hämolytische Anämie	Kleines Blutbild Retikulozytenzahl Haptoglobin Erythrozyten-Enzyme (G6P-DH, PK, Hexokinase) Heinz-Körper-Test
Idiopathische Thrombozytopenie	Großes Blutbild Zytologische Knochenmarksuntersuchung Thrombozytenantikörper
Infektiöse Mononukleose	Großes Blutbild Epstein-Barr-Virus-Titer, serologischer Schnelltest Hanganatziu-Deicher-Reaktion (GPT)
Hereditäre Sphärozytose	Großes Blutbild Retikulozytenzahl Haptoglobin Osmotische Erythrozytenresistenz Autohämolysetest Milz-Leber-Quotient des Erythrozytenabbaus
Myelofibrose	Großes Blutbild Alkalische Neutrophilen-Phosphatase Histologische Knochenmarksuntersuchung (Milz-Leber-Histologie)
Panzytopenie	Großes Blutbild Retikulozytenzahl Zytologische und histologische Knochenmarksuntersuchung
Paroxysmale nächtliche Hämoglobinurie	Kleines Blutbild Haptoglobin Hämosiderin im Urin Zuckerwassertest Säureserumtest (Ham-Test) LDH
Perniziöse Anämie	Großes Blutbild Schilling-Test mit und ohne Intrinsic-Faktor Zytologische Knochenmarksuntersuchung LDH Magensekretions-Analyse Parietalzell-Antikörper Intrinsic-Faktor-Antikörper
Polyglobulie	Großes Blutbild Alkalische Neutrophilen-Phosphatase Zytologische und histologische Knochenmarksuntersuchung Sauerstoff-Sättigung
Polyzythämia vera	Großes Blutbild Alkalische Neutrophilen-Phosphatase Histologische Knochenmarksuntersuchung
Sideroachrestische bzw. sideroblastische Anämie	Kleines Blutbild Eisen Ferritin

Untersuchungen zu einzelnen Vermutungsdiagnosen (Fortsetzung)

Vermutungsdiagnose	Untersuchungen
	Erythrozyten-Porphyrine Knochenmarkszytologie mit Sideroblastenindex
Thalassämie	Kleines Blutbild Retikulozytenzahl Hämoglobine qualitativ und quantitativ (HbA_2) Zytologische Knochenmarksuntersuchung
Thrombozythämie	Großes Blutbild Thrombozytenaggregation Histologische Knochenmarksuntersuchung Alkalische Neutrophilen-Phosphatase

Blutkörperchensenkungs-geschwindigkeit (BSG)

Indikation

Allgemeinkrankheiten

Bestimmungsmethode

Durchführung nach Westergren /[1]/

Eine mit Citrat (oder EDTA) versehene Blutprobe wird in einem mit einer Millimetergraduierung versehenen Glas- oder Kunststoffröhrchen bis zur Höhe 200 mm aufgezogen. In senkrechter Position des Röhrchens wird die Sedimentation der Erythrozyten in mm/Std. abgelesen.

Untersuchungsmaterial

Citratblut (1.6 ml Blut + 0.4 ml 3.8% Natriumcitratlösung) 2 ml
Alternativ: EDTA-Blut

Referenzbereiche /[2, 3]/

	Mittel	95%-Perzentile
Frauen	10	bis 20
Männer	4	bis 10

Angaben in mm/Std.

Bewertung

Die Werte für die BSG sind bei gesunden Frauen höher als bei gesunden Männern /[4]/. Der Unterschied kann teilweise durch den bei Frauen tieferen Hämatokritwert erklärt werden. Die BSG weist eine diagnostische Sensitivität von über 95% auf für Erkrankungen mit Entzündungsreaktion (sh. auch S. 675), die diagnostische Spezifität ist wesentlich geringer /[5]/. Die Wahrscheinlichkeit einer stark beschleunigten BSG ohne Krankheit im längeren Verlauf wird auf weniger als 2% geschätzt /[4]/.

Im Alter über 60 Jahre sind bei klinischer Gesundheit höhere Senkungen möglich, so daß hier mit Einschränkung Senkungen bis 30 mm/Std. noch als normal gelten können /[6]/. Allerdings konnte die Vermutung, daß die mit zunehmendem Alter zunehmende Senkungsgeschwindigkeit eine Folge okkulter entzündlicher oder neoplastischer Prozesse sei, bisher nicht widerlegt werden.

Erkrankungen und Zustände mit veränderter BSG

Erkrankung	Beurteilung
Akute und chronische Entzündung (bakteriell > viral, rheumatische und rheumatoide Prozesse), Leukämien, Fortgeschrittene solide Tumoren, Morbus Hodgkin, Non-Hodgkin-Lymphome, insbesondere Immunozytom (Makroglobulinämie Waldenström), Plasmozytisches Lymphom (Plasmozytom), Nephrotisches Syndrom, Florider Leberparenchymschaden, Anämie, Gravidität	BSG-Beschleunigung (über 25 mm/Std.)
Polyglobulien, Polyzythämia vera, Sichelzellanämie	BSG verzögert (unter 1 mm/Std.)

Hinweise und Störungen

Blutentnahme: Bei Abnahme ist auf eine gute Durchmischung der Blutprobe zu achten. Eine Vermehrung des Natriumcitratanteils täuscht eine erhöhte, eine Verminderung eine erniedrigte BSG vor. Heparin ist als Antikoagulans nicht geeignet und verursacht eine stark erhöhte BSG. Die Bestimmungen sind ohne Verzögerung durchzuführen. Nach stundenlangem Transport oder Liegenbleiben sind die Ergebnisse unpräzise.

Bestimmungsmethode: Die BSG wird in der Regel nach 1 Stunde und nach 2 Stunden abgelesen. Da der 2-Stunden-Wert gegenüber dem 1-Stunden-Wert keine nennenswerten zusätzlichen Informationen liefert, wird darauf zunehmend verzichtet. Auf eine senkrechte Stellung der Senkungsgestelle sollte geachtet werden.

Medikamente: Viele Substanzen mit antiphlogistischen Eigenschaften wirken als Senkungsblocker (z. B. Cortison, Phenylbutazon, Indometacin, Azetylsalizylat) /[4]/.

Pathophysiologie

Verschiedene Faktoren beeinflussen die Sedimentationsgeschwindigkeit von Erythrozyten. Die normale BSG ist relativ niedrig, da die Erythrozyten sich durch ihr negatives Oberflächenpotential (Zeta-Potential, bedingt durch N-Azetyl-Neuraminsäure) voneinander abstoßen und dadurch in der Schwebe halten /[7]/. Nach Verminderung dieses Potentials, insbesondere nach Vermehrung von Fibrinogen oder auch von Globulinen, insbesondere auch der »Akute-Phase-Proteine«, wird die Bildung von Zellaggregaten, überwiegend in Form von Rollen, möglich, die schneller als einzelne Zellen sedimentieren /[8]/.

Auch Erythrozytengröße und -gestalt beeinflussen die BSG, so daß Mikrozyten und weniger ausgeprägt auch Makrozyten schneller als Normozyten sedimentieren.

Behindert die Zellgestalt eine Rollenbildung (z. B. Sichelzellanämie, Sphärozytose), ist die BSG eher niedrig /[9]/. Bei der sogenannten Schleiersenkung ist die Blutsäule nur unscharf gegen das Plasma abgesetzt. Sie findet sich bei erheblicher Senkungsbeschleunigung in Verbindung mit einer Retikulozytenvermehrung, meist im Rahmen hämolytischer Anämien oder ausgeprägter Dysproteinämien sowie monoklonaler Gammopathien, und ist Ausdruck einer langsameren Sedimentation der Retikulozyten.

Literatur

1. *Westergren, A.:* Ergebnisse der Inneren Medizin und Kinderheilkunde *26:* 577 (1924). Die Senkungsreaktion.
2. *Wintrobe, M. M.:* Clinical Hematology, S. 1885. Lea und Febiger, Philadelphia (1981).
3. Normal reference values. New Engl. J. Med. *314:* 39 (1986).
4. *Bedell, S. E., B. T. Bush:* Amer. J. Med. *78:* 1001 (1985). Erythrocyte sedimentation rate.
5. *Gross, R.:* Dtsch. Ärztebl. *83:* 1123 (1986). Blutkörperchensenkung als Krankheits-Index.
6. *Böttiger, L. E., C. A. Svedberg:* Br. Med. J. *2:* 85 (1967). Normal erythrocyte sedimentation rate and age.
7. *Jan, K. M., S. Chien:* J. Gen. Physiol. *61:* 638 (1973). Role of surface electric charge in red blood cell interactions.
8. *Scherer R., A. Morarescu, G. Ruhenstroth-Bauer:* Klin. Wschr. *53:* 265 (1975). Die spezifische Wirkung der Plasmaproteine bei der Blutkörperchensenkung.
9. *Bull, B. S., G. Brecher:* Am. J. Clin. Pathol. *62:* 502 (1974). An evaluation of the relative merits of the Wintrobe and Westergren sedimentation methods, including hematocrit correction.

Erythrozyten

Indikation

Verdacht auf: Anämie
Polyglobulie

Bestimmungsmethoden

Kammerzählung

Bei der Verwendung von Zählkammern ist die Anzahl der ausgewählten Zellen relativ klein, so daß auch bei einwandfreier Zählung die Präzision (VK etwa 10%) nur gering ist.

Elektronische Zählung /[1, 2, 3]/

Das Prinzip beruht auf der geringeren elektrischen Leitfähigkeit der Erythrozyten im Vergleich zu der von Salzlösung. Mit geeigneten Geräten lassen sich oft mehrere hämatologische Parameter bestimmen wie Leuko- und Erythrozytenzahl, Hämoglobin und MCV. Hämatokrit, MCH und MCHC werden berechnet. Wegen der hohen Anzahl der ausgewerteten Zellen ist die Präzision gut (VK etwa 2%) /[4]/.

Elektronenoptische Zählung

Dieses Prinzip basiert auf der Auswertung optischer Streuphänomene durch Zellen in flüssigen Proben.

Untersuchungsmaterial

Kapillarblut (Fingerbeere)	1 Tropfen
EDTA-Blut	1 ml

Referenzbereiche

		Mittelwert	2 s-Bereich
Erwachsene			
/4, 5/	Frauen	4.51	3.8—5.2
	Männer	5.11	4.4—5.9
Kinder /6/			**95%-Bereich**
	Neugeborene	5.6	5.0—6.3
	1 Monat	5.2	4.7—5.9
	3 Monate	4.5	3.8—5.2
	1 Jahr	4.2	3.5—4.9
	4 Jahre	4.4	3.7—5.2
	8 Jahre	4.6	3.9—5.1

Angaben in $10^6/\mu l$ oder $10^{12}/l$

Bewertung /7, 8, 9/

Erkrankungen mit Verminderung der Erythrozytenzahl

Bei der klinischen Beurteilung von Anämien werden sowohl morphologische als auch pathophysiologische Gesichtspunkte berücksichtigt. Dabei ist es zweckmäßig, anhand der Retikulozytenzahl, evtl. auch der Knochenmarkszytologie, zwischen hyporegenerativen und hämolytisch-hyperregenerativen Anämien zu unterscheiden.

Die hyporegenerativen Anämien lassen sich weiter in hypochrom-mikrozytäre, normochrom-normozytäre und hyperchrom-makrozytäre Formen unterteilen.

Die hämolytisch-hyperregenerativen Anämien basieren entweder auf erworbenen extrakorpuskulären Ursachen — Antikörper-vermittelt (Coombs-Test positiv) oder nicht (Coombs-Test negativ) — oder auf korpuskulären, meist angeborenen Ursachen.

Erkrankungen mit Verminderung der Erythrozytenzahl

Erkrankung	Beurteilung
Hyporegenerativ Hypochrom-mikrozytäre Anämien	Die in unseren Breiten häufigste Anämie ist die *Eisenmangelanämie*, die überwiegend als Folge chronischer Blutungen (z. B. Magen-Darm-Trakt, gynäkologische Blutungen) oder eines nicht gedeckten Eisenmehrbedarfs (z. B. Schwangerschaft, Kindheit) auftritt. Die Retikulozytenzahl ist vermindert. Bei Blutungen ist zu berücksichtigen, daß mit jedem Gramm Erythrozytensediment (ca. 2—3 ml Blut) etwa 1 mg Eisen verloren geht. Die genaueste und am wenigsten eingreifende Methode zur Abschätzung der Eisenreserven besteht zur Zeit in der Bestimmung der Serum-Ferritin-Konzentration. Eine angeborene oder erworbene (z. B. Tumor, Bleiintoxikation) Eisenverwertungsstörung geht als *sideroblastische Anämie* mit erhöhtem Eisenbestand im Körper einher. Als pathognomonisch gelten die Ringsideroblasten bei der zytologischen Knochenmarksuntersuchung (sh. S. 585). Bei der *Thalassämie* (sh. auch unter hämolytisch-hyperregenerativen Anämien) wird — genetisch bedingt — ein Globin-Kettentyp

Erkrankungen mit Verminderung der Erythrozytenzahl (Fortsetzung)

Erkrankung	**Beurteilung**
	bei der Hämoglobinsynthese vermindert gebildet. Am häufigsten ist die heterozygote Beta-Thalassämie. Dabei entsteht ein Mangel an Beta-Globinketten, so daß in typischer Weise HbA_2 auf über 3% erhöht ist. Die homozygoten Formen gehen mit einem schweren Krankheitsbild einher und lassen den Patienten oft nicht das Erwachsenenalter erreichen.
Normochrom-normozytäre Anämien	Unter diesen Anämien mit überwiegend normalen Erythrozytenindizes lassen sich so unterschiedliche Anämien wie akute Blutungsanämie als auch die Anämien bei chronischen Krankheiten bzw. Zweiterkrankungen eingruppieren. Bei der akuten *Blutungsanämie* ist zu berücksichtigen, daß erst 4 bis 6 Std. nach einem größeren Blutverlust ein zunehmend im Blutbild erkennbarer Abfall von Erythrozytenzahl, Hämoglobinkonzentration und Hämatokrit durch Einströmen von Gewebsflüssigkeit eintritt. Die Retikulozytenzahl steigt erst nach etwa 5 Tagen deutlich an. Mehrere Mechanismen liegen der *Anämieentstehung bei Lebererkrankungen* und *Alkoholismus, bei Niereninsuffizienz, chronisch-entzündlichen, bösartigen oder infektiösen Prozessen, bei Lupus erythematodes* und bei *endokrinologischen Störungen* zugrunde. Die Retikulozytenzahl ist bei diesen Erkrankungen erniedrigt bis normal. Bei der *aplastischen Anämie* ist der Zellgehalt des Knochenmarks verringert, meist mit Beteiligung der granulozytären und megakaryozytären Reihe, so daß eine Panzytopenie resultiert. Die Retikulozytenzahl ist extrem niedrig. Die Diagnosesicherung macht in der Regel eine Beckenkammbiopsie erforderlich.Neben den idiopathischen Formen unklarer Ätiologie gibt es Aplasien durch zugeführte Reagenzien (z. B. Zytostatika, Antikonvulsiva, Chloramphenicol, Thyreostatika, Benzol, Insektizide) oder durch Bestrahlung. *Myelophthisische Anämien* entstehen durch Verdrängung oder Verödung des Knochenmarkes bei Leukämien, Lymphomen, Karzinomen, fibrosierenden und /oder granulomatösen Erkrankungen. Die morphologischen Veränderungen des peripheren Blutbildes (z. B. Tränentropfenformen, kernhaltige rote Vorstufen, pathologische Linksverschiebung der weißen Reihe) sind uneinheitlich und hängen von der Grundkrankheit ab. Für die Diagnostik ist eine Knochenmarkszytologie und in der Regel eine Histologie von durch Beckenkammbiopsie erhaltenen Materials notwendig.
Hyperregenerativ-hämolytisch	Den *hämolytischen Anämien*/[12]/ gemeinsam ist eine Verminderung der Erythrozytenlebenszeit mit den Zeichen des vermehrten Zellunterganges (sh. Bilirubin, Haptoglobin, LDH, Urobilinogen) mit reaktiv gesteigerter Erythropoese (bis auf etwa das 10-fache der Norm). Entsprechend ist die Retikulozytenzahl erhöht. Dies setzt voraus, daß die Blutbildung effektiv ist. Eine ineffektive Erythropoese bedeutet Zellabbau im Kochenmark noch während der Erythropoese. In diesem Fall steht die Retikulozytenzahl nicht im Verhältnis zur erhöhten Erythropoeseaktivität.
Korpuskulär bedingte Hämolysen /[12]/	In diese Kategorie fallen die angeborenen Coombs-negativen hämolytischen Anämien, von denen die meisten keine oder nur dezente Zeichen einer chronischen Hämolyse zeigen (z. B. Milzvergrößerung, Gallensteine, Knochenveränderungen). Bei der *angeborenen Kugelzellanämie* (hereditäre Sphärozytose) ist die MCHC in typischer Weise erhöht und die osmotische Resi-

Erkrankungen mit Verminderung der Erythrozytenzahl (Fortsetzung)

Erkrankung	Beurteilung
	stenz der Zellen herabgesetzt. Die Hämolyse im Autohämolysetest tritt vorzeitig ein. Ähnlich verhält es sich mit der *hereditären Elliptozytose, hereditären Stomatozytose* sowie der *Akanthozytose* (Abetalipoproteinämie, Hämolyse, diverse Organstörungen) mit gering ausgeprägten Hämolysezeichen. Aplastische oder hämolytische Krisen können gelegentlich auftreten. *Nichtsphärozytäre angeborene hämolytische Anämien* werden am häufigsten durch herabgesetzte Glucose-6-Phosphat-Dehydrogenase- und Pyruvatkinase-Aktivitäten verursacht. Bei G-6-PD-Mangel sind schwere hämolytische Krisen möglich bei zusätzlichem Infekt oder bei Einnahme bestimmter Medikamente (z. B. Pyrazolderivate, Antimalariamittel, Sulfonamide) bzw. bei Favismus. Auch der Anämieentstehung bei *Thalassämie* und den *Hämoglobinopathien* im engeren Sinne liegt eine hämolytische Komponente zugrunde. Bei entsprechendem Verdacht erfolgt die Diagnosesicherung durch Hb-Elektrophorese. Eine erworbene korpuskuläre hämolytische Anämie stellt die recht seltene *paroxysmale nächtliche Hämoglobinurie* (PNH) dar. Dabei führt eine Abnormität der Erythrozytenmembran zu einer pathologischen Komplementaktivierung und dadurch zur Hämolyse. Diese Anfälligkeit läßt sich durch den Säure-Serum-Test (Hamtest) oder den Zuckerwasser-Test nachweisen.
Extrakorpuskulär bedingte Hämolysen /[12]/	Bei den erworbenen Defekten werden solche durch Antikörper (oft Coombs-positiv) oder ohne Antikörper unterschieden. *Antikörper-vermittelt* sind (sh. auch S. 911) — Hämolytische Anämien vom Wärmetyp (Autoimmunhämolyse, meist idiopathisch, aber auch begleitend bei Lupus erythematodes, Lymphomen, Sarkoidose, Infekten u. a.; Erythroblastosis fetalis). — Hämolytische Anämien überwiegend vom Kältetyp: Durch Hämolysine (paroxysmale Kältehämoglobinurie durch bithermische Antikörper Donath-Landsteiner bei Infektionen durch Viren, Mykoplasmen und Spirochäten) oder durch Hämagglutinine (Kälteagglutininkrankheit) bei atypischer Pneumonie, Lymphomen, Transfusionsreaktion). — Medikamenteninduzierte hämolytische Anämien: Penicillin-Typ (Bindung von Penicillin als Hapten an die Erythrozytenmembran); Phenazetin- bzw. Chinidin-Typ (»innocent bystander«-Typ durch Ablagerung von Antigen-Antikörper-Komplexen an der Erythrozytenmembran) und α-Methyl-Dopa-Typ (induzierte Autoaggression gegen die Erythrozytenmembran). *Extrakorpuskuläre Ursachen* ohne Antikörperbeteiligung: Infektiös-toxisch (z. B. Malaria, Clostridieninfektionen), chemisch-toxisch (Reagenzien der Benzolreihe wie Anilin, Nitrobenzol und Phenylhydrazin; Saponine; Schlangengifte; Zerfallsprodukte bei Verbrennungen; Morbus Wilson; Zieve-Syndrom; Urämie), mechanisch (Herzklappenprothesen; mikroangiopathische Prozesse bei hämolytisch urämischem Syndrom, thrombotisch-thrombozytopenische Purpura, Tumoren; Marschhämoglobinurie, Hypersplenismus).

Erkrankungen mit Vermehrung der Erythrozytenzahl

Erkrankung	Beurteilung
Pseudoglobulie	Dabei besteht keine Zunahme der Erythrozytenmasse, sondern nur eine relative Vermehrung der Erythrozytenzahl durch ein

Erkrankungen mit Vermehrung der Erythrozytenzahl (Fortsetzung)

Erkrankung	Beurteilung
	vermindertes Plasmavolumen (überwiegend nach schwerem Wasserverlust).
Polyglobulie	Es steht die Vermehrung der Erythrozyten im Vordergrund. Leukozytose und Thrombozytose sind die Ausnahme. Erythropoetin in Serum und Urin ist immer deutlich erhöht. Ursächlich unterscheidet man einen »äußeren« Sauerstoffmangel (Höhenbewohner, intrauterines Leben) und »inneren« Sauerstoffmangel. Letzterer ist Folge chronischer Lungenerkrankungen, kardio-vaskulärer Erkrankungen — insbesondere mit Rechts-Links-Shunt —, Nierendurchblutungsstörungen, einiger seltener Hämoglobinopathien, und führt oft zu typischen klinischen Zeichen (Zyanose, Trommelschlegelfinger, Uhrglasnägel). Leichte Polyglobulien sind bei starken Rauchern (Hb-CO) nachgewiesen. Eine »unphysiologische« Zunahme des Erythropoetins mit Polyglobulie kann selten als paraneoplastisches Syndrom bei Tumoren (Nieren- und Ovarial-Karzinom, zerebellares Hämangioblastom, Hepatom, Nebennierenrindenadenom sowie Fibromyom des Uterus) als auch bei verschiedenen Nierenerkrankungen (Zystennieren, Hydronephrose und andere) gesehen werden. Eine chronische Exposition gegenüber einer Reihe chemischer Substanzen (Arsen, Phosphor, Quecksilber, Kupfer, Mangan, Blei) als Ursache von Polyglobulien erscheint dagegen von untergeordneter Rolle. Gelegentlich wird bei endokrinen Störungen, insbesondere bei Morbus Cushing, eine Polyglobulie beobachtet.
Polyzythämia vera	Bei dieser myeloproliferativen Erkrankung sind Erythrozyten deutlich, Leukozyten und Thrombozyten mäßig vermehrt. Die Erythrozyten weisen eine mäßige Aniso- und Poikilozytose auf. Die myeloische Reihe ist linksverschoben und zeigt eine Eosino- und Basophilie. Die alkalische Leukozytenphosphatase ist erhöht, die Milz vergrößert. Die Untersuchung des Knochenmarks ergibt eine Megakaryozytose bei erhöhter Zelldichte.

Hinweise und Störungen

Blutentnahme: Zuverlässige Werte werden im EDTA-Venenblut gewonnen. Bei der Kapillarblutentnahme aus Fingerbeere oder Ohrläppchen müssen die ersten 2 Tropfen nach dem Einstich verworfen werden.

Die Bestimmung der Erythrozytenzahl, des Hämoglobins, des Hämatokrits und der Erythrozyten-Indizes ist offenbar bei Lagerung der Proben bis zu 48 Std. bei Raumtemperatur mit nur geringen Meßwertabweichungen weitgehend unproblematisch /[10]/.

Methodische Fehlermöglichkeiten: Die zur automatisierten Zellzählung eingesetzten Geräte bedürfen zur Eichung, zur Berücksichtigung von Koinzidenz-Phänomenen und zur Elimination von zu großen und zu kleinen Partikeln (»Thresholds«) einer sachkundigen Einstellung /[11]/.

Pathophysiologie

Nach pathophysiologischen Gesichtspunkten lassen sich Anämien wie folgt einteilen /[7–9]/

— Hypoproliferation: Diese liegt bei aplastischen und myelophthisischen Anämien vor, bei Eisenmangel und chronischen Erkrankungen sowie bei Einwirkung toxischer Substanzen (z. B. Zytostatika) und ionisierender Strahlen.

— Reifungsstörungen: Eine dadurch bedingte ineffektive Erythropoese ist an der Anämieentstehung bei Vitamin B_{12}- und Folat-Mangel, bei Eisenverwertungsstörung, Thalassämie und auch bei Eisenmangel und einigen Intoxikationen (Blei und andere) beteiligt.

— Verkürzte Überlebenszeit bzw. -verweilzeit: Diese besteht bei Blutverlust und bei den verschiedenen hämolytischen Anämien.

Eine Vermehrung von Erythrozyten kann durch symptomatische, erythropoetinabhängige Proliferationsstimulation oder durch autonome Proliferationsenthemmung im Rahmen myeloproliferativer Syndrome bedingt sein. Eine Eindickung des Blutes täuscht eine Erythrozytenvermehrung vor.

Literatur

1. *Ackerman, P. G.:* Electronic instrumentation in the clinical laboratory. Little, Brown, Boston (1972).
2. *Brittin, G. M., G. Brecher:* Prog. Hemat. *7:* 299 (1971). Instrumentation and automation in clinical hematology.
3. *Nelson, D. A.:* Basic methodology. In: *Henry, J. B.,* Clinical diagnosis and management by laboratory methods, S. 858. Saunders, Philadelphia (1979).
4. *Williams, W. J.:* Examination of the blood, S. 9. In: *Williams, W. J., E. Beutler, A. J. Erslev, M. A. Lichtmann,* Hematology. McGraw Hill, New York (1986).
5. Normal reference values. New Engl. J. Med. *314:* 39 (1986).
6. *Miale, J. B.:* Laboratory Medicine:Hematology, 5. Aufl., Moshby, St. Louis 1977. Zitiert in: Wissenschaftliche Tabellen Geigy, Teilband Hämatologie und Humangenetik: Blutzellen. Ciba-Geigy Basel (1979).
7. *Begemann, H., J. Rastetter:* Klinische Hämatologie. Thieme, Stuttgart (1986).
8. *Williams, W. J., E. Beutler, A. J. Erslev, M. A. Lichtman:* Hematology. McGraw Hill, New York (1986).
9. *Wintrobe M. M.:* Clinical Hematology. Lea und Febiger, Philadelphia (1981).
10. *Sippach E., D. Kühne, M. Ley, W. Schneider, R. Spaethe:* Lab. Med. *8:* 429 (1984). Untersuchungen hämatologischer Parameter bei gesunden Probanden unter standardisierten Bedingungen mit verschiedenen Meßverfahren.
11. *Thom, R.:* Lab. Med. *9:* 98 (1985). Einfluß von Reagenzien und Materialien auf hämatologische Meßergebnisse und Probleme der Standardisierung mit Kalibriermaterial.
12. *Arnold, H.:* Lab. Med. *11:* 205 (1987). Zur Diagnostik hämolytischer Anämien.

Erythrozyten-Indizes (MCV, MCH, MCHC)

Indikation

Klassifizierung von Anämien.

Bestimmungsmethoden /1–3/

Erythrozytengröße und Hämoglobingehalt werden durch das Erythrozytenvolumen (MCV = mean corpuscular volume), Hämoglobingehalt des Erythrozyten (MCH = mean corpuscular haemoglobin) und die mittlere korpuskuläre Hämoglobinkonzentration (MCHC = mean corpuscular haemoglobin concentration) gekennzeichnet. Der Hämoglobingehalt des Erythrozyten, MCH, ersetzt synonym den Begriff des Färbekoeffizienten (Hb_E).

Dabei gilt:

$$\text{MCV} (\mu m^3) = \frac{\text{Hämatokrit (l/l)}}{\text{Erythrozytenzahl} (10^{12}/l)}$$

$$\text{MCH (pg)} = \frac{\text{Hämoglobin (g/l)}}{\text{Erythrozytenzahl} (10^{12}/l)}$$

$$\text{MCHC (g/l)} = \frac{\text{Hämoglobin (g/l)}}{\text{Hämatokrit (l/l)}}$$

Elektronisch werden gleichzeitig Erythrozytenzahl, Hämoglobin und MCV gemessen und Hämatokrit, MCH und MCHC berechnet. Die Präzision der Bestimmungen ist gut (VK = 1—2%) /[4]/.

Untersuchungsmaterial

Kapillarblut (Fingerbeere)	50 µl
EDTA-Blut	1 ml

Referenzbereiche

		Mittelwert	2 s-Bereich
Erwachsene /[4, 5]/	MCV	90.3 μm^3	80.5—100.0
	MCH	30.2 pg	26.4— 34.0
	MCHC	338 g/l	314.0—363.0
Kinder /[6]/		**Mittelwert (95%-Bereich)**	
	MCV (μm^3)	**MCH (pg)**	**MCHC (g/l)**
Neugeborene	104 (94—105)	36 (30—42)	335 (320—350)
3 Monate	102 (92—112)	33 (27—39)	330 (320—340)
6 Monate	100 (91—109)	30 (25—35)	310 (290—330)
1 Jahr	95 (87—100)	27 (22—32)	295 (280—310)
4 Jahre	89 (80—96)	28 (23—32)	280 (270—290)

Umrechnung in Stoffmengenkonzentration: μ^3 = fl; pg × 0.062 = fmol; g/l × 0.059 = mmol/l.

Bewertung /[7—9]/

Die Erythrozyten-Indizes erlauben eine morphologische Klassifizierung von Anämien und eventuell auch Polyglobulien.

— Normozytäre und normochrome Anämien (MCV, MCH und MCHC normal): Hierunter fallen die Anämien durch Blutverlust und Hämolyse, bei chronischen Erkrankungen, Knochenmarkshypoplasie und Myelophthise.

— Mikrozytäre und hypochrome Anämien (MCV und MCH erniedrigt, MCHC niedrig/normal): *Dazu gehören die* Anämien bei Eisenmangel, Eisenverwertungsstörungen und gelegentlich chronische Erkrankungen, ebenfalls die Thalassämie und die Sphärozytose (bei letzterer ist die MCHC in typischer Weise erhöht).

— Makrozytäre und hyperchrome Anämien (MCV und MCH erhöht, MCHC normal): Dazu zählen die megaloblastären Anämien durch DNS-Synthesestörung bei Vitamin

B_{12}- und/oder Folat-Mangel sowie die Anämien bei Leberkrankheiten und als Ausdruck einer Präleukämie.

Hinweise und Störungen

Die Bestimmung der Erythrozyten-Indizes stellt wegen der relativ geringen interindividuellen Streubreite hohe methodische Anforderungen hinsichtlich Präzision und Richtigkeit. Im günstigsten Fall kann nur die Richtigkeit derjenigen Methode erreicht werden, mit deren Hilfe der Sollwert des Kalibrator-Blutes ermittelt worden ist.

Fehlermöglichkeiten: Aufgrund eines hohen Retikulozytenanteils wird der MCV-Wert zu hoch bestimmt. Bei Unkenntnis der Retikulozytenzahl und Vorliegen einer hyperregenerativen Anämie kann deshalb fälschlicherweise eine makrozytäre Anämie differentialdiagnostisch in Erwägung gezogen werden.

Es ist zu berücksichtigen, daß kleinste Luftbläschen nach Verdünnen der Blutproben sowie Koinzidenzphänomene die Meßwerte beeinträchtigen können /[10]/.

Pathophysiologie

Die mittlere korpuskuläre Hämoglobinkonzentration (MCHC) ist bei den verschiedenen Anämieformen weitgehend konstant (Ausnahme: Kindesalter, hereditäre Sphärozytose).

Deshalb treten in der Regel gleichsinnige Veränderungen von MCH und MCV auf. Mikrozytose und Hypochromie weisen auf eine Hämoglobinsynthesestörung hin, Makrozytose und Hyperchromie auf eine Kernreifungs- bzw. Zellteilungsstörung.

Es ist zu berücksichtigen, daß die bestimmten Indizes Mittelwerte unterschiedlicher Verteilungskurven darstellen, die in der Regel wegen eines größeren Aufwandes nicht automatisch ausgewertet werden. So können vermehrte Retikulozyten aufgrund ihres größeren Volumens eine Makrozytose der Erythrozyten vortäuschen.

Bei der perniziösen Anämie ist das Nebeneinander kleinerer, normaler und größerer Erythrozyten typisch. In diesem Fall kann die mikroskopische Auswertung der Erythrozytendurchmesser durch Anfertigung einer Price-Jones-Kurve mehrere Erythrozytenpopulationen erfassen /[7]/.

Literatur

1. *Ackerman, P. G.:* Electronic instrumentation in the clinical laboratory. Little, Brown, Boston (1972).
2. *Brittin, G. M., G. Brecher:* Prog. Hemat. *7:* 299 (1971). Instrumentation and automation in clinical hematology.
3. *Nelson, D. A.:* Basic methodology. In: *Henry, J. B.,* Clinical diagnosis and management by laboratory methods, S. 858. Saunders, Philadelphia (1979).
4. *Williams, W. J.:* Examination of the blood.In: *Williams, W. J., E. Beutler, A. J. Erslev, M. A. Lichtman,* Hematology, S. 9. McGraw Hill, New York (1986).
5. Normal reference values: New Engl. J. Med. *314:* 39 (1986).
6. *Miale, J. B.:* Laboratory Medicine: Hematology, 5. Aufl., Moshby, St. Louis 1977. Zitiert in: Wissenschaftliche Tabellen Geigy, Teilband Hämatologie und Humangenetik: Blutzellen. Ciba-Geigy, Basel (1979).
7. *Begeman, H., J. Rastetter:* Klinische Hämatologie. Thieme, Stuttgart (1986).
8. *Williams, W. J., E. Beutler, A. J. Erslev, M. A. Lichtman:* Hematology. Saunders, New York (1986).
9. *Wintrobe, M. M.:* Clinical Hematology. Lea und Febiger, Philadelphia (1981).
10. *Thom, R.:* Lab. Med. *9:* 98 (1985). Einfluß von Reagenzien und Materialien auf hämatologische Meßergebnisse und Probleme der Standardisierung mit Kalibriermaterial.

Hämatokrit

Indikation

Anämien, Polyglobulien, Dehydratationszustände, Hyperhydratationszustände.

Bestimmungsmethoden

Der Hämatokrit gibt den prozentualen Volumenanteil der roten Blutzellen im Blut an. Da die Erythrozyten im Normalfall 96% des zellulären Volumenanteils ausmachen, wird der Hämatokrit in der Regel allein auf den Erythrozytenanteil bezogen /1/.

Der Hämatokritwert kann durch Zentrifugation von Blut in heparinisierten Mikrokapillaren bestimmt werden /2/. Geschieht das in einer Hämatokrit-Zentrifuge bei 12.000 × g über 3 min., ist in der gepackten Erythrozytensäule nur noch mit einem enthaltenen Anteil von 1 bis 2% Plasma zu rechnen /1/. Zentrifugation und optische Ablesung der gepackten Erythrozytensäule können automatisiert erfolgen. Die Präzision der Methode ist gut (VK = 1—2%) /3/.

Eine weitere Methode bestimmt den Volumenanteil der Erythrozyten im Vollblut über die geringe elektrische Leitfähigkeit (Impedanzmethode nach Coulter) der Einzelerythrozyten /4, 5/. Selten werden zur Hämatokritbestimmung Verdrängungs- und Ultraschallmethoden angewendet.

Untersuchungsmaterial

2 bis 3 Tropfen Kapillarblut aus der Fingerbeere oder 1 ml EDTA-Vollblut.

Referenzbereiche

		Mittelwert	2 s-Bereich
Erwachsene /3/	Frauen	0.41	0.35—0.47
	Männer	0.46	0.40—0.52
Kinder /6/			**95%-Bereich**
	Neugeborene	0.59	0.51—0.65
	1 Monat	0.50	0.42—0.56
	3 Monate	0.45	0.39—0.52
	1 Jahr	0.42	0.37—0.49
	4 Jahre	0.40	0.30—0.51
	8 Jahre	0.41	0.36—0.46

Angaben in der Dimension l/l.

Bewertung

Erkrankungen mit erniedrigtem Hämatokrit: Hyperhydratationszustände, Anämien.

Erkrankungen mit erhöhtem Hämatokrit: Dehydratationszustände, Polyglobulien, Polyzythämia vera.

Hinweise und Störungen

Blutentnahme: Wird die Entnahmestelle bei kapillärer Blutgewinnung gequetscht oder zu stark gedrückt, kommt es zum Einstrom von Gewebsflüssigkeit und dadurch zur Vortäuschung erniedrigter Hämatokritwerte.

Längeres Stehen vor der venösen Blutentnahme führt zu erhöhten Hämatokritwerten.

Methodische Fehlermöglichkeiten: Bei der Kapillarhämatokritmethode muß die Höhe der Erythrozytensäule zur Auswertung herangezogen werden. Die bei stärker ausgeprägten Leukozytosen darüber erkennbare Leukozytenschicht wird nicht berücksichtigt.

Eine Verfälschung des Hämatokritwertes, insbesondere durch osmotisch bedingte Änderungen des Erythrozytenvolumens, ist bei Beachtung des standardisierten Vorgehens weitgehend vermeidbar.

Die Hämatokritwerte bei der Zentrifugationsmethode liegen etwas höher als bei der Impedanzmethode, wenn der eingeschlossene Plasmaanteil in der Erythrozytensäule nach der Zentrifugation nicht durch einen Korrekturfaktor berücksichtigt wird.

Grundsätzlich ist der venöse Hämatokrit etwas höher als der arterielle Hämatokrit (Kapillarblut) /[7]/.

Pathophysiologie

Die Messung des Hämatokrits wird häufig in der klinischen Praxis angewendet, da sie schnell und genau mit kleiner Ausrüstung durchgeführt werden kann. Ist die Erythrozytenzahl bekannt, so erlaubt der Hämatokrit die Bestimmung des Erythrozyteneinzelvolumens (sh. »Erythrozyten-Indizes«). Der Erythrozyt funktioniert als nahezu perfektes Osmometer. Entsprechend beeinflussen kurzfristige Änderungen der Plasmaosmolalität das Erythrozytenvolumen (Schrumpfung bei Hyper- und Schwellung bei Hypoosmolalität) und damit den Hämatokrit /[5]/.

Literatur

1. Wissenschaftliche Tabellen Geigy, Teilband Hämatologie und Humangenetik: Blutzellen. Ciba-Geigy, Basel (1979).
2. *Nelson, D. A.:* Basic methodology. In: *Henry, J. B.,* Clinical diagnosis and management by laboratory methods, S. 858. McGraw Hill, Philadelphia (1979).
3. *Williams, W. J.:* Examination of the blood. In: *Williams, W. J., E. Beutler, A. J. Erslev, M. A. Lichtman,* Hematology, S. 9. Saunders, New York (1986).
4. *Brittin, G. M., G. Brecher:* Prog. Hemat. *7:* 299 (1971). Instrumentation and automation in clinical hematology.
5. *Thom, R.:* Lab. Med. *9:* 98 (1985). Einfluß von Reagenzien und Materialien auf hämatologische Meßergebnisse und Probleme der Standardisierung mit Kalibriermaterial.
6. *Miale, J. B.:* Laboratory Medicine: Hematology, 5. Aufl., Moshby, St. Louis 1977. Zitiert in: Wissenschaftliche Tabellen Geigy, Teilband Hämatologie und Humangenetik: Blutzellen. Ciba-Geigy, Basel (1979).
7. *Begemann, H., J. Rastetter:* Klinische Hämatologie. Thieme, Stuttgart (1986).

Hämoglobin (Hb)

Bei Hämoglobinuntersuchungen wird zwischen quantitativer Hb-Bestimmung, dem Nachweis von Hämoglobinverbindungen wie Carboxyhämoglobin und Methämoglobin, und der Analyse qualitativer Hämoglobinvarianten unterschieden.

Hämoglobin quantitativ

Indikation

Anämie, Polyglobulie, Dehydratationszustände, Hyperhydratationszustände.

Bestimmungsmethode

Cyanhämiglobin-Methode /[1, 2]/

Prinzip: Durch Kalium-Ferricyanid wird Hämoglobin (Fe II) zu Hämiglobin (Fe III, Methämoglobin) oxydiert. Dieses wird durch Kaliumzyanid in Zyanhämiglobin (Zyanmethämoglobin) überführt, das bei 546 nm ein typisches Absorptionsmaximum aufweist. Für diesen Ansatz werden 5 ml einer Transformationslösung nach *Drabkin* mit 0.02 ml Blut vermischt und gegen Transformationslösung als Leerwert gemessen. Die Extinktionsdifferenz, multipliziert mit 36.8, ergibt die Hämoglobinkonzentration in g/dl. Die Methode ist international standardisiert und erfaßt alle Hämoglobinverbindungen mit Ausnahme des Sulfhämoglobins /[3]/. Bei korrekter Durchführung ist die Präzision der Bestimmung gut (VK = 1—2%). Andere Methoden, so die Bestimmung des Oxyhämoglobins, des reduzierten Hämoglobins und des Säurehämatins (z. B. nach *Sahli*) sowie Filterpapiermethoden liefern deutlich unterlegene Ergebnisse und finden kaum noch Anwendung /[1]/.

Untersuchungsmaterial

Kapillarblut (Fingerbeere)	1 Tropfen
EDTA-Blut (Dikalium-EDTA 2 mg/ml)	1 ml

Referenzbereiche

Erwachsene /[3, 4]/		**Mittelwert (g/dl)**	**2 s-Bereich (g/dl)**
	Frauen	13.7	11.7—15.7
	Männer	15.5	13.3—17.7
Kinder /[5]/			**95%-Bereich**
	Neugeborene	19.8	18.0—21.5
	1 Monat	17.0	15.5—18.9
	3 Monate	14.9	13.3—16.5
	1 Jahr	12.2	10.0—14.0
	4 Jahre	12.7	11.1—14.3
	8 Jahre	13.2	11.5—14.8

Umrechnung in Stoffmengenkonzentration: g/dl × 0.6206 = mmol/l.

Bewertung

Die Hämoglobinkonzentration ist neben Erythrozytenzahl und Hämatokrit das dritte wesentliche Kriterium zur Charakterisierung von Anämien und Polyglobulien. Die Erythrozyten-Indizes MCH, MCV, MCHC lassen sich von diesen drei Größen ableiten. Bei einem normalen Verhältnis von Hämatokrit (%) zu Hämoglobin (g/dl) von etwa 3 ist eine rasche Überprüfung des roten Blutbildes hinsichtlich morphologischer Abweichungen bzw. methodischer Bestimmungsfehler möglich. Zur Differenzierung hypochromer und mikrozytärer, normochromer und normozytärer sowie hyperchromer und makrozytärer Anämien vgl. »Erythrozyten« und »Erythrozyten-Indizes«.

Wie bei der Erythrozytenzahl und dem Hämatokrit läßt sich auch mit Hilfe des Hb eine Aussage über Hyper- und Dehydratationszustände sowie Polyglobulien machen.

Hinweise und Störungen

Blutentnahme: Auf eine einwandfreie Blutentnahme ist aus denselben Gründen wie bei der Bestimmung von Erythrozytenzahl und Hämatokrit zu achten. Insbesondere müssen die Zumischung von Gewebsflüssigkeit und eine Gerinnselbildung vermieden werden.

Referenzbereiche: Der Hämoglobinwert unterliegt geringen Tagesschwankungen, allerdings ohne eindeutig erkennbare Rhythmik und ist im Liegen etwas höher als im Stehen /[1]/.

Schwere körperliche Arbeit führt vorübergehend zu einem Anstieg des Hämoglobins mit Normalisierung in Ruhe.

Die Hämoglobinkonzentration in Prozent der Norm wird heute nicht mehr angegeben und als irreführend angesehen.

Methodische Fehlermöglichkeiten /[6]/: Nur völlig klare Lösungen dürfen photometrisch gemessen werden.

Falsch hohe Hämoglobin-Werte können bei Makroglobulinämie und vor allem bei Hyperlipidämie entstehen.

Die Transformationslösung ist lichtempfindlich, kann aber in braunen Flaschen einige Monate aufbewahrt werden.

Pathophysiologie

Die ungestörte Erythropoese kann bei Sauerstoffmangel im Gewebe (z. B. Hb-Mangel nach Blutverlust oder Hämolyse, oder bei vermindertem Sauerstoffpartialdruck) kompensatorisch bis auf das 6- bis 10fache der Norm stimuliert werden /[7]/.

Ein wichtiger Mechanismus bei der Entstehung von Anämien ist eine defekte Hämoglobinsynthese. Im peripheren Blutausstrich erscheinen die Erythrozyten dann nur mit einem dünnen Hämoglobinsaum (Anulozyten) /[1]/.

Störungen der Hämsynthese wie auch eine verminderte Globinkettenproduktion führen zu einer herabgesetzten Hämoglobinbildung /[8]/. Häm wird durch Eisen und Porphyrin aufgebaut.

Verminderte Eisenspeicher, Eisenverwertungsstörungen und defekte Häm- bzw. Porphyrinsynthese sind charakteristisch für die Eisenmangelanämie, Anämien bei chronischen Krankheiten und Porphyrien.

Bei den Thalassämie-Syndromen ist die Globinkettenbildung vermindert, wodurch ebenfalls die Hämoglobinbildung behindert ist und eine hypochrome Anämie entsteht. Dagegen ist die Hämoglobinbildung bei gestörtem DNS-Stoffwechsel (z. B. bei Vitamin B_{12}- oder Folsäure-Mangel) wenig beeinträchtigt. Hier kommt es vielmehr zu Kernreifungs- und zu Teilungsstörungen (sh. »Hämoglobin qualitativ«).

Methämoglobin

Indikation

Toxisch-hämolytische Anämie.
Hereditäre Methämoglobinämie.

Bestimmungsmethoden [2, 9, 10]

Methämoglobin weist eine spezifische Absorption bei 630 nm auf. Unter Zusatz von Zyanid bildet sich Zyanmethämoglobin mit seinem charakteristischen Absorptionsmaximum bei 546 nm. Die Untersuchung kann mit einem einfachen Photometer durchgeführt werden.

Untersuchungsmaterial

Heparinisiertes Blut 1 ml

Referenzbereiche [4]

Met- und Sulfhämoglobin nicht meßbar.

Bewertung und Pathophysiologie

Das ständig im Körper durch Oxydation von Hämoglobin entstehende Methämoglobin wird ebenso kontinuierlich über ein Methämoglobin-Reduktase-System wieder reduziert. Kleinste Mengen sind also immer vorhanden. Einer erhöhten Oxydation, z. B. in Gegenwart von Wasserstoffperoxid, Phenylhydrazin oder der antihypertensiven Medikamente Natriumnitroprussid, Natriumnitrit und Natriumthiozyanat, ist das Methämoglobin-Reduktase-System nicht gewachsen.

Hypoxämie und Zyanose werden erst oberhalb von 11% deutlich, Todesgefahr besteht bei und ab einem Anteil von 70%. Oft sind diese Methämoglobinämien vergesellschaftet mit dem Auftreten von Heinz-Innenkörpern. Ausgeprägte Methämoglobinämien (bis 50%) sind bei familiärem Mangel an Diaphorase möglich, einem Enzym, das für die Methämoglobinreduktion notwendig ist [8].

Eine andere Form der Methämoglobinämie und Methämoglobinurie wird bei seltenen Hämoglobinanomalien gefunden, die unterschiedliche Absorptionsspektren aufweisen und instabil sind [11].

Erhöhte Werte an Sulfhämoglobin finden sich gelegentlich bei Methämoglobinämien und toxisch-hämolytischen Anämien [8].

Carboxyhämoglobin

Indikation

Kohlenmonoxidvergiftung

Bestimmungsmethode [2, 9, 10]

Carboxyhämoglobin weist Absorptionsmaxima bei Wellenlängen auf (419, 539, 568 nm) [10], die gegenüber denen von Oxyhämoglobin leicht verschoben sind. Die Bestimmung kann mit einem CO-Oxymeter durchgeführt werden [9].

Untersuchungsmaterial

Heparinisiertes Blut 1 ml

Referenzbereich

unter 1% /[12]/

Bewertung und Pathophysiologie

Die Konzentration an Carboxyhämoglobin hängt stark von den Lebensgewohnheiten ab. Bei Rauchern sind erhöhte Konzentrationen von 1—20% möglich, die zu einer reaktiven Polyglobulie führen können /[13]/.

Bei fehlender Einatmung von Kohlenmonoxid finden sich nur minimale Konzentrationen an Carboxyhämoglobin. Dieses wird vornehmlich durch das endogen beim Hämoglobinabbau freigesetzte CO gebildet, das im Vergleich zu Sauerstoff eine über 200-fach höhere Affinität an das Hämoglobin besitzt. Entsprechend steigt Carboxyhämoglobin bei hämolytischen Erkrankungen an und kann dabei Werte von 1—3% erreichen /[13]/. Das Vorliegen von Carboxyhämoglobin erhöht außerdem die Affinität des Hämoglobins für Sauerstoff, so daß dadurch die Abgabe von O_2 in den Geweben zusätzlich vermindert wird /[14]/.

Klinische Symptome bei CO-Vergiftung treten bei 15—25% Carboxyhämoglobin auf. Todesgefahr besteht ab Werten um 50% /[8]/. Das auffällige kirschrote Aussehen von Blut und Gewebe ist ein unzuverlässiges Zeichen und wird nur bei schwersten CO-Vergiftungen gefunden.

Hämoglobin qualitativ

Indikation

Verdacht auf Hämoglobinopathien im engeren und weiteren Sinne.
Bestimmung physiologischer Hämoglobine.

Bestimmungsmethoden

Der Untersuchungsgang bei einer vermuteten Hämoglobinanomalie sollte folgende Schritte einschließen

— Elektrophorese des Hämolysates zum Auffinden abnormer Hämoglobine.
— Quantifizierung von HbA_2 und HbF.
— Weitere Spezialuntersuchungen, um vorliegende abnorme Befunde weiter zu definieren.

Elektrophorese /[15]/

Die Methode der ersten Wahl zur Hämoglobinauftrennung ist die Elektrophorese auf Zelluloseazetatfolie in alkalischem oder saurem Puffer. Eine bessere Auftrennung wird mit der Stärkeblock-Elektrophorese in alkalischem und in saurem Puffer erreicht, eine Methode die überwiegend in hämatologischen Speziallaboratorien angewendet wird. Für die Trennung einiger Hämoglobine ist zusätzlich die Agargel-Elektrophorese notwendig.

Zur Quantifizierung der elektrophoretisch getrennten Hämoglobine stehen densitometrische, eluierende und chromatographische Methoden zu Verfügung.

Hämoglobin A_{1c} /[15]/

Diese Hämoglobinverbindung kann mit verschiedenen Techniken bestimmt werden, sh. S. 164.

Hämoglobin A_2 /[15]/

Die quantitative Bestimmung von HbA_2 ist mit dem geringsten Aufwand durch Ionenaustausch-Chromatographie an DEAE-Zellulose möglich. Entsprechende Mikrosäulen sind kommerziell erhältlich.

Hämoglobin F /[16, 17]/

Eine Quantifizierung von HbF gelingt mit Hilfe des Alkali-Denaturierungs-Tests oder mit einer Differentialfärbemethode. Beiden Techniken liegt eine höhere Alkali-Resistenz von HbF und im letzteren Falle zusätzlich auch eine höhere Säureresistenz von HbF zugrunde.

Sichelzellen /[18]/

Der Nachweis von Sichelzellen beim Vorliegen von HbS ist mikroskopisch möglich, wenn ein Tropfen Blut unter Zusatz von Metabisulfit und unter Luftabschluß durch ein Deckgläschen nach 15 bis 30 min. betrachtet wird.

Außerdem läßt sich eine Reihe von Stabilitätstests (Vitalfärbungen, Hitzestabilität, Isopropanol-Stabilitätstest, Schütteltest) durchführen, um instabile Hämoglobine selbst in geringen Konzentrationen nachzuweisen.

Untersuchungsmaterial

5 ml Blut mit Zusatz von Antikoagulantien (Art der Gerinnungshemmung für Hämoglobin-Elektrophorese und HbF-Bestimmung ohne Bedeutung; Oxalat als Antikoagulans zur HbA_2-Bestimmung).

Referenzbereiche

Erwachsenen-Hämoglobin (HbA; α_2, β_2) /[19, 20]/	Erwachsene	97
	HbA_0	90
	HbA_{1a-c}	6.5 ± 1.5
	Neugeborene	20
Hämoglobin A_2 (α_2, δ_2)	Erwachsene	1.3—3.5
	Neugeborene	0.5
Fetales Hämoglobin (HbF; α_2, γ_2) /[4, 20]/	Erwachsene	unter 2
	Neugeborene	80

Angaben in Relativ %.

Bewertung

Die Hämoglobinelektrophorese erlaubt den Nachweis pathologischer Hämoglobine wie HbS, HbC, *HbD und* anderer seltener Hämoglobinvarianten und physiologischer Hämoglobine wie HbF und HbA_2.

Das Nebeneinander physiologischer und pathologischer Hämoglobine bzw. das weitgehende Fehlen physiologischer Hämoglobine läßt auf heterozygote bzw. homozygote Hämoglobinopathien schließen.

Die im quantitativen Test nachgewiesene erhöhte Konzentration an HbA_2 über 3% auf das Doppelte des oberen Referenzbereichswertes ist ein typisches Kriterium für die relativ häufige heterozygote β-Thalassämie /[21]/.

Erhöhte Konzentrationen an HbF können bei einer Anzahl hämatologischer Erkrankungen auftreten, z. B. bei hereditärer Sphärozytose, hypoplastischer Anämie, akuter und chronischer Leukämie, myelophthisischer Anämie, unbehandelter perniziöser Anämie. Bei etwa 50% der Fälle mit heterozygoter β-Thalassämie werden mäßig erhöhte HbF-Werte von 2 bis 5% gemessen, während die HbF-Konzentrationen bei homozygoten Thalassämien immer drastisch erhöht sind. Erhöhte HbF-Konzentrationen sind außerdem möglich als Ausdruck einer angeborenen Persistenz von HbF und bei homozygoter Sichelzellanämie /[1]/.

Der angegebene Sichelzelltest wird positiv, wenn der durchschnittliche Gehalt an HbS über 7% beträgt. Allerdings kann er nicht zwischen heterozygoten und homozygoten Formen einer Sichelzellanäme unterscheiden.

Zur Bewertung von HbA_{1c} sind die Richtwerte des jeweiligen Labors heranzuziehen, um auf die durchschnittlichen Blutzuckerwerte der vorangegangenen Wochen schließen zu können.

Hinweise und Störungen

Blutentnahme: Pathologische Hämoglobine sind oft instabil. Die richtige Probenbehandlung ist deshalb essentiell. Wenn auch die Art der Gerinnungshemmung in der Regel nicht wesentlich ist, sollten die Proben gekühlt transportiert und aufbewahrt und innerhalb möglichst kurzer Zeit (Stunden) untersucht werden. Da Serumproteine die Untersuchung stören, ist ein sofortiges Waschen der Erythrozyten empfehlenswert.

Methodisches: Bei der Hämoglobin-Elektrophorese handelt es sich überwiegend um ein qualitatives Nachweisverfahren. Die Elektrophorese auf Zelluloseazetatfolie ist in erster Linie als eine Orientierungsuntersuchung anzusehen, dem bei verdächtigem Befund eine Stärkeblock-Elektrophorese nachfolgen sollte. Letztere ist erheblich genauer und entsprechend aussagekräftiger. Möglicherweise werden die verschiedenen Elektrophorese-Verfahren künftig durch Techniken wie die Isoelektrofokussierung abgelöst, da diese eine schärfere Auftrennung ermöglichen und empfindlicher sind.

HbA_2 kann auch durch Stärkeblock-Elektrophorese mit anschließender Elution quantitativ bestimmt werden. Allerdings ist diese Methode aufwendiger als die oben angegebene.

Pathophysiologie /[1, 8, 22]/

Das Hämoglobinmolekül hat ein Molekulargewicht von 64.500 und besteht aus 4 Globinketten (2 α-Ketten zu je 141 Aminosäuren und 2 Nicht-α-Ketten, insbesondere β, γ, δ, zu je 146 Aminosäuren) mit je einer Hämgruppe.

Hämoglobinopathien entstehen durch Störungen der Globinketten-Synthese. Heterozygote Hämoglobinopathien sind oft asymptomatisch oder zeigen nur milde Symptome. Bei den Hämoglobinopathien im engeren Sinne handelt es sich um genetisch festgelegte Änderungen der Aminosäurensequenz, wobei meist eine Aminosäure ausgetauscht oder ausgelassen ist. Vornehmlich sind dabei die β-Ketten betroffen.

Unter den Hämoglobinopathien sind etwa 300 Varianten bekannt, von denen aber nur etwa ein Drittel eine klinisch bemerkbare Symptomatik verursacht. Durch die geringen Abwandlungen der Molekülstruktur können die Eigenschaften der Hämoglobine aber erheblich beeinträchtigt werden. Dazu gehören die Instabilität und das Auskristallisieren des HbS bei Sauerstoffmangel und Azidose, verbunden mit Hämolyse und ubiquitären Organinfarkten. Andere Hämoglobinopathien sind mit Zyanose bzw. abnormaler Sauerstoffaffinität verbunden. Einige pathologische Hämoglobine sind speziell instabil und führen zu hämolytischen Anämien mit im Vordergrund stehender Heinz-Körper-Bildung.

Zu den Hämoglobinopathien im weiteren Sinne gehören die Thalassämien. Die Globin-Ketten sind hierbei normal aufgebaut; einzelne Kettentypen werden aber genetisch bedingt nur vermindert gebildet, im Fall der β-Thalassämie die β-Globinketten. Kompensatorisch werden dann Hämoglobine, die keine β-Ketten enthalten, wie z. B. HbA_2 und HbF, aber auch Globinkettentetramere vermehrt gebildet. Eine Anämie resultiert aus der verminderten Produktion an HbA, erhöhter ineffektiver Erythropoese und verkürzter Erythrozytenlebenszeit. Die übersteigerte Knochenmarksaktivität bei den homozygoten Formen führt insbesondere zu Knochenreifungs- und Wachstumsstörungen.

Da α-Globinketten zum Aufbau der wesentlichen Hämoglobine im Kindes- und Erwachsenenalter (HbA, HbA_2, HbF) notwendig sind, sind homozygote α-Thalassämien mit dem Leben nicht vereinbar. Das Ergebnis ist ein Hydrops fetalis mit Überwiegen von Hb Bart (γ-Ketten-Tetramere) und im geringeren Maße von HbH (β-Ketten-Tetramere). Die heterozygoten Formen gehen mit unterschiedlich ausgeprägter hämolytischer Anämie einher und lassen sich durch Quantifizierung von Hb Bart nachweisen.

Die Bedeutung von HbA_{1c} liegt nicht auf dem hämatologischen Sektor. Es unterscheidet sich nicht von HbA_0 mit Ausnahme der Ankoppelung zweier Glucose-Moleküle an das N-terminale Ende der β-Ketten. Die Synthese von HbA_{1c} verläuft langsam und irreversibel während der Erythrozytenlebenszeit (ca. 120 Tage) und stellt damit ein Maß der Blutzuckerkonzentrationen in dieser Zeit dar.

Literatur

1. *Begemann, H., J. Rastetter:* Klinische Hämatologie. Thieme, Stuttgart (1986).
2. *Nelson, D. A.:* Basic Methodology. In: *Henry, J. B.,* Clinical diagnosis and management by laboratory methods. Saunders, Philadelphia (1979).
3. *Williams, W. J.:* Examination of the blood. In: *Williams, W. J., E. Beutler, A. J. Erslev, M. A. Lichtman,* Hematology, S. 9. McGraw Hill, New York (1986).
4. Normal reference values. New Engl. J. Med. *314:* 39 (1986).
5. *Miale, J. B.:* Laboratory Medicine: Hematology, 5. Aufl., Moshby, St. Louis 1977. Zitiert in: Wissenschaftliche Tabellen Geigy, Teilband Hämatologie und Humangenetik: Blutzellen. Ciba-Geigy Basel (1979).
6. *Rick, W.:* Klinische Chemie und Mikroskopie, S. 49. Springer, Heidelberg (1977).
7. *Brücher, H.:* Knochenmarkzytologie. Thieme, Stuttgart (1986).
8. *Wintrobe, M. M.:* Clinical Hematology. Lea und Febiger, Philadelphia (1981).
9. *Beutler, E.:* Carboxyhemoglobin, methemoglobin and sulfhemoglobin determination. In: *Williams, W. J., E. Beutler, A. J. Erslev, M. A. Lichtman,* Hämatologie, S. 1632. McGraw Hill, New York (1986).
10. *Evelen, K. A., H. P. Malloy:* J. Biol. Chem. *125:* 655 (1938). Microdetermination of oxyhemoglobin, methemoglobin and sulphhemoglobin in single sample of blood.
11. *Bunn, H. F., B. G. Forget, H. M. Ralley:* Human hemoglobins. Saunders, Philadelphia (1977).
12. *Smith, J. R., S. A. Landow:* New Engl. J. Med. *298:* 6 (1978). Smokers polycythemia.
13. Wissenschaftliche Tabellen Geigy, Teilband Hämatologie und Humangenetik: Blut-Stickstoffhaltige Substanzen. Ciba-Geigy, Basel (1979).
14. Wissenschaftliche Tabellen Geigy, Teilband Hämatologie und Humangenetik: Blutgase. Ciba-Geigy, Basel (1979).
15. *Kim, H. C., J. Atwater, E. Schwartz:* Separation of hemoglobins. In: *Williams, W. J., E. Beutler, A. J. Erslev, M. A. Lichtman,* Hematology, S. 1611. MacGraw Hill, New York (1986).

16. *Kim, H. C., E. Schwartz:* Fetal hemoglobin — alkali denaturation test. In: *Williams, W. J., E. Beutler. A. J. Erslev, M. A. Lichtman,* Hematology, S. 1619. MacGraw Hill, New York (1986).
17. *Kleihauer, E., H. Braun, K. Betke:* Klin. Wschr. *35:* 637 (1957). Demonstration von fetalem Hämoglobin in den Erythrozyten eines Blutausstriches.
18. *Kim, H. C., E. Schwartz:* Tests for sickle hemoglobin. In: *Williams, W. J., E. Beutler, A. J. Erslev, M. A. Lichtman,* Hematology, S. 1622. McGraw Hill, New York (1986).
19. Wissenschaftliche Tabellen Geigy, Teilband Hämatologie und Humangenetik: Erbbedingte Stoffwechselkrankheiten. Ciba-Geigy, Basel (1979).
20. *Wintrobe, M. M.:* Clinical Hematology, S. 90. Lea und Febiger, Philadelphia (1981).
21. *Weatherall, D. J.:* The thalassemias. In: *Williams, W. J., E. Beutler, A. J. Erslev, M. A. Lichtman,* Hematology, S. 493. McGraw Hill, New York (1986).
22. *Williams, W. J., E. Beutler, A. J. Erslev, M. A. Lichtman:* Hematology, McGraw Hill, New York (1986).

Erythrozyten-Enzyme

Die häufigsten angeborenen Enzymdefekte betreffen die Glucose-6-Phosphat-Dehydrogenase (G6P-DH) und die Pyruvatkinase (PK). Seltenere Defekte betreffen die Glutathionreduktase, Hexokinase, Triosephosphatisomerase, Phosphoglyceratkinase und zahlreiche andere Enzyme.

Indikation

Verdacht auf enzymopenische Anämien (hereditäre nicht-sphärozytäre Anämien).

Bestimmungsmethoden /[1, 2]/

Das Hämolysat von gewaschenen Erythrozyten wird mit einer Mischung von Reagenzien zusammengebracht, die so konzipiert sind, daß in einem Reaktionsablauf die zu bestimmende Enzymaktivität geschwindigkeitsbegrenzend für die Reaktion ist. Als Ergebnis dieses Reaktionsablaufes wird die Reduktion von oxydiertem oder die Oxydation von reduziertem Pyridinnukleotid bei 340 nm gemessen. Für die Bestimmung eines Glucose-6-Phosphat-Dehydrogenase- oder Pyruvatkinase-Mangels gibt es Orientierungsmethoden, die anstelle der Lichtabsorption das Vorhandensein oder Verschwinden der Fluoreszenz von reduziertem Pyridinnukleotid im Ultraviolettlicht testen.

Untersuchungsmaterial

Antikoaguliertes Blut (Heparin, EDTA) 5 ml

Referenzbereiche /[3]/

Glucose-6-Phosphat-Dehydrogenase	5—15 U/g Hb
Pyruvatkinase	13—17 U/g Hb

Bewertung

Enzymmangelzustände werden durch deutlich erniedrigte Aktivitäten angezeigt. Normale Werte für G6P-DH oder Hexokinase bei einem Patienten mit ausgeprägter Retikulozytose sind verdächtig auf Enzymmangel, da Retikulozyten höhere Enzymkonzentrationen enthalten. Falsch negative Ergebnisse können nach kürzlich erfolgten Bluttransfusionen gemessen werden. Da die Aktivitäten auf die Hämoglobinkonzentration bezogen werden, haben Patienten mit hypochromer Anämie scheinbar erhöhte Enzymaktivitäten /[2, 7]/.

Hinweise und Störungen

Bei Lagerung der antikoagulierten Blutproben bei 4 °C bleiben die zu untersuchenden Enzyme für mindestens 1 Woche stabil. Nach Präparation der Hämolysate sollten die Bestimmungen am gleichen Tag erfolgen.

Die Enzymaktivitäten sind stark temperaturabhängig. Deshalb ist eine korrekte Einhaltung von 37 °C während der Messungen notwendig /[2]/.

Bei der Durchführung der Orientierungsmethoden ist das Mitführen normaler Kontrollen empfehlenswert.

Pathophysiologie

Es lassen sich angeborene Enzymdefekte in der Glykolyse und ATP-Spaltung und in der Glutathion-Reduktion und -Synthese unterscheiden. Der häufigste Enzymdefekt, der G6P-DH-Mangel, gehört zur letzteren Gruppe, der zweithäufigste Defekt, der Pyruvatkinase-Mangel, zur ersten Gruppe.

G6P-DH ist ein Schlüsselenzym im Hexose-Monophosphat-Shunt, der an der Reduktion von Glutathion beteiligt ist /[4, 5]/. Reduziertes Glutathion steht einer Denaturierung von Hämoglobin durch oxydierende Einflüsse entgegen.

Der G6P-DH-Mangel, als weltweit häufigster Enzymdefekt, variiert in seinem Auftreten von 0.1% bei Nordeuropäern bis 50% bei kurdischen Juden. Die geographische Vergesellschaftung des Enzymdefektes mit Malariagebieten hat zu der Vorstellung geführt, daß durch ihn ein gewisser Schutz gegenüber Malaria gegeben ist. Der Enzym-Defekt wird x-chromosomal vererbt und damit nie vom Vater, sondern nur von der Mutter auf den Sohn übertragen. Heterozygote Frauen weisen zwei Populationen an Erythrozyten auf: Normale und defiziente Zellen. Es erkranken ausschließlich die hemizygoten männlichen Merkmalsträger.

Es gibt eine große Zahl von Enzymvarianten (genetischer Polymorphismus). Mittlerweile sind etwa 150 bekannt, die sich nicht nur durch unterschiedliche Enzymaktivitäten, sondern auch durch eine ganze Palette biochemischer Eigenschaften charakterisieren lassen. Am häufigsten sind Typ B (niedrige Aktivität) und Typ A (mäßige Erniedrigung der Aktivität bei rascherer Wanderung in der Elektrophorese).

Patienten mit G6P-DH-Mangel zeigen keine Besonderheiten des Blutbildes, können aber bei Einnahme bestimmter Medikamente und sonstiger Stoffe (Pyrazolkörper, Antimalariamittel, Nitrofurane, Sulfonamide, Chloramphenicol, Fava-Bohne u. a.) Heinz-Körper und akute und schwere intravasale Hämolysen entwickeln. Meist sind diese Episoden selbstlimitierend, und viele G6P-DH-defiziente Personen weisen niemals klinische Manifestationen auf.

Der Pyruvatkinase-Mangel ist der zweithäufigste Enzymdefekt des Erythrozyten und wird autosomal-rezessiv vererbt, wobei keine Korrelation zwischen Enzymaktivität und Ausmaß der Hämolyse besteht /[4, 6]/. Er kann mit einer chronischen nicht-sphärozytären und Coombs-negativen hämolytischen Anämie verbunden sein. Gallensteine und Splenomegalie sind häufig. Der Autohämolysetest ist pathologisch und kann durch Zusatz von ATP, nicht aber von Glucose, normalisiert werden.

Literatur

1. *Beutler, E., K. G. Blume, J. C. Kaplan, G. W. Löhr, B. Ramot, W. N. Valentine:* Brit. J. Haemat. *35:* 331 (1977). International Commitee for Standardization in Haematology: Recommended methods for red-cell enzyme analysis.

2. *Beutler, E.:* Erythrocyte enzyme assays. In: *Williams, W. J., E. Beutler, A. J. Erslev, M. A. Lichtman,* Hematology, S. 1623. McGraw Hill, New York (1986).
3. Normal reference values. New Engl. J. Med. *314:* 39 (1986).
4. *Wintrobe, M. M.:* Clinical hematology, S. 773 u. 786. Lea und Febiger, Philadelphia (1981).
5. *Beutler, E.:* Glucose-6-phosphate dehydrogenase deficiency. In: *Williams, W. J., E. Beutler, A. J. Erslev, M. A. Lichtman,* Hematology, S. 561. McGraw Hill, New York (1986).
6. *Beutler, E.:* Hereditary nonspherocytic hemolytic anemia — pyruvate kinase deficiency and other abnormalities. In: *Williams, W. J., E. Beutler, A. J. Erslev, M. A. Lichtman,* Hematology, S. 574. McGraw Hill, New York (1986).
7. *Arnold, H.:* Lab. Med. *11:* 205 (1987). Zur Diagnostik hämolytischer Anämien.

Osmotische Resistenz, Autohämolyse

Indikation

Verdacht auf hereditäre Sphärozytose, Thalassämie, hereditäre nicht-sphärozytäre hämolytische Anämie.

Bestimmungsmethoden

Osmotische Resistenz

Prinzip: In hypotonen NaCl-Lösungen wird Wasser in die Erythrozyten gezogen. Sie schwellen und hämolysieren bei einem kritischen Volumen. Der Hämoglobingehalt im Überstand wird kolorimetrisch gemessen und mit einer komplett hämolysierten Probe verglichen. Unterschiede in der osmotischen Resistenz werden gelegentlich deutlicher nach Vorinkubation des Blutes bei 37 °C über 24 Std. (Autoinkubation) /[1]/.

Autohämolyse

Prinzip: Bei 37 °C hämolysieren die Erythrozyten in ihrem eigenen Plasma sehr langsam. Die Hämolyserate wird mit und ohne Glucosezusatz (evtl. auch mit und ohne Adenosintriphosphat) über 48 Std. verfolgt /[2]/.

Untersuchungsmaterial

Heparin-Blut 5 ml

Referenzbereiche

Osmotische Resistenz /[3]/	
Keine Hämolyse	> 0.5% NaCl
Komplette Hämolyse	≦ 0.3% NaCl
Autohämolyse (nach 48 Std.) /[2]/	
Ohne Glucosezusatz	< 3.5% Hämolyserate
Mit Glucosezusatz	< 0.6% Hämolyserate

Bewertung

Eine herabgesetzte osmotische Resistenz liegt bei der hereditären Sphärozytose vor, die praktisch immer nach vorangegangener Autoinkubation nachweisbar ist. Allerdings ist auch bei autoimmunhämolytischen Anämien die osmotische Resistenz herabgesetzt.

Eine erhöhte osmotische Resistenz findet sich dagegen bei der Thalassämie und einigen Lebererkrankungen.

Die herabgesetzte osmotische Resistenz bei hereditärer Sphärozytose kann durch Glucosezusatz normalisiert werden, nicht aber bei den enzymopenischen hämolytischen Anämien.

Hinweise und Störungen

Die Bedeutung der Tests liegt in der Abklärung einer vermuteten Kugelzellanämie. Sie sind auch diagnostisch bedeutsam bei vermuteter Thalassämie oder nicht-sphärozytärer hämolytischer Anämie, obwohl zur Diagnostik dieser Erythrozytopathien speziellere Tests zur Verfügung stehen.

Pathophysiologie /[1, 2]/

Entscheidend für die osmotische Resistenz ist das Verhältnis von Zelloberfläche zu Zellvolumen. Dies ist bei der hereditären Sphärozytose und bei anderen hämolytischen Anämien zugunsten des Volumens verschoben (mikroskopisch fehlt bei den Sphärozyten die normalen Erythrozyten entsprechende zentrale Abblassung). Damit ist die Schwellreserve der Zellen klein mit vorgezogener Hämolyse.

Derselbe Mechanismus liegt dem Ergebnis des Autohämolyse-Tests zugrunde, wobei die Zelle unter erhöhtem Energieaufwand nach Glucosezusatz eine Hämolyse hinausschieben kann. Dies ist bei enzymopenischen Erythrozyten aufgrund ihrer Stoffwechselsituation nicht möglich. Die Ursache für die verminderte Zelloberfläche des Sphärozyten ist nicht eindeutig geklärt.

Bei der Thalassämie weisen die Targetzellen eine höhere Schwellreserve als normal auf.

Literatur

1. *Beutler, E.:* Osmotic fragility. In: *Williams, W. J., E. Beutler, A. J. Erslev, M. A. Lichtman,* Hematology, S. 1626. McGraw Hill, New York (1986).
2. *Beutler, E.:* Autohemolysis. In: *Williams, W. J., E. Beutler, A. J. Erslev, M. A. Lichtman,* Hematology, S. 1628. McGraw Hill, New York (1986).
3. Normal reference values. New Engl. J. Med. *324:* 39 (1986).

Retikulozyten

Indikation

Anämie.
Prüfung der effektiven erythropoetischen Knochenmarksaktivität.

Bestimmungsmethode /[1]/

Prinzip: Durch Färbung mit Vitalfarbstoffen entsteht im unreifen Erythrozyten ein netzförmiges Präzipitat, die Substantia retikulo-filamentosa. Dazu wird Vollblut mit einem Vitalfarbstoff (Brillant-Kresyl-Blau oder Methylenblau) zu gleichen Teilen gut vermischt und auf mehreren Objektträgern ausgestrichen. Nach Lufttrocknung werden unter dem Mikroskop mit Ölimmersion und Okularblende alle Zellen, die ein bläuliches, fadenförmiges oder granuliertes Präzipitat enthalten, auf 1000 Erythrozyten ausgezählt. Auch eine automatisierte Retikulozytenzählung ist möglich, wird aber kaum angewendet.

Untersuchungsmaterial

EDTA-Blut 0.5 ml

Referenzbereiche /2, 3/

			Mittelwert	95%-Bereich
Erwachsene	relativ	♀	1.7%	0.8—4.1%
		♂	1.6%	0.8—2.5%
	absolut	♀, ♂	88	18—158 Tausend/µl
Kinder				**Standardabweichung**
Neugeborene			3.2%	± 1.4%
1 Woche			0.5%	± 0.4%
12 Wochen			0.7%	± 0.3%

Bewertung

Die Angabe absoluter Retikulozytenzahlen ist insbesondere bei Anämien aussagekräftiger als die Angaben relativer Zahlen. Die Umrechnung von Prozent auf Absolutwerte kann nach folgender Formel erfolgen:

$$\frac{\text{Retik. (\%) x Ery/}\mu\text{l}}{100} = \text{Retikulozytenzahl/}\mu\text{l.}$$

Erkrankungen mit erhöhter Retikulozytenzahl

Nach akuter Hypoxie und akutem Blutverlust sowie bei hämolytischen Anämien steigt die Retikulozytenzahl auf über 10^5/µl (100 x 10^9/l) an, bei akuten Hämolysen werden Werte bis zum Zehnfachen des oberen Referenzbereichswertes beobachtet.

Sogenannte Retikulozytenkrisen treten wenige Tage nach adäquater medikamentöser Therapie von Eisen-, Vitamin B_{12}- und Folsäure-Mangelanämien auf /4/. Der Retikulozytenanstieg nach einer Latenzzeit von etwa 3—4 Tagen ist proportional der Schwere der Anämie und erreicht seinen Gipfel nach 7—10 Tagen. Die maximalen täglichen Raten der Hämoglobinneubildung liegen unter Substitution um 0.3 g/dl Hämoglobin.

Bei Erythrozytenausgangszahlen über 3 x 10^6/µl ist der Retikulozytenanstieg inkonstant. Bleibt ein adäquater Retikulozyten-Anstieg aus, muß die Behandlung als unwirksam angesehen werden.

Erkrankungen mit erniedrigter Retikulozytenzahl

Bei Erythroblastophthise, aplastischer Anämie und Hypoplasie durch Zytostatika, andere Medikamente und Bestrahlung sowie infolge chronischer Erkrankungen, bzw. bei ineffektiver Erythropoese, speziell bei megaloblastärer Anämie, Thalassämie und sideroblastärer Anämie, sind die Retikulozyten vermindert oder fehlen gelegentlich ganz.

Hinweise und Störungen

Die Fehlerbreite der Retikulozytenzählung ist methodisch bedingt sehr groß und unterliegt von Ausstrich zu Ausstrich sowie von Untersucher zu Untersucher großen Schwankungen. Entsprechend variabel sind auch die in der Literatur angegebenen Referenzwerte. Die hier angegebenen Referenzbereiche sind relativ weit.

Pathophysiologie

Der Retikulozyt entsteht im Knochenmark nach der Kernausstoßung aus orthochromatischen Normoblasten und enthält noch Mitochondrien und Ribosomen. Dieses Stadium erstreckt sich über 3 Tage, von denen die Retikulozyten in der Regel 2 Tage im Knochenmark und 1 Tag im Blut verbringen /[4]/. In dieser Zeit durchläuft der Retikulozyt verschiedene Reifestadien /[5]/, die aber klinisch von geringer Aussage sind.

Bei starker Stimulation der Erythropoese, insbesondere bei hämolytischen Prozessen, tritt der Retikulozyt bereits früher ins periphere Blut über, so daß der Retikulozytenanstieg überproportional hoch ist und zur Überschätzung der Erythropoeseaktivität führen kann /[6]/.

Im panoptisch gefärbten Blutausstrich entspricht der Retikulozyt dem polychromatischen Erythrozyten. Die mit Hilfe von Vitalfarbstoffen sichtbar gemachte Substantia retikulo-filamentosa ist in vitalen Zellen nicht vorhanden, sondern entsteht als artefizielles Präzipitat aus den in den Ribosomen vorhandenen Ribonukleinsäuren.

Die Ausschüttung von Retikulozyten zeigt die effektive Erythropoese an. Sie ist das Ergebnis der totalen, abzüglich der ineffektiven Erythropoese.

Unter ineffektiver Erythropoese versteht man den Anteil an roten Blutzellen, die vor oder beim Verlassen des Knochenmarks bereits wieder zerstört werden. Eine solche ineffektive Erythropoese beträgt normalerweise 10 bis 20% und kann bei einigen Anämien (megaloblastäre und sideroblastäre Anämien, Thalassämien) erheblich gesteigert sein. Davon abzugrenzen ist die insuffiziente Erythropoese, bei der die Erythropoese durch Fehlen von Stammzellen oder Hemmung der Proliferation vermindert ist.

Ergänzend wird darauf hingewiesen, daß auch *Heinz-Körperchen* sich durch Vitalfärbung darstellen lassen. In geeigneter Testanordnung wird dabei die Substantia retikulo-filamentosa der Retikulozyten nicht angefärbt/[7]/. Heinz-Körperchen erscheinen in der Regel als kleine, bläuliche Einschlüsse an den Zellrändern der Erythrozyten. Es handelt sich um membranadhärente Präzipitate von denaturiertem oder instabilem Hämoglobin bei Enzymdefekten nach Gabe bestimmter Medikamente, bei einigen Hämoglobinopathien und bei anderen hämolytischen Anämien wie der hereditären Sphärozytose.

Literatur

1. *Atwater, J., A. J. Erslev:* Reticulocyte staining. In: *Williams, W. J., E. Beutler, A. J. Erslev, M. A. Lichtman,* Hematology, S. 1604. McGraw Hill, New York (1986).
2. *Wintrobe, M. M.:* Clinical Hematology, S. 1885. Lea und Febiger, Philadelphia (1981).
3. *Schwartz, E., F. M. Gill:* Hematology of the newborn. In: *Williams, W. J., E. Beutler, A. J. Erslev, M. A. Lichtman,* Hematology, S. 37. McGraw Hill, New York (1986).
4. *Brücher, H.:* Knochenmarkzytologie, S. 87 und 91. Thieme, Stuttgart (1986).
5. *Heilmeyer, L., H. Begemann:* Blut und Blutkrankheiten. Handbuch der Inneren Medizin, Bd. II, 4. Aufl. Springer, Heidelberg (1951).
6. *Hillman, R. S., C. A. Finch:* Br. J. Haematol. *17:* 313 (1969). The misused reticulocyte.
7. *Beutler, E.:* Heinz body staining. In: *Williams, W. J., E. Beutler, A. J. Erslev, M. A. Lichtman,* Hematology, S. 1603. McGraw Hill, New York (1986).

Leukozyten

Indikation

Infektionen, Entzündungen, Gewebsnekrosen, Intoxikationen, Anämien, Kollagenosen, Leukämien, myeloproliferative Erkrankungen, maligne Tumoren, lymphoproliferative Erkrankungen, maligne Tumoren, Knochenmarksdepression (Bestrahlung, Zytostatika).

Bestimmungsmethoden /[1]/

Kammerzählung

Dazu werden die Erythrozyten durch 3%ige Essigsäurelösung zuvor zerstört und die Leukozyten fixiert. Die Präzision der Kammerzählung ist relativ gering. Der Variationskoeffizient liegt bei niedrigen Leukozytenzahlen um 15% und verbessert sich bei normalen oder hohen Zahlen bis auf 6.5% /[2]/. Zur Überprüfung der Richtigkeit automatisierter Bestimmungen ist die Kammerzählung nach wie vor nicht ersetzbar /[3]/.

Elektronische Zählung

Verbreitet ist — wie bei der Erythrozytenzählung — die Anwendung des Widerstands- bzw. Leitfähigkeitsprinzips /[3]/. Die Erythrozyten werden dabei zuvor mit einem Detergens (z. B. Saponin) zerstört. Andere Verfahren basieren auf dem Prinzip der Auszählung fließender gefärbter Blutproben.

Der Variationskoeffizient liegt bei den automatisierten Zählmethoden um 3% /[2]/.

Untersuchungsmaterial

EDTA-Blut	1 ml
Kammerzählmethode, Kapillarblut	0.1 ml

Referenzbereiche

		Mittelwert	95%-Bereich (in Klammern äußerste Werte)
Erwachsene /[4]/			4.3—10.0
Kinder /[5]/	Geburt	18.1	(9.0—30.0)
	14 Tage	11.4	(5.0—20.0)
	12 Monate	11.4	(6.0—17.5)
	6 Jahre	8.5	(5.0—14.5)

Angaben in $10^3/\mu l$ bzw. $10^9/l$

Bewertung

Unter Leukozytosen und Leukopenien wird im allgemeinen oft einengend vornehmlich die Vermehrung der Granulozyten (Granulozytose, Neutrophilie) bzw. deren Verminderung (Granulozytopenie, Neutropenie) verstanden.

Erkrankungen mit überwiegender Granulozytose /[6, 7]/

Erkrankung	Beurteilung
Physikalische und emotionelle Stimuli, z. B. Kälte, Hitze, Anstrengungen, Gravidität,	Mäßiggradige und meist nur kurzdauernde Leukozytose.

Erkrankungen mit überwiegender Granulozytose (Fortsetzung)

Erkrankung	Beurteilung
Verbrennungen, zentral-nervöse Prozesse, Angst, Wut.	
Entzündliche Erkrankungen: Rheumatisches Fieber, rheumatoide Arthritis, Nephritis, Pankreatitis, Kolitis ulzerosa, Morbus Crohn, Myokardinfarkt.	Unterschiedlich ausgeprägter Leukozytenanstieg.
Infektionen: Generalisiert, z. B. durch Bakterien, Pilze, Spirochäten, bei Malaria. Lokalisiert, z. B. Abszeß, Furunkel, Phlegmone, Tonsillitis, Cholezystitis, Appendizitis, Peritonitis, Salpingitis, Pyelitis, Endokarditis.	Infektiös-toxische Leukozytose. Leukozytenanstieg auf 15.000 bis 25.000/µl mit Linksverschiebung und toxischer Granulation.
Metabolische Erkrankungen, z. B. Koma diabeticum, Koma uraemicum, Koma hepaticum, Eklampsie, Thyreotoxikose, Schockzustände.	Endogen-toxische Leukozytose. Leukozytenanstieg auf 20.000 bis 30.000/µl mit Linksverschiebung und toxischer Granulation.
Intoxikationen (Hormone, Drogen): Adrenalin, Ätiocholanolon, Histamin, Blei, Quecksilber, Benzol, CO, Corticosteroide, Chloramphenicol u. a.	Exogen- und endogen-toxische Leukozytose. Wechselnder Anstieg der Leukozyten wenige Stunden nach Beginn der Exposition.
Akuter Blutverlust	Posthämorrhagische Leukozytose. Unterschiedlich starker Leukozytenanstieg bis 30.000/µl. Häufig gleichzeitig Thrombozytose und Anämie.
»Leukämoide« Reaktion	Leukozytenanstieg auf 50.000 bis 100.000/µl mit ausgeprägter reaktiver Linksverschiebung. Tritt auf, z. B. bei Sepsis, Miliartuberkulose, schweren Verbrennungen, disseminierten Malignomen. Alkalische Leukozytenphosphatase erhöht.
Chronisch-myeloische Leukämie	Proliferative Leukozytose. Deutliche Vermehrung der Leukozyten auf 20.000 bis über 50.000/µl mit pathologischer Linksverschiebung (Auftreten von Blasten) sowie Vermehrung der Eosinophilen und Basophilen. Fakultative Thrombozytose, Index der alkalischen Neutrophilenphosphatase (ANP-Index) erniedrigt. Nachweis des Philadelphia-Chromosoms bei etwa 90% der Patienten.
Myelofibrose	Proliferative Leukozytose. Mäßiggradige Vermehrung der Leukozyten bis 50.000/µl mit pathologischer Linksverschiebung (Auftreten von Blasten) bei extramedullärer Blutbildung. Unterschiedlich ausgeprägte Lebenszeitverkürzung der Erythrozyten und Thrombozyten. ANP-Index niedrig-normal bis erhöht.

Erkrankungen mit überwiegender Granulozytose (Fortsetzung)

Erkrankung	Beurteilung
Polyzythämia vera	Proliferative Leukozytose. Leichter Leukozytenanstieg mit geringer Linksverschiebung. ANP-Index fakultativ erhöht, zusätzlich Polyglobulie und Thrombozytose.
Zustand nach Splenektomie	Anstieg der Granulozyten, gelegentlich über Monate und Jahre, nach Wegfall der Milz als Ort der Sequestration und des Zellabbaus.

Erkrankungen, mit überwiegender Granulozytopenie /[7, 6]/

Erkrankung/Ursache	Beurteilung/Hinweise
Infektionen Bakteriell (Typhus abdominalis, Brucellose, foudroyant verlaufende Sepsis) Viral (Influenza, Masern, Röteln) Rickettsien Protozoen (Malaria, Kala Azar)	Wechselnd stark ausgeprägter Leukozytenabfall, je nach Schwere der Grundkrankheit. Ursache ist eine gesteigerte Leukozytenakkumulation mit Verbrauch am Ort der Entzündung und/oder eine Knochenmarksschädigung.
Knochenmarksschädigung (Röntgenbestrahlung, Zytostatika-Behandlung, Thyreostatika-Behandlung, Benzolintoxikation)	Physikalisch und chemisch-toxische Leukopenie. Unterschiedlich stark ausgeprägte Leukozytenerniedrigung infolge einer dosisabhängigen toxischen Knochenmarksschädigung.
Substanzen mit gelegentlicher Leukozytensuppression, insbesondere mit Agranulozytose (z. B. Amidopyrin, Phenothiazine, Sulfonamide, Antikonvulsiva, Chloramphenicol, Thyreostatika, Tuberkulostatika, Antimalariamittel) /[8]/	Innerhalb weniger Stunden nach Exposition eintretender Leukozytenabfall mit vollständigem Fehlen von Granulozyten im peripheren Blut infolge einer Medikamenten-allergischen Leukozytenschädigung oder Medikamenten-Idiosynkrasie. Im Knochenmark häufig sogenanntes Promyelozytenmark.
Erhöhter Umsatz, Abbau bzw. Sequestration	Chronische Leukopenie infolge eines beschleunigten Leukozytenumsatzes oder einer Leukozytolyse in der vergrößerten Milz (Hypersplenie-Syndrom), fakultativ Anämie und/oder Thrombozytopenie. Klinik: Leberzirrhose mit Splenomegalie, Morbus Gaucher, Felty-Syndrom, Lupus erythematodes. Bei letzterem werden zusätzlich immunologische Phänomene vermutet.
Hämatologische Erkrankungen	Megaloblastäre Anämie, myelophthisische Anämie (Leukämie, Plasmozytom, Knochenmarkskarzinose)
Konstitutionelle Leukopenien	Seltene, z. T. hereditäre chronische bzw. zyklische Leukopenien.

Hinweise und Störungen

Blutentnahme: Zuverlässige Werte werden im EDTA-Blut gewonnen; die Kapillarblutentnahme soll nur in Ausnahmefällen durchgeführt werden. Bei der Kapillarblutentnahme sind die ersten zwei Blutstropfen nach dem Einstich zu verwerfen.

Stabilität: Im EDTA-Blut bis zu 24 Std. bei Raumtemperatur, bis zu 48 Std. bei 4 °C /[2]/.

Pathophysiologie /[4, 9]/

Die wesentliche Funktion der Granulozyten besteht in der Phagozytose und Zerstörung von Bakterien (sh. auch S. 798). Über Chemotaxis werden die Granulozyten an die Stelle der Infektion, der Verletzung oder Entzündung herangeführt. Es folgen Opsonisation und Ingestion. Während dieser letzten Phase kommt es zur Degranulation, wobei die zytoplasmatischen Granula Enzyme wie saure und alkalische Phosphatase, Ribonuklease, Desoxyribonuklease und Lysozym zur Zersetzung des aufgenommenen Partikels freigeben.

Besonders wichtig ist dabei die Freisetzung von Peroxydasen, die mit Hilfe von Wasserstoffperoxid, das ebenfalls in den Phagozyten gebildet wird, Mikroorganismen abtöten können. Eine defekte Wasserstoffperoxidbildung, z. B. bei myeloproliferativen Erkrankungen, führt zu einer geschwächten Abwehr gegenüber Staphylokokken und anderen Bakterien.

Für die Zeit des Ausreifens der myeloischen Vorstufen bis hin zum reifen segmentkernigen Granulozyten werden etwa 10 Tage gerechnet. Der Granulozyt überlebt dann noch etwa 4 bis 5 Tage im Gewebe. Da er sich nur einige Stunden im Blut aufhält, gilt, daß auf einen segmentkernigen Granulozyten im Blut etwa 25 myeloische Zellen im Gewebe, vor allem im Knochenmark, kommen.

Die Mobilisation dieses bereits vorhandenen Zellpotentials, z. B. bei Infektionen, körperlicher Aktivität oder Kortison-Applikation, erklärt den sprunghaften Anstieg der Leukozytenzahlen im Blut, meist verbunden mit einer entsprechenden reaktiven Linksverschiebung. Unter Cortison wird möglicherweise auch die Phagozytose der Leukozyten gebremst. Ein solcher Regulationsmechanismus versagt dann, wenn die normale Zellproliferation im Knochenmark eingeschränkt oder völlig zum Erliegen gekommen ist, z. B. bei Panmyelophthise oder Überwucherung der normalen Zellbildung durch Fremdgewebe, so daß u. a. auch ein Abfall der normalen Leukozyten in der Peripherie resultiert.

Die bei foudroyanter Sepsis zu beobachtende Leukopenie hängt möglicherweise mit einer verminderten Granulozytenreserve im Knochenmark aufgrund einer Vorschädigung, z. B. bei chronischem Alkoholismus, und einem gesteigerten Zellabstrom an den Ort der Entzündung zusammen.

Bei Arrest der Granulozytenbildung, z. B. unter zytostatischer Chemotherapie oder bei Bestrahlung, ist die Leukopenie erst nach 7 bis 10 Tagen voll ausgeprägt, da erst dann alle myeloischen Vorstufen bis zum segmentkernigen Granulozyten durchgereift sind.

Bei der medikamentenallergischen Agranulozytose kommt es aufgrund einer Medikamenten-induzierten Antigen-Antikörperbildung unter Mitwirkung von Komplement, oder durch direkte toxische Effekte zur Leukopenie. Bei der splenopathischen Leukopenie findet sich ein gesteigerter Leukozytenabbau in der vergrößerten Milz.

Durch Kernreifungsstörungen entsteht bei der perniziösen Anämie eine Granulozytopenie mit einer Rechtsverschiebung in der Verteilungskurve.

Während die reaktiven Veränderungen der Leukozyten bzw. Granulozyten episodisch verlaufen und rückbildungsfähig sind, beruhen die neoplastischen Leukozytosen auf einer progredienten Wucherung im Knochenmark und z. T. auch in der Milz und Leber. Der monoklonale Charakter dieser Erkrankung manifestiert sich z. B. in Chromosomen-Defekten, wie dem Philadelphia-Chromosom bei der chronischen myeloischen Leukämie.

Ca. 40% der akuten Leukämien sind bei der Erstdiagnose subleukämisch, d. h. die Zahl der peripheren Leukozyten ist normal oder erniedrigt. Beim Fehlen von unreifen leukämischen Vorstufen im peripheren Blut, die von der noch intakten Knochenmark-Blut-Barriere im Knochenmark zurückgehalten werden, liegt eine aleukämische Verlaufsform vor.

Literatur

1. *Nelson, D. A.:* Basic Methodology. In: *Henry, J. B.,* Clinical diagnosis and management by laboratory methods, S. 858. Saunders, Philadelphia (1979).
2. *Williams, W. J.:* Examination of the blood. In: *Williams, W. J., E. Beutler, A. J. Erslev, M. A. Lichtman,* Hematology, S. 9. McGraw Hill, New York (1986).
3. *Thom, R.:* Lab. Med. *9:* 98 (1985). Einfluß von Reagenzien und Materialien auf hämatologische Meßergebnisse und Probleme der Standardisierung mit Kalibriermaterial.
4. *Wintrobe, M. M.:* Clinical Hematology, S. 192 und 1888, Lea, Febiger, Philadelphia (1981).
5. *Dittmer, D. S.:* Blood and other body fluids. Fed. Am. Soc. Exp. Biol., Washington 1961, S. 125. Zit. nach: Wissenschaftliche Tabellen Geigy, Teilband Hämatologie und Humangenetik: Blutzellen. Ciba Geigy, Basel (1979).
6. *Finch, S. C:* Neutropenia. In: *Williams, W. J., E. Beutler, A. J. Erslev, M. A. Lichtman,* Hematology, S. 794. McGraw Hill, New York (1986).
7. *Brücher, H.:* Knochenmarkzytologie. Thieme, Stuttgart (1986).
8. *Bock, E.:* Med. Klin. *68:* 775 (1973). Agranulozytose.
9. *Begemann, H., J. Rastetter:* Klinische Hämatologie. Thieme, Stuttgart (1986).

Differentialblutbild

Indikation

Leukozytose, Leukopenie, Infektionen, Intoxikationen, Malignome, Systemerkrankungen.

Bestimmungsmethoden

Konventionelle Methode

Anfertigung luftgetrockneter Ausstriche. Panoptische Färbung nach *Pappenheim* mit *May-Grünwald-* und *Giemsa*-Lösung oder Schnellfärbung nach *Wright* mit Eosin-Methylenblau-Lösung.

Es folgt die mikroskopische Differenzierung (meist Ölimmersion) von in der Regel 100 Leukozyten, so daß nach Auszählung die verschiedenen Zelltypen, im normalen Differentialblutbild stabkernige und segmentkernige Neutrophile, Eosinophile, Basophile, Lymphozyten und Monozyten, in Prozent angegeben werden können. In der Regel werden weniger gute Ergebnisse mit der Schnellfärbung nach *Wright* erreicht.

Maschinelle Differenzierung

Die automatisierten Differenzierungsverfahren wenden entweder Durchflußsysteme an, bei denen Zellgröße und biochemische Meßgrößen ausgewertet werden, oder es erfolgt die Auswertung fixierter und gefärbter Blutausstriche /1/. Bei ersterem Prinzip läßt sich eine hohe Genauigkeit durch große ausgewertete Zellzahlen erreichen, während das letztere Verfahren eine nachträgliche visuelle Überprüfung und Einordnung morphologisch unklarer Zellen zuläßt.

Aus Prozentzahlen und Gesamtleukozytenzahl wird der Absolutwert des jeweiligen Zelltyps berechnet.

Untersuchungsmaterial

Luftgetrockneter Blutausstrich aus Kapillarblut oder EDTA-Blut.

Referenzbereiche /[2]/

	Neugeborene		1 Jahr		21 Jahre	
	%		%		%	
Neutrophile	61	(6.0 —26)	31	(1.5 — 8.5)	59	(1.8—7.7)
Stabkernige	9	(1.6)	3.1	(0.35)	3.0	(0 —0.7)
Segmentkernige	52	(9.4)	28	(3.2)	56	(1.8—7.0)
Eosinophile	2.2	(0.02— 0.85)	2.6	(0.05— 0.70)	2.7	(0 —0.45)
Basophile	0.6	(0 — 0.64)	0.4	(0 — 0.20)	0.5	(0 —0.20)
Monozyten	5.8	(0.4 — 3.1)	4.8	(0.05— 1.1)	4.0	(0 —0.80)
Lymphozyten	31	(2.0 —11.0)	61	(4.0 —10.5)	34	(1.0—4.8)

In Klammern gesetzt sind die absoluten Zellzahlen. Dimension in $10^3/\mu l$ bzw. $10^9/l$.

Bewertung /[3, 4, 5]/

Die Auswertung des Differentialblutbildes schließt meist eine Beurteilung des roten Blutbildes und der Thrombozyten ein.

Morphologische Veränderungen der Erythrozyten

Sie werden unter dem Gesichtspunkt durchgemustert, ob eine Poikilozytose (unterschiedliche Zellgestalt), Anisozytose (unterschiedliche Zellgröße), Polychromasie (bläuliches Plasma der Erythrozyten) oder eine Anisochromie (unterschiedliche Anfärbung) vorliegt.

Aussagekräftig können folgende Veränderungen sein

— Elliptozyten: Sichelzellanämie.
— Basophile Tüpfelung: Z. B. Schwermetallvergiftung (Blei), Hämoglobinopathie.
— Makro- bzw. Megalozyten: Lebererkrankung, perniziöse Anämie.
— Mikrozyten: Eisenmangelanämie, Thalassämie, sideroblastische Anämie.
— Anulozyten: Eisenmangelanämie.
— Cabot-Ringe: Überstürzte Neubildung.
— Kugelzellen: Hereditäre Sphärozytose.
— Schießscheibenzellen: Thalassämie, Leberzirrhose.
— Sichelzellen: Sichelzellanämie.
— Howell-Jolly-Körperchen: Fehlende Milz.
— Trophozoiten und Schizonten: Malaria.
— Fragmentozyten (Eierschalen): Hämolytisch-urämisches Syndrom, Zustände mit intravasaler Gerinnung.
— Geldrollenbildung: Monoklonale Gammopathie.

Thrombozyten

Ihr Vorhandensein im Ausstrich (etwa 8 bis 20/Gesichtsfeld) schließt eine nennenswerte Thrombozytopenie aus; ihr Fehlen hat aber nur eine geringe Aussagekraft. Große Thrombozyten bei Anisozytose finden sich bei der perniziösen Anämie.

Morphologische Veränderungen der Granulozyten

— *Pelger-Huet'sche* Kernanomalie: Harmloses genetisch bedingtes Versagen der normalen Segmentierung des Granulozytenkerns.

— Pseudo-Pelger-Zellen: Sind abzugrenzen von der *Pelger-Huet'schen* Kernanomalie und treten auf z. B. bei schweren Infekten und Leukämien.
— *Döhle*-Körperchen: Einschlüsse im Plasma von Granulozyten, z. B. bei schweren Infektionen und Verbrennungen.
— Toxische Granulation: Verstärkung der neutrophilen Granulation, z. B. Infekt, Intoxikation, Tumor.
— *Auer*-Stäbchen: Plasmaeinschlüsse leukämischer Blasten mit myeloischer Zugehörigkeit.
— *Alder'sche* Granulationsanomalie: Grobe, bläuliche Plasmagranulierung, besonders der Eosinophilen, z. B. bei Dysostosis multiplex bzw. Gargoylismus.

Morphologische Veränderungen der Lymphozyten

— *Gumprecht'sche* Kernschatten: Chronisch lymphatische Leukämie.
— Reizformen und lympho-monozytäre Übergangsstufen: sh. unten.

Bei der Beurteilung des weißen Blutbildes muß unter Berücksichtigung der Gesamtleukozytenzahl und des Differentialausstriches zwischen absoluter und relativer Granulozytose und Granulozytopenie bzw. Lymphozytose und Lymphozytopenie unterschieden werden. Ausschlaggebend ist dabei die absolute Anzahl des jeweiligen Zelltyps entsprechend der obigen Referenzwertangaben.

Die pathologische Linksverschiebung, z. B. chronisch myeloische Leukämie, Osteomyelofibrose, wird durch das Auftreten von Myeloblasten von der reaktiven Linksverschiebung, z. B. Infekte, Intoxikationen, körperliche Belastung, abgegrenzt.

Die biologische Leukozytenverteilungskurve nach *Schilling* während und nach einem bakteriellen Infekt verläuft über eine neutrophile Kampfphase (reaktive Linksverschiebung mit über 5% Stabkernigen, Rückgang der relativen Lymphozytenzahl und Verschwinden der Eosinophilen), monozytäre Überwindungsphase (Monozyten vermehrt, Linksverschiebung rückläufig) bis hin zur lymphozytären Heilphase (Anstieg der Lymphozyten und Wiederkehr der Eosinophilen).

Krankheiten mit Vermehrung der eosinophilen Granulozyten

— Allergische Erkrankungen, z. B. Asthma bronchiale, Urtikaria, angioneurotisches Ödem, Pollinosis, allergische Vaskulitis.

— Hauterkrankungen, z. B. Pemphigus vulgaris, Dermatitis herpetiformis, Erythema exsudativum multiforme.

— Parasitenbefall, z. B. Trichinose, Zystizerkose, Echinokokkose, Scabies.

— Infektionskrankheiten, z. B. Scharlach.

— Hypereosinophiles Syndrom, z. B. *Löffler*-Syndrom, *Löfgren*-Syndrom, disseminierte eosinophile Kollagenerkrankung.

— Maligne Erkrankungen, z. B. chronisch myeloische Leukämie, Eosinophilen-Leukämie, Morbus Hodgkin und andere maligne Lymphome, metastasierende Karzinome.

— Familiäre Anomalie.

Krankheiten mit Verminderung der eosinophilen Granulozyten

— Akuter Infekt, Streß, vermehrte Hormonbildung der Nebennierenrinde, Behandlung mit Corticosteroiden.

Krankheiten mit Vermehrung der basophilen Granulozyten

— Chronisch myeloische Leukämie, Polyzythämia vera.

Krankheiten mit Vermehrung der Monozyten

— Tuberkulose, subakute bakterielle Endokarditis, Brucellose, Syphilis, Rekonvaleszenz nach akuten Infektionen und nach Agranulozytose, Malaria, Trypanosomiasis, Kala-Azar.

— Monozyten-Leukämie, Morbus Hodgkin, andere maligne Lymphome, chronisch myeloische Leukämie, Karzinome.

— Lipidspeicherkrankheiten.

— Lupus erythematodes disseminatus, Sarkoidose, Kolitis ulzerosa, Morbus Crohn.

Krankheiten mit Lymphozytose (oft in Form von Reizformen oder lympho-monozytären Übergangsformen)

— Infektionskrankheiten, z. B. Keuchhusten, akute infektiöse Lymphozytose, infektiöse Mononukleose, Zytomegalie, infektiöse Hepatitis.

— Chronische Infektionen, z. B. Brucellose, Tuberkulose.

— Chronisch lymphatische Leukämie, maligne Lymphome im Stadium der Generalisation, Schwerkettenkrankheit, Morbus Waldenström.

Krankheiten mit Lymphopenie

— Morbus Hodgkin und einzelne Non-Hodgkin-Lymphome, Polyzythämia vera, maligne Tumoren, Miliartuberkulose, Lupus erythematodes disseminatus, Urämie, Korticosteroidbehandlung, Morbus Cushing.

Typische Veränderungen des Blutbildes bei Leukämien

Bei der chronisch myeloischen Leukämie sind im peripheren Blutausstrich alle myeloischen Reifungsstufen (»buntes Bild«) bis hin zum Myeloblasten (»pathologische Linksverschiebung«) zu finden. Beim Blastenschub oder beim Beginn einer akuten Leukämie läßt sich ein Hiatus leucaemicus nachweisen (Blasten und reife Granulozyten mit fehlenden Zwischenstufen).

Bei der chronisch lymphatischen Leukämie erlaubt der Nachweis einer hochgradigen absoluten und relativen Lymphozytose im peripheren Blut in Verbindung mit den typischen klinischen Untersuchungsbefunden im höheren Erkrankungsalter in der Regel bereits die Diagnosestellung.

Bei erster Feststellung der noch unbehandelten akuten Leukämie finden sich meist eine Anämie, Thrombopenie und Granulozytopenie. Dennoch kann die Ausschwemmung der leukämischen Vorstufen mit Leukozytose und typischen Veränderungen des Differentialblutbildes fehlen (subleukämischer bzw. aleukämischer Verlauf bis etwa 40%). Die wesentliche diagnostische Maßnahme ist deshalb die Auswertung des Knochenmarksausstriches.

Hinweise und Störungen

Die Blutausstriche aus venösem Vollblut sollen spätestens 1 Std. nach der Blutentnahme angefertigt werden, da es bei längerem Stehen des Blutes zu qualitativen Veränderungen der Granulozyten und Monozyten kommt. Wenn die Ausstriche in dem genannten Zeitraum aus technischen Gründen nicht gemacht werden können, ist von vornherein die Anfertigung von Kapillarblutausstrichen aus der Fingerbeere ratsam.

Die technische Güte des Ausstriches ist wesentlich für die Aussagekraft des Differentialblutbildes /[6, 7]/. Farbverschiebungen im Färbeprozeß durch Überwiegen alkalischer (»Blaustich«) oder saurer (»Rotstich«) Bestandteile lassen sich vermeiden durch Verwendung von gepuffertem Aqua dest. im Bereich pH 6.8—7.0.

Zur konventionellen Differenzierung eignen sich am besten solche Stellen des Ausstriches, an denen die Erythrozyten locker und regelmäßig aneinander liegen und sich nicht überschneiden.

Die automatisierte Durchflußzytometrie erlaubt die Erfassung quantitativer Blutbildveränderungen mit hoher Präzision. Die Beurteilung qualitativer Veränderungen sowie die Differenzierung leukämischer Blasten bleibt aber bislang eine Domäne zytomorphologischer, zytochemischer und immunologischer Labormethoden unter Verwendung des Mikroskops (sh. zytochemische und immunologische Zelldifferenzierung).

Pathophysiologie

Ausführungen zu den Granulozyten finden sich im Beitrag »Leukozyten«. Bildungsstätte der Monozyten ist das Knochenmark, von wo sie in die verschiedenen Körperregionen auswandern, um dort als Monozyten, Makrophagen und Histiozyten zu wirken /[8]/. Zu ihren zahlreichen Funktionen gehört die Abwehr von Bakterien, das Abräumen von defektem Zellmaterial sowie das Zusammenwirken mit lymphatischen Zellen bei Immunreaktionen (sh. S. 726), möglicherweise auch gegen Malignome.

Die außergewöhnliche Variabilität des Monozyten-/Makrophagensystems äußert sich nicht nur in der Vielfalt morphologischer Erscheinungsformen und funktioneller Eigenschaften, sondern auch in reaktiven und neoplastischen Veränderungen.

Die lymphatischen Zellen vermitteln die humorale und zelluläre Immunabwehr (sh. S. 731). Im Blut sind dafür die B- (ca. 10%) bzw. T-Lymphozyten (60—70%) zuständig /[9]/. Der Rest sind Null-Lymphozyten. Die T- und Null-Lymphozyten wirken als Helfer-, Suppressor- und Killer-Zellen. Entsprechend der großen Anzahl unterschiedlicher Funktionen variiert die Lebenszeit der Lymphozyten von wenigen Tagen bis zu mehreren Jahren. Die Verweildauer im Blut beträgt im Mittel nur etwa 30 min.

Über die immunologische Identifizierung einer Reihe von Zellmarkern mit monoklonalen Antikörpern können unter Berücksichtigung morphologischer und zytochemischer Kriterien mehrere Reifungsstufen der T- und B-lymphatischen Reihe charakterisiert werden, die Ausgangspunkt maligner Lymphome und nicht-myeloischer Leukämien sind (sh. »Immunologische Zelldifferenzierung«).

Das Auftreten eosinophiler Granulozyten ist besonders an allergische Vorgänge gebunden, so an IgE-vermittelte Überempfindlichkeitsreaktionen, Autoaggressionskrankheiten sowie lymphoproliferative Prozesse /[10]/. Eine vermehrte autonome Produktion ist typisch für das myeloproliferative Syndrom. Eine ausgeprägte persistierende Eosinophilie, gleich welcher Genese, kann zum hypereosinophilen Syndrom führen.

Basophile Granulozyten enthalten Histamin und Heparin und sind ebenfalls an immunologisch ausgelösten Reaktionsabläufen wie der IgE-vermittelten Anaphylaxie beteiligt /[11]/.

Literatur

1. *Bently, S. A., S. M. Lewes:* Brit. J. Haemat. *35:* 481 (1977). Automated differential leucocyte counting: The present state of the art.
2. *Altman, P. L., D. S. Dittmer:* Blood and other body fluids, Washington 1961. Zitiert nach: *Williams, W. J.,* Examination of the blood. Und nach: *Schwartz, E., F. M. Gill:* Hematology of the newborn. In: *Williams, W. J., E. Beutler, A. J. Erslev, M. A. Lichtman,* Hematology S. 9 und 37. McGraw Hill, New York (1986).
3. *Begemann, H., J. Rastetter:* Atlas der klinischen Hämatologie. Springer, Heidelberg (1978).
4. *Wintrobe, M. M.:* Clinical Hematology. Lea und Febiger, Philadelphia (1981).
5. *Begemann, H., J. Rastetter:* Klinische Hämatologie. Thieme, Stuttgart (1986).
6. *Gerbig, K.:* MTA *3:* 115 (1975). Praktische Hinweise zur Erstellung des Blutbildes unter besonderer Berücksichtigung häufiger Fehlerquellen.
7. *Gerbig, K.:* MTA-Journal *1:* 322 (1979). Bewertung neuer Färbetechniken mit allgemeinen praktischen Hinweisen zur Erstellung des Blutbildes.
8. *Territo, M. C., M. J. Cline:* Clin. Haematol. *4:* 485 (1975). Mononuclear phagocyte proliferation, maturation and function.
9. *Brücher, H.:* Knochenmarkzytologie. Thieme, Stuttgart (1986).
10. *Clark, R. A. F., A. P. Kaplan:* Clin. Haematol. *4:* 635 (1975). Eosinophile leucocytes: Structure and function.
11. *Dvorak, H. F., A. M. Dvorak:* Clin. Haematol. *4:* 651 (1975). Basophil leucocytes: Structure, function and role in disease.

Zytochemische und immunologische Zelldifferenzierung

Einleitung

Morphologische Untersuchungen sind die Grundlage für eine Charakterisierung normaler und pathologischer hämatopoetischer Zellen. In den letzten Jahren wurden neue Methoden entwickelt, die eine weitere Differenzierung von Zellen ermöglichen. Neben der Zytochemie haben vor allem immunzytochemische Untersuchungen praktische Bedeutung für die Differenzierung der Leukämien und malignen Lymphome erlangt. Die Entwicklung monoklonaler Antikörper gegen zelluläre Antigene liefert neue Einblicke in die Differenzierung von Zellen.

In Tab. 1 ist eine Auswahl von Untersuchungsmethoden an Leukämiezellen zusammengestellt. Eine »multiple Markeranalyse« maligner hämatologischer Krankheiten ist anzustreben. Dies gilt in besonderem Maße für Therapiestudien, um eine Verbesserung in der Diagnostik, Prognostik und Therapie zu erreichen.

In Tab. 2 ist der schematische Ablauf der Leukämiediagnostik dargestellt.

Tab. 1 Methoden zur Phänotypisierung von Leukämien

Routinemethoden	Experimentelle Methoden
Morphologie (Zytologie, Histologie)	Elektronenmikroskopie
Zytochemie	DNA Rekombinantentechniken
Immunologische Marker	Virologische Untersuchungen
Biochemische Marker	Onkogen-Analysen
Zytogenetik	
DNA-Durchflußzytometrie	

Tab. 2 Ablauf der Leukämiediagnostik (Abkürzungen sh. Tab. 3)

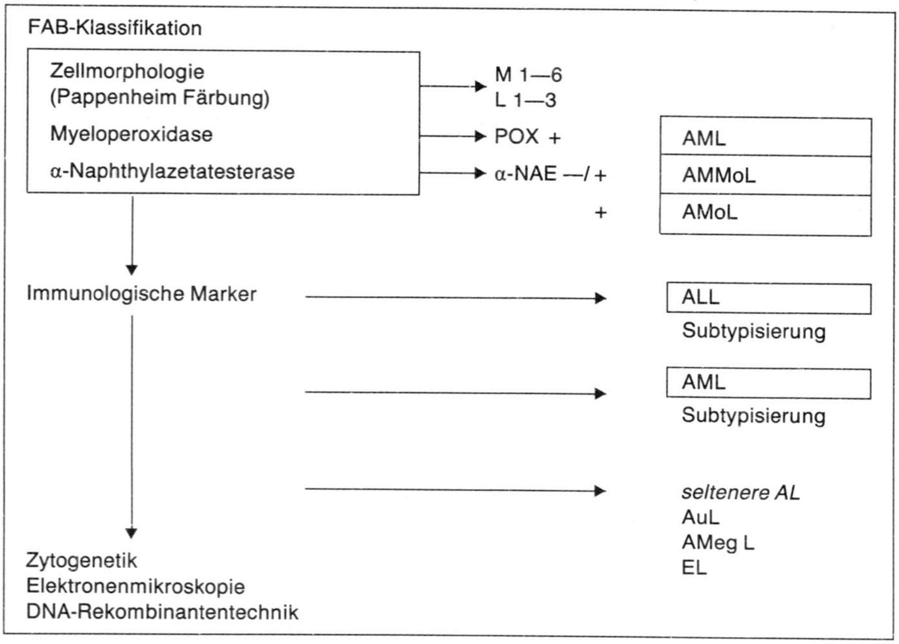

Zytochemische Zelldifferenzierung

Indikation

Leukämien.
Leukämischer Verlauf bei Non-Hodgkin-Lymphomen.
Myeloproliferative Erkrankungen.

Bestimmungsmethoden

Prinzip: Das nachzuweisende intrazelluläre Enzym reagiert mit einem spezifischen Substrat, der Reaktionsablauf wird durch Präzipitation eines zugefügten Farbstoffes sichtbar gemacht /[1—3]/.

Untersuchungsmaterial

10 luftgetrocknete Knochenmarksausstriche. Bei hoher Blastenzahl im peripheren Blut können auch periphere Blutausstriche verwendet werden. Für die meisten Untersuchungen sind frische Präparate notwendig.

Bewertung

Die Unterscheidung akuter Leukämien nach morphologisch-zytochemischen Eigenschaften der Blasten ist Grundlage der allgemein anerkannten FAB-Klassifikation (French-American-British Cooperative Group) /[4]/.

Die akuten Leukämien werden in zwei Hauptgruppen eingeteilt

— Akute myeloische Leukämien (oder akute nicht lymphatische Leukämien, ANLL, genannt). Sie werden je nach Differenzierungs- und Reifegrad der Tumorzellen in 6 Gruppen unterteilt: Myeloblasten (M1, M2)-, Promyelozyten (M3)-, Myelomonoblasten (M4)-, Monoblasten (M5)- und Erythro (M6)-Leukämien.

— Akute lymphatische Leukämien. Nach morphologischen Kriterien werden 3 Gruppen unterschieden: L_1, L_2 und L_3. Eine zytochemische Unterteilung ist bei der ALL nicht sicher möglich /[5, 6]/.

Die diagnostische Sensitivität morphologischer Beurteilung akuter Leukämien ist selbst bei erfahrenen Untersuchern maximal 80%, deshalb sind zytochemische Analysen erforderlich /[2, 3, 7-12]/. Die Myeloperoxidase-Reaktion — positiv bei M1, M2, M3, M4 — und unspezifische Esterase-Reaktion — positiv bei M4, M5 — haben eine Schlüsselfunktion erlangt und sind von größter praktischer Bedeutung in der Abgrenzung akuter lymphatischer Leukämien.

Die zytochemischen Reaktionen normaler Blutzellen und Blasten akuter Leukämien sind in Tab. 3, weitere Enzyme von diagnostischer Bedeutung in Tab. 4 dargestellt.

Tab. 3 Zytochemische Reaktionen normaler Blutzellen und Blasten akuter Leukämien

	Peroxydase Sudanschwarz B	**α-Naphthylazetat-Esterase**	**α-Naphthylbutyrat-Esterase**	**Naphthol-ASD Chlorazetat-Esterase**	**PAS**	**Saure Phosphatase**
Promyelozyten	+/++	—/±	—	+/++	±/+	+/++
Neutrophile	++	—/±	—	+/++	+++	+
Monozyten	—/±	+++	+++	—/±	±	++
Lymphozyten	—	—/±	—/±	—	—/+	—/++
Erythroblasten	—	—/±	—	—	—	±/—
Megakaryozyten	—	+++	±	—	++	++
ALL	—	—/+	—	—	+/—	—/+
AML	+/++	—	—	+/++	—/±	+
AMMOL	—/++	+/++	±/+++	—/++	—/++	+/++
AUL	—	—	—	—	—	—
EL	—	++	?	—	++	++
AMegL	—[1]	++	?	—	+/—	+

ALL: Akute lymphatische Leukämie
AML: Akute myeloische Leukämie
AMMOL: Akute myelo-monozytäre Leukämie
AUL: Akute undifferenzierte Leukämie
EL: Erythroleukämie
AMegL: Akute megakaryoblastische Leukämie

— negativ
± schwach positiv
+, ++, +++ zunehmend stark positiv

[1] Elektronenmikroskopisch Peroxidase positiv

Tab. 4 Weitere Enzyme, die eine diagnostische Bedeutung haben

Enzym	**Krankheit**
Tartrat resistente saure Phosphatase (TRSP)	Haarzell-Leukämie
Terminale desoxynukleotidyl Transferase (TdT)	Lymphatische Leukämien Lymphatischer Blastenschub der chron. myel. Leukämie
Alkalische Neutrophilenphosphatase (ANP)	Myeloproliferative Erkrankungen

Hinweise und Störungen

Wie für die Morphologie werden für immunzytochemische Untersuchungen optimale Ausstriche benötigt. Am besten eignen sich Ausstriche von Knochenmarksblut oder Bröckel. Bei hoher Blastenzahl können auch periphere Blutausstriche verwendet werden.

Die Untersuchungen sollten am frischen Material durchgeführt werden, da die Aktivität der Enzyme sich mit der Zeit vermindert.

Alkalische Neutrophilenphosphatase

Indikation

Chronische myeloische Leukämie, Myelofibrose, Polyzythämia vera, paroxysmale nächtliche Hämoglobinurie, frühkindliche A-Phosphatasie.

Bestimmungsmethode

Fixierte, luftgetrocknete Blutausstriche werden mit einem Substrat (einem Phosphatester, Natrium-alpha-Naphthylphosphat) in Gegenwart eines Färbesalzes (Variaminblausalz B) bei einem pH von 9.4 inkubiert. Durch die Enzymaktivität wird die chromogene Vorstufe Naphthol freigesetzt. Diese bildet mit dem Diazotat einen Farbstoffniederschlag an der Stelle der Enzymaktivität im Zytoplasma /[13—16]/.

Mikroskopische Auswertung: Es werden 100 neutrophile Stab- und Segmentkernige ausgezählt und je nach Reaktionsstärke nach einer Skala 0 bis 4 (0 = negativ, 4 = dichte, den Kern überdeckende Granulation) in einzelne Klassen eingeordnet. Die Summe der in die einzelnen Klassen eingeordneten Zellen multipliziert mit ihrem Klassefaktor ergibt den Index.

Untersuchungsmaterial

3 luftgetrocknete Blutausstriche, nicht älter als 3 Tage.

Referenzbereich

ANP-Index 10—100

Bewertung

Die Bestimmung des ANP-Index ist nützlich für eine Abgrenzung der chronischen myeloischen Leukämie gegenüber der Myelofibrose und gegenüber leukämoiden Reaktionen, z. B. bei schweren Infekten /[17—20]/. Bei der Polyzythämia vera ist die ANP in ca. 70% der Fälle erhöht und ist diagnosestützend zur Abgrenzung gegenüber einer Polyglobulie /[21, 22]/. Zu beachten ist, daß ein erhöhter ANP-Index durch unspezifische Stimulation bei einer Reihe von Erkrankungen, z. B. Infektionen, gefunden wird.

Krankheiten, bei denen ein erniedrigter ANP-Index gefunden wird

Krankheiten	ANP-Index
Chronische myeloische Leukämie	deutlich erniedrigt
Paroxysmale nächtliche Hämoglobinurie	meist erniedrigt
Sideroblastäre Anämie	normal bis erniedrigt

Krankheiten, bei denen ein erniedrigter ANP-Index gefunden wird (Fortsetzung)

Krankheiten	ANP-Index
Frühkindliche A-Phosphatasie	deutlich erniedrigt
Rheumatische und virusbedingte Erkrankungen	gelegentlich erniedrigt
Nach Behandlung mit Androgenen	gelegentlich erniedrigt
Akute myeloische Leukämie	gelegentlich erniedrigt

Krankheiten, bei denen ein erhöhter ANP-Index gefunden wird

Krankheiten	ANP-Index
Myelofibrose	normal bis deutlich erhöht
Essentielle Thrombozythämie	erhöht
Polyzythämia vera	erhöht (70%)
Polyglobulie	normal bis leicht erhöht
Gravidität	deutlich erhöht
Morbus Hodgkin (aktive Krankheitsphase)	deutlich erhöht
Terminaler Blastenschub bei chronisch myeloischer Leukämie	erhöht
Perniziöse Anämie (während Retikulozytenkrise)	erhöht
Leukämoide Reaktion	erhöht
Fieber, Infektionen, Entzündungen, Sarkoidose, nach Glucocorticoidbehandlung	normal bis erhöht

Hinweise und Störungen

Zeitabhängig erfolgt ein Aktivitätsverlust der ANP, sodaß Blutausstriche innerhalb von 3 Tagen bearbeitet werden müssen. Wegen der doch subjektiven Aktivitätsbeurteilung sollte die Auswertung in einem erfahrenen Labor erfolgen.

Pathophysiologie

Die ANP ist eine Phosphomonoesterase. Sie katalysiert die Hydrolyse einer weiten Reihe von Phosphatestern. Die ANP-Aktivität ist auf neutrophile Granulozyten begrenzt. Sie erscheint in den Myelozyten und nimmt rasch mit der Zellreifung zu. Die physiologische Funktion ist nicht bekannt. Neben definierten Krankheiten, die aus nicht geklärten Gründen mit Aktivitätsveränderungen einhergehen, findet sich eine unspezifische Stimulation im Verlaufe anderer Erkrankungen, z. B. Fieber, Infektionen, Entzündungen.

Immunzytologische Zelldifferenzierung

Indikation

Leukämien.
Non-Hodgkin-Lymphome mit leukämischem Verlauf.
Zelluläre Immundefekte.

Bestimmungsmethoden

Mononukleäre Zellen des Blutes oder Knochenmarkes werden durch Dichtegradienten-Zentrifugation mit Ficoll-Hypaque isoliert.

Der immunologische Nachweis von Zellmarkern erfolgt über eine Antigen-Antikörperreaktion. Im 1. Inkubationsschritt werden die Zellen mit einem spezifischen Antiserum gegen membran- oder intrazelluläre Antigene inkubiert. In einem 2. Inkubationsschritt werden sie durch Fluoreszein- oder Peroxydase-markierte Antikörper sichtbar gemacht.

Thymuszell (T)- Antigene auf lymphatischen Zellen können auch durch spontane Rosettenbildung mit Schaferythrozyten nachgewiesen werden.

Der Ablauf der Antigen-Antikörperreaktion kann an Zellen in Suspension, nach Zytozentrifugation oder auf einem »Adhäsionsobjektträger« durchgeführt werden. Anstatt der mikroskopischen Auswertung wird auch die Durchflußzytometrie mit Fluoreszenz aktivierten Zellsortierern (FACS) angewandt.

Untersuchungsmaterial

20 ml Frischblut, 2 ml Knochenmarkblut. Als Antikoagulans werden Heparin (25 E/ml) oder EDTA (1 mg/ml) zugesetzt.

Bewertung

Zur Charakterisierung von normalen und pathologischen Blutzellen sind zahlreiche membran- und intrazelluläre Antigene beschrieben /[22–29]/. In der klinischen Diagnostik werden sie für die Klassifizierung von akuten lymphatischen Leukämien (ALL), lymphoproliferativen Erkrankungen und zur Differenzierung der Blasten bei chronisch myeloischer Leukämie im Blastenschub (CML-BC) eingesetzt /[30]/. Die Differenzierung hat prognostische und therapeutische Bedeutung.

Ca. 20% der akuten Leukämien können mit Routinemethoden (Morphologie mit Zytochemie) nicht klassifiziert werden. Mit der Immundiagnostik gelingt eine Zuordnung in fast allen unklaren Fällen. Zusätzlich vermittelt die Immundiagnostik bei einem beträchtlichen Anteil eine wertvolle Absicherung und Verfeinerung der Diagnose /[31]/.

Monoklonale Antikörper

Eine Auswahl der derzeit diagnostisch wichtigsten Antikörper zur Immunphänotypisierung lymphatischer Zellen ist in Tab. 5 für B-Zellen und in Tab. 6 für T-Zellen zusammengestellt. Viele monoklonale Antikörper können »Differenzierungsantigen-Clustern« (CD für »cluster designation«) zugeordnet werden, die jeweils das gleiche Antigen mit vergleichbarem Reaktionsmuster erkennen /[22]/. Fast alle aufgeführten Antikörper sind kommerziell erhältlich.

Tab. 5 Auswahl von Antikörpern die mit menschlichen B-Lymphozyten reagieren /[32]/

Cluster Bezeichnung	Antikörper	Reaktion mit normalen Zellen	Reaktion mit malignen Zellen	Anmerkung
CD 10	J5, BMA 0150 CALLA (Leu)	unreife B- und. T-Zellen	C-ALL Cb/cc NHL	gp 100, Common acute leukemia antigen
CD 19	B 4, BMA 0130	pan-B-Zellen	Leukämien und NHL der B-Zellreihe	gp 95 (ab früher B-Reifungsstufe)
CD 20	B 1	pan-B-Zellen	—	gp 35 (nach CD 19 und 24)

Tab. 5 Auswahl von Antikörpern die mit menschlichen B-Lymphozyten reagieren (Fortsetzung)

Cluster Bezeichnung	**Antikörper**	**Reaktion mit normalen Zellen**	**Reaktion mit malignen Zellen**	**Anmerkung**
CD 21	B2, HB-5, CR II	B-Subset, dentr. u. interdig. Retikulumzellen	B-NHL (teilweise)	gp 140, C3d-Rezeptor
CD 22	Leu14, BMA 0132	periphere B-Zellen	B-NHL (teilweise)	gp 135
CD 24	BA-1, ViB-C5, OKB 2	Pan-B, Granulozyten	B-NHL (meist) Pre B- u. B-ALL	gp 45, 55, 65 (ab früher B-Reifungsstufe)
—	anti $\lambda, \kappa, \mu, \gamma, \delta, \alpha$	Ig-Ketten	B-ALL, B-NHL	(Monoklonalität für leichte Kette λ oder κ).
—	HLA-DR (»Ia«) OKIa, BMA 022	B-Lymphozyten, Monozyten, aktivierte T-Lymphozyten u. a.	C-ALL, B-ALL, AML, AMoL B-NHL	MHC-Klasse II-Antigene
—	anti TdT (polyklonal)	lymphatische Verläufer-Zellen	ALL AuL (50%) AML 10%	Terminale Transferase

Kommerziell erhältliche Antikörper: Leu = Becton Dickinson; BMA = Behringwerke; B = Coulter; OK = Ortho; BA-1 = Hybritech

Tab. 6 Auswahl von Antikörpern die mit menschlichen T-Lymphozyten reagieren /[32]/

Cluster Bezeichnung	**Antikörper**	**Reaktion normale Zellen**	**Reaktion maligne Zellen**	**Bemerkung**
CD 1	OKT 6 BMA 060 Leu 6 NA1/34	Kortikale Thymozyten Langerhans-Zellen	viele T-ALL und T-LBL	gp 49
CD 2	OKT 11 BMA 0110 Leu 5 Lyt 3	T-Zellen > 95% E-Rosetten-positive Z.	meisten T-Leukämien und T-NHL	gp 50, E-Rosetten-Rezeptor
CD 3	OKT 3 BMA 030 Leu 4	T-Zellen > 95% periphere T-Zellen	reifere, periphere T-NHL und T-Leukämien. CTCL	gp 19
CD 4	OKT 4 BMA 041 Leu 3a	periphere Helfer T-Zellen, 75% Thymozyten	reifere, periphere T-NHL und T-Leukämien, einige T-ALL u. T-LBL, CTCL	gp 62 MHC-Klasse II-Rezeptor

Tab. 6 Auswahl von Antikörpern die mit menschlichen T-Lymphozyten reagieren (Fortsetzung)

Cluster Bezeichnung	Antikörper	Reaktion normale Zellen	Reaktion maligne Zellen	Bemerkung
CD 5	OKT 1 Leu 1 Lyt 2	> 95% Thymozyten > 95% periphere T-Zellen < 5% reife B-Zellen	T-NHL u. T-Leukämien slg+ B-CLL einige slg+ B-NHL	gp 65—69
CD 7	Leu 9 3A1 Tü-14 WT-1	> 95% Thymozyten Helfer T- u. Con A-Suppressor T-Zellen (aktivierte T-Zellen negativ)	T-ALL T-LBL	gp 40 (frühestes T-Zell-Antigen in der Differenzierung)
CD 8	OKT 8 BMA 081 Leu-2a	75% Thymozyten suppressor/zytotoxische T-Zellen	selten reife periphere T-NHL u. T-CLL viele T-ALL u. T-LBL, Ty LPD, selten CTCL	gp 30, 32 MHC-Klasse I-Rezeptor
—	OKT 9 BMA-090 5 E 9 Vi P1	unreife hämatopoetische Zellen aktivierte B- und T-Zellen	viele T-ALL u. T-LBC einige reife T-NHL u. T-CLL	gp 95 Transferrinrezeptor (Proliferationsmarker)
—	OKT 10 BMA-0100 Vi B-2b	> 95% Thymozyten, Aktivierte T- u. B-Zellen, Nullzellen, Plasmazellen	meist T-ALL u. T-LBL, einige reife periphere T-NHL u. T-CLL	gp 45 (Proliferationsmarker)
CD 25	anti Tac Il-2 Rezeptor (Leu)	aktivierte T- u. B-Zellen	wenige T-ALL einige T- u. B-NHL, Hodgkinzellen	Interleukin-2 Rezeptor

Abkürzungen:
ALL = Akute lymphatische Leukämie, LBL = Lymphoblastisches Lymphom
NHL = Non-Hodgkin-Lymphom, CTCL = Kutanes T-Zell-Lymphom
s-Ig = Zelloberflächen-Immunglobulin, TyLBL = Ty lymphoproliferative Erkrankung

Akute lymphatische Leukämien

Die Immundiagnostik erlaubt eine eindeutige Zuordnung von Zellen zur lymphatischen Reihe. Zusätzlich können durch den Einsatz verschiedener Antikörper Subgruppen erkannt werden. Die prognostische Relevanz der Immunphänotypisierung allein ist noch umstritten, sie erlaubt aber die Erkennung klinisch-biologisch unabhängiger ALL-Krankheitsformen und könnte neue Therapiekonzepte ermöglichen. In Tab. 7 sind die Immunphänotypen der ALL dargestellt und die Reaktion der Zellen mit einem Basisprogramm von Antikörpern. Tab. 8 gibt die prozentuale Häufigkeit der ALL-Subtypen bei Kindern und Erwachsenen wieder /[33]/.

Tab. 7 Immunologische Phänotypen akuter lymphatischer Leukämien /[33]/

		ALL								AML
		Precursor T T-ALL			Precursor B Common ALL		B-ALL	Null-ALL		
Marker	**Anti-körper**	**Prä-T**	**Thy-**	**T-**	**Prä-Prä B**	**Prä B**		**B-lymph.**	**mye-loid**	
C-ALL	J-5 (CD 10)	—	—	—	+	+	—	—	—	—
B-Ag	BA-1 (CD 24)	—	—	—	+	+	+	+	—	—
HLA-DR	OKIa	—	—	—	+	+	+	+	+	+
Zytopl. Ig		—	—	—	—	+	+	—	—	—
Surface Ig		—	—	—	—	—	+	—	—	—
Pan-T	Leu 9 (CD 7)	+	+	+	—	—	—	—	—	—
HTA-1	OKT6 (CD 1)	—	+	—	—	—	—	—	—	—
E-R	OKT11 (CD 2)	—	+	+	—	—	—	—	—	—
TdT		+	+	+	+	+	—	+	+	—
MyAg	My 7,9	—	—	—	—	—	—	—	+	+

Tab. 8 Immunologische ALL-Subgruppen bei Kindern und Erwachsenen /[33]/

	C-ALL	T-ALL	PreT-ALL	Null-ALL	B-ALL	mixed Leukämien
Kinder (%)	71.5	14.4	7.8	5.2	1.1	0.1
Erwachsene (%)	50.9	18.8	3.8	23.0	2.5	0.9

Akute myeloische Leukämien

Derzeit allgemein anerkannt und angewandt ist die FAB-Klassifikation. Die klinische Relevanz einer zusätzlichen immunologischen Phänotypisierung ist bisher noch nicht gesichert. Immunologische Untersuchungen können jedoch hilfreich sein bei zweifelhaften Fällen in der Abgrenzung gegenüber einer ALL.

Bei der Diagnostik einer Erythroleukämie können Antikörper gegen Glycophorin A, bei einer megakaryozytären Leukämie Antikörper gegen Glycoprotein Ib, IIb, IIIa hilfreich sein. In der frühen Entwicklungsphase sind diese Antigene jedoch noch nicht exprimiert.

Bei der CML ist die Phänotypisierung der Blasten im Blastenschub interessant und von therapeutischer Konsequenz. In ca. 70% der Fälle finden sich myeloische Blasten, in einigen Fällen werden megakaryozytäre und erythrozytäre Blasten diagnostiziert /[30]/. Von therapeutischer Bedeutung ist ein lymphatischer Blastenschub, der auf eine Therapie mit Vincalkaloiden anspricht.

Hinweise und Störungen

Für die meisten Tests werden lebende Zellen benötigt. Die Zellisolierung aus Blut muß innerhalb von 24 Std. durchgeführt werden.

Die verwendeten Antiseren müssen spezifisch sein. Für die meisten der beschriebenen Antigene sind monoklonale Antikörper erhältlich.

Zellen mit Fc-Rezeptoren binden Immunglobuline unspezifisch. Diese Bindung muß durch geeignete Maßnahmen verhindert werden.

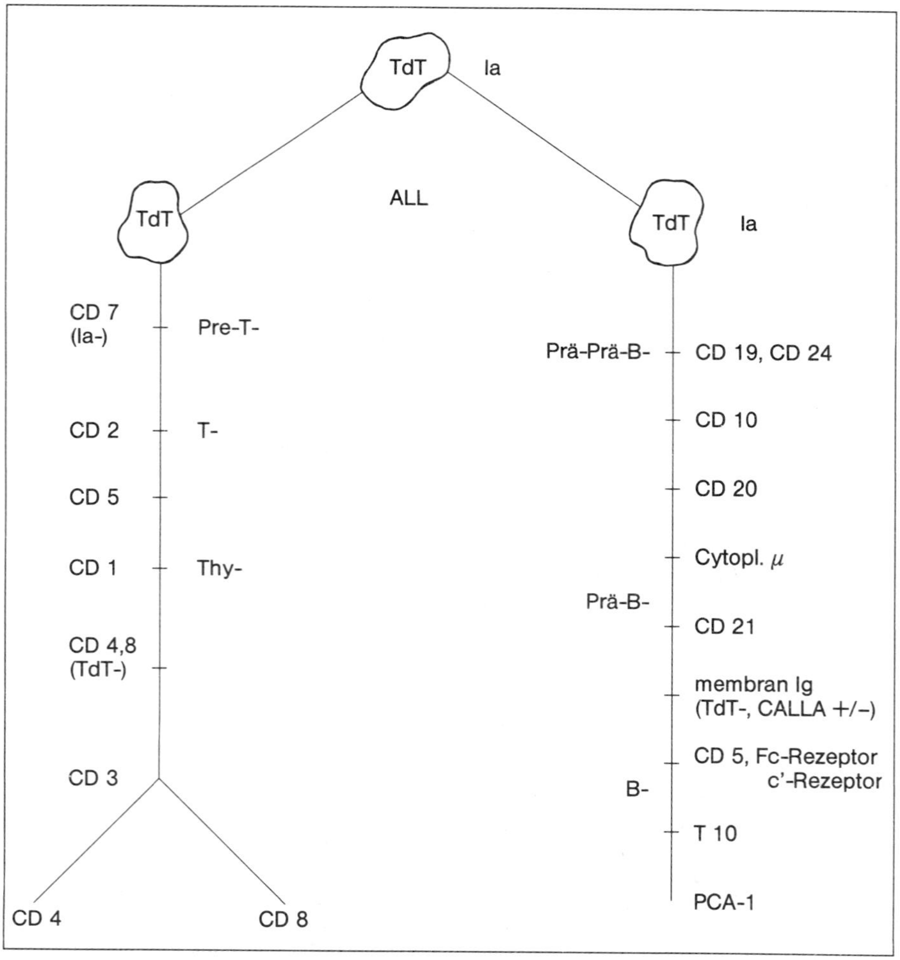

Abb. 1 Darstellung der lymphatischen Zelldifferenzierung.

Pathophysiologie

Nach der derzeitigen Vorstellung sind alle beschriebenen Antigene auf Leukämiezellen normale Genprodukte hämatopoetischer Vorläuferzellen /[26–28]/. Die Phänotypen fast aller Zellen von Leukämien sind nicht einzigartig, sie scheinen vielmehr Phänotypen normaler Zellen in bestimmten Entwicklungsphasen widerzuspiegeln. Es wird deshalb angenommen, daß bei einer malignen Entartung die Zellen auf einer bestimmten Differenzierungsstufe verharren. Diese Differenzierungsstufe wird durch die Expression bestimmter Antigene charakterisiert.

Die Theorie des Reifungsstops maligner Zellen auf einer bestimmten Differenzierungsstufe wird durch die Untersuchungen an malignen Non-Hodgkin-Lymphomen untermauert. Bei den Lymphomen werden definierte Krankheitsbilder entlang eines Differenzierungsstammbaumes gefunden. Diese Beobachtung ist auch die biologische Grundlage der Kiel-Klassifikation.

Die Zielzelle der malignen Transformation akuter Leukämien ist nicht bekannt. Es gibt Hinweise, daß die Transformation in einer sehr primitiven Zelle stattfindet, und daß die Fähigkeit maligner Zellen zur Differenzierung in unterschiedlichem Maß noch vorhanden ist.

Literatur

1. *Williams W. J., E. Beutler, A. J. Erslev, R. W. Rundles:* Hematology. McGraw Hill, New York (1986).
2. *Hayhoe F. G. J., D. Quaglino:* Hematological cytochemistry. Churchill, Livingstone, New York (1980).
3. *Hayhoe, F. G. J.:* Histochem. J. *16:* 1051 (1984). Cytochemistry of the acute leukemia.
4. *Bennett, J. M., D. Catovsky, M. T. Daniel, G. Flandrin, D. A. G. Galton, H. R. Gralnick, C. Sultan,* (FAB Co-operative Group): Brit. J. Haemat. *33:* 451(1976). Proposals for the classifikation of the acute leukemias.
5. *Greaves, M. F.:* Cancer Res. *4:* 4752 (1981). Analysis of clinical and biological significance of lymphoid phenotypes in acute leukemia.
6. *Huhn, D., E. Thiel, H. Rodt:* Klin. Wschr. *58:* 65 (1980). Classification of normal and malignant lymphocytic cells using acid phosphatase and acid esterase.
7. *Löffler, H.:* Rec. Res. Cancer Res. *43:* 57 (1973). Indications and limits of cytochemistry in acute leukemias.
8. *Catovsky D., L. de S. Cordullo, M. O'Brien, R. Morillo, D. Galton, K. Ganeshagurn, V. Hottbrand:* Cancer Res. *41:* 4824 (1981). Cytochemical markers of differentiation in acute leukemia.
9. *Catovsky, D.:* Pathology *14:* 277 (1982). Symposium: Classification of leukemia. 1. The classification of akute leukemia.
10. *Aul, C., Th. Fischer, W. Schneider:* Dtsch. Med. Wschr. *108:* 631 (1983). Zytologisch-zytochemische Methoden in der Klassifikation akuter Leukämien.
11. *Drexler, H. G., G.Gaedicke, J. Minowada:* JNCJ *72:* 1283 (1984). Enzyme markers in acute leukemias. Advances during the last decade.
12. *Catovsky, D., J. Tavares de Castro:* Schweiz. Med. Wschr. *113:* 1434 (1983). The classification of acute leukemia (AL) and its clinical significance.
13. *Beck, W. S.,W. N. Valentine:*J. Lab. Clin.Med. *38:* 245 (1951). Biochemical studies on leukocytes. II. Phosphatase activity in chronic lymphatic leukemia, acute leukemia and miscellaneous hematologic conditions.
14. *Kaplow, L. W.:* Blood *10:* 1023 (1955). A histochemical method for localizing and evaluating leukocyte alkaline phosphatase activity in smears of blood and marrow.
15. *Merker, H., L. Heilmeyer:* Dtsch. Med. Wschr. *85:* 253 (1960). Die alkalische Phosphatase neutrophiler Leukozyten.
16. *Kaplow, L. W.:* Am. J. Clin. Path. *39:* 439 (1963). Cytochemistry of leukocyte alkaline phosphatase. Use of a complex naphtol as phosphates in azo dye-coupling techniques.
17. *Meislin, A. G., S. L. Lee, L. R. Wasserman:* Cancer *12:* 760 (1959). Leukocyte alkaline phosphatase activity in hematopoetic disorder.
18. *Tanaka, K. R., W. N. Valentine, R. E. Fredericks:* N. Engl. J. Med. *262:* 912 (1960). Diseases or clinical conditions associated with low leukocyte alkaline phosphatase.
19. *Teplitz, R. L., R. B. Rosen, M. R. Teplitz:* Lancet *2:* 418 (1964). Granulocytic leukemia, Philadelphia chromosome and leukocyte alkaline phosphatase.
20. *Winkelstein, A., L. S. Goldberg, G. H. Tishkoff, R. S. Sparkes:* Arch. Intern. Med. *119:* 291 (1967). Leukocyte alkaline phosphatase and the Philadelphia chromosome.
22. *Rosenblum, D., S. J. Petzold:* Blood *45:* 335 (1975). Neutrophile alkaline phosphatase: Comparison of enzymes from normal subjects und patients with polycythemia vera and chronic myelogenous leukemia.

23. *Reinherz, E. L., B. F. Haynes, L. M. Nadler, I. D. Bernstein:* Leukocyte typing II. Springer, New York (1986).
24. *Ivis — WHO. Bull.-WHO 5; 809:* Nomenclature subcommittee on human leukocyte differentiation antigens.
25. *Minowada, J.:* Immunology in leukemic cells. In: *Gunz, F. W., E. S. Henderson,* Leukemia, S. 139. Grune und Stratton, New York (1983).
26. *Knapp, W.:* Diagnose und Labor *35:* 12 (1985). Monoklonale Antikörper in der Leukämiediagnostik.
27. *Foon, K. A., R. W. Schrott, R. P. Gale:* Blood *60:* 1 (1982). Surface markers on leukemia und lymphoma cells: Recent advances.
28. *Foon, K. A., R. F. Todd:* Blood *68:* 1 (1986). Immunologic classification of leukemia and lymphoma.
29. *Huber, H., C. Gattringer, J. Thaler, Ch. Peschel:* Behring Int. Mitt. *78:* 83 (1985). Immunzytologische Diagnose von Leukämien und Lymphomen. Monoklonale Antikörper in der Differentialdiagnose hämatologischer Neoplasien.
30. *Foa, R., L. Baldini, G. Cattoretti* et al.: Br. J. Haemat. *61:* 251 (1985). Multimarker phenotypic characterization of adult and childhood acute lymphoblastic leukemia: An Italian multicenter study.
31. *Bettelheim, P., D. Lutz, O. Maydil, E. Paietta, O. Haas, W. Linkesch, E. Neumann, K. Lechner, W. Knapp:* Brit. J. Haematol. *59:* 395 (1985). Cell lineage heterogeneity in blast crisis of chronic myeloid leukemia.
32. *Chan, L. C., S. M. Pegram, M. F. Greaves:* Lancet *I:* 475 (1985). Contribution of immunophenotype to the classifikation and differential diagnosis of acute leukemia.
33. *Thiel, E.:* Onkologie *9:* 60 (1986). Leukämiezell-Analyse bei der Diagnose der ALL/AUL: Klinische Wertigkeit heute verfügbarer Methoden.

Thrombozyten

Indikation

Unklare Blutungen.
Ausschluß einer Blutungsneigung.
Kontrolle bei Bestrahlungen und unter zytostatischer Chemotherapie.
Verdacht auf Knochenmarkserkrankungen (Myelophthise, Myeloproliferation).
Verdacht auf Destruktion, Verbrauch oder reaktive Vermehrung der Thrombozyten.

Bestimmungsmethoden

Direkte Kammerzählung

Sie erfolgt im venösen Vollblut mit Hilfe eines Phasenkontrastmikroskops /1/. Zur Darstellung der Thrombozyten wird nach Verdünnung in Ammoniumoxalat eine Hämolyse mit Prokain durchgeführt. Auf die visuelle Zählung in der Zählkammer kann als Referenz für die Richtigkeit elektronischer Methoden nicht verzichtet werden. Allerdings ist die Präzision gering. Der Variationskoeffizient liegt, abhängig von der Thrombozytenzahl, zwischen 10 und 25% /2/.

Automatische elektronische Zählung

Sie wird überwiegend nach der Impedanzmethode von *Coulter* durchgeführt, seltener auch nach optischen Methoden. Die Zählung erfolgt in der Regel nach vorheriger Spontansedimentation oder nach kurzer Zentrifugation der Blutprobe im überstehenden, plättchenreichen Plasma /2/.

Bei der Zählung im Vollblut muß die Erythrozytenzahl von der Partikelgesamtzahl abgezogen werden. Die Präzision ist bei den automatisierten Methoden bedeutend besser (VK etwa 5%) als bei der visuellen Zählung /2/.

Indirekte Auszählung über die Ausstrichtechnik nach Fonio

Sie gilt als recht ungenau und wird deshalb kaum noch durchgeführt. Es ist aber empfehlenswert, bei wichtigen Fragestellungen hinsichtlich der Thrombozytenzahlen die Ergebnisse automatisierter Bestimmungen an regelrecht angefertigten und gefärbten Blutausstrichen zu bestätigen. Als Faustregel kann im Normalfall mit 8—20 Thrombozyten pro Gesichtsfeld bei der Ölvergrößerung gerechnet werden. Dabei können auch Größe und Form der Thrombozyten berücksichtigt werden.

Untersuchungsmaterial

EDTA-Blut 1 ml

Referenzbereich /[2]/

140.000—440.000/µl (140—440/nl)

Bewertung /[3, 4, 5]/

Thrombozytopenien liegt entweder eine Störung der Thrombozytenproduktion oder eine durch immunologische bzw. nicht-immunologische Ursachen verkürzte Thrombozytenverweilzeit im Kreislauf zugrunde.

Thrombozytosen sind reaktiv, Folge einer Splenektomie oder Ergebnis myeloproliferativer Erkrankungen.

Erkrankungen, die eine Thrombozytopenie verursachen. Störungen der Thrombozytenproduktion.

Erkrankung	Beurteilung
Akute Leukämien, Endstadium chronischer Leukämien, Myelofibrose-Syndrom, Plasmozytom, Knochenmarksmetastasierung	Thrombozytopenie unterschiedlichen Schweregrades mit Anämie und Granulozytopenie als Ausdruck einer Myelophthise (Überwucherung des normalen blutbildenden Knochenmarks durch Fremdgewebe oder Knochenmarksfibrose).
Zytostatika- und Strahlentherapie	Meist reversible, dosisabhängige Thrombozytopenie bei der Behandlung mit zytostatisch wirkenden Medikamenten und ionisierenden Strahlen.
Aplastisches Syndrom (Panmyelopathie)	Thrombozytopenie mit Anämie und Leukopenie (Panzytopenie) bei globaler Knochenmarksinsuffizienz.
Perniziöse Anämie bzw. Folsäuremangel	Thrombozytopenie mit Anämie und Leukopenie als Ausdruck einer Kernreifungsstörung (ineffektive Thrombozytopoese).
Medikamente, Alkohol, Infekte	Meist reversible Schädigung der Thrombozytopoese durch Antibiotika (Chloramphenicol, Sulfonamide), Antirheumatika (Goldsalze, Phenylbutazon), Chinidin, Thiazide u. a., Alkohol, Infekte (überwiegend viral).
Wiskott-Aldrich-Syndrom	Seltene genetisch bedingte Erkrankung mit Symptomentrias: Thrombozytopenie, ekzematöse Hautveränderungen, gesteigerte Infektanfälligkeit. Ungünstige Prognose.

Erkrankungen, die eine Thrombozytopenie verursachen. Verkürzte Thrombozytenzirkulationszeit — nicht-immunologische Ursachen.

Erkrankung	Beurteilung
Hypersplenie-Syndrom	Mäßiggradige Thrombozytopenie ohne oder mit gleichzeitiger leichter Anämie und Leukopenie bei Milzvergrößerung als Ausdruck vermehrter Thrombozytensequestration.
Thrombotisch-thrombozytopenische Purpura (*Moschkowitz*-Syndrom), Hämolytisch-urämisches Syndrom (*Gasser*-Syndrom), *Kasabach-Merritt*-Syndrom (Riesenhämangiome)	Seltene Thrombozytopenien mit multiplen Thrombosen in den kleinen Arterien und mechanischer hämolytischer Anämie. Symptomatik und weitere typische Laborbefunde entsprechend den Organbeteiligungen.
Verbrauchskoagulopathie (disseminierte intravasale Gerinnung — DIC).	Thrombozytenabfall unterschiedlicher Ausprägung bei intravasaler Gerinnungsaktivierung (bei Sepsis, Schock, Trauma, Verbrennungen, akuter Leukämie, Entbindung).

Erkrankungen, die eine Thrombozytopenie verursachen. Verkürzte Thrombozytenzirkulationszeit — immunologische Ursachen.

Erkrankung	Beurteilung
Akute Thrombozytopenie	Meist Folge einer Virusinfektion bei Kindern mit spontaner Ausheilungstendenz. Bei Erwachsenen Abgrenzung gegenüber der ITP durch Anamnese und Verlauf.
Idiopathische thrombozytopenische Purpura (ITP, Morbus *Werlhof*)	Chronisch verlaufende Thrombozytopenie wechselnden Schweregrades mit verkürzter Überlebenszeit der Thrombozyten. Verstärkter Thrombozytenabbau in Milz und/oder Leber. Megakaryozyten im Knochenmark meist vermehrt und vergrößert.
Kollagenosen und lymphatische Systemerkrankungen	Überwiegend durch Autoantikörper bedingter Thrombozytenabbau.
Posttransfusionsthrombozytopenie	Seltenes Ereignis 1—2 Wochen nach Transfusion durch Induktion von Thrombozytenantikörpern; spontane Abheilung.

Erkrankungen, die eine Thrombozytose verursachen.

Erkrankung	Beurteilung
Splenektomie	Passagere postoperative Thrombozytose bis 1 x $10^6/\mu l$ nach etwa 1 Woche.
Reaktive Thrombozytose	Auftreten bei akuter Blutung, Malignom, verschiedenen Entzündungen und Sepsis.
Myeloproliferatives Syndrom	Bei der Thrombozythämie treten Thrombozytenzahlen über 1 x $10^6/\mu l$, bei der Polyzythämia vera und chronisch myeloischen Leukämie bis 1 x $10^6/\mu l$ als Ausdruck einer myeloproliferativen Knochenmarkserkrankung auf.

Hinweise und Störungen

Methodische Fehlermöglichkeiten: Verglichen mit Erythrozyten und Leukozyten sind

Thrombozyten aufgrund ihrer geringen Größe und ihrer Klebrigkeit wesentlich schwieriger zu zählen. Große Thrombozyten werden oft durch die automatischen Methoden nicht erfaßt, andererseits können Normoblasten sowie Leukozyten- und Erythrozytenfragmente als Thrombozyten gezählt werden /[2]/.

Falsch niedrige Werte entstehen durch Aggregation von Thrombozyten in Gegenwart von monoklonalen Immunproteinen oder Agglutininen.

Selten ist EDTA als Antikoagulans Ursache einer in vitro auftretenden Pseudothrombozytopenie, insbesondere, wenn die Probe einige Zeit gestanden hat. Bei einem solchen Verdacht sollte eine Kontrollbestimmung mit Zitratblut durchgeführt werden /[6]/.

Pathophysiologie

Thrombozyten weisen im Mittel ein Volumen von 7 μm^3 und einen Durchmesser von 2 μm auf, Mega- oder Makrothrombozyten liegen über 13 μm^3 bzw. 2.5 μm /[7]/. Ihr Anteil beträgt bei Gesunden unter 10% der Gesamtthrombozytenzahl. Die Lebensdauer liegt bei 9—10 Tagen. Die Thrombozytopoese kann im Bedarfsfall um das Vier- bis Fünffache gesteigert werden. Etwa 2/3 der Thrombozyten sind im Kreislauf, etwa 1/3 wird reversibel in der Milz gespeichert und kann dort in den Kreislauf eingeschleust werden, z. B. unter adrenerger Stimulation /[7]/.

Die Beurteilung der Thrombozyten erfolgt in erster Linie nach quantitativen, qualitativ-morphologischen und funktionellen Gesichtspunkten, d. h. durch Zählung der Thrombozytenzahl, zytologische Untersuchung der Megakaryozytopoese im Knochenmark und durch verschiedene Thrombozytenfunktionstests. Ergänzend lassen sich spezielle Untersuchungen auf Antikörper oder zur Thrombozytenüberlebenszeit durchführen. Zytostatika sowie zahlreiche andere Medikamente und Alkohol führen nicht nur zu einer Verminderung der Thrombozytenzahl, sondern auch zu qualitativen Veränderungen der Megakaryozytopoese (z. B. Übersegmentierungen oder multiple kleine Zellkerne).

Beim Vitamin-B_{12}-Mangel liegt als morphologischer Ausdruck einer ineffektiven Thrombozytopoese ein Nebeneinander von Mikro- und Makromegakaryozyten vor. Bei den antikörpervermittelten Thrombozytopenien können neben den zirkulierenden Thrombozyten im unterschiedlichen Ausmaß auch die Megakaryozyten immunologisch angegriffen werden mit Reduktion der Megakaryozytopoese /[7]/.

Literatur

1. *Brecher, G., E. P. Cronkite:* Estimation number by phase microscopy. In: *Tocantins, M., L. A. Lazal,* Blood coagulation, hemorrhage and thrombosis. Grune and Stratton, New York (1964).
2. *Williams, W. J.:* Examination of the blood. In: *Williams, W. J., E. Beutler, A. J. Erslev, A. M. Lichtman,* Hematology, S. 9. McGraw Hill, New York (1986).
3. *Begemann, H., J. Rastetter:* Klinische Hämatologie. Thieme, Stuttgart (1986).
4. *Williams, W. J., E. Beutler, A. J. Erslev, M. A. Lichtman:* Hematology. McGraw Hill, New York (1986).
5. *Wintrobe, M. M.:* Clinical Hematology. Lea und Febiger, Philadelphia (1981).
6. *Reuter, H. D., S. Thiele, B. Mödder:* Dtsch. Ärzteblatt *82:* 2992 (1985). Das Phänomen der EDTA-induzierten Pseudo-Thrombozytopenie.
7. *Brücher, H.:* Knochenmarkzytologie. Thieme, Stuttgart (1986).

Knochenmark

Indikation

Zytologische Untersuchung: Präleukämie und akute Leukämien, toxische Knochenmarkschädigung, megaloblastäre Anämien, hämolytische Anämien, Bestimmung von RES-Eisen, Morbus Werlhof, Plasmozytom und chronisch-lymphatische Leukämie, andere Non-Hodgkin-Lymphome im Verlauf, chronisch-myeloische Leukämie im Verlauf.

Histologische (und zytologische) Untersuchung: Myeloproliferative Syndrome (Polyzythämia vera, Osteomyelofibrose, Thrombozythämie, chronisch myeloische Leukämie), aplastische Anämie, Hodgkin- und Non-Hodgkin-Lymphome (in der Regel ohne chronisch lymphatische Leukämie und Plasmozytom), kleinzelliges Bronchial-Karzinom sowie evtl. andere metastasierende Malignome, Osteopathien, Punctio sicca bei Knochenmarksaspiration.

Bestimmungsmethoden

Zur zytologischen Knochenmarksuntersuchung wird der Knochenmarksraum (Sternum, Beckenkamm) punktiert und Knochenmark unter kurzem, kräftigen Sog aspiriert /[1]/. Die weitere Auswertung erfolgt gemäß den Angaben unter »Differentialblutbild« (konventionelle Methode) sowie unter zytochemische und immunologische Zelldifferenzierung. Zusätzlich ist oft eine Eisenfärbung (Berliner-Blau-Reaktion) nützlich.

Untersuchungsmaterial

Luftgetrocknete Knochenmarksausstriche. Ausstriche von Knochenmarksbröckel aus Citrat-Knochenmark.

Referenzbereiche /[2]/

Zellen	Mittelwert (%)	95%-Bereich (%)
Neutrophile Reihe	53.6	33.6—73.6
Myeloblasten	0.9	0.1— 1.7
Promyelozyten	3.3	1.9— 4.7
Myelozyten	12.7	8.5—16.9
Metamyelozyten	15.9	7.4—24.7
Stabkernige	12.4	9.4—15.4
Segmentkernige	7.4	3.8—11.0
Eosinophile Reihe	3.1	1.1— 5.2
Basophile und Mastzellen	0.1	
Rote Reihe	25.6	15.0—36.2
Pronormoblasten	0.6	0.1— 1.1
basophile Normoblasten	1.4	0.4— 2.4
polychromatische Normoblasten	21.6	13.1—30.1
orthochromatische Normoblasten	2.0	0.3— 3.7
Lymphozyten	16.2	8.6—23.8
Plasmazellen	1.3	0 — 3.5
Monozyten	0.3	0 — 0.6
Megakaryozyten	0.1	
Retikulumzellen	0.3	0 — 0.8
Verhältnis Granulozytopoese : Erythropoese	2.3	1.1— 3.5

Bewertung

Die genannten Referenzbereiche haben eine große Streuung, in der Literatur werden deutlich voneinander abweichende Referenzwertzahlen angegeben /[1]/. Es wird deshalb von vielen Untersuchern auf eine prozentuale Auszählung verzichtet und stattdessen die Präsenz der einzelnen Zellinien und ihrer Reifungsstufen in größeren Arealen semiquantitativ abgeschätzt. Im Falle einer Auszählung empfiehlt es sich, entsprechend größere Zellzahlen zu differenzieren (200 oder 300 kernhaltige Knochenmarkszellen).

Die mikroskopische Untersuchung des Knochenmarks beginnt in der Regel mit der schwächsten Vergrößerung, die bereits folgende, außerordentlich wichtige Informationen liefern kann

— Wurden Knochenmarksbröckel gewonnen? Ohne das Vorliegen von Knochenmarksbröckeln ist eine Beurteilung des Knochenmarks kaum möglich.

— Wie aktiv ist die Hämatopoese? Die Aktivität des blutbildenden Marks läßt sich im Verhältnis zum freien Fettraum bzw. zum Bindegewebe abschätzen. Letztere bedecken etwa 30—50% der Fläche in den Knochenmarksbröckeln bzw. bröckelnahen Bezirken /[3]/. Eine Abnahme deutet auf eine Hyperplasie, eine Zunahme auf eine Hypoplasie der Hämatopoese hin.

— Liegen Megakaryozyten vor, die als größte Zellen des Knochenmarks auch bei der Lupenvergrößerung gut erkennbar sind? Die Beantwortung dieser Frage ist unter anderem von unmittelbarer Bedeutung für die Beurteilung peripherer Thrombozytopenien. Normalerweise sieht man etwa 1—2 Megakaryozyten pro Gesichtsfeld bei schwacher Vergrößerung /[3]/.

— Findet sich ein uniformer, meist basophiler Zellrasen als Hinweis auf eine unreifzellige Systemerkrankung der Hämatopoese?

Die Ausstriche werden, je nach Fragestellung, nach Fremdzellen durchgemustert, die oft bereits bei schwacher Vergrößerung sichtbar sind.

Das Verhältnis der Granulozytopoese zur Erythropoese, das bei stärkerer Vergrößerung untersucht wird, beträgt bei großer Variation im Mittel 3 : 1. Die Zelltypen und Reifungsstufen der Hämatopoese finden sich etwa in der angegebenen Verteilung. Die Transitzeit der Durchreifung im Knochenmark beträgt für die granulozytäre und erythrozytäre Reihe etwa 6 Tage /[4]/.

Veränderungen der Erythropoese bzw. Granulopoese im Markbefund /[5]/

Befund	Erkrankung
Erythropoese	
Gesteigerte Erythropoese (G : E < 2)	Blutverlust, Hämolyse, Thalassämie (ineffektive Erythropoese), Polyzythämia vera, megaloblastäre Anämie, Eisenmangelanämie (teilweise).
Verminderte Erythropoese (G : E > 4)	Aplasie der roten Reihe (z. B. angeboren, bei Thymom), gelegentlich bei Eisenmangel, Verdrängung bei Leukämie, Lymphomen, Fibrosen.
Verzögerte Hämoglobinsynthese (Linksverschiebung in der Erythropoese) mit Kernpyknose und defektem Plasma der späten Stufen. Kein anfärbbares Speichereisen.	Eisenmangelanämie

Veränderungen der Erythropoese bzw. Granulopoese im Markbefund (Fortsetzung)

Befund	**Erkrankung**
Megaloblastäre Veränderungen (große Parachromatinlücken im Kern) bei ausreichendem Zytoplasma. Gesteigerte, ineffektive Erythropoese.	B_{12}-Mangel-Anämie. Folge von Folsäureantagonisten. Folsäuremangel. Präleukämie.
Dyserythropoese mit multiplen Reifungs- bzw. Formstörungen der roten Vorstufen.	Hämolyse, Erythroleukämie, Medikamente, Sideroblastenanämie, Alkohol, Myelophthise, angeborene Störungen.
Ringsideroblasten (nach Eisenfärbung blauer Ring um den Zellkern) > 15—20% der Normoblasten.	Sideroblastenanämie (symptomatisch bzw. hereditär), Thalassämie, Alkohol, Blei, megaloblastäre Anämie, Medikamente.
Granulozytopoese Gesteigerte Granulozytopoese (G : E > 4)	Leukämie, Infektion, leukämoide Reaktion, Hyperspleniesyndrom.
Verminderte Granulozytopoese (G : E < 2)	Agranulozytose (siehe unter »Leukozyten«), Bestrahlung, Zytostatika.
Riesenmyelozyten (sowie Stabkernige und Jugendliche)	Megaloblastäre Anämie.
Promyelozytenmark	Beginnende Regeneration nach Hypoplasie, schwere Infektionen, reaktive Veränderungen.

Andere Veränderungen im Markbefund

Befund	**Erkrankung**
Hyperzellularität	Myelophthise (Infiltration mit Fremdzellen bzw. malignen Knochenmarkzellen), Leukämien, myeloproliferative Syndrome.
Hypozellularität	Aplastische Anämie, paroxysmale nächtliche Hämoglobinurie, myeloproliferative Syndrome, ionisierende Strahlung, Zytostatika, Infektionen (vorrangig Viren).
Leukoblastenvermehrung	Akute myeloische und nicht-myeloische Leukämie, Blastenschub bei chronisch-myeloischer Leukämie, Infiltration durch hoch-maligne Lymphomzellen.
Reaktive Knochenmarksveränderungen mit vermehrten Plasmazellen, Eosinophilen, Monozyten und Retikulumzellen.	Infektionen, Entzündungen, Malignome.
Plasmozytose	Reaktive Vermehrung (bis 10—20%) bei Lebererkrankungen, Karzinomen, Infektionen, Allergien, Entzündungen. Plasmozytom, Morbus Waldenström, Plasmazell-Leukämie.
Lymphozytose (> 20%) oder Monozytose (> 5%)	Aplastische Anämie, chronisch-lymphatische Leukämie und andere Lymphome, virale Infektionen.
Gesteigerte Megakaryozytopoese	Blutverlust, Morbus Werlhof, Hypersplenie-Syndrom, myeloproliferative Syndrome, Thrombozytenverbrauch.

Hinweise und Störungen

Die Anfertigung technisch gelungener Präparate ist für die Beurteilung der Knochenmarkszytologie von besonders großer Bedeutung.

Durch zu langsame Aspiration wird nur zentrales Blut und kein Knochenmark gewonnen.

Zahlreiche Artefakte sind möglich, die die Erhebung und Interpretation eines Befundes erschweren.

Um bei Bedarf das Untersuchungsprogramm entsprechend der Fragestellung und dem gewonnenen morphologischen Ergebnis erweitern zu können, empfiehlt es sich, mehrere ungefärbte Ausstriche zusätzlich anzufertigen.

Einige Untersuchungen sind nur am frischen, noch nicht fixierten Knochenmarksmaterial möglich.

Pathophysiologie

Die Angaben in diesem Beitrag können nur der groben Orientierung dienen. Zum weitgehenden Verständnis von Knochenmarksbefunden und von pathophysiologischen Vorgängen im Knochenmark wird auf die einschlägige hämatologische Literatur verwiesen.

Literatur

1. *Williams, W. J.:* Examination of the marrow. In: *Williams W. J., E. Beutler, A. J. Erslev, M. A. Lichtman,* Hematology, S. 25. McGraw Hill, New York (1986).
2. *Wintrobe, M. M.:* Clinical Hematology, S. 1890. Lea u. Febiger, Philadelpia (1981).
3. *Brücher, H.:* Knochenmarkzytologie. Thieme, Stuttgart (1986).
4. *Cronkite, E. B.:* Clin. Haematol. *8:* 351 (1979). Kinetics of granulopoesis.
5. *Reich, P. R.:* Hematology. Little, Brown, Boston (1978).

L. Thomas, H. Trobisch

Blutstillung

Blutstillung und Fibrinolyse

Physiologie der Blutstillung

Gefäße, Thrombozyten und die plasmatischen Gerinnungssysteme bilden ein nicht lineares Netzwerk, dessen Funktion es ist, Läsionen im Gefäßsystem zu erkennen, sie abzudichten und die erforderlichen Reparaturprozesse einzuleiten. Hierdurch werden stetig tausende von Mikrozirkulationslecks verschlossen und die Integrität des Organismus gewährleistet. Die Verflechtung der einzelnen Teile des Netzwerks ist so innig, daß Ausfälle ganzer Systemlinien zum Zusammenbruch der Hämostase führen, wie man es bei angeborenen (z. B. der Hämophilie) oder erworbenen Blutungsübeln (z. B. der Verbrauchskoagulopathie) beobachtet. Wie alle biologischen, komplexen Systeme gehorcht auch das hämostyptische Netzwerk bestimmten Gesetzmäßigkeiten

— Es verarbeitet und reagiert auf unterschiedliche Stimuli.
— Es verfügt über ein redundantes Verhalten.
— Es antwortet den Stimuli proportional.

Der Anstoß zur *Aktivierung der Hämostase (Trigger)* ist die Entkleidung des Gefäßrohres von seiner inneren Zellschicht, dem Endothel. Hierbei kann es sich um unterschiedlich große Defekte handeln, jedoch auch um echte Rupturen. Je nach Ausmaß des Schadens muß die Hämostase also reagieren, um ein Verbluten des Organismus zu verhindern.

Folgende, während der Endotheldesquamation oder der Gefäßruptur freigesetzte Substanzen werden von den einzelnen »Rezeptoren« der Hämostase als Trigger oder alternative Stimuli erkannt

— Das subendotheliale Kollagen.
— Zerstörtes perivaskuläres Parenchym.
— Eine Vielzahl von Zellinhaltsstoffen und Membrantrümmern.

Das Erkennen mehrerer Stimuli garantiert die Effizienz des Systems, da hierdurch Informationslecks, z. B. das Nichterkennen des freien Kollagens durch die Thrombozyten, durch andere Trigger kompensiert werden können. Die Hämostase weist demnach eine multiple Spezifität auf.

Der Vielzahl an Stimuli steht eine Vielzahl an Verarbeitungswegen gegenüber.

Die *Thrombozyten* erkennen das subendotheliale Kollagen und reagieren auf eine Reihe zellulärer Bestandteile und humoraler Faktoren (z. B. Katecholamine), indem sie über membranständige Rezeptoren die Stimuli erfassen. Unter maximaler Steigerung ihres Stoffwechsels transformieren sie die erste Botschaft in eine intrazelluläre zweite. Die nun folgende Regulation oder thrombozytäre Aktion ist gekennzeichnet durch eine Amplifikation der ersten Botschaft und eine stimulusproportionale Antwort. Binnen weniger Sekunden nach dem Ereignis heften sich die ersten Thrombozyten an die Defekte und beginnen ein Synzytium über der Verletzung zu errichten. Dabei verschmelzen ihre Membranen untereinander (visköse Metamorphose). Intrazellulär ordnen sich kontraktile Proteine, das Thrombosthenin, zu Fibrillen, die die Anheftung verstärken und später die Retraktion des Gerinnsels bewirken. Die im α-Granulomer abgespeicherten humoralen Wirkstoffe werden sezerniert und leiten eine Vielzahl weiterer Reaktionen ein

— Sie aktivieren die Faktoren der endogenen Gerinnungskaskade.
— Sie bewirken eine Chemotaxis, indem sie weiter Thrombozyten anlocken und in den Strudel der Ereignisse hineinziehen.

— Sie üben eine lokale Vasokonstriktion aus (Reparaturischämie) und inhibieren eine Reihe von Inaktivatoren der Gerinnung, z. B. das Heparin.

Schließlich bilden die Membranen der entleerten Speichervesikel für aktivierte Gerinnungsfaktoren Reaktionsmatrizen, auf denen das Kaskadensystem der Gerinnung am Ort der Verletzung immobilisiert und konzentriert wird.

Während die bisher geschilderten Mechanismen im Sinne eines positiven Feedback-Mechanismus zu verstehen sind, ist die von den Thrombozyten ausgehende Stimulation der Fibrinolyse als negativer feed-back aufzufassen.

Die *Blutgerinnung* erkennt und verarbeitet sowohl Trigger, die von den Gefäßen, als auch solche, die von zerstörten Parenchymzellen ausgehen. Die hohe negative Ladung der Kollagenfasern führt zu einer Absorption und Konformationsänderung des *Hageman*-Faktors (F XII) mit nachfolgender Aktivierung, die durch das Kallikrein-Kininogensystem amplifiziert wird. Der immobilisierte und aktivierte Faktor XII aktiviert seinerseits den Faktor XI. Alternativ zu diesem Weg kann der Faktor XI jedoch auch durch ein thrombozytäres Enzymsystem aktiviert werden. Deswegen sind angeborene Faktor XII-Mängel nicht mit Blutungskomplikationen belastet.

Das *exogene Gerinnungssystem* greift intrazelluläre, durch das Trauma freigesetzte Strukturen wie z. B. den Golgiapparat als Trigger auf. Diese als Faktor III (Gewebsthromboplastin) bezeichneten Substanzen bewirken eine nonenzymatische Aktivierung des Faktor VII (Prokonvertin). Diese Serinprotease (F VII a) aktiviert ihrerseits direkt den Faktor X (Stuart-Faktor) oder indirekt über eine Aktivierung des Faktors IX.

Auch für das Gerinnungssystem gilt, daß es stimulusproportional reagiert. Dieses wird durch positive und negative feed-backs erreicht. Im Sinne eines positiven feedback sind folgende Mechanismen zu interpretieren

— Sämtliche endogenen und exogenen Prokoagulatoren werden in ihrer aktiven Form an verletzungsspezifische Strukturen gebunden, Faktor XIIa und Faktor XIa an Kollagen und das Kallikrein, Faktor IXa, Faktor VIIa, Faktor Xa und die Kofaktoren Faktor VIII und Faktor V an phosphatidreiche Membranen der Thrombozyten und der zerstörten parenchymatösen Zellen. Hierdurch erfolgt eine hochwirksame Konzentration der Prokoagulatoren an der Verletzungsstelle.

— Das thrombozytäre Synzytium, die lokale Stase und die stationäre Phase der Prokoagulatoren bewirken schließlich eine optimale Prothrombinaktivierung, d. h. das Zymogen wird streng kompartimentiert und mit hoher Geschwindigkeit zu Thrombin überführt. Die nun einsetzende Fibinbildung schottet den Defekt endgültig ab.

Thrombin erfüllt nicht nur seine Funktion als Fibrinogen spaltendes Ferment, sondern aktiviert den fibrinstabilisierenden Faktor, der dem Fibringerüst festen Halt durch intra- und intermolekulare Isopeptidbindungen verleiht. Desweiteren aktiviert Thrombin die Thrombozyten und greift somit amplifizierend in die primäre Hämostase ein. Schließlich wirkt Thrombin auf sein eigenes Zymogen aktivierend im Sinne einer Autokatalyse.

Mit Erreichen der hämostatischen Klimax greifen zwei Inaktivierungsprozesse und schalten die aktivierten Gerinnungsenzyme ab; das Protein S-C-System und das Antithrombin III. Während das *Protein S-C-System* durch Thrombin aktiviert wird und proteolytisch die Kofaktoren V und VIII vernichtet, inaktiviert das *Antithrombin III* die Enzyme Thrombin, Xa, IXa, XIa und XIIa als kompetitiver Inhibitor (Dead-end-Inhibitor). Durch diese negativen Feed-back-Mechanismen werden die hämostyptischen, enzymatisch katalysierten Prozesse auf den Ort der Verletzung begrenzt und zeitlich limitiert. Auch hierdurch wird das proportionale Antwortverhalten des Systems gewährleistet.

Während der Aktivierung des endogenen Gerinnungssystems kommt es zu einer Shuntaktivierung der Fibrinolyse durch den Faktor XIIa. Desweiteren exprimieren aktivierte Thrombozyten Plasminogenaktivatoren, und das frisch gebildete Fibrinnetz bietet dem Plasminogen eine Vielzahl von Lysinbindungsstellen, an denen es absorbiert wird. Schließlich ist das intakte Gefäßendothel reich an Plasminogenaktivator. Die genannten Mechanismen bewirken, daß das Fibringerinnsel Keimzentren zur Wiederauflösung in sich trägt. Bevor das Gerinnsel jedoch durch das Plasmin verdaut wird, dient es den einsprossenden Fibroblasten als Leitschiene. Die Reparatur des Endothels wird durch Mitogene der Thrombozyten stimuliert. Je nach Ausmaß des Defektes erfolgt eine Reparatur, oder, wo das nicht möglich ist, wird das durch die Reparaturmaßnahmen verschlossene Gefäß durch einen Umgehungskreislauf ersetzt. Der »Schutt« der Hämostase wird schließlich durch die Fibrinolyse und andere Enzymsysteme abgeräumt.

Primärer (thrombozytärer) Wundverschluß /[1]/

Die lokale Blutstillung an der Gefäßwand wird eingeleitet durch die Thrombozyten, die an den freigelegten Kollagenfasern der Verletzungsstelle haften. Die Anheftung der Thrombozyten an die Kollagenfasern und die letztendliche Ausbildung eines die Verletzungsstelle verschließenden Thrombozytenpfropfes durch Plättchenaggregation hängt von vielen Einflußgrößen ab.

Im wesentlichen sind zu nennen

— *Von Willebrand*-Faktor, er ist notwendig zur Anheftung der Thrombozyten an die kollagenen Fasern. Erforderlich sind dazu auf der Plättchenoberfläche Rezeptoren für den *von Willebrand*-Faktor.

— Formveränderung der Thrombozyten mit Freisetzung Stoffwechsel-aktiver Substanzen z. B. ADP.

— Prostaglandin-Thromboxan-System: Gebildet werden die aggregationssteigernden Thromboxane aus Phospholipiden unter Katalyse des Enzymes Zykloogygenase. Auf ähnlichem Wege wird Prostazyklin gebildet, das eine Haftung der Thrombozyten am intakten Gefäßendothel verhindert.

— Plättchenfaktor 3: Es handelt sich um Phospholipide, die auf der Thrombozytenoberfläche freigesetzt werden und eine Anreicherung von Gerinnungsfaktoren am thrombozytären Pfropf bewirken.

Insgesamt ermöglicht dieser primäre Wundverschluß eine ruhige Zone im strömenden Blut, wo an der Plättchenoberfläche und am Gefäßendothel die plasmatische Gerinnung ablaufen kann, so daß ein Fibrinnetz den Plättchenpfropf umspinnt.

Plasmatische Gerinnung /[2]/

Das plasmatische Gerinnungssystem besteht aus einer Reihe von Faktoren (Tab. 1), die Glykoproteine sind und bis auf das Fibrinogen als inaktive Vorstufen im Plasma vorliegen. In aktivierter Form handelt es sich um Serinproteasen, die in Anwesenheit von Phospholipiden und Calciumionen durch Proteolyse die ihnen nachgeordneten Gerinnungsfaktoren aktivieren.

Unterschieden werden 2 Aktivierungswege (endogene und exogene Vorphase), die im Faktor X enden und dann in einer gemeinsamen Endstrecke mit Bildung eines Prothrombinaktivatorkomplexes die Prothrombinaktivierung und letztlich die Fibrinbildung bewirken. Der endogene Aktivierungsweg benötigt in vitro bis zur Fibrinbildung mehrere Minuten, der exogene nur etwa 12 sec.

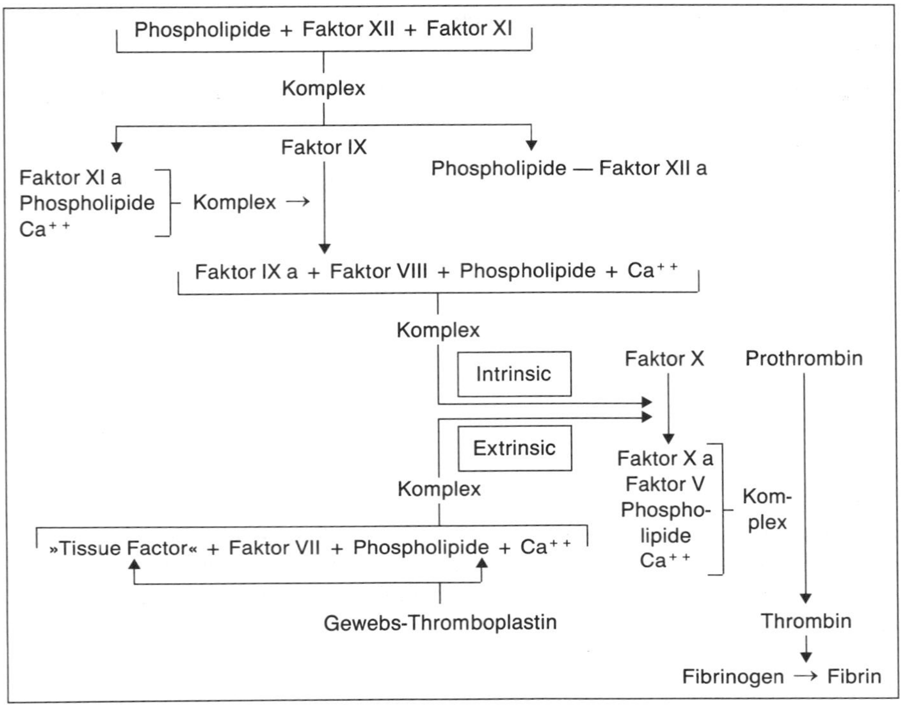

Abb. 1 Gerinnungsschema mit endogenem (intrinsic) und exogenem (extrinsic) Aktivierungsweg /[2]/.

Tab. 1 Plasmatische Gerinnungsfaktoren, Plättchenfaktoren, Antithrombine und Fibrinogenspaltprodukte

Faktor	**Synonym**	**Molekulargewicht**	**Plasma-Konzentration (g/l)**
Plasmatische Gerinnungsfaktoren			
F I	Fibrinogen	340.000	2.0—4.5
F II	Prothrombin	69.000	0.05—0.1
F III	Gewebsthromboplastin		
F IV	Calciumionen		
F V	Proaccelerin	300.000	ca. 0.01
F VII	Proconvertin	56.000	ca. 0.01
F VIII	Antihämophiles Globulin A	ca. 2×10^6	ca. 0.02
F IX	Antihämophiles Globulin B, Christmas-Faktor	57.000	ca. 0.005
F X	Stuart-Prower-Faktor	59.000	ca. 0.01
F XI	Plasma-Thromboplastin Antecedent	160.000	ca. 0.005
F XII	Hageman-Faktor	80.000	ca. 0.03
F XIII	Fibrinstabilisierender Faktor, Plasmatransglutaminase, Fibrinase	340.000	ca. 0.02
HMWK	High molecular weight kininogen, Fitzgerald-Faktor		0.05
Präkallikrein			0.05
Plättchenfaktoren			
PF 3	Partielles Thromboplastin, Phospholipid		

Tab. 1 Plasmatische Gerinnungsfaktoren, Plättchenfaktoren, Antithrombine und Fibrinogenspaltprodukte (Fortsetzung)

Faktor	Synonym	Molekulargewicht	Plasma-Konzentration (g/l)
PF 4	Antiheparin	ca. 28.000	0.002
Plättchen-Faktor XIII		ca. 160.000	
Antithrombine			
Antithrombin III, Heparin-Kofaktor, progressives Antithrombin		65.000	ca. 0.15
Fibrin(ogen)-Spaltprodukte		X ca. 24.000 Y ca. 150.000 D ca. 83.000	

Exogene Aktivierung

Aus dem perivaskulären Gewebe am Ort der Schädigung gelangt Gewebsthromboplastin in das Gefäßlumen und aktiviert Faktor VII, der im Komplex mit Phospholipiden, Calciumionen und einem hypothetischen Gewebefaktor die Faktor X-Aktivierung zu Faktor Xa bewirkt (Abb. 1).

Endogene Aktivierung

Das endogene Kontaktaktivierungssystem hat enge Beziehung zu 4 biologischen Systemen: Dem Gerinnungssystem, der Fibrinolyse, dem Komplement-System und dem Kininbildungssystem (Abb. 2).

Die endogene Kontaktaktivierung wird eingeleitet durch die Adsorption des Faktors XII (*Hageman*-Faktor) an Kollagenfasern. Faktor XII erleidet bei der Adsorption an negative Ladungen des Kollagens eine Konformationsänderung. Das Protein wird

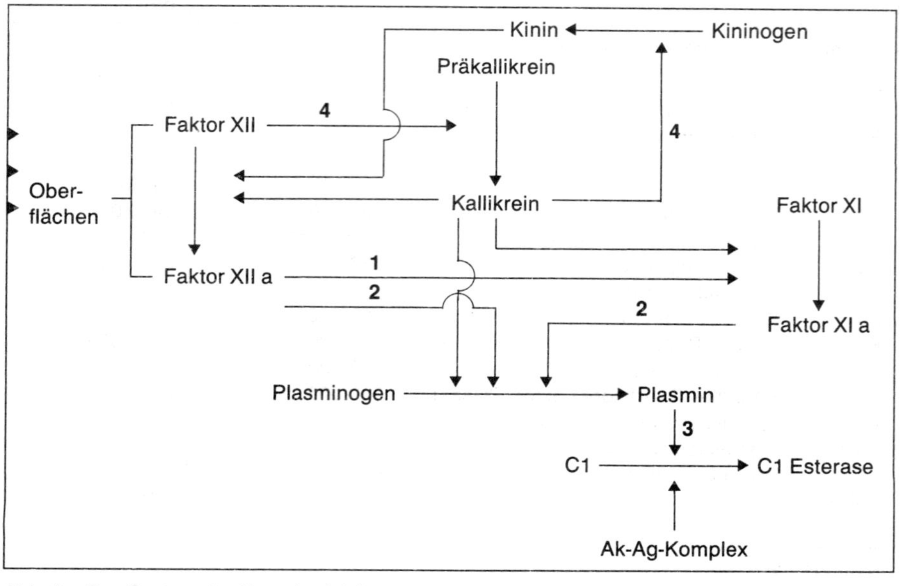

Abb. 2 Das System der Kontaktaktivierung und der Bezug zum Gerinnungssystem (1), zur Fibrinolyse (2), der Komplementaktivierung (3) und zur Kininbildung (4) nach Lit. /2/.

hierdurch für einen proteolytischen Angriff des Kallikrein-Systems leicht zugänglich, wobei dem Kallikrein ein schützender Effekt bei der Kinin-Faktor XIIa-Interaktion zukommt. Zusätzlich kann einmal gebildeter Faktor XIIa autokatalytisch Faktor XII zu Faktor XIIa aktivieren.

Faktor XIIa — eine Serinprotease — aktiviert Faktor XI zu Faktor XIa. Dieser Schritt kann jedoch auch durch einen thrombozytären Aktivator substituiert werden. Möglicherweise sind angeborene Faktor XII-Mängel deswegen klinisch — was die zu erwartende Blutungsneigung angeht — stumm.

Faktor XIIa und Kininogen vermögen nicht nur Faktor XI in seine aktive Form zu überführen, sondern auch Plasminogen in Plasmin umzuwandeln und damit das fibrinolytische System zu aktivieren. Plasmin kann seinerseits wieder über die Komponente C1 den alternativen Weg des Komplementsystems aktivieren. Letztlich vermag Kallikrein hochmolekulares Kininogen in Kinine, z. B. Bradykinin, umzuwandeln, was z. B. für das Zusammenspiel von Verbrauchskoagulopathien und Kininbildung in Schockzuständen von Bedeutung ist.

Im Gerinnungssystem (Abb. 1) bewirkt Faktor XIa zusammen mit Phospholipiden und Calciumionen die Aktivierung des Faktors IX, der als Faktor IXa gemeinsam mit Faktor VIII, Phospholipiden und Calciumionen den Faktor X zu Faktor Xa aktiviert.

Prothrombinaktivierung und Fibrinbildung

Der über den endogenen oder exogenen Weg aktivierte Faktor X vermag allein nicht Thrombin aus Prothrombin zu bilden. Benötigt wird der Faktor V. Dieser hat Beschleunigungsfunktion und bildet mit Faktor Xa, Calciumionen und Phospholipiden den Prothrombinaktivator-Komplex, an dem die Aktivierung von Prothrombin zu Thrombin stattfindet.

Freies Thrombin hat im Gerinnungssystem folgende wichtige Funktionen

— Abspaltung der endständigen Fibrinopeptide A und B aus der α- und β-Kette des Fibrinogens. Es entsteht Fibrinmonomer, das spontan zu langen Strängen aggregiert. Je zwei Doppelstränge lagern sich zur Fibrinfibrille zusammen, die durch den fibrinstabilisierenden Faktor (F XIIIa) polymerisiert wird. Der durch Thrombin aktivierte Faktor XIII ist eine Transglutaminase, die γ-Glutamyl- mit Epsilon-Lysylgruppen der Fibrin α- und γ-Ketten unter Abspaltung von Ammoniak verknüpft. Hierdurch entstehen kovalente Bindungen zwischen den sonst nur durch Disulfid-Brücken verbundenen Fibrinketten.

— Aktivierung der Faktoren V und VIII.

— Bewirkt durch Induktion der Thrombozytenaggregation eine zusätzliche Phospholipid-Freisetzung. Durch diesen und den zuvor geschilderten Mechanismus kann der gesamte Gerinnungsprozeß durch eine minimale Thrombinfreisetzung eine erhebliche Beschleunigung erfahren.

— Aktivierung von Protein C.

Hemmechanismen der plasmatischen Gerinnung /3, 4/

Das plasmatische Gerinnungssystem wird durch 2 Hemmechanismen kontrolliert

— *Antithrombin III, α_2-Makroglobulin, α_1-Antitrypsin, C1-Inaktivator:* Die größte Bedeutung hat das Antithrombin III, das nahezu alle Gerinnungsfaktoren hemmen kann, aber die stärkste Wirkung auf Thrombin und Faktor Xa hat. Die Wirkung von Antithrombin III wird durch Heparin beschleunigt, denn beide bilden miteinander einen Komplex, dessen Affinität zu den Gerinnungsfaktoren viel größer ist als der von

Antithrombin III allein. Heparin ist ohne Antithrombin III unwirksam.

C1-Inaktivator vermag Enzyme des Kontaktaktivierungssystems zu inaktivieren, insbesondere Faktor XIIa, Kallikrein und Faktor XIa.

— *Protein C, Protein S:* Beides sind Vitamin K-abhängige Proteine. Protein C spaltet in seiner aktiven Form, Protein Ca, selektiv die Gerinnungsfaktoren V und VIII, die Thrombin-aktivierten Formen Va und VIIIa sogar 30 mal schneller. Da Faktor V der beschleunigende Kofaktor von Faktor Xa ist, kann die Thrombinmenge über die Bildung des Prothrombinaktivators gesteuert werden.

Die Aktivierung von Protein C erfolgt durch Thrombin. Dazu muß Thrombin zuerst an einen Rezeptor der Gefäßendothelzelle, auch Thrombomodulin genannt, gebunden sein. Zur Spaltung der Gerinnungsfaktoren V und VIII benötigt Protein Ca einen Kofaktor, das Protein S.

Fibrinolytisches System /[2]/

Effektor des fibrinolytischen Systems ist das Plasmin. Es wird durch Plasminogenaktivatoren aus Plasminogen gebildet.

Plasmin baut Fibrin und Fibrinogen ab unter Bildung von Fibrin(ogen)spaltprodukten. Diese hemmen die Wirkung des Thrombins, interferieren bei der Fibrinmonomeraggregation und hemmen durch Bindung an die Thrombozytenmembran die Plättchenaggregation. Beide Wirkungen der Fibrinogenspaltprodukte können bei Patienten mit aktivierter Fibrinolyse zu Blutungen führen.

Die Aktivierung des Plasminogens kann auf verschiedenen Wegen erfolgen

— Gewebsaktivator (t-PA): Er wird von Endothelzellen gebildet und liegt nach Bindung an Fibrin in hochaktivierter Form vor. Der Gewebsaktivatormechanismus ist die physiologisch wirksamste Form der Plasminogenaktivierung. Nicht an Fibrin gebundener Gewebsaktivator wirkt nur langsam.

— Urokinase: Wird von den Nierentubuluszellen gebildet.

— Kontaktaktivierung: Über den Kontaktaktivierungsmechanismus gebildeter Faktor XIIa und Kallikrein können Plasminogen aktivieren.

— Plasminogenaktivatoren vieler Gewebszellen, z. B. Fibroblasten, Lymphozyten, basophile Granulozyten, Makrophagen.

— Unphysiologisch durch fibrinolytische Therapie mit Streptokinase.

Die bei der Fibrinolyse freigesetzten Fibrinogenspaltprodukte hemmen konzentrationsabhängig die Fibrinpolymerisation und verlängern dementsprechend die Gerinnungszeiten all derjeniger Tests, die die Fibrinbildungsgeschwindigkeit messen.

Hemmechanismen der Fibrinolyse

Wie das plasmatische Gerinnungssystem wird auch das fibrinolytische System durch Hemmechanismen kontrolliert. Das α_2-Antiplasmin, auch Plasmininhibitor genannt, ist der wichtigste Inhibitor. Es bindet Plasmin in äquimolarem Verhältnis und inaktiviert es dadurch. Ein langsam wirkender Plasmininhibitor ist das α_2-Makroglobulin.

Methodenübersicht

Als Minimalprogramm der Hämostasediagnostik sind einzusetzen

— Thrombozytenzählung — Blutungszeit	Sehr grobe Erfassung der Plättchenfunktion.

— Thromboplastinzeit, synonym Prothrombinzeit oder Quick-Wert.
— Partielle Thromboplastinzeit (PTT, aPTT).
— Thrombinzeit.

Mit der Thrombozytenzählung und der Blutungszeit wird die Plättchenfunktion im klinischen Alltag ausreichend erfaßt, zumindest um eine Plättchenfunktionsstörung als Ursache einer Blutung zu diagnostizieren und um die Indikation einer blutstillenden Therapie, d. h. die Gabe von Plättchenkonzentraten abzuschätzen.

Mit der Thromboplastinzeit, der partiellen Thromboplastinzeit und Thrombinzeit wird das fibrinbildende System erfaßt, allerdings nicht der Faktor XIII und die Inhibitoren Antithrombin III, Protein C, α_2-Antiplasmin und α_2-Makroglobulin.

Aktivitäts- und Konzentrationsmessung

Aktivität eines Gerinnungsfaktors: Sie wird zumeist noch anhand der Fibrinbildungsgeschwindigkeit mit den klassischen Gerinnungstesten (Koagulometer-Methoden) gemessen. Eine andere Möglichkeit ist die enzymatische Messung mittels chromogener Peptidsubstrate. Hierbei wird die Abspaltung eines Chromophors entweder im kinetischen Test oder mit einem Endpunkttest erfaßt.

Die Prinzipien koagulometrischer und photometrischer Gerinnungsanalysen sind in Abb. 3 gegenübergestellt. Das Testprinzip der chromogenen Methoden ist am Beispiel der Thromboplastinzeit-Bestimmung auf S. 606 gezeigt. Die jetzt schon kommerziell verfügbaren chromogenen Methoden für Gruppentests, Einzelfaktoren, Enzyme und Inhibitoren sind in Tab. 2 aufgeführt.

Tab. 2 Kommerziell verfügbare Untersuchungen der Gerinnungsanalytik mit chromogenen Substraten

Gruppentests	**Einzelfaktoren**	**Enzyme und Inhibitoren**
Thromboplastinzeit Partielle Thromboplastinzeit	Faktoren II, V, VII, X Faktoren VIII, IX, XI, XII	Antithrombin III Plasminogen α_2-Antiplasmin Protein C C1-Inaktivator

Konzentrationsmessung eines Gerinnungsfaktors: Sie erfolgt vorwiegend mit immunchemischen Methoden. Es ist zu beachten, daß diese Methoden nichts über die Funktionsfähigkeit des gemessenen Faktors aussagen, sie kann erheblich vermindert oder sogar aufgehoben sein. Immunchemische Methoden dienen vielmehr der Identifizierung und damit dem spezifischen Nachweis eines Faktors. Ferner werden sie in Kombination mit der Aktivitätsmessung eingesetzt, um Aktivitätsverbrauch oder Defektbildungen aufzudecken (z. B. Dysfibrinogenämien).

Immunchemische Verfahren zur Konzentrationsmessung sind
— Radiale Immundiffusion (z. B. Antithrombin III-Bestimmung).
— Elektroimmundiffusion nach *Laurell* (fast alle Gerinnungsfaktoren und Inhibitoren).
— Laser-Nephelometrie.
— ELISA-Technik, bestimmt werden z. B. Protein C, Plättchenfaktor 4, D-Dimere.
— Radioimmunoassay, bestimmt werden z. B. Plättchenfaktor 4 oder Fibrinopeptid A.

Weitere Methoden zur Konzentrationsmessung beruhen auf den Prinzipien der Hitzefällung (sog. Hitzefibrin) oder Kältefällung (Kryofibrinogen-Nachweis) bzw. Salzfällung (frühere Fibrinogenbestimmungen).

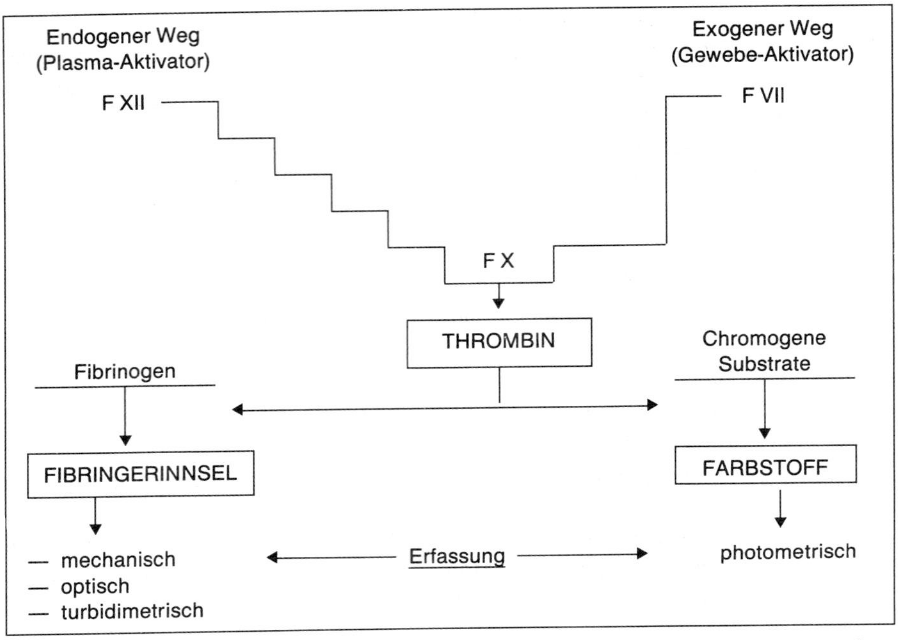

Abb. 3 Prinzipien koagulometrischer und photometrischer Gerinnungsuntersuchungen /[5]/.

Globale Tests (Gruppentests) und Einzelfaktorenbestimmungen

Die Gruppentests sind in der hämostaseologischen Diagnostik unentbehrlich, da selbst die Summe der Einzelfaktorenbestimmungen nicht das jeweilige Potential eines Gruppentests wiedergibt. Die Vorteile eines Gruppentests liegen darin, daß er

— Einflüsse von gerinnungsfördernden und gerinnungshemmenden Substanzen auf den Testausfall repräsentiert, also gewissermaßen das jeweilige, mit diesem Test erfaßte hämostatische Potential.

— In Kombination mit zwei anderen Gruppentests die rasche Einordnung einer Gerinnungsstörung erlaubt.

— Mit unverdünntem Plasma arbeitet, so daß auch geringere Inhibitoreffekte erfaßt werden.

Krankheitsbilder

Abgesehen von den seltenen angeborenen Defekten einzelner Faktoren und Thrombozyten, gibt es relativ wenige erworbene Störungen der Hämostase, sie sind in Tab. 3 dargestellt.

Tab. 3 Hinweise zur Diagnostik hämorrhagischer Diathesen /[6]/

Defekt	**Diagnostik**				**Kommentare**
Angeborene Plättchenfunktionsstörungen	*Blutungszeit*	*Kollagen-*	*ADP-*	*Ristocetin-*	
		induzierte Thrombozytenaggregation			
Morbus *Glanzmann*	path.	path.	path.	normal	Thrombozytenzahl norm., path.

Tab. 3 Hinweise zur Diagnostik hämorrhagischer Diathesen (Fortsetzung)

Defekt	**Diagnostik**				**Kommentare**
Bernard-Soulier-Syndrom	path.	norm.	norm.	path.	Thrombozytenzahl norm., path.
Erworbene Plättchenfunktionsstörungen					
Aspirin-Effekt	norm., path.	path.	path.	normal	
Angeborene plasmatische Störungen	*Quick-Test*	*aPTT*	*Thrombinzeit*	*Faktorenmangel*	
Faktor VIII-Mangel (Hämophilie A)	normal	path.	normal	F VIII:C	normales F VIII-Antigen und normaler Ristocetin-Kofaktor Blutungszeit normal
von *Willebrand*-Syndrom	normal	path.	F VIII:C F VIII:Ag Risto-Kof.		Defekt liegt im hochmolekularen Anteil des Faktor VIII, zahlreiche Varianten und Schweregrade
Faktor IX-Mangel (Hämophilie B)	normal	path.	normal	Faktor IX	
Faktor XII-Mangel (Hageman-Faktor)	normal	path.	normal	Faktor XII	keine Blutungsneigung!
Faktor XI-Mangel	normal	path.	normal	Faktor XI	Blutungsneigung
Mangel an Präkallikrein oder HMW-Kininogen	normal	path.	normal	Präkallikrein oder HMW-Kininogen	keine Blutungsneigung!
Faktor II-, V- oder X-Mangel	path.	path.	normal	F II, V oder X	
Faktor VII-Mangel	path.	normal	path.	Faktor VII	
Afibrinogenämie	path.	path.	path.	Fibrinogen	Blutungszeit gelegentlich verlängert
Faktor XIII-Mangel	normal	normal	normal	Faktor XIII	
Erworbene plasmatische Störungen					
Prothrombinkomplexmangel	path.	path.	normal	F II, VII, IX, X	
— Synthesestörung					Vitamin K-ineffektiv
— Vitamin K-Mangel					Vitamin K-Gabe effektiv
Verbrauchskoagulopathie	path.	path.	normal	Fibrinogen	Faktor V-, Antithrombin III-Mangel
Hyperfibrinolyse	path.	path.	path.	Fibrinogen, F V	Fibrinogenspaltprodukte erhöht

Literatur

1. *Heinrich, D., H. G. Lasch:* Hämostaseologie *5:* 44 (1985). Hämostase und Intensivmedizin.
2. *Mammen, E. F.:* Gerinnungsstörungen. Eine Herausforderung an den Kliniker. In: *Mammen, E. F.,* Intensivmedizin aktuell, S. 1. Medizinische Verlagsgesellschaft, Marburg (1987).
3. *Mammen, E. F.:* Hämostaseologie *4:* 56 (1984). Protein C und Protein S.
4. *Tilsner, V.:* Med. Welt *36:* 534 (1984). Antithrombin III. Bedeutung, Diagnostik und Therapie.
5. *Dati, F., A. Hissung, U. Becker, N. Heimburger, F. Keller:* Diagnose und Labor *37:* 19 (1987). Ein neues Analysesystem für die Gerinnungsdiagnostik.
6. *Barthels, M., H. Poliwoda:* Gerinnungsanalysen. Thieme, Stuttgart (1987).

Thrombozytenzählung*

Indikation

Blutungsneigung spontan oder bei bestimmten Grundkrankheiten.
Therapieüberwachung.

Bestimmungsmethoden

Prinzip: Die Anzahl der Blutplättchen wird überwiegend mit elektronischen Partikelzählgeräten bestimmt. Diese messen entweder nach dem Prinzip der Spannungsänderungsmessung (*Coulter, Sysmex*) oder der Streulichtmessung (*Technicon*).

Mikroskopisch erfolgt die Plättchenzählung

— Nach Hämolyse der Erythrozyten bei gleichzeitiger Stabilisierung der Thrombozyten im Phasenkontrast- oder Lichtmikroskop in der Zellkammer nach *Neubauer*.

— Nach *Fonio* im Blutausstrich (*Pappenheim*-Färbung). Die Thrombozyten werden in Relation auf 1000 Erythrozyten gezählt.

Untersuchungsmaterial

Vorzugsweise EDTA-Venenblut, notfalls Kapillarblut 0.05 bis 1 ml

Das venöse Blut kommt hierfür in EDTA-beschichtete Röhrchen.

Referenzbereich /[2]/

140.000—400.000/µl (140—440/nl)

Bewertung /[1-4]/

Liegt eine Störung der Hämostase bei erniedrigter Thrombozytenzahl vor, und sind die Blutungszeit und auch die Globaltests zur Prüfung der plasmatischen Gerinnung wie Thromboplastinzeit, partielle Thromboplastinzeit und die Thrombinzeit normal, so ist gewöhnlich die Ursache der Thrombopenie eine Zerstörung der Plättchen in der Peripherie, eine Immunthrombozytopenie oder eine Systemerkrankung des hämatopoetischen Systems.

Thrombozytopenien sind die häufigste Ursache einer Hämostasestörung in Klinik und Praxis, so daß die Thrombozytenzählung bei Verdacht auf ein Blutungsleiden an erster Stelle steht. Als Thrombozytopenie werden Plättchenzahlen unter 100.000/µl Blut bezeichnet. Im allgemeinen gilt, je niedriger die Plättchenzahl, desto größer die Blutungsgefährdung. Bei Werten bis zu 30.000/µl ist der Patient im Alltag vor bedrohlichen Blutungen weitgehend geschützt. Bei invasiven Eingriffen sollten die Plättchenzahlen über 60.000/µl liegen. Bei gleichzeitiger Plättchenfunktionsstörung kann bereits bei höheren Plättchenzahlen eine Blutungsneigung auftreten, z. B. bei Leberzirrhose.

Thrombozytopenien entstehen entweder infolge einer verminderten Bildung im Knochenmark (Mangel an Megakaryozyten, ggf. zusätzlich andere Befunde) oder infolge eines erhöhten Umsatzes in der Peripherie (daher meist reaktive Vermehrung der Megakaryozyten im Knochenmark).

* Sh. auch Thrombozyten S. 579 .

Thrombozytopenien infolge einer Bildungsstörung: Ursächlich vorliegen können

- Knochenmarkschwund, z. B. bei aplastischer Anämie, Panmyelopathie.
- Verdrängung des Knochenmarkes, z. B. durch Leukämiezellen, bei Plasmozytom, Karzinosen, Osteomyelofibrosen.
- Bildungsstörungen, z. B. bei Vitamin B_{12}- oder Folsäuremangel.

Thrombozytopenien infolge eines erhöhten Umsatzes: Sie treten auf bei

- Medikamentös allergischer oder medikamentös toxischer Ursache.
- Autoantikörperbedingter Plättchenverminderung (postinfektiös, idiopathische thrombozytopenische Purpura, nach Bluttransfusionen).
- Hypersplenie.
- Hämolyse.
- Hämolytisch-urämischen Syndrom, thrombotisch-thrombozytopenischer Purpura.
- Verbrauchskoagulopathie.

Thrombozytose: Sie ist eine meist reaktive Vermehrung der Thrombozytenzahl, z. B. nach Splenektomie, bei Eisenmangel, nach ausgedehntem Blutverlust und postinfektiös. Auch ist die Thrombozytose ein Frühsymptom der Osteomyelofibrose. Die Plättchenzahl kann $>$ 1 Mio./μl betragen. Es kann zu Gefäßverschlüssen und gleichzeitig zu bedrohlichen Blutungen kommen. Bei Thrombozytosen gilt die Faustregel, daß bei Thrombozytenwerten über 500 Tausend/μl die Blutgerinnung potenziert wird, während bei Zahlen über 1 Million/μl die Blutungsneigung überwiegt /[3]/.

Hinweise und Störungen

Falsch niedrige Plättchenzahlen sind Folge von

- Ungenauen oder verzögerten Blutentnahmen mit dadurch bedingter Teilgerinnung des Blutes.
- Verzögerter oder unzureichender Vermischung des Blutes mit dem Antikoagulans.
- Zu langem Liegenlassen der Blutprobe (mehr als 4 Stunden).
- In Einzelfällen sogenannte Pseudothrombozytopenien infolge Aggregatbildung sensibilisierter Plättchen, z. B. durch Kälteagglutinine, Medikamente, Antikörper. Kontrolle durch Direktzählung nach *Fonio.*
- EDTA induzierter »Pseudo-Thrombopenie«, Messung mit Citratblut wiederholen.
- Riesenplättchen, die von elektronischen Zählgeräten nicht erkannt werden.

Literatur

1. *Begemann, H.:* Praktische Hämatologie. Thieme, Stuttgart (1986).
2. *Wintrobe, M. M.:* Clinical Hematology. Lea and Febiger, Philadelphia (1981).
3. *Tilsner, V.:* Thrombozytär bedingte Blutungen in der perioperativen Phase. In: *Gött, U., K. Artmann,* Gerinnungsprobleme in der operativen Medizin. Med. Verlagsges. Marburg (1982).
4. *Gross, R.:* Dtsch. Ärztebl. *82:* 584 (1985). Idiopathische Thrombozytopenie. Abgrenzung und therapeutische Konsequenzen.

Blutungszeit

Indikation

Suchtest bei Verdacht auf hämorrhagische Diathese, insbesondere Thrombopathie. Beurteilung der Thrombozytenfunktion, insbesondere bei (grenzwertigen) Thrombozytopenien.

Bestimmungsmethoden und Referenzbereiche

Prinzip: Nach einer mehr oder weniger standardisierten, stichförmigen Verletzung der Haut von Fingerkuppe oder Ohrläppchen (cave Ohrläppchen bei schwerer Hämostasestörung, da ggf. schwerwiegende Blutungskomplikationen) wird die Zeit bis zum Blutungsstillstand ermittelt.

Subaquale Blutungszeit nach Marx /[1]/: Nach Setzen einer Stichverletzung wird die Wunde in ein mit sterilem Aqua dest. gefülltes Becherglas getaucht und die Zeit gemessen, bis der im Wasser sichtbare Blutungsfaden abreißt. Dauer 1 – 5 min.

Bewertung

Die Blutungszeit ist der wichtigste klinische Test zur Überprüfung der Thrombozytenfunktion. Wenngleich sie mit etlichen Fehlerquellen behaftet ist, kann sie doch ein wertvolles Hilfsmittel sein. So ist sie oft eine Entscheidungshilfe bei der Indikation zur Thrombozytentransfusion. In einigen Fällen kann nämlich die Funktionsstörung der Thrombozyten ausgeprägter sein als von der Plättchenzahl her zu erwarten ist, z. B. nach Massivtransfusionen. Andererseits können, insbesondere bei vorzeitigem Abbau der Thrombozyten, die Funktionsfähigkeit besser und die Blutungsneigung geringer sein, als man es von der niedrigen Zahl her vermuten würde.

Liegt eine Hämostasestörung mit »verlängerter Blutungszeit« vor und ist die Thrombozytenzahl normal und auch die Globaltests zur Prüfung des plasmatischen Gerinnungssystems wie Thromboplastinzeit, partielle Thromboplastinzeit und Thrombinzeit, so ist die Thrombozytenaggregation gestört. Häufigste Ursache sind Medikamente.

Verlängerungen der Blutungszeit treten auf in Abhängigkeit von der Thrombozytenzahl oder beim Vorliegen angeborener oder erworbener Thrombozytenfunktionsstörungen /[2]/.

Thrombozytenfunktionsstörungen können bedingt sein durch

— *von Willebrand*-Syndrom.
— Morbus *Glanzmann.*
— Extrem seltene Störungen wie *Bernard Soulier*-Syndrom, storage pool disease, Aspirin like disease, *Hermansky Pudlak*-Syndrom.
— Medikamente (Aspirin, Dextran, hohe Dosierung von Penicillin oder anderen Antibiotika, Valproinsäure).
— Krankheiten, z. B. Urämie, erworbenes *von Willebrand*-Syndrom.
— Erhöhten Anfall von Fibrinogenspaltprodukten.
— Hohe Plasmakonzentration von Heparin (gelegentlich).

Hinweise und Störungen

Fehlerquellen bei der Blutungszeitbestimmung: Sie beruhen auf verschiedener Einstichtiefe, unterschiedlich durchbluteter Haut (Temperatur, Schockzustand), unterschiedlicher Hautdicke, Abflußstörungen (Ohrclips, Blutdruckmanschetten- oder Ärmelstau). Oft dienen die Fehlerquellen als Alibi, den Test nicht durchzuführen.

Bestimmungsmethoden: Der Methode nach *Marx* ist der Vorzug zu geben.

Pathophysiologie /3, 4/

Die Blutungszeit erfaßt die primäre Hämostase. Der erste Schritt der Thrombozytenfunktion bei der Blutstillung ist die Anheftung der Plättchen an kollagene Fasern der geschädigten Gefäßwand. Notwendig dafür ist der *von Willebrand*-Faktor, ein Teil des Faktor VIII-Moleküls bzw. seine Rezeptoren auf der Thrombozytenmembran.

Die Plättchen ändern nach Anheftung ihre Form und setzen Substanzen frei, von denen die wichtigsten sind: Thromboxan A_2, ADP, Serotonin, Katecholamine, Plättchen-aktivierender Faktor, β-Thromboglobulin sowie die Plättchenfaktoren 3 und 4.

Plättchenfaktor 3 ist ein Phospholipid. Er wird an der Plättchenoberfläche verfügbar, und aufgrund der Phospholipidbindungsfähigkeit der meisten Gerinnungsfaktoren bewirkt er eine Anreicherung von Gerinnungsfaktoren im verletzten Bezirk. Somit wird eine für die Gerinnung erforderliche Konzentration an Gerinnungsfaktoren am Orte der Blutstillung erreicht.

Plättchen-aktivierender Faktor, ADP, Thromboxan A_2 fördern die Plättchenaggregation. Serotonin und Katecholamine bewirken eine Kontraktion der verletzten Blutgefäße. Aktiviert wird auch das Prostaglandin-System des Gefäßendothels.

Als Ergebnis der Thrombozytenfunktionen nach Verletzung eines Gefäßes bildet sich ein thrombozytärer Pfropf aus, der einen primären Verschluß des Gefäßes bewirkt und damit die Blutstillung. Sekundär kommt es durch die Freisetzung von Gewebsthromboplastin aus geschädigtem Gewebe und über die Kontaktaktivierung der Plättchen zur Aktivierung des plasmatischen Gerinnungssystems.

Die Plättchenfunktion wird durch eine Reihe angeborener Defekte oder erworbener Störungen beeinflußt.

Angeborene Defekte (sh. auch Plättchenfunktionstests S. 602)

Bernard-Soulier-Syndrom: In der Plättchenmembran ist der Glykoprotein I-Komplex vermindert. Es handelt sich um eine autosomal rezessiv vererbbare Erkrankung.

Thrombasthenie *Glanzmann:* In der Plättchenmembran sind die Glykoproteinkomplexe IIb und IIIa vermindert oder fehlen völlig. Die Erkrankung wird autosomal rezessiv vererbt.

Thromboxandefekt, Storage pool disease (Mangel an dense bodies), α-Granula-Mangel: Es handelt sich um intrazelluläre Defekte, die zu leichten Störungen der Blutstillung führen.

Erworbene Störungen

Medikamente: Sind die häufigste Ursache von Störungen der Plättchenfunktion. Aspirin bewirkt über eine Störung des Prostaglandin-Thromboxan-Systems die Hemmung der Thrombozytenaggregation.

Niedermolekulare Dextrane blockieren die Thrombozytenmembran, führen zu einer verminderten Verfügbarkeit von Plättchenfaktor 3 und hemmen somit die Thrombozytenaggregation. Zucker- und Gelantine-haltige Plasmaexpander fördern die Thrombozytenaggregation.

Entgleisungen im Säure-Basen-Haushalt und Elektrolytstörungen, insbesondere die

Hyperkaliämie, z. B. beim Nierenversagen, führen ebenfalls zur Störung der Thrombozytenfunktion.

Literatur

1. *Marx, R.:* Therapiewoche *18:* 2193 (1968). Die Thrombozytenfunktion und ihre Bedeutung für den Hämostasemechanismus.
2. *Harker, L. A., S. J. Slichter:* New Engl. J. Med. *287:* 155 (1972). The bleeding time as a screening test for evaluation of platelet function.
3. *Witt, I.:* Hämostase und Fibrinolyse-System. In: *Greiling, H., A. M. Gressner,* Lehrbuch der klinischen Chemie und Pathobiochemie, S. 714. Schattauer, Stuttgart (1987).
4. *Tilsner, V.:* Thrombozytär bedingte Blutungen in der perioperativen Phase. In: *Gött, U., K. Artmann,* Gerinnungsprobleme in der operativen Medizin, S. 15. Med. Verlagsges., Marburg (1982).

Thrombozytenfunktionstests

Indikation

Verdacht auf eine angeborene oder erworbene Plättchenfunktionsstörung.

Bestimmungsmethoden

Retentionstests

Prinzip: Nativblut oder Citratblut fließt mit standardisierter Strömungsgeschwindigkeit durch ein plättchenadhärierendes Milieu, wobei die Plättchen mit der Matrix und untereinander aggregieren. Die Messung erfolgt entweder anhand der Zählung der Thrombozyten vor und nach der Passage oder durch Messung eines Druckgefälles oder Änderung des Strömungsvolumens in der Kapillare infolge des sich bildenden Plättchenthrombus.

Test nach Hellem II /[1]/ in der Modifikation nach Niessner /[2]/: Citratblut fließt mit einer Geschwindigkeit von 6.6 ml/min. durch einen glaskugelhaltigen Schlauch. Bestimmung der Thrombozytenretention in Prozent der Thrombozytenzahl vor und nach Glaskugelpassage.

Thrombometer nach Poliwoda /[3]/: Nativblut fließt mit einer Geschwindigkeit von 7 cm/sec. aus der Punktionskanüle durch eine Apertur in eine Kammer. Durch Bildung eines Thrombus kommt es zu einer zunehmenden Druckdifferenz, die mit einem Schreiber registriert wird. Die Plättchenanhaftungszeit bis zum Erreich eines bestimmten Druckgefälles wird in Sekunden angegeben.

Thrombostat nach Kratzer und Born /[4]/: Citratblut passiert eine Apertur. Mit Ausbildung des Plättchenthrombus kommt es zu einer meßbaren Veränderung des Volumenstromes. Die »in vitro-Blutungszeit« wird in Minuten angegeben.

Plättchenaggregationstests /[5]/

Prinzip: Plättchenreiches Plasma wird in den Lichtstrahl eines Photometers gebracht und mittels eines Magneten gerührt. Durch Zugabe von aggregierenden Substanzen (Kollagen, ADP, Adrenalin, Ristocetin) kommt es zur Aggregation der Plättchen und damit zu einer Abnahme der Extinktion. Mit einem Schreiber wird die abnehmende Extinktion bei 432 nm registriert. Gemessen werden entweder die Winkel α_1 (primäre

Aggregation), α_2 (maximale Aggregation) sowie die Maximalamplitude /[6]/ oder die Aggregation in Prozent /[7]/ und die Reaktionsanlaufzeit. Die sogenannte Spontanaggregation nach *Breddin* /[8]/ wird ohne Zusatz registriert.

Plättchengröße (Ausbreitung)

Einfache Methoden zur Beurteilung der Plättchengröße sind die Betrachtung der Plättchen im Blutausstrich und die Messung der Plättchengrößenverteilung nach dem Coulter-Prinzip /[9]/. Der Coulter erstellt eine Verteilungskurve der EDTA-inaktivierten Thrombozyten, die systembedingt bei 20 fl abbricht.

Der Thrombozytenausbreitungstest nach *Breddin* /[10]/ läßt vitale Thrombozyten mit einer Kunststoffoberfläche reagieren und ist deswegen ein morphologisches Korrelat für die Ausbreitung (shape change).

Untersuchungsmaterial

Venöses Nativblut, venöses Citratblut (Blutentnahme: 1 Teil Natriumcitratlösung 0.11 mol/l, mit 9 Teilen Blut vermischt) 5 ml

Venöses plättchenreiches Plasma. Gewinnung: Blut bei 250 × g (etwa 500 Upm mit Tischzentrifuge) mindestens 15 min. zentrifugieren 2 ml

Referenzbereiche

Test Hellem II nach Niessner	Mittlere Adhäsivität 91.6 ± 3.8%.
Thrombometer nach Poliwoda	20 – 44 sec.
Thrombostat	In vitro Blutungszeit 3.1 ± 0.2 min.
Plättchenaggregation im Born-Test	
ADP-Aggregation (ADP 1 µmolar)	Winkel alpha: 83 ± 7°
	Maximalamplitude: 0.31 ± 0.16
Kollagen-Aggregation (1 µg/ml)	Winkel alpha$_2$: 80 ± 6°
	Maximalamplitude: 0.49 ± 0.10
Ristocetin-Aggregation (1 – 1.5 mg/ml):	Keine Angaben

Bewertung

Die Plättchenretentionstests erfassen global die »Thrombopathie«, erlauben aber keine Einordnung der Plättchenfunktionsstörung. Eine weitestgehende Zuordnung zu bestimmten Funktionsstörungen ist erst durch Einsatz verschiedener aggregierender Substanzen im Plättchenaggregationstest möglich.

Beurteilung der Plättchenfunktionstests bei Thrombopathien

Erkrankung	**Beurteilung der Plättchenfunktionstests**				
		Aggregation induziert durch			
	Retentionstests	*Kollagen*	*ADP*	*Ristocetin*	*Retraktion*
Thrombasthenie, Morbus *Glanzmann*	path.	path.	path.	normal	path.
Bernard-Soulier-Syndrom	path.	normal	normal	path.	normal
Medikamentös bedingte Thrombopathien	path.	path.	path.	normal	normal
von Willebrand-Syndrom (Plasma Ristocetin-Kofaktor vermindert)	path.	normal	normal	path.	normal bis path.

Die Plättchenaggregation hemmende Medikamente /[13]/

Thrombozytenwirkung	**Medikamente**
Hemmer oder Stabilisatoren der Plättchenmembran	Penicilline, Cephalosporine, Dextrane, Heparin, Calciumantagonisten, Lokalanästhetika, Antihistaminika, trizyklische Antidepressiva
Rezeptorenblocker	α- und β-Rezeptorantagonisten, z. B. Propranolol.
Zyklooxygenase-Hemmer	Azetylsalizylsäure, Phenylbutazon, Sulphinpyrazon, Indometazin, Cimetidin
Phosphodiesterase-Hemmer	Dipyridamol, Papaverin, Methylxanthine, Papaverin
Unbekannte Mechanismen	Reserpin, Clofibrat, Alkohol

Hinweise und Störungen

Plättchenfunktionstests im Citratblut: Sie müssen 1—2 Std. nach Blutentnahme erfolgen und während des Transports dürfen die Proben nicht unter 20 °C abkühlen. Der Plättchenaggregationstest ist besonders störanfällig /[7]/. Er wird beeinflußt von der zu untersuchenden Aggregationsneigung der Thrombozyten, der Plättchenzahl und der Dosierung der aggregierenden Substanz.

Standardisierung der Plättchenzahl in Relation zur Funktion: Sie ist auf zwei Wegen möglich

— Einstellung des plättchenreichen Plasmas mit einem plättchenarmen Plasma auf 200.000 Thrombozyten/μl.

— Berechnung der Funktion des einzelnen Plättchens aus Thrombozytenzahl und gemessener Gesamtfunktion /[7]/.

Medikamente: Sofern nicht die Wirkung eines bestimmten Medikamentes untersucht werden soll, empfiehlt sich das Absetzen für möglichst 10 Tage vor Durchführung des Tests.

Pathophysiologie

Eine normale Plättchenfunktion garantiert eine funktionsfähige primäre Hämostase. Die extrem seltenen, angeborenen Störungen der Plättchenfunktion können auf unterschiedlichsten Ursachen beruhen /[11]/. Bei der klassischen angeborenen Thrombasthenie *Glanzmann* sind die Membranglykoproteine IIb/IIIa vermindert und das Plättchenfibrinogen fehlt. Beim *Bernard-Soulier-Syndrom* fehlt das Membranglykoprotein Ib und damit die Anhaftungsmöglichkeit des Plasma-*von Willebrand*-Faktors.

Bei der plasmatischen Gerinnungsstörung des von *Willebrand*-Syndroms hingegen ist der Plasma-*von Willebrand*-Faktor defekt oder vermindert und bedingt daher trotz normalen Plättchenpotentials eine Thrombozytenfunktionsstörung.

Neben diesen bekannteren Störungen gibt es eine Reihe von angeborenen Speicherdefekten mit daraus resultierender Blutungsneigung. Erworbene Plättchenfunktionsstörungen kommen bei verschiedenen Krankheiten vor, z. B. Urämie und insbesondere durch Medikamenteneinnahme /[12]/.

Literatur

1. *Hellem, A. J.:* Scand. J. Clin. Lab. Invest. 12, Suppl 51 (1960). The adhesiveness of human blood platelets in vitro.

2. *Niessner, H.:* Thrombos. Diathes. Haemorrh. *27:* 434 (1972). Messung der Plättchenadhäsivität mit einer modifizierten Form der Hellem II-Methodik unter besonderer Berücksichtigung des von Willebrand-Jürgens-Syndroms.
3. *Poliwoda, H., J. Deinhardt, H. Avenarius:* Eine neue Methode zur Erfassung des aktuellen Abscheidungspotentials im strömenden Nativblut. In: *v. Voss, H., U. Göbel,* Praktische Anwendung der Thrombozytenfunktionsdiagnostik. Thieme, Stuttgart (1980).
4. *Kratzer, M. A. A., G. V. R. Born:* Haemostasis *15:* 357 (1985). Stimulation of primary haemostasis in vitro.
5. *Born, G. V. R.:* Nature *194:* 927 (1962). Aggregation of blood platelets by adenosine diphosphate and its reversal.
6. *Scharrer, J.:* Hämostaseologie *5:* 16 (1985). Methoden zur Thrombozytenfunktionsdiagnostik.
7. *Avenarius, H. J., J. Deinhardt:* Durchführung und Auswertung von Aggregationstesten. In: *v. Voß, H., U. Göbel,* Praktische Anwendung der Thrombozytenfunktionsdiagnostik. Thieme, Stuttgart (1980).
8. *Breddin, K., H. Grun, H. J. Krzywanek, W. P. Schremmer:* Klin. Wschr. *53:* 81 (1975). Zur Messung der »spontanen« Thrombozytenaggregation — Plättchenaggregationstest III.
9. *Reheis, G., P. M. Bayer:* Lab. Med. *7:* 339 (1983). Aussagekraft und klinische Interpretation der Thrombozyten-Volumenverteilungskurven.
10. *Breddin, K.:* Thrombos. Diathes. Haemorrh. Suppl. 27 (1968). Die Thrombozytenfunktion bei hämorrhagischen Diathesen, Thrombosen und Gefäßkrankheiten.
11. *Breddin, K.:* Hämostaseologie *5:* 27 (1985). Angeborene Thrombozytopathien.
12. *Schneider, W., R. E. Scharf:* Hämostaseologie *5:* 32 (1985). Erworbene Thrombozytenfunktionsstörungen.
13. *Mammen, E. F.:* Gerinnungsstörungen, eine Herausforderung für den Kliniker. In: *Mammen, E. F.,* Intensivmedizin aktuell, S. 1. Med. Verlagsges., Marburg (1987).

Prothrombinzeit (PT, Thromboplastinzeit, »Quick-Wert«)

Indikation

Suchtest bei Verdacht auf plasmatische Gerinnungsstörungen (eines oder mehrerer Faktoren des Prothrombinkomplexes, Faktor V, Fibrinogen, Dysfibrinogenämien, Lupusinhibitoren).

Überwachung der Therapie mit Vitamin K-Antagonisten (Cumarinderivate).

Verlaufskontrolle bei Vitamin K-Mangelzuständen und Lebererkrankungen.

Bestimmungsmethoden

Koagulometrische Methode nach Quick /[1]/

Prinzip: Im plättchenarmen Plasma wird nach Zusatz von Gewebsthromboplastin und Calciumionen die Umwandlung von Prothrombin in Thrombin gestartet und durch das gebildete Thrombin Fibrinogen zu Fibrin geronnen (sh. Abb. 1, S. 591). Die Fibrinbildungszeit wird in Sekunden gemessen.

Chromogene Methode /[2, 3, 9]/

Prinzip: Es handelt sich um eine Zweistufenreaktion, bei der zuerst die Umwandlung von Prothrombin in Thrombin abläuft. Ist alles Prothrombin zu Thrombin umgewandelt, wird dessen Aktivität anhand der Hydrolyse eines spezifischen chromogenen Substrates gemessen (Abb. 1).

Aktiviert wird das Gerinnungssystem der Plasmaprobe durch Thromboplastin und

Calciumionen. Nach einer »lag phase« hydrolysiert das gebildete Thrombin das chromogene Substrat. Die Zeit der Freisetzung der Chromophorgruppe (para-Nitroanilin) wird photometrisch bei 405 nm bis zum Erreichen eines definierten Extinktionsanstieges als »fixed absorbance methode« gemessen.

Die Umrechnung der gemessenen Sekundenwerte bzw. der Extinktion pro Zeiteinheit erfolgt anhand einer Bezugskurve, die mittels der Verdünnungsreihe eines Normalplasmapools erstellt wurde. Die Aktivität der Patientenproben wird entweder in Prozent, bezogen auf den Plasmapool, oder als sogenannte *Prothrombinratio* angegeben. Letztere ist der Quotient aus gemessener Gerinnungszeit des Patientenplasmas durch die Gerinnungszeit des Normalplasmapools.

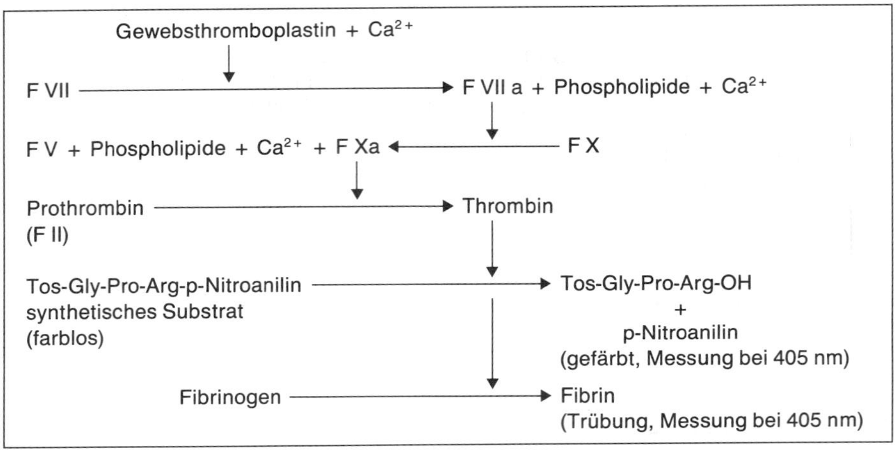

Abb. 1 Testprinzip einer chromogenen Methode zur Bestimmung der TPZ /[8]/

Gerinnungsaktivität unter oraler Antikoagulantientherapie /[4, 5]/

Die meßbare Gerinnungsaktivität des Plasmas eines Patienten unter oraler Antikoagulantientherapie ist in erheblichem Maße abhängig von der Art des verwendeten Thromboplastins. Ursache hierfür ist, daß

— Die kommerziell vertriebenen Thromboplastine erheblich unterschiedliche Faktorenempfindlichkeiten gegenüber den Gerinnungsfaktoren II, V, X und VII aufweisen.

— Die möglicherweise in die Quickwertbestimmung eingehenden PIVKAs bei der Aktivierung der normalen Gerinnungsfaktoren interferieren. PIVKA steht für protein induced Vitamin K absence. Es handelt sich hierbei um die nicht gammacarboxylierten Präkursoren der Gerinnungsfaktoren II, VII, IX und X.

Sowohl die Angabe der Gerinnungsaktivität bei oral antikoagulierten Patienten in Prozent der Norm als auch die Prothrombinratio sind abhängig vom verwendeten Thromboplastin.

Zur Vereinheitlichung der Gerinnungsaktivitäten bei oral antikoagulierten Patienten wurde vom International Committee for Standardization in Haematology sowie vom International Committee on Thrombosis and Haemostasis die International Normalized Ratio (INR) empfohlen. Unter INR wird die Thromboplastinratio verstanden, die erhalten wird, wenn das verwendete Thromboplastin auf die Thromboplastin-Referenzpräparation der WHO (IRP 67/40) abgeglichen wurde.

Da die kommerziell angebotenen Thromboplastine der Referenzpräparation der WHO nur ähnlich, aber nicht gleich sind, ermitteln die Hersteller für die jeweilige Thromboplastincharge einen Empfindlichkeitsfaktor im Vergleich zum Referenzthromboplastin. Dieser wird auch als International Sensitivity Index oder ISI bezeichnet. Der ISI-Wert entspricht der Steilheit der Vergleichsgeraden des betreffenden Thromboplastins zur Referenzpräparation der WHO.

Ist der ISI-Wert des kommerziellen Thromboplastins bekannt, kann die INR eines Patientenplasmas aus den Sekundenwerten nach folgender Formel berechnet werden

$$INR = \left(\frac{TPZ_p}{TPZ_N}\right)^{ISI}$$

TPZ_p = Thromboplastinzeit Patientenplasma, TPZ_N = Thromboplastinzeit des Normalplasmapools, ISI = International Sensitivity Index.

Untersuchungsmaterial

Venöses plättchenarmes Citratplasma (Blutentnahme: 1 Teil Natriumcitratlösung 0.11 mol/l, mit 9 Teilen Blut vermischt) 1 ml

Kapillarblut (wird mit Natriumcitrat-haltiger Kapillare entnommen) 0.05 bis 0.1 ml

Referenzbereiche

% der Norm:	70 —120
Prothrombinratio:	0.90 —1.15
Therapeutische Bereiche der Cumarintherapie	
% Angabe:	15—25
Prothrombinratio:	2.0—3.0
INR:	2.9—5.0

Bewertung

Sind die Thrombozytenzahl, die Blutungszeit und die Thrombinzeit normal, so spricht unabhängig vom Wert der partiellen Thromboplastinzeit die Verlängerung der Thromboplastinzeit für eine Verminderung der Vitamin K-abhängigen Faktoren II, VII und X oder des Faktors V.

Die Thromboplastinzeit erfaßt die Faktoren des exogenen Gerinnungssystems. Geprüft wird über den Faktor VII der exogene Aktivierungsweg sowie über die Faktoren X, V, II und I die gemeinsame Endstrecke der beiden plasmatischen Gerinnungssysteme. Da alle diese Faktoren in der Leber gebildet werden, ist die Prothrombinzeit ein gutes Kriterium zur Beurteilung der Proteinsyntheseleistung des Leberparenchyms.

Durch Vitamin K-Antagonisten wird die Synthese der 4 prokoagulatorisch wirksamen Gerinnungsfaktoren II, VII, IX und X funktionell gestört. Da die Konzentration der Faktoren II, VII und X mit der Thromboplastinzeit-Bestimmung erfaßt wird, ist ihr Wert ein gutes Kriterium zur Verlaufsbeurteilung und Therapieeinstellung einer Antikoagulantientherapie.

Faktor V-Mangel wird nicht durch die sogenannten Faktor II-, VII-, -X-Reagenzien (Thrombotest usw.) erfaßt, da diesen Faktor V und Fibrinogen beigegeben ist.

Hämostasestörungen mit einer Verlängerung der Thromboplastinzeit

Erkrankung/Ursache	Beurteilung
Therapie mit Vitamin K-Antagonisten	Reduzierung des Thromboserisikos bei relativ geringer Blutungsgefährdung. Unterhalb des therapeutischen Bereiches besteht Blutungsgefährdung.

Hämostasestörungen mit einer Verlängerung der Thromboplastinzeit (Fortsetzung)

Erkrankung/Ursache	**Beurteilung**
Lebererkrankungen	Die Thromboplastinzeit ist eine der empfindlichsten Meßgrößen zur Verlaufskontrolle eines Leberleidens. Im Initialstadium einer Lebererkrankung, z. B. akute Hepatitis, repräsentiert die Thromboplastinzeit primär das Verhalten des Prothrombinkomplexes, insbesondere des Faktors VII. Bei fortgeschrittener Leberzirrhose wird er zusätzlich vom Verhalten des Faktors V, des Fibrinogens und von Dysfibrinogenämien beeinflußt.
Vitamin K-Mangel	Diagnose durch Gabe von Vitamin K oral oder parenteral.
Neugeborenes	In den ersten Lebenstagen beobachtet man eine verminderte Synthese der Gerinnungsfaktoren des Prothrombinkomplexes und des Antithrombin III. Es handelt sich hierbei um einen physiologischen Zustand einer Hämostase auf niedrigem Niveau. Dagegen können in der 8. bis 12. Lebenswoche Thromboplastinzeiten von $<10\%$ infolge Vitamin K-Mangels beobachtet werden.
Multifaktorielle Störungen Verbrauchskoagulopathie, Verlustkoagulopathie, Hyperfibrinolyse	Die Thromboplastinzeit ist vermindert infolge unterschiedlichster Ursachen. Geringer Aussagewert des Tests abgesehen von der Feststellung, daß er pathologisch ist. Einzelfaktorenbestimmung ist vorzuziehen.
Afibrinogenämie, Hypofibrinogenämie, Dysfibrinogenämie	Die Thromboplastinzeit ist erst ab Fibrinogenkonzentrationen von weniger als 0.6 g/l verlängert. Der Quicktest reagiert empfindlich auf Dysfibrinogenämien.
Angeborener Mangel eines oder mehrerer Faktoren des Prothrombinkomplexes	Erster Hinweis durch verlängerte Thromboplastinzeit. Einzelfaktorenbestimmung erforderlich.
Angeborener oder erworbener Faktor V-Mangel	Erster Hinweis durch Verlängerung der Thromboplastinzeit. Ein erworbener Faktor V-Mangel kommt nicht selten vor z. B. bei progredienter Leberzirrhose, Tumoren. Er ist bis zu einer Restaktivität von 20% nicht behandlungsbedürftig.
Faktor V-Inhibitor	Immer erworben, extrem selten.
Lupus-Inhibitoren	Inhibitoren, die gegen den Prothrombin-umwandelnden-Komplex gerichtet sind, gelegentlich kombiniert mit Mangel an Faktor II und Thrombozyten. Thromboserisiko und Abortgefahr.
Faktor X-Mangel bei Amyloidose, evtl. kombiniert mit anderen Faktorenmangelzuständen	Sehr selten. Substitutionstherapie meist ineffektiv.
Hämophilie A, Hämophilie B, *von Willebrand*-Syndrom	Hierbei fällt die Thromboplastinzeit stets normal aus.

Hinweise und Störungen

Fehlermöglichkeiten bei der Blutentnahme und Plasmagewinnung: Die folgenden Ausführungen gelten nicht nur für den Quick-Test, sondern auch für andere Gerinnungsuntersuchungen.

Blutentnahmegefäße: Zur Vermeidung einer Gerinnungsaktivierung werden Plastikgefäße (Entnahmespritzen) oder silikonisierte Glasgefäße empfohlen.

Zu lange venöse Stauung: Bewirkt eine lokale Aktivierung der Fibrinolyse.

Unsachgemäße Venenpunktion (Nadel geht paravenös) oder zu rasches Abziehen der Probe: Aktivierung der Gewebsthrombokinase und Gerinnungsaktivierung, auch durch Blasen- und Schaumbildung.

Falsche Citrat-Plasma-Relation: Ein zu großer Citratanteil kann falsch niedrige Werte vortäuschen, ein zu geringer in Abhängigkeit vom Ausmaß falsch niedrige (Teilgerinnung) oder falsch hohe (normale Werte). Bei hohem Hämatokritwert und dadurch kleinerem Plasmavolumen ist ein geringeres Citratvolumen erforderlich, bei niedrigem Hämatokrit muß der Citratanteil erhöht werden.

Probe wurde nach der Entnahme nicht sofort gemischt: Durch mangelnden Kontakt mit der Antikoagulantienlösung erfolgt Teilgerinnung und falsch niedrige Werte.

Zentrifugation ungenügend (Soll: 1500 x g und 10 min. für Thrombozyten-armes Plasma): Das überstehende Plasma ist zu plättchenreich, es werden falsch hohe (normale) Werte vorgetäuscht.

Hämolytisches Plasma: Falsch hohe (normale) Werte werden durch gerinnungsaktive Bestandteile der Erythrozyten vorgetäuscht.

Stabilität: Bis zu 2 Std. bei Verwendung ungepufferter Natriumcitratlösung, in gepufferter Natriumcitratlösung bei Raumtemperatur etwa 8 Std. Danach zunehmende Inaktivierung der Faktoren V und VIII. Lagerung bei minus 20 °C sicher 3 Wochen, bei minus 70 °C über 1 Jahr.

Ungenügendes Vorwärmen der Reagenzien: Falsch niedrige Werte werden vorgetäuscht.

Heparin: Verlängert in Konzentrationen > 1 Einheit/ml Plasma die Thromboplastinzeit und täuscht eine niedrige Aktivität des Prothrombinkomplexes vor.

Fibrinogenspaltprodukte: Verlängern, gewöhnlich in Konzentrationen über 50 mg/l, die Thromboplastinzeit.

Vergleichbarkeit der Meßergebnisse: Ist nicht gegeben bei der Verwendung unterschiedlicher Thromboplastine.

Medikamente: Penicilline bewirken eine Verkürzung der Thromboplastinzeit; besonders wichtig bei Kindern.

Literatur

1. *Quick, A. J.:* J. Biol. Chem. *109:* 73 (1935). The prothrombin in hemophilia and in obstructive jaundice.
2. *Kolde, H. J., R. Eberle, H. Heber, N. Heimburger:* Thrombos. Haemost. *56:* 155 (1986). New chromogenic substrates for thrombin with increased specificity.
3. *Keller, F., J. Huber, F. Dati, J. Meyer, K. Kochsiek:* Lab. Med. *11:* 83 (1987). Überwachung der oralen Antikoagulantientherapie mit einer photometrischen Prothrombinzeit-Bestimmung.
4. *van den Besselaar, A. M. H. P.:* Diagnose und Labor *37:* 7 (1987). Kontrolle der oralen Antikoagulantientherapie: Standardisierung der Thromboplastinzeit.
5. International Committee for Standardization in Haematology, International Committee on Thrombosis and Haemostasis: Thrombos. Haemost. *53:* 155 (1985). ICSH/ICTH recommendations for reporting prothrombin time in oral anticoagulant control.
6. *Barthels, M., H. Poliwoda:* Gerinnungsanalysen. Thieme, Stuttgart (1987).
7. *Lechner, K.:* Blutgerinnungsstörungen. Springer, Heidelberg (1982).
8. *Dati, F., A. Hissung, U. Becker, N. Heimburger, F. Keller:* Diagnose und Labor *37:* 19 (1987). Ein neues Analysesystem für die Gerinnungsdiagnostik.
9. *Trobisch, H., H. G. Adam:* Ergebnisse der Evaluation eines photometrischen Gerinnungstests zur Kontrolle des exogenen Gerinnungssystems. In: *Roka, L., E. Spannuth,* Neue Aspekte der Gerinnungsdiagnostik, S. 31. Schattauer, Stuttgart (1984).

Partielle Thromboplastinzeit (aPTT, PTT)

Indikation

Suchtest bei Verdacht auf eine angeborene oder erworbene hämorrhagische Diathese.
Suchtest zum Nachweis einer erhöhten Gerinnbarkeit (verkürzte PTT).
Überwachung der Heparintherapie.
Suchtest bei Verdacht auf das Vorliegen eines pathologischen Inhibitors.

Bestimmungsmethoden

Koagulometrische Methode

Prinzip: Zum Citratplasma wird als Plättchenfaktor 3-Äquivalent ein Phospholipid mit Kontaktaktivator, z. B. Kaolin, hinzugegeben. Nach der Zugabe von Calciumionen ist die Gerinnungszeit abhängig von der Konzentration und Aktivität der Faktoren im endogenen Gerinnungssystem. Die registrierte Gerinnungszeit wird in Sekunden angegeben.

Chromogene Methode /[2]/

Photometrische Bestimmung unter Verwendung eines chromogenen Peptidsubstrates, Prinzip sh. Thromboplastinzeit. Das Gerinnungssystem der Plasmaprobe wird durch Phospholipide und Sulfatide in Gegenwart von Calciumionen aktiviert.

Untersuchungsmaterial

Plättchenarmes Citratplasma (Blutentnahme: 1 Teil Natriumcitratlösung 0.11 mol/l, mit 9 Teilen Blut vermischt) 1 ml

Referenzbereich

Um 40 Sekunden, in Abhängigkeit vom Reagenz und den Angaben des Herstellers.

Bewertung /[3–5]/

Die partielle Thromboplastinzeit (PTT) erfaßt die Faktoren des endogenen Gerinnungssystems. Geprüft wird über die Faktoren XII, XI und IX der endogene Aktivierungsweg, insbesondere der Faktor IX und dessen Kofaktor F VIII:C, sowie die gemeinsame Endstrecke des Gerinnungssystems (Faktoren X, V, II, I). Etwa 95% der angeborenen Blutungsleiden gehen mit einer verlängerten PTT einher.

Sind die Thrombozytenzahl, die Blutungszeit und Globaltests des plasmatischen Gerinnungssystems wie Thromboplastinzeit und Thrombinzeit normal, spricht eine verlängerte partielle Thromboplastinzeit für eine Hämophilie, wenn zusätzlich noch entsprechende anamnestische Angaben vorliegen.

Verlängerungen der partiellen Thromboplastinzeit können auftreten bei

— Mangel oder Inaktivität oben genannter Faktoren.
— Mangel an HMWK (heigh molecular weight kininogen) und Präkallikrein.
— Hemmkörpern gegen Gerinnungsfaktoren.

— Präsenz von Antikoagulantien in der Zirkulation, die das Intrinsic-System beeinflussen. Insbesondere der Heparin-Antithrombin-III-Komplex wirkt auf die PTT. Ist Antithrombin III stark vermindert und damit der Antithrombin-III-Heparinkomplex, wirkt Heparin kaum verlängernd auf die PTT. Liegt demgegenüber ein Mangel an Plättchenfaktor 4 vor — er ist für die Elimination des Heparins wichtig — kumuliert Heparin und die partielle Thromboplastinzeit ist stark verlängert.

Unter der Therapie mit dem herkömmlichen unfraktionierten Heparin korreliert die partielle Thromboplastinzeit mit der Menge des gerinnungsaktiven Heparins. Der therapeutische Bereich der partiellen Thromboplastinzeit bei ausreichend antikoagulierten Patienten liegt zwischen einer 1.5—2.5fachen Verlängerung des oberen Referenzwertes. Werte unter 1.5 sprechen für eine unzureichende Antikoagulation und bergen das Risiko einer Thrombose. Verlängerungen über den 2.5fachen Ausgangswert vor Therapie zeigen die Gefahr einer Blutung an.

Da die neuen niedermolekularen Heparine in erster Linie eine gegen den Faktor Xa gerichtete Aktivität aufweisen, ist die PTT nur wenig verlängert (geringe Antithrombinaktivität).

Hämostasestörungen mit einer Verlängerung der partiellen Thromboplastinzeit /3/

Erkrankung/Ursache	**Beurteilung**
Angeborene Faktorenmangelzustände Hämophilie A (Verminderung der Faktor VIII-Aktivität) Hämophilie B (Verminderung der Faktor IX-Aktivität) *von Willebrand*-Syndrom (Veränderungen des Faktor VIII-Moleküls)	Verlängerung der PTT in Abhängigkeit vom Faktorendefizit. CAVE: Bei subnormaler Konzentration der Faktoren kann die PTT normal ausfallen.
Angeborener Mangel an einem der Faktoren II, X, XI, XII, Präkallikrein, HMWK (high molekular weight kininogen)	Der angeborene Faktor XII-Mangel fällt meist zufallsmäßig im Rahmen einer präoperativen Untersuchung durch eine verlängerte PTT auf. Eine Blutungsneigung besteht nicht, auch nicht bei Mangel an Präkallikrein oder HMWK.
Therapie mit unfraktioniertem Heparin I. v. Bolus und i. v. Dauerinfusion	Verlängerung der PTT dosisabhängig.
Subkutane Heparininjektion	PTT-Verlängerung geringer und später nachweisbar als bei den anderen Applikationsformen, aber auch hier dosisabhängig. Wirkungsmaximum 2. – 4. Stunde nach subkutaner Injektion.
Inhibitoren gegen einzelne Gerinnungsfaktoren (Faktor V, VIII, IX, XI, XII)	Bei den seltenen erworbenen Inhibitoren eines Faktors (meist Faktor VIII) kommt es zusammen mit der Blutungsneigung zu einer PTT-Verlängerung, entsprechend der Inhibitorkonzentration.
Lupusinhibitoren (erhöhte Thrombose- und Abortbereitschaft)	Bei diesen gegen den Prothrombin-umwandelnden Komplex gerichteten Inhibitoren ist die PTT meist nur gering verlängert. Die verschiedenen Reagenzien sind von unterschiedlicher Empfindlichkeit.

Hämostasestörungen mit einer Verlängerung der partiellen Thromboplastinzeit (Fortsetzung)

Erkrankung/Ursache	Beurteilung
Komplexe Gerinnungsstörungen, Verbrauchskoagulopathie, Verlustkoagulopathie, Hyperfibrinolysen	Analog zur Thromboplastinzeit ist auch die PTT wenig aussagekräftig in diesen Situationen, da sie lediglich die Veränderung zum Abnormen hin aufzeigt. Auch die Gerinnungszeit der PTT wird durch Fibrinogenspaltprodukte beeinflußt und konzentrationsabhängig verlängert.
Prothrombinkomplexmangel (Cumarintherapie)	Die PTT ist mit zunehmender Verminderung des Prothrombinkomplexes verlängert (Faktor IX-Mangel). Die Korrelation ist jedoch nicht so gut wie bei der Thromboplastinzeit.
Fibrinogenmangel, Dysfibrinogenämie	Verlängern die Gerinnungszeit der PTT nur bei ausgeprägten Formen.
Neugeborenes	Analog zur Thromboplastinzeit kann es beim Neugeborenen in den ersten Lebenstagen infolge Mangels der Faktoren des Prothrombinkomplexes auch zu einer Verlängerung der PTT kommen.

Hinweise und Störungen

PTT-Reagenzien: Als Ersatz des Plättchenfaktors 3 werden Phospholipide aus Plazenta, Hirnextrakten und Pflanzen verwendet. Die analytische Sensitivität der partiellen Thromboplastinzeit-Bestimmung ist deshalb abhängig vom verwendeten Thromboplastin und auch vom Oberflächenaktivator (Kaolin, Ellagsäure, Glas, Celit, Holzkohle). Das gilt sowohl für die diagnostische Sensitivität gegenüber Faktorenmangel, als auch für die Heparintherapie oder das Erfassen von Lupusinhibitoren.

Fehler bei der Blutentnahme: Sh. Thromboplastinzeit S. 605.
Medikamente: Penicilline verlängern die partielle Thromboplastinzeit (besonders wichtig bei Kindern), ebenfalls Valproinsäure.

Pathophysiologie

Die PTT ist der Test zur Prüfung des Intrinsic Systems und erfaßt primär die sogenannten Vorphasefaktoren (sh. Abb. 1, S. 591). Am häufigsten ist die Faktor VIII-Aktivität vermindert (Faktor VIII:C), und zwar bei der Hämophilie A und beim *von Willebrand*-Syndrom. Eine Verminderung des Faktors IX findet sich bei der Hämophilie B, erworben bei allen Prothrombinkomplex-Mangelformen und gelegentlich geringgradig bei Amyloidose und unter Therapie mit Valproinsäure.

Angeborene Faktor IX-Mangelzustände sind selten und gehen je nach Schweregrad mit Blutungen einher. Ein Mangel von Faktor XII, Präkallikrein oder HMWK (heigh molecular weight kininogen) ist klinisch symptomlos und wird häufig zufällig anhand der stark verlängerten PTT aufgedeckt.

Meist wird die PTT zur Überwachung der Therapie mit unfraktioniertem Heparin eingesetzt. Wenngleich die PTT auch die Aktivierung des Faktors X erfaßt, so reagiert sie doch primär auf die Anti-Thrombin-Wirkung der Heparine und ist daher für die Überwachung der Therapie mit niedermolekularen Heparinen weniger gut geeignet.

Literatur

1. *Proctor, R. R., S. J. Rapaport:* Amer. J. Clin. Path. *36:* 212 (1961). The partial thromboplastin time with kaolin: A simple screening test for first stage plasma clotting factor deficiencies.

2. *Dati, F., A. Hissung, U. Becker, N. Heimburger, F. Keller:* Diagnose und Labor *37:* 19 (1987). Ein neues Analysesystem für die Gerinnungsdiagnostik.
3. *Barthels, M., H. Poliwoda:* Gerinnungsanalysen. Thieme, Stuttgart (1987).
4. *Lechner, K.:* Blutgerinnungsstörungen. Springer, Heidelberg (1982).
5. *Suchman, A. L., P. F. Griner:* Ann. Int. Med. *104:* 810 (1986). Diagnostic uses of activated partial thromboplastin time and prothrombin time.

Plasma-Thrombinzeit (PTZ)

Indikation

Überwachung der fibrinolytischen Therapie.
Überwachung der Heparintherapie.
Diagnose einer Hyperfibrinolyse
— Erkennung von Dysfibrinogenämien und Hypofibrinogenämien.
— Einordnung einer hämorrhagischen Diathese.

Bestimmungsmethode

Koagulometrische Methode /[1]/

Prinzip: Nach Zugabe einer definierten Thrombinmenge zu Citratplasma wird die Gerinnungszeit bestimmt. Der Reaktionsablauf der Thrombin-induzierten Fibrinbildung ist abhängig von folgenden Einflußgrößen: Konzentration an Heparin-Antithrombin III-Komplexen, Konzentration an Fibrin-Fibrinogen-Spaltprodukten, Konzentration an Fibrinogen, Gehalt an Hemmfaktoren.

Untersuchungsmaterial

Plättchenarmes Citratplasma (Blutentnahme: 1 Teil Natriumcitratlösung 0.11 mol/l, mit 9 Teilen Blut vermischt) 1 ml

Referenzbereich

Etwa 17— 24 Sekunden, in Abhängigkeit von der Thrombinmenge und den Angaben des Herstellers.

Bewertung /[2, 3]/

Ist bei normaler Thrombozytenzahl, normaler Blutungszeit, normaler Thromboplastinzeit und normaler oder leicht verlängerter partieller Thromboplastinzeit die Thrombinzeit verlängert, so weist dieser Befund auf die Anwesenheit von Heparin im Plasma oder auf eine disseminierte intravasale Gerinnung hin.

Die Thrombinzeit erfaßt die Thrombin-induzierte Fibrinbildung und Fibrinaggregation, d. h. den letzten Schritt der Gerinnung (sh. Abb. 1, S. 591). Sie ist ein Suchtest zur Diagnostik von Fibrinbildungsstörungen; die Polymerisation ist eine kovalente Vernetzung der Fibrinketten durch Faktor XIIIa, dieser Prozeß wird nicht erkannt.

Verlängerte Thrombinzeiten werden gemessen wenn

— Das dem Patientenplasma zugesetzte Testthrombin gehemmt wird, z. B. bei Heparintherapie oder Fibrinolysetherapie.

— Durch die Präsenz von Fibrinogenspaltprodukten eine Fibrinaggregationsstörung auftritt.

— Eine niedrige Fibrinogenkonzentration oder eine Dysfibrinogenämie vorliegt.

Für die Heparintherapie und die Lysetherapie mit Streptokinase oder Urokinase wird ein therapeutischer Bereich angestrebt, der das 2—4fache des oberen Referenzwertes beträgt.

Bei Patienten mit schweren Infekten (Sepsis, Pneumonien), Hepatopathien und ausgedehnten Myokardinfarkten ist die Thrombinzeit ein besserer Indikator der Heparintherapie als die partielle Thromboplastinzeit. Mit letzterer wird aufgrund einer Heparin-unabhängigen Verlängerung, z. B. durch Störung der Kontaktaktivierung mit Präkallikrein-Mangel, die Heparinkonzentration zu hoch geschätzt /[4]/.

Verkürzte Thrombinzeiten sind nicht von diagnostischer Relevanz.

Hämostasestörungen mit verlängerter Thrombinzeit

Erkrankung/Ursache	**Beurteilung**
Unfraktioniertes Heparin	Je nach Thrombinkonzentration im Testansatz reagiert die Thrombinzeit unterschiedlich empfindlich auf die Anwesenheit von Heparin. Sie ist der spezifischere Gerinnungstest zum Nachweis der Heparinaktivität.
Niedermolekulares Heparin	Da die Thrombinzeit die Antithrombinwirkung mißt, wird mit ihr die Aktivität der niedermolekularen Heparine kaum erfaßt.
Fibrinogenspaltprodukte	Von allen Tests korreliert die Thrombinzeit am besten mit der Konzentration der Fibrinogenspaltprodukte. Sie wird daher zur Überwachung der fibrinolytischen Therapien eingesetzt.
Hypo-/Afibrinogenämie	Nur ausgeprägte Fibrinogenmangelzustände (< 0.6 g/l) wirken sich verlängernd auf die Gerinnungszeit der Thrombinzeitbestimmung aus.
Angeborene oder (häufige) erworbene Dysfibrinogenämien	Auch diese werden von der Thrombinzeit gut erfaßt. Zur Differenzierung der Thrombinbildungsstörung von der Fibrinaggregationsstörung ist der zusätzliche Einsatz von thrombinähnlichen Enzymen erforderlich.

Hinweise und Störungen

Der Ausfall der Thrombinzeit hängt von der Konzentration und Art des verwendeten Thrombins ab. Die Endkonzentration im Testansatz liegt meist bei 1 IE/ml Plasma. Verdünnte Thrombinlösungen verlieren rasch an Aktivität.

Pathophysiologie

Durch die Wirkung von Thrombin auf Fibrinogen werden unter Abspaltung der Fibrinopeptide A und B Fibrinmonomere gebildet. Diese lagern sich zu löslichen Aggregaten zusammen und durch die Wirkung des von Thrombin aktivierten Faktors XIII und Calciumionen resultiert die Polymerisation zum unlöslichen Fibrin.

Die Thrombinzeit wird konzentrationsabhängig von Heparin (Antithrombin-Wirkung) oder den Fibrinogenspaltprodukten — Hemmung der Fibrinpolymerisation ab Konzentrationen von > 50 mg/l — verlängert. Die Thrombinzeit erlaubt keine Differenzierung zwischen Störungen der Thrombin-Fibrinogen-Interaktion und Störungen der Fibrinmonomeraggregation. Hierfür müssen Tests mit thrombinähnlichen Enzymen parallel eingesetzt werden.

Eine niedrige Fibrinogenkonzentration wirkt sich erst ab Konzentrationen von < 0.6 g/l auf die Thrombinzeit aus (Prinzip und Methode nach *Clauss*).

Literatur

1. *Jürgens, J.:* Dtsch. Arch. Klin. Med. *200:* 67 (1952). Über das Verhalten antithrombotischer Substanzen bei Erkrankungen der Leber.
2. *Barthels, M., H. Poliwoda:* Gerinnungsanalysen. Thieme, Stuttgart (1987).
3. *Schmitz-Huebner, U.:* Diagnose und Labor *37:* 14 (1987). Heparin-Therapie: Laboranalytische Überwachung.
4. *Lang, M., M. F. Fey, M. Furlan, E. A. Beck:* Schweiz. Med. Wschr. *116:* 1681 (1986). Überwachung der Heparintherapie mit der Thrombinzeit und der aktivierten partiellen Thromboplastinzeit. Ein Vergleich.

Tests mit Thrombin-ähnlichen Enzymen

Indikation

Differentialdiagnose zwischen Störungen der Thrombin-Fibrinogen-Interaktion (z. B. Heparineffekt) und der Fibrinaggregation (Hemmwirkung durch Fibrinogenspaltprodukte bzw. Dysfibrinogenämien).

Bestimmungsmethoden /[1, 2]/

Batroxobin (Reptilase) und Thrombinkoagulase sind Enzyme mit Thrombin-ähnlicher Wirkung, werden jedoch nicht durch Heparin beeinflußt. Batroxobin spaltet vom Fibrinogen nur das Fibrinopeptid A ab. Die Thrombinkoagulase, ein Komplex aus der Staphylokoagulase der Staphylokokken und Prothrombin, spaltet Fibrinopeptid A und B ab.

Prinzip: Citratplasma wird zur Batroxobinzeit-Bestimmung mit einer definierten Menge Batroxobin, zur Thrombinkoagulasezeit-Bestimmung mit einer definierten Menge Thrombinkoagulase versetzt und die Zeit von der Zugabe des Reagenzes bis zur Gerinnselbildung gemessen.

Untersuchungsmaterial

Plättchenarmes Citratplasma (Blutentnahme: 1 Teil Natriumcitratlösung 0.11 mol/l, mit 9 Teilen Blut vermischt) 1 ml

Referenzbereich

15—24 Sekunden

Bewertung

Die Batroxobinzeit und die Thrombinkoagulasezeit werden nur durch Störungen der Fibrinpolymerisation beeinflußt. Wesentliche Ursachen sind eine Hemmung durch Fibrinogenspaltprodukte, niedrige Fibrinogenkonzentrationen und Dysfibrinogenämien. Thrombininhibitoren wie Heparin, monoklonale Immunproteine, Protaminchlorid oder Penicilline wirken demgegenüber nicht verlängernd.

Thrombinzeit im Vergleich zur Batroxobinzeit und Thrombinkoagulasezeit bei Störungen der Hämostase /[1–3]/

Ursache	**Thrombinzeit**	**Batroxobin- bzw. Thrombinkoagulasezeit**
Heparineffekt	verlängert	normal
Thrombininhibitor	verlängert	normal
Fibrinogenspaltprodukte ($>$ 50 mg/l)	verlängert	verlängert
Dysfibrinogenämie	verlängert	verlängert
Hypofibrinogenämie	verlängert ($<$ 0.6 g/l)	verlängert ($<$ 1.2 g/l)
Hemmung der Fibrinaggregation bei monoklon. Gammopathie	normal bis verlängert	verlängert
hohe Fibrinogenkonzentrationen	normal	verlängert

Hinweise und Störungen

Die Tests mit thrombinähnlichen Enzymen reagieren empfindlicher als die Thrombinzeit auf Erniedrigungen der Fibrinogenkonzentration. Nicht selten kommt es bei Patienten der Intensivstationen zu niedrigen Fibrinogenkonzentrationen, ohne daß die Fibrinogenspaltprodukte wesentlich erhöht sind. Die Tests mit thrombinähnlichen Enzymen weisen dann leicht verlängerte Gerinnungszeiten auf, die fälschlich als Ausdruck einer erhöhten Fibrinolyse interpretiert werden. Weitere Störfaktoren sh. bei »Fibrinogenspaltprodukte« S. 643.

Pathophysiologie

Im Citratblut findet man oft fälschlich hohe Heparinkonzentrationen, dann nämlich, wenn die Blutentnahme über einen heparinhaltigen Zugang erfolgte, oder aber wenn das Natriumcitrat unfreiwillig mit Heparin kontaminiert wurde. In diesen Fällen ist die Kombination dieser Tests mit der Thrombinzeit hilfreich.

Die Fibrinogenspaltprodukte (FSP) hemmen konzentrationsabhängig die Fibrinaggregation, so daß die Gerinnungszeiten der Tests mit thrombinähnlichen Enzymen mit der Konzentration der FSP korrelieren, allerdings erst ab Konzentrationen der FSP von mehr als 50 mg/l.

Einige Inhibitoren, z. B. Immunglobuline in hoher Konzentration, hemmen gleichfalls die Fibrinaggregation. Extrem selten gibt es Inhibitoren gegen Thrombin, die gleichfalls mit der Kombination Thrombinzeit und Tests mit thrombinähnlichen Enzymen diagnostiziert werden können.

Literatur

1. *Soulier, J. P., O. Prou-Wartelle:* Thrombos. Diathes. Haemorrh. *17:* 321 (1967). Study of thrombinkoagulase.
2. *Wenzel, E., A. Holzhüter, F. Muschietti, B. Angelkort, H. Nowak, H. Stürmer:* Dtsch. Med. Wschr. *99:* 746 (1974). Zuverlässigkeit des Fibrinogen (Fibrin)-Spaltproduktnachweises im Plasma mit Thrombinkoagulase-, Reptilase- und Thrombingerinnungszeit.
3. *Barthels, M., H. Poliwoda:* Gerinnungsanalysen, Thieme, Stuttgart (1987).

Gerinnungsfaktoren-Einzelanalysen

Indikation

Verdacht auf angeborenen oder erworbenen Mangel oder Defekt eines oder mehrerer Gerinnungsfaktoren.

Klärung des pathologischen Ausfalles eines oder mehrerer Suchtests: Prothrombinzeit, PTT, Thrombinzeit.

Bestimmungsmethoden

Prinzip: Die Aktivitäten der Faktoren II (Prothrombin), V, VII, VIII, IX, X, XI, XII, Präkallikrein (*Fletcher*-Faktor) und HMWK (heigh molecular weight kininogen) werden in der Routinediagnostik mit sogenannten *Einphasen-Testen* bestimmt. Hierbei handelt es sich um Aktivitätsmessungen, die in einem einzigen Reaktionsablauf die Fibrinbildungsgeschwindigkeit messen und letztlich Varianten der Thromboplastinzeit-Bestimmung (Faktoren II, V, VII, X) oder der partiellen Thromboplastinzeit-Bestimmung (Faktoren VIII, IX, XI, XII, Präkallikrein oder HMWK) sind. Die Tests sind so eingestellt, daß der zu untersuchende Faktor ausschließlich die Reaktionsgeschwindigkeit bestimmt.

Aktivitätsmessungen können auch mit chromogenen Substraten erfolgen. Ferner sind die Konzentrationen einzelner Faktoren mit immunologischen Methoden bestimmbar.

Untersuchungsmaterial

Plättchenarmes Citratplasma (Blutentnahme: 1 Teil Natriumcitratlösung 0.11 mol/l, mit 9 Teilen Blut vermischt) 2 ml

Referenzbereiche

Faktoren II, V, VII, IX, X, XI:	70—120% der Norm
Faktoren VIII, XII:	70—150% der Norm

Bewertung

Man unterscheidet bei den angeborenen Faktorendefekten Dysproteinämien von Aproteinämien. Während im ersten Falle durch eine Punktmutation eine einzelne Aminosäure ausgetauscht ist (z. B. bei der Hämophilie A), ist im zweiten Fall die genetische Information so verändert, daß sie entweder überhaupt nicht gelesen werden kann oder die transskribierte mRNA sofort wieder abgebaut wird. Beide Formen können homozygot oder heterozygot vererbt werden.

Homozygote Faktorenmängel weisen extrem niedrige »Restaktivitäten«, heterozygote dagegen Werte um 50% der Norm auf. Für die autosomal vererbten und kodierten Gerinnungsfaktoren bedeutet das, daß für eine normale Aktivität die genetische Information beider Autosomen vorhanden sein muß.

Dysproteinämien können von Aproteinämien nur mit Hilfe immunologischer Methoden z. B. der Immunfixationselektrophorese unterschieden werden. Das beobachtete klinische Bild der Blutungsneigung korreliert streng mit der verbliebenen Restaktivität.

Die häufigsten angeborenen Gerinnungsstörungen sind die Hämophilie A, die Hämophilie B und das *von Willebrand*-Syndrom.

Erworbene Verminderungen von Gerinnungsfaktoren kommen häufiger vor, meist sind mehrere Gerinnungsfaktoren betroffen.

Hämostasestörungen mit erworbener Verminderung von Gerinnungsfaktoren /[1-3]/

Erkrankung/Ursache	Beurteilung
Vitamin K-Mangel Cumarin-Therapie, mangelnde Vitamin K-Zufuhr, Antibiotika-Therapie Vitamin K-Resorptionsstörung	Verminderung der Faktoren II, VII, IX und X (= Prothrombinkomplex), sowie Protein C und S, (siehe dort). In der Initialphase fallen Faktor VII und Protein C als erste ab, da sie die kürzeste Halbwertszeit haben, später die anderen Faktoren.
Leberparenchymschäden Hepatitis, Leberzirrhose, toxisches Leberversagen, Schockleber u. a. m.	Initial häufig nur Faktor VII-Verminderung, insbesondere bei geringer Schädigung. Später, bei schwerem Leberzellschaden, sind meist alle Faktoren und Inhibitoren vermindert. Die Untereinheiten des Faktors VIII können stark erhöht sein.
Verbrauchskoagulopathien (Disseminierte intravasale Gerinnung)	Das Faktorendefizit wird bestimmt von der Phase der Verbrauchskoagulopathie (Hyperkoagulabilität — Hypokoagulabilität), der jeweiligen Syntheserate und dem Umsatz. Besonders betroffen sind hierbei Faktor V, Antithrombin III und Fibrinogen.
Erhöhte systemische Fibrinolysen (fibrinolytische Therapie)	Vermindert sind vor allem α_2-Antiplasmin, Plasminogen, Fibrinogen, aber auch Faktor V, VIII und Faktor XIII.
Verlustkoagulopathien Aszites Nephrotisches Syndrom Amyloidose	Vermindert sind — Faktoren des Prothrombinkomplexes, Fibrinogen, Antithrombin III, Plasminogen. — Antithrombin III, Faktor XII. — Faktor X, evtl. auch Faktor IX, XI, Plasminogen.
Medikamentös bedingte Faktorenmangelzustände Asparaginase-Therapie Cephalosporine mit N-Methylthiotetrazol-Seitenkette (Cumarinähnliche Wirkung) Valproinsäure	 Faktor IX-, X-, Fibrinogen-, Faktor XIII-Mangel. Prothrombinkomplexmangel. Gelegentlich Faktor IX-Mangel und/oder Verminderung des Faktor VIII-Komplexes.
Neugeborenes	Physiologisch ist ein passageres Absinken des Prothrombinkomplexes in den ersten Lebenstagen, leichte Verminderungen auch der anderen Faktoren. In der 8.—12. Lebenswoche gelegentlich bei vollgestillten Kindern bedrohliches Abfallen des Prothrombinkomplexes infolge Vitamin K-Mangel.
Hemmkörperhämophilien Faktor VIII-Inhibitor, Faktor V-Inhibitor, Faktor XI- oder XII-Inhibitor	Die Inhibitoren täuschen einen Faktorenmangel vor. Vorkommen bei Hämophilien infolge Substitutionstherapie. Autoimmunerkrankungen, myeloproliferative Erkrankungen, medikamentös.

Faktorensubstitution und Verlaufskontrolle /[4]/

 Faktorensubstitutionen können erforderlich sein bei angeborenen plasmatischen

Gerinnungsstörungen, z. B. dem *von Willebrand*-Syndrom, der Hämophilie A und B und den seltenen isolierten Mängeln der Faktoren II, VII, X und XIII.

Die erworbenen plasmatischen Gerinnungsstörungen treten gewöhnlich als akute Blutungskomplikation peri- oder postoperativ auf oder im Rahmen einer fortgeschrittenen Lebererkrankung sowie bei Störungen im Säure-, Basen- und Elektrolythaushalt (z. B. hämolytisch urämisches Syndrom).

Vor schweren operativen Eingriffen werden Aktivitäten der Gerinnungsfaktoren von etwa 60% gefordert, bei kleineren Eingriffen, wo durch lokale Blutstillungsmaßnahmen das Blutungsrisiko beschränkt werden kann, 35%.

Muß präoperativ substituiert werden bei bekanntem Faktorenmangel, so ist vor Substitution der Ausgangswert durch einen Einphasentest und einen Globaltest zu bestimmen und ebenfalls als Kontrolluntersuchung nach Substitution. Bei Operationen über 3 Std. Dauer muß intraoperativ kontrolliert werden, ebenfalls bei allen Blutungen während des operativen Eingriffs. Sofort postoperativ wird nochmals kontrolliert sowie Kontrolluntersuchungen 1 bis 2 mal täglich.

Das Dosierungsschema zur Faktorensubstitution richtet sich nach dem Körpergewicht des Patienten und der Halbwertszeit der Gerinnungsfaktoren (Tab. 1).

1 Gerinnungsfaktoren-Einheit ist die Aktivität von 1 ml frischen Plasma einer gesunden Person. Die Gabe von 1 Einheit eines Gerinnungsfaktors pro kg Körpergewicht erhöht die Aktivität um 1%. Nach operativen Eingriffen soll etwa 8 Tage eine Aktivität von mindestens 60% und für die weiteren 4—8 Tage von mindestens 30% erreicht werden.

Vor der Substitution von Gerinnungsfaktoren, z. B. bei operativen Patienten mit Leberparenchymschäden oder bei Patienten, die intraoperativ massiv transfundiert wurden, muß eine Antithrombin III-Bestimmung durchgeführt werden. Denn die Substitution mit Gerinnungsfaktoren bei AT III-Mangel kann Thrombosen oder eine Verbrauchskoagulopathie bewirken.

Die Substitution von Gerinnungsfaktoren kann erfolgen mit

— Fresh frozen Plasma: Die Faktoren V, XI und XII werden durch Einfrieren geschädigt. Die Substitution eines stärkeren Faktorenmangels scheitert an Volumenproblemen, da der Patient mit einem zu hohen Plasmavolumen belastet wird (etwa 1 ml Plasma/kg Körpergew. zur Aktivitätsanhebung um 1%).

Tab. 1 Erforderliche Aktivitäten und Überwachung der perioperativen Phase bei Faktoren-Mangel /[4]/

Faktor	HWZ	Erforderliche Aktivität/Konz.		Überwachungs-untersuchung
		intra-, postop.	postop. Spätphase	
F. I	5—6 Tg.	>150 mg/dl	>150 mg/dl	Fibrinogen
F. II	2 Tg.	> 60%	> 35%	PT evtl. F. II-Einph. T.
F. V	12—15 Std.	> 35%	> 35%	PT evtl. F.V-Einph. T.
F. VII	2—5 Std.	> 60%	> 35%	PT evtl. F.VII-Einph. T.
F.VIII	5—12 Std.	> 60%	> 35%	PTT, F.VIII-Einph. T.
F. IX	12—30 Std.	> 60%	> 35%	PTT, F. IX-Einph. T.
F. X	32 Std.	> 60%	> 35%	PT, evtl. F. X-Einph. T.
F. XI	10 Std.	> 60%	—	PTT, evtl. F. XI-Einph. T.
F. XII	1—3 Tg.	> 60%	—	PTT, evtl. F. XII-Einph. T.
F. XIII	3—5 Tg.	> 60%	> 60%	F. XIII-Schnelltest

PT = Thromboplastinzeit-Bestimmung, PTT = Partielle Thromboplastinzeit-Bestimmung, Einph.-T. = Einphasen-Test

— PPSB: Enthält den Prothrombinkomplex (Faktoren II, VII, X und XI). Verminderungen des Prothrombinkomplexes resultieren auf einer Bildungsstörung, entweder bedingt durch einen Leberparenchymschaden oder einen Vitamin K-Mangel. Eine verminderte Aktivität des Prothrombinkomplexes liegt ebenfalls bei der Verbrauchskoagulopathie vor.

Hinweise und Störungen

Wenngleich das zu untersuchende Plasma soweit verdünnt wird, daß andere Einflüsse als die des zu untersuchenden Faktors ausgeschaltet sein sollten, können doch hohe Konzentrationen von Heparin, Fibrinogenspaltprodukten oder anderen hemmenden Substanzen den Reaktionsablauf beeinflussen. Das gilt besonders für die Bestimmung des Faktors VIII und anderer Vorphasenfaktoren.

Pathophysiologie

Fast alle Gerinnungsfaktoren werden in der Leber gebildet. Erworbene Faktorenmangelzustände sind immer Folge eines Grundleidens und beruhen entweder auf einer Synthesestörung (praktisch alle Lebererkrankungen, toxisches Leberversagen, Schockleber) oder auf einem erhöhten Umsatz, erkennbar an der verkürzten Halbwertszeit der Faktoren. Die Ursachen des erhöhten »Verbrauches« können im wesentlichen auf folgenden Mechanismen beruhen

— Disseminierte intravasale Gerinnung infolge intravasaler Thrombildungen (Verbrauchskoagulopathie).
— Erhöhte Fibrinolyse (Plasminämie).
— Freisetzung von proteolytischen Enzymen (z. B. lysosomale Enzyme beim Leukozytenzerfall).
— Abnorme Verluste, z. B. beim nephrotischen Syndrom, bei der exsudativen Enteropathie, durch Abwanderung in den Aszites, durch abnorme Blutverluste.
— Adsorption an abnorme Oberflächen, z. B. an Amyloidfibrillen bei Amyloidose, Tumorzellen, Endothelschädigung.

Literatur

1. *Barthels, M., H. Poliwoda:* Gerinnungsanalysen. Thieme, Stuttgart (1987).
2. *Lechner, K.:* Blutgerinnungsstörungen. Springer, Heidelberg (1982).
3. *Matthias, F. R.:* Blutgerinnungsstörungen. Springer, Heidelberg (1985).
4. *Tilsner, V.:* Blutungskomplikationen in der perioperativen Phase. In: *Mammen, E. F.,* Intensivmedizin aktuell, S. 29. Med. Verlagsges. Marburg (1987).

Fibrinogen

Indikation

Überwachung fibrinolytischer Therapien.
Überwachung der Therapie mit Ancrod oder Defibrase.
Aufdeckung angeborener oder erworbener Fibrinogenmangelzustände (Thrombinzeit als Suchtest ungeeignet).
Nachweis erhöhter Fibrinogenkonzentrationen (Akute-Phase-Protein).

Bestimmungsmethoden

Methode nach Clauss /[1]/

Prinzip: Variante der Thrombinzeit-Bestimmung. Citratplasma wird soweit verdünnt, daß die Fibrinogenkonzentration zwischen 0.1 und 0.5 g/l liegt. In diesem Bereich korreliert die Fibrinogenkonzentration mit der gemessenen Gerinnungszeit. Zur Durchführung wird das verdünnte Citratplasma mit einer hohen Thrombinkonzentration versetzt und die Gerinnungszeit in Sekunden gemessen.

Kinetischer Trübungstest /[2]/

Prinzip: Batroxobin, ein thrombinähnliches Enzym aus dem Speichel der Schlange Bothrops atrox, spaltet vom Fibrinogen Fibrinopeptid A ab. Es resultiert eine Trübungszunahme, die bei 334 nm photometrisch gemessen wird und proportional der Fibrinogenkonzentration im Testansatz ist. Das Patientenplasma wird unverdünnt eingesetzt.

Immunchemische Techniken /[3]/

Prinzip: Unter Einsatz von Fibrinogen-Antiserum werden immunchemische Techniken wie die radiale Immundiffusion, Nephelometrie und die *Laurell*-Elektrophorese angewendet.

Hitzefibrinmessung /[4]/

Prinzip: Fibrinogen präzipitiert bei Erhitzen auf 56 °C. Nach Zentrifugation wird das Präzipitat quantitativ an der Graduierung eines Nisselröhrchens abgelesen.

Fibrinogenbestimmung nach Ratnoff-Menzie /[5]/

Prinzip: Durch Thrombinzusatz zu Citratplasma wird Fibrinogen als Fibringerinnsel ausgefällt. Anschließend wird das Fibringerinnsel gewaschen und hydrolysiert. Die entstehenden Peptide werden quantitativ mit der Biuret-Reaktion bestimmt. Derzeit zuverlässigste Methode.

Kryofibrinogenbestimmung zum Nachweis abnormer Fibrinogene /[6]/

Prinzip: Analog der Hitzefibrinbestimmung. Citratplasma wird im Nisselröhrchen 24 Std. bei + 4 °C inkubiert und das Präzipitat nach Zentrifugation gemessen. Zu Kryofibrinogen sh. auch S. 770.

Untersuchungsmaterial

Plättchenarmes Citratplasma (Blutentnahme: 1 Teil Natriumcitratlösung 0.11 mol/l, mit 9 Teilen Blut vermischt) 1 ml

Referenzbereiche

Gerinnbares Fibrinogen: 1.8—3.5 g/l Hitzefibrin und immunologisch bestimmtes Fibrinogen: 2.5—5.0 g/l Kryofibrinogen: < 0.1 g/l

Bewertung

Fibrinogen, der Faktor I des Blutgerinnungssystems ist
— Das Substrat des Thrombins, dem letzten Enzym im Gerinnungsablauf.
— Das Substrat des Plasmins, dem Enzym des fibrinolytischen Weges.

Erniedrigte Fibrinogenkonzentrationen treten deshalb vorwiegend zum einen bei der längerdauernden Aktivierung des Gerinnungssystems auf, z. B. bei disseminierter intravasaler Gerinnung und Verbrauchskoagulopathie. Zum anderen können Erkrankungen, bei denen durch Plasminogenaktivatoren Plasmin freigesetzt wird, z. B. bei paraneoplastischen Syndromen oder postpartalen Komplikationen, über eine Hyperfibrinolyse zum massiven Abfall der Fibrinogenkonzentration führen.

Fibrinolytische Therapien bewirken in Abhängigkeit vom Fibrinolytikum und der Dosierung einen Abfall der Fibrinogenkonzentration.

Bei *Dysfibrinogenämien* fällt das Ergebnis der *Claus'schen* Methode erniedrigt, die immunologischen Methoden normal aus.

Verhalten der Fibrinogenkonzentration bei Hämostasestörungen und therapeutischen Eingriffen am fibrinolytischen System

Erkrankung/Ursache	Beurteilung
Fibrinolytische Therapien Streptokinase Urokinase t-PA oder Prourokinase	Fibrinogenabfall dosisabhängig, allgemein jedoch: — Starker Fibrinogenabfall (bis unter 0.1 g/l). — Mäßiger Fibrinogenabfall. — Geringer bis fehlender Fibrinogenabfall.
Therapien mit Ancrod- oder Defibrase	Therapeutischer Bereich: 0.8—0.2 g/l.
Verbrauchskoagulopathien	Starker Fibrinogenabfall, gelegentlich pseudonormale Fibrinogenkonzentrationen, da Fibrinogen ein Akute-Phase-Protein ist.
Verlustkoagulopathien (Aszites, Hämodilution)	Fibrinogenmangel je nach Schweregrad.
Asparaginasetherapie	Meist ausgeprägter Fibrinogenmangel.
Neugeborenes	Normale bis subnormale Fibrinogenkonzentrationen.
Angeborene Hypo-/Afibrinogenämie	Hypofibrinogenämie mit auffällig geringer Blutungsneigung. Afibrinogenämie gelegentlich mit verlängerter Blutungszeit.
Angeborene oder erworbene Dysfibrinogenämien	Gerinnbares Fibrinogen vermindert, aber immunologisch bestimmbare Fibrinogenkonzentration normal.
Akute-Phase-Reaktion Entzündungen Tumoren, postoperative Phasen Diabetes mellitus	Fibrinogen kann während der Akute-Phase-Reaktion bis zum 3-fachen des oberen Referenzbereichswertes ansteigen.

Hinweise und Störungen

Methode nach Clauss: Sie ergibt relativ zuverlässige Werte. Ihre Vorteile sind die Messung des gerinnbaren Fibrinogens sowie die rasche Durchführbarkeit. Hohe Konzentrationen an Heparin und Fibrinogenspaltprodukten hemmen diese Methode jedoch und täuschen falsch niedrige Werte vor.

Immunologische Techniken: Sie messen nicht das gerinnbare Fibrinogen und können teilweise noch zusätzliche Fibrinogenderivate wie Fibrinogenspaltprodukte erfassen. Die Hitzefibrinbestimmung erfaßt darüber hinaus auch andere Proteine.

Kinetischer Trübungstest: Zeigt bei Normalpersonen eine gute Vergleichbarkeit zur Methode nach *Clauss*. Bei hohen Fibrinogenkonzentrationen zeigt der kinetische Trübungstest niedrigere Werte als die Methode nach *Clauss*, unter fibrinolytischer Therapie jedoch höhere /[8]/.

Pathophysiologie

Fibrinogen wird in der Leber gebildet. Als Akute-Phase-Protein steigt es bei entzündlichen Reaktionen mit einer Verzögerung von 24—48 Std. auf abnorm hohe Konzentrationen an. Bei schweren Leberparenchymschäden kann es infolge von Synthesestörungen zum ausgeprägten Fibrinogenmangel kommen. Meist beruht der Fibrinogenmangel jedoch auf einem erhöhten Verbrauch, z. B. durch Verbrauchskoagulopathie, Verlustkoagulopathien und Hyperfibrinolysen.

Kryofibrinogen ist ein kältepräzipitierbares Fibrinogen, das unter anderem bei Entzündungen, abnormer intravasaler Gerinnung und Neoplasien vermehrt gebildet wird.

Literatur

1. *Clauss, A.:* Acta Haemat. *17:* 237 (1957). Gerinnungsphysiologische Schnellmethode zur Bestimmung des Fibrinogens.
2. *Becker, U., K. Bartl, A. W. Wahlefeld:* Thrombos. Res. *35:* 475 (1984). A functional photometric assay for plasma fibrinogen.
3. *Barthels, M., G. Kießler:* Blut. *28:* 122 (1974). Methodik und klinische Wertigkeit der Fibrinogenbestimmung mit der quantitativen Immunelektrophorese nach Laurell.
4. *Schulz, F. H.:* Acta Hepat. *3:* 306 (1955). Eine einfache Bewertung von Leberparenchymschäden (volumetrische Fibrinbestimmung).
5. *Ratnoff, O. D., C. Menzié:* In: *Bang, N. U., F. K. Beller, E. Deutsch, E. F. Mammen,* Thrombosis and bleeding disorders. Thieme, Stuttgart (1971).
6. *Barthels, M., Ch. Ellendorff, H. H. Peter, I. Schedel:* Hämorrhagische Diathese bei Kryofibrinogenämie. In: 23. Jahrestagung der deutschen Arbeitsgemeinschaft für Blutgerinnungsforschung. Schattauer, Stuttgart (1980).
7. *Barthels, M., H. Poliwoda:* Gerinnungsanalysen. Thieme, Stuttgart (1987).
8. *Spannagl, M., W. Schramm:* Lab. Med. *11:* 123 (1987). Klinische Erprobung eines kinetischen Trübungstestes zur Fibrinogenbestimmung.

Faktor XIII

Indikation

Abklärung von Blutungen.
Verbrauchskoagulopathie.
Abklärung von Wundheilungsstörungen.

Bestimmungsmethoden

Faktor XIII-Schnelltest /[1]/

Prinzip: In Gegenwart von Patientenplasma wird Faktor XIII-freies Fibrinogen zur Gerinnung gebracht. Die Größe des Gerinnsels und der Vernetzungsgrad sind abhängig von der Faktor XIII-Konzentration der Patientenprobe. Unvernetztes Fibrin wird im anschließenden Lyseversuch durch Monochloressigsäure in Lösung gebracht.

Durchführung: Eine Verdünnungsreihe des Patientenplasmas in Faktor XIII-Reagenz (enthält Fibrinogen) wird hergestellt. Die Ansätze werden mit Thrombin-Kaolinlösung und Calciumionen zur Gerinnung gebracht, anschließend wird Monochloressigsäure zugegeben. Beurteilungskriterium ist der Ansatz mit derjenigen Plasmaverdünnung, der noch ein klar erkennbares Gerinnsel zeigt. Der Faktor XIII-Gehalt der Probe wird in % der Norm angegeben.

Immunpräzipitation

Prinzip: Eingesetzt wird die *Laurell*-Elektrophorese unter Verwendung von Antiserum gegen die Faktor XIII-Untereinheit A.

Test nach Bohn und Haupt /[2]/

Prinzip: Das zu untersuchende Plasma wird mit Verdünnungen von Faktor XIII-Antiserum inkubiert, mit Thrombin-Calciumlösung versetzt und diejenige Antiserumkonzentration ermittelt, bei der das Gerinnsel gerade noch in Monochloressigsäure stabil bleibt.

Radioimmunoassay /[3]/

Prinzip: Gemessen wird die Transamidaseaktivität des Faktors XIII durch den zeitabhängigen Einbau des radioaktiv markierten Substrates Putrescin in Casein.

Untersuchungsmaterial

Plättchenarmes Citratplasma (Blutentnahme: 1 Teil Natriumcitratlösung 0.11 mol/l, mit 9 Teilen Blut vermischt) 1 ml

Referenzbereich

70—120% der Norm

Bewertung /[4]/

Die Transglutaminase Faktor XIII bewirkt eine Quervernetzung des Fibrinaggregates, das nach Ablauf des Gerinnungsgeschehens gebildet wurde. Aufgrund der Transglutaminasewirkung werden durch Knüpfung kovalenter Bindungen Fibrinstränge verfestigt und das Einsprossen von Bindegewebszellen in das stabilisierte Gerinnsel ermöglicht.

Die klinischen Symptome des Faktor XIII-Mangels sind Nachblutungen nach Verletzungen und Operationen, Suffusionen nach stumpfen Traumen, Gelenkblutungen und eine stark verzögerte Wundheilung /[5]/.

Nabelschnurblutungen und intrakranielle Blutungen sind Symptome des sehr selten vorkommenden angeborenen Faktor XIII-Mangels.

Der erworbene Faktor XIII-Mangel wird gesehen nach chirurgischen Eingriffen, bei der Promyelozytenleukämie, bei Verbrauchskoagulopathien und im Verlaufe schwerer Lebererkrankungen.

Faktor XIII-Konzentrationen über 7% der Norm führen im Alltag zu keiner wesentlichen Blutungsneigung. Nach chirurgischen Eingriffen kann es jedoch bei Konzentrationen zwischen 7 und 40% zu bedrohlichen Blutungen kommen.

Hämostasestörungen mit Verminderung der Faktor XIII-Konzentration /[4]/

Erkrankung/Ursache	**Beurteilung**
Angeborener Faktor XIII-Mangel heterozygot homozygot	 Etwa 50 % der Norm. Unter 1 % der Norm.
Verbrauchskoagulopathie	Häufig Faktor XIII-Mangel.
Fibrinolytische Therapie	Proteolyse des Faktors XIII durch Plasmin.
Leukämien	Gelegentlich ausgeprägter Faktor XIII-Mangel, insbesondere bei der akuten promyelozytären Leukämie.
Asparaginasetherapie	Ausgeprägter Faktor XIII-Mangel.
Fortgeschrittene Lebererkrankungen	Subnormale Faktor XIII-Konzentrationen.
Tumoren	Faktor XIII häufig auf subnormale Werte vermindert.
Postoperative Phase	In Abhängigkeit von der Größe der Wundfläche Verminderung des Faktors XIII in den ersten Tagen nach Operationen.

Hinweise und Störungen

Im allgemeinen reicht die relativ einfache immunologische Faktor XIII-Bestimmung aus, da es sich beim Faktor XIII-Mangel fast ausschließlich um eine echte Verminderung handelt. Zudem ist diese Methode mit den geringsten Fehlern behaftet. Von Nachteil ist, daß die Meßergebnisse erst 24 Std. später vorliegen.

Der Schnelltest erweist sich als günstiger, allerdings ist bei diesem Verfahren die Gefahr falsch-positiver Befunde groß.

Die Methode nach *Bohn und Haupt* ergibt zuverlässigere Werte, allerdings beeinflussen bereits Heparinkonzentrationen ab 0.25 U/ml das Meßergebnis /[4]/.

Pathophysiologie

Der Faktor XIII ist ein Spurenprotein, Plasmakonzentration 20 mg/l, und wird in der Leber gebildet. Er wird bei der Fibrinbildung in nicht aktivierter Form absorbiert und durch Thrombin und Calciumionen am Fibrin aktiviert, das er seinerseits quervernetzt. Bei Gerinnungsprozessen wird Faktor XIII rasch verbraucht, so daß unter anderem bei ausgedehnten venösen Thrombosen oder postoperativ passager niedrige Faktor XIII-Konzentrationen gefunden werden. Nicht ausreichend quervernetztes Fibrin ist vorzeitig lysierbar, so daß das Fibroblastenwachstum beeinträchtigt wird. Bei Faktor XIII-Mangelzuständen kann es zu Blutungen und Wundheilungsstörungen kommen /[6]/.

Literatur

1. *Karges, H. E., N. Heimburger:* Laboratoriumsblätter *28:* 71 (1978). Gerinnungsfaktor XIII: Schnelltest bei Defizitverdacht.
2. *Bohn, H., H. Haupt: Thrombos. Diathes. Haemorrh. 19:* 309 (1968). Eine quantitative Bestimmung von Faktor XIII mit Anti-Faktor XIII-Serum.
3. *Egbring, R., W. Schmidt, K. Havemann:* Blut *27:* 6 (1973). Die vereinfachte radiologische Faktor XIII-Bestimmung und ihre klinische Anwendung bei kongenitalem Faktor XIII-Mangel.
4. *Egbring, R., H.-G. Klingemann:* Faktor XIII and Fibronectin. Med. Verlagsges., Marburg (1983).
5. *Thies, H. A., U. Richter:* Med. Welt *32:* 250 (1981). Erworbener Faktor XIII-Mangel und klinische Chirurgie.
6. *Payé, M., Ch. M. Lapière:* Die gelben Hefte *26:* 128 (1986). Wundheilung: Der Beitrag des Faktors XIII.

Faktor VIII-Untereinheiten

Das Faktor VIII-Molekül besteht aus einem niedermolekularen Anteil, der die Faktor VIII-Aktivität trägt (Faktor VIII:C), und einem hochmolekularen Anteil, der für die Antigenität verantwortlich ist (Faktor VIII:Ag = Faktor VIII-assoziiertes Antigen = *von Willebrand*-Faktor). Der hochmolekulare Anteil trägt auch eine Aktivität, die für die Thrombozytenadhäsivität verantwortlich ist, den Ristocetin-Kofaktor (Faktor VIII: Rcof). Sh. auch Pathophysiologie.

Indikation

Diagnose und Therapieüberwachung der Hämophilie A.
Identifizierung von Konduktorinnen der Hämophilie A.
Diagnose und Therapieüberwachung des angeborenen oder erworbenen *von Willebrand*-Syndroms.
Diagnose eines gegen den Faktor VIII gerichteten Inhibitors.
Überprüfung erhöhter Faktor VIII-Aktivitäten.

Bestimmungsmethoden

Faktor VIII-Aktivität (Faktor VIII:C)

Prinzip: Einphasentest, Variante der PTT. Analysiert wird die Aktivität des Patientenplasmas, die Gerinnungszeit eines Faktor VIII-Mangelplasmas im PTT-Test zu verkürzen. Die gemessene Gerinnungszeit wird in % der Norm einer Bezugskurve abgelesen.

Faktor VIII-assoziiertes Antigen (Faktor VIII:Ag)

Eingesetzt werden die *Laurell*-Elektrophorese und Immunelektrophoresen unter Anwendung von Faktor VIII-Antiserum oder ELISA-Tests /[1–3]/.

Ristocetin-Kofaktor (Faktor VIII:Rcof) /[3]/

Prinzip: Patientenplasma wird mit formalinfixierten Spenderthrombozyten in der Gegenwart des Antibiotikums Ristocetin inkubiert. Bei Aktivität des Ristocetinkofaktors werden die Plättchen aggregiert, bei Fehlen oder Dysfunktion ist die Aggregation vermindert oder bleibt aus.

Untersuchungsmaterial

Plättchenarmes Citratplasma (Blutentnahme: 1 Teil Natriumcitratlösung 0.11 mol/l, mit 9 Teilen Blut vermischt) 2 ml

Referenzbereich

70—150% der Norm

Bewertung /[4—6]/

Verminderungen der Faktor VIII-Aktivität sind selten. Sie kommen in erster Linie bei angeborenen Blutungsleiden vor und haben eine Prävalenz von 1 auf 10.000 Einwohner in der BRD. Unterschieden werden

— Die X-chromosomal vererbbare Hämophilie A. Nur das männliche Geschlecht ist vom Blutungsleiden betroffen.

— Das *von Willebrand-Syndrom*, einem autosomal dominanten oder autosomal rezessivem Erbgang folgendes Blutungsleiden. Betroffen sind beide Geschlechter.

Hämophilie A

Bei der Hämophilie A ist die Konzentration von Faktor VIII:C vermindert. Nach der Faktor VIII-Mangeleinteilung werden Restaktivitäten von 15—50% als Subhämophilie, von 5—15% als leichte, von 1—5% als mittelschwere und unter 1% als schwere Hämophilie A eingeordnet.

Eine Restaktivität von unter 1% bedingt bedrohliche und häufige Blutungen, insbesondere in die großen Gelenke. Mit zunehmender, höherer Restaktivität nimmt die Blutungsneigung gewöhnlich ab, nach invasiven Eingriffen kann es aber zu lebensbedrohlichen Blutungen kommen.

Konduktorinnen der Hämophilie A weisen gelegentlich subnormale Faktor VIII-Aktivitäten auf (< 60%), häufiger jedoch eine Diskrepanz zwischen erniedrigter Faktor VIII-Aktivität und normalem oder erhöhtem Faktor VIII-assoziiertem Antigen. Ein Faktor VIII:C/Faktor VIII:Ag Quotient von $\leqq 0.5$ weist auf das Vorliegen eines Konduktorinnenstatus hin, sofern keine abnorme Gerinnung mit Verbrauch der Faktor VIII-Aktivität stattfand.

Von Willebrand-Syndrom

Der Defekt liegt beim *von Willebrand*-Syndrom primär im Faktor VIII-assoziierten Protein. Es kann vollständig fehlen (klassische Form) oder funktionell inaktiv sein. Im letzten Fall fehlt der »*von Willebrand-Faktor*«, eine biologische Aktivität des Faktor VIII-assoziierten Proteins, die in einer Kohlenhydratseitenkette des Glykoproteins lokalisiert ist. Mit immunologischen Methoden zeigen sich dann normale Konzentrationen an Faktor VIII:Ag bei ausgefallener Ristocetin-induzierter Thrombozytenaggregation oder Ristocetin-Kofaktor-Bestimmung.

Erhöhungen des Faktors VIII

Faktor VIII ist ein Akute-Phase-Protein und ist bei Akute-Phase-Reaktionen erhöht, aber auch bei Leber- und Gefäßerkrankungen.

Verhalten des Faktors VIII bei Hämostasestörungen und anderen Erkrankungen

Erkrankung/Ursache	**Beurteilung**
Hämophilie A /[4]/	Faktor VIII-Aktivität ist je nach Schweregrad vermindert. Faktor VIII-assoziiertes Antigen ist normal. Ristocetin-Kofaktor ist normal. Blutungszeit ist normal.
von *Willebrand*-Syndrom /[5]/	Faktor VIII-Aktivität ist vermindert. Faktor VIII-assoziiertes Antigen ist vermindert. Ristocetin-Kofaktor ist vermindert. Blutungszeit ist verlängert. Daneben gibt es unterschiedlichste Varianten in Abhängigkeit vom jeweiligen Defekt der Faktor VIII-Multimere.
Massivtransfusion	Gelegentlich subnormale Faktor VIII-Aktivität.
Verbrauchskoagulopathie	Selten niedrige Faktor VIII-Aktivität, meist erhöht.
Hyperfibrinolyse	Leicht verminderte Faktor VIII-Aktivität.
Akute-Phase-Reaktion	Alle Faktor VIII-Untereinheiten erhöht.
Diabetes, Alterungsprozeß, Gefäßerkrankungen	Alle Faktor VIII-Untereinheiten erhöht, insbesondere das Faktor VIII-assoziierte Antigen.
Lebererkrankungen, Lungenkontusionen	Besonders hohe Konzentrationen an Faktor VIII-assoziiertem Antigen.

Hinweise und Störungen

Die hauptsächlichste Fehlerquelle liegt in der Bestimmung zu hoher Konzentrationen der Faktor VIII-Aktivität, so daß z. B. eine milde Hämophilie A nicht erkannt wird. Ursachen sind

— Aktivierung des Faktors VIII durch unsachgemäße Blutentnahme und dadurch Einschleppung von Thrombinspuren in das Plasma.

— Vermehrte Freisetzung aller Faktor VIII-Untereinheiten infolge Streß oder bestimmten Erkrankungen (siehe Bewertung).

Deshalb ist es unerläßlich, bei der Beurteilung der Meßergebnisse den jeweiligen Zustand des Patienten mitzuberücksichtigen.

Da die Untereinheiten des Faktors VIII sehr hohe Konzentrationen erreichen können (>1000%), muß eine ausreichende Verdünnung des Testplasmas vorgenommen werden. Es sollten die Meßergebnisse zweier benachbarter Verdünnungsstufen übereinstimmen.

Bei unverdünnten oder wenig verdünnten Proben sind Inhibitoreffekte auf die Faktor VIII-Aktivität auszuschließen.

Bei möglichen Konduktorinnen der Hämophilie A sollte die Untersuchung während der Menstruation erfolgen, da dann die niedrigste Faktorenkonzentration gemessen wird.

Pathophysiologie /[7]/

Der Faktor VIII besteht aus mehreren Untereinheiten: Dem Faktor VIII-assoziierten Protein, das ein Molekulargewicht von 900.000 aufweist und von den Endothelzellen synthetisiert wird.In einer Kohlenhydratseitenkette des Makromoleküls ist der sogenannte *von Willebrand*-Faktor lokalisiert, der eine wesentliche Rolle bei der Thrombozyten-Endothelzell-Interaktion spielt. Möglicherweise ist dieser Faktor Substrat thrombozytärer Glykosyltransferasen, die für die Anheftung der Thrombozyten an Endothelzellen und aneinander verantwortlich sind. Das von den Endothelzellen sezernierte Faktor VIII-assoziierte Protein bildet im Plasma hochpolymere Aggregate, die molare Massen von über 1 Million aufweisen. Das Faktor VIII-assoziierte Protein ist Transportprotein für die gerinnungsaktive Komponente Faktor VIII:C, einem niedermolekularen Glykoprotein, das nonenzymatischer Kooperator des Faktors IXa ist /[8]/.

Die Hämophilie A ist gekennzeichnet durch eine Dys- oder Aproteinämie des Faktor VIII:C. Der Gehalt an Faktor VIII-assoziiertem Protein dagegen ist normal. Das *von Willebrand*-Syndrom ist eine Ansammlung heterogener genetischer Defekte des Faktor VIII-assoziierten Proteins. Neben einer totalen Absenz des Proteins beobachtet man Polymerisationsstörungen der Untereinheiten des Faktor VIII-assoziierten Proteins zu Makromolekülen und Störungen der Kohlenhydratseitenkettensynthese. Die Blutungsneigung ist im Einzelfall häufig nur schwer zum genetischen Defekt korrelierbar, insbesondere, da intraindividuelle Schwankungen der Proteinrestsynthese die Diagnose erschweren können.

Literatur

1. *Gruson, R., P. B. A. Kernoff:* Dtsch. Med. Wschr. *99:* 1593 (1974). Diagnostik des von Willebrand-Jürgens-Syndroms mit Hilfe der quantitativen immunologischen Bestimmung des Faktor VIII-assoziierten Antigens.
2. *Ness, P. M., H. A. Perkins:* Thrombos. Haemostas. *42:* 848 (1979). A simple enzyme immune test (EIA) for factor VIII-related antigen.
3. *Schlegelberger, B., H. Pendl, W. Grote:* Die Bestimmung des Faktor VIII:Ag. Vergleich zwischen Enzymimmunoassay und Immunelektrophorese. In: *Roka, L., R. Spanuth,* Neue Aspekte der Gerinnungsdiagnostik, S. 121. Schattauer, Stuttgart (1984).
4. *Barthels, M., M. Krentzlin, P. Fuhge:* Laboratoriumsblätter *33:* 197 (1983). Die Diagnostik des von Willebrand-Syndroms.
5. *Lechner, K.:* Die Hämophilie A. In: *Heene, D. L.,* Handbuch der Inneren Medizin II/9. Blutgerinnung und hämorrhagische Diathesen. II: Angeborene und erworbene Koagulopathien.
6. *Niessner, H.:* Das von Willebrand-Syndrom. In: *Heene, D. L.,* Handbuch der Inneren Medizin II/9. Blutgerinnung und hämorrhagische Diathesen. II. Angeborene und erworbene Koagulopathien.
7. *Trobisch, H.:* Isolierung und biochemische Charakterisierung des Gerinnungsfaktors VIII. Med. Verlagsgesellschaft, Marburg (1978).
8. *Trobisch, H.:* Krankenhausarzt *11:* 825 (1979). Zur Biochemie und Pathobiochemie des Gerinnungsfaktors VIII.

Antithrombin III (AT III)

Indikation

Verdacht auf angeborenen Antithrombin III-Mangel als Ursache thromboembolischer Erkrankungen.
Verdacht auf erworbenen Antithrombin III-Mangel.
Verlaufskontrolle einer Substitutionstherapie.

Bestimmungsmethoden

Aktivitätsmessung mit chromogenem Substrat /[1, 5]/

Heparin bildet mit AT III einen Komplex (Sofortinhibitor), der wesentlich rascher eine Inaktivierung von Thrombin bewirkt als AT III allein.

Prinzip: Die zu untersuchende Probe wird mit definierten, überschüssigen Mengen Heparin und Thrombin versetzt. Alles vorhandene AT III wird in einen Heparin-AT III-Komplex (Sofortinhibitor) umgewandelt, der eine äquivalente Thrombinaktivität inaktiviert. Die katalytische Aktivität des restlichen Thrombins wird unter Anwendung eines chromogenen Substrates gemessen. Die gemessene Extinktionsänderung ist umgekehrt proportional der AT III-Aktivität.

Immunchemische Verfahren

Radiale Immundiffusion, Nephelometrie, *Laurell*-Elektrophorese.

Untersuchungsmaterial

Plättchenarmes Citratplasma (Blutentnahme: 1 Teil Natriumcitratlösung 0.11 mol/l, mit 9 Teilen Blut vermischt), Serum, Urin, Aszites 1 ml

Referenzbereiche

Aktivität	70—120% der Norm
Konzentration	0.14—0.39 g/l

Bewertung /[2—4]/

Eine Antithrombin III-Aktivität zwischen 50 und 70% stellt bereits ein Inhibitordefizit dar, das die Gerinnungsprozesse bei normaler oder erhöhter Aktivität der Prokoagulatoren nicht mehr kompensiert und zu einem erhöhten Risiko thromboembolischer Erkrankungen führt.

Hämostasestörungen mit veränderter Antithrombin III-Konzentration (-Aktivität)

Erkrankung/Ursache	Beurteilung
Angeborener, familiärer heterozygoter Antithrombin III-Mangel	Der Antithrombin III-Mangel liegt zwischen 30 und 70%, es kommen aber auch Dysproteinämien vor mit niedriger Antithrombin III-Aktivität und normaler immunologischer Konzentration.
Fortgeschrittener Leberparenchymschaden (Leberzirrhose, toxisches Leberversagen)	Ist das Verhältnis von Antithrombin III zu den Prokoagulatoren äquivalent, so resultiert eine Normokoagulämie auf niedrigem Niveau. Ist das

Hämostasestörungen mit veränderter Antithrombin III-Konzentration (-Aktivität) (Fortsetzung)

Erkrankung/Ursache	Beurteilung
	Verhältnis Antithrombin III zu Prokoagulatoren zu Gunsten des Antithrombin III verschoben, resultiert eine Hypokoagulämie mit Blutungswahrscheinlichkeit. Ist das Verhältnis zu Gunsten der Prokoagulatoren verschoben, droht eine thrombophile Diathese, die unter Umständen Ursache für eine Ösophagusvarizenthrombose mit nachfolgender Blutung infolge peptischer Ulzeration sein kann.
Sepsis	Häufig in der Frühphase einer Sepsis Abfall des Antithrombin III (durch Leukozytenproteasen?) ohne weitere Zeichen einer Verbrauchskoagulopathie
Nephrotisches Syndrom, Exsudative Gastroenteropathie	Proteinverlust-Syndrom. Antithrombin III in Aszites und Urin nachweisbar.
Verbrauchskoagulopathie	Der Antithrombin III-Mangel ist einer der spezifischen Indikatoren zur Diagnose einer Verbrauchskoagulopathie.
Operationen mit großen Wundflächen, posttraumatisch	Physiologischer, passagerer Antithrombinabfall. Vor der Gabe von Gerinnungsfaktoren sollte Antithrombin III bestimmt werden, denn die Substitution kann bei Antithrombin III-Mangel zu Thrombosen und Verbrauchskoagulopathie führen.
Neugeborenes	Antithrombin III ist wie die Faktoren des Prothrombin-Komplexes, physiologisch in den ersten Lebenstagen auf Werte bis zu 30% vermindert.
Heparintherapie	In der Initialphase einer i. v.-Heparintherapie sinkt die Antithrombin III-Aktivität bis zum 3. Tag um 20—30 % passager ab.
Ovulationshemmer	In Abhängigkeit vom verwendeten Oestrogen kommt es teilweise zum Antithrombin III-Abfall, bei gleichzeitigem überproportionalen Anstieg der Faktoren II, VII, IX und X.
Marcumartherapie, Cholestase	Anstieg der Antithrombin III-Konzentration.

Hinweise und Störungen

Die Messung der Antithrombin III-Aktivität mit chromogenen Substraten ist die Methode der Wahl, da die immunologischen Methoden nicht die Aktivität des Moleküls erfassen.

Beim angeborenen Antithrombin III-Mangel sind zur Diagnose Mehrfachbestimmungen in Abständen erforderlich, da in der akuten Phase thromboembolischer Erkrankungen Antithrombin III leicht vermindert und andererseits unter Marcumar deutlich erhöht sein kann.

Pathophysiologie

Antithrombin III ist der physiologische Inhibitor der Serinproteasen des Gerinnungssystems. Bereits subnormale Konzentrationen bedeuten ein Ungleichgewicht mit erhöhter Gerinnbarkeit und Thromboemboliegefährdung. Antithrombin III bildet mit den Gerinnungsenzymen einen nicht dissoziablen Komplex, der durch das Monozyten-Phagozyten-System eliminiert wird. So ist es verständlich, daß bei einer erhöhten oder abnormen intravasalen Gerinnung (Thrombinämie) Antithrombin III verbraucht wird und der Abfall des Antithrombin III ein relativ spezifischer Indikator einer abnormen Thrombinbildung ist /6/.

Allerdings treten Verbrauchskoagulopathien bei einer Reihe von Erkrankungen auf, die mit einer Schädigung der Leber einhergehen (Schockleber, Leberzirrhose), so daß die eingeschränkte Synthese des Antithrombin III einen fördernden Einfluß auf die Ausbildung einer intravasalen Aktivierung des Gerinnungssystems nehmen kann.

Wichtig für die Beurteilung der Homöostase innerhalb des Gerinnungssystems ist also die Bestimmung des Antithrombin III im Vergleich zum Quick-Wert und der PTT. Genauer ist die Ermittlung des von uns als *Hyperkoagulabilitäts-Index* genannten Verhältnisses, gebildet aus dem Mittelwert der Aktivitäten der Prokoagulatoren II, X, IX, XI und XII zum Antithrombin III.

$$H_i = \frac{\text{AT III } (\%)}{\overline{x}_{\Sigma\,\text{II, X, IX, XI, XII}:5}\,(\%)}$$

Dieser Index ist im Normalfall $1.2 \leqq H_i \geqq 1.0$. Eine Hyperkoagulämie ist bei Werten $\leqq 0.7$ zu erwarten, eine Hypokoagulämie, wenn $H_i \geqq 1.2$ ist.

Schließlich gehört zu jeder Antithrombin III-Bestimmung die Bestimmung des aktuellen pH-Wertes. Nur so kann der Aktivitätsbefund des Antithrombin III korrekt interpretiert werden. Je azidotischer das Blut des Patienten ist, umso mehr muß von einem funktionellen Ausfall des Inhibitors ausgegangen werden. Beispiel: Antithrombin III-Aktivität in vitro unter optimalen Bedingungen 60%, pH 7.05 bedeutet: Antithrombin III-Aktivität in vivo wahrscheinlich < 10%. Eine sofortige Beseitigung der Azidose restituiert die Antithrombin III-Aktivität auf 60%.

Literatur

1. *Witt, I.:* Klinikarzt *9:* 779 (1980). Antithrombin III- und Heparinbestimmungen.
2. *Thaler, E.:* Hämostaseologie *5:* 127 (1985). Antithrombin III-Mangel und Thrombophilie.
3. *Tilsner, V.:* Med. Welt *36:* 534 (1984). Antithrombin III. Bedeutung, Diagnostik und Therapie.
4. *Schrader, J., H. Köstering, F. Scheler:* Laboratoriumsblätter *33:* 87 (1983). Klinische Relevanz der Bestimmung von Antithrombin III.
5. *Trobisch, H., K. H. Klasing:* Med. Labor *33*: 183 (1980). Die Bedeutung chromogener Peptidsubstrate für die Gerinnungsdiagnostik.
6. *Trobisch, H., Th. Wüst, H. Rustige:* Behring Institute Mitteilung *79:* 177 (1986). Möglichkeiten der Isolierung und Charakterisierung des menschlichen Antithrombin III.

Thrombin-Antithrombin III-Komplex (TAT)

Indikation

Verdacht auf abnorme intravasale Thrombinbildung (Thrombinämie).
Differentialdiagnose der Verbrauchskoagulopathie.

Bestimmungsmethode

ELISA unter Verwendung von Festphase-gebundenen Thrombin-Antikörpern und Antithrombin III-Antikörpern, die mit Peroxidase konjugiert sind /[1]/.

Untersuchungsmaterial

Plättchenarmes Citratplasma (Blutentnahme: 1 Teil Natriumcitratlösung 0.11 mol/l, vermischt mit 9 Teilen Blut) 1 ml

Referenzbereich

1.0—4.1 μg/l

2.5 bis 97.5 Perzentil des Enzygnost-TAT

Bewertung /[2, 3]/

Die Bestimmung des Thrombin-Antithrombin III-Komplexes dient in erster Linie zur Differentialdiagnose der Verbrauchskoagulopathie. Bei Erkrankungen mit verzögerter Syntheserate der Gerinnungsfaktoren (Lebererkrankungen) oder hohem Verlust (Massivblutung) sind die Verminderungen von Antithrombin III, Faktor V, Fibrinogen und Thrombozyten nicht beweisend für das Vorliegen einer Verbrauchskoagulopathie. Die Bestimmung des Thrombin-Antithrombin III-Komplexes ist dann eine Entscheidungshilfe. Erhöhte Konzentrationen von Thrombin-Antithrombin III-Komplex werden bei Patienten mit eindeutiger disseminierter intravasaler Gerinnung (z. B. Promyelozytenleukämie, Prostatakarzinom) gefunden und insbesondere bei polytraumatisierten Patienten, aber nur bei einem Teil der Patienten mit terminaler Leberzirrhose. Allerdings findet man erhöhte Konzentrationen des TAT auch bei frischen Wundflächen, z. B. in den ersten postoperativen Tagen.

Pathophysiologie

Das zentrale Gerinnungsenzym Thrombin kommt in der Blutbahn nicht frei vor, sondern im Komplex an Antithrombin III gebunden. Man darf daher davon ausgehen, daß die Thrombinbildung um so ausgeprägter war, je höher die Konzentration dieses Komplexes im Plasma ist.

Literatur

1. *Pelzer, H., A. Schwarz, N. Heimburger*: Thromb. Research, Suppl, *VI*: 51 (1986). Enzyme immuno assay for determination of human thrombin/antithrombin III complex.
2. *Barthels, M., B. Heitmann, J. Riemen, A. Menendez, F. Dati, H. Poliwoda:* Haemostasis. Tagung der GTH Freiburg (1987). Thrombin-Antithrombin III-complex concentrations in the plasma of normals and patients suspect of D. I. C.
3. *Bauer, K. A., R. D. Rosenberg*: Blood *64*: 791 (1984). Thrombin generation in acute promyelocytic leukemia.

Heparin

Indikation

Überwachung der Therapie mit unfraktioniertem, herkömmlichen Heparin.
Überwachung der Therapie mit niedermolekularem Heparin.
Diagnostik eines unbekannten Inhibitors.
Differenzierung zwischen Anti-Thrombinwirkung und Anti-Faktor Xa-Wirkung, der Heparine.

Bestimmungsmethoden

Partielle Thromboplastinzeit (PTT), Thrombinzeit (TZ)

Methoden mit chromogenem Substrat

Prinzip: Bestimmt wird entweder die gegen den Gerinnungsfaktor Xa oder die gegen Thrombin III gerichtete Aktivität des Heparin-Antithrombin.

Anti Xa-Aktivität von Heparin /[1, 5]/

Dem zu untersuchenden Probenmaterial wird Antithrombin III im Überschuß zugesetzt, um alles vorhandene Heparin im Komplex zu binden. Dann erfolgt Zusatz von Faktor Xa im Überschuß. Der Heparin-Antithrombin III-Komplex inaktiviert Faktor Xa. Der restliche Faktor Xa spaltet vom Xa-spezifischen chromogenen Substrat S-2222 das Chromogen para-Nitroanilin ab. Die Plasmakonzentration an Heparin ist umgekehrt proportional der Extinktion des Probenansatzes.

Antithrombin III-Aktivität von Heparin /[2]/

Der patienteneigene Heparin-Antithrombin III-Komplex wird mit Thrombin im Überschuß inkubiert und die amidolytische Aktivität des restlichen Thrombins am chromogenen, thrombinspezifischen Substrat gemessen. Die Plasmakonzentration des Heparins ist umgekehrt proportional der Extinktion des Probenansatzes.

Untersuchungsmaterial

Plättchenarmes Citratplasma (Blutentnahme: 1 Teil Natriumcitratlösung 0.11 mol/l, mit 9 Teilen Blut vermischt), evtl. auch Urin oder andere Flüssigkeiten 0.5 ml

Bewertung /[3]/

Der therapeutische Bereich der Heparinkonzentration liegt zwischen 0.2 und 0.8 U/ml.

In der Routinediagnostik der Heparintherapie reichen die Bestimmung der partiellen Thromboplastinzeit oder der Thrombinzeit gewöhnlich zur Verlaufskontrolle aus.

Die Tests mit chromogenen Substraten haben keine größere Empfindlichkeit als die Thrombinzeit oder die partielle Thromboplastinzeit, letztere haben aber den Nachteil, daß ihre Aussage durch zusätzlich bestehende Gerinnungsstörungen eingeschränkt ist. Außerdem ist bei hohen Heparingaben ein Gerinnungsendpunkt nicht mehr zu ermitteln, so daß dann die Heparinbestimmung mit der chromogenen Substratmethode erforderlich wird.

Für die Ineffektivität einer Heparintherapie trotz therapeutischer Heparinkonzentrationen kann ein Antithrombin III-Mangel verantwortlich sein, ebenso die Nichtberücksichtigung des Körpergewichtes, d. h. des Blutvolumens.

Heparin wird vom Plättchenfaktor 4 (Antiheparinfaktor) gebunden und steht dadurch dem Antithrombin III nicht mehr zur Verfügung. Fehlt der Plättchenfaktor 4 oder ist er stark vermindert, kann es auch unter niedrig dosierter Heparintherapie zur Heparinakkumulation und damit zu Blutungen kommen.

Hinweise und Störungen

Stabilität: Zu langes Stehenlassen der Probe, eine erhöhte Plättchenzahl oder erhöhter Plättchenzerfall können die Heparinwirkung im Bestimmungsansatz reduzieren und dadurch falsch niedrige Werte vortäuschen. Ursache ist, daß Heparin durch den Plättchenfaktor 4 (Antiheparinfaktor) gebunden wird und dem Antithrombin III nicht mehr zur Verfügung steht. Bei speziellen Fragestellungen ist deshalb auf schonende Venenpunktion, raschen Transport der Probe im Eiswasser und sofortige Bestimmung zu achten.

Blutentnahme: Kontrollen der subkutanen Therapie sollten in der 2.—4. Stunde nach subkutaner Injektion erfolgen.

Antithrombin III-Mangel: Täuscht selten niedrige Heparinkonzentrationen vor, eine häufigere Ursache sind heparinbindende Substanzen des Blutes, und nicht zuletzt die Nichtberücksichtigung des Körpergewichtes, d. h. des Blutvolumens.

Pathophysiologie /4/

Der Heparin-Antithrombin III-Komplex wirkt als Sofortinhibitor. Die niedermolekularen Fraktionen des Heparins (Molekulargewicht um 5000) hemmen vorzugsweise den Gerinnungsfaktor Xa und kaum Thrombin, hingegen hemmen die höhermolekularen Fraktionen überwiegend Thrombin. Die klassischen Gerinnungstests PTT und Thrombinzeit, die letztlich die Thrombinwirkung erfassen, sind daher zur Verlaufskontrolle der niedermolekularen Heparine nicht geeignet, wenngleich man einen schwachen Effekt mittels der PTT erkennt. Zur Zeit sind verschiedene niedermolekulare Heparine in Erprobung, deren Anti-Faktor Xa-Aktivität noch nicht ausreichend standardisiert und damit vergleichbar ist.

Literatur

1. *Teien, A. N., M. Lie:* Thrombos. Res. *10:* 399 (1977). Evaluation of an amidolytic heparin assay method. Increased sensitivity by adding antithrombin III.
2. *Bartl, K., E. Dorsch, H. Lill, J. Ziegenhorn:* Thrombos. Haemostas. *42:* 1446 (1979). Determination of the biological activity of heparin by use of chromogenic substrate.
3. *Barthels, M., H. Poliwoda:* Gerinnungsanalysen. Thieme, Stuttgart (1987).
4. *Markwardt, F.:* Pharmakologie des Heparins. In: *Roka, L., E. Spanuth,* Neue Aspekte der Gerinnungsdiagnostik, S. 171. Schattauer, Stuttgart (1984).
5. *Wüst, Th., H. Trobisch:* Zum Mechanismus der Inaktivierung des Faktor Xa durch das progressive Antithrombin und den Antithrombin-Heparin-Komplex. Med. Verlagsges., Marburg (1982).

Protein C

Aktiviertes Protein C spaltet proteolytisch die aktivierten Gerinnungsfaktoren V und VIII, inaktiviert sie und hat somit antikoagulatorische Wirkung.

Indikation

Thromboembolien unklarer Genese, insbesondere bei jugendlichen Patienten.
Verdacht auf angeborenen Protein C-Mangel.
Verdacht auf Protein C-Mangel als Ursache einer Marcumar-Nekrose.

Bestimmungsmethoden /[1]/

Aktivitätsmessung mit chromogenem Substrat

Prinzip: Durch Zusatz eines Schlangengiftes (von Agkistodon contortrix) zum Plasma wird Protein C aktiviert und spaltet dann das entsprechende chromogene Substrat.

Aktivitätsmessung als Gerinnungstest

Prinzip: Hierbei handelt es sich um eine Variante der PTT. Protein C, ein wichtiger Inhibitor des Gerinnungssystems, inaktiviert die Faktoren V und VIII. Durch Zugabe des Schlangengiftes von Agkistodon contortrix zum Plasma wird Protein C aktiviert. Der Zusatz von Kaolin, partiellem Thromboplastin und Calciumionen führt zur Thrombinbildung und damit zur Aktivierung der Faktoren V und VIII, die dann von Protein C inaktiviert werden. Je mehr Protein C vorhanden ist, um so mehr werden die Faktoren V und VIII verbraucht und desto länger ist die Fibrinbildungszeit.

Immunchemische Bestimmungen

ELISA, *Laurell*-Elektrophorese.

Untersuchungsmaterial

Plättchenarmes Citratplasma (Blutentnahme: 1 Teil Natriumcitratlösung 0.11 mol/l, mit 9 Teilen Blut vermischt) 1 ml

Referenzbereich

70—120% der Norm

Bewertung /[1, 2]/

Der heterozygote familiäre Protein C-Mangel führt bereits bei jugendlichen Patienten zu einer erhöhten Thromboembolieneigung, die sowohl spontan als auch nach relativ kleinen Provokationen auftreten kann. Der homozygote Protein C-Mangel verursacht bereits in den ersten Lebenstagen tödliche Thromboembolien.

Protein C, gleichfalls in seiner Synthese ein Vitamin K-abhängiges Protein, ist in all denjenigen Situationen vermindert, in denen ein Prothrombinkomplexmangel vorliegt: Vitamin K-Mangel, Cumarintherapie, Leberfunktionsstörungen, aber auch bei der Verbrauchskoagulopathie infolge der abnormen intravasalen Thrombinbildung.

Hinweise und Störungen

Unter Verwendung mechanisierter Analysensysteme erbringen die chromogenen Methoden zuverlässige Ergebnisse. Die koagulometrischen Methoden reagieren empfindlich auf Probennahmefehler.

Pathophysiologie

Protein C, das Zymogen einer Serinprotease, hat sich als weiterer bedeutsamer Inhibitor des Gerinnungssystems erwiesen. Es wird in der Leber gebildet und benötigt wie die Faktoren des Prothrombinkomplexes zur postribosomalen Carboxylierung C-terminaler Glutamylreste Vitamin K. Da es eine kurze Halbwertszeit hat, fällt es zu Beginn einer Cumarintherapie ähnlich wie der Faktor VII in den ersten Stunden ab. Bei einigen Patienten mit der seltenen Komplikation einer Marcumarnekrose wurde ein angeborener Protein C-Mangel festgestellt.

In vivo wird Protein C durch Thrombin in Gegenwart des zelloberflächenständigen Thrombomodulins (Protein S) aktiviert.

Literatur

1. *Witt, J., E. Zimmer:* Protein C. Klinische Bedeutung und Bestimmungsmethoden. de Gruyter, Berlin (1986).
2. *Mammen, E. F.:* Hämostaseologie *4:* 56 (1984). Protein C und S.

Protein S

Indikation

Abklärung einer sonst unerklärlichen Thromboembolieneigung, insbesondere im jugendlichen Alter.
Verdacht auf angeborenen Protein S-Mangel.

Bestimmungsmethode

Laurell-Elektrophorese.

Untersuchungsmaterial

Plättchenarmes Citratplasma (Blutentnahme: 1 Teil Natriumcitratlösung 0.11 mol/l, vermischt mit 9 Teilen Blut) 1 ml

Referenzbereich

70—120% der Norm

Bewertung

In einigen Fällen konnte ein sonst unerklärliches thromboembolisches Ereignis auf einen angeborenen Protein S-Mangel zurückgeführt werden.

Hinweise und Störungen

Diagnostik noch nicht routinemäßig möglich.

Pathophysiologie

Protein S ist selber kein Zymogen, sondern Kofaktor des Protein C.

Literatur

1. *Mammen, E. F.:* Hämostaseologie *4:* 56 (1984). Protein C und S.

Plasminogen

Plasminogen ist die inaktive Vorstufe von Plasmin, einem proteolytischen Enzym, das Fibrin und Fibrinogen lysiert. Die Umwandlung des Plasminogens in Plasmin kann durch interne Aktivatoren wie Gewebe-Aktivator (t-PA) oder Urokinase erfolgen oder durch externe Aktivatoren wie Streptokinase.

Indikation

Verdacht auf Hyperfibrinolyse.
Kontrolle der fibrinolytischen Therapie.
Verdacht auf Plasminogenmangel.
Beurteilung des hämostatischen Potentials.
Verdacht auf angeborenen Plasminogenmangel oder Dysplasminogenämie.

Bestimmungsmethoden

Aktivitätsmessung mit chromogenem Substrat /[1]/

Prinzip: Das im Plasma vorhandene Plasminogen wird mit Streptokinase vollständig in Plasminogenaktivator (Streptokinase-Plasmin-Komplex) überführt. Dieser hydrolysiert ein im Testansatz befindliches chromogenes Substrat. Die Extinktionszunahme des abgespaltenen Farbstoffes ist proportional der Plasminogenaktivität.

Koagulometermethode /[2]/

Prinzip: Das Plasminogen des Patientenplasmas wird mit Streptokinase in Plasminogenaktivator umgewandelt, der dann seinerseits das an Rinderfibrinogen absorbierte Plasminogen zu Plasmin aktiviert. Die dabei entstandenen Fibrinogenspaltprodukte verlängern die Gerinnungszeit der Thrombinzeitbestimmung.

Immunchemische Methoden

Laurell-Elektrophorese, Nephelometrie, radiale Immundiffusion.

Untersuchungsmaterial

Plättchenarmes Citratplasma (Blutentnahme: 1 Teil Natriumcitratlösung 0.11 mol/l, mit 9 Teilen Blut vermischt) 1 ml

Referenzbereiche

Aktivität	70—120%
	2.4—3.8 CTA U/ml*
Konzentration	0.06—0.25 g/l

* Bezogen auf ein gereinigtes Plasminogenpräparat des NIH.

Bewertung

Ein Plasminogenmangel bedingt unter Umständen die verminderte Effektivität einer fibrinolytischen Therapie, ferner ein gewisses Thromboserisiko, z. B. erhöhte Reokklusionsgefahr nach fibrinolytischer Therapie.

Plasminogenmangel gibt außerdem einen gewissen Hinweis auf eine stattgefundene Hyperfibrinolyse (Plasminämie).

Verhalten des Plasminogens bei Hämostasestörungen und anderen Erkrankungen

Erkrankung/Ursache	Beurteilung
Fibrinolytische Therapie Streptokinase Urokinase t-PA, Prourokinase	Dosisabhängig ergeben sich bei den Fibrinolytika —Ausgeprägter Plasminogenabfall. —Mäßiger Plasminogenabfall. —Geringer Plasminogenabfall.
Hyperfibrinolysen	Je ausgeprägter die Plasminämie, desto geringer die Plasminogenkonzentration.
Leberparenchymschaden (z. B. Leberzirrhose, akutes toxisches Leberversagen)	Wie fast alle Hämostasekomponenten korreliert die Plasminogenkonzentration bedingt mit dem Ausmaß der Leberzellschädigung.
Verbrauchskoagulopathie	Oft Nachweis eines Plasminogenmangels ohne weitere Zeichen einer erhöhten fibrinolytischen Aktivität (Synthesestörung? Bindung an Fibrin?).
Sepsis	Analog zum Antithrombin III kommt es in der Initialphase der Sepsis häufig zu einem Plasminogenabfall.
Postoperative Phase	Leichter passagerer Plasminogenabfall.
Neugeborenes	Leichter physiologischer Plasminogenmangel.
Ungeklärte, oft jugendliche Thromboembolieneigung	Extrem selten, ursächlich eine angeborene Dysplasminogenämie /[3]/ oder Plasminogenmangel.
Aszites	Günstige Voraussetzungen für eine extrakorporale Reinfusion von Aszites sind gegeben, wenn die Plasminogenkonzentration des Aszites > 0.8 CTA U/ml ist /[4]/.
Tumoren, Diabetes u. a. m.	Bei einer Reihe von Erkrankungen ist die Plasminogenkonzentration erhöht.

Hinweise und Störungen

Plasminogen ist wegen seiner hohen Freisetzungsrate bei bestimmten Krankheitsbildern ein weniger empfindlicher Indikator zum Nachweis einer (stattgehabten) Hyperfibrinolyse als der Inhibitor α_2-Antiplasmin. Die chromogenen Substratmethoden zur Aktivitätsmessung sind wegen größerer analytischer Spezifität und besserer Präzision als die Koagulometermethode bevorzugt einzusetzen.

Pathophysiologie

Aufgabe des fibrinolytischen Systems ist es, den ständig im Gefäßsystem ablaufenden Gerinnungsvorgängen entgegenzuwirken. Dieses Gleichgewicht zwischen Blutgerinnung und Fibrinolyse schützt den Organismus zum einen vor Blutverlusten, zum anderen verhindert es Thrombosen.

Die Auflösung der sich ständig im Gefäßsystem ablagernden Fibringerinnsel geschieht durch die Protease Plasmin. Plasmin liegt in einer inaktiven Vorstufe dem Plasminogen vor. Physiologische Aktivatoren wie der Gewebsplasminogen-Aktivator (t-PA) katalysieren die Umwandlung von Plasminogen in Plasmin.

Unterschieden werden körpereigene Aktivatoren wie t-PA und Urokinase von externen Aktivatoren wie Streptokinase /5/. Die therapeutische Gabe von Plasminogenaktivatoren wird zur Auflösung thrombotischer Verschlüsse eingesetzt.

Plasminogen wird in der Leber gebildet und kann als Akute-Phase-Protein bei spezifischen und unspezifischen Entzündungsreaktionen erhöht sein.

Plasminogenmangel kann auf einem erhöhten Verbrauch infolge Plasminämie (Hyperfibrinolysen, fibrinolytische Therapie), einem erhöhten Verlust (Abwanderung in den Aszites) oder einer verzögerten Synthese, z. B. bei Lebererkrankungen, beruhen.

Literatur

1. *Angelkort, B., R. Kienel:* Zuverlässigkeit und Aussagekraft der photometrischen Bestimmung von Plasminogen, Plasmin und Antiplasmin mit der chromogenen Substanz S 2251. In: *Breddin, K.,* Prostaglandine und Plättchenfunktion, S. 257. Schattauer, Stuttgart (1978).
2. *Jacobi, E., H. E. Karges, N. Heimburger:* Med. Welt *26:* 1696 (1975). Bestimmung von Plasminogen mit einer Koagulometer-Methode.
3. *Scharrer, I.:* Untersuchungen über die Häufigkeit des Auftretens von verschiedenen angeborenen Störungen mit Thrombosen. In: *Witt, I.,* Protein C. de Gruyter, Berlin (1986).
4. *Schölmerich, J., W. Diener, E. Köttgen, K. P. Maier, U. Costabel, W. Gerok:* Intensivmedizin *22:* 308 (1985). Die extracorporale Aszites-Elimination bei gastroenterologischen Notfallpatienten.
5. *Paques, E. P., N. Heimburger:* Die gelben Hefte *26:* 122 (1986). Gewebsplasminogen-Aktivator (t-PA). Zur Biochemie, Physiologie und Therapie.

α_2-Antiplasmin

α_2-Antiplasmin ist der wichtigste Inhibitor des fibrinolytischen Systems. Es bindet an Plasmin und führt dies in einen inaktiven Komplex über (Sofortinhibitor des Plasmins).

Indikation

Verdacht auf Hyperfibrinolyse.
Verdacht auf angeborenen oder erworbenen α_2-Antiplasminmangel.
Bislang ungeklärtes Blutungsleiden.
Beurteilung des gesamten hämostatischen Potentials.

Bestimmungsmethoden

Aktivitätsmessung mit chromogenem Substrat /1/

Prinzip: Dem zu testenden Plasma wird eine definierte Menge Plasmin im Überschuß zugegeben und dadurch alles α_2-Antiplasmin als Plasmin-α_2-Antiplasmin-Komplex gebunden. Die verbleibende Plasminmenge hydrolysiert in dem Testansatz zugegebenes chromogenes Substrat. Die photometrisch gemessene Extinktion ist umgekehrt proportional der α_2-Antiplasminkonzentration.

Immunchemische Methode

Laurell-Elektrophorese unter Verwendung eines Antikörpers gegen α_2-Antiplasmin.

Untersuchungsmaterial

Plättchenreiches Citratplasma (Blutentnahme: 1 Teil Natriumcitratlösung 0.11 mol/l, mit 9 Teilen Blut vermischt). Blut bei 250 × g (etwa 500 Upm mit Tischzentrifuge) mindestens 15 min. zentrifugieren 1 ml

Referenzbereiche

Aktivität	70—120% der Norm
Konzentration	0.06—0.10 g/l

Bewertung

Ein ausgeprägter α_2-Antiplasminmangel ist sehr selten, kann dann aber mit bedrohlichen Blutungen einhergehen. Das zeigten beispielhaft die wenigen Fälle mit angeborenem α_2-Antiplasminmangel und die ausgeprägten erworbenen Mangelzustände bei der akuten Promyelozytenleukämie /2/.

Hämostasestörungen und andere Erkrankungen mit erniedrigtem α_2-Antiplasmin

Erkrankung/Ursache	Beurteilung
Fibrinolytische Therapien Streptokinase Urokinase t-PA, Prourokinase	Dosisabhängig ergeben sich bei den Fibrinolytika — Ausgeprägter Abfall (bis unter 20%). — Mäßiger Abfall (bis 1/3 des Ausgangswertes). — Geringer Abfall (um 20—40% des Ausgangswertes).
Hyperfibrinolysen	In Abhängigkeit vom Schweregrad vermindert.
Promyelozytenleukämie	Unter Umständen ausgeprägter Mangel.
Leberparenchymschaden	Relativ späte Einschränkung der Synthese und dadurch relativ unempfindlicher Indikator eines Leberparenchymschadens.

Pathophysiologie

α_2-Antiplasmin wird in der Leber gebildet und ist der wichtigste, rasch wirkende Sofortinhibitor des Plasmins. Es kommt erst dann zu einer Plasminämie, wenn α_2-Antiplasmin und α_2-Makroglobulin weitestgehend verbraucht wurden. Als Indikator der stattgehabten Fibrinolyse ist α_2-Antiplasmin empfindlicher und spezifischer als das Plasminogen.

Literatur

1. *Angelkort, B., R. Kienel:* Zuverlässigkeit und Aussagekraft der photometrischen Bestimmung von Plasminogen, Plasmin und Antiplasmin mit der chromogenen Substanz S 2251. In: *Breddin, K.,* Prostaglandine und Plättchenfunktion. Schattauer, Stuttgart (1978).
2. *Kahlé, L. H., CH. P. Henny, M. G. M. Barwegen, J. W. ten Cate:* Plasminogen and antiplasmin; relevant parameters for monitoring fibrinolytic therapy. In: *Trübenstein G., F. Etzel,* Fibrinolytische Therapie, S. 43. Schattauer, Stuttgart (1983).

Fibrinmonomere

Der Nachweis von Fibrinmonomeren im Blut ist der Indikator einer pathologischen intravasalen Prothrombinaktivierung und Umwandlung von Fibrinogen in Fibrin.

Indikation

Nachweis einer intravasalen Gerinnung.

Bestimmungsmethoden

Äthanoltest /[1]/, Protaminsulfattest /[2]/

Prinzip: Werden Äthanol oder Protaminsulfat einer Plasmaprobe zugegeben, erfolgt eine Dissoziation löslicher Fibrinogen-Fibrinmonomerkomplexe, dadurch kann das Fibrin aggregieren, wodurch eine gelartige Masse entsteht.

Hämagglutinationstest /[3]/

Prinzip: Erythrozyten, die mit Fibrinmonomeren beladen sind, agglutinieren makroskopisch sichtbar, wenn eine Plasmaprobe zugegeben wird, die lösliche Fibrinmonomerkomplexe enthält. Fibrinogen und Fibrinogenspaltprodukte verursachen keine Agglutination.

Untersuchungsmaterial

Plättchenarmes Citratplasma (Blutentnahme: 1 Teil Natriumcitratlösung 0.11 mol/l, mit 9 Teilen Blut vermischt) 1 ml

Bewertung

Der Nachweis löslicher Fibrinmonomerkomplexe ist pathognomonisch für das Vorliegen einer abnormen intravasalen Gerinnung, insbesondere in der Mikrozirkulation. Sie sind ein wichtiger Indikator zur Frühdiagnostik der Verbrauchskoagulopathie.

Krankheiten, bei denen eine Verbrauchskoagulopathie gehäuft auftritt /[4]/

— Septikämien und Infektionskrankheiten: Gramnegative Erreger mit Endotoxinämie, Staphylokokken.
— Geburtshilfliche Komplikationen: Fruchtwasserembolie, septischer Abort, verhaltener Abort.
— Schockzustände und Zirkulationsstörungen: Kreislaufschock (hypovolämisch, kardiogen, septisch).
— Gewebsnekrotisierungen: Maligne Tumoren, Leukämien, Polytraumen, akute Pankreatitis, Leberzellnekrosen, Verbrennungen.
— Hämolytisch urämisches Syndrom, intravasale Hämolysen.
— Transplantatabstoßungs-Reaktionen.

Hinweise und Störungen

Bestimmungsmethoden: Der Äthanoltest liefert nur verwertbare Ergebnisse, wenn die Fibrinogenkonzentration zwischen 2—4 g/l beträgt. Je höher die Fibrinogenkonzentration und je höher die Konzentration an Fibrinogenspaltprodukten ist, umso häufiger fällt der Äthanoltest falsch positiv aus. Der Erythrozyten-Agglutinationstest unterliegt diesen Einflüssen nicht /5/. Bei niedriger Fibrinogenkonzentration soll der Protaminsulfattest empfindlicher sein als der Äthanoltest.

Pathophysiologie

Regulationsmechanismen des Blutgerinnungssystems sorgen im allgemeinen dafür, daß Gerinnungsvorgänge nur dort ablaufen, wo sie erforderlich sind. Somit wird der Körper vor Blutverlusten geschützt. Eine Entgleisung dieses Systems stellt die disseminierte intravasale Gerinnung dar, auch als Verbrauchskoagulopathie bezeichnet, bei der Gerinnungsfaktoren und Thrombozyten verbraucht werden (Quickwert, Fibrinogenkonzentration und Thrombozytenzahl sinken rasch ab).

Ausgangspunkt der disseminierten intravasalen Gerinnung ist eine gesteigerte intravasale Thrombinfreisetzung, als deren Folge es zur vermehrten Bildung löslicher Fibrinmonomere und von Fibrinmonomerkomplexen kommt.

Bei geringer Thrombineinwirkung verharrt die Fibrinbildung auf der Stufe der Monomere, die Aggregation und damit die Präzipitatbildung des Fibrins bleibt aus. Die Diagnose einer intravasalen Aktivierung der Gerinnung kann deshalb über den Nachweis einer Thrombineinwirkung geführt werden. Denn Thrombin spaltet bei der Umwandlung von Fibrinogen in Fibrin aus dem Fibrinogenmolekül zuerst das Fibrinopeptid A ab. Es entstehen aggregationsfähige Fibrinmonomere und lösliche Fibrinmonomerkomplexe, die Indikator einer erhöhten intravasalen Gerinnung sind /5/.

Literatur

1. *Godal, H. C., U. Abildgaard:* Scand. J. Haematol. *3:* 342 (1966). Gelation of soluble fibrin in plasma by ethanol.
2. *Lipinski, B., K. Wronski:* Thrombos. Diathes. Haemorrhag. *20:* 44 (1968). Detection of soluble fibrin monomer complexes in blood by means of protamine sulfate test.
3. *Largo, R., V. Heller, P. W. Straub:* Blood *47:* 991 (1976). Detection of soluble intermediates of the fibrinogen-fibrin-conversion using erythrocytes coated with fibrin monomers.
4. *Oehler, G., H. Klaus, E. Spanuth:* Erfahrungen mit einem Fibrinmonomertest bei der Diagnose der Verbrauchskoagulopathie. In: *Roka, L., E. Spanuth,* Neue Aspekte der Gerinnungsdiagnostik, S. 109. Schattauer, Stuttgart (1984).
5. *Oehler, G., H. Klaus, K. E. Stölzer, E. Spanuth:* Lab. Med. *11:* 25 (1987). Der Nachweis von löslichen Fibrinmonomerkomplexen. Methodenvergleich eines Erythrozyten-Agglutinationstests nach Largo (FM-Test) mit dem Äthanol-Gelierungs-Test.

Fibrin(ogen)-Spaltprodukte D-Dimere

Fibrin(ogen)-Spaltprodukte werden beim Abbau von Fibrin und Fibrinogen durch Plasmin gebildet.

Bei Einwirken des Plasmins auf Fibrinogen entstehen zuerst die hochmolekularen Fragmente X und Y. Beide werden anschließend über mehrere Zwischenstufen zu den niedermolekularen Spaltprodukten D und E abgebaut.

Beim Abbau von quervernetztem Fibrin durch Plasmin, z. B. unter fibrinolytischer Therapie, entstehen, spezifisch für den Abbau von quervernetztem Fibrin, D-Dimere (Dimere des Fragmentes D) neben den Fragmenten D und E. Zum spezifischen Nachweis von D-Dimeren sind spezielle Tests erforderlich.

Indikation

Nachweis einer gesteigerten Fibrinolyse.
Nachweis einer Fibrin(ogen)olyse.
Überwachung fibrinolytischer Therapien in Sonderfällen.
Diagnose des hämolytisch-urämischen Syndroms.

Bestimmungsmethoden

Fibrin(ogen)-Spaltprodukte

Latex-Test /[1]/

Prinzip: Latexpartikel sind mit Antikörpern gegen die Fragmente D und E beschichtet. Beim Vermischen der fibrinogenfreien Probe mit dem Latexreagenz kommt es zur Agglutination bei Anwesenheit von Fibrin(ogen)-Spaltprodukten. Analytische Sensitivität 2 mg/l.

D-Dimere

D-Dimere sind Spaltprodukte, die nur dann nachweisbar sind, wenn Fibrinogen durch Thrombin in Fibrinmonomere überführt wurde, diese zu Fibrinsträngen aggregieren konnten und schließlich durch den Faktor XIIIa vernetzt wurden. Erst die Wirkung des Faktors XIIIa auf das Fibrinaggregat führt zur Polymerisation und damit zur Bildung sogenannter Fibrin α-Ketten-Polymere und γ-Ketten-Dimere. Die Proteolyse durch Plasmin legt dann solche Epitope frei, die spezifisch für den Polymerisationsprozeß sind und Neoantigene darstellen, die die Produktion D-Dimer-spezifischer Antikörper erlauben. Diese Antikörper reagieren mit Fibrinogen nicht kreuz. Deswegen ist die D-Dimer-Bestimmung im Plasma durchführbar.

Die D-Dimer-Bestimmung kann als Latex-Agglutinations-Test (analytische Sensitivität 0.5 mg/l) oder mit einem ELISA /[4]/ erfolgen.

Untersuchungsmaterial

Serum (Blutentnahme: Erfolgt mit einem Röhrchen, das ein Defibrinierungsreagenz enthält, bestehend aus Calciumionen, Thrombin bzw. Reptilase und Aprotinin).

Nativharn (muß auch defibriniert werden).

Für D-Dimere: Citratplasma.

Referenzbereiche

Fibrin(ogen)-Spaltprodukte im Serum:	unter 1 mg/l
D-Dimere im Plasma:	20—400 µg/l

Bewertung /[4, 5]/

Fibrin(ogen)-Spaltprodukte sind die Endprodukte des fibrinolytischen Systems. Sie entstehen durch die lytische Wirkung von Plasmin auf Fibrinogen und Fibrin. Das fibrinolytische System ist ein Reparatursystem mit der Aufgabe, Blutgefäße und Ausführungsgänge im Körper durchgängig zu halten.

Fibrin(ogen)-Spaltprodukte sind sowohl Indikatoren jeglicher Form der Gerinnungsaktivierung (Thrombinwirkung) als auch der Hyperfibrinolyse (Plasminwirkung).

Bei der Gerinnungsaktivierung resultiert eine verstärkte Bildung von Thrombin, das sein Substrat, das lösliche Fibrinogen, über mehrere Teilschritte in unlösliches Fibrin umwandelt. Als Reaktion kommt es dort, wo sich Fibrin am Gefäßendothel abgelagert hat, zur Freisetzung von Plasminogenaktivatoren. Diese bewirken eine verstärkte Aktivierung des Plasmins. Es resultiert eine reaktive Hyperfibrinolyse gefolgt von einem lokalen Anstieg der Konzentration der Fibrinogenspaltprodukte, die einer Gerinnselbildung entgegenwirken.

Hyperfibrinolysen können, wie zuvor geschildert, reaktiver (sekundärer) oder primärer Natur sein sowie durch fibrinolytische Therapien verursacht sein.

Primäre Hyperfibrinolysen: Sie können auftreten bei chirurgischen Eingriffen, nekrotisierender Gewebeschädigung und Durchblutungsstörungen von Organen, die reich an Plasminogenaktivatoren sind, wie Pankreas, Lunge, Prostata, Uterus; ebenfalls bei Medikation mit vasoaktiven Substanzen (Katecholamine, Nikotinsäure, Vasopressin-Derivate), aber auch Furosemid.

Sekundäre (reaktive) Hyperfibrinolysen: Fibrin(ogen)-Spaltproduktkonzentrationen über 10 mg/l werden bei allen Erkrankungen, in deren Verlaufe es zur disseminierten intravasalen Gerinnung kommt, gesehen, z. B. Schock, Traumen, postoperativ, Lungenembolie, maligne Tumoren, Leukämien, tiefe Venenthrombosen.

Fibrinolytische Therapien: Zur Verlaufsbeurteilung ist die Konzentration der Fibrinogenspaltprodukte wenig bedeutsam. Als ein gutes Maß der Fibrinogenspaltproduktkonzentration, die eine Fibrinogen-Fibrinumwandlung beeinflussen, gilt die Thrombinzeit, bei Anwesenheit von Heparin die Reptilase- bzw. Batroxobinzeit. Fibrin(ogen)-Spaltprodukte müssen mindestens 15% des zirkulierenden Fibrins betragen, um gerinnungshemmend zu wirken /7/.

Hämostasestörungen und andere Zustände mit erhöhter Konzentration an Fibrin(ogen)-Spaltprodukten oder D-Dimeren

Erkrankung/Ursache	**Beurteilung**
Fibrinolytische Therapien	Fibrinolytika- und dosisabhängige Erhöhung der FSP im Serum.
Hyperfibrinolysen, Verbrauchskoagulopathien mit reaktiver Hyperfibrinolyse	FSP entsprechend dem Ausmaß der Fibrinolyse im Serum erhöht.
Thromboembolische Ereignisse	Leichte Erhöhung der FSP im Serum.
Hämolytisch-urämisches Syndrom	FSP in Serum und Urin erhöht.
Lebererkrankungen, postoperative Zustände, proliferative Glomerulonephritis, dekompensierte Herzvitien, Abstoßungskrisen nach Organtransplantationen u. a. m.	Mäßige Erhöhung der FSP.
Gefäßverschlüsse, Verbrauchskoagulopathie, postoperative Phase	Erhöhung der D-Dimere.

Hinweise und Störungen

Blutentnahme: Zur Bestimmung der Fibrin(ogen)-Spaltprodukte ist die Defibrinierung des Blutes erforderlich, da die verwendeten Antikörper und Staphylokokkenpräparationen nicht nur mit den Spaltprodukten, sondern auch mit Fibrinogen und Fibrin reagieren.

Bei verschiedenen Krankheiten und unter Heparintherapie kann die Defibrinierung hochgradig gestört sein.

Fibrin(ogen)-Spaltprodukte hemmen koagulometrische Methoden wie die Thrombinzeit-Bestimmung erst ab einer Konzentration von 50 mg/l.

Literatur

1. *Spannuth, E., J. Amiral:* Lab. Med. *8:* 347 (1984). Diagnostische Validität eines neuen Latex-Agglutinations-Tests zur Bestimmung von Fibrin(ogen)-Spaltprodukten.
2. *Hawiger, J., S. Niewiarowski, V. Gurevich, D. P. Thomas:* J. Lab. Clin. Med. *75:* 93 (1970). Measurement of fibrinogen and fibrin degradation products in serum by staphylococcal clumping test.
3. *Schifreen, R. S., G. S. Cembrovsky* et al.: Clin. Chem. *31:* 1466 (1985). A quantitative automated immunological method for fibrinogen-fibrin degradation products.
4. *Amiral, J., V. Plassard, F. Minard*: Measurement and clinical relevance of D-Dimer by ELISA. Fibrinogen-Workshop, Gießen 1986.
5. *Barthels, M., H. Poliwoda:* Lab. Med. *3:* 94 (1979). Bestimmungen und klinische Bedeutung von Fibrinogenspaltprodukten.
6. *Barthels, M.:* Lab. Med. *6:* 274 (1982). Die Rolle der Fibrinolyse bei Blutstillungsstörungen und ihre Erkennung.
7. *Gaffney, P. J.:* Br. Med. Bull. *33:* 245 (1977). Structure of fibrinogen and degradation products of fibrinogen and fibrin.

t-PA (Gewebeaktivator) t-PA-Inhibitor

Indikation

Thromboembolische Erkrankungen ungeklärter Genese, insbesondere bei jugendlichen Patienten.

Bestimmungsmethoden

Chromogene Substratmethode

Prinzip: Plasma-t-PA wird mit löslichen Fibrinfragmenten stimuliert und aktiviert dann Plasminogen zu Plasmin. Die Plasminaktivität wird am chromogenen Substrat S 2251 gemessen. Für die Bestimmung des t-PA-Inhibitors wird Plasma mit einer standardisierten Menge t-PA inkubiert, die restliche t-PA-Aktivität wird, wie oben angegeben, gemessen.

Immunchemische Verfahren

Laurell-Elektrophorese, ELISA unter Verwendung monoklonaler Antikörper.

Untersuchungsmaterial

Plättchenreiches Citratplasma (Blutentnahme: 1 Teil Natriumcitratlösung 0.11 mol/l, vermischt mit 9 Teilen Blut). Blut bei 250 × g (etwa 500 Upm mit Tischzentrifuge) mindestens 15 min. zentrifugieren 1 ml

Referenzbereich

Zur Zeit noch kein einheitlicher Referenzbereich. Größenordnung für t-PA: Um 2 µg/l

Bewertung /[1, 2]/

In der postoperativen Phase sowie bei einer Reihe von Patienten mit venösen und arteriellen Verschlußkrankheiten wird ein vermindertes fibrinolytisches Potential gefunden, insbesondere nach venösem Stau.

Dieses ist in erster Linie durch eine vermehrte Freisetzung des t-PA-Inhibitors bedingt und weniger durch eine Freisetzungsstörung von t-PA, wie früher angenommen.

Pathophysiologie /[3]/

Der Gewebeaktivator t-PA wird durch entsprechende Stimuli, z. B. Thrombin, vasoaktive Substanzen, aus dem Endothel in die Blutbahn abgegeben. Dort wird er allerdings durch den gleichfalls aus dem Endothel freigesetzten t-PA-Inhibitor und andere Inhibitoren inaktiviert. t-PA kann sich jedoch an Fibrin binden und entfaltet dadurch seine volle enzymatische Aktivität.

Literatur

1. *Wiman, B., B. Ljungberg, J. Chmielewska* et al.: J. Lab. Clin. Med. *105:* 265 (1985). The role of the fibrinolytic system in deep vein thrombosis.
2. *Pâques, E. P., N. Heimburger:* Hämostaseologie *6:* 139 (1986). Das fibrinolytische System.
3. *Pâques, E. P., N. Heimburger*: Die gelben Hefte *26:* 114 (1986). Gewebsplasminogen-Aktivator (tPA): Zur Biochemie, Physiologie und Therapie.

Erworbene Inhibitoren

Indikation

Verlängerung der Gerinnungszeiten von PTT, seltener von Thromboplastinzeit und Thrombinzeit, bei normalem Gehalt von Einzelfaktoren und gegebenenfalls Blutungsneigung.

Verlängerung der PTT bei Thrombose- oder Abortneigung ungeklärter Ursache.

Therapieversager einer Substitution mit Faktorenkonzentraten, insbesondere Faktor VIII- oder IX-Konzentraten.

Bestimmungsmethoden

Plasmaaustauschversuch /[1]/

Prinzip: Das zu untersuchende Plasma und Normalplasma werden in verschiedenen Verhältnissen gemischt und die jeweilige Gerinnungszeit (vorzugsweise der PTT) gemessen. Während bei einem Faktorendefizit 1/5 Normalplasma genügt, um den Defekt von 4/5 Patientenplasma zu korrigieren, verlängert 1/5 inhibitorhaltiges Testplasma die Gerinnungszeit von 4/5 Normalplasma.

Inhibitorbestimmung /[2]/

Prinzip: Es wird die gegen einen bestimmten Gerinnungsfaktor gerichtete Inhibitoraktivität quantitativ bestimmt. Hierzu wird das zu testende Plasma verdünnt und die Plasmaverdünnungen mit Normalplasma inkubiert. Es wird die restliche Faktorenaktivität ermittelt nach der Formel:

$$\frac{\text{Faktorenaktivität in \% in der Testprobe nach 120 min.}}{\text{Faktorenaktivität in \% der Kontrollprobe nach 120 min.}} \times 100$$

Untersuchungsmaterial

Plättchenarmes Citratplasma (Blutentnahme: 1 Teil Natriumcitratlösung 0.11 mol/l, vermischt mit 9 Teilen Blut) 2 ml

Bewertung

Inhibitoren, die sich gegen einzelne Gerinnungsfaktoren richten, können zu besonders problematischen Blutungen führen und sind oft schwer therapierbar. Bei hämophilen Patienten erkennt man die Entwicklung eines Inhibitors daran, daß sie plötzlich nicht mehr mit einer Verkürzung der PTT bzw. mit einem Anstieg des Faktors VIII oder IX trotz ausreichender Gabe von Faktorenkonzentrat reagieren. Nicht selten sind auch anhaltende Blutungen trotz Substitutionstherapie erster Hinweis auf einen Inhibitor. Blutungsnormale Patienten können bei Entwicklung eines Inhibitors von einem Tag zum anderen ein schweres Blutungsleiden mit Haut- und Gelenkblutungen bieten.

Ein *Lupusinhibitor* ist hingegen meistens klinisch stumm, es sei denn, er geht mit einer erhöhten Thromboseneigung einher. Ein Lupusinhibitor wird meist zufallsmäßig anhand einer verlängerten PTT bei normalem Faktorengehalt festgestellt. Auch bei Abortneigung und bei monoklonalen Gammopathien ist an das Vorliegen eines Inhibitors zu denken.

Pathophysiologie

Man unterscheidet erworbene Inhibitoren, die gegen bestimmte Gerinnungsfaktoren, vorzugsweise Faktor VIII, gerichtet sind, von den sogenannten erworbenen Lupusinhibitoren, die den prothrombinumwandelnden Komplex bzw. die Wirkung der gerinnungsaktiven Phospholipide in diesem Komplex hemmen.

Inhibitoren gegen den Faktor VIII treten bei ca. 5—10% aller behandlungsbedürftigen Patienten mit Hämophilie A oder B auf, ganz selten bei Patienten mit Autoimmunerkrankungen, Malignomen sowie nach Einnahme bestimmter Medikamente. Es wurden noch Inhibitoren gegen den Faktor V, XI, XII und XIII beschrieben /1/.

Lupusinhibitoren treten gleichfalls vorzugsweise bei Autoimmunerkrankungen auf. Sie gehen fast nie mit einer Blutungsneigung einher, sondern begünstigen vielmehr das Auftreten von Thrombosen und Aborten. Gelegentlich kommt es bei monoklonalen Gammopathien zu einer Hemmung der Fibrinaggregation.

Literatur

1. *Lechner, K.:* Blutgerinnungsstörungen. Springer, Heidelberg (1982).

Plättchenfaktor 4 (PF 4)

Thrombozyten enthalten ein als Plättchenfaktor 4 bezeichnetes Heparin-neutralisierendes Protein. PF 4 ist mit anderen Proteinen wie dem β-Thromboglobulin in den α-Granula der Thrombozyten lokalisiert. Diese Proteine werden freigesetzt, wenn eine Thrombozytenaggregation durch bestimmte Substanzen induziert wird.

Indikation

Nachweis eines erhöhten Thrombozytenzerfalls.
Verminderte Ansprechbarkeit auf Heparin ungeklärter Ursache.

Bestimmungsmethoden

Prinzip: Radioimmunoassay, ELISA /[1]/.

Untersuchungsmaterial

Plättchenreiches Citratplasma (Blutentnahme: 1 Teil Natriumcitratlösung 0.11 mol/l, vermischt mit 9 Teilen Blut). Blut bei 250 × g (etwa 500 Upm mit Tischzentrifuge) mindestens 15 min. zentrifugieren 1 ml

Referenzbereich

1.4—6.1 µg/l

Referenzbereich eines kommerziellen ELISA /[1]/

Bewertung /[2]/

Eine erhöhte Konzentration von Plättchenfaktor 4 findet sich bei einer Reihe von Gefäßerkrankungen, vor allem in der arteriellen Strombahn, aber auch bei venösen Thrombosen und Verbrauchskoagulopathien. Gelegentlich kann ein Ausbleiben des erwarteten Heparineffektes auf eine vermehrte Freisetzung von Plättchenfaktor 4 zurückgeführt werden, insbesondere bei Thrombozytose, aber auch artefiziell durch zu langes Stehenlassen der Blutproben.

Der Mangel an Plättchenfaktor 4 verstärkt den Heparineffekt, so daß auch bei niedriger Heparindosierung aufgrund einer Heparinkumulation Blutungsstörungen auftreten können.

Literatur

1. *Pelzer, H., K. Braun, A. Schwarz, E. Tourte, U. Becker*: Behring Institute Mitt. *79*: 80 (1986). New approaches for the detection of early activation products in thrombotic states.
2. *Messmare, H. L., J. Walenga, J. Fareed:* Semin. Thrombos. Hemostas. *10:* 264 (1984). Molecular markers of platelet activation.

Plasmaproteine und »passenger« proteins

Raster diagnostisch wichtiger Proteine im Plasma

Das Blutplasma beinhaltet eine Vielzahl verschiedener Proteine, etwa 100 sind biochemisch charakterisiert, von etwa 50 ist die biologische Funktion bekannt /[1, 2]/. Die Unterschiede in der Konzentration sind groß und reichen von 40 g/l für Albumin bis 50 µg/l für IgE. Mit Ausnahme von Albumin, α-Amylase, Carboanhydrase, C-reaktiven Protein, Lysozym, β_2-Mikroglobulin, Retinol-bindenden Protein und Transcobalamin II sind die im Plasma befindlichen Proteine Glykoproteine. Die meisten haben ihren isoelektrischen Punkt im sauren pH-Bereich und wandern elektrophoretisch im alkalischen Puffermilieu Richtung Anode.

Unterschieden werden nach *Putnam* /[1]/ die wahren Plasmaproteine (Tab. 1) von den sogenannten »passenger proteins«, z. B. Hormone oder bei der physiologischen Zellmauserung freigesetzte Enzyme und Gewebeproteine wie Lysozym, Elastase, Myoglobin, β_2-Mikroglobulin.

Die Plasmaproteinkonzentration ist abhängig von folgenden Faktoren

— Syntheserate: Die Plasmaproteine werden vorwiegend in der Leber gebildet. Ausnahmen sind die Immunglobuline und einige Gerinnungsfaktoren. Der tägliche Plasmaproteinumsatz beträgt etwa 25 g. Hemmenden Einfluß auf die Proteinsynthese haben Lebererkrankungen mit Verminderung des Parenchyms, Protein-Mangelernährung, Hypothyreose und Diabetes mellitus. Wesentliche Ursachen einer gesteigerten Proteinsynthese sind: Hyperthyreose, Hypercortisolismus, vermehrte Ausschüttung von Wachstumshormon, Eiweißverlust-Syndrome und die absolute klonale Vermehrung Immunprotein-bildender Plasmazellen (Plasmozytom).

— Genetischer Einfluß: Wirkt sich aus als Defekt- oder Mangelzustand, d. h. ein Plasmaprotein wird hereditär nicht gebildet (z. B. IgA, Transferrin) oder so strukturanomal synthetisiert, daß eine Ausschleusung aus der Zelle unmöglich ist (z. B. α_1-Antitrypsin). Unterschieden werden muß von den selektiven Proteinmangel- und Defektzuständen, die Bildung und Sekretion strukturvariater Proteine die zwar präsent, aber funktionell nicht intakt sind, z. B. atypische Cholinesterase, funktionsuntüchtiges C1-Inaktivator-Protein beim hereditären angioneurotischen Oedem.

— Verteilung zwischen intravasalem und interstiellem Raum: Ist abhängig von der Molekülgröße; Proteine mit niedrigem Molekulargewicht sind vorwiegend interstitiell (Albumin 70%), die mit hohem Molekulargewicht überwiegend intravaskulär lokalisiert (z. B. IgM). Änderungen der Verteilungsraumgröße der Plasmaproteine führen zu einer Störung der physiologischen Konzentrationsverhältnisse. Übergang vom Liegen zum Stehen oder mehr als zweiminütige venöse Stauung vor der Blutentnahme bewirken über eine Erhöhung des intravaskulären Druckes den Ausstrom von Proteinen mit kleinerem Molekulargewicht und die intravaskuläre Konzentrierung der größeren. Erhöhungen des extravasalen Flüssigkeitsraumes, z. B. aufgrund einer kapillären Regulationsstörung, die einen vermehrten Natrium- und Wasserabstrom in das Interstitium ermöglicht, erhöhen auch den Verteilungsraum und den Gesamtkörpergehalt permeabler Proteine, insbesondere von Albumin.

— Regulationsmechanismen: Die Abbaugeschwindigkeit der Proteine ist unterschiedlich und wird durch ihre Halbwertszeit beschrieben (Albumin 19 Tage, Coeruloplasmin 4 Tage, Transferrin 8 Tage, IgG 23 Tage, IgA und IgM 5 Tage). Der Organismus ist bestrebt, die Gesamteiweißkonzentration im Intravasalraum in gewissen Grenzen konstant zu halten. So wird, z. B. bei Infektionskrankheiten, die erhöhte

Konzentration von Akute-Phase-Proteinen und Immunproteinen durch eine Verminderung der Konzentration an Anti-Akute-Phase-Proteinen (Präalbumin, Albumin, Transferrin) abgefangen. Beim Plasmozytom wird lange Zeit die monoklonale Immunproteinvermehrung durch die Unterdrückung der polyklonalen Immunglobulinbildung kompensiert.

Diagnostisch wichtige Proteine und Proteingruppen im Plasma sind in Tab. 2 aufgeführt. Weiterführend siehe Lit. /[1—4]/.

Veränderungen der Plasmaproteinzusammensetzung werden als Dysproteinämien bezeichnet. Erkrankungen, denen primär eine Störung der Plasmaproteinbildung oder des Proteinmetabolismus zugrunde liegt sind selten. Häufig treten Dysproteinämien sekundär als Folge anderer Erkrankungen auf. Diagnostiziert werden dann quantitative Veränderungen einzelner Plasmaproteine oder von Proteingruppen, gelegentlich auch die Präsenz von Proteinen, die beim Gesunden nicht nachweisbar sind.

Routine-Untersuchungsmethoden zur Diagnostik einer veränderten Plasmaproteinzusammensetzung sind
— Serumeiweiß-Elektrophorese auf Zelluloseazetatfolie oder Agarosegel als globaler Screening-Test.
— Immunelektrophorese oder Immunfixations-Elektrophorese unter Verwendung von Antihumanserum, vorwiegend zur Differenzierung atypischer Gammaglobulinfraktionen, erkannt mit der Serumeiweiß-Elektrophorese.
— Radiale Immundiffusion, Laser-Nephelometrie, Immunturbidimetrie, Latex-Agglutination zur quantitativen oder semiquantitativen Konzentrationsbestimmung von Einzelproteinen.
— Funktionelle Aktivitätsbestimmung von Plasmaproteinen, z. B. die Trypsininhibitorkapazität von α_1-Antitrypsin.

Mit der Serumeiweiß-Elektrophorese werden vorwiegend Dysproteinämien erfaßt, die auf einer meist reaktiven Veränderung funktioneller Proteingruppen beruhen.

Funktionelle Proteingruppen sind
— Akute-Phase-Proteine; sie reagieren mit massiver Konzentrationserhöhung bei entzündlichen und infektiösen Geschehen.
— Anti-Akute-Phase-Proteine; sie reagieren mit einer Konzentrationsverminderung bei entzündlichen und infektiösen Geschehen.
— Komplement- und Gerinnungsfaktoren; sie antworten mit einer Konzentrationserhöhung bei entzündlichen und infektiösen Geschehen.
— Immunglobuline; polyklonale Vermehrung bei Infektionskrankheiten, Verminderung bei globalem Antikörpermangel, selektive monoklonale Vermehrung bei maligner Plasmazellproliferation.

Die Konzentrations- oder Aktivitätsbestimmung einzelner Plasmaproteine ist indiziert bei gezielten klinischen Fragestellungen, z. B. Haptoglobin bei Verdacht auf hämolytische Anämie, α_1-Antitrypsin bei Lungenemphysem.

Die Interpretation einer Dysproteinämie, diagnostiziert mit der Serumeiweiß-Elektrophorese oder einer immunchemischen quantitativen Technik liefert wichtige Hinweise zur Diagnose, besonders aber zur Verlaufsbeurteilung von Erkrankungen. Aus der Höhe der Proteinkonzentration und Veränderungen während des Krankheitsverlaufes sind Schlüsse über die Akuität, den Schweregrad und Komplikationen des krankhaften Zustandes möglich. Der Zeitpunkt der Normalisierung hat prognostische Wertigkeit. Auch der Befund einer normalen Zusammensetzung der Plasmaproteine ist differentialdiagnostisch wertvoll um Krankheiten auszuschließen.

Tab. 1 Kriterien der Plasmaproteine /1/

— Präsenz im Plasma (nach der Neugeborenen-Periode). — Synthese in der Leber oder dem Retikulo-endothelialen System. — Primäre Funktion im Plasma, weniger in einem Zielorgan. — Wird hauptsächlich in das Interstitium und Blut abgegeben. — Die höchste Konzentration ist im Blutplasma. — Haben eine definierte Halbwertszeit. — Können einen genetischen Polymorphismus besitzen, der aber nicht wie bei den Isoenzymen abhängig vom Ursprungsgewebe ist. Genetische Proteinpolymorphismen sind Veränderungen der Primärstruktur eines Proteins ohne Beeinflussung der biologischen Aktivität. — Sie können das proteolytische Spaltprodukt eines funktionellen Systems sein, z. B. Komplement-System, Gerinnungs-System. Eiweißprodukte des katalytischen Proteinabbaus im Plasma sind keine Plasmaproteine.

Tab. 2 Diagnostisch bedeutsame Plasmaproteine und »passenger proteins«

Protein/Proteingruppe	**Diagnostische Bedeutung**
Akute Phase-Proteine Serumamyloid A-Protein, saures α_1-Glykoprotein, α_1-Antitrypsin, Haptoglobin, Coeruloplasmin, Fibrinogen, C3	Indikatoren entzündlicher Zustände. Die Einzelproteine sind erhöht, elektrophoretisch stellt sich ein Anstieg der α-Globuline dar. Für chronisch entzündliche Zustände ist die diagnostische Sensitivität geringer als für akute.
Anti-Akute-Phase-Proteine Präalbumin, Albumin, Transferrin	Erniedrigt bei akut-entzündlichen Zuständen, als Kompensation der Plasmaprotein-Vermehrung durch die Akute-Phase-Reaktion.
α_1-Antitrypsin	Hereditärer Mangel verursacht frühkindliche Leberzirrhose und obstruktives Lungenemphysem des Erwachsenen.
Haptoglobin/Hämopexin	Erniedrigt bei hämolytischer Anämie.
Apolipoproteine	Prognostische Beurteilung gewisser Fettstoffwechselstörungen (sh. S. 197).
Transferrin	Differenzierung von Störungen im Eisenstoffwechsel.
Komplement C3, C4	Beurteilung der Entzündungsaktivität bei Krankheiten mit Komplementverbrauch.
Immunglobuline	Erkennung des Antikörpermangels. Verlaufsbeurteilung entzündlicher Erkrankungen.
β_2-Mikroglobulin	Verlaufsbeurteilung lymhoider Neoplasien. Beurteilung der glomerulären Filtrationsrate.
Myoglobin	Verdacht auf Herzinfarkt.
Elastase	Beurteilung des Ausmaßes einer Entzündungsreaktion.
Lysozym	Kontrolle auf Transplantat-Abstoßung. Diagnostik tubulärer Nierenschäden. Differenzierung von Leukosen.

Literatur

1. *Schwick, H. G., H. Haupt:* Angewandte Chemie *92:* 83 (1980). Chemie und Funktion der Human-Plasmaproteine.
2. *Schwick, H. G., H. Haupt:* Medical Lab. *11: 58* (1982). Purified human plasma proteins of unknown function.
3. *Putnam, F. W.:* The plasma proteins, II. Ausgabe, Vol. I + II. Academic Press, New York (1975).
4. *Ritzmann, S. E., J. C. Daniels:* Serum protein abnormalities. Little, Brown, Boston (1975).

Gesamt-Eiweiß

Indikation

Vorliegen folgender Symptome, Zustände oder Erkrankungen:

Erhöhte Blutsenkungsreaktion, Proteinurie, Ödeme, Polyurie, chronische Nierenerkrankung, chronische Lebererkrankung, chronische Durchfälle, maligner Tumor, Infektanfälligkeit, Knochenschmerz, unbestimmt lokalisierbarer Rheumatismus, Lymphome, äußere und innere Blutungen, Schwangerschaft, prä- und postoperativ, schweres Trauma, Schockzustand, Verbrennungen, Unterernährung.

Bestimmungsmethoden

Zur quantitativen Gesamt-Eiweißbestimmung im Serum hat sich die Biuret-Methode durchgesetzt. Die Gesamt-Eiweißbestimmung im Harn und Liquor wird nach verschiedenen Verfahren durchgeführt. Die wichtigsten sind die Biuret-Reaktion im Harn nach Säurefällung der Proteine, Farbstoffbindungsmethoden, insbesondere die Coomassie-Methode und Streulichtverfahren.

Biuret-Methode

Prinzip: Anlagerung von Kupferionen im alkalischen pH-Wert-Bereich an die Peptidbindungen von Proteinen und Peptiden. Die Intensität der dabei entstehenden Violettfärbung ist linear der Zahl der Peptidbindungen und damit der Proteinkonzentration in einem weiten Bereich. Voraussetzung für die Reaktion ist das Vorhandensein von mindestens zwei Peptidbindungen (Tripeptid). Das Biuret-Reagenz enthält Kupfersulfat, Natrium-Kalium-Tartrat, Kaliumjodid und Natronlauge. Zweiwertiges Kupfer wird in dem alkalischen Milieu als Tartrat-Komplex in Lösung gehalten, Kaliumjodid verhindert die Autoreduktion von Cu(II).

Die Methode ist nicht standardisiert, die Molaritäten der Komponenten im Biuretreagenz nach *Weichselbaum* /[1]/ sind in vielfacher Weise modifiziert. Deshalb muß ein Standard mitgeführt werden, empfohlen wird Rinderserumalbumin /[2]/. Zur manuellen Bestimmung wird 1 Teil Serum zu 50 Teilen Biuret-Reagenz gegeben und nach 30 min. Inkubation bei Raumtemperatur die Absorption der Analysenprobe und des Standards gegen Biuretreagenz bei 546 nm gemessen.

Coomassie-Methode /[3]/

Der Textilfarbstoff Coomassie Brillant Blau G 250 (CBB-G250) liegt in leicht saurer Lösung in seiner Leukoform vor und hat ein Absorptionsmaximum bei 465 nm. Mit Proteinen reagiert CBB-G250 schnell unter Ausbildung eines Protein-Farbstoff-Komplexes und Verschiebung des Absorptionsmaximums auf 595 nm. Bei niedriger Proteinkonzentration ist die Absorption annähernd linear der Proteinkonzentration. Die Methode ist akzeptabel für die Gesamteiweißbestimmung im Harn /4/ und Liquor /5/.

Streulicht-Verfahren

Prinzip: Die Proteine eiweißarmer Lösungen wie Liquor oder Harn werden durch Zugabe von Trichloressigsäure denaturiert. Denaturierte Proteine streuen Licht niedriger Wellenlänge. Das meßbare Streulichtsignal ist in einem bestimmten Konzentrationsbereich proportional der Gesamt-Eiweißkonzentration /6, 7/.

Untersuchungsmaterial

Serum, Plasma (Heparin), Harn, Liquor, Punktionsflüssigkeiten 1 ml

Referenzbereiche

Serum/Plasma:	Erwachsene /8/	66-83
	Neugeborene 1. Tag bis 4. Woche /9/	46-68
	Säuglinge 2. bis 12. Monat /9/	48-76
	Kinder ab 1 Jahr /9/	60-80
Harn:	sh. S. 428	
Liquor:	0.2—0.4	
Punktionsflüssigkeiten:	sh. S. 1433	

Angaben in g/l

Bewertung

Dargestellt sind nur die klinische Interpretation von Veränderungen der Gesamt-Eiweißkonzentration im Serum/Plasma. Gesamt-Eiweiß im Harn sh. S. 429, Gesamt-Eiweiß im Liquor sh. S. 1404.

Abweichungen des Serumeiweißwertes vom Referenzbereich zeigen das Vorliegen einer Dysproteinämie an oder sind das Zeichen für Störungen im Wasserhaushalt.

Differentialdiagnostisch können beide Zustände durch zusätzliche Durchführung der Serumeiweiß-Elektrophorese und die Bestimmung des Hämatokritwertes unterschieden werden.

Die Dysproteinämie zeigt in der Elektrophorese eine quantitative Verschiebung der Proteinfraktionen, der Hämatokritwert ist nicht verändert.

De- und Hyperhydratation führen zur gleichmäßigen Vermehrung oder Verminderung der Serumproteine, in der Serumeiweiß-Elektrophorese tritt keine quantitative Verschiebung der Eiweißverhältnisse auf. Der Hämatokritwert ist pathologisch.

Hypoproteinämien beruhen überwiegend auf einer Albuminverminderung, seltener sind sie durch eine Störung der Antikörperbildung bedingt.

Klinische Symptome ausgeprägter Hypoproteinämie sind die Bildung von Ödemen und Höhlenergüssen. Folgende Hypoproteinämie-Formen werden unterschieden

— Synthesestörung
— Protein-Mangelernährung
— Protein-Resorptionsstörung
— Protein-Verlustsyndrom

Hyperproteinämien sind seltener als Hypoproteinämien, denn bei Vermehrung der Globuline kommt es regulatorisch zur Verminderung des Albumins. Deshalb bleibt das Gesamteiweiß bei den Hyperglobulinämien überwiegend im Referenzbereich. Erst ausgeprägte monoklonale Gammopathien (sh. S. 751), schwere chronisch-entzündliche und gewisse autoimmunologische Prozesse (z. B. lupoide Hepatitis) verursachen eine Hyperproteinämie.

Erkrankungen und Zustände, die eine Hypoproteinämie verursachen können

Erkrankung/Zustand	Beurteilung
Synthesestörung Antikörpermangel-Syndrom (AKMS)	Sowohl das konnatale AKMS als auch die transitorische Form des AKMS wird klinisch evident, wenn die Eigensynthese der Antikörper ausbleibt. Ein Antikörper-Mangelsyndrom kann sich aber auch erst im Erwachsenenalter manifestieren (Spätmanifestations-Typ) oder sekundär als Folge einer anderen Grunderkrankung ausbilden (z. B. bei lymphatischer Leukämie).
Analbuminämie	Seltenes Krankheitsbild, tritt familiär oder beim nephrotischen Syndrom auf. Die familiäre Analbuminämie ist ohne Krankheitswert.
Schwere Leberschädigung	Durch weitgehenden Schwund der Leberparenchymzellen, z. B. bei foudroyant verlaufender Virushepatitis oder der toxischen Leberschädigung, wird eine Hypoproteinämie von 40 bis 50 g/l gefunden. Das Albumin ist auf Werte bis 15 g/l vermindert. Bei Leberzirrhose, akuter und chronischer Hepatitis ist das Gesamteiweiß nahezu immer normal.
Eiweiß-Mangelernährung Hungerzustände, Psychisch ausgelöste Anorexie, Gastrointestinale Tumoren, Mangeldystrophie bei Kindern	Mangel- und fehlernährungsbedingte Hypoproteinämien treten vorwiegend auf, wenn zu wenig oder kein tierisches Eiweiß aufgenommen wird. Der Gesamteiweiß-Wert fällt dabei nicht innerhalb von Tagen sondern erst nach Wochen ab, denn Albumin läuft aus dem extravaskulären Pool nach. Es resultiert erst ein Abfall, wenn der Albuminpool zu zwei Drittel vermindert ist. Protein- und Kalorien-Mangel liegen beim Marasmus vor, nur Proteinmangel bei Kwashiorkor und Mehlnährschäden.
Malabsorptions-Syndrom Einheim. und trop. Sprue, Zöliakie, Nahrungsmittel-Allergie, Disaccharidase-Mangel, Mukoviszidose, Selektiver IgA-Mangel	Bei Darmerkrankungen mit chron. Durchfällen kommt es aufgrund von Eiweißresorptionsstörungen und Proteinverlust in den Darm zu einer Hypoproteinämie. Bei der Sprue treten im akuten Stadium Werte von 30 bis 40 g/l auf. Eine Serumproteinverminderung kann schon früher als die klinische Symptomatik existent sein, gelegentlich wird eine Agammaglobulinämie diagnostiziert.
Protein-Verlustsyndrom Glomerulonephritis mit Proteinurie, Nephrotisches Syndrom unterschiedlicher Genese	Die Hypoproteinämie resultiert aus der Albuminurie. Der exogene Proteinverlust steht jedoch nicht in direkter Beziehung zur Hypoalbuminämie. Ursache ist zum einen, daß nur bei einem Teil der Patienten die Leber eine erhöhte Albuminsyntheserate zeigt, zum anderen, daß der beim nephrotischen Syndrom ebenfalls verstärkt ablaufende Albuminkatabolismus individuell verschieden ist.
Exsudative Enteropathie, z. B. Kolitis ulzerosa, Morbus Crohn, Ménétrier-Syndrom, Polyposis und Divertikulosis des Kolons, Lymphabflußstörungen	Es liegt eine Proteinsekretion in dem Darm vor, die Serumeiweißwerte betragen etwa 30 bis 50 g/l. Gegenüber dem nephrot. Syndrom ist der Proteinverlust nicht selektiv, die Blutsenkungsreaktion ist deshalb nicht oder nur unbedeutend erhöht. Die Sicherung der Diagnose erfolgt durch Bestimmung der Radioaktivität im Stuhl nach intravenöser Gabe von ^{51}Cr-markiertem Albumin. Gesunde Personen haben im Stuhl weniger als 1% der i. v. gegebenen Albuminmenge.

Erkrankungen und Zustände, die eine Hypoproteinämie verursachen können (Fortsetzung)

Erkrankung/Zustand	Beurteilung
Hauterkrankungen, z. B. Verbrennungen, Nässende Ekzeme, Bullöse Dermatosen	Das Serumproteinbild gleicht dem bei enteralem Proteinverlust. Bei bullösen Dermatosen erscheinen die Eiweiße in den Blasen in nahezu derselben Zusammensetzung wie im Serum.
Aszitesbildung, Pleuraexsudation bzw. -transsudation	Bei diesen Zuständen tritt Hypoproteinämie auf, besonders dann, wenn die Ergüsse mehrfach punktiert werden.
Chronische Hämodialyse	Erniedrigung des Gesamteiweißwertes durch fortwährenden Albuminverlust.
Pseudohypoproteinämie Massive Blutungen, Infusionstherapie, Schwangerschaft, Polydypsie	Bei akutem Blutverlust mit Hypovolämie kommt es innerhalb von 24 Std. durch transkapillären Einstrom eiweißärmerer Flüssigkeit zu einer Wiederauffüllung des Blutvolumens. Es resultiert eine sog. Verdünnungshypoproteinämie. Durch die Infusionstherapie mit Plasmaexpandern wird das intravasale Volumen bei gleichbleibender Eiweißmenge vermehrt. Die grenzwertigen bis leicht erniedrigten Gesamteiweißwerte in der zweiten Hälfte der Schwangerschaft beruhen ebenfalls auf einer Erhöhung des intravasalen Volumens.

Erkrankungen und Zustände, die eine Hyperproteinämie verursachen können

Erkrankung	Beurteilung
Plasmozytom, Makroglobulinämie Waldenström	Ausgeprägte Hyperproteinämien können bei diesen Erkrankungen auftreten. Die Serumeiweißerhöhung ist jedoch ein relativ spät auftretendes Symptom. Bei gezielter klinischer Diagnostik haben nur etwa 20% der Plasmozytomkranken Eiweißwerte über 80 g/l zum Zeitpunkt der Diagnosestellung. Bence-Jones-Plasmozytome gehen vielfach mit subnormalen Serumeiweißwerten einher.
Chron. entzündliche Erkrankungen, z. B. Chron. aktive (lupoide) Hepatitis, Aktiver Morbus Boeck, Gewisse Formen der Lungen-Tb, Sepsis lenta	Hyperproteinämien bei chron. Entzündungszuständen beruhen auf einer Vermehrung der γ-Globuline und gehen selten mit Eiweißwerten über 90 g/l einher. Außer bei den genannten Erkrankungen werden Hyperproteinämien ebenfalls gefunden bei Lues, Lepra, Malaria, Lymphogranuloma inguinale, Schistosomiasis, Kala Azar.
Leberzirrhose	Ein Teil der Patienten mit Leberzirrhose hat im kompensierten Stadium eine Erhöhung der Eiweißkonzentration. Die γ-Globulinvermehrung wird in diesen Fällen nicht durch eine entsprechende Albuminverminderung ausgeglichen. Bei länger dauernder Zirrhose fällt der Eiweißwert langsam ab und geht im dekompensierten Stadium mit dem Auftreten von Aszites und Ödemen in eine Hypoproteinämie über.
Pseudohyperproteinämie durch Dehydratation	Bei unveränderter Proteinmenge ist das Plasmavolumen durch Wasserverlust vermindert. Meist ist der Hämatokritwert ebenfalls erhöht. Ursachen einer Dehydratation sind: Durchfälle, Erbrechen, Dursten, Schwitzen, Diabetes insipidus, polyurische Phase des akuten Nierenversagens.

Hinweise und Störungen

Bestimmungsmethode: Die Biuret-Methode nach *Weichselbaum* wird in vielfacher Variation des Biuret-Reagenzes angewendet. Jedoch können grob zwei Gruppen unterschieden werden:

a) niedrige NaOH-Konzentration (0.1 bis 0.2 mol/l) und hohe $CuSO_4$-Konzentration (10 bis 30 mmol/l).

b) hohe NaOH-Konzentration (0.5 bis 0.8 mol/l) und niedrige $CuSO_4$-Konzentration (4 bis 6 mmol/l).

Die Biuret-Reagenzien dieser Gruppe haben einen niedrigen Reagenzienblindwert, die Bestimmung ist aber nur linear bis zu einer Proteinkonzentration von 1.4 g/l im Ansatz.

Infusionslösungen: Eiweißhaltige Infusionslösungen wie Oxypolygelatine (Gelinfundol) und mit Harnstoffbrücken vernetzte Polypeptide aus abgebauter Gelatine (Haemaccel) gehen in Abhängigkeit von dem Biuret-Verfahren mehr oder minder stark in die Bestimmungsreaktion ein. Polyglucose wie Dextran (Macrodex) und Zuckerlösungen wie Glucose, Mannit, Sorbit und Fructose führen zu einer Farbvertiefung und täuschen erhöhte Eiweißwerte vor, Dextran verursacht zusätzlich noch Trübungen. Hydroxyäthylstärke (Plasmasteril) und Kunststoffe wie Polyvinylpyrrolidon (Periston) gehen nicht in die Reaktion ein /[10]/.

Weitere störende Substanzen: Ammoniumsalze, z. B. in Enzympräparationen, können falsch niedrige Werte durch Ausfällung von Protein bewirken, Tris(hydroxymethyl)-aminomethan führt zu falsch hohen Werten, da es mit dem Biuret-Reagenz eine Protein-ähnliche Farbreaktion ergibt, Bromthalein stört durch Eigenfärbung im alkalischen Milieu.

Hämolyse: 0.8 g Hb/l täuschen 1.5% Proteinerhöhung vor /[11]/. Bei Benutzung von Rinderserumalbumin als Standard täuscht jedes mg Hb etwa 2 mg Protein vor, da das Globin in die Biuretreaktion mit eingeht.

Lipämie: Stark lipämische Seren täuschen erhöhte Werte durch Trübung des Ansatzes vor und müssen vor der Bestimmung geklärt werden.

Bilirubin: Werte über 5 mg/dl (85 µmol/l) verursachen in der Biuret-Reaktion falsch hohe Proteinwerte, wenn nicht ein Leerwert in gleicher Weise wie der Bestimmungsansatz (aber ohne Kupfersulfat) mitgeführt wird.

Röntgenkontrastmittel: Führen in Abhängigkeit von der Zusammensetzung zu falsch hohen Werten.

Coomassie-Methode und Streulichtverfahren: Während die Biuret-Reaktion für alle Proteine einen etwa gleichen prozentualen Absorptionskoeffizienten besitzt, ist das für die Coomassie-Methode nicht der Fall /[12]/. Mit dem Streulichtverfahren werden die Globuline gegenüber dem Albumin zu niedrig bestimmt /[12]/. Weitere Störungen sh. Lit. /[4, 7, 12]/.

Probennahme: Soll im Liegen erfolgen, da bis zu 10% höhere Werte bei der Probennahme in aufrechter Körperhaltung gemessen werden. Die Diskrepanz ist noch grösser bei Patienten mit Ödemneigung. Nach 10 min. Stauung der Extremität zur Probennahme kann der Proteinwert um bis zu 20% ansteigen. Blutentnahme nach aktiver Muskelarbeit kann um bis zu 12% erhöhte Werte verursachen.

Stabilität: Im verschlossenen Gefäß bei Raumtemperatur bis zu 1 Woche, bei 4 °C bis 1 Monat, tiefgefroren über 1 Jahr.

Pathophysiologie

Die Gesamteiweißfraktion des Plasmas besteht aus über 100 strukturbekannten Proteinen, die biologische Funktion von etwa 50 ist näher bekannt. Albumin, α_1-, α_2- und β-Globuline werden von den Parenchymzellen der Leber gebildet, die Proteine der γ-Globulinfraktion, die Immunglobuline, von den Plasmazellen. Die Halbwertszeit der Proteine beträgt von wenigen Stunden, z. B. Akute-Phase-Proteine, bis zu einigen Wochen, z. B. IgG.

Die physiologische Bedeutung der Plasmaproteine besteht in der Aufrechterhaltung des kolloidosmotischen Druckes, in der Vehikelfunktion für Lipide, Stoffwechselprodukte, Hormone und Minerale; nicht wenige haben enzymatische Aktivität.

Viele krankhafte Geschehen im Organismus bewirken eine Veränderung der Serumeiweißzusammensetzung (Dysproteinämie), führen aber häufig nicht zu Proteinkonzentrationen die außerhalb des Referenzbereiches liegen. Pathologische Werte beruhen entweder auf einer Änderung des Plasmavolumens oder auf einer echten Zu- bzw. Abnahme von Plasmaproteinen.

Die plasmavolumenbedingten Änderungen der Proteinkonzentration, wie sie nach übermäßiger Infusion oder starken Durchfällen gesehen werden, können durch ein synchrones Verhalten des Hämatokrit- und des Proteinwertes erkannt werden.

Absolute Veränderungen des Gesamteiweißes im Serum beruhen entweder auf einer Abnahme des Albumins oder Zu- bzw. Abnahme der Immunglobuline. Die Proteine, die physiologischerweise elektrophoretisch in der α_1-, α_2- und β-Globulinfraktion wandern, unterliegen nie Veränderungen, die zu einer deutlichen Hypo- oder Hyperproteinämie führen. Eine absolute Vermehrung der Albumine kommt nicht vor.

Literatur

1. *Weichselbaum, T. E.:* Amer. J. Clin. Pathol. *16:* 40 (1946). An accurate and rapid method for the determination of proteins in small amounts of blood serum and plasma.
2. *Doumas, B. T., D. D. Bayse* et al.: Clin. Chem. *27:* 1642, 1651 (1981). A candidate reference method for determination of total protein in serum. I. Development and validation. II. Test for transferability.
3. *Bradford, M.:* Anal. Biochem. *72:* 248 (1976). A rapid and sensitive method for the quantitation of microgram quantities of protein, utilizing the principle of protein dye-binding.
4. *Thomas, L., M. Winckelmann, H. Michaelis, D. Walb:* J. Clin. Chem. Clin. Biochem. *19:* 203 (1981). Quantitative Harnproteinbestimmung mit dem Proteinbindungsfarbstoff Coomassie Brilliant Blau G 250.
5. *Schleicher, E., O. H. Wieland:* J. Clin. Chem. Clin. Biochem. *16:* 533 (1978). Evaluation of the Bradford method for protein determination in body fluids.
6. *Reiber, H.:* J. Clin. Chem. Clin. Biochem. *18:* 123 (1980). Eine schnelle, einfache nephelometrische Bestimmungsmethode für Protein im Liquor cerebrospinalis.
7. *Kirchherr, H., H. W. Schiwara:* J. Clin. Chem. Clin. Biochem. *23:* 57 (1985). Quantitative Proteinbestimmung im Harn mit einer empfindlichen Streulichtmethode.
8. *Reed, A. H., D. C. Cannon, J. W. Winkelman, Y. P. Bhasin, R. J. Henry, V. J. Pileggi:* Clin. Chem. *18:* 57 (1972). Estimation of normal ranges from a controlled sample. I. Sex-and age-related influence on the SMA 12/80 screening group of tests.
9. *Witt, J., Chr.Trendelenburg:* J. Clin. Chem. Clin. Biochem. *20:* 237 (1982). Gemeinsame Studie zur Erstellung von Richtwerten für klinisch-chemische Kenngrößen im Kindesalter.
10. *Kleine, T. O.:* Med. Welt *30:* 102 (1979). Interferenz von Infusionslösungen mit der Biuret-Reaktion in einem vollmechanisierten und einem manuellen System.
11. *Sonntag, O.:* J. Clin. Chem. Clin. Biochem. *24:* 127 (1986). Störung klinisch-chemischer Untersuchungen durch Hämolyse.
12. *Nishi, H., J. Kestner, R. J. Elin:* Clin. Chem. *31:* 95 (1985). Four methods for determining total protein compared by using purified protein fractions from human serum.

Serumeiweiß-Elektrophorese

Eiweiß-Elektrophoresen werden zur Diagnostik von Dysproteinämien durchgeführt. Unter Serumeiweiß-Elektrophorese wird die klassische Auftrennung der Serumeiweiße, bei Verwendung von Zelluloseazetatfolie als Träger, in die Fraktionen Albumin, α_1-, α_2-, β- und γ-Globuline verstanden. Die Eiweiß-Elektrophorese im Agarosegel ist zur Feststellung einer Dysproteinämie in der Routinediagnostik von untergeordneter Bedeutung.

Indikation

Diagnose und Verlaufsbeurteilung von

Akuten, chronischen, spezifischen und unspezifischen Entzündungsreaktionen.
Malignen Tumoren.
Lebererkrankungen.
Eiweiß-Verlustsyndromen (Niere, Gastrointestinaltrakt, Haut, Ex- und Transsudate).
Antikörpermangel.
Monoklonalen Gammopathien.
Malabsorptions-Syndromen.
Eiweißmangelernährung.

Pathologischer Ausfall von Laborbasisuntersuchungen, z. B.

— Erhöhte Blutsenkungsreaktion.
— Proteinurie.
— Erhöhung oder Erniedrigung des Gesamteiweißes im Serum.
— Okkultes Blut im Stuhl.

Bestimmungsmethoden

Eiweiß-Elektrophorese auf Zelluloseazetatfolie /[1, 2]/

Prinzip: Die elektrophoretische Trennung der Serumeiweiße erfolgt auf einer vorbehandelten Zelluloseazetat-Mikrofolie, die so in die Elektrophoresekammer eingelegt wird, daß beide Enden mit dem Elektrodenpuffer in Kontakt stehen. Nach Aufgabe der Probe mit einem Auftragestempel, aufgetragen wird überwiegend kathodisch versetzt, wird über ein Netzgerät Gleichstrom angelegt. Die Auftrennung der Eiweiße erfolgt bei konstanter Spannung (200 bis 250 V) und einer Laufzeit von etwa 20 min. in Pufferlösung vom pH-Wert 8.6. Die Serumeiweiße wandern anodenwärts unter bandenförmiger Auftrennung in die Fraktionen Albumin, α_1-, α_2-, β- und γ-Globuline. Die Anfärbung der Proteine auf der Folie wird mit Eiweißfarbstoffen (Ponceau S, Amidoschwarz 10B) durchgeführt; unspezifisch an die Folie adsorbierter Farbstoff wird in Entfärbebädern ausgewaschen. Die quantitative Bewertung des Elektrophegramms erfolgt nach Transparentmachung der Folie photometrisch mit einem Auswertegerät.

Dieses liefert folgende Ergebnisse

— Extinktions-Orts-Kurve, sie stellt die optische Dichte der einzelnen Proteinfraktionen dar.
— Prozentwerte, sie repräsentieren den Anteil der einzelnen Proteinfraktionen an der optischen Dichte des gesamten Elektropherogramms.

— Proteinkonzentration der einzelnen Fraktionen in g/l bezogen auf die Gesamt-Eiweißkonzentration der Probe.

Zur Untersuchung auf Dysproteinämien im Liquor und Harn ist die Eiweiß-Elektrophorese klinisch nicht von wesentlicher Bedeutung. Sie besitzt außer zur Feststellung einer Dysproteinämie noch zwei wesentliche Anwendungsgebiete

— Isoenzymbestimmungen, z. B. der LDH und anderer Enzyme /[3]/.
— Quantitative Bestimmung der Bence-Jones-Proteinausscheidung in auf ca. 20 g/l Gesamteiweiß eingeengten Harnproben /[2]/.

Agarosegel-Elektrophorese /[4]/

Prinzip: Die Durchführung der Serumprotein-Auftrennung ist vergleichbar der Zelluloseazetatfolien-Elektrophorese, die Trennzeit ist jedoch länger (30—90 min.). Aufgrund der hohen Elektroendosmose /[2]/ erfolgt eine stärkere Auftrennung der Serumeiweiße, und zwar in folgende Fraktionen: Präalbumin, α_1-Antitrypsin, α_2-Makroglobulin und Haptoglobin, Transferrin, β-Lipoprotein, C3, Immunglobuline. Die Auswertung erfolgt visuell.

Die Agarosegel-Elektrophorese ist eine grundlegende Methode der Proteintrennung, an die weiterführende Techniken zur empfindlichen Darstellung von Proteinen angeschlossen werden, z. B. immunchemische Verfahren wie bei der Immunelektrophorese oder Immunfixations-Elektrophorese oder enzymatische zur Isoenzymdarstellung.

Untersuchungsmaterial

Serum, Harn 1 ml

Referenzbereiche für Serumeiweiß-Elektrophorese auf Zelluloseazetatfolie

Konzentrationsverteilung der getrennten Fraktionen in %

Anfärbung	Albumin	Globuline α_1	α_2	β	γ
Amidoschwarz /[2]/	60.6—68.6	1.4—3.4	4.2— 7.6	7.0—10.4	12.1—17.7
Ponceaurot S /[5]/	55.3—68.9	1.6—5.8	5.9—11.1	7.9—13.9	11.4—18.2

Werte für Erwachsene

Konzentrationsverteilung der getrennten Fraktionen in g/l /[2]/

	Neugeborene	Säuglinge bis 1 Jahr	Kleinkinder bis 6 Jahre	Schulkinder	Erwachsene
Albumin	32.7—45.3	35.7—51.3	33.1—52.2	40.0—52.5	35.2—50.4
α_1-Glob.	1.1— 2.5	1.3— 2.5	0.9— 2.9	1.2— 2.5	1.3— 3.9
α_2-Glob.	2.6— 5.7	3.8—10.8	4.3— 9.5	4.3— 8.6	5.4— 9.3
β-Glob.	2.5— 5.6	3.5— 7.1	3.5— 7.6	4.1— 7.9	5.9—11.4
γ-Glob.	3.9—11.0	2.9—11.0	4.5—12.1	5.9—13.7	5.8—15.2

Die Werte gelten für Ponceaurot S-gefärbte Proteinfraktionen

Bewertung

Dysproteinämien sind quantitative oder qualitative Veränderungen der Proteinzusammensetzung des Serums und stehen in enger Beziehung zu einer großen Zahl von Krankheiten. Dysproteinämien sind in der Serumeiweiß-Elektrophorese vorwiegend dann erkennbar, wenn Proteine oder Proteingruppen betroffen sind, die bei Krankheitsprozessen gekoppelt im Sinne der Vermehrung oder Verminderung reagieren wie Albumin, die Akute-Phase-Proteine, die Gruppe Präalbumin-Transferrin und die Immunglobuline.

Albumin: Es reagiert in Richtung einer Konzentrationsverminderung bei allen Zuständen mit Vermehrung der Globuline (α, β, γ), sodaß das Gesamteiweiß zumeist im Referenzbereich bleibt.

Akute-Phase-Proteine: Sie wandern in der α_1- und α_2-Globulinfraktion und sind erhöht um 50 bis 300% bei akuten Entzündungszuständen, vermindert bei akuten Hepatitiden, chronisch aktiven Lebererkrankungen und Proteinverlust-Syndromen.

Gruppe-Präalbumin-Transferrin: Präalbumin wandert vor der Albuminfraktion, Transferrin in der β-Globulinfraktion. Diese Proteingruppe reagiert bei allen akuten und chronisch-aktiven Entzündungszuständen im Sinne einer Verminderung und wird als Anti-Akute-Phase-Proteine bezeichnet.

Immunglobuline: Sie haben Antikörperfunktion und bilden die γ-Globulin-, teilweise auch die β-Globulinfraktion. Vermehrungen der Immunglobuline werden als Gammopathien bezeichnet.

Polyklonale Gammopathien: Sie verursachen eine breitbasige γ-Globulinvermehrung und beruhen auf einer die humorale Immunabwehr aktivierenden Erkrankung.

Monoklonale Gammopathien: Sie bilden einen schmalbasigen M-Gradienten im Globulinbereich. Ursache ist die exzessive Bildung eines Immunglobulins oder Immunglobulinbruchstücks durch eine Plasmazellfamilie. Klinisch liegt vorwiegend ein solitäres oder multiples Myelom oder die Makroglobulinämie Waldenström vor.

Oligoklonale Gammopathien: Selektive Vermehrung von Immunglobulinen einer oder mehrerer Ig-Klassen oder Ig-Subklassen, aber beider Ig-Typen. Die Gammaglobulinfraktion zeigt einen oder meist mehrere Gipfel (Sägeblattform). Weiterführend sh. S. 750.

Isolierte Proteinveränderungen: Sie werden mit Ausnahme von Albumin, α_1-Antitrypsin und IgG, nicht mit der Serumeiweiß-Elektrophorese erfaßt.

Extragradienten: Es sind vom gewöhnlichen Verteilungsmuster der Proteine abweichende Proteingipfel. Sie treten in der Serumeiweiß-Elektrophorese mit einer Häufigkeit von etwa 0.7% auf und sind entweder überzählig, also atypisch zwischen den normalen Proteinfraktionen gelegen oder direkt einer Fraktion aufgesetzt. Sie werden erkennbar, wenn ihre Proteinkonzentration 2 g/l übersteigt. Ursache ist die extreme Vermehrung eines Plasmaproteins oder ein technischer Fehler bei der Durchführung der Serumeiweiß-Elektrophorese. Gradienten, die schmalbasig sind, bestehen aus monoklonal synthetisiertem Immunglobulin, Leichtketten der Schwerketten. Sie sind überwiegend im γ- und β-Globulinbereich lokalisiert und werden als M-Gradienten bezeichnet (M = monoklonal = Myelom = M-Bildung des Gradienten mit der Albuminfraktion im Serumeiweißbild).

Klinische Bedeutung

Die Serumeiweiß-Elektrophorese erlaubt keine direkte Diagnosestellung; aus dem Vorliegen einer Dysproteinämie und der Form des Serumeiweißbildes (Konstellationstyp) sind jedoch folgende Feststellungen möglich

— Vorliegen einer Erkrankung.
— Zuordnung bestimmter Erkrankungen oder Krankheitsgruppen zu charakteristischen Konstellationstypen.

— Erkennung des Aktivitätsstadiums einer Erkrankung.
— Verlaufsbeurteilung des Krankheitszustandes.

Das Serumeiweißbild bei Krankheiten und Zuständen mit Dysproteinämie /2, 6/

Die Richtung der Pfeile zeigt die Konzentrationsänderungen der Proteinfraktionen im Serumeiweißbild an. Zeichenerklärung:

↑ überwiegend erhöht, ↓ überwiegend vermindert,
(↑) nur in einem Teil der Fälle erhöht, (↓) nur in einem Teil der Fälle vermindert.

Fehlen eines Zeichens: überwiegend keine signifikanten Veränderungen.

Erkrankung, Zustand	Alb.	Globuline				Beurteilung
		α_1	α_2	β	γ	
Akute Entzündung I. Frühstadium infektiös-eitrig z. B.: Zyklische Infektionskrankheiten, Sepsis, Lokalinfekte (Pyelonephritis, Cholezystitis, Abszeß, Phlegmone, Adnexitis, Tonsillitis)	↓	↑	↑	(↑)		Im Frühstadium der akut entzündlichen Dysproteinämie kommt es innerhalb von 2 Tagen zu einem absoluten und relativen Anstieg der α_1- und α_2-Globuline. Die α_1-Erhöhung läuft dabei voraus. Die Zunahme der α_2-Globuline erreicht allgemein Werte bis 25%, selten höher. Patienten mit lokalen Infekten zeigen bei Auftreten der klinischen Beschwerden eine stärkere α-Globulinerhöhung als diejenigen mit zyklischen Infektionskrankheiten. Denn bei letzteren sind aufgrund der langen Inkubationszeit die α-Globuline schon wieder abfallend. Ein Anstieg der β-Globuline tritt mit einer Verzögerung von 5 bis 7 Tagen auf und wird vorwiegend im Verlaufe akuter Infektionskrankheiten gefunden. Die Albuminverminderung entspricht der Globulinzunahme.
Posttraumatisch aseptisch, z. B.: Postoperativ		↑	↑	(↓)		Postoperativ stellt sich im Serumeiweißbild am 2. Tage eine Erhöhung der α-Globuline und ab dem 3. Tag eine Verminderung der β-Globuline dar. Bei komplikationslosem Verlauf wird das präoperative Serumeiweißbild etwa am 18. postoperativen Tag wieder erreicht. Die Höhe der α-Globulinvermehrung soll in Beziehung zum Grad der Gewebeschädigung stehen, ist aber gewöhnlich nicht so hoch wie bei infektiös-eitrigen Lokalinfekten. Postoperative Komplikationen (bakterieller Infekt im Operationsbereich, Pneumonie) bewirken einen zusätzlichen Anstieg der γ-Globulinfraktion in der 2. Woche, sowie vorausgehend eine weitere α-Globulinzunahme.

Das Serumeiweißbild bei Krankheiten und Zuständen mit Dysproteinämie (Fortsetzung)

Erkrankung, Zustand	Alb.	Globuline				Beurteilung
		α₁	α₂	β	γ	
Herzinfarkt		↑	↑			Die Erhöhung der α-Globuline beim Herzinfarkt tritt im Vergleich zu den anderen labordiagnostischen Parametern erst relativ spät auf (3. bis 5. Tag) und ist wahrscheinlich ein Zeichen der Resorptionsvorgänge im Bereich der Nekrose. Entsprechend der Ausheilung erfolgt die Normalisierung nur langsam (Zeitraum bis zu 4 Wochen).
Verbrennungen	↓	↑	↑		↑	Verbrennungen, die über 10% der Körperoberfläche betreffen, bewirken im akuten Stadium eine Vermehrung der α-Globuline, nach 2 bis 3 Wochen auch der γ-Globuline. Das Albumin ist aufgrund des Proteinverlustes nach außen absolut und relativ vermindert. Die α_1-Fraktion kann exzessiv erhöht sein.
II. Spätstadium akuter Entzündungen	↓				↑	Im Spätstadium akuter Entzündungen, vorwiegend der infektiös-eitrigen, seltener der posttraumatisch-aseptischen, kommt es am Ende der 2. Woche nach Krankheitsbeginn zu einem Anstieg der γ-Globuline. Patienten mit zyklischen Infektionskrankheiten zeigen beim Auftreten der klinischen Beschwerden bzw. maximal eine Woche später das Serumeiweißbild der entzündlichen Spätphase. Ein normales Serumeiweißbild wird allgemein im Zeitraum von 3 bis 8 Wochen nach Besserung der klinischen Beschwerden gefunden. Besonders ausgeprägte Hypergammaglobulinämien treten bei einigen tropischen Infektionskrankheiten auf, z. B. Kala Azar, Lymphogranuloma inguinale, Gelbfieber, Malaria. Aufgrund sofort einsetzender antibiotischer Therapie kann bei Erkrankungen mit kurzer Inkubationszeit und auch bei Lokalinfekten ein γ-Globulinanstieg ausbleiben. Viruserkrankungen, z. B. Meningitis, Mumps, Keuchhusten, aber auch Ruhr, Gonorrhoe und unkomplizierte Zystopyelitiden verursachen oft keine oder nur unmerklich im Serumeiweißbild auftretende Dysproteinämien.

Das Serumeiweißbild bei Krankheiten und Zuständen mit Dysproteinämie (Fortsetzung)

Erkrankung, Zustand	**Alb.**	**Globuline**				**Beurteilung**
		α_1	α_2	β	γ	
Subakut-chronisch-entzündliche und proliferative Prozesse Chron. Leberleiden, (sh. dort), Chron. Infektionen (z. B. Tuberkulose, Osteomyelitis, Bronchiektasien, Syphilis, chron. Pyelonephritis, Malaria, Toxoplasmose, organ. Pilzerkrankungen, Trichinose, Lymphogranuloma venereum) Kollagenkrankheiten (z. B. rheumatoide Arthritis, systemischer Lupus erythematodes, Sjögren-Syndrom, Felty-Syndrom, Sklerodermie, Polyarteriitis nodosa, Dermatomyositis) Diabetes mellitus, Morbus Boeck, Hypergammaglobulinämische Purpura	↓		(↑)		↑	Die Gruppe dieser Leiden umfaßt Krankheiten, die aus akuten Erkrankungen hervorgegangen sind und deren Spätstadium darstellen, sowie Erkrankungen die primär chronisch ablaufen. Bei den chronischen Infektionskrankheiten zeigt die γ-Globulinfraktion ein Verhalten, das von stark erhöht bis normal geht. Aktiv entzündliche Schübe gehen mit einer α_2- und nachfolgenden γ-Globulinvermehrung einher. Schwere und aktive Formen der Kollagenosen haben eine Albuminverminderung und γ-Globulinerhöhung. Die rheumatoide Arthritis und der systemische Lupus erythematodes zeigen etwa gleiche Serumeiweißbilder. Kortikosteroidbehandlung führt häufig zum Anstieg des Albumins und Abfall der Globuline. Weniger aktive Formen zeigen in etwa 40 bis 60% der Fälle ein normales Serumeiweißbild. Die Polyarteriitis nodosa sowie die Sklerodermie haben häufig normale γ-Globulinwerte, ebenso die Dermato- und Polymyositis. Beim Diabetes mellitus können Hyper- und Hypogammaglobulinämie auftreten. Der aktive Morbus Boeck zeigt im zeitlichen Verlauf einen stufenweisen Anstieg von α_2-, β- und γ-Globulinen.
Maligne Tumoren I. Karzinome, Sarkome	↓	(↑)	↑		(↑)	Als frühes Zeichen kann eine Dysproteinämie auftreten, die derjenigen der entzündlichen Reaktion gleicht. Die α-Globulinerhöhung läuft schubweise und ist die Folge nekrotisierender Prozesse im Tumor. Sie überschreitet gewöhnlich nicht 25%, die γ-Globulinvermehrung nicht 35%. Im Spätstadium können andere Konstellationen auftreten.
II. Leukosen myeloische Formen			(↑)		(↑)	Bei den Leukosen ist das Serumeiweißbild nicht von besonderem diagnostischen Wert, wird aber zur Verlaufsbeurteilung eingesetzt. Die akuten Leukosen zeigen initial ein normales Muster oder das eines mäßig akut-entzündlichen

Das Serumeiweißbild bei Krankheiten und Zuständen mit Dysproteinämie (Fortsetzung)

Erkrankung, Zustand	**Alb.**	**Globuline**				**Beurteilung**
		α_1	α_2	β	γ	
						Krankheitsbildes. Bei den chronischen Formen resultiert eine γ-Globulinvermehrung, wenn stärkere Leber- und Milzbeteiligung vorliegt.
lymphatische Formen					(↓)	Die im Erwachsenenalter vorkommenden chronisch-lymphatischen Leukämien zeigen gewöhnlich ein normales Serumeiweißbild, evtl. eine α_2-Globulin-Erhöhung. In der terminalen Phase liegt nahezu immer eine stärkere γ-Globulinverminderung vor.
III. Maligne Lymphome, z. B. Morbus Hodgkin, Maligne Non-Hodgkin-Lymphome	↓		(↑)		↑	Im allgemeinen wird bei den malignen Lymphomen eine breitbasige γ-Globulinvermehrung gefunden. Teilweise sind auch die α_2-Globuline erhöht, dies ist besonders beim Morbus Hodgkin häufig, die α_2- und γ-Globulinvermehrung verlaufen hier schubweise. In einigen Fällen treten bei den malignen Lymphomen M-Gradienten auf, sie sind vorwiegend im β/γ-Zwischenbereich lokalisiert.
<u>*Hepatitis und chron. Leberleiden*</u> Akute Virushepatitis A, B, Nicht A-Nicht B	↓		(↓)		↑	Bei Auftreten des klinischen Bildes der akuten Virushepatitis sind die γ-Globuline leicht oder mäßig erhöht (im Mittel bis etwa 30%), die α-Globuline angedeutet vermindert. Normalisierung des Serumeiweißbildes in der 10. bis 12. Woche. In schweren Fällen, speziell bei schon vorgeschädigter Leber, Erhöhung der γ-Globuline bis 55%.
Chron. persistierende Hepatitis			(↑)		(↑)	Die chron. persistierende Hepatitis kann mit diskreten bis mäßigen γ-Globulinvermehrungen (allgemein unter 25%) einhergehen, die α_2-Globuline sind vielfach normal, seltener leicht erhöht. In der Mehrzahl der Fälle ist keine Dysproteinämie festzustellen.
Chron. aktive Hepatitis	↓		↓		↑	Erhöhung der γ-Globuline, im Mittel bis 30%, autoimmune Form über 40%. Nicht selten Extragradient, der einen M-Gradient vortäuscht, aber doch breitbasiger ist. Die α_2-Globuline können unterhalb des Referenzbereiches liegen.

Das Serumeiweißbild bei Krankheiten und Zuständen mit Dysproteinämie (Fortsetzung)

Erkrankung, Zustand	Alb.	Globuline				Beurteilung
		α₁	α₂	β	γ	
Leberzirrhose	↓				↑	Typisch für die Leberzirrhose ist eine breitbasige γ-Globulinerhöhung, die durch einen im Serumeiweißbild typischen Übergang vom β- zum γ-Globulin gekennzeichnet ist (Schulterbildung). Die Verminderung des Präalbumins soll ein frühes Zirrhosezeichen sein. Das Albumin ist absolut vermindert, das γ-Globulin ist absolut vermehrt. Die Albuminabnahme geht der Verminderung der Leberparenchymzellen parallel. Ausgeprägte Zirrhosen haben γ-Globulinerhöhungen über 35%, die α-Globuline sind vermindert. Die stärksten Albuminverminderungen und γ-Globulinvermehrungen werden bei der postnekrotischen Zirrhose gefunden.
Gallenwegsverschluß			↑	↑		Benigne und maligne Gallenwegsverschlüsse führen zur β-Globulinerhöhung, bei längerbestehender Okklusion steigen auch die α_2-Globuline an.
Proteinbilanzstörungen I. Nierenleiden Nephrotisches Syndrom	↓		↑			Die Konzentrationsverminderung aller Proteinfraktionen des Serums, außer den α_2-Globulinen, steht beim nephrotischen Syndrom im Vordergrund. Die prozentuale Verteilung der Fraktionen zeigt folgendes Muster: α_1- und γ-Globuline normal bis mäßig vermindert, α_2-Globuline stark erhöht (bis 65%), β-Globuline leicht bis mäßig erhöht.
Chron. Pyelonephritis, Interstitielle Nephritis	(↓)		(↑)		(↑)	Nur ein Teil der Patienten mit chronischer Pyelonephritis und interstitieller Nephritis haben eine elektrophoretisch sichtbare γ-Globulin- und eventuell α_2-Globulinerhöhung.
Fortgeschrittene Niereninsuffizienz	(↑)		(↑)			Die Erhöhung des Albumins geht mit der Zunahme zahlreicher Einzelproteine einher und soll ein Konzentrierungseffekt sein.
Zustand nach chron. Hämodialyse	↓					Absolute Verminderung von Albumin durch die chron. Hämodialyse.
II. Gastrointestinaler Proteinverlust, z. B. bei						Bei diesen Krankheitsbildern resultiert eine Hypoproteinämie unterschiedlichen Ausmaßes aufgrund

Das Serumeiweißbild bei Krankheiten und Zuständen mit Dysproteinämie (Fortsetzung)

Erkrankung, Zustand	**Alb.**	**Globuline**				**Beurteilung**
		α_1	α_2	β	γ	
Sprue, Zöliakie, Enteritis regionalis, Kolitis ulzerosa, Darmfisteln, Hypertrophischer Gastritis, Intestinaler Lymphangiektasie	↓	↓	↓	↓	↓	des globalen Verlusts von Serumproteinen. Die Proteinkonzentration aller elektrophoretischen Fraktionen ist vermindert. In einem Teil der Fälle ist der Albuminverlust stärker als die Globulinzunahme, sodaß eine prozentuale Zunahme der Globulinfraktionen resultieren kann.
Zustände mit monoklonaler Immunprotein-Synthese *z. B.:* Multiples oder solitäres Myelom, Schwerkettenkrankheit, Makroglobulinämie Waldenström, Amyloidose	↓	z. B. γ-, β- oder α-Globulinvermehrung durch M-Gradient und Verminderung der polyklonalen Ig				Monoklonale Ig-Konzentrationen > 2 g/l werden in der Serumeiweiß-Elektrophorese als M-Gradient sichtbar. M-Gradienten sind überwiegend im γ- und β-Globulinbereich lokalisiert. Die polyklonal gebildeten Ig sind meist beim Auftreten klinischer Beschwerden schon mäßig bis stark vermindert. Bence-Jones-Myelome werden häufiger an einer Hypogammaglobulinämie erkannt als aufgrund eines M-Gradienten. Das Vorliegen eines M-Gradienten kann nur als ein Symptom gewertet werden, immunelektrophoretische Untersuchungen müssen die Existenz einer monoklonalen Gammopathie abklären. Zur Beurteilung des Erfolges einer Zytostatika-Therapie ist die Kontrolle der Abnahme des M-Gradienten besser geeignet als andere Techniken wie z. B. die Bestimmung der monoklonalen Ig mit der radialen Immundiffusion.
Mangel- und Defektdysproteinämien Angeborener oder erworbener Antikörpermangel, z. B.: *Angeboren* (Morbus Bruton, Schweizer Typ), *Erworben* (Bence-Jones-Myelom, chron. lymphatische Leukämie, Retikulosen, postinfektiös, Zytostatika-Therapie)		↑	↑		↓	Beim angeborenen Antikörpermangel betragen die γ-Globulinwerte gewöhnlich unter 1 g/l, beim erworbenen unter 8 g/l. Die Albuminwerte können normal, erniedrigt oder prozentual vermehrt sein. Aufgrund der Infektanfälligkeit dieser Patienten sind die α-Globuline vielfach erhöht und nur im Intervall normal.

Das Serumeiweißbild bei Krankheiten und Zuständen mit Dysproteinämie (Fortsetzung)

Erkrankung, Zustand	Alb.	Globuline				Beurteilung
		α_1	α_2	β	γ	
Hungerzustände, Alkoholismus				↓		Die Erniedrigung der Präalbumin- und der β-Globulinfraktion (Transferrinverminderung) gelten als Maßstab der Mangelernährung, z. B. bei Kindern mit Kwashiorkor.
Hereditärer α_1-Antitrypsinmangel z. B. bei: Lungenemphysem im mittleren Lebensalter; unklarer kindlicher Leberzirrhose		↓				Verminderungen der α_1-Globulinfraktion auf Werte unter 2% sprechen mit einiger Wahrscheinlichkeit für einen hereditären α_1-Antitrypsinmangel. Zur weiterführenden Diagnostik wird der α_1-Antitrypsingehalt solcher Seren mit der radialen Immundiffusion bestimmt und eine Genotypisierung durchgeführt (sh. S. 691).
Atransferrinämie				(↓)	↑	Äußerst seltene Erkrankung. Eine β-Globulinverminderung kann auftreten. Die γ-Globulinvermehrung beruht auf einer Siderose und Zirrhose der Leber.
A-Betalipoproteinämie				(↓)		Seltenes Krankheitsbild, die β-Globulinfraktion kann erniedrigt sein.
Eisenmangelanämie, z. B. chron. Blutverlust durch latente intestinale Blutung				↑		Längerdauernder hochgradiger Eisenmangel kann zu einer Hypertransferrinämie mit Werten über 6 g/l führen.
Hyperlipoproteinämie			↑	↑		Erfahrungsgemäß führen Hyperlipoproteinämien mit Triglyceridwerten über 2000 mg/dl zur deutlichen Erhöhung der α_2-Fraktion. Hyperlipoproteinämien mit Gesamtcholesterin-Werten über 800 mg/dl verursachen deutliche Erhöhungen der β-Globulinfraktion.
Schwangerschaft	↓	↑	↑	↑		Die Albuminkonzentration ist in der Schwangerschaft vermindert, die α-Globuline nehmen in den ersten 5 Monaten kontinuierlich zu und fallen dann leicht ab, bleiben aber trotzdem noch deutlich erhöht (im 8. Monat etwa 12% α_2-Globulin). Die α-Globulinerhöhung ist bedingt durch die Vermehrung von sauren α_1-Glykoprotein, α_1-Antitrypsin und α_2-Makroglobulin. Die β-Globulinerhöhung beruht auf der vorwiegend im letzten Trimenon vorliegenden Hypertransferrinämie und Hyper-

Das Serumeiweißbild bei Krankheiten und Zuständen mit Dysproteinämie (Fortsetzung)

Erkrankung, Zustand	Alb.	Globuline				Beurteilung
		α_1	α_2	β	γ	
						betalipoproteinämie. Die Albuminkonzentration ist etwa um 10% erniedrigt. Bei Schwangerschaftstoxikosen kommt es zu einer zusätzlichen stärkeren Vermehrung der α_2-Globuline.
Blutspender	(↓)			(↑)		Blutspender zeigen bis zu 9 Tage nach der Spende eine leichte Hypoalbuminämie gegenüber dem Ausgangswert vor der Spende, demgegenüber nach 69 Tagen einen höheren Wert. Personen die im Verlauf von Jahren 10 l Blut gespendet haben, zeigen höhere Albuminwerte als vor der Erstspende. Blutspender haben im Mittel höhere β-Globulinwerte als Nichtspender.
Hormonelle Kontrazeptiva		(↑)	↑	↑		Hormonelle Kontrazeptiva bewirken eine Vermehrung von α_1-Antitrypsin, α_2-Makroglobulin und Transferrin. Erhöhungen der α_1-, α_2- und β-Globulinfraktion können in unterschiedlichem Ausmaß vorkommen.
<u>Albuminallomorphie</u> Hereditäre Formen	verschobene oder gespaltene Albuminfraktion					Die hereditären Albuminallomorphien unterliegen mit Ausnahme der Analbuminämie einem autosomal kodominanten Erbgang. Die homozygoten Formen zeigen eine einzelne Albuminfraktion mit einer gegenüber der Norm veränderten Wanderungsgeschwindigkeit. Die heterozygoten Formen haben eine Doppelung der Albuminbande (Bisalbuminämie) mit einem Alloalbuminämietyp B, der langsamer, vereinzelt aber auch schneller anodisch wandert als der normale Albumintyp A. Die angeborenen Alloalbuminämien haben keinen Krankheitswert.
Erworbene Formen, z. B. bei Viruskrankheiten (Mumps), Meningokokkenmeningitis	gespaltene Albuminfraktion					Die erworbenen Albuminallomorphien treten als Bisalbuminämie bei Krankheiten auf und sind transitorischer Natur. Mit Abklingen der Krankheitssymptome nimmt die Konzentration der abnormen, schneller als Albumin A wandernden Komponente ab und normalisiert sich vor der Heilung.

Dysproteinämien mit M- und Extra-Gradienten

Position des Gradienten	**Erkrankung bzw. Ursache**
Präalbumin-Bereich	Bei mehrwöchigem Stehen des Serums können 2 Präalbuminbanden auftreten. Saure Substanzen, z. B. Metabolite von Medikamenten wie Salizylsäure, die fest an Albumin gebunden sind, können zur Abtrennung einer schnell wandernden Albuminfraktion führen, die dann in Präalbumin-Position liegt. Schnell wandernde Albuminfraktion bei bestimmten Formen der Albuminallomorphie (Bisalbuminämie).
Albumin-Bereich	Langsam wandernde Albuminfraktion bei der heterozygoten Albuminallomorphie. Langsam wandernde Albuminfraktion nach Kontamination des Serums mit Schwermetallen, z. B. Kupfer. Schneller wandernde Albuminfraktion nach parenteraler Behandlung mit exzessiven Dosen Penicillin. Starke Hyperbilirubinämie, meist nicht als Extragradient, sondern als verstärkte anodische Front. M-Gradient (extrem selten).
α_1-Bereich	M-Gradient (sehr selten).
α_2-Bereich	Gradient kann im kathodischen Teil existent werden bei stärkerer intravaskulärer Hämolyse aufgrund von Haptoglobin-Hämoglobin-Komplexen.
α_2-β-Zwischenbereich	M-Gradient (selten). Freies Hämoglobin aufgrund intravaskulärer oder in vitro Hämolyse (z. B. bei Blutentnahme), die Fraktion ist rötlich gefärbt. Denaturiertes Protein an der Auftragestelle, wenn der Serumauftrag nicht kathodisch versetzt erfolgt, es wird eine doppelte α_2-Fraktion vorgetäuscht. M-Gradient (monoklonales Ig oder Bence-Jones-Protein).
β-Bereich	Abnorm hohe Konzentration von β-Lipoprotein (Hypercholesterinämie) kann einen im kathodischen Teil der β-Fraktion liegenden Gradienten verursachen. M-Gradienten liegen am zweithäufigsten in der β-Region. Es handelt sich häufig um monoklonales IgA.
β-γ-Zwischenbereich	Fibrinogen führt zu Extragradienten, wenn Plasma (Heparin, EDTA, Citrat) aufgetrennt wird, z. B. bei Dialysepatienten. M-Gradienten bei Makroglobulinämie Waldenström. Häufig auch bei den fakultativ mit monoklonaler Gammopathie einhergehenden lymphoretikulären Erkrankungen. M-Gradienten liegen am dritthäufigsten im β-γ-Zwischenbereich.
γ-Bereich	Häufigste Position der M-Gradienten, besonders bei IgG-Myelom. Bei der Makroglobulinämie Waldenström ist der M-Gradient nicht selten im kathodischen Teil der γ-Globulin-Fraktion oder sogar an die Auftragestelle bei kathodisch versetztem Serumauftrag lokalisiert.

Dysproteinämien mit M- und Extra-Gradienten (Fortsetzung)

Position des Gradienten	**Erkrankung bzw. Ursache**
	Extragradienten diskreter bis mittlerer Intensität können bei hohen Konzentrationen von Immunkomplexen, z. B. Immunkomplex-Krankheiten, auch bei Leberzirrhose, Herz- und Gefäßerkrankungen sowie bei Karzinomen auftreten. Auch Degradationsprodukte von Immunglobulinen in alten Seren sowie hohe Konzentrationen von Plasmaexpandern können Extragradienten verursachen.

Hinweise und Störungen

Untersuchungsmaterial: Serum sollte verwendet werden, da Fibrinogen im Plasma zur Bildung eines Extragradienten im β-Globulinbereich führt.

Referenzbereiche: Die Serumeiweiß-Elektrophorese ist nicht standardisiert. Jedes Labor muß seine eigenen Referenzbereiche erstellen.

Fehlermöglichkeiten: Sh. Lit. /[2]/.

Stabilität: Im verschlossenen Gefäß bei Raumtemperatur 1 Tag, bei 4 °C bis zu 1 Woche.

Qualitätskontrolle: Für die laborinterne Kontrolle der Präzision von Tag zu Tag und die Richtigkeitskontrolle erweisen sich flüssige Kontrollseren einem Humanserum vergleichbar /[7]/.

Literatur

1. *Kohn, J.:* Ärztl. Lab. *10:* 269 (1964). Zur Technik der Zelluloseazetat-Elektrophorese.
2. *Thomas, L.:* Serumeiweiß-Elektrophorese. Urban u. Schwarzenberg, München (1981).
3. *Grunbaum, B. W.:* Handbook for forensic individualization of human blood and bloodstains. Library of congress, catalog card No 80-68346 (1981).
4. *Jeppsson, J.-O., C. B. Laurell, B. Franzen:* Clin. Chem. *25:* 629 (1979). Agarosegel electrophoresis.
5. *Grabner, W., D. Bergner, G. Wermuth:* Ärztl. Lab. *16:* 193 (1970). Mikrozonenelektrophoresen auf Membranfolien.
6. *Keller, H.:* Die Analyse des Serumeiweißbildes mit Hilfe der immunchemischen Untersuchungsmethode nach Mancini. Huber, Bern (1980).
7. *Schmidtmann, W., H. Athen, U. Krey, B. Müller:* Laboratoriumsblätter *30:* 33 (1980). Protein-Elektrophorese von nativen Humanseren und flüssigem Kontrollserum.

Akute-Phase-Proteine

Untersuchungen zur Diagnose von Entzündungen

Akute Entzündungen, seien sie durch akute Gewebszerstörung oder Infektionen verursacht, führen zum Anstieg bestimmter Plasmaproteine. Diese stammen aus der Leber und haben eine wichtige Funktion im Entzündungsprozeß (sh. Pathophysiologie). Der Anstieg dieser Proteine innerhalb von 6—48 Std. wird als Akute-Phase-Reaktion bezeichnet. Die quantitative Bestimmung der Akute-Phase-Proteine im Serum ist neben der Messung der Körpertemperatur, der Blutsenkungsreaktion, der Leukozytenzählung und der Bestimmung der α_1- und α_2-Globulinfraktion in der Serumeiweiß-Elektrophorese ein wichtiger Indikator für das Vorliegen einer Entzündung und deren Ausmaß /[1]/.

Chronische Entzündungen entstehen, wenn es zu einer irreversiblen Schädigung von entzündlichem Gewebe kommt, bedingt durch eine Persistenz der auslösenden Noxe oder ein übermäßiges Reagieren der Abwehrsysteme. Zusätzlich zu den Akute-Phase-Proteinen sind die Immunglobuline im Plasma vermehrt.

Parallel zum Anstieg der Akute-Phase-Proteine kommt es bei der Akute-Phase-Reaktion zum Abfall anderer Plasmaproteine wie Albumin, Präalbumin, Transferrin (Anti-Akute-Phase-Proteine).

Untersuchungen zur Diagnose von Entzündungen

Untersuchung	**Hinweis**
Temperatur-Messung /[2]/	Erhöhung der Körpertemperatur (Fieber) bei Entzündungen resultiert aus der Freisetzung von Pyrogenen aus Leukozyten. Sowohl Granulozyten (bei akuter Entzündung), als auch Monozyten (bei einigen chronischen Entzündungen) setzen Substanzen frei, die im Temperaturzentrum des ZNS den Sollwert verschieben. Die Phagozytose von Bakterien und Fremdstoffen stimuliert die Freisetzung der endogenen Pyrogene, sie werden aber auch bei sterilen Entzündungen (z. B. Myokardinfarkt) freigesetzt. Differentialdiagnostisch werden 4 Fiebertypen unterschieden. *Remittierendes Fieber:* Körpertemperatur steigt oder fällt um 1 bis 2 °C im Tagesablauf, Vorkommen z. B. bei Eiterungen und Tuberkulose. *Intermittierendes oder septisches Fieber:* Die Temperatur steigt von Normalwerten oder subnormaler Temperatur um 2 bis 3 °C an, häufig verbunden mit Schüttelfrost. Vorkommen z. B. bei Pneumonie, Zystitis. *Kontinuierliches Fieber:* Körpertemperatur ist anhaltend und schwankt nicht um mehr als 1 °C täglich. Kommt vor, z. B. bei bakterieller Endokarditis, Typhus, Krebs, Erkrankungen des ZNS. *Biphasischer Fieberverlauf:* Febrile Perioden sind unterbrochen durch ein oder mehrere fieberfreie Tage. Vorkommen z. B. bei M. Hodgkin, Borreliosen, Malaria. Unklare Fieberzustände (nach 1 Woche noch nicht geklärt) sind zu 40% bedingt durch Infektionen, zu 20% durch Krebs, zu 20% durch Bindegewebserkrankungen, zu 10% durch Verschiedenes (Medikamente, Leber-Darmerkrankungen usw.) und 10% bleiben ungeklärt.
Leukozyten-Zählung /[3]/	*Akute bakteriell-eitrige Infektionen:* Verursachen gewöhnlich eine Leukozytose über 15.000/µl, über 80% der Zellen sind Granulozyten. Weiterhin charakteristisch ist eine Linksverschiebung, die manchmal das einzige Zeichen ist. *Gewebsnekrosen und sterile Entzündungen:* Nur leichte Erhöhung der Granulozytenzahl mit Linksverschiebung. *Chronische Entzündungen:* Normale Leukozytenzahl oder leichter Anstieg, oft Monozytose. *Akute allergische Reaktionen, Parasitosen:* Normale Leukozytenzahl oder leichter Anstieg, oft Eosinophilie. *Virale Infektionen:* Normale, leicht erhöhte oder verminderte Leukozytenzahl, meist Lymphozytose. Viele entzündliche Reaktionen und Infektionen (auch ein

Untersuchungen zur Diagnose von Entzündungen (Fortsetzung)

Untersuchung	**Hinweis**
	Teil der Sepsisfälle) gehen mit normaler oder einer nicht der Intensität und dem Ausmaß der Entzündung entsprechenden Leukozytenzahl einher.
Blutkörperchensenkungsgeschwindigkeit (BSG) /[4]/	Empfindliche, aber träge Methode zur Diagnostik und Verlaufsbeurteilung der Akute-Phase-Reaktion, bedingt durch die relativen Anteile der die BSG verursachenden Proteine: Fibrinogen 55%, α_2-Makroglobulin 27%, Immunglobuline 11%, Albumin 7%. Erhebliche Störanfälligkeit. *Falsch niedrige Senkung durch*: Erhöhung des Erythrozytenvolumens, inflexible Erythrozyten (verformte Erythrozyten wie Sichelzellen), Vermehrung freier Fettsäuren (nach der Nahrungsaufnahme), Verminderung des Gesamteiweißes, Vermehrung des Citratanteils bei der Blutentnahme, Medikamente wie Phenylbutazon, Kortikosteroide. *Falsch hohe Senkung durch*: Verminderung der Erythrozytenzahl, des Erythrozytenvolumens und des Citratanteils bei der Blutentnahme, Zunahme des Gesamteiweißes, Präsenz monoklonaler Immunproteine und von Immunkomplexen.
Akute-Phase-Protein-Bestimmung /[1]/ 1. C-reaktives Protein, Serum Amyloid A-Protein 2. α_1-Antitrypsin, Saures α_1-Glykoprotein, Fibrinogen, Haptoglobin 3. Coeruloplasmin, C3, C4	Die Akute-Phase-Proteine sind nicht nur bei der akuten Entzündungsreaktion vermehrt, sondern auch bei subakuten und chronischen Prozessen. Aufgrund des Zeitraumes bis zum meßbaren Anstieg und der Höhe des Anstiegs im Plasma sind die wichtigsten Akute-Phase-Proteine in 3 Gruppen gegliedert. Die Gruppe 1-Proteine haben eine Antwortzeit von 6—10 Std. und können einen mehr als 1000fachen Anstieg zeigen. Die Antwortzeit der Gruppe 2-Proteine beträgt 24 Std., der maximale Anstieg ist 2—5fach. Die Gruppe 3-Proteine reagieren mit einer Antwortzeit von 48—72 Std., der Anstieg beträgt 50—100%. Aufgrund des frühen und starken Konzentrationsanstiegs, der kurzen Halbwertszeit, der guten Korrelation der Serumkonzentration zum Ausmaß der akuten Entzündung und einer schnellen quantitativen Analytik hat sich das C-reaktive Protein (CRP) als Meßgröße der Akute-Phase-Reaktion durchgesetzt.
Serumeiweiß-Elektrophorese /[5]/	Frühestes Zeichen der Akute-Phase-Reaktion ist die Erhöhung der α_1-Globulinfraktion, bedingt durch die Konzentrationsvermehrung von α_1-Antitrypsin. Es folgt die Erhöhung der α_2-Globulinfraktion aufgrund der Konzentrationsvermehrung von Haptoglobin und Coeruloplasmin. Fibrinogen und CRP liegen in der β-Globulinfraktion, führen aber nicht zu einem fraktionellen Anstieg, da Serum analysiert wird (Fibrinogen fehlt) und CRP aufgrund zu geringer Konzentration nicht dargestellt wird. Veränderungen der α-Globuline sind erst nach 24—48 Std. zu erwarten.

Bewertung der verschiedenen Untersuchungen zur Erkennung einer Entzündung (modif. nach Lit. 6)

Untersuchung	**Diagn. Sensitivität**	**Diagn. Spezifität**	**Brauchbarkeit für Akute Entzünd.**	**Chron. Entzünd.**
C-reakt. Protein	gut	gering	sehr gut	mäßig
Serumeiweiß-Elektrophorese	mäßig	gering	mäßig	gut
Blutsenkungs-geschwindigkeit	sehr gut	gering	gut	gut
Leukozyten-zählung	gut	gut	gut	mäßig
Temperatur-messung	gut	schlecht	gut	mäßig

C-reaktives Protein (CRP)

CRP ist das klassische Akute-Phase-Protein. Der Konzentrationsanstieg im Plasma weist auf ein entzündliches Geschehen hin.

Indikation

Diagnostik von Organerkrankungen.
Beurteilung des Ausmaßes (Ausbreitung und Intensität) einer entzündlichen Erkrankung.
Erkennung interkurrierender Infektionen, z. B. postoperativ sich entwickelnde Sepsis.
Beurteilung des Therapieerfolgs, z. B. antibiotische Pyelonephritisbehandlung bei Kindern, Goldtherapie bei rheumatoider Arthritis.
Prognostische Aussage, z. B. bei Infektionskrankheiten und malignen Tumoren.

Bestimmungsmethoden

Semiquantitativ: Latex Agglutinations-Test, Prinzip sh. S. 1461.

Quantitativ: Turbidimetrie, Laser-Nephelometrie, radiale Immundiffusion. Prinzip der Methoden sh. S. 1460

Untersuchungsmaterial

Serum, Plasma 0.5 ml

Referenzbereiche

Erwachsene /8/	0.068—8.2 mg/l
Neugeborene bis 3. Tag /9/	bis 15 mg/l
Säuglinge ab 4. Tag und Kinder /9/	bis 10 mg/l

Bewertung

Screening auf Organerkrankungen

Die erhöhte Konzentration von CRP im Serum ist ein wichtiger Indikator von Entzündungen. Da eine Entzündung die Antwort von Geweben auf eine subletale oder letale Schädigung darstellt und die Akute-Phase-Reaktion ein Mechanismus der Entzündung ist, kann die CRP-Bestimmung als Suchtest auf Organerkrankungen eingesetzt werden /[1]/.

CRP ist jedoch ein unspezifischer Indikator und nur nützlich, wenn klinische Zeichen einer Erkrankung vorliegen. Ein isoliert erhöhter CRP-Wert sollte primär nicht als pathognomonisch beurteilt, sondern kontrolliert werden. Berücksichtigt werden muß jedoch, daß die Akute-Phase-Reaktion den klinischen Symptomen oder der Änderung des Zustandsbildes vorauseilen kann.

Normale CRP-Werte schließen zwar viele akut-entzündliche Erkrankungen aus, insbesondere bakterielle Infektionen, sprechen aber nicht generell gegen ein entzündliches Geschehen.

So werden nicht oder nur leicht erhöhte Werte gefunden bei chronischen oder leichten Gewebeschäden, wiederholten Entzündungsschüben und einer gewissen Gruppe von Erkrankungen wie dem systemischen Lupus erythematodes, Sjögren's Syndrom, Dermatomyositis, der progressiven systemischen Sklerose, Kolitis ulzerosa und Leukämien /[10]/.

Beurteilung der Krankheitsaktivität

Bei akut entzündlichen Erkrankungen korreliert die Höhe des CRP-Anstiegs mit der Entzündungsaktivität und der Menge des Gewebes, die in den Entzündungsprozeß einbezogen ist.

CRP-Werte unter 10 mg/l sind ohne Krankheitswert. Bei akuten Krankheitsgeschehen sind Konzentrationen von 10—100 mg/l repräsentativ für /[11]/

— Leichte bis mäßig entzündliche Prozesse oder solche geringer Ausdehnung, z. B. lokale bakterielle Infektionen, unkomplizierte Zystitis, Bronchitis, Traumen, z. B. postoperativ, Unfall aber auch Herzinfarkt.
— Schwere virale Erkrankungen.
— Erkrankungen des rheumatischen Formenkreises, Tuberkulose, Sarkoidose.

CRP-Werte über 100 mg/l bei akuten Krankheitsgeschehen sprechen für eine hohe und/oder ausgedehnte Entzündungsaktivität und werden gefunden bei Sepsis, grösseren Traumen (Verbrennungen, schwere operative Eingriffe), bakteriellen Infektionen, metastasierenden Tumoren, aktiver rheumatoider Arthritis, seronegativer Spondylarthritis, Immunvaskulitis, Polymyalgia rheumatica, Morbus Crohn, tiefer Venenthrombose usw.

Während des akuten Krankheitsverlaufes ist die Verlaufskontrolle der CRP-Konzentration ein empfindlicher Indikator der Entzündungsaktivität. Die Zu- oder Abnahme der Entzündungsreaktion wird mit einer Verzögerung von 24—48 Std. durch einen Anstieg oder Abfall des CRP angezeigt.

Chronische Entzündungen verursachen keinen der Entzündungsaktivität oder -Ausdehnung entsprechenden CRP-Anstieg, Wechsel in der Entzündungsaktivität führen nur bei einigen Erkrankungen zu veränderten Serumwerten.

Erkennung interkurrierender Infektionen

Bakterielle Infektionen sind der stärkste Stimulus der Akute-Phase-Reaktion. Ein plötzlicher, stärkerer Anstieg der CRP-Konzentration, z. B. postoperativ oder bei chronischen Organ- oder Systemerkrankungen, die gewöhnlich mit mäßig erhöhten CRP-Werten einhergehen, kann deshalb als Zeichen einer komplizierenden bakteriellen Infektion bewertet werden.

Therapiekontrolle

Akut-entzündliche Erkrankungen, z. B. bakterielle Infektionen, reagieren auf adäquate Therapie innerhalb von 3 Tagen mit einem deutlichen Abfall zuvor erhöhter CRP-Werte.

Chronisch entzündliche Erkrankungen sind klinisch, bezugnehmend auf einen Therapieerfolg, oft schwer beurteilbar, z. B. rheumatoide Arthritis unter Goldtherapie. Die CRP-Verlaufskontrolle ist zur Beurteilung einer Besserung bei einigen Erkrankungen geeignet, da CRP nicht durch antiphlogistische oder immunsuppressive Arzneimittel beeinflußt wird, es sei denn, diese vermindern direkt die Intensität und Ausdehnung des entzündlichen Geschehens /[10]/.

Prognostische Aussage

Persistierend hohe CRP-Konzentrationen bei bakteriellen Infektionen, bei Herzinfarkt oder bei malignen Tumoren weisen auf eine ungünstige Prognose hin.

Vorteile der CRP-Bestimmung als Indikator einer entzündlichen Erkrankung gegenüber der Temperaturmessung, Blutsenkungsreaktion und Leukozytenzählung

Fieber und Leukozytose können bei Sepsis und lokalen akut-entzündlichen Prozessen ausbleiben.

Patienten mit Leukopenie lassen bei akuten Infektionen eine Leukozytose vermissen.

Während der akuten Entzündungsreaktion zeigt die CRP-Konzentration geringere Schwankungen als die Leukozytenzahl und die Blutsenkungsreaktion.

Auch nicht akut-entzündliche Vorgänge können einhergehen mit Fieber, z. B. zerebral bedingt, oder Leukozytose, z. B. körperliche Anstrengung, akuter Blutverlust.

Die Blutsenkungsreaktion ist nicht entzündungsspezifisch, ihr Wert wird z. B. beeinflußt vom Hämatokrit, Erythrozytenform, Erythrozytengröße, Immunglobulinwert.

Postoperativ auftretende Infektionen werden an der CRP-Zunahme schneller erkannt als durch Leukozytose und Anstieg der Blutsenkungsreaktion.

Die Entzündungsaktivität kann bei Erkrankungen des rheumatischen Formenkreises am CRP-Verhalten besser beurteilt werden als durch die Blutsenkungsreaktion.

CRP-Konzentration im Serum bei entzündlichen Erkrankungen

Erkrankung	**Beurteilung**
Rheumatische Beschwerden	Bei den rheumatischen Erkrankungen besteht häufig eine positive Korrelation zwischen klinischen Beschwerden und entzündlicher Reaktion des artikulären oder periartikulären Gewebes und damit auch zur CRP-Konzentration. So werden bei vielen Patienten mit polyarthritischen Beschwerden schon vor Auftreten der klinischen Symptome Erhöhungen gemessen und bei der Polymyalgia rheumatica kann es zu massiven CRP-Anstiegen kommen, ohne daß andere Tests auf Entzündungen (BSG, Leukozytenzahl) ansprechen. Umgekehrt können Patienten mit massiver Osteoarthritis oder gewissen ausgedehnten Bindegewebserkrankungen keinen oder nur einen diskreten CRP-Anstieg zeigen /[1]/. Dieses Verhalten des CRP hat eine gewisse differentialdiagnostische Bedeutung.
Rheumatoide Arthritis des Erwachsenen	Über 90% der Erwachsenen haben erhöhte CRP-Konzentrationen, Werte um 50 mg/l zeigen eine leichte bis mäßige Entzündungsreaktion an, Werte über 100 mg/l stärker ent-

CRP-Konzentration im Serum bei entzündlichen Erkrankungen (Fortsetzung)

Erkrankung	Beurteilung
	zündliche Reaktionen. Die CRP-Konzentration soll besser mit dem röntgenologisch feststellbaren Ausmaß der Gelenkdestruktion korrelieren, als mit der klinischen Symptomatik oder anderen serologischen Tests (Rheumafaktoren, Immunkomplexe). Unter Therapie mit langsam wirkenden Antirheumatika wie Gold, D-Penicillamin ist CRP ein besserer Indikator einer Abnahme der Entzündungsreaktion als die BSG. Der Abfall des CRP geht der Besserung der klinischen Symptomatik und der Abnahme der radiologisch sichtbaren progressiven Veränderungen voraus /[10]/.
Juvenile chronische Arthritis	Kinder mit primär chronischer Polyarthritis haben im aktiven Krankheitsstadium hohe CRP-Werte, sind nur wenige Gelenke befallen oder ist die klinische Symptomatik mild, sind die CRP-Werte normal oder nur leicht erhöht. Generell korreliert bei juveniler chronischer Arthritis das CRP nicht so gut mit der Entzündungsaktivität, als wie das bei der Erwachsenenform der Fall ist /[12]/.
Ankylosierende Spondylitis (M. Bechterew)	Die CRP-Konzentration kann schon lange vor Auftreten der klinischen Beschwerden erhöht sein. Der Anstieg korreliert mit den klinischen Beschwerden /[12]/.
Osteoarthritis (degenerative Gelenkerkrankung)	Verursacht meist keine oder nur eine geringe CRP-Erhöhung, trotz ausgedehnter Gelenkschäden und Entzündung. Die CRP-Konzentration kann ein differentialdiagnostisches Kriterium bei älteren Menschen zur Abgrenzung der Osteoarthritis von der rheumatoiden Arthritis sein.
Psoriasis-Arthropathie, Reiter-Syndrom, Pseudogicht	Die CRP-Konzentration ist erhöht und korreliert mit der Krankheitsaktivität. Die Pseudogicht zeigt nur leichte Anstiege, die Gicht leichte bis mäßige.
Systemischer Lupus erythematodes, Sjögren-Syndrom, Sklerodermie, Polymyositis, Dermatomyositis	Die chronischen Bindegewebserkrankungen können alle klinischen Zeichen einer aktiven Entzündung zeigen bei normalen CRP-Werten. Gelegentlich werden jedoch auch leicht erhöhte Werte gefunden. CRP-Werte über 60 mg/l bei diesen Patienten und Fieber sind ein starker Hinweis für das Vorliegen einer bakteriellen Infektion /[13]/. Normale CRP-Werte bei klinisch vorliegenden Entzündungszeichen sind ein wichtiges Kriterium zur Abgrenzung der genannten Bindegewebserkrankungen von anderen Gelenk- und Muskelleiden.
Polymyalgia rheumatica	Die Polymyalgia rheumatica ist eine Erkrankung älterer Menschen und klinisch durch erhebliche Morgensteifigkeit und Schmerzen im Gliedergürtelbereich auffällig. Die CRP und BSG sind hoch. Hohe CRP-Werte sind ein diagnostisch wichtiges Kriterium zur Abgrenzung gegenüber anderen Erkrankungen mit Muskelschmerz und Muskelsteifigkeit. Hydrocortison-Therapie führt zum raschen Abfall des CRP, die Einstellung der Dosierung wird orientiert an der Normalisierung des CRP-Wertes und der Linderung der klinischen Beschwerden. Unbehandelte Patienten entwickeln in 30% der Fälle eine Riesenzellarteriitis /[1]/. CRP-Konzentration und BSG verhalten sich nicht immer konform bei Polymyalgia rheumatica.

CRP-Konzentration im Serum bei entzündlichen Erkrankungen (Fortsetzung)

Erkrankung	**Beurteilung**
Immunvaskulitis, Panarteriitis nodosa, Wegnersche Granulomatose	CRP und BSG sind gewöhnlich erhöht, die CRP-Konzentration ist jedoch ein konstanteres Kriterium. Unter Therapie kommt es zu einem Abfall von CRP und bei klinischer Remission zur Normalisierung. Die Verlaufskontrolle des CRP wird als Kriterium der Therapieeinstellung empfohlen /[7]/.
Morbus Crohn, Kolitis ulzerosa, Kolon irritabile	Bei Morbus Crohn korrelieren die erhöhten CRP-Konzentrationen gut mit der Entzündungsaktivität. Die BSG korreliert weniger gut. Die Kolitis ulzerosa zeigt nur eine leichte CRP-Erhöhung und Werte über 50 mg/l sprechen mit hoher Wahrscheinlichkeit für den Morbus Crohn. Ein erheblicher Teil der Kolitis ulzerosa-Patienten hat wie diejenigen mit Kolon irritabile normale CRP-Werte /[14]/.
Infektionen	Bakterielle Infektionen führen zu einem CRP-Anstieg von meist über 50 mg/l, die CRP-Konzentration korreliert mit der Intensität und Ausbreitung der Entzündung. Die CRP-Verlaufsbeurteilung ist wertvoll bei Kindern, Schwerkranken und unter Umständen, die eine klinische Beurteilung eines Therapieerfolges erschweren. Ein Ansprechen der Therapie führt innerhalb von 3 Tagen zu einem deutlichen CRP-Abfall. Virale Infektionen verursachen nur leichte CRP-Erhöhungen; wenig ist bekannt über das CRP-Verhalten bei parasitären Infektionen und Pilzinfekten.
Neugeborenen-Infektionen	Bakterielle Infektionen Neugeborener, insbesondere Frühgeborener, verursachen schwere Verläufe und enden oft tödlich. Bei bestimmten mütterlichen Ursachen (Chorioamnionitis, vorzeitiger Blasensprung mehr als 24 Std. vor Geburt, mütterliches Fieber über 38 °C bei der Geburt) und kindlichen Infektzeichen (Tachypnoe, Dyspnoe, Apnoe, Temperaturinstabilität, Lethargie, geblähtes und gespanntes Abdomen) werden die Kinder einem Sepsis-Screen (Tab. 1) unterzogen. CRP-Werte im Nabelschnurblut oder Kapillarblut über 10 — 20 mg/l (abhängig von der Bestimmungsmethode) weisen auf eine Neugeboreneninfektion hin /[30]/. Erhöhte CRP-Werte ohne Vorliegen einer kindlichen Infektion werden auch gefunden bei den zuvor genannten mütterlichen Ursachen, fetalem Atemnotsyndrom und Mekoniumaspiration. Differentialdiagnostisch bedeutsam ist die CRP-Verlaufsbeurteilung.
Infektion bei vorzeitigem Blasensprung	Das CRP ist ein wertvoller Indikator der Chorioamnionitis bei Schwangeren mit vorzeitigem Blasensprung. Eine Studie /[15]/ erbrachte für das CRP folgende Beurteilung: Diagnostische Sensitivität 90%, diagnostische Spezifität 95%, positiver prädiktiver Wert 0.93, negativer prädiktiver Wert 0.91. Für die Leukozytenzählung waren die entsprechenden Werte 81%, 62%, 0.63 und 0.82.
Meningitis	Die CRP-Konzentration im Serum ist ein wichtiges Kriterium zur Abgrenzung der bakteriellen von der viralen Meningitis. In einer Studie /[16]/ an Patienten im Alter von 2 Wo. bis 49 J. lagen die CRP-Werte zwischen 80 und 400 mg/l bei bakterieller Meningitis. Bei viraler Meningitis lagen sie bis auf wenige Patienten, die Werte von 26 mg/l erreichten, im Referenzbereich. Auch bei anbehandelter bakte-

CRP-Konzentration im Serum bei entzündlichen Erkrankungen (Fortsetzung)

Erkrankung	Beurteilung
	rieller Meningitis waren die Werte bei Klinikaufnahme noch erhöht /[17]/. Die CRP-Werte normalisieren bei erfolgreicher antibakterieller Therapie innerhalb 1 Woche. Aus der Literatur ist ersichtlich, daß CRP-Konzentrationen < 20 mg/l mit hoher Wahrscheinlichkeit auf eine virale Meningitis hinweisen, Werte zwischen 20 und 60 mg/l sollten an eine tuberkulöse Form denken lassen und Werte > 100 mg/l sind hochwahrscheinlich für die bakterielle Meningitis. Die CRP-Bestimmung im Liquor scheint ungeeignet zur Abgrenzung der bakteriellen von der viralen Meningitis /[18, 19]/.
Adnexitis	Ein erhöhter CRP-Wert ist ein aussagekräftiger Parameter zur Diagnostik entzündlicher Adnexerkrankungen. In einer Studie /[20]/ hatten alle Patientinnen mit Adnexitis erhöhte CRP-Werte, die BSG war in 81% der Fälle erhöht, eine Leukozytose bestand bei 52% der Frauen.
Genital-Infektionen	Unkomplizierte Chlamydien- und Gonokokkeninfektionen gehen mit im Referenzbereich liegenden CRP-Werten einher. Disseminierte Gonokokkeninfektionen und diejenigen die Entzündungen im kleinen Becken bewirken, zeigten erhöhte CRP-Konzentrationen /[21]/.
Lungenerkrankungen	Dyspnoische Patienten haben bei Vorliegen einer chronisch obstruktiven Lungenerkrankung gewöhnlich normale CRP-Werte, die akute eitrige Bronchitis und die bakterielle Pneumonie verursachen Werte über 100 mg/l, virale Pneumonien nur mäßige Erhöhungen um 50 mg/l /[22]/.
Akute Leukämie	Fieber bei Leukämie-Patienten mit Agranulozytose kann bedingt sein durch eine Infektion, durch Bluttransfusionen oder Zytostatika-Therapie. CRP-Werte über 100 mg/l sprechen mit hoher Wahrscheinlichkeit für das Vorliegen einer Infektion /[23]/.
Akute Pankreatitis	Die akute Pankreatitis verursacht innerhalb der ersten 24 Std. CRP-Anstiege unterschiedlichen Ausmaßes. Innerhalb der ersten Krankheitswoche fallen die Werte ab. Ist die CRP-Konzentration am Ende der ersten Woche noch über 100 mg/l, liegt eine komplizierte Form vor und der Patient benötigt noch 2 oder mehr Wochen zur Bewältigung der Erkrankung. Ursache ist oft eine Zysten- oder Pseudozystenbildung. CRP-Werte über 100 mg/l am Ende der ersten Woche sollten deshalb eine Indikation zur sonographischen und röntgenologischen Suche nach Zysten und Pseudozysten sein /[24]/.
Post operationem	Nach größeren Operationen, z. B. im Abdominalbereich, kommt es innerhalb von 6 Std. zum CRP-Anstieg. Nach 48 Std. ist der Maximalwert erreicht (etwa 50—150 mg/l), am 3. postoperativen Tag kommt es zum Abfall und nach 7—10 Tagen wird der Referenzbereich wieder erreicht. Postoperative Komplikationen wie Infektionen, Gewebenekrosen, Thrombosen verursachen keinen CRP-Abfall, sondern gleichbleibende oder noch ansteigende Werte. Das CRP-Verhalten kann den klinischen Zeichen wie Fieber bis zu 24 Std. vorauseilen /[25]/.

CRP-Konzentration im Serum bei entzündlichen Erkrankungen (Fortsetzung)

Erkrankung	**Beurteilung**
Herzinfarkt	Beim Myokardinfarkt kommt es generell zum CRP-Anstieg. Maximalwerte werden etwa 50 Std. nach Einsetzen der klinischen Beschwerden erreicht, zu einem Zeitpunkt, wenn die CK-MB-Werte wieder normal werden. Das CRP fällt nach 1 Woche unter 10 mg/l beim unkomplizierten Infarkt. Kardiale Komplikationen lassen die CRP-Werte hoch bleiben. Die Messung des CRP beim Herzinfarkt ist deshalb von prognostischem Wert /[10]/.
Maligne Tumoren	Erhöhte oder ansteigende CRP-Werte ohne Vorliegen einer entzündlichen Erkrankung sollten Indikation zur Tumorsuche sein. Normale CRP-Werte sprechen nicht gegen ein Malignom. Ein CRP-Anstieg wird häufig erst bei metastasierenden Tumoren gefunden. Hohe CRP-Werte sollen auf eine schlechte Prognose hinweisen /[26]/. Beim Morbus Hodgkin zeigt die asymptomatische Form CRP-Konzentration von 5—20 mg/l, die symptomatische von 21—141 mg/l /[10]/.

Tab. 1 Labordiagnostische Infektzeichen bei Neugeborenen /[30]/

1)	Magensaftuntersuchung:	> 10 Leukozyten pro Gesichtsfeld
2)	Leukozyten im Blut:	< 5 000/µl > 20 000/µl am 1. und 2. Lebenstag > 16 000/µl am 3. Lebenstag
3a)	Verhältnis stab- zu segmentkerniger Neutrophiler:	> 0.33 am 1. Lebenstag > 0.20 am 2. Lebenstag
3b)	Stabkernige Neutrophile:	> 20% am 1. Lebenstag > 15% am 2. Lebenstag > 8% am 3. Lebenstag
4)	Thrombozytenzahl:	< 100 000/µl
5)	IgM >25 mg/dl	
6)	CRP>10—20 mg/l (Grenzwert methodenabhängig)	

In den meisten Fällen mit klinischen Infektzeichen und mindestens 2 von 6 labordiagnostischen Infektzeichen ist die Diagnose einer Neugeborenen-Infektion gesichert.

Hinweise und Störungen

Latex-Agglutinations-Test: Seine Zuverlässigkeit hängt vom Antiserum und der Homogenität der Latexpartikel ab. In Abhängigkeit vom Hersteller wurden im Vergleich zur radialen Immundiffusion in 7— 26% der Fälle abweichende Ergebnisse ermittelt. Keiner der kommerziellen Tests zeigte eine zufriedenstellende Präzision zwischen 10 und 40 mg/l /[27]/.

Unbekannte Proben sollten zur Vermeidung eines Prozonenphänomens unverdünnt und 1:10 verdünnt eingesetzt werden.

Nephelometrie: Hohe Rheumafaktorenkonzentrationen täuschen erhöhte CRP-Konzentrationen vor, da Rheumafaktoren mit dem Immunkomplex CRP-Anti-CRP-IgG im Meßansatz reagieren /[28]/.

Lipämie täuscht bei der Nephelometrie und Turbidimetrie, insbesondere den Endpunktverfahren, erhöhte CRP-Werte vor.

Pathophysiologie /[1, 10, 29]/

Akute-Phase-Proteine sind humorale Abwehrmoleküle des Antigen-unspezifischen Immunsystems, die schnell zur Verfügung stehen wenn Abwehrfunktion erforderlich ist. Sie werden nach ihrem funktionellen Verhalten bei entzündlichen Prozessen in 3 Gruppen eingeteilt

— CRP und Serum Amyloid-A-Protein reagieren innerhalb von 6—10 Std. und können einen Anstieg um mehr als das Tausendfache zeigen.

— Saures α_1-Glykoprotein, α_1-Antitrypsin, α_1-Antichymotrypsin, Fibrinogen, Haptoglobin zeigen eine Erhöhung um das 2—3fache und antworten zum Teil mit einer Konzentrationserhöhung nach 24 Std.

— Coeruloplasmin und die Komplementkomponente C3; ihre Konzentration steigt im Mittel um die Hälfte an, und daß erst nach 24—48 Std.

Die Akute-Phase-Proteine werden von der Leber gebildet. Stimulierend auf die Synthese der Akute-Phase-Proteine wirkt Interleukin I, das nach Aktivierung von Monozyten, Makrophagen und dendritischen Zellen des retikuloendothelialen Systems gebildet wird. Schwache Stimulation, z. B. leichte Gewebeschädigung, führt vorwiegend zur Synthese der Akute-Phase-Proteine in den periportalen Hepatozyten, stärkere Stimulation bezieht alle Hepatozyten eines Lobulus in die Synthese mit ein.

Beträgt der Anteil der lobulären Akute-Phase-Protein-Synthese 30—40%, kommt es zu einem Abfall der Synthese anderer Proteine, insbesondere von Albumin und Transferrin, die deshalb auch als Anti-Akute-Phase-Proteine bezeichnet werden.

Jede Konzentrationserhöhung der Akute-Phase-Proteine beruht auf einer Proteinneusynthese der Hepatozyten. Die sekretorische Antwortzeit der Hepatozyten beträgt mindestens 6 Std., erst dann kommt es zu einem signifikanten Anstieg der Akute-Phase-Proteine CRP und Serum Amyloid-A-Protein.

Hormone haben einen Einfluß auf die Bildung der Akute-Phase-Proteine. Hydrocortison und dessen Derivate senken nach mehreren Tagen die Synthese (antiinflammatorischer Effekt), eine Ursache ist die Hemmung der Interleukin I-Freisetzung aus dem Monozyten-Makrophagen-System. Das saure α_1-Glykoprotein bleibt jedoch unbeeinflußt. Dosis-abhängig stimulieren Östrogene die Bildung von α_1-Antitrypsin und Coeruloplasmin, ansonsten beeinflussen Sexualhormone die Synthese der Akute-Phase-Proteine wenig.

CRP ist das wichtigste und am besten untersuchte Akute-Phase-Protein, deshalb soll weiterführend die Pathophysiologie dieses Proteins abgehandelt werden.

CRP besteht aus 5 identischen nichtglykosylierten Polypeptitketten globulärer Struktur mit dem Molekulargewicht von jeweils 21 000. Jede Untereinheit kann ein Ca-Ion binden.

CRP wird den Pentraxinen zugerechnet, einer Grupppe von Proteinen mit Abwehrfunktion, die bei allen Vertebraten gefunden wird. CRP hat die Fähigkeit ein breites Spektrum biochemischer Strukturen (Liganden) zu binden. Diese können exogenen Ursprungs sein, z. B. Phosphorylcholin und saure Glykoproteine von Bakterien, Pilzen und Parasiten oder endogenen Ursprungs, z. B. Phospholipide, polyanionische oder polykationische Proteine aus zerstörten Zellen. Die Bindung des CRP an die Liganden soll durch Ca-Ionen vermittelt werden.

Die Bindung von CRP an Liganden hat folgende Sekundäreffekte
— Präzipitation löslicher Liganden und somit Halten am Ort.
— Agglutination partikulärer Liganden und Fixierung am Ort.
— Aktivierung des Komplement-Systems über den klassischen Weg. So kann sich z. B. CRP Ca-Ionen-vermittelt an die Zellmembran geschädigter Körperzellen oder

von Mikroorganismen binden. Lokal kommt es zur Konformationsänderung in der Membranarchitektur wodurch Rezeptoren für die Komplementkomponente C1q entstehen. Bindet C1q, wird die Komplementkaskade aktiviert und die Fremdstruktur zerstört.

— Bindung an Fc-Stücke tragende Lymphozyten, die für die Antikörper-abhängige Zytotoxizität verantwortlich sind (ADCC-Reaktion).

— Aggregation und Aktivierung von Thrombozyten.

Zusammenfassend hat CRP folgende Funktionen

— Potientiell toxisches körpereigenes Material, das bei Gewebeschädigung freigesetzt wird zu erkennen, zu binden, es dabei möglicherweise atoxisch zu machen und dessen Abräumung einzuleiten oder zu begünstigen.

— Bindung an die Zellmembran von Mikroben, z. B. Reaktion mit bakteriellen Lektinen und Wirkung als Opsonin durch Aktivierung von Makrophagen und des Komplement-Systems.

Die normale Syntheserate des CRP beträgt 1—10 mg/Tag und kann bei entzündlichen Vorgängen auf mehr als 1g/Tag gesteigert werden. Bleibt der Stimulus durch Interleukin I aus, wird die Bildung auf die normale Syntheserate mit einer Halbwertszeit von 2—4 Std. zurückgenommen. Die Halbwertszeit im Plasma und der interstitiellen Flüssigkeit beträgt 1— 2 Tage. CRP ist aufgrund seines schnellen Anstiegs, der massiven Steigerung seiner Syntheserate und der kurzen Halbwertszeit ein besserer Indikator der akuten Entzündungsaktivität und ihres Ausmaßes als andere Akute-Phase-Proteine.

Bei chronischen Entzündungen ist der CRP-Anstieg niedriger als erwartet, bei einigen entzündlichen Erkrankungen fehlt er ganz oder ist diskret, z. B. bei Bindegewebserkrankungen (systemischer Lupus erythematodes, Sklerodermie, Polymyositis) Osteoarthritis, Periarthritis, Spondylose, Kolitis ulzerosa. Die niedrigen CRP-Konzentrationen bei chronischen Entzündungen beruhen möglicherweise auf einer Herunterregulierung der CRP-Synthese auf ein niedrigeres Niveau. Die mangelnde CRP-Synthese beim systemischen Lupus erythematodes und der Sklerodermie sollen ursächlich durch eine defekte Bildung von Interleukin I durch das Monozyten-Makrophagen-System bedingt sein.

Amyloid A wird aus dem Akute-Phase-Protein Serumamyloid A gebildet. Amyloid A entsteht als sogenanntes sekundäres Amyloid bei rheumatoider Arthritis, chronischen Entzündungen und malignen Tumoren. Es lagert sich in den Grundmembranen der Gefäße und den Sinusoiden von Leber und Milz ab. Bei Patienten mit rheumatoider Arthritis und erhöhter Konzentration an Akute-Phase-Proteinen kommt es nach Jahren zur Ausbildung einer Amyloidose insbesondere der Nieren, wenn die Konzentration von Amyloid A therapeutisch nicht gesenkt wird. Die Therapiekontrolle des Rheumatikers durch die CRP-Messung (Serumamyloid verhält sich wie CRP) kann deshalb die Ausbildung einer Amyloidose verzögern.

Literatur

1. *Whicher, J. T., P. A. Dieppe:* Clinics in Immunology and Allergy *5:* 425 (1985). Acute phase proteins.
2. *Evers, J., R. Gross:* Dtsch. Ärztebl. *82:* 1069 (1985). Leitsymptom Fieber.
3. *Kenny, M. W., D. J. Worthinston, J. Stuart* et al.: Clin. Lab. Haematol. *3:* 299 (1981). Efficiency of haematological screening test for detecting disease.
4. *Gross, R.:* Dtsch. Ärztebl. *83:* 1122 (1986). Blutkörperchensenkung als Krankheitsindex.
5. *Thomas, L.:* Serumeiweiß-Elektrophorese. Urban und Schwarzenberg, München (1981).
6. *Koepke, J. A.:* Labmedica (June/July) :35 (1986). Laboratory diagnosis of acute inflammation.

7. *Hind, C. R. K., C. O. Savage, C. G. Winearls, M. B. Pepys:* Br. Med. J. *288:* 1027 (1984). Objective monitoring of disease activity in polyarteriitis by measurement of serum C-reactive protein concentration.
8. *Claus, D. R., A. P. Osmand, H. Gewurz:* J. Lab. Clin. Med. *87:* 120 (1976). Radioimmunoassay of human C-reactive protein and levels in normal sera.
9. *Sabel, K. G., C. Wadsworth:* Acta Paediatr. Scand. *68:* 825 (1979). C-reactive protein in early diagnosis of neonatal septicemia.
10. *Hind, C. R., M. B. Pepys:* Int. Med. Specialist *5:* 112 (1984). The role of serum CRP measurement in clinical practice.
11. *Morley, J. J., I. Kushner:* Ann. N. Y. Acad. Sci *7:* 406 (1982). Serum C-reactive protein levels in disease.
12. *Cowling, P., R. Ebringer, D. Cawdell, M. Ishi, A. Ebringer:* Ann. Rheumat. Dis. *39:* 45 (1980). C-reactive protein, ESR and Klebsiella in ankylosing spondylitis.
13. *Becker, G. J., M. Waldenburger, G. R. V. Hughes, M. B. Pepys:* Ann. Rheumat. Dis. *39:* 50 (1980). Value of serum C-reactive protein measurement in investigation of fever in systemic lupus erythematodes.
14. *Fagan, E. A., R. F. Dyck, P. W. Maton* et al.: Europ. J. Clin. Invest. *12:* 351 (1982). Serum levels of C-reactive protein in Crohn's disease and ulcerative colitis.
15. *Hawrylyshyn, P., P. Bernstein et al:* Am. J. Obstet. Gynecol. *147:* 240 (1983). Premature rupture of membranes: The role of C-reactive protein in the prediction of chorioamnionitis.
16. *Peltola, H. O.:* Lancet *I:* 980 (1982). C-reactive protein for rapid monitoring of infections of the central nervous system.
17. *Peltola H. O., P. Valmari:* Neurology *35:* 251 (1985). Serum C-reactive protein as detector of pretreated childhood bacterial meningitis.
18. *Donald, P. R., A. F. Strachan, J. F. Schoeman, F. C. de Beer:* J. Lab. Clin. Med. *106:* 424 (1985). Cerebrospinal fluid C-reactive protein in infective meningitis in childhood.
19. *Trienekens, P. H., F. Willems, H. C. Zaanen:* Clin. Chem. *31:* 345 (1985). Significance of CRP in spinal fluid.
20. *Künzig, H. J., P. Schmidt-Rhode, M. Krämer, H. Prinz:* Geburtsh. und Frauenheilk. *45:* 881 (1985). Akute-Phase-Proteine (C-reaktives Protein, Orosomucoid, Haptoglobin). Spezifische Marker bei der Diagnostik entzündlicher Adnexerkrankungen.
21. *Schalla, W. O., R. J. Arko, S. E. Thompson:* J. Clin. Microbiol. *20:* 1171 (1984). Evaluation of a C-reactive protein latex agglutination detection test with sera from patients with sexually transmitted diseases.
22. *McCarthy, P. L., A. L. Frank, R. C. Ablow* et al.: J. Pediatrics *92:* 454 (1978). Value of C-reaktive protein test in the differentiation of bacterial and viral pneumonia.
23. *Timonen, T., P. Koistinen:* Europ. J. Cancer Clin. Oncol. *21:* 557 (1985). C-reactive protein for detection and follow up of bacterial and fungal infections in serverely neutropenic patients with acute leukaemia.
24. *Mayer, A. D., M. J. McMahon, M. Bowen, E. H. Cooper:* J. Clin. Pathol. *37:* 207 (1984). C-reactive protein: An aid to assessment and monitoring of acute pancreatitis.
25. *Fischer C. L., C. Gill, M. G. Forrester, R. Nakamura:* Amer. J. Clin. Pathol. *66:* 840 (1976). Quantitation of acute phase proteins postoperatively.
26. *Weinstein, S. P., M. Skinner, J. D. Sipe* et al.: Scand. J. Immunol. *19:* 193 (1984). Acute phase proteins as tumor markers: The role of SAA, SAP, CRP and CEA as indicators of metastases in a broad spectrum of neoplastic diseases.
27. *Wadsworth, C., A. Fasth, E. Wadsworth:* J. Immunol. Methods *83:* 29 (1985). A critical analysis of commercially available latex particle reagents for C-reactive protein (CRP) slide agglutination tests.
28. *Müller, W., R. Mierau, D. Wohltmann:* J. Immunol. Methods *83:* 29 (1985). Interference of IgM rheumatoid factor with nephelometric C-reactive protein determination.
29. *Laurell, C. B.:* Recent Adv. Clin. Biochem. *3:* 103 (1985). Acute phase proteins: A group of protective proteins.
30. *Amato M., Ch. Ruckstuhl, G. v. Muralt:* Schweiz. Med. Wschr. *114:* 412 (1984). C-reaktives Protein im Serum Frühgeborener.

Anti-Akute-Phase-Proteine

Diese Proteingruppe umfaßt im wesentlichen die Proteine Präalbumin, Albumin und Transferrin. Während einer Akute-Phase-Reaktion reagieren sie mit einem Konzentrationsabfall im Plasma.

Albumin

Indikation

Serum

Sh. Gesamteiweiß und Serumeiweiß-Elektrophorese.
Diagnostik von Schrankenstörungen bei ZNS-Erkrankungen.

Liquor

Diagnostik von Schrankenstörungen, sh. S. 1403.

Urin

Frühdiagnostik renal parenchymatöser Erkrankungen, insbesondere bei Diabetes mellitus, sh. S. 430.

Bestimmungsmethoden

Serum

Farbstoffbindungsmethoden, z. B. unter Verwendung von Bromkresolgrün oder Bromkresolpurpur /1/.

Serumeiweiß-Elektrophorese in Kombination mit der Gesamteiweiß-Bestimmung im Serum. Prinzip sh. S. 661.

Immunchemisch: Radiale Immundiffusion, Laser-Nephelometrie, Turbidimetrie.

Liquor und Urin

Immunchemisch: Radiale Immundiffusion, Laser-Nephelometrie, Turbidimetrie, Radioimmunoassay.

Untersuchungsmaterial

Serum, Plasma, Harn, Liquor 0.5 ml

Referenzbereiche

Serum /2/	♀	36—50 g/l
	♂	37—50 g/l
Liquor /3/		110—350 mg/l
Harn /4/		bis 15 mg/l (morgendl. Spontanurin)
/5/		2.6—16.6 mg/l (24 Std.-Sammelurin)

Bewertung

Albumin im Serum: Sh. Gesamteiweiß und Serumeiweiß-Elektrophorese.
 Albumin im Liquor: Sh. S. 1403.

Albumin im Harn: Sh. S. 430.

Pathophysiologie

Albumin hat ein Molekulargewicht von 66.000 und wird in der Leber synthetisiert. Die tägliche Bildungsrate beträgt etwa 14 g, die Halbwertszeit im Plasma etwa 20 Tage.

Wesentlicher Einflußfaktor der Albuminsynthese ist die Ernährung. Erst starke Mangelernährung oder mehrwöchiges Hungern führen zum Abfall des Plasmaalbumins. Etwa 70% des Körperalbumins befinden sich im interstitiellen Raum, besonders der Haut. Die Haut bildet im wesentlichen den Albuminpool, aus dem bei mangelnder Synthese die Plasmakonzentration aufrecht erhalten wird. Erst eine längerzeitige schwere Virushepatitis oder eine ausgeprägte Leberzirrhose führen zur stärkeren Einschränkung der Albuminsynthese.

Stärkerer Albuminverlust nach außen, z. B. beim nephrotischen Syndrom, führt zur gesteigerten Albuminsynthese. Da die Albuminsynthese gekoppelt mit der Cholinesterase-Synthese verläuft, ist die Aktivität letzterer im Serum erhöht. Absolute Albuminerhöhungen im Serum kommen nicht vor. Erhöhte Werte beruhen fast immer auf einer Pseudohyperalbuminämie, z. B. bei Exsikkose.

Viele Medikamente binden an Albumin. Hypoalbuminämie kann deshalb verbunden sein mit einer Erhöhung des freien, pharmakologisch aktiven Anteils eines Medikaments. Stark Albumin-gebundene Pharmaka sind z. B. Phenytoin und Valproinsäure. Hypoalbuminämie kann bei diesen Patienten trotz gleichbleibender Dosierung zur Erhöhung der pharmakologischen Wirkung führen. Auch kann sich das Bindungsvermögen des Albumins für Pharmaka ändern, so nimmt es z. B. für Phenytoin und Salizylsäure ab bei Niereninsuffizienz.

Genetische Strukturvarianten des Albumins werden in der Serumeiweiß-Elektrophorese erkannt (sh. dort).

Transferrin

Indikation

Differentialdiagnostik von Hyposiderinämien.
Verdacht auf Hämochromatose.
Bestimmung des Proteinurie-Selektivitäts-Index (sh. S. 430).

Bestimmungsmethoden

Immunchemisch: Radiale Immundiffusion, Laser-Nephelometrie, Turbidimetrie.

Untersuchungsmaterial

Serum, Urin 0.5 ml

Referenzbereiche

Serum /[6]/	220—372 mg/dl (77—131 IU/ml)

Umrechnungsfaktor: IU/ml × 2.85 = mg/dl

Bewertung

Hyposiderinämie in Verbindung mit einer Transferrinerhöhung weist auf Eisenmangel hin. Hyposiderinämie in Kombination mit erniedrigtem Transferrin spricht für Infekt- oder Tumor-bedingte Eisenverminderung. Sh. weiterführend Eisenstoffwechsel, S. 368.

Pathophysiologie

Transferrin hat ein Molekulargewicht von 90.000, wandert elektrophoretisch in der β-Globulinfraktion, wird in der Leber gebildet und besitzt einen genetischen Polymorphismus. Eine wesentliche Rolle spielt es im Eisenstoffwechsel und in der Infektabwehr, außerdem hat es einen Einfluß auf das Zellwachstum /[7]/.

Transferrin und Eisenstoffwechsel /[7,8]/

Transferrin ist für den Eisentransport verantwortlich und erfüllt im wesentlichen folgende Funktionen

— Transport des Eisens von den Resorptionsstellen des oberen Dünndarms und den Abbauorten des Hämoglobins zu den Eisen-verbrauchenden Zellen, insbesondere dem hämatopoetischen Gewebe im Knochenmark.
— Verhinderung des Eisenverlustes über die Nieren, von den etwa 4 g Körpereisen gehen täglich nur 0.1 mg verloren.
— Bindung des Eisens zur Vermeidung von Eisenintoxikationen, die Konzentration an freiem Eisen im Plasma beträgt weniger als 10 µg/l.

Ein Molekül Transferrin bindet 2 Atome dreiwertiges Eisen, eine Ladung des Eisens wird von einem Bikarbonation abgesättigt. Die Assoziationskonstante des Transferrins für Eisen ist hoch beim leicht alkalischen pH-Wert des Blutes. 70% des zirkulierenden Transferrins haben kein Eisen gebunden (Apotransferrin), 30% sind mit Eisen beladen (Holotransferrin). Das blutbildende System benötigt täglich etwa 25 — 30 mg Eisen. Dazu muß die Gesamtmenge von 9 g Plasmatransferrin, die 11—12 mg Eisen trägt, 7—10 mal täglich zu den hämatopoetischen Zellen geführt werden.

Transferrin reagiert mit den hämatopoetischen Zellen und den anderen Eisen-verbrauchenden Zellen über spezifische Rezeptoren an der Zelloberfläche. Retikulozyten haben 300.000 Rezeptoren an ihrer Oberfläche, die Ausprägung wird vom 3. Chromosom gesteuert.

Im ersten Schritt des Eisentransports in die Zelle wird Holotransferrin an seinen Zellmembran-Rezeptor gebunden. Die Anlagerung verursacht ein Zusammenfließen der Rezeptoren zu vakuolenartigen Strukturen der Zellmembran, den coated pits, aufgrund derer es zur Endozytose des Rezeptor-Holotransferrin-Komplexes kommt. In der durch Endozytose in die Zelle aufgenommenen Vakuole sinkt der pH-Wert rasch auf pH 5.5 — 6.5 ab, die Eisenbindungsfähigkeit des Holotransferrins ist stark vermindert und Eisenionen werden abgegeben.

Das Apotransferrin wird bei diesen pH-Werten fest an die Rezeptoren gebunden, entgeht dadurch dem lysosomalen intrazellulären Abbau und wird samt dem Rezeptor wieder an die Zelloberfläche geschleust. Beim alkalischen pH-Wert der interstitiellen Flüssigkeit ist die Bindung des Apotransferrins zum Rezeptor gering, es dissoziiert ab und steht nun wieder für die Eisenbindung zur Verfügung. Der geschilderte Transferrinzyklus dauert etwa 16 min.

Transferrin und Infektabwehr /[7]/

Apotransferrin hemmt das mikrobielle Wachstum, insbesondere von Bakterien, Holotransferrin hat keine Wirkung. Eine Ursache soll die Konkurrenz um das freie Eisen sein, das für das Wachstum vieler Erreger essentiell ist. Die Erreger sind nicht alle in gleichem Maße empfindlich. Unterstützt wird die Wirkung von Apotransferrin bei

Infektionskrankheiten durch *Lactoferrin*, ein Protein, das am Ort der Entzündungsreaktion aus Granulozyten freigesetzt wird und eine 100fach höhere Affinität zu dreiwertigem Eisen hat als Transferrin. Es kommt somit zu einer weiteren Eisenverknappung für die Infektionserreger.

Patienten mit Eisenüberladung erleiden häufiger Infektionskrankheiten als Personen mit normalem Eisenhaushalt.

Literatur

1. *Hill, P.G.:* Ann. Clin. Biochem. *22:* 565 (1985). The measurement of albumin in serum and plasma.
2. *Reed, A. H., D. C. Cannon, J. W. Winkelman* et al.: Clin. Chem. *18:* 57 (1972). Estimation of normal ranges from a controlled sample survey. I. Sex- and age-related influences on the SMA 12/60 screening group of tests.
3. *Kleine, T. O.:* Neue Labormethoden für die Liquordiagnostik. Thieme, Stuttgart (1980).
4. *Mogensen, C. E.:* New Engl. J. Med. *310:* 356 (1984). Microalbuminuria predicts clinical proteinuria and early mortality in maturity-onset diabetes.
5. *Harmoinen, A., I. Ala-Houhala, P. Vuorinen:* Clin. Chim. Acta *149:* 269 (1985). Rapid and sensitive immunoassay for albumin determination.
6. *Rentsch, I.:* Klin. Wschr. *47:* 433 (1969). Quantitative immunologische Transferrinbestimmung.
7. *Theobald, K., W. König:* Dtsch. Med. Wschr. *110:* 1581 (1985). Physiologische Bedeutung des Transferrins.
8. *Becker, G., W. Forth:* Dtsch. Ärztebl. *75:* 687 (1978). Eisenstoffwechsel und Eisenmangel.

α_1-Antitrypsin

α_1-Antitrypsin ist ein Akute-Phase-Protein, seine Funktion besteht in der Aktivitätshemmung proteolytischer Enzyme, es ist also ein Proteinaseinhibitor (Pi). Verantwortlich für die Bildung von α_1-Antitrypsin sind mehr als 30 bekannte Allele und Subtypenallele. Die Allele werden mit Großbuchstaben gekennzeichnet die Subtypenallele mit Großbuchstaben und Zahl /[1]/.

Die Allele sind in einem Proteinaseinhibitor-System (Pi-System) von A—Z angeordnet. Das eine normale α_1-Antitrypsin-Aktivität kodierende und am häufigsten vorkommende Allel ist PiM. 7 Allele, nämlich PiI, PiM malton, PiP, PiS, PiW, PiZ und Pi null kodieren eine verminderte α_1-Antitrypsin-Aktivität, sind also Mangelallele. Die Vererbung der α_1-Antitrypsinbildung unterliegt einem autosomal kodominanten Erbgang. Der heterozygote Mangel-Phänotyp hat ein normal kodierendes und ein Mangelallel (z. B. Phänotyp PiMZ) der homozygote Mangel-Phänotyp besitzt 2 Mangelallele (z. B. Phänotyp PiZZ).

Klinisches Interesse kommt dem Pi-System zu, da Träger von Mangelallelen eine den Erfordernissen nicht genügende α_1-Antitrypsinaktivität haben und deshalb gehäuft an Lungen- oder Lebererkrankungen leiden /[2]/.

Indikation

Verdacht auf hereditären α_1-Antitrypsin-Mangel, wenn folgende Symptome oder Erkrankungen vorliegen

- Ikterus prolongatus der Neugeborenen.
- Hepatitis unklarer Genese im Säuglings- und Kleinkindalter.
- Lungenemphysem des Erwachsenen.
- Hepatitis oder Leberzirrhose unklarer Genese des Erwachsenen.

Bestimmungsmethoden

α_1-Antitrypsin-Konzentration

Serumeiweiß-Elektrophorese: α_1-Antitrypsin ist das mit Proteinfarbstoffen maßgeblich anfärbbare Protein der α_1-Globulinfraktion. Beim homozygoten α_1-Antitrypsin-Mangel kann die α_1-Globulinfraktion stark vermindert sein oder fehlen. Eine normale α_1-Globulinfraktion schließt den α_1-Antitrypsin-Mangel nicht aus.

Immunchemische Verfahren: Radiale Immundiffusion, Laser-Nephelometrie, Turbidimetrie. Prinzip sh. S.1460.

Trypsininhibitor-Kapazität /[3, 4]/

Prinzip: Zugabe von Patientenserum zu einer Trypsin-katalysierten Testreaktion hemmt die Aktivität einer vorgelegten Trypsinmenge in Abhängigkeit von der α_1-Antitrypsin-Konzentration in der Patientenprobe. In der Testreaktion setzt das verbleibende aktive Trypsin aus hinzugegebenem Substrat (Benzoyl-Arginin-p-Nitroanilid oder Tosyl-glycyl-prolyl-lysin-4-nitranilidazetat) das p-Nitranilin frei, dessen Zunahme als Extinktion bei 405 nm photometrisch gemessen wird. Als Bewertungskriterium wird die Trypsinaktivität herangezogen, die von 1 Liter Serum gehemmt wird.

Klassifizierung des α_1-Antitrypsin-Phänotyps

Der genetische Polymorphismus des α_1-Antitrypsins stellt sich elektrophoretisch als ein dem jeweiligen Phänotyp entsprechendes Bandenmuster dar.

Stärkegel- oder Agarosegel-Elektrophorese /[5]/: Das Serum des Patienten wird bei pH-Wert 4.9 zur Anode hin aufgetrennt. α_1-Antitrypsin wandert schneller als Albumin, für jeden Patienten stellt sich α_1-Antitrypsin als ein Muster von mindestens 6 Proteinbanden dar. Elektrophoretische Polymorphismen, die von einem Allel kodiert werden, das alphabetisch vor dem PiM steht, wandern schneller anodisch, diejenigen die hinter PiM stehen, langsamer als PiM.

Isoelektrofokussierung im Polyacrylamidgel /[6, 7]/: Die Fokussierung erfolgt im pH-Bereich 4—6. Es stellt sich ein dem jeweiligen Phänotyp entsprechendes Bandenmuster dar, das häufig aus 2 Haupt- und 2—6 Minorbanden besteht.

Untersuchungsmaterial

Serum, Heparinplasma 1 ml

Referenzbereiche

α_1-Antitrypsin-Konzentration /[8]/	190—350 mg/dl (80—147 IU/ml)
Trypsininhibitor-Kapazität /[9]/	1.4—2.4 kIU/l
Elektrophoretische Phänotypisierung	Muster PiMM

Umrechnungsfaktor der Konzentration: mg/dl × 0.238 = IU/ml

Bewertung

Die klinische Bedeutung der α_1-Antitrypsin-Untersuchung liegt in der Erkennung von Personen, die Phänotypen des homozygoten oder heterozygoten α_1-Antitrypsinmangels sind. Vorwiegend die homozygoten Träger eines Mangelallels haben eine verminderte α_1-Antitrypsinkonzentration oder Trypsininhibitorkapazität. 51% der heterozygoten Mangelallelträger haben zwar eine verminderte α_1-Antitrypsinkonzentration oder Trypsininhibitorkapazität, die Werte liegen aber noch im Referenzbereich oder sind grenzwertig /[10]/. Diese Personen können vermittels der elektrophoretischen Phänotypisierung erkannt werden.

Ursache von noch im Referenzbereich liegenden α_1-Antitrypsinwerten bei Trägern eines Mangelallels ist unter anderem die Akute-Phase-Funktion dieses Proteins bei Entzündungen. Solche Fälle werden anhand der gleichzeitig vorliegenden Erhöhung des C-reaktiven Proteins abgegrenzt.

Die α_1-Antitrypsin-Phänotypenfrequenz in Deutschland und die prozentuale mittlere α_1-Antitrypsin-Konzentration der verschiedenen Phänotypen sind in Tab. 1 gezeigt. Homozygote Merkmalsträger haben in Europa ein durchschnittliches Vorkommen von 1:750, heterozygote von 1:12. Der homozygote Phänotyp mit der stärksten α_1-Antitrypsin-Verminderung (PiZZ) hat eine Häufigkeit von 1:1600 und der heterozygote mit der stärksten Erniedrigung (PiMZ) von etwa 1:100. Der vorwiegend in Nordeuropa vorkommende Phänotyp PiSZ hat dort eine Häufigkeit von 1:750 und kann α_1-Antitrypsin-Konzentrationen von unter 40% der Norm haben.

Klinisch bedeutsam ist die Erkennung der Merkmalsträger PiZZ, PiMZ und PiSZ, da sie für Erkrankungen von Lunge und Leber prädisponiert sind. Die Zahl der Merkmalsträger nimmt von Nord- nach Südeuropa ab. Die elektrophoretische Klassifizierung des α_1-Antitrypsin-Phänotyps ist die zuverlässigste Untersuchung zur Erkennung des hereditären α_1-Antitrypsin-Mangels.

Tab. 1 α_1-Antitrypsin-Phänotypen-Frequenz in Deutschland und prozentuale Konzentration bezogen auf den Normwert /[11, 5]/

Phänotyp	Häufigkeit (%)	% des Normwertes
PiMM	92.6	100
PiMZ	2.2	61
PiZZ	0.06	15
PiMS	3.9	83
PiSS	0.4	63

Klinische Manifestation des α_1-Antitrypsinmangels /[2]/

Manifestation	Klinik
Frühkindliche Lebererkrankung	Im Kindesalter stehen beim α_1-Antitrypsinmangel des Typs PiZZ Erkrankungen der Leber im Vordergrund. Sie treten klinisch als Ikterus prolongatus bzw. Hepatitis des Neugeborenen in Erscheinung oder als kindliche chronische Hepatitis oder Leberzirrhose. Nach einer schwedischen Studie /[12]/ sind nur 17% der PiZZ-Träger betroffen, andere Studien /[2]/ geben einen höheren Prozentsatz an. Bei familiärer Häufung sollte eine Phänotypenbestimmung des Feten aus dem Fruchtwasser erfolgen, da zu erwarten ist, daß ebenfalls Störungen auftreten /[13]/.
Kindliche Lungenerkrankung	Bei Kindern mit homozygoten und heterozygoten α_1-Antitrypsinmangel treten bis zum 7. Lebensjahr keine durch Funktionstests feststellbaren pulmonalen Veränderungen auf /[14]/. Danach kommt es bei den Phänotypen PiZZ und PiSZ zunehmend zu Einschränkungen mit Zeichen eines Emphysems.
Lebererkrankung homozygoter Erwachsener	Mit homozygotem α_1-Antitrypsinmangel (PiZZ) erreichen ein Teil der Kinder, die eine frühkindliche Leberzirrhose entwickeln, nicht das Erwachsenenalter. Ein großer Teil der homozygoten Merkmalsträger bleibt unauffällig, ein kleiner Teil, insbesondere Männer entwickeln jenseits des 50. Lebensjahres eine Leberzirrhose oder ein Leberkarzi-

Klinische Manifestation des α_1-Antitrypsinmangels (Fortsetzung)

Manifestation	**Klinik**
	nom /[12]/. Die α_1-Antitrypsin-Konzentration leberkranker PiZZ-Phänotypen ist oft im Referenzbereich, aufgrund einer selektiven α_1-Antitrypsinerhöhung bei Leberkranken /[10]/.
Lebererkrankung heterozygoter Erwachsener	Heterozygote Merkmalsträger PiMZ und PiSZ haben eine Disposition zu chronischen Lebererkrankungen. Etwa 50% haben eine normale α_1-Antitrypsinkonzentration. Ein Teil dieser Lebererkrankungen firmiert klinisch unter kryptogen oder Alkohol-induziert. Studien zeigen, daß die kryptogene Genese häufiger bei PiMZ-Typen und die Alkohol-induzierte bei PiMS-Typen gefunden wird. Auch die Häufigkeit des malignen Leberzellkarzinoms ist bei heterozygoten häufiger als bei normalen PiMM-Phänotypen /[2, 10, 12]/.
Lungenerkrankung homozygoter Erwachsener	Etwa 80% der homozygoten PiZZ-Merkmalsträger entwickeln im Laufe des Lebens ein pulmonales Emphysem. Sie machen etwa 2% der erwachsenen Emphysematiker aus. Das Manifestationsalter liegt bei Rauchern deutlich niedriger. In einer Studie /[15]/ konnte gezeigt werden, daß bei Rauchern die Dyspnoe zwischen dem 30. und 40. LJ. beginnt und der Tod an Emphysem um das 50. LJ. eintritt. Bei Nichtrauchern entwickelte sich eine Dyspnoe erst um das 50. LJ. und das Emphysem jenseits des 60. LJ.
Lungenerkrankung heterozygoter Erwachsener	Heterozygote PiMZ- und PiSZ-Merkmalsträger erleiden als Raucher ebenfalls eine chronisch obstruktive Lungenerkrankung und sind klinisch vergleichbar den homozygoten Nichtrauchern.

Hinweise und Störungen

Probennahme: Antikoagulantien wie Citrat-Puffer, Kaliumoxalat-Natriumfluorid oder EDTA führen sowohl bei der Konzentrationsbestimmung mit der radialen Immundiffusion, als auch bei der Bestimmung der Trypsininhibitor-Kapazität zu falsch niedrigen Werten. Heparin stört nicht /[16]/.

Pathophysiologie /[2]/

α_1-Antitrypsin ist ein Glykoprotein mit dem Molekulargewicht 54.000 und kommt in etwa gleicher Konzentration im Plasma und der interstitiellen Flüssigkeit vor. Syntheseorte sind neben den Hepatozyten die Alveolarmakrophagen und die Monozyten. Die tägliche Bildungsrate beträgt 34 mg/kg Körpergewicht, die Halbwertszeit etwa 5 Tage.

α_1-Antitrypsin ist die unspezifische Antiprotease der Gewebe. Gegenüber α_2-Makroglobulin, das vorwiegend intravasal antiproteolytisch wirkt, reagiert α_1-Antitrypsin an epithelialen und serösen Oberflächen. Seine größte inhibitorische Aktivität ist gerichtet gegen die von Granulozyten freigesetzte Elastase, es hemmt aber auch Proteasen wie Trypsin, Plasmin und Urokinase.

Die Entwicklung des Lungenemphysems beim homozygoten α_1-Antitrypsin-Mangel soll auf einem Ungleichgewicht zwischen Elastase und α_1-Antitrypsin beruhen. Bei Trägern des Mangelallels PiZ wird alles aus dem Plasma übertretende α_1-Antitrypsin durch die von Alveolarmakrophagen gebildeten Peroxidasen inhibiert. Elastase die aus zerfallenden Granulozyten freigesetzt wird, kann somit nicht inaktiviert werden, was zu einem vermehrten Abbau des strukturellen alveolären Elastins und damit zur Emphysementwicklung führt. Rauchen soll durch Zerstörung von Granulozyten und Makrophagen den Prozeß fördern.

Träger des PiZ-Mangelallels mit Lebererkrankung retinieren α_1-Antitrypsin im endoplasmatischen Retikulum des Hepatozyten. Die Ablagerungen können mit der Perjodsäure-Schiff-Reaktion als intrazelluläre Einschlüsse sichtbar gemacht werden. Während als Ursache der frühkindlichen Leberzirrhose eine Imbalance zwischen Proteasen und α_1-Antitrypsin in der Leber diskutiert wird, ist die Pathogenese der Lebererkrankung im Erwachsenenalter noch völlig unklar.

Literatur

1. *Fagerhol, M. K., C. B. Laurell:* Clin. Chim. Acta *16:* 199 (1967). The polymorphism of prealbumine and α_1-antitrypsin in human sera.
2. *Schneider, M., G. Pott, U. Gerlach:* Klin. Wschr. *64:* 197 (1986). Alpha-1-Antitrypsin-Mangel.
3. *Witt, I., H. Lill:* α_1-proteinase inhibitor. In: *Bergmeyer, H. U.,* Methods of enzymatic analysis, Vol. V, S. 448. Chemie Weinheim (1984).
4. *Dick, W., W. Cullmann:* J. Clin. Chem. Clin. Biochem. *20:* 57 (1982). An amidolytic assay for determination of α_1-antitrypsin in serum and cerebrospinal fluid.
5. *Fagerhol, M. K.:* Scand. J. Clin. Lab. Invest. *23:* 97 (1969). Quantitative studies on the inherited variants of serum α_1-antitrypsin.
6. *Jeppsson, J. O., C. B. Laurell, M. K. Fagerhol:* Europ. J. Biochem. *83:* 143 (1978). Properties of isolated human α_1-antitrypsin of Pi types M, S, Z.
7. *Patzelt, D., H. Schröder:* Dt. Gesundh.-Wesen *38:* 119 (1983).Der genetische Polymorphismus des Alpha-1-Antitrypsins (Pi-System).
8. *Becker, W., W. Rapp, H. G. Schwick, K. Störiko:* Z. Klin. Chem. Klin. Biochem. *6:*113 (1968). Methoden zur quantitativen Bestimmung von Plasmaproteinen durch Immunpräzipitation.
9. *Witt, I., W. Tritschler:* J. *Clin. Chem. Clin. Biochem. 20:* 587 (1982). α_1-Antitrypsin: Referenzwerte im Serum und Plasma mit Benzoyl-D, L-arginin-p-nitroanilid, einem chromogenen Substrat.
10. *Carlson, J., S. Eriksson:* Scand. J. Gastroenterol. *20:* 835 (1985). Chronic cryptogenic liver disease and malignant hepatoma in intermediate α_1-antitrypsin deficiency identified by a PiZ-specific monoclonal antibody.
11. *Kühnl, P., W. Spielmann:* Archiv f. Genetik *51:* 15 (1978). α_1-Phänotypen bei Gesunden.
12. *Eriksson S. G.:* Scand. J. Gastroenterol. *20:* 907 (1985). Liver disease in α_1-antitrypsin deficiency.
13. *Roth, S. L.* et al.: Klin. Wschr. *58:* 617 (1980). Pränataler Ausschluß eines alpha-1-Antitrypsinmangels.
14. *Buist, A. S., B. E. Adams, A. H. Azzam, G. J. Sexton:* Amer. Rev. Respir. Dis. *122:* 817 (1980). Pulmonary function in young children with α_1-antitrypsin deficiency.
15. *Janus, E. D., N. T. Phillips, R. W. Carrell:* Lancet *II:* 152 (1985). Smoking, lung function and α_1-antitrypsin deficiency.
16. *Berninger, R. W., M. F. Teixeira:* J. Clin. Chem. Clin. Biochem. *23:* 277 (1985). α_1-antitrypsin: The effect of anticoagulants on the trypsin inhibitory capacity, concentration and phenotype.

Coeruloplasmin

Coeruloplasmin ist ein Akute-Phase-Protein und Transportprotein. Seine Funktion besteht im Transport von Kupfer aus der Leber in die Kupfer verbrauchenden Gewebe. Coeruloplasmin unterliegt einem genetischen Polymorphismus. In der BRD wurden folgende Genfrequenzen ermittelt /[1]/: Cp^A 0.0039, Cp^B 0.9944, Cp^C 0.0017, d. h. bei 99% der Bevölkerung liegt der Phänotyp CP^{BB} vor. Bei der schwarzen Bevölkerung ist die Genfrequenz von Cp^A 0.149, von Cp^B 0.837.

Indikation

Verdacht auf Morbus Wilson, z. B. wenn klinisch folgende Symptomatik vorliegt

— Chronisch aktive Hepatitis oder akutes Leberversagen bei jungen Menschen, evtl. mit hämolytischer Anämie.

— Neurologische oder psychiatrische Symptomatik.

— Kayser-Fleischer-Kornealring.

Verdacht auf Menkes-Syndrom.

Bestimmungsmethoden

Immunchemisch, z. B. radiale Immundiffusion, Laser-Nephelometrie, Turbidimetrie, Prinzip, sh. S. 1460.

Untersuchungsmaterial

Serum, Plasma 0.5 ml

Referenzbereich

15—60 mg/dl (48—192 IU/ml) /[2]/

Umrechnungsfaktor: mg/dl × 3.2 = IU/ml

Bewertung

Der Verdacht auf Morbus Wilson ist die wesentliche Indikation zur Bestimmung von Coeruloplasmin.

Morbus Wilson

Die Vererbung erfolgt autosomal rezessiv, die Prävalenz der erkrankten Homozygoten in der Gesamtbevölkerung ist 1:200.000, die der heterozygoten Merkmalsträger 1: 200 /[3]/. Letztere sind durch Laboruntersuchungen nur schwer von Gesunden und Patienten mit asymptomatischen M. Wilson abzugrenzen.

Die Symptome des Anfangsstadiums der Wilson'schen Krankheit können hepatischer, neurologischer, psychiatrischer, renaler oder endokrinologischer Natur sein.

Wichtige Laborbefunde, die auf einen M. Wilson hinweisen sind (sh. auch Tab. 1)

— Kupfer im Serum unter 75 µg/dl (1.18 µmol/l).

— Coeruloplasmin unter 15 mg/dl.

— Kupfer-Ausscheidung im Harn über 100 µg (1.6 µmol)/24 Std.

— Kupfer in der Leber über 250 µg/g Trockengewicht.

Die Laborbefunde beim Morbus Wilson sind abhängig von der Manifestationsform und dem Stadium der Erkrankung (Tab. 2) /[4]/.

Symptomatisch wird der größere Teil der M. Wilson-Patienten zwischen dem 6. und 20. LJ., ein kleiner Teil erst nach dem 40. LJ. Bei den jugendlichen Patienten steht im Stadium II, der Freisetzung des Kupfers aus den Hepatozyten, eine chronisch aktive Hepatitis im Vordergrund, die sich zu einer postnekrotischen Zirrhose weiterentwikkeln kann oder gar in ein akutes Leberversagen /3, 4/. Während der Umverteilung des Kupfers kommt es vorübergehend zur Ausbildung einer hämolytischen Anämie.

Bei etwa 15% der Patienten mit hepatischer Manifestation und zu einem höheren Prozentsatz beim akuten Leberversagen sind die Coeruloplasminwerte nicht erniedrigt und die Serumkupferwerte normal oder gar kurzzeitig erhöht. Die im asymptomatischen Stadium leicht erhöhte Kupfer-Ausscheidung im Urin ist im akuten Stadium der Kupferfreisetzung und -Umverteilung stärker erhöht. Die zuverlässigste Methode der M. Wilson-Diagnostik ist die Kupferbestimmung im Lebergewebe.

Heterozygote Merkmalsträger mit erniedrigten Coeruloplasmin- und/oder Serumkupferwerten haben meist eine normale Kupferausscheidung im Urin. Eine sichere Abgrenzung kann mit dem Radiokupfer-Test erfolgen.

Unter therapeutischer Remission durch Kupferchelatbildner, z. B. D-Penicillamin, bleiben Hypocoeruloplasminämie und Hypokuprämie bestehen.

Tab. 1 Laborbefunde beim Morbus Wilson

Untersuchung	**Hinweis**
Coeruloplasmin i. S. Kupfer i. S.	Gewöhnlich sind beim Morbus Wilson das Coeruloplasmin unter 15 mg/dl und das Kupfer unter 75 µg/dl (1.8 µmol/l). Heterozygote Merkmalsträger können jedoch ebenfalls stark erniedrigte oder nicht nachweisbare Kupfer- und Coeruloplasminwerte haben. Normale oder erhöhte Coeruloplasmin- und Kupferwerte wurden jedoch auch bei gesichertem Morbus Wilson nachgewiesen, vielfach liegt dann eine Entzündungsreaktion vor und Coeruloplasmin wirkt als Akute-Phase-Protein. Ebenfalls erhöht ist dann das C-reaktive Protein.
Kupfer-Ausscheidung im Urin	Die Ausscheidung gesunder Personen ist maximal 60 µg (0.94 µmol) in 24 Std. Beim Morbus Wilson beträgt die Ausscheidung über 100 µg (1.6 µmol) oder läßt sich durch Belastung mit 0.9 g D-Penicillamin auf diese Werte steigern. Heterozygote Merkmalsträger haben keine erhöhte Kupferausscheidung. Eine Hyperkupriurie mit erniedrigtem Serumkupfer und Coeruloplasmin wird beim nephrotischen Syndrom gefunden. Die Kupferausscheidung im Urin wird zur Therapiebeurteilung bei Gabe von Kupferchelatbildnern eingesetzt. Etwa 24 Std. nach Therapiebeginn setzt eine Kupruresis ein, die Ausscheidung kann um ein Vielfaches zunehmen und geht zurück bei entleerten Kupferspeichern.
Kupfergehalt des Lebergewebes	Gesunde haben einen Leberkupfergehalt von 15 bis 55 µg/g Trockengewicht (0.24 bis 0.87 µmol/g). Asymptomatische Patienten haben Werte von 152 bis 1828 µg/g, Patienten mit Symptomen 94 bis 1360 µg/g, heterozygote Merkmalsträger 39 bis 213 µg/g. Werte bis 250 µg/g wurden bei chronisch aktiver Hepatitis und der Leberzirrhose beschrieben, Werte bis 940 µg/g bei Verschluß der ableitenden Gallengänge und bei der primär biliären Zirrhose bis 1655 µg/g /5/.

Tab. 2 Manifestationsformen des Morbus Wilson [4, 6]

Stadium	Pathogenese, Klinik
I	Kupfer akkumuliert in den Hepatozyten; asymptomatisch
II	Freisetzung aus den Hepatozyten und Umverteilung von Kupfer — Asymptomatisch — Leberzellnekrose — Hämolytische Anämie → 1. Tod → 2. Spontane oder therapeutische Remission
III	Chronische Akkumulation von Kupfer im gesamten Organismus — Asymptomatisch, natürlich oder therapeutisch — Leberzellnekrose — Befall des ZNS → 1. Tod → 2. Partielle Remission unter Therapie

Erkrankungen, die ebenfalls mit vermindertem Coeruloplasmin einhergehen können

Erkrankung	Beurteilung
Menkes Syndrom	Es handelt sich um eine gonosomal reszessive Erbkrankheit, die zu einer Kupferverteilungsstörung im Organismus führt (sh. S. 382). Vorherrschend ist eine neurologische Symptomatik. Coeruloplasmin im Serum ist stark vermindert oder nicht meßbar, das Serumkupfer ist vermindert, der Kupfergehalt der Leber kann vermehrt sein.
Nephrotisches Syndrom, Exsudative Gastroenteropathie, Malabsorptions-Syndrom, Mangel- und Fehlernährung	Die genannten Erkrankungen und Ursachen müssen ausgeschlossen werden, wenn bei klinischem Verdacht auf Morbus Wilson erniedrigte Coeruloplasminwerte gemessen werden.

Erkrankungen und Zustände, bei denen erhöhte Coeruloplasminwerte auftreten können

Erkrankung/Zustand	Beurteilung
Akute und chronisch aktive Entzündungen, Maligne Tumoren, Morbus Hodgkin	Die Erhöhungen von Coeruloplasmin beruhen auf seiner Akute-Phase-Funktion. 2- bis 3fache Anstiege können auftreten.
Hormonelle Antikonzeptiva, Schwangerschaft	Bewirken eine Konzentrations-Erhöhung bis 95 µg/dl (304 IU/ml) [7]. Auch die alleinige Östrogentherapie verursacht Erhöhungen. Das Serum dieser Personen kann einen grünlichen Farbton aufweisen.
Cholestase	Die Kupferausscheidung ist bei intra- und extrahepatischen Cholestasen gestört. Mit dem Anstieg des Serumkupfers geht auch eine Erhöhung des Coeruloplasmins einher.

Hinweise und Störungen

Referenzwerte: Neugeborene haben etwa nur halb so hohe Werte wie Kinder und Erwachsene, hormonelle Antikonzeptiva bewirken bei Frauen eine Zunahme von im Mittel 50%.

Pathophysiologie /[3, 4, 8]/.

Coeruloplasmin ist ein Glykoprotein vom Molekulargewicht 160.000 und wandert elektrophoretisch in der α_2-Globulinfraktion. Es wird in der Leber gebildet, enthält pro Molekül 8 Kupferatome und hat eine intensive blaue Farbe.

Etwa 95% des Serumkupfers sind an Coeruloplasmin gebunden, der Rest locker an Albumin. Das im Dünndarm resorbierte Kupfer wird gebunden an Albumin in die Leber transportiert. Im Hepatozyten erfolgt mit der Synthese des Coeruloplasmins der Einbau des Kupfers, das Coeruloplasmin wird aus der Leberzelle in das Plasma ausgeschleust und wandert zu den Kupfer-verbrauchenden Geweben. Dort wird es unter Freisetzung des Kupfers abgebaut.

Pathobiochemisch soll der M. Wilson auf einem mangelnden Einbau des Kupfers in das Coeruloplasminmolekül beruhen aufgrund eines Mangels des für den Einbau verantwortlichen Metallothions. Das von Albumin in den Hepatozyten transportierte Kupfer kann nicht auf das Coeruloplasmin übertragen werden und lagert im Zytoplasma ab. Überschreitet der Kupfergehalt in der Leber einen kritischen Wert, kommt es zur Umverteilung des Kupfers innerhalb der Leberzellkompartimente, was bei einem Teil der Patienten mit einer toxischen Leberzellschädigung und der Freisetzung von Kupfer einhergeht. In diesem Stadium zeigt der Patient das Bild der unspezifischen Hepatitis, in einigen Fällen tritt akutes Leberversagen ein.

Aus der Leber freigesetztes Kupfer lagert in anderen Organen ab, insbesondere der Niere, wo es zur Schädigung des proximalen Tubulusepithels kommt, dem ZNS, wo eine Degeneration und Substanzverlust des Putamens oder Schrumpfung des Nucleus lenticularis stattfindet oder am Auge, unter Ausbildung des Kayser-Fleischer-Kornealringes.

Die in der Leber ablaufenden Prozesse können zur Ausbildung einer Leberzirrhose führen. Mit zunehmender Beeinträchtigung der Leberfunktion beim M. Wilson nehmen die Coeruloplasminwerte zu. Ursache ist ein bei abnehmender Leberfunktion sich ausbildender Hyperöstrogenismus, der die Coeruloplasmin-Synthese der Leber stimuliert.

Dem Coeruloplasmin kommt neben der Fähigkeit, sein Kupfer an Proteine wie die Cytochrom C-Oxidase oder die Superoxiddismutase abzugeben, eine katalytische Funktion im Plasma bei der Oxidation von Eisen ($Fe^{2+} \rightarrow Fe^{3+}$), von Polyaminen, Katecholaminen usw. zu. So kann z. B. Eisen von Transferrin nur gebunden werden, wenn es als Fe^{3+} vorliegt.

Literatur

1. *Scheil, H. G.:* Ärztl. Lab. *28:* 253 (1982). Zur Häufigkeit der Coeruloplasmin-Varianten in Westdeutschland (Düsseldorfer Raum).
2. *Becker, W.:* Laboratoriumsblätter *30:* 25 (1980). Standardisierung immunchemischer Plasmaprotein-Bestimmungen.
3. *Stremmel, W., G. Strohmeyer:* Dtsch. Ärztebl. *78:* 2125 (1981). Wilsonsche Krankheit.
4. *Schmidt, H., O. Barthels, P. Strömmer, E. Wagner-Thiessen:* Dtsch. Med. Wschr. *108:* 614 (1983). Akutes Leberversagen bei abdominellem Morbus Wilson im frühen Erwachsenenalter.
5. *Smallwood, R. A.:* Other liver diseases associated with increased liver copper concentration. In: *Powell, L. W.,* Metals and the liver. New York (1978).
6. *Dobyns, W. B., N. P. Goldstein, H. Gordon:* Mayo Clin. Proc. *54:* 35 (1979). Clinical spectrum of Wilson's disease.
7. *Liappis, N., H. Beeser, Ch. Fritsche:* Lab. Med. *7:* 66 (1983). Einfluß von Alter, Geschlecht und Antikonzeptiva auf die ratenephelometrisch bestimmten Konzentrationen von α_2-Makroglobulin C3, C4, Coeruloplasmin, Properdin Faktor B und saures α_1-Glykoprotein im Serum gesunder Erwachsener.
8. *Sternlieb, I.:* Gastroenterology *78:* 1615 (1980). Copper and the liver.

Haptoglobin (Hp)/Hämopexin (Hx)

Haptoglobin ist ein Akute-Phase-Protein und Transportprotein. Seine Funktion besteht darin, intravaskuläres, freies Hämoglobin zum Abbau in das retikuloendotheliale System zu transportieren. Haptoglobin unterliegt einem genetischen Polymorphismus. Im wesentlichen werden 3 Typen unterschieden, Hp 1-1, Hp 2-1 und Hp 2-2.

Hämopexin ist kein Akute-Phase-Protein. Es hat eine hohe Affinität zu Hämderivaten und transportiert diese, nach der Spaltung von Hämoglobin in den Häm- und Globinanteil, in das retikuloendotheliale System. Es spricht erst bei stärkerer Hämolyse an, und zwar dann, wenn kein freies Haptoglobin mehr verfügbar ist.

Indikation

Haptoglobin: Diagnostik und Verlaufsbeurteilung hämolytischer Erkrankungen.

Hämopexin: Abschätzung des Ausmaßes einer intravasalen Hämolyse, wenn der Haptoglobinwert im Serum auf nicht meßbare Werte abgesunken ist.

Bestimmungsmethoden

Immunchemisch, z. B. radiale Immundiffusion, Laser-Nephelometrie, Turbidimetrie. Prinzip sh. S. 1460.

Untersuchungsmaterial

Serum 0.5 ml

Referenzbereiche

Haptoglobin /1/:	Typen-unabhängig		50—330
	Typen-abhängig	Hp 1—1	70—230
		Hp 2—1	90—360
		Hp 2—2	60—290
Hämopexin /2/:			50—115

Angaben in mg/dl.

Bewertung

Sowohl erniedrigte als auch erhöhte Haptoglobinwerte können klinisch bedeutsam sein. Wesentliche diagnostische Aussagekraft haben stark erniedrigte Werte, denn sie sind der Indikator einer intravaskulären Hämolyse. Erhöhte Serumkonzentrationen beruhen meist auf der Akute-Phase-Funktion des Haptoglobins und kommen bei Entzündungsreaktionen vor.

Die Hämopexinwerte im Serum sind weitaus weniger häufig verändert, als die des Haptoglobins, und zwar fast ausnahmslos im Sinne der Verminderung bei hämolytischen Anämien stärkeren Ausmaßes. Erhöhungen sind selten und klinisch bedeutungslos.

Haptoglobin bei hämolytischen Anämien

Die Haptoglobinwerte im Serum sind abhängig vom Haptoglobin-Typ der jeweiligen Person. Hp 1-1 ist der häufigste Typ in Afrika, Süd- und Zentralamerika, Hp 2-2 herrscht bei den Asiaten vor und Hp 2-1 bei den Mitteleuropäern. Die Häufigkeit in Baden-Württemberg für Hp 1-1 ist 14%, für Hp 2-1 48% und für Hp 2-2 38% /3/. Aufgrund der großen interindividuellen Variation der Haptoglobinwerte, ist es nur anhand einer quantitativen Bestimmung, ohne elektrophoretische Phänotypisierung, nicht möglich

— Leichte intravasale Hämolysen zu erkennen.
— Den Schweregrad einer hämolytischen Reaktion abzuschätzen.

Da die elektrophoretische Phänotypisierung in der Routinediagnostik schwer möglich ist, kann auf diese verzichtet werden, wenn der Serum-Haptoglobinwert unter 40 mg/dl liegt /[1]/. Höhere Werte sind trotz hämolytischer Erkrankung zu erwarten, wenn durch eine gleichzeitig vorliegende entzündliche Erkrankung die Synthese des Haptoglobins als Akute-Phase-Protein vermehrt ist. Das ist der Fall, wenn das C-reaktive Protein erhöht ist.

Zur Erkennung intravaskulärer hämolytischer Erkrankungen und zur Abgrenzung von nichthämolytischen Leiden haben Haptoglobinwerte von $\leqq$ 25 mg/dl eine diagnostische Sensitivität von 83% bei einer diagnostischen Spezifität von 96% /[4]/. Ist bei intravasaler Hämolyse die Erythrozytenlebenszeit auf weniger als 17.5 Tage verkürzt, wird gewöhnlich kein Haptoglobin mehr gemessen /[5]/.

Haptoglobin ist erniedrigt bei intravaskulärer Hämolyse, z. B. immunhämolytisch, mikroangiopathisch, mechanisch (Herzklappenersatz), medikamentös (G-6-PDH-Mangel) und infektiös (Malaria).

Extravaskuläre Hämolysen, z. B. ein Teil der hereditär bedingten hämolytischen Anämien, ineffektive Erythropoese, Hypersplenismus, zeigen nur dann eine Haptoglobinverminderung, wenn im Rahmen einer hämolytischen Krise die Abbaukapazität des retikuloendothelialen Systems erschöpft ist und freies Hämoglobin intravaskulär auftritt.

Tab. 1 zeigt eine Klassifizierung hämolytischer Anämien, in Tab. 2 sind Untersuchungen zur Diagnose und Verlaufsbeurteilung hämolytischer Erkrankungen aufgeführt und in Tab. 3 Untersuchungen zur Differentialdiagnostik.

Weitere Erkrankungen und Zustände mit erniedrigten Haptoglobinwerten

Akute und chronische Lebererkrankungen.
Malabsorptions-Syndrom.
Angeborene Haptoglobin-Verminderung oder -Mangel, z. B. 30% der Schwarzen in Nigeria.

Erkrankungen und Zustände, die erhöhte Haptoglobinwerte verursachen können

— Aktivierung der Akute-Phase-Proteine, z. B. akute und chronisch-aktive Entzündungen, akute Gewebsnekrosen, maligne Tumoren.
— Intra- und extrahepatische Cholestase, Morbus Hodgkin, nephrotisches Syndrom, rheumatoide Arthritis, Eisenmangel-Anämie.
— Neosynthese unbekannter Ursache: Plasmozytom, Amyloidose /[13]/.

Hämopexin /[7]/

Erniedrigte Serumwerte sind meßbar, wenn aufgrund stärkerer Hämolyse die Haptoglobinkonzentration auf nicht meßbare Werte abgefallen ist. Gebunden werden Hämderivate nur, wenn deren Konzentration 6 mg/l überschreitet. Hämopexin verschwindet auch bei starker Hämolyse nie vollständig aus dem Serum. Hämopexin und Haptoglobin funktionieren gestaffelt, d. h. erst ist Haptoglobin vermindert, dann Hämopexin, Ursachen abweichenden Verhaltens sind in Tab. 4 aufgeführt.

Neugeborene haben eine Hämopexinkonzentration von etwa 20% des Erwachsenenwertes, die Hämopexinkonzentration ist kein Kriterium zur Abschätzung der hämolytischen Reaktion in der Neonatalperiode /[8]/.

Zur Beurteilung des Ausmaßes der Hämolyse ist Hämopexin besser geeignet als Haptoglobin. Folgende Fakten sprechen für Hämopexin

— Haptoglobin ist zu empfindlich und auch bei schwacher bis mäßiger Hämolyse schon stärker erniedrigt.
— Als Akute-Phase-Protein nimmt Haptoglobin bei entzündlichen Geschehen zu und kann dadurch eine hämolytische Reaktion maskieren.
— Hämopexin ist auch bei massiver Hämolyse noch meßbar.

Erkrankungen und Zustände, die erniedrigte Hämopexinwerte verursachen können, ohne daß eine hämolytische Reaktion vorliegt

Chronische Lebererkrankungen
Porphyria cutanea tarda /[14]/
Malabsorptions-Syndrom

Erkrankungen und Zustände, die erhöhte Hämopexinwerte verursachen können

Schnell wachsende Melanome verursachen einen zum Tumorwachstum korrelierbaren Anstieg des Hämopexins. Bei erfolgreicher Behandlung kehren die Werte in den Referenzbereich zurück /[15]/.

Tab. 1 Klassifikation hämolytischer Anämien /[6, 10]/

Hereditär	**Erworben**
Membrandefekte: Sphärozytose, Elliptozytose, Stomatozytose, Akanthozytose. *Enzymdefekte* (mit permanenter Hämolyse), z. B. G-6-PDH-Mangel, Pyruvatkinase-Mangel. *Enzymdefekte* (mit krisenhafter Hämolyse), z. B. Favismus, Primaquin-induzierte Hämolyse bei G-6-PDH-Mangel. *Hämoglobinopathien:* Durch — Überschuß physiologischer Hämoglobine wie HbA_2, HbF bei den Thalassämien. — Bildung abnormer Hämoglobine mit Aggregationsneigung, HbC, HbS (Sichelzellanämie). — Bildung instabiler Hämoglobine (Heinz-Körper-Test positiv).	*Autoimmunhämolytisch/[9]/:* Wärmeautoantikörper, z. B. durch Pharmaka oder infektiös bedingt; Kälteautoantikörper, z. B. infektiös bedingt; biphasische Hämolysine (sh. S. 918). *Transfusionshämolysen* *Toxisch:* Schwermetalle, Oxidantien *Mechanisch:* Marschhämoglobinurie, Mikroangiopathien, disseminierte intravasale Gerinnung, hämolytisch urämisches Syndrom, Membrandefekte (paroxysmale nächtliche Hämoglobinurie, Akanthozytose bei Hepatopathien) *Infektiös:* Malaria, Neuraminidase-induziert, z. B. bei bakteriellen Infekten /[11]/. *Ineffektive Erythropoese:* Vit. B_{12}-Mangel, Folsäure-Mangel, Eisen-Mangel. *Paroxysmale nächtliche Hämoglobinurie:* Wird zu den Stammzellerkrankungen gerechnet.

Tab. 2 Untersuchungen zur Diagnostik und Verlaufsbeurteilung hämolytischer Anämien

Untersuchung	**Hinweis**
Retikulozyten	Retikulozytose wird bei hämolytischen Anämien und auch schon den kompensierten Hämolysen gefunden. Bei akutem hämolytischen Ereignis resultiert ein Anstieg inner-

Tab. 2 Untersuchungen zur Diagnostik und Verlaufsbeurteilung hämolytischer Anämien (Fortsetzung)

Untersuchung	**Hinweis**
	halb von Stunden. Der Vorhersagewert einer Retikulozytose für das Vorliegen einer hämolytischen Reaktion beträgt nur 38% im Vergleich zur Haptoglobinverminderung auf Werte ≦25 mg/dl /4/.
Haptoglobin	Nach Auftreten der intravasalen Hämolyse sinkt die Haptoglobinkonzentration rasch ab, da die Halbwertszeit des Haptoglobin-Hämoglobin-Komplexes nur 8 min. beträgt.
Hämopexin	Erst wenn freies Häm im Serum vorliegt, wird eine Verminderung gemessen. Die Halbwertszeit beträgt 7 bis 8 Std., signifikante Verminderungen treten deshalb erst nach mehreren Stunden auf.
Hämoglobin	Plasma enthält weniger als 50 mg Hämoglobin/l. Ab einer Konzentration von 1000 mg Hämoglobin/l ist die Transportkapazität des Haptoglobins erschöpft, freies Hämoglobin tritt auf und wird nierengängig. Ab 200 mg/l wird freies Hämoglobin wahrnehmbar, über 500 mg/l wird das Plasma gelbrötlich (nicht bei Myoglobinämie). Schwere hämolytische Transfusionszwischenfälle haben immer eine sichtbare Rotfärbung des Serums und eine Hämoglobinurie zur Folge.
Methämalbumin	Es handelt sich um an Albumin gebundenes Häm. Tritt bei starker intravasaler Hämolyse auf, läßt sich frühestens 5 Std. nach dem hämolytischen Ereignis nachweisen und bleibt etwa 24 Std. lang positiv. Methämalbumin gibt dem Serum eine kaffeebraune Farbe und wird im *Schumm*-Test nachgewiesen.
Hämosiderin	Die Untersuchung des Urins auf Hämosiderin ist eine gute Suchreaktion auf Vorliegen einer chronisch hämolytischen Anämie oder einen wenige Tage zurückliegenden akut hämolytischen Schub. Es handelt sich um mit Berliner-Blau anfärbbare kleine blaue Klumpen oder intrazelluläre Granula. Nachweisbar sind sie etwa 2 bis 5 Tage nach dem akuten hämolytischen Ereignis.
Bilirubin	Ein milder Ikterus ist klinisch eines der wichtigsten Symptome, das auf eine hämolytische Reaktion hinweist. Das ist auch der Fall bei Transfusionszwischenfällen durch Antikörper, die eine Frühreaktion bewirken, z. B. Anti-D, -c, -S, -Fy^a, -K. Pathologische Werte werden gewöhnlich erst dann gefunden, wenn die Hämolyserate über 5% beträgt (normale Hämolyserate ist etwa 0.8%). Anstiege treten etwa nach 6 bis 12 Std. auf, das Gesamt-Bilirubin überschreitet, von der Transfusions-bedingten Sofortreaktion (Anti-A, Anti-B) abgesehen, den Wert von 5 mg/dl (85 µmol/l) selten.
Lactat-Dehydrogenase	Erhöhungen werden vorwiegend im Verlaufe hämolytischer Krisen und bei Transfusionszwischenfällen gefunden. Regelmäßig treten Erhöhungen auch bei megaloblastären Anämien auf.

Tab. 3 Untersuchungen zur Differenzierung hämolytischer Anämien /[16]/

Untersuchung	Hinweis
Direkter Coombs-Test, Indirekter Coombs-Test, Kälteagglutinin-Suchtest, Hämolysin-Nachweis	Der direkte Coombs-Test erfaßt Erythrozyten-gebundene Alloantikörper (z. B. Transfusionszwischenfall) und Autoantikörper. In einer Studie /[12]/ an Immunhämolyse-Fällen waren bedingt: 78% durch Wärmeautoantikörper, 15% durch Kälteagglutinine, etwa 2% durch Pharmaka-induzierte Antikörper und knapp 1% durch bithermische Hämolysine. Der direkte Coombs-Test bleibt in 1—6% der Fälle bei autoimmunhämolytischer Anämie negativ. Falsch positive Befunde zeigt er durch Komplement-Aktivierung in vitro, z. B. bei Kältelagerung der Blutprobe (ist nicht bei EDTA-Blut der Fall). Der Nachweis freier Antikörper durch einen positiven indirekten Coombs-Test weist auf eine schwere Hämolyse hin /[12]/.
Differential-Ausstrich	Mikrosphärozytose (heredit. Sphärozytose), Elliptozyten (heredit. Elliptozytose), Targetzellen (Thalassämie, HbC-Erkrankung), Sichelzellen (Sichelzellerkrankung), basophile Tüpfelung, Jolly-Körper (Thalassämie, Sichelzellerkrankung).
Heinz-Körper-Test	Positiv bei folgenden Enzymdefekten: G-6-PDH-Mangel, Glutathionreduktase-Mangel, ferner bei instabiler Hämoglobinopathie und toxisch bedingt bei Vergiftungen mit oxydierenden Substanzen.
Osmotische Resistenz	vermindert: Sphärozytose, Antikörper-induzierte hämolytische Anämien erhöht: Target-Zellen, hypochrome Erythrozyten
Autohämolyse-Test	Typ I: hereditäre Sphärozytose, Glucose-6-PDH-Mangel Typ II: Pyruvatkinase-Mangel, Autoimmunhämolytische Anämie
Zuckerwasser-Test Ham-Test	positiv: Paroxysmale nächtliche Hämoglobinurie
Donath-Landsteiner-Antikörper	Paroxysmale Kältehämoglobinurie (luetische und nichtluetische Form)
Hämoglobin-Elektrophorese	Qualitative und quantitative Hämoglobinopathien, z. B. Thalassämien, Sichelzellanämie (sh. S. 550)
Erythrozytenenzyme	In der BRD überwiegt der G-6-PDH-Defekt, an zweiter Stelle steht der Pyruvatkinase-Defekt, gefolgt von dem Glucosephosphat-Isomerase-Defekt /[16]/.

Tab. 4 Ursachen eines abweichenden Verhaltens von Haptoglobin und Hämopexin

Haptoglobin	Hämopexin	Ursache
↓	n	Leichter hämolytischer Zustand.
n	↓	Thalassämie (gelegentlicher Befund), Hämorrhagische Pankreatitis, Blutung in Körperhöhlen,

Tab. 4 Ursachen eines abweichenden Verhaltens von Haptoglobin und Hämopexin (Fortsetzung)

Haptoglobin	Hämopexin	Ursache
		Haptoglobinverminderung maskiert, z. B. durch entzündliche Reaktion.
↑	↓	Nephrotisches Syndrom

n = normal, ↑ = erhöht, ↓ = vermindert

Hinweise und Störungen

Referenzbereiche: Die Haptoglobin- und Hämopexinwerte Neugeborener sind niedrig (Haptoglobin im Mittel 13 mg/dl, Hämopexin im Mittel 15 mg/dl) und erreichen erst im Laufe des ersten Lebensjahres Erwachsenenwerte /[8]/.

Pathophysiologie

Physikochemische Charakterisierung von Haptoglobin und Hämopexin

Haptoglobin ist aus 4 Polypeptidketten, zwei leichten α-Ketten und zwei schweren β-Ketten aufgebaut. Für die α-Kette besteht ein genetischer Polymorphismus, ihre Synthese wird durch mehrere Allele kodiert, deren Genprodukte in mindestens 15 verschiedenen Phänotypen ihren Ausdruck finden. Über einen β-Ketten-Polymorphismus ist wenig bekannt. Folgende 3 Haupttypen werden unterschieden Hp 1-1, Hp 2-1 und Hp 2-2. Der homozygote Phänotyp Hp 1-1 besteht elektrophoretisch aus 1 Proteinbande und hat ein Molekulargewicht von 100.000, der homozygote Typ Hp 2-2 hat eine Vielzahl langsam wandernder Fraktionen und der heterozygote Typ 2-1 ist eine Kombination von Hp 1-1 mit Hp 2-1. Die Typen Hp 2-2 und Hp 2-1 haben eine starke Polymerisierungstendenz, die Molekulargewichte sind deshalb nicht genau festgelegt und liegen im Mittel bei 200.000 für Hp 2-1 und 400.000 für Hp 2-2. Die Haptoglobinphänotypenbestimmung hat eine Bedeutung in der Rechtsmedizin, z. B. zum Vaterschaftsnachweis.

Haptoglobin bindet Oxyhämoglobin, Methämoglobin, isolierte Hämoglobin-α-Ketten, α/β-Dimere und hämfreies Hämoglobin H, nicht jedoch desoxygeniertes Hämoglobin, Häm, Hämoglobin H, isolierte Hämoglobin-β-Ketten oder Myoglobin. Seine physiologische Funktion ist die Verhinderung eines renalen Hämoglobin- und damit Eisenverlustes, da im Vergleich zum Hämoglobin der Haptoglobin-Hämoglobin-Komplex wegen seines hohen Molekulargewichts glomerulär nicht filtriert wird /[15]/.

Hämopexin hat ein Molekulargewicht von 80.000 und wird wie Haptoglobin in der Leber gebildet. Während Hämoglobin ausschließlich von Haptoglobin gebunden wird, erfolgt die Bindung freier Hämderivate nur durch Hämopexin und Albumin.

Physiologische Hämolyse /[3, 10]/

Hämolyse ist der freie Austritt von Hämoglobin aus den Erythrozyten. Nach im Mittel 110 Tagen wird der Erythrozyt aus der Blutzirkulation eliminiert. Der tägliche physiologische Erythrozytenabbau entspricht einem Hämoglobinumsatz von 6—7 g. Etwa 85% der Hämolyse erfolgt extravaskulär im retikuloendothelialen System, insbesondere der Milz, der Leber und dem Knochenmark. Endprodukt des Hämoglobinabbaus in diesen Organen ist Bilirubin.

Die geringe Menge intravasal freiwerdenden Hämoglobins wird an Haptoglobin gebunden, wandert als Haptoglobin-Hämoglobin-Komplex in das retikuloendotheliale

System und wird dort abgebaut. Gegenüber der Halbwertszeit des freien Haptoglobins von 3—4 Tagen beträgt die des Haptoglobin-Hämoglobin-Komplexes nur 8 min. Freies Hämoglobin tritt praktisch intravasal nicht auf, die Konzentration liegt unter 5 mg/l.

Pathologische Hämolyse /[3, 10]/

Jede Verkürzung der Erythrozytenlebensdauer führt zur gesteigerten Hämolyse. Der Ort der Lyse hängt sowohl vom Ausmaß des gesamthämolytischen Prozesses ab, als auch vom Schädigungsmodus des Einzelerythrozyten.

Normalerweise ist die Milz der Hauptabbauort des Erythrozyten, mit zunehmendem Ausmaß der Hämolyse werden die Leber und das Knochenmark stärker einbezogen. Ist deren Kapazität erschöpft oder aber die Schädigung des Einzelerythrozyten sehr stark, z. B. bei autoimmunhämolytischen Prozessen, so kommt es zur Ausbildung einer intravaskulären Hämolyse. Die dann ablaufenden Prozesse des Hämoglobinabbaus sind in Abb. 1 dargestellt.

Intravasal freigesetztes Hämoglobin wird primär an Haptoglobin gebunden. Das Haptoglobin von 100 ml Plasma kann etwa 100—140 mg Hämoglobin in äquimolarem Verhältnis binden. Die Clearance des Haptoglobin-Hämoglobin-Komplexes durch das retikuloendotheliale System beträgt etwa 15 mg pro 100 ml Plasma und Stunde. Tritt mehr Hämoglobin intravasal auf, als Haptoglobin von der Leber synthetisiert wird, sinkt die Haptoglobinkonzentration ab, ein meßbares Zeichen der Hämolyse. Bei Leberparenchymschäden mit reduzierter Syntheseleistung kommt es frühzeitig zu einer Haptoglobinerniedrigung. Laufen gleichzeitig entzündliche Vorgänge ab, reagiert Haptoglobin als Akute-Phase-Protein und trotz eines hämolytischen Prozesses wird aufgrund einer erhöhten Syntheserate der gesteigerte Haptoglobinverbrauch kompensiert, sodaß der Plasmawert im Referenzbereich bleibt.

Bei erschöpfter Haptoglobinbindungskapazität tritt im Plasma freies Hämoglobin auf. Dies wird entweder oxydiert zu Methämoglobin und dissoziiert dann in den Häm- und Globinanteil, oder die Oxidation des Häm findet nach der Dissoziation statt. In beiden Fällen liegen Hämatinderivate mit dreiwertigem Eisen vor, die mit hoher Affinität an Hämopexin und mit niedrigerer an Albumin gebunden werden. Albumin wird erst bei der Freisetzung großer Hämoglobinmengen in Anspruch genommen, es färbt dann das Serum als Methämalbumin kaffeebraun. Albumin transportiert wie Hämopexin die Hämatinderivate in das retikuloendotheliale System. Erfolgt bei der Zerstörung der Erythrozyten eine direkte enzymatische Abspaltung des Häm vom Hämoglobin, wie z. B. bei der hämorrhagischen Pankreatitis, findet vorwiegend ein Verbrauch von Hämopexin statt, Haptoglobin kann unbeeinflußt bleiben.

Freies Hämoglobin tritt im Plasma in größeren Mengen bei massivem Erythrozytenzerfall auf, wenn die oben genannten Abbauwege erschöpft sind. Die Elimination des freien Hämoglobins geschieht über folgende Wege

— Oxydation zu Methämoglobin.
— Glomeruläre Filtration.

Die Oxydation des Hämoglobins zu Methämoglobin und der weitere Abbau erfolgen durch das retikuloendotheliale System. Der Nachweis von Methämoglobin im Plasma ist immer das Zeichen einer massiven Hämolyse.

Freies Plasma-Hämoglobin wird mit einer Clearancerate von 5 ml/min. glomerulär filtriert. Im Tubulus wird Hämoglobin reabsorbiert und das aus dem Hämoglobin freiwerdende Hämeisen als Ferritin und Hämosiderin gespeichert und wiederverwertet. Kommt es aufgrund chronischer Hämolyse zu einer Überladung der Tubulusepithelien, degenerieren diese, schilfern ab und erscheinen als Hämosiderin-beladene, mit

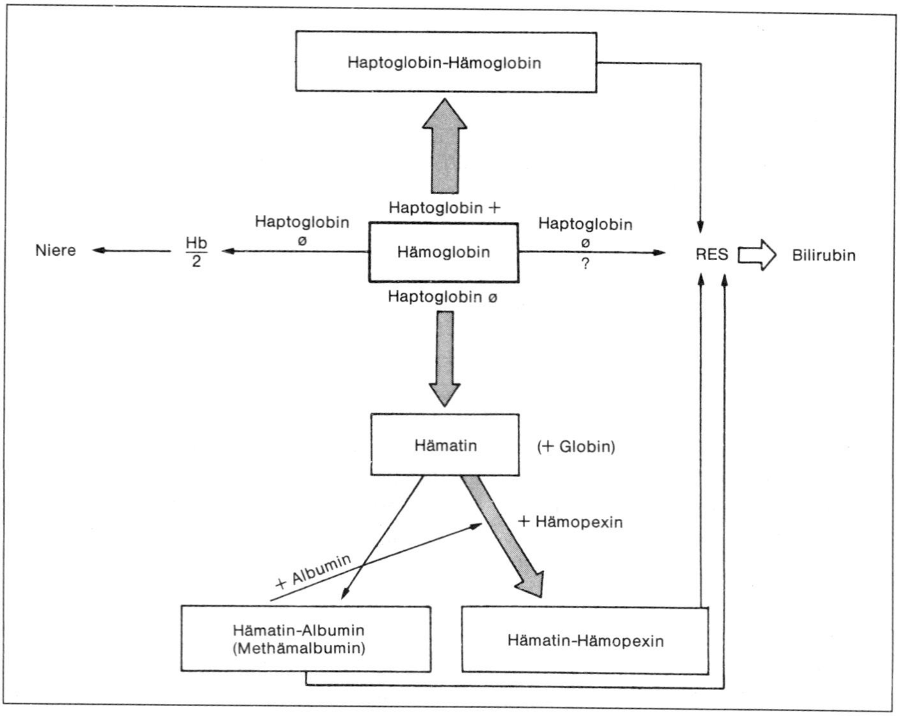

Abb. 1 Intravasaler Hämoglobin- und Hämatintransport /3/. RES = retikuloendotheliales System.

der Berliner-Blau-Reaktion anfärbbare Epithelien im Urin. Hämosiderinurie ist deshalb ein wertvolles Indiz der chronischen intravaskulären Hämolyse.

Hämoglobinurie tritt auf, wenn aufgrund massiver Hämolyse die tubuläre Reabsorptionskapazität erschöpft ist.

Literatur

1. *v. Rijn, H. J. M., W. H. J. Kruit, J. Schrijver:* J. Clin. Chem. Clin. Biochem. *22:* 109 (1984). Haptoglobin typing, is it clinical necessary for a reliable determination of haptoglobin with the single radial immunodiffusion technique?
2. *Meiers, H. G., R. Lissner, H. Mawlawi, H. Bruster:* Klin. Wschr. *52:* 453 (1974). Hämopexinspiegel bei Männern und Frauen in verschiedenen Lebensaltern.
3. *Braun, H. J.:* Dtsch. Med. Wschr. *96:* 595 (1971). Eigenschaften und Funktion menschlicher Serumproteine bei intravasaler Hämolyse.
4. *Marchand, A., R. S. Galen, F. v. Lente:* J. Amer. Med. Ass. *243:* 1909 (1980). The predictive value of serum haptoglobin in haemolytic disease.
5. *Nosslin, B. F., M. Nyman:* Lancet *I:* 1000 (1958). Haptoglobin determinations in diagnosis of hemolytic disease.
6. *Seewann, H. L.:* Lab. Med. *9:* 143 (1985). Differentialdiagnose hämolytischer Anämien.
7. *Braun, H. J.:* Klin. Wschr. *49:* 445 (1971). Eigenschaften, Funktion und Serumkonzentration des menschlichen Hämopexins.
8. *Lundh, B., F. A. Oski, F. H. Gardner:* Acta Pediatr. Scand. *59:* 121 (1970). Plasma hemopexin and haptoglobin in hemolytic diseases of the newborn.
9. *Schubothe, H., D. Maas, S. Weber:* Immun. Infekt *11:* 3 (1983). Klinische Bedeutung und Pathogenese medikamentös oder mikrobiell induzierter autoimmunhämolytischer Anämien.
10. *Kleeberg, U. R.:* Dtsch. Med. Wschr. *100:* 1400 (1975). Pathophysiologie und Diagnostik hämolytischer Anämien.
11. *Fischer, K., A. Poschmann:* Dtsch. Med. Wschr. *101:* 1731 (1976). Neuraminidase-induzierte hämolytische Anämien.

12. *Kretschmer, V., C. Mueller-Eckhardt:* Lab. Med. *6:* 133 (1982). Relevanz verschiedener serologischer Untersuchungsmethoden bei Immunhämolysen.
13. *Aeschlimann, A., Th. Mall, H. P. Rieder:* Dtsch. Med. Wschr. *110:* 1128 (1985). Hyperhaptoglobinämie bei Plasmozytom und Amyloidose.
14. *Meiers, H. G., H. Mawlawi, R. Lissner, H. Ippen:* Dtsch. Med. Wschr. *98:* 2243 (1973). Hämopexin-Serumkonzentration bei Porphyria cutanea tarda.
15. *Manuel, Y., M. C. Defontaine* et al.: Clin. Chim. Acta *31:* 485 (1971). Serum haemopexin levels in patients with malignant melanoma.
16. *Arnold, H.:* Lab. Med. *11:* 205 (1987). Zur Diagnostik hämolytischer Anämien.

β_2-Mikroglobulin

β_2-Mikroglobulin ist ein niedermolekulares Protein, das von den Zellen des lymphatischen Systems gebildet, glomerulär filtriert und tubulär rückresorbiert wird. Vermehrte Bildung durch Erkrankung oder Aktivierung des lymphatischen Systems, oder die Änderung der glomerulären Filtration sowie Schädigungen des Tubulus verändern die beim Gesunden konstante β_2-Mikroglobulin-Serumkonzentration und/oder β_2-Mikroglobulin-Ausscheidung im Urin.

Indikation

Verlaufs- und Therapiebeurteilung lymphoider Neoplasien, insbesondere Non-Hodgkin-Lymphome, Hodgkin-Lymphome und Plasmozytome.

Abschätzung des Glomerulumfiltrates.

Erkennung renal tubulärer Schäden, z. B. Aminoglykosidnephrotoxizität, Cadmiumschädigung.

Bestimmungsmethoden

Immunoassays, z. B. Radioimmunoassay, Enzymimmunoassay.

Untersuchungsmaterial

Serum, Plasma 1 ml

Spontanharn, mit 0.5 ml 2n NaOH versetzen, sodaß pH über 6. Im Labor 10 ml abgeben. Wird hauptsächlich für arbeitsmedizinische Untersuchungen eingesetzt.

Sammelharn, 6—8 Std. Sammelperiode, nur tagsüber, sodaß eine Kontrolle des Urin-pH und eventuell erforderliche Alkalisierung mit 2n NaOH durchgeführt werden kann. Die Harnsammlung über den angegebenen Zeitraum ist indiziert zur Erkennung akuttoxischer Tubulusschädigungen, z. B. bei Aminoglykosidnephropathie.

Referenzbereiche

Serum, Plasma /1/	0.8—2.4 mg/l (unter 60 Jahre) bis 3.0 mg/l (über 60 Jahre)
Nabelschnurblut /2/	2.5—4.5 mg/l
Spontanharn /3/	bis 200 µg/g Creatinin
Clearance /4/	0.03—0.12 ml/min.
24-Std.-Urin /4/	33—363 µg

Bewertung

Die Werte von β_2-Mikroglobulin im Serum und Urin liefern nur verwertbare Aussagen,

wenn klinisch fest umrissene Fragestellungen bestehen und zuvor abgeklärt wurde, daß keine weiteren Erkrankungen vorliegen, die die Bildung oder Ausscheidung von β_2-Mikroglobulin zusätzlich beeinflussen, z. B. eine lymphoide Neoplasie, wenn das Glomerulumfiltrat abgeschätzt werden soll oder eine auftretende Niereninsuffizienz bei der Therapie lymphoider Neoplasien.
Bei konstanten Serumwerten spricht ein akuter Anstieg der Ausscheidung oder Clearance von β_2-Mikroglobulin für eine tubuläre Schädigung. Bei Serumwerten über 6 mg/l kann die tubuläre Reabsorptionskapazität überschritten werden und die Ausscheidungswerte im Urin sind bezugnehmend auf eine tubuläre Schädigung nicht mehr sicher interpretierbar /[5]/.

β_2-Mikroglobulin bei bestimmten Erkrankungen

Erkrankung	**Bewertung**
Maligne Lymphome (Hodgkin-Lymphome, maligne Non-Hodgkin-Lymphome)	Bei malignen Lymphomen korreliert die Serumkonzentration von β_2-Mikroglobulin mit der Tumormasse, sie ist höher bei ausgedehnten als bei lokalisierten Formen. In Studien /[6, 7]/ hatten bei normaler Creatinin-Clearance 15% der Patienten mit Non-Hodgkin-Lymphomen der Stadien I und II und 65% mit den Stadien III und IV β_2-Mikroglobulinwerte über 3.0 mg/l. Bei Hodgkin-Lymphomen waren die entsprechenden Häufigkeiten 11% und 83%. Der initiale β_2-Mikroglobulin-Serumwert hat bei Patienten der Stadien III und IV prognostische Aussage, je höher der Wert, desto krzer die Überlebenszeit. Je stärker die β_2-Erhöhung bei Patienten der Stadien III und IV ist, desto seltener wird therapeutisch eine Remission erreicht /[7, 8]/. Bei Patienten mit malignen Non-Hodgkin-Lymphomen der Stadien I und II soll die Rückfallrate größer sein, wenn initial erhöhte β_2-Mikroglobulinwerte im Serum vorliegen /[7]/. Das Ansprechen maligner Lymphome auf Radio- oder Chemotherapie führt zu einem kontinuierlichen oder sägeblattartigen Abfall der β_2-Mikroglobulinkonzentration im Serum. Der zeitliche Abfall ist unterschiedlich, nur ein kleiner Teil der Patienten mit erhöhten initialen Werten fällt unter 3 mg/l ab.
Multiples Myelom	Bei normalem Serumcreatininwert hat die β_2-Mikroglobulinkonzentration prognostischen Wert. In einer Studie /[9]/ hatten Myelompatienten mit β_2-Mikroglobulinwerten unter 4 mg/l eine mittlere Überlebenszeit von 46 Monaten, diejenigen mit initialen Werten von über 4 mg/l jedoch nur von 15 Monaten.
Akute-nicht-lymphatische Leukämien (AnLL)	AnLL haben eine erhöhte β_2-Mikroglobulinkonzentration im Serum. Die Zahl der zirkulierenden Tumorzellen ist mit der β_2-Mikroglobulinkonzentration korreliert, bei kompletter Remission sinkt diese ab /[10]/.
AIDS	In einer Studie /[11]/ wurden bei »full blown« AIDS-Patienten β_2-Mikroglobulinkonzentrationen von 2.7—19.3 mg/l gemessen, bei Patienten in der Prä-AIDS-Phase Werte zwischen 2.8 und 5.0 mg/l.
Einschränkung der GFR	Erhöhte β_2-Mikroglobulinkonzentrationen manifestieren sich bereits bei einem Glomerulumfiltrat (GFR) unter 80 ml/min., also schon im »Creatinin-blinden« Bereich. Auch das Ausmaß der mittelgradigen bis stärkeren Funktionseinschränkung wird gut wiedergegeben /[12]/. Ein im

β_2-Mikroglobulin bei bestimmten Erkrankungen (Fortsetzung)

Erkrankung	**Bewertung**
	Referenzbereich liegender β_2-Mikroglobulinwert schließt die Einschränkung der GFR aus. Erhöhte Werte müssen bezugnehmend auf die Beurteilung der GFR vorsichtig interpretiert werden. Beziehung β_2-Mikroglobulin zur GFR, sh. Tab. 1.
Renal-tubuläre Schädigung durch die Schwermetalle Cadmium und Quecksilber	Akute und chronische Cadmium- und Quecksilbervergiftungen führen zu Nekrosen der proximalen Tubuluszellen. Als frühestes Zeichen einer tubulären Schädigung durch die genannten Schwermetalle werden β_2-Mikroglobulin-Ausscheidungen über 200 µg/g Creatinin im Spontanurin gemessen /[2]/. Die Erhöhung der β_2-Mikroglobulin-Ausscheidung bei Exponierten ist nur ein Hinweis auf eine Schwermetallschädigung, der durch die Schwermetallbestimmung bestätigt werden muß. Cadmiumwerte im Serum über 10 µg/l und im Spontanurin über 15 µg/g Creatinin weisen auf eine Akkumulation dieses Schwermetalls hin. Die entsprechenden Werte für Quecksilber im Blut liegen bei über 100 µg/l und für Urin bei über 300 µg/l. Die chronische Bleiintoxikation verursacht keine proximal-tubuläre Schädigung, die β_2-Mikroglobulinausscheidung ist normal.
Nierentransplantat-Abstoßung	Niereninsuffiziente haben 10—50fach erhöhte β_2-Mikroglobulinwerte. Nach Transplantation und Einsetzen der Funktionsfähigkeit der Niere kommt es innerhalb weniger Tage zur Normalisierung der Werte. Auch bei primär funktionslosen Nieren, die erst bis zu 30 Tage nach Transplantation eine ausreichende Funktion aufnehmen, kommt es innerhalb der ersten 2—4 Tage zu einem deutlichen Abfall der β_2-Mikroglobulin-Konzentration im Serum /[14]/. Schon 2—7 Tage vor klinisch diagnostizierten Abstossungskrisen kommt es zum deutlichen β_2-Mikroglobulin-Anstieg, oft 1—3 Tage vor der Zunahme des Serumcreatinins /[5]/.

Tab. 1 Beziehung des β_2-Mikroglobulins im Serum zum Serumcreatinin /[13]/ und zur Inulin-Clearance /[15]/

1. *Serumcreatinin (x) zu β_2-Mikroglobulin im Serum (y)*
   y (mg/l) = 3.713 × (mg/dl) —2.049
   y (mg/l) = 0.042 × (µmol/l) —2.049
2. *β_2-Mikroglobulin (y) im Serum zur GFR (x), ermittelt als Inulin-Clearance*
   log y (mg/l) = —0.89 mal log x (ml/min) + 2.0

Hinweise und Störungen

Stabilität: β_2-Mikroglobulin wird bei pH-Werten unter 6.0 in einem Zeitraum von 2 Std. denaturiert /[4]/, auch in der Blase. Es ist deshalb immunchemisch nicht mehr bestimmbar. Untersuchungen des Urins sollten folglich nicht im ersten Morgenurin (häufig pH-Wert unter 6.0), sondern im Tages-Spontanharn oder Tagessammelharn erfolgen. Der pH-Wert muß nach dem Harnlassen kontrolliert und falls erforderlich, mit einigen Tropfen 2n NaOH alkalisiert werden.

Referenzwerte: Kinder haben leicht höhere Serumwerte als Jugendliche und Erwachsene, ebenfalls Personen jenseits des 60. Lebensjahres.

Pathophysiology /[5, 14]/

β_2-Mikroglobulin hat ein Molekulargewicht von 11.800 und besteht aus 100 Aminosäuren. Die Peptidkette ist über eine Disulfidbrücke zwischen Aminosäure 25 und 81, jeweils Cystein, verknüpft. In der Aminosäuresequenz und der Lage der Disulfidbrükke ist β_2-Mikroglobulin identisch mit der leichten Kette der HLA-Antigene, seine Aminosäuresequenz und Tertiärstruktur hat außerdem große Ähnlichkeit mit der CH_3-Region der Immunglobuline.

In Verbindung mit dem HLA-Antigen ist β_2-Mikroglobulin auf der Zellmembran aller reifen Körperzellen, ausgenommen der Erythrozyten und Trophoblastenzellen der Plazenta, nachweisbar. In den Körperflüssigkeiten kommt β_2-Mikroglobulin zu etwa 98% als freies Monomer und zu etwa 2% kovalent an das HLA-Molekül gebunden vor.

Hauptsyntheseort des β_2-Mikroglobulins ist das lymphatische System. β_2-Mikroglobulin wird von Lymphozyten gebildet, durch mitogen- oder antigen-induzierte Lymphozytenproliferation kann in vitro seine Synthese stimuliert werden.

Die Halbwertszeit des β_2-Mikroglobulins beträgt 40 min., Eliminationsort ist die Niere, dort wird es glomerulär filtriert (etwa 210 µg/min.) und zu 99.9% im proximalen Tubulus rückresorbiert.

Änderungen des β_2-Mikroglobulin-Serumwertes oder der β_2-Mikroglobulin-Ausscheidung sind bedingt durch eine vermehrte Produktion, die Änderung der glomerulären Filtrationsrate oder der tubulären Rückresorption.

Da der Hauptsyntheseort des β_2-Mikroglobulins das lymphatische System ist, kommt es zur Erhöhung der Serumkonzentration bei allen Zuständen mit einer Erhöhung der Proliferationsrate lymphozytärer Zellen, insbesondere beim multiplen Myelom, dem Morbus Hodgkin, der chronisch lymphatischen Leukämie und anderen malignen Non-Hodgkin-Lymphomen. Bei diesen Erkrankungen ist die β_2-Mikroglobulinbestimmung ein guter Indikator zur Verlaufs- und Therapiebeurteilung. Auch andere Erkrankungen, bei denen es zu einer stärkeren Aktivierung des zellulären Immunsystems kommt, z. B. bestimmte Autoimmunerkrankungen, infektiöse Mononukleose, Transplantatabstoßungen, bewirken die Erhöhung von β_2-Mikroglobulin im Serum.

Eine Einschränkung der glomerulären Filtrationsrate (GFR) verlängert die Halbwertszeit des β_2-Mikroglobulins, die Serumwerte steigen exponentiell an, es besteht eine enge inverse Beziehung zur GFR und zwar über den gesamten Filtratbereich.
Ein Anstieg im Serum tritt bei einem Abfall der GFR unter 80 ml/min. auf, über die Korrelation pathologischer Serumcreatininwerte zu den β_2-Mikroglobulin-Serumwerten existieren unterschiedliche Aussagen. Auch im niedrigsten GFR-Bereich zwischen 3.8 und 0 ml/min. besteht eine signifikante Korrelation zwischen β_2-Mikroglobulin und der GFR. Eingeschränkt wird die Anwendung des β_2-Mikroglobulins zur Beurteilung der GFR durch die Tatsache, daß Erhöhungen auch durch andere Erkrankungen bewirkt werden.

Die Schwelle der renal-tubulären β_2-Mikroglobulin-Rückresorptionskapazität liegt bei Serumwerten von etwa 8 mg/l. β_2-Mikroglobulin wird in der Bürstensaummembran des proximalen Tubulus rückresorbiert und zu Aminosäuren katabolisiert. Bei tubulären Schädigungen, z. B. bakteriell bedingter interstitieller Nephritis, Cadmiumnephropathie, tubulärer Nekrose durch Aminoglykosidnephrotoxizität, ist die β_2-Mikroglobulin-Ausscheidung erhöht. Patienten mit Aminoglykosidnephrotoxizität zeigen Ausscheidungen von mehr als 10 mg β_2-Mikroglobulin im 8 Std.-Sammelurin. Die Creatinin-Clearance und der Serumcreatininwert bleiben bei den akuten nephrotoxischen Tubulusschäden oft normal und werden erst dann pathologisch, wenn es zur Einschränkung der glomerulären Filtration für Creatinin kommt.

Bei Cadmium-exponierten Personen ergibt sich ein Zusammenhang zwischen Expositionsdauer, bzw. dem Produkt aus Expositionsdauer und der Cadmiumkonzentration im Blut und der β_2-Mikroglobulinurie. Erhöhte Ausscheidungswerte von β_2-Mikroglobulin sind bei Personen mit langfristiger beruflicher Cadmiumeinwirkung unter den derzeitigen Arbeitsplatzverhältnissen nach etwa 10-jähriger Exposition zu erwarten /2/.

Literatur

1. *Evrin, P. E., L. Wibell:* Scand. J. Clin. Lab. Invest. *26:* 69 (1972). Serum levels and urinary excretion in apparently healthy subjects.
2. *Schaller, K. H., J. Gonzales, J. Thürauf, R. Schiele:* Zbl. Bakt. Hyg., I. Abt. Orig. B *171:* 320 (1980). Früherkennung von Nierenschäden bei beruflich gegenüber Blei, Quecksilber und Cadmium exponierten Personen.
3. *Jonasson, L. E., P. E. Evrin, L. Wibell:* Acta Obstet. Gynec. Scand. *53:* 49 (1974).
4. *Schardijn, J., L. W. S. v. Eps, A. J. G. Swaak* et al.: Lancet *I:* 805 (1979). Urinary β_2-microglobulin in upper and lower urinary tract infections.
5. *Grützner, F. J.:* Inn. Med. *9:* 45 (1982). Diagnostik mit β_2-Mikroglobulin.
6. *Child, J. A., B. Spati, S. Illingworth* et al.: Cancer *45:* 318 (1980). Serum β_2-microglobulin and C-reactive protein in the monitoring of lymphomas.
7. *Hagberg, H., A. Killander, B. Simonsson:* Cancer *51:* 2220 (1983). Serum β_2-microglobulin in malignant lymphoma.
8. *Amlot, P. L., M. Adinolfi:* Europ. J. Cancer *15:* 791 (1979). Serum β_2-microglobulin and its prognostic value in lymphomas.
9. *Norfolk, D., J. A. Child, E. H. Cooper* et al.: Br. J. Cancer *39:* 510 (1979). Serum β_2-microglobulin in myelomatosis: Potential value in stratification and monitoring.
10. *Bodenstein, H., N. Südkamp:* TumorDiagnostik und Therapie *4:* 80 (1983). β_2-Mikroglobulin bei akuten und chronischen Leukämien.
11. *Zolla Pazner, S.* et al.: J. Amer. Med. Assoc. *251:* 2591 (1984). Quantitation of β_2-microglobulin and other immune characteristica in a prospective study of men at risk for acquired immune deficiency syndrome.
12. *Kult, J., Ch. Lämmlein, A. Röckel, A. Heidland:* Dtsch. Med. Wschr. *99:* 1686 (1974). Beta$_2$-Mikroglobulin im Serum, ein Parameter des Glomerulumfiltrates.
13. *Vree, T. B., P. Guelen, B. Jongman-Nix* et al.: Clin. Chim. Acta *114:* 93 (1981). The relationship between the renal clearance of creatinine and the apparent renal clearance of β_2-microglobulin in patients with normal and impaired kidney function.
14. *Uthmann, U., H. P. Geisen:* Dtsch. Med. Wschr. *106:* 782 (1981). Beta-2-Mikroglobulin.
15. *Wibell, L., P. E. Evrin, I. Berggard:* Nephron *10:* 320 (1973). Serum β_2-microglobulin in renal disease.

Lysozym

Lysozym ist ein bakteriolytisches Enzym und kommt sowohl zellgebunden in den Lysosomen der Körperzellen als auch in den extrazellulären Flüssigkeitskompartimenten vor. Die Lysozymaktivität im Serum Gesunder wird beim physiologischen Abbau neutrophiler Granulozyten freigesetzt.

Indikation

Früherkennung von Nierentransplantat-Abstoßungsreaktionen.
Unterscheidung und Verlaufskontrolle von Leukosen.
Verlaufs- und Therapiebeurteilung kindlicher Harnwegsinfekte.
Unterscheidung bakterieller von abakteriellen Meningitiden bei Kindern.
Erkennung einer Sepsis Neugeborener.

Bestimmungsmethoden

Zur quantitativen Bestimmung von Lysozym (EC 3.2.1.17) werden vorwiegend nachfolgend genannte Methoden eingesetzt.

Turbidimetrie /1/

Prinzip: Lysozym löst Bakterienzellwände auf durch Hydrolyse glykositischer Bindungen. Als Substrat wird eine Bakteriensuspension des Keimes Mikrokoccus lysodeiktikus verwendet. Zugabe einer Lysozym-haltigen Serum- oder Urinprobe führt durch die lytische Wirkung des Lysozyms zu einer Klärung der zuvor trüben Bakteriensuspension. Die Abnahme der Lichtabsorption wird im kinetischen Test photometrisch bestimmt, sie ist proportional der Lysozymaktivität im Ansatz.

Radiale Immundiffusion

Prinzip sh. S. 1458.

Lysoplatten-Technik /2/

Prinzip: Mikrokoccus lysodeiktikus wird in Agarosemedium suspendiert, die Suspension in eine Petrischale gegeben und zylinderförmige Probenauftragestellen eingestanzt. Nach dem Auftragen der Probe bewirkt radial in das Gel diffundierendes Lysozym durch Bakterienlyse eine Aufhellung der Agarose. Der Durchmesser der hellen Kreisfläche ist proportional dem Logarithmus der Lysozymkonzentration.

Als Standard kann bei allen 3 Methoden Humanlysozym oder Hühnereilysozym verwendet werden. Der Lysozymgehalt einer Probe wird in mg/l bezogen auf Humanlysozym oder Hühnereilysozym angegeben.

Untersuchungsmaterial

Serum	0.5 ml
24-Std.-Sammelurin (Vorgabe von 1.0 g Natriumazid)	0.5 ml

Referenzbereiche

Serum /1/	3.0—9.0 mg/l
Urin /3/	< 1.5 mg/l

Werte bezogen auf Hühnereilysozym

Bewertung

Bei Erwachsenen ist die Lysozymbestimmung im Serum und/oder Urin aussagekräftig zur

- Erkennung und Verlaufsbeurteilung von Transplantatabstoßungsreaktionen.
- Diagnostik tubulärer Nierenschädigung.
- Differenzierung von Leukämien.

Transplantatabstoßung und Nierenschäden

Nach allogener Nierentransplantation ist die erhöhte Lysozym-Ausscheidung im Urin ein Marker von Transplantatabstoßungsreaktionen, speziell beginnender Abstossungskrisen. Bei diesen Vorgängen kommt es zur Schädigung proximaler Tubuli und von peritubulären Kapillaren.

Bei Nierenerkrankungen mit glomerulär-tubulärer Imbalance, z. B. durch toxische oder entzündliche Schädigung der Tubuli, kann das glomerulär filtrierte Lysozym tubulär nur ungenügend zurückgenommen werden, es resultiert eine Lysozymurie. Lysozym kann ein empfindlicherer Parameter sein als die Bestimmung der Proteinausscheidung.

Verhalten von Serum-Lysozym und Urin-Lysozym bei Leukosen /[3]/

- Myeloische und monozytäre Leukämien verursachen erhöhte Serumlysozymwerte (im Mittel 5fach) sowie eine verstärkte Lysozymurie.
- Lymphatische Leukämien gehen mit im Referenzbereich liegenden Werten einher.
- Patienten mit Panmyelopathie haben stark erniedrigte Serumwerte.
- Die Lysozymwerte im Serum und Urin sind ein Maßstab für das Ausmaß des leukämischen Schubes, Eintritt in die Remission führt zum Abfall der Werte bis in den Referenzbereich, ein Rezidiv zum frühzeitigen Wiederanstieg.

Aussagekraft der Serum- und Urin-Lysozymbestimmung in der Pädiatrie

Kinder mit akuten und rezidivierenden Harnweginfekten zeigen eine Lysozymurie von im Mittel über 1.5 mg/l. Unter erfolgreicher antibiotischer Behandlung resultiert innerhalb von 3 Tagen ein Abfall auf etwa 50% des Ausgangswertes, 3 Tage nach Therapieende wird keine Lysozymausscheidung mehr gemessen /[4]/.

Bei bakteriellen Meningitiden werden im Liquor zerebrospinalis Lysozymwerte über 1.5 mg/l gemessen, virale und tuberkulöse Meningitiden, Meningoenzephalitiden, das Guillain Barré-Syndrom und ZNS-Tumoren verursachen nicht solche Anstiege /[5]/. Der Liquor gesunder Kinder ist nahezu frei von Lysozym.

Höhere Lysozymaktivitäten im Serum haben reife Neugeborene (2.65 $\pm$ 0.82 mg/l) gegenüber gesunden Frühgeborenen mit einem Geburtsgewicht von 1700 bis 2400 g (1.56 $\pm$ 0.56 mg/l) innerhalb der ersten Lebenstage. Bei Frühgeborenen mit Sepsis werden niedrigere Werte gemessen /[6]/.

Hinweise und Störungen

Bestimmungsmethode: Die turbidimetrische Technik zeigt eine gute analytische Sensitivität, Präzision und Richtigkeit.

Stabilität: Die Lysozymbestimmung sollte innerhalb von 8 Std. erfolgen, danach tritt bei Raumtemperatur ein Aktivitätsabfall auf. Bei 4 °C beträgt die Stabilität 6 Tage.

Pathophysiologie

Lysozym (Muramidase) ist ein Protein mit einem Molekulargewicht von etwa 15.000 und kommt in hohen Konzentrationen in der Niere und den granulierten Zellen der myeloischen Reihe vor. Seine enzymatische Aktivität ist gegen die Mucopolysaccharidkomponente der Bakterienzellwand gerichtet; es spaltet die Bindung zwischen N-Azetylglucosamin und N-Azetylmuraminsäure und bewirkt dadurch die in vitro sichtbare Lysis von Bakterien.

Das zellgebundene Lysozym der Niere ist vorwiegend in den Zellen des proximalen Tubulus und dort speziell in den Lysosomen lokalisiert. Die Nekrotisierung proximaler Tubuluszellen, z. B. bei akuter Tubulusschädigung durch Antibiotika, geht deshalb mit einer Lysozymurie einher. Die hohen Lysozymwerte bei Myelosen beruhen auf einem verstärkten Granulozytenumsatz. Ein weiterer Faktor ist der Lysozymgehalt des einzelnen Granulozyten; er ist vom Reifungsgrad der Zelle abhängig. Granulozyten von Normalpersonen haben hohe Lysozymaktivitäten, undifferenzierte Zellen einen niedrigen Gehalt. Deshalb nehmen innerhalb der myeloischen Leukämietypen die Lysozymaktivitäten im Serum zur unreifzelligen Leukämie hin ab /[3]/.

Literatur

1. *Müller, W.:* Proc. 5th int. Symp. Clin. Enz. *II:* 317 (1973). Quantitative determination of lysozyme (LYS). Methods and normal range.
2. *Osserman, E. D., P. Lawlor:* J. Exp. Med. *124:* 921 (1966). Serum and urinary lysozyme (muramidase) in monocytic and monomyelotic leukemia.
3. *Tischendorf, F. W.:* Laboratoriumsblätter *25:* 70 (1975). Lysozym in Nephrologie und Hämatologie.
4. *Dick, W.:* Therapiewoche *31:* 11 (1981). Klinische Bedeutung des Lysozyms im Säuglings- und Kleinkindalter.
5. *Grubbauer, H. M.:* Wschr. Kinderheilk. *128:* 717 (1980). Liquorlysozymspiegel bei Meningitis im Kindesalter.
6. *Dick, W.:* Wschr. Kinderheilk. *128:* 30 (1980). Serumlysozymspiegel bei Frühgeborenen und reifen Neugeborenen.

Myoglobin

Das im Serum meßbare Myoglobin kann entweder aus der Skelettmuskulatur oder der Herzmuskulatur bzw. bei Polytraumatisierung aus beiden Muskelgeweben freigesetzt werden. Im Urin nachweisbares Myoglobin stammt fast ausschließlich aus der Skelettmuskulatur. Eine organbezogene Differenzierung bei Serummyoglobin-Erhöhung ist nicht möglich; die diagnostische Spezifität des Serummyoglobins entspricht der Gesamt-CK.

Indikation

Verdacht auf Herzinfarkt (Frühdiagnose).
Rhabdomyolysen.
Hereditäre Muskelerkrankungen.
Maligne Hyperthermie.
Verlaufsbeurteilung von Herzmuskel- und Skelettmuskelerkrankungen.
Therapiebeurteilung bei Streptokinase-Therapie des Herzinfarktes.
Akutes und chronisches Nierenversagen.
Leistungsbeurteilung in der Sportmedizin.

Bestimmungsmethoden

Semiquantitativer Latex-Agglutinationstest (Schnelltest) /[1, 2]/

Prinzip: Immunchemische Reaktion zwischen Myoglobin und an Latexpartikel gebundener Antikörper gegen Myoglobin. Bei erhöhter Myoglobinkonzentration (>90 µg/l) erfolgt eine sichtbare Agglutination der Latexpartikel (positives Resultat); Beurteilung durch Vergleich mit positiven und negativen Kontrollseren. Die Agglutination kann auch zur semiquantitativen Abschätzung der Myoglobinkonzentration verwendet werden. Hierbei wird das zu untersuchende Serum mit isotonischer Kochsalzlösung verdünnt, wobei die Serumverdünnung bewertet wird, bei der innerhalb von 5 min. noch eine deutliche Agglutination zu erkennen ist.

Radioimmunoassay (kompetitiver RIA) /[3]/

Untersuchungsmaterial

Serum, Plasma, Urin 0.5 ml

Referenzbereiche /[3]/

♀	7—64
♂	16—76

Angaben in µg/l. Die Werte gelten für Plasma und Serum.

Bewertung

Myokardinfarkt

Radioimmunologisch bestimmtes Serummyoglobin (SMb) ist möglicherweise bereits während der Akutphase eines Myokardinfarktes, spätestens jedoch 2 Std. nach dem Schmerzbeginn signifikant erhöht /[4]/. Die Freisetzung des SMb erfolgt diskontinuierlich; dieses sogenannte »Stakkatophänomen« spiegelt die Mikroperfusion im Infarktbereich wider. Da die moderne thrombolytische Therapie des Herzinfarktes möglichst frühzeitig nach dem akuten Schmerzereignis (innerhalb der ersten Stunden) begonnen werden sollte, stellt die Bestimmung des SMb neben dem EKG-Befund den einzig verwertbaren Laborparameter zu diesem Zeitpunkt dar, da CK und CKMB frühestens 4—6 Std. nach dem Schmerzbeginn signifikant erhöht sind. Aus den prädiktiven Werten für SMb (pVneg: 0.98 und pVpos: 0.64) kann geschlossen werden, daß der Ausschluß eines Myokardinfarktes wesentlich sicherer als der Nachweis ist.

Bei Patienten, die 12 Std. nach dem akuten Schmerzereignis eine normale Myoglobinkonzentration aufweisen, kann mit großer Sicherheit ein akuter Myokardinfarkt ausgeschlossen werden.

Der Latex-Schnelltest als semiquantitativer Test ist zur bedside-Bestimmung des SMb verwendbar. Die gleichzeitige Durchführung von EKG und SMb-Schnelltest erlaubt somit eine Frühdiagnose des Herzinfarktes, die im Hinblick auf eine mögliche fibrinolytische Therapie äußerst wichtig ist. Natürlich muß differentialdiagnostisch bzw. anamnestisch abgeklärt werden, ob die SMb-Erhöhung Myokardinfarkt-bedingt ist oder auf einer Skelettmuskel-bedingten Freisetzung beruht, z. B. degenerativer Muskelschaden, Polytrauma, i. m. Injektion, körperliche Aktivität. Dies geschieht im weiteren Verlauf der Erkrankung laborchemisch durch Bewertung der CKMB.

Zur Verlaufsbeurteilung eines Herzinfarktes sollte die Bestimmung des SMb stündlich bis zur Diagnosesicherung und danach 2-stündlich bis zum Erreichen des Aktivitätsmaximums erfolgen. Eine weitere Kontrolle der SMb-Konzentration ermöglicht den Nachweis von Reinfarkten, wobei SMb empfindlicher reagiert als CKMB.

Der zeitliche Ablauf von SMb, CK und CKMB bei konservativ behandelten Patienten unterscheidet sich deutlich von Patienten unter Streptokinase-Therapie.

Patienten, die erfolgreich mit Streptokinase behandelt wurden, zeigen einen steileren und durchschnittlich höheren Anstieg der Myoglobinwerte im Serum, wobei die Werte außerdem früher in den Referenzbereich (ca. 6—12 Std.) im Vergleich zu konservativ therapierten Patienten (12—24 Std.) zurückkehren /[5]/. Aufgrund dieser Beobachtung erscheint es unwahrscheinlich, daß die Höhe der Serummyoglobinkonzentration mit der Ausdehnung eines Infarktes wie früher beschrieben korreliert. Ein rascher und steiler Anstieg des SMb unter Streptokinase-Therapie spricht eher für eine erfolgreiche Reperfusion, die tierexperimentell nachgewiesen werden konnte /[6]/. Radioimmunologisch bestimmbares Myoglobin ist beim akuten Myokardinfarkt im Urin üblicherweise nicht nachweisbar.

Skelettmuskelschäden

Skelettmuskel-bedingte Erhöhungen des Myoglobins verhalten sich im wesentlichen wie Erhöhungen der Gesamt-CK. Sowohl beim akuten myoglobinurischen Nierenversagen, als auch beim chronischen Nierenversagen kommt der Erhöhung der Serum-Myoglobinkonzentration eine mögliche diagnostische Bedeutung zu, die jedoch bis heute nicht ausreichend abgeklärt ist.

Sporadische Myoglobinämien

Sporadische Formen der Myoglobinämie und Myoglobinurie /5/ können auftreten bei: Muskulärer Überanstrengung, Muskelischämie, Crush-Syndrom, Schlafmittelintoxikation mit Koma, Hitzschlag, Erfrierungen und Verbrennungen, endokrinen Störungen (diabetisches Koma, Hypothyreose, Conn-Syndrom), Elektrolytstörungen (Hypokaliämie, Hypophosphatämie, Hypernatriämie), Medikamenten- und Toxin-bedingt (Clofibrat, Bezafibrat, Carbenoxolon, Amphotericin B, Epsilon-Aminocapronsäure, Succinylcholin/Halothan, Neuroleptika, Appetitzügler, Heroin, Amphetamin, Phencyclidin, Kohlenmonoxid, Schlangengifte, Insektengifte) und bei fieberhaften Infektionen (Influenza, Coxsackie, Herpes simplex, Echoviren, Adenoviren, Mononukleose, Typhus, Tetanus, Rocky mountain spottet fever, Legionärskrankheit, toxic shock syndrome). Verhältnismäßig häufig ist eine Erhöhung der Myoglobinkonzentration auch bei Alkoholintoxikation.

Sportmedizinische Leistungsbeurteilung

Bei der sportmedizinischen Leistungsbeurteilung ist die Serummyoglobinkonzentration als bester spezifischer Indikator für die Muskelbelastung zu betrachten, da der Myoglobingipfel unmittelbar nach Beendigung einer erschöpfenden Belastung nachweisbar ist, während die entsprechenden Enzyme ihre Gipfel erst später erreichen. Weiterhin ist eine Aussage über den Trainingszustand der Skelettmuskulatur in dem Sinne möglich, daß die Myoglobinfreisetzung bei trainierten Personen wesentlich später erfolgt, als bei untrainierten.

Hinweise und Störungen

Latex-Schnelltest: Er wird zur Frühdiagnose des Myokardinfarktes durchgeführt, da die RIA-Methode eine Analysenzeit von 2 Std. erfordert, das Ergebnis des Latex-Schnelltests aber nur 20 min. nach Abgabe des Blutes im Labor verfügbar ist.

In der Frühphase des Myokardinfarktes bei niedrigen Myoglobinwerten sind die Agglutinate des Latex-Tests klein, so daß nur von ausreichend geschultem Personal eine zuverlässige positiv/negativ-Aussage erhalten wird.

Stark lipämische Untersuchungsproben sollten wegen unspezifisch positiver Reaktionen nicht getestet werden.

Rheumafaktoren können aufgrund ihrer Heterogenität gelegentlich unspezifische Agglutinationen der Latex-Partikel bewirken.

Falsch positive Reaktionen werden durch Eintrocknung vorgetäuscht, wenn später als nach 5 min. abgelesen wird.

Stabilität: Bei Raumtemperatur tritt ein Myoglobinabfall von 60—70% in 24 Std. auf, bei 4 °C lediglich um 10%. Die Serum- und Plasmaproben sollen nicht eingefroren werden.

Pathophysiologie

Myoglobin ist ein sauerstoffbindendes Hämoprotein, mit einem Molekulargewicht von 17.100 das in der quergestreiften Muskulatur (Skelett- und Herzmuskel) gebildet wird; andere Gewebe — einschließlich der glatten Muskulatur — weisen kein Myoglobin auf. Aufgrund seiner Fähigkeit, mit höherer Affinität als Hämoglobin molekularen Sauerstoff reversibel zu binden, ist Myoglobin für den Transport und die Speicherung von Sauerstoff in der quergestreiften Muskulatur verantwortlich.

Außer bei starker körperlicher Belastung weist die Serummyoglobinkonzentration Werte $< 80\ \mu g/l$ auf. Myoglobinämien sind immer die Folge von Schädigungen quergestreifter Muskulatur.

Bedingt durch das niedrige Molekulargewicht wird Myoglobin bei Muskelnekrosen (Herzinfarkt, Myopathien u. a.), aber auch bei starker körperlicher Belastung rasch in die Blutbahn freigesetzt und erreicht deutlich früher als die entsprechenden Enzyme (CK, CKMB, GOT, LDH) pathologische Werte. Es kehrt aber auch deutlich früher als die genannten Enzyme in den Referenzbereich zurück. Sogar bei Herzchirurgie auftretende perioperative Infarkte können mit Hilfe des Serummyoglobins nachgewiesen werden /[7]/. Weiterhin wird Myoglobin aufgrund des niedrigen Molekulargewichtes rasch renal filtriert, sodaß auch Nierenversagen, insbesondere die terminale Niereninsuffizienz, zu pathologischen Serummyoglobinwerten führt.

Aus diesem Verhalten des Myoglobins resultiert eine im Vergleich zur CK (15.5 Std.) und zur CKMB (12.5 Std.) außerordentlich kurze Halbwertszeit von 10—20 min. Dadurch werden Mikroperfusionsphänomene, z. B. Stakkatophänomen bei konservativer Therapie; steiler und extremer Anstieg unter Streptokinase-Therapie des Myokardinfarktes, mit nur geringer Verzögerung und ohne Aktivitätsausgleich wie bei den Enzymen im Serum sichtbar. Die Phänomene des zeitlichen Ablaufes einer Muskelnekrose und ihrer therapeutischen Beeinflussung können somit wesentlich zeitaufgelöster als mit den entsprechenden Enzymen verfolgt werden.

Literatur

1. *Bachem, M. G., K. Paschen, B. Strobel, A. E. Keller, B. Kleinschmittger:* Dtsch. Med. Wschr. *108:* 1190 (1983). Ein neuer Schnelltest zur Verbesserung der Frühdiagnostik des akuten Myokardinfarktes.
2. *Nooregaard-Hansen, K., J. Hangaard, P. Norgard-Petersen:* Scand. J. Clin. Lab. Invest. *44:* 99 (1984). A rapid latex-agglutination-test for the detection of elevated levels of myoglobin in serum and its value in the early diagnosis of acute myocardial infarction.
3. *Kaiser, H., G. Sold, H. Dittmann, U. Gründler, K. W. Runz, J. P. Schrader, U. Spaar, H. Köstering, H. Kreuzer:* Lab. Med. *5:* 283 (1981). Myoglobin im Serum: Referenzwerte und Klinik.
4. *Drexel, H., E. Dworzak, W. Kirchmair, M. Milz, B. Puschendorf, F. Dienstl:* Am. Heart J. *105:* 642 (1983). Myoglobinemia in the very early phase of acute myocardial infarction.
5. *Kaiser, H., K. B. Lutz, U. Spaar, H. Kreuzer:* Laboratoriumsblätter *34:* 17 (1984). Serummyoglobin: Klinisch-diagnostische Relevanz.
6. *Ellis, A. K., T. Little, A. Zaki Masud, M. J. Klockel:* Circulation *72:* 639 (1985). Determination of myoglobin release after reperfusion of injured myocardium.
7. *Seguin, J. R., M. Sausine, M. Ferriere, B. A. Chaptal:* Lancet *I:* 221 (1986). Myoglobin to predict myocardial infarction during heart surgery.

Elastase

Elastase ist ein vor allem in polymorphkernigen neutrophilen Granulozyten (PMN), Makrophagen, Endothelzellen und dem Pankreas vorkommendes proteolytisches Enzym. Von diagnostischer Bedeutung ist insbesondere das Enzym, welches den PMN entstammt. Hierbei handelt es sich um eine neutrale lysosomale Proteinase, die Dank ihrer relativ geringen Substratspezifität und ihrer hohen Konzentration in den PMN der »Abräumfunktion« in entzündlichen oder nekrotischen Geweben dient.

Bei Phagozytosevorgängen und PMN-Zerfall gelangt Enzym in die Körperflüssigkeiten. Eine Enzymaktivität ist im Plasma oder den meisten anderen Körperflüssigkeiten in der Regel jedoch nicht meßbar, da — zum Schutze des Organismus — eine sofortige Inaktivierung der proteolytischen Aktivitäten mittels des α_1-Proteinaseinhibitors (α_1-Antitrypsin) erfolgt /[1]/. Im Plasma kann also nur die Konzentration des Komplexes aus Enzym und Inhibitor bestimmt werden.

Indikation

Sepsis, Polytrauma, Schocklunge (bei Gestose).
Differentialdiagnose von Pleuraergüssen.
Hämodialysebehandlung (bei akutem Nierenversagen und bei chronisch niereninsuffizienten Patienten).
Chronische Gelenkerkrankungen.
Adnexaffektionen des Mannes.

Bestimmungsmethoden

Aktivitätsbestimmung: Kinetische Messung des Umsatzes von Methoxysuccinyl-Ala-Ala-Pro-Val-4-Nitroanilid /[2]/. Die Methode kann nur durchgeführt werden in Flüssigkeiten, welche keinen α_1-Proteinaseinhibitor enthalten, sowie zur Bestimmung des nicht inhibierten Anteils der Elastase.

Konzentrationsbestimmung: Gemessen wird der Elastase-α_1-Proteinaseinhibitor-Komplex (E-PI-Komplex). Das Verfahren verläuft nach dem Prinzip eines Enzymimmunoassays mit festphasegebundenem ersten Antikörper /[3]/.

Im Plasma vorhandener E-PI-Komplex wird an die an der Teströhrchenwand fixierten Elastaseantikörper gebunden. Nach Wegwaschen der ungebundenen Proteine wird mittels alkalische Phosphatase-markiertem α_1-PI-Antikörper die Menge von gebundenem E-PI-Komplex bestimmt.

Elastase-Antikörper (festphasegebunden) + E-PI-Komplex (Probe) ⟶ Elastase-Antikörper-E-PI-Komplex (festphasegebunden)

+ α_1-PI-Antikörper (AP-markiert) ⟶ Elastase-PI-Komplex-PI-AK-AP

⟶ p-Nitrophenylphosphat ⟶ p-Nitrophenol (O.D. 405 nm)

Untersuchungsmaterial

Plasma (EDTA,Citrat), Ergußflüssigkeit, Ejakulat, Synovialflüssigkeit 1 ml

Referenzbereiche

Plasma /4/	60—110
Ejakulat (Seminalplasma) /5/	160 im Mittel
Pleuraergüsse	
— entzündlich	1851 (Extremwerte 495—2900)
— nicht entzündlich /6/	165 (Extremwerte 15—520)
Synovialflüssigkeit	
— entzündlich	9947 (Extremwerte 878—101.800)
— nicht entzündlich /2/	41 (Extremwerte 0—935)

Angaben in ng/ml

Bewertung

Sepsis und Polytrauma /8/

Nach abdominalchirurgischen Eingriffen kommt es zu einer vermehrten Freisetzung von E-PI-Komplex mit Werten, die das 2—3fache des oberen Referenzbereiches erreichen kann. Dieser Anstieg ist jedoch nur auf die ersten postoperativen Tage beschränkt. Kommt es zum Auftreten einer Sepsis wird sich der Meßwert in der Regel auf das 6—10fache erhöhen.

Prognostisch bedeutsam ist, daß bei Patienten mit *Sepsis*, die einen günstigen Verlauf ihrer Erkrankung zeigen, die E-PI-Komplex-Konzentration nach einem anfänglich starken Anstieg im weiteren Krankheitsgeschehen eine Tendenz zur Normalisierung aufweist.

Im Gegensatz dazu ist ein langdauernd hoher Wert oder ein laufender Anstieg als prognostisch ungünstig anzusehen.

Ähnlich liegen die Verhältnisse bei Patienten mit *Polytraumata*. Nach dem Geschehen kann es je nach dem Schweregrad der Verletzungen schon nach 30 min. zu einer signifikanten Erhöhung des E-PI-Komplexes (500—2500 ng/ml) kommen. Die Dauer des Anstieges kann sich bis zu 12—16 Std. nach dem Trauma fortsetzen, um sich in den nachfolgenden Tagen zu normalisieren.

Da bei dieser Patientengruppe z.T. nicht unerhebliche Mengen an Blutkonserven benötigt werden, ist zu erwähnen, daß gelagerte Blutkonserven (vor allem Vollblut, aber auch Erythrozytenkonzentrate) größere Mengen an E-PI-Komplexen enthalten. Während normalerweise die Halbwertszeit von E-PI-Komplexen ca. 60 min. beträgt, verlängert sie sich bei Patienten in schlechter Kreislaufsituation oder mit Blockierung des RES (Plasmaexpander) auf eine nicht näher bestimmbare längere Zeit.

Lungenkomplikationen bei schweren Gestosen (Schocklunge) /9/

Die polymorphkernigen neutrophilen Granulozyten spielen bei der Ausbildung des Schocklungensyndroms oder seiner Vorstufen eine große Rolle. Die Plasmakonzentration von E-PI-Komplexen korreliert bei Schwangeren mit entsprechenden Lungenkomplikationen mit den klinischen und röntgenologischen Befunden wie folgt: Bereits präpartal ist die E-PI-Komplexkonzentration erhöht, mit dem Abfall derselben bessern sich Blutgaswerte, röntgenologischer Befund und das klinische Bild. Somit bietet sich eine gute Möglichkeit zur Früherkennung der Ausbildung eines interstitiellen Lungenödems und zu dessen Therapie.

Differentialdiagnose von Pleuraergüssen /6/

Die Differentialdiagnose proteinreicher Ergüsse (Exsudate) kann schwierig sein. In ca. 20—50% der malignen Ergüsse ist eine zytologische Untersuchung negativ /10/.

In diesen Fällen ist eine Abgrenzung zwischen malignen und entzündlich entstandenen Ergüssen — außer es handelt sich um ein Empyem — schwierig, da auch in einem Erguß bei maligner Erkrankung Entzündungszellen nachweisbar sein können /[11]/. Andererseits können entzündlich veränderte, nicht maligne Zellen in Pleuraergüssen oft schwer einordenbar sein.

An labordiagnostischen Untersuchungen zur Differentialdiagnose von Pleuraergüssen (sh. auch S.1438) stehen vor allem das Gesamteiweiß und die LDH zur Verfügung, die nur von begrenzter Aussagekraft sind. Daneben finden häufig »Tumormarker« wie z. B. CEA ihre Anwendung. »Entzündungsmarker« bleiben weitgehend unberücksichtigt oder zeigen ein konkordantes Verhalten bei Entzündungen und malignen Erkrankungen, da sie als »Akute-Phase-Proteine« reagieren.

E-PI-Komplexe finden sich dagegen in Ergüssen aus entzündlicher Ursache in signifikant höherer Konzentration als in Ergüssen aus malignen Gründen. Je nach Wahl eines Entscheidungsgrenzwertes kann die diagnostische Sensitivität zwischen 45% und 98% und diagnostische Spezifität zwischen 100% und 63% liegen (Tab. 1).

Die Diagnose »entzündlicher Erguß« ist mittels der Bestimmung der E-PI-Komplexe sicherer als mit einer mikroskopischen Zählung der Leukozyten im Exsudat. Es besteht keine Korrelation zwischen Leukozytenzahl und E-PI-Komplexkonzentration. Der Grund dafür dürfte die freie Diffusion von E-PI-Komplexen in der Flüssigkeit sein, während Leukozyten ihrer Schwere nach im Pleuraraum absinken und sich so dem Nachweis entziehen können.

Eiweißarme Ergüsse (Transsudate) weisen durchwegs niedrige E-PI-Komplexkonzentrationen auf, die Fehldiagnose eines malignen Ergusses wird durch die Bestimmung des Gesamteiweißes verhindert.

Tab. 1 Elastase-α_1-Proteinaseinhibitor-Komplexe in Exsudaten

Grenzwert (ng/ml)	**Diagnostische Sensitivität (%)**	**Diagnostische Spezifität (%)**
82	45	100
100	50	93
250	95	83
500	98	63

Hämodialysebehandlung /[12]/

Unmittelbar nach Beginn einer Hämodialysebehandlung tritt ein Abfall der Leukozytenzahl auf, wahrscheinlich durch den Kontakt mit der Dialysemembran (Cuprophan), der etwa 60 min. anhalten kann. Etwas zeitversetzt kommt es zu einem deutlichen Anstieg der E-PI-Komplexe, welcher bis zu 3 Std. anhält, um anschließend langsam wieder zum Ausgangswert abzufallen. Ob die Freisetzung von E-PI-Komplex im Zuge der Hämodialysebehandlung etwas über die Güte der verwendeten Dialysemembran aussagen kann oder ob sie etwas mit Lungenveränderungen bei Patienten unter chronischer Hämodialysebehandlung zu tun hat, ist noch Spekulation.

Chronische Gelenkerkrankungen /[2, 7]/

Im Plasma von Patienten mit gesicherter rheumatoider Arthritis werden E-PI-Komplexkonzentrationen zwischen 60 und über 4000 ng/ml gefunden. Bei 95% der Patienten ist die Konzentration höher als die obere Referenzbereichsgrenze. Im Rahmen der Differentialdiagnose kann daher bei negativem Ergebnis eine rheumatoide Arthritis mit großer Sicherheit ausgeschlossen werden.

Die Plasmakonzentration der E-PI-Komplexe zeigt keine Abhängigkeit vom klinischen Aktivitätsgrad der rheumatoiden Arthritis. Zieht man die Konzentrationsbestimmung in der Synovialflüssigkeit heran, so findet man abhängig von der Entzündungsaktivität stark erhöhte Elastase-PI-Komplexkonzentrationen.

Adnexaffektionen des Mannes /[5]/

Die Konzentration der Granulozytenelastase im Ejakulat ist eine aussagekräftige Meßgröße, die eine verläßliche Zuordnung zu entzündlichem bzw. nicht-entzündlichem Geschehen bei chronischer Adnexinfektion (Prostatitis, Epidydimitis, Urethritis) ermöglicht. Auch eine ursächliche Zuordnung einer Hämospermie wird damit ermöglicht.

Während die E-PI-Komplexkonzentration im Ejakulat bei Gesunden im Mittel 160 ng/ml beträgt, finden sich bei akuten Entzündungen Werte von bis zu 20.000 ng/ml und höher.

Zu beachten ist, daß auch akute Entzündungen der vorderen Harnröhre durch die Leukozytenbeimischung zum Ejakulat hohe Elastasewerte aufweisen können. Hier ist jedoch eine klinische Unterscheidung möglich.

Hinweise und Störungen

Probengewinnung: Das Plasma muß innerhalb von maximal 2 Std. nach Blutentnahme gewonnen werden. Bei längerer Aufbewahrungszeit oder bei unsachgemässem Hantieren der Probe (Vibration) vor der Zentrifugation kann eine artifizielle Erhöhung der Plasmawerte durch die Freisetzung von Elastase aus den Leukozyten in vitro auftreten /[7]/.

Stabilität: Plasma kann ohne Einwirkung auf die Meßgröße bis zu 24 Std. bei 4 °C und mindestens bis zu 6 Monaten bei minus 20 °C gelagert werden.

Pathophysiologie

Bei Prozessen, die mit einer Zerstörung von Gewebestrukturen einhergehen, werden neutrale Proteinasen, andere lysosomale Enzyme sowie niedermolekulare Entzündungsmediatoren frei.

Besonders reich an solchen Enzymen sind Endothelzellen, Makrophagen und Mastzellen, sowie basophile aber vor allem neutrophile polymorphkernige Granulozyten. Diese Zellen sind vorwiegend in Lunge, Leber und Niere d. h. in den primären Schockorganen konzentriert. Physiologischerweise wird täglich eine Menge von etwa 1 g neutraler lysosomaler Proteinase, vor allem Elastase und Kathepsin G, freigesetzt /[13]/.

Physiologische Gegenspieler der Elastase sind α_1-Proteinaseinhibitor (α_1-Antitrypsin) und α_2-Makroglobulin, welche zu 90% bzw. 10% für die Inhibition eine Rolle spielen und so eine systemische Wirkung der Proteinase im Regelfall verhindern. Die so entstandenen enzymatisch unwirksamen Komplexe werden mit einer Halbwertszeit von 60 min. bzw. 10 min. aus der Zirkulation entfernt /[14]/.

Bei lokaler Freisetzung von Elastase ist die Affinität des Enzyms zu seinem Substrat (Kollagen, Elastin usw.) wesentlich höher als zu den Inhibitoren, so daß eine Wirksamkeit des Enzyms gewährleistet ist. Zu einer ungehemmten Enzymaktivität kann es also nur in Körperflüssigkeiten kommen, die eine niedrige Inhibitorkonzentration aufweisen (Synovialflüssigkeit, manche Ergüsse).

 Eine unerwünschte Wirkung auf Gewebe kann durch die hohe Affinität der Elastase zu Kollagen und Elastin gegeben sein, wenn die Proteinase geschützt in Granulozyten an ihr Substrat herangebracht wird, z. B. bei Schocklunge.

Literatur

1. *Ohlsson, K.:* Interaction of granulocyte neutral proteases with alpha$_1$-antitrypsin, alpha$_2$-macroglobulin and alpha$_1$-antichymotrypsin. In: *Havemann, K., A. Janhoff,* Neutral proteases of human polymorphonuclear leucocytes. Urban & Schwarzenberg, München (1978).
2. *Kleesiek, K., D. Brackertz, H. Greiling:* Elastase aus Granulozyten bei chronischen Gelenkerkrankungen: Konzentration und Aktivität der Elastase-Inhibitor-Komplexe in Plasma und Synovialflüssigkeit. In: *Jochum, M., F. Gabl, H. Greiling, H. Fritz*, Neue Wege in der Entzündungsdiagnostik, PMN Elastase. GIT-Verlag, Darmstadt (1985).
3. *Neumann, S., N. Hennrich, G. Gunzer, H. Lang:* Clin. Chem. Clin. Biochem. *19:* 232 (1981). Enzyme linked immunoassay for elastase from leucocytes in human plasma.
4. *Jochum, H., K. H. Duswald, H. Dittmer, H. Fritz:* Berichte der ÖGKC *7:* 53 (1984). Granulozytäre Elastase als lysosomales Markerenzym für pathobiochemische Veränderungen bei entzündlichen Erkrankungen.
5. *Schiessler, H.:* Granulozyten-Elastase im Ejakulat als Entzündungsparameter bei Adnexinfektionen des Mannes. Inaugural-Dissertation, München (1984).
6. *Bayer, P. M., H. Lanschützer, E. Knoth, H. Klech, F. Kummer:* Lab. Med. *7:* 106 (1983). Elastase-Inhibitor-Komplexe in der Differentialdiagnose von Pleuraergüssen.
7. *Neumeier, D., J. H. Hatz, G. Menzel, D. Nagel, H. Kaiser, A. Fateh-Moghadam:* Zur Bedeutung der Bestimmung des Elastase-α_1-Proteinaseinhibitor-Komplexes im Plasma bei Patienten mit rheumatoider Arthritis. In: *Jochum, M., F. Gabl, H. Greiling, H. Fritz,* Neue Wege in der Entzündungsdiagnostik, PMN Elastase. GIT-Verlag, Darmstadt (1985).
8. *Jochum, M., K. H. Duswald, H. Dittmer, H. Fritz:* Elastase-α_1-Proteinaseinhibitor-Komplex: Ein Indikator für pathobiochemische Veränderungen in der Sepsis und nach Polytrauma. In: *Jochum, M., F. Gabl, H. Greiling, H. Fritz,* Neue Wege in der Entzündungsdiagnostik, PMN Elastase. GIT-Verlag, Darmstadt (1985).
9. *Schlebusch, H., G. Garstka, K. Rommelsheim, U. Grünn, H. Stoeckel:* Anästh. Intensivth. Notfallmed. *18:* 187 (1983). Biochemische Befunde bei Gestose-Patientinnen mit Lungenkomplikationen.
10. *Dines, D. E., R. V. Pierre, S. F. Franzen:* Mayo Clinic Proc. *50:* 571 (1974). The value of cells in the pleural fluid in the differential diagnosis.
11. *Peterson, T., H. Riska:* Acta Med. Scand. *210:* 129 (1981). Diagnostic value of total and differential leucocyte counts in pleural effusion.
12. *Hörl, W. H., M. Jochum, A. Heidland, H. Fritz:* Am. J. Nephrol. *3:* 213 (1983). Release of granulocyte proteinases during hemodialysis.
13. *Jochum, M., H. Fritz:* Granulozytäre Elastase als Marker der unspezifischen Proteolyse in der Pathogenese entzündlicher Erkrankungen. In: *Jochum, M., F. Gabl, H. Greiling, H. Fritz*, Neue Wege in der Entzündungsdiagnostik, PMN Elastase. GIT-Verlag, Darmstadt (1985).
14. *Neumann, S., G. Gunzer, N. Hennrich, H. Lang:* Enzymimmunoassay für Granulozyten-Elastase im Komplex mit α_1-Proteinaseinhibitor. In: *Jochum,M., F. Gabl, H. Greiling, H. Fritz*, Neue Wege in der Entzündungsdiagnostik, PMN Elastase. GIT-Verlag, Darmstadt (1985).

Immunsystem

E. W. Rauterberg und K. Rother

Autoantikörper gegen Organgewebe und Thrombozyten

Körpereigene Infektabwehr

Die Aufgabe der körpereigenen Infekt-Abwehr besteht in der Aufrechterhaltung der individuellen Integrität des Organismus, vor allem durch die Ausschaltung von in den Körper eindringenden Fremdstoffen /[1]/. Diese Funktion wird erfüllt durch mechanische Barrieren und Reaktionsmechanismen der immunologischen Abwehr, die gewöhnlich nicht gegen körpereigene Strukturen aktiv werden.

Mechanische Barrieren

Haut: Sie bildet einen Schutzwall gegen das Eindringen von Erregern aufgrund ihrer Hornschicht, des Säuremantels und der Trockenheit.

Schleimhaut: Lokale Abwehrfunktion hat das im Schleim der inneren Oberflächenbezüge enthaltene sekretorische IgA. Der Respirationstrakt wird durch den Zilliarapparat von partikulären Fremdstoffen befreit.

Immunologische Abwehr

Die immunologische Abwehr besteht aus *spezifischen* und *unspezifischen* Reaktionsmechanismen, die *zellulärer* Natur (= vermittelt durch partikuläre Komponenten) oder *humoraler* Natur (= vermittelt durch molekulare Komponenten) sein können (Tab. 1). Jedes der 4 Systeme kann kurzfristig isoliert eine Abwehrfunktion ausüben. In der Regel arbeiten sie jedoch konzertiert, wobei in Abhängigkeit vom Infektionsmodus, der Art der Antigene (*partikuläre:* Bakterien, Viren, Pilze; *lösliche:* Proteine, Polysaccharide, Lipide, Nukleinsäuren, an Trägerproteine gebundene Haptene) und der Reaktionsbereitschaft des Immunsystems, der eine oder andere Reaktionsmechanismus dominiert.

Während in der Frühphase einer Infektion (erste 12 Std.) die unspezifische Abwehr relativ selbständig agiert, wird sie im weiteren Verlauf des infektiösen Geschehens zunehmend der Erfüllungsgehilfe des spezifischen Immunsystems.

Das Unterscheidungsvermögen der Antigen-unspezifischen Abwehr ist gering, die zytotoxische Potenz groß, die Effektoren gehen den Fremdstoff direkt an und machen ihn unschädlich. Demgegenüber hat das Antigen-spezifische Immunsystem eine große Diskriminationsfähigkeit bei vergleichsweise geringer Zytotoxizität /[2]/ und reagiert erst nach Vorverarbeitung des Fremdstoffes.

Tab. 1 Gliederung der immunologischen Abwehr

	Antigen-spezifisch	**Antigen-unspezifisch**
Zellulär	Spezifisch reagible T-Lymphozyten Wichtige Subpopulationen sind: T-Helferzellen T-Suppressor (-zytotoxische) Zellen	Granulozyten Monozyten/Makrophagen Natürl. Killerzellen (NK-Zellen)
Humoral	IgG, IgA, IgM, IgD, IgE	Komplement-System Properdin-System Lysozym Interferone

Antigen-unspezifische humorale Abwehr

Hierzu zählen unspezifische antimikrobielle Proteine der Gewebeflüssigkeiten wie Lysozym, Interferone, basische Proteine, aber auch funktionelle Systeme wie das

Komplement- oder Properdinsystem. Die Aufgabe der humoral-unspezifischen Abwehr besteht in folgenden Funktionen

— Durch chemische Bindung oder enzymatisch strukturbrechende Wirkung die Vermehrung von Infektionserregern extrazellulär (Bakterien) und intrazellulär (Viren) zu bremsen.

— Die Fremdstoffe zu markieren und durch chemotaktische Wirkung die Antigen-unspezifische zelluläre Abwehr zu aktivieren.

Im Verlaufe des Infektionsgeschehens wird die Antigen-unspezifische humorale Abwehr der Erfüllungsgehilfe des Antigen-spezifischen Immunsystems (siehe dort).

Antigen-unspezifische zelluläre Abwehr

Granulozyten: Angelockt durch chemotaktische Stoffe und aufgrund einer Histamin- und Kinin-initiierten Zunahme der Gefäßpermeabilität erreichen sie den Infektionsort und nehmen extrazelluläre Erreger in phagozytische Vakuolen auf (sh. auch S. 804). Die Kapazität der Granulozyten ist begrenzt, sie sterben nach wenigen Stunden unter Eiterbildung ab.

Makrophagen: Sie tragen an ihrer Oberfläche einen Fc-Rezeptor zum Binden des Fc-Stücks von Immunglobulinen und einen Komplementrezeptor für C3. Vergleichbar den Granulozyten ist ihre Aufgabe Antigene zu inkorporieren und abzubauen. Das ist auf folgenden direkten und indirekten Wegen möglich

— Ohne spezifischen Erkennungsmechanismus können sie mit jedem Antigen agieren und es inkorporieren.

— Spezifische Phagozytose über den Fc-Rezeptor. Das Fc-Stück Antikörper-beladener Bakterien wird vom Rezeptor gebunden und das Bakterium vom Zytoplasma des Makrophagen umschlossen. Dieser Mechanismus ist schneller als die unspezifische Phagozytose.

— Spezifische Phagozytose über den Komplement-Rezeptor. Bakterien und Immunkomplexe, die aufgrund der Antikörperbesetzung Komplement aktiviert haben, werden beschleunigt aufgenommen.

— Antigen-konzentrierende und präsentierende Funktionen für das Antigen-spezifische Immunsystem.

— Bildung von Mediatoren wie Interleukin-1 zur Stimulierung von T4(Helfer)-Zellen.

Eingebunden in das Antigen-spezifische Immunsystem, ist der Makrophage nur dann zur Verdauung von inkorporierten Erregern fähig, wenn er durch den Makrophagen-aktivierenden Faktor (MAF) stimuliert wird.

Die Makrophagen verlassen als Monozyten das Knochenmark, haben in der Zirkulation eine Halbwertszeit von 22 Std. und treten dann in das Gewebe über. Unter Wirkung des extravasalen Milieus differenzieren sie zu Histiozyten des Bindegewebes, *Kupffer'schen* Sternzellen der Leber oder zu Alveolarmakrophagen der Lunge /[3]/.

Natürliche Killerzellen (NK-Zellen): Neben den B- und T-Lymphozyten werden sie als dritte Lymphozytenpopulation bezeichnet. NK-Zellen differenzieren schon früh von der lymphatischen Stammzelle und umgehen die Prägung im Thymus oder Bursa-Äquivalent. Sie haben zytotoxische Wirkung, z. B. auf Virus-infizierte Körperzellen und Tumorzellen. Der zytotoxische Effekt ist Antigen-unspezifisch, die NK-Zelle bindet an die Zielzelle und zerstört diese sofort (SCMC-Reaktion = spontaneous cell mediated cytotoxicity) /[4]/.

Zellen der ADCC: Es handelt sich um den NK-Zellen nahestehende Lymphozyten. Ihre Zellmembran trägt einen Rezeptor, der das Fc-Fragment von Immunglobulinen zu binden vermag. Bindet der Rezeptor das in den freien Raum ragende Fc-Stück einer Antikörper-beladenen Zielzelle, wird diese zerstört aufgrund der ADCC-Reaktion (antibody dependend cellular cytotoxicity).

Antigen-spezifisches Immunsystem

Die Antigen-spezifische Abwehr wird durch ein duales Immunsystem bestehend aus einem *zellulären* und einem *humoralen* Reaktionsweg, durchgeführt (Abb. 1). Isoliert dient es der Aufrechterhaltung der Individualität durch Abwehr innerer Störfaktoren (bei Versagen: Autoimmunopathien, Tumorerkrankungen); in Vernetzung mit den Antigen-unspezifischen Abwehrmechanismen hält es exogene, lösliche und partikuläre Fremdstoffe (Proteine, Lipide, Nukleinsäuren, Haptene, Bakterien, Pilze, Viren und andere Antigene) fern /[2]/.

Wesentliche Funktionen des Antigen-spezifischen Immunsystems sind
- Antigenerkennung mit hoher Diskriminationsfähigkeit.
- Gedächtnis für Antigene.
- Auswahl und Regulierung der Abwehrmechanismen.

Die Reaktionsintensität des Antigen-spezifischen Immunsystems wird durch aktivierend oder supprimierend wirkende Komponenten, vorwiegend das Zusammenspiel von T4(Helfer)- und T8(Suppressor)-Lymphozyten bestimmt.

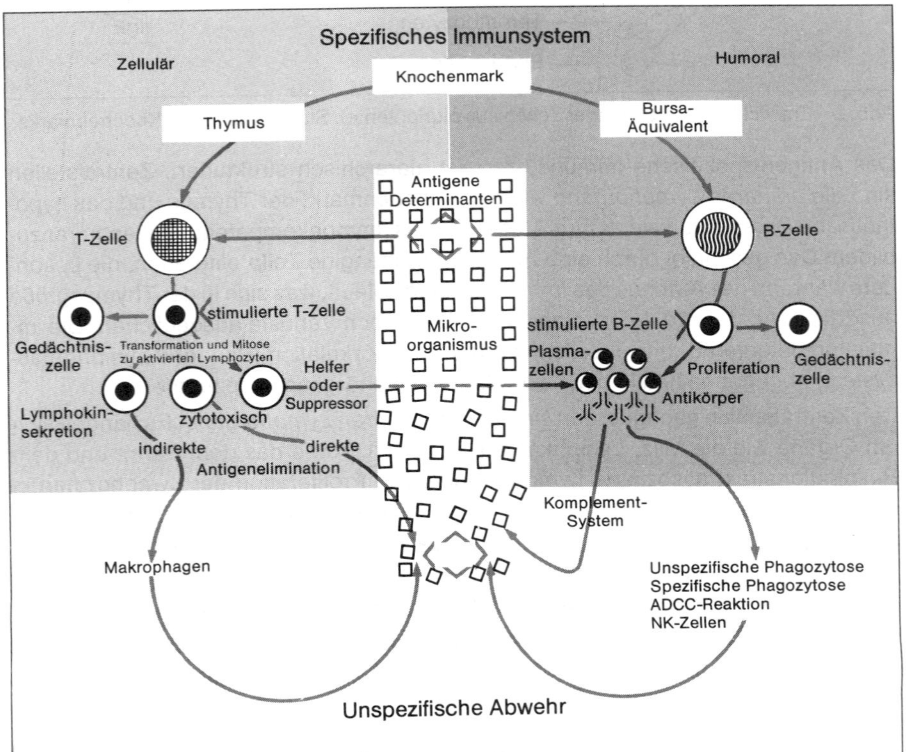

Abb. 1 Die Immunabwehr wird bewerkstelligt durch das Antigen-spezifische Immunsystem in Zusammenarbeit mit der Antigen-unspezifischen Abwehr. Die Antwort des spezifischen Immunsystems kann vorwiegend zellulärer oder betont humoraler Natur sein. Zelluläres und humorales Immunsystem steuern die Mechanismen der unspezifischen Abwehr, die eine Elimination des Antigens bewirken.

Entwicklung des Immunsystems /5/

Die Entwicklung des Immunsystems erfolgt aus Stammzellen mit pluripotenten Eigenschaften. Sie wandern während der Embryonalzeit aus Blutinseln im Dottersackbereich in das Knochenmark, das beim Erwachsenen die Hauptquelle der pluripotenten Stammzellen ist. Im Knochenmark differenzieren sie zu Vorläuferzellen, aus denen sich aufgrund bisher unbekannter Signale die Effektorzellen des Antigen-spezifischen Immunsystems, die natürlichen Killer-Zellen, das Monozyten-Makrophagen-System, die granulozytäre Reihe, die Erythropoese und die Thrombopoese entwickeln (Abb. 2).

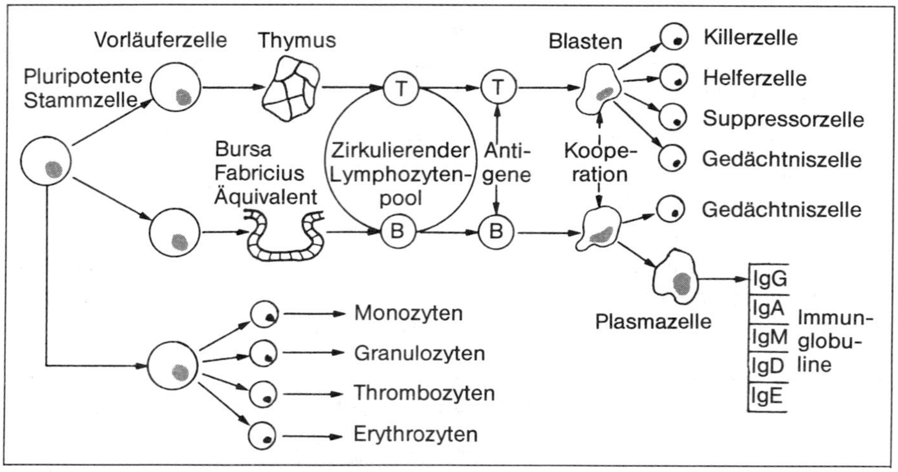

Abb. 2 Entwicklung blutbildender Zellen aus pluripotenten Stammzellen des Knochenmarks.

Das Antigen-spezifische Immunsystem ist hierarchisch strukturiert. Zentralstellen sind die *primären Lymphorgane* wie das Knochenmark, der Thymus und das hypothetische Bursa-Äquivalent. Ihre Aufgabe ist es, immunkompetente Zellen heranzubilden. Das geschieht durch eine Antigen-unabhängige Zellproliferation, die besonders während des Aufbaus des Immunsystems abläuft, was sich in der Thymusgröße ausdrückt. Ab dem 20. Lebensjahr werden nur noch Verluste ausgeglichen. Die immunkompetenten B- und T-Zellen werden in die Zirkulation (Blut- und Lymphgefäßsystem) abgegeben und in den sekundären Lymphorganen konzentriert.

Den Zentralstellen nachgeordert sind die *sekundären Lymphorgane*. Es handelt sich um Organe wie die Milz, Lymphknoten, Tonsillen, sowie das dem Darm- und dem Respirationstrakt assoziierte Lymphgewebe. Die Proliferation der Lymphozyten in den sekundären Lymphorganen läuft nur nach einer antigenen Stimulation ab.

Die sekundären Lymphorgane sind der primäre Ort der Auseinandersetzung des Antigen-spezifischen Immunsystems mit dem Antigen. Sie erfolgt durch das Zusammenwirken eines Antigen-präsentierenden Makrophagen mit einem immunkompetenten T-Lymphozyten. Als Ergebnis resultiert eine den Erfordernissen angepaßte Antigen-spezifische T- und B-Zellproliferation und die Ausschwemmung dieser Zellen in die Zirkulation.

Antigen-unabhängige Reifung zur immunkompetenten T-Zelle

Vorläufer-T-Zellen des Knochenmarks wandern in den Thymus und reifen unter Ausprägung der charakteristischen Oberflächenmerkmale T11, T6, T4, T8 heran. Die reifende Zellpopulation spaltet unter Verlust von T6 und Ausprägung von T3 in das T4-tragende Helferzell- und das T8-tragende Suppressorzell-Kompartiment.

T4- und T8-Zellen wandern als immunkompetente Lymphozyten in die sekundären Lymphorgane, besonders in die Markregion der Lymphknoten und in Gebiete um die Arteriolen der weißen Milzpulpa. Diese Organe senden nach antigener Stimulation die Antigen-spezifischen T-Lymphozyten in die Gewebe und die Zirkulation. Aufgrund des gemeinsamen T3-Antigens ist eine Bestimmung der Gesamtlymphozytenzahl im peripheren Blut möglich. Von den zirkulierenden Lymphozyten im Blut sind 70% T-Zellen, das Verhältnis T4/T8 ist größer 2, und 10% sind B-Zellen.

Antigen-unabhängige Reifung zur immunkompetenten B-Zelle

Vorläuferzellen des Knochenmarks erhalten im hypothetischen Bursa fabricius-Äquivalent die Prägung zur immunkompetenten B-Zelle. Sie begeben sich ebenso wie die T-Zellen auf Wanderschaft zu den sekundären Lymphorganen und bilden in der Milz und den Lymphknoten die Lymphfollikel. Die Ausreifung der B-Zelle zur Plasmazelle und deren Antikörperbildung ist abhängig von Antigen-spezifischen Stimuli und unterliegt der Steuerung durch T4(Helfer)-Zellen.

Antigen-spezifische Reifung des Immunsystems

Voraussetzung für die Ausbildung einer Immunantwort ist die Besiedlung der sekundären Lymphorgane mit immunkompetenten T- und B-Zellen. Zeichen der Immunkompetenz ist der Besitz von Antigenrezeptoren.

Die immunkompetente T-Zelle hat einen T-Zell-Rezeptor, bestehend aus einer Bindungsstelle für das zu ihr passende Antigen und eine für die kompatible HLA-Determinante der Antigen-präsentierenden Zelle.

Die immunkompetente B-Zelle besitzt Rezeptoren in Form membrangebundener IgM- und IgD-Moleküle, die das zu ihnen passende Antigen binden.

Funktionen des T-Zellsystems sind

— Erkennung von Antigenen und Aktivierung des B-Zellsystems.
— Regulierung der Immunreaktion.
— Abwehr intrazellulär sich vermehrender Erreger, z. B. Viren, durch zytotoxische Wirkung auf die Wirtszelle.
— Elimination interner Störfaktoren, z. B. von Tumorzellen.
— Aufrechterhaltung der Immuntoleranz zur Bewahrung der Integrität des Organismus.

Antigen-stimulierte B-Zellen verbleiben in den sekundären Lymphorganen und gehen nicht wie die T-Zellen in die Zirkulation. Die Antigen-stimulierte B-Zelle bildet in ihrer ausgereiften Form, der Plasmazelle, spezifische Antikörpermoleküle und gibt diese in die Zirkulation ab. Sie wird deshalb dem humoralen Immunsystem zugerechnet.

Funktionen des B-Zellsystems sind

— Bildung von Antikörpern gegen extrazellulär wachsende Erreger, insbesondere Bakterien, sowie deren Eliminierung durch Aktivierung des Komplementsystems und phagozytierender Zellen.
— Komplexierung extrazellulär gelegener Viren durch Antikörper zur Eliminierung durch Phagozytose.
— Bildung anti-idiotypischer Antikörper. Antikörpermoleküle besitzen an ihrer variablen Region des Fab-Fragments Epitope, sogenannte Idiotope, an denen sie durch antiidiotypische Antikörper erkannt werden können. Diese spielen eine Rolle in der Immunregulation und zum Schutz vor Autoaggression /[6]/.

Effektoren des Antigen-spezifischen Immunsystems

T4(Helfer)-Zellen: Sie üben folgende wichtige Funktionen aus

— Erkennung des Antigens nach Präsentation durch Makrophagen.

— Aktivierung von B-Zellen zur Antikörperbildung.

— Aktivierung von zytotoxischen T8(Suppressor)-Zellen.

— Induzierung von Makrophagen zur Abtötung phagozytierter Erreger.

T8(Suppressor)-Zellen: Im wesentlichen haben sie folgende Funktionen

— Induziert durch T4(Helfer)-Zellen lysieren sie nach Erkennung ihres spezifischen Antigens auf einer Zielzelle diese durch direkten Kontakt. Zielzellen sind Virus-infizierte Körperzellen, Tumorzellen oder Fremdzellen (Transplantatabstoßung).

— Suppression einer Immunantwort. Sie wirken durch den direkten Kontakt mit T4(Helfer)-Zellen einer überschießenden Immunreaktion entgegen.

— Aufrechterhaltung der Selbsttoleranz im Zusammenspiel mit den T4(Helfer)-Zellen (sh. Autoantikörper S. 829).

DTH-Zellen (delayed type hypersensitivity): Dieser T-Zelltyp ist noch nicht zugeordnet. Sie sind verantwortlich für die Auslösung der Überempfindlichkeitsreaktion vom verzögerten Typ.

Plasmazellen: Sie sind das Produkt der Antigen-stimulierten B-Zelle, letztere hat Oberflächenrezeptoren von IgM- und IgD-Strukturen. Die Affinität der Rezeptoren ist für ganz bestimmte Antigene besonders hoch, für andere schwächer. Jede Plasmazelle besitzt die genetische Information Immunglobuline aller Klassen aber nur eines Typs zu bilden.

Immunglobuline der Klasse A (IgA): Sind verantwortlich für extrakorporale Immunreaktionen im Schleim der Oberflächenepithelien. Sie binden an Mikroorganismen und induzieren deren Phagozytose. IgA aktiviert den alternativen Weg des Komplement-Systems und vermag somit ohne übergeordnete Steuerung durch das Antigen-spezifische Immunsystem die Lyse von Bakterien zu bewirken.

Immunglobuline der Klasse E (IgE): Sind in der Haut und auf den Schleimhäuten lokalisiert, vorwiegend an Mastzellen gebunden. Die Bildung wird stimuliert, wenn Antigene von vielzelligen Organismen stammen, z. B. Pflanzenpollen, Tierepithelien, Würmer /2/. Fremdstoffe, die in die Haut oder Schleimhäute eingedrungen sind, binden an Mastzell-fixiertes IgE und setzen dadurch biogene Amine frei, aufgrund deren Wirkung Granulozyten an den Infektionsort gelockt werden (sh. allergische Krankheiten S. 814).

Immunglobuline der Klasse M (IgM): Sind die bei einer Immunreaktion zuerst gebildete Antikörperklasse (Frühantikörper). Sie haben eine stark agglutinierende Wirkung und aktivieren den klassischen Weg des Komplement-Systems. Viele Antikörper ohne erkennbar antigenen Stimulus, auch natürlich vorkommende Antikörper genannt, z. B. die Isohämagglutinine Anti-A, Anti-B, Anti-AB, gehören der Klasse IgM an.

Immunglobuline der Klasse G (IgG): Sind die bei einer Immunreaktion sekundär nach IgM-Antikörpern gebildete Antikörperklasse (Spätantikörper). Werden als bleibende Antikörper, z. B. nach einer Infektionskrankheit von den Gedächtniszellen gebildet. Unterschieden werden 4 Subklassen, alle sind plazentagängig, außer IgG_4 aktivieren alle das Komplement-System. IgG_4 bindet an Mastzellen und kann allergische Reaktionen, insbesondere der Atemwege auslösen (sh. allergische Krankheiten S. 825).

Genetische Kontrolle der Immunreaktion

Sowohl die zelluläre, als auch die humorale Antigen-spezifische Immunreaktion werden von genetischen Systemen reguliert.

Im T-Zellsystem sind es die Mechanismen der Antigenerkennung und der T-Zell-spezifischen Zytotoxizität, im humoralen System der Schritt der Antikörperbildung.

Die genetische Regulation der T-Zell-abhängigen Mechanismen erfolgt durch Gene des Major-Histokompatibilitäts-Complexes (MHC) auf dem kurzen Arm des 6. Chromosoms (sh. S. 931).

Es sind bisher 4 Klassen an Genen bekannt, von denen für die Immunregulation die MHC-Klasse I- und die MHC-Klasse II-Gene wichtig sind. MHC-Klasse I kodierte Antigene sind in der Zellmembran aller kernhaltigen Zellen nachzuweisen. MHC-Klasse II kodierte Antigene sind demgegenüber nur auf Lymphozyten, Monozyten-Makrophagen und dendritischen Zellen vorhanden.

Die Zellen mit MCH-Klasse II kodierten Antigenen sind für die Antigenerkennung, die Induktion und Stärke der Immunreaktion samt der Ausschüttung regulativer Zytokine verantwortlich. Nur die MHC-Klasse II-Antigen tragenden Zellen können zu diesem Zweck miteinander kooperieren. Die Reaktion des Immunsystems auf eine antigene Substanz erfordert die Zusammenarbeit HLA-kompatibler Immunzellen.

Insbesondere MHC-Klasse I-Antigen tragende Zellen sind, wenn sie z. B. durch eine Virusinfektion geschädigt wurden, Zielstrukturen zytotoxischer T-Lymphozyten. Es können jedoch nur T-Lymphozyten die Zielzelle lysieren, wenn ein MCH-Klasse I kodierter Rezeptor auf ihrer Zelloberfläche das MCH-Klasse I-Antigen der Zielzelle erkennt (= MHC-Restriktion).

Antigenerkennung: Die Antigenerkennung und die Ingangsetzung einer spezifischen Immunreaktion obliegt den T4(Helfer)-Zellen. Das geschieht durch

— Präsentation und Vorverarbeitung des Antigens durch Makrophagen oder dendritische Zellen in den Lymphfollikeln.
— Bindung des Antigens an den T-Zell-Antigenrezeptor.
— Erkennung des MHC-Klasse II kodierten Oberflächenmerkmals des Makrophagen durch den MHC-Klasse II kodierten Erkennungsrezeptor der T4(Helfer)-Zelle.

Voraussetzung zur Ingangsetzung einer Antigen-abhängigen Immunantwort ist also die Zusammenarbeit HLA-Klasse II kompatibler Zellen (Abb. 3).

T-Zell-spezifische Zytotoxizität: Virus-infizierte Körperzellen können durch zytotoxische T8-Lymphozyten zerstört werden. Das erfordert folgende Schritte

— Bindung des Virus-exprimierten Antigens durch den Antigenrezeptor des T8-Lymphozyten.
— Erkennung eines MHC-Klasse I kodierten Oberflächenmerkmals der Körperzelle durch den MHC-Klasse I kodierten Erkennungsrezeptor des T8-Lymphozyten.

Zytotoxische T8-Lymphozyten können also nur Zellen mit gleicher HLA-Determinante lysieren (MHC-Restriktion) (Abb. 3).

Antikörperbildung: Als Beispiel wird die Kodierung des variablen Teils des Immunglobulins (Ig) dargestellt. Alle B-Zellen haben undifferenzierte Genorte als Informationsträger zur Bildung des variablen Teils des Ig (V-Gen) und undifferenzierte Genorte zur Kodierung des konstanten Teils der leichten Ketten (J-Gen). In bestimmten B-Lymphozyten kommt es zur Ausbildung eines differenzierten Gens, indem sich ein beliebiges V-Gen mit einem beliebigen J-Gen durch Gentranslokation verbindet. Das differenzierte Gen ist nur einer bestimmten B-Zelle eigen und kodiert die Bildung eines spezifischen Antikörpers.

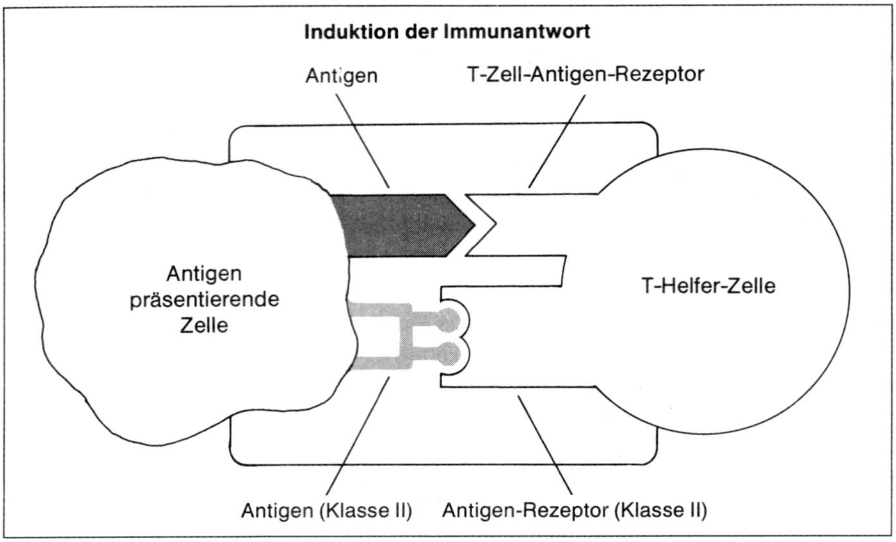

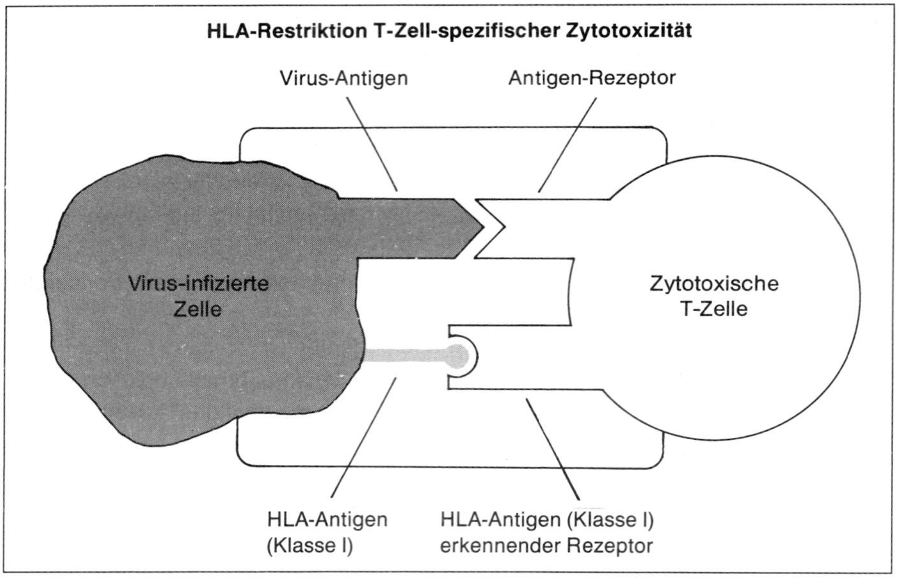

Abb. 3 Regulation der Immunantwort, modifiziert nach *Kalden* und *Burmester* /8/.

Oben: Induktion der Immunantwort. Die Reaktion auf Antigene erfordert die Kooperation HLA-Klasse II-kompatibler Zellen.

Unten: HLA-Restriktion der T-Zell-spezifischen Zytotoxizität. Virus-infizierte Zellen werden nur dann von zytotoxischen T-Zellen erkannt und lysiert, wenn mindestens ein Antigen der Klasse I zwischen beiden Zellgruppen übereinstimmt.

Ablauf und Regulation der Antigen-spezifischen Immunreaktivität

Der Ablauf der Antigen-spezifischen Immunreaktivität unterliegt folgenden Regulationsmechanismen (Abb. 4)

— Der genetischen Kontrolle durch das HLA-System, auch als immungenetische Beschränkung bezeichnet.

— Humoralen Faktoren, die von den Immunzellen gebildet werden, auf andere Immunzellen wirken, sie aktivieren und ihre Teilungsphase einleiten.

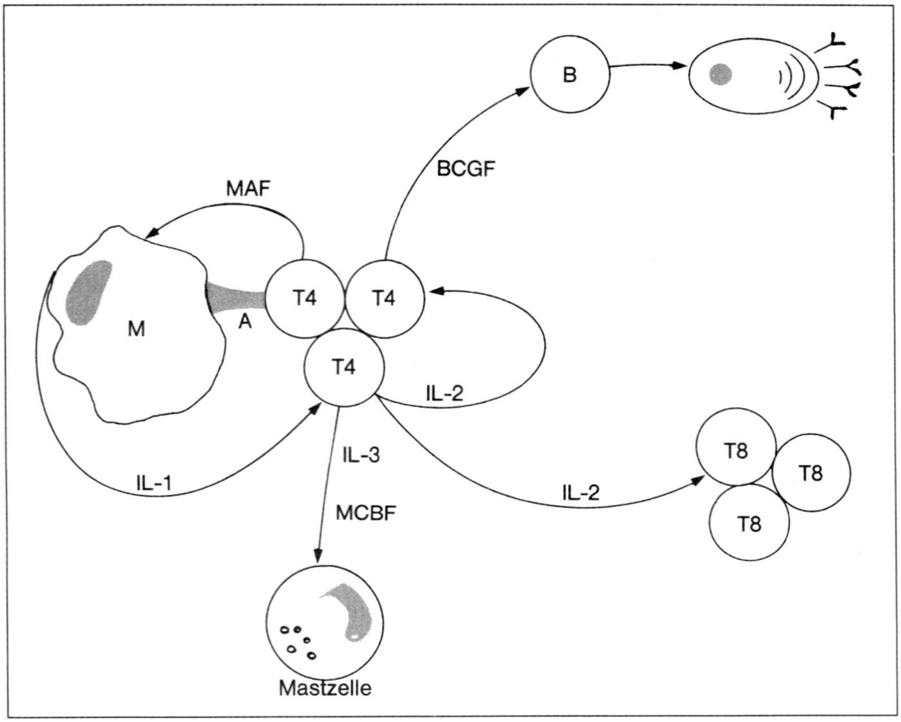

Abb. 4 Regulations- und Kooperationsmechanismen der Antigen-spezifischen Immunantwort (in Anlehnung an Lit. 8).

Antigen (A) wird von einem Makrophagen (M) einer Rezeptor-tragenden T4-Zelle präsentiert. Nach HLA-restringierter Antigenerkennung stimuliert die T4-Zelle den Makrophagen durch Bildung des Makrophagen-aktivierenden-Faktors (MAF). Der Makrophage bildet Interleukin-1 (IL-1), das Antigen-tragende T4(Helfer)-Zellen zur Bildung von Interleukin-2 (IL-2) anregt. IL-2 stimuliert zum einen den T4-Zellklon selbst zur Proliferation, zum anderen aktiviert es T8-Zellen zu zytotoxischer oder suppressorischer Aktivität /[11]/. Die aktivierten T4-Helferzellen regen außerdem über den B-Zell-Wachstumsfaktor (BCGF) die B-Zellen zur Proliferation und Antikörperbildung an und über IL-3 und den Mastzellaktivierungsfaktor (MCBF) die Freisetzung vasoaktiver Amine.

Die spezifische Immunreaktion erfordert die Begegnung des Antigens mit einem Makrophagen. In den Körper eindringender Fremdstoff wird vom Makrophagen prozessiert (vorverarbeitet, konzentriert) und der T4(Helfer)-Zelle präsentiert.

Nach HLA-kontrollierter Antigenerkennung durch die T4(Helfer)-Zelle kann diese die weitere Immunreaktion aufgrund folgender Mechanismen induzieren

— Sekretion eines Makrophagen aktivierenden Faktors (MAF), der identisch mit dem Colony-stimulierenden Faktor sein soll.

— Somit werden Makrophagen aktiviert, diese bilden Interleukin-1, das wiederum Antigen-tragende T4(Helfer)-Zellen stimuliert.

Die aktivierten T4(Helfer)-Zellen können die Immunantwort durch folgende Mechanismen weiterführen

— Bildung von Interleukin-2, das zum einen die T4(Helfer)-Zellen selbst in einem proliferierenden Zustand hält, zum anderen zytotoxische T8-Lymphozyten aktiviert (zelluläre Immunantwort).

— Abgabe von B-Zell-Wachstumsfaktor (BCGF) zur Aktivierung der B-Zellen und der Antikörperbildung (humorale Immunantwort).

— Aktivierung von Mastzellen.

Einfluß des Erregers auf die Infektabwehr

Bei der Infektabwehr ist die Art des Erregers von wesentlichem Einfluß für die Auswahl der Immunmechanismen.

Viren: Sie vermehren sich intrazellulär und exprimieren virale Antigene auf die Oberfläche der infizierten Zelle.

Aktiviert wird vorwiegend die zelluläre Immunantwort, d. h. im wesentlichen erfolgt eine HLA-restringierte Zytolyse der infizierten Zellen durch T8-zytotoxische Lymphozyten. Die humorale Form der Immunreaktion wird schwächer in Gang gesetzt und richtet sich gegen extrazellulär befindliche Viren. Gegen einen Teil der Viren, z. B. Röteln, kommt es zur Ausbildung bleibender Antikörper.

Bakterien: Kokken und Enterobacteriaceae vermehren sich extrazellulär. Aktiviert wird vorwiegend die humorale Immunantwort. Die gebildeten Antikörper binden an das entsprechende Antigen, kennzeichnen es und geben folgenden Antigen-unspezifischen Immunmechanismen das Signal zur Abräumung (Opsonierung) des bakteriellen Antigens

— Komplement-System: Durch den Antigen-Antikörper-Komplex erfolgt die Aktivierung der Komplementkaskade, als Ergebnis des Gesamtsystems wird das Antikörper-beladene Bakterium aufgelöst. Aktivierte Zwischenprodukte der Komplementkaskade haben chemotaktische Wirkung auf Granulozyten (sh. auch S. 811).

— Makrophagen: Sie werden durch Bindung des Fc-Stücks Antikörper-beladener Bakterien an den Fc-Rezeptor auf ihrer Oberfläche zur Phagozytose aktiviert.

— T-Zellen der Antikörper-abhängigen Zytotoxizität, durch die Bindung des Antikörpers an den Fc-Rezeptor (ADCC-Reaktion).

— Granulozyten, diese erkennen Oberflächen-gebundenes Komplement und IgG.

Morphologisch liegt im Gewebe ein Eiterherd vor, bestehend aus Bakterien und zerfallenen Granulozyten.

Bestimmte Bakterien, z. B. Mykobakterien, Listerien, aber auch Pneumocystis carinii und Pilze können sich wie Viren nach Phagozytose durch die Makrophagen in diesen vermehren. In der Initialphase des Infektionsgeschehens resultiert eine ungehinderte Proliferation und morphologisch zeigt das Gewebe granulomatöse Entzündungsherde, bestehend aus phagozytierenden monozytären Zellen. Erst wenn der Makrophage durch das T-Zell-System eine Stimulierung erfährt, erfolgt die Verdauung der Erreger und die weiterführende Aktivierung der zellulären Immunreaktion /[3]/.

Mehrzellige Strukturen: Pollen, Würmer, Tierhaare usw. aktivieren das Immunsystem an Grenzflächen wie Haut und Schleimhäuten. Sie aktivieren bevorzugt die humorale Form der Immunantwort, insbesondere Antikörper der Klasse IgE und IgG_4, die an Mastzellen oder in der Zirkulation an basophile Granulozyten gebunden sind. Es resultiert die Degranulation dieser Zellen mit der Freisetzung vasoaktiver Amine und chemotaktischer Faktoren, aufgrund deren es zu einer Infiltration des Infektionsortes mit eosinophilen und polymorphkernigen Granulozyten kommt.

Klonale Selektion

Auf dem Höhepunkt seiner Entwicklung zwischen dem 10. und 15. Lebensjahr wiegt das Immunsystem ca 2 kg und umfaßt etwa 10^{11} Lymphozyten und 10^{10} Antikörpermoleküle /[7]/.

In den sekundären Lymphorganen liegen die T- und B-Zellen in Form von Familien (Klonen) von etwa 10^4 Zellen vor. Es gibt wahrscheinlich 10^6—10^8 Immunzellklone.

 Die Vielfalt der molekularen Strukturen der Außenwelt führt zu einer Konfrontation des Immunsystems mit theoretisch etwa 10^{16} Antigen-wirksamen Strukturen. Die Auseinandersetzung mit dieser großen Zahl ist nur möglich, weil die Antigen-Rezeptoren eines T- oder B-Zellklones oder die von einem Plasmazellklon gebildete Antikörperpopulation eine Vielzahl ähnlicher Epitope erkennen. Die Rezeptoren an der Oberfläche der Antigen-erkennenden T- und B-Zellen, sowie die Antikörperspezifitäten haben eine hohe Affinität für eine ganz bestimmte Struktur, für Strukturen die ähnlich sind eine kleinere, für unähnliche eine geringe. Daraus resultiert, daß 10^6—10^8 Klone ein riesiges Antigenspektrum abdecken /[7]/.

Aufgrund dieses Ablaufes der Antigenerkennung werden durch ein Antigen immer mehrere Klone in unterschiedlichem Ausmaß aktiviert. Handelt es sich dabei um B-Zellfamilien, resultiert eine polyklonale Immunantwort unter Bildung vieler Antikörperspezifitäten. Elektrophoretisch dokumentiert sich das Bild der polyklonalen Gammopathie mit breitbasiger γ-Globulinvermehrung.

Die Proliferation nur einer B-Zellfamilie mit Bildung nur einer Antikörperspezifität ist unnatürlich und verursacht elektrophoretisch das Bild der monoklonalen Immunoglobinvermehrung mit Ausbildung eines M-Gradienten (monoklonale Gammopathie).

Die Aktivierung von wenigen B-Zellfamilien führt zur Bildung einer limitierten Zahl von Antikörperspezifitäten, elektrophoretisch stellen sich multiple Banden in der γ-Globulinfraktion dar (oligoklonale Gammopathie).

Wirkungen der Immunantwort auf die Gewebe des Wirtsorganismus

Die Mechanismen der zellulären und humoralen Immunantwort richten sich nicht allein gegen die fremden in den Organismus eindringenden Substanzen, sie können auch einen Gewebe-zerstörenden Effekt auf den Wirtsorganismus haben oder zur Entwicklung von Autoimmunerkrankungen führen (sh. S. 830). Unterschieden werden die Antikörper-vermittelten Immunreaktionen, sie lösen eine Immunantwort vom Soforttyp aus, von den T-zellulären Immunreaktionen, die zu einer Immunantwort vom verzögerten Typ führen.

Die unterschiedlichen Reaktionsformen der Immunantwort sind nach *Coombs* und *Gell* /[9]/ zu 4 Reaktionstypen gruppiert, denen später noch 2 zugeordnet wurden. Die Reaktionstypen I – III induzieren eine Soforttyp-Reaktion, der Typ IV eine Reaktion vom verzögerten Typ.

Reaktionstyp I: Das Antigen, bevorzugt zu einer mehrzelligen oder komplexen Struktur gehörend, z. B. Pollen, Nahrungsmittel, Würmer, findet seinen IgE-Antikörper. IgE ist gebunden an Mastzellen im Gewebe und an basophile Granulozyten im Blut. Durch Bindung des Antigens an mindestens 2 IgE-Moleküle resultiert eine Degranulierung der Zellen mit Freisetzung vasoaktiver Amine. Generalisiert ausbilden kann sich ein vasomotorischer Kollaps, lokal kommt es zur Oedembildung und Urtikaria. Typisches Beispiel eines solchen IgE-Antikörper-induzierten Krankheitsbildes ist die saisonale Pollinosis.

Reaktionstyp II: Zellulär gebundene Antigene werden durch spezifische Antikörper markiert und bewirken durch Aktivierung von Komplement oder zytotoxische Mechanismen (NK-Zellen, ADCC-Reaktion, spezifische Phagozytose durch Makrophagen) die Lyse der Zielzelle. Der Reaktionstyp II wird als zytotoxischer Reaktionstyp bezeichnet und läuft z. B. ab bei autoimmunhämolytischer Anämie.

Reaktionstyp III: Immunkomplexe (Antigen-Antikörper-Komplexe) fallen an der Wand kleiner Blutgefäße aus und binden Komplement, das eine chemotaktische Wirkung auf Granulozyten ausübt. Aktiviert wird auch das *Hageman*-System, dadurch kommt es zur Blutplättchenaggregation und Mikrothrombenbildung /[5]/. Außerdem werden freigesetzt vasoaktive Amine und proteolytische Enzyme. Insgesamt resultiert eine lokale oder generalisierte Vaskulitis wie z. B. beim systemischen Lupus erythematodes. Zum Typ der Immunkomplex-induzierten Mechanismen gehört auch die *Arthus*-Reaktion, die sich im Antikörperüberschuß ausbildet, während die generalisierte Serumkrankheit im Antigenüberschuß auftritt.

Reaktionstyp IV: T-Zell-vermittelte Immunreaktivität (sh. S. 733). Es handelt sich um eine Reaktion vom verzögerten Typ. Ausgelöst werden Autoaggressionskrankheiten, z. B. Autoimmunopathien, Kontaktekzeme.

Reaktionstyp V: Es liegen Antikörper gegen Rezeptoren, z. B. Hormonrezeptoren auf der Zelloberfläche vor. Der Antikörper bindet an den Rezeptor und täuscht der Zelle die Übermittlung eines hormonellen Signals vor, z. B. LATS bewirkt eine Stimulierung am TSH-Rezeptor der Schilddrüsenfollikel /[10]/.

Reaktionstyp VI: Antikörper-vermittelte zytotoxische Mechanismen lösen über die Läsion körpereigener Zellen eine Autoimmunopathie aus.

Literatur

1. *Kalden, J. R.:* Internist *25:* 3 (1984). Physiologie und Pathophysiologie des Immunsystems.
2. *Baenkler, H. W.:* Dtsch. Med. Wschr. *110:* 312 (1985). Umwelt und Immunsystem.
3. *Linke, Th., H. Hahn:* Die gelben Hefte *XVI:* 122 (1976). Träger der Infektabwehr, der aktivierte Makrophage.
4. *Gross, R.:* Dtsch. Ärztebl. *80 (50):* 36 (1983). Natürliche Abwehrzellen: Natural killer cells (NK).
5. *Haferkamp, O.:* Internist *25:* 11 (1984). Morphologie und formale Genese der Immunopathien.
6. *Baenkler, H.:* Münch. Med. Wschr. *127:* 753 (1985). Immunsystem und Alter.
7. *Hobler, H.:* Immun. Infekt. *13:* 156 (1985). Antikörpervielfalt und Netzwerktheorie: Eine Hypothese.
8. *Kalden, J. R., G. R. Burmester:* Das Immunsystem des Menschen. Edition SK + F (1985).
9. *Gell, P., R. Coombs, J. Lachmann:* Clinical aspects of immunology. Blackwell, London (1975).
10. *Federlin, K., K. Helmke, J. Teuber:* Internist *25:* 28 (1984). Immunopathien des endokrinen Systems.
11. *Fink, R., H. Dancygier:* Dtsch. Med. Wschr. *112:* 188 (1987). Interleukin-2.

Humorale Immunreaktivität

Humorale Immunreaktivität wird erkennbar durch den Nachweis spezifischer Antigen-gerichteter Antikörper im Serum. Die Antikörperantwort ist jedoch nicht allein die Leistung des humoralen Schenkels des Immunsystems (B-Zell-System), sondern resultiert aus einer Kooperation mit dem zellulären Immunsystem (T-Zellsystem).

Die humorale Immunreaktion wird nach Antigeneinstrom gestartet durch das T4(Helfer)-Zellsystem unter Assistenz der Makrophagen (Abb. 1). Makrophagen fokussieren antigene Stoffe und präsentieren sie nach Vorverarbeitung (Antigen-Prozessierung) den T4(Helfer)-Zellen. Weiterführend wird zum einen das B-Zellsystem durch den vom T4(Helfer)-Zellsystem gebildeten Wachstumsfaktor aktiviert, zum anderen werden über den Mechanismus der klonalen Selektion durch Kontakt des Antigens mit den B-Zellrezeptoren bestimmte Zellklone zur humoralen Immunantwort ausgewählt. Die ausgewählten B-Zellklone proliferieren und differenzieren zu Plasmazellklonen unter Sekretion von Antikörpern.

 Ein Teil der Antigen-stimulierten B-Zellen wird separiert, verbleibt in Ruhestellung

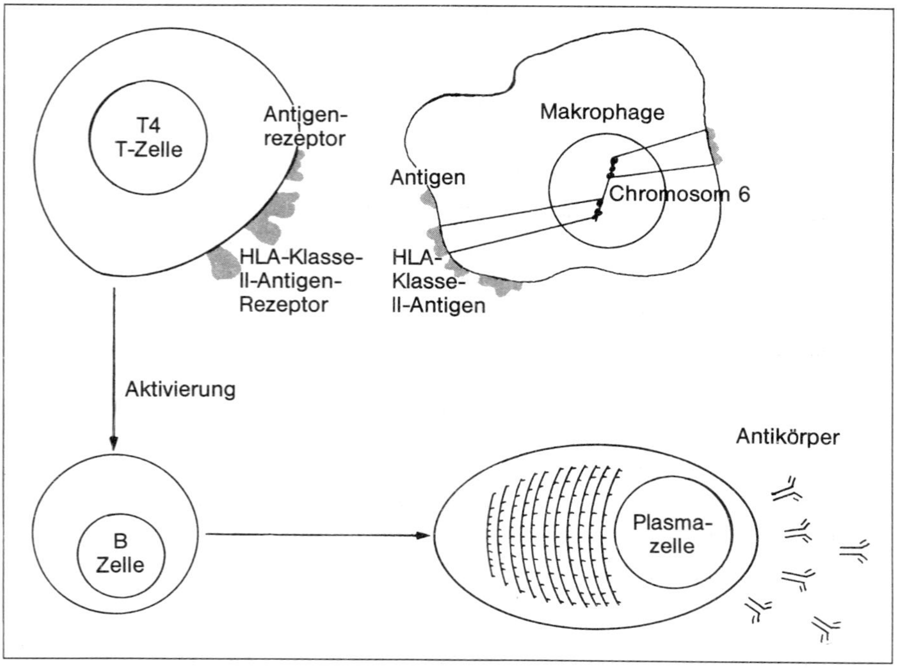

Abb. 1 Einbeziehung der B-Zelle in eine T-Zell-vermittelte Immunreaktion. Das Antigen wird von einem Makrophagen über einen HLA-Klasse II-determinierten Rezeptor der T4(Helfer)-Zelle präsentiert. Diese aktiviert die B-Zelle, die zur Immunglobulin-bildenden Plasmazelle transformiert.

und bildet eine Gruppe langlebiger Zellen, die als immunologisches Gedächtnis (memory cells) bezeichnet werden.

Bei Erstkontakt des Antigens mit dem Immunsystem werden alle bisher genannten Schritte durchlaufen. Die *Primärantwort* ist geprägt durch das Auftreten von spezifischen Antikörpern der Klasse IgM im Serum. Sie erreichen ihre höchste Konzentration 1—2 Wochen nach Antigenkontakt und fallen dann ab. Wenige Tage später als die IgM-Bildung werden Antikörper identischer Spezifität, bevorzugt der Klasse IgG, aber auch der Klasse IgA, in niedrigen Konzentrationen gebildet. Das geschieht durch ein Umschalten des Primärzellklons von Bildung der μ-Schwerkette auf die γ- bzw. α-Schwerkette. Der variable, antigenerkennende Teil des Immunglobulinmoleküls bleibt erhalten.

Der erneute Kontakt mit identischem Antigen aktiviert die Gedächtniszellen und initiiert eine anamnestische Immunantwort, auch als *Sekundärantwort* bezeichnet. Im Vergleich zur Primärantwort ist der Aktivierungszeitraum der humoralen Immunreaktivität verkürzt, sodaß es schon innerhalb von 3—4 Tagen nach Antigeneinstrom zu einem signifikanten Antikörperanstieg kommt. Gebildet werden vorwiegend Antikörper der Klasse IgG in hoher Konzentration im Vergleich zur Primärantwort, die Bildung von IgM-Antikörpern ist gering.

Das im Serum auftretende quantitative Muster der Ig-Klassen ist abhängig vom Infektionsmodus (Weg und Ort), von der Struktur des Antigens und dem Zeitablauf des Infektionsgeschehens.

Die Untersuchung des humoralen Immunstatus kann primär durch Immunglobulin-Analysen erfolgen. Wichtige diagnostische Hinweise liefern die

— Absolute Immunglobulin-Konzentration der Ig-Klassen.

— Konzentrationsverhältnisse der Ig-Klassen (Ig-Muster).
— Verlaufsbeurteilung des Ig-Musters.
— Konzentration von Ig-Subklassen, insbesondere von IgG.
— Untersuchung auf sekretorisches IgA.
— Titer spezifischer Antikörper.
— Untersuchung auf monoklonal synthetisiertes Ig oder Ig-Bruchstücke.

Untersuchungen zum humoralen Immunstatus sind indiziert bei

— Verdacht auf Defektimmunopathien, z. B. angeborener Antikörpermangel.

— Immun-kompromittierenden Grunderkrankungen mit Antikörpermangel, z. B. erworbener Antikörpermangel bei Leukosen.

— Malignen Erkrankungen des Immunsystems, z. B. Plasmozytom; labordiagnostisches Symptom ist die monoklonale Gammopathie.

— Infektionen des Organismus. Aus der aktuellen humoralen Immunreaktivität und ihrem Verlauf können Aussagen möglich sein zur Akuität, Aktivität, Prognose, Diagnose und Differentialdiagnose einer Erkrankung. Bewertungen sind nur erlaubt bei Kenntnis des klinischen Gesamtbildes und im Zusammenhang mit anderen Laborbefunden. Labordiagnostisches Symptom humoraler Immunreaktivität bei Infektionen ist die polyklonale Gammopathie.

Immundefekt—Immuninsuffizienz

Einleitung

Immundefekt- und Immuninsuffizienz-Syndrome manifestieren sich klinisch vor allem in einer erhöhten Infektanfälligkeit. Sie werden unterteilt nach

— Dem Zeitpunkt der klinischen Manifestation, in angeborene und erworbene.

— Der Ursache, in primäre Defekte (angeborene Immunerkrankung) und sekundäre Defekte (im Gefolge einer anderen Grunderkrankung).
— Dem Ausmaß, in globale und selektive Defekte.

Während die sekundären Immundefekt- und Immuninsuffizienz-Syndrome gewöhnlich nach ätiologischen Kriterien gegliedert werden, erfolgt bei den primären angeborenen Defekten eine Unterteilung nach der Lokalisation des Defektes in

— T-Zell-System-Defekte, betroffen ist die zelluläre Immunreaktivität.

— B-Zell- bzw. Plasmazell- und Antikörperbildungs-Defekte, auch als Antikörper-Mangel-Syndrom (AMS) bezeichnet; sie betreffen die humorale Immunreaktivität.

— Kombinierte Defekte (T-Zell- und B-Zell-System).

— Phagozytosedefekte (Makrophagen und Granulozyten).

— Störungen des Komplement-Systems.

Im folgenden werden eingehender die Defekte und Insuffizienz-Syndrome der humoralen Immunreaktivität abgehandelt, ausführlichere Aussagen zur zellulären Immunreaktivität sh. S. 779, zu Granulozyten/Makrophagen sh. S. 798 und zum Komplement-System sh. S. 807.

Indikation

Leitsymptome des Immunmangels sind:

 Rezidivierende oder chronische Infektionen im Kindes- oder Erwachsenenalter.

Gedeihstörung bei Säuglingen.

Belastete Familienanamnese bei erblichen Immundefekten.

Untersuchungsmethoden

Basisuntersuchungen bei Verdacht auf defekte Immunreaktivität

Quantitative Bestimmung von IgG, IgA, IgM: Bestimmungsmethoden sind die radiale Immundiffusion, Turbidimetrie und Laser-Nephelometrie.

Blutbild: Zellzählung, Differentialzellbild sowie Lymphozyten- und Granulozytenzahl.

Komplement CH_{50} oder C3: Bestimmungsmethoden sh. S. 807.

Hauttest-Stempel mit Recall-Antigenen /[1]/: sh. auch S. 781.

Weiterführende Untersuchungen bei Hinweis auf humoralen Immundefekt

Selektive Antikörper-Bestimmung: Blutgruppenisoagglutinine des AB0-Systems, Immunantikörper wie Antistreptolysin-Titer, Impfantikörper, z. B. gegen Polio, Tetanus.

IgG-Subklassen: Radiale Immundiffusion unter Anwendung spezifischer Antiseren. Zur Eichung wird das WHO-Referenzplasma 67/97 verwendet.

Sekretorisches IgA: Zur Bestimmung im Speichel werden eingesetzt die radiale Immundiffusion, die Raketen-Immunelektrophorese, der Radio- und Enzymimmunoassay /[2,3]/. Bei Anwendung der radialen Immundiffusion mit LC-Partigen-Platten, die Antiserum gegen Serum-IgA enthalten, werden die Meßwerte mit 3.25 multipliziert zum Ausgleich des Molekulargewichtes. Empfohlen wird die reduzierende Vorbehandlung des Speichels mit 0.1 mol/l Dithiotreitol /[2]/.

Untersuchungsmaterial

Serum	1 ml
Speichel, Tränen, Darmsaft (für sekretorisches IgA)	0.1 ml

Bei Neugeborenen mit auf Immundefekt hinweisender Familienanamnese, sollte die Gewinnung von möglichst viel Nabelschnurblut angestrebt werden.

Referenzbereiche

Immunglobuline im Serum

Altersgruppe 15 bis 64 Jahre /[4]/

Konzentrationsangabe	IgG	IgA	IgM
IU/ml	92—207	54—264	♀ 80—322 ♂ 69—287
g/l	8.0—18.0	0.9—4.5	♀ 0.7—2.8 ♂ 0.6—2.5

Säuglinge und Kinder /[5]/

	IgG		IgA		IgM	
Alter	IU/ml	g/l	IU/ml	g/l	IU/ml	g/l
Neugeborene	86—173	7.5—15.0	nicht nachweisbar		13— 40	0.11—0.35
1 bis 3 Monate	31— 90	2.7— 7.8	3— 35	0.06—0.58	14—100	0.12—0.87

Immunglobuline im Serum (Fortsetzung)

Alter	IgG IU/ml	g/l	IgA IU/ml	g/l	IgM IU/ml	g/l
4 bis 6 Monate	22— 99	1.9— 8.6	6— 57	0.10—0.96	29—138	0.25—1.20
7 bis 12 Monate	40—136	3.5—11.8	21— 98	0.36—1.65	41—120	0.36—1.04
2 Jahre	60—124	5.2—10.8	21— 98	0.36—1.65	83—184	0.72—1.60
3 Jahre	58—157	5.0—13.6	27— 80	0.45—1.35	53—218	0.46—1.90
4 Jahre	62—166	5.4—14.4	31—125	0.52—2.10	60—230	0.52—2.00
5 Jahre	74—164	6.4—14.2	31—131	0.52—2.20	46—207	0.40—1.80
6 Jahre	75—163	6.5—14.1	49—129	0.83—2.17	63—241	0.55—2.10
7 Jahre	66—152	5.7—13.2	39—143	0.65—2.40	69—201	0.60—1.75
8 Jahre	84—163	7.3—14.1	44—155	0.74—2.60	78—201	0.68—1.75
9 Jahre	88—153	7.6—13.3	64—119	1.08—2.00	63—184	0.55—1.60
10 Jahre	84—156	7.3—13.5	42—132	0.70—2.22	92—172	0.80—1.50
11 Jahre	98—150	8.5—13.0	54—152	0.91—2.55	76—178	0.66—1.55
12 bis 13 Jahre	89—174	7.7—15.1	65—193	1.08—3.25	80—172	0.70—1.50

Umrechnungen: IgG IU/ml × 0.0868 = g/l
IgA IU/ml × 0.0168 = g/l
IgM IU/ml × 0.0087 = g/l

IgD im Serum: 3 —140 mg/l

Immunglobulin-Subklassen im Serum /6/

Prozentuale Verteilung: IgG_1 60—70%, IgG_2 14—20%
IgG_3 4— 8%, IgG_4 2— 6%

IgA sekretorisch im Speichel /2/: 20—200 mg/l

AB0-Isoagglutinine: Titer 1:4 bis 1:64

Impftiter: Sh. Virusdiagnostik S. 1320.

Bewertung

Als Ursache gehäufter Infektanfälligkeit bei Kindern ist zahlenmäßig die primäre Defektimmunopathie von untergeordneter Bedeutung (die primären Defektimmunopathien sind auf S. 780 aufgelistet). Im Vordergrund stehen Durchblutungsstörungen, anatomische und funktionell bedingte Obstruktionen der Atem- und Harnwege, Haut- und Schleimhautdefekte, mikrobielle Faktoren und Fremdkörper /7/.

Klinisch gravierende primäre Defektimmunopathien haben eine Inzidenz von 1 bis 2 auf 100.000 Neugeborene. In knapp der Hälfte der Fälle betreffen sie das humorale Immunsystem, zu etwa 10% das zelluläre Immunsystem, etwa 40% sind kombinierte Störungen, zu etwa 10% ist das Komplement-System betroffen. Da einige Defektimmunopathien erblich sind, sind Knaben 4mal häufiger betroffen als Mädchen /7/.

Sekundäre Immuninsuffizienz-Syndrome sind weitaus häufiger als die primären. Verursacht werden sie durch ein großes Spektrum von Störungen, insbesondere lymphoproliferative Erkrankungen, granulomatöse Prozesse, Virusinfekte, Pharmaka und Eiweißverlust-Syndrome.

Bei *Defektimmunopathien der zellulären Immunreaktivität* und bei kombinierten Störungen stehen klinisch Infektionen mit Viren, Pilzen, Tuberkelbakterien und opportunistische Infektionen durch z. B. Pneumocystis carinii, das Cytomegalievirus oder Kryptokokken im Vordergrund.

Defekt- und Insuffizienzsyndrome der humoralen Immunreaktivität verursachen vorwiegend bakterielle Infektionen der inneren Oberflächenbezüge und Parasitosen. Virusinfekte verlaufen nicht schwerer als beim Immun-Gesunden, die Immunitätsdauer ist jedoch verkürzt, Mehrfachinfektionen bei Erkrankungen wie z. B. Masern, Mumps treten auf, Hepatitis B-Viren können nicht eliminiert werden /[7]/.

Selektive Immundefekte beruhen auf dem Fehlen einzelner T- oder B-Zellklone, es besteht eine Lücke in der Antigenerkennung. Gewisse Antigene bleiben unerkannt, für sie findet eine klonale Selektion nicht statt. Somit bleibt eine Antigen-spezifische Immunreaktion aus, gegen das bleibende Antigen richtet sich eine permanente wenig spezifische Immunreaktivität, die zu schwach ist zur Antigenelimination. Stets handelt es sich um kleine Strukturen wie Haptene und viral induzierte Membranantigene, die in die Lücke passen /[8]/. Auf einem selektiven Immundefekt soll z. B. die chronisch-aktive B-Hepatitis beruhen.

Laborbefunde

Eine primäre Defektimmunopathie kann mit großer Wahrscheinlichkeit ausgeschlossen werden, wenn die Basisuntersuchungen folgende Befunde zeigen: Gesamt-Ig-Konzentration über 6 g/l, IgG, IgA, IgM vorhanden, CH50 bzw. C3 normal, Granulozytenzahl über 2000/µl, semiquantitativer Hauttest mit Recall-Antigenen normal.

Bei sekundären Defektimmunopathien können in Abhängigkeit von der Ausprägung, insbesondere wenn der Defekt bevorzugt das zelluläre Immunsystem betrifft, oben genannte Kriterien noch normal sein. Als auffallendes Merkmal eines sekundären Immundefektes, z. B. bei malignen Tumoren, AIDS, unter immunsuppressiver Therapie, sowie bei Hämophilen mit F VIII-Substitution wird eine Erniedrigung des Verhältnisses T4/T8-Zellen mit Verschwinden der T4-Zellen beobachtet /[9]/.

Ergeben die Basisuntersuchungen den Verdacht auf einen humoralen Immundefekt, sind die folgenden Befunde zur Bestätigung und weiteren Abklärung bedeutsam

— Isoagglutinintiter Anti-AB0 unter 1:4 weisen auf eine gestörte IgM-Bildung hin.

— Kein oder nur ein sehr schwacher Titer gegen exogene Antigene, z. B. Streptolysin oder gegen Impfantigene wie Masern, Mumps gibt den Hinweis auf eine gestörte IgG-Antwort.

— Ist bei IgA-Serumwerten unter 0.05 g/l kein sekretorisches IgA im Speichel nachweisbar, spricht der Befund für einen selektiven IgA-Defekt. Zu beachten ist, daß im Säuglings- und Kleinkindalter das Serum-IgA manchmal noch nicht nachweisbar ist, sekretorisches IgA aber schon in Sekreten wie Tränen, Speichel und Darmsaft gemessen werden kann.

— Defizienz oder Verminderung von IgG-Subklassen. So kann z. B. ein IgG_3- mit einem IgA-Defekt vergesellschaftet sein.

Laborbefunde bei primären Immunmangelzuständen /[10–12]/

Immunmangel	**Befunde und Hinweise**
Antikörper-Mangel-Syndrom (AMS) und B-Zell-Defekt	
Agammaglobulinämie (Typ Bruton)	Betrifft nur Knaben, da X-chromosomal gebundener, rezessiver Erbgang. Erhöhte Infektanfälligkeit im 2. Lebensjahr, zu-

Laborbefunde bei primären Immunmangelzuständen (Fortsetzung)

Immunmangel	Befunde und Hinweise
	vor Schutz durch die Mutter. B-Zellen und Plasmazellen fehlen, T-Lymphozyten normal. IgG unter 1 g/l, IgA, IgM, IgE fehlen. Blutgruppenisoagglutinine, Antikörper-Titer gegen exogene Antigene und Impftiter fehlen. Hauttests mit Recall-Antigenen meist normal.
Variables, nicht klassifizierbares AMS (late onset hypogammaglobulinemia)	Betrifft beide Geschlechter, klinische Symptomatik meist erst ab Pubertät oder später. Bakterielle Infektionen der Luftwege und gastrointestinale Symptome stehen im Vordergrund; bei etwa 20% der Patienten Autoimmunerkrankungen. Teilweise B- Zellen stark vermindert oder auch zelluläres Immunsystem betroffen. In einem Teil der Fälle Ig im Serum nachweisbar, bei anderen IgG unter 1 g/l, IgA, IgM fehlen. Blutgruppenisoagglutinine, Impftiter usw. fehlen, Hauttests mit Recall-Antigenen schwach oder negativ.
Dysgammaglobulinämie Typ I	X-chromosomal vererbbares Immunmangel-Syndrom mit Verminderung von IgG und IgA und normalem oder erhöhtem IgM. Es bleibt der »switch« der B-Zelle von der IgM- zur IgG- und IgA-Sekretion aus. Ursache soll ein Defekt der B-Zelle sein oder ein mangelnder Stimulus durch T-Zellen, die den »switch« induzieren /[13]/.
Selektiver IgA-Mangel	Mit einer Inzidenz von 1 auf 700 Neugeborene das häufigste AMS. Ursachen können sein: a) Hemmung der B-Zelldifferenzierung. b) Gestörte IgA-Sekretion der Plasmazelle. c) Immunelimination durch zirkulierendes Anti-IgA. Für a oder b spricht der Mangel von sekretorischem IgA (sIgA) im Speichel bei Nachweis von Sekretstücken, denn diese werden von der Schleimhaut gebildet. Bei Mangel oder vermindertem IgA im Serum, sollte das sekretorische IgA (sIgA) im Speichel bestimmt werden. Folgende Befundkombinationen werden gefunden /[14]/: a) Serum IgA $<$ 50 mg/l, sIgA im Speichel nicht nachweisbar. b) Serum IgA $<$ 0.9 g/l, sIgA im Speichel $<$ 10 mg/l. c) Serum IgA$<$ 0.9 g/l, sIgA im Speichel normal. Klinisch bedeutsam sind die Mangel-Patienten der Gruppe a. Sie dürfen keine IgA-Substitution erhalten (Achtung bei Bluttransfusion), da es durch wiederholte Gabe zur Antikörperbildung mit der Auslösung anaphylaktischer Reaktionen kommen kann. Viele Personen mit IgA-Mangel sind klinisch beschwerdefrei, aber auch Assoziationen mit gehäufter Infektanfälligkeit der Oberflächenbezüge, mit neoplastischen Erkrankungen, Atopien und Autoimmunerkrankungen sind beschrieben. Die Bestimmung von sIgA im Bronchialschleim, Darmschleim usw. kann bedeutsam sein zur Aufdeckung des lokalen sIgA-Mangels bei Erkrankungen von Bronchien und Intestinum /[15]/.
Selektiver IgM-Mangel	Sehr selten, meist asymptomatischer Verlauf. Männer viermal häufiger betroffen als Frauen. Neigung zu bakteriellen Infektionen und Diarrhoen. IgG und IgA sind normal, Blutgruppenisoagglutinintiter vermindert oder fehlen.

Laborbefunde bei primären Immunmangelzuständen (Fortsetzung)

Immunmangel	Befunde und Hinweise
IgG-Subklassen-Mangel, Mangel an Kappa- oder Lambda-Leichtketten	Die Mängel können isoliert oder kombiniert mit dem Mangel anderer Ig-Klassen auftreten, so z. B. IgA mit IgG_3, IgA kombiniert mit Kappa- bzw. Lambda-Mangel, IgG_2-Subklasse allein oder in Kombination mit dem Mangel spezifischer IgM-Antikörper /[16]/. Die Defekte werden durch die quantitative Ig-Bestimmung nicht erkannt, da das isolierte Fehlen von IgG_2, IgG_3 oder IgG_4 zu keiner stärkeren Absenkung der IgG-Konzentration führt.
Selektiver Antikörpermangel	Unfähigkeit auf den Einstrom bestimmter Antigene mit der Bildung spezifischer Antikörper zu reagieren. Die Lücke in der Antigenerkennung betrifft bevorzugt virale Antigene und Haptene.
Transitorische Hypogammaglobulinämie	Bei Geburt hat das Neugeborene die gleiche IgG-Konzentration wie die Mutter aufgrund diaplazentar übergetretener Antikörper. IgA und IgM sind nicht oder in sehr niedriger Konzentration nachweisbar. Am Ende des ersten Trimenons ist die Ig-Konzentration auf unter 3 g/l abgefallen, wenn die Eigensynthese nicht eingesetzt hat. Setzt die eigene Antikörperbildung verspätet ein, was gehäuft bei Frühgeborenen der Fall ist, kommt es zu einer zeitlich begrenzten Abwehrschwäche, die bis ins 2. Lebensjahr persistieren kann.
Immunmangel-Syndrom mit T-Zell-Defekten	
Di-George-Syndrom	Thymusaplasie oder Thymusdysplasie mit Aplasie der Epithelkörperchen. Hemmungsmißbildung der 3. + 4. Schlundtasche. Das T-Zellsystem ist nicht angelegt, das B-Zellsystem weitgehend intakt. Ig-Werte gewöhnlich normal, Hauttests negativ.
Mucokutane Candidiasis	Selektive Störung der T-Zell-vermittelten Immunabwehr gegenüber Candida-Hefen. Patienten werden im ersten Lebensjahr durch Verpilzung von Haut und Schleimhäuten auffällig, Immunglobuline sind normal.
Kombinierte Immunmangel-Syndrome	
Schwere kombinierte Immundefizienz (Severe Combined Immune Deficiency Syndrome = SCID)	Es fehlen die T- und B-Zell-vermittelte Immunreaktivität. Die Erkrankung kommt in einer x-chromosomal rezessiven und einer autosomal rezessiven Form (Schweizer Typ) vor. T- und B-Zellen fehlen oder sind stark vermindert. Die Patienten werden durch schwere Infekte im ersten Lebensjahr klinisch auffällig. T- und B-Lymphozyten sind stark vermindert, Ig fehlen.
Nezelof-Syndrom	Thymusdysplasie mit T-Zell-Defektimmunopathie. Das B-Zell-System ist in wechselndem Ausmaß beteiligt. Vererbung x-chromosomal und autosomal. Ig normal oder vermindert. Hauttests negativ.
Louis-Barr-Syndrom	Funktionsstörung des T-Zell-Systems, bei normaler bis verminderter T-Zellzahl. Das B-Zell-System und die Antikörperbildung sind intakt, oft aber Mangel an IgA und IgE. Gekoppelt ist der Immunmangel mit Ataxia teleangiektasia. Klinische Symptomatik beginnt im 2. Lebensjahr.

Laborbefunde bei primären Immunmangelzuständen (Fortsetzung)

Immunmangel	Befunde und Hinweise
Wiskott-Aldrich-Syndrom	Immunmangel mit Thrombopenie und Ekzem. X-chromosomal rezessiver Erbgang, deshalb werden nur Knaben befallen. IgG normal, IgA und IgE erhöht, IgM vermindert. Gegen Polysaccaridantigene kann keine Immunreaktion initiiert werden.

Laborbefunde bei sekundären humoralen Immuninsuffizienzen /[11, 17, 18]/

Immunmangel	Befunde und Hinweise
Maligne Tumoren	Solide Tumoren verursachen erst im weit fortgeschrittenen oder terminalen Stadium deutliche Erniedrigungen der Immunglobuline.
Lymphatische Leukämie	Bei Kindern mit akuter lymphatischer Leukämie liegen die Ig-Werte in 30% der Fälle bei Diagnosestellung signifikant niedriger als bei altersentsprechenden Gesunden /[11]/. Patienten mit chronisch lymphatischer Leukämie haben in bis zu 50% der Fälle eine Ig-Verminderung, bevorzugt von IgA und IgM /[17]/.
Thymom	Etwa 5—10% der Patienten entwickeln einen auch nach Entfernung des Tumors persistierenden Antikörpermangel. Die Ig sind etwa auf die Hälfte der unteren Referenzbereichswerte vermindert.
Multiples Myelom, M. Waldenstroem	Etwa 2/3 der Patienten mit multiplen Myelom haben bei Präsenz eines M-Gradienten in der Serumeiweiß-Elektrophorese einen Antikörpermangel. Ursächlich zugrunde liegen Suppressionsmechanismen im Sinne einer Rückkopplung. Dabei sollen die Leichtketten eine Rolle spielen, da die Unterdrückung der polyklonalen Ig-Bildung besonders stark ist bei Leichtkettenplasmozytomen /[17]/. Eine weitere Ursache , insbesondere bei IgG-Plasmozytomen ist ein beschleunigter Ig-Katabolismus. Bei M. Waldenstroem ist die Konzentration der polyklonal gebildeten Ig weniger vermindert als beim multiplen Myelom.
Iatrogene Ursachen	Im Vordergrund stehen Kortikosteroide, Zytostatika (z. B. Cyclophosphamid, Methotrexat, Azathioprin, 6-Merkaptopurin) und ionisierende Strahlen.
Immunsuppressive Therapie nach Transplantation	Im ersten Monat aplastische Phase mit starker Granulozytopenie und Lymphopenie, Erniedrigung der Ig. Etwa ab 3. Monat, nach Normalisierung der Granulozyten und T-Lymphozyten, Aktivierung der Antikörperbildung mit oft überschiessendem IgM-Anstieg, gefolgt von IgG und letztlich IgA /[11]/.
Proteinverlust-Enteropathie, z. B. durch intestinale Lymphangiektasie	Nicht-selektiver Verlust von Serumproteinen in das Intestinum. Alle Ig sind gleichmäßig betroffen. Eine Beeinträchtigung der Immunreaktivität tritt erst dann auf, wenn verstärkt Lymphozyten in den Darm übertreten und eine Lymphopenie resultiert.
Nephrotisches Syndrom	Vorwiegend IgG geht renal verloren, IgM kann erhöht sein. Klinisch macht sich die Ig-Verminderung nur selten bemerkbar.
Verbrennungen	Bei großflächigen Verbrennungen gehen Ig, Lymphozyten und Granulozyten in großem Ausmaß verloren. Die Antikörperbildung und die zellulären Immunreaktionen können stark beeinträchtigt sein.

Laboruntersuchungen und Befunde bei sekundären Immuninsuffizienzen sh. auch Beitrag »zelluläre Immunreaktivität« S. 779.

Hinweise und Störungen

Bestimmung von IgG, IgA, IgM: In Konzentrationen höher als die untere Referenzbereichsgrenze zeigen die radiale Immundiffusion (Referenzmethode), Laser-Nephelometrie und Turbidimetrie vergleichbare Werte /[19–21]/. Bei Konzentrationen unterhalb der unteren Referenzbereichswerte ist das nicht mehr der Fall, insbesondere bei IgM und IgA zeigen Laser-Nephelometrie und Turbidimetrie stärkere Abweichungen von der radialen Immundiffusion und eine erhebliche Unpräzision.

Stabilität: Postversand ungekühlt möglich, Stabilität im Kühlschrank bis zu einer Woche, längere Aufbewahrung tiefgefroren.

Literatur

1. *Stickl, H., Th. Schleich, N. Rumland:* Fortschr. Med. *104:* 117 (1986). Die zellulärvermittelte Abwehrfähigkeit. Vergleich des Lymphozyten-Stimulationsindex und der Kutanreaktion auf Recall-Antigene.
2. *Alaluusua, S., E. A. Grönblad, H. Tölö:* Acta Ondotol. Scand. *39:* 155 (1981). Quantitation of IgA in human whole saliva: A comparison of three immunoassays.
3. *Johnson, R. B., J. Liu:* J. Immunoassay *3:* 73 (1982). The application of enzyme immunoassay to the study of salivary IgA.
4. *Becker, W., W. Rapp, H. G. Schwick, K. Störicko:* Z. Klin. Chem. Klin. Biochem. *6:* 113 (1968). Methoden zur quantitativen Bestimmung von Plasmaproteinen durch Immunfixation.
5. *Uffelmann, J. A., W. E. Engelhard, C. R. Jollif:* Clin. Chim. Acta *28:* 185 (1979). Quantitation of immunoglobulins in normal children.
6. *Goodman, J. W., A. C. Wang:* Immunoglobulins, structure, diversity, genetics. In: *Fundenberg, H. H., D. P. Stites, J. L. Caldwell, J. V. Wells,* Basic and clinical immunology, S. 34. Lange, Los Altos (1981).
7. *Bläker, F.:* Internist *25:* 21 (1984). Defektimmunopathien.
8. *Baenkler, H. W.:* Med. Labor *30:* 8 (1977). Immundefekt- und Immuninsuffizienz-Syndrome.
9. *Kalden, J. R.:* Internist *25:* 3 (1984). Physiologie und Pathophysiologie des Immunsystems.
10. *Fateh-Moghadam, A.:* Der Bayrische Internist *VI/5:* 4 (1984). Zur Einführung: Immunopathien.
11. *Morell, A.:* Immuninsuffizienzen. In: *Lutz, H., K. Rother,* Plasmatherapie, S. 179. Med. Verlagsges., Marburg (1985).
12. *Webster, A. D. B.:* Clinics Immunology and Allergy *5:* 447 (1985). Laboratory investigation of primary deficiency of the lymphoid system.
13. *Mayer, L., S. P. Kivan, C. Thompson* et al.: New Engl. J. Med. *314:* 409 (1986). Evidence for a defect in switch T-cells in patients with immunodeficiency and hypergammaglobinaemia M.
14. *Amelio, R. D., L. Palmisano, S. Le Moli, R. Seminara, F. Aiuti:* Int. Arch. Allergy Appl. Immun. *68:* 256 (1982). Serum and salivary IgA levels in normal subjects: Comparison between tonsillectomized and non-tonsillectomized subjects.
15. *Börsch, G.:* Klin. Wschr. *62:* 699 (1984). Der Gastrointestinaltrakt als Immunorgan: Das darmassoziierte Immunsystem.
16. *Plebani, A., M. Duse, V. Monafo:* Arch. Dis. Childh. *60:* 670 (1985). Recurrent infections with IgG_2 deficiency.
17. *Körbling, M., F. Uckun:* Symptomatische Immuninsuffizienzen bei speziellen Erkrankungen. In: *Lutz, H., K. Rother,* Plasmatherapie, S. 201. Med. Verlagsges. Marburg (1985).
18. *Pinching, A. J.:*Clinics Immunology and Allergy *5:* 469 (1985). Laboratory investigation of secondary immunodeficiency.
19. *Bruckner, A., M. Moreth, M. Bernheim:* Ärtzl. Lab. *27:* 291 (1981). Bewertung und Handhabung der turbidimetrischen Bestimmung von IgG, IgA, IgM und Vergleich zur radialen Immundiffusion.
20. *Schürmann, A. C. J., F. H. Kreutz, A. Sieber:* J. Clin. Chem. Clin. Biochem. *1:* 299 (1978). Ausarbeitung einer Methode zur quantitativen Proteinbestimmung mit Hilfe eines Laser-Nephelometers im Routinelabor.
21. *Akita, M., R. Müller-Matthesius:* Lab. Med. *10:* 143 (1986). Turbidimetrische Bestimmung von IgG, IgA, IgM am Hitachi 705 nach einem Verfahren mit 1-Punkt-Kalibrierung.

Poly- und oligoklonale Vermehrung von IgG, IgA, IgM

Einleitung

Die Vielfalt der möglichen Antikörperspezifitäten wird festgelegt bei der Reifung des Antigen-spezifischen humoralen Immunsystems, aufgrund der Rekombination von Genen und durch Spontanmutationen in den Chromosomen der B-Zellen. Dieser Prozeß erfolgt vorwiegend während der Embryonalphase des Immunsystems. Es entsteht ein Reservoir von 10^6—10^8 Zellklonen. Jeder Klon besitzt einen B-Zell-Rezeptortyp, der eine Vielzahl ähnlicher Antigene erkennen, im Vergleich zu den anderen B-Zellklonen hochaffin binden und somit zur spezifischen Antikörperbildung stimuliert werden kann. Umgekehrt werden bei Antigeneinstrom alle B-Zellklone, deren Rezeptor eine gewisse Affinität zum Antigen hat, aktiviert. Das Ausmaß der Proliferation zum Antikörper-bildenden Plasmazellklon ist abhängig von der Spezifität des B-Zell-Rezeptors zum Epitop des Antigens. Klone, die einen Rezeptor mit hoher Spezifität zum Antigen besitzen, reagieren heftig, andere schwächer. Insgesamt resultiert eine polyklonale Immunantwort, d. h. die aktivierten B-Zellfamilien haben einen unterschiedlichen Anteil an der Antikörperbildung /[1]/.

Die *polyklonale Immunantwort* führt im Serum zur Vermehrung von Ig einer oder mehrerer Ig-Klassen und beider Ig-Typen. In der Serumeiweiß-Elektrophorese wird eine breitbasige Vermehrung der γ-Globulinfraktion gefunden.

Die *oligoklonale Immunantwort* auf ein Antigen resultiert aus der begrenzten Aktivierung von B-Zellklonen, auch als begrenzte Heterogenität bezeichnet. Ursachen können sein, die Natur des Antigens, eine mangelnde Reaktivität des Immunsystems oder der Kontakt des Antigens mit Geweben, die arm an immunkompetenten Zellen sind, z. B. das zentrale Nervensystem /[2]/.

Die Diagnostik polyklonaler oder oligoklonaler Immunglobulinvermehrung erfolgt als Screening durch die Serumeiweiß-Elektrophorese, differenzierter vermittels der quantitativen Bestimmung der Ig-Klassen oder Ig-Subklassen.

Indikation

Bei Erkrankungen, die eine Hypergammaglobulinämie verursachen, kann die quantitative Ig-Bestimmung im Zusammenhang mit dem klinischen Bild sowie mit anderen serologischen und klinisch-chemischen Befunden Hinweise zur Diagnose, Differentialdiagnose, Verlaufsbeurteilung und Prognosestellung geben, z. B. bei

— Lebererkrankungen.
— Erkrankungen des Zentralnervensystems.
— Intrauterinen und perinatalen Infektionen.

Bestimmungsmethoden

Untersuchungen zum Nachweis der polyklonalen Ig-Vermehrung

— Global mit der Serumeiweiß-Elektrophorese.
— Selektiv durch die quantitative Bestimmung von IgG, IgA, IgM, z. B. mit der radialen Immundiffusion, Laser-Nephelometrie oder Turbidimetrie.
— IgM-Schnelltest zur Diagnostik intrauterin erworbener Infektionen des Neugeborenen/[3]/.

Prinzip des IgM-Schnelltests: IgM-spezifisches Antiserum ist an Latex-Partikel gebunden. Ein Tropfen Nabelschnurserum wird auf einer Testplatte mit einem Tropfen Latex-IgM-Reagenz vermischt. IgM-Werte über 0.3 g/l führen zu einer Agglutination der Latexpartikel, die als positives Ergebnis bewertet wird.

Untersuchungen zum Nachweis einer oligoklonalen Ig-Vermehrung

— Im Serum die Eiweiß-Elektrophorese oder die Bestimmung von Ig-Subklassen.
— Im Liquor zerebrospinalis die Isoelektrofokussierung /4/.

Untersuchungsmaterial

Serum, Nabelschnurblut, Liquor 1 ml

Referenzbereiche

Serum: Sh. S. 739.
Nabelschnur-Serum /5/: IgM bis 0.2 g/l.
Liquor: IgG bis 40 mg/l; IgA bis 5 mg/l; IgM bis 1 mg/l.

Bewertung

Polyklonale Ig-Vermehrung

Die Indikationen, bei denen eine Differenzierung der polyklonalen Ig-Vermehrung durch die quantitative Ig-Bestimmung zur Diagnosestellung einer Erkrankung klinisch sinnvoll ist, sind begrenzt. Gewöhnlich kommt es, insbesondere bei infektiösen Erkrankungen, zur Vermehrung einer oder mehrerer Ig-Klassen mit ähnlichem Ig-Muster /6/. Es gibt kein spezifisches Ig-Muster, das ausschließlich bei einer bestimmten Erkrankung vorkommt und für sich allein diagnostische Wertigkeit besitzt.

Das Ig-Muster kann jedoch eine wichtiger Ergänzungsbefund sein und in Kombination mit dem klinischen Gesamtbild zur Differentialdiagnose, Verlaufsbeurteilung und Prognose einer Erkrankung beitragen.

Differentialdiagnostischer Wert

Differentialdiagnostisch aussagekräftig ist die isolierte polyklonale Vermehrung von Ig einer Klasse oder die stärkere Erhöhung von Ig einer Klasse im Ig-Muster.

Isolierte Erhöhung von IgM: Sie ist, besonders wenn sie über mehrere Tage besteht, im Zusammenhang mit dem klinischen Bild das Zeichen der Erstinfektion des Organismus mit einem Erreger (Primärreaktion).

Bei Neugeborenen ist die IgM-Erhöhung im Nabelschnurblut als unspezifisches Zeichen einer intrauterin oder perinatal erworbenen Infektion zu werten.

Isolierte IgG-Erhöhung: Sie ist bei einer akuten infektiösen Erkrankung mit normalem oder nur wenig erhöhtem IgM, das Zeichen der Sekundärantwort des Immunsystems auf einen schon bekannten Erreger. Chronische Infektionen verursachen vorwiegend eine alleinige IgG-Erhöhung, chronisch aktive die Erhöhung von IgG, IgM und/oder IgA.

Isolierte IgA-Erhöhung: Bei Lebererkrankungen deutet ein relativ hoher IgA-Anteil oder die isolierte IgA-Erhöhung auf eine toxische Schädigung hin, z. B. Alkohol, Kontrazeptiva, Antidepressiva.

Ig-Muster: Bei Erhöhung von 2 und mehr Ig-Klassen hat das Ig-Muster wenig Aussagekraft. Erhöhungen aller 3 Ig-Klassen werden besonders bei Leberzirrhose gefunden, aus dem Ig-Muster sind begrenzt ätiologische Rückschlüsse möglich.

Verlaufsbeurteilung und Prognose

Die Verlaufsbeurteilung eines entzündlichen Geschehens durch die quantitative Ig-Bestimmung sollte anhand des Ig-Musters erfolgen. Persistierend hohe Ig-Werte sprechen für die fortwährende Auseinandersetzung des Organismus mit dem Antigen, der Ig-Abfall für die Überwindung des infektiösen Geschehens und die Normalisierung für die Antigenelimination. Die Höhe der IgG-Konzentration ist ein Maßstab für die Aktivität des entzündlichen Geschehens, insbesondere bei viral bedingten chronischen Lebererkrankungen, chronisch bakteriellen Infektionen, Kollagenosen und anderen Autoimmunopathien. Bei toxischer Leberschädigung besteht eine Korrelation zwischen Intensität der Entzündung und IgA-Konzentration /7/.

Prognostische Aussagen liefert die Ig-Konzentration, insbesondere von IgM, im Verlaufe infektiöser Organerkrankungen. Persistenz erhöhter IgM-Werte, wenn normalerweise ein Abfall sein sollte, spricht für den Übergang in ein chronisches Geschehen, ein zunehmender IgG-Anstieg für den Übergang in einen chronisch aktiven Prozeß.

Verhalten der Immunglobuline bei Lebererkrankungen /7/

Erkrankung	**Beurteilung**
Hepatitis A	Deutliche IgM-Erhöhung mit höchsten Werten in der ersten Erkrankungswoche. Abnahme von IgM in der 2. Woche, Normalisierung nach 4 Wochen. IgG steigt etwa 2 Wochen nach Erkrankungsbeginn an, erreicht in der 3.—4. Woche ein Maximum und normalisiert bis zur 8. Woche.
Hepatitis B, Hepatitis Non A Non B	Zu Erkrankungsbeginn Erhöhung von IgM und IgG. IgM zeigt gewöhnlich eine niedrigere Konzentration als bei Hepatitis A. Tendenz der Normalisierung von IgM und IgG langsamer als wie bei Hepatitis A, gewöhnlich normalisiert IgG innerhalb von 6 Monaten. Die Erhöhung von IgA spricht gewöhnlich für eine vorgeschädigte Leber.
Chronisch persistierende Form der Hepatitis B, bzw. Hepatitis Non A Non B	Entwickelt sich aus einer akuten Virushepatitis bei Persistenz des Virus. IgM anhaltend leicht bis mäßig neben IgG erhöht.
Chronisch aktive Hepatitis B, Chronisch aktive Hepatitis Non A Non B, Autoimmun-Hepatitis	Die Zunahme von IgG im Verlaufe einer Hepatitis, insbesondere wenn sie verbunden ist mit einem Abfall von IgM, weist auf den Übergang in eine chronische Verlaufsform hin. Sie ist charakterisiert durch die nahezu ausschließliche Erhöhung von IgG. Häufig positiv sind antinukleäre Antikörper und Antikörper gegen glatte Muskulatur. Die autoimmune Hepatitis kann in Form einer exzessiven IgG-Vermehrung hervortreten mit einer γ-Globulinfraktion über 40% und einem Pseudo-M-Gradienten in der Serumeiweiß-Elektrophorese.
Chronisch destruierende Cholangitis, Primäre biliäre Zirrhose	Betroffen sind vorwiegend Frauen ab dem 35. Lebensjahr, charakteristisch sind die relativ starke Erhöhung von IgM im Ig-Muster, die Erhöhung der AP und der Nachweis mitochondrialer Antikörper.
Leberzirrhose	Häufig erhöht sind IgG, IgA und IgM. Ätiogenetische Rückschlüsse sind möglich. Auf die posthepatitische Zirrhose weist eine relativ starke IgG-Erhöhung hin.

Verhalten der Immunglobuline bei Lebererkrankungen (Fortsetzung)

Erkrankung	**Beurteilung**
Alkohol-induzierte Lebererkrankungen	Fettleber, Hepatitis, Fibrose und Zirrhose stellen die histopathologischen Manifestationsformen Alkohol-induzierter chronischer Leberschädigungen dar. Die Entwicklung der alkoholischen Zirrhose hängt von der Dauer des Alkoholmißbrauchs und der täglich konsumierten Menge ab. Die Konzentrationen aller 3 Ig-Klassen steigen mit zunehmendem Parenchymumbau von der chronischen Hepatitis über die Fibrose zur Zirrhose an. Signifikante Unterschiede der Ig-Klassen, insbesondere des IgA, zwischen Patientengruppen mit und ohne Alkoholabusus bestehen jedoch nicht /[8]/.

Screening auf intrauterin erworbene Infektionen /[5]/

Das Neugeborene besitzt durch den diaplazentaren Übertritt von IgG, das IgG-Antikörperspektrum der Mutter. Durch Methoden, die nur IgG-Antikörper erfassen, kann eine Infektion des Neugeborenen nicht erkannt werden, denn mütterliche und vom Feten aufgrund einer Infektion gebildete IgG-Antikörper können nicht unterschieden werden.

Ab der 20. SSW vermag der Fetus IgM-Antikörper zu bilden und etwa ab der 30. SSW IgA-Antikörper. Von diesem Zeitraum an können intrauterine Infektionen durch z. B. Röteln, Treponema pallidum, Toxoplasmen, Zytomegalie, Herpes simplex, Windpokken, Mumps, Masern, Infuenza, Hepatitis B anhand einer Erhöhung von IgM und IgA im Blut eines Neugeborenen erkannt werden. Die Inzidenz der Infektionen bei Neugeborenen soll 2—4% betragen /[5]/.

Aufgrund der leichten und schnellen Bestimmbarkeit gilt die IgM-Konzentration im Serum des Nabelschnurblutes als Screening-Test. Ein Wert über 0.2 g/l bzw. ein positiver IgM-Schnelltest werden als Indikator für eine Infektion angesehen.

Ein erheblicher Teil der Fälle mit intrauteriner Infektion bleibt unerkannt, da das Neugeborene klinisch unauffällig ist oder aber nur ein ungenügender IgM-Anstieg erfolgte.

Ist IgM erhöht, liegt nur bei einem Drittel der Neugeborenen eine klinische Symptomatik vor. Ursache der geringen diagnostischen Spezifität sind entweder plazentare Lecks oder die Kontamination des Nabelschnurblutes mit mütterlichem Blut. Ist die IgA-Konzentration ebenfalls hoch und sind IgA und IgM bei einer Wiederholungsuntersuchung im kindlichen Blut nach 5 Tagen deutlich abgefallen (Halbwertszeit 5 Tage), so spricht das gegen eine Infektion.

Persistenz oder Anstieg der Werte weisen auf die intrauterine oder eine perinatal erworbene Infektion hin. In diesem Fall sollte die Bestimmung spezifischer IgM- oder IgA-Antikörper mit der ELISA-Technik erfolgen (sh. S. 1465).

Oligoklonale Ig-Vermehrung

Nicht selten ist die Ig-Vermehrung begrenzt auf die Erhöhung bestimmter Antikörperpopulationen. Sie können einer oder mehrerer Ig-Klassen oder nur einer Ig-Subklasse angehören, sind aber trotzdem polyklonalen Ursprungs, d. h. sie liegen als Kappa- und Lambda-Leichtkettentyp vor. In der Serumeiweiß-Elektrophorese auf Zelluloseazetatfolie, häufiger noch auf Agarose, sind eine oder mehrere diskrete Banden auf dem diffusen Untergrund der γ-Globulinfraktion sichtbar (Sägeblattmuster).

Ursachen oligoklonaler Ig-Vermehrung /[2]/

Ursache	Hinweis
Antikörper gegen bestimmte Blutgruppenmerkmale	Gegen Blutgruppenmerkmale wie A_1 oder IH kommt es zur Bildung von Ig-Antikörpern begrenzter Heterogenität. Es handelt sich um »natürliche« Antikörper der Klasse IgM.
Virusinfekte	Im Verlaufe akuter Virusinfekte tritt nicht selten eine oligoklonale Ig-Vermehrung gegen virale Oberflächenantigene auf.
Immunsuppressive Therapie	Oligoklonale Ig-Muster treten in den ersten Wochen nach Organtransplantation auf, als Hinweis auf eine wieder in Gang kommende Ig-Bildung unter immunsuppressiver Therapie.
Autoimmunerkrankungen, Parasitosen	Dauerstimulation des Immunsystems durch ein gleichbleibendes Antigenspektrum bewirkt die zunehmende Selektionierung von B-Zellklonen und eine selektive Antikörperbildung mit oligoklonalem Ig-Muster.
Schleimhaut-Infektionen	Immunreaktionen auf den Schleimhäuten, z. B. des Urogenitaltraktes, können zur oligoklonalen IgA-Vermehrung führen.
Erkrankungen des Zentralnervensystems (ZNS)	Lokale, humorale Immunreaktionen im ZNS verursachen eine limitierte Bildung von Antikörperpopulationen, insbesondere der Klasse IgG (oligoklonales IgG), aufgrund der begrenzten Präsenz immunkompetenter B-Zellen. Ein im Liquor zerebrospinalis, aber nicht im Serum mittels Isoelektrofokussierung darstellbares oligoklonales Antikörpermuster ist das Zeichen der lokalen Immunglobulinsynthese. Es hat Aussagekraft zur Diagnostik bestimmter ZNS-Erkrankungen, z. B. der multiplen Sklerose /[4]/.
Immunkomplexe	Immunkomplexe in hoher Konzentration, z. B. Rheumafaktoren können elektrophoretisch ein oligoklonales Bandenmuster bewirken.

Hinweise und Störungen

Bestimmung von IgG, IgA, IgM: Radiale Immundiffusion (Referenzmethode), Laser-Nephelometrie und Turbidimetrie erbringen vergleichbare Werte. Cave Antigenüberschuß; bei der radialen Immundiffusion wird er am Fehlen einer scharfen Randpräzipitation bemerkt, bei der Laser-Nephelometrie und Turbidimetrie wird er nur erkannt durch die Analyse der Probe in zwei Verdünnungen oder durch Signalanstieg nach weiterer Zugabe von Antiserum.

Stabilität: Zur Ig-Bestimmung normaler Postversand möglich, Laborlagerung bis 1 Woche im Kühlschrank.

Literatur

1. *Baenkler, W.:* MTA-Praxis *30:* 733 (1984). Das Immunsystem.
2. *Heremans, J. F., P. L. Masson:* Clin. Chem. *19:* 294 (1973). Specific analysis of immunoglobins. Techniques and clinical value.
3. *Neuhaus, F., K. Tympner:* Diagnostik *9:* 465 (1976). Nachweis von Infektionen in der Neugeborenenperiode.
4. *Reiber, H.:* Mitt. Dtsch. Ges. Klin. Chem. *15:* 212 (1984). Liquor-Protein-Analytik zur Diagnose neurologischer Erkrankungen.

5. *Rosanelli, K.:* Present diagnostic value of IgM-determination in newborns. In: *Bethke, K., K. Riegel, B. H. Belohradsky,* Diagnostics in perinatal infections, S. 174. Med. Verlagsges., Marburg (1984).
6. *Ritzman, St. E.:* Laboratoriumsblätter *30:* 100 (1980). Quantitative Immunglobulinbestimmung in der ärztlichen Praxis.
7. *Fateh-Moghadam, A.:* Der Bayrische Internist *IV:* 1 (1982). Die Bedeutung der Immunglobuline G, A, M und E in der Diagnostik von Lebererkrankungen.
8. *Wegener, M., P. Neuhausen, G. Börsch, D. Ricken*: Dtsch. Med. Wschr. *111:* 1716 (1986). Bedeutung der Serumimmunglobuline für die Diagnose Alkohol-induzierter Lebererkrankungen.

Monoklonale Immunprotein-Vermehrung

Einleitung

Das humorale Immunsystem besitzt 10^6 bis 10^8 B-Zellklone, die jeweils mit verschiedenen Antigenen reagieren können. Als Antwort einer humoralen Antigen-spezifischen Immunreaktivität kommt es aufgrund der Aktivierung mehrerer B-Zellklone zur polyklonalen Vermehrung von Immunglobulinen (Ig) im Blut. Vermehrt sind Ig vom Typ Kappa *und* Lambda einer oder mehrerer Ig-Klassen.

Die Aktivierung und Proliferation nur eines B-Zellklons ist unnatürlich und spiegelt die maligne Transformation oder die Überstimulierung einer B-Zellfamilie wider.

Liegt der B-Zell-Veränderung ein neoplastisches Geschehen zugrunde und entwikkelt sich dies auf der Stufe der voll ausgebildeten Plasmazelle, entsteht klinisch das Bild des Plasmozytoms.

Wird die B-Zelle neoplastisch auf einer Entwicklungsstufe zur Plasmazelle, wird monoklonales IgM gebildet und klinisch stellt sich das Krankheitsbild der Makroglobulinämie Waldenstroem dar.
Beim α-Lymphom ist die maligne Veränderung auf das darmassoziierte IgA-bildende Immunsystem beschränkt.

Da eine B-Zellfamilie nur Ig *eines* Typs zu bilden vermag und bei unnatürlicher Stimulierung nur Ig *einer* Klasse, resultiert im Blut eine homogene Immunproteinvermehrung. Das gebildete Immunprotein kann sein:

a) Ig einer Klasse und eines Typs (z. B. IgG Kappa, IgA Lambda)
b) Freie Leichtkette eines Typs (Kappa oder Lambda)
c) Kombination von a und b
d) Freie schwere Kette (α-, μ-, γ-Kette)

Monoklonale Immunproteine werden auch als Paraproteine bezeichnet. Ihr Nachweis im Serum und/oder Urin ist der Hinweis auf ein Plasmozytom, die M. Waldenstroem oder eine Schwerkettenkrankheit. Oft ist jedoch die monoklonale Immunproteinvermehrung ein zufälliger Befund. Sie wird gefunden im Rahmen der Labordiagnostik bei der internistischen Erstuntersuchung und fällt auf als M-Gradient oder als Hypogammaglobulinämie in der Serumeiweiß-Elektrophorese (sh. S. 663).

Sowohl der angeforderte, als auch der zufällig elektrophoretisch erhobene Befund einer monoklonalen Gammopathie erfordert, unabhängig davon, ob der Patient klinisch symptomatisch oder asymptomatisch ist, weitere Untersuchungen (Tab. 1). Ist die monoklonale Gammopathie weder einem Plasmozytom noch einer M. Waldenstroem, einem Lymphom oder einer Amyloidose zuzuordnen, wird sie als monoklonale Gammopathie unbestimmter Signifikanz eingestuft /[1]/ und der Verlauf kontrolliert.

Basisuntersuchungen zum Nachweis einer monoklonalen Gammopathie bei symptomatischen Patienten sind:

1. Serumeiweiß-Elektrophorese und Immunfixations-Elektrophorese des Serums oder alternativ
2. Serumeiweiß-Elektrophorese und Immunelektrophorese des Serums.
3. Untersuchung auf Bence-Jones-Proteinurie, insbesondere wenn die Serumeiweiß-Elektrophorese eine Hypogammaglobulinämie zeigt.

Tab. 1 Untersuchungen bei Verdacht auf Plasmozytom und M. Waldenstroem oder wenn als Zufallsbefund die Serumeiweiß-Elektrophorese auf eine monoklonale Gammopathie hinweist

Untersuchung	**Diagnostische Bedeutung**
Serumeiweiß-Elektrophorese	M-Gradient oder Hypogammaglobulinämie geben Hinweis auf ein monoklonales Immunprotein. Der Anteil des monoklonalen Immunproteins kann geschätzt werden.
Immunelektrophorese i. S.	Bestätigung der monoklonalen Gammopathie, Klassifizierung und Typisierung des Immunproteins.
Immunelektrophorese i. U.	Nachweis einer monoklonalen Ig-Ausscheidung. Typisierung einer Bence-Jones-Proteinurie im konzentrierten Urin.
Urineiweiß-Elektrophorese	Quantifizierung einer Bence-Jones-Proteinurie im konzentrierten Urin.
Immunfixations-Elektrophorese i. S.	Wie Immunelektrophorese, jedoch viel empfindlicher. Nachweis der Bence-Jones-Proteinämie. Frühdiagnose einer monoklonalen Immunproteinvermehrung.
Immunfixations-Elektrophorese i. U.	Empfindlicher Nachweis der Bence-Jones-Proteinurie und der monoklonalen Ig-Ausscheidung.
Immunglobuline quantitativ	Kriterium der polyklonalen Ig-Bildung.
Knochenmarksausstrich	Feststellung einer diffusen oder lokalisierten Plasmazell- oder Lymphozytenvermehrung.
Röntgenskelettstatus	Suche nach lokalen Läsionen, Osteolysen, diffuser Osteoporose.
Basisuntersuchungen wie kl. Blutbild, BSR, Calcium, Gesamteiweiß, Creatinin	Hb-Wert, Creatinin- und Serumcalciumwert sind wichtige prognostische Faktoren beim Plasmozytom.

Indikation

Symptome, Befunde und anamnestische Angaben, die Anlaß für Untersuchungen auf eine monoklonale Immunproteinvermehrung sein sollten /[2, 3]/

— Schmerzen, oft vom rheumatoiden Charakter, Verstärkung durch Husten, Belastung, Bewegung, oft fehlgedeutet als Spondylarthrose, Zervikalsyndrom, Ischialgie, gewöhnlicher Kopfschmerz.

— Infektionen, hauptsächlich schwere bakterielle Infektionen der Oberflächenbezüge wie Respirationstrakt-Infekte, Sinusitiden, Bronchitiden, Pneumonien, Harnwegsinfekte, aber auch Herpes zoster.

— Müdigkeit, Gewichtsverlust.
— Tumorbildung, z. B. extramedulläre Plasmozytome des Nasen-Rachen-Raumes, subkutan, retrobulbär.
— Hepatosplenomegalie, Lymphadenopathie, Oedeme, Purpura.
— Neurologische Symptome wie Parästhesien, Lähmungserscheinungen, bulbäre Symptome.
— Malabsorptions-Syndrom, abdominelle Schmerzen bei jüngeren Patienten.

Bestimmungsmethoden

Monoklonale Immunproteine im Serum

Serumeiweiß-Elektrophorese

Prinzip und Bewertung sh. S. 661. Die Serumeiweiß-Elektrophorese ist eine orientierende Untersuchung auf monoklonale Immunproteinvermehrung und hat selektierende Bedeutung. Alle Elektropherogramme mit M-Gradienten werden weiterführend mit der Immunfixations-Elektrophorese oder der Immunelektrophorese untersucht. Eine monoklonale Immunproteinvermehrung über 2 g/l wird als M-Gradient erkannt.

Immunfixations-Elektrophorese /[4, 5]/

Empfindliche Methode zum Nachweis, zur Klassifizierung und Typisierung einer monoklonalen Ig-Vermehrung. Nachweisempfindlichkeit 20—30 mg/l /[5]/.

Prinzip: Das Probenmaterial (Serum, Harn) wird auf einer Agarosegelplatte in 5—8 parallelen Trennungen bei alkalischem pH-Wert Richtung Anode aufgetrennt. Beeinflußt durch elektroendosmotische Effekte verteilen sich die Immunproteine teils anodisch, teils kathodisch der Auftrageposition, sodaß die Trennstrecke polyklonal gebildeter Immunglobuline etwa 3 cm beträgt. Die Identifizierung der Immunproteine erfolgt durch Immunpräzipitatbildung. Dazu werden nach der Elektrophorese auf die Trennungen mit verschiedenen Antiseren getränkte Zelluloseazetatstreifen gelegt (Tab. 2). Nach Präzipitatbildung (innerhalb 1 Std.) werden nicht als Immunkomplexe fixierte Proteine ausgewaschen und die Präzipitate mit einem Proteinfarbstoff angefärbt.

Beurteilungskriterien: Polyklonal gebildete Immunglobuline zeigen bei Normoproteinämie oder polyklonaler Gammopathie inhomogene, diffus gefärbte Klassen- und Typen-spezifische Immunpräzipitate (Abb. 1 oben). Die monoklonale Immunproteinvermehrung stellt sich als homogene, dicht gefärbte Zone im diffus gefärbten Präzipitat der polyklonalen Ig dar (Abb. 1 unten).

*Tab. 2 Antiseren zur Darstellung der monoklonalen Immunproteinvermehrung**

Antiseren	**Darstellbare Immunproteine**
Anti-Humanserum	IgG, IgA, IgM, IgD, IgE als strukturell intakte Ig. Freie Leichtketten Kappa und Lambda. Freie Schwerketten α, μ, γ.
Anti-Human-IgG, -IgA,-IgM trivalent	Wie Anti-Humanserum, nicht aber IgD und IgE.
H-Ketten spezifisches monovalentes Antiserum, z. B. IgA/α-Kette, IgM/μ-Kette, IgG/γ-Kette	Klassifizierung eines Immunglobulins oder einer freien Schwerkette. Antiserum ist gerichtet gegen das Fc-Stück des Ig, leichte Ketten werden nicht erkannt.

*Tab. 2 Antiseren zur Darstellung der monoklonalen Immunproteinvermehrung** (Fortsetzung)

Antiseren	Darstellbare Immunproteine
L-Ketten spezifisches monovalentes Antiserum, z. B. L-Kette, Typ Kappa; L-Kette, Typ Lambda	Typisierung eines Immunglobulins oder einer freien Leichtkette. Antiserum ist gerichtet gegen die äußeren antigenen Determinanten der L-Kette.
Antiserum gegen Bence-Jones-Protein Typ Kappa oder Typ Lambda	Typisierung einer freien Leichtkette. Das Antiserum ist gerichtet gegen die inneren Determinaten der L-Kette. Diese sind für das Antiserum nicht erreichbar, wenn die L-Kette noch an das Ig gebunden vorliegt.

* Spezielle Antisera sind nicht aufgeführt. Für die Immunfixations-Elektrophorese müssen die Antisera in hochgereinigter Form vorliegen.

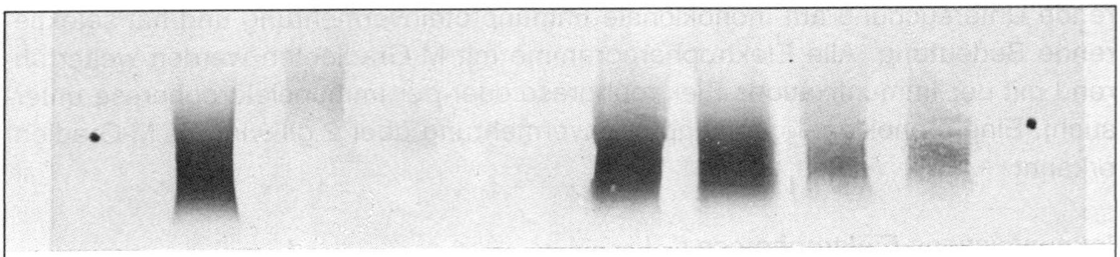

Abb. 1 Immunfixations-Elektrophorese bei polyklonaler Gammopathie IgG (oben) und monoklonaler Ig-Vermehrung (unten). Zur optimalen Darstellung der Immunglobuline der Klasse M und der Kappa-Typ- und Lambda-Typ-Immunglobuline wurde das Serum in 2 Verdünnungen aufgetragen.

Oben: Polyklonale Ig-Bildung ergibt diffus gefärbte Präzipitate der Schwerkettenklassen- und beider Leichtkettentypen-Präzipitationen.

Unten: Monoklonale Immunproteinvermehrung IgG-Typ Lambda. Homogene dichte Zone korrespondierend in der IgG-Schwerketten- und Lambda(L)-Leichtkettenpräzipitation.

Folgende Präzipitatmuster sind bei der Untersuchung von Serum geläufig

— Diffuse Verstärkung des gefärbten Präzipitates einer oder mehrerer Schwerkettenklassen und beider Leichtkettentypen = polyklonale Vermehrung von Immunglobulinen (Ig).

— Homogene Zone(n) gleicher Wanderungsstrecke im Präzipitat einer Schwerkettenklasse und beider Leichtkettentypen = oligoklonale Vermehrung von Ig.

— Homogene Zone gleicher Wanderungsstrecke im Präzipitat einer Schwerkettenklasse und eines Leichtkettentyps = monoklonale Vermehrung von strukturell intaktem Ig.

— Wie zuvor, zusätzlich weiteres homogenes Präzipitat in einer Leichtkettentyppräzipitation = monoklonale Vermehrung von intaktem Ig und Bence-Jones-Proteinämie.

Homogene Zone(n) nur im Präzipitat einer Schwerkettenklasse = monoklonale Schwerkettenbildung.

— Verschiedene Kombinationen zuvor genannter homogener Immunpräzipitate treten bei bi- und triklonaler Immunproteinvermehrung auf.

Immunelektrophorese nach Grabar und Williams /[6]/

Sie ist der Serumeiweiß-Elektrophorese nachgeschaltet und wird, wenn diese eine M-Komponente zeigt, zur Klassifizierung und/oder Typisierung des monoklonal gebildeten Immunproteins eingesetzt. Nachweisempfindlichkeit 1—2 g/l.

Prinzip: Die Immunelektrophorese schließt zwei aufeinanderfolgende Techniken ein, nämlich zuerst die elektrophoretische Auftrennung der Serumproteine analog der Serumeiweiß-Elektrophorese (sh. S. 661) und im folgenden Schritt die Immunpräzipitation. Als Elektrophoreseträger kommen Agargelmikroplatten oder Zelluloseazetatfolien zur Anwendung.

Zur Durchführung der Immunpräzipitation wird parallel zur Proteinauftrennung eine Rinne in das Agargel geschnitten bzw. in die Zelluloseazetatfolie geformt und mit Antiserum gefüllt. In der Diffusionszeit von etwa 12 Std. bilden sich Immunpräzipitate aus. Jede Präzipitationslinie stellt ein isoliertes Antigen-Antikörper-System dar, aus dessen Form und Lage auf das jeweils vorliegende Protein geschlossen werden kann. Verschiedene Ansätze mit poly- und monovalenten Antiseren (Tab. 2) gestatten den Nachweis und die Klassifizierung hinsichtlich der schweren wie auch der leichten Ketten des in extremer Vermehrung vorliegenden monoklonalen Immunproteins.

Beurteilungskriterien: Die Immunpräzipitate der Patientenprobe werden vergleichend zu den Immunpräzipitaten einer auf dem gleichen Elektrophoreseträger mitgeführten Probe einer gesunden Person verglichen.

Physiologischerweise sind die einzelnen Immunglobulinklassen homogen verteilt, was an einem harmonischen Verlauf der klassen- und typenspezifischen Präzipitationen erkennbar ist. Die Immunglobuline der Klasse D und E bilden aufgrund ihrer niedrigen Serumkonzentration keine Immunpräzipitationen.

Bei der polyklonalen Ig-Vermehrung zeigen die Immunpräzipitate ebenfalls einen harmonischen Verlauf, jedoch sind die Präzipitationslinien einer oder mehrerer Ig-Klassen und beider Ig-Typen verstärkt (Abb. 2, erster Teil).

Die monoklonale Vermehrung eines Immunproteins verursacht vorwiegend zur Richtung der Antiserumrinne weisende Verformungen einer Präzipitationslinie. Hat das monoklonale Immunprotein schwere oder leichte Ketten, sollte die Verformung mit polyvalentem IgG-, IgA-, IgM-Antiserum, einem monovalenten H-Ketten- und einem monovalenten L-Ketten-Antiserum darstellbar sein (Abb. 2, zweiter Teil).

Demgegenüber bilden isolierte Leichtketten eines Typs keine Immunpräzipitation mit monovalenten H-Ketten-Antiseren und isolierte Schwerketten keine Präzipitation mit monovalenten L-Ketten-Antiseren.

Aufgrund der Vermehrung von monoklonalem Immunprotein wird die polyklonale Synthese der Immunglobuline unterdrückt. Die Immunpräzipitationen der ande-

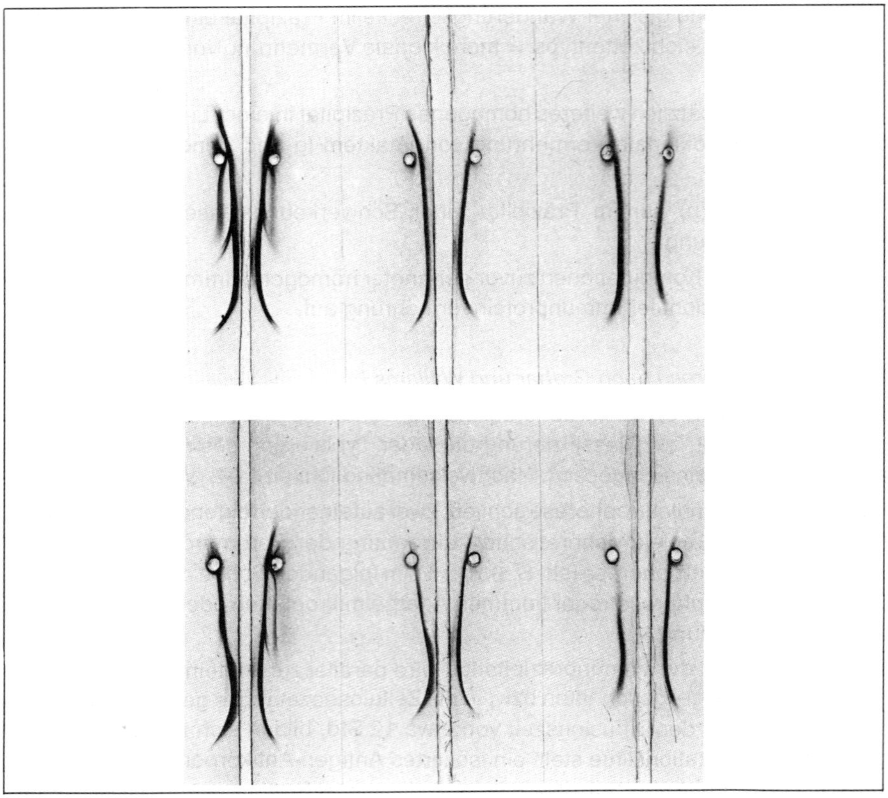

Abb. 2 Obere Bildhälfte: Präzipitationsmuster der Ig von Normalserum (rechte Seite) im Vergleich zum Serum eines Patienten mit polyklonaler Gammopathie IgG (linke Seite).
Die polyklonale Gammopathie IgG ist durch eine einheitliche Verstärkung des IgG-Präzipitationsbogens sowohl in der Darstellung der H + L-Ketten als auch beider L-Ketten gekennzeichnet.
Die Darstellung der Ig erfolgte unter Verwendung von polyvalentem Antiserum gegen Human-IgG + IgA + IgM (H + L-Ketten) (linke Mikroplatte). Zur Typisierung der Ig wurde Antiserum gegen Human-Ig/L-Kette, Typ κ (mittlere Mikroplatte) und Human-Ig/L-Kette, Typ λ (rechte Mikroplatte) verwendet.
Untere Bildhälfte: Präzipitationsmuster der Ig von Normalserum (rechte Seite) im Vergleich zu einem Patienten mit monoklonaler Gammopathie IgG Typ κ (linke Seite).
Die monoklonale Präzipitation zeigt sich als lokalisierte Verformung und Verstärkung im IgG-Präzipitationsbogen der H + L-Ketten-Darstellung (linke Mikroplatte) und in der Darstellung einer L-Kette. Der Präzipitationsbogen der nicht monoklonalen L-Kette ist abgeschwächt.

ren Immunglobulinklassen und des anderen Leichtkettentyps sind deshalb abgeschwächt.

Monoklonale Immunproteine im Urin

In Abhängigkeit von der Nierenfunktion und der Art und Menge des im Plasma vorliegenden Immunproteins können Bence-Jones-Protein, monoklonales Ig oder freie Schwerketten im Harn ausgeschieden werden.

Unter dem Begriff Bence-Jones-Protein (BJP) werden monoklonal synthetisierte freie Leichtketten eines Typs verstanden. Eine Bence-Jones-Proteinurie tritt entweder begleitend zu einer monoklonalen Ig-Vermehrung auf oder ist, aufgrund der guten Nierengängigkeit freier Leichtketten, nicht selten der einzige labordiagnostische Hinweis auf ein Leichtketten-Myelom.

Immunfixations-Elektrophorese [5]

Die Untersuchung auf BJP erfolgt im unkonzentrierten Spontanurin. Nachweisempfindlichkeit 20 mg/l. Die Immunpräzipitation geschieht mit monovalenten H-Ketten spezifischen- und L-Ketten spezifischen Antiseren.

Beurteilungskriterien: Folgende Immunpräzipitationsmuster sind geläufig

— Immunpräzipitat eines Leichtkettentyps, kein Präzipitat einer Schwerkettenklasse = Bence-Jones-Proteinurie.

— Immunpräzipitat eines Leichtkettentyps, korrespondiert zum Präzipitat einer Schwerkettenklasse = monoklonale Ig-Ausscheidung.

— Immunpräzipitate beider Leichtkettentypen = polyklonale Leichtketten-Ausscheidung.

— Immunpräzipitate beider Leichtkettentypen und einer oder mehrerer Schwerkettenklassen = polyklonale Ig-Ausscheidung.

Urineiweiß-Elektrophorese [7]

Die kombinierte Untersuchung des Urins durch Eiweiß-Elektrophorese und Immunelektrophorese, ist ein gängiges Verfahren zum Nachweis einer monoklonalen Immunprotein-Ausscheidung, insbesondere von BJP. Ein M-Gradient weist auf monoklonales Immunprotein hin, mit der Immunelektrophorese erfolgt seine Klassifizierung und/oder Typisierung.

Bei bekannter Bence-Jones-Proteinurie wird über den relativen Anteil des M-Gradienten am Integral der Extinktions-Orts-Kurve bei bekanntem Gesamteiweißwert des Urins die Konzentration und Ausscheidung des BJP berechnet.

Immunelektrophorese [7]

Prinzip sh. S. 755: Die Immunelektrophorese des Urins wird im Anschluß an die Urineiweiß-Elektrophorese auf Zelluloseazetatfolie durchgeführt. Damit soll sichergestellt werden, daß ein mit dieser Technik nachgewiesener M-Gradient auch wirklich BJP enthält, außerdem erfolgt die Typisierung des BJP. Es wird das gleiche Urinkonzentrat eingesetzt wie zur Urineiweiß-Elektrophorese.

Zur Darstellung von BJP werden folgende Antiseren verwendet: Antiseren gegen BJP/freie Kappa-Kette sowie gegen BJP/freie Lambda-Kette oder Antiserum gegen Ig/L-Kette Typ Kappa und Ig/L-Kette Typ Lambda.

Zur Vermeidung von Fehlinterpretationen, die durch eine Imbalance von Antigen und korrespondierendem Antikörper entstehen können, wird eine definierte Antiserumkonzentration eingesetzt und die Entwicklung der Präzipitationsbögen halbstündlich über den Zeitraum bis zu 3 Std. beobachtet.

Beurteilungskriterien: Bei Anwesenheit von freien Leichtketten kommt es innerhalb von 3 Std. nach Einfüllen des Antiserums zur Ausbildung einer Präzipitationslinie. Beweisend für BJP sind monoklonale Veränderungen des Präzipitats, sowie die intensive Verstärkung oder Verminderung eines Leichtkettenpräzipitats (z. B. starker Präzipitatbogen der Lambda-Kette, Abwesenheit der Kappa-Kette).

Kommt es bei Verwendung von Ig/L-Kette-Antiseren nicht im Zeitraum von 1.5 Std. zur Ausbildung von Präzipitaten, sondern erst später liegt mit hoher Wahrscheinlichkeit eine Ausscheidung von intakten Immunglobulinen vor.

Nachweisempfindlichkeit: Etwa wie Urineiweiß-Elektrophorese.

Fehlinterpretation: Zu geringe Antiserumkonzentration führt, bedingt durch eine Antigen-Antikörper-Imbalance zur Ausbildung von verkürzten und teilweise »pseudomonoklonalen« Präzipitaten. Aus dem Ergebnis des immunelektrophoretischen Urinbefundes allein sollte die Diagnose Bence-Jones-Proteinurie nicht gestellt werden, sondern nur, wenn zusätzlich die Urineiweiß-Elektrophorese ebenfalls einen M-Gradienten zeigt.

Kappa/Lambda-Quotient /[8]/

Prinzip: Die Leichtkettenkonzentration der Harnprobe wird quantitativ erfaßt vermittels der radialen Immundiffusion unter Verwendung von M-Partigen-Platten Ig/L-Kette Typ Kappa bzw. Ig/L-Kette Typ Lambda. Dann wird der Kappa/Lambda-Quotient der Konzentrationswerte gebildet. Quotienten über 2.2 weisen auf eine monoklonale Immunprotein-Ausscheidung hin. Eine Unterscheidung zwischen monoklonaler Ig-Ausscheidung und Bence-Jones-Proteinurie ist nicht möglich, deshalb muß jede Probe mit einem Quotienten über 2.2 weiterführend mit der Immunfixations-Elektrophorese untersucht werden. Von einigen Untersuchern wird die Bestimmung des Kappa/Lambda-Quotienten aufgrund ungenügender diagnostischer Sensitivität und Spezifität abgelehnt.

Untersuchungsmaterial

Serum	5 ml
Spontanharn (qualitativer Nachweis freier Leichtketten oder freier Schwerketten)	10 ml

24-Std.-Sammelharn (Vorlage von 1 g Natriumazid) zur Bestimmung der Ausscheidung freier Leicht- und Schwerketten.

Referenzbereiche

Normalerweise gibt es keine monoklonale Vermehrung von Immunglobulinen im Serum. Auch sind isolierte leichte und schwere Ketten, obgleich in Spuren vorhanden, mit den geschilderten Techniken im Serum und Urin nicht nachweisbar.

Bewertung

Die monoklonale Immunproteinvermehrung im Serum und/oder Urin ist ein labordiagnostischer Befund, der auf die extreme Proliferation einer Immunglobulin und Immunglobulinbruchstücke sezernierenden B-Zellfamilie hinweist.

Die Häufigkeit der monoklonalen Immunproteinvermehrung wächst mit zunehmendem Lebensalter; bei Kindern und Jugendlichen ist sie eine Rarität. Monoklonale Immunproteinvermehrungen werden in der unausgewählten Bevölkerung mit der relativ unempfindlichen Methode der Serumeiweiß-Elektrophorese in Form der monoklonalen Gammopathie (M-Gradient) sowie mit der Immunelektrophorese in einer Häufigkeit von 1% jenseits des 50. und 3% jenseits des 70. Lebensjahres gefunden /[9, 10]/. Mit der weitaus empfindlicheren Immunfixations-Elektrophorese ist möglicherweise ein höherer Anteil zu erwarten.

Die Häufigkeit der monoklonalen Immunproteinvermehrung der einzelnen Ig-Klassen entspricht der jeweiligen Masse Antikörper-bildender Zellen, weshalb monoklonale Immunproteine der Klasse G am häufigsten und der Klasse E am seltensten vorkommen. In Abhängigkeit von der Studie handelt es sich in 60—70% der Fälle um eine monoklonale Ig-Vermehrung der Klasse G, zu jeweils 10—15% der Klasse A oder M und zu 10 bis 20% um eine monoklonale Leichtkettenvermehrung.

Die monoklonale Immunproteinvermehrung im Serum und/oder Urin kann eine maligne Erkrankung des B-Zellsystems oder die Überstimulierung eines B-Zellklons widerspiegeln.

Der malignen Entartung des B-Zellklons liegen lymphoproliferative Erkrankungen zugrunde, insbesondere das Plasmozytom, die M. Waldenstroem bzw. ein anderes Non-Hodgkin-Lymphom vom Typ der Immunozytome oder aber eine Amyloidose (Tab. 3).

Die Bedeutung einer monoklonalen Immunproteinvermehrung ist, insbesondere als Zufallsbefund, initial oft unklar, wenn weder die klinische Symptomatik noch Röntgenbefunde oder der Knochenmarksausstrich für die maligne Zellvermehrung eines B-Zellklons sprechen. In solchen Fällen, bei denen noch nicht klar ist, ob es sich ursächlich um die Überstimulierung eines B-Zellklons oder eine maligne Entartung handelt, wird bis zur Klärung der Begriff »monoklonale Immunproteinvermehrung unbestimmter Signifikanz« verwendet /[1, 11]/.

Tab. 3 Differentialdiagnose monoklonaler Immunproteinvermehrung /[12]/

Maligne Formen: a) Multiples Myelom (Plasmozytom) b) Maligne lymphoproliferative Erkrankungen — Makroglobulinämie Waldenstroem — Maligne Lymphome c) Schwerkettenkrankheit d) Amyloidose — Primäre Form — Assoziiert mit multiplem Myelom
Monoklonale Immunproteinvermehrung unbestimmter Signifikanz: a) Benigne Form b) Assoziiert mit soliden Tumoren, vermutlich zufällig c) Assoziiert mit nicht malignen Erkrankungen, vermutlich zufällig

Monoklonale Immunproteinvermehrung unbestimmter Signifikanz (MIUS)

Die Mehrzahl der monoklonalen Immunproteinvermehrungen kann primär weder einer lymphoproliferativen Erkrankung zugeordnet werden, noch ist auszuschließen, daß sie in eine solche Erkrankung übergehen werden. Etwa 15% der MIUS sind mit Karzinomen assoziiert, das ist wahrscheinlich ebenso zufällig wie die zufällige Assoziation mit Erkrankungen, die gehäuft mit zunehmendem Alter auftreten, z. B. Diabetes mellitus, Arteriosklerose, Leberzirrhose, Emphysem usw. /[11]/. Befunde, die im Vergleich zur malignen B-Zellerkrankung auf eine MIUS hinweisen, zeigt Tab. 4.

Tab. 4 Hinweisende Untersuchungen auf MIUS oder maligne B-Zellerkrankung

Untersuchung	**MIUS**	**Maligne B-Zellerkrankung**
M-Gradient in Serumeiweiß-Elektrophorese	IgG < 20 g/l, IgA oder IgM < 10 g/l	IgG > 20 g/l, IgA oder IgM > 10 g/l
M-Gradient-Verlauf alle 3 Monate	keine oder nur geringe Zunahme	Zunahme
Polyklonale Ig-Bildung	normal und gleichbleibend, evtl. leichte Verminderung	Abnahme
Bence-Jones-Proteinurie	negativ bis schwach (< 100 mg/l)	negativ bis > 100 mg/l
Knochenmarksausstrich	Plasmazellen < 5%, Lymphozytäre Zellen < 20%	Plasmazellen > 10% Lymphozytäre Zellen >20%

Tab. 4 Hinweisende Untersuchungen auf MIUS oder maligne B-Zellerkrankung (Fortsetzung)

Untersuchung	MIUS	Maligne B-Zellerkrankung
Blutbild	Hb-Wert normal	Hb-Wert erniedrigt
Creatinin i. S.	normal	erhöht
Calcium	normal	erhöht
Skelett-Röntgen	Normalbefund	Osteolysen, Osteoporose

Verlauf der MIUS

In einer Studie /[1]/ wurden Patienten mit MIUS mehr als 5 Jahre beobachtet. Mit der Einschränkung, daß 23% der Teilnehmer ohne weitere Kontrolle verstarben, entwikkelten 11% des ursprünglichen Kollektivs von 241 Patienten nach einer Latenzzeit von 23—163 Monaten ein multiples Myelom, eine M. Waldenstroem, eine Amyloidose oder eine lymphatische Leukämie.

Laboruntersuchungen in der Verlaufsbeurteilung der MIUS

In einer Verlaufsbeurteilung an 112 Patienten mit MIUS über 5 Jahre sowie an 517 Patienten mit maligner B-Zellerkrankung, wurde die Wertigkeit folgender Laboruntersuchungen geprüft /[13]/

— Anstieg des M-Gradienten in der Serumeiweiß-Elektrophorese. Erfolgte nur bei 1% der Patienten mit MIUS, aber in 99% der Fälle mit unbehandelter maligner B-Zellerkrankung.

— Monoklonale Immunproteinkonzentration: War bei MIUS-Patienten in 15% der Fälle höher als 10 g/l, bei maligner B-Zellerkrankung aber zu 92%.

— Bence-Jones-Proteinurie: Ist bei MIUS-Patienten nicht aufgetreten, aber bei maligner B-Zellerkrankung in 84% der Fälle.

— Polyklonale Ig-Bildung, gemessen durch quantitative Ig-Bestimmung: Bei MIUS-Patienten in 10% der Fälle Verminderung, bei maligner B-Zellerkrankung zu 98%.

Im Vergleich zu dieser Studie wird von anderen Untersuchern auch über Bence-Jones-Proteinurie bei MIUS-Patienten berichtet. Die Blutsenkungsreaktion ist bei MIUS-Patienten etwa gleich häufig erhöht wie bei den malignen B-Zellerkrankungen.

Die zuvor genannten Untersuchungen sollten nach Diagnosestellung einer MIUS im ersten Jahr 3 mal im Abstand von 4 Monaten durchgeführt werden. Ergeben sich keine Änderungen, dann in den folgenden Jahren nur einmal jährlich.

Multiples Myelom (Plasmozytom)

Inzidenz, Prävalenz

Das multiple Myelom hat einen Anteil von etwa 1% an den Krebserkrankungen und von 13% an den lymphoproliferativen Tumoren. Betroffen sind überwiegend Personen ab dem 50. Lebensjahr. In der BRD beträgt die Inzidenz 1.5 auf 100.000 Einwohner, sie steigt auf 4 in der Altersspanne 50—65 Jahre und auf 10 im Alter über 65 Jahre. Schwarze haben eine doppelt so hohe Inzidenz, das Manifestationsalter liegt tiefer /[2]/. Die Prävalenz des multiplen Myeloms beträgt 1— 2 pro 10.000 Einwohner in der Bundesrepublik.

Diagnostik

Kriterien zur Diagnosestellung des multiplen Myeloms sind in Tab. 5 aufgeführt, mindestens 2 müssen erfüllt sein.

Tab. 5 Kriterien zur Diagnosestellung des Plasmozytoms /[14]/

1.0	Tumorzellen	
	1.1	> 10% Plasmazellen im Knochenmark
	1.2	Meßbarer Plasmazelltumor
2.0	Zusätzliche Kriterien	
	1.1	oder 1.2 und eines der folgenden Kriterien
	2.1	Monoklonale Immunproteinvermehrung im Serum
	2.2	Monoklonale Immunproteinvermehrung im Urin
	2.3	Osteolysen Generalisierte Osteoporose Wenn 1.1 > 30%
	2.4	Plasmazellen im peripheren Blut

Immunproteine: Bei klinischer Manifestation zeigen über 80% der multiplen Myelome eine monoklonale Immunprotein-Konzentration über 20 g/l /[15]/. Ein starker Hinweis sind M-Gradienten in der Serumeiweiß-Elektrophorese von IgG > 20 g/l und IgA oder IgM > 10 g/l /[16]/. Die Konzentration der polyklonal gebildeten Ig ist in über 90% der Fälle vermindert /[15]/. Eine Bence-Jones-Proteinurie oder -Proteinämie wurde in einer Studie zu 84% bei gesichertem Plasmozytom gefunden /[13]/, ältere Publikationen geben eine Häufigkeit von etwa 60% an. Die elektrophoretischen Untersuchungsbefunde beim Plasmozytom sind in Tab. 6 aufgeführt.

Tab. 6 Untersuchungsbefunde beim Plasmozytom (multiples Myelom)

Myelom	**Untersuchungsbefunde**
IgG-Klasse	*Häufigkeit:* Etwa 60% der malignen B-Zellerkrankungen, Verhältnis Typ Kappa/Lambda = 2/1. *Serumeiweiß-Epho:* M-Gradient überwiegend in der γ-Globulinfraktion, bei klinischen Beschwerden häufig über 20 g/l. *Immun-Epho:* Häufige Verformungen sind 1. Schaufelartige zur Antiserumrinne konvex gewölbte oder verdickte Präzipitationslinie. 2. Auftreten eines zweiten Präzipitationsbogens in der Konkavität des schaufelartig verstärkten IgG. Sie stellt das polyklonale IgG dar. 3. Verformung oder Spaltung der IgG-Präzipitation am kathodischen Ende. *Bence-Jones-Proteinurie:* Etwa in 60% der Fälle.
IgA-Klasse	*Häufigkeit:* 10—20% der malignen B-Zellerkrankungen. *Serumeiweiß-Epho:* M-Gradient vorwiegend in der β-Globulinfraktion oder im γ-β-Zwischenbereich. Oftmals nur erhöhte β-Globulinfraktion. M-Gradient über 10 g/l. *Immun-Epho:* Häufig verstärkter und verlängerter IgA-Bogen, der anodenwärts die IgG-Präzipitation schneidet. Leichtkettentyp durch Schirmeffekt des IgG nicht immer primär feststellbar. *Bence-Jones-Proteinurie:* In 70% der Fälle.
Leichtketten (Bence-Jones)	*Häufigkeit:* 10% der malignen B-Zellerkrankungen. *Serumeiweiß-Epho:* Hypogammaglobulinämie, häufig erst M-Gradient bei eingeschränkter Nierenfunktion.

Tab. 6 *Untersuchungsbefunde beim Plasmozytom* (Fortsetzung)

Myelom	Untersuchungsbefunde
	Immun-Epho: Im Serum nur Befund, wenn M-Gradient in der Serumeiweiß-Epho. Verziehung oder kathodische Spaltung eines Leichtkettenpräzipitates liegt dann häufig vor. Nachweis der Bence-Jones-Proteinurie am empfindlichsten mit der Immunfixations-Elektrophorese /[5]/.
IgD-Klasse	*Häufigkeit:* 1—2% der malignen B-Zellerkrankungen, Verhältnis Typ Kappa/Lambda = 1/9. *Serumeiweiß-Epho:* 79% der Patienten haben einen M-Gradienten vorwiegend in der γ- oder β-Globulinfraktion. Zu 90% liegt ein Antikörpermangel vor. *Immun-Epho:* Wird erkannt an monoklonaler Verformung in der Lambda-Typ-Präzipitation. Der Nachweis erfolgt mit nachgeschalteter Immun-Epho unter Einsatz von monospezifischem Anti-IgD-Serum. *Bence-Jones-Proteinurie:* Häufigkeit 88%. *Prognose:* Schlecht, da 69% der Patienten bei Diagnosestellung eine Niereninsuffizienz und 82% eine Anämie haben. 66% der Patienten haben extramedulläre Plasmozytominfiltrate /[33]/.

Knochenmarksausstrich: Beurteilt werden der Anteil der Plasmazellen an den kernhaltigen Zellen des Ausstrichs (ausgenommen der Erythropoese) und qualitative Veränderungen der Plasmazellen /[2]/. Etwa 40% der Myelompatienten zeigen einen nodulären Tumorproliferationsmodus, sodaß in Abhängigkeit von der Punktionsstelle ein unterschiedlicher Plasmazellanteil zu erwarten ist. Ein Anteil über 10% weist bei Vorhandensein eines M-Gradienten auf ein Plasmozytom hin, Werte darunter sind kein Ausschlußgrund, wenn andere in Tab. 5 genannte Kriterien erfüllt sind.

Bei fraglichen Zellzahlen können auch qualitative Veränderungen der Plasmazellen zur Abgrenzung des Plasmozytoms von der reaktiven Plasmozytose herangezogen werden. So können beim multiplen Myelom unreife Plasmazellen mit locker strukturiertem Kern und ein bis mehreren Nukleolen auftreten sowie vielkernige Riesenformen; bei der reaktiven Plasmozytose ist das selten.

Röntgenbefunde: Osteolysen in Form scharf ausgestanzter Skelettdefekte sind typisch. Etwa 10% der Myelompatienten haben initial nur eine diffuse Osteoporose, bei etwa 30% leisten Röntgenbefunde keinen Beitrag /[11]/.

Andere Befunde: Die Blutsenkungsreaktion ist bei über 80% der Myelompatienten erhöht /[9, 15]/.

Prognose

Die Durchführung einer Stadieneinteilung des multiplen Myeloms durch Berechnung der Tumorzellmasse ist eine wichtige Entscheidungshilfe zur prognostischen Beurteilung (Überlebenszeit). Eine Abschätzung der Plasmazellmasse ist weder im Sternalpunktat, noch durch eine histologische Knochenuntersuchung möglich. Deshalb haben *Salmon* und *Durie* /[17]/ ein System zur Berechnung der Plasmazellmasse und zur Stadieneinteilung entwickelt, dem das Ausmaß der primären und sekundären Krankheitsmanifestationen der Myelomerkrankung zugrunde liegt (Tab. 7). Als primäre Manifestationen wurden ausgewählt, daß Ausmaß der osteolytischen Knochenveränderungen, die monoklonale Immunproteinkonzentration und die Bence-Jones-Proteinurie, als sekundäre Krankheitsmanifestationen Anämie (Hb-Wert), Hyperkalzämie und Niereninsuffizienz (Serumcreatininwert).

Tab. 7 Stadieneinteilung des Plasmozytoms nach Durie und Salmon

Krankheitsstadium	**Myelom-Zellmasse**
I. Patienten mit allen folgenden Kriterien: 1. Hb über 10 g/dl 2. Serumcalcium unter 12 mg/dl (3.0 mmol/l) 3. Keine nachweisbaren Knochendestruktionen oder solitäre Osteolyse 4. Geringe Konzentration an monoklonalem Immunprotein IgG unter 50 g/l IgA unter 30 g/l Bence-Jones-Protein-Ausscheidung unter 3 g/l	unter 0.6 × 10^{12} Zellen pro m^2 Körperoberfläche (niedrig)
II. Patienten die die Bedingungen weder von Stadium I noch von Stadium III erfüllen	0.6 bis 1.2 × 10^{12} Zellen pro m^2 Körperoberfläche (mittel)
III. Patienten mit einem oder mehreren der folgenden Kriterien 1. Hb unter 8.5 g/dl 2. Serumcalcium über 12 mg/dl (3.0 mmol/l) 3. Fortgeschrittene osteolytische Knochenveränderungen 4. Hohe Konzentration an monoklonalem Immunprotein IgG über 70 g/l IgA über 50 g/l Bence-Jones-Protein-Ausscheidung über 12 g/l	über 1.2 × 10^{12} Zellen pro m^2 Körperoberfläche (hoch)
Subklassifizierung: a = relativ normale renale Funktion, Serumcreatinin unter 2 mg/dl (177 μmol/l) b = gestörte renale Funktion, Serumcreatinin über 2 mg/dl (177 μmol/l)	

Die Angaben über die prognostische Relevanz des Stadiensystems sind unterschiedlich. Die mittlere Überlebenszeit lag nach einer britischen Studie /[18]/ im Stadium I bei 64, im Stadium II bei 32 und im Stadium III bei nur 6 Monaten.

Nach einer deutschen Studie /[19]/ ist im Stadiensystem von *Durie* und *Salmon* lediglich die A-B-Subklassifizierung prognostisch relevant, die Überlebenskurven in den Stadien I—III bei gleicher Subklasse unterschieden sich nur gering. Die Autoren kamen zu dem Schluß, daß die Prognose weniger vom Tumorvolumen, sondern vielmehr von sekundären Krankheitsmanifestationen wie Nierenfunktion und Anämie abhängt zum Zeitpunkt der Diagnosestellung des Plasmozytoms. Auch in anderen Studien wird die Nierenfunktion als wesentlicher Prognosefaktor angesehen.

Therapie

Chemotherapiert werden alle Myelompatienten, außer denjenigen des Stadiums Ia, da ein Teil dieser Plasmozytome nicht progredient verläuft /[20]/. Welcher Patient zu dieser Gruppe gehört, wird durch die Verlaufsbeurteilung geklärt. Indikationen zur Chemotherapie sind in Tab. 8 aufgeführt.

Behandlungsziel ist die Verminderung der Tumorzellmasse und damit der primären und sekundären Krankheitsmanifestationen. Das Ausmaß der Tumorzellreduktion korreliert mit einer höheren Überlebenswahrscheinlichkeit. Durch die Chemotherapie ist im allgemeinen nur eine Reduktion der Tumorzellmasse um eins bis zwei Zeh-

Tab. 8 Indikationen zur Chemotherapie des Plasmozytoms /[21]/

- — Progression in Stadium I nach Durie und Salmon
- — Stadium II oder III nach Durie und Salmon
- — Antikörpermangel-Syndrom mit erhöhter Infektanfälligkeit
- — Prognostisch ungünstige sekundäre Krankheitsmanifestationen wie Creatininerhöhung, Anämie, Hyperkalzämie, Thrombopenie, Leukopenie
- — Bence-Jones-Myelom
- — Myelom-bedingte Beschwerden (Skelettschmerzen, Hyperviskosität, hämorrhagische Diathese)
- — Hämolyse, periphere Neuropathie, Makroglossie, Karpaltunnel-Syndrom.

nerpotenzen möglich, nach Erreichen eines Reduktionsplateaus erfolgt keine weitere Abnahme der Tumorzellmasse /[22]/. Vollremissionen sind daher beim Plasmozytom nicht häufig, Teilremissionen in allen Stadien möglich /[21]/. Die Kriterien zur Beurteilung des Therapieerfolges sind in Tab. 9 gezeigt. Die Tumorzellmasse wird nach der Formel von *Salmon* und *Wampler* /[23]/ berechnet.

Tab. 9 Kriterien zur Beurteilung des Therapieerfolges beim multiplen Myelom

Multizentrische Therapiestudie multiples Myelom, Therapieprotokoll MM 01/2:

1. Regression = Tumorzellmasse eines Untersuchungszeitpunktes unter 75% des Ausgangswertes.
   a) Partielle Remission = Tumorzellmasse 25—75% des Ausgangswertes.
   b) Remission = Tumorzellmasse unter 25% des Ausgangswertes.
2. Keine Änderung = Tumorzellmasse eines Untersuchungszeitpunktes 75—125% des Ausgangswertes.
3. Progress = Tumorzellmasse eines Untersuchungszeitpunktes über 125% des Ausgangswertes.

Remissionskriterien South West Oncology Group (SWOG):

1. Komplette Remission
   - — Rückgang der monoklonalen Immunproteinkonzentration im Serum um mindestens 75%, gemessen anhand der Abnahme des M-Gradienten in der Serumeiweiß-Elektrophorese.
   - — Rückgang der Bence-Jones-Proteinurie um mindestens 90% oder unter 0.2 g/24 Std.
   - — Regression der Tumormasse um mehr als 75%.
2. Teilremission
   - — Abnahme der monoklonalen Immunproteinkonzentration im Serum um 25—75%.
   - — Reduzierung der Bence-Jones-Proteinurie um 25—90%.
3. Stillstand
   Zu- oder Abnahme der genannten Laborbefunde um weniger als 25%.
4. Progression
   Zunahme der monoklonalen Immunproteinkonzentration oder der Bence-Jones-Proteinurie um mehr als 25%.

Kriterien, die in die Berechnung nach *Salmon* und *Wampler* eingehen, sind

— Monoklonale Immunproteinkonzentration des Serums, berechnet am M-Gradienten in der Serumeiweiß-Elektrophorese.

— Ausscheidung von Bence-Jones-Protein und/oder monoklonalem Ig in g/24 Std.

— Hämoglobinwert.

— *Calcium*konz. i. S. in mg/dl.

— Index der Knochenläsionen.

Als Standardtherapie des multiplen Myeloms gilt die intermittierende Gabe von Melphalan und Prednison. Nach den SWOG-Kriterien sprechen 50—70% der Patienten auf die Therapie an und die Überlebenszeit, gerechnet vom Zeitpunkt der Therapiebedürftigkeit, verlängert sich bei Patienten mit Vollremission von 7 auf 41 Monate /[20, 24]/. Ergebnisse mit dem M2-Protokoll (Vincristin, Carmustin, Cyclophosphamid, Melphalan und Prednison) zeigten in einer Studie /[24]/ in 25% der Fälle eine komplette und zu 35% eine partielle Remission. Die mediane Remissionsdauer belief sich bei kompletter Remission auf 26.5 Monate, bei partieller auf 13.9 Monate.

Laboruntersuchungen zur Verlaufsbeurteilung

Folgende Laboruntersuchungen werden empfohlen

— Serumeiweiß-Elektrophorese.
— Immunglobuline quantitativ.
— Untersuchung auf Bence-Jones-Proteinurie.
— Kl. Blutbild und Thrombozyten (im Therapieintervall alle 2 Wochen).
— Creatinin i. S., in Abhängigkeit vom Vorbefund.
— Calcium i. S., in Abhängigkeit vom Vorbefund.

Im Stadium Ia der Einteilung nach *Durie* und *Salmon* sowie bei chemotherapierten Patienten, sollte eine vierteljährliche Kontrolle erfolgen.

Sonderformen des Plasmozytoms

Extramedulläres Plasmozytom /[2]/

Extramedulläre Plasmozytome entstehen primär außerhalb des Knochens, bevorzugt in den subepithelialen Geweben der Schleimhäute. Etwa 60—80% werden im Respirationstrakt gefunden, etwa 10% im Magen-Darm-Trakt, der Rest verteilt sich auf fast alle Organe. Der Anteil an den malignen Plasmazellerkrankungen beträgt etwa 4%, alle Altersgruppen können betroffen sein, männliche Patienten aber dreimal häufiger. Im Serum und/oder Harn ist eine monoklonale Immunproteinvermehrung nachweisbar.

Nichtsekretorisches Plasmozytom (multiples Myelom) /[2]/

Die Plasmazellen des multiplen Myeloms können Immunprotein bilden, nicht aber sezernieren. Patienten mit Kappa-Immunprotein-produzierenden Myelom sind 10 mal häufiger betroffen als die Lambda-Typ-produzierenden. 80% der Patienten haben in der Serumeiweiß-Elektrophorese eine Hypogammaglobulinämie. Gegenüber den Patienten mit sezernierenden Myelomen fehlen aufgrund nicht vorhandener Bence-Jones-Proteinämie die renalen Komplikationen. Eine Hyperkalzämie kann aber trotzdem vorliegen, da der Osteoklasten-stimulierende Faktor von den Plasmazellen sezerniert wird.

Der Anteil des nicht sekretorischen Myeloms an den malignen Plasmazellerkrankungen beträgt etwa 1%.

Doppel- und Mehrfach-Myelome

Häufigkeit aufgrund von Untersuchungen mit der Immunelektrophorese 1—2%, in vorläufigen Untersuchungen mit der Immunfixations-Elektrophorese häufiger /[5]/.

Makroglobulinämie Waldenstroem

In Abhängigkeit von der jeweiligen Studie ist die M. Waldenstroem 5—15mal seltener als das Plasmozytom. Sie beruht auf einer Entartung der B-Zelle auf dem Differenzierungswege zur Plasmazelle. Zum klassischen Bild der Erkrankung gehört die Infiltration des Knochenmarks mit einem Anteil von mehr als 20% an lymphatischen Zellen, lymphoplasmoiden oder plasmazellähnlichen Zellen.

Klinisch bedeutsam ist eine ausgeprägte Mitbeteiligung des lymphatischen Systems einschließlich des Befalls von Leber und Milz. Nach der Kiel-Klassifikation wird die M. Waldenstroem den niedrigmalignen Non-Hodgkin-Lymphomen vom Typ der Immunozytome zugeordnet und gehört der Klasse IV an /[25]/.

Hinweis auf eine M. Waldenstroem gibt die Vermehrung von monoklonalem Ig der Klasse M. Der M-Gradient ist bei Diagnosestellung aufgrund klinischer Beschwerden häufig über 10 g/l, die Häufigkeit von Kappa-Typ zu Lambda-Typ ist 2:1, Bence-Jones-Proteinurie bzw. Bence-Jones-Proteinämie werden in 30—70% der Fälle gefunden /[3]/.

Die monoklonale IgM-Vermehrung ist nicht allein ein Symptom der M. Waldenstroem, sondern wird auch assoziiert mit anderen Erkrankungen nachgewiesen (Tab. 10), häufig aber dann in niedriger Konzentration.

Häufigste, nicht mit der M. Waldenstroem assoziierte Vermehrung von monoklonalem IgM sind Kälteautoantikörper IgM Typ Kappa, wodurch 4mal häufiger Kappa- als Lambda-Typ IgM gefunden wird. Eine weitere wichtige Ursache der monoklonalen IgM-Vermehrung sind lymphoproliferative Erkrankungen, 4.5% aller Lymphompatienten haben monoklonales IgM.

Die klinische Symptomatik der M. Waldenstroem basiert auf den physikalisch-chemischen Eigenschaften des monoklonalen IgM und auf der hohen Konzentration in der es auftritt.

Blutungs- und Gerinnungsstörungen: Sie beruhen auf der Besetzung von Thrombozyten mit IgM und auf der Bindung an Gerinnungsfaktoren.

Herzbeschwerden und Oedeme: IgM-Moleküle bilden Komplexe; die physiologische Verteilung von IgM zwischen Plasma und Interstitium wird gestört, der onkotische Druck im Gefäßsystem nimmt zu, das Plasmavolumen steigt.

Hyperviskositäts-Syndrom: Das monoklonale IgM verursacht Agglutination und Geldrollenbildung der Erythrozyten, was zur Erhöhung der Blutviskosität führt.

Neurologische Störungen: Aufgrund vaskulärer Schädigung durch IgM-Immunkomplexe, durch monoklonales IgM mit Autoantikörperaktivität oder durch Lymphozyteninfiltration kommt es zu lokalen Schädigungen des Nervensystems, die sich z. B. als Leukoenzephalopathie oder als Schädigung peripherer Nerven auswirken.

Tab. 10 Differentialdiagnostik bei monoklonaler IgM-Vermehrung

Ursache	**Hinweis**
Makroglobulinämie Waldenstroem (MW)	Knochenmark: Lymphoplasmozytoide Zellen > 20%. Klinik: Gerinnungsstörung, Hyperviskositäts-Syndrom, Hepatosplenomegalie, Lymphadenopathie. Monoklonales IgM: Häufigkeit Kappa/Lambda 2:1, selten als Kälteagglutinin, selten Hämolyse verursachend.
IgM-Plasmozytom	Ist selten, weniger als 50 Fälle sind beschrieben. Klinik: Vereinigt Symptomatik des Plasmozytoms und der MW, also Osteolysen, Niereninsuffizienz, Hyperkalzämie, Hyperviskositätssyndrom, Gerinnungsstörungen /[26]/.
Kälteautoantikörper	Sind gerichtet gegen das I/i-Blutgruppensystem, treten in Titern über 1:1000 bei der chronischen Kälteagglutininkrankheit auf (sh. S. 918). Monoklonales IgM: Gehört bis auf wenige beschriebene Fälle dem Typ Kappa an.

Tab. 10 Differentialdiagnostik bei monoklonaler IgM-Vermehrung (Fortsetzung)

Ursache	Hinweis
Lymphoproliferative Erkrankungen, ausgenommen der MW	Die monoklonale IgM-Vermehrung ist gewöhnlich nicht hoch (< 10 g/l), Hyperviskositätssyndrom und Gerinnungsstörung ungewöhnlich. Beschrieben wurden Fälle mit kombiniertem Auftreten von: IgM Typ Lambda, stark hämolytische Anämie mit Komplementverminderung, niedrige Kälteagglutininaktivität bei weitem Temperaturbereich /[27]/.
IgM-Autoantikörper monoklonalen Ursprungs	Monoklonale Autoantikörper gegen Haut und Skelettmuskulatur oder als Rheumafaktoren sind beschrieben.

Schwerkettenkrankheiten

Je nachdem, ob eine vermehrte Bildung von H-Ketten der Immunglobuline IgG, IgA oder IgM vorliegt, spricht man von γ-, α- oder μ-Kettenkrankheit.

α-Ketten-Krankheit /[28]/

Häufigkeit: Höchste Inzidenz aller Schwerkettenkrankheiten in Europa.

Serumeiweiß-Elektrophorese: Kein M-Gradient, entweder ist das Immunprotein zum Zeitpunkt der klinischen Beschwerden im Elektropherogramm nicht nachweisbar oder es stellt sich als breitbasiger Gipfel im α_2- oder β-Globulinbereich dar. Vielfach liegen Hypoalbuminämie und Hypogammaglobulinämie vor.

Immunfixations-Elektrophorese des Serums: Homogene Bande im diffusen Immunpräzipitat mit Antiserum gegen IgA/α-Kette. Kein homogenes Leichtkettenpräzipitat.

Immunelektrophorese des Serums: Mit Antiserum gegen IgA/α-Kette stellt sich eine monoklonale Präzipitation im Bereich des IgA-Präzipitationsbogens dar, häufig liegt das monoklonale Immunprotein weiter anodisch als polyklonales IgA, seltener im kathodischen Bereich der IgA-Präzipitation. Mit Antiseren gegen Ig/L-Kette Typ Kappa und Ig/L-Kette Typ Lambda ergibt sich keine Präzipitation, vielfach auch nicht mit polyvalentem Antiserum gegen Ig/IgG + IgA + IgM (H + L-Ketten). Immunelektrophoretisch kann die Abgrenzung der α-Ketten-Krankheit vom IgA-Myelom schwierig sein, da auch teilweise IgA-monoklonales Immunglobulin aufgrund des Schirmeffektes von IgG keine Präzipitation mit Antiseren gegen Ig/L-Kette zeigt. Die Differenzierung erfolgt in diesen Fällen mit Antiserum gegen das Fab- und Fc-Fragment.

BJP-Ausscheidung: Tritt nicht auf, wohl aber in der Mehrzahl der Fälle eine im konzentrierten Urin nachweisbare Ausscheidung von α-Ketten.

Klinik: Malabsorptions-Syndrom, chronische Durchfälle mit starkem Verlust von Wasser und Elektrolyten, abdominelle Schmerzen, Hypokalzämie, diffuse mesenteriale Lymphadenopathie. Vorwiegend die Altersgruppe von 10 bis 30 Jahren ist betroffen.

γ-Ketten-Krankheit /[29]/

Häufigkeit: Selten

Serumeiweiß-Elektrophorese: In den meisten Fällen M-Gradient zwischen β- und γ-Globulinfraktion, teilweise Hypogammaglobulinämie oder aber unauffälliges Elektropherogramm.

Immunfixations-Elektrophorese des Serums: Homogene Bande im diffusen Präzipitat mit IgG/γ-Kette.

Immunelektrophorese des Serums: Anodisch der Serumauftragestelle lokalisierter Präzipitatbogen, der sich mit Antiserum gegen IgG/γ-Kette und Antiserum gegen IgG/Fc darstellen läßt, nicht aber mit Antiseren gegen Ig/L-Ketten, Ig/Fab und Ig/Fd.

γ-Ketten-Ausscheidung im Urin: Tritt häufig auf. In der Urineiweiß-Elektrophorese zeigt der M-Gradient eine geringere Mobilität als der M-Gradient im Serum.

BJP-Ausscheidung: Wurde bisher nicht nachgewiesen (Thermopräzipitationstest als Kriterium).

Klinik: Multiple Lymphome, zum Teil generalisiert, immer sind die thorakalen und abdominalen Lymphknoten befallen. Das mittlere Alter der Patienten liegt über 50 Jahre.

μ-Ketten-Krankheit /[30]/

Häufigkeit: Selten

Serumeiweiß-Elektrophorese: Selten M-Gradient, überwiegend normale Globulinwerte oder Hypogammaglobulinämie.

Immunelektrophorese des Serums: Umschriebenes, diskret und relativ anodisch lokalisiertes Präzipitat, das sich mit Antiserum gegen IgM/μ-Kette, nicht aber mit Antiserum gegen Ig/L-Ketten ausbildet.

BJP-Ausscheidung: Überwiegend Kappa-Typ.

Klinik: Bei vielen Patienten steht eine chronisch lymphatische Leukämie, Hepatomegalie und/oder Splenomegalie im Vordergrund. Die Patienten sind älter als 40 Jahre.

δ-Ketten-Krankheit

(bisher nur 1 Fall beschrieben).

Amyloidosen

Unterschieden werden familiäre und nicht familiäre Amyloidosen. Die wichtigsten nicht familiären Formen sind die primäre generalisierte Amyloidose (PGA) und die Myelom-assoziierte Amyloidose (MAA). Die klinische Symptomatik der PGA ist geprägt vom nephrotischen Syndrom, Hepatomegalie und Stauungsinsuffizienz des Herzens, die Symptomatik der MAA gleicht der des multiplen Myeloms.

Amyloide entstehen aus Vorläuferproteinen, unterschieden werden Amyloid L, Amyloid A und familiäre Amyloide /[31]/. Amyloid L wird aus der variablen Region der Leichtketten gebildet. Dementsprechend gibt es Amyloid L-Kappa und Amyloid L-Lambda. Patienten mit PGA und MAA haben Amyloid L. Bei ihnen wird in über 90% der Fälle monoklonales Immunprotein im Serum und/oder Urin gefunden, eine Bence-Jones-Proteinämie liegt in 50—80% der Fälle vor /[32]/. Der Nachweis von Amyloid im rektalbioptisch gewonnenen Gewebe spricht für die PGA.

Hinweise und Störungen

Serumeiweiß-Elektrophorese: M-Gradienten werden erst ab 2 g/l monoklonalen Immunprotein gut darstellbar. Sie ist ungeeignet als Suchreaktion auf monoklonale Immunproteinvermehrung, jedoch notwendig zur Berechnung der monoklonalen Immunproteinkonzentration, insbesondere in der Verlaufsbeurteilung.

Hypogammaglobulinämie, Anämie, Niereninsuffizienz und Knochenschmerz sind eine wichtige Kombination, die auf folgende Myelome hinweist: Bence-Jones-, IgD-, nicht sekretorisches Myelom (hierbei keine Niereninsuffizienz, da monoklonales Immunprotein nicht im Plasma auftritt).

Urineiweiß-Elektrophorese: Klassische Methode zur quantitativen Bestimmung der Bence-Jones-Protein-Ausscheidung. Voraussetzung ist die Einengung des Harns, dabei können erhebliche Mengen Bence-Jones-Protein verloren gehen. Ein weiterer Unsicherheitsfaktor ist die quantitative Urineiweißbestimmung im Harn, die bei Proteinkonzentrationen unter 200 mg/l ungenau ist.

Immunelektrophorese: Aufgrund des Schirmeffektes von IgG können die leichten Ketten der IgA- und IgM-monoklonalen Immunproteine erst durch Verdünnungsschritte oder nach chromatographischer Abtrennung des IgG bestimmt werden.

Depotflecke durch IgM verschwinden nach 20 min. Vorbehandlung des Serums mit Mercaptoäthanol (5 µl/ml Serum) oder Dithiotreitol (Endkonz. 0.02 mol/l), teilweise durch Auftragen von erwärmtem Serum.

Immunfixations-Elektrophorese: Empfindliche Methode zum Nachweis monoklonaler Immunproteine, sowohl im Serum als auch im unkonzentrierten Harn. Keine Störung durch Schirmeffekte wie bei der Immunelektrophorese. Weitere Vorteile sh. /[5]/.

Monoklonale Immunproteinvermehrungen, insbesondere BJP, IgD und biklonale Immunproteinvermehrungen werden früher erkannt. Bei IgA-Plasmozytom werden bis zu 3 monoklonale Zonen im Präzipitat mit Anti Ig/α-Kette gefunden aufgrund molekularer Strukturvarianten, z. B. monomeres IgA, dimeres IgA, dimeres IgA in geklappter Form.

Quantitative Bestimmung der Ig-Klassen: Sollte nur zur Analyse der polyklonalen Ig-Bildung eingesetzt werden als Kontrolle auf Antikörpermangel. Die monoklonalen Ig werden häufig fälschlicherweise zu hoch bestimmt, insbesondere mit den Methoden der Nephelometrie und Turbidimetrie.

Bence-Jones-Protein-Nachweis: Methode der Wahl für Urin und Serum ist die Immunfixations-Elektrophorese. Die Ausscheidung wird im 24-Std.-Sammelurin bestimmt. Die Sammlung auf 0.5-1g Natriumazid ist erforderlich zur Verhinderung einer Degradation von BJP durch Bakterien. Die Quantifizierung erfolgt nach Konzentrierung des Urins mit der Serumeiweiß-Elektrophorese /[7]/. Durch die Harnsammlung und anschließende Konzentrierung des Harnes können Di- und Polymere des BJP entstehen, sodaß das Urineiweißbild ein schwer interpretierbares Muster von Immunproteinen, kombiniert mit anderen Globulinen bilden kann. Eine homogene Fraktion, die höher als die Albuminfraktion ist, spricht immer für die Präsenz von BJP.

Probenlagerung: Serum und stabilisierter Harn bei 4 °C mindestens 1 Woche lagerfähig. Die Lagerung sollte im gut durchsichtigen Zentrifugenröhrchen erfolgen, damit eine Sedimentation von Immunproteinen gesehen werden kann. Sedimente müssen vor der Analytik, meist durch Erwärmen auf 37 °C, gelöst werden.

Literatur

1. *Kyle, R. A.:* Amer. J. Med. *64:* 814 (1978). Monoclonal gammopathy of undetermined significance.
2. *Ludwig, H.:* Multiples Myelom. Thieme, Stuttgart (1982).
3. *Krajny, M., W. Pruzanski:* Canad. Med. Ass. J. *114:* 899 (1976). Waldenstroem's makroglobulinemia: Review of 45 cases.
4. *Bauer, K.:* Berichte der ÖKGC *5:* 175 (1982). Immunfixation.
5. *Baus, M., T. Müller, L. Thomas:* Lab. Med. *10:* 192 (1986). Immunfixations-Elektrophorese zum Nachweis monoklonaler Gammopathien: Durchführung, Interpretation, Fehlermöglichkeiten.
6. *Grabar, P., C. A. Williams:* Biochim. Biophys. Acta *10:* 193 (1953). Méthode permettant l'etude conjugée des proprietés electrophorétiques et immunochemique d'un melange des proteins: Application au serum sanquin.
7. *Thomas, L.:* Eiweiß-Elektrophorese, Grundlagen, Technik, Fehlermöglichkeiten und Bewertung der Eiweißtrennung auf Celluloseacetatfolie, S. 95. Urban + Schwarzenberg, München (1981).

8. *Sommer, R., W. Hohenwallner, F. Gabl:* Diagnose + Labor *36:* 22 (1986). Bence-Jones-Proteinurie: Kappa/Lambda-Quotient als Suchtest.
9. *Axelsson, U., R. Bachmann, J. Hällen:* Acta Med. Scand. *179:* 235 (1966). Frequency of pathological proteins in 6995 sera from an adult population.
10. *Kyle, R. A., S. Finckelstein, R. L. Elveback* et al.: Blood *40:* 719 (1972). Incidence of monoclonal proteins in a Minnesota community with a cluster of multiple myeloma.
11. *Hoffmann, V.:* Schweiz. Med. Wschr. *112:* 1718 (1982). Monoklonale Gammopathien von unklarer Bedeutung.
12. *Kyle, R. A., P. R. Greipp:* Mayo Clin. Proc. *53:* 719 (1978). The laboratory investigation of monoclonal gammopathies.
13. *Whicher, J. T.:* Ann. Clin. Biochem. *21:* 461 (1984). The role of immunoglobulin assays in clinical medicine.
14. *Mohr, R., R. Gross:* Dtsch. Ärztebl. *77:* 2721 (1980). Das Plasmozytom.
15. *Kyle, R. A.:* Mayo Clin. Proc. *50:* 29 (1975). Multiple myeloma. Review of 869 cases.
16. *Ritzman, S. E., D. Loukas, H. Sakai* et al.: Arch. Int. Med. *135:* 95 (1975). Idiopathic (asymptomatic) monoclonal gammopathies.
17. *Durie, B., S. Salmon:* Cancer *36:* 842 (1975). A clinical staging system for multiple myeloma.
18. *Woodruff, R. K., J. Wadsworth, J. S. Malpas, J. S. Tobias:* Brit. J. Haematol. *42:* 199 (1979). Clinical staging in multiple myeloma.
19. *Gassmann, W., T. Haferlach, N. Schmitz, W. Kayser, H. H. Euler, J. Drews, H. Löffler:* Klin. Wschr. *62:* 896 (1984). Analyse prognostischer Faktoren beim Plasmozytom.
20. *Emmerich, B.:* Dtsch. Med. Wschr. *109:* 26 (1984). Therapie der malignen Gammopathien.
21. *Illiger, H. J., F. del Valle:* Krankenhausarzt *58:* 1027 (1985). Neues und Bewährtes bei der Diagnostik und Therapie des multiplen Myeloms.
22. *Schaar, H., I. Schedel, U. Schiemann, H. Deicher:* Onkologie *7:* 32 (1984). Klinische Stadieneinteilung und Verlaufsbeurteilung von Patienten mit multiplem Myelom und benigner monoklonaler Hyperglobulinämie mit Hilfe der Gesamttumorzellmassenberechnung nach Salmon und Wampler.
23. *Salmon, S. E., S. B. Wampler:* Blood *49:* 379 (1977). Multiple myeloma. Quantitative staging and assessment of response with a programmable pocket calculator.
24. *Ho, A. D., S. Wittkamp, H. Theml, U. Keilholz, W. Hunstein:* Dtsch. Med. Wschr. *111:* 858 (1986). Ergebnisse mit dem M-2-Protokoll bei Plasmozytom.
25. *Lennert, K., N. Mohri:* Histopathology and diagnosis of non Hodgkin's lymphomas. In: *Mehlinger, E.,* Handbuch der speziellen pathologischen Anatomie und Histologie Bd. I/3B. Springer, Heidelberg (1978).
26. *Steinke, B., P. Wernet, H. D. Waller:* Tumor Diagnostik + Therapie *5:* 211 (1984). IgM-Plasmozytom: Beschreibung von 2 Fällen und Literaturübersicht.
27. *Isbister, I. B., D. A. Cooper, H. M. Blake* et al.: Amer. J. Med. *64:* 434 (1978). Lymphoproliferative disease with IgM lambda monoclonal protein and autoimmune hemolytic anemia.
28. *Seligman, M.:* Arch. Int. Med. *135:* 78 (1975). Immunochemical, clinical and pathological features of α-chain disease.
29. *Franklin, E. C., J. Loewenstein, B. Bigelow, M. Meltzer:* Amer. J. Med. *37:* 332 (1964). Heavy chain disease: A first disorder of serum γ-globulins. Report of a first case.
30. *Franklin, E. C.:* Arch. Int. Med. *135:* 71 (1975). μ-chain disease.
31. *Böhmer, R., H. P. Missmahl:* Dtsch. Ärztebl. *78:* 2173 (1981). Amyloidosen.
32. *Pruzanski, W.:* Canad. Med. Ass. J. *114:* 906 (1976). Clinical and laboratory findings in primary generalized and multiple-myeloma-related amyloidosis.
33. *Gassmann, W., T. Haferlach, K. H. Engelhardt* et al.: Dtsch. Med. Wschr. *109:* 1175 (1984). IgD-Plasmozytom.

Kryoglobuline

Kryoglobuline sind Immunglobuline, die sich bei Temperaturen unterhalb der normalen Körpertemperatur reversibel aneinander binden und aggregieren (Spezifität autoantikörperartig gegen sich selbst). Demgegenüber binden Kälteagglutinine an Erythrozyten (Spezifität gegen Erythrozytenmerkmale und nicht gegen sich selbst). Kryoglobuline können zusätzlich zur Kryo-Präzipitierbarkeit die Eigenschaften der Rheumafaktorenaktivität und der Kälteagglutininbindung aufweisen.

Die Kryoglobulinämien werden in 3 Gruppen klassifiziert (Tab. 1). In einer Studie /[1]/ an 86 Patienten mit Kryoglobulinämie hatte der Typ III einen Anteil von etwa 50%, die Typen I und II von jeweils 25%.

Von den Kryoglobulinen abgegrenzt werden müssen das Kryofibrinogen und andere Kryoproteine wie z. B. Heparin-präzipitierbares Fibrinogen, Komplex aus C-reaktivem Protein und Albumin oder Lipoprotein im Komplex mit Immunglobulin.

Tab. 1 Kryoglobulintypen, ihre Zusammensetzung und die mit ihnen assoziierten Erkrankungen /[1]/

Kryoglobulintyp	**Ig-Klasse/Typ**	**Assoziierte Erkrankungen**
Typ I (1 monoklonales Immunprotein) Spezifität: Keine	IgM-Kappa IgG, (IgG_3, IgG_2) (IgA), (Bence-Jones)	Plasmozytom, M. Waldenstroem, Chronisch lymphatische Leukämie
Typ II (2 oder mehr monoklonale Immunglobuline = gemischter Typ) Spezifität: Anti-IgG	IgM-Kappa IgG, (IgG_3) (IgA)	Hauptsächlich Autoimmunerkrankungen, Lymphoproliferative Erkrankungen
Typ III (2 polyklonale Immunglobuline = gemischter Typ) Spezifität: Anti-IgG	IgM	30% idiopathisch, System. Lupus erythematodes, Sjögren-Syndrom, Lymphoproliferative Erkrankungen

Bestimmungsmethoden

Nachweis von Kryoglobulin oder Kryofibrinogen: Erfolgt durch Präzipitation im Kryokritröhrchen. Zur Bestimmung der Kryoglobuline wird auf 37 °C gehaltenes Serum eingefüllt (Tab. 2), zur Bestimmung von Kryoglobulin *und* Kryofibrinogen in ein zweites Kryokritröhrchen auf 37 °C gehaltenes EDTA-Plasma.

Monoklonale Kryoglobuline und Kryofibrinogen präzipitieren bei 4 °C innerhalb 3—18 Std., gemischte Kryoglobuline benötigen oft mehr als 72 Std. Das Präzipitat kann flockig, gelatinös oder kristallin sein.

Kryoglobuline und Kryofibrinogen gehen bei 37 °C wieder in Lösung. Bei 37 °C bleibendes Präzipitat darf nicht mitgerechnet werden.

Die quantitative Bestimmung des Kryopräzipitates erfolgt entweder als Kryokrit in % oder durch Eiweißbestimmung des gewaschenen Präzipitates mit der Biuret-Methode.

Differenzierung des Kryopräzipitates: Nach Abheben des Überstandes des Präzipitatröhrchens wird das Sediment zweimal durch Suspendieren und Zentrifugieren in kalter physiol. NaCl gewaschen. Zur Weiterverarbeitung erfolgt die Auflösung in warmen Elektrophorese-Puffer. Die Identifizierung der Präzipitatkomponenten wird mit

Tab. 2 Nachweis und Differenzierung der Kryoglobuline

Blutentnahme mit auf 37 °C vorgewärmter Spritze.
↓
Blut bei 37 °C im Wasserbad gerinnen lassen.
↓
Abseren durch Zentrifugation bei 37 °C .
↓
Präzipitation für 72 Std. bei 4 °C : a) im Kryokritröhrchen zur Bestimmung des Kryokrits. b) im Zentrifugen-Spitzglas zur Gewinnung von Kryoglobulin für die nachfolgende Differenzierung.
↓
Nach Zentrifugation (wie Hämatokrit) weist ein Kryokrit über 0.4% auf eine Kryoglobulinämie.
↓
Differenzierung der Kryoglobuline: a) Präzipitat mit eiskalter 0.9% NaCl dreimal waschen. b) Präzipitat in warmen Elektrophoresepuffer auflösen und immunelektrophoretisch differenzieren unter Verwendung folgender Antiseren: Anti-Human-Serumproteine, Anti-Ig/Kappa, Anti-Ig/Lambda, Anti-Ig/α-Kette, Anti-Ig/μ-Kette, Anti-Ig/γ-Kette.

der Immunelektrophorese oder Immunfixations-Elektrophorese unter Verwendung spezifischer Antiseren durchgeführt.

Untersuchungsmaterial

Vollblut ohne Zusatz	20 ml
EDTA-Vollblut	20 ml

Referenzbereiche /[2]/

Kryokrit	unter 0.4%
Kryoglobulin	unter 80 mg/l
Kryofibrinogen	unter 60 mg/l

Bewertung

Kryoglobulinämie

80% der Gesunden haben eine Kryoglobulinkonzentration unter 80 mg/l, einige aber über 100 mg/l /[1]/. In einer Studie hatten über 90% der Patienten mit Typ I-Kryoglobulinämie und 80% mit Typ II-Kryoglobulinämie eine Kryoglobulinkonzentration über 1 g/l. Bei Typ III-Kryoglobulinämie lag in 80% der Fälle der Wert unter 1 g/l /[1]/.

Bei den Kryoglobulinämien mit monoklonalem Ig wird vorwiegend IgM gefunden, in etwa 90% der Fälle vom Typ Kappa /[1]/.

Die klinischen Beschwerden einer Kryoglobulinämie treten bei Kälteexposition auf, die häufigsten Symptome sind: Zyanose, Gliederstarre, Raynaud-Phänomen, Hautblutungen, Nekrosen und Gangrän, insbesondere der unteren Extremitäten, Hämolyse, Hör- und Sehstörungen. Den Symptomen unter Einbeziehung der Haut liegen besonders die gemischten Kryoglobulinämien zugrunde. Bei glomerulären Nierenerkrankungen wurden in 12% der Fälle Kryoglobulinämien gefunden, beim systemischen Lupus erythematodes zu knapp 50% /[3–5]/. Die häufigsten neurologischen Beschwerden bei Kryoglobulinämie sind periphere Neuropathien.

Den Typ I- und Typ II-Kryoglobulinämien assoziierte Erkrankungen, insbesondere wenn Kryoglobulinämien in höherer Konzentration vorliegen, sind das Plasmozytom, seltener die M. Waldenstroem.

Die Typ II- und Typ III-Kryoglobulinämien sind häufig assoziiert mit Kollagenkrankheiten, weniger häufig mit Erkrankungen des rheumatischen Formenkreises.

Nicht selten treten Kryoglobulinämien auch im Gefolge von akuten Viruserkrankungen auf, z. B. Mononukleose, Zytomegalie.

Eine große Gruppe sind die idiopathischen Kryoglobulinämien, bei denen im wesentlichen nur leicht erhöhte Kryoglobulinkonzentrationen vom Typ III gefunden werden. Klinisch treten sie hervor durch Hautblutungen, Vaskulitis und Raynaud-Phänomen, Leukopenie und Arthralgien /[6]/.

Kryofibrinogenämie

Tritt klinisch vorwiegend als Blutungsneigung und in Form von Gefäßverschlüssen in Erscheinung, insbesondere bei Patienten mit metastasierenden Krebserkrankungen (Magen, Prostata, Ovar).

Literatur

1. *Brouet, J. C., J. P. Clauver, F. Danon, M. Klein, M. Seligman:* Am. J. Med. *57:* 775 (1974). Biologic and clinical significance of cryoglobulins: A report of 86 cases.
2. *Cream, J. J.:* Clin. Exp. Immunol. *10:* 117 (1972). Cryoglobulins in vaskulitis.
3. *Adam, C., L. Morel-Maroger, G. Ricket:* Kidney Int. *3:* 334 (1973). Cryoglobulins in glomerulonephritis not related to systemic disease.
4. *Druet, P., P. Tetanturies, S. Contet, C. Mandet:* Clin. Exp. Immunol. *15:* 483 (1973). Cryoglobulinaemia in human renal diseases: A study of 76 cases.
5. *Mc Phaul, J.:* Clin. Exp. Immunol. *31:* 131 (1978).Cryoglobulinaemia in patients with primary-renal disease and systemic lupus erythematosus.
6. *Cryer, P. E., J. M. Kissane:* Amer. J. Med. *68:* 757 (1980). Clinopathologic conference: Cryoglobulinaemia.

Zirkulierende Immunkomplexe

Einleitung

Immunkomplexe sind Aggregate aus Antigenen und den jeweils korrespondierenden Antikörpern und besitzen in vielen Fällen die Fähigkeit der Komplementaktivierung und -bindung. Sie entstehen im Rahmen einer Immunantwort entweder auf akute oder chronische antigene Reize. Die Bildung von Immunkomplexen ist folglich in aller erster Linie als Teil einer physiologischen Immunreaktion zu betrachten.

Von zirkulierenden Immunkomplexen spricht man, wenn die Antigen-Antikörper-Aggregate in einer Menge in das periphere Blut gelangen, daß sie in nicht mehr ausreichendem Maß vom phagozytierenden System abgebaut werden können und dadurch mit den derzeit vorhandenen Methoden nachweisbar sind. In den meisten Fällen sind die Antigene der Immunkomplexe unbekannt, auch über die Klasse oder Subklasse der beteiligten Immunglobuline wird häufig nichts ausgesagt.

Indikation

Immunopathien, die als Immunkomplexkrankheiten anzusehen sind: Vaskulitis im

Rahmen verschiedener Krankheitsprozesse (systemischer Lupus erythematodes, rheumatoide Arthritis, Polyarthritis, Purpura Schoenlein-Henoch, post- und parainfektiöse Immunkomplexkrankheiten).

Außerdem treten zirkulierende Immunkomplexe noch bei den verschiedensten Grunderkrankungen auf, wahrscheinlich als begleitendes Phänomen (sh. Tab. 1).

Bestimmungsmethoden

Unterschieden werden antigenspezifische von antigenunspezifischen Methoden. Erstere befinden sich derzeit noch in der Minderzahl, zum einen wegen methodischer Schwierigkeiten, zum anderen, weil in vielen Fällen ein qualitativer Antigennachweis direkt geführt werden kann. Auch wenn das Vorliegen zirkulierender Antigen-Antikörper-Komplexe die quantitative Bestimmung des Antigens erschwert, bzw. unmöglich macht, genügt diese Information häufig.

Trotzdem wird diese Situation von vielen Untersuchern als unbefriedigend erachtet und versucht, antigenspezifische Immunkomplexnachweismethoden neben den Screening-Verfahren zu entwickeln, und zwar sowohl als Folgeuntersuchung bei positivem Ergebnis eines Suchtests, als auch flankierend zum direkten Nachweis eines Antigens.

Komplement-Bindungstest /[1]/

Prinzip: Der Test basiert auf der Bindung von ^{125}J-C1q an die Immunkomplexe. Es werden 50 µl Serum mit der gleichen Menge von radioaktiv markiertem C1q in Gegenwart von EDTA inkubiert und anschließend durch Zugabe eines Fällungsreagenzes präzipitiert. Das im Präzipitat enthaltene radioaktive C1q gibt Aufschluß über den Anteil der komplementbindenden Immunkomplexe im Serum. Weitere Tests, die auf der Fähigkeit von Immunkomplexen beruhen Komplement zu binden, sind der C1q-Deviationstest /[2]/, der C1q-solid-phase-Bindungstest /[3]/ und der Konglutinin-Bindungstest /[4]/.

Polyäthylenglykol (PEG)-Präzipitation

Es handelt sich um einen Suchtest mit anschließender Identifikation beteiligter Immunglobuline und Komplementfaktoren /[5, 6]/.

Prinzip: Die Immunkomplexe einer Serumprobe werden mit PEG gefällt, dadurch angereichert und von ihren gelösten Ausgangsproteinen abgetrennt. Sie werden anschließend gewaschen, wieder aufgelöst und die im Komplex vorhandenen Proteine mittels immunologischer Methoden bestimmt, z. B. radiale Immundiffusion, Laser-Nephelometrie, Turbidimetrie, Radioimmunoassay, Enzymimmunoassay.

Der Vorteil dieser Immunkomplex-Nachweistechnik gegenüber den nachfolgend beschriebenen liegt in der Identifikation und Quantifizierung der Immunglobuline im Komplex.

C3-CIC-ELISA

Es handelt sich um einen Suchtest mit gleichzeitiger Möglichkeit der Charakterisierung von Antigen- und Antikörper-Anteilen der Immunkomplexe.

Prinzip: Der Test basiert darauf, daß aktivierte, gebundene Komplement-Fragmente kovalent an Antigen-Antikörper-Komplexe, und zwar an das Fc-Stück der beteiligten Immunglobuline, gebunden werden. An eine feste Phase, z. B. Polystyren /[7]/ oder Nitrozellulose-Plättchen /[8]/, werden $F(ab')_2$-Fragmente mit einer Spezifität gegen C3 gekoppelt. Diese Plättchen werden dann inkubiert mit Serumproben bzw. Standardverdünnungen, nach 30 min. mehrfach gewaschen, nachfolgend mit Enzym- (Fluoreszenz-, Isotopen-) markiertem Antihuman-IgG -IgM oder -IgA inkubiert, danach wieder gewaschen und schließlich nach Substratzugabe die Reaktion im Photometer bzw. einem entsprechenden Detektionssystem gemessen.

Mit dieser Methode ist es möglich, Immunglobulinsubklassen zu bestimmen. Darüber hinaus kann das Verfahren ohne größere Modifikation zum antigenspezifischen Nachweis, wie im folgenden beschrieben und von der WHO 1982 gefordert /[9]/, ausgebaut werden.

CEA-anti-CEA-Immunkomplexnachweis

Als Beispiel für einen routinemäßig durchzuführenden Immunkomplex-Assay wird ein CEA-anti-CEA-Komplexnachweis vorgestellt, der auf der Basis der oben erwähnten Technik des Festphasen-ELISA aufgebaut ist /[8]/. Als Antikörper ist $F(ab')_2$ mit anti-CEA-Spezifität an Nitrozelluloseplättchen gekoppelt. Nach einer 30-minütigen Inkubationszeit der Proben wird Enzym-markierter Antihuman-Immunglobulin-Antikörper hinzugegeben und nach mehrmaligem Waschen und Zugabe von Substrat die Reaktion im Photometer gemessen.

Die bisher vorliegenden Ergebnisse bei Patienten mit kolorektalen Tumoren und Mammakarzinomen zeigen, daß der Nachweis neben der routinemäßig durchgeführten Untersuchung von freiem CEA eine große Bedeutung hat /[10]/.

Untersuchungsmaterial

Serum 1 ml

Referenzbereich

Antigen-unspezifischer Suchtest /[1, 11]/	bis 0.01 g/l

Bewertung /[10–15]/

Die Bildung von Immunkomplexen muß in erster Linie als Ablauf einer physiologischen Immunreaktion gedeutet werden, wie sie typischerweise im Verlauf einer akuten Infektion zu erwarten ist. So können im Rahmen aktiver Immunopathien, z. B. der akuten Immunkomplex-Glomerulonephritis, Immunkomplexe Serumwerte erreichen, die ein zehnfaches der oberen Referenzbereichsgrenze überschreiten.

Vermehrte Immunkomplexe finden sich jedoch in wechselndem Ausmaß auch bei offenbar Gesunden, so daß eine einzige Bestimmung, vor allem bei nur mäßiger Erhöhung des Wertes, ohne Aussagekraft ist und grundsätzlich nie ohne Kenntnis der klinischen Symptomatik bewertet werden darf.

Die Bedeutung des Nachweises zirkulierender Immunkomplexe reduziert sich daher überwiegend auf die Verlaufskontrolle und Therapieüberwachung; bei adäquater Behandlung wie auch bei Plasmapherese zeigt sich ein deutliches Absinken der zirkulierenden Immunkomplexe. Hier korrelieren klinisch erfaßbare Prozeßaktivität und erhobener Wert gut.

Persistierende Immunkomplexe deuten auf den Ablauf einer chronischen Grunderkrankung hin. In diesem Zusammenhang sind in erster Linie die Erkrankungen des rheumatischen Formenkreises, neoplastische Erkrankungen und Infektionen zu nennen (Tab. 1).

Zur Zeit kann der Nachweis zirkulierender Immunkomplexe nur als zusätzliches diagnostisches Hilfsmittel betrachtet werden. Die Bedeutung dürfte jedoch weitaus

Tab. 1 Erkrankungen, bei denen zirkulierende Immunkomplexe auftreten

Erkrankungen des rheumatischen Formenkreises		
Rheumatoide Arthritis		Periarteriitis nodosa
Systemischer Lupus erythematodes		Felty's Syndrom
Sjögren's Syndrom		M. Bechterew
Mixed connective tissue disease		M. Reiter
Infektionen		
Virale Infektionen:	Hepatitis B	
	Zytomegalie	
	Mononukleose	
	Subakute sklerosierende Panenzephalitis	
	AIDS	
Bakterielle Infektionen:	Infektiöse Endokarditis	
	Meningokokken	
	Disseminierende Gonorrhoe	
	Streptokokken	
	Syphilis	
Parasitosen:	Malaria	
	Schistosomiasis	
	Toxoplasmose	
	Trypanosomiasis	
Glomerulonephritis		
Neoplastische Erkrankungen		
Sonstige		Thrombotische thrombozytopenische Purpura
M. Crohn		Behcet-Syndrom
Kolitis ulzerosa		Churg-Strauss-Syndrom
Idiopathische interstitielle Pneumonie		Chronische Lebererkrankungen
Zystische Fibrose		
Multiple Sklerose		

größer werden, wenn mit zunehmender Analyse der Zusammensetzung, insbesondere der Charakterisierung des Antigenanteils, ihre Rolle als immunregulatorisches Phänomen abgeklärt werden kann.

Die »wenigen« antigenspezifischen Nachweise von zirkulierenden Immunkomplexen, die zur Zeit nur von einigen Laboratorien durchgeführt werden können, unterliegen nicht den oben erwähnten Einschränkungen. Außerdem werden diese antigenspezifischen Verfahren mithelfen, die von kleineren Labors durchführbaren Suchtests aufzuwerten. Sollte einer dieser Suchtests ein pathologisches Ergebnis erbringen, so kann ein entsprechendes Zentrum eine genauere und weitergehende Untersuchung durchführen.

Nicht vergessen werden sollte, daß ein zu messendes Antigen durch einen vom Patienten gebildeten Antikörper so weit abgeschirmt werden kann, daß es unter normalen Versuchsbedingungen nicht meßbar ist, d. h. daß es insbesondere beim Einsatz von monoklonalen Antikörpern zu falsch negativen Ergebnissen kommen kann /[16]/. Der Nachweis von zirkulierenden Antigenen, wie z. B. CEA, sollte deshalb — soweit möglich — durch einen Immunkomplexnachweis flankiert werden.

Hinweise und Störungen

Bestimmungsmethoden: Einer Empfehlung der WHO zufolge sollten prinzipiell nur Kombinationen von mindestens zwei Testsystemen angewendet werden /[17]/. Es hat sich dabei bewährt, zwei Methoden miteinander zu kombinieren, die auf unterschiedlichen Prinzipien aufbauen, d. h. eine Methode, die sich die physikalischen Unterschiede der Immunkomplexe zunutze macht, wie beispielsweise die PEG-Präzipitation mit nachfolgender Identifikation der beteiligten Immunglobuline und eine Methode, die die biologische Funktion der Komplexe berücksichtigt, z. B. den C1q-Bindungstest. Fortschritte hinsichtlich der klinischen Aussagen werden vom anti-C3-CIC-ELISA erwartet.

Stabilität: Das Serum muß unmittelbar nach der Gerinnung der Blutprobe gewonnen und entweder sofort verarbeitet oder bei —70 °C eingefroren werden. Wiederholtes Auftauen und Einfrieren soll in jedem Fall vermieden werden. Auch tiefgefrorene Seren müssen innerhalb von 2 Monaten nach Abnahme getestet werden. Das gilt insbesondere für Nachweismethoden, die auf der biologischen Funktion von Immunkomplexen aufbauen.

Standardisierung: Im Gegensatz zu anderen Methoden gestaltet sich die Standardisierung von Immunkomplexnachweisen sehr schwierig, weil das zu untersuchende Material nicht eindeutig definiert ist. Für die physikalischen Nachweise ist die Standardisierung meist durch Referenzpräparate gegeben. Methoden, die auf der Veränderung der biologischen Funktion aufbauen, insbesondere bei Verwendung radioaktiver Isotope, sind nur sehr schwer standardisierbar. Ein Teil dieser Schwierigkeiten wurde durch die Herstellung eines WHO-Referenzstandards behoben /[18]/.

Pathophysiologie

Die Mechanismen, durch die Gewebe von Immunkomplexen geschädigt werden, sind vielfältig. Immunkomplexe können Komplement binden und über Fc-Rezeptoren auch das zelluläre Immunsystem aktivieren. Beim Ablauf der Komplementbindungsreaktion werden anaphylaktische Peptide frei (C3a, C5a), die über die Aktivierung von basophilen Granulozyten und Mastzellen Histamin aus denselben freisetzen. Andere Komplementfaktoren (C5b, C3b), die an Zellen binden können, induzieren so eine Zellaktivierung.

Das zelluläre Immunsystem kann über die auf vielen Zellen vorhandenen Fc-Rezeptoren mit Immunkomplexen reagieren. Die Interaktion dieser Zellen mit dem Fc-Stück der Immunglobuline des Immunkomplexes verändert ihre zellulären Funktionen. So antworten z. B. basophile Granulozyten mit der Freisetzung von vasoaktiven Aminen und anderen Substanzen wie Heparin und Serotonin.

Prinzipiell werden zwei Arten von Schädigungen durch Immunkomplexe, die mit der Aktivierung von Komplement und polymorphkernigen Leukozyten einhergehen, unterschieden: Zum einen die Reaktion eines Antikörpers mit einem gewebefixierten Antigen im Sinne eines Arthusphänomens und zum anderen die Existenz von präformierten Antigen-Antikörper-Aggregaten, die an Basalmembranen fixiert wurden und zu einer membranoproliferativen Glomerulonephritis führen, wie sie beim systemischen Lupus erythematodes angetroffen wird.

Außerdem scheint die jeweilige Art des Antigens, z. B. sein isoelektrischer Punkt, sein Molekulargewicht usw. sowie die Quantität und Qualität des korrespondierenden Antikörpers von enormer Bedeutung im Verlauf einer Immunkomplexerkrankung zu sein. So wurde in Tierversuchen gezeigt, daß die Clearance auch etwa gleich grosser Immunkomplexe verschiedener Zusammensetzung stark von diesen Faktoren abhängt.

Literatur

1. *Zubler, R. H., G. Lange, P. H. Lambert, P. H. Miescher:* J. Immunol. *116:* 232 (1976). Detection of immune complexes in unheated sera by a modified ^{125}J-Clq binding test.
2. *Sobel, A. T., V. A. Bokisch, H. J. Müller-Eberhardt:* J. Exp. Med. *142:* 139 (1975). Clq-deviation test for the detection of immune complexes, aggregates of IgG and bacterial products in human serum.
3. *Hay, F. C., L. J. Nineham, J. M. Roitt:* Clin. Exp. Immunol. *24:* 396 (1976). Routine assay for the detection of immune complexes of known immunoglobulin class using solid phase Clq.
4. *Casali, P., P. H. Lambert:* Clin. Exp. Immunol. *37:* 295 (1979). Purification of soluble immune complexes from serum using polymethylmetacrylate beads coated with conglutinin or Clq.
5. *Digeon, M., J. F. Bach:* Nov. Press. Med. *6:* 4031 (1979). Détection des complexes immunes circulants par trois techniques utilisant le polyethylene glycol.
6. *Krapf, F., D. Renger, I. Schedel, K. Leiendecker, H. Leyssens, H. Deicher:* J. Immunol. Methods *54:* 107 (1982). A PEG-precipitation laser nephelometer technique for detection and characterization of circulating immune complexes in human sera.
7. *Arndt, R.:* Immun. Infekt *12:* 3 (1984). Nachweis C3-bindender zirkulierender Immunkomplexe durch Raji-, Konglutinin- und Anti-C3-Assays — eine kritische Wertung.
8. *Krapf, F., C. Fuchs, M. Herrmann,S. Hoferichter, J. R. Kalden:* J. Clin. Lab. Immunol. *21:* 183 (1986). Determination of complement activating circulating immune complexes by means of fluorescence-linked immunosorbent assay.
9. *Bentwich, Z., N. Bianco, L. Jäger* et al.: Clin. Immunol. and Immunopathol. *24:* 122 (1982). Use and abuse of laboratory tests in clinical immunology: Critical considerations of eight widely used diagnostic procedures. Report of a joint IUIS/WHO meeting on assessment of tests used in clinical immunology.
10. *Mavligit, G. M., S. Stuckey:* Cancer *52:* 146 (1983). Colorectal carcinoma. Evidence for circulating CEA-anti-CEA complexes.
11. *Ritzmann, S. E., J. C. Daniels:* Clin. Chem. *28:* 1259 (1982). Immune complexes: Characteristics, clinical correlations and interpretive approaches in the clinical laboratory.
12. *Steensgard, J., A. S. Johansen:* Allergy *35:* 457 (1980). Biochemical aspects of immune complex formation and immune complex disease.
13. *Theofilopoulos, A. N., F. J. Dixon:* Advanc. Immunol. *28:* 89 (1979). Biology and detection of immune complexes.
14. *Wiggins, R. C., C. G. Cochrane:* New Engl. J. Med. *304:* 518 (1981). Current concepts in immunology. Immune-complex-mediated biological effects.
15. *Poon, M. C., A. Landay, S. T. Huang:* Blood 62, Suppl.*1:* 115 (1985). Cellular and humoral immune alterations in asymptomatic hemophilia patients, a longitudinal study.
16. *Fuchs, C., F. E. Krapf, S. Hoferichter, W. Jäger, J. R. Kalden:* Analysis of circulating immune complexes containing CEA and IgG, IgA, or IgM in sera of patients with colorectal or breast cancer. Zur Veröffentlichung eingereicht.
17. *Lambert, P. H., F. J. Dixon, R. H. Zubler* et al.: J. Clin. Lab. Immunol. *1:* 1 (1978). A WHO collaborative study for the evaluation of 18 methods for detecting immune complexes in serum.
18. *Nydegger, U. E., J. S. Davis:* CRC. Crit. Rev. Clin. Lab. Sci. *123:* 170 (1980). Soluble immune complexes in human disease.

Zelluläre Immunreaktivität

Einleitung

Mit der Entwicklung geeigneter Testmethoden wurde es möglich, einzelne Zellkompartimente des Immunsystems (Abb. 1, S. 727) qualitativ und quantitativ zu analysieren, und damit zugleich einen Teil der sehr komplexen Kooperationsmechanismen zwischen einzelnen Zellpopulationen im Rahmen einer Immunreaktion gegen Fremdantigene oder mit autoaggressivem Charakter zu identifizieren.

Die Anwendung der verfügbaren immunologischen Testsysteme in der Klinik führte zu einer Klassifizierung primärer und sekundärer Defektimmunopathien, zur teilweisen Aufdeckung immunpathogenetischer Mechanismen bei Autoimmunerkrankungen und zu dem Versuch einer immunologischen Klassifizierung von Leukämien und malignen Lymphomen. Doch sind trotz der erzielten technologischen Fortschritte in der klinischen Immunologie die meisten vorhandenen Techniken in ihrer Aussagekraft und damit in ihrer klinischen Relevanz noch immer sehr kritisch zu beurteilen. In dem vorliegenden Beitrag werden besonders Methoden beschrieben, die derzeit für immunologisches Arbeiten materiell und personell ausgestatteten Kliniken zur Verfügung stehen, um den zellulären Schenkel des Immunsystems qualitativ und teilweise auch quantitativ zu erfassen, bzw. die zelluläre Immunreaktivität in vivo und in vitro zu überprüfen.

Neben der vorab wichtigen klinischen Untersuchung des Patienten werden angewendet

in vivo
- — Hauttests mit Recall-Antigenen.
- — Hauttests mit primären Antigenen.
- — Hauttests zur Prüfung der Phagozytoseaktivität.

in vitro
- — Quantifizierung mononukleärer Zellen im peripheren Blut, anderen Körperflüssigkeiten (z. B. Synovia) und Gewebe unter Verwendung monoklonaler Antikörper, und zwar von
  T-Zellen und T-Zell-Subpopulationen, B-Zellen, NK-Zellen, Monozyten, Makrophagen und Granulozyten.
- — Zytokinproduktion (spontan — stimuliert).
- — Lymphozyten-Transformations-Test (Mitogen- und Antigen- induziert).
- — Gemischte Lymphozytenkultur.
- — Überprüfung der Suppressor-Funktion von T-Zellen und Monozyten.
- — Zytotoxizitäts-Test (ADCC, NK-Funktion, T-Zell-Zytotoxizität).
- — Überprüfung der Granulozyten- und Makrophagenfunktion (killing-Test, Chemotaxis, NBT-Test, Enzym- und H_2O_2-Produktion, Chemiluminiszenz).

Indiziert sind diese Untersuchungen zur Überprüfung der zellulären Immunreaktionen bei Verdacht auf primäre oder sekundäre Defektimmunopathien des Granulozyten- und Monozytensystems sowie der lymphatischen Zellpopulationen und hier besonders der T-Lymphozyten.

Parallel zu den Untersuchungen zur in vivo- und in vitro-Prüfung der zellulären Immunreaktivität müssen zusätzlich spezifische (z. B. Antikörper) und unspezifische (z. B. Serumkomplement) humorale Mechanismen überprüft werden.

Primäre Defektimmunopathien

Erkrankung	**Defekt** humoral	zellulär
Angeborenes Antikörper-Mangelsyndrom	+	
IgA-Defizienz	+	
Passagere Hypogammaglobulinämie	+	
di George-Syndrom	?	+
Ataxia teleangiektasia	+	+
Wiskott-Aldrich-Syndrom	+	+
Immundefizienz mit Thymon	+	+
Kombinierter Immundefekt (Schweizer Typ)	+	+
Variabler Immundefekt	+	+
Retikuläre Dysgenesie	+	+

Neutropenien	*Chemotaxis-Defekte*
Idiopathische aplastische Anämie	Lazy-Leukozyten-Syndrom
Chronische Neutropenie	Chronische Staphylokokken-Granulomatose
Familiäre Neutropenie	*Bakterien-Eliminations-Defekte*
Zyklische Neutropenie	Job's-Syndrom
Chediak-Higashi-Syndrom	Myeloperoxidase-Defizienz
Schwachman's Syndrom	G6P-DH-Defizienz
	PK-Defizienz

Sekundäre Defektimmunopathien

T-Zellen	**B-Zellen**
Maligne Lymphome	Verlust von Immunglobulinen
Maligne Tumoren	Nephrotisches Syndrom
Granulomatöse Entzündungen	Gestörte Synthese
(Lepra, Sarkoidose, M. Crohn)	— Maligne Lymphome (Plasmozytom,
Passager bei Viruserkrankungen	M. Waldenstroem)
Medikamente	— Immunsuppression
— Immunsuppressiva (passager)	Erhöhter Katabolismus
— Bestimmte Antibiotika	— Myotonische Dystrophie
— Antiphlogistika (passager)	
— Narkotika (passager)	
Strahlentherapie	
Mangelernährung	
AIDS	
Makrophagen	**K-Zellen**
Medikamente	Maligne Lymphome
— Goldverbindungen, D-Penicillamin,	Maligne Tumoren
Immunsuppressiva	(Immunsuppression, Strahlentherapie)
AIDS	AIDS

Bevor die Mechanismen des Immunsystems durch in vivo- und in vitro-Tests geprüft werden, sind sorgfältige klinische Untersuchungen erforderlich. In der Anamnese ist nach einer erhöhten Infektanfälligkeit, ekzematösen Hautveränderungen, Blutbildveränderungen und Impfreaktionen zu fragen. An die Anamnese schließt sich die klinische Untersuchung mit Überprüfung der peripheren Lymphknotensituation an.

Weiterhin können bereits routinemäßig durchzuführende Laboratoriumstests Hinweise auf eine mögliche Dysfunktion bzw. Defektimmunopathie geben. Dabei ist die Analyse des Blutbildes mit einer Quantifizierung der Monozyten, Granulozyten und der absoluten Zahl der Blutlymphozyten von Bedeutung.

Eine Knochenmarksuntersuchung läßt Rückschlüsse auf die gesamte Hämatopoese und damit auch auf die Bildung der Effektorzellen des Immunsystems zu. Verhärtet sich der Verdacht auf eine Defektimmunopathie, wird die Diagnostik durch in vivo- und in vitro-Techniken erweitert.

In vivo-Funktionsprüfung der Immunzellen

Hauttestung

Indikation

Verdacht auf primäre und sekundäre Defektimmunopathien.

Testmethoden

Hauttestung mit Recall-Antigenen (sekundären Antigenen)

Die intrakutane Applikation eines Antigens, mit dem der Organismus bereits früher in Kontakt gekommen ist (sog. Recall-Antigen), führt in der Regel nach 24 bis 72 Std. an der Injektionsstelle zu einer Rötung und Quaddelbildung. Dieser sog. verzögerten Immunreaktion liegt eine Sequenz immunologischer Einzelleistungen zugrunde.

Sog. sekundäre Antigene, die der Klinik zur Überprüfung der T-Zell-abhängigen Immunreaktion zur Verfügung stehen, sind Tuberkulin in seiner gereinigten Form PPD, Streptokinase, Streptodornase, Trichophytin, Candida- sowie Bakterienextrakte.

Testdurchführung: 0.1 ml der Antigenlösungen werden streng intradermal injiziert und die Injektionsstelle nach 15 min. zur Feststellung einer Sofort-(IgE-vermittelten) Reaktion, nach 6 Std. zum Erkennen einer Arthus-Reaktion, sowie 24 bis 72 Std. nach der Antigeninjektion zur Analyse der verzögerten Immunreaktion auf Quaddelbildung sowie Erythem inspiziert.

Seit einiger Zeit ist ein Hauttest im Handel,der semiquantitativ die Reaktion auf 7 Recall-Antigene, Tetanus, Diphtherie, Streptokokkus, Tuberkulin, Proteus, Trichophytin und Candida analysieren läßt.

Hauttestung mit primären Antigenen

Neben der Anwendung von Recall-Antigenen kann der Organismus mit Antigenen immunisiert werden, mit denen früher kein Kontakt stattgefunden hat, und mit denen der afferente Schenkel des Immunsystems, die antigenerkennende und verarbeitende Seite sowie der efferente Teil, die Effektorfunktion, überprüft werden. Sogenannte primäre Antigene, die in der Klinik verwandt werden, sind das D-Nitrochlorbenzol (DNCB) sowie das Keyhole Limpet Hämocyanin (KLH) oder Phytohämagglutinin (PHA). Angewandt werden ebenso allogene Hauttransplantate.

Eine Immunisierung z. B. mit DNCB wird dadurch erzielt, daß 0.1 ml einer 10%igen DNCB-Lösung in Azeton auf einen 1 cm^2 messenden Filter gebracht, und dieser für 24 Std. auf einem Arm fixiert wird. 24 bis 48 Std. später ist an der Antigenapplikationsstelle normalerweise eine unspezifische Entzündungsreaktion zu erkennen.

2 bis 3 Wochen nach der Erstapplikation von DNCB wird der Patient am Gegenarm erneut mit 0.1 ml einer 0.1%igen DNCB-Lösung auf einem Filter getestet. Die Testre-

aktion wird nach 24 Std. abgelesen und als positiv betrachtet, wenn an der Antigenapplikationsstelle eine Quaddelbildung sowie ein Erythem zu sehen sind. 90% der gesunden Personen reagieren in dem DNCB-Hauttest positiv /[1]/.

Bewertung

Die Tests mit Recall-Antigenen sind positiv zu bewerten, wenn an der Injektionsstelle eine Infiltration von mindestens 0.5 cm Durchmesser auftritt. Zwischen 50 bis 90% gesunder Probanden reagieren gegen eines oder mehrere der aufgeführten Antigene positiv /[2]/. Im Falle eines negativen Hauttests kann mit einer höheren Antigenkonzentration erneut getestet werden. Eine Kochsalzkontrolle ist jeweils parallel durchzuführen.

Ist auch nach wiederholter Testung kein positives Ergebnis mit den aufgeführten Recall-Antigenen zu erzielen, kann bei den Patienten eine Anergie im zellulären Bereich des Abwehrsystems bestehen. Weiterführend wird dann die Antigen-erkennende und -verarbeitende Seite mit primären Antigenen überprüft.

Unter Verwendung des semiquantitativen Hauttests mit 7 Recall-Antigenen wird nach 48 Std. ein positives Hauttestergebnis bewertet, wenn an der Antigen-Auftragestelle eine Induration mit einem mittleren Durchmesser von $\geqq$ 2 mm abzulesen ist. Kleinere Reaktionen als 2 mm sind als negativ zu bewerten. Nach Angaben der Hersteller läßt sich ein Test-Score errechnen, wobei bei der Normalbevölkerung ein Score von 3.2-positiven Ergebnissen erzielt wird. In weniger als 10% einer normalen Population fällt der Test im Sinne einer stark abgeschwächten Reaktionslage aus.

Reaktionsmechanismen bei einer positiven Hauttestung mit sekundären Antigenen

Primärer Antigenkontakt und Antigenerkennung
Antigenprozessierung durch Makrophagen
Präsentation des Antigens an Thymuslymphozyten
Entwicklung von Antigen-spezifischen T-Gedächtniszellen
Reexposition mit dem Antigen
Antigenerkennung und Prozessierung durch Makrophagen
Aktivierung spezifischer T-Gedächtniszellen
Freisetzung von Mediatoren
Effekt von Mediatoren auf Entzündungszellen
Normale Funktion von spezifischen und unspezifischen Entzündungszellen

Phagozytose-Aktivität

Indikation

Verdacht auf primäre und sekundäre Defektimmunopathien.

Testmethoden

Hautfenstertechnik /[3]/

Durchführung: Ein steriles Deckglas wird auf eine Hautstelle aufgebracht, von der zuvor mit einem Skalpell die Epidermis entfernt wurde.

Bewertung: Normalerweise kommt es innerhalb von 2 Std. zu einer Migration und Adhärenz polymorphkerniger Leukozyten auf dem Deckglas infolge der lokal induzierten Entzündung. Patienten mit einer Defizienz der neutrophilen Granulozyten bzw. einem Defekt der Chemotaxis zeigen eine verminderte Migration. Die technisch schwierige Durchführung, wobei die Tiefe der gesetzten Hautläsionen von kritischer

Bedeutung ist sowie die Möglichkeit, mit diesem Testsystem eher eine Fremdkörperreaktion als die frühe Phase neutrophiler Abwehrreaktionen zu bestimmen, haben bislang eine routinemäßige Anwendung der Rebuckschen Hautfenstertechnik in der Klinik verhindert.

Bestimmung der Clearance-Rate radioaktiver Kohlepartikel

Bei ersten erfolgreichen Versuchen, die Funktion von Monozyten in vivo zu analysieren, wurde bei Patienten die Clearance von radioaktiv markierten Kohlepartikeln aus dem Serum durch Monozyten bestimmt /[4]/. Untersuchungen bei Patienten mit systemischen Lupus erythematodes zeigten, daß die in vivo Phagozytoseaktivität auch bestimmt werden kann, wenn dem Patienten eigene, mit radioaktiv markierten Antikörpern beladene Erythrozyten injiziert werden /[5]/.

In vitro-Quantifizierung von Lymphozytenpopulationen

Unterschiedliche immunologische Markertechniken stehen derzeit zur Verfügung, um Lymphozytenpopulationen im peripheren Blut, in Körperflüssigkeiten, z. B. der Synovia, sowie im Gewebe zu analysieren und zu quantifizieren /[6–13]/.

Tab. 1 gibt eine Zusammenfassung von Zelloberflächenmarkern humaner Lymphozytenpopulationen, wie sie in den vergangenen Jahren zur Anwendung kamen, heute jedoch nur noch in bestimmten Situationen gebraucht werden. Derzeit werden fast ausschließlich monoklonale Antikörper zur Klassifizierung und Quantifizierung mononukleärer Zellpopulationen verwendet (Tab. 2).

Tab. 1 Zelloberflächenmarker humaner Lymphozytenpopulationen

Testsystem	T-Lymphozyten	B-Lymphozyten	Monozyten	% im peripheren Blut
E-RFC	+	—	—	50—70
Hu-ATS	+	—	—	70—80
Sm Ig	—	+	(+)	5— 8
EA-RFC T-Zellen	+ IgG Fc[1]	+	+	20
	IgM Fc[1]			75
EAC-RFC	—	+	+	15—20
Agg-γ-Globulin	—	+	+	15—20
EB-Virus-Rezeptor	—	+	—	
Masern-Virus	+	—	—	
Influenza-Viren u. Myxo-Paramyxoviren Sendai-Virus	+	—	—	
Hu-AmS	—	—	+	

E-RFC = Hammelerythrozyten rosettierende Lymphozyten
Hu-ATS = Humanes Anti T-Zellen-Serum
Sm Ig = Membran-inkorporiertes Immunglobulin
EA-RFC = Rosettenassay zum Nachweis Fc-Rezeptor-positiver Zellen
EAC-RFC = Rosettenassay zum Nachweis Komplement-Rezeptor-positiver Zellen
Agg-γ-Globulin = Aggregiertes Gammaglobulin
EB-Virus = Epstein-Barr-Virus
AMS = Humanes Anti-Monozytenserum

[1] Thymus-Suppressor Fc-IgG (Tγ) und Thymus-Helferzellpopulationen Fc-IgM (Tμ)

Um eine internationale Vergleichbarkeit von monoklonalen Antikörpern gegen unterschiedliche mononukleäre Zellpopulationen zu erzielen, wurde auf 3 internationalen Workshops für humane Leukozyten-Differenzierungsantigene eine Zuordnung der gebräuchlichsten monoklonalen Antikörper zu charakteristischen Differenzierungsantigenen vorgenommen und als Differenzierungscluster (CD) ausgedrückt (Tab. 3).

Tab. 2 Monoklonale Antikörper zur Analyse von Lymphozyten/Monozyten-Populationen und ihre Normalwerte im peripheren Blut

Antikörper		Spezifität	Anteil an Gesamtlymphozyten (%)
OKT3 Leu4	CD 3	alle T-Zellen	70 ± 8
OKT4 Leu3	CD 4	Helfer-/Inducer-T-Zellen	45 ± 10
OKT8 Leu2a	CD 8	Suppressor-/Zytotoxi- zitätsT-Zellen	25 ± 5
OKT11 Leu5	CD 2	E-Rezeptor- und T-Helferzellen	80 ± 5
Leu7 / HNK1		NK-Zellen	19 ± 6
B 1		B-Zellen	10 ± 4
Leu M3		Monozyten	15 ± 5

Tab. 3 »CLUSTERS OF DIFFERENTIATION« (CD), definiert auf dem ersten und zweiten Internationalen Workshop über Leukozyten-Differenzierungs-Antigene (WHO)

CD	Antigen	Zelltyp	Antikörper
CD 1	p45	Thymozyten des Cortex	OKT6, Leu6
CD 2	p50/Schafserythrozyten (A, B, C)	T-Zellen, Thymozyten	OKT11, 9.6, Leu5
CD 3	p19—29/T-Zell-Rezeptoren (A, B, C)	reife T-Zellen	OKT3, Leu4
CD 4	p55	Helfer-T-Zellen	91d6, OKT4
CD 5	p67	T-Zellen, Thymozyten	OKT1, Leu1, 10.2
CD 6	p120	T-Zellen	OKT12
CD 7	p41	T-Zellen, einschl. unreifer T-Zellen, Thymozyten	3A1
CD 8	p32	Suppressor- zytotox. T-Zellen	OKT8, Leu2, 66.2
CD 9	p100 / CALL-Antigen	B-Zell-Vorläufer(zellen) Granulozyten	J5, BA-3, 24.1
CD 11	170/95 Heterodimer/ C3b-Rezeptor	Granulozyten, Monozyten bestimmte Lymphozyten	Mo1, Ki-M5, VIM12
CDw 14	150/95 Heterodimer	Monozyten	Mo-P9, -S1, -S39, Ki-M1, My-4
CD 15	Karbohydrate / X-Hapten	Granulozyten und Vorläufer(zellen)	VIM D 5
CD 16	Fc-Rezeptor	Granulozyten	VEP 13
CDw 17	Glykolipid	Granulozyten, Thrombozyten, Monozyten	T5A7
CDw 18	180/95/LFA-1-Struktur	Granulozyten, Monozyten bestimmte Lymphozyten	TA-1
CD 19	p95	B-Zellen	B4, Leu12
CD 20	p35	B-Zellen	B1
CD 21	140	B-Zellen	B2
CD 22	135	B-Zellen	HD6, SHLC-1, Leu14

Tab. 3 »CLUSTERS OF DIFFERENTIATION« (CD), definiert auf dem ersten und zweiten Internationalen Workshop über Leukozyten-Differenzierungs-Antigene (WHO) (Fortsetzung)

CD	Antigen	Zelltyp	Antikörper
CD 23	p45	B-Zellen	MHM6
CD 24	p45/55/65	B-Zellen, Granulozyten	BA-1
CD 25	p55/IL-2-Rezeptor	aktivierte T-Zellen	anti-Tac
CDw 26	p120/200	aktivierte T-Zellen	Ta_1

p = protein, das Molekulargewicht ist in kd (Kilodalton) angegeben.

Indikation

Primäre und sekundäre Defektimmunopathien.
Klassifikation von malignen Lymphomen im peripheren Blut sowie am Gewebeschnitt.
Klassifizierung von Entzündungszellen in soliden Tumoren sowie in entzündlich veränderten Geweben.
Analyse der Immunkompetenz bei chronisch-entzündlichen Krankheitsbildern sowie bei malignen Tumoren.

Untersuchungsmethoden

T-Zellen

Prinzip: Monoklonale Antikörper binden an spezifische Oberflächenepitope auf Zellen im peripheren Blut sowie im Gewebe. Die Bindungsstelle kann durch eine direkte Markierung des Antikörpers nachgewiesen werden.

Indirekt wird die Reaktion eines monoklonalen Antikörpers mit einem Zelloberflächenepitop durch Fluoreszenz- oder Enzym-markierte sog. zweite Anti-Maus-Immunglobuline sichtbar gemacht.

Beim direkten Nachweis zellulärer Antigene über Immunfluoreszenz werden Fluoreszein- oder Rhodamin-markierte monoklonale Antikörper benutzt, wobei Doppelmarkierungstechniken unter Verwendung von unterschiedlich Fluoreszein- oder Rhodamin-markierten Antikörpern, gerichtet gegen unterschiedliche Zellepitope, bei bestimmten Fragestellungen zur Anwendung kommen.

Die Auswertung und damit Quantifizierung der unterschiedlichen mononukleären Zellpopulationen geschieht durch Auszählen unter dem Mikroskop, zunehmend auch automatisch mittels eines Durchfluß-Zytofluorimeters oder eines aktivierten Zellsorters.

In der Immunhistologie und -zytologie werden vorwiegend Kryostatschnitte sowie Zytozentrifugen-Präparationen, Ausstrich-Präparate sowie z. T. Paraffin-Schnitte mit monoklonalen Antikörpern gegen unterschiedliche Zellpopulationen inkubiert und die Bindungsstelle in der Regel indirekt durch einen enzymgekoppelten zweiten Antikörper sichtbar gemacht.

Alle bekannten monoklonalen Antikörper eignen sich zur Anwendung an Kryostatschnitten und Zytopräparationen /[14]/, dagegen können bislang nur wenige monoklonale Antikörper zur Immunhistologie unter Verwendung von Formalin-fixierten, in Paraffin eingebetteten Gewebe angewandt werden.

Testdurchführung: 3×10^5 über einen Ficoll-Gradienten isolierte mononukleäre Zellen werden pro Ansatz mit einer bestimmten Menge eines monoklonalen Antikörpers in einer Mikrotiter-Platte inkubiert und anschließend durch Zentrifugation von nichtgebundenem Antikörper befreit. In einem zweiten Inkubationsschritt wird ein gegen Mausimmunglobulin gerichteter Fluoreszenz-markierter Antikörper hinzugegeben. Nach Entfernen von ungebundenem markierten Antikörper wird ein Tropfen der Zellsuspension auf einen Objektträger aufgebracht und der prozentuale Anteil, der durch die Bindung mit dem monoklonalen Antikörper markiert ist, unter dem Fluoreszenzmikroskop ausgezählt.

Durch parallele Ansätze mit verschiedenen monoklonalen Antikörpern, spezifisch für unterschiedliche Zellpopulationen, ist es möglich, die prozentuale Verteilung der wichtigsten Zellgruppen zu bestimmen.

Neben Prozentsätzen ist die Angabe der unterschiedlichen Verteilung von Lymphozyten- und Monozyten-Populationen in absoluten Zahlen, basierend auf der Gesamtleukozytenzahl sowie des Differentialblutbildes, von besonderer klinischer Relevanz.

Bei Anwendung des monoklonalen Antikörpers CD3 werden alle T-Zellen im peripheren Blut oder Gewebeschnitten erfaßt.

Der monoklonale Antikörper CD4 charakterisiert eine T-Zell-Subpopulation mit einer helfenden bzw. Immunantwort-induzierenden Aktivität.

CD8 definiert eine T-Zell-Subpopulation, die für Suppressor- sowie Zytotox-Mechanismen verantwortlich ist.

Neue monoklonale Antikörper /[15]/ haben gezeigt, daß die CD4- und CD8-Populationen hinsichtlich ihrer biologischen Funktion in Untergruppen zu unterteilen sind. Die für die Zukunft wahrscheinlich routinemäßige Anwendung dieser Antikörper läßt eine weitere exaktere Definition von Defektimmunopathien des T-Zell-Schenkels erwarten.

Der Hammel-Erythrozyten-Rosetten-Test, der früher zur Quantifizierung von T-Zellen benutzt wurde, dient heute vorwiegend zur Isolierung von T-Zell-Populationen unter Verwendung eines Ficoll-Gradienten. Weitere Trennmethoden für Lymphozyten-Populationen sind das »Panning«-Prinzip, bei dem mit monoklonalen Antikörpern beladene Ochs-Erythrozyten zur Rosettierung bestimmter Zellpopulationen verwandt werden, und die Sortierung von mit monoklonalen Antikörpern definierten Lymphozyten-Populationen unter Benutzung eines Zellsorters.

B-Zellen

Quantifizierung im direkten Immunfluoreszenz-Test

Prinzip: Die Besetzung der Zellmembran mit Immunglobulinen ist ein charakteristisches Merkmal der B-Lymphozyten. Werden monospezifische Fluoreszeinisothiocyanat-markierte Antiseren gegen den Fab-Anteil der einzelnen Immunglobuline benutzt, können falsch positive Ergebnisse vermieden werden, und die Anzahl der fluoreszierenden Zellen entspricht der Konzentration der B-Lymphozyten im Testansatz.

Neben dem Nachweis von membrangebundenen Immunglobulinen kommt zunehmend ein monoklonaler Antikörper (B 1) zur Anwendung.

Nichtlymphoide Zellen

Quantifizierung mit monoklonalen Antikörpern

Prinzip: Methodik und Prinzip sind identisch mit der Technik zur Quantifizierung von T- und B-Zellen. Wie aus Tab. 2 und 3 zu ersehen ist, stehen eine Reihe von monoklonalen Antikörpern zur Verfügung, die Granulozyten, Monozyten sowie natürliche Killerzellen (NK) identifizieren. Für NK-Zellen werden vor allem die monoklonalen Antikörper HNK1 und Leu7 verwendet.

Monoklonale Antikörper gegen Klasse-II-Antigene (Immunantwortgene) sowie gegen den Interleukin 2-Rezeptor (CD 25) haben die Möglichkeit eröffnet, Antigenstrukturen an Blutzellen nachzuweisen, die u. a. einen Aktivierungszustand (z. B. T-Zellen) anzeigen.

Bewertung und Hinweise

T-Zellen und andere Lymphozyten-Monozyten-Populationen

Die normale prozentuale Verteilung von T-Zellen und Lymphozyten-Monozyten-Populationen im peripheren Blut Gesunder ist in Tab. 2 angegeben.

Das Verhältnis von T-Helfer- zu T-Suppressorzellen beträgt bei einem Normalkollektiv 2.4 $\pm$ 0.5.

Ein CD4/CD8-Verhältnis unter 1.5 wird als erniedrigt angesehen, unter 1.0 als signifikant vermindert. Ein solches Verhältnis findet man bei Defektimmunopathien, typischerweise beim »AIDS-related Complex (ARC)« oder einem »full-blown AIDS«, passager bei Virusinfekten sowie bei Autoimmunopathien und bei fortgeschrittenen Stadien maligner Tumoren.

Wie bereits ausgeführt, ist neben der Bestimmung des prozentualen CD4/CD8-Verhältnisses die absolute Zahl von CD4- und CD8-Zellen von besonderer klinischer Relevanz, da ein gestörtes CD4/CD8-Verhältnis durch eine Erhöhung von CD8-positiven T-Zytotox-Suppressor-Zellen bei noch normalen CD4-Populationen bedingt sein kann.

Das ist der Fall bei HIV-Infizierten, besonders im Stadium der Lymphadenopathie, wobei Patienten mit einem »full-blown AIDS« sowohl eine auffallende Verminderung der CD4-Population bei gleichzeitig, wenn auch nur geringradig verminderter CD8-Population aufzeigen.

Bei der Analyse mononukleärer Zellpopulationen durch monoklonale Antikörper ist auch zu beachten, daß unterschiedliche Zellpopulationen gleiche Epitope, die durch monoklonale Antikörper erkannt werden, exprimieren können. So findet sich das durch den Antikörper CD4 definierte Epitop nicht nur auf T-Helferzellen, sondern auch auf Monozyten.

Mit dem Antikörper Leu7 oder HNK1 werden nicht nur NK-Zellen nachgewiesen, diese Antikörper reagieren kreuz mit Prostatakarzinomzellen sowie mit neurogenen Strukturen.

CD8 wird mit großer Wahrscheinlichkeit nicht nur von T-Zytotox-Suppressor-Zellen, sondern auch von Monozyten-Populationen exprimiert.

Zur Erfassung des Differenzierungsstadiums von Leukämien und malignen Lymphomen werden parallel eine Reihe von monoklonalen Antikörpern mit unterschiedlicher Spezifität verwendet /[16]/.

B-Zellen

Mit den beschriebenen Untersuchungsmethoden können bei Gesunden im peripheren Blut 10 $\pm$ 4% B-Lymphozyten nachgewiesen werden. Bei einem höheren Prozentsatz muß an das Vorliegen einer pathologischen Situation gedacht werden, wobei B-Zell-Leukämien bis zu 90% Lymphozyten mit B-Zell-Oberflächenmarkern aufweisen können.

Enzym-Marker-Techniken von Lymphozyten

Als ein wertvoller Enzymmarker zur Identifizierung unreifer, nicht immunkompetenter Lymphozyten hat sich der Nachweis der terminalen Desoxyribonukleosid-Transferase (TdT) bewährt. Mit diesem Enzym lassen sich Thymusvorläuferzellen im Knochenmark und im Thymus identifizieren, die in der Mehrzahl noch keinen Rezeptor für Hammelerythrozyten auf der Oberfläche exprimiert haben. Zusätzlich hat die Aufdeckung von Enzymopathien, vorwiegend im Purinstoffwechsel der Lymphozyten, zur Klärung von zellulären Defektimmunopathien geführt.

So kann bei Patienten mit einem schweren kombinierten Immundefekt ein Mangel der Adenosin-Desaminase bestehen bzw. ein Defekt der Nukleosid-Phosphorylase, einem Enzym, das die Konversion von Inosin zu Hypoxanthin katalysiert. Methoden, um in Lymphozyten Enzyme des Purinstoffwechsels zu identifizieren, wurden in den letzten Jahren erarbeitet /[17]/.

In vitro-Funktionsprüfung von Immunzellen

Phagozytose-Aktivität

Phagozytose-aktive Zellen (Monozyten-Makrophagen und Granulozyten) stellen den ersten Abwehrmechanismus unseres Immunsystems dar. Neben einer antigenunspezifischen Phagozytose ist vor allem die Eliminierung von antikörperbeladenen Fremdstoffen (z. B. Bakterien über Fc-Rezeptoren bzw. über C3b-Rezeptoren) von besonderer physiologischer Bedeutung. Eine defekte Phagozytose kann daher u. a. eine erhöhte Infektanfälligkeit bedingen.

Von besonderer Bedeutung sind Granulozyten, wobei eine intakte Granulozytenmembran mit einem normalen Proteinmuster und normalem Gehalt an Fc- und C3b-Rezeptoren, ein intakter Granulozyten-Stoffwechsel als Energielieferant, ein normaler Gehalt an zyklischen Nukleotiden in der Zelle, sowie ein normaler Gehalt an Kationen — Calcium und Magnesium — für eine normale Phagozytose vorhanden sein müssen.

Indikation

Defektimmunopathien, Wundheilungsstörungen, Infektanfälligkeit, maligne und granulomatöse Erkrankungen.

Untersuchungsmethoden und Bewertung

Sh. Beitrag Granulozyten-Funktionsprüfung S. 798.

Lymphozyten-Proliferation

Die in-vitro-Proliferation peripherer blut- und gewebseluierter Lymphozyten auf ein Antigen oder spezifisches Mitogen wird bestimmt. Die in Tab. 4 aufgeführten Mitogene und Antigene werden routinemäßig zur Stimulation verwendet, wobei für eine normale in-vitro-Proliferation von T-Zellen das Vorhandensein von funktionstüchtigen Makrophagen notwendig ist. Im Rahmen einer mitogeninduzierten in-vitro-Proliferation von Lymphozyten kann im Überstand parallel die Produktion von Lymphokinen, z. B. Interleukin-2 oder Interferonen, analysiert werden.

Tab. 4 Auswahl mitogener Substanzen (Lektine) und Antigene für die funktionelle in-vitro-Analyse humaner Lymphozyten /[10, 11, 18]/

Mitogen/Antigen	Lymphozyten-Population
Phytohämagglutinin (PHA)	T-Zellen
Concanavalin A (Con A)	T-Zellen
CD3 (OKT3)	T-Zellen
Anti-Thymuszell-Globulin (ATG)	T-Zellen
Staphylokokken-Protein A	T-Zellen
Tuberkulin (PPD)	T-Zellen
Pokeweed (PWM)	T-Zellen, B-Zellen /[3]/
Lipopolysacharid (LPS)	B-Zellen

Indikation

Defektimmunopathien, Infektanfälligkeit, gestörte Wundheilung.
Nachweis bestehender Sensibilisierung gegen Allo- und Autoantigene.
Tumorimmunologie.
Transplantationsimmunologie.

Untersuchungsmethoden

Techniken zur Prüfung der mitogen- bzw. antigeninduzierten in-vitro-Lymphozytenproliferation sind

— Lymphozyten-Transformations-Test.
— Zytokin-Analysen.
— Gemischte Lymphozytenkultur.

Lymphozyten-Transformations-Test

Prinzip: Lymphozyten werden aus peripherem Blut über einen Ficoll-Gradienten isoliert und in Gewebekultur-Medium aufgenommen. Teilmengen der Suspension (1×10^5 oder 1×10^6 Zellen pro ml) werden mit Mitogen-Substanzen und Antigen 72 Std. im Brutschrank kultiviert. Eine »dose-response«-Kurve der verwandten Antigen- bzw. Mitogen-Präparationen ist in jedem Fall erforderlich. 24 Std. vor Abbruch der Kultur wird radioaktives Thymidin zugegeben, dessen Einbau in die DNS der Zellen gemessen wird. In die Berechnung der Proliferationsrate geht der Leerwert ein, d. h. der Thymidin-Einbau in nicht-stimulierte Zellkulturen.

Da die mitogeninduzierte in-vitro-Proliferation von Lymphozyten bei einzelnen Individuen erheblichen Schwankungen unterliegen kann, sollte für den Nachweis einer möglicherweise vorliegenden Defektimmunopathie eine normale Tageskontrolle mitgeführt werden. Generell wird eine mitogeninduzierte Lymphozytenproliferation dann als positiv angesehen, wenn in der stimulierten Kultur die Radioaktivität mindestens doppelt so hoch ist wie in Kontrollsätzen /[19]/.

Hemmung der Lymphozytentransformation: Sie kann bedingt sein durch

— Hohe Konzentrationen von Serumproteinen, z. B. Albumin, C-reaktives Protein, onkofetale Antigene, bzw. low density lipoprotein.
— Antigen-Antikörper-Komplexe von hohem Titer, HLA-Antikörper, T-Zellantikörper.
— Ständige Substitution von Fremdprotein, z. B. Faktor VIII.
— Hohe Hormonkonzentrationen, z. B. Glucocorticoide, Progesteron, Oestrogene, Androgene.

— Prostaglandine, immunsuppressive Substanzen, Aspirin, Chloroquin, Drogen, z. B. Cannabis.

Zytokin-Analysen

Zytokine sind einbezogen in die Initiierung und den Ablauf einer Immunreaktivität und haben Bedeutung für die Perpetuierung von Entzündungsmechanismen. Von den in Tab. 5 aufgeführten Zytokinen sind vor allem *Interleukine* und *Interferone* von klinischer Relevanz. Die Zytokine liegen in klonierter Form vor und werden bei bestimmten Indikationen bereits klinisch angewandt. Auch »colony«-stimulierende Faktoren sind in rekombinanter Form zu haben, eine Einführung in die Klinik steht noch aus.

Zytokine, vor allem Interleukine und Interferone, werden im Rahmen von mitogen- oder antigeninduzierten Lymphozytenproliferationen freigesetzt und können in Kulturüberständen nachgewiesen werden. Für den Nachweis von Interferonen stehen Radioimmunoassays zur Verfügung. Die Nachweismethoden von Interleukin-1 und Interleukin-2 werden vorwiegend noch biologisch in Form von T-Zell-Proliferationsassays — induziert durch Kulturüberstände — gemessen. Die Bereitstellung von monoklonalen Antikörpern gegen Interleukin-1 und -2 wird jedoch in Kürze zur Etablierung von Radioimmunoassays führen.

Interleukin-1: Es liegt entweder in der Interleukin-Alpha- oder Interleukin-Beta-Form vor. Ob die verschiedenen Interleukin-1-Moleküle unterschiedliche biologische Aktivitäten besitzen, ist nicht bekannt. Interleukin-1 nimmt eine zentrale Rolle bei Entzündungsmechanismen mit folgenden biologischen Aktivitäten ein
— T-Zellen- und B-Zellen-Aktivierung, Aktivierung der Granulozyten-Chemotaxis.
— Induktion von Proteasen in Synovialis-Zellen und Chondrozyten.
— Induktion von Fieber sowie Induktion von Akute-Phase-Proteinen (z. B. CRP in Hepatozyten).

Die Bildungsorte von Interleukin-1 sind Monozyten-Makrophagen, Keratinozyten, Langerhans-Zellen und dendritische Zellen. Die Interleukin-1-Aktivität in Kulturüberständen wird durch einen T-Zell-Proliferationsassay analysiert.

Interleukin-2: Es spielt eine entscheidende Rolle bei der Aktivierung von T-Zellen, wobei im Rahmen einer Antigenpräsentation aktivierte T-Helfer-Zellen Interleukin-2 sezernieren. Interleukin-2 aktiviert dann zytotoxisch und suppressiv wirkende T-Zellen, induziert die Differenzierung von B-Zellen in antikörperproduzierende Plasmazellen und unterhält letztlich selbst perpetuierend eine Aktivierung von CD-4-Lymphozyten (sh. Abb. 4, S. 733). Interleukin-2 wird von T-Helferzellen produziert, zur Interleukin-2-Aktivitätsmessung werden noch biologische T-Zell-Proliferationsassays verwandt.

Tab. 5 Nachweismethoden und biologische Aktivitäten wichtiger Zytokine /[20]/

Name	Nachweismethode	Biologische Aktivität
Lymphotoxin	Hela-Zell-Assay	Zytotoxizität
Migrations-inhibierender Faktor (MIF)	Migrations-Induktions-Test	Inhibitoren der Makrophagen- und Granulozyten-Migration
Interferone -α, -β, -γ	Interferenz mit Viruspathogenität in vitro, RIA, ELISA	Immunregulation, Zell-Aktivierung Steigerung unspezifischer Resistenz
Interleukin-2 (IL2)	Zellproliferation Zytotoxizitätssteigerung	Immunregulation Zell-Aktivierung
Interleukin-1 (IL1)	Zellproliferation	Zell-Aktivierung Induktion von Fieber Induktion von Akute-Phase-Proteinen

Interferone: Unterschieden werden Interferon-Alpha, das vorwiegend von Leukozyten gebildet, Interferon-Beta, das von Fibroblasten, Epithelialzellen und Makrophagen produziert und Interferon-Gamma, das von T-Lymphozyten sezerniert wird. Unter vielen biologischen Aktivitäten ist für Interferon-Gamma vor allem die Aktivierung von Makrophagen-Monozyten mit einer Aktivierung der Mediatorfreisetzung zu erwähnen, die Verstärkung der Killerzellaktivität sowie die Induktion bzw. Verstärkung der HLA-Expression auf Zelloberflächen sowie eine Inhibition der Stammzellproliferation im Knochenmark. Die unterschiedlichen Interferone werden unter Verwendung von Radioimmunoassays quantitativ analysiert.

Migrations-inhibierender Faktor (MIF): MIF wird von sensibilisierten Lymphozyten freigesetzt und besitzt die biologische Eigenschaft, die Migration von Makrophagen und Granulozyten zu inhibieren. In dem sog. direkten MIF-Assay werden Leukozyten (Granulozyten und Lymphozyten) mit einem Antigen oder Mitogen inkubiert und die Intensität der Wanderungshemmung der Granulozyten aus einer Kapillare oder in einer Agarosegel-Schicht /[21]/ registriert. Im indirekten Test werden die Lymphozyten der Patienten für zwei Tage mit dem Antigen sensibilisiert und dann die im zentrifugierten Überstand befindlichen Aktivitäten des MIF an Makrophagen und Granulozyten aus Peritoneal-Exsudaten oder von nicht-sensibilisierten Personen gemessen. Der MIF liegt bislang nicht in rekombinanter Form vor. Monoklonale Antikörper sind gegen molekulare Bestandteile von MIF vorhanden.

Gemischte Lymphozytenkultur (MLC)

Die Fähigkeit der Lymphozyten des Patienten auf Alloantigene zu reagieren wird überprüft.

Prinzip der MLC Technik: Kultiviert man Lymphozyten zweier nicht verwandter Personen unter bestimmten Bedingungen über 7 Tage, so kommt es durch gegenseitige Stimulation zur massiven Zellproliferation, die durch den Einbau von radioaktiv markiertem Thymidin in die DNS der Zellen verfolgt werden kann.

Routinemäßig wird dieses Testsystem als Einwegreaktion durchgeführt, unter Verwendung unterschiedlicher Stimulator-Responder-Zell-Verhältnisse. Die Lymphozyten des Patienten werden als Responderzellen, die eines Spenders als Stimulatorpopulation eingesetzt. Die DNS-Synthesefähigkeit der Stimulatorzellen wird zuvor durch Bestrahlung oder Inkubation mit Mitomycin B geblockt. Patientenlymphozyten mit normaler Proliferation bauen viel, nicht proliferierende wenig Radioaktivität ein.

Die gemischte Lymphozytenreaktion ist vor allem bei der Auswahl von Empfänger-Spender-Kombinationen bei der Knochenmarkstransplantation von Bedeutung. Da das Ausmaß der Proliferation der Responderzellen von HLA-Unterschieden zwischen Responder- und Stimulator-Zellpopulation abhängig ist, spricht eine fehlende MLC für eine weitgehende Übereinstimmung im HLA-DR-Muster.

Bewertung

Die Mitogen-induzierte Lymphozytenproliferation bedarf einer kritischen Interpretation, da bislang standardisierte Reaktionsbereiche für Normalpersonen nicht erarbeitet wurden, und eine Grenze zwischen normaler und erniedrigter in vitro-induzierter mitogener Lymphozytenstimulation nicht vorliegt. Zum anderen ist die klinische Bedeutung einer verminderten, jedoch nicht aufgehobenen Mitogen-induzierten Lymphozytenproliferation für eine Aussage über die Immunkompetenz eines Organismus fraglich. Dies beinhaltet, daß nur sehr bedingt aus einer verminderten in vitro-Stimulation von T-Lymphozyten durch Mitogene Rückschlüsse auf mögliche therapeutische immunstimulatorische Maßnahmen, so z. B. bei Tumorpatienten, zu ziehen sind. Eine klare Aussage über die in vitro-Stimulation von T-Lymphozyten durch Mitogene ist vor allem bei primären Defektimmunopathien zu erzielen.

Die durch den Zusatz von Antigenen wie Tuberkulin, Streptolysin O, Candida albicans oder Tetanustoxoid meßbare Antigen-stimulierbare in vitro-Proliferationsrate liegt deutlich unter der Mitogen-induzierten. Die Antigen-stimulierte Lymphozytenproliferation hat bei Überempfindlichkeitsreaktionen eine der Hauttestung ähnliche Aussagekraft, ist jedoch empfindlicher.

Die Messung der Freisetzung biologisch aktiver Mediatoren, wie der Migrations-Inhibitions-Test, wird neben der Diagnostik von Defektimmunopathien zum Nachweis einer bestehenden Sensibilisierung gegenüber Gewebs- und Autoantigenen eingesetzt.

Die Mitogen- oder Antigen-induzierte T-Zellproliferation und die Freisetzung biologisch aktiver Mediatoren können divergieren; so kann bei Kindern mit Defektimmunopathien und normaler Mitogen-induzierter Lymphozytenproliferation eine defekte Freisetzung von Lymphotoxinen bestehen /[22]/. Gleiches gilt für eine divergente Interferon-Gamma-Sezernierung und mitogeninduzierte Lymphozytenproliferation. Dies hat dazu geführt, daß in einzelnen Laboratorien prinzipiell zur Erfassung des zellulären Immunstatus neben der mitogeninduzierten Proliferationsrate die Produktion von Lymphokinen im Kulturüberstand analysiert wird.

Suppressorfunktion

Die Suppressorzellen des menschlichen Immunsystems sind in Tab. 6 aufgezeigt.

Indikation

Die Funktionsanalyse von Suppressorzellpopulationen ist indiziert bei Patienten, mit einer Hyporeaktivität des Immunsystems die in vivo oder in vitro demonstriert wurde, bzw. bei Patienten mit Hinweisen auf gesteigerte Antikörpersynthese.

Untersuchungsmethoden

Prinzip: Sie beruhen auf der hemmenden Wirkung von spontan (in vitro nicht vorbehandelten) oder Mitogen-stimulierten (z. B. in vitro mit Concanavalin A vorbehandelten) Suppressorlymphozyten auf Indikatorreaktionen. Die Indikatorreaktionen zum Nachweis von Suppressorzellen basieren zum einen auf der Beeinflussung einer in vitro induzierten Antikörpersynthese durch polyklonale B-Zellaktivatoren, zum anderen auf der Hemmung einer gemischten Lymphozytenkultur bzw. einer Mitogen-induzierten Proliferation von Lymphozyten. Der Grad der Suppressorzellaktivität kann im erstgenannten Indikatorsystem an der Qualität der in den Überstand der Kulturen abgegebenen Immunglobuline gemessen werden, im letztgenannten an der Hemmung der DNS-Synthese im Proliferationsassay /[23]/.

Eine weitere Methode zum Nachweis der Thymussuppressorzellen beruht auf der Strahlenempfindlichkeit dieser Zellpopulation, solange keine Aktivierung stattgefunden hat. Auch sind Suppressorthymuslymphozyten kurzlebig, so daß die Präsenz von *Suppressor-T-Zellen bei* Lymphozytenpopulationen durch eine mehrtägige Kultivierung isolierter Lymphozyten nachgewiesen werden kann, indem die mitogene in vitro-Reaktivität vor und nach einer drei- bis siebentägigen Kulturdauer bestimmt wird.

Tab. 6 Suppressorzellen im menschlichen Immunsystem /[23]/

Thymus-Suppressorzellen Spontane, IgG Fc-Rezeptor positiv, anteilig 15% im peripheren Blut.
Funktionen: Suppression von Immunglobulin-Synthese Suppression von Thymus-Zell-Proliferation — strahlensensibel — aktiviert durch T-Zellen-Mitogene
CON A-aktivierbar — »Frühe« (24—48 Std. nach CON A-Aktivierung) strahlenempfindlich — »Späte« (72—96 Std. nach CON A-Aktivierung) strahlenresistent Gleiche Reaktionen wie bei spontanen Suppressorzellen
Plastik-adhärente Monozyten * (teilweise Indometazin-empfindlich)
Nicht Plastik-adhärente Monozyten * (Prostaglandin-sezernierende Monozyten, Indometazin-empfindlich)

* Zu Entfernen aus einer mononukleären Zellpräparation durch A) Plastikadhärenz, B) Sephadex-G-10-Säule, C) Nylon-Wool-Säule, D) Eisenphagozytose und Magnet.

Bewertung

Eine Hyperreaktivität der Thymus-Suppressorlymphozyten ist beschrieben worden bei variablen Immundefekten, isoliertem Immunglobulinmangel /[24]/ und infektiöser Mononukleose.

Hyporeaktivität wurde bei Patienten mit systemischem Lupus erythematodes nachgewiesen.

Plastikadhärente Suppressorzellen und Monozyten werden als mitverantwortlich für das sekundäre Antikörpermangelsyndrom bei Myelompatienten diskutiert.

Prostaglandin-sezernierende monozytoide Zellpopulationen werden als Ursache für eine zelluläre Anergie bei Hodgkin-Patienten im fortgeschrittenen Krankheitsstadium angenommen, um einige Beispiele zu nennen.

Immunglobulin-Synthese in vitro

Die in-vitro-Kultivierung von isolierten B-Zellen gestattet die spontane Immunglobulin-Synthese und die Immunglobulinsynthese, induziert durch das Pokeweed-Mitogen zu überprüfen.

Für die Produktion von Immunglobulinen ist eine T-Zell-Helfer-Funktion notwendig, wobei die T-Helfer-Funktion durch Interleukin-2 mediiert und daher durch Interleukin-2 ersetzt werden kann. Die Immunglobulin-Produktion wird durch Radioimmunoassays oder ELISA-Testsysteme im Überstand der Kulturen nach 7-tägiger Kulturdauer bestimmt.

Dieses Testsystem läßt nicht nur Aussagen über die spontane bzw. Mitogen-induzierte Immunglobulinsynthese von B-Zellen zu, sondern gibt ebenso die Möglichkeit, die Modulation der Immunglobulinsynthese durch T-Zell-Suppressor-Populationen zu analysieren, die in unterschiedlichen Verdünnungen dem in-vitro-Immunglobulinsynthese-Assay zutitriert werden.

Indikationen sind primäre humorale Defektimmunopathien. Bei dem »Acquired Immunodeficiency Syndrome« läßt sich in vitro eine bereits in vivo stark ausgebildete B-Zell-Aktivierung nachweisen, mit einer hohen spontanen Immunglobulin-Synthese, die nur noch marginal mit Pokeweed-Mitogen zusätzlich stimulierbar ist.

Zytotoxische Reaktionsmechanismen

Untersuchungen über die Effektorfunktion normaler humaner Lymphozyten zeigen verschiedene Aktivierungsmöglichkeiten für differente zytotoxisch aktive Effektorzellpopulationen. So können T-Zellen einmal durch Antigene in einer gemischten Lymphozytenkultur zu Antigen-spezifischen zytotoxischen Killerzellen aktiviert werden, zum anderen kann eine unspezifische Aktivierung von Killerzellen durch die in vitro-Inkubation mit Mitogenen erfolgen.

Neben der T-Zell-Zytotoxizität ist eine antikörperabhängige zytotoxische Reaktion (ADCC-Reaktion) bekannt. Ihre Effektorzellpopulation ist heterogen und wahrscheinlich identisch mit der Effektorzellpopulation für die natürliche Killerzellaktivität, wobei Fc-Rezeptoren auf der Oberfläche der Effektorzelle ein Prärequisit für die ADCC darstellen. Im Fall der ADCC-Reaktion wird die Lyse der Zielzelle durch die Reaktion eines zielzellgebundenen Antikörpers mit dem Fc-Rezeptor auf der Killerzelle herbeigeführt.

Die Effektorzellen für die ADCC-Reaktion und die spontane zellvermittelte Zytotoxizität (SCMC) sind wahrscheinlich identisch. Morphologisch sind die Effektorzellen für die SCMC- oder auch natürliche Killerzellaktivität (NK) als »large granular lymphocytes« klassifiziert. Es handelt sich um Zellen die zytoplasmatische granuläre Strukturen tragen und die sich möglicherweise aus der Thymuszell-Reihe entwickeln. Es gibt jedoch ebenso Hinweise, daß die Effektorzellen monozytären Ursprungs sind. Die NK-Aktivität wird als ein sehr wichtiger Antigen-unspezifischer Abwehrmechanismus diskutiert, besonders in Tumorsituationen /[25, 26]/.

Indikation

Beurteilung der Abwehr bei malignen Tumoren.
Defektimmunopathien.

Bestimmungsmethoden

Prinzip: Inkubiert werden radioaktiv markierte Erythrozyten, Mitogen-induzierte Blasten oder kultivierte lymphoblastoide Zellinien, mit oder ohne Beladung eines spezifischen Antikörpers mit Lymphozyten des Patienten. Anschließend wird die aus den Zellen freigesetzte Radioaktivität nach einer 4- bis 36stündigen Inkubation gemessen. Bei allen zytotoxischen Testsystemen zur Bestimmung der ADCC-Aktivität ist die Zielzelle sehr wichtig.

Bei Verwendung von menschlichen Erythrozyten als Zielzelle werden vorwiegend Fc-Rezeptoren-positive monozytoide Zellelemente aktiv, während bei Verwendung von Hühner- oder Schaferythrozyten, Monozyten wie Lymphozyten zytotoxisch reagieren. Werden kultivierte Zielzellen als Targets (lymphoblastoide Zellinien, Tumorzelllinien) benutzt, so sind Fc-Rezeptor-positive Lymphozyten aktiv /[27]/.

Zur Auslösung einer SCMC-Reaktion scheint der Fc-Rezeptor nicht unbedingt notwendig zu sein, da Zellen mit einem blockierten Fc-Rezeptor noch zum *natural killing* fähig sind.

Bewertung

Die biologische Bedeutung der SCMC- oder NK-Reaktion wird durch Untersuchungen bei Patienten mit malignen Tumoren unterstrichen. Patienten mit regionalen, lokalen Tumoren zeigen im Vergleich zu normalen Kontrollen im peripheren Blut eine nicht verminderte SCMC-Reaktion, wobei jedoch eine erniedrigte zytotoxische Reaktivität mit Lymphozyten aus regionalen Lymphknoten sowie aus tumorinfiltriertem

Gewebe gefunden werden kann /[27, 28]/. Die SCMC-Aktivität ist bei einem maximalen Tumorwachstum bzw. bei ausgeprägter Metastasierung als nahezu aufgehoben beschrieben worden /[25, 26]/.

Eine gesteigerte SCMC-Reaktivität wird bei verschiedenen Autoimmunerkrankungen gefunden.

Wie für in vitro-Stimulationstests zur Analyse der Lymphozytenproliferation muß auch für die zytotoxischen Testsysteme die Relevanz der in vitro erhaltenen Ergebnisse, vor allem unter Berücksichtigung der noch nicht definierten Effektorzellpopulation, sowie die Variation der Testresultate in Abhängigkeit unterschiedlicher Target-Zellen kritisch beurteilt werden.

Acquired Immunodeficiency Syndrome (AIDS)

Das Acquired Immunodeficiency Syndrome (AIDS) ist eine sekundäre Defektimmunopathie, hervorgerufen durch eine Infektion mit einem Retrovirus, das als »human T-lymphotropic virus III« (HTLV-III) oder Lymphadenopathie-Syndrom-Virus (LAV) oder als »human immunodeficiency virus« (HIV) bezeichnet wird. Risikogruppen für eine Infektion sind primär Homosexuelle, Hämophile und Drogenabhängige.

Die Klinik einer HIV-Infektion läßt sich in eine Inkubationsphase, eine Phase des Lymphadenopathie-Syndroms, des »AIDS-related complex« und des »full blown AIDS« unterteilen.

Mit der Erstinfektion ist häufig ein flüchtiges grippeähnliches Krankheitsbild verbunden, mit Symptomen ähnlich der infektiösen Mononukleose, mit Fieber, Unwohlsein, flüchtigen myopathischen Beschwerden sowie Lymphknotenschwellungen. In diesem Stadium sind bei bis zu 80% der infizierten Personen unter Verwendung eines ELISA oder eines Western blots Antikörper gegen das HIV-Virus nachzuweisen.

Das Lymphadenopathie-Syndrom ist charakterisiert durch Lymphknotenschwellungen an einer oder 2 Situationen, ohne daß über einen mehrwöchigen Beobachtungszeitraum eine Ursache für die Lymphadenopathie festgestellt werden kann und ohne daß gleichzeitig Symptome im Sinne von fieberpathologischen Hautveränderungen und anderen sog. B-Symptomen bestehen. Bestehen B-Symptome, geht das Lymphadenopathie-Syndrom in einen »AIDS-related complex« (ARC) über.

AIDS selbst ist definiert durch die sekundäre Defektimmunopathie, einhergehend mit opportunistischen Infektionen und/oder einem Kaposi-Sarkom bzw. malignen Lymphomen oder soliden Tumoren.

Laboruntersuchungen

Bei Patienten mit einer unklaren Lymphadenopathie ist in jedem Falle die Suche nach HIV-Antikörpern im Serum erforderlich, zunächst im ELISA-Testsystem, wobei ein Bestätigungstest in fraglichen Situationen durch die Western-Blot-Analyse und den Immunfluoreszenz-Test notwendig ist.

Weitere Untersuchungen

— Verhältnis von T-Helfer-Zellen zu T-Suppressor-Zellen.
— Absolutzahlen von CD4- und CD8-positiven Zellen.
— Hauttests mit Recall-Antigenen.

- In-vitro-induzierte Lymphozytenproliferation mit Concanavalin A, PHA und Pokeweed-Mitogen.
- Immunglobuline quantitativ im Serum.
- Immunkomplexe im Serum.
- $Beta_2$-Mikroglobulin im Serum.

In Fällen, bei denen es sich um einen Übergang des Lymphadenopathie-Syndroms in einen »full-blown AIDS« handelt, zusätzlich die Analyse der mitogeninduzierten Interferon-Gamma- und IL-2-Produktion.

Bewertung

Ein Lymphadenopathie-Syndrom und auch ein »AIDS-related complex« sind durch ein signifikant erniedrigtes Verhältnis von CD4- zu CD8-Lymphozytenpopulationen im peripheren Blut, eine Erhöhung des IgG und des Beta-2-Mikroglobulins im Serum und eine signifikant erniedrigte Pokeweed-mitogeninduzierte in-vitro-Lymphozytenproliferation zu definieren.

Patienten mit einem »full blown AIDS« und opportunistischen Infektionen weisen zusätzlich eine verminderte mitogeninduzierte Interferon-Gamma und Interleukin-2-Produktion auf.

Ein ständiger Anstieg von Neopterin im Serum und/oder Urin ist prognostisch ungünstig, da Personen mit einer HIV-Infektion und hohen Neopterin Serum- bzw. Urinkonzentrationen in der Mehrzahl ein Lymphadenopathie-Syndrom bzw. »AIDS-related complex« bis hin zu einem »full-blown-AIDS« entwickeln /[6, 29–31]/.

Schlußbetrachtung

Wenn auch zur Analyse des zellulären Schenkels das Immunsystem eine Reihe von Testmethoden zur Verfügung stehen, die die zellulären Kompartimente quantifizieren sowie in ihrer biologischen Aktivität erfassen, so gilt für alle besprochenen Analyseverfahren, daß im peripheren Blut, dem häufigsten Untersuchungsmaterial, nur etwa 5% der Zellen des gesamten Lymphozytenpools zirkulieren. Deshalb ist eine Übertragung der in vitro durchgeführten Funktionsanalysen auf lokal ablaufende immunologische Reaktionen, so z. B. bei Autoimmunerkrankungen oder Tumoren, nur bedingt zulässig.

Mit wenigen Ausnahmen, so vor allem in der Diagnostik klar definierter primärer Defektimmunopathien, stellt das in vitro erhaltene Testergebnis den Arzt noch immer vor Probleme der Interpretation. Es ist daher von größter Wichtigkeit, daß die im Labor erhaltenen Ergebnisse mit den anamnestischen Angaben und dem klinischen Befund eng zu korrelieren sind, um mögliche Schlußfolgerungen für die Etablierung der Diagnose und die einzuschlagende Therapie zuzulassen.

Literatur

1. *Kligmann, A. M., W. L. Epstein:* Some factors affecting contact sensitization in man. In: *Shuffer, J. H., G. A. Logrippo, W. M. Chase,* Mechanism of hypersensitivity. Little Brown, Boston (1959).
2. *Baum, J., J. A. Bellentrini, D. H. Dayton:* The phagocytic cell in host resistance, S. 283. Raven, New York (1975).
3. *Rebuck, K. W., J. H. Crowley:* Ann. N. Y. Acad. Sci. *59:* 757 (1955). A method of studying leucocytic functions in vivo.
4. *Morgan, A. G., J. F. Soothill:* Clin. Exp. Immunol. *20:* 489 (1975). Measurement of the clearance function of macrophages with ^{125}J-labelled polyvinyl pyrrolidone.

5. *Hamburger, M. J., T. J. Lawley, R. P. Kimberly, P. H. Plotz, M. M. Frank:* Arthr. Rheum. *25:* 48 (1982). A serial study of splenic reticuloendothelial system. Fc receptor functional activity in systemic lupus erythematosus.
6. *Kalden, J. R.:* Das erworbene Immundefekt-Syndrom (AIDS). In: *Stehr, K., D. Harms,* Infektionen im Kindesalter. Perimed, Erlangen (1986).
7. *Chatenoud, L., J. F. Bach:* Human Lymph. Different *1:* 131 (1981). Human T cell markers in health and disease.
8. *Seiler, F. R., P. Granski, R. Kurrle, G. Lüben, H. P. Harthus, W. Ax, K. Bosslet, H. G. Schwick:* Angewandte Chemie. *97:* 141 (1985). Monoklonale Antikörper: Chemie, Funktion und Anwendungsmöglichkeiten.
9. *Burmester, G. R., P. Locher, B. Koch, R. J. Wincester, A. Dimitriu-Bona, J. R. Kalden, W. Mohr:* Rheumatol. Int. *3:* 173 (1983). The tissue architecture of synovial membranes in inflammatory and non-inflammatory joint diseases. I. The localization of the major synovial cell populations as detected my monoclonal reagents directed toward Ia and monocyte-macrophage antigens.
10. *Stites, D. P.:* Immune function. Beiträge 10—14. In: *Stites, D. P., J. D. Stabo, H. H. Fundenberg, J. V. Wells,* Basic and clinical immunology. Lange, Los Altos (1984).
11. *Werb, Z.:* Phagozytic cells: Chemotaxis and effector functions of macrophages and granulocytes.
12. *Stabo, J. D.:* Lymphocytes: T cells.
13. *Lewitt, D., M. D. Cooper:* Lymphocytes: B cells.
14. *Goldstein, J. M.:* Phagocytics cells, chemotaxis and effector functions of macrophages and granulocytes.
15. *Damle, N. K., E. G. Engleman:* Immuneregulatory T-lymphocytes in man. Cell surface molecules involved in their functions. In: *Cruse, J. M., R. E. Lewis*, The year in Immunology 1984—85. Karger, Basel (1985).
16. *Gramatzki, M., J. R. Kalden:* Fortschr. Med. *103:* 843 (1985). Monoklonale Antikörper in klinischer Diagnostik und Therapie.
17. *Heinz, F., S. Reckel, R. Pilz, J. R. Kalden:* Enzyme *25:* 44 (1980). A new spectrophotometric assay for enzymes of purine metabolism. III. Determination of adenosine deaminase.
18. *Oppenheim, J. J., W. F. Ruscetti, P. S. Steeg:* Interleukins and interferons. In: *Stites, D. P., J. D. Stobo, H. H. Fundenberg, J. V. Wells*, Basic and clinical immunology. Lange, Los Altos (1984).
19. *Ax, W., R. Johansen:* Laboratoriumsbl. *27:* 8 (1977). Testmethoden zellvermittelter Immunreaktionen.
20. *Oppenheim, J. J., B. Schecter:* Lymphocyte transformation. In: *Rose, N. R., H. Friedman*, Manual of clinical immunology. Amer. Soc. Clin. Immunol., Washington (1980).
21. *Clausen, J. E.:* Acta Allerg. *26:* 56 (1971). Tuberculin induced migration inhibition of human peripheral leucocytes in agarose medium.
22. *Eife, R.:* Klin. Pädiat. *190:* 28 (1978): Krankheits- und therapiebedingte Immunstörungen bei der akuten lymphoblastischen Leukämie des Kindesalters.
23. *Fauci, A. S.:* Assays for suppressor cells. In: *Rose, N. R., H. Friedman*, Manual of clinical immunology. Amer. Soc. Clin. Immunol., Washington (1980).
24. *Waldman, T. A., R. M. Blaese, S. Broder, R. S. Krakover:* Ann. Intern. Med. *88:* 226 (1978). Disorders of suppressor immunoregulatory cells in the pathogenesis of immunodeficiency and autoimmunity.
25. *Herberman, R. B.:* Human Lymph. Different. *1:* 63 (1981). Significance of natural killer (NK) cells in cancer research.
26. *Herberman, R. B., D. M. Callewaert:* Mechanisms of cytotoxicity by NK cells. Academic Press, New York (1985).
27. *Peter, H. H., F. Knoop, J. R. Kalden:* Z. Immunitätsforsch. *151:* 263 (1976). Spontaneous and antibody-dependent cellular cytotoxicity in melanoma patients and healthy control persons.
28. *Vose, B. M., F. Vanky, E. Klein:* Int. J. Cancer *17:* 326 (1977). Cell-mediated immune responsiveness of patients with acute lymphocytic leukemia in remission.
29. *Ammann, A. J., D. Abrams, D. Chudwin, M. Cowan, P. Volberding, B. Lewis, C. Casevant:* Clin. Immunol. Immunopathol. *27:* 315 (1983). Acquired immune dysfunction in homosexual men: Immunologic profiles.
30. *Kathke, N.:* AIDS. Verlag R. S. Schulz, Pereha (1986).
31. *Schroff, R. W., M. S. Gottlieb, H. E. Prince, L. L. Chai, J. L. Fahey:* Clin. Immunol. Immunopathol. *27:* 300 (1983). Immunological studies of homosexual men with immunodeficiency and Kaposi's sarcoma.

Granulozyten-Funktionsprüfung

Einleitung

Zur erfolgreichen Abwehr mikrobieller Infektionen sind sowohl ein intaktes »Erkennungssystem«, also Lymphozyten notwendig, als auch Effektorzellen, deren Funktion darin besteht, antikörperbesetzte Keime zu eliminieren. Zu den Effektorzellen zählen vor allem die phagozytischen Zellen, also Granulozyten und Makrophagen.

Liegt aufgrund gehäufter Infektanfälligkeit der Verdacht auf einen Granulozytendefekt vor, wird als erste Maßnahme empfohlen folgende Granulozytenfunktionen zu prüfen

— Spontanbeweglichkeit und Chemotaxis.
— Phagozytose und Bakterienabtötung.

Sind diese Funktionen im Vergleich zu Kontrollzellen unauffällig, so liegt, von besonderen Fällen abgesehen (sh. Bewertung), kein Anhalt für einen Granulozytendefekt vor.

Indikation

Erhöhte Infektanfälligkeit.

Bestimmungsmethoden und Testbeurteilung

Zur Funktionsprüfung müssen die Granulozyten zuvor aus dem peripheren Blut isoliert werden. Es gibt zahlreiche Methoden /1/. Die einfachste Möglichkeit zur Anreicherung der Leukozyten ist die Zentrifugation von heparinisiertem Vollblut in einer 5%igen Dextranlösung, wobei es zu einer Trennung der Leukozyten von den Erythrozyten und dem Plasma kommt. Alternativ können Erythrozyten auch durch Osmolyse entfernt werden /1/.

Spontanbeweglichkeit und gerichtete Bewegung (Chemotaxis)

Von der Vielzahl der technischen Möglichkeiten Zellwanderung zu messen, hat sich die Filtermethode am besten bewährt /2/.

Prinzip: Verwendet wird eine Kammer (*Boyden*-Kammer), die durch ein Filter (Porengröße 3 µm) in zwei Kompartimente getrennt wird. In das untere Kompartiment werden die chemotaktischen Stimuli, in das obere Kompartiment die Zellen gegeben (1×10^6/ml). Als chemotaktische Stimuli dienen aktiviertes Komplement als C5a-Quelle oder das chemotaktische Peptid f-Met-Leu-Phe.

Untersuchungsansätze

Ansatz	oberes Kompartiment	unteres Kompartiment	Aussage
1	Patientenzellen	Puffer	Spontanbeweglichkeit
2	Patientenzellen	f-Met-Leu-Phe	Chemotaxis
3	Patientenzellen	C5a-Quelle	Chemotaxis
4	Patientenzellen	aktiviertes eigenes Serum	Chemotaxis, Entstehung der chemotaktischen Aktivität
5	Patientenzellen	aktiviertes Kontrollserum	Chemotaxis

Man läßt die Zellen 2 Std. bei 37 °C in den Filter wandern, entfernt diesen, fixiert und färbt die Zellen und führt eine mikroskopische Auswertung durch. Jeder Versuch wird mindestens als Doppelbestimmung durchgeführt, Granulozyten und Serum gesunder Kontrollpersonen müssen mitgetestet werden.

Bei der mikroskopischen Auswertung können folgende Kriterien zur Beurteilung der Chemotaxis gewählt werden

— Anzahl der Zellen pro Filterebene. Erhalten wird eine Verteilungskurve, die Fläche unter der Kurve gilt als Maß der Chemotaxis.
— Wegstrecke der am weitesten gewanderten Granulozyten. Bei dieser, als »leading front« bezeichneten Methode wird die Wegstrecke bestimmt, bei der noch 5 Granulozyten, im Gesichtsfeld sind.
— Zahl der Granulozyten die auf der Unterseite des Filters angekommen sind.

Testbeurteilung

Die Untersuchungsansätze enthalten Informationen über

— Spontanbeweglichkeit der Granulozyten.
— Chemotaktische Aktivität der Granulozyten.
— Möglichkeit im Serum eine chemotaktische Aktivität zu erzeugen.

Untersuchungsergebnis	**Granulozyten-Störung**
Hemmung der Spontanbeweglichkeit der Zellen	Defekt im Zellskelett Aktin-Dysfunktion Enzymdefekt
Hemmung der Chemotaxis	Defekt im Zellskelett Aktin-Dysfunktion Enzymdefekt
Hemmung der C5a-vermittelten Chemotaxis bei normaler Spontanbeweglichkeit	Chemotaxisrezeptordefekt
Hemmung der Chemotaxis durch das eigene Serum (auch die der Kontrollzellen) bei normaler Chemotaxis für C5a und Kontrollserum	Seruminhibitor/Medikamente
Ausbleiben einer chemotaktischen Aktivität im Patientenplasma nach Zymosan-Behandlung	Komplementdefekt

Phagozytose und Bakterienabtötung

Es stehen verschiedene Methoden zur Verfügung /[1, 3–5]/. Der im folgenden beschriebene Test kommt der in vivo-Situation am nächsten.

Prinzip: Granulozyten werden isoliert und auf Glasplättchen oder in Kulturschalen adhäriert. Radioaktiv-markierte Bakterien werden zugegeben und nach einer ersten Inkubationszeit, in der die Bakterien binden bzw. phagozytiert werden, werden die restlichen Bakterien abgewaschen und die Granulozyten weiter inkubiert. Die Abtötung der Bakterien wird anhand des Wachstums der Bakterien nach Zerstörung der Granulozyten durch Kolonienzählung bzw. Trübungsmessung bestimmt.

Verwendet werden Komplement-resistente Stämme von E. coli oder S. typhimurium, die in ^{3}H-Thymidin-haltigem Medium wachsen. Vor Gabe zum Versuchsansatz werden sie mit Antikörpern und Komplement beladen (Opsonisierung). Zur Opsonisierung der Bakterien muß sowohl das Patientenserum, als auch ein Serum mit bekanntem Antikörper- und Komplementgehalt eingesetzt werden.

Die opsonierten Bakterien werden mit Granulozyten inkubiert (sh. Untersuchungsansätze). Nicht phagozytierte bzw. adhärente Bakterien werden in einem Waschvor-

Untersuchungsansätze

Nr.	Granulozyten	Bakterien opsoniert mit	Verdacht
1	Patientenzellen	Patientenserum	Granulozytärer Defekt
2	Patientenzellen	Kontrollserum	Granulozytärer Defekt
3	Kontrollzellen	Patientenserum	Unzureichende Opsonisierung
4	Kontrollzellen	Kontrollserum	Fehler im Test

gang entfernt, die Granulozyten durch Beschallen zerstört und somit die aufgenommenen Bakterien freigesetzt. Zur Bestimmung von Phagozytose und Adhärenz wird von einem Aliquot der beschallten Zellen die ^{3}H-Radioaktivität gezählt.

Die Abtötungsrate wird ermittelt, indem ein weiteres Aliquot des beschallten Ansatzes auf Agar-ausplattiert und die Kolonie-bildenden Einheiten (überlebende Bakterien) gezählt werden. Aus der Differenz zwischen phagozytierten bzw. adhärenten Bakterien wird die Abtötungsrate berechnet. Sie beträgt bei gesunden Personen 80—90%.

Testbeurteilung

Die Untersuchungsansätze enthalten Informationen über
— Opsonisierung.
— Phagozytose bzw. Adhärenz.
— Bakterienabtötung.

Untersuchungsergebnis	Störung
Verminderte Adhärenz	Unzureichende Opsonisierung Rezeptordefizienz der Granulozyten Phagozytosestörung
Verminderte Abtötung	Granulozytärer Defekt (Störung der Sauerstoffradikalproduktion)

Untersuchungen zur Aufklärung von Defekten

Weisen die Untersuchungen zur Phagozytose und Bakterienabtötung auf das Vorliegen eines Defektes hin, sind Folgeuntersuchungen (Tab. 1) erforderlich zur Feststellung

— Der Rezeptordichte auf Granulozyten. IgG-beladene Schaferythrozyten werden mit Granulozyten des Patienten inkubiert und die Zahl der Rezeptoren im Rosettentest bestimmt /[6]/.

Tab. 1 Folgeuntersuchungen zur Eingrenzung von Phagozytosedefekten

Beobachteter Defekt	Folgeuntersuchungen	Art des Defektes
Opsonisierungsdefekt	Antikörpertiter Komplementgehalt des Serums	Antikörpermangel Komplementmangel
Verminderte Adhärenz	Rosettentest	Fc-Rezeptordichte C3b-Rezeptordichte
Gestörte Phagozytose	Phagozytose von »Red oil«	Defekt im Zellskelett Defekt eines Membranproteins
Verminderte Abtötung	Reduktion von Cytochrom C, NBT-Test, Chemoluminiszenz	Defekt bei der Sauerstoffradikalproduktion
	Funktionelle Enzymtests	z. B. Myeloperoxidasedefekt

— Von Phagozytosedefekten. Die phagozytische Aktivität der Granulozyten wird durch die Aufnahme radioaktiv markierter Bakterien gemessen. Die Unterscheidung zwischen außen adhärenten und phagozytierten Bakterien erfolgt im Giemsa-Präparat. Alternativ kann die Phagozytose auch mit Hilfe gefärbter Marker, z. B. »oil red O« erfolgen /[7]/.

— Der Freisetzung von Sauerstoffradikalen. Die Bildung von Sauerstoffradikalen ist eng mit der bakteriziden Potenz der Granulozyten verknüpft. Gemessen wird die reduzierende Wirkung des O_2^-, z. B. auf Cytochrom /[8]/, die Chemoluminiszenz oder die Reduktion von Nitroblau-Tetrazolium (NBT) /[9]/.

— Von Enzymdefekten, insbesondere der Myeloperoxidase /[10]/.

Untersuchungsmaterial

Vollblut (Heparin, 50 E/ml) 10 ml

Bewertung

Störungen der Phagozyten, vor allem der Granulozyten, sind an jedem ihrer Effektorfunktionsschritte möglich (sh. Pathophysiologie). Bekannt sind die Rezeptordefekte oder eine zu geringe Rezeptordichte, Störungen der Beweglichkeit durch Defekte am Zytoskelett oder durch Enzym- oder Coenzymdefekte, durch die die Abtötung intrazellulärer Keime beeinträchtigt wird. In vielen Fällen ist allerdings die Natur des zellulären Defektes auf molekularer Ebene noch unbekannt.

Störungen der Granulozytenfunktion resultieren in einer erhöhten Infektanfälligkeit. In der Reihenfolge ihrer Häufigkeit sind die infektiösen Keime, die bei Granulozytenfunktionsstörungen gefunden werden in Tab. 2 aufgelistet.

Tab. 2 Bei Granulozytendefekten auftretende Keime

häufig	selten
Staphylococcus aureus	Proteus
Klebsiella	Salmonellen
E. coli	Streptokokken
Staphylococcus albus	
Serratia marcescens	
Candida albicans	
Pseudomonaden	
Aspergillen	

Granulozytendefekte sind äußerst selten und betreffen meist Säuglinge und Kleinkinder /[11, 12]/. Allerdings gibt es auch Berichte über Granulozytenfunktionsstörungen, die erst im Erwachsenenalter bemerkbar werden oder auftreten /[12]/. Granulozytendefekte treten entweder als primäre Funktionsstörung der Zellen auf oder aber zusammen mit anderen Erkrankungen (Tab. 3). Granulozytenfunktionsstörungen Erwachsener sind häufig Folgeerscheinungen, z. B. von immunsuppressiver Therapie, schweren systemischen Infektionen, Traumata und Verbrennungen oder auch Tumoren /[13–15]/.

Liegt aufgrund gehäufter Infektanfälligkeit der Verdacht auf einen Granulozytendefekt vor, empfehlen sich als erste Maßnahmen die Untersuchung der Spontanbeweglichkeit und der Chemotaxis, sowie die Untersuchung der Phagozytose und der Bakterienabtötung. Sind diese Untersuchungen im Vergleich zu Kontrollzellen unauffällig, liegt kein Anhalt für einen Granulozytendefekt vor. In besonderen Fällen ist es allerdings angezeigt, vor allem bei Infektionen mit seltenen Keimen, diese isoliert aus dem Patienten, im in vitro-Test einzusetzen. Ein selektiver Abtötungsdefekt ließe sich so lokalisieren.

Tab. 3 Granulozytenfunktionsstörungen

Primäre Granulozytendefekte
Chemotaxisdefekte
»Lazy Leukocyte Syndrome«
Aktin-Dysfunktion
Rezeptordefekte
Störung der Bakterizidie
»Chronische Granulomatose«
Glukose-6-Phosphat-Dehydrogenase-Defizienz
Myeloperoxidasedefizienz
Assoziiert mit anderen Grundkrankheiten
Diabetes mellitus
Chediak-Higashi-Syndrom
Hyperimmunglobulin E-Syndrom (Job's Syndrom)
Down's Syndrom
Mannosidose
Glykogenose Typ 1b
Granulozytendefekte als Folge von
Unterernährung
Cortisonbehandlung
Immunsuppressiver Behandlung
Schweren Infektionen, z. B. Influenza A
Tumoren
Alkoholvergiftung
Zirkulierenden Immunkomplexen
Traumata
Verbrennungen

Ist eine Störung der Zellwanderung zu beobachten, so ist immer die Durchführung eines Kontrollversuchs mit neuen Zellen angezeigt.

Eine Reihe von Medikamenten, vor allem Antibiotika, verursachen in bestimmten Konzentrationen eine Hemmung der Zellwanderung (Tab. 4) /[16]/. In manchen Fällen läßt sich diese als Hemmung der Chemotaxis der Kontrollzellen gegen aktiviertes Patientenserum erkennen.

Patientengranulozyten können bereits so geschädigt sein, daß eine Nachuntersuchung der Zellen in einem therapiefreien Intervall notwendig ist.

*Tab. 4 Antibiotika, die Granulozytenfunktionen beeinflussen**

Antibiotikum	**Chemotaxis**	**Phagozytose/Abtötung**
Sulfonamide		
Sulfadiazin	Hemmung (> 100 µg/ml)	unbekannt
Sulfamethoxazol	keine Hemmung	unbekannt
β-Laktamring-Antibiotika		
Oxacillin	Hemmung in hohen Konzentrationen (> 1000 µg/ml)	unbekannt
Methicillin	Hemmung in hohen Konzentrationen (> 1000 µg/ml)	unbekannt
Benzyl-Penicillin	keine Hemmung	unbekannt
Aminobenzyl-Penicillin	keine Hemmung	unbekannt
Cephalosporine	Hemmung (100 µg/ml)	keine Hemmung

* gemessen in vitro

*Tab. 4 Antibiotika, die Granulozytenfunktionen beeinflussen** (Fortsetzung)

Antibiotikum	**Chemotaxis**	**Phagozytose/Abtötung**
Peptidantibiotika		
Polymyxin	unbekannt	Steigerung der Phagozytose und der Abtötung
Aminoglykoside		
Gentamycin	leichte Hemmung	Hemmung der intrazellulären Abtötung (5 μg/ml)
Kanamycin	keine Hemmung	unbekannt
Amikacin	unbekannt	Hemmung der Abtötung
Makrolidantibiotika		
Erythromycin	Hemmung (10—50 μg/ml)	unbekannt
Chloramphenicol	Steigerung	unbekannt
Tetrazyklin	Hemmung (1—50 μg/ml) Steigerung (50—300 μg/ml)	unbekannt
Doxyzyklin	Hemmung	Hemmung

* gemessen in vitro

Bestätigen die Untersuchungen zur Spontanbeweglichkeit, Chemotaxis, Phagozytose und Bakterienabtötung den Verdacht eines Granulozytendefektes, so kann dieser durch die in Tab. 2 aufgeführten Folgeuntersuchungen eingegrenzt werden.

Die häufigsten Abtötungsdefekte sind mit dem Sauerstoffradial-produzierenden System assoziiert. Beruhen kann dies auf verschiedenen Enzymdefekten, beschrieben sind Defekte der Glucose-6-Phosphatdehydrogenase, der NADPH-Oxidase der Myeloperoxidase und des Cytochrom B /[10, 17—19]/.

Nachweis und klinisches Erscheinungsbild von Granulozytenfunktionsstörungen

Art des Defektes	**gestörte Funktion (in vitro)**	**normale Funktion (in vitro)**	**Krankheitsbild**	**Bemerkungen**
Membran-assoziierte Defekte				
Glykoprotein-defizienz (»Molα«, 110 kD)	Adhärenz Chemotaxis Phagozytose	Bakterienabtötung	rekurrente Hautinfektionen Infekte der Atemwege	X-gekoppelt oder autosomal-rezessiv
Chemotaxisrezeptordefekt	Chemotaxis	Spontanmotilität Bakterienabtötung	rekurrente pyogene Infektionen	
Laktoferrindefizienz	Adhärenz Chemotaxis Phagozytose	Bakterienabtötung	rekurrente pyogene Infektionen	Granuladefekt
Gestörte Funktion der Mikrotubuli				
Störung der Mikrotubuliinteraktion	Chemotaxis Phagozytose Bakterienabtötung	Sauerstoffradikalproduktion nach PMA	*»Chediak-Higashi-Syndrom«*	erhöhte cAMP-Konzentration

Nachweis und klinisches Erscheinungsbild von Granulozytenfunktionsstörungen (Fortsetzung)

Art des Defektes	**gestörte Funktion (in vitro)**	**normale Funktion (in vitro)**	**Krankheitsbild**	**Bemerkungen**
Aktindys-funktion	Chemotaxis Phagozytose Bakterien-abtötung	Sauerstoffradi-kalproduktion nach PMA		
Enzymdefekte				
Myeloperoxi-dasedefizienz	Bakterienab-tötung Phagozytose ↑	Sauerstoffradi-kalproduktion Chemotaxis	z. T. Candida-infekte	autosomal, erworben, z. B. Leukämie
Glucose-6-Phosphat-De-hydrogenase-Defizienz	Bakterien-abtötung Sauerstoffradi-kalproduktion	Chemotaxis Phagozytose	»chronische Granulomatose«	X-gekoppelt
NADPH-Oxid-ase-Defizienz	Bakterien-abtötung Sauerstoffradi-kalproduktion	Chemotaxis Phagozytose	»chronische Granulomatose«	X-gekoppelt

Hinweise und Störungen

Granulozytenfunktionen lassen sich sowohl in vivo als auch in vitro testen. Die in vivo-Testmethoden, z. B. die *Rebuck'sche* Hautfenstertechnik /[3]/ zur Testung der Chemotaxis haben sich als wenig praktikabel erwiesen, ebenso die Bestimmung der »clearance« Rate (= Entfernung von Partikeln, z. B. Kohle oder antikörperbesetzter Erythrozyten oder von Kunststoffpartikeln aus der Zirkulation) /[4]/, so daß man auf in vitro-Untersuchungen angewiesen ist.

Pathophysiologie

Zu den Effektorzellen einer erfolgreichen mikrobiellen Abwehr zählen vor allem die phagozytischen Zellen, also Granulozyten und Makrophagen. Diese Zellen sind sogenannte »unspezifische Effektorzellen«, d. h. sie erkennen das Antigen nicht spezifisch wie die Lymphozyten, sondern sie erkennen einen Teil des Antikörpers, nachdem er an das Antigen gebunden hat. Unterstützt wird die Erkennung durch Beladung des Antigens mit Komplement, vor allem mit C3b.

Um ihre Effektorfunktion, z. B. Elimination eines infektiösen Keimes zu erfüllen, müssen die Phagozyten

— Zum Ort des Geschehens, also an den Ort einer Infektion gelangen.
— Den Keim erkennen und binden.
— Den Keim phagozytieren.
— Den Keim dann abtöten.

Jeder dieser Vorgänge ist das Ergebnis einer komplexen zellulären Reaktion, die im folgenden kurz dargestellt.

Die gerichtete Wanderung der Granulozyten, die auch als Chemotaxis bezeichnet wird, setzt voraus, daß die Zellen beweglich sind und den infektiösen Keim finden.

Die Zellbeweglichkeit ist das Ergebnis einer komplexen Interaktion der Elemente des Zytoskeletts, also von Myosin- und Aktin-ähnlichen Filamenten und tubulären Strukturen. Die Wanderungsrichtung wird anhand chemotaktischer Substanzen erkannt, die im Infektionsherd freigesetzt werden, z. B. durch eine Komplementaktivierung an der antikörperbesetzten Oberfläche des Keimes, bei der das chemotaktische Peptid C5a entsteht. Phagozyten erkennen C5a über einen dafür spezifischen Oberflächenrezeptor. Die Zellen wandern immer in Richtung der höchsten C5a-Konzentration, also auf den Komplement-aktivierenden Keim zu.

Sind die Granulozyten dort angekommen, binden sie den Keim. Dabei erkennen die Phagozyten den Keim nicht als solchen, sondern das »Hinterende« des Oberflächengebundenen Antikörpers, das sogenannte Fc-Stück.

Erkennung und Bindung erfolgt über eine spezielle Oberflächenstruktur der Phagozyten, den sogenannten Fc-Rezeptor. Phagozyten besitzen allgemein nur Rezeptoren für Antikörper der IgG-Klasse. Außer dem Antikörper erkennen Phagozyten auch oberflächengebundenes Komplement C3b, ebenfalls durch einen Rezeptor. Gleichzeitige Bindung via den Fc- und den C3b-Rezeptor stellt für den Phagozyten ein Signal dar, das die weitere Reaktion, nämlich die Phagozytose einleitet, und außerdem andere Stoffwechselvorgänge anregt, wie die Produktion von Sauerstoffradikalen oder die Freisetzung von Enzymen.

Phagozytose bedeutet das Umfließen eines Partikels, so daß schließlich eine von der Plasmamembran umgebene Vakuole, das sogenannte Phagosom entsteht, in dem der Keim eingeschlossen ist. Die Phagozytose ist von einem erhöhten Sauerstoffbedarf der Zelle und einem verstärkten Glucoseabbau begleitet, stellt also keinen »Freßvorgang« im Sinne der Nahrungsaufnahme dar, sondern einen Energie-verbrauchenden Prozeß.

Intrazellulär fusioniert das Phagosom mit einem Zellorganell, dem Lysosom, das eine Reihe proteolytischer, lipolytischer und glykolytischer Enzyme enthält. In der Phagolysosomen-Membran werden, wie auch in der Plasmamembran, Sauerstoffradikale gebildet, O_2^- und H_2O_2, die zusammen mit Chloridionen hypochlorige Säure bilden, die viele Keime abtötet (Abb. 1).

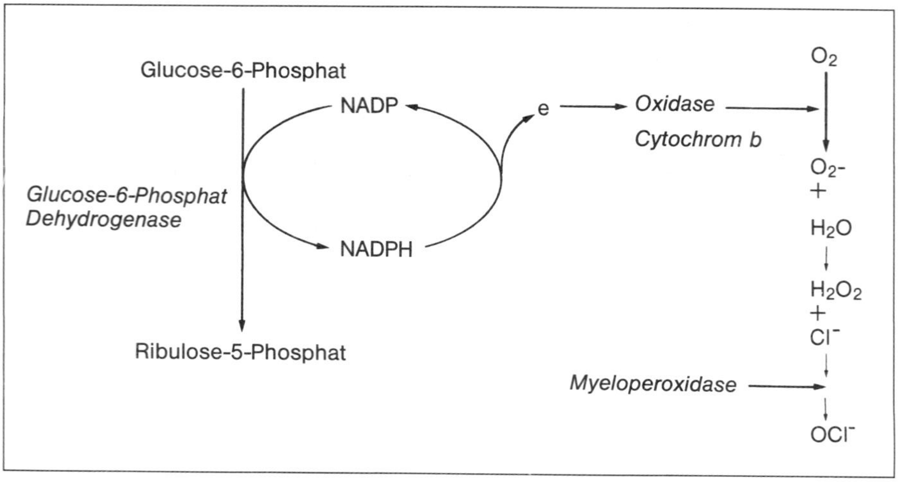

Abb. 1 Entstehung von Sauerstoffradikalen in der Phagosomen- bzw. Plasmamembran. Die Produktion von Sauerstoffradikalen geht mit einem vermehrten Abbau von Glucose-6-Phosphat einher, das, katalysiert durch Glucose-6-Phosphat Dehydrogenase, unter Abspaltung von CO_2 zu Ribulose-5-Phosphat abgebaut wird. Das dabei freiwerdende Elektron e wird über ein NADP-NADPH-System zur Oxidation von molekularem Sauerstoff verwendet. Dieses O_2^- ist das Ausgangsmaterial für weitere Sauerstoffradikale und die hypochlorige Säure. Für alle kursiv dargestellten Enzyme sind Defekte beschrieben.

Literatur

1. *van Furth, R., T. L. van Zwet, P. C. J. Leigh:* In vitro determination of phagozytosis and intracellular killing by polymorphonuclear or mononuclear phagocytes. In: *Weir, D. M.,* Handbook of experimental immunology. Blackwell, London (1978).
2. *Boyden, S.:* J. Exp. Med. *115:* 453 (1962). The chemotactic effect of mixtures of antibody and antigen on polymorphonuclear leukocytes.
3. *Rebuck, J. W., J. H. Crowley:* Ann. N. Y. Acad. Sci. *59:* 757 (1955). A method of studying leukocyte function in vivo.
4. *Morgan, A. G., J. F. Soothill:* Clin. Exp. Immunol. *20:* 489 (1975). Measurements of the clearance function of macrophages with ^{125}J labelled polyvinyl pyrollidone.
5. *Quie, P. G., J. G. White, B. Holmes, R. A. Good:* J. Clin. Invest. *46:* 668 (1967). In vitro bactericidal activity in chronic granulomatous disease of childhood.
6. *Weening, R. S., D. Roos, M. van Schaik:* Defective initiation of the metabolic stimulation in phagocytic granulocytes. In: *Güttler, F., J. W. T. Seakins, R. A. Harkness,* Inborn Errors of immunity and phagocytosis. MTP-Press, Lancaster (1979).
7. *Stossel, T. P.:* Blood *42:* 121 (1973). Evaluation of opsonic and leukocyte function with a spectrophotometric test in patients with infectious and phagocytic disorders.
8. *Barbior, B. M., R. S. Kippnes, J. T. Curnutte:* J. Clin. Invest. *52:* 741 (1973). Biological defence mechanism. The production by leukocytes of superoxide, a potent bactericidal agent.
9. *Baehner, R. L., D. G. Nathan:* N. Engl. J. Med. *278:* 971 (1968). Quantitation of nitroblue tetrazollium test in chronic granulomatous disease.
10. *Lehrer, R. I., M. J. Cline:* J. Clin. Invest. *48:* 1478 (1969). Leukocyte myeloperoxidase deficiency and disseminated candidiasis. The role of myeloperoxidase in resistance to candida infections.
11. *Baehner, R. L., L. A. Boxer:* Morphological and biochemical alterations of polymorphonuclear leukocytes (PMN) from patients with inborn errors of phagocytic function: a comprehensive review. In: *Güttler, F., J. W. T. Seakins, R. A. Harkness,* Inborn errors of immunity and phagocytosis, S. 201. MTP-Press, Lancaster (1979).
12. *Meakins, J. L., N. V. Christou:* Host defense mechanism. In: *Dick, G.,* Immunological aspects of infectious diseases, S. 117. MTP-Press, Lancaster (1979).
13. *Nauta, E. H.:* Infections of the compromised host. In: *Dick, G.,* Immunological aspects of infectious diseases, S.344. MTP-Press, Lancaster (1979).
14. *Grogan, J. B., R. C. Miller:* Surg. Gynecol. Obstet. *137:* 784 (1973). Impaired function of polymorphonuclear leukocytes in patients with burn or trauma.
15. *Snyderman, R., Ch. Stahl:* Defective immune effector function in patients with neoplastic disease.In: *Bellanti, J. A., D. H. Dayton,* The phagocytic cell in host resistance. Academic Press, New York (1975).
16. *Gillissen, G.:* Immunität und Infektion *8:* 79 (1980). Antibiotika und Immunantwort — Begleiteffekte der Chemotherapie.
17. *Segal, A. W.:* Chronic granulomatous disease — biochemistry with special reference to oxygen metabolism. In: *Güttler, F., J. W. T. Seakins, R. A. Harkness,* Inborn errors of immunity and phagocytosis. MTP Press, Lancaster (1979).
18. *Briggs, R. T., M. L. Karnovsky:* J. Clin. Invest. *59:* 1088 (1977). Hydrogen peroxide production in CGD: A cytochemical study of reduced pyridine nucleotide oxidase.
19. *Hohn, D. C., R. I. Lehrer:* J. Clin. Invest. *55:* 707 (1975). NADPH oxidase deficiency in X-linked chronic granulomatous disease.

Komplement-System

Das Komplement-System besteht aus einer Reihe von Plasmaproteinen, die im Serum in inaktiver Form vorhanden sind. Diese Plasmaproteine werden Komplementkomponenten genannt, durch bestimmte Mechanismen sequenziell aktiviert und führen dabei zu biologischen Reaktionen. Sowohl der Nachweis von Veränderungen der Konzentration oder der Aktivität als auch der immunhistologische Nachweis der Ablagerung von Komplementkomponenten im Gewebe, können wichtige differentialdiagnostische oder prognostische Hinweise geben.

Indikation

Erkrankungen mit hereditärem Komplementsynthesedefekt

- Hereditäres angioneurotisches Ödem, z. B. C1-Inaktivator-Mangel.
- Gehäufte schwere eitrige Infektionen.

Erkrankungen mit Komplementverbrauch aufgrund Immunkomplexbildung

- Akute Glomerulonephritis.
- Subakute und chronische Glomerulonephritis mit zirkulierenden Immunkomplexen.
- Lupus erythematodes.
- Polyarthritis rheumatica.
- Generalisierte Vaskulitis, z. B. bei Lupus erythematodes, rheumatoider Arthritis, Periarteriitis nodosa, Kryoglobulinämie.

Erkrankungen mit Komplementverbrauch aufgrund der Aktivierung des Properdin-Systems

- Hypokomplementämische, membrano-proliferative Glomerulonephritis.
- Taubenzüchterkrankheit.
- Endotoxinschock.

Erkrankungen mit Komplementanlagerungen an Zellen.

Bestimmungsmethoden

<u>*Funktionelle Tests*</u>

Gesamthämolytisches Komplement (CH50, CH100): Prinzip und Durchführung, sh. Lit. /[1]/.

Molekulartitration von C1, C4, C2: Prinzip und Durchführung, sh. Lit. /[2]/.

C1-Inaktivator-Aktivität: Prinzip und Durchführung, sh. Lit. /[3, 4]/.

Bestimmung der Proteinkonzentration der Komplementkomponenten /[5, 6]/

Radiale Immundiffusion, Laser-Nephelometrie, Turbidimetrie.

In der Routinediagnostik wird die Konzentration von C3, C4 und C1-Inaktivator bestimmt.

Nachweis von zellfixierten Komplementkomponenten

Direkter Coombstest, Immunfluoreszenz-Test.

Zur Anwendung kommen Anti-Humanglobulin-Serum oder C4- bzw. C3-spezifische Antiseren.

Untersuchungsmaterial

Frisches Serum oder Körperflüssigkeit	1 ml
Für den direkten Coombstest EDTA-Vollblut	3—4 ml

Referenzbereiche /[7]/

Aktivitätsbestimmung	
CH50	19.5—60.0 U/ml
C1	1.15 bis 4.0 × 10^{13} effMol/ml*
C2	1.75 bis 9.0 × 10^{11} effMol/ml
C4	0.70 bis 3.6 × 10^{13} effMol/ml
	12.0—60.0 U/ml
Proteinkonzentration (g/l)	
C1-Inaktivator	0.17—0.44
C3	0.55—1.20
C3-Proaktivator	0.10—0.40
C4	0.20—0.50

* effMol/ml = effektive Moleküle pro ml

Bewertung

Die Komplementbestimmung dient meist dazu, festzustellen, in welcher Phase der Aktivität sich eine Erkrankung befindet. Damit erlauben Komplementbestimmungen eine Verlaufskontrolle und Abschätzung des Therapieerfolges. Vor allem bei der Unterscheidung zwischen toxischer und allergischer Genese auf der einen und Autoimmungeschehen auf der anderen Seite können Komplementbestimmungen wertvoll sein. Dazu kommen noch die Komplementbestimmungen, die erst eine Diagnose der Erkrankung erlauben, z. B. hereditäres Angioödem.

Neben den angeführten Krankheitsbildern werden noch bei anderen chronisch entzündlichen oder neoplastischen Erkrankungen Komplementerniedrigungen gefunden, z. B. chronische Lebererkrankungen, Kolitis ulzerosa, Morbus Hodgkin, chronisch lymphatische Leukämie, Morbus Waldenström. Diese Beobachtungen haben heute für die klinische Diagnostik bzw. zur Beurteilung der Prognose noch untergeordnete Bedeutung, weil der pathophysiologische Mechanismus, der bei diesen Erkrankungen zur Komplementerniedrigung geführt hat, noch recht unklar ist.

Krankheiten mit erniedrigten oder inaktiven Komplementproteinen im Serum /[7–11]/

Erkrankung	Einzusetzende Bestimmungsmethode	Beurteilung
Hereditäres Angio-Ödem (HAE)	CH50, C1-Inhibitor (Protein- und Aktivitätsbestimmung), C4 (Protein- und/oder Aktivitätsbestimmung)	Es gibt 3 Formen des HAE: 1. Fehlen oder deutliche Verminderung des C1-Inhibitors, Proteinbestimmung und Aktivitätsbestimmung zeigen deutliche Erniedrigung, ebenso CH50 und C4. Häufigste Form des HAE. Meist sind die Werte auch im Intervall signifikant erniedrigt. 2. C1-Inhibitor-Protein vorhanden, aber inaktiv. Hier führt nur die C1-Inhibitor-Aktivitätsbestimmung zur Diagnose. CH50 und C4 im Intervall oft nicht stark erniedrigt. Familienanamnese manchmal unauffällig. 3. Erhöhter C1-Inhibitor-Proteingehalt, aber C1-Inhibitor ist inaktiv. Das C1-Inhibi-

Krankheiten mit erniedrigten oder inaktiven Komplementproteinen im Serum (Fortsetzung)

Erkrankung	Einzusetzende Bestimmungsmethode	Beurteilung
		tor-Protein ist an Albumin gekoppelt. Nur in der zweidimensionalen Immunelektrophorese von 2. zu unterscheiden. Sonstiges Verhalten wie unter 2.
Erworbener C1-INH-Mangel	CH50, C1q-Protein, C1-INH-Protein, C4-Protein	Bei lymphoproliferativen Erkrankungen kann es zur massiven Aktivierung des klassischen Reaktionsweges kommen. Dadurch wird C1-INH verbraucht, und es treten C1-INH-Mangelödeme auf. Differentialdiagnostisch wird zu HAE zusätzlich eine deutliche C1q-Verminderung gefunden.
Hereditärer C4- oder C2-Mangel	CH50, C4- oder C2-Protein- und/oder Aktivitätsbestimmung	Gehäuft mit SLE verbunden
Hereditärer C3-Mangel	CH50, C3 (Protein und/oder Aktivitätsbestimmung)	Erst wenige Fälle in der Literatur beschrieben. Klinisches Bild wie bei Antikörpermangelsyndrom.
Hereditärer C6-, C7- oder C8-Mangel	CH50, Bestimmung der Einzelkomponenten	Oftmals mit schweren rezidivierenden, bakteriellen Infektionen (Neisserien) verbunden.
Glomerulonephritis (GN)	CH50, C4 oder C3 (Protein- und/oder Aktivitätsbestimmung)	Komplementbestimmung zur Differenzierung und Verlaufskontrolle bestimmter Formen der Glomerulonephritis (GN) wünschenswert. Folgende GN gehen mit Änderungen von Komplementwerten einher; *Akute Autoimmun-GN:* In der Initialphase und bei akuten Schüben CH50, C4 und C3 erniedrigt. *Immunkomplex-GN:* Komplementveränderungen wie akute Autoimmun-GN. *Membranoproliferative GN:* Die Unterform der hypokomplementämischen, membranoproliferativen GN zeigt starke CH50- und C3-Erniedrigung. Diese Erniedrigung ist durch den sogenannten »nephritogenen Faktor« ausgelöst. Seine pathophysiologische Bedeutung ist unbekannt.
Lupus erythematodes disseminatus (LE)	CH50, C4, C3 (Protein- und/oder Aktivitätsbestimmung)	Aktive Formen des LE sind oftmals von einer Erniedrigung der CH50 sowie C4- und C3-Konzentration begleitet, vor allem, wenn eine Nierenbeteiligung vorliegt. Unter erfolgreicher Therapie kommt es zur Normalisierung der Komplementwerte. Bei Pseudo-LE-Phänomenen sind keine Komplementveränderungen zu beobachten.
Polyarthritis rheumatica	CH50, C4, C3 (Protein- und/oder Aktivitätsbestimmung)	Bei frischen Schüben einer chronischen Polyarthritis kommt es stets zu einem Abfall des CH50-Titers sowie von C4 und C3. Zur Differentialdiagnose unklarer Arthri-

Krankheiten mit erniedrigten oder inaktiven Komplementproteinen im Serum (Fortsetzung)

Erkrankung	Einzusetzende Bestimmungsmethode	Beurteilung
		tiden gibt die Erniedrigung des CH50- und C3-Gehaltes (bezogen auf den Eiweißgehalt) der Synovialflüssigkeit einen sicheren Hinweis auf eine rheumatische Genese.

Hinweise und Störungen

Komplementbestimmungen sollen möglichst mit frischem Serum durchgeführt werden. Alternativ kann das frische Serum sofort tiefgefroren werden (mindestens —20 °C), falls die Bestimmung zu einem späteren Zeitpunkt durchgeführt werden soll.

Bei älteren Blutproben werden einzelne Komplement-Komponenten proteolytisch abgebaut, eine aussagekräftige Aktivitätsbestimmung ist dann nicht mehr möglich, und Proteinbestimmungen können beeinträchtigt sein.

Pathophysiologie /[12—17]/

Das Komplementsystem besteht aus einer Sequenz von Proteinen, die in intakter Form vorliegen. Seine Funktionen in der Infektabwehr bestehen zum einen in der direkten und indirekten Zerstörung körperfremden Materials, zum anderen in der Aktivierung der Entzündungsreaktion. In der Frühphase (Präimmunphase) einer Infektion wirkt es im Rahmen der Antigen-unspezifischen Infektabwehr, im weiteren Ablauf des Infektionsgeschehens stellt es einen Effektormechanismus des Antigen-spezifischen zellulären und humoralen Immunsystems dar.

Unterschieden werden der klassische und der alternative Reaktionsweg, die ab der Komponente C5 eine gemeinsame sogenannte terminale Sequenz haben.

Die Proteine des klassischen Weges und der terminalen Sequenz (Abb.1) werden Komponenten genannt und mit C bezeichnet, enzymatisch aktive Formen haben einen Querstrich über dem jeweiligen Buchstaben. Spaltprodukte und enzymatisch aktive Bruchstücke haben ein Suffix mit einem Kleinbuchstaben, z. B. C3a.

Die Proteine des alternativen Weges werden Faktoren genannt und gekennzeichnet mit Großbuchstaben (Abb. 2).

Beide Reaktionswege werden durch Regulatorproteine (Inhibitoren, Inaktivatoren) geregelt, die sich teils im Serum, aber auch in Zellwänden von eukariotischen Zellen finden (Tab. 1).

Wie in Abb. 1 dargestellt ist, können Immunkomplexe bzw. denaturiertes Immunglobulin über das Fc-Stück die Komplementkaskade des klassischen Reaktionsweges aktivieren. Dabei wird einschließlich C3 die proenzymatische Aktivität in aktive Enzyme umgewandelt. Bei der enzymatischen Aktivierung entstehen niedermolekulare Spaltprodukte (C4a, C3a, C5a), die als Entzündungsmediatoren wirksam werden. Die Komponenten C5—C9 werden durch Komplexbildung aktiviert.

Die aktivierten Komponenten (C4b, C3b, C5b) haben biologische Funktionen, deren wichtigste die Virusneutralisation, Immunadhärenz und Opsonierung von Bakterien sind. Der terminale Lysekomplex C5b—C9 bewirkt Membranschädigung und Lyse des Bakteriums oder der zu beseitigenden Zelle.

 Der alternative Reaktionsweg (Properdinsystem) besteht aus der aktivierten 3. Kom-

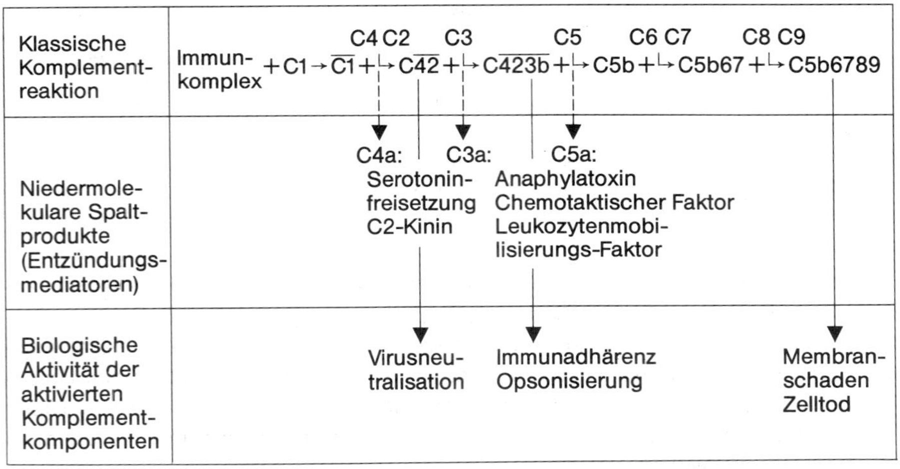

Abb. 1 Der klassische Reaktionsweg der Komplementaktivierung und die dabei ausgelösten biologischen Aktivitäten.

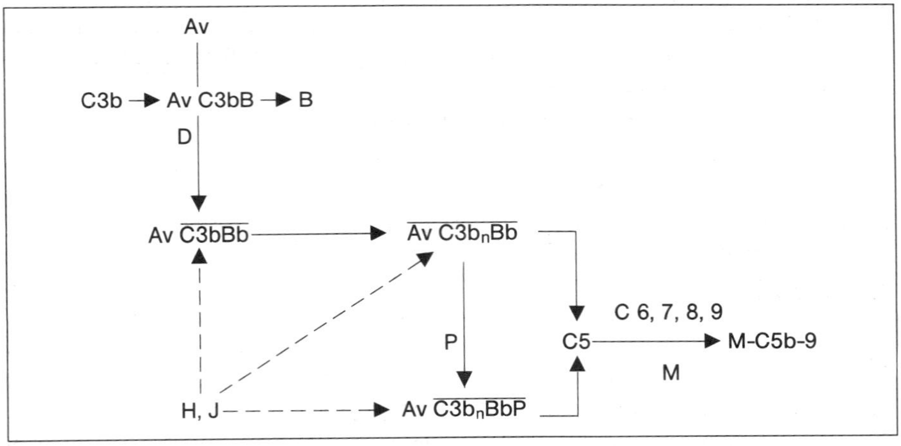

Abb. 2 Der Ablauf des alternativen Reaktionsweges (Properdinsystem) und der Einfluß von Regulatorproteinen /[18]/.
Av = Aktivatorsubstanz bzw. Partikel

Tab. 1 Inhibitoren und Inaktivatoren des Komplementsystems

Bezeichnung	**Synonyme**	**Molekulargewicht**	**Serumkonzentration (mg/l)**
Im Serum			
C1-INH	C1-Esterase-Inhibitor C1-Inaktivator	90.000	200
C4-bp	C4-Bindungsprotein	> 500.000	—
I	C3b-Inaktivator C4b-Inaktivator	88.000	30
H	β1H	150.000	130—500
C7-INA	C7-Inaktivator	~ 1 000.000	—
S	S-Protein	80.000	> 300
C3a-INA	C4a-Inaktivator Anaphylatoxin-Inaktivator	310.000	—

Tab. 1 Inhibitoren und Inaktivatoren des Komplementsystems (Fortsetzung)

Bezeichnung	**Synonyme**	**Molekulargewicht**	**Serumkonzentration (mg/l)**
In der Zellmembran			
DAF	Decay accelerating factor	70.000	
CR1	Komplement Rezeptor 1	200.000	

plementkomponente C3b sowie den Faktoren D, B und P (Abb. 2). Aktivatorsubstanzen wie z. B. Zellwandbestandteile von Bakterien und Pilzen, Inulin, Dextran, Erythrozytenmembranen, Fab-Stücke von Immunglobulinen induzieren den Reaktionsablauf. Der alternative Reaktionsweg führt direkt zur Spaltung von C3 unter Umgehung des klassischen Reaktionsweges. Dadurch kann das Komplementsystem auch selbständig, d. h. ohne Steuerung durch das Antigen-spezifische Immunsystem bei der Infektabwehr wirken.

Die wesentlichen Funktionen des Komplement-Systems sind

— Stimulierung von Komplement-Rezeptoren tragenden Abwehrzellen wie Makrophagen, Granulozyten, Mastzellen insbesondere durch C4a, C3a, C5a, aber auch durch C3b, C3e, C2b und Bb und dadurch Aktivierung der Phagozytose und Freisetzung von Entzündungsmediatoren.

— Lyse von Zellen durch den terminalen Lysekomplex C5b—C9.

Die in Tab. 1 aufgeführten Proteine inhibieren über verschiedene Mechanismen die Komplementreaktion. Der C1-Esterase-Inhibitor bindet sich an die C1-Esterase, wird gespalten und komplexiert mit dem C1-Molekül. Dadurch wird dieses inaktiviert. H, C4-bp, DAF und CR1 beschleunigen den Zerfall des $C\overline{42}$-Enzyms (C3-Konvertase) und des $C\overline{3bBb}$-Enzyms, dem Äquivalent der C3-Konvertase im alternativen Reaktionsweg. Durch den Zerfall wird auch dieses Enzym inaktiv. Der C3b/C4b-Inaktivator ist ein Enzym, das C3b bzw. C4b weiter abbaut. Dieser Abbau wird durch die Kofaktoren H, C4bp und CR1 beschleunigt. Das S-Protein geht mit dem C5b-8-Komplex eine feste Bindung ein und verhindert so die Anlagerung der terminalen Komponente C9.

Das Komplementsystem steht mit den anderen Plasmaproteinsystemen, nämlich dem Kininsystem, Blutgerinnungssystem und Plasminsystem in enger Verbindung. Dies bedeutet, daß die Aktivierung eines dieser Systeme in vivo zwangsläufig in unterschiedlichem Ausmaß auch die Aktivierung der anderen Systeme zu Folge hat. Dieser Umstand macht die Abgrenzung der pathophysiologischen Bedeutung des Komplementsystems besonders schwierig.

Abgesehen von den genetischen Defekten wurde bei einer Reihe von Erkrankungen ein Komplementverbrauch festgestellt. Dessen pathogenetische Bedeutung für den Krankheitsablauf ist jedoch nicht voll zu verstehen.

Bei den meisten Erkrankungen mit Komplementaktivierung handelt es sich um solche, bei denen Immunkomplexe entstehen. Dabei kommt es im allgemeinen zu einer Erniedrigung von C4 und C3. Vor allem C4 scheint eine wichtige Rolle bei der Clearance von Immunkomplexen zu spielen, wie die Beispiele angeborener C4-Defekt und SLE zeigen. Andererseits ist ein Absinken der C4-Konzentration auch als Aktivitätszeichen einer Immunkomplexkrankheit zu werten (z. B. bei der Immunvaskulitis). Bei den Experimentalmodellen Masugi-Nephritis, Arthus-Reaktion, Serumkrankheit und Schwartzman-Sanarelli-Reaktion konnte eindeutig die Bedeutung des Komplementsystems als Hauptbestandteil für die Pathogenese nachgewiesen werden.

Die besondere Bedeutung von Komplementinhibitoren wurde bei deren Fehlen festgestellt: C1-INH—Angioödem; CR1 — Lupus erythematodes; DAF — nächtliche paroxysmale Hämoglobinurie.

Literatur

1. *Mayer, M. M.:* Complement and complement fixation. In: *Kabat and Mayer's* Experimental immunochemistry. Thomas, Springfield (1961).
2. *Rapp, H., T. Borsos:* Molecular basis of complement action. Appelton-Century-Crofts, New York (1970).
3. *Levy, L., I. H. Lepow:* Proc. Soc. Exp. Biol. *101:* 608 (1959). Assay and properties of serum inhibitor of C1 esterase.
4. *Opferkuch, W., L. Bohn, B. Wellek, J. Berger:* Immun. Infekt. *2:* 154 (1974). Die diagnostischen Möglichkeiten beim hereditären angioneurotischen Ödem.
5. *Alexander, R. L.:*Clin. Chem. *26:* 314 (1980). Comparison of radial immunodiffusion and Laser nephelometry for quantitating some serum proteins.
6. *Sieber, A.:* Laboratoriumsblätter *27:* 109 (1977). Plasmaproteinbestimmung durch Laser-Nephelometrie: Laborpraxis.
7. *Opferkuch, W., K. Rother, D. R. Schultz:* Clinical aspects of the complement system. Thieme, Stuttgart (1978).
8. *Opferkuch, W., W. Cullmann:* Komplementsystem. In: *Vorlaender, K. D.,* Immunologie, S. 72. Thieme, Stuttgart (1983).
9. *Cooper, N. R., G. R. Nemerow, J. T. Mayes:* Springer Semin. Immunopathol. *6:* 196 (1983). Methods to detect and quantitate complement activation.
10. *Rittner, Ch., J. Bertrams:* Hum. Genet. *56:* 235 (1981). On the significance of C2, C4 and factor B polymorphism in disease.
11. *Rother, K., U. Hadding, G. Till:* Komplement, Biochemie und Biologie. Steinkopff, Darmstadt (1974).
12. WHO, Nomenclature of complement. Bull. WHO *39:* 935 (1968). In: Immunochemistry *7: 137 (1970).*
13. *WHO,* Nomenclature of the alternative activating pathway of complement. Bull. WHO *59:* 489 (1981). In: Eur. J. Immunol. *11:* 668 (1981).
14. *Schreiber, R. D.:* Springer Semin. Immunopathol. *7:* 221 (1984). The chemistry and biology of complement receptors.
15. *Vogt, W.:* Pharmacol. Rev. *26:* 125 (1974). Activation, activities and pharmacologically active products of complement.
16. *Cooper, N. R.:* Adv. Immunol. *37:* 151 (1985). The classical complement pathway: Activation and regulation of the first complement component.
17. *Pangburn, M. K., H. J. Müller-Eberhard:* Springer Semin. Immunopathol. *7:* 163 (1984). The alternative pathway of complement.
18. *Müller-Eberhard, H. J., R. D. Schreiber:* Adv. Immunol. *29:* 1 (1980). Molecular biology and chemistry of the alternative pathway of complement.

Allergische Krankheiten (Allergosen)

Einleitung

Allergosen im engeren Sinne sind Krankheitsvorgänge, deren primäre Entstehung ausschließlich auf einer Allergen-Antikörper-Reaktion, vorwiegend Typ I, III (sh. S. 735) und ihren unmittelbaren Folgen, bzw. auf einer antigen-determinierten Zustandsänderung von Immunzellen durch das jeweilige Allergen (Typ IV) beruht.

Die Allergosen vom sog. Soforttyp sind vorzugsweise bedingt durch eine »Heterosensibilisierung« gegen exogene, abakterielle Allergene, im Gegensatz zu Reaktionsabläufen, die auf einer Iso- oder Autosensibilisierung beruhen. Diese können pathogenetisch andersartig bedingte Krankheiten begleiten wie auch ursächlich auslösen. Sie werden als »Immunkrankheiten« (immunologisch bedingte Blut-, Nieren- und Gefäßerkrankungen, Rheumatismus) von den »klassischen« Allergosen abgegrenzt.

Einteilung der Antigene (Allergene)

Bakterielle Antigene: Spontan vermehrungsfähig und primär pathogen.

Abakterielle Antigene: Nicht vermehrungsfähig und primär apathogen, mit folgenden Untergruppen

— *Heteroantigene* — körper*fremd* und art*fremd*, zum Beispiel diverse Stäube, Nahrungsmittel und Arzneimittel.
— *Isoantigene* — körper*fremd* und art*eigen*, z. B. AB0-Blutgruppenantigene, Rhesusfaktoren, Homotransplantationsantigene.
— *Autoantigene* — körper*eigen* und art*eigen*, zum Beispiel körpereigene Organproteine nach Gewebsautolyse durch Strahlen, Tumoren und bakterielle Entzündungsprozesse.

Bestimmte Krankheitsbilder gehören obligat oder fakultativ dem allergischen Formenkreis an.

Allergosen vom Sofortreaktionstyp (immediate-reaction, late-phase-reaction)

Allergiebedingtheit sehr wahrscheinlich oder wahrscheinlich	**Allergiebedingtheit möglich oder gelegentlich**
Generalisierte Form *Akut:* Anaphylaktischer Schock (Typ I). Vasomotorischer Kollaps (1 bis 5 Minuten); mit Haut- und Schleimhauterscheinungen (5 bis 30 Minuten). Sonderform: Abdominaler Schock. *Protrahiert:* Serum-Krankheits-Immunkomplextyp (immune complex mediated hypersensitivity) u. a., Serumkrankheit, Vaskulitis, auch Alveolitis (?).	
Organbegrenzte Schockfragmente *Vorwiegend durch Invasionsmodus des Allergens bedingt* (Kontaktregel nach *Hansen*): Blepharokonjunktivitis (meist doppelseitig) Rhinitis bzw. Rhinosinusitis (serosa) Das asthmatisch-bronchitische Syndrom — Typ I (nicht nur Anfallsasthma, sondern auch Perioden- und	»Akuter Reizmagen« (mit Sturzerbrechen) Enteritis (anaphylactica) Colica mucosa

Allergosen vom Sofortreaktionstyp (immediate-reaction, late-phase-reaction) (Fortsetzung)

Allergiebedingtheit sehr wahrscheinlich oder wahrscheinlich	**Allergiebedingtheit möglich oder gelegentlich**
Dauerasthma, spastische Bronchitis — »Subasthma« nach *Hansen*) Alveolitis (nach *Pepys*) — Typ III (und Typ IV [?])	Kontakturtikaria
Vorwiegend durch hämatogene Allergenaussaat bedingt: Urtikaria Quincke-Ödem Arzneimittelexanthem	Polyarthritis serosa (Hydrops intermittens) Parotitis, Migräne (?)
Allergiebedingte Sonderformen *Pollenallergie* Klassischer Verlauf: Konjunktivitis, Rhinosinusitis, Tracheobronchitis, Bronchialasthma, Varianten (oft isoliert): Tracheitis-(Pseudocroup-ähnlich), Vulvovaginitis, Stomatitis, Gastroenteritis (Honig, Äpfel, Nüsse, Gewürze, »allergene Kreuzreaktivitäten«), saisonale Polyarthritis, Migräne. *Allergie durch Insektenstichgift und Parasitenbefall* *Spezielle Arzneimittelallergie* Arzneimittelallergische Blutschäden: Purpura, Agranulozytose (Typ II), hämolytische Anämien, Kontrastmittel, Blutersatzmittel, meist »pseudo-allergische Reaktionen«. *Berufsbedingte Inhalations-Allergie* *Mischallergene:* Haarstaub (Proteine aus Speichel, Urin, Blut und Hautdrüsen), Mehl-, Kleiestaub, Federnstaub, Polsterstaub, Drogen-, Medikamentenstaub, Blütenstaub, Kosmetikstäube, Aerosole, Futtermittelstäube, diverse Pilzsporen, Holzstäube, Duftstoffaerosole. *Solitärallergene:* Rohkaffeebohnenstaub, Baumwollstaub, Rizinusbohnenstaub, Roh- und Wildseidenstaub, Gummiarabicum-Staub, Lykopodium, Proteasen.	

Allergosen vom Spätreaktionstyp (delayed-reaction, Typ IV)

Allergische Kontaktdermatitis Berufsbedingtes Kontaktekzem Prothesenstomatopathie

Wahrscheinliche (indirekte) und sichere (direkte) Kriterien für die Allergiebedingtheit eines Krankheitsbildes

Wahrscheinliche Kriterien

— Allergologisch ausgerichtete Familien- und Eigenanamnese mit detaillierten Angaben über die individuelle Expositionsabhängigkeit sowie über spezielle Möglichkeiten des Allergenkontaktes.

— Eosinophilie des Blutes (über 360/μl), der Sekrete oder auch ihr histomorphologischer Nachweis.

Hinweis: Eine Eosinophilie kann durch vielfältige andere Ursachen bedingt sein, z. B. flüchtige Lungeninfiltrate (*Löffler*-Syndrom), Parasitenbefall, eosinophiles Leukämoid. Heilphase von akuten Infektionen, Resorptionseosinophilie. Sie ist oft besonders stark ausgeprägt bei Asthma bronchiale durch nichtsteroidale Antiphlogistika.

Eine Bluteosinophilie kann trotz allergischen Zustandes fehlen durch Abwanderung und Verhaftung der eosinophilen Zellen im Schockorgan. Größere Bedeutung kommt der Sekreteosinophilie zu (Nasen-, Konjunktival-, Darm- und Bronchialsekret), insbesondere, wenn sie durch diagnostischen Allergenkontakt provoziert ist.

Sichere Kriterien

— Nachweis der spezifischen Antikörperbildung, bzw. spezifisch sensibilisierter Lymphozyten »in vivo« durch Scratch-, Prick-, Intrakutan-, Reib-, Epikutan-Test in verschiedenen Modifikationen an Haut und Schleimhaut.

— Antikörpernachweis »in vitro« durch:

Bestimmung des Gesamt-IgE mit den Techniken des Enzymimmunoassays und des Radioimmunoassays.
Bestimmung des Allergen-spezifischen IgE mit dem Radio-Allergo-Sorbent-Test (RAST) und Enzymimmunoassays.
Messung der Histaminfreisetzung aus basophilen Leukozyten und Geweben (Lunge, Haut) nach Allergenzusatz.
Nachweis präzipitierender Antikörper der Klasse IgG und Subklassen.

— Nachweis der Aktualität der ermittelten Allergene durch direkte Provokationsproben am reagierenden Manifestationsorgan (konjunktivale, nasale, bronchiale und gastrointestinale Provokationsproben).

— Diagnostische wie therapeutische Kriterien:

Karenz- und Reexpositionsproben (durch Ortswechsel, Wohnungswechsel, Arbeitsplatzwechsel, Eliminationsdiät u. a.).
Positives Resultat einer spezifischen Hyposensibilisierungsbehandlung (Immuntherapie) mit dem auslösenden Inhalations- und Insektengift-Allergen.

Gesamt-IgE

Indikation /[1]/

— Allergiediagnose bzw. Atopieprognose bei Säuglingen und Kleinkindern mit rezidivierender (spastischer) Bronchitis, Pseudo-Croup-Anfällen usw.

— Differentialdiagnose des konstitutionellen Ekzems (Neurodermitis atopica), besonders im Säuglingsalter (Abgrenzung gegenüber der Dermatitis seborrhoides) sowie Verlaufsprognose.

— Differentialdiagnose von sog. unspezifischen Atemwegskrankheiten (atopisches Extrinsic-Asthma oder nicht-atopisches Intrinsic-Asthma); allergische Komponente bei chronischer spastischer Bronchitis oder »Infektasthma«.

— Differentialdiagnose der perennialen Rhinopathie bzw. Sinupathie (Rhinitis allergica oder Rhinopathia vasomotorica).

— Suche nach einer Sensibilisierung (im Hinblick auf eine erweiterte Allergiediagnostik) bei »Allergie«-verdächtigen Krankheitsbildern unklarer Ursache, z. B. akute rezidivierende und chronische Urtikaria, rezidivierendes, nicht hereditäres Quincke-Ödem, unklare Magen-Darm-Beschwerden, unklare Exantheme, Verdacht auf Arzneimittelallergie (nur Frühfälle, bei Nicht-Atopikern, insbesondere bei Penicillin-Allergie).

 — Krankheitszustände mit ungeklärter Eosinophilie oder Fieber (drug-fever).

— Erweiterte Diagnostik für eine Immunglobulin E-vermittelte Sensibilisierung bei eosinophilen Lungeninfiltraten, allergischer Aspergillose, allergischer Alveolitis, z. B. Farmerlunge und Taubenzüchterkrankheit, *Wegenerscher* Granulomatose, *Churg-Strauß'scher* Granulomatose.

— Verdacht auf seltene Parasitosen bei unklarer Bluteosinophilie und negativem Parasitennachweis, z. B. Filariose, viszerale Larva migrans, Trichinose, Toxocariasis, Capilaria philippensis, tropische Eosinophilie, eventuell als Therapiekontrolle.

— Immunmangelsyndrome, konnatale oder erworbene T-Zelldefizienz, *Wiskott-Aldrich*-Syndrom, disseminierter Lupus erythematodes, chronische Candidiasis, Morbus Hodgkin, Sarkoidose.

— Eventuelle Nachkontrolle nach Allergen-Elimination und langfristigen Hyposensibilisierungsbehandlungen.

Bestimmungsmethoden

Radioimmunoassay (RIA): Die Bestimmung erfolgt nach dem Sandwich-Prinzip, wobei als feste Phase Papierscheiben verwendet werden (PRIST) oder die Wand des Inkubationsröhrchens /[1]/.

Enzymimmunoassay (EIA): Die Bestimmung erfolgt nach dem Sandwich-Prinzip. Der gegen IgE gerichtete Antikörper ist an die Röhrchenwand (z. B. Enzygnost) oder an ein Papierscheibchen (z. B. PRIST) gebunden /[1, 2]/.

Untersuchungsmaterial

Serum, Sekrete 1 ml

Referenzbereiche

Erwachsene Nichtatopiker: Mit Enzygnost und PRIST können Werte bis 100 KU/l als obere Referenzbereichsgrenze angesehen werden /[3, 4]/.

Kinder: Obere Referenzbereichsgrenze in KU/l (95% Toleranzbereich)

PRIST /[5]/		*Enzygnost-EIA* /[6]/	
Neugeborene	1.5	Neugeborene	1.2
1— 6 Monate	15.4	1— 6 Monate	7.2
7—12 Monate	25.3	7—12 Monate	12.7
1— 3 Jahre	66.4	1— 5 Jahre	60
4— 6 Jahre	118	6— 9 Jahre	155
7—10 Jahre	330	10—15 Jahre	199
11—14 Jahre	240		

1 KU IgE entspricht etwa 2.4 ng/ml

Bewertung

Interpretation des Gesamt-IgE-Wertes im Serum

Eine Atopie ist weitgehend ausgeschlossen bei Erwachsenen und Kindern über 14 Jahren, wenn der Gesamt-IgE-Wert unter 25 KU/l liegt, während bei Werten über 100 KU/l eine Atopie sehr wahrscheinlich ist. In einer Studie /[4]/ hatten 69% der gesunden Untersuchten Werte unter 25 KU/l aber nur 4% der Atopiker. Nur 1% der Gesunden zeigte Werte über 100 KU/l, jedoch 68% der Atopiker hatte Konzentrationen über diesem Grenzwert.

Werte zwischen 26 und 100 KU/l sind diagnostisch fraglich und müssen beurteilt werden zum Ausmaß der Allergenexposition. Ergänzend kann in solchen Fällen, z. B. der

Phadiotop-Test eingesetzt werden (sh. S. 821). Es handelt sich um einen Screening-Test auf spezifisches IgE, der 9 wichtige inhalative Allergene erfaßt.

Gesunde nichtatopische Neugeborene haben Gesamt-IgE-Werte unter 1 KU/l im Nabelschnurblut. Werte über 1.3 KU/l weisen auf die mögliche, frühzeitige Entwicklung einer Atopie bei entsprechender Exposition hin. In einer Studie /[7]/ entwickelte sich bei 70% dieser Kinder bis zum Alter von 1.5 Jahren und bei 82% der Kinder bis zu 4.5 Jahren eine Allergie. Durch die frühzeitige Einführung prophylaktischer Maßnahmen kann die Entwicklung einer manifesten allergischen Krankheit vielleicht hinausgeschoben werden.

IgE bei Erkrankungen des atopischen Formenkreises /[8–11]/

Die mittleren IgE-Werte sind bei Inhalationsallergien in aufsteigender Folge der Symptomatik von der ganzjährigen Rhinitis über die saisonale, vorwiegend pollenallergische Rhinitis bis zum exogen-allergischen Asthma bronchiale erhöht, wie auch in Abhängigkeit von der Zahl der auslösenden Allergene.

Bei normalen Gesamt-IgE-Werten ist wegen der erheblichen interindividuellen Streuung eine Allergie nicht ausgeschlossen, wobei vor allem durch eine intermittierende Allergenexpositionszeit, z. B. Pollen, die stimulierende Wirkung auf die Konzentration des spezifischen IgE zu berücksichtigen ist. Aufgrund von Kreuzreaktivitäten zwischen Birkenpollen und Haselnüssen, frischen Kern- und Steinobst als Frucht, aber zum anderen auch zwischen Beifußpollen und diversen Gewürzen, z. B. Anis, Curry, Sellerie, sind Stimulierungen auf die Gesamt-IgE-Konzentration, gegebenenfalls auch außerhalb der eigentlichen Pollenexposition durch besagte Nahrungsmittel möglich /[12]/.

Bei erhöhtem Gesamt-IgE sind die Bestimmung des allergenspezifischen IgE (Radio-Allergo-Sorbent-Test) und die kutane und inhalative Allergiediagnostik indiziert.

Gesamt-IgE und Allergen-spezifisches IgE bei Erkrankungen des atopischen Formenkreises

Erkrankung	**Beurteilung**
Saisonale Konjunktivitis und Rhinitis (Pollinosis)	Während der Blütezeit heufiebererregender Pflanzen kommt es bei disponierten Personen zur Ausbildung einer Rhinitis. Im Radio-Allergo-Sorbent-Test wird während dieser Zeit ein deutlicher Anstieg spezifischer Reagine gefunden, die meist nicht nur gegen eine Pollenart, sondern zugleich gegen allergenverwandte Pollen einer Pflanzen-Gattung oder auch -Familie gerichtet sind. Das gleiche gilt für diverse Kräuter- und Baumpollen.
Perenniale Rhinitis	Von der Jahreszeit unabhängige Rhinitis, verursacht durch diverse Tierallergene (Haare, Urin, Blut, Hautdrüsen), Vogelfedern, Milben, Hausstaub, Schimmelpilzsporen bei meist ganzjährigem Allergen-Einstrom. Die Gesamt IgE-Konzentration kann, trotz erhöhtem spezifischen IgE auf ein einzelnes Allergen, im Referenzbereich liegen.
Atopisches Asthma bronchiale	Die aktuelle IgE-Konzentration wird bei diesem Krankheitsbild im wesentlichen bestimmt durch den kontinuierlichen oder unterbrochenen Allergen-Einstrom. Bei Verdacht auf atopisches Asthma bronchiale kann die Bestimmung des Gesamt-IgE und/oder alternativ eine Multi-RAST-Untersuchung mit 10 wichtigen Inhalationsallergenen (Phadiotop) als Screening-Test für die Allergiediagnose eingesetzt werden; der Radio-Allergo-Sorbent-Test zur Ermittlung des einzelnen Allergens.

Gesamt-IgE und Allergen-spezifisches IgE bei Erkrankungen des atopischen Formenkreises (Fortsetzung)

Erkrankung	**Beurteilung**
Atopische Dermatitis	Patienten mit atopischer Dermatitis haben nicht selten im Radio-Allergo-Sorbent-Test Reagine gegen Tierallergene, Pollen, Hausstaubmilben, diverse Nahrungsmittel usw. Die Höhe der Reaginkonzentration steht in Beziehung zum Ausmaß der klinischen Erscheinungen. Außer bei leichten Hautveränderungen werden fast immer pathologische Gesamt-IgE-Werte gefunden.
Urtikaria, Quincke-Ödem	In einigen Fällen können mit dem Radio-Allergo-Sorbent-Test Reagine nachgewiesen werden, die eine allergische Pathogenese bestätigen. Der Gesamt-IgE-Wert liegt selten über dem oberen Referenzwert.

IgE bei anderen Erkrankungen

Bei erhöhtem Gesamt-IgE-Wert muß grundsätzlich eine Wurmerkrankung ausgeschlossen werden. Hohe Konzentrationen werden gefunden bei Askaridenbefall, Toxokariose, Schistosomiasis, Ankylostomiasis, Leishmaniose und Trichinose. Oxyuriasis und Bandwurmbefall zeigen nur mäßige oder keine Erhöhungen. Nach erfolgreicher Therapie fällt der IgE-Wert ab, eventuell bis zur Norm.

Patienten mit Verbrennungen 2. und 3. Grades haben signifikant erhöhte IgE-Werte mit einem Maximum zwischen dem 14. und dem 22. Krankheitstag /[13]/.

Patienten mit Tumorrezidiven im Hals-Nase-Ohren-Bereich (Epi-, Meso- und Hypopharynx-Karzinome) haben in der aktiven Phase der Tumorerkrankung erhöhte Gesamt-IgE-Werte /[14]/.

Leicht erhöhte IgE-Konzentrationen werden bei vielen ekzematösen und nicht ekzematösen Dermatosen, bei Zuständen mit T-Zelldefekten (z. B. *Wiskott-Aldrich*-Syndrom), in einzelnen Fällen rheumatoider Arthritis und vorübergehend bei Mononukleosis infectiosa gefunden.

Extreme Erhöhungen treten beim seltenen IgE-Myelom auf, das immun-elektrophoretisch nicht diagnostizierbar ist. Es werden Werte über 10.000 KU/l Gesamt-IgE gemessen /[15]/.

Hinweise und Störungen

Bestimmungsmethode: Enzygnost-IgE-EIA und PRIST zeigen eine gute Vergleichbarkeit /[1, 2]/. Beide Tests haben eine so gute analytische Sensitivität, daß sie für die IgE-Bestimmung im Nabelschnurblut geeignet sind.

Allergen-spezifisches IgE

Indikation

— Undurchführbarkeit von Hautproben bei Reaktionsanomalien der Haut (z. B. Ekzem, Dermatitis, Urtikaria factitia), Prämedikation von Antiallergika, bei Kindern, älteren Patienten, bei schwerem akuten Krankheitsbild.

— Hoher Sensibilisierungsgrad bzw. »gefährliche« Allergene (z. B. Insektenstichallergene, Nüsse, Fisch u. a., Penicillin).

— Widersprüchliche Ergebnisse von Anamnese, Haut- und Provokationstests.

— Unterbrechung antiallergischer Therapie aus Krankheitsgründen nicht möglich (Antihistaminika, Glucokorticoide in Dosierungen größer als 10 mg Prednisolon-Äquivalent).

— Vermeidung zeitraubender und eventuell strapaziöser inhalativer Provokationstests.

— Fehlende Testmöglichkeiten.

Empfehlenswertes RAST-Spektrum für den deutschsprachigen Raum

Pollen:	Lieschgras (häufiges Gras), Roggen (bedeutsamer fliegender Getreidepollen), Beifuß (gibt auch Hinweis auf Gewürzallergie), Birke (fliegt im April und Mai), Erle (fliegt schon im Januar und Februar), Hasel
Stäube:	Hausstaubmilbe
Schimmel:	Alternaria, Cladosporium, Aspergillus, Penicillium, Mucor
Tiere, Nahrungsmittel	Unter Berücksichtigung der individuellen Exposition bzw. bei anamnestischem Verdacht (Nahrungsmittel oft unsicher im Ergebnis!)

Bestimmungsmethoden

Radio-Allergo-Sorbent-Test (RAST) nach Wide als Einzeltest /[16]/

Prinzip: Die verschiedenen Allergene sind an Filterpapierplättchen als Träger gekoppelt. Im Test wird für jedes Allergen, das getestet werden soll, ein Allergenplättchen vorbereitet und 50 µl Patientenserum aufgetropft. Während der Einwirkzeit bindet das fixierte Allergen nur die spezifischen zu ihm passenden IgE-Moleküle der Probe. Alle anderen, nicht gebundenen IgE-Moleküle werden anschließend durch Waschen entfernt. Das Filterpapierplättchen wird dann mit radioaktiv markierten Anti-IgE-Antikörpern inkubiert. Sie reagieren mit allen am Plättchen haftenden IgE-Molekülen. Nach erneutem Waschen wird die Radioaktivität des Plättchens gezählt. Je mehr allergenspezifisches IgE die Patientenprobe enthält, desto mehr Radioaktivität ist meßbar.

Der RAST kann auch als Enzymimmunoassay durchgeführt werden. Das Prinzip ist wie zuvor beschrieben. Jedoch wird anstatt des radioaktiv markierten Anti-IgE-Antikörpers ein β-Galactosidase-markierter Antikörper eingesetzt. Nach Bindung des markierten Antikörpers an den Allergen-IgE-Komplex des Testplättchens wird das Enzym β-Galactosidase durch ein reduzierendes Agens abgelöst. Die freigesetzte Enzymaktivität wird bestimmt durch die Hydrolyse des Substrates o-Nitrophenyl-β-Galactosid zu gelb gefärbtem o-Nitrophenol. Die Extinktion von o-Nitrophenol wird photometrisch gemessen.

Auswertung

Sie erfolgt entweder durch Zuordnung in eine RAST-Klasse oder quantitativ in RAST-Units/ml (PRU/ml).

— RAST-Klassen: Die Zählraten im Radioimmunoassay bzw. die Extinktionen im Enzymimmunoassay der Patientenproben werden verglichen mit denjenigen eines Referenzsystems. Es handelt sich um 4 Referenzseren mit ansteigendem Gehalt an Allergen-spezifischem IgE.

Zur Klassifizierung wird die Zählrate bzw. Extinktion der Patientenprobe verglichen mit derjenigen der Referenzseren.

— Auswertung in RAST-Units/ml (PRU/ml): Für jedes Reagin wird vermittels 4 Referenzseren mit definierter Reaginkonzentration eine Referenzkurve erstellt. Die Konzentration des Allergen-spezifischen IgE der Patientenprobe wird anhand der Referenzkurve ermittelt.

Ref. Serum	**PRU/ml**	**RAST-Klasse**
—	< 0.35	0 = nicht meßbar
D	0.35	1 = niedrig
C	0.70	2 = mäßig hoch
B	3.5	3 = hoch
A	17.5	4 = sehr hoch

Phadiotop-Test

Prinzip: Wie RAST, sh. oben. Als Radio- und Enzymimmunoassay verfügbar. Im Unterschied zum Einzel-RAST sind jedoch an ein Filterpapierplättchen 10 inhalative Allergene gekoppelt.

Es handelt sich um folgende Allergene

— diverse Pollen.
— Schimmelpilze.
— Hausstaubmilbe.
— Tier-Allergene.

Die Auswertung erfolgt durch Vergleich der Zählraten (Radioimmunoassay) oder der Enzymaktivität (Enzymimmunoassay) der Patientenproben zum Cut-off-Wert eines Referenzserums. Positive Proben müssen je nach klinischen Hinweisen weiterführend mit dem RAST-Einzeltest oder zunächst in vivo (Hautproben) differenziert werden.

Untersuchungsmaterial

Serum, Sekret 1—2 ml

Bewertung /[8, 18—21]/

Der RAST ermöglicht den Nachweis IgE-spezifischer Antikörper ausschließlich bei den IgE-vermittelten Krankheiten (Typ I). Sein sinnvoller Einsatz und eine kritische Interpretation rechtfertigen die Integration in ein diagnostisches Kriterienquartett allergischer Reaktionsweisen (Anamnese, Hauttests, Provokationstests, RAST) /[21]/.

Positiver RAST /[8]/

Ein positives RAST-Ergebnis bedeutet, daß eine Sensibilisierung des Organismus gegen ein bestimmtes Allergen oder eine Gruppe von Allergenen vorliegt. Falsch positive RAST-Ergebnisse sind selten. Bei der quantitativen Auswertung sprechen Werte über 0.35 PRU/ml für eine erhöhte Konzentration von Allergen-spezifischem IgE.

Die höchste Allergen-spezifische Konzentration wird z. B. bei Patienten mit allergischer Pollinosis einige Wochen nach Beginn der Pollensaison gemessen, die niedrigste gewöhnlich wenige Wochen vor Beginn des Pollenfluges.

Der Phadiotop-Test, als Suchreaktion auf inhalative Allergene, scheint sich als Screening-Test neben dem Gesamt-IgE zu bewähren, insbesondere, wenn die Gesamt-IgE-Werte im Graubereich von 26-100 KU/l liegen.

Die Auswertung der RAST-Ergebnisse in PRU/ml hat sich als zweckmäßig erwiesen. Festgestellt werden kann die Kinetik der IgE-Schwankungen, z. B. jahreszeitlich, an unterschiedlichen Orten, in verschiedenen Laboratorien oder während einer Hyposensibilisierungsbehandlung. Insbesondere ist von Vorteil, daß auch Schwankungen innerhalb der RAST-Klasse 4 erfaßt werden.

Negativer oder schwach positiver RAST

Ein negatives RAST-Ergebnis oder ein schwach positives schließen eine IgE-Bildung am Manifestationsorgan nicht aus. So können Allergen-spezifische IgG-Antikörper gleicher Spezifität die Bindung von Allergen-spezifischen IgE-Antikörpern im Immunoassay beeinträchtigen. Auch kann die Reagin-Konzentration erniedrigt sein nach einer Immuntherapie (Hyposensibilisierung) oder aufgrund eines massiven Allergeneinstroms. Die Grundregel bei unklaren Ergebnissen ist: Wiederholung der Untersuchung zu einem anderen Zeitpunkt unter Berücksichtigung der Allergenexposition; an mögliche Kreuzreaktivitäten sollte gedacht werden.

RAST und Hyposensibilisierung

Die Gabe von Allergen zur Immuntherapie von Allergikern stimuliert die Bildung von Allergen-spezifischem IgE. Der Konzentrationsanstieg von spezifischem IgE des oder eines Hauptallergens ist das früheste Zeichen einer vielleicht klinisch wirkamen Behandlung. In einer Studie /[8]/ konnte gezeigt werden, daß der klinische Erfolg der Immuntherapie zum Anstieg der Konzentration des spezifischen IgE für das Hauptallergen korreliert, wenn die Werte vor und drei Monate nach Beginn der Therapie verglichen werden. Anschließend sinken die IgE-Werte im Verlauf der Hyposensibilisierung meist langsam ab. Die Minderung der IgE-Konzentration ist weder korreliert mit der Konzentration vor Therapiebeginn, noch mit der Stärke der Symptome vor und nach der Hyposensibilisierung.

Kann ein Anstieg des Allergen-spezifischen IgE in den ersten Wochen nach Beginn der Immuntherapie nicht gemessen werden, ist eine erfolgreiche Hyposensibilisierung unwahrscheinlicher. Möglicherweise ist das relevante Allergen nicht oder nur unzureichend im verabreichten Extrakt oder die Dosierung ist zu niedrig.

Der längerfristige Effekt einer Immuntherapie ist ein Konzentrationsabfall der spezifischen Antikörper. Es ist jedoch nur selten möglich die spezifische IgE-Bildung im Manifestationsorgan völlig zu unterdrücken, im Allgemeinen bleibt sie bestehen, doch die klinischen Symptome bleiben aus. Andere Untersuchungen weisen auf die Bedeutung der IgG-Subklassen bei der Hyposensibilisierung hin. Eine IgG_4-Konzentration über 8.0 U/ml oder eine Ratio von Allergen-spezifischen IgG_4/IgG_1 über 1.0 in der 12. Woche einer Hyposensibilisierung sollen auf einen Therapieversager hinweisen /[23]/.

Hinweise und Störungen

Stabilität der Probe: Postversand möglich, bei 2—8 °C, eine Woche lagerfähig, längerfristig bei minus 20 °C.

Human-basophiler Degranulations-Test (HBDT)

Der HBDT ist ein diagnostischer Test zum Nachweis IgE-vermittelter Krankheiten vom Soforttyp (Typ I).

Indikation /[24]/

Unklare Ergebnisse von Basisuntersuchungen (Hauttest, RAST).

Allergen im RAST-Panel nicht vorhanden.

Klare Abgrenzung der Allergie-auslösenden Antigene, z. B. wenn eine Hyposensibilisierung des Patienten angestrebt wird.

Bestimmungsmethode

Prinzip: Basophile Granulozyten enthalten an ihrer Membranoberfläche Rezeptoren für IgE-Antikörper und im Zytoplasma mit Mediatorsubstanzen gefüllte Granula /[25]/. Die Granula sind mit Farbstoffen wie Toluidinblau anfärbbar. Beim Atopiker sind Membranrezeptoren mit IgE-Antikörpern besetzt. Bei Allergeneinstrom bindet das Allergen mit den Fab-Fragmenten zweier auf der Zellmembran nebeneinander liegender IgE-Moleküle. Dadurch werden Mechanismen in Gang gesetzt, die eine Degranulierung der Basophilen bewirken und zum Verlust der Anfärbbarkeit mit Toluidinblau führen. Die Abnahme der Toluidinblau-anfärbbaren Basophilen in Gegenwart des Allergens gilt als Maß eines positiven Testergebnisses.

Durchführung: Die basophilen Granulozyten von 10 ml Blut werden über einen Ficoll-Dichtegradienten angereichert. Kleine Volumina der Basophilen-Suspension werden je nach klinischer Fragestellung auf mono-, bi- oder poly-Allergen-beschichtete Objektträger getropft und zur Kontrolle auf Allergen-freie Objektträger. Nach kurzzeitiger Inkubation bei 37 °C werden die Suspensionen auf den Objektträgern getrocknet, fixiert und mit Toluidinblau angefärbt. Die Basophilengranula sind intensiv blauviolett gefärbt.

Auswertung: Mikroskopisch gezählt werden die Toluidinblau-gefärbten Basophilen im Testansatz mit Allergen (Bx) und im Kontrollansatz ohne Allergen (Bo). Der Degranulationsindex (DI) wird berechnet

$$DI\,(\%) = \frac{Bo - Bx}{Bx} \times 100$$

Untersuchungsmaterial

EDTA-Blut 10 ml

Referenzbereich

Ein DI unter 35% gilt als negatives Ergebnis /[26]/.

Bewertung

Wird ein DI über 50% als positives Resultat bewertet, so zeigt der HBDT eine gute Korrelation mit der klinischen Symptomatik am Manifestationsorgan, dem Hauttest und dem RAST. In einer Studie /[24]/ an einem Patientenkollektiv mit Allergie gegen Gräserpollen, zeigte der HBDT eine höhere diagnostische Spezifität aber geringere diagnostische Sensitivität als Hauttest und RAST.

Ein Vorteil des HBDT ist, daß Allergene aus dem häuslichen Milieu oder Arbeitsbereich des Atopikers mitgebracht und nach Aufbereitung getestet werden können.

Bisher liegen noch zu wenige klinische Studien über die Vergleichbarkeit zu anderen diagnostischen Methoden vor. Viele Laboratorien stehen dem Test sowohl in Hinsicht auf die klinische Aussagekraft, als auch bezogen auf den Arbeitsaufwand kritisch gegenüber.

Hinweise und Störungen

Die Behandlung mit Corticosteroiden verursacht Basopenien und stört die Degranulierung. Die Degranulierung wird ebenfalls verhindert durch das Antiallergikum und Antihistaminikum Ketotifen /[24]/.

Allergen-spezifisches IgG

Verschiedene exogen-allergische Alveolitiden bilden spezifische Präzipitine, und zwar Immunglobuline der Klasse G und ihrer Subklassen /[27]/. Eine vermutete allergische Alveolitis kann in einigen Fällen in Abhängigkeit von der Art und Menge des Präzipitins mit verschiedenen Untersuchungsmethoden nachgewiesen werden.

Indikation

Verdacht auf:

Alveolitis durch Klimageräte bzw. Luftbefeuchter, bronchopulmonale Aspergillose, Wellensittichhalterlunge, Taubenzüchterlunge, Farmerlunge u. a.

Bestimmungsmethoden

Doppelimmundiffusion nach Ouchterlony, Immunelektrophorese, Elektroimmundiffusion, passive Hämagglutination, Immunfluoreszenztest

Falls möglich, sollen als Antigen Rohextrakte vom Originalmaterial eingesetzt werden (z. B. Taubenfedernextrakt). Sind korrespondierende Antikörper im Patientenserum, gelingt entsprechend den obengenannten Tests der Nachweis von Immunpräzipitaten, Hämagglutination oder Immunfluoreszenz. In begrenztem Umfang werden bereits der Migrations-Inhibitionstest eingesetzt, sowie der Nachweis und die Differenzierung zirkulierender Immunkomplexe.

Immunoassays

Beschrieben worden sind Radioimmunoassays für Allergen-spezifisches IgG als auch für IgA und IgM. Auch ein IgG-RAST wurde vorgestellt /[28]/. Die Tests sind erheblich empfindlicher als die oben beschriebenen Methoden. Wenige Angaben zur klinischen Bewertung liegen erst vor.

Untersuchungsmaterial

Serum 3 ml

Bewertung

Der Nachweis spezifischer IgG-Antikörper ist zur diagnostischen Abklärung von Auslösefaktoren exogen-allergischer Alveolitiden geeignet. Die Unterscheidung zwischen asymptomatisch Exponierten und manifest Erkrankten stößt jedoch in vielen Fällen auf Schwierigkeiten und kann aus den Laborergebnissen allein nicht erfolgen.

Zu beachten ist ferner, daß die diagnostische Sensitivität und Spezifität der einzelnen Untersuchungsmethoden zum Nachweis der Präzipitine sehr unterschiedlich sind. Zweifellos ist die Titerdynamik bei derartigen Erkrankungen diagnostisch sehr wertvoll, und es ist gerechtfertigt, das Allergen-spezifische IgG während der Erkrankung mehrfach zu bestimmen. Nach Expositionsprophylaxe normalisieren sich diese Werte wieder.

Die Untersuchung auf Allergen-spezifisches IgG und die Interpretation der Ergebnisse erfordern sehr viel Erfahrung. Ein nicht zu unterschätzendes Problem ist die Antigenbeschaffung. Rohextrakte werden bevorzugt und bringen zumeist bessere Ergebnisse /[11]/.

Alveolitis durch Klimageräte bzw. Luftbefeuchter

Auslösende Allergene: Thermophile Aktinomyzeten, Pullulariasporen, Amöben sowie zahlreiche Substanzen, die bisher nicht identifiziert sind. Hier scheint es besonders wichtig, auch das Befeuchterwasser in die Untersuchungen mit einzubeziehen /[29]/.

Bronchopulmonale Aspergillose

Bei dieser zumeist primären bronchopulmonalen Infektion mit Aspergillus kommt es zu asthmatischen Reaktionen, die nach dem Typ I verlaufen, ferner zu eosinophilen Lungeninfiltraten mit Alveolitis (Typ III). Entsprechend lassen sich nicht nur spezifisches IgE gegen Aspergillus fumigatus nachweisen (auch eventuell gegen andere inhalative Allergene), sondern auch Präzipitine im Serum und Lungengewebe (Typ III) in 90 bis 100% der Fälle. Als Suchtest empfiehlt sich am ehesten der indirekte Immunfluoreszenztest, da er im Gegensatz zur Immundiffusion keine Spezifität für einzelne Aspergillusarten zeigt.

Auch besteht eine enge Korrelation zwischen der Höhe der einzelnen Titer im indirekten Immunfluoreszenztest und der Häufigkeit positiver Präzipitintests. Da auch ein Migrationsinhibitionstest mit Aspergillus positiv ausfällt, müssen zellvermittelte Reaktionen (Typ IV) beteiligt sein. Der indirekte Immunfluoreszenztest zeigt eher eine Infektion oder Kolonisation an.

Wellensittichhalterlunge

Ein Präzipitinnachweis gelingt in über 80% der Fälle; Präzipitine sind fast nur bei den Erkrankten zu finden. Dagegen sind bei den Nichtexponierten, aber auch den Exponierten, jedoch symptomfreien Haltern, nur sehr selten Präzipitine gegen Wellensittichserum nachweisbar. Auch Hämagglutinin bei Wellensittichhaltern ist in gleicher Weise zu bewerten.

Bei Hühnerzüchtern gelingt sehr häufig ein Präzipitinnachweis, diese Gruppe erkrankt jedoch nur selten.

Taubenzüchterlunge

Auf die Erkrankung weisen hin: Ein erhöhter Titer im Hämagglutinationstest, eine erhöhte Konzentration an Allergen-spezifischen IgG sowie mehrere Präzipitationsbanden im Immundiffusions-Test.

Meist haben die Erkrankten Präzipitine gegen Kotextrakte in über 90% der Fälle. Bei Exponierten finden sich häufig ebenfalls Präzipitine, ihre Zahl ist aber geringer. Die Kotantigene setzen sich aus Immunglobulin A, Heteropolysacchariden und Glykoproteinen zusammen. Bei entsprechender Expositionsprophylaxe bilden sich die Präzipitine zurück. Zur besseren Unterscheidung zwischen exponierten und erkrankten Züchtern scheint sich der Migrations-Inhibitions-Test zu bewähren.

Farmerlunge

Exposition und Schwere der Erkrankung sind für die Anzahl und auch Ausprägung der Präzipitine von Bedeutung. Ob eine Krankheit vorliegt oder nur eine Sensibilisierung stattgefunden hat, ist aus diesen Befunden nicht abzuleiten. Bei Expositionsprophylaxe sind nach einigen Jahren die Banden nicht mehr nachweisbar, bilden sich aber bei erneuter Exposition wieder aus.

Bei Kranken mit Farmerlunge sowie mit Taubenzüchterlunge findet man vermehrt das humane Leukozytenantigen HLA-B 8 als möglichen Hinweis auf eine konstitutionelle Disposition /[29]/

Durch organische Stäube hervorgerufene Krankheiten mit exogener allergischer Alveolitis /[30, 31]/

Ursache	Deutscher Name	Antigen-kontakt	Präzipitin-bildung gegen	Bemerkungen
Bakterien, Thermophile Aktinomyzeten	Farmerlunge	Schimmliges Heu	Micropolyspora faeni	Gleiche Ätiologie beim »Fogfever«, der »Urner Pneumonie« bei Rindern sowie dem »Broken wind« der Pferde.
	Drescherlunge	Schimmliges Getreide	Thermoactinomyces vulgaris, Farmerlungenheu-Antigen Thermonospora viridis, Actinobifida dichotomica	
	Bagassose	Schimmlige Bagasse	Thermoactinomyces vulgaris	Bagasse: Rückstand bei Zuckergewinnung aus Zuckerrohr.
	Pilzarbeiter-Lunge	Kompost aus Pferdemist mit Weizenstroh	Micropolyspora faeni, Thermoactinomyces vulgaris und andere thermophile Actinomycesarten	Das zur Züchtung von Speisepilzen benötigte feuchtwarme Milieu fördert Actinomycetes-Wachstum. Manchmal gleichzeitig Aspergillus fumigatus.
	Befeuchterfieber	Luftbefeuchter, Klimaanlagen	Micropolyspora faeni	Gruppenerkrankungen am Arbeitsplatz sind beobachtet.
Bazillen	Waschmittellunge	Bei der Detergentienherstellung in der Waschmittelindustrie	Bacillus subtilis	Die proteolytischen Enzyme des Bacillus subtilis werden verwandt. Jedes Gramm enthält Millionen Keime. Es kommt zu Sofort- und verzögerten Reaktionen.
Pilze	Ahornrindenschäler-Krankheit	Bei der Bearbeitung von Ahorn	Cryptostroma corticale	Die Pilze finden sich in der Ahornrinde.
	Malzarbeiter-Lunge	Bei der Verarbeitung von Gerste zu Malz	Aspergillus clavatus, Aspergillus fumigatus	Hohe Luftfeuchtigkeit und Temperatur. Bronchialobstruktion kommt vor.

Durch organische Stäube hervorgerufene Krankheiten mit exogener allergischer Alveolitis (Fortsetzung)

Ursache	Deutscher Name	Antigen-kontakt	Präzipitin-bildung gegen	Bemerkungen
	Paprikaspalter-Lunge	Beim Spalten von schimmligen Paprikaschoten	Nicht nachgewiesen. Pilze: Mucor stolonifer, Penicillium glaucum, Rhizopus nigricans	Klinisches Bild entspricht exogener allergischer Alveolitis. Gleichzeitig führt in der Schote enthaltenes Capsaicin zu Schleimhautreiz.
	Käsewascher-Krankheit	Bei Reinigung schimmelnden Käses durch Abreiben mit Tüchern	Penicillium casei	Lagerung des Käses bei 90 °C. Bei Atopikern auch Typ I-Reaktion.
	Sequoiose	Beim Sägen amerikanischen Rotholzes (Sequoia sempervirens)	Graphium aureobasidium pullulans	
	Suberose	Mit schimmligem Korkstaub bei der Produktion	Penicillium frequentans	Typ I-Reaktionen werden auf den Korkstaub, Typ III auf die Pilzverunreinigung zurückgeführt.
	Lycoperdonose	Bei Instillation gegen Nasenbluten (in USA)	Lycoperdon-Sporen	Bisher keine Sicherung durch Präzipitinnachweis. Es handelt sich um Bovistpilze, die in den USA vorkommen.
	Austernseitling	Beim Umgang mit Kulturen (auch Heimkulturen)	Pleurotus florida	Auslösung zumeist nach kurzer Exposition.
Heterologe Eiweiße	Hypophysen-schnupfer-Lunge	Bei Inhalation von Schweine- oder Rinderpulver	Heterologes Eiweiß, Hypophysenantigen	Es kommt bei Atopikern bei dieser Therapie des Diabetes insipidus auch zur Typ I-Reaktion.
	Vogelzüchterlunge (Taubenzüchter-, Hühnerzüchter-, Wellensittich-züchter-Lunge)	Beim Umgang mit Hühnern, Enten, Gänsen, Tauben, Papageien und Wellensittichen	Bestandteile von Federn, Kot und Serum (Albumin, β- und γ-Globuline)	Bei Hühnern und Tauben akuter Verlauf häufiger. Bei Wellensittichen und Papageien vorwiegend schleichend.
Tierische und pflanzliche Antigene	Weizenkäfer-Krankheit	Beim Kontakt mit Mühlenstaub	Sitophilus granarius (Weizenkäfer)	Reaktionen vom Typ I und III gegen Epidermisbestandteile
	Sisalarbeiter, Kokosnußarbeiter, Kaffeearbeiter	Weisen in einem hohen Prozentsatz Präzipitine gegen Extrakte des Materials auf, mit dem sie umgehen, jedoch keine Präzipitine gegen Pilze. Die pathogenetische Bedeutung ist nicht erheblich.		

Literatur

1. *Wüthrich, B., S. Wyss:* Schweiz. Med. Wschr. *109:* 315 (1979). IgE-Serumspiegel-Bestimmung: RIST oder PRIST.
2. *Fateh-Moghadam, A., D. Neumeier, K. v. Stetten, F. Dati, D. Grenner:* Fresenius Z. Anal. Chem. *301:* 123 (1980). Enzymimmunologische Methode zur Bestimmung von IgE.
3. *Haupt, J., H. J. Jung, M. Nuske, R. Ringelmann:* Immun. Infekt. *7:* 97 (1979). Zur Eingrenzung des Normalbereichs der Serum-IgE-Konzentration.
4. *Zetterström, O., S. G. O. Johansson:* Allergy *36:* 537 (1981). IgE concentrations measured by PRIST in serum of healthy adults and in patients with respiratory allergy.
5. *Urbanek, R., D. Karitzky, W. Künzer:* Dtsch. Med. Wschr. *103:* 503 (1978). Serum-IgE bei Hauterkrankungen im Kindesalter.

6. *Ringel, K. P., F. Dati, E. Buchholz:* Laboratoriumsblätter *32:* 26 (1982). IgE-Normalwerte bei Kindern.
7. *Croner, S., N. I. M. Kjellman, B. Eriksson* et al.:Arch. Dis. Child. *57:* 364 (1982). IgE-Screening in 1701 newborn infants and the development of atopic disease during infancy.
8. *Johansson, S. G. O., H. H. Bennich:* IgE and allergic diseases. In: *Boström, H., N. Ljungstedt,* Theoretical and clinical aspects of allergic diseases, S. 27. Almquist und Wiksell, Stockholm (1983).
9. *Bjorksten, F., S. G. O. Johansson:* Clin. Allergy *5:* 363 (1975). In vitro diagnosis of atopic allergy.
10. *Debelic, M.:* Therapiewoche *29:* 2280 (1979). Die klinische Bedeutung der Bestimmung von Gesamt-IgE und spezifischem IgE für die Diagnostik und Verlaufsbeurteilung allergischer Krankheitsbilder.
11. *Fuchs, E.:* Allergische Atemwegsobstruktion. In: *Ulmer, W. T.,* Handbuch der inneren Medizin, Band IV/2, S. 543. Springer, Heidelberg (1979).
12. *Thiel, Cl., E. Fuchs, H. J. Maasch, R. Wahl:* Allergy to spices: Cross reactivity to other allergens. In: *Ring, J., G. Burg,* New trends in allergy II, S. 154. Springer, Berlin (1986).
13. *Gleich, G. J., S. L. Dunette, F. J. Volenec, M. M. Mani:* Clin. Allergy *9:* 133 (1979). Quantification of IgE in patients with burns.
14. *Schlegel, G., M. Lüthgens:* Tumor-Diagnostik *2:* 101 (1980). Serum IgE-Spiegel bei Tumorrezidiven im HNO-Bereich.
15. *Fishkin, B. G., N. Orloff, L. E. Scadutu* et al.: Blood *39:* 361 (1972). IgE-myeloma, a report of the third case.
16. *Wide, L., H. Bennich, S. G. O. Johansson:* Lancet *II:* 1105 (1967). Diagnosis of allergy by an in vitro test for allergen antibodies.
17. *Herold, D., I. Duyan, G. Kunkel:* Phadiotop versus total-IgE: Higher specificity of a new in vitro method in diagnosis of type I inhalant allergies.
Glowania, H. J., M. Debelic: In vitro test for screening of allergic patients.
Trede, N., B. Müller, R. Urbanek, G. Burow: A new screening test for inhalant allergy.
Abstracts XIII. Congress of the European Academy of Allergology and Clinical Immunology, Budapest (1986).
18. *Rappaport, I., D. de Ponce, D. Sogn, Y. Y. Wang:* Ann. Allergy *43:* 1 (1979). On the correlation between RAST and the allergy intradermal test.
19. *Kleinhans, D.:* Therapiewoche *29:* 3608 (1979). Die Bedeutung des Radio-Allergo-Sorbens-Test (RAST) in der Allergiediagnostik.
20. *Ring, J.:* Diagnostik und Intensivtherapie *12:* 139 (1980). Methoden der in-vitro-Allergiediagnostik.
21. *Fuchs, E.:* Krankenhausarzt *53:* 183 (1980). Diagnostische Kriterien bei allergischen Reaktionen des atopischen Formenkreises.
22. *Gronemeyer, W.:* Allergologie *2:* 234 (1979). Indikation und Wertigkeit des RAST in der praktischen Allergologie.
23. *Djurub, R., O. Osterballe:* Allergy *39:* 433 (1984). IgG subclass antibody response in grass pollen-allergic patients undergoing specific immunotherapy.
24. *Artmann, C.:* Lab. Med. *9:* 363 (1985). Allergiediagnostik. Erfahrungen mit dem humanbasophilen Degranulationstest.
25. *König, W., A. Bohn, K. Theobald, K. D. Bremm, J. Knöller:* Klinikarzt *12:* 753 (1983). Die Mastzelle — zentraler Effektor bei allergischen Reaktionen.
26. *Hirsch, S. R., J. E. Zastrow:* J. Allergy Clin. Immunol. *50:* 338 (1972). Basophil degranulation: A new method of observation and its correlation with skin testing.
27. *Perelmutter, L.:* Ann. Allergy *52:* 64 (1984). IgG_4: Non IgE mediated atopic disease.
28. *Gwynn, C. M., T. Almosawi, D. R. Stanworth:* Clinical Allergy *12:* 459 (1982). Clinical associations with serum allergen-specific IgG_4 antibodies.
29. *Sennekamp, H. J.:* Exogen-allergische Alveolitis und allergische bronchopulmonale Mykosen. Thieme, Stuttgart (1983).
30. *Forschbach, G.:* Internist *15:* 379 (1974). Organische Staublunge.
31. *Fuchs, E., G. Schultze-Werninghaus:* Asthma bronchiale. Themen der Medizin. 7. Edition, Wander Pharma (1986).

Autoantikörper gegen Organgewebe und Thrombozyten

Einleitung

Bei einer immer größer werdenden Zahl von Erkrankungsformen lassen sich Autoimmunprozesse nachweisen. Autoimmunität ist die Reaktion des Immunsystems gegen Strukturen des eigenen Organismus (Autoantigene), also gegen »Selbst«. Solche Reaktionen werden als Dysregulation des Immunsystems angesehen.

Entscheidender als vorübergehende Autoimmunreaktionen ist immer der Nachweis einer persistierenden Autoimmunität. Für eine kausale Beteiligung an der Pathogenese ist die Lokalisation der Autoantigene, d. h. derjenigen Strukturen, gegen die die Autoimmunreaktion gerichtet ist, von entscheidender Bedeutung: Für eine Functio laesa, eine Einschränkung von Organfunktion(en), muß das Autoantigen für Lymphozyten oder Antikörper erreichbar sein.

Von größter Bedeutung sind daher Autoantigene auf Zelloberflächen, Autoantigene auf extrazellulären Strukturen oder intrazelluläre Autoantigene wie sie bei Zellzerstörung oder Zellmauserung freigesetzt werden. Letzteres kann eher zur Bildung von Immunkomplexen führen, weniger zu einer direkten Schädigung der betreffenden Gewebe.

Wie bei einer normalen Immunantwort führt auch bei autoimmunologischen Prozessen die Aktivierung des Immunsystems nahezu immer sowohl zur transitorischen Bildung sensibilisierter T-Lymphozyten als auch über eine Stimulation der B-Lymphozyten zur Bildung von Antikörpern.

Autoantikörper (Auto-AK) reflektieren daher nur einen Teil der Autoimmunphänomene, d. h. ein negativer Autoantikörpertest schließt mögliche zelluläre Autoimmunphänomene nicht aus.

T-Lymphozyten vermittelte Zytotoxizitätsreaktionen und ihre Bedeutung bei Autoimmunkrankheiten sind heute Gegenstand zahlreicher Forschungsbemühungen. Sensibilisierte T-Lymphozyten entziehen sich noch weitgehend den Nachweismethoden eines Routinelabors. Wir werden uns daher im Folgenden auf die Nachweismethoden von Autoantikörpern beschränken.

Mensch und Säugetiere können Antikörper gegen ca. 100 Millionen verschiedene Antigene bilden, wobei die Reaktivität gegen jedes individuelle Antigen jeweils genetisch reguliert ist. Ein von einem B-Lymphozyten abstammender Zellklon (Zellfamilie) bildet jeweils einen spezifischen Antikörper gegen ein Antigen. Es gibt demnach ca. 100 Millionen B-Lymphozyten (-Familien) verschiedener Antigenspezifitäten.

Antikörper gegen verschiedene Antigene unterscheiden sich in den hypervariablen Teilen ihrer Leicht- und Schwerketten. Diese Teile bilden die Antigenbindungsstelle. Der Bereich wird als Idiotyp bezeichnet.

Zu Beginn einer Immunantwort wird ein Antigen von Makrophagen aufgenommen und auf deren Zellmembran zusammen mit den körpereigenen Histokompatibilitätsantigenen der Klasse II (beim Menschen den HLA-DR-Antigenen) den T-Zellen präsentiert. Diese können den angebotenen Antigen-HLA-DR-Komplex nur im Zusammenhang, und zwar mittels ihrer Antigen-spezifischen Rezeptoren erkennen. Sie setzen daraufhin Überträgersubstanzen (»Lymphokine«) frei. Gleichzeitig können die von Makrophagen präsentierten Antigene auch durch die entsprechenden, für dies Antigen spezifischen Antikörper auf B-Zellen erkannt werden, wodurch diese für die Einwirkung der Lymphokine zugänglich werden. Die B-Zellen beginnen zu proliferieren. Die Zahl der Antigen-spezifischen B-Zellen nimmt drastisch zu, die betreffende Familie (»B-Zellklon«) wandelt sich dabei teilweise in Antikörper-sezernierende Plasmazellen um.

Mit steigender Konzentration des Antikörpers im Serum wird dessen Idiotyp nun selbst als Antigen erkannt. Es kommt zur Bildung von *antiidiotypischen Antikörpern*, wodurch in einem Netzwerk /[1]/ von Interaktionen die Immunantwort gegen das primär auslösende Antigen in Grenzen gehalten und reguliert wird. Antiidiotypische Antikörper, obzwar im strengen Sinne auch Autoantikörper darstellend, werden wegen ihrer regulatorischen Funktion in der folgenden Darstellung nicht unter dem Begriff Autoantikörper subsummiert.

Ursachen der Autoantikörperentstehung — Immunisierung gegen »Verändertes Selbst«, Toleranz und genetische Faktoren

Das Immunsystem hat die primäre Funktion, zwischen » Selbst« und »Nicht-Selbst« zu unterscheiden und so die Aufrechterhaltung der Identität des Organismus zu sichern /[2]/.

Hierzu ist zunächst einmal nötig, daß »Selbst-Antigene« erkannt werden und daß gegen sie keine Immunreaktion stattfindet. Im Laufe der Zeit sind verschiedene Theorien entwickelt worden um zu erklären, wie es zu der Toleranz gegen »Selbst« kommt /[3]/.

Nach der »clonal abortion theory« können mit körpereigenen Antigenen reaktive B-Lymphozyten schon im unreifen Stadium arretiert werden. Man nimmt heute an, daß die Selbsttoleranz (die Unterdrückung einer Immunreaktion gegen »Selbst«) während des ganzen Lebens, und zwar auf mehreren Ebenen des Immunsystems gesichert wird.

Toleranz ist somit das Ergebnis des Zusammenwirkens vieler weiterer Faktoren

— T-Helferlymphozyten sind gegenüber körpereigenen Substanzen »nicht reaktiv«.

— Es existieren spezifische Suppressorzellen, die eine Immunantwort gegen körpereigene Antigene unterdrücken.

— Unterdrückung der Immunreaktion durch antiidiotypische Antikörper und anti-Idiotyp-spezifische T-Lymphozyten.

— Blockade einer Immunreaktion gegen »Selbst« durch Immunkomplexe.

Die Toleranz gegen »Selbst« ist also das Ergebnis eines komplizierten Netzwerkes von Interaktionen zwischen T- und B-Lymphozyten, Makrophagen sowie antiidiotypischen Antikörpern und Immunkomplexen.

Die Toleranz gegen »Selbst« kann auf verschiedene Weise gestört werden.

— Zur Ausbildung einer Toleranz in der Embryonal- und Postnatal-Phase bildet sich eine aktive Toleranz gegen körpereigene Substanzen aus. Hierzu müssen sie von Lymphozyten erkannt werden, d. h. für diese Zellen zugänglich sein. Dies ist bei allen extrazellulären Struktur- und Zellmembranantigenen der Fall. Einige Antigene, z. B. Schilddrüsenkolloid und Thyreoglobulin, Augenlinse, Spermatozoen, sind aber aus anatomischen Gründen nicht erreichbar. Es besteht daher gegen solche Antigene keine Toleranz. Eine Schädigung der natürlichen anatomischen Barrieren, z. B. bei entzündlicher Thyreoiditis, oder eine Einschwemmung solcher Antigene in den Organismus, z. B. Spermatozoen bei Vasektomie, kann so zu einer massiven Autoimmunisierung führen. Zu dieser Gruppe zählen »anatomisch nicht erreichbare« extrazelluläre Antigene wie Zellkernantigene und zytoplasmatische Antigene.

Ein Teil der zytoplasmatischen Zellkernantigene gelangt zwar während der fortwährenden Gewebemauserung in den Extrazellulärraum. Ihre geringe Konzentration scheint jedoch nicht auszureichen, um eine Toleranz oder Immunantwort zu induzieren. Bei einem massiven Gewebezerfall — etwa im Verlauf einer Virusinfektion — kann aber diese schnell überschritten werden und dann doch zu einer Autoimmunisierung führen.

— Körpereigene Substanzen können so verändert sein, daß sie von der aktiven Toleranz (durch Suppression) nicht mehr erfaßt werden. Es bilden sich Autoantikörper, die mit dem »Veränderten Selbst« reagieren, und entweder »kreuzreagierend« auch das »Unveränderte Selbst« miterkennen oder auf noch unbekannte Weise die normale Suppression gegen diese benachbarten »Selbst-Antigene« ausschalten.

Auf diese Weise können Autoantikörper gegen Antigene entstehen, gegen die normalerweise eine Toleranz besteht. Dies wurde bei Zellmembranantigenen, extrazellulären Bindegewebs- bzw. Strukturantigenen und Plasmabestandteilen beobachtet.

— Dem zuvor geschilderten Vorgang analog kann Autoimmunität auch durch Bakterien oder Viren ausgelöst werden, wenn sie selbst oder die durch sie infizierten Zellen den körpereigenen Antigenen ähnliche Strukturen aufweisen. Dies wird für die sog. »nephritogenen« Streptokokkenstämme vermutet, die an ihrer Oberfläche ähnliche Proteoglykane wie die glomerulären Basalmembranen (GBM) haben.

Durch Auseinandersetzung des Organismus mit Bakterien, Viren und Parasiten können also kreuzreagierende Antikörper entstehen.

— Die Bildung von Autoantikörpern kann durch Medikamente induziert werden. Viele Medikamente liegen im Gewebe oder Blut nicht in freier Form vor, sondern binden an Plasmaproteine, Zellen oder Strukturproteine. Die Bindung kann eine Konformationsänderung des beteiligten Proteins (= Expression von Neoantigenen) bewirken und damit entweder eine Antikörperbildung gegen solche Medikamenten-induzierten Neoantigene auslösen, z. B. bei Medikamenten-induzierten Thrombozytopenien, oder die Bildung von Antikörpern, die auch mit »normalen« Strukturen des Organismus reagieren.

— Eine permanente Autoantikörperbildung kann das Produkt einer Dysregulation des gesamten Immunsystems sein. Ein Beispiel ist der systemische Lupus erythematodes, bei dem Autoantikörper gegen eine Vielzahl körpereigener Strukturen auftreten können.

Eine Autoantikörperbildung erfolgt fast immer oligo- oder polyklonal. Mehrere oder viele Zellklone bilden Antikörper gegen mehrere, ca. 4—10 Aminosäuren umfassende, antigene Abschnitte (Epitope) des gleichen Antigens.

Von großer Bedeutung beim Nachweis von Autoantikörpern ist die unterschiedliche Speziesspezifität. Einige humane Autoantikörper, z. B. glomeruläre Basalmembran-Antikörper (GBMA), reagieren nur mit humanem Gewebe (speziesspezifisch), andere, z. B. antinukleäre Antikörper (ANA), reagieren spezies-unspezifisch, d. h. die Antigene sind im Laufe der Phylogenese wenig verändert worden und finden sich sowohl bei entwicklungsgeschichtlich näheren Spezies (Affen) als auch bei weiter entfernteren, wie Ratte, Maus, Kaninchen und Meerschweinchen. Unabhängig hiervon sind einige Autoantikörper gegen organspezifische Antigene gerichtet, wie z. B. Autoantikörper gegen Pankreas-Inselzellen; bei anderen sind die Autoantigene nicht auf ein Organ beschränkt, wie z. B. nukleäre Antigene.

Pathomechanismen durch Autoantikörper

Autoantikörper können

— Sofern sie gegen Zelloberflächenantigene gerichtet sind, unmittelbar die Funktion der betroffenen Zellen stören. Sind sie gegen spezifische Rezeptoren gerichtet, so können sie die Wirkung von Überträger-Substanzen (Hormonen, etc.) blockieren oder imitieren. Die Bindung kann auch eine Freisetzung zellulärer Inhaltsstoffe auslösen, wie z. B. Proteasen nach Bindung von Pemphigus-Antikörpern.

— Durch Bindung an das entsprechende Autoantigen dieses opsonisieren und damit eine Phagozytose durch Monozyten/Makrophagen oder Granulozyten einleiten, z. B. Auto-AK gegen Erythrozyten, Thrombozyten oder lösliche extrazelluläre Antigene.

— Durch Bindung an ein zelluläres Autoantigen eine Aktivierung des Komplementsystems und damit eine Zerstörung der Zelle bewirken.

— Durch Bindung an Autoantigene auf körpereigenen Zellen direkt deren Zerstörung durch »Killer«-Lymphozyten (K-Zellen) einleiten.

— In der Blutbahn mit Antigenen reagieren und damit zur Bildung von zirkulierenden Immunkomplexen führen. Solche Immunkomplexe werden durch das Komplementsystem schnell in kleinere Bruchstücke abgebaut und nach Bindung an Erythrozyten überwiegend zur Leber transportiert, wo sie von den von Kuffer'schen Sternzellen aufgenommen werden. Versagt dieser Klärmechanismus, so kann es zur pathogenen Ablagerung der Immunkomplexe aus dem Serum in das Gewebe kommen.

— Mit extravasalen löslichen Antigenen reagieren und damit zur lokalen Bildung von Immunkomplexen führen mit folgender Komplementaktivierung und allen Folgen einer entzündlichen Gewebsläsion (Immunkomplexkrankheiten, früher: Serumkrankheit).

Krankheitsassoziationen

Tab. 1 gibt eine Übersicht der häufigsten Autoantikörper, geordnet nach Krankheitsgruppen und läßt zugleich die Indikation für die Suche erkennen. Die fettgedruckten Abkürzungen heben Antikörper hervor, die für das betreffende Krankheitsbild pathognomonisch sind. Die Zuordnung zu Krankheitsbildern (Spalte 2) wie auch die Angabe zur Häufigkeit sind nur als orientierende Werte anzusehen.

Bei zahlreichen Autoantikörpern nimmt die Inzidenz mit dem Alter zu, z. B. haben > 40% der über 60-jährigen Gesunden antinukleäre Antikörper (ANA).

Der Nachweis von Autoantikörpern signalisiert also nicht per se eine Krankheit. Viele Autoantikörper erlauben nur unter Berücksichtigung des klinischen Bildes, des Alters und ihrer Persistenz (Verlaufsuntersuchungen) eine diagnostische Aussage.

Tab. 1 Indikation für Autoantikörperbestimmungen

Krankheitsgruppe	Diagnose	Häufigkeit eines positiven Nachweises		
		> 50%	30—50%	10—30%
Kollagenosen	Systemischer Lupus erythematodes	ANA, **dsDNS***, ssDNS	n-RNP, SS-A	**Sm**, ss-B
	Sharp-Syndrom (MCTD)	ANA, **n-RNP***		ssDNS
	(progressive) Sklerodermie	ANA**	zentromer	**Scl-70**, dsDNS, n-RNP
	CREST-Syndrom	***zentromer***, ANA		Scl-70
	Polymyositis	PM-1, SKMA	Jo-1	ANA
	Sklerodermie/Polymyositis-Überlappungssyndrom	Ku, PM-1		

Tab. 1 Indikation für Autoantikörperbestimmungen (Fortsetzung)

Krankheitsgruppe	Diagnose	Häufigkeit eines positiven Nachweises > 50%	30—50%	10—30%
	Dermatomyositis			ANA, dsDNS, n-RNP, Zentromer, (Scl-70) ANA, PM-1, **Mi**, dsDNS, Jo-1
	Rheumatoide Arthritis (adult)	RF, ANA**	ssDNS, Histone RF-ANA	dsDNS, n-RNP
	Primäres Sjögren-Syndrom	ANA*, SS-A, SS-B, Speicheldrüse		
	Medikamenten-induzierter LE	ANA, Histone***	ssDNS, Histone***	
	Pseudolupus	AMA (-M3)		
	Wegnersche Granulomatose	**ACPA**		
Nerven- und Muskelerkrankungen	Myasthenia gravis (ohne Thymom)	**AChRA**		SKMA
	Myasthenia gravis (mit Thymom)	**AChRA**, SKMA****		
	Polymyositis	PM-1, SKMA	Jo-1	ANA
Gastrointestinale Erkrankungen	Chronisch atrophische Gastritis (ohne Anämie)			PCA
	Akute Pankreatitis			Pankreas-Acinus
	Morbus Crohn		Pankreas-Acinus**	
	Kolitis ulzerosa			**Becherzell**
Lebererkrankungen	Autoimmune chronisch aktive Hepatitis (CAH)	ANA, LSP, **GMA*** (IgG), SMA, Aktin	ssDNS	AMA
	Mischform CAH	ANA, AMA (-M2), Aktin, SMA		
	Chronische Virushepatitis (HBs-positiv)	LSP, SMA		ANA, Aktin
	Primär biliäre Zirrhose	**AMA (-M2)**, Aktin	SMA	LSP
	Alkoholische Leberzirrhose		LMS (IgG)	LSP (IgG)
Lungenerkrankungen	Unklares Lungenbluten			GBMA***** LBMA*****
	Goodpasture-Syndrom	**GBMA**		
	Asthma bronchiale (mit hohem Isoprotenolgebrauch)			β-ARA
Herzerkrankungen	Endokarditis lenta	HMA		
	Perimyokarditis	HMA		
	Postkardiotomie-Syndrom	HMA		
	Postmyokardinfarkt-Syndrom (Dressler)	HMA		
Niere	Goodpasture-Syndrom	GBMA		LBMA
	Anti-Basalmembran-Glomerulonephritis	GBMA		
	Interstitielle Nephritis			tubuläre BM****

Tab. 1 Indikation für Autoantikörperbestimmungen (Fortsetzung)

Krankheitsgruppe	**Diagnose**	**Häufigkeit eines positiven Nachweises**		
		> 50%	**30—50%**	**10—30%**
Endokrinopathien	Diabetes mellitus Typ I (Neuerkrankung)	**ICA, ICSA**	zytotox. ICSA	Insulin****, Tg-A
	Insulin-resistenter Diabetes Typ B (sehr selten)	Insulin**		
	Hashimoto-Thyreoiditis	Tg-A, TM-A		
	Primäre Hypothyreose	Tg-A, TM-A		
	Schilddrüsenhyperplasie (M. Basedow)		Tg-A, TM-A	
	M. Addison	NNR-A		
	Primärer Hypoparathyreoidismus		PTA	
	Polyendokrinopathien Typ I oder II	variable Kombinationen		
Hämatologische Erkrankungen	Idiopathisch thrombozytopenische Purpura	Thrombozyten		
	Autohämolytische Anämie mit Thrombozytopenie	Thrombozyten (AK gegen Erythrozyten)		
	Perniziöse Anämie	PCA, PCSA, IFA		
Hauterkrankungen	Diskoider Lupus erythematodes		ANA	ssDNS, n-RNP, dsDNS****
	Pemphigus (alle Formen)	**EIZA**		
	Pemphigoid	**EBMA**	**EBMA**	
	Schleimhautpemphigoid			**EBMA**
	Herpes gestationes			EBMA-C3-Fixation
	Dermatitis herpetiformis Duhring			Retikulin
Infertilität	(Mann und Frau bei pathologischem Sims-Huhner-Test)		Anti-Spermienkopf-AK	

Zeichenerklärung: * = Marker nur bei hohem Titer; ** = humane Zell-Linien; *** = je nach Medikament; **** = Einzelbefunde; ***** = sehr selten ohne Goodpasture-Syndrom; ____ (unterstrichen) = > 90%

Alphabetische Abkürzungen der Autoantikörper

Abkürzung		*Autoantikörper gegen*
AChRA	:	*Antigene auf Azetylcholin-Rezeptoren*
ACPA	:	*zytoplasmatische Antigene in Granulozyten*
Aktin	:	*Aktin*
AMA	:	*mitochondriale Antigene (verschiedene Immunfluoreszenztypen AMA-M1, AMA-M2, AMA-M3, AMA-M4, AMA-M5, AMA-M6)*
ANA	:	*Zellkern-Antigene (frühere Bezeichnung der ANA: Anti-nukleäre Faktoren = ANF)*
ARA	:	*ribosomale Antigene*
β-ARA	:	*β-adrenerge Rezeptoren*
C3NeF	:	*C3-Konvertase des alternativen Aktivierungsweges von Komplement, C3bBb*
dsDNS	:	*native Doppelstrang-DNS (Desoxyribonukleinsäuren)*
Becherzell-A	:	*zytoplasmatische Becherzell-Antigene*
EBMA	:	*epidermale Basalmembran-Antigene (Pemphigoid-Antikörper)*
EBMA-C3b-Fixation	:	*epidermale Basalmembran-Antigene, die nur durch einen C3b-Fixationstest nachweisbar sind*
EIZA	:	*epidermale Interzellularsubstanz-Antigene (Pemphigus-Antikörper)*
GBMA	:	*glomeruläre Basalmembran-Antigene*

Alphabetische Abkürzungen der Autoantikörper (Fortsetzung)

Abkürzung	*Autoantikörper gegen*
GMA	*: Antigene in oder auf glatten Muskelzellen*
Histone	*: Histonproteine H1, H2A, H2B, H3, H4, H5*
HMA	*: Antigene in oder auf Herzmuskelzellen*
ICA	*: zytoplasmatische Antigene der Inselzellen*
ICSA	*: Oberflächen-Antigene der Inselzellen*
zytotox. ICSA	*: Oberflächen-Antigene der Inselzellen gemessen durch Zytotoxizitäts-Test*
IFA	*: »intrinsic factor«*
Insulin-R	*: Insulin-Rezeptoren*
Jo-1	*: extrahierbares nukleäres Antigen Jo-1*
Ku	*: definiertes extrahierbares nukleäres Antigen Ku*
LBMA	*: Lungenbasalmembran-Antigene*
LMA	*: Lebermembran-Antigene*
LSP	*: leberspezifisches Lipoprotein*
Mi	*: definiertes extrahierbares nukleäres Antigen Mi*
NNR-A	*: zytoplasmatische Nebennierenrinden-Antigene*
n-RNP	*: Ribonukleoproteine U1-n-RNP (das Antigen ist RNase-, Trypsin- und thermolabil)*
Pankreas-Azinus	*: zytoplasmatische Pankreas-Azinus-Zellantigene*
PCA	*: zytoplasmatische Parietalzell-Antigene*
PCSA	*: Zelloberflächen-Antigene der Parietalzellen*
PM-1	*: extrahierbares nukleäres Polymyositis-Antigen 1 (= Topoisomerase)*
PTA	*: zytoplasmatische Parathyreoidea-Antigene*
Retikulin	*: Antigene auf Retikulinfasern*
RANA	*: rheumatoid arthritis associated nuclear antigen*
RF	*: Fc-Teil von IgG (RF = Rheumafaktoren)*
Scl-70	*: extrahierbares nukleäres Antigen Scl-70*
SKMA	*: Antigene in oder auf Skelettmuskelzellen*
Sm	*: extrahierbares nukleäres Antigen Sm (RNAse- und thermostabil)*
Speicheldrüsen-gang-A	*: zytoplasmatische Antigene in Speicheldrüsenausführungsgängen*
SS-A	*: Sjögren-Syndrom-assoziiertes Kern-Antigen SS-A (= Ro)*
SS-B	*: Sjögren-Syndrom-assoziiertes Kern-Antigen SS-B (= La)*
ssDNS	*: Einzelstrang-DNS*
Tg-A	*: Thyreoglobulin*
Thrombozyten	*: Thrombozyten-Oberflächen-Antigene*
TM-A	*: Thyreoidea-Mikrosomen-Antigene*
TBMA	*: tubuläre Basalmembran-Antigene*
Zentromer	*: Antigene auf den Zentromeren der Chromosomen*

Empfindlichkeit der Nachweismethoden und Methodenkritik

Autoantikörper werden in der Regel in Serum nachgewiesen, seltener in Plasma, Gelenkflüssigkeit usw. Pro Untersuchung sind 1—2 ml nötig. Der Transport kann bei Umgebungstemperatur erfolgen. Nachweismethoden sind:

— Präzipitationstechniken wie Doppelgeldiffusionstest, Überwanderungselektrophorese, Raketenimmunelektrophorese oder die Nephelometrie.

— Hämagglutinationstest.

— Verfahren wie Immunfluoreszenz (IF), »Enzyme-linked immunosorbent assay« (ELISA) oder Radioimmunoassay (RIA).

Tab. 2 gibt die Nachweisgrenzen einiger gängiger Verfahren wieder. Empfindlichere Methoden sind nicht zwangsläufig besser als weniger empfindliche, da mit steigender analytischer Sensitivität häufig die diagnostische Spezifität abnimmt.

Die am häufigsten benutzte — und zur Primärsuche (»Screening«) — geeignete Methode ist die indirekte Immunfluoreszenz (IF). Dies gilt insbesondere dann, wenn der Patient mehrere Auto-AK hat, deren Antigene nicht identifiziert oder zumindest noch nicht in reiner Form verfügbar sind.

IF-Test

Bei der IF werden als Substrat Gefrierschnitte von Gewebe oder — seltener — Einzel-

Tab. 2 Nachweisgrenzen immunologischer Verfahren für zirkulierende Autoantikörper

Methode	**Minimale Konzentration der Antikörper/ml Serum**
Doppelgeldiffusion (*Ouchterlony*)	20— 40 µg
Radiale Immundiffusion (inverser *Mancini*)	5— 10 µg
Immunelektrophorese (*Grabar* und *Williams*)	20— 80 µg
Kreuzimmunelektrophorese mit Intermediärgel	5— 10 µg
Raketenimmunelektrophorese mit Intermediärgel	2— 5 µg
Gegenstromelektrophorese	1— 5 µg
Nephelometrie	20— 50 µg
Hämagglutinations-Test	10—1000 ng
Komplement-Fixations-Test	100—1000 ng
Immunfluoreszenz-Test	1— 100 ng
Enzymimmunoassay	10— 100 pg
Radioimmunoassay	10— 100 pg

Zum Verständnis der Konzentrationsdimension von Antikörpern:
Die mittlere IgG-Konzentration im Serum beträgt 12.5 g/l. Bei einem Immunserum kann ca. 1% des IgG aus Antikörpern mit definierter Spezifität bestehen also ca. 125 mg/l. Dies stellt eher die Obergrenze einer Antikörperkonzentration dar. Würden Autoantikörper mit definierter Spezifität nur 0.01% der IgG-Fraktion ausmachen, so betrüge die Konzentration im Serum 1.25 mg/l. Diese Konzentration ist durch Präzipitationstests schon nicht mehr nachweisbar, nötig wären RIA, ELISA oder IF-Test.

zellen benutzt. Für Spezies-unspezifische Auto-AK eignen sich tierische Organe (Affe, Ratte, Maus, Kaninchen, Meerschweinchen) häufig besser als humanes Gewebe, da die Sekundär-Antikörper (Anti-human Ig/FITC) — sofern sie mit dem jeweiligen tierischen Ig nicht kreuzreagieren — dann zu einer geringeren Hintergrundfärbung führen. Bei einigen organ- und speziesspezifischen Auto-AK ist jedoch die Verwendung von humanem Gewebe nötig. Hier führt die hohe Gewebskonzentration von IgG, das trotz aller Waschschritte unspezifisch im extrazellulären Gewebe gebunden bleibt, immer zu einer höheren Hintergrundbindung der Sekundärantikörper.

Bei der IF-Methode werden die Konzentrationen der Auto-AK als Endtiter angegeben, und zwar derjenige, der noch eine schwach-positive Reaktion zeigt.

Die Endtiter sind u. a. abhängig von

— Der Güte des Substrates (geeignetes tierisches oder menschliches Gewebe; fixiert oder unfixiert; s. u.).

— Der Qualität der Sekundärantikörper. Optimal sind FITC-markierte F(ab')2-Fragmente von affinitätschromatographisch gereinigten anti-human Immunglobulin Antikörpern mit einem Farbstoff- zu Protein-Verhältnis (F/P) von 1.5—2.5.

— Der Testdurchführung (Puffer, Inkubations- und Waschzeiten).

— Physikalischen Parametern des Mikroskopes wie Spektrum und Alter der Lampe, Energieabgabe im FITC-Absorptionsbereich, Erregerfilter, Teilerfilter, Sperrfilter, Objektiv.

Die aufgeführten Variablen sind Ursache der von Labor zu Labor häufig unterschiedlichen Titer. Standardisierungsbemühungen (DIN-Normen) sind im Gange. Auch die Verwendung von RIA und ELISA oder anderer Methoden bringt gegenüber der IF-Test insofern keine Vorteile, als die Reinheit der verwendeten Antigene derzeit häufig nur unzureichend definiert ist.

Zur Gewährleistung einer internen Qualitätskontrolle müssen bei jedem Auto-AK-Test sowohl eine Negativkontrolle, als auch titrierte Positivkontrollen mitgetestet werden. Der Titer der Positivkontrolle darf von Tag zu Tag maximal um eine Titerstufe schwanken.

Jedes Untersuchungslabor sollte für alle Auto-AK-Bestimmungen

— Durch Untersuchung einer großen Zahl von Seren Gesunder, z. B. Blutspender, den jeweiligen Referenzbereich bzw. die 95% Vertrauensgrenze festlegen. Bei einigen Auto-AK müssen diese Bereiche für verschiedene Altersgruppen definiert werden.

— Die Endtiter bei positivem Auto-AK-Befund nicht als Endverdünnung, sondern als Titerstufe über dem Referenzbereich angeben.

— Interne Positivkontrollen mit — soweit erhältlich — internationalen Referenzseren abgleichen.

Die Methodenabhängigkeit der IF-Ergebnisse beeinflußt alle Angaben zur diagnostischen Sensitivität und Spezifität und damit auch die über die Häufigkeiten und die Krankheitsassoziationen (Tab. 1).

Radio- und Enzymimmunoassay

Die radioimmunologischen und enzymimmunologischen Methoden zum Nachweis von Autoantikörpern haben bei Verwendung gereinigter (nicht-denaturierter) definierter Antigene meist eine höhere Nachweisempfindlichkeit als der IF-Test. Die molekulare Reinheit der Antigene und/oder ihre Konformation bzw. Denaturiertheit in kommerziellen RIA- und ELISA-Nachweissystemen ist leider häufig wenig definiert. Auf die Vor- und Nachteile der unterschiedlichen Nachweismethoden wird bei der Diskussion der Einzeltests nicht nochmals hingewiesen.

Antinukleäre Antikörper (ANA oder ANF)

Antinukleäre Antikörper umfassen

— Die Gesamtheit aller Autoantikörper gegen nukleäre Antigene.

— Im praktischen-ärztlichen Sprachgebrauch antinukleäre Autoantikörper, soweit sie durch indirekte Immunfluoreszenztests (IF) nachgewiesen werden, d. h. IF-ANA oder IF-ANF.

ANA sind überwiegend organ- und speziesunspezifisch. Sie können sich gegen eine Vielzahl nukleärer Antigene richten /[4, 5]/. Nur einige davon sind identifiziert (Tab. 3). Die differentialdiagnostische Klärung der Feinspezifität geht über die IF-Möglichkeiten hinaus und bleibt weiterführenden Untersuchungen mit höherer diagnostischer Sensitivität und Spezifität vorbehalten. Der IF-Test ist jedoch als allgemeine Suchmethode vorzuziehen, weil er auch Antikörper gegen nicht definierte Antigene miterfaßt.

Tab. 3 Definierte Zellkernantigene, gegen die Autoantikörper beobachtet wurden

Polynukleotide:	ssDNS dsDNS ssRNS dsRNS
Histone:	H1 H2A, H2A-H2B-Komplexe

Tab. 3 Definierte Zellkernantigene, gegen die Autoantikörper beobachtet wurden (Fortsetzung)

	H2B H3 H4 H5
DNS-Histon-Komplex	
Chromosomale Antigene:	Zentromer (innerer und äußerer Bereich des Kinetochors) Mitose-Spindel-Apparat
Ribonukleoproteine:	Sm (U1-) n-RNP (SS-A/Ro neuerdings als zytoplasmatisches Antigen identifiziert) SS-B/La To
Nicht-Histon-Proteine:	Scl-70 PM-1 Mi Jo-1 Ku Ma PCNA (in proliferierenden Zellen)
Nukleoläre Antigene:	4-6s RNS 7s RNS

Indikation

Systematischer Lupus erythematodes (SLE), diskoider Lupus erythematodes (DLE), Medikamenten-induzierter LE, Sharp-Syndrom (MCTD), Dermatomyositis, Sklerodermie, Sjögren-Syndrom, CREST-Syndrom, Polymyositis, Polymyalgia rheumatica, rheumatoide Arthritis, autoimmune chronisch aktive Hepatitis, »Mischform«-CAH, autoimmune Thyreoiditis, autoimmunhämolytische Anämie, Myasthenia gravis.

Bestimmungsmethoden

Immunfluoreszenz-Test

Prinzip: Als Substrat dienen entweder selbsthergestellte Azeton-fixierte 4—6 µm dicke Gefrierschnitte von Rattenleber, -niere und -magen (alternativ: Mäuse- oder Affen-) bzw. Gewebekulturzellen (H.Ep2, Wil-2, Ramos oder PtK) auf Glasobjektträgern oder verschiedene Testantigene im Rahmen käuflicher Fertigtests (»ANA-Kits«).

Die Gefrierschnitte oder Zellen werden mit 50 µl verschiedener Verdünnungen des Patientenserums überschichtet, für 30 min. bei Raumtemperatur inkubiert und dann in Phosphat-gepufferter Kochsalzlösung (PBS, pH 7.2) gewaschen.

Anschließend erfolgt ein Überschichten mit FITC-markierten $F(ab')_2$-Bruchstücken von oligovalenten Kaninchen-Anti-Human-IgG, -IgA, -IgM und eine Inkubation für 30 min.

Nach nochmaligem Waschen werden die Substrate unter dem Fluoreszenzmikroskop ausgewertet. Eine Fluoreszenz der Zellkerne ist ein positives Signal. Die Konzentration wird durch Ermittlung des Endtiters bestimmt.

Fotometrische Tests

 Prinzip des FIAX-Verfahrens: Es werden kommerziell erhältliche Kunststoffträger mit darauf fixierten Zellkernen zuerst mit dem Patientenserum und danach mit dem FITC-markierten Anti-Immunglobulin (Sekundärantikörper) inkubiert. Die Fluoreszenzintensität kann fotometrisch in einem speziell entwickelten Photometer gemessen und ausgewertet werden.

Nachteil: Hochtitrige antinukleoläre Antikörper geben zu schwache Signale, weil das Fluoreszenzmuster über den Zellkernen nicht berücksichtigt werden kann.

ELISA-Technik

Prinzip: Mikrotiterplatten oder Kunststoffträger werden benutzt, an die mehr oder weniger definierte Extrakte aus Zellkernen gebunden sind. Die Mikrotiterplatten oder Träger werden zunächst mit verdünntem Patientenserum und dann nach Waschen mit einem in den Fertigtests beigefügten enzymmarkierten Sekundärantikörper inkubiert. Nach nochmaligem Waschen erfolgt die Substratreaktion und ihre fotometrische Ablesung.

Nachteil: Bei der Isolierung der Zellkernantigene kann eine Selektion für bestimmte Kernantigene erfolgen. Die Übereinstimmung mit dem etablierten IF-Test ist meist schlecht.

Bewertung

Der ANA-IF-Test eignet sich insbesondere zum Ausschluß eines systemischen Lupus erythematodes (SLE), setzt aber voraus, daß der Patient nicht gerade unter Steroid- oder immunsuppressiver Therapie steht. Er ist nicht absolut zuverlässig. Weil dort Einzelstrang-DNS als Antigen nicht zugänglich ist, können Patientenseren gegenüber Leber/Nieren-Substraten ANA-negativ sein und dennoch Autoantikörper gegen DNS aufweisen. Meistens erfüllen diese Patienten dann auch nicht die klinischen ARA-Kriterien (American Rheumatism Association) für SLE /[6]/. Die Häufigkeit von antinukleären Antikörpern (ANA; IF-Methode) bei verschiedenen Erkrankungen ist in der Tab. 4 dargestellt.

Tab. 4 Krankheitsassoziation und Häufigkeit antinukleärer Antikörper (ANA) /[4]/

Krankheitsbild	% Häufigkeit*
Systemischer Lupus erythematodes	95—100
Diskoider Lupus erythematodes	21— 50
Medikamenten-induzierter LE	95
Sharp-Syndrom (MCTD)	100
Sklerodermie	31— 90
CREST-Syndrom	95
Sjögren-Syndrom	50— 95
Rheumatoide Arthritis	10— 60
Felty-Syndrom	60—100
Panarteriitis nodosa	15
Polymyositis/Dermatomyositis	40
Psoriasis vulgaris	30
Uveitis	60
Autoimmune chronisch-aggressive Hepatitis	45—100
Primäre biliäre Zirrhose	40
Virus-Hepatitis	30
Alkohol-induzierte Zirrhose	30
Kryptogene Zirrhose	30
Myasthenia gravis	35— 50
Lungenfibrose, Alveolitis	20— 60
Immunthrombozytopenie	50— 70

Tab. 4 Krankheitsassoziation und Häufigkeit antinukleärer Antikörper (ANA) (Fortsetzung)

Krankheitsbild	% Häufigkeit*
Autoimmunhämolytische Anämie	40— 50
Autoimmunthyreoiditis	20— 40
Perniziöse Anämie/atrophische Gastritis	20— 30
Leukämien	70
Schwangerschaft	50
Mononukleose	30— 70
Gesunde Verwandte von LE-Patienten	0— 43
Gesunde > 60 Jahre alt	0— 36
Gesunde < 60 Jahre alt	0— 8

* Wegen der Abhängigkeit von der Methodik variieren die Angaben in der Literatur.

Bei Patienten mit negativen ANA-Tests bei Sjögren-Syndrom, Polymyositis, rheumatoider Arthritis oder Sklerodermie fehlen oft Autoantikörper selbst gegen definierte Zellkernbestandteile.

Die IF-Bestimmmung von ANA erlaubt in beschränktem Maße auch eine Abschätzung der Antigenspezifität. Bestimmte Ablagerungsmuster der Antikörper (Tab. 5) im Zellkern des Substrates weisen auf bestimmte Spezifitäten hin. Die Fluoreszenzmuster korrelieren in gewissem Maße mit verschiedenen Krankheitsformen aus dem Kollagenosebereich (Tab. 5).

Neben den fünf Mustern homogen, ringförmig, partikulär-gesprenkelt, partikulär-nukleolär und partikulär-andere (Klassifikation nach *Burnham* /7/) lassen sich, insbesondere mit Gewebekulturzellen weitere Antikörperablagerungsmuster nachweisen, z. B. das bei Antikörpern gegen Zentromerantigene (CREST-Syndrom).

Tab. 5 Fluoreszenzmuster, vorwiegend assoziierte Kernantigene und Krankheiten

IF-Muster	Antigene	Krankheitsassoziationen (vereinfacht)
nicht partikulär: ringförmig	dsDNS, Histone	SLE, Medikamenten-induzierter LE
nicht partikulär: homogen	dsDNS, Histone, Sm, unbekannte Antigene	SLE, Medikamenten-induzierter LE, ANA-positive klinisch Gesunde (niedrige Titer)
partikulär: feingesprenkelt	n-RNP*, Sm,* (SS-B), Scl-70, PM-1*, Jo-1**, Mi**, Zentromer***	MCTD, SLE, progressive Sklerodermie, Polymyositis, Dermatomyositis
partikulär: nukleolär	4—6s-RNS, 7s-RNS, U3-RNP, To, unidentifizierte Antigene	Sklerodermie
partikulär: andere	SS-B**, n-RNP, Sm, Scl-70, PM-1**, Jo-1**, Ku**, Mi*, Ma, unidentifizierte Antigene	MCTD, SLE, Sjögren-Syndrom, Sklerodermie, Polymyositis, Dermatomyositis, aber auch ANA-positive klinisch Gesunde (niedrige Titer)

* gleichmäßig verteilt feingranulär gesprenkelt, insbesondere bei menschlichen Gewebekulturzellen
** an Organschnitten (Rattenniere, -leber) evtl. falsch negativ
*** Doppelgranula

Die Untersuchung der Fluoreszenzmuster kann nur als Hinweis (keinesfalls als Nachweis) von Autoantikörpern gegen definierte Zellkernbestandteile verstanden werden.

Abkürzungen sh. S. 834.

Häufig wechseln die Kernfluoreszenzmuster mit der Verdünnung des Serums, was auf unterschiedliche Titer der einzelnen Antikörper zurückzuführen ist. ANA können allen Ig-Klassen angehören. Dabei können in den Klassen IgG, IgA, IgM jeweils verschiedene Muster dominieren. Bei Verwendung von Sekundärantikörpern mit den Spezifitäten Anti-IgG, Anti-IgA und Anti-IgM ergibt sich ein Summationsmischbild.

Eine Ig-Klassendifferenzierung ist nur ausnahmsweise sinnvoll, wobei niedrigtitrige solitäre IgM-ANA nicht einmal eine diagnostische Bedeutung haben. Sie werden häufig bei klinisch unauffälligen älteren Menschen, aber auch bei Patienten mit rheumatoider Arthritis beobachtet. Hochtitrige ANA enthalten fast immer IgG-Antikörper. Mit dem Anstieg des IgG-ANA-Titers steigt auch die Wahrscheinlichkeit darin enthaltener Anti-Doppelstrang-DNS-Antikörper. Ingesamt korreliert der ANA-Titer aber nur wenig mit der Krankheitsintensität /[8]/.

Hinweise

Die in der Einleitung dargelegte Kritik an den IF-Nachweismethoden für Autoantikörper und die Notwendigkeit peinlich genauer Kontrollen gelten besonders für den Nachweis der ANA. Eine begrenzte Verbesserung der Vergleichbarkeit der Resultate hat sich durch Einführung definierter Standardpositivseren /[9]/ erreichen lassen, die für folgende Spezifitäten von dem amerikanischen Center of Disease Control bezogen werden können:

a. Anti-DNS
b. Anti-SS-B/La
c. ANA mit punktiertem Muster
d. Anti-RNP
e. Anti-Sm
f. ANA mit nukleolärem Muster

Wegen der Beteiligung aller Ig-Klassen an den ANA muß für die meist aus Gemischen bestehenden Sekundärantikörper die optimale Verdünnung durch eine Schachbrett-Titration bestimmt werden.

Definierte Zellkernbestandteile

Innerhalb der ANA-Gruppen finden sich Autoantikörper gegen definierte Zellkernbestandteile. Ihr Nachweis erfolgt meist durch andere als IF-Tests.

Die Autoantikörper gegen definierte Zellkernantigene werden derzeit noch recht willkürlich bezeichnet nach der

— Abkürzung des Patientennamens, bei dem die Autoantikörper erstmals beschrieben wurden, z. B. Sm, Ro, La, u. a.

— Abkürzung des Krankheitsbildes, mit dem die Autoantikörper assoziiert auftreten, z. B. SS-A, SS-B, Scl-70, PM-1.

— Chemischen Natur der Antigene, gegen die die Autoantikörper gerichtet sind, z. B. Doppelstrang-DNS = dsDNS, Einzelstrang-DNS = ssDNS, RNS, Histone, etc.

Doppelstrang-DNS (dsDNS)

Die Autoantikörper gegen dsDNS lassen sich in zwei Gruppen unterteilen

— Autoantikörper, die nur an dsDNS binden.
— Autoantikörper, die an Einzelstrang-DNS (ssDNS) und dsDNS binden.

Monoklonale Antikörper gegen dsDNS, die durch eine Fusion peripherer Blutlymphozyten von SLE-Patienten mit Lymphomzellen hergestellt wurden, wiesen zahlreiche Kreuzreaktivitäten auf /[10]/. Sie reagierten außer mit dsDNS mit Cardiolipin (Ursache für falsch positive Wassermann-Reaktion bei SLE), mit dem intrazellulären Filamentprotein Vimentin, mit Thrombozyten-Oberflächenantigenen (mögliche Ursache der häufigen Thrombozytopenie bei SLE), mit Thromboplastin (mögliche Ursache der Quickwertverlängerung durch »Hemmkörper« bei SLE), mit Oberflächenantigenen auf Raji-Zellen (daher falsch positiver Immunkomplex-Nachweis bei SLE mit Raji-Zellen). Die Gemeinsamkeit aller dieser so verschiedenartigen Antigene scheint in Phosphordiestern und analogen Strukturen zu liegen.

Native dsDNS wirkt in vivo nicht immunogen, weil die Autoantikörperbildung supprimiert ist. Die bei SLE-Patienten auftretenden Autoantikörper könnten Ausdruck des Versagens dieser Regulation sein. Es wird vermutet, daß die Regulation durch genetische Faktoren, sowie evtl. zusätzliche, krankheitsauslösende exogene Faktoren, gestört ist.

Indikation

SLE (hochpositiver ANA oder klinischer Verdacht auf SLE trotz negativem IF-ANA).

Differentialdiagnose der Kollagenosen.

Bestimmungsmethoden

Radioimmunoassay (RIA)

Prinzip: Gleiche Teile von radioaktiver DNS und Patientenserum werden inkubiert. Anschließend wird gesättigtes Ammoniumsulfat, Methode nach *Farr* /[11]/, hinzugegeben: Die Immunglobuline werden gefällt und mit ihnen an sie gebundene radioaktiv markierte DNS. Nicht-gebundene DNS bleibt im Überstand. Nach Entfernen des Überstandes wird die Radioaktivität des Präzipitates gemessen. Als radioaktiv markierte DNS kann Doppelstrang-DNS aus Kalbsthymus, Bakteriophagen und E. coli benutzt werden.

IF-Methode mit Crithidia lucilia (CL)

CL sind für Menschen apathogene Hämoflagellaten, deren Kinetoplasten zirkuläre DNS enthalten. Die Autoantikörper-Konzentration wird wie bei der ANA-IF-Bestimmung durch Titration ermittelt /[12]/.

ELISA

Als Antigen eingesetzt wird hochreine dsDNS.

Bewertung

Autoantikörper gegen dsDNS werden überwiegend in aktiven Stadien eines SLE, weniger häufig auch bei einigen anderen Erkrankungen (Tab. 6) beobachtet.

Beim SLE wurde eine Korrelation der Titer mit der Krankheitsintensität beschrieben. In der Remission kann der Titer bis unter die Nachweisbarkeitsgrenze abfallen. Ein starkes Ansteigen, teilweise gefolgt von plötzlichem Abfallen der Titer, kündigt oft einen erneuten Schub an /[13]/. Differentialdiagnostisch wichtig: Bei Medikamenten-induziertem LE treten Anti-dsDNS-Antikörper fast nie auf.

Autoantikörper gegen dsDNS gehören zusammen mit positivem ANA (IF) zu den 1982 revidierten ARA-Kriterien für SLE /[6]/. Anti-dsDNS-Antikörper haben für den SLE eine diagnostische Sensitivität von 96.7% und eine diagnostische Spezifität von 96%.

Beim *Farr*-RIA werden die Ergebnisse als Bindungskapazitäten in % der gesamtfällbaren Radioaktivität angegeben. Werte > 20% werden als positiv angesehen. Bei einem kommerziellen Testkit erfolgt die Angabe in Einheiten. Hier gilt ein Wert von > 25 Einheiten als positiv. Wünschenswert wäre eine Angabe in µg Ig/ml.

Im Zweifelsfall kann die immunologische Spezifität positiver Ergebnisse durch Absorptionsversuche gesichert werden. In Seren, die nur Antikörper gegen dsDNS und nicht gegen Einzelstrang-DNS enthalten, kann die Reaktion in RIA, IF-Test oder ELISA durch Vorinkubation mit hochreiner Doppelstrang-Phagen-DNS unterdrückt werden.

Selten werden auch in ANA-negativen Seren Antikörper gegen dsDNS gefunden /[14]/, so daß der ANA-Test nicht immer ein ausreichend sicherer Screening-Test ist. Ferner können RIAs, bedingt durch die Komplementfaktoren C1q und B, falsch positive Resultate ergeben. Die Faktoren C1q und B sowie basische Proteine können DNS binden und das Vorhandensein von Autoantikörpern vortäuschen.

Hinweise

Bei allen Nachweismethoden für dsDNS müssen Handschuhe getragen werden, um eine Kontamination der dsDNS durch DNasen der Haut und damit den Abbau der dsDNS zu vermeiden.

Radioimmunoassay: Entscheidend für die Aussagekraft ist die Doppelsträngigkeit der als Antigensubstrat verwendeten DNS.

Bei allen radioaktiv markierten DNS-Präparaten und auf ihnen basierenden RIAs kommt es durch Radiolyse zu Strangbrüchen und damit zu Einzelstrang-DNS-Abschnitten. Mit diesen können dann auch Antikörper gegen Einzelstrang-DNS reagieren und eine falsch positive Reaktion für Doppelstrang-DNS-Antikörper vortäuschen. Eine Bewertung der RIAs ist dann nur möglich, wenn die verwendete radioaktiv markierte Doppelstrang-DNS unmittelbar vor Gebrauch mit S1-Nuklease behandelt wird. Sie verdaut die unerwünschten Einzelstrang-Abschnitte.

Als weiterer Nachteil enthalten einige kommerzielle Testkits /[15]/ unzumutbar hohe Kontaminationen von Kernproteinen (1—10%), wodurch, falls Antikörper gegen diese vorliegen, ebenfalls ein falsch positives Anti-dsDNS-Ergebnis vorgetäuscht werden kann. Alternativ zur Fällung der Antikörper-gebundenen DNS mit Ammoniumsulfat kann auch mit Polyethylenglykol (PEG) gefällt werden /[16]/. Bei dem PEG-RIA werden auch niedrig affine Anti-dsDNS-Antikörper erfaßt.

IF-Test mit CL: Vorteil ist der Nachweis niedrig-affiner Autoantikörper gegen dsDNS, außerdem ist eine Differenzierung der Ig-Klasse möglich.

Nachteil: Kinetoplasten enthalten Antigene, die mit Autoantikörpern gegen Histone reagieren /[17]/. Sie können Anti-dsDNS-Antikörper in diesem Test vortäuschen.

ELISA: Einige neuerdings hierzu angebotene Fertigtests bedürfen noch der Bestätigung ihrer immunologischen Spezifität und einer breiten klinischen Evaluierung.

Einzelstrang-DNS (ssDNS)

Die Autoantikörper sind überwiegend gegen Basengruppen auf der DNS gerichtet. Sie reagieren nicht mit dsDNS, da hier die Basen in der Doppelhelixstruktur der DNS verborgen sind.

Indikation

Medikamenten-induzierter LE.

Jugendliche rheumatoide Arthritis.
Klinischer Verdacht auf SLE trotz negativem ANA-Befund (IF).
Differentialdiagnose der Kollagenosen.

Bestimmungsmethoden

Radioimmunoassay (RIA)

Prinzip: Ähnlich dem RIA zum Nachweis von Antikörpern gegen Doppelstrang-DNS nach *Farr* wird ^{125}J, ^{3}H- oder ^{14}C-markierte Einzelstrang-DNS mit Serum inkubiert und die Immunglobuline mit Ammoniumsulfat gefällt. Angegeben wird, wieviel % der Radioaktivität der ssDNS von dem Patientenserum gebunden werden. Werte über 20% Bindungskapazität werden als positiv angesehen.

ELISA

Kommerziell noch nicht erhältlich. Voraussetzungen: Verwendung nichtrückfaltender ssDNS, evtl. Austestung der Seren in Gegenwart von hochreiner helikaler Phagen-dsDNS (ohne Strangbrüche). Messung der gebundenen Patienten-Autoantikörper durch Enzym-markierte Sekundärantikörper gegen Human-IgG.

Bewertung

Bei Patienten mit SLE werden ssDNS-Antikörper in der aktiven Phase mit einer Häufigkeit bis 87% bzw. in der inaktiven Phase bis 43% beobachtet. Sie kommen jedoch auch bei anderen Kollagenosen vor (Tab. 6). Der Aussagewert positiver Ergebnisse wird durch die ungenügende Reinheit der meisten bisher verwendeten ssDNS-Antigene eingeschränkt. Durch Rückfaltung entstehen helikale Bereiche, die dann auch von dsDNS-Antikörpern miterfaßt werden.

Tab. 6 Krankheitsassoziation und Häufigkeit von Autoantikörpern gegen Einzelstrang-(ssDNS) und Doppelstrang-DNS (dsDNS)

Krankheitsbild	**Anti-dsDNS Häufigkeit (%)**	**Anti-ssDNS Häufigkeit (%)**
Systemischer Lupus erythematodes (aktiv)	60—90	78—87
Systemischer Lupus erythematodes (inaktiv)	60	43
Diskoider Lupus erythematodes	25	20
Medikamenten-induzierter LE	3	52
Kollagenosen mit negativem ANA-Test	5	27
Sharp-Syndrom (MCTD)	22	
Sklerodermie	27	
Sjögren-Syndrom	25	
(jugendliche) rheumatoide Arthritis	4	35—50
Polymyositis/Dermatomyositis	21	
Myasthenia gravis	12	
Thyreotoxikose	20	
Infektiöse Mononukleose		40
Autoimmune chronisch-aggressive Hepatitis		58
Akute myeloische Leukämie		89
Akute lymphatische Leukämie		83
Chronisch myeloische Leukämie		60
Gesunde	0—5	4

Angaben variieren in der Literatur, da abhängig vom verwendeten Test.
 Bei anti-ds-DNS am häufigsten: Farr-Assay (RIA). Modifiziert nach Lit. /4/

Hinweise

Nachteile des RIA: Bakterielle und Säugetier-ssDNS neigen spontan zur Rückfaltung und damit zur Ausbildung von Doppelstrang-Abschnitten, wodurch die Basenpaare unzugänglich werden und eine Reaktion mit Autoantikörpern gegen Doppelstrang-DNS möglich wird. Der Test ist dann nicht mehr immunologisch spezifisch für Antikörper gegen Einzelstrang-DNS. Kontrolle bei positivem Ausfall: ssDNS muß durch die Einzelstrang-spezifische S1-Nuklease vollständig abbaubar sein und dann zu einem negativen Test führen (vergl. dsDNS-Nachweis).

RNS

Ähnlich wie bei den Autoantikörpern gegen DNS können Antikörper gegen RNS entweder mit Doppelstrang-RNS (dsRNS), Einzelstrang-RNS (ssRNS) oder beiden reagieren. Einige der Autoantikörper zeigen auch eine Kreuzreaktion mit ssDNS.

Bei etwa 20—50% der SLE-Patienten sollen Anti-RNS-Antikörper im Serum nachweisbar sein. Sie besitzen keine hohe Krankheitsspezifität und finden sich mit wechselnder Häufigkeit auch bei Medikamenten-induziertem LE, bei rheumatoider Arthritis und bei Sklerodermie, was ihren diagnostischen Wert einschränkt.

Autoantikörper gegen RNS werden durch einen Radioimmunoassay (RIA) mit radioaktiv markierter RNS und nachfolgender Ammoniumsulfat-Fällung (*Farr*) nachgewiesen.

Extrahierbare Nukleäre Antigene (ENA)

Die ENA umfassen ein breites Spektrum /[18]/ nukleärer Antigene, die sich durch Salzextraktion leicht aus den Kernen eluieren lassen. Ein Großteil anderer nukleärer Antigene (hydrophobe Antigene, Struktur-Antigene, etc.) bleibt in den Kernen. Die Präparation und Isolierung von ENA erfolgt üblicherweise aus Kalbsthymus-Zellkernen (»calf thymus extract« = CTE) oder aus Kaninchenthymus. Der Rohextrakt kann auch käuflich erworben werden.

Indikation

Mischkollagenose (»mixed connective tissue disease« = MCTD oder Sharp-Syndrom), SLE, Sjögren-Syndrom, Sklerodermie, Polymyositis oder Dermatomyositis.

Bestimmungsmethoden

Doppelgeldiffusion (Ouchterlony)

Anwendbar bei Autoantikörpern gegen die Einzelantigene n-RNP, Sm, Scl-70, SS-A/Ro oder SS-B/La. Patientenseren bzw. positive Referenzseren diffundieren in einem Agarosegel gegen das Antigengemisch. An der Stelle des Aufeinandertreffens von Antikörpern und Antigen kommt es zu einer Präzipitationslinie. Mit Hilfe eines Referenzserums kann der betreffende Autoantikörper identifiziert werden.

Vorteil: Einfache Methodik.

Nachteil: Geringe Empfindlichkeit der Tests (sh. Tab. 2).

Gegenstromelektrophorese

Anwendbar bei Autoantikörpern gegen die Antigene n-RNP, Sm, SS-A/Ro und SS-B/La. Kontrolle durch Standardseren (Fusion der Präzipitatlinien). Eine weiterführende Identifikation der Autoantikörper kann durch Behandlung des ENA-Antigengemisches mit Ribonukleasen, Trypsin, DNasen oder durch Erhitzung auf 56 °C erzielt werden. Die RNP-Antigenität wird durch RNase, Trypsin und 56 °C zerstört, nicht aber durch DNase. Sm-Antigenität ist gegenüber RNase, 56 °C und limitierter Trypsinbehandlung stabil.

Vorteil: Höhere Empfindlichkeit als der *Ouchterlony*-Test.

Nachteile: Testergebnis in Titerstufen; durch Mischpräzipitation werden weniger Antikörperspezifitäten angezeigt als vorhanden.

Passive Hämagglutination

Anwendbar bei Autoantikörpern gegen entweder n-RNP oder Sm. n-RNP und Sm adsorbieren relativ spezifisch an Hammelerythrozyten. Sm ist dabei Bestandteil des U1-nRNP-Antigens. Die Agglutination solcher beschichteter Erythrozyten durch Patientenserum vor und nach zusätzlicher Behandlung mit RNase wird untersucht. Sm ist RNase-stabil.

Der Test ist zwar empfindlicher als Präzipitationsmethoden, versagt jedoch, wenn ein Gemisch aus Anti-Sm und Anti-nRNP beim Patienten vorliegt. Außerdem kann er durch Antikörper gegen zytoplasmatische Ribonukleoproteine falsch positiv werden. Die Reinheit der Testantigene bei kommerziellen Fertigtests ist unsicher.

RIA oder ELISA mit gereinigten Testantigenen

RIA nicht kommerziell erhältlich. Beschrieben wurden Radioimmunobindungsverfahren, bei denen die gereinigten Antigene an Röhrchen bzw. Mikrotiterplatten gebunden werden. Die so beschichteten Träger werden zuerst mit Patientenserum, dann mit einem radioaktiv markierten Anti-human-Immunglobulin-Antikörper inkubiert.

Alternativ erfolgt beim ELISA (kommerziell erhältlich) die Inkubation mit einem enzymmarkierten Anti-human-Immunglobulin als Sekundärantikörper. Es ist noch unsicher, wie rein die kommerziellen Testantigene sind.

Immunoblotting-Analyse (»Western blotting«)

Die Testantigene werden mittels SDS-Polyacrylamidgel-Elektrophorese aufgetrennt und anschließend durch Elektrotransfer auf Nitrozellulosefilter übertragen. Diese werden in Streifen geschnitten und zuerst mit Patientenserumverdünnungen und anschließend mit einem enzymmarkierten oder radioaktiv markierten Sekundärantikörper inkubiert. Wird Roh-ENA statt gereinigter Antigene als Substrat benutzt, entsteht eine verwirrende Vielfalt von Reaktionsbanden.

Sehr hohe Empfindlichkeit (ng/ml). In Routinelabors kaum anwendbar. Die wissenschaftliche Diskussion über »typische« Bandenmuster bei Autoantikörpern gegen die verschiedenen ENA-Bestandteile ist noch nicht abgeschlossen.

Bewertung

Die diagnostisch wichtigsten Antigene der ENA-Gruppe sind die Sm-Antigene /[19]/. Sie können bei etwa 25% der Patienten mit aktivem SLE nachgewiesen werden. Da Antikörper gegen Sm bei anderen Erkrankungen nur sehr selten vorkommen, hat ihr Nachweis einen hohen Vorhersagewert, weshalb sie in die SLE-Kriterien der ARA /[6]/ aufgenommen wurden. Antikörper gegen Sm sind demnach pathognomonisch für SLE.

 Autoantikörper gegen n-RNP werden nahezu immer beim *Sharp*-Syndrom (»mixed connective tissue disease« = MCTD) beobachtet. Die enge Assoziation kann aber ein Artefakt sein, da die Diagnose eines Sharp-Syndroms häufig erst von dem positiven Antikörpernachweis abhängig gemacht wird. Die wissenschaftliche Diskussion, ob das Sharp-Syndrom eine eigene Krankheitsentität oder die Unterform eines SLE darstellt, ist noch nicht abgeschlossen.

Die Krankheitsassoziationen von Autoantikörpern gegen verschiedene Bestandteile des Zellkernextraktes sind in der Tab. 7 aufgeführt.

Tab. 7 Nachweismethoden und Krankheitsassoziationen von Autoantikörpern gegen definierte extrahierbare Ribonukleoproteine und Nicht-Histon-Proteine (ENA)

Antigen	Methoden	Dermatomyositis	Polymyositis	Polymyositis/progr. Sklerodermie	progr. Sklerodermie	MCTD	SLE	primäres Sjögren Syndrom
Jo-1	DGD	+	+ +	—	—	—	—	KD
PM-1	DGD	+	+ + +	+ + +	—	—	—	KD
Mi	DGD, (RIA)	+	—	—	—	—	—	KD
Ku	DGD	KD	—	+ + +	—	—	—	KD
(U1-) n-RNP	DGD, GE, HA, RIA	—	—	+	—/+ **	+ + +	+ +	—
Scl-70	DGD, (RIA)	—	—	—/+ **	+	KD	—	—
Sm	DGD, GE, HA, RIA	—	—	—	—	—	+ +	—
SS-A*/Ro	DGD, RIA	—	—	—	—	—	+ +	+ + +
SS-B/La	DGD, RIA	—	—	—	—	—	+	+ + +

Abkürzungen:

KD	Keine Daten über größere Patientenzahlen erhältlich
—	< 5%
+	5—10%
+	10—30%
+ +	30—50%
+ + +	> 50%
*	SS-A scheint vorwiegend ein zytoplasmatisches Antigen zu sein
**	unterschiedliche Angaben
DGD	Doppelgeldiffusionstest mit Referenzseren
GE	Gegenstromelektrophorese mit Referenzseren (und Enzym- und 37 °C- bzw. 56 °C- oder Säure-behandelte Antigene)
HA	Hämagglutinationstest mit Antigenen, die an Erythrozyten gebunden werden
RIA	Radioimmunoassay mit gereinigtem markierten Antigen- oder Doppelantikörper-Kompetitionsassay
(RIA)	Einzelberichte über Radioimmunoassay

Modifiziert nach /[20, 21]/

Histone

Histone sind basische Zellkernbestandteile, die mit der Doppelstrang-DNS komplexieren. Es lassen sich die Histone H1, H2A, H2B, H3, H4 und H5 unterscheiden. Autoantikörper reagieren spezifisch mit den verschiedenen Histonen. Einige Autoantikörper gegen Histone reagieren mit freien Histonen, andere nur mit DNS-gebundenen Histonen (konformationsabhängig).

Indikation

Medikamenten-induzierter Lupus erythematodes (vor allem Procainamid, Isoniazid, Hydralazin).

Medikamenten-induzierte ANA ohne klinische LE-Symptome.

Systemischer Lupus erythematodes (SLE).

ANA-positive, seropositive rheumatoide Arthritis.

ANA-positive Sklerodermie.

Bestimmungsmethoden

IF-Test

Der Test /[22]/ entdeckt überwiegend Antikörper gegen H2A-H2B. Als Substrat dienen

— Normale Gefrierschnitte von Rattenleber und -niere.
— Säure-eluierte (0.1 N HCl) Gefrierschnitte.
— Säure-eluierte Gefrierschnitte nach Rekonstitution mit gereinigten Histonen.

Verglichen werden die ANA-Titer vor HCl-Extraktion, nach HCl-Extraktion und nach Histon-Rekonstitution. ANA sollten auf HCl-eluierten Substraten um mindestens zwei Titerstufen abfallen, sich aber auf rekonstituierten Schnitten wieder normalisieren. Alternativ kann ein Absorptionstest durchgeführt werden. Hier werden Patientenseren mit gereinigten Histonfraktionen inkubiert. Anschließend wird die Abnahme des ANA-Titers gegenüber normalen Schnitten geprüft.

RIA, ELISA

Als Antigen dienen gereinigte Histongemische oder einzelne Histonproteinfraktionen. RIA /[23]/ und ELISA haben zwar eine höhere Empfindlichkeit als der IF-Nachweis, zeigen aber einige Einschränkungen: Ein Teil der Histone liegt natürlicherweise in DNS-komplexierter Form vor. Diese haben häufig eine andere Konfiguration als freie Histone. Mit RIA oder ELISA lassen sich nur Autoantikörper gegen freie Histone nachweisen.

Immunoblotting-Analyse

Gereinigte Histone werden in einer SDS-Polyacrylamidgel-Elektrophorese nach ihrem Molekulargewicht aufgetrennt, durch Elektrotransfer auf Nitrozellulose übertragen, und diese nacheinander mit Patientenserum und enzymmarkierten Sekundärantikörpern inkubiert.

Die Immunoblotting-Analyse erfaßt in SLE-Seren vorwiegend Antikörper gegen H1- und H2B-Histone /[24]/. Sie ist jedoch Speziallabors vorbehalten und nur zum Nachweis von Autoantikörpern gegen (teilweise denaturierte) freie Histone geeignet.

Bewertung

Anti-Histon-Antikörper ergeben im gewöhnlichen ANA-IF-Test (unbehandelte Azeton-fixierte Schnitte) ein homogenes, ringförmiges oder gesprenkeltes Muster. Die Beziehung unterschiedlicher Muster zu bestimmten Histonspezifitäten ist umstritten.

Weil IgM-Antikörper gegen Histone auch bei Gesunden vorkommen, sind vor allem IgG-Antikörper diagnostisch wegweisend. Sie lassen sich im IF-Rekonstitutionstest erkennen. Er erfaßt überwiegend Autoantikörper gegen den Histonkomplex H2A-H2B. Diese werden zu 20—50% bei SLE und zu 50—92% bei Procainamid-induziertem LE beobachtet.

Etwa 50% aller mit Procainamid und ca. 30% aller mit Hydralazin behandelten Patienten entwickeln bei Dauertherapie ANA. Von diesen, im übrigen symptomfreien Patienten haben 32% auch Antikörper gegen Histone /[25]/. Ein Drittel aller ANA-positiven Patienten entwickeln nach unterschiedlich langer Therapie Symptome eines Medikamenten-induzierten LE. Auch von letzteren sind nicht alle Anti-Histon positiv.

Patienten mit Hydralazin-induziertem LE haben etwa in 30% aller Fälle Antikörper gegen die Histone H3/H4 (RIA/ELISA), nicht aber gegen den H2A-H2B-Komplex.

10% der seropositiven (IgM-RF) Patienten mit rheumatoider Arthritis /[26]/ haben Rheumafaktoren (RF), die mit Histonen und IgG/Fc kreuzreagieren (ANA-RF). Außerdem können Patienten mit Malignomen Anti-Histon-Antikörper aufweisen. Eine pathogene Bedeutung der Antikörper gegen Histone ist nicht erwiesen.

Gewebsspezifische Zellkernantigene

Während die Mehrzahl der ANA weder organ- noch gewebsspezifisch reagiert, gibt es doch einige gewebsspezifische ANA von diagnostischer Bedeutung

— Granulozyten-spezifische ANA (GS-ANA).

— ANA gegen Epstein-Barr-Virus transformierte Zellen (rheumatoid arthritis associated nuclear antigens = RANA).

Indikation

Verdacht auf rheumatoide Arthritis oder Felty-Syndrom.

Bestimmungsmethoden

IF zum Nachweis von GS-ANA

Isolierte Granulozyten bzw. Wil-2-Zellen dienen als Substrat. Vergleich mit »normalem« ANA-Substrat (Rattenniere bzw. -leber).

Die Reaktion mit letzterem soll negativ sein, da sonst eine Abgrenzung zu anderen ANA nicht sicher möglich ist.

Doppelgeldiffusionstest zum Nachweis von RANA

Kernextrakte aus EBV-transformierten Zellen werden als Antigene eingesetzt.

Bewertung

GS-ANA haben einen geringen Vorhersagewert für Krankheit. Sie werden gehäuft bei rheumatoider Arthritis, Felty-Syndrom und Spondylitis ankylosans (*M. Bechterew*) beobachtet, kommen aber auch bei anderen Kollagenosen, z. B. SLE vor.

Darüber hinaus sind, vor allem bei SLE, ANA beschrieben worden, die eine Kreuzreaktion mit Leukozytenmembran- und -kernmembranantigenen zeigen. Sie werden für das LE-Zell-Phänomen, d. h. die Phagozytose von Antikörper-beladenen weißen Blutzellen und -zellkernen durch Granulozyten verantwortlich gemacht.

Der LE-Zell-Test weist eine ungenügende diagnostische Sensitivität und Spezifität auf und ist überwiegend durch den Nachweis von Autoantikörpern gegen definierte Zellkernbestandteile ersetzt. Wie der Name »rheumatoid arthritis associated nuclear antigen« schon zeigt, finden sich RANA-Antikörper mit hoher diagnostischer Sensitivität (bis 90% der Patienten) bei rheumatoider Arthritis. Da aber auch bis zu 50% der Gesunden Antikörper gegen dieses Antigen aufweisen, ist die diagnostische Spezifität des Nachweises gering.

ANA mit Rheumafaktor-Eigenschaft (RF-ANA)

Von mehreren Gruppen wurden ANA beschrieben, die auch mit dem Fc-Stück von IgG reagieren und damit gleichzeitig Rheumafaktor (RF-) Eigenschaften haben (IgM-RF, IgG-RF, IgA-RF). Rheumafaktoren kommen in allen Immunglobulinklassen vor. Die Agglutinationstests für Rheumafaktoren (RF) erfassen nur die IgM-RF.

RF-ANA sind kreuzreagierende Antikörper, die entweder mit Chromatin bzw. Histonen und IgG-Fc oder mit ssDNS und IgG-Fc reagieren. RF-ANA werden bei seropositiver rheumatoider Arthritis Erwachsener, aber auch bei anti-ssDNS positiven und bei Anti-Histon positiven Seren beobachtet.

Bewertung

ANA mit Rheumafaktoreigenschaft haben keine wegweisende diagnostische Bedeutung. Sie können Störungen beim Anti-ssDNS-ELISA oder Anti-dsDNS-ELISA bewirken, wo sie u. U. zu falsch hohen Ergebnissen bei Verwendung von IgG als Sekundärantikörper führen. Der Fehler läßt sich durch Verwendung von $F(ab')_2$-Fragmenten als Sekundärantikörper vermeiden.

Zytoplasmatische und Zelloberflächenantigene

Autoantikörper gegen zytoplasmatische Antigene sind teils gewebsspezifisch, teils gewebsunspezifisch gegen zytoplasmatische Strukturen oder Zellorganellen gerichtet. Zum IF-Nachweis können in einigen Fällen fixierte Gefrierschnitte, für die Mehrzahl aber müssen unfixierte Gefrierschnitte benutzt werden. Bei nahezu allen Autoantikörpern gegen zytoplasmatische Antigene sind IgG-Antikörper aussagekräftiger als IgM- und/oder IgA-Antikörper.

Antikörper gegen Zelloberflächen-Antigene können Rezeptoren lebenswichtiger Hormone blockieren oder in anderen Fällen eine Zellzerstörung durch Komplement oder Killer-Lymphozyten einleiten. Sie sind vielfach von größerer pathogener Bedeutung als Autoantikörper gegen zytoplasmatische Antigene.

Zytoplasmatische Antigene in neutrophilen Granulozyten (ACPA)

Antikörper gegen zytoplasmatische Antigene in neutrophilen Granulozyten sind bedeutsam zur Diagnostik der *Wegener'schen* Granulomatose. Die Autoantikörper sind wahrscheinlich gegen lysosomale Antigene gerichtet und bisher auf molekularer Ebene nicht identifiziert.

Indikation

Verdacht auf *Wegener'sche* Granulomatose.
Granulomatöse Formen von Vaskulitis.
Unklare Formen von Vaskulitis.

Bestimmungsmethode

Immunfluoreszenz-Test

Prinzip: Granulozyten aus dem Blut gesunder Spender werden isoliert, durch Zytozentrifugation auf Objektträger gebracht und mit Äthanol fixiert. Die Objektträger werden zuerst mit den Humanserumverdünnungen und danach mit FITC-markierten Anti-Human-Immunglobulin-Antikörpern, am besten mit $F(ab)_2$-Fragmenten von affinitätschromatographisch gereinigten Antikörpern, inkubiert. Die Ablesung erfolgt mit dem Fluoreszenzmikroskop. Das Zytoplasma der Granulozyten leuchtet bei Vorhandensein der Autoantikörper homogen oder granulär hell unter Aussparung der Kerne auf.

Bewertung

Die ACPA scheinen eine hohe diagnostische Sensitivität für die Wegener'sche Granulomatose aufzuweisen. Falsch positive Einzelfälle wurden in größeren Studien bisher nur bei Erkrankungen aus dem rheumatischen Formenkreis beobachtet.

Mitochondriale Antikörper (AMA)

Antikörper gegen mitochondriale Antigene können isoliert oder mit anderen Autoantikörpern zusammen auftreten und gegen eine Vielzahl mitochondrialer Antigene gerichtet sein, von denen sechs (M1—M6) besser charakterisiert sind. Über Antikörper gegen diese Antigene liegen auch Daten hinsichtlich bestimmter Krankheitsassoziationen vor (Tab. 8).

AMA sind bedingt organ- und speziesspezifisch. Neueste Untersuchungen mittels Immunoblotting zeigten, das alle AMA-positiven Seren mit nur zwei Polypeptiden aus humanen Mitochondrien (MG 70.000 bzw. 45.000) reagierten /[27]/. Die Einteilung der AMA mag sich durch diese hochempfindliche Methode in der Zukunft verändern.

Indikation

Hepatopathien: Primäre biliäre Zirrhose (PBC).
Chronisch aktive Hepatitis (CAH).
Pseudolupus.
Rheumatoide Arthritis.
Polymyalgia rheumatica.
Subklinische Lebererkrankungen.
Kombination PBC und Arthralgien bei Frauen.
Differentialdiagnose anderer Kollagenosen.

Bestimmungsmethoden

Immunfluoreszenz-Test

Es werden Kryostatschnitte von Leber, Nieren, Magen, Herz (Maus, Ratte, Affe, Mensch) empfohlen; mit einer Mindestverdünnung von 1:10 beginnen. Unverdünnte Seren zeigen einen Prozoneneffekt bzw. unspezifische Reaktionen.

Die sechs mitochondrialen Autoantikörper M1—M6 ergeben jeweils typische Fluoreszenzreaktionen an den drei Abschnitten der proximalen Tubuli (P1—P3) und dem distalen Tubulus der Niere (Tab. 8).

Die parallele Untersuchung von Leber, Magen und Herzmuskulatur als Substrat ist notwendig, um AMA einerseits von Autoantikörpern gegen endoplasmatisches Retikulum (sogenannte LKMA = Liver-Kidney-Microsomal-Antibodies) und andererseits von Antikörpern gegen Ribosomen abgrenzen zu können. Die unterschiedlichen Fluoreszenzmuster der drei Autoantikörper sind in Tab. 9 aufgelistet. AMA reagieren vorwiegend mit basalen Antigenen, so daß eine Verwechselung mit Bürstensaumantigenen kaum möglich ist.

Tab. 8 Fluoreszenzmuster von AMA (Nierenschnitte) und ihre Krankheitsassoziationen

Typ	Reaktion mit proximalen Tubulusschnitten P1	P2	P3	distaler Tubulus	Antigen	Krankheitsassoziation
AMA-M1	+ +	+ +	+	+ + +	Cardiolipin (überwiegend innere Mitochondrienmembran)	Lues II
AMA-M2	+ +	+ +	+	+ + +	ATPase assoziierte Trypsinempfindliche Antigene auf der inneren Mitochondrienmembran	PBC
AMA-M3	+ +	+ +	+ +	+ +	Trypsin-stabiles Antigen auf der äußeren Mitochondrienmembran	Medikamenteninduzierter LE*, Pseudo-LE
AMA-M4	+ +	+ +	+	+ + +	Trypsin-stabiles Antigen auf der äußeren Mitochondrienmembran (Mersalylsäureresistent)	Übergangsformen CAH/PBC
AMA-M5	+ + +	+ + +	+ +	+	Trypsin-resistentes Antigen der äußeren Mitochondrienmembran	SLE, Autoimmunhämolytische Anämie
AMA-M6	+ + +	—	—	—	unbekannt	Medikamenteninduzierte Hepatitis

* z. B. Phenopyrazon; ** z. B. Iproniazid; sonstige Abkürzungen sh. Tab. 1

Tab. 9 Unterscheidung von AMA, ribosomalen Auto-AK und Leber-Niere-Mikrosomen-Auto-AK durch IF-Muster an vier Organen (Ratte)

Autoantikörper gegen		Leber: Hepatozyten	Niere: Proximaler Tubulus P1	P2	P3	Niere: Distaler Tubulus	Magen: Parietalzellen	Magen: Hauptzellen	Herz
Mitochondrien	AMA	+	+ +	+ +	+ +	+ + +	+ + +	+	+ + +
Endoplasm. Retikul.	LNMA	+ + +	+	+	+ + +	—	—	—	—
Ribosomen	ARA	+ +	+	+	+	+	+	+ + +	—

ELISA oder RIA

Als Antigene werden submitochondriale Partikel aus Rinderherz, Kaninchenleber, oder Rattenniere eingesetzt.

Bewertung

Von allen AMA scheinen AMA-M2 den größten diagnostischen, wenn auch nicht unumstrittenen Aussagewert zu haben.

In einer großen epidemiologischen Untersuchung zeigten AMA ohne Subdifferenzierung eine hohe diagnostische Sensitiviät für die primäre biliäre Zirrhose (PBC) bei nur geringer diagnostischer Spezifität. Nur 10—13% der Patienten mit AMA hatten eine PBC, aber 99% der Patienten mit PBC waren, selbst in sehr frühen Stadien, AMA-M2-positiv /[28, 33]/. Gesunde sind in 0.4% AMA-positiv.

Mit zunehmenden AMA-Titer wird die Wahrscheinlichkeit einer Hepatopathie größer. Bei Patienten mit deutlich positiven AMA ohne Lebersymptome, speziell bei mehr als zwei Titerstufen über dem Referenzbereich des AMA-M2, scheint eine Langzeitkontrolle der AMA- und Leberwerte sinnvoll.

AMA-M4 sollen vor allem bei der »Mischform-CAH« (ANA- und AMA-positiv) nachweisbar sein /[38]/.

Ribosomen (ARA)

Autoantikörper gegen Ribosomen gehören überwiegend der IgG-Klasse an und sind entweder gegen ribosomale RNS (rRNS) oder RNS-Proteinkomplexe (rRNP) gerichtet /[29]/.

Indikation

Chronisch aktive Hepatitis (autoimmune Form = CAH).
Systemischer Lupus erythematodes.

Bestimmungsmethoden

Immunfluoreszenz-Test

Gefrierschnitte von Leber, Niere, Herz und Magen (Ratte) werden eingesetzt. Ein feingranuläres zytoplasmatisches Fluoreszenzmuster mit typischer Organverteilung (Tab. 9) erlaubt eine Unterscheidung der ARA von AMA.

Doppelgeldiffusionstest

Kaninchen-Thymus-Extrakt wird als Antigen verwendet.

Radioimmunoassay

Als Antigen werden aktiv markierte Polysomen von Hela-Zellen verwendet.

Bewertung

Während ARA sich gehäuft bei autoimmuner CAH und unbehandeltem SLE finden, sind sie bei virusinduzierter chronisch aktiver Hepatitis und bei primär biliärer Zirrhose selten. Umstritten ist eine mögliche Korrelation von ARA und Nierenbeteiligung bei SLE.

Leber-Nieren-Mikrosomen

LKMA (liver-kidney microsomal antibodies) sind gegen ein nicht glykosyliertes Membranprotein des glatten endoplasmatischen Retikulum gerichtet /[30]/. Möglicherweise existieren aber noch weitere Zielantigene. Die Antigene kommen außer in Leber und Niere auch in Bronchial-, Ösophagus- und Duodenalepithelien vor.

Indikation

Chronisch aktive Hepatitis (Kinder und jüngere Erwachsene, HBs-negativ).
Sog. kryptogene Zirrhose (d. h. ätiologische Faktoren nicht nachweisbar).
Medikamenten-induzierte Hepatitis.

Bestimmungsmethoden

Immunfluoreszenz-Test

Eingesetzt werden Gefrierschnitte von Leber, Niere und Magen (männlicher) Ratten oder humane Leber- und Nierenschnitte. Sekundärantikörper: FITC-markierte $F(ab')_2$-Fragmente von Anti-human-IgG (Fc).

Zwei Muster werden unterschieden

Typ I: Brilliante zytoplasmatische Fluoreszenz der Hepatozyten und (schwächere) zytoplasmatische Fluoreszenz des 3. Segments der proximalen Tubuli.

Typ II: Zytoplasmatische Fluoreszenz der zentrolobulären Hepatozyten und der proximalen Tubulussegmente P1 und P2 $<$ P3 (Tab. 9).

Beide Reaktionen sind durch Vorabsorption der Seren mit Lebermikrosomenfraktionen hemmbar.

Radioimmunoassay

Der Test basiert auf einem Kompetitionsverfahren mit ^{125}J-markierten Patientenantikörpern /[31]/.

Bewertung

Bei Gegenwart mitochondrialer Antikörpern (AMA) sind LKMA durch IF-Methoden häufig nicht nachweisbar. Meist schließen sich die Antikörper jedoch aus unbekannten Gründen gegenseitig aus.

LKMA Typ I sind selten und wahrscheinlich charakteristisch für eine Untergruppe der chronisch aktiven Hepatitis jüngerer Patienten (HBs-negativ, keine autoimmune CAH).

LKMA vom Typ II wurden bei Medikamenten-induzierter Hepatitis (Tienilsäure) beschrieben /[32]/.

Eine mögliche pathogene Bedeutung der LKMA und die Ursache ihrer Entstehung sind insbesondere deshalb unklar, weil die Antigene auch bei massiver Zerstörung der Hepatozyten nicht freigesetzt und auch auf der Oberfläche der Hepatozyten nicht exprimiert werden.

Der LKMA-Titer soll mit der Krankheitsaktivität korrelieren (Verlaufskontrolle). Eine weitere Sonderform von LKMA mit niedrigen Titern ist Spezies-spezifisch. Sie läßt sich nur auf humanem Substrat nachweisen und wird vor allem bei chronischer Hepatitis mit HBs-assoziiertem Delta-Antigen gefunden.

Leberzellmembranantigene (LSP, LMA und Leberlektin)

Der durch die Virushepatitis ausgelöste Leberschaden wird eher durch immunologische Mechanismen als durch den zytopathogenen Effekt der Viren selbst verursacht. Wenngleich bisher nicht erwiesen, könnte Autoantikörpern dabei eine pathogene Bedeutung zukommen /[33]/.

Folgende Membranantigene der Leberzelle lassen sich unterscheiden

— LSP (liver-specific-lipoprotein).
— LMA (liver-membrane-antigens).
— Leberlektin, der Asialoglykoproteinrezeptor. Er ist wahrscheinlich ein Bestandteil des LSP-Komplexes.

Indikation (zum Nachweis von Anti-LSP und Anti-LMA)

Akute HBs-Ag-positive Hepatitis.
Chronisch aktive Hepatitis (CAH, HBs-positiv).
Chronisch persistierende Hepatitis (CPH, HBs-positiv).
Autoimmune (lupoide) chronisch aktive Hepatitis (CAH).
Alkoholische Leberzirrhose.
(α_1-Antitrypsin-Mangel).

Bestimmungsmethoden

LSP

Radioimmunopräzipitationstest mit LSP /[34]/. Bei LSP handelt es sich um ein relativ rohes Gemisch aus Leberzell-Substanzen, das auch organ- und speziesunspezifische Antigene enthält /[35]/. Die molekulare Natur der LSP ist umstritten.

Prinzip: Inkubation des ^{125}J-markierten LSP mit Patientenserum, gefolgt von Zugabe von Anti-Human-Immunglobulin oder Protein A, Zentrifugation und Messung der gebundenen Radioaktivität im Sediment.

LMA

IF auf isolierten humanen, Kaninchen-, Ratten-, Meerschweinchen- oder Affenhepatozyten /[36]/, oder mit Bouin-fixierten Gefrierschnitten von Rattenleber. Empfehlenswert zur Verhinderung einer unspezifischen Bindung über die Fc-Teile von IgG ist eine Pepsinvorbehandlung des Patientenserums. Dies wird über das Substrat geschichtet, das dann anschließend mit FITC-markierten Sekundärantikörpern, $F(ab')_2$-Fragmenten von Anti-Human-IgG, inkubiert wird.

RIA mit isolierten Hepatozyten und radioaktiv markierten Sekundärantikörpern bzw. Protein A.

Leberlektin

Staphylokokken-, Protein A- oder Radioimmunopräzipitations-Assay mit affinitätsgereinigten, radioaktiv markierten Asialoglykoproteinrezeptoren aus Kaninchenleber /[37]/.

Bewertung

Die Krankheitsassoziationen der Autoantikörper Anti-LSP und Anti-LMA sind in Tab. 10 aufgeführt.

LSP-Antikörper: Sie könnten an der Immunpathogenese der chronischen HBs-positiven wie HBs-negativen Hepatitis beteiligt sein. Dies ist jedoch umstritten. LSP der akuten Phase reagiert vorwiegend mit Hepatozyten vom Menschen, später im Krankheitsverlauf entstehen Antikörper, die auch speziesunspezifisch mit Hepatozyten vom Kaninchen etc. reagieren /[38]/. Nach der akuten Phase fällt der LSP-Titer schnell ab.

Darüber hinaus wird LSP auch bei autoimmuner CAH beobachtet. Insbesondere finden sich hier persistierende LSP-Titer häufig bei Patienten, die nach Beendigung der immunsuppressiven Therapie erneute Krankheitsschübe zeigen. Eine Verlaufskontrolle der LSP-Titer ist daher in diesen Fällen empfehlenswert.

Leber-Lektin-Antikörper: Es existieren bisher nur Einzelberichte, die alle die Vermutung stützen, daß der Asialoglykoproteinrezeptor Teil des LSP-Antigengemisches ist.

LMA: Sie spielen vor allem bei der autoimmunen chronisch aktiven Hepatitis (autoimmune CAH) eine wichtige diagnostische Rolle. LMA werden auch — wenngleich seltener — bei der zystischen Fibrose (Mukoviszidose) mit Leberbeteiligung und bei $Alpha_1$-Antitrypsin-Mangel beobachtet.

Immunoblot-Ergebnisse mit Leberzellmembranpräparationen zeigten, daß LMA zahlreiche Antigen-reaktive Peptide enthielten /[33]/. Keine der Einzelpeptidbanden war spezifisch für die CAH.

Tab. 10 Krankheitsassoziationen von Anti-LSP und Anti-LMA

Krankheitsbild	**Anti-LSP (humanes Substrat) (%)**	**Anti-LMA (%)**
Akute Hepatitis, HBs-positiv	40—70	0
Akute Hepatitis HBs-negativ	0—14	< 5 (100 IgM)*
Chronisch aktive Hepatitis/ Chronisch persistierende Hepatitis, HBs-positiv	50—60	0
Autoimmune CAH	50—90	73
Primär biliäre Zirrhose	30—50	0 (IgG) 30—45 (IgM)
Alkoholische Leberzirrhose	30	42 (IgG) 33 (IgM) 57 (IgA)
α_1-Antitrypsin-Mangel (Kinder)	28	K. D.
Zystische Fibrose mit Leberbeteiligung (Kinder)	6	K. D.
Andere Immunopathien	< 10	K. D.
Gesunde	0	0

* Einzelbefunde von Patienten mit Hepatitis A (n = 10)
K.D. Keine Literaturdaten

Gallengangskanalikuli und Gallengangsepithelien

Diese organspezifischen Autoantikörper /[39]/ werden bei autoimmuner CAH, bei primär biliärer Zirrhose und bei Virus-induzierten Hepatitiden beobachtet. Sie werden auf Kryostatschnitten von humaner oder Kaninchenleber durch IF nachgewiesen, haben aber nur einen geringen differentialdiagnostischen Wert. Ihre pathogene Bedeutung ist unklar.

Glatte Muskulatur (GMA und Anti-Aktin)

Autoantikörper gegen Antigene der glatten Muskulatur stellen eine sehr heterogene Gruppe dar. Sie sind gegen eine große Zahl zytoplasmatischer Strukturen von glatten Muskelzellen, vorwiegend gegen Aktin, aber auch gegen Aktomyosin, Tropomyosin, Meromyosin, Janin, Desmin sowie gegen weitere filamentäre und interfilamentäre Antigene gerichtet. GMA sind nicht speziesspezifisch, weisen jedoch eine partielle Organspezifität auf. Im Gegensatz zu anderen Autoantikörpern nimmt die Häufigkeit von SMA mit dem Alter nicht zu und es existiert hier auch keine Häufung bei Frauen.

Indikation

Chronisch aktive Hepatitis (insbesondere autoimmune CAH).
Virusinfektionen (zahlreiche Viren).
Herzoperationen (Postkardiotomie-Syndrom).
Dressler-Syndrom (Postmyokardinfarkt-Syndrom).
Autoimmune CAH.

Bestimmungsmethoden

Immunfluoreszenz-Test

Gefrierschnitte von Niere, Leber, Magen, Herz und Zwerchfell der Ratte werden verwendet.

GMA reagieren typischerweise mit der Muscularis mucosae und den interglandulären Fasern der Magenschleimhaut sowie mit der Muscularis von Gefäßen.

Daneben existieren GMA mit Anti-Aktinaktivität, die auch mit zahlreichen anderen Zellen reagieren. Sie binden an Basalabschnitte der Tubuli (GMA-T), andere bieten ein mehr mesangiales Färbemuster der Glomeruli, weitere eine diffuse homogene Anfärbung der Glomeruli (GMA-G) /[40]/.

Einige der Nicht-Aktin-Autoantikörper lassen sich im IF-Test besonders gut an Gefäßen (GMA-V) oder an Azeton-fixierten, Vinblastin-behandelten Fibroblastenkulturzellen nachweisen.

ELISA oder fluorimetrischer Test

Rinderherzaktin, Kaninchenskelettmuskel-G-Aktin oder -F-Aktin als Antigen, adsorbiert an Mikrotiterplatten werden eingesetzt.

Nach Inkubation mit Patientenserum, Darstellung der bindenden Anti-Aktin-Antikörper durch enzymmarkierte Sekundärantikörper sowie anschließend Substratreaktion. ELISAs und RIAs für Interfilamentärproteine, z. B. Vimentin, Desmin, Zytokeratine, sind in Entwicklung.

Bewertung

Da Aktin-ähnliche Antigene im Virion zahlreicher Viren, u. a. Paramyxoviren, z. B. Sendai und Masern, und Herpes-Viren vorhanden sind /[41]/, kommen niedrigtitrige IgG-GMA-Antikörper bei vielen Virusinfektionen vor. GMA werden auch häufig transitorisch bei Virushepatitiden sowie bei Drogenabhängigen gefunden und sind ferner bei zahlreichen Malignomen beobachtet worden. Bei letzteren ist die Antigenspezifität noch unklar.

Hochtitrige IgG-GMA, vorwiegend vom Anti-Aktin-Typ, finden sich insbesondere (im Mittel zu 70%) bei autoimmuner (lupoider) chronisch aktiver Hepatitis (CAH) /[33]/. Eine Klassendifferenzierung der Immunglobuline ist sinnvoll, da die diagnostisch belanglosen transitorischen GMA bei Virusinfektionen meist vom IgM-Typ sind. Die Leberzellen sind reich an Aktin, so daß die Autoantikörperbildung auf Freisetzung dieses Antigens bei massivem Zerfall von Leberzellen beruhen könnte.

Die Krankheitsassoziationen von GMA und Anti-Aktin-Antikörpern sind in der Tab. 11 aufgeführt. Die Bedeutung von Autoantikörpern gegen Tubulin, Janin, Desmin und Intermediärfilamenten sowie ihre Krankheitsassoziationen sind noch unsicher. Anti-Vimentin-Antikörper treten gehäuft nach Virusinfektionen auf, z. B. bei Hepatitis oder Masern und können bei der IF-Methode mit GMA verwechselt werden.

Tab. 11 Krankheitsassoziationen von IgA-GMA und IgG-Aktin-Antikörpern

Krankheitsbild	**GMA** (%)	**Anti-Aktin-Antikörper** (%)
Autoimmune CAH	40—80	bis 88
Primär biliäre Zirrhose	25—50	60—76
Mischform CAH/PBC	77	91
HBs-Ag-positive CAH	10—25	16—28
Kollagenosen	0—10*	0— 5*
Gesunde	0—10*	0— 5*

* niedrige Titer

Herzmuskelantigene (HMA)

Gegen die vorwiegend im Zytoplasma, aber auch auf der Kardiozytenoberfläche lokalisierten Antigene können als Folge von Läsionen Autoantikörper gebildet werden.

Indikation

Postmyokardinfarkt-Syndrom (*Dressler*), Postkardiotomie-Syndrom, Endokarditis, Perimyokarditis, Kardiomyopathien, Herztransplantationen, rheumatische Karditis.

Bestimmungsmethode

Immunfluoreszenz-Test

IF auf fixierten und unfixierten Gefrierschnitten von Herz- und Skelettmuskel (Affe,

Mensch) und an isolierten Rattenkardiozyten. Als sekundäre Antikörper müssen $F(ab')_2$-Fragmente von Anti-human-IgG verwendet werden, um die Fc-abhängige unspezifische Bindung an Bindegewebe und Sarkolemm herabzusetzen.

Folgende Fluoreszenzmuster werden unterschieden: Sarkolemmal, myolemmal, Basalmembran, Glanzstreifen, interfibrillär/diffus sarkoplasmatisch, fibrillär, A-Banden (Myosin), I-Banden (Aktin), endokardial, Reizleitungsgewebe.

Bewertung

Bei der rheumatischen Karditis können Antikörper gegen Zellwandantigene der pathogenen β-hämolysierenden A-Streptokokken — insbesondere gegen das typenspezifische M-Protein — entstehen, die mit Antigenen des Sarkolemms kreuzreagieren /[42]/. Sie können daher mit Streptokokken absorbiert werden. Andere Streptokokken-induzierte Antikörper reagieren mit dem Endokard.

Im Gegensatz zur akuten infektiösen Endokarditis, die selten mit HMA einhergeht, lassen sich bei der subakuten Form (Lenta-Typ) in 60—100% der Fälle HMA mit sarkolemmalen/myolemmalen Muster oder mit endokardialem Muster nachweisen. Ihr Titerabfall soll mit der Verbesserung der klinischen Symptome einhergehen. Eine Verlaufskontrolle der Autoantikörpertiter ist hier also sinnvoll.

Endokardiale Autoantikörper finden sich bei einer Endokarditis, sarkolemmale Antikörper sprechen für eine Myokardbeteiligung.

Sarkolemmale und myolemmale Autoantikörper sind außerdem nahezu immer bei einer Perimyokarditis durch Coxsackie B-, Influenza- und Mumps-Virusinfektionen, bei Q-Fieber, Toxoplasmose, Chagas-Krankheit und bei tuberkulöser Perikarditis nachweisbar; ihre Entstehung ist unklar.

Die Krankheitsassoziationen der übrigen Muster sind noch nicht sicher belegt. Einzelbefunde über Antikörper gegen Reizleitungsgewebe bei ventrikulären Extrasystolen bedürfen noch der Bestätigung.

Beim Postkardiotomie-Syndrom, das 10—14 Tage nach Herzoperationen auftritt, sind zu 90—100% sarkolemmale/myolemmale HMA nachweisbar. Niedrige Titer finden sich auch bei herzoperierten Patienten ohne Symptome. Eine pathogene Bedeutung ist unklar, ebenso wie die von sarkolemmalen HMA bei einer Spätperikarditis nach Myokardinfarkt (*Dressler*-Syndrom).

Bei den HMA mit fibrillärem Bindungsmuster inklusive Reaktivität mit A- bzw. I-Banden handelt es sich meist um kreuzreagierende Antikörper, die auch mit Skelett- und glatter Muskulatur reagieren. Myosin-Antikörper (A-Bande) sollen bei der hypertrophischen Kardiomyopathie als Diagnostikum von Bedeutung sein. Sie finden sich meist bei schweren Verlaufsformen.

Skelettmuskulatur (SKMA)

Autoantikörper gegen Skelettmuskulatur können sich gegen zahlreiche Epitope auf der Myosinkette, auf Meromyosin sowie gegen sarkolemmale oder subsarkolemmale Strukturen, ferner gegen sarkoplasmatisches Retikulum richten. Die meisten Autoantikörper sind gewebs-, aber nicht speziesspezifisch.

Indikation

Myasthenia gravis mit gleichzeitigem Thymom (pathognomonisch: Auto-Ak gegen Azetylcholinrezeptoren s. u.).
Polymyositis.
Thymom.

Bestimmungsmethoden

Immunfluoreszenz-Test

Verwendet werden Gefrierschnitte von isolierten längsverlaufenden Skelettmuskelfasern oder anderer quergestreifter Muskulatur, z. B. Zwerchfell, im Vergleich mit Herzgewebe von Ratte, Rind, Affe oder Mensch. Als Sekundärantikörper sollten $F(ab')_2$-Fragmente von Anti-Human-IgG/FITC verwendet werden, um die Fc-abhängige unspezifische Bindung an das Sarkolemm zu vermindern.

Die vergleichende Beobachtung von Gefrierschnitten im Phasenkontrastmikroskop erlaubt eine Differenzierung von A-Banden-spezifischen (Myosin-Typ; A-Banden sind anisotrop) oder I-Banden-spezifischen (Aktin-Typ; I-Banden sind isotrop) Antikörperablagerungen.

Es gibt zwei Typen von SKMA: Typ S, die nur mit Skelettmuskel reagieren und Typ HS, die mit Skelettmuskel und Herzmuskel reagieren.

RIA und ELISA

Autoantikörper gegen humanes Skelettmuskelmyosin werden bestimmt. Beim RIA wird radioaktiv markiertes, hochgereinigtes Myosin in einer Doppelantikörperpräzipitationsmethode eingesetzt.

Bewertung

Nur zu 0.3% finden sich SKMA (niedrige Titer) auch bei Gesunden. Bei Patienten mit Myasthenia gravis kommen sie bei gleichzeitigem Vorliegen eines Thymoms /[44]/ zu 95% mit höherem Titer vor. Sie haben keine pathogene Bedeutung, wohl aber eine diagnostische. Die Suche erscheint vor allem in der Frühphase sinnvoll, da die pathognomonischen Anti-Azetylcholinrezeptor-Antikörper hier gelegentlich noch nicht nachweisbar sind. Ein Titerabfall der SKMA soll auf eine Besserung der Krankheit hinweisen.

Anti-Myosin-Antikörper sollen bei Polymyositis in 90% der Fälle/[45]/, meist jedoch in niedrigen Titern, nachweisbar sein, bei muskulären Dystrophien verschiedener Typen in 20% und bei Myasthenia gravis ebenfalls in 20%.

Azetylcholin-Rezeptoren (AChRA)

Autoantikörper gegen AChRA sind hinsichtlich der von ihnen erkannten Epitope, d. h. der Feindeterminanten auf dem Antigen, sehr heterogen /[46]/. Es kommen Antikörper gegen alle fünf Untereinheiten des Azetylcholin-Rezeptors vor. Nur wenige davon sind pathogen und können die für das klinische Bild der Myasthenia gravis charakteristische neuromuskuläre Blockade auslösen. Als Ursache für die Autoantikörperentstehung werden eine Induktion von Myoidzellen im Thymus und die Freisetzung der an ihrer Oberfläche befindlichen Azetylcholinrezeptoren, etwa durch eine Virusinfektion, diskutiert.

Indikation

Myasthenia gravis (generalisiert).
Myasthenia gravis (isoliert okuläre Form für eine Dauer von mehr als 2 Jahren).
D-Penicillamin-induzierte Myasthenia gravis.
Differentialdiagnose der Muskelschwäche bzw. Polymyositis.

Bestimmungsmethoden

Radioimmunoassay

Aus humanem Skelettmuskel durch Detergensextraktion angereinigte Azetylcholin-Rezeptoren (ACh-R) werden zuerst mit einem Überschuß von ^{125}J-markiertem α-Bungarotoxin (α-BT) vorinkubiert. α-BT bindet dabei spezifisch an die α-Untereinheiten der Rezeptoren. Diese ACh-R/α-BT-Komplexe werden dann mit Patientenserumverdünnungen inkubiert. Danach erfolgt eine Fällung der Immunglobuline und evtl. daran bindender Komplexe mit einem Sekundärantikörper oder mit fixierten Staphylokokken. Gemessen wird die Radioaktivität im Sediment. Diese Methode erfaßt (Auto-) Antikörper gegen antigene Epitope auf dem Azetylcholin-Rezeptor außerhalb der spezifischen ACh-Bindungsstelle (auf den α-Untereinheiten), die auch mit α-Bungarotoxin reagieren. Der Test ist also ein Globaltest auf Antikörper gegen ACh-R.

Alternativ (Toxin-Inhibitionsbindungs-Assay) können lebende Muskelzellen oder die gereinigte ACh-R-Fraktion zuerst mit dem Patientenserum und dann mit dem radioaktiven α-Bungarotoxin inkubiert werden. Gemessen wird hier die Inhibition der α-Bungarotoxinbindung durch Patientenantikörper. Dieser Inhibitionstest erfaßt — im Gegensatz zu dem oben beschriebenen Globaltest — nur Antikörper, die an der Bindungsstelle des ACh oder in unmittelbarer Nähe reagieren und so die Bindung von α-Bungarotoxin verhindern.

ELISA

Azetylcholin-Rezeptoren aus humanem Skelettmuskel, aus denervierten Rattenskelettmuskeln oder aus dem elektrischen Organ des Torpedofisches dienen als Antigen. Die Fixierung der ACh-Rezeptoren an die feste Phase erfolgt über Poly-L-Lysin, monoklonale Antikörper gegen ACh-Rezeptoren oder über α-Bungarotoxin. Nach Inkubation mit Patientenserumverdünnungen werden die gebundenen IgG-Moleküle durch einen enzymmarkierten Sekundärantikörper bestimmt.

Bewertung

Bei der generalisierten Myasthenia gravis werden mit dem RIA oder ELISA zu ca. 90% Antikörper gegen Azetylcholin-Rezeptoren gefunden, mit dem Toxin-Inhibitions-Bindungsassay zu 37%.

Antikörper gegen Azetylcholinrezeptoren sind pathognomonisch. Sehr selten werden niedrigtitrige Antikörper auch bei SLE, Hyperthyreose oder Thymomen ohne klinische Zeichen einer Myasthenia gravis gesehen.

Bei der auf die Augenmuskulatur beschränkten Myasthenia-Form sowie bei der jugendlichen Form der Myasthenia gravis ist die Autoantikörperhäufigkeit mit ca. 20% seltener.

Die Titerhöhen korrelieren während der Krankheitsverläufe meist nicht mit den Krankheitsintensitäten. Das mag auch darin begründet sein, daß nur wenige Antikörper eine Rezeptorblockade bewirken, obgleich nach tierexperimentellen Übertragungsversuchen an der prinzipiellen Existenz solcher Antikörper kein Zweifel bestehen kann /[47]/. Der Toxin-Inhibitionstest soll überwiegend solche blockierenden Antikörper messen.

Neben einer Rezeptorblockade bzw. einer Verstärkung des Rezeptorumsatzes scheint die hauptsächliche pathogene Bedeutung der Antikörper in einer lokalen Aktivierung des Komplementsystems im postsynaptischen Spalt zu liegen. Dies führt direkt zu einer Schädigung der subsynaptischen Membran und zu einer Anlockung von Monozyten/Makrophagen.

Die Myasthenia gravis kann durch D-Penicillamin-Behandlung induziert werden, insbesondere bei Patienten mit der HLA-Kombination A2/B27/DR1 /[21]/. Nach Absetzen des Medikamentes verschwinden Antikörper und Symptome.

Perinukleäre Autoantikörper

Antikörper, die im IF-Test eine perinukleäre Anfärbung an Schleimhautzellen zeigen, werden als perinukleäre Antikörper bezeichnet. Es scheint sich überwiegend um Rheumafaktoren (RF) zu handeln, die mit perinukleären keratohyalinen Körperchen im Zytoplasma kreuzreagieren. Man muß diese Antikörper von solchen gegen Intermediärfilamente abgrenzen.

Anti-perinukleäre Autoantikörper wurden bisher nur bei Krankheiten mit RF beschrieben. Ihre Krankheitsassoziation und diagnostische Bedeutung sind noch unklar.

Zytoplasmatische (PCA) und Oberflächenantigene (PCSA) der Parietalzellen des Magens

Autoantikörper gegen Parietalzellen sind gegen Antigene gerichtet, die bisher nur unvollständig charakterisiert sind /[48]/. Zwei Gruppen werden unterschieden

— Antikörper gegen Belegzellmikrosomen bzw. Membranen ihres intrazellulären kanalikulären Systems (PCA). Die relevanten PCA gehören zur IgG-Klasse.

— Antikörper gegen Belegzelloberflächenantigene (PCSA).

Auch PCSA sind überwiegend Antikörper der IgG-Klasse. Sie sind teilweise komplementaktivierend.

Indikation

Perniziöse Anämie.
Chronisch atrophische Gastritis.
Im Rahmen einer Polyendokrinopathie bei: Hashimoto-Thyreoiditis, Hyperthyreose (M. Basedow), Struma, Hypothyreose (Myxoedem), M. Addison, primärem idiopathischen Hypoparathyreoidismus, Vitiligo, Alopecia totalis, mukokutaner Candidiasis.

Bestimmungsmethoden

PCA

— IF auf Gefrierschnitten von Magenfundus und -antrum von Affe oder Mensch. Es besteht eine Verwechselungsgefahr mit AMA und ARA. Daher muß die Serumreaktivität auch auf Gefrierschnitten von Leber, Niere, Herz (Ratte) parallel getestet werden: Diese Substrate müssen negativ sein. Schwieriger wird es, wenn PCA und AMA oder ARA gleichzeitig vorkommen.

Manche Antikörper reagieren mit Gastrin-sezernierenden G-Zellen, doch sollte hier nur humanes Substrat aus dem Antrum verwendet werden.
— RIA mit isolierten Mikrosomenfraktionen aus menschlichem Magenfundusgewebe. Wichtig: Paralleltest auf Autoantikörper gegen Thyreoidea-Mikrosomenantigene, da PCA mit diesen (kreuz-) reagieren können. Dieser Test ist Speziallabors vorbehalten.

PCSA

— IF mit angereicherten isolierten Parietalzellsuspensionen vom Menschen. Der Sekundärantikörper sollte spezifisch für Human-IgG sein und nicht IgM- und/oder IgA-Antikörper miterfassen.

— Mikrozytotoxizitäts-Assay (^{51}Cr-Freisetzung). ^{51}Cr-markierte, isolierte Parietalzellen werden zusammen mit Patientenserum und Kaninchenserum als Komplementquelle inkubiert. Im Überstand wird die ^{51}Cr-Freisetzung aus den Zellen gemessen.

Bewertung

Die Häufigkeiten und Krankheitsassoziationen von PCA sind in Tab. 12 aufgeführt. Über die Mikrozytotoxizitätstests mit isolierten humanen Parietalzellen gibt es bisher nur Einzelberichte /[49]/. Hierbei hatten 35—73% der Patienten mit perniziöser Anämie zytotoxische Antikörper im Serum.

IgG- und IgA-Antikörper gegen Parietalzellantigene (und gegen Vitamin B12 intrinsic

Tab. 12 Krankheitsassoziationen von Autoantikörpern gegen zytoplasmatische Parietalzell (Belegzell) -Antigene (PCA)

Krankheitsbild	PCA (%)
Perniziöse Anämie (PA)	80—90
Verwandte von PA-Patienten	30—40
Atrophische Gastritis	20—50
Immunologische Schilddrüsenerkrankung	20—33
Insulinpflichtiger Diabetes mellitus	15—20
Morbus Addison	20—25
Idiopathischer primärer Hypoparathyreoidismus	ca. 20
Vitiligo	ca. 20
Gesunde unter 60 Jahren	0— 8
Gesunde über 60 Jahren	10—20

factor) werden bei chronisch atrophischer Gastritis und perniziöser Anämie auch im Magensaft gefunden. In PCA-negativen Fällen von atrophischer Gastritis werden in Einzelfällen auch Antikörper gegen die Gastrin-sezernierenden Zellen im Magenantrum beobachtet.

Obwohl PCA eine hohe Krankheitsassoziation mit perniziöser Anämie aufweisen, ist ihre differentialdiagnostische Aussagekraft im Gegensatz zu Autoantikörpern gegen intrinsic factor begrenzt. Sie finden sich auch bei zahlreichen Endokrinopathien (Tab. 13).

Tab. 13 Polyendokrinopathien

Typ I	**Typ II**
Morbus Addison	Morbus Addison
Hypoparathyreoidismus	Typ I Diabetes mellitus
Mukokutane Candidiasis	Hyperthyreose (Morbus Basedow)
Chronisch aggressive Hepatitis	Zöliakie
Malabsorptionssyndrom	Alopezia totalis
Alopezia totalis	Vitiligo
Vitiligo	Perniziöse Anämie
Perniziöse Anämie	Hypothyreoidismus
Hypothyreoidismus	Myasthenia gravis
Autosomal rezessiv vererbt	Assoziiert an HLA-B8/DR-3

Bei der chronisch atrophischen Gastritis unterscheidet man zwei Typen. Typ A beschränkt sich auf den Magenfundus und weist erhöhte Gastrinwerte und PCA auf, während bei Typ B PCA fehlen und sich die Schleimhautatrophie auch auf den Antrumbereich ausdehnt. Kürzlich wurden bei antraler Gastritis Autoantikörper gegen Gastrinzellen nachgewiesen /[50]/. Mangelnde Unterscheidung der Typen mag die Ursache für die vermeintlich geringe Häufigkeit von PCA bei chronisch atrophischer Gastritis sein.

Eine partielle Antigengemeinschaft zwischen Parietalzellmikrosomen und Schilddrüsenmikrosomen konnte mit Hilfe von monoklonalen menschlichen Antikörpern kürzlich nachgewiesen werden. Dies mag auch das gehäufte Auftreten von PCA bei Schilddrüsenerkrankungen erklären. Die pathogene Bedeutung der PCA ist unklar. Für die Pathogenese der Schleimhautatrophie sind PCSA möglicherweise von größerer Bedeutung. Ihre komplementaktivierende Wirkung könnte an der zur Schleimhautatrophie führenden Zellzerstörung beteiligt sein.

Intrinsic factor (IFA)

Der »intrinsic factor« ist ein von den Parietalzellen der Magenschleimhaut sezerniertes Glykoprotein mit einem Molekulargewicht von 60.000. Es schützt das Vitamin B12 (Cobalamin) vor dem Abbau durch die Darmflora und ermöglicht dessen Resorption im Ileum.

Die Autoantikörper reagieren mit verschiedenen Epitopen auf dem »intrinsic factor«. Sie können

— Die Bindung des intrinsic factor mit Vitamin B12 blockieren (Typ 1).

— Mit Vitamin B12-intrinsic-factor-Komplexen reagieren (Typ 2), also die Vitamin-B12-Bindungsstelle auf dem »intrinsic factor« nicht betreffen.

Indikation

Perniziöse Anämie.
Chronisch atrophische Gastritis Typ A.

Bestimmungsmethoden

Blockierende Antikörper

RIA mit freiem oder an Glaspartikel gebundenem käuflichen intrinsic factor als Antigen zum Nachweis von Typ 1-Antikörpern.

Prinzip: Nach Inkubation des Antigens mit Patientenserum wird ^{57}Co-markiertes Vitamin B12 hinzugegeben. Antikörper im Patientenserum verhindern die Bindung des ^{57}Co-B12 an den »intrinsic factor«, ungebundenes B12 wird an Aktivkohle adsorbiert oder, bei festphasengebundenem »intrinsic factor«, abgewaschen. Gemessen wird mit dem Festphasen-RIA die an den »intrinsic factor« gebundene ^{57}Co-Radioaktivität.

Bei dem RIA mit freiem »intrinsic factor« wird die an Aktivkohle adsorbierte B12-Radioaktivität bestimmt. Mit dieser Methode kann ein falsch positives Ergebnis aufgrund einer hohen Serum-B12-Konzentrationen resultieren /[51]/. Zur Vermeidung wird die Serum-B12-Konzentration parallel mit dem RIA gemessen. Sie sollte < 3500 pg B12/ml sein.

Antikörper gegen B12-intrinsic- factor-Komplex

Bestimmt werden bindende, aber nicht blockierende Antikörper (Typ 2).

Prinzip des RIA: Zunächst wird ein Komplex aus käuflichem intrinsic factor und radioaktiv markiertem Vitamin B12 hergestellt und dieser dann mit Patientenserum inkubiert. Enthält dieses die gesuchten Antikörper, so binden sie an den Komplex und lassen sich dann mit einem sekundären Antikörper (Anti-Ig) präzipitieren. Gemessen wird die Radioaktivität des Präzipitats.

Bewertung

Typ 1 (blockierende) Antikörper werden bei 50—74% der Patienten mit perniziöser Anämie gefunden, Typ 2 (bindende) Autoantikörper bei 35—50%, letztere treten jedoch selten allein auf, sodaß auf ihre Bestimmung verzichtet werden kann.

Typ 1 IFA sind pathognomonisch für die perniziöse Anämie. Sie kommen nahezu nie bei chronisch atrophischer Gastritis ohne perniziöse Anämie vor und wenn, sind sie fast immer das Zeichen für eine beginnende perniziöse Anämie. IFA der IgG- und IgA-Klassen (auch sIgA) werden bei perniziöser Anämie häufig auch im Magensaft nachgewiesen. Hier können sie sich jedoch dem einfachen Nachweis durch Komplexierung mit ihrem Antigen entziehen. Die Komplexe müssen daher erst — etwa durch Säurebehandlung und Gelchromatographie — gespalten werden.

Schilddrüsen-spezifische Antigene

Bei Schilddrüsenerkrankungen werden Autoantikörper gegen zahlreiche in und auf Schilddrüsenepithelzellen vorkommende Antigene beobachtet /52/, von denen einige in Tab. 14 aufgelistet sind. Autoantikörper gegen die Mehrzahl von ihnen können nur durch aufwendige Funktionstests nachgewiesen werden, andere, wie die gegen Thyreoglobulin, Thyreoidea-Mikrosomen, gegen das Kolloid-Antigen II sowie gegen T3 und T4 lassen sich im immunologischen Routinelabor relativ einfach untersuchen.

Außer bei Schilddrüsenerkrankungen treten Autoantikörper gegen Schilddrüsenantigene auch bei zahlreichen anderen Autoimmunendokrinopathien, z. T. als sog. Polyendokrinopathie-Syndrome auf (sh. auch Tab. 13).

Tab. 14 Zielantigene von Antikörpern gegen Schilddrüse (Antigen bzw. Wirkung)

Thyreoglobulin
Schilddrüsen-Mikrosomen
Kolloid-Antigen II
Schilddrüsenepitheloberflächen-Antigene (allgemein)
Schilddrüsen-stimulierende Antikörper:
»human thyroid stimulator« = HTS
»human thyroid adenylcyclase stimulator« = HTACS
»thyroid stimulating immunoglobulins/antibodies« = TSab/TSI
Schilddrüsen-Epithelmembran-bindende Antikörper:
»long acting thyroid stimulator« = LATS
»long acting thyroid protector« = LATS-P
thyrotropin displacement activity = TDA
thyrotropin binding inhibitor immunoglobulin = TBII
Stimulation des Schilddrüsenwachstums:
»thyroid growth stimulating immunoglobulins«

Indikation

Hashimoto-Thyreoiditis (verschiedene Stadien).
Hypothyreose (Myxoedem).
Struma.
Subakute Thyreoiditis (*de Quervain*).
Polyendokrinopathien Typ I und II.

Bestimmungsmethoden

Tests für Anti-Thyreoglobulin (Anti-Tg), Anti-Thyreoidea-Mikrosomen (Anti-TM) und Anti-Kolloid-Antigen II (Kolloid II).

Immunfluoreszenz-Test

Prinzip: Thyreoglobulinantikörper werden auf methanolfixierten Gefrierschnitten von humanem oder Affenschilddrüsengewebe oder an unfixierten Schnitten, die auf Glutaraldehyd-aktivierten Aminoobjektträgern aufgenommen werden, bestimmt. Für Mikrosomenantikörper werden unfixierte Schnitte, für Kolloid-Antigen II fixierte Schnitte benutzt.

Antikörper gegen Thyreoglobulin unterscheiden sich durch ein scholliges Ablagerungsmuster über dem Schilddrüsenkolloid mit Randbetonung von denen gegen Kolloid-Antigen II, welche homogene Niederschläge aufweisen. Bei mikrosomalen Antikörpern muß das Vorliegen von Anti-mitochondrialen Antikörpern (AMA) ausgeschlossen werden.

Passive Hämagglutination

Tannierte oder anders aktivierte Hammelerythrozyten, die entweder mit gereinigtem Thyreoglobulin oder mit gereinigten Schilddrüsenmikrosomen beladen sind, werden eingesetzt. Gemessen wird der Agglutinationstiter.

Da Humanserum häufig, z. B. in Folge einer Epstein-Barr-Virusinfektion, heterophile Antikörper gegen Hammelerythrozyten enthält, müssen diese vor dem Test durch Absorption an unbeladene Erythrozyten entfernt werden.

Gereinigte mikrosomale Antigene enthalten häufig noch Thyreoglobulin. Das Thyreoglobulin muß — etwa durch Gelfiltration — sorgfältig entfernt werden, sonst werden auch Antikörper gegen Thyreoglobulin miterfaßt. Beim Nachweis von Antikörpern gegen Thyreoglobulin ist die passive Hämagglutination empfindlicher als die IF-Methode, bei antimikrosomalen Antikörpern sind beide Methoden von vergleichbarer Empfindlichkeit.

ELISA zur Bestimmung von Thyreoglobulin AK

Festphasenabsorbiertes gereinigtes Thyreoglobulin liegt als Antigen vor. Nachweis der bindenden Antikörper durch $F(ab')_2$-Fragmente von enzymmarkierten Sekundärantikörpern (Anti-human-IgG/Fc). Diese Methode hat eine höhere diagnostische Sensitivität als die passive Hämagglutination und ist vergleichbar einem RIA.

ELISA zur Bestimmung von mikrosomalen AK

Festphasenabsorbierte gereinigte Schilddrüsenmikrosomen liegen als Antigen vor. Wesentlich ist, entsprechend der passiven Hämagglutination, eine zusätzliche Gelfiltration des Antigens, um kontaminierendes Thyreoglobulin zu entfernen. Der ELISA ist empfindlicher als die passive Hämagglutination.

RIA

Festphasenabsorbiertes Thyreoglobulin bzw. Mikrosomenantigen liegt als Antigen vor. Messung der gebundenen Patientenantikörper durch ^{125}J-markierte Sekundärantikörper oder Protein A. Empfindlichkeit ca. 10—20 ng IgG-Antikörper/ml.

Alle genannten Tests weisen unterschiedliche diagnostische Sensitivitäten und Spezifitäten auf. Sie sollten vom Laborarzt zusätzlich zum Referenzbereich bei der Befundmitteilung angegeben werden.

Bewertung

Da alle Anti-Tg-Tests durch Tg im Serum gestört werden können (falsch negative bzw. falsch niedrige Ergebnisse) ist eine parallele Untersuchung der Tg-Konzentration (RIA) im Serum wichtig. Umgekehrt kann aber auch der Tg-RIA durch Anti-Tg gestört werden /[53]/.

Heute sind der ELISA und RIA zum Nachweis von Tg-Antikörpern empfehlenswerter als die IF-Methode oder die passive Hämagglutination, da bei der letztgenannten Methode ca. 40% der RIA- oder ELISA-positiven Seren als falsch negativ gemessen werden. Tab. 15 gibt die Krankheitsassoziationen von Anti-Tg und Anti-TM wieder.

Gesunde Geschwister von Patienten mit einer Autoimmunthyreoiditis sind zu 50% Anti-Tg-positiv /[54]/ und auch bei Verwandten 1. Grades wird ähnliches beobachtet.

Tab. 15 Krankheitsassoziationen von Anti-Thyreoglobulin und Anti-Thyreoidea-Mikrosomen-Antikörpern (RIA und ELISA)

Krankheitsform	**Anti-Tg**		**Anti-TM**	
	Häufigkeit %	**Titerhöhe**	**Häufigkeit %**	**Titerhöhe**
Akute Thyreoiditis	0—50	niedrig**	0—10	niedrig
Subakute Thyreoiditis (*de Quervain*)	35—50	niedrig	0—20	niedrig*
Hashimoto-Thyreoiditis (Struma lymphomatosa)	80—95	hoch	85—100	hoch
Riedel-Struma (fibrotische Thyreoiditis)	0—10	niedrig	0— 9	niedrig
Primäres Myxoedem, Hypothyreose	60—70	mittelhoch	57—70	mittehoch
Schilddrüsenhyperplasie/ Thyreotoxikose	30—60	mittelhoch	30—88	mittelhoch
Kolloid-Struma	8—31	niedrig	0—25	niedrig
Noduläre Struma	8—37	niedrig	0—25	niedrig
Schilddrüsenadenom	21—28	niedrig	0—10	niedrig
Schilddrüsenkarzinom	28—65	niedrig	0—20	niedrig
Gesunde	0—11	niedrig***	2— 9	niedrig

Die Angaben beziehen sich auf die Werte in der Literatur (Minimal- bis Maximalwerte). Die Höhe der Titer (niedrig, mittelhoch, hoch) ist testabhängig. Positive Befunde sollten daher Angaben über den Referenzbereich sowie die Grenzen der drei Titerbereiche enthalten.

* schwankt je nach Zuordnung der »painless thyroiditis«
** evtl. Überlappung mit subakuter Form
*** relativ großer Bereich wegen z. T. unerkannter Schilddrüsenerkrankungen bei Gesunden

Zusammen mit einer Assoziation zu HLA-B8/DR3 spricht dies für eine genetische Disposition. Eine Reihenuntersuchung auf Antikörper gegen Thyreoglobulin und/oder mikrosomale Antigene ist geeignet, klinisch unauffällige Fälle mit autoimmuner Schilddrüsenerkrankung zu finden. Etwa 20% solcher »Gesunder« mit Anti-Ig oder Anti-TM zeigen abnormale Schilddrüsenfunktionstests /[55]/.

Anti-Tg-Antikörper scheinen bei der autoimmunen Thyreoiditis früher aufzutreten als Anti-TM, die dann überwiegend in Verbindung mit Anti-Tg beobachtet werden. Die relevanten TM-Antigene werden wahrscheinlich auch auf der Oberfläche von Schilddrüsenepithelzellen exprimiert und es wird erklärbar, daß ein Teil der Anti-TM-Antikörper auf isolierte Schilddrüsenzellen zytotoxisch wirkt. Diesen Antikörpern wird daher auch eine pathogene Bedeutung bei den autoimmunen Schilddrüsenerkrankungen zugeschrieben.

Antikörper gegen das Kolloid II werden bei der *Hashimoto*-Thyreoiditis und der Hyperthyreose gefunden. Ihre differentialdiagnostische Bedeutung ist gering, sie unterstützen den Verdacht auf eine Autoimmunthyreoiditis bei Anti-Tg- und Anti-TM-negativen Patienten.

Autoantikörper gegen Trijodthyronin (T3) und Thyroxin (T4)

Bestimmungsmethoden

Die Autoantikörper-Bestimmung erfolgt durch einen RIA mit käuflichem radioaktiv markiertem T3 oder T4. Patientenseren werden mit den radioaktiven Antigenen inkubiert und die ggf. sich bildenden Immunkomplexe dann mit einem Sekundärantikörper gefällt. Gemessen wird das gebundene radioaktive T3 oder T4 im Niederschlag. Hohe Kontrollwerte (»unspezifische Bindung«) bei der RIA-Bestimmung von T3 oder T4 sind als Hinweis auf Autoantikörper gegen diese Hormone zu werten.

Bewertung

Antikörper gegen T3 und T4 werden bei *Hashimoto*-Thyreoiditis, Schilddrüsenhyperplasie und Thyreotoxikose sowie bei Schilddrüsenkarzinomen nachgewiesen.

Es kommen mindestens zwei verschiedene Antikörpertypen jeweils gegen T3 und T4 vor

— Der eine Typ blockiert die Interaktion des jeweiligen Hormons mit den peripheren Rezeptoren und bewirkt so eine Hypothyreose.

— Der andere Typ bindet an Hormondeterminanten, die für die hypothalamische Kontrolle der T3- und T4-Konzentration von Bedeutung sind, so daß es zu einer entkoppelten TRH/TSH-Regulation und damit zu einer Hyperthyreose kommt.

In einigen Fällen scheinen beide Antikörpertypen gleichzeitig vorzukommen, wobei sich beide Wirkungen gegenseitig aufheben. Die Stoffwechsellage bleibt dann euthyreot.

Andere Schilddrüsenautoantikörper

Außer den bisher besprochenen existieren Autoantikörper (Tab. 14), die Schilddrüsenepithelzellen direkt oder indirekt zu stimulieren oder die Wirkung von TSH direkt oder indirekt zu blockieren oder die Epithelzellen zum Wachstum anzuregen vermögen.

Stimulierende Anti-TSH-Rezeptorantikörper kommen häufig im Zusammenhang mit einem Exophthalmus vor. Außer bei der Hyperthyreose (Morbus *Basedow*), wird ein Exophthalmus auch im Zusammenhang mit der *Hashimoto*-Thyreoiditis (mit nachfolgender Hypothyreose) beobachtet.

Von noch unklarer Bedeutung für die Pathogenese des Exophthalmus sind kürzlich erhobene Befunde, bei denen sich spezifische Antikörper gegen Oberflächenantigene auf Augenmuskelzellen nachweisen ließen, bei denen es sich nicht um Skelettmuskelantigene handelt.

Nebenschilddrüsen-Antigene

Autoantikörper gegen zytoplasmatische Antigene in den oxyphilen und Hauptzellen der Nebenschilddrüsen werden vorwiegend bei Polyendokrinopathien vom Typ I (sh. Tab. 13), aber auch isoliert beim primären Hypoparathyreoidismus gefunden.

Indikation

Primärer Hypoparathyreoidismus, Morbus *Addison*, *Hashimoto*-Thyreoiditis.
Verdacht auf Polyendokrinopathie Typ I.

Bestimmungsmethoden

IF auf fixierten Gefrierschnitten humaner Nebenschilddrüsen.
Sekundärantikörper: FITC-markierte $F(ab')_2$-Fragmente von Anti-human-IgG/Fc.

Fehlerquelle: Andere organspezifische zytoplasmatische Autoantikörper (AMA, etc.) können zu Verwechselungen führen und müssen ausgeschlossen werden.

Bewertung

Bei den oben aufgeführten Krankheiten weist das Auftreten von Antikörpern gegen Nebenschilddrüsen-Antigene mit einiger Wahrscheinlichkeit auf eine Mitbeteiligung der Nebenschilddrüsen hin. Positive Befunde werden bei Hypoparathyreoidismus in 30—40%, bei Morbus *Addison* in 25—30% und bei *Hashimoto*-Thyreoiditis in 10—20% der Fälle gefunden.
Im Blut Gesunder lassen sich niedrigtitrige Antikörper gegen zytoplasmatische Antigene der Nebenschilddrüse zu 0.6% nachweisen. Die Prüfung auf Antikörper gegen Parathormonrezeptoren, die beim sekundären Hypoparathyreoidismus beschrieben wurden, muß Speziallaboratorien vorbehalten bleiben, ebenso wie die Suche nach Autoantikörpern, die das Parathormon selbst blockieren.

Nebennierenrinden-Antigene

Es handelt sich um Autoantikörper, die gegen zytoplasmatische Antigene in der mikrosomalen (und mitochondrialen ?) Fraktion der Steroidhormon-produzierenden Zellen der Zona glomerulosa, Zona fasciculata und Zona retikularis gerichtet sind /[56]/.

Indikation

M. *Addison*.
Polyendokrinopathie Typ I und II (sh. Tab. 13).

Bestimmungsmethoden

Immunfluoreszenz-Test

Gefrierschnitte von humaner Nebenniere werden verwendet.
Sekundärantikörper: FITC-markierte $F(ab')_2$-Fragmente von Anti-Human-IgG/Fc.
Verschiedene Färbemuster werden unterschieden

— Zytoplasmatische Anfärbung aller drei Zonen.
— Anfärbung der Zona glomerulosa.
— Anfärbung der Zona fascicularis und Zona retikularis.

Aus den Färbemustern kann geschlossen werden, daß verschiedene Antigene beteiligt sind. Verwechselung mit organunspezifischen AMA ist möglich. Ausschluß durch parallelen AMA-Test.

ELISA

Festphasenabsorbierte Mikrosomenfraktion aus (humaner) Nebennierenrinde dient als Antigen. Höhere diagnostische Sensitivität als IF, aber bisher nur Einzelberichte /[57]/.

Bewertung

Antikörper gegen zytoplasmatische Antigene der Steroidhormon-produzierenden Zellen der Nebennierenrinde werden beim M. *Addison* zu 50—60% (IF) bzw. 78% (ELISA) beobachtet. Sie finden sich schon im Frühstadium, sind krankheitsspezifisch und treten bei Gesunden zu weniger als 2% auf. Sie erlauben daher die Abgrenzung von nicht-autoimmunen Erkrankungen der Nebennierenrinde, wie Tuberkulose, Amyloidose, Tumoren oder Infektionen. Eine pathogene Bedeutung ist unwahrscheinlich. Möglicherweise existieren neben den Autoantikörpern gegen zytoplasmatische Antigene, ähnlich den anderen Immunopathien, auch Autoantikörper gegen Oberflächenantigene.

Schließlich werden Antikörper gegen zytoplasmatische Antigene der Steroidhormon-produzierenden Zellen der Nebennierenrinde auch im Rahmen der Polyendokrinopathien (Typ I und II, Tab. 13) zusammen mit Parietalzellantikörpern (PCA) bei perniziöser Anämie oder Autoimmunthyreoiditis oder bei primärem Hypoparathyreoidismus beobachtet.

Insulinrezeptoren (IRA)

Der Nachweis von Autoantikörpern gegen Insulinrezeptoren gehört nicht zum Repertoire des Routinelabors, sei aber stellvertretend für Autoantikörper gegen andere Rezeptoren /[58]/ besprochen.

Indikation

Insulin-resistenter Diabetes mellitus Typ B.
Eventuell: Juveniler Diabetes mellitus Typ I.

Bestimmungsmethode

Radioimmunoassay

Prinzip: Mononukleäre Leukozyten oder isolierte Präadipozyten werden zuerst mit Patientenserum und danach mit radioaktiv markiertem Insulin inkubiert. Verglichen wird die Insulinbindung in Gegenwart von Normalserum mit der Hemmung bei Gegenwart von Antikörpern im Patientenserum. Gemessen wird die im Überstand verbleibende Radioaktivität.

Fehlerquelle: Die Insulinkonzentration des Patientenserums kann das Ergebnis beeinflussen. Parallel zur Bestimmung der Antikörper muß daher immer auch das Insulin gemessen werden.

Bewertung

Der bei hohen Konzentrationen von Antikörpern gegen Insulinrezeptoren auftretende Insulin-resistente Diabetes mellitus Typ B ist extrem selten. Bisher wurden ca. 25 Patienten beschrieben /[59]/, so daß es sich bei der Untersuchung in der Regel um Ausschlüsse handelt. Doch wurden auch bei juvenilem Diabetes mellitus Typ I sowie bei Patienten mit prädiabetischer Stoffwechsellage schwachtitrige Antikörper gegen Insulinrezeptoren beobachtet.

Antikörper gegen Human- oder Schweineinsulin können zur Bildung von antiidiotypischen Antikörpern führen, die sowohl mit den Anti-Insulin-Antikörpern als auch mit den Insulinrezeptoren kreuzreagieren.

Insulinrezeptor-Autoantikörper besetzen den Rezeptor an den »Test«-Zellen, wobei sie zunächst die Wirkung von Insulin imitieren. Sie führen jedoch im Gegensatz zu Insulin zu einer (Post)-Rezeptor-Desensitisierung, d. h. die Zellen können später auf Insulin nicht mehr mit der typischen metabolischen Antwort reagieren.

Zytoplasmatische Inselzellantigene (ICA) und Oberflächenantigene der β-Zellen (ICSA)

Antikörper gegen Inselzellen des Pankreas können gegen zahlreiche Antigendeterminanten gerichtet sein /[60, 61]/, wobei sich zwei Gruppen unterscheiden lassen

— Autoantikörper gegen zytoplasmatische Antigene (ICA) aller Inselzellen.

— Autoantikörper gegen Antigene auf der Oberfläche nur von β-Zellen (ICSA).

Indikation

Juveniler Diabetes Typ I.
Prädiabetische Stoffwechsellage bei genetischer Disposition für Diabetes Typ I.
Juveniler Diabetes Typ II (bei HLA-DR3 und/oder HLA-DR4).
Verwandte 1. Grades von Patienten mit juvenilem Diabetes Typ I.

Bestimmungsmethoden

Immunfluoreszenz-Techniken zum Nachweis von ICA

— Nachweis von IgG-Antikörpern, die an zytoplasmatische Antigene aller Inselzellen binden, auf Gefrierschnitten von humanem Pankreas. Alternativ können auch Gefrierschnitte von Affenpankreas oder fixierte Bouin- oder Azeton-Schnitte von humanem Pankreas verwendet werden. Das führt jedoch zu einem veränderten Ablagerungsmuster und zu verminderter Empfindlichkeit.

Fehlerquelle: Nicht alle Pankreaspräparate eignen sich gleich gut. Zahlreiche frische Pankreas-Operationspräparate von Patienten der Blutgruppe 0 Rh neg. müssen ausgetestet werden, um ein optimales Substrat zu finden; sonst falsch negative Befunde.

 — Komplementbindungsreaktion: Gefrierschnitte von humanem Pankreas werden mit frischem Patientenserum überschichtet und bei 37 °C inkubiert. Die Bindung der gesuchten Antikörper führt über eine Komplementaktivierung zur Fixierung von C3b in der Nähe der Antikörperbindung im Gewebe. C3b wird dort durch einen FITC-markierten Sekundärantikörper (Anti-C3b/C3c) nachgewiesen.

Die Methode ist weniger empfindlich als der zuvor beschriebene Nachweis.

Nachweismethoden für ICSA

— IF mit isolierten humanen Insulinomzellen, humanen fötalen Inselzellen oder isolierten Inselzellen von der Ratte oder Maus. Die Zellen werden zuerst mit Patientenserum und nach Waschen mit TRITC-(roter Fluoreszenzfarbstoff) markierten Sekundärantikörpern inkubiert. Anschließend werden die Zellen, an die die Patientenantikörper gebunden haben, fixiert und durch FITC-markierte Antikörper gegen Insulin (B-Zellen), Glukagon (A-Zellen) oder Somatostatin (D-Zellen) identifiziert /62/.

— ELISA oder RIA: Es werden die gleichen Zellen wie oben beschrieben benutzt, auf eine Identifizierung der Zellen wird meist verzichtet.

— Zytotoxizitäts-Test: Ratten-Insulinomzellen, isolierte Ratten-Inselzellen oder humane Inselzellen werden mit ^{51}Cr markiert und dann mit Patientenserum in Gegenwart von Kaninchenserum als Komplementquelle inkubiert. Gemessen wird die Freisetzung von ^{51}Cr als Zeichen der Zellzerstörung. Dieser Test ist nicht B-Zell-spezifisch.

Bewertung

Tab. 16 gibt die Häufigkeit von ICA und ICSA in Abhängigkeit vom verwendeten Substrat bzw. der benutzten Methode wieder. Bei der IF-Methode liegt die diagnostische Sensitivität der zytoplasmatischen ICA für den juvenilen Typ I Diabetes (variiert je nach Güte des Pankreassubstrates) zwischen 50—60% bei einer diagnostischen Spezifität von 94—100%. Gesunde haben in 0.4% der Fälle Antikörper, Verwandte 1. Grades in 2—3%. Die meisten Antikörper sind nur schwachtitrig. Komplement-fixierende ICA werden meist bei hochtitrigen zytoplasmatischen ICA gefunden.

β-Zell-spezifische ICSA sollen bei 70—80% der juvenilen Typ I Diabetiker nachweisbar sein und nur zu 3% bei klinisch symptomlosen Kontrollen. In Einzelfällen sind ICSA auch bei jugendlichen nicht Insulin-abhängigen (Typ II) Diabetes-Patienten beobachtet worden, die später teilweise zu einem Typ I Diabetes konvertierten.

ICSA-Titer korrelieren nicht mit ICA-Titern. Zytotoxische ICSA wurden bei juvenilem Typ I Diabetes in ca. 30% mit Manifestation der Erkrankung gefunden und in 25% bei nicht erkrankten Verwandten 1. Grades.

Der Diabetes Typ I ist eine schleichende Autoimmunerkrankung. Etwa 80—90% der

Tab. 16 Häufigkeit von ICA und ISCA im Serum von Patienten mit juvenilem Diabetes mellitus Typ I zu Beginn der Erkrankung

Substrat	**Sekundärantikörper**	**ICA (%)**
Gefrierschnitte von humanem Pankreas	Anti-Ig/Anti-C3	50—60
Fixierter humaner Pankreas	Anti-Ig	60—80
		ICSA (%)*
Humane Insulinomzellen	Anti-Ig	80
Humane fetale Inselzellen	Anti-Ig	80
Ratten- oder Mäuseinselzellen	Anti-Ig	60—70
Ratteninselzellen	^{125}J-Protein A	35—50

* ICSA-Bindungsassay

β-Zellen müssen zerstört sein, bis der Patient Insulin-pflichtig wird. Dabei können ICA der klinischen Symptomatik viele Jahre vorausgehen.

Bei klinischer Manifestation finden sich in 50—60%, in einigen Untersuchungen bis zu 80%, aller neu diagnostizierten juvenilen Typ I Diabetes Fälle zytoplasmatische ICA. Sie verschwinden im Verlaufe der ersten drei Jahre nach Beginn der Insulinpflichtigkeit in ca. 80%. Ihre Persistenz wird zu 15% bei Patienten mit einer zusätzlichen Polyendokrinophatie Typ II (sh. Tab. 13) und bei solchen mit HLA-B8-Assoziation beobachtet.

ICSA könnten über eine Komplement-vermittelte Reaktion bzw. über eine Lymphozyten-vermittelte Lyse (ADCC) zur Zerstörung der Inselzellen beitragen, was jedoch nicht gesichert ist. Ebenso läßt sich aus dem positiven zytotoxischen ICSA-Nachweis deshalb die Prognose nicht unmittelbar ableiten, da der Test im heterologen System durchgeführt wird und die Komplementzytotoxizität im autologen System, wie sie bei den Patienten vorliegen, meist stark unterdrückt wird.

Desgleichen ist die Bedeutung einer erhöhten Zahl »aktivierter Lymphozyten« im Blut von Diabetes Typ I Patienten unklar. Die »aktivierten Lymphozyten« exprimieren im Gegensatz zu normalen peripheren Lymphozyten den IL-2-Rezeptor.

β-adrenerge Rezeptoren (β-ARA)

Bei Allergikern mit allergischem Asthma bronchiale fanden sich in etwa 5% Autoantikörper gegen β-adrenerge Rezeptoren. Neben den allergenspezifischen IgE-Antikörpern auf Gewebsmastzellen werden daher von einigen Autoren /[58]/ zusätzliche Autoantikörper gegen β-adrenerge Rezeptoren für die Pathogenese gewisser Verlaufsformen mitverantwortlich gemacht. Durch Blockade der β-adrenergen Rezeptoren könnten in solchen Fällen die β-adrenergen und Muscarin-cholinergen Aktivitäten überwiegen. Solche Patienten benötigen eine wesentlich höhere Dosis von β-Sympathomimetika, um die Symptomatik zu durchbrechen.

Indikation

Asthma bronchiale mit primär geringer Ansprechbarkeit auf β-Sympathomimetika.

Bestimmungsmethode

Funktionstest (Bioassay)

Prinzip: Isoproterenol steigert die cAMP-Synthese von humanen Lungenfibroblasten. Durch Vorinkubation mit Patientenserum wird dieser Effekt unterdrückt. Der Test ist Speziallabors vorbehalten.

Bewertung

Asthmapatienten mit häufigen und schweren Attacken, insbesondere ohne erkennbare Antigenexposition, sollen ein gehäuftes Auftreten (9—20%) von Autoantikörpern gegen β-adrenerge Rezeptoren zeigen.

Zytoplasmatische Pankreas-Acinuszell-Antigene

Autoantikörper gegen mikrosomale Antigene der Pankreas-Acinuszellen /[63]/ wurden bei akuter Pankreatitis (niedrigtitrig) in etwa 30%, gelegentlich auch bei chronischer Pankreatitis sowie bei M. *Crohn* (hochtitrig) in ca. 40%, nicht aber bei der Kolitis ulzerosa beobachtet (Gesunde: 3%). Die Wertigkeit der Antikörper gegen zytoplasmatische Antigene der Pankreas-Acinuszellen ist wegen der bisher nur relativ kleinen untersuchten Patientenzahl nicht sicher abzuschätzen.

Bestimmungsmethode: IF auf Gefrierschnitten von humanem Pankreasgewebe mit FITC-markierten $F(ab')_2$-Fragmenten von Anti-human-IgG/Fc als Sekundärantikörper.

Zytoplasmatische Becherzellantigene

Bei Kolitis ulzerosa lassen sich zu ca. 12—30% Serumantikörper gegen zytoplasmatische Becherzellantigene nachweisen /[63]/.

Bestimmungsmethode: IF auf Gefrierschnitten von humanem (am besten: fötalem) Kolon. Die diagnostische Spezifität für Kolitis ulzerosa soll an die Verwendung von fötalem Kolon geknüpft sein. Mit adultem Kolon werden Antikörper gegen Becherzellantigene auch beim Morbus *Crohn* und bei Gesunden gefunden. Häufigkeit und Wertigkeit dieser Autoantikörper sind unsicher.

Duktuläre Speicheldrüsenantigene

Die Antikörper sind gegen zytoplasmatische Antigene in der Epithelzelle der Speicheldrüsenausführungsgänge gerichtet /[64]/.

Indikation

Sjögren-Syndrom.
Sonstige Sicca-Syndrome (Keratokonjunktivoblepharitis ohne Systembeteiligung).
Differentialdiagnose unklarer Tränendrüsen- bzw. Speicheldrüsenschwellungen.

Bestimmungsmethode

IF auf Gefrierschnitten von humaner (oder Affen-) Parotis. Sekundärantikörper: $F(ab')_2$-Fragmente von FITC-markiertem Anti-human-IgG/Fc.

Bewertung

Das *Sjögren*-Syndrom (SS) ist eine chronisch entzündliche Erkrankung der Speichel- und Tränendrüsen, die mit einer Minderung des Speichel- und Tränenflusses (Sicca-

Syndrom) einhergeht. Beim *Sjögren*-Syndrom beruht die Sicca-Symptomatik auf einer lympho-plasmazellulären Infiltration der betroffenen exokrinen Drüsen.

Etwa 50% der Patienten mit Sicca-Symptomatik haben ein *Sjögren*-Syndrom. Bei etwa der Hälfte handelt es sich um ein primäres *Sjögren*-Syndrom, bei der anderen um ein sekundäres. Dem sekundären *Sjögren*-Syndrom geht zu 50% eine rheumatoide Arthritis voraus, dem Rest eine Sklerodermie oder ein systemischer Lupus erythematodes (SLE). Die Übergänge zwischen einigen dieser Kollagenosen und einem sekundären *Sjögren*-Syndrom sind fließend: Etwa 15% der Patienten mit rheumatoider Arthritis entwickeln im Laufe der Erkrankung ein *Sjögren*-Syndrom.

Die Mehrzahl aller Patienten mit primärem *Sjögren*-Syndrom haben im Serum Rheumafaktoren und ANA, Patienten mit sekundärem *Sjögren*-Syndrom sind häufig RANA-positiv. Bei 70% der Patienten mit primärem *Sjögren*-Syndrom beruht der positive ANA-Test auf Antikörpern gegen das extrahierbare Kernantigen SS-B. Zusätzlich lassen sich mit etwa gleicher Häufigkeit Antikörper gegen SS-A (sh. Tab. 7) nachweisen.

Antikörper gegen Speicheldrüsenausführungsgänge werden beim primären oder sekundären *Sjögren*-Syndrom in etwa 60% der Fälle gefunden. Ihr Nachweis spricht ähnlich wie der von Anti-SS-B mit hoher Wahrscheinlichkeit für das Vorliegen des *Sjögren*-Syndroms. Antikörper gegen Speicheldrüsenausführungsgänge werden bei Gesunden unter 60 Jahren nur in 5% und bei Älteren in 10% der Fälle nachgewiesen. Bei rheumatoider Arthritis und SLE ohne *Sjögren*-Syndrom finden sich diese Antikörper in 15—20% bzw. 20—25% der Fälle, was auf die oben genannten Krankheitsüberlappungen hinweisen mag. Die pathogene Bedeutung der Antikörper gegen Speicheldrüsenausführungsgänge ist unklar.

Pemphigus-Antikörper (EIZA)

Bei den sog. Pemphigus-Antikörpern handelt es sich um eine heterogene Gruppe von Autoantikörpern gegen verschiedene Antigene der epidermalen Interzellularsubstanz sowie gegen Oberflächen der Epidermalzellen. Zwei bisher teilcharakterisierte antigene Strukturen sind Glykoproteine mit einem Molekulargewicht von 33.000 und 66.000 /[65]/, bei einem weiteren Antigen wurde das Molekulargewicht mit 210.000 bestimmt /[66]/.

Indikation

Pemphigus vulgaris, -foliaceus, -erythematosus, -vegetans.
Schleimhautpemphigus.

DD: Blasenbildende Dermatosen.

Bestimmungsmethode

IF auf Gefrierschnitten von unverhorntem Plattenepithel (Ösophagus, Zunge, Lippe) von Mensch (Blutgruppe 0, Rh negativ) oder Affe, aber auch Kaninchen oder Meerschweinchen. Man findet ein typisches granuliertes (Stachelzelldesmosomen) oder lineares Ablagerungsmuster an der Oberfläche der Epithelzellen. Die Antikörper gehören vorwiegend zur IgG-Klasse, es kommen aber auch IgM- und IgA-Antikörper vor.

Bewertung

Zu Beginn eines Pemphigus der Haut sind die Antikörper in 80—95% nachweisbar, zu Beginn eines Schleimhautpemphigus in 25—50% der Fälle. Pemphigus-Antikörper sind pathognomonisch und damit »Marker«-Autoantikörper. Sie werden bei Gesunden nicht gefunden. Einige Berichte weisen auf eine Korrelation zwischen Titern und Krankheitsaktivität hin, so daß Verlaufsuntersuchungen empfehlenswert sind.

Die Diagnose wird durch den immunhistologischen Nachweis der im erkrankten Gewebe abgelagerten Antikörper beim P. vulgaris und P. vegetans an suprabasalen Desmosomen, beim P. erythematosus und P. foliaceus an subcornealen Desmosomen gesichert. Man entnimmt die Hautbiopsie vom Rand einer frischen Blase.

Die Pemphigus-Autoantikörper sind pathogen. Sie bewirkten nach Bindung an Epidermalzellen, wahrscheinlich durch Freisetzung zellulärer Proteasen, die typische Akantholyse und damit die Blasenbildung. Die pathogene Bedeutung einer Komplementaktivierung ist dagegen umstritten.

Fehlerquellen: Falsch positive Befunde (»pemphigus-like-antibodies«) in niedrigen Titern treten nach Verbrennungen und bei Arzneimittelexanthemen auf. Sie können ferner durch hochtitrige Immunisoagglutinine (IgG-Anti-A, -Anti-B) vorgetäuscht werden, was durch eine Absorption der Patientenseren mit Erythrozyten verhindert werden kann.

Thrombozyten

Autoantikörper gegen Thrombozyten werden vor allem bei der idiopathischen thrombozytopenischen Purpura (ITP) /[68]/, der autoimmunhämolytischen Anämie mit Thrombozytopenie (*Evans*-Syndrom) und bei systemischen Lupus erythematodes (SLE) nachgewiesen. Als mögliche Antigene werden der Glykoprotein IIb-IIIa-Komplex und das Hauptsialoglykoprotein der Thrombozyten diskutiert.

Die Autoantikörper dürfen nicht mit Antikörpern verwechselt werden, die im Rahmen einer Medikamenten-induzierten Thrombozytopenie entstehen und gegen den Hapten-Träger-Komplex auf den Thrombozyten gerichtet sind. Hier wirkt das Medikament als Hapten und Oberflächenstrukturen auf den Thrombozyten als Träger.

Die Träger können durch die Medikamentenbindung so verändert sein, daß sie selbst zu »Neoantigenen« werden. Sie führen dann zur Bildung von Antikörpern, die entweder gegen den Hapten-Träger-Komplex oder gegen Neoantigene auf dem Träger gerichtet sind.

Indikation

Differentialdiagnose der Thrombozytopenie.
Chronisch idiopathische thrombozytopenische Purpura (ITP; M. Werlhof).
Akute idiopathische thrombozytopenische Purpura.
Autoimmunhämolytische Anämie mit Thrombozytopenie (*Evans*-Syndrom).
SLE mit Thrombozytopenie.

Bestimmungsmethoden

Antiglobulinkonsumptionstest, relativ unsensitiv, veraltet.

Direkter RIA-Coombs-Test

Das Ergebnis hängt entscheidend von der Thrombozyten-Isolierungsmethode ab.

Prinzip: Thrombozyten werden durch Dichtegradientenzentrifugation plättchenreichen Plasmas isoliert. Die Thrombozyten werden dann mit ^{125}J-markiertem Protein A oder mit ^{125}J-markierten $F(ab')_2$-Fragmenten von Anti-IgG/Fc inkubiert. Gemessen wird die Zahl der an den Patientenplättchen gebundenen Autoantikörpermolekülen. Bei chronischen ITP-Patienten lassen sich 500—600 IgG-Moleküle pro Thrombozyt nachweisen, während die Thrombozyten Gesunder jeweils mit 0—100 Immunglobulin-Molekülen besetzt sind.

Außer auf Besetzung mit IgG kann auch auf Besetzung mit IgM oder auf C3b geprüft werden, welches infolge Aktivierung durch die Antikörper an der Oberfläche der Plättchen fixiert wurde.

Das Ergebnis des direkten RIA-Coombs-Tests hängt entscheidend von der Isolierungsmethode der Thrombozyten ab.

Indirekter RIA-Coombs-Test

Prinzip: Messung der Bindung freier Plasmaantikörper an normale Spenderthrombozyten der Blutgruppe 0 Rh negativ. Darstellung der gebundenen Antikörper durch radioaktiv markiertes Protein A oder radioaktiv markierte Sekundärantikörper.

Problem: Der Test fällt häufig falsch negativ aus. Umgekehrt kann er durch Alloantikörper — etwa gegen HLA-Determinanten — auch zu falsch positiven Resultaten führen.

Direkte IF zum Nachweis von IgG auf Patiententhrombozyten und indirekte IF zum Nachweis freier Antikörper

Patiententhrombozyten werden isoliert, sorgfältig gewaschen und mit Paraformaldehyd fixiert. Beim direkten Test werden sie mit FITC-markierten Sekundärantikörpern inkubiert und abgelesen. Beim indirekten Test werden fixierte normale Spenderthrombozyten mit Patientenserum und danach mit FITC-markierten Sekundärantikörpern inkubiert.

Problem: Mangelnde Testempfindlichkeit, unspezifische Bindung des Sekundärantikörpers.

Andere Methoden

Radiale Immundiffusion, Elektroimmunotest, Nephelometrie, ELISA, Freisetzung von ^{3}H-Serotonin, ^{3}H-Adenin oder Plättchenfaktor 3 (PF3). Diese Tests bleiben Speziallabors vorbehalten. Ihre Bedeutung zum Nachweis der Autoantikörper gegen Plättchen ist umstritten.

Bewertung

Antikörper gegen Thrombozyten werden zu über 90% bei ITP-Patienten und beim *Evans*-Syndrom gefunden, aber auch zu 10—20% bei SLE mit Thrombozytopenie. Bei der akuten idiopathischen thrombozytopenischen Purpura (Kinder von 1—11 J.) lassen sich Plättchenantikörper nur selten nachweisen. Ein positiver Befund spricht hier eher für den Beginn einer chronischen ITP.

Weil IgG-Antikörper plazentagängig sind, können Neugeborene von Müttern mit ITP eine transitorische Thrombozytopenie aufweisen. Dieses »Übertragungsexperiment« der Natur beweist, daß die Autoantikörper pathogen sind. Bei geringer Antikörperbeladung führen deren Fc-Stücke zu einer Opsonisierung der Thrombozyten mit nachfolgender Eliminierung durch Milzmakrophagen. Bei dichter Antikörperbeladung kommt es zur Komplement-induzierten Lysis der Plättchen. Außerdem führt die

Bindung der Antikörper an Megakaryozyten zu einer verminderten Plättchenproduktion.

Der kurativen Wirkung einer Splenektomie scheinen zwei Mechanismen zugrunde zu liegen: Die Milz ist der bevorzugte Ort der Eliminierung antikörperbesetzter Plättchen und ist außerdem hauptsächlich Organ dieser Antikörperbildung.

Spermien

Für die Infertilitätsdiagnostik sind Antikörper nur dann von Bedeutung, wenn sie sich gegen Spermienoberflächenantigene richten /[69]/. Bei den in vielen Normalseren vorhandenen Immunglobulinen, die mit zytoplasmatischen Spermienantigenen reagieren, handelt es sich wahrscheinlich um kreuzreagierende Antikörper. Sie sind ohne diagnostische Bedeutung.

Antikörper gegen Spermienoberflächenantigene können gegen verschiedene Strukturen gerichtet sein. Bei infertilen Männern wird das Serum untersucht, bei infertilen Frauen Zervixschleim und Serum. Das Antikörperspezifitätsmuster in Sekreten muß nicht mit dem im Serum übereinstimmen.

Indikation

Infertile Paare mit pathologischem *Sims-Huhner*-Test.

Bestimmungsmethoden

Von zahlreichen Testverfahren sind wegen mangelnder diagnostischer Sensitivität und Spezifität nicht empfehlenswert: Spermien-Agglutinationstest, Komplement-abhängiger Mikrozytotoxizitätstest, indirekte Immunfluoreszenz mit luftgetrockneten, fixierten Spermien, ELISA mit vitalen Spermien oder mit Spermienextrakten. Die nachgenannten Untersuchungen erscheinen empfehlenswert.

Radioimmunobindungs-Test

Prinzip: Lebende, gut gewaschene Spermien eines Spenders der Blutgruppe 0 Rhesus negativ werden mit Patientenserum oder Zervixschleim inkubiert. Prüfung auf fixierte Antikörper mittels radioaktiv markiertem Sekundärantikörper bzw. Protein A. Die Untersuchung analog aufbereiteter Patientenspermien mit einem Sekundärantikörper erlaubt die unmittelbare Erkennung evtl. in vivo gebundener Autoantikörper. Beide Verfahren sind hochsensitiv und hochspezifisch.

Immunoperlen-Bindungstest

Prinzip: Vitale Spenderspermien werden nach intensivem Waschen zuerst mit Patientenserum oder Zervixschleim inkubiert, dann mit kleinsten Kunststoffkugeln, die an ihrer Oberfläche kovalent-gebundenes anti-IgG, anti-IgM oder anti-IgA tragen. Unter dem Mikroskop ist die Beurteilung des Bindungsbereiches Kopf, Verbindungsstück, Schwanz ebenso wie die IgG-Klassendifferenzierung möglich.

Bewertung

Schwachtitrige Antikörper gegen Spermienschwanzantigene sind bei fertilen und infertilen Männern und Frauen mit 16—35% weit verbreitet und haben keine Bedeutung. Bei dem Immunoperlentest wiesen fertile Männer zu 7% und fertile Frauen zu 10% solche Antikörper auf.

Anders ist es bei den Antikörpern gegen die übrigen Oberflächenantigene. Während unselektierte Paare mit unerklärter Infertilität, d. h. keine organische Ursache bei Mann und Frau erkennbar, zu weniger als 5% Immunoperlentest-positive Befunde aufweisen, finden sich bei Paaren mit pathologischem *Sims-Huhner*-Test in 35% bei den Frauen und in 24% bei den Männern deutlich positive Reaktionen.

Insgesamt ist bei Männern das Vorhandensein von Serum(auto)-Antikörpern gegen Spermien mit einer späteren Schwangerschaft des Paares negativ korreliert. Hochtitrige Antikörper führen fast immer zu einer Dauerinfertilität. In manchen Fällen mit positivem Antikörpertest kann die Fertilität durch eine Steroidtherapie verbessert werden.

Die pathogene Bedeutung der Antikörper und ihr möglicher Wirkungsmechanismus sind unklar. Antikörper gegen Oberflächenantigene des Spermienkopfes scheinen die Anheftung an die Zona pellucida des Eies und damit das Eindringen des Spermienkopfes zu verhindern.

Epidermale Basalmembran (EBMA) = Pemphigoidantikörper

Die beim Pemphigoid beobachteten Antikörper /[70]/ sind gegen Antigene der epidermalen Basalmembran gerichtet.

Indikation

Bullöses Pemphigoid, vernarbendes Pemphigoid, Herpes gestationes.
Differentialdiagnostik bullöser Dermatosen.

Bestimmungsmethoden

Immunfluoreszenz-Test

Gefrierschnitte von Affen-, Kaninchen- oder Meerschweinchenösophagus, evtl. auch humane verhornte Epidermis, Blutgruppe 0 Rh negativ, werden verwendet.

Sekundäre Antikörper: FITC-markierte $F(ab')_2$-Fragmente von Antihuman-IgG/Fc.

Einige EBMA zeigen eine Spezies- oder Organspezifität. Daher gibt Affenösophagus die sichersten Aussagen bei Pemphigoid-Antikörpern und humane verhornte Epidermis bei Herpes gestationes.

Komplementfixationstest (nur bei Herpes gestationes)

Gefrierschnitte wie oben werden mit Patientenserum bei 37 °C inkubiert. Falls EBMA vorhanden sind, kann es an der epidermalen Basalmembran nicht nur zu einer Bindung von Immunglobulinen, sondern auch durch sie verursacht zu einer lokalen Komplementaktivierung kommen. Untersucht wird die hierdurch induzierte Ablagerung von C3b durch Inkubation mit FITC-markiertem Anti-C3b/C3c. Der Komplementfixationstest kann bei Herpes gestationes auch dann Antikörper noch indirekt nachweisen, wenn der IF-Test mit Anti-Ig mißlingt.

Bewertung

EBMA sind beim bullösen Pemphigoid zu 35—70% im Serum nachweisbar. Der Titer zeigt keine Korrelation mit der Krankheitsaktivität. Deshalb ruht die Differentialdiagnostik überwiegend auf der immunhistologischen Biopsieanalyse. Die Probe wird aus dem Rand einer Blase entnommen. Hier finden sich die typischen linearen IgG-, C3b- bzw. C3d-Ablagerungen entlang der epidermalen Basalmembran.

Dagegen sieht man beim Herpes gestationes /[71]/ in Biopsien Ablagerungen von C3b und C3d entlang der epidermalen Basalmembran. Als Ursache werden auch hier Autoantikörper diskutiert, deren Menge aber nicht für den Nachweis mit der Immunfluoreszenzmethode ausreicht, wogegen der IF-C3b-Fixationstest positiv sein kann.

Serumantikörper mit unterschiedlichen eingeschränkten Speziesspezifitäten werden gelegentlich bei paraneoplastischen Syndromen mit oder ohne Hautsymptome nachgewiesen. Selten kommen sie auch beim *Lyell*-Syndrom, bei Verbrennungen oder der Psoriasis vor und ebenso selten beim vernarbenden Schleimhautpemphigoid, bei der *Brunsting-Perry*-Variante des Pemphigoids und dem Herpes gestationes. Eine pathogene Bedeutung der Antikörper ist unsicher.

»Retikulin« und andere Bindegewebsantigene

Schon der Begriff »Retikulin« zeigt, daß diese Autoantikörper hinsichtlich der betroffenen Antigene nur morphologisch definiert sind /[72]/. Retikuläre Fasern sind feine argyrophile Bindegewebsfasern.

Indikation

Kindliche oder adulte Form der Zoeliakie.
Dermatitis herpetiformis *Duhring*.

Bestimmungsmethode

IF auf Gefrierschnitten von humaner Leber sowie Rattenniere, -leber und -magen.

Sekundärantikörper: FITC-markierte $F(ab')_2$-Fragmente von Antikörpern gegen IgG, IgA, IgM.

Verschiedene Fluoreszenzmuster werden unterschieden:

— Deutliche diffuse Fluoreszenz der Lebersinusoide, der peritubulären Kapillaren, der *Bowman'schen* Kapsel sowie kurzer Faserabschnitte in der Muscularis und Adventitia von Gefäßen.

— Feinfaserige Strukturen im Bereich der periportalen Felder der Leber, die in die Sinusoide ausstrahlen sowie interglanduläre dünne Fasern in der Magenschleimhaut und in der Muscularis mucosae.

— Diffuse granuläre bis pseudolineare Anfärbung des Bindegewebes, nicht-feinfaserig, häufig verbunden mit einer endothelialen Anfärbung zahlreicher Gefäße.

Bewertung

Bei kindlicher Zoeliakie werden zu 37% Autoantikörper gegen Retikulin gefunden, in aktiven Krankheitsphasen sogar bis zu 67%. Die Häufigkeit des Antikörpernachweises steigt mit dem Atrophiegrad der Dünndarmzotten. Unter Gluten-freier Diät sollen die Antikörpertiter mit der Besserung des Krankheitsbildes absinken.

Bei der Dermatitis herpetiformis *Duhring* lassen sich Antikörper zu 15—20% nachweisen, und bei der Erwachsenen-Zoeliakie in etwa 40%. Es handelt sich häufig um IgA-Antikörper, eine Ig-Klassendifferenzierung ist daher sinnvoll.

Die pathogene Bedeutung der Antikörper ist unklar, möglicherweise kreuzreagieren einige mit Glutenfraktionen.

Glomeruläre Basalmembran (GBM), Tubuläre Basalmembran und Lungenbasalmembran

Autoantikörper gegen GBM reagieren mit der NC1-Region des Typ IV Kollagens. Es ist jedoch nicht ausgeschlossen, daß noch weitere glomeruläre Antigene bei Nierenerkrankungen zur Autoantikörperbildung führen können /[73]/.

Indikation

Lungenbluten, *Goodpasture*-Syndrom, rapid progressive Glomerulonephritis, (interstitielle Nephritis).

Bestimmungsmethoden

IF auf Gefrierschnitten von humanen Nieren und Affennieren

Sekundärantikörper: FITC-markierte $F(ab')_2$-Fragmente von Human-Anti-IgG/Fc. Da aber auch IgM- und IgA-Antikörper vorkommen, empfehlen sich erweiterte Untersuchungen mit Anti-IgM bzw. Anti-IgA als Sekundärantikörper.

Antikörper gegen GBM ergeben eine ultrascharf-lineare Anfärbung aller glomerulären Basalmembranen. Teilweise reagieren die Anti-GBM-Antikörper auch mit tubulären Basalmembranen. Beim *Goodpasture*-Syndrom zeigt sich an Gefrierschnitten häufig auch eine Reaktion mit Basalmembranen humaner Lunge.

Probleme: Um ein geeignetes Substrat zu finden, müssen zahlreiche Nieren vorgeprüft werden. Perfundierte Transplantationsspendernieren sind ungeeignet, da die Ischämie und eine Perfusion der Niere zu einer verstärkten unspezifischen Ablagerung von IgG an der GBM führen. Auch bei geeigneten Substratnieren bewirkt eine Verdünnung von Negativseren mit Pufferlösung eine verstärkte unspezifische Bindung von IgG an die GBM. Für die Titration des Patientenserums muß daher ein geeignetes blockierendes Medium, wie z. B. AB-Serum, benutzt werden.

RIA

Kollagenase-verdaute ^{125}J-markierte GBM wird als Antigen verwendet.

ELISA

Isolierte Festphasen-gebundene Kollagenase-verdaute GBM dient als Antigen.

Probleme: Falls eine genaue Analyse der Kollagenase-resistenten NC1-Bruchstücke auf kontaminierende andere GBM-Bestandteile oder Plasmaproteine unterbleibt, resultiert daraus ein hoher Nullwert bei Normalseren oder ein falsch positiver Wert bei Seren mit Antikörpern gegen Plasmaproteine.

Western-blotting

Eingesetzt werden Kollagenase-verdaute hochreine GBM-Peptide. Nach der SDS-Polyacrylamidgel-Elektrophorese werden die nach Molekulargewicht aufgetrennten Peptide mittels Elektrotransfer auf Nitrozellulosefilter übertragen und mit Patientenserum inkubiert, danach mit enzymmarkierten $F(ab')_2$-Sekundärantikörperbruchstücken. Typischerweise reagieren Proteinbanden mit Molekulargewichten von 50, 43 und 26—29 Tausend /[74]/. Eine Titerbestimmung ist möglich. Diese Methode ist etwa 60—100mal empfindlicher als die IF-Methode, aber nur Speziallaboratorien vorbehalten.

Bewertung

Der Nachweis von Antikörpern gegen GBM (GBMA) ist hochspezifisch und hochsensitiv. GBMA sind pathognomonisch und der »Marker« für Anti-GBM-Glomerulonephritiden inklusive *Goodpasture*-Syndrom /[75]/. Anti-GBM-Glomerulonephritiden machen 0.5—2% aller Glomerulonephritiden (GN) aus. In Fällen ohne Lungenbeteiligung sind die Antikörper zu ca. 60%, bei zusätzlicher Lungenbeteiligung, d. h. *Goodpasture*-Syndrom zu ca. 80—90% im Serum nachweisbar. Die IF-Titer sind meist relativ niedrig (Bereich 1:2 bis 1:1200).

Im Ausnahmefall können sehr niedrigtitrige Antikörper gegen GBM auch bei anderen Nephritisformen beobachtet werden.

Die Antikörper gegen GBM sind pathogen. Sie binden an die GBM und bewirken dort über die Komplementaktivierung eine Entzündungsreaktion mit Einwanderung von Granulozyten und Monozyten/Makrophagen. In der Folge kommt es meist zu einer massiven Proliferation im Glomerulus, die unter dem klinischen Bild einer rapid progressiven Glomerulonephritis rasch zu einer Niereninsuffizienz mit dem histologischen Befund einer intra-extrakapillären proliferativen (nekrotisierenden) Glomerulonephritis führt.

Die pathogene Bedeutung der zirkulierenden Antikörper wird auch durch die in einigen Fällen kurative Wirkung einer früh einsetzenden Plasmapheresetherapie deutlich. Einige Antikörper gegen GBM reagieren auch mit tubulärer Basalmembran. Spezifische Antikörper gegen tubuläre Basalmembranen, die nicht mit GBM reagieren, kommen auch bei interstitiellen Nephritiden vor.

Rheumafaktoren (RF)

Im klinischen Sprachgebrauch sind Rheumafaktoren gleichzusetzen mit schwach aviden IgM-Antikörpern (IgM-RF) gegen den Fc-Teil von IgG. Daneben existieren aber auch IgG-RF und IgA-RF, d. h. IgG- bzw. IgA-Antikörper gegen den Fc-Teil von IgG /[76]/. Antikörper gegen den Fc-Teil der Alphakette von IgA (Fcα) oder den Fc-Teil der μ-Kette (IgM) werden nicht RF genannt. Dies gilt auch für Antikörper gegen F(ab')-Fragmente sowie für anti-idiotypische Antikörper.

Indikation

Differentialdiagnostik der rheumatoiden Arthritis (RA)

— Chronische Polyarthritis der Erwachsenen (rheumatoide Arthritis).
— Polyartikuläre juvenile chronische Arthritis.
— Oligoartikuläre juvenile chronische Arthritis.
— Still-Syndrom.
— Felty-Syndrom.
— Psoriasis arthropathica.
— Spondylarthritis ankylopoetica (M. *Bechterew*).
— Postinfektiöse Arthralgien.
— Kollagenosen.

Bestimmungsmethoden

Latex-Agglutinationstest

Prinzip: Verdünntes Patientenserum wird mit käuflichen Human-IgG-beladenen Latexpartikeln inkubiert. IgM-RF sind schwach avide und gehen nur lose Bindungen mit dem IgG des eigenen Serums ein. Im dynamischen Austausch vermögen sie die Latex-gebundenen IgG zu erkennen und wegen ihrer Polyvalenz die Partikel zu agglutinieren. Bei positivem Testergebnis erfolgt die Titerbestimmung. Als Tropfentest (Objektträger) und Röhrchentest durchführbar. Letzterer ist empfindlicher.

Fehlerquelle: Austrocknung der Latexpräparate führt zur Pseudoagglutination.

Waaler-Rose-Test

Prinzip: Frische Schaferythrozyten werden mit nicht-agglutinierenden Mengen von Kaninchen-IgG-Antikörpern (Ambozeptor) beladen und nachfolgend mit hitzeinaktiviertem (56 °C, 30 min.) Patientenserum bei 4 °C inkubiert. Erfaßt werden nur IgM-RF. Bei positivem Test erfolgt die Bestimmung des Agglutinationsgrenztiters. Als Tropfentest (Objektträger) und Röhrchentest durchführbar, letzterer ist empfindlicher.

Fehlerquelle: Zur Beseitigung evtl. störender heterophiler Antikörper muß das Patientenserum mit nicht-sensibilisierten Schaferythrozyten absorbiert werden.

Nephelometrische Bestimmung als kinetische oder Endpunkt-Methode

In beiden Fällen werden lichtstreuende Komplexe, die sich im positiven Fall nach Inkubation des Patientenserums mit IgG bilden, photometrisch gemessen.

Fehlerquelle: IgM-RF/IgG-Immunkomplexe (2—3 IgG pro IgM) ergeben zu starke Signale, so daß ein zu hoher Titer vorgetäuscht wird.

RIA oder ELISA

Festphasengebundene heterologe ganze IgG-Moleküle oder Fc-Bruchstücke von IgG dienen als Antigen. Als Festphase werden Kunststoffröhrchen oder Mikrotiterplatten benutzt. Die beschichteten Röhrchen oder Platten werden mit Patientenserumverdünnungen inkubiert. Die dabei sich bindenden RF können mit ^{125}J-markierten oder enzymmarkierten F(ab')$_2$-Fragmenten von Anti-IgM, Anti-IgG oder Anti-IgA erkannt werden.

Vorteil: Selektive Meßmöglichkeiten von IgM-RF, IgG-RF oder IgA-RF.

Nachteil: Unvollständige IgM-RF/IgG-Komplexe, bei denen nicht alle Antigenbindungsstellen auf dem IgM-Molekül mit IgG beladen sind, können an die Festphase binden und geben dann falsch hohe, positive IgG-RF-Werte.

Bewertung

Die Agglutinationstests erfassen nur IgM-RF. Die Häufigkeiten agglutinierender (IgM) RF bei den Krankheiten des rheumatischen Formenkreises sind in Tab. 17 aufgeführt.

In den meisten Fällen rheumatoider Arthritiden Erwachsener (64—89%) ist die analytische Sensitivität der Agglutinationsmethoden zur Erkennung der IgM-RF ausreichend.

Sero-negative, d. h. IgM-RF-negative RA-erkrankte Erwachsene erweisen sich häufig im IgG-RF-Test als positiv. Die Krankheitswertigkeit der IgG-RF ist jedoch umstritten, so daß Routinelabors meist auf den Nachweis verzichten.

Auch die diagnostische Spezifität der IgM-RF in Bezug auf die rheumatoide Arthritis ist eingeschränkt. Bei Kollagenosen können IgM-RF in beträchtlicher Häufigkeit gefunden werden sowie transitorisch bei Lebererkrankungen, bakteriellen Infektionskrankheiten und Virusinfektionen.

Die pathogene Bedeutung der RF ist zweifelhaft. In der Gelenkflüssigkeit Erkrankter sind häufig höhere Titer als im Serum. RF werden u. a. von Plasmazellen in der Synovialis gebildet. Es wird vermutet, daß es zu einer Immunkomplexbildung im Gewebe kommt und damit zu einer Aktivierung des Komplementsystems mit der Bildung potenter Mediatoren, die an der lokalen Entzündung mitbeteiligt sind. Einige RF zeigen Kreuzreaktivität mit nukleären Antigenen (sh. RF-ANA).

Tab. 17 Häufigkeit (%) agglutinierender (IgM-) Rheumafaktoren bei Erkrankungen des rheumatischen Formenkreises

Krankheitsform	Waaler-Rose-Test	Latex-Agglutinations-Test
Rheumatoide Arthritis (chronische Polyarthritis Erwachsener)	64—86*	67—89*
Felty-Syndrom	ca. 100	ca. 100
Still-Syndrom	25	20
Polyartikuläre juvenile chronische Arthritis	0—5	0—8
Oligoartikuläre juvenile chronische Arthritis	ca. 15	ca. 15
Spondylarthritiden:		
Spondylitis ankylosans	2**	3—27
Reiter-Syndrom	2**	3—27
Psoriasis-Arthritiden	2**	3—27
Spondylarthritiden bei Darminfektionen	2**	3—27
Rheumatisches Fieber	2**	3—27
Polymyalgia rheumatica	2**	3—27
Gesunde < 60 Jahre	0.07—0.24	3—4
> 60 Jahre	2	bis 27

* Mit Krankheitsdauer zunehmend ** Wie altersgemäße Kontrollen

C3-Nephritis-Faktor (C3NeF)

Der C3-Nephritis-Faktor ist ein Autoantikörper gegen den C3-spaltenden Enzymkomplex C3bBb, die C3-Konvertase des alternativen Aktivierungsweges im Komplementsystem. Der Autoantikörper stabilisiert diesen sonst äußerst labilen Komplex und führt so zu einer (fast) vollständigen Spaltung des gesamten C3-Pools im Serum.

Die Spaltung kann nicht durch proteinchemische Bestimmung von C3, z. B. radiale Immundiffusion, sondern nur durch einen C3-spezifischen hämolytischen Funktionstest oder durch eine gekreuzte Immunelektrophorese zur Erkennung der Spaltprodukte des C3 oder durch einen spezifischen C3NeF-Test /77/ erfaßt werden.

C3NeF wird vor allem bei membrano-proliferativen, früher auch »hypokomplementämischen«, Glomerulonephritiden beobachtet und ist insbesondere für den Typ II pathognomonisch, kommt aber auch beim Typ I vor.

Die pathogene Bedeutung des Autoantikörpers besteht möglicherweise in dem durch ihn bedingten fast vollständigen Verbrauch von C3 im Blutkreislauf. Hierdurch wird die Immunkomplex-auflösende und die Immunkomplexbildung-verhindernde Wirkung des Serums herabgesetzt. Immunkomplexe können sich vermehrt in den Glomeruli bilden, dort auch absetzen und führen nun zu dieser besonderen Form einer Immunkomplex-Glomerulonephritis.

Literatur

1. *Jerne, N. K.:* Ann. Immunol. Inst. Pasteur (Paris) *125C:* 373 (1974). Towards a network theory of the immune system.
2. *Resch, K., D. Gemsa:* Immunsystem. In: *Vorlaender, K. O.*, Immunologie — Grundlagen, Klinik, Praxis, S. 2, Thieme, Stuttgart (1983).
3. *Talal, N.:* Autoimmunity. In: *Fudenberg, H. H., D. P. Stites, J. L. Caldwell, J. V. Wells*, Basic and clinical immunology, S. 220. Lange, Los Altos (1980).
4. *Seelig, H. P.:* Antikörper gegen Zellkernantigene. Fischer, Stuttgart (1983).
5. *Tan, E. M.:* Adv. Immunol. *33:* 167 (1982). Autoantibodies to nuclear antigens (ANA): Their immunobiology and medicine.
6. *Tan, E. M., A. S. Cohen, J. F. Fries, A. T. Masi, D. J. McShane, N. F. Rothfield, J. G. Schaller, N. Talal, R. J. Winchester:* Arthritis Rheum. *25:* 1271 (1982). The 1982 revised criteria for the classification of systemic lupus erythematosus.
7. *Burnham, T. K.:* Arch. Dermatol. *114:* 1343 (1978). Antinuclear antibodies (ANA): A simplified classification of the nuclear immunofluorescent patterns.
8. *Smeenk, R., T. Westgeest, T. Swaak:* Scand. J. Rheumatology, Suppl. *56:* 78 (1985). Antinuclear antibody determination: The present state of diagnostic and clinical relevance.
9. *Tan, E. M., M. J. Fritzler, J. S. McDougal, F. C. McDuffie, R. M. Nakamura, M. Reichlin, C. B. Reimer, G. C. Sharp, P. H. Schur, M. R. Wilson, R. J. Winchester:* Arthritis Rheum. *25:* 1003 (1982). Reference sera for antinuclear antibodies. I. Antibodies to native DNA, Sm, nuclear RNP and SS-B/La.
10. *Schwartz, R. S., B. D. Stollar:* J. Clin. Invest. *75:* 321 (1985). Origins of Anti-DNA antibodies.
11. *Wold, R. T., F. E. Young, E. M. Tan, R. S. Farr:* Science *161:* 806 (1968). Deoxyribonucleic acid antibody: A method to detect its primary interaction with deoxyribonucleic acid.
12. *Aarden, L. A., E. R. de Groot, T. E. Feltkamp:* Ann. N. Y. Acad. Sci. *254:* 505 (1975). Immunology of DNA. III. Crithidia luciliae, a simple substrate for the determination of anti-dsDNA with the immunofluorescence technique.
13. *Swaak, A. J. G., J. Groenwold, L. A. Aarden, L. W. Statius van Eps, T. E. Feltkamp:* Ann. Rheum. Dis. *41:* 388 (1982). Prognostic value of anti-dsDNA in SLE.
14. *Stiefel, A., A.-M. Wingen, C. Carls, E. W. Rauterberg:* Lab. Med. *9:* 123 (1985). Häufigkeit von Autoantikörpern gegen Doppelstrang-DNS bei negativem ANA-Immunfluoreszenztest.
15. *Adams, L. E., K. D. Grant, E. V. Hess:* Amer. J. Clin. Path. *77:* 54 (1982). An evaluation of commercial kits for the detection of antibodies to double-stranded DNA.
16. *Smeenk, R., G. van der Lelij, L. Aarden:* Clin. Exp. Immunol. *50:* 603 (1982). Measurement of low avidity anti-dsDNA by the crithidia luciliae test and the PEG assay.

17. *Deng, J.-S., R. D. Sontheimer, M. F. Lipscomb, J. N. Gilliam:* Arthritis Rheum. *28:* 163 (1985). The binding of antihistone antibodies to crithidia luciliae kinetoplasts is growth cycle-dependent.
18. *Nakamura, R. M., E. M. Tan:* Hum. Pathol. *14:* 392 (1983). Autoantibodies to nonhistone nuclear antigens and their clinical significance.
19. *McNeilage, L. J., S. Whittingham, I. R. Mackay:* J. Clin. Lab. Immunol. *15:* 1 (1984). Autoantibodies reactive with small ribonucleoprotein antigens: A convergence of molecular biology and clinical immunology.
20. *Ferrell, P. B., E. M. Tan:* Systemic lupus erythematosus. In: *Rose, N. R., I. R. Mackay*, The autoimmune disease, S. 30. Academic Press, Orlando (1985).
21. *Dawkins, R. L., M. J. Garlepp:* Autoimmune disease of muscle: Myasthenia gravis and myositis. In: *Rose, N. R., I. R. Mackay*, The autoimmune disease, S. 592. Academic Press, Orlando (1985).
22. *Tan, E. M., J. Robinson, P. Robitaille:* Scand. J. Immunol. *5:* 811 (1976). Studies on antibodies to histones by immunofluorescence.
23. *Rubin, L. R., F. G. Joslin, E. M. Tan:* Scand. J. Immunol. *15:* 63 (1982). A solid-phase radioimmunoassay for anti-histone antibodies in human sera: Comparison with an immunofluorescence assay.
24. *Hardin, J. A., J. O. Thomas:* Proc. Natl. Acad. Sci. USA *80:* 7410 (1983). Antibodies to histones in systemic lupus erythematosus: Localization of prominent autoantigens on histones H1 and H2B.
25. *Epstein, A., P. Barland:* Arthritis Rheum. *28:* 158 (1985). The diagnostic value of anti-histone antibodies in drug-induced lupus erythematosus.
26. *Francoeur, A. M.:* Scand. J. Rheumatol., Suppl. *56:* 46 (1985). Anti-histones.
27. *Frazer, I. H., I. R. Mackay, T. W. Jordan, S. Whittingham, S. Marzuki:* J. Immunol. *135:* 1739 (1985). Reactivity of anti-mitochondrial autoantibodies in primary biliary cirrhosis: Definition of two novel mitochondrial polypeptide autoantigens.
28. *Triger, D. R., C. A. C. Charlton, A. Milford Ward:* Gut *23:* 814 (1982). What does the antimitochondrial antibody mean?
29. *Koffler, D., T. E. Miller, R. G. Lahita:* Arthritis Rheum. *22:* 463 (1979). Studies on the specificity and clinical correlation of antiribosomal antibodies in systemic lupus erythematosus sera.
30. *Alvarez, F., O. Bernard, J. C. Homberg, G. Kreibich:* J. Exp. Med. *161:* 1231 (1985). Anti-liver-kidney microsome antibody recognizes a 50.000 molecular weight protein of the endoplasmic reticulum.
31. *Manns, M., K.-H. Meyer zum Büschenfelde, J. Slusarcyk, H. P. Dienes:* Clin. Exp. Immunol. *57:* 600 (1984). Detection of liver-kidney microsomal autoantibodies by radioimmunoassay and their relation to anti-mitochondrial antibodies in inflammatory liver diseases.
32. *Homberg, J. C., C. Andre, N. Abuaf:* Clin. Exp. Immunol. *55:* 561 (1984). A new anti-liver-kidney microsome antibody (anti-LKM2) in tienilic acid-induced hepatitis.
33. *Mackay, I. R.:* Autoimmune disease of the liver: Chronic active hepatitis and primary biliary cirrhosis. In: *Rose, N. R., I. R. Mackay*, The autoimmune disease, S. 291. Academic Press, Orlando (1985).
34. *Manns, M., K. H. Meyer zum Büschenfelde, G. Hess:* Gut *21:* 955 (1980). Autoantibodies against liver specific protein: Studies on disease-, species- and organ-specificity.
35. *Vierling, J. M., D. D. Hammond:* Hepatology *3:* 832 (1983). Specificity of antibodies reacting with human liver-specific protein (LFP).
36. *Tage-Jensen, U., H. Permin, K. Krogsgaard:* J. Clin. Pathol. *35:* 315 (1982). Characterisation of liver membrane autoantibodies determined by indirect immunofluorescence.
37. *McFarlane, B. M., C. G. McSorley, I. G. McFarlane, R. Williams:* J. Immunol. Methods *77:* 219 (1985). A radioimmunoassay for detection of circulating antibodies reacting with hepatic asialoglycoprotein receptor protein.
38. *Meyer zum Büschenfelde, K.-H., W. Arnold:* Leber. In: *Vorlaender, K. O.*, Immunologie, S. 403. Thieme, Stuttgart (1983).
39. *Diederichsen, H.:* Acta. Med. Scand. *186:* 299 (1969). Hetero-antibody against bile canaliculi in patients with chronic, clinically active hepatitis.
40. *Bottazzo, G.-F., A. Florin-Christensen, A. Fairfax, G. Swana, D. Doniach, U. Groeschel-Stewart:* J. Clin. Pathol. *29:* 403 (1976). Classification of smooth muscle autoantibodies detected by immunofluorescence.
41. *Fagraeus, A., R. Norberg, R. Thorstensson, G. Utter, C. Örvell:* Ann. N. Y. Acad. Sci. *420:* 297 (1983). Auto-antibodies to actin: Recent findings.
42. *Kaplan, M. H., M. Meyeserian:* Lancet *I:* 706 (1962). An immunological cross-reaction between group A streptococcal cells and human heart tissue.

43. *Maisch, B.:* Herz. In: *Vorlaender, K. O.*, Immunologie, S. 547. Thieme, Stuttgart (1983).
44. *Peers, J., B. L. McDonald, R. L. Dawkins:* Clin. Exp. Immunol. *27:* 66 (1977). The reactivity of the antistriational antibodies associated with thymoma and myasthenia gravis.
45. *Wada, K., S. Ueno, T. Hazama, S. Ogasahara, J. Kang, M. Takahashi, S. Tarui:* Clin. Exp. Immunol. *52:* 297 (1983). Radioimmunoassay for antibodies to human skeletal muscle myosin in serum from patients with polymyositis.
46. *Weckerle, H., U. Ketelson:* Myasthenia gravis. In: *Vorlaender, K. O.*, Immunologie, S. 570. Thieme, Stuttgart (1983).
47. *Lennon, V. A., E. H. Lambert:* Ann. N. Y. Acad. Sci. *377:* 77 (1981). Monoclonal autoantibodies to acetylcholine receptors: Evidence for a dominant idiotype and requirement of complement for pathogenecity.
48. *Whittingham, S., I. R. Mackay:* Pernicious anemia and gastric atrophy. In: *Rose, N. R., I. R. Mackay*, The autoimmune disease, S. 243. Academic Press, Orlando (1985).
49. *Aizpurua, H. J., L. J. Cosgrove, B. Ungar, B. H. Toh:* New Engl. J. Med. *309:* 625 (1983). Autoantibodies cytotoxic to gastric parietal cells in serum of patients with pernicious anemia.
50. *Uibo, R. M., K. J. E. Krohn:* Clin. Exp. Immunol. *58:* 341 (1984). Demonstration of gastrin cell autoantibodies in antral gastritis with avidin-biotin complex antibody technique.
51. *Muckerheide, M. M., J. A. Wolfman, D. A. Rohde, G. E. McManamy:* Amer. J. Clin. Pathol. *82:* 300 (1984). Studies on a radioassay for intrinsic factor antibody: Comparison of methods and false positive results due to elevated serum B_{12} levels.
52. *Bigazzi, P. E., N. R. Rose:* Autoimmune thyroid disease. In: *Rose, N. R., I. R. Mackay*, The autoimmune disease, S. 161. Academic Press, Orlando (1985).
53. *Schneider, A. B., R. Pervos:* J. Clin. Endocrin. Metabolism *47:* 126 (1978). Radioimmunoassay of human thyroglobulin: Effect of antithyroglobulin autoantibodies.
54. *Burek, C. L., W. H. Hoffman, N. R. Rose:* Clin. Immunol. Immunopathol. *25:* 395 (1982). The presence of thyroid autoantibodies in children and adolescents with autoimmune thyroid disease and their riblings and parents.
55. *Tanner, A. R., L. Scott-Morgan, R. Mardell, R. S. Lloyd:* Acta Endocrinologica *100:* 31 (1982). The incidence of occult thyroid disease associated with thyroid antibodies identified on routine autoantibody screening.
56. *MacLaren, N. K., R. M. Blizzard:* Adrenal autoimmunity and autoimmune polyglandular syndromes. In: *Rose, N. R., I. R. Mackay*, The autoimmune diseases, S. 209. Academic Press, Orlando (1985).
57. *Steckemesser, E., W. A. Scherbaum, T. Grossmann, P. A. Berg:* J. Immunol. Methods *80:* 67 (1985). An ELISA method for the detection of autoantibodies to adrenal cortex.
58. *Fraser, C. M., J. C. Venter:* J. Allergy Clin. Immunol. *74:* 661 (1984). Anti-receptor antibodies in human disease.
59. *van Obberghen, E., C. Grunfeld, L. C. Harrison, A. Karlsson, M. Muggeo, C. R. Kahn:* Hormone Res. *16:* 280 (1982). Autoantibodies to the insuline receptor and insuline resistant diabetes.
60. *Doniach, D., K. M. Spencer, G. F. Bottazzo:* Immunology of insulin-dependent diabetes. In: *Rose, N. R., I. R. Mackay,* The autoimmune disease, S. 227. Academic Press, Orlando (1985).
61. *Powers, A. C., G. S. Eisenbarth:* Ann. Rev. Med. *36:* 533 (1985). Autoimmunity to islet cells in diabetes mellitus.
62. *van de Winkel, M., G. Smets, W. Gepts, D. Pipeleers:* J. Clin. Invest. *70:* 41 (1982). Islet cell surface antibodies from insulin-dependent diabetes bind specifically to pancreatic B cells.
63. *Stöcker, W., M. Otte, S. Ulrich, D. Normann, K. Stöcker,G. Jantschek:* Dtsch.Med. Wschr. *109:*1963 (1984). Autoantikörper gegen exokrines Pankreas und gegen intestinale Becherzellen in der Diagnostik des Morbus Crohn und der Colitis ulcerosa.
64. *Talal, N.:* Sjögren's syndrome. In: *Rose, N. R., I. R. Mackay,* The autoimmune disease, S. 145. Academic Press, Orlando (1985).
65. *Peterson, L. L., K. D. Wuepper:* J. Clin. Invest. *73:* 1113 (1984). Isolation and purification of a pemphigus vulgaris antigen from human epidermis.
66. *Stanley, J. R., L. Koulu, C. Thivolet:* J. Clin. Invest. *74:* 313 (1984). Destinction between epidermal antigens binding pemphigus vulgaris and pemphigus foliaceus autoantibodies.
67. *Chorzelski, T. P., E. B. Beutner, S. Jablonska:* Clinical significance of pemphigus antibodies. In: *Beutner, E. H.,T. P. Chorzelski, S. F. Bean,* Immunopathology of the skin, S. 183. John Wiley, New York (1979).
68. *Aster, R. H.:* Idiopathic thrombocytopenic purpura. In: *Rose, N. K., I. R. Mackay,* The autoimmune disease, S. 493. Academic Press, Orlando (1985).

69. *Bronson, R., G. Cooper, D. Rosenfeld:* Fertility and Sterility *42:* 171 (1984). Sperm antibodies: Their role in infertility.
70. *Chorzelski, T. P., S. Jablonska, E. H. Beutner:* Pemphigoid. In: *Beutner, E. H., T. P. Chorzelski, S. F. Bean,* Immunopathology of the skin, S. 243. John Wiley, New York (1979).
71. *Provost, T. T., H. Yaoita, S. I. Katz:* Herpes gestationis. In: *Beutner, E. H., T. P. Chorzelski, S. F. Bean,* Immunopathology of the skin, S. 273. John Wiley, New York (1979).
72. *Rizzetto, M., D. Doniach:* J. Clin. Pathol. *26:* 841 (1973). Types of »reticulin« antibodies detected in human sera by immunofluorescence.
73. *Wilson, C. B.:* Nephritogenic immune responses involving basement membrane and other antigens in or of the glomerulus. In: *Cummings, N. B., A. F. Michael, C. B. Wilson,* Immune mechanisms in renal diseases. Plenum Medical, New York (1983).
74. *Wingen, A.-M., E. W. Rauterberg:* Nephrology, Dialysis and Transplantation, *1:* 255 (1986). Characterization and specification of glomerular basement membrane antigens identified by sera of patients with anti-GBM-nephritis.
75. *Rother, K., E. W. Rauterberg:* Niere In: *Vorlaender, K. O.,* Immunologie S. 362. Thieme, Stuttgart (1983).
76. *Carson, D. A., J.-L. Pasquali, C. T. Tsoukas, S. Fong, S. F. Slovin, S. K. Lawrance, L. Slaughter, J. H. Vaughan:* Springer Semin. Immunopathol. *4:* 161 (1981). Physiology and pathology of rheumatoid factors.
77. *Rother, U.:* J. Immunol. Methods *51:* 101 (1982). A new screening test for C3 nephritis factor based on a stable cell bound convertase on sheep erythrocytes.

Blutgruppen, Transplantationsantigene und Krankheitsrisiken

Blutgruppen

Definition und Bedeutung

Zu den Blutgruppen gehören alle genetisch determinierten Merkmale an den Bestandteilen des Blutes. Neben den membrangebundenen Merkmalen (Erythrozytenantigene) gehören im weiteren Sinne zu den Blutgruppen auch die zellulären Enzymgruppen (Enzympolymorphismen), die Serumgruppen des Blutes (Plasmaproteinpolymorphismen), die leukozytären HLA-Merkmale und die spezifischen Antigene der Granulozyten und Thrombozyten.

Blutgruppen werden repräsentativ an den Bestandteilen des Blutes nachgewiesen, sind jedoch an einer Reihe anderer Körperzellen ebenfalls nachweisbar, wie zum Beispiel die ABO-Blutgruppen und die leukozytären HLA-Merkmale.

Ihre wesentliche Bedeutung haben die Blutgruppen im Rahmen der Transfusionsmedizin und der Transplantation. Daneben sind Blutgruppen verantwortlich für die Entstehung des Morbus hämolyticus neonatorum.

Die Vielzahl der heute bekannten Blutgruppenmerkmale und die sich daraus ergebende ungeheure Zahl verschiedener Kombinationen macht es möglich, für jedes Individuum ein sogenanntes »Serologisches Daktylogramm« zu erstellen. Aufgrund der vielfältigen Möglichkeiten und der Tatsache, daß die Blutgruppen streng nach den *Mendelschen* Regeln vererbt werden, besitzen sie eine herausragende Rolle in der Abstammungsbegutachtung.

Trotz zahlreicher Arbeiten ließen sich keine Zusammenhänge zwischen dem Auftreten bestimmter Erkrankungen und erythrozytären Membranmerkmalen herausarbeiten. Ganz anders verhält es sich bei den Plasmaproteinpolymorphismen und leukozytären HLA-Merkmalen. So findet sich das HLA B27-Merkmal bei 90% aller Patienten mit Spondylitis ankylopoetica, in der gesunden Bevölkerung dagegen nur in etwa 8%.

Serologische Methoden zur Bestimmung von Erythrozytenantigenen und -antikörpern

Blutgruppen der Erythrozytenmembran sind Antigene, die mit spezifischen Antikörpern, meist humaner Herkunft, nachgewiesen werden. Die für die Blutgruppenserologie wichtigen Antikörper gehören zur Immunglobulinklasse G und M, nur im geringen Umfang zur Immunglobulinklasse A. In Abhängigkeit ihrer Immunglobulinklassenzugehörigkeit reagieren die Antikörper serologisch verschieden. Die wichtigste Methode zum Nachweis von erythrozytären Blutgruppenmerkmalen ist die Hämagglutination in ihren verschiedenen Modifikationen, bis hin zum direkten bzw. indirekten Coombstest. In gewissem Umfang spielt noch die Beurteilung der Hämolyse beim Nachweis von Blutgruppenantigenen bzw. -antikörpern eine Rolle.

Hämagglutination

Die Hämagglutination ist die sichtbare Verklumpung von Erythrozyten durch Antikörper. Da Erythrozyten an ihrer Oberfläche einen Überschuß an negativer Ladung tragen, stoßen sie sich untereinander ab. Um eine für das Auge sichtbare Verklumpung auszulösen, ist eine Reaktion des individuellen Antikörpermoleküls mit zwei benachbarten Erythrozyten erforderlich.

Obwohl die Antikörpermoleküle aller Immunglobulinklassen mindestens bivalent sind und somit theoretisch mit zwei benachbarten Erythrozyten reagieren können, sind fast ausnahmslos IgM-Moleküle aufgrund ihres größeren Moleküldurchmessers in der Lage, die Distanz benachbarter Erythrozyten zu überbrücken und somit ohne Zuhilfenahme zusätzlicher Reagenzien eine für das Auge sichtbare Hämagglutination zu bewirken. Man spricht aus historischen Gründen von kompletten Antikörpern, im Gegensatz zu den inkompletten IgG-Antikörpern, von denen man annahm, daß sie monovalent seien.

Da der Antigennachweis mit kompletten Antikörpern in der Regel mit in physiologischer NaCl-Lösung aufgeschwemmten Erythrozyten durchgeführt wird, spricht man von NaCl-wirksamen, bzw. Kochsalz-wirksamen Antikörpern. Komplette oder NaCl-wirksame Antikörper besitzen ein Reaktionstemperaturoptimum in der Regel bei Raumtemperatur oder darunter, im Extremfall sogar bei 0 °C.

Im Gegensatz zu den kompletten Antikörpern, reagieren inkomplette Antikörper zwar mit den individuellen Erythrozyten, führen aber ohne Zuhilfenahme besonderer Reagenzien, die den Abstand benachbarter Erythrozyten reduzieren, nicht zu einer sichtbaren Hämagglutination. Solche Reagenzien sind hochprozentige Albuminlösungen, Dextrane oder Serum (Supplemente) oder proteolytische Enzyme wie Papain, Bromelin, Trypsin oder Ficin. Durch Zusatz von Supplementen bzw. durch Behandlung der zu untersuchenden Erythrozyten mit proteolytischen Enzymen, nähern sich die Erythrozyten einander an, und das individuelle IgG-Molekül ist in der Lage, mit den Antigenstrukturen benachbarter Erythrozyten zu reagieren und eine sichtbare Verklumpung auszulösen. Viele Testseren, die inkomplette Antikörper enthalten, sind schon vom Hersteller mit solchen Supplementen versetzt und werden aus historischen Gründen als konglutinierende Antiseren bezeichnet. Das Temperaturoptimum von inkompletten Antikörpern liegt bei 37 °C.

Coombs-Test

Eine weitere Modifikation der Hämagglutination zum Nachweis inkompletter Antikörper stellt der sogenannte Antihumanglobulintest bzw. nach seinem Erstbeschreiber der Coombstest dar /[1]/. Je nach Indikation wird der Coombstest in zwei verschiedenen Modifikationen durchgeführt, und zwar als

— Indirekter Coombstest.
— Direkter Coombstest.

Indirekter Coombstest

Der indirekte Coombstest dient dem Nachweis von inkompletten Allo-Antikörpern und freien Autoantikörpern bzw. der Identifizierung von Erythrozytenantigenen mit inkompletten Antikörpern. Er wird als Mehrstufentest durchgeführt. In der ersten Stufe werden geeignete Testerythrozyten mit dem Patientenserum versetzt. Nach Inkubation und Zentrifugation wird der Ansatz auf Agglutination beurteilt. Tritt in dieser Phase Agglutination auf, so liegen in dem Serum komplette, NaCl-wirksame Antikörper vor.

Werden nach der NaCl-Phase keine Agglutinationen beobachtet, wird der Ansatz bei 37 °C erneut inkubiert, um die wärmewirksamen inkompletten Antikörper auf die Erythrozyten »aufzuladen«. Als Supplement bzw. als Reaktionsbeschleuniger wird in dieser Phase entweder hochprozentige Rinderalbuminlösung oder LISS (Low Ionic Strength Solution) zugegeben. Die Zugabe von Supplement ermöglicht nach der Inkubationsphase bei 37 °C und Anzentrifugation noch vor der eigentlichen Coombsphase starke Antikörper zu erkennen. Die Zugabe von LISS bewirkt einen um ein Vielfaches beschleunigten Ablauf der Antigen-Antikörperreaktion und somit eine Verkürzung der Inkubationsphase.

In einem weiteren Schritt werden die Erythrozyten mit physiologischer NaCl mindestens dreimal gewaschen. Dazu werden die Röhrchen mit physiologischer NaCl aufgefüllt, die Erythrozyten abzentrifugiert und der Überstand dekantiert. Durch diesen Vorgang werden alle nichtgebundenen Plasmaproteine aus dem Ansatz entfernt.

Danach wird Antihumanglobulinserum (polyspezifisches Coombsserum) zugegeben, welches von Tieren gewonnen wird, die zuvor mit menschlichen Immunglobulinen und Komplementkomponenten immunisiert wurden.

Haben die Erythrozyten während der Inkubationsphase inkomplette Antikörper aufgeladen, oder kam es während der Inkubationsphase zu einer Komplementaktivierung durch die Antigen-Antikörperkomplexe am Erythrozyten und wurden dadurch Komplementkomponenten auf die Erythrozytenoberfläche aufgeladen, so reagieren die tierischen Antihumanglobulin-Antikörper mit den menschlichen Immunglobulinen bzw. Komplement-Komponenten und führen zu einer sichtbaren Verklumpung der Erythrozyten.

Direkter Coombs-Test

Der direkte Coombs-Test wird eingesetzt zum Nachweis einer in vivo-Beladung von Erythrozyten mit Immunglobulinen bzw. Komplement-Komponenten, so z. B. bei der autoimmunhämolytischen Anämie, beim Vorliegen eines Morbus hämolyticus neonatorum oder nach Transfusionszwischenfällen. Beim direkten Coombstest entfallen die Aufladungsphasen. Die Erythrozyten des Patienten werden in physiologischer NaCl aufgeschwemmt, analog zum indirekten Coombstest dreimal gewaschen und anschließend mit Antihumanglobulin-Serum (Coombsserum) versetzt. Nach kurzer Inkubation wird der Ansatz anzentrifugiert und abgelesen.

Hämolyse

Im Gegensatz zur Hämagglutination spielt die Hämolyse in der Blutgruppenserologie nur eine untergeordnete Rolle. In Abhängigkeit von der Immunglobulinklasse des Antikörpers und von der Antigendichte am Erythrozyten vermögen Antigen-Antikörperkomplexe bei Verwendung frischer komplementaktiver Seren das Komplementsystem zu aktivieren und dadurch eine Zerstörung der Erythrozytenmembran mit Hämoglobinfreisetzung zu bewirken. Der Hämolysin-Nachweis setzt die Verwendung frischen, komplementaktiven Materials voraus. Seine Wertigkeit zur Beurteilung von Universal-Spenderbluten der Blutgruppe Null und zum Nachweis von sogenanntem Immun-Anti-A bzw. Immun-Anti-B bei Schwangeren der Blutgruppe Null ist umstritten.

AB0-System

Das am längsten bekannte Blutgruppensystem des Menschen ist das ABO-System. Es wurde in den Jahren 1901 und 1902 von *Landsteiner* /2/ und seinen Schülern *Decastello* und *Sturli* /3/ entdeckt. Die Besonderheit des AB0-Systems liegt in der Tatsache, daß im Serum aller Personen, mit Ausnahme von Neugeborenen und Personen mit Antikörpermangelsyndrom, Antikörper gegen das oder diejenigen AB0-Antigene vorkommen, die sie selbst nicht besitzen. Diese »natürlichen« Alloantikörper, auch *Isoagglutinine* genannt, machen das AB0-System zum wichtigsten Blutgruppensystem.

Die vier Blutgruppenmerkmale A, B, 0 und AB werden in verschiedenen ethnischen Gruppen in unterschiedlicher Häufigkeit angetroffen. Für die deutsche Population gilt folgende Häufigkeitsverteilung

Blutgruppe	A	B	0	AB
Häufigkeit (%)	43	13	38.5	5.5

AB0-Antigene

Die AB0-Blutgruppen gehen aus einer gemeinsamen Vorläufersubstanz, auch Precursor-Substanz genannt, hervor (Abb. 1).

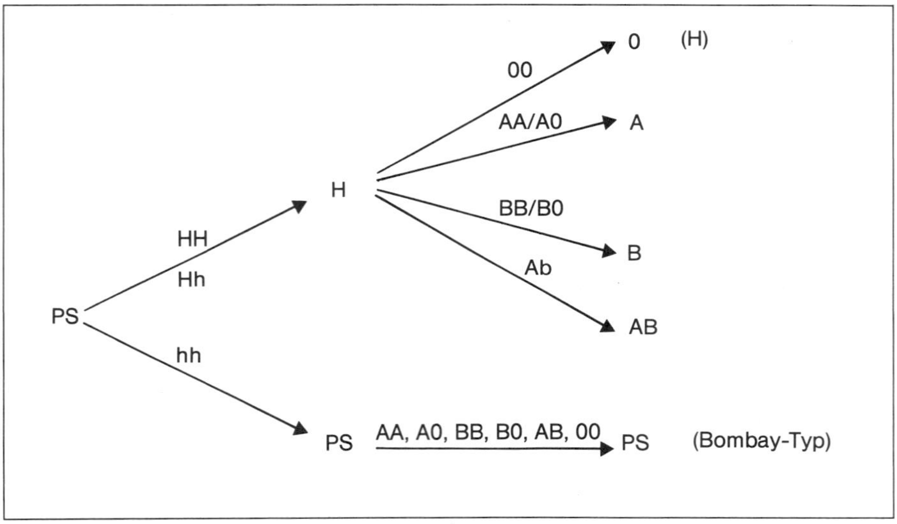

Abb. 1 Genetik der AB0-Blutgruppen. PS = Precursor-Substanz.

Aus dieser Precursor-Substanz entsteht, gesteuert über das Gen H in homozygoter (HH) bzw. heterozygoter Form (Hh) die Substanz H. Das Gen H steuert dabei eine Fucosyltransferase, die an die Precursor-Substanz ein Fucosemolekül anhängt. Liegt das äußerst seltene amorphe Gen h in homozygoter Form vor, so wird keine H-Substanz ausgebildet. Auch wenn dieses Individuum die Gene A und B besitzt, werden keine A- bzw. B-Eigenschaften ausgeprägt. Man bezeichnet diesen Blutgruppentypen als Bombay-Typ. In seltenen Fällen findet man bei hh-Individuen Spuren von A- bzw. B-Substanzen auf den Erythrozyten. Diese Fälle werden als Para-Bombay-Typen bezeichnet.

Aus der H-Substanz entstehen unter Einwirkung der Gene A, B und 0 die uns bekannten Blutgruppen A, B, 0 und AB. Das Gen 0 ist ähnlich wie das Gen h amorph. Individuen mit dem Phänotyp 0 besitzen somit zwangsläufig den homozygoten Genotyp 00. Die Substanz H ist identisch mit dem Blutgruppenmerkmal 0. Beim Vorliegen des Gens A, in homo- oder heterozygoter Form (AA oder A0), wird an die Substanz H ein weiterer Zuckerrest, nämlich N-Azetyl-Galactosamin angehängt. Liegt das Gen B in homozygoter oder heterozygoter Form (BB oder B0) vor, wird anstelle von N-Azetyl-Galactosamin Galactose als terminaler Zucker an die Substanz H angehängt (Abb. 2). Die Blutgruppe AB ist das Produkt der beiden kodominanten Gene A und B.

Im Falle von AB wird ein Teil der H-Substanz des individuellen Erythrozyten mit N-Azetyl-Galactosamin, der andere Teil mit Galactose substituiert. Das Merkmal A tritt

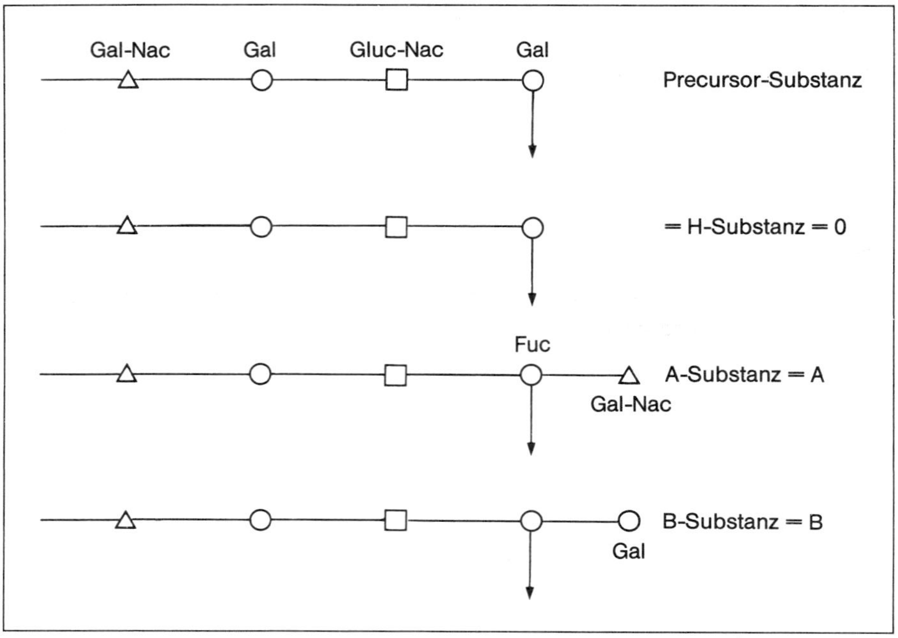

Abb. 2 Struktur der AB0-Antigene. Gal-Nac = N-azetyl-Galactosamin, Gal = Galaktose, Gluc-Nac = N-azetyl-Glucosamin, Fuc = Fucose

in unterschiedlich starker Ausprägung auf. Das am stärksten ausgeprägte Merkmal A_1 findet sich zu etwa 80% in unserer Population, das schwächere Merkmal A_2 tritt in etwa 20% auf.

Alle anderen A-Untersuchungsgruppenmerkmale sind ausgesprochen selten und besitzen praktisch keine klinische Relevanz, es sei denn, sie sind Ursache für Fehlbestimmungen. Ob es sich bei den verschiedenen A-Varianten lediglich um quantitative Unterschiede in der Merkmalsausprägung handelt oder ob qualitative Unterschiede zugrunde liegen, ist noch nicht eindeutig entschieden. Genetisch lassen sich jedoch die Phänotypen A_1 und A_2 usw. auf eigenständige Allele zurückführen, wobei jeweils das Allel mit der stärkeren A-Ausprägung dominant über das mit der schwächeren Ausprägung ist. Ähnlich verhält es sich mit den sehr seltenen, schwachen B-Varianten.

AB0-Antikörper

Das AB0-System zeichnet sich dadurch aus, daß sich bei jedem Individuum, mit Ausnahme von Neugeborenen und Personen mit Antikörpermangelsyndrom, im Serum Antikörper gegen die Merkmale finden, die es selbst nicht besitzt. So sind im Serum eines Probanden der Blutgruppe 0, Antikörper der Spezifitäten Anti-A und Anti-B. Im Serum eines Menschen der Blutgruppe A findet sich ein Anti-B und in dem eines Menschen der Blutgruppe B Anti-A. Diese Alloantikörper Anti-A und Anti-B werden aus historischen Gründen als natürliche Isoagglutinine bzw. reguläre Antikörper bezeichnet, da sie im Gegensatz zu den irregulären Blutgruppenantikörpern anscheinend ohne erkennbaren Antigenstimulus entstehen. Nach dem heutigen Kenntnisstand ist ihre Entstehung auf eine Immunisierung durch Strukturen von Bakterien der Darmflora zurückzuführen, die denen der AB0-Substanzen ähnlich bzw. gleich sind /[4]/.

Anti-A und Anti-B gehören überwiegend zur Immunglobulinklasse M. Nach ihrem serologischen Verhalten sind sie den sog. kühlewirksamen (Reaktionstemperaturoptimum zwischen 15 und 20 °C) kompletten bzw. NaCl-wirksamen Antikörpern zuzurechnen. Daneben findet man hauptsächlich bei Personen der Blutgruppe 0 zur IgG-Klasse gehörende Antikörper der Spezifitäten Anti-A und Anti-B. Diese auch als Immun-Anti-A bzw. Anti-B bezeichneten Antikörper werden in besonders hoher Konzentration nach Transfusionen von A- bzw. B-Blut auf 0-Individuen oder nach Immunisierung von Personen mit A- bzw. B-Substanzen zur Herstellung von Testseren gefunden. Bei den Personen der Blutgruppe 0 treten sie ohne artefizielle Stimulation auf.

Wegen ihrer Fähigkeit die Plazenta zu passieren sind sie die Ursache für die AB0-bedingte Erythroblastose.

Neben den regulären Antikörpern Anti-A und Anti-B finden sich bei Personen der Blutgruppe A_2 gelegentlich (in etwa 2%) und gehäuft bei Personen der Blutgruppe A_2B (in etwa 25%), irreguläre Antikörper der Spezifität Anti A_1. In seltenen Fällen können diese Antikörper Ursache für Transfusionsreaktionen und falsche Blutgruppenbestimmungen sein.

AB0-Bestimmung

Untersuchungsmaterial: Venenblut ohne Zusatz, EDTA-Blut bei maschinellen Blutgruppenuntersuchungen.

Die Blutgruppenbestimmung ist wegen ihrer besonderen Bedeutung durch Richtlinien der Bundesärztekammer und des Bundesgesundheitsamtes geregelt /[5]/. AB0-Blutgruppen werden mit Hilfe staatlich geprüfter Testseren der Spezifitäten Anti-A, Anti-B und Anti-AB bestimmt. Zum Ausschluß von Verwechslungen sind diese Seren mit inerten Farbstoffen versehen.

Die Antiseren reagieren optimal bei Raumtemperatur im NaCl-Milieu (komplett). Die Bestimmungen werden überwiegend als Röhrchentests oder Plattentests durchgeführt. Wegen der geringeren Fehleranfälligkeit wird dem Röhrchentest immer mehr der Vorzug gegeben.

Eine vollständige Blutgruppenbestimmung beinhaltet die Antigenbestimmung der Erythrozyten und die Serumgegenprobe zum Nachweis der Isoagglutinine Anti-A und Anti-B. Hierzu werden Testblutkörperchen der Blutgruppe A_1, A_2, B und 0 verwendet. Erythrozyteneigenschaften und Serumeigenschaften müssen sich dabei entsprechen.

Bei fehlenden Serumeigenschaften, z. B. bei Neugeborenen oder bei Patienten mit Antikörpermangelsyndrom, muß das Ergebnis der Erythrozyteneigenschaften durch Bestimmung mit anderen Testseren und gegebenenfalls anderen Methoden wiederholt und bestätigt werden. Alle Reaktionen werden nach Art des in Tab. 1 gezeigten Schemas protokolliert und sollen semiquantitativ ($\pm$ bis $+++$) festgehalten werden.

Die Bestimmung der A-Untergruppen erfolgt mit Pflanzenextrakten, sogenannten Phytohämagglutininen. Bewährt haben sich ein Extrakt aus dem Samen von Dolichos biflorus, der spezifisch mit der Blutgruppe A_1 reagiert, und ein Extrakt aus dem Samen von Ulex europaeus, bzw. aus dem Samen von Laburnum alpinum, der mit freier H-Substanz reagiert. Die Bestimmung der Untergruppen ist nur bei besonderen Konstellationen erforderlich, so z. B. beim Vorliegen eines irregulären Anti-A_1 oder bei der Auswahl von A_2-Bluten zur Transfusion von Neugeborenen der Blutgruppe A, deren Mütter die Blutgruppe 0 besitzen.

Tab. 1 Ansätze und Reaktionsausfälle bei der AB0-Bestimmung

	Erythrozyten-Eigenschaften				Serumeigenschaften				Befund
	Testseren				Testerythrozyten				
Probe	Anti-A	Anti-B	Anti-AB	AB-Serum	A_1	A_2	B	0	
1	—	—	—	—	+ + +	+ + +	+ + +	—	0
2	+ + +	—	+ + +	—	—	—	+ + +	—	A
3	—	+ + +	+ + +	—	+ + +	+ +	—	—	B
4	+ + +	+ + +	+ + +	—	—	—	—	—	AB
5	+ + +	—	+ + +	—	—	—	—	—	A
	+ + +	—	+ + +	—	Doppelbestimmung der Erythrozyteneigenschaften, da Serumeigenschaften fehlen				
6	+ +	+ + +	+ + +	—	+	—	—	—	AB
7	—	—	—	—	4	2/ + +	3/ +	—	0

Probe 6: Verdacht auf irreguläres Anti-A_1. Ansatz 7: Neben Agglutination auch Hämolyse durch die »Isoagglutinine«.

Hinweise und Störungen

Falsche Probenbeschriftung: Sie ist die Hauptursache für Fehlbestimmungen und naturgemäß sind sie nicht nur auf das AB0-System beschränkt. Die an der Untersuchung Beteiligten, einschließlich derjenigen, die das Blut entnehmen, sollten immer wieder auf die Konsequenzen einer nachlässigen oder gar falschen Probenbeschriftung hingewiesen werden.

Fehlerursachen technischer Art: Sie treten bei unsachgemäßer Lagerung der Reagenzien bzw. Kontamination der Reagenzien und bei Verwendung unsauberer Laborhilfsmitteln wie Platten, Röhrchen, Pipetten usw. auf. Es empfiehlt sich zur Vermeidung von Fehlern, die Anleitungen der Reagenzienhersteller exakt einzuhalten.

Nichtbeachtung von Hämolyse: In Abhängigkeit von der Hämolysinaktivität des Serums der zu untersuchenden Proben, kann es bei der Serumgegenprobe zur Hämolyse kommen. Eine Nichtbeachtung führt zwangsläufig zu Diskrepanzen zwischen der Antigenbestimmung am Erythrozyten und der Serumgegenprobe. Bei Untersuchung frischer, komplementaktiver Serumproben ist eine Hämolyse in der Serumgegenprobe in ihrer Wertigkeit der Agglutination gleichzusetzen und entsprechend zu protokollieren (Tab. 1). Es empfiehlt sich, die Stärke der Hämolyse durch Zahlenangabe von 1—4 festzuhalten (1 = schwache Hämolyse, 4 = komplette Hämolyse).

Irregularitäten am Patientenerythrozyten oder im Patientenserum: Bei vollständigem Bestimmungsansatz fallen sie durch Diskrepanzen zwischen der Antigenbestimmung am Erythrozyten und der Serumprobe auf. Am Erythrozyten kennen wir das Phänomen der sogenannten Polyagglutinabilität. Durch bakterielle Enzyme, im wesentlichen Neuraminidasen, können bei Probenkontamination oder bei Patienten mit Bakterämie an der Erythrozytenoberfläche Kryptantigene freigelegt werden. Das dabei freigelegte Antigen, T-Antigen genannt, reagiert mit einem spezifischen Anti-T-Antikörper, der in allen Seren, also auch den Testseren, enthalten ist. Dieses Phänomen wird als *Hübner-Thomsen-Friedenreich*-Phänomen bezeichnet /[6—8]/.

Um zu vermeiden, daß fälschlicherweise die Blutgruppe AB bestimmt wird, besonders bei Probanden, bei denen keine Serumeigenschaften nachweisbar sind (Neugeborene und Personen mit Antikörpermangelsyndrom), sollten die Erythrozyten zusätzlich mit AB-Serum getestet werden. Beim Vorliegen eines Polyagglutinabilitätsphänomens kommt es auch in diesem Ansatz zur Agglutination (Tab. 1).

Serum-bedingte Interpretationsschwierigkeiten: Man unterscheidet spezifische, Antikörper-bedingte Phänomene von unspezifischen Phänomenen. Letztere werden in erster Linie beim Plattentest beobachtet. Diese Phänomene treten als sogenannte Pseudoagglutinationen (Roullaux-Phänomene) beim Vorliegen von Dysproteinämien, insbesondere von monoklonalen Gammopathien, aber auch nach Infusionen großer Mengen von Plasmaexpandern, wie z. B. Dextran, auf. Beim Arbeiten mit Nabelschnurblut können Interpretationsschwierigkeiten durch Kontaminationen mit Wharton'scher Sulze vorkommen. All diese unspezifischen Reaktionen lassen sich eliminieren, wenn die Tests mit gewaschenen Erythrozyten wiederholt werden.

Durch irreguläre Antikörper hervorgerufene Phänomene

Unterschieden werden solche die durch Autoantikörper hervorgerufen werden von denen, die Alloantikörper-bedingt sind. Da sowohl bei der AB0-Antigen-Bestimmung, als auch bei der Serumgegenprobe im NaCl-Milieu gearbeitet wird, können nur solche Antikörper stören, die komplett reagieren oder durch den Serumanteil des Ansatzes ausreichend supplementiert sind.

Komplett reagierende Autoantikörper: Es handelt sich um Kälteagglutinine. Sie fallen bei der Antigenbestimmung auf, wenn sie hochtitrig und bei Raumtemperatur wirksam sind. Da diese Autoantikörper gegen alle Humanerythrozyten gerichtet sind, werden auch die Ansätze der Serumgegenprobe agglutiniert. Bei 37 °C lösen sich die Kälteagglutinin-bedingten Agglutinate auf. Die Antigenbestimmung am Erythrozyten kann daher problemlos mit warmgewaschenen Erythrozyten wiederholt werden.

Komplette, irreguläre Alloantikörper: Sie fallen bei der Serumgegenprobe auf und reagieren mit den Zellen, die das korrespondierende Antigen tragen. Die Abklärung erfolgt durch den Antikörpersuchtest bzw. die Antikörperdifferenzierung. Besonderheiten stellen das *irreguläre Anti-A_1* bei A_2- bzw. A_2B-Personen und das irreguläre Anti-IH bei A_1- bzw. A_1B-Personen dar.

Um ein irreguläres Anti-A_1 handelt es sich, wenn die Reaktion nur mit verschiedenen A_1-Zellen, aber nicht mit A_2-Zellen bzw. 0-Zellen nachweisbar ist und der Proband die Blutgruppe A_2 oder A_2B besitzt. Zur Abklärung sollten mindestens jeweils drei verschiedene A_1-, A_2- und 0-Erythrozytenpopulationen verwendet werden.

Der kältewirksame Antikörper *Anti-IH* reagiert mit allen Erythrozyten, die auf ihrer Oberfläche sowohl das Antigen H als auch das Antigen I tragen.

Da in gewissem Umfang alle Erythrozyten, von ganz wenigen Ausnahmen abgesehen, sowohl das H-Antigen als auch das I-Antigen tragen, gehört dieser Antikörper streng genommen in die Gruppe der Autoantikörper. Er wird jedoch überwiegend bei Personen der Blutgruppe A_1 oder A_1B gefunden, die an ihren Erythrozyten nur noch Spuren freier H-Substanz tragen. Nach seinem Reaktionsverhalten und nach seiner klinischen Relevanz ist er demnach bei Patienten der Blutgruppe A_1 und A_1B als Alloantikörper anzusehen.

Die Abklärung des Anti-IH erfolgt ähnlich wie beim Vorliegen eines irregulären Anti-A_1 mit verschiedenen A_1-, A_2- und 0-Zellen und zusätzlich mit Nabelschnurzellen der Blutgruppe 0. Der Antikörper Anti-IH reagiert typischerweise nicht oder nur sehr schwach mit A_1-Zellen, deutlich mit A_2-Zellen und noch stärker mit 0-Zellen entsprechend dem unterschiedlichen H-Gehalt dieser Zellen. Mit Nabelschnurzellen, die nur Spuren von I-Antigen tragen, reagiert er nicht oder nur schwach, analog zu den A_1-Zellen.

Rhesus-System

Einleitung

Im Jahre 1939 entdeckten *Levine* und *Stetson* /9/ bei einem Fall von Erythroblastose im Serum der Mutter einen Antikörper, der mit den Erythrozyten des Vaters reagierte. Unabhängig davon wiesen 1940 *Landsteiner* und *Wiener* /10/ mit einem Antiserum vom Meerschweinchen auf menschlichen Erythrozyten ein Antigen nach. Das Meerschweinchen war zuvor mit Rhesusaffenerythrozyten immunisiert worden. Der von *Landsteiner* gefundene Meerschweinchenantikörper reagierte annähernd mit dem gleichen Prozentsatz humaner Erythrozyten, wie der von *Levine* und *Stetson* gefundene humane Antikörper. Heute ist bekannt, daß der von Landsteiner und Wiener gefundene Antikörper nicht das für die Eigenschaft Rh-positiv verantwortliche Antigen D anzeigt, sondern ein Antigen, welches zu Ehren von *Landsteiner* und *Wiener* als LW-Antigen bezeichnet wird.

Als Rh-positiv werden alle Individuen bezeichnet, bei denen das Rhesusmerkmal D nachweisbar ist. Ein Antikörper gegen das Allel d wurde bisher nicht gefunden und man geht davon aus, daß es sich hierbei um ein amorphes Gen d handelt. Danach wird derjenige als Rh-negativ (dd) bezeichnet, bei dem das D-Antigen nicht nachweisbar ist. Ähnlich wie für die AB0-Blutgruppen gibt es für die Häufigkeit des Merkmals Rh-positiv ethnische Unterschiede. Knapp 85% der mitteleuropäischen Bevölkerung sind Rh-positiv.

Neben dem Merkmal D gibt es im Rhesussystem die Merkmale C, c, E und e. Im Gegensatz zu D/d werden die Antigene C und c bzw. E und e über kodominante Gene gesteuert. Diese Gene sind eng mit dem Genort für D bzw. d gekoppelt, sodaß sie immer als Genkomplex vererbt werden. Die Kopplung ist derart eng, daß bis heute noch kein crossing-over bestätigt wurde und somit immer noch offen ist, ob es sich nach der Theorie von *Fischer* und *Race* um drei zwar eng gekoppelte aber getrennte Genorte handelt, oder ob es sich nach der Theorie von *Wiener* um einen einzigen komplexen Genort handelt, der drei Antigene steuert.

Ist bei einem Probanden das Gen D nicht nachweisbar, so wird er als Rh-negativ bezeichnet und als Genotyp dd angegeben. Ist dagegen bei einem Individuum das Merkmal D nachweisbar, so wird er als D- bzw. Rh-positiv bezeichnet, der Genotyp bleibt dagegen offen. Man setzt bei Schreibung der Rh-Formel neben den Buchstaben D einen Punkt (D.), um damit auszudrücken, daß der Genotyp sowohl homo- als auch heterozygot bezüglich des D-Gens sein kann.

Nach der Erwartung sollten die Genkomplexe nach den Regeln des Zufalls, also entsprechend dem Produkt der Häufigkeit der Einzelantigene in der Bevölkerung auftreten. Dies ist jedoch im Rh-System wie auch bei vielen anderen Antigensystemen nicht der Fall. Vielmehr treten einige Antigenkomplexe überzufällig häufig und andere dagegen überzufällig selten auf. Man spricht hier von einem sogenannten Kopplungsungleichgewicht. Dieses kann man bei Rh-positiven Individuen dazu verwenden — bei Kenntnis der Häufigkeit der einzelnen Genkomplexe in der jeweiligen Population — um auf eine mögliche Homo- oder Heterozygotie bezüglich des Merkmals D rückschließen zu können. So läßt z. B. die phänotypische Rh-Formel CcD.ee drei verschiedene Genotypkonstellationen zu, nämlich CDe/cDe oder CDe/cde oder cDe/Cde.

Aus der Kenntnis der Häufigkeit der einzelnen Genkomplexe läßt sich die Wahrscheinlichkeit angeben, mit der ein Individuum mit dem oben genannten Phänotyp homozygot für das Merkmal D ist. Für den o. g. Phänotyp CcD.ee errechnet sich eine Wahrscheinlichkeit von annähernd 94% für eine Heterozygotie des Merkmals D. Derartige Berechnungen besitzen eine gewisse Relevanz für die Vorhersage der Rhesuseigenschaft eines Kindes aus Ehen, in denen der männliche Partner Rhesus-positiv und der weibliche Partner Rhesus-negativ ist, aber infolge vorangegangener Schwangerschaften ein Anti-D entwickelt hat.

Neben den bisher aufgeführten Antigenen im Rhesussystem gibt es noch zahlreiche Varianten, von denen als wichtigste nur das C^w und das D^u angeführt werden sollen.

C^w-Antigen

Das C^w-Antigen ist das Produkt eines eigenständigen Allels am C-Locus. Es wird ebenfalls wie alle übrigen Rhesusantigene (mit Ausnahme d und D^u) durch spezifische Antiseren der Spezifität Anti-C^w nachgewiesen.

D^u-Eigenschaft

Die Eigenschaft D^u läßt sich nicht mit spezifischen Antiseren nachweisen. Sie ist als eine schwächere, bzw. unvollständige Ausprägung des Merkmals D definiert, verglichen mit Rh-positiven Individuen. Zwei Ursachen bewirken die schwächere, bzw. unvollständige Ausprägung des Merkmals D. Zum einen tritt D^u als Produkt eines selbständigen Allels D^u am Genort D auf. Zum anderen gibt es ein abgeschwächtes D als Folge eines sogenannten Positionseffektes, nach seinem Erstbeschreiber auch als *Ceppellini*-Effekt bezeichnet /[11]/. Dieser Effekt kann auftreten, wenn auf dem Partnerchromosom, also in Transposition, das Gen C lokalisiert ist, so z. B. bei dem Genotyp cDe/Cde. Während die erste Form des D^u durch ein selbständiges Allel bedingt und vererbbar ist, wird der Positionseffekt nicht vererbt.

Rh-Defekttypen

Wenn auch selten, jedoch von gewisser klinischer Bedeutung, sind die sogenannten Rh-Defekttypen. Sie fallen dadurch auf, daß einzelne oder alle Rh-Merkmale auf den Erythrozyten fehlen. Fehlen einzelne Merkmale, z. B. die Antigene Cc bzw. Ee, zeigen sich verstärkte Reaktionen mit Anti-D, bedingt durch eine Zunahme der Rh-D-Rezeptoren auf der Erythrozytenoberfläche (sogenanntes Super-D).

Bei Fehlen sämtlicher Rh-Antigene spricht man vom sogenannten Rh-Null-Syndrom. Bei diesen Patienten findet man hämolytische Anämien.

Untersuchungsmaterial

Nativblut 5—10 ml

Bestimmungsmethode und Bewertung

Die Rh-Antigene werden mit humanen Alloantikörpern bestimmt. Natürliche Antikörper, wie im AB0-System sind jedoch im Rh-System ausgesprochen selten. Sie sind sozusagen immer immuner Natur, das heißt durch vorangegangene Transfusionen, Schwangerschaften oder artefizielle Immunisierung hervorgerufen. Eine Serumgegenprobe wie bei der Bestimmung der AB0-Blutgruppen entfällt daher bei der Rh-Bestimmung. Alle Rh-Antigene müssen mit zwei verschiedenen Testseren der gleichen Spezifität nachgewiesen werden. Die käuflichen Antikörper sind überwiegend inkomplett, das heißt, sie gehören der IgG-Klasse an. Die Testseren sind von den jeweiligen Herstellern mit Supplementen versehen, wodurch die Antigen-Antikörper-Reaktion für das Auge in Form einer Hämagglutination sichtbar gemacht wird.

Fallen die Tests auf Anti-D negativ aus, ist auf das Vorhandensein der Antigene C und E zu prüfen. Nur Patienten bei denen weder das Antigen D noch C oder E nachweisbar ist, dürfen als Rh-negativ bezeichnet werden. Die Schreibweise sollte dann lauten: Rh-negativ ccddee.

Bei Personen mit nachweisbarem Antigen C oder E, muß im indirekten Coombstest auf das Vorhandensein eines schwachen D-Merkmals (D^u) untersucht werden. Da hier quantitative Unterschiede im Vergleich zu den normalen Rh-positiven Individuen beurteilt werden sollen und auch sehr schwache Reaktionsausfälle vorkommen können, sollten beim Test auf D^u immer Rh-positive und Rh-negative Kontrollen mitgeführt werden. Desweiteren empfielt sich das Mitführen einer Eigenprobe zum Ausschluß einer bestehenden Autoantikörperbeladung der Erythrozyten.

Alle Personen, die das Merkmal C und/oder E mit oder ohne D^u aufweisen, sind als Rh-negativ zu führen im Sinne von Empfängern; sie sind als Rh-positiv zu betrachten, wenn es sich um Blutspender handelt. Die Begründung liegt in der Beobachtung, daß die Antigene C und E in einem unvergleichlich höheren Prozentsatz zur Antikörperbildung führen, wenn sie auf ein ccddee-Individuum transfundiert werden als auf ein z. B. ccD.Ee- oder CcD.ee-Individuum. Ähnlich wie auch die Bestimmung der AB0-Blutgruppen ist die Bestimmung der Rh-Merkmale und ihre Schreibweise in den Richtlinien der Bundesärztekammer und des Bundesgesundheitsamtes festgelegt /[5]/.

Hinweise und Störungen

Reagenzien: Zum Ausschluß von technischen Fehlern sollten die Reagenzien nach den Angaben des Herstellers gelagert und angewandt werden.

Rhesusfaktor-Bestimmung mit Plattentests: Sie beinhaltet im Vergleich zum Röhrchentest zwei zusätzliche Fehlermöglichkeiten

— Eintrocknungseffekte. Diese treten vor allem dann auf, wenn die Bestimmung bei 37 °C in unzureichend feuchtem Milieu durchgeführt wird.

— Sogenannte Fahnenphänomene. Dabei zeigt sich ein homogener Erythrozytenfilm auf der Testplatte. Auch bei Schräghalten der Platte reißt dieser Film nicht ein und ein negatives Ergebnis wird vorgetäuscht. Tatsächlich negative Ergebnisse zeigen bei Schräghalten der Platte ein Zusammenlaufen der Erythrozytensuspension am unteren Rand und eine horizontal verlaufende durchsichtige Rinne zwischen der nach unten gelaufenen Erythrozytensuspension und dem dünnen, an der Platte anhaftenden Feuchtigkeitsfilm. Beim Vorliegen eines derartigen Fahnenphänomens sollte man mit einem Spatel oder mit einer Pipette quer zur Kipprichtung die Suspension durchfahren. Es kommt dabei zu einem Abreißen des Films und zur Darstellung der Agglutination.

Polyagglutinabilität und Pseudoagglutination: Während bei der Bestimmung der AB0-Blutgruppe nur komplette Autoantikörper Anlaß für Fehlbestimmungen sein können, trifft dies im Falle von Rh-Bestimmungen auch auf die bedeutend häufigeren inkompletten Autoantikörper zu, da die Bestimmung mit supplementierten Seren durchgeführt wird.

Zum Ausschluß einer Autoagglutination müssen daher neben den beiden Antikörperhaltigen Ansätzen Kontrollansätze mitgeführt werden. Letzteren wird Antikörperfreies Supplement zugesetzt. Der Kontrollansatz muß immer negativ sein.

Liegen tatsächlich Autoantikörper vor, kann im Falle von Kälteagglutininen die Rh-Bestimmung unproblematisch nach vorherigem warmen Auswaschen der Erythrozyten durchgeführt werden.

Liegen dagegen inkomplette Wärmeautoantikörper vor, die sich im Gegensatz zu Kälteagglutininen nicht von den Erythrozyten abwaschen lassen, kann versucht werden, die Rh-Merkmale mittels kochsalzwirksamen Antikörpern zu bestimmen. Derartige Antiseren stehen über den Handel zur Verfügung. Ein Ergebnis mit diesen Seren ist jedoch nur dann verwertbar, wenn es sich um ein positives Ergebnis handelt. Fällt die Reaktion dagegen negativ aus, sollte auf eine Aussage bezüglich des Rh-Faktors verzichtet werden, da die entsprechenden Antigene durch den Autoantikörper blokkiert sein können.

Weitere Antigene und Antigensysteme am Erythrozyten

Neben den AB0- und Rh-Antigenen kennen wir am Erythrozyten bis heute ca. 300 weitere Antigene. Aufgrund der Vielzahl der vorgegebenen Kombinationsmöglichkeiten ist es nicht möglich, bei einer Transfusion alle diese Antigene im Sinne einer identischen Übertragung zu berücksichtigen. Es werden vielmehr nur die Antigene beachtet, gegen die präformierte Antikörper vorliegen und das Antigen D, da es eine starke Immunogenität besitzt. Alle übrigen Antigene haben eine schwache Immunogenität, so daß eine Antikörperbildung nach Transfusion nur in geringem Prozentsatz beobachtet wird.

Außerhalb des Rh-Systems besitzt das Merkmal Kell noch eine relativ starke Immunogenität. Da es mit einer Häufigkeit von nur 9% in unserer Bevölkerung gefunden wird, gehen immer mehr Transfusionsmediziner dazu über, auch das Merkmal Kell zu beachten. Die übrigen Blutgruppensysteme werden nicht namentlich berücksichtigt, sondern über den Ausschluß irregulärer Antikörper mittels des Antikörpersuchtests und nach Kompatibilitätstestung über die Verträglichkeitsprobe (Kreuzprobe) berücksichtigt.

Bei positivem Antikörpersuchtest bzw. positiver Kreuzprobe wird die Antikörperspezifität über eine Antikörperidentifizierung ermittelt und das korrespondierende Antigen bei notwendigen Transfusionen beachtet.

Antikörpersuchtest

Einleitung

Der Antikörpersuchtest dient dem Ausschluß irregulärer Antikörper, die nicht die Spezifität Anti-A bzw. Anti-B besitzen. Irreguläre Antikörper können zur IgM-Klasse gehören und somit komplett reagieren oder zur IgG-Klasse gehören und inkomplett reagieren.

Der Antikörpersuchtest muß so ausgelegt sein, daß er die verschiedenen serologischen Verhaltensweisen evtl. vorhandener Antikörper berücksichtigt. Deshalb muß er zumindest eine NaCl-Phase und eine Anti-Humanglobulinphase (indirekter Coombstest) beinhalten.

Die zum Antikörpersuchtest verwendeten Testerythrozyten müssen die klinisch wichtigsten Antigene aufweisen. Es sind dies im

— Rh-System die Antigene D, C, c, E, e.
— Kell-System die Antigene Kell, Cellano, Penny (Kp^a) und Rautenberg (Kp^b).
— Duffy-System die Antigene Fy^A und Fy^B.
— Kidd-System die Antigene JK^A und JK^B.
— Lewis-System die Antigene Le^a und Le^b.
— MNS-System die Antigene M, N, S, s.
— Lutheran-System die Antigene Lu^a und Lu^b.
— Sowie das Antigen P_1.

Drei-Stufentest, indirekter Coombstest

Untersuchungsmaterial

Nativblut 5—10 ml

Testdurchführung und Bewertung

Für den Antikörpersuchtest werden von der Industrie zwei verschiedene Erythrozytenpopulationen angeboten,die im Hinblick auf die oben genannten Antigensysteme aufgeschlüsselt sind.

Jeweils 1 Teil Erythrozytensuspension wird mit 2 Teilen Patientenserum (50 µl Erythrozytensuspension 4%ig + 100 µl Patientenserum) für 15 min. bei Raumtemperatur im Röhrchen inkubiert. Inkubationstemperaturen unterhalb von 20 °C sollten vermieden werden, da hierbei allzu oft klinisch irrelevante, niedrigtitrige, natürliche Antikörper gefunden werden. Zum Ausschluß von Autoagglutinationen empfiehlt es sich, eine Kontrolle, bestehend aus Patientenerythrozyten und Patientenserum mitzuführen.

Nach Abschluß der Inkubationszeit werden die Ansätze anzentrifugiert und unter leichtem Schütteln auf Agglutinationen überprüft. Treten in dieser Phase Agglutinationen auf, liegen komplette Allo- oder Autoantikörper vor.

Sind Alloantikörper vorhanden, reagieren eine oder beide Testzellen, je nachdem, ob das korrespondierende Antigen nur auf einer oder beiden Testzellen lokalisiert ist. Bei Vorliegen von Autoantikörpern reagieren neben den beiden Testzellen auch die patienteneigenen Erythrozyten.

Treten in der NaCl-Phase keine Agglutinationen auf, werden die Ansätze weiterführend zur Aufladung evtl. vorhandener Immunantikörper (inkomplettes IgG) bei 37 °C inkubiert. Zwecks besserer Aufladung wird in dieser Phase entweder hochprozentiges Rinderalbumin oder ein Medium niedriger Ionenstärke (modifiziertes LISS) zugesetzt. Bei Zusatz von Albumin sollte die Inkubationszeit mindestens 30 min. betragen, bei LISS reichen in der Regel 10 bis 15 min. aus /[12, 13]/.

Nach Ablauf der Inkubationszeit werden die Ansätze erneut anzentrifugiert und eine evtl. auftretende Hämolyse protokolliert. Sie kann durch einen komplementaktivierenden irregulären Antikörper bedingt sein. Unter leichtem Aufschütteln werden die Ansätze danach auf Agglutination untersucht und anschließend mittels physiologischer NaCl mindestens dreimal gewaschen.

Danach wird polyspezifisches Antihumanglobulinserum (Coombsserum) zugegeben, erneut anzentrifugiert und unter leichtem Schütteln auf Agglutinatbildung untersucht. Hämolyse oder Agglutinatbildung in der 2. bzw. 3. Phase des Testablaufes sprechen für das Vorliegen von inkompletten Antikörpern.

Ist die Patienteneigenprobe ebenfalls agglutiniert, liegt der Verdacht auf Autoantikörper nahe. Bei negativem Ausfall der Patienteneigenprobe sind inkomplette Alloantikörper vorhanden, die im Antikörperdifferenzierungstest identifiziert werden müssen.

Sind alle Testphasen negativ, kann davon ausgegangen werden, daß klinisch relevante irreguläre Antikörper nicht vorliegen. Eine Ausnahme bilden Antikörper gegen sogenannte private Antigene , die auf den Testerythrozyten nicht vorhanden sind. Ihre Erkennung bleibt der Verträglichkeitsprobe vorbehalten.

Hinweise und Störungen

Falsch negative Ergebnisse: Ursache sind unzureichende Waschvorgänge. Erfolgt durch unzureichendes Waschen der Erythrozyten die Entfernung der Serumproteine nur unvollständig, werden die Antikörper des Coombsserums durch die gelösten Serumproteine neutralisiert und reagieren nicht mit den evtl. erythrozytär gebundenen Plasmaproteinen (Immunglobuline bzw. Komplementkomponenten). Das Ergebnis fällt negativ aus. Jedes negative Ergebnis muß daher durch Zugabe von antikörperbeladenen Erythrozyten überprüft werden.

Wurden tatsächlich keine Antikörper in der Inkubationsphase an die Erythrozyten gebunden und wurde ausreichend gewaschen, liegen die Antikörper des Coombsserums in freier Form im Ansatz vor. Nach Zugabe von antikörperbeladenen Zellen muß es zu einer Agglutination dieser Zellen kommen. Bleibt sie aus, ist das Ergebnis des Antikörpersuchtests nicht zu verwerten und er muß wiederholt werden.

Falsch positive Ergebnisse: Ursache können bei Ausschluß technischer Fehler sogenannte *Capryolat-Antikörper* sein. In diesen Fällen ist neben den Ansätzen mit den Testerythrozyten auch der Kontroll-Ansatz positiv, sodaß der Verdacht auf das Vorliegen von Autoantikörpern besteht.

Capryolate sind Stabilisatoren, die den für diagnostische und therapeutische Zwecke verwendeten Albuminen zugesetzt werden. Patienten, die derartige Albumine zu therapeutischen Zwecken erhalten haben, können Antikörper gegen Capryolate bilden.

Da in der 2. Stufe des indirekten Coombstests Albumin bzw. albuminhaltige Reagenzien zugesetzt werden, wird auch Capryolat den Ansätzen hinzugefügt. Die Capryolate haften an der Erythrozytenoberfläche und reagieren mit den im Patientenserum enthaltenen Capryolatantikörpern.

Die Differenzierung zwischen Autoantikörper-bedingter Agglutination und Capryolat-Phänomen geschieht durch den direkten Coombstest. Während bei Vorliegen von inkompletten Wärmeautoantikörpern der direkte Coombstest positiv ist, fällt er im Falle von Capryolatantikörpern negativ aus, da im direkten Coombstest lediglich dreimal gewaschene Patientenerythrozyten ohne Zusatz von Albumin mit Coombsserum inkubiert werden.

Besteht nach Durchführung des direkten Coombstests der Verdacht auf das Vorliegen von Capryolatantikörpern, sollte zum Ausschluß irregulärer Antikörper der Antikörpersuchtest ohne Zusatz von Albumin oder albuminhaltigen Reagenzien wiederholt und dabei die Inkubationsphase bei 37 °C auf eine Stunde verlängert werden.

Enzymtests

In Ergänzung zum indirekten Coombs-Test als Antikörpersuchtest wird häufig der Enzymtest durchgeführt.

Bestimmungsmethoden

Durch Vorbehandlung der Erythrozyten mit Enzymen oder durch die Zugabe von Enzymen zum Testansatz werden Glykoproteine von der Erythrozytenoberfläche entfernt und deren Negativladung reduziert. Die Erythrozyten nähern sich dadurch und sind durch inkomplette IgG-Antikörper agglutinabel. Bei den verwendeten Enzymen (Trypsin, Papain, Fizin und Bromelin) handelt es sich um Proteasen.

Enzymbehandlung zerstört auch gewisse Antigene, so z. B. die Duffy-Antigene, sodaß Antikörper gegen diese im Enzymtest typischerweise nicht nachweisbar sind. Der Enzymtest darf deshalb niemals als alleiniger Antikörpersuchtest verwendet werden, sondern immer nur in Ergänzung zum indirekten Coombstest.

Besonders gut geeignet ist der Enzymtest zum Nachweis irregulärer Rh-Antikörper. Das am häufigsten in der Routine verwendete Enzym ist das Bromelin, welches von verschiedenen Herstellern angeboten wird. Es ist wichtig, die jeweiligen Herstellerangaben genau zu beachten, da Enzymtests ansonsten eine Reihe von Fehlerquellen beinhalten.

Bewertung

Sind die Ansätze mit den Testerythrozyten positiv bei negativer Eigenprobe, spricht dieser Befund für das Vorliegen von Alloantikörpern und muß mittels einer Antikörperdifferenzierung abgeklärt werden.

Unter dem Einfluß von Enzymen können die physiologischerweise vorhandenen Kälteagglutinine der Spezifität Anti-I, die üblicherweise bei Raumtemperatur nicht nachweisbar sind, derart in ihrem Reaktionsverhalten verstärkt werden, daß sie bei Raumtemperatur agglutinieren. In diesem Falle sind alle Ansätze einschließlich der Patienteneigenprobe positiv. Inkubiert man die Ansätze bei 37 °C verschwinden die Agglutinationen. Erneutes anzentrifugieren sollte vermieden werden, da eine Abkühlung durch die Zentrifugation bei Raumtemperatur erfolgt. Sind die Reaktionen nicht stärker als $\pm$ oder $+$, kann der Befund vernachlässigt werden. Werden dagegen stärkere Reaktionen beobachtet, sollte auf das Vorliegen pathologisch gesteigerter Kälteagglutinine untersucht werden.

Lösen sich die Reaktionen bei 37 °C nicht auf, müssen erwogen werden

— Inkomplette Wärmeautoantikörper.
— Ein sogenanntes Enzymphänomen.

Die Abklärung erfolgt durch den direkten Coombstest, der beim Enzymphänomen negativ ist. Bevor jedoch auf ein klinisch nicht relevantes Enzymphänomen geschlossen wird, sollte abgeklärt werden, ob bei dem Patienten evtl. die Zeichen einer hämolytischen Anämie vorliegen.

Antikörperdifferenzierung

Die Antikörperdifferenzierung bei positivem Antikörpersuchtest erfolgt mit einem Panel verschiedener Test-Erythrozyten, deren Antigenmosaik aufgeschlüsselt ist. Solche Testpanels werden von einer Reihe von Herstellern angeboten. Es versteht sich von selbst, daß der Antikörper in dem Medium identifiziert wird, in dem er sich im Antikörpersuchtest dargestellt hat.

Untersuchungsmaterial

Serum 5 ml

Verträglichkeitsprobe (Kreuzprobe)

Die Verträglichkeitsprobe soll Auskunft darüber geben, ob eine Konserve für den Empfänger kompatibel ist. In der sogenannten Majorprobe werden Empfängerserum und Spendererythrozyten miteinander getestet. Die Testdurchführung ist identisch mit dem Drei-Stufen-Antikörper-Suchtest, wie er auf S. 904 als indirekter Coombstest beschrieben wurde.

Um Patienten- oder Probenverwechslungen zu erkennen, sollte die Kreuzprobe mit einer zweiten, unabhängig von der zur Blutgruppenbestimmung gewonnenen Probe durchgeführt werden. Die Kreuzprobe stellt somit eine Kontrolle von Blutgruppenbestimmung und Antikörpersuchtest dar. Daneben können sich in der Kreuzprobe Antikörper darstellen, die im Antikörpersuchtest nicht nachweisbar waren, nämlich Antikörper gegen private Antigene. Private Antigene sind äußerst selten, die Antikörper liegen dagegen als natürliche Antikörper vor. Sie haben nur dann Bedeutung, wenn ein privates Antigen auf den Spendererythrozyten lokalisiert ist. Nach Abschluß der Kreuzprobe und negativem Testausfall muß das negative Ergebnis durch Zutropfen von Antikörper beladenen Erythrozyten überprüft werden.

In der Minorprobe werden Spenderserum und Patienten-Erythrozyten miteinander auf Verträglichkeit untersucht. Da sämtliche Konserven, die zu Transfusionszwekken freigegeben werden, auf das Vorliegen irregulärer Antikörper untersucht werden und überdies überwiegend Erythrozytenkonzentrate zur Transfusion verwendet werden, ist die Durchführung der Minorprobe im Gegensatz zu der Majorprobe nicht zwingend erforderlich.

Untersuchungsmaterial

Nativblut 5—10 ml

Bed-Side-Test

Da erfahrungsgemäß die Mehrzahl der Transfusionszwischenfälle auf Proben- bzw. Patientenverwechselungen zurückzuführen ist, muß, durch die Richtlinien festgesetzt, der Bed-Side-Test unmittelbar vor Transfusionen durchgeführt werden. Dabei wird mittels eines Kartentests unter Verwendung von Anti-A und Anti-B-Testseren die

AB0-Blutgruppe des Patienten überprüft. Der Test ist sehr schnell durchzuführen und sollte gerade in Notfallsituationen, in denen Verwechselungsgefahren besonders groß sind, nie unterlassen werden. Die Überprüfung des Rhesusfaktors ist unnötig und vor allen Dingen zeitraubend und verleitet gerade in Notfallsituationen wegen des Zeitverlustes dazu den gesamten Bed-Side-Test zu unterlassen.

Klinische Relevanz irregulärer Antikörper

Irreguläre Antikörper können für Transfusionsreaktionen und die Entstehung des Morbus hämolyticus neonatorum (Mhn) verantwortlich sein. Nicht jeder Antikörper ist gleichermaßen relevant, vielmehr hängt die klinische Relevanz von einer Vielzahl einzelner Komponenten, z. B. der Immunglobulinklasse, dem Reaktionsverhalten, der Wärmeamplitude, der Fähigkeit Komplement zu aktivieren bzw. Phagozytose zu induzieren und nicht zuletzt vom korrespondierenden Antigen ab. Wegen der Komplexität der Mechanismen ist das Reaktionsverhalten im einzelnen schwer vorauszusagen.

Vereinfachend gelten bezüglich der Relevanz irregulärer Antikörper folgende Regeln
— Antikörper, die sich bei einer Reaktionstemperatur von über 30 °C nachweisen lassen, sind als klinisch relevant zu betrachten.

— Antikörper, die zwischen 20—30 °C nachweisbar sind, sind in der Regel klinisch nicht bedeutsam. Im Einzelfall können sie jedoch klinische Relevanz besitzen und sollten daher transfusionsmedizinisch ebenfalls berücksichtigt werden.

— Antikörper, die nur unterhalb von 20 °C nachgewiesen werden, sind klinisch sicherlich nicht bedeutsam und sollten daher nicht nachgewiesen bzw. identifiziert werden. Es ist lediglich komplizierend, aber nicht hilfreich, Antikörpersuchtests oder Kreuzproben bei niedrigeren Temperaturen, als Raumtemperatur auszuführen. Ausgenommen sind Untersuchungen zum Ausschluß einer durch Kälteagglutinine oder Donath-Landsteiner-Antikörper verursachten autoimmunhämolytischen Anämie.

Morbus hämolyticus neonatorum (Mhn)

Einleitung

Für den Morbus hämolyticus neonatorum (Mhn) sind nur solche Antikörper verantwortlich, die zur IgG-Klasse gehören, da nur diese die Plazenta passieren. Irreguläre Antikörper, die typischerweise zur IgM-Klasse gehören, sind daher auch bei Wärmeamplituden über 30 °C für die Entstehung des Mhn nicht relevant. Ein typisches Beispiel sind die am häufigsten gefundenen Antikörper gegen Antigene des Lewis-Systems, die zur IgM-Klasse gehören und somit die Plazenta nicht passieren. Es kommt hinzu, daß die Lewis-Antigene auf Neugeborenenerythrozyten nicht nachgewiesen werden.

 Grundsätzlich werden 2 Formen des Mhn unterschieden

— AB0-bedingt.
— Durch Rh-Antikörper oder sonstige Immunantikörper-bedingt.

Der AB0-bedingte Mhn tritt nur bei der Konstellation Mutter 0, Kind A oder B auf. Er setzt keine Immunisierung mittels humaner Erythrozyten voraus und kann somit schon beim ersten Kind auftreten. Gemessen an der Häufigkeit von etwa 15% der Konstellation Mutter 0, Kind A oder B, ist der therapiebedürftige AB0-bedingte Mhn eine Rarität.

Im Gegensatz zu den AB0-Erythroblastosen sind die Rh- und durch sonstige Antikörper bedingten Erythroblastosen auf eine vorangegangene Immunisierung angewiesen, sei es durch Transfusion oder durch eine Schwangerschaft. Sie stellen somit meist eine Erkrankung des 2. oder weiteren Kindes dar. Da die korrespondierenden Antigene in utero voll ausgereift sind, setzt diese Erythroblastose im Gegensatz zur AB0-Erythroblastose schon im Uterus ein.

Bis etwa Mitte der 70er Jahre war Anti-D der häufigste und wichtigste Antikörper in der Entstehung des Mhn. Über 90% der Erythroblastosen ließen sich auf Anti-D zurückführen, etwa 6% hatten die Ursache in Antikörpern anderer Spezifitäten wie Anti-C, Anti-E oder Anti-c. Nur etwa 1% der Erythroblastosen waren bedingt durch Antikörper außerhalb des Rh-Systems. Mit Einführung der Anti-D-Prophylaxe ist die Anti-D-bedingte Erythroblastose seltener geworden.

Untersuchungsmaterial

Nativblut von Mutter und Kind.

Serologische Diagnostik

AB0-bedingter Mhn

Die serologische Diagnostik des AB0-bedingten Mhn ist schwierig. Alle am mütterlichen Serum durchgeführten Untersuchungen zum Nachweis von Immun-Anti-A und Immun-Anti-B, sei es über den Nachweis der Hämolysinaktivität oder mittels des indirekten Coombstests nach Reduktion bzw. Hitzedenaturierung der IgM-Moleküle, ergeben nur grobe Anhaltspunkte. Auch der ABγ-Test ist weitgehend verlassen.

Der direkte Coombstest mit Erythrozyten des Kindes ist im allgemeinen negativ oder nur schwach positiv.

Bessere Ergebnisse werden erhalten, wenn mit dem Serum des Kindes oder mit dem Eluat von den Erythrozyten des Kindes der indirekte Coombstest mit A_1- bzw. B-Testerythrozyten durchgeführt wird.

Auch wenn die serologische Diagnostik keinen Hinweis auf einen AB0-bedingten Mhn ergibt, müssen Neugeborene der Blutgruppe A oder B von Müttern der Blutgruppe 0 bei notwendigen Transfusionen so behandelt werden, als läge ein Mhn vor. A-Kinder werden mit A_2-Blut oder 0-Erythrozyten-Konzentrat (evtl. versetzt mit A oder AB-Plasma) und B-Kinder mit 0-Erythrozyten-Konzentrat (evtl. versetzt mit B oder AB-Plasma) transfundiert, damit möglicherweise vorkommenden Immunantikörpern keine Zielzellen geboten werden.

Durch Rh- oder sonstige Antikörper bedingter Mhn

Die für die Entstehung der Erythroblastose verantwortlichen Antikörper werden in der Regel mittels des Antikörpersuchtests im Rahmen der serologischen Mutterschaftsvorsorge schon während der Schwangerschaft entdeckt.

Die Entstehung einer Erythroblastose setzt in jedem Fall voraus, daß das korrespondierende Antigen auf den kindlichen Erythrozyten vorhanden ist. Das ist nur möglich, wenn bei dem Kindsvater das korrespondierende Antigen ebenfalls nachweisbar ist. Sind bei der Graviden Transfusionen aus der Anamnese bekannt, sollte auf jeden Fall das Blut des Kindsvaters auf das Vorhandensein des korrespondierenden Antigens untersucht werden. Ist das Antigen beim Vater nicht nachweisbar, kann durch diesen Antikörper beim Kind keine Erythroblastose auftreten und der Kindsmutter bleiben angstvolle Wochen erspart.

Ist das Antigen dagegen beim Kindesvater vorhanden, ist eine engmaschige Schwangerschaftsüberwachung erforderlich.

Der wichtigste Test zum Nachweis einer Erythroblastose am kindlichen Blut ist der direkte Coombstest. Hatte die Mutter irreguläre Antikörper der IgG-Klasse gebildet und besitzen die kindlichen Erythrozyten das korrespondierende Antigen, ist der direkte Coombstest positiv. Die Schwere des kindlichen Bildes korreliert dabei weniger mit der Stärke des Reaktionsausfalls des direkten Coombstests als mit der Antikörperspezifität. Der Anti-D-bedingte Mhn verläuft in der Regel mit stärkerer Hämolyse und Hyperbilirubinämie als z. B. der Anti-c-bedingte Mhn. Mhn durch Antikörper außerhalb des Rh-Systems verlaufen in der Regel milde, jedoch sind auch Ausnahmen beschrieben.

Immunhämolytische Anämien

Einleitung

Immunhämolytische Anämien gehören zu den erworbenen Anämienformen. Im Gegensatz zu den angeborenen, vererbbaren Formen, sind sie durch extrakorpuskuläre Mechanismen, nämlich Antikörper verursacht. Immunhämolytische Anämien sind gekennzeichnet durch einen gesteigerten, peripheren Erythrozytenabbau, der sich je nach Ausmaß als mehr oder weniger ausgeprägte Anämie darstellt.

Die Retikulozyten sind typischerweise vermehrt und im Serum liegt eine indirekte Hyperbilirubinämie und eine Hypersiderinämie vor. Das Haptoglobin ist stark vermindert bzw. nicht nachweisbar. Bei stürmischen Verläufen kommt es zur Hämoglobinämie, Hämoglobinurie und zum Anstieg der LDH im Serum. Die Blutsenkungsreaktion ist infolge der Agglutinationsbereitschaft der Erythrozyten stark beschleunigt. Im Harn ist eine Hämosiderin-Ausscheidung nachweisbar.

Die immunhämolytischen Anämien lassen sich in zwei Gruppen einteilen

— Autoimmunhämolytische Anämien (AIHA). Sie sind durch Autoantikörper gegen Erythrozyten bedingt.

— Medikamentös induzierte immunhämolytische Anämien. Sie treten im Gefolge der Therapie mit verschiedenen Medikamenten auf. Die Antikörper können gegen erythrozytäre Antigene, aber auch gegen Determinanten der Medikamente gerichtet sein.

Erythrozytäre *Autoantikörper* werden aufgrund ihres serologischen Verhaltens in folgende Gruppen eingeteilt

— Wärmeautoantikörper.
— Kälteautoantikörper bzw. Kälteagglutinine.
— Donath-Landsteiner-Antikörper bzw. bithermische Autoantikörper.

Wärmeautoantikörper

Etwa 85% aller AIHA sind durch Wärmeautoantikörper verursacht. Ca. 90% gehören in die Gruppe der sogenannten inkompletten Wärmeautoantikörper und sind fast ausschließlich Immunglobuline der Klasse G, nur in seltenen Fällen wird zusätzlich oder auch isoliert IgA und IgM gefunden. Knapp 10% der Wärmeautoantikörper stellen sogenannte Hämolysine dar, d. h. Antikörper, die unter Zusatz von Komplement in der Lage sind, in vitro Testerythrozyten zu hämolysieren. Die Mehrzahl dieser Wärmehämolysine ist ebenfalls inkomplett, d. h. Hämolyse tritt nur ein, wenn mit Enzym-behandelten Erythrozyten gearbeitet wird.

Inkomplette Wärmeautoantikörper zeigen serologisch ein den Rh-Alloantikörpern vergleichbares Verhalten und sind häufig gegen Rh-Antigene, z. B. das e-Antigen gerichtet. Allerdings liegen sie nur selten in reiner Form als Anti-e vor und sind meist mit mehr oder weniger starken Begleitantikörpern vermischt, deren Spezifität häufig Grundsubstanzen der Rh-Antigene erfaßt (Anti-nl, Anti-pdl oder Anti-LW). Darüberhinaus sind in der Literatur eine Vielzahl von inkompletten Wärmeautoantikörpern mit Blutgruppenspezifität gegen verschiedene Antigene, z. B. Anti-D, Anti-Kell usw. beschrieben.

Etwa 50% der durch Wärmeautoantikörper bedingten AIHA bleiben ätiologisch ungeklärt. Bei einem weiteren Drittel der Fälle liegen andere Autoimmunerkrankungen zu Grunde, z. B. Lupus erythematodes, perniziöse Anämie oder Autoimmunthyreoiditis. Der Rest der Fälle verteilt sich auf Lymphome, Leukämien, solide Tumoren und Infektionskrankheiten.

Nach dem Verlauf werden akute von den chronischen Formen der AIHA unterschieden. Die akute AIHA beginnt schlagartig mit Fieber, Kopfschmerzen und abdominellen Schmerzen. Das Krankheitsbild tritt gelegentlich mit Infekten des Respirationstraktes auf. Das Blutbild zeigt eine je nach Stärke der Hämolyse ausgeprägte Anämie. Die Leukozyten sind in der Regel deutlich vermehrt; mit einer Verzögerung von 2 — 3 Tagen kommt es zu einer Retikulozytose. Labordiagnostisch treten Hämoglobinämie und Hämoglobinurie auf, das Haptoglobin ist erniedrigt oder nicht nachweisbar, das indirekte Serumbilirubin und das Serumeisen sind erhöht. Des weiteren findet sich in Abhängigkeit vom Stärkegrad der Hämolyse eine Erhöhung der LDH. So plötzlich wie das Krankheitsbild aufgetreten ist, kann es auch wieder verschwinden.

Häufiger als die akuten Formen der AIHA sind die chronischen. Sie beginnen im Unterschied zur akuten AIHA schleichend. Die einzelnen Verläufe sind unterschiedlich. Neben symptomlosen Formen werden schleichende, immer wieder transfusionsbedürftige Formen und solche mit akuten Schüben bis hin zu hämolytischen Krisen mit nicht beherrschbarer Hämolyse beobachtet.

Untersuchungsmaterial

EDTA-Blut für den direkten Coombs-Test	5 ml
Nativblut für den indirekten Coombs-Test	10 ml

Serologische Diagnostik

Nachweis von Wärmeautoantikörpern

Die Diagnostik AIHA vom Wärmeautoantikörpertyp ist eine Domäne des direkten Coombstests. Benötigt werden Patientenerythrozyten und polyspezifisches Coombsserum, welches Antikörper gegen IgG, IgA, IgM und die Komplement-Komponente C3 enthält.

Die Patientenerythrozyten sollen aus EDTA-Blut gewonnen werden, da durch Zusatz von EDTA der in vivo-Zustand der Komplementbeladung am Erythrozyten erhalten bleibt.

Die Erythrozyten werden mindestens 3mal mit physiologischer NaCl gewaschen, mit polyspezifischem Coombsserum versetzt, für 5 min. inkubiert, danach anzentrifugiert und unter leichtem Aufschütteln auf Agglutinatbildung hin untersucht.

Das Coombsserum sollte in mindestens 2 Verdünnungen (unverdünnt, 1:10 und evtl. 1:100) verwendet werden, um sogenannte Prozonenphänomene nicht zu übersehen. Anstelle von Coombsserumverdünnungen können auch 2 verschiedene Coombsseren verwendet werden, da die einzelnen Seren ein unterschiedliches Prozonenverhalten zeigen.

Ein negativer direkter Coombstest schließt das Vorliegen einer Wärmeautoantikörper-bedingten AIHA nicht aus. Selbst unter Zuhilfenahme empfindlicher Techniken lassen sich gewisse Fälle serologisch nicht unbedingt klären. Hinweise auf das Vorliegen einer AIHA ergeben sich dann aus der Überlebenszeit transfundierter Erythrozyten bzw. aus dem Ansprechen auf eine Cortisontherapie, wie es typischerweise bei Wärmeautoantikörper-bedingter AIHA gesehen wird.

Bei Vorliegen eines positiven direkten Coombstests mit polyspezifischen Seren sollte im Anschluß unter Verwendung der monospezifischen Coombsseren Anti-IgG, Anti-IgA, Anti-IgM, Anti-C3b und Anti-C3d die Art der Erythrozytenbeladung geklärt werden. Die Technik des Coombstests mit monospezifischen Seren ist derjenigen bei Verwendung polyspezifischer Coombsseren völlig identisch.

Spezifitätsbestimmung von Wärmeautoantikörpern

Im Serum vorhandene freie Autoantikörper werden mittels des indirekten Coombstests nachgewiesen (siehe Antikörper-Suchtest). Ihre Differenzierung erfolgt mit einem Panel verschiedener Testerythrozyten.

Bewertung

Nachweis freier Autoantikörper bei AIHA

Ein positiver direkter Coombstest mit polyspezifischem Antiserum kann bei allen Formen von AIHA gefunden werden. Typisch für die Wärmeautoantikörper-bedingte AIHA ist der Nachweis von IgG auf den Patientenerythrozyten. In mehr als 60% der Fälle wird nur IgG, in etwa 30% der Fälle werden neben IgG noch Komplement-Komponenten gefunden. In seltenen Fällen ist neben IgG, auch IgA oder IgM mit oder ohne Komplement nachweisbar.

Der Reaktionsausfall des direkten Coombstests erlaubt keine oder nur in begrenztem Umfange Aussagen über die »hämolytische« Aktivität der Antikörper. So findet man stark positive IgG-Coombstests ohne Zeichen eines gesteigerten Erythrozytenabbaus neben schwach positiven Coombstests mit den Zeichen einer massiven Erythrozytendestruktion.

Zum Verständnis dieser Befunde ist die Kenntnis der durch inkomplette Wärmeautoantikörper verursachten Abbaumechanismen der Erythrozyten erforderlich. Im Gegensatz zu den Wärmehämolysinen, Kälteagglutininen und Donath-Landsteiner-Hämolysinen, führen die inkompletten Wärmeautoantikörper nicht zu einer komplementabhängigen, intravasalen Hämolyse. Mechanismen des gesteigerten Erythrozytenabbaus beim Vorliegen von inkompletten Wärmeautoantikörpern sind die Phagozytose und die Antikörper-abhängige, zelluläre Zytotoxizität.

 Monozyten und Makrophagen besitzen einen spezifischen Rezeptor für das Fc-Stück von IgG-Molekülen. Antikörper-beladene Erythrozyten lagern sich über diesen Rezeptor an Makrophagen und Monozyten an und werden phagozytiert bzw. durch Freisetzung lysosomaler Enzyme aus den Zellen lysiert. Der Fc-Rezeptor bindet jedoch nur IgG-Moleküle der Subklassen IgG_1 und IgG_3 /[14—23]/. Daraus erklärt sich das unterschiedliche klinische Bild beim Vorliegen inkompletter Wärmeautoantikörper.

Durch inkomplette Wärmeautoantikörper der Subklassen IgG_2 und IgG_4 sind die Überlebenszeiten der Erythrozyten aufgrund eines fehlenden Fc-Rezeptors an den Makrophagen und Monozyten nicht verkürzt. Der Nachweis der verschiedenen IgG-Subklassen von inkompletten Wärmeautoantikörpern ist zur Zeit routinemäßig nicht möglich, da keine für den Coombstest geeigneten Subklassen-spezifischen Antiseren im Handel erhältlich sind.

Neben den Fc-Rezeptoren besitzen Makrophagen und Monozyten Rezeptoren für die Komplement-Komponenten C3b und C4b. C3b- und C4b-beladene Erythrozyten haften daher analog zu IgG_1 und IgG_3-beladenen Erythrozyten an Makrophagen und Monozyten an und werden phagozytiert /[24—27]/. Der Nachweis von C3b am Erythrozyten mittels des differenzierten direkten Coombstests läßt daher auf einen gesteigerten Erythrozytenabbau schließen.

Ist dagegen auf Erythrozyten das inaktive Komplementbruchstück C3d nachweisbar, so haben diese Erythrozyten eine normale Überlebenszeit.

Der Mechanismus der Komplementaktivierung durch inkomplette Wärmeautoantikörper ist bisher nicht eindeutig geklärt. Es ist unwahrscheinlich, daß die Bindung von Komplement durch die Autoantikörper alleine bewerkstelligt wird, und zwar aus folgenden Gründen

— Mit inkompletten Wärmeautoantikörpern gelingt es nicht eine Aktivierung und Bindung von Komplement an Erythrozyten in vitro zu induzieren.

— Auch Patienten mit Wärmeautoantikörpern der IgA-Klasse, die auf klassischem Wege kein Komplement aktivieren, können auf der Erythrozytenoberfläche Komplement-Komponenten haben.

Die Tatsache, daß bei Patienten mit zirkulierenden Immunkomplexen, z. B. beim Lupus erythematodes, in sehr viel höherer Prozentzahl Komplement-Komponenten auf der Erythrozytenoberfläche gefunden werden, läßt vermuten, daß die Komplementaktivierung durch das Zusammenspiel löslicher Immunkomplexe einerseits und zellulär gebundene Antigen-Antikörperkomplexe andererseits induziert wird /[28]/.

Spezifität von Wärmeautoantikörpern

Freie Wärmeautoantikörper haben häufig die Spezifität Anti-e oder zumindest eine Präferenz zur Spezifität Anti-e. Die Meinungen bei der Auswahl geeigneten Spenderblutes beim Nachweis von Autoantikörpern der Spezifität Anti-e gehen auseinander. Die Auswahl EE-Blutes beinhaltet zwar eine etwas verlängerte Überlebenszeit der transfundierten Erythrozyten, birgt jedoch, da die Mehrzahl dieser Patienten ee ist, die Gefahr einer Alloimmunisierung gegen das Antigen E in sich.

Neben der Spezifität Anti-e mit mehr oder weniger stark ausgeprägten Begleitantikörpern können in einzelnen Fällen auch andere Antikörperspezifitäten gefunden werden. Es müssen dann die korrespondierenden Antigene bei der Auswahl von Spenderblut berücksichtigt werden.

Liegen im Serum keine freien Autoantikörper vor, kann die Spezifität des Autoantikörpers durch Herstellung eines Eluates von den patienteneigenen Erythrozyten und anschließende Testung des eluierten Antikörpers mit einem Testzell-Panel ermittelt werden. In der Literatur sind eine Reihe von Methoden zur Herstellung solcher Eluate angegeben. Sie können bei notwendigen Transfusionen neben dem Patientenserum zur Kreuzprobe eingesetzt werden, um möglichst kompatible Konserven für den Patienten bereitzustellen.

Eine besondere Schwierigkeit bereitet der Ausschluß von Begleit-Alloantikörpern. Das Patientenserum muß in getrennten Ansätzen mit verschiedenen Testerythrozyten absorbiert werden. Der Autoantikörper bindet an die Testerythrozyten, der Alloantikörper dagegen reagiert nur mit den Testerythrozyten, auf denen das korrespondierende Antigen vorliegt. Anschließend werden die einzelnen Überstände mit einem Panel auf das Vorliegen von Alloantikörpern untersucht.

Komplette und inkomplette Wärmehämolysine

Wärmehämolysine führen im Gegensatz zu inkompletten Wärmeautoantikörpern unter geeigneten Bedingungen im Reagenzglas zur Hämolyse der Erythrozyten. Sie ist komplementabhängig. Alle Tests zum Nachweis von Wärmehämolysinen müssen unter Zugabe von Komplement in Form von frischem AB-Serum durchgeführt werden. Wärmehämolysine machen nur etwa 10% aller Wärmeautoantikörper aus. Nach ihrem Reaktionsverhalten unterscheidet man komplette Wärmehämolysine von inkompletten.

Komplette Wärmehämolysine führen bei 37 °C im NaCl-Milieu unter Zugabe von frischem AB-Serum als Komplementquelle zur Hämolyse der Erythrozyten.

Inkomplette Wärmehämolysine können nur zuvor enzymbehandelte (Papain, Trypsin, Fizin, Bromelin) Erythrozyten in Anwesenheit von Komplement hämolysieren. Die Ansätze werden jeweils 1 Stunde bei 37 °C inkubiert und anschließend wird der Überstand auf freies Hämoglobin beurteilt.

Untersuchungsmaterial

Nativblut 5—10 ml

Medikamenten-bedingte immunhämolytische Anämien

Neben den toxischen hämolytischen Anämien, die ebenfalls durch Medikamente hervorgerufen sein können, gibt es Antikörper-bedingte hämolytische Anämien infolge Therapie mit verschiedenen Medikamenten. Letztere lassen sich teilweise nur schwer von den AIHA abgrenzen.

Je nach dem Angriffsort der Antikörper bzw. nach dem Mechanismus der Immunhämolyse unterscheidet man 3 verschiedene Typen von medikamentös induzierter Immunhämolyse.

α-Methyl-Dopa-Typ

Er ist bei weitem am häufigsten. Die Antikörper sind Autoantikörper gegen Erythrozyten wie sie bei AIHA gefunden werden. Sie sind serologisch nicht von den inkompletten Wärmeautoantikörpern zu unterscheiden. Lediglich die Medikamentenanamnese und die klinische Besserung nach Absetzen des Medikamentes gibt den entscheidenden Hinweis auf die Ursache der Autoantikörper. Die serologische Diagnostik entspricht derjenigen zur Abklärung inkompletter Wärmeautoantikörper.

Penicillin-Typ

Diese Form von hämolytischer Anämie kann nach langdauernder Therapie mit hohen i. v.-Dosen von Penicillinen oder Cefalosporinen auftreten. Penicilline und Cefalosporine werden passiv der Erythrozytenmembran aufgeladen, die entstehenden Antikörper sind gegen die Benzyl-Penizoylgruppe gerichtet. Durch Reaktionen der Antikörper mit den an der Erythrozytenmembran haftenden Penicillinmolekülen kommt es zu einem beschleunigten Abbau der Erythrozyten, teilweise unter Beteiligung von Komplement.

Entsprechend dem Reaktionsverhalten ist der direkte Coombstest positiv, seine Differenzierung zeigt in der Regel eine IgG-Beladung der Erythrozyten, gelegentlich zusätzlich eine Komplementbeladung.

Der indirekte Coombstest ist in der Regel negativ, obwohl hohe Antikörpertiter im Serum vorhanden sind. Erst wenn die Testzellen des indirekten Coombstests mit Penicillin in hohen Konzentrationen inkubiert werden, lassen sich die Antikörper im Serum nachweisen.

Immunkomplex- oder Phenazetintyp

Diese Form der Immunhämolyse kann schon durch geringe Dosen von Medikamenten wie Phenazetin, Chinidin, Chinin, Paraminosalizylsäure und Sulfonamide ausgelöst werden. Klinisch kann sie als eine plötzlich einsetzende massive Hämolyse imponieren.

Ursache der Hämolyse sind Antikörper gegen diese Medikamente. Die Antikörper bilden nach Applikation des Medikamentes mit diesem im Serum lösliche Immunkomplexe. Diese werden an die Erythrozytenoberfläche adsorbiert, aktivieren Komplement und es resultiert eine intravaskuläre Hämolyse. Da die Erythrozyten an der eigentlichen Antigen-Antikörper-Reaktion nicht beteiligt sind, bezeichnet man sie als »innocent bystanders«.

Der direkte Coombstest ist bei Vorliegen einer Immunkomplex-bedingten Immunhämolyse positiv. Die Differenzierung ergibt meist nur eine Beladung der Erythrozytenoberfläche mit Komplement-Komponenten, da die Immunkomplexe durch den Waschvorgang beim direkten Coombstest von der Erythrozytenoberfläche entfernt werden.

Der indirekte Coombstest ist nur dann positiv, wenn neben Patientenserum und Testzellen dem Ansatz das entsprechende Medikament und frisches AB-Serum als Komplementquelle in der Inkubationsphase zugesetzt werden.

Cefalosporine können in Analogie zum Penicillin eine immunhämolytische Anämie auslösen. Ursache sind Antikörper gegen Cefalosporine oder mit Cefalosporinen kreuzreagierende Penicillinantikörper. Daneben werden unter Cefalosporintherapie positive direkte Coombstests ohne Zeichen einer Hämolyse gesehen. Erythrozyten, die auf ihrer Oberfläche Cefalosporine gebunden haben, binden unspezifisch eine Reihe von Plasmaproteinen, darunter auch Immunglobuline, wodurch der direkte Coombstest positiv wird. In diesen Fällen liegen keine spezifischen Anticefalosporinantikörper vor und der indirekte Coombstest ist auch unter Zusatz von Cefalosporinen negativ.

Kälteagglutinine

Kälteagglutinine (KA) sind antierythrozytäre Autoantikörper mit einem Reaktionstemperaturoptimum von 0 °C. In Abhängigkeit vom Titer können die Antikörper bis in physiologische Temperaturbereiche wirksam sein und über eine Komplementaktivierung eine intravasale Hämolyse bis hin zur hämolytischen Krise auslösen. Bei 37 °C ist die Antigen-Antikörper-Reaktion reversibel, d. h. die Antikörper lösen sich von der Erythrozytenoberfläche ab.
Niedrigtitrige KA bis zu Titern von 1:16 bei 0 °C werden als »normal« bezeichnet. Man findet sie bei fast allen Personen. Sie zeigen sehr eindrucksvoll, daß zwischen Autoimmunität und Toleranz kein qualitativer, sondern ein quantitativer Unterschied besteht.

Unterschieden werden zwei Formen von Kälteagglutininkrankheit (KAK)

— Die postinfektiöse passagere Kälteagglutininkrankheit (PKAK) mit vorübergehend pathologisch gesteigerten KA-Titern bis 1: 512.

— Die chronische Kälteagglutininkrankheit (CKAK). Hierbei werden hochtitrige Kälteagglutinine mit Titern über 1:1000 bis zu 1:1 Mio. beobachtet.

Die Antikörper bei der CKAK sind fast ausnahmslos IgM-Kappa. Bisher wurden nur ganz wenige IgA-Kappa-Kälteagglutinine beschrieben /[29—32]/. Im Gegensatz dazu sind die KA bei der PKAK polyklonalen Ursprungs, gehören aber ebenfalls zur Immunglobulinklasse IgM, sofern es sich um KA der Spezifität Anti-I handelt, lediglich bei der Spezifität Anti-i liegen häufig gemischte IgG-IgM-Antikörper vor /[33, 34]/. Das IgG-Molekül besitzt die eigentliche KA-Spezifität. Durch Bindung an den Erythrozyten wird eine Determinante ausgebildet, mit der nach Art des Rheumafaktors das IgM-Molekül reagiert.

Untersuchungsmaterial

EDTA-Blut für den direkten Coombs-Test	5 ml
Bei 37 °C gewonnenes Serum für den KA-Nachweis	5 ml

Serologische Diagnostik

Nachweis und Differenzierung pathologisch gesteigerter Kälteagglutinine (KA)

Der Nachweis pathologisch gesteigerter KA erfolgt aus dem Serum. Nativblut wird bei 37 °C zur Gerinnung gebracht und in Erythrozyten und Serum getrennt. Die Patientenerythrozyten werden mit 37 °C warmer Kochsalzlösung ausgewaschen. Die Antikörper gehören zur IgM-Klasse und reagieren komplett. Verstärkertechniken, wie z. B. der indirekte Coombstest sind zum Nachweis pathologisch gesteigerter KA nicht erforderlich.

Da KA in der Regel gegen Antigene gerichtet sind, die keine Gruppenspezifität erkennen lassen, müssen zur Differenzierung die Charakteristika der korrespondierenden Antigene herangezogen werden. Die wichtigsten in Frage kommenden Antigene sind I, i, Pr und Gd /[35—40]/. Das I-Antigen ist vermehrt auf Erwachsenen-Erythrozyten ausgebildet, das i-Antigen dagegen auf Neugeborenen-Erythrozyten. Die Antigene des Pr-Komplexes und Gd-Antigene sind auf Erwachsenen- wie Neugeborenen-Erythrozyten gleichermaßen stark ausgeprägt. Nach Behandlung der Erythrozyten mit Proteasen, wie Papain, Trypsin, Fizin und Bromelin sind die Antigene I und i besser ausgeprägt. Im Enzymtest werden bei Vorliegen dieser Antikörper höhere Titer gefunden als in NaCl-Test.

Die Antigene des Pr-Komplexes werden durch Proteasen zerstört und reagieren nach Enzymbehandlung der Erythrozyten nicht mehr.

Die Gd-Antigene werden durch Proteasen nicht beeinflußt. Da sie gleichstark auf Erwachsenen- wie auf Neugeborenen-Erythrozyten ausgeprägt sind, zeigen die Gd-Antikörper gleich hohe Titer beim Ansatz mit Erwachsenen-, Neugeborenen- und Enzym-behandelten Zellen.

Der Nachweis und die Spezifitätsbestimmung pathologisch gesteigerter KA richtet sich nach den zuvor angegebenen Antigen-Charakteristika. Es werden 4 geometrische Serumverdünnungsreihen (0.1 ml in NaCl) hergestellt und mit folgenden 4%igen Erythrozytensuspensionen versetzt:

1. Reihe: Patientenerythrozyten warm gewaschen
2. Reihe: Unbehandelte 0-Erwachsenen-Erythrozyten
3. Reihe: 0-Erwachsenen-Erythrozyten nach Proteasebehandlung
4. Reihe: Unbehandelte Nabelschnurerythrozyten.

Die Ansätze werden für mindestens 1 Std. bei 0—4 °C inkubiert, anschließend bei 4 °C anzentrifugiert und unter Aufschütteln die Serumverdünnung ermittelt, bei der in der jeweiligen Reihe noch eine Agglutination sichtbar ist. Die Tab. 2 zeigt Beispiele pathologisch gesteigerter KA unterschiedlicher Spezifitäten.

Tab. 2 Reaktionsmuster verschiedener KA-Spezifitäten bei 0—4 °C

Pat. Erythroz. warm gewaschen	0 Erwachsenen-Erythrozyten unbehandelt	0 Erwachsenen-Erythrozyten Enzym-behand.	0 Nabelschnur-Erythrozyten unbehandelt	KA-Spezifität
1/512	1/512	1/1024	1/32	Anti-I
1/256	1/32	1/64	1/512	Anti-i
1/1024	1/1024	1/8 *	1/1024	Anti-Pr
1/2048	1/2048	1/2048	1/2048	Anti-Gd

* Der AK-Titer von 1/8 ist durch das normale Anti-I bedingt, das in fast allen Seren nachweisbar ist.

Die Entstehung einer hämolytischen Anämie hängt im wesentlichen von der Wärmeamplitude der KA ab. Durch Inkubation des KA-Ansatzes bei ansteigenden Temperaturen wird die Wärmeamplitude ermittelt. KA mit Wärmeamplituden um 30 °C und höher, können über eine Komplementaktivierung intravasale Hämolysen auslösen.

Nachweis KA-bedingter Komplementaktivierung

Die KA-bedingte Komplementaktivierung stellt sich als positiver direkter Coombstest mit polyspezifischem Coombsserum dar. Um eine in vitro-Komplementaktivierung auszuschließen, sollte für den direkten Coombstest nur EDTA-Blut verwendet werden. Unter Zusatz von EDTA ist eine Komplementaktivierung und Inaktivierung nicht möglich. Es wird somit der in vivo-Zustand am Erythrozyten erhalten. Im differenzierten Coombstest werden bei KA mit hohen Wärmeamplituden und dadurch bedingter Komplementaktivierung auf der Erythrozytenoberfläche Komplement-Komponenten gefunden (C3b und C3d).

Bewertung

Der Nachweis pathologisch gesteigerter KA kann zur Klärung einer bestehenden Anämie beitragen. In der Mehrzahl der Fälle jedoch, vor allem beim Vorliegen einer passageren KA-Krankheit verursachen die KA keine Immunhämolyse. Über die Spezifitätsbestimmung der KA ergeben sich jedoch differentialdiagnostische Hinweise auf die Grundkrankheit. Besonders bei der PKAK sind Präferenzen der einzelnen KA-Spezifitäten zu bestimmten Krankheitsursachen erkennbar.

Passagere Kälteagglutinin-Krankheit (PKAK)

Es besteht eine eindeutige Kopplung zwischen bronchopulmonalen Infekten mit Mykoplasma pneumoniae und dem Auftreten von KA der Spezifität Anti-I /[41]/. Liegen dagegen KA der Spezifität Anti-i vor, handelt es sich in der Regel um eine durch Epstein-Barr-Virus hervorgerufene infektiöse Mononukleose /[33, 42–45]/. Bei Zytomegalievirus-Infektionen werden häufig KA der Spezifität Anti-I nachgewiesen /[46]/. Passagere KA der Spezifität Anti-Pr wurden bisher nur selten gefunden, in allen Fällen lag als Grundkrankheit ein Rötelninfekt vor /[47–49]/. KA der Spezifität Anti-Gd sind passager nicht bekannt. Wegen der engen Beziehung zwischen KA-Spezifität und Grundkrankheit bei PKAK sollte der Nachweis pathologisch gesteigerter KA immer Anlaß für infektionsserologische Untersuchungen sein.

Chronische Kälteagglutinin-Krankheit (CKAK)

Bei der CKAK unterscheidet man die chronische idiopathische KA-Krankheit von der chronischen sekundären KA-Krankheit im Rahmen von malignen Prozessen des lymphoretikulären Systems. Beide Formen sind symptomatisch und serologisch nicht voneinander zu unterscheiden. Es liegt immer eine monoklonale Gammopathie vor, in der Regel handelt es sich um IgM Typ Kappa. Obwohl die idiopathische Form im Vordergrund steht, sollte doch der Nachweis hochtitriger KA immer Anlaß sein mittels hämatologischer, zytologischer und histologischer Untersuchungen eine lymphoproliferative Erkrankung auszuschließen. Bei Vorliegen von hochtitrigen KA der Spezifität Anti-i werden gehäuft Retikulumzellsarkome und lymphatische Leukämien diagnostiziert /[50]/.

Hinweise und Störungen

Bei Lagerung und Trennung der Blutprobe bei niedrigen Temperaturen werden zu niedrige KA-Titer gemessen, da es zu einer Autoabsorption gekommen ist. Es ist wichtig, die Blutproben bei 37 °C gerinnen zu lassen und bei 37 °C in Serum und Erythrozyten zu trennen.

Die Patienten-Erythrozyten müssen zur KA-Titration und Spezifitätsbestimmung und für den direkten Coombstest mit 37 °C warmer Kochsalzlösung gewaschen werden. Geschieht dies nicht, werden zu hohe KA-Titer ermittelt.

Im direkten Coombstest täuschen die noch vorhandenen kompletten KA ein positives Ergebnis vor. Diese Fehlerquelle läßt sich leicht eliminieren, wenn der warm gewaschene Erythrozytenansatz vor Zugabe von Coombsserum anzentrifugiert und auf noch vorhandene Agglutinatbildung untersucht wird.

Donath-Landsteiner Hämolysine

Einleitung

Autoantikörper vom Donath-Landsteiner-Typ gehören zu den ausgesprochen seltenen Formen von antierythrozytären Autoantikörpern. Bis zur Einführung einer wirksamen Luestherapie wurden Donath-Landsteiner-Antikörper bei unbehandelten Luetikern als Ursache der chronischen syphilitischen paroxysmalen Kältehämoglobinurie beobachtet. Da die Spätlues heute eine Seltenheit ist, werden die chron. syphilitischen paroxysmalen Kältehämoglobinurien nicht mehr beobachtet.

Dagegen werden in seltenen Fällen chronische nicht syphilitische paroxysmale Kältehämoglobinurien diagnostiziert, deren Ursache völlig ungeklärt ist. Die Lues-Reaktionen sind bei dieser Form immer negativ, klinisch und immunhämatologisch läßt sie sich von der luetischen nicht unterscheiden.

Fast ausnahmslos bei Kleinkindern wird eine akute passagere nicht syphilitische AIHA durch Donath-Landsteiner-Hämolysine gesehen. Die Krankheit tritt stets in Verbindung mit einem Infekt auf, in erster Linie im Zusammenhang mit Windpocken, Masern, Mumps, CMV und infektiöser Mononukleose, aber auch Fälle bei Infektionen durch Hämophilus influenzae sind beschrieben /[48, 49]/. Im Rahmen eines banalen Infektes mit den oben angeführten Erregern kommt es plötzlich zu einer massiven Hämolyse mit einem Hämoglobinabfall auf bis zu 5 g/dl. Das Serum ist infolge von Hämoglobinämie und Bilirubinämie typischerweise braun-rot verfärbt. Der Urin ist ebenfalls dunkelbraun gefärbt. Innerhalb kurzer Zeit kommt es zu einem spontanen Stillstand der Hämolyse und die Hb- und Erythrozytenwerte steigen wieder an. Trotz der Schwere der Hämolyse wurden bisher keine Nierenkomplikationen oder Todesfälle beschrieben.

Untersuchungsmaterial

EDTA-Blut für den direkten Coombstest	5 ml
Bei 37 °C gewonnenes Serum für den Hämolysinnachweis	5 ml

Serologische Diagnostik

Donath-Landsteiner-Hämolysine binden sich ähnlich wie KA optimal bei 0 °C an Erythrozyten. Im Gegensatz zu KA lösen sie sich aber beim Erwärmen des Ansatzes nur sehr langsam von den Erythrozyten und sind deshalb noch in Temperaturbereichen, in denen eine Komplementaktivierung möglich ist an die erythrozytären Antigene gebunden. Erst bei 37 °C lösen sich die Antikörper von den Erythrozyten.

Die Abgrenzung von hochtitrigen KA, die ebenfalls Wärmeamplituden bis zu 37 °C haben können, kann schwierig sein. Während aber KA mit derart hohen Wärmeamplituden immer hohe Agglutinationstiter zeigen (1: 2000 und höher) haben Donath-Landsteiner-Antikörper trotz der hohen Wärmeamplitude Agglutinationstiter in der Größenordnung von 1:16.

In Analogie zu KA reagieren Donath-Landsteiner-Antikörper komplett, obwohl sie zur IgG-Klasse gehören. Niedrige Agglutinationstiter bei hoher Wärmeamplitude und den klinischen Zeichen einer Hämolyse sollten Anlaß sein, den Donath-Landsteiner-Antikörper-Nachweis durchzuführen. Entsprechend dem serologischen Verhalten der Antikörper müssen zum Nachweis der hämolytischen Aktivität die Ansätze nacheinander bei 0 °C und bei 37 °C inkubiert werden. Als Kontrollen müssen Ansätze mitgeführt werden, die nur bei 37 °C inkubiert werden.

Nachweis von Donath-Landsteiner-Hämolysinen

Durchführung (Tab. 3): In 4 Röhrchen jeweils 0.2 ml inaktiviertes Patientenserum vorgeben. Röhrchen 1 und 2 auf 0 °C vortemperieren, Röhrchen 3 und 4 auf 37 °C. Anschließend den 4 Röhrchen je 100 µl 50%ige Erythrozytensuspension zugeben, die im Falle von Röhrchen 1 und 2 auf 0 °C und im Falle von Röhrchen 3 und 4 auf 37 °C vortemperiert sind. Röhrchen 1 und 2 für 1 Std. bei 0 °C inkubieren, Röhrchen 3 und 4 für 1 Std. bei 37 °C. Anschließend wird der Serumüberstand unter Beibehaltung der jeweiligen Temperatur abgehoben. Danach werden den Röhrchen 1 und 3 0.2 ml komplementaktives AB-Serum zugesetzt, Röhrchen 2 und 4 jeweils 0.2 ml zuvor inaktiviertes AB-Serum. Die Ansätze werden gut gemischt, anschließend 1 Std. bei 37 °C inkubiert, zentrifugiert und der Überstand auf freies Hämoglobin beurteilt.

Bei Vorliegen von Donath-Landsteiner-Hämolysinen zeigt nur der Ansatz Hämolyse, der bei 0 °C und bei 37 °C inkubiert wurde und dem komplementaktives AB-Serum zugesetzt wurde (Ansatz 1). Alle anderen Ansätze dürfen keine Hämolyse zeigen.

Ist auch der Ansatz in Rörchen 3 hämolytisch, spricht dies für das Vorliegen kompletter Wärmehämolysine, da dieser Ansatz nur bei 37 °C inkubiert wurde.

Hämolyse in den Ansätzen 2 und 4 zeigt einen technischen Fehler an.

Als Testerythrozyten können alle Erythrozyten verwendet werden, die P- oder P_1-positiv sind, da die Antikörper gegen das Blutgruppenantigen P gerichtet sind. Lediglich mit den seltenen P-negativen p-Zellen und p^K-Zellen reagieren diese Antikörper nicht. Wegen der Seltenheit derartiger Zellen kann jedoch in der Regel eine Spezifitätsbestimmung nicht durchgeführt werden.

Tab. 3 Nachweis von Donath-Landsteiner-Hämolysinen. Bei Vorliegen von DL-Antikörpern wird nur in Röhrchen I eine Hämolyse beobachtet.

Zugaben	**Ansatzröhrchen** **I**	**II**	**III**	**IV**
Patienten-Serum inaktiviert	0.2 temperieren auf 0 °C	0.2	0.2 temperieren auf 37 °C	0.2
50%ige Erythrozyten-Suspension auf 0 °C bzw. 37 °C temperiert	0.1	0.1	0.1	0.1
	Inkubation 1 Std., danach Serum entfernen unter Beibehaltung der Temperatur			
AB-Serum aktiv	0.2		0.2	
AB-Serum inaktiviert		0.2		0.2
	Inkubation 1 h bei 37 °C, danach auf Hämolyse untersuchen			

Antikörpernachweis im direkten Coombs-Test

Der Donath-Landsteiner Antikörpernachweis sollte mit warm gewaschenen Erythrozyten aus EDTA-Blut durchgeführt werden. Liegen Donath-Landsteiner-Antikörper vor, ist der direkte Coombstest mit polyspezifischem Antiserum positiv.

Im differenzierten Coombstest wird während der hämolytischen Krise auf den Erythrozyten überwiegend die Komplement-Komponente C3b nachgewiesen, gelegentlich auch Spuren von IgG-Antikörpern. Nach Abklingen des akuten Ereignisses bleibt der direkte Coombstest noch bis zu 3 Monate positiv. Die Differenzierung ergibt eine Beladung der Erythrozyten mit dem biologisch inaktiven Komplementbruchstück C3d.

Literatur

1. *Coombs, R. R. A., A. E. Mourant, R. R. Race:* Brit. J. Exp. Path. *26:* 255 (1945). A new test for the detection of weak and »incomplete« Rh-agglutinins.
2. *Landsteiner, K.:* Wien. Klin. Wschr. *14:* 1132 (1901). Über Agglutinationserscheinungen normaler menschlicher Blute.
3. *Decastello, A., A. Sturli:* Münch. Med. Wschr. *49:* 1090 (1902). Über die Isoagglutinine im Serum gesunder und kranker Menschen.
4. *Springer, G. F.:* Ursprung der menschlichen Anti-A und Anti-B-Agglutinine. In: *Urbaschek, B.,* Blutgruppenkunde. Med. Verlagsgesellschaft, Marburg (1973).

5. Richtlinien zur Blutgruppenbestimmung und Bluttransfusion, aufgestellt vom wissenschaftlichen Beirat der Bundesärztekammer und vom Bundesgesundheitsamt (1980). Deutscher Ärzte Verlag, Köln. z. Z. in Neubearbeitung.
6. *Thomsen, O.:* Z. Immun. Forsch. *52:* 85 (1927). Ein vermehrungsfähiges Agens als Veränderer des isoagglutinatorischen Verhaltens der roten Blutkörperchen, eine bisher unbekannte Quelle der Fehlbestimmungen.
7. *Friedenreich, V.:* Z. Immun. Forsch. *55:* 84 (1928). Untersuchungen über das von O. Thomsen beschriebene vermehrungsfähige Agens als Veränderer des isoagglutinatorischen Verhaltens der roten Blutkörperchen.
8. *Friedenreich, V.:* Acta Path. Microbiol. Scand. Suppl. *5:* 68 (1930). Die serologische Auffassung des Thomsenschen Blutkörperchenrezeptors.
9. *Levine, P., E. R. Stetson:* J. Amer. Med. Ass. *113:* 126 (1939). An unusual case of intragroup agglutination.
10. *Landsteiner, K., A. S. Wiener:* Proc. Soc. Exper. Biol. *43:* 223 (1940). An agglutinable factor in human blood recognized by immune sera for rhesus blood.
11. *Ceppelini, R., L. C. Dunn, M. Turri:* Proc. Nat. Acad. Sci *41:* 283 (1955). An interaction between alleles at the Rh locus in man which weakens the reactivity of the Rh_o factor (D^u).
12. *Geisen, H. P.:* Ärztl. Lab. *27:* 271 (1981). Theoretische Überlegungen zur Hämagglutination.
13. *Geisen, H. P.:* Ärztl. Lab. *27:* 275 (1981). Modifiziertes Liss Reagenz (Low-ionic-strength solution) zum Nachweis erythrozytärer Antikörper.
14. *Berken, A., B. Benacerraf:* J. Exp. Med. *123:* 119 (1966). Properties of antibodies cytophilic for macrophages.
15. *Lobuglio, A. F., R. S. Cotran, J. H. Jandl:* Science *158:* 1582 (1967). Red cells coated with immunoglobulin G. Binding and sphering by mononuclear cells in man.
16. *Huber, H., H. H. Fudenberg:* Int. Arch. Allergy *34:* 18 (1968). Receptor sites of human monocytes for IgG.
17. *Huber, H., S. D. Douglas, H. H. Fudenberg:* Immunology *17:* 7 (1969). The IgG receptor an immunological marker for the characterisation of mononuclear cells.
18. *Fleer, A., M. L. J. van Schaik, A. E. G. Kr. von dem Borne* et al.: Scand. J. Immunol. *8:* 515 (1978). Destruction of sensitized erythrocytes by human monocytes in vitro, effect of cytochalasin B, hydrocortisone and colchicine.
19. *Abramson, N., E. W. Gelfand, J. H. Jandl* et al.: J. Exp. Med. *132:* 1207 (1970). The interaction between human monocytes and red cells. Specificity for IgG subclasses and IgG fragments.
20. *Huber, H., S. D. Douglas, J. Nusbacher:* Nature *229:* 419 (1971). IgG subclass specificity of human monocyte receptor sites.
21. *Hay, F. C., G. Torrigiani, J. M. Roitt:* Eur. J. Immunol. *2:* 257 (1972). The binding of human IgG subclass to human monocytes.
22. *von dem Borne, A. E. G. Kr, C. P. Engelfriet:* Br. J. Haematol. *36:* 467 (1977). Mechanisms of red cell destruction by noncomplement binding IgG antibodies, the essential role in vivo of the Fc part of IgG.
23. *van der Meulen, F. W., M. van Het Hart, A. Fleer* et al.: Br. J. Haematol. *38:* 541 (1978). The role of adherence to human mononuclear phagocytes in the destruction of red cells sensitized with non-complement binding IgG antibodies.
24. *Brown, P. L., P. J. Lachmann, J. V. Dacie:* Clin. Exp. Immunol. *7:* 401 (1970). The in vivo behaviour of complement coated red cells. Studies in C6-deficient, C3-depleted and normal rabbits.
25. *Schreiber, A. D., M. M. Frank:* J. Clin. Invest. *51:* 575 (1972). The role of antibody and complement in the immune clearance and destruction of erythrocytes. I. In vivo effect of IgG and IgM complement fixing sites.
26. *Schreiber, A. D., M. M. Frank:* J. Clin. Invest. *51:* 583 (1972). The role of antibody and complement in the immune clearance and destruction of erythrocytes. II. Molecular nature of IgG and IgM complement fixing sites and effects of their interaction with serum.
27. *Atkinson, J. P., M. M. Frank:* J. Clin. Invest. *53:* 1742 (1974). The effect of bacillus Calmette-guérin induced macrophage activation in the in vivo clearance of sensitized erythrocytes.
28. *Engelfried, C. P., W. H. Ouwehand, Th. A. P. Beckers, M. B. Van 't Veer, A. E. G. Kr. von dem Borne:* Recent advances in immune haemolytic anaemia. In: *Zoeckler, H.,* Derzeitiger Stand der Immunhämatologie. Bremer Bluttransfusionsgespräch. Demeter, Gräfelfing (1983).
29. *Angevine, C. D., B. R. Andersen, E. V. Barnett:* J. Immunol. *96:* 578 (1966). A cold agglutinin of the IgA class.

30. *Roelcke, D., W. Dorow:* Klin. Wschr. *46:* 126 (1968). Besonderheiten der Reaktionsweise eines Plasmocytom-γA-Paraprotein identischen Kälteagglutinins.
31. *Garatty, G., L. D. Petz, I. Brodsky, H. H. Fudenberg:* Vox Sang. *25:* 32 (1973). An IgA high titer cold agglutinin with an unusual blood group specificity within the Pr complex.
32. *Tonthat, H., H. Rochant, A. Henry, M. Leporrier, B. Dreyfus:* Vox. Sang. *30:* 464 (1976). A new case of monoclonal IgA kappa cold agglutinin with anti-Pr_{1d} specificity in a patient with persistant HB antigen cirrhosis.
33. *Capra, J. D., P. Dowling, S. Cook, H. G. Kunkel:* Vox. Sang. *16:* 10 (1969). An incomplete cold-reactive γG-antibody with i specificity in infectious mononucleosis.
34. *Goldberg, L. S., E. V. Barnett:* J. Immunol. *99:* 803 (1967). Mixed γG-γM cold agglutinin.
35. *Wiener, A. S., L. J. Unger, L. Cohen, J. Feldmann:* Ann. Intern. Med. *44:* 221 (1956). Type-specific cold autoantibodies as a cause of acquired hemolytic anemia and hemolytic transfusion reactions: Biologic test with bovine red cells.
36. *Marsh, W. L., W. J. Jenkins:* Nature *188:* 753 (1960). Anti-i a new cold antibody.
37. *Roelcke, D.:* Vox Sang. *16:* 76 (1969). A new serological specificity in cold antibodies of high titre.
38. *Roelcke, D.:* Clin. Immunol. Immunopath. *2:* 266 (1974). Cold agglutination. Antibodies and antigens.
39. *Roelcke, D., W. Ebert, H. P. Geisen:* Vox Sang. *30:* 122 (1976). Anti-Pr_3: Serological and immunochemical identification of a new anti-Pr subspecificity.
40. *Roelcke, D., W. Riesen, H. P. Geisen, W. Ebert:* Vox. Sang. *33:* 304 (1977). Serological identification of the new cold agglutinin specificity anti-Gd.
41. *Lind, K.:* Acta Pathol. Microbiol. Scand. (B) *79:* 239 (1971). Incidence of mycoplasma pneumoniae infection in Denmark from 1958 to 1969.
42. *Jenkins, W. J., H. G. Koster, W. L. Marsh, R. L. Carter:* Brit. J. Haemat. *11:* 480 (1965). Infectious mononucleosis: An unsuspected source of anti-i.
43. *Rosenfield, R. E., P. J. Schmidt, R. C. Calvo, M. H. McGinniss:* Vox Sang. *10:* 631 (1965). Anti-i, a frequent cold agglutinin in infectious mononucleosis.
44. *Clavo, R., W. Stein, S. Kochwa, R. E. Rosenfield:* J. Clin. Invest. *44:* 1003 (1965). Acute hemolytic anemia due to anti-i: Frequent cold agglutinins in infectious mononucleosis.
45. *Wollheim, F. A., R. C. Williams:* New Engl. J. Med. *274:* 61 (1966). Studies of the macroglobulins of human serum. I. Polyclonal immunoglobulin M (IgM) increase in infectious mononucleosis.
46. *Lind, K., E. S. Spencer, H. K. Andersen:* Scand. J. Infekt. Dis. *6:* 109 (1974). Cold agglutinin production and cytomegalovirus infection.
47. *Geisen, H. P., D. Roelcke, K. Rehn, G. Konrad:* Klin. Wschr. *53:* 767 (1975). Hochtitrige Kälteagglutinine der Spezifität Anti-Pr nach Rötelninfektion.
48. *Schubothe, H.:* persönliche Mitteilungen.
49. *Habibi, B., R. Cregut, Y. Brossard, P. Veron, C. Salmon:* Brit. J. Haemat. *30:* 499 (1975). Auto-Anti-Pr^a. A »second« example in a newborn.
50. *Pruzanski, W., D. H. Cowen, D. M. Parr:* Clin. Immunol. Immunopath. *2:* 234 (1974). Clinical and immunochemical studies of IgM cold agglutinins with lambda light chains.
51. *Schubothe, H.:* Klin. Wschr. *31:* 808 (1953). Serologische Besonderheiten unspezifischer Säurekältehämolysine.
52. *Schubothe, H.:* Serologie und klinische Bedeutung der Autohämantikörper. Karger, Basel (1958).

Übersichtsliteratur

1. American Association of Blood Banks, Technical Manual, 8. Edition. Lippincott, Philadelphia/Toronto (1981).
2. American Association of Blood Banks: Clinically significant and insignificant antibodies (1979).
3. *Begemann, H., J. Rastetter*: Klinische Hämatologie. Thieme, Stuttgart (1986).
4. *Frey-Wettstein, M., S. Barandun, U. Bucher, R. Bütler, M. Metaxas*: Die Bluttransfusion. Karger, Basel (1986).
5. *Mollison, P. L.*: Blood transfusion in clinical medicine. Blackwell, Oxford (1983).
6. *Petz, L. D., G. Garratty*: Acquired immune hemolytic anemias. Churchill Livingstone, New York (1980).
7. *Prokop, O., W. Göhler*: Die menschlichen Blutgruppen. Fischer, Stuttgart (1986).
8. *Race, R. R., R. Sanger*: Blood groups in man. Blackwell, Oxford (1975).
9. *Reissigl, H., D. Schönitzer*: Die Bluttransfusion. Karger, München (1986).
10. *Schneider, W., R. Schorer*: Klinische Transfusionsmedizin. Edition Medizin, Weinheim (1982).

11. *Spielmann, W., P. Kühnl*: Blutgruppenkunde. Thieme, Stuttgart (1982).
12. *Spielmann, W.*: Transfusionskunde. Thieme, Stuttgart (1982).
13. *Urbaschek, B.*: Blutgruppenkunde. Medizinische Verlagsgesellschaft mbH, Marburg (1973).
14. *Zöckler, H.*: Derzeitiger Stand der Immunhämatologie, Blutkomponententherapie unter Berücksichtigung der Frischplasma-Therapie, 10. Bremer Bluttransfusionsgespräch. Demeter, Gräfelfing (1983).

Transplantationsantigene und Krankheitsrisiken

Transplantationsantigene werden heute als Haupthistokompatibilitäts (MHC)- oder humane Leukozyten-Antigene (HLA) bezeichnet. Sie haben ihre Bedeutung nicht nur für die Auswahl geeigneter Transplantatspender und -empfänger, sondern zunehmend auch für die individuelle Bewertung von Krankheiten und Arzneimittelwirkungen. Aus diagnostischen, prognostischen und therapeutischen Gründen werden bei unterschiedlichen Erkrankungen HLA-Determinanten zur Phäno- oder Genotypisierung von Patienten und Familienangehörigen nachgewiesen.

Indikation

Bestimmte Formen von

- Infektionserkrankungen
- Endokrinen Störungen
- Neurologischen Erkrankungen
- Ophthalmologischen Erkrankungen
- Rheumatoiden Erkrankungen
- Gastrointestinalen-, Leber- u. Nierenerkrankungen
- Haut- und Schleimhauterkrankungen
- Allergien und Alloantikörperbildungen
- Systemischen Erkrankungen
- Malignomen
- Unterschiedlichen sonstigen Erkrankungsbereichen
- Wirkungen und Nebenwirkungen von Arzneimitteln

Bestimmungsmethoden

HLA-Antigene werden am sichersten an isolierten lebenden bzw. funktionsfähigen mononukleären Zellen aus dem Blut, der Milz oder Lymphknoten nachgewiesen. Aus den lymphatischen Organen werden sie schonend ausgespült und aus heparinisiertem bzw. defibriniertem Blut durch Dichtezentrifugation über einen diskontinuierlichen zellverträglichen Gradienten in hoher Reinheit gewonnen. Sie können unter geeigneten Bedingungen lebend eingefroren und erst bei Bedarf wieder aufgetaut und untersucht werden. Besser ist die sofortige HLA-Bestimmung an frischen Zellen.

MHC-Klasse I-Antigene

HLA-A, -B, -C-Determinanten (Abb. 1)

Prinzip: Isolierte lebende mononukleäre Zellen werden mit Antikörpern bekannter anti-HLA-Spezifitäten in vitro inkubiert und nur dann von anschließend zugegebenem Kaninchenkomplement lysiert, wenn die Antikörper an membranständige HLA-Antigene gebunden und damit die Zelle sensibilisiert haben. Die HLA-spezifisch geschädigten und durch hypotone Schwellung vergrößerten Zellen nehmen im Gegensatz zu Zellen mit intakter Membran den Farbstoff Eosin auf und erscheinen nach Beendigung der zytotoxischen Reaktion durch Fixation mit Formaldehyd im Phasenkontrastmikroskop als große dunkle Zellen. Im Gegensatz dazu erscheinen die Zellen, die nicht von dem anti-HLA-Antikörper erkannt und somit nicht geschädigt wurden, als relativ klein und hell. Eine Reaktion wird als positiv gewertet, wenn die spezifische Lyse mindestens 50% der Zellen erfaßt hat, die im Unterschied zu den Kontrollen mit einem definierten anti-HLA-Serum reagiert haben.

Die Phänotypisierung einer HLA-Struktur (HLA-Determinante) erfolgt in der Regel anhand mehrerer Seren gleicher Spezifität. Die Genotypisierung von HLA-Determinanten, d. h. ihre Zugehörigkeit zu einem bestimmten Haplotyp geschieht durch den Nachweis des Erbganges in Familienstudien (Eltern, Geschwister, Kinder und nahe Verwandte).

MHC-Klasse II-Antigene

HLA-DR, -DP, -DQ-Determinanten (Abb. 1)

Prinzip: MHC-Klasse II-Strukturen werden im Gegensatz zu anderen Zellarten normalerweise nur auf B-Lymphozyten, Monozyten, Makrophagen und dentritischen Zellen in ausreichender Menge an der Oberfläche exprimiert, so daß sie mit selektiven anti-DR- bzw. anti-DP- oder anti-DQ-spezifischen Seren oder monoklonalen Antikörpern und geeignetem Kaninchenkomplement ebenfalls im Antikörper-abhängigen Zytotoxizitätsverfahren nachweisbar sind.

Da 60—80% der mononukleären Zellen des Blutes T-Lymphozyten sind, auf denen normalerweise nur MHC-Klasse I-Antigene nachgewiesen werden können, müssen die MHC-Klasse II-Antigene exprimierenden Zellen entweder deutlich angereichert oder besonders kenntlich gemacht werden. Die Anreicherung kann auf Grund des besseren Adhärenzvermögens von B-Zellen und Monozyten an Nylonwolle oder geeigneten Kügelchen (Sephadex, Degalan) erfolgen. T-Lymphozyten können auch durch selektive Spontanrosettierung mit Schafserythrozyten in Dichtegradienten von den B-Lymphozyten abgetrennt werden. Die Zytolyse der MHC-Klasse II-typisierten Zellen wird ebenfalls durch Eosingabe und anschließende Fixation mit Formaldehyd deutlich erkennbar.

Alternativ kann die Zelltrennung unterbleiben, wenn die B-Lymphozyten anhand ihrer membranständigen Immunglobuline durch geeignete fluoresziierende Antikörper gekennzeichnet und die von den HLA-II-spezifischen Antikörpern lysierten Zellen durch Zugabe von Ethidiumbromid quantifiziert werden können. Eine spezifische serum- und komplementabhängige Steigerung der toten Zellen um mindestens 50% gegenüber den Kontrollen gilt als positive Reaktion. Die Phäno- und Genotypisierung auf DR-, DP-, DQ-Determinanten erfolgt analog der HLA-ABC-Typisierung.

HLA-D-Determinanten (Abb. 1)

Sie umfassen die an der Zelloberfläche exprimierten HLA-Klasse II-Genprodukte und können gemeinsam, wenn auch in unterschiedlichem Ausmaße, eine Lymphozytenproliferation auslösen.

Prinzip: Die Bestimmung erfolgt mit Hilfe der gemischten Lymphozytenkultur (mixed lymphocyte culture: MLC). Im Gegensatz zu Zellen von HLA-identischen Spendern regen sich lymphoide Zellen von HLA-unterschiedlichen Spendern zur deutlichen Proliferation an, die nach 5- bis 8-tägiger Kokultivierung in vitro gut sicht- und meßbar wird.

Die Stärke der Proliferationsreaktion ist von den MLC-stimulierenden Determinanten im HLA-D-Bereich abhängig. Sie wird heute meist durch den Einbau von ^{3}H-Thymidin in die DNS der proliferierenden Zellen quantifiziert. Die MLC-Reaktion kann zwar durch allospezifische Antikörper gegen einzelne HLA-Klasse II-Determinanten gehemmt werden, sie kann jedoch nur zellulär erfolgen und ist bisher durch einen serologischen Nachweis nicht zu ersetzen. Zur HLA-D-Typisierung kokultiviert man HLA-D-unbekannte Spenderzellen mit HLA-homozygoten und -definierten Zellen. Tritt dabei eine deutliche Proliferation in vitro auf, so sind beide Zellpartner HLA-D-different. Tritt jedoch keine oder eine sehr schwache (»typing response«) Proliferation der unbekannten Zellpopulation auf, so stimmt die unbekannte Zellpopulation im HLA-D-Bereich mit der definierten Referenzzelle überein, trägt also die gleichen HLA-D-Strukturen.

MHC-Klasse III-Antigene: C2, Bf und C4

Diese 3 Komplementkomponenten werden von Genen im MHC-Bereich kodiert und können somit zur verbesserten MHC-Haplotypisierung eingesetzt werden. Sie kommen weniger auf Zelloberflächen, sondern hauptsächlich im Serum vor. Deshalb kann die »Komplotypisierung« durch elektrophoretische Auftrennung des Serums mit anschließender geeigneter Sichtbarmachung der Banden erfolgen.

Mit diesen serologischen, zellulären und biochemischen Verfahren kann für jedes Individuum sein MHC-Muster phänotypisch (einfache Auflistung der gefundenen MHC-Strukturen) oder genotypisch (Zuordnung der MHC-Strukturen zu Haplotypen) erstellt werden.

Phänotyp eines Individuums:

A1, 2; C w3, 7; B 8, w62; C 4A* Q0,1; C 4B* 1, 3; Bf* S; C 2*1; DR 3,4

Genotyp desselben Individuums:

$$\frac{\text{A 1; C w7; B 8; C 4A* Q0, B*1; Bf*S; C2*1; DR 3}}{\text{A 2; Cw 3; Bw 62; C 4A* 1, B*3; Bf*S; C2*1; DR 4}}$$

Untersuchungsmaterial

Frisches Heparinblut (20 IE konservierungsmittelfreies Natriumheparinat pro ml Vollblut) für die

HLA-A, B, C-Typisierung	10 ml
HLA-DR, DP, DQ-Typisierung	20—30 ml
HLA-D-Typisierung	30—50 ml
Sorgfältig bei 4 °C gewonnenes Serum für die Komplotypisierung (C2, Bf, C4)	3— 5 ml

Bewertung

Assoziation zwischen HLA-Determinanten und Krankheiten

Mit verbesserten Nachweisverfahren für die Gene des Haupthistokompatibilitätskomplexes (MHC) und ihre Produkte (die HLA-Antigene) zeigten sich bei zahlreichen Patientenkollektiven mit sehr unterschiedlichen, aber gut definierten Erkrankungen deutlich veränderte Häufigkeiten an HLA-Mustern im Vergleich zur gesunden Bevölkerung (Tab. 1). Um verläßliche Assoziationen zwischen einzelnen Erkrankungen und bestimmten HLA-Determinanten zu erhalten, sind mehrere Aspekte zu berücksichtigen.

Die Patienten und die geeigneten Kontrollpersonen müssen derselben *ethnischen Gruppe* angehören. So ist z. B. die idiopathische Myasthenia gravis bei Kaukasiern mit HLA-B8 und Bw 59, bei Japanern jedoch mit Bw 61 assoziiert. Ein Vergleich zwischen den Angehörigen beider Gruppen ist nicht zulässig.

Neben einer ausreichenden Anzahl (mind. 20) krankheitsmäßig gut definierten Patienten sind hinreichend (mind. 20—50) geeignete Kontrollpersonen bzw. informative Familien mit einem breiten Spektrum an spezifischen HLA-Reagenzien zu typisieren, um einen signifikanten Unterschied im HLA-Muster zwischen beiden Kollektiven zu ermitteln. Die Signifikanz kann mit dem chi^2-Test mit und ohne *Yate's* Korrektur, sowie mit dem exakten Verfahren nach *Fischer* berechnet werden /[1, 2]/. Die *Stärke der Assoziation* wird in Form des »relativen Risikos« (rR) und der »ätiologischen Fraktion« (EF) beschrieben /[3, 4]/.

Relatives Risiko: Es ist nach *Woolf* /[5]/

$$rR = \frac{\text{Anzahl HLA-positiver Patienten x Anzahl HLA-neg. Kontrollen}}{\text{Anzahl HLA-negativer Patienten x Anzahl HLA-pos. Kontrollen}}$$

oder bei bekannter Häufigkeit der Parameter bei Patienten (hp) und bei Kontrollpersonen (hc)

$$rR = \frac{hp\,(1 - hc)}{hc\,(1 - hp)}$$

Berechnungsbeispiel: Haben Patienten mit Morbus Bechterew zu 90% das HLA-B 27-Antigen, die gesunden Kontrollen jedoch nur zu 9%, so ist das

$$rR = \frac{0.9\,(1 - 0.09)}{0.09\,(1 - 0.9)} = 91$$

rR-Werte über 1 sprechen für erhöhte und unter 1 für verminderte Risiken, eine bestimmte Krankheit zu bekommen. So haben Träger des HLA-B 27 ein 91fach höheres Risiko einen Morbus Bechterew zu entwickeln als HLA-B 27-negative Personen.

Andererseits besteht für HLA-B 5-positive Probanden nur 1/10 des Risikos (rR = 0.1), eine rekurrierende aphthöse Stomatitis zu entwickeln, als für HLA-B 5-negative Personen (Tab. 1, Abschnitt 7). Das heißt, HLA-B 5-positive Individuen können gegenüber dieser Erkrankung widerstandsfähiger sein als Personen, die kein HLA-B 5 ererbt haben. Die bekanntesten HLA-Assoziationen mit vermindertem Krankheitsrisiko sind in Tab. 2 zusammengefaßt.

Häufiger werden jedoch erhöhte Erkrankungsrisiken beobachtet, die mit unterschiedlichen HLA-Bereichen assoziiert sind (Tab. 3).

Ätiologische Fraktion (EF): Sie kennzeichnet den genetischen Einfluß eines Parameters auf die Ausprägung der Krankheit /[3, 4]/

$$EF = \frac{rR - 1}{rR} \times hp \qquad \text{für } rR > 1$$

Beispiel: Bei obigen Patienten mit Morbus Bechterew wäre die EF für HLA-B 27

$$EF = \frac{91 - 1}{91} \times 0.9 = 0.89$$

d. h.: Bei HLA-B 27-Patienten mit Morbus Bechterew ist diese Erkrankung zu 89% durch die genetische Kopplung an HLA-B 27 und nur zu 11% durch andere, HLA-B 27-unabhängige Einflüsse bedingt.

HLA-Determinanten eines Genortes kommen in unterschiedlicher Häufigkeit und vielfach im Kopplungsungleichgewicht mit Determinanten anderer Genorte in einer Population vor /[6]/ (Tab. 4). Daraus wird verständlich, daß allein eine erhöhte HLA-

Genfrequenz bei Patienten nicht auf einer Assoziation zu ihrer Krankheit beruhen muß, wenn das betreffende Antigen in der Gesamtbevölkerung ohnehin häufig vorkommt. Zum anderen kann eine signifikant erhöhte Antigenfrequenz nur eine indirekte Assoziation mit einer Krankheit andeuten, da dieses Antigen sich in einem starken Kopplungsungleichgewicht mit anderen HLA-Genorten befindet, die in wesentlich stärkerer Beziehung zur Erkrankung stehen. So haben Rheumapatienten mit dem HLA-A 1 ein relatives Risiko von 9, um unter Goldtherapie (Aurothiomalat) eine Nephropathie mit Proteinurie zu entwickeln. Patienten mit HLA-B 8 haben schon ein 14-faches und solche mit dem Haplotyp A 1, B 8, DR 3 ein 29-faches Risiko (rR = 28.9) für einen solchen therapiebedingten Nierenschaden /7/.

Selbst in einem engeren Genbereich auf einem Haplotyp kann das Krankheitsrisiko durch die Typisierung zweier Genorte erheblich gesteigert werden

— Träger von HLA-B 7 haben das sehr schwache Risiko (rR = 2.8), eine präsenile Dementia zu entwickeln. Kommt HLA-B 7 jedoch zusammen mit HLA-C w3 auf demselben Haplotyp vor, steigt das relative Risiko (rR = 28) auf das 10-fache (vergl. Tab. 1, Abschnitt 3).

Daß für Träger bestimmter Haplotypen bei unterschiedlichen Krankheiten bessere oder schlechtere Verlaufsformen zu erwarten sind, stellt Tab. 5 zusammen.

Doch auch die Genkombination auf verschiedenen Haplotypen kann für bestimmte Erkrankungen eine erhebliche Risikosteigerung bedeuten. So haben Personen mit HLA-DR 3 *oder* DR 7 etwa ein 11-fach erhöhtes Risiko für eine Glutenenteropathie. Bei der Allelenkombination DR 3 *und* DR 7 steigt das relative Risiko auf 52 (Vergl. Tab. 1, Abschnitt 6).

Ähnliche Beobachtungen wurden auch beim juvenilen insulinabhängigen Diabetes mellitus (IDD) gemacht. DR 3 *oder* DR 4 bergen ein relatives Risiko von 5.8 bzw. 4.1 (vergl. Tab. 1, Abschnitt 2). Die Kombination der Allele DR 3 *und* DR 4 steigert das relative Risiko auf 20.2. Da HLA-DR 3 und DR 4 auch bei anderen, von IDD sehr verschiedenen Erkrankungen für signifikant erhöhte Risiken spricht, stellt man sich unterschiedliche »Krankheitsgene« vor, die im Kopplungsungleichgewicht mit HLA-DR 3 oder -DR 4 stehen können (Tab. 6).

— Kommt das hypothetische Gen »SATG«, das für autoimmune thyreogastrische Erkrankungen wie M. Basedow oder Hashimoto-Thyreoiditis prädisponiert, gehäuft auf demselben Haplotyp mit DR 3 vor, so bietet der Nachweis von DR 3 einen praktikablen Hinweis auf das bisher nicht nachweisbare »eigentlich krankmachende Gen«; in der kaukasischen Bevölkerung ist das relative Risiko 6.8 für dieses Syndrom.

Im Falle eines DR 3-positiven IDD-Patienten ist, statt des »SATG«, das Diabetes prädisponierende hypothetische Gen »SIDD1« gekoppelt und deutet nun ein relatives Risiko von 5.8 für den Diabetes mellitus an.

Für die drastische Steigerung auf ein relatives Risiko von 20.2 bei der Allelenkombination DR 3 *und* DR 4 macht man ein zweites, ebenfalls für Diabetes prädisponierendes Gen »SIDD2« verantwortlich, das alleine ein relatives Risiko von 4.1, in Kombination mit »SIDD1«, aber von 20.2 bedingt.

Da nicht mit jedem HLA-DR 4 auch ein »SIDD2«-Gen gekoppelt ist, bleibt für DR 4-Träger die Möglichkeit, kein oder ein anderes, z. B. das hypothetische »SRA«-Gen auf dem DR 4-Haplotyp zu tragen, das für rheumatoide Arthritis prädisponiert.

Das Beispiel des juvenilen Diabetes zeigt, daß auch multigen-reagierende Erkrankungen mit Hilfe der HLA-Analyse besser definiert und eingegrenzt werden können.

— Neben der positiven Assoziation von IDD mit DR 3 und DR 4 war HLA-DR 2 lange Zeit eine, vor IDD »schützende« Determinante (rR = 0.2). Da man einerseits in DR 3- und DR 4-negativen Familien DR 2-positive Patienten mit stark ausgeprägter IDD fand und andererseits die HLA-D-Typisierung verbessert wurde, konnte ein drittes hypothetisches »SIDD3«-Gen postuliert werden. Es war jedoch nur mit solchen DR 2-Haplotypen gekoppelt, die die vorläufig als HLA-D »AZA«-bezeichnete Determinante trugen. Diese seltenen DR 2-D »AZH«-Haplotypen prädisponierten für ein relatives IDD-Risiko von 20. Demgegenüber kommen die häufigeren Haplotypen DR 2-Dw 2 und DR 2-Dw 12 weiterhin signifikant seltener bei IDD-Patienten als in der gesunden Bevölkerung vor und sprechen für ein deutlich erniedrigtes Risiko (rR = 0.2) (vergl. Tab. 1, Abschnitt 2).

In jüngerer Zeit wurde mit Hilfe von Gensonden bestätigt, daß DR 2-Haplotypen mit dem HLA-Dw 2 und -Dw 12 im HLA-DQ-Genbereich das DNA-Fragment DQ-R2.6 bzw. DQ-R12 besitzen. Hingegen konnte das DQ-Genfragment R1 nur bei Spendern mit HLA-D »AZH« gefunden werden.

Unterstützt durch die hohen ätiologischen Fraktionen (EF = 0.78 bzw. 0.80) scheinen für den juvenilen Diabetes mellitus hauptverantwortliche Gene in hohem Maße mit HLA-Genen gekoppelt zu sein, obwohl sie mit unterschiedlichen Klasse II-Strukturen assoziiert sind.

— Auch für die Zöliakie deutet sich eine fast vollständige HLA-Kopplung an. Etwa 90% aller Patienten exprimieren entweder HLA-DR 3, -DR 7 oder beide Determinanten. Je nach Bevölkerungsgruppe wurden im europäischen Raum aber 2—14% zweifelsfreie Zöliakie-Patienten gefunden, die weder DR 3 noch DR 7, dafür jedoch alle DR 4-positiv waren /8/. Im Gegensatz zur Zöliakie läßt die Kolitis ulzerosa keine signifikante HLA-Assoziation erkennen /19/.

Die Zuverlässigkeit einer Assoziationsaussage hängt entscheidend von der Nachweisqualität des Genbereiches ab, für den sie getroffen werden soll. Aus Tab. 1—3 ist das Übergewicht der Assoziationen zu HLA-DR, also MHC-Klasse II-Determinanten, gegenüber Klasse I (HLA-ABC-Strukturen) zu erkennen. So verwundert nicht, daß für einige Erkrankungen verbesserte HLA-Assoziationen gefunden wurden, als man Produkte der MHC-Klasse III-Gene (C2, C4 und Bf) und der neueren MHC-Klasse II-Gene, insbesondere HLA-DP und DQ (Abb. 1), bei den Kopplungsuntersuchungen berücksichtigte.

— Eine primäre Glomerulonephritis tritt mit einem auffallend hohen relativen Risiko von 22 bei Personen auf, die die rare Variante 2.9 der Komplementkomponente C4b ausbilden (Tab. 1, Abschnitt 6). Die mangelhafte Produktion der Komplementkomponenten C4a und häufig auch C4b charakterisiert viele Sklerodermiepatienten, sodaß sie ihre stärkste HLA-Assoziation zu den Komplotypen C4a Q0 und C4b Q0 haben /10/.

Bisher war die zelluläre Erfassung des HLA-Klasse II-Bereiches über die DR-Subregion hinaus nur mit der gemischten Lymphozytenkultur (MLC) in Form der HLA-D-Bestimmung möglich. Durch die direkte phänotypische Erfassung der Subregionen DP und DQ sind wichtige Klärungen von HLA-Krankheitsassoziationen zu erwarten. Erste Beispiele sind der Diabetes mellitus (vergl. Tab. 1, Abschnitt 2 und Erläuterungen im Text) und Asthmapatienten mit HLA-D Qw 2, die besonders gut auf Aspirin-Behandlung ansprechen (Tab. 1, Abschnitt 11).

— Mit einem ätiologischen Faktor von 1.0 für HLA-DR 2 zeigen gesicherte Narkolepsie-Patienten die stärkste HLA-Assoziation überhaupt (Tab. 1, Abschnitt 3). Da HLA-DR 2 in der kaukasischen Bevölkerung nur zu 16%, bei Narkolepsie-Patienten aber zu 100% gefunden wird, erscheint es wie eine Voraussetzung für diese Erkrankung. Eine Untersuchung zwischen DR 2-positiven Personen mit und ohne Narkolepsie ist neuerdings mit Hilfe einer DQ β-DNS-Sonde möglich /11/.

Das zuletzt genannte Beispiel verdeutlicht die gegenwärtige und zukünftige Situation der genetisch prädisponierten Erkrankungen.

— Mit den vorhandenen serologischen, zellulären und biochemischen Nachweisverfahren sind wichtige Informationen über Gene und Antigene des HLA-Bereiches zu erhalten. Soweit sie selbst oder eng gekoppelte Gene für bestimmte pathogene Mechanismen oder ganze Erkrankungen verantwortlich sind, lassen sich signifikante Assoziationen herstellen. In vielen Fällen haben sie nur geringe prospektive Bedeutung und sind deshalb für den Praktiker noch immer von beschränktem Wert. Für den Forscher bieten sie aber wichtige Hinweise auf den engeren strukturellen und funktionellen Bereich, in dem er die »eigentlichen krankheitsrelevanten« Gene wie auch die entscheidenden Pathomechanismen und ihre Regulation finden kann. Von der Kenntnis dieser Gene und den davon beeinflußten Mechanismen wird zukünftig die Diagnostik, Prophylaxe und Therapie der assoziierten Krankheiten abhängen.

Klinische Wertigkeit verläßlicher Assoziationen von HLA-Determinanten mit Krankheiten

Diagnostik

Signifikante HLA-Assoziationen können in vielen Fällen bestenfalls Diagnosen klären, insbesondere wenn die Wertigkeit der anderen Diagnoseparameter insgesamt unter 50% liegt. Trotz des hohen relativen Risikos von 87, entwickeln etwa 80% aller HLA-B 27-positiven Erwachsenen *keinen* M. Bechterew. Informativer kann das HLA-Muster für Folgeerkrankungen sein. So schließt sich bei ca. 50% der B 27-positiven Patienten an eine entzündliche Darmerkrankung oder Psoriasis eine ankylosierende Spondylitis an. Bei bis zu 70% B 27-positiver Patienten wurde in Folge einer Infektion mit Shigellen, Yersinien oder Salmonellen die Entwicklung eines M. Reiter gesehen.

Diagnostische Unterstützung durch HLA-Muster

Krankheitsverdacht	**Unterstützendes HLA-Muster**
M. Alzheimer	B 7, C w3
Narkolepsie	DR 2
Zöliakie	DR 3, 7
Morbus Behcet	DR 5
Idiopathischer SLE	DR 2 oder DR 3
Hydralazin-induzierter SLE	DR 4
Idiopathische Myasthenia gravis	B 8, Bw 59, DR 3
Penicillin-induzierte M. gravis	DR 1 oder DR 7

In Fällen von Frühaborten unklarer Genese kann die HLA-Typisierung beider Partner wertvolle diagnostische Hinweise liefern.

— Eine immer häufiger beobachtete Ursache für Frühaborte ist die zu weitgehende Übereinstimmung beider Partner in ihrem HLA-Muster. Dadurch bildet die Mutter möglicherweise nicht die Antikörper gegen die väterlichen Strukturen des Embryos, die zum Verbleib des Embryos während der vorgeburtlichen Entwicklung notwendig sind. Da geeignete allogene Bluttransfusionen eine wirkungsvolle »Therapiemaßnahme« sein können, ist die Kenntnis der HLA-Muster aller beteiligten Personen, sowohl von diagnostischem als auch therapeutischem Wert.

Prognostik

Die Kenntnis von HLA-Assoziationen können Hinweise geben über

— Beginn und Verlauf von Erkrankungen (vergl. Tab. 2, 3, 5).

— Folgeerkrankungen, z. B. bei reaktiven Arthritiden (Tab. 1, Abschnitt 5).

— Alkohol- oder Medikamenten-induzierte Erkrankungen (Tab. 1, Abschnitte 2, 6, 8, 11).

— Therapeutische Wirksamkeit von Medikamenten (Tab. 1, Abschnitt 11).

Prophylaxe

Hier hat die Kenntnis von HLA-Assoziationen mit Krankheiten ihren größten Nutzen. Selbst wenn in einigen Fällen der Aufwand als ungerechtfertigt erscheint, kann der betreuende Arzt seinen Patienten samt Familienangehörigen gezielt überwachen und damit eine risikoorientierte Vorsorge betreiben (Tab. 1). Von besonderer Bedeutung ist die konsequente Überwachung von

— Familien, in denen HLA-assoziierte Erkrankungen aufgetreten sind und deren Mitglieder HLA-Muster haben, die für erhöhte Risiken sprechen.

— Patienten, bei denen auf Grund ihres HLA-Musters mit erhöhten Nebenwirkungen notwendiger Medikamente gerechnet werden muß (Tab. 1, Abschnitt 12).

Ätiologie

Es wird die HLA-Assoziation erheblich an Bedeutung gewinnen, sobald die entsprechenden Genbereiche und ihre pathomechanistische Bedeutung besser bekannt sind.

Hinweise und Störungen

Stabilität: Das Blut soll möglichst rasch untersucht werden, da sonst die Qualität der Zellen und die Separationsfähigkeit des Blutes im Dichtegradienten leidet. Kann Heparinblut erst nach mehreren Stunden (max. 30 Std.) verarbeitet werden, ist eine Aufbewahrung bei Raumtemperatur (18—22 °C) günstiger als bei 4 °C oder 37 °C.

Blastenreiche Zellpräparationen, z. B. von Patienten im leukämischen Blastenschub und fragilere Patientenzellen, z. B. von SLE-Patienten, führen ebenso leicht zu falsch positiven Reaktionen wie Immunkomplex-beladene Zellen.

Zellen von Patienten unter zytostatischer Therapie (verminderte Leukozytenzahlen) oder Chloramphenicol-Behandlung (verminderte HLA-Expression auf den Zellen) können falsch negative Reaktionen zeigen.

Analytik: Unqualifizierte Durchführung der HLA-Bestimmungen ohne Kenntnis der kreuzreagierenden Serumgruppen (Tab. 7) oder der rechten Bewertung zellulärer Typisierungsverfahren (z. B. »relative responses« bei MLC-Untersuchungen) kann die Zuverlässigkeit der Typisierung und ihre Schlußfolgerungen entscheidend beeinträchtigen.

Pathophysiologie

Die wichtigsten Transplantations- oder Gewebeverträglichkeitsantigene des Menschen (HLA-Antigene) werden von einem Genkomplex (MHC: Major Histocompatibility Complex) auf dem kurzen Arm des Chromosoms 6 kodiert (Abb. 1). In einem Bereich von 8 Centimorgan, in dem bis zu 150 Genorte Platz haben, sind bisher 4 Klassen an Genen bekannt.

Klasse I: Sie umfaßt die HLA-A-, -B- und -C-Regionen, deren Gene in zahlreichen Allelen für die entsprechenden HLA-Determinanten kodieren (Tab. 8). In unterschiedlichen, aber serologisch gut nachweisbaren Mengen sind Klasse I-Antigene in der Oberflächenmembran aller kernhaltigen Zellen verankert. Unterschiedliche Aminosäuresequenzen der schweren Kette (H-Kette, MW = 44.000) sind für die strukturellen und antigenen Differenzen (Polymorphismus) der Klasse I-Antigene verantwortlich.

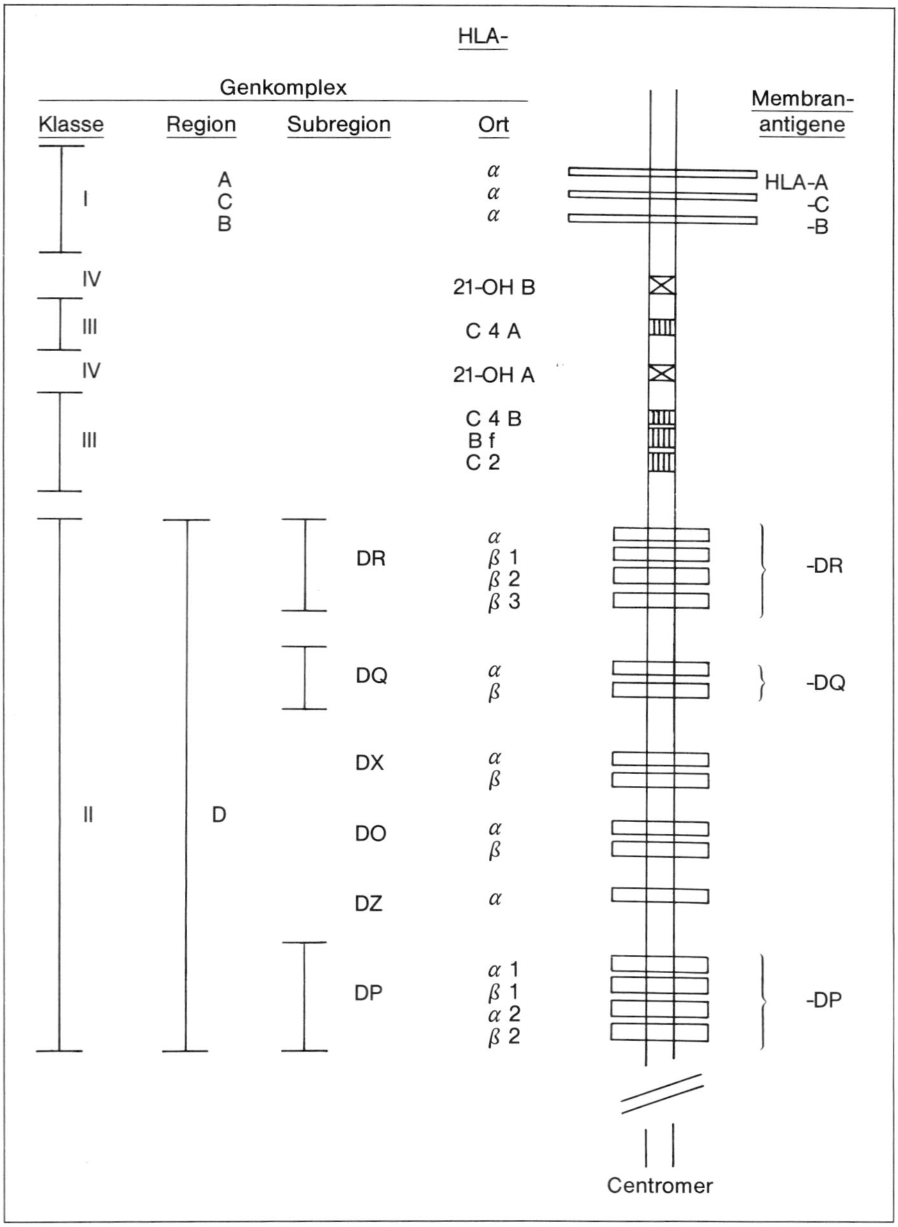

Abb. 1 Schema des HLA-Komplexes auf dem kurzen Arm von Chromosom 6

Die H-Kette ist mit einer konstanten kurzen Kette (β_2-Mikroglobulin: β_2m, MW = 11.500) in nicht kovalenter Bindung verbunden.

International sind für die HLA-A-Region derzeit 23 allele Gene bekannt, deren Produkte teilweise mindestens zwei antigenwirksame Molekülbereiche haben müssen. Während z. B. HLA-A 1, 2, 3 und 11 bisher nur eine antigene Einheit erkennen lassen, zeigen die Hauptspezifitäten (breite Antigene) HLA-A 9 und A 28 je zwei, A 10 vier und HLA-Aw 19 sogar fünf Feinspezifitäten (splits) (Tab. 8).

Die unterschiedlichen HLA-Determinanten A 23 und A 24 haben folglich eine gemeinsame zweite Antigenstruktur, die als A 9 bezeichnet wird. Ebenso kodieren die fünf verschiedenen allelen Gene nicht nur für die fünf unterschiedlichen Feinspezifitäten HLA-A 29, A 30, A 31, A 32 und A w33, sondern auch für die gemeinsame Hauptspezifität HLA-A w19.

Auf Grund struktureller Untersuchungen dürfte die Allelvielfalt in der Phylogenese durch Mutationen oder Genkonversionen und anschließender Genduplikation entstanden sein.

Entsprechendes gilt für die HLA-B-Determinanten (Tab. 8), die von insgesamt 47 allelen Genen der HLA-B-Region kodiert werden. Hier kommt noch eine »supertypische« Spezifität hinzu, d. h. ein dritter antigener Bereich auf der H-Kette, der entweder als Bw 4 oder Bw 6 identifiziert wird.

So trägt die H-Kette, die vom Allel HLA-B 44 kodiert wird, die Feinspezifität B 44, die Hauptspezifität B 12 und die supertypische Spezifität Bw 4. Das verwandte Allel HLA-B 45 kodiert für die gleiche Hauptspezifität B 12, aber unterscheidet sich sowohl in der Feinspezifität B 45, als auch in dem Supertyp B w6. Dabei bedeutet das »w« vor den Zahlen, daß diese numerierte Antigenbezeichnung noch vorläufig ist und durch zukünftige »histocompatibility-workshops« einer endgültigen Bestätigung bedarf, die die Antigene ohne »w« schon haben.

Das gilt entsprechend auch für die Antigenstrukturen, die von den Genen der anderen HLA-Regionen kodiert werden (Tab. 8 und 9). Lediglich die gesicherten HLA-C-Antigene werden zur eindeutigen Unterscheidung von den Komponenten des Komplementsystems stets ein »w« beibehalten.

Klasse II: Diese Antigene bestehen aus zwei unterschiedlichen glykosylierten Polypetidketten mit variablen Aminosäuresequenzen. Die DRα-Kette (MW ca. 34.000) trägt weniger zum Polymorphismus der DR-Antigene bei als die DRβ-Kette (MW ca. 29.000). Bei den DP- und DQ-Antigenen wird der Polymorphismus des Gesamtmoleküls durch die α- und die β-Kette bestimmt. Die neuen Subregionen der Klasse II, HLA-DX, -DO und -DZ sind bisher lediglich auf der DNS-Ebene definiert.
Über die Expression ihrer Genprodukte und deren funktionelle Bedeutung ist noch nichts bekannt. Hier dürfen wesentliche neue Entwicklungen in naher Zukunft zu erwarten sein.
Weitgehend ungeklärt ist der Anteil der HLA-DR, -DP und -DQ Antigene an den MLC-Reaktionen, mit denen die HLA-Dw 1 bis w19-Determinanten definiert sind. Die derzeit bekannten Korrelationen zwischen HLA-D und -DR-Strukturen zeigt Tab. 9.

Genklasse III: Sie kodiert für die Schlüsselkomponenten des Komplementsystems C 2, C 4a, C 4b und den Properdinfaktor Bf. Ihre genaue Anordung auf dem Chromosom 6 (Abb. 1) ist noch nicht endgültig gesichert. Die derzeit international akzeptierten Allele sind in Tab. 10 aufgeführt.

Genklasse IV: Zu ihr zählen solche Gene, die für Enzyme kodieren, die nicht zum Komplementsystem gehören. Im Gegensatz zu den 11- und 17-Hydroxylasen sind die Genorte für die 21-Hydroxylase, 21-OH A und B, in den MHC-Bereich einbezogen (Abb. 1). Damit ist die Ursache der kongenitalen adrenalen Hyperplasie, nämlich die mangelnde Produktion von 21-Hydroxylase eng mit dem HLA-System gekoppelt und insbesondere in Familien über HLA-B-DR-Haplotypisierung von hohem diagnostischen und prophylaktischen Wert (Pränataldiagnostik).

Die funktionelle und damit klinische Bedeutung der Assoziationen zwischen bestimmten HLA-Determinanten, -Haplotypen oder -Mustern beruht auf sehr unterschiedlichen Aspekten, die größtenteils noch wenig verstanden oder gar hypothetisch sind.

MHC-Antigene als Zielzellstrukturen: Insbesondere Klasse I-, aber auch Klasse II-Moleküle können Zielstrukturen für spezifische T-Lymphozyten oder Antikörper sein.

HLA-B 27 ist mit unterschiedlichen Erkrankungen positiv assoziiert (Tab. 1, Abschnitt 5). Das könnte ein Hinweis auf Mechanismen sein, die alle über das gleiche Molekül wirksam werden. Da die spezifische Erkennung nur einen kleinen Teil des Moleküls, eine antigene Determinante, erfassen kann, mögen unterschiedliche antigene Bereiche desselben Moleküls an verschiedenen Mechanismen beteiligt sein.

Von HLA-B 27 ist bekannt, daß es mindestens drei Subtypen, B 27-C, -K, -W gibt, die wiederum von Antikörpern und zytotoxischen T-Lymphozyten unterschiedlich erkannt werden /[12]/. Andererseits wurden Patienten ohne nachweisbares HLA-B 27 mit klinisch identischem M. Bechterew gesehen. Viele von ihnen hatten ein HLA-Antigen der kreuzreagierenden Gruppe (CREG B-II, vergl. Tab. 7D), der auch B 27 angehört /[13]/. Hierzu wäre vorstellbar, daß kreuzreagierende antigene Determinanten für gleichartige Mechanismen verantwortlich sind, sodaß eine scheinbare Heterogenität in der HLA-Assoziation durch eine verstärkte Berücksichtigung der kreuzreagierenden Gruppen (CREGs) zum besseren funktionellen Verständnis führen kann.

Dafür sprechen auch die Befunde, daß unterschiedliche Aspekte einer Erkrankung häufig mit HLA-Determinanten verschiedener CREGs assoziiert sind.
— Die mit der Schizophrenie assoziierten HLA-Antigene A 9 und A 28 gehören zu CREG A-I (Tab. 7A), während die γ-Endorphin-Therapie gerade bei den Schizophrenie-Patienten am besten anschlägt, die ein HLA-A 11 (CREG A-II) haben.

Erkrankungen mit signifikant vermindertem oder gesteigertem Risiko

Erkrankung	**Risiko vermindert**		**Risiko gesteigert**	
	HLA	*: CREG*	*HLA*	*: CREG*
Zöliakie	B7	BII	B8	BIII
Alkohol. Leberzirrhose	B13	BII	B8	BIII
			B15	BIII
Aphthöse Stomatitis	B5	BI	B7	BII
HBs-Antigen-Träger	B15	BI	Bw41	BII

Auch die offensichtlich sehr unterschiedlichen Nebenwirkungsmechanismen in Folge einer Goldtherapie sind bei der Nephropathie mit HLA-B 8 (CREG B-III) und bei den mucocutanen Läsionen mit HLA-B 35 (CREG B-I) assoziiert.

Dabei werden weniger die intakten als die veränderten Antigenstrukturen auf den HLA-Molekülen als Auslöser und Unterhalter von Pathomechanismen vermutet. Solche Veränderungen können durch exogene wie endogene Erreger, Gifte oder Medikamente bedingt sein. Daneben besteht die Vermutung, daß exogene Erreger eine Immunantwort über Strukturen auslösen, die mit bestimmten normalen körpereigenen (HLA-) Strukturen kreuzreagieren und so zu unzureichend kontrollierten Autoaggressionsreaktionen führen. Als dritte Möglichkeit mögen sich Fremdstoffe an bestimmte HLA-Strukturen bevorzugt anlagern und dadurch klinisch wirksame Pathomechanismen auslösen.

MHC-assoziierte Immunregulation: Insbesondere Gene und Antigene der MHC-Klasse II sind für die Induktion und Stärke von Immunreaktionen samt der beteiligten Ausschüttung von regulativen Zytokinen verantwortlich. MHC-gesteuerte »Immune Response« (IR)-Gene und »Immune Suppression« (IS)-Gene sind beschrieben /[14]/. Über sie werden antigenspezifische Helfer- und Suppressor-T-Lymphozyten gesteuert, die zu individuellen HLA-assoziierten Erkrankungen führen können.

MHC-assoziierte Regulationen anderer Mechanismen: Es gibt Hinweise, daß die Expression von MHC-Klasse III- und -IV-Genen von Genen der Klasse II reguliert wird. Somit kann es zur MHC-Assoziation von Genen kommen, die für Hormone und Enzyme kodieren. Hinweise für solche Funktionsbeziehungen gibt die »feed back«-Regulation zwischen dem Zytokin Interleukin 1 und der Produktion von Glucocorticoiden. Zudem ist nicht ausgeschlossen, daß regulative Einflüsse von MHC-Genen sich auch auf die Expression unterschiedlicher Zelloberflächenrezeptoren, etwa für Hormone oder Neurotransmitter ausdehnen.

MHC-assoziierte »krankheitsspezifische« Gene: Wie zu der hypothetischen Darstellung in Tab. 6 erläutert, werden MHC-gekoppelte Genbereiche vermutet, die für die eigentliche »Krankheitsprädisposition« verantwortlich sind. Erste Untersuchungen mit geeigneten Gensonden scheinen die Existenz solcher Genbereiche zu bestätigen.

Tab. 1 Häufige Assoziationen von Erkrankungen mit HLA-Determinanten

Erkrankungen	**HLA-Antigen bzw. Haplotyp**	**Relatives Krankheitsrisiko (rR)**		**Ätiologische Fraktion (EF)**
1. Infektionen				
Gesunde HBs-Antigen-Träger	B 15		0.3	
	Bw 41	11.2		
Tuberkulose	B 8	5.1		
Poliomyelitis	B 16	4.3		
Rekurrierender Herpes labialis	A 10		0.2	
	A 1	2.7		
Verminderte Abwehr gegen Schistosoma japonicum	DR 2	3.5		
2. Endokrine Störungen				
Juveniler Diabtes mellitus	DR 5		0.4	
	DR 2, Dw 2, Dw 12		0.2	
	DR 2, D »AZH«	20.0		0.78
	DR 3	5.8		
	DR 4	4.1		
	DR 3,4	20.2		0.80
Alkohol-induzierte chronische Pankreatitis	B 40	3.1		
Kongenitale Nebennieren-	B 5	3.6		
hyperplasie	Bw 47	15.4		0.08
Primär-chronische Nebennieren-	B 8	3.9		
rindeninsuffizienz (M. Addison)	DR 3	6.3		0.58
Autoimmune thyreogastrische Erkrankungen	DR 3	6.8		0.57
— Morbus Basedow (Grave's disease)	DR 3	3.7		0.42
— Hashimoto-Thyreoiditis	DR 4	3.1		
	DR 5	3.2		0.13
Subakute Thyreoiditis	B 35	13.7		0.65
Postpartum Thyreoiditis	DR 4	5.3		0.58
	DR 5	3.2		0.13
3. Neurologische Krankheitsbilder				
Narkolepsie	DR 2 (DQw1)	—		1.00
Schizophrenie	A 28	2.3		
	Cw 4	3.7		
	A 9, B 27	11.9		
γ-Endorphin-Therapie bei Schizophrenie, sh. S. 937.				

Tab. 1 Häufige Assoziationen von Erkrankungen mit HLA-Determinanten (Fortsetzung)

Erkrankungen	HLA-Antigen bzw. Haplotyp	Relatives Krankheitsrisiko (rR)		Ätiologische Fraktion (EF)
Manisch depressive Störungen	B 16	2.3		
Optikus-Neuritis	DR 2	2.4		0.27
Multiple Sklerose	DR 2	4.1		0.45
Subakut-sklerosierende Panenzephalitis	A 29	3.6		
Dementia praesenilis	B 7	2.8		
(M. Alzheimer)	B 7, Cw 3	28.0		
Myasthenia gravis	B 8	4.1		
	DR 3	2.1		
	Dw 3	2.5		0.28
generalisierte Form	Bw 59	4.8		
okuläre Form	Bw 59	7.0		
juvenile Form	Bw 59	12.3		
Erkrankungsbeginn bei				
Frauen unter 35 J.	B 8	12.7		
Frauen über 35 J.	B 8	2.6		
Männer unter 35 J.	B 8	5.1		
Männer über 35 J.	B 8	0.9		
Penicillin-induzierte Myasthenia gravis (sh. S. 929)				
4. Ophthalmologische Erkrankungen				
Akute Uveitis anterior	B 27	10.4		0.47
Skleritis	B 15	4.1		
Diabetische Retinopathie	B 8	4.0		
	B 15	2.8		
5. Rheumatischer Formenkreis				
Ankylosierende Spondylitis (M. Bechterew)	B 27	87.4		0.89
— bei entzündlichen Darmerkrankungen	B 27	5.9		
Urethro-okulo-artikuläres Syndrom (M. Reiter)	B 27	37.0		0.77
Shigellen Arthritis	B 27	20.7		
Salmonellen-Arthritis	B 27	17.6		
Yersinia-Arthritis	B 27	17.6		
Gonokokken-Arthritis	B 27	13.9		
Psoriasis-Arthritis	B 27	4.0		
	B 16	2.8		
Schmerzhafte Schultersteife (Duplay-Syndrom)	B 27	6.3		
Rheumatoide Arthritis	DR 2		0.4	
	DR 5		0.3	
	B 40	4.9		
	Cw 3	6.1		
	DR 4	5.4		0.51
	Dw 4	4.7		0.54
	Cw 3, DR 4	10.2		
	B 40, DR 4	10.2		
Juvenile Polyarthritis	B 27	3.2		0.17

Tab. 1 Häufige Assoziationen von Erkrankungen mit HLA-Determinanten (Fortsetzung)

Erkrankungen	HLA-Antigen bzw. Haplotyp	Relatives Krankheitsrisiko (rR)		Ätiologische Fraktion (EF)
Juvenile Oligoarthritis	DR 4		0.4	
(weniger als 5 Gelenke betroffen)	A 2	1.9		0.20
	DR 5	1.6		0.08
	DRw 8	5.6		0.11
6. Gastrointestinale-, Leber- und Nierenerkrankungen				
Zöliakie (Glutenenteropathie)	B 7		0.4	
	B 8	11.0		
	DR 3	10.8		0.72
	DR 7	11.9		
	DR 3,7	52.1		
Chronisch-aktive Hepatitis	B 8	9.0		
(unabhängig vom HBs-Antigen-Status)	DR 3	13.9		
Alkohol-induzierte Leberzirrhose	B 13		0.2	
	B 8	2.4		
	B 15	2.6		0.13
	DR 4	2.8		0.25
Idiopathische membranöse	B 8	2.3		
Glomerulonephritis	DR 3	12.0		0.69
Primäre Glomerulonephritis	C 4 B 2.9	22.0		0.24
IgA-Nephropathie	DR 4	4.0		0.37
Gold-Nephropathie, sh. S. 928				
Polyzystische Nierenerkrankung	B 5	2.6		
Goodpasture-Syndrom	DR 2	15.9		0.82
7. Haut- und Schleimhauterkrankungen				
Sicca Syndrom	DR 3	9.7		0.70
Rekurrierende aphthöse	B 5		0.1	
Stomatitis	B 7	5.9		0.51
Psoriasis (undifferenziert)	Cw 6	4.8		
	B 37	3.7		
	B 57	3.0		
	DR 7	2.5		
Psoriasis vulgaris	Cw 6	13.3		0.81
	B 13	4.7		
	B 17	4.7		
	B 37	6.4		
Dermatitis herpetiformis	B 8	8.7		
	DR 3	15.4		0.80
	Dw 3	13.5		
Alopecia areata	B 12	3.6		
Morbus Behcet	B 5	6.3		0.34
Pemphigus	DR 4	14.4		0.81
8. Allergien und Alloantikörperbildung				
Antikörperbildung der Mutter gegen das Thrombozytenantigen Zw[a] des Fetus	DR 3	11.3		0.94
Chronische exogen-allergische Alveolitis	DRw 6	16.5		0.69

Tab. 1 Häufige Assoziationen von Erkrankungen mit HLA-Determinanten (Fortsetzung)

Erkrankungen	HLA-Antigen bzw. Haplotyp	Relatives Krankheitsrisiko (rR)		Ätiologische Fraktion (EF)
Staub-Allergie	Aw 33	11.7		
Kreuzkraut-Allergie (Ragweed hay fever)	B 7	3.6		
Insulin-Allergie	B 7	3.3		
Sichelzellanämie: Antikörperbildung gegen allogene Erythrozyten	B 35	6.0		0.56
9. Systemische Erkrankungen unterschiedlicher Genese				
Sjögren-Syndrom	B 8	3.2		
	Dw 3	9.7		
Idiopathische Hämochromatose	A 3	8.2		0.67
(Bronzediabetes)	B 14	4.7		0.13
Systemischer Lupus	DR 2	3.7		
erythematodes (SLE)	DR 3	5.8		0.55
Hydralazin-induzierter SLE	DR 4	5.6		0.60
Thrombangitis obliterans (Winiwarter-Bürger-Syndrom)	B 12		0.1	
Perniziöse Anämie	DR 5	5.4		0.20
10. Malignome				
Akute lymphatische Leukämie	A 2	1.4		0.18
Afrikanisches Burkitt Lymphom	DR 7	3.4		0.28
11. Unterschiedliche sonstige Erkrankungsbereiche				
Kryptogene fibrosierende Alveolitis	B 12	9.4		
Asbestose	B 27	3.7		
21-Hydroxylase-Mangel	B 5	3.6		
Angeborene Herzmißbildung	A 2	4.9		
IgA-Mangel bei gesunden Blutspendern	B 8	3.0		
	DR 3	5.0		0.51
Aspirin-sensitives Asthma	DQw 2	4.1		
Frühabort bei Partnern mit HLA-Identität		66		0.94
12. Wirkungen und Nebenwirkungen von Arzneimitteln				
Hoher therapeutischer Wirkungsgrad von γ-Endorphin bei Schizophreniepatienten mit einem der HLA-Antigene	A 11 B 13, 15, Bw22 Cw 3, w 6			
D-Penicillin induzierte	DR 1	20.6		0.74
Myasthenia gravis	DR 7	6.3		0.50
Nebenwirkungen der Gold-Therapie				
— Nephropathie	A 1, B 8, DR 3	28.9		0.34
— Mukokutane Läsionen	B 35	10.3		0.35
— Interstitielle Pneumonie	B 40	5.6		0.41

Tab. 2 HLA-Assoziationen mit vermindertem Krankheitsrisiko

HLA-Antigen	**Erkrankung**
A 10	Herpes labialis
B 5	Aphthöse Stomatitis
B 7	Zöliakie
B 12	Thrombangitis obliterans
B 13	Alkohol-induzierte Leberzirrhose
DR 2	Rheumatoide Arthritis
DR 2, Dw 2, Dw 12	Juveniler Diabetes mellitus
DR 4	Juvenile Oligoarthritis
DR 5	Rheumatoide Arthritis, juveniler Diabetes mellitus

Tab. 3 HLA-Assoziationen mit erhöhtem Krankheitsrisiko

HLA-Antigen	**Erkrankung**
A 3	Idiopathische Hämochromatose
A 9 (+ B 27)	Schizophrenie
A 28	
A 29	Subakut sklerosierende Panenzephalitis
Aw 33	Staub-Allergie
B 5	M. Behcet
B 7	Kreuzkraut- u. Insulin-Allergie, Rekurrierende aphthöse Stomatitis
B 7 (+ Cw 3)	M. Alzheimer
B 8	IgA-Mangel, diabetische Retinopathie, idiopathische Myasthenia gravis-Formen, chronisch aktive Hepatitis, alkohol. Leberzirrhose, Dermatitis herpetiformis, Zöliakie, M. Addison, Tuberkulose
B 12	Fibrosierende Alveolitis
B 13	Psoriasis vulgaris
B 14	Idiopathische Hämochromatose
B 15	Skleritis, diabetische Retinopathie, alkohol. Leberzirrhose
B 16	Poliomyelitis, Psoriasis-Arthritis
B 17	Psoriasis vulgaris
B 27	M. Bechterew, M. Reiter, Duplay-Syndrom, juvenile Polyarthritis, verschiedene postinfektiöse Arthritiden, akute Uveitis, Asbestose
B 27 (+ A 9)	Schizophrenie
B 35	Mukokutane Läsionen nach Gold-Therapie, verstärkte Alloantikörperbildung bei Sichelzellanämie, subakute Thyreoiditis
B 37	Psoriasis
B 40	Rheumatoide Arthritis, interstitielle Pneumonie nach Gold-Therapie, alkohol. chron. Pankreatitis
Bw 41	HBs-Antigen-Träger
Bw 47	Angeborene Nebennierenrindenhyperplasie
Bw 59	Idiopathische Myasthenia gravis-Formen
Cw 3 (+ B 7)	M. Alzheimer
(+ DR 4)	Rheumatoide Arthritis
Cw 4	Schizophrenie
Cw 6	Psoriasis
DR 1	Penicillin-induzierte Myasthenia gravis
DR 2	Narkolepsie, Optikus-Neuritis, systemischer Lupus erythematodes (SLE), Goodpasture-Syndrom, multiple Sklerose
DR 2 + DQ-R 1, (D»AZH«)	Diabetes mellitus
DR 3	Juveniler Diabetes mellitus, SLE, M. Addison, IgA-Mangel, autoimmune thyreogastrische Erkrankungen, Zöliakie, chron. aktive Hepatitis, idiopathische membranöse Glomerulonephritis, Sicca-Syndrom, Dermatitis herpetiformis,

Tab. 3 HLA-Assoziationen mit erhöhtem Krankheitsrisiko (Fortsetzung)

HLA-Antigen	Erkrankung
	Myasthenia gravis, Alloantikörperbildung gegen fötales Thrombozytenantigen Zw^a
Dw 3	Sjögren-Syndrom, Myasthenia gravis
DR 4	Rheumatoide Arthritis, juveniler Diabetes mellitus, Hashimoto + post partum Thyreoiditis, alkohol. Leberzirrhose, IgA-Nephropathie, Pemphigus, Hydralazin-induzierter SLE
DR 5	Hashimoto + post partum Thyreoiditis, perniziöse Anämie
DRw 6	Chronische allergische Alveolitis
DR 7	Zöliakie, Psoriasis, Penizillin-induzierte Myasthenia gravis
DRw 8	Juvenile Oligoarthritis
DQw 2	Aspirin-sensitives Asthma
C 4 B 2.9	Primäre Glomerulonephritis
C 4 A Q 0	Sklerodermie

Tab. 4 Die häufigsten Haplotypen in kaukasischen Bevölkerungen

Haplotyp					Häufigkeit (pro 10 000 Individuen)
A 3	——	B 35	——	DR 1	133
A 2	>	B 7	——	DR 2	260
A 3	>	B 7	——	DR 2	127
A 1	——	B 8	——	DR 3	477
A 2	——	Bw 62	——	DR 4	86
A 30	——	B 13	——	DR 7	83
A 29	——	B 44	——	DR 7	111
A 1	——	Bw 57	——	DR 7	101
A 2	——	B 18	——	DRw 11	84

Tab. 5 Haplotyp-assoziiertes Reaktionsverhalten bei Patienten

Erkrankung	Reaktion	Haplotyp B 7-Dw 2-DR 2	Haplotyp B 8-Dw 3-DR 3
Juveniler Diabetes mellitus	— Erkrankung	selten	gehäuft
	— AKT[a)] gegen Inselzellen		erhöht
	— Zelluläre Allergie gegen Insulin	vermindert	
Chronisch aktive Hepatitis	— AKT gegen verschiedene Viren (z. B. Röteln, Masern)	niedrig	hoch
	— AKT gegen Autoantigene (Kerne, Mitochondrien, glatte Muskelzellen)	niedrig	hoch
Rheumatoide Arthritis	— Verlaufsform	mild	schwer
	— Rheumafaktor-Titer	niedrig	hoch
— unter Goldtherapie	— Nephropathie mit Proteinurie	vermindert	gehäuft
Idiopath. membr. Glomerulonephritis	— IgG und C_3-Ablagerung		hoch
Zöliakie	— AKT gegen Glutenantigene		erhöht

Tab. 5 Haplotyp-assoziiertes Reaktionsverhalten bei Patienten (Fortsetzung)

Erkrankung	**Reaktion**	**Haplotyp** **B 7-Dw 2-DR 2**	 **B 8-Dw 3-DR 3**
Systemischer Lupus erythematodes	— AKT gegen Doppelstrang-DNS		erhöht
Myasthenia gravis	— Verlaufsform — AKT gegen Azetylcholinrezeptoren	schwer	mild erhöht
Thyreotoxikose	— Verlaufsform — AKT gegen Mikrosomen oder Thyreoglobulin	mild[b)] niedrig	schwer hoch
Multiple Sklerose	— Zelluläre Reaktionen gegen Paramyxoviren	niedrig	

a) AKT-Antikörpertiter
b) insbesondere bei B 12 — DR 2-Haplotypen

Tab. 6 Positive Kopplungsungleichgewichte zwischen MHC-assoziierten krankheitsdisponierenden Genen

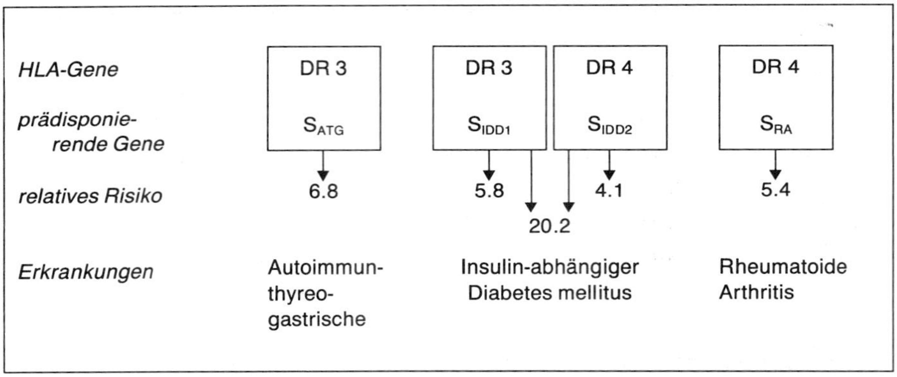

Tab. 7 Kreuzreaktionen zwischen HLA-Antigenspezifitäten

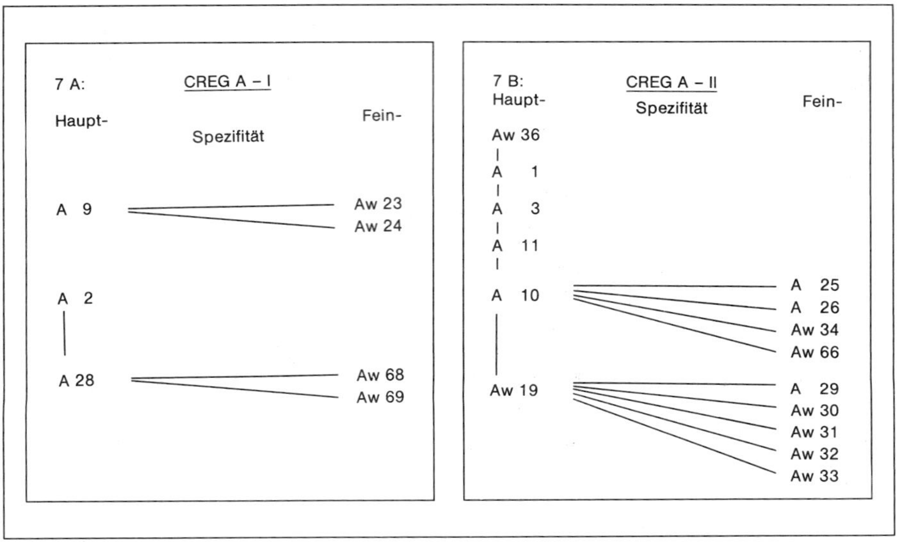

Tab. 7 Kreuzreaktionen zwischen HLA-Antigenspezifitäten (Fortsetzung)

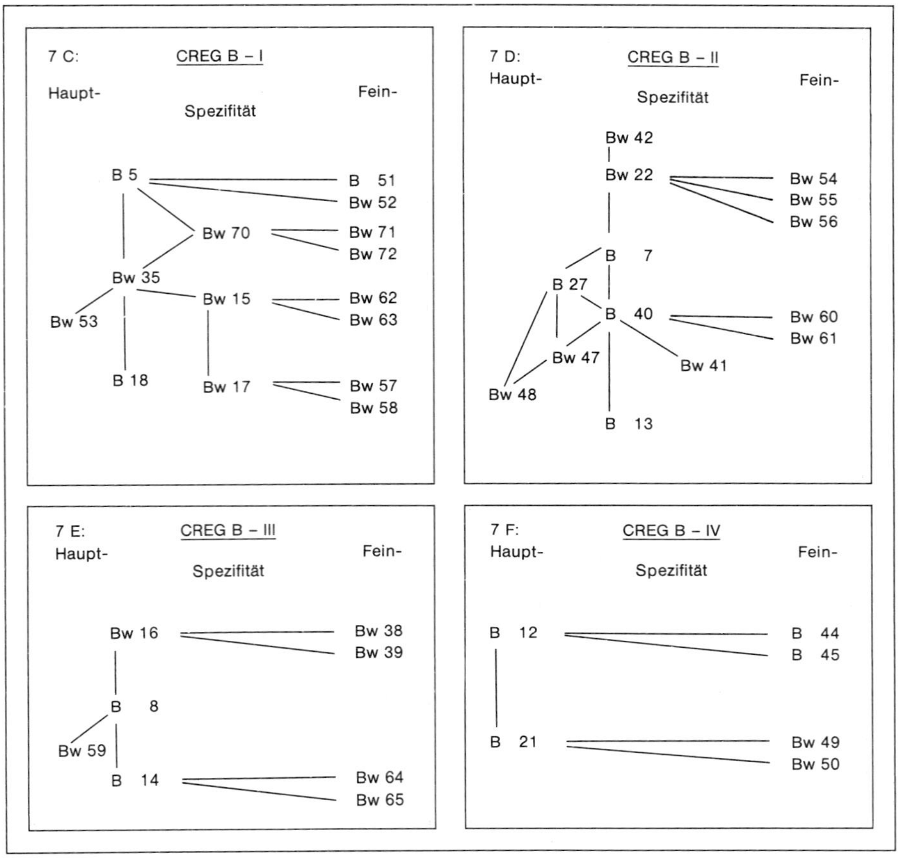

(CREG = cross reactive groups)

Tab. 8 International anerkannte HLA-Spezifitäten (Stand: 9. Histokompatibilitäts-Workshop 1984)

HLA-*A* breit	HLA-*A* fein	HLA-*B* Supertyp	HLA-*B* breit	HLA-*B* fein	HLA-*B* Supertyp	HLA-*B* breit	HLA-*B* fein	HLA-*C*	HLA-*DR* Supertyp	HLA-*DR* breit	HLA-*DR* fein	HLA-*DO*	HLA-*DP*	HLA-*D*[c] breit	HLA-*D*[c] fein
		w w			w w				w w						
1		4	*5*	51, 52	6	*w 48*		w 1		*1*		w 1	w 1	*w 1*	
2		6	*7*		4	21	*49*	w 2		*2*		w 2	w 2	*w 2*	
3		6	*8*		6	21	*w 50*	w 3	52	*3*		w 3	w 3	*w 3*	
9	23, 24	4, 6	*12*	44, 45	4	5	*51*	w 4	53	*4*	(b)		w 4	*w 4*	
10	25, 26 w 34, w 66	4	*13*		4	5	*w 52*	w 5	52	*5*	w 11, w 12		w 5	*w 5*	
		6	*14*	w 64, w 65	4	*w 53*		w 6	52	*w 6*	w 13, w 14		w 6	*w 6*	w 18, w 19
11 *w 19*	29, 30	4, 6	*15*	w 62, w 63	6	w 22	*w 54*	w 7	53	*7*				*w 7*	w 11, w 17
	31, 32 w 33	4, 6	*16*	38, 39	6	w 22	*w 55*	w 8	52	*w 8*				*w 8*	
		4	*17*	w 57, w 58	6	w 22	*w 56*		53	*w 9*				*w 9*	
9	*23*														
		6	*18*		4	17	*w 57*			*w 10*				*w 10*	
9	*24*														
		4, 6	*21*	49, w 50	4	17	*w 58*		52	5	*w 11*			w 7	*w 11*
10	*25*														
		6	*w 22*	w 54, w 55 w 56	4	*w 59*			52	5	*w 12*			*w 12*	
10	*26*														
					6	40	*w 60*		52	w 6	*w 13*			*w 13*	
28	w 68, w 69	4	*27*												
					6	40	*w 61*		52	w 6	*w 14*			*w 14*	

Tab. 8 International anerkannte HLA-Spezifitäten (Stand: 9. Histokompatibilitäts-Workshop 1984) (Fortsetzung)

HLA-*A*		HLA-*B*						HLA-*C*	HLA-*DR*			HLA-*DO*	HLA-*DP*	HLA-*D*[c)]	
breit	fein	Supertyp	breit	fein	Supertyp	breit	fein		Supertyp	breit	fein			breit	fein
		w w			w w				w w						
w 19	*29*	(4)[a)] 6	*35*												
					6		*w 62*							*w 15*	
w 19	*30*	4	*37*												
					4	15	*w 63*							*w 16*	
w 19	*31*	4	16	*w 38*											
					6	14	*w 64*							w 7	*w 17*
w 19	*32*	6	16	*w 39*											
					6	14	*w 65*							w 6	*w 18*
w 19	*w 33*	6	*40*	w 60, w 61											
					6	*w 67*								w 6	*w 19*
10	*w 34*	6	*w 41*												
					6	*w 70*	w 71, w 72								
w 36		6	*w 42*												
							w 71								
w 43		4	12	*44*											
					6		*w 72*								
10	*w 66*	6	12	*45*											
					6	*w 73*									
28	*w 68*	6	*w 46*												
28	*w 69*	4	*w 47*												
23 A-Spezifitäten		**47 B-Spezifitäten**							**14 DR-Spezifitäten**					**19 D-Spezifitäten**	

a) in seltenen Varianten kommt B 35 mit Bw 4 vor
b) im Eurotransplantbereich werden 2 Feinspezifitäten für DR 4 : LB 4 und LB 10 berücksichtigt, international jedoch 3: DR 4.1, 4.2, 4.3
c) komplexe Klasse II-Strukturen, die bisher nur zellulär in der gemischten Lymphozytenreaktion definiert sind.

Tab. 9 Korrelation von HLA-DR und HLA-D-Spezifitäten

HLA-DR		HLA-D
DR 1	———	Dw 1
DR 2	———	Dw 2, Dw 12
DR 3	———	Dw 3
DR 4	———	Dw 4, Dw 10 Dw 13, Dw 14, Dw 15
DR 5		
DRw 11	———	Dw 5
DRw 12		—
DR 6		
DRw 13	———	Dw 6, Dw 18, Dw 19
DRw 14	———	Dw 9, Dw 16
DR 7	———	Dw 7, Dw 11, Dw 17
DRw 8	———	Dw 8
DRw 9		—
DRw 10		—

Tab. 10 Allele Komplementgene im HLA-Bereich (9. Histocompatibility Workshop 1984)

Genort:	**C2**	**Bf**	**C 4 A**	**C 4 B**
Allele:	C 2.1 (96%)[a)]	S (76%)[a)]	A 1 A 12 Kaukas.	B 1 B 11

Tab. 10 Allele Komplementgene im HLA-Bereich (9. Histocompatibility Workshop 1984) (Fortsetzung)

Genort:	**C2**	**Bf**	**C 4 A**	**C 4 B**
Allele:	C 2.1 (96%)[a]	S (76%)[a]	A 1	B 1
			A 12 Kaukas.	B 11
	C 2.2 (4%)	F (21%)	A 12 Japan	B 12
			A 13	
		F 1 (1.3%)	A 2	B 2
		S 0.7 (1.3%)		B 21
		Varianten (0,2%)	A 3	B 3
				B 31
			A 4	B 4
			A 5	B 5
			A 51	
			A 6	B 6
				B 92
			andere	*andere*
			A Q0 »quiet genes«	B Q0

a) Frequenz bei Kaukasiern

Literatur

1. *Sachs, L.:* Angewandte Statistik — Statistische Methoden und ihre Anwendung. Springer, Heidelberg (1978).
2. *Svejgaard, A.:* HLA and disease. In: *Rose, N. R., H. Friedman, J. L. Fahey,* Manual of clinical laboratory immunology. Am. Soc. Microbiol. Washington D. C. *3:* 912 (1986).
3. *Bengtsson, B. O., G. Thomson:* Tissue Antigens *17:* 356 (1981). Measuring the strength of associations between HLA antigens und diseases.
4. *Green, A.:* Tissue Antigens *19:* 259 (1982). The epidemiological approach to studies of associations between HLA and disease. II. Estimation of absolute risks, etiological and preventive fraction.
5. *Woolf, B.:* Ann. Hum. Genet. *19:* 251 (1955). On estimating the relation between blood group and disease.
6. *Albert, E. D., M. P. Baur, W. R. Mayr:* Histokompatibility testing 1984. Springer, Heidelberg (1984).
7. *Nüsslein, H. G., H. Jahn, G. Lösch, I. Guggenmoos-Holzmann, W. Leibold, J. R. Kalden:* Arthrit. Rheumat. *27:* 833 (1984). Association of HLA-Bw 35 with mucocutaneous lesions in rheumatoid arthritis patients undergoing sodium aurothiomalate therapy.
8. *De Marchi, M., A. O. Carbonara, N. Ansaldi* et al.: HLA-DR 3 and DR 7-negative celiac disease. In: *Albert, E. D., M. P. Baur, W. R. Mayr,* Histokompatibility testing 1984, S. 359. Springer, Heidelberg (1984).
9. *Cottone, M., M. Bunce, C. J. Taylor, A. Ting, D. P. Jewell:* Gut *26:* 952 (1985). Ulcerative colitis and HLA phenotype.
10. *Rittner, C., P. Kühnl, C. M. Black, S. Pereiva, K. I. Welsh:* A progress report. In: *Albert, E. D., M. P. Baur, W. R. Mayr,* Histokompatibility testing 1984, S. 394. Springer, Heidelberg (1984).
11. *Inoko, H., A. Ando, K. Tsuji* et al.: Immunogenetics *23:* 126 (1986). HLA-DQ beta chain DNA restriction fragments can differentiate between healthy and narcoleptic individuals with HLA-DR2.
12. *Waal, L. P., J. de Lieder, G. G. Lange* et al.: B 27 subtypes. In: *Albert, E. D., M. P. Baur, W. R. Mayr,* Histokompatibility testing 1984, S. 418. Springer, Heidelberg (1984).
13. *Khan, M. A., I. Kushner, W. E. Braun:* J. Rheumatol. *7:* 383 (1980). Genetic heterogeneity in primary ankylosing spondylitis.
14. *Sasazuki, T., Y. Nishimura, M. Muto, N. Ohta:* HLA-linked immune suppression genes: A mechanism for the statistical association between HLA and disease. In: *Albert, E. D., M. P. Baur, W. R. Mayr,* Histokompatibility testing 1984, S. 615. Springer, Heidelberg (1984).

Tumormarker

Wertigkeit von Tumormarker-Untersuchungen

Tumormarker sind Substanzen, deren Nachweis ein Indikator von Krebs sein kann. Es handelt sich um Makromoleküle, die bei malignem Wachstum im Blut erstmals oder im zeitlichen Verlauf in ansteigender Konzentration gemessen werden oder um antigene Strukturen, die auf der Tumorzelloberfläche nachweisbar sind.

Da die Tumormarker unter Anwendung spezifischer Antikörper identifiziert werden, bezeichnet man sie auch als Tumorantigene. Sie entstammen der Struktur der Tumorzelle oder werden von ihr synthetisiert. Im allgemeinen sind Tumorantigene für den Organismus der sie bildet nicht immunogen.

Biochemisch können Tumorantigene bestehen aus /[1]/

— Physiologisch schon vorkommenden Substanzen. Es handelt sich entweder um strukturelle Zellbestandteile oder um Sekretionsprodukte, die auch normalen Zellen eigen sind.

— Substanzen, die sich von physiologischen Verbindungen ableiten, entweder qualitativ oder in quantitativ vermehrter Form oder dadurch, daß sie in topochemisch veränderter Form auf der Tumorzelle vorkommen.

Die bekannten Tumorantigene haben folgende wesentliche gemeinsame Eigenschaften

- Biochemische und/oder immunologische Verwandtschaft zu Blutgruppenmerkmalen.
- Die isolierten Antigene sind häufig Glykoproteine oder Glykolipide.
- Die bisher bekannten Tumorantigene sind nicht Tumor-charakteristisch.

Da die Tumorantigene, auch beim Gesunden und Nicht-Tumorkranken nachweisbar sein können, also nicht völlig Tumor-spezifisch sind, werden sie einschränkend als Tumor-assoziierte-Antigene bezeichnet.

Variable der Tumormarkerkonzentration

Ist ein Tumormarker für eine Tumorgruppe typisch, so ist der individuelle Serumwert des Krebspatienten von folgenden Variablen abhängig /[2, 3]/

- Gesamtzahl der Marker-bildenden Zellen und somit von Tumormasse, Tumorausbreitung und Tumorstadium.
- Syntheserate des Tumormarkers.
- Freisetzungsrate des Tumormarkers aus der Tumorzelle oder von der Zelloberfläche.
- Exprimierung des Markers. Ein Tumormarkeranstieg tritt nicht auf, wenn der individuelle Tumor den Marker nicht trägt.
- Der Tumortyp ist ein »Non-Sekretor«. Der Tumormarker wird von der Tumorzelle exprimiert, aber nicht in die Körperflüssigkeiten abgegeben.
- Blutversorgung des Tumors; ist sie schlecht, gelangt weniger Tumormarker in die Zirkulation.
- Gewebsnekrosegrad des Tumors; starker Tumorzellzerfall verursacht einen zur Tumorgröße überproportionalen Anstieg des Tumormarkers, das kann z. B. der Fall sein unter zytostatischer Therapie.
- Abbaurate des Tumormarkers; besteht eine Ausscheidungsstörung, z. B. durch

schwere Leberinsuffizienz oder obstruktive Gallenwegserkrankung, so nimmt die Tumormarkerkonzentration überproportional zu.

— Einfluß von Antikörpern; es kann zur Bildung von Immunkomplexen kommen, deren Eliminationsrate von der Größe der Komplexe abhängt.

Krebshäufigkeit und Klassifizierung

Alle Erkrankungen an bösartigen Neubildungen werden unter dem Begriff Krebs zusammengefaßt. Krebserkrankungen sind vor dem 30. Lebensjahr relativ selten und nehmen mit ansteigendem Alter zu. Sie sind nach den Herz-Kreislauferkrankungen die zweithäufigste Todesursache in der Bundesrepublik. Die Beurteilung der Häufigkeit von Krebserkrankungen kann nach den in Tab. 1 genannten Kriterien erfolgen /[4—6]/. Eine Aufschlüsselung der Daten nach der Krebslokalisation ist in Tab. 2 aufgeführt.

Die Beurteilung der Größe des Tumors und die Einschätzung der Ausbreitung des Krebsleidens (clinical staging), erfolgt nach dem TNM-System der Union Internationale Contre le Cancer (UICC) (Tab. 3).

Tab. 1 Kriterien zur Beurteilung der Häufigkeit von Krebserkrankungen

Kriterium	**Erklärung**	**Krebs in der Bevölkerung** /[6]/
Inzidenz	Jährliche Anzahl von Neuerkrankungen bezogen auf 100.000 Personen	♀ 450 ♂ 483
Kumulative Inzidenzrate	Risiko von 100 durchschnittlichen Personen bis zu einem definierten Lebensalter an Krebs zu erkranken	Altersgruppe 0—74 Jahre ♀ 26%; ♂ 39% Altersgruppe 35—64 Jahre ♀ 13%; ♂ 17% Altersgruppe 1—14 Jahre ♀ 0.12%; ♂ 0.17%
Prävalenz	Häufigkeit von Krebs in einem Kollektiv zu einem bestimmten Zeitpunkt	keine sicheren Zahlen verfügbar für die Bevölkerung der Bundesrepublik

Tab. 2 Kumulative Inzidenzrate, Inzidenz und häufigste Krebsformen nach Lokalisation /[6]/

Krebs	**Kumulative Inzidenzrate (%)**				**Inzidenz***		**Krebs-Organhäufigkeit (%)**	
	♀		♂					
	35-64 J.	0-74 J.	35-64 J.	0-74 J.	♀	♂	♀	♂
Bronchien, Kehlkopf, Lunge	0.48	0.96	3.76	8.86	14	101	3.2	23
Mamma	4.42	6.79	0.04	0.04	99	0.6	22	—
Leber + Gallenwege	0.21	0.76	0.27	0.77	19	8	3.2	—
Pankreas	0.21	0.41	0.47	0.96	10	12	—	2.5
Magen	0.57	1.45	1.21	2.76	30	35	6.7	7.2
Dünn-, Dick-, Enddarm	1.42	2.74	2.39	4.54	68	57	15	12

Tab. 2 Kumulative Inzidenzrate, Inzidenz und häufigste Krebsformen nach Lokalisation (Fortsetzung)

Krebs	**Kumulative Inzidenzrate (%)** ♀ 35-64 J.	♀ 0-74 J.	♂ 35-64 J.	♂ 0-74 J.	**Inzidenz*** ♀	♂	**Krebs-Organhäufigkeit (%)** ♀	♂
Prostata, Niere, Harnorgane	1.08	2.05	3.66	9.12	32	114	—	20
Ovar bzw. Hoden	0.66	1.27	0.16	0.38	18	6	4.1	—
Gebärmutter	1.58	3.08	—	—	49	—	11	—
Haut	0.89	1.81	1.59	3.78	39	48	7.5	9.1
Leukämien	0.18	0.50	0.39	0.93	8	10	—	—
Maligne Lymphome	0.39	0.75	0.44	0.77	11	10	—	—
Multiples Myelom	—	—	0.05	0.16	0.9	2	—	—

* Bezogen auf 100.000 Einwohner

Tab. 3 Klassifizierung der Tumoren nach dem TNM-System /7/

T	=	*Primärtumore*
T_1	=	kleiner Tumor, keine Umgebungsverwachsung
T_2	=	mittelgroßer Tumor, geringe Umgebungsverwachsung
T_3	=	großer Tumor, starke Umgebungsverwachsung
T_4	=	sehr großer Tumor, ausgedehnte Umgebungsverwachsung
N	=	*Lymphknotenmetastasen*
N_0	=	keine Lymphknotenmetastasen
N_1	=	regionale, nur ganz nahe, unverwachsene Lymphknotenmetastasen
N_2	=	regionale, verwachsene Lymphknotenmetastasen
N_3	=	ausgedehnte, verwachsene Lymphknotenmetastasen
M	=	*Fernmetastasen*
M_0	=	keine Metastasen nachweisbar
M_1	=	Organmetastasen vorhanden

Die Bezeichnung T3N2M1 bedeutet: Großer Tumor mit starker Umgebungsverwachsung sowie regional verwachsene Lymphknotenmetastasen und Organmetastasen.

Diagnostische Relevanz von Tumormarkertests

Der Bewertung quantitativer Ergebnisse von Tumormarkertests als klinisch bedeutsamer oder unauffälliger Befund kann eine Transversal- oder eine Longitudinalbeurteilung zugrundeliegen.

Transversalbeurteilung bedeutet die Bewertung der Tumormarkerkonzentration des Patienten, bezugnehmend auf einen Referenzbereich, ermittelt bei Gesunden oder Nicht-Tumorkranken. Die Transversalbeurteilung kann als Screening asymptomatischer Personen für keinen derzeit bekannten Tumormarker empfohlen werden. Ursachen sind eine ungenügende diagnostische Sensitivität und Spezifität.

Longitudinalbeurteilung ist die Bewertung von zeitlichen Änderungen des Konzentrationsverlaufes eines Tumormarkers in seriellen Bestimmungen. Sie ist indiziert

— Zur posttherapeutischen Tumorüberwachung.

— Als differentialdiagnostisches Kriterium bei symptomatischen Patienten mit erhöhtem Tumormarkerwert, zur Unterscheidung zwischen maligner und benigner Er-

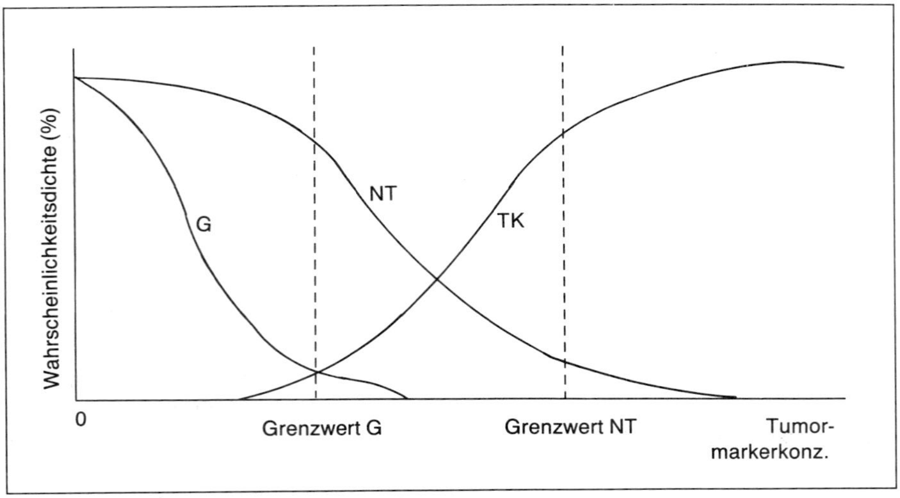

Abb. 1 Transversalbeurteilung der Werte eines Tumormarkertests. Dargestellt sind die rechten Schenkel kumulativer Verteilungen eines Kollektivs Gesunder (G) und eines Kollektivs Nicht-Tumorkranker (NT) sowie der linke Schenkel eines Kollektivs Tumorkranker (TK). Als Obergrenze des Referenzbereichs (Grenzwert G) wurde die 95% Perzentile des Kollektivs G gewählt. Wird der Grenzwert G als Entscheidungsgrenze für tumorkrank herangezogen, ist die diagnostische Sensitivität des Tumormarkertests hoch, die diagnostische Spezifität gering. Bei Auswahl von Grenzwert NT hat der Tumormarkertest eine geringe diagnostische Sensitivität bei hoher diagnostischer Spezifität.

krankung. Während es z. B. beim primären Leberzellkarzinom zu einem stetigen oder gar exponentiellen AFP-Anstieg kommt, persistiert eine erhöhte AFP-Konzentration oder nimmt wieder ab, wenn nur eine Leberzirrhose vorliegt.

Maßstab der diagnostischen Relevanz eines Tumormarkertests zur Transversalbeurteilung, sind seine diagnostische Sensitivität und Spezifität. Kriterien im Rahmen der Verlaufsbeurteilung sind die prädiktiven Werte gleichbleibender oder steigender Tumormarkerkonzentrationen /[8, 9]/.

Diagnostische Sensitivität: Wahrscheinlichkeit, mit der bei Vorhandensein von Krebs der Tumormarkerwert oberhalb des Referenzbereiches liegt. 100% Sensitivität des Tumormarkertests bedeuten, daß der Marker immer nachweisbar ist bei Präsenz des Tumors. Voraussetzung ist, daß alle Tumorzellen den Marker produzieren oder induzieren, sodaß eine kleine Anzahl von Zellen schon meßbare Mengen des Tumormarkers bewirken und somit eine Krebsfrühdiagnose ermöglichen.

Ein Maß der Sensitivität ist der Prozentsatz falsch normaler Befunde bei Vorliegen von Krebs. Wesentlicher Einflußfaktor der diagnostischen Sensitivität eines Tumormarkertests ist das Tumorstadium. Die diagnostische Sensitivität ist nur ein brauchbares Kriterium bei Krebserkrankungen mit klinisch gut definierter Stadieneinteilung.

Diagnostische Spezifität: Wahrscheinlichkeit, mit der bei Nicht-Krebskranken der Tumormarkerwert im Referenzbereich liegt. Ein Maß der Spezifität ist der Prozentsatz falsch erhöhter Tumormarkerwerte bei Nicht-Krebskranken. Die diagnostische Spezifität kann stark variieren. Wesentliche Einflußfaktoren sind die Auswahl der Kontrollgruppe und die analytische Spezifität des Tumormarkertests /[10]/.

Auswahl der Kontrollgruppe: Ihre Zusammensetzung bestimmt die Breite des Spezifitätsbereiches und somit die Festlegung des Grenzwertes normal/erhöht (Abb. 1). Enthält bei Festlegung des Grenzwertes das Kontrollkollektiv nur Gesunde, z. B. Blutspender, liegt der Grenzwert im niedrigen Konzentrationsbereich. Befinden sich im Kollektiv tumorfreie Kranke mit einer unspezifischen Erhöhung des Markers, überlappen die Häufigkeitsverteilungen von tumorfreien Personen/Patienten und Tumorkranken stärker.

Bei Einhaltung des Spezifitätsbereiches wandert der Grenzwert in Richtung höherer Markerkonzentration, als Folge nimmt die diagnostische Sensitivität des Tests ab. Wird jedoch der Grenzwert beibehalten und damit die diagnostische Sensitivität des Tests, so verringert sich die diagnostische Spezifität (Abb. 1).

Analytische Spezifität eines Tumormarkertests: Sie ist optimal, wenn der Test nur den Tumormarker oder Antigene des Tumormarkers erfaßt.

Prädiktive Werte (Vorhersagewerte) ansteigender oder gleichbleibender Tumormarkerkonzentrationen: Sie geben die Wahrscheinlichkeit an, mit der bei der Verlaufsbeurteilung einer Krebserkrankung durch serielle Tumormarkerbestimmungen Konzentrationsanstiege eine Tumorprogredienz anzeigen (pos. Vorhersagewert) bzw. ein gleichbleibender Verlauf diese ausschließt (neg. Vorhersagewert). Das Arbeiten mit Vorhersagewerten eines Tumormarkertests zur posttherapeutischen Verlaufsbeurteilung setzt voraus, daß für jeden Patienten eine individuelle Basislinie erstellt und das Kriterium des pathologischen Anstiegs genau definiert ist /[9]/.

Tumorspezifität der Marker

Die zur Zeit bekannten Tumormarker erlauben bei Vorliegen von leichten bis mittleren Anstiegen in Bezug auf den oberen Referenzsbereichswert nicht die Abgrenzung gegenüber benignen Erkrankungen. So besteht in Abhängigkeit vom Tumormarker eine nicht unerhebliche Unspezifität gegenüber entzündlichen Erkrankungen, insbesondere des Gastrointestinal- und Urogenitaltraktes und bei hepatobiliären und pulmonalen Erkrankungen.

Zu den relativ spezifischen Markern mit guter Tumor-Organspezifität zählen folgende Tumormarker /[3]/

Calcitonin: C-Zell-Karzinom der Schilddrüse.

Prostata-spezifische saure Phosphatase: Metastasierendes Prostatakarzinom.

Neuron-spezifische Enolase (NSE): Kleinzelliges Bronchialkarzinom, Apudome.

hCG: Throphoblastgewebe enthaltende gonadale Tumoren (Hoden, Ovar) oder extragonadale Keimzelltumoren (Mediastinum, Retroperitoneum, supraselläres Germinom).

AFP: Primäres Leberzellkarzinom, Keimdrüsentumoren des Hodens, des Ovars und extragonadaler Lokalisation.

Tumormarker mit erheblicher Unschärfe gegenüber benignen Erkrankungen und geringer Tumor-Organspezifität sind TPA und CEA. Eine bessere Tumor-Organspezifität haben die durch monoklonale Antikörper entdeckten Tumormarker; CA 19-9 als bedeutsamster Marker des Pankreaskarzinoms und CA-125 beim serösen Ovarialkarzinom.

Indikation der Tumormarkerbestimmung /[10]/

Suchreaktion bei Risikogruppen, z. B. AFP bei Leberzirrhotikern mit Verdacht auf primäres Leberzellkarzinom und AFP und hCG bei Verdacht auf einen Keimzelltumor.

Differentialdiagnostisch bei symptomatischen Patienten, insbesondere in Form der seriellen Bestimmung zur Unterscheidung zwischen maligner und benigner Erkrankung.

 Bei bekanntem Krebs und folgender Zielsetzung

— Einschätzung der Ausbreitung (Tumorstadium).
— Prognostische Aussage.
— Erhalt einer prätherapeutischen Ausgangslinie.
— Posttherapeutische Verlaufsbeurteilung.

Einschätzung des Tumorstadiums und prognostische Aussage

Mit zunehmender Ausbreitung des Tumors kommt es zu einem Anstieg des Tumormarkerwertes im Plasma, sodaß z. B. für CEA eine Korrelation besteht zwischen CEA-Positivität und Tumorstadium nach *Dukes*, sowohl in Bezug auf die diagnostische Sensitivität, als auch auf die Höhe des Tumormarkerwertes /[8, 11]/.

Metastasierende Karzinome haben allgemein höhere Tumormarkerwerte als organbegrenzte Malignome. So sprechen beim Prostatakarzinom Werte der PAP über 10 µg/l mit hoher Zuverlässigkeit für eine Metastasierung. CEA-Werte über 20 µg/l bei nicht kolorektalen Tumoren weisen häufig auf ein extensives, metastasiertes, nicht operables Krebsgeschehen hin.

Prognostisch, d. h. zum erkrankungsfreien Intervall nach kurativer Behandlung, besteht für einige Tumoren eine Beziehung zum prätherapeutischen Ausgangswert des Tumormarkers. So weisen, z. B. gegenüber Patienten mit niedrigen präoperativen CEA-Werten, diejenigen mit hohen Werten ein kürzeres rezidivfreies Intervall und eine kürzere Überlebenszeit auf /[11]/.

Posttherapeutische Tumorverlaufsbeurteilung

Grundlage der posttherapeutischen Tumorüberwachung ist mindestens ein Ausgangswert vor Therapie, besser eine Ausgangslinie. Die Überwachung erfolgt durch serielle Bestimmungen, im Mittel in vierteljährlichen Abständen (siehe Angaben in den Tumormarkerbeiträgen).

Ziele der Verlaufsbeurteilung sind

— Feststellung, ob die therapeutische Maßnahme kurativ war. Abfall der Tumormarkerkonzentration in den Referenzbereich spricht für vollständige Tumorentfernung. Kein oder nur ein teilweiser Abfall weisen auf unvollständige Entfernung, multiple Tumoren oder Metastasen hin. Bei gemischtzelliger Tumorzusammensetzung gestattet der Tumormarker nur eine Aussage über das Verhalten des Tumorzelltyps, den er repräsentiert.

— Erkennung von Tumorrezidiven. Bei der Mehrzahl therapierter Tumorpatienten sind ansteigende Tumormarkerkonzentrationen nicht vereinbar mit einer Tumor-Remission. Der Tumormarker kann eine Vorlaufzeit haben, d. h. es liegt ein Anstieg ohne klinisches Korrelat vor. Wird ein Anstieg des Tumormarkers beobachtet, muß durch Messung in z. B. 14 tägigen Abständen unterschieden werden, ob es sich um einen Ausreißer des Labors, eine intermittierende Erhöhung, z. B. durch ein entzündliches Geschehen oder einen Tumorrezidiv-bedingten, bleibenden Anstieg handelt. Der echte Anstieg ist eine Indikation zur Second-Look-Operation.

Die posttherapeutische Verlaufsbeurteilung Tumormarker-negativer großer Primärtumoren oder von Tumoren mit Fernmetastasen, ist nicht empfehlenswert. Die Kontrolle ist jedoch zu vertreten bei Marker-negativen kleinen Tumoren, da die Möglichkeit des Positiv-Werdens bei weiterer Progression oder postoperativer Reduzierung gegeben sein kann /[2]/.

Kombination von Tumormarkern

Die kombinierte Bestimmung von Tumormarkern, insbesondere die zusätzliche Bestimmung von TPA wird von einigen Autoren empfohlen (sh. S. 954). Der Zugewinn an diagnostischer Sensitivität muß teilweise durch eine erhebliche Einbuße an diagnostischer Spezifität erkauft werden. Empfohlen werden kann die kombinierte Tumormarkerbestimmung nur zur Verlaufs- und Therapiekontrolle verschiedener, bereits diagnostizierter Malignome /[12, 13]/.

Metastasen /[3]/

Das Ausmaß der Metastasierung eines Tumors ist abhängig von der Art des Tumors, seiner Primärlokalisation und der Größe. Die Metastasierungsneigung der Primärtumoren ist wie folgt

— Prostatakarzinom: Frühe Knochenmetastasierung.
— Ovarialkarzinom: Maligne Aszitesbildung.
— Mammakarzinom: Multiple Metastasierung (Knochen, Lunge, Hirn).
— Kleinzelliges Bronchialkarzinom: Multiple Metastasierung.
— Kolon-Ca, Magen-Ca, Pankreas-Ca: Primär bevorzugte Lebermetastasierung.
— Schilddrüsenkarzinom: Locoregionäre Metastasierung.

Bedeutung haben Tumormarkerbestimmungen und/oder Enzymbestimmungen zur Diagnostik von Knochen und Lebermetastasen. Die diagnostische Sensitivität der AP bei solitären Knochenmetastasen beträgt etwa 20% bei multiplen etwa 70%.

Maligne Lebertumoren sind zu 2/3 durch Metastasen und zu 1/3 durch ein primäres Leberzellkarzinom bedingt. Während für die Diagnosestellung des primären Leberzellkarzinoms neben den Enzymen γ-GT, AP und LDH das AFP der entscheidende diagnostische Marker ist, ist es bei Lebermetastasen das CEA. Die Inzidenzraten erhöhter Serum-CEA-Werte betragen für Leber-metastasierte Karzinome des Pankreas 80%, des Bronchus 71%, des kolorektalen Darmabschnitts 71% und der Mamma 54%. Die diagnostische Sensitivität von CEA-Werten über 20 µg/l ist bei Metastasenleber 10-fach höher (etwa 60%) als beim primären Leberzellkarzinom.

In den nachfolgenden Beiträgen aufgrund noch unzureichender klinischer Erfahrung nicht abgehandelte Tumormarker

CA 15-3: Marker, der mit zwei monoklonalen Antikörpern bestimmt wird. Einer ist gerichtet gegen ein Antigen der Milchfettglobin-Membran, der zweite gegen ein Mammakarzinom-Antigen. Mammakarzinompatientinnen ohne Metastasen zeigen in Abhängigkeit vom Untersucher und dem oberen Grenzwert (20 bis 30 U/ml) in 10 bis 80% der Fälle erhöhte Werte, Patientinnen mit Metastasen nahezu immer. In der Remission werden zu weniger als 10% der Fälle erhöhte Werte bestimmt, bei Patienten mit Rezidiv pathologische Werte zu etwa 70% /[14]/.

CA-50: Eingesetzt wird der monoklonale Antikörper C-50. Er reagiert mit einem Gangliosidantigen, das aus Primärtumoren oder Metastasen von Magen, Pankreas, Gallenblase, Lunge, Mamma, Prostata, Uterus usw. stammt. Der obere Grenzwert bei Gesunden beträgt 17 U/ml. In einer Studie /[15]/ betrug die diagnostische Sensitivität für kolorektale Karzinome 62.3%, für Magenkarzinome 64.7%, für Lungenkarzinome 33.9% und für lymphoproliferative Erkrankungen 19.8%. Differentialdiagnostische Schwierigkeiten können entzündliche Prozesse bereiten, da bei diesen ebenfalls erhöhte CA-50-Werte auftreten können.

Neuron-spezifische Enolase (NSE): Glykolytisches Enzym, das lokalisiert ist in Neuronen, neuroendokrinen Geweben und Tumoren neuroendokrinen Ursprungs (Apudomen). In einer Studie /[16]/ betrug, bei Festlegung des oberen Grenzwertes auf 11 µg/l, ermittelt an Blutspendern, die diagnostische Sensitivität des NSE beim kleinzelligen Bronchialkarzinom 60% (fortgeschrittene Stadien 87.5%), dagegen beim nichtkleinzelligen Bronchialkarzinom nur 13.8%. Bei Patienten mit Bronchialkarzinom und NSE-Werten über 25 µg/l handelt es sich mit hoher Wahrscheinlichkeit um einen kleinzelligen Tumor.

Patienten die auf Chemotherapie ansprechen, zeigen einen Abfall auf unter 20 µg/l. Rezidiven geht ein Anstieg über diesen Wert voraus /[17]/.

Literatur

1. *Uhlenbruck, G., F. Dati:* Diagnose + Labor *35:* 41 (1986). Zur Labordiagnostik von Tumorerkrankungen.
2. *Lamerz, R.:* Dtsch. Med. Wschr. *109:* 1219 (1984). Tumormarker.
3. *Lamerz, R., P. Borlinghaus:* Diagnose + Labor *35:* 56 (1986). Differentialdiagnose maligner Lebererkrankungen.
4. *Neumann, G.:*Dtsch. Med. Wschr. *109:* 1735 (1984). Häufigkeit bösartiger Neubildungen in der Bundesrepublik Deutschland.
5. *Parkin, D. M., J. Sternswärd, C. S. Muir:* Bull. World Health. Organis. *62:* 163 (1984). Estimates of the worldwide frequency of twelve major cancers.
6. Sonderhefte, Statistisches Amt des Saarlandes 129 (1985). Morbidität und Mortalität an bösartigen Neubildungen im Saarland 1983.
7. *Hermanek, P., O.Scheibe, B. Spiessl, G. Wagner:* UICC: TNM-Klassifikation maligner Tumoren, 4. Aufl. Springer, Heidelberg (1987).
8. *Wagener, C.:* J. Clin. Chem. Biochem. *22:* 969 (1984). Diagnostic sensitivity, diagnostic specificity and predictive value of the determination of tumor markers.
9. *Wagener, C.:* Diagnose + Labor *35:* 81 (1986). Zur Wertigkeit von Tumormarkern: Sensitivität und Spezifität der CEA-Bestimmung.
10. *Thomas, L.:* Lab. Med. *10:* 89 (1986). Tumormarker: Empfehlungen zum sinnvollen Einsatz.
11. *Lamerz, R.:* Münch. Med. Wschr. *127:* 185 (1985). Klinisch bedeutsame Tumormarker.
12. *Oehr, P., L. Fischer, W. Kersjes, H. J. Biersack, C. Winkler:* Tumor-Diagnostik + Therapie *5:* 189 (1984). Ermittlung der optimalen Sensitivität multipler Marker durch kombinierte Grenzwertvariation bei festgelegter Spezifität für Patienten mit kolorektalen Karzinomen.
13. *Dienst, C., G. Uhlenbruck, F. G. Hanisch:* Diagnose + Labor *35:* 56 (1986). Gastrointestinale Tumoren: Erkennung und Verlaufskontrolle durch Kombination der Bestimmung mehrerer Tumormarker.
14. *Paulick, R., H. Caffier, H. Kaesemann:* Tumor-Diagnostik + Therapie *7:* 80 (1986). Erste Erfahrungen mit dem monoklonalen Markersystem CA 15-3 bei Mammakarzinompatientinnen.
15. *Bruhn, H. D., H. Broers, H. Euler* et al.: Dtsch. Med. Wschr. *111:* 1721 (1986). CA-50 im Serum von Karzinompatienten.
16. *Fischbach, W., B. Jany, R. Nelkenstock*: Dtsch. Med. Wschr. *111:* 1721 (1986). Bedeutung der Neuron-spezifischen Enolase (NSE) in der Diagnostik von Bronchialkarzinomen und neuroendokrinen Tumoren.
17. *Cooper, E. H., T. A. W. Splinter* et al.: Br. J. Cancer *52:* 333 (1985). Evaluation of a radioimmunoassay for neuron specific enolase in small cell lung cancer.

Tissue Polypeptide Antigen (TPA)

Indikation

Verlaufs- und Therapiekontrolle verschiedener bereits diagnostizierter Malignome.

Es empfiehlt sich, das TPA in Kombination mit anderen Tumormarkern bei den einzelnen Primärtumorlokalisationen einzusetzen.

Primärtumor	Geeignete Tumormarkerkombination
HNO-Tumoren	TPA, CEA
Bronchialkarzinom	
nicht-kleinzellig	TPA, CEA
kleinzellig	TPA, NSE
Mammakarzinom	TPA, CEA, CA 15-3
Kolorektales Karzinom	TPA, CEA
Prim. Leberzellkarzinom	TPA, AFP
Pankreaskarzinom	CA 19-9, TPA, CEA
Harnblasenkarzinom	TPA
Prostatakarzinom	PSA, PAP, TPA
Hodenkarzinom	
nicht-seminomatös	β-hCG, AFP, TPA
seminomatös	TPA, LDH
Gynäkologische Karzinome	TPA, CA-125
Schilddrüsenkarzinom	
follikulär, papillär	hTG, TPA
medullär	Calcitonin, TPA, CEA

Bestimmungsmethode

Immunoradiometrischer Assay (IRMA).

Untersuchungsmaterial

Serum, EDTA-Plasma	1 ml
Aszites, Liquor, Pleuraexsudat	1 ml

Referenzbereiche

Bis 60 U/l (95. Perzentile) bei gesunden Blutspendern.
Bis 100 U/l (90. Perzentile) bei Tumorpatienten ohne Tumoraktivität.

Bewertung

Die Bestimmung des TPA erlaubt, wie diejenige anderer Tumormarker, keine generelle Frühdiagnostik auf das Vorhandensein von Malignität. Als Proliferationsantigen reagiert es mit erhöhter Konzentration auch auf benigne proliferative Prozesse, insbesondere der Leber, des Pankreas und der Lunge. Im Gegensatz zur Malignität sind letztere aber meist von vorübergehender Dauer und das TPA geht mit ihrem Abklingen wieder in den Referenzbereich zurück. Der Einfluß des Rauchens ist vernachlässigbar.

Zur Früherkennung maligner Primärtumoren ist die TPA-Bestimmung nicht geeignet aufgrund geringer Lokalisationsspezifität; dagegen ist sie zur Beurteilung des individuellen postoperativen Verlaufs von hohem Nutzen. Dabei ist die Höhe der TPA-Konzentration von prognostischer Bedeutung. Werte > 200 U/l zeichnen sich durch eine hoch signifikant niedrigere Überlebensrate aus, als solche < 200 U/l.

Eine wichtige Aufgabe der TPA-Bestimmung liegt in der Früherkennung einer Metastasierung oder eines Rezidivs. TPA-Anstiege wurden bis zu 12 Monate vor der klinischen Manifestierung, z. B. bei Mammakarzinomen, beobachtet. Bei kontinuierlichem Anstieg ist bei Mammakarzinomen mit 90% Wahrscheinlichkeit mit einer Tumorreaktivierung zu rechnen. Die sich ergebende sog. »lead time« kann therapeutisch genutzt werden.

Ein weiterer Aufgabenkreis der TPA-Bestimmung schließt sich mit dem Monitoring unter Therapie an. Untersuchungen an größeren Patientenkollektiven haben ergeben, daß das TPA besonders sensitiv auf die Wirkung antiproliferativer Maßnahmen reagiert. Unter Chemotherapie wurden gegenüber der Klinik Konkordanzen von 90% erzielt. Die TPA-Bestimmung erlaubt dabei eine schnelle und gute Beurteilung des klinischen Status des Patienten durch Unterscheidung zwischen fortschreitender Erkrankung, stabiler Phase und Remission gemäß den Empfehlungen der UICC.

Zum Nachweis von TPA in Gewebeproben stehen kommerziell erhältliche Antikörper zur Verfügung.

TPA bei benignen und malignen Erkrankungen

Erkrankung	**Beurteilung**
Benigne Erkrankungen	Sehr hohe TPA-Konzentrationen wurden bei dekompensierter Leberzirrhose beobachtet, mäßig erhöhte Werte kommen bei entzündlichen Erkrankungen der Leber, Lunge, Mamma, des Gastrointestinaltraktes sowie nach schweren Operationen vor; auch von rheumatischen Erkrankungen wurden bis zu 15% leichte TPA-Erhöhungen berichtet.
Malignome	Diagnostische Sensitivität (%)*
HNO-Tumoren	50—65
Bronchialkarzinome	
kleinzellige	90—95
nicht-kleinzellige	90—95
Mammakarzinom	
präoperativ: $T_{1-3}\,N_0$	40—50
$T_{1-2}\,N_+$	60—65
$T_{3-4}\,N_+$	70—100
postoperativ	75—85
Kolorektales Karzinom	
präoperativ Dukes A—D	25—85
postoperativ	70—80
Prim. Leberzellkarzinom	100
Pankreaskarzinom	80—90
Harnblasenkarzinom	80—90
Hodenkarzinom	
nicht-seminomatös	45—55
seminomatös	60—70
Prostatakarzinom	80—90
Gynäkologische Karzinome	
Ovarialkarzinome	80—90
sonstige Lokalisation	40—60
Schilddrüsenkarzinom	40—60

* Definiert als Anteil richtig positiver Fälle auf der Basis von 95% Spezifität als Anteil gesunder Kontrollen. Die Kombination mit anderen Tumormarkern ergibt im Allgemeinen höhere Sensitivitäten unter geringfügiger Einbuße von Spezifität. Die Angaben beziehen sich auf Fälle mit aktiven Tumoren und soweit nicht besonders gekennzeichnet im postoperativen Stadium.

Hinweise und Störungen

Untersuchungsmaterial: Serum ist am besten geeignet, im EDTA-Plasma liegen die Werte etwa 5% niedriger. Andere Körperflüssigkeiten sind wie Seren zu handhaben. Stark hämolytische und lipämische Proben sollten nicht untersucht werden.

Bestimmungsmethode: Die Durchführung der Bestimmung sollte streng nach Vorschrift des Kit-Herstellers erfolgen. Untere Nachweisbarkeitsgrenze 5 U/l.

Referenzbereich: Die angegebenen Werte gelten für Serum.

Stabilität: Bei Bestimmung innerhalb von 24 Std., sollten die Proben bei 4 – 8 °C gehalten, bei Lagerung bis zu 60 Tagen jedoch unter – 20 °C eingefroren werden. Die Proben sollten nur einmal und zwar kurz vor der Bestimmung, aufgetaut werden.

Pathophysiologie

Gemäß den Ergebnissen verschiedener biochemischer Studien ist das TPA ein Polypeptid mit Molekulargewichten von ca. 20.000 und 40.000. Es ist mit hoher Wahrscheinlichkeit verzweigt und neigt zur Aggregation, d. h. zum Aufbau höherer Homologer. Morphologische Studien lassen vermuten, daß das TPA als Bestandteil des Zytoskeletts während der Zellproliferation oder dem Zellzerfall in das periphere Blut gelangt. Es gilt daher als Indikator proliferativ-kinetischer Prozesse der Gewebe.

Da Neubildung und Zerfall bei Malignomen besonders ausgeprägt sind, ist das bei fortschreitenden Erkrankungen zu beobachtende Ansteigen der TPA-Verläufe erklärbar. Ebenso lassen sich wirksame Therapien an der abfallenden Tendenz der Werte gut und meist schneller erkennen als mit anderen diagnostischen Maßnahmen.

Immunhistochemische Untersuchungen an Gewebeproben bestätigten die zahlreichen klinisch-serologischen Studien; sie zeigten das Vorkommen von TPA in über 90% aller Karzinome.

Literatur

1. *Björklund, B., V. Björklund:* Int. Arch. Allergy, *10:* 153 (1957). Antigenicity of pooled human malignant and normal tissues by cytoimmunological technique: Presence of an insoluble, heat labile tumor antigen.
2. *Björklund, B.:* Biochemische und morphologische Grundlagen von TPA. In: *Lüthgens, M., G. Schlegel,* Tumormarkersystem TPA—CEA. TumorDiagnostik, Leonberg (1987).
3. *Crombach, G., H. Würz:* Vergleichende Bestimmungen von CA 125, TPA und CEA bei Patienten mit malignen epithelialen Ovarialtumoren. In: *Greten, H., R. Klapdor.* Neue tumorassoziierte Antigene. Thieme, Stuttgart (1985).
4. *Crombach, G., H. Würz:* Gynäkologische Tumoren. In: *Lüthgens, M., G. Schlegel,* Tumormarkersystem TPA—CEA. TumorDiagnostik, Leonberg (1987).
5. *Guarino, A., W. Taccone:* Il Patologo clinico, *2:* 132 (1985). Markers tumorali. Ricerche personali, analisi multivariata e proposta die protocolli diagnostici.
6. *Kreienberg, R.:* Die Bedeutung von Tumormarkern in der gynäkologischen Onkologie und beim Mammakarzinom. Thieme, Stuttgart (1984).
7. *Kirsch, J., P. Oehr, C. Winkler:* TumorDiagnostik & Ther. *4:* 222 (1983). Localization of tissue polypeptide antigen in interphase HeLa cells by immunofluorescence microscopy.
8. *Lundström, R., B. Björklund, G. Eklund:* A tissue-derived polypeptide antigen: Its relation to cancer and its temporary occurrence in certain infectious diseases. In: *Björklund, B.*, Immunological techniques for detection of cancer. Bonniers, Stockholm (1973).
9. *Lüthgens, M., G. Schlegel:* TumorDiagnostik *1:* 63 (1980). CEA + TPA in clinical tumor diagnosis with special reference to breast cancer.
10. *Lüthgens, M., G. Schlegel:* Cancer Det. Prev. *6:* 51 (1983). Combined use of carcinoembryonic antigen and tissue polypeptide antigen in oncologic therapy and surveillance.
11. *Lüthgens, M., G. Schlegel:* TumorDiagnostik & Ther. *3:* 120 (1982). Tissue Polypeptide Antigen und Carcinoembryonales Antigen in der Verlaufskontrolle von Tumorpatienten unter zytostatischer Chemotherapy.

12. *Lüthgens, M., G. Schlegel:* TumorDiagnostik & Ther.*6:* 1 (1985). Verlaufskontrolle bei Bronchialkarzinomen mit Tissue Polypeptide Antigen und Carcinoembryonalem Antigen.
13. *Lüthgens, M., G. Schlegel:* Tumormarkersystem TPA—CEA. TumorDiagnostik, Leonberg (1987).
14. *Nathrath, W. B. J., P. Heidenkummer, H. Arnholt, R. Bassermann, U. Löhrs, W. Permanetter, W. Remberger, K. B. Wiebecke:* Distribution of tissue polypeptide antigen (TPA) in normal and neoplastic human tissues. In: *Peeters, H.,* Prot. Biol. Fluids 31, 437. Pergamon, Oxford (1984).
15. *Oehr, P., H. D. Adolfs:* TPA und CEA bei malignen Urogenitaltumoren. In:*Lüthgens, M., G. Schlegel,* Tumormarkersystem TPA—CEA. TumorDiagnostik, Leonberg (1987).
16. *Polterauer, P., E. Legenstein, M. Müller:* Wien. Klin. Wschr. *97:* 417 (1985). Serumkonzentrationen von Tissue Polypeptide Antigen und α_1-Fetoprotein bei Patienten mit primärem Leberkarzinom, Metastasenleber und Leberzirrhose.
17. *Reiners, Chr.:* CEA und TPA zur Überwachung und Therapiekontrolle des Schilddrüsenkarzinoms. In: *Lüthgens, M., G. Schlegel:* Tumormarkersystem TPA—CEA. TumorDiagnostik, Leonberg (1987).
18. *Schlegel, G., M. Lüthgens, G. Eklund, B. Björklund:* TumorDiagnostik *2:* 6 (1981). Correlation between activity in breast cancer and CEA, TPA and eighteen common laboratory procedures and the improvement by the combined use of CEA and TPA.
19. *Schlegel, G., M. Lüthgens:* Mammakarzinom. In: *Lüthgens, M., G. Schlegel:* Tumormarkersystem TPA—CEA. TumorDiagnostik, Leonberg (1987).
20. *Schmidt-Rhode, P., G. Sturm, K.-D. Schulz, H. Vaupel, B. Willi, Th. Bauer:* Simultane Tumormarkerbestimmung bei Ovarialkarzinom-Patientinnen — Das CA 125 im Vergleich zu anderen Tumormarkern. In: *Greten, H., R. Klapdor:* Neue tumorassoziierte Antigene. Thieme, Stuttgart (1985).
21. *Skryten, A., B. Unsgaard, B. Björklund, G. Eklund:* TumorDiagnostik *3:* 117 (1981). Serum TPA related to activity in a wide spectrum of cancer conditions.
22. *Wüst, G. P., A. H. Wasylewski, U. Steffen:* CEA und TPA bei Patienten mit Pankreaskrebs und Pankreatitis. In: *Greten, H., R. Klapdor:* Neue tumorassoziierte Antigene. Thieme, Stuttgart (1985).

Carcinoembryonales Antigen (CEA)

Indikation

Ergänzender diagnostischer Test im Rahmen der Diagnose und Stadieneinteilung von Kolon-Rektum-Karzinomen sowie von medullären Schilddrüsenkarzinomen.

Differentialdiagnose von Lebertumoren.

Erkennung einer Tumorprogredienz im postoperativen Verlauf von Kolon-, Rektum- und Mammakarzinomen.

Überwachung der Chemotherapie von Mammakarzinomen.

Bestimmungsmethoden

Radioimmunoassay, Enzymimmunoassay, andere Immunoassays.

Untersuchungsmaterial

Serum oder Plasma	1 ml

Referenzbereiche

Obergrenze methodenabhängig zwischen 1.5 und 5.0 µg/l

Sh. Angaben der Testhersteller

Bewertung

Diagnostische Spezifität: Der Median der CEA-Serumkonzentrationen liegt bei älteren Menschen höher als bei jüngeren, bei Rauchern höher als bei Nichtrauchern /[1]/.

Unter den nicht-malignen Erkrankungen führen vor allem entzündliche Erkrankungen der Leber, insbesondere alkoholisch-bedingte Leberzirrhosen, Pankreatitiden, entzündliche gastrointestinale Erkrankungen wie Kolitis ulzerosa und Divertikulitis sowie entzündliche Lungenerkrankungen zu falsch-positiven CEA-Erhöhungen /[2, 3]/.

Die diagnostische Spezifität der CEA-Bestimmung hängt von Ausbreitung und Aktivität der nicht-malignen Erkrankungen ab und kann bei chronischen alkoholbedingten Lebererkrankungen bei 30% liegen /[4]/. Konzentrationen, die das 4 – 5-fache der Obergrenze des Referenzbereichs überschreiten, kommen nur ganz vereinzelt vor.

Diagnostische Sensitivität und prädiktive Werte: Im Gegensatz zu benignen Erkrankungen steigen die CEA-Konzentrationen bei unbehandelten malignen Erkrankungen aufgrund des progressiven Tumorwachstums dauerhaft an. Der Definition eines positiven Testergebnisses kann daher, neben einer horizontalen Beurteilung, durch Definition eines »cut off«-Punkts eine longitudinale Beurteilung des Konzentrationsverlaufs zugrunde gelegt werden /[5]/.

Die diagnostische Sensitivität der CEA-Bestimmung hängt vom Ausbreitungsgrad der malignen Erkrankung ab. Fortgeschrittene Tumorstadien gehen mit einem höheren Prozentsatz an CEA-Erhöhungen und mit höheren CEA-Konzentrationen einher als lokalisierte Tumoren.

Unter den malignen Tumoren ist die diagnostische Sensitivität bei kolorektalen Karzinomen und bei medullären Schilddrüsenkarzinomen am höchsten /[2, 3]/. Für den Prozentsatz an CEA-Erhöhungen entsprechend dem Ausbreitungsgrad kolorektaler Karzinome gelten folgende Werte:

Dukes A: 0 – 20%; Dukes B: 40 – 60%; Dukes C: 60 – 80%; Dukes D: 80 – 85% /[6]/.

Nur bei 10% der nicht-metastasierten Mammakarzinome sind die CEA-Konzentrationen erhöht, die Werte überschreiten in der Regel nicht das 5-fache der Obergrenze des Referenzbereichs. Bei metastasierten Mammakarzinomen beträgt die Sensitivität der CEA-Bestimmung 50 – 60%, bei 25% dieser Patientengruppe überschreiten die CEA-Konzentrationen die 5-fache Obergrenze des Referenzbereichs /[7]/.

Bei Magen-, Pankreas-, Bronchial-, Ovarial- und Zervixkarzinomen sind die CEA-Konzentrationen ebenfalls nur in fortgeschrittenen Tumorstadien erhöht, in denen der Anteil an erhöhten CEA-Konzentrationen zwischen 50 und 70% liegt /[8]/.

Unter der Annahme einer diagnostischen Sensitivität von 50% für neudiagnostizierte kolorektale Karzinome und einer diagnostischen Spezifität von 90% in einer nicht selektierten Population errechnet sich bei einer Inzidenz von ca. 50/100.000 /[9]/ ein positiver prädiktiver Wert von 0.0025, d. h. nur 1 von 400 positiven Testergebnissen ist auf ein kolorektales Karzinom zurückzuführen. Bei der angenommenen Testempfindlichkeit würden 50% der kolorektalen Karzinome nicht erfaßt.

Auch in Altersgruppen mit höherer Krankheitsprävalenz ist der prädiktive Wert der CEA-Bestimmung gering. Bei Männern in der Altersgruppe von 60 – 64 Jahren liegt die Inzidenz kolorektaler Karzinome bei ca. 124/100.000 /[9]/. In dieser Altersgruppe liegt der positive prädiktive Wert bei 0.0062, d. h. unter 162 positiven Testergebnissen ist nur 1 Ergebnis richtig positiv.

Die diagnostische Sensitivität und Spezifität der CEA-Bestimmung sind also nicht ausreichend, um Screening-Untersuchungen auf maligne Tumoren sinnvoll erscheinen zu lassen, selbst wenn die Prävalenz der Tumoren hoch ist.

Differentialdiagnose nach Auftreten von Symptomen: Aufgrund der Überschneidung zwischen falsch-positiven und richtig-positiven Testergebnissen spielt die CEA-Bestimmung im Rahmen der Differentialdiagnose primärer Karzinome des Magen-Darm-Trakts eine untergeordnete Rolle. Beim Pankreaskarzinom, welches im allgemeinen erst im fortgeschrittenen Stadium diagnostiziert wird, ist die Bestimmung des Ca 19-9 der CEA-Bestimmung überlegen /[10]/.

Die CEA-Bestimmung ist für die Differentialdiagnose lokaler Primärtumoren außerhalb des Gastrointestinaltraktes nicht sensitiv genug.

Die CEA-Bestimmung hat einen wichtigen Stellenwert im Rahmen der Differentialdiagnose von Lebertumoren, insbesondere unter Berücksichtigung des Konzentrationsverlaufs und in Kombination mit bildgebenden Verfahren. CEA-Konzentrationen, die die 8 – 10-fache Obergrenze des Referenzbereiches überschreiten, finden sich bei benignen Lebererkrankungen nur ganz vereinzelt und beim primären Leberzellkarzinom in etwa 6% der Fälle. Bei Lebermetastasen von Magen-Darm- und Pankreaskarzinomen liegen hingegen 50 – 60% der CEA-Werte in dem angegebenen Konzentrationsbereich /[6]/.

Prognose: CEA-Konzentrationen im Serum oder Plasma, die das 8 – 10-fache der Obergrenze des Referenzbereichs überschreiten, können im allgemeinen als Hinweis auf eine eingetretene Fernmetastasierung gewertet werden. Als Ausnahme gelten Kolon- und Rektumkarzinome sowie medulläre Karzinome der Schilddrüse, bei denen auch lokalisierte Tumoren zu solch hohen Konzentrationen führen können.

Hohe CEA-Serumkonzentrationen sind also im allgemeinen bei CEA-produzierenden Tumoren als prognostisch ungünstiges Zeichen zu werten. Die Frage, ob erhöhte CEA-Konzentrationen durch den Primärtumor und/oder Fernmetastasen verursacht wurden, läßt sich postoperativ im Verlauf der ersten 6 – 8 Wochen durch 1-wöchige Bestimmungen der CEA-Konzentrationen entscheiden. Ein Residualtumor liegt dann mit Sicherheit vor, wenn sich die Konzentrationen nicht normalisieren und im weiteren Verlauf ansteigen.

Postoperative Verlaufskontrolle: Bei kolorektalen Karzinomen ist die regelmäßige Bestimmung der CEA-Serumkonzentrationen die empfindlichste, nicht-invasive Methode zum Nachweis von lokalen Rezidiven und/oder Fernmetastasen nach operativer Entfernung des Primärtumors. Als positives Testergebnis gilt der progrediente Anstieg der CEA-Konzentrationen über einen Zeitraum von mindestens zwei Monaten, der von einer individuellen Basislinie aus beurteilt wird. Die postoperative Verlaufskontrolle sollte bei allen Patienten durchgeführt werden, unabhängig davon, ob die präoperativen CEA-Konzentrationen erhöht sind oder nicht.

In den ersten beiden postoperativen Jahren sind die Bestimmungen in Abständen von mindestens 2—3 Monaten angezeigt. Der positive prädiktive Wert eines CEA-Konzentrationsanstiegs im postoperativen Verlauf liegt, je nach Definition des Anstieges, zwischen 65 und 70%. Dies bedeutet, daß 30—35% der Konzentrationsanstiege nicht auf eine Tumorprogredienz zurückzuführen sind. Der negative prädiktive Wert liegt zwischen 85% und 90%; gleichbleibende CEA-Konzentrationen schließen eine Tumorprogredienz also mit relativ großer Sicherheit aus /[11, 12]/.

Im postoperativen Verlauf von Mammakarzinomen ist der Anteil falsch-positiver Konzentrationserhöhungen aufgrund des im Vergleich zum kolorektalen Karzinom geringeren Anteils seropositiver Tumoren relativ hoch. Der Anteil falsch-positiver Konzentrationsanstiege kann, je nach Definition des Testergebnisses, bis zu 50% betragen /[13]/. Es ist daher sinnvoll, die CEA-Bestimmung in Kombination mit weiteren Untersuchungen, z. B. Gamma-GT und alkalische Phosphatase zu kombinieren und die Diagnose durch bildgebende oder invasive Verfahren zu sichern /[14]/.

Kontrolle der Chemotherapie: Die Überwachung des Erfolgs einer Chemotherapie mittels CEA-Bestimmung im Serum ist bei Mammakarzinom-Patienten indiziert, deren CEA-Konzentrationen erhöht sind (ca. 50%). In jeweils etwa 85% der Fälle sind steigende CEA-Konzentrationen mit Tumorprogression und fallende CEA-Konzentrationen mit Tumorregression verbunden (positive prädiktive Werte jeweils ca. 85%).

Der prädiktive Wert stabiler CEA-Konzentrationen ist hingegen gering. Bei ca. 73% der Patienten mit Tumorprogression steigt die CEA-Konzentration und bei 94% der Patienten mit Tumorregression fallen die CEA-Konzentrationen (diagnostische Sensitivität 73% bzw. 94%) /[13]/.

CEA-Serumkonzentrationen nicht maligner Erkrankungen und maligner Tumoren

Erkrankung	**Beurteilung**
Nicht maligne Erkrankungen	Falsch-positive CEA-Erhöhungen finden sich am häufigsten bei entzündlichen Lebererkrankungen. Die diagnostische Spezifität der CEA-Bestimmung kann bei aktiver alkoholischer Leberzirrhose auf bis zu 30% absinken. Pankreatitis, entzündliche Erkrankungen des Gastrointestinaltrakts (Kolitis ulzerosa, Divertikulitis, M. Crohn) und der Lunge führen ebenfalls zu falsch-positiven CEA-Erhöhungen. Die Konzentrationen überschreiten nur vereinzelt die 4-fache Obergrenze des Referenzbereichs.
Maligne Erkrankungen	CEA-Konzentrationen, die den 4-fachen Wert der Obergrenze des Referenzbereichs übersteigen, machen eine maligne Erkrankung wahrscheinlich. Steigen die Konzentrationen im weiteren Verlauf an oder liegen sie über der 8-fachen Obergrenze des Referenzbereichs, ist eine maligne Erkrankung praktisch gesichert.
Kolon-Rektum-Karzinom	Die Inzidenz kolorektaler Karzinome liegt in der Normalbevölkerung bei ca. 50/100.000 /[9]/ und weist wie die meisten malignen Erkrankungen mit zunehmendem Alter eine steigende Tendenz auf (bei Männern in der Altersgruppe von 60—64 Jahren z. B. 124/100.000). Die positiven prädiktiven Werte der CEA-Bestimmung sind unter Berücksichtigung der eingeschränkten Sensitivität und Spezifität für Screening-Untersuchungen zu gering. Erhöhte CEA-Konzentrationen finden sich bei Tumoren, die auf die Schleimhaut begrenzt sind (Dukes A) in 0—20 %, bei Einbruch in die Submukosa (Dukes B) in 40—60%, bei regionärer Lymphknotenmetastasierung (Dukes C) in 60—80% und bei nachgewiesener Fernmetastasierung (Dukes D) in 80—85%. Konzentrationen über dem 4-fachen Wert der Obergrenze des Referenzbereichs werden in Dukes A-Stadien sehr selten, in den Stadien B und C in 15—20% und in Dukes D-Stadien in ca. 50% gefunden. *Diagnose einer Tumorprogredienz:* Eine postoperative Verlaufskontrolle durch Bestimmung der CEA-Konzentrationen sollte bei allen Patienten durchgeführt werden, unabhängig davon, ob die präoperativen Konzentrationen erhöht waren oder nicht. In den ersten beiden postoperativen Jahren sollten die Zeitabstände zwischen den Bestimmungen 3 Monate nicht überschreiten. Deutet sich ein Konzentrationsanstieg an, sind engmaschigere Kontrollen angezeigt. Der positive prädiktive Wert eines CEA-Konzentrationsanstiegs liegt für die Diagnose einer Tumorprogredienz bei 0.65 – 0.70, der negative prädiktive Wert beträgt 0.85 – 0.90.

CEA-Serumkonzentrationen nicht maligner Erkrankungen und maligner Tumoren (Fortsetzung)

Erkrankung	**Beurteilung**
Mammakarzinom	Bei 10% der Patienten mit lokalisierten Tumoren und bei 50—60% der Patienten mit Metastasen sind die CEA-Konzentrationen erhöht. Aufgrund der geringen Sensitivität bei lokalisierten Tumoren spielt der CEA-Test im Rahmen von Screening-Untersuchungen und in der Differentialdiagnose keine Rolle. CEA-Konzentrationen, die über dem 5-fachen Wert der Obergrenze des Referenzbereichs liegen, schließen eine alleinige CEA-Abgabe durch einen lokalisierten Tumor praktisch aus. *Diagnose einer Tumorprogredienz nach ablativer Therapie:* Der prädiktive Wert eines CEA-Konzentrationsanstiegs ist mit ca. 50% gering. Therapeutische Interventionen sollten daher nicht alleine von einem Konzentrationsanstieg abhängig gemacht werden. *Kontrolle der Chemotherapie:* In jeweils 85% der Fälle sind steigende CEA-Konzentrationen mit einer Tumorprogression und fallende Konzentrationen mit einer Tumorregression verbunden.
Magenkarzinom Pankreaskarzinom Bronchialkarzinom Ovarialkarzinom Zervixkarzinom	Erhöhungen der CEA-Konzentrationen finden sich in der Regel nur in fortgeschrittenen Tumorstadien.

Hinweise und Störungen

Probenmaterial: Bei einigen Nachweisverfahren unterscheiden sich die CEA-Konzentrationen im Serum und Plasma voneinander. Wahl und Behandlung des Probenmaterials sollten nach Angaben des Testherstellers erfolgen.

Referenzbereich: Die Lage des Medians und die Streuung der CEA-Konzentrationen im Serum oder Plasma hängen vom Alter und von den Rauchgewohnheiten der Kontrollgruppe ab. Bei Angabe des Referenzbereichs sollten diese Faktoren mit angegeben werden. Es ist oft üblich, den Referenzbereich für gesunde Nichtraucher mit einem Höchstalter von 40 Jahren zu berechnen. Da die Konzentrationen nicht normal verteilt sind, wird gewöhnlich die 95% Perzentile als Obergrenze des Referenzbereichs gewählt.

Bestimmungsmethode: Es lassen sich auf CEA spezifische und kreuzreagierende antigene Determinanten unterscheiden. Die kreuzreagierenden Determinaten kommen auf Antigenen vor, die u. a. auch im Normalplasma nachweisbar sind /[15]/. Kreuzreagierende Antigene sollten die CEA-Bestimmung nicht beeinflussen. Trotz guter Korrelation verschiedener Testsysteme können in individuellen Serumproben deutlich unterschiedliche CEA-Konzentrationen bestimmt werden. Dies muß bei Longitudinaluntersuchungen berücksichtigt werden.

Bei Patienten, denen im Verlauf von Immunszintigraphie oder Immuntherapie Maus-Immunglobuline injiziert wurden, aber auch vereinzelt bei Normalpersonen, können im Serum anti-Maus-Ig-Antikörper vorkommen, die mit Testsystemen interferieren, in denen monoklonale Maus-Antikörper Verwendung finden /[16]/.

Stabilität von CEA in Serum und Plasma: Bei 4 °C mindestens 24 Std. Da die Testbedingungen auch von der Proteinzusammensetzung der Probe beeinflußt werden, streuen die Angaben der Testhersteller in Bezug auf die Stabilität der Probe erheblich (1 Tag bis 2 Wochen). Die Angaben der Hersteller sollten daher befolgt werden.

Pathophysiologie

Das carcinoembryonale Antigen ist ein Glykoprotein mit einem Molekulargewicht von 180.000. Der Kohlenhydratanteil des Moleküls beträgt zwischen 45 und 60%, der Proteinanteil besteht aus einer einzelnen Polypeptidkette. Die biochemische Heterogenität von CEA-Präparationen ist auf Unterschiede im Kohlenhydratanteil zurückzuführen. Die Zusammensetzung des Proteinanteils von CEA ist hingegen bemerkenswert konstant /[17]/.

Heteroantiseren und monoklonale Antikörper gegen CEA können mit verschiedenen normalen und tumorassoziierten Glykoproteinen kreuzreagieren. Zu den normalen kreuzreagierenden Antigenen (»normal crossreacting antigens«) zählen NCA-50 und NCA-100, die in Milz- und Lungengewebe sowie in Granulozyten vorkommen /[18]/. In normaler Galle ließ sich ein weiteres kreuzreagierendes Antigen nachweisen (»biliary glycoprotein I, BGP I«) /[19]/. In normalem Plasma kommen schließlich neben einem CEA-ähnlichen Antigen zwei kreuzreagierende Antigene mit geringerem Molekulargewicht vor (PA-114, PA-85), deren Beziehung zu den vorgenannten Antigenen noch nicht gesichert ist /[15]/.

In gastrointestinalen Tumoren findet sich neben CEA ein weiteres Antigen, das sich in Bezug auf Molekulargewicht und Immunreaktivität von den zuvor genannten normalen kreuzreagierenden Antigenen unterscheidet /[20]/. In einzelnen Tumoren lassen sich zusätzlich Antigene von wechselnder Immunreaktivität und von unterschiedlichem Molekulargewicht unterscheiden. Dieses Phänomen ist wahrscheinlich dafür verantwortlich, daß trotz generell guter Korrelation zwischen verschiedenen Testsystemen in Einzelfällen deutlich diskrepante CEA-Aktivitäten bestimmt werden.

In der kolorektalen Schleimhaut nimmt die CEA-Synthese zwischen der 8. und 16. Schwangerschaftswoche zu und bleibt ab dann annähernd konstant. In der Kolonschleimhaut des Erwachsenen beträgt die CEA-Gewebskonzentration etwa 1 µg/g Feuchtgewicht. Die höchsten Gewebskonzentrationen an CEA finden sich in primären Kolon-Rektumkarzinomen und deren Lebermetastasen. Die Konzentrationen können bis zu 500mal höher sein als im normalen Kolon. Da die Konzentrationen in einem weiten Bereich streuen, besteht keine direkte Korrelation zwischen Tumorgröße und CEA-Serumkonzentrationen.

Hohe CEA-Gewebskonzentrationen wurden auch vereinzelt in Zervixkarzinomen beschrieben. In Tumoren anderer Lokalisation liegen die CEA-Konzentrationen hingegen deutlich niedriger. Daher sind bei Magen-, Mamma- und Bronchialkarzinomen auch relativ geringgradige Erhöhungen der CEA-Serumkonzentrationen in der Regel auf fortgeschrittene Tumorstadien zurückzuführen /[21]/.

Relativ große Mengen an CEA wurden u. a. in der Flüssigkeit von benignen Zysten der Brustdrüse, in der Gelenkflüssigkeit von Patienten mit rheumatischer Arthritis, im Urin bei bakterieller Blaseninfektion sowie in der Waschflüssigkeit von normalem Kolon nachgewiesen. Diese Ergebnisse zeigen, daß die CEA-Synthese nicht auf neoplastische Gewebe beschränkt ist.

CEA wird durch die Leber abgebaut. Die biologische Funktion von CEA ist unbekannt.

Literatur

1. *Reynoso, G., M. Keane:* Carcinoembryonic antigen in prognosis and monitoring of patients with cancer. In: *Herberman, R. B., K. R. McIntire*, Immunodiagnosis of Cancer, Vol. I, S. 239. Marcel Dekker, New York (1979).
2. *Hansen, H. J., J. J. Snyder, E. Miller, J. P. Vandevoorde, O. N. Miller, L. R. Hines, J. J. Burns:* Hum. Pathol. *5:* 139 (1974). Carcinoembryonic antigen (CEA) assay: A laboratory adjunct in the diagnosis and management of cancer.
3. *Hirai, H.:* Cancer Res. *37:* 2267 (1977). A collaborative study of carcinoembryonic antigen in Japan.
4. *Bullen, A. W., M. S. Losowsky, S. Carter, S. Patel, A. M. Neville:* Gastroenterology *73:* 673 (1977). Diagnostic usefulness of carcinoembryonic antigen levels in acute and chronic liver disease.
5. *Wagener, C.:* J. Clin. Chem. Clin. Biochem. *22:* 969 (1984). Diagnostic sensitivity, diagnostic specificity and predictive value of the determination of tumour markers.
6. *Lamerz, R., P. Borlinghaus:* Diagnose & Labor *36:* 56 (1986). Differentialdiagnose maligner Lebererkrankungen.
7. *Lamerz, R.:* Oncodev. Biol. Med. *1:* 123 (1980). Serial carcinoembryonic antigen (CEA) determinations in the management of metastatic breast cancer.
8. *Cooper, M. J., C. R. Mackie, D. B. Skinner, A. R. Moossa:* Br. J. Surg. *66:* 120 (1979). A reappraisal of the value of carcinoembryonic antigen in the management of patients with various neoplasms.
9. *Clemmesen, J.:* Acta Pathol. Microbiol. Scand., Sect. A, Suppl. 261 (1977). Statistical studies in malignant neoplasms V.
10. *Gupta, M. K., R. Arciaga, L. Bocci, R. Tubbs, R. Bukowaki, S. D. Deohar:* Cancer *56:* 277 (1985). Measurement of a monoclonal-antibody-defined antigen (CA 19-9) in the sera of patients with malignant and non-malignant diseases. Comparison with carcinoembryonic antigen.
11. *Steele, G., S. Ellenberg, K. Ramming* et al.: Ann. Surg. *196:* 162 (1982). CEA monitoring among patients in multiinstitutional adjuvant G. I. Therapy protocols.
12. *Tate, H.:* Br. J. Cancer *46:* 323 (1982). Plasma CEA in the post-surgical monitoring of colorectal carcinoma.
13. *Beard, D. B., C. M. Haskell:* Am. J. Med. *80:* 241 (1986). Carcinoembryonic antigen in breast cancer.
14. *Coombes, R. C., J.-C. Gazet, H. T. Ford, T. J. Powles, A. G. Nash, A. McKinna, A. M. Neville:* Lancet *I:* 296 (1980). Assessment of biochemical tests to screen for metastases in patients with breast cancer.
15. *Neumaier, M., U. Fenger, C. Wagener:* Molec. Immunol. *22:* 1273 (1985). Delineation of four carcinoembryonic antigen (CEA) related antigens in normal plasma by transblot studies using monoclonal anti-CEA antibodies with different epitope specificities.
16. *Davies, A. G., S. P. Bourne, R. B. Richardson, R. Czudek, T. B. Wallington, J. T. Kemshead, H. B. Coakham:* Br. J. Cancer *53:* 289 (1986). Pre-existing anti-mouse immunoglobulin in a patient receiving 131-I-murine monoclonal antibody for radioimmunolocalisation.
17. *Wagener, C., H. Breuer:* J. Clin. Chem. Clin. Biochem. *20:* 705 (1982). Biochemical and immunochemical aspects of carcinoembryonic antigen (CEA) and CEA related antigens: current status and future perspectives.
18. *Buchegger, F., M. Schreyer, S. Carrel, J.-P. Mach:* Int. J. Cancer *33:* 643 (1984). Monoclonal antibodies identify a CEA crossreacting antigen of 95 kD (NCA-95) distinct in antigenicity and tissue distribution from the previously described NCA of 55 kD.
19. *Svenberg, T., S. Hammarström, A. Hedin:* Molec. Immunol. *16:* 245 (1979). Purification and properties of biliary glycoprotein I (BGPI). Immunochemical relationship to carcinoembryonic antigen.
20. *Neumaier, M., U. Fenger, C. Wagener:* J. Immunol. *135:* 3604 (1985). Monoclonal antibodies for carcinoembryonic antigen (CEA) as a model system: Identification of two novel CEA-related antigens in meconium and colorectal carcinoma tissue by western blots and differential immunoaffinity chromatography.
21. *Wagener, C.:* Ärztl. Lab. *29:* 1 (1983). Lokalisation und Konzentration von Tumormarkern im Gewebe. Ein Beitrag zum Verständnis erhöhter Marker-Konzentrationen im Serum von Patienten mit malignen Erkrankungen.

CA 19-9, GICA (Gastrointestinal cancer antigen)

Indikation

Absolut: Verdacht auf Pankreaskarzinom, hepatobiliäres Karzinom (Leberkarzinom, Gallenwegs-Ca), Magenkarzinom.

Nachsorge der zuvor genannten Tumoren.

Relativ: Zur Diagnostik und Nachsorge beim kolorektalen Karzinom (Zweitmarker nach CEA) und Ovarialkarzinom (Zweitmarker nach CA-125).

Bestimmungsmethoden

Methode der Wahl ist der immunoradiometrische Assay (IRMA) /[1]/ oder der Enzym-Immunoassay (ELISA) unter Verwendung des gleichen monoklonalen Anti-CA 19-9-Antikörpers (IgG_1-Mäuse-Immunglobulin) als »Catcher«-Antikörper (feste Phase: Polystyrol-Kugel, Röhrchenwand = coated tube) und »Detektor/Tracer«-Antikörper (freier ^{125}J-markierter bzw. enzymmarkierter Antikörper), der nach den Erstbeschreibern inzwischen von mehreren kommerziellen Herstellern angeboten wird. Die Tests erfordern meist zwei kurzzeitige Inkubations- und Waschschritte (2-step-IRMA) und überdecken mit 5 Standards einen Meßbereich von 5—120 U/ml.

Untersuchungsmaterial

Serum, Plasma, Pleura-Ex-Transsudat, Aszites 1 ml

Referenzbereich

Serum, Plasma /[1]/: 0—30 (40) U/ml (1 U ≙ 0.8 ng)

Bewertung

Benigne Erkrankungen

Nach anfänglichen Untersuchungen /[1]/ wurden bei benignen gastrointestinalen Erkrankungen nur in 3—4% der Fälle und bei nicht-gastrointestinalen Erkrankungen nur in 1% der Fälle erhöhte CA 19-9-Werte (> 37 U/ml) gefunden. Später wurden jedoch relativ hohe Inzidenzraten pathologischer Werte für Cholezystitis und obstruktiven Ikterus (20%), Cholelithiasis (22%) /[4, 5]/, Choledocholithiasis, toxische Hepatitis (14%), chronisch-aktive Hepatitis (33%), Leberzirrhose (19%), primär-biliäre Zirrhose (16%) und massive Leberzellnekrose (bis 60%) beschrieben /[4—9]/, ebenso bei Mukoviszidose /[10]/.

Bei der chronischen inaktiven Pankreatitis fanden sich nur in 0—6% erhöhte Konzentrationen, bei der akuten Pankreatitis und im akuten Schub einer chronischen Pankreatitis jedoch in 15—50% der Fälle mit erhöhten CA 19-9-Werten meist unter 100 U/ml bis maximal 500 U/ml /[7, 8, 9, 11]/.

Maligne Erkrankungen

Pankreaskarzinom: Beim exkretorischen duktalen Pankreas-(Adeno-)Karzinom (Inzidenz 8/100.000 Einwohner/Jahr) wurde von verschiedenen Untersuchergruppen übereinstimmend über eine hohe diagnostische Sensitivität des CA 19-9-Tests von 70—95% und über eine diagnostische Spezifität von 72—90% mit maximalen Werten über 100.000 U/ml berichtet /[1, 5, 7—9, 12—17]/.

Demgegenüber war die Sensitivität von CEA nur etwa halb so hoch /[12]/ (CA 19-9 über 40 U/ml: Sens. = 70%, CEA: Sens. = 43%), wobei CEA auch in der ROC-Analyse für das Pankreaskarzinom dem CA 19-9 eindeutig unterlegen war /[5, 13, 14]/; bei einer Prävalenz von 58% des Pankreaskarzinoms gegenüber Pankreatitis und einem Grenzwert des CA-19-9 von 50 U/ml waren: Sens. = 81%, Spez. = 94%, pos. prädiktiver Wert = 0.95, neg. präd. Wert = 0.78.

Es bestand eine Korrelation der Höhe und Inzidenz pathologischer CA 19-9-Werte zur Tumorlokalisation (> 37 U/ml: Pankreaskopf 80%, Korpus, Schwanz 57%) /[17]/ und Tumorausdehnung (> 120 U/ml: T2/3 ≈ 33%, T + N1 ≈ 71%, TN + M1 ≈ 85% /[19]/, > 37 U/ml: < 3 cm ≈ 57%, 3 — 6 cm ≈ 80%, > 6 cm ≈ 100%) /[17]/, aber nicht zur histologischen Differenzierung /[15, 19]/.

Die zusätzliche Bestimmung von CA 19-9 in Pankreastumor-Punktaten in Ergänzung zum Zytologie-Befund (Pankreatitis: < 100 U/ml, Pankreaskarzinom: 80% > 1000 U/ml) wurde empfohlen /[17]/.

Leber- und Gallenwegskarzinome: Für Leberkarzinome (Leberzell- und cholangiozelluläre Karzinome) wurde eine diagnostische Sensitivität des CA 19-9-Tests zwischen 22% und 49%, für Gallenwegskarzinome zwischen 55% und 79% berichtet /[5, 7, 9, 16, 19]/.

Magen- und kolorektale Karzinome: Für das Magenkarzinom fand sich eine diagnostische Sensitivität zwischen 26% und 60% /[4, 5, 9, 16]/, wobei eine deutliche Abhängigkeit vom Tumorstadium bestand /[4]/ (Stadium I, II, III, IV: 31, 43, 67, 72%). Wegen der komplementären Befunde von CA 19-9 und CEA erhöhte sich die Sensitivität unter Verwendung beider Marker auf das Doppelte (CA 19-9: Sens. = 25%, CEA: Sens. = 21%; beide: Sens. = 38%), so daß ihre kombinierte Anwendung bei diesem Tumor empfohlen wurde /[14]/.

Für das kolorektale Karzinom ergab sich eine Gesamt-Sensitivität von 18—58% /[1, 5, 9, 12, 22]/ mit starker Abhängigkeit vom Tumorstadium (Dukes A ≈ 7%, B ≈ 17%, C ≈ 47%, D ≈ 75%).

Im Vergleich fanden andere Autoren /[12]/ gegenüber CEA (Gesamt-Sens. = 38%, Dukes D ≈ 65%) nur halb so hohe Inzidenzraten für CA 19-9 (18%/29%) bei einer hohen diagnostischen Spezifität (gegenüber Normalpersonen und benignen Erkrankungen) von 99% (Grenzwert 40 U/ml).

Etwas höher lag die diagnostische Sensitivität nach einer anderen Studie /[20]/, aber ebenfalls niedriger (CA 19-9: Dukes C/D S = 45%) als für CEA (82/88%) bei jedoch höherer Spezifität von 97% (CEA: 69%) gegenüber benignen Darmerkrankungen. Diese Befunde wurden auch in einer ROC-Analyse bestätigt, nach der CEA dem CA 19-9 an diagnostischer Sensitivität weit überlegen und dieser Marker deshalb wegen fehlender Komplementarität als verzichtbar gewertet wurde /[14, 18, 21]/.

Nach anderen Untersuchern /[5]/ erwies CA 19-9 in der ROC-Analyse auch für das kolorektale Karzinom im Vergleich zu benignen Darmerkrankungen (M. Crohn, Kolitis ulzerosa) ein gutes Diskriminanzvermögen (n = 57, Prävalenz 65%, Grenzwert 30 U/ml, $p < 0.001$: Sens. = 92%, Spez. = 90%, pos. präd. Wert = 0.94, neg. präd. Wert = 0.86).

Schließlich fanden andere Autoren /[22]/ für CEA und CA 19-9 eine vergleichbare diagnostische Spezifität (92—96%) gegenüber benignen Darmerkrankungen, aber für CEA eine höhere diagnostische Sensitivität (54% gegenüber 25%) und insgesamt niedrigere Werte für frühere Stadien (Dukes A: CEA ≈ 20%, CA 19-9 ≈ 0%). Auf die besondere Bedeutung erhöhter CA 19-9-Werte bei Patienten mit gastrointestinalen Tumoren und Lebermetastasierung (> 37 U/ml: Sens. = 84%) wurde hingewiesen /[18]/.

Andere Tumoren: Auffallend niedrigere diagnostische Sensitivitäten wurden für das Bronchialkarzinom (7—42%) /[1, 12, 23, 25]/ und Mammakarzinom mit rund 10% /[1, 12]/ berichtet. Beim Ovarialkarzinom fand sich eine Sensitivität zwischen 15 und 30% mit meist höheren Werten beim muzinösen Typ /[24, 26—29]/, beim Uterus-Karzinom nur von 13% /[24]/.

Verlaufsbestimmungen

Wie bei anderen Tumormarkern, sind Verlaufsbestimmungen einer einmaligen Markerbestimmung immer vorzuziehen, da ein normaler Wert eine maligne Erkrankung nicht ausschließt und eine erhöhte Konzentration auch bei benignen Erkrankungen vorkommt. Im Verlauf (Kontrollbestimmung im Abstand von mindestens 14 Tagen) zeigen benigne Erkrankungen — wenn überhaupt — entweder eine transitorische Erhöhung oder konstant niedrige Konzentration meist unter 100—200 U/ml, während eine unbehandelte maligne Erkrankung eine stetig wachsende Konzentration bis weit über 1000 U/ml entwickeln kann.
Beim Pankreaskarzinom, hepatobiliären Karzinom und Magenkarzinom besteht in der Regel eine gute Korrelation der CA 19-9-Werte zum klinischen Verlauf unter chirurgischer, Strahlen- und zytostatischer Therapie mit einer nicht seltenen Vorwarnzeit (lead-time) von bis zu 6 Monaten, d. h. Normalisierung (< 15 U/ml) innerhalb von 2—4 Wochen nach vollständiger Operation (Stadium I), nur geringfügigem vorübergehenden Abfall der Konzentration ohne Normalisierung bei palliativer Therapie und Wieder- oder Weiteranstieg bei Rezidiv und/oder Metastasierung bei Progredienz /[4, 19]/.
Änderungen des klinischen Verlaufs wurden auch in der Nachsorge von Magenkarzinomen (Sens. = 38—70%, Spez. = 89—91%, positiver prädiktiver Wert 0.83) /[4, 30]/ und kolorektalen Karzinomen (Sens. = 53—73%, Spez. = 91—94%, positiver prädiktiver Wert 0.80) /[4, 30]/ angezeigt.
Für das Pankreas- und Gallenwegskarzinom scheint die Verlaufsänderung in bis zu 90% und u. U. schneller und zuverlässiger als mit morphologischen bildgebenden Verfahren erfaßt werden zu können /[19]/.
Der CA 19-9-Test ist damit ein guter Parameter für die Wirksamkeit bzw. Nicht-Wirksamkeit einer palliativen zytostatischen Therapie, der frühzeitig eine notwendige Therapieänderung anzeigen kann /[19]/. Zudem scheint sich CA 19-9 auch als Verlaufsparameter zur Therapiekontrolle einer intraarteriellen Chemotherapie von Lebermetastasen zu eignen /[31]/.

CA 19-9-Werte im Serum bei Patienten mit benignen und malignen Erkrankungen

Erkrankung	**Sensitivität % (> 37/40 U/ml)**	**Beurteilung**
Benigne Erkrankungen		Die meisten benignen Erkrankungen beeinflussen die CA 19-9-Konzentration nicht, bis auf akute und aktive Erkrankungen des Leber-Gallen-Pankreas-Systems, bei denen es in Abhängigkeit von Aktivität und Ausmaß der Erkrankung in 10—30% (max. 50%) zu transitorischem Anstieg meist unter 100 (max.
Magen-Darm	3—4 (1)	
Chole(docho)lithiasis	22	
Cholezyst./obstr. Ikterus	20	
Tox. Hepatitis/CAH	14—33	
Leberzirrh./prim. bil. Z.	16—19	

CA 19-9-Werte im Serum bei Patienten mit benignen und malignen Erkrankungen (Fortsetzung)

Erkrankung	**Sensitivität % (> 37/40 U/ml)**	**Beurteilung**
Leberzellnekrose Pankreatitis, akut — chronisch-aktiv — chronisch-inaktiv	60 5 15—50 0—6	500) U/ml (oder konstant niedrig-pathologischen Werten) mit Normalisierung bei klinischer Besserung kommt. Verlaufskontrollen (Mindestabst. 2 Wochen) erforderlich.
Maligne Erkrankungen Exkretor. duktales Pankreaskarzinom Prim. Leberkarzinom Gallenwegskarzinom Magenkarzinom — Stadium I—IV Kolorektales Karzinom — Dukes A-D Gastrointest. CA + Lebermetastasen Bronchialkarzinom Mammakarzinom Ovarialkarzinom — muzinöser Typ Uteruskarzinom	 70—95 22—49 55—79 26—60 30—70 18—58 5—70 80 7—42 10 15—30 50 13	Bei tumorbedingten CA 19-9-Erhöhungen ohne Behandlung oft exponentieller Anstieg bis über 1000 (max. über 100.000) U/ml. Wichtigste Zielgruppe sind Patienten mit exkretorischem Pankreas-CA, bei denen mit hoher Spezifität (72—90%) und Sensitivität erhöhte Konzentrationen in Abhängigkeit von Tumor-Stadium und Ausdehnung auftreten. Weitere Zielgruppen sind Pat. mit hepatobiliärem CA und Magenkarzinom. Nach vollständiger Tumorentfernung erfolgt die Normalisierung des CA 19-9-Wertes innerhalb von 2—4 Wochen, durch Wieder- oder Weiteranstieg wird ein Rezidiv/Metast. oft vorzeitig (1—6 Monate) angezeigt. Eine im Verlauf ansteigende CA 19-9-Konzentration ist mit einer Remission nicht vereinbar.

Hinweise und Störungen

Bestimmungsmethode: Auch bei Verwendung des gleichen Antikörpers und vergleichbarer Standards/Standard-Meßbereiche und Testmethoden sowie brauchbarer intra- (3—13%) und inter- (4—16%)- Assay-Variation ist beim Vergleich von CA 19-9-Werten aus Tests zweier Hersteller Vorsicht geboten!

Da in Patientenseren u. U. sehr hohe CA 19-9-Konzentrationen über 100.000 U/ml auftreten können, müssen die Seren oft von 1 : 10 bis über 1 : 1000 verdünnt werden. Dafür werden von den Herstellern Verdünnungsflüssigkeiten angeboten.

Es ist zu beanstanden, daß der Meßbereich der kommerziellen CA 19-9-Tests mit 5—120 U/ml zu eng eingestellt ist. Zudem wurde über eine Beeinträchtigung der im oberen Meßbereich bestimmten Konzentrationen durch den High-Dose-Hook-Effekt berichtet, so daß bei Tumorseren mit CA 19-9-Werten zwischen 90 und 120 U/ml eine zusätzliche Wiederholung der Bestimmung mit einer 1 : 10-Verdünnung empfohlen werden muß /[32]/.

Referenzbereich: Nach den Erstbeschreibern /[1]/ wurde in einem sehr großen Kollektiv von gesunden Blutspendern (n = 2700) eine obere Referenzbereichsgrenze von 37 U/ml ($\bar{x}$ = 8.4 ± 7.4 U/ml, 99.6% der Werte unter 37 U/ml = Spezifität) festgelegt.

Es besteht keine Korrelation zum Alter oder Rauchen, aber zum Geschlecht (Frauen haben leicht höhere Werte).

Keine meßbaren CA 19-9-Werte sind bei Gesunden und Patienten mit der sehr seltenen Blutgruppenkonstellation Lewis-a/b-negativ (3—7% der Bevölkerung) zu erwarten, da ihnen eine für die Expression des CA 19-9-Epitops wichtige Sialyltransferase und eine fucosylierte Vorstufenkette fehlt /[2, 3]/.

Bezüglich Pleura- und Aszites-Flüssigkeiten wurden bei einer dem Serum vergleichbaren Diskriminanzgrenze (30 U/ml) signifikante Unterschiede zwischen benignen und malignen Erkrankungen nur für den Aszites gefunden /[39]/; ($p < 0.01$; Prävalenz 68%, Sens. = 50%, Spez. = 100%).

Stabilität: Es liegen keine besonderen Erfahrungen vor. Es empfiehlt sich eine baldige Trennung des Serum/Plasma vom Blutkuchen vorzunehmen. Kurzfristige Aufbewahrung bei 4 °C, längere bei mindestens minus 30 °C.

Störungen: Hingewiesen werden muß auf eine mögliche Bestimmung falsch positiver Meßwerte durch immunologische Beeinflussung infolge einer spezifischen/unspezifischen Antikörper-Bildung bei Patienten unter Frischzellentherapie und/oder nach Verabreichung von monoklonalen Antikörpern (Maus oder Ratte) aus diagnostischen (Radioimmunodetektion) oder therapeutischen Gründen.

Cave: CA 19-9 ist als Epitop einer normalen Blutgruppeneigenschaft normaler Bestandteil vieler Schleimhautzellen und deren sezernierter Produkte (z. B. Mekonium, Stuhl). Besondere Vorsicht ist deshalb bei allen Sekreten geboten, weil in diesen selbst bei Gesunden extrem hohe CA 19-9-Konzentrationen (bis über 100.000 U/ml) gemessen werden können, z. B. Milch, Speichel, Seminalflüssigkeit, Magensaft, Fruchtwasser, Urin, Ovarialzystenflüssigkeit /[2, 3, 33–37]/, während nur im Serum/Plasma von Gesunden und deren abgeleiteten Körperflüssigkeiten (Pleura-Aszites-Flüssigkeit, Liquor) unter physiologischen Bedingungen sehr niedrige Konzentrationen gefunden werden.

Dies trifft auch mit Einschränkungen auf Gallen-/Duodenal-/Pankreas-Flüssigkeiten zu, in denen mediane CA 19-9-Werte um 8000 U/ml /[8]/ bzw. zwischen 1000 und 6000 U/ml gefunden werden /[38]/, bzw. Werte < 1000 U/ml bei Pankreatitis ohne Stein und > 1000 U/ml bei Pankreatitis mit Stein /[17]/ ohne größere Unterschiede zwischen Gesunden oder Patienten mit benignen und malignen Pankreaserkrankungen.

Pathophysiologie

1979 wurde zum ersten Mal über einen monoklonalen Antikörper (1116NS-19-9, ein Mäuse-IgG_1-Immunglobulin) berichtet, der gegen eine menschliche kolorektale Karzinomzellinie hergestellt worden war /[41]/. Nach Isolierungsstudien ließ sich das Antigen einem Molekül von 36 000 Dalton zuordnen und wurde als CA 19-9 bzw. GICA (gastrointestinal cancer antigen) bezeichnet.

Chemisch wurde CA 19-9 als Monosialogangliosid (Glykolipid) und zwar als Sialyl-Derivat der Lacto-N-Fucopentaose II — einem Hapten der menschlichen Lewis-a-Blutgruppendeterminante—identifiziert, dessen immunologischer Nachweis durch Neuraminidase verhindert werden konnte /[42]/.

Durch Immunfluoreszenz- und Immunperoxidase-Untersuchungen mit dem monoklonalen Antikörper konnte CA 19-9 überwiegend in Kolon- (59%), Magen- (89%) und Pankreaskarzinomen (86%) sowie selten in Leber-, Gallenblasen-, Bronchial-, Mamma- und muzinösen Ovarialkarzinomen /[43]/ und im fetalen Ephitel des Magens (41%), Kolons (69%), Dünndarms (89%), der Leber und des Pankreas /[44]/ sowie in Spuren in normalen adulten Organen wie Pankreas, Magen, Leber, Gallenblase und Lunge /[43]/ nachgewiesen werden.

Beim Kolonkarzinom zeigten ausgedehnte histologische Untersuchungen nur in 11% eine stark positive, in 53% eine fokale und in 36% eine fehlende Färbung ohne signifikante Korrelation zu Darmregion, Staging, Grading oder zur Ploidie /[45]/.

Im Vergleich zum Magenkarzinom (58% positiv) zeigte sich CA 19-9 histologisch auch im normalen Magen-Oberflächenephitel (foveolärer Typ) oder in intestinaler

Metaplasie (goblet cell-Typ) mit steigender Konzentration bei zunehmender Atrophie und Metaplasie (43%), ferner bei benigner Ulkuskrankheit (48%) /[46]/.

Zusätzlich konnte CA 19-9 auch frei zirkulierend als hochmolekulares Muzin (Molekulargewicht > 10^6) mittels eines immunoradiometrischen Assays bestimmt werden /[47]/.

CA 19-9 (= Sialyl-Le^a) leitet sich wie Le^x, Sialyl-Le^x, Le^y vom Lewis-Blutgruppensystem (Le^a, Le^b) ab, kann als Glykolipid oder Muzin auftreten und enthält Neuraminsäure und Fukose. Biosynthetisch entsteht es aus einer Vorstufenkette Typ I nach Wirkung einer alpha-3-Sialyltransferase über eine Vorstufe (CA 50 — ein ebenfalls kommerzialisierter Tumormarker) nach Fucosylierung in alpha-1-4-Stellung am N-Azetylglucosamin /[48]/, wobei N-Azetylneuraminsäure an einen terminalen Galactose-Rest in alpha-2-3-Stellung gebunden ist.

Während in Serum und verwandten Körperflüssigkeiten bei Normalpersonen sehr niedrige CA 19-9-Werte meist unter 10—15 U/ml bei einer sicheren oberen Referenzbereichsgrenze von 30—40 U/ml gefunden wurden, zeigten sich bei den meisten Patienten mit benignen Erkrankungen nur in 3—4% der Fälle pathologische Erhöhungen, ausgenommen sind Erkrankungen des Leber-Gallen-Pankreas-Systems, die meist vorübergehend bis zu 20—50% pathologische Konzentrationen unter 100 bis maximal 500 U/ml aufwiesen.

Demgegenüber fanden sich pathologische Konzentrationen mit im Verlauf oft exponentiellem Anstieg bei unbehandelten Patienten mit Pankreaskarzinom (80%), hepatobiliärem Karzinom (50%), Magenkarzinom (60%), Kolonkarzinom (45%) und auch mit deutlich niedrigeren Raten (unter 10%) beim Bronchial- und Mammakarzinom.

Als normaler Bestandteil der Blutgruppensubstanz Lewis a sind extrem hohe zirkulierende CA 19-9-Konzentrationen in Sekreten physiologisch. Sie sind nur im Serum/Plasma und verwandten Körperflüssigkeiten oberhalb der Referenzbereichsgrenze von 30—40 IU/ml als pathologisch und mit steigender Konzentration als pathognomonisch für eine Tumorerkrankung anzusehen.

Trotz seiner hohen Spezifität gegenüber vielen benignen Erkrankungen und im Vergleich zu einigen etablierten Tumormarkern ist auch CA 19-9 weder ein tumor- noch organspezifisches Antigen. Seine Hauptbedeutung liegt in der frühen Diagnostik sowie Therapie- und Verlaufskontrolle von Patienten mit Pankreaskarzinom, hepatobiliärem und Magenkarzinom, wobei pathologische Serumkonzentrationserhöhungen oft früher Änderungen im klinischen Verlauf anzeigen und damit frühzeitigere diagnostische und therapeutische Maßnahmen indizieren können.

Literatur

1. *Del Villano, B. C., S. Brennan, P. Brock, C. Bucher, V. Liu, M. McClure, B. Rake, S. Space, B. Westrick, H. Shoemaker, V. R. Zurawski:* Clin. Chem. *29:* 549 (1983). Radioimmunometric assay for a monoclonal antibody-defined tumor marker, CA 19-9.
2. *Brockhaus, M., M. Wysocka, J. L. Magnani, Z. Speplewski, H. Koprowski, V. Ginsburg:* Vox Sang. *48:* 34 (1985). Normal salivary mucin contains the gastrointestinal cancer-associated antigen detected by monoclonal antibody 19-9 in the serum mucin of patients.
3. *Uhlenbruck, G., F. G. Hanisch, C. Dienst, U. Höller:* CA 19-9 als Bestandteil des Lewis-Blutgruppensystems. In: *Greten, H., R. Klapdor:* Neue tumorassoziierte Antigene, S. 290. Thieme, Stuttgart, (1985).
4. *Safi, F., R. Bittner, H. G. Beger:* Wertigkeit des Tumormarkers CA 19-9 gegenüber CEA in den verschiedenen Stadien des kolorektalen und Magenkarzinoms, S. 19. In: *Greten, H., R. Kapdor,* Neue tumorassoziierte Antigene. Thieme, Stuttgart (1985).
5. *Stieber, P., R. Lamerz, A. Fateh-Moghadam:* Tumour Biol. *6:* 388 (1985). Radioimmunological determinations of CA 19-9. Comparison of 2 different methods and clinical value.
6. *Del Villano, B. C., V. R. Zurawski:* The carbohydrate antigenic determinant 19-9 (CA 19-9): a monoclonal antibody defined tumor marker. In: Immunodiagnostics, S. 269. Liss, New York (1985).

7. *Heptner, G., S. Domschke, M. U. Schneider, W. Domschke:* Differentialdiagnostische Bedeutung von CA 19-9-Serumspiegeln bei kolorektalen und Pankreas-Karzinomen. In: *Greten, H., R. Klapdor,* Neue tumorassoziierte Antigene, S. 40. Thieme, Stuttgart (1985).
8. *Heptner, G., S. Domschke, M. U. Schneider, W. Domschke:* Dtsch. Med. Wschr. *110:* 624 (1985). Bedeutung des tumorassoziierten Antigens CA 19-9 in der Differentialdiagnose von Pankreaserkrankungen.
9. *Andriulli, A., T. Gindro, P. Piantino, R. Farini, G. Cavallini, L. Piazzi, R. Naccarato, G. Dobrilla, G. Verme, L. A. Scuro:* Digestion *33:* 26 (1986). Prospective evaluation of the diagnostic efficacy of CA 19-9 assay as a marker for gastrointestinal cancers.
10. *Duffy, M. J., F. O'Sullivan, T. J. McDonnell, M. X. Fitzgerald:* Clin. Chem. *31:* 1245 (1985). Increased concentrations of the antigen CA 19-9 in serum of cystic fibrosis patients.
11. *Klapdor, U., R. Klapdor, G. Helferich, D. Striefler, M. Bahlo, H. G. Bützow, N. Soehendra, H. Greten:* CA 19-9 und CA-125 im Rahmen akuter und chronischer nicht-maligner Erkrankungen des Magen-Darm-Traktes. In: *Greten, H., R. Klapdor,* Neue tumorassoziierte Antigene, S. 86. Thieme, Stuttgart (1985).
12. *Ritts, R. E., B. C. delVillano, V. L. W. Go, R. B. Herberman, T. L. Klug, V. R. Zurawski:* Int. J. Cancer *33:* 339 (1984). Initial clinical evaluation of an immunoradiometric assay for CA 19-9 using NCI serum bank.
13. *Safi, F., H. G. Beger, R. Bittner, M. Büchler, W. Krautzberger:* Cancer *57:* 779 (1986). CA 19-9 and pancreatic adenocarcinoma.
14. *Staab, H. J., T. Brümmendorf, A. Hornung, F. A. Anderer, G. Kieninger:* Klin. Wschr. *63:* 106 (1985). The clinical validity of circulating tumor-associated antigens CEA and CA 19-9 in primary diagnosis and follow-up of patients with gastrointestinal malignancies.
15. *Klapdor, R., H. Greten:* Dtsch. Med. Wschr. *109:* 1935 (1984). Das tumor-assoziierte Antigen CA 19-9 in der Differentialdiagnostik und Verlaufskontrolle von Malignomen des Pankreas und Magen-Darm-Traktes.
16. *Malesci, A., M. A. Tommasini, P. Bocchia, A. Zerbi, E. Beretta, M. Vecchi, V. di Carlo:* La Ricerca Clin. Lab. *11:* 303 (1981). Differential diagnosis of pancreatic cancer and chronic pancreatitis by a monoclonal antibody detecting a new cancer associated antigen (CA 19-9).
17. *Tatsuta, M., H. Yamamura, H. Iishi, M. Ichii, S. Noguchi, R. Yamamoto, S. Okuda:* Cancer *56:* 2669 (1985). Value of CA 19-9 in the serum, pure pancreatic juice, and aspirated pancreatic material in the diagnosis of malignant pancreatic tumor.
18. *Polterauer, P., M. Havel, M. M. Müller:* Tumor Diagn. & Therapie *7:* 17 (1986). CA 19-9 bei Erkrankungen der Leber (Hepatom, Metastase, Zirrhose) und des Dickdarms (Kolorektalkarzinom Dukes A-C).
19. *Klapdor, R., U. Klapdor, M. Bahlo, B. Schmieding, B. Kremer, M. Dallek, L. Hoffmann, H. v. Ackeren, H. W. Schreiber, H. Greten:* CA 19-9 und CA-125 im Vergleich zu CEA bei Malignomen des Pankreas und des Gallenwegssystems — Primärdiagnostik, Prognose, Rezidivdiagnostik und Verlaufskontrolle. In: *Greten, H., R. Klapdor,* Neue tumorassoziierte Antigene, S. 58. Thieme, Stuttgart (1985).
20. *Jalanko, H., P. Kuusela, P. Roberts, P. Sipponen, C. A. Haglund, O. Mäkkelä:* J. Clin. Pathol. *37:* 218 (1984). Comparison of a new tumor marker CA 19-9 with alpha-fetoprotein and carcinoembryonic antigen in patients with upper gastrointestinal diseases.
21. *Szymendera, J. J., M. P. Nowacki, I. Kozlowiczgudzinska, M. Kowalska:* Dis. Colon Rect. *28:* 895 (1985). Value of serum levels of carcinoembryonic antigen (CEA) and gastrointestinal cancer antigen (GICA, CA 19-9) for preoperative staging and postoperative monitoring of patients with colorectal carcinoma.
22. *Heptner, G., S. Domschke, F. Krapf, M. U. Schneider, H. Iro, W. Domschke:* Dtsch. Med. Wschr. *109:* 1309 (1984). Vergleich der Tumormarker CEA und CA 19-9 in der kolorektalen Diagnostik.
23. *Glaubitt, D., M. Cordoni-Voutsus:* Tumormarker im Serum unter besonderer Berücksichtigung von CA 125 und CA 19-9 bei Kranken mit nicht-kleinzelligem Lungenkarzinom. In: *H. Greten, R. Klapdor,* Neue tumorassoziierte Antigene, S. 254. Thieme, Stuttgart (1985).
24. *Schröck, R., R. Hafter, K. Jürgensmeyer, A. Hünichen, L. Schmid, H. Greff:* Klinische Aspekte tumorassoziierter Antigene in der gynäkologischen Onkologie. In: *Greten, H., R. Klapdor,* Neue tumorassoziierte Antigene, S. 186. Thieme, Stuttgart (1985).
25. *Molina, R., A. M. Ballesta, E. Letang, J. L. Marin, E. Casals, M. Elena, J. Sanchez Lloret, A. Balague:* Tumour Biol. *6:* 394 (1985). Tumor markers CA 125 and CA 19-9 in patients with lung cancer.
26. *Canney, P. A., P. M. Wilkinson, R. D. James, M. Moore:* Brit. J. Cancer *52:* 133 (1985). CA 19-9 as a marker for ovarian cancer: Alone and in comparison with CA 125.

27. *Bast, R. C., T. L. Klug, E. Schaetzl, P. Lavin, J. M. Niloff, T. G. Greber, V. R. Zurawski, R. C. Knapp:* Amer. J. Obstet. Gynecol. *149:* 553 (1984). Monitoring human ovarian carcinoma with a combination of a CA 125, CA 19-9, and carcinoembryonic antigen.
28. *Hoffmann, L., S. Müller-Hagen, R. Klapdor, M. Dietel, H. Arps, E. Schäfer:* J. Cancer Res. Clin. Oncol. Suppl. *111:* 134 (1986). Monitoring ovarian carcinoma with CA 125, CA 19-9, CA 15-3 and CEA in serum, ascites and tumor tissue.
29. *Kreienberg, R., V. Möbus:* Die Bedeutung von CA 125 im Vergleich zu anderen Tumormarkern beim Ovarialkarzinom. In: *Greten, H., R. Klapdor,* Neue tumorassoziierte Antigene, S. 197. Thieme, Stuttgart (1985).
30. *Schmid, L., A. Magacz, K. Zellmann, M. Oberdorfer, H. Langhammer:* CA 19-9 im Vergleich zu CEA in der onkologischen Nachsorge gastrointestinaler Tumorkranker. In: *Greten, H., R. Klapdor,* Neue tumorassoziierte Antigene, S. 45. Thieme, Stuttgart, (1985).
31. *Lorenz, M., C. Hottenrott, J. Happ, M. Reimann-Kirkowa, F. D. Maul, A. Enke, G. Hör:* CEA und CA 19-9 als Verlaufsparameter bei der intraarteriellen Therapie von Lebermetastasen. In: *Greten, H., R. Klapdor,* Neue tumorassoziierte Antigene, S. 112. Thieme, Stuttgart (1985).
32. *Klapdor, R., U. Klapdor, M. Bahlo, H. Greten:* Tumor Diagn. Ther. *5:* 161 (1984). CA 19-9 in der Diagnostik und Differential-Diagnostik des exkretorischen Pankreaskarzinoms.
33. *Uhlenbruck, G., U. v. Meensel-Maene, F. G. Hanisch, C. Dienst:* Hoppe-Seyler's Z. Physiol. Chem. *365:* 613 (1984). Unexpected occurrence of the CA-19-9 tumor marker in normal human seminal plasma.
34. *Hanisch, F. G., G. Uhlenbruck, C. Dienst, M. Stottrop, E. Hippauf:* Eur. J. Biochem. *149:* 323(1985). CA 125 and CA 19-9: two cancer-associated sialyl-saccharide antigens on a mucus glycoprotein from human milk.
35. *Grassi, F., D. Nitti, M. Parison, F. Angelastri, P. Bassetto, R. Farini, R. Naccarato, M. Lise:* Presentation at the XI. Annual Meeting of Int. Soc. Oncodev. Biol. Med. Sept. 1983, Stockholm. GICA 19-9 and CEA in gastric juice of patients with gastric cancer.
36. *Ura, Y., M. Ishida, Y. Ochi:* Tumour Biol. *6:* 392 (1985). Studies on CA 19-9 antigen in saliva and stool.
37. *Pak, K. Y., M. Blaszczyk, M. Herlyn, Z. Steplewski, H. Koprowski:* Hybridoma *3:* 1 (1984). Identification and isolation of Lewis blood group antigens from human saliva using monoclonal antibodies.
38. *Schmiegel, W. H., C. Kreiker, W. Eberl, R. Arndt, M. Classen, H. Greten, K. Jessen, H. Kalthoff, N. Soehendra, H. G. Thiele:* Gut *26:* 456 (1985). Monoclonal antibody defines CA 19-9 in pancreatic juices and sera.
39. *Lamerz, R., J. Mezger, A. L. Gerbes:* Der diagnostische Wert von Tumormarkern in Aszites und Pleurapunktaten. In: *Wüst, G.*, Tumormarker, S. 108. Steinkopff, Darmstadt (1986).
40. *Baum, R. P., R. T. Michel, M. Lorenz, C. Hottenrott, F. D. Maul, J. Happ, R. Senekowitsch, H. Schmidt-Matthiesen, G. Hör:* Monoklonale Antikörper (19-9/Anti-CEA/125) zur immunszintigraphischen Lokalisation von Tumoren. In: *Wüst, G.*, Tumormarker, S. 80. Steinkopff, Darmstadt (1986).
41. *Koprowski, H., Z. Steplewski, K. Mitchell, M. Herlyn, P. Fuhrer:* Somatic Cell Genetics *5:* 957 (1979). Colorectal carcinoma antigens detected by hybridoma antibodies.
42. *Magnani, J. L., B. Nilsson, M. Brockhaus, D. Zopf, Z. Steplewski, H. Koprowski, V. Ginsburg:* J. Biol. Chem. *257:* 14365 (1982). A monoclonal antibody-defined antigen associated with gastrointestinal cancer is a ganglioside containing sialylated lacto-N-fucopentaose II.
43. *Atkinson, B. F., C. S. Ernst, M. Herlyn, Z. Steplewski, H. F. Sears, H. Koprowski:* Cancer Res. *42:* 4820 (1982). Gastrointestinal cancer-associated antigen in immunoperoxidase assay.
44. *Raux, H., F. Labbe, M. C. Fondaneche, H. Koprowski, P. Burtin:* Int. J. Cancer *32:* 315 (1983). A study of gastrointestinal cancer-associated antigen (GICA) in human fetal organs.
45. *Arends, J. W., T. Wiggers, B. Schutte, C. T. Thijs, C. Verstijnen, J. Hilgers, G. H. Blijham, F. T. Bosman:* Int. J. Cancer *32:* 289 (1983). Monoclonal antibody (1116NS 19-9) defined monosialoganglioside (GICA) in colorectal carcinoma in relation to stage, histopathology and DNA flow cytometry.
46. *Lindgren, J., P. Siopponen:* Tumour Biol. *6:* 389 (1985). Gastrointestinal cancer associated antigen CA 19-9 and Lewis blood group substances in benign and malignant gastric tissue.
47. *Magnani, J. L., Z. Steplewski, H. Koprowski, V. Ginsburg:* Cancer Res. *43:* 5489 (1983). Identification of the gastrointestinal and pancreatic cancer-associated antigen detected by monoclonal antibody 19-9 in the sera of patients as a mucin.
48. *Uhlenbruck, G.:* Med. Welt *81:* 174 (1986). Tumormarker: Biochemische Aspekte und neue Perspektiven.

CA-125

Indikation

Absolut: Verdacht auf Ovarialkarzinom.
Therapie- und Verlaufskontrolle beim Ovarialkarzinom.
Relativ: Verdacht auf Pankreaskarzinom (Zweitmarker nach CA 19-9).

Bestimmungsmethoden

Es werden inzwischen von verschiedenen Herstellern unter Verwendung des gleichen monoklonalen Antikörpers (OC-125, IgG_1-Mäuse-Immunglobulin) immunoradiometrische Tests angeboten, bei denen der gleiche Antikörper als »Catcher«-Antikörper (als feste Phase an eine Polystyrolkugel bzw. an die Röhrchenwand gebunden = coated tube) und Detektor/Tracer-Antikörper (^{125}J-markierter Antikörper) eingesetzt ist. Enzymimmunologische Tests sind in Vorbereitung.

Seit den Erstbeschreibern /1, 2/ wird einem Einschritt-Simultan-IRMA der Vorzug gegeben, bei dem die Antikörper-benetzte Kugel bzw. das Antikörper-benetzte Röhrchen zusammen mit Standard- oder Analysen-Probe (200/100 ul) ohne Vorinkubation direkt mit dem markierten Detektor-Antikörper (800/100 ul) angesetzt und inkubiert werden (18—20 Std.). Nach einem Mehrfach-Waschschritt ist die gemessene Radioaktivität direkt proportional der Antigenkonzentration. Der Test hat eine analytische Sensitivität von 2—5 U/ml und umfaßt einen Meßbereich zwischen 5/10 und 400/500 U/ml.

Untersuchungsmaterial

Serum, Plasma, Liquor 1 ml

Referenzbereiche /2/

0—35 U/ml	(99%ige Vertrauensgrenze für Normalpersonen)
0—65 U/ml	(99.8% Vertrauensgrenze für Normalpersonen und Patienten mit benignen Erkrankungen)

Bewertung

Benigne Erkrankungen

Erhöhte CA-125-Konzentrationen im Serum wurden gefunden bei Patienten mit:

Adnexitis (17—25% > 65 U/ml) /4, 9/, Endometriose (30% > 35 U/ml) /3/, entzündlichen Beckenerkrankungen (9.5% > 65 U/ml) /5/, Peritonitis (59% > 65 U/ml) /10/, benignen Erkrankungen (2% > 65 U/ml) /2/, akuter Pankreatitis (36% > 65 U/ml) /10/ bis maximal 500 U/ml /11/, Cholelithiasis (7% > 65 U/ml), Cholezystitis (23% > 65 U/ml), akuter Hepatitis (2% > 65 U/ml), chronischen Lebererkrankungen (57% > 65 U/ml), Leberzirrhose (64% > 65 U/ml) /10/, ohne Ikterus zu 36%, mit Ikterus zu 7% /7/, bei Ikterus ohne Leberzirrhose (21% > 65 U/ml) /7/, Lebergranulomatose (47% > 65 U/ml), Autoimmunerkrankungen (7% > 65 U/ml) /10/, Niereninsuffizienz (11% > 65 U/ml) /7/.

Auch bei benignen Adnextumoren (8% > 65 U/ml) /9, 12—14/ und Leiomyomen (4% > 65 U/ml) /5/ wurden Erhöhungen beobachtet.

Maligne Erkrankungen

Ovarialkarzinom: Beim primären Ovarialkarzinom (Inzidenz 10—15/Jahr/100.000 Frauen) wurde die höchste diagnostische Sensitivität des CA-125-Tests beschrieben mit Werten zwischen 82% und 83% (> 35 U/ml) bzw. zwischen 74% und 78% (> 65 U/ml) sowie maximalen Konzentrationen zwischen 5000 und über 13.000 U/ml /[1—4, 8, 9, 12, 15, 16]/.

Im Frühstadium (FIGO I—II) wurde eine geringere Rate gefunden, und zwar zwischen 54% und 60% (> 65 U/ml, $\bar{x}$ = 73 U/ml) /[9, 12]/; im Stadium III von 68%; im Stadium III—IV von 78—100% (> 65 U/ml, $\bar{x}$ = 350 U/ml) /[4, 9, 12]/ demgegenüber beim metastasierenden Ovarialkarzinom von nur 30% /[12]/.

Ferner zeigte sich eine Abhängigkeit der diagnostischen Sensitivität vom histologischen Tumortyp; danach gehen einher:
Der häufigste epitheliale Typ mit einer Sensitivität von 79% /[13]/, der seröse Typ mit 81—98% (> 65 U/ml) /[8, 12—16]/, der entdifferenzierte Typ mit 57% /[14]/ bzw. 75% (> 35 U/ml) /[12]/, der endometrioide Typ mit 60% (> 35 U/ml) /[8]/ und der muzinöse Typ mit 9% bzw. 80% (> 65 U/ml) /[14, 15]/ bzw. 45—67% (> 35 U/ml) /[12, 13, 16]/.

Es wurde eine gute Korrelation zwischen Tumormasse sowie Höhe und Häufigkeit pathologischer Werte beobachtet /[8, 9, 17]/.

Nach der größten deutschen Verbundstudie (n = 288) /[9]/ zeigte sich bei einem Grenzwert von 65 U/ml eine diagnostische Sensitivität von 74% bei einer Spezifität von 99% gegenüber einem weiblichen Normalkollektiv (n = 251) sowie von 83% gegenüber entzündlichen Adnexitiden und von 92% gegenüber benignen Ovarialtumoren. Dementsprechend ergab sich für das Ovarialkarzinom ein positiver prädiktiver Wert von 0.91 (gegenüber allen Gruppen), von 0.93 gegenüber benignen Ovarialtumoren sowie ein negativer prädiktiver Wert von 0.85 bezugnehmend auf andere Erkrankungen und von 0.68 gegenüber benignen Tumoren (Prävalenz bei 40%). Nach einer durchgeführten ROC-Analyse lag die beste Diskriminanzgrenze bei 50 U/ml (Sens. = 80%, Spez. = 97%, n = 199 präop. Ovarialkarzinome, 251 Normalpersonen).

Andere gynäkologische Karzinome: Beim Mammakarzinom hat CA-125 nur eine diagnostische Sensitivität von 8—13% (> 65 U/ml) /[1, 4, 14, 15]/ bzw. von 12% (> 35 U/ml) /[12]/, beim Collumkarzinom von 5% (> 65 U/ml), beim Corpuskarzinom von 20% (> 65 U/ml) /[15]/, beim Zervixkarzinom von 13% (> 35 U/ml) /[13]/ und Endometriumkarzinom von 9—25% (> 35 U/ml) /[13, 18]/.

Gastrointestinale Karzinome: Folgende diagnostische Sensitivitäten sind beschrieben: Pankreaskarzinom 59 bis 79% (> 35 U/ml) /[1, 10, 11]/, Lebermetastasierung 70% (> 65 U/ml), Hepatom 77% (> 65 U/ml) /[10]/, kolorektales Karzinom 9.6% (> 27 U/ml) /[20]/ bzw. 20 bis 39% (> 35 U/ml) /[1, 8, 10, 11]/ bzw. 64 bis 88% (> 20 U/ml) /[19]/, Magenkarzinom 14% (> 27 U/ml) /[20]/ bzw. 56 bis 67% (> 20 U/ml) /[19]/ bzw. 39% (> 35 U/ml) /[10]/.Vor allem beim Pankreaskarzinom liegt eine gute Korrelation zwischen CA-125-Wert und Tumorstadium vor /[11]/.

Andere Karzinome: Für das Bronchialkarzinom ist eine diagnostische Sensitivität zwischen 30 und 57% (> 35 U/ml) beschrieben /[1, 10, 21]/.

Verlaufsbestimmungen

Für das Ovarialkarzinom liegt eine gute bis sehr gute Korrelation zwischen CA-125-Wert und dem klinischen Verlauf in 87—94% der Fälle vor /[1, 9, 12, 14, 22]/, wobei die CA-125-Konzentrationsänderung in etlichen Fällen dem klinischen Verlauf um 1—8 Monate vorausgehen kann /[4, 13]/.

In der Regel kommt es bei vollständiger Tumorentfernung zu einem oft exponentiellen Konzentrationsabfall von 75—90% des Ausgangswertes während der ersten 7 Tage /[13]/ und zu einer Normalisierung der Werte innerhalb von 2—3 Wochen /[4, 13]/, so daß tumorfreie Stadien (NED) nur in 1—4% der Fälle pathologische Werte aufweisen /[9, 12]/. Andererseits konnten bei Patienten mit postoperativ normalisierter CA-125-Konzentration und nach vermeintlich kurativer Operation bei second-look-Operationen noch einzelne Fälle mit Resttumorgewebe unter 1 cm Durchmesser gefunden werden, so daß nach vorherrschender Meinung von Gynäkologen /[9]/ nicht auf diese übliche Revisionslaparotomie verzichtet werden kann.

Umgekehrt darf jedoch davon ausgegangen werden, daß bei Patientinnen mit pathologischen CA-125-Werten 1—3 Monate nach Operation noch ein Resttumor von > 2 cm Größe vorliegt. Bei Rezidiv und klinischer Progression wurden in 74—89% der Fälle /[4, 9, 13, 15]/ Werte > 65 U/ml nachgewiesen.

Im Vergleich mit anderen Tumormarkern (TPA, CEA, CA 19-9, Plazenta-AP, hCG, D-Dimer-Fibrinderivate) schnitten diese mit Ausnahme des D-Dimers /[23]/ bei vergleichbar gutem Verhalten von TPA auch in der ROC-Analyse /[23]/ deutlich schlechter ab. Auch durch eine kombinierte Bestimmung von CA-125 mit anderen Markern wurde keine Verbesserung der Aussage gegenüber der alleinigen CA-125-Bestimmung erreicht /[4, 7, 13, 14, 16, 22, 24]/.

Nur noch für das Pankreaskarzinom wurde eine gute Korrelation des CA-125-Wertes zum Tumorstadium und zur Progression der Erkrankung beschrieben /[11]/.

Die Abklingzeit von CA-125 bei vollständiger Tumorentfernung (Halbwertszeit) beträgt 4.8 Tage /[8]/.

CA-125-Werte im Serum bei Patienten mit benignen und malignen Erkrankungen

Erkrankung	**Sensitivität %** >35 U/ml	>65 U/ml	**Beurteilung**
Benigne Erkrankungen			Bei vielen benignen Erkrankungen bestehen normale CA-125-Werte i. S. Einige Erkrankungen, z. B. von Adnexen, Leber, Pankreas zeigen häufiger Erhöhungen, die transitorisch oder konstant niedrig-pathologisch sind. Meist erfolgt die Normalisierung mit klinischer Besserung im Verlauf (Kontrolle der Konzentration im Abstand von mindestens 2 Wochen.)
Allgemein		2	
(akute) Adnexitis		17—25	
Endometriose	30		
Peritonitis		59	
akute Pankreatitis		36	
Cholelith./-cystitis		7—23	
Akute Hepatitis		2	
Chron. Lebererkrankungen (Leberzirrhose, Ikterus, Granulom)		36—64	
Niereninsuffizienz		11	
Adnextumoren		8	
Leiomyom		4	
Maligne Erkrankungen			CA-125 ist wichtigster Marker beim Ovarialkarzinom, kein Screening-Test, jedoch hilfreich bei Diagnose; Spezifität 99% gegenüber Normalpersonen, 83% gegenüber entzündlichen Adnexerkrankungen, 92% gegenüber benignen Ovarialtumoren. Im Verlauf gute
Metast. Ovarialkarzinom	30		
Prim. Ovarialkarzinom	82—83	74—78	
— epithel. Typ		79	
— seröser Typ		81—98	
— entdiff. Typ	57—75		

CA-125-Werte im Serum bei Patienten mit benignen und malignen Erkrankungen (Fortsetzung)

Erkrankung	**Sensitivität %** **>35 U/ml**	**> 65 U/ml**	**Beurteilung**
— endometrioider Typ	60		Korrelation bei ca. 90%, Vorwarnzeit 1—8 Monate. Bei vollständiger Tumorentfernung Wert-Normalisierung innerhalb von 2—3 Wochen, in Remission nur 1—4% pos., bei Progression um 80%. Ein normaler Wert schließt einen kleinen Resttumor (< 1 cm) nicht aus, ein erhöhter Wert > 65 U/ml spricht für einen Resttumor > 2 cm. Sonst CA-125 als Zweitmarker beim Pankreaskarzinom zu empfehlen. Ansteigende CA-125-Werte sind mit einer Remission nicht vereinbar.
— muzinöser Typ	45—67		
Mammakarzinom	12	8—13	
Collumkarzinom		5	
Corpuskarzinom		20	
Zervixkarzinom	13		
Endometriumkarzinom	9—25		
Pankreaskarzinom	59—79		
Lebermetastasen		70	
Leberzellkarzinom		77	
Kolorektales Karzinom	20—40		
Magenkarzinom	40		
Bronchialkarzinom	30—57		

Hinweise und Störungen

Bestimmungsmethode: Bei Verwendung von Test-Kits verschiedener Hersteller ist mit differenten CA-125-Werten trotz Verwendung des gleichen monoklonalen Antikörpers und ähnlicher Bestimmungstechnik zu rechnen /[4,7]/.

Im Serum von Tumorpatienten können sehr hohe CA-125-Werte auftreten. Zur Vermeidung des High-Dose-Hook-Effektes sollten Werte von über 350—400 U/ml mit einer 1 : 10 Serumverdünnung wiederholt werden.

Bei den Erstbeschreibern des Tests lag die Empfindlichkeit bei 1.4 U/ml, die Intra-Assay-Variation bei 5—9%, die Inter-Assay-Variation bei 10—16% und die Recovery bei 92—108% /[2]/.

Referenzbereich: Nach den Erstbeschreibern /[2]/ haben gesunde männliche Blutspender ein Mittel von 8.0 ± 9.4 U/ml, weibliche Spender ein Mittel von 9.9 ± 8.0 U/ml und beide Gruppen zusammen ein integriertes Gesamtmittel von 8.7 ± 8.9 U/ml.

Es besteht ein signifikanter Geschlechts- (Frauen leicht höher) und geringerer Altersunterschied (leicht abnehmende Werte mit höherem Alter) für beide Geschlechter.

Mit einem erhöhten CA-125-Wert im Serum ist bei einem Teil der Schwangeren zu rechnen: 3.—9. SSW 30% (> 35—260 U/ml) /[3]/, 6% in der 38.—42. SSW (> 65 U/ml) /[4]/ und 22% über 65 bis 130 U/ml /[5]/.

Beschrieben wurde ein deutlicher Gradient zum normalen Fruchtwasser mit CA-125-Konzentrationen zwischen 300 und 600 U/ml /[4]/ bzw. zwischen 3000 und 7000 U/ml zwischen der 14. und 25. SSW /[5]/ bzw. ein Mittel von 544 ± 78 U/ml /[6]/.

Zusätzlich zum CA-125-Wert wird die Angabe des Kit-Herstellers empfohlen, da aufgrund vergleichender Untersuchungen über Unterschiede berichtet wird /[4,7]/.

Stabilität: Es liegen keine besonderen Erfahrungen vor. Kurzfristige Lagerung bis 1 Woche bei 4 °C, sonst einfrieren bei —30 °C.

Andere Körperflüssigkeiten: Da es sich beim CA-125 um ein hochmolekulares Glykolipid oder Glykoprotein (Muzin?) mit evtl. Verwandtschaft zu Blutgruppensubstanzen bzw. anderen Oberflächensubstanzen von bestimmten Zellen, z. B. Mesothelzellen, Schleimhautzellen weiblicher Genitalorgane handelt, besteht die Möglichkeit, daß klinisch verwertbare Bestimmungen nur im Serum/Plasma oder allenfalls in serumabhängigen Körperflüssigkeiten wie Pleura-Ex/Transsudat, Liquor und Aszites durchzuführen sind, nicht jedoch in Sekreten. So wurden im Zervixsekret von Gesunden extrem hohe CA-125-Konzentrationen zwischen 14.200 und 153.000 gemessen /[25]/, ferner auch in nicht maligner Ovarialflüssigkeit ($\bar{x}$ = 24.600 U/ml) /[25]/.

Weiterhin wurden folgende Konzentrationen gemessen: In benignen serösen Zystadenomen (um 300.000 U/ml) gegenüber nichtmuzinösen malignen ephithelialen Tumoren (20.000—2.140.000 U/ml) und malignen muzinösen Tumoren (1000—17.000 U/ml) /[26]/ und sogar in der Seminalflüssigkeit von Vasektomierten (17—1150 U/ml) /[27]/.

Ferner wurden bei Untersuchungen mehrerer Tumormarker für CA-125 ähnlich hohe Konzentrationen in benignen wie malignen Pleura-Ex/Transsudaten ($\bar{x}$ = 238/277 U/ml) und Aszites ($\bar{x}$ = 345/369 U/ml) ohne signifikante Differenzen gefunden, und auch die ROC-Analyse zeigte keine signifikanten Grenzwerte /[28]/.

Pathophysiologie

Im Jahre 1981 wurde zum ersten Mal über einen monoklonalen Antikörper (OC 125, ein IgG_1-Mäuse-Immunglobulin) berichtet, der gegen einen humanen epithelialen Ovarialtumor (OVCA 433, papilläres seröses Zystadenokarzinom) gerichtet war /[29]/. In der indirekten Immunfluoreszenz reagierte er mit epithelialen humanen Ovarialkarzinomzellinien und Tumorzellen aus dem Aszites von Patientinnen mit Ovarialkarzinom, aber nicht mit fetalen und adulten Ovarien, anderen adulten normalen Geweben (Uterus, Mamma, Eileiter, Haut, Lunge, Leber, Milz, Niere) oder mit Karzinomen nicht-ovarieller Provenienz.

Positiv reagierten benigne und borderline-seröse Ovarialtumoren, 83% der serösen Adenokarzinome, ferner endometrioide, hellzellige und undifferenzierte nichtmuzinöse Karzinome, wobei die Expression von CA-125 nicht mit dem Malignitätsgrad oder dem Stadium korreliert war /[30]/.

Mit der empfindlicheren Biotin-Avidin-Immunperoxidasemethode konnten zudem einige positive Reaktionen mit normalen und karzinomatösen Epithelzellen von Eileiter, Endometrium und Endozervix und in Fetalgeweben mit Abkömmlingen vom Zölomepithel (Müllersches Gangepithel) sowie mit Grenzzellen von Peritoneum, Pleura und Perikard sowie Amnionepithel gefunden werden.

Es wurde deshalb gefolgert, daß es sich beim CA-125 um ein gemeinsames Differenzierungs-Antigen /[31]/ und sogar um ein onkofetales Antigen /[6]/ handelt, obwohl CA-125 inzwischen auch im normalen Kolumnarepithel des weiblichen Genitaltrakts und als Bestandteil des normalen Zervixschleims nachgewiesen werden konnte /[25]/.

In immunhistologischen Immunperoxidase-Untersuchungen an Ovarialkarzinomen war CA-125 bei 70% der epithelialen Ovarialkarzinome, davon zu 90% membrangebunden (80% seröser Typ, 50% endometrioider Typ, 40% muzinöser Typ, 25% hellzelliger Typ) nachweisbar /[32, 33, 34]/, wobei es mit zunehmender Differenzierung geringer ausgeprägt war, bei differenziertem und solidem Karzinom oft das gesamte Zytoplasma betraf und eine auffällige Anfärbbarkeit der Kernmembran zeigte /[34]/.

Nach radioimmunologischen Bindungsstudien an humanen epithelialen Ovarialkarzinomzellinien erkannte der Antikörper OC 125 Antigen-Determinanten vom Molekulargewicht > 200.000 mit Bindungsaffinitätskonstanten zwischen 3.1×10^9 bis $6 \times 10^7\ M^{-1}$ und mit einer Dichte von 1×10^7 bis 2.8×10^5 Antigen-Determinanten pro Zelle /[35]/.

Nach neueren immunhistologischen Untersuchungen /[36]/ konnte CA-125 in fetalem und adultem normalen Tracheal-, Bronchial-, Bronchiolär- und terminalen bronchiolären Epithel, in Tracheal- und Bronchialdrüsen sowie in Pleura-Mesothel zusätzlich zu seinem Vorkommen in malignen Lungentumoren nachgewiesen werden.

Das CA-125 im Plasma ist ein Glykolipid oder Glykoprotein hohen Molekulargewichts von 200—300.000 und mit 2 Banden in der SDS-Elektrophorese /[32]/ bzw. von über 200.000 /[35]/ mit einem hitzelabilen Antigen. Die Primärstruktur von CA-125 ist noch nicht aufgeklärt, es wird jedoch vermutet, daß N-Azetylneuraminsäure in alpha-2-6-Bindung an ein internes N-Azetylglucosamin als Teil des CA-125-Epitops gebunden ist /[37, 38]/. Zudem konnte gezeigt werden, daß CA-125 wie CA 19-9 als strukturelle Einheit eines Mukusglykoproteins in der menschlichen Milch vorkommt und durch Perjodat-, Alkali- und Neuramin-Behandlung zerstört werden kann /[39]/.

Nach Entwicklung eines immunoradiometrischen Assays unter Verwendung des monoklonalen Antikörpers OC 125 /[1]/ war es möglich, auch im Serum von gesunden Normalpersonen niedrige Basiswerte meist unter 35 U/ml nachzuweisen. Mit diesem Test wurden höchste Sensitivitäten bei Patienten mit epithelialem Ovarialkarzinom (um 80%) gefunden; deutlich niedriger liegen die Raten für das Pankreaskarzinom (um 60%), das Bronchialkarzinom (um 30%) und andere weibliche Genitalkarzinome (Uterus, Mamma). Demgegenüber weisen Patientinnen mit entzündlichen Adnexerkrankungen und benignen Ovarialtumoren ebenfalls, wenn auch seltener, erhöhte Werte auf, weiterhin Patienten mit akuten/chronischen Erkrankungen von Leber und Pankreas, wobei die Konzentrationserhöhungen nur transitorisch und meist unter 100, selten unter 500 U/ml liegen.

Höhere CA-125-Werte sind beschrieben: Physiologischerweise bei Schwangeren im Serum, ferner deutlich höher im Fruchtwasser (300—600 U/ml) und extrem hoch in benignen wie malignen Ovarialzystenflüssigkeiten, im normalen Zervixsekret und in normaler Milch. Für CA-125 gilt deshalb wie für CA 19-9, daß es, obwohl nur ein Epitop erfaßt wird, weder ein tumor- noch ein organspezifisches Antigen ist.

Die wesentliche klinische Bedeutung von CA-125 liegt in seiner adjuvanten Rolle für eine frühere Diagnostik, bessere Therapie- und Verlaufskontrolle des Ovarialkarzinoms, wodurch es von keinem anderen z. Zt. etablierten Tumormarker übertroffen wird. Ferner kann es beim Pankreaskarzinom als zweiter Marker nach dem CA 19-9 mitverwandt werden, während es für andere Tumorerkrankungen wegen zu geringer diagnostischer Sensitivität und Spezifität nicht zu empfehlen ist.

Literatur

1. *Bast, R. C., T. L. Klug, E. S. John* et al.: N. Engl. J. Med. *309:* 883 (1983). A radioimmunoassay using a monoclonal antibody to monitor the course of epithelial ovarian cancer.
2. *Klug, T. L., R. C. Bast, J. M. Niloff, R. C. Knapp, V. R. Zurawski:* Cancer Res. *44:* 1048 (1984). Monoclonal antibody immunoradiometric assay for an antigenic determinant (CA 125) associated with human epithelial ovarian carcinomas.
3. *Schruurs, B., L. Vankrieken, C. Deckers, J. Longueville, R. De Hertogh, K. Thomas:* Tumour Biol. *6:* 417 (1985). Evaluation of CA 125 as tumor marker in ovarian carcinoma.
4. *Schmidt-Rhode, P., G. Sturm, K. D. Schulz, H. Vaupel, B. Will, Th. Bauer:* Simultane Tumormarker-Bestimmung bei Ovarialkarzinom-Patientinnen. Das CA 125 im Vergleich zu anderen Tumormarkern. In: *Greten, H., R. Klapdor,* Neue tumorassoziierte Antigene, S. 158. Thieme, Stuttgart (1985).
5. *Niloff, J. M., R. C. Knapp, E. Schaetzl, C. Reynolds, R. C. Bast:* Obstet. Gynecol. *64:* 703 (1984). CA 125 antigen levels in obstetric and gynecologic patients.
6. *Bieglmayer, C., K. Schieder, P. Czaicsich, G. Breitenecker, C. Nowotny:* TumorDiagn. & Ther. *6:* 163 (1985). Ovarial-Tumormarker CA 125: Ein onkofetales Protein.
7. *Eerdekens, M. W., E. J. Nouwen, D. E. Pollet, T. W. Briers, M. de Broe:* Clin. Chem. *31:* 687 (1985). Placental alkaline phosphatase and cancer antigen 125 in sera of patients with benign and malignant diseases.

8. *Canney, P. A., M. Moore, P. M. Wilkinson, R. D. James:* Br. J. Cancer *50:* 765 (1984). Ovarian cancer antigen CA 125: A prospective clinical assessment of its role of a tumor marker.
9. *Schmidt-Rhode, P., G. Sturm, G. Crombach, H. Würz, R. Kreienberg, V. Möbus, H. Caffier, H. Kaesemann, H. Hoffmann:* Klinische Relevanz des CA 125 als Tumormarker für maligne Ovarialtumoren. Ergebnisse der gynäkologischen Tumormarker-Gruppe (GTMG). Im Druck.
10. *Ruibal, A., G. Encabo, E. M. Miralles, C. Murcia, J. A. Capdevila, J. M. Martinez-Vazquez, J. Setoain, F. M. Domenech-Torne:* CA 125 serum levels in human clinical practice. Our experience in 1542 cases. Poster-Demonstration, Int. Meeting on monoclonal antibodies in Oncology, Nantes June 1984.
11. *Klapdor, R., U. Klapdor, M. Bahlo, M. Dallek, B. Kremer, H. van Ackeren, H. W. Schreiber, H. Greten:* Dtsch. Med. Wschr. *109:* 1949 (1984). CA-125 bei Karzinomen des Verdauungstraktes.
12. *Crombach, G., H. H. Zippel, H. Würz:* Geburtsh. u. Frauenheilk. *45:* 205 (1985). Erfahrungen mit CA 125, einem Tumormarker für maligne epitheliale Ovarialtumoren.
13. *Crombach, G., H. Würz:* Vergleichende Bestimmung von CA 125, TPA und CEA bei Patienten mit malignen epithelialen Ovarialtumoren. In: *Greten, H., R. Klapdor,* Neue tumorassoziierte Antigene, S. 167. Thieme, Stuttgart (1985).
14. *Kreienberg, R., V. Möbus:* Die Bedeutung von CA 125 im Vergleich zu anderen Tumormarkern beim Ovarialkarzinom. In: *Greten, H., R. Klapdor,* Neue Tumorassoziierte Antigene, S. 197. Thieme, Stuttgart (1985).
15. *Kitschke, H. J.:* Die Bedeutung des durch monoklonale Antikörper definierten Antigens CA 125 für die Diagnostik und Therapie des Ovarialkarzinoms. In: *Greten, H., R. Klapdor,* Neue tumorassoziierte Antigene, S. 152. Thieme, Stuttgart (1985).
16. *Hoffmann, L., R. Klapdor, E. Schäfer, S. Müller-Hagen:* Ergebnisse einer regionalen Studie zur Bedeutung des Tumormarkers CA 125 für die Verlaufskontrolle des Ovarial-Karzinoms im Vergleich zum CEA und zum CA 19-9. In: *Greten, H., R. Klapdor,* Neue tumorassoziierte Antigene, S. 178. Thieme, Stuttgart (1985).
17. *Niloff, J. M., R. C. Bast, E. M. Schaetzl, R. C. Knapp:* Amer. J. Obstet. Gynecol. *151:* 981 (1985). Predictive value of CA 125 antigen levels in second-look procedures for ovarian cancer.
18. *Duk, M. J., J. G. Aalders, H. Kooi, G. J. Fleuren, H. W. A. de Bruijn:* Tumour Biol. *6:* 418 (1985). Raised serum levels of CA-125 in patients with endometrial adenocarcinoma.
19. *Milani, M., R. Tacconi, G. Centioni, A. Trognoni, G. Marsili, A. Fumarola:* IRCS Med. Sci. *13:* 981 (1985). Critical evaluation of CA-50 and CA-125 on the tumour diagnosis of the colon and the gastrointestinal tract.
20. *Quentmeier, A., P. Schlag, H. P. Geisen, H. Schmidt-Gayk:* Med. Klinik *81:* 199 (1986). CA-125 beim Magen- und Kolon-Rektum-Krebs.
21. *Glaubitt, D., M. Cordoni-Voutsas:* Tumormarker im Serum unter besonderer Berücksichtigung von CA 125 und CA 19-9 bei Kranken mit nicht-kleinzelligem Lungenkarzinom. In: *Greten, H., R. Klapdor,* Neue tumorassoziierte Antigene, S. 254. Thieme, Stuttgart (1985).
22. *Bast, R. C., T. L. Klug, E. Schaetzl, P. Lavin, J. M. Niloff, T. G. Greber, V. R. Zurawski, R. C. Knapp:* Amer. J. Obstet. Gynecol. *149:* 553 (1984). Monitoring human ovarian carcinoma with a combination of CA 125, CA 19-9, and carcinoembryonic antigen.
23. *Schröck, R., R. Hafter, K. Jürgensmeyer, A. Hünichen, L. Schmid, H. Greff:* Klinische Aspekte tumorassoziierter Antigene in der gynäkologischen Onkologie. In: *Greten, H., R. Klapdor,* Neue tumorassoziierte Antigene, S. 186. Thieme, Stuttgart (1985).
24. *Van Dalen, A., J. Favier, W. N. Eastham:* Initial experience with TPA, CA 125 and CRP as tumor markers in ovarian malignancy. In: *Peeters, H.,* »Protides of the biological fluids«. Pergamon, Oxford (1983).
25. *De Bruijn, H. W. A., T. v. Beeck Calkoen-Carpay, S. Jager, M. J. Duk, J. G. Aalders, G. J. Fleuren:* Tumour Biol. *6:* 417 (1985). The tumor marker CA 125 is a constituent of normal cervical mucus.
26. *Fleuren, G. J., M. Nap, J. G. Aalders, T. v. Beeck-Calkoen-Carpay, H. W. A. de Bruijn:* Tumour Biol. *6:* 418 (1985). The relation between CA 125 in tumor tissues, cyst-fluids and serum.
27. *Halila, H.:* Tumour Biol. *6:* 421 (1985). High levels of ovarian cancer marker CA 125 in human seminal plasma.
28. *Lamerz, R., J. Mezger, A. L. Gerbes:* Der diagnostische Wert von Tumormarkern in Ascites- und Pleurapunktaten. In: *Wüst, G.,* Tumormarker, S. 109. Steinkopff, Darmstadt (1986).
29. *Bast, R. C., M. Feeney, H. Lazarus, L. M. Nadler:* J. Clin. Invest. *68:* 1331 (1981). Reactivity of a monoclonal antibody with human ovarian carcinoma.

30. *Kabawat, S. E., R. C. Bast, W. R. Welch, R. C. Knapp, R. B. Colvin:* Amer. J. Clin. Pathol. *79:* 98 (1983). Immunopathologic characterization of a monoclonal antibody that recognizes common surface antigens of human ovarian tumors of serous endometrioid, and clear cell types.
31. *Kabawat, S. E., R. C. Bast, A. K. Bhan, W. R. Welch, R. C. Knapp, R. B. Colvin:* Lab. Invest. *48:* 42A (1983). Tissue distribution of a coelomic epithelium-related antigen recognized by the monoclonal antibody OC 125.
32. *Dietel, M., H. Arps, R. Bodecker, M. Labrecht, W. E. Simon, F. Hölzel:* CA 125, CA 19-9, Blutgruppensubstanzen und nukleäre DNA an Gewebeschnitten und Zellkulturen von Ovarialtumoren. In: *Greten, H., R. Klapdor,* Neue tumorassoziierte Antigene, S. 211. Thieme, Stuttgart (1985).
33. *Schulz, B. O., E. Baker, A. Werner, J. Schneede, D. Sellin, D. Krebs, F. Oberheuser:* Die prognostische Bedeutung von CA 125 im Serum und Gewebe bei Ovarialkarzinomen. In: *Greten, H., R. Klapdor,* Neue tumorassoziierte Antigene, S. 144. Thieme, Stuttgart (1985).
34. *Sellin, D., E. Baker, J. Schneede, B. O. Schulz, D. Krebs, F. Oberheuser:* Immunhistologische Charakterisierung von Ovarialkarzinomen — der immunhistologische Nachweis von karzino-embryonalem Antigen (CEA), Tissue-Polypeptide Antigen (TPA) und CA 125 im Gewebe von epithelialen Ovarialkarzinomen. In: *Greten, H., R. Klapdor,* Neue tumorassoziierte Antigene, S. 203. Thieme, Stuttgart (1985).
35. *Masuho, Y., M. Zalutsky, R. C. Knapp, R. C. Bast:* Cancer Res. *44:* 2813 (1984). Interaction of monoclonal antibodies with cellsurface antigens of human ovarian carcinomas.
36. *Nouwen, E. J., D. E. Pollet, M. W. Eerdekens, P. G. Hendrix, T. W. Briers, M. E. de Broe:* Cancer Res. *46:* 866 (1986). Immunohistochemical localization of placental alkaline phosphatase, carcinoembryonic antigen, and cancer antigen 125 in normal and neoplastic human lung.
37. *Uhlenbruck, G.:* Med. Klinik *81:* 174 (1986). Tumormarker: Biochemische Aspekte und neue Perspektiven.
38. *Dienst, C., F. G. Hanisch, G. Uhlenbruck:* J. Cancer Res. Clin. Oncol. Suppl. *111:* 89 (1986). Comparison of the tumor markers CA 19-9, CA 125, CA 15-3 and CA 50.
39. *Hanisch, F. G., G. Uhlenbruck, C. Dienst, M. Stottrop, E. Hippauf:* Eur. J. Biochem. *149:* 323 (1985). CA 125 and CA 19-9: two cancer-associated sialylsaccharide antigens on a mucus glycoprotein from human milk.

Alpha-Fetoprotein (AFP)

Indikation

Absolut: Verdacht auf hepatozelluläres Karzinom, Keimzelltumoren (Hoden, Ovar, extragonadal). Nachsorge von wegen Keimzelltumoren oder primärem Leberzellkarzinom behandelten oder in Behandlung stehenden Patienten (postoperativ bzw. unter/nach Radio-/Chemotherapie).

Relativ: Kontrolle von Leberzirrhose-Patienten auf Entstehung eines primären Leberzellkarzinoms.

Kontrolle von Patienten mit erhöhtem Risiko eines Keimzelltumors, z. B. Maldescensus testis, gesunder eineiiger Zwilling eines Patienten mit Hodentumor, Patienten mit Zustand nach Hodentumor-Operation in Vollremission wegen erhöhtem Risiko eines kontralateralen Zweittumors.

Bestimmungsmethoden

Radioimmunoassay bzw. immunoradiometrischer Assay /1/, Enzymimmunoassay /2/, Fluoreszenzimmunoassay /3, 4/ unter Verwendung poly- und monoklonaler Antikörper.

Untersuchungsmaterial

Serum, Pleuraexsudat, Aszites, Liquor 1 ml

Referenzbereich

Serumwerte für nicht-schwangere Erwachsene und Kinder ab dem 1. Lebensjahr: bis 10 µg/l (ca. 7 IU/ml)

Bewertung

Der AFP-Test eignet sich nicht als allgemeiner Screening-Test auf eine Tumorerkrankung, kann jedoch als zusätzlicher Parameter bei der Kontrolle bestimmter Risikogruppen auf Entstehung eines primären Leberzellkarzinoms bzw. eines Keimzelltumors von großem Nutzen sein.

Bei Einzelbestimmungen hängt die Wertigkeit pathologischer AFP-Werte von der Konzentrationshöhe ab, d. h. hohe und höchste pathologische AFP-Konzentrationen von z. B. über 1000 µg/l (über 750 IU/ml) werden nahezu ausschließlich bei malignen Erkrankungen gefunden (hepatozelluläres Karzinom, Keimzelltumor), wohingegen niedrigere Werte vor allem im Bereich zwischen 15 und 100 µg/l gegen nicht-maligne Lebererkrankungen abzugrenzen sind.

Eine wesentlich bessere Aussagekraft erhält der AFP-Test durch Verlaufsbestimmungen (mindestens 2 Bestimmungen im Abstand von wenigstens 2 Wochen). Es weisen benigne Erkrankungen eher niedrige, im Verlauf konstant oder transitorisch erhöhte AFP-Konzentrationen auf, wohingegen sich unbehandelte Tumorerkrankungen durch stetig ansteigende und mit Tumorprogression schließlich hochpathologische Werte auszeichnen.

Nicht maligne Erkrankungen

Eher niedrig-pathologische und im Verlauf konstante oder transitorische AFP-Konzentrationserhöhungen werden bei Patienten mit Leberzirrhose gefunden. Nach einer Sammelstatistik /[9]/ liegen die Positivitätsraten zwischen 10 und 62%, im Mittel bei 17% der Fälle im Bereich zwischen 15 und 100 µg/l, bei 20% unter 500 und nur bei 1% über 500 µg/l. Langzeitstudien scheinen darauf hinzuweisen, daß Leberzirrhose-Patienten mit pathologischen AFP-Werten ein höheres Risiko für die Entstehung eines primären Leberzellkarzinoms haben /[10]/.

Auch bei akuter Virushepatitis und chronisch-aktiver Hepatitis kommen AFP-Konzentrationserhöhungen vor, wobei sie besonders bei der akuten Hepatitis von transitorischer Natur sind. Nach einer internationalen Sammelstatistik /[9]/ lag die Gesamtrate pathologischer Werte bei 31%, davon bei 30% unter 500 µg/l und nur in 1% darüber. Bei der akuten Hepatitis besteht eine zeitliche Beziehung zwischen dem AFP-Wert- und Transaminasen-Aktivitäts-Maximum, wobei dem Transaminasen-Maximum (Nekrosestadium) das AFP-Maximum (Regenerationsphase) im Mittel um 2 Wochen folgt. Nach 6—10 Wochen werden wieder normale Konzentrationen erreicht.

Bei fulminanter Hepatitis wird der erhöhten AFP-Konzentration eine prognostisch günstige Bedeutung (Regeneration) zugeschrieben /[11, 12]/. Als seltenere Fälle von AFP-Konzentrationserhöhungen bei benignen Erkrankungen seien noch ergänzend erwähnt toxische Lebererkrankungen im Kindesalter (Virushepatitis, Mononukleose, Gallengangsatresie, Cholestase), hereditäre Leberzirrhose von Kindern in Indien, hereditäre Tyrosinose, Ataxia teleangiectasia.

Hepatozelluläres Karzinom

Das primäre Leberzellkarzinom tritt in Europa, den USA und Japan vornehmlich auf dem Boden einer Leberzirrhose auf. Es befällt in Gebieten hoher Prävalenz (Asien, Afrika: Inzidenz, männl. 30—40/100.000, weibl. 10—14/100.000) öfters jüngere Altersgruppen unter 40 Jahren als in Gebieten niedriger Prävalenz (Europa, USA, Kanada: männl. 2—8/100.000, weibl. 1—4/100.000), wobei das männliche Geschlecht (männlich/weibl. = 1.4—3.0) bevorzugt ist und die Inzidenzraten allgemein ansteigend sind /[13]/.

Bei Erstdiagnose weisen rund 90—95% der Fälle pathologische AFP-Serumkonzentration auf (diagnostische Sensitivität und Spezifität = 95—100%). Davon liegen nach einer größeren Sammelstatistik /[9]/ rund 40% der AFP-Werte über 10.000 µg/l mit maximalen Konzentrationen bis 10 Millionen µg/l, 51% über 1000 µg/l und rund 60% über 100 µg/l.

Auch bei histologisch gesicherten Leberzellkarzinomen unterschiedlicher Größe und Ausdehnung werden in 5—10% normale AFP-Konzentrationen gemessen. Beim sehr viel selteneren Hepatoblastom können normale oder erhöhte Werte beobachtet werden, während cholangiozelluläre Karzinome AFP-negativ sind. Nach den meisten Untersuchern besteht keine Korrelation zwischen der AFP-Konzentration und anderen biochemischen Parametern oder klinischen Krankheitszeichen, zu Tumorgröße, Tumorwachstum, Stadium oder Malignitätsgrad, aber zum Tumor-AFP-Gehalt und zur Zunahme der Entdifferenzierung /[14, 15]/.

Dennoch wird der Nutzen des AFP-Tests zur Überwachung von Risikogruppen (Leberzirrhose, HB_s-Virusantigen-Träger) auch zur Frühentdeckung des primären Leberzellkarzinoms als hoch erachtet /[16]/, wobei Patienten mit AFP-positiven Lebererkrankungen eine höhere Rate von Leberzellkarzinombildung und eine schlechtere Prognose in 5-Jahresverläufen zeigten /[10]/.

Differentialdiagnostisch sind neben Keimzelltumoren in seltenen Fällen erhöhte AFP-Konzentrationen bei anderen gastrointestinalen Tumoren (zu 21% bei Magen-, Kolon-, Gallenwegs-, Pankreas-Karzinom) oder noch seltener bei anderen Tumoren (z. B. Bronchialkarzinom) meist im Zusammenhang mit Lebermetastasierung gefunden worden /[9]/. Die Konzentrationen liegen überwiegend im Bereich unter 500 µg/l, nur ca. 4% über 500 µg/l.

Nach eigenen Befunden /[17]/ beträgt bei der Abklärung von Lebertumoren und einer Prävalenz des primären Leberzellkarzinoms von 37.6% die diagnostische Sensitivität des AFP-Tests für das Leberzellkarzinom 94% (n = 89) und seine diagnostische Spezifität gegenüber Lebermetastasen 91% (n = 148), was einem positiven prädiktiven Wert von 0.87 entspricht. Durch zusätzliche CEA-Bestimmung kann der positive prädiktive Wert von AFP beim Leberzellkarzinom (0.80) bei negativem CEA auf 0.91 erhöht werden, während der prädiktive Wert für Lebermetastasierung bei CEA-positiven Fällen 0.92 beträgt /[18]/.

Keimzelltumoren

Die bei Keimzelltumoren des Hodens, Ovars oder extragonadaler Lokalisation (sacrococcygeal, mediastinal, intrakraniell) beobachtete AFP-Bildung wird gemäß der Verbreitung AFP-bildender Zellen im Fetalstadium auf dottersack-entodermähnliche Strukturen zurückgeführt /[19, 20]/. Aufgrund der vergleichsweise größeren Inzidenz von Keimzelltumoren des Hodens (4—6 Neubildungen/100.000 männliche Einwohner) und ihrer in den letzten Jahren verbesserten Therapiemöglichkeiten (Cis-Platin) hat die histologische Einteilung eine lebhafte Diskussion und Entwicklung durchgemacht.

Auch heute bestehen noch 3 histologische Nomenklaturen nebeneinander (GB, USA, WHO), Übersicht bei /[21]/. Zudem hat eine histogenetische Einteilung von *Teilum* /[20]/ dem Vorkommen der beiden Tumormarker AFP und hCG Rechnung getragen.

Nach dem britischen Tumorpanel werden die Keimzelltumoren in reine Seminome,

Teratome (differenziert = TD, reif/unreif; USA/WHO: Dermoidzyste, Teratom) und maligne Teratome (MT) eingeteilt, die sich in einen intermediären (MTI; USA/WHO: embryonales Karzinom mit Teratom, Teratokarzinom), undifferenzierten (MTU; USA/WHO: embryonales Karzinom, adulter Typ, Polyembryom) und einen trophoblastischen Typ (MTT; USA/WHO: Chorionkarzinom +/- Teratom o. andere, ohne Seminom) untergliedern. Daneben werden noch Kombinationstumoren (MTI, MTU, MTT + Seminom; USA/WHO: Seminom + andere embryonale Karzinome) und Dottersacktumoren (endodermaler Sinustumor; USA: embryonales Karzinom, infantiler Typ; WHO: Yolk Sac-Tumor, endodermaler Sinustumor) unterschieden.

Nach der (immun)histogenetischen Einteilung kann sich die primordiale Keimzelle zu Germinomen (Seminom, Dysgerminom, immer AFP-negativ) und embryonalen Karzinomen (AFP/hCG-negativ oder -positiv) entwickeln; diese können eine extraembryonale (Trophoblast-Chorionkarzinom: AFP-negativ/hCG-positiv; bzw. Dottersack-endodermaler Sinustumor: AFP-positiv/hCG-negativ) oder embryonale Differenzierung (reifes/unreifes Teratom: AFP/hCG-negativ) durchmachen.

Daraus geht hervor, daß reine Seminome, Dysgerminome und differenzierte Teratome immer AFP-negativ, reine Dottersacktumoren immer AFP-positiv sind, während embryonale Karzinome (MTI, MTU) und Kombinationstumoren in wechselndem Ausmaß je nach der Menge endodermaler Strukturen positiv oder negativ sein können.

Nach größeren Zusammenstellungen bei nicht-seminomatösen Hodentumoren liegt die diagnostische Sensitivität des AFP-Tests bei 50—80%. Nach *Javadpour* /[22]/ lagen bei MTU-Patienten in 70% (n = 145), MTI-Patienten in 64% (n = 56), 3 von 4 Patienten mit Dottersacktumoren, aber keinem von 130 Seminom-Patienten erhöhte AFP-Konzentrationen im Serum vor.

Nach einer Studie aus der BRD /[23]/ lag die AFP-Test-Sensitivität vor Orchidektomie für MTI bei 60% (n = 10), MTU bei 72% (n = 21) und Kombinationstumoren bei 64% (n = 25) mit maximalen Werten bis über 1 Million μg/l. Hohe Konzentrationen über 1000 μg/l wurden beim MTU in 53%, MTI in 16% und Kombinationstumoren in 26% gefunden. In Abhängigkeit vom klinischen Stadium zeigten sich für maligne Teratome und Kombinationstumoren im Stadium I in 76% (n = 25), Stadium II-III in 63% (n = 24) und in 81% von Stadium IV-Patienten (n = 22) erhöhte AFP-Konzentrationen bei einer diagnostischen Spezifität von 100% gegenüber reinen Seminomen und gesunden Erwachsenen.

Nach anderen Autoren /[24]/ ergab sich durch kombinierte Markerbestimmung von AFP und hCG bei nicht-seminomatösen Hodentumor-Patienten (n = 116) eine diagnostische Sensitivität für die Erfassung von Tumorrezidiv und partieller Remission von 86%, eine diagnostische Spezifität von 100% sowie ein positiver prädiktiver Wert von 1.00 bzw. 0.87.

Bei nicht-seminomatösen Hodentumoren wird durch die Bestimmung der Tumormarker AFP und hCG im Zusammenhang mit der retroperitonealen Lymphadenektomie eine Verbesserung des Stagingfehlers von ca. 50% auf unter 15% in Stadium I und II erreicht /[22]/, andererseits hat die Markerbestimmung alleine nach anderen Autoren /[25]/ bei der retroperitonealen Metastasensuche nur eine diagnostische Sensitivität von 62%. Bei Ausschluß anderer Ursachen können erhöhte AFP-Werte bei jungen Männern ohne verdächtigen Hodenbefund einen ersten Hinweis auf einen extragonadalen Keimzelltumor geben /[26]/.

Die AFP (hCG)-Bestimmung im Liquor ist für die Diagnose und Überwachung von Patienten mit intrakraniellen Keimzelltumoren (oft erste und einzige AFP-Werterhöhung gegenüber dem Serumwert mit therapieabhängigem Konzentrationsverlauf) von besonderer Bedeutung /[27]/.

Verlaufsbestimmungen

Bei unbehandelten Tumoren (Leberkarzinom, Keimzelltumoren) kommt es mit zunehmender Tumorausbreitung zu einem zunächst langsamen, dann exponentiellen AFP-Konzentrationsanstieg, der vor allem beim primären Leberkarzinom Werte von 100—1000 mg/l und mehr erreichen kann. Dabei ist der Anstieg vor allem im präterminalen Stadium nicht unbedingt mit dem Tumorwachstum korreliert, sondern kann mit zunehmender Beeinflussung des Katabolismus (Leberversagen) inadäquat höher sein. Auch ein präterminaler AFP-Konzentrationsabfall ohne Therapie (Nekrose) wurde beobachtet.

Bei operativer Tumorverkleinerung bzw. -entfernung (Tumor bestehend aus einem oder mehreren Zelltypen, von denen einer den Marker bildet) spiegelt der AFP-Konzentrationsabfall als pars pro toto die Menge des entfernten Tumors wider. Im Sonderfall einer vollständigen Tumorentfernung wird deshalb — nach einem oft kurzfristigen postoperativen Anstieg aufgrund der Manipulation am Tumor — die AFP-Konzentration mit einer »physiologischen«, d. h. nur durch die Katabolismus- bzw. Ausscheidungsrate (Urin) limitierten Abklingquote oder Halbwertszeit in den Referenzbereich gesenkt (HWZ $<$ 5 Tage).

Unter Strahlen- bzw. zytostatischer Therapie ist ebenfalls ein kurzfristiger AFP-Konzentrationsanstieg möglich (AFP-Freisetzung bei akutem Tumorzellzerfall).

Die Wertung des weiteren AFP-Konzentrationsverhaltens hängt jedoch auch von der Tumorzusammensetzung ab. Besteht der Tumor überwiegend aus einer einheitlichen Zellfraktion (Leberzellkarzinom) mit weitgehender Fähigkeit zur AFP-Bildung, spiegelt der AFP-Konzentrationsabfall im Serum ebenfalls das Verhalten des Gesamttumors wider.

Bei gemischtzelliger Zusammensetzung (Kombinationstumoren des Hodens) jedoch gibt er ausschließlich das Verhalten des marker-bildenden Zelltyps wieder, das u. U. vom Verhalten der anderen Zelltypen abweichen kann. Daraus leitet sich die unabdingbare Forderung nach der Verwendung mehrerer Tumormarker für die Kontrolle gemischtzelliger Tumoren ab (z. B. AFP und hCG bei Hodentumoren), weil nur dadurch konkordante oder diskordante Reaktionen der verschiedenen Tumorzelltypen biochemisch nachgewiesen werden können.

Überdies besteht bei Hodentumoren noch die Möglichkeit, daß beide Marker (AFP und hCG) sich konkordant normalisieren, im Verlauf jedoch mit anderen Methoden (CT, Röntgen) eine Progression festgestellt werden kann; dies wird gelegentlich unter zytostatischer Therapie beobachtet und ist durch einen histologischen Typenwandel (z. B. Übergang in ein reifes Teratom) bedingt.

Es besteht Einigkeit darüber, daß ansteigende Konzentrationen eines oder mehrerer Tumormarker mit einer Tumorremission unvereinbar sind und oft Wochen bis Monate (Vorwarnzeit 1—6 Monate) vor dem Erkennen durch andere, z. B. physikalische Methoden, eine Progression anzeigen und damit ein Überdenken des Therapieplans rechtfertigen können.

Von einigen Autoren /[28]/ konnte bei hohen AFP- (und hCG-) Werten (Keimzelltumoren) eine signifikant schlechtere Prognose gesichert werden. Die Bestimmung der apparenten Halbwertszeit (HWZ) (lineare Regression: HWZ = 0.693: Steigung B, bei 2 Werten: 0.3 T_1 × log Konz. T_1/T_2) von AFP (und hCG) wurde zur Verlaufsbeurteilung empfohlen und als prognostisch günstiges Zeichen gewertet, wenn sie im physiologischen Bereich ($<$ 5 Tage) liegt /[29, 30]/.

Beobachtungen anderer Autoren /[23, 31]/ lassen jedoch einen prognostischen Wert der HWZ besonders im Hinblick auf den Ausgang einer chemotherapeutischen Behandlung vermissen. Nach einer britischen Multicenter-Studie bei nicht-seminomatösen Hodentumoren (n = 458) erwiesen sich Tumorvolumen und Serummarkerkonzentration von AFP (und hCG) als wichtigste und komplementäre prognostische Indikatoren bei mehr als 3-jähriger Beobachtungszeit /[32]/.

AFP-Konzentrationserhöhungen im Serum (gegenüber der Erwachsenen-Norm)

Physiologisch

Kinder unter 1 Jahr: AFP-Konzentration im Mittel bei 70.000 µg/l bei Geburt, 500 bis 4000 µg/l um 2. bis 3. Lebenswoche, unter 20 µg/l nach dem 10. Lebensmonat. Abweichende Erhöhungen bei Leber- und Gallenwegserkrankungen im Kleinkindesalter.

Schwangere: AFP-Konzentrationsanstieg ab 10. SSW in Abhängigkeit von der SSW, maximal bei 400 bis 500 µg/l zwischen der 32. und 36. SSW, danach mäßiger Abfall bis zur Geburt (bis maximal 250 µg/l). Nach Geburt AFP-Abfall mit physiol. apparenter HWZ von ca. 4 Tagen. Abweichende Erhöhungen bei Neuralrohrdefekten des Feten, fetal distress-Syndrom und fetalem intrauterinen Fruchttod.

Benigne Erkrankungen der Leber

Akute Virushepatitis, alkoholische Hepatitis, chron.-aktive und chron.-persistierende Hepatitis, Leberzirrhose. Bei akuten Erkrankungen eher transitorische, bei chronischen Erkrankungen oft konstant niedrig pathologische AFP-Werte meist unter 500 µg/l, nur selten darüber (1%).

Maligne Erkrankungen

Gastrointestinale u. a. Tumoren: Bis ca. 21% AFP-Konzentrationserhöhungen: Magen-Ca, kolorektale Karzinome, Gallengangs-Ca, Pankreas-Ca, Bronchial-Ca; oft im Zusammenhang mit Lebermetastasen. AFP-Werte meist unter 500 µg/l, nur selten darüber (bis 4%).

Hepatozelluläres Karzinom: Bei Diagnosestellung bei rund 5% normale AFP-Werte, bei 95% pathologische Erhöhungen, davon in 60% über 100 µg/l, in 50% über 1000 µg/l und ca. 40% über 10.000 µg/l (DD cholangiozelluläres Karzinom: normaler AFP-Wert). Maximale AFP-Konzentrationen bis 10 Mill. µg/l sind möglich. Keine Korrelation zwischen AFP-Konzentration und Tumor-Größe, -Wachstum, -Stadium und Malignitätsgrad. AFP-Werte über 2000 µg/l sind fast beweisend für das primäre Leberzellkarzinom.

Keimzelltumoren (Hoden, Ovar, extragonadal): Häufigkeit pathologischer AFP-Konzentrationen (Erhöhungen bis maximal 1 bis 2 Mill. µg/l und mehr, jedoch eher niedriger als beim Leberzellkarzinom) ist abhängig von der Tumorzusammensetzung. Reine Seminome (auch Dysgerminome, Dermoidzysten) und reife Teratome sowie reine Chorionkarzinome sind immer AFP-negativ, Dottersacktumoren (endodermale Sinustumoren) immer AFP-positiv. Dazwischen liegen die embryonalen Karzinome, von denen MTU in 70%, MTI bis 50% und Kombinationstumoren mit einer Inzidenz dazwischen AFP-positiv sind. Zweiter obligatorischer Marker ist hCG.

Verhalten der AFP-Serumkonzentration bei Tumorpatienten nach/unter Therapie (primäres Leberzellkarzinom, Keimzelltumoren)

AFP-Konzentrationsabfall

Postoperativ: Bei relativ raschem AFP-Abfall mit einer Abklingrate von unter 5 Tagen (physiol. appar. HWZ) Hinweis auf vollständige Tumorentfernung. Bei wesentlich langsamerer Abklingquote: Gestörter Katabolismus? Leber? Kleiner Residualtumor? Verlaufskontrolle!

Radio-/Chemotherapie: Bei zügigem AFP-Abfall bis zur Normalisierung Hinweis auf vollständige Elimination des markerbildenden Zelltyps, nur bedingt auf Gesamttumor

Verhalten der AFP-Serumkonzentration bei Tumorpatienten nach/unter Therapie (primäres Leberzellkarzinom, Keimzelltumoren) (Fortsetzung)

übertragbar. Bei gemischtzelliger Zusammensetzung des Tumors konkordantes oder diskordantes Verhalten der anderen Zelltypen möglich, deshalb andere Tumormarker (z. B. hCG) mituntersuchen. Cave: Verhalten von nicht-Marker-bildenden Zelltypen bzw. Typenwandel unter Therapie. Ein negativer Markerbefund schließt eine Progression nicht aus.

AFP-Wert-Persistenz und/oder weiterer -Anstieg

Postoperativ oder nach/unter Radio-/Chemotherapie: V. a. Residualtumor und/oder Metastasierung. Ein progredienter AFP-Konzentrationsanstieg unter Therapie stellt eine vermutete Remission infrage.

AFP-Wert-Wiederanstieg nach erfolgter Normalisierung

Postoperativ bzw. nach/unter Radio-/Chemotherapie: V. a. Tumorrezidiv und/oder Metastasierung. Bei erster Feststellung einer noch geringen AFP-Erhöhung sind weitere Verlaufskontrollen notwendig (1. Kontrolle nach mindestens 14tägigem Intervall). Ein erster AFP-Wertanstieg kann einen Rezidivtumor bzw. eine Metastasierung um Wochen bis Monate vor der Entdeckung mit anderen Methoden anzeigen (lead time 1 bis 6 Monate).

Hinweise und Störungen

Bestimmungsmethode: Die Empfindlichkeit des RIA liegt bei 1 µg/l, von EIA und ELISA bei 1—3 µg/l, vom FIA bei 0.1 µg/l. Es steht ein WHO-Standard zur Verfügung (AFP 72/225). Die internationale Einheit wird als Maß empfohlen (1 IU ≙ 1.21 ng).

Referenzbereich: Er wird nach einer Sammelstatistik /[6]/ bis 15 µg/l angegeben. Eine Alters- oder Geschlechtsabhängigkeit bei nichtschwangeren Erwachsenen besteht nicht.

Schwangere haben in Abhängigkeit von der SSW ab der 10. SSW über der Norm erhöhte AFP-Serumwerte, diese erreichen zwischen der 32. und 36. SSW ein Maximum (max. 400—500 µg/l) und fallen bis zur Geburt (40. SSW; 40—250 µg/l) leicht und danach mit einer HWZ von 3.8 ± 0.9 Tagen /[8]/ zur Norm ab.

Bei Neugeborenen fällt physiologischerweise das AFP von einer mittleren Nabelschnurserumkonzentration um 70.000 µg/l mit einer HWZ von 4.0 ± 1.8 Tagen /[8]/ ab, erreicht mit großen individuellen Schwankungen nach 2—3 Wochen Werte zwischen 500 und 4000 µg/l und die Erwachsenen-Norm etwa ab 10. Lebensmonat.

Stabilität: Kurzversand durch die Post möglich, im Kühlschrank bis 1 Woche, längere Lagerung bei —30 °C. Gereinigtes AFP (Standards, usw.) hält sich am besten im lyophilisierten Zustand, bei 4 °C oder gefroren mit Normalserumzusatz. Ein möglicher Aktivitätsverlust durch Polymerisation oder Degradation wurde beobachtet /[35]/.

Störungen: Nach Frischzell-Therapie kann es über eine Antikörperbildung gegen Fremdeiweiß zu Kreuzreaktionen und somit zu falsch positiven AFP-Erhöhungen kommen /[33]/.

Cave: Bei Tumorverdacht und erhöhtem AFP-Wert bei Frauen Schwangerschaft ausschließen.

Pathophysiologie

Human-Alpha-Fetoprotein (AFP) ist ein Glykoprotein (um 4% Kohlenhydrate) mit einem Molekulargewicht um 70.000 und einer elektrophoretischen α_1-Beweglichkeit.

Seine Primärstruktur wurde aufgrund einer DNA-Klonierung in einem Plasmiden aufgeklärt /[36]/. Bei einem Molekulargewicht von 66.300 ohne und von 69.063 mit 4% Kohlenhydraten besteht es aus 590 Aminosäuren mit 15 regelmäßig angeordneten Disulfidbrücken und einer Faltstruktur von 3 sich wiederholenden Domänen. Ferner weist es einen potentiellen N-Glykosilierungsort an der Aminosäurensequenz Asn-Phe-Thr auf.

Im Vergleich mit Mäuse-AFP besteht eine 66%ige Identität der Aminosäurensequenz mit der größten Identität von 72% in Domäne 3, von 67% in Domäne 2 und von 59% in Domäne 1. Im Vergleich mit Human-Albumin zeigt sich eine 39%ige Übereinstimmung der Primärstruktur. Weitere Strukturstudien von AFP wurden durch die Entwicklung von monoklonalen Anti-AFP-Antikörpern und deren Einsatz in immunoradiometrischen und enzymimmunologischen Assays gefördert /[37, 38]/, wobei 3 /[39]/, 4 /[40, 41]/ bzw. 7 /[42]/ verschiedene Epitope auf dem AFP-Molekül beschrieben wurden. Eine Unterscheidung von Concanavalin A-bindendem und nicht-bindendem AFP (s. u.) mittels monoklonaler Antikörper gelang nicht /[41]/.

Im allgemeinen wurden mit den monoklonalen Antikörper-Testmethoden die mit den konventionellen polyklonalen Tests ermittelten AFP-Befunde in bezug auf diagnostische Sensitivität und Spezifität übereinstimmend bestätigt, bis auf die Ausnahme /[43]/ eines monoklonalen 3-site IRMA mit möglicherweise höherer Spezifität für das primäre Leberzellkarzinom (gegenüber benignen Lebererkrankungen).

AFP wird im Fetalleben im Gastrointestinaltrakt und in der Leber sowie zusätzlich im Dottersack gebildet und in das Serum und andere Körperflüssigkeiten des Feten abgegeben (einschließlich Fruchtwasser). Diaplazentar gelangt es auch in Abhängigkeit von der Schwangerschaftswoche und der Zusammensetzung der Plazentaschranke in das mütterliche Serum. Höchste fetale Serumkonzentrationen von 300—400 mg/dl werden in der 13.—15. SSW beobachtet, deutlich niedrigere im Fruchtwasser (maximal bis 35 mg/l um die 16. SSW) und im mütterlichen Serum (maximal bis ca. 500 µg/l zwischen der 32. und 36. SSW).

Als mögliche physiologische Bedeutung in der Fetalzeit wird eine Schutzfunktion für den Feten vor den mütterlichen Östrogenen oder vor der immunologischen Abstossung sowie eine gewisse Ersatzfunktion für das erst später überwiegende Albumin diskutiert.

Bei Geburt betragen die mittleren AFP-Werte im Nabelvenenblut 7 mg/dl. Mit einer HWZ von ca. 4 Tagen fällt in den folgenden Lebenswochen die AFP-Konzentration mit großen individuellen Schwankungen allmählich ab, so daß erst ab dem 10. Lebensmonat normale Erwachsenenwerte unter 15 µg/l erreicht werden.

Im Erwachsenenalter treten im Zusammenhang mit benignen Lebererkrankungen und Leberregenerationsvorgängen erhöhte AFP-Werte von konstanter oder transitorischer Natur sowie hochpathologische Werte mit der Entstehung von primären Leberzellkarzinomen oder Keimzelltumoren des Hodens, Ovars oder extragonadaler Lokalisation auf.

Dieses Wiederauftreten vergleichsweise fetaler AFP-Konzentrationen wird durch eine Derepression von für die AFP-Bildung verantwortlichen Genomen, die bei Geburt reprimiert wurden, erklärt.

Während für die AFP-Bildung beim primären Leberzellkarzinom u. a. irreversible Veränderungen gewisser Vorstufen von Hepatozyten bzw. persistierende Hepatoblasten verantwortlich gemacht werden, werden die in Keimzelltumoren zur AFP-Bildung befähigten Zellen vom Dottersackepithel (endodermale Sinusstrukturen) abgeleitet.

 Trotz des niedrigen Kohlenhydratanteils von 4% wurde dieser teilweise für eine beobachtete Mikroheterogenität von AFP verantwortlich gemacht und diese durch Lectin-Bindungsstudien zur differentialdiagnostischen Abgrenzung zu nutzen gesucht.

Nach ersten Untersuchungen an Fruchtwasser-AFP ließ sich eine Concanavalin A (CON A)-bindende und nicht-bindende Fraktion (bzw. Peak in der Affinitäts-Immunelektrophorese) unterscheiden, wobei erstere aus der fetalen Leber und letztere aus dem Dottersack stammte und dieser Unterschied für die Diagnostik von Neuralrohrdefekten verwertbar schien (höherer Anteil CON A-bindendes AFP) /[44]/.

Bei Serumuntersuchungen von Patienten mit Keimzelltumoren und AFP-Konzentrationserhöhungen zeigten sich CON A-Bindungsraten von $< 50\%$ im Gegensatz von $> 80\%$ bei Patienten mit primärem Leberzellkarzinom /[45]/, während bei Patienten mit AFP-Erhöhungen bei sekundärer Lebermetastasierung signifikant niedrigere Bindungsraten ($55 \pm 24\%$) gefunden wurden /[46]/.

Von anderer Seite /[47]/ wurde daraufhingewiesen, daß CON A-Bindungstudien zwar eine gute Unterscheidung zwischen benigner Leberdysfunktion (Hepatitis, Leberschaden) und einem Keimzelltumor-bedingten AFP-Wert (27 — 100% nicht-bindend) erlauben, aber nicht ausreichend sind zur Differenzierung zwischen Keimzelltumor und primärem Leberzellkarzinom ($< 20\%$ nicht-bindend).

Durch spezielle Kohlenhydrat-Untersuchungen an humanem AFP konnte inzwischen gezeigt werden, daß es sich bei den Asparagin-gebundenen Zuckerketten von humanem Lebertumor-AFP (Aszites) /[48]/ und Dottersacktumor-AFP (Keimzelltumor-AFP) /[49]/ um eine Sequenz von biantennären sialysierten und nicht-sialysierten Zukkerketten handelt mit dem wesentlichen Unterschied eines zwischengeschobenen N-Azetylglucosamins am verzweigenden Mannose-Rest des Dottersack-AFP, der die Bindung an Concanavalin A sterisch blockiert. Dieser Unterschied wird auf das Vorhandensein (Dottersack, Niere), bzw. Fehlen (Leber) einer speziellen β-N-Azetylglucosaminyltransferase III zurückgeführt.

Eine zweite Lectin-Bindungsunterscheidung wurde durch die Verwendung von Lens-culinaris-Agglutinin (LCA) gefunden, wobei in der Affinitäts-Immunelektrophorese zwei bindende (Typ A, B) und nicht-bindende (Typ C, D) Fraktionen nachweisbar waren /[50]/. Danach wurde von Fruchtwasser-AFP CON A-bindendes, LCA-Typ A und C-AFP hauptsächlich in der fetalen Leber sowie CON A-nicht-bindendes LCA-Typ B und D-AFP durch den Dottersack gebildet. Nach anderen Untersuchungen /[51]/ fand sich im Fruchtwasser mit Zunahme der Gestationswoche eine Zunahme von CON A-bindendem und von LCA-nicht-bindendem AFP.

Untersuchungen AFP-positiver Seren von Patienten mit benignen Lebererkrankungen (I), mit primärem Leberzellkarzinom (II) und metastatischem Leberbefall (III) auf ihre CON A- und LCA-Bindung ergaben, daß bei den Gruppen I und II gleichhohe CON A-Bindungsraten ($97 \pm 5\%$) gegenüber deutlich niedrigeren Raten ($55 \pm 24\%$) bei Gruppe III auftraten; demgegenüber ergab sich eine deutliche Zunahme der LCA-Bindung von Gruppe I ($3 \pm 5\%$) über II ($45 \pm 33\%$) nach III ($73 \pm 30\%$), so daß durch LCA eine differentialdiagnostische Unterscheidung gegenüber benignen Lebererkrankungen, aber weniger deutlich von CON A gegenüber sekundären und primären Lebertumoren möglich war /[46]/.

Die LCA-Bindung wird auf eine fucosylierte biantennäre Zuckerkette zurückgeführt, wobei bei Lebertumoren (Leberzellkarzinom $> 50\%$) eine erhöhte Leber-Fucosyltransferase-Aktivität auftreten soll, die schon bei niedrigpathologischen AFP-Werten durch Bestimmung des fucosylierten AFP gegenüber benignen Lebererkrankungen ($< 13\%$) verwertbar sein soll /[52, 53]/.

Nach anderen Untersuchungen /[54]/ war eine Differenzierung von AFP mittels CON A-Immunaffinitäts-Elektrophorese (IAE) zwischen Leberzellkarzinom-AFP und Leberzirrhose-AFP (< 30% nicht-bindend) von Dottersacktumor-AFP und Lebermetastasen-AFP (um 50%) sowie durch LCA-IAE zwischen Leberzellkarzinom-AFP (< 70% nicht-bindend) und Leberzirrhose-AFP (LCA nicht-bindend > 70%) möglich.

Abschließend sei auf die Möglichkeit der immunszintigraphischen Suche von okkulten AFP-positiven Tumorrezidiven oder -Metastasen beim primären Leberzellkarzinom bzw. Keimzelltumor mittels ^{131}Jod-markierter poly- oder monoklonaler Anti-AFP-Antikörper in der sogenannten Radioimmunodetektion hingewiesen /55/.

Eine weitere Möglichkeit der immunszintigraphischen Darstellung von Karzinomen war in Tierversuchen mit radioaktivem AFP möglich, da einige Tumoren (z. B. menschliche Mammakarzinom-Zellinien) offenbar durch die Kanzerisierung eine während der Ontogenese auftretende Fähigkeit zur AFP-Bindung über einen vermuteten AFP-Rezeptor und AFP-Aufnahme wiedergewinnen /56/.

Zusammenfassend liegt die klinische Bedeutung des Tumormarkers AFP in seiner wertvollen Hilfe bei der Aufdeckung von primären Leberzellkarzinomen und Keimzelltumoren bei verdächtigen Risikogruppen (Leberzirrhose, Hodenschwellung) und vor allem in der Therapie- und Verlaufskontrolle von Patienten mit gesicherten Leberzellkarzinomen und Keimzelltumoren.

Ätiologische Differenzierung von AFP-Konzentrationserhöhungen im Serum von Patienten durch ihr Lektin-Bindungsverhalten /45—47, 51—54/

Erkrankung	**Concanavalin A**		**Lens Culinaris Aggl. (LCA)**	
	bindend %	**n. bindend %**	**bindend %**	**n. bindend %**
Keimzelltumor	< 50	27—100 um 50		
Prim. Leber-zell-CA	> 80 97 ± 5	< 20 < 30	45 ± 33 > 50	< 70
Lebermetast.	55 ± 24	~ 50	73 ± 30	
Benigne Leber-erkrankungen (Hepatitis, LZ)	97 ± 5	< 30	3 ± 5 < 13	> 70

Literatur

1. *Ruoslathi, E., M. Seppälä:* Int. J. Cancer *8:* 374 (1971). Studies of carcinofetal proteins. III. Demonstration of alpha-fetoprotein in serum of healthy human adults.
2. *Maiolini, R., B. Ferrua, R. Masseyeff:* J. Immunol. Methods *6:* 355 (1975). Enzymimmunoassay of human alpha-fetoprotein.
3. *Weeks, I., A. K. Campbell, J. S. Woodhead:* Clin. Chem. *29:* 1480 (1983). Two-site immunochemiluminometric assay for human alpha$_1$-fetoprotein.
4. *Suonpää, M. U., J. T. Lavi, I. A. Hemmilä, T. N. E. Lövgren:* Clin. Chim. Acta *145:* 341 (1985). A new sensitive assay of human alpha-fetoprotein using time-resolved fluorescence and monoclonal antibodies.
5. *Grob, P. J.,F. Dati, H. I. Joller-Jemelka:* Laboratoriumsblätter *2:* 59 (1982). Diagnostische Relevanz von alpha-Fetoprotein in der Onkologie.
6. *Lamerz, R.:* Habilitationsschrift München 1975. Karzinofetale Antigene. Isolierung, Nachweis und klinische Bedeutung.
7. *Collaborative Study:* Clin. Chim. Acta *96:* 59 (1979). Equivalence between international units and mass units of AFP.
8. *Lamerz, R., G. Stein, B. Belohradsky, H. J. Kümper, A. Wirtz, A. Brandt:* Changes of alphafetoprotein levels during pregnancy and in the puerperium. In: *Weitzel, H. K., J. Schneider,* Alpha-Fetoprotein in Clinical Medicine, S. 78. Thieme, Stuttgart (1979).
9. *Lamerz, R.:* Bayer. Internist *1:* 19 (1980). Die klinische Bedeutung von Alpha-Fetoprotein bei Lebererkrankungen.

10. *Harada, T., K. Shigeta, K. Noda, Y. Fukumoto, N. Nishimura, M. Mizuka, T. Takemoto:* Hepato-Gastroenterol. *27:* 169 (1980). Clinical implications of alpha-fetoprotein in liver cirrhosis: 5' years follow-up study.
11. *Karvountzis, G. G., A. G. Redeker:* Ann. Int. Med. *80:* 156 (1974). Relation of alpha-fetoprotein in acute hepatitis to severity and prognosis.
12. *Pastore, G., P. Dentico, G. Angarano, A. R. Zanetti, P. Ferroni, V. Frappampina, O. Schiraldi, M. Roggendorf, G. Frösner:* J. Med. Virol. *7:* 97 (1981). Hepatitis B virus markers, alpha-fetoprotein and survival in fulminant viral hepatitis.
13. *Stevens, R. G., E. J. Merkle, E. D. Listbader:* Int. J. Cancer *33:* 453 (1984). Age and cohort effects in primary liver cancer.
14. *Lamerz, R., A. Fateh-Moghadam:* Klin. Wschr. *53:* 147 (1975). Carcinofetale Antigene. I. Alpha-Fetoprotein.
15. *Norgaard-Pedersen, B., D. Raghavan:* Oncodev. Biol. Med. *1:* 327 (1980). Germ cell tumours: a collaborative review.
16. *Heyward, W. L., A. P. Lanier, B. J. McMahon, M. A. Fitzgerald, S. Kilkenny, T. R. Paprocki:* JAMA *254:* 3052 (1985). Early detection of primary hepatocellular carcinoma.
17. *Lamerz, R., P. Borlinghaus:* Differentialdiagnose maligner Lebererkrankungen. Diagnose & Labor *36:* 56 (1986).
18. *Aburano, T., N. Tonami, A. Tada, K. Hisada:* Eur. J. Nucl. Med. *5:* 373 (1980). Radioimmunoassay for carcinoembryonic antigen and alpha$_1$-fetoprotein in the qualitative evaluation of focal hepatic lesions in Japan.
19. *Gitlin, D., A. Pericelli:* Nature *228:* 995 (1970). Synthesis of serum albumin, prealbumin, alpha-fetoprotein, alpha$_1$-antitrypsin and transferrin by the human yolk sac.
20. *Teilum, G., R. Albrechtsen, B. Norgaard-Pedersen:* Acta Pathol. Microbiol. Scand. Sect. A *83:* 80 (1975). The histo-genetic-embryologic basis for reappearance of alpha-fetoprotein in endodermal sinus tumors (yolk sac tumors) and teratomas.
21. *Mostofi, F. K.:* Cancer *45:* 1735 (1980). Pathology of germ cell tumors of testis: a progress report.
22. *Javadpour, N.:* Cancer *45:* 1755 (1980). The role of biologic tumor markers in testicular cancer.
23. *Mann, K.:* Humanes Choriongonadotropin und seine Untereinheiten bei Keimzelltumoren des Hodens. Bestimmungsmethoden und klinische Bedeutung. Habilitationsschrift, München 1982.
24. *De Bruijn, H. W. A., D. T. Sleijfer, H. Schraffordt- Koops, A. J. Suurmeiher, J. Marrink, T. Ockhuizen:* Cancer *55:* 829 (1985). Significance of human chorionic gonadotropin, alpha-fetoprotein, and pregnancy-specific beta$_1$-glycoprotein in the detection of tumor relapse and partial remission in 126 patients with nonseminomatous testicular germ cell tumors.
25. *Skinner, D. G., P. T. Scardino:* J. Urol. *123:* 378 (1980). Relevance of biochemical tumor markers and lymphadenectomy in management of non-seminomatous testis tumors. Current perspective.
26. *Burt, M. E., N. Javadpour:* Cancer *47:* 1911 (1981). Germ-cell tumors in patients with apparently normal testes.
27. *Allen, J. C., J. Nisselbaum, F. Epstein, G. Rosen, M. K. Schwartz:* J. Neurosurg. *51:* 368 (1979). Alpha-fetoprotein and human chorionic gonadotropin determination in cerebrospinal fluid.
28. *Germa-Lluch, J. R., R. H. Begent, K. D. Bagshawe:* Br. J. Cancer *42:* 850 (1980). Tumour-marker levels and prognosis in malignant teratoma of the testis.
29. *Kohn, J.:* The value of apparent half life assay of alpha-fetoprotein in the management of testicular teratoma. In: *Lehmann, F. G.,* Carcino-embryonic proteins, Vol. II., S. 383. Elsevier, Amsterdam (1979).
30. *Horwich, A., M. J. Peckham:* Eur. J. Clin. Oncol. *20:* 1463 (1984). Serum tumor marker regression rate following chemotherapy for malignant teratoma.
31. *Willemse, P. H. B., D. T. Sleijfer, H. Schraffordt- Koops, H. W. A. de Bruijn, J. W. Oosterhuis, T. M. Brouwers, T. Ockhuizen, J. Marrink:* Oncodev. Biol. Med. *2:* 129 (1981). The value of AFP and hCG half lives in predicting the efficacy of combination chemotherapy in patients with non-seminomatous germ cell tumors of the testis.
32. *Peckham, M. J.* (and working party members): Lancet *1:* 8 (1985). Prognostic factors in advanced non-seminomatous germ-cell testicular tumours: results of a multicentre study.
33. *Lamerz, R.:* Dtsch. Med. Wschr. *109:* 1741 (1984). CEA-Spiegel bei Frischzellentherapie.
34. *Pollard, D. R., K. Gupta:* Clin. Biochem. *15:* 266 (1982). Stability of alpha-fetoprotein in stored and frozen-thawed aliquots.
35. *Wu, J. W., J. A. Knight:* Clin. Chem. *31:* 1692 (1985). In-vitro stability of human alpha-fetoprotein.

36. *Horinaga, T., M. Sakai, T. G. Wegmann, T. Tamaoki:* Proc. Nat. Acad.Sci. USA Biol. Sci. *80:* 4604 (1983). Primary structures of human alpha-fetoprotein and its mRNA (cDNA clones/ three domain structures/molecular evolution).
37. *Uotila, M., E. Engvall, E. Ruoslahti:* Mol. Immunol. *17:* 791 (1980). Monoclonal antibodies to human alpha-fetoprotein.
38. *Tsung, Y. K., A. Milunsky, E. Alpert:* J. Immunol. Meth. *39:* 363 (1980). Derivation and characterization of a monoclonal hybridoma specific for human alpha-fetoprotein.
39. *Nomura, M., M. Imai, K. Takahashi, T. Kumakura, K. Tachibana, S. Aoyagi, S. Usuda, T. Nakamura, Y. Miyakawa, M. Mayumi:* J. Immunol. Meth. *58:* 293 (1983). Three-site sandwich radioimmunoassay with monoclonal antibodies for a sensitive determination of human alpha-fetoprotein.
40. *Wellerson, R., S. Shaw, P. Kaplan:* Hybridoma *3:* 177 (1984). Characteristics of monoclonal anti-alpha-fetoprotein antibodies.
41. *Brock, D. J. H., L. Barron, V. van Heyningen:* Tumour Biol. *5:* 171 (1984). Approaches to the production of monoclonal antibodies specific for concanavalin A binding and non-binding forms of alpha-fetoprotein.
42. *Micheel, B., U. Karsten, H. Fiebach, T. Porstmann, J. Denner:* Biomed. Biochim. Acta *43:* 1317 (1984). The detection of distinct epitopes of human alpha-fetoprotein (AFP) by solid phase radioimmunoassay using hybridoma culture fluid.
43. *Bellet, D. H., J. R. Wands, K. J. Isselbacher, C. Bohuon:* Proc. Nat. Acad. Sci. US-Biol. Sci *81:* 3869 (1984). Serum alpha-fetoprotein levels in human diseases: perspective from a highly specific monoclonal radioimmunoassay.
44. *Smith, C. J., P. C. Kelleher, L. Belanger, L. Dallaire:* Br. Med. J. *1:* 920 (1979). Reactivity of amniotic fluid alpha-fetoprotein with concanavalin A in diagnosis of neural tube defects.
45. *Buamah, P. K., C. Cornell, A. W. Skillen:* Clin. Chem. *30:* 1257 (1984). Affinity chromatography used in distinguishing alpha-fetoprotein in serum from patients with tumors of hepatic parenchyma and of germ cells.
46. *Aoyagi, Y., Y. Suzuki, M. Isemura, K. Soga, T. Ozaki, T. Ichida, K. Soda, Z. Ozaki, T. Ichida, K. Inoue, H. Sasaki, F. Ichida:* Gann *75:* 809 (1984). Differential reactivity of alpha-fetoprotein with lectins and evaluation of its usefulness in the diagnosis of hepatocellular carcinoma.
47. *Vessela, R. L., M. A. Santrach, D. Bronson, C. J. Smith, M. J. Klicka, P. H. Lange:* Int. J. Cancer *34:* 309 (1984). Evaluation of AFP glycosylation heterogeneity in cancer patients with AFP-producing tumors.
48. *Yoshima, H., T. Mizuochi, M. Ishii, A. Kobata:* Cancer Res. *40:* 4276 (1980). Structure of the asparagine-linked sugar chains of alpha-fetoprotein purified from human ascites fluid.
49. *Yamashiza, K., A. Hitoi, Y. Tsuchida, S. Nishi, A. Kobata:* Cancer Res. *43:* 4691 (1983). Sugar chain of alpha-fetoprotein produced in human yolk sac tumor.
50. *Ishiguro, T., M. Sawada, H. Sakaguchi, I. Sugitachi:* Amer. J. Reprod. Immunol. *5:* 102 (1984). Alpha-fetoprotein subfractions in germ cell tumors identified by Con A or LCH crossed-line affinity immunoelectrophoresis.
51. *Breborowicz, J., A. Mackiewicz, P. Jakubek, S. Sajdak:* Hokkaido Univ. Med. Lib. Series *15:* 125 (1983).
52. *Aoyagi, Y., M. Isemura, Y. Suzuki, C. Sekine, K. Soga, T. Ozaki, F. Ichida:* Lancet *1:* 210 (1986). Change of alpha-fetoprotein on malignant transformation of liver cells.
53. *Aoyagi, Y., M. Isemura, Z. Yosizawa, C. Sekine, T. Ono, F. Ichida:* Biochem. Biophys. Acta *830:* 217 (1985). Fucosylation of serum alpha-fetoprotein in patients with hepatocellular carcinoma.
54. *Endo, Y., T. Nakayama, Y. Kaneko, S. Iino, K. Kurai, K. Koike, Y. Tsuchida:* Tumour Biol. *6:* 398 (1985). Clinical significance of lectin-binding analysis of serum AFP in hepatocellular carcinoma.
55. *Goldenberg, D. M., E. E, Kim, F. Delano, E. Spremulli, M. O. Nelson, J. P. Gockerman, F. J. Primus, R. L. Corgan, A. Alpert:* Cancer *45:* 2500 (1980). Clinical studies on the radioimmunodetection of tumors containing alpha-fetoprotein.
56. *Uriel, J., M. J. Villacampa, R. Moro, J. Naval, Ch. Failly-Crepin:* Cancer Res. *44:* 5314 (1984). Uptake of radiolabeled α-fetoprotein by mouse mammary carcinomas and its usefulness in tumor scintigraphy.

Humanes Choriongonadotropin (hCG)

Indikation

Absolut: Verdacht auf Keimzelltumoren (Hoden, Plazenta, Ovar, extragonadal).
Verlaufskontrolle und Therapieüberwachung von Patienten mit Keimzelltumoren.
Frühdiagnose einer eutopen oder ektopen Schwangerschaft.

Relativ: Kontrolle von Patienten mit erhöhtem Risiko eines Keimzelltumors, z. B. Maldescensus testis, gesunder eineiiger Zwillinge eines Patienten mit Hodentumor, Patienten in Vollremission nach Therapie eines Hodentumors wegen des erhöhten Risikos der Entstehung eines kontralateralen Zweittumors.

Sh. auch hCG zur Erkennung der Frühschwangerschaft S. 1145.

Bestimmungsmethoden

HCG ist ein Glykoproteinhormon, das aus 2 nicht kovalent miteinander verbundenen Untereinheiten, der α-Untereinheit (MW 14.000) und der β-Untereinheit (MW 24.000) besteht.

Untersuchung im Serum

Bestimmungsmethoden der Wahl für hCG als Tumormarker sind derzeit Immunoassays (z. B. Radioimmunoassay, Immunoradiometrischer Assay, Enzymimmunoassay) mit poly- oder monoklonalen Antiseren gegen die β-Untereinheit des Hormons und monoklonalen Antikörpern, auch gegen das Gesamthormon hCG. Die zur Verfügung stehenden Antiseren weisen nur eine geringe Kreuzreaktion von unter 1% mit den anderen Glykoproteinhormonen LH, FSH und TSH auf.

Die meisten Assays erfassen gleichzeitig hCG und die freie β-Kette. In der Deutschen Gesellschaft für Klinische Chemie ist man übereingekommen, als Nomenklatur den Ausdruck »spezifische hCG-Bestimmung und hCG-β« zu verwenden. Wegen einer möglicherweise höheren diagnostischen Sensitivität der hCG + hCG-β-Assays bei Keimzelltumoren sollte diesen Methoden gegenüber hCG-Assays, die nur das Gesamtmolekül erfassen, der Vorzug gegeben werden.

Bestimmungsmethoden, die nur die freie β-Kette erfassen, haben derzeit für klinische Fragestellungen noch keine Bedeutung. Für die Überwachung von Patienten mit Keimzelltumoren ist eine untere Nachweisgrenze von 1—5 IU/l erforderlich.

Untersuchungen im Harn

Werden zur Diagnostik von Frühschwangerschaft eingesetzt, sh. S. 1144.

Die Ergebnisse der hCG-Bestimmung im Serum und Harn werden auf die Referenzpräparation 1. IRP 75/537 (Immunoassay) bezogen.

Der 2. IS Bioassay 61/6 sollte nicht mehr verwendet werden.

Untersuchungsmaterial

Serum, Plasma 1 ml

Referenzbereiche*

Bis 10 IU/l (1. IRP 75/537)

Serumwerte nicht schwangerer Erwachsener, unabhängig von Alter und Geschlecht
* Wert umgerechnet auf 1. IRP 75/537 aus Literaturzitat 30.

Bewertung

Wie der AFP-Test eignet sich auch die hCG + hCG-β-Bestimmung im Serum nicht als Screeningmethode für maligne Tumoren. Sie kann jedoch bei den oben erwähnten Risikogruppen sinnvoll sein. Ist eine Schwangerschaft ausgeschlossen, so sprechen hCG + hCG-β-Werte über 10 IU/l mit großer Sicherheit für das Vorliegen eines malignen Tumors, wobei auch nicht-trophoblastische Tumoren zur hCG-Bildung befähigt sein können (Tab. 1). Extragonadale Keimzelltumoren sind meist im Mediastinum, Retroperitoneum und selten intrakraniell (Corpus pineale, Bereich des 3. Ventrikels) gelegen.

Für die Diagnostik und Verlaufskontrolle von Patienten mit nicht-trophoblastischen Tumoren hat sich die hCG-Bestimmung allerdings wegen der geringen diagnostischen Sensitivität von hCG + hCG-β nicht durchgesetzt.

Bei Erkrankungen nicht tumoröser Genese mit hoher Zellproliferation konnten keine erhöhten hCG-Konzentrationen nachgewiesen werden /[1]/.

Tab. 1 Häufigkeit (%) erhöhter hCG + hCG-β-Serumwerte bei malignen Tumoren

Nichtseminomatöse Keimzelltumoren des Hodens	48—86	Dünndarmtumoren	13
Seminom	10—22	Kolonkarzinom	0—20
Testikuläres/plazentares Chorionkarzinom	100	Hepatom	17—21
Blasenmole	97	Bronchialkarzinom	0—12
Pankreaskarzinom, Adeno-Ca	11—50	Ovarialkarzinom epithelial	18—41
Inselzell-Ca	22—50	Mammakarzinom	7—25
Magenkarzinom	0—23	Nierenkarzinom	10

Keimzelltumoren des Hodens

Die Inzidenz beträgt 4—6 Neubildungen/100.000 Männer, das Altersmaximum 30—34 Jahre. 4% aller Hodentumoren kommen vor bei Retention der Testes, Abdominalhoden sind 4 mal häufiger betroffen als Leistenhoden. Seminome machen 40%, Nicht-Seminome 60% der Tumoren aus.

Bei Keimzelltumoren des Hodens korreliert der Nachweis von hCG und AFP mit dem histologischen Befund.

Erhöhte hCG-Konzentrationen finden sich bei Patienten mit Tumoren, die choriokarzinomatöse Anteile, synzytiotrophoblastische Riesenzellen und seltener spezielle Rundzellen enthalten, wie sie auch in »reinen« Seminomen gefunden werden können /[2]/.

Trophoblastisch differenzierte Teratome (MTT; USA/WHO: Chorionkarzinom ± Teratom oder andere ohne Seminom) bilden ausnahmslos, differenzierte Teratome (TD reif, unreif; USA/WHO: Dermoidzyste, Teratom) und Dottersacktumoren niemals hCG.

Beim Chorionkarzinom korreliert die Tumormasse eindeutig mit der Höhe der Serumwerte, die bis zu einigen Millionen IU/l ansteigen können. Serumwerte von 10 IU/l ent-

Tab. 2 Klassifikation, prozentuale Häufigkeit und Markernachweis bei Keimzelltumoren des Hodens

GB ***(Pugh, 1976)***	**WHO** ***(Mostofi/Sobin 1977)***	**Häufigkeit %**	**hCG**	**AFP**
<u>*Seminome*</u>	Seminom »typisch«	85		
»klassisch« (»typisch«) spermatozytär	anaplastisch spermatozytär	5—10 5—10	+/—	—
<u>*Nicht-Seminome*</u>				
Teratom (Dermoidzyste) Teratom, differenziert reif/unreif (TD)	(Dermoidzyste) Teratom reif/unreif	5	—	—
Malignes Teratom Intermediärtyp (MTI)	embryonales Ca + Teratom (Terato-Ca) Teratom mit maligner Transformation	40	+	+
Malignes Teratom undifferenziert (MTU)	embryonales Ca (Polyembryom)	30	+	+
Malignes Teratom trophoblastischer Typ (MTT)	Chorion-Ca ± Teratom o. andere Typen	5	+	+
Kombinationstumoren Malignes Teratom (MTI, MTU, MTT) + Seminom	Seminom + embryonales Ca + Chorion-Ca + Dottersack-TU + Teratom	15	+	+
Dottersack-Tumor (endodermaler Sinustumor, Yolk-Sac-Tumor)	Dottersack-Tumor (endodermaler Sinustumor Yolk-Sac-Tumor)	5	—	+

sprechen annähernd einer Zellmasse von 10^6 Zellen, die somit radioimmunologisch im Serum noch erfaßt werden kann.

Nicht-seminomatöse Tumoren

Bei nicht-seminomatösen Tumoren vom Typ des undifferenzierten Teratoms (MTU; USA/WHO: embryonales Ca) ist hCG in 60%, bei solchen des Intermediärtyps (MTI; USA/WHO: embryonales Ca mit Teratom, Teratokarzinom) in 57% positiv. Nach eigenen Untersuchungen liegen die hCG-Konzentrationen meist zwischen 5 und 1000 IU/l (89%), selten über 1000 IU/l. Die Häufigkeit des hCG-Nachweises, nicht dagegen die Höhe der Serumwerte, ist bei nicht-seminomatösen Hodentumoren stadienabhängig (Stadium I 45%, II 55%, III 84%) /[3, 4, 5]/.

Bei ca. 6% der Teratokarzinome kommt es zu Hirnmetastasen, wobei die Metastasierung bei Serum-hCG-Werten über 10.000 IU/l signifikant häufiger ist (26%) als bei Werten darunter (1.8%). Durch zusätzliche Bestimmung von hCG im Liquor können Hirnmetastasen sicherer nachgewiesen werden /[6]/.

Primär intrakranielle Keimzelltumoren

Die hCG-Konzentrationen im Liquor sind deutlich erhöht. Sie sind immer höher als im Serum, da hCG die Blut-Liquorschranke kaum passiert /[7]/.

Seminom

Bei 12% der Patienten mit Seminom fanden wir stark erhöhte hCG-Werte vor der Orchidektomie, postoperativ bei 5%; *Javadpour*/[8]/ insgesamt bei 7.7%. Dieser Befund korreliert mit dem immunhistologischen Nachweis von einzelnen, für die hCG-Bildung verantwortlichen, synzytiotrophoblastischen Riesenzellen. Die Serumkonzentrationen liegen nach eigenen Erfahrungen zwischen 10 und 400 IU/l (1. IRP hCG 75/537). HCG-Werte über 400 IU/l sind auf das Vorliegen eines Kombinationstumors verdächtig, was für die Therapieentscheidung (Orchidektomie und Strahlentherapie bzw. retroperitoneale Lymphadenektomie und/oder Chemotherapie) von wesentlicher Bedeutung ist.

Bei rasch wachsenden Tumoren wurde eine Verdoppelung der hCG-Werte innerhalb weniger Tage beobachtet. Nach der vollständigen Entfernung eines hCG-bildenden Tumors fällt die Serumkonzentration nach eigenen Untersuchungen mit einer, der »physiologischen« Abklingzeit angenäherten Halbwertszeit von 1 bis 3 Tagen ab.

Verlaufsbeurteilung

Im Verlauf zeigen persistierende hCG/AFP-Werte nach der Orchidektomie an, daß der Tumor nicht auf den Hoden, nach der retroperitonealen Lymphadenektomie nicht auf das Operationsgebiet beschränkt war.

Unter Chemotherapie kann es zu einem kurzfristigen Anstieg der Serumwerte kommen, wenn Tumormassen nekrotisieren /[9]/. Diese Freisetzung von hCG, die auch bei AFP beobachtet wurde, ist kein Hinweis für eine Therapieresistenz.

Falsch negative Markerbefunde werden bei nicht-seminomatösen Tumoren vor der Orchidektomie zu 10 bis 33% angegeben. Ferner bilden nach immunhistologischen Untersuchungen Metastasen seltener Marker als der Primärtumor /[10]/. Somit kann eine Normalisierung von hCG/AFP nach Orchidektomie eine Tumorentfernung vortäuschen. Insgesamt scheint jedoch die Prognose marker-negativer Tumoren günstiger zu sein /[11]/.

Zum Verhalten von hCG und AFP unter Strahlen- und zytostatischer Therapie vgl. Beitrag AFP.

Abnahmefrequenz der Serumproben für hCG/AFP bei Patienten mit malignen Hodentumoren

Zweimal vor Orchidektomie, bis 3mal/Woche in der ersten Woche nach Orchidektomie oder retroperitonealer Lymphadenektomie; wöchentlich unter Chemotherapie und Strahlentherapie bis zur Normalisierung. Später bei jeder Wiedervorstellung im Rahmen des Tumornachsorgeprogramms /[3]/.

Plazentare Trophoblastentumoren

Histologisch wird die nichtinvasive Blasenmole (Häufigkeit 1/2000 Schwangerschaften; Unterscheidung: komplette Mole mit, partielle Mole ohne Embryo, Nabelschnur oder Amnionhülle) von der invasiven Mole und dem Chorionepitheliom (ca. 1/100.000 Schwangerschaften) unterschieden, wobei bestimmte Zusatzkriterien den Risikograd mitdefinieren. Komplette Molen treten klinisch meist als verzögerte Aborte im 2. Trimenon in Erscheinung, während die partiellen Molen im ersten Trimenon als Spontanaborte auftreten. Das Risiko der malignen Degeneration einer Blasenmole wird in Europa auf 3 bis 15% geschätzt /[12]/.

40 bis 50% der Chorionephiteliome gehen aus Blasenmolen hervor. Da die üblichen Malignitätskriterien bei Trophoblastentumoren nicht anwendbar sind, kommt der hCG-Bestimmung eine entscheidende Rolle zu.

Bis auf wenige publizierte Einzelfälle /[13, 14]/ bilden alle Trophoblastentumoren hCG. Während Patientinnen mit verzögerten bzw. spontanen Aborten oder ektoper Schwangerschaft signifikant niedrigere hCG-Serumwerte aufweisen, sind diese bei Trophoblastentumoren erhöht. Da jedoch auch physiologischerweise im 1. Trimenon sehr hohe Konzentrationen vorkommen, führt erst ein fehlender Abfall der hCG-Werte im Verlauf der Schwangerschaft oder ein weiteres Ansteigen zur Verdachtsdiagnose eines Trophoblastentumors.

Komplette Blasenmolen zeigen höhere hCG-Konzentrationen (bis über 1 Mio. IU/l) als partielle Molen. Verlaufskontrollen nach Küretage (Abnahmefrequenz wie bei Hodentumoren) gelten heute als unabdingbare Voraussetzung für das weitere therapeutische Vorgehen und stellen ein wichtiges prognostisches Kriterium dar.

Bei Blasenmolen tritt eine Normalisierung der hCG-Werte spätestens nach 12 Wochen ein; die Abklingzeit ist auf ca. 4 Tage verlängert (verbliebenes Restgewebe im Myometrium, Uteringefäßen, Lunge). Bei einer Plateaubildung oder ansteigenden hCG-Werten besteht mit Sicherheit noch proliferierendes Gewebe oder eine maligne Degeneration, wobei diese Entwicklung Wochen bis Monate vor einer klinischen Manifestation signalisiert werden kann /[15]/.

Für die genauere Beurteilung des Krankheitsverlaufs hat sich die Verwendung einer hCG-Regressionskurve mit definiertem Vertrauensbereich als nützlich erwiesen /[16]/.

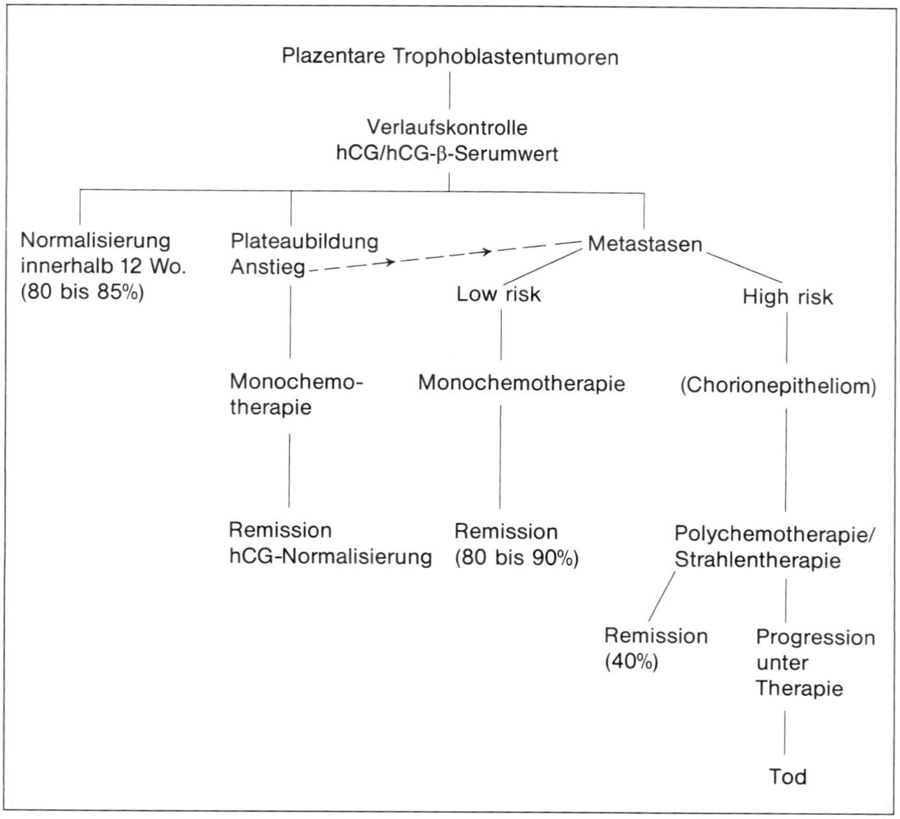

Abb. 1 Abhängigkeit des Therapieplanes von den hCG-Bestimmungen /[14]/.

Postoperativ muß bis 3 Wochen nach der Normalisierung wöchentlich hCG bestimmt werden, im weiteren Verlauf 6 Monate lang monatlich. Nach dieser Zeit sind ca. 80% der Patientinnen krankheitsfrei. Bei ca. 20% der Patientinnen (davon 16% lokaler Residualtumor, 4% Metastasen) wird eine Chemotherapie erforderlich /[14]/.

Unter Chemotherapie kann, wie bei Patienten mit malignen Hodentumoren, häufig ein kurzfristiger hCG-Anstieg beobachtet werden /[17]/. Bei Vollremission sollen hCG-Kontrollen über 5 Jahre in 3- bis 6 monatlichen Abständen erfolgen (vgl. Therapieplan, Abb. 1).

Hinweise und Störungen

Referenzbereich: Bei manchen Frauen in der Postmenopause mit dialysepflichtiger Niereninsuffizienz wurden bis zu 10-fach erhöhte hCG-Werte im Serum nachgewiesen, ohne daß ein Tumor vorlag. Dies mag auf die fehlende renale Elimination von hCG zurückzuführen sein, das in verschiedenen Geweben in sehr niedrigen Konzentrationen physiologischerweise gebildet wird /[18]/.

Bestimmungsmethoden: Für RIA und IRMA sind nur wenige Störfaktoren bekannt. Zu falsch positiven Ergebnissen können sehr niedrige Serumproteinkonzentrationen führen (nephrotisches Syndrom), wenn die Präzipitation mit Polyethylenglykol (PEG) erfolgt.

Ein stark verändertes Verhältnis der Globulin-/Albuminfraktion sowie die Gabe von Fremdeiweiß (Serum- oder Frischzellentherapie) kann die Doppelantikörperpräzipitation stören /[19, 20]/. Bei der PEG-Fällungsmethode kann ferner ein von *Chan* nachgewiesenes, spezifisch hCG-bindendes Protein zu einem falsch positiven Befund führen /[21]/.

Falsch positive hCG-Werte werden bei Patienten mit erhöhter LH-Konzentration bestimmt, wenn die verwendeten Antiseren nicht ausreichend spezifisch sind /[22]/.

Bei Verdacht auf falsch positive Werte empfiehlt sich die Durchführung eines Verdünnungstests und die zusätzliche Bestimmung mit einer anderen Methode (z. B. IRMA statt RIA oder umgekehrt).

Stabilität: Normaler Postversand möglich, bei 4 °C bis zu 1 Woche.

Pathophysiologie

hCG besteht ebenso wie die anderen Glykoproteinhormone LH, FSH und TSH aus 2 Untereinheiten, der α- und β-Kette. Die α-Untereinheiten von LH, FSH, TSH und hCG sind annähernd gleich. Die β-Ketten ähneln sich nur in Teilsequenzen und bestimmen wesentlich die immunologische und biologische Spezifität. Isolierte hCG-Untereinheiten besitzen keine biologische Aktivität. Bei LH und hCG ist die β-Kette im Bereich der ersten 115 aminoterminalen Aminosäuren zu 80% strukturhomolog. Das erklärt die ähnlichen, immunologischen Eigenschaften gerade dieser beiden Hormone. Die β-Kette von hCG hat allerdings an ihrem C-terminalen Ende des Moleküls zusätzlich 32 Aminosäuren, die bei der Immunisierung mit der freien Untereinheit wesentlich zur verbesserten Spezifität dieser Antiseren für hCG/hCG-β beitragen.

Im Verlauf der normalen Schwangerschaft nimmt die Syntheserate der α-Kette kontinuierlich zu und übersteigt die der β-Kette bei weitem /[23]/. Beide Untereinheiten werden gesondert kodiert /[24]/. Die Sekretion erfolgt erst nach der Glykosilierung. Das dimere Hormon entsteht durch Assoziation der Untereinheiten. Der Abbau erfolgt nach Deglykosilierung bevorzugt in der Leber /[25]/. Ort der Synthese ist physiologischerweise der Synzytiotrophoblast der Plazenta, bei Keimzelltumoren trophoblastäre Strukturen oder auch synzytiotrophoblastäre Riesenzellen oder einkernige Rundzellen.

Wie immunhistologische Untersuchungen gezeigt haben, sind jedoch auch nichttrophoblastische Tumoren zur hCG-Synthese befähigt /[26, 27]/. Da Tumorzellen in vivo und in vitro beide Untereinheiten sowie intrazelluläre Präkursorformen ähnlich der Plazenta enthalten, wird eine genetische Expression in Tumoren analog der in der Plazenta angenommen.

Obwohl erhöhte hCG + hCG-β-Serumkonzentrationen bisher ausschließlich bei Patienten mit malignen Tumoren gefunden wurden, wissen wir, daß auch Extrakte verschiedener Gewebe wie Hypophyse, Hoden, Kolon und Leber eine Substanz enthalten, die mit heute zur Verfügung stehenden Methoden nicht von hCG unterscheidbar ist /[28, 29]/. Dieses hCG-ähnliche Protein bindet nicht an Concanavalin-A-Sepharose, wie das auch für kohlenhydratfreies, plazentares hCG bekannt ist. Eine nur geringe Con-A-Bindung fand sich auch in Tumorgewebsextrakten. Möglicherweise kommt es aufgrund der kurzen Halbwertszeit solcher, nicht oder partiell glykosilierter hCG-Formen zu keinen meßbaren Serumwerten. Die spezielle Fähigkeit der Plazenta und mancher Tumoren besteht offenbar darin, hCG zu glykosilieren und so ein ubiquitär vorkommendes Membranprotein in ein mehr oder weniger biologisch aktives Hormon zu verwandeln.

Die Spezifität von hCG als Tumormarker ist jedoch durch diese Beobachtungen nicht eingeschränkt, da die »physiologischen Serumkonzentrationen von hCG« bei Normalpersonen unter der Nachweisgrenze verfügbarer Bestimmungsmethoden liegt /[30]/. Nur bei dialysepflichtiger Niereninsuffizienz kann es zu erhöhten hCG-Werten kommen /[18]/.

Da hCG und AFP in verschiedenen Tumorzellen synthetisiert werden, handelt es sich um zwei voneinander unabhängige Tumormarker. Dies erklärt auch das diskordante Verhalten von hCG und AFP bei Patienten mit malignen Hodentumoren /[11]/ im Verlauf der Erkrankung (28/134 Patienten; 21%).

Immunhistologische und serologische hCG-Bestimmungen leisten heute einen wertvollen Beitrag zur Differentialdiagnose zwischen Seminom und Kombinationstumor sowie bei der Stadieneinteilung. Bei allen Keimzelltumoren, testikulärer, plazentarer oder extragonadaler Genese, besteht der hauptsächliche Nutzen der spezifischen hCG + hCG-β-Bestimmung in Körperflüssigkeiten darin, daß durch sie der Verlauf der Erkrankungen wirksam überwacht werden kann und Therapieentscheidungen erleichtert werden.

Literatur

1. *Kruis, W., K. Mann:* Europ. J. Clin. Invest. *13:* 107 (1983). Human chorionic gonadotropin and alpha chain of glycoprotein hormones in patients with inflammatory bowel disease.
2. *Nochomovitz, L. E., J. Rosa:* Pathol. Annu. *13:* 327 (1978). Current concepts on the histogenesis, pathology, and immunochemistry of germ cell tumours of the testis.
3. *Norgaard-Pedersen, B., D. Raghavan:* Oncodevelopmental Biology and Medicine *1:* 327 (1980). Germ cell tumours: A collaborative review.
4. *Mann, K., R. Lamerz, T. Hellmann, H. J. Kümper, G. Staehler, H. J. Karl:* Oncodevelopmental Biology and Medicine *1:* 301 (1980). Use of human chorionic gonadotropin and alpha-fetoprotein radioimmunoassays: Specificity and apparent half-life determination after delivery and in patients with germ cell tumours.
5. *Scardino, P. T., H. D. Cox, T. A. Waldmann, K. R. McIntire, B. Mittemeyer, N. Javadpour:* J. Urol. *118:* 994 (1977). The value of serum tumour markers in the staging and prognosis of germ cell tumours of the testis.
6. *Kaye, S. B., K. D. Bagshawe, T. J. McElwain, M. J. Peckham:* Brit. J. Cancer *39:* 217 (1979). Brain metastases in malignant teratoma: A review of four years' experience and an assessment of the role of tumour markers.
7. *Soma, H., M. Takayama, K. Tokoro, T. Kikuchi, K. Kikuchi, H. Saegusa:* Acta Obstet. Gynecol. Scand. *59:* 445 (1980). Radioimmunoassay of hCG as an early diagnosis of cerebral metastases in choriocarcinoma patients.

8. *Javadpour, N., R. K. McIntire, T. A. Waldmann, P. T. Scardino, S. Bergman, T. Anderson:* J. Urol. *119:* 759 (1978). The role of the radioimmunoassay of serum alphafetoprotein and human chorionic gonadotropin in the intensive chemotherapy and surgery of metastatic testicular tumours.
9. *Vogelzang, N. J., P. H. Lange, A. Goldmann, R. H. Vessela, E. E. Fraley, B. J. Kennedy:* Cancer Research *42:* 4855 (1982). Acute changes of alpha-fetoprotein and human chorionic gonadotropin during induction chemotherapy of germ cell tumors.
10. *Löhrs, U., K. Mann, R. Lamerz:* Verh. Dtsch. Ges. Path. *65:* 521 (1981). Vergleich der histologischen Befunde zwischen Primärtumor und Metastasen bei malignen, nicht-seminomatösen Keimzelltumoren des Hodens.
11. *Mann, K.:* Humanes Choriongonadotropin und seine Untereinheiten bei Keimzelltumoren des Hodens. Bestimmungsmethoden und klinische Bedeutung (Habilitationsschrift), München 1981.
12. *Gille, J.:* Med. Klin. *70:* 532 (1975). Chorionkarzinom.
13. *Bakri, Y., J. H. Lee, A. E. Jahsan, G. C. Lewis:* Gynecol. Oncology *14:* 112 (1982). Uterine choriocarcinoma with negative specific serum radioimmunoassay for human chorionic gonadotropins.
14. *Skinner, M. S., D. Seckinger:* Annals of Clinical Laboratory Science *4:* 347 (1979). Evaluation of beta-subunit chorionic gonadotropin as an aid in diagnosis of trophoblastic disease.
15. *Khoo, S. K., B. Daunter:* Aust. N. Z. J. Obstet. Gynaec. *20:* 35 (1980). The beta-subunit of chorionic gonadotropin as a tumor marker in gestational trophoblastic disease.
16. *Kohorn, E. I.:* Obstet. Gynecol. *59:* 78 (1982). Hydatidiform mole and gestational trophoblastic disease on southern Connecticut.
17. *Tomoda, Y., Y. Asai, Y. Arii, S. Kaseki, N. Hideo, T. Miwa, N. Saiki, N. Ishizuka:* Cancer *40:* 1016 (1977). Criteria of complete remission from trophoblastic neoplasia with the use of human chorionic gonadotropin (hCG) excretion pattern as a parameter.
18. *Hubinont, C., J. M. Dountrelepont, J. L. Vanherweghem, C. Gervey, J. Schwers:* Nephron *43:* 149 (1986). Comparison of human chorionic gonadotropin and pregnancy-specific β_1-glycoprotein in nonpregnant patients undergoing hemodialysis.
19. *Regester, R. F., P. Painter:* JAMA *246:* 1337 (1981). False-positive radioimmunoassay pregnancy test in nephrotic syndrome.
20. *Jawad, M. J., E. A. Wilson:* Clin. Chem. *27:* 1993 (1981). Effect of variations in globulin in concentrations on serum radioimmunoassay results, as exemplified by choriogonadotropin.
21. *Chan, D. W., N. Rosenhein:* Amer. J. Clin. Pathol. *76:* 214 (1981). Specific binding proteins for human chorionic gonadotropin in a patient with trophoblastic disease.
22. *Javadpour, N., Th. Soares:* Cancer *48:* 2279 (1981). False-positive and false-negative alphafetoprotein and human chorionic gonadotropin assays in testicular cancer: a double blind study.
23. *Vaitukaitis, J. L., J. B. Robbins, E. Nieschlag, G. T. Ross:* J. Clin. Endocrinol. Metab. *33:* 988 (1971). A method for producing specific antisera with small doses of immunogen.
24. *McQueen, S. D., D. McWilliams, S. Birken, R. Canfield, T. Landefeld, I. Boime:* J. Biol. Chem. *249:* 7109 (1978). Identification of mRNAs encoding the α- and β-subunits of human choriogonadotropin.
25. *Kawasaki, T., G. Ashwell:* J. Biol. Chem. *251:* 1296 (1976). Chemical and physical properties of an hepatic membrane protein that specifically binds asialoglycoproteins.
26. *Bellet, D., J. M. Arrang, G. Contesso, M. Caillaud, C. Bohuon:* Europ. J. Cancer *16:* 433 (1980). Localization of the β-subunit of human chorionic gonadotropin on various tumors.
27. *McManus, L. M., M. A. Naughton, A. Martinez-Hernandez:* Cancer Res. *36:* 3476 (1976). Human chorionic gonadotropin in human neoplastic cells.
28. *Braunstein, G. D., J. L. Vaitukaitis, P. P. Carbone, G. T. Ross:* Ann. Intern. Med. *78:* 39 (1973). Ectopic production of human chorionic gonadotropin by neoplasms.
29. *Yoshimoto, Y., A. R. Wolfsen, F. Hirose, W. D. Odell:* Am. J. Obstet. Gynecol. *134:* 729 (1979). Human chorionic gonadotropin-like material: Presence in normal human tissue.
30. *Borkowski, A., C. Muquardt:* N. Engl. J. Med. *301:* 298 (1979). Human chorionic gonadotropin in the plasma of normal, nonpregnant subjects.

Schwangerschaftsspezifisches β_1-Glykoprotein (SP-1)

Indikation

Verlaufskontrolle von Trophoblasttumoren.
Verlaufskontrolle bei SP-1-positiven nicht-trophoblastischen Tumoren.

Bestimmungsmethode

Enzymimmunoassay (EIA), Radioimmunoassay (RIA).

Untersuchungsmaterial

Serum	1 ml

Referenzbereich

Bis 1 µg/l im Enzymimmunoassay bei gesunden Nichtschwangeren.

Bewertung

In Ergänzung zur hCG-Bestimmung gilt SP-1 als anerkannte Untersuchung in der Verlaufsbeurteilung von Trophoblasterkrankungen. Im allgemeinen wird eine gute Übereinstimmung beider Proteine gefunden; es wurden aber auch Fälle eines diskordanten Verhaltens beider Parameter ermittelt, weshalb die gleichzeitige Anwendung von SP-1 und hCG für das Monitoring von Trophoblasttumoren empfohlen wird /[1, 2, 3]/.

Bei aktiven testikulären Keimzelltumoren ist SP-1 im Serum häufiger als β-hCG und AFP erhöht, wobei auch ausschließlich SP-1-positive Tumoren beobachtet wurden.

In stark unterschiedlicher Häufigkeit wurden erhöhte SP-1-Serumkonzentrationen bei Malignomen der Mamma sowie des weiblichen Genitaltraktes festgestellt. Die bisherigen Beobachtungen sprechen dafür, daß der Bestimmung von SP-1 im Serum für das Monitoring von nichttrophoblastischen Tumoren nur beschränkte Bedeutung zukommt /[4, 5]/.

Der Quotient SP-1/β-hCG ist bei der Blasenmole höher als beim Chorionkarzinom /[6]/.

Es wurden Fälle von gynäkologischen Malignomen beobachtet, bei welchen gering erhöhte SP-1-Werte auch ohne Behandlung in der Folge nicht mehr nachweisbar waren. Auch konnte gezeigt werden, daß wiederholt keine Korrelation zwischen SP-1-Serumkonzentration und immunhistologischem Befund besteht /[5]/.

Pathophysiologie

SP-1 ist ein Glykoprotein mit einem Molekulargewicht von etwa 90.000. Es wird im Synzytiotrophoblasten synthetisiert. Es wurde berichtet, daß beim Mammakarzinom dem Nachweis von tumorgebundenem SP-1 eine prognostische Bedeutung zukäme /[7]/.

Literatur

1. *Sepällä, M., E. M. Rutanen:* In: *Grudzinskas, J. G., B. Teisner, M. Sepällä,* Pregnancy proteins, New York (1982).
2. *Sepällä, M., E. M. Rutanen, J. Lingreen, T. Wahlström:* In: *Chu, T. M.,* Biochemical markers for cancer. New York (1982).

3. *Than, G. N., I. F. Csaba, H. Bohn, D. G. Szabo, M. Szalmasy, G. Menczer:* Oncodevelopmental Biology and Medicine *3:* 315 (1982). Monitoring therapy in trophoblastic diseases by radioimmunoassay of pregnancy-specific β1-glycoprotein and the β-subunit of human chorionic gonadotropin.
4. *Monteiro, J. C. M. P., S. Biswas, M. A. Al-Awquati, W. P. Greening, J. A. McKinna, A. M. Neville:* Br. J. Cancer *46:* 279 (1982). Serum levels of human placental lactogen and pregnancy-specific β1-glycoprotein in breast cancer.
5. *Ludwig, H., G. Tatra:* Klin. Wschr. *59:* 787 (1981). Pregnancy specific β-1-glycoprotein and α2-pregnancy associated globulin in tumors of the femal genital tract.
6. *Sakuragi, N.:* Gynec. Oncol. *13:* 393 (1982). hCG-β-subunit (hCG-β) levels in choriocarcinoma, invasive mole and hydatidiforme mole, clinical significance of SP-1/hCG ratio.
7. *Horne, G. H. W., I. N. Reid, G. D. Milne:* Lancet *II.:* 279 (1976). Prognostic significance of inappropriate production of pregnancy proteins by breast cancer.

Prostataspezifische saure Phosphatase (PAP)

Einleitung

Aufgrund von Schätzungen auf der Basis der beiden auf Landesebene bestehenden Krebsregister der Bundesrepublik Deutschland, Hamburg und dem Saarland, liegt die Inzidenz des klinisch manifesten Prostatakarzinoms für die Bundesrepublik Deutschland bei 46 pro 100.000. In den USA beträgt die Inzidenz 74 auf 100.000 /[1]/. Die wahre Inzidenz des Prostatakarzinoms ist jedoch viel höher und wird autoptisch sogar bei bis zu 46% aller postmortal untersuchten Prostatae nach dem 45. Lebensjahr angegeben /[2]/.

Aufgrund von Berechnungen für die USA liegt das Verhältnis von latenten Prostatakarzinomen zu klinisch manifesten Prostatakarzinomen bei 1300 : 1 /[3]/. Zum Zeitpunkt der Diagnose eines Prostatakarzinoms hat mehr als die Hälfte der Patienten bereits Metastasen. Dies bedeutet, daß nur ein sehr geringer Anteil der Patienten einer kurativen Behandlung zugeführt werden kann und zwei Drittel einer palliativen Behandlung bedürfen. 70—80% dieser Patienten sprechen auf die primäre Behandlung des Androgenentzugs an, wobei die Dauer zwischen wenigen Monaten und bis 10—15 Jahren betragen kann /[4]/.

Indikation

Diagnostik des metastasierenden Prostatakarzinoms.
Verlaufskontrolle des bekannten Prostatakarzinoms.
Therapiekontrolle des Prostatakarzinoms.
Staging des Prostatakarzinoms.

Bestimmungsmethoden

Immunchemische Verfahren /[5]/ wie z. B. Radioimmunoassay, Enzymimmunoassay, Immunenzymatischer Test, Immunoradiometrischer Test.

Untersuchungsmaterial

Serum, Plasma (Heparin, EDTA, Citrat) 1 ml

Referenzbereiche

Sie sind abhängig von der jeweiligen Bestimmungsmethode und den verwendeten immunchemischen Reagenzien. Einen internationalen Standard für die PAP gibt es derzeit noch nicht.

Obergrenze nach Herstellerangaben

Radioimmunoassay	2—6 /[1]/
Enzymimmunoassay, polyklonaler Antikörper	1.8 /[2]/
Enzymimmunoassay, monoklonaler Antikörper	2.0/[6]/
Immunenzymatischer Test	1.0 /[3]/ bzw. bis 2.3 /[4]/
Immunoradiometrischer Test	2.0 /[5]/

Angaben in µg/l

[1] Nen, Serono, Clinical Assays, Byk-Mallinckrodt, Yang, NMS, Amersham Buchler

[2] Behring, [3] Merck, [4] Boehringer Mannheim, [5] Hybritech, [6] Abbott

Bewertung

Die immunchemische Bestimmung der PAP erlaubt keine Frühdiagnostik des Prostatakarzinoms. Solange keine extraprostatischen PAP-Produktionsstätten in Form von Lymphknotenmetastasen oder Fernmetastasen vorhanden sind, sind die in der peripheren Blutbahn gemessenen PAP-Konzentrationen beim Prostatakarzinom denen von Patienten mit einem Prostataadenom sehr ähnlich.

Der Einsatz monoklonaler Antikörper gegen die PAP führt nicht zur Verbesserung der diagnostischen Effizienz dieser Untersuchung. Gerade entdifferenzierte Prostatakarzinome werden mit Testkits, die monoklonale Antikörper einsetzen, in geringerer Häufigkeit nachgewiesen, als mit Testkits die polyklonale Antikörper verwenden /[6]/.

Das metastasierende Prostatakarzinom wird mit diagnostischen Sensitivitäten zwischen 86 und 96% bei einer diagnostischen Spezifität von 78 bis 92% erkannt /[5—9]/. Werte über 8 µg/l weisen mit allen immunchemischen Tests mit an Sicherheit grenzender Wahrscheinlichkeit auf ein metastasierendes Prostatakarzinom hin.

Die Progression einer Prostatakarzinom-Erkrankung bzw. Ausbildung einer Therapieresistenz wird mit der immunchemischen PAP-Bestimmung mit diagnostischen Sensitivitäten zwischen 82% und 92% bei einer Spezifität zwischen 72 und 92% erkannt /[10—12]/.

Die zuverlässigste Kontrolle ist der intraindividuelle Vergleich im Rahmen einer Longitudinaluntersuchung. Dies gilt insbesondere bei vorangegangener radikaler Prostatektomie oder externer sowie interstitieller Strahlentherapie. Hierbei sinken bei effektiver Therapie die PAP-Serum-Konzentrationen auf die Nachweisgrenze der einzelnen Assays ab. Ein Therapieversagen macht sich dann, meist Monate vor der Manifestation anderer klinischer Symptome oder Untersuchungen, bereits durch noch im Referenzbereich gelegene PAP-Anstiege bemerkbar /[12]/. Die Bestimmung der immunchemischen PAP im Knochenmark liefert keine Information, die über die Bestimmung im peripheren Blut hinausgeht /[13]/.

Hinweise und Störungen

Vortäuschung pathologischer Werte: Manipulationen an der Prostata wie transurethrale Resektionen und Katheterungen aber auch bereits Prostatamassage und die rektal-digitale Untersuchung führen aufgrund der dadurch bedingten mechanischen Irritation ähnlich wie akute Harnverhalte zu einem vermehrten Übertritt von PAP in die periphere Blutbahn. Für die verläßliche PAP-Bestimmung ist deshalb eine 48-stündige Manipulationskarenz bzw. die Beseitigung einer akuten Harnverhaltung zu fordern /[13]/.

Medikamente: Es gibt keine gesicherten Hinweise, daß Östrogene oder Zytostatika die immunchemische PAP-Bestimmung beeinflussen.

Zirkadianer Rhythmus: Dieser konnte für die PAP im Gegensatz zur gesamtsauren Phosphatase und deren tartrathemmbarer Fraktion nicht nachgewiesen werden /[14]/.

Stabilität: Bei 20 °C mindestens 24 Std., bei 4 °C mindestens 1 Woche ohne stabilisierende Maßnahmen keine Abnahme von Aktivität und Konzentration.

Pathophysiologie

Die PAP ist identisch mit dem Isoenzym 2 in der Gruppe der sauren Phosphatasen. Sie ist ein Glykoprotein mit einem Kohlenhydratanteil von ca. 6%. Das Enzymmolekül ist ein Dimer mit einem Molekulargewicht von 97.000 bestehend aus zwei identischen Untereinheiten, die nicht kovalent verbunden sind. Das Enzym katalysiert die Hydrolyse von Phosphorsäuremonoestern. Das Wirkungsoptimum liegt bei unterschiedlichen Substraten zwischen pH 4.5 und 6. In der isoelektrischen Fokussierung wurden mindestens 8 Banden nachgewiesen, die im pH-Bereich 4 bis 6 liegen /[15]/.

Die normale Drüsenzelle der Prostata sezerniert die für dieses Organ typische saure Phosphatase apokrin und merokrin ins Drüsenlumen, von wo aus dann das Sekret in die Ausführungskanäle der Einzeldrüsen der Prostata gelangt /[16]/. Die saure Phosphatase ist somit Bestandteil der exokrinen Funktion der Prostatadrüse.

Im Rahmen der malignen Transformation von Drüsenzellen der Prostata kommt es zu einer vermehrten oder überhaupt dem erstmaligen Auftreten der PAP in die periphere Blutbahn /[13]/. Zur Beantwortung der Frage, wie die normalerweise für das Seminalplasma bestimmte saure Phosphatase den Weg in die periphere Blutbahn findet, gibt es folgende Hypothesen

— Es wird vermutet, daß schon normalerweise das Enzym aus der Prostatadrüsenzelle in das Blut gelangt und dies beim Karzinom, wegen der Vermehrung Phosphatase-bildender Zellen, nur in vermehrtem Umfang geschieht /[17]/.
— Es gibt auch die Vorstellung, daß das Karzinom Blut- und Lymphgefäße arodiert und auf diesem Weg die enzymatischen Tumorzellen in die Blutbahn gelangen /[10]/.

Die derzeit wahrscheinlichste Erklärung ist, daß der Mechanismus der Exkretion der PAP sich nur in Richtung auf das Drüsenlumen vollzieht, solange bis es sich bei der Prostatadrüsenzelle um eine unipolare Zelle handelt. Im Rahmen der malignen Entdifferenzierung scheint jedoch die Drüsenzelle auf einer Entwicklungsstufe stehen zu bleiben, die einer sogenannten pseudounipolaren Zelle mit einer daraus resultierenden Orientierungslosigkeit entspricht. Dadurch wird das Sekretionsprodukt PAP im Sinne einer Parakrinie ungerichtet nach allen Seiten hin abgegeben. Über die nachfolgende Erweiterung der Interzellularspalten und den Anschluß an das organeigene Lymphsystem bzw. Blutsystem gelangt dann die eigentliche exokrine PAP in die periphere Blutbahn.

Literatur

1. *Siverberg, E.:* Cancer Statistics 1985, Ca 35, 19 (1985).
2. *Dohm, G.:* Recent Results Cancer Res. *60:* 14 (1977). Classification and grading of prostatic carcinoma.
3. *Stamey, Th. A.:* Prostatic cancer. Monographs in urology *3:* 3 (1982). Stanford Univ. Press USA.
4. *Bauer, H. W., J. E. Altwein:* Palliative Therapie des Prostatakarzinoms. Klin. und exper. Urologie, Band 10. Zuckschwerdt, München (1985).
5. *Ostrowski, W.:* Human prostatic acid catalytic properties. In: *Spring-Miles, E., S. E. Hafez,* Male accessory sex glands, S. 197. Elsevier, Amsterdam (1980).
6. *Bauer, H. W.:* Lab. Med. *9:* 271 (1985). Wertung der PAP-Bestimmung mit monoclonalen Antikörpern.

7. *Vihko, P., O. Lakkarinen, M. Kontturi, R. Vihko:* Cancer Res. *41*: 1180 (1981). Effectiveness of radioimmunoassay of human prostate specific acid phosphatase in the diagnosis and follow up of therapy in prostate carcinoma.
8. *Bauer, H. W.:* Phosphatasen: Relevanz der einzelnen Analyseverfahren. In: *Faul, P., J. Altwein,* Aktuelle Diagnostik und Therapie des Prostatakarzinoms, S. 75 (1983).
9. *Cooper, E. H., N. B. Pidcock, D. Daponte, R. W. Glashan, E. Row, M. R. G. Robinson:* Eur. Urol. *9:* 17 (1983). Monitoring of prostatic cancer by an enzyme-linked immunosorbent assay of serum prostatic and acid phosphatase.
10. *Yam, L. T.:* Am. J. Med. *56:* 604 (1974). Clinical significance of the human acid phosphatase . A review.
11. *Kaplan, L. A., I. W. Chen, M. Sperling, B. Bracken, E. A. Stein:* Am. J. Clin. Pathol. *84:* 334 (1985). Clinical utility of serum prostatic acid phosphatase measurements for detection (screening), diagnosis, and therapeutic monitoring of prostatic carcinoma; assessment of monoclonal and polyclonal enzymes and radioimmunoassays.
12. *Bauer, H. W.:* Was leistet die immunchemische PAP-Bestimmung beim Prostatakarzinom. Proc. 8. Int. Sympos. Ludwig-Boltzmann-Institut. Verlag Wiener Med. Akademie, 147 (1985).
13. *Bauer, H. W., H. Hackenberg:* Klinische Wertigkeit der immunchemischen Bestimmung der prostataspezifischen sauren Phosphatase unter besonderer Berücksichtigung eines immunenzymatischen Assays. In: *Keller, H.,* Methodik und diagnostische Bedeutung der sauren Prostataphosphatase, S. 47. GIT, Darmstadt (1983).
14. *Schmeller, N. T., H. W. Bauer:* Prostate *4:* 391 (1983). Circadian variation of different fractions of serum acid phosphatase.
15. *Vihko, P., M. Koutturi, L. Kalevi Karkonen:* Clin. Chem. *24:* 466 (1978). Purification of human prostatic acid phosphatase by affinity chromatography and isoelectric focusing.
16. *Tannenbaum, M., S. Tannenbaum:* Ultrastructural pathology of human prostatic carcinoma. In: *Trump, J.,* Diagnostic electron microscopy , Vol. 3, S. 175. New York (1980).
17. *Burchart, P., F. Reinecke:* Diagnostik *6:* 300 (1983). Phosphatasebestimmung beim Prostatakarzinom.

Prostataspezifisches Antigen (PSA)

Das prostataspezifische Antigen (PSA) ist ähnlich wie die prostataspezifische saure Phosphatase (PAP) ein Glykoprotein und ein Sekretionsprodukt der Prostatadrüsenzelle und somit nicht tumorspezifisch. Im Gegensatz zur PAP handelt es sich jedoch um ein gewebespezifisches Antigen /[1]/.

Bestimmungsmethoden

Immunchemische Verfahren, insbesondere der Radioimmunoassay und Enzymimmunoassay.

Untersuchungsmaterial

Serum, Plasma (Heparin, EDTA, Citrat) 1 ml

Referenzbereich

Die obere Diskriminationsschwelle für die Diagnostik relevanter Patientengruppen, einerseits Patienten mit Prostataadenom und Entzündung der Prostata, andererseits Patienten mit Prostatakarzinom, dürfte entgegen der Angaben der Hersteller zwischen 10 und 14 µg/l liegen.

Bewertung

Die Konzentrationen an PSA sind beim Prostataadenom denen bei Frühstadien des

Prostatakarzinoms sehr ähnlich. Die bisherige vorläufige diagnostische Relevanz zeigt, daß auch durch die Bestimmung des PSA nur das metastasierende Prostatakarzinom verläßlich diagnostiziert werden kann /[2, 3]/.

In einer Studie /[4]/ mit Festsetzung des Entscheidungskriteriums auf 10 µg/l hatten 96% der Patienten mit Prostatakarzinom erhöhte PSA-Werte. 98% der Patienten mit gesicherter prostatischer Hyperplasie hatten Werte unter 10 µg/l. Die diagnostische Sensitivität des PSA als Verlaufsparameter bei Patienten mit Tumorprogression oder Tumorremission schien besser als die der PAP.

Da PAP und PSA voneinander unabhängig gebildet werden, besteht die Möglichkeit durch die Kombination beider Untersuchungen, die diagnostische Sensitivität der Diagnostik und Verlaufskontrolle des Prostatakarzinoms noch zu erhöhen.

Literatur

1. *Wang, M. C., M. Kuriyama, L. D. Papsidero, R. M. Loor, L. A. Valenzuela, G. P. Murphy, T. M. Chu:* Methods Cancer Res. *19:* 179 (1982). Prostate antigen of human cancer patients.
2. *Liedtke, R. J., J. D. Batjer:* Clin. Chem. *30:* 649 (1984). Measurement of prostate specific antigen by radioimmunoassay.
3. *Lange, P. H.*: Tumor markers in prostata cancer. Excerpta Medica, Amsterdam (1986).
4. *Fornara, P., W. Sturm, P. G. Fabricius, E. Schmiedt:* Urologe *26:* 158 (1987). Klinische Relevanz und radioimmunologische Bestimmung des prostataspezifischen Antigens (PSA) beim Prostatakarzinom.

Calcitonin (HCT)

Indikation /[1, 2]/

Erkennung und Verlaufskontrolle des C-Zell-Karzinoms (= medullären Karzinoms, *medullary carcinoma of the thyroid, MCT).*

Verdacht auf Schilddrüsen-Malignom, z. B. bei szintigraphisch nachgewiesenem kalten Knoten. Etwa 8% der Schilddrüsen-Malignome sind MCT.

Familienuntersuchungen bei Patienten mit nachgewiesenem MCT. Das MCT tritt in etwa 30% der Fälle familiär auf.

Postoperative Kontrollen bei Patienten mit histologisch gesichertem MCT. Anfangs in halbjährlichen, später in jährlichen Abständen. Bei erhöhten HCT-Werten evtl. Lokalisationsdiagnostik mit selektiver Venenblutentnahme aus Halsvenen und Lebervenen.

Zur Überprüfung der histologischen Diagnose bei Schilddrüsen-Malignomen (präoperative Blutentnahme).

Bei Patienten mit lang anhaltenden und sonst nicht erklärbaren Diarrhöen.

Bestimmungsmethode

Radioimmunoassay /[3]/. Tracer: ^{125}J-markiertes synthetisches Human-Calcitonin (HCT). Antikörper: Erzeugt in Kaninchen oder Ziege gegen HCT.

Pentagastrin-Test

Prinzip: Die Calcitonin-Ausschüttung läßt sich bei Patienten mit C-Zell-Karzinom stark stimulieren.

 Durchführung: Verweilkanüle legen, 5 ml Blut entnehmen, 6 µg Pentagastrin (Gastrodiagnost) pro kg Körpergewicht s. c. geben, nach 2, 5, 7 und 10 min. wieder je 5 ml Blut entnehmen.

Untersuchungsmaterial

Serum von 2 ml Blut; bei Verdacht auf MCT sind Werte nach dem Mittagessen (Gastrinausschüttung?) oft aussagekräftiger. Bei Nüchternentnahme häufiger Werte im Referenzbereich. Blut in Glasröhrchen oder anderen für die Serumgewinnung geeigneten Röhrchen gerinnen lassen, Serum einfrieren und eingefroren versenden.

Referenzbereiche /3/

Gesunde:	Unter 100 pg/ml (30 pmol/l)
Unsicherer Bereich:	100—300 pg/ml (30—90 pmol/l)
Erhöht:	Über 300 pg/ml (90 pmol/l)

Umrechnung in Stoffmengenkonzentration: pg/ml × 0.28 = pmol/l

Bewertung

Die meisten Patienten mit klinisch in Erscheinung tretendem Tumor (MCT) weisen basale Werte über 300 pg/ml (90 pmol/l) auf. Bei frühen Tumorformen, z. B. C-Zell-Hyperplasie als Vorstufe des MCT, sind die basalen Werte morgens nüchtern meistens normal.

Durch die Pentagastrin-Stimulation können auch frühe Tumorformen erkannt werden. Beim Gesunden steigen die HCT-Werte auch nach Pentagastrin-Stimulation nicht über 300 pg/ml (90 pmol/l) an. Bei C-Zell-Hyperplasie nach Pentagastrin-Stimulation leicht erhöhte Werte, bei Patienten mit MCT massive Anstiege über die Norm.

Da HCT auch ektopisch von anderen Tumoren (z. B. Bronchialkarzinom) produziert werden kann, ist eine erhöhte Konzentration kein Beweis für ein MCT. Die Untersuchung sollte daher nur gezielt für die genannten Indikationen durchgeführt werden.

Da sich das MCT durch die frühzeitig erhöhten HCT-Werte vor der Bildung von Metastasen diagnostizieren läßt, sollte der HCT-Nachweis vor allem bei Familienuntersuchungen und bei szintigraphisch kalten Knoten eingesetzt werden. In einem Screening-Programm wurde ein Patient mit MCT bei 370 Fällen mit kalten Knoten erkannt /4/.

Pathophysiologie

HCT ist ein Polypeptid aus 32 Aminosäuren mit beträchtlichen Unterschieden in der Sequenz von Spezies zu Spezies. Hyperkalzämie stimuliert die Freisetzung von HCT. Bei Gesunden ist dieser Effekt nicht immer meßbar; bei Patienten mit MCT wurde jedoch nach Calcium-Infusion (10 mg/kg Körpergewicht in 180 min.) ein Anstieg des HCT nachgewiesen. Ferner wird die Freisetzung von HCT durch gastrointestinale Hormone wie Glukagon, Gastrin (Pentagastrin), Pankreozymin und Cholecystokinin stimuliert. Nahrungsaufnahme (über Gastrinfreisetzung) und Alkoholzufuhr erhöhen ebenfalls die HCT-Konzentration. Der stärkste Effekt ist nach Pentagastrin zu beobachten. In den Zielorganen Knochen und Niere wird HCT an Rezeptoren der Zellmembran gebunden; es aktiviert dort die Adenylat-Cyclase, diese fördert die Umwandlung von ATP zu cyclischem AMP.

HCT senkt die Calciumkonzentration. Dieser Effekt läßt sich auch bei Hyperkalzämien therapeutisch ausnutzen, allerdings nur vorübergehend. Patienten mit MCT haben jedoch, evtl. wegen der gegenregulatorischen Ausschüttung von Parathormon, meistens normale Serum-Calcium-Werte. Gelegentlich tritt das familiäre MCT im Rahmen einer multiplen endokrinen Neoplasie auf. Ein Phäochromozytom und ein

Hyperparathyreoidismus sollten daher bei jedem Patienten mit MCT ausgeschlossen werden (und vice versa).

Metastasen des MCT nehmen nicht am Jodstoffwechsel teil und speichern kein Jod. Bleiben nach Thyreoidektomie noch erhöhte HCT-Werte bestehen, kann durch selektive Venenkatheterisierung und HCT-Messung in den einzelnen Blutproben der Sitz der Metastasen angezeigt werden. Trotz fehlender Teilnahme am Jodstoffwechsel konnte ein therapeutischer Effekt der Radiojod-Strahlentherapie nach Thyreoidektomie durch Messung der HCT-Konzentration nachgewiesen werden. Wahrscheinlich werden C-Zell-Hyperplasien durch die umgebenden Schilddrüsenfollikel, die Radiojod angereichert haben, zerstrahlt.

Neuerdings wurde nachgewiesen, daß normale C-Zellen und C-Zell-Karzinome das carcinoembryonale Antigen (CEA) enthalten und daß bei Patienten mit C-Zell-Karzinom auch die CEA-Werte im Blut erhöht sind. Allerdings hat sich die Bestimmung des HCT als zuverlässiger erwiesen /[5]/.

Literatur

1. *Goltzman, D., J. T. Jr. Potts, E. C. Ridgway, F. Maloof:* New Engl. J. Med. *290:* 1035 (1974). Calcitonin as a tumor marker. Use of the radioimmunoassay for calcitonin in the postoperative evaluation of patients with medullary thyroid carcinoma.
2. *Graze, K., I. J. Spiler, A. H. Tashjian, Jr.* et al.: New Engl. J. Med. *299:* 980 (1978). Natural history of familial medullary thyroid carcinoma. Effect of a program for early diagnosis.
3. *Hüfner, M., R. D. Hesch:* Klin. Wschr. *49:* 1149 (1971). Radioimmunochemische Bestimmungsmethode für menschliches Calcitonin.
4. *Wahl, R. A., H. Schmidt-Gayk, H. Cordes, H. Meybier, C. Tschahargane:* Dtsch. Med. Wschr. *106:* 1377 (1981). Früherkennung des C-Zell-Karzinoms durch Familien-Screening.
5. *Raue, F., G. Boller, E. Rix, H. Schmidt-Gayk, R. Ziegler:* Klin. Wschr. *63:* 205 (1985). Secretion of calcitonin and carcinoembryonic antigen in long term organ culture of human medullary thyroid carcinoma.

Vasoaktives intestinales Polypeptid (VIP)

Indikation

Persistierende profuse wäßrige Durchfälle, (Stuhlmengen über 1 l) mit begleitender Hypokaliämie.

Bestimmungsmethode

Radioimmunoassay /[1, 2]/

Untersuchungsmaterial

Plasma 5 ml

Blut mit 25 E Heparin/ml Blut und 1000 KIE Aprotinin/ml Blut abnehmen, sofort in Eis kühlen, in Kühlzentrifuge abzentrifugieren, Plasma umgehend einfrieren, in Trockeneis versenden.

Referenzbereich /[3]/

Bis 20 pmol/l

Bewertung

Die Bestimmung des Plasma-VIP hat entscheidende Bedeutung erlangt in der Diagnostik des *Verner-Morrison*-Syndroms (sog. WDHA-Syndrom, pankreatische Cholera, VIPom) /[4–6]/.

Das klinische Bild des *Verner-Morrison*-Syndroms ist gekennzeichnet durch *w*äßrige *D*iarrhöen, *H*ypokaliämie und in ca. 50% eine *A*chlor- bzw. eine Hypochlorhydrie (WDHA-Syndrom). Weitere klinische Zeichen sind allgemeine Schwäche, Exsikkose, krampfartige Bauchschmerzen und eine Flush-ähnliche Symptomatik. Die Tumoren, die autonom VIP sezernieren, sind zumeist im Pankreas lokalisiert, jedoch finden sich VIPom-Anteile auch in Tumoren des Grenzstranges (Ganglioneurinome, Neuroblastome) und in Phäochromozytomen.

Erhöhte VIP-Werte im Plasma sind der entscheidende Tumor-Marker, der außer in der Diagnostik auch für die Verlaufsbeurteilung unter Chemotherapie von Bedeutung ist. Bei unbehandelten Fällen sind die Plasma-VIP-Werte auf über 60 pmol/l erhöht. Die Plasmakonzentration normalisiert sich nach operativer Tumorentfernung bei nicht metastasierenden VIPomen oder unter erfolgreicher Chemotherapie mit Streptozotozin.

Hinweise und Störungen

Blutentnahme: Morgens beim nüchternen Patienten.

Medikamente: Eine Beeinflussung des Plasma-VIP durch Medikamente ist nicht bekannt.

Bestimmungsmethode: Hämolyse stört.

Stabilität: Plasmaproteasen zerstören VIP sehr rasch, daher Blutentnahme mit Heparin und Aprotinin, Kühlkette bei der Aufbereitung (Zentrifugation) nicht unterbrechen, sofortiges Einfrieren, Versand auf Trockeneis.

Pathophysiologie

VIP ist ein Polypeptid aus 28 Aminosäuren. Es wurde immunhistologisch in Nervenzellen und Nervenfasern des Gastrointestinaltraktes, des Zentralnervensystems, des oberen Respirationstraktes und des Urogenitalsystems nachgewiesen.

Seine biologische Wirkung besteht neben einer Vasodilatation und Hypotension (vasoaktiv) u. a. in einer Stimulation der intestinalen Sekretion und der Pankreassekretion, sowie einer Hemmung der Salzsäureproduktion des Magens.

Beim *Verner-Morrison*-Syndrom bilden Tumoren autonom VIP, das ähnlich wie das Choleratoxin die Adenylcyclase stimuliert und so zu einer extremen intestinalen Flüssigkeitssekretion und damit zu Durchfällen führt. Zum Zeitpunkt der Diagnose sind ca. 50% der Tumoren metastasiert. Eine Chemotherapie mit Streptozotozin (evtl. in Kombination mit 5-Fluouracil) führt in einem Teil der Fälle zu Remissionen mit konsekutivem Abfall der Plasma-VIP-Werte.

Literatur

1. *Fahrenkrug, J., O. B. Schaffalitzky de Muckadell:* J. Lab. Clin. Med. *89:* 1379 (1977). Radioimmunoassay of vasoactive intestinal polypeptide (VIP) in plasma.
2. *Bloom, S. R.:* Amer. J. Dig. Dis. *23:* 373 (1978). Vasoactive intestinal peptide, the major mediator of the WDHA (pancreatic cholera) syndrome: value of measurement in diagnosis and treatment.
3. *Bloom, S. R.:* Vasoactive intestinal peptide. In: *Jaffé, B. M., H. R. Behrman,* Methods in hormone radioimmunoassay, S. 553. Academic Press, New York (1979).

4. *Arnold, R., W. Creutzfeldt:* Verner-Morrison-Syndrom. In: *Hornbostel, H., W. Kaufmann, W. Siegenthaler,* Innere Medizin in Praxis und Klinik, S. 326. Thieme, Stuttgart (1978).
5. *Verner, J. V., A. B. Morrison:* Arch. Intern. Med. *133:* 492 (1974). Endocrine pancreatic islet diseases with diarrhoe: report of a case due to diffuse hyperplasia of non-beta islet tissue with a review of 54 additional cases.
6. *Fahrenkrug, J.:* J. Clin. Gastroent. *9:* 633 (1980). Vasoactive intestinal polypeptide.

Pankreatisches Polypeptid (PP)

Indikation

Verdacht auf endokrinen Tumor im Gastrointestinaltrakt.
Sekretorische Diarrhoe.

Bestimmungsmethode

Radioimmunoassay /[1, 2]/

Untersuchungsmaterial

Serum 2 ml

Blut nach Entnahme sofort in Eis, in Kühlzentrifuge Serum abzentrifugieren und umgehend einfrieren, gefrorenes Serum in Trockeneis versenden.

Referenzbereich

< 630 pg/ml (< 150 pmol/l)

Basale Plasmakonzentrationen sind abhängig vom Lebensalter, insbesondere bei älteren Patienten sind deutlich erhöhte Plasmakonzentrationen zu erwarten.

Bewertung

Die Bestimmung des pankreatischen Polypeptids (PP) ist klinisch bedeutsam in der Diagnostik von endokrinen Tumoren des Gastrointestinaltraktes. In der Regel führt in der klinischen Symptomatik ein vom Tumor gebildetes Peptid (z. B. Gastrin, Insulin, VIP), jedoch werden häufig mehrere gastrointestinale Hormone vom Tumor gebildet und in die Zirkulation abgegeben. PP wird relativ häufig von endokrinen Tumoren kosezerniert, jedoch gibt es auch endokrine Tumore, in denen lediglich PP nachweisbar ist und die kein anderes Peptid freisetzen.

Erhöhte PP-Konzentrationen bei Normalpersonen und Erkrankungen /[4, 5, 7, 8]/

Erkrankung	Beurteilung
Normalpersonen	Bei einigen klinisch gesunden Personen, vorwiegend älteren Menschen, können abnorm hohe Serum-PP-Konzentrationen gemessen werden. Hier hilft differentialdiagnostisch gegenüber einer autonomen Hypersekretion von PP der *Atropin-Test* weiter /[3]/: Bei Normalpersonen lassen sich die erhöhten PP-Werte durch i. v.-Injektion von 1 mg Atropin senken (Test positiv).
PPom (PP-produzierender endokriner Tumor)	Das PPom (zumeist im Pankreas gelegen) wird aufgrund seiner fehlenden Hormon-assoziierten Symptomatik erst durch lokal bedingte Komplikationen (invasives Wachstum

Erhöhte PP-Konzentrationen bei Normalpersonen und Erkrankungen (Fortsetzung)

Erkrankung	**Beurteilung**
	in Nachbarorgane) oder durch allgemeine Zeichen der Tumorerkrankung (Gewichtsverlust, Adynamie, Metastasen) diagnostiziert. Bisher sind nur wenige Fälle beschrieben. Der Atropin-Test ist in diesen Fällen negativ (keine Suppression der pathologisch erhöhten PP-Konzentrationen nach Atropin). Bislang wurde nur ein Patient in der Literatur beschrieben, bei dem die Hypersekretion von PP für die bei diesem Patienten vorhandene sekretorische Diarrhoe verantwortlich gewesen sein soll.
VIPom (*Verner-Morrison-*Syndrom)	Das Krankheitsbild geht mit profusen wäßrigen Durchfällen einher. Zugrunde liegt ein VIP-produzierender Tumor (zumeist des Pankreas), in ca. 2/3 der Fälle ist jedoch auch mit erhöhten PP-Plasmawerten zu rechnen. Der Atropin-Test ist bei Vorliegen erhöhter basaler Konzentrationen pathologisch negativ. Ein normaler PP-Wert schließt jedoch ein VIPom nicht aus!! Näheres zum Krankheitsbild siehe unter VIP.
*Zollinger-Ellison-*Syndrom (ZES; Gastrinom), Insulinom	Bei diesen relativ etwas häufigeren endokrinen Tumoren des Gastrointestinaltraktes sind nur in ca. 20% erhöhte PP-Werte zu erwarten (sh. Beitrag Gastrin S. 448). Der Atropin-Test ist im Falle autonomer PP-Sekretion durch den Tumor negativ. Nach neueren Untersuchungen /[6]/ soll der Sekretin-Test, wie er für die Gastrin-Stimulation beim ZES eingesetzt wird, in einem hohen Prozentsatz pathologisch sein (drastischer Anstieg der PP-Konzentration wie des Serum-Gastrin nach Sekretin; nur geringfügige Änderung der PP-Konzentration nach Sekretin bei Ulkus-duodeni-Patienten).

Erkrankungen, die mit einer erniedrigten PP-Sekretion einhergehen

Erkrankung	**Beurteilung**
Viszerale Neuropathie	Basale Werte zeigen keine Abweichungen von der Norm. Während es bei Normalpersonen im Rahmen einer Insulin-Hypoglykämie (0.2 E/kg i. v.) durch den Abfall der Blutglucose zu einer Aktivierung sowohl cholinerger (vagaler) als auch adrenerger Anteile des autonomen Nervensystems und damit zu einem Anstieg der Plasma-PP-Konzentration kommt, bleibt dieser Anstieg bei Patienten mit viszeraler Neuropathie (z. B. bei Diabetes mellitus, idiopathischer viszeraler Neuropathie) aus, ist aber bereits vor Auftreten deutlicher klinischer Zeichen der Neuropathie eingeschränkt.
Chronische Pankreatitis	Der nahrungsstimulierte PP-Anstieg ist erst bei weit fortgeschrittener exokriner Pankreasinsuffizienz (zumeist mit Steatorrhoe) deutlich reduziert (klinisch als diagnostischer Test nicht relevant).

Hinweise und Störungen

Blutentnahme: Morgens beim nüchternen Patienten, mindestens 8—10-stündiges Fasten erforderlich, da postprandiale PP-Plasmakonzentrationen über einen langen Zeitraum erhöht bleiben.

Medikamente: Medikamente mit indirekter oder direkter parasympathomimetischer (z. B. Metoclopramid) oder sympathikolytischer (z. B. Betablocker) Wirkung sind ausreichend lange vorher abzusetzen.

Störungen: Patienten mit lange bestehendem insulinpflichtigem Diabetes mellitus (Therapie mit Insulin-Präparaten in der Zeit vor der chromatographischen Reinigung der Insuline) können aufgrund der damaligen PP-Kontamination dieser Insuline zirkulierende Antikörper gegen PP aufweisen, eine exakte PP-Bestimmung ist dann nicht möglich.

Stabilität: Bei Raumtemperatur ist PP im Plasma nur begrenzt stabil, daher Kühlkette von der Abnahme über Versand bis zum Labor nicht unterbrechen.

Pathophysiologie

Pankreatisches Polypeptid, das bei der chromatographischen Reinigung von Insulin isoliert wurde, wird in den PP-Zellen gebildet, die in der Peripherie der Langerhans'schen Inseln und einzeln verstreut im exokrinen Pankreas lokalisiert sind. Extrapankreatisch wurde PP bisher außer in endokrinen Tumoren nicht in nennenswerter Menge nachgewiesen.

PP hemmt die exokrine Pankreassekretion und stimuliert die intestinale Motorik, eine exakte physiologische Bedeutung ist jedoch bis heute nicht erkennbar. Dies dokumentiert sich auch in einer fehlenden klinischen Symptomatik bei Bestehen von PP-Antikörpern bei Diabetikern und bei massiv erhöhten Plasma-PP-Werten durch PP-produzierende Tumoren. Die PP-Sekretion steht unter starker vagaler Kontrolle, die Gabe von Atropin löscht jede stimulatorische Wirkung verschiedenster Art nahezu vollständig aus.

Wesentliche Mechanismen für die PP-Freisetzung sind: Nahrungsaufnahme, vagale Stimulation (Scheinfütterung, Insulin-Hypoglykämie), adrenerge Stimulation (physische Belastung).

Klinisch bedeutsam ist das Vorkommen von PP-produzierenden Zellen in endokrinen Tumoren des Gastrointestinaltraktes, dabei sind unterschiedliche Häufigkeiten je nach Art des Tumors zu beobachten /[8]/. In der Differenzierung von erhöhten basalen Konzentrationen bei Normalpersonen (überwiegend ältere Menschen) und Tumorassoziierter Erhöhung von Plasma-PP durch autonome PP-Sekretion ist der Atropin-Test hilfreich. Bei Zerstörung der PP-Zellen durch eine chronische Pankreatitis oder durch gestörte Innervation (bei viszeraler Neuropathie) ist mit einer verminderten PP-Antwort auf Stimuli zu rechnen.

Literatur

1. *Arnold, R., C. McIntosh, E. Bothe, H. Koop:* Z. Gastroent. *16:* 317 (1978). Pankreatisches Polypeptid (PP).
2. *Schwartz, T. W.:* Gastroenterology *85:* 1411 (1983). Pancreatic polypeptide: a hormone under vagal control.
3. *Schwartz, T. W.:* Lancet *II:* 42 (1978). Atropine suppression test for pancreatic polypeptide.
4. *Floyd, J. C., S. S. Fajans, S. Pek, R. E. Chance:* Rec. Progr. Horm. Res. *33:* 519 (1977). A newly recognized pancreatic polypeptide; plasma levels in health and disease.
5. *Koop, H., R. Arnold, W. Creutzfeldt:* Digestion *30:* 47 (1984). Pancreatic polypeptide and gastrin release during sham feeding in man.
6. *Rigaud, D., J. P. Accary, M. Mignon, S. Bonfils:* Dig. Dis. Sci. *29:* 696 (1984). Abnormal pancreatic polypeptide release by secretin infusion in Zollinger-Ellison-syndrome.
7. *Schwartz, T. W., F. Stadil, R. E. Chance, J. F. Rehfeld, L. I. Larsson, N. Moon:* Lancet *I:* 1102 (1976). Pancreatic-polypeptide response to food in duodenal-ulcer patients before and after vagotomy.
8. *Schwartz, T. W.:* Scand. J. Gastroent. 14 (Suppl. 53): *93* (1979). Pancreatic-Polypeptide (PP) and endocrine tumors of the pancreas.

Steroidhormon-Rezeptoren

Für die Wirkung des hormonellen Signals der Steroidhormone sind intrazelluläre spezifisch steroidbindende Proteine (Steroidrezeptoren) Voraussetzung. Rezeptoren für Östrogen (Östrogenrezeptoren) und Progesteron (Progesteronrezeptoren) sind in Zellen der Erfolgsorgane dieser Hormone lokalisiert, z. B. in Geweben der Mamma und des Genitalapparates. Der Nachweis von Östrogen- und Progesteronrezeptoren in Karzinomen dieser Gewebe weist auf eine Steroidempfindlichkeit des Tumors hin.

Indikation

Therapieplanung des primären metastasierenden Mammakarzinoms. Der Östrogenrezeptor- und Progesteronrezeptor stellen einen Prognosefaktor dar.

Bestimmungsmethoden

Routinemäßig wird zur quantitativen Bestimmung des Östrogenrezeptors (ER) und des Progesteronrezeptors (PgR) die Sättigungsanalyse mit Radioliganden angewendet. Da als Trennmethode dextranbeschichtete Tierkohle herangezogen wird, ist diese Untersuchungsmethode auch als DCC-Methode (Dextran coated charcoal) bekannt. Routinemäßig wird mit Hilfe dieser Methode der sogenannte zytoplasmatische Rezeptor bestimmt. Der quantitative Nachweis des Kernrezeptors mit Hilfe der biochemischen Untersuchungsmethode hat für die Routinediagnostik zur Zeit keinen großen Stellenwert.

DCC-Methode

Prinzip: In flüssigem Stickstoff gelagertes Tumorgewebe wird tiefgefroren in einem Mikrodismembrator homogenisiert. Das so entstandene Pulver wird in einem Puffer suspendiert und dieses Homogenat einem Ultrazentrifugationsschritt unterzogen, um die Zytosolfraktion zu präparieren.

Aliquote Teile des Zytosols werden mit radioaktiv markiertem Steroid in Gegenwart und Abwesenheit von nichtradioaktivem Steroid inkubiert. Die routinemäßigen Inkubationsbedingungen sind über Nacht und bei 4 °C und erlauben die Bestimmung des freien Rezeptors. Mit Hilfe dextranbeschichteter Tierkohle wird das freie vom Rezeptor-gebundenen Hormon abgetrennt und nach einem Zentrifugationsschritt im Überstand die Radioaktivität gemessen.

Die Differenz der Radioaktivitätsmessung zwischen den Röhrchen ohne Zusatz von nichtradioaktivem Steroid und der Serie von Röhrchen mit Zusatz von nichtradioaktivem Steroid erlaubt die Bestimmung der spezifisch an den Rezeptor gebundenen Radioaktivität. Da der Inkubationsansatz mit steigenden Konzentrationen an radioaktiv markiertem Steroid und dem jeweiligen hundertfachen Überschuß an unmarkiertem Steroid erfolgt, kann zunächst eine Sättigungskurve erhalten werden, die zur computermäßigen Berechnung mit Hilfe eines sogenannten *Scatchard* Plots /[1]/ linearisiert wird.

Neben der Verwendung des zuvor beschriebenen Einzelligandenassays /[2]/ kann auch ein Doppelmarkierungsverfahren /[3]/ unter Verwendung von Tritium und ^{125}J-markierten Liganden eingesetzt werden, um ER und PgR mit nur jeweils einem Satz von Inkubationsröhrchen zu bestimmen.

Die hier angegebene Untersuchungsart läßt sich mit Hilfe der Einzelligandenmethode nicht nur für ER und PgR sondern für sämtliche Steroidhormonrezeptoren einsetzen. Der Rezeptorgehalt im Zytosol wird auf den Proteingehalt bezogen und in fmol/mg Protein angegeben.

Enzymimmunoassay

Bestimmt werden kann der ER. Eingesetzt wird ein gegen ER gerichteter monoklonaler Antikörper. Die Peroxidase-Reaktion dient als Indikator-System.

Immunhistochemische und immunzytochemische Verfahren

Eingesetzt werden monoklonale Antikörper. Bestimmt werden können nur die ER. Es sind nur qualitative Aussagen möglich. Die Verfahren sind von Wichtigkeit bei kleinen Mammakarzinomen.

Untersuchungsmaterial

Für die biochemischen Untersuchungsverfahren ist ein erbs- bis bohnengroßes (0.2—0.5 g) Gewebestück notwendig. Immunhistologische und immunzytochemische Verfahren benötigen weniger Gewebe.

Referenzbereich

Die Angabe der quantitativen Untersuchungsmethoden erfolgt in fmol/mg Protein. Der Befund wird mit positiv bzw. negativ beurteilt, wobei allgemein 10 fmol/mg Protein als Grenzwert angegeben wird /[4]/.

Bewertung

Ein Rezeptorbefund wird mit Werten ab 10 fmol/mg Protein allgemein als positiver Befund beurteilt. Es sollten für die Bewertung beim Mammakarzinom ER und PgR herangezogen werden. Beim primären Mammakarzinom wird die in Tab. 1 angegebene Häufigkeitsverteilung gesehen /[5]/. In ca. 80% der Fälle kann im Metastasengewebe der gleiche Befund erhoben werden wie im Gewebe des Primärtumors /[6]/. Die Ansprechrate auf eine endokrine Therapie scheint vom Rezeptorgehalt abhängig zu sein /[6]/ und ist in Tab. 1 dargestellt.

Neben der Bedeutung als Entscheidungshilfe für die Therapie beim Mammakarzinom ist die Untersuchung von Hormonrezeptoren bei diesem Karzinom auch von Wichtigkeit als Prognosefaktor. Es konnte gezeigt werden, daß Patientinnen mit einem positiven Progesteronrezeptorbefund ein längeres erkrankungsfreies Intervall haben als Patientinnen mit einem negativen Progesteronrezeptor-Wert /[7]/.

Die klinische Relevanz von ER und PgR beim Mammakarzinom ist unumstritten, während der Einsatz von Hormonrezeptoruntersuchungen beim Korpuskarzinom, Ovarialkarzinom und Prostatakarzinom zur Zeit noch nicht ausdiskutiert ist /[8]/.

Tab. 1 Rezeptorhäufigkeitsverteilung und Ansprechrate auf endokrine Therapiemaßnahmen beim primären Mammakarzinom

Rezeptorkombination	Häufigkeit (%)	Remission (%)
ER + PgR +	48	77
ER + PgR—	26	27
ER— PgR +	5	46
ER— PgR—	21	11

Hinweise und Störungen

Untersuchungsmaterial: Das Gewebe muß spätestens eine halbe Stunde nach Absetzen des Operationspräparates in flüssigem Stickstoff tiefgekühlt werden. Die Kühlkette bis zum Aufarbeiten im Laboratorium darf nicht unterbrochen werden. Die Steroidhormonrezeptoren sind thermolabil und ein mehrmaliges Auftauen und Einfrieren liefert verfälschte Befunde. Ein Tieffrieren in Trockeneis mit anschließender Zwischenlagerung über maximal 48 Std. ist möglich. Hierauf muß das Gewebe jedoch in flüssigem Stickstoff bis zur Aufarbeitung weitergelagert werden.

Bestimmungsmethode: Die DCC-Methode ist international anerkannt, ihre Wertigkeit anhand zahlreicher klinischer Studien belegt. Die Wertigkeit des Enzymimmunoassays ist noch nicht genügend belegt, außerdem kann zur Zeit nur der ER-Gehalt bestimmt werden. Der Einsatz der Doppelligandenmethode unter Verwendung von Tritium und ^{125}Jod benötigt weniger Gewebe und Zeit bei der Durchführung der Untersuchung.

Pathophysiologie

Untersuchungen über den Wirkungsmechanismus von Steroiden führten zu der Entwicklung eines Modells, bei dem Rezeptoren eine zentrale Rolle spielen. Rezeptoren für Steroidhormone sind Proteine, die im Zellinneren von hormonabhängigen Erfolgsorganen lokalisiert sind. Nach einem Zweistufenmodell (Abb. 1) wird das betreffende Steroid über einen passiven Diffusionsprozeß in die Zelle eingeschleust und an einen im Zytosol lokalisierten Rezeptor gebunden. Nach einem Aktivierungsschritt wird der Steroidhormonkomplex in den Zellkern translociert, bewirkt dort eine Stimulierung der DNA-Synthese und der Protein-Synthese. Die Prozesse führen zu einer Zellproliferation.

Das genannte Zweistufenmodell /[9, 10]/ wurde durch neuere biochemische und immunzytochemische Untersuchungen in Frage gestellt /[11, 12, 13]/. Demnach soll der Rezeptor für Steroidhormone in steroidabhängigen Geweben nur im Zellkern lokalisiert sein.

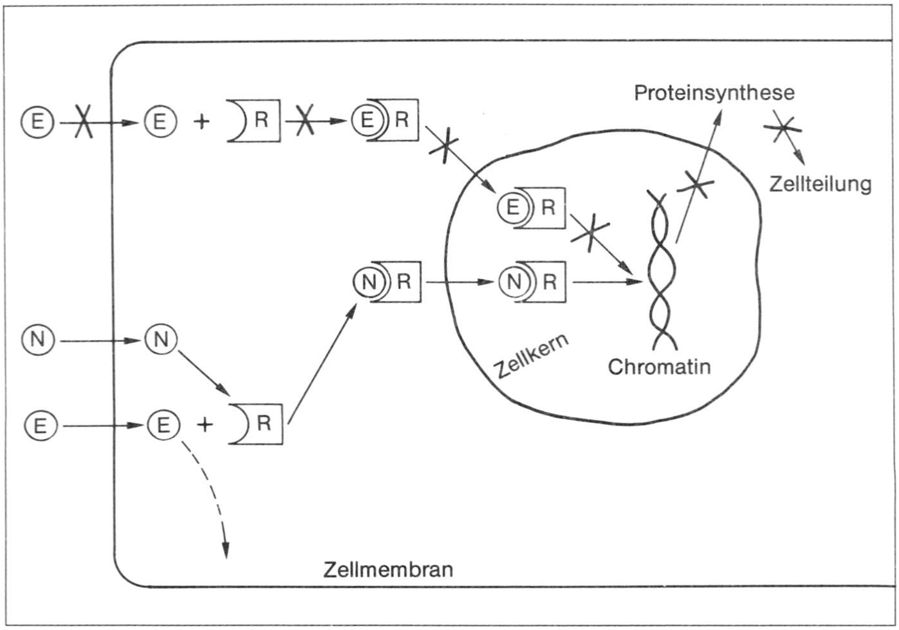

Abb. 1 Darstellung der Östrogen (E)- und Tamoxifen (N)-Wirkung sowie der Auswirkung chirurgischer ablativer Maßnahmen. In diesem Modell ist noch die Zweistufentheorie mit zytoplasmatischem Rezeptor (R) und Translokation des Rezeptorkomplexes in den Zellkern dargestellt.

Ein wichtiges Protein, welches durch die Einwirkung von Östrogenen auf östrogenabhängige Zellen stimuliert wird, ist der Progesteronrezeptor.

Die Bindung eines Steroides an den Rezeptor stellt den ersten Schritt in der Wechselwirkung eines Steroidhormones mit einer hormonabhängigen Zelle dar. Da die Bindung von ER nur der erste Schritt in einer Kette von wichtigen molekularbiologischen Ereignissen ist, ist es notwendig auch den Progesteronrezeptor zu bestimmen, um die Intaktheit aller zellulären Reaktionen zu erfassen.

Unabhängig davon, ob man annimmt, daß der Steroidhormonrezeptor zunächst im Zytosol lokalisiert ist /[9, 10]/, oder ob das neue Modell zum Wirkungsmechanismus /[10, 11]/ die eigentliche Wirkung beschreibt, erfaßt man mit den derzeitigen Routineuntersuchungen den Rezeptorgehalt, der eine Aussage über das Ansprechen auf endokrine Therapiemaßnahmen ermöglicht. Die Assoziation von Östrogen mit seinem Rezeptor ist der primäre Schritt, durch den eine Stimulierung der Zellproliferation ausgelöst wird. Chirurgisch ablative Maßnahmen, z. B. Ovarektomie, können die endogene Östrogenkonzentration im Serum verringern und damit bei der prämenopausalen Patientin mit Mammakarzinom die Proliferation herabsetzen.

Antiöstrogene bewirken eine kompetitive Hemmung am Östrogenrezeptor (Abb. 1). Sie machen hiermit den Östrogenrezeptor für das endogene Östrogen nicht mehr zugängig. Die Bindung des Antiöstrogen-Rezeptorkomplexes am Chromatin kann dadurch keine Zellproliferation mehr auslösen. Eine Stimulierung des Progesteronrezeptors ist aber auch mit Antiöstrogenen, wie Tamoxifen möglich. Dadurch kann eine Stimulierung des Progesteronrezeptors unter Tamoxifentherapie als dynamischer Test verwendet werden und erlaubt den Einsatz einer Sequentialtherapie zusammen mit einem hochdosierten Gestagen /[14]/.

Die Untersuchung des zytoplasmatischen Rezeptors in der hier beschriebenen Form mit biochemischen Methoden ist die Routinemethode der Wahl. Untersuchungen des sogenannten Kernrezeptors /[15]/ erlauben eine breitere und nähere Charakterisierung der Hormonabhängigkeit. Diese Untersuchungen werden jedoch nicht routinemäßig durchgeführt.

Literatur

1. *Scatchard, G.:* Ann. N. Y. Acad. Sci *51:* 660 (1949). The attraction of proteins for small molecules and ions.
2. *Spona, J., R. Ulm, C. Bieglmayer, P. Husslein:* Gynec. and Obstet. Invest. *10:* 71 (1979). Hormone serum levels and hormone receptor contents of endometria in women with normal menstrual cycles and patients bearing endometrial carcinoma.
3. *Grill, H. J., B. Manz, O. Belovsky, K. Pollow:* Oncology *41:* 25 (1984). Criteria for the establishment of a double-labeling assay for simultaneous determination of estrogen and progesterone receptors.
4. *Jonat, W., H. Maass:* Steroidhormonrezeptoren im Karzinomgewebe. Enke, Stuttgart (1982).
5. *Jakesz, R., A. Kees, R. Kolb, M. Mischke, K. Moser, H. Rainer, G. Reiner, M. Schemper, J. Spona:* Steroidrezeptoren und Frührezidiv beim Mammakarzinom. In: *Jonat, W., H. Maas,* Steroidhormonrezeptoren im Karzinomgewebe. Enke, Stuttgart (1982).
6. *McGuire, W. L.:* Rec. Progr. Horm. Res. *36:* 135 (1980). Steroid hormone receptors in breast cancer treatment strategy.
7. *Zielinski, C. C., R. Kuzmits, E. Kubista, H. Salzer, A. Staffen, P. Aiginger, J. Spona:* Wien. Klin. Wschr. *11:* 493 (1985). Die Bedeutung der Hormonrezeptoren von Mammakarzinomzellen für die Dauer des erkrankungsfreien Intervalls.
8. *Spona, J.:* Hormonrezeptoren und Hormone. In: *Denck, H., K. Karrer,* Chirurgische Onkologie, S. 237. Edition Medizin (1983).
9. *Gorski, J., D. Toft, G. Shyamala, D. Smith, A. Notides:* Recent Progr. Horm. Res. *24:* 45 (1968). Hormone receptors: Studies on the interaction of estrogen with the uterus.
10. *Jensen, E. V., T. Suzuki, T. Kawashima, W. E. Stumpf, P. W. Jungblut, E. R. DeSombre:* Proc. Natl. Acad. Sci. USA *59:* 632 (1968). A two-step mechanism for the interaction of estradiol with rat uterus.

11. *Welshons, W. V., M. E. Lieberman, J. Gorski:* Nature *307:* 747 (1984). Nuclear localization of unoccupied estrogen receptors.
12. *King, R. J., G. L. Greene:* Nature *307:* 745 (1984). Monoclonal antibodies localise estrogen receptor in the nucleus of target cells.
13. *McClellan, M. C., N. B. West, D. E. Tacka, G. L. Greene, R. M. Brenner:* Endocrinol. *114:* 2002 (1984). Immuncytochemical localisation of estrogen receptors in the macaque reproductive tract with monoclonal antiestrophilins.
14. *Spona, J., E. Gitsch, R. Kolb, G. Reiner, K. Moser, H. Rainer:* Rationale for use of medroxyprogesterone acetate in combined sequential treatment. In: *Pellegrine* et al., Role of medroxyprogesterone in endocrine related tumors, S. 157. Raven Press, New York (1984).
15. *Sluyser, M.:* Interaction of Steroid Hormone Receptors with DNA. In: *Sluyser, M.,* VCH Verlagsgesellschaft, Weinheim (1985).

Endokrinologie

Schilddrüsenfunktionen

Einleitung

Am Anfang jeder Schilddrüsendiagnostik sollte die Erhebung von Anamnese und klinischem Befund stehen. Nach der sich ergebenden Fragestellung werden die zur Verfügung stehenden Tests gezielt eingesetzt und dabei auch technische Verbesserungen und Weiterentwicklungen dieser Tests beachtet. Auf die diagnostische Durchführung des Radiojod-Zweiphasentests, der heute nur noch als Vorbereitung zur Radiojodtherapie durchgeführt wird, kann ausnahmslos verzichtet werden.

Die von der Sektion Schilddrüse der Deutschen Gesellschaft für Endokrinologie herausgegebenen Empfehlungen zur Schilddrüsenfunktionsdiagnostik und Diagnose von Schilddrüsenkrankheiten sollten dazu beitragen, den diagnostischen Aufwand ökonomischer zu gestalten, ohne daß die ärztliche Versorgung auf diesem Gebiet eingeschränkt wird /[1–4]/.

Die diagnostischen Strategien sind abhängig von der Fragestellung: Erstuntersuchung — Therapiekontrolle — Verlaufskontrolle — Screening, sowie von der jeweiligen örtlich unterschiedlichen Situation der alimentären Jodversorgung.

Für die Diagnose einer gestörten Schilddrüsenfunktion und der ihr zu Grunde liegenden Schilddrüsenkrankheit sowie die Therapie und deren Verlaufskontrolle sind einerseits die Beurteilung der peripheren Stoffwechsellage, andererseits die morphologische und funktionelle Beschaffenheit der erkrankten Schilddrüse zu berücksichtigen. Eine Schilddrüsenkrankheit muß nicht in jedem Falle mit einer thyreoidalen Funktionsstörung einhergehen. Eine bestimmte Schilddrüsenkrankheit kann individuell unterschiedliche Funktionsstörungen nach sich ziehen. Verschiedene Schilddrüsenkrankheiten können mit gleicher oder ähnlicher Funktionslage verbunden sein.

Es ist unerläßlich nach Erheben von Anamnese und körperlichem Befund abzuschätzen, ob eine Schilddrüsenfunktionsstörung möglich oder wahrscheinlich ist. Im ersteren Fall muß die weitere Diagnostik auf den Ausschluß, im letzteren auf den Nachweis ausgerichtet werden. Hierzu ist zu überlegen, ob nur eine bestimmte Schilddrüsenkrankheit in Frage kommt oder ob die speziellen Untersuchungen auch unter differentialdiagnostischen Gesichtspunkten erfolgen müssen.

Thyreoidea stimulierendes Hormon (TSH) und TRH-Test

Bei der Auswahl der Untersuchungen, die eine Aussage Hormonüber- oder Unterproduktion gestatten, steht die Bestimmung des basalen TSH-Wertes mit einer sensitiven Bestimmungsmethode an erster Stelle. In Zweifelsfällen sollte die Messung der TSH-Antwort auf TRH-Stimulation erfolgen (5, 6).

Indikation

TSH basal

Ausschluß einer Schilddrüsenfunktionsstörung bei im Referenzbereich liegenden peripheren Hormonwerten.

Diagnose einer Suppression der thyreotropen Aktivität (Hyperthyreose, Schilddrüsenhormonbehandlung).

Ermittlung der minimalen Schilddrüsenhormondosis bei einer medikamentösen Suppressions- oder Substitutionstherapie.

Diagnose der thyreogenen Hypothyreose.

Screening-Test auf primäre konnatale Hypothyreose.

TRH-Test

Klinisch noch nicht manifeste Störungen des Regelkreises Hypophyse-Schilddrüse »Graubereiche«
— Latente Hyperthyreose.
— Latente Hypothyreose.
— In seltenen Fällen sekundäre Hypothyreose.

Bestimmungsmethoden

TSH

Immunoassays, z. B. Radio-, Enzym-, Fluoreszenz- oder Lumineszenz-Test.

TSH-Screening Neugeborener (sh. auch S. 1174)

Durchführung: Am 5. Lebenstag wird in Verbindung mit der Neugeborenen-Basisuntersuchung U2 dem Neugeborenen Blut entnommen und auf eine Filterpapierkarte getropft. Blut 1 Std. eintrocknen lassen und Karte an das Labor weitergeben oder versenden, Karten nicht sammeln. Im Labor werden aus dem getrockneten Tropfen kleine Scheibchen von 3 bis 8 mm Durchmesser ausgestanzt und als Probe in die Bestimmung eingesetzt.

Neuere Ergebnisse mit sehr empfindlichen Assays für die TSH-Bestimmung lassen vermuten, daß der TRH-Test künftig wahrscheinlich in der Mehrzahl der Fälle entbehrlich ist. Denn aufgrund der sensitiven TSH-Assays sind supprimierte, normale sowie erhöhte TSH-Werte ohne TRH-Stimulation zu differenzieren /[5–8]/.

TRH-Test

Der TRH-Stimulationstest ist eine empfindliche Untersuchung zur Beurteilung des Regelkreises Hypophyse-Schilddrüse.

Testablauf: Erwachsenen werden nach der Blutentnahme für die basale TSH-Bestimmung 200 μg (400 μg) Thyreotropin-Releasing-Hormon (TRH) i. v. appliziert, Kindern 7 μg/kg Körpergewicht. Es kommt zu einer TSH-Ausschüttung, die nach 30 min. ihr Maximum erreicht.

Das Testergebnis wird als positiv beurteilt, wenn die TSH-Konzentration 30 min. nach TRH-Applikation gegenüber dem Ausgangswert um mindestens 2.5 mU/l, bei sensitiven Assays um mindestens 2.0 mU/l angestiegen ist.

Die nasale TRH-Applikation in einer Einzeldosis von 2 mg ist wegen der guten Verträglichkeit und der Plateaubildung der TSH-Antwort über zwei Stunden hinweg in der Praxis von Vorteil /[9]/.

Der Test ist auch oral durchführbar, wobei dem nüchternen Patienten 40 mg TRH in Tablettenform verabreicht werden. Die zweite Blutentnahme erfolgt hierbei nach 3—4 Std. Wegen der Möglichkeit der falsch positiven Überstimulation und wegen des Zeitaufwandes kann diese Durchführung für die Praxis nicht empfohlen werden /[10, 11]/.

Untersuchungsmaterial

1 Bluttropfen (TSH-Screening)
Serum 1 ml

Referenzbereiche

TSH basal

Säuglinge am 5. Lebenstag (Screening)	bis 20 mU/l
Kinder und Erwachsene	0.3 bis 3.5 mU/l

TRH-Test

TSH-Anstieg	nach TRH i. v. oder nasal	2—25 mU/l
	im oralen Test	2—30 mU/l

Bewertung /5, 6/

Beim TSH-Screening Neugeborener sind Werte über 20 mU/l kontrollbedürftig und müssen durch eine zweite Probe überprüft werden, TSH-Konzentrationen zwischen 50 und 100 mU/l sind hochverdächtig, Werte über 100 mU/l beweisend für eine konnatale Hypothyreose. Weitere diagnostisch einzuleitende Maßnahmen sh. S. 1175.

Beurteilung und Differentialdiagnose des TSH-Basalwertes und des TRH-Tests

TSH-Basal-wert	Anstieg d. TSH nach TRH	Beurteilung/Differentialdiagnose
unter 0.1	unter 2.0	Hyperthyreose; supprimierter Regelkreis Schilddrüse-Hypophyse liegt vor.
über 0.1 und unter 0.3	unter 2.0 oder über 2.0	»Grauzone«, TRH-Test erforderlich.
über 0.3 und unter 3.5	über 2.0 aber unter 25 bzw. 30	Euthyreose, unter Ausschluß einer — auch latenten — Funktionsstörung der Schilddrüse.
unter 3.5	unter 2	*Supprimierter Regelkreis Hypophyse-Schilddrüse* — Bei klinischer Euthyreose mit normalen T3- und T4-Werten als sog. latente Hyperthyreose. — Bei klinischer Hyperthyreose mit erhöhten T3- und/oder T4-Werten als manifeste Hyperthyreose. — Unter ausreichender thyreosuppressiver Behandlung mit Schilddrüsenhormonen.
unter 3.5 oder über 3.5	über 25 (30)	*Überschießende TSH-Ausschüttung nach TRH-Stimulation.* — Bei klinischer Euthyreose mit normalen T3- und T4-Werten als sog. latente Hypothyreose, z. B. beginnende chronische Thyreoiditis, Jodfehlverwertung, extremer Jodmangel, reaktiv bis zu sechs Monaten nach Absetzen einer Suppressionstherapie oder noch länger nach Durchführung einer Radiojodtherapie wegen Hyperthyreose. — Bei manifester Hypothyreose mit erniedrigtem T4- und evtl. auch T3-Wert.

Die Höhe der Erhaltungsdosis bei Substitution der Hypothyreose mit Schilddrüsenhormonen richtet sich nach dem klinischen Verlauf und dem TSH-Wert, er sollte weniger als 3.5 mU/l betragen.

Unter Suppressionstherapie mit Schilddrüsenhormonen, bei z. B. Struma mit Euthyreose oder nach Schilddrüsenoperation, sollten der TSH-Wert, und in Zweifelsfällen vor allem bei der Therapieüberwachung nach Thyreoidektomie wegen Schilddrüsenkarzinom der TRH-Test, eine ausreichende Suppression aufzeigen.

Patienten mit fraglich supprimierten basalen TSH-Werten zwischen 0.1 und 0.3 mU/l Serum bilden eine »Grauzone«, in der bei klinisch zweifelhaften Situationen die TRH-Stimulation zur Differenzierung zwischen tatsächlich supprimierten TSH-Werten (etwa 50%) und stimulierbaren TSH-Werten (etwa 50%) erforderlich ist /[5, 6, 13]/. Dies gilt für die Primärdiagnostik einer möglichen hyperthyreoten Stoffwechsellage ebenso wie für die Verlaufsuntersuchungen und die Therapiemaßnahmen /[5, 6, 14]/.

In Abb. 1 ist eine diagnostische Strategie, ausgehend vom TSH-Basalwert für die Primärdiagnostik und für ein ambulantes Krankengut dargestellt. Bei schwerkranken Klinikpatienten mit nicht thyreoidalen Allgemeinerkrankungen und dadurch bedingtem niedrig-T3-Syndrom kann die Eingangsdiagnostik mit dem TSH-Basalwert erschwert sein.

Die diagnostische Sensitivität des TSH-Basalwertes beträgt bei den hochempfindlichen Bestimmungsmethoden mit monoklonalen Antikörpern 98% bei einer diagnostischen Spezifität von 99%. Unter der Annahme einer Krankheitswahrscheinlichkeit (Prävalenz) von 20% im ambulanten Schilddrüsenuntersuchungsgut beträgt der positive prädiktive Wert 0.98, d. h. 98% richtiger Vorhersagen eines TSH-Basalwertes auf der Basis des TRH-Testes, so daß dieser nur noch in Grenzsituationen erforderlich ist.

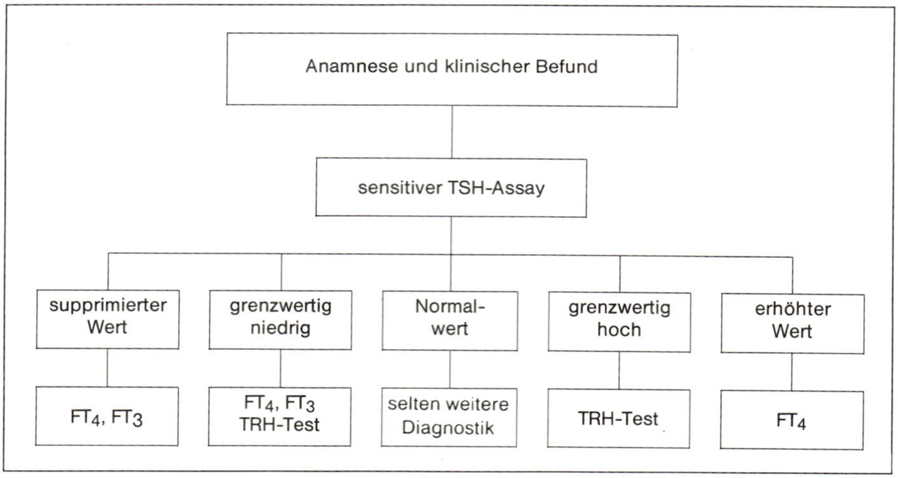

Abb. 1 Stufenprogramm für die Schilddrüsendiagnostik /[2]/.

Prävalenzen von Schilddrüsenerkrankungen im Schilddrüsenuntersuchungsgut /[15]/

Schilddrüsenuntersuchungsgut	**Prävalenz (%)**
Z. B. *Schilddrüsenerkrankungen* (Ausschluß)	10—20
Struma infolge Jodmangels	40—60
Erkrankungen mit Überfunktion	5—10
Erkrankungen mit Unterfunktion	< 5
Sonstiges	< 5

Hinweise und Störungen

Stabilität im Serum: Postversand 24 bis 48 Std. ungekühlt möglich.

TRH-Test: Nach längerdauernder Hyperthyreose bzw. Suppressionstherapie mit Schilddrüsenhormonen zeigt das TSH oft mehrere Wochen noch keinen Anstieg, häufig gefolgt von einer Phase mit erhöhtem TSH-Basalwert und/oder einem überschießenden TSH-Anstieg nach TRH-Gabe.

Eine Inhibition mit eingeschränktem, zum Teil auch fehlendem TSH-Anstieg nach TRH-Gabe ist häufig zu beobachten, z. B. bei Cushing-Syndrom bzw. Kortikoid-Therapie, endokriner Orbitopathie mit Euthyreose, schweren konsumptiven Erkrankungen, Niereninsuffizienz, Leberzirrhose, endogener Depression, Anorexia nervosa, Akromegalie.

Vorausgegangene TRH-Tests können Wiederholungstests innerhalb der ersten 8 bis 10 Tage inhibieren, so daß eine Wiederholung erst nach einem mindestens 10tägigen Intervall erfolgen sollte.

Gelegentlich treten flüchtige, nicht länger als 3 min. dauernde Nebenwirkungen nach TRH-Injektion auf, z. B. Wärme- und Hitzegefühl, Übelkeit, Herzklopfen, Schwindel und zerebrales Druckgefühl sowie Harndrang. Der Test ist hier trotzdem beliebig oft wiederholbar. Selten wurde über anaphylaktische Reaktionen und über Krampfanfälle berichtet.

Obwohl bisher keine Bedenken gegen die Anwendung von TRH während der Schwangerschaft bekannt wurden, sollte der TRH-Test besonders in den ersten Schwangerschaftswochen nur in besonderen Fällen angewandt werden.

TSH-Bestimmung: Medikamente (Corticosteroide, Jodid), können den TSH-Wert in vivo beeinflussen und in vitro die Bestimmung stören /[5]/.

Thyroxin (T4)

Der größte Teil des gesamten Thyroxin (Gesamt-T4) im Serum liegt in Protein-gebunder Form vor, ein äußerst kleiner Teil nicht gebunden (freies T4). Nur freies T4 ist stoffwechselaktiv. Die Schilddrüsenhormonbestimmungen sind in erster Linie dann angezeigt, wenn das Ausmaß einer Hormonüber- oder -unterversorgung der Körperperipherie zu beurteilen ist.

Die Ermittlung der Konzentration an freiem T4 ist erforderlich, wenn mit einer Veränderung der Bindungsfähigkeit und Konzentration der Schilddrüsenhormon-Transportproteine gerechnet werden muß. Bestimmungstechnisch stehen zur Verfügung

— Indirekte Methoden /[16, 17]/.
— Direkte Methoden (freies T4) /[18, 19]/.

Gesamt T4

Indikation

Basistest bei Verdacht auf eine Schilddrüsenfunktionsstörung.

Diagnose des Ausmaßes einer Über- bzw. einer Unterfunktion der Schilddrüse.

Verlaufskontrolle bei bekannter Schilddrüsenfunktionsstörung, besonders unter thyreosuppressiver oder thyreostatischer Therapie.

Bestimmungsmethoden

Immunoassays, z. B. Radio-, Enzym-, Fluoreszenz- oder Lumineszenz-Test.

Untersuchungsmaterial

Serum 1 ml

Referenzbereiche /[20]/

Erwachsene	5.0—12.0 µg/dl (65—155 nmol/l)						
Kinder							
	Geburt	24—48 Std.	7 Tage	1—12 Mo.	1—6 J.	7—12 J.	13—17 J.
µg/dl	12.7 ± 3.4	16.5 ± 2.4	14.1 ± 3.0	10.8 ± 2.3	9.3 ± 2.0	8.6 ± 1.9	8.0 ± 1.9
nmol/l	163 ± 44	212 ± 31	181 ± 39	139 ± 30	120 ± 26	111 ± 24	103 ± 24

Umrechnung in Stoffmengenkonzentration: µg/dl × 12.87 = nmol/l.
Angabe von $\bar{x}$ ± 1 s.

Während des Erwachsenenalters zeigt die Gesamt-T4-Konzentration keine diagnostisch relevante Altersabhängigkeit /[21]/.

Während der Schwangerschaft ist das Gesamt-T4 ab der 11./12. Schwangerschaftswoche um ca. 40 bis 60% erhöht und bleibt über die Geburt hinaus nahezu auf dem selben Niveau /[22]/.

Bewertung

Unter thyreosuppressiver Behandlung sollte die T4-Konzentration bei letzter Einnahme von Levothyroxin 12 bis 24 Std. vor der Blutentnahme im oberen Referenzbereich oder gering darüber liegen. Andernfalls muß die Dosierung für einen ausreichenden Therapieeffekt als zu niedrig angesehen werden.

Beurteilung und Differentialdiagnose von Gesamt-T4 unter Annahme einer normalen Bindungskapazität für Schilddrüsenhormone

Gesamt-T4	**Beurteilung/Differentialdiagnose**
Im Referenzbereich	— Gesunde Schilddrüse, endemische Jodmangel-Struma (auch unter thyreosuppressiver Behandlung mit Schilddrüsenhormonen). — Frühstadien verschiedener Schilddrüsenkrankheiten, die mit einer Hyperthyreose einhergehen können, z. B. fokale oder disseminierte Autonomie der Schilddrüse oder Frühstadium eines Morbus *Basedow*. — Isolierte T3-Hyperthyreose, behandelte Hyper- oder Hypothyreosen, auch Schilddrüsenkarzinome sind in der Regel euthyreot.
Erhöht	*Hyperthyreose* — Morbus *Basedow* (häufig mit erhöhten mikrosomalen bzw. funktionsstimulierenden (TsiAb) Schilddrüsenantikörpern). — Autonomes Adenom bzw. disseminierte Autonomie. — Evtl. im Frühstadium einer subakuten Thyreoiditis oder einer Hashimoto-Thyreoiditis. — Hyperthyreosis factitia.

Beurteilung und Differentialdiagnose von Gesamt-T4 unter Annahme einer normalen Bindungskapazität für Schilddrüsenhormone (Fortsetzung)

Gesamt-T4	**Beurteilung/Differentialdiagnose**
	— Unter thyreosuppressiver Therapie, wenn die letzte Hormonmedikation nicht mindestens 12 bis 24 Std. zurückliegt. — Als Rarität bei einem TSH-produzierenden Hypophysentumor. — Evtl. bei Jodprämedikation, z. B. mit jodhaltigen Röntgenkontrastmitteln.
Erniedrigt	*Hypothyreose* — Primär thyreogen und sekundär bei chronischer Thyreoiditis. — Iatrogen nach operativer Strumaresektion oder Radiojodtherapie. — Unter thyreostatischer Behandlung. — Angeborene Formen. — Extremer Jodmangel.

Veränderungen der Hormonbindungskapazität der Transportproteine im Serum

Bei euthyreoter Stoffwechsellage bleibt die prozentuale Sättigung der Transportproteine, unabhängig von ihrer Konzentration gleich, mit der Folge, daß bei einer Vermehrung der Transportproteine die Hormonwerte im Serum ansteigen, bei einer Verminderung aber abfallen. Die Serumkonzentration der freien Hormonfraktionen bleiben dagegen unverändert.

Eine Vermehrung der Transportproteine wird besonders beobachtet bei Mehrproduktion von Thyroxin bindendem Globulin (TBG) in der Leber unter Östrogeneinfluß (Schwangerschaft, orale Antikonzeptiva-Einnahme) /[17]/, bei angeborener TBG-Vermehrung und bei Lebererkrankungen.

Die Verminderung der Transportproteine ergibt sich bei angeborener Mangelproduktion und Proteinverlust-Syndromen. Eine verminderte Bindungskapazität für Schilddrüsenhormone resultiert auch aus der kompetitiven Besetzung von Bindungsstellen durch Medikamente wie Steroide, Sulfonamide, Diphenylhydantoin, Salizylate, Heparin.

Bei normaler Konzentration der Transportproteine verschiebt sich mit einer eintretenden hypo- oder hyperthyreoten Stoffwechsellage gleichsinnig deren prozentuale Absättigung, wobei die Serumkonzentration sowohl der Gesamt- als auch der freien Hormonfraktionen bei der Hypothyreose abfallen und bei der Hyperthyreose ansteigen (Abb. 2).

Bei Veränderungen der Serumkonzentration der Transportproteine und gleichzeitiger Verschiebung der Stoffwechsellage resultieren entweder sich addierende oder sich aufhebende Effekte. Diese Verhältnisse gelten insbesondere für Thyroxin, weniger ausgeprägt auch für Trijodthyronin.

Wenn mit einer Veränderung der Bindungskapazität und Konzentration der Transportproteine zu rechnen ist, ist zusätzlich zur T4-Bestimmung eine Abschätzung der freien Hormonfraktion durch Bestimmung des freien T4 oder der Hormonbindungskapazität angezeigt.

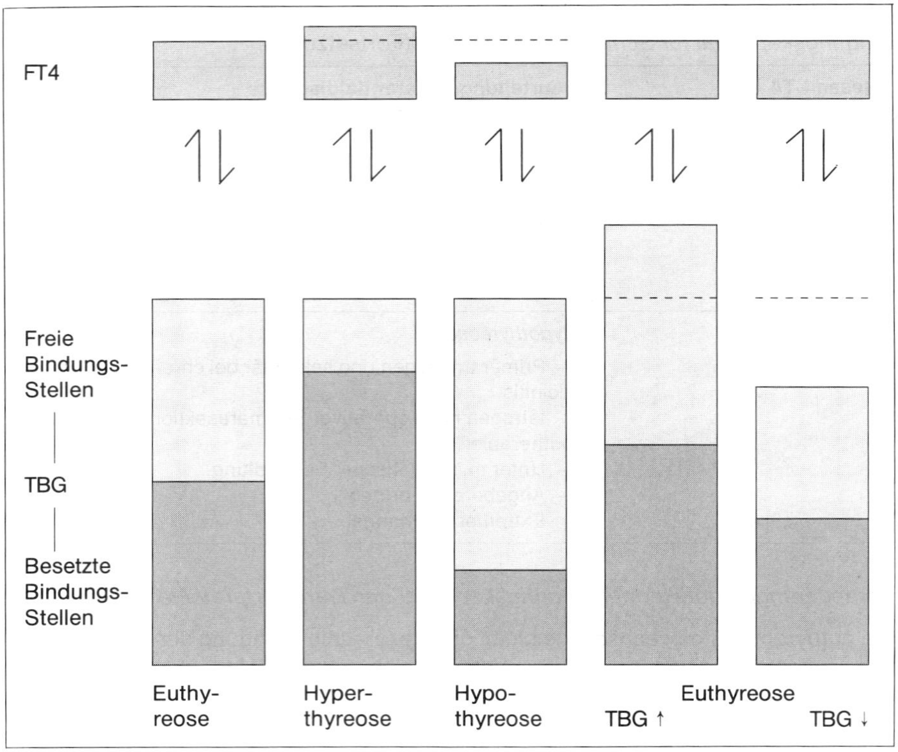

Abb. 2 Darstellung der Verhältnisse zwischen freiem und an TBG gebundenem T4.

Fehlinterpretation bei Veränderung der Serumkonzentration der Transportproteine

Tatsächliche Stoffwechsellage	Hormonbindungskapazität insgesamt	Prozentuale Bindung an den Transportproteinen	Gesamt-T4-Konzentration	Naheliegende Interpretation bei Unkenntnis der Bindungskapazität
euthyreot	↑	normal	↑	Hyperthyreose
	↓	normal	↓	Hypothyreose
hyperthyreot	↓	erhöht	normal	Euthyreose
hypothyreot	↓	erniedrigt	normal	Euthyreose

Hinweise und Störungen

Autoantikörper gegen T4: Sie führen häufig zu falschen Meßergebnissen bei immunologischen Bestimmungsmethoden. Das markierte Antigen wird von den eigenen Antikörpern gebunden und führt so zu einer Konzentrationsverminderung des Tracers im Reaktionsansatz /23/.

Eine Abschätzung des Antikörper-Einflusses kann durch eine Titration mit radioaktivem Thyroxin erfolgen und anschließender Bestimmung der prozentualen Bindung von Radioaktivität an die im Serum befindlichen Antikörper. Zu einer Abschätzung der tatsächlichen Thyroxin-Konzentration gelangt man nach einer alkoholischen Fällung der Serumproteine, bei der auch die Antikörper, nicht aber das Thyroxin aus dem Serum entfernt werden.

Stabilität im Serum: Postversand ungekühlt 24 bis 48 Std. möglich.

Freies Thyroxin (FT4)

Indikation

Wie Gesamt-T4 und bei Störungen der Hormon-Bindungsproteine /[25]/.

Bestimmungsmethoden

Immunoassays, z. B. Radioimmunoassay, Lumineszenzimmunoassay.

Zwei prinzipiell unterschiedliche Techniken werden angewandt

— Direkte Messung des FT4.

— Kinetisches Verfahren. Es handelt sich um eine kinetische Messung der Bindung des freien T4 des Serums an solid-phase-gebundene T4-Antikörper.

Untersuchungsmaterial

Serum 0.5 ml

Referenzbereich

0.8—2.0 ng/dl (10—26 pmol/l) Bei Gravidität sinken die Werte mit fortschreitender Schwangerschaft ab bis zu 0.5 ng/dl.

Umrechnung in Stoffmengenkonzentration: ng/dl × 12.87 = pmol/l

Bewertung

Das freie T4 stellt die außerhalb der Zellen biologisch wirksame Fraktion des Gesamt-Thyroxins dar. Damit entspricht der FT4-Wert der aktuellen hormonell wirksamen Plasmakonzentration des Schilddrüsenhormons. Das freie Thyroxin ist weitgehend von der TBG-Konzentration und extrathyreoidalen Störungen unabhängig. Die Bewertung des FT4 entspricht der für das Gesamt-Thyroxin, wobei die dort möglichen Fehlerquellen durch eine veränderte Hormonbindungskapazität nicht berücksichtigt werden müssen /[18, 19, 26, 27]/.

In den Grenzbereichen wird eine bessere Trennschärfe erreicht, bei der T3-Hyperthyreose ist das FT4 schon leicht erhöht, bei beginnender Hypothyreose geht das FT4 dem Absinken der Gesamthormonkonzentration voraus.

Unter thyreosuppressiver Therapie mit Levothyroxin können Werte bis 3.1 ng/dl (40 pmol/l) beobachtet werden, ohne daß eine Überdosierung vorliegt. Bei fehlenden klinischen Symptomen sollte die Dosierung unverändert beibehalten werden.

Hinweise und Störungen

Zur Zeit ist noch nicht zu entscheiden, ob die Bestimmung des FT4 bei jeder Fragestellung gegenüber der bisher üblichen Bestimmung von Gesamt-T4 und einer Meßgröße für die Bindungskapazität zu bevorzugen ist. Insbesondere liegen für das Verhalten des FT4 bei schweren Allgemeinerkrankungen und während der Therapie mit zahlreichen Medikamenten unterschiedliche Angaben vor, je nachdem, mit welchem Meßverfahren die Hormon-Konzentrationswerte bestimmt wurden /[28, 29]/.

Bestimmungsmethode: Zunehmend werden zur Bestimmung von FT4 Zweischrittimmunoassays (z.B. IRMA) eingesetzt, die auch bei Dysproteinämie der Schilddrüsenfunktionslage entsprechende Konzentrationswerte messen.

Stabilität im Serum: Postversand ungekühlt 24 bis 48 Std. möglich.

Freies Schilddrüsenhormon (indirekte Bestimmung)

Die Bindungskapazität des Thyroxin-bindenden Globulins (TBG) kann durch extrathyroidal bedingte Ursachen verändert und der T4-Wert verfälscht sein. Der indirekten Abschätzung der Proteinbindung der Schilddrüsenhormone dient eine Reihe von Untersuchungen, die entweder die Bindungskapazität des TBG für ^{125}J-T3 messen oder die Proteinkonzentration des TBG direkt bestimmen. So kann festgestellt werden, ob die eiweißgebundene Thyroxinmenge die Schilddrüsenfunktion des Patienten unverfälscht repräsentiert (Abb. 2).

Methoden: T3-uptake-Test (T3-U, T3-in-vitro-Test, T3-Test)
Effektiver Thyroxinquotient (ETR)
TBG-Immunoassay

Indiziert ist eine dieser Untersuchungen ergänzend zur Bestimmung des Gesamt-T4 (oder auch Gesamt-T3), wenn der Verdacht auf eine extrathyreoidale Störung der Bindungs-Verhältnisse des Serums für Schilddrüsenhormone vorliegt und die direkte Bestimmung des FT4 nicht zur Verfügung steht.

T3-uptake-Test

Untersuchungsmaterial

Serum 0.5 ml

Referenzbereiche

Freie Aktivität 20—30%
Quotient gebundene Aktivität Patientenserum/Referenzserum 0.9—1.1

Bewertung

Beurteilung des T3-uptake-Tests in Kombination mit dem Gesamt-T4

Gesamt T4	T3-uptake % Bindung	T3-uptake Quotient	Aussage
n	n	n	Euthyreose
↑	↑	↑	Extrathyreoidale T4-Erhöhung aufgrund vermehrter T4-Bindung an Eiweiße, z. B. TBG ↑
↑	↓	↓	Hyperthyreose
↓	↓	↓	Extrathyreoidale T4-Erniedrigung aufgrund verminderter T4-Bindung an Eiweiße, z. B. TBG↓, Medikamente)
↓	↑	↑	Hypothyreose

Effektive Thyroxin ratio (ETR)

Mit der effektiven Thyroxin ratio wird versucht, bei Änderungen der TBG-Konzentration den Gesamt-T4-Wert auf normale TBG-Werte zu korrigieren. Eingesetzt werden

Bestimmungsmethoden, die in einem Arbeitsgang die T4-Konzentration und die Hormonbindungskapazität des Patientenserums berücksichtigen.

Prinzip: Im T4-Test durch Denaturierung der Bindungsproteine freigesetztes T4 wird mit einer definierten Menge ^{125}J-T4-gesättigten Referenz-TBG zusammengebracht. Ein bestimmter Anteil des ^{125}J-T4 wird durch patienteneigenes T4 vom Referenz-TBG freigesetzt und bindet an die freien TBG-Bindungsstellen von nachträglich zugegebenem Patientenserum. Nicht TBG-gebundenes inaktives und aktives T4 werden mit Ionenaustauscherstreifen entfernt, und die im Testansatz verbliebene Radioaktivität gemessen. Sie entspricht sowohl der Konzentration des Gesamt-T4 im Serum des Patienten, als auch der Bindungskapazität des Patient-TBG. Der ETR-Wert errechnet sich als Quotient der Restradioaktivität eines mitgeführten normalen Standardserums zur Restradioaktivität des Patientenserums.

Untersuchungsmaterial

Serum 0.5 ml

Referenzbereiche

ETR-Wert 0.88—1.15

Bewertung

Ein Quotient unter 0.88 entspricht einer Hypothyreose, ein Quotient über 1.15 der Hyperthyreose.

Trijodthyronin (T3)

Der größte Teil des gesamten Trijodthyronin (Gesamt-T3) im Serum liegt in Proteingebunder Form vor, ein kleiner Teil ist nicht gebunden (freies T3, FT3).

Gesamt T3

Indikation

Bei Verdacht auf Hyperthyreose, besonders wenn der T4-Test normal ausfällt.

Bestimmungsmethoden

Immunoassays, z. B. Radio-, Enzym-, Fluoreszenz-, Lumineszenz-Test.

Untersuchungsmaterial

Serum 1 ml

Referenzbereiche /[20]/

Erwachsene			0.70—1.80 µg/l 1.10—2.77 nmol/l			
Kinder	Geburt	24—48 Std.	Monate 1—12	Jahre 1—6	Jahre 7—12	Jahre 13—17
µg/l	0.5 ± 0.2	0.4 ± 0.2	1.63 ± 0.28	1.62 ± 0.31	1.47 ± 0.32	1.35 ± 0.35
nmol/l	0.8 ± 0.3	0.6 ± 0.2	2.51 ± 0.43	2.49 ± 0.48	2.26 ± 0.49	2.08 ± 0.54

Umrechnung in Stoffmengenkonzentration: µg/l × 1.54 = nmol/l. Angabe von $\overline{x} \pm 1$ s.

Während der Schwangerschaft ist das T3 bis zum 3. Trimenon nicht wesentlich erhöht, dann allerdings auf etwa das 1.5fache. Innerhalb der ersten postpartalen Woche fallen die Werte wieder zur Norm ab /[22]/.

Bewertung

Die T3-Konzentration wird wie schon für T4 beschrieben durch eine Reihe von Faktoren extrathyreoidaler Ursache, wie z. B. Veränderungen der Trägerprotein-Bindungskapazität beeinflußt.

Unter thyreosuppressiver Therapie mit reinem Levothyroxin liegen bei ausreichender Dosierung die T3-Werte im Gegensatz zu den Konzentrationen des Gesamt-T4 und freien T4, im Bereich der Norm. Bei Gabe von T3-haltigen Hormonpräparaten werden oft über der Norm liegende Werte beobachtet.

Thyreostatika erhöhen, infolge kompensatorischer Mehrproduktion, zu Behandlungsbeginn und erniedrigen bei langdauernder Behandlung die T3-Konzentration. Erhöhte T3-Werte sind ein empfindlicher Parameter für das Persistieren bzw. das Rezidiv einer Hyperthyreose.

Nach Jodprämedikation kann die T3-Konzentration bei erhöhtem T4 normal sein.

Beurteilung und Differentialdiagnose von T3-Werten

T3-Wert	Beurteilung/Differentialdiagnose
Im Referenzbereich	Bei Euthyreose, inkl. der latenten Funktionsstörungen der Schilddrüse; bei Hypothyreose finden sich nur zu einem geringen Teil eindeutig erniedrigte T3-Werte im Serum. Bei der überwiegenden Anzahl der Patienten liegen die Werte noch im Referenzbereich, da kompensatorisch T4 vermehrt in das höher wirksame T3 umgewandelt wird.
Erhöht	Bei einer Hyperthyreose findet man regelmäßig erhöhte T3-Werte, die meist im Verhältnis zum T4-Wert sogar überproportional ansteigen. Bei etwa 5 bis 10% der Patienten mit Hyperthyreose findet man ausschließlich eine Erhöhung der T3-Konzentration mit normalen T4-Werten. Eine Erhöhung der T3-Werte wird — wenn auch weniger ausgeprägt als beim Thyroxin — bei gestörter Hormonbindungskapazität beobachtet.
Erniedrigt	Außer bei Hypothyreose, auch bei chronisch Schwerkranken und älteren Menschen mit verminderter Konversion von T4 zu T3, sog. low-T3-Syndrom (dabei meist Anstieg des rT3) /[30, 31]/.

Hinweise und Störungen

Stabilität im Serum: Postversand ungekühlt 24 bis 48 Std. möglich.

Freies T3 (FT3)

Indikation

Wie Gesamt-T3, bei Bindungsanomalien der Trägerproteine.

Bestimmungsmethoden

Immunoassays, z. B. durch direkte Messung des FT3 im Radioimmunoassay.

Untersuchungsmaterial

Serum 0.5 ml

Referenzbereiche

2.5—6.0 pg/ml 3.8—9.2 pmol/l

Umrechnung in Stoffmengenkonzentration: pg/ml × 1.54 = pmol/l

Bewertung

Das freie T3 spiegelt ebenso wie das Gesamt-T3, infolge seiner überwiegend intrazellulären Verteilung, weit stärker als das freie T4 den Funktionszustand des peripheren Gewebes wider. Andererseits wird das freie T3 infolge der zum T4 ca. zehnfach schwächeren Bindung an Serumtransportproteine in seiner Höhe wesentlich geringer durch Veränderung dieser Proteine beeinflußt. Die Stoffwechsellage wird durch das FT3 zuverlässig angezeigt. Häufig liegen die FT3-Werte bei latenten Funktionszuständen schon in den grenznahen Bereichen.

Hinweise und Störungen

Die Bestimmung kann wie die von Gesamt-T3 gestört werden durch Autoantikörper und Medikamente. Eine wichtige Einflußgröße auf den FT3-Wert sind schwere Allgemeinerkrankungen.

Reverse T3 (rT3)

Durch eine bedarfsgerechte Regulation der Biotransformation von T4 zu T3 ist der Organismus in der Lage, bei geringerem Bedarf an aktivem Schilddrüsenhormon die Monodejodierung von T4 zu inaktivem Reverse T3 (rT3) zu lenken /[32]/.

Indikation

Diagnose und Verlaufsbeurteilung des »Niedrig-T3-Syndroms«.

Bestimmungsmethode

Radioimmunoassay.

Untersuchungsmaterial

Serum 0.5 ml

Referenzbereiche

0.10—0.30 ng/ml 0.15—0.50 nmol/l

Umrechnung in Stoffmengenkonzentration: ng/ml × 1.54 = nmol/l

Bewertung

Bei schweren extrathyreoidalen Erkrankungen kann die T3-Konzentration absinken und die Konzentration von rT3 fast spiegelbildlich ansteigen. Dieses »Niedrig-T3-Syndrom« /[31]/ tritt in der Neugeborenenphase, im Erwachsenenalter bei Begleiterkrankungen, während Fasten mit Kohlenhydratentzug, bei Lebererkrankungen und unter dem Einfluß verschiedener Medikamente, z. B. Corticoide, Antiarrhythmika, Beta-Rezeptoren-Blocker, auf. Erst bei schwersten extrathyreoidalen Erkrankungen kann auch das T4 absinken, wobei wiederum das FT4 noch lange normal oder sogar erhöht ist. Das rT3 wird daher als Regulator für die T4-Dejodierung angesehen.

Der Quotient Gesamt-T3/rT3 kann ein wertvoller Parameter sein, um eine Verschlechterung des Krankheitszustandes bei schweren extrathyreoidalen Allgemeinerkrankungen zu erkennen, sowie den Krankheitsverlauf unter Therapiemaßnahmen hinsichtlich der Prognose zu verfolgen. In der allgemeinen Schilddrüsen-Routinediagnostik hat die Messung der rT3-Konzentration keine wesentliche Bedeutung gewonnen.

Thyroxin-bindendes Globulin (TBG)

Bestimmungsmethoden

Immunoassays, z. B. Radio- oder Enzymimmunoassay.

Untersuchungsmaterial

Serum 0.5 ml

Referenzbereiche

13—30 mg/l 220—510 nmol/l

Umrechnung in Stoffmengenkonzentration: mg/l × 17 = nmol/l

Bewertung

Zur Beurteilung der Schilddrüsenfunktionslage wurde früher der Gesamt-T4/TBG-Quotient gebildet. Aus Kostengründen und wegen der seltenen Indikation sollte das TBG heute nur bei familiärer Dysproteinämie bestimmt werden.

Diagnostische Bewertung der Schilddrüsenfunktionslage /[24]/

Gesamt-T4/TBG-Quotient	Funktionslage
4.3 ± 1.2	Euthyreose
1.1 ± 0.9	Hypothyreose
11.2 ± 3.6	Hyperthyreose

Angabe $\bar{x} \pm 1$ s

Thyreoglobulin

Indikation

Verlaufskontrolle beim differenzierten Schilddrüsenkarzinom.
Bei Patienten mit einer vollständigen Elimination der Schilddrüse durch Operation und/oder Radiojodtherapie.

Bestimmungsmethode

Radioimmunoassay.

Untersuchungsmaterial

Serum	1 ml

Referenzbereich

Bis 50 µg/l (testabhängig)

Bewertung /[12, 33]/

Thyreoglobulin stellt nicht nur die Speicherform für Schilddrüsenhormone, sondern auch ein physiologisches Sekretionsprodukt der Schilddrüse dar, das sich im zirkulierenden Blut nachweisen läßt.

Obwohl Thyreoglobulin häufig bei Schilddrüsentumoren erhöht gefunden wird, kommen auch kleine Karzinome mit normalen Thyreoglobulin-Werten vor. Erhöhte Werte werden ebenfalls bei Knotenstruma, Hyperthyreose, unter T3-Medikation und TSH/TRH-Funktionstests gefunden. Stark erhöhte Werte weisen meist auf Schilddrüsentumoren mit Metastasen hin, wobei die Werte hoch bleiben wenn der Primärtumor entfernt ist, aber Metastasen noch vorhanden sind. Bei erfolgreicher Therapie sinken die Thyreoglobulin-Werte bis in den Referenzbereich ab.

Da Thyreoglobulin ausschließlich von den gesunden Thyreozyten und Zellen differenzierter Schilddrüsenkarzinome gebildet wird, sollte nach einer totalen Schilddrüsenresektion (durch Operation und/oder Radiojod) im Serum eines Patienten kein Thyreoglobulin mehr vorhanden sein. Persistierende oder wieder ansteigende Konzentrationen weisen mit hoher diagnostischer Sensitivität auf eine Metastasierung hin /[34]/.

Zur Verlaufskontrolle bei thyreosuppressiver Therapie kann die Thyreoglobulinbestimmung nicht empfohlen werden.

Hinweise und Störungen

Bestimmungsmethode: Der Test wird bereits durch kleinste Mengen von Autoantikörpern gegen Thyreoglobulin gestört und kann dann falsch negative Resultate liefern. Es sind deshalb zusätzlich geeignete Verfahren zum Nachweis von vorhandenen Thyreoglobulin-Antikörpern erforderlich wie RIA, Boyden-Test, Immunfluoreszenz-Test, Wiederauffindung nach Zusatz von Standard-Thyreoglobulin.

Falsch negative Ergebnisse resultieren auch bei Metastasen, die zwar Thyreoglobulin produzieren, dieses aber nicht ins Serum abgeben.

Referenzbereich: Mit zunehmendem Alter werden höhere Werte gefunden.

Stabilität im Serum: Postversand ungekühlt (24 bis 48 Std.) möglich.

Antikörper gegen TSH-Rezeptor (TBIAb)

Indikation

Abgrenzung der Autoimmunhyperthyreosen.
Überwachung der thyreostatischen Therapie.

Bestimmungsmethode

Radiorezeptorassay, Prinzip sh. S. **0000**.

Untersuchungsmaterial

Serum 1 ml

Referenzbereiche

U/l	gebundenes TSH (%)	Befund
0—12	0—10	keine Antikörper
13—15	11—15	fragliche Antikörper
>15	>15	Antikörper vorhanden

Bewertung /[35]/

Die stimulierenden TSH-Rezeptorantikörper bewirken zelluläre Reaktionen, die der hormonellen Wirkung des hypophysären TSH gleichen (sh. auch S. 866). Die AK-Bildung kann mit einer *Basedow*-Hyperthyreose einhergehen. Sinken unter thyreostatischer Therapie die TBIAb ab, ist eine Remission wahrscheinlich.

Hinweise und Störungen

Es gibt stimulierende und blockierende Antikörper sowie *Basedow*-spezifische Lymphozyten, die direkt die Schilddrüsenzellen aktivieren können. Daher ist die Aussagefähigkeit der AK-Bestimmung begrenzt.

Pathophysiologie der Schilddrüse

Aufgabe der Schilddrüse ist es, den Organismus mit den stoffwechselwirksamen Schilddrüsenhormonen (3,5,3'-) Trijodthyronin (T3) und Thyroxin (3,5,3',5'-)Tetrajodthyronin (T4) zu versorgen. Gewichtsmäßig wesentlichster Bestandteil beider Hormone ist das Element Jod (mit 62.5% beim Thyroxin), dessen täglicher Bedarf zwischen 150 und 200 μg liegt. Das Jod wird mit der Nahrung aufgenommen und im Plasma in ionisierter Form transportiert, sog. anorganischer Jodpool. Zum Ablauf der Schilddrüsenhormon-Synthese vgl. Abb. 3.

Zwei Jodidionen werden in den Thyreozyten zu J_2 oxidiert (Jodination) und an Tyrosin gebunden (Jodisation), wobei 3-Monojodtyrosin (MJT) und 3,5-Dijodtyrosin (DJT) entstehen. Aus diesen beiden Hormonvorläufern werden durch Kopplung Trijodthyronin (T3) und Thyroxin (T4) gebildet. Die zusätzliche Bildung von Trijodthyronin aus Thyroxin durch intrathyreoidale Dejodierung wird diskutiert. Beide Substanzen sind nur in ihrer sterisch linksdrehenden (L-) Form wirksam. Sie werden im Kolloid gespeichert.

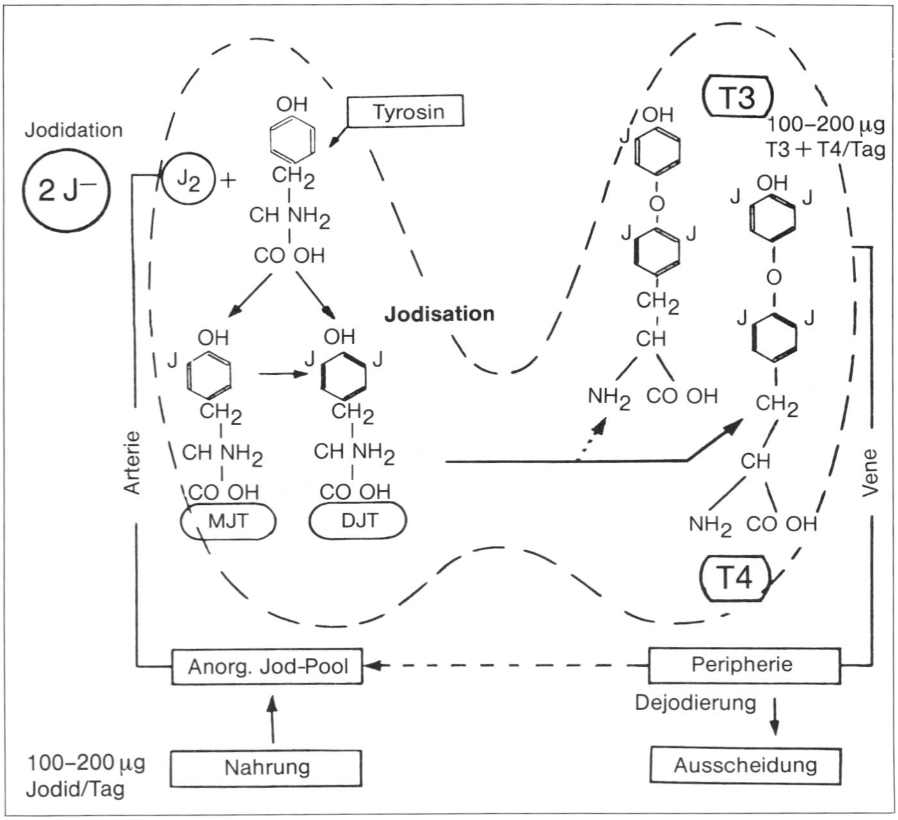

Abb. 3 Intrathyreoidale Hormonjodsynthese. J^- wird zu J_2 oxydiert und an Tyrosin gebunden. Es entstehen 3-Monojodtyrosin (MJT) und 3,5-Dijodtyrosin (DJT). Aus beiden Hormonvorläufern werden 3,5,3'-Trijodthyronin (T3) und Thyroxin (3,5,3',5'-Tetrajodthyronin = T4) gebildet.

Die Schilddrüse sezerniert täglich etwa 100 µg L-T4 und etwa 10 µg L-T3. Das vom Körper benötigte L-T3 entsteht zum überwiegenden Teil (etwa 30 µg) durch Dejodierung des L-T4 in der Körperperipherie, so daß L-T4 als eine Art Prohormon und wegen der bestehenden Mengenverhältnisse und der etwa zehnmal längeren Halbwertszeit als Depotform des L-T3 angesehen werden kann.

Daneben kann aus L-T4 sog. reserve-T3 (3, 3',5'-T3 = r-T3) entstehen. Damit ist der Organismus in der Lage, durch eine bedarfsgerechte Dejodierung von T4 zum biologisch höher aktiven L-T3 das benötigte aktive Hormon bereitzustellen oder — bei geringerem Bedarf an L-T3 — die Dejodierung von L-T4 zu inaktivem r-T3 zu lenken. L-T4 und L-T3 sind im zirkulierenden Blut fast vollständig an Transporteiweißkörper, vor allem an das thyroxinbindende Globulin (TBG), gebunden.

Weniger als 0.03% des Gesamt-Thyroxins liegen im Serum als freies Thyroxin (F-T4) vor. Die Bindung des L-T3 an Transportprotein ist weniger stark. Die Konzentration an freien L-T3 (F-T3) beträgt etwa 0.3% der Gesamtfraktion.

Nur die freien Schilddrüsenhormonfraktionen können in die Körperzellen eindringen und hier stoffwechselwirksam werden. Die biologische Halbwertszeit für L-T4 beträgt etwa 190 Std., für L-T3 jedoch nur 19 Std. Das beim Hormonabbau in den Körperzellen freiwerdende Jodid geht zum Teil wieder in den Jodkreislauf ein. Das übrige Jodid wird zum größten Teil über die Niere ausgeschieden.

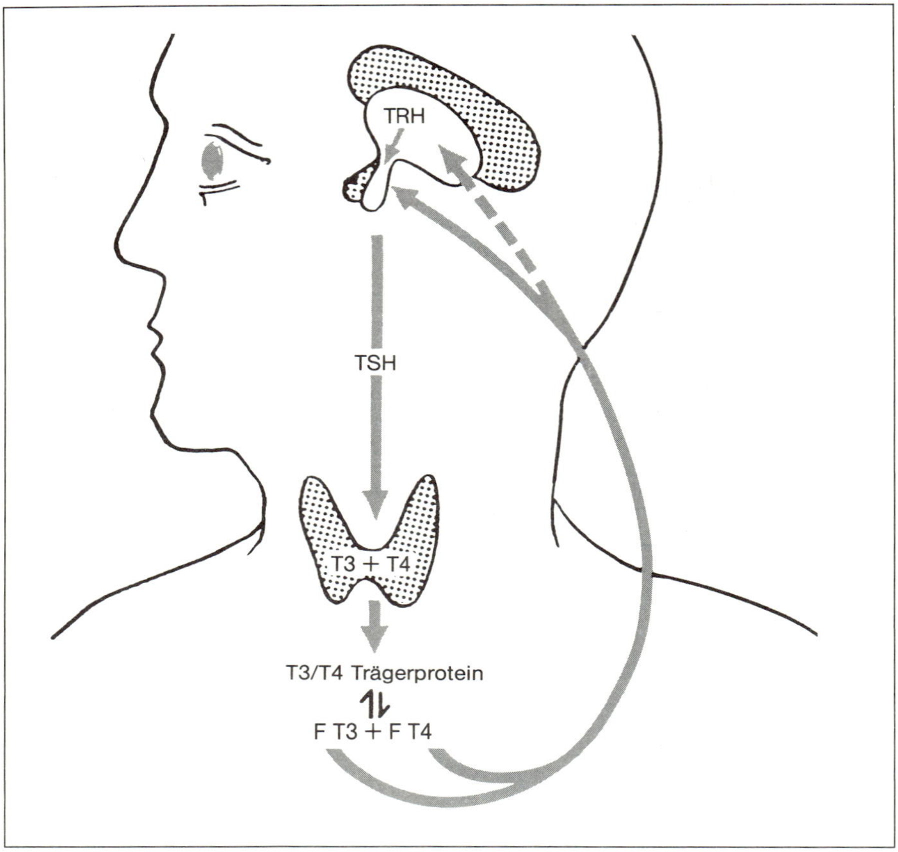

Abb. 4 Der Schilddrüsenregelkreis.

Die zentrale Stimulation der Schilddrüse erfolgt über das hypothalamische Thyreotropin Releasing Hormon (TRH), das im Hypophysenvorderlappen die Synthese und Sekretion des Thyreoidea stimulierenden Hormons (TSH) induziert (sh. Regelkreis Abb. 4). Sinken die Konzentration an FT4 und FT3 im Serum ab, kommt es zu einer vermehrten Abgabe von TSH. Umgekehrt wird bei erhöhten Schilddrüsenhormon-Konzentrationen im Hypophysenvorderlappen die Synthese von TSH und dessen Sekretion gehemmt.

Ist es einmal durch Überschreiten der thyreotropen Hemmschwelle zu einer Inhibition der hypophysären TSH-Abgabe gekommen, kann man auch durch relativ große, exogen verabfolgte TRH-Mengen keine meßbare TSH-Freisetzung erzielen.
Diese Beobachtungen deuten darauf hin, daß eine direkte Wirkung von Schilddrüsenhormonen am Hypothalamus nicht erfolgt. TRH und die freien Schilddrüsenhormone wirken demnach wahrscheinlich kompetitiv auf den Hypophysenvorderlappen ein.

Daneben besteht noch ein zweiter, zuvor bereits erwähnter, peripherer Regulationsmechanismus, wobei T4 — jeweils an den Bedarf angepaßt — zu aktivem L-T3 oder inaktivem r-T3 dejodiert wird.

Die freien Schilddrüsenhormone beeinflussen in den Körperzellen über Fermentinduktion zahlreiche Stoffwechselreaktionen. Aus einer Über- oder Unterproduktion an Schilddrüsenhormon ergeben sich die vielfältigen Symptome der Hyperthyreose bzw. der Hypothyreose.

Diagnostisches Vorgehen bei den wichtigsten Schilddrüsenkrankheiten

Endemische Struma

Ätiopathogenese: Täglich werden 180—200 μg Jod zur ungestörten Hormonsynthese benötigt. Intrathyreoidaler Jodmangel führt über eine erhöhte Sensitivität gegenüber TSH zur Hyperplasie und über eine Aktivierung des epidermal growth factor (EGF) zur Hypertrophie der Thyreozyten. Bei Fortbestand des Joddefizits kommt es zur Kolloid-Struma mit atrophischen Epithelzellen, aus der eine nodulär hyperplastische Struma bzw. ein adenomatöser Knotenkropf mit regressiven Veränderungen wie Zysten, Einblutungen, Verkalkungen, Fibrosen, gutartigen Knoten entstehen können. Parallel mit der sich wandelnden Morphe kann es zu einer funktionellen Entgleisung durch Zunahme von Zellen mit autonomer Hormonproduktion kommen.

Diagnostische Hinweise: Inspektion, Palpation, Auskultation, Schilddrüsensonographie. Ausschluß einer primären Hypothyreose oder Hyperthyreose durch Messung des basalen TSH im Serum, ggf. vor und nach Stimulation mit TRH, Nachweis der Euthyreose durch im Referenzbereich liegende Schilddrüsenhormonwerte (T3 und/ oder T4 in freier oder gebundener Form). Bei älteren, vor allem über 30jährigen Patienten Ausschluß einer thyreoidalen Autonomie durch Schilddrüsenszintigraphie mit regionaler Quantifizierung der Aufnahme von 99m-Tc-04 oder ^{123}J vor und nach Suppression mit Schilddrüsenhormon. Ausschluß einer chronischen Thyreoiditis bzw. eines Schilddrüsenkarzinoms. Es ist wichtig, Strumapatienten zu versichern, daß ein Karzinom in einer endemischen Struma selten ist.

Schilddrüsenautonomie

Ätiopathogenese: Autonome Funktion und autonomes Wachstum treten in nahezu jeder länger bestehenden Jodmangelstruma disseminiert oder in Form eines Adenoms auf. Es resultiert über den hypophysären Regelkreis eine Suppression des umgebenden, nicht der Autonomie unterliegenden Schilddrüsengewebes. Im Anfangsstadium kommt es deshalb nicht zu einer hyperthyreoten Stoffwechsellage, weil einerseits nur geringe Mengen autonomen Gewebes vorhanden sind, andererseits aufgrund des alimentären Jodmangels zur überschießenden Synthese von Schilddrüsenhormon Jodid fehlt. Eine Jodexposition gleich welcher Art, z. B. durch jodhaltige Medikamente, jodhaltige Röntgenkontrastmittel, kann eine leichte bis schwere Hyperthyreose bis zur thyreotoxischen Krise auslösen.

Diagnostische Hinweise: Wenn nach einer Jodexposition hyperthyreote Symptome (bei Strumapatienten) auftreten, sind angezeigt
— Die Abschätzung der Stoffwechsellage durch Messung der T3- und T4-Konzentration im Serum und die Bestimmung des basalen TSH (ggf. vor und nach TRH-Stimulation).
— Die Szintigraphie der Schilddrüse, möglichst mit quantitativer Auswertung der regionalen Aufnahme von 99m-Tc-04 oder ^{123}J in einzelnen Schilddrüsenarealen.

Basedow-Hyperthyreose

Ätiopathogenese: Von den Lymphozyten der Schilddrüse gebildete Thyreoidea-stimulierende-Immunglobuline (TSI) sind gegen den TSH-Rezeptor aller funktionsfähigen Schilddrüsenepithelien gerichtet.

Diagnostische Hinweise: Bei Frühformen kann der negative Ausfall des TRH-Tests

Hinweise geben. Der Schweregrad wird durch die T3- und T4-Konzentration im Serum abgeschätzt. Mikrosomale Antikörper und TSH-Rezeptor-Antikörper sind fast immer erhöht. Im Sonogramm meist diffus verminderte Echogenität in einer im Tiefendurchmesser vergrößerten Schilddrüse. Schilddrüsenszintigraphie nur in Zweifelsfällen, z. B. zur Abgrenzung gegenüber der Schilddrüsenautonomie.

Thyreoiditiden

Ätiopathogenese: Die bakterielle (eitrige) akute Schilddrüsenentzündung neigt zur Abszedierung. Die akut (subakute) Thyreoiditis *de Quervain* beruht auf einer Virusinfektion. Die chronisch lymphozytäre *Hashimoto-Thyreoiditis* ist eine (dem Morbus *Basedow* verwandte) Autoimmunerkrankung, die zur atrophischen Thyreoiditis führen kann. Eine Strahlenthyreoiditis tritt selten nach Radiojodtherapie auf. Die fibrös invasive Thyreoiditis *Riedel* ist eine invasiv sklerosierende Thyreoiditis. Spezifische Thyreoiditiden bei Tuberkulose und Sarkoidose sind selten.

Diagostische Hinweise

— Akute Thyreoiditis: Sonographisch Zeichen eines Abszesses.
— Akut/subakute Thyreoiditis: Sonographisch unregelmäßig begrenzte, verminderte Echogenität, bei der Feinnadelpunktion Plasma- und Riesenzellen.
— Chronische Thyreoiditis: Sonographisch verminderte Echogenität, Erhöhung der mikrosomalen Antikörper und der Thyreoglobulin-Antikörper, bei der Feinnadelpunktion lymphozytäre und plasmazelluläre Infiltrate.

Hypothyreose

Ätiopathogenese: Angeborene Hypothyreosen entstehen durch Schilddrüsendysgenesien. Erworbene, thyreogene (primäre) Hypothyreosen haben ihre Ursache in einer Zerstörung und/oder einem Verlust von Schilddrüsengewebe aufgrund entzündlicher Prozesse (chronische *Hashimoto*-Thyreoiditis) einer Radiojodbehandlung oder anderer Bestrahlungsformen, einer verminderten Hormonsynthese bei extremem Jodmangel, Überdosierung von Thyreostatika und anderen strumigenen Substanzen. Seltene Ursachen einer Schädigung und Funktionseinschränkung sind Amyloidose, Sarkoidose, fibrös invasive Thyreoiditis *Riedel*, Infiltrationen von extrathyreoidalen Tumoren bzw. Metastasen.

Erworbene hypophysäre (sekundäre) Hypothyreosen haben ihre Ursache in einer Funktionseinschränkung des HVL mit erniedrigter oder aufgehobener TSH-Sekretion, meist infolge von Tumoren des HVL.

Diagostische Hinweise: Bei kompensierter Hypothyreose mit asymptomatischem Verlauf liegen T3 und T4 im Bereich der Norm, der basale TSH-Wert ist erhöht. Bei dekompensierter Hypothyreose sind T3 und T4 im Serum erniedrigt, TSH bei der primären Hypothyreose erhöht, bei der sekundären Hypothyreose niedrig (ohne Anstieg nach TRH-Stimulation). Mikrosomale und Thyreoglobulin-Antikörper können die zu Grunde liegende *Hashimoto*-Thyreoiditis aufdecken. Eine Röntgen-Computertomographie der Hypophysenregion und eine entsprechende HVL-Diagnostik sind bei sekundärer Hypothyreose angezeigt.

Schilddrüsentumoren

Definition: Karzinome der Thyreozyten, die als differenzierte (follikuläre oder papilläre), bzw. undifferenzierte (spindelzellige, polymorphzellige, kleinzellige) Tumoren vorkommen sowie Karzinome der C-Zellen (medulläre Tumoren) und Plattenepithelkarzinome. Seltenere Tumoren sind Sarkome, malignes Hämangioendothelion, malignes Lymphom, malignes Teratom, Metastasen extrathyreoidaler Tumoren (Bronchialkarzinom, Kolonkarzinom, hypernephroides Nierenkarzinom).

Ätiopathogenese: Ionisierende Strahlen im Halsbereich (perkutane Bestrahlung, Radiojodbehandlung) können (vor allem bei Kindern) einen karzinogenen Effekt haben. Eine anhaltende, verstärkte TSH-Stimulation bei Jodmangel führt möglicherweise ebenfalls zu Schilddrüsenkarzinomen, da nach Jodprophylaxe die weniger bösartigen papillären Tumoren überwiegen.

Diagnostische Hinweise: Schilddrüsensonographie (lokalisiert verminderte Echogenität), Schilddrüsenszintigraphie (funktionsloses Areal), Feinnadelpunktion. Die Labordiagnostik versagt bis auf das relativ seltene medulläre Schilddrüsenkarzinom (C-Zell-Karzinom), bei dem ein erhöhter Calcitonin-Wert sowie ein Anstieg des CEA im Serum gefunden werden. Bei multipler endokriner Neoplasie (MEN) vom Typ des Morbus *Sippel* (medulläres Schilddrüsenkarzinom, Phäochromozytom und Nebenschilddrüsenhyperplasie) ist eine erweiterte Diagnostik erforderlich.

Literatur

1. *Krüskemper, H. L., J. Joseph, J. Köbberling, D. Reinwein, H. Schatz, F. Seif:* Int. Welt *8:* 47 (1985). Klassifikation der Schilddrüsenkrankheiten der Sektion Schilddrüse der Deutschen Gesellschaft für Endokrinologie.
2. *Pfannenstiel, P.:* Schilddrüsenkrankheiten — Diagnose und Therapie. Grosse Verlag, Berlin (1985).
3. *Pfannenstiel, P.:* Radiologe *25:* 402 (1985). Aktuelle in-vitro- und in-vivo-Diagnostik von Schilddrüsenkrankheiten.
4. *Scriba, P. C., W. Börner, D. Emrich, R. Gutekunst, J. Herrmann, K. Horn, M. Klett, H. L. Krüskemper, P. Pfannenstiel, C. R. Pickardt, Chr. Reiners, D. Reinwein, H. Schleusener:* Int. Welt *8:* 50, 78 (1985). Schilddrüsenfunktionsdiagnostik und die Diagnose von Schilddrüsenkrankheiten.
5. *Pickardt, C. R., K. Horn:* Münch. Med. Wschr. *129:* 585 (1987). Ist der TRH-Test heute überflüssig?
6. *Pfannenstiel, P., M. Cordes, N. Panitz:* Münch. Med. Wschr. *129:* 588 (1987). Störungen der Schilddrüsenfunktion.
7. *Alexander, W. D., J. J. Kerr, M. M. Ferguson:* Lancet *II:* 647 (1984). First-line test of thyroid function.
8. *Caldwell, G., H. A. Kellett, S. M. Gow, G. J. Beckett, V. M. Sweeting, J. Seth, A. D. Toft:* Lancet *II:* 17 (1985). A new strategy for thyroid function testing.
9. *Joseph, K., D. Jüngst, H. Schatz, F. Seif, M. von der Ohe:* Nuc. Compact *14:* 320 (1984). Erfahrungen mit dem nasalen TRH-Test.
10. *Hüfner, M., M. Grussendorf:* Schwerpunktmedizin *1:* 45 (1981). Möglichkeiten und Grenzen des TRH-Tests.
11. *Rink, P. A., H. Botsch, R. Rossdeutscher:* Fortschr. Röntgenstr. *134:* 198 (1981). Zur Indikation des oralen TRH-Testes.
12. *Hüfner, M., H. Pollmann, M. Grussendorf, P. Schenk:* Schweiz. Med. Wschr. *5:* 159 (1980). Die Bedeutung der Thyreoglobulinbestimmung im Serum bei der Nachsorge von Patienten mit differenziertem Schilddrüsenkarzinom.
13. *Pfannenstiel, P., N. Panitz:* Nuklearmediziner *8:* 185 (1985). Erste Erfahrungen mit einem hochsensitiven immunoradiometrischen TSH-Assay zur Diagnostik von Schilddrüsenfunktionsstörungen.
14. *Joseph, K.:* Nuc. Compact *16:* 240 (1985). Erstdiagnostik und Verlaufskontrolle bei Schilddrüsenfunktionsstörungen mit der immunoradiometrischen TSH-Bestimmung.
15. *Emrich, D.:* Nuklearmediziner *9:* 55 (1986). Strategien bei der Diagnostik von Schilddrüsenerkrankungen.
16. *Burr, W. A., S. E. Evans, J. Lee, H. P. Prince, D. B. Ramsden:* Clin. Endocr. *11:* 333 (1979). The ratio of thyroxine to thyroxine-binding globulin in the assessment of thyroid function.
17. *Swanson, M., T. R. Custer, C. M. Sney:* Clin. Nucl. Med. *4/6:* 168 (1981). Free thyroxine and free thyroxine index in women taking oral contraceptives.
18. *Pfannenstiel, P., N. Panitz, E. Emrich, K. P. Leipert, U. Fakoro, I. Schreivogel: Eur. J. Nucl. Med. 4:* 124 (1979). Clinical value of a free T4 assay.

19. *Wellby, M. L., L. Guthrie, C. P. Reilly:* Clin. Chem. *27:* 2022 (1981). Evaluation of a new free thyroxin assay.
20. *Werner, S. C., S. H. Ingbar:* The thyroid, a fundamental and clinical text. Hagerstown, New York (1981).
21. *Rudorff, K. H., J. Herrmann, H. L. Krüskemper:* Internist. Welt *3:* 102 (1981). Altersabhängige Änderungen von in vitro-Parametern für die Schilddrüsendiagnostik.
22. *Gent, H.-J., S. F. Grebe, H. Müller, G.-L. Fängewisch, G. Steffen, M. Ruppnicht, J. Götz, E. Swoboda, T. Negstein, D. Schulz:* Schilddrüsenparameter in der Schwangerschaft und bei Wöchnerinnen. In: *Scriba, P., H. Weinheim,* Schilddrüse 81. Thieme, Stuttgart (1982).
23. *Herrmann, J., H. K. Kley, K. H. Rudorff, H. J. Kröll, M. L. Krüskemper:* Dtsch. Med. Wschr. *101:* 966 (1976). Radioimmunologische Fehlbestimmung von Thyroxin und Trijodthyronin bei Anwesenheit hormonbindender Autoantikörper im Serum.
24. *Pickardt, C. R., M. Bauer, K. Horn, Th. Kubiczek, P. C. Scriba:* Internist *18:* 538 (1977). Vorteile der direkten Bestimmung des thyroxinbindenden Globulins (TBG) in der Schilddrüsenfunktions-Diagnostik.
25. *Braverman, L. E., C. M. Abreau, P. Brock, R. Kleinemann, L. Fournier, G. Odstrachel, H. J. P. Schoemaker:* J. Nucl. Med. *21:* 233 (1980). Measurement of serum free thyroxine by RIA in various clinical states.
26. *Hoff, H. G., D. Reinwein:* Nuc. Compact *12:* 168 (1981). Vorteile der direkten Bestimmung der freien Thyroxin-Konzentration im Serum bei gestörter Schilddrüsenfunktion.
27. *Köhn, H.:* Lab. Med. *8:* 153 (1984). Freies Thyroxin im Serum: Bestimmung der FT4-Fraktion mit Hilfe eines monoklonalen Antikörpers.
28. *Kaptein, E. M., S. S. MacIntyre, J. M. Weiner:* J. Clin. Endocr. Metab. *52:* 1073 (1981). Free thyroxine estimates in nonthyroidal illness: Comparison of eight methods.
29. *Wenzel, K. W.:* Metabolism *30/7:* 717 (1981). Pharmacological interference with in vitro-tests of thyroid function.
30. *Herrmann, J., E. Heinen, H. J. Kröll, K. H. Rudorff, H. L. Krüskemper:* Klin. Wschr. *59:* 315 (1981). Thyroid function and thyroid hormone metabolism in elderly people. Low T3-syndrome in old age?
31. *Ködding, R., R.-D. Hesch:* Internist. Welt *4/6:* 247 (1981). Das »Niedrig-T3-Syndrom«.
32. *Carella, C., V. Olivieri, G. Papaleo, G. Amato, G. Biscaglia, N. Caporasco, C. Del Vecchio Blanco:* Serono Symposion No. 40. The 'Low T3 Syndrome'.
33. *Steurer, Th., Chr. Reiners:* Akt. Endokr. Stoffw. *3:* 126 (1982). Serum-Thyreoglobulin (hTg) nach Operation blander Strumen.
34. *Schneider, A. B., K. Ikekubo, J. Jutton:* Characterization and metabolism of circulating thyreoglobulin in thyroid cancer. In: Colloquium on thyroid neoplasma, Rome (1981).
35. *Becker, W., Chr. Reiners, W. Börner:* Nuc. Compact *15:* 252 (1984). TSH-receptor-autoantibody-titers in untreated toxic diffuse goitres — An early indicator of relapse?

Renin-Angiotensin-Aldosteron-System

Einleitung

Das Renin-Angiotensin-Aldosteron-System steht im wesentlichen im Dienste der Elektrolyt- und Flüssigkeitsbilanz und beinflußt unter bestimmten Bedingungen das Verhalten und die Einstellung des Blutdruckes /[1, 2]/.

Zwischen den einzelnen Komponenten des Systems besteht — vereinfacht dargestellt — folgender Regelkreis und Rückkopplungsmechanismus (Abb. 1): Das in den juxta-glomerulären Zellen der Niere gebildete Renin katalysiert in der Blutbahn die Umwandlung des in der Leber produzierten Angiotensinogens in Angiotensin I, das durch ein »converting enzyme« in das biologisch aktive Angiotensin II umgewandelt wird. Angiotensin II wirkt vasopressorisch mit daraus resultierender Blutdruckerhöhung und darüberhinaus stimuliert es die Aldosteron-Produktion. Folge der erhöhten Aldosteron-Sekretion ist eine positive Natriumbilanz und damit verbunden ein Anstieg des effektiven Blutvolumens.

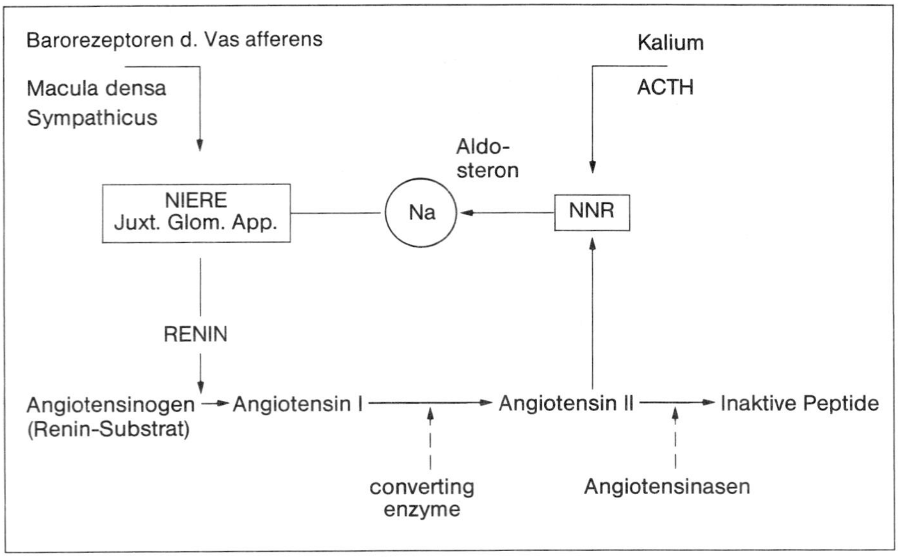

Abb. 1 Renin-Angiotensin-Aldosteron-System

Die Zunahme des effektiven Blutvolumens führt über eine Steigerung des effektiven renalen Perfusionsdruckes zur Abnahme der Renin-Sekretion (feed back-Mechanismus). Durch dieses System werden die Natriumbilanz und das Blutvolumen reguliert.

Faktoren, die diesen Regelkreis beeinflussen, rufen entsprechende, meßbare Veränderungen einzelner Komponenten im System hervor (Abb. 2). So hat z. B. eine Verminderung der intrarenalen Blutdruckamplitude bzw. der Nierendurchblutung eine vermehrte Reninbildung und Angiotensinfreisetzung zur Folge. Der hieraus resultierende Hyperaldosteronismus wird als »sekundärer Hyperaldosteronismus« bezeichnet. Hingegen bewirkt eine primär gesteigerte Aldosteron-Produktion »primärer Aldosteronismus« — z. B. infolge eines Nebennierenrinden-Adenoms — über den Regelkreis eine Reninsuppression.

Aus klinisch praktischer Sicht wird deutlich, daß die Bestimmung einer einzelnen Meßgröße des Systems allein eine geringe diagnostische Aussagekraft besitzt.

Klinisch relevante Meßgrößen zur Beurteilung des Renin-Angiotensin-Aldosteron-Systems

Orientierende Untersuchungen

Plasma: Angiotensin I (Reninaktivität), Aldosteron.

Sammelurin: Aldosteron als Aldosteron-18-Glucuronid, Tetrahydro-Aldosteron, freies Aldosteron.

Die basale Bestimmung von Renin und Aldosteron im Plasma sowie die Aldosteronbestimmung im Sammelurin sind zur Beurteilung des Renin-Angiotensin-Aldosteron-Systems nur von begrenzter Aussagekraft. Eine Steigerung der diagnostischen Aussagekraft bzw. eine differenzierte Beurteilung sind möglich durch die Anwendung von Funktionstests.

Funktionstests

— Untersuchungen von Renin und Aldosteron im Plasma nach Ruhe (Ruhe-Renin) und nach Orthostase und/oder nach Verabreichung eines Saluretikums, z. B. 40 mg Furosemid (stimuliertes Renin).

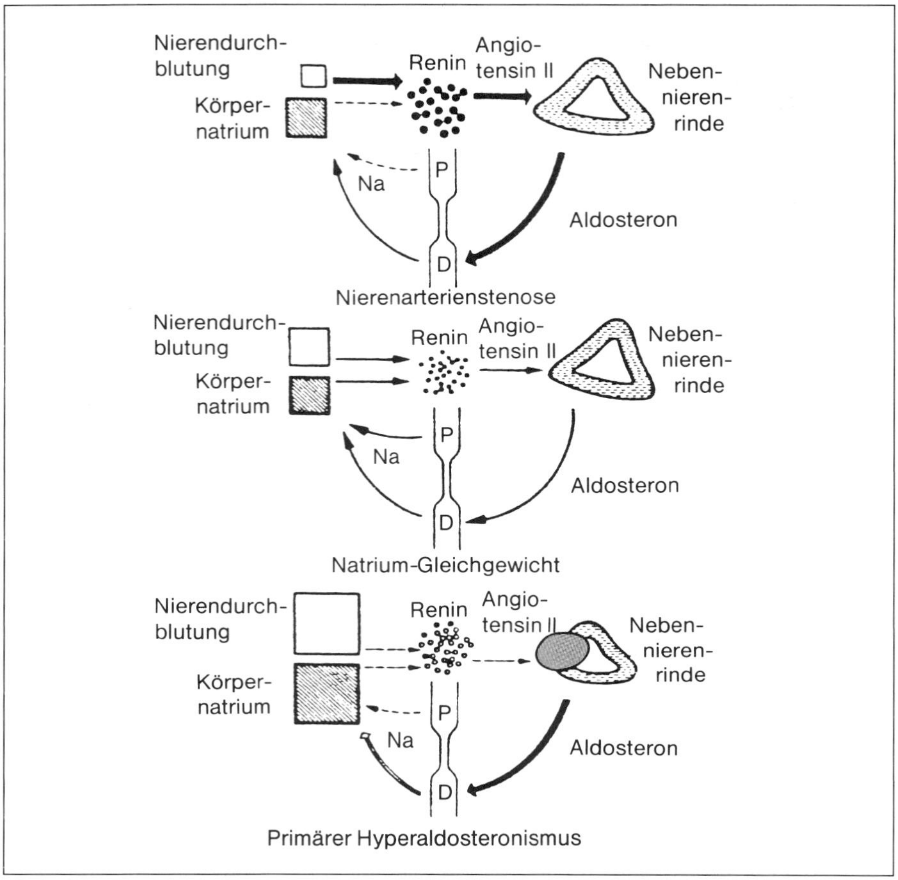

Abb. 2 Das Renin-Angiotensin-Aldosteron-System im Natrium-Gleichgewicht (Mitte), bei endokrin aktiver Nierenarterienstenose (oben) und beim primären Hyperaldosteronismus (unten), ▭ Nierendurchblutung; ▨ Körpernatrium; ● vermehrte Reninbildung in den JGZ; ○ verringerte Reninbildung in den JGZ. *P* proximaler Tubulus; *D* distaler Tubulus; *JGZ* Juxtaglomeruläre Zellen; *Wolff, H. P.:* Internist *9:* 73 (1968).

— Weitere Methoden sind bei der Besprechung des *Conn*-Syndroms aufgeführt.

Indikation

Differentialdiagnostik von Hochdruckerkrankungen
— Ausschluß eines primären Hyperaldosteronismus (*Conn*-Syndrom).
— Verdacht auf Mineralocorticoid-Exzeß mit Hypertonie.
— Ausschluß einer renovaskulären Hypertonie.

Verdacht auf Renin-sezernierende Tumoren und *Bartter*-Syndrom.
Von sekundärer Bedeutung bei
— M. *Addison*, Na-Verlust, Hämorrhagie.
— Oedemen (kardial, hepatisch, nephrogen).

Untersuchungsablauf unter ambulanten und stationären Bedingungen

Vorbereitung des Patienten

Eine sorgfältige Vorbereitung ist wegen der vielen Faktoren, die das Renin-Angiotensin-Aldosteron-System (R. A. A.-System) beeinflussen, erforderlich.

Medikamente: Da diese selbst oder ihre Metabolite, z. B. Corticosteroide, das R. A. A.-System beeinflussen (sh. Tab. 2), müssen sie soweit klinisch vertretbar abgesetzt werden. Der Zeitraum, der zwischen einer Bestimmung und dem Absetzen der Medikamente liegen sollte, läßt sich nach den bisher vorliegenden Untersuchungen im einzelnen noch nicht genau angeben, zumal auch starke individuelle Schwankungen vorliegen. Nach unseren Erfahrungen sollten Diuretika (z. B. Thiazide), Antihypertensiva, Abführmittel, Kaliumpräparate und Lakritze für mindestens 8 Tage vor der Untersuchung abgesetzt sein. Spironolacton ist für mindestens 4—6 Wochen abzusetzen. Corticosteroide und Antikonzeptiva können eine längere Karenz notwendig machen; aus klinisch praktischer Sicht können Antikonzeptiva beibehalten werden. Hier sind aber dann Bestimmungen von Renin und Aldosteron unter Stimulations-Suppressionsbedingungen notwendig.

Blutentnahmen: Aufgrund der zirkadianen Rhythmik der Meßgrößen im R. A. A.-System sollten Blutentnahmen von 7.00—10.00 Uhr, und zwar nach einer vorausgegangenen Bettruhe erfolgen. Untersuchungen der Tagesrhythmik sind klinisch nicht von wesentlicher Aussagekraft.

Elektrolyt-Bestimmungen: Zur sicheren Bewertung der gewonnenen Daten muß die Elektrolytbilanz berücksichtigt werden. Bei normaler Zusammensetzung der Nahrung kann auf eine standardisierte Diät verzichtet werden. Erforderlich ist aber die Kenntnis des Elektrolyt-Status des Patienten durch Bestimmung von Natrium und Kalium im Serum sowie im Sammelurin. Die Elektrolytbestimmungen im Urin sollten gleichzeitig mit den Steroidbestimmungen veranlaßt werden. Zwecks Beurteilung der Zuverlässigkeit der 24-Std.-Urinsammlung ist Creatinin im Sammelurin zu bestimmen.

Untersuchung bei ambulanten Patienten

Die Renin- und Aldosteron-Bestimmung kann zur Orientierung bei ambulanten Patienten unter Ruhe und stimulierenden Bedingungen erfolgen. Zur Bestimmung der Reninaktivität wird morgens zwischen 8.00 und 10.00 Uhr nach mindestens 2-stündiger Bettruhe, um die orthostatisch induzierte Stimulierung des R. A. A.-Systems abklingen zu lassen, 5 —10 ml Blut entnommen (Ruhewert). 30 min. nach intravenöser Gabe von 40 mg Furosemid oder nach 1-stündiger aktiver Orthostase erfolgt die erneute Blutentnahme (Stimulationswert).

Aldosteron kann im Urin oder im Plasma bestimmt werden, wobei unter ambulanten Bedingungen der Bestimmung im 24-Std-Urin der Vorzug gegeben werden sollte. Urinsammlung erfolgt am Vortag (vor der Reninuntersuchung) um 8.00 Uhr beginnend. Im gleichen Urin sind Natrium, Kalium und Creatinin zu bestimmen.

Bei Aldosteron-Bestimmungen im Plasma erfolgt die Blutentnahme unter den gleichen Bedingungen und mit gleichzeitiger Blutentnahme für die Renin-Untersuchung (Ruhe und Stimulationswert).

Untersuchungen bei stationärem Aufenthalt

— Am 1. Tag sollten keine Renin- und Aldosteron-Untersuchungen stattfinden. Belastende (sonstige) Untersuchungen sollten 2—3 Tage vor der Renin- und Aldosteron-Bestimmung vermieden werden.
— Um die Aussagefähigkeit der genannten Parameter zu erhöhen, empfiehlt sich die Einhaltung einer elektrolytbilanzierten Diät mit einem Natriumgehalt von 100—120 mmol/Tag und einem Kaliumgehalt von 60—80 mmol/Tag.
— Am Morgen des 4. Tages und nach vorausgegangener nächtlicher Bettruhe (8.00 Uhr) erfolgt die erste Blutentnahme (Ruhewert).

— Nach 1-stündiger aktiver Orthostase oder 30 min. nach intravenöser Gabe von 40 mg Furosemid wird nochmals Blut entnommen zur Renin- und Aldosteron-Bestimmung (Stimulationswert). Gleichzeitig sind Aldosteron-Bestimmungen im 24-Std.-Urin notwendig.

In Abhängigkeit zum Krankheitsbild sind weitere Untersuchungen unter Suppressions- und Stimulationsbedingungen erforderlich. Diese sind im Rahmen der später erwähnten Krankheitsbilder beschrieben.

Bestimmungsmethoden

Renin

In der Klinik hat sich anstelle der aufwendigen Bestimmung der Renin-Konzentration, die Messung der Renin-Aktivität durchgesetzt. Renin setzt aus dem Substrat Angiotensinogen das Angiotensin I frei. Die in einem definierten Zeitraum entstandene Menge Angiotensin I wird radioimmunologisch bestimmt. Sie ist ein Maß der Renin-Aktivität und wird in ng Angiotensin I/ml/Std. angegeben /[3]/. Die Bestimmung von Angiotensin II ist der Reninaktivitäts-Messung aus methodischen und prinzipiellen Gründen unterlegen.

Aldosteron

Aldosteron im Plasma sowie freies Aldosteron, Aldosteron-18-Glucuronid und Tetrahydro-Aldosteron im Urin werden radioimmunologisch bestimmt /[1, 4]/.

Untersuchungsmaterial

Renin:	EDTA-Plasma	1 ml
Aldosteron:	Ammoniumheparinat-Plasma (25 IE/ml Vollblut)	1 ml
	24-Std.-Sammelurin (Volumen messen und angeben)	20 ml

Referenzbereiche

Renin-Aktivität im Plasma /[5, 6]/
Unter Ruhebedingungen 0.2—2.0 µg Angiotensin I/l x Std.
Unter stimulierten Bedingungen (Bewegung, Furosemid-Gabe) etwa 2- bis 4facher Anstieg.

Aldosteron im Plasma /[4, 7]/
Unter Ruhebedingungen 20—100 ng/l (55—277 pmol/l).
Unter stimulierten Bedingungen etwa 2- bis 6facher Anstieg.

Aldosteron im Sammelurin /[4, 7]/
Aldosteron-18-glucuronid im 24-Std.-Urin: 3.5—17.5 µg (6.3—32 nmol).
Tetrahydroaldosteron im 24-Std.-Urin: 10—70 µg (18—126 nmol).
Freies Aldosteron im 24-Std.-Urin: 0.07—0.45 µg (0.13—0.81 nmol).

Umrechnung in Stoffmengenkonzentration:

Aldosteron im Plasma	ng/l × 2.77 = pmol/l
Aldosteron-18-Glucuronid im Urin	µg × 1.81 = nmol

Referenzwerte von allgemeiner Gültigkeit lassen sich noch nicht angeben, da keine Richtlinien für eine Standardisierung der Bestimmungsmethoden vorliegen. Man richtet sich nach den Referenzbereichen des jeweiligen Labors. Die hier erwähnten Referenzbereiche gelten für die in der Deutschen Klinik für Diagnostik und im Pharmakologischen Institut der Universität Heidelberg angewandten Untersuchungsmethoden.

Bewertung

Plasma-Renin-Aktivität und Aldosteron-Konzentration zeigen bei Gesunden eine große biologische Streuung, wodurch die Interpretation der Werte bei Hochdruckpatienten schwierig sein kann. Wiederholte Untersuchungen zu verschiedenen Zeiten können notwendig sein. Da die zwei Meßgrößen u. a. von der Natriumbilanz abhängig sind, wurden zur Verminderung der Streuung von *Laragh* die Plasma-Renin-Aktivität und Aldosteron-Ausscheidung in Beziehung zu der Natriumexkretion gesetzt (Abb. 3).

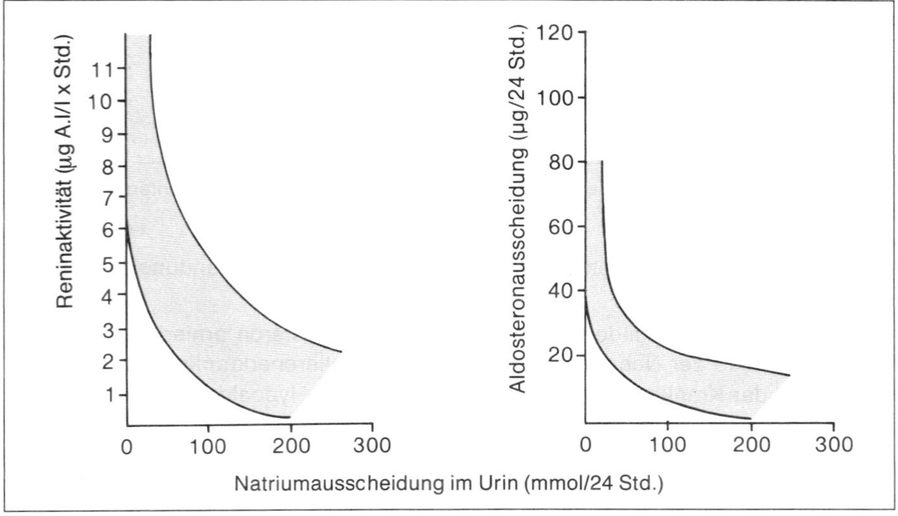

Abb. 3 Beziehung der Renin-Aktivität im Plasma und der Aldosteronausscheidung im Urin zur Natriumausscheidung /8/.

Skrabal setzte die Reninaktivität in Beziehung zum Natrium-Creatinin-Koeffizienten im Spontanurin (Abb. 4). In beiden Diagrammen sprechen Werte außerhalb der schraffierten Bereiche für eine Störung des Renin-Angiotensin-Aldosteron-Regelkreises. Auf diese Nomogramme könnte jedoch verzichtet werden, wenn die Natrium-Ausscheidung im 24 Std.-Urin grundsätzlich bei jeder Sammelperiode mitbestimmt wird um Exzesse der Salzzufuhr feststellen zu können, so daß die erhobenen Befunde korrekt interpretiert werden können. Die Natrium-Ausscheidung im 24-Std.-Urin sollte bei 100—250 mmol/Tag liegen, höhere und tiefere Werte bedeuten jeweils Suppression oder Stimulation des R.A.A.-Systems.

Die Plasma-Renin-Bestimmung gehört nicht zu den ersten Schritten der Hypertonie-Abklärung und sollte dann angeordnet werden, wenn die Aldosteronwerte bekannt sind oder wenn relevante Verdachtsmomente vorliegen. Von Bedeutung ist die Bestimmung von Renin sowohl nach Ruhe als auch nach Orthostase und/oder nach Verabreichung eines Saluretikums (stimuliertes Renin).

Beim primären Hyperaldosteronismus findet man in der Regel niedrige, nicht oder nur wenig stimulierbare Reninwerte, beim sekundären Hyperaldosteronismus ist das Gegenteil der Fall (Abb. 5).

Ein sekundärer Hyperaldosteronismus wird gefunden, z. B. bei renovaskulärer Hypertonie infolge Nierenarterien- oder Nierenarterienast-Stenosen, bei Kochsalzmangel oder Salzverlust, beim Phäochromozytom, beim reninproduzierenden Nierentumor, bei M. *Addison*, in der Schwangerschaft, wahrscheinlich auf Grund der natriure-

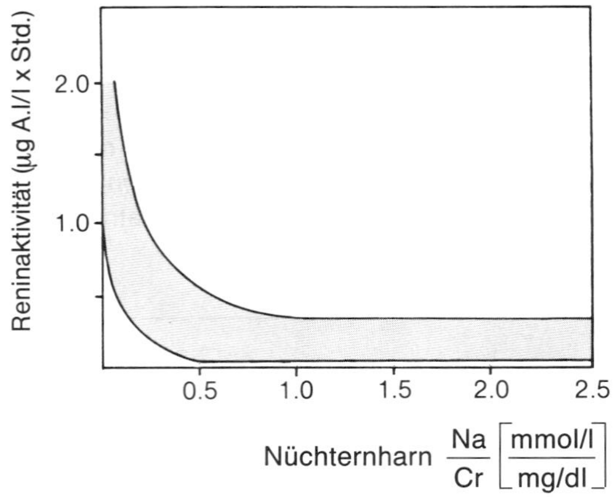

Abb. 4 Nomogramm für die Beziehung zwischen Natrium-Creatinin-Quotienten im Spontanurin und Plasmareninaktivität /9/.

tischen Wirkung des vermehrten Progesterons, und nach Anwendung einer Reihe von Medikamenten.

Bei einigen Krankheitsbildern können Renin und Aldosteron erniedrigt sein, z. B. Synthesedefekte der Nebennierenrindenhormone, Nierenerkrankungen. In diesen Fällen kann das Krankheitsbild des hyporeninämischen Hypoaldosteronismus (Typ 4 RTA) mit Hyperkaliämie und Azidose auftreten.

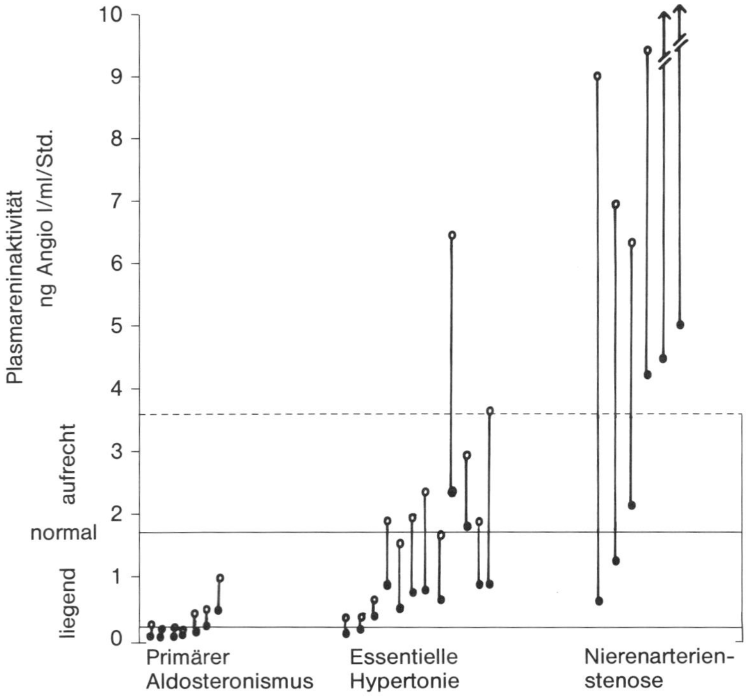

Abb. 5 Stimulation der Plasma-Reninaktivität beim primären Hyperaldosteronismus, essentieller Hypertonie und Nierenarterienstenose unter Ruhe (●) und nach Orthostase (○).

In etwa 20% der Fälle, die nach entsprechender Diagnostik der essentiellen Hypertonie zuzuordnen sind, werden niedrige Reninwerte gefunden, in weiteren 10% werden hohe Werte bestimmt. Hieraus wird versucht, prognostische Aussagen zu machen /[8]/ (Patienten mit niedrigem Renin sollen niedrige Remissionsraten bei kardiovaskulären Komplikationen haben) und therapeutische Richtlinien abzuleiten (Patienten mit niedrigem Renin können allein mit Saluretika behandelt werden, solche mit hohem Renin sprechen besser auf Beta-Rezeptoren-Blocker an), jedoch besitzt dies keine allgemeine Gültigkeit. Wiederholt supprimiertes Renin als auch wiederholt nachweisbare hohe Reninwerte sollten aber Anlaß sorgsamer Diagnostik zum sicheren Ausschluß einer Nebennierenrinden-Abhängigkeit der Hypertonie oder einer möglichen Nierenarterienstenose sein.

Die Ergebnisse neuerer Untersuchungen sprechen dafür, daß Aldosteron-Bestimmungen bei Patienten mit arterieller Hypertonie eine breitere Anwendung in der klinischen Routine finden sollten, da die bisherigen Screening-Verfahren, z. B. die Kalium-Bestimmung im Serum, zum Erkennen eines Hyperaldosteronismus unzureichend sind.

Über den diagnostischen Wert von Plasma- bzw. Urin-Aldosteron-Bestimmungen bestehen gewisse Meinungsverschiedenheiten. Von einigen Autoren wird dem Plasma-Aldosteron eine größere Bedeutung beigemessen. Wegen kurzfristiger Schwankungen, z. B. bei Orthostase und wegen der nicht konstanten Sekretion der Nebennierenrinden-Steroide und dem hiermit verbundenen hohen Anteil an falsch negativen und falsch positiven Werten ist das Plasma-Aldosteron eine weniger zuverlässige Meßgröße und eher bei stationärer Diagnostik indiziert.

Dies ist auch der Fall bei der Anwendung von Funktionstests (Abb. 6) sowie bei der Bestimmung des Aldosterons im Nebennieren-Venenblut zwecks Lokalisationsdiagnostik eines Nebennierenrinden-Prozesses. Bei der Bestimmung der Steroide im Sammelurin besteht der Vorteil, daß ein über 24 Stunden integrierter Wert erhalten wird.

Am meisten verbreitet ist die Bestimmung des in der Niere gebildeten Aldosteron-Metaboliten Aldosteron-18-Glucuronid im Urin. Er repräsentiert bis zu 15% der täglich produzierten Aldosteronmenge. Von dem sezernierten Aldosteron wird weniger als 0.5% in freier, nicht metabolisierter, unkonjugierter Form (freies Aldosteron) ausgeschieden. Den Aldosteron-Hauptmetaboliten im Urin stellt das in der Leber metabolisierte Tetrahydro-Aldosteron mit ca. 40%. Darüberhinaus wird ein großer Teil weiterer, noch nicht genau identifizierter Metabolite ausgeschieden.

Die Bestimmung von freiem Aldosteron und von Tetrahydro-Aldosteron fand bislang aus methodischen Gründen keine größere Anwendung. Nachdem hochspezifische Antikörper für diese Steroide verfügbar waren, wurden vergleichende Untersuchungen angestellt. Hierbei konnte festgestellt werden, daß es bei krankhaft gesteigerter Aldosteron-Produktion zu einer Dissoziation von Aldosteron-18-Glucuronid, Tetrahydroaldosteron und freiem Aldosteron kommen kann /[1]/, auch wenn keine Nieren- oder Lebererkrankung vorliegt; bei Nierenerkrankung mögliche Verschiebung der Aldosteron-Metabolisation mit Vermehrung von Tetrahydro-Aldosteron und Verminderung von Aldosteron-18-Glucuronid, umgekehrte Verhältnisse sind bei Lebererkrankungen möglich. Dies konnte bei Patienten mit primärem Hyperaldosteronismus, Nierenarterienstenose, Nierenerkrankungen mit und ohne Hypertonie sowie bei Lebererkrankungen nachgewiesen werden.

Mit der alleinigen Bestimmung von Aldosteron-18-Glucuronid können trotz des Vorliegens eines Hyperaldosteronismus in bis zu 20% der Fälle normale Werte gemessen werden und somit die Erkrankung unerkannt bleiben (Abb. 7).

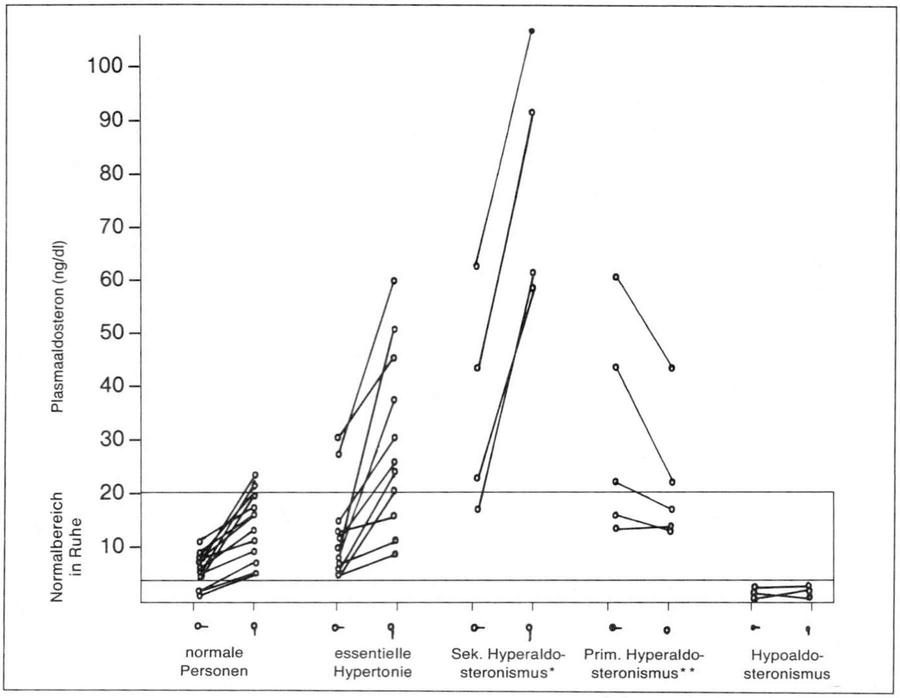

Abb. 6 Verhalten von Plasma-Aldosteron in Ruhe und Orthostase bei verschiedenen Krankheiten.

o- nach Ruhe
ọ nach Orthostase
* = Nierenarterienstenose
** = Conn-Adenom

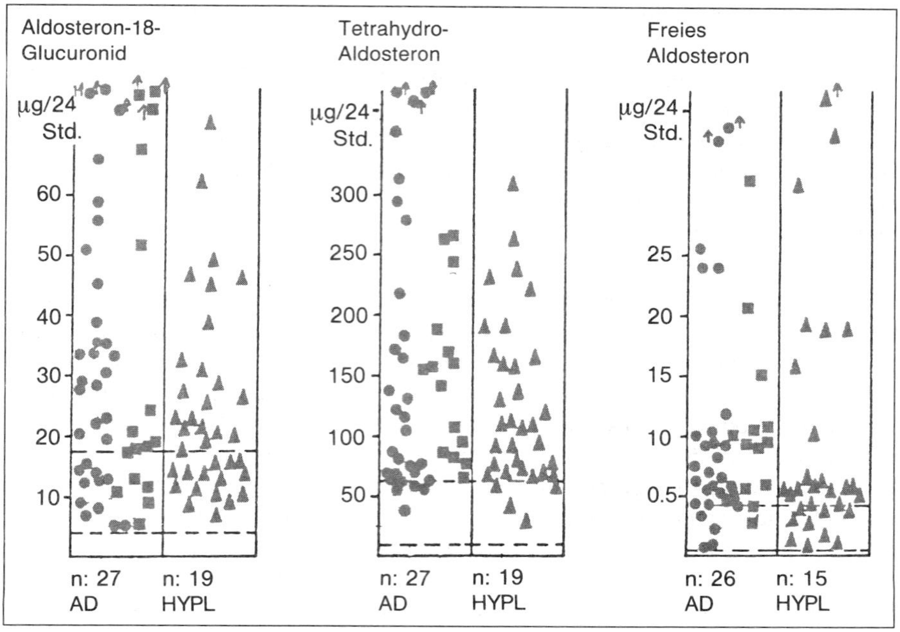

Abb. 7 Aldosteron-18-Glucuronid, Tetrahydroaldosteron und freies Aldosteron bei Patienten mit primärem Hyperaldosteronismus

AD ● = Adenom operativ entfernt
■ = Adenom, operative Entfernung geplant, röntgenologisch dargestellt
HYPL ▲ = Nebennierenrinden-Hyperplasie

Die Frage des klinisch diagnostischen Stellenwertes von Tetrahydro-Aldosteron und von freiem Aldosteron im Vergleich zu Aldosteron-18-Glucuronid haben wir untersucht bei gesunden Probanden, bei 36 Patienten mit bekanntem und gesichertem primärem Aldosteronismus sowie bei 510 Patienten, die auf Grund entsprechender Ausschlußdiagnostik, u. a. normales Aldosteron-18-Glucuronid im Urin, der essentiellen Hypertonie zugeordnet wurden.

Bei 42 Patienten der letztgenannten Gruppe fanden sich pathologische Werte für freies Aldosteron und/oder Tetrahydro-Aldosteron. Nachuntersuchungen bisher an 29 Patienten bestätigen die Diagnose eines primären Hyperaldosteronismus. Mittels einer schrittweisen linearen Diskriminanzanalyse wurde dann die Trennfähigkeit der genannten Urinsteroide zwischen den Patientengruppen, Patienten mit primärem Aldosteronismus versus essentielle Hypertonie und versus 42 Patienten mit pathologischem Steroidmuster, untersucht. Danach besitzt Tetrahydro-Aldosteron die höchste Trennschärfe von 88.6%, gefolgt von freiem Aldosteron mit 70.1% und Aldosteron-18-Glucuronid mit 66.1%.

Wurde diskriminanzanalytisch zwischen der Patientengruppe mit gesichertem primärem Aldosteronismus und der mit gesicherter essentieller Hypertonie unterschieden, so besaß Tetrahydro-Aldosteron eine Trennschärfe von 98.2%, freies Aldosteron von 90.1% und Aldosteron-18-Glucuronid von 75.9%. Danach besitzt Tetrahydro-Aldosteron die größte diagnostische Bedeutung. Die diagnostische Sicherheit nimmt zu bei Bestimmung von mindestens zwei der Meßgrößen, nämlich Tetrahydro-Aldosteron und freies Aldosteron bzw. Aldosteron-18-Glucuronid.

Da Aldosteron im biologischen Material in relativ niedriger Konzentration vorliegt, sind zur Bestimmung der genannten Aldosteron-Meßgrößen aufwendige Trennmethoden notwendig.

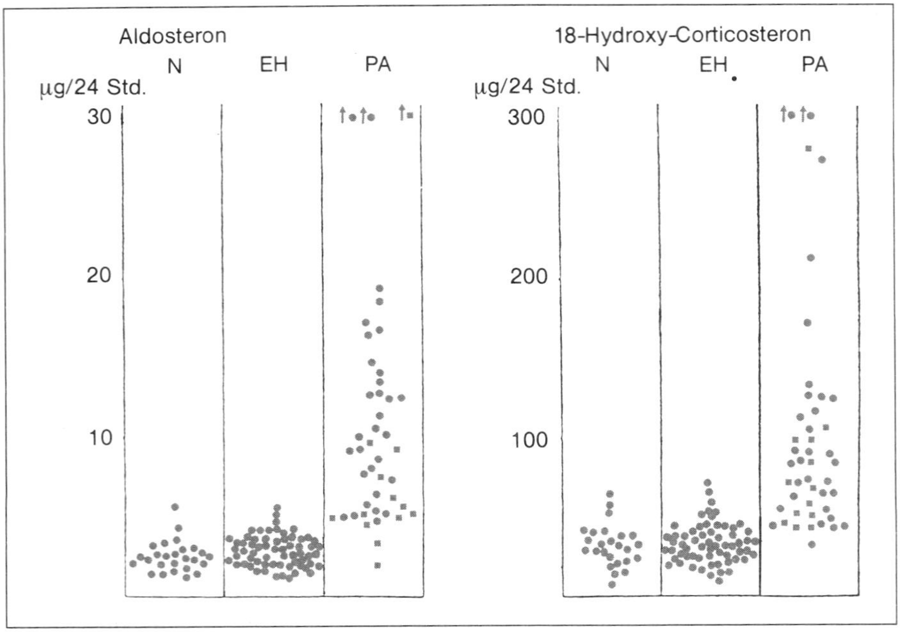

Abb. 8 Ergebnisse der direkten Aldosteron- und 18-OH-Corticosteron-Bestimmung im 24-Stunden-Urin (ohne Vorextraktion und Chromatographie) bei Normalpersonen, Patienten mit essentieller arterieller Hypertonie und bei Patienten mit primärem Hyperaldosteronismus.

● Adenom
■ Hyperplasie

N = Normal-Kollektiv
EH = Essentielle Hypertonie
PA = prim. Aldosteronismus

Zur Erleichterung der Hyperaldosteronismus-Diagnostik gibt es ein Screening-Verfahren zur direkten Bestimmung von Aldosteron im Urin. Gegenüber der klassischen Methode wird auf eine Vorextraktion und Chromatographie verzichtet, jedoch ergeben sich höhere Werte.

Der Vorteil: Ohne größeren Aufwand ist eine Differenzierung zwischen Normalpersonen, Patienten mit essentieller Hypertonie und solchen mit primärem Aldosteronismus möglich (Abb. 8). Die Werte des vereinfachten Verfahrens korrelieren gut mit der Bestimmung von Aldosteron-18-Glucuronid, Tetrahydro-Aldosteron und freiem Aldosteron. Werte im Grenzbereich und pathologische Werte müssen aber durch Kontrolluntersuchung mittels der klassischen Methode bestätigt werden.

Krankheiten mit Hyper- und Hypoaldosteronismus

Primärer Hyperaldosteronismus

— Nebennierenrinden-Adenom (*Conn*-Syndrom im klassischen Sinne).
— Nebennierenrinden-Hyperplasie (idiopathischer Aldosteronismus).
— Mineralocorticoidexzeß-Syndrome.
— Dexamethason-empfindlicher Hyperaldosteronismus.
— Hypermineralocorticoidismus bei *Cushing*-Syndrom.

Sekundärer Hyperaldosteronismus

— Renovaskuläre Hypertonie bei Nierenarterienstenose.
— Renin-sezernierende Tumore.
— Chronische Niereninsuffizienz mit Hypertonie.

Sekundärer Hyperaldosteronismus — ohne Hypertonie

— Oedeme (Leberzirrhose mit Aszites, idiopathisches Oedem, Nephrose, Herzinsuffizienz).
— Bartter-Syndrom.
— Pseudo-Bartter-Syndrom.
— Postoperativer Hyperaldosteronismus.
— Nebennierenkrankheiten (gewisse *Cushing*-Syndrome und AGS-Fälle).

Primärer Hypoaldosteronismus

— Idiopathische Form, isolierte Aldosteronbiosynthese-Defekte, *Addison*-Krankheit und bestimmte Formen des AGS.

Sekundärer Hypoaldosteronismus

— Folge einer Hyporeninämie (idiopathische Form, Nierenläsionen verschiedener Art, Status nach bilateraler Nephrektomie).
— Hypophyseninsuffizienz, *Cushing*-Syndrom mit erhöhter ACTH-Sekretion und bestimmte Formen des AGS.

Conn-Syndrom

Primärer Hyperaldosteronismus infolge Nebennierenrindenadenom (klassisches Conn-Syndrom): Bei dieser Krankheit liegt eine autonome Mehrproduktion von Aldosteron infolge solitärer oder seltener beidseitiger Adenome der Nebennierenrinde vor. Leitsymptome sind arterielle Hypertonie, erhöhte Aldosteronwerte, Hypokaliämie mit relativer Hyperkaliurie und eine Hyporeninämie. Kalium und Renin können jedoch in 15 bis 30% der Fälle im Referenzbereich liegen.

Die Aldosteron-Konzentration im Plasma ist öfters erhöht und zeigt nach Stimulation (Furosemid-Gabe und/oder Orthostase) meist keinen nennenswerten Anstieg, evtl. sogar einen leichten Abfall. Aldosteron-18-Glucuronid im 24 Std.-Urin kann in bis zu 20% der Fälle normal sein, die Werte für Tetrahydro-Aldosteron und freies Aldosteron sind weniger häufig im Referenzbereich. Aufgrund hormoneller Schwankungen von Tag zu Tag kann bei unklaren Befunden die wiederholte Bestimmung erforderlich werden.

Aldosteronismus bei bilateraler Nebennierenrindenhyperplasie: Bei ca. 20 bis 30% der Patienten mit einem *Conn*-Syndrom liegt eine idiopathische bilaterale, diffuse und/oder mikro- bis makronoduläre Nebennierenrindenhyperplasie der Erkrankung zugrunde. Mehrere Befunde der letzten Jahre sprechen dafür, daß ein extraadrenaler Faktor zur Pathogenese der Hypertonie dieser Form beiträgt. Die Leitsymptomatik entspricht dem klassischen *Conn*-Syndrom. Unter Stimulationsbedingungen soll es eher zum Anstieg der Plasma-Renin-Aktivität und der Aldosteron-Konzentration im Plasma und Urin kommen.

Labordiagnostische Unterscheidung Adenom — Hyperplasie: Sie ist aus therapeutischen Gründen notwendig. Bei Adenom-Patienten kann die Entfernung der tumortragenden Nebenniere zur Heilung des Krankheitsbildes führen, bei der Hyperplasiegruppe sind hingegen chirurgische Behandlungsmaßnahmen nicht indiziert. Basale Untersuchungen wie Kalium, Reninaktivität, Ausmaß des Hyperaldosteronismus oder die gleichzeitige Erhöhung anderer Mineralocorticoide wie Corticosteron oder Desoxycorticosteron können nicht als Unterscheidungsmerkmal zwischen den Patientengruppen angesehen werden.

Untersuchungen unter Suppressionsbedingungen (Tab. 1): Empfohlen wird die Verabreichung von Mineralocorticoiden wie DOCA oder Fludrocortison, wobei die Adenom-Patienten gegenüber der Hyperplasiegruppe keine signifikanten Änderungen von Renin und Aldosteron aufweisen sollen. Spätere Untersucher haben jedoch Überlappungen zwischen den Patientengruppen nachgewiesen.

Unter den Stimulationstests wird die Reaktion von Renin und Aldosteron auf Orthostase empfohlen. Hier ist zwar ein Unterschied zwischen den Patientengruppen in den meisten Fällen zu verzeichnen, indem bei Adenom-Fällen Plasma-Renin- und Aldosteron-Konzentration eher abfallen oder unverändert bleiben, im Gegensatz zu der Hyperplasiegruppe bei der eine weitere Stimulierung nachzuweisen ist. Diese Methode ist von großer praktischer Bedeutung, allerdings ist eine scharfe Trennung zwischen den Patientengruppen nicht möglich.

Weitere Stimulierungs- und Suppressionstests: Reaktionen auf Natriumzufuhr, Natriumentzug und akute oder chronische ACTH-Einwirkung sowie Untersuchungen der Tagesrhythmik, oder nach Verabreichung von Dexamethason ergeben keine ausreichend zuverlässigen Kriterien für die Differentialdiagnose der beiden Formen des primären Hyperaldosteronismus. Die genannten labordiagnostischen Untersuchungen sind zwar richtungsweisend aber nicht endgültig beweisend für die eine oder die andere Krankheitsform. Wie bereits erwähnt sind Überlappungen der Gruppen vorhanden, und von daher ist hinsichtlich der Unterscheidung zwischen beiden Krankheitsbildern auf bildgebende Verfahren nicht zu verzichten.

Lateralisations-Methode: Sie beinhaltet im Rahmen der Nebennieren-Phlebographie die Bestimmung von Aldosteron und Cortisol, letzteres zum Seitenvergleich der Katheterspitzenlage in der Nebennierenvene, im seitengetrennt gewonnenen Nebennieren-Venenblut. Diese Methode trägt erheblich zur Lokalisation eines Adenoms bei. Allerdings ist eine Katheterisierung der rechten Nebenniere des öfteren problematisch.

Mineralcorticoidexzeß-Syndrome

Es liegt außer dem Hyperaldosteronismus auch eine gesteigerte Produktion von Desoxycorticosteron und/oder Corticosteron vor. Die Bildung und Freisetzung von Renin als Folge gesteigerter Sekretion von Corticoiden ist unterdrückt.

Dexamethason empfindlicher Aldosteronismus

Dieses seltene, familiär auftretende Syndrom weist eine gesteigerte Sekretion von Aldosteron und seinem Präkursor 18-OH-Corticosteron, eine benigne Hypertonie, Hypokaliämie, Hypervolämie und Reninsuppression bei knotiger, bilateraler Nebennierenrindenhyperplasie auf. Durch Gaben von Dexamethason lassen sich die klinischen und biochemischen Veränderungen reversibel beseitigen.

Hypermineralocorticoidismus bei Cushing-Syndrom

Bei Cushing-Syndrom infolge Nebennierenrindenhyperplasie oder ACTH-produzierender, nicht endokriner Tumoren wird, besonders in Fällen mit ausgeprägter Hypertonie und Hypokaliämie, neben dem Hypercortisolismus eine gesteigerte Bildung von Aldosteron und/oder Desoxycorticosteron bzw. Corticosteron beobachtet. Das Plasma-Renin schwankt in der Regel im unteren Referenzbereich.

Bei Cushing-Syndromen infolge benigner Nebennierenrindenadenome scheint eine Hypersekretion von Mineralocorticoiden seltener zu sein. Maligne Nebennierenrindentumore sind fähig, große Mengen verschiedener Steroide gleichzeitig zu bilden.

Essentielle Hypertonie mit niedrigem Renin

Etwa 20% der Patienten mit der klinischen Diagnose »essentielle Hypertonie« weisen ein in der Ruhe erniedrigtes und nach Stimulierung durch Orthostase und/oder Natriumentzug nicht oder nur subnormal reagierendes Plasma-Renin auf. Eine befriedigende Erklärung des Phänomens existiert bisher nicht. Diskutiert wird u. a. die vermehrte Bildung eines natriumretinierenden Corticosteroids oder Corticosteroid-Metaboliten. Bei solchen Patienten sind wiederholte Aldosteron-Bestimmungen im 24 Std.-Urin erforderlich, wobei mehr als ein Aldosteronparameter bestimmt werden sollte. Hierdurch lassen sich immer wieder aus diesem Patientenkollektiv gesicherte Fälle mit einem *Conn*-Syndrom herausdifferenzieren.

Essentielle Hypertonie mit hohem Plasma-Renin und Aldosteronismus

Ist der Befund reproduzierbar und die arterielle Hypertonie unter der üblichen Medikation nicht befriedigend einstellbar, empfiehlt sich eine Renovasographie zum sicheren Ausschluß evtl. intrarenaler Nierenarterienstenosen (seltene Fälle).

Maligne Hypertonie

Häufig liegen erhöhte Renin- und Aldosteron-Werte in diesem Stadium vor. Die Bestimmung beider Meßgrößen gehört in diesem Stadium nicht zu den ersten Schritten der Diagnostik. Differentialdiagnostisch sollte aber u. a. an das Vorliegen einer Nierenarterienstenose, auch an ein *Conn*-Syndrom, gedacht werden.

Nierenarterienstenose

Bei der renovaskulären Hypertonie infolge Stenose der Nierenarterien oder deren Äste ist in den meisten Fällen die Renin- und Aldosteron-Konzentration erhöht, besonders nach Stimulation (Kochsalzentzug und/oder Orthostase). Geeigneter zur

Beurteilung der hämodynamischen Wirksamkeit der Stenose ist die Renin-Aktivitätsmessung im seitengetrennt gewonnenen Nierenvenenblut. Eine Differenz zwischen beiden Seiten (stenosierte/nichtstenosierte Niere) mit einem Faktor von mehr als 1.5 wird als signifikant angesehen. Zur Beurteilung der Erfolgsaussichten einer chirurgischen Therapie könnte der Nachweis einer Renin-Suppression auf der kontralateralen Seite für eine bessere Prognose sprechen.

Renin-sezernierende Tumoren

Diesem seltenen Krankheitsbild liegt ein Tumor, von den juxtaglomerulären Zellen ausgehend, zugrunde. Charakteristisch sind eine Hypertonie mit deutlicher Hypokaliämie sowie eine starke Erhöhung der Renin- und Aldosteron-Konzentration. Die operative Entfernung des Tumors führt zur Heilung des Hochdruckes.

Chronische Niereninsuffizienz mit Hypertonie

Bei einem großen Teil der Patienten ist das Renin-Angiotensin-Aldosteron-System nicht aktiviert. In einigen Fällen mit schlecht beeinflußbarer Hypertonie werden hohe Renin- und Aldosteronwerte gefunden.

Krankheitsbilder mit hohem Aldosteron und hohem Renin ohne Hypertonie

Bartter-Syndrom

Pathogenetisch steht bei dieser seltenen Krankheit eine verminderte Ansprechbarkeit des Gefäßsystems auf Angiotensin II im Vordergrund. Im Regelkreis (vgl. Abb. 1) kommt es zu einer vermehrten Sekretion des Renins, demzufolge zur Erhöhung der Aldosteronsekretion. Eine Hypokaliämie ist anzutreffen, der Blutdruck ist nicht erhöht, eher erniedrigt.

Pseudo-Bartter-Syndrom

Krankheitsbild mit Hypokaliämie, Hyperreninämie und Hyperaldosteronismus bei nicht erhöhtem Blutdruck. Es liegt ein Salz- und Volumenverlust durch Erbrechen, Laxantien- oder Diuretikaabusus vor.

Andere Ursachen

Hohe Aldosteron- und Renin-Werte können auch bei Nephrose, Leberzirrhose mit Aszites, Herzinsuffizienz, Schwangerschaft und manchmal bei den idiopathischen (zyklischen) Ödemen der Frau gefunden werden.

Krankheiten mit niedrigem Aldosteron und niedrigem Renin

Spezifische, enzymatische Defekte der Synthese der Nebennierenrindenhormone liegen vor. Es resultiert eine vermehrte Freisetzung derjenigen Steroide, die in der Biosynthesekette oberhalb des blockierten enzymatischen Schritts gebildet werden.

17-Hydroxylase-Mangel

Ein Syndrom mit benigner Hypertonie, Renin-Suppression, Hypokaliämie, Mangel an Dehydroepiandrosteron, Androsteron, Ätiocholanolon, Cortisol, Cortison, Desoxycortisol und Vermehrung von Progesteron, Desoxycorticosteron, Corticosteron und 18-OH-Corticosteron.

11-β-Hydroxylase-Mangel

Das Krankheitsbild ist die hypertensive Form des angeborenen adrenogenitalen Syndroms mit Virilisierung und Ausbildung eines Pseudo-Hermaphroditismus femininus bei weiblichen Personen. Erheblich vermindert sind Aldosteron und Cortisol bei supprimiertem Renin, mäßig ausgeprägt sind der Kaliummangel und die Hypertonie.

Andere Ursachen

Hyporeninämie und Hypoaldosteronismus können idiopathischer Natur sein mit Unterfunktion des juxtaglomerulären Apparates oder sekundär bei Diabetes mellitus. Die Kaliumkonzentration ist erhöht.

Lakritzenabusus und Einnahme von Carbenoxolon: Hypertonie, Hypokaliämie und Hyporeninämie sind auf eine Aldosteron-ähnliche Wirkung der Glyzyrrhizinsäure (bei Lakritzen) oder Glyzyrrhetinsäure (bei Carbenoxolon) zurückzuführen. Die Veränderungen sind reversibel nach entsprechendem Absetzen.

Morbus Addison

Gefunden werden hohe Reninwerte, bei einem Teil der Patienten ist die Aldosteronkonzentration erniedrigt.

Zusammenfassende Darstellung des Renin- und Aldosteronverhaltens bei verschiedenen Erkrankungen

Erkrankung	Renin	Aldosteron
Primärer Hyperaldosteronismus	n, ↓	↑
Mineralocorticoid-Exzeß-Syndrome		
a) Hypercorticosteronismus	↓	n, ↓, ↑
b) Dexamethason-empfindlicher Aldosteronismus	↓	↑
c) Cushing-Syndrom	n, ↓	n, ↑
d) Konnatale Enzymdefekte:		
17-Hydroxylasemangel	↓	↓
11-β-Hydroxylasemangel	↓	↓
Renovaskuläre Hypertonie (Nierenarterienstenose)	↑	↑
Renin-sezernierende Tumoren (primärer Hyperreninismus)	↑	↑
Renoparenchymatöse Hypertonie	n, ↑	n, ↓, ↑
Chronische Niereninsuffizienz mit Hypertonie	n, ↑	n, ↑
Maligne Hypertonie	↑	↑
Bartter-Syndrom	↑	↑
Medikamente, z. B.		
Diuretika, Laxantien, Ovulationshemmer	n, ↑	n, ↑
Lakritze und Carbenoxolon	↓	↓

Tab. 1 Stimulations- und Suppressions-Tests zur Differenzierung des solitären Aldosteron-produzierenden Adenoms von der (nodulären) NNR-Hyperplasie beim primären Hyperaldosteronismus

Suppressions-Tests

DOCA-Suppression

a) Bestimmung der Aldosteron-Sekretionsrate oder des 18-Oxo-Glucuronids vor und nach Behandlung mit 6 x 10 mg DOCA i. m. (z. B. Cortiron) über 3 Tage.
Normal: Wert nach Suppression weniger als 50% des Ausgangswertes.
b) Bestimmung der Aldosteron-Plasmakonz.: 1. Wert 8.00 morgens, dann 2 × 10 mg DOCA i. m. , 2. Wert 8.00 morgens am folgenden Tag.
Normal: Nach Suppression unter 30 ng/l; bei Adenom über 150 ng/l.

Fludrocortison-Suppression

Plasma-Aldosteron vor und nach 2 × 200 µg Fludrocortison (Astonin H) über 3 Tage.
Normal: unter 30 ng/l, Adenom über 100 ng/l.

Tab. 1 Stimulations- und Suppressions-Tests zur Differenzierung des solitären Aldosteron-produzierenden Adenoms von der (nodulären) NNR-Hyperplasie beim primären Hyperaldosteronismus (Fortsetzung)

NaCl-Suppression

a) Akute NaCl Belastung: 2 Liter 0.9% NaCl als Infusion über 4 Std. (8.00—12.00). Normal: Plasma-Aldosteron unter 50 ng/l. Bei Adenom keine Suppression der Plasma-Aldosteron-Konzentration.

b) Chronische NaCl Belastung: Bestimmung von Aldosteron im Plasma oder Urin vor und nach einer Diät mit 200—300 mmol NaCl über 3 Tage. Bei Adenom liegen die Werte nach der NaCl-Belastung auch bei mäßiger Suppression noch oberhalb des Normbereiches; bei Gesunden Suppression.

Dexamethason-Suppression

Bestimmung der Aldosteron-Sekretionsrate vor und nach 0.5 mg Dexamethason alle 6 Stunden über 2—3 Tage. Weder bei normalen noch bei Adenom-Patienten zeigt sich eine Erniedrigung der Sekretionsrate, diese tritt lediglich ein bei einer kleinen Gruppe von Patienten mit NNR-Hyperplasie.

Stimulationstests

Na-arme Diät

Weniger als 20 mmol Na über 3 Tage verursachen normalerweise eine 3—5fache Erhöhung der Aldosteronsekretion, bei Patienten mit einem Aldosteron-produzierenden Adenom tritt keine wesentliche Änderung ein.

Kalium-reiche Diät

200 mmol K/Tag (normal 80—100 mmol) über 3 Tage. Die Aldosteron-Sekretionsrate erhöht sich um etwa das doppelte bei gesunden Personen, aber auch bei Patienten mit Adenom.

Orthostase

Bestimmung von Plasma-Aldosteron in Ruhe (morgens nach mindestens 4 Std. strenger Bettruhe) und nach 30 min. Orthostase.
Normal: Anstieg. Adenom: Abfall der Plasma-Aldosteron-Konzentration.

Hinweise und Störungen

Behandlung der Proben: Zur Renin-Bestimmung müssen die Blutentnahmeröhrchen EDTA enthalten, vorgekühlt sein, nach Entnahme in einem Eiswasserbad gekühlt und mit der Kühlzentrifuge zentrifugiert werden. Dem Plasma sind 10 µg 8-Hydroxochinolin und 10 µg Demercaprol (BAL) zuzufügen. Die Proben sind bis zur Bearbeitung im tiefgefrorenen Zustand zu lagern und auch so zu verschicken.

Aldosteron muß in Ammoniumheparinat-enthaltenden Entnahmeröhrchen abgenommen werden. Im Plasma ist Aldosteron bis zu 36 Std. bei Raumtemperatur stabil. EDTA-Plasma (für die Renin-Bestimmung) kann auch für die Aldosteronbestimmung benutzt werden.

Aldosteron im Urin ist kühl zu lagern, Postversand innerhalb 24 Std. ungekühlt möglich.

Pathophysiologie

Renin ist ein proteolytisches Enzym (Peptidase) und wird in den juxtaglomerulären Zellen der Vasa afferentia der Niere gebildet. Renin-ähnliche Substanzen wurden in anderen Organen wie Uterus, Plazenta, Nebennieren und Gehirn gefunden. Die Bedeutung dieser Substanzen ist hinsichtlich der Blutdruckregulation noch ungeklärt.

Das in die Blutbahn freigesetzte *Renin* besitzt selbst keine physiologischen Effekte, seine Wirkung liegt in der Spaltung des in der Leber gebildeten alpha-2-Globulins Angiotensinogen, wodurch das noch nicht vasoaktive Angiotensin I freigesetzt wird (sh. Abb. 1). Unter Einwirkung des im Plasma vorhandenen Angiotensin-converting-Enzymes wird das Dekapeptid Angiotensin I unter Abspaltung von zwei Aminosäuren in das biologisch hochaktive Octapeptid Angiotensin II umgewandelt. Dieser Vorgang findet vor allem im Lungenkreislauf statt. Die im Organismus vorhandenen Angiotensinasen (Aminopeptidasen) spalten Angiotensin II innerhalb weniger Minuten in inaktive Aminosäuren und Peptide, mit Ausnahme von Angiotensin III, dem die eigentliche stimulierende Wirkung der adrenalen Aldosteronproduktion zugeschrieben wird.

Angiotensin II ist eine stark vasopressorische Substanz, beeinflußt das vegetative Nervensystem, den Katecholaminhaushalt sowie die Freisetzung von antidiuretischem Hormon. Im Vordergrund steht aber seine stimulierende Wirkung auf die Aldosteronsekretion.

Aldosteron wird in der Zona glomerulosa der Nebennierenrinde gebildet und ist das stärkste Mineralocorticoid. Seine Sekretion wird hauptsächlich von Angiotensin II und dessen Abbauprodukt Angiotensin III stimuliert. Die Aldosteronsekretion wird auch von ACTH und Veränderungen im Kaliumhaushalt beeinflußt. Von der täglich sezernierten Aldosteronmenge werden etwa 85% in der Leber und 15% in den Nieren metabolisiert. Etwa 0.5% des Aldosterons werden in freier, unkonjugierter Form (freies Aldosteron) im Harn ausgeschieden. 5—15% der metabolisierten Aldosteronmenge erscheinen in Form von Aldosteron-18-Glucuronid (vornehmlich in der Niere umgewandelt) und bis 40% in Form von Tetrahydroaldosteron (besonders in der Leber gebildet). Aldosteron unterliegt wie das Renin einem Tagesrhythmus mit höchsten Werten zwischen 4 und 10 Uhr.

Auslösend für eine Anregung oder Hemmung der Reninproduktion und -sekretion sind Zustände oder Eingriffe, die kritische Veränderungen der renalen Hämodynamik und/oder der Natriurese bzw. der Sympathikusaktivität bewirken. Auslösefaktoren dieser Art stellen Änderungen der Kochsalzzufuhr, des intravasalen Volumens, des Blutdruckes, der Körperhaltung oder des Nierenarteriendurchmessers bzw. der Nierendurchblutung dar. Für die Regulation der Reninbildung und -freisetzung werden zwei verschiedene intrarenale Rezeptorsysteme verantwortlich gemacht, deren anatomische Zuordnung und Funktionsweise in der Barorezeptortheorie und der Macula densa-Theorie zusammengefaßt wurden.

— Barorezeptor-Theorie: Nach ihr erregt lokale Abnahme des hydrostatischen Druckes (Blutdruckabfall mit Verminderung des Perfusionsdruckes, Verminderung der Blutdruckamplitude sowie Hypovolämie und Natriumabnahme) in der Wand der Vasa afferentia gelegene Rezeptoren, die die unmittelbar benachbarten juxtaglomerulären Zellen zur Bildung und Abgabe von Renin in die Blutbahn veranlassen.

— Macula densa-Theorie: Nach ihr werden Änderungen der Natriumkonzentration oder des Natriumangebots im distalen Tubulus von den Zellen der Macula densa wahrgenommen. Diese geben die Information an die benachbarten juxtaglomerulären Zellen weiter, die mit Zu- oder Abnahme der Reninbildung und -freisetzung reagieren.

Die experimentell nachgewiesenen Einflüsse des sympathischen Systems und der zirkulierenden Katecholamine auf das Renin geben Anlaß zu einer dritten Arbeitshypothese, der Sympathikus-Theorie. Nach ihr führt Abnahme des »effektiven« Volumens über die Erregung von Barorezeptoren im arteriellen Stromgebiet zur Erhöhung des Sympathicustonus, der seinerseits die Reninbildung und -freisetzung auf zwei verschiedenen Wegen anregen kann

— Durch direkte Stimulierung der mit ihren Verzweigungen die juxtaglomerulären Zellen erreichenden Sympathikusfasern in der Niere.

— Durch Freisetzung von Noradrenalin, das sowohl über eine Verengung der afferenten Arteriole und Reduktion des Glomerulumfiltrates die Signale zu den Barorezeptoren des juxtaglomerulären Apparates bzw. zur Macula densa verstärkt.

Von geringerer Bedeutung für die physiologische Kontrolle der Reninaktivität sind Konzentrationsänderungen des Serumkaliums und von ADH.

Eine erhöhte Reninsekretion kann über folgende Regelkreise gehemmt werden
— Angiotensin II, das abhängig von der Reninkonzentration gebildet wird, hat eine direkte vasokonstriktorische, blutdrucksteigernde Wirkung, die ihrerseits zu einer Veränderung der Wandspannung der Barorezeptoren und somit zur Hemmung der Reninsekretion führt.
— Aldosteron, das abhängig von der Reninkonzentration sezerniert wird, bewirkt eine positive Natriumbilanz mit Anstieg des effektiven Blutvolumens und Steigerung des renalen Perfusionsdruckes. Hierdurch kommt es über die Erhöhung der Wandspannung der Barorezeptoren oder über die Veränderung des Natriumangebots im distalen Nierentubulus zur Abnahme der Reninausschüttung (feed back-Mechanismus).

Es gilt als gesichert, daß das Renin-Angiotensin-Aldosteron-System mittels seiner Komponenten Angiotensin und Aldosteron an der Regulation des Natriumhaushaltes und des Tonus der Gefäßwand, besonders der Arteriolen und hierdurch an der Kontrolle des extrazellulären Volumens, des Blutdruckes und der Nierendurchblutung teilnimmt. So wird die Natriumverarmung gesunder Personen sofort mit einem Anstieg von Renin und Aldosteron im Plasma beantwortet. Der Regelkreis wird durch Änderung des Natriumhaushaltes, des Blutvolumens, der Nierendurchblutung, aber auch durch körperliche Aktivität beeinflußt. Eine Natriumverarmung, Hypovolämie oder Drosselung der Nierendurchblutung, z. B. bei Nierenarterienstenose, haben eine erhöhte Plasma-Renin-Aktivität und einen Anstieg der Aldosteron-Konzentration zur Folge (sekundärer Hyperaldosteronismus). Ist die Aldosteron-Produktion primär gesteigert (primärer Hyperaldosteronismus), z. B. infolge eines Nebennierenrindenadenoms, kommt es infolge der hierdurch bedingten Hypernatriämie und Hypervolämie zur Reninsuppression. Zu den pathophysiologischen Veränderungen beim *Conn*-Syndrom (primärer Hyperaldosteronismus) und bei der Nierenarterienstenose sh. Abb. 2.

Beim primären Hyperaldosteronismus liegt eine gesteigerte, der hormonellen Regulation nicht mehr unterworfene Mehrsekretion von Aldosteron vor. Die Ursache ist in ca. 70% der Fälle ein solitäres Adenom der Nebenniere. Multiple Adenome, extraadrenale oder beidseitige Adenome kommen in etwa 1% der Fälle vor. Aldosteron produzierende Karzinome sind extrem selten. In etwa 30% der Fälle liegt der Erkrankung eine Makro- und/oder Mikro- oder diffuse -hyperplasie der Nebennierenrinde zugrunde. Die Pathogenese der Nebennierenrindenhyperplasie ist unbekannt, es werden extraadrenale Stimulationsfaktoren für die Pathogenese dieser Form diskutiert.

Eine sehr selten vorkommende Form des primären Hyperaldosteronismus mit Nebennierenrindenhyperplasie stellt die Glukocorticoid-heilbare Form dar (Dexamethason-empfindlicher Aldosteronismus). Bei dieser Erkrankung führt die Behandlung mit Glukocorticoiden zur Blutdrucknormalisierung. Es wird eine gestörte Reaktion der Zona glomerulosa-Zellen auf ACTH angenommen.

Bei all diesen Hyperaldosteronismus-Formen führt die gesteigerte Aldosteronproduktion zur Hypernatriämie und Hypervolämie, die eine Hyporeninämie verursachen. Entsprechend findet sich die typische Laborkonstellation eines erhöhten Aldosterons mit niedrigen Plasmareninwerten. Von besonderer Bedeutung, beruhend auf der Suppression des Renin-Angiotensin-Aldosteron-Regelkreises, ist die Nichtstimulierbarkeit der Reninaktivität durch diagnostische Maßnahmen.

Abschließend ist auf die Bedeutung weiterer Veränderungen bei Hyperaldosteronismus hinzuweisen: Die erhöhte Sekretion des Aldosterons führt zu einer vermehrten Kaliumausscheidung und zu einer erhöhten tubulären Natrium- und Wasserrückresorption. Während früher die Hypokaliämie als das wichtigste Begleitsymptom des primären Aldosteronismus angesehen wurde, ist inzwischen allgemein akzeptiert, daß — zumindest intermittierend — die Kaliumwerte der betreffenden Patienten im Referenzbereich liegen können. Auch die Hyporeninämie ist nicht in allen Fällen stark ausgeprägt. Sorgfältige Untersuchungen zeigten, daß bei gesichertem primärem Hyperaldosteronismus zeitweilig oder — seltener — ständig ein normales Plasma-Renin bestimmt werden kann. Mit anderen Worten: Ein normales Renin bei gesichertem Hyperaldosteronismus spricht nicht gegen das Vorliegen eines Conn-Syndroms.

Bei den renovaskulären Hypertonieformen liegt ebenfalls ein Hyperaldosteronismus vor, allerdings induziert durch eine Stenose-bedingte Mangeldurchblutung der Niere mit vermehrter Produktion von Renin und Angiotensin. Im Gegensatz zum primären Hyperaldosteronismus ist hier die Plasmareninaktivität erhöht.

Das Renin-Angiotensin-Aldosteron-System wird durch zahlreiche Faktoren beeinflußt, weswegen definierte Untersuchungsbedingungen eingehalten werden müssen. Eine der wichtigsten Maßnahmen ist körperliche Ruhe. Die Renin- und Aldosteronkonzentration nimmt beim Gesunden bereits im Sitzen und bei längerer Orthostase um ein Mehrfaches des Ruhewertes zu. Natriumarme sowie kaliumreiche Diät stimulieren, natriumreiche und kaliumarme Diät hemmen die Aldosteronsekretion. Wünschenswert wäre eine Standardisierung der Diät mit einem Natriumgehalt von 100—120 mmol/Tag und einem Kaliumgehalt von 80—100 mmol/Tag. Häufig kann man darauf verzichten, da die übliche Kost im allgemeinen keine Exzesse aufweisen sollte. Auf eine diätetische Vorbereitung könnte auch verzichtet werden, wenn man die Aldosteron- und Reninwerte zur Natriumausscheidung korreliert.

Während des Menstruationszyklus erreicht die Aldosteronsekretion — wie auch die Plasmareninaktivität — prämenstruell einen Höhepunkt. Eine entsprechende Erhöhung findet man auch während der Gravidität. Eine Reihe von Medikamenten können das Niveau von Renin und Aldosteron beeinflussen (Tab. 2).

Tab. 2 Faktoren, die das Renin-Angiotensin-Aldosteron-System beeinflussen

Stimulation	**Hemmung**
— Hyponatriämie, Kaliumzufuhr, negative Wasserbilanz — Blutdrucksenkung — Stimulation des Sympathikus — Saluretika, z. B. Aldosteron-Antagonisten, Thiazide, Amilorid — Laxantien — *Antihypertensiva*, z. B. Hydralazin, Diazoxid, Captotril, Saralasin — Antibiotika, z. B. Gentamicin, Vinblastin — Hormonelle Ovulationshemmer — Antidepressiva, Lithium	— Kochsalzzufuhr, Kaliumverarmung — Antihypertensiva, z. B. Betablocker, Clonidin, Reserpin, Guanethidin, Alpha-Methyl-Dopa — Antazida, z. B. Carbonexolon, Lakritze — Antiphlogistika und Antirheumatika nicht steroidalen Charakters — Corticosteroide

Literatur

1. *Abdelhamid, S., P. Vecsei, D. Haack, K. H. Gless, D. Walb, K. Lichtwald, P. Fiegel:* Clin. Sci. *57:* 409 (1979). Dissociation in the excretion of different aldosterone metabolites and unmetabolized (»free«) aldosterone in hypertension.
2. *Abdelhamid, S., K. H. Gless, P. Vecsei:* Primärer Aldosteronismus und verwandte Krankheitsbilder. In: *Ganten, D., E. Ritz,* Lehrbuch der Hypertonie, S. 471. Schattauer, Stuttgart (1985).
3. *Haber, E., T. Koerner, L. B. Prage, B. Kliman, A. Purnode:* J. Clin. Endocrin. *29:* 1349 (1969). Application of a radioimmunoassay for Angiotensin I to the physiologic measurements of plasma renin activity in normal subjects.
4. *Vecsei, P., K. H. Gless:* Aldosteron-Radioimmunoassay. Enke, Stuttgart (1975).
5. *Abdelhamid, S., D. Walb, P. Vecsei:* Med. Welt *27:* 2008 (1976). Radioimmunologische Bestimmung von Renin, Angiotensin und Aldosteron.
6. *Oparil, S., C. Vassaux, C. A. Sanders, E. Haber:* Circulation *41:* 89 (1979). Role of renin in acute postural homeostasis.
7. *Connolly, T. M., P. Vecsei, D. Haack, K.-H. Kohl, S. Abdelhamid, A. Ammenti:* Klin. Wschr. *56 (Suppl. I):* 173 (1978). Aldosterone diagnosis in hypertension: Comparative evaluation of radioimmunoassay for urinary aldosterone and 18-OH-corticosterone.
8. *Laragh, J. H., L. Baer, H. R. Brunner, F. Bühler, J. E. Sealey, E. D. Vaugham:* Amer. J. Med. *52:* 633 (1972). The renin-angiotensin-aldosterone system in pathogenesis and management of hypertensive vascular diseases.
9. *Skrabal, F.:* Dtsch. Med. Wschr. *100:* 2649 (1975). Nomogramm zur Schätzung der Plasma-Renin-Aktivität anhand des Natrium-Kreatinin-Quotienten im Spontanharn.

Katecholamine — Katecholaminmetabolite

Einleitung

Unter Katecholaminen versteht man die Verbindungen Adrenalin, Noradrenalin und Dopamin. Ihre Bestimmung und die ihrer Abbauprodukte ist für die Diagnostik von Tumoren des sympathoadrenalen Systems von Bedeutung. Die Folge ihrer verstärkten Synthese und Freisetzung durch die Tumoren ist eine erhöhte Konzentration im Plasma bzw. eine erhöhte Ausscheidung im Urin und zwar sowohl der Katecholamine als auch ihrer Abbauprodukte.

Bestimmungsgrößen

Urin	Serum
Vanillinmandelsäure (VMS) Metanephrine Homovanillinsäure (HVS) Noradrenalin Adrenalin Dopamin	Noradrenalin Adrenalin Dopamin

Während für die Diagnosestellung die quantitative Bestimmung der Urinausscheidung zu bevorzugen ist, ist es manchmal zur Lokalisation eines Tumors oder bei Funktionstests notwendig, Katecholaminbestimmungen im Plasma durchzuführen.

Indikation

Verdacht auf: Phäochromozytom,
Neuroblastom oder Ganglioneurom,
Arterielle Hypertonie.

Erkrankungen mit hoher Phäochromozytom-Koinzidenz: Neurofibromatose, Morbus *Lindau-Hippel, Sturge-Weber*-Syndrom, tuberöse Sklerose, multiple endokrine Neoplasien Typ 2a (Phäochromozytom, medulläres Schilddrüsenkarzinom, Hyperparathyreoidismus) und Typ 2b (Phäochromozytom, orofaziale Neurome, marfanoider Habitus und medulläres Schilddrüsenkarzinom), *Cushing*-Syndrom, Aortenisthmusstenose und Nierenarterienstenose.

Zu empfehlende Untersuchungen bei Verdacht auf Phäochromozytom und Neuroblastom (sh. auch diagnostische Strategie)

a) Als erster diagnostischer Schritt: Vanillinmandelsäure.
b) Bestätigungsanalyse bei positivem Befund: Adrenalin- und Noradrenalinausscheidung als getrennte Bestimmung.
c) Ergänzungsuntersuchungen bei nicht eindeutiger Klärung durch die Untersuchungen unter a und b
— Glukagon-Test.
— Clonidin-Test.

Patientenvorbereitung

Katecholamine und Katecholaminmetabolite im Urin

Bei Sammlung von Urinproben ist zu berücksichtigen, daß starke körperliche Aktivität zu einer erhöhten Ausscheidung der Katecholamine führen kann. Ebenso ist die ausgeprägte Tageszeitabhängigkeit der Urinausscheidung von Adrenalin, Noradrenalin und Vanillinmandelsäure zu berücksichtigen. In der Regel sollte man 24 Std.-Urine zur Analyse einsetzen. Wenn das nicht oder sehr schwer möglich ist, wie bei Säuglingen und Kleinkindern, können auch Spontanurinproben analysiert werden. Die Ausscheidung sollte dann auf Urin-Creatinin bezogen angegeben werden.

Katecholamine im Plasma

Die Blutentnahmen sollten am liegenden Patienten erfolgen, dem 20—30 min. vorher eine Butterfly-Kanüle gelegt worden ist und die durch Infusion von physiologischer Kochsalzlösung offen gehalten wird. Bei der Venenpunktion oder beim Übergang vom Liegen zum Stehen kommt es nämlich zu Anstiegen der Katecholaminkonzentration von 50—100% der Ausgangskonzentration. Neben der Vermeidung physischer und psychischer Streßfaktoren sollten wegen der ausgeprägten Tageszeitabhängigkeit der Katecholaminkonzentration die Probennahmen zu einer festen Tageszeit und nicht unmittelbar nach größeren Mahlzeiten erfolgen. Letztere führen ebenfalls zu Erhöhungen der Katecholaminkonzentration im Plasma.

In vivo-Störungen durch Medikamente

Den in der Literatur mitgeteilten in vivo-Störungen durch Medikamente liegen Beobachtungen bei Hypertonikern und Probanden ohne Phäochromozytom zugrunde. Phenothiazine, Theophyllin oder MAO-Inhibitoren führen zu einer verstärkten Freisetzung (Ausscheidung) der Katecholamine, α- und β-Rezeptorenblocker dagegen nicht. Ursache für die in vitro-Störungen durch Tetrazykline, Ampicillin, Erythromycin ist die Eigenfluoreszenz dieser Substanzen. Diese in vivo- oder in vitro-Störungen bedingen falsch positive Ergebnisse, während falsch negative Ergebnisse nicht bekannt sind. Es gibt noch eine Reihe weiterer Störeinflüsse durch Medikamente. Deshalb sollten Medikamente nach Möglichkeit etwa 8 Tage vor der Probengewinnung abgesetzt werden. Nierengängige Röntgenkontrastmittel führen zu in vitro-Störungen bei der Bestimmung der Katecholamine und ihrer Metabolite im Urin.

Bestimmungsmethoden /[1]/

Vanillinmandelsäure im Urin

Prinzip: Die VMS wird — wie alle Phenolcarbonsäuren — durch Extrahieren von angesäuertem Urin mit Essigsäureäthylester abgetrennt. Durch anschließendes Rückschütteln des Essigsäureäthylesters mit K_2CO_3-Lösung werden die Phenolcarbonsäuren in die alkalische wäßrige Phase überführt. Ein aliquoter Teil der alkalischen Lösung wird mit Natrium-meta-perjodat /[2]/ oder Kalium-hexacyanoferrat (III) oxidiert. Dabei wird die Vanillinmandelsäure zu Vanillin oxidiert. Das Vanillin wird aus dem Reaktionsgemisch nach Einstellen des pH-Wertes auf 7.5 durch Ausschütteln mit Toluol isoliert. Durch erneutes Rückschütteln des Tuluols mit K_2CO_3-Lösung wird das Vanillin in die alkalische Lösung überführt. Deren Extinktion wird bei 360 nm gemessen. Das Verfahren ist sehr arbeitsintensiv.

Zur Bestimmung von VMS und Homovanillinsäure mittels Hochdruckflüssigkeits-Chromatographie (HPLC) ist eine Vortrennung erforderlich /[3]/. Zunächst werden die Phenolcarbonsäuren durch Ausschütteln des angesäuerten Urins mit Essigsäureäthylester abgetrennt und auf Diäthylaminomethylzellulose weiter gereinigt. Nach dieser Vorreinigung werden die Eluate mittels HPLC-Chromatographie aufgetrennt und amperometrisch bestimmt. Ein Vorteil dieser Methode ist die Möglichkeit der gleichzeitigen Bestimmung von Vanillinmandelsäure und Homovanillinsäure.

Adrenalin und Noradrenalin im Urin

Prinzip: Adrenalin und Noradrenalin werden durch Adsorption an Aluminiumoxid bei pH 8.5, aus dem Urin abgetrennt und anschließend mit Essigsäure (0.2 mol/l) eluiert. Die getrennte Bestimmung erfolgt durch Oxidation bei zwei verschiedenen pH-Werten. Adrenalin wird durch Oxidation bei pH 2.8 und Noradrenalin durch Oxidation bei pH 6.0 mit Kaliumhexacyanoferrat (III) als Oxidationsmittel und anschließender Zugabe einer alkalischen β-Mercaptoäthanol-Natriumsulfitlösung in fluorometrisch bestimmbare Trihydroxyindolderivate überführt /[4]/.

Neben dieser erprobten Methode wird in jüngerer Zeit die HPLC mit elektrochemischer /[5]/ oder fluorometrischer Detektion zur Bestimmung der Katecholamine eingesetzt. Mit diesen Verfahren können Adrenalin, Noradrenalin und Dopamin gleichzeitig, spezifisch und mit guter Präzision bestimmt werden. Dabei werden die Katecholamine mit Hilfe eines Kationenaustauschers aus dem Urin abgetrennt, anschließend durch HPLC aufgetrennt und mittels eines amperometrischen oder fluorometrischen Detektors bestimmt. Die fluorometrische Messung erfolgt über die Nativfluoreszenz der Katecholamine, oder nach Umsatz mit o-Phthalaldehyd bzw. nach Oxidation zu Trihydroxyindol-Verbindungen.

Metanephrin und Normetanephrin im Urin

Metanephrin und Normetanephrin sind die 3-o-Methylderivate des Noradrenalins und Adrenalins.

Prinzip: Die Summe der beiden Metabolite (freie und konjugierte Form) wird nach saurer Hydrolyse, Abtrennung mittels Ionenaustauscher und Elution mit Ammoniumhydroxid, mit Natrium-metaperjodat zu Vanillin oxidiert. Die Extinktion des Vanillins wird im alkalischen Milieu bei 360 nm gemessen /[6]/. Das Verfahren ist unempfindlich und eignet sich nur zur Bestimmung erhöhter Ausscheidungen.

In letzter Zeit sind Verfahren der Metanephrinbestimmung im Urin mittels HPLC und amperometrischer /[7]/ oder fluorometrischer /[8]/ Detektion entwickelt worden, die dem vorgenannten Verfahren an Empfindlichkeit und Spezifität überlegen sind.

Katecholamine im Plasma /9/

Die Konzentration der Katecholamine im Plasma ist $10^2 - 10^3$-fach niedriger als im Urin. An die Empfindlichkeit des Verfahrens und an die Spezifität werden daher erhebliche Anforderungen gestellt. Die derzeit geeignetste Methode unter den Katecholaminbestimmungen im Plasma ist die Einisotopenderivatmethode.

Prinzip: Es werden die Katecholamine mittels ^{3}H-markiertem S-Adenosylmethionin (S-Methyl-^{3}H-AM) und der Catechol-o-Methyltransferase (COMT) in die o-methylierten Derivate 3-Methoxytyramin, Normetanephrin und Metanephrin überführt. Diese werden extrahiert und mittels Dünnschicht- oder Hochdruckflüssigkeits-Chromatographie aufgetrennt. Zur Erniedrigung unspezifischer Aktivitäten werden Normetanephrin und Metanephrin durch Oxidation mit Natriummetaperjodat zu Vanillin umgesetzt. 3-Methoxytyramin wird mit Essigsäureanhydrid in Diacetyl-3-methoxytyramin überführt. Die Tritium-Aktivitätsmessung erfolgt ohne Abtrennung der wäßrigen Phase nach Extraktion der Reaktionsprodukte mittels eines Szintillationszählers.

Untersuchungsmaterial

24-Std.-Sammelurin (10 ml 10%ige Salzsäure ins Sammelgefäß vorgeben). Harnvolumen messen, 50 ml ans Labor einsenden.

Vollblut, in Heparin-haltiges Probenröhrchen (25 IE/ml Blut) geben. Plasma von jeweils 5 ml Blut ins Labor einsenden.

Referenzbereiche

Urin

Bestimmungsgröße	Konzentration	Ausscheidung in 24 Std.
Noradrenalin /10/	136 — 620 nmol/l	23—105 µg
Adrenalin /10/	22 — 109 nmol/l	4— 20 µg
Dopamin /10/	1.26— 2.98 µmol/l	190—450 µg
Gesamt-Metanephrin /6/	bis 5.5 µmol/l	bis 1 mg
Metanephrin /7/	375—1506 nmol/l	74 —297 µg
Normetanephrin /11/	573—1932 nmol/l	105 —354 µg
Vanillinmandelsäure /11/	17— 33 µmol/l	3.3— 6.5 mg

Plasma /8/

Bestimmungsgröße	Konzentration (pmol/l)	Konzentration (ng/l)
Noradrenalin	1094—1625	185—275
Adrenalin	164— 464	30— 85
Dopamin	197— 560	30— 85

Umrechnung in Stoffmengenkonzentration:

Vanillinmandelsäure	mg × 5.0 = µmol	
Homovanillinsäure	mg × 5.5 = µmol	
Metanephrin	mg × 5.1 = µmol	
Normetanephrin	mg × 5.5 = µmol	
Adrenalin	µg × 5.5 = nmol	ng/l × 0.0055 = nmol/l
Noradrenalin	µg × 5.9 = nmol	ng/l × 0.0059 = nmol/l
Dopamin	µg × 6.5 = nmol	ng/l × 0.0065 = nmol/l

Bewertung

Erkrankungsalter

Phäochromozytome treten vorwiegend bei Erwachsenen auf mit einer maximalen Häufigkeit im 4. und 5. Lebensjahrzehnt. Während bei Kindern das männliche Geschlecht häufiger betroffen ist, bestehen bei Erwachsenen keine Geschlechtsunterschiede in der Häufigkeit des Befalls.

Über 80% der Neuroblastome betreffen Kinder in den ersten zweieinhalb Lebensjahren. Diese Tumoren gehen von Neuroblasten des Nebennierenmarks aus, können sich aber auch an anderen Stellen des sympathischen Nervensystems (Grenzstrang) entwickeln.

Häufigkeit

Neuroblastome sind mit einem Anteil von 7—11% nach Leukämien und Gliomen die dritthäufigste maligne Erkrankung im Kindesalter. Man rechnet auf 10.000 Geburten ein Neuroblastom.

Die Prävalenz des Phäochromozytoms in der Gesamtbevölkerung beträgt 0.005% und bei Hypertonikern 0.5%. Dies bedeutet, daß eine ungezielte Screening-Untersuchung der Bevölkerung nicht sinnvoll ist.

Symptomatologie

Patienten mit einem Phäochromozytom haben einen konstanten oder anfallsweisen Bluthochdruck. Tachykardien, Kopfschmerzen und Schweißausbrüche sind die wichtigsten Hinweise. Diese Symptomentrias in Kombination mit Hochdruck hat eine diagnostische Sensitivität von 90.9% bei einer diagnostischen Spezifität von 93.8%. Fehlen diese Symptome bei Hochdruck, ist das Phäochromozytom praktisch ausgeschlossen, sind sie vorhanden, so ist ein Phäochromozytom sehr wahrscheinlich.

Etwa 85—90% der Phäochromozytome gehen vom Nebennierenmark aus. Die rechte Nebenniere ist häufiger betroffen als die linke. 10% der Tumoren treten familiär auf, 10% sind maligne und 10% kommen bei Kindern vor. 10% der Tumoren sind bilateral und 10% extraadrenal. Die extraadrenalen Phäochromozytome werden auch als Paraganglien bezeichnet.

Die familiären Tumoren sind häufig multipel und ektopisch und bei Kindern häufiger als die sporadischen Tumoren. Die familiären Phäochromozytome können mit zwei verschiedenen Formen der multiplen endokrinen Neoplasie (MEN) assoziiert sein. Bei der MEN-Typ 2 (oder 2a), dem *Sipple*-Syndrom, handelt es sich um die Kombination medulläres Schilddrüsenkarzinom, Hyperparathyreoidismus und Phäochromozytom, beim MEN Typ 3 (oder 2b) tritt das Phäochromozytom in Kombination mit Ganglioneuromen und marfanoidem Habitus auf.

Neuroblastome metastasieren bevorzugt in das Skelettsystem, die Lunge, Leber und regionale Lymphknoten. Sie imponieren als intraabdominelle oder mediastinale Tumoren. Durchfall, Schweißausbrüche, Fieber, Anämie, Gewichtsabnahme sind weitere Symptome, ein Hochdruck tritt nicht regelmäßig auf.

Diagnostische Strategie

Zu der Frage, welche der verschiedenen Bestimmungsgrößen man messen soll, gibt Tab. 1 Auskunft.

Die diagnostische Sensitivität der Katecholamin-, Metanephrin- und Vanillinmandelsäureausscheidung zur Phäochromozytomdiagnostik ist nach den Literaturangaben recht unterschiedlich. Diese Unterschiede dürften zum größten Teil methodisch bedingt sein. Da die Vanillinmandelsäurebestimmung mit guter Präzision durchführbar und methodisch nicht aufwendig ist, kann man ihre Bestimmung als ersten diagnostischen Schritt empfehlen. Als alleinige Bestimmung reicht sie nicht aus. Sozusagen als Bestätigungsanalyse sollte die getrennte Bestimmung der Adrenalin- und Noradrenalinausscheidung durchgeführt werden.

Tab. 1 Diagnostische Sensitivität (%) der Bestimmung der Urinausscheidung verschiedener Meßgrößen des Katecholaminstoffwechsels zur Diagnostik des Neuroblastoms und Phäochromozytoms /[12–19]/

Tumor	**Dopa**	**Dopamin**	**Homovanillinsäure**	**Katecholamine**	**Gesamt-Metanephrine**	**Vanillinmandelsäure**
Phäochromozytom	----	----	----	67—97	96—100	69—97
Neuroblastom	86—100	72—95	68—93	Noradrenalin 78—90	Normetanephrin 63—95	71—96

Für dieses Vorgehen gibt es verschiedene Gründe. Es handelt sich bei der Bestimmung der Vanillinmandelsäure und der Katecholamine um Verfahren, die unterschiedlichen Störeinflüssen unterliegen. Außerdem ist mit der getrennten Bestimmung von Adrenalin und Noradrenalin eine Aussage über eine wahrscheinliche Lokalisation des Tumors möglich. Ist neben der Noradrenalinausscheidung auch die Adrenalinausscheidung erhöht, so spricht dies für eine Lokalisation im Nebennierenmark, während eine alleinige Erhöhung der Noradrenalinausscheidung für eine extraadrenale Lokalisation spricht. Letzteres kann aber auch der Fall sein bei großen Tumoren des Nebennierenmarks, bei denen der Tumor die Nebennierenrinde zerstört und dadurch die glukocorticoidbedingte Induktion der Phenyläthanolamin-N-Methyltransferase aufgehoben ist.

Die Bestimmung der Urinausscheidung ist der im Plasma vorzuziehen. Dafür gibt es verschiedene Gründe. Die Urinkonzentrationen der Katecholamine sind deutlich größer als die Plasmakonzentrationen, d. h. die Anforderungen an die Methodik bei der Analyse von Urinproben sind geringer. Außerdem erhält man durch die Bestimmung der Ausscheidung im 24 Std.-Urin das Integral der Urinausscheidung unabhängig von kurzfristigen Änderungen, wie sie im Plasma beobachtet werden. Unter den bisher von uns diagnostizierten Phäochromozytomen war ein Tumor mit pathologisch erhöhter Katecholaminausscheidung im Urin, wobei die Plasmakonzentrationen — zu verschiedenen Zeiten gemessen — normal waren.

Wenn die Bestimmung der Ausscheidung der Katecholamine und/oder der Vanillinmandelsäure keine eindeutige Klärung bringt, bietet sich die Anwendung pharmakologischer Tests an.

Glukagon-Test /[20]/

Glukagon führt über einen nicht bekannten Mechanismus zu einer Freisetzung von Adrenalin und Noradrenalin aus dem Phäochromozytom. Man mißt vor und nach Stimulation (5, 10, 15 min.) mit 1 mg Glukagon (i. v.) die Plasmakatecholaminkonzentration sowie den Blutdruck. Bei einem Anstieg der Katecholaminkonzentration über das Dreifache der Norm oder einem Anstieg des systolischen Blutdrucks von 20 mmHg und mehr ist der Test positiv. Wichtig ist, daß bei Durchführung des Tests eine Infusion laufen soll, um bei extremem Blutdruckanstieg sofort Phentolamin, das immer bereitgehalten werden muß, geben zu können.

Clonidin-Test /[21]/

Clonidin ist ein α-adrenerger Agonist, der zentral angreift und die Freisetzung von Katecholaminen unterdrückt. Beim Phäochromozytom ist die Erhöhung der Plasmakatecholamine nicht durch Erhöhung der Sympathikusaktivität, sondern durch Diffusion der vermehrt gebildeten Katecholamine unter Umgehung der normalen Speicherungs- und Freisetzungsmechanismen in den Kreislauf bedingt. Fehlende Suppression von erhöhten Serumkatecholaminwerten nach Gabe von 0.3 mg Clonidin unter 500 ng Noradrenalin/l spricht für ein Phäochromozytom.

Lokalisationsdiagnostik

Wenn der Nachweis eines katecholaminproduzierenden Tumors durch Bestimmung der Katecholamine mit oder ohne Funktionstest erbracht ist, muß der Tumor lokalisiert werden. Das kann bei extraadrenaler Lage schwierig sein. Für die Lokalisationsdiagnostik stehen verschiedene Verfahren wie Ultraschall, Computertomographie, Angiographie (Aortographie, selektive Arteriographie, adrenale Venographie), Szintigraphie mit ^{131}J-Metajodbenzylguanidin und Plasmakatecholaminbestimmungen bei selektiver Blutentnahme aus der Vena cava zur Verfügung. Metajodbenzylguanidin ähnelt dem Noradrenalin in seiner Struktur. Es wird nur von Phäochromozytomen, nicht aber vom normalen Nebennierenmark gespeichert /[22]/.

Durch Ultraschall, Computertomographie und Szintigraphie ist die Lokalisationsdiagnostik mit Hilfe von Plasmakatecholaminbestimmungen nach selektiver intravenöser Katheterisierung auf wenige Ausnahmen beschränkt worden. Zur selektiven, intravenösen Katheterisierung werden nach Einführen des Katheters in die Vena femoralis unter Röntgenkontrolle an verschiedenen Stellen, wie den beiden Venae suprarenales, von hohen, mittleren und tiefen Regionen der Vena cava inferior Proben entnommen und in diesen die Katecholaminkonzentration bestimmt. Erhebliche Konzentrationsunterschiede geben einen Hinweis für das Vorliegen eines Tumors.

Neuroblastom

Im Gegensatz zum Phäochromozytom findet man beim Neuroblastom bevorzugt erhöhte Ausscheidungen von Dopa, Dopamin, Homovanillinsäure, Vanillinmandelsäure, aber auch von Noradrenalin und Normetanephrin. Die diagnostische Sensitivität der verschiedenen Meßgrößen ist etwa gleich groß, d. h. die Bestimmung der Vanillinmandelsäureausscheidung im Urin als Erstuntersuchungsmethode ist ausreichend (Tab. 1). Allerdings schließt ein negativer Befund ein Neuroblastom nicht aus. Die höchste diagnostische Sensitivität dürfte die gleichzeitige Bestimmung der Dopamin- und Homovanillinsäureausscheidung haben. Die Bestimmung dieser Verbindungen ist auch zur Therapiekontrolle erforderlich. Die vorliegende Literatur liefert keinen eindeutigen Hinweis, ob das Ausscheidungsmuster für die Beurteilung der Prognose von Bedeutung ist.

Findet man bei einem chromaffinen Tumor (Phäochromozytom) eine erhöhte Ausscheidung von Dopa, Dopamin oder Homovanillinsäure, so wird dies als Hinweis auf Malignität gedeutet.

Hinweise und Störungen

Bestimmungsmethoden

Vanillinmandelsäure: Bei der photometrischen Nachweismethode beträgt der VK von Tag zu Tag 5—7%. Die Richtigkeit wird beeinflußt durch p-Hydroxymandelsäure. Der Störeinfluß von 3-Methoxy-4-hydroxyphenylglykol führt zu einer Überbestimmung von etwa 15%. Für die Bestimmung in Urinproben ist die Empfindlichkeit der Methode ausreichend.

Bei der Bestimmung mit HPLC beträgt der VK von Tag zu Tag etwa 10%. Durch die doppelte Vorreinigung mit HPLC-Trennung ist die Spezifität des Verfahrens sehr hoch.

Katecholamine im Urin: Der VK von Tag zu Tag beträgt 7—12%. Die Spezifität der Bestimmung ist insofern eingeschränkt als es zu einer wechselseitigen Beeinflussung der Adrenalin- und Noradrenalinbestimmung kommen kann, da bei pH 2.8 auch etwas Noradrenalin oxidiert wird und bei pH 6.0 etwas Adrenalin mitbestimmt wird. Die Nachweisgrenze des Verfahrens liegt bei 0.5 μg/l (Adrenalin) und 3 μg/l (Noradrenalin).

Bei der Bestimmung mit HPLC beträgt der VK von Tag zu Tag etwa 5—10%. Die Übereinstimmung mit der Einisotopenderivat-Methode ist sehr gut. Die Nachweisgrenze liegt bei 2—6 μg/l.

Katecholamine im Plasma: Der VK von Tag zu Tag liegt bei Konzentrationen im Referenzbereich bei 5—10%. Das Verfahren ist linear bis 4000 ng/l. Die Richtigkeit wird beeinflußt durch α-Methyldopa und Isoproterenol. Die Nachweisgrenze liegt bei 10—20 ng/l.

Referenzwerte: Deutliche Altersunterschiede zeigt die Noradrenalin-Plasmakonzentration. Bezogen auf die Werte bei zehnjährigen sind die Noradrenalin-Konzentrationen bei 70jährigen um 30—50% höher.

Stabilität der Proben: Katecholamine im Plasma, Serum und selbst im Vollblut sind relativ stabil. Vollblut- und Plasmaproben können bis zu 2 Std. bei Zimmertemperatur und Plasmaproben über mehrere Wochen bei —25° C aufbewahrt werden. Urinproben müssen auf pH 2—3 eingestellt und bis zur Analyse bei —25° C aufbewahrt werden.

Pathophysiologie /[23]/

Synthese

Katecholamine werden im Gehirn, im Nebennierenmark, im extraadrenalen chromaffinen Gewebe sowie in den sympathischen Nervenendigungen gebildet. In Abb. 1 sind Synthese und Abbau der Katecholamine in vereinfachter Weise wiedergegeben.

Tyrosin wird aus dem Blut durch einen aktiven Transportmechanismus in die sympathischen Nervenendigungen oder chromaffinen Zellen aufgenommen. Mit Hilfe der mitochondrialen Tyrosinhydroxylase (THL) wird es in 3,4-Dihydroxyphenylalanin (DOPA) überführt, aus dem in Gegenwart der im Organismus weit verbreiteten zytoplasmatischen L-Aminosäuredecarboxylase (L-ADC) Dopamin entsteht. Dopamin tritt nun in sog. Granula ein und wird durch die Dopamin-β-Hydroxylase (DBH) zu Noradrenalin hydroxyliert.

Im Nebennierenmark, dem Hauptsyntheseort des Adrenalins, verläßt Noradrenalin die Granula wieder, um mit Hilfe von S-Adenosylmethionin und der zytoplasmatischen Phenyläthanolamin-N-Methyltransferase (PNMT) in Adrenalin überführt zu werden. Letzteres tritt dann wieder in die Granula über. Geschwindigkeitsbestimmender Schritt der Synthese ist die Hydroxylierung von Tyrosin zu Dopa. Die Enzyme THL, DBH und PNMT unterliegen der Steuerung durch Glukocorticoide.

Speicherung

Innerhalb der chromaffinen Zellen und den sympathischen Nervenendigungen werden die Katecholamine in chemisch unveränderter Form gespeichert. Diese Granula enthalten neben den Katecholaminen Adenosintriphosphat (ATP), DBH und ein Protein, das Chromogranin. Die Freisetzung von Adrenalin und Noradrenalin aus diesen

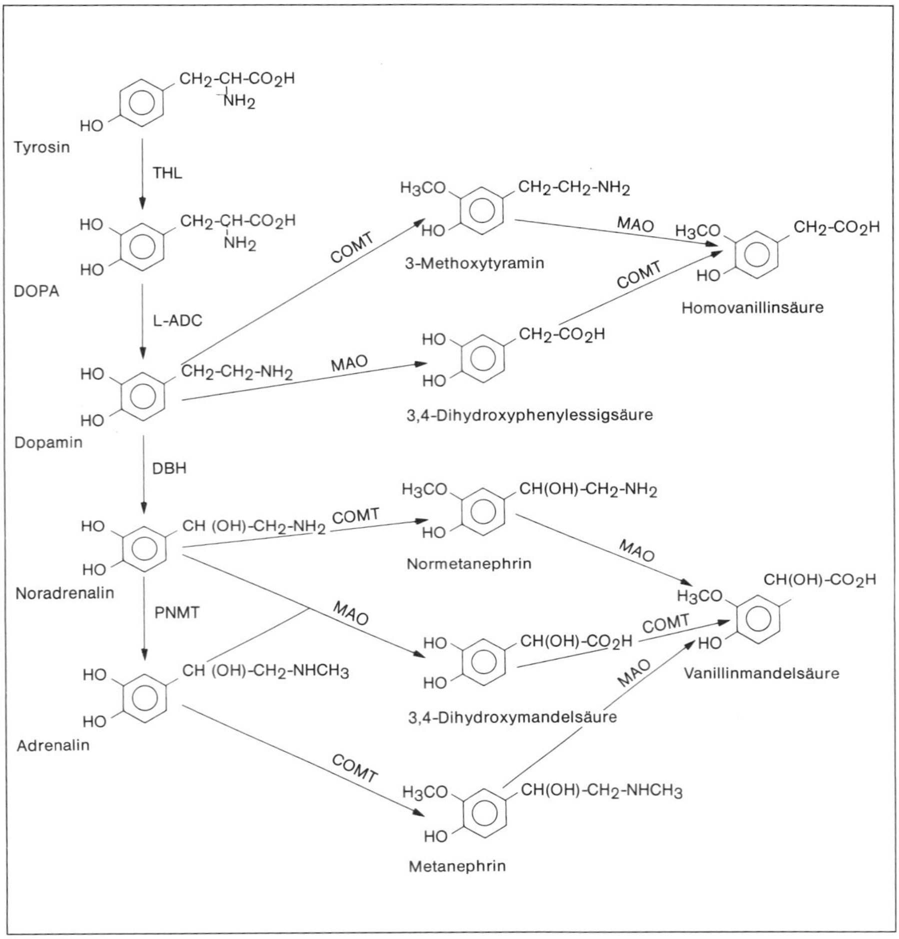

Abb. 1 Synthese und Abbau der Katecholamine

Granula, sowohl der sympathischen Nervenendigungen, als auch des Nebennierenmarks erfolgt durch Exozytose. Über den synaptischen Spalt gelangen die Katecholamine zur Effektorzelle. Ihre Antwort hängt ab von der Menge an Katecholaminen, die die Zelle erreichen, der Fähigkeit der Zelle, die freigesetzten Katecholamine zu inaktivieren, und der Rezeptordichte der Zelle.

Inaktivierung

Der größte Teil des abgegebenen Noradrenalins wird vor Erreichen der Effektorzellen in die Nervenendigungen bzw. in die Granula in chemisch unveränderter Form wieder aufgenommen. Am enzymatischen Abbau der Katecholamine zu den verschiedenen Metaboliten sind zwei Enzyme, die Monoaminooxidase (MAO) und die Catechol-o-Methyltransferase (COMT), beteiligt (Abb. 1). Ein Teil der freien Katecholamine wird in Sulfatester überführt und in dieser Form im Urin ausgeschieden.

Nur etwa 1—3% des freigesetzten Adrenalins und Noradrenalins werden im Urin in freier Form ausgeschieden. Ein weiterer Anteil wird in konjugierter Form und der Hauptteil in Form der Metaboliten Metanephrin, Normetanephrin, Vanillinmandelsäure und 3-Methoxy-4-hydroxy-phenylglykol ausgeschieden. Das Ausmaß der Konjugation ist je nach Bestandteil und biologischem Material unterschiedlich.

Unter- und Überfunktionszustände

Erkrankungen, die sich entweder als Unter- oder noch wichtiger als Überfunktionszustände im Katecholaminstoffwechsel bemerkbar machen können, sind in Tab. 2 zusammengefaßt. Bei den Unterfunktionszuständen handelt es sich um sehr seltene Krankheiten wie die familiäre Dysautonomie (*Riley-Day*-Syndrom), das *Shy-Drager*- und das *Lesh-Nyhan*-Syndrom. Der totale Ausfall des Nebennierenmarks hat keine klinischen Auswirkungen zur Folge. Nach totaler Adrenalektomie kommt es nur zu einem vorübergehenden deutlichen Abfall der Adrenalinausscheidung im Urin, während die Noradrenalinausscheidung normal bleibt. Die zu einem späteren Zeitpunkt eintretende Normalisierung der Adrenalinausscheidung wird durch eine verstärkte Synthese im extraadrenalen chromaffinen Gewebe bewirkt.

Überfunktionszustände mit erhöhten Serumkonzentrationen und Urinausscheidungen der Katecholamine und ihrer Metabolite — wie z. B. beim Phäochromozytom oder Neuroblastom — sind von größerer diagnostischer Bedeutung, da eine gesicherte Diagnose auch therapeutische Konsequensen hat. Auch beim Melanoblastom werden erhöhte Ausscheidungen von Dopa, Dopamin und Homovanillinsäure im Urin beobachtet. Allerdings sind deren Bestimmungen nicht für die Frühdiagnostik des Melanoblastoms geeignet.

Tab. 2 Erkrankungen mit Unter- und Überfunktionszuständen des Katecholaminstoffwechsels

Unterfunktion	**Überfunktion**
Familiäre Dysautonomie (*Riley-Day*-Syndrom) *Lesh-Nyhan*-Syndrom *Shy-Drager*-Syndrom	Phäochromozytom-Phäochromoblastom Paraganglien Neuroblastom Ganglioneurom-Ganglioneuroblastom Melanoblastom

Literatur

1. *Ratge, D., H. Wisser:* Ärztl. Lab. *29:* 209 (1983). Präanalytik und Analytik der Katecholamine.
2. *Pisano, J. J., J. R. Crout, D. Abraham:* Clin. Chim. Acta 7: 285 (1962). Determination of 3-methoxy-4-hydroxymandelic acid in urine.
3. *Bauersfeld, W., U. Diener, E. Knoll, D. Ratge, H. Wisser:* J. Clin. Chem. Clin. Biochem. *20:* 217 (1982). Determination of urinary vanilmandelic acid and homovanillic acid by high performance liquid chromatography with amperometric detection.
4. *Weil-Malherbe, H.:* Meth. Biochem. Anal. *16:* 293 (1968). The estimation of total (free + conjugated) catecholamines and some catecholamine metabolites in human urine.
5. *Diener, U., E. Knoll, D. Ratge, H. Wisser:* J. Clin. Chem. Clin. Biochem. *19:* 217 (1981). Determination of urinary catecholamines by HPLC and amperometric detection.
6. *Pisano, J. J.:* Clin. Chim. Acta *5:* 406 (1960). A simple analysis for normetanephrine and metanephrine.
7. *Shoup, R. E., P. T. Kissinger:* Clin. Chem. *23:* 1268 (1977). Determination of urinary normetanephrine, metanephrine and 3-methoxytyramine by liquid chromatography with amperometric detection.
8. *Abeling, N. G., A. H. van Gennip, H. Overmars, P. A. Voûte:* Clin. Chim. Acta *137:* 211 (1984). Simultaneous determination of catecholamines and metanephrines in urine by HPLC with fluorometric detection.
9. *Ratge, D., G. Baumgardt, E. Knoll, H. Wisser:* Clin. Chim. Acta *132:* 229 (1983). Plasma free and conjugated catecholamines in diagnosis and localisation of pheochromocytoma.
10. *Ratge, D., H. Wisser:* nicht veröffentlichte Ergebnisse.
11. *Wisser, H., D. Stamm:* J. Clin. Chem. Clin. Biochem. *8:* 21 (1970). Untersuchungen zur Bestimmung der 4-Hydroxy-3-methoxy-mandelsäure (Vanillinmandelsäure) im Urin.
12. *Pochedly, G.:* Neuroblastoma. Publishing Sciences Group Inc. Acton, Massachusetts (1976).

13. *Manger, W. M., R. W. Gifford jr.:* Pheochromocytoma. Springer, Heidelberg (1977).
14. *Robinson, R.:* Tumours that secret catecholamines. John Wiley & Sons, Chichester (1980).
15. *Remine, W. H., G. C. Chong, J. A. van Heerden, S. G. Sheps, E. G. Harrison jr.:* Ann. Surg. *179:* 749 (1979). Current management of pheochromocytoma.
16. *Sjoerdsma, A., K. Engelman, T. A. Waldman, L. H. Cooperman, W. G. Hammond:* Ann. Intern. Med. *65:* 1306 (1966). Pheochromocytoma: Current concepts of diagnosis and treatment.
17. *Doereo, G. A. jr., B. H. Stewart, R. C. Tarazi, R. W. Gifford:* J. Urol. *11:* 715 (1974). Preoperative blood transfusion in the safe surgical management of pheochromocytoma.
18. *Gitlow, St. E., M. Mendlowitz, L. M. Bertani:* Am. J. Cardiol. *26:* 270 (1970). The biochemical techniques for detecting and establishing the presence of a pheochromocytoma. A review of ten years experience.
19. *LaBrosse, E. H., C. Com-Nougue, J. M. Zucker, E. Comoy, C. Bohuon, J. Lemerle, O. Schweisguth:* Cancer Res. *40:* 1995 (1980). Urinary excretion of 3-methoxy-4-hydroxymandelic acid by 288 patients with neuroblastoma and related chest tumors.
20. *Cremer, G. M., G. D. Molnar, K. E. Moxness, Sh. G. Sheps, F. T. Maher, J. D. Jones:* Mayo Clin. Proc. *43:* 161 (1968). Hormonal and biochemical response to glucagon administration in patients with pheochromocytoma and in control subjects.
21. *Brown, M. J., D. A. Jenner, D. J. Allison, P. J. Lewis, C. T. Dollery:* Lancet *I:* 174 (1981). Increased sensitivity and accuracy of pheochromocytoma diagnosis achieved by use of plasma adrenaline estimations and a pentolium suppression test.
22. *Thompson, N. W.:* World. J. Surg. *6:* 401 (1982). Invited commentary.
23. *Wurtman, R. J.:* Catecholamines. Little Brown, Boston (1966).

Hypothalamus-Hypophysen-Nebennierenrinden-System

Einleitung

Störungen im System der Hypothalamus-Hypophysen-Nebennierenrinden-Achse durch Erkrankungen der Nebenniere oder des hypothalamisch-hypophysären Bereiches sind nur verständlich bei Kenntnis des komplizierten Zusammenspiels der einzelnen Glieder des Systems (Abb. 1). Die Labordiagnose dieser Erkrankungen ist nur möglich auf der Grundlage unserer Kenntnisse über die Physiologie und Pathophysiologie des Regelsystems. Klinisch relevante Meßgrößen zur Beurteilung des Regulationssystems sind

im Blut: Cortisol
ACTH
Dehydroepiandrosteron

im Harn: 17-Ketosteroide (17-KS)
17-Hydroxycorticosteroide (17-OHCS)

Die Bestimmung eines einzelnen Cortisolwertes ist aufgrund der ausgeprägten zirkadianen Rhythmik, die die Cortisolsekretion charakterisiert, diagnostisch von geringem Wert. Die Bestimmung der Urinsteroide im 24-Std.-Sammelurin liefert zwar ein Integral über die Steroidproduktion während 24 Std., ihre Aussagekraft ist aber aus anderen Gründen begrenzt. Deshalb werden zur Diagnostik und Differenzierung von Störungen des Hypothalamus-Hypophysen-Nebennierenrinden-Systems eine Reihe von Funktionstests eingesetzt, die geeignet sind, die korrekte Funktion von verschiedenen Elementen oder Systemteilen oder auch des gesamten Systems zu prüfen.

Die klinisch relevanten Funktionstests sind in der Tab. 1 aufgeführt. Meßgröße ist vorwiegend das Serum-Cortisol. Die meisten Erkrankungen können verständlicherwei-

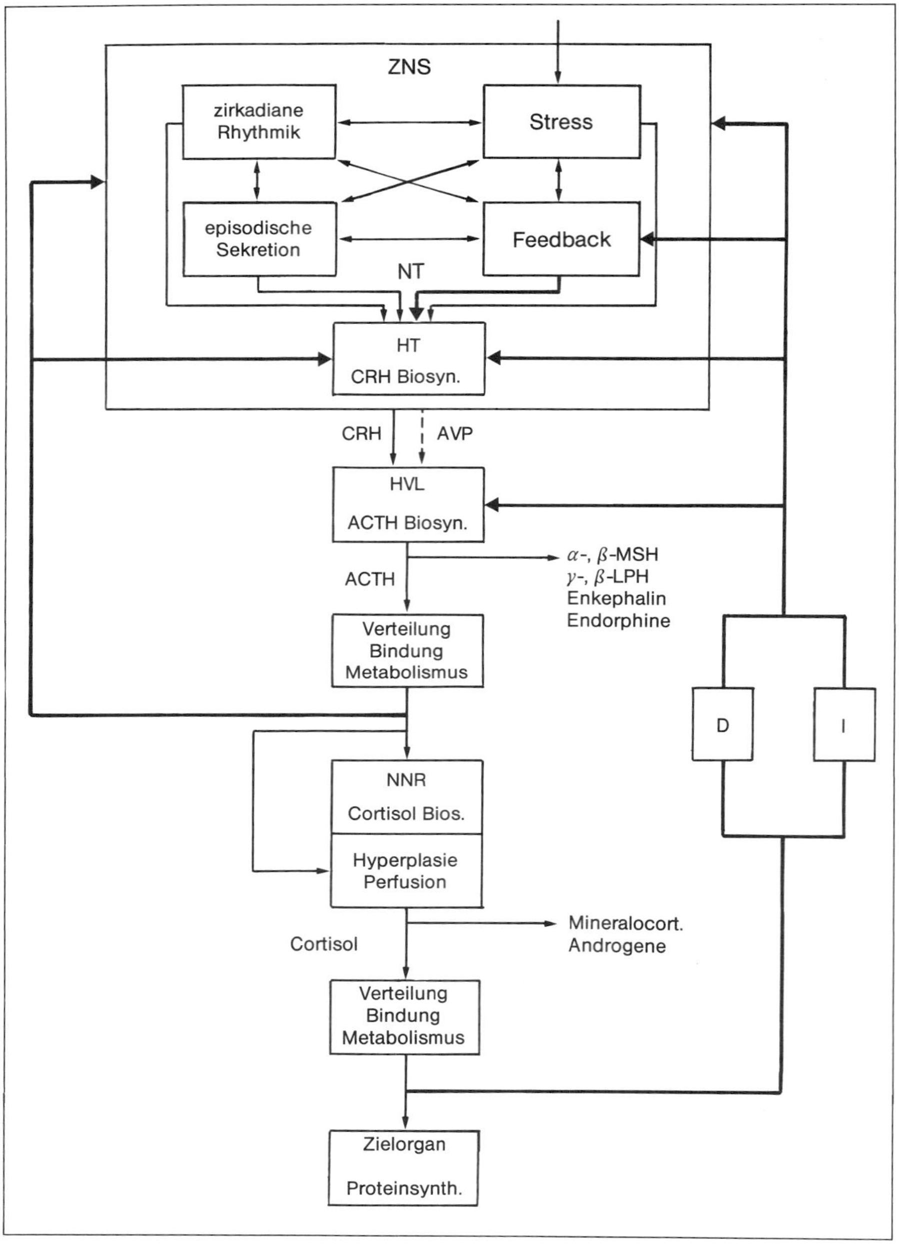

Abb. 1 Darstellung des Hypothalamus-Hypophysen-Nebennierenrinden-Systems. Abkürzungen: NT = Neurotransmitter, HT = Hypothalamus, CRH = Corticotropin-Releasing-Hormon, AVP = Arginin-Vasopressin, HVL = Hypophysenvorderlappen, MSH = Melanophoren stimulierendes Hormon, LPH = Lipotropin; D, I = Symbole für differentiale und integrale Feedback-Mechanismen.

se durch einen einzelnen dieser Tests nicht mit hinreichender Sicherheit diagnostiziert werden, dazu ist vielmehr in der Regel die simultane Beurteilung mehrerer Funktionstests notwendig.

In Tab. 2 sind die zu erwartenden Ergebnisse der verschiedenen Funktionstests bei den wichtigsten Störungen der ACTH-Sekretion aufgeführt.

Tab. 1 Funktionstests zur Prüfung der Hypophysen-Nebennierenrinden-Achse

Funktionstests	**Geprüfte Funktionen**
Cortisol-Tagesprofil	Zirkadiane Rhythmik
ACTH-Stimulationstest	Stimulierbarkeit der NNR mit ACTH
Dexamethason-Hemmtest mit 2 mg pro Tag	Normale Hemmbarkeit der hypophysären ACTH-Sekretion durch den Steroid-Feedback-Mechanismus.
Dexamethason-Test mit 8 mg pro Tag	Hemmbarkeit der hypophysären ACTH-Sekretion durch erhöhte Steroiddosen, wie sie für das hypothalamo-hypophysäre Cushingsyndrom typisch sind.
Corticotropin-Releasing-Faktor-Test (CRF-Test)	Stimulierbarkeit der hypophysären ACTH-Sekretion durch das entsprechende hypothalamische Releasing-Hormon.
Lysin-Vasopressin-Test (LVP-Test)	Stimulierbarkeit der hypophysären ACTH-Sekretion durch die CRH-ähnliche Aktivität des Lysin-Vasopressin.
Insulin-Hypoglykämie-Test	Stimulierbarkeit des Systems durch Streß. Ein normales Ergebnis nur, wenn alle Glieder des Systems korrekt arbeiten.
Metopiron-Test	Stimulierbarkeit der hypophysären ACTH-Sekretion durch Verringerung des negativen Feedback-Mechanismus des Cortisols.

Tab. 2 Funktionstests zur Diagnose wichtiger Störungen der ACTH-Sekretion

	Plasmacortisol	**Plasma-ACTH**	**Dexamethason Hemm-T. mg 2**	**8**	**CRF-Test**	**LVP-Test**	**Metopiron-Test**	**Insulin-Hypoglykämie-Test**	**ACTH-Test**
Hypothalamo-hypophysäres Cushing-S.	Erhöht	Normal bis erhöht	-0-	↓	↑-↑↑	↑-↑↑	↑-↑↑	-0-	↑↑
Cushing-S. bei autonomem NNR-Tumor	Erhöht	Erniedrigt	-0-	-0-	-0-	-0-	-0-	-0-	-0-↑
Ektopisches ACTH-Syndrom	Erhöht	Stark erhöht	-0-	-0-	-0-	-0-	-0-	-0-	
Hypopituitarismus	Erniedrigt	Erniedrigt	—	—	-0-	-0-	-0-	-0-	-0-↑
Isolierter ACTH-Mangel	Erniedrigt	Erniedrigt	—	—	-0-	-0-	-0-	-0-	-0-↑
Hypothalamogene NNR-Insuffizienz	Erniedrigt	Erniedrigt	—	—	↑	↑	-0-	-0-	-0-↑
Primäre NNR-Insuffizienz	Erniedrigt	Stark erhöht	—	—	↑	↑	↑	↑	-0-

↑ oder ↓ = normale Reaktion von ACTH und/oder Cortisol, (↑) = verminderte Reaktion, ↑↑ = übermäßige Reaktion, -0- = keine Reaktion.

Funktionstests

Cortisol-Tagesprofil /[1]/

Indikation: Diagnose des Cushing-Syndroms.

Prinzip: Durch wiederholte Bestimmung des Plasmacortisols, möglichst gleichmäßig über 24 Std. verteilt, soll das Vorhandensein oder Fehlen der normalen zirkadianen Rhythmik untersucht werden.

Durchführung: Blutentnahme für die Plasmacortisolbestimmung, z. B. um 8, 12, 18 und 24 Uhr.

Interpretation: Eine aufgehobene zirkadiane Rhythmik ist typisch für das Cushing-Syndrom jedweder Genese. Der gleiche Befund kann jedoch auch bei akuten Psychosen und schweren akuten Allgemeinerkrankungen erhoben werden.

ACTH-Stimulationstest /[1–3]/

Indikation: Erkennung einer Nebennierenrinden-Insuffizienz (wichtigster Test). Wertvoller Test in der Differentialdiagnose des Cushing-Syndroms.

Prinzip: Durch die intravenöse Gabe von ACTH wird die Stimulierbarkeit der Nebennierenrinde überprüft.

Durchführung: 25 I. E. synthetisches ACTH 1-24 werden intravenös als Bolus gegeben. Blutentnahmen für die Plasmacortisolbestimmung 0, 1 und 2 Std. nach Injektion. Bei Verdacht auf Nebennierenrinden-Insuffizienz wird allgemein empfohlen, vor dem ACTH-Stimulationstest 0.1 mg 9-Alpha-Fluorocortisol oder 1 bis 2 mg Dexamethason zu verabreichen.

ACTH-Langzeit-Test: 50 I. E. synthetisches ACTH 1-24 werden in 500 ml physiologischer NaCl-Lösung während 8 Std. infundiert. Blutabnahmen für die Plasmacortisolbestimmung 0, 4, 6 und 8 Std. nach Beginn der Infusion. Der ACTH-Langzeit-Test ist nur indiziert, wenn neben dem Plasma-Cortisol auch die Urinsteroide als Meßpunkte herangezogen werden.

Interpretation: Bei einem Anstieg des Plasma-Cortisols über 25 µg/dl ist eine Nebennierenrinden-Insuffizienz mit hinreichender Sicherheit ausgeschlossen. Durch mehrtägige Wiederholung der ACTH-Belastung kann auch zwischen primärer und sekundärer Nebennierenrinden-Insuffizienz unterschieden werden, da es bei der sekundären Nebennierenrinden-Insuffizienz durch die wiederholte ACTH-Gabe zu einer zunehmenden Stimulierbarkeit der Nebennierenrinden kommt. Die gleiche Aussage kann jedoch durch eine einzige Plasma-ACTH-Bestimmung gemacht werden.

Beim Cushing-Syndrom mit beidseitiger Nebennierenrindenhyperplasie kommt es zu einem überschießenden Anstieg des Plasmacortisols (Hypersensivität der Nebennierenrinden). Beim Cushing-Syndrom auf der Grundlage eines autonomen Nebennierenrindentumors wird in etwa 50% der Fälle ein normaler bis mäßiger Anstieg, in 50% kein Anstieg des Plasmacortisols beobachtet.

Dexamethason-Hemmtest /[4–7]/

Indikation: Diagnose des Cushing-Syndroms (2 mg Dexamethason).
Differentialdiagnose des Cushing-Syndroms (8 mg Dexamethason).

Prinzip: Dexamethason hemmt die ACTH-Freisetzung und damit die endogene Steroidproduktion über den bekannten Feedbackmechanismus, ohne selbst in die Bestimmung der Steroide mit einzugehen. Beim Cushing-Syndrom jedweder Ursache ist die ACTH-Freisetzung mit 2 mg Dexamethason pro 24 Std. nicht supprimierbar. Dagegen kann mit 8 mg Dexamethason beim hypothalamo-hypophysären Cushing-Syndrom in der Regel eine Hemmung erreicht werden; gelegentlich sind höhere Dosierungen notwendig. Beim Cushing-Syndrom auf der Grundlage eines autonomen Nebennierenrindentumors und in den meisten Fällen von ektopischem ACTH-Syndrom fehlt die Supprimierbarkeit.

Durchführung

— Dexamethasonkurztest: Abnahme eines Ausgangswertes für Plasma-Cortisol um 8 Uhr, 2 mg Dexamethason per os um 23 Uhr. Am nächsten Morgen um 8 Uhr Blutabnahme zur Bestimmung des Plasmacortisols.

Hinweis: Bester Screening-Test bei Verdacht auf Cushing-Syndrom, z. B. beim häufigen Cushingoid im Rahmen einer Adipositas.

— Dexamethasonkurztest mit 8 mg: Nach Abnahme eines Ausgangswertes für das Plasmacortisol, Verabreichung von 8 mg Dexamethason per os um 23 Uhr. Am nächsten Morgen um 8 Uhr Blutabnahme zur Bestimmung des Plasmacortisols.

— 2 mg Dexamethasontest: Alle 6 Std. 0.5 mg Dexamethason (2 mg/24 Std.) über 2 Tage. Tägliche Bestimmung der Urinsteroide, z. B. 17-Hydroxycorticosteroide, sowie Plasmacortisol jeweils 8 Uhr morgens.

— 8 mg Dexamethasontest: Alle 6 Std. 2 mg Dexamethason (8 mg/24 Std.) über 2 Tage; Messungen wie beim 2 mg Dexamethasontest.

Interpretation

Ein Plasmacortisol unter 4 µg/dl beim 2 mg Dexamethasontest schließt ein Cushing-Syndrom aus. Die fehlende Suppression des Plasmacortisols und der Urinsteroide beim 2 mg Dexamethasontest sprechen für das Vorliegen eines Cushing-Syndroms, ohne daß zur Differentialdiagnose eine Aussage möglich wäre.

Durch den 8 mg Dexamethasontest kann in der Regel auch beim hypothalamo-hypophysären Cushing-Syndrom eine Suppression erreicht werden, nicht aber beim Cushing-Syndrom auf der Grundlage eines autonomen Nebennierenrindentumors. Besteht trotz ungenügender Suppression mit 8 mg Dexamethason aufgrund der anderen Funktionstests der Verdacht auf ein hypothalamo-hypophysäres Cushing-Syndrom, muß der Test mit höherer Dosierung (zunächst 12 mg Dexamethason täglich) wiederholt werden. In Einzelfällen waren Dosen bis 32 mg nötig.

Der Dexamethasontest ist von *Liddle* mit der Messung der Urinsteroide standardisiert worden. Eigentlich sind die Langzeittests nur dann notwendig und sinnvoll, wenn die Urinsteroide als Meßpunkte herangezogen werden sollen. Aus diesen Gründen setzen sich die Kurzzeittests immer mehr durch.

Der hochdosierte Dexamethason-Kurztest /5/ differenziert zwischen primär adrenalem und primär hypophysärem Cushing-Syndrom wahrscheinlich genau so gut wie oder besser als der Langzeittest mit 8 mg über 2 Tage. Plasmacortisol soll beim zentralen Cushing auf unter 50% des Basiswertes supprimiert werden. Um sich nicht auf einen einzelnen Meßpunkt verlassen zu müssen, wird empfohlen, am post-Dexamethason-Tag kurz hintereinander 2 bis 3 Blutproben zu entnehmen und diese getrennt zu bestimmen.

Es muß darauf hingewiesen werden, daß eine fehlende Suppression im 2- und selbst im 8 mg-Dexamethasontest das Vorliegen eines Cushing-Syndroms nicht beweist. So findet sich ein pathologischer Dexamethason-Hemmtest bei etwa 40% der Patienten mit schwerer endogener Depression.

Corticotropin-Releasing-Faktor-Test (CRF-Test)

Indikation: Hypophyseninsuffizienz, Differentialdiagnostik des Cushing-Syndroms.

Prinzip: Nach jahrzehntelangen Bemühungen konnte 1981 das CRF aus Schafshypothalami isoliert werden. Es ist ein Peptid aus 41 Aminosäuren /[8]/. Das CRF, das für die ACTH-Sekretion verantwortlich ist, wird in bestimmten Neuronen des Nucleus paraventricularis gebildet und zum Kapillarsystem der medianen Eminenz transportiert. Von dort gelangt es über das Pfortadersystem des Hypophysenvorderlappens an die ACTH-produzierenden Zellen.

Durchführung: Der CRF-Gabe sollte eine Ruheperiode von 2 Std. vorausgehen. Während dieser 2 Std. fällt beim Nebennierengesunden das Plasmacortisol deutlich ab; der CRF-induzierte Cortisolanstieg ist umso deutlicher, je niedriger der Ausgangswert für das Plasma-Cortisol ist. 50 µg humanes CRF werden intravenös langsam injiziert. Blutabnahme vor, 15, 30, 45 und 60 min. nach Injektion des CRF für die Bestimmung von Cortisol und ACTH. Gelegentlich kommt es nach der Injektion zu einem kurzfristigen Hitzegefühl mit Flush.

Interpretation: Fehlende Anstiege des ACTH und des Cortisols beweisen den hypophysären ACTH-Mangel. Beim hypothalamo-hypophysären Cushingsyndrom kommt es in den meisten Fällen zu einem exzessiven Anstieg sowohl des Plasma-ACTH als auch des Plasma-Cortisols. Beim Cushing-Syndrom auf der Grundlage eines autonomen Nebennierenrindentumors wird dagegen in der Regel kein Anstieg des Cortisols beobachtet. Bei der hypothalamisch bedingten Nebennierenrinden-Insuffizienz läßt sich unter Umständen mit CRF ein Anstieg des ACTH erzielen, nicht jedoch im Insulin-Hypoglykämie-Test.

Lysin-Vasopressin-Test (LVP-Test) /[2, 4, 6, 7]/

Indikation: Differentialdiagnostik des Cushing-Syndroms, Hypophyseninsuffizienz.

Prinzip: Bestimmte Vasopressin-produzierende Neurone des Nucleus paraventricularis projizieren zur medianen Eminenz. Das dort freigesetzte Vasopressin erreicht über das Pfortadersystem des Hypophysenvorderlappens die corticotropen Zellen. In jüngster Zeit hat sich herausgestellt, daß dieses Vasopressin für die physiologische Regulation der ACTH-Sekretion von gleicher Bedeutung ist wie das CRF. Der beste Test zur Stimulation der hypophysären ACTH-Sekretion bestünde damit in der gleichzeitigen Gabe von CRF und Vasopressin. Leider ist ein solcher Test bislang nicht standardisiert.

Durchführung: 5 I.E. Lysin-8-Vasopressin werden in 50 ml 0.9%iger NaCl-Lösung innerhalb 60 min. intravenös infundiert. Blutabnahmen 10 min. vor, zu Beginn und 5, 15, 30, 45, 60 und 90 min. nach Infusion für die Bestimmung von Cortisol und ACTH. An Nebenwirkungen sind insbesondere zu erwähnen eine Vasokonstriktion (starke Blässe des Gesichts, leichter Blutdruckanstieg; daher kontraindiziert bei Koronarinsuffizienz), Defäkationszwang, meist erträgliche abdominelle Schmerzen.

Interpretation: Fehlende Anstiege des ACTH und des Cortisols beweisen den hypophysären ACTH-Mangel. Beim hypothalamo-hypophysären Cushing-Syndrom kommt es in den meisten Fällen zu einem exzessiven Anstieg sowohl des Plasma-ACTH als auch des Plasma-Cortisols. Beim Cushing-Syndrom auf der Grundlage eines autonomen Nebennierenrindentumors wird dagegen in der Regel kein Anstieg des Cortisols beobachtet. Bei der hypothalamisch bedingten Nebennierenrinden-Insuffizienz läßt sich unter Umständen mit LVP ein Anstieg des ACTH erzielen, nicht jedoch im Insulin-Hypoglykämie-Test.

Insulinhypoglykämie-Test /[2, 4, 6, 7]/

Prinzip: Die Insulin-induzierte Hypoglykämie ist ein starker, unspezifischer Reiz für das Hypothalamus-Hypophysen-Nebennierenrinden-System. Bei ausreichender Hypoglykämie kommt es zu einer Freisetzung von ACTH und damit von Cortisol sowie dem Wachstumshormon (STH). Ein Vorteil des Tests besteht darin, daß die Fähigkeit der Hypophyse ACTH und STH freizusetzen gleichzeitig geprüft werden kann. Nicht nur bei der Hypophysenvorderlappeninsuffizienz, sondern auch bei Regulationsstörungen des Hypothalamus-Hypophysen-Nebennierenrindensystems, wie beim Cushing-Syndrom jeglicher Ätiologie, bleibt ein Anstieg der genannten Meßgrößen aus (sh. auch S. 1095).

Durchführung: 0.1 I. E. Alt-Insulin/kg Körpergewicht i. v. Bei Patienten mit gestörter Glucosetoleranz (Akromegalie, Cushing-Syndrom) höhere Dosierung (0.2 bis 0.3 E/kg Körpergewicht). Blutzuckerkontrollen: 0, 15, 30, 60, 90 und 120 min. nach Injektion. Blutabnahmen für Cortisol und STH: 0, 30, 60, 90 und 120 min. nach Injektion.

Indikation und Interpretation: Test ist nur beurteilbar, wenn eine ausreichende Hypoglykämie erzielt worden ist (unter 40 mg/dl bzw. unter 50% des Ausgangswertes). Zuverlässiger Test in der Diagnostik von Störungen der STH-Sekretion. Ein fehlender Anstieg des Cortisols bei normalen oder erhöhten Ausgangswerten spricht für ein Cushing-Syndrom. Der Test leistet keinen Beitrag zur Differentialdiagnose des Cushingsyndroms. Beim Cushing-Syndrom fehlt gleichzeitig der Anstieg des STH.

Bei Patienten mit Hypophysenvorderlappen-Insuffizienz besteht die Gefahr schwerer hypoglykämischer Reaktionen (Ausfall kontrainsulinärer Faktoren aus dem HVL). Deswegen nur unter strenger Überwachung, evtl. EEG-Kontrolle.

Metopiron-Test /[2, 4, 6]/

Prinzip: Metopiron hemmt die 11-Beta-Hydroxylase der Nebennierenrinde und verhindert damit die Biosynthese von Cortisol, Corticosteron und Aldosteron. Durch den Wegfall des Feedbackeffekts der 11-hydroxylierten Steroide kommt es zu einer maximalen Sekretion von ACTH, das wiederum zu einer gesteigerten Syntheseleistung der Nebennierenrinde führt. Da Cortisol jedoch nicht gebildet werden kann, entsteht vor allem 11-Desoxycortisol und 11-Desoxycorticosteron. Die gesteigerte Syntheseleistung der Nebennierenrinde wird am besten erfaßt durch die Bestimmung der 17-Hydroxycorticosteroide und/oder des 11-Desoxycortisols im Urin und Blut, wobei der maximale Anstieg meist erst am Tag nach der Metopirongabe beobachtet wird.

Durchführung: 750 mg Metopiron alle 4 Std. über 24 Std. per os (nicht auf nüchternen Magen). Bestimmung von 11-Desoxycortisol und/oder der 17-Hydroxycorticoide im 24 Std.-Urin vor, während und nach der Einnahme von Metopiron.

Interpretation: Der Test prüft die Fähigkeit der Hypophyse, auf eine Verringerung der Feedbackeffekte der 11-hydroxylierten Steroide mit einer adäquaten Steigerung der ACTH-Sekretion zu reagieren. Eine normale Reaktion zeigt, daß das ganze Hypothalamus-Hypophysen-Nebennierenrindensystem normal funktioniert. Beim hypothalamo-hypophysären Cushing-Syndrom wird eine normale oder sogar übermäßige Reaktion beobachtet, beim Cushing-Syndrom auf der Grundlage eines autonomen Nebennierenrindentumors und in den meisten Fällen von ektopischem ACTH-Syndrom dagegen keine Reaktion. Bei großen Nebennierenrindentumoren kann es allein durch die unter der Wirkung von Metopiron vermehrte Bildung von 11-Desoxycortisol zugunsten von Cortisol zu einem Anstieg des 11-Desoxycortisols kommen, so daß diese Meßgröße nur bedingt zu verwerten ist.

Adrenocorticotropes Hormon (ACTH)

Indikation

Differentialdiagnose des Hypercortisolismus. Die Diagnose muß bereits gestellt sein mit Hilfe der Cortisolbestimmung und/oder der entsprechenden Funktionstests (sh. S. 1072).

Differentialdiagnose der Nebennierenrindeninsuffizienz.

Verdacht auf ektope ACTH-Sekretion (Hypokaliämie und metabolische Alkalose bei bekannten Tumorleiden; bei jedem kleinzelligen Bronchialkarzinom auch ohne klinische Zeichen des Hypercortisolismus).

Bestimmungsmethode

Radioimmunoassay nach Extraktion des ACTH aus dem Plasma /[9, 10]/. RIA-Methoden zur Bestimmung von ACTH, die angeblich ohne Extraktion auskommen, sind prinzipiell unzuverlässig; im Plasma sind offenbar ACTH-Bindungsproteine vorhanden, die das Äquilibrium zwischen ACTH und dem Antikörper stören /[11]/. Diese Einschränkung gilt damit nicht für immunoradiometrische Methoden (IRMA).

Untersuchungsmaterial

EDTA-Plasma 3 ml

Das Blut muß in Röhrchen abgenommen werden, die neben EDTA Substanzen enthalten, die den proteolytischen Abbau des ACTH verhindern, z. B. Trasylol 400 KIU/ml plus Mercaptoäthanol 2 µl/ml. Das Blut sollte unmittelbar nach der Abnahme zentrifugiert werden; das Plasma kann bei —20 °C aufbewahrt werden.

Referenzbereich

Bis 150 ng/l[1] (8 Uhr morgens)

[1] Wert des endokrinologischen Labors der Universitätsklinik Ulm

Bewertung

Erkrankungen und Syndrome mit pathologischen ACTH-Werten /[12–16]/

Erkrankung/Syndrom	Beurteilung
Hypothalamo-hypophysäres Cushing-Syndrom	Plasma-ACTH im oberen Referenzbereich oder leicht erhöht. Es handelt sich dennoch um eine inadäquate Steigerung der ACTH-Sekretion, weil diese in Anbetracht des bestehenden Hypercortisolismus supprimiert sein müßte. Die Interpretation der Plasma-ACTH-Werte ist also nur zusammen mit den korrespondierenden Cortisolwerten möglich. Der ACTH-Wert alleine leistet nichts für die Diagnose.
Cushing-Syndrom bei autonomem Nebennierenrindentumor	Plasma-ACTH auf nicht meßbare Werte supprimiert. Die Konstellation Hypercortisolismus bei Abwesenheit von ACTH beweist die Autonomie der Steroidproduktion in diesen Tumoren.
Ektopisches ACTH-Syndrom	Plasma-ACTH meist deutlich bis exzessiv erhöht. Oft besteht eine Diskrepanz zwischen radioimmunologisch und biologisch gemessener Aktivität. Diese Diskrepanz beruht

Erkrankungen und Syndrome mit pathologischen ACTH-Werten (Fortsetzung)

Erkrankung/Syndrom	Beurteilung
	darauf, daß beim ektopen ACTH-Syndrom häufig vermehrt ACTH-Vorstufen mit verringerter biologischer Aktivität sezerniert werden. Die Relation ACTH/Beta-LPH ist oft zugunsten von Beta-LPH verschoben. So gut wie jeder maligne Tumor kann mit einem ektopischen ACTH-Syndrom einhergehen, jedoch liegt in mehr als der Häfte ein kleinzelliges Bronchialkarzinom zugrunde. Es folgen mit jeweils 10% Inselzellmalignome des Pankreas und Thymome. In einzelnen Fällen ist die biologische Aktivität des sezernierten Peptides so gering, daß keinerlei klinische Symptomatik resultiert; mit dem ACTH-Radioimmunoassay können dennoch erhöhte Werte gefunden werden. Deswegen sollte in jedem Falle eines kleinzelligen Bronchialkarzinoms eine ACTH-Bestimmung veranlaßt werden. Mit radiometrischen Methoden (IRMA) können die ACTH-Vorstufen nicht ohne weiteres erfaßt werden.
Primäre Nebennierenrindeninsuffizienz	Deutliche Erhöhung der Plasma-ACTH-Werte, im Mittel etwa 1500 ng/l. Unter adäquater Substitutionstherapie fallen die Werte zwar ab, jedoch keineswegs immer bis in den Referenzbereich. Die ACTH-Bestimmung ist deswegen zur Therapieüberprüfung nicht geeignet.
Sekundäre Nebennierenrindeninsuffizienz	Die Konstellation niedriges Cortisol und niedriges ACTH beweist das Vorliegen einer sekundären oder tertiären Nebennierenrindeninsuffizienz.
Tertiäre Nebennierenrindeninsuffizienz	Wenn bei niedrigem Cortisol und niedrigem ACTH die Stimulierbarkeit der ACTH-Sekretion im CRF-Test erhalten bleibt, darf davon ausgegangen werden, daß der primäre Defekt nicht in den corticotropen Zellen des Hypophysenvorderlappens, sondern in den CRF-produzierenden Neuronen des Hypothalamus zu lokalisieren ist (tertiäre = hypothalamogene Nebennierenrindeninsuffizienz).

Hinweise und Störungen

Bestimmungsmethode: Viele heute zur Verfügung stehende ACTH-Radioimmunoassay-Methoden sind ausreichend, um pathologisch erhöhte oder erniedrigte ACTH-Konzentration mit Sicherheit zu erkennen und können damit als Grundlage für diagnostische und therapeutische Entscheidungen dienen. Die sichere Erkennung von Schwankungen der ACTH-Konzentration im physiologischen Bereich bleibt jedoch ein Problem. Es muß deswegen gefordert werden, daß jedes Labor, das eine Methode zur Bestimmung von ACTH neu einführt, die Methode selbst klinisch validiert.

Referenzbereich: Die ACTH-Konzentrationen zeigen unter physiologischen Bedingungen Schwankungen von erheblicher Amplitude und Frequenz. Diese Schwankungen sind nur zu erfassen, wenn im 5-Minuten-Abstand ACTH-Bestimmungen durchgeführt werden. Aus diesem Grunde ist es nicht möglich, mit einzelnen ACTH-Bestimmungen eine Aussage zur zirkadianen Rhythmik zu machen.

Da ein internationales Standardpräparat fehlt, kann kein allgemein verbindlicher Referenzbereich angegeben werden.

Cortisol

Indikation

Diagnose des Hyper- und Hypocortisolismus. Darüberhinaus im Rahmen zahlreicher Funktionstests (sh. S. 1072) in der Differentialdiagnostik der genannten Syndrome.

Bestimmungsmethoden

Immunoassays, z. B. Radio- oder Enzymimmunoassay.

Kompetitive Proteinbindungsmethode nach *Murphy*, gleiches Prinzip wie Radioimmunoassay, jedoch wird anstatt eines Antikörpers das Transcortin verwendet.

Untersuchungsmaterial

Heparinplasma, hämolysefreies Serum 1 ml

Referenzbereiche /[17]/

Wegen der zirkadianen Rhythmik des Plasmacortisols kann der Referenzbereich nur für eine definierte Tageszeit angegeben werden. Die episodische Sekretion bedingt darüberhinaus eine große Streubreite.

5—25 μg/dl (0.14—0.69 μmol/l) um 8.00 Uhr morgens
0— 5 μg/dl (bis 0.14 μmol/l) um 24.00 Uhr

Umrechnung in Stoffmengenkonzentration: μg/dl × 0.0276 = μmol/l

Bewertung /[4, 6, 7]/

Erkrankungen und Syndrome mit pathologischen Cortisolwerten

Befund	Beurteilung
Hypercortisolismus	Ein Wert über dem angegebenen Referenzbereich beweist das Vorliegen eines Cushing-Syndroms. Ein Wert im Referenzbereich schließt dies jedoch keineswegs aus. Eine vermehrte Sekretion von Cortisol kann dennoch vorliegen, wenn nämlich der übliche Abfall des Plasmacortisols im Rahmen der zirkadianen Rhythmik von 8 Uhr bis 24 Uhr nicht stattfindet. Zur Diagnose des Hypercortisolismus wäre deswegen die Bestimmung des Plasmacortisolwertes um 24 Uhr am aussagekräftigsten. Zur Sicherung der Diagnose sollten weitere Funktionstests herangezogen werden, insbesondere Cortisoltagesprofil, Dexamethasonhemmtest, evtl. Insulinhypoglykämietest. Erhöhte Plasmacortisolwerte mit aufgehobener zirkadianer Rhythmik können außer beim Cushing-Syndrom bei akuten Psychosen und unter starken Streßeinwirkungen (Operation, schwere Allgemeinerkrankungen) gefunden werden.
Hypocortisolismus	Die wiederholte Bestimmung des Plasmacortisolwertes um 8 Uhr ist ausreichend, um die Diagnose Hypocortisolismus zu begründen. Die Diagnose kann durch den ACTH-Stimulationstest untermauert werden. Darüber hinaus sind Funktionstests und die Bestimmung des Plasma-ACTH nur in der Differentialdiagnose des Hypocortisolismus notwendig.

Hinweise und Störungen

 Stabilität: Postversand ungekühlt 24 bis 48 Std. möglich.

Dehydroepiandrosteron (DHEA), Dehydroepiandrosteronsulfat (DHEAS)

Indikation

Differentialdiagnose des Hirsutismus und Virilismus.
Verdacht auf Nebennierenrindentumor, insbesondere Karzinome.
Adrenogenitales Syndrom.

Bestimmungsmethode

Radioimmunoassay, Prinzip sh. S. 1462

Untersuchungsmaterial

Serum 1 ml

Referenzbereiche

DHEA /[18]/	4.0—7.0 µg/l	(13.9—24.3 nmol/l)
DHEAS /[19]/	1000—3000 µg/l	(2.5—7.5 µmol/l)

Umrechnung in Stoffmengenkonzentration: µg/l × 3.467 = nmol/l
µg/l × 0.0025 = µmol/l

Bewertung

Erkrankungen mit erhöhten DHEA- und DHEAS-Werten im Plasma /[20]/

Erkrankung	Beurteilung
Adrenaler Hirsutismus und Virilismus	Wenn eine Vermehrung von Testosteron bei der Frau vorliegt, erlaubt die Bestimmung des DHEA oder DHEAS eine Entscheidung darüber, ob primär eine adrenale oder ovarielle Störung vorliegt. DHEA oder DHEAS sind nur bei adrenaler Ursache erhöht, z. B. Androgen-produzierender Nebennierenrindentumor, beidseitige Nebennierenrindenhyperplasie bei hypothalamo-hypophysärem Cushing-Syndrom, adrenogenitales Syndrom mit 21-Hydroxylasemangel oder 11-Beta-Hydroxylasemangel.
Nebennierenrindentumore	Nebennierenrindentumore bilden oft mehr Androgene mit DHEA als Hauptvertreter als andere Steroide. Je höher das DHEA in Relation zu anderen Nebennierenrindensteroiden ist, desto größer wird der Verdacht, daß es sich um ein Nebennierenrindenkarzinom handelt. Manche Nebennierenrindenkarzinome bilden nur biologisch wenig aktive Steroide, so daß sich keine Cushing-Symptomatik entwikkeln kann. Dann liegt oft auch eine hohe DHEA-Produktion vor. DHEA kann in diesen Fällen als Tumormarker für die Diagnostik und insbesondere für die Verlaufsbeurteilung herangezogen werden

Pathophysiologie /[20]/

Das wichtigste Androgen ist das Testosteron bzw. Dihydrotestosteron. Im Gegensatz zum Mann wird bei der Frau nur ein kleiner Teil des Testosterons direkt sezerniert.

Der Großteil resultiert aus der peripheren Konversion der 17-Ketoandrogene (Androstendion, Dehydroepiandrosteron und Dehydroepiandrosteronsulfat). Androstendion, der Hauptpräkursor des Testosterons bei der Frau, wird zu gleichen Teilen von Ovar und Nebennierenrinde sezerniert. DHEA und DHEAS stammen dagegen ausschließlich aus der Nebennierenrinde. Deswegen erlaubt die Bestimmung von DHEA die Diskriminierung adrenaler und ovarieller Ursachen einer vermehrten Testosteronaktivität.

17-Hydroxyprogesteron

Indikation

Diagnose des 21-Hydroxylasemangels, häufigste Form des kongenitalen adrenogenitalen-Syndroms (AGS).

Bestimmungsmethode

Radioimmunoassay, Prinzip sh. S. 1462

Untersuchungsmaterial

Serum 1 ml

Referenzbereiche

Erwachsene /[21]/	♀	20—340 ng/dl
	♂	100—235 ng/dl
Kinder	altersabhängig /[22]/	

Bewertung

Erkrankungen mit erhöhten 17-Hydroxyprogesteron-Werten

Erkrankung	Beurteilung
Kongenitales AGS	Beim kongenitalen AGS liegt in 95% aller Fälle ein 21-Hydroxylasemangel vor. Dieser Enzymdefekt führt zu einer Anhäufung von 17-Hydroxyprogesteron, das normalerweise durch die 21-Hydroxylase weiter metabolisiert wird. Die massive Erhöhung der 17-Hydroxyprogesteronwerte beweist damit das Vorliegen eines 21-Hydroxylasemangels. Statt des 17-Hydroxyprogesterons im Blut kann auch dessen Metabolit im Urin, das Pregnantriol, bestimmt werden. Die Vermehrung von 17-Hydroxyprogesteron führt zu einer vermehrten Bildung von Androgenen (17-Ketosteroide, DHEA und DHEAS); die Erhöhung dieser Steroide ist jedoch nicht spezifisch für den 21-Hydroxylasemangel.
»late onset« 21-Hydroxylasemangel	In jüngerer Zeit mehren sich die Befunde, wonach bei 6 bis 12% aller hirsuten Frauen ein »late onset« 21-Hydroxylasemangel vorliegt. Die basalen 17-Hydroxyprogesteronkonzentrationen sind dabei normal. Es findet sich jedoch ein übermäßiger Anstieg nach Stimulation mit ACTH /[23]/. Das Verhalten der 17-Hydroxyprogesteronkonzentration nach Stimulation mit ACTH kann auch als Heterozygoten-Test des 21-Hydroxylasedefekts benutzt werden.

Hinweise und Störungen

Das 17-Hydroxyprogesteron zeigt ausgeprägte Schwankungen in Abhängigkeit vom 24-Std.-Zyklus und vom Menstruationszyklus.

17-Ketosteroide (17-KS) im Urin

Indikation

Screening auf adrenogenitales Syndrom, evtl. Therapieüberwachung.

Diagnose von Nebennierenrinden-Tumoren, insbesondere auch Nebennierenrinden-Karzinomen; auch beim Fehlen einer Cushing-Symptomatik.

Bestimmungsmethode

Prinzip: Die Steroidkonjugate werden mit HCl im siedenden Wasserbad hydrolysiert und die freigesetzten Steroide mit m-Dinitrobenzol oder Dichloräthan extrahiert. Die Steroide mit einer Ketogruppe in Position C 17 bilden in der *Zimmermann*-Reaktion einen rotvioletten Farbkomplex. Die Farbintensität des Ansatzes ist proportional der 17-KS-Konzentration /[24]/.

Untersuchungsmaterial

24-Std.-Sammelurin 10 ml

Referenzbereiche

	mg	µmol
1. Lebenswoche	bis 0.5	bis 1.7
bis 6. Lebensjahr	bis 2.0	bis 6.9
bis 10. Lebensjahr	1—4	3.5—13.9
bis 15. Lebensjahr	3—10	10.4—34.7
Erwachsene ♀	6—16	20.8—55.5
♂	7—20	24.3—69.3
	Angaben für 24-Std.-Sammelurin /[25]/	

Umrechnung in Stoffmengenkonzentration: mg × 3.467 = µmol

Bewertung

Die Bestimmung der 17-KS war die erste laborchemische Methode (1935) überhaupt, die zur Beurteilung der NNR-Funktion zur Verfügung stand. Die 17-KS stammen beim Mann zu ca. 2/3, bei der Frau zu mehr als 3/4 aus dem peripheren Metabolismus von C-19-Steroiden der NNR, insbesondere Delta^4-Androstendion, DHEA und DHEAS. Das restliche Drittel entsteht beim Mann überwiegend aus dem Abbau des testikulären Testosterons. Dagegen werden nur 5 bis 10% des Cortisols zu 17-KS metabolisiert. Aus diesen Gründen ist die Bestimmung der 17-KS zur Diagnose des Hyper- und Hypo-Cortisolismus wenig geeignet und nur noch von historischem Interesse. Wie oben angegeben ist jedoch in einigen besonderen Situationen die Bestimmung der 17-KS auch heute noch sinnvoll und indiziert.

Beim Cushing-Syndrom auf der Grundlage eines autonomen NNR-Tumors findet sich oft eine im Vergleich zu den Metaboliten des Cortisols unverhältnismäßig hohe

Ausscheidung an 17-KS. Besonders beim NNR-Karzinom können exzessiv erhöhte Werte vorkommen. Manche dieser Tumoren bilden nur biologisch inaktive Steroide, die zwar in die Bestimmung der 17-KS eingehen, jedoch keinerlei klinische Cushing-Symptomatik auslösen. In diesen Fällen kann die 17-KS-Bestimmung als Tumormarker, auch im Verlauf und zur Therapiekontrolle eingesetzt werden. Ähnliches gilt für das adrenogenitale Syndrom.

17-Hydroxycorticosteroide (17-OHCS) im Urin

Indikation

Verdacht auf Hyper- und Hypocortisolismus.

Bestimmungsmethode

Prinzip: Nach enzymatischer Hydrolyse der Steroidkonjugate und Extraktion der freien Steroide mit Chloroform können die 17-OHCS entweder als *Porter-Silber*-Chromogene oder als 17-ketogene Steroide photometrisch bestimmt werden. Bei der *Porter-Silber*-Reaktion werden C-21-Steroide, die eine 17, 21-Dihydroxy-20-Keto-Konfiguration in der Seitenkette aufweisen, mittels Phenylhydrazin in ein gelbes Derivat umgewandelt /[26]/. Es handelt sich dabei vor allem um Tetrahydrocortisol und Tetrahydrocortison. Bei den 17-ketogenen Steroiden handelt es sich um C-21-Steroide mit einer Hydroxylgruppe an C 17 und C 20.

Durch die Oxydation mit Perjodat wird die Seitenkette abgespalten und es entstehen die entsprechenden 17-Steroide. Sie werden mit der *Zimmermann*-Reaktion gemessen (sh. S. 1081). Diese Reaktion erfaßt damit vor allem die Metaboliten Cortol und Cortolon. Es ist üblich, vor der Perjodatoxydation den Urinextrakt mit Borhydrid zu reduzieren. Die endogenen 17-Ketosteroide werden dadurch eliminiert und Tetrahydrocortisol und Tetrahydrocortison werden in Cortol und Cortolon umgewandelt, so daß sie mitgemessen werden. Insgesamt werden damit mehr Metaboliten des Cortisols erfaßt als mit der *Porter-Silber*-Reaktion. Entsprechend liegen die Werte für die 17-ketogenen Steroide höher.

Untersuchungsmaterial

Aliquot (5 bis 10 ml) eines vollständig gesammelten 24-Std.-Urins ohne Zusatz.

Referenzbereiche

Totale Porter-Silber-Chromogene im 24-Std.-Urin /[27]/
♀ 2.74— 9.94 mg (7.6—27.4 µmol)
♂ 3.34—11.34 mg (9.2—31.3 µmol)
Umrechnung in Stoffmengenkonzentration: mg × 2.759 = µmol
Totale 17-ketogene Steroide im 24-Std.-Urin /[28]/
♀ 5—15 mg (17.3—52.0 µmol)
♂ 7—20 mg (24.3—69.3 µmol)
Umrechnung in Stoffmengenkonzentration: mg × 3.467 = µmol

Bewertung

Die *Porter-Silber*-Reaktion erfaßt vor allem Tetrahydrocortisol und Tetrahydrocortison, die ca. 1/3 der Cortisolmetaboliten im Urin darstellen. Bei den 17-ketogenen Steroiden werden zusätzlich Cortol und Cortolon als Metabolite erfaßt. Beide Methoden sind damit relativ spezifisch (im Gegensatz zu den 17-Ketosteroiden) für Cortisol und seine Metabolite und können entsprechend in der Diagnose des Hyper- und Hypo-Cortisolismus eingesetzt werden. Auch 11-Desoxycortisol geht in diese Bestimmung mit ein. Deswegen sind die 17-OHCS auch eine geeignete Meßgröße beim Metopiron-Test (sh. S. 1075).

Der wesentlichste Nachteil der Bestimmungsmethode im Urin — neben ihren Mängeln bezüglich der Spezifität — ist, daß sie davon abhängen, ob der Urin wirklich vollständig gesammelt worden ist. Deswegen werden sie zunehmend durch spezifische Bestimmungsmethoden im Blut abgelöst.

Pathophysiologie der Hypophysen-Nebennierenrinden-Achse /6, 12, 15, 16, 29, 30/

Die Nebennierenrinde sezerniert mehrere Gruppen von biologisch aktiven Steroiden, nämlich Glukocorticoide, Mineralocorticoide, Androgene und Östrogene. Das hauptsächliche Glukocorticoid ist das lebensnotwendige Cortisol, das hauptsächliche Mineralocorticoid das Aldosteron. Die gesunde menschliche Nebennierenrinde sezerniert weit mehr Cortisol am Tag (ca. 20 mg) als irgendein anderes Steroid, ausgenommen Dehydroepiandrosteronsulfat (ca. 28 mg). Androgene werden nur zum geringen Teil von der Nebenniere direkt in den Blutstrom sezerniert, stattdessen werden relativ inaktive C-19-Precursorsteroide ausgeschüttet, die in der Leber und den peripheren Geweben zu Testosteron metabolisiert werden. Diese Precursorsteroide sind vor allem das Androstendion, das Dehydroepiandrosteron (DHEA) und das Dehydroepiandrosteronsulfat (DHEAS).

Androstendion wird von Nebennierenrinde und Ovar sezerniert, DHEA und DHEAS jedoch nur von der Nebenniere. In Fällen erhöhter Testosteronwerte bei Frauen kann deswegen durch eine DHEA-Bestimmung entschieden werden, ob das Testosteron primär ovariellen oder adrenalen Ursprungs ist. 11-Desoxycortisol ist die unmittelbare Vorstufe des Cortisols, es kommt nur im Rahmen des Metopiron-Tests und beim adrenogenitalen Syndrom mit 11-Beta-Hydroxylase-Mangel in größeren Mengen vor.

ACTH, und damit Cortisol, werden episodisch sezerniert mit ca. 8 sekretorischen Episoden pro 24 Std. Frequenz und Intensität dieser Episoden unterliegen einer zirkadianen Rhythmik (vgl. Abb. 1). Die Häufung von sekretorischen Episoden in den letzten Stunden des Nachtschlafes führt zu einem Anstieg der Plasmacortisolwerte mit einem Maximum in den früheren Morgenstunden. Das andere Extrem — völlige Inaktivität des Systems — wird gegen Mitternacht erreicht. Aus diesen Gründen erlaubt ein einzelner Plasmacortisolwert keine eindeutige Zuordnung.

Zustände von Hypocortisolismus werden am besten durch eine Bestimmung von Plasmacortisol morgens erkannt, Zustände von Hypercortisolismus dagegen durch die Bestimmung um Mitternacht. Der Ablauf wird durch Streßeinwirkung und Feedbackmechanismus modifiziert.

Zirkadiane Rhythmik und episodische Sekretion werden durch das Zentralnervensystem gesteuert. Im Hypothalamus werden die nervösen Signale aus den übergeordneten zentralnervösen Strukturen in humorale transkodiert. In bestimmten neurosekretorischen Neuronen des Hypothalamus werden »Releasing« und/oder »Inhibiting«-Faktoren gebildet und in das Kapillarnetz der medianen Eminenz des Hypothalamus abgegeben. Dieses steht mit den Sinusoiden der Hypophyse durch das Pfortadersystem des Hypophysenvorderlappens in Verbindung.

Die ACTH-Sekretion wird durch den Corticotropin-Releasing-Faktor stimuliert, dessen Struktur (41 Aminosäuren) 1981 nach jahrzehntelangen Bemühungen aufgeklärt werden konnte.

Das CRF wird in mehreren Hirnregionen gebildet; soweit es als hypophysiotropes Hormon benutzt wird, stammt es ausschließlich aus parvozellulären Teilen des Nucleus paraventricularis des Hypothalamus. Vom Vasopressin war lange bekannt, daß es eine CRF-ähnliche Aktivität besitzt. Es hat sich nun gezeigt, das parvozelluläre Teile des Nucleus paraventricularis ebenfalls Vasopressin produzieren können. Diese Neuronen projizieren nicht zum Hypophysenhinterlappen, sondern zur medianen Eminenz, so daß das Vasopressin auf diesem Wege zum Hypophysenvorderlappen gelangen kann. Die Vasopressinkonzentrationen, die die ACTH-produzierenden Zellen erreichen, sind ausreichend um diese zur Sekretion anzuregen. So spricht vieles dafür, daß CRF und Vasopressin physiologischerweise zusammenwirken bei der Regulation der ACTH-Sekretion.

Von den verschiedenen negativen Rückkopplungsschleifen des Systems ist die negative Feedbackwirkung, die das Cortisol auf die ACTH-Sekretion ausübt, am längsten bekannt. Angedeutet ist weiterhin, daß dabei differentiale und integrale Mechanismen im Sinne eines Differential-Integral-Reglers eine Rolle spielen. Ungeklärt ist, ob der Steroidfeedbackmechanismus auf der Ebene der Hypophyse, des Hypothalamus, übergeordneter zentralnervöser Strukturen, oder an mehreren Stellen gleichzeitig angreift. Da sich die ACTH-Sekretion isolierter Hypophysenzellen in vitro mit Steroiden hemmen läßt, kann die Hypophyse als ein gesicherter Angriffspunkt gelten. Cortisol hat vermutlich darüberhinaus einen negativen Feedbackeffekt auf die CRF-Freisetzung des Hypothalamus. Die Tatsache, daß im Hippocampus, Septum und Corpus amygdaleum mehr cortisonsensitive Neurone gefunden werden als im Hypothalamus und der Hypophyse läßt vermuten, daß diese Strukturen ebenfalls in den negativen Feedbackmechanismus einbezogen sind.

Das hypothalamo-hypophysäre Cushing-Syndrom ist gekennzeichnet durch eine gestörte Feedbackregulation mit normalen oder leicht erhöhten ACTH-Werten trotz bestehendem Hypercortisolismus, der normalerweise zu einer Suppression der ACTH-Sekretion führen würde. Bei der primären Nebennierenrindeninsuffizienz kommt es zu einem exzessiven Anstieg der Plasma-ACTH-Werte durch Wegfall der negativen Feedbackwirkungen des Cortisols. Diese wenigen Beispiele zeigen schon, daß eine Beurteilung von Plasma-ACTH-Werten in der Regel nur möglich ist, wenn man die korrespondierenden Cortisolwerte kennt.

Das ACTH entsteht durch enzymatische Abspaltung aus einem Prohormon, dem Proopiomelanocortin. Dieses Hormon (Molekulargewicht 31.000) ist gleichzeitig das Prohormon für das Beta-Lipotropin, das seinerseits als Prohormon für die Endorphine und Enkephaline gelten kann. In Tumoren mit ektoper ACTH-Sekretion läuft die Biosynthese im wesentlichen identisch ab, jedoch erfolgt die enzymatische Aufspaltung oft nicht vollständig, so daß vermehrt Vorstufen mit verringerter biologischer Aktivität sezerniert werden. In solchen Fällen ist es wichtig zu wissen, inwieweit ein »ACTH-Antikörper« diese Vorstufen bei der immunchemischen Bestimmung mit erfaßt.

Literatur

1. *West, CH. D., A. W. Meikle:* Laboratory tests for the diagnosis of Cushing's syndrome and adrenal insufficiency and factors affecting those tests. In: *DeGroot, L. J.,* Endocrinology, Vol. 2, S. 1157. New York (1979).
2. *Crapo, L.:* Metabolism *28:* 955 (1979). Cushing's syndrome: A review of diagnostic tests.
3. *Fehm, H. L., K. H. Voigt, R. E. Lang, K. E. Beinert, G. W. Kummer, E. F. Pfeiffer:* New Engl. J. Med. *297:* 904 (1977). Paradoxial ACTH response to glucocorticoids in Cushing's disease.
4. *Gwinup, G., B. Johnson:* Metabolism *24:* 777 (1975). Clinical testing of the hypothalamic-pituitary-adrenocortical system in states of hypo- and hypercortisolism.
5. *Aron, D. C., J. W. Findling, J. B. Tyrrell, J. D. Fitzgerald, P. H. Forsham:* Hormone Res. *13:* 334 (1980). Overnight high dose dexamethasone suppression test: A rapid method of differential diagnosis in Cushing's Syndrome.
6. *Fehm, H. L., K. H. Voigt:* Pathophysiology of Cushing's disease. In: *Joachim, H. L.,* Pathobiology Annual 1979, S. 225. New York (1979).
7. *Gold, E. M.:* Ann. Intern. Med. *90:* 829 (1979). The Cushing syndromes: Changing views of diagnosis and treatment.
8. *Vale, W., J. Spiess, C. Rivier, J. Rivier:* Science *213:* 1394 (1981). Characterization of a 41 residue ovine hypothalamic peptide that stimulates the secretion of corticotropin and β-endorphin.
9. *Berson, S. A., R. S. Yalow:* J. Clin. Invest. *47:* 2726 (1968). Radioimmunoassay of ACTH in plasma.
10. *Voigt, K. H., H. L. Fehm, R. Rech, E. F. Pfeiffer:* Klin. Wschr. *52:* 516 (1974). Spontaneous and stimulated secretion of QUSO-extractable immunoassayable ACTH in man.
11. *Fehm, H. L., K. H. Voigt, E. F. Pfeiffer:* Horm. Metab. Res. *4:* 477 (1972). Problems and artefacts in ACTH-assay.
12. *Fehm, H. L., K. H. Voigt:* Med. Klin. *74:* 537 (1979). Neue Aspekte in Physiologie und Klinik der ACTH-Sekretion.
13. *Fehm, H. L., K. H. Voigt, R. Lang, W. D. Hetzel, E. F. Pfeiffer:* Horm. Metab. Res. *8:* 470 (1976). Adrenal insufficiency secondary to hypothalamic corticotropin releasing factor (CRF) insufficiency with hyperpigmentation: A case report.
14. *Fehm, H. L., K. H. Voigt, G. Kummer, R. Lang, E. F. Pfeiffer:* J. Clin. Invest. *63:* 247 (1979). Differential and integral corticosteroid feedback effects on ACTH secretion in hypo-adrenocorticism.
15. *Voigt, K. H., E. Weber, H. L. Fehm, R. Martin:* The concomitant storage and simultaneous release of ACTH- and Beta-endorphin. In: Brain and pituitary peptides, S. 5. Karger, Basel (1980).
16. *Gallagher, T. F., K. Yoshida, H. D. Roffwarg, D. K. Fukushima, E. D. Weitzman, L. Hellman:* J. Clin. Endocr. Metab. *36:* 1058 (1973). ACTH and cortisol secretory pattern in man.
17. *Murphy, B. E. P.:* J. Clin. Endocr. Metabol. *27:* 973 (1967). Some studies of the protein-binding of steroids and their application to the routine micro- and ultramicro measurement of various steroids in body fluids by competitive protein binding-assay.
18. *Abraham, G. E., J. E. Buster, F. W. Kyle, P. C. Corrales, R. C. Teller:* J. Clin. Endocr. Metab. *37:* 140 (1973). Radioimmunoassay of plasma pregnenolone, 17-hydroxypregnenolone and dehydroepiandrosterone under various physiological conditions.
19. *Nieschlag, E., D. L. Loriaux, M. B. Lipsett:* Steroids *19:* 669 (1972). Radioligand assay for δ 5—3 β-hydroxysteroids. I. β-hydroxy-5-androstene-17 one and its 3-sulfate.
20. *Abraham, G. E.:* Adrenal androgens in hirsutism. In: *Genazzani, A. R., J. H. H. Thijssen, P. G. Siiteri,* Adrenal androgens, S. 267. New York (1980).
21. *Weil, J., F. Bindlingmaier, W. G. Sippell, O. Butenandt, D. Knorr:* Acta Endocrinol. *91:* 109 (1979). Comparison of two tests for heterozygosity in congenital adrenal hyperplasia (CAH).
22. *Schnakenburg, K., F. Bindlingmaier, D. Knorr:* Eur. J. Pediatr. *133:* 259 (1980). 17-hydroxyprogesterone, androstendione, and testosterone in normal children and in prepubertal patients with congenital adrenal hyperplasia.
23. *Chrousos, G. P., D. L. Loriaux, D. L. Mann, G. B. Cutler:* Ann. Int. Med. *96:* 143 (1982). Late-onset 21-Hydroxylase deficiency mimicking idiopathic hirsutism or polycystic ovarian disease.
24. *Zimmermann, W.:* Hoppe-Seyler's Z. Physiol. Chem. *233:* 257 (1935). Eine Farbreaktion der Sexualhormone und ihre Anwendung zur quantitativen colorimetrischen Bestimmung.
25. *Borth, R., A. Linder, A. Riodel:* Acta Endocr. *25:* 33 (1957). Urinary excretion of 17-hydroxycorticosteroids in healthy subjects, in relation to sex, age, body weight und height.

26. *Appleby, J. I., G. Gibson, J. K. Norymberski, R. D. Stubbs:* Biochem. J. *60:* 453. Indirect analysis of corticosteroids. 1. The determination of 17-hydroxy-corticosteroids.
27. *Voigt, K. D.:* Bestimmung der 17-Hydroxycorticosteroide im Urin als Porter-Silber-Chromogene. In: *Breuer, H., D. Hamel, H. L. Krüskemper,* Methoden der Hormonbestimmung, S. 164. Thieme, Stuttgart (1975).
28. *Few, J. D.:* J. Endocr. *22:* 31 (1961). A method for the analysis of urinary 17-hydroxycorticosteroids.
29. *Mains, R. E., B. A. Eipper, N. Ling:* Proc. Nat. Acad. Sci. USA *74:* 3014 (1977). Common precursor to corticotropins and endorphins.
30. *Weiner, R. I., W. F. Ganong:* Physiol. Rev. *58:* 905 (1978). Role of brain monoamines and histamine in regulation of anterior pituitary secretion.

Globaler Hypophysenstimulationstest mit Releasing-Hormonen

Einleitung

Die hypothalamischen Releasinghormone TRH und LHRH sind seit langem bekannt und werden routinemäßig in der Diagnostik eingesetzt. 1981 wurde ein weiteres Releasing-Hormon isoliert, nämlich der Corticotropin-Releasing-Faktor (CRF) und 1982 das Growth-Hormone-Releasing-Hormon (GHRH). Damit können nun sämtliche Partialfunktionen des Hypophysenvorderlappens durch Stimulation mit den entsprechenden Releasing-Hormonen untersucht werden, nämlich

CRF → ACTH/Cortisol
GHRH → STH
LHRH → LH, FSH
TRH → TSH, Prolaktin

Die Durchführung der Tests mit den einzelnen Releasing-Hormonen ist in den betreffenden Beiträgen dargestellt. Häufig ist es notwendig, sämtliche Partialfunktionen des Hypophysenvorderlappens zu überprüfen, besonders wenn es darum geht, eine Hypophysenvorderlappen-Insuffizienz festzustellen und das Ausmaß der Schädigung der einzelnen Partialfunktionen zu definieren. In dieser Situation kann man durch simultane Injektion aller genannten Releasing-Hormone die Hypophysenvorderlappenfunktion global prüfen. In früheren Verfahren zur globalen Prüfung der HVL-Funktion wurde statt CRF Lysin-Vasopressin eingesetzt, statt GHRH L-Arginin oder die Insulinhypoglykämie. Diese unangenehmen, z. T. gefährlichen Verfahren sind bei der Fragestellung um die es hier geht (sh. Indikation) überholt.

Indikation

Jeder Verdacht auf partielle oder komplette Hypophysenvorderlappeninsuffizienz. Ursächlich kommt eine große Zahl von hypophysären-hypothalamischen Prozessen infrage, nämlich

— Entzündliche Läsionen, z. B. Hypophysitis, Tuberkulose, Lues, Enzephalitis, Histiozytose X.

— Tumoren, z. B. Kraniopharyngeom, Hypophysenadenom, Hamartom, Astrozytom des Hypothalamus, ektopisches Pinealom.

— Kongenitale Störungen, z. B. *Kallmann*-Syndrom, *Prader-Labhardt-Willi*-Syndrom, *Laurence-Moon-Bardet-Biedl*-Syndrom.

— Traumen.

— Degenerative Prozesse, z. B. *Sheehan*-Syndrom, »Empty sella«-Syndrom.

Erfahrungsgemäß wird besonders bei entzündlichen und traumatischen Läsionen des Hypothalamus-Hypophysenbereichs zu selten daran gedacht, daß sie zu Störungen der HVL-Funktion führen können. Der Nachweis der Störung einer der Partialfunktionen des HVL zwingt selbstverständlich zur Abklärung aller übrigen Partialfunktionen.

Durchführung

Wir empfehlen die Durchführung des Tests nach einer 2-stündigen Ruhephase, weil dann die Cortisolreaktion deutlicher ausfällt (sh. unter CRF-Test). Die Untersuchung erfolgt am liegenden Patienten.

Um 8 Uhr nach einem leichten Frühstück Anlegen eines Venenkatheters.
Um 10 Uhr i. v. Injektion folgender *Releasing-Hormone*:

> CRF human 50 µg; GHRH 1—44 100 µg; TRH 200 µg; LHRH 25 µg (Frauen) und 100 µg (Männer).

Die Substanzen werden innerhalb von 30 sec. nacheinander injiziert. Die Reihenfolge spielt keine Rolle.

Blutabnahme: Zur Bestimmung von ACTH (meist verzichtbar), Cortisol, LH, FSH, Prolaktin und STH zu folgenden Zeitpunkten: —120, —60, 0, 15, 30, 45, 60 min., also zum Beispiel: 8.00, 9.00, 10.00, 10.15, 10.30, 10.45, 11.00 Uhr.

Ernste Nebenwirkungen: Sind nicht zu erwarten, gelegentlich kurzzeitiges Hitzegefühl, Schwindelgefühl, Harndrang, passagerer Flush.

Bestimmungsmethoden

Sh. ACTH, Cortisol, STH, TSH, LH, FSH, Prolaktin.

Untersuchungsmaterial

Serum (bei ACTH auch EDTA-Plasma) 5 ml

Bewertung

Die normale Reaktion der verschiedenen hypophysären Hormone bei jeweils 5 gesunden männlichen und weiblichen Probanden ist in Abb. 1 und 2 dargestellt. Der Test macht eine klare Aussage bezüglich sämtlicher Hormone des Hypophysenvorderlappens, ob die basalen und stimulierten Werte im Normbereich liegen. Leichte Beeinträchtigungen einzelner oder mehrerer Partialfunktionen sind ebenso sicher zu erkennen wie die komplette Hypophysenvorderlappeninsuffizienz.

Die beim globalen HVL-Stimulationstest beobachteten Reaktionen der Hormone sind nicht identisch mit denen bei Einzelstimulation mit dem jeweiligen Releasing-Hormon. So ist im globalen Test der TSH-Anstieg signifikant größer als im singulären TRH-Test. Offenbar gibt es Interaktionen zwischen einzelnen Releasing-Hormonen, die noch weiter abgeklärt werden müssen.

Der globale HVL-Stimulationstest ist wenig geeignet zur Diagnose von Überfunktionszuständen der Hypophyse, weil dabei unspezifische Effekte einzelner Releasing-Hormone vorkommen können. So führt TRH bei der Akromegalie typischerweise zu einer Stimulation der STH-Sekretion; ebenso führt TRH beim hypothalamohypophysären Cushing-Syndrom zur Stimulation der ACTH-Cortisol-Sekretion.

Zur endgültigen Beurteilung der HVL-Funktion müssen die peripheren Hormonwerte

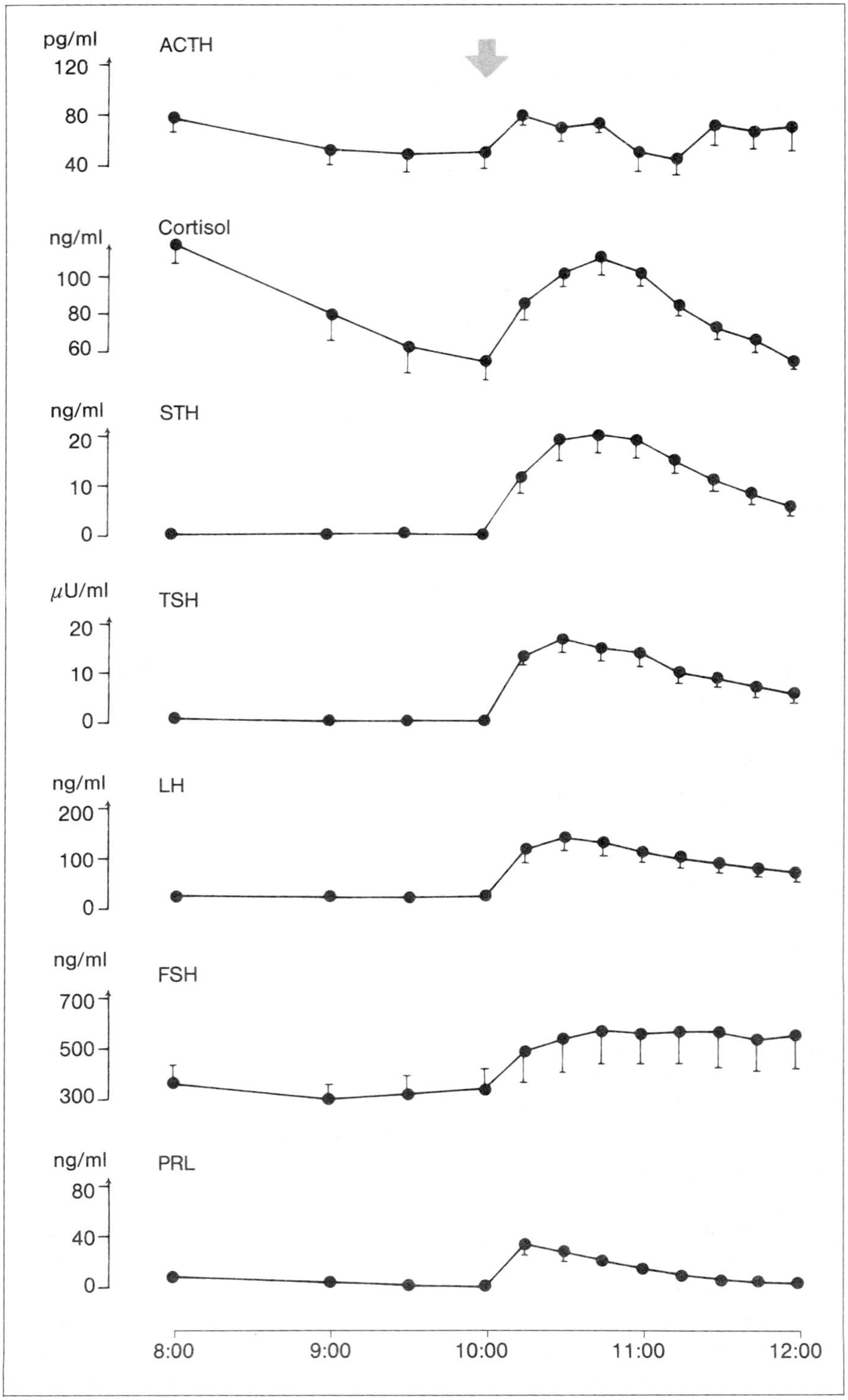

Abb. 1 Globaler Hypophysenstimulationstest. Endokrine Reaktion nach simultaner Injektion von 4 Releasing-Hormonen bei 5 gesunden männlichen Probanden (PRL = Prolaktin). Ruhephase von 8^{00}—10^{00} Uhr; um 10^{00} Uhr Verabreichung der Releasing-Hormone.

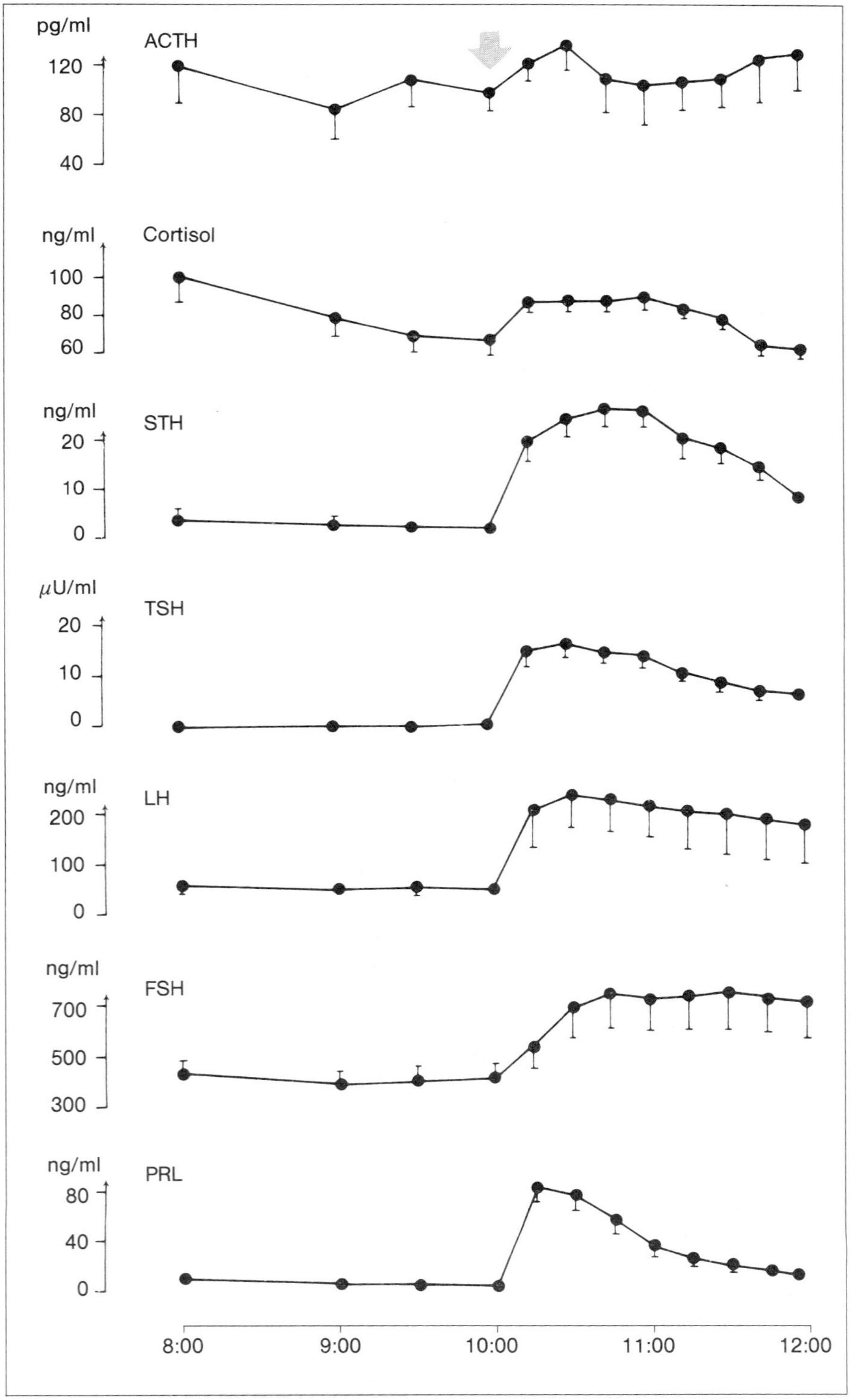

Abb. 2 Globaler Hypophysenstimulationstest. Endokrine Reaktion nach simultaner Injektion von 4 Releasing-Hormonen bei 5 gesunden weiblichen Probanden (PRL = Prolaktin). Ruhephase von 8^{00}—10^{00} Uhr; um 10^{00} Uhr Verabreichung der Releasing-Hormone.

unbedingt mit herangezogen werden. So ist eine »normale« TSH-Reaktion bei hypothyreoten Werten für T4 und T3 durchaus mit einer sekundären Hypothyreose zu vereinbaren; ebenso kann eine »normale« Reaktion des LH und FSH in der Menopause Ausdruck einer Schädigung der Gonadotropin-Sekretion sein.

Literatur

1. *Holl, R., H. L. Fehm, W. D. Hetzel, E. Heinze, K. H. Voigt:* Dtsch. Med. Wschr. *110:* 953 (1985). Globaler Hypophysenstimulationstest mit Releasing-Hormonen.
2. *Kaltenborn, K. C., W. Jubiz:* West. Med. *142:* 37 (1985). Quadruple injection of hypothalamic peptides to evaluate pituitary function in normal subjects.
3. *Rivier, J., J. Spiess, M. Thorner, W. Vale:* Nature *300:* 276 (1982). Characterization of growth hormone releasing factor from a human pancreatic islet tumor.
4. *Sheldon, W. R., C. R. DeBold, W. S. Island, M. O. Thorner* et al.: J. Clin. Endocrinol. Metab. *60:* 623 (1985). Rapid sequential intravenous administration of four hypothalamic releasing hormones as a combined anterior pituitary function test in normal subjects.
5. *Voigt, K. H., H. G. Dahlen, H. L. Fehm, J. Birk, K. Schröder, H. J. G. Schneider, G. Rothenbuchner, E. F. Pfeiffer:* Horm. Metab. Res. *6:* 436 (1974). Simultaneous stimulation test for the anterior pituitary hormones.

Wachstumshormon, Somatomedine

Einleitung

Synonyme für Wachstumshormon (WH) sind: Somatotropes Hormon (STH), growth hormone (GH), human growth hormone (hGH).

Wachstumshormon (WH), Chorionsomatomammotropin (CS) und Prolaktin (PRL) sind nah miteinander verwandte einkettige Proteohormone mit zwei oder drei Disulfidbrücken. WH und CS bestehen aus 191 Aminosäuren, davon 85% gemeinsamen. Diese enge Verwandtschaft wird verständlich bei Betrachtung der Genorte auf dem langen Arm des Chromosoms 17. Die Gene für WH, CS und PRL sind erstaunlich ähnlich gebaut und die Homologie erreicht 90—95% /[1]/.

WH hat ein Molekulargewicht von 22.000. Rezeptoren für WH finden sich in zahlreichen Geweben wie Lebermembranen, Muskelzellen, Fettgewebe, Fibroblasten, Lymphozyten, Chondrozyten und im Gehirn, besonders im Hypothalamus. An diesen Organen lassen sich direkte Wirkungen des WH nachweisen, vor allem anabol durch Proteinsynthese, Aminosäurentransport, Anregung der Zellmultiplikation, aber auch katabol in der Lipolyse.

WH wird nachts rhythmisch sezerniert, vor allem in der Pubertät. Am Tage ist die Blutkonzentration fast immer sehr niedrig und richtet sich nach dem Stoffwechsel, besonders den Kohlenhydraten. Einzelne Blutkonzentrationsuntersuchungen ohne eine Stimulation sind daher nicht aussagekräftig genug. Bei Hunger wird WH ausgeschüttet und trägt zur Energieversorgung bei, ebenso bei körperlicher Belastung nach etwa 20 min. Durch Mahlzeiten, vor allem durch Kohlenhydrate wird WH im Blut supprimiert. Angst und verschiedene Streßsituationen führen zu raschem Anstieg des WH /[2,3]/.

Die Sekretion des WH wird durch das hypothalamische Hormon GHRH (growth hormone releasing homone), eine Gruppe von Polypeptiden von 44, 40 oder 37 Aminosäuren mit einem Molekulargewicht von 13.000, angeregt und durch Somatostatin, ein zyklisches Tetradekapeptid, gebremst. Die Messung des GHRH im zirkulierenden Blut hat sich bislang, von extrahypothalamischen Tumoren abgesehen, für die Diagnostik nicht bewährt. Die zerebrale Regulation der WH-Sekretion ist sehr kompliziert, sie steht u. a. unter dem fördernden Einfluß dopamin- und katecholaminerger Neurotransmitter und wird durch Dopamin-Antagonisten, Melatonin und Fettsäuren gebremst /[3, 4]/.

Wesentliche Wirkungen des WH beim Körperwachstum, aber wahrscheinlich auch der diabetogene Einfluß werden indirekt durch die *Somatomedine* hervorgerufen, die unter Einwirkung des WH vor allem in der Leber gebildet werden. Es sind zahlreiche Somatomedine isoliert worden und auch unter den bis heute isolierten Somatomedinen (Tab. 1) sind mehrere Varianten, z. B. des SM-C und des MSA beschrieben worden.

Die verschiedenen Bezeichnungen rühren von den biologischen Nachweisverfahren her, die bei der Entdeckung und Isolierung verwendet wurden, sie sollen hier unter dem Begriff Somatomedine abgehandelt werden. Die Struktur von IGF-1 und IGF-2 wurde vollständig aufgeklärt, sie sind eng verwandt mit dem Proinsulin. SM-C ist identisch mit IGF-1 und eines der MSA-Proteine wahrscheinlich mit IGF-2.

Die Somatomedine bewirken im Knorpel den Transport von Aminosäuren und die Bildung von Protein. Im Muskel wird zusätzlich der Transport von Zucker und die Glykogenbildung gefördert. Im Fettgewebe werden Zuckertransport, Glucoseoxydation und Fettbildung angeregt, die Lipolyse wird gebremst.

Nach klinischen, experimentellen Ergebnissen bewirken die Somatomedine eine Bremsung der WH-Sekretion (negative Rückkopplung). Sie sind zu 2/3 an hochmolekulare Transportproteine gebunden /[5, 6]/. Durch Vergleich der zunächst benutzten biologischen Nachweisverfahren mit Radioimmunoassays des SM wurde offenbar, daß potente Inhibitoren der SM-Wirkung im Serum bei schlecht eingestelltem Diabetes mellitus, bei Unterernährung, Nierenerkrankungen und WH-Mangel auftreten können. Sie haben eine Molekülgröße von 20.000—30.000 und vermindern die Wirkung von SM und Insulin an Knorpel, Muskel und Fett /[5]/. Sie spielen wahrscheinlich eine wichtige Rolle bei kurzfristigen energiesparenden Umschaltungen des Stoffwechsels, z. B. bei Hunger, Streß und Unterernährung — in allen diesen Zuständen hört bei Kindern das Wachstum auf.

Tab. 1 Charakteristika der bisher isolierten Somatomedine /[5, 6]/; SM = Somatomedin; IGF = Insulin Like Growth Faktor; MSA = Multiplication Stimulating Activity

Name	Molekülgewicht	Isoel. Punkt	Herkunft
SM-A	ca. 7000	—	Plasma
SM-C	ca. 7000	basisch	Plasma
IGF-1	7649	basisch	Plasma
IGF-2	7471	neutral	Plasma
MSA	7000 —10 000	neutral	Leberzelle

Indikation

Im Kindesalter

Hypothalamisch-hypophysärer Minderwuchs

Psychische und/oder emotionale Störungen.

Zerebrale und/oder faciale Mißbildungen.

Dysplasie des Septum pellucidum/N. opticus.

Fehlbildungen der Hypophyse.
Spaltbildungen (Gesicht und/oder Kolobome,
Lippen und/oder Kiefer und/oder Gaumen).
Zerebrale Tumoren, hypothalamisch, hypophysär (Kraniopharyngeome, Histiozytose X, Gliome, Hamartome, Adenome).
Zerebrale Traumen (Geburtskomplikationen, Beckenendlage, Unfälle).
Angeborene Hypophysen-Vorderlappenunterfunktion (totaler, partieller oder gesamter Ausfall, leichte Beeinträchtigung, konstitutionelle Entwicklungsverzögerung).
Zerebrale Bestrahlungen.
Sekretion unwirksamen Wachstumshormons.
Störung der WH-Rezeptoren (Postrezeptoren-Defekt).

Hypothalamisch-hypophysärer Großwuchs

Angeboren
Adenom des Hypohysenvorderlappens (Störung des Feed-back Mechanismus).

Im Erwachsenenalter

Hypothalamisch-hypophysärer Zwergwuchs

Ursachen sh. oben

Hypothalamisch-hypophysärer Großwuchs

Akromegalie, Adenome, (Störung des Feed-back Mechanismus).

Die Indikation für die Bestimmung von WH und SM ist gleich, die Konzentration des WH ändern sich jedoch in Minuten, die des SM in Tagen. Eine einmalige WH-Bestimmung ist nur bei manchen Fällen von Akromegalie diagnostisch verwertbar. Für die Untersuchung der hypothalamisch-hypophysären Insuffizienz müssen Stimulationstests verwandt werden.

Funktionstests

Vorbereitung des Patienten

Eine sorgfältige Vorbereitung des Patienten ist erforderlich, damit Medikamente, Stoffwechsel, Angst und andere Faktoren (Tab. 2) die Ausschüttung des WH und damit indirekt des SM nicht beeinflussen und den diagnostischen Aussagewert der Untersuchung verfälschen. Die genannten Medikamentengruppen sollten, wenn irgend möglich, 3 bis 4 Tage vor Durchführung der Untersuchung zur Sekretion des WH abgesetzt werden.

Die Patienten sollten 10 bis 12 Std. (über Nacht) vor Durchführung der Tests nichts mehr gegessen und keine kohlenhydrathaltigen Flüssigkeiten getrunken haben. Bei Untersuchungen mit mehreren Blutentnahmen soll 30 min. vor Zufuhr des sekretionsanregenden Medikamentes eine Dauertropfinfusion mit langsam laufender physiologischer Kochsalzlösung angelegt werden, um zu Beginn des Tests eine Erhöhung der Plasmakonzentration an Wachstumshormon durch Angst oder Schmerz zu vermeiden. Zuvor sollte auch die Blase entleert werden.

Die zahlreichen, veröffentlichten Stimulationstests lassen mit Recht vermuten, daß es einen völlig zuverlässigen Test nicht gibt. Einige Tests haben sich besonders bewährt, andere, wie der GRF-Test sind hinzugekommen. Man kann Tests mit geringem Aufwand und geringer Belästigung des Patienten zur ambulanten Voruntersuchung (Screening-Tests), von Untersuchungen zur definitiven Diagnose während eines stationären Aufenthaltes unterscheiden.

Tab. 2 Beeinflussung der Sekretion von Wachstumshormonen

Verminderung	**Steigerung**
Postprandiale Hyperglykämie. Streß, Angst, emotionale Störungen. Mangel an Sexualhormonen, bes. Androgenen. Erhöhung der freien Fettsäuren, Fettsucht, Hypothyreose, Hyperthyreose, Nebennieren-Überfunktion. Corticosteroide, Methysergid, Cyproheptadin, Aminophyllin, Theophyllin, Phenoxybenzamin, Ergotamin-Alkaloide, Phentolamin, Tolazolin, Reserpin, Chlorpromazin, Morphin, Apomorphin, Bromocryptin.	Hunger. Abmagerung, Eiweißmangel. Diabetes mellitus, schlecht eingestellt. Östrogene, Androgene, ACTH. Piperidin, L-Dopa, Propranolol, Clonidin, Amphetamin, Methoclopramid.

Funktionstests zur Voruntersuchung (Screening-Tests) der WH-Sekretion

Körperliche Belastung

Prinzip: Bei körperlicher Anstrengung sind die Kohlenhydrat- und Glykogenreserven schnell erschöpft, nach etwa 20—30 min. werden durch Wachstumshormonausschüttung und Lipolyse Fettsäuren zur Verbrennung bereitgestellt.

Durchführung: Blutentnahme für den Basalwert am nüchternen Patienten. Arbeitsleistung an Fahrradergometer, durch Treppensteigen oder andere kontrollierbare Anstrengung für 10 min. Nach 20 min. Ruhe erneute Blutentnahme.

Besonderheiten: Bei Kindern mit konstitutioneller Entwicklungsverzögerung findet man in ca. 30% der Tests einen ungenügenden Wachstumshormonanstieg /7/. In unklaren Fällen sollten dann definitive Tests, vor allem weitere physiologische Tests wie die Nachtsekretion des WH angeschlossen werden, um auch leichtere Formen der Hypophyseninsuffizienz zu erkennen und der Behandlung zuzuführen. In 70—90% der Fälle ergibt der Belastungstest eine klare diagnostische Aussage. Er stellt den bevorzugten Voruntersuchungstest dar, ist leicht auszuführen und belastet die Patienten mit zwei Blutentnahmen nur wenig.

Schlaf

Prinzip: WH wird im Tiefschlag abhängig von den REM-Phasen episodisch sezerniert. Diese Sekretionsmuster sind individuell erstaunlich identisch, jedoch abhängig von Alter und Pubertätsstadium. Ca. 30 min. nach dem Einschlafen kann man den ersten Anstieg des WH messen.

Durchführung: Anlegen einer gut fixierten Plastik- oder Flügelkanüle ohne Infusion, gegebenenfalls gefüllt mit verdünnter Heparinlösung. Blutentnahmen vor dem Einschlafen und 20 bis 30 min. nach dem Einschlafen.

Tag-/Nachtrhythmus

Prinzip: Sh. Schlaf. Zunehmend wichtiger werdende diagnostische Möglichkeit, Patienten mit deutlichem Minderwuchs und leichteren Störungen der WH-Sekretion zu finden, um sie mit biosynthetischem WH zu behandeln. Beurteilt werden Parameter wie Gesamtsekretion pro 12 oder 24 Std., Höhe und Fläche der Sekretionsspitzen etc.

Durchführung: Vor dem Einschlafen ca. 20.00 Uhr Anlegen einer Dauertropfinfusion über Plastikkanüle oder Plastikkanüle mit Mandrin ohne Tropf. Beobachtung und Protokoll der Schlaftiefe, Blutentnahmen alle 20 min. bis 7.00 Uhr oder Aufwachen.

Bei Verdacht auf Akromegalie Abnahme in stündlichen Intervallen über 24 Std.

Besonderheiten: Beurteilung der Schlaftiefe und Zuordnung zu Entnahmezeitpunkt durch Beobachtung allein unsicher, EEG-Ableitung ohne Belästigung des Kindes schwierig, aber notwendig.

L-Dopa/Carbidopa-Propranolol

Prinzip: L-Dopa ist ein katecholaminerger Neurotransmitter des Gehirns, dessen stimulierende Wirkung auf WH bei der Parkinson-Therapie beobachtet wurde. Diese Stimulation wird verstärkt durch den Decarboxylase-Blocker L-Carbidopa und Propranolol mit katecholaminerger Wirkung.

Durchführung: 1 mg Propranolol/kg KG bis maximal 40 mg, dazu L-Dopa 250 mg, Carbidopa 25 mg werden 2 Std. vor Versuchsbeginn oral gegeben.

Besonderheiten: Nebenwirkungen sind selten. Zuverlässiger, aber langdauernder Test, weitgehend verlassen.

Clonidin

Prinzip: Die katecholaminerge Substanz wird bei der antihypertensiven Therapie eingesetzt und nach Kenntnis der Regulation der WH-Sekretion als WH-Stimulans verwendet. Im allgemeinen ist die Treffsicherheit mit der des Insulintests vergleichbar.

Durchführung: Vor oraler Einnahme des Medikaments Blutentnahme und danach alle 30 min. für drei Stunden.

Besonderheiten: Wegen starker individueller Schwankungen der WH-Stimulation muß der Test auf drei Stunden ausgedehnt werden. Orthostatische Fehlregulationen

Tab. 3 Durchführung von Tests zur Stimulation und Suppression von Wachstumshormon /[8]/.

Stimulation/Suppression	**Zeitdauer/Dosis**	**Blutentnahmen**
Tests zur Voruntersuchung		
Körperliche Belastung	10 min.	0 und 30 min.
Schlaf	Tiefschlaf	alle 20 min.
(Tag-)/Nachtrhythmus	(Essen)/Tiefschlaf	alle 20 min.
L-Dopa/Carbidopa zusammen mit Propranolol	250/25 mg oral 1 mg/kg oral (bis 40 mg)	0, 45, 90 min.
Clonidin	0.15 mg/kg oral	0—180 min., alle 30 min.
Definitive Tests		
Glukagon-Propranolol	Propra. 1 mg/kg oral Glukagon 0.1 mg/kg i. m. Näheres sh. Text	0—180 min., alle 30 min.
Arginin-Cl	0.5 g/kg verd. i. v.	0, 30, 60, 90 min.
Alt-Insulin	0.1 E/kg i. v.	0, 30, 60, 90 min.
GHRH 1—44, 1—40, 1—29	1(—3) µg/kg i. v.	0, 15, 30, 60 min.
Priming Sexualsteroide	*Jungen*:Testosteron 3 Tage vor Test je 100 mg i. m.	vor Test
	Mädchen: Äthinylöstradiol 3 Tage vor Test je 0.1 mg	vor Test
Suppression durch Glucose	75 g Glucose/1.72 m^2 KO oral	0, 60, 90, 120 min.

und Blutdruckschwankungen sind häufig, die Patienten sollen während des Tests sitzen und der Blutdruck muß kontrolliert werden.

Funktionstests zur definitiven Diagnose eines WH-Mangels (sh. Tab. 3)

Glukagon-Propranolol

Prinzip: Durch Glukagon wird der Blutzucker erhöht, die nachfolgende reaktive Hypoglykämie führt wie der Insulintest zur WH-Ausschüttung. Diese Reaktion wird durch Propranolol verstärkt.

Durchführung: Propranolol 1 mg/kg KG bis zu einer Höchstdosis von 40 mg wird 2 Std. vor dem Test oral gegeben. Blutentnahme vor und alle 10 min. nach i. m. Injektion von Glukagon 0.1 mg/kg. Dauer 3 Stunden nach Glukagon-Injektion.

Besonderheiten: Sehr wirksamer Test, bei dem allerdings auch eine WH-Stimulation gefunden werden kann, wenn im Insulin- und Arginintest keine Stimulation gesehen wurde. Die Interpretation wird dadurch erschwert. Ein weiterer Nachteil ist die lange Dauer und das Auftreten starker individueller Schwankungen.

Arginin-Cl

Prinzip: Arginin und einige andere Aminosäuren führen zu einer deutlichen WH-Stimulation in 75—100% der Kontrollen, ohne daß Nebenwirkungen auftreten.

Durchführung: Arginin-Chlorid wird mit physiologischer Kochsalzlösung 1:10 verdünnt und nach Blutentnahme zum Zeitpunkt Null in 30 min. infundiert. Blutentnahmen in Abständen von 30 min. bis 90 min. nach Beginn der Infusion.

Besonderheiten: Mit dem Insulintest nach wie vor für die Indikation zur WH-Therapie allgemein akzeptierter Test. Wird wahrscheinlich in Zukunft durch die physiologischen Tests, vor allem der Nachtsekretion, ersetzt werden.

Alt-Insulin

Prinzip: Insulin führt zu einer kräftigen Absenkung des Blutzuckers. Danach wird WH sezerniert, um Fettsäuren zur Energiebereitstellung freizusetzen. Als weitere Gegenregulation wird über ACTH Cortisol ausgeschüttet. Dadurch kann der Insulintest auch zur Prüfung der Hypophysen-Nebennierenrinden-Achse verwendet werden. Die diagnostische Sensitivität bei Kontrollen liegt wie beim Arginintest bei 75—100%.

Durchführung: Insulin wird in gleicher Dosierung 0.1 E/kg KG bei Verdacht schwerer oder leichter Hypophyseninsuffizienz verdünnt mit physiol. NaCl i. v. injiziert. Blutentnahmen vor und in Abständen von 30 min. für 120 min. nach Insulininjektion. Vor und während des Tests wird Blutzucker mitgemessen, bei zu erwartenden starken Reaktionen u. U. auch mit Teststreifen. Der Insulintest kann nur verwertet werden, wenn der Blutzucker um 50% unter den Ausgangswert oder unter 40 mg/dl (2.22 mmol/l) absinkt. Zumindest in der ersten Stunde des Tests, besser während des ganzen Tests, sollte ein erfahrener Arzt anwesend sein. Glukagon und 20%ige Glucoselösung sollten bereitliegen, um den Test gegebenenfalls bei starken Hypoglykämiezeichen abzubrechen.

Besonderheiten: Leichte Übelkeit, Blässe, Schwitzen, sogar leichte Benommenheit sind während der ersten 5 bis 30 min. nach Injektion des Insulins häufig. Besonders heftige Nebenwirkungen sind bei ausgeprägter Hypophyseninsuffizienz wegen der fehlenden Gegenregulation zu erwarten. Die früher empfohlene Reduktion der Insulindosis auf die Hälfte wird wegen oft unzureichender Blutzuckerabsenkung nicht mehr verwendet.

GHRH-Test

Prinzip: Wie bei anderen Tests mit hypothalamischen Releasinghormonen kann durch Gabe von »growth hormone releasing hormone (GHRH)« zwischen einer Sekretionsstörung des Hypothalamus und einem Ausfall der Hypophyse selbst unterschieden werden. Es ist allerdings zu erwarten, daß nach längerem Ausbleiben der hypothalamischen Stimulation durch GHRH eine intakte Hypophyse auf einen einmaligen Test hin nicht genügend WH sezernieren kann. Es wurde deshalb empfohlen, den GHRH Test vor und nach wiederholter Gabe von GHRH, z. B. für 5 Tage 1 µg/kg KG s. c., täglich durchzuführen /[9]/.

Durchführung: Es scheint unerheblich, ob mit GHRH 1—44, 1—40 oder 1—29 stimuliert wird. Inzwischen wurden die verschiedenen Peptide biosynthetisch hergestellt. An Nebenwirkungen wurden nur bei ca. 20% der Probanden kurze Gesichtsrötungen (Flushs), häufiger bei älteren Kindern berichtet. Die erzielten Stimulationen des WH sind größer als durch die anderen Verfahren.

Vorbehandlung (Priming) mit Sexualsteroiden

Prinzip: Die Reaktion auf Stimulatoren ist größer in der Pubertät von Jungen und Mädchen, dies gilt vor allem für die Nachtsekretion. Durch Testosteron bei Jungen und Östrogene bei Mädchen konnten unzureichende WH-Anstiege, z. B. bei verzögerter Pubertät oder Gonadeninsuffizienz, normalisiert werden. Offenbar wird durch Sexualsteroide die Regelung der WH-Ausschüttung zu erhöhten Werten verschoben, so erklärt sich der erhebliche Pubertätswachstumsschub. Um nicht voreilig eine hypophysäre Insuffizienz zu diagnostizieren und zu behandeln, empfiehlt sich deshalb bei Störungen der Pubertät eine kurze Vorbehandlung (Priming) mit Sexualsteroiden /[8]/.

Durchführung: Bei vorher zweifelhaften oder ungenügenden Ergebnissen der WH-Stimulations-Tests und verzögerter Pubertät oder anderem Verdacht auf eine Schwäche der Sekretion der Sexualsteroide sollte die Wachstumshormonsekretion noch einmal nach Priming durch Sexualsteroide bestimmt werden. Jungen erhalten Testosteron und Mädchen Äthinylöstradiol für 3 Tage vor dem Test.

Untersuchungen zur Unterdrückung erhöhter WH-Konzentration

Prinzip: Nach Glucoseaufnahme fällt WH bei Normalpersonen oft auf nicht mehr bestimmbare Werte, mindestens unter 2 ng WH/ml, innerhalb der ersten 60 min. des Anstieges der Blutglucose. Mit dem Abfall des Blutzuckers steigt WH dann wieder an. Diese vollständige Suppression des WH fehlt bei Akromegalen, eine teilweise Senkung der WH-Konzentration ist aber beobachtet worden, jedoch nie unter 4 ng WH/ml, und in ca. 20% der Fälle kommt es zu einem paradoxen Anstieg des WH.

Besonderheiten: Die Diagnose einer Akromegalie sollte auf Grund des klinischen Bildes gestellt werden, ein pathologischer Glucose-Belastungstest reicht dafür nicht aus. Solche nicht normalen Reaktionen sind auch bei Anorexia nervosa, chronischen Nierenleiden, M. Wilson, akuter intermittierender Porphyrie und Thyreotoxikose beschrieben worden /[10]/.

Funktionstests der Somatomedin-Sekretion

Prinzip: Die Bildung von Somatomedin C (IGF I) ist von der WH-Sekretion abhängig. Allerdings ist noch unklar, welche Bedeutung die Blutkonzentration des SM-C hat gegenüber den Gewebekonzentrationen. Der Aussagewert einer niedrigen Einzelbestimmung läßt sich durch den Nachweis eines deutlichen Anstiegs nach exogener WH-Zufuhr deutlich verbessern (SM-C Generationstest). Es ist anzunehmen, daß sich dadurch auch ein Rückschluß auf den Therapieerfolg und die Wachstumsverbesserung mit exogenem Bio-WH ziehen läßt. Wegen der geringen Schwankungen und der Unabhängigkeit des SM-C von Rhythmen und Stoffwechsel, brauchen die Vorsorgemaßnahmen bei der Blutentnahme nicht so streng wie bei WH beachtet werden. Die individuellen SM-C Werte nehmen mit dem Alter zu mit einem Gipfel in der Pubertät, der gut mit dem pubertären Wachstumsspurt übereinstimmt.

Die Einzelbestimmung des SM-C hat den größten Nutzen in der Diagnostik und der Therapiekontrolle bei der exzessiven WH-Sekretion. Ein Zusammenhang besteht zwischen der Aktivität der Krankheit und den deutlich erhöhten SM-C-Werten, die Aussagefähigkeit für den Therapieerfolg wird noch kontrovers diskutiert. Hier spielen sicher methodische Unterschiede eine Rolle. Bei normalen Personen kommen stark erhöhte Werte des SM-C in der Pubertät und in der Schwangerschaft vor.

Durchführung

Einzelwert: Der SM-C Wert ist zwar abhängig von Tageszeit, Mahlzeiten, Erregung, es sollte aber beachtet werden, daß Medikamente, die die WH-Sekretion beeinflussen (s. o.), sicherheitshalber mindestens eine Woche vorher abgesetzt werden.

Kurzzeit-Stimulation: SM-C(IGF I)-Bestimmung vor und nach Injektion von 0.1 E (ca. 0.05 ng) WH/kg KG s. c. für 4 Tage.

Langzeit-Stimulation: SM-C (IGF I)-Bestimmung vor und nach Behandlung mit WH (12 E WH/m^2 Körperoberfläche /Woche in 7 gleichen Dosen/Woche s. c. abends) für 1/2 Jahr.

Bestimmungsmethoden

Wachstumshormon

Bestimmung im Serum mit immunchemischen Methoden, radioaktive und nicht-radioaktive Verfahren sh. S. 1462

Bezugsstandard: Erstes internationales Referenzpräparat MRC 66/217 (Medical Research Council Institute of Standards, Mill Hill Großbritannien). Werte in μIE/l oder μg/l (1 μIE/l = ca. 0.5 μg/l)

Somatomedin

Obwohl auch SM-A und SM-B bestimmt werden können, wird fast nur noch SM-C in Klinik und Forschung untersucht.

Bioassay: Stimulation des Einbaus radioaktiven Schwefels in Proteoglykane des Knorpels junger Tiere, z. B. Hühnchen oder Schweine. Parallele Dosiswirkungskurven (6 Punkt Verfahren) zwischen bekanntem Testserum und den Patientenseren. Das Testserum wird in jedem Labor gemischt und aus Seren gesunder Erwachsener gewonnen. Mit dem Bioassay werden alle Somatomedine ohne Kenntnis ihrer Transportproteinbindung und deren Hemmfaktoren (s. o.) gemessen. Außerdem sind Nachteile in der geringen Empfindlichkeit, der Störanfälligkeit und Variabilität des biologischen Reaktionsmaterials zu sehen. Trotzdem hat dieser Test seine Bedeutung bei der Reinigung, Auffindung und Untersuchungen der Physiologie der Somatomedine behalten.

Radiorezeptorassay: Reaktionsmaterial ist die Plazentazellmembran und deren hohe Bindungskapazität für Somatomedine. Es ist unklar, ob dieser zuverlässigere Test den Bioassay ersetzen kann.

Radioimmunoassay: Verfahren für die Messung von SM-C sind nur zuverlässig mit einem Extraktionsschritt zur Trennung von den spezifischen Bindungsproteinen. SM-C RIA sind kommerziell erhältlich.

Bezugsstandard: Bislang gilt der inoffizielle Standard des Mischserums gesunder Erwachsener, dessen SM-C Gehalt mit 1.0 E/ml festgelegt wird. Da inzwischen die Struktur von IGF I aufgeklärt ist und dieses Peptid biosynthetisch hergestellt wird, ist eine genauere Festlegung zu erwarten. Kürzlich wurden folgende Zusammenhänge angegeben /[11]/: SM-C 1E/ml = 25 nmol/l = 192.5 ng/ml.

Untersuchungsmaterial

Serum 0.5—1 ml

Referenzbereiche

Wachstumshormon	Basal	bis 4 ng/ml
	Stimulation	
	Normal	10—40 ng/ml
	Subnormal	5—10 ng/ml
	pathologisch	unter 5 ng/ml
	Suppression	
	Normal	unter 4 ng/ml
Somatomedin	Bioassay	0.8—1.2 E/ml
	Radiorezeptor-Assay SM-A	0.9—1.1 E/ml
	Radioimmunoassay SM-C	sh. nachfolgend

Referenzbereiche von Somatomedin C nach 2 Bestimmungsverfahren

Bestimmungsverfahren mit Extraktion /[10]/				
Altersgruppe	Männlich		Weiblich	
(Jahre)	m	Bereich	m	Bereich
1 Mo.—2 J.	0.30	0.17—0.53	0.29	0.14—0.63
2— 6	0.49	0.23—1.06	0.44	0.17—1.11
6— 8	0.62	0.26—1.44	0.48	0.24—0.94
8—10	0.61	0.24—1.59	0.69	0.37—1.31
10—14	0.88	0.35—2.22	1.28	0.37—4.44
14—18	1.71	0.69—4.23	1.71	0.52—5.63
Erwachsene	1.10	0.36—1.84	1.20	0.47—1.94
Bestimmungsverfahren ohne Extraktion /[11]/				
Altersgruppe	Männlich		Weiblich	
(Jahre)	m	Bereich	m	Bereich
0—3	0.30	0.08—1.1	0.49	0.11—2.2
3—6	0.44	0.12—1.6	0.66	0.18—2.4
6—11	0.78	0.22—2.8	1.36	0.41—4.5
11—13	1.01	0.28—3.7	2.59	0.99—6.8
13—15	2.25	0.90—5.6	2.63	1.20—5.9
15—18	1.67	0.91—3.1	1.70	0.71—4.1
Erwachsene				
18—64	0.79	0.34—1.9	0.98	0.45—2.2

Angaben in U/ml, m = Median

Bewertung

Minderwuchs

Im Kindesalter ist eine volle klinische und endokrinologische Untersuchung unter Einschluß von WH und SM-C gerechtfertigt, wenn die Körpergröße und falls berechenbar die Wachstumsgeschwindigkeit 2 Standardabweichungen oder mehr unter der Norm für das chronologische Alter und Geschlecht liegt. Dies entspricht etwa der 3. Perzentile mancher Wachstumskurven oder genauer und altersabhängiger -3 SDS für das chronologische Alter und Geschlecht; SDS = Standard Deviation Score nach *Tanner* /[13]/. SDS = Meßwert-Mittelwert für chronol. Alter/Standardabweichung für chronol. Alter. Eine zusätzliche Indikation kann die Berechnung der zu erwartenden Erwachsenen-Endgröße, z. B. nach *Baylee-Pinneau* im Verhältnis zur sog. genetischen Zielgröße nach *Tanner* /[13]/ ergeben.

Vor der ausführlichen endokrinologischen Untersuchung sollten alle anderen möglichen Ursachen für den Wachstumsrückstand ausgeschlossen werden /[1, 4, 14]/. Wenn ein Screening-Test keine ausreichende Stimulation des WH zeigt und der SM-C Wert niedrig ist, wurde bislang für die Diagnose eines hypothalamisch-hypophysären Minderwuchses der negative Ausfall von zwei definitiven Tests gefordert. Inzwischen zeichnet sich ab, daß die Untersuchung der physiologischen Stimulation, vor allem des Nachtrhythmus des WH, aussagekräftiger ist und auch leichtere, behandlungswürdige Störungen der WH Sekretion zu diagnostizieren hilft. Kombiniert mit einem evtl. wiederholten GHRH-Test und einem SM-C-Generationstest kann eine gute Voraussage des Behandlungserfolges einer WH-Therapie erwartet werden. Dies ist umso wichtiger, als sich die Indikation zur Behandlung angesichts der zukünftigen unbegrenzten Verfügbarkeit des Bio-WH ausweiten läßt. Hier werden die genannten feineren Untersuchungsmöglichkeiten ihren Platz finden. Ob auch eine Behandlung von Kindern ohne allen WH-Mangel sinnvoll ist, wird z. Zt. geprüft. Sicher sollte man die aufwendigen täglichen Injektionen der WH-Behandlung den Kindern nicht probatorisch zumuten.

Wichtig ist, daß durch Angst vor der Blutentnahme die »Nüchtern«konzentration schon deutlich im Bereich einer kräftigen Stimulation liegen kann. Danach ist dann nicht mit dem weiteren Anstieg zu rechnen, oft kommt es zu einem Abfall.

Die häufigste Ursache für Minderwuchs ist die konstitutionelle Entwicklungsverzögerung. Bei ihr findet man häufig eine unzureichende Stimulation im Screeningtest und im Nachtrhythmus. Die definitiven Tests dagegen sind niedrig normal bis unauffällig. Diese Kinder wachsen besser unter Wachstumshormonzufuhr /[15]/, allerdings oft auch unter Sexualhormonen.

Arginin- und Insulintest können an einem Tag durchgeführt werden, zusammen mit anderen Untersuchungen (Kombitest) wird der Proband aber stark belastet. Die Entscheidung zur Behandlung mit Bio-WH hängt bislang noch vom Ergebnis der definitiven Tests ab, in Zukunft wird aber hier die Nachtsekretion eine wesentliche Rolle spielen, sobald die Beurteilungskriterien besser abgegrenzt sind. Wahrscheinlich werden dann die eingreifenden unphysiologischen Tests verlassen werden.

Auch beim Erwachsenen kann die Untersuchung der WH-Sekretion einen zuverlässigen Hinweis auf eine hypothalamisch-hypophysäre Insuffizienz liefern. Wahrscheinlich wird man auch diese Patienten wegen der allgemeinen anabolen Wirkung, z. B. auf den Eiweiß- und Muskelstoffwechsel, in Zukunft mit WH behandeln.

Großwuchs, Akromegalie

Bei hypophysärem Großwuchs im Kindesalter (Gigantismus) oder der Akromegalie des Erwachsenen finden sich oft erhöhte WH-Konzentrationen in Einzeluntersuchungen, Ausnahmen sind aber beschrieben worden. Im Tag-Nacht-Rhythmus können hohe Werte von 30—120 ng/ml beobachtet werden. Zuverlässiger scheint die ausbleibende WH-Absenkung im Glucosetest. Werte über 4 ng/ml sind verdächtig auf Akromegalie, aber auch nicht beweisend /[10]/. Am sichersten scheint z. Zt. die SM-C Bestimmung. Die erhöhten Werte liegen deutlich über dem Referenzbereich und lassen einen Rückschluß auf die Aktivität der Erkrankung zu. Umgekehrt sind sie zum Monitoring nach oder unter Therapie gut geeignet. Die Diagnose Akromegalie sollte auf Grund des klinischen Bildes gestellt werden, die Laboruntersuchungen können nur eine Hilfe darstellen. Auf die differentialdiagnostisch wichtigen Zustände mit erhöhter WH-Sekretion wurde schon hingewiesen, hier findet man nicht die metabolischen Auswirkungen des WH und SM-C ist niedrig oder niedrig normal.

Hinweise und Störungen

Antikoagulantien: Heparin, EDTA usw. können verfahrensabhängig zu Fehlbestimmungen im RIA von WH und SM-C führen, das gilt auch für nichtradioaktive Verfahren wie EIA, FIA und LIA.

Richtigkeitskontrollen: Da verschiedene Reagenzienhersteller für Bestimmungen von WH und SM-C z. T. erhebliche Unterschiede in den Referenzwerten angeben, sollte zur Beurteilung und beim Vergleich mit Angaben der Literatur unbedingt eine externe Qualitätskontrolle mittels Ringversuch durchgeführt werden.

Funktionstests: Um ambulante Untersuchungen der WH-Sekretion gut auswerten zu können, sollten sie morgens nüchtern und so schonend wie möglich durchgeführt werden, um streßbedingte Stimulationen zu vermeiden. Bei Kindern sollte bei stationären Tests mit Dauertropf an die vorherige Harnentleerung gedacht werden. Bei stationären Untersuchungen soll der Dauertropf mit einer schonend eingelegten modernen Plastikkanüle 30 min. vor dem eigentlichen Testbeginn angelegt werden.

Zu niedrige WH-Konzentrationen in Screening- und Nachtrhythmus-Untersuchungen kommen bei Kindern mit konstitutioneller Entwicklungsverzögerung häufig vor. Die chronologisch verspäteten Pubertätszeichen /[3]/, die Familienanamnese und die gute Übereinstimmung von Längenalter und Knochenalter /[14]/ können die Diagnose erleichtern.

Bei dem Insulintest sollte ein Arzt anwesend sein, das Ausmaß der Hypoglykämie sollte mit Teststreifen neben der Blutglucosebestimmung kontrolliert werden, vor allem wenn entsprechende Symptome zum Abbruch zwingen.

Stabilität: Wegen der Proteasen im Serum sollten WH und SM-C sofort bestimmt oder eingefroren werden. Für den Versand müssen sie ebenfalls tiefgefroren oder lyophilisiert werden.

Literatur

1. *Underwood, L. E., J. J. van Wyk:* Normal and aberrant growth. In: *Wilson, J. D., D. W. Foster,* Williams textbook of endocrinology VII, S. 155. Saunders, Philadelphia (1985).
2. *Daughaday, W. H.:* The anterior pituitary. In: *Wilson, J. D., D. W. Foster,* Williams textbook of endocrinology VII, S. 568. Saunders, Philadelphia (1985).
3. *Gupta, D.:* Hormone und Neurotransmitter des Hypothalamus und der Hypophyse. In: *Gupta, D.,* Endokrinologie der Kindheit und der Adoleszenz, S. 1. Thieme, Stuttgart (1986).
4. *Schönberg, D.:* Erkrankungen des Hypothalamus und der Hypophyse. In: *Gupta, D.,* Endokrinologie der Kindheit und der Adoleszenz, S. 28. Thieme, Stuttgart (1986).
5. *Phillips, L. L.:* Metabolism. *35:* 78 (1986). Nutrition, somatomedins and the brain.
6. *Zapf, J., CH. Schmid, E. R. Froesch:* Clin. Endocrinol. Metabol. *13:* 3 (1984). Biological and immunological properties of insulin-like growth factors (IGF) I and II.
7. *Schönberg, D.:* Mschr. Kinderheilk. *121:* 652 (1973). Diagnostik und Therapie des hypophysären Minderwuchses.
8. *Schönberg, D.:* Growth hormone stimulation tests. In: *Ranke, M. B., J. R. Bierich,* Growth hormone deficiency, S. 37. Urban und Schwarzenberg, München (1983).
9. *Butenandt, O., M. Emmlinger, H. Doerr:* Act. Endocrinol. (Kbh) Suppl. *279:* 118 (1986). Single and repeated testing of growth hormone secretory capacity in hypopituitarism using growth hormone releasing factor.

10. *Ho, K. Y., W. S. Evans, M. O. Thorner:* Clin. Endocrinol. Metabol. *14:* 1 (1985). Disorders of prolactin and growth hormone secretion.
11. Immuno nuclear Corporation: Somatomedin C by RIA. Rev. 6/85 Part No. XP0370. Stillwater, Minnesota 55082 USA.
12. Nichols Institute Diagnostics: Plasma Somatomedin-C RIA. Values in normal and hypopituitary individuals, 5/83 Part No. 0—60—2062. San Juan Capistrano, California 92675 USA.
13. *Tanner, J. M.:* Wachstum und Reifung der Kinder. In: *Gupta, D.,* Endokrinologie der Kindheit und der Adoleszenz, S. 421. Thieme, Stuttgart (1986).
14. *Bierich, J. R., D. Schönberg:* Wachstumsstörungen. In: *Kuhlencordt, F., H. Bartelheimer,* Handbuch der Inneren Medizin VI/1B, Knochen-Gelenke-Muskeln, S. 911. Springer, Heidelberg (1981).
15. *Bierich, J. R.:* Acta Paediatr. Scand (Suppl.) *325:* 71 (1986). Treatment by hGH of constitutional delay of growth and adolescence.

Prolaktin

Indikation

♀ Amenorrhoe, Oligomenorrhoe.
Anovulatorische Zyklen.
Corpus luteum-Insuffizienz.
Galaktorrhoe.
Leichte Virilisierungserscheinungen.
Erste Hormonanalyse bei der Abklärung der weiblichen Sterilität.

♂ Libido- und Potenzstörungen.
Hypogonadismus mit und ohne Gynäkomastie.
Galaktorrhoe.

Bei beiden Geschlechtern: Hypophysäre und hypothalamische Erkrankungen.

Von pathophysiologischer Bedeutung ist ausschließlich die gesteigerte Prolaktin-Sekretion, die Hyperprolaktinämie /[1]/. Für deren Diagnostik genügt es, die basale Prolaktin-Konzentration zu bestimmen. Funktionstests wie die Stimulation mit TRH und Metoclopramid oder Suppression mit L-Dopa oder Bromocriptin haben nur geringe, bzw. keinerlei diagnostische und klinisch-therapeutische Bedeutung.

Bestimmungsmethoden

Immunoassays, z. B. Radio- oder Enzymimmunoassay. Eingehende Beschreibung des Prolaktin-RIA sh. Lit. /[2]/.

Untersuchungsmaterial

Serum 1 ml

Referenzbereiche

♀	20—500 mU/l 1—25 µg/l	♂	20—400 mU/l 1—20 µg/l

20 mIU des WHO-Standards 75/504 entsprechen 1 µg des VLS-1-hPRL des NIH, Bethesda, Maryland.

Bewertung

Da erniedrigte Prolaktin-Werte für die Klinik praktisch keine Bedeutung haben, interessiert allein die erhöhte Prolaktin-Konzentration, die Hyperprolaktinämie. Es besteht eine eindeutige Geschlechtsspezifität. Die Hyperprolaktinämie ist bei der Frau sechsmal so häufig wie beim Mann /[1,3]/.

Klinische Symptomatik der Hyperprolaktinämie

Frauen: Amenorrhoe, Zyklusstörungen , Anovulation, Corpus luteum-Insuffizienz, Galaktorrhoe, Libidostörungen, Hirsutismus, Akne.

Männer: Libidostörungen, Potenzstörungen, Hypogonadismus mit und ohne Gynäkomastie, Galaktorrhoe.

Beide Geschlechter: Zeichen eines Hypophysentumors wie Hypophysenvorderlappen-Insuffizienz, Gesichtsfeldeinschränkungen, Kopfschmerzen.

Die Häufigkeit der Hyperprolaktinämie als Ursache der Amenorrhoe wird mit 10 bis 40% angegeben, 70% der hyperprolaktinämischen Frauen haben eine meist nicht spontane, aber auf Druck provozierbare Galaktorrhoe /[1]/.

Bei etwa 20% der *hyperprolaktinämischen Frauen* läßt sich anhand der seitlichen Schädelaufnahme ein großräumiger Hypophysentumor (Makroprolaktinom) nachweisen. Bei weiteren 20% finden sich radiologische Veränderungen der Konfiguration der Sella turcica (Mikroprolaktinom). Über die Hälfte aller hyperprolaktinämischen Frauen haben eine völlig normale Sella turcica. Die Höhe der basalen Prolaktin-Konzentration korreliert meist gut mit der radiologisch feststellbaren Adenomgröße.

Im Gegensatz zu Frauen findet sich bei *hyperprolaktinämischen Männern* nur selten eine normale Sella turcica bzw. röntgenologische Hinweise auf ein Mikroprolaktinom. Bei den meisten hyperprolaktinämischen Männern werden große Hypophysenadenome mit deutlich erhöhten Prolaktinwerten gefunden. Da große Makroprolaktinome bei Frauen nur geringfügig häufiger gefunden werden, beruht die Geschlechtsspezifität der Hyperprolaktinämie vor allem auf den Mikroprolaktinomen bzw. der Hyperprolaktinämie bei normaler Sella turcica /[3,4]/.

Bei hyperprolaktinämischen Männern prägen Libidoverlust und Impotenz, Zeichen des Hypogonadismus mit Gynäkomastie, gelegentlich auch Galaktorrhoe, das klinische Bild. Die Inzidenz der Hyperprolaktinämie bei hypogonaden Männern liegt allerdings nur bei etwa ein Prozent /[1]/.

Die Unterschiede zwischen Makro- und Mikroprolaktinomen in klinischer Hinsicht sind in Tab. 1 zusammengefaßt.

Tab. 1 Klinische Aspekte der Prolaktinome

Klinische Aspekte	**Kleine Adenome »Mikroadenome«**	**Große, invasiv wachsende Adenome »Makroadenome«**
Geschlechtsverteilung	vornehmlich Frauen	Frauen und Männer
Proliferation	langsam	rasch, progredient
Prolaktin-Konzentration	mäßig erhöht	deutlich, zum Teil extrem erhöht
Chiasma-Syndrom	Ø	häufig
Neurologische Ausfälle	Ø	gelegentlich nachweisbar
Operative Therapie	60—90% erfolgreich	praktisch nie Normalisierung der PRL-Konzentration
Dopaminagonistentherapie	praktisch immer erfolgreich	in der Regel erfolgreich
Antitumor-Effekt der Dopaminagonisten-Therapie	nicht sicher nachweisbar	50—80%

Ursachen der Hyperprolaktinämie

Auf Grund der für das Prolaktin überwiegend inhibitorischen hypothalamischen Kontrolle durch PIH *(Prolactin inhibiting hormone)* können sowohl hypophysäre als auch hypothalamische Erkrankungen zu einer Prolaktin-Mehrsekretion führen (Tab. 2).

Ein großes Prolaktin-produzierendes Hypophysenadenom, ein Makroprolaktinom, führt zu einer Erweiterung oder Destruktion der Sella turcica. Bei röntgenologisch normaler Sella kann ein Mikroprolaktinom Ursache der Hyperprolaktinämie sein. Ist die Sella vergrößert, muß allerdings das Prolaktin nicht im Tumor selbst gebildet werden. Bei suprasellärer Extension und Kompression des Hypophysenstiels kann PIH die Resthypophyse nicht erreichen, die so enthemmt vermehrt Prolaktin sezerniert. Auch bei suprasellären Prozessen kann die Hyperprolaktinämie durch Zerstörung der PIH-freisetzenden hypothalamischen Neurone oder durch Störungen des PIH-Transports zur laktotropen Zelle des Hypophysenvorderlappens bedingt sein. Sehr häufig ist die Hyperprolaktinämie medikamentös induziert (Tab. 3). Hier stehen im Vordergrund die Dopaminantagonisten bzw. Katecholamin-Depletoren.

Selten ist eine die inhibierende Kontrolle überwiegende hypothalamische Stimula-

Tab. 2 Ursachen der Hyperprolaktinämie

Physiologische
Gravidität Postpartale Laktation Streß (Insulin-Hypoglykämie, Operation etc.)
Pathologische
Prolaktin-produzierendes Hypophysenadenom (Prolaktinom) — Makroprolaktinom (generelle Vergrößerung der Sella turcica) — Mikroprolaktinom (normale Sella turcica oder diskrete Veränderungen der Sella-Kontur)
Störung des PIH-Transports zur Adenohypophyse oder der PIH-Produktion — Kompression durch einen endokrin-inaktiven bzw. nicht PRL-produzierenden Tumor — Hypophysenstiel-Durchtrennung — Granulomatöse Erkrankungen der basalen Hirnhäute (z. B. Sarkoidose, M. Hodgkin) — Supraselläre Tumoren (z. B. Kraniopharyngeom)
Pharmaka — Dopaminantagonisten — Katecholamindepletoren
Hypothalamische Stimulation bei Hypothyreose (endogenes TRH) Niereninsuffizienz
Andere seltene Ursachen — Herpes zoster-Enzephalitis — Trauma der Thoraxwand — Ektopische PRL-Produktion

Tab. 3 Wichtige Pharmaka mit stimulierender Wirkung auf die Prolaktin-Sekretion

Chlorpromazin	Butyrophenone (Haloperidol)
Perphenazin	α-Methyldopa
Sulpirid	Reserpin
Metoclopramid	Cimetidin
Domperidon	Östrogene (hohe Dosierung, z. B. Mammakarzinom)
Pimozid	

tion Ursache der Hyperprolaktinämie. Bei primärer Hypothyreose ist die vermehrte endogene TRH-Sekretion gelegentlich Ursache einer persistierenden Hyperprolaktinämie.

Beurteilung der Prolaktin-Werte

Prolaktin-Werte über 250 µg/l bzw. 5000 mU/l sind nahezu beweisend für ein Prolaktinom. Erhöhte Prolaktin-Konzentrationen unter 250 µg/l bzw. 5000 mU/l können ebenfalls durch ein Prolaktinom verursacht sein /[1, 3, 4]/. Hier kommen aber auch alle anderen Ursachen in Frage. Zur weiteren Abklärung dient neben der unbedingt notwendigen Medikamentenanamnese und Beurteilung der Schilddrüsenfunktion die seitliche Schädelaufnahme bzw. Sella-Tomographie, eventuell die Computer-Tomographie des Schädels. Bei entsprechender Klinik mit nur geringfügig erhöhtem oder im oberen Normbereich liegenden Prolaktin-Wert empfiehlt sich eine mehrmalige basale Prolaktin-Bestimmung, z. B. dreimal in 20 Minuten-Abständen oder an 3 verschiedenen Vormittagen. Sind dabei alle Prolaktinwerte in diesem grenzwertigen Bereich, so ist bei entsprechender Klinik eine probatorische Therapie mit Prolaktinhemmern gerechtfertigt.

Hinweise und Störungen

Blutentnahme: Soll nicht nach gynäkologischer Untersuchung (Streß) oder Prüfung auf Galaktorrhoe erfolgen. Wichtig ist, daß mäßig erhöhte Prolaktin-Konzentrationen allein durch Streß hervorgerufen werden können, z. B. Erwartung der Blutabnahme, und daß die Manipulation der Brustwarze, z. B. bei Provokation einer Galaktorrhoe, zu einem Anstieg der Prolaktin-Werte in den hyperprolaktinämischen Bereich führen kann.

Referenzbereiche: Die Prolaktin-Konzentration unterliegt einem Tag-Nacht-Rhythmus, d. h. sie fällt im Verlauf des Tages auf die Hälfte des morgendlichen Basalwertes ab, um dann während des Schlafes am frühen Morgen wieder anzusteigen /[4]/. Die Referenzbereiche gelten für die Zeit zwischen 8 und 10 Uhr morgens.

Schwangerschaft: Es kommt zu einem kontinuierlichen Anstieg der Prolaktinwerte auf das 15- bis 20fache der Ausgangskonzentration. Postpartal fällt das Prolaktin innerhalb von 4 bis 6 Wochen wieder auf den Ausgangswert ab.

Stillperiode: Während der Stillperiode sind die basalen Prolaktin-Werte nicht signifikant gegenüber nicht-stillenden Patientinnen erhöht, die saugreizbedingten Anstiege sind aber kurzfristig überschießend.

Pubertät und Menopause: Bei Frauen kommt es während der Pubertät zu einem Anstieg des Prolaktins um etwa 50%, nach Beendigung der Reproduktionsphase in der Menopause fällt das Prolaktin um den gleichen Betrag wieder ab. Während des Zyklus gibt es bis auf eine geringfügige Erhöhung in Zyklusmitte keine signifikanten Prolaktinschwankungen /[1]/.

Beim Mann sind keine wesentlichen Prolaktinschwankungen in den einzelnen Lebensphasen bekannt.

Stabilität im Serum: Postversand möglich.

Pathophysiologie

Beim humanen Prolaktin handelt es sich um ein einkettiges Peptidhormon mit 198 Aminosäuren, 3 Disulfidbrücken und einem Molekulargewicht von etwa 23.000. Strukturell ist es dem menschlichen Wachstumshormon und dem humanen plazentaren Laktogen ähnlich. Man nimmt an, daß alle drei Moleküle aus einem gemeinsamen Urpeptid abstammen, wobei das phylogenetisch ältere Prolaktin seine Struktur im Gegensatz zu seiner biologischen Wirkung kaum verändert hat, verglichen mit dem jüngeren Wachstumshormon, dessen Struktur bei verschiedenen Spezies erheblich divergiert.

Beim Menschen stimuliert Prolaktin die Galaktopoese und die Laktogenese, also Aufrechterhaltung und Einsetzen der Milchsekretion nach der Entbindung. Darüber hinaus unterhält die durch den Saugreiz erhöhte Prolaktin-Konzentration die postpartale Anovulation (»physiologische Geburtenkontrolle«).

Für die Entwicklung der Brust, die Mammogenese, ist Prolaktin neben Sexualhormonen ebenfalls erforderlich. Ferner hat Prolaktin einen allerdings nicht sehr ausgeprägten luteotropen Effekt beim Menschen.

Regulation der Prolaktin-Sekretion: Im Gegensatz zu allen anderen Hypophysenvorderlappenhormonen ist der überwiegende hypothalamische Einfluß auf die Prolaktin-Sekretion inhibitorischer Natur. Dabei wird die Prolaktin-Sekretion durch das hypothalamische Prolactin inhibiting hormone (PIH) gehemmt, bei dem es sich um das biogene Amin Dopamin handelt /[1]/. Daneben ist noch ein peptiderges PIH beschrieben worden, dessen Bedeutung nicht klar ist /[5]/.

Deshalb führen Dopaminantagonisten regelmäßig zu einem Anstieg der Prolaktin-Konzentration. Neben dem dominierenden PIH gibt es noch einen Prolactin releasing factor (PRF), der in seiner Struktur nicht aufgeklärt ist. TRH, das ebenfalls zu einer Stimulation der Prolaktin-Sekretion führt, scheint nicht der physiologische PRF zu sein, da in einigen Situationen die Prolaktin- und Thyreotropin-Sekretion dissoziiert.

L-Dopa, der direkte Präkursor des Dopamins, welcher die Blut-Hirn-Schranke passiert, und Dopamin selbst führen zu einer Hemmung der Prolaktin-Sekretion. Ergotalkaloid-Derivate mit dopaminagonistischer Wirkung hemmen ebenfalls langanhaltend die Prolaktin-Sekretion. Von diesen wird Bromocriptin und Lisurid seit einigen Jahren erfolgreich zur Therapie der Hyperprolaktinämie eingesetzt /[3, 4]/.

Den physiologischen Reiz für die Prolaktin-Sekretion stellt der Saugreiz beim Stillen dar. Allein der taktile Reiz an der Mammille führt zur Auslösung des neuroendokrinen Reflexes mit Stimulation der Prolaktin-Sekretion. Die Prolaktin-Konzentration ist bei Frauen geringfügig höher als beim Mann, was durch die permissive Wirkung der Östrogene auf die Prolaktin-Sekretion bedingt ist. Letzteres erklärt auch den Anstieg des Prolaktins während der Schwangerschaft parallel zum Anstieg der Östrogene /[1]/.

Hyperprolaktinämischer Hypogonadismus: Pathophysiologisch spielt die verminderte Prolaktin-Sekretion, die zur Stillunfähigkeit sowie bei überdosierter Bromocriptin-Therapie zur Corpus luteum-Insuffizienz führen kann, keine große Rolle. Im Vordergrund steht hingegen die vermehrte Prolaktin-Sekretion, die Hyperprolaktinämie, die bei beiden Geschlechtern einen hypothalamischen Hypogonadismus hervorruft, der sich bei der Frau in Anovulation und Zyklusstörungen, beim Mann in Libido- und Potenzstörungen manifestiert.

Beim Gesunden hemmt Prolaktin über eine Steigerung des hypothalamischen Dopamin-Umsatzes seine eigene Freisetzung. Dopamin scheint ferner einen bremsenden Einfluß auf die pulsatile hypothalamische GnRH- und damit die episodische LH-Sekretion zu haben. Bei der Hyperprolaktinämie ist die hypothalamische Dopamin-Konzentration erhöht, ohne daß dadurch die autonome hypophysäre Prolaktin-Sekretion wesentlich beeinflußt wird. Allerdings werden durch das erhöhte hypothalamische Dopamin-Angebot die GnRH-produzierenden Neurone in ihrer pulsatilen Aktivität gehemmt, was sich in einem Fehlen der pulsatilen LH-Sekretion bemerkbar macht. Da eine regelrechte gonadale Funktion nur durch eine pulsatile LH-Sekretion gewährleistet ist, entwickelt sich so ein hypothalamischer hypogonadotroper Hypogonadismus. Entsprechend führt die Substitutionstherapie mit pulsatiler GnRH-Applikation zu einer völligen Normalisierung der Gonadenfunktion bei persistierend erhöhten PRL-Werten /[3]/. Die funktionelle Bedeutung des Prolaktins wird auch dadurch deutlich, daß nach Normalisierung der Prolaktin-Konzentration der Hypogonadismus ebenfalls voll reversibel ist.

Literatur

1. *Flückiger, E., E. del Pozo, K. von Werder:* Prolactin. Physiology, pharmacology and clinical findings. Monographs on endocrinology, Vol. 23. Springer, Heidelberg (1982).
2. *von Werder, K, K. Felixberger, M. Gottsmann, W. Kerner, B. Glöckner:* An homologous human prolactin radioimmunoassay with an antibody against »little« hPRL. In: Radioimmunoassay and releated procedures in medicine, Vol. 1, S. 43. International Atomic Energy Agency, Wien (1978).
3. *von Werder, K.:* Recent advances in the diagnosis and treatment of hyperprolaktinemia. In: *Imura, H.,* The pituitary gland, S. 405. Raven Press, New York (1985).
4. *von Werder, K., H. K. Rjosk:* Akt. Endokr. Stoffw. *5:* 42 (1984). Derzeitiger Stand der Diagnostik und Therapie der Prolaktinome.
5. *von Werder, K., P. C. Scriba*: Hypothalamus und Hypophyse. In: *Siegenthaler, W.,* Klinische Pathophysiologie. Thieme, Stuttgart (1987).

Hodenfunktionen

Klinik und Symptomatik

Zur Labordiagnostik der Hodenfunktionsstörungen, *Hypogonadismus* und *Infertilität* gehören die Bestimmung von Testosteron, LH und FSH im Serum und die Untersuchung des Ejakulates. Stimulationstests zur Erfassung der endokrinen Reservekapazität der Hoden (hCG-Test) und der Hypophyse (LHRH-Test) sowie die Beurteilung der Spermienfunktion ergänzen die Diagnostik.

Ursachen für Hypogonadismus und Infertilität können auf der Ebene des Hypothalamus, der Hypophyse, der Hoden, der Androgen-Zielorgane und der ableitenden Samenwege lokalisiert sein.

Infertilität muß vermutet werden, wenn ein Paar länger als ein Jahr ungeschützten Verkehr praktizierte, ohne daß eine Schwangerschaft eintrat.

Die Ausbildung der Symptome des Hypogonadismus hängt vom Zeitpunkt des Auftretens des Androgenmangels ab. Androgenmangel während der Embryogenese kann zu *Intersexualität* führen. Androgenmangel zum Zeitpunkt der normalerweise einsetzenden Pubertät führt zu *Eunuchoidismus* (eunuchoider Hochwuchs), nach Abschluß der Pubertät zu den Symptomen des *postpuberalen Androgenmangels* ohne Veränderung der Körperproportionen aber mit Nachlassen der Sekundärbehaarung, Atrophie der Muskulatur, Osteoporose, Anämie, Libido- und Potenzverlust, Infertilität /[1]/.

Bei der klinischen Untersuchung sind besonders zu berücksichtigen

— Geschlechtsorgane: Lage, Größe und Konsistenz der Testes, Nebenhoden, Ductus deferens, Plexus pampiniformis (Varikozele?), Penis (Deformationen, Hypospadie, Phimose).

— Körperproportionen (Verhältnis Unter- zu Oberlänge und Spannweite zu Körperlänge) und Fettverteilung.

— Behaarung: Pubes, Pubeshaargrenze, Bart und Stirnhaargrenze (Geheimratsecken?), Achsel, Thorax, Extremitäten.
— Larynx: Stimmlage (Stimmbruch?), Adamsapfel.
— Rhinenzephalon: Riechvermögen.

Testosteron

Indikation

Testosteron im Serum ist die wichtigste Labormeßgröße, um den klinischen Verdacht auf eine inkretorische Hodenfunktionsstörung zu bestätigen, einen Androgenmangel zu dokumentieren und eine Testosteronsubstitution zu überwachen /[2]/.
Die Bestimmung von Testosteron im Speichel kann zur Diagnostik herangezogen werden, hat jedoch eher in der Therapieüberwachung Bedeutung. Denn Proben können ohne ärztliches Hilfspersonal und fern von medizinischen Einrichtungen gewonnen werden /[3]/.

Funktionstest

hCG-Test

Durch Stimulation mit humanem Choriongonadotropin (hCG) kann die endokrine Kapazität der Testes überprüft werden. hCG besitzt überwiegend LH-Aktivität und stimuliert die Testosteronproduktion der Leydig-Zellen.

Durchführung: Der Test kann in verschiedenen Modifikationen durchgeführt werden /[4]/. hCG sollte ausschließlich intramuskulär verabreicht werden. Eine zu hohe Dosierung kann zu einer »down regulation« und damit zu paradoxen Effekten führen. Für jede Modifikation müssen Referenzbereiche etabliert werden, ohne die eine Interpretation nicht gelingt.

Beispiel: Zwischen 8.00 und 10.00 Uhr wird eine Blutprobe zur Bestimmung der basalen Testosteron-Konzentration gewonnen. Danach einmalige Injektion von 5000 IE hCG i. m. Erneute Blutabnahme nach 48 oder 72 Std.

Bestimmungsmethoden

Radioimmunoassay (RIA) /[2]/, Lumineszenz-Immunoassay (LIA) /[5]/.

Untersuchungsmaterial

Serum, Heparinplasma	1 ml
Speichel	3 ml

Referenzbereiche

Morgendliche basale Konzentration erwachsener Männer
Serum: 3.5—8.6 ng/ml (12—30 nmol/l)
Speichel: 200—500 pmol/l

Kastraten und Jungen vor der Pubertät
Serum: 0.3—1.2 ng/ml (1—4 nmol/l)

hCG-Test
1.8- bis 2.5facher Anstieg über basal bei Männern bis etwa zum 60. Lebensjahr. In der Seneszenz und bei primärer Hodeninsuffizienz erniedrigter, bei sekundärer erhöhter Anstieg.

Umrechnung in Stoffmengenkonzentration: ng/ml × 3.467 = nmol/l

Bewertung

Bei der Beurteilung der ermittelten Testosteronwerte müssen Tagesschwankungen, morgendliche Werte im Schnitt 20% höher als abendliche, und kurzfristige Oszillationen berücksichtigt werden. Kurze intensive körperliche Anstrengung kann zu einer Erhöhung, längerfristige, erschöpfende körperliche Arbeit zu einem Abfall der Serumkonzentrationen führen. Praktisch jede schwere Erkrankung, insbesondere der Leber, der Nieren und des Kreislaufsystems, sowie Streß, Narkose, Drogen (Heroin, Methadon) und Medikamente wie z. B. das Antimykotikum Ketokonazol können zu einem Abfall des Testosterons führen. Nikotin beeinflußt Testosteron nicht. Bei älteren Männern werden gehäuft niedrigere Werte gefunden. Dabei handelt es sich weniger um einen physiologischen Abfall als um eine Häufung von Krankheiten (Multimorbidität), die die Hodenfunktionen beeinträchtigen /[6]/.

Unter Berücksichtigung dieser Einflüsse genügt für die Routinediagnostik gewöhnlich eine orientierende Bestimmung. Morgendliche Werte zwischen 12 und 30 nmol/l sind normal, Werte unter 10 nmol/l sicher pathologisch. Dazwischen liegt ein Verdachtsbereich, der zu einer erneuten Bestimmung Anlaß geben sollte. Kastraten und Jungen vor der Pubertät haben Werte unter 4 nmol/l.

Testosteron im Blut ist an Proteine gebunden, spezifisch an das Sexual-Hormon-bindende Globulin (SHBG). Nur die etwa 2% freies Testosteron stehen unmittelbar für die biologische Wirkung zur Verfügung. Entweder die freie Testosteronfraktion oder das SHBG können bestimmt werden. Für die Routine sind diese Verfahren jedoch entbehrlich, da das freie Testosteron praktisch immer mit dem Gesamttestosteron korreliert. In einigen Situationen wie z. B. bei der Hyperthyreose oder der Einnahme von Antiepileptika zeigen die Untersuchungen jedoch, daß eine Erhöhung der Gesamttestosteronkonzentration nicht von einer Vermehrung des freien, biologisch aktiven Testosterons begleitet wird.

Die Domäne des hCG-Tests ist die Differentialdiagnose zwischen Anorchie (fehlender Testosteron-Anstieg) und Kryptorchismus (vorhandener, jedoch oft eingeschränkter Anstieg). Darüber hinaus findet der Test heute vorwiegend bei wissenschaftlichen Fragestellungen Anwendung, diente früher auch zur Differenzierung zwischen primärem und sekundärem Hypogonadismus.

Hinweise und Störungen

Die Stabilität von Testosteron im Serum ist hoch. Wiederholtes Einfrieren und Auftauen und längeres Stehen bei Zimmertemperatur verändern die Konzentration nicht /[7]/. In Speichelproben kann schon durch geringe Kontamination mit Blut das Ergebnis verfälscht werden (zu hohe Werte).

Luteinisierendes Hormon (LH) Follikel stimulierendes Hormon (FSH)

Indikation

In Zusammenschau mit niedrigen basalen Testosteronwerten geben LH und FSH im Serum Aufschluß über den Ursprung eines eventuellen Hypogonadismus. Hohe Werte weisen auf eine testikuläre, niedrige auf eine zentrale Ursache hin.

FSH ist ferner bei subnormalen Ejakulatbefunden indiziert, um Aufschluß über Störungen der Spermatogenese zu erhalten.

Funktionstest

LHRH-Test

Bei erhöhten Gonadotropin-Werten erübrigt sich der LHRH-Test. Bei niedrigen LH- und FSH-Werten wird der Test aus folgenden *Indikationen* eingesetzt

— Differenzierung zwischen niedrig normalen und pathologisch niedrigen LH- und FSH-Werten.

— Differenzierung zwischen hypothalamischem und hypophysärem Hypogonadismus. Wenn bei begründetem Verdacht auf hypothalamische Störung bei einem ersten LHRH-Test kein Anstieg der Gonadotropine zu beobachten ist, Wiederholung des Tests nach einwöchiger pulsatiler LHRH-Behandlung.

— Differenzierung zwischen konstitutioneller Pubertas tarda und hypogonadotropem Eunuchoidismus. Bei Fehlen klinischer Pubertätszeichen gibt ein vorhandener LH- und FSH-Anstieg den Hinweis auf eine konstitutionelle Pubertas tarda.

— Im Rahmen eines Globaltests zur Bestimmung aller Hypophysenvorderlappenfunktionen (sh. S. 1086).

Durchführung: Bestimmung von LH und FSH in einer basalen Serumprobe sowie 25 und 45 min. nach i. v. Injektion von 100 µg LHRH.

Bestimmungsmethoden

Immunoassays, insbesondere der Radioimmunoassay /8/ aber auch der Fluoreszenzimmunoassay.

Untersuchungsmaterial

Serum oder Heparinplasma 1 ml

Referenzbereiche

Basale Serum-Konzentrationen fertiler Männer

LH: 2 — 10 IU/l (WHO IRP 78/549)
FSH: 1 — 5 IU/l (WHO IRP 68/40)

LHRH-Test

LH: mindestens 3facher Anstieg über Basalwerte
FSH: mindestens 2facher Anstieg über Basalwerte

Angaben je nach verwandtem Standard in I U/l (WHO Standard, am häufigsten verwandt) oder ng/ml (LER 907). Es empfiehlt sich für jedes Labor und jede Methode Normalwerte fertiler Männer zu erstellen.

Bewertung

Zur Interpretation der basalen LH-Werte müssen die starken spontanen LH-Schwankungen berücksichtigt werden. Beim normalen Mann weist LH bis zu 20 Pulse pro 24 Std. auf /[9]/. Beim Mann mit primärem Hypogonadismus steigt nicht nur die mittlere LH-Konzentration sondern auch die Pulsfrequenz an, während bei einem Ausfall der hypothalamischen LHRH-Sekretion LH keine oder nur ganz vereinzelte Pulse aufweist. Hohe LH-Konzentrationen in Verbindung mit hohen Testosteronwerten können einen Hinweis auf einen Androgenrezeptordefekt geben (Androgenresistenz).

FSH im Serum weist nur geringe Schwankungen auf und reagiert empfindlich auf Störungen der Gametogenese, so daß auch einer Einzelbestimmung hohe Aussagekraft zukommt. In gewissen Grenzen dient die FSH-Konzentration im Serum als Spiegel der Spermatogenese. Daher hat die FSH-Bestimmung in den letzten Jahren die Hodenbiopsie weitgehend verdrängt /[10]/.

Hohe FSH-Werte in Gegenwart kleiner, fester Testes (kleiner als 6 ml Volumen) und einer Azoospermie lassen ein *Klinefelter*-Syndrom vermuten. Liegt bei Azoospermie oder sehr schlechten Ejakulatparametern das Hodenvolumen über 6 ml und ist das FSH erhöht, so handelt es sich um eine primäre Störung der Spermatogenese. Als gewisse Anhaltspunkte können gelten, daß FSH meist erhöht ist, wenn die Tubuli seminiferi hyalinisiert sind, wenn die Basalmembran verdickt ist oder wenn ein Spermatogenesestop vor dem Erscheinen der Spermatiden vorliegt.

Besteht eine Azoospermie in Verbindung mit normalen FSH-Konzentrationen, muß der Verdacht auf einen Verschluß der ableitenden Samenwege abgeklärt werden. Ist bei konstanter Azoospermie und normalen FSH-Werten kein Verschluß nachweisbar, kann eine Hodenbiopsie erwogen werden. Hierbei muß allerdings berücksichtigt werden, daß sich gegenwärtig keine therapeutischen Konsequenzen ergeben werden.

Patienten mit eingeschränkten Spermienkonzentrationen in Gegenwart normaler FSH-Werte machen den größten Teil der Patienten der Fertilitätssprechstunde aus. In diesen Fällen ist die Pathogenese oft unklar und auch die endokrinologische Diagnostik inklusive LHRH- und hCG-Test liefert keine eindeutigen Ansätze für eine rationale Therapie.

Liegt die FSH-Konzentration niedrig, muß dem Verdacht auf eine Hypophyseninsuffizienz nachgegangen werden.

Erhärtet der eingeschränkte oder fehlende Anstieg der Gonadotropine im LHRH-Test den Verdacht auf eine Hypophyseninsuffizienz, sind bildgebende Verfahren zur Diagnostik eines Hypophysentumors erforderlich (Röntgen, Computertomographie und eventuell Kernspintomographie der Sellaregion).

Hinweise und Störungen

Stabilität: Postversand von FSH und LH im Serum innerhalb 24 Std. ungekühlt möglich.

Ejakulat

Indikation

Alle Fertilitätsstörungen und Formen des Hypogonadismus im Erwachsenenalter.

Verfolgung exogener Einflüsse auf den Organismus (Medikamente, Strahlen, Umweltfaktoren).

Untersuchungsmethoden

Während Qualitätssicherung und -kontrolle generell zur Routine im medizinischen Laboratorium geworden sind, hinkt das andrologische Labor hinter dieser Entwicklung her. Dies ist um so erstaunlicher, als Ejakulatbefunde ohnehin schon erhebliche spontane Schwankungen aufweisen und wenigstens das Labor als zusätzliche Quelle von Unsicherheiten ausgeschlossen werden sollte. Einen wichtigen Schritt zur Standardisierung der Ejakulatuntersuchung hat die Weltgesundheitsorganisation (WHO) unternommen, indem sie ein Labor-Manual mit Empfehlungen zur Durchführung der Untersuchungstechnik herausgegeben hat /[11]/. Die weltweite Anwendung dieses Manuals hat in den vergangenen Jahren unter den Benutzern zu einer Vereinheitlichung der Methodik und besseren Vergleichbarkeit der Ergebnisse geführt.

Angesichts der ausgeprägten spontanen Schwankungen sind mindestens 2 bis 3 Ejakulatuntersuchungen im Verlaufe von 3 Monaten erforderlich, um eine Diagnose zu etablieren.

Physikalische Untersuchung

Das normale Ejakulat hat ein grau-opales Aussehen und liquefiziert innerhalb von 20—45 min. Gelblich-trüber Aspekt und Schleimfäden sowie putrider Fötor deuten auf Infektionen hin. Rötliche Färbung weist auf Anwesenheit von Erythrozyten hin (Hämospermie). Das Volumen wird direkt im Untersuchungsgefäß abgelesen. Beim Durchmischen erfolgt eine grobe Einschätzung der Viskosität, die exakter mit einem Viskosimeter oder beim Pressen durch eine Injektionsnadel erfaßt werden kann. Bei Viskositätserhöhungen bildet das Ejakulat dann fadenartige Gebilde, anstatt von der Nadel zu tropfen. Durch Aufbringen eines Tropfens auf Spezial-Indikatorpapier pH 6.4—8 wird der pH-Wert erfaßt.

Mikroskopische Untersuchung

Agglutinationen der Spermien: Sie können im Nativpräparat beobachtet werden. Dabei kann es sich um Kopf-zu-Kopf, Schwanz-zu-Schwanz oder gemischte Agglutinationen handeln. Agglutinationen geben Hinweise auf Spermienantikörper. Adhärenz von Spermien an Debris oder andere Bestandteile wird nicht als pathologisch betrachtet.

Motilität der Spermien: Sie wird ebenfalls im Nativpräparat bewertet. Zunächst wird der Prozentsatz der beweglichen Spermien und dann die Qualität der Bewegung nach 4 Kategorien unterschieden: a = sehr rasche progressive Motilität, b = mittelmäßige Vorwärtsprogression, c = schwache Progressivität und d = keine progressive Beweglichkeit.

Um die mit diesem Verfahren verbundenen subjektiven Fehlerquellen auszuschalten, befinden sich objektive Methoden zur Erfassung der Spermienmobilität wie Laser-Doppler-Spektroskopie und stroboskopisch-photographische Verfahren in der

Erprobung. Videokinematographischen, Computer-gestützten Verfahren wird die Zukunft gehören, wenn die Kosten für derartige Geräte in einen ökonomischen Rahmen gebracht werden können.

Zellen: Neben Spermatozoen enthält das Ejakulat Epithelzellen des Urogenitaltraktes, Spermatogenesezellen und Leukozyten; letztere werden zusammen als Rundzellen bezeichnet. Um zwischen weißen Blutzellen und Spermatogenesezellen zu unterscheiden, wird eine Peroxydase-Färbung vorgenommen, die speziell die Leukozyten darstellt.

Konzentration der Spermien: Sie wird in einer Hämozytometerkammer, z. B. nach *Neubauer*, nach Verdünnung in einer Bikarbonat-, Formalin- und Gentianaviolett-enthaltenden Lösung bestimmt. Der Einsatz von Blutzellzählgeräten zur Bestimmung der Spermienkonzentration wird durch Ungenauigkeiten im Bereich unterhalb von 10 Millionen Spermien pro ml eingeschränkt, der einen diagnostisch besonders wichtigen Bereich darstellt. Diese Ungenauigkeiten sind durch Beimengung anderer zellulärer Bestandteile bedingt, zwischen denen und Spermatozoen diese Geräte nicht differenzieren können.

Morphologie der Spermien: Sie wird nach *Papanicolaou*-Färbung eines frischen Ausstrichs im Phasenkontrastmikroskop untersucht. Normale Spermatozoen haben eine regelmäßige ovale Form (Längsdurchmesser 3—5 µm, Querdurchmesser 2—3 µm) ein intaktes Mittelstück (7—8 µm Länge) und einen Schwanz von mindestens 45 µm Länge. Die Akrosomenkappe sollte sichtbar sein. Abnorme Spermatozoenformen sind sehr vielfältig: Große oder kleine ovale Köpfe außerhalb der angegebenen Maße, längliche, zigarren- oder keulenförmige Köpfe, tränenförmige Köpfe. Akrosomlose Spermien weisen kugelrunde Köpfe auf (Globozoospermie). Einige Spermatozoen haben doppelte Köpfe; Köpfe können irreguläre Formen aufweisen und werden dann als amorph bezeichnet. Das Mittelstück und der Schwanz können Defekte haben, die Schwänze stark aufgerollt, abgebrochen oder auch doppelt angelegt sein. Daneben kommen Rundzellen vor, die entweder der Spermatogenese entstammen (Spermatogonien, Spermatozyten und Spermatiden) sowie Leukozyten, Lymphozyten und Epithelzellen. Insbesondere die Konzentration der Leukozyten ist von pathognomonischer Bedeutung.

Biochemische Untersuchung

Es wurde immer wieder versucht, für die zahlreichen im Seminalplasma vorkommenden Substanzen eine Rolle in der Fertilitätsdiagnostik zu finden. Einige können als Marker für die verschiedenen akzessorischen Geschlechtsdrüsen dienen, andere geben Hinweise auf die Intaktheit der Spermien. Diese Untersuchungen haben bisher keinen so entscheidenden Fortschritt in der Diagnostik gebracht, daß ihre Bestimmung unverzichtbar wäre. Während gewisse Untersuchungen in einigen Labors sehr beliebt sind, kommen andere Labors ganz ohne sie aus.

Saure Phosphatase, Citrat, Zink und Magnesium im Seminalplasma stammen aus der Prostata, *Fructose* und *Prostaglandine* aus den Samenblasen. Diese Substanzen können Hinweise auf den Funktionszustand der Organe geben, in denen sie gebildet werden. So finden sich niedrige saure Phosphatase-Konzentrationen bei Entzündungen der Prostata. Die Bedeutung der Fructose wurde früher überbewertet, als sie als Indikator endokriner Aktivität angesehen wurde. Sehr niedrige Fructose-Werte weisen auf das Fehlen (Agenesie) oder schwere Dysfunktionen der Samenbläschen hin.

Carnitin stammt aus den Nebenhoden und würde häufiger in der Diagnostik als Nebenhoden-Marker eingesetzt, wenn es einfachere Bestimmungsmethoden gäbe. Als weitere Nebenhoden-Marker werden *alpha 1—4 Glucosidase* und *Glycerylphospho-*

rylcholin diskutiert. *Transferrin* und *LDH-X* sind in ihrer Wertigkeit als Marker der Hodenfunktion noch umstritten.

Neuerdings wurden Korrelationen zwischen dem *ATP-Gehalt* und der Fertilisierungsfähigkeit der Spermien beschrieben. ATP stammt ausschließlich aus intakten Spermatozoen und kann mittels Chemolumineszenz schnell gemessen werden. Noch ist jedoch nicht entschieden, ob die ATP-Messung mehr Aussagekraft als die Bestimmung der Zahl der motilen Spermien hat.

Immunologische Untersuchungen

Spermien-Agglutinationen geben einen direkten Hinweis auf das Vorhandensein von spezifischen Antikörpern. Aber nicht alle gegen Spermien gerichteten Antikörper bewirken Agglutinationen, einige sitzen auf der Spermienoberfläche und bewirken im Zervikalschleim Immobilität oder sind zytotoxisch. Daher geben auch ein negativer *Postkoital-Test* bzw. *Spermien-Mucus-Penetrationstest* Hinweise auf das Vorhandensein von Spermien-Antikörpern.

Die an die Membran der Spermatozoen gebundenen Immunglobuline lassen sich mittels der *»Mixed Antiglobulin-Reaction« (MAR-Test)* identifizieren. Dabei werden Agglutinationen zwischen Spermien und mit Anti-Rhesus-Antikörpern sensibilisierten Erythrozyten beobachtet. Neuerdings werden auch *»Immuno-beads«* benützt, die aus mit Anti-Immunglobulin beschichteten Polyacrylamid-Kugeln bestehen. Zur Bestimmung der Antikörpertiter im Seminalplasma eignen sich der *»Tray-Agglutination-Test« (TAT-Test)* oder radioimmunologische Verfahren /[11]/.

Untersuchungsmaterial

Das Ejakulat sollte nach einer Karenzzeit von 48 Std. bis 7 Tagen am Untersuchungsort durch Masturbation in einen weithalsigen, graduierten, sterilen Meßzylinder gewonnen werden, in dem das Ejakulat auch für die weiteren Untersuchungen verbleiben kann. Im Labor wird die Probe bei 37 °C in einem Inkubator aufbewahrt. Wird das Ejakulat in Ausnahmefällen zu Hause gewonnen, sollte es innerhalb einer Stunde im Labor sein und bis dahin vor Temperaturen unter 20 °C geschützt werden.

Referenzbereiche

Werte für fertile Männer	
Ejakulatvolumen	> 2.0 ml
pH-Wert	7.2—7.8
Spermien-Konzentration	> 20×10^6/ml
Gesamt-Spermien-Zahl	> 40×10^6/Ejakulat
Motilität	> 50% mit Grad a und/oder b
Morphologie	> 50% mit normaler Form
Leukozyten	< 1×10^6/ml

Bewertung

Endokrine Hodenfunktionsstörungen sind praktisch immer mit pathologischen Ejakulatbefunden assoziiert. Bei der Behandlung eines sekundären Hypogonadismus mit Gonadotropinen oder LHRH dient das Ejakulat neben den Hormonwerten zur Beurteilung des Therapieerfolges. In den meisten dieser Fälle werden bereits mit subnormalen Spermienkonzentrationen Schwangerschaften induziert.

Bei der Suche nach ursächlichen Faktoren für die Kinderlosigkeit eines Paares spielt die Untersuchung des Ejakulates eine zentrale Rolle. Der Interpretation dieser Befunde kommt jedoch für die weitere Behandlung der weiblichen Seite größte Bedeutung zu.

Der Eintritt der Gravidität hängt von vielen Faktoren ab und die Prognose für das Einzelpaar kann nur im Rahmen statistischer Grenzen gestellt werden. So gibt es keine strikten Grenzwerte der Ejakulatuntersuchungen unter denen eine Schwangerschaft nicht möglich ist oder oberhalb derer eine Schwangerschaft mit Sicherheit eintritt. Vielmehr existieren gleitende Übergänge zwischen Werten maximaler Konzeptionswahrscheinlichkeit und verschwindend geringer Fertilitätsrate. Nur wenn man gleichzeitig bestehende Störungen auf der weiblichen Seite einbezieht, kann man die Signifikanz einer Störung auf männlicher Seite für die Prognose ganz erfassen. Lediglich beim Vorliegen einer Azoospermie können die Chancen für eine Schwangerschaft mit Null angesetzt werden.

Wenn auch den Ejakulatuntersuchungen keine scharf zwischen fertilen und interfertilen Männern diskriminierende Rolle zukommt /[12]/, gibt es doch »Normalwerte«, die bei der überwiegenden Mehrheit spontan fertiler Männer gefunden werden.

Für die Beurteilung der Interaktion zwischen männlichen und weiblichen reproduktiven Funktionen sind weitere Testverfahren erforderlich wie der *Postkoital-Test* und bei dessen negativem Ausfall der *Spermien-Mukus-Penetrationstest* in vitro. Der *heterologe-Ovum-Penetrationstest (HOP-Test)* erfaßt die Fähigkeit von Spermien zu kapazitieren, die Akrosomreaktion zu durchlaufen und in Zona-pellucida-freie Hamstereier einzudringen. Bei Fällen mit anderweitig nicht erklärbarer Infertilität kann der Test zur Diagnostik beitragen, bleibt aber wegen seines großen technischen Aufwandes Spezialzentren vorbehalten /[11]/.

Literatur

1. *Nieschlag, E.*: Hodenfunktionen und ihre Störungen. In: *Ziegler, R.*, Hormon- und Stoffwechselerkrankungen in der Praxis. Chemie, Weinheim (1987).
2. *Nieschlag, E., E. J. Wickings:* The role of testosterone in the evaluation of testicular functions. In: *Abraham, G. E.,* Application of radioassay systems in clinical endocrinology. Dekker, New York (1981).
3. *Schürmeyer, Th., E. J. Wickings, C. W. Freischem, E. Nieschlag:* Acta Endocr. *102:* 456 (1983). Saliva and serum testosterone following oral testosterone undecanoate administration in normal and hypogonadal men.
4. *Forest, M.:* Int. J. Androl. *6:* 1 (1983). How should we perform the human chorionic gonadotropin (hCG) stimulation test ?.
5. *Kreysing, P.:* Acta Endocr. (Suppl.) *267:* 114 (1985). Development and characterization of a solid phase chemiluminescent immunoassay for serum testosterone.
6. *Nieschlag, E., U. Lammers, C. W. Freischem, K. Langer, E. J. Wickings:* J. Clin. Endocrinol. Metab. *55:* 676 (1982). Reproductive functions in young fathers and grandfathers.
7. *Wickings, E. J., E. Nieschlag:* Clin. Chem. Acta *71:* 439 (1976). Stability of testosterone and androstenedione in blood and plasma samples.
8. *Sufi, S. B., A. Donaldson, S. L. Jeffcoate:* WHO Programme for the provision of matched assay reagents for the radioimmunoassay of hormones in reproductive physiology. Method Manual WHO Geneva (1984).
9. *Veldhuis, J. D., W. D. Evans, M. L. Johnson, M. R. Wills, A. D. Rogol:* J. Clin. Endocrinol. Metab. *62:* 881 (1986). Physiological properties of the luteinizing hormone pulse signal: Impact of intensive and extended venous sampling paradigms on its characterization in healthy men and woman.
10. *Knuth, U. A., E. Nieschlag:* Gynäkologe *18:* 63 (1985). Endokrinologische Aspekte der männlichen Infertilität.
11. WHO Laboratory manual for the examination of human semen and semen-cervical mucus interaction, 2. Aufl. University Press, Cambridge (1987).
12. *Freischem, C. W., U. A. Knuth, K. Langer, H. P. G. Schneider, E. Nieschlag:* Arch. Gynecol. *236:* 1 (1984). The lack of discriminant seminal and endocrine variables in the partners of fertile and infertile women.

Inkretorische Ovarialfunktionen

Einleitung

Ein oft beobachtetes Symptom für die fehlgesteuerte Ovarialfunktion ist eine Blutungsstörung bzw. das Ausbleiben der Blutung, die Amenorrhoe. Von einer primären Amenorrhoe spricht man bei Nichteintritt der Menarche bis zum vollendeten 16. Lebensjahr /[1]/ von einer sekundären Amenorrhoe bei Ausbleiben der Regelblutung über 3 Monate. Treten die Blutungen in Intervallen über 31 Tagen auf spricht man von Oligomenorrhoen, bei Intervallen unter 25 Tagen von Polymenorrhoen.

Häufig kommen jedoch auch eumenorrhoische Patientinnen wegen eines unerfüllten Kinderwunsches zum gynäkologischen Endokrinologen. Die Abklärung der Ursachen von Sterilität bzw. Amenorrhoe kann nach dem WHO-Schema (Abb. 1) erfolgen. Dieses Vorgehen führt mit geringem Aufwand innerhalb kurzer Zeit zur wahrscheinlichen Diagnose, allerdings sollte dabei berücksichtigt werden, daß die einzelnen Gruppen mit sehr unterschiedlicher Häufigkeit vorkommen.

Zur Diagnostik und Differentialdiagnostik von Störungen der inkretorischen Ovarialfunktion kann das im folgenden aufgeführte Muster von Hormonuntersuchungen und Funktionstests eingesetzt werden; es sollte jedoch beachtet werden, daß die Ergebnisse der Hormonuntersuchungen unter Einnahme von Sexualhormonen, z. B. Ovulationshemmern, nur in seltenen Ausnahmefällen zu verwerten sind.

Hormonuntersuchungen	**Funktionstests**
Prolaktin	Gestagen-Test
Follikel stimulierendes Hormon (FSH)	Östrogen-Gestagen-Test
Luteinisierendes Hormon (LH)	Clomiphen-Test
Östradiol (E2)	LH-RH-Test
Progesteron	Dexamethason-Langzeit-Suppressions-Test
Testosteron	
Dehydroepiandrosteron-Sulfat (DHEAS)	

Diagnostisches Vorgehen bei Amenorrhoe

Bei Vorliegen einer Amenorrhoe hat sich folgender diagnostischer Ablauf praktisch bewährt

— Zur ersten Vorstellung wird nach Ausschluß einer Schwangerschaft, bzw. offensichtlicher anatomischer Ursachen der Amenorrhoe wie Hymenalatresie, Anlagestörungen von Uterus und/oder Vagina Blut zur *Prolaktinbestimmung* entnommen. Falls möglich sollte der Rest des Serums für eventuell notwendig werdende spätere Nachbestimmungen, z. B. von FSH, aufbewahrt werden.

— Anschließend wird üblicherweise ein *Gestagen-Test* durchgeführt. Bei positivem Ausfall, d. h. bei Eintritt einer Blutung nach Absetzen des Gestagens, kann eine ausreichende Proliferation des Endometriums und damit eine ausreichende Östrogenbasissekretion angenommen werden. Die Amenorrhoe ist durch eine fehlende sekretorische Transformation des Endometriums, also durch fehlenden Gestageneinfluß bedingt (WHO-Gruppe II, sehr häufig).

— Bei negativem Gestagen-Test wird anschließend ein *Östrogen-Gestagen-Test* durchgeführt, d. h. es wird ein Östrogen-Gestagen-Kombinationspräparat über ca. 20 Tage verabreicht. Falls es innerhalb von 4 bis 5 Tagen nach Absetzen des Präparates zu keiner Blutung kommt, liegt eine uterine Amenorrhoe vor, d. h. es fehlen entweder Uterus oder Endometrium (WHO-Gruppe IV, selten).

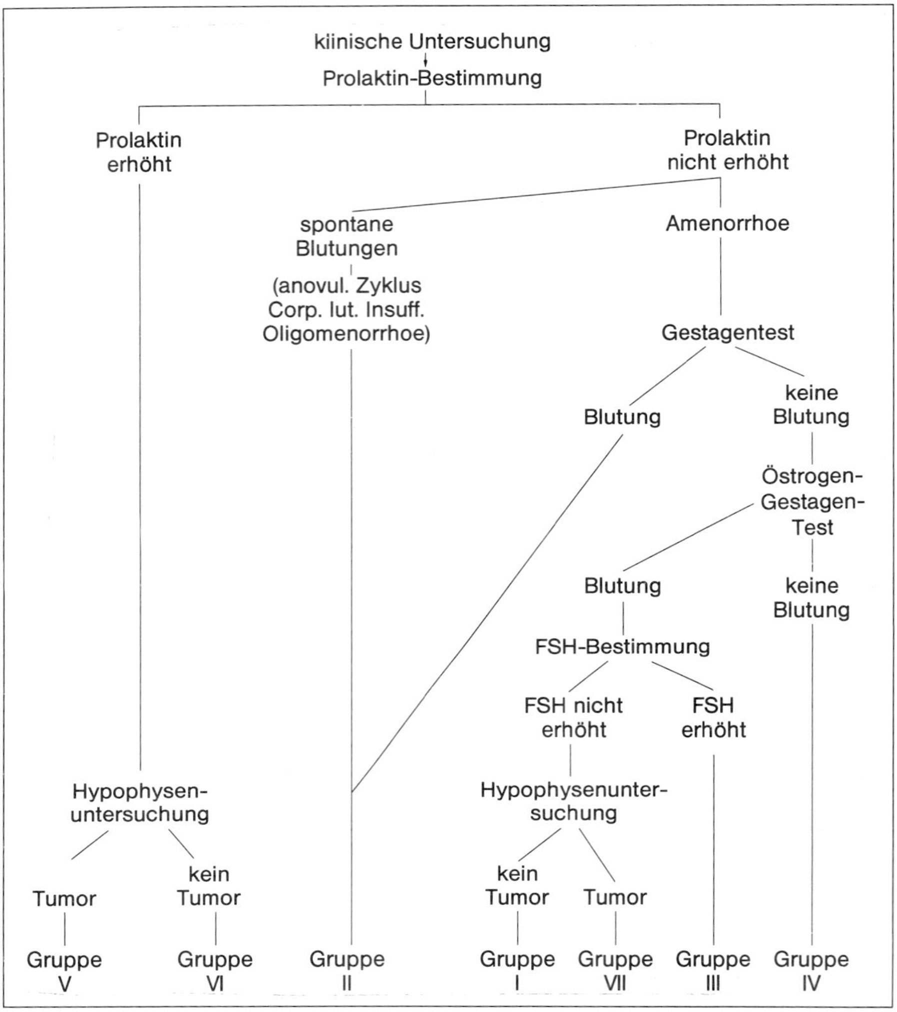

Abb. 1 Schema der WHO-Klassifikation der Ovarialinsuffizienz und ihre Differenzierung.

Die 7 Gruppen sind wie folgt definiert:

I Hypothalamisch-hypophysär bedingte Amenorrhoe mit verminderter Östrogenbildung, niedrigem oder normalem FSH, normalem Prolaktin, kein Hypophysentumor.

II Hypothalamisch-hypophysäre Ovarialinsuffizienz mit Blutungsanomalien (Corpus-luteum-Insuffizienz, anovulatorische Zyklen, Oligomenorrhoe), FSH und Prolaktin normal.

III Primäre Ovarialinsuffizienz.

IV Anomalie des Genitaltraktes.

V Hyperprolaktinämie bei hypothalamisch-hypophysärem Tumor.

VI Wie V, jedoch ohne nachweisbaren Tumor.

VII Tumor in hypothalamo-hypophysärer Region, Prolaktin normal, Gonadotropine normal, geringe Östrogenproduktion.

— *FSH-Bestimmung*. Sie sollte in jedem Fall nach negativem Ausfall des Gestagen-Tests folgen. Falls das für die Prolaktinbestimmung entnommene Serum aufbewahrt wurde, kann eine weitere Blutentnahme unterbleiben, eine Beeinflussung der FSH-Konzentration durch die Gestageneinnahme wird dadurch ausgeschlossen. Der FSH-Wert erlaubt normalerweise die Unterscheidung zwischen primärer und sekundärer Ovarialinsuffizienz. Im ersten Fall produzieren die Ovarien nicht genügend Östrogene, deshalb sind die FSH-Konzentrationen hoch; im zweiten Fall ist die Stimulation der ovariellen Funktion subnormal, die FSH-Konzentrationen sind niedrig. Auf Grund der Tragweite der Diagnose sollten die Bestimmungen bei erhöhten Gonadotropinwerten mehrfach wiederholt werden. Im Falle der hypergonadotropen Ovarialinsuffizienz sind im übrigen subnormale Östradiol-Werte zu erwarten. Zur Erkennung eines eventuell zufällig getroffenen mitzyklischen Gonadotropin-Peaks kann daher die nachfolgende Bestimmung von Östradiol aus der gleichen Probe hilfreich sein.

Die differentialdiagnostisch zu erwägenden Krankheitsbilder bei erhöhten FSH-Werten sind im Abschnitt »FSH, LH« zusammengestellt (WHO-Gruppe III, recht selten). Bis auf den Fall des seltenen »resistant ovary syndrom« ist mit einem erneuten Auftreten der Ovarialfunktion in derartigen Fällen nicht mehr zu rechnen. Nach Abklärung der Ursachen (Chromosomenanalyse, Biopsie aus den Ovarien usw.) ist zumindest bei Patientinnen unterhalb des 45. Lebensjahres eine zyklische Östrogen/Gestagen-Substitution zu empfehlen (u. a. zur Osteoporoseprophylaxe).

Bei niedrigen FSH-Werten ist eine günstigere Prognose zu stellen. Nach Ausschluß eines (seltenen) Hypophysentumors sind diese Patientinnen in die recht häufige WHO-Gruppe I einzuordnen.

In die WHO-Gruppe I gehören auch Patientinnen mit nicht tumorbedingten hypophysären Störungen, z. B. postpartaler Hypophysennekrose (*Sheehan-Syndrom*) oder traumatischer oder radiologischer Störung der Hypophysenfunktion.

Hyperprolaktinämische Ovarialinsuffizienz (WHO-Gruppen V u. VI) sh. S. 1102.

Auf die WHO-Gruppe VII (normales Prolaktin, normale Gonadotropine, geringe endogene Östrogensekretion bei vorhandenem Tumor in der hypothalamo-hypophysären Region) wird hier angesichts der Seltenheit des Krankheitsbildes nicht näher eingegangen.

Die hyperandrogenämische Ovarialinsuffizienz kann sowohl in den WHO-Gruppen I und II als auch in Fällen der Hyperprolaktinämie vorkommen (WHO-Gruppe V und VI). Diese Erkrankung des Ovars oder der Nebennierenrinde ist recht häufig und kann auch ohne Androgenisierungserscheinungen vorliegen. Es wird daher in jüngerer Zeit vorgeschlagen, neben Prolaktin auch immer Testosteron und Dehydroepiandrosteron-Sulfat (DHEAS) als erstes zu analysieren. Hohe Testosteronwerte gehen häufig mit erhöhtem LH einher und sind ein Hinweis für das Vorliegen eines polyzystischen Ovarsyndroms (PCO). Dann ist die Ultraschalluntersuchung des Ovars indiziert.

Funktionstests

Gestagen-Test

Erster Schritt zur Abklärung einer Amenorrhoe, nach Ausschluß einer Gravidität, bzw. anatomischer Ursachen der Amenorrhoe.

Durchführung: Einnahme von Gestagenen. Es gibt zahlreiche Präparate, welche einmalig oder über mehrere Tage eingenommen werden müssen.

Beurteilung: Kommt es innerhalb weniger Tage nach Beendigung der Medikation zu einer Blutung, ist der Test positiv. Ein durch ausreichende basale Östrogenproduktion stimuliertes Endometrium wurde durch das Gestagen sekretorisch umgewandelt.

Östrogen-Gestagen-Test

Sollte nach negativem Gestagen-Test durchgeführt werden.

Durchführung: Einnahme eines Östrogen-Gestagen-Kombinationspräparates, z. B. eines 2-Phasen-Ovulationshemmers, über ca. 20 Tage.

Beurteilung: Kommt es nach Absetzen des Präparates zu keiner Blutung, fehlen entweder ein reaktionsfähiges Endometrium oder der ganze Uterus. Anatomische Abflußhindernisse sollten ausgeschlossen sein.

Clomiphen-Test

Erlaubt die Subklassifizierung von Amenorrhoen bei positivem Gestagen-Test.

Durchführung: Einnahme von 100 mg Clomiphen täglich vom 5. bis zum 9. Tag nach einer Gestagen-induzierten Blutung.

Beurteilung: Kommt es nach etwa 20 Tagen zu einer Blutung, ist der Test positiv, die gleichzeitige Führung einer Basaltemperaturkurve und evtl. gleichzeitig durchgeführte Östradiol- und Progesteronbestimmungen erlauben ggf. den Nachweis eines ovulatorischen Zyklus.

LH-RH-Test

Dient der Erkennung des Schweregrades einer Gestagen-negativen Amenorrhoe, kann andererseits auf eine hyperandrogenämisch bedingte Ovarialinsuffizienz hinweisen.

Durchführung: Entnahme einer Blutprobe und gleichzeitige Gabe von 25 µg LH-RH (GnRH) i. v. Entnahme einer weiteren Blutprobe 30 min. später. Aus beiden Blutproben werden FSH und LH bestimmt.

Beurteilung: Zur Differenzierung der Gestagen-negativen Ovarialinsuffizienz sh. S. 1115. Im Falle der hyperandrogenämischen Ovarialinsuffizienz findet sich ein überschießender LH-Anstieg bei basal häufig erhöhten LH-Konzentrationen.

Dexamethason-Langzeit-Suppressionstest

Zur Unterscheidung ovarieller von adrenaler Hyperandrogenämie, bzw. zur Unterscheidung funktioneller von tumorös bedingten Hyperandrogenämien.

Durchführung: Zur Ermittlung der Basalwerte von Testosteron und DHEAS werden morgens 3 Blutproben entnommen (Mischserum). Anschließend werden 14 Tage lang täglich abends 1 bis 2.5 mg Dexamethason in Abhängigkeit vom Körpergewicht verabreicht. Am 15. Tag erneute Abnahme zur Bestimmung des Suppressionswertes /[4]/.

Beurteilung: Fällt DHEAS unter 400 µg/l ab, ist die Nebennierenrinde supprimiert, die gemessenen Testosteronwerte sollen der ovariellen Sekretion entsprechen.

Der Test ist in letzter Zeit sehr umstritten, die gewünschte Differenzierung ist nach neueren Arbeiten nicht möglich /[5]/.

Diagnostisches Vorgehen bei Sterilität

In der Sterilitätsdiagnostik und -therapie hat sich folgender Ablauf bewährt
— Die Prolaktinbestimmung sollte am Anfang stehen. Erhöhte Prolaktinwerte können die Ursache von anovulatorischen Zyklen, Corpus luteum-Insuffizienz usw. sein.
— Östradiol, Progesteron und LH stehen ebenfalls im Vordergrund.
— Testosteron und Dehydroepiandrosteron-Sulfat (DHEAS) sollten zusätzlich bei Verdacht auf Hyperandrogenämie bzw. polyzystische Ovarien bestimmt werden. Desweiteren sind internistische Krankheitsbilder, z. B. Störungen der Schilddrüsenfunktion, Diabetes mellitus usw. auszuschließen, bzw. optimal einzustellen.

In der ersten Zyklushälfte findet sich normalerweise ein dem Follikelwachstum proportionaler Anstieg der Östradiolkonzentration. Bei unbehandeltem Zyklus werden präovulatorische Östradiolwerte von 250 bis 500 pg/ml erreicht, in stimulierten Zyklen

(Clomiphen, HMG, Clomiphen/HMG) sind Anstiege auf 2000—3000 pg/ml (etwa 300—500 pg/ml pro Follikel über 15 mm Durchmesser) keine Seltenheit /[2]/.

Ein Anstieg des Östradiols über 2000—3000 pg/ml Serum deutet auf eine Überstimulation der Ovarien hin, aber auch niedrigere Werte schließen die Gefahr eines Überstimulationssyndroms nicht aus. Deshalb sollte die Auslösung der Ovulation mit hCG immer erst nach sonographischer Kontrolle der Ovarien erfolgen. Es besteht sonst die Gefahr des Auftretens von Mehrlingsgraviditäten und des Überstimulationssyndroms in der zweiten Zyklushälfte mit massiven Ovarialzysten, Übelkeit, Erbrechen, in ausgeprägten Fällen Aszites, Hydrothorax und Emboliegefahr.

Progesteronbestimmungen in der Follikelphase können bei Verdacht auf eine vorzeitige Luteinisierung der Follikel sinnvoll sein.

LH-Bestimmungen dienen der Erkennung des endogenen LH-Anstiegs. Etwa 30 Std. nach Beginn des LH-Anstiegs ist mit der Ovulation zu rechnen /[3]/.

Sowohl Östradiol-Bestimmungen bei Stimulationsbehandlungen als auch serielle LH-Kontrollen sind nur dann sinnvoll, wenn die Ergebnisse kurzfristig, innerhalb eines Tages vorliegen. Nach der Ovulation ist die Überprüfung der Lutealphase durch mehrfache Progesteronbestimmungen sinnvoll. Üblicherweise reichen zwei Bestimmungen, z. B. am 7. und 10. Tag nach der Ovulation. Bei Ausbleiben der Regelblutung und anhaltend erhöhter Basaltemperaturkurve kann am Tage der erwarteten Regelblutung eine hCG-Bestimmung auf eine Gravidität schließen lassen. In stimulierten Zyklen muß allerdings berücksichtigt werden, daß das zur Ovulationsauslösung und eventuell zur Unterstützung der Lutealphase injizierte hCG noch länger als 10 Tage nach der letzten Gabe mit Serumwerten über 5 U/l nachweisbar sein kann. Erst ein erneuter Anstieg des hCG liefert in derartigen Fällen einen sicheren Hinweis auf eine endogene hCG-Produktion. Eine verspätet einsetzende Regelblutung kann somit gelegentlich durch einen flüchtigen hCG-Anstieg als sogenannte »biochemische Schwangerschaft« erklärt werden.

Follikel stimulierendes Hormon (FSH) Luteinisierendes Hormon (LH)

FSH und LH sind Gonadotropine aus dem Hypophysenvorderlappen. Ihre Bildung und Freisetzung unterliegen dem Einfluß von GnRH aus dem Hypothalamus.

Indikation

Beurteilung von Zyklusstörungen.
Sterilitätsdiagnostik.

Bestimmungsmethoden

Immunoassays mit verschiedenen Markern. Häufig angewendet wird noch der Radioimmunoassay. Zur Vorausschätzung des Ovulationstermins stehen zur LH-Bestimmung im Harn semiquantitative Testverfahren, z. B. in Form eines Hämagglutinationstests zur Verfügung /[6]/.

Untersuchungsmaterial

Serum, Plasma 1 ml
Harn (10 ml der Spontanharnprobe im Labor abgeben).

Referenzbereiche

Bereiche, bezogen auf die 1. Internationale Referenzpräparation (FSH 69/104, LH 68/40)		
Kollektiv /[7,8]/	FSH (IU/l)	LH (IU/l)
Erwachsene Frauen		
Follikelphase	2 — 12	2 — 12
Periovul. Phase	10 — 20	40 —100
Lutealphase	2 — 10	1 — 12
Postmenopause	>20	>20
Präpuberale Mädchen	<0.5— 2	<0.5— 2

Bewertung

Wenn FSH und LH dauerhaft erhöht sind, liegt eine primäre Ovarialinsuffizienz vor.

Erkrankungen und Zustände mit dauerhafter Erhöhung von FSH und LH

Erkrankung/Zustand	**Beurteilung/Kommentar**
Gonadendysgenesie bei 45XO (*Turner*-Syndrom)	Primäre Amenorrhoe, Kleinwuchs, infantiles Genitale (ggf. versch. Stigmata, z. B. Schildthorax, Pterygium colli etc.). Zahlreiche Mosaikformen, vor allem 46XX, 45XO möglich. Schwangerschaften selten, aber möglich /[9]/.
Gonadendysgenesie bei 45XO,46XY-Mosaik	Hodenanlage auf der einen, Gonadenaplasie auf der anderen Seite möglich. Gefahr der malignen Entartung, daher, besonders bei positivem HY-Antigen, Exstirpation der Gonaden zu empfehlen /[10]/.
Gonadendysgenesie bei 46XY (*Swyer*-Syndrom)	Primäre Amenorrhoe, normaler Wuchs, infantiles Genitale. Wegen der Gefahr der malignen Entartung der Gonaden sollte besonders bei positivem HY-Antigen die Exstirpation der Gonaden empfohlen werden /[11]/.
Klimakterium praecox	Sekundäre Amenorrhoe und erhöhte Gonadotropine bei Patientinnen vor dem 35. Lebensjahr. Autoimmunerkrankung? Genetische Disposition?
Resistant ovary syndrom »intermittent ovarian failure«	Symptome wie beim Klimakterium praecox. Der Zustand ist jedoch reversibel, nachfolgende Schwangerschaften sind möglich. Unterscheidung vom Klimakterium praecox eventuell durch histologische Untersuchung einer Ovarialbiopsie möglich /[12]/.
Zustand nach Zytostatikatherapie bzw. Radiatio	Zytostatika können zur primären Ovarialinsuffizienz führen. Das gleiche gilt nach Bestrahlung der Ovarien /[9]/.
Klimakterium bzw. Postmenopause	Mit gewissen Einschränkungen (intermittent ovarian failure) lassen dauerhaft erhöhte FSH-Werte den Schluß zu, daß eine Konzeption nicht mehr zu erwarten ist, und z. B. eine Antikonzeption nicht mehr notwendig, andererseits aber eine zyklische Östrogen-Gestagen-Substitution empfehlenswert ist.

Sind die Werte von FSH (und LH) erniedrigt oder am unteren Referenzbereich, liegt eine sekundäre Ovarialinsuffizienz vor.

Den meisten primären oder sekundären hypo- oder normogonadotropen Amenorrhoen liegt die fehlerhafte oder fehlende pulsatile LHRH-Sekretion aus dem Hypothalamus zugrunde. Die Östradiolwerte sind dann immer niedrig.

Erkrankungen und Zustände mit erniedrigten oder am unteren Referenzbereich liegenden FSH- (und LH-) Werten

Erkrankung/Zustand	**Beurteilung/Kommentar**
Gestagen-negative Amenorrhoe (primär oder sekundär)	Differenzierung nach verschiedenen Schweregraden mit dem LHRH-Test möglich (sh. S. 1118)
Hyperprolaktinämie (mit oder ohne Hypophysentumor)	sh. S. 1102
Anorexia nervosa	Psychogene Amenorrhoe, Gewichtsverlust-Amenorrhoe. Differenzierung nach verschiedenen Schweregraden mit dem LHRH-Test möglich.
Kallmann-Syndrom (Olfacto-genitales Syndrom)	Primäre Amenorrhoe (häufig mit Anosmie) /[13]/.
Traumatische oder tumoröse Schädigung des hypothalamisc hypophysären Systems	Primäre oder sekundäre Amenorrhoe.

Verschiebung des FSH/LH-Quotienten zugunsten des LH

Erkrankung/Zustand	**Beurteilung/Kommentar**
Hyperandrogenämische Ovarialinsuffizienz, Syndrom der polyzystischen Ovarien	Normale FSH-Werte und leicht erhöhte, bzw. im oberen Referenzbereich liegende LH-Werte in Verbindung mit Amenorrhoe, bzw. Oligomeno rhoe oder anderen Zyklusstörungen legen de Verdacht auf eine hyperandrogenämische Ovr insuffizienz nahe (sh. auch S. 1125).

Hinweise und Störungen

Ein zufällig getroffener mittzyklischer Gonadotropin-Peak kann eine primäre Ovarialinsuffizienz vortäuschen. Die Mitbestimmung von Östradiol erlaubt die Unterscheidung. Hohes Östradiol spricht für einen mittzyklischen Gonadotropin-Peak.

Im Rahmen der Sterilitätsbehandlung dienen serielle LH-Bestimmungen zur Vorhersage des Ovulationstermins; ca. 30 Std. nach dem LH-Anstieg ist mit der Ovulation zu rechnen /[3]/.

Stabilität: Im Serum und Plasma bei 4 °C mehrere Tage. Postversand ungekühlt innerhalb von 24 Std. möglich.

Östradiol (E2)

Östradiol ist das endokrinologisch wirksamste ovarielle Östrogen und wird vorwiegend im reifenden Follikel unter FSH-Einfluß gebildet.

Hauptwirkungen: Proliferation des Endometriums, Wirkung auf Vagina und Mamma, Verhinderung der Osteoporose, regulierende Wirkung auf Hypophyse und Hypothalamus.

Indikation

Verlaufskontrolle bei medikamentöser Ovulationsauslösung.
Beurteilung der Ovarialfunktion. Tumordiagnostik (selten).

Bestimmungsmethoden

Immunoassays mit verschiedenen Markern. Häufig angewendet wird der Radioimmunoassay.

Untersuchungsmaterial

Serum, Heparinplasma 1 ml

Referenzbereiche /[14]/

Geschlechtsreife Frauen		
Follikelphase	30—300	(110—1100)
Ovulationsphase	100—600	(360—2200)
Lutealphase	100—300	(360—1100)
Postmenopause	<10	(<37)
Präpuberale Mädchen	<5—15	(<18—55)

Angaben in pg/ml (pmol/l)
Umrechnung in Stoffmengenkonzentration: pg/ml × 3.671 = pmol/l

Bewertung

Abgesehen von der Kontrolle der Ovarialfunktion bei Sterilitätspatientinnen und in Ausnahmefällen im Rahmen der Tumordiagnostik kann die Östradiol-Bestimmung bei Gestagen-negativer Amenorrhoe und ggf. zur Erkennung eines mittzyklischen Gonadotropin-Peaks sinnvoll sein. Ein positiver Gestagentest deutet auf eine ausreichende endogene Östrogenbildung hin.

Erkrankungen und Zustände mit veränderten Östradiolwerten

Erkrankung/Zustand	Beurteilung/Kommentar
Primäre Ovarialinsuffizienz	E2-Konzentrationen liegen unter 10 pg/ml (37 pmol/l)
Anovulatorischer Zyklus	Subnormale E2-Werte in der Follikelphase, der dominante Follikel erreicht nicht das präovulatorische Stadium und wird atretisch. Es kommt zur Östrogenentzugsblutung.
Corpus-luteum-Insuffizienz	Die präovulatorischen Östradiolwerte sind gegenüber der Norm erniedrigt, das zweite Maximum in der Lutealphase ist nicht nachweisbar.
Verlaufskontrolle der Sterilitätsbehandlung, vor allem bei Clomiphen-, bzw. Gonadotropinbehandlung	Die Behandlung mit Clomiphen, bzw. HMG beginnt am 3. bis 5. Tag nach Beginn der Blutung. Regelmäßige Östradiolbestimmungen erlauben in Verbindung mit sonographischen Kontrollen des Follikelwachstums eine optimal dosierte Medikation. Bei ausreichender Größe des dominanten Follikels und entsprechendem Östradiolwert wird die Ovulation durch Gabe von hCG ausgelöst. Zu hohe Östradiolkonzentrationen, Werte über 2000 pg/ml (7350 pmol/l) bzw. ein zu steiler Anstieg der Werte an aufeinanderfolgenden Tagen lassen ein Überstimulationssyndrom befürchten, aber auch bei Werten um 1000 pg/ml (3670 pmol/l) wurden Überstimulationssyndrome beobachtet. Hinsichtlich des Eintritts von Mehrlingsgraviditäten können die E2-Werte nur ein Hinweis sein, für weitergehende Aussagen müssen Sonographiebefunde vorliegen.
Östrogen-produzierende Tumoren (selten, z. B. Granulosazelltumor)	Östradiolwerte hoch, Gonadotropinwerte niedrig.

Hinweise und Störungen

Stabilität: Postversand innerhalb 24 Std. ungekühlt möglich.

Progesteron

Progesteron ist das wichtigste natürliche Gestagen. Während der Follikelphase ist es im Plasma nur in geringen Mengen nachweisbar (<1 ng/ml). Mit dem LH-Peak kommt es kurz vor der Ovulation zu einem leichten Progesteron-Anstieg, anschliessend bildet das Corpus luteum erhebliche Progesteronmengen.

Progesteron bewirkt die sekretorische Umwandlung des Endometriums, bei Eintritt einer Schwangerschaft dient es der Erhaltung des dezidual umgewandelten Endometriums. Bis zur 8. SSW ist das Corpus luteum für die Aufrechterhaltung der Progesteronsekretion erforderlich, anschließend übernimmt die Plazenta diese Funktion vollständig /[15]/.

Indikation

Beurteilung der Gelbkörperfunktion.
Nachweis einer Ovulation.

Bestimmungsmethode

Radioimmunoassay, Prinzip sh. S. 1462.

Untersuchungsmaterial

Serum, Heparinplasma 1 ml

Referenzbereiche /[16]/

Follikelphase	< 1 (3.2)
Lutealphase	> 7 (22)
Postmenopause	< 1 (3.2)

Angaben in ng/ml (nmol/l)
Umrechnung in Stoffmengenkonzentration: ng/ml × 3.18 = nmol/l

Bewertung

Progesteron ist das quantitativ überwiegende Sekretionsprodukt des Corpus luteum. Im Plasma erreicht es 6 bis 8 Tage nach der Ovulation Maximalwerte und fällt etwa 3 Tage vor der zu erwartenden Ovulation steil ab.

Erkrankungen und Zustände mit veränderten Progesteronwerten

Erkrankung/Zustand	Beurteilung/Kommentar
Nachweis eines ovulatorischen Zyklus	Progesteronbestimmungen in der zweiten Zyklushälfte geben Hinweise auf eine stattgefundene Ovulation. Ein Progesteronwert von über 5 ng/ml (16 nmol/l) am 7. Tag nach der vermuteten Ovulation deutet auf einen ovulatorischen Zyklus hin /[17]/.
Erkennen einer Corpus-luteum-Insuffizienz	Es sollten mindestens zwei Blutentnahmen (7 und 10 Tage nach der Ovulation) erfolgen. Als normal gelten minde-

Erkrankungen und Zustände mit veränderten Progesteronwerten (Fortsetzung)

Erkrankung/Zustand	Beurteilung/Kommentar
	stens 15 ng/ml (48 nmol/l) am 7. und mindestens 10 ng/ml (32 nmol/l) am 10. Tag nach der Ovulation /[18]/. Nach Gonadotropinbehandlung können wesentlich höhere Werte (>80 ng/ml; >250 nmol/l) erreicht werden.

Hinweise

Auf Grund seines thermogenetischen Effekts bewirkt Progesteron einen Anstieg der Basaltemperatur. Die Beurteilung der Progesteronwerte wird bei Vorliegen einer Basaltemperaturkurve erleichtert.

Stabilität: Postversand innerhalb 24 Std. ungekühlt möglich.

Androgene

Testosteron ist ein Androgen das vorwiegend im Ovar, aber auch in der Nebennierenrinde gebildet wird. Als Indikator für die adrenale Androgenproduktion kann Dehydroepiandrosteron-Sulfat (DHEAS) gelten. Die physiologische Wirkung von Androgenen bei der Frau ist die Stimulierung der Schambehaarung und der axillären Behaarung.

Zur Differenzierung der Herkunft der Androgene und zum Ausschluß eines Androgen-produzierenden Tumors empfiehlt sich zumindest bei der Erstbestimmung die gemeinsame Bestimmung von Testosteron und DHEAS. Bei erhöhter DHEAS- (und Testosteron-Konzentration) muß u. a. auch an ein adrenogenitales Syndrom (AGS) gedacht werden. Der diesem Syndrom häufig zugrunde liegende 21-Hydroxylase- oder 11-Hydroxylase-Defekt bedingt eine unzureichende Umwandlung von 17-OH-Progesteron zu Cortisol, 17-OH-Progesteron reichert sich somit an und wird zu Androgenen umgewandelt. 17-OH-Progesteron ist daher neben den Androgenen in erhöhten Mengen nachweisbar.

Indikation

Vermehrte Behaarung der Frau vom maskulinen Typ, Virilisierung, Akne, Verdacht auf androgenetisch bedingte Ovarialinsuffizienz.

Bestimmungsmethoden

Testosteron-Radioimmunoassay.
Dehydroepiandrosteron-Sulfat (DHEAS)-Radioimmunoassay.
17-OH-Progesteron-Radioimmunoassay.

Untersuchungsmaterial

Testosteron:	Mischserum oder -Plasma von 3 Einzelproben entnommen am 3.—7. Zyklustag, morgens zwischen 8 und 10 Uhr in 20-minütigen Abständen	2 ml
DHEAS:	Serum oder Heparinplasma zwischen 8 und 10 Uhr entnommen	1 ml
17-OH-Progesteron:	Serum oder Plasma	1 ml

Referenzbereiche [16]

Testosteron	< 1.0	(3.5)
DHEAS	< 2500	(6500)
17-OH-Progesteron	< 3.5	(10.6)

Angaben in ng/ml (nmol/l)
Umrechnung in Stoffmengenkonzentration: Testosteron: ng/ml × 3.467 = nmol/l
DHEAS: ng/ml × 2.57 = nmol/l
17-OH-Progesteron: ng/ml × 3.026 = nmol/l

Bewertung

Zur Charakterisierung von Androgenisierungserscheinungen bei der Frau ist die Kenntnis folgender Begriffe erforderlich

Hypertrichose: Vermehrte Behaarung des ganzen Körpers oder flächenhaft einzelner Hautabschnitte.

Hirsutismus: Verstärkte Behaarung vom männlichen Verteilungstyp an Gesicht und Körper.

Virilisierung: Hirsutismus und vermännlichende Organveränderungen (Klitorishypertrophie, tiefe Stimme, Stirnglatze).

Hypertrichose ist nicht durch erhöhte Androgene bedingt.

Hirsutismus kann durch erhöhte Androgene bedingt sein, häufig finden sich jedoch auch trotz deutlich vermehrter Behaarung normale Androgenwerte. Neben genetisch bzw. rassisch bedingter Besonderheiten wird in derartigen Fällen ein erhöhtes Ansprechen der Testosteronrezeptoren am Haarfollikel angenommen [19].

Drei Ursachengruppen können bei der Androgenisierung unterschieden werden [20]

— Iatrogen: Pharmaka, z. B. Androgene, Anabolika, Gestagene, Danazol, Glukocorticoide, Diuretika, Antirheumatika.

— Tumor-bedingt: Ovarialtumoren, z. B. Sertoli-Leydigzelltumor, Nebennierenrindentumoren, Hypophysenadenome, z. B. M. Cushing, Prolaktinom, Akromegalie, paraneoplastische Syndrome, z. B. ektope ACTH- und hCG-Bildung.

— Nicht-tumorbedingte Hyperandrogenämie: Ovarielle, adrenale, z. B. late onset AGS, gemischte ovariell-adrenale Androgenhypersekretion, peripher erhöhte Androgenaktivität, Intersexualität.

Liegt eine Virilisierung vor oder sind Androgenisierungserscheinungen progredient, muß an einen Androgen-bildenden Tumor gedacht werden. Dies besonders, wenn Testosteron höher als 1.5 ng/ml (5.2 nmol/l) und DHEAS über 7000 ng/ml (18 µmol/l) ist. Der Nachweis eines Tumors erfolgt dann u. a. mit der Testosteron- und DHEAS-Bestimmung im durch selektive Katheterisierung der Ovar- und Nebennierenvenen gewonnenen Blut.

Die Indikation zur explorativen Laparatomie wegen des Verdachts auf einen Androgen-produzierenden Ovarialtumor ist bei Testosteronkonzentrationen über 4 ng/ml (14 nmol/l) im Ovarialvenenblut gegeben [20].

Bei Patientinnen mit leichten Androgenisierungserscheinungen, die aufgrund von Anamnese und klinischem Befund nicht tumorbedingt sind, ist die Bestimmung von Testosteron und DHEAS nur indiziert, wenn bei Vorliegen einer Blutungsanomalie oder Amenorrhoe Kinderwunsch besteht [21].

Zur Behandlung der hyperandrogenen Ovarialinsuffizienz ist es erforderlich, die Quelle der androgenen Hypersekretion zu kennen. Dazu kann der *Dexamethason-Langzeit-Suppressionstest* durchgeführt werden. Fällt DHEAS unter 400 ng/ml (1.0 µmol/l) ab, ist die Nebennierenrinde supprimiert [20], die unter Suppression gemessene Testosteronkonzentration entstammt einer ovariellen Hypersekretion. Nach neueren Arbeiten erlauben jedoch alle dynamischen Funktionstests keine zuverlässige Unterscheidung zwischen ovarieller und adrenaler Ursache. Offenbar hemmt Dexamethason nicht nur die Androgenausschüttung der Nebennieren sondern auch der Ovarien /[5]/.

Eine Erhöhung der DHEAS-Serumwerte findet sich typischerweise beim kurz nach der Pubertät durch Virilismus erkennbaren adrenogenitalen Syndrom. Erhöht sind ebenfalls Testosteron und 17-OH-Progesteron.

Hinweise und Störungen

Blutentnahme: Die Testosteronkonzentration unterliegt episodischen, zirkadianen und zyklischen Schwankungen. Die Analyse einer zufällig entnommenen Einzelprobe ergibt nur in 68% der Fälle ein Resultat , das dem wahren Mittelwert entspricht /[21]/. Es empfiehlt sich daher die Entnahme von drei Proben innerhalb einer Stunde und die Bestimmung des Testosterons aus dem Mischserum.

Stabilität: Postversand ungekühlt möglich.

Pathophysiologie der inkretorischen Ovarialfunktion

Störungen der Ovarialfunktion können nur bei Kenntnis der Funktionsabläufe zwischen Ovar, Hypophyse und Hypothalamus beurteilt werden. Klinisch relevante Meßgrößen sind neben den Steroidhormonen des Ovars (Östrogene, Gestagene, Androgene) die Gonadotropine FSH und LH sowie das Prolaktin.

Hypothalamo-hypophysär-ovarieller Funktionsablauf

Die hypophysäre Ausschüttung von FSH und LH wird von einem hypothalamischen Dekapeptid, dem sogenannten Gonadotropin Releasing Hormon (GnRH = LHRH) stimuliert. Das FSH bewirkt im normalen Menstruationszyklus die Heranreifung einer Kohorte von Follikeln und schließlich die Endreifung des dominanten Follikels. Während der Follikelreifung werden vermehrt Östrogene, deren wichtigster Vertreter das Östradiol-17-β (E2) ist, synthetisiert.

Die Östrogene spielen eine wichtige Rolle bei der proliferativen Entwicklung des Endometriums. Auf dem Blutweg gelangen sie auch zum Hypothalamus und zur Hypophyse, wo sie an den meisten Tagen des Menstruationszyklus im Sinne einer negativen Rückkopplung die GnRH-Ausschüttung des Hypothalamus niedrighalten. Gleichzeitig wird die Sensibilität der hypophysären FSH- und LH-Zellen ebenfalls auf niedrigem Niveau gehalten, so daß FSH- und LH-Blutkonzentrationen basal sind. Der dominante Follikel produziert kurz vor der Ovulation so viel Östradiol, daß dieser negative feed-back-Mechanismus sich kurzfristig in den sogenannten positiven feed-back-Mechanismus umkehrt. Das bedeutet, daß vermehrt GnRH vom Hypothalamus zur Hypophyse gelangt. Die Sensibilität der hypophysären FSH- und LH-produzierenden Zellen wird ebenfalls erhöht, so daß große Mengen der beiden gonadotropen Hormone ausgeschüttet werden.

Die präovulatorische LH-Ausschüttung bewirkt die Ovulation und die Luteinisierung des Follikels. Die damit verbundene Veränderung des Biochemismus der luteinisierten Zellen führt zur Produktion und Ausschüttung großer Mengen von Progesteron. Beide ovariellen Hormone, Östradiol und Progesteron koppeln nunmehr im Sinne der negativen feed-back-Wirkung zum Hypothalamus und zur Hypophyse zurück, so daß die FSH- und LH-Konzentrationen wieder basal werden. Die Östrogene bewirken im Verlauf der Follikelreifungsphase am Endometrium eine starke Proliferation. Nach der Ovulation wird das Endometrium durch die Progesteronwirkung in das sekretorische Endometrium bietet bei eventuell eingetretener Schwangerschaft dem Throphoblasten optimale Implantationsmöglichkeiten.

Für das Verständnis bestimmter Krankheitsbilder ist die Kenntnis wichtig, daß die hypothalamischen GnRH-Neurone ihr Produkt, das GnRH, in pulsatiler Form ausschütten. Die Pulsintervalle betragen ca. 60—90 min. in der Follikelphase und 3—4 Std. in der Lutealphase. Nur unter diesen Bedingungen funktioniert die Hypophyse optimal. Verkürzung oder Verlängerung der Pulsintervalle bedeutet Verschiebung des LH-/FSH-Quotienten. Ausbleiben pulsatiler Sekretion hat das Sistieren von FSH- und LH-Sekretion zur Folge.

Kontinuierliches Angebot von GnRH wird von der Hypophyse nur initial mit FSH- und LH-Ausschüttung beantwortet, dann hört die Sekretion der gonadotropen Hormone auf (down-Regulation der Rezeptoren). Durch das normale pulsatile Angebot von GnRH werden die hypophysären Rezeptoren für dieses Peptid auf einem gewissen Sensibilitätsniveau gehalten. Unter dem Einfluß längerfristig hoher Östrogenkonzentrationen werden die hypophysären GnRH-Rezeptoren noch zusätzlich sensibilisiert, so daß mittzyklisch vermehrt pulsatil ausgeschüttetes GnRH auf hochsensible FSH- und LH-produzierende Zellen trifft. Dadurch kommt es zur präovulatorischen Gonadotropinausschüttung.

Kindheit und Pubertät

In der Kindheit besteht physiologischerweise eine »sekundäre Ovarialinsuffizienz«. Die Ovarien sind aufgrund fehlender hypophysärer Stimulation im Zustand der Funktionsruhe. Die fehlende Gonadotropinfreisetzung aus der Hypophyse wiederum ist durch die noch nicht erfolgende Stimulation der Hypophyse mit GnRH aus dem Hypothalamus zu erklären. Pulsatile LH-Sekretion ist nicht nachweisbar.

In der Pubertät kommt es zu pulsatiler GnRH-Sekretion während der Schlafphase und damit zu einer Stimulierung der hypophysären Synthese und Sekretion von LH und FSH. Die basalen Gonadotropinkonzentrationen sind auch am Tage leicht angehoben, spontane LH-Fluktuationen sind jedoch tagsüber nicht nachweisbar. Im Verlauf der weiteren Pubertät kommt es zur weiteren Verstärkung der hypothalamisch pulsatilen Aktivität nunmehr auch tagsüber. Das führt zu einem Anstieg der Gonadotropinkonzentrationen mit dem Erwachsenen-Sekretionsmuster.

Als Folge der gonadotropen Stimulation beginnt im Ovar die Reifung von Sekundär- zu Tertiärfollikeln und damit eine zunehmende Östrogenproduktion. Ein signifikanter Östradiolanstieg ist etwa zwischen dem 10. und 12. Lebensjahr nachweisbar. Unter der Einwirkung der Östrogene, vorwiegend des Östradiols (E2), kommt es zur Proliferation des Endometriums und schließlich zur ersten Blutung, der Menarche. Die Menarche ist üblicherweise eine Östrogenentzugsblutung, d. h. bei noch fehlender Ovulation und Gelbkörperbildung ist das Endometrium noch nicht sekretorisch transformiert. Zur Erzeugung einer Blutung sind Blutwerte von mehr als 30 pg/ml (110 pmol/l) Östradiol, bzw. von mehr als 15 μg Gesamtöstrogenen im 24-Std. Urin erforderlich. Das mittlere Menarche-Alter beträgt in der Bundesrepublik Deutschland 12.8 ± 3 Jahre. Die Ausbildung des normalen Zyklusablaufes nimmt mehrere Jahre in Anspruch /[1]/.

Geschlechtsreife

Im ovulatorischen Zyklus wächst in den Ovarien unter dem Einfluß der Gonadotropine eine Kohorte von Sekundärfollikeln zu Tertiärfollikeln heran. Einer dieser Follikel wird auf Grund bisher weitgehend ungeklärter Selektionsvorgänge zum sogenannten führenden oder dominanten Follikel, während alle anderen Follikel atretisch werden. Im

Follikel erfolgen die ersten Schritte der Steroidsynthese vorwiegend unter LH-Einfluß in den Thekazellen. Hier werden aus Cholesterin über Pregnenolon Progesteron, bzw. 17-α-Hydroxypregnenolon und schließlich Androstendion und Testosteron gebildet. Unter FSH-Einfluß erfolgt anschließend in den Granulosazellen die Aromatisierung zu Östradiol und Östron. Die Östrogensynthese des reifenden Follikels zeigt bis zur Ovulation einen steilen Anstieg. Die Östradiolkonzentration steigt von einem Basalwert von etwa 50 pg/ml (180 pmol/l) Serum während der Menstruation auf präovulatorische Werte um 250—500 pg/ml (0.9—1.8 nmol/l) an. Durch die positiv rückkoppelnde Wirkung dieser hohen Östradiolkonzentration wird die präovulatorische Gonadotropinausschüttung ausgelöst.

24—30 Std. nach dem LH-Peak kommt es zur Ovulation. Gleichzeitig mit dem LH-Peak steigt neben dem FSH auch die Progesteronkonzentration geringfügig an (auf ca. 1 ng/ml Serum). Dieser Progesteronanstieg setzt sich nach der Ovulation mit der Ausbildung des Corpus luteum deutlich fort, es kommt bis etwa zum 8. Tag nach dem mittzyklischen LH-Peak zu einem Anstieg auf Werte über 10 ng/ml (32 nmol/l) Serum.

Beim Ausbleiben einer Gravidität fallen die Progesteronwerte anschließend mit der Lyse des Corpus luteum wieder ab. Zu Beginn der Menstruation ist die Serumkonzentration üblicherweise auf Werte unter 1 ng/ml abgesunken. Die Östradiolkonzentration zeigt in der Lutealphase einen dem Progesteron ähnlichen Verlauf, 100—200 pg/ml (370—730 pmol/l) Serum werden jedoch normalerweise nicht überschritten (Abb. 2).

Bei Eintritt einer Schwangerschaft bildet das Corpus luteum graviditatis unter dem Einfluß des vom etwa 8.—10. Tag nach der Konzeption ansteigenden hCG anhaltend hohe Progesteronmengen. Die Progesteronwerte schwanken bis zur 8. Schwangerschaftswoche um 10—30 ng/ml (30—100 nmol/l). Anschließend wird die Funktion des Corpus luteum zum Erhalt der Schwangerschaft von der Plazenta übernommen /[15]/.

Klimakterium und Senium

Gegen Ende der Geschlechtsreife kommt es mit dem bevorstehenden Erlöschen der Ovarialfunktion zunehmend häufiger zu anovulatorischen Zyklen und schließlich zur letzten Regelblutung, der Menopause. Die Menopause läßt sich erst retrospektiv durch ein nachfolgendes blutungsfreies Intervall von 12 Monaten definieren. Das mittlere Menopausenalter liegt in Deutschland zur Zeit bei 52 Jahren. Im Klimakterium und in der Postmenopause kommt es, bedingt durch die Ovarialinsuffizienz zu absinkenden Östradiolkonzentrationen (Werte unter 10 pg/ml Serum). Auf Grund der nunmehr fehlenden negativen Rückkopplung schüttet die Hypophyse maximale Gonadotropinmengen aus, die FSH-Werte im Serum liegen gewöhnlich über 50 IU/l, die LH-Werte über 20 IU/l. Nach 5 bis 10 Jahren sinken die Gonadotropine wieder ab, allerdings liegen die FSH- und LH-Werte auch im Senium über denjenigen einer geschlechtsreifen Frau /[22]/.

Subklassifikation der hypothalamischen Ovarialinsuffizienz

Nach *Leyendecker* /[24]/ können die WHO-Gruppen I (mit Ausnahme der hypophysären Amenorrhoe sh. S. 1116) und II gemeinsam als verschiedene Schweregrade ein und desselben Krankheitsbildes, der hypothalamischen Ovarialinsuffizienz, angesehen werden. Amenorrhoe, Oligomenorrhoe, anovulatorischer Zyklus und Corpus-luteum-Insuffizienz sind demnach nur verschiedene Stadien innerhalb eines pathophysiologischen Kontinuums, abhängig von der Frequenz der hypothalamischen GnRH-Freisetzung (Abb. 3).

Die WHO-Gruppe II (spontane Blutung bzw. positiver Gestagentest) gehört demnach

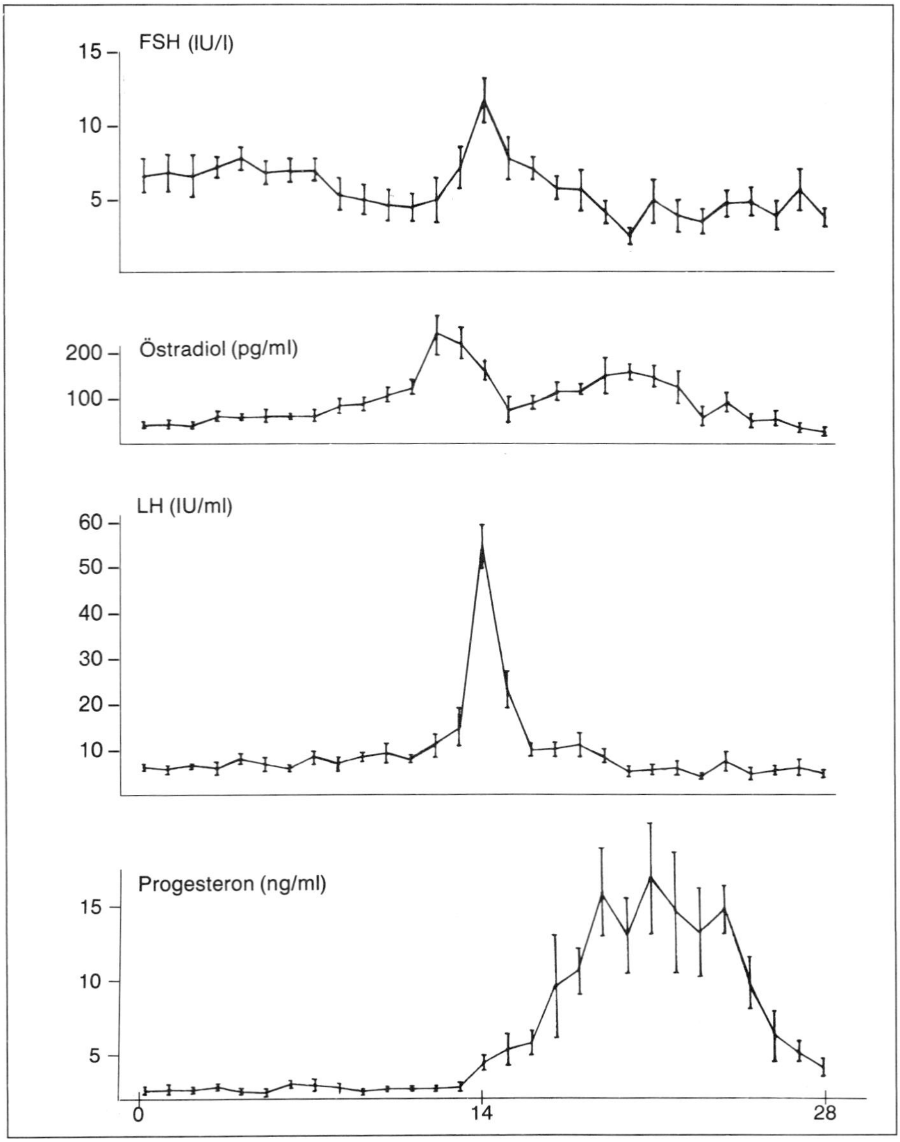

Abb. 2 Serumwerte von LH, FSH, Östradiol und Progesteron während des menstrualen Zyklus synchronisiert auf den Tag des LH-Gipfels /[23]/.

zu den Schweregraden 1 und 2 nach *Leyendecker*. Sie unterscheiden sich durch einen positiven bzw. negativen Clomiphen-Test.

Innerhalb des Schweregrades 3 (WHO-Gruppe I, Prolaktin normal, Gestagentest negativ, FSH normal oder niedrig) ist je nach Ausfall des GnRH-Testes die Einteilung in 3a, 3b oder 3c möglich.

Je nach Schweregrad des hypothalamischen Defektes läßt sich das folgende pathophysiologische Kontinuum tabellieren bzw. als Zeichnung (Abb. 3) darstellen.

— 3c: Fehlende hypothalamische Sekretion von GnRH, keine Speicherung von Gonadotropinen in der Hypophyse, deshalb auch keine Änderung der LH- und FSH-Konzentration nach GnRH-Gabe.

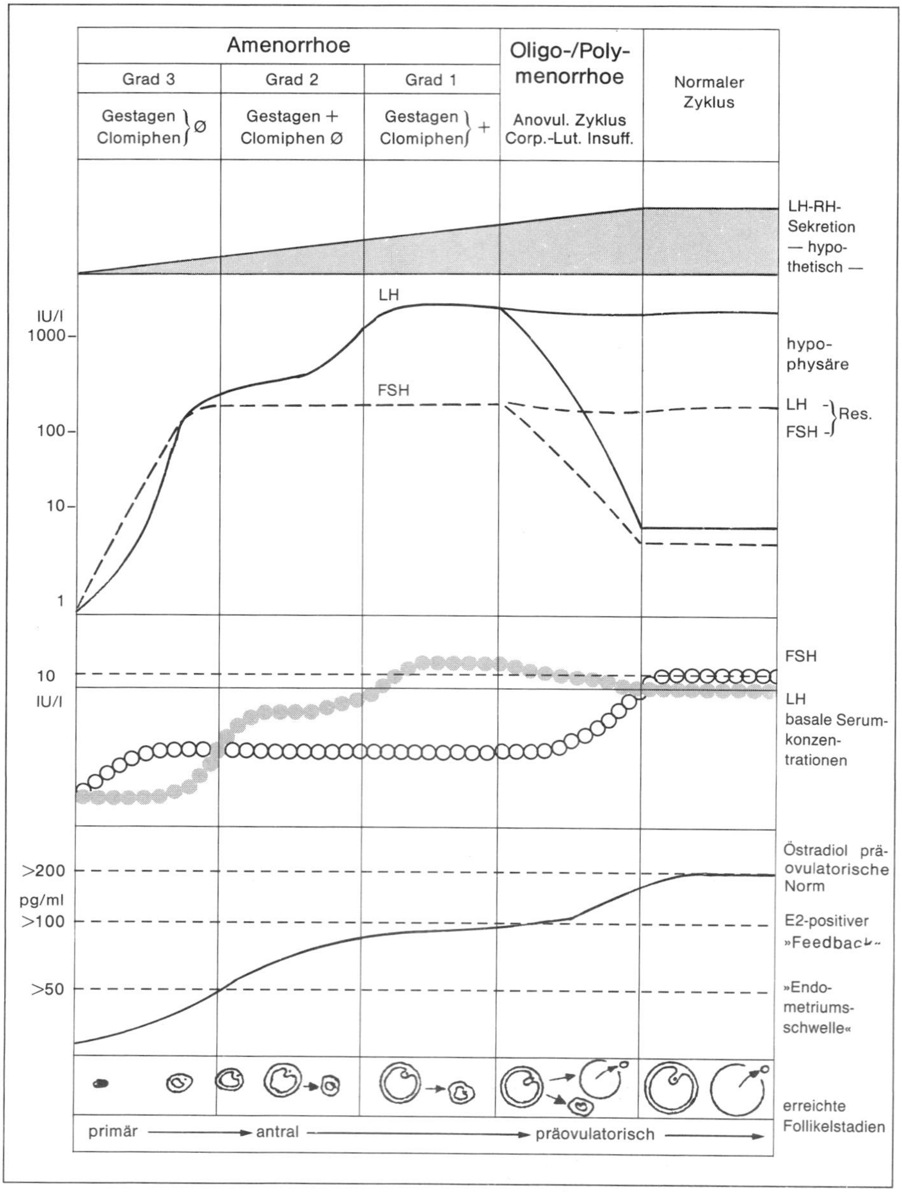

Abb. 3 Pathophysiologisches Kontinuum der hypothalamischen Ovarialinsuffizienz. Die hypophysäre Reserve wurde dargestellt als kumulativer Nettoanstieg der Gonadotropine im Serum unter GnRH-Infusion. Die auseinanderstrebenden Linien der hypophysären Reserve bei »Oligomenorrhoe« etc. und »normaler Zyklus« sollen den zyklischen Wechsel des hypophysären Füllungszustandes darstellen, der mit ovulatorischen Entleerungen der Hypophyse verbunden ist, nach Lit. /[24]/.

— 3b: Sekretorische Schübe von GnRH während der Schlafphase führen zu einer Stimulierung der hypophysären Synthese und Sekretion von LH und FSH und zu einer deutlichen Akkumulation von LH und FSH in der Hypophyse, die im GnRH-Test durch den Anstieg beider Gonadotropine zum Ausdruck kommt (intrapuberales Muster).

 — 3a: Die hypothalamische Aktivität führt nun auch am Tage zu schwachen Spontanfluktuationen von LH im Serum. Die ovarielle Stimulation resultiert in einer Östradiolsekretion, die ihrerseits eine differenzierte Feedback-Wirkung auf die hypophysären Gonadotropine ausübt. Bevorzugte Hemmung von FSH hat sowohl eine allmähliche Vergrößerung des LH/FSH-Quotienten der basalen Serumkonzentrationen als auch eine gegenüber FSH bevorzugte Freisetzung von LH im GnRH-Test zur Folge (adultes Muster).

— 2: Eine geringfügige Verbesserung der hypothalamischen GnRH-Funktion kann den Gestagen-Test positiv werden lassen, die Gabe von täglich 100 mg Clomiphen über 5 Tage (Clomiphen-Test) führt aber zu keiner vaginalen Blutung.

— 1: Clomiphen induzierte Zyklen treten erst auf, wenn der durch Clomiphen erfolgte Anstoß des follikulären Wachstums durch eine ausreichende endogene Aktivität von Hypothalamus und Hypophyse aufrecht erhalten werden kann. Entsprechend dem Grad der noch bestehenden hypothalamischen Funktionseinschränkung sind nach Clomiphen anovulatorische Zyklen (Grad 1c), Corpus-luteum-Insuffizienzen (Grad 1b) und biphasische Zyklen (Grad 1a) möglich.

Ob die Grade 1a—c ausschließlich durch hypothalamische Fehlregulation der pulsatilen LH-RH-Sekretion erklärbar sind, kann zur Zeit nicht eindeutig beantwortet werden. Mögliche Erklärungen sind auch intraovarielle Dysregulationen durch parakrine Faktoren.

Die Mehrzahl der Patientinnen mit Kinderwunsch sind nicht amenorrhoisch, sondern haben häufig nur diskrete Veränderungen im Bereich hypothalamischer, hypophysärer oder ovarieller Hormonsekretion. Anovulatorische Zyklen können durch vorzeitige Luteinisierung des noch anreifenden dominanten Follikels erklärt werden. Andererseits kann ein vorzeitig luteinisierter Follikel noch rupturieren; häufig entsteht dann jedoch ein insuffizientes Corpus luteum. Auch intraovarielle parakrine Mechanismen, im einzelnen noch ungeklärt, können Follikel- und Eizellreifung sowie die Corpus-luteum-Funktion negativ beeinflussen. Anovulatorische Zyklen und Corpus-luteum-Insuffizienz zeichnen sich immer durch zu niedrige Progesteronwerte in der Lutealphase aus (sh. S. 1123).

Besonders häufig sind in dieser Gruppe, wie auch in der Amenorrhoe-Gruppe, hyperandrogenämische Patientinnen. Unter diesen Patientinnen befinden sich besonders häufig solche mit polyzystischen Ovarien.

Syndrom der polyzystischen Ovarien (PCO)

Im allgemeinen handelt sich um das gemeinsame Auftreten von Virilisierung und Anovulation, häufig vergesellschaftet mit Adipositas. Die Pathophysiologie ist zur Zeit noch ungeklärt. Nach einer Arbeitshypothese von *Yen* /[25]/ verursachen chronisch erhöhte Androgene einen Prozeß, der schließlich zur Anovulation führt. Die Androgene supprimieren die Produktion des Sexualhormon-bindenden Globulins (SHBG) und potenzieren somit die biologische Aktivität der androgen wirkenden Steroide. Die erhöhten Testosteronwerte bei Patientinnen mit PCO stammen vermutlich aus ovarieller Sekretion und aus extraglandulärer Konversion von Androstendion. Die Serumöstron-Konzentration überschreitet die des Östradiols.

Vermutlich stammt die chronisch azyklische Östrogenproduktion aus peripherer Aromatisierung von Androstendion zu Östron. Die erhöhten LH- und niedrigen oder normalen FSH-Werte sind charakteristisch für das PCO-Syndrom. Ein FSH-Defizit und eine erhöhte intraovarielle Androgenkonzentration hemmen die normale Follikelreifung, das FSH-Defizit bedingt andererseits eine geringere ovarielle Aromataseaktivität.

Literatur

1. *Lauritzen, C.:* Gynäkologe *16:* 32 (1983). Diagnostik und Therapie der Zyklusstörungen während Pubertät und Adoleszenz.
2. *Lehmann, F., K. Diedrich, H. van der Ven, S. Al-Hasani, D. Krebs:* Geburtsh. u. Frauenheilk. *43:* 306 (1983). Die Lutealphase nach Follikelpunktion. Endokrinologische Untersuchungen bei der in-vitro-Fertilisation (IVF) und Embryotransfer nach Clomiphen-hCG-Behandlung.
3. *Diedrich, K.:* Die Eizellreifung und Ovulation. In: *Krebs, D.,* Praktikum der extrakorporalen Befruchtung, S. 33. Urban und Schwarzenberg, München (1984).
4. *Abraham, G. E., G. B. Maroulis, J. E. Buster:* Obstet. Gynecol. *47:* 395 (1976). Effect of dexamethasone on serum cortisol and androgen levels in hirsute patients.
5. *Moltz, L., R. Sörensen, A. Römmler, U. Schwartz, J. Hammerstein:* Geburtsh. u. Frauenheilk. *45:* 107 (1985). Polyzystische Ovarien: Eigenständiges Krankheitsbild oder unspezifisches Symptom?
6. *Brandau, H.:* Geburtsh. u. Frauenheilk. *38:* 1047 (1978). LH-Bestimmungen im Urin mit dem HI-Gonavis-Test zur Ovulationsvoraussage.
7. *Seidel, L., H. Hachmann:* Laboratoriumsblätter *30:* 71 (1980). Gonadotropine hFSH und hLH. Radioimmunologische Bestimmung.
8. *Saxena, B. B.:* Clinical applications of radioassay of FSH, LH and HCG. In: *Abraham, G. E.,* Radioassay system in clinical endocrinology. Dekker, New York (1981).
9. *Breckwoldt, M., F. Peters, F. Geisthövel:* Classification and diagnosis of ovarian insufficiency. In: *Insler, V., B. Lunenfeld,* Infertility: Male and female, S. 191. Churchill Livingstone, Edinburgh (1986).
10. *Breckwoldt, M., J. W. Siebers, U. Müller:* Gynäkologe *14:* 131 (1981). Die primäre Ovulationsinsuffizienz.
11. *Helpap, B., E. Schwinger, K. Spiertz:* Geburtsh. u. Frauenheilk. *40:* 381 (1980). Dysgerminom bei reiner XY-Gonadendysgenesie.
12. *Evers, J. L. H., R. Rolland:* Clin. Endocrin. *14:* 99 (1981). The gonadotropin resistant ovary syndrome: A curable disease.
13. *Kallmann, F. J., W. A. Schoenfeld, S. E. Barrera:* Am. J. Ment. Def. *48:* 203 (1944). The genetic aspects of primary eunuchoidism.
14. *Lenton, E. A., B.-M. Landgren:* The normal menstrual cycle. In: *Shearman, R. P.,* Clinical reproductive endocrinology, S. 81. Churchill Livingstone, Edinburgh (1985).
15. *Runnebaum, B., I. Gerhard:* Gynäkologe *16:* 155 (1983). Diagnostische und prognostische Bedeutung von Hormonbestimmungen in der ersten Schwangerschaftshälfte.
16. *Wilson, J. D., D. W. Foster:* Williams Textbook of Endocrinology (Reference values). Saunders, Philadelphia (1985).
17. *Moghissi, K. S.:* Fertil. Steril. *34:* 89 (1980). Prediction and detection of ovulation.
18. *Schneider, H. P. G., H. G. Bohnet:* Gynäkologe *14:* 104 (1981). Die hyperprolaktinämische Ovarialinsuffizienz.
19. *Von Werder, K., R. Goebel, O. A. Müller:* Internist *20:* 75 (1979). Hirsutismus. Ursachen, Diagnostik, Therapie.
20. *Moltz, L.:* Geburtsh. u. Frauenheilk. *42:* 321 (1982). Rationeller Einsatz endokrinologischer und radiologischer Verfahren bei der Differentialdiagnose von Androgenisierungserscheinungen der Frau.
21. *Schwartz, U., L. Moltz, J. Hammerstein:* Gynäkologe *14:* 119 (1981). Die hyperandrogenämische Ovarialinsuffizienz.
22. *Lauritzen, C.:* Estrogens in the post-menopause. In: *Van Keep, P. A., C. Lauritzen,* The hypothalamic-anterior pituitary system in the climacteric age period, S. 20. Karger, Basel (1975).
23. *Wuttke, W., P. Arnold, D. Becker, O. Creutzfeld, S. Langenstein, W. Tirsch:* Psychoneuroendocrin. *1:* 141 (1975). Circulating hormones, EEG, and performance in psychological tests of women with and without oral contraceptives.
24. *Leyendecker, G., L. Wildt, E. J. Plotz:* Gynäkologe *14:* 84 (1981). Die hypothalamische Ovarialinsuffizienz.
25. *Yen, S. S. C.:* Clin. Endocrinol. *12:* 177 (1980). The polycystic ovarian syndrome.

Schwangerschafts-überwachung Neugeborenen-Screening

Schwangerschaftsüberwachung

Einleitung

Die Mutterschaftsvorsorge dient der Erfassung Risiko-belasteter Schwangerschaften mit dem Ziel die perinatale Morbidität und Mortalität möglichst niedrig zu halten. Durch die frühzeitige Erkennung von Risikoschwangerschaften und Risikogeburten können geeignete Maßnahmen für Mutter und Kind ergriffen, die intrauterine Überwachung zielgerichtet intensiviert und die Leitung der Geburt sowie die Versorgung des Neugeborenen sorgfältig geplant werden /[1]/.

In den Mutterschaftsrichtlinien vom 10. 12. 1985 sind die wichtigsten ärztlichen Untersuchungen zur Früherkennung von Risikoschwangerschaften zusammengefaßt /[2]/. Der Erfolg der Schwangerenvorsorge ist abhängig von der Teilnahme. In der Perinatalstudie Niedersachsen /[3]/ hatten 72.8% der Schwangeren ihren Arzt bis zur 12. SSW erstmalig aufgesucht, 62.1% kamen mindestens zehnmal zur Vorsorge, 98% mindestens einmal.

In der gleichen Studie /[3]/ konnten nur 56.7% der Schwangerschaften als risikofrei eingestuft werden, 12.5% der Schwangeren hatten ein anamnestisches und 36.4% ein in dieser Schwangerschaft erstmalig befundetes Risiko. Von den Entbindungen wurden nur 50.3% als risikofrei eingestuft. Die perinatale Mortalität der Kinder betrug 0.8%, davon waren 60% ante- und 40% postpartale Todesfälle.

Hauptursache der perinatalen Mortalität sind Frühgeburten (75%) und termingerecht geborene mit fetaler Retardierung. Die Frühgeburtlichkeit (Geburt vor 38. SSW) beträgt in der BRD etwa 5% der Lebendgeburten. Bei Schwangeren nehmen ab dem 35. Lebensjahr neben den geburtshilflichen Komplikationen auch die Zahl der retardierten Kinder und die Häufigkeit der Frühgeburten zu. Ab dem 40. Lebensjahr ist die perinatale Mortalität deutlich erhöht.

Ein nicht unerheblicher Teil Schwangerschaften geht in der Frühschwangerschaft verloren. In einer Studie /[4]/ betrug die Verlustrate in den ersten 10 SSW 10.3% und in der 11. bis 28. SSW 2.1%.

Pränatale Diagnostik

Die pränatale Diagnostik erlaubt bestimmte schwerwiegende Erkrankungen und Fehlbildungen des Ungeborenen zu erkennen. Über 95% aller Entwicklungsstörungen, die vorgeburtlich diagnostiziert werden, stammen aus den Untersuchungsbefunden der Schwangerenvorsorge. Für die pränatale genetische Chromosomen- und Stoffwechseldiagnostik wurden Empfehlungen des wissenschaftlichen Beirates der Bundesärztekammer ausgearbeitet /[5]/.

Zur Gewinnung von Untersuchungsmaterial für die vorgeburtliche Diagnostik werden folgende Verfahren eingesetzt

— Amniozentese ab der 15. SSW zur Gewinnung von Fruchtwasser für die Chromosomenanalyse und biochemische Untersuchungen.

— Chorionzottenaspiration ab der 9. SSW zur Chromosomenanalyse und für biochemische Untersuchungen.

— Feinnadelpunktion fetaler Organe und Körperhöhlen (needling) ab der 15. SSW.

— Punktion der Nabelschnur (Cordicozentese) und Punktion des fetalen Herzens (Cardiozentese) ab der 18. SSW zur Gewinnung fetaler Blutproben.

— Fetoskopie zur Gewinnung fetaler Blut- und Organproben (Haut, Leber) ab der 18. SSW.

Fetale Blutproben sind insbesondere wichtig zu folgenden diagnostischen Zwecken

— Schnelle Chromosomenanalyse, sie dauert aus dem Blut nur 3 Tage gegenüber 3 Wochen aus Fruchtwasser.

— Bestimmung der Hämoglobinkonzentration oder der Blutgruppe.

— Zur Laboratoriumsdiagnostik von Erkrankungen, z. B. Hämoglobinopathien (Thalassämien), Gerinnungsstörungen (Hämophilie A), Virusinfektionen (Röteln), Stoffwechselstörungen.

Laboruntersuchungen nach den Schwangerschaftsrichtlinien zur Feststellung und Kontrolle der Schwangerschaft

Untersuchung	**Schwanger-schaftswoche**	**Hinweis**
hCG	Ausbleiben der Regelblutung	Feststellung der Schwangerschaft durch qualitative hCG-Bestimmung im Harn oder Serum oder quantitativ im Serum. Die qualitativen immunologischen Tests haben eine Empfindlichkeit von 30 — 50 U/l im Harn und 20 U/l im Serum. Sie sind gewöhnlich positiv bei Ausbleiben der Regelblutung. Bei quantitativer hCG-Bestimmung im Serum spricht ein Wert über 10 U/l gewöhnlich für eine Schwangerschaft.
Hämoglobin	4 bis 8 und ab der 21. vierwöchentlich; 6 — 8 Wochen nach Entbindung	Bei einem Hb-Gehalt von 11.2 g/dl und niedriger ist das kleine Blutbild erforderlich.
Harnstatus (Protein, Glucose, Zellen, Zylinder, Bakterien)	4wöchentlich	*Proteinurie:* Prüfung der Nierenfunktion und Suche nach Infekt der Nieren und ableitenden Harnwege durch Bakteriologie und gezielte Harnuntersuchung auf Zellen und Zylinder. *Glucosurie:* Suche nach manifestem Diabetes durch Glucose-Tagesprofil, nach latentem Diabetes durch GTT oral.
Blutgruppenbestimmung	4 bis 8	Bei Bestimmung der Serumeigenschaften auf Hämolysine achten. Rh(D)-negative Schwangere mit C oder E auf D^u untersuchen, den Partner auf Rh(D). Hat die Schwangere das D^u-Merkmal, muß die komplette Rh-Formel bestimmt werden.
Antikörpersuchtest	4 bis 8 25 bis 32	Muß zweimal durchgeführt werden mittels des indirekten Antiglobulintests (Coombs-Test) gegen zwei Testzellmuster, die die Antigene D, C, c, E, e, Kell, Fy und S enthalten sollen. Bei Antikörpernachweis sollen möglichst aus derselben Blutprobe deren Spezifität und Titerhöhe bestimmt werden.
Röteln-Antikörper	4 bis 8	Immunschutz ist vorhanden, wenn der HAH-Titer mindestens 1 : 32 beträgt. Ein niedrigerer HAH-Titer soll durch den HIG-Test oder einen IgG-ELISA bestätigt werden. Bei bestätigendem Befund ist Immunschutz

Laboruntersuchungen nach den Schwangerschaftsrichtlinien zur Feststellung und Kontrolle der Schwangerschaft (Fortsetzung)

Untersuchung	**Schwanger-schaftswoche**	**Hinweis**
		anzunehmen. Divergierenden Befunden liegt möglicherweise eine kürzliche Infektion zugrunde und der IgM-Test muß angeschlossen werden. Bei negativem Ausfall des letzteren kann eine belastbare Immunität nicht bescheinigt werden /[6]/. Schwangere ohne Immunschutz oder mit ungeklärtem Immunschutz sollen, auch wenn innerhalb der ersten 16 SSW kein Rötelnkontakt bestand, in der 16.—18. SSW nochmals auf Rötelnantikörper untersucht werden.
Syphilis-Antikörper	4 bis 8	Als Suchreaktion wird der TPHA-Test durchgeführt. Ein positives Ergebnis muß durch den FTAabs-Test bestätigt werden.
Direkter Coombs-Test	Neugeborenes	Die Bestimmung erfolgt im Nabelschnurblut zur Prüfung auf das Vorhandensein von Immunantikörpern auf den kindlichen Erythrozyten. Ein positiver direkter Coombs-Test weist auf das Vorliegen eines hämolytischen Prozesses hin.
HB_sAg	Bei der ersten Vorsorge-Untersuchung	Nur durchzuführen bei Schwangeren, die bezugnehmend auf das Infektionsrisiko mit Hepatitis B, einem besonders gefährdeten Personenkreis angehören.

Laboruntersuchungen bei begründetem Verdacht auf eine Risikoschwangerschaft oder eine Risikogeburt

Risiko	**Labor-Untersuchung**	**Hinweis**
Ektope Schwangerschaft	hCG	Zu etwa 80% werden entsprechend der SSW zu niedrige hCG-Werte gefunden, in 85% der Fälle ist der hCG-Wert über 250 U/l.
Abortus imminens		Die spontane Fehlgeburtenrate der ersten 10 SSW beträgt 10.3% und fällt dann auf 2.1% ab /[4]/.
	hCG	Für die rechnerisch ermittelte SSW zu niedrige, zu langsam ansteigende oder bereits wieder abfallende hCG-Werte.
	hPL	Niedrige hPL-Werte nach der 10. SSW sprechen bei Abortgeschehen für eine schlechte Prognose.
	AFP	Niedrige Werte nach der 10. SSW sprechen für eine irreversibel gestörte Schwangerschaft. Der verhaltene Abort zeigt hohe AFP-Werte bei sehr niedriger hCG-Konzen-

Laboruntersuchungen bei begründetem Verdacht auf eine Risikoschwangerschaft oder eine Risikogeburt (Fortsetzung)

Risiko	**Labor-Untersuchung**	**Hinweis**
		tration. Kein Anstieg des AFP bei normalen oder erhöhten hCG-Werten tritt bei Blasenmole auf.
Genetische Störungen		Fehlbildungen und Krankheiten aufgrund genetischer Faktoren kommen bei 3% aller Neugeborenen vor. Da viele Störungen jedoch erst im Laufe der Kindheit oder später erkennbar sind, wird eine Rate von 6 — 8% monogener Erbleiden kalkuliert.
Chromosomenanomalien	Chromosomenanalyse /7/ nach den unter a und b genannten Verfahren	Die bekannten 70 verschiedenen Chromosomenanomalien lassen sich alle pränatal erfassen. Die Untersuchung wird bei Schwangeren ab dem 35. LJ oder bei bekannter familiärer Chromosomentranslokation durchgeführt. Häufigste autosomale Aberration ist das Down-Syndrom (Trisomie 21), häufige gonosomale Aberrationen sind das *Klinefelder*-Syndrom (47, XXY) das *Turner*-Syndrom (45, XO) und die testikuläre Feminisierung (46, XY).
	a) Amnionzell-Kultur nach Amniozentese in der 15.—18. SSW	Kindliche Zellen des Fruchtwassers werden in vitro kultiviert unter Anregung der Zellteilung durch Phytohämagglutinin. Nach 2-wöchiger Kultivierung erfolgt eine Blockierung der Zellteilung in der Metaphase der Mitose durch Zugabe von Colchizin, wodurch eine starke Anreicherung von chromosomalen Metaphase-Figuren gewährleistet ist. Die Zellsuspension wird dann in hypotoner Phase auf Objektträger gebracht und so die Chromosomen fixiert und gespreitet. Gefärbt wird mit Orcein (Standardfärbung) oder mit Giemsa nach Trypsinvorbehandlung (G-Banden). Die Auswertung erfolgt mikroskopisch. Die Untersuchung dauert insgesamt 3 Wochen. Die diagnostische Sensitivität beträgt über 99.5%, das Risiko der Amniozentese (leichte Blutungen, Fruchtwasserträufeln) liegt unter 2% /8/.
	b) Chorionzotten-Biopsie in der 9.—12. SSW	Die Chromosomenanalyse aus den Langhanszellen der Zytotrophoblastenschicht kann entweder durch die direkte Aufarbeitung der Zellen erfolgen oder nach in vitro-Kultur für 2 Tage /9/. Bei letzterem Verfahren ist die Mitosen-Ausbeute höher. Die Aufarbeitung, Darstellung und Anfärbung der chromosomalen Metaphasefiguren erfolgt wie für die Amnionzellkultur beschrieben. Die Untersuchungsdauer beträgt 1 - 4 Tage. Die diagnostische Sensitivität der

Laboruntersuchungen bei begründetem Verdacht auf eine Risikoschwangerschaft oder eine Risikogeburt (Fortsetzung)

Risiko	**Labor-Untersuchung**	**Hinweis**
		Methode liegt bei 97%. Die diagnostische Spezifität ist geringer als die der Amnionzellkultur; es sind Fälle beschrieben, bei denen die Embryonen einen normalen Chromosomensatz hatten, die Zotten aber einen aberranten Karyotyp aufwiesen.
Gendefekte		Von den 2000 — 3000 auf Gendefekten beruhenden Störungen kann ein Teil pränatal erfaßt werden /[10]/.
Stoffwechselleiden, z. B. Ahornsirup-Krankheit, G-6-PDH-Mangel, M. Gaucher, M. Fabry, Hypophosphatasie	Biochemische Analytik aus der Amnionzellkultur	Die Amnionzellkultur als Untersuchungsmaterial wird eingesetzt für Enzymbestimmungen zur Aufdeckung der zur Zeit ca. 100 diagnostizierbaren Stoffwechselleiden.
Hämophilien, Hämoglobinopathien, Wiskott-Aldrich-Syndrom, Ornithincarbamylase-Mangel, Hauterkrankungen	Untersuchungen in fetalen Blut- und Gewebsproben	Mittels Cordiozentese bzw. Fetoskopie ab der 18.— 20. SSW können fetale Blutproben zur Analyse von Gerinnungsfaktoren, Hämoglobinen und Thrombozyten entnommen werden, Leberproben zur Enzymbestimmung (OTC), Hautproben bei Verdacht auf Epidermiolysis, Ichthyosis usw.
Thalassämie, Sichelzellanämie, Zystische Fibrose, Muskeldystrophie, Huntingtonsche Erkrankung	DNA-Analysen aus Chorionzotten, fetalem Gewebe oder Blut	DNA-Analysen werden bei Verdacht auf Erbleiden mit bekannten Deletionen oder Punktmutationen eingesetzt. Etwa 60 sind erfaßbar. Die DNA-Analysen erfolgen unter dem Einsatz von Restriktionsendonukleasen, sowie spezifischen Gensonden im Southern-Blotting /[11]/.
Neuralrohrdefekte	AFP	Bestimmung in der 16.— 20. SSW im mütterlichen Serum.
Blutgruppenunverträglichkeit /[12]/ Rh-Konstellation	Bei Rhesuskonstellation Mutter Rh (D)-neg., Vater Rh (D)-pos. ist eine Rh-Antikörperbestimmung zu Beginn der Schwangerschaft und in der 24. SSW durchzuführen.	Etwa zwei Drittel aller Fälle von Morbus hämolyticus neonatorum (Mhn) beruhen auf einer AB0-Unverträglichkeit, etwa ein Drittel auf Rhesusunverträglichkeit und 1— 2% der Fälle werden durch andere Antigene verursacht /[12]/. Die Verlaufsbeurteilung bei Rhesuskonstellation erfolgt während der Schwangerschaft durch die quantitative Bestimmung der Rhesus-Antikörper und evtl. die Messung des Fruchtwasser-Bilirubins.
AB0-Konstellation	Iso-Anti-A- bzw. Iso-Anti-B-Bestimmung in der 36.— 37. SSW.	An eine AB0-Isoimmunisierung muß gedacht werden bei der Konstellation Mutter 0/Kind A, Mutter 0/Kind B. Die Mutter bildet zusätzlich zu den vorliegenden Anti-A und Anti-B der Klasse IgM noch Anti-A bzw. Anti-B der Klasse IgG, die diaplazentar auf den

Laboruntersuchungen bei begründetem Verdacht auf eine Risikoschwangerschaft oder eine Risikogeburt (Fortsetzung)

Risiko	**Labor-Untersuchung**	**Hinweis**
		Feten übergehen. Da die kindlichen Erythrozytenmerkmale sich erst in den letzten Wochen vor der Geburt entwickeln, setzt ein Mhn erst spät ein und ist gewöhnlich mild.
Diagnose der Rh-Iso-Immunisierung nach der Geburt	Direkter Coombs-Test im Nabelschnurblut, indirekter Coombs-Test im mütterlichen Blut	Bei Rh-Konstellation beweist ein positiver direkter Coombs-Test im Nabelschnurblut, daß spezifische IgG-Antikörper diaplazentar von der Mutter auf das Kind übergetreten sind. Der indirekte Coombs-Test bei der Mutter ist dann positiv. Die Rh(D)-Bestimmung im Nabelschnurblut kann gelegentlich aufgrund inkompletter Antikörper, die die Rh-Merkmale blockieren, falsch negativ ausfallen. Ist der direkte Coombs-Test im Nabelschnurblut positiv bei einer Rh(D)-positiven Mutter, muß an ein Anti-c, Anti-C oder Anti-E gedacht werden.
	D^u-Bestimmung beim Kind	Hat die Mutter Rh(D)-Antikörper und ist das Kind Rh(D)-negativ bei positivem direkten Coombs-Test, muß der Faktor D^u beim Kind bestimmt werden.
Diagnose der AB0-Iso-Immunisierung nach der Geburt	*Bei der Mutter* IgG-AK nach Inaktivierung von IgM durch Mercaptoäthanol, *Witebsky*-Coombs-Test, Isohämolysin-Nachweis. *Beim Kind* Isoagglutinine im Serum	Der direkte Coombs-Test im Nabelschnurblut ist in zwei Drittel der Fälle negativ und zu ein Drittel schwach positiv. Im mütterlichen Blut kann der Nachweis von inkompletten Anti-A- und Anti-B-Antikörpern der Klasse IgG zum Zeitpunkt der Geburt noch negativ sein. Der Boostereffekt der fetomaternalen Transfusion während der Entbindung führt gewöhnlich 2 — 3 Wochen später zum Antikörpernachweis.
Anämie der Mutter	Kleines Blutbild, Serumeisen, evtl. Ferritin	Etwa 70% der Schwangeren haben in den letzten Wochen der Schwangerschaft prälatente Fe-Mangelanämien, von denen etwa ein Drittel manifest wird /3/.
Nierenerkrankung der Mutter	Harnteststreifen, Harnsediment mit Suche nach Zylindern, bakterielle Kultur	Die häufigste Nierenerkrankung während der Schwangerschaft mit einer Häufigkeit von bis zu 5% ist die Pyelonephritis. Bei rezidivierenden Infekten sollte der Nephrologe eingeschaltet werden /3/.
Diabetes mellitus der Mutter	Glucose, HbA_1, AFP, Östriol, hPL, L/S-Ratio, evtl. Fruchtwasser-Insulin	Komplikationen bei schlecht eingestelltem Diabetes sind: Abort, Gestose, Mißbildungen, Hydramnion, Plazentainsuffizienz, fetale Makrosomie (Riesenbaby). Wird die Mutter schon vor der Konzeption einer strengen Stoffwechselkontrolle unterzogen, kann das fetale Risiko, insbesondere in Be-

Laboruntersuchungen bei begründetem Verdacht auf eine Risikoschwangerschaft oder eine Risikogeburt (Fortsetzung)

Risiko	**Labor-Untersuchung**	**Hinweis**
		zug auf Mißbildungen, erheblich gesenkt werden. Zur Umgehung einer plazentaren Insuffizienz in der späten Schwangerschaft wird vorzeitig entbunden. Die Bestimmung des Fruchtwasser-Insulins ab der 16. SSW bei schlecht eingestellten Diabetikerinnen gibt Information über eine fetale β-Zell-Hyperplasie. Bei optimaler Betreuung der Schwangeren liegt die perinatale Mortalität der Neugeborenen bei 2 — 4% /[13]/.
Blutungen, Vorzeitige Wehen, Vorzeitiger Blasensprung	hPL, Östriol ab der 28. SSW, L/S-Ratio	In der Spätschwangerschaft ist die Häufigkeit der Blutungen etwa 3 — 5%. Die Kontrolle der plazentaren Funktion erfolgt durch hPL-Bestimmungen, die Funktionstüchtigkeit der fetoplazentaren Einheit kann durch die Östriolbestimmung abgeschätzt werden.
Chronische Plazentainsuffizienz, Fetale Retardierung	hPL, Östriol ab der 28. SSW	Die fetale Retardierung tritt in einer Häufigkeit von 2.5% auf /[3]/ und ist meist Folge einer chronischen Plazentainsuffizienz. Das Geburtsgewicht liegt unterhalb der 10% Perzentile bezogen auf das Schwangerschaftsalter. Ursachen sind Hypertonie, Zigarettenkonsum, Schwangerschaftsgestose, Diabetes-bedingte Erkrankungen der Mutter und soziologische Faktoren.
Schwangerschaftsgestose	Harnstatus, Harnprotein-Ausscheidung, Creatinin i. S., hPL, Östriol	Häufigste Ursache der mütterlichen Mortalität. 20 —30% der perinatalen kindlichen Todesfälle gehen zu Lasten gestosekranker Mütter. In der Perinatalstudie Niedersachsen hatte die Gestosehäufigkeit einen Anteil von 6% an den befundeten Schwangerschaftsrisiken /[3]/. Häufigste Einzelsymptome sind Hypertonie, Ödeme und Proteinurie.
Konnatale und perinatale Infektionen durch Erreger der TORCH-Liste (T = Toxoplasmose, O = other microbial agents, R = Röteln, C = Cytomegalie, H = Herpes simplex)	Feststellung einer symptomatischen Infektion durch direkten Erregernachweis oder Bestimmung spezifischer IgM-Antikörper. Bei Kontakt in der Schwangerschaft z. B. mit Röteln, Windpocken, Masern, Mumps, Toxoplasmose, ist zur Feststellung der Immunitätslage die Bestimmung spezifischer IgG-Antikörper indiziert.	Infektionen der Mutter in der Schwangerschaft sind mit 5 —10% Ursache für Abort, Totgeburt oder kindliche Schädigung /[14]/. Konnatale oder pränatale Infektionen erfolgen auf intrauterinem Wege, d. h. die Erreger gehen transplazentar oder aszendierend aus den Organen des kleinen Beckens auf das Kind über. Perinatale Infektionen werden bei Passage des Geburtskanals oder durch Kontakt des Neugeborenen mit der Umwelt erworben. Bei den mütterlichen Infektionen, die auf das Kind übergehen, kann es sich handeln um primäre, d. h. sie treten zum erstenmal auf, z. B. Hepatitis B, Listeriose oder um eine Reaktivierung früher durchgemachter

Laboruntersuchungen bei begründetem Verdacht auf eine Risikoschwangerschaft oder eine Risikogeburt (Fortsetzung)

Risiko	**Labor-Untersuchung**	**Hinweis**
		Infektionen, z. B. Cytomegalie, Herpes simplex. Viele primäre und sekundäre Infektionen verlaufen subklinisch und werden ohne bei der Mutter Symptome zu verursachen prä- oder perinatal auf das Kind übertragen /[14]/.
Toxoplasmose	Sabin-Feldman-Test, spez. IgG- und IgM-Antikörper im IFT oder ELISA.	Zur pränatalen Infektion kommt es nur, wenn die Schwangere sich erstmalig infiziert. Das Risiko der kindlichen Infektion nimmt mit fortschreitender Schwangerschaft zu und beträgt im ersten Trimenon 17% im letzten 64%. Die Infektion erreicht das Kind auch bei früher Infektion der Mutter erst in der Fetalperiode /[14]/.
Varizellen, Masern, Mumps, Coxsackie, Influenza, EBV, LCM	Sofortige Bestimmung spezifischer IgG-Antikörper bei Kontakt mit Mumps, Masern, Varizellen	Eine teratogene Wirkung und damit Embryopathie ist gesichert für Varizellen, für Masern, Mumps und Coxsackie nicht gesichert, für die anderen genannten Viren unklar. Bei Kontakt in der Schwangerschaft mit Mumps, Masern, Varizellen sollte eine sofortige Bestimmung der Immunitätslage erfolgen. Bei Nachweis spezifischer IgG-Antikörper besteht keine Gefährdung, bei negativem Befund muß spezifisches Hyperimmunserum verabreicht werden.
Hepatitis A-Virus	HAVK-IgG, HAVK-IgM	Die Hepatitis A wird beim Neugeborenen selten diagnostiziert, da sie meist einen subklinischen Verlauf nimmt. In Endemiegebieten sind der Fetus und das Neugeborene durch diaplazentar übergetretene IgG-Antikörper geschützt. Frische Infektionen in den letzten Wochen der Fetalperiode oder in der Neugeborenenperiode sind am positiven HAVK-IgM diagnostizierbar /[15]/.
Hepatitis B-Virus	HB_sAg Anti-HB_c-IgM	Die Untersuchung des Neugeborenen ist erforderlich, wenn die Schwangere einen HB_sAg-Trägerstatus hat oder in der Schwangerschaft eine Hepatitis B-Infektion erfolgte. Ein hohes Erkrankungsrisiko des Feten liegt vor, wenn die Schwangere HB_eAg-positiv ist. Der Nachweis von HB_sAg und Hepatitis B-Antikörpern beim Neugeborenen kann Folge eines diaplazentaren Übertritts sein oder auf einer intrauterinen Infektion beruhen, die 2 und mehr Wochen zurückliegt. Der Nachweis von Anti-HB_c-IgM beim Neugeborenen spricht für die intrauterine Infektion. Neugeborene HB_sAg-positiver Mütter sollen innerhalb der ersten 6 Std. nach Geburt passiv-aktiv immunisiert werden /[15]/.

Laboruntersuchungen bei begründetem Verdacht auf eine Risikoschwangerschaft oder eine Risikogeburt (Fortsetzung)

Risiko	**Labor-Untersuchung**	**Hinweis**
Röteln	HAH, HIG, IgG-ELISA, IgM-ELISA	Das Rötelnvirus hat teratogene Wirkung, d. h. es verursacht Mißbildungen in der Embryonalperiode. Die Gesamthäufigkeit der bei Geburt feststellbaren Rötelnembryopathien bei mütterlichen Röteln im ersten Trimenon beträgt 25% /[14]/. Der Gefahr einer Rötelnembryopathie bei Rötelnkontakt sind nur seronegative Schwangere ausgesetzt (HAH unter 1: 32). Reinfektionen kommen fast nur nach früherer Impfung vor, führen zur Erhöhung des HAH- und spez. IgG-Titers und gelegentlich zum Auftreten von spez. IgM-Antikörpern. Eine Schädigung bei Reinfektion ist nicht zu erwarten, wenn vor Schwangerschaftsbeginn ein ausreichender Impftiter vorlag. Jedes positive IgM-Ergebnis sollte durch ein zweites IgM-Testergebnis bestätigt werden.
Cytomegalie	KBR, ELISA-IgM, ELISA-IgG, Direktnachweis des Virus	Hat wie das Rötelnvirus teratogene Wirkung. Häufigste konnatale Infektion, Inzidenz 0.2—2%. Nur 5% der kongenital infizierten Neugeborenen hat ernsthafte klinische Symptome wie atypische Pneumonie begleitet von Pneumocystis carinii-Infektion. Bei weiteren 10% kommt es mit zunehmenden Alter zu geistiger Retardierung und anderen Behinderungen /[16]/.
Herpes simplex-Virus I, II	Direkter Immunfluoreszenztest aus Bläscheninhalt bei der Mutter. Im Liquor des Kindes IgG-, IgA- und IgM-Antikörper.	Herpes simplex-Virusinfektionen gehören zu den 3 häufigsten venerischen Erkrankungen. Bis zum gebärfähigen Alter haben 45 — 60% der Frauen eine Herpesinfektion durchgemacht. Pränatale Herpes simplex-Infektionen führen zu Aborten, Frühgeburten, Mikrozephalie und Hörschäden. Perinatale Infektionen und Infektionen des Neugeborenen durch infizierte Geburtswege können sepsisähnliche Krankheitsbilder mit Enzephalitis verursachen, die Letalität beträgt etwa 50%.
Syphilis	TPHA, FTA abs, FTA abs-IgM	Auch wenn die Infektion schon im ersten Trimenon erfolgt, ist eine Gefährdung des Feten erst ab der 20. SSW zu erwarten. Die Häufigkeit der Syphilisinfektionen in der Schwangerschaft liegt bei 0.5%, auf 1000 Lebendgeborene kommt 1 konnatale Syphilis. Der Nachweis von IgM-Antikörpern im Nabelschnurblut mit dem FTA abs-Test spricht für die intrauterin durchgemachte Infektion.
Clamydien, Gonokokken, Listerien	Direkter Erregernachweis	Perinatal erworbene C. trachomatis-Infektion verursacht neben einer Bindehautentzündung, eine Lungenentzündung des Neugeborenen.

Laboruntersuchungen bei begründetem Verdacht auf eine Risikoschwangerschaft oder eine Risikogeburt (Fortsetzung)

Risiko	Labor-Untersuchung	Hinweis
		Aktive Infektionen mit *N. gonorrhoeae* können ektopische Schwangerschaften oder Infektionen des Neugeborenen bewirken. *Listeria monozytogenes* infiziert die Frucht hämatogen-diaplazentar bei Erstinfektion der Mutter während der Gravidität; es besteht keine Wiederholungsgefahr. Die Frucht wird nicht in allen Fällen erreicht. Angeborene Listeriose ist eine Fetalkrankheit septischen Charakters und bewirkt keine Mißbildungen. 70—80% der betroffenen Kinder sind Frühgeborene im letzten Trimenon, etwa ein Viertel wird totgeboren /[17]/.
Hämolysierende Streptokokken der Serumgruppe B	Gram-positive Kokken im Magenaspirat nach Anfärbung. Latex-Test auf Streptokokken im konzentrierten Urin. Bakteriologische Abstriche von Gehörgang, Rachen, Axilla, Nabel sowie Kultur des Fruchtwassers.	β-hämolysierende Streptokokken sind zu etwa 50% Ursache der Neugeborenen-Sepsis und zu 40% der Neugeborenen-Meningitis und damit häufiger als E. coli-Infektionen. Die Inzidenz in Europa beträgt etwa 1 bis 2 auf 1000 Lebendgeborene. Unterschieden wird die early-onset-Sepsis von der late-onset-Erkrankung, letztere geht meist mit einer Meningitis einher. Bei der early-onset-Sepsis stammen die B-Streptokokken aus den mütterlichen Geburtswegen, die klinische Symptomatik tritt innerhalb der ersten 5 Lebenstage in Form eines Atemnot-Syndroms auf, die Letalität liegt bei 50%. Bei der late-onset-Erkrankung werden die Streptokokken beim Stillen übertragen oder stammen vom Pflegepersonal, die klinische Symptomatik tritt erst in der 2. Lebenswoche auf. Indikationen zur Untersuchung auf Streptokokken sind /[18]/: Frühgeburt, kindliche Asphyxie unter der Geburt, vorzeitiger Blasensprung. Ein empfindlicher Indikator der early-onset-Sepsis sind Neutropenie und eine ausgeprägte Linksverschiebung /[19]/, sh. auch Akute-Phase-Proteine.

Literatur

1. *Knörr, K.:* Med. Prax. *80:* 22 (1985). Risikoschwangerschaft: Aspekte der Erfassung und Überwachung.
2. Richtlinien des Bundesausschusses der Ärzte und Krankenkassen über die ärztliche Betreuung während der Schwangerschaft und nach der Entbindung (Mutterschaftsrichtlinien) in der Neufassung vom 10.12.1985. Dtsch. Ärztebl. *83:* 713 (1986).
3. *Behrens, O., J. Schneider, U. Böhme:* Diagnostik *18 (11):* 11 (1985). Mutterschaftsvorsorge bei Risikoschwangerschaften.
4. *Gilmore, D. H., M.B. McNay:* Lancet *I:* 107 (1985). Spontaneous fetal loss rate in early pregnancy.
5. Empfehlungen des Wissenschaftlichen Beirates der Bundesärztekammer: Dtsch. Ärztebl. *84*: B-434 (1987). Pränatale Diagnostik.

6. *Enders, G.:* Lab. Med. *10:* 345 (1986). Notwendigkeit von Testkombinationen zur Stellung einer relevanten Labordiagnose, insbesondere von Virusinfektionen.
7. *Passarge, E.:* Dtsch. Ärztebl. *82:* 1331 (1985). Indikation zur Chromosomenuntersuchung.
8. *Fuhrmann, W.:* Dtsch. Ärztebl. *78:* 1339 (1981). Pränatale Diagnostik genetischer Defekte.
9. *Stoeckenius, M., L. W. Popp, W. Müller-Holve:* Dtsch. Med. Wschr. *111:* 945 (1986). Die Chorionzottenbiopsie.
10. *Holzgreve, W., P. Minky, F. K. Beller, I. H. Pawlowitzki:* Diagnostik *18 (11):* 25 (1985). Aktueller Stand der pränatalen Diagnostik.
11. *Wolf, H., U. Lesser, M. Motz, R. Seibl:* Lab. Med. *10:* 229 (1986). Möglichkeiten und Grenzen der Diagnostik mit DNA-Probes.
12. *v. Muralt, G. V., D. Sidiropoulos:* Ärztl. Lab. *27:* 17 (1981). Praktisches Vorgehen bei der Diagnose, Therapie und Prophylaxe des Morbus haemolyticus neonatorum.
13. *Burkart, W., H. C. Dominick, H. P. G. Schneider:* Dtsch. Ärztebl. *83:* 313 (1986). Die Überwachung des Feten in der Schwangerschaft einer Diabetikerin.
14. *Enders, G.:* Z. Geburtsh. u. Perinat. *187:* 3 (1983). Virus- und andere Infektionen in der Schwangerschaft.
15. *Deinhardt, F., C. Rosendahl, W. Jilg:* Viral hepatitis during the perinatal period. In: *Bethke, K., K. Riegel, B. H. Belohradsky,* Diagnosis in perinatal infections, S. 81. Med. Verlagsges. Marburg (1984).
16. *Doerr, H. W., H. Rabenau, W. Braun:* Lab. Med. *11:* 317 (1987). Zytomegalievirus-Infektionen bei Schwangeren.
17. *Thalhammer, O.:* Laboratoriumsblätter *33*: 9 (1983). Infektionen vor und unter der Geburt (II): Röteln, Listeriose, Herpes.
18. *Lütticken, R., W. Sternschulte, H. Günther, H. W. Eibach, A. Bolte:* Dtsch. Ärztebl. *80 (18):* 32 (1983). Neugeborenen-Sepsis und -Meningitis durch Gruppe-B-Streptokokken.
19. *Kind, C., H. P. Gnehm, R. Seger, G. Duc:* Helv. Paediat. Acta *39:* 419 (1984). Neugeborenen-Sepsis mit Streptokokken der Gruppe B: Probleme der Frühdiagnose, Therapie und Prophylaxe.

Choriongonadotropin (hCG)

Indikation

Diagnose der Frühschwangerschaft.

Verlaufsbeurteilung der Frühschwangerschaft (Extrauteringravidität, Abortus).

Verlaufskontrolle von Trophoblasttumoren.

Bestimmungsmethoden

Harn

Neuere kommerzielle Tests verwenden fast ausschließlich monoklonale Antikörper.

Hämagglutinationstest: Erythrozyten sind beschichtet mit zwei monoklonalen Antikörpern. Der monoklonale Antikörper 1 ist gerichtet gegen Einheiten der β-Kette von hCG und LH. Der 2. Antikörper richtet sich nur gegen eine für die β-Kette des hCG typische, carboxyterminale Einheit aus 30 Aminosäuren. Sind hCG und LH in der Harnprobe, werden beide Hormone von Antikörper 1 an Erythrozyten gebunden. Antikörper 2 eines benachbarten Erythrozyten reagiert mit der carboxyterminalen Einheit des gebundenen hCG und bewirkt eine Agglutination der Erythrozyten. Die alleinige Anwesenheit von LH verursacht keine Agglutination.

Enzymimmunoassay: Röhrchen oder Membranfilter sind beschichtet mit einem monoklonalen Antikörper ähnlicher Spezifität wie oben beschriebener Antikörper 1. Sind hCG und LH in der zu untersuchenden Probe werden beide Hormone an die Röhrchenwand bzw. den Membranfilter gebunden.

Wird ein zweiter POD- oder AP-konjugierter Antikörper ähnlicher Spezifität wie oben beschriebener Antikörper 2 hinzugegeben, bindet dieser mit Antikörper-gebundenem hCG unter Ausbildung eines Sandwich. Zugabe von Substrat-Chromogen-Lösung führt zur Entwicklung einer Farbreaktion /[1]/.

Die Empfindlichkeit der Tests mit monoklonalen Antikörpern liegt im Bereich von 20 — 50 IU/l.

Serum

Qualitativ: Enzymimmunoassay mit einer Empfindlichkeit von etwa 20 IU/l /[2]/.

Quantitativ: Radio- und Enzymimmunoassay mit einer Empfindlichkeit von etwa 1— 3 IU/l.

Untersuchungsmaterial

Harn	10 ml
Serum	1 ml

Referenzbereiche

Serum

Nicht schwangere Erwachsene, unabhängig von Geschlecht und Alter /[3]/:
Bis 10 IU/l.

Serum- und Harnwerte im Verlaufe der Schwangerschaft /[4]/

Zeit nach Konzeption	Hormonkonzentration (IU/l)
3. Wo.	< 50
4. Wo.	< 400
7. Wo.	5.000 bis 90.000
10. Wo.	40.000bis 230.000
13. Wo.	40.000 bis 140.000
2. Trim.	8.000 bis 100.000
3. Trim.	5.000 bis 65.000

Die zur Zeit gültige internationale Referenzpräparation ist die 1. IRP/537 für Immunoassays /[5]/.

Bewertung

Schwangerschaftsdiagnose

Etwa 10 —12 Tage nach dem LH-Gipfel steigt der hCG-Wert im Serum und/oder Urin auf etwa 20 IU/l an bei Vorliegen einer Schwangerschaft. Die mittlere Verdopplungszeit beträgt für Einlingsschwangerschaften 2.6 Tage. Zwischen der 9. und 11. SSW erreichen die hCG-Werte ein Maximum und sinken im weiteren Verlauf der Gravidität wieder ab.

Bei der hCG-Messung im Serum ist die Grenze schwanger — nicht schwanger bei 10 IU/l zu ziehen, unter der Voraussetzung daß keine Niereninsuffizienz vorliegt. Bei in vitro-Fertilisation wird dieser Wert gewöhnlich innerhalb 9 Tagen nach Implantation bei Ingangkommen einer Schwangerschaft überschritten. Bei durch Gonadotropine stimulierten Schwangerschaften ist zu beachten, daß 10 Halbwertszeiten abzuwarten sind, bevor Schlüsse auf Eintritt einer Gravidität gezogen werden können.

Ektopische Schwangerschaft

Patientinnen mit ektopischer Schwangerschaft und hCG-Bildung hatten bezugnehmend auf die SSW zu 82% zu niedrige, aber zu 18% normale hCG-Werte im Serum oder Harn /6/. Wichtig zur Interpretation der Werte ist, daß kein Berechnungsfehler aufgrund einer verfrüht oder verspätet erfolgten Ovulation vorliegt.

Bei vermuteter ektopischer Schwangerschaft ist die klinische Wertigkeit der hCG-Bestimmung abhängig von der Empfindlichkeit des verwendeten Tests /6/.

Test-Empfindlichkeit (IU/l)	**diagnostische Sensitivität**	**diagnostische Spezifität**
800 (Harn)	40.0	64.3
250 (Harn)	85.7	64.3
1—3 (Serum)	97.1	62.5

Abortus imminens

Nur vereinzelt erreichen die hCG-Werte im Serum kurzfristig den Referenzbereich, um dann wieder abzufallen. Gewöhnlich werden für den rechnerisch ermittelten Zeitpunkt der SSW zu niedrige, zu langsam ansteigende oder bereits wieder abfallende Werte gefunden /7/. Die serielle, 24-stündige hCG-Bestimmung im Serum ist ein Indikator des weiteren Schwangerschaftsverlaufes.

Die Serumkonzentration von hCG sinkt nach einem Abortus mit einer Halbwertszeit von 0.63 Tagen in den ersten beiden Tagen und mit einer Halbwertszeit von 3.8 Tagen in den anschließenden 14 Tagen.

Im Harn sinkt hCG mit einer Halbwertszeit von 1.3 Tagen. Nach einem Abortus wird ein hCG-Test im Harn mit einer analytischen Sensitivität von 100 IU/l im Verlauf von 2 Wochen negativ. Ein positiver Test 4 Wochen nach einem Abortus spricht für eine persistierende Trophoblastaktivität /8/.

hCG-Serumwerte im Schwangerschaftsverlauf

Die interindividuelle Variation der Serumkonzentration von hCG ist so groß, daß zu keinem Zeitpunkt der Schwangerschaft ein exakter Referenzbereich abgegeben werden kann. Deshalb ergibt die Bestimmung des prozentualen, individuellen Anstiegs der hCG-Serumkonzentration innerhalb definierter Zeitabstände, z. B. 48 Std., einen sichereren Hinweis für eine intakte Schwangerschaft als Absolutwerte. Bei Zwillingsschwangerschaften sind die hCG-Konzentrationen vor allem im 2. und 3. Trimenon vergleichsweise höher, die Diagnostik aufgrund der Hormonbefunde jedoch nicht verläßlich /9/. Nach der Geburt fallen die hCG-Serumwerte mit einer Abklingzeit von 24 bis 36 Std. ab und sind nach 11 bis 17 Tagen nicht mehr nachweisbar /10/. Die Abklingzeit kann nach folgender Formel berechnet werden /11/.

$$T\,1/2 = \frac{-\,0.693 \times T}{\log^{e} \dfrac{\text{Konz}\,T}{\text{Konz}\,0}}$$

T = Zeit in Tagen
Konz. 0 = Anfangskonzentration
Konz. T = Konz. zum Zeitpunkt T
e = Natürl. Logarithmus

Hinweise und Störungen

Bestimmungsmethode: Unter dem Terminus β-hCG-Bestimmung wird die spezifische hCG-Bestimmung in Gegenwart anderer kreuzreagierender Glykoproteine wie FSH, LH und TSH verstanden. Die Tests erfassen das intakte hCG-Molekül und die freie β-Kette des hCG. Letztere tritt in der Schwangerschaft nur in unbedeutender Konzentration auf.

Zum Nachweis von hCG bei der Fragestellung Extrauteringravidität haben qualitative Serum- und Urintests mit einer Empfindlichkeit von 25 IU/l eine diagnostische Sensitivität von 95% /2/.

Die Empfindlichkeit der qualitativen Tests zur hCG-Bestimmung ist aufgrund der kurzen Inkubationszeit (3 —15 min.) in erheblichem Maß abhängig von der Temperatur der immunchemischen Reagenzien. Sie müssen vor Anwendung Zimmertemperatur haben.

Stabilität: Im Harn 2 — 3 Tage, wenn 10 ml mit 0.1 ml Natriumazid (0.15 mol/l) stabilisiert werden.

Pathophysiologie

hCG wird im Synzytiotrophoblasten gebildet. Bei Vorliegen einer Frühschwangerschaft sind etwa 10.000 trophoblastische Zellen erforderlich, damit im Serum ein meßbarer hCG-Anstieg auftritt. hCG stimuliert vom Zeitpunkt der Inplantation an die Progesteronsynthese im Corpus luteum, bis der Synzytiotrophoblast um die 8. Schwangerschaftswoche dessen Funktion übernimmt.

hCG besteht aus nicht zwei kovalent gebundenen Untereinheiten die als α- und β-Kette bezeichnet werden. Die α-Untereinheit ist identisch mit derjenigen von FSH, LH und TSH. Auch die β-Ketten von hCG und LH sind zu 82% homolog, nur das carboxyterminale Peptid von 30 Aminosäuren der hCG-β-Kette ist different. Das ist ein Grund für die Schwierigkeit, der bei der spezifischen hCG-Bestimmung begegnet werden muß.

Literatur

1. *Strobel, J. L., M. L. Rinke, R. O. Hussa:* Clin. Chem. *31:* 493 (1985). Tandem Icon hCG urine pregnancy test evaluated.
2. *Hussa, R. O.:* Pathologist *39:* 47 (1985). Newly available monoclonal antibody urine pregnancy test.
3. *Borkowski, A., C. Muquardt:* New Engl. J. Med. *301:* 298 (1979). Human chorionic gonadotropin in the plasma of normal, nonpregnant subjects.
4. Quantitations of reproductive hormones. IFCC Education Committee, July (1985). ISBN 91-970727-1-0.
5. *Bangham, D. R., P. L. Storring:* Lancet *I:* 390 (1982). Standardisation of human chorionic gonadotropin, hCG subunits and pregnancy test.
6. *Braunstein, G. D., R. H. Asch:* Fertility and Sterility 39: 62 (1983). Predictive value analysis of measurement of hCG, SP1, hPL and cystine aminopeptidase for the diagnosis of ectopic pregnancy.
7. *Dericks-Tan, J. S. E., I. Zehfuß, H. D. Taubert:* Geburtsh. u. Frauenheilk. *42:* 29 (1982). Die Bedeutung von AFP und hCG in der ersten Schwangerschaftshälfte.
8. *v. d. Lugt, B., A. C. Drogendijk:* Acta Obstet. Gynecol. Scand. *64:* 547 (1985). The disappearance of human chorionic gonadotropin from plasma and urine following induced abortion.
9. *Reuter, A. M., U. J. Gaspard, J. L. Deville, Y. Vrindts-Gevaert, P. Franchimont:* Clin. Endocrinol. *13:* 305 (1980). Serum concentrations of human chorionic gonadotropin and its alpha and beta subunits. 1. During normal singleton and twin pregnancies.
10. *Khoo, S. K., B. Daunter:* Aust. N. Z. J. Obstet. Gynaec. *20:* 35 (1980). The Beta-subunit of chorionic gonadotropin as a tumor marker in gestational trophoblastic disease.
11. *Kohn, J.:* The value of apparent half-life assay of alpha$_1$-fetoprotein in the management of testicular teratoma. In: *Lehmann, F. G.,* Carcino-Embryonic Proteins Vol. II, S. 383. Elsevier, Amsterdam (1980).

Plazenta-Laktogen (hPL)

Indikation

Frühschwangerschaft: Hinweis auf Störungen, besonders nach der 12. Woche.
In der zweiten Schwangerschaftshälfte als Parameter der plazentaren Funktion.

Bestimmungsmethoden

Radioimmunoassay, Enzymimmunoassay.

Untersuchungsmaterial

Serum 1 ml

Referenzbereiche

Nachweisbar ab 6. Schwangerschaftswoche, Werte 25 bis 100 μg/l. Um die 36. Woche liegen die Serumwerte zwischen 4 und 11 mg/l.

International zur Zeit gültige Referenzpräparation, IRP 73/545. 850 μIU hPL entsprechen etwa 850 μg.

Bewertung

Niedrige hPL-Konzentrationen nach der 12. Schwangerschaftswoche, besonders bei serieller Bestimmung, sprechen bei Abortgeschehen für eine schlechte Prognose /[1, 2]/.

In der Spätschwangerschaft korreliert der maternelle hPL-Wert mit dem Gewicht der Plazenta und des Neugeborenen, hPL-Werte sind bei Zwillingsschwangerschaften stark erhöht.

Niedrige hPL-Konzentrationen werden bei schwerer intrauteriner fetaler Retardierung, besonders bei mütterlicher Hypertonie festgestellt. Bei Graviden mit Diabetes mellitus wurden durch mehrere Arbeitsgruppen extrem hohe hPL-Werte ermittelt (große Plazentamasse) /[1]/.

Hinweise und Störungen

In der Literatur sind Fälle mit sehr niedrigem oder fehlendem hPL im Serum bei sonst unauffälliger Schwangerschaft beschrieben worden /[3]/. Bei Rh-Immunisierung werden üblicherweise erhöhte hPL-Werte gefunden, deren klinische Signifikanz ist jedoch zweifelhaft.

Pathophysiologie

Die hPL-Halbwertszeit wird mit 10 bis 30 min. angegeben. In der Spätschwangerschaft wird eine tägliche Syntheserate von 1 bis 2 g angenommen. Für hPL wurde eine Reihe von biologischen Aktivitäten festgestellt wie Laktogenität, Wachstumsanregung, Einfluß auf Kohlenhydrat- und Fettstoffwechsel sowie Immunsuppression. Trotz dieser experimentell nachgewiesenen Aktivitäten könnte es sein, daß hPL keine biologische Funktion in der Schwangerschaft erfüllt, womit zwischen biologischer Aktivität und Funktion zu unterscheiden wäre /[4]/.

Literatur

1. *Chard, T.:* Placental lactogen: Biology and clinical application. In: *Grudzinskas, J. G., B. Teisner, M. Seppälä,* Pregnancy proteins, S. 101. Academic Press, New York (1982).

2. *Gartside, M. W., V. R. Tindall:* Brit. J. Obstet. Gynaecol. *82:* 303 (1975). The prognostic value of human placental lactogen (hPL) levels in threatened abortion.
3. *Nielsen, P. V., H. Pedersen, E. Kampmann:* Amer. J. Obstet. Gynec. *135:* 322 (1979). Absence of human placental lactogen in an otherwise uneventful pregnancy.
4. *Tatra, G., G. Lüben, F. Nasr:* Geburtsh. u. Frauenheilk. *45:* 363 (1985). Haben Schwangerschaftsproteine eine projektive Aussagekraft? (SP-1, HPL, PP-5).

Alpha-Fetoprotein (AFP)

Das AFP gehört zur Gruppe der onkofetalen Proteine. Es hat klinische Bedeutung in der pränatalen Diagnostik und als Tumormarker für die Diagnose, Verlaufs- und Therapiebeurteilung bestimmter maligner Tumoren (sh. auch AFP im Kapitel Tumormarker S. 979).

Indikation

Pränatale Diagnostik von Neuralrohr- und Bauchwanddefekten im 2. Trimenon.

Früherkennung anderer perinataler Komplikationen sowie eventueller Hinweis auf Mongolismus.

Bestimmungsmethoden

Immunoassays (Radio-, Enzym- oder Fluoreszenzimmunoassay)

Untersuchungsmaterial

Serum:	Die Blutentnahme sollte zwischen der 16. und 18. Schwangerschaftswoche erfolgen	1 ml
Fruchtwasser:	Im Rahmen der Amniozentese zur Chromosomenanalyse oder wenn 2 Serumwerte pathologisch sind	1 ml

Referenzbereiche

Die Bereiche der AFP-Werte für Schwangerenserum und Fruchtwasser sind in Abb. 1 angegeben /[1]/. Die Angaben können in IU/ml oder µg/l erfolgen. 1.7 ng entsprechen 1 IU nach der WHO-Referenzpräparation 72/225.

Bewertung

Pränatale Diagnostik von Anenzephalie, Neuralrohr- und Bauchwanddefekten

Die häufigsten Mißbildungen des Zentralnervensystems sind Neuralrohrdefekte, auch als neurale Dysraphien bezeichnet. Die Inzidenz der Verschlußstörungen beträgt in der Bundesrepublik Deutschland 1—2 auf 1000 Neugeborene /[2]/. Kinder mit diesen Mißbildungen haben entweder eine offene Spina bifida mit schwerer neurologischer Schädigung oder sind aufgrund einer Anenzephalie nicht lebensfähig. Bei sicher pathologischen AFP-Werten im Serum und/oder Fruchtwasser entscheiden die Eltern unter Beratung des Arztes über die Unterbrechung der Schwangerschaft. Werden die Kinder ausgetragen, sind nicht selten geburtshilfliche Schwierigkeiten zu erwarten wie Übertragung, fetale Notsymptome, erschwerte Entbindung, Lageanomalien, Hydramnion. Das Risiko eines weiteren Kindes mit Neuralrohrdefekt liegt zwischen 5 und 21%.

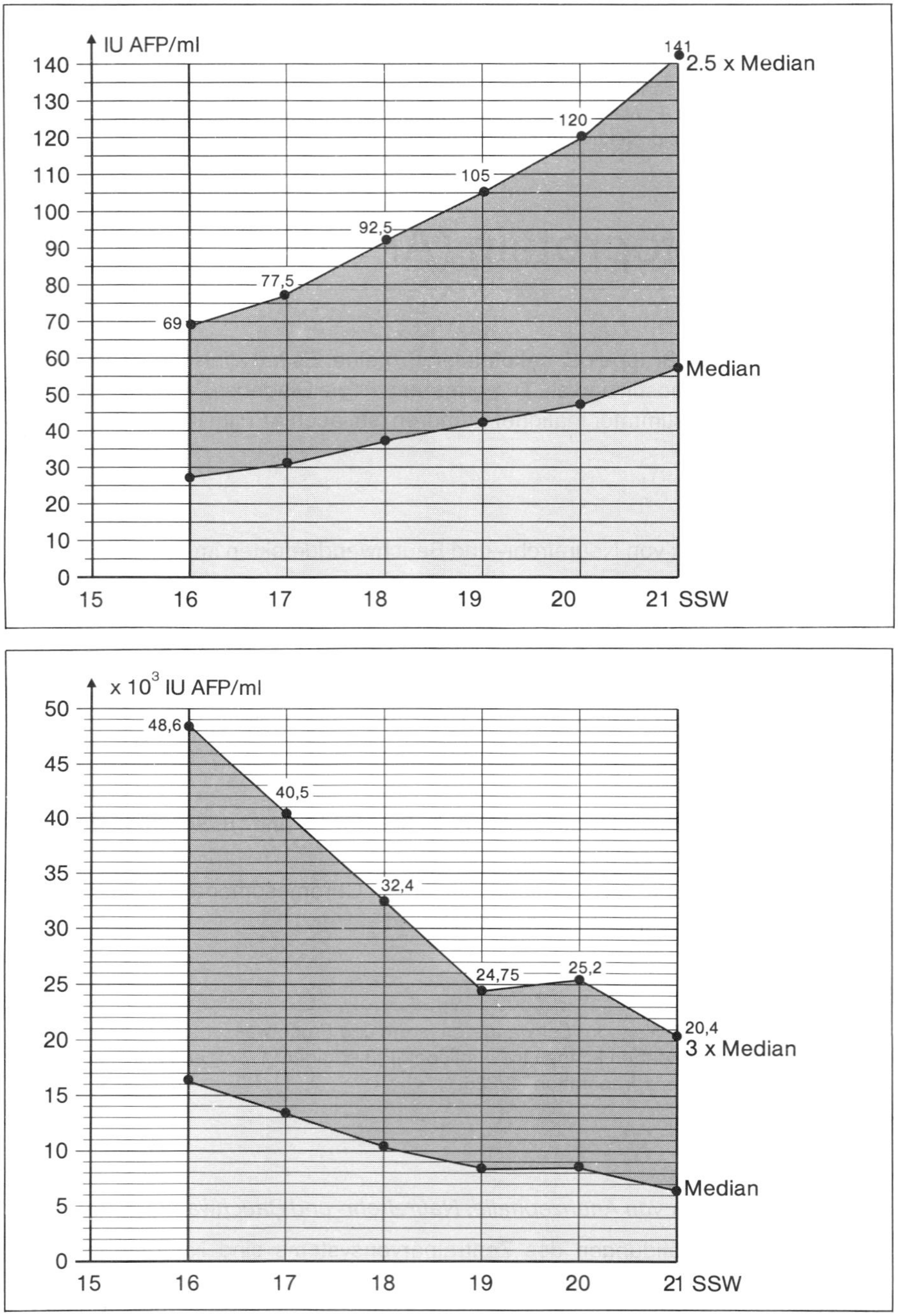

Abb. 1 Alpha-Fetoprotein im Serum (oben) und Fruchtwasser (unten) in Abhängigkeit von der Schwangerschaftswoche (SSW) /[1]/. Andere Untersucher /[2]/ wählen als Grenzwert für das Serum-AFP das 2-fache des Median.

Über 90% der Frauen, die Kinder mit Neuralrohr- oder Bauchwanddefekten haben, sind anamnestisch nicht vorbelastet. Zum *Screening* auf solche Defekte wird die Bestimmung des AFP-Wertes im Serum der Mutter zwischen der 16. und 18. Schwangerschaftswoche empfohlen. Liegt der AFP-Serumwert außerhalb des 2.5 (2.0) × Median (Abb. 1), wird ein weiteres Vorgehen wie in Abb. 2 dargestellt empfohlen, da

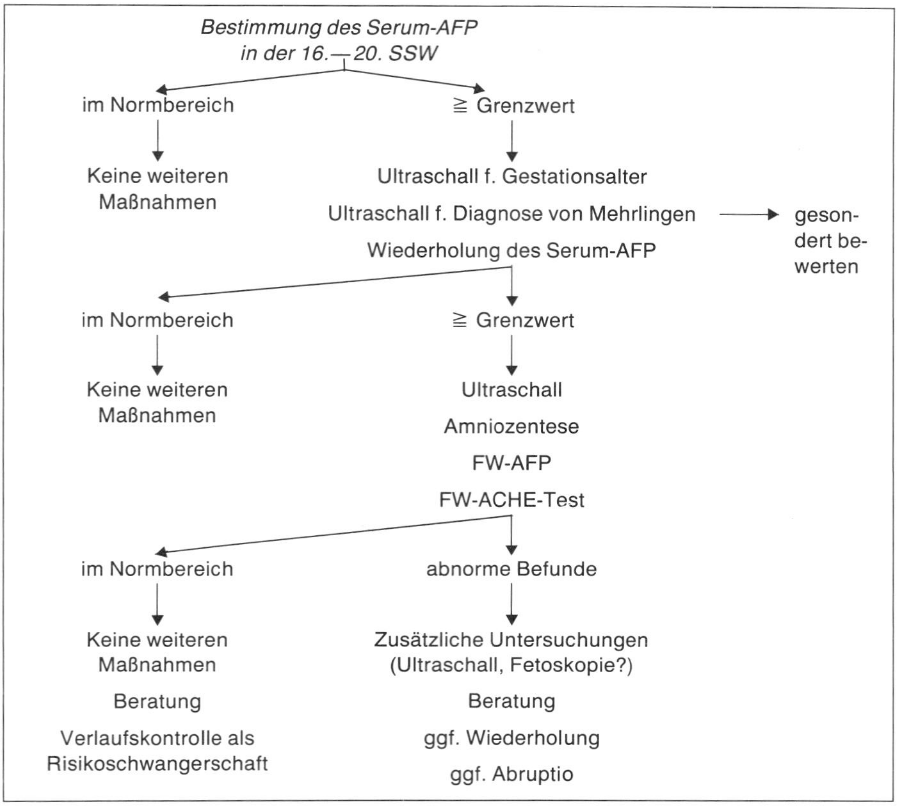

Abb. 2 Diagnostisches Vorgehen zur Prävention und Frühdiagnostik von Neuralrohrdefekten /[2]/.

bei 1—3% aller Einlingsschwangerschaften erhöhte Serum-AFP-Werte gefunden werden.

Liegt ein erhöhter AFP-Wert im mütterlichen Serum vor, können durch die Wiederholung der Serumuntersuchung und eine Ultraschalluntersuchung zwei Drittel der falsch positiven AFP-Werte eliminiert werden /[1]/. Bleibt der Serumwert erhöht, liegt das Wahrscheinlichkeitsrisiko eines Feten für einen Neuralrohrdefekt bei 5—10%, unter Annahme einer Inzidenz von 1.5‰.

Zweimal erhöhte Serum-AFP-Werte, die sonographisch nicht abklärbar sind, erfordern die AFP-Bestimmung im Fruchtwasser, evtl. zusätzlich die Bestimmung der Azetylcholinesterase (ACHE).

Ist der AFP-Wert im Fruchtwasser größer als 3 x Median (Abb. 1), beträgt nach den Erfahrungen der British Collaborative Studie /[1]/ die Wahrscheinlichkeit, daß eine Einlingsschwangerschaft mit Neuralrohrdefekt vorliegt 24:1.

Eine AFP-Studie in Niedersachsen /[3]/ hat folgende Ergebnisse des Serum-AFP-Screening zwischen der 16. und 20. SSW erbracht: Erkannt wurden 96% der anenzephalen Feten, 71% der offenen Neuralrohrdefekte, aber keine mit intakter Haut gedeckte Neuralrohrdefekte (Myelomeningocelen). Ohne Berücksichtigung der anenzephalen Feten wurden nur 37% aller Neuralrohrdefekte durch das Serum-AFP-Screening erfaßt.

Nur bei etwa 10% aller Schwangerschaften mit erhöhten Serum-AFP-Werten können durch die weiterführenden Untersuchungen (Abb. 2) Neuralrohrdefekte nachgewiesen werden. Ursachen erhöhter Werte, ohne daß ein Neuralrohrdefekt vorliegt, sind

— Unrichtige Einschätzung des Schwangerschaftsalters zu etwa 30%.

— Mehrlingsgraviditäten, zu etwa 20%. Ein schwer lösbares Problem bilden abgestorbene und resorbierte Zwillingsfrüchte, die im Ultraschall nur schwer erkennbar sind und einen positiven ACHE-Test im Fruchtwasser verursachen können.

— Neugeborene, die mit einem Geburtsgewicht von unter 2500 g zur Welt kommen werden, z. B. aufgrund intrauteriner Mangelernährung (etwa 10% der Ursachen).

— Andere Ursachen (30%), z. B. Diabetes mellitus, EPH-Gestose, Oligohydramnion, Vorgänge bei denen kindliches Blut oder Gewebe in den mütterlichen Kreislauf gelangte, z. B. nach Amniozentese, Chorionzottenbiopsie, Traumen, nach versuchtem Abort, bei absterbender Frucht.

Ein Fruchtwasser-AFP-Wert innerhalb des 3 x Median bei erhöhtem Serum-AFP-Wert schließt das Vorliegen eines offenen Neuralrohrdefektes aus.

Erhöhten Fruchtwasser-AFP-Werten liegen die in Tab. 1 genannten Mißbildungen zugrunde. Falsch positive AFP-Werte sind im wesentlichen durch die Verunreinigung von Fruchtwasserproben mit fetalem Blut gegeben und können durch einen normalen ACHE-Befund in Kombination mit gründlicher Ultraschalluntersuchung ausgeschlossen werden. Falsch pathologische ACHE-Befunde wurden bei 2 Feten ohne Mißbildungen gefunden.

Die Ergebnisse großer Studien zum AFP-Screening im Serum und den in Abb. 2 gezeigten Folgeuntersuchungen lassen schätzen, daß etwa 20% der Neuralrohrdefekte dem AFP-Screening entgehen und daß die Rate der Abbrüche unauffälliger Feten aufgrund dieser Diagnostik bei etwa 1:10 000 liegt /4/.

Tab. 1 Ursachen erhöhter AFP-Konzentration und pathologischer ACHE-Befunde /3/. Angegeben ist die Anzahl (n) pathologischer Werte.

Mißbildung	AFP pathologisch (n)	ACHE pathologisch (n)
Anenzephalus	40	40
Spina bifida	15	15
Enzephalocele	5	4
Omphalocele	11	8
Gastroschisis	6	6
Multiple Mißbildung	1	1
Steißteratom	1	1
Infans mortuus	3	3
Keine Mißbild.	19	2

Azetylcholinesterase (ACHE): Die Bestimmung kann qualitativ erfolgen durch Trennung der Azetylcholinesterasen mit der Polyacrylamidgel-Elektrophorese /5/ oder quantitativ enzymatisch /6/ sowie mit einem Immunoassay unter Anwendung monoklonaler Antikörper /7/.

Mit der Polyacrylamidgel-Elektrophorese werden Fruchtwasserproteine bei alkalischem pH-Wert zur Anode aufgetrennt und die Enzymaktivität im Gel unter Verwendung des Substrates Azetylthiocholin dargestellt. Bei Spina bifida- oder Anenzephalie-Schwangerschaft stellen sich zwei Aktivitäts-Banden dar, wobei die anodisch gelegene, Dibromid-hemmbare ACHE pathologisch ist. Schwangerschaften ohne Neuralrohrdefekt fehlt die anodisch gelegene ACHE-Bande. Die hohe diagnostische Aussagekraft der elektrophoretischen ACHE-Bestimmung ist aus Tab. 1 ersichtlich.

Die Bestimmung der ACHE im enzymatischen Test erfolgt in zwei getrennten Ansätzen jeweils ohne und mit dem ACHE-Hemmer Dibromid. Die ACHE-Aktivität wird berechnet aus der Extinktionsdifferenz beider Ansätze. Hemmbare ACHE-Aktivitäten über 4.5 U/l sprechen für einen offenen Neuralrohrdefekt. In einer Studie /[6]/ an 72 Fällen mit erhöhten AFP-Werten im Fruchtwasser wurden 16 mit offener Spina bifida richtig erkannt, bei 2 von 56 Fällen ohne offene Spina bidifa war die ACHE falsch positiv.

Der Immunoassay unter Anwendung monoklonaler Antikörper als quantitativer Test soll die gleiche diagnostische Sensitivität und Spezifität zeigen wie die qualitative elektrophoretische Bestimmung /[7]/.

Serum-AFP als Screening auf Down-Syndrom

Bei Schwangerschaften mit fetaler Chromosomenaberration ist die Tendenz zu niedrigen Serum-AFP-Werten in der 16.— 20. SSW größer als bei normalen Schwangerschaften /[8, 9]/. In einer Studie /[10]/ im Raume Gießen und Hannover hatten bei Setzung eines Grenzwertes von 0.5 × Median, 21% der Schwangerschaften mit Down-Syndrom niedrigere Serum-AFP-Werte. In der gleichen Studie wurde durchschnittlich bei 150 Amniozentesen mit anschließender Chromosomenanalyse 1 Down-Syndrom gefunden.

Serum-AFP und Störungen der Schwangerschaft

Nach der 10. SSW ist ein verminderter AFP-Wert als Anzeichen einer irreversibel gestörten Schwangerschaft anzusehen, selbst wenn hCG nicht eindeutig erniedrigt ist. Nach der 14. SSW soll einem eindeutig erhöhtem AFP-Wert die gleiche Bedeutung zukommen unter der Voraussetzung, daß keine Zwillingsschwangerschaft besteht /[11]/. Im letzten Schwangerschaftsdrittel werden erniedrigte AFP-Werte gefunden bei Blutungen, intrauteriner Wachstumsretardierung und dieser Störung zugrunde liegender Plazentainsuffizienz. Generell enden Schwangerschaften mit einem »unspezifisch« erhöhten Serum-AFP häufiger mit einem Abort als andere, Neugeborene haben häufiger ein niedriges Geburtsgewicht.

Hinweise und Störungen

Untersuchungszeitpunkt: Die Amniozentese zur AFP-Bestimmung sollte nicht vor der 15. und nach der 26. Schwangerschaftswoche erfolgen, da auch bei Vorliegen von Neuralrohrdefekten vor und nach diesem Zeitpunkt normale Werte gemessen werden können.

Fruchtwasserverunreinigungen durch fetales Blut: Bewirken falsch hohe AFP-Werte, die mit steigendem Gestationsalter zunehmen. Bedingt ist die fetale Blutbeimengung durch die Amniozentese. Der Prozentsatz der kontaminierten Proben beträgt in der 13. bis 15. Schwangerschaftswoche etwa 7%. Bei Punktion in der 22. bis 24. Schwangerschaftswoche etwa 16% /[1]/.

Pathophysiologie

AFP wird vom Feten im Dottersack und mit zunehmender Embryonalentwicklung in der fetalen Leber gebildet. Von dort aus gelangt es in das Blut, den Liquor, die Galle und wird mit dem Urin in das Fruchtwasser abgegeben; geringe Mengen entstammen dem Mekonium. Im fetalen Serum und Liquor ist die Konzentration etwa 100—1000-fach höher als im Fruchtwasser und dort wiederum nochmals 100—1000-fach höher als im mütterlichen Serum.

In das mütterliche Blut soll AFP aus dem Fruchtwasser transamnial gelangen /[4]/. Im mütterlichen Blut steigt AFP von der 10. bis 32. SSW kontinuierlich an, um dann steiler bis zur Geburt auf das Niveau der 24. SSW abzufallen. Die Halbwertszeit soll 3

Tage betragen /[12]/. Im Fruchtwasser zeigt AFP zwischen der 16. und 22. SSW einen kontinuierlichen Abfall.

Ab der 9. SSW setzt die Ummandelung der Dura ein, sie ist gewöhnlich in der 12. SSW abgeschlossen. Offene Verschlußstörungen führen zum klinischen Bild der Spina bifida und der Anenzephalie. Mit dem Liquor werden große Mengen von AFP in das Fruchtwasser abgegeben, die auch zur Konzentrationserhöhung im mütterlichen Blut führen. Mit Haut gedeckte Spina bifida verursacht keine AFP-Erhöhung.

Andere schwerwiegende fetale Mißbildungen, bei denen große seröse Flächen freiliegen, z. B. Omphalozele, aber auch die kongenitale Nephrose und Atresien des Magen-Darm-Traktes, führen ebenfalls zur AFP-Erhöhung im Fruchtwasser und mütterlichen Serum.

Literatur

1. *Wald, N. J., S. Cuckle:* Laboratoriumsbl. *31:* 28 (1981). Pränatale Diagnostik von Neuralrohrdefekten.
2. *Fuhrmann, W., H. K. Weitzel:* Human Genetics *69:* 47 (1985). Maternal serum alpha fetoprotein screening for neural tube defects. Report of a combined study in Germany and a short overview on screening in populations with low birth prevalence on neural tube defects.
3. *Mühlhaus, K., H. K. Weitzel, J. Schneider:* Geburtsh. u. Frauenheilk. *45:* 98 (1985). Pränatale Diagnostik von Neuralrohr- und Bauchwanddefekten im II. Trimenon.
4. *Weitzel H.:* Gynäkologie *16:* 148 (1983). Alpha-Fetoprotein in der Geburtshilfe.
5. *Read, A. P., S. J. Fennel, D. Donnai, R. Harris:* Brit. J. Obstet. Gynecol. *89:* 111 (1982). Amniotic fluid acetylcholinesterase: A retrospective and prospective study of the qualitative method.
6. *Smith, A. D.:* Lancet *I:* 685 (1979). Amniotic fluid acetylcholinesterase as a possible diagnostic test for neural-tube defects in early pregnancy.
7. *Brock, D. J. H., L. Barron, V. v. Heyningsen:* Lancet *I:* 5 (1985). Prenatal diagnosis of neural-tube defects with a monoclonal antibody specific for acetylcholinesterase.
8. *Merkatz I. K., H. M. Nitowski, J. N. Marci, W. E. Johnson:* J. Obstet. Gynecol. *148:* 886 (1984). An association between low maternal serum AFP and fetal chromosomal abnormalities.
9. *Cuckle, H. S., N. J. Wald, R. H. Lindenbaum:* Lancet *I:* 926 (1984). Maternal serum AFP-measurement: A screening test for Down syndrome.
10. *Fuhrmann, W., P. Wendt, H. K. Weitzel:* Lancet *II:* 413 (1984). Maternal serum AFP as screening test for Down syndrome.
11. *Dericks-Tan, J. S. E., I. Zehfuß, H. D. Taubert:* Geburtsh. u. Frauenheilk. *42:* 29 (1982). Die Bedeutung von AFP und hCG in der ersten Schwangerschaftshälfte.
12. *Anger, H.:* Fortschr. Med. *103:* 91 (1985). Früherkennung perinataler Komplikationen.

Bilirubin im Fruchtwasser

Indikation

Frühzeitige Erkennung eines Morbus hämolyticus des Feten bei Blutgruppenunverträglichkeit von Mutter und Kind.

Bestimmungsmethode

Messung der relativen Absorption bei 450 nm /[1]/

Prinzip: Die Fruchtwasserprobe wird 10 min. bei etwa 2000 × g zentrifugiert und die Absorption des Überstandes mit einem registrierenden Spektralphotometer im Wellenlängenbereich von 350 bis 700 nm gemessen. Auf semilogarithmischem Papier wird die Absorption auf der Ordinate im logarithmischen Maßstab gegen die Wellenlänge auf der Abzisse im linearen Maßstab aufgetragen. Mit einer geraden Verbindungslinie werden die Absorptionspunkte bei 365 und 550 nm verbunden (Basislinie). Bilirubinaltiges Fruchtwasser hat bei 450 nm einen Gipfel. Die relative Absorption bei 450 nm wird erhalten, indem die Absorptionsdifferenz zwischen dem Gipfel bei 450 nm und dem Punkt der Basislinie bei dieser Wellenlänge abgelesen wird. Die Ermittlung des fetalen Risikos erfolgt durch Eintragung der relativen Absorption in das *Liley*-Diagramm /[2]/.

Untersuchungsmaterial

Fruchtwasser 5 ml

Gewinnung durch transabdominale Punktion, nach Lokalisation des Kindes und der Plazenta mit Ultraschalldiagnostik.

Referenzbereiche

Sh. *Liley*-Diagramm Abb. 1.

Bewertung

Der Morbus hämolyticus des Feten und Neugeborenen beruht auf einer Blutgruppenunverträglichkeit zwischen Mutter und Kind. Nahezu alle Fälle (96%) des fetalen Morbus hämolyticus sind durch eine Rhesusunverträglichkeit bedingt, in 1— 2% der Fälle werden sie durch ein Antigen ausgelöst das weder zum Rhesus- noch zum AB0-System gehört.

Rhesus-Unverträglichkeit

Besteht eine Rhesuskonstellation (Mutter Rh-neg., Vater Rh- pos.) hat eine Antikörperbestimmung zu Beginn der Schwangerschaft und eine zweite spätestens in der 24. SSW zu erfolgen. Ist der Rhesus-Antikörpernachweis im indirekten Coombs-Test bei der Mutter positiv, erfolgen die quantitative Antikörperbestimmung und eine Titerkontrolle alle 4 Wochen.

Eine Amniozentese mit Bilirubinbestimmung im Fruchtwasser wird durchgeführt, wenn der Antikörpertiter der Mutter über 1 : 16 ist.

Die Bilirubinbestimmung im Fruchtwasser erlaubt die Beurteilung der Schwere des hämolytischen Prozesses beim Kind. Das Ausmaß der Hämolyse korreliert zum Antikörpertiter der Mutter und wird abgeschätzt über das *Liley*-Diagramm, ausgedrückt als Δ_{450}, bezogen auf die Schwangerschaftswoche. Die Wahrscheinlichkeit der richtigen Voraussage des kindlichen Gefährdungsgrades anhand des *Liley*-Diagramms (Abb. 1) liegt bei 90%.

Antikörpertiter bis 1 :16 zum Zeitpunkt der Geburt verursachen einen leichten bis mittelschweren Morbus hämolyticus neonatorum, höhere Antikörpertiter (1 : 64 und höher) schließen den leichten Verlauf aus /[3]/. Die Gefährdung des Feten durch die Hämolyse besteht hauptsächlich in der Anämie und Hypoxie, das Neugeborene ist bedroht durch Hyperbilirubinämie und Kernikterus.

Das Vorgehen bei einem Antikörpertiter von größer als 1 : 16 ist in Abb. 2 dargestellt. Der Ablauf dient zum einen der Messung des Schweregrades der Hämolyse, zum anderen in Kombination mit der Bestimmung der L/S-Ratio der Ermittlung des optimalen Zeitpunktes für die Entbindung.

Ist der Antikörpertiter 1 : 16 und höher so wird /[3, 4]/

— Im Normalfall die erste Amniozentese in der 28. SSW durchgeführt.
— Bei belasteter Anamnese (frühere Totgeburten, Hydrops fetalis) oder hohem Anti-

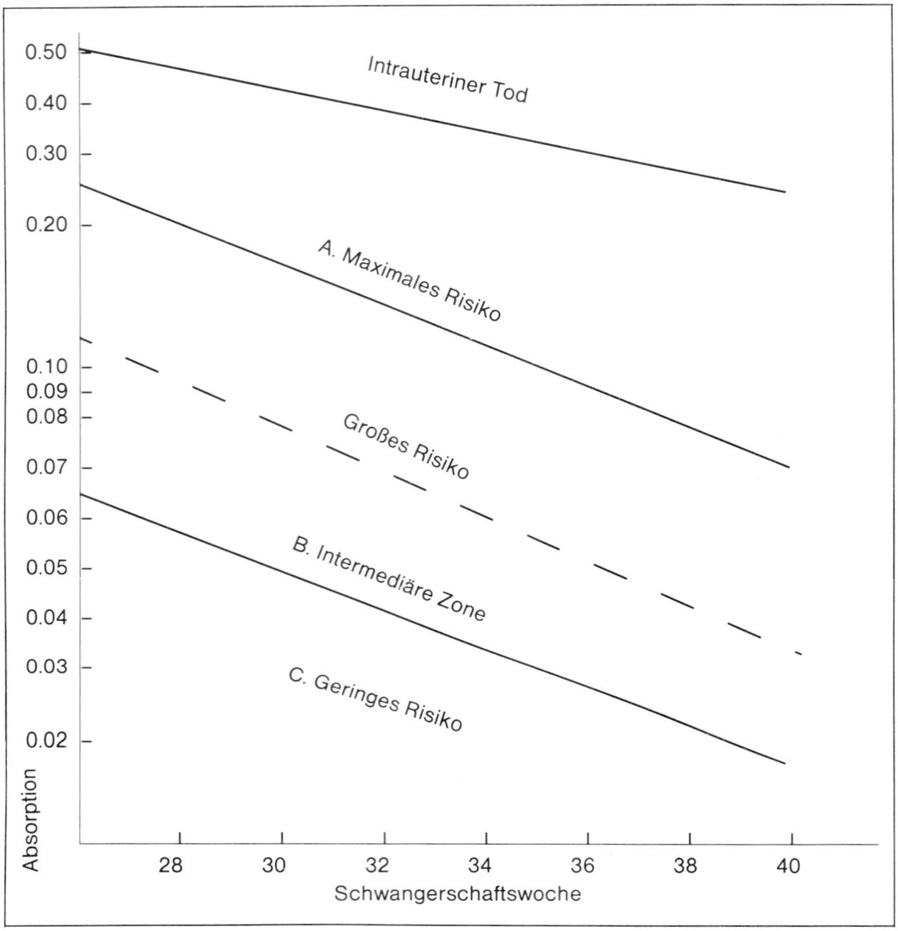

Abb. 1 Diagramm nach *Liley*. Festgestellt wird das fetale Risiko, indem die ΔA_{450}, bezogen auf die Schwangerschaftswoche, eingetragen und die Zone zur Beurteilung herangezogen wird, in die der Meßpunkt fällt.

körpertiter (1 : 64 und höher) die Amniozentese auf die 22.— 24. SSW vorverlegt, da zu diesem Zeitpunkt schon die erste pränatale Bluttransfusion möglich ist.

Das weitere Vorgehen richtet sich nach den ΔA_{450}-Werten im *Liley*-Diagramm /3/

— Liegen diese in der Zone C erfolgt eine Nachkontrolle in 3 — 4 Wochen bei Antikörperanstieg.

— Bei Werten in Zone B erfolgt auf jeden Fall eine Nachkontrolle in 1— 3 Wochen.

— Das Vorgehen bei Werten in der Gruppe A ist abhängig vom Alter des Feten. Zwischen der 22. und 34. SSW wird eine pränatale Bluttransfusion durchgeführt, ab der 35. SSW wird bei Lungenreife die Geburt eingeleitet. Nach der 32. SSW kann bei unreifen Lungen unter kardiotokographischer Kontrolle des Zustandes des Feten, durch Gabe von Betamethason die Lungenreife herbeigeführt und dann die Entbindung eingeleitet werden.

AB0-Unverträglichkeit

Besitzt eine Mutter die Blutgruppe 0, sollte eine AB0-Unverträglichkeit in Betracht gezogen werden und in der 36.— 37. SSW die quantitative Isoantikörperbestimmung gegen A und B durchgeführt werden. Titer von Anti-A oder Anti-B über 1 : 1024 kön-

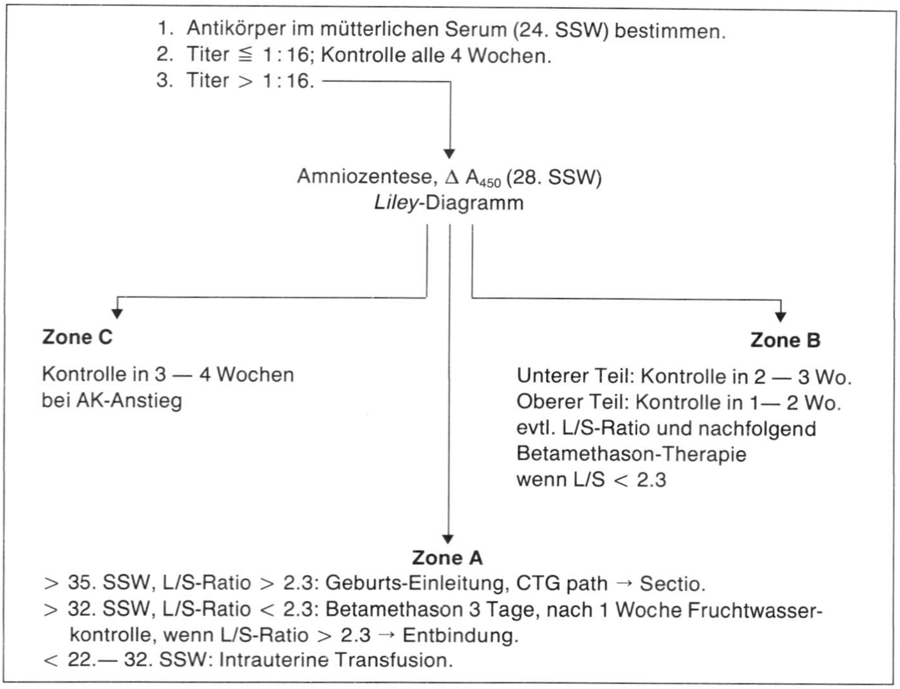

Abb. 2 Kontrolle einer Rhesus-negativen Frau während der Gravidität, modifiziert nach Lit. /[3]/.

nen Indikation zur Durchführung einer Amniozentese und Bilirubinbestimmung im Fruchtwasser sein /[3]/. Der Hydrops fetalis ist bei der AB0-Unverträglichkeit eine große Ausnahme.

Der Morbus hämolyticus bei AB0-Unverträglichkeit ist gewöhnlich leicht, Frühgeborene erkranken seltener als Reifgeborene. Ursache ist eine noch mangelnde Ausreifung des A- und B-Merkmals auf den Erythrozyten des Feten. Die Bildung von Erythrozyten mit voll ausgeprägten A- und/oder B-Merkmalen beginnt erst in den letzten Wochen der pränatalen Entwicklung und nur wenige Neugeborene besitzen schon so voll ausgeprägte Merkmale, daß es zu einer Immunhämolyse kommt /[3]/.

Hinweise und Störungen

Transabdominale Punktion: Bei Verletzung der Plazenta (blutiges Fruchtwasser) kann es zu einer Einschwemmung fetaler Rh(D)-positiver Erythrozyten in den mütterlichen Kreislauf und dadurch zu einer Steigerung der Immunglobulinbildung (Booster-Effekt) kommen. Erythrozytenbeimengungen stören durch freiwerdendes Hämoglobin die Spektroskopie des Fruchtwassers, deshalb ist eine sofortige Zentrifugation erforderlich.

Störungen der Spektroskopie: Bilirubin zeigt ein Absorptionsmaximum bei 450 nm, falsch hohe Werte können vorgetäuscht werden durch andere stark absorbierende Verunreinigungen wie Mekonium und Oxyhämoglobin; Methämoglobin absorbiert bei 410 nm.

Fehlbeurteilungen: Sind möglich bei schnell sich entwickelnden Hydramnion vor dem Punktionstermin oder durch Punktion von mütterlichem bzw. kindlichem Urin oder Aszites des Kindes.

Stabilität: Die Halbwertszeit des Bilirubins im Fruchtwasser beträgt bei starkem Sonnenlicht etwa 15 min., bei normalem Laborlicht etwa 10 Std. Aufbewahrung und Transport des Fruchtwassers in lichtundurchlässigen Gefäßen, Postversand über 24 Std. ungekühlt möglich.

Pathophysiologie

Von der Mutter gebildete, gegen Blutgruppenantigene des Kindes gerichtete Antikörper der Klasse IgG passieren die Plazenta, binden an die kindlichen Erythrozyten und führen durch Komplementaktivierung zur Hämolyse. Aufgrund nur geringer Glucuronyltransferase-Aktivität der kindlichen Leber wird das beim Hämoglobinabbau entstehende Bilirubin nicht glucuronidiert, permeiert aufgrund seiner guten Fettlöslichkeit die kindlichen Oberflächenbezüge und gelangt in das Fruchtwasser.

Im Fruchtwasser werden auch in hochpathologischen Fällen selten Bilirubinwerte von 1 mg/dl (17 µmol/l) überschritten.

Die empirisch ermittelten Gefährdungsgrade des *Liley*-Diagramms korrelieren zu den postpartal bestimmten Hämoglobinwerten des Neugeborenen. Zone A entspricht einem Hb-Wert von unter 8 g/dl, Zone C einem Wert über 14 g/dl und Zone B entspricht dem Zwischenbereich.

Literatur

1. *Hindemann, P.:* Gynäkologe *2:* 52 (1969). Die Bilirubinbestimmung im Fruchtwasser bei Rhesusinkompatibilität.
2. *Liley, A. W.:* Amer. J. Obstet. Gynec. *82:* 1359 (1961). Liquor amnii analysis in the management of the pregnancy complicated by rhesus sensitization.
3. *v. Muralt, G., D. Sidiropoulos:* Ärztl. Lab. *27:* 17 (1981). Praktisches Vorgehen bei der Diagnose, Therapie und Prophylaxe des Morbus haemolyticus neonatorum.
4. *Kitschke, H. J., A. Poschmann, M. Carstensen, C., Sprotte, K. Fischer, I. Schreer:* Geburtsh. u. Frauenheilk. *45:* 470 (1985). Pränatale Diagnostik und Therapie des Morbus haemolyticus fetalis bei Rhesus-Inkompatibilität.

Östriol-Gesamtöstrogene

Die Gesamtöstrogen- und Östriolbestimmung sind bedeutsame Untersuchungen zur Beurteilung des Wohlbefindens des Feten und des funktionellen Verhaltens der fetoplazentaren Einheit. Da im Harn das Östriol 80 bis 90% der ausgeschiedenen Östrogenmenge ausmacht, können alternativ die Gesamtöstrogene oder das Östriol bestimmt werden. Im Serum steht die Bestimmung des Gesamtöstriols oder des freien Östriols zur Verfügung.

Indikation

Überwachung der Risikoschwangerschaft, insbesondere bei Diabetes mellitus, Hypertonie, Präeklampsie und bei Zuständen mit intrauteriner Wachstumsretardierung.

Bestimmungsmethoden

Gesamtöstrogene im Harn

Kober-Ittrich-Verfahren

Prinzip: Die Gesamtöstrogene werden an Amberlite XAD-2 gereinigt /[1]/, in der Farbreaktion nach *Kober* /[2]/ umgesetzt (Östrogene reagieren mit Hydrochinon-haltiger

Schwefelsäure beim Erhitzen unter Bildung des roten *Kober*-Farbstoffes), der Farbstoff nach *Ittrich* extrahiert und photometrisch gemessen /[3]/.

Östriol im Harn /[4]/

Prinzip: Die Östrogenkonjugate werden durch saure Hydrolyse gespalten, die freien Östrogene mit Äthyläther extrahiert und durch Oxydations-, Methylierungs- und Verteilungsvorgänge gereinigt. Der aus Östriol gebildete Östriol-3-methyläther wird extrahiert, der *Kober*-Reaktion unterworfen und der gebildete Farbstoff photometrisch gemessen.

Gesamtöstriol oder freies Östriol im Serum

Immunoassays (Radioimmunoassay, Enzymimmunoassay und andere).

Untersuchungsmaterial

Serum 1 ml

24-Std.-Sammelharn, zur Kontrolle von Sammelfehlern Creatinin mitbestimmen (sh. S. 419).

Referenzbereiche

Schwanger-schaftswoche	Serum (µg/l)		Harn (mg/24 Std.)	
	Gesamtöstriol /[5]/	Freies Östriol /[6]/	Gesamtöstrogene /[6]/	Östriol /[7]/
30.	21— 94	4—10	5—16	6—18
35.	39—225	5—15	10—28	8—26
40.	53—405	7—26	15—40	12—39

1) Angabe der 2.5 und 97.5 Perzentile bei Gesamtöstriol im Serum
2) Angabe von $\bar{x} \pm 2s$ bei freiem Östriol im Serum und Gesamtöstrogenen im Harn
3) Angabe der 10. und 90. Perzentile bei Östriol im Harn
Umrechnung in Stoffmengenkonzentration: µg/l × 3.47 = nmol/l; mg × 3.47 = µmol

Bewertung

Die Östriolbestimmung im Serum und Urin (freies oder Gesamtöstriol im Serum bzw. Gesamtöstrogene oder Östriol im Harn) dient zur Beurteilung der Funktionstüchtigkeit der fetoplazentaren Einheit. Sie kann gestört sein durch eine Verschlechterung der Plazentafunktion oder durch eine Notsituation des Feten. Zur Erkennung und Überwachung solcher Störungen bei Risikoschwangerschaften sind die Serum- und Harnuntersuchungen von Östriol bzw. den Gesamtöstrogenen als gleichwertig anzusehen.

Im Unterschied zu anderen Laboruntersuchungen der Schwangerschaftsüberwachung, z. B. hPL, das vorwiegend ein Beurteilungskriterium der Plazentafunktion ist, kann der Verlauf des Östriols sowohl die fetoplazentare Einheit, als auch die Situation des Feten allein reflektieren /[8]/.

Östriol- und Gesamtöstrogenbestimmungen haben eine klinische Bedeutung ab der 28. SSW. Nur die Verlaufsbeurteilung hat Aussagekraft. Zu Beginn sollten zur Erstellung einer Basislinie an 3 aufeinanderfolgenden Tagen Untersuchungen durchgeführt werden, danach in Abhängigkeit von der klinischen Situation täglich oder zweimal wöchentlich /[8]/.

Die Harn- und Plasmaöstriolwerte steigen während der Schwangerschaft kontinuierlich an, eine starke Zunahme erfolgt ab der 32. SSW. Die interindividuelle Streuung der Östriolwerte bei gesunden Schwangeren ist groß, auch die intraindividuelle Variation von Tag zu Tag kann 30% betragen. Östriolwerte im Referenzbereich und ein kontinuierlicher Anstieg ab der 28. SSW sprechen mit hoher Wahrscheinlichkeit gegen eine Störung der fetoplazentaren Einheit.

Niedrige Werte sprechen bei normalem Aufwärtstrend für ein kontinuierliches Wachstum des Feten und gegen eine Notsituation, sind jedoch häufig das Anzeichen eines reduzierten fetalen Körpergewichts. Besonders typisch für ein retardiertes intrauterines Wachstum ist der verminderte oder fehlende Östriolanstieg in den letzten 4 Wochen der Schwangerschaft.

Prognostisch ungünstig wird ein Abfall des Östriols für länger als 2 Tage um 50% und mehr, bezogen auf stabile Ausgangswerte oder ein Absinken unter die entsprechenden Referenzbereichswerte beurteilt. Als Alarmsignal gelten eine anhaltend verminderte Östriolausscheidung unter 12 mg/24 Std. und Serumöstriolwerte unter 4 µg/l in den letzten 4 Schwangerschaftswochen. Bei Ausscheidungswerten unter 6 mg/24 Std. sollte die Geburt eingeleitet werden, bei Werten unter 4 mg/24 Std. muß mit dem baldigen Fruchttod gerechnet werden, Werte unter 1 mg/24 Std. werden gewöhnlich nur nach intrauterinem Absterben gesehen /[9]/. Eine Ausnahme bilden tiefe Östriolwerte infolge relativ seltener plazentarer Enzymdefekte (z. B. Sulfatasemangel) bei gesunden Feten.

Hauptsymptom einer Funktionseinschränkung der fetoplazentaren Einheit ist die intrauterine Wachstumsretardierung des Feten. Zu den Ursachen vgl. Tab. 1, weitere Folgen neben der Wachstumsretardierung vgl. Tab. 2. Hinweis auf die Wachstumsretardierung sind erniedrigte Östriolwerte im Serum oder Harn.

Plötzlich abfallende Östriolwerte sind das Symptom einer Notsituation des Feten.

Tab. 1 Ursachen fetoplazentarer Funktionseinschränkungen /[10]/

Mütterliche:	Uteroplazentare vaskuläre Insuffizienz (EPH-Gestose, Hypertonus, Übertragung, Plazentainfektion)
	Diabetes mellitus
	Unterernährung
	Hypoxie (z. B. Herz-Kreislauf-Erkrankungen)
	Raucher
Kindliche:	Fehlbildungen und genetische Störungen
	Transplazentare Infektionen
	Mehrlingsschwangerschaften

Tab. 2 Folgen der fetoplazentaren Funktionseinschränkung /[10]/

Intrauterine Wachstumsretardierung
Intrauteriner Tod
Perinatale Asphyxie
Neonatale Stoffwechselstörungen (z. B. Hypoglykämie, Hypokalzämie)
Intelektuelle und/oder motorische Störungen

Bei *Diabetes mellitus* und unkompliziert verlaufender Schwangerschaft werden stärkere inter- und intraindividuelle Schwankungen der Östriolwerte gesehen. Auch bei gut eingestellten Diabetikerinnen sollten, aufgrund einer erhöhten Komplikationsrate ab der 36. SSW, regelmäßig Östriolbestimmungen durchgeführt werden.

Der durch Angio- und Nephropathie komplizierte Diabetes mellitus sollte ab der 32. SSW durch engmaschige Kontrollen, am besten des Serumöstriols kontrolliert werden /[11]/.

Hinweise und Störungen

Untersuchungsmaterial: Vorteil der Östrogenbestimmung im Harn gegenüber der Serumbestimmung ist, daß die Tagesrhythmik der Östrogensynthese berücksichtigt wird. Nachteile des Urinsammelns sind Sammelfehler und stärkere Schwankungen der Werte von Tag zu Tag, z. B. aufgrund unterschiedlicher Diurese. Bei eingeschränkter glomerulärer Filtrationsrate sollte Östriol im Serum und Harn bestimmt werden.

Pharmaka /8/

Pharmaka	Wirkung auf Östriol	Mögl. Mechanismus
Corticosteroide	↓	Unterdrücken fetale ACTH-Ausschüttung, die adrenale Bildung von Cortisol-Vorstufen ist vermindert.
Antibiotika	↓	Verminderte intestinale Reabsorption von Östriol durch Reduzierung der Darmflora.
Methadon	↓	Unbekannt
Barbiturate	↑	Erhöhte Aktivität der 16 α-Hydroxylase in der Leber?
Diuretika	↑	Urinwerte erhöht durch Diurese.
β-2-Mimetika	↑	Steigerung der adrenalen Corticoid-Synthese.

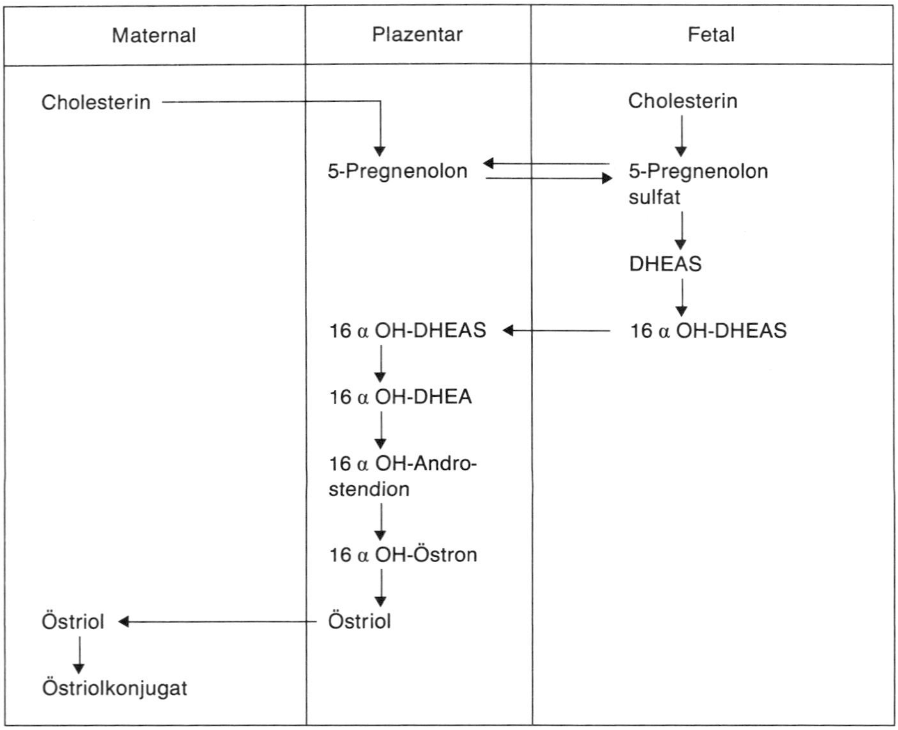

Abb. 1 Feto-plazentare Bildung des Östriols.

Pathophysiologie

Grundlage der Östrogenbestimmung zur Beurteilung der Funktionstüchtigkeit der fetoplazentaren Einheit ist die Tatsache, daß die Plazenta die Hormone Östriol, Östron und Östradiol aus Vorläufern synthetisiert, die von der mütterlichen und fetalen Nebennierenrinde gebildet werden. Zur Bildung von Östriol werden etwa 90% der Vorläufer, überwiegend Dehydroepiandrosteronsulfat, von der fetalen Nebennierenrinde gebildet. In der fetalen Leber wird Dehydroepiandrosteronsulfat am C-Atom 16 hydroxyliert und in der Plazenta zu Östriol umgewandelt (Abb. 1). Ein Absinken der Vorläufer aufgrund einer Notsituation der Frucht, z. B. bei O_2-Mangelversorgung, wirkt sich als Abfall des Östriols im Serum und Urin aus.

Das plazentar gebildete Östriol wird über die Niere des Feten in das Fruchtwasser abgegeben und gelangt diaplazentar in den mütterlichen Kreislauf. Die mütterliche Leber glucuronidiert und sulfatiert das Östriol und scheidet es über die Nieren aus. Störungen der Nierenfunktion durch verminderte glomeruläre Filtration, Oligurie oder Polyurie verursachen Ausscheidungswerte, die nicht der fetoplazentar gebildeten Östriolmenge entsprechen.

Literatur

1. *Kuss, E.:* Gynäkologe *7:* 124 (1974). Klinisch-chemische Überwachung der gefährdeten Schwangerschaft.
2. *Kober, S.:* Biochem. Z. *239:* 209 (1931). Bestimmung des Brunsthormons (Menformon).
3. *Ittrich, G.:* Acta Endokrin. *35:* 34 (1960). Untersuchungen über die Extraktion des roten Kober-Farbstoffes durch organische Lösungsmittel zur Östrogenbestimmung im Harn.
4. *Oakey, R. E.:* Spektrophotometrische Bestimmung von Östriol im Urin von Schwangeren. In: *Breuer, H., D. Hamel, H. L. Krüskemper,* Methoden der Hormonbestimmung, S. 411. Thieme, Stuttgart (1974).
5. *Bacigalupo, G., E. Z. Saling, J. Gesche:* J. Perinat. Med. *10:* 73 (1982). Paired measurement of total and unconjugated estriol in maternal plasma during 2nd and 3rd trimester of pregnancy — their relationship to intrauterine growth retardation.
6. *Kuss, E., R. Goebel:* J. Clin. Chem. Clin. Biochem. *14:* 549 (1976). Östrogenbestimmung in der Schwangerschaft.
7. *Beischer, N. A., J. B. Brown:* Obstet. Gynec. Surv. *27:* 303 (1972). Current status of estrogen assays in obstetrics and gynecology. 2. Estrogen assays in late pregnancy.
8. Quantitation of reproductive hormones. IFCC Education Committee, July (1985), ISBN 91-970727-1-0.
9. *Macafee, C., J. Brown:* Aust. NZ. J. Obstet. Gynecol. *12:* 71 (1972). Estrogen excretion in pregnant women.
10. *Hull, M. G. R.:* J. Perinat. Med. *4:* 137 (1976). The basis and application of estrogen assays on urine and blood to assess fetoplacental function in late pregnancy.
11. *Goebel, R., E. Kuss:* Res. Steroids 549 (1977). Estrogens and progesterone and other biochemical parameters in pathological pregnancies.

Lezithin/Sphingomyelin-Quotient (L/S-Ratio), Lezithin, Phosphatidylglyzerin

Die Bestimmung des Verhältnisses der Konzentration von Lezithin zu Sphigomyelin im Fruchtwasser ist ein prädiktiver Test zur antepartalen Lungenreifebestimmung des Feten. Ungenügende Lungenreife ist Ursache des postpartalen Atemnotsyndroms. Alternativ zur Bestimmung der L/S-Ratio kann die quantitative enzymatische Bestimmung der Lezithinkonzentration und die qualitative Bestimmung von Phosphatidylglyzerin durchgeführt werden.

Indikation

Vorzeitige Wehentätigkeit mit oder ohne Blasensprung.

Schwangerschaftskomplikationen, bei denen eine vorzeitige Entbindung indiziert ist, z. B. Diabetes mellitus, Rh-Inkompatibilität, intrauterine Retardierung, anormales Kardiotokogramm.

Bestimmungsmethoden

Lezithin-Sphingomyelin-Quotient /[1]/

Prinzip: Die Phospholipide werden nach Zentrifugation des Fruchtwassers aus dem Überstand mit Chloroform extrahiert, durch Azetonpräzipitation teilweise gereinigt und nachfolgend dünnschichtchromatographisch aufgetrennt. Die aufgetrennten Lipide werden nach Anfärbung oder Oxydation mit Hilfe der Densitometrie quantitativ bestimmt und das Verhältnis von Lezithin zu Sphingomyelin als dimensionsloser Quotient berechnet.

Lezithinkonzentration enzymatisch /[2]/

Prinzip: Fruchtwasser wird nach Amniozentese mit A. dest. 1 + 1 verdünnt, zentrifugiert und der Überstand zur Lezithinbestimmung eingesetzt. Lezithin wird durch Phospholipase C gespalten und entstehendes Phosphorylcholin als Indikator der Lezithinmenge im optischen Test quantitativ bestimmt.

Phosphatidylglyzerin quantitativ /[3]/

Prinzip: Die Phospholipide werden nach Zentrifugation des Fruchtwassers aus dem Überstand extrahiert, durch Azetonpräzipitation teilweise gereinigt und durch zweidimensionale Dünnschichtchromatographie mit verschiedenen Laufmitteln aufgetrennt. Der Anteil von Phosphatidylglyzerin wird densitometrisch ermittelt und in % der Gesamtphospholipide angegeben.

Immunologischer Agglutinationstest auf Phosphatidylglyzerin /[4]/

Prinzip: Ein Aliquot zentrifugierter Überstand von Fruchtwasser wird mit einer alkoholischen Suspension von Lezithin und Cholesterin sowie Puffer gut geschüttelt. Es entstehen Liposomen, die in ihre Wand Phosphatidylglyzerin eingebaut haben, falls dies in der Fruchtwasserprobe vorhanden war. Auf einem Objektträger werden 10 µl Liposomen-Suspension mit 25 µl Antiserum verrührt, das spezifische Antikörper gegen Phosphatidylglyzerin enthält. Es kommt zur Agglutination der Liposomen, die Agglutinationsstärke ist in etwa proportional zum Phosphatidylglyzeringehalt der Fruchtwasserprobe.

Untersuchungsmaterial

Fruchtwasser (durch transabdominelle Punktion gewonnen oder bei Blasensprung aufgefangen) etwa 10 ml

Referenzwerte der Lungenreife

L/S-Ratio /1/	über 2.0
Lezithinkonzentration /2/	über 5.1 mg/dl
Phosphatidylglyzerin quant. /3/	über 5%
Phosphatidylglyzerin-Agglutinations-Test /4/	positiv

Referenzwerte ab der 37. SSW bei unkomplizierter Schwangerschaft

Bewertung

Die Neugeborenensterblichkeit bis zum 7. Lebenstag betrifft zu etwa 80% Kinder mit einem Geburtsgewicht unter 2500 g.

In den USA beruhen 20% der Neugeborenensterblichkeit auf einem Atemnotsyndrom (ANS), auch als respiratory distress syndrome bekannt. Ursache des Atemnotsyndroms ist der Mangel phospholipidreicher Lipoproteine, auch Surfactant oder Antiatelektasefaktor genannt, an der Alveolaroberfläche. Surfactant bewirkt, daß die Alveolen am Ende der Expiration nicht kollabieren. Ein Teil des alveolär gebildeten Surfactant, besonders die Lezithin-reichen Lipoproteine, gelangen in das Fruchtwasser. Mangel an Surfactant im Fruchtwasser ist das Zeichen einer ungenügenden Lungenreife und wird postpartal innerhalb von Minuten oder auch erst Stunden an der typischen Symptomatik des Atemnotsyndroms erkennbar, z. B. Tachypnoe, Nasenflügeln, interkostale Einziehungen, Stöhnen in der Expirationsphase.

An den Surfactant-Phospholipiden hat Lezithin einen Anteil von 80% und Phosphatidylglyzerin von etwa 10%.

Die Lungenreife wird normalerweise ab der 35. SSW erreicht. Im Fruchtwasser kommt es zwischen der 32.und 35. SSW zu einem stärkeren Anstieg des Lezithins, und Phosphatidylglyzerin wird bei unkomplizierten Schwangerschaften nachweisbar.

Die Bestimmung der L/S-Ratio, des Lezithins oder des Phosphatidylglyzerins ist für den Geburtshelfer eine wichtige Entscheidungshilfe bei der Bewertung von Risikoschwangerschaften. Zeigt der Befund einer dieser Untersuchungen die Lungenreife an, so ist dem Geburtshelfer die Möglichkeit gegeben, eine eventuell notwendige vorzeitige Entbindung so zu terminieren, daß die Wahrscheinlichkeit eines Atemnotsyndroms postpartal gering ist. Liegt noch keine Lungenreife vor, wird zur Beschleunigung der Lungenreife der Mutter an 3 aufeinanderfolgenden Tagen Betamethason verabreicht und 1 Woche später die Bestimmung der L/S-Ratio, des Lezithins oder des Phosphatidylglyzerins wiederholt. Sind die Werte im Referenzbereich, kann das Kind entbunden werden /5/.

Indiziert ist die Induktion der Lungenreife im wesentlichen bei retardierten Feten, deren intrauterines Risiko zu hoch angesehen wird, als daß eine Geburt zum Termin abgewartet werden könnte. Als Ursachen sind zu nennen EPH-Gestose und Diabetes mellitus der Mutter sowie ein Morbus hämolyticus des Feten /6/.

Bei Beurteilung des Befundes der L/S-Ratio, der Lezithinkonzentration oder des Phosphatidylglyzerin-Tests müssen Grunderkrankungen der Mutter mitberücksichtigt werden. So können Kinder insulinpflichtiger diabetischer Mütter trotz Werten, die für eine Lungenreife sprechen, ein Atemnotsyndrom entwickeln /[7]/, andere Studien /[8]/ belegen das nicht eindeutig.

Niedrige Werte, trotz Lungenreife, sind bei fetalem Morbus hämolyticus aufgrund Rh-Inkompatibilität beschrieben /[9]/. Den gleichen Effekt hat Phenobarbital. Demgegenüber können fetale Not- und Streßsituationen die Lungenreife beschleunigen, sodaß ab der 33. SSW schon für Reife sprechende Werte der L/S-Ratio und des Lezithins vorliegen, bzw. Phosphatidylglyzerin nachweisbar wird /[10]/.

Wertigkeit der Untersuchungen zur Feststellung der Lungenreife

Untersuchung	**Hinweise**
L/S-Ratio	Sie bezieht sich auf den in der 32.— 35. SSW beginnenden stärkeren Anstieg des Lezithins in Bezug auf das etwa gleich bleibende Sphingomyelin. Der prädiktive Wert einer »reifen« L/S-Ratio von 2.0 oder höher beträgt 0.99 bei unkomplizierten Schwangerschaften ab der 37. SSW. Bei Diabetes mellitus soll die Rate falsch normaler L/S-Rationes bei 1 — 15% liegen /[11]/. Der prädiktive Wert einer L/S-Ratio unter 2.0 beträgt 0.5 — 0.7, d. h. in 30 — 50% der Fälle liegt trotz Lungenreife ein falsch niedriger Wert vor. Die L/S-Ratio liefert nur bei Werten von 2.0 und höher eine zuverlässige Aussage.
Lezithin-Konzentration	Konzentrationen über 5.1 mg/dl entsprechen einer L/S-Ratio von 2.0 und höher, Werte unter 4.7 mg/dl einer Ratio kleiner 2.0. Werte von 4.7 — 5.1 mg/dl sind ein kritischer Grenzbereich. Im Vergleich zur L/S-Ratio soll eine Gleichwertigkeit in Bezug auf die klinische Aussagekraft bestehen /[2]/.
Phosphatidylglyzerin	Phosphatidylglyzerin wird bei der unkomplizierten Schwangerschaft ab der 37. SSW nachweisbar, und zwar dann, wenn die L/S-Ratio den Wert von 2.0 erreicht. Im weiteren Verlauf der Schwangerschaft zeigt die Zunahme von Phosphatidylglyzerin eine gute Korrelation zum Anstieg der L/S-Ratio /[3, 11]/. Für den immunologischen Agglutinationstest werden der L/S-Ratio vergleichbare prädiktive Werte positiver Ergebnisse angegeben. Bleibt die Agglutination aus, beträgt die Wahrscheinlichkeit eines Atemnotsyndroms nur 40% /[4]/. Negative Ergebnisse sollten deshalb durch die L/S-Ratio kontrolliert werden /[4]/. Phosphatidylglyzerin ist kein Blutbestandteil. Vorteil dieser Meßgröße gegenüber Lezithin oder der L/S-Ratio ist, daß auch eine Lungenreifebestimmung in Fruchtwasserproben erfolgen kann die mit Blut /[12]/ oder Mekonium /[13]/ kontaminiert sind, sowie beim Morbus hämolyticus. Die Lezithinbestimmung bzw. die L/S-Ratio können in solchen Proben falsch hohe Werte ergeben. Auch bei vorzeitigem Blasensprung ist es möglich aus der Vaginalflüssigkeit anhand des immunologischen Agglutinationstests die Lungenreife zu bestimmen.

Hinweise und Störungen

Bestimmungsmethoden: Die Bestimmung der L/S-Ratio basiert auf der Kenntnis, daß die Lezithinkonzentration im Fruchtwasser zwischen der 32. Schwangerschaftswoche und dem Entbindungstermin stark ansteigt. Sphingomyelin ist kein Surfactant und ändert gegenüber dem Lezithin seine Konzentration nur unerheblich. Sphingomyelin dient deshalb als interner Standard zur Korrektur von Volumenveränderungen des Fruchtwassers und zur Korrektur unterschiedlicher Lipidausbeuten beim Extraktionsverfahren. Bei der enzymatischen Bestimmung der Lezithinkonzentration werden Volumenänderungen des Fruchtwassers nicht miterfaßt, die Aussagekraft der alleinigen Lezithinkonzentrationsmessung ist deshalb geringer als die der L/S-Ratio. Referenzmethode zur Bestimmung der L/S-Ratio ist die Methode nach *Gluck* /[1]/.

Eine Screening-Methode zur Abschätzung des Surfactant-Gehaltes ist der Schüttelschaum-Test /[14]/. Dabei wird die Schaumstabilität einer Fruchtwasserverdünnungsreihe bei konstanter Äthanolkonzentration verglichen. Eine Übereinstimmung mit der L/S-Ratio besteht in 73% der Fälle /[15]/.

Untersuchungsmaterial: Beimengungen von Blut oder Mekonium können die L/S-Ratio verfälschen, wenn dadurch Lezithin oder Sphingomyelin in das Fruchtwasser gebracht werden. In solchen Fällen bringt die Bestimmung des Phosphatidylglyzerins weitere Abklärung, da dieses Phospholipid im Blut und Mekonium nicht vorkommt. Blut und Mekonium täuschen gewöhnlich eine falsch hohe L/S-Ratio vor.

Stabilität: Fruchtwasser soll nach der Entnahme so schnell wie möglich zentrifugiert werden. Die Lagerung des zentrifugierten Überstandes soll bei minus 20 °C erfolgen, falls eine sofortige Analytik nicht möglich ist. Bei Zimmertemperatur zerstört die Phosphodiesteraseaktivität des Fruchtwassers das Lezithin und täuscht falsch niedrige Werte vor.

Pathophysiologie

Die Reifeentwicklung der fetalen Lunge korreliert mit der Schwangerschaftsdauer und dem Gewicht des Feten. Entscheidende Ursache für das postpartal auftretende Atemnotsyndrom unreifer Neugeborener soll eine mangelnde Ausreifung der Alveolen mit oberflächenaktiver Substanz, dem sogenannten Surfactant sein. Es handelt sich um Lipoproteine oder ein Gemisch von Lipiden mit Proteinen, die auf der Glykokalix der Typ-1-Pneumozyten adsorbiert sind. Lezithin bildet den Hauptanteil der Phospholipide des Surfactant, Phosphatidylglyzerin hat einen Anteil von etwa 10%. Sphingomyelin ist kein Surfactant-Bestandteil.

Der Surfactant wird mit dem fetalen Lungensekret in das Fruchtwasser abgegeben. Dort nimmt die Lezithinkonzentration zwischen der 20. und 32. Schwangerschaftswoche nur von etwa 2 auf 3 mg/dl zu und steigt dann steil an (ab der 35. Schwangerschaftswoche auf über 5 mg/dl). Sphingomyelin verhält sich bis zur 32. Schwangerschaftswoche parallel dem Lezithin, die L/S-Ratio ist bis dahin um 1. Gewöhnlich werden vor der 35. Schwangerschaftswoche L/S-Rationes unter 2.0, ab der 37. Woche bei unkomplizierter Schwangerschaft fast immer über 2.0 gefunden. Phosphatidylglyzerin tritt in nachweisbaren Mengen in das Fruchtwasser über, wenn Lezithin in der 35. SSW steil angestiegen ist. Es wird nachweisbar, wenn die L/S-Ratio 2.0 und größer ist.

Bei normaler Schwangerschaft besteht eine konstante und vorhersagbare Beziehung zwischen L/S-Ratio und dem Atemnotsyndrom. Retardierte Kinder können aufgrund fetaler Notsituation schon vor der 37. Schwangerschaftswoche eine L/S-Ratio über 2.0 und eine vorzeitige Lungenreife haben.

Neugeborene diabetischer Mütter haben eine fünffach höhere Rate des Atemnotsyndroms als Neugeborene gesunder Mütter. Teilweise wird dies damit erklärt, daß fetales Insulin als Antwort auf die Hyperglykämie der Mutter ausgeschüttet wird. Insulin soll durch Verdrängung des Cortisols von Lungengewebsrezeptoren die Lungenreifung hemmen. Cortisol stimuliert die Lungenreifung und fördert die Lezithin-Synthese. Kontroverse Meinungen bestehen über den Wert der L/S-Ratio zur Vorhersage des Atemnotsyndroms bei Müttern diabetischer Kinder, da zu viele falsch hohe (über 2.0) L/S-Rationes bestimmt werden sollen /7/. Nach anderen Autoren /8/ liefert eine L/S-Ratio über 2.0 auch bei Kindern diabetischer Mütter nach der 36. Schwangerschaftswoche eine sichere Aussage, bis zur 36. Schwangerschaftswoche ist ein solcher Wert jedoch weniger aussagekräftig. Die Bestimmung der L/S-Ratio hat trotz dieser Widersprüche neben anderen Untersuchungen /16/ einen festen Platz in der Überwachung des Feten während der Schwangerschaft einer Diabetikerin.

Literatur

1. *Gluck, L., M. V. Kulovich:* Am. J. Obstet.Gynecol. *115:* 539 (1973). Lecithin/sphyngomyelin ratios in amniotic fluid in normal and abnormal pregnancy.
2. *Diedrich, K., S. Hepp, H. Welker, D. Krebs, H. O. Beutler, G. Michal:* Geburtsh. u. Frauenheilk. *39:* 849 (1979). Die enzymatische Lezithinbestimmung im Fruchtwasser zur Beurteilung der fetalen Lungenreife.
3. *Bustos, R., M. V. Kulovich, L. Gluck, S. G. Gable* et al.: Am. J. Obstet. Gynecol. *133:* 899 (1979). Significance of phosphatidylglycerol in amniotic fluid in complicated pregnancies.
4. *Lokitch, G., B. K. Wittmann, S. M. Mura, L. C. Hawkley:* Clin. Chem. *30:* 1233 (1984). Evaluation of the Amniostat-FLM assay for assessment of fetal lung maturity.
5. *v. Muralt, G., D. Sidiropoulos:* Ärztl. Lab. *27:* 17 (1981). Praktisches Vorgehen bei der Diagnose, Therapie und Prophylaxe des Morbus haemolyticus neonatorum.
6. *Gille, J.:* Pädiatr. Prax. *30:* 573 (1984). Diagnostik und Therapie des Atemnotsyndroms.
7. *Mueller-Heubach E., S. N. Caritis, D. I. Edelstone* et al.: Am. J. Obstet. Gynecol. *130:* 28 (1978). L/S-Ratio in amniotic fluid and its value for the prediction of neonatal respiratory distress syndrome in pregnant diabetic women.
8. *Tabsh, K., C. R. Brinkman, R. A. Bashore:* Obstet. Gynecol. *59:* 353 (1982). L/S-ratio in pregnancies complicated by insulin dependent diabetes mellitus.
9. *Morrison, J. C.* et al: Am. J. Obstet. Gynecol. *127:* 4 (1977). The L/S-ratio in cases associated with fetomaternal disease.
10. *Lindback, T.:* Acta Obstet. et. Gynecol. Scand. *55:* 355 (1976). Amniotic fluid lecithin concentration in pregnancies complicated by hypertensive disorders and intrauterine growth retardation.
11. *Hallman, M., K. Teramo:* Brit. J. Obstetr. Gynecol. *88:* 806 (1981). Measurement of L/S-ratio and phosphatidylglycerol in amniotic fluid: An accurate method for the assessment of fetal lung maturity.
12. *Strassner, H. T., S. H. Golde, G. H. Mosley, L. D. Platt:* Am. J. Obstet. Gynecol. *138:* 687 (1980). Effect of blood in amniotic fluid on the detection of phosphatidylglycerol.
13. *Yambao, T. J., B. Tauwater* et al.: Am. J. Obstet. Gynecol. *150:* 426 (1984). Effect of meconium on the detection of phosphatidylglycerol.
14. *Clements, J. A., A. C. G. Platzker, D. F. Tierney, C. J. Hobel:* New Engl. J. Med. *286:* 1077 (1972). Assessment of the risk of the respiratory-distress syndrome by a rapid test for surfactant in amniotic fluid.
15. *Anderer, M., H. J. Grabow, A. E. Schindler:* Fortschr. Med. *99:* 959 (1981). Bestimmung der fetalen Lungenreife mittels Shake-Test nach Clements und L/S-Ratio.
16. *Burkart, W., H. C. Dominick, H. P. G. Schneider:* Dtsch. Ärztebl. *83:* 313 (1986). Die Überwachung des Feten in der Schwangerschaft einer Diabetikerin.

Hämoglobin F (Fetale Erythrozyten)

Erythrozyten des Feten und Neugeborenen haben überwiegend Hämoglobin F (HbF) als roten Blutfarbstoff, während Erwachsenenerythrozyten im wesentlichen Hämoglobin A (HbA) enthalten. Mit Hilfe von Elutions- und Färbetechniken können HbF- von HbA-haltigen Zellen unterschieden und das Vorhandensein kindlicher Erythrozyten im mütterlichen Blut festgestellt werden.

Indikation

Unterscheidung des mütterlichen von fetalem Blut bei vaginalen Blutungen in der Schwangerschaft.

Feststellung und Kontrolle fetomaternaler Transfusion bei fetalen Notsyndromen. Kontrolle der Anti-D-Prophylaxe bei Rh(D)-negativen Müttern mit Rh(D)-positiven Neugeborenen.

Bestimmungsmethode

Zytologischer HbF-Nachweis /1/

Prinzip: Der Nachweis beruht auf der unterschiedlichen Löslichkeit von HbF und HbA. Äthanol-fixierte Blutausstriche werden mit einer sauren Lösung aus $FeCl_3$ und Hämatoxylin behandelt und HbA selektiv eluiert. Anschließend erfolgt eine Nachfärbung mit Erythrosin. Zellen, die sich kräftig rot und scharfbegrenzt abheben gegenüber den Stomata werden als HbF-Zellen, bezogen auf 1000 rote Zellen (Stomata + HbF-Zellen), mikroskopisch ausgezählt unter Zuhilfenahme eines Netzmikrometers. Der Anteil des in den mütterlichen Kreislauf übergetretenen Blutes in ml kann rechnerisch folgendermaßen abgeschätzt werden:

Fetales Blut (ml) = HbF-Zellen (‰) × 5

Untersuchungsmaterial

2 bis 3 Ausstriche mütterlichen Kapillar- oder Venenblutes.

2 bis 3 Ausstriche von Vaginalblut.

Blutiges Fruchtwasser, vor dem Ausstreichen zentrifugieren, Ausstriche vom Sediment anfertigen.

Referenzbereiche

Nichtschwangere	Keine HbF-Zellen
Schwangere /2/	Bei etwa 30% sind HbF-Zellen im Verlaufe der Schwangerschaft nachweisbar, bei etwa 50% nach der Entbindung

Bewertung

Fetomaternale Bluttransfusion

Der Übertritt von 0.1— 0.2 ml fetalen Blutes in den mütterlichen Kreislauf ist während der Schwangerschaft die Regel. Bis zu 0.5 ml treten im ersten Trimenon in 3—10% aller Schwangerschaften auf die Mutter über; am Geburtstermin kommt es in nahezu 50% der Fälle zu einer fetomaternalen Transfusion /2/.

Unter fetomaternaler Mikrotransfusion versteht man den Nachweis von mehr als 0.5 ml fetalen Blutes (0.1‰ HbF-Zellen) im mütterlichen Kreislauf, unter Makrotransfusion die Präsenz von 20 — 25 ml Vollblut (4 — 5‰. HbF-Zellen). In 1% der Graviditäten kommt es zur Transfusion von mehr als 10 ml, Transfusionen von 30 ml und mehr haben eine Häufigkeit von 0.2 —1% im dritten Trimenon /[3, 4]/. Fetomaternale Makrotransfusionen laufen meist symptomlos ab und gefährden den Feten aufgrund der Anämie erheblich /[5]/.

Postpartale Kontrolle der Anti-Rh(D)-Prophylaxe /[4]/

Die Einschwemmung fetaler Erythrozyten in den mütterlichen Kreislauf ist peripartal am ausgeprägtesten. Das Risiko der Sensibilisierung Rh(D)-negativer Mütter durch Rh(D)-positive Erythrozyten des Feten nimmt mit dem Ausmaß der Einschwemmung zu. In Mitteleuropa sind bei etwa 10% aller Schwangerschaften die Mütter Rh(D)-negativ und die Kinder Rh(D)-positiv. Bedingt durch die Rhesussensibilisierung würden etwa 5% dieser Kinder an einer Rh(D)-Erythroblastose erkranken. Aufgrund einer korrekten Anti-Rh(D)-Prophylaxe kann diese Rate um 90%, d. h. von 5% auf 0.5% gesenkt werden. Wichtig ist, daß innerhalb von 72 Std. nach der Entbindung oder einem Abort Anti-Rh(D)-Immunglobulin verabreicht wird. Eine Dosis von 250 bis 300 μg vermag die Immunantwort auf 25 bis 30 ml fetales Blut (5‰ HbF-Zellen im Ausstrich) zu unterdrücken. Eine Untersuchung auf HbF-Zellen erübrigt sich, da durch diese Dosis fetomaternale Transfusionen bei normalem Geburtsverlauf neutralisiert werden können.

Eine Anti-Rh(D)-Prophylaxe sollte auch durchgeführt werden wenn

— Die Mutter das Merkmal D^u besitzt und das Neugeborene Rh(D)-positiv ist.

— Die Mutter Rh(D)-negativ ist und das Neugeborene das Merkmal D^u besitzt.

In 2 — 6% der Fälle einer Rh(D)-Erythroblastose läuft die Sensibilisierung schon während der ersten Schwangerschaft ab und es kommt ein krankes Kind zur Welt /[5]/.

Die Bestimmung der HbF-Zellen sollte erfolgen, wenn der Verdacht auf eine fetomaternale Makrotransfusion besteht, z. B. bei Neugeborenenanämie, Hydrops fetalis, intrauterinem Fruchttod. Die Gabe von Anti-Rh(D)-Immunglobulin muß dann der fetalen Blutmenge im mütterlichen Kreislauf angeglichen werden (10 μg/ml fetales Blut).

Die Therapiekontrolle kann erfolgen anhand der

— Abnahme der HbF-Zellen im mütterlichen Blut. Bestimmung kurz nach der Entbindung, am 3. und am 7. Tag. Die Eliminationszeit kann auch bei Gabe von Anti-Rh(D) bis zu 1 Woche dauern, bei Nichtverabreichung bis zu 80 Tage /[6]/.

— Untersuchung auf Überschuß an Rh(D)-Antikörpern im mütterlichen Blut (negativer indirekter Coombs-Test wird positiv).

Amniozentese

Nach Amniozentese wird, falls blutiges Fruchtwasser aspiriert wurde, zur Kontrolle ob die Nadel die Plazenta passierte, die Bestimmung der HbF-Zellen im Fruchtwasser empfohlen und falls erforderlich die Anti-Rh(D)-Prophylaxe.

Hinweise und Störungen

Auswertung der Ausstriche: HbF in ungleichmäßiger Verteilung im Erythrozyten wird gefunden bei Thalassämie, Sichelzellanämie, akuter Leukämie, aplastischer Anämie und gewissen hämolytischen Anämien der Mutter.

Vorgetäuscht werden können fetale Erythrozyten, wenn fälschlicherweise auch schwache Rotfärbungen mitgezählt werden, verursacht durch Lymphozyten und Retikulozyten. Vorkommen kann dies bei ungenügender Hämatoxylinfärbung der Lymphozytenkerne.

Empfindlichkeit: Im Ausstrich ist 1 HbF-Zelle unter 1 Mio mütterlicher Zellen erkennbar.

Pathophysiologie

Charakteristische Unterschiede bestehen zwischen dem fetalen und dem mütterlichen Blut. Der 3 Monate alte Fetus hat 90% Retikulozyten, der 6 Monate alte 15 bis 30% und das Neugeborene 2 bis 6%. Die fetalen Erythrozyten sind makrozytär, mittleres korpuskuläres Volumen (MCV) 107 µl und enthalten beim Neugeborenen noch einen HbF-Anteil von 71 ± 8%. Bis zum Ende des zweiten Lebensjahres fällt der HbF-Anteil auf unter 2% ab.

Während die 4 Globinanteile des Erwachsenenhämoglobins (HbA) aus 2 α- und 2 β-Globinketten bestehen (Formel $\alpha_2\beta_2$), besitzt HbF anstatt der β, 2 γ-Globinketten (Formel $\alpha_2\gamma_2$).

Die Einschwemmung fetaler Erythrozyten erfolgt nicht kontinuierlich, ist abhängig vom Zeitpunkt der Schwangerschaft und individualspezifisch. Die Einschwemmung ist zu Beginn und gegen Ende der Schwangerschaft am größten /[2]/. Das Risiko der Rh(D)-Sensibilisierung ist bei Blutgruppeninkompatibilität im AB0-System (Mutter 0, Kind A oder B) geringer als bei kompatiblen Schwangerschaften. Vermutet wird eine frühzeitige Eliminierung der AB0-inkompatiblen Zellen, bevor es zur Rh(D)-Sensibilisierung kommt. Ist die Rh(D)-Sensibilisierung einmal eingetreten, kann sie nicht beseitigt werden, d. h. bei nachfolgenden Schwangerschaften ist ein Morbus hämolyticus des Feten zu erwarten.

Literatur

1. *Kleihauer, E., H. Braun, K. Betke:* Klin. Wschr. *35:* 637 (1957). Demonstration von fetalem Hämoglobin in den Erythrozyten eines Blutausstriches.
2. *Betke, K., K. Nierhaus:* Münch. Med. Wschr. *110:* 509 (1968). Fetales Hämoglobin und fetale Erythrozyten im mütterlichen Blut.
3. *Edwards, R. F.:* Aust. N. Z. J. Obstet. Gynecol. *10:* 96 (1970). The place for Anti-D gammaglobulin in abortion.
4. *Maas, D. H. A., J. Schneider:* Die gelben Hefte *XXVII*: 85 (1987). Antenatale Prophylaxe der Rhesussensibilisierung.
5. *v. Muralt, G. V., D. Sidiropoulos:* Ärztl. Lab. *27:* 17 (1981). Praktisches Vorgehen bei der Diagnose, Therapie und Prophylaxe des Morbus haemolyticus neonatorum.
6. *Pusch, H., H. Rosegger:* Geburtsh. u. Frauenheilk. *45:* 737 (1985). Fetomaternale Bluttransfusion als Ursache schwerer geburtshilflicher Komplikationen.

Neugeborenen-Screening auf angeborene Stoffwechselstörungen

Einleitung

Neugeborenen-Screening-Untersuchungen werden durchgeführt am 1. bzw. 5. Lebenstag auf Mukoviszidose, am 5. Lebenstag auf Hypothyreose, Phenylketonurie, Galaktosämie, Ahornsirupkrankheit und Homozystinurie und in der 4. bis 6. Lebenswoche auf Muskeldystrophie.

Die Früherkennung dieser Erkrankungen ist präventivmedizinisch und sozialpädiatrisch relevant. Denn nur ein früher Therapiebeginn bietet die Chance einer normalen Entwicklung (bei Hypothyreose, Phenylketonurie, Galaktosämie, Ahornsirupkrankheit, Homozystinurie), und nur eine frühzeitige genetische Beratung kann die Zeugung weiterer betroffener Geschwisterkinder verhindern (Mukoviszidose, Muskeldystrophie).

Bei einem positiven Ausfall einer Neugeborenen-Screening-Untersuchung ist das Vorliegen einer der genannten Krankheiten noch keineswegs sicher. Vielmehr stellt sich zunächst eine Reihe differentialdiagnostischer Überlegungen.

Angesichts der zunehmend früheren Entlassung aus der Geburtsklinik und der Zunahme der Hausgeburten betreffen die Probleme des Neugeborenen-Screening neben dem Klinikarzt immer mehr auch den Arzt in der Praxis. Oft ist jetzt der niedergelassene Kinderarzt oder praktische Arzt mit der Abnahme, Bewertung und weiteren Diagnostik bei normabweichenden Screeningbefunden befaßt. Deshalb sollten über die Geburtshelfer und Laborärzte hinaus vor allem sie mit den Gedankengängen vertraut sein, die sich aus einem normabweichenden Screeningergebnis ergeben.

BM-Test-Meconium (Mukoviszidose)

Indikation

Früherkennung der Mukoviszidose (Zystische Pankreasfibrose), die Untersuchung wird bei den meisten Neugeborenen in der Bundesrepublik am 1. Lebenstag durchgeführt.

Bestimmungsmethode

Nachweis eines erhöhten Albumingehalts des Mekonium.

Prinzip: Bei einem erhöhten Albumingehalt wird ein Tetrabromphenolphthaleinäthylester-Teststreifen tiefblau /[1]/.

Untersuchungsmaterial

Die frisch entleerte erste Portion Mekonium, mit dem Teststreifen direkt aus der Windel entnommen.

Referenzbereich

$<$ 20 mg Albumin/g Mekonium-Trockengewicht

Bewertung

Erkrankungen und Zustände, die einen erhöhten Mekonium-Albumin-Gehalt verursachen können /[1]/

Erkrankungen/Zustände	Bemerkungen
Mukoviszidose (Zystische Pankreasfibrose)	Absicherung der Diagnose durch Pilocarpin-Iontophorese des Schweißes: NaCl-Gehalt über 60 —70 mmol/l.
Blutbeimengungen im Stuhl, Atresien in höheren Darmabschnitten, Frühgeborene, Albuminhaltige Babycreme im Analbereich, Glyzerinhaltige Zäpfchen	Ein falsch positiver Mekonium-Albumingehalt kann vorgetäuscht werden.
Falsche Handhabung des BM-Teststreifens	Fälschlicherweise wird statt einer tiefblauen schon eine blaßblaue Verfärbung als positiv bewertet.

Hinweise und Störungen

Falsch-negative Testergebnisse sind möglich bei

— Durchführung des Screening-Tests nicht aus dem ersten abgehenden Mekonium.

— Mukoviszidose-Patienten mit normalem Mekonium-Albumin-Gehalt (15% aller Mukoviszidose-Patienten).

Inzidenz der Mukoviszidose: Ca. 1: 2000.

Diagnostische Sensitivität: 60 bis 90%.

Diagnostische Spezifität: 98.7 bis 99.7%.

Prädiktiver Wert eines positiven Ergebnisses: 0.04 bis 0.25.

Prädiktiver Wert eines negativen Ergebnisses: ca. 0.99.

Wegen der geringen diagnostischen Sensitivität ist der Albumin-Mekonium-Test nicht zu empfehlen.

Pathophysiologie

Infolge eines angeborenen noch unbekannten Stoffwechseldefektes kommt es bei der Mukoviszidose zur Bildung eines abnormen, viskösen Sekretes insbesondere des Pankreas und der Bronchialepithelien. Die Schweißdrüsen sondern Na- und Cl-reiches Sekret ab.

Symptome sind ab dem Säuglingsalter Durchfall, Gedeihstörung, chronisch-rezidivierende Bronchitiden und Pneumonien. Über eine zunehmende pulmonale Insuffizienz und Cor pulmonale oder über biliäre Leberzirrhose → portaler Hypertonus → Ösophagusvarizenblutung kommt es zum Tod im Alter von 15 bis 30 Jahren.

Trypsin-Test (Mukoviszidose)

Indikation

Früherkennung der Mukoviszidose (Zystische Pankreasfibrose), die Untersuchung wird in einigen Regionen der Bundesrepublik am 5. Lebenstag durchgeführt.

Bestimmungsmethode

Radioimmunoassay

Untersuchungsmaterial

Vollblut, meist kapillär aus der Ferse entnommen, aufgetropft auf eine Filterpapierkarte. Versand per Post.

Referenzbereich /2–5/

< 80 ng/ml

Bewertung

Erkrankungen und Zustände, die eine erhöhte Trypsin-Konzentration verursachen können

Erkrankung/Zustände	Bemerkungen
Mukoviszidose (Zystische Pankreasfibrose)	Absicherung der Diagnose durch Pilocarpin-Iontophorese des Schweißes: NaCl-Gehalt über 60 bis 70 mmol/l.
Nierenfunktionsstörung /6/, Jejunalatresie /7/, »Aufhäufen« mehrerer Bluttropfen auf einer Stelle der Filterpapierkarte /8, 9/	Eine falsch hohe Trypsinkonzentration kann vorgetäuscht werden.

Der Trypsin-Test kann eine Frühdiagnose und somit auch eine Frühtherapie bei Mukoviszidose ermöglichen. Die Frage ist, ob dies auch zu einer besseren Langzeitprognose der betroffenen Patienten führt. Obwohl einige neue Daten dafür sprechen /12–15/, gibt es hier noch keine Einigkeit /3, 16–22/.

Wenn durch den Trypsin-Test in einer Familie ein Mukoviszidose-Kind früh erkannt wird, kann eine frühzeitige Aufklärung der Eltern über das Wiederholungsrisiko (25% für jedes weitere Kind) erfolgen. Weil jedoch immer auch nach einer solchen Aufklärung weitere Kinder gezeugt werden und weil auch ohne Neugeborenen-Screening die Diagnose oft so zeitig gestellt wird, daß die genetische Beratung noch rechtzeitig »greift«, muß die Effektivität des Trypsin-Screening hinsichtlich der Verhütung erkrankter Kinder als gering angesehen werden (7% — vgl. die ausführliche Diskussion in /1/).

Darüberhinaus wird für Neugeborenen-Screening-Programme gefordert, daß eine *sofortige* Untersuchung aller verdächtig positiven Probanden möglich sein muß, die zwischen Erkrankten und Nicht-Erkrankten definitiv unterscheidet. In praxi aber vergehen bis zur Durchführung eines Schweißtests vier bis acht Wochen /23–25/, dies schon wegen der Probleme einer ausreichenden Schweißgewinnung bei jungen Patienten /5, 26/.

Aus den genannten Gründen ist nach wie vor umstritten, ob ein generelles Trypsin-Screening hinreichend indiziert ist /[3, 4, 20, 25]/.

Hinweise und Störungen

Falsch-negative Testergebnisse sind möglich

— Bei Mekoniumileus /[3]/.
— Binnen drei Tagen nach einer Bluttransfusion /[10, 11]/.
— Bei unzureichender Durchtränkung der Filterpapierkarte.

Immunreaktive Lipase-Bestimmung: Sie scheint vergleichbare Ergebnisse wie der Trypsin-Test zu erbringen /[22, 27, 28]/. Diese Methode hat jedoch bisher keinen Eingang in das Routine-Screening-Programm gefunden.

Inzidenz der Mukoviszidose: Ca. 1: 2000 /[1]/.

Diagnostische Sensitivität des Trypsin-Tests /[3, 21, 25, 29—31]/: (73-) 90-100%.

Diagnostische Spezifität des Trypsin-Tests: 97— 99.9% /[2—5, 21, 29—32]/.

Prädiktiver Wert eines positiven Ergebnisses /[29]/: 0.08.

Prädiktiver Wert eines negativen Ergebnisses /[29]/: > 0.99.

Pathophysiologie

Vgl. die Ausführungen zum BM-Test-Meconium.

TSH-Screening (Hypothyreose)

Indikation

Früherkennung der angeborenen primären Hypo-/Athyreose. Die Untersuchung wird in allen Bundesländern und den meisten westlichen Staaten routinemäßig bei jedem Neugeborenen am 5. Lebenstag durchgeführt.

Bestimmungsmethode

Radioimmunoassay

Untersuchungsmaterial

Vollblut, meist kapillär aus der Ferse entnommen, aufgetropft auf eine Filterpapierkarte. Versand per Post.

Referenzbereich

≦ 20 mU/l

Bewertung

Erkrankungen und Zustände die einen erhöhten TSH-Screening-Wert verursachen können /[33, 34]/

Erkrankungen/Zustände	Bemerkungen
Permanente primäre Hypothyreose	TSH↑ und T4↓, Schilddrüsenszintigramm in der Regel pathologisch, Knochenreifung in der Regel verzögert, α_1-Fetoprotein meist erhöht. Ohne Therapie keine Normalisierung, Therapie notwendig.
— Aplasie	Thyreoglobulin i. S. in der Regel nicht nachweisbar
— Dysplasie/entope Hypoplasie/ Ektopie	Thyreoglobulin i. S. evtl. vermindert
selten:	
— Hormonsynthesestörung	in der Regel Struma
— Persistierende Hypothyreose nach transplazentarer Passage von Schilddrüsen-Antikörpern	
Transiente primäre Hypothyreose	TSH↑und T4↓, α_1-Fetoprotein in der Regel normal, Knochenreifung des Neugeborenen altersgerecht, Thyreoglobulin i. S. normal. Spontane Normalisierung der Schilddrüsenfunktion auch ohne Therapie, Therapie nur bei protrahiertem Krankheitsverlauf von mehr als 10 bis 14 Tagen indiziert.
Mütterliche Ursachen:	
— Jodmangel	Jod i. U. vermindert, Struma (auch bei der Mutter). Unter Jodtherapie Normalisierung des Serumthyroxins und des TSH binnen 5 Tagen, Rückbildung der Struma binnen 9 Tagen.
— Schilddrüsen-Antikörper, Thyreostatika	
— Lithiumhaltige Medikamente	
— Jodüberangebot durch: Jodhaltige Desinfizientien im Geburtskanal (häufigste Ursache) Amniographie Jodhaltige Medikamente	Jodüberschuß in der Schilddrüse hemmt den Einbau des Jods in das Thyreoglobulin, Jod i. U. erhöht.
Kindliche Ursachen:	
— Jodüberangebot durch: Röntgenkontrastmittel Jodhaltige Desinfizientien	s. o.
TSH-induzierte Hyperthyreose	TSH↑ und T4↑,Struma, extrem selten.
Periphere Schilddrüsenhormonresistenz	TSH↑ und T4↑, Struma, extrem selten.
Rezidivierende intermittierende Jodkontamination	TSH↑ und T4↑.
Selektive hypophysäre Schilddrüsenhormonresistenz	TSH↑ (persistierend) und T4 normal, extrem selten, allgemein anerkannte Therapie existiert nicht.
Transiente Hyperthyreotropinämie	TSH↑ (transient) und T4 normal, Therapie nicht notwendig.

Erkrankungen und Zustände die einen erhöhten TSH-Screening-Wert verursachen können (Fortsetzung)

Erkrankungen/Zustände	**Bemerkungen**
Mütterliche Ursachen: — Kaninchen-Kontakt (oder auch Impfung der Mutter, z. B. zur unspezifischen Immunstimulation mit einer Vakzine, zu deren Herstellung biologisches Material von Kaninchen verwendet wurde) — Jodhaltige Desinfizientien im Geburtskanal	Die Mutter bildet Anti-Kaninchen-IgG, das die Plazenta passiert und im Neugeborenen-Screening-Test wie TSH gewertet wird, weil die meisten TSH-Radioimmunoassays Kaninchen-Anti-Serum gegen TSH benutzen. Normalisierung der falsch-hohen TSH-Werte binnen 20 bis 30 (bis 180) Tagen.
Kindliche Ursachen — Zu frühe Abnahme des Blutes für den Screening-Test	Unspezifische TSH-Sekretionssteigerung offenbar durch Kältereiz ab 10— 30 min. post partum bis zum zweiten (bis vierten) Lebenstag.
— Vorbehandlung der Blutentnahmestelle mit z. B. Hämolube — »Aufhäufen« mehrerer Blutstropfen auf einer Stelle der Filterpapierkarte — Frühgeburt — Schwere Krankheit z. B.: Respiratory distress syndrome, Ikterus, Phototherapie; Z. n. Sectio caesarea. — Transiente partielle Thyroxin-Resistenz der Hypophyse — Postnatale Adaptionsstörung	
Cave: Eine Hypothyreose (nicht eine Athyreose) — beispielsweise eine Zungengrundstruma — kann u. U. anfangs unter erhöhter TSH-Stimulation beim kleinen Neugeborenen *noch* normale T4-Werte liefern und also laborchemisch als Hyperthyreotropinämie erscheinen. Erst wenn das Kind wächst, die Schilddrüse aufgrund ihrer Lokalisation aber nicht gleichsinnig mitwachsen kann, zeigen die weiteren Kontrollen ein Weiteransteigen des TSH und einen allmählichen Abfall des T4-Wertes. Im Gegensatz hierzu zeigen die »echten« Hyperthyreotropinämien eine zunehmende Normalisierung des TSH und stets normale T4-Konzentrationen.	

Hinweise und Störungen /[33, 34]/

Falsch-negative Testergebnisse sind möglich bei

— Unzureichender Durchtränkung der Filterpapierkarte.

— Vieltägiger Hitzeexposition der Filterpapierkarte vor der Verarbeitung (Fensterbank im Sommer). Dies kann einen Abfall der TSH-Konzentration bewirken (60% in 4 Wochen bei 56 °C). Am sichersten ist die Aufbewahrung bei bis zu 4 °C.

— Frühgeborenen, besonders solchen mit Respiratory distress syndrome. Wegen einer gleichzeitig vorliegenden transienten tertiären Hypothyreose kann manchmal eine primäre Hypothyreose nicht entdeckt werden, weil wegen der hypothalamischen Insuffizienz ein TSH-Anstieg nicht zustande kommen kann.

— Zungengrundstrumen und andere ektope Schilddrüsen. Diese haben in manchen Fällen zunächst eine ausreichende Kapazität, um auch ohne erhöhte TSH-Stimulation das kleine Neugeborene ausreichend mit Schilddrüsenhormon zu versorgen. Erst mit dem weiteren Wachstum des Kindes steigt zunächst TSH und sinkt dann die T4-Konzentration.

— Zwilling mit normalem TSH trotz Hypothyreose (infolge fetofetaler Transfusion vom euthyreoten Geschwisterkind?).

Bei erhöhtem TSH-Screening-Wert kann nach folgendem Flußdiagramm vorgegangen werden (T4; n = ≧ 6.0 µg/dl), n = normal, TT4 = Gesamt-T4, FT4 = freies T4.

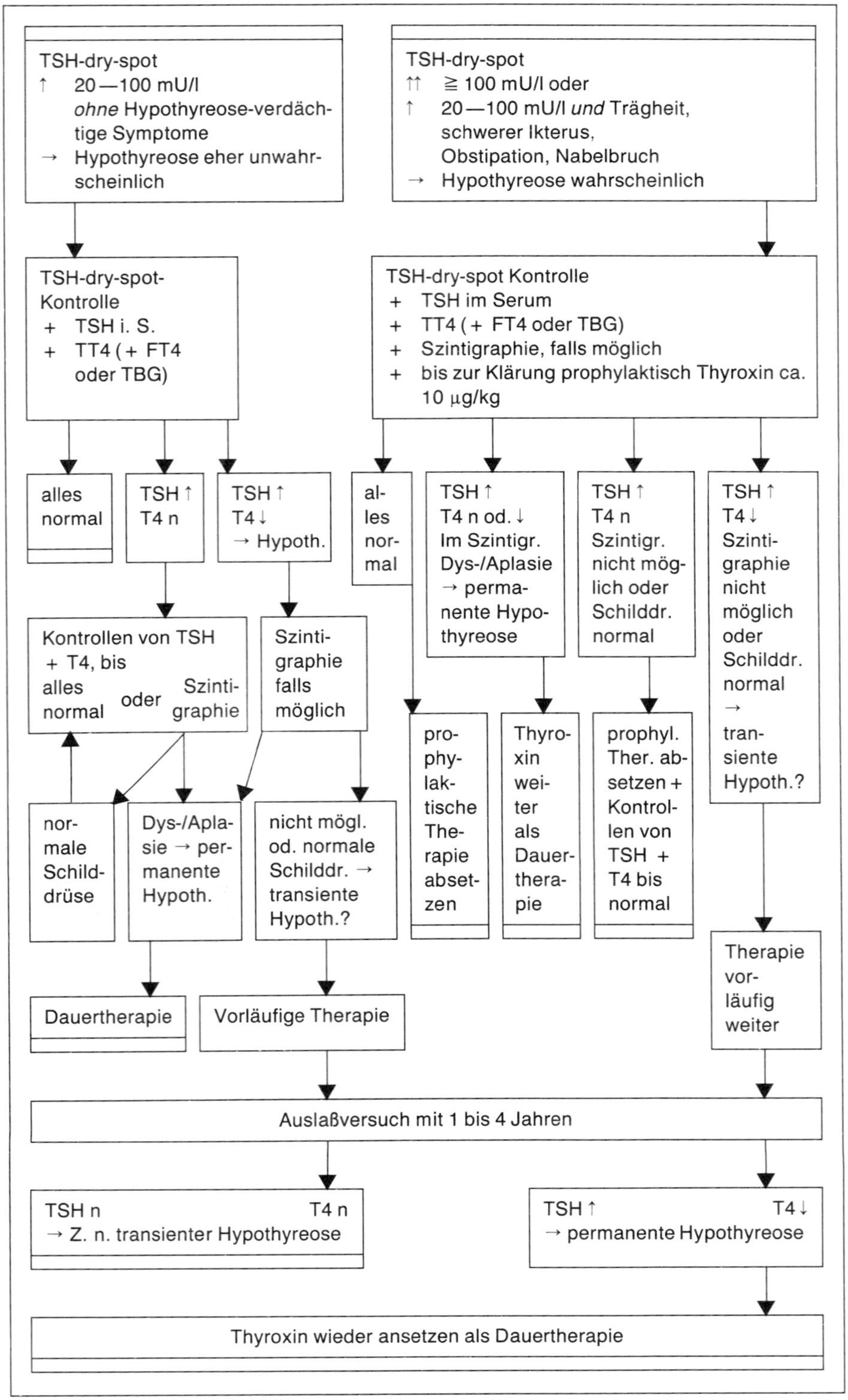

Inzidenz der konnatalen primären Hypothyreose: Ca. 1: 3000.

Diagnostische Sensitivität: > 99%.

Diagnostische Spezifität: Ca. 99.5%.

Prädiktiver Wert eines positiven Ergebnisses: Ca. 0.08.

Prädiktiver Wert eines negativen Ergebnisses: > 0.99.

Pathophysiologie

Eine primäre Hypothyreose führt über verminderte Schilddrüsenhormon-Konzentrationen zu einer verminderten Hemmung der hypophysären TSH-Ausschüttung und somit zu erhöhten TSH-Konzentrationen.

Eine angeborene primäre Hypothyreose, die nicht im 1. Lebensmonat behandelt wird führt in mehr oder weniger ausgeprägtem Ausmaß zu folgenden Symptomen: Ikterus prolongatus, Obstipation, Trinkfaulheit bei guter Gewichtszunahme, Trägheit, rauhe Stimme, weite Fontanelle, Nabelbruch, große Zunge, muskuläre Hypotonie, psychomotorische Behinderung.

Das TSH-Screening ist eindeutig sinnvoll und empfehlenswert.

Phenylalanin-Screening (Phenylketonurie)

Indikation

Früherkennung permanenter Phenylalanin-Stoffwechselstörungen. Die Untersuchung wird in allen Bundesländern und den meisten westlichen Staaten routinemässig bei jedem Neugeborenen am 5. Lebenstag durchgeführt.

Bestimmungsmethode

Mikrobiologischer Hemmtest nach *Guthrie* und *Susi*.

Prinzip: Ein blutgetränktes Filterpapierblättchen wird auf einen bakteriologischen Nährboden aufgebracht, dessen Keime sich nur in Anwesenheit von Phenylalanin vermehren und also nur bei den Blutplättchen mit hohem Phenylalaningehalt Wachstumshöfe bilden.

Untersuchungsmaterial

Vollblut, meist kapillär aus der Ferse entnommen, aufgetropft auf eine Filterpapierkarte. Versand per Post.

Referenzbereich /[33, 35]/

≦ 2 oder ≦ 4 mg/dl

Festlegung von Labor zu Labor verschieden — bei weitergefaßtem Referenzbereich geringere Rückrufrate, allerdings kann möglicherweise eine permanente Phenylalanin-Stoffwechselstörung übersehen werden.

Erkrankungen und Zustände, die einen erhöhten Phenylalanin-Screeningwert verursachen können

Erkrankungen/Zustände	Bemerkungen
Phenylketonurie	Bei einer Phenylalanin-Zufuhr mit 180 mg/kg/Tag über 3 Tage Anstieg des Serum-Phenylalanins über 15 mg/dl; sinnvoll-reproduzierbar kann dieser Test erst nach dem vierten Lebensmonat durchgeführt werden. Therapie mit Phenylalanin-armer Diät notwendig.
Benigne persistierende Hyperphenylalaninämie	Bei einer Phenylalanin-Zufuhr mit 180 mg/kg/Tag über 3 Tage Anstieg des Serum-Phenylalanins nicht über 15 mg/dl; sinnvoll-reproduzierbar kann dieser Test erst nach dem 4. Lebensmonat durchgeführt werden. Therapie mit Phenylalanin-armer Diät bei Werten unter 5 mg/dl nie notwendig, bei Werten zwischen 5 und 10 mg/dl evtl. während einer späteren Gravidität notwendig (Prävention gegen eine Phenylalanin-Embryofetopathie), bei Werten zwischen 10 und 15 mg/dl Diät zumindest in späterer Gravidität, möglicherweise aber auch im Kindesalter notwendig (umstritten).
Transitorische Hyperphenylalaninämie	Extrem selten. Spontane Normalisierung der Phenylalanin-Werte bis zum Alter von 4 bis 12 Monaten.
Störung im Stoffwechsel des Kofaktors der Phenylalanin-Hydroxylase, des Tetrahydrobiopterin (THB)	Auf THB-Gabe 7.5 mg/kg erfolgt binnen weniger Stunden ein drastischer Abfall des Serum-Phenylalanins. Abnorme Werte für Biopterin bzw. Neopterin im Urin, Therapie mit THB und evtl. anderen Medikamenten notwendig.
Tyrosinämie	Aminosäurenchromatographisch vor allem Tyrosin, weniger auch Phenylalanin erhöht.
Hyperphenylalaninämie der Mutter	Beim Neugeborenen evtl. Symptome einer Phenylalanin-Embryofetopathie: Mentale Behinderung, Mikrozephalus, Herzvitium, Geburtsgewicht < 2500 g.
Hohe Eiweißzufuhr, Aminosäuren-Infusion, Infektion	Unreife des für die Phenylalanin-Eliminierung notwendigen Enzymsystems.
Frühgeburt, Leberstörung, Postnatale Adaptionsstörung	
Niereninsuffizienz	
»Aufhäufen« mehrerer Blutstropfen auf einer Stelle der Filterpapierkarte	

Hinweise und Störungen /[33, 35]/

Falsch negative Testergebnisse sind möglich bei

— Abnahme des Screening-Tests wesentlich früher als am 5. Lebenstag (dadurch nur geringe Phenylalanin-Zufuhr bis zum Test).
— Binnen 3 Tagen nach einer Bluttransfusion.
— Unzureichender Durchtränkung der Filterpapierkarte.
— Erbrechen in den ersten Lebenstagen (unzureichende Phenylalanin-Aufnahme).
— Ernährung mit reiner Glucose-Elektrolyt-Infusion.
— Antibiotikumgehalt des Blutplättchens. In diesem Fall kann trotz eines erhöhten Phenylalaningehalts das Bakterienwachstum ausbleiben. Dies ist jedoch bei länge-

rem Inkubieren der Guthrietestplatte am Auftreten einer Antibiotikum-typischen Hemmzone festzustellen. In einem solchen Falle wird entweder ein neuer Screening-Test angefordert, oder das Antibiotikum im Testplättchen wird durch Autoklavieren zerstört, dann wird das Testplättchen noch einmal aufgelegt, und die Phenylalanin-Konzentration kann störungsfrei abgelesen werden.

Inzidenz permanenter Phenylalanin-Stoffwechselstörungen: 1: 6000 bis 1:10000.

Diagnostische Sensitivität hinsichtlich der Phenylketonurie: > 99%.

Diagnostische Spezifität: > 99%.

Prädiktiver Wert eines positiven Ergebnisses hinsichtlich der Phenylketonurie: Je nach cut-off-level 0.09 bis 0.30.

Prädiktiver Wert eines negativen Ergebnisses hinsichtlich der Phenylketonurie: > 0.99.

Bei erhöhtem Phenylalanin-Screening-Wert kann nach folgendem Flußdiagramm vorgegangen werden

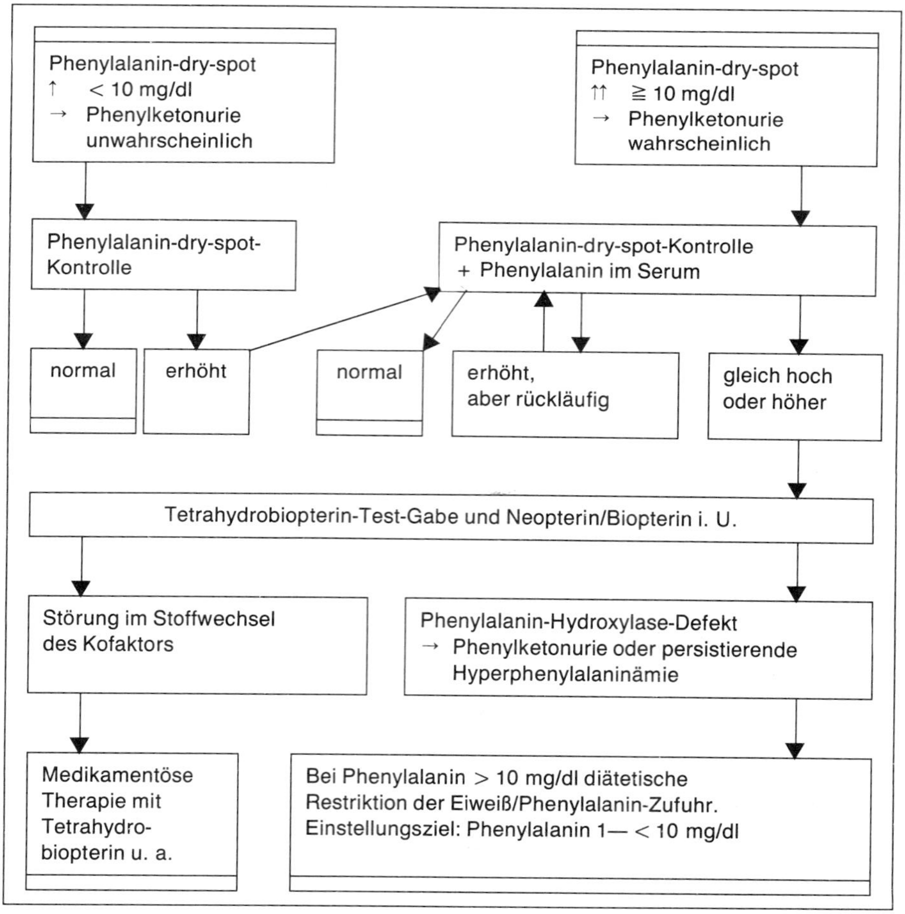

Pathophysiologie

Phenylalanin wird normalerweise durch die Phenylalanin-Hydroxylase zu Tyrosin umgewandelt. An dieser enzymatischen Reaktion ist Tetrahydrobiopterin als Kofaktor beteiligt. Tyrosin wird teilweise weiter umgebaut zu dem Pigmentstoff Melanin. Bei einem Fehlen der Phenylalanin-Hydroxylase staut sich das Phenylalanin stark an, teilweise erfolgt eine Metabolisierung zu Phenylbrenztraubensäure und es kommt zu einer Phenylketonurie.

Leitsymptome einer nicht in den ersten zwei Lebensmonaten behandelten Phenylketonurie sind Pigmentarmut und mentale Behinderung. Die psychomotorische Behinderung wird klinisch ab dem zweiten Trimenon deutlich.

Das Phenylalanin-Screening ist eindeutig sinnvoll und empfehlenswert.

Galaktose-Screening (Galaktosämie)

Indikation

Früherkennung der klassischen Galaktosämie (Galaktose-1-Phosphat-Uridyl-Transferase-Mangel) und der Galaktokinasemangel-Galaktosämie. Die Untersuchung wird in einigen Bundesländern und in manchen anderen westlichen Staaten routinemäßig bei jedem Neugeborenen am 5. Lebenstag durchgeführt.

Bestimmungsmethode

Mikrobiologischer Hemmtest

Prinzip: Ein blutgetränktes Filterpapierblättchen wird auf einen bakteriologischen Nährboden aufgebracht, dessen Keime durch Galaktose im Wachstum gehemmt werden und also bei den Blutplättchen mit hohem Galaktose-Gehalt Hemmhöfe zeigen (»Negativ-Abbild« zum Phenylalanin-Screening).

Untersuchungsmaterial

Vollblut meist kapillär aus der Ferse entnommen, aufgetropft auf eine Filterpapierkarte. Versand per Post.

Referenzbereich

< 10 mg/dl

Bewertung

Erkrankungen und Zustände, die einen erhöhten Galaktose-Screening-Wert verursachen können [33, 35]

Erkrankungen/Zustände	Bemerkungen
Klassische Galaktosämie durch Galaktose-1-Phosphat-Uridyl-Transferase-Mangel (oder selten durch funktionell insuffizientes Isoenzym)	Galaktose-Anstieg infolge Enzymdefekt im Galaktose-Stoffwechsel.
Galaktokinasemangel-Galaktosämie	
UDP-Galaktose-4-Epimerase-Mangel in den Erythrozyten	Galaktose-1-Phosphat in den Erythrozyten erhöht (wird im Galaktose-Screeningtest aus Vollblut evtl. mitgemessen), Galaktose im Serum nicht erhöht. In der Regel keine klinischen Symptome und keine Therapie erforderlich.

Erkrankungen und Zustände, die einen erhöhten Galaktose-Screening-Wert verursachen können (Fortsetzung)

Erkrankungen/Zustände	**Bemerkungen**
Cefotaxim-Therapie	Keimwachstumshemmung im Test durch Antibiotikum statt durch Galaktose.
Hypervalinämie > 6 mg/dl	
Allgemeine Lebererkrankung	
Postnatale Adaptionsstörung	Unreife des für die Galaktose-Eliminierung notwendigen Enzymsystems.
»Aufhäufen« mehrerer Blutstropfen auf einer Stelle der Filterpapierkarte	

Bei erhöhtem Galaktose-Screening-Wert kann nach folgendem Flußdiagramm vorgegangen werden

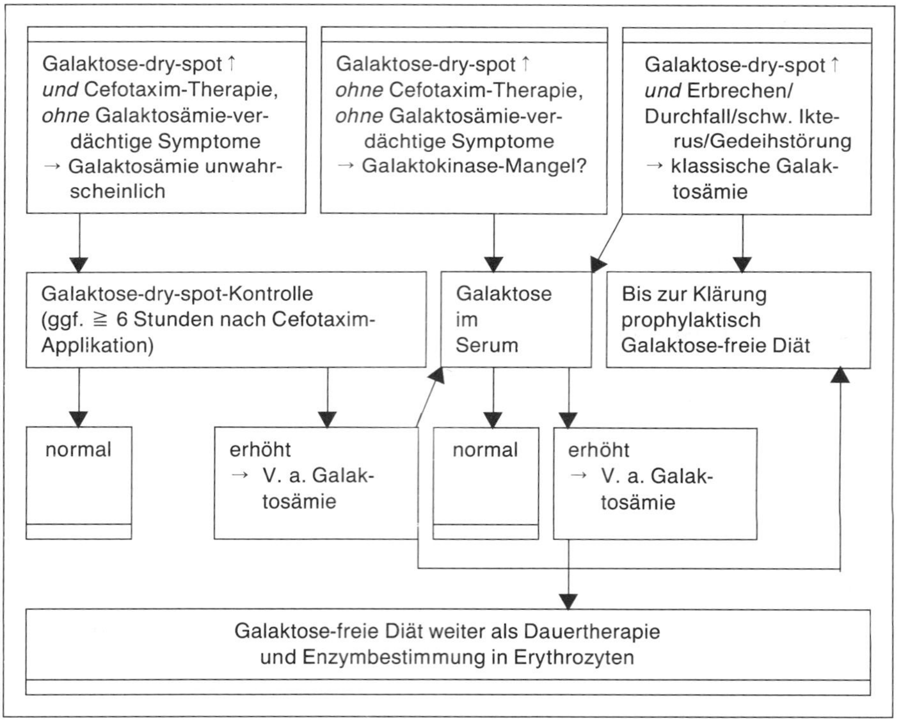

Hinweise und Störungen /[33, 35]/

Falsch-negative Testergebnisse sind möglich
- Binnen 3 Tagen nach einer Bluttransfusion.
- Bei unzureichender Durchtränkung der Filterpapierkarte.
- Bei Erbrechen in den ersten Lebenstagen (unzureichende Galaktose-Aufnahme).
- Bei milchfreier Ernährung, z. B. per Infusion.

Inzidenz der Galaktosämie: Ca. 1: 40.000.

 Diagnostische Sensitivität: > 99%.

Diagnostische Spezifität: > 99%.

Prädiktiver Wert eines positiven Ergebnisses: Ca. 0.05.

Prädiktiver Wert eines negativen Ergebnisses: > 0.99.

Pathophysiologie

Laktose wird abgebaut zu Glucose und Galaktose. Letztere wird normalerweise durch die Galaktokinase umgewandelt zu Galaktose-1-Phosphat, dieses wird durch die Galaktose-1-Phosphat-Uridyl-Transferase weiter metabolisiert.

Eine Erhöhung der Galaktosekonzentration kann bedingt sein durch einen Defekt der Galaktokinase oder einen Defekt der Galaktose-1-Phosphat-Uridyl-Transferase. Bei ersterem Defekt ist nur die Galaktosekonzentration im Serum erhöht, bei letzterem Defekt außerdem die Galaktose-1-Phosphat-Konzentration (meßbar in den Erythrozyten).

Bei einer unbehandelten Galaktosämie führt die erhöhte Galaktose zu einer Kataraktbildung ab dem ersten bis zwölften Lebensmonat, erhöhte Galaktose-1-Phosphat-Konzentrationen führen zu Leber- und Hirnschädigung. Die Patienten mit einem Galaktose-1-Phosphat-Uridyl-Transferase-Mangel zeigen ab einigen Tagen nach Milchzufuhr Erbrechen, Durchfall und Gedeihstörung, darüberhinaus Ikterus gravis und/ oder prolongatus und eine allmähliche deutliche psychomentale Beeinträchtigung.

Das Galaktose-Screening ist sinnvoll und empfehlenswert.

Leucin-Screening (Ahornsirupkrankheit)

Indikation

Früherkennung der Ahornsirupkrankheit. Die Untersuchung wird in einigen Bundesländern und manchen anderen westlichen Staaten routinemäßig bei jedem Neugeborenen am 5. Lebenstag durchgeführt.

Bestimmungsmethode

Mikrobiologischer Hemmtest

Prinzip: Ein blutgetränktes Filterpapierblättchen wird auf einen bakteriologischen Nährboden aufgebracht, dessen Keime sich nur in Anwesenheit von Leucin vermehren und bei den Blutplättchen mit hohem Leucin-Gehalt Wachstumshöfe bilden.

Untersuchungsmaterial

Vollblut, meist kapillär aus der Ferse entnommen, aufgetropft auf eine Filterpapierkarte. Versand per Post.

Referenzbereich /33/

≦ 4.0 mg/dl

Bewertung

Erkrankungen und Zustände, die einen erhöhten Leucin-Screening-Wert verursachen können /[33, 35]/

Erkrankungen/Zustände	Bemerkungen
Ahornsirupkrankheit (Maple Syrup Urine Disease, MSUD)	Anstieg von Leucin, Isoleucin und Valin und der zugehörigen Alphaketosäuren infolge Decarboxylierungsdefekt im Stoffwechsel der drei verzweigtkettigen Aminosäuren.
Leucin-Isoleucinämie	Anstieg von Leucin und Isoleucin infolge Transaminierungsdefekt im Stoffwechsel von Leucin und Isoleucin.
Hohe Eiweißzufuhr/ Aminosäuren-Infusion	Unreife des für die Leucin-Eliminierung notwendigen Enzymsystems.
Postnatale Adaptationsstörung	
»Aufhäufen« mehrerer Blutstropfen auf einer Stelle der Filterpapierkarte	

Bei erhöhtem Leucin-Screening-Wert kann nach folgendem Flußdiagramm vorgegangen werden

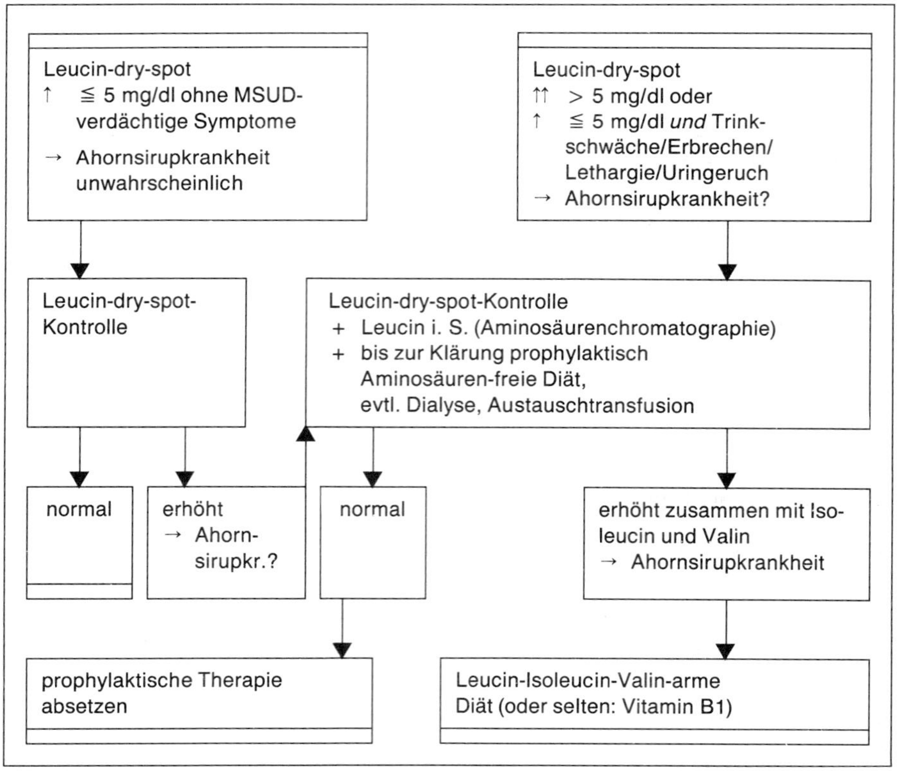

Hinweise und Störungen

Falsch-negative Testergebnisse sind möglich bei

— Abnahme des Screening-Tests wesentlich früher als am 5. Lebenstag (dadurch nur geringe Leucin-Zufuhr bis zum Test).

— Binnen 3 Tagen nach einer Bluttransfusion.
— Unzureichender Durchtränkung der Filterpapierkarte.
— Erbrechen in den ersten Lebenstagen.
— Ernährung mit reiner Glucose-Elektrolyt-Infusion.
— Antibiotikumgehalt des Blutplättchens. In diesem Fall kann trotz erhöhten Leucin-Gehalts das Bakterienwachstum ausbleiben. Dies ist jedoch bei längerem Inkubieren der Guthrietestplatte am Auftreten einer Antibiotikum-typischen Hemmzone festzustellen. In einem solchen Falle wird entweder ein neuer Screening-Test angefordert, oder das Antibiotikum im Testplättchen wird durch Autoklavieren zerstört, dann wird das Testplättchen noch einmal aufgelegt, und die Leucin-Konzentration kann störungsfrei abgelesen werden.

Inzidenz der Ahornsirupkrankheit: 1: 200.000.

Diagnostische Sensitivität des Leucin-Screening-Tests: > 99%.

Diagnostische Spezifität des Leucin-Screening-Tests: > 99%.

Prädiktiver Wert eines positiven Ergebnisses: Ca. 0.05.

Prädiktiver Wert eines negativen Ergebnisses: > 0.99.

Pathophysiologie

Die drei verzweigtkettigen Aminosäuren Leucin, Isoleucin und Valin werden zunächst in Alphaketosäuren umgewandelt und dann, mit Vitamin B1 als Kofaktor, weiter abgebaut. Ein Fehlen des Alphaketosäuren-abbauenden Enzyms führt zu einer Erhöhung der Konzentration von Leucin, ferner auch derjenigen von Isoleucin und Valin; es kommt zum klinischen Bild der Ahornsirupkrankheit.

Patienten mit einer Ahornsirupkrankheit zeigen ab Ende der ersten bis Anfang der zweiten Lebenswoche Trinkschwäche, Erbrechen, Lethargie und einen Uringeruch nach Ahornsirup (ähnlich Lakritz, Maggi, verbranntem Zucker).

Trotz der Seltenheit der Erkrankung und der sehr problematischen Therapie erscheint das Leucin-Screening sinnvoll und kann empfohlen werden.

Methionin-Screening (Homozystinurie)

Indikation

Früherkennung der Homozystinurie. Die Untersuchung wird in einigen Bundesländern und manchen anderen westlichen Staaten routinemäßig bei jedem Neugeborenen am 5. Lebenstag durchgeführt.

Bestimmungsmethode

Mikrobiologischer Hemmtest

Prinzip: Ein blutgetränktes Filterpapierplättchen wird auf einen bakteriologischen Nährboden aufgebracht, dessen Keime sich nur in Anwesenheit von Methionin vermehren und also nur bei den Blutplättchen mit hohem Methionin-Gehalt Wachstumshöfe bilden.

Untersuchungsmaterial

Vollblut, meist kapillär aus der Ferse entnommen, aufgetropft auf eine Filterpapierkarte. Versand per Post.

Referenzbereich [33, 35]

< 1 mg/dl

Bewertung

Erkrankungen und Zustände, die einen erhöhten Methionin-Screening-Wert verursachen können [33, 35]

Erkrankung/Zustände	Bemerkungen
Homozystinurie	Methionin- und Homozystin-Konzentrations-Anstieg infolge Enzymdefekt im Methionin-Homozystin-Stoffwechsel.
Hepatischer Methionin-Adenosyl-Transferase-Mangel	Extrahepatische Methionin-Adenosyl-Transferase nicht betroffen. Homozystin-Wert normal. Keine klinischen Symptome. Keine Therapie erforderlich.
Schwere allgemeine Lebererkrankung	Störung des Proteinaufbaus in der Leber und (sekundärer) Mangel der Methionin-abbauenden Leberenzyme.
Hohe Eiweißzufuhr/ Aminosäuren-Infusion	Unreife des für die Methionin-Eliminierung notwendigen Enzymsystems.
Postnatale Adaptationsstörung	
»Aufhäufen« mehrerer Blutstropfen auf einer Stelle der Filterpapierkarte.	

Hinweise und Störungen [33, 35]

Falsch-negative Testergebnisse sind möglich bei

— Abnahme des Screening-Tests wesentlich früher als am 5. Lebenstag (dadurch nur geringe Methionin-Zufuhr bis zum Test).

— Binnen 3 Tagen nach einer Bluttransfusion.

— Unzureichender Durchtränkung der Filterpapierkarte.

— Erbrechen in den ersten Lebenstagen.

— Ernährung mit reiner Glucose-Elektrolyt-Infusion.

— Antibiotikumgehalt des Blutplättchens. In diesem Fall kann trotz erhöhten Methioningehalts das Bakterienwachstum ausbleiben. Dies ist jedoch bei längerem Inkubieren am Auftreten einer Antibiotikum typischen Hemmzone festzustellen. In einem solchen Falle wird entweder ein neuer Screening-Test angefordert, oder das Antibiotikum im Testplättchen wird durch Autoklavieren zerstört, dann wird das Testplättchen *noch einmal* aufgelegt, und die Methionin-Konzentration kann störungsfrei abgelesen werden.

— Homozystinurie-Patienten mit in den ersten Lebenswochen noch normaler Methionin-Konzentration.

 Inzidenz der Homozystinurie: Ca. 1: 200.000.

Bei erhöhtem Methionin-Screening-Wert kann nach folgendem Flußdiagramm vorgegangen werden

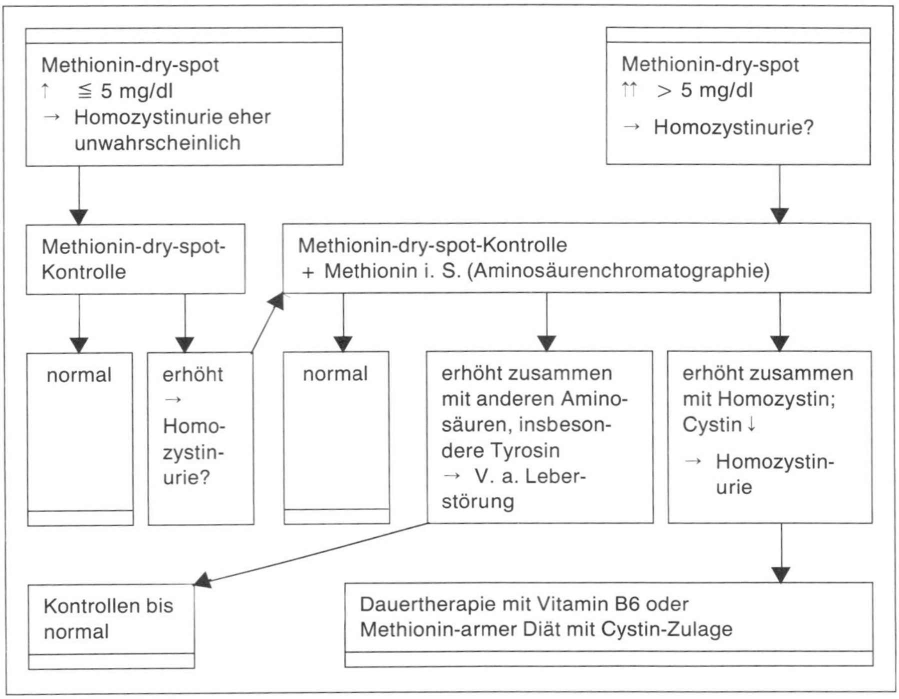

Diagnostische Sensitivität: 60 —70% (?).

Diagnostische Spezifität: > 99%.

Prädiktiver Wert eines positiven Ergebnisses: ?

Prädiktiver Wert eines negativen Ergebnisses: > 0.99.

Wegen der geringen diagnostischen Sensitivität und der Seltenheit der Erkrankung kann das Methionin-Screening vorläufig nicht allgemein empfohlen werden.

Pathophysiologie

Methionin wird nach einigen Stoffwechselschritten zunächst umgewandelt in Homocystin, dies wird mit Hilfe der Cystathionin-Beta-Synthetase (mit Vitamin B_6 als Kofaktor) weiter umgewandelt zu Cystin und dann weiter abgebaut. Bei einem Mangel der Cystathionin-Beta-Synthetase steigen die Konzentrationen von Methionin und Homozystin und Cystin sinkt ab. Klinisch ergibt sich das klassische Bild der Homozystinurie.

Eine unbehandelte Homozystinurie führt zu einer psychomotorischen Behinderung (ab einem Alter von ungefähr sechs Monaten), zu Hochwuchs, zu Langgliedrigkeit und zu Linsenluxation (letzteres ab dem Alter von ungefähr sechs Jahren) und eventuell zu Thromboembolien.

Creatinkinase (CK)-Screening

Indikation

Früherkennung der x-chromosomal-rezessiven Muskeldystrophie. Die Untersuchung wird im Rahmen der Vorsorgeuntersuchung U-3 (4. bis 6. Lebenswoche) angeboten.

Bestimmungsmethode

Biolumineszenz-Test /[12, 36]/, Prinzip: sh. S. 1469.

Untersuchungsmaterial

Vollblut, meist kapillär aus der Ferse entnommen, aufgetropft auf eine Filterpapierkarte. Versand per Post.

Referenzbereich

< 150 —180 U/l

Erkrankungen und Zustände, die einen erhöhten CK-Screening-Wert verursachen können /[13, 37, 38]/.

Erkrankungen/Zustände	Bemerkungen
X-chromosomal-rezessive, progressive Muskeldystrophie — Infantiler, maligner Beckengürteltyp Duchenne, — Juveniler, benigner Beckengürteltyp Becker-Kiener	In der 4. bis 6. Lebenswoche CK erhöht, oft schon über 1000 U/l, bei weiteren Kontrollen ansteigend. Absicherung der Diagnose durch weitere enzymchemische Untersuchungen, EMG, Muskel-histologische Untersuchung und klinischer Verlauf.
Andere Typen progressiver Muskeldystrophie und andere Muskelerkrankungen, z. B. — Konnatale Myopathien — Myotonien — Maligne Hyperthermie — Traumatische Muskelschädigung — Myositis — Heterozygote Überträgerinnen der Duchenne-Muskeldystrophie	CK-Erhöhung in der 4. bis 6. Lebenswoche in der Regel deutlich unter 1000 U/l.
Hypoxischer Hirnschaden	
Zu frühe Abnahme des CK-Suchtests	Innerhalb 2 bis 4 Wochen postnatal CK-Aktivitätssteigerung nach Geburtsstreß.
»Aufhäufen« mehrerer Blutstropfen auf einer Stelle der Filterpapierkarte /[8, 9]/	
Erhöhung des nicht-myogenen CK-Isoenzyms CK-BB in den Erythrozyten/Thrombozyten (autosomal-dominante harmlose Blutanomalie)	CK-Isoenzym-Differenzierung wird bei allen Kontrolluntersuchungen durchgeführt.

Hinweise und Störungen

Falsch-negative Testergebnisse sind möglich bei
— Abnahme binnen 3 Tagen nach einer Bluttransfusion /[10, 11]/.
— Unzureichender Durchtränkung der Filterpapierkarte.

Inzidenz der Duchenne-Muskeldystrophie: Ca. 1: 4000 /[13, 39]/.

Inzidenz der Becker-Kiener-Muskeldystrophie: Ca. 1: 30.000 /[37]/.

Diagnostische Sensitivität: > 99% /[39]/.

Diagnostische Spezifität: > 99% /[13, 38, 39]/.

Prädiktiver Wert eines positiven Ergebnisses: Ca. 0.05

Prädiktiver Wert eines negativen Ergebnisses: 1.0.

Pathophysiologie /[7, 37, 39]/

Bei der x-chromosomal-rezessiven Muskeldystrophie finden sich schon Jahre vor der klinischen Symptomatik erhöhte Werte des muskelspezifischen Enzyms CK als Folge der zu starken Permeabilität der Muskelfasermembran.

Der infantile maligne Typ Duchenne manifestiert sich im Alter von 2 bis 6 Jahren mit zunehmender Muskelschwäche zunächst im Bereich des Beckengürtels. Erste Zeichen sind verzögerte Gehfähigkeit, häufiges Stolpern und Fallen, Springunfähigkeit. Im weiteren Verlauf sind die Kinder mit 10 bis 14 Jahren an den Rollstuhl gefesselt, leiden an zunehmender pulmonaler Insuffizienz und sterben mit 15 bis 20 Jahren.

Der juvenile benigne Typ Becker-Kiener manifestiert sich im Alter von 5 bis 20 Jahren und ist langsamer progredient; Gehverlust tritt ungefähr 25 Jahre nach Symptombeginn ein.

Weil noch keine Therapie der Duchenne-Muskeldystrophie zur Verfügung steht und weil durch eine frühzeitige genetische Beratung der Familien maximal 8% der Duchenne-Muskeldystrophien verhindert werden können /[13]/, wird das CK-Screening vorläufig nicht offiziell empfohlen /[14, 39]/.

Literatur

1. *Grüttner, R., P. Clemens* et al.: Monatsschr. Kinderheilk. *133:* 54 (1985). Neugeborenen-Screening auf Mucoviscidose mit dem BM-Test-Meconium.
2. *Heeley, A. F., M. E. Heeley, D. N. King, J. A. Kuzemko, M. P. Walsh:* Arch. Dis. Childh. *57:* 18 (1982). Screening for cystic fibrosis by dried blood spot trypsin assay.
3. *Dodge, J. A.,* Screening for cystic fibrosis. In: *Benson, P. F.,* Screening and management of potentially treatable genetic metabolic disorders, S. 9. MTP Press, Boston (1984).
4. *Sander J.:* 3. Tagung der Arbeitsgemeinschaft Neugeborenen-Screening, Bad Kohlgrub bei München, 07. — 09.11. 1985. Screening auf cystische Fibrose mit Radioimmunoassay.
5. *Sander, J., Ch. Niehaus:* Klin. Pädiat. *196:* 224 (1984). Mukoviszidose-Screening durch Bestimmung des immunreaktiven Trypsins.
6. *Mughal, M. Z., F. E. Wells, G. M. Addison, A. F. Heeley:* Acta Paediatr. Scand. *74:* 456 (1985). Raised serum immunoreactive trypsin in the haemorrhagic shock and encephalopathy syndrome.
7. *Naylor, E. W.:* Neonatal detection of inborn errors of metabolism. In: *Wapnir, R. A.,* Congenital metabolic diseases, S. 71. Dekker, New York (1985).
8. *Lorenz, H., G. Gries:* Lab. Med. *8:* 206 (1985). Durchführung der radioimmunologischen Bestimmung von TSH in Blutstropfen auf Filterpapier.
9. *Jones, K., T. Oei:* Clin. Chem. *24:* 836 (1978). Neonatal hypothyroid screen — other sources of error, and their elimination.
10. *Weinberg, D. A., J. W. Simon, M. L. Cowger:* Am. J. Ophthalmol. *100:* 342 (1985). False-normal assays for galactosemia in a neonate with cataracts.
11. *Machill, G., A. Knapp:* Kinderärztliche Praxis *50:* 347 (1984). Einige Bemerkungen zur Empfindlichkeit des Phenylketonurie-Screening.

12. *Lundin, A., B. Jäderlund, T. Lövgren:* Clin. Chem. *28:* 609 (1982). Optimized bioluminescence assay of creatine kinase and creatine kinase B-subunit activity.
13. *Mortier, W.:* Screeninguntersuchungen auf Muskelstoffwechselstörungen im Kindesalter, S. 264. In: *Hellbrügge, Th.,* Screening- und Vorsorgeuntersuchungen im Kindesalter. Hansisches Verlagskontor, Lübeck (1985).
14. Screening-Kommission der Deutschen Gesellschaft für Kinderheilkunde: Kinderarzt *15:* 1479 (1984). Zum Suchtestprogramm auf Duchenne-Muskeldystrophie.
15. *Wilcken, B., G. Chalmers:* Lancet *II:* 1319 (1985). Reduced morbidity in patients with cystic fibrosis detected by neonatal screening.
16. *Phelan, P. D.:* Screening for cystic fibrosis: In: *Meadow, R.,* Recent Advances in Paediatrics, S. 103. Livingstone, Edinburgh (1984).
17. *Taussig, L. M., I. M. Boat, D. Dayton* et al.: Pediatrics *72:* 741 (1983). Neonatal screening for cystic fibrosis, position paper.
18. *Holtzman, N.:* Pediatrics *73:* 98 (1984). Routine screening of newborns for cystic fibrosis: not yet.
19. *Phelan, P. D.:* Arch. Dis. Childh. *57:* 779 (1982). Screening for cystic fibrosis (Commentary).
20. *Dankert-Roelse, J. E., G. J. te Meermann, K. Knoll, L. P. ten Kate:* Lancet *I:* 326 (1986). Neonatal screening for cystic fibrosis.
21. *Phelan, P. D.:* Screening for cystic fibrosis. In: *Meadow, R.,* Recent Advances in Paediatrics, S. 103. Livingstone, Edinburgh (1984).
22. *Bollbach, R., H. W. Rotthauwe:* Sozialpädiatrie *8:* 156 (1986). Zur Diagnostik der zystischen Fibrose.
23. *Clayton, B.:* Persönliche Mitteilung. In: *Bickel, H., R. Guthrie, G. Hammersen,* Neonatal screening for inborn errors of metabolism, S. 86. Springer, Heidelberg (1978).
24. *Stephan, U.:* Neonatal screening for cystic fibrosis: In: *Bickel H., R. Guthrie, G. Hammersen,* Neonatal screening for inborn errors of metabolism, S. 81. Springer Heidelberg (1978).
25. *Holtzman, N. A.:* Pediatrics *73:* 98 (1984). Routine screening of newborns for cystic fibrosis: not yet.
26. *Medical Advisory Council:* J. Pediatr. *106:* 527 (1985). Screening for cystic fibrosis.
27. *Sander, J.:* 3. Tagung der Arbeitsgemeinschaft Neugeborenen-Screening, Bad Kohlgrub bei München, 8. 11. 1985. Screening auf zystische Fibrose mit Radioimmunoassay.
28. *Dati, F., G. Grenner:* Lab. Med. *7:* 110 (1983). Lipase-Enzymimmunoassay.
29. *Wilcken, B., A. R. D. Brown, R. Urwin, D. A. Brown:* J. Pediatr. *102:* 383 (1983). Cystic fibrosis screening by dried blood spot trypsin: Results in 75000 newborn infants.
30. *Cassio, A., F. Bernadi, S. Piazzi* et al.: Acta Paediatr. Scand. *73:* 554 (1984). Neonatal screening for cystic fibrosis by dried blood spot trypsin assay.
31. *Davidson, A. G. F., L. T. K. Wong, L. T. Kirby, D. A. Applegarth:* J. Pediatr. Gastroenterol. Nutr. *30:* 79 (1984). Immunoreactive trypsin in cystic fibrosis.
32. *Dockter, G., M. Steyns, G. Biro, F. C. Sitzmann:* Monatsschr. Kinderheilk. *132:* 589 (1984). Immunreactives Trypsin im Serum gesunder Kinder und solcher mit gastrointestinalen Erkrankungen.
33. *Clemens, P.:* Untersuchungen zu ungelösten Problemen des Neugeborenen-Screenings: Prospektive Studie zum Screening. Manuskript in Vorbereitung.
34. *Klett, M. E.:* Schilddrüsenfunktion bei Neugeborenen. Thieme, Stuttgart (1983).
35. *Clemens, P.:* Dtsch. Ärztebl. *81:* 2625 (1984). Neugeborenen-Screening auf angeborene Stoffwechselkrankheiten.
36. *Antonik, A.:* US patents 4,001, 008, 4, 080 265, 265 (1977, 1978). Method for the determination of creatine phosphokinase enzyme.
37. *Mortier, W.:* Muskelerkrankungen: In: *Wendt, G. G.:* Praxis der Vorsorge. S. 48. Medizinische Verlagsgesellschaft, Marburg/Lahn (1984).
38. *Scheuerbrandt, G., M. Hammerschmidt, W. Mortier:* Current Clin. Pract. Ser. *2:* 73 (1984). Voluntary CK screening programme for the early detection of Duchenne muscular dystrophy in infants.
39. *Moser, H.:* Kritische Bewertung des Screenings auf Muskeldystrophie Typ Duchenne, in: *Bickel, H., U. Wachtel:* Neugeborenen-Screening auf hereditäre Stoffwechselkrankheiten und endokrine Störungen, S. 50. Thieme, Stuttgart (1985).

Pharmaka und exogene Gifte

M. Oellerich

Pharmaka (Drug monitoring)

H. J. Gibitz

Exogene Gifte (klinisch-toxikologische Analytik)

Pharmaka (Drug Monitoring*)

Einleitung

Pharmaka werden häufiger unter- bzw. überdosiert als allgemein angenommen wird. Auch ist bekannt, daß die pharmakologische Wirkung zahlreicher Medikamente besser mit deren Serumkonzentration als mit der verabreichten Dosis korreliert.

Die Auswahl von Pharmaka, deren Konzentration im Serum gemessen werden sollte, muß unter Berücksichtigung bestimmter Kriterien erfolgen (Tab. 1).

Tab. 1 Auswahlkriterien zur Konzentrationsmessung von Pharmaka im Serum

Gefährliche Toxizität bei schlecht definiertem klinischen Endpunkt der Wirkung
Steile Dosis-Wirkungskurve
Enger therapeutischer Bereich
Anwendung in der Langzeittherapie
Anwendung bei lebensbedrohlichen Erkrankungen
Beträchtliche interindividuelle Unterschiede in der Pharmakokinetik
Nicht-lineare Pharmakokinetik
Häufige Anwendung des Pharmakons
Zuverlässige Nachweisverfahren

Empfohlen wird die Kontrolle der Serumkonzentration folgender Pharmaka:

Antiepileptika (Phenytoin, Phenobarbital, Primidon, Carbamazepin, Ethosuximid, Valproinsäure)
Herzglykoside (Digoxin, Digitoxin)
Antiarrhythmika (Lidocain, Procainamid, Chinidin, Disopyramid)
Theophyllin, Coffein
Methotrexat
Lithium
Aminoglykoside (Amikacin, Gentamicin, Netilmicin, Tobramycin)
Vancomycin
Chloramphenicol
Ciclosporin

Über den klinischen Nutzen der Serumkonzentrations-Bestimmung von trizyklischen Antidepressiva, Neuroleptika, Antihypertensiva und oralen Antidiabetika liegen bisher nur unvollständige und teilweise widersprüchliche Angaben vor.

Für die Ermittlung und Interpretation der Serumkonzentrationen von Pharmaka ist die Kenntnis pharmakokinetischer Zusammenhänge von grundlegender Bedeutung.

Indikation

Verdacht auf eine Überdosierung.
Ausbleiben des therapeutischen Effektes.

Kontrolle, ob das verordnete Arzneimittel überhaupt eingenommen wurde.

Festlegung der Dosis, z. B. bei
— *Fehlen einfach erfaßbarer*, zuverlässiger Parameter der Wirkung.
— Verdacht auf Arzneimittelinteraktionen.
— Beträchtlicher intra- und interindividueller Variabilität der Pharmakokinetik.

* Drug Monitoring: Bestimmung der Serumkonzentration verschiedener Pharmaka, die zu therapeutischen Zwecken eingesetzt werden.

— Stark variablem first-pass-Effekt.
— Erkrankungen mit Einfluß auf Absorption, Proteinbindung und Elimination des Arzneimittels.
— Anhäufung pharmakologisch aktiver Metaboliten.
— Verdacht auf Änderung der Bioverfügbarkeit.
— Anhaltenden Nebenwirkungen, insbesondere bei Patienten, welche auf die Wirkung des Pharmakons unbedingt angewiesen sind.

Bestimmungsmethoden

Fluoreszenz-Polarisations-Immunoassay, Prinzip sh. S. 1468
Enzymimmunoassay, Prinzip sh. S. 1464
Turbidimetrischer Immunoassay, Prinzip sh. S. 1460
Nephelometrischer Immunoassay, Prinzip sh. S. 1460
Fluoreszenz-Immunoassay, Prinzip sh. S. 1468
Chromatographische Verfahren (Gaschromatographie, Hochdruckflüssigkeitschromatographie)
(Weiterführende Literatur sh. Lit. /[1–7]/)

Untersuchungsmaterial

Serum (Speichel) 1 ml

Bewertung

Zahlreiche Faktoren beeinflussen die Wirkung einer bestimmten verordneten Arzneimitteldosis (Tab. 2). Die Interpretation der Serumkonzentration kann deshalb nicht ausschließlich unter Verwendung des therapeutischen Bereiches erfolgen.

Darüber hinaus müssen u. a. folgende Punkte berücksichtigt werden:

1. Zeitpunkt der Blutentnahme
2. Form der Dosierung
3. Auftreten von pharmakologisch aktiven Metaboliten bei manchen Arzneimitteln
4. Vorliegen einer ausreichenden Wirkung
5. Das gesamte klinische Bild

Therapeutischer Bereich: In der Literatur werden teilweise etwas unterschiedliche Angaben gemacht. Die in diesem Beitrag angegebenen Bereiche können nur als unverbindliche Rahmenempfehlungen gelten /[8, 9]/.

Zeitpunkt der Blutentnahme: Sie sollte während einer Dauertherapie im steady state erfolgen, d. h. nach Behandlung mit einer konstanten Dosis über mindestens 4 Halbwertszeiten. Die Entnahme der Probe wird dann, entsprechend der klinischen Fragestellung, zum Zeitpunkt der maximalen Serumkonzentration und/oder unmittelbar vor Verabreichung der nächsten Dosis (minimale Serumkonzentration) durchgeführt. Blutentnahmen zur Messung der minimalen und maximalen Serumkonzentration sind wichtig bei Arzneimitteln mit einem engen therapeutischen Bereich und einer kurzen Halbwertszeit, z. B. Theophyllin, Gentamicin und gewissen Antiarrhythmika. Bei einigen Medikamenten, z. B. Phenytoin, Phenobarbital ist der Zeitpunkt der Blutentnahme nicht relevant, da die Unterschiede zwischen minimaler und maximaler Serumkonzentration im steady-state relativ gering sind.

Form der Dosierung: Nach intravenöser Verabreichung von Arzneimitteln muß bis zum Zeitpunkt der Blutentnahme die initiale Verteilungsphase abgewartet werden. Sie beträgt bei den meisten Pharmaka 1 bis 2, beim Digoxin und Digitoxin 6 bis 8 Std.

Tab. 2 Faktoren mit Einfluß auf die Wirkung einer bestimmten verordneten Arzneimittel-Dosis (modif. nach Lit. /[10]/)

Verordnete Dosis

↓ ← Zuverlässigkeit der Einnahme
← Fehler bei der Medikation

Eingenommene Dosis

↓ ← Absorption
← Verteilung
← Biotransformation
← Exkretion

Konzentration des Pharmakons im Serum

↓ ← Regionale Durchblutung
← Bindung an Serum-Proteine
← Transportmechanismen

Konzentration des Pharmakons am Wirkort (Rezeptor)

↓ ← Ansprechbarkeit des Gewebes
← Andere Pharmaka
← Erkrankungen
← Alter
← Placeboeffekte

Intensität des pharmakologischen Effektes

Pharmakologisch aktive Metaboliten: Sie treten bei bestimmten Pharmaka in relevanten Konzentrationen auf. So erreicht z. B. Phenobarbital, der aktive Metabolit des Primidons, höhere Serumkonzentrationen als Primidon selbst.

Vorliegen einer ausreichenden Wirkung: Sie tritt gelegentlich schon im subtherapeutischen oder auch erst im potentiell toxischen Bereich auf. Die obere Grenze des therapeutischen Bereichs kann durch Auftreten einer Toleranz infolge chronischer Einnahme heraufgesetzt sein, z. B. bei Phenobarbital. Außerdem können sich die Grenzen des therapeutischen Bereichs ändern, und zwar bei zusätzlicher Einnahme von Pharmaka mit synergistischen oder antagonistischen Wirkungen, bei Pharmaka mit stark variabler Serumproteinbindung (z. B. Phenytoin) und bei Vorliegen von Faktoren mit Einfluß auf den Effekt des Pharmakons am Wirkort (z. B. bei Digoxin). Das gesamte klinische Bild muß bei der Interpretation der Serumkonzentrationen von Pharmaka berücksichtigt werden.

Ursachen für das Auftreten von Pharmaka-Konzentrationen außerhalb des therapeutischen Bereiches

1. Mangelnde Compliance des Patienten
2. Fehlerhafte Dosierung
3. Malabsorption
4. Unzureichende Bioverfügbarkeit des verwendeten Präparates
5. Arzneimittelinteraktionen

6. Nierenerkrankungen
7. Lebererkrankungen
8. Änderung der Konzentration bestimmter Serumproteine
9. Fieberhafte Infekte
10. Genetisch bedingte Unterschiede im Metabolismus (z. B. rascher bzw. langsamer Metabolismus in Abhängigkeit vom Azetylatorstatus)

Sind die Ursachen, welche zu subtherapeutischen oder toxischen Serumkonzentrationen eines Pharmakons geführt haben, nicht zu beseitigen und liegt eine ausreichende Compliance des Patienten vor, so ist eine Änderung der Dosis vorzunehmen.

Dosisfindung: Bei Pharmaka mit linearer Pharmakokinetik — hierzu gehören außer Phenytoin die meisten routinemäßig bestimmten Pharmaka — kann die neue Dosis mit Hilfe einer einfachen Gleichung ermittelt werden:

$$D_N = \frac{D_A \cdot C_N}{C_A}$$

D_N = neue Dosierung
D_A = alte Dosierung
C_A = gewünschte minimale Serumkonzentration im steady-state
C_A = aktuelle minimale Serumkonzentration im steady-state

Die angestrebte minimale steady-state Serumkonzentration ist allerdings nur zu erreichen, wenn das Dosierungsintervall unverändert beibehalten wird. Darüber hinaus ist zu beachten, daß sich nach einer Umstellung der Dosis die im Dosierungsintervall auftretenden maximalen und minimalen Serumkonzentrationen eines Pharmakons in unterschiedlichem Maße ändern. Bei Anwendung des beschriebenen Verfahrens zur Dosisanpassung ist daher, insbesondere bei Patienten mit extremen pharmakokinetischen Parametern, eine Fehleinschätzung der erforderlichen Dosierung möglich.

Bei schwierig einstellbaren Patienten können zur Dosisfindung pharmakokinetische Verfahren eingesetzt werden /[11, 12]/. Mit solchen Methoden können bereits zu Beginn und auch unter der Therapie Dosisvorhersagen gemacht werden. Besonders wichtig ist der Einsatz von Methoden zur Dosierungsvorhersage, beispielsweise für die Therapie kritisch kranker Patienten mit Aminoglykosiden. Die individuell erforderlichen Aminoglykosid-Dosen können sich bei solchen Patienten um mehr als das zehnfache unterscheiden. Zur Vorhersage der Erhaltungsdosis hat sich hierbei ein Verfahren bewährt, bei welchem anhand von drei zeitlich genau abgestimmten Messungen der Serumkonzentration des eingesetzten Aminoglykosids eine Abschätzung der individuellen Clearance möglich ist /[13]/.

Stark vereinfachte Verfahren stellen sogenannte Ein-Punkt-Methoden zur Dosisvorhersage dar. Basierend auf einer solchen Ein-Punkt-Methode wurde beispielsweise ein Nomogramm zur Vorhersage der Erhaltungsdosis bei der Therapie mit Theophyllin entwickelt /[14]/, welches in Abb. 1 wiedergegeben ist. Diese Methode gestattet eine zuverlässige Dosisvorhersage aufgrund einer einzigen Theophyllinbestimmung nach Verabreichung einer oralen Testdosis /[15]/. Das Ein-Punkt-Verfahren kann allerdings nur eingesetzt werden, wenn die Theophyllinkonzentration im Serum vor Verabreichung der Testdosis unter der Nachweisgrenze liegt.

Neben solchen einfachen pharmakokinetischen Methoden sind auch komplexere Verfahren entwickelt worden /[11]/, bei denen populationskinetische Information in Kombination mit aktuell gemessenen Pharmaka-Serum-Konzentrationen zur Dosisvorhersage benutzt wird (»Bayesian prediction method«). Mit diesen Methoden sind Dosisvorhersagen im Verlauf der Therapie möglich. Unabhängig von der angewandten Methode hat eine Dosisvorhersage nur Gültigkeit, wenn sich bei einem Patienten

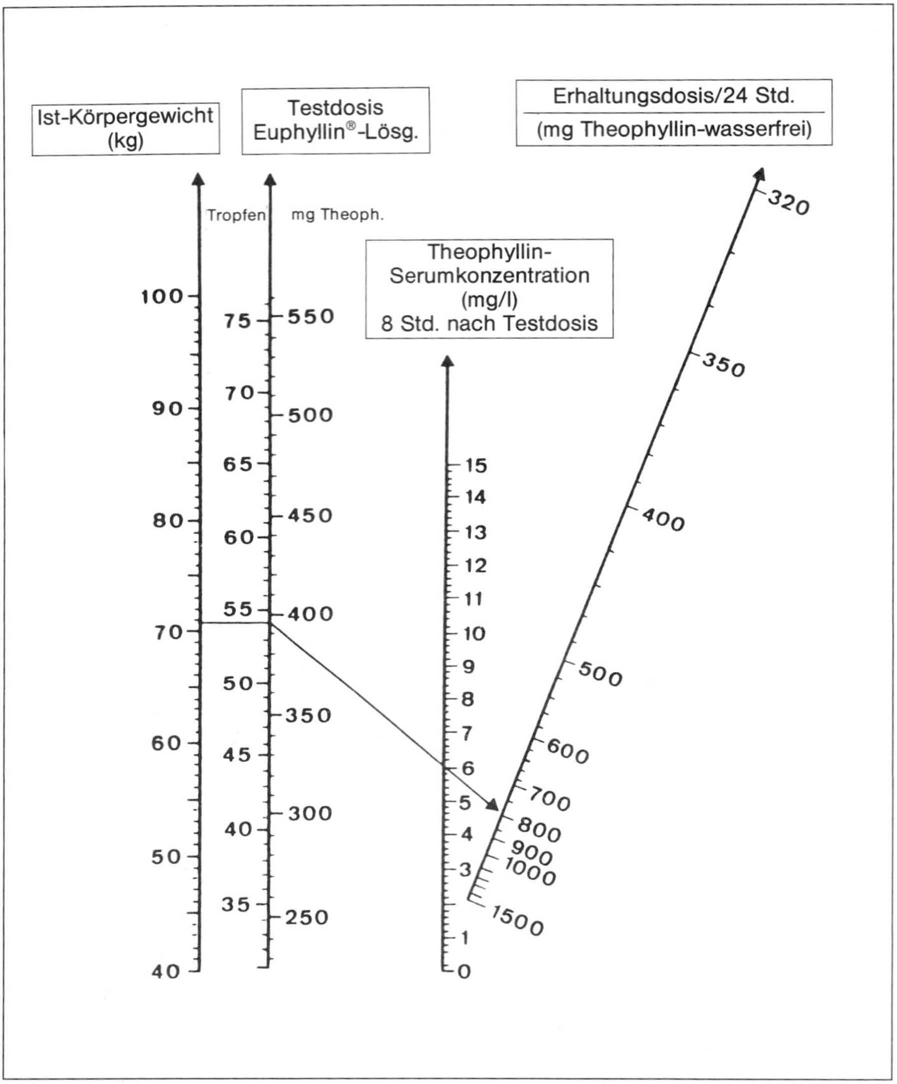

Abb. 1 Nomogramm zur Vorhersage der individuellen Erhaltungsdosis. Angestrebte mittlere Theophyllin-Serum-Konzentration: 12 mg/l. Für z. B. einen 71 kg schweren Patienten ergibt sich eine Testdosis von 54 Tropfen Euphyllin®-Lösung (5.6 mg Theophyllin wasserfrei/kg Körpergewicht). Verbindet man den Wert für die Testdosis mit dem der Theophyllin-Serumkonzentration 8 Std. nach Einnahme der Testdosis (in unserem Beispiel 6 mg/l), so erhält man auf der entsprechenden Skala die tägliche Erhaltungsdosis an wasserfreiem Theophyllin (in diesem Fall 800 mg). Mit der Anwendung dieses Nomogramms liegen bisher nur Erfahrungen bei Erwachsenen vor. Aus Lit. /[14]/.

die Clearance des Pharmakons im weiteren Krankheitsverlauf nicht wesentlich ändert. Rasche intraindividuelle Änderungen der Clearance erfordern eine Überprüfung der Dosierung möglichst durch Kontrolle der Serumkonzentration des betreffenden Pharmakons. In solchen Fällen ist es möglich, die Dosierung mit Hilfe von Serumkonzentrationsbestimmungen und geeigneten pharmakokinetischen Methoden in relativ kurzen Zeitabständen jeweils den aktuellen Erfordernissen erneut anzupassen.

Serumkonzentrationen von Pharmaka und ihre Bedeutung

Pharmaka	Klinisch relevante Hinweise
Antiepileptika	*Indikation zur Konzentrationsmessung:* Versagen der Therapie (z. B. aufgrund unzuverlässiger Einnahme oder pharmakokinetischer Ursachen), Verdacht auf Intoxikation (z. B. bei unklaren neurologischen oder psychischen Symptomen), Medikation bei Patienten mit veränderter Pharmakokinetik (z. B. bei Schwangeren, Dialysepatienten).
Phenytoin	*Therapeutischer Bereich:* 5 bis 20 mg/l Erwachsene, Kinder. 6 bis 14 mg/l Frühgeborene, reife Neugeborene, Kleinkinder (Alter: 2—12 Wochen). Für die freie Phenytoinkonzentration im Serumwasser liegt der vorläufige therapeutische Bereich bei etwa 0.5 bis 2.2 mg/l /[16]/. *Eliminationshalbwertszeit:* Die Angabe einer Halbwertszeit ist nicht sinnvoll, da Phenytoin eine Dosis-abhängige Pharmakokinetik aufweist. Die Elimination dieses Pharmakons läßt sich besser durch die maximale Metabolisierungsrate (V_{max}) und die Konzentration, bei welcher die halbmaximale Metabolisierungsrate (K_m) vorliegt, beschreiben: V_{max}: 100—1000 mg/Tag; K_m: 1—15 mg/l. *Blutentnahme-Empfehlung:* Während des Dosierungsintervalls. *Elimination:* Metabolisierung in der Leber, die Metaboliten haben keine nennenswerte antikonvulsive Wirkung. *Klinik*: Da Phenytoin eine nicht-lineare Pharmakokinetik aufweist, ist bei einer bestimmten Dosis die zu erwartende Serumkonzentration nicht sicher vorhersagbar. Dosissteigerungen dürfen nur in kleinen Schritten vorgenommen werden, da sonst eine Intoxikation durch einen überproportionalen Anstieg der Serumkonzentration möglich ist. Bei toxischen Dosen kann eine anfallsfördernde Wirkung auftreten. Bei chronischen Lebererkrankungen ist die Metabolisierungsrate von Phenytoin herabgesetzt. In der Schwangerschaft kommt es im allgemeinen zu einem Abfall der Phenytoin-Serumkonzentration. Die Konzentration des freien, nicht an Serum-Protein gebundenen Phenytoins entspricht weitgehend der Konzentration dieser Substanz im Liquor und Speichel. Bei Patienten mit veränderter Serum-Proteinbindung oder bei Auftreten einer unerwarteten Wirkung gestattet die freie Phenytoinkonzentration eine bessere Abschätzung der Toxizität und Wirksamkeit als die Gesamt-Phenytoin-Konzentration /[16, 17]/. Eine Änderung der Proteinbindung von Phenytoin wird beispielsweise beobachtet bei Hypalbuminämie, Verdrängung aus der Albuminbindung durch Pharmaka (z. B. Valproinsäure), Hyperbilirubinämie und Urämie.
Phenobarbital	*Therap. Bereich:* 15 bis 25 (bis 40) mg/l. *Eliminationshalbwertszeit:* 50 bis 120 Std. (Erwachsene), 40 bis 70 Std. (Kinder). *Blutentnahme-Empfehlung:* Während des Dosierungsintervalls. *Elimination:* Metabolisierung in der Leber, Metabolite mit antikonvulsiver Wirkung sind nicht bekannt. *Klinik:* Die Interpretation der Phenobarbitalkonzentration im Serum wird dadurch erschwert, daß sich hinsichtlich der Wirkung auf das Zentralnervensystem eine Toleranz entwickeln kann. Die obere Grenze des therapeutischen Bereiches kann von Patient zu Patient relativ stark variieren. Daher ist die Phenobarbital-Bestimmung nur von begrenztem Wert. Aufgrund der Induktion hepatischer mikrosomaler Enzyme kann Phenobarbital den Metabolismus anderer Pharmaka beeinflussen.

Serumkonzentrationen von Pharmaka und ihre Bedeutung (Fortsetzung)

Pharmaka	**Klinisch relevante Hinweise**
Primidon	*Therap. Bereich:* 5 bis 12 (bis 15) mg/l. *Eliminationshalbwertszeit:* 6 bis 8 Std. *Blutentnahme-Empfehlung:* Maximum 2 bis 4 Std. nach der letzten Dosis, Minimum unmittelbar vor der nächsten Dosis. *Elimination:* Primidon wird zu 2 Metaboliten mit antikonvulsiver Wirkung (Phenobarbital, Phenylethylmalonamid) und einem ohne antikonvulsive Aktivität in der Leber umgewandelt. Etwa 25% der verabreichten Primidondosis wird zu Phenobarbital metabolisiert, welches wegen seiner langen Halbwertszeit akkumuliert und mehr als doppelt so hohe Serumkonzentrationen erreicht als Primidon. *Klinik:* Das aus Primidon entstehende Phenobarbital ist für den größten Teil der antikonvulsiven Wirkung des Primidons verantwortlich. Zur Kontrolle der Therapie mit Primidon werden vielfach sowohl Phenobarbital als auch Primidon bestimmt, wobei dem Phenobarbital die größere Bedeutung zukommt.
Carbamazepin	*Therap. Bereich:* 4 bis 10 mg/l. *Eliminationshalbwertszeit:* Etwa 10 bis 25 Std. *Blutentnahme-Empfehlung:* Maximum 6 bis 18 Std. nach der letzten Dosis, Minimum unmittelbar vor der nächsten Dosis. *Elimination:* Carbamazepin wird in der Leber metabolisiert und nur in geringem Umfang (ca. 1%) unverändert im Urin ausgeschieden. Es entstehen zahlreiche Metaboliten, von denen das Carbamazepin-10, 11-epoxid tierexperimentell ebenfalls antikonvulsiv wirksam ist. Welchen Anteil dieser Metabolit an der therapeutischen Wirkung bei der Therapie mit Carbamazepin hat ist allerdings unklar. Die Serumkonzentration des Carbamazepin-10, 11-epoxids beträgt etwa 30 % der des Carbamazepins. Der Metabolismus des Carbamazepins kann durch diese Substanz selbst oder durch andere Antiepileptika, (z. B. Phenytoin, Phenobarbital) induziert werden. Die Clearance von Carbamazepin ist bei Lebererkrankungen vermindert. Während der Schwangerschaft wird eine Abnahme der Carbamazepin-Serumkonzentration beobachtet. *Klinik:* Aufgrund einer langsamen und unvollständigen Absorption im Darm, der geringen renalen Ausscheidung und der starken interindividuellen Unterschiede in der Halbwertszeit ist die Serumkonzentration von Carbamazepin schwer abschätzbar. Deshalb ist es wichtig die Serumkonzentration zu kontrollieren. Die Bestimmung des Carbamazepin-10, 11-epoxids erscheint für die klinische Routine im allgemeinen nicht notwendig /[18]/. Toxische Dosen von Carbamazepin können anfallsfördernd wirken.
Ethosuximid	*Therap. Bereich:* 40 bis 100 mg/l. *Eliminationshalbwertszeit:* Etwa 60 Std. (Erwachsene), etwa 30 Std. (Kinder). *Blutentnahme-Empfehlung:* Während des Dosierungsintervalls. *Elimination:* Pharmakologisch aktive Metaboliten treten nicht auf, etwa 20% der täglichen Dosis werden unverändert über die Nieren ausgeschieden. *Klinik:* Ethosuximid wird zur Behandlung der Petit-mal-Epilepsie eingesetzt. Serumkonzentrationen dieses Pharmakons von über 150 mg/l gelten üblicherweise als toxisch. Die Häufigkeit von Absencen kann bei toxischen Dosen zunehmen.

Serumkonzentrationen von Pharmaka und ihre Bedeutung (Fortsetzung)

Pharmaka	**Klinisch relevante Hinweise**
Valproinsäure	*Therap. Bereich:* 50 bis 100 mg/l. *Eliminationshalbwertszeit:* Etwa 8 bis 15 Std. *Blutentnahme-Empfehlung:* Maximum 1 bis 4 (bis 8) Std. nach der letzten Dosis, Minimum unmittelbar vor der nächsten Dosierung. *Elimination:* Metabolisierung in der Leber; etwa 1—3% der Dosis werden renal unverändert ausgeschieden. *Klinik:* Es soll keine direkte Beziehung zwischen der Wirkung und der Serumkonzentration von Valproinsäure bestehen /[19]/. Die routinemäßige Bestimmung der Valproinsäure im Serum erscheint für die Optimierung der Dosierung von nur begrenztem Wert. Von praktischer Bedeutung ist jedoch die Messung der Valproinsäurekonzentration zur Überprüfung der Zuverlässigkeit der Einnahme dieses Arzneimittels durch den Patienten.
Digitalis-Glykoside	*Indikation zur Konzentrationsmessung:* Verdacht auf Intoxikation (z. B. Arrhythmien). Ausbleiben des Therapieeffektes (z. B. durch unzuverlässige Einnahme oder pharmakokinetische Ursachen). Medikation bei Patienten mit veränderter Pharmakokinetik (z. B. bei Niereninsuffizienz, schwerer dekompensierter Herzinsuffizienz, Schilddrüsenfunktionsstörungen, Arzneimittelinteraktionen). Unbekannte Prämedikation mit Digitalisglykosiden (z. B. bei bewußtlosen Patienten). Wenn aufgrund von EKG-Veränderungen ein Digitaliseffekt nicht sichtbar wird (z. B. bei Patienten mit Herzschrittmacher, Schenkelblock).
Digoxin	*Therap. Bereich:* 0.8 bis 2.0 µg/l *Eliminationshalbwertszeit:* Etwa 1 bis 2 Tage. *Empfehlung zur Blutentnahme:* 8 bis 24 Std. nach der letzten Einnahme. *Elimination:* Im allgemeinen wird nur ein kleiner Prozentsatz in der Leber zu herzwirksamen Metaboliten und dem bedeutend weniger wirksamen Dihydrodigoxin umgewandelt. Die Elimination erfolgt überwiegend durch renale Ausscheidung. *Klinik:* Da die Digitaliswirkung von einer Vielzahl von Faktoren abhängig ist, überlappen sich der therapeutische und toxische Bereich der Digoxinkonzentration. Die Interpretation der Serumwerte ist deshalb nur unter Berücksichtigung des gesamten klinischen Bildes sinnvoll. Faktoren, die unter therapeutischer Dosierung die Serumkonzentration oder die Wirksamkeit der Herzglykoside beeinflussen sind — Störungen des Elektrolyt- und Säure-Basen-Haushaltes. Eine gewöhnlich therapeutische Digoxin-Serumkonzentration kann potentiell toxisch wirken aufgrund einer Hypokaliämie (z. B. Kombination von Digoxin mit Diuretika), Hyperkalzämie und Hypomagnesiämie. Die Digoxintoleranz ist ebenfalls herabgesetzt bei Säure-Basen-Verschiebungen, Gewebshypoxie, dem frischen Herzinfarkt, Kardiomyopathien und Klappenläsionen. — Begleitende Erkrankungen oder Zustände, die eine Änderung der Pharmakokinetik des Digoxins bewirken. Ursachen sind bei fortgeschrittener Niereninsuffizienz und bei alten Menschen die Einschränkung der glomerulären Filtration, sowie beim Malabsorptions-Syndrom die mangelnde enterale Absorption. Patienten mit

Pharmaka	**Klinisch relevante Hinweise**
	Hypothyreose scheinen allgemein höhere, hyperthyreote Patienten im Mittel niedrigere Digoxinkonzentrationen aufzuweisen als aufgrund der Dosierung erwartet wird. — Arzneimittel-Interaktionen. Unter der üblichen Chinidindosierung (750 bis 1500 mg/Tag) kann die Digoxin-Serumkonzentration signifikant ansteigen. Nicht der Dosierung entsprechende Digoxinkonzentrationen können auftreten bei der Medikation von Arzneimitteln, die die enterale Digoxinabsorption vermindern, z. B. Cholestyramin, Neomycin, Antazida, Kaolinpectin. Bei Schrittmacherträgern werden häufig hohe Digoxinkonzentrationen gemessen, da Glykosid-bedingte Veränderungen im EKG nicht zu erkennen sind.
Digitoxin	*Therap. Bereich:* 13 bis 25 µg/l. *Eliminationshalbwertszeit:* Etwa 6 bis 8 Tage. *Empfehlung zur Blutentnahme:* 8 bis 24 Std. nach der letzten Einnahme. Digitoxin weist eine wesentlich stärkere Proteinbindung auf als Digoxin. *Elimination:* Digitoxin wird in der Leber metabolisiert. Aus etwa 10% der verabreichten Dosis entsteht hierbei Digoxin. Etwa 30% des verabreichten Digitoxins wird renal eliminiert. *Klinik:* Sh. Digoxin.
Antiarrhythmika Lidocain	*Therap. Bereich:* 1.5 bis 5.0 mg/l. *Eliminationshalbwertszeit:* 1.5 bis 2 Std. *Empfehlung zur Blutentnahme:* Während der Infusion. *Elimination:* Metabolisierung in der Leber, diese ist herabgesetzt bei Lebererkrankungen, z. B. Leberzirrhose und Reduzierung der Leberdurchblutung bei Herzinsuffizienz. *Klinik:* Parenterale Therapie ventrikulärer Arrhythmien. Sh. S.1201.
Phenytoin	*Therap. Bereich:* 10 bis 18 mg/l. *Blutentnahme, Elimination:* Sh. S.1197. *Klinik:* Therapie ventrikulärer Arrhythmien (intravenös und oral).
Procainamid, N-azetyl-procainamid	*Therap. Bereich:* Procainamid 4 bis 8 mg/l, N-Azetylprocainamid 6 bis 20 mg/l. Für die Summe der Serumkonzentration von Procainamid und dessen aktivem Metaboliten N-Azetylprocainamid ist ein therapeutischer Bereich von 10—30 mg/l vorgeschlagen worden. Über die klinische Bedeutung dieses Bereiches besteht allerdings noch keine ausreichende Klarheit. *Eliminationshalbwertszeit:* Procainamid etwa 3—5 Std., N-Azetylprocainamid etwa 6—10 Std. *Empfehlung zur Blutentnahme:* Minimum unmittelbar vor der nächsten Dosierung; Maximum 1 bis 5 Std. nach der der letzten oral verabreichten Dosis. *Elimination:* Hepatischer Metabolismus zu dem aktiven Metaboliten N-Azetylprocainamid (20—50%). Aufgrund des Polymorphismus

Serumkonzentrationen von Pharmaka und ihre Bedeutung (Fortsetzung)

Pharmaka	**Klinisch relevante Hinweise**
	der N-Azetyltransferase ergeben sich erhebliche interindividuelle Unterschiede im Metabolismus dieser Substanz. Etwa 50% der Dosis wird unverändert renal ausgeschieden /[20]/. Ein Anstieg der Serumkonzentration tritt bei Herz- und Niereninsuffizienz auf. *Klinik:* Prophylaxe und Therapie atrialer und ventrikulärer Arrhythmien.
Chinidin	*Therap. Bereich:* 2 bis 5 mg/l. *Eliminationshalbwertszeit:* Etwa 6 Std. *Empfehlung zur Blutentnahme:* Maximum 1 Std. nach Einnahme (Retard-Präparate etwa 8 Std.), Minimum unmittelbar vor der nächsten Dosierung. *Elimination:* Hepatischer Metabolismus zu wahrscheinlich aktiven Metaboliten, etwa 10 bis 20% werden unverändert renal ausgeschieden. Eine Herabsetzung der Elimination kann durch chronische Lebererkrankungen, Herzinsuffizienz oder eine Alkalisierung des Harns erfolgen. *Klinik:* Orale Dauertherapie zur Behandlung und Prophylaxe atrialer und ventrikulärer Herzrhythmusstörungen.
Disopyramid	*Therap. Bereich:* 2 bis 5 mg/l. *Eliminationshalbwertszeit:* 7 Std. *Empfehlung zur Blutentnahme:* Maximum 2 bis 3 Std. nach Einnahme, Minimum unmittelbar vor der nächsten Dosierung. *Elimination:* Der in der Leber gebildete Metabolit N-Desisopropyl-disopyramid weist im Tierversuch eine geringere antiarrhythmische Wirkung auf. Etwa 40 bis 60% der verabreichten Dosis werden renal unverändert ausgeschieden. *Klinik:* Orale Dauertherapie und Prophylaxe atrialer und ventrikulärer Herzrhythmusstörungen. *Klinik der Antiarrhythmika:* Die Überwachung der Serumkonzentrationen ist bei den aufgeführten Antiarrhythmika für die Erkennung des therapeutischen Endpunktes von klinischem Nutzen. Es besteht eine deutliche Beziehung zwischen der Serumkonzentration einiger Antiarrhythmika und deren therapeutischer Wirkung. So traten z. B. bei Patienten mit stabilen therapeutischen Chinidin- oder Procainamidkonzentrationen keine erneuten Episoden von Kammerflimmern auf /[21]/. Hohe Serumkonzentrationen von Chinidin, Procainamid und N-Azetylprocainamid können ventrikuläre Arrhythmien auslösen.
Theophyllin	*Therap. Bereich:* 8 bis 20 mg/l (Erwachsene, Kinder), 6 bis 11 mg/l (Frühgeborene). *Eliminationshalbwertszeit:* 3 bis 12 Std. Erwachsene; ca. 4 Std. Kinder (1 bis 17 Jahre) und Raucher; ca. 30 Std. Frühgeborene und Erwachsene mit Leberzirrhose. *Empfehlung zur Blutentnahme:* Während der kontinuierlichen Infusion. Minimum unmittelbar vor Verabreichung der nächsten Erhaltungsdosis; Maximum ca. 1 Std. (Retardpräparate ca. 4 Std.) nach der letzten Einnahme. *Elimination:* Der größte Teil des Theophyllins wird in der Leber zu relativ inaktiven Metaboliten umgewandelt. Beim Neugeborenen

Pharmaka	**Klinisch relevante Hinweise**
	wird Theophyllin auch zu Coffein metabolisiert. Nur etwa 10% der Dosis wird unverändert renal ausgeschieden. *Klinik:* Theophyllin wird zur Behandlung obstruktiver Ventilationsstörungen und der Apnoe Frühgeborener eingesetzt. Die Clearance von Theophyllin ist herabgesetzt bei Herzinsuffizienz, Leberzirrhose, akuten viralen Atemwegsinfekten, sowie bei gleichzeitiger Einnahme bestimmter Medikamente (z. B. Cimetidin, Erythromycin, Allopurinol). Aufgrund der beträchtlichen interindividuellen Unterschiede in der Pharmakokinetik sind allein auf das Körpergewicht bezogene Theophyllin-Dosierungsschemata unzuverlässig und für den Patienten manchmal sogar gefährlich. Indikationen zur Bestimmung der Theophyllinkonzentration: Verdacht auf Intoxikation, Ausbleiben des Therapieeffektes (z. B. durch unzuverlässige Einnahme oder pharmakokinetische Ursachen), Verabreichung von Theophyllin als kontinuierliche i. v.-Infusion (z. B. bei schwerer Atemwegsobstruktion); unbekannte Prämedikation mit Theophyllin, Medikation bei Patienten mit veränderter Pharmakokinetik (z. B. bei Begleiterkrankungen, Änderung von Rauchgewohnheiten, Arzneimittelinteraktionen). Zur individuellen Anpassung der Dosierung können pharmakokinetische Methoden herangezogen werden /[12]/. Zur Dosisfindung für die orale Dauertherapie hat sich ein Nomogramm (sh. S.1196) bewährt /[15]/. Anhand der Theophyllinkonzentration im Speichel kann abgeschätzt werden, ob die Dosierung richtig gewählt wurde und eine ausreichende Patienten-Compliance vorliegt /[4]/. Das Speichel/Serum-Konzentrationsverhältnis von Theophyllin beträgt durchschnittlich etwa 0.68 (Spannweite 0.50—0.85). Bei Verdacht auf Intoxikation und für die Optimierung der Dosierung ist es allerdings erforderlich, die Theophyllinkonzentration im Serum zu bestimmen.
Coffein	*Therap. Bereich:* 5 bis 20 mg/l, Frühgeborene /[22]/. *Eliminationshalbwertszeit:* Etwa 96 Std. Frühgeborene, reife Neugeborene; 2 bis 5 Std. Erwachsene; etwa 5 bis 50 Std. Erwachsene mit Leberzirrhose. *Empfehlung zur Blutentnahme:* Bei Frühgeborenen 1 Std. nach Verabreichung einer i. v. Ladungsdosis; Minimum unmittelbar vor der nächsten Erhaltungsdosis. *Elimination:* Coffein wird in der Leber metabolisiert, wobei als wichtigste Metabolite Paraxanthin, Theobromin und Theophyllin gebildet werden. Nur etwa 1—4% der Dosis erscheinen beim Erwachsenen unverändert im Urin. Demgegenüber ist die Elimination von Coffein beim Neugeborenen hauptsächlich von der Ausscheidung im Urin abhängig. *Klinik:* Coffein wird bei Frühgeborenen zur Behandlung der Apnoe eingesetzt. Auch unter der Therapie mit Theophyllin erfolgt bei Frühgeborenen die Bildung unterschiedlicher Mengen von Coffein, welches zusätzlich pharmakologisch wirksam ist. Die Überwachung der Serumkonzentration wird bei Frühgeborenen wegen der sehr langsamen Ausscheidung empfohlen, um eine Intoxikation zu vermeiden. Darüber hinaus kann Coffein als Testsubstanz in der Leberfunktionsdiagnostik eingesetzt werden /[23]/. Patienten mit Leberzirrhose zeigen eine im Vergleich zu Normalpersonen signifikant herabgesetzte Coffein-Clearance /[24, 25]/.

Serumkonzentrationen von Pharmaka und ihre Bedeutung (Fortsetzung)

Pharmaka	Klinisch relevante Hinweise
Methotrexat	*Therap. Bereich:* Ein therapeutischer Bereich im üblichen Sinne liegt nicht vor. Zur Vermeidung schwerwiegender toxischer Nebenwirkungen sollten die Methotrexatkonzentrationen im Serum bei hochdosierter Methotrexattherapie (Infusionsdauer 4—6 Std.) unter folgenden Richtwerten liegen: < 10 μmol/l 24 Std. nach Infusionsbeginn; <0.5—1.0 μmol/l 48 Std. nach Infusionsbeginn; < 0.05—0.10 μmol/l 72 Std. nach Infusionsbeginn. *Empfehlung zur Blutentnahme:* 24, 48 und oft auch noch 72 Std. nach Beginn der Methotrexatinfusion. Bei verzögerter Elimination sind weitere Blutentnahmen erforderlich bis die Methotrexatkonzentration < 0.05—0.10 μmol/l beträgt. *Eliminationshalbwertszeit:* Biexponentieller Abfall der Serumkonzentration mit Halbwertszeiten von etwa 2 bzw. 10 Std. /[26]/. *Elimination:* Methotrexat wird zum größten Teil (etwa 80%) unverändert renal ausgeschieden. Ein geringer Prozentsatz der Dosis gelangt über die Galle in den Darm und durchläuft einen enterohepatischen Kreislauf /[27]/. Durch die intestinale Bakterienflora kann Methotrexat offenbar zu 4-Amino-4-desoxy-N^{10}-methylpteroinsäure metabolisiert werden. 7-Hydroxymethotrexat ist ein weiterer wichtiger Metabolit, welcher als potentiell nephrotoxisch gilt. Beide Metabolite hemmen verglichen mit Methotrexat die Dihydrofolatreduktase wesentlich schwächer. *Klinik:* Methotrexat ist ein Inhibitor der Dihydrofolatreduktase. Es wird zur Chemotherapie maligner Erkrankungen (z. B. osteogenes Sarkom) eingesetzt. Eine Verminderung der Methotrexat-Clearance tritt bei Nieren- und Lebererkrankungen sowie bei der Ausscheidung eines sauren Harns auf. Bei Vorliegen von Aszites oder Pleuraergüssen ist die Halbwertszeit von Methotrexat verlängert. Toxische Nebenwirkungen entstehen, wenn die zuvor genannten Schwellenwerte überschritten werden. Die Schwere der Toxizität wird stärker durch die Dauer der Überschreitung des Zeitschwellenwertes bestimmt, als durch das Ausmaß der Erhöhung der Methotrexatkonzentration über den Konzentrationsschwellenwert. Durch die Kontrolle der Methotrexatkonzentration ist eine Gefährdung des Patienten frühzeitig erkennbar, so daß gegebenenfalls mit Hilfe des Antidots Citrovorumfaktor (Leukovorin) und Maßnahmen zur Erhöhung der renalen Methotrexat-Ausscheidung lebensbedrohliche Nebenwirkungen verhindert werden können. Die Gabe von Citrovorumfaktor sollte erst abgesetzt werden, wenn die Methotrexatkonzentration im Serum unter 0.10 μmol/l, besser 0.01 μmol/l abgefallen ist.
Lithium	*Therap. Bereich:* 0.3 bis 1.3 mmol/l. *Eliminationshalbwertszeit:* 24 Std. *Empfehlung zur Blutentnahme:* 12 Std. nach der letzten Einnahme. *Elimination:* Die Ausscheidung erfolgt renal und wird durch eine hohe Aufnahme von Natrium und Wasser verstärkt. *Klinik:* Auch bei normaler Nierenfunktion treten unter einer Standarderhaltungsdosis große Schwankungen der Lithiumkonzentration im Serum auf. Toxische Nebenwirkungen in Form von Muskel-

Serumkonzentrationen von Pharmaka und ihre Bedeutung (Fortsetzung)

Pharmaka	Klinisch relevante Hinweise
	zuckungen, Ataxie und Schläfrigkeit treten bei Konzentrationen über 1.5 mmol/l auf, Krämpfe Dehydratation und komatöse Zustände bei Werten über 3.0 mmol/l, Konzentrationen über 4.0 mmol/l sind potentiell tödlich /[18]/. Die Überwachung der Lithiumkonzentration im Serum ist daher während einer Lithium-Dauertherapie bei depressiven und manisch-depressiven Zuständen erforderlich.
Aminoglykoside	*Therap. Bereiche:* Amikacin: 15 bis 25 (30) mg/l (Maximum), < 5 (8) mg/l (Minimum) Gentamicin: 5 bis 10 mg/l (Maximum), < 2 mg/l (Minimum) Netilmicin: 5 bis 12 mg/l (Maximum), < 2 mg/l (Minimum) Tobramycin: 4 bis 10 mg/l (Maximum), < 2 mg/l (Minimum) *Eliminationshalbwertszeit:* 2 bis 4 Std. bei normaler Nierenfunktion. *Empfehlung zur Blutentnahme:* Maximum 30 min. nach Ende einer i. v.-Infusion über 30 min. oder 1 Std. nach i. m.-Gabe; Minimum unmittelbar vor der nächsten Dosierung. *Elimination:* Erfolgt unverändert renal. Metabolite sind nicht bekannt. *Klinik:* Aminoglykoside werden zur Behandlung von schweren Infektionen mit gramnegativen Bakterien eingesetzt. Eine Einschränkung der Nierenfunktion führt zur Verminderung der Aminoglykosid-Clearance. Bei Dehydratation kommt es zu einer Abnahme des Verteilungsvolumens. Hohe Konzentrationen bestimmter Penicilline (z. B. Carbenicillin) können Aminoglykoside in vitro und in vivo inaktivieren. Aminoglykoside wirken oto- und nephrotoxisch, wenn sie im Gewebe akkumulieren. Die terminale Halbwertszeit im Gewebe beträgt etwa 60—109 Stunden /[28]/. Die minimale Serumkonzentration (Wert vor Verabreichung der nächsten Dosis) gibt einen wichtigen Hinweis auf eine Akkumulation dieser Substanzen. Ein geeignetes Dosierungsschema muß so ausgelegt sein, daß einerseits zur Gewährleistung des Behandlungserfolges eine ausreichende maximale Serumkonzentration des Aminoglykosids erzielt wird, andererseits die toxikologisch relevante Grenze für die minimale Serumkonzentration nicht überschritten wird. Für die erforderliche individuelle Anpassung der Dosierung ist der Einsatz pharmakokinetischer Methoden sehr zu empfehlen /[13]/.
Chloramphenicol	*Therap. Bereich:* 10 bis 25 mg/l (Maximum), < 5 mg/l (Minimum). *Eliminationshalbwertszeit:* 2 bis 7 Std. *Empfehlung zur Blutentnahme:* Maximum etwa 2 bis 3 Std. nach Verabreichung (Zeitpunkt des Maximums stark variabel); Minimum unmittelbar vor der nächsten Dosierung. *Elimination:* Chloramphenicol wird zu einem großen Teil in der Leber metabolisiert. Etwa 10 bis 30% der verabreichten Dosis werden renal unverändert ausgeschieden. *Klinik:* Chloramphenicol wirkt gegen grampositive und gramnegative Bakterien. Die Anwendung von Chloramphenicol ist limitiert, da gefährliche Nebenwirkungen (z. B. Knochenmarksdepression) auftreten können. Es wird u. a. im Kindesalter zur Behandlung bakterieller Meningitiden (z. B. durch Haemophilus influenzae) eingesetzt /[44]/. Die minimalen Hemmkonzentrationen betragen für die meisten Chlor-

Pharmaka	**Klinisch relevante Hinweise**
	amphenicol empfindlichen Erreger < 12 mg/l, während die Häufigkeit dosisabhängiger Nebenwirkungen bei Serumkonzentrationen > 25 mg/l zunimmt /[44]/. Die Clearance von Chloramphenicol weist erhebliche interindividuelle Unterschiede auf /[29]/ und ist bei Lebererkrankungen herabgesetzt. Zur Optimierung der Dosierung ist die Überwachung der Serumkonzentration dieser Substanz notwendig.
Ciclosporin	*Therap. Bereich:* Die Festlegung bereitet Schwierigkeiten, da das Ausmaß der erzielten Immunsuppression nicht anhand einfach meßbarer Parameter ermittelt werden kann. Für die Steuerung der Ciclosporin-Therapie nach Organtransplantation werden üblicherweise die vor Verabreichung der nächsten Dosis bestimmten minimalen Blutkonzentrationen dieser Substanz herangezogen. Bei Verwendung spezifischer Analysenverfahren wie z. B. Hochdruck-Flüssigkeits-Chromatographie ergibt sich für die minimale Ciclosporinkonzentration im Blut folgender vorläufiger Bereich: 100—300 µg/l /[30, 31]/ Während der initialen postoperativen Phase werden im allgemeinen Ciclosporinkonzentrationen in der oberen Hälfte dieses Bereiches angestrebt. Im weiteren Verlauf werden die Ciclosporinkonzentrationen nach Dosisreduktion auf Werte im unteren Abschnitt dieses Bereiches eingestellt. Bei Verwendung mehrerer Immunsuppressiva können auch niedrigere Ciclosporinkonzentrationen ausreichend sein /[30]/. *Eliminationshalbwertszeit:* Terminale Halbwertszeit bei Normalpersonen 6.3 (4.7—9.5) Std., bei Patienten mit Nierentransplantation 10.7 (4.3—53.4) Std. und bei Patienten mit Leberzirrhose 20.4 (10.8—48.0) Std. /[30]/. *Empfehlung zur Blutentnahme:* Unmittelbar vor Verabreichung der nächsten Dosis, z. B. bei zweimal täglicher Gabe jeweils 12 Std. nach Einnahme. Als Antikoagulantienzusatz wird EDTA empfohlen. *Elimination:* Ciclosporin wird zu etwa 99% in der Leber metabolisiert und weist einen first-pass-Effekt auf. Es werden zahlreiche Metabolite gebildet /[32]/. Weniger als 1% der Dosis gelangt unverändert in den Urin bzw. die Galle. Die Ausscheidung der Ciclosporin-Metabolite erfolgt überwiegend in der Galle. *Klinik:* Ciclosporin ist eine hochwirksame immunsuppressive Substanz, welche zur Prophylaxe der Transplantat-Abstoßung (Niere, Leber, Herz-Lunge, Lunge, Pankreas, Knochenmark) eingesetzt wird /[33]/. Durch die Immunsuppression besteht eine Infektionsgefährdung, welche bei toxischen Ciclosporin-Konzentrationen erheblich gesteigert ist. Außerdem können durch Ciclosporin schwerwiegende nephro-, hepato- und neurotoxische Effekte hervorgerufen werden. Diese Nebenwirkungen sind im allgemeinen dosisabhängig. Die Pharmakokinetik von Ciclosporin zeigt erhebliche intra- und interindividuelle Unterschiede /[30]/. Bei oraler Verabreichung ist die Bioverfügbarkeit dieser Substanz relativ gering (ca. 28%) und sehr variabel (< 5% bis 89%). Die Zeitspanne bis zum Erreichen der maximalen Konzentration im Blut variiert und beträgt etwa 1 bis 8 Std. nach oraler Verabreichung. Darüber hinaus weist auch die Ciclosporin-Clearance eine erhebliche Variabilität auf. Es wurden

Serumkonzentrationen von Pharmaka und ihre Bedeutung (Fortsetzung)

Pharmaka	Klinisch relevante Hinweise
	zahlreiche Arzneimittelinteraktionen beobachtet. Bestimmte Pharmaka (z. B. Ketokonazol, Phenytoin, Phenobarbital, Steroide) beeinflussen den Metabolismus von Ciclosporin, während andere Substanzen (z. B. Aminoglykoside, Cephalosporine) die Nephrotoxizität steigern /[30]/. Bei Patienten mit Lebererkrankungen erfolgt eine verminderte Absorption und eine verzögerte Elimination von Ciclosporin, woraus im allgemeinen ein reduzierter Dosisbedarf resultiert. Kinder weisen eine höhere Ciclosporin-Clearance auf als Erwachsene. Zur Optimierung der Dosierung ist die Überwachung der Ciclosporin-Konzentration im Blut notwendig. Da zahlreiche Faktoren (z. B. Temperatur, Lipoproteinkonzentration, Hämatokrit) das Blut/Plasma-Konzentrationsverhältnis von Ciclosporin beeinflussen, wird gegenwärtig die Bestimmung von Ciclosporin im hämolysierten Blut empfohlen. Hierzu können spezifische HPLC-Verfahren oder Radioimmunoassays eingesetzt werden /[30, 34]/. Mit einem unspezifischen RIA werden neben Ciclosporin auch noch Metabolite dieser Substanz erfaßt. Üblicherweise lag der Quotient aus den Ergebnissen eines unspezifischen RIA und der HPLC bei etwa 1.5 bis 3.5. Während Phasen verminderter Leberfunktion kommt es jedoch zu einer Akkumulation von Ciclosporin-Metaboliten im Blut, so daß dieser Quotient erheblich ansteigen kann. Für die individuelle Dosisanpassung sollte daher, insbesondere bei Patienten mit Lebertransplantation oder Leberfunktionsstörung, neben einem unspezifischen Immunoassay auch noch ein spezifisches Verfahren, wie z. B. die HPLC zur Bestimmung von Ciclosporin verfügbar sein.

Hinweise und Störungen

Bestimmungsmethoden: Bei Immunoassays können Kreuzreaktionen durch Metabolite des nachzuweisenden Pharmakons und andere strukturell verwandte Substanzen auftreten. So werden z. B. bei Immunoassays zur Bestimmung von Digoxin Kreuzreaktionen durch Digoxinmetabolite, andere herzwirksame Glykoside, eine endogene digoxinähnliche Substanz und Spironolacton-Metaboliten beobachtet.

Bei urämischen Patienten kommt es unter der Therapie mit Phenytoin bzw. Theophyllin zur Akkumulation von Metaboliten, welche bei bestimmten Immunoassays eine erhebliche Kreuzreaktion bewirken /[7, 35]/.

Mit Immunoassays zur Messung von Methotrexat werden Kreuzreaktionen durch verwandte Substanzen (z. B. 4-Amino-4-desoxy-N^{10}-methylpteroinsäure) beobachtet /[36]/.

Mit Immunoassays zur Bestimmung von Chinidin werden etwas höhere Werte gefunden als mit der HPLC, da Chinidin-Metabolite miterfaßt werden /[37]/.

Bei der enzymimmunologischen Bestimmung von Coffein treten Kreuzreaktionen mit Coffein-Metaboliten (z. B. Paraxanthin) auf /[38]/.

Ciclosporin-Metaboliten kreuzreagieren im RIA zur Messung von Ciclosporin. Seit kurzem steht ein spezifischer RIA kommerziell zur Verfügung, bei welchem monoklonale Antikörper eingesetzt werden.

Trotz der dargestellten Spezifitätsprobleme haben sich, insbesondere geeignete radioaktivitätsfreie Immunoassays, aufgrund ihrer raschen, einfachen und zuverlässigen Durchführbarkeit für die Routinediagnostik gut bewährt /[1, 2, 4, 7]/.

 Stabilität der Pharmaka im Serum: Postversand ungekühlt möglich.

Pharmakokinetik

Die Pharmakokinetik beschreibt quantitativ den Weg eines Pharmakons im Organismus. Im folgenden wird nur ein Überblick der wichtigsten Grundbegriffe gegeben und bezüglich weiterer Einzelheiten auf entsprechende Monographien verwiesen /[39—43]/.

Die Pharmakokinetik einer Substanz umfaßt drei Vorgänge: Die Absorption, die Verteilung und die Elimination (Metabolisierung, Exkretion). Diese Prozesse zeigen im allgemeinen eine zeitliche Überlappung.

Während der initialen Verteilung des Medikaments im Organismus (α-Phase) spielen die Absorption und Verteilung des Pharmakons in die verschiedenen Verteilungsräume die Hauptrolle. In dieser Phase ändern sich die Serum- und Gewebekonzentrationen des Pharmakons im zeitlichen Ablauf rasch und die Pharmakakonzentrationen im Serum entsprechen nicht denen am Wirkort.

Dagegen stehen während der Gleichgewichtsphase (β-Phase) die Vorgänge der Elimination im Vordergrund. Die Serumkonzentration des Pharmakons gibt in dieser Phase einen deutlich besseren Anhalt für die Konzentration am Wirkort.

Die Bioverfügbarkeit eines Pharmakons wird bestimmt durch den Anteil der verabreichten Dosis, welcher in wirksamer Form in die systemische Zirkulation gelangt und durch die Geschwindigkeit dieses Vorgangs.

Als first-pass-Effekt wird ein Vorgang bezeichnet, der während der Absorption und der ersten Leberpassage einen enzymatischen Arzneimittelabbau bewirkt.

Unter einer Dauerinfusion oder bei regelmäßiger diskontinuierlicher Gabe eines Pharmakons tritt eine Kumulation auf. In einem bestimmten Zeitraum steigt die Serumkonzentration der Substanz bis zu einem Plateauwert (steady-state-Konzentration) an. Dieses wird im allgemeinen bei Verabreichung einer konstanten Dosis über 5 Halbwertszeiten nahezu erreicht. Die Höhe der steady-state-Konzentration ist abhängig von der verabreichten Menge des Pharmakons, dem Dosierungsintervall und der Eliminationshalbwertszeit. Die Zeitdauer bis zum Erreichen des entsprechenden Plateauwertes wird lediglich durch die Eliminationshalbwertszeit bestimmt. Wenn das Dosierungsintervall im Vergleich zur Eliminationshalbwertszeit kurz ist, treten nur relativ geringe Schwankungen zwischen minimalen und maximalen steady-state Serumkonzentrationen auf.

Viele Pharmaka weisen eine lineare Kinetik auf. Hierbei wird jeweils ein bestimmter Prozentsatz der Gesamtmenge des Pharmakons im Körper pro Zeiteinheit eliminiert (Reaktion erster Ordnung). Die Serumkonzentration zeigt daher während der β-Phase einen linearen Abfall der Konzentrations-Zeit-Kurve (Darstellung in einem semilogarithmischen Koordinatensystem). Die Eliminationshalbwertszeit ($t_{1/2}$ = Zeit für die Abnahme der Serumkonzentration um 50% nach Abschluß der Verteilungsvorgänge) und die Eliminationskonstante (K) sind unabhängig von der verabreichten Dosis oder der Serumkonzentration des Pharmakons:

$$K = \frac{0.693}{t_{1/2}}$$

Eine Verdopplung der Dosis führt daher auch zu einer Verdopplung der Serumkonzentration im steady state.

Im Gegensatz hierzu zeigen manche Pharmaka, wie z. B. Phenytoin, eine nicht-lineare Kinetik. Hierbei wird pro Zeiteinheit nur eine bestimmte Menge des Pharmakons eliminiert, welche unabhängig von der Dosis oder der Serumkonzentration ist (Reaktion nullter Ordnung). Die Konzentrations-Zeit-Kurve verläuft während der β-Phase nicht linear (Darstellung in einem semilogarithmischen Koordinatensystem). Die Ursache hierfür liegt in einer Sättigung der für die Elimination verantwortlichen Systeme des Organismus, die für diese Pharmaka schon bei therapeutischen Serumkonzentrationen eintritt. Die Eliminationshalbwertszeit des Medikaments verlängert sich daher mit steigender Dosis und zunehmender Serumkonzentration. Eine Verdopplung der Dosis erhöht somit gewöhnlich die steady state Serumkonzentration um mehr als das Doppelte.

Für die meisten Pharmaka besteht eine grobe Korrelation zwischen der verabreichten Dosis und der Intensität des pharmakologischen Effektes. Die bei Patienten beobachtete große Variabilität der Dosis-Wirkungs-Beziehung erklärt sich aus der Vielzahl möglicher Einflußgrößen (vgl. Tab. 2).

Die Bestimmung der Serumkonzentration eines Arzneimittels erscheint grundsätzlich für die Regulierung der Therapie sinnvoll, wenn

— Bei einem Medikament mit reversiblem Effekt die Serumkonzentration mit der Konzentration am Wirkort im Gleichgewicht steht.
— Das Pharmakon keine Toleranz am Rezeptor hervorruft.
— Aufgrund seiner Wirkung ein therapeutischer Bereich definiert werden kann.

Bei bestimmten Pharmaka ist mit Hilfe der Serumkonzentration eine bessere Vorhersage der Wirkung möglich als aufgrund der Dosis, da die Beziehung zwischen der Serumkonzentration des Pharmakons und dessen Effekt durch wesentlich weniger Faktoren beeinflußt wird als die Dosis-Wirkungs-Relation. Liegt allerdings der Wirkort des Pharmakons in einem Organ oder Gewebe, das ein tiefes Kompartiment darstellt, so ist die Messung der Serumkonzentration dieser Substanz ohne Nutzen für die Steuerung der Therapie. Die Wirkung eines Pharmakons kann dann, trotz dessen fehlender Nachweisbarkeit im Serum persistieren, wenn in einem tiefen peripheren Kompartiment noch eine ausreichende Konzentration vorliegt. Ferner ist die Messung der Serumkonzentration meist weniger sinnvoll bei Substanzen, welche irreversible Effekte hervorrufen, am Wirkort konzentriert werden oder aktiv zur Stelle der Wirkung transportiert werden müssen.

Zahlreiche physiologische Faktoren müssen bei der Therapie mit Pharmaka berücksichtigt werden. Die Höhe der verordneten Dosis hängt u. a. vom Gewicht und der Oberfläche des Körpers ab. Bei Pharmaka, die nur geringfügig vom Fettgewebe aufgenommen werden, ist das Sollgewicht dem Gesamtgewicht bei der Festlegung der Dosierung vorzuziehen.

Die Funktion des Magen-Darm-Kanals beeinflußt die Absorption des Pharmakons, die Zusammensetzung der Serumproteine dessen Verteilung, die Leberfunktion den Metabolismus und die Funktion von Leber und Niere die Exkretion. Weiterhin hat die Herzfunktion eine wichtige Bedeutung für die Absorption, Verteilung, Biotransformation und Exkretion von Pharmaka, da sie die Durchblutung der entscheidenden Organsysteme bestimmt.

Die meisten Pharmaka sind im Blut in unterschiedlichem Ausmaß an Serumproteine gebunden. Saure Pharmaka werden im Blut gewöhnlich vom Albumin gebunden, basische Pharmaka oft an saures α_1-Glykoprotein und Lipoproteine. Pharmaka mit höherer Affinität können solche mit weniger fester Bindung verdrängen. Bei gleichbleibender Gesamtkonzentration kann auf diese Weise der freie Anteil des Pharmakons ansteigen und toxische Nebenwirkungen hervorrufen. Zwischen dem proteingebundenen und dem frei in Lösung befindlichen Anteil des Pharmakons stellt sich ein Gleichgewicht ein. In bestimmten Fällen soll der freie Anteil des Pharmakons, welcher Membranen passieren und ins Gewebe diffundieren kann, eher der Konzentration am Wirkort entsprechen als dessen Gesamtkonzentration im Serum.

Die Bindungskapazität entspricht der Maximalmenge eines Pharmakons, welche von den Serumproteinen im Gleichgewicht gebunden werden kann. Gewöhnlich ist bei therapeutischen Serumkonzentrationen nur ein kleiner Teil der verfügbaren Bindungsstellen durch das betreffende Pharmakon besetzt. Daher ist die freie Fraktion relativ konstant und unabhängig von der Konzentration des Pharmakons. Wenn jedoch bei hohen Dosen die Bindungskapazität überschritten wird, steigt der freie Anteil des Pharmakons unproportional an, so daß eine unerwartete Verstärkung des pharmakologischen Effekts auftreten kann. Disopyramid und Lidocain zeigen eine solche konzentrationsabhängige Bindung bereits im therapeutischen Bereich.

Zahlreiche Erkrankungen können die Proteinbindung eines Pharmakons beeinflussen. Bei urämischen Patienten beispielsweise ist diese oft herabgesetzt. Weiterhin können Bindungsproteine vermindert sein, z. B. Albumin bei chronischen Lebererkrankungen, oder ansteigen, wie z. B. saures α_1-Glykoprotein unter Streßbedingungen.

Der wichtigste Ort für die Biotransformation von Pharmaka ist die Leber. Die Aktivität mikrosomaler Enzymsysteme, durch welche viele Pharmaka metabolisiert werden, kann durch bestimmte Substanzen, wie z. B. Phenobarbital, induziert werden. Die Serum-Konzentration eines Pharmakons sowie das Ausmaß und die Dauer seiner Wirkung, können durch die resultierende, verstärkte Metabolisierung erheblich reduziert sein.

Für manche Substanzen, wie z. B. Procainamid, Isoniazid und einige Sulfonamide, ist die Azetylierung ein wichtiger Schritt im Rahmen der Biotransformation. Diese ist genetisch determiniert, gehört zu den nicht-mikrosomalen Systemen der Biotransformation und zeigt keine Induktion. Patienten mit langsamer Azetylierung weisen ein erhöhtes Risiko für das Auftreten toxischer Nebenwirkungen auf.

Bei Substanzen mit nicht-linearer Pharmakokinetik, wie z. B. Phenytoin, kommt es bereits bei therapeutischen Serumkonzentrationen zur Sättigung der hepatischen Enzyme. Der resultierende, begrenzte Metabolismus kann zu unerwartet hohen Serumwerten dieser Medikamente führen.

Weiterhin können Lebererkrankungen und eine Änderung der Leberdurchblutung den Metabolismus von Pharmaka entscheidend beeinflussen.

Wenn Substanzen in großem Umfang unverändert über die Nieren ausgeschieden werden, wie z. B. Digoxin und Gentamicin, ist die Kenntnis der Creatinin-Clearance als Maß der glomerulären Filtrationsrate wichtig.

Zahlreiche Faktoren beeinflussen den Effekt eines Pharmakons am Wirkort (Tab. 2). So kann z. B. eine gewöhnlich therapeutische Digoxinkonzentration zu hoch sein, wenn gleichzeitig eine Hypokaliämie, eine Hyperkalzämie, eine Hypoxie, eine Störung des Säure-Basen-Gleichgewichts oder eine Hypothyreose vorliegen.

Literatur

1. *Oellerich, M.:* J. Clin. Chem. Clin. Biochem. *18:* 197 (1980). Enzyme immunoassays in clinical chemistry, present status and trends.
2. *Oellerich, M., P. Hannemann, W. R. Külpmann, M. Beneking, G. W. Sybrecht:* Internist *23:* 641 (1982). Die Bestimmung von Theophyllin im Serum mit radioaktivitätsfreien Immunotests und Hochdruck-Flüssigkeitschromatographie.
3. *Oellerich, M.:* J. Clin. Chem. Clin. Biochem. *22:* 895 (1984). Enzyme-Immunoassay: a review.
4. *Niemann, A., M. Oellerich, G. Schumann, G. W. Sybrecht:* J. Clin. Chem. Clin. Biochem. *23:* 725 (1985). Determination of theophylline in saliva, using fluorescence polarization immunoassay (FPIA).
5. *Bergmeyer, H. U.:* Methods of enzymatic analysis, Volume XII, Drugs and pesticides. VCH Verlagsgesellschaft, Weinheim (1986).

6. *Külpmann, W. R., M. Oellerich:* J. Clin. Chem. Clin. Biochem. *19:* 249 (1981). Monitoring of therapeutic serum concentration of antiepileptic drugs by a newly developed gas chromatographic procedure and enzyme immunoassay (EMIT): a comparative study.
7. *Külpmann, W. R., S. Gey, M. Beneking, B. Kohl, M. Oellerich:* J. Clin. Chem. Clin. Biochem. *22:* 773 (1984). Determination of total and free phenytoin in serum by non-isotopic immunoassays and gas chromatography.
8. *Oellerich, M.:* Drug Monitoring mit Enzymimmunotests. In: *Vogt, W.,* Radioaktivitätsfreie, quantitative Immunoassays in der klinischen Chemie, S. 81. Thieme, Stuttgart (1981).
9. *Oellerich, M., G. W. Sybrecht, H. Klein:* Internist *23:* 174 (1982). Therapieüberwachung durch Bestimmung von Pharmakakonzentrationen im Serum. Methodik und klinische Bedeutung.
10. *Koch-Weser, J.:* New Engl. J. Med. *287:* 227 (1972). Serum drug concentrations as therapeutic guides.
11. *Sheiner, L. B., S. Beal, B. Rosenberg, V. V. Marathe:* Clin. Pharmacol. Therap. *26:* 294 (1979). Forecasting individual pharmacokinetics.
12. *Klotz, U.:* J. Clin. Chem. Clin. Biochem. *21:* 649 (1983). Individualisierung der Medikamentendosierung durch Arzneimittelmessungen im Plasma und Anwendung pharmakokinetischer Prinzipien.
13. *Sawchuk, R. J., D. E. Zaske, R. J. Cipolle, W. A. Wargin, R. G. Strate:* Clin. Pharmacol. Therap. *21:* 362 (1977). Kinetic model for gentamycin dosing with use of individual patient parameters.
14. *Oellerich, M., C. Ranke, G. Schmidt, G. W. Sybrecht:* Therapiewoche *33:* 1131 (1983). Optimierte Dosierung von Theophyllin durch Abschätzung der Clearance mit einer einfachen pharmakokinetischen Methode.
15. *Wilkens, J. H., H. Neuenkirchen, G. W. Sybrecht, M. Oellerich:* Eur. J. Clin. Pharmacol. *26:* 491 (1984). Individualizing theophylline dosage: evaluation of a single-point maintenance dose prediction method.
16. *Müller-Vahl, H., M. Oellerich:* Epilepsie 84. Zum klinischen Wert der Bestimmung der Serumkonzentration des freien, nicht eiweißgebundenen Phenytoin. Einhorn-Presse Verlag, Reinbeck (1985).
17. *Oellerich, M., H. Müller-Vahl:* Clin. Pharmacokinet. *9* (Suppl. 1): 61 (1984). The EMIT Free Level ultrafiltration technique compared with equilibrium dialysis and ultracentrifugation to determine protein binding of phenytoin.
18. *Richens, A., S. Warrington:* Drugs *17:* 488 (1979). When should plasma drug levels be monitored?
19. *Schobben, F., E. van der Kleijn, T. B. Vree:* Therap. Drug Monitoring *2:* 61 (1980). Therapeutic monitoring of valproic acid.
20. *Karlsson, E.:* Clinical Pharmacokinet. *3:* 97 (1978). Clinical pharmacokinetics of procainamide.
21. *Myerburg, R. J., C. Conde, D. S. Sheps, R. A. Appel, J. Kiem, R. J. Sung, A. Castellanos:* Circulation *59:* 855 (1979). Antiarrhythmic drug therapy in survivors of prehospital cardiac arrest: comparison of effects on chronic ventricular arrhythmias and recurrent cardiac arrest.
22. *Aranda, J. V., C. E. Cook, W. Gormann, J. M. Collinge, P. M. Loughnan, E. W. Outerbridge, A. Aldridge, A. H. Neims:* J. Pediat. *94:* 663 (1979). Pharmacokinetic profile of caffeine in the premature newborn infant with apnea.
23. *Preisig, R.:* Schweiz. Med. Wschr. *115* (Suppl. 19): 36 (1985). Fremdsubstanzen als Indikatoren der Leberfunktion.
24. *Renner, E., A. Wahlländer, Ph. Huguenin, H. Wietholtz, R. Preisig:* Schweiz. Med. Wschr. *113:* 1074 (1983). Coffein — ein ubiquitärer Indikator der Leberfunktion.
25. *Wang, T., G. Kleber, F. Stellaard, G. Paumgartner:* Klin. Wochenschr. *63:* 1124 (1985). Caffeine elimination: a test of liver function.
26. *Stoller, R. G., A. Jacobs, J. C. Drake, R. J. Lutz, B. A. Chabner:* Cancer Chemotherap. Rep. *6* : 19 (1975). Pharmacokinetics of high-dose methotrexate (NSC-740).
27. *Shen, D. D., D. L. Azarnoff:* Clin. Pharmacokinet. *3:* 1 (1978). Clinical pharmacokinetics of methotrexate.
28. *Pechere, J. C., R. Dugal:* Clin. Pharmacokinet. *4:* 170 (1979). Clinical pharmacokinetics of aminoglycoside antibiotics.

29. *Burckart, G. J., F. F. Barrett, A. B. Straughn, S. R. Ternullo:* J. Clin. Pharmacol. *22:* 49 (1982). Chloramphenicol clearance in infants.
30. *Ptachcinski, R. J., R. Venkataramanan, G. J. Burckart:* Clin. Pharmacokinet. *11*: 107 (1986). Clinical pharmacokinetics of cyclosporine.
31. *Glerum, J. H., D. J. Zachariasse, A. van Dijk, R. F. M. Jessurun:* Lancet *1:* 1447 (1985). Changing route of cyclosporin administration: need for close monitoring.
32. *Maurer, G.:* Transplant. Proc. *17* (Suppl. 1): 19 (1985). Metabolism of cyclosporine.
33. *Cohen, D. J., R. Loertscher, M. F. Rubin, N. L. Tilney, C. B. Carpenter, T. B. Strom:* Ann. Int. Med. *101:* 667 (1984). Cyclosporine: a new immunosupressive agent for organ transplantation.
34. *Schumann, G., M. Oellerich, K. Wonigeit, M. Wrenger:* Fresenius Z. Anal. Chem. *324:* 328 (1986). Ciclosporin: HPLC routine method with column switching.
35. *Oellerich, M., M. Beneking, G. Schumann, G. W. Sybrecht:* Therapiewoche *36*: 1114 (1986). Überwachung der Serumkonzentration unter Theophyllin- und Digoxintherapie.
36. *Oellerich, M., P. Engelhardt, M. Schaadt, V. Diehl:* J. Clin. Chem. Clin. Biochem. *18:* 169 (1980). Determination of methotrexate in serum by a rapid, fully mechanized enzyme immunoassay (EMIT).
37. *Wrenger, M., M. Oellerich, E. Raude, M. Riedmann:* Fresenius Z. Anal. Chem. *324*: 350 (1986). HPLC methods for therapeutic drug monitoring involving direct serum injection, column switching and simple mobile phase adjustments.
38. *Zysset, T., A. Wahlländer, R. Preisig:* Therapeutic Drug Monitoring *6:* 348 (1984). Evaluation of caffeine plasma levels by an automated enzyme immunoassay (EMIT) in comparsion with a high-performance liquid chromatographic method.
39. *Gibaldi, M., D. Perrier:* Pharmacokinetics, II. Aufl. Marcel Dekker, New York (1982).
40. *Dost, F. H.:* Grundlagen der Pharmakokinetik. Thieme, Stuttgart (1968).
41. *Rowland, M., T. N. Tozer:* Clinical pharmacocinetics. Concepts and applications. Lea and Febiger, Philadelphia (1980).
42. *Evans, W. E., J. J. Schentag, W. J. Jusko:* Applied pharmacokinetics, II. Aufl. Applied therapeutics. Inc., Spokane (1986).
43. *Bennet, L. Z., N. Massoud, J. G. Gambertoglio:* Pharmacokinetic basis for drug treatment. Raven Press, New York (1984).
44. *Dajani, A. S., R. E. Kauffmann:* Pediatr. Clin. North. Am. *28:* 195 (1981). The renaissance of chloramphenicol.

Exogene Gifte (Klinisch-toxikologische Analytik)

Einleitung

Gifte können als unbelebte Substanzen bezeichnet werden, die im Organismus biochemische Fehlleistungen hervorrufen, die sich in sofort oder verzögert auftretenden Symptomen äußern, wobei die erforderliche Menge von der Art der Substanz, von der Form und Dauer der Einwirkung sowie vom Zustand und der individuellen Verträglichkeit des Organismus abhängt.

Vergiftungen sind Krankheiten. Sie können durch Giftzufuhr von außen (exogene Vergiftungen) oder durch die Bildung von Giften im Organismus selbst (endogene Vergiftungen) hervorgerufen werden.

Exogene Vergiftungen können unter allgemein-medizinischen Aspekten (medizinische oder klinische Toxikologie) oder unter gerichtsmedizinischen Aspekten (forensische Toxikologie) betrachtet werden.

Exogene Vergiftungen können absichtlich oder unabsichtlich erfolgen. Absichtliche Vergiftungen können durch fremde Hand (Giftmord, vorsätzliche Gesundheitsschädigung durch Gift) oder durch eigene Hand (Selbstmordversuch, Selbstbeschädigung, Gewöhnung, Sucht) hervorgerufen werden. Unabsichtliche Vergiftungen können durch fremde oder eigene Hand fahrlässig oder zufällig (akzidentell) bedingt sein. Unabsichtliche Vergiftungen können sich am Arbeitsplatz (gewerbliche Vergiftungen), im häuslichen Bereich (ökonomische Vergiftungen) oder im medizinischen Bereich (Vergiftungen durch Arzneimittel) ereignen.

Vergiftungen sind häufig. Die Zahl hat im Verlauf der Jahre ständig zugenommen. Diese Zunahme betrifft Kinder ebenso wie Erwachsene.

In medizinischen und pädiatrischen Kliniken beträgt der Anteil an Vergiftungen an der Gesamtzahl der Klinikaufnahmen durchschnittlich 5 bis 8%. In Notaufnahmen sind etwa 10% der eingelieferten Fälle Patienten mit akuten Vergiftungen. Auf konservativ-internen Intensivbehandlungsstationen beträgt die Zahl der Patienten mit Vergiftungen bis zu 50%. In zentralisierten Behandlungseinheiten entspricht die Zahl schwerer Vergiftungen der Zahl der Patienten mit akutem Myokardinfarkt. Die Zahl

Tab. 1 Durchschnittliche prozentuale Verteilung der in einigen europäischen Ländern und den USA in den letzten 5—10 Jahren beobachteten Vergiftungen. Reine Äthanolvergiftungen sind nicht berücksichtigt /[2]/.

	Arzneimittel	**Haushaltsgifte**	**Pflanzenschutzmittel**	**Sonstige Gifte**
Anfragen an Giftinformationszentralen (n = 315.994)	47.7	31.9	5.7	14.7
Stationäre Behandlungen — Erwachsene (n = 14.354)	69.8	16.4	2.2	11.6
— Kinder (n = 2.835)	46.6	43.2	2.0	8.2
Todesfälle (n = 1.196)	67.4	8.4	6.1	18.1

der jährlichen behandlungsbedürftigen Vergiftungsfälle wird in der BRD mit etwa 200.000 Erwachsenen, davon 30.000 Kinder angenommen. Vergiftungen betreffen besonders häufig jüngere Menschen. So liegt der Gipfel der Altersverteilung der suizidalen Schlafmittelvergiftungen zwischen 20 und 30 Jahren /[1]/.

Art und Häufigkeit der zu Vergiftungen führenden Stoffe sind in Tab. 1 zusammengefaßt. Regionale Unterschiede in der Verteilung sind möglich. So kommen Vergiftungen mit Pflanzenschutzmitteln in ländlichen Gegenden häufiger vor, während in Industriegegenden chlorierte Kohlenwasserstoffe einen größeren Anteil einnehmen.

Einen Überblick über die bei akuten Vergiftungen nachgewiesenen Arzneimittel gibt Tab. 2. Ein rascher Wandel des Spektrums ist möglich. So nahm der Anteil der Bromcarbamide von etwa 50% auf weniger als 10% ab, als diese im Jahr 1978 unter Rezeptpflicht gestellt wurden, während gleichzeitig ein massives Ausweichen auf die bis dahin bei Selbstvergiftungen kaum verwendeten Benzodiazepine erfolgte /[3]/.

Tab. 2 Durchschnittliche Verteilung der in einigen europäischen Ländern und den USA in den letzten 5—10 Jahren bei akuten Vergiftungen nachgewiesenen Medikamente /[2]/.

Medikamente	**Anzahl**	**% Anteil**
Barbiturate	2795	25
Benzodiazepine	2454	22
Barbitursäurefreie Hypnotika	1384	12
Analgetika	1083	10
Trizyklische Antidepressiva	979	9
Phenothiazine	483	4
Sonstiges	2006	18
Total	11184	100

Die Zahl der durch Vergiftungen bedingten Todesfälle ging in den letzten 10 Jahren deutlich zurück (Tab. 3). Zur günstigeren Prognose von Vergiftungen haben die Verbesserung der notfallmedizinischen Versorgung und die Entwicklung der modernen Intensivtherapie, insbesondere der Reanimationstechnik, der Entgiftungsmaßnahmen und der Antidottherapie, entscheidend beigetragen. Todesfälle durch akute bzw. subakute Vergiftungen sind immer noch etwa gleich häufig wie Todesfälle durch Infektionskrankheiten einschließlich Tuberkulose. Sie entsprechen etwa 40% der Anzahl der tödlichen Verkehrsunfälle /[4]/.

Die klinisch-toxikologische Analytik besteht aus Methoden des direkten qualitativen Nachweises und der direkten quantitativen Bestimmung von Giften sowie aus indirekten Methoden des Nachweises von Giftwirkungen.

Tab. 3 Todesfälle durch Vergiftungen in der BRD auf Grund der Angaben des Statistischen Bundesamtes /[4]/

Todesursache	**1974**	**1985**	**%**
Vergiftungen mit medizinisch gebräuchlichen Stoffen (Arzneimittel)	4046	1966	— 48.6
Vergiftungen mit medizinisch nicht gebräuchlichen Stoffen	1919	1949	+ 1.5
Mißbrauch und Abhängigkeit von Alkohol und Drogen	2327	3186	+ 36.9
Total	8292	7101	— 15.4

Die Hauptaufgabe der qualitativen Analytik ist es, die Anwesenheit eines oder mehrerer Gifte zu erkennen oder auszuschließen. Die Bedeutung des qualitativen Giftnachweises für die Diagnostik in der klinischen Toxikologie ergibt sich aus der Erfahrung, daß die zum Zeitpunkt der Probennahme gestellte Diagnose im Vergleich zu den Ergebnissen der klinisch-toxikologischen Untersuchungen in 22% richtig, in 36% teilweise richtig und in 42% falsch sein kann /[2, 5]/.

Die quantitative Bestimmung von Giften ermöglicht in der Regel Rückschlüsse auf den Schweregrad der Vergiftung. Sie ergibt oft Hinweise für die Indikation zur Gifteliminationstherapie und gestattet in vielen Fällen eine wirksame Verlaufskontrolle.

Indirekte Methoden des Nachweises von Giftwirkungen betreffen typische Veränderungen die durch die Wirkung bestimmter Gifte hervorgerufen werden, wie z. B. die Bildung von CO-Hämoglobin, das durch Einatmen von Kohlenmonoxyd entsteht, oder die Bildung von Methämoglobin, das durch Einwirkung von Substanzen entsteht, die eine Oxydation von Hämoglobin bewirken (Anilin-Derivate, Sulfonamide, Nitrosegase usw.). Auch die Hemmung der Cholinesterase im Serum durch Phosphorsäureester aus Pflanzenschutzmitteln oder die Verlängerung der Thromboplastinzeit durch Dicumarole aus Rattenvertilgungsmitteln können hier eingeordnet werden.

Allgemeine klinisch-chemische, hämatologische und gerinnungsphysiologische Untersuchungen sind bei Patienten mit akuten Vergiftungen in Form eines Basisprogramms (Tab. 4), zur Differentialdiagnose gegenüber endogenen Intoxikationen (Tab. 5), zur Erkennung spezifischer Organschäden (Tab. 6) und zur Überwachung der Gifteliminationstherapie (Tab. 7) absolut notwendig. Auf die Präsenz eines gut ausgerüsteten und funktionsfähigen klinisch-chemischen Notfallaboratoriums im 24-Std.-Betrieb kann in diesem Zusammenhang nicht verzichtet werden /[6]/.

Tab. 4 Basisprogramm bei Verdacht auf exogene Intoxikationen /[6]/

Blutbild Thrombozyten PTT Quick-Wert Thrombinzeit	Na, K, Cl, Ca Creatinin (Harnstoff) Glucose GOT, GPT, CK Gamma-GT (Cholinesterase)	Säure-Basen-Haushalt Blutgasanalyse (P_{O_2}, P_{CO_2}) (Lactat)

Tab. 5 Laboratoriumsuntersuchungen zur Erkennung endogener Intoxikationen

Intoxikation	**Blut-Untersuchung**	**Urin-Untersuchung**
Koma diabeticum, Hypoglykämischer Schock	Glucose* Ketonkörper Kalium* Lactat* Osmolalität* Säure-Basen-Haushalt*	Glucose* Ketonkörper*
Akutes Nierenversagen, Urämie bei chronischen Nierenkrankheiten	Harnstoff, Creatinin* Gesamteiweiß Säure-Basen-Haushalt*	

Tab. 5 Laboratoriumsuntersuchungen zur Erkennung endogener Intoxikationen (Fortsetzung)

Intoxikation	**Blut-Untersuchung**	**Urin-Untersuchung**
Koma hepaticum	Ammoniak* GPT, GOT* Bilirubin Säure-Basen-Haushalt*	Indolderivate
Akute intermittierende Porphyrie		Porphobilinogen* (Schnelltest nach *Watson* und *Schwartz*) Deltaaminolävulinsäure Porphyrine
Thyreotoxische Krise, Hypothyreotes Koma	T4*, T3	
Addison-Krise, Hypophysäres Koma	Glucose* Na*, K*, Cl*, Ca* Cortisol Säure-Basen-Haushalt* T4*, T3 Funktionstests (S. 1086)	17-Ketosteroide
Tetanischer Anfall, Hyperkalzämische Krise	Ca*, Phosphor anorg. Säure-Basen-Haushalt	
Phäochromozytom-Krise		Katecholamine

Die mit * bezeichneten Methoden sollen auch im Notfallaboratorium verfügbar sein.

Tab. 6 Spezifische Organschäden bei Vergiftungen /[6]/

Organschäden	**Gift**
Akutes Nierenversagen — tubulotoxisch	Metallgifte, organische Lösungsmittel, Medikamente, Pilzgifte u. a.
— bedingt durch Schock und Hämolyse	Säuren, Laugen, Pilzgifte, tierische Gifte, Nitroverbindungen u. a.
Leberzerfallskoma	Pilzgifte, organische Lösungsmittel
Verdacht auf Myokardinfarkt	Kohlenmonoxyd-Vergiftung

Tab. 7 Wichtige Laboratoriumsuntersuchungen zur Überwachung der Eliminationstherapie bei akuten Vergiftungen /[6, 7, 8]/

Vergiftung	**Eliminations-verfahren**	**Parameter zur Überwachung**
Phenobarbital, Primidon Barbital Azetylsalizylsäure, Lithium	Forcierte Diurese	*Serum* Na, K, Ca, Cl Gesamteiweiß Osmolalität *Urin* Na, K, Ca, Cl Osmolalität
Anorganische Salze (Thallium, Quecksilber,	Hämodialyse	*Serum* Na, K, Ca, Cl

Tab. 7 Wichtige Laboratoriumsuntersuchungen zur Überwachung der Eliminationstherapie bei akuten Vergiftungen (Fortsetzung)

Vergiftung	**Eliminations-verfahren**	**Parameter zur Überwachung**
Lithium, Arsen, Aluminium, Bromid, Chlorat, NaCl) Alkohole (Methanol, Äthanol, Isopropanol, Äthylenglykol)		Glucose Harnstoff, Creatinin Osmolalität Gerinnungsphysiologische Untersuchungen Säure-Basen-Haushalt
Medikamente, Pflanzenschutzmittel	Hämoperfusion	*Serum* Kalium Gerinnungsphysiologische Untersuchungen Thrombozyten

Indikation

Die Verdachtsdiagnose einer Vergiftung beruht auf Hinweisen, aus der Anamnese und auf klinischen Symptomen.

Die Eigen- oder Fremdanamnese ergibt retrospektiv betrachtet nur in ca. 60% Übereinstimmung mit den tatsächlich aufgenommenen und nachgewiesenen Giften. Wichtige Fragen zur Giftaufnahme lauten: Was? Wieviel? Wann? Wie? Wer? Wo? Warum? Antworten sind nicht immer vorhanden und werden oft unwillig gegeben. Sie können unvollständig, unverläßlich oder absichtlich unrichtig sein. Sie können durch die Motivation der Vergiftung oder durch den klinischen Zustand des Patienten beeinflußt sein.

Leitsymptome für medikamentöse Vergiftungen ermöglichen eine erste diagnostische Orientierung (Tab. 8).

Tab. 8 Leitsymptome bei medikamentösen Vergiftungen /[9]/

Untersuchung	**Leitsymptom**	**Mögliche Ursache**
Pupillen	Mydriasis Miosis	Hypoxie Hypothermie Anticholinergika Opiate Barbiturate Phosphorsäureester
Salivation	Hypersalivation Trockener Mund	Cholinergika Cholinesterasehemmer Anticholinergika
Parästhesien	Taubheitsgefühl oder Brennen der Mundschleimhaut	Antiarrhythmika Akonitin
Neurostatus	Ruhiges Koma, reflexlos Motorische Unruhe	Opiate Barbiturate Methaqualon Anticholinergika Weckamine

Tab. 8 Leitsymptome bei medikamentösen Vergiftungen (Fortsetzung)

Untersuchung	**Leitsymptom**	**Mögliche Ursache**
	Krämpfe	Analgetika (Salizylate) Opiate Antiarrhythmika
	Muskelzuckungen	Phosphorsäureester
Kardiale Komplikationen	Toxische Myokarddepression (Herzinsuffizienz)	Betablocker Anticholinergika Phosphorsäureester
	Rhythmus-Störungen	Herzglykoside Antiarrhythmika (!) Tri- und tetrazyklische Antidepressiva
Atemstörungen	Zentrale/periphere Atemlähmung	Hypnotika, Sedativa Motor. Endplatten blockierende Medikamente
	Lungenödem	»Drogen«, Kardiodepressive Medikamente, Inhalationsgifte

Die Anforderung des Nachweises von Einzelgiften oder Giftgruppen kann sich bei Vergiftungen mit Medikamenten am Vergiftungstyp orientieren, wenn die Symptome entsprechend ausgeprägt sind und wenn der Vergiftung nur ein Gift zugrunde liegt bzw. im Vergiftungsbild dominiert. Dies ist in ca. 65% der Fälle zu erwarten. In zahlreichen Fällen, in denen zwei Gifte eingenommen werden, ist das zweite Gift Äthylalkohol. In ca. 17% der Fälle ist mit 3 oder mehr Giften zu rechnen /[10]/. Eine Zusammenstellung verschiedener Typen von Vergiftungen mit Medikamenten ist in Tab. 9 gegeben.

Vergiftungen durch Gifte mit verzögertem Wirkungseintritt besitzen vielfach eine hohe Letalitätsrate, die zur unverzüglichen Aufnahme der Behandlung zwingt, auch wenn noch keine klinischen Symptome vorhanden sind (z. B. Paraquat, Schwermetalle, Pilzgifte, Methanol).

Tab. 9 Typische Vergiftungen mit Medikamenten /[11, 12]/

Typ der Vergiftung	**Häufige Symptome**	**Empfohlene toxikologische Nachweise**
Sedativa/Hypnotika	Alle Grade der ZNS-Depression (Benommenheit bis tiefes Koma), Hypothermie, Atemdepression (reagiert nicht auf Naloxon)	Barbiturate und Hypnotika, Äthanol, Benzodiazepine, trizyklische Antidepressiva, Phencyclidin, Azetaminophen (Paracetamol)
Narkotika (Opiate)	ZNS-Depression, Atemdepression (Aufhebung durch Naloxon), Miosis, Bradykardie	Opiate, Salizylate, Azetaminophen, Äthanol
Stimulantien	Psychotische Symptome, Tachypnoe, Tachykardie, Hypertonie, Hyperthermie, Mydriasis	Amphetamine, Kokain, trizyklische Antidepressiva, Phenothiazine, Phencyclidin, Äthanol, LSD, Cannabis (TCH)

Tab. 9 Typische Vergiftungen mit Medikamenten (Fortsetzung)

Typ der Vergiftung	Häufige Symptome	Empfohlene toxikologische Nachweise
Anticholinergika	ZNS-Depression, Dilirium, Extrapyramidale Zeichen, Krämpfe, Hypotonie, Herzrhythmusstörungen, Hyperthermie	Trizyklische Antidepressiva, Phenothiazine, Amphetamine, LSD, Äthanol

Grundsätzlich ist an eine Vergiftung zu denken bei

— Allen bewußtlosen Patienten, insbesondere bei Bewußtlosen unter 50 Jahren.

— Krankheitsformen, deren Symptome Ähnlichkeiten mit denen einer bestimmten Vergiftung zeigen.

— Auffälligem Foetor der Atemluft (häufig Äthylalkohol).

— Allen plötzlich mit Erbrechen und/oder Durchfällen Erkrankten.

— Allen mit Kreislaufschwäche beginnenden Erkrankungen.

— Unerwartet auftretenden Arrhythmien ohne Hinweis auf kardiale Erkrankung.

— Auffälligen Hautveränderungen an bestimmten Stellen (z. B. bei schweren Schlafmittelvergiftungen).

— Gleichzeitigen akuten Erkrankungen mehrerer Personen oder Miterkrankungen von Haustieren.

— Hinweisen aus der Eigenanamnese auf die Einnahme oder Verabreichung eines Giftes.

— Fehlendem Hinweis auf ein vorausgegangenes Trauma.

— Plötzlich erkrankten Kleinkindern.

— Arbeiten mit toxischen Produkten.

— Rauchgasentwicklung oder bei Bränden.

— Verstörten Patienten, die keine Anamnese geben können.

— Bekanntgewordenen Äußerungen über Lebensunlust oder Suizidabsichten.

— Vorliegen von Giftresten in Form leerer Arzneimittelpackungen, Flaschen oder Gläser mit suspektem Inhalt.

— Jeder unklaren Situation , speziell bei Kindern.

Die quantitative Bestimmung von Äthylalkohol im Blut sollte bei jedem Verdacht auf eine akute Vergiftung durchgeführt werden. Äthylalkohol ist bei vielen Intoxikationen mitbeteiligt. Äthylalkohol und andere Pharmaka sind häufige ursächliche Faktoren vieler Arten von Traumen. Deshalb müssen bei Unfallopfern Intoxikationen mit diesen Substanzen ausgeschlossen werden.

Bestimmungsmethoden

Die Anwendung chemischer und physikalischer Techniken bei der Entdeckung und Bestimmung von Giften in Körperflüssigkeiten und Geweben hat ihren Ursprung in der forensischen Toxikologie. Eine Übersicht der Verfahren zur Isolierung von Giften in der klinischen Toxikologie ist in Tab. 10 und zur Analytik in Tab. 11 gegeben.

Weitere Verfahren, die in der toxikologischen Analytik von Bedeutung sein können sind die chromometrische Gasanalyse /[13, 27]/, Fluoreszenz-Spektrophotometrie /[19]/, Infrarot-Spektroskopie /[28]/, Voltametrie /[29]/, Massenspektrometrie (MS) bzw. Kombination GC-MS /[30]/, Röntgenfluoreszenz-Spektroskopie /[31]/, Neutronenaktivierungsanalyse /[31]/ und die magnetische Kernresonanz (NMR)-Spektroskopie /[32]/.

Einfache toxikologische Untersuchungsmethoden, die auch im Notfallaboratorium eines größeren Krankenhauses durchgeführt werden können, sind in Tab. 12 angeführt.

Tab. 10 Isolierung von Giften aus biologischen Flüssigkeiten (Blut, Harn, Mageninhalt). Weitere Hinweise sh. Lit. /[13, 14]/.

Substanzen	**Isolierungsverfahren**
Flüchtige Substanzen	Wasserdampfdestillation Dampfraumanalyse (sh. Tab. 11, GC)
Organische stickstoffhaltige Substanzen mit oder ohne Gruppentrennung in — saure und neutrale Substanzen (Hypnotika, Analgetika u. a.) — basische Substanzen (Alkaloide, Drogen, Psychopharmaka u. a.)	Flüssig/Flüssig-Extraktion im Schütteltrichter mit Äthyläther, Chloroform u. a. (basische Substanzen im Harn nach vorhergehender Hydrolyse von Konjugaten z. B. durch Erhitzen mit HCl) Säulentechniken (Kieselgur, Adsorberharze, Umkehrphasen)
Anorganische Substanzen	Nasser Aufschluß durch Kochen mit konzentrierten Mineralsäuren Trockener Aufschluß im Muffelofen oder im Graphitrohr (sh. Tab. 11, AAS)

Tab. 11 Bevorzugte Verfahren klinisch-toxikologischer Analytik

Verfahren	**Prinzip**	**Anwendung**
Farbtests	Viele toxikologisch relevante Substanzen geben mit chemischen Reagenzien Farbreaktionen, die in einigen Fällen spezifisch für die entsprechende Substanz sind. Oft werden sie auch von anderen Substanzen derselben Klasse und manchmal auch von Substanzen außerhalb derselben Klassen hervorgerufen.	In der toxikologischen Analytik haben etwa 50 Farbreaktionen praktische Bedeutung /[15]/, von denen einige als orientierende Vorproben im Reagenzglas oder auf der Tüpfelplatte und andere als Sprühreagenzien für die Dünnschichtchromatographie /[14]/ routinemäßig eingesetzt werden.
Immuno-Assays (IA)	Enzym-Immunoassay (EIA): Als Markerenzyme werden häufig Lysozym und Glucose-6-phosphatdehydrogenase (G-6-PDH) verwendet. Fluoreszenz-Polarisations-Immunoassay (FPIA)	Quantitative Bestimmung einzelner Medikamente und Drogen direkt im Serum und Harn /[16]/.
	Nephelometrischer Immunoassay Radioimmunoassay (RIA)	Qualitative Einzel- und Gruppennachweise von Medikamenten und Drogen direkt im Serum und Harn, z. B. mit Hilfe des EMIT-Single-Test-Systems (Dilutor, 2-Strahl-Filterphotometer und Monotestreagenzien) /[17, 18]/.

Tab. 11 Bevorzugte Verfahren klinisch-toxikologischer Analytik (Fortsetzung)

Verfahren	Prinzip	Anwendung
Spektralphotometrie (UV/VIS)	Messung der Lichtabsorption (Extinktion) in den Wellenlängenbereichen 200—340 nm (UV) und 340—800 nm (VIS). Identifizierung unbekannter Substanzen aufgrund typischer Absorptionsmaxima und -minima oder durch Vergleich mit Referenzspektren. Quantitative Auswertung: Eichstandards, molarer Extinktionskoeffizient.	Absorptionsmessung bei definierten Wellenlängen oder Aufnahme von Absorptionsspektren in bestimmten Wellenlängenbereichen — zur Identifizierung und Quantifizierung absorbierender Substanzen in Extrakten von biologischen Flüssigkeiten und DC-Eluaten. — zur Detektion in der HPLC. — zur Beurteilung und quantitativen Auswertung von Farbtests. Weitere Angaben sh. Lit. /[19]/.
Dünnschicht-Chromatographie (DC)	Trennung von Stoffgemischen durch Verteilung auf eine stationäre Phase (dünne Schicht mit großer Oberfläche, z. B. von Kieselgel auf einer Trägerplatte aus Glas, Plastik, Aluminiumfolie) und eine mobile, flüssige Phase (Laufmittel) in einer geschlossenen Kammer. Die aufgrund der unterschiedlichen Absorptionseigenschaften und Löslichkeiten getrennten Komponenten können durch Betrachten im UV-Licht oder durch Besprühen mit Farbreagenzien sichtbar gemacht werden. Als Maß für die Wanderungsgeschwindigkeit eines Stoffes dient der R_f-Wert, der bei gegebener mobiler und stationärer Phase eine Stoffkonstante ist. Durch Bezug auf mitgeführte Standardsubstanzen kann die Vergleichbarkeit und Reproduzierbarkeit der R_f-Werte erheblich verbessert werden. Halbquantitative Schätzungen aufgrund der Größe und Intensität der Substanzflecken sind in vielen Fällen möglich.	Standardverfahren für die Untersuchung von Extrakten biologischer Flüssigkeiten. Kieselgel-Platten 20 x 20 cm, 0.25 mm Schichtdicke *Saure und neutrale Substanzen* Laufmittel: Äthylazetat — Methanol — konz. Ammoniak 86 : 10 : 5 oder Chloroform — Azeton 4 : 1. Sprühreagenzien: Quecksilbernitrat-Reagenz, Eisenchlorid-Reagenz,Kaliumpermanganat-Reagenz, Jodplateat-Reagenz. *Basische Substanzen* Laufmittel: Methanol oder Methanol — konz. Ammoniak 100 : 1.5. Sprühreagenzien: FPN-Reagenz, Dragendorff-Reagenz Jodplateat-Reagenz. Weitere Angaben sh. Lit. /[14]/.
Gaschromatographie (GC)	Säulenchromatographische Methode zur Trennung flüchtiger oder verdampfbarer Substanzen. *Stationäre Phase:* Hochsiedende Flüssigkeit (z. B. Paraffine, Silikonöle, Polymere) auf feinkörnigem inertem Trägermaterial (z. B. Kieselgur, Celite) oder auf der Innenwand einer Glaskapillare.	Nachweis und quantitative Bestimmung flüchtiger Gifte aus der Dampfphase von biologischen Flüssigkeiten (z. B. Alkohole, organ. Lösungsmittel) /[21]/.

Tab. 11 Bevorzugte Verfahren klinisch-toxikologischer Analytik (Fortsetzung)

Verfahren	**Prinzip**	**Anwendung**
	Mobile Phase: Gase (z. B. N_2, He, H_2). Nachweis der getrennten Substanzen mittels physikalischer Methoden (z. B. Flammenionisations-Detektor (FID), Stickstoff-Phosphor-Detektor (NFD). Aufzeichnung der elektrischen Signale gegen die Retentionszeit mit Hilfe eines Schreibers. Identifizierung der Substanzen auf Grund der von den Retentionszeiten abgeleiteten Retentionsindizes /[20]/. Quantitative Bestimmung: Ausmessen der Fläche des Peaks und Vergleich mit den Flächen von Standardpeaks bekannter Substanzmengen.	Empfohlenes Verfahren für den Nachweis und die quantitative Bestimmung von verdampfbaren Giften (Medikamente, Drogen, Metaboliten) aus Extrakten biologischer Flüssigkeiten: GC-System mit 1 oder 2 Säulen (OV-1 oder SE 30), 1 oder 2 Detektoren (FID, NDP) und Temperaturprogrammierung (100—280° C) /[22]/. Weitere Angaben sh. Lit. /[23]/.
Hochdruckflüssig-Chromatographie (HPLC)	Säulen-chromatographische Methode, bei der die flüssige mobile Phase mit Hilfe einer Hochdruckpumpe durch die stationäre Phase (z. B. Kieselgel) gespült wird, die sich in einem druckfesten Stahl- oder Glasrohr befindet. Nachweis der Komponenten am Säulenende mittels physikalischer Methoden (z. B. UV/VIS-, Fluoreszenz-, elektrochemischer Detektor). Aufzeichnung der Meßsignale gegen die Retentionszeit mit Hilfe eines Schreibers. Identifizierung der Substanzen aufgrund der von den Retentionszeiten abgeleiteten K-Werte. Quantitative Auswertung sh. GC. Vielwellenlängen-(Dioden-Array)-Detektor: Komplette UV-Spektren können innerhalb kürzester Zeit (< 1 sec.) aufgezeichnet werden. Damit ist es möglich, UV-Spektren der getrennten Substanzen zu erhalten, ohne den Fluß der mobilen Phase zu unterbrechen oder die Extinktionen mehrerer Wellenlängen gleichzeitig aufzuzeichnen.	Nachweis und quantitative Bestimmung insbesondere schwer verdampfbarer Gifte (Medikamente, Drogen, Metaboliten) aus den Extrakten biologischer Flüssigkeiten. *Empfohlenes Verfahren* /[24]/ Säule: C 18 reversed phase 10 µm, 250 x 4 mm Mobile Phase: 165 g Azetonitril + 340 g Puffer pH 2.3 (85 g H_3PO_4 + 6.66 g KH_2PO_4 in 1 l H_2O). Fixwellenlängendetektor, z. B. 214 (220) nm. Weitere Angaben sh. Lit. /[25]/. Die Verwendung eines Dioden-Array-Detektors erhöht die Sicherheit bei der Identifizierung unbekannter Substanzen beträchtlich /[26]/.
Atomabsorptions-Spektroskopie (AAS)	Prinzip sh. S. 319	Standardverfahren für den Nachweis und die quantitative Bestimmung von Metallgiften in biologischen Flüssigkeiten wie z. B. Blei, Cadmium, Quecksilber, Thallium.

Tab. 12 Beispiel eines einfachen toxikologischen Screeningprogramms, mit dem ca 80% der im Einzugsgebiet des Krankenhauses vorkommenden akuten Vergiftungen erfaßt werden können /[17, 18]/

Qualitative Farbtests im Urin

Substanzen	**Prinzip**	**Nachweisgrenze**
Phenothiazine	FPN-Test	5 mg/l
Salizylate	Phenistix	500 mg/l
Phenazetin Paracetamol	p-Aminophenol-Nachweis	50 mg/l
Paraquat	Dithionit	1 mg/l
Basische Drogen	Tetrabromphenolphtalein (TBP)	0.5—10 mg/l
CCl_4, $CHCCl_2$, $CHCl_3$	Trichloressigsäure-Nachweis	5 mg/l
Ketonkörper	Teststreifen	50 mg/l
Nitrit	Teststreifen	10 mg/l
pH	Teststreifen	0.1

Quantitative Bestimmungen im Blut (Serum, Plasma)

Substanzen	**Prinzip**	**Nachweisgrenze**
Äthanol	enzymatisch (ADH), 340 oder 365 nm	50 mg/l
Kohlenmonoxyd	546, 578 nm	5—10%
Paracetamol	$NaNO_2$, 405 nm	10—50 mg/l
Salizylate	$Fe(NO_3)_3$, 546 nm	50 mg/l
Bromid	Phenolrot, 578 nm	10 mg/l
Eisen	Bathophenantrolin, 546 nm	0.1 mg/l
Insektizide	Cholinesterase, 365 nm	< 1 U/l
Cumarine	Prothrombinzeit	< 1%

Qualitative EMIT-Single-Tests im Serum (Plasma) und Urin

Serum (Plasma)	*Nachweisgrenze*
Barbiturate	6 mg/l Secobarbital
Benzodiazepine	0.5 mg/l Diazepam
Trizyklische Antidepressiva	0.5 mg/l Nortryptilin
Urin	
Barbiturate	0.5 mg/l Secobarbital
Methaqualon	0.7 mg/l Methaqualon
Benzodiazepine	0.5 mg/l Oxazepam
Amphetamine	0.7 mg/l Amphetamin
Opiate	0.5 mg/l Morphin
Cannabinoide	0.2 mg/l Hauptmetabolit

Untersuchungsmaterial

In Hinblick auf die Vielzahl möglicher Gifte und die Vielfalt der Umstände in denen toxikologische Untersuchungen erforderlich sein können ist es nicht möglich, allgemein verbindliche Angaben über das erforderliche Untersuchungsmaterial zu machen. Im Falle eines erwachsenen Patienten, bei dem eine allgemeine toxikologische Untersuchung angefordert wird, sollte folgendes Untersuchungsmaterial zur Verfügung gestellt werden:

Heparinblut	10 ml
Harn	50 bis 100 ml
Mageninhalt (falls vorhanden)	50 bis 100 ml

Unter Mageninhalt kann Erbrochenes, abgesaugter Mageninhalt oder die ersten Portionen der Magenspülflüssigkeit verstanden werden.

Die Probennahme sollte erfolgen bevor Medikamente verabreicht werden oder eine Therapie begonnen wird, die die Analysen stören könnte. So führt beispielsweise die Anwendung von hyperbarem Sauerstoff zu einer raschen Dissoziation von CO-Hämoglobin im Blut.

Nicht jedes Untersuchungsmaterial ist für jede Art der Untersuchung geeignet. So ist für den Nachweis von Opiaten und Cannabis Urin, für die quantitative Bestimmung von Äthanol Venenblut erforderlich.

Für die Bestimmung von Äthylalkohol im Blut muß die Blutentnahme unter alkoholfreien Kriterien erfolgen und die Blutprobe für den Transport luftdicht verschlossen werden.

Der als Begleitzettel verwendete Untersuchungsantrag soll u. a. folgende Angaben enthalten: Name und Alter des Patienten, Art und Menge des Untersuchungsmaterials, Abnahmezeitpunkt, Dringlichkeit der Untersuchung, analytische Fragestellung, anamnestische Angaben zur Giftaufnahme, klinische Leitsymptome, Prämedikation, vorläufige Diagnose, Angaben zur telefonischen Befundübermittlung.

Durchführung toxikologischer Untersuchungen bei akuten Vergiftungen

Die ärztliche Versorgung eines Patienten mit dem Verdacht auf eine akute Vergiftung beginnt im Allgemeinen mit der Unterstützung der vitalen Funktionen und der Festlegung einer vorläufigen Diagnose. Das Schicksal des Patienten kann davon abhängen, wie nahe die vorläufige Diagnose der endgültigen war und von der Länge der Zeit, die notwendig war um die endgültige Diagnose zu etablieren und mit der korrekten Behandlung zu beginnen /[33]/. Die Ergebnisse klinisch-toxikologischer Untersuchungen sind für die Festlegung der vorläufigen und die Etablierung der endgültigen Diagnose in vielen Fällen von entscheidender Bedeutung.

Da ein rund um die Uhr voll einsatzbereites toxikologisches Laboratorium im unmittelbaren Bereich des Krankenhauses meistens nicht vorhanden ist, ergeben sich zweckmäßigerweise zwei Bereiche für die Durchführung klinisch-toxikologischer Untersuchungen.

1. Vornahme einfacher toxikologischer Screeninguntersuchungen (Schnelltests und einfache Bestimmungen) im Notfallaboratorium des Krankenhauses. Das rund um die Uhr verfügbare Screeningprogramm soll sich in seiner Zusammensetzung an den im Einzugsgebiet des Krankenhauses häufiger vorkommenden akuten Vergiftungen orientieren. Die Auswahl der anzufordernden Untersuchungen soll durch den behandelnden Arzt unter Berücksichtigung der Anamnese, der Leitsymptome und des Vergiftungstyps erfolgen (Tab. 8 + 9).

Von den in Tab. 12 angeführten toxikologischen Screeninguntersuchungen wurden bei 500 Vergiftungsfällen pro Vergiftungsfall im Durchschnitt 5—6 Untersuchungen angefordert. Für die Durchführung dieser Untersuchungen wurden im Mittel 30 min. direkte Personalzeit pro Vergiftungsfall benötigt /[34]/.

2. Vornahme weiterführender qualitativer und quantitativer toxikologischer Untersuchungen in einem toxikologischen Laboratorium zur Bestätigung und Ergänzung toxikologischer Screeninguntersuchungen zum nächstmöglichen Zeitpunkt.

Da die im Krankenhaus behandelten akuten Vergiftungen in vielen Fällen leichter Natur sind, sind weiterführende toxikologische Untersuchungen im Allgemeinen nur bei 10 bis 20% der Patienten, die mit Verdacht auf eine akute Vergiftung in das Krankenhaus gebracht werden, dringend notwendig. Dies kann z. B. der Fall sein, wenn

— Ein erheblicher Widerspruch zwischen den positiven Ergebnissen der toxikologischen Screeninguntersuchungen und dem klinischen Bild besteht.

— Das Vergiftungsbild schwererer Natur ist und eine Gifteliminations- oder Antidottherapie in Erwägung gezogen wird.

— Trotz negativer Ergebnisse der toxikologischen Screeninguntersuchungen keine Erklärung für den Zustand des Patienten durch andere klinische Untersuchungen gefunden werden kann.

— Zusätzliche forensische Aspekte bestehen.

Bewertung

Die Bewertung toxikologischer Untersuchungsergebnisse erfordert eine enge Kooperation zwischen Laboratorium und Klinik. Toxikologische Untersuchungsergebnisse sollen grundsätzlich nur in Verbindung mit dem klinischen Bild interpretiert werden. Pharmakokinetische und toxikokinetische Aspekte sollen entsprechend berücksichtigt werden.

Diagnostik akuter Vergiftungen

Qualitative Untersuchungen

Das negative Resultat einer toxikologischen Untersuchung im Blut schließt eine akute Vergiftung mit der entsprechenden Substanz im allgemeinen mit großer Wahrscheinlichkeit aus.

Wird mit einem qualitativen Nachweis ein Gift im Blut entdeckt, so ist die Wahrscheinlichkeit im allgemeinen größer, daß diese Substanz einen toxikologischen Effekt hervorruft, als wenn sie nur im Harn gefunden wird.

Bei negativen Ergebnissen im Urin ist zu berücksichtigen, daß Metaboliten oft nicht miterfaßt werden und daß die Ausscheidungsrate im stärker sauren oder alkalischen Urin reduziert sein kann.

Bei schweren Vergiftungen mit Medikamenten wird fast immer soviel an nicht metabolisierter Substanz im Urin ausgeschieden, daß sie mit qualitativen Tests nachgewiesen werden kann.

Bei leichten Vergiftungen muß unter Umständen damit gerechnet werden, daß der qualitative Nachweis im Urin negativ verläuft und die Analytik auf den Nachweis von Metaboliten und Konjugaten ausgedehnt werden muß, wie z. B. beim Nachweis von Benzodiazepinen /[35]/.

Positive Ergebnisse qualitativer toxikologischer Untersuchungen sind von großer Bedeutung, um die vorläufige klinische Diagnose einer akuten Vergiftung zu bestätigen oder um festzustellen, daß ein Patient mehrere Gifte eingenommen hat.

Die Interaktion mehrerer gleichzeitig im Organismus vorhandener Gifte kann das klinische Bild der Intoxikation durch Summations-, Potenzierungs- oder Subtraktionseffekte der einzelnen Komponenten entscheidend verändern. Eine gegensinnige Wirkung ist z. B. bei gleichzeitiger Aufnahme von Amphetaminen und Benzodiazepinen oder Barbituraten und Strychnin zu beobachten. Gleichsinnig wirken z. B. Barbiturate und Äthylalkohol, Benzodiazepine und Opiate /[2]/.

Werden mehrere Gifte nachgewiesen und ist es auf Grund der Anamnese und des klinischen Bildes nicht möglich, das dominierende Gift zu erkennen, müssen bei schweren Vergiftungen so rasch als möglich quantitative Bestimmungen der nachgewiesenen Gifte durchgeführt werden.

Quantitative Untersuchungen

Quantitative toxikologische Analysenergebnisse unterliegen grundsätzlich denselben Kriterien der analytischen Beurteilung wie klinisch-chemische (Präzision, Richtigkeit, Linearitätsbereich, Nachweisgrenze, Störfaktoren) /[36]/.

Für die Transversalbeurteilung eines quantitativen toxikologischen Analysenergebnisses sollen folgende Referenzbereiche zur Verfügung stehen

— Keine Giftaufnahme (physiologischer Bereich).
— Aufnahme im therapeutischen Bereich (Arzneimittel).
— Aufnahme im toxischen Bereich.
— Aufnahme im letalen Bereich.

Richtwerte für Pharmaka im therapeutischen Bereich sh. S.1197, für Pharmaka im toxischen Bereich sh. Tab. 12, für toxische Arbeitsstoffe im physiologischen Bereich sh. S. 394, und für toxische Arbeitsstoffe im toxischen Bereich sh. Tab. 13. Weitere Angaben sh. Lit. /[37, 38]/.

Tab. 13 Untersuchung von Arbeitnehmern, die einer Einwirkung durch chemisch-toxische Arbeitsstoffe ausgesetzt sind /[39, 40]/

Einwirkende Arbeitsstoffe	**Parameter**	**Noch zulässige Grenzwerte (BAT-Werte)**	**Weitere Untersuchungen**
Blei	Blei im Blut	750 µg/l (Männer, Frauen $>$ 45 J.) 450 µg/l (Frauen $<$ 45 J.)	rotes Blutbild
	Delta-Aminolävulinsäure im Harn	15 mg/l (Männer, Frauen $>$ 45 J.) 6 mg/l (Frauen $<$ 45 J.)	
	Koproporphyrine im Harn	300 µg/l	
Organische Phosphorverbindungen	Cholinesterase im Serum	3.5—8.5 kU/l (Männer, Frauen $>$ 40 J.) 2.8—5.7 kU/l (Frauen $<$ 40 J., die keine Antikonzeptiva einnehmen) 2.4—6.0 kU/l (Frauen $<$ 40 J., die Antikonzeptiva einnehmen)	
Quecksilber	Quecksilber im Harn	200 µg/l (spez. Gew. des Harnes $>$ 1015)	Harn: Eiweiß, Sediment
Arsen	Arsen im Harn	300 µg/l	rotes und weißes Blutbild
Cadmium	Cadmium im Blut	15 µg/l	β_2-Mikroglobulin im Harn
Benzol	Phenol im Harn	40 mg/l	rotes Blutbild, Leberenzyme im Serum
Toluol, Xylol	Toluol im Blut Xylol im Blut	3.4 mg/l 1.5 mg/l	rotes und weißes Blutbild
Trichlor-, Perchloräthylen	Trichloressigsäure im Harn	bei Tri-Exposition 80 mg/l bei Per-Exposition 40 mg/l	Leberenzyme, Bilirubin im Serum
Fluor	Fluorid im Harn	7 mg/g Creatinin (unmittelbar nach der Schicht) 4 mg/g Creatinin (vor der Schicht)	

Bei der Longitudinalbeurteilung und Plausibilitätskontrolle ist zu beachten, daß bei akuten Vergiftungen jederzeit mit unerwarteten und unwahrscheinlichen Extremwerten gerechnet werden muß, die in jedem einzelnen Fall der sorgfältigen, gemeinsamen Beurteilung durch Arzt und Analytiker bedürfen.

Bei leichten und mittelschweren Vergiftungen sowie bei schweren Vergiftungen ohne besondere Komplikationen besteht in vielen Fällen eine gute Korrelation zwischen der aufgenommenen Giftmenge, der Konzentration des Giftes im Blut und der Dauer und der Intensität der Giftwirkung.

Unerwartete niedere Giftkonzentrationen im Blut können gefunden werden, wenn

— Ein Patient kurz nach der Giftaufnahme untersucht wird und die Resorption des Giftes noch nicht oder erst teilweise stattgefunden hat.
— Ein Drogenentzugssyndrom besteht.
— Eine Mischintoxikation vorliegt.
— Metaboliten für das klinische Bild verantwortlich sind, die analytisch nicht erfaßt werden.
— Andere zusätzliche Ursachen für die Erklärung des Zustandes des Patienten vorhanden sind, wie z. B. eine intrakranielle Drucksteigerung durch ein subdurales Hämatom.

Hohe Giftkonzentrationen im Blut werden bei schweren akuten Vergiftungen und bei süchtigen Patienten gefunden.

Die Indikation für Gifteliminationsmaßnahmen (sh. Tab. 7) ist im allgemeinen dann gegeben, wenn eine dem Schweregrad und der Art der Vergiftung entsprechende hohe Giftkonzentration im Blut vorhanden ist (Tab. 14).

Die Beurteilung der Wirksamkeit von Gifteliminationsmaßnahmen kann durch wiederholte Bestimmungen der Giftkonzentration im Blut und durch Berechnung der Clearance und der Halbwertszeit der Elimination mit Hilfe der erhaltenen Meßergebnisse erfolgen /[42]/. Die bei akut vergifteten Patienten bestimmten Halbwertszeiten können aufgrund der Anwesenheit anderer Medikamente oder des Vorhandenseins pathologischer Zustände wie Schock, Versagen der Leber- oder Nierenfunktion beträchtlich von den Standardhalbwertszeiten der Medikamente (sh. S.1197) abweichen.

Tab. 14 Kritische Grenzkonzentrationen von Arzneimitteln und Pflanzenschutzmitteln im Plasma, die zusammen mit dem klinischen Bild der schweren Intoxikation die Indikation zur Hämoperfusion mit beschichteter Aktivkohle ergeben /[41]/.

Gift	Kritische Konzentration im Plasma
Bromcarbamide	100 mg/l
Phenobarbital	100 mg/l
andere Barbiturate	50 mg/l
Methaqualon	40 mg/l
Gluthetimid	40 mg/l
Digitoxin	80 µg/l
Parathion (E 605)	200 µg/l
Demeton (Metasystox)	3 mg/l
Dimethoat	1 mg/l
Diquat	absolute Indikation
Paraquat	absolute Indikation

Oft ist es notwendig, die Giftkonzentration im Blut in Beziehung zum Zeitpunkt der Ingestion zu betrachten. Vergiftungen mit *Paracetamol* (Acetaminophen) können schwere Leberzellschädigungen mit akutem Leberversagen hervorrufen. Die in vielen Fällen lebensrettende Therapie mit N-Azetylcystein ist indiziert, wenn die vor Beginn der Behandlung gemessene Konzentration des Giftes im Blut, bezogen auf den Zeitpunkt der Ingestion, im Diagramm in Abb. 1 im hepatotoxischen Bereich liegt.

Hinweise für die Beurteilung der Konzentration von *Äthylalkohol* im Blut gibt Tab. 15. Die Ausprägung der klinischen Symptome wird von zahlreichen individuellen, physischen und psychischen Faktoren beeinflußt, wie z. B. Alter, Geschlecht, Konstitution, Ermüdung, Äthanolgewöhnung, Äthanolüberempfindlichkeit, Anflutungs- oder Eliminationsphase. Ähnliche Symptome können auch durch andere, nicht alkoholbedingte Ursachen, wie z. B. Medikamenten- und Drogeneinwirkung, Stoffwechselentgleisungen oder Schädelverletzungen, hervorgerufen werden. Zur Beurteilung einer Alkoholisierung ist die Bestimmung der Ätnolkonzentration im Blut bzw. Serum unerläßlich.

Diagnose des Hirntodes

Bei schweren Vergiftungen und anderen, mit Bewußtlosigkeit einhergehenden Zuständen kann im Verlaufe des Krankheitsgeschehens die Differentialdiagnose zwischen intoxikationsbedingtem Koma und irreversiblem Funktionsverlust des Gehirns Probleme bereiten, da bei beiden Zuständen im EEG Null-Linien auftreten können.

Vor der Beendigung der Aufrechterhaltung der mechanischen Funktionen schwer gehirngeschädigter Patienten sollte daher die Anwesenheit von Medikamenten, die

Tab. 15 Stadien der Alkoholintoxikation /[44]/

Äthanol-konzentration (g/l)		**Stadium der Alkoholisierung**	**Symptome**
Blut	**Serum**		
0—0.5	0—0.6	—	Meist keine auffälligen Veränderungen (außer bei Intoleranz).
0.5—1.5	0.6—1.8	leichte Trunkenheit	Euphorie, Kritikschwäche, Nachlassen der Aufmerksamkeits- und Konzentrationsfähigkeit der Auffassungs-, Kombinations- und Umstellungsfähigkeit und der Geschicklichkeit, Antriebsvermehrung, Rededrang, leichte Gleichgewichtsstörungen, Pupillenreaktion verlangsamt, Nystagmus, Spinalreflexe abgeschwächt.
1.5—2.5	1.8—3.0	mittlere Trunkenheit	Symptome von Stadium 2 verstärkt, dazu Sehstörungen, Gehstörungen, Distanzlosigkeit, Uneinsichtigkeit.
2.5—3.5	3.0—4.2	schwere Trunkenheit	Starke Geh- und Sprechstörungen (Torkeln, Lallen). Zunehmende psychische Verwirrtheit, Orientierungsstörungen, Erinnerungslosigkeit.
über 3.5	über 4.2	schwerste Trunkenheit	Unmittelbare Lebensgefahr. Bewußtsein meist stark getrübt bis aufgehoben, alkoholische Narkose. Reflexlosigkeit. Gefahr der Aspiration von Erbrochenem, des Erstickens in hilfloser Lage, des Todes durch Unterkühlung oder durch Atemlähmung.

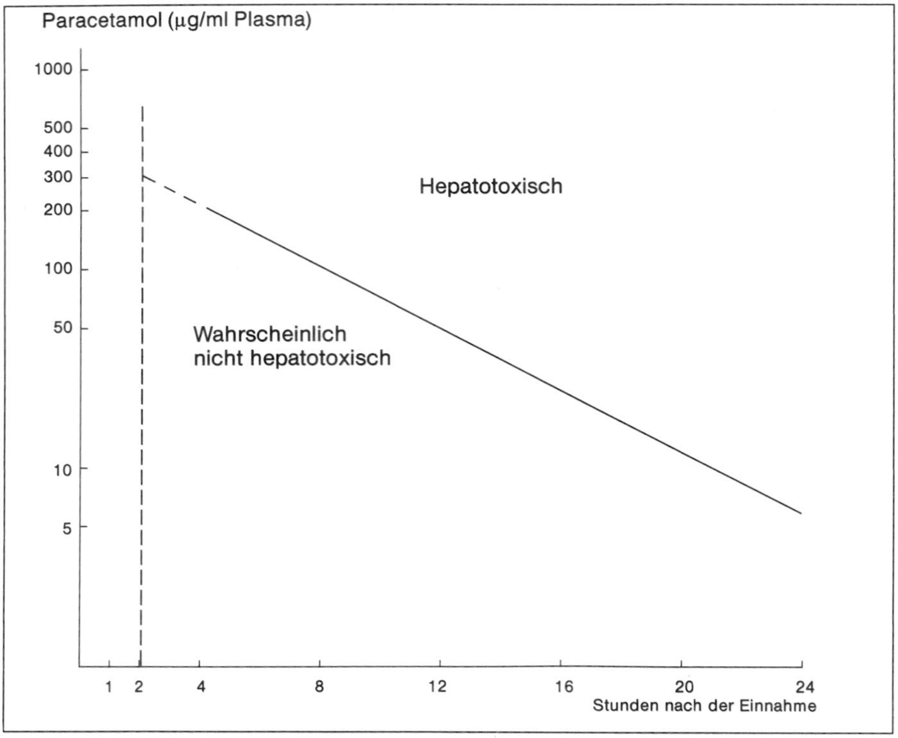

Abb. 1 Semilogarithmisches Diagramm, das eine Prognose der Paracetamol-Vergiftung auf Grund von Blutkonzentrationen erlaubt /[43]/.

eine Depression der Funktion des ZNS bewirken können (Barbiturate, Opiate, trizyklische Antidepressiva, u. a.) durch qualitative oder quantitative Bestimmungen im Blut ausgeschlossen werden. Dies gilt auch für Benzodiazepine und für Thiopental, die im Verlaufe der Behandlung solcher Patienten gelegentlich intravenös zugeführt werden /[38]/.

Chronische Vergiftungen

Chronische Vergiftungen werden u. a. bei Personen beobachtet, die einer kontinuierlichen Einwirkung von chemisch-toxischen Arbeitsstoffen ausgesetzt sind. In entsprechenden Berufen tätige Personen werden aufgrund von gesetzlichen Regelungen einer regelmäßigen Überprüfung ihres Gesundheitszustandes unterzogen. Eine Aufstellung chemisch-toxischer Arbeitsstoffe, der vorgesehenen toxikologischen und sonstigen Untersuchungen, sowie der noch zulässigen Grenzwerte in Blut und Urin sind in Tab. 13 angegeben.

Kohlenmonoxyd kann bei Personen, die einer chronischen Exposition in nicht tödlichen Konzentrationen ausgesetzt sind, eine Vielzahl von neurologischen Symptomen hervorrufen /[45]/. Die Bestimmung von CO-Hämoglobin im Blut bildet einen wesentlichen Teil der oft schwierigen Diagnose. Mit photometrischen Methoden erhaltene Werte können ab 10% CO-Hämoglobin als sicher pathologisch gelten. Bei starken Rauchern können bis 10% CO-Hämoglobin im Blut gefunden werden.

Bei renalen Dialysepatienten kann eine exzessive Akkumulation von *Aluminium* zu ausgeprägten Veränderungen der Knochenstruktur und zum Auftreten einer tödlichen Enzephalopathie führen /[46]/. Die laufende Überwachung der Patienten durch

Bestimmung dieses Elementes im Serum und in der Dialyseflüssigkeit ist zu empfehlen.

Suchtstoffabhängigkeit

Suchtstoffabhängigkeit kann als ein Zustand beschrieben werden, der aus der Wechselwirkung eines Pharmakons mit dem lebenden Organismus entsteht und durch Verhaltens- und andere Reaktionen charakterisiert ist. Zu diesen Reaktionen gehört immer der Drang, den Suchtstoff periodisch oder dauernd einzunehmen, um dessen psychische Effekte zu erleben oder um die unangenehmen Effekte seines Fehlens zu vermeiden /[47]/.

Wichtige Suchtstoffe sind in Tab. 16 angeführt.

Tab. 16 Empfehlungen zum Nachweis von Suchtmitteln /[48]/

Suchtstoff	**Blut**	**Urin**	
Amphetamine	—	A	B
Barbiturate	—	A	B
Benzodiazepine	—	A	B
Äthylalkohol	GC	A	—
Lösungsmittel und Schnüffelstoffe	GC	—	—
LSD	—	—	B
Methaqualon	—	A	B
Morphinane	—	—	B
Morpholine	—	—	B
Opiumalkaloide	—	A	B
Phenyl- u. Methylpiperdin	—	—	B
THC (z. B. Haschisch)	—	A	B

A Suchtmittelnachweis ohne Probenvorbereitung (Isolierung) mittels Immuno-Assays.
B Suchtmittelnachweis mit Probenvorbereitung (Extraktion, Säulentechniken), mittels DC, GC, HPLC, GC-MS.
GC Gaschromatographische Dampfraumanalyse

Der Nachweis von Suchtmitteln in Blut oder Harn des Patienten ist von klinisch-toxikologischer Bedeutung

- Zum Nachweis der Sucht.
- Zur Erkennung eines Entzugsyndroms.
- Zur Überwachung der Entzugsbehandlung.

Patienten mit schwerer Sucht weisen im allgemeinen auch hohe Konzentrationen des Suchtstoffes im Blut auf, ohne daß deswegen toxische Symptome bestehen müssen. Hohe Serumkonzentrationen, die bei Nichtsüchtigen zum Koma führen, werden bei Süchtigen oft erhalten, die nur schläfrig sind. Um bei einem Süchtigen ein Koma zu produzieren, sind im allgemeinen exzessive Konzentrationen im Blut erforderlich /[33]/.

Entzugssyndrome: Sie beginnen beim Abusus mit Sedativa und Hypnotika im allgemeinen zwei Tage nach der letzten Drogenaufnahme, beim Abusus mit Äthylalkohol am 1. bis 3. Tag und beim Abusus mit Benzodiazepinen typischerweise 6 bis 7 Tage nach der letzten Dosis. Gewöhnlich befinden sich keine Drogen mehr im Blut, wenn das Entzugssyndrom beginnt. Nur bei schwerer Sucht können noch geringe Mengen im Blut nachgewiesen werden. Negative Nachweise der Suchtstoffe im Blut sind im allgemeinen typisch für die Diagnose diese Zustandes /[33]/, der mit schweren psychischen und physischen Veränderungen des Patienten einherzugehen pflegt.

Bei der Überwachung der erfolgreich verlaufenden Entzugsbehandlung eines suchtstoffabhängigen Patienten ist die Abwesenheit des entsprechenden Suchtstoffes über einen längeren Zeitraum im Harn zu verfolgen. Medikamente, die dem Patienten aus therapeutischen Gründen verabreicht werden, sind im Laboratorium bekanntzugeben.

Äthylalkohol: Der Nachweis kann bei der Überwachung der Entzugsbehandlung im Harn durchgeführt werden, da eine qualitative Aussage im allgemeinen genügt. Die enzymatische Bestimmung im Morgenharn erlaubt eine diskrete Überwachung hinsichtlich eines Alkoholkonsums am Vorabend, den der Patient möglicherweise ausserhalb der Anstalt verbracht hat.

Abusus durch Einatmen von organischen Lösungsmitteln: Schnüffeln kann zu plötzlichen Todesfällen führen. Akut vergiftete Patienten können eine Vielzahl von neurologischen Symptomen aufweisen, die von einfacher Schläfrigkeit bis zur Bewußtlosigkeit mit Krämpfen reichen /[49]/. Die gaschromatographische Untersuchung des Blutes auf flüchtige Gifte ist in solchen Fällen eine wertvolle diagnostische Hilfe /[21]/.

Laxantien und Diuretika werden gelegentlich, vor allem von Frauen, aus kosmetischen Gründen zur Erzielung einer Reduzierung des Körpergewichts heimlich eingenommen. Relativ einfache qualitative Nachweise dieser Substanzen im Harn können unter Umständen monatelange fruchtlose klinische und laboratoriumsdiagnostische Untersuchungen vermeiden /[50]/.

Hinweise und Störungen

Immunologische Nachweistechniken: Die analytische Spezifität der in der klinisch-toxikologischen Analytik benutzten immunologischen Reaktionen ist nicht 100 %ig. Mit falsch positiven Ergebnissen muß grundsätzlich gerechnet werden. Ihre Häufigkeit sollte weniger als 5 % betragen /[51]/. So können z. B. bestimmte Phenothiazine die Anwesenheit von trizyklischen Antidepressiva im Blut vortäuschen /[52]/. Ein positiver EMIT-Single Test auf Cannabis im Harn wird ohne Bestätigung durch ein anderes Verfahren (DC, GC, GC-MS) zumindest für forensische Fragestellungen nicht anerkannt /[53]/.

Die analytische Sensitivität der immunologischen Reaktionen soll so gut sein, daß Normaldosierungen von Medikamenten noch ohne Schwierigkeiten erkannt werden /[51]/.

Die analytische Sensitivität der EMIT-Single Tests ist generell so eingestellt, daß Konzentrationen im therapeutischen Bereich im allgemeinen nicht erfaßt werden. Positive Ergebnisse weisen auf das Vorhandensein einer toxikologisch relevanten Konzentration hin.

Bei der Beurteilung negativer Ergebnisse von EMIT-Single Tests auf Gruppen von Substanzen, z. B. Barbiturate, Benzodiazepine oder trizyklische Antidepressiva, ist zu berücksichtigen, daß die in den jeweiligen Tests verwendeten Antikörper mit einzelnen Vertretern der Gruppe in unterschiedlicher Intensität reagieren. So können mit dem Gruppentest auf Barbiturate beim Vorliegen von Hexobarbital, Heptobarbital und Methylphenobarbital unter Umständen falsch negative Resultate erhalten werden /[54]/.

Die Empfindlichkeit des EMIT-Single Tests auf Barbiturate im Serum kann erheblich verbessert werden, wenn die Untersuchung nicht nur mit dem Serumkalibrator, sondern auch mit dem 12 mal empfindlicheren Urinkalibrator durchgeführt wird, so daß die Ergebnisse des Barbituratnachweises im Serum in 3 Bereichen (< 0.5 mg/l, 0.5—6 mg/l und > 6 mg/l bezogen auf Secobarbital) angegeben werden können /[17, 18]/.

 Beurteilung von Einzelergebnissen eines toxikologischen Screeningprogrammes:

Es muß der Umfang berücksichtigt werden, den das Screeningprogramm aufweist. So werden mit den in Tab.12 angeführten Untersuchungen eine Reihe seltener vorkommender Gifte nicht erfaßt, wie z. B. barbitursäurefreie Schlafmittel wie Methylprylon, Gluthetimid, Ethchlorvynol, sowie tetrazyklische Antidepressiva oder bestimmte Alkaloide, wie z. B. Strychnin.

Besteht die Notwendigkeit, solche Substanzen in die Untersuchung einzubeziehen, so können die in Tab. 11 und auf S.1219 angeführten Verfahren herangezogen werden, wobei im klinischen Laboratorium der Dünnschicht-Chromatographie, der UV-Spektroskopie und der HPLC besondere praktische Bedeutung zukommen.

Giftinformationszentralen: Sie geben Tag und Nacht unentgeltlich Auskunft und sollten in allen unklaren Fällen von Klinik und Laboratorium bei folgenden Fragestellungen in Anspruch genommen werden:

- Erste Hilfe bei Vergiftungen.
- Interpretation von Vergiftungszeichen.
- Toxizität von Medikamenten, Haushaltsmitteln, Chemikalien und anderen Substanzen.
- Analytische Hinweise.
- Therapeutische Hinweise.

Forensische Aspekte: Für etwa nachfolgende, gerichtschemische Untersuchungen ergibt sich die Notwendigkeit, alle für klinisch-toxikologische Untersuchungen übermittelten Proben etwa 3—4 Wochen in eindeutig identifiziertem Zustand im Kühlschrank oder tiefgefroren aufzubewahren.

Pathophysiologie

Im allgemeinen kann davon ausgegangen werden, daß bei leichten und mittelschweren Intoxikationen nicht mit wesentlichen Änderungen der Pharmakokinetik (sh. S. 1207) zu rechnen ist. Im Rahmen schwerer Intoxikationen kann es zu Änderungen der Resorption, biologischen Verfügbarkeit, Proteinbindung und Elimination von Medikamenten und anderen Giften kommen /[42]/.

Aufgrund einer Abnahme der Motilität des Gastrointestinaltraktes und der Bildung schwer löslicher Tablettenmassen ist für eine Anzahl von Medikamenten eine verzögerte Resorption beschrieben worden. Bei Substanzen, die einem ausgeprägten First-pass-Metabolismus unterliegen, kann es durch Sättigung dieses Metabolismus zu einer erheblichen Zunahme der biologischen Verfügbarkeit kommen.

Eine Abnahme der Proteinbindung eines Medikamentes kann zu einer Steigerung der toxischen Wirkung führen, da dessen freier Anteil, der für die pharmakologische Wirksamkeit verantwortlich ist, zunimmt. Darüber hinaus führt eine Abnahme der Proteinbindung zu einer Erhöhung des Verteilungsvolumens. Als Folge der Zunahme des Verteilungsvolumens kann es zu einer Verlängerung der Halbwertszeit kommen.

Darüber hinaus ist zu berücksichtigen, daß Schock und Hypothermie über eine Abnahme des Herzzeitvolumens und Änderungen der Durchblutung zu einer Abnahme der Clearance und des Verteilungsvolumens führen. Diese Änderungen bewirken dann eine beträchtlichen Verzögerung der renalen Elimination der Substanz.

Durch Verschiebung des Blut-pH kann die Diffusion von Pharmaka in das zentrale Nervensystem verändert werden. Darüber hinaus beeinflussen Änderungen im Urin-pH die renale Clearance erheblich.

Für die Mehrzahl der in suizidaler Absicht eingenommenen Medikamente und Fremdstoffe stellt der Metabolismus in der Leber den entscheidenden Eliminationsprozeß dar. Da die meisten Giftstoffe lipophile Substanzen sind, werden zunächst polare funktionelle Gruppen in das Molekül eingeführt. Sehr häufig erfolgt noch eine Konjugation dieser Stoffwechselprodukte z. B. mit Glucuronsäure. Aufgrund dieser Änderungen der chemischen Struktur nimmt die Wasserlöslichkeit und damit die renale Ausscheidung erheblich zu.

Die Metaboliten besitzen in der Regel keine, oder eine, verglichen mit der Ausgangssubstanz wesentlich geringere Wirksamkeit. Andererseits können im Rahmen dieses Prozesses auch aktive und/oder toxische Metaboliten gebildet werden. Durch ihre Konjugation mit Glutathion erfolgt eine Entgiftung. Werden jedoch exzessive Konzentrationen dieser Metaboliten gebildet, ist die Kapazität dieses Entgiftungsmechanismus durch Erschöpfung der Glutathionvorräte der Zelle überschritten und es kommt zu einer Bindung an nukleophile Bindungsstellen, wie z. B. an SH-Gruppen von Cystein in Proteinen /[42]/.

Durch Gabe entsprechender Mengen von Substanzen mit freien SH-Gruppen, wie z. B. N-Azetylcystein, ist es möglich, diese reaktiven Metaboliten abzufangen. Das Prinzip wird bei der Behandlung der schweren Paracetamolvergiftung mit großem Erfolg angewendet. Dabei gelingt es, das Auftreten schwerer Leberschäden durch rechtzeitige Gabe von N-Azetylcystein zu verhindern.

Literatur

1. *Schuster, H. P.:* Soforttherapie bei Vergiftungen, S. 17. Perimed Fachbuch-Verlagsgesellschaft, Erlangen (1983).
2. *DFG (Deutsche Forschungsgemeinschaft):* Denkschrift, Klinisch-toxikologische Analytik, Lage und Ausbaunotwendigkeit. Verlag Chemie, Weinheim (1983).
3. *Pohl, K. D.:* GIT Lab. Med. *5:* 38 (1982). Chemisch-toxikologische Untersuchungen im Rahmen der klinischen Notfall-Analytik.
4. *DFG (Deutsche Forschungsgemeinschaft):* Denkschrift, Dokumentation in der klinisch-toxikologischen Analytik. VCH Verlagsgesellschaft, Weinheim (1987).
5. *Widdop, B.:* Hospital toxicology and drug abuse screening. In: Clarke's isolation and identification of drugs, S. 3. Pharmaceutical Press, London (1986).
6. *Prellwitz, W.:* Klinisch-chemische Analysen bei Vergiftungen. In: *Schuster, S. P.*, Soforttherapie bei Vergiftungen, S. 63. Perimed Fachbuch-Verlagsgesellschaft, Erlangen (1983).
7. *Kleinberger, G., K. Lenz, U. Jäger:* Forcierte Diurese. In: *Deutsch, E.*, Diagnose, Verlaufskontrolle und Therapie schwerer exogener Vergiftungen, S. 79. Schattauer, Stuttgart (1984).
8. *Glöckner, W. M.:* Dialyse, Hämofiltration und Plasmaaustausch zur extrakorporalen Detoxikation. In: *Deutsch, E.*, Diagnose, Verlaufskontrolle und Therapie schwerer exogener Vergiftungen, S. 97. Schattauer, Stuttgart (1984).
9. *Ritz, E.:* Erst- und Notfallversorgung von Vergiftungen. In: *Deutsch, E.*, Diagnose, Verlaufskontrolle und Therapie schwerer exogener Vergiftungen, S. 3. Schattauer, Stuttgart (1984).
10. *Fabricius, W., B. Radetzki:* Abschlußbericht zum Forschungsvorhaben Untersuchungen zur Auswertung bereits dokumentierten Datenmaterials über Vergiftungsfälle und die Stoffe und Zubereitungen, die bei Bedarfsgegenständen zur Vergiftung führten. Bundesgesundheitsamt, Berlin (1981), zit. lit. 2.
11. *McCarron, M.:* J. Anal. Toxicol. *7:* 132 (1983). The use of toxicology tests in emergency room diagnosis.
12. *Hruby, K.:* Der praktische Arzt *38:* 1493 (1984). Der Vergiftungsfall in der ärztlichen Praxis.
13. *Geldmacher-von Mallinckrodt, M.:* Einfache Untersuchungen auf Gifte im klinisch-chemischen Laboratorium, S. 75. Thieme, Stuttgart (1976).
14. *Moffat, A. C.:* Thin-layer chromatography. In: *Moffat, A. C.*, Clarke's isolation and identification of drugs, S. 160. Pharmaceutical Press, London (1986).
15. *Stevens, H. M.:* Colour Test. In: *Moffat, A. C.*, Clarke's isolation and identification of drugs, S. 128. The Pharmaceutical Press, London (1986).
16. *Stewart, M. J.:* Immunoassays. In: *Moffat, A. C.*, Clarke's isolation and identification of drugs, S. 148. The Pharmaceutical Press, London (1986).
17. *Gibitz, H. J.:* Simple screening tests in clinical toxicology. In: *Maes, R. A. A.*, Topics in forensic and analytical toxicology, S. 61. Elsevier, Amsterdam (1984).

18. *Gibitz, H. J.:* Toxikologische Screeningmethoden bei akuten, exogenen Vergiftungen. In: *Deutsch, E.,* Diagnose, Verlaufskontrolle und Therapie schwerer exogener Vergiftungen, S. 157. Schattauer, Stuttgart (1984).
19. *Fell, A. F.:* Ultraviolet, visible, and fluorescence spectrophotometry. In: *Moffat, A. C.,* Clarke's isolation and identification of drugs, S. 221. Pharmaceutical Press, London (1986).
20. *Kovats, E.:* Helv. Chim. Acta. *41:* 1915 (1958). Gaschromatographische Charakterisierung organischer Verbindungen.
21. *Machata, G.:* Optimierung der gaschromatographischen Blutalkoholbestimmung. In: *Barz, J. P.,* Fortschritte der Rechtsmedizin, S. 233. Springer, Heidelberg (1983).
22. *DFG (Deutsche Forschungsgemeinschaft):* Mitteilung I der Kommission für Klinisch-toxikologische Analytik, Gaschromatographische Retentionsindices toxikologisch relevanter Verbindungen auf SE-30 oder OV-1. Verlag Chemie, Weinheim (1982)
23. *Leach, H., J. D. Ramsey:* Gas Chromatography. In: *Moffat, A. C.,* Clarke's isolation and identification of drugs, S. 178. Pharmaceutical Press, London (1986).
24. *Daldrup, T., P. Michalke, W. Boehme:* Chromatography Newsletter *10:* 1 (1982). A screening test for pharmaceuticals, drugs and insecticides with reserved phase liquide chromatography — Retention data of 560 compounds.
25. *Gill, R.:* High pressure liquid chromatography. In: *Moffat, A. C.,* Clarke's isolation and identification of drugs, S. 201. Pharmaceutical Press, London (1986).
26. *Brandenberger, H.:* Z. Anal. Chem. *324:* 233 (1986). Neue Wege in der Pharmaka- und Drogenanalytik.
27. *Leichnitz, K.:* Drägerwerk AG Lübeck, 6. Ausgabe (1985). Prüfröhrchen Taschenbuch.
28. *Chapman, D. I.:* Infra-red spectrophotometry. In: *Moffat, A. C.,* Clarke's isolation and identification of drugs, S. 237. Pharmaceutical Press, London (1986).
29. *Feldstein, M.:* Advances in polarography as applied to toxikological analysis. In: *Stolman, A.,* Progress in chemical toxikology, Vol. 5, S. 369. Academic Press, New York (1974).
30. *Ardrey, R. E.:* Mass spectrometry. In: *Moffat, A. C.,* Clarke's isolation and identification of drugs, S. 251. Pharmaceutical Press, London (1986).
31. *Schriever, K. H., F. Schuh:* Enzyklopädie Naturwissenschaft und Technik, S. 3014 u. 3708. Zweiburgen Verlag, Weinheim (1981).
32. *Carr, G. P.:* Nuklear magnetic resonance spectroscopy. In: *Moffat, A. C.,* Clarke's isolation and identification of drugs, S. 264. Pharmaceutical Press, London (1986).
33. *McCarron, M.:* J. Anal. Toxicol. *7:* 142 (1983). The role of the laboratory in treatment of the poisoned patient: Clinical perspective.
34. *Gibitz, H. J.:* Personalzeiten und Kosten toxikologischer Screeninguntersuchungen im Notfall-Laboratorium eines großen Krankenhauses. In: *Geldmacher-v. Mallinckrodt, M.,* Klinisch toxikologische Analytik — Gegenwärtiger Stand und Forderungen für die Zukunft, VCH-Verlagsgesellschaft Weinheim (1987).
35. *Schütz, H.:* Dünnschichtchromatographische Suchanalyse für 1,4-Benzodiazepine in Harn, Blut und Mageninhalt. Deutsche Forschungsgemeinschaft, Mitteilung VI der Senatskommission für Klinisch-toxikologische Analytik. Verlag Chemie Weinheim (1985).
36. *Geldmacher-von Mallinckrodt, M., P. Enders:* Qualitätskontrolle in der chemisch-toxikologischen Analytik. In: *Deutsch, E.,* Diagnose, Verlaufskontrolle und Therapie schwerer exogener Vergiftungen, S. 195. Schattauer, Stuttgart (1984).
37. *Baselt, R. C., A. Wright, H. Cravey:* Clin. Chem. *21:* 44 (1975). Therapeutic and toxic concentrations of more than 100 toxicologically significant drugs in blood, plasma, or serum: A tabulation.
38. *Flanagan, R. J., B. Widdop:* Clinical toxicology. In: *Curry, A. S.,* Analytical methods in human toxicology, S. 37. Verlag Chemie, Weinheim (1985).
39. Amtliche Nachrichten des Bundesministeriums für soziale Verwaltung und des Bundesministeriums für Gesundheit und Umweltschutz (Wien) *41:* 456 (1985).
40. *DFG (Deutsche Forschungsgemeinschaft):* Report No. 21, Commission for the investigation of health hazards of chemical compounds in the work area, maximum concentrations at the workplace and biological tolerance values for working materials. Verlag Chemie, Weinheim (1985).
41. *Okonek, S.:* Toxikologischer Giftnachweis. In: *Schuster, S. P.,* Soforttherapie bei Vergiftungen, S. 73. Perimed Fachbuch-Verlagsgesellschaft, Erlangen (1983).
42. *Eichelbaum, M.:* Elimination von Fremdstoffen aus dem Organismus bei Intoxikationen. In: *Deutsch, E.,* Diagnose, Verlaufskontrolle und Therapie schwerer exogener Vergiftungen, S. 69. Schattauer, Stuttgart (1984).
43. *Rumack, B. H., H. Matthew:* Pediatrics *55:* 871 (1975). Acetaminophen poisoning and toxicity.

44. *Schwerd, W.:* Kurzgefaßtes Lehrbuch der Rechtsmedizin für Mediziner und Juristen, S. 134. Deutscher Ärzteverlag, Köln (1979).
45. *Thompson, N., J. A. Henry:* Human Toxicol. *2:* 335 (1983). Carbon monoxide poisoning: Poisons unit experience over five years.
46. *Parkinson, I. S., M. K. Ward, D. N. S. Kerr:* J. Clin. Pathol. *34:* 1285 (1981). Dialysis encephalopathy, bone disease and anaemia: The aluminium syndrome during regular haemodialysis.
47. WHO Techn. Rep. Ser. No. 407, S. 6 (1969).
48. *DFG (Deutsche Forschungsgemeinschaft):* Mitteilung III, Senatskommission für klinisch-toxikologische Analytik, Empfehlungen zum Nachweis von Suchtmitteln. Verlag Chemie, Weinheim (1985).
49. *King, M. D., R. E. Day, J. S. Oliver, M. Lush, J. M. Watson:* Br. Med. J. *283:* 663 (1981). Solvent encephalopathy.
50. *De Wolff, F. A., P. M. Edelbroek, E. J. M. de Haas, P. Vermeij:* Human Toxicol. *2:* 385 (1983). Experience with a screening method for laxative abuse.
51. DFG (Deutsche Forschungsgemeinschaft): Senatskommission für klinisch-toxikologische Analytik: J. Clin. Chem. Clin. Biochem. *20:* 695 (1982). Empfehlungen für die klinisch-toxikologische Analytik mit Hilfe von immunchemischen Testen.
52. *Schroeder, T. J., J. J. Tasset, E. J. Otten, J. R. Hedges:* J. Anal. Toxicol. *10:* 221 (1986). Evaluation of Syva EMIT toxicological serum tricyclic antidepressant assay.
53. *Möller, M.:* Mitteilungsblatt der Deutschen Gesellschaft für Toxikologische und Forensische Chemie. *42:* 4 (1986). Wirkung eines Positivbefundes nach dem EMIT-Test für die vorzeitige Entlassung.
54. *Drost, R. H., T. A. Plomb, R. A. A. Maes:* J. Toxicol. Clin. Toxicol. *19:* 303 (1982). EMIT-ST Drug detection system for screening of barbiturates and benzodiazepines in serum.

Serologische Diagnostik infektiöser Erkrankungen

G. Frösner

Virushepatitiden

P. Kühnl, R. Laufs

Humanpathogene Retroviren, HIV-Infektionen

K. Janitschke

Parasitosen

Bakterielle Infektionen

Einleitung

Die Diagnostik bakterieller Infektionskrankheiten kann mikrobiologisch entweder durch den direkten Erregernachweis oder den Nachweis der Antikörperantwort des infizierten Organismus auf den Erreger geführt werden.

Prinzipiell sollte bei einer akuten, behandlungsbedürftigen Infektion der Nachweis des Erregers in der bakteriologischen Kultur erfolgen. Das ist aber nur möglich, wenn der Erreger bei Auftreten der klinischen Symptome in Ausscheidungen, Sekreten, Blut oder Geweben noch faßbar ist, z. B. Salmonellen im Stuhl bei Diarrhoe oder Gonokokken bzw. Chlamydien im Zervikalsekret bei einer Genitalinfektion.

Bei einem Teil der bakteriellen Infektionskrankheiten, z. B. Lues, Borreliosen, Legionellosen sind die Erreger bei Auftreten der klinischen Symptomatik nur noch kurzzeitig bzw. nicht mehr nachweisbar oder der direkte Erregernachweis ist technisch schwierig. In diesen Fällen sollte die Sicherung der Diagnose über den Antikörpernachweis versucht werden. Die Präsenz spezifischer IgM- und/oder IgA-Antikörper, bzw. ein Titeranstieg komplementbindender oder agglutinierender Antikörper weisen auf die Auseinandersetzung des Organismus mit dem Erreger hin und lassen auf eine akute Infektion schließen.

Semiquantitatives Meßsystem bei Antikörperbestimmung ist der *Antikörpertiter,* d. h. die höchste Serumverdünnung, bei der eine Antigen-Antikörper-Reaktion noch nachweisbar ist. Der Antikörpertiter eines Serums ist kein absoluter Wert, er wird entscheidend durch das System bestimmt, das zum Nachweis eingesetzt wird. Die Empfindlichkeit der einzelnen Methoden ist unterschiedlich und Titerhöhen sind nur bei Kenntnis der angewandten Technik vergleichbar.

In Verlaufsbeobachtungen kommt es gewöhnlich zu einem starken Ansteigen des Antikörpertiters in den ersten vier Wochen nach der akuten Infektion. Der Ausgangswert des Titeranstiegs liegt in den meisten Fällen nicht bei Null, sondern im Bereich unterhalb eines Grenzwertes bei dem die Werte der Mehrzahl von Gesunden liegen.

Er wird im folgenden als *Grenztiter* bezeichnet. Ein spezifischer Antikörpertiter auf der Höhe des Grenztiters oder größer ist Infektions-verdächtig und wird deshalb auch als »Verdachtstiterbereich« bezeichnet. Titer höher als das 2—4fache des Grenztiters in der ersten Untersuchungsprobe weisen bei entsprechender klinischer Symptomatik gewöhnlich auf eine akute Infektion hin.

Dem Grenztiter kommt in vielen Fällen nicht das Gewicht des klinisch-chemischen Referenzwertes zu. Durch Antigenverwandtschaften und asymptomatische Erkrankungen sowie durch spezielle epidemiologische Umstände wird eine Antikörperbildung in unterschiedlichem Ausmaß induziert, so daß die erwähnten Grenztiter nur grobe Anhaltspunkte darstellen. Generell gilt daher, die Untersuchung von Doppelproben zu veranlassen, das heißt Proben, die im Abstand von ein bis zwei Wochen entnommen werden. Bei akuten Infektionen zeigen Antikörper gegen den Infektionserreger einen deutlichen Anstieg in der zweiten Probe.

Bei *unkomplizierten Schleimhautinfektionen* erfolgt kein Antigenstimulus, der eine systemische Immunantwort in Gang setzt.

Zum Nachweis bakterieller Antikörper werden im wesentlichen eingesetzt: Bakterienagglutination (*Widal*-Reaktion), Komplement-Bindungsreaktion, indirekte Hämagglutination, Latex-Agglutination, Immunfluoreszenz-Test, Enzymimmunoassay.

Hinweise zur Befundinterpretation des direkten Agglutinations-Tests (Widal), des indirekten Hämagglutinations-Tests (IHT) und der Komplementbindungs-Reaktion (KBR)

1. Erkannt werden Antikörper der Klassen IgG und IgM, die *Widal*-Reaktion weist vorwiegend 19s IgM-Antikörper nach.
2. Die Tests können als Suchreaktion zum indirekten Erregernachweis eingesetzt werden.
3. Die Tests differenzieren nicht zwischen IgG- und IgM-Antikörpern. Der Titerwert einer Einzelprobe erlaubt deshalb keine zuverlässigen Aussagen
   — Über das Vorliegen einer akuten oder anamnestischen Infektion.
   — Über die Dauer einer akuten oder anamnestischen Infektion.
   — Zur Abgrenzung gegenüber einer kürzlich durchgemachten Infektion.
4. Eine sichere Befundinterpretation ist gewöhnlich möglich anhand der Verlaufsbeurteilung von im Abstand von einer Woche entnommener Proben. Es sprechen
   — Ein Anstieg um mindestens 2 Titerstufen (vierfacher Titeranstieg) in aufeinanderfolgenden, parallel bestimmten Proben für die akute Infektion.
   — Gleich erhöhte Titer in aufeinanderfolgenden Proben für eine bestehende oder kürzlich abgelaufene Infektion.
   — Der Titerabfall in zwei aufeinanderfolgenden Proben für die vor kurzem durchgemachte Infektion.
5. Der Zeitpunkt des Titeranstiegs, Titerhöhe, Titerpersistenz und Titerabfall sind abhängig vom Infektionserreger, der Antigenpräparation, z. B. O- oder H-Antigen bei Salmonellen, und der angewendeten Nachweismethode.
6. Reinfektionen können, trotz fehlenden Nachweises von spezifischem IgM, insbesondere in der KBR und dem IHT einen Titeranstieg bewirken.
7. Die KBR und der Agglutinations-Test *(Widal)* sind ungeeignet zur Beurteilung der Immunitätslage des Organismus gegenüber einem Erreger.
8. Ein den Grenzwert nicht überschreitender Titeranstieg schließt die akute Infektion nicht aus. Ursachen können die mangelnde Aktivierung des Immunsystems sein aufgrund einer lokalisierten Infektion, einer Abwehrschwäche des Immunsystems oder wenn es sich um Kleinkinder handelt.

Hinweise zur Befundinterpretation des indirekten Immunfluoreszenz-Tests (IIFT) und des Enzyme linked immunoassay (ELISA)

1. Erkannt werden erregerspezifische Antikörper der Klassen IgG, IgM und IgA.
2. Die Tests können als Suchreaktion zum indirekten Erregernachweis eingesetzt werden.
   — Ein negatives Testergebnis spricht gegen das Vorliegen spezifischer Antikörper. Eine Infektionsexposition mit dem vermuteten Erreger kann ausgeschlossen werden unter der Voraussetzung, daß es sich nicht um Patienten mit Immunschwäche handelt und zwischen dem Zeitpunkt der Infektion und der Blutentnahme ein Zeitraum von mindestens 5—7 Tagen liegt.
   — Das positive Testergebnis weist auf eine akute, kürzer- oder längerzeitig zurückliegende Infektionsexposition mit dem entsprechenden Erreger hin. Voraussetzung ist, daß eine Kreuzreaktivität, bedingt durch die Antigengemeinschaft mit einem anderen Erreger, ausgeschlossen werden kann.
3. Durch Vorbehandlung des Serums oder aufgrund des speziellen Testverfahrens (z. B. μ-capture assay) können Antigen-spezifische IgM- und IgG-Antikörper differenziert werden.

4. Der Nachweis von Erreger-spezifischen IgM-Antikörpern (bei einigen Erregern auch IgA-Antikörpern) in der Einzelprobe weist auf eine akute, noch bestehende oder kürzlich abgelaufene Infektion hin. IgM-Antikörper werden als primäre Immunantwort auf eine Infektion gebildet, erreichen nach 1 bis 2 Wochen maximale Werte und fallen innerhalb von 2—3 Monaten nach Auftreten der klinischen Symptomatik auf nicht nachweisbare Werte ab. Ausnahmen von dieser Regel bestehen.
5. Exogene und endogene Reinfektionen werden gelegentlich nicht von einem Anstieg spezifischer IgM-Antikörper begleitet.
6. Der Nachweis spezifischer IgM-Antikörper beim Fetus oder Neugeborenen spricht für eine prä- oder perinatale Infektion.
7. Spezifische IgG-Antikörper steigen 2—3 Wochen nach erfolgter Infektion an. Maximaltiter werden nach mehreren Wochen erreicht. IgG-Antikörper persistieren lange Zeit, oft lebenslang.
8. In der Einzelprobe zeigt der Nachweis spezifischer IgG-Antikörper den stattgefundenen Kontakt des Organismus mit einem Erreger an. Die Höhe des Titers ist ein Kriterium der Immunitätslage (Serumnarbe, Impfung) und des Immunschutzes vor einer Neuerkrankung durch denselben Erreger.
9. In der Verlaufsbeurteilung sprechen
   — Ansteigende IgG-Titer für die akute Infektion oder die exogene oder endogene Reinfektion.
   — Gleichbleibend hohe Titer für eine zurückliegende aber noch bestehende Infektionserkrankung (Maximaltiter erreicht) oder eine abgelaufene Infektion.
10. IgM- und IgG-Antikörper können ansteigen nach Impfung und bei Zweitinfektion mit einem Erreger, der eine Antigengemeinschaft mit dem Infektionserreger hat.

Borreliosen

Verbreitung und klinische Symptomatik

Inzidenz in der BRD: Unbekannt, Borreliosen treten vorwiegend epidemisch auf /[1]/.

Epidemiologie: Borrelia burgdorferi oder dieser sehr nahe verwandte Borrelien werden durch Biß von Schildzecken der Gattung Ixodes auf den Menschen übertragen. Bei den Zecken gehen die Borrelien transovariell von weiblichen Zecken auf die Nachkommen über /[2]/.

Bevorzugter Personenkreis: Waldarbeiter, Förster.

Inkubationszeit: Nicht genau bekannt, etwa 2—3 Wochen.

Klinische Symptomatik /[2–4]/: Die Borreliosen manifestieren sich in erster Linie als Erkrankungen der Haut, gefolgt von neurologischen Erkrankungen. Erstmanifestation ist in Europa meist das Erythema chronicum migrans.

Hauterkrankungen	Neurologische Erkrankungen
Erythema chronicum migrans (Europa) Lyme Krankheit (USA) Acrodermatitis chronica atrophicans *(Herxheimer)* Lymphadenosis cutis benigna	Meningopolyneuritis *(Garin-Bujadoux-Bannwarth)* in Form von Polyneuritis, Radikulitis, Neuritis der Hirnnerven (meist N. facialis bilateral), Meningitis.

Serodiagnostik /[5]/

Indirekter Immunfluoreszenztest (IIFT): Als Antigen wird die aus Ixodes ricinus gewonnene Spirochaete eingesetzt.
Grenztiter im Serum: IgG-Antikörper 1:≧64, für IgM-Antikörper 1:≧16.
Grenztiter im Liquor: 1:≧2.

Enzyme-Linked-Immunoassay (ELISA): Antigenpräparation aus Ixodes ricinus-Spirochaete.
Grenzwert 100 E/ml.

<u>*Bewertung*</u>

Im IIFT werden in der ersten Serumprobe IgG-Titer ≧ 1:64 und IgM-Titer ≧ 1:32 als positiv angesehen, im ELISA Werte ab 200 E/ml. In einer Studie /[1]/ an 242 Waldarbeitern hatten 16.5% IgG-Titer ≧ 1:64 und einer einen erhöhten IgM-Titer im IIFT.

Bei alleinigem Vorliegen eines Erythema chronicum migrans hatten 50% der Patienten einen IgG-Antikörpertiter von 1:64 bis 1:512 im IIFT /[3]/. Demgegenüber hatten alle Patienten mit Acrodermatitis chronica atrophicans erhöhte IgG-Antikörpertiter, spezifische IgM-Antikörper waren nur in einem Teil der Fälle nachzuweisen /[4]/.

Patienten mit Meningopolyneuritis Garin-Bujadoux-Bannwarth zeigten in 90% der Fälle erhöhte Titer und zu 68% erhöhte IgM-Titer im IIFT /[2]/. Im Liquor hatten 55% der Patienten erhöhte IgG-Titer (Grenztiter 1:>2).

Der spezifische IgM-Antikörpernachweis scheint für die Diagnostik der Borreliosen nur von begrenztem Wert zu sein, das klinische Bild in Verbindung mit der Höhe des IgG-Titers und der Titerverlauf sind maßgebend.

Titeranstiege liegen bei Erythema chronicum migrans allgemein zwischen der 2. und 6. Woche nach Zeckenbiß. Nach spezifischer Behandlung fallen die Titer im Laufe der folgenden Monate teilweise bis unter den Grenztiter ab.

Personen mit infektiöser Mononukleose können grenzwertige Antikörpertiter zeigen. Kreuzreaktionen mit Treponema pallidum-Antikörpern müssen bei positivem Befund durch den TPHA und/oder FTA-abs-Test ausgeschlossen werden /[5]/.

Literatur

1. *Wilske, B., P. Münchhoff, G. Schierz, V. Preac-Mursic, M. Roggendorf, G. Zoulek:* Münch. Med. Wschr. *127:* 171 (1985). Zur Epidemiologie der Borrelia burgdorferi-Infektion.
2. *Ackermann, R.:* Dtsch. Med. Wschr. *108:* 577 (1983). Erythema chronicum migrans und durch Zecken übertragbare Meningopolyneuritis (Garin-Bujadoux-Bannwarth): Borrelien-Infektion?
3. *Ackermann, R., J. Kabatzki, H. P. Boisten* et al.: Dtsch. Med. Wschr. *109:* 92 (1984). Spirochaeten-Ätiologie der Erythema chronicum migrans Krankheit?
4. *Ackermann, R., H. P. Boisten, J. Kabatzki* et al.: Dtsch. Med. Wschr. *109:* 6 (1984). Serumantikörper gegen Ixodes-ricinus-Spirochäte bei Acrodermatitis chronica atrophicans (Herxheimer).
5. *v. Mühlendahl, K. E., R. Ackermann:* Dtsch. Med. Wschr. *111:* 77 (1986). Borrelien-Infektion (Lyme-Krankheit): Was besagt eine positive Serologie?

Brucellosen

Verbreitung und klinische Symptomatik

Inzidenz in der BRD: Etwa 0.5 pro 100.000 Einwohner, regional aber Unterschiede von 0.1—1.3. Meldepflichtig sind die Erkrankung und der Tod an Brucellose.

Epidemiologie: Von infizierten Tieren und ihren Produkten (auch Milch und Milchprodukte) erfolgt die Übertragung auf den Menschen. Der Jahresgipfel der Erkrankungen liegt in den Monaten Juni bis September.

Erreger	Reservoir	Erkrankung
Br. abortus	Rind	Bang'sche Erkrankung
Br. melitensis	Schaf, Ziege	Maltafieber
Br. suis	Schwein, Hasen	Br. suis-Infektion
Br. canis	Hund	Br. canis-Infektion

Bevorzugt betroffener Personenkreis: Mit der Tierhaltung und -verwertung befaßte Personen. Urlauber aus südlichen Ländern.

Inkubationszeit: Tage bis Monate, beim Maltafieber 2—3 Wochen.

Klinische Symptomatik: Vielgestaltig; häufig sind Fieber vom intermittierenden oder ondulierenden Typ, allgemeines Krankheitsgefühl, Splenomegalie, Lymphknotenschwellungen.

Serodiagnostik

Objektträgeragglutinations-Test: Wird zur Schnelldiagnose eingesetzt. Kommerziell verfügbar sind Antigene gegen Br. melitensis und Br. abortus. Jedes positive Ergebnis muß durch den Röhrchenagglutinations-Test (*Widal*) bestätigt werden /[6]/. Falsch negative Ergebnisse aufgrund eines Prozonenphänomens durch inkomplette Antikörper oder durch hohe Antikörpertiter. Deshalb sollten mindestens 2 Serumverdünnungen untersucht werden.

Röhrchen-Agglutination (Widal): Brucellensuspensionen werden mit ansteigenden Verdünnungen des Patientenserums inkubiert. Standardtest zum Brucellennachweis, Testdauer 2 Tage. Weist IgG-, IgA- und IgM-Antikörper nach. Zur Erkennung eines Prozonenphänomens sollte die Reihenverdünnung über 1:360 liegen.

Grenztiter 1:≧80 (1:≧100).

Komplement-Bindungsreaktion (KBR): Analytische Sensitivität kleiner als die des Widal.

Grenztiter 1:≧5.

Brucellose-Coombstest: Wird eingesetzt, wenn trotz negativer Widal-Reaktion ein Verdacht auf Brucellose besteht. Bei Brucellose treten nicht selten inkomplette blokkierende Antikörper bei niedrigen bis mittleren Serumverdünnungen auf. Sie besetzen die Antigene auf den Brucellen, führen aber nicht zur sichtbaren Agglutination.

Für den Coombstest wird der Widal-Ansatz mit der 1:80- bzw. 1:100-Serumverdünnung zentrifugiert und das Sediment, bestehend aus Immunkomplexen von Brucellen mit inkompletten Antikörpern, gewaschen. Gewaschenes Sediment wird resuspendiert und mit Coombs-Serum versetzt. Bei Präsenz von inkompletten Brucella-antikörpern kommt es zur Agglutination.

Grenztiter 1:>80 (1:>100).

Bewertung

In der Einzelprobe sprechen Titer in der Widal-Reaktion von 1:160 (1:200) und höher für eine Brucellose. Bei klinischer Diagnosestellung haben 98% der Patienten Titer von ≧ 1:160 /[3]/. Die höchsten Titer bestehen in den ersten Krankheitswochen und fallen dann langsam z. T. bis über Jahre ab. Diagnostisch relevant sind Titerbewegungen. Eine Mitagglutination von anderen Brucellen-Spezies in niedrigeren Serumverdünnungen wird immer gefunden.

In Gebieten mit niedriger Brucellose-Inzidenz sollte ein Titer von ≧ 1:20 bei begründetem klinischen und anamnestischen Verdacht Anlaß zur Beurteilung des Titerverlaufes sein /[4]/.

Falsch positive Widal-Titer treten bei Infektionen mit Yersinia enterocolitica 0.9, bei Cholera, nach Choleraimpfung und bei Tularämie auf.

Die KBR zeigt gewöhnlich nur während und kurz nach der akuten Infektion Titer über 1:5.

Literatur

1. Brucellosen, Erkennung und Behandlung. Bundesgesundheitsamt, Merkblatt Nr. 22, DÄV (1971).
2. *Thimm, B. M.:* Brucellosis. Springer, Heidelberg (1982).
3. *Young, E. W.:* Rev. Infect. Diseases *5:* 821 (1983). Human brucellosis.
4. *Ansorg, R., U. Unger, G. Palm:* Med. Mikrobiol. Immunol. *172:* 47 (1983). Serologische Diagnostik akuter Brucella melitensis-Infektionen in einer bisher brucellosefreien Region.
5. *Schoenemann, J., R. Lütticken, E. Schreiber:* Dtsch. Med. Wschr. *111:* 20 (1986). Brucella canis-Infektion beim Menschen.
6. *Altweg, M., E. Bohl:* Zbl. Bakt. Hyg. A *260:* 65 (1985).Evaluation of rapid, reliable and inexpensive screening-test for the serological diagnosis of human brucellosis.

Campylobacter-Infektionen

Verbreitung und klinische Symptomatik

Inzidenz in der BRD: Unbekannt. Campylobacter ist im Stuhl bei 3—7% aller Patienten mit akuter Diarrhoe oder Gastroenteritis als einziger Enteritis-Erreger nachweisbar. Er wird etwa gleich häufig gefunden wie Salmonellen /[1]/.

Epidemiologie: Menschenpathogene Bedeutung haben C. fetus ssp. jejuni und C. fetus ssp. intestinalis. Zahlenmäßig überwiegen stark die Infektionen mit C. fetus ssp. jejuni. Das Haupterregerreservoir bilden wilde Vögel und Zuchtgeflügel, weitere Infektionsquellen sind Schweine, Rinder, Schafe. Gefährlich ist besonders schlecht durchgebratenes Geflügel. Durch infiziertes Rohgeflügel werden andere Nahrungsmittel, die nicht mehr gekocht oder gebraten werden, kreuzkontaminiert /[2]/. Als Infektionsquellen kommen weiterhin in Betracht Rohmilch, ungenügend pasteurisierte Milch und fäkal verunreinigtes Trinkwasser.

Bevorzugt betroffener Personenkreis: Alle Altersklassen, Säuglinge und Kleinkinder häufiger.

Inkubationszeit: 2—5 Tage.

Klinische Symptomatik: Häufigstes Krankheitsbild ist die fieberhafte Enterokolitis. Nach einem 24—48stündigem Prodromalstadium mit uncharakteristischen grippeähnlichen Symptomen setzen akut wäßrige Durchfälle mit bis zu 20 Entleerungen pro Tag ein. An die Enteritis schließt sich eine symptomarme Ausscheidungsphase von etwa 3 Wochen an /[2]/. Bei etwa 2% der an Campylobacter-Enteritis-Erkrankten stellt sich als Spätkomplikation eine reaktive Arthritis ein /[3]/.

Serodiagnostik

Komplement-Bindungsreaktion (KBR): Eingesetzt werden Antigenpräparationen von C. fetus ssp. jejuni und C. fetus ssp. intestinalis.

Grenztiter 1: $\geqq$5.

Agglutinationstest (Widal): Isolate von C. fetus werden als Antigen verwendet und in eine geometrische Verdünnungsreihe des Patientenserums gegeben.

Grenztiter 1: $\geqq$10.

Bewertung

KBR: Ein meßbarer Antikörpertiter stellt sich gewöhnlich 1—3 Wochen nach Auftreten der klinischen Symptomatik ein. In einer Studie /[4]/ wiesen 77% der Enteritispatienten mit mikrobiologisch erfolgtem Campylobacternachweis Titer zwischen 1:5 und 1:40 auf. Aber auch gesunde Blutspender zeigten zu 21% Titer $\geqq$ 1:5. Die Diagnose einer akuten Campylobacter-Infektion durch den Nachweis eines 4fachen Titeranstiegs oder Titerabfalls ist nur schwer möglich, da mit der KBR gewöhnlich nur Maximaltiter von 1:40 erreicht werden /[4]/.
Komplementbindende Antikörper persistieren über einen langen Zeitraum, sodaß die KBR zum Nachweis einer Durchseuchung der Bevölkerung eingesetzt werden kann.

Widal: Ein erhöhter Antikörpertiter ist gewöhnlich 1—2 Wochen nach der klinischen Symptomatik meßbar /[4]/. Innerhalb von 2—3 Wochen stieg er in einer Studie /[4]/ bei 30% der akuten Campylobacter-Enteritiden um 2—3 Titerstufen an und erreichte Maximaltiter von im Mittel 1:320. 3—4 Monate nach der Infektion sind agglutinierende Antikörper im Gegensatz zur KBR nicht mehr nachweisbar.

Grundsätzlich sollte, aufgrund der ungenügenden diagnostischen Sensitivität und Spezifität der Campylobacter-Serodiagnostik, immer der direkte Erregernachweis im Stuhl angestrebt werden /[5]/.

Literatur

1. *Hamman, R., M. Matthias, H. G. Sahl:* Dtsch. Ärztebl. *79/15:* 38 (1982). Bedeutung von Campylobacter-Enteritiden.
2. *Kist, M.:* Dtsch. Med. Wschr. *108:* 67 (1983). Infektionen durch Campylobacter jejuni/coli.
3. *Kosunen, T. U., A. Pönkä, O. Karaunen* et al.: Scand. J. Rheumatol. *10:* 77 (1981). Arthritis associated with campylobacter jejuni enteritis.
4. *Holländer, R.:* Immun. Infekt. *11:* 193 (1983). Serologischer Nachweis von Antikörpern gegen Campylobacter jejuni/coli beim Menschen.
5. *Wundt, W., G. Kasper*: Ärztl. Lab. *28:* 42 (1982). Die Diagnose der Infektionen durch Campylobacter fetus subspecies jejuni.

Chlamydien-Infektionen

Chlamydien sind bakterienähnliche Organismen und werden den Bakterien zugerechnet. Die Vermehrung erfolgt obligat intrazellulär.

Die Suche auf spezifische Antikörper gegen Chlamydien im Serum gibt, insbesondere bei lokalisierten Infektionen, keine Auskunft, ob eine akute oder behandlungsbedürftige Infektion vorliegt. Deshalb ist der direkte *Erregernachweis*, der überwiegend immunologisch erfolgt, die Methode der Wahl.

Verbreitung und klinische Symptomatik

Inzidenz in der BRD: Die Schätzungen für Neugeborene liegen für die Einschlußkörperchen-Konjunktivitis bei etwa 2%, für Infektionen des Respirationstraktes bei 0.4 bis 2%. Für Männer ohne Urethritis und Frauen ohne Urogenitalinfekte wird eine Prävalenz von 3 bis 7% angegeben. Meldepflichtig sind der Krankheitsverdacht, die Erkrankung und der Tod an Ornithose, sowie die Erkrankung und der Tod an Trachom /[1]/.

Epidemiologie: Die Chlamydiaceae umfassen die Spezies C. trachomatis und C. psittaci. C. trachomatis ist vorwiegend Ursache von Infektionen des Urogenitaltraktes, des Auges und von Neugeborenenpneumonien, C. psittaci bewirkt Infektionen des Respirationstraktes.

Erregerreservoir von C. trachomatis ist der Urogenitaltrakt von Mann und Frau, natürliche Infektionen kommen fast ausschließlich beim Menschen vor, die Übertragung erfolgt durch Kontaktinfektion von Mensch zu Mensch /[1]/.

C. psittaci hat eine geringe Wirtsspezifität und wird bei allen Säugetieren nachgewiesen. C. psittaci verursacht bei diesen vielfältige Infektionen und wird mit Sekreten oder den Faeces ausgeschieden. Hauptquelle für C. psittaci-Infektionen des Menschen sind kranke Vögel, die die Erreger durch Staub oder Tröpfchen übertragen /[2]/.

Bevorzugt betroffener Personenkreis: Personen mit häufig wechselndem Geschlechtsverkehr, Neugeborene, Vogelhalter.

Inkubationszeit: Etwa 5—14 Tage.

Klinische Symptomatik: Die Chlamydieninfektionen verursachen unterschiedliche Krankheitsbilder, denen sich mehrere Serotypen von C. trachomatis zuordnen lassen /[1]/.

Spezies	Serotypen	Krankheitsbild
C. trachomatis	A, B, Ba, C	*Trachom:* Kommt nur in wärmeren Breitengraden vor. Infektion führt zur Konjunktivitis mit konsekutiver Narbenbildung. Das Trachom ist weltweit die häufigste Erblindungsursache.
C. trachomatis	D, E, F, G, H, I, J, K	*Urogenitalinfekte:* C. trachomatis ist neben Gonokokken der häufigste Erreger sexuell übertragbarer Infektionskrankheiten. Doppelinfektionen mit Gonokokken kommen in 20—30% der Fälle vor. Krankheitsbilder sind die Urethritis, Postgonokokken-Urethritis nach Penicillinbehandlung, Zervizitis, Salpingitis /[1]/; bei beiden Geschlechtern durch Ausdehnung auf den Analkanal auch die Proktitis /[3]/.

(Fortsetzung)

Spezies	Serotypen	Krankheitsbild
		Neugeborenen-Konjunktivitis: Infektion des Neugeborenen im Geburtskanal der Mutter. Nach 5—14 Tagen akut-eitrige Konjunktivitis, auch als Einschlußblenorrhoe bekannt. *Neugeborenen-Pneumonie:* Interstitielle Pneumonie im Alter von 3—12 Wochen, oft nach vorangegangener Konjunktivitis. Etwa die Hälfte aller Neugeborenen-Pneumonien soll durch C. trachomatis bedingt sein. *Schwimmbad-Konjunktivitis:* Follikuläre Bindehautentzündung des Erwachsenen durch C. trachomatis. Übertragung wahrscheinlich durch Schmierinfektion nach sexuellen Kontakten.
C. trachomatis	L_1, L_2, L_3	*Lymphogranuloma venereum:* Geschlechtskrankheit, die in Südostasien, Mittel- und Südamerika verbreitet ist. Charakteristisch sind inguinale Lymphknotenschwellungen.
C. psittaci	—	*Ornithose (Psittakose):* Von Psittakose wird gesprochen, wenn die Erkrankung von Papageien ausgeht. In der BRD werden etwa 150—200 Fälle jährlich gemeldet. Klinisch im Vordergrund stehen grippeähnliche Symptome und atypische Pneumonien /[4]/.

Direkte Nachweisverfahren und Serodiagnostik

Direktnachweise

Referenzverfahren zum Direktnachweis von Chlamydien ist die kulturelle Diagnostik. Als technisch einfacheres, praktikableres und schnelleres Verfahren haben sich die Immunfluoreszenz und der Enzymimmunoassay zur Diagnostik von C. trachomatis durchgesetzt.

Die Probennahme erfolgt mit Watteträgern. Zellhaltiges Probenmaterial wird durch kräftiges Drehen der Watteträger gewonnen. Die Tupfer werden, je nach Untersuchungsmethode, entweder auf einem speziellen Objektträger abgerollt oder in ein spezielles Transportmedium gegeben. Die Atoxizität des Watteträgers muß sowohl gegenüber den Chlamydien, als auch gegenüber den Kulturzellen gewährleistet sein /[5]/.

Kulturelle Diagnostik: Trypsinierte McCoy-Zellsuspension wird in Kulturröhrchen mit innenliegendem Deckglas kultiviert, sodaß ein Zellrasen auf dem Deckglas entsteht. Der Zellrasen wird mit der Untersuchungsgutprobe beimpft und 72 Std. inkubiert. Danach wird der Zellrasen mit Lugolscher-Lösung gefärbt und fixiert. Die Anzahl der Einschlußkörperchen pro Präparat wird lichtmikroskopisch gezählt und klassifiziert /[5]/. Mehr als 100 Einschlußkörperchen werden als reichlich eingestuft.

Direkter Immunfluoreszenztest: Das mit Watteträger gewonnene Zellmaterial wird auf einem speziellen Objektträger abgerollt, fixiert und mit Fluoreszeinisothiocyanat markierten monoklonalen Antikörpern gegen C. trachomatis überschichtet. Die Einschlußkörperchen zeigen eine apfelgrüne Fluoreszenz.

 10 und mehr Einschlußkörperchen pro Präparat werden als positiv gewertet /[6]/.

Enzymimmunoassay: Monoklonale Antikörper gegen C. trachomatis-Antigen sind an eine feste Phase gebunden. Aus dem Abstrichtupfer eluiertes C. trachomatis-Antigen bindet an die korrespondierenden Antikörper der festen Phase. Nach Verwerfen des ungebundenen Materials und Waschen der festen Phase wird mit einem Kaninchenantikörper gegen C. trachomatis inkubiert, der unter Ausbildung eines Sandwiches an C. trachomatis bindet. Nach einem weiteren Waschvorgang wird mit Anti-Kaninchenimmunglobulin-Antikörpern, an die Meerrettichperoxidase gekoppelt ist, inkubiert. Wird nach nochmaligem Waschen farbloses o-Phenylendiamin und H_2O_2 zugesetzt, kommt es in positiven Ansätzen zur Ausbildung einer Farbreaktion. Als Grenzwert wird der Mittelwert von Negativkontrollen zuzüglich eines Extinktionswertes genommen /[17]/.

Serodiagnostik

Der Einsatz ist beschränkt auf Chlamydieninfektionen, die die Epithelbarriere der inneren Oberflächenbezüge durchbrechen, z. B. bei Pneumonie oder Lymphogranuloma venereum.

Komplementbindungsreaktion (KBR): Nachgewiesen werden Antikörper gegen ein den C. psittaci und C. trachomatis gemeinsames Gruppenantigen.

Grenztiter 1: $\geqq$ 10 bei Gruppenantigen, 1: $\geqq$ 20 bei C. psittaci, 1: $\geqq$ 10 bei C. trachomatis.

Indirekter Immunfluoreszenz-Test (IIFT): Bestimmt werden können IgG- und IgM-Antikörper. Als Antigen eingesetzt werden C. trachomatis L_2-Einschlußkörperchen /[8]/.

IgG-Grenztiter 1: $\geqq$ 64.

Kommerziell verfügbar sind weiterhin ELISA-Tests und indirekte Peroxidase-Antikörpertests /[9]/.

Bewertung

Direktnachweise

Die gynäkologische Sprechstunde besuchende Frauen ohne anamnestischen oder klinischen Urogenitalinfekt und Männer ohne Urethritis, haben in 3 bis 7% der Fälle einen positiven Chlamydiennachweis im Urogenitaltrakt. Die Prävalenz in der STD-Sprechstunde und für Männer mit Beschwerden im Urogenitalbereich lag in 2 Studien bei 12—15% /[7, 10]/.

In Bezug auf den kulturellen Nachweis von C. trachomatis beträgt für Männer die diagnostische Sensitivität von EIA und IF-Test 58—95% bei einer diagnostischen Spezifität von 95—99% /[7, 10, 11]/. Die Angaben für Frauen sind unterschiedlich, je nachdem, ob es sich um Urethral- oder Zervixabstriche und ob es sich um Patientinnen der STD-Sprechstunde oder sogar um Prostituierte handelt. Die Werte der diagnostischen Sensitivität schwanken deshalb von 60 bis 100% bei einer diagnostischen Spezifität von 82 bis 92% /[7]/.

Unter Therapie mit Tetrazyklin oder Erythromycin, in die der Sexualpartner mit einbezogen wird, sollte 14 Tage nach Beginn der Behandlung der Chlamydien-Direktnachweis im Urogenitaltrakt negativ sein.

Bei Neugeborenenpneumonien erfolgt der Direktnachweis von C. trachomatis aus respiratorischen Sekreten, mit einem der drei Direktnachweise. Zum Nachweis von C. psittaci aus respiratorischen Sekreten bei atypischer Pneumonie des Erwachsenen, wird die kulturelle Untersuchung durchgeführt.

Serodiagnostik

Der Nachweis spezifischer Antikörper bei Urogenitalinfekten ist wenig bedeutsam, da es nur unregelmäßig zur Antikörperbildung kommt. Erhöhte Antikörpertiter sprechen nicht für das Vorliegen einer aktiven Infektion, da nach abgelaufener Infektion eine lange Titerpersistenz besteht. Auch der Nachweis spezifischer IgM-Antikörper im IIFT ist nicht beweisend für den Urogenitalinfekt durch C. trachomatis, außerdem sind die Titerwerte nur kurzfristig erhöht /[1]/.

Bei atypischer Pneumonie des Erwachsenen durch C. psittaci kommt es nach 2—3 Wochen, manchmal später, zum Anstieg von komplementbindenden Antikörpern und spezifischen, im IIFT nachweisbaren IgG und IgM-Antikörpern. In der KBR werden Titer um 1:20 häufiger gefunden, Titer von 1:80 und höher in der ersten Untersuchungsprobe oder ein Titeranstieg in der Verlaufsbeurteilung sprechen für die akute Infektion /[12]/.

Hinweise und Störungen

Der direkte Nachweis von Chlamydienantigen ist bei Urogenitalinfektionen das praktikabelste Verfahren. Nachteile des IF-Tests sind die erhebliche Erfahrung, die zur Ablesung erforderlich ist sowie falsch positive Befunde durch Staph. aureus.

Nachteile des Enzymimmunoassay sind die nicht mögliche Kontrolle der Abstrichqualität und dadurch falsch negative Befunde. Eine Rolle spielen auch Lagerungsfehler, da der Test gewöhnlich erst durchgeführt wird, wenn eine kostengünstige Serienlänge der Proben erreicht ist.

Falsch positive Befunde von Enzymimmunoassays mit polyklonalen Antikörpern /[11]/ können bedingt sein durch Acinetobacter calcoaceticus, Escherichia coli, Gardnerella vaginalis, Neisseria gonorrhoeae und B-Streptokokken.

Literatur

1. *Krech, T.:* Dtsch. Ärztebl. *83:* 394 (1986). Chlamydieninfektion: Schneller Nachweis und gezielte Therapie.
2. *Schiefer, H. G., H. Kraus:* Dtsch. Med. Wschr. *110:* 1795 (1985). Chlamydieninfektion in der Schwangerschaft.
3. *Cremer, H., V. Joneleit, C. Zippel:* Leber, Magen, Darm *15:* 117 (1985). Die segmentale Chlamydien-Proktitis.
4. *Weber, A.:* Med. Welt *31:* 1225 (1980). Zur gegenwärtigen Bedeutung von Zoonosen für die Humanmedizin.
5. *Klein, H., H. Blenk:* Lab. Med. *10:* 101 (1986). Urogenitale Chlamydia trachomatis-Infektion: Technische Aspekte der kulturellen Routinediagnostik.
6. *Alexander, J., J. D. Paul, E. U. Caul:* Genitourin. Med. *61:* 252 (1985). Evaluation of genus reactive monoclonal antibody in rapid identification of C. trachomatis by direct immunofluorescence.
7. *Näher, H., H. Hofmann, D. Petzoldt:* Hautarzt *37:* 37 (1986). Nachweis von C. trachomatis Antigen mit einem Enzymimmunoassay.
8. *Richmond, S. J., E. O. Caul:* J. Clin. Microbiol. *1:* 345 (1975). Fluorescent antibody studies in chlamydial infections.
9. *Epp, C., V. Barankay, H. Metz:* Lab. Med. *10:* 327 (1986). Erfahrungen mit einigen neueren Testsystemen in der Labordiagnostik von C. trachomatis-Infektionen.
10. *Zöller, L., H. Blenk:* Lab. Med. *10:* 176 (1986). Wertigkeit der Direktnachweisverfahren in der Diagnostik von Chlamydieninfektionen.
11. *Taylor-Robinson, D., B. J. Thomas, M. F. Osborn:* J. Clin. Pathol. *40:* 194 (1987). Evaluation of enzyme immunoassay (Chlamydiazyme) for detecting chlamydia trachomatis in genital tract specimens.
12. *Collier, L. H., G. L. Ridgway:* Chlamydial diseases. In: Topley and Wilsons, Principles of bacteriology, virology and immunity, Vol. 3, S. 558. E. Arnold, London (1984).

Gonorrhoe

Der direkte Nachweis von Gonokokken aus Abstrichmaterial ist die Methode der Wahl zur Diagnostik der Gonorrhoe. Die Serodiagnostik kann nur ein zusätzliches Hilfsmittel bei Verdacht auf disseminierte Gonorrhoe sein.

Verbreitung und klinische Symptomatik

Inzidenz in der BRD: Etwa 41.000 nicht namentlich gemeldete Fälle jährlich. Die Dunkelziffer ist hoch, die wahre Zahl der Neuinfektionen sicherlich ein Mehrfaches. Weltweit werden jährlich 60 Millionen Neuerkrankungen geschätzt.

Epidemiologie: Erregerreservoir von Neisseria gonorrhoeae ist der Mensch. Eintrittspforte ist vorwiegend die Schleimhaut des Urogenitalkanals, der Mundhöhle, von Rektum und Analkanal sowie bei Neugeborenen die Konjunktiven.

Bevorzugt betroffener Personenkreis: Personen mit häufig wechselndem Geschlechtsverkehr.

Inkubationszeit: 2—5 Tage.

Klinische Symptomatik: Etwa 60% der Frauen mit Gonorrhoe sind klinisch asymptomatisch. Symptomatische, unkomplizierte Formen äußern sich als Zervizitis, Urethritis, Proktitis und Pharyngitis. Die disseminierte Gonorrhoe der Frau umfaßt Erkrankungen wie Bartholinitis, Adnexitis, Salpingitis usw.

Bei Männern steht die Urethritis im Vordergrund, gefolgt von Proktitis und Pharyngitis. Disseminierte Formen sind Prostatitis, Entzündung der Samenbläschen und Abszedierungen entlang der Harnwege.

1—3% der nicht erkannten, nicht oder nur unzureichend behandelten Gonorrhoefälle gehen in eine komplizierte Gonokokkeninfektion über. Charakteristische klinische Trias sind intermittierende Fieberschübe, wandernde Gelenkbeschwerden und Hauterscheinungen wie z. B. vaskulitische Hautveränderungen, hämorrhagische Papeln, Vesikel, Pusteln, insbesondere an den distalen Extremitätenabschnitten /[1]/.

Direktnachweise und Serodiagnostik

Direktnachweise

Kulturverfahren durch Anzüchtung /[2]/: Die Probennahme erfolgt mit einem Abstrichtupfer, der bei nicht sofortiger Erregeranzüchtung in ein Transportmedium gegeben wird /[3]/.

Enzymimmunoassay (EIA) /[4]/: Monoklonale Antikörper gegen Gonokokken-Antigen sind an eine feste Phase gebunden. Aus dem Abstrichtupfer eluiertes Gonokokkenantigen bindet an die korrespondierenden Antikörper der festen Phase. Weiterer Ablauf sh. C. trachomatis-Enzymimmunoassay. Die Probennahme muß durch Baumwolltupfer erfolgen, es dürfen keine Kunstfasern enthalten sein.

Serodiagnostik

Komplement-Bindungsreaktion (KBR): Erythrozyten, beladen mit Gonokokken-Suspension oder Gonokokkenextrakt werden eingesetzt.
Grenztiter 1: ≧10.

Weitere Untersuchungsmethoden sind der Hämagglutinations-Test sowie der Enzym- und Radioimmunoassay unter Verwendung von Gonokokkenpili als Antigen.

Bewertung

Direktnachweis durch EIA

Bei Männern zeigte in einer Studie /5/ der EIA vergleichend zum Kulturverfahren eine diagnostische Sensitivität von 99% bei einer diagnostischen Spezifität von 93%. Der prädiktive Wert eines positiven Ergebnisses betrug 0.82 der eines negativen 0.99.

Bei Frauen wurde in Studien /5–7/, vorwiegend an Prostituierten, eine diagnostische Sensitivität von 70 bis 90% bei einer diagnostischen Spezifität von über 97% ermittelt.

Mit dem EIA werden auch Vancomycin-empfindliche, auf Selektivnährböden nicht angehende Gonokokken erfaßt sowie abgestorbene oder geschädigte Keime, z. B. nach antibiotischer Behandlung oder durch antiseptische Spülungen vor Durchführung des Abstriches /6, 7/.

Untersuchungen bei paralleler Entnahme zeigen für Zervixabstriche eine 3.5fach höhere Positivitätsrate als für Urethralabstriche. Zervixabstriche zur Untersuchung mit dem EIA sollten nur Zervixsekret, jedoch keinen Vaginalschleim enthalten /7/.

Der EIA kann durch Kreuzreaktion andere Neisserien, aber auch Moraxella, Acinetobacter und Haemophilius miterfassen, wenn diese in hoher Keimdichte auftreten. Deshalb sollten nur Urogenitalabstriche untersucht werden.

Bei positivem EIA wird empfohlen eine Kultur auf Gonokokken zur Prüfung der Resistenz anzulegen. Werden Abstriche für den Gonokokken-EIA und das Kulturverfahren entnommen, soll die erste Probe für den EIA verwendet werden /6/.

Serodiagnostik

Gonokokken-Antikörper sind meist nicht nachweisbar bei frischer unkomplizierter Gonorrhoe der Epithelien (Urogenitaltrakt, Rektalschleimhaut, Konjunktiven, Pharynxschleimhaut), da keine systemische Immunantwort in Gang gesetzt wird.

Disseminierte Gonokokkeninfektionen können mit erhöhten Antikörpertitern einhergehen. Beweisend für die akute Infektion ist nur die Titerbewegung, denn ein erhöhter Titer kann auch auf einer vorangegangenen, behandelten oder unbehandelten Gonokokkeninfektion beruhen. Falsch erhöhte Titer werden ebenfalls bei Infektionen durch andere Neisserien, z. B. Meningokokken, gesehen und bedingt durch Rheumafaktoren und Immunkomplexe.

Literatur

1. *Florack, M., G. Plewig*: Dtsch. Ärztebl. *83:* 3023 (1986). Disseminierte Gonokokkeninfektionen werden häufig übersehen.
2. *Burkhardt, F.:* DGHM-Verfahrensrichtlinien für die mikrobiologische Diagnostik. Isolierung und Identifizierung von Neisseriaceae. G. Fischer, Stuttgart (1981).
3. *Rosenthal, E., C. Dostal, S. Jäger:* Dtsch. Ärztebl. *78:* 19 (1981). Versand von gonokokkenhaltigem Material.
4. *Burns, M., P. H. Rossie, D. W. Cox* et al.: Sex. Transm. Dis. *10:* 180 (1983). A preliminary evaluation of the Gonozyme test.
5. *Rulfi, Th., M. Rohrbach, E. Viollier:* Schweiz. Med. Wschr. *115:* 1268 (1985). Klinische Evaluation des Enzymimmunoassay Gonozyme im Vergleich zu modifiziertem Thayer-Martin-Medium und Jembec-Transportmedium.
6. *Christner-Meinke, G.:* Öffentliches Gesundheitswesen *46:* 157 (1984). Vergleichende Untersuchungen zur Diagnostik der Gonorrhoe.
7. *Eschmet, R., W. Steuer, R. Freerksen:* Öffentliches Gesundheitswesen *46:* 11 (1984). Probleme der Diagnose der Gonorrhoe.

Legionellosen

Verbreitung und klinische Symptomatik

Inzidenz in der BRD: Etwa 10.000 Legionellosen pro Jahr /[1]/.

Epidemiologie: Die Keime halten sich in Wassersystemen, speziell Warmwasserspeichern, -leitungen, ebenfalls in Klimaanlagen. Sie sollen andere Lebewesen zur Vermehrung benötigen, z. B. Amoeben und Flavobakterien. Die Familie der Legionellaceae besteht aus 1 Gattung, 23 Spezies und 38 Serotypen, die Mehrzahl ist humanpathogen. Der häufigste Erreger der Legionellose ist L. pneumophilia der in 12 Serotypen vorkommt, weiterhin bedeutsam sind L. bozemanii, L. dumoffii, L. longbeacheae, L. micdadei, L. akeliae.

Bevorzugt betroffener Personenkreis: Ältere Menschen, Männer häufiger als Frauen.

Inkubationszeit: Pontiac-Fieber 1—2 Tage, Legionärskrankheit 2—10 Tage.

Klinische Symptomatik: Die meisten Infektionen verlaufen inapparent. Die Erreger können zwei unterscheidbare Krankheitsbilder hervorrufen, die Legionärskrankheit und das Pontiac-Fieber. Letzteres ist eine harmlose, leicht fieberhafte Erkrankung der oberen Luftwege (Grippe-ähnlich). Die Legionellose ist eine schwere Pneumonie. Legionella soll verursachen 9.5% der schweren sporadischen Pneumonien und 13.6% der Pneumonien von Intensivpatienten. Klinisch wichtige Symptome der Legionellose sind: Massive ZNS-Störungen, meist Koma, Pneumonie, Niereninsuffizienz /[3]/.

Direktnachweise und Serodiagnostik

Direktnachweise

Kulturverfahren durch Anzüchtung: Als Untersuchungsmaterial geeignet sind Bronchiallavage, (Sputum), Urin. Das Kulturverfahren sollte als Basisdiagnostik immer durchgeführt werden, auch zur Erkennung der Begleitflora.

Direkter IFT: Getestet wird sowohl mit einem Antikörperpool als auch mit Antikörpern gegen bestimmte Legionella-Serumgruppen. Untersuchungsmaterial ist Bronchiallavage, weniger gut ist Sputum.

Radio- und Enzymimmunoassay: Antigennachweis im Urin. Untersuchung auf Bakterurie gramnegativer Keime muß mitgeführt werden, zwecks Interpretation eines positiven Legionellenbefundes.

Serodiagnostik

Indirekter Immunfluoreszenz-Test (IIFT): Als Antigen eingesetzt werden L. pneumophilia-Stämme der Serotypen 1—8 (12) und andere humanpathogene Legionellen in hitzeinaktivierter Form /[4, 5]/.

Grenztiter 1: $\geqq$128.

Enzymimmunoassay: Hitzeinaktivierte L. pneumophilia-Stämme der Serotypen 1—8 (12) und andere humanpathogene Legionellen werden eingesetzt.

Grenztiter: 1: $\geqq$1200.

Mikroagglutinations-Reaktion (MAR) /[1]/: Hitzeinaktivierte L. pneumophilia-Stämme der Serotypen 1—4 und L. micdadei werden als Antigene eingesetzt.

Grenztiter 1: $\geqq$32.

Bewertung

Antigennachweis /[6]/

Erste Anhaltspunkte bei klinischem Verdacht auf eine Legionellose gibt ein positiver direkter IFT. Probleme des direkten IFT sind

— Negativer Befund, wenn wenig Legionellen im Untersuchungsmaterial.
— Falsch positive Befunde durch Fibrinfäden.
— Immunologische Kreuzreaktionen, insbesondere mit Pseudomonas, Xanthomonas-Flavobakteriengruppe, Hämophilus, Bacteroides.

Deshalb sichert weder ein positiver Befund im direkten IFT die Diagnose einer Legionellose, noch schließt ein negativer Befund sie aus.

Antikörper-Nachweis /[6]/

Wird erst nach 2—3 Wochen positiv. Im IIFT sind Titer $\geqq$ 1:256 in der ersten Probe beweisend für eine Legionellose. Wichtig ist die Untersuchung auf möglichst viele Serotypen. Unter alleiniger Verwendung von Serotyp 1-Antigenen werden nur etwa 25% der Legionellosen erfaßt. Denn ca. 50% der Legionelleninfektionen sind durch L. pneumophilia Serotyp 1—12 bedingt, die restlichen durch andere humanpathogene Legionellen. Von den L. pneumophilia-Pneumonien wird etwa die Hälfte durch den Serotyp 1 verursacht.

Antikörper gegen mehrere Serotypen werden häufig auch nebeneinander gefunden. Kreuzreaktionen innerhalb der Legionella-Serotypen sind bei der Frühreaktion (innerhalb der ersten Wochen) selten, bei der Spätreaktion (Monate) häufig.

Die MAR spricht in Titern ab 1:32 für das Vorliegen einer Legionellose. Während der IIFT auf IgM-, IgA- und IgG-Antikörper anspricht, soll die MAR vorwiegend IgM-Antikörper nachweisen /[4]/. Ein erhöhter MAR-Titer läßt auf den Kontakt mit dem Erreger innerhalb des vor dem Untersuchungszeitpunkt liegenden Jahres schließen /[1]/.

Literatur

1. *Thy Mink Chau Ly, H. Müller:* Dtsch. Med. Wschr. *108:* 1508 (1983). Untersuchungen zur Häufigkeit der Legionärskrankheit.
2. *Thacker, L. W., B.-B. Plykaytis, H. W. Wilkinson:* J. Clin. Microbiol. 779 (1985). Identification of 22 legionella species and 33 serogroups with the slide agglutination test.
3. *Holzer, E., G. Ruckdeschl:* Dtsch. Ärztebl. *78:* 1333 (1981). Die Legionellosen.
4. *Wilkinson, H. W.:* Laboratory Med. *13:* 151 (1982). Serologic diagnosis of legionellosis.
5. *Lode, H., H. Schäfer, G. Ruckdeschl:* Dtsch. Med. Wschr. *107:* 326 (1982). Legionärskrankheit.
6. *Ehret, W.:* Legionella Round-Table-Gespräch. Frankfurt, 2. 9.1987.

Leptospirosen

Verbreitung und klinische Symptomatik

Inzidenz in der BRD: Keine Anhaltszahlen.
Meldepflichtig sind die Erkrankung und der Tod an Leptospirose.

Epidemiologie: Erregerreservoir sind die Tiere der freien Wildbahn sowie Haus- und Nutztiere. Der Mensch wird durch Kontakt mit Ausscheidungen der Tiere (Harn, Beschnüffelung) infiziert /[1—3]/.

Bevorzugt betroffene Personen: Schweinezüchter, Metzger, Abwasser- und Kanalarbeiter, Arbeiter auf Tierfarmen, Tierärzte; Privatpersonen, die kranke Hunde pflegen.

Erreger	Reservoir	Erkrankung
L. icterohaemorrhagiae	Ratte	Morbus Weil
L. grippotyphosa	Maus	Feldfieber
L. grippotyphosa L. bataviae	Maus	Schlamm- und Erntefieber
L. canicola	Hund	Canicola-Fieber (Stuttgarter Hundeseuche)
L. pomona L. tarassovi	Schwein, Maus Schwein, Maus	Schweinehüterkrankheit
L. hardjo	Rind	—

Inkubationszeit: Gewöhnlich 1—2 Wochen, insgesamt 3—30 Tage.

Klinische Symptomatik: Zweiphasiger Krankheitsverlauf. Das erste Stadium (Leptospirämie) beginnt aus vollem Wohlbefinden mit hohem Fieber und Schmerzen (Muskulatur) und dauert 3—6 Tage. Dann Fieberabfall für 2 bis mehrere Tage und Beginn des zweiten Stadiums mit erneutem Fieberanstieg. Die Symptomatik des Stadiums zwei ist gekennzeichnet durch die jeweilige Organmanifestation, z. B. Hepatitis, Nephritis, Splenomegalie, Lymphadenitis, Meningitis, Hämorrhagien.

Serodiagnostik

Objektträgeragglutinations-Test: Wird zur Schnelldiagnostik durchgeführt. Ist Genus-spezifisch, als Antigen dient ein hitzeinaktivierter Extrakt von L. biflexa Patoc I. In einer Studie /[4]/ betrug die diagnostische Sensitivität des Tests 54% bei einer diagnostischen Spezifität von 78%. Alle Infektionen mit L. icterohaemorrhagiae wurden erfaßt, jedoch keine mit L. hardjo.

Mikroagglutinations-Reaktion (MAR): Der Test wurde früher als Agglutinations-Lysis-Reaktion bezeichnet. Er arbeitet mit Lebendkulturen, eingesetzt wird eine große Palette von Serovaren. Die Agglutinations-Reaktion wird unter dem Mikroskop beurteilt. Die Durchführung erfolgt nach den Verfahrensrichtlinien der DGHM /[1]/.

Grenztiter 1: ≧ 100.

Komplement-Bindungsreaktion (KBR): Ist Genus-spezifisch, erfaßt deshalb nicht alle Leptospirosen.
Grenztiter 1: ≧ 20.

Bewertung /[1]/

Negativ ist mit der MAR ein Ergebnis, wenn bei der Serumverdünnung 1:100 weniger als 50% Agglutination vorliegt.

Verdächtig ist eine mehr als 50%ige Agglutination in der Verdünnung 1:100 oder eine 50%ige in der Verdünnung 1:200.

Das Ergebnis einer Einzelprobe ist positiv, wenn bei der Serumverdünnung 1:400 oder höher eine 50%ige Agglutination erreicht wird.

Beweisend bei verdächtigen oder schwach positiven Proben gilt ein mindestens 4facher Titeranstieg von zwei im Abstand von 8—14 Tagen entnommenen Serumproben.

Bei frischer Infektion steigen die Antikörpertiter in der 2. Woche an und erreichen das Maximum in der 3.—5. Woche. Ein erhöhter Titer kann jedoch jahrelang bestehen bleiben.

Die gebildeten Leptospirenantikörper agglutinieren oft mehrere Serovare.

Die KBR wird früher positiv und fällt früher ab als die MAR. Negative Ergebnisse mit der KBR und der Objektträgeragglutination bei positiver MAR sollen für eine zurückliegende Infektion sprechen /[1]/.

Hämolytische und bakteriell verunreinigte Seren dürfen nicht zum Leptospiren-Antikörpernachweis eingesetzt werden.

Literatur

1. Arbeitsgruppe 1.1 der DGHM: Diagnostik bei Leptospirosen. In: *Burkhardt, F.*, Verfahrensrichtlinien der DGHM. G. Fischer, Stuttgart (1985).
2. Merkblatt über die Stuttgarter Hundeseuche (Canicola-Fieber) beim Menschen. Bundesgesundheitsamt, Merkblatt Nr. 9 DÄV (1962).
3. Merkblatt über das Feldfieber. Bundesgesundheitsamt, Merkblatt Nr. 7 DÄV (1962).
4. *Weber, A., S. Brem:* Ärztl. Lab. *30:* 361 (1984). Zum serologischen Nachweis von Antikörpern gegen Leptospiren mit Hilfe eines im Handel erhältlichen Objektträgeragglutinationstestes.

Listeriosen

Verbreitung und klinische Symptomatik

Inzidenz in der BRD: Bekannt werden insgesamt etwa 100 Fälle jährlich, die Dunkelziffer der Listeriainfektionen ist jedoch sehr hoch. Meldepflichtig sind Erkrankungen und Todesfälle der angeborenen (diaplazentaren) Listeriose und der Listeriose des Zentralnervensystems.

Epidemiologie: Listeria monozytogenes wird durch direkten Kontakt von Mensch zu Mensch (z. B. diaplazentar, Lochien, erregerhaltige Ausscheidungen wie Urin und Faeces) oder vom Tier auf den Menschen durch Kontakt, Nahrungsmittel (z. B. auf der Außenschicht von Käse), kontaminierte Gräser usw., übertragen /[1–4]/.

Bevorzugt betroffener Personenkreis: Neugeborene und Patienten mit Störungen der Infektabwehr, z. B. unter immunsuppressiver Therapie, Zytostatikabehandlung, Tumorpatienten. Beim erwachsenen gesunden Menschen hat Listeria monozytogenes eine geringe Pathogenität.

Klinische Symptomatik: Die Listeriose äußert sich vorwiegend als Meningoenzephalitis, gefolgt von septischen Verlaufsformen und isolierten Organerkrankungen, z. B. in Form von Granulomen, Hautpusteln, Konjunktivitis usw. Bei der intrauterin erworbenen Form tritt ein septisch-granulomatöses Krankheitsbild auf /[1–3]/.

Serodiagnostik

Röhrchenagglutinations-Test (Widal): Untersucht wird auf die im deutschen Raum häufigsten Listerientypen 1b und 4b, und zwar auf Antikörper gegen O(Körper)- und H(Geisel) Antigene. Angesetzt werden 4 Serumverdünnungsreihen 1:20 bis 1:640, zu denen gegeben werden: O-Suspension des Typs 1b, H-Suspension des Typs 1b, O-Suspension des Typs 4b und H-Suspension des Typs 4b /[4]/.

Grenztiter 1: ≧ 160 (1: ≧ 200).

Agglutinations-Immobilisationstest

Prinzip: Listerien in gut bewachsener Bouillon-Kultur werden durch Zugabe von Serum, das Antikörper gegen H-Antigene enthält, agglutiniert und unbeweglich. Im Versuch werden Listeriensuspensionen mit ansteigenden Verdünnungen von Patientenserum inkubiert und die Beweglichkeit mikroskopisch beurteilt.

Grenztiter 1: ≧160 (1: ≧200).

Komplement-Bindungsreaktion (KBR): Gewöhnlich wird Vollantigen (O-H) verwendet gegen die Listerientypen 1b und 4b.
Grenztiter 1: ≧20.

Bewertung

In der Regel werden bei akuter Infektion Titerwerte über 1:360 (1:400) gegen das homologe H- und O-Antigen gefunden in der *Widal*-Reaktion und/oder dem Agglutinations-Immobilisationstest. Ausgehend auch von niedrigeren Titern, spricht der Anstieg um zwei Titerstufen für eine Infektion. Vorsicht ist geboten beim isolierten O-Titer-Anstieg, er kann durch kreuzreagierende Antikörper gegen Staphylokokken und andere grampositive Kokken bedingt sein. Klärung kann der Agglutinations-Immobilisationstest bringen.

Bei klinischer Heilung sinken die Titer rasch unter den Grenzwert, erhöhte Titer können auch jahrelang persistieren.

Die KBR ist spezifischer und empfindlicher als der *Widal-Test*. Ein Titer über 1:10 bedeutet, daß eine akute Listeriose vorliegt oder vor kurzer Zeit abgelaufen ist.

Jedes positive Ergebnis mit einem Test sollte, insbesondere wenn die klinische Symptomatik nicht eindeutig ist, durch einen weiteren Test abgesichert werden. Bei Patienten ohne typische klinische Symptomatik können im *Widal*-Test Titer bis 1:1600 auftreten /[5]/.

Literatur

1. *Seeliger, H. P. R.:* Dtsch. Ärztebl. *68:* 2596 (1971). Die Beziehungen zwischen der Listeriose beim Menschen und beim Tier.
2. *Alexander, M.:* Ärztl. Lab. *30:* 299 (1984). Listeriose: Epidemiologie, Klinik und Therapie.
3. *Potel, J.:* Dtsch. Ärztbl. *80 (33):* 39 (1983). Zunehmend häufiger Listeriose.
4. *Seeliger, H. P. R.:* Dtsch. Med. Wschr. *112:* 359 (1987). Listeriose — aktuell.
5. *Seeliger, H. P. R.:* Listeriosis. Karger, Basel (1961).
6. *Ringelmann, R., B. Stegmüller, H. Franzen, I. Just:* Immun. Infekt *12:* 89 (1984). Listeriose: Falldarstellung und Repititorium.

Salmonellosen

Verbreitung und klinische Symptomatik

Inzidenz in der BRD: Die Zahl der amtlichen Meldungen betrug 30.566 im Jahre 1985, die Infektionsinzidenz 50.1 auf 100.000 Einwohner. Aufgrund ungezielter Untersuchungen von Erwachsenen wird die Infektionsinzidenz auf das 10—25fache der amtlichen Meldungen geschätzt /[1, 2]/. Die Salmonellosen sind die zweithäufigste meldepflichtige Infektionskrankheit. Meldepflichtig sind der Krankheitsverdacht, die Erkrankung sowie der Tod an Salmonellose und jeder Salmonellen-Ausscheider.

Epidemiologie: Zur Zeit sind über 1000 verschiedene Salmonellen bekannt. Als selbständige Arten (Spezies) anerkannt sind S. typhi, S. paratyphi A, -B, -C, S. cholerae suis, S. enteritidis, S. typhi-murium, S. gallinarum, S. abortus-equi, S. abortus-ovi. Alle anderen Salmonellen werden nicht als Spezies, sondern als Typen bezeichnet.

S. typhi sowie S. paratyphi A, S. paratyphi B und S. paratyphi C sind in der Lage, zyklische Allgemeininfektionen auszulösen (typhöse Salmonellosen). Die übrigen Salmonellen können Darmentzündungen mit gelegentlicher septischer Streuung verursachen (enteritische Salmonellen) /[3]/.

S. typhi und S. paratyphi A, -B, -C sind ausschließlich menschenpathogen und werden deshalb von Mensch zu Mensch auf folgenden Wegen übertragen

— Direkt fäkal-oral durch Kontakt mit Kranken oder mit Dauerausscheidern.

— Indirekt (weitaus häufiger) durch Verunreinigung von Trinkwasser mit Ausscheidungen, durch Kontamination von Lebensmitteln, die vor Verzehr nicht erhitzt werden oder durch Verschlucken von Abwasser-verunreinigtem Wasser beim Baden.

Alle übrigen Salmonellosen sind Anthropozoonosen, d. h. die Salmonellen haben ihr Reservoir im Tierreich. Infektionsquelle sind Lebensmittel, vorwiegend Hackfleisch, Feinkostsalate, Schlachtgeflügel, Konditoreiwaren inklusive Cremes und Pudding.

Salmonellosen beruhen in erster Linie auf der Kontamination von Lebensmitteln, dort können sich die Erreger vermehren, sodaß eine genügend hohe Keimzahl krankheitsauslösend wirken kann.

70% aller Personen, bei denen Salmonellen isoliert werden, sind erkrankt, 30% sind Dauerausscheider, nur etwa 1% der Erkrankten hat eine typhöse Salmonellose /[4]/.

Die saisonale Verteilung der Salmonellosen zeigt den Häufigkeitsgipfel im Spätsommer.

Bevorzugt betroffener Personenkreis: Die Infektionsinzidenz ist bei Kindern unter 5 Jahren fünfmal häufiger, und bei Personen über 60 Jahren nur etwa die Hälfte, im Vergleich zur erwachsenen Bevölkerung /[4]/.

Inkubationszeit: Typhus und Paratyphus 1—4 Wochen; Enteritis-Salmonellose, wenige Stunden bis zu 3 Tagen.

Klinische Symptomatik: S. typhi und S. paratyphi A, -B, -C führen in klassischen Fällen zur systemischen Infektionskrankheit mit dem klinischen Bild des Typhus oder Paratyphus. Es kommt zur Bakterämie, Bakterurie, Salmonellen-Ausscheidung im Stuhl und zur Bildung spezifischer Antikörper. S. paratyphi B verursacht dreimal so häufig das Krankheitsbild mit rein enteritischem Verlauf, als die klassisch systemische Infektionskrankheit /[4]/.

Die übrigen Salmonellen bewirken gewöhnlich enteritische Krankheitsbilder. Der durch Salmonellen verursachte Prozeß ist als Durchfallserkrankung auf den Darm beschränkt, in der Regel bleiben Bakterämie und spezifische Antikörperbildung aus, eine Serodiagnostik der Salmonellose ist somit nicht möglich. Bei Patienten mit abgeschwächter Immunabwehr können Enteritis-Salmonellen jedoch eine Septikämie mit Absiedlung der Erreger und Abszeßbildung in den Organen (z. B. Osteomyelitis) verursachen.

Serodiagnostik

Salmonellen sind durch ihre Antigenstruktur definiert, ihr Antigenbestand wird ausgedrückt in der Antigenformel, die verschiedenen Salmonellen-Typen sind in einer serologischen Bestimmungstabelle, dem *Kaufmann-White*-Schema, zusammengestellt.

Grundsätzlich werden zwei verschiedene Arten von Antikörpern gegen Salmonellen gebildet, O-Antikörper, die gegen die thermostabilen Körperantigene (O-Antigene) gerichtet sind und H-Antikörper, die sich gegen die thermolabilen Geißelantigene richten. Es sind über 60 verschiedene O-Antigene und über 90 verschiedene H-Antigene bekannt.

Die O-Antigene werden mit arabischen Ziffern bezeichnet, die H-Antigene teils mit kleinen lateinischen Buchstaben, teils mit arabischen Ziffern. Die Antigenformel einer Salmonelle lautet deshalb, z. B. für S. typhi O9, 12:d.

Neben Salmonellen mit konstantem H-Antigenbestand (monophasische Typen) wie

z. B. S. typhi, gibt es solche, deren Antigenbestand gewissen gesetzmäßigen qualitativen Veränderungen, dem Phasenwechsel unterliegt. Deshalb werden die Antigenbestände in 2 Phasen unterteilt. H-Antigene der Phase 1 sind mit lateinischen Kleinbuchstaben gekennzeichnet, H-Antigene der Phase 2 mit lateinischen Ziffern oder Kleinbuchstaben. Diphasische Salmonellenstämme haben Phase 1- und -2-Antigene, demzufolge lautet die Antigenformel z. B. für Salmonella paratyphi B O1,4,5, 12:b:1,2.

Einige Salmonellenspezies, z. B. S. typhi und S. paratyphi C haben zusätzlich ein Kapselantigen; aufgrund vermuteter Beziehung zur Virulenz wird es als Vi-Antigen bezeichnet. Die Antigenformel für S. paratyphi C lautet O6,7:Vi:c:1,5.

Die Anwesenheit des Vi-Antigens kann in der *Gruber*-Reaktion die Inagglutinabilität der O-Agglutination bedingen.

Im *Kaufmann-White*-Schema, einer serologischen Bestimmungstabelle sind die Salmonellen mit gleichen O-Antigenen in Gruppen zusammengefaßt, die mit lateinischen Großbuchstaben bezeichnet sind.

Der Nachweis spezifischer Salmonellen-Antikörper gegen O-, H- und Vi-Antigene bei Krankheitsverdacht erfolgt mit der *Widal*-Reaktion. Die Erkennung klinisch gesunder Träger von Salmonellen mit Vi-Antigenen, z. B. S. typhi, S. paratyphi C, kann durch den Vi-Antikörpernachweis im Hämagglutinations-Test erfolgen.

Röhrchenagglutinations-Test (Widal): O-, H- und Vi-Agglutinine werden in getrennten Ansätzen ermittelt. Zur Bestimmung der H-Agglutination wird eine Verdünnungsreihe des Patientenserums, beginnend ab 1:20, mit konstanter Menge formolabgetöteter Salmonellensuspension versetzt, zur Bestimmung der O-Agglutination wird bei 1:50 begonnen und den Ansätzen abgekochte Salmonellensuspensionen zugegeben.

Die eingesetzten Suspensionen müssen sich nach der Prävalenz der Salmonellentypen für die jeweilige Region richten. In Europa werden die typhösen Salmonellenerkrankungen vorwiegend von S. typhi und S. paratyphi B verursacht, in Afrika und Asien zusätzlich durch S. paratyphi A und im mittleren Osten und Asien zusätzlich durch S. paratyphi C /[5]/. Zur Serodiagnostik von z. B. den europäischen typhösen Salmonellosen sollten die Suspensionen folgende Antigene enthalten: S. typhi H, S. typhi O, S. paratyphi B-O, S. paratyphi B-H1, weiterhin nützlich ist das Mitführen einer allgemeinen Salmonella H-Phase 2-Antigen-enthaltenden Suspension, zum Hinweis auf gelegentlich fiebrige Enteritiden verursachende Enteritis-Salmonellen. Durch Mitführen eines Standardserums muß die Richtigkeit der Analytik sichergestellt sein.

Grenztiter: O-Agglutination 1:≧100, H-Agglutination 1:≧100, Vi-Agglutination 1:≧10.

Hämagglutinations-Test: Wird eingesetzt zum Nachweis gesunder Salmonellenträger mit Antikörpern gegen das Vi-Antigen. Verwendet werden Schafserythrozyten, die mit hochgereinigtem Vi-Antigen eines Citrobacterstammes beladen sind /[6]/.

Grenztiter 1:≧120.

Bewertung

Den Salmonellen ähnliche O-Antigene haben auch andere Enterobacteriaceae, deshalb werden O-Agglutinine in Titern bis 1:50 bei 2—3% der Bevölkerung gefunden /[6]/. Den Salmonella-H-Antigenen vergleichbare Antigene gibt es bei anderen Bakterien nicht. H-Agglutinintiter spiegeln deshalb einen kürzlichen oder länger zurückliegenden Kontakt mit Salmonellen wider, unter der Voraussetzung, daß keine Impfung stattgefunden hat.

Verdächtig auf eine Salmonelleninfektion sind in der ersten Untersuchungsprobe Agglutinin-Titer von 1:100 und höher der H- und/oder O-Agglutination, sowie ein Anstieg oder Abfall um mindestens 2 Titerstufen in den Verlaufskontrollen. Zur Diagnostik der akuten Salmonelleninfektion ist der O-Agglutinintiter aussagekräftiger als der H-Agglutinintiter.

In den meisten Laboratorien, die eine Serodiagnostik der Salmonellosen durchführen, werden Antigensuspensionen gegen die typhösen Salmonellen eingesetzt. Problematisch ist der Nachweis fieberhafter Enteritis-Salmonellosen, da zum einen die Agglutininbildung weniger häufig auftritt als bei den typhösen Salmonellosen, zum anderen nur die Serotypen erkannt werden, die eine Antigengemeinschaft zu S. typhi und S. paratyphi haben bzw. H-Agglutinine der Phase 2 induzieren.

O-Agglutinine: Sie steigen 1 Woche nach Krankheitsbeginn an, können aber auch erst später erhöht sein, erreichen Titer von etwa 1:400 und fallen nach klinischer Ausheilung innerhalb von Wochen ab. Nicht alle Infektionen mit S. typhi führen zur signifikanten Erhöhung der O-Agglutinine, bei S. paratyphi-Infektionen ist ein Anstieg weniger häufig als bei Infektionen mit S. typhi.

H-Agglutinine: Sie steigen bei akuter Infektion ab dem zehnten Krankheitstag an und erreichen nach 3 Wochen maximale Titer bis 1:1600. Nach klinischer Gesundung fallen die H-Titer langsam ab, bleiben aber noch bis zu mehreren Jahren erhöht. Das Fehlen eines H-Agglutininanstiegs bei typhöser Salmonellose ist beschrieben /[7]/.

Isoliert erhöhte H-Agglutinintiter, insbesondere im Ansatz mit H-Phase 2-Antigensuspension können in Titern bis über 1:100 bei Gesunden nachgewiesen werden und beruhen dann häufig auf einer zurückliegenden Enteritis, z. B. durch S. paratyphi B oder S. enteritidis nach Nahrungsmittelinfektion.

Vi-Agglutinine: Treten unregelmäßig auf, können Titer von 1:80 bis 1:160 im *Widal*-Test erreichen. Gelegentlich werden sie gebildet bei fehlenden H- und O-Agglutininen.

Antibiotika-Behandlung: Frühzeitige Antibiotikabehandlung verhindert die Ausbildung von H-, O- und Vi-Agglutininen. Bei schon vorhandenen Agglutininen kann eine antibiotische Behandlung den weiteren Agglutininanstieg verhindern /[6]/.

Impfung: Impfungen gegen Typhus und Paratyphus führen zu einem signifikanten Anstieg der H-Agglutinine auf Titer über 1:100, die mehrere Jahre persistieren. Werden auch O-Agglutinine gebildet, so währt die Erhöhung nur wenige Wochen bis Monate. Bei Personen, die irgendwann geimpft wurden, ist deshalb bezugnehmend auf eine akute Salmonelleninfektion der H-Agglutinintiter diagnostisch nicht aussagekräftig, sondern nur die Titer der O- und Vi-Agglutination.

Kreuzreaktivität: Vermittels der Serodiagnostik kann es schwierig sein, eine Abgrenzung des Erregers sowohl innerhalb der typhösen Salmonellen, als auch zwischen den typhösen und Enteritis-Salmonellen durchzuführen. Zum einen haben viele Salmonellen gemeinsame O-Antigene, z. B. gemeinsames O12 von S. typhi und S. paratyphi B, zum anderen haben viele Personen Antikörper gegen verschiedene Salmonellentypen, z. B. aufgrund einer Immunisierung durch inapparente Infektionen. Die *Widal*-Reaktion kann deshalb als zusätzliches diagnostisches Kriterium helfen, eine Salmonellen-Infektion zu sichern, keinesfalls aber den direkten Erregernachweis ersetzen.

Vi-Antikörper und Salmonellenträger: In verschiedenen Studien /[6, 8]/ konnten Träger von S. typhi und S. paratyphi C durch den Nachweis von Vi-Antikörpern im Hämagglutinations-Test, aufgrund eines Titers von 1:160 und höher, mit guter diagnostischer Sensitivität und Spezifität erkannt werden.

Literatur

1. *Velimirovic, B.:* Bundesgesundheitsbl. *26:* 304 (1983). Die Bedeutung der Enteritis infectiosa einschließlich mikrobiell bedingter Lebensmittelintoxikationen weltweit und in der europäischen Region.
2. *Borneff, J., J. R. Wittig, M. Borneff, G. Hartmetz:* Zbl. Bakt. Hyg., I. Abt. Orig. B. *180:* 319 (1985). Untersuchungen über das Vorkommen von Enteritis-Erregern im Haushalt: Eine Pilotstudie.
3. *Albrecht, J.:* Salmonellen. In: *Sonntag, H. G., H. E. Müller,* Infektionserreger im Krankenhaus, S. 100. MHP-Verlag, Mainz (1981).
4. *Pöhn, H. P.:* Bundesgesundheitsbl. *23:* 225 (1980). Salmonellose-Überwachung beim Menschen in der BRD einschließlich Berlin (West) 1977.
5. Topley and Wilson's Principles of bacteriology, virology and immunity, 7. Ausgabe, Band 3, S. 413. Edward Arnold, London (1984).
6. *Nolan, C. M., P. C. White, Jr., J. C. Feeley* et al.: Lancet *I:* 583 (1981). Vi-serology in the detection of typhoid carriers.
7. *Brodie, J.:* J. Hyg. Camb. *79:* 161 (1977).
8. *Lanata, C. F., C. Ristori, M. M. Levine et al.:* Lancet *II:* 441 (1983). Vi-serology in detection of chronic salmonella typhi carriers in an endemic area.

Shigellosen

Verbreitung und klinische Symptomatik

Inzidenz in der BRD: Die Anzahl der amtlichen Meldungen betrug 1599 im Jahre 1985, die Infektionsinzidenz 2.6 je 100.000 Einwohner. Meldepflichtig sind der Krankheitsverdacht, die Erkrankung und der Tod an Shigellenruhr und jeder Shigellen-Ausscheider.

Epidemiologie: Die Shigellenruhr tritt endemisch auf. Erregerreservoir ist der Mensch, insbesondere der Ruhrkranke, der die Shigellen in großen Mengen im Stuhl ausscheidet. Die Übertragung erfolgt durch den indirekten Kontakt, häufig unter Einbeziehung von Lebensmitteln. Die Shigellen können durch Fliegen von blutig-schleimigen Stühlen auf die Nahrungsmittel übertragen werden.

Der Morbiditätsgipfel liegt im Sommer und Herbst, ein zweiter Gipfel, insbesondere durch Sh. sonnei verursacht, im Frühjahr. In Mitteleuropa sind Infektionen durch Sh. sonnei und Sh. flexneri am häufigsten.

Die Gattung Shigella wird aufgrund ihres Stoffwechselverhaltens gegenüber Zukkern in die Gruppen A—D eingeteilt.

Eingruppierung der Shigellen

Gruppe	Shigella-Spezies
A	Sh. dysenteriae, Sh. ambigua, Large-Sachs-Gruppe
B	Sh. flexneri
C	Sh. boydii
D	Sh. sonnei

Die Spezies kommen als verschiedene Serovare vor.

Bevorzugt betroffener Personenkreis: Kinder und Jugendliche unter 15 Jahren.

Inkubationszeit: 1—5 Tage.

Klinische Symptomatik: Nach anfänglichen Allgemeinsymptomen wie Fieber, Mattigkeit, Gliederschmerzen setzen Leibschmerzen mit anfallsweisen Tenesmen und Durchfällen ein. In klassischen Fällen dünnflüssige breiige Entleerungen, die später nur noch aus Schleim und Beimengungen von Blut und Eiter bestehen. Die Erkrankung ist in der Regel auf den Dickdarm beschränkt, Shigellen gelangen nur selten in das Blut. In einigen Fällen bei Shigellenruhr, insbesondere durch Sh. flexneri, kommt es zur Ausbildung einer reaktiven Arthritis.

Serodiagnostik

Shigellen besitzen nur O(Körper)-Antigene und keine H(Geißel)-Antigene.

Röhrchenagglutination (Widal): Hat unzureichende diagnostische Sensitivität und Spezifität, wenn inaktivierte Shigellen-Suspensionen eingesetzt werden. Sh. flexneri-Agglutinine werden mit guter diagnostischer Sensitivität und Spezifität nachgewiesen, wenn lebende Stämme als Antigen verwendet werden /[1]/.

Hämagglutinations-Test: Es werden Erythrozyten, die jeweils mit Antigenpräparationen der einzelnen Shigellenspezies beladen sind, in den Test eingesetzt /[2, 3]/.

Enzymimmunoassay: Zum Nachweis von IgA-, IgM- und IgG-Antikörpern gegen Sh. sonnei wird ein mit wäßriger Phenollösung extrahierbares Lipopolysaccharid aus Plesiomonas shigelloides als Antigen verwendet /[4]/.

Bewertung

Widal-Reaktion: Sie ist zur Diagnostik einer akuten Shigellen-Ruhr ungeeignet. Agglutinine treten gewöhnlich erst vom 6.—12. Krankheitstag auf, also dann, wenn die klinischen Beschwerden schon vorüber sind. Für Sh. dysenteriae sind Titer ab 1:200 beweisend, für Sh. flexneri ab 1:100 bis 1:200 und für Sh. sonnei ab 1:50 /[5]/. Die diagnostische Sensitivität und Spezifität sind gering, da zum einen in Epidemiegebieten bei Personen erhöhte Agglutinintiter ohne Erkrankung gefunden werden, zum anderen bei akuter Shigellenruhr die Bildung von Agglutininen ausbleiben kann.

Die Serodiagnostik der Shigellenspezies ist nur schwer möglich, auch können Shigellenstämme von der glatten in die rauhe Form übergehen und ihre charakteristischen O-Antigene verlieren. Außerdem können Stämme nicht agglutinabel sein, wenn die O-Antigene durch andere thermolabile Antigene maskiert sind. Die Durchführung des *Widal*-Tests ist nur empfehlenswert aus epidemiologischen Gesichtspunkten, z. B. zur Feststellung der Ausbreitung einer Ruhrepidemie /[1]/.

Hämagglutinations-Test: Titer von $\geqq$ 1:40 werden als Hinweis auf eine aktive, kürzlich oder vor längerer Zeit abgelaufene Shigelleninfektion angesehen /[6]/, Werte $\geqq$1:160 sind beweisend /[7]/. Gewöhnlich steigen die Titer in der 2. bis 3. Woche nach Beginn der klinischen Beschwerden an und erreichen ein Maximum nach 4—6 Wochen. Erhöhte Titer können noch nach 1 Jahr gemessen werden.

Enzymimmunoassay: Der Nachweis von IgA-, IgM- und IgG-Antikörpern gegen bestimmte Shigellen-Spezies wird durchgeführt /[4]/. Es liegen jedoch noch unzureichende Erfahrungen vor.

Impfung: Im Widal-Test können bis zu einem halben Jahr erhöhte Agglutinintiter nachweisbar sein.

Literatur

1. *Verbrugh, H. A., D. R. Mekkes, R. P. Verkooyen, J. E. Landheer:* Eur. J. Clin. Microbiol. *5:* 540 (1986). Widal-type serology using live antigen for diagnosis of Sh. flexneri dysentery.
2. *Neter, E., O. Westphal, O. Lüderitz, E. A. Gorzynski:* Ann. N. Y. Acad. Sci. *66:* 141 (1956). The bacterial hemagglutination test for the demonstration of antibodies to enterobacteriaceae.

3. *Lee, M., N. S. Ikari, W. C. Brance, V. M. Young:* J. Bact. *91:* 463 (1966). Microtiter bacterial hemagglutination technique for detection of shigella antibodies.
4. *Ekwall, E., S. Haegemann, M. Kalin, B. Svenungsson, A. Lindberg:* Eur. J. Clin. Microbiol. *2:* 200 (1983). Antibody response to shigella sonnei infection determined by an enzyme linked immunosorbent assay.
5. *Walther, G.:* Krankheiten durch Shigellen. Die bakterielle Ruhr. In: *Gsell, O., W. Mohr,* Infektionskrankheiten, Bd. II, S. 692. Springer, Heidelberg (1968).
6. *Mata, L. J., E. J. Gangarosa, A. Caceres* et al.: J. Infect. Dis. *122:* 170 (1970). Epidemic shiga bacillus dysentery in central america. I. Etiologic investigations in Guatemala 1969.
7. *Patton, C. M., E. J. Gangarosa, J. B. Weissman* et al.: J. Clin. Microbiol. *3:* 143 (1976). Diagnostic value of indirect hemagglutination in the seroepidemiology of shigella infections.

Tularämie

Verbreitung und klinische Symptomatik

Inzidenz in der BRD: Gemeldet werden jährlich etwa 5 Erkrankungsfälle (Mittel der letzten 25 Jahre). Meldepflichtig sind der Krankheitsverdacht, die Erkrankung sowie der Tod an Tularämie.

Epidemiologie: Infektionserreger der Tularämie ist Francisella tularensis. Erregerreservoire sind Nagetiere, in Europa überwiegend Hasen und Mäuse, die eine laufende Infektionsquelle für andere Nagetiere darstellen. Als Erregerreservoire und Überträger auf den Menschen spielen Zecken, Stechfliegen, Bremsen, Milben, Wanzen und Läuse eine Rolle.

Der Mensch wird infiziert durch den Kontakt mit infektiösen, lebenden oder toten Tieren, die Aufnahme von ungenügend gekochtem Fleisch, über Wasser oder F. tularensis enthaltenden Staub. Eintrittspforten sind Haut und Schleimhäute.

Die Tularämie ist hauptsächlich in der Sowjetunion und den USA verbreitet, endemische Herde gibt es in den Ländern Nord- und Mitteleuropas.

Bevorzugt betroffener Personenkreis: Jäger, Bauern, Fleischer, Tierärzte.

Inkubationszeit: 1—10 Tage, in der Regel 3—5 Tage.

Klinische Symptomatik: Prodromalerscheinungen mit Fieber, Kopf- und Gliederschmerzen, gleichzeitig Primäraffekt an der Eintrittsstelle (ulzerierende Papel) mit Beteiligung regionärer Lymphknoten. Unterschieden werden nach der Eintrittspforte kutane, okuläre und oralglanduläre Formen, von primär inneren Formen, bei denen die Eintrittspforte nicht bekannt ist. Bei den inneren Formen stehen die atypische Pneumonie oder abdominell-intestinale Erkrankungen im Vordergrund.

Serodiagnostik

Agglutinations-Test (Widal): Gleiche Volumina F. tularensis-Suspension werden zu ansteigenden Verdünnungen von Patientenserum gegeben. Die erste Ablesung erfolgt nach 3-stündiger Inkubation bei 37 °C, die zweite am nächsten Tag nach Stehen bei Raumtemperatur /[1]/.

Grenztiter 1: ≧40.

Prozonenphänomene treten bei der Widal-Reaktion aufgrund blockierender, inkompletter Antikörper häufiger auf und können falsch negative Ergebnisse vortäuschen /[1]/. Es sollte deshalb in jedem Falle bei negativem Ergebnis ein Coombs-Test mit der ersten Patientenserumverdünnung und den Kontrollen angeschlossen werden. Dazu wird die Bakteriensuspension beider Ansätze abzentrifugiert und das Sediment mehrmals mit phys. NaCl gewaschen. Anschließend wird zum resuspendierten Sediment 1 Tropfen Antihumanglobulinserum hinzugegeben. Falls die Bakterien inkomplette Antikörper gebunden hatten, kommt es zur Agglutination /[1]/.

F. tularensis und Brucellen haben eine partielle Antigengemeinschaft, sodaß Seren mit Brucellenantikörpern auch F. tularensis agglutinieren und umgekehrt. Bei positivem *Widal* auf F. tularensis-Agglutinine soll zum Vergleich auch der *Widal*-Test auf Br. abortus und Br. melitensis angesetzt werden. Sind erhöhte Titer meßbar, muß das auf Tularämie zu untersuchende Patientenserum zuerst in verschiedenen Ansätzen sowohl mit Tularämiebakterien, als auch mit Brucellen abgesättigt und dann mit dem *Widal*-Test nochmals untersucht werden /[1]/.

Hämagglutinations-Test: Menschliche Erythrozyten werden mit löslichen Bakterienextrakten aus F. tularensis, die durch Phenol-Wasserextraktion hergestellt werden, beladen. Von jedem Patientenserum wird eine geometrische Verdünnungsreihe angesetzt und dazu ein konstantes Volumen sensibilisierter Erythrozyten gegeben. Nach 2 Std. Inkubation bei 37 °C und 18 Std. bei Raumtemperatur wird auf Agglutination geprüft /[1]/.

Grenztiter 1: ≧40.

Bewertung /[1—3]/

Widal-Test: In der Regel sind Agglutinine in der 2. Krankheitswoche nachweisbar. In der ersten Untersuchungsprobe sind Titer ab 1:80 als beweisend anzusehen. Weiterhin beweisend ist ein vierfacher Titeranstieg oder -abfall. Allgemein werden in der 3.—4. Krankheitswoche Titer mit mittleren Maximalwerten von 1:640 erreicht. Der Abfall der Agglutinine erfolgt nur langsam, sodaß noch nach Jahren Titer von 1:20 bis ≧ 1:160 meßbar sind /[3]/.

Ausgeprägte Prozonen, d. h. ein Ausbleiben der Agglutination, werden im *Widal*-Test häufig beobachtet, insbesondere bei Präsenz hoher Antikörpertiter im Zeitraum von der 3. Krankheitswoche bis zu 3 Monaten nach Erkrankung. Die Prozonen können auftreten bis zu Serumverdünnungen von 1:160 und werden nicht erkannt bei ungenügend langer geometrischer Verdünnungsreihe des Patientenserums, bzw. wenn der Coombs-Test unterlassen wird.

Ein erheblicher Teil der Seren mit Agglutininen gegen Brucellen zeigt eine Mitagglutination von F. tularensis und umgekehrt. In solchen Fällen muß eine Klärung durch den Absorptionsversuch erbracht werden.

Hämagglutinations-Test: Bei 20 Tularämieinfektionen wurde in 18 Fällen, in den ersten beiden Krankheitswochen Titer ab 1:40 festgestellt /[1]/. Ab dem 5. Tage nach Krankheitsbeginn können im Hämagglutinationstest signifikante Titer erreicht werden. Im Krankheitsverlauf sind die Hämagglutinationstiter 3—7 Stufen höher als die Agglutinationstiter im *Widal*-Test und können Werte von 1:10.000 und höher erreichen.

Maximaltiter sind etwa 4 Wochen nach Krankheitsbeginn meßbar und fallen rascher ab, als die Agglutinationstiter im *Widal*-Test.

Prozonen in dem Ausmaße wie bei der *Widal*-Reaktion oder ein vollständiges Fehlen der Reaktion werden bei der Hämagglutination nicht gefunden /[1]/.

Kreuzreaktionen durch eine Mitreaktion von Brucellen treten jedoch ebenfalls auf und müssen im Absorptionsversuch abgeklärt werden.

Impfung: Führt zu über Jahre persistierenden erhöhten Titern im *Widal*-Test und Hämagglutinations-Test.

Literatur

1. *Knothe, H., G. Havemeister:* Zbl. f. Bakt. I. Abt. Orig. *181:* 80 (1960). Ein Beitrag zur Serologie der Tularämie.
2. *Parnas, J.:* Diagnostik *7:* 182 (1974). Die Tularämie.
3. *Cox, S. K., E. D. Everett:* Missouri Medicine *78:* 70 (1981). Tularemia. An analysis of 25 cases.

Yersiniosen

Verbreitung und klinische Symptomatik

Inzidenz in der BRD: Unbekannt. Zu etwa 25% Ursache bakterieller Enteritiden /[1]/.

Epidemiologie: Humanpathogen sind in Westeuropa vorwiegend Yersinia enterocolitica Serovar 0.3 und 0.9 und Yersinia pseudotuberkulosis, in den USA Yersinia enterocolitica Serovar 08.

Wichtigste Erregerreservoire für Y. enterocolitica sind Schweine und Hunde, für Y. pseudotuberkulosis Vögel und Nagetiere. Die Infektion von Mensch und Tier erfolgt durch perorale Aufnahme der Bakterien, z. B. Kleinkinder mit der Milch /[2, 3]/.

Bevorzugt betroffener Personenkreis: Kinder unter 10 Jahren /[4]/.

Inkubationszeit: 3—10 Tage bei Y. enterocolitica-Infektionen, unbekannt für Y. pseudotuberkulosis-Infektionen /[4]/.

Klinische Symptomatik /[5]/: Akute Infektionen mit Y. enterocolitica und Y. pseudotuberkulosis verursachen die typische Symptomatik einer akuten Enteritis infectiosa. Während bei Kindern der Durchfall im Vordergrund steht, ist es bei älteren Patienten der Bauchschmerz, der bei der »pseudoappendizitischen« Form das einzige Symptom sein kann.

Bei Erkrankten, die älter als 10 Jahre sind, können Tage bis Wochen nach einer Yersinia-Enteritis extraintestinale Manifestationen wie Arthritiden oder ein Erythema nodosum auftreten. Genetische (HLA-B27) und geschlechtsspezifische (Erythema nodosum bei Frauen) Faktoren sind von manifestationsfördernder Bedeutung.

Die auftretenden Arthritiden werden unter dem Begriff der seronegativen Spondylarthritiden zusammengefaßt. Gemeinsam ist diesen die genetische Disposition (HLA-B27) und die Infektion mit dem »arthritogenen« Erreger (z. B. Y. enterocolitica). Postenteritische Arthritiden treten bei etwa einem Drittel der über 10 Jahre alten Patienten mit Yersinia-Enteritis auf und manifestieren sich bevorzugt in den Knie- und Sprunggelenken. Nur etwa 25% haben länger als 2 Jahre Beschwerden.

Das Erythema nodosum als extraintestinale Manifestation der Yersinia-Enteritis findet sich vorwiegend bei Frauen und ist vor dem 20. Lebensjahr selten. Die klinischen Symptome treten ebenfalls Tage bis Wochen nach der Enteritis infectiosa auf.

Serodiagnostik

Agglutinationstest (Widal): Wird in Form der Makro- oder Mikroagglutination durchgeführt. Als OH-Antigene werden lebende oder in 0.3% Formalin abgetötete Bakteriensuspensionen verwendet, als O-Antigene gekochte oder autoklavierte Suspensionen von Y. enterocolitica, Serovar 03 und 09 und von Y. pseudotuberkulosis Typ I bis VI /[3, 6, 7]/.
Grenztiter: OH-Agglutination 1: ≧ 80.

Komplementbindungsreaktion (KBR): O-Antigen-Präparationen werden verwendet.
Grenztiter 1: ≧ 10.

Indirekter Hämagglutinations-Test: Als Antigen eingesetzt werden Lipopolysaccharid-Antigenpräparationen von Yersinia-Referenzstämmen /[8]/.
Grenztiter 1: ≧160.

Bewertung

Die gebräuchlichste Methode zur Serodiagnostik akuter Yersiniosen ist die *Widal*-Reaktion. Signifikante OH-Titer sind bei der Infektion mit Y. enterocolitica 5—7 Tage nach den akuten Darmbeschwerden nachweisbar, bei Infektion mit Y. pseudotuberkulosis in der Regel mit dem Auftreten der klinischen Beschwerden.

Erhöhte O-Titer werden bei Y. enterocolitica-Infektion, wenn überhaupt, erst Tage später gemessen, bei Y. pseudotuberkulosis-Infektion werden sie nur bei schweren und längerfristigen Krankheitsverläufen beobachtet /[4]/.

Als signifikant zu bewerten sind in der ersten Untersuchungsprobe /[7]/
— OH-Titer ab 1:160.
— Mit O- und OH-Antigen zeitgleich erfaßte Titer ab 1:40 (O-Ag) und 1:80 (OH-Ag).

Bei der wiederholten Agglutinin-Titerbestimmung ist ein vierfacher Titeranstieg oder -abfall signifikant.

Die höchsten OH-Agglutinintiter werden 2 Wochen nach den akuten Darmbeschwerden gemessen. Die O-Titer erreichen selten die gleiche Höhe wie die OH-Titer ihr rascher Rückgang spricht für einen günstigen Heilungsverlauf.

Bei rascher Heilung fallen erhöhte Titerwerte innerhalb von 3—12 Wochen signifikant ab oder werden sogar negativ. Intestinale Yersiniosen zeigen einen relativ raschen Titerabfall, liegen jedoch extraintestinale Manifestationen wie Arthritiden oder ein Erythema nodosum vor, erfolgt der Titerabfall langsamer. OH-Titer von 1:40 bis 1:80 ohne wesentliche Bewegung in den Verlaufskontrollen sprechen als Resttiter für eine schon Wochen oder Monate, im Einzelfall auch Jahre zurückliegende Infektion.

Aufgrund der Antigengemeinschaften zwischen Y. enterocolitica 09 und Brucellen, Y. pseudotuberkulosis Typ II und Salmonellen der Gruppe B, Y. pseudotuberkulosis Typ IV und Salmonellen der D-Gruppe, sowie Y. pseudotuberkulosis Typ VI und E. coli O-Gruppe 55, kommt es zu Kreuzreaktivitäten. So reagieren Brucellen mit gleich hohem Titer wie Y. enterocolitica 09. Da die Brucellose in Mitteleuropa sehr selten ist, sollten erhöhte Brucellose-Titer an eine Yersiniose denken lassen /[2]/.

Zur Vermeidung von Fehldiagnosen durch Kreuzreaktivitäten sind bei signifikantem Agglutinin-Titer eine Untersuchung auf Serumantikörper gegen Salmonellen der B- und D-Gruppe und/oder die kreuzweise Serumsättigung erforderlich /[7]/. Bei Kreuzreaktivität von Serovar 09 und Brucella nutzt man die Tatsache, daß Brucella keine H-Antigene besitzt und deshalb im Gegensatz zu Serovar 09 eine H-Agglutination ausbleibt.

Die KBR und der indirekte Hämagglutinations-Test werden von einigen Untersuchern skeptisch beurteilt. In einer Studie /[7]/ hatte die KBR im Vergleich zum *Widal*-Test eine geringere diagnostische Sensitivität und Spezifität und zeigte nur in 36% der Fälle erhöhte Titer.

Literatur

1. *Bockemühl, J., H. Schmitt, I. Bednarek:* Zbl. Bakt. Hyg. I. Abt. Orig. A *242:* 42 (1978). Zur Häufigkeit von Darmerkrankungen durch Yersinia enterocolitica.
2. Immun. Infekt *10:* 180 (1982). Die enteralen Yersiniosen: Pathogenese, klinischer Verlauf, Epidemiologie und Diagnose.
3. *Baier, R.:* Ärztl. Lab. *28:* 297 (1982). Diagnostik und Differentialdiagnostik der enteralen Yersiniosen.

4. *Knapp, W.:* Dtsch. Ärztebl. *77:* 1671 (1980). Enterale Yersiniosen.

5. *Menge, H.*: Dtsch. Med. Wschr. *112:* 266 (1987). Extraintestinale Manifestationen der Yersinia enterocolitica-Enteritis.
6. *Larsen, J. H.*: Diagnostik und Intensivmedizin *9:* 3 (1984). Immunologische Diagnostik von Yersinia-enterocolitica-Infektionen.
7. *Knapp, W., B. Prögel, Ch. Knapp:* Dtsch. Med. Wschr. *106:* 1054 (1981). Immunpathologische Komplikationen bei enteralen Yersiniosen.
8. *Baier, R., H. Puppel, J. Hein:* Klin. Wschr. *59:* 517 (1981). Zum Nachweis von O-Agglutininen gegen Yersinia enterocolitica im indirekten Hämagglutinationstest.

Staphylokokken-Infektionen

Bestimmt werden Antikörper gegen Staphylolysin, das α-Hämolysin der Staphylokokken.

Indikation

Serologischer Nachweis von Staphylokokkeninfektionen bei:

Erkrankungen des rheumatischen Formenkreises, insbesondere, wenn niedrige Streptokokken-Antikörpertiter vorliegen.

Infektionen, bei denen der direkte Erregernachweis schwierig ist, z. B. Herdinfektionen, vorherige Antibiotikabehandlung.

Bestimmungsmethoden

Latex-Agglutination

Die Empfindlichkeit ist so eingestellt, daß eine Agglutination nur bei Anti-Staphylolysinkonzentrationen über 2 IE/ml stattfindet.

Hämolyse-Hemmungsreaktion /[1]/

Prinzip: Je eine Verdünnungsreihe Patientenserum und Standardserum werden mit einer definierten Menge Staphylolysin inkubiert und dann Erythrozyten-Suspension hinzugesetzt. Gemessen wird bei welcher Serumverdünnung das Staphylolysin noch gehemmt wird. Je höher die Staphylolysinkonzentration im Patientenserum, um so stärker ist die Hemmung der Hämolyse (= Sedimentation der Erythrozyten) zu hohen Verdünnungsstufen verschoben.

Untersuchungsmaterial

Serum	1 ml

Referenzbereich /[2]/

0.2—2.0 IE/ml

Bewertung /[2–5]/

Menschenpathogene Staphylokokken bilden in unterschiedlichem Ausmaße Staphylolysin. Es handelt sich um ein α-Hämolysin, das eine Bedeutung in der Pathogenese von Staphylokokkeninfektionen hat. Der Antikörperanstieg erfolgt gewöhnlich 2 bis 3 Wochen nach der Infektion, die Antistaphylolysinkonzentration erreicht nach 2 bis 3 Monaten Maximalwerte und fällt 5 bis 6 Monate nach überstandener Infektion in den

Referenzbereich zurück. Konzentrationen von 2.5 bis 3.2 IE/ml werden als schwach positiv, bis 6.4 IE/ml als mäßig und darüber als stark positiv bewertet /3/.

Allgemein ergeben Infektionen der Oberflächenbezüge (Haut und Schleimhäute) niedrige bis mäßige Konzentrationen, tiefe Prozesse und Sepsis höhere Werte. Konzentrationen im Referenzbereich schließen eine Staphylokokkeninfektion nicht aus.

Erhöhte Antistaphylolysinwerte werden bei den verschiedenartigsten Erkrankungen gefunden. Ihre Bewertung kann unter folgenden Gesichtspunkten geschehen /3/

— Für eine Reihe von Erkrankungen sind Staphylokokken die sichere Krankheitsursache, z. B. Staphylokokken-Osteomyelitis, -Sepsis, -Meningitis, -Pneumonie, -Prostatitis. Die erhöhte Antistaphylolysinkonzentration sichert die Ätiogenese.

— Bei weiteren Krankheitsgruppen, mit im gewissen Prozentsatz erhöhten Antistaphylolysinwerten, ist die Staphylokokkenbeteiligung nicht ohne weiteres ersichtlich, z. B. bei Lebererkrankungen, Tuberkulose, Erkrankungen des Urogenitalbereiches. Erhöhte Antistaphylolysinkonzentrationen sind der Hinweis auf eine Staphylokokkenbeteiligung.

— Erkrankungen, die hinsichtlich der Ätiologie problematisch sind, wie rheumatische Erkrankungen des Bewegungsapparates (z. B. akute Polyarthritis, M. Bechterew, rheumatoide Arthritis) und Herzerkrankungen (z. B. entzündliche Endo- und Myokarditis, erworbene und konnatale Klappenfehler) haben in 20 bis 40% erhöhte Antistaphylolysinwerte. Dies weist zumindest auf ein zusätzliches Infektionsgeschehen hin.

Hinweise und Störungen

Die Antistaphylolysinkonzentrationen sind im Nabelschnurblut und Serum von Säuglingen bis zur 5. Lebenswoche höher als beim Erwachsenen.

Literatur

1. *Harter, F.:* Ärztl. Lab. *12:* 47 (1966). Die Antistaphylolysinreaktion und ihre diagnostische Bewertung.
2. *Harter, F., H. G. Schwick, K. Störiko:* Klin. Wschr. *43:* 1114 (1965). Nachweis von Staphylokokken-α-Hämolysin mit stabilem Trockenantigen.
3. *Harter, F.:* Münch. Med. Wschr. *119:* 767 (1977). Richtlinien für die Labordiagnostik rheumatischer Erkrankungen.
4. *Kienholz, M.:* Ärztl. Lab. *12:* 12 (1966). Die Antistaphylolysinreaktion.
5. *Winterhoff, D., H. Gröger:* Diagnostik *6:* 161 (1973). Klinische Relevanz der Antistaphylolysin-Reaktion.

Streptokokken-Infektionen

Einleitung

β-hämolysierende Streptokokken der Serogruppe A bilden eine Reihe von Toxinen, die teilweise immunogen sind, z. B. NAD-Glykohydrolase, DNasen = Streptodornasen, Hyaluronidase und somit nach Infektion eine Antikörperbildung induzieren können. Auch Streptokokken anderer Serogruppen bilden teilweise die genannten Toxine. Wichtige Antikörperbestimmungstests zur Diagnostik und Verlaufsbeurteilung von Streptokokkeninfektionen sind

 — Anti-Streptolysin O-Reaktion (ASL).

— Anti-Streptokokken-Desoxyribonuklease (ADNAse B)-Reaktion (= Streptodornase B).
— Anti-Streptokokken-Hyaluronidase-Reaktion (AHy).

Der am einfachsten durchführbare und am weitesten verbreitete Test ist die Anti-Streptolysin O-Reaktion.

Da mit keinem der genannten Tests alle Streptokokkeninfektionen erfaßt werden, ist zur Diagnostik die Anti-Streptolysin O-Reaktion allein nicht ausreichend und die Kombination mehrerer Antikörperreaktionen anzustreben (Abb. 1). Die Durchführung eines Mischantikörper-Tests (z. B. Streptozym-Test) bringt keinen oder nur einen unwesentlichen Vorteil, da die Titerverläufe der einzelnen Antikörper zeitlich unterschiedlich sind und eine Beurteilung des Titerverlaufs erschwert wird.

Über den Wert der Anti-Streptokokken-NADase-Reaktion (ANADase) kann noch kein endgültiges Urteil abgegeben werden /[1]/.

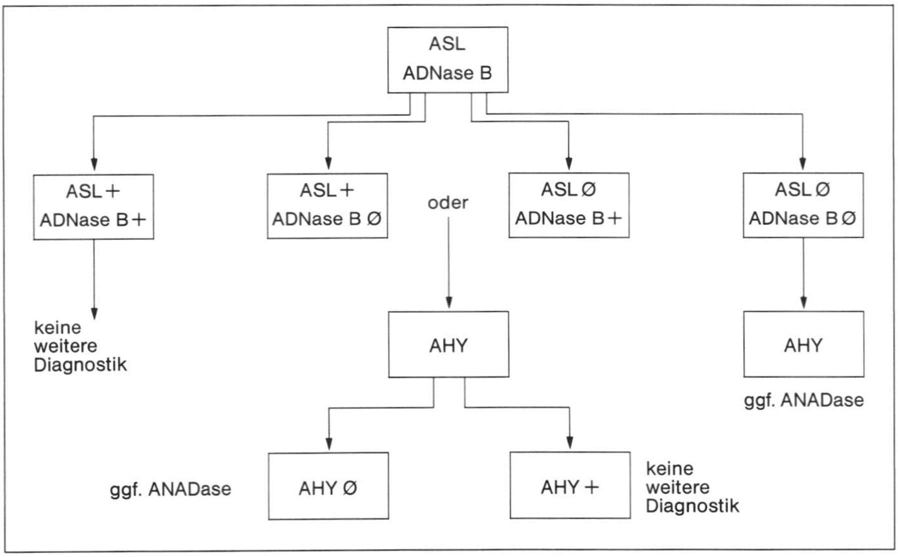

Abb. 1 Vorschlag zur Serodiagnostik von Streptokokkeninfektionen, modifiziert nach Lit. /[1]/.

Indikation

Nachweis einer existenten Streptokokkeninfektion.

Nachweis einer vorausgegangenen Streptokokkeninfektion, insbesondere wenn Folgekrankheiten einer Streptokokkeninfektion vorliegen, z. B. akutes rheumatisches Fieber, Chorea minor und akute Glomerulonephritis (mit gewissen Einschränkungen).

Bestimmungsmethoden

Antistreptolysin O-Reaktion

I. Latex-Schnelltest

Der Test wird zur raschen Orientierung eingesetzt.

Prinzip: Auf einer Testplatte wird 1 Tropfen verdünntes Patientenserum mit 1 Tropfen ASL-Reagenz (Streptolysin O-beladene Latex-Partikel) versetzt und nach 2 min. Rotation abgelesen. Bei einem ASL-Gehalt des Patientenserums von 200 IU/ml und höher erfolgt eine Agglutination. Eine halbquantitative Bestimmung ist durch weitere Serumverdünnungen in Stufen möglich.

II. Hämolysehemmungs-Reaktion /[2]/

Der Test wird zur quantitativen Bestimmung von Antistreptolysin eingesetzt.

Prinzip: Es wird die Tatsache genutzt, daß Streptolysin O Erythrozyten hämolysiert, die Hämolyse aber durch die neutralisierende Wirkung von Antistreptolysin im positiven Fall verhindert werden kann. Inkubiert wird eine Verdünnungsreihe des Patientenserums mit einer definierten Menge Streptolysin O und Hammelerythrozyten. Das erste Röhrchen mit deutlich wahrnehmbarer Hämolyse wird zur Berechnung des ASL-Gehaltes herangezogen. Empfehlenswert ist eine Absorption des Patientenserums mit Dextran zur Entfernung unspezifischer Streptolysin-Inhibitoren.

Die Ergebnisse der ASL-Bestimmung werden auf eine internationale Referenzpräparation bezogen.

Antistreptokokken-Desoxyribonuklease B (ADNAse B)-Reaktion

Toluidinblau O-Verfahren /[3]/

Prinzip: Im Testansatz vorgelegt wird verdünntes Patientenserum und hinzugegeben eine definierte Aktivität DNAse B und deren Substrat, an Toluidinblau O gekoppelte DNA. Beim enzymatischen Abbau des Toluidinblau O-DNA-Substrates fällt der Farbstoff flockig aus und der Überstand entfärbt sich. Enthält das Patientenserum ADNAse B, wird der Abbau des Substrates verhindert und die Lösung bleibt blau.

Anti-Streptokokken-Hyaluronidase (AHy)

Prinzip: Streptokokken der Serogruppe A, aber auch B, C, G, H und L bilden Hyaluronidase, ein Enzym, das Hyaluronsäuren abbaut. Die Infektion mit Hyaluronidase-produzierenden Streptokokken führt zur Bildung von Antikörpern, die den Hyaluronidaseabbau durch das Enzym hemmen können. Der Nachweis von Antikörpern kann erfolgen im Mucingerinnsel-Verhinderungstest, einem Trübungsverminderungstest oder dem Viskositätsverminderungstest /[1,4]/.

Antistreptokokken-NADase-Reaktion (ANADase)

Fluorometrischer Test

Prinzip: Es wird die Tatsache genutzt, daß NAD-Glykohydrolase (NADase) die Spaltung von NAD in Nikotinsäureamid und Adenosindiphosphatribose katalysiert, die Spaltung aber durch die neutralisierende Wirkung von Antistreptokokken-NADase im positiven Fall verhindert werden kann. Inkubiert wird eine Verdünnungsreihe des Patientenserums und von Standardserum mit einer definierten Menge NADase und NAD. Dann werden die Ansätze durch Zugabe von Natronlauge stark alkalisiert und nicht gespaltenes NAD in ein Fluoreszenzprodukt umgewandelt. Das letzte Röhrchen mit noch deutlich wahrnehmbarer Fluoreszenz wird zur Berechnung des ANADase-Gehaltes herangezogen und bezugnehmend auf das Standardserum bewertet.

Streptozym-Test

Es handelt sich um einen Mischantikörpertest.

Prinzip: Eine Mischung von Streptokokken-Exotoxinen, z. B. Streptolysin O, DNAse, NADase, ist an Latex-Partikel gebunden. Durchführung des Tests wie Latex-Schnelltest.

Untersuchungsmaterial

Serum 1 ml

Referenzbereiche

Antistreptolysin O (ASL) /[2]/	Erwachsene	bis 200 IE
	Kinder	bis 150 IE
ADNAse B (Streptodornase B) /[3]/	bis 200 (250) E	
ANADase /[3]/	bis 75 (100) E	
AHy /[1]/	bis 300 E	

Angaben pro ml

Bewertung

Nach oder während einer akuten Infektion mit β-hämolysierenden A-Streptokokken können im Serum Antikörper gegen eine Reihe Streptokokken-Exoantigene nachgewiesen werden. Die Bestimmung solcher Antikörper spielt bei akuten Infektionen der Oberflächenbezüge und gewisser Organe keine wesentliche Rolle, da der Erregernachweis gewöhnlich direkt bakteriologisch, z. B. im Tonsillenabstrich, erfolgen kann. Die Verhältnisse liegen anders bei toxischen und sensibilisierenden Folgeerkrankungen, z. B. rheumatisches Fieber, Chorea minor und mit gewissen Einschränkungen der Glomerulonephritis /[5—8]/. Hier ist in der Regel nur noch der Antikörpernachweis im Serum möglich.

Pathologische Befunde sind immer als Zeichen einer Auseinandersetzung des Organismus mit Streptokokken zu werten. Ein negatives Ergebnis schließt, besonders wenn nur eine Antikörperbestimmung durchgeführt wurde, den vorliegenden oder abgelaufenen Streptokokkeninfekt nicht aus. Denn die Titer der einzelnen Streptokokkenantigene zeigen einen unterschiedlichen Verlauf, da die Bildung der Streptokokkenantigene abhängig von der Serogruppe der Streptokokken und dem Infektionsort ist. Die Erfassung von Streptokokkenerkrankungen und Folgekrankheiten wird deshalb durch die Antikörperbestimmung gegen mehrere Streptokokkenantigene drastisch erhöht /[3, 7]/.

Streptolysin O wird von Streptokokken der Gruppe A, C und G gebildet. Die diagnostische Sensitivität des ASL ist mit 50—80% unbefriedigend, da besonders nach Infektionen der Haut mit A-Streptokokken ein Titeranstieg ausbleiben kann. Das ist bedeutsam bei der Abklärung einer Glomerulonephritis, die häufiger nach Hautinfektionen mit A-Streptokokken als nach Tonsillitiden auftritt /[9]/.

Die ADNase B und AHy sind jeweils in 75 bis 85% der Fälle bei Streptokokken-superinfizierten Hauterkrankungen positiv, der ASL nur bei 40%. Durch die kombinierte Bestimmung aller 3 Antikörper wird die A-Streptokokkeninfektion einer Angina tonsillaris am besten erfaßt. Da die Angina tonsillaris und die Superinfektion der Haut die häufigsten Streptokokkeninfektionen darstellen, kommt der Bestimmung von ADNase B und AHy eine wesentliche Bedeutung im Rahmen der Diagnose und Differentialdiagnose kardiorheumatischer Folgeerkrankungen und der Chorea *Sydenham* zu. Bei letzterer Erkrankung soll die ANADase B wertvolle Hinweise liefern /[8]/.

Gewisse differentialdiagnostische Schlüsse können aus den Titerverläufen der verschiedenen Streptokokkenantikörper gezogen werden. Im Krankheitsverlauf ist der

ADNAse B-Titer häufig später erhöht als der ASL. Ein niedriger ADNAse B-Titer bei hohem ASL weist entweder auf ein frühes Stadium der Streptokokkeninfektion hin oder auf einen falsch-positiven ASL, z. B. aufgrund einer Hepatitis. Die erhöhte ADNAse B bei normalem ASL wird häufig bei Hautinfektionen gefunden oder es handelt sich um einen Resttiter nach früher durchgemachter Infektion /9/.

Bei klinischem Verdacht auf eine A-Streptokokkenerkrankung darf eine einmalige leichte bis mittlere Erhöhung der Antikörpertiter nicht als Hinweis auf eine erfolgte oder kürzlich abgelaufene Streptokokkeninfektion gewertet werden. Die Titer sollten nach 2 bis 3 Wochen überprüft werden, auch wenn sie zuvor nicht erhöht waren. Ist die Streptokokkeninfektion aufgrund eines hohen oder ansteigenden Titers erkannt, muß anhand des Titerverlaufes beurteilt werden, ob ein antigener Stimulus weiter besteht, auch wenn klinisch die Zeichen einer floriden Erkrankung abgeklungen sind.

Hinweise und Störungen

Referenzwerte: Neugeborene haben allgemein höhere ASL-Titer als die Mutter, Kleinkinder haben niedrigere Werte als Erwachsene und gleichen sich erst im Schulkindalter an. In den skandinavischen Ländern ist die obere Referenzbereichsgrenze des ASL höher.

Bestimmungsmethode: Die Latex-Agglutination zur Bestimmung des ASL täuscht in einem gewissen Prozentsatz falsch positive Ergebnisse vor. Sowohl die Latex-Reaktion als auch die Hämolysehemmungs-Reaktion täuschen falsch positive Ergebnisse vor aufgrund von Serumbestandteilen, die die hämolytische Aktivität des Streptolysin neutralisieren, z. B. β-Lipoproteine.

Literatur

1. *Wilske, B., G. Schierz:* Laboratoriumsblätter *31:* 170 (1981). Der Antihyaluronidase-Test in der Serodiagnostik streptokokkenbedingter Erkrankungen.
2. *Störiko, K., G. Uhlemann:* Serologische Reaktionen zur Diagnose rheumatischer Krankheiten. Edition Behringwerke, Marburg (1975).
3. *Tiesler, E., M. Hepp:* Immunität und Infektion *4:* 190 (1976). Vergleich der Aussagekraft von vier immunologischen Nachweismethoden (AST, ADNaseB, AHy, ANADase) bei Streptokokkeninfektionen und ihre Bedeutung für die Routinediagnostik.
4. *Köhler, W.:* Die Serologie des Rheumatismus und der Streptokokkeninfektionen. Fischer, Leipzig (1963).
5. *Zabriski, J. B.:* Circulation *71:* 1077 (1985). Rheumatic fever: The interplay between host, genetics and microbe.
6. *Harter, F.:* Diagnostik *8:* 185 (1975). Rheumaserologie und Immunologie bei entzündlichen Herzerkrankungen.
7. *Tiesler, E.:* Dtsch. Ärztebl. *72:* 3239 (1975). Ergänzende Diagnostik bei Verdacht auf A-Streptokokken-Erkrankungen.
8. *Harter, F.:* Münch. Med. Wschr. *119:* 767 (1977). Richtlinien für die Labordiagnostik rheumatischer Erkrankungen.
9. *Hederstedt, B., S. Holm, T. Wadstroem:* Laboratoriumsblätter *29:* 69 (1979). Antikörper nach B-Streptokokken-Infektionen.

Treponematosen

Einleitung

Treponema pallidum, Subspezies pallidum (Erreger der venerischen Syphilis), Treponema pallidum, Subspezies endemicum (Erreger der endemischen Syphilis), Treponema pallidum, Subspezies pertenue (Erreger der Frambösie) und Treponema carateum (Erreger der Pinta) weisen weder morphologisch noch molekularbiologisch Unterschiede auf, die zur Typisierung und damit zur Differenzierung der Krankheitserreger herangezogen werden könnten /[1, 2]/. Die gegenwärtig zur Verfügung stehenden Untersuchungsmethoden gestatten es daher nicht, die beim Menschen vorkommenden Treponema-Infektionen serologisch zu differenzieren. Dies unterscheidet die Treponematosen von anderen bakteriellen Infektionen, bei denen die Erreger in der Regel auf der Grundlage ihres besonderen Stoffwechselverhaltens oder ihrer Antigenstruktur (z. B. O-, H- und OH-Antigene) klassifiziert werden können.

Die Inzidenz der humanen Treponematosen ist von zahlreichen Faktoren (z. B. Klima, Hygiene der Bevölkerung), zum anderen vom jeweiligen Übertragungsmodus abhängig und weist bei den einzelnen Treponema-Infektionen des Menschen erhebliche regionale Unterschiede auf. Für die Inzidenz der venerischen Syphilis in der Bundesrepublik Deutschland wird für das Jahr 1985 ein vorläufiger Wert von 6.5 (Vorjahr 6.9) angegeben /[3]/.

Der Erregernachweis bei den Treponema-Infektionen ist in den letzten Jahren durch Einführung spezifischer, mit Fluorescein-Isothiocyanat (FITC) konjugierter monoklonaler Antikörper wesentlich einfacher geworden. Auch in der Bewertung serologischer Befunde ist ein Wandel eingetreten. Es wurde erkannt, daß der positive Ausfall Treponemen-spezifischer Tests nicht unbedingt als Zeichen für eine behandlungsbedürftige Infektion gewertet werden darf. Erregerspezifische IgG-Antikörper, welche nur Ausdruck einer »Serumnarbe« sind, können kürzere oder längere Zeit nach der Ausheilung im Serum der Patienten persistieren /[4, 5]/.

Bei den endemischen Treponematosen sind Spätmanifestationen selten, eine Beteiligung des Zentralnervensystems an der Infektion ist nicht bekannt /[1, 2]/. Die Rate der Spontanheilungen wird mit nahezu 100% angegeben /[1]/. Demgegenüber heilen etwa 60% aller Infektionen, die durch Treponema pallidum, Subspezies pallidum, hervorgerufen worden sind, spontan aus /[5]/. Bei etwa 10% aller Syphilis-Patienten geht die nicht rechtzeitig oder nicht sanierend behandelte Infektion in ein klinisch faßbares Tertiärstadium oder in eine Neurosyphilis über /[5]/.

In Mitteleuropa ist die venerische Syphilis die einzige der humanpathogenen Treponematosen. Meistens in der Jugendzeit durchgemachte endemische Treponema-Infektionen spielen bei Einwanderern aus tropischen oder subtropischen Regionen serologisch eine Rolle, wenn eine venerische Syphilis im Stadium der Behandlungsbedürftigkeit erkannt oder ausgeschlossen werden soll. Da der Untersuchungsgang bei allen Treponematosen gleich ist, wird dieser am Modell der venerischen Syphilis dargestellt.

Indikation

Erregernachweis aus Haut- oder Schleimhautläsionen: Erfolgte bisher wegen Temperatur- und Feuchtigkeitsstabilität der Treponemen in der Regel in einem klinik- oder praxisnahen Laboratorium. Mit FITC-konjugierten, spezifischen monoklonalen Antikörpern ist er grundsätzlich in jedem Laboratorium möglich. Er sollte immer dann versucht werden, wenn eine Infektionsanamnese vorliegt und der Patient verdächtige Haut- oder Schleimhauterscheinungen aufweist.

Serodiagnostik: Sie wird unter Berücksichtigung von fünf Schwerpunkten eingesetzt

— Beim Vorliegen verdächtiger Haut- oder Schleimhautläsionen, wenn der Erregernachweis als Folge vorausgegangener lokaler antibiotischer Behandlung nicht gelingt.

— Zur Erkennung bzw. zum Ausschluß einer Infektion mit pathogenen Treponemen (z. B. Ausschlußdiagnostik bei Blutspendern), als differentialdiagnostische Untersuchung beim Ulkus molle oder dem Lymphogranuloma venereum (wenn klinisch eine klare Abgrenzung zum Primärulkus der venerischen Syphilis nicht möglich ist) oder bei allergischen Hauterscheinungen (wenn eine Sekundärsyphilis nicht ausgeschlossen werden kann). Es hat sich bewährt, schwangere Frauen im ersten Trimenon und wiederholt kurz vor der Entbindung mit einem treponemenspezifischen Suchtest zu untersuchen, um gegebenenfalls eine perinatale Infektion der Frucht durch rechtzeitige antibiotische Behandlung der Graviden zu verhindern. Auch bei Patienten mit ätiologisch unklarer Osteomyelitis, Hepatitis oder neurologischer Symptomatik hat sich die Einbeziehung der treponemenspezifischen Serologie in die differentialdiagnostisch notwendigen Untersuchungen als nützlich erwiesen.

— Zur Erkennung der Behandlungsbedürftigkeit einer serologisch diagnostizierten Treponematose mit dafür geeigneten Untersuchungsmethoden bei Erwachsenen und Neugeborenen.

— Zur Differenzierung des Infektionsstadiums. Bei der venerischen Syphilis ist es in vielen Fällen möglich, aus der Konstellation verschiedener Antikörper auf das Stadium der Infektion zu schließen, in welcher sich ein Patient zum Zeitpunkt der Untersuchung befindet /[6, 7]/. Diese Information kann sich im Stadium klinischer Latenz und fehlender Infektions- und Behandlungsanamnese als nützlich erweisen. Langzeitig persistierende Infektionen müssen nämlich über einen längeren Zeitraum antibiotisch behandelt werden als jene in den Frühstadien /[8]/.

— Zur Beurteilung des Behandlungserfolges nach antibiotischer Therapie /[9, 10]/.

Bestimmungsmethoden

Erregernachweis

Für den Nachweis pathogener Treponemen aus Abstrichmaterial wurde ausschließlich die Dunkelfeld-Mikroskopie benutzt. Dabei können nur frisch entnommene, bewegliche Treponemen beurteilt werden. Für den weniger geübten Untersucher ist die Differenzierung zwischen pathogenen und normalerweise im Genitaltrakt gesunder Personen vorkommender apathogener Treponemen nicht immer leicht. Die Einführung spezifischer, gegen Proteinantigene von Treponema pallidum, Subspezies pallidum gerichteter, FITC-konjugierter monoklonaler Antikörper hat den Erregernachweis erheblich erleichtert und verbessert. Der direkte Treponemen-Immunfluoreszenztest läßt auch dann noch eine exakte Erregerdiagnose zu, wenn die Treponemen auf Objektträger angetrocknet sind und in fixiertem Zustand das Laboratorium erreichen.

Treponema pallidum-Hämagglutinations-Assay (TPHA)

Prinzip: Indirekte Hämagglutination. Bei dem von *Rathlev* /[11]/ beschriebenen Test werden an vorbehandelte Erythrozyten vom Schaf oder Truthahn Fragmente von Treponema pallidum, Subspezies pallidum (Stamm *Nichols*) angelagert. Werden sensibilisierte Erythrozyten mit Patientenserum zusammengebracht, welche treponemenspezifische Antikörper enthalten, tritt eine makroskopisch erkennbare Agglutination ein. Im negativen Serum sedimentieren die Erythrozyten in den Näpfchen der für diesen Test benutzten Mikrotiterplatten. Der TPHA erfaßt sowohl Antikörper vom IgG- als auch vom IgM-Typ.

Durch Kontrollen ist abzusichern, daß ein positives TPHA-Ergebnis nicht durch gegen Schafszellen gerichtete Heteroagglutinine oder solche Antikörper hervorgerufen worden ist, welche lediglich gattungs- aber nicht spezies-spezifisch sind, sog. Reiter-Antikörper.

Die diagnostische Sensitivität für IgG-Antikörper des TPHA ist mit > 99% sehr hoch. Die analytische Sensitivität (Testempfindlichkeit) des TPHA ist für IgM-Antikörper geringer als für IgG-Antikörper /[12]/. Die diagnostische Spezifität des TPHA ist gleichfalls mit > 99% errechnet worden /[13]/. Wenn dennoch in den unteren Serumverdünnungsstufen diagnostisch nicht sicher bewertbare (±) Befunde beobachtet werden (kleine Ringbildung der sensibilisierten Erythrozyten bei knöpfchenförmiger Sedimentation der Kontrollzellen), so liegt dies entweder an einer chargenabhängigen Neigung der sensibilisierten Testzellen zur Unspezifität oder daran, daß die sensibilisierten Schafserythrozyten durch heterophile Antikörper stärker agglutiniert werden als nicht-sensibilisierte.

Biologische Unspezifität bzw. Treponemen-Spezifität im TPHA lassen sich dennoch sicher beurteilen /[14]/. Zweifelhafte Serumproben werden quantitativ (Serumverdünnungen 1:1 bis 1:128) parallel mit sensibilisierten und nicht-sensibilisierten TPHA-Erythrozyten angesetzt. Liegt die Agglutinationsreaktion mit sensibilisierten Erythrozyten mindestens drei Verdünnungsstufen höher als diejenige mit Kontrollerythrozyten, kann man davon ausgehen, daß der Reaktionsausfall treponemenspezifisch ist. Bei kleinerer Differenz handelt es sich um einen unspezifischen Befund.

Fluoreszenz-Treponema-Antikörper-Absorptions-Test (FTA-ABS)

Prinzip: Indirekte Immunfluoreszenz, nach Absorption der Patientenseren mit kreuzreagierenden Antigenen apathogener Treponemen.

Als Antigen für den FTA-ABS-Test werden abgetötete Treponemen des pathogenen *Nichols*-Stammes verwendet, die auf Objektträgern fixiert sind oder bei Verwendung von Treponemen-Suspensionen auf Objektträger aufgetragen und luftgetrocknet werden müssen.

Vor dem Aufbringen des Patientenserums auf die antigenbeschichteten Objektträger werden gattungsspezifische Treponemen-Antikörper durch Absorption entfernt. Ultrasonikate aus Treponema phagedenis sind wegen ihrer höheren absorbierenden Aktivität den sog. Sorbentien überlegen /[15]/.

Im positiven Fall tritt eine Bindung der Spezies-spezifischen Antikörper an das Antigen ein. Bei der venerischen Syphilis sind Serumantikörper vom IgM- und vom IgG-Typ diagnostisch wichtig. Deshalb wird im Normalfall des FTA-ABS-Tests der Nachweis der Antigen-Antikörper-Komplexe mit einem Anti-Humanglobulinserum (AHS) geführt welches mit FITC konjugiert ist. Die Fluoreszenz dieses Farbstoffes ist bei Anregung durch Licht im Wellenbereich von 480 nm grün und kann mit einem entsprechenden ausgerüsteten Fluoreszenzmikroskop, bei etwa 500facher Vergrößerung, gut beobachtet werden.

Die diagnostische Sensitivität des FTA-ABS-Tests in der Standard-Serumverdünnung (1 Teil konzentriertes Serum 4 Teile Absorptionsmedium = 1:5) ist bereits bei Patienten mit Frühinfektionen, d. h. noch relativ niedrigen Antikörpertitern, hoch und wird mit 97% angegeben. In den späteren Infektionsstadien ist sie 100%. Die diagnostische Spezifität des Tests hängt entscheidend vom verwendeten Absorptionsmedium ab. Bei Verwendung eines sog. Sorbent kann man lediglich von 93% ausgehen, werden Ultrasonikate aus Treponema phagedenis für die Absorption benutzt, erhöht sich dieser Wert auf > 99%.

Fraktionierter IgM-Antikörper-Assay

Prinzip: Abtrennung der IgG- von den IgM-Antikörpern des Patientenserums; Untersuchung der IgM-Fraktion mit Hilfe der indirekten Immunfluoreszenz unter Verwendung eines FITC-konjugierten Anti-human-IgM-Serums mit μ-Kettenspezifität.

Für die Trennung der IgM- von den IgG-Antikörpern sind eine Reihe von Methoden verschiedener Qualität empfohlen worden. Die Gelfiltration des Serums unter Verwendung von Sephacryl S-300 und die Hochdruck-Flüssigkeitschromatographie /[17]/ geben sehr gute Trennergebnisse, d. h. relativ reine IgM-Fraktionen (IgG-Anteil < 2%). Beide Verfahren sind jedoch apparativ aufwendig und erfordern ein geschultes Personal. Demgegenüber hat die Ionenaustauscher-Chromatographie (DEAE-Zellulose) mit der sog. Minisäule den Vorteil der leichten Durchführbarkeit /[18]/. Zu berücksichtigen ist allerdings, daß bei der Trennung bis zu 50% des IgM-Serumanteils verloren gehen und sich dies beim Vorliegen niedriger IgM-Antikörpertiter im Patientenserum nachteilig auf das Untersuchungsergebnis auswirken kann.

Das FITC-konjugierte Anti-human-IgM-Serum muß auf seine μ-Kettenspezifität geprüft sein. Verunreinigungen durch Anti-Kappa und Anti-Lambda-Antikörper führen zu falsch positiven Ergebnissen.

Der IgM-FTA-ABS-Test (ohne Serumfraktionierung) sollte zur immunologischen Diagnostik einer Treponematose weder beim Erwachsenen noch beim Neugeborenen mit Verdacht auf eine diaplazentar erworbene Treponema-Infektion herangezogen werden. Bei Erwachsenen sind falsch-positive Ergebnisse durch einen gleichzeitig mit einem IgG-Antikörper im Patientenserum vorhandenen IgM-Rheumafaktor bei etwa 27% der untersuchten Personen zu erwarten /[19, 20]/. Hohe Titer von IgG-Antikörpern können die Bindung des geringer affinen IgM am Antigen verhindern und zu einem falsch-negativen Ergebnis führen /[20]/. Im Serum von Neugeborenen syphilitischer Mütter führen eine Reihe von Faktoren zu falsch-positiven bzw. falsch-negativen Ergebnissen des IgM-FTA-ABS-Tests.

Weitere in den letzten Jahren beschriebene Tests zum Nachweis treponemenspezifischer IgM-Antikörper wie der Solidphase Haemadsorption Assay (SPHA) /[22]/ oder der IgM-TPHA /[23]/ haben sich in der Praxis nicht durchsetzen können. Beim SPHA wurde experimentell nachgewiesen, daß er den IgM-Antikörper in den Frühstadien der Treponema-Infektion nicht erfaßt /[24]/, beim IgM-TPHA können bereits kleine Verunreinigungen mit IgG-Antikörpern zu falschen Ergebnissen führen, weil das TPHA-Antigen zwischen IgM und IgG nicht zu unterscheiden vermag.

Cardiolipin-Reaktionen

Prinzip: Nachweis von antilipoidalen Antikörpern. Solche Antikörper vom IgM- und IgG-Typ kommen zwar bei Patienten mit Treponema-Infektionen vor, sind für diese aber nicht spezifisch.

Beim Venereal Disease Research Laboratory (VDRL) Test ebenso wie bei der Cardiolipin-Komplementbindungsreaktion (Card-KBR) wird als Antigen ein Cardiolipin-Lezithin-Cholesterin-Gemisch benutzt. Die Produktion antilipoidaler Antikörper ist als immunologische Reaktion auf einen entzündungsbedingten Zellverfall im infizierten Organismus anzusehen. Dabei werden aus den betroffenen Zellen lipoidhaltige Mito-

chondrien freigesetzt, die vom Immunsystem nicht als »körpereigen« erkannt werden. Gegen das Lipoid der Mitochondrien werden Antikörper synthetisiert.
Beim VDRL tritt in Gegenwart von antilipoidalen Antikörpern eine Flockung des kristallinen Antigens auf. Der Test kann auf Mikrotiterplatten durchgeführt werden. Die Spiegelvergrößerung des Ablesegerätes und ein geringer Zusatz eines Farbstoffes zum Antigen reichen aus, um bei quantitativem Testansatz die Endverdünnung mit 2 + Reaktivität gut erkennen zu können. In der Card-KBR bewirkt die Bildung von Antigen-Antikörper-Komplexen einen Komplementverbrauch. Das Komplement steht für die Reaktion mit dem hämolytischen Indikatorsystem dann nicht mehr zur Verfügung (Keine Lysis = KBR reaktiv; Lysis der mit hämolytischem Antikörper (Ambozeptor) sensibilisierten Schafserythrozyten = KBR negativ).
Die diagnostische Sensitivität der Tests zum Nachweis antilipoidaler Antikörper ist in der Frühphase einer Treponema-Infektion gering. Im Sekundärstadium sind diese Tests bei allen Patienten reaktiv (diagnostische Sensitivität 100%). Mit größerwerdendem Intervall zwischen Infektion und Untersuchung sinkt die diagnostische Sensitivität dieser Tests wieder bis auf etwa 30% ab. Die Reaktionen sind durch eine hohe Rate unspezifischer Ergebnisse belastet. Ihr differentialdiagnostischer Wert ist daher gering.

Untersuchungsmaterial

Erregernachweis: Frisches (für die Dunkelfeld-Mikroskopie) oder auf Objektträgern angetrocknetes Material (für den Nachweis von Treponema pallidum, Subspezies pallidum, mit FITC-konjugierten monoklonalen Antikörpern) aus Abstrichen verdächtiger Haut- bzw. Schleimhautläsionen oder Lymphknotenpunktaten.

Antikörpernachweis: Serum 2—3 ml

Untersuchungsgang und Ergebnis-Bewertung

Das Vorgehen bei der Erkennung bzw. dem Ausschluß einer Treponema-Infektion ist in folgendem dargestellt.

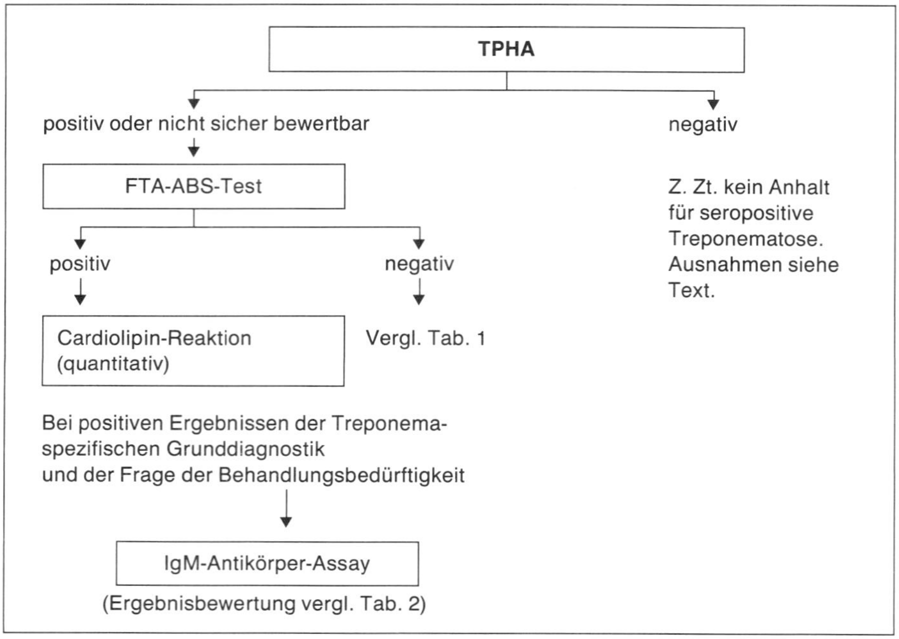

Suchreaktion und Bestätigungsreaktionen

Als Suchreaktion für die Erkennung oder den Ausschluß einer Treponema-Infektion dient der TPHA. Ist dieser negativ kann auf weitere Untersuchungen verzichtet werden, sofern kein klinisch begründeter Verdacht auf eine Frühinfektion besteht. Ist ein solcher Verdacht gegeben, ist der Test in wöchentlichen Abständen — ggf. mehrfach — zu wiederholen, bis eine Treponematose durch ein negatives Testergebnis sicher ausgeschlossen ist.

Bei positivem TPHA muß die serologische Diagnostik erweitert werden. Als Bestätigungsreaktion wird der FTA-ABS-Test und für die Erkennung der Aktivität des Infektionsprozesses zunächst eine Cardiolipin-Reaktion quantitativ durchgeführt. Sofern notwendig, d. h. wenn eine Infektions- und Behandlungsanamnese fehlt, sollte das positive Serum mit einem treponemenspezifischen IgM-Antikörper-Assay untersucht werden.

Zur Interpretation verschiedener Befundmuster, zum Ausschluß einer Treponema-Infektion oder bei Verdacht auf Frühstadien bei Treponematosen, z. B. Primär- oder Sekundärsyphilis, sh. Tab. 1.

Tab. 1 Befundbeurteilung beim Ausschluß einer Treponemeninfektion oder klinischem Verdacht auf Primär- bzw. Sekundärsyphilis

<table>
<tr><th>Antikörper-Konstellation</th><th>Beurteilung</th><th>Bemerkungen</th></tr>
<tr><td>TPHA negativ</td><td rowspan="3">Z. Zt. kein Anhalt für seroreaktive Treponemeninfektion.
Bei klinisch verdächtigem »Primäraffekt« an Ulcus molle und Herpes genitalis denken.</td><td rowspan="2">Sofern eine Treponemeninfektion innerhalb der letzten 14 Tage vor der Untersuchung erworben sein könnte, wird kurzfristige Kontrolle empfohlen.</td></tr>
<tr><td>TPHA negativ
FTA-ABS negativ
Card-R. negativ</td></tr>
<tr><td>TPHA negativ
FTA-ABS negativ
Card-R. positiv</td><td>Biologisch unspezifischer Befund (vergl. Tab. 4).</td></tr>
<tr><td>TPHA positiv
FTA-ABS negativ
Card-R. negativ
oder
TPHA negativ
FTA-ABS positiv
Card-R. negativ</td><td>Frühe Primärsyphilis (bzw. andere Treponematose)
oder
sanierend behandelte bzw. spontan ausgeheilte Treponemeninfektion (»IgG-Serumnarbe«)
oder
biologisch unspezifischer Befund (vergl. Tab. 4)</td><td>Kurzfristige Kontrolle erforderlich. Bei gleichbleibendem Befund der Kontrolluntersuchung Differenzierung zwischen »IgG-Serumnarbe« und biologisch unspezifischem Befund nicht immer möglich.
FTA-ABS-Titer ≧ 1:5 und TPHA-Titer ≧ 1:320 sind verdächtig auf früher durchgemachte und sanierend behandelte Treponema-Infektion.</td></tr>
<tr><td>TPHA positiv
FTA-ABS positiv
Card-R. negativ</td><td>Sanierend behandelte bzw. spontan ausgeheilte Treponemeninfektion (»IgG-Serumnarbe«);
Infektion im Primärstadium nicht ausgeschlossen.</td><td>Fehlt eine Infektions- und Behandlungsanamnese ist eine kurzfristige Kontrolluntersuchung
oder
Abklärung des Befundes durch einen treponemenspezifischen IgM-Antikörper-Assay erforderlich.</td></tr>
</table>

Tab. 1 Befundbeurteilung beim Ausschluß einer Treponemeninfektion oder klinischem Verdacht auf Primär- bzw. Sekundärsyphilis (Fortsetzung)

Antikörper-Konstellation	**Beurteilung**	**Bemerkungen**
TPHA positiv FTA-ABS positiv Card-R. positiv	Behandlungsbedürftige Treponematose (aller Stadien) *oder* sanierend behandelte bzw. spontan ausgeheilte Treponema-Infektion (»IgG-Serumnarbe«).	Sofern Infektions- und Behandlungsanamnese sowie klinische Erscheinungen einer Treponemeninfektion fehlen, muß der Befund durch einen treponemenspezifischen IgM-Antikörper-Assay abgeklärt werden.

Erklärungen zu den Tabellen 1 und 2

TPHA positiv = Reaktivität ab Serumverdünnung 1:20 (Testverdünnung 1:80) +
FTA-ABS positiv = quantitativ 1:5 + +
Card-R. positiv = VDRL 1:2; Card-KBR 1:4 bzw. 1:5
Schwach-positive Befunde in den Tests bedürfen grundsätzlich der Kontrolle. Die von den Laboratorien mitgeteilten Befundbezeichnungen sind nicht einheitlich. Bei den Card-Reaktionen sind reagierend, reaktiv und positiv einerseits sowie nicht reagierend, nicht reaktiv und negativ andererseits synonym zu werten.

Treponemenspezifische IgM-Antikörper-Assays

Das positive Ergebnis eines treponemenspezifischen IgM-Antikörper-Assays, fraktionierter IgM-FTA-ABS- oder 19S(IgM)-FTA-ABS-Test, TP-IgM-ELISA, bei Erstuntersuchung unbehandelter Patienten ist als Hinweis auf die Persistenz des Krankheitserregers zu werten und spricht für Behandlungsbedürftigkeit. In den frühen Stadien unbehandelter Treponema-Infektionen sowie bei manchen Patienten mit unzureichender Therapie findet man erregerspezifische IgM-Antikörper mit hohem Titer (≧1:320 im fraktionierten IgM-FTA-ABS-Test).

Bei positiver Grunddiagnostik ist das negative Ergebnis eines IgM-Antikörper-Assays im allgemeinen ein Zeichen dafür, daß eine Treponema-Infektion durchgemacht wurde und entweder sanierend behandelt worden oder spontan ausgeheilt ist.

Es gibt jedoch Ausnahmen von dieser Regel! Wenn der Titer erregerspezifischer IgG-Antikörper im Serum des Patienten sehr hoch ist, kann es in vivo zu einer Hemmung oder sogar zu einer vollständigen Blockierung der IgM-Antikörpersynthese kommen. Im Einzelfall kann der Beweis für das Vorliegen eines solchen Mechanismus durch den quantitativen TPHA erbracht werden. Findet man bei Patienten mit progredienten klinischen Erscheinungen, z. B. der Tertiärsyphilis oder der Neurosyphilis, mit dem TPHA einen Antikörpertiter von ≧ 1:20.000 (Serumverdünnung), ist eine in vivo Hemmung der Synthese von IgM-Antikörpern nicht auszuschließen.

In Tab. 2 sind IgM-Antikörperbefunde und deren infektionsimmunologische Bewertung zusammengestellt.

Tab. 2 IgM-Antikörper-Konstellationen und deren infektionsimmunologische Bewertung /[14]/

IgM-Antikörper-Befund*	**Befundinterpretation**	**Befundbeurteilung**
< 1:5	1. Bei TPHA-Titern ≦ 1:10.000: Kein Anhalt für behandlungsbedürftige Treponema-Infektion (Syphilis)	vergl. Text

Tab. 2 IgM-Antikörper-Konstellationen und deren infektionsimmunologische Bewertung (Fortsetzung)

IgM-Antikörper-Befund*	Befundinterpretation	Befundbeurteilung
	2. Bei TPHA-Titern ≧ 1:20.000: In vivo Blockierung der IgM-Synthese bei langzeitig zurückliegender behandlungsbedürftiger Treponemeninfektion möglich.	vergl. Text
1:5—1:10	Grenzwertiger Befund. Kommt bei Patienten mit Frühinfektionen, aber auch bei solchen vor, deren Treponemeninfektion innerhalb der letzten 12 Monate behandelt worden ist.	Bei unbekannter Infektion: Behandlungsbedürftig. Bei bekannter Behandlungsanamnese: Kontrolle des Befundes in 3 Monaten erforderlich.
1:20—1:160	Häufig behandlungsbedürftige Treponemeninfektion im Primär- oder Tertiärstadium bzw. bei Patienten mit Zweitinfektionen. Titer in dieser Höhe können aber auch noch nachweisbar sein, wenn die Infektion innerhalb der letzten 3 Monate vor der Untersuchung behandelt worden ist.	Bei unbehandelter Infektion: Behandlungsbedürftig. Bei bekannter Behandlungsanamnese: Kontrolle des Befundes in 3 Monaten erforderlich.
≧ 1:320	In nahezu allen Fällen: Behandlungsbedürftige Syphilis.	vergl. Text

* Die Titerangaben beziehen sich auf den fraktionierten IgM-FTA-ABS-Test, indirekte Immunfluoreszenz mit μ-kettenspezifischem Antihuman-IgM-Serum, ggf. bei Verwendung einer DEAE-Minisäule unter Berücksichtigung des Verdünnungsfaktors durch die Säulenpassage. Beim TP-IgM-ELISA ist mit etwa um eine Zehnerpotenz höheren Werten zu rechnen.

Serologische Kontrolle des Effektes antibiotischer Therapie

In der Regel genügt es, den Behandlungserfolg an den Ergebnissen der quantitativ durchgeführten Cardiolipin-Reaktion (VDRL, Card-KBR) abzulesen. Ein Titerabfall um drei oder mehr Verdünnungsstufen spricht für eine Sanierung der Infektion. Sinken die antilipoidalen Antikörper nach Behandlung nicht ab oder steigt ihr Titer wieder an, hat die Behandlung nicht zur Ausheilung geführt oder der Patient hat sich zwischenzeitlich neu infiziert. Eine abschließende Beobachtung des Therapieerfolges mit einem treponemenspezifischen IgM-Antikörper-Assay ist etwa 8—12 Monate nach Behandlungsende indiziert.

Ergebnisbewertung bei Säuglingen mit Verdacht auf neonatale Syphilis

Das serologische Vorgehen bei Neugeborenen von Müttern, bei denen eine vor oder während der Gravidität durchgemachte Treponema-Infektion (in Mitteleuropa: venerische Syphilis) bekannt ist, ist grundsätzlich dem bei Erwachsenen gleich. Neugeborene oder Kleinkinder, bei denen der Verdacht besteht, daß sie innerhalb der letzten Schwangerschaftswochen oder während der Entbindung von der Mutter infiziert sein könnten, sollten grundsätzlich im ersten Lebensmonat, bei weiterbestehendem klinischen Verdacht erneut am Ende des dritten Lebensmonats mit einem treponemenspezifischen IgM-Antikörper-Assay untersucht werden. Die Beurteilungskriterien der bei Neugeborenen und Kleinkindern erhobenen Befunde sind in Tab. 3 zusammengefaßt.

Tab. 3 Befundbeurteilung bei Neugeborenen mit Verdacht auf neonatale Syphilis

Antikörper-Konstellation	Beurteilung und Bemerkungen
TPHA negativ FTA-ABS negativ Card-R. negativ	Angeborene Syphilis unwahrscheinlich. Sofern aus klinischer Sicht der Infektionsverdacht weiterbesteht, z. B. bei Infektion der Mutter im letzten Trimenon der Schwangerschaft, Tests am Ende des 1. Lebensmonats wiederholen.
TPHA positiv FTA-ABS positiv Card-R. negativ IgM Assay negativ *oder* TPHA positiv FTA-ABS positiv Card-R. positiv IgM Assay negativ	Angeborene Syphilis unwahrscheinlich. Bei weiterbestehendem klinischen Verdacht Tests kurzfristig wiederholen. Wird bei der Kontrolluntersuchung ein Titerabfall der IgG-Antikörper festgestellt, kann eine neonatale Syphilis ausgeschlossen werden. Wird hingegen ein Titeranstieg und eine Veränderung des treponemenspezifischen IgM-Antikörper-Assay von negativ nach positiv festgestellt, liegt eine neonatale, behandlungsbedürftige Syphilis vor.
TPHA positiv FTA-ABS positiv Card-R. positiv IgM Assay positiv	Neonatale, behandlungsbedürftige Syphilis.

Ergebnisbewertung bei Verdacht auf Neurosyphilis

Während bei den endemischen Treponematosen eine Beteiligung des ZNS an der Infektion nicht bekannt ist /[2]/, werden bei etwa 7% der Patienten mit unbehandelter bzw. nicht sanierend behandelter venerischer Syphilis neurologische Ausfallserscheinungen beobachtet /[28]/.

Weil der Krankheitserreger auf dem Blutwege in alle Organe des infizierten Organismus gelangt /[29]/, d. h. daß es sich nie um eine isolierte Infektion des ZNS handelt, kann auch bei Patienten mit klinischem Verdacht auf Neurosyphilis die Grunddiagnose nur durch Untersuchung des Serums gestellt werden. Die isolierte Untersuchung des Liquor cerebrospinalis auf Treponema-Antikörper gibt keine Information über die Beteiligung des ZNS an der Infektion! Zur Beantwortung dieser Frage ist die immunologische Untersuchung von (am gleichen Tag) dem Patienten entnommenen Serum- und Liquorproben unerläßlich /[30]/.

Wegen des zeitlich langen Intervalls zwischen Infektion und dem Auftreten zentralnervöser Ausfallserscheinungen sind antilipoidale Antikörper bei Patienten mit Neurosyphilis manchmal nicht mehr nachweisbar.

Folgende biologische Grundlagen müssen bei der Beurteilung, ob die neurologischen Ausfallserscheinungen durch die Infektion mit Treponema pallidum, Subspezies pallidum, ausgelöst worden sind beachtet werden

— Durch den aktiven Transport der Plasmaproteine in den Liquor werden in diesem Protein- und Antikörper-Konzentrationen hervorgerufen, die zu denen im Serum in einer definierten Korrelation stehen /[31]/. Diese Plasma/Liquor-Quotienten sind bei gesunden Erwachsenen bestimmt worden /[32]/ und betragen für das Albumin 144—312 (Mittelwert 224), für das Gesamt-IgG 282—713 (Mittelwert 425) und für das Gesamt-IgM 7.920—19.410 (Mittelwert 12.400).

— Die Funktion der Blut/Liquor-Schranke kann durch Entzündungsprozesse, die unabhängig von der venerischen Syphilis am ZNS abgelaufen sind, gestört sein. Unter diesen Umständen ist die Passage der Proteine gegenüber der Norm verändert. Die Verminderung der oben genannten Quotienten läßt dann keinen Schluß auf die Beteiligung des ZNS am treponemenbedingten Infektionsgeschehen zu.

Eine Funktionsstörung der Blut/Liquor-Schranke ist durch Berechnung des Albumin-Quotienten

$$\frac{\text{Albumin im Serum (mg/l)}}{\text{Albumin im Liquor (mg/l)}} = Q_A$$

zu erkennen, weil Albumin im ZNS nicht synthetisiert wird und das gesamte im Liquor nachgewiesene Albumin aus dem Serum stammen muß. Sinkt dieser Quotient auf Werte unter 144 ab, ist die Funktion der Blut/Liquor-Schranke gestört.

Bei intakter Blut/Liquor-Schranke kann mit dem TPHA-Quotienten

$$\frac{\text{TPHA-Titer im Serum}}{\text{TPHA-Titer im Liquor}} = Q_{TPHA}$$

unter bestimmten Umständen eine Produktion treponemenspezifischer Antikörper im ZNS erkannt werden. Voraussetzung für die Berechnung des Quotienten ist ein positiver Befund im Liquor (mindestens 1:1). Eine Synthese treponemenspezifischer Antikörper im ZNS liegt vor, wenn der TPHA-Quotient den Wert von 320 unterschreitet.

Unabhängig von der Funktion der Blut/Liquor-Schranke läßt sich eine lokale Produktion treponemenspezifischer Antikörper im ZNS nachweisen, wenn neben den Titern erregerspezifischer IgG-Antikörper die Werte für das Gesamt-IgG im Serum und Liquor (in mg/l) bestimmt worden sind. Dabei wird von der Überlegung ausgegangen, daß der Anteil des treponemenspezifischen IgG am Gesamt-IgG in Serum und Liquor gleich ist /[32]/. Rechnet man nach der Formel

$$\frac{\text{Spez. IgG (Titer) per mg Gesamt-IgG (Liquor)}}{\text{Spez. IgG (Titer) per mg Gesamt-IgG (Serum)}} = Q_{IgGT}$$

so ergibt sich im Normalfall ein Wert von 1 (mit einem Streubereich zwischen 0.5 und 2.0). Wird lokal im ZNS erregerspezifisches IgG synthetisiert, erhöht sich der Wert auf $\geqq 3$.

Als Parameter für das treponemenspezifische IgG können die Ergebnisse sowohl des TPHA als auch des IgG-FTA-ABS-Tests herangezogen werden. Wegen der höheren Empfindlichkeit ist der TPHA dem IgG-FTA-ABS-Test vorzuziehen.

Eine Zusammenstellung der häufig vorkommenden Konstellationen immunologischer Befunde und deren klinische Bedeutung gibt Tab. 4.

Tab. 4 Konstellationen immunologischer Parameter zur Diagnose der Neurosyphilis

Antikörper im Serum	Antikörper im Liquor	Albumin-S/L-Quotient	TPHA-S/L-Quotient	Beurteilung und Bemerkungen
TPHA positiv IgM negativ*	TPHA positiv	normal ≧ 144	normal 320—640	Kein Anhalt für ZNS-Beteiligung an der Infektion, Neurosyphilis ausgeschlossen oder »narbenlos« ausgeheilt.

Tab. 4 Konstellationen immunologischer Parameter zur Diagnose der Neurosyphilis (Fortsetzung)

Antikörper im Serum	Antikörper im Liquor	Albumin-S/L-Quotient	TPHA-S/L-Quotient	Beurteilung und Bemerkungen
TPHA positiv IgM negativ	TPHA positiv	normal	vermindert ≦ 160	»Ausgebrannte« Neurosyphilis mit Produktion treponemenspezifischer IgG-Antikörper im ZNS.
TPHA positiv IgM negativ	TPHA positiv	vermindert < 144	vermindert ≦ 160	Verminderung des TPHA-S/L-Quotienten kann durch Schrankenstörung bedingt sein. Befund durch Berechnung nach Formel auf S. 1280 abklären.
TPHA positiv IgM positiv	TPHA positiv	normal	normal	Behandlungsbedürftige Syphilis ohne erkennbare Beteiligung des ZNS an der Infektion.
TPHA positiv IgM positiv	TPHA positiv	normal	vermindert ≦ 160	Behandlungsbedürftige Neurosyphilis mit Produktion treponemenspezifischer IgG-Antikörper im ZNS.
TPHA positiv IgM positiv	TPHA positiv	vermindert < 144	vermindert ≦ 160	Behandlungsbedürftige Neurosyphilis mit Schrankenstörung und Produktion treponemenspezifischer IgG-Antikörper im ZNS.

* Fraktionierter IgM-FTA-ABS-Test oder entsprechender IgM-Antikörper-Assay mit vergleichbarer diagnostischer Sensitivität und Spezifität

Die Möglichkeit zur Bestimmung einer intrathekalen IgM-Synthese ist gleichfalls mit der zuletzt genannten Formel möglich, wenn entsprechend empfindlicheTests zur Bestimmung des Gesamt-IgM und des treponemenspezifischen IgM im Liquor herangezogen werden. Nach bisherigen Erfahrungen eignet sich hierfür nur die ELISA-Technik.

Hinweise und Störungen

Bestimmungsmethoden

TPI-Test nach *Nelson* und *Mayer* /[27]/: Er war viele Jahrzehnte der Referenztest zum Nachweis spezifischer Antikörper bei den Treponematosen, insbesondere bei der venerischen Syphilis. Für die immunologische Diagnose dieser Infektionen wird der Test nicht mehr benötigt. Einige Laboratorien führen ihn noch als Bestätigungsreaktion bei Patienten mit schwach-positivem TPHA- und FTA-ABS-Test durch. Im übrigen wird der TPI-Test nur noch zur Beantwortung bestimmter wissenschaftlicher Fragestellungen, z. B. zur biologischen Aktivitätsprüfung monoklonaler Antikörper, herangezogen.

Treponema pallidum-IgM-ELISA: Wie bei allen Festphase-Immunoassays zum Nachweis von erregerspezifischem IgM gehen auch in dieses System der IgM-Rheumafaktor und die Kompetition zwischen IgM und IgG gleicher Spezifität als Faktoren ein, die zu falsch-positiven bzw. falsch-negativen Ergebnissen führen können. In jüngster Zeit gelang es, durch Immunpräzipitation des Gesamt-IgG aus dem Patientenserum vor Durchführung des ELISA, den Effekt beider Störfaktoren zu beseitigen /[20, 25, 26]/. Diagnostische Sensitivität und Spezifität des TP-IgM-ELISA wurden mit > 97% errechnet /[20]/.

Der reverse ELISA, mit einem Anti-IgM-Serum an der Festphase und dem Nachweis der Bindung spezifischer IgM-Antikörper mit einem Gemisch aus löslichem Antigen und Enzym-konjugiertem Antiserum, hat sich beim Nachweis von IgM-Antikörpern bisher als nicht ausreichend sensibel erwiesen. Erfahrungsgemäß werden niedrige Titer dieser Antikörper in diesem Test nicht immer erfaßt.

Fehlermöglichkeiten

TPHA	FTA-ABS-Test	Cardiolipin-Test
Heteroagglutinierende Antikörper (die nicht vollständig durch das Absorptionsmedium aus dem Patientenserum entfernt worden sind)	Lupus erythematodes Sklerodermie Absorptionsmedium (Sorbent) ohne ausreichende absorbierende Wirkung	Infektionskrankheiten mit Zerfall insbesondere lymphatischer Zellen (z. B. infektiöse Mononukleose) Tuberkulose Lepra Malaria Kollagenosen Rheumatische Erkrankungen Lebererkrankungen Karzinome Gravidität Schutzimpfungen

Pathophysiologie

Etwa vier Tage nach Kontakt des Krankheitserregers mit dem Immunsystem werden von dem infizierten Organismus treponemenspezifische Antikörper vom IgM-Typ produziert. Diese können erstmalig mit verschiedenen Tests vom 10. bis 21. Tag post infectionem im Serum nachgewiesen werden. Individuell unterschiedlich werden IgG-Antikörper mit gleicher Erregerspezifität 4 bis 14 Tage später im Patientenserum nachweisbar.

Wahrscheinlich sind die mit dem TPHA bzw. dem FTA-ABS-Test erfaßten Antikörper nicht miteinander identisch. Sie scheinen sich vielmehr gegen verschiedene Proteinantigene von pathogenen Treponemen zu richten. Deshalb muß damit gerechnet werden, daß bei einigen Patienten der TPHA, bei anderen der FTA-ABS-Test zuerst mit positivem Ergebnis die Infektion anzeigt.

Erst im weiteren Verlauf der Infektion treten antilipoidale Antikörper vom IgM-, später auch vom IgG-Typ im Serum der Patienten auf und werden dort nachweisbar. Für eine Frühdiagnose sind die Cardiolipin-Tests ungeeignet (Abb. 1).

Bei Zweit- oder Mehrfachinfektionen mit pathogenen Treponemen liegen andere pathophysiologische Mechanismen bei der Antikörpersynthese vor. Der Zweit- oder Mehrfach-Kontakt mit dem Antigen hat einen Booster-Effekt auf die präformierten IgG-Antikörper. Unmittelbar nach der Infektion steigen diese im Titer steil an. Die IgG-Produktion führt gleichzeitig zu einer in vivo Hemmung der Synthese von IgM-Antikörpern derselben Erregerspezifität. So werden diese bei Patienten mit Zweit- oder Mehrfachinfektionen häufig erst mit einer zeitlichen Verzögerung von 2 bis 4 Wochen im Serum nachweisbar /[14]/.

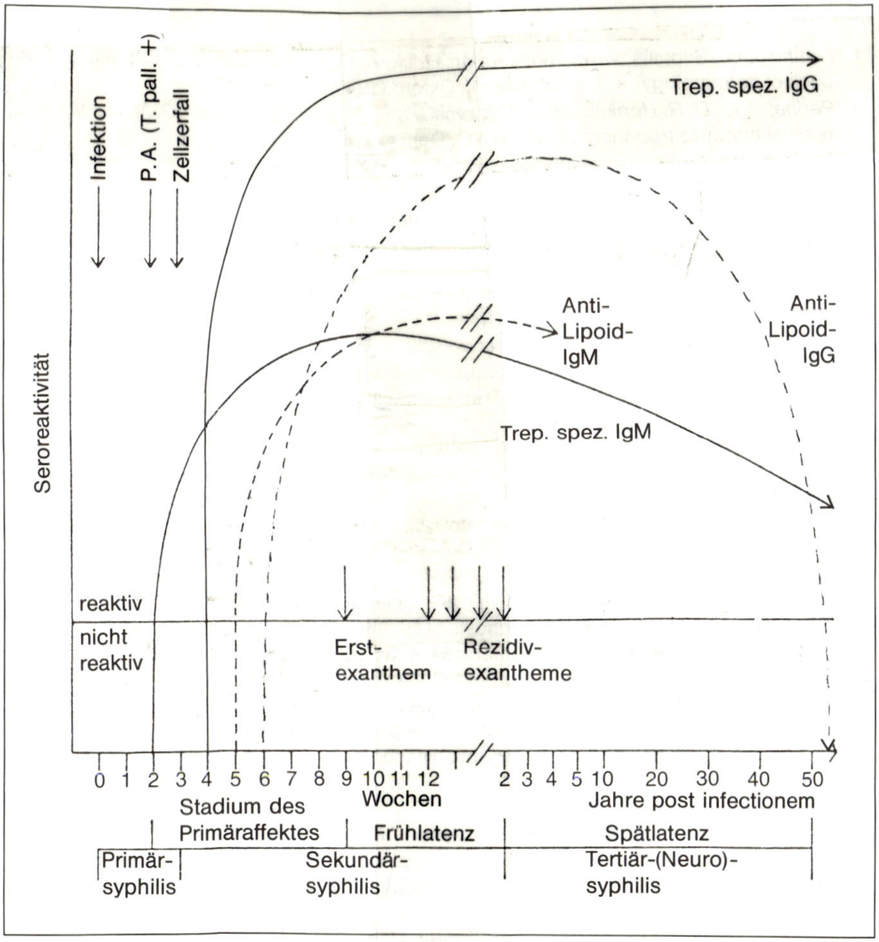

Abb. 1 Antikörper-Konstellationen in den verschiedenen Stadien der unbehandelten Treponema-Infektion. Der Zeitpunkt der Nachweisbarkeit der verschiedenen Antikörper wird als Mittelwert nach Auswertung der Ergebnisse mehrerer hundert Patienten angegeben. Individuelle Abweichungen, z. B. bei Patienten mit Antikörpermangelsyndrom oder nach Spontanheilung der Infektion, konnten nicht berücksichtigt werden.

Die sanierende Behandlung der Infektion führt innerhalb von 3 bis 12 Monaten zum Verschwinden treponemenspezifischer IgM-Antikörper aus dem Patientenserum. Die Verminderung der IgG-Antikörper (Titerabfall) hängt vom zeitlichen Intervall zwischen Infektion und erster antibiotischer Behandlung ab.

Ist dieses Intervall klein, kann die Infektion innerhalb von wenigen Monaten »narbenfrei« ausheilen; d. h. alle Seroreaktionen können negativ werden. Beträgt das zeitliche Intervall mehrere Monate oder gar Jahre, haben sich viele Klone von memory cells mit der Information zur Produktion treponemenspezifischer IgG-Antikörper entwickelt. Es kann vorkommen, daß die Antikörpertiter die Null-Linie der Nachweismethoden nicht mehr unterschreiten. In diesen Fällen hinterläßt die Ausheilung eine »IgG-Serumnarbe«, die lebenslänglich nachweisbar bleiben kann.

Literatur

1. *Lomhold, G.:* Syphilis, yaws and pinta. In: *Rock, A, D. D. Wilkinson, F. J. C. Ebeling,* Textbook of dermatology, 3. Aufl. Blackwell, Oxford (1949).
2. *Perine, P. L., D. R. Hopkins, P. L. A. Niemel, R. K. St. John, G. Causse, G. M. Antal:* Handbook of endemic treponematoses. WHO, Genf (1984).
3. Statistisches Jahrbuch: Gesundheitswesen, S. 383. Kohlhammer, Stuttgart (1986).
4. *Müller, F., K. Ehrke, H. Bitz:* Z. Hautkr. *54:* 363 (1979). Ergebnisse moderner Syphilis-Serologie bei Blutspendern. Zugleich ein Beitrag zur Häufigkeit von Syphilis-Spontanheilungen.
5. *Luger, A.:* Syphilis. In: *Korting, G. W.,* Dermatologie in der Praxis und Klinik, Bd. IV/45. Thieme, Stuttgart (1981).
6. *Shannon, R., S. D. Booth:* Br. J. Vener. Dis. *53:* 218 (1977). The pattern of immunological response at various stages of syphilis.
7. *Müller, F., S. Oelerich:* Dermatol. Monatsschr. *165:* 385 (1979). Korrelation immunologischer Parameter zu den Stadien der apparenten und der klinisch stummen Syphilis.
8. Report of a WHO Scientific Group: Treponemal infections. Technical Report Series 674. WHO, Genf (1982).
9. *Müller, F., G. Wollemann:* Eur. J. Sex. Trans. Dis. *2:* 67 (1985). Analysis of specific immunoglobulin M immune response to treponema pallidum before and after penicillin treatment of human syphilis.
10. *Lee, M. G., F. Müller:* Korean. J. Dermatol. *23:* 752 (1985). Demonstration of specific IgM antibodies to treponema pallidum in human syphilis and their decrease after penicillin treatment.
11. *Rathlev, T.:* Br. J. Vener. Dis. *43:* 181 (1967). Haemagglutination test utilizing pathogenic treponema pallidum for the serodiagnosis of syphilis.
12. *Müller, F., E.-G. Lindenschmidt:* Hautarzt *34:* 448 (1983). Zur Problematik des Nachweises treponemenspezifischer IgM-Antikörper mit dem TPHA bei der Primärsyphilis.
13. *Müller, F.:* Akt. Dermatol. *2:* 123 (1976). Der Treponema pallidum-Hämagglutinations (TPHA)-Test. Prinzip, Aussagekraft und bisherige Erfahrungen.
14. *Müller, F.:* MTA *1:* 86 (1986). Serologische Diagnostik bei Treponema-Infektionen. Humoral-immunologische Grundlagen, Methoden des Antikörpernachweises und Ausagekraft serologischer Befunde.
15. *Wilkinson, A. E., H. G. Ferguson:* Br. J. Vener. Dis. *44:* 291 (1968). Some observations on the sorbing agent used in the absorbed fluorescent treponemal antibody (FTA-ABS) test.
16. *Müller, F.:* Immun. Infekt. *10:* 23 (1982). Der 19S(IgM)- FTA-ABS-Test in der Serodiagnostik der Syphilis. Technik, Fehlermöglichkeiten und diagnostische Aussage.
17. *Loeke, S., U. Huschka, G. Sann, R. Schröter, H. W. Doerr:* Eur. J. Sex. Trans. Dis. *1:* 191 (1984). Comparison of five methods for the detection of treponema pallidum-specific IgM antibodies.
18. *Behr, W., M. Jotzoff, G. Schlimak:* Ärztl. Lab. *30:* 141 (1984). Abtrennung der IgM-Fraktion aus Vollseren durch Ionenaustauscherchromatographie mit »Minisäule«: Trenneigenschaften und Anwendungsmöglichkeiten.
19. *Lindenschmidt, E.-G.:* Immun. Infekt. *12:* 94 (1984). Rheumafaktoraktivität als Störfaktor bei der serologischen Diagnostik spezifischer IgM-Antikörper.
20. *Müller, F., M. Moskophidis, H.-L. Borkhardt:* Eur. J. Clin. Microbiol. *6:* 35 (1987). Effect of IgG immunoprecipitation on results of the enzyme-linked immunosorbent assay for detection of IgM antibodies to treponema pallidum in human syphilis.
21. *Reimer, C. B., C. M. Black, D. J. Philips, L. C. Logan, E. F. Hunter, B. J. Pender, B. E. McGrew:* Ann. N. Y. Acad. Sci. *254:* 77 (1975). The specificity of fetal IgM: antibody or anti-antibody?
22. *Schmidt, B. L.:* Sex. Trans. Dis. *7:* 53 (1980). Solidphase haemadsorption: a method for rapid detection of treponema pallidum-specific IgM.
23. *Brade, V., H. U. Beuscher, W. Schwarz:* Lab. Med. *8:* 380 (1984). Serodiagnose der Primärsyphilis — Erfahrungen mit dem 19S(IgM)-TPHA-Test.
24. *Müller, F., E.-G. Lindenschmidt:* Br. J. Vener. Dis. *20:* 30 (1982). Comparative studies of the 19S (IgM)-FTA-ABS test with the 19S(IgM)-TPHA and the SPHA for the demonstration of specific 19S(IgM) class antibodies in untreated and treated syphilis.
25. *Cerny, E. H., C. E. Farshy, E. F. Hunter, S. A. Larsen:* J. Clin. Microbiol. *22:* 89 (1985). Rheumatoid factor in syphilis.
26. *Ziegelmaier, R., F. Bieker, F. Behrens, H. Vermeer:* Laboratoriumsblätter *33:* 19 (1983). Diagnostik akuter Infektionen: IgM-Antikörperbestimmung ohne Rheumafaktor-Interferenz.

27. *Nelson, R. A., M. M. Mayer:* J. Exp. Med. *89:* 369 (1949). Immobilization of treponema pallidum in vitro by antibody produced in syphilitic infection.
28. *Swartz, M. N.:* Neurosyphilis. In:*Holmes, K. K., P.-A. Mardh, P. F. Sparling, P. J. Wiesner,* Sexually transmitted diseases, S. 318. McGraw-Hill, New York (1984).
29. *Müller, F.:* Akt. Dermatol. *6:* 189 (1980). Diagnostik und Therapie der Neurosyphilis aus infektions-immunologischer Sicht.
30. *Prange, H. W., M. Moskophidis, H. I. Schipper, F. Müller:* J. Neurol. *230:* 241 (1983). Relationship between neurological features and intrathecal synthesis of IgG antibodies to treponema pallidum in untreated and treated human neurosyphilis.
31. *Felgenhauer, K.:* Klin. Wschr. *52:* 1158 (1974). Protein size and cerebrospinal fluid composition.
32. *Moskophidis, M., F. Müller:* Immun. Infekt. *13:* 91 (1985). Immunologie der Neurosyphilis: Intrathekale Synthese Treponema pallidum-spezifischer IgG- und IgM-Antikörper.

Virusinfektionen

Einleitung

Mehr als 400 verschiedene Viren können den Menschen infizieren und ein weites Spektrum klinischer, pathogenetischer und epidemiologischer Manifestationen hervorrufen (Tab. 1). Beinahe alle Viren verursachen mehr Infektionen als Erkrankungen, und die Häufigkeit inapparenter, subklinischer und klinischer Manifestationen variiert von Erreger zu Erreger. Die Erkrankungen rangieren von mild bis schwer. Viele der Infektionen sind weltweit verbreitet und endemisch oder verursachen Epidemien und gelegentlich Pandemien. Andere sind auf bestimmte geographische Gebiete begrenzt oder kommen nur durch Tierkontakt zustande. Die Mehrzahl der Virusinfektionen befällt den sonst gesunden Menschen. In zunehmendem Maße sind jedoch auch reaktivierte Virusinfektionen und opportunistische Infektionen mit verschiedenen Erregern eine wichtige Krankheitsursache beim immunsupprimierten Menschen.

Die Virusinfektionen können auf verschiedenen Wegen übertragen werden. Neben den durch Umweltkontakte erworbenen Infektionen und den von der Mutter auf das Kind pränatal oder perinatal übertragenen Infektionen gewinnen heute auch die nosokomial erworbenen Virusinfektionen im Krankenhaus an Bedeutung.

Wie bei anderen mikrobiologischen Untersuchungen basiert die Laboratoriumsdiagnose bei den Viren und den in der Virusserodiagnostik mitberücksichtigten anderen mikrobiellen Infektionen auf dem

— Nachweis des Erregers in Körperflüssigkeiten und -geweben.

— Nachweis erregerspezifischer Antikörper im Serum und manchmal anderer Körperflüssigkeiten.

Hierbei kann im Hinblick auf die Pathogenese der Infektion und den Stand der diagnostischen Methodik der Erregernachweis oder die Antikörperbestimmung meist mit Testkombinationen für eine ätiologische Diagnose vorrangig sein (Tab. 2).

Für die Wahl der Untersuchungsmethode sowie für die Notwendigkeit einer Schnelldiagnose, die heute in vielen Fällen möglich ist, sind richtungsweisende klinische Informationen dringend erforderlich (Tab. 3). Auf dem Einsendeschein muß der Untersuchungsgrund, z. B. Art der Erkrankung, Leitsymptome und Krankheitsbeginn angegeben sein. Unter diesen Umständen können dann auch Untersuchungen durchgeführt werden, an die beim Ausfüllen des Untersuchungsauftrages vom Arzt nicht gedacht wurde oder die dem Virologen unter Berücksichtigung der epidemiologischen Verhältnisse als zweckmäßig erscheinen.

Tab. 1 Hauptkrankheitssyndrome und verursachende Viren

Krankheitssyndrom	**Assoziierte Viren**	
	häufig	**weniger häufig**
Respirationstrakt (einschließlich Erkältung und Pharyngitis)	Rhinoviren Parainfluenza 1—3 Influenza A, B Herpes simplex Adenoviren[a] Echoviren[a] Epstein-Barr-Virus Respiratory syncytial Pertussis°	Coronaviren Influenza C Parainfluenza Echoviren[b] Coxsackieviren[b] Adenoviren[b]
Croup	Influenza A, B Respiratory syncytial Parainfluenza 1—3 Pertussis°	Masern Adenoviren[a]
Bronchiolitis	Respiratory syncytial Parainfluenza 1—3	Influenza A
Pneumonie (Erwachsene)	Influenza A Mycoplasma pneum.° Cytomegalie[c] Varizella-Zoster	Legionella pneum.° Ornithose° Q-Fieber
Pneumonie (Kinder)	Respiratory syncytial Parainfluenza 1—3 Influenza A	Masern Varizellen-Zoster Adenoviren Pertussis°
Zentral-Nervensystem		
Aseptische Meningitis	Mumps Coxsackie B1—6, A7, 9 Echoviren 4, 6, 9, 11, 14, 18, 30, 31	andere Enterovirustypen Herpes simplex Lymphochoriomeningitis Varizella-Zoster, Frühsommermeningo-enzephalitis (FSME)
Paralysis	Polio 1—3	Enterovirus Typ 71 Coxsackievirus A7 viele andere Enteroviren Cytomegalie
Enzephalitis	Herpes simplex Typ 1 + 2 Arboviren (FSME) Enterovirus Typ 71 Masern, Mumps Varizellen, Röteln	Tollwut, HIV Herpes B mehrere Coxsackie-/Echo-viren Mykoplasmen°
Postinfektiöse Enzephalitis	Masern, Varizellen	Röteln, Vaccinia, HIV, Borrelien°
Polyneuroradikulitis	Cytomegalie[c] Epstein-Barr-Virus Arboviren Mycoplasmen°	Röteln, Masern, Mumps, Influenza, Varizella-Zoster, Enteroviren
Subakute sklerosierende Panenzephalitis	Masern	Röteln
Progr. multifokale Leuko-enzephalitis	Polyomaviren Papova (JC-BK)	
Spongioforme Enzephalopathie	Creutzfeld-Jakob-Virus	Kuru

Tab. 1 Hauptkrankheitssyndrome und verursachende Viren (Fortsetzung)

Krankheitssyndrom	**Assoziierte Viren** häufig	**weniger häufig**
Gastrointestinal-Trakt		
Gastroenteritis	Rotaviren Norwalkviren	Corona-, Astroviren, Norwalk-Gruppe Adeno-, Enteroviren?
Hepatitis	Hepatitis A Hepatitis B Hepatitis B mit Delta-Agens, Non-A, Non-B, Epstein-Barr-Virus Cytomegalievirus[c]	Herpes simplex[c] Arenaviren (Lassa) Togaviren (Gelbfieber)
Urogenitaltrakt		
Vulvovaginitis, Zervizitis	Herpes simplex Typ 2 Chlamydien°	Herpes simplex Typ 1 Ureaplasma urealyticum° Cytomegalie Mycoplasmen°
Penis- und Vulva-Läsionen	Herpes simplex Typ 2 Molluscum contagiosum	
Akute hämorrhagische Zystitis Glomerulonephritis	Adenovirus Typ 11	Adenovirus 2, 21 Hepatitis B
Hautexantheme		
Makulopapulös	Masern Röteln Ringelröteln (Parvoviren) Echoviren[a] Coxsackieviren[a]	Adenovirus Epstein-Barr-Virus Cytomegalievirus
Vesikulär	Varizella-Zoster Herpes simplex Coxsackie A 16	Vaccinea Coxsackie A + B-Viren[a] Echoviren[a]
Hämorrhagisch	Alpha-, Flavi-, Bunya-Viren (früher Arboviren)[a] Rickettsien°	Marburg-, Lassa-, Ebola-Viren
Lokalisierte Läsionen	Herpes simplex Papillomviren-Warzen Molluscum contagiosum-Virus, Erythema migrans (Borrelien°)	Kuhpocken Melkerknoten-Virus Orf-Virus
Lymphadenitis		
Generalisiert	Epstein-Barr-Virus Toxoplasmose°	Cytomegalie, HIV
Lokalisiert: Parotitis	Mumps	Parainfluenza-Viren
Orchitis	Mumps	Coxsackieviren
Pankreatitis	Mumps, Coxs.-B-Viren	Adenoviren
postaurikular	Röteln	
inguinal	Chlamydien	
Auge		
Konjunktivitis	Adenoviren 3, 4, 7, 8, 19 Herpes simplex	Vaccinea Arboviren Chlamydien°
Keratitis	Varizella-Zoster Enterovirus 70 Masern, Herpes simplex	Newcastle-Virus Toxoplasmose°

Tab. 1 Hauptkrankheitssyndrome und verursachende Viren (Fortsetzung)

Krankheitssyndrom	**Assoziierte Viren** häufig	weniger häufig
Nekrotisierende Retinitis	Cytomegalie[c]	
Andere		
Arthritis	Röteln Ringelröteln Hepatitis B	Coxsackieviren Borrelien°
Myositis	Togaviren z. B. Arboviren Influenza B	Leptospiren°
Myokarditis	Coxsackie B	andere Enteroviren, Cytomegalie
Endokarditis	Q-Fieber°	Influenza A, B Borrelien°
Neonatal		
Mißbildungen	Röteln Cytomegalie, (Toxoplasmose) Ringelröteln (Hydrops fetalis)	Varizella-Zoster Borrelien° Epstein-Barr-Virus? Papillomaviren?
Disseminierte Krankheit ZNS	Coxsackievirus B 1—5 Echoviren[a] Cytomegalie	Varizellen Herpes simplex Typ 1 + 2 Adenoviren Hepatitis B, HIV-1
Konjunktivitis Bronchiolitis	(Chlamydien) (Gonok.) Respiratory syncytial-Parainfluenza 3-Viren	Adeno Parainfluenza 1, 2
Pneumonie	Chlamydien° Respiratory syncytial-Virus, Parainfluenza 3 Cytomegalie	Influenza A-, B-, Adenoviren
Enteritis	Rotaviren	Astro-, Adeno-, Corona-, Calici-Viren

a einige Serotypen c bes. im immunsupprimierten Wirt ° keine Viren
b viele Serotypen ? Assoziation vermutet

Die weiteren Angaben über Schwangerschaft, kürzliche Auslandsreisen, Tierkontakte, gehäuftes Auftreten einer Erkrankung, Vorkrankheiten, Grundkrankheiten und bisherige Behandlung sind ebenfalls wichtig. Diese Angaben erlauben dem Virolo-

Tab. 2 Labordiagnostik bei verschiedenen Virusinfektionen

Erkrankung	**Erreger-Antigennachweis**	**Antikörpernachweis**
Respiratorische	Influenza A + B, Parainfluenza, Rhinoviren RSV, Adeno Pertussis° Chlamydien° Legionärskrankheit° Pneumocystis carinii°	Influenza A + B, Parainfluenza RSV, Adeno, Mycoplasmen° Pertussis° Ornithose° Legionärskrankheit° Q-Fieber°

Tab. 2 Labordiagnostik bei verschiedenen Virusinfektionen (Fortsetzung)

Erkrankung	**Erreger- Antigennachweis**	**Antikörpernachweis**
Zentralnervöse	Coxsackie-Echo, Herpes simplex	Mumps, Herpes simplex, Zeckenenzephalitis (FSME), Lyme-Krankheit (Borrelien)° Rickettsien° (Q-Fieber); HIV, Masern, Röteln, Varizellen, SSPE (Masern)
Gastro-intestinale	Rota, Adeno, Coxsackie, Astro-Calici, Norwalk	Rota, Adeno, Coxsackie-Echo
	Hepatitis B	Hepatitis A, Hepatitis B EBV, Cytomegalie
Cardiale, myotrope	Coxsackie-Echo	Coxsackie-Echo, Influenza A + B, Cytomegalie, Mycoplasmen°, Q-Fieber°
Lymphadenoide	Mumps, Cytomegalie, Adeno	Mononukleose, Mumps, Parainfluenza Cytomegalie, Toxoplasmose°, Adeno, Ornithose, Röteln, HIV (AIDS)

° keine Viren

Erregernachweis vorrangig (umrahmt)

gen auch eine bessere Interpretation der Untersuchungsergebnisse und ob die Untersuchung allenfalls wiederholt werden muß.

Die Angabe der Fragestellung zur Bestimmung der Immunitätslage

— bei Kontakt z. B. mit Röteln, Varizellen, Masern, Mumps, Hepatitis B in der Schwangerschaft bzw. bei immunsupprimierten Patienten

— zur Feststellung der Schutzlage zwecks beabsichtigter immunsuppressiver Therapie oder aktiver bzw. passiver Prophylaxe

hilft dem Laboratorium, gezielt die geeignete Testart einzusetzen und im Falle des Kontaktes eine Schnelldiagnose mit telefonischer Befundübermittlung durchzuführen (Tab. 3).

Tab. 3 Diagnose von Virusinfektionen

<u>*Untersuchungsmaterial*</u>		
Zeit- und symptomgerechte Entnahme		Liquor, Stuhl, Urin, Sekrete, Abstriche, Blut, Gewebe sofort nach Krankheitsbeginn
gekühlter, schneller Transport		4 °C oder tiefgefroren
<u>*Klinische Informationen*</u>		Krankheitsbeginn, Symptome, Schwangerschaft, Auslandsreisen, Immunsuppression, Vorkrankheit, Tier-/ Umweltkontakt
<u>*Virusnachweis*</u>		
Isolierung aus Körperflüssigkeiten und Geweben	8 bis 20 Tage	Zellkultur (Brutei, Labortier)
Identifizierung		Neutralisation, KBR, HAH, IF, ELISA, ELM, Enzymaktivität, Restriktionsanalyse

Tab. 3 Diagnose von Virusinfektionen (Fortsetzung)

Direkt: Nachweis		
Virusstruktur	± 1 Tag	ELM, Immun-ELM
Viruszell-Pathologie		zytologisch-histologisch
Virusantigene		IF, RIA, ELISA, CIE
Nukleinsäure	± 3 Tage	Hybridisierung
Antikörper IgA, IgM, IgG		RIA, ELISA, Immunoblot
Serologische Diagnose		
Nachweis eines Antikörperanstiegs mit 2 Blutproben (aus akuter und post-akuter Phase)	± 14 Tage	KBR, HAH, NT, IF, RIA, ELISA
Schnelldiagnose		
1. Blutprobe (aus akuter Phase, 3 bis 6 Tage)	1 Tag	
Spezif. IgM-, IgA-Antikörper		RIA, ELISA, IF, Immunoblot
IgG-1—4-Subklassen		RIA, ELISA

Abkürzungen:
CIE = Gegenstrom-Immunelektrophorese
ELISA = Enzyme-linked Immunosorbent Assay
ELM = Elektronenmikroskopie
HAH = Hämagglutinations-Hemmtest
IF = Immunfluoreszenztest
Immun-ELM = Immun-Elektronenmikroskopie
KBR = Komplementbindungsreaktion
NT = Neutralisationstest
RIA = Radioimmunoassay

Im Gegensatz zu den klinisch-chemischen Bestimmungen erfordern mikrobiologische und häufig auch die virusserologischen Laboratoriumsuntersuchungen einen größeren Zeitaufwand und eine individuelle Interpretation der Ergebnisse. Deshalb ist eine enge Zusammenarbeit zwischen Arzt und Laboratorium notwendig. Wer sich der Mühe, klinische Informationen vom Einsender zu erhalten, nicht unterziehen will, sollte keine Virusdiagnostik betreiben /[1—6]/.

Virusnachweis

Indikation

Bei Verdacht auf Virusinfektion wird im Gegensatz zu bakteriell bedingten Infektionen erstaunlich selten und dann erst spät oder nach Aufforderung an den Erregernachweis gedacht. Bei verschiedenen Infektionen ist dieser für eine ätiologische Diagnose leistungsfähiger als die serologische Untersuchung bzw. muß mit letzterer kombiniert werden /[7]/. Die Auswahl des Untersuchungsmaterials für den Erregernachweis richtet sich nach dem vorliegenden Syndrom (Tab. 4).

Besonders geeignet für einen aussagekräftigen Erreger- oder Antigennachweis sind diejenigen Infektionen, bei denen es zu einer Viruszirkulation mit genügender Virusausscheidung in der akuten Krankheitsphase kommt. Hierher gehören die akuten respiratorischen Virusinfektionen wie Influenza A + B, Respiratory-syncytial-Virus, Adeno-, Parainfluenza-, Rhinoviren, die Herpes-simplex-Infektionen mit klinischer Manifestation /[8]/ und die Infektionen mit Enteroviren (Polio-, Coxsackie- und Echo-Viren). Bei letzterer Gruppe ist der Virusnachweis die Methode der Wahl, wenn es um die Abklärung der akuten Infektion geht. Zudem haben die Enteroviren soviel verschiedene Serotypen, daß eine typenspezifische serologische Diagnose wegen

Tab. 4 Auswahl des Untersuchungsmaterials für Virusnachweis bei klinischen Syndromen

Klinisches Syndrom bzw. Befall von	**Untersuchungsmaterial**		
	Routine	**zusätzlich bei Verdacht auf**	
Respirationstrakt			
oberer	N-R Ab.* oder N-R Wfl.	Urin	CMV
unterer	RA-S mit Tracheal-Absaugeset	Br. BAb. Pl. P.	Pneumon. carinii*
Zentralnervensystem			
Meningitis	Liq., N-R Ab., Stuhl	Urin	Mumps
Enzephalitis	Liq., N-R Ab., Stuhl	Hirnbiopsie Blut	HSV Arbovirusinfektion**
Polyradikulitis	Liq., N-R Ab., Stuhl	Urin	CMV
Subakute sklerosierende Panenzephalitis (SSPE)	Liq. für Serologie	Hirnbiopsie**	
Progr. multif. Leukoenzephalitis (PML)	Liq. Urin	Heparinblut für Lymphozytenisolierung	
Gastrointestinaltrakt			
Gastroenteritis	Stuhl, Anal Ab.		
Hepatitis	Stuhl, Serum	Urin Leberbiopsie	Non A-Non B chron. Hep. B**
Pankreatitis	Stuhl	Urin	Mumps, Coxsackie
Urogenitaltrakt			
Vaginitis-Zervicitis	Abstriche, Sekrete	Anal-, Rachenabstriche	Gonorrhoe
Penis-Vulva-Läsion	Bl.inhalt Läsion Ab.		
Akute hämorrhagische Zystitis	Urin	R. Ab., Stuhl	
Warzen	Biopsie, Abstriche	Abstriche	bei Condyloma acuminatum
Haut/Exantheme			
Makulopapulös	Läsionabstriche	RA-Abstrich	
Vesikulär	Bl.inhalt, Kruste	Stuhl, Urin	
Hämorrhagisch	Bl.Inh., Läsions Ab.	Heparinblut	Marburg-, Ebola-, Lassa-Virus**
Warzen	Abstriche, Gewebe		
Lymphadenopathie			
Generalisiert	N-R Ab.	Stuhl	
Orchitis, Pankreatitis	Urin	Heparinblut	erworbenes Immundefektsyndrom
Epidydimitis	Sekrete		
Auge			
Konjunktivitis	Abstriche	N-R Abstrich	
Keratitis	Schabematerial	Stuhl, Urin	
Akute nekrot. Retinitis			

Tab. 4 Auswahl des Untersuchungsmaterials für Virusnachweis bei klinischen Syndromen

Klinisches Syndrom bzw. Befall von	Untersuchungsmaterial		
	Routine	**zusätzlich bei Verdacht auf**	
Andere			
Karditis-Myositis	N-R Ab., Stuhl		
Arthritis	Gelenkpunktat		
Disseminierte Sepsis Ähnliche Krankheit	Liquor, N-R Ab. Stuhl, Urin, Vollbl. Sekrete	Autopsie-material	Virus (Rickettsien)-Infektion**
Neonatale Krankheit			
Mißbildung	N-R Ab., Urin, Stuhl Plazenta	Autopsie Mat. Vollblut + Heparinblut	Rötelnembryopathie, kongenitale Cytomegalie, Toxoplasmose, Varizellen-, HIV-1-Syndrom, Herpes-simplex-Sepsis
Dissemin. Krankheit	Liq., N-R Ab., Urin	Autopsie Mat. Vollblut und Heparinblut	
Oberer Respirationstrakt	Auge Ab., N-R Ab.		
Unterer Respirationstrakt	Rachensekret		
Enteritis	Stuhl, Analabstrich		

* Abkürzungen für Untersuchungsmaterial sh. Tab. 6
** nur in Referenzlaboratorien möglich

Kreuzreaktionen nicht möglich ist und auch zu aufwendig wäre /[9–11]/. Auch bei lokalisiert ablaufenden Enteritiden, z. B. Rota-, Norwalk-, Astro-, Calici-Virusinfektionen /[12, 13]/ oder chlamydienbedingten Urogenitalinfektionen /[14]/, bei denen es nicht immer zur Antikörperbildung kommt, ist der Erregernachweis vorrangig.

Bei Virusinfektionen mit begrenzter Virusausscheidung nur in der Inkubationsphase ist dagegen der Erregernachweis nur selten erfolgreich, z. B. bei Hepatitis A-, Masern-, Frühsommer-Meningoenzephalitis-, Rötelnvirus und Ringelröteln (Parvoviren) sowie für die meisten Infektionen mit Arboviren. Für diese Infektionen ist der Antigennachweis nur in den seltenen Fällen, in denen Kontaktpersonen in der möglichen Inkubationszeit untersucht werden können, von diagnostischem Nutzen.

Auch bei den Infektionen mit Viruspersistenz, bei denen das Virus noch monate- und jahrelang oft interkurrierend ausgeschieden werden kann, ist die diagnostische Bedeutung des Virusnachweises beschränkt. Der Erregernachweis kann jedoch zur Abklärung möglicher Infektionsquellen bei Hepatitis B-, Herpes simplex-, Cytomegalie-, HIV- oder Rötelnvirus bei Rötelnembryopathien dienlich sein /[15]/ (Tab. 2).

Untersuchungsmethoden

Unterschieden werden heute die klassischen Methoden der Virusisolierung von den direkten Methoden. Diese müssen jedoch nicht selten kombiniert werden (Tab. 5).

Tab. 5 Methoden des Virusnachweises

Isolierung	**Viren und andere Erreger**
Zellkultur	
a) leichte Isolierung	Adeno-, Coxsackie- (Cox. A nur einzelne Typen), Echo-, Herpes-, Influenza A-, B-, Mumps-, Parainfluenza-, Polio-, Cytomegalie-Viren
b) schwierige Isolierung	Corona-, Rhino-, Masern-, Reo-, Respiratory Syncytial-, Röteln-, Varizella-Zoster-, Hepatitis A-, HIV-Viren, Chlamydien°, Borrelien°
Labortiere	Arbo-, Coxsackie Typ A-, Lymphochoriomeningitis-, Tollwut-Viren, Pneumocystis carinii°, Toxoplasmose°
Brutei	Influenza A-, B-, Arbo-Viren, Ornithose°, Rickettsien°
Isolierung nur in Speziallaboratorien	Corona-, Ebola-, Epstein-Barr-, Lassa-, Marburg-, Masern-, Papova- (Papillom-Polyoma), Röteln-, SSPE- (masern- oder rötelnbedingte subakut sklerosierende Panenzephalitis), Tollwut-, Arbo-, HIV-Viren
Isolierung z. Zt. noch nicht möglich	Hepatitis B-, Non A/Non B-, Delta-Agens-, Rota-, Papillom-, Parvo-Viren (Ringelröteln), einige Adenovirustypen
° keine Viren	

Direkter Nachweis

Prinzip	**Untersuchungsmaterial**	**Testarten**	**Viren**
Zytologie	Sekrete, Ausstriche, Bläscheninhalt, Gewebeschnitte	Färbung, Immunfl.	Respirationstrakt-, Exanthem-, Tollwut-, Cytomegalie-Viren
Virusstruktur	Stuhl-, Bläscheninhalt, Gewebe, Isolate aus Kultur	Elektronen- (Immun-) Mikroskopie	Hepatitis A-, B-, Rota-, Norwalk-, Pocken-, Herpes-, Exanthem-Viren
Antigen	Stuhl, Sekrete, Bläscheninhalt, Gewebe	Radioimmunoassay Enzymimmunoassay Gegenstrom-I.E.	Hepatitis A-, B-, Rota-, Herpes-, Varizellen-Zoster-Viren
Lokale Antikörper	Liquor, Sekrete	Radioimmunoassay Enzymimmunoassay	Herpes simplex-, andere ZNS-Viren, Resp.trakt-Viren, Chlamydien°
Genomanalyse	Blut, Sekrete, Gewebe, Isolate aus Kultur	Hybridisierung Dot-Blot-Hybridisierung Restriktionsenzymanalyse	Cytomegalie-, Herpes simplex-, Hepatitis-B-, Epstein-Barr-, Adeno-, Papillom-, Parvo-Viren

Klassische Methoden des Virusnachweises

Die klassischen Methoden des Virusnachweises aus Untersuchungsmaterial sind die Isolierung vor allem in Gewebekulturen, seltener heute im Brutei und dem Laboratoriumstier. Diese Isolierungen, zusammen mit der Notwendigkeit der anschließenden Identifizierung des isolierten Erregers durch serologische Verfahren, sind relativ aufwendig, zeitraubend und häufig nur noch von retrospektivem Interesse.

Bei einigen Slow-Virus-Infektionen, z. B. subakut sklerosierende Panenzephalitis (SSPE), progressive multifokale Leukoenzephalitis (PML) /[16]/ und erworbenes Immundefektsyndrom (HIV) müssen Gewebe oder Lymphozyten aus Heparinblut zunächst kultiviert oder mit permissiven Zellen kokultiviert werden /[17]/. Erst dann kann das Virus mit Hilfe der direkten Methoden (ELM, IF, ELISA, Immunoblot oder Enzymaktivität) identifiziert werden.

Ferner können mit Hilfe der Restriktionsenzymanalyse Virusisolate, z. B. von Cytomegalie /[18—20]/ und Herpes simplex Typ 1 und 2 /[8, 21]/ auf ihre epidemiologische Verwandtschaft geprüft werden. Hierbei wird die DNA aus den Virusisolaten gereinigt, mit p32 markiert, mit Restriktionsendonukleasen geschnitten, die Fragmente durch Gelelektrophorese getrennt und die Bänder anschließend durch Autoradiographie oder Färbung sichtbar gemacht.

Direkte Methoden zum Virusnachweis

Direkte Methoden zum Virusnachweis werden seit einigen Jahren bevorzugt angewendet, denn sie erlauben die Erstellung von Schnelldiagnosen, die 1—3 Tage nach Probeneingang verfügbar sein können. Angewendete Techniken sind die Zytologie mit Nachweis des Antigens in infizierten Zellen und Geweben durch Immunfluoreszenz (IF), z. B. für Cytomegalie im Urin und Rachensekret der EAFT (early antigen fluorescence test) /[21a]/ oder Peroxidasefärbung /[22]/, die Elektronen (ELM)- und Immunelektronenmikroskopie (Immun-ELM) zur Identifizierung der Virusstruktur, die Gegenstrom-Immunelektrophorese (CIE), die passive Hämagglutination (IHA), der Radioimmunoassay (RIA), die verschiedenen Varianten des Enzyme-linked Immunosorbent Assays (ELISA), die Chemilumineszenz /[23]/ und molekulare Techniken zur Analyse des Virusgenoms /[24]/.

Entwicklungsfähige Methoden stellen der »time-resolved« Fluoreszenzimmunoassay, eine schnelle, empfindlichere und spezifischere Variante der Immunfluoreszenz /[25]/ und die Hybridisierungstechniken /[26, 27]/ dar. So ist die Dot-Blot-Hybridisierung nicht nur zum Nachweis kultivierbarer Viren, z. B. Cytomegalie- /[28—32, 33]/, Herpes-simplex-Viren /[34]/, Epstein-Barr-Virus /[35, 36]/, sondern auch nichtzüchtbarer Viren, z. B. Hepatitis B-Viren /[37, 38]/, Papillomviren /[39, 40]/ und Parvoviren /[41, 42]/ geeignet. Die Dot-Blot-Hybridisierung kann ohne vorgeschaltete Elektrophorese auf einem Nitrozellulosefilter und durch Verwendung von p32-markierten oder biotinylierten Nukleotiden (DNA-Probe) durchgeführt werden.

Für die Routinediagnostik ist jedoch für die züchtbaren Viren die Erregerisolierung in der Gewebekultur noch üblich. Dies ist auch der »Goldstandard«, anhand dessen die Brauchbarkeit, Spezifität und Empfindlichkeit der Schnelltechniken verglichen werden müssen. Bei solchen Vergleichen stellt sich heraus, daß die neuen Methoden bei geringem Virusgehalt oft weniger empfindlich /[32]/ und gelegentlich auch weniger spezifisch /[31]/ sind als die Isolierung.

Durchführung des Virusnachweises

Für die erfolgreiche Isolierung müssen die das Laboratorium erreichten Untersuchungsproben noch vermehrungsfähiges Virus enthalten. Da die Virusausscheidung bei den meisten Virusinfektionen von kurzer Dauer ist, müssen die Proben frühestmöglich nach Krankheitsbeginn entnommen und gekühlt versandt werden. Die Probenentnahme zu einem späteren Zeitpunkt der Erkrankung wird in vielen Fällen falsch negative Befunde ergeben.

Ähnliches gilt bis auf den einfacheren ungekühlten Transport auch für die Probenentnahme zum Direktnachweis des Virus und seiner Produkte in infizierten Körperflüssigkeiten, Zellen und Geweben. Allerdings ist für den Direktnachweis meist ein größeres Volumen des Untersuchungsmaterials erforderlich als für die Isolierung.

Der Direktnachweis, z. B. durch das Elektronenmikroskop kommt für einige Exanthemviren wie Varizellen, Pocken, Herpes simplex, Marburg-Virus, Enzephalitisviren (z. B. Herpes simplex), Gastroenteritisviren (Rota, Norwalk, Astro, Corona, Adeno), Hepatitis A und B in Betracht.

Die Immunfluoreszenz ist für den Nachweis von Respirationstraktviren aus dem Rachensekret /[43, 44]/, Exanthemviren in Hautläsionen, Cytomegalie aus Rachensekret, Urin und Lungenbiopsien, Enzephalitisviren, z. B. Herpes simplex, in Hirnbiopsien und Hepatitis B in Leberbiopsien geeignet /[45]/.

Der Antigennachweis im RIA und ELISA wird z. B. zum Nachweis von Hepatitis-B-Antigen im Blut /[46]/, für Respirationstraktviren im Rachensekret /[47]/, Rotaviren /[48, 49]/ und Adenoviren /[50]/ im Stuhl, Herpes-simplex-Viren /[51, 52]/ und Varizellenviren /[53]/ in Bläscheninhalt eingesetzt.

Mit den verschiedenen Hybridisierungstechniken kann man z. B. Cytomegalievirus im Rachensekret, Urin und Lungengewebe /[54, 55]/, Herpes-simplex-Virus in Bläscheninhalt und Abstrichen /[56]/, Epstein-Barr-Virus in Lymphozyten und Rachensekret /[36]/, Papillomviren in Biopsie- und Abstrichmaterial /[57]/, Parvoviren im Blut, Rachensekret und Geweben /[58]/ und Rotaviren im Stuhl /[59]/ nachweisen.

In Zukunft werden weitere Verbesserungen in Hinsicht auf die Sensitivität und Spezifität der direkten Nachweismethoden auch durch den verstärkten Einsatz monoklonaler Antikörper zu erwarten sein.

Untersuchungsmaterial

Symptomgerechte Proben (Tab. 4) müssen sofort nach Krankheitsbeginn entnommen und nach Vorschrift (Tab. 6) versandt werden.

Tab. 6 Untersuchungsproben und Entnahme für Virus- bzw. Antigennachweis

Art der Probe	Abkzg.	Tage nach Krankheitsbeginn für Entnahme	Art der Entnahme	Versand
Nasen-Rachen-Abstrich	N-R Ab.	1 bis 7 Tage	Abstriche mit trockenem Watteträger durchführen und in Röhrchen mit ~ 1.0 ml Transportmedium einbringen.	4 °C
Waschflüssigkeit	N-R Wfl.	1 bis 7 Tage	~ 5 ml sterile Kochsalzlösung in jedes Nasenloch bei zurückgebeugtem Kopf. In sterilem Röhrchen auffangen.	4 °C
Rachensekret	RA-S	1 bis 7 Tage	Tracheal-Absaugeset benutzen und in der Plastikhülle sofort ins Labor bringen bzw. per Eilboten senden.	4 °C
Bronchial-Bürstenabstrich	Br. BAb.	wenn verfügbar	in sterile Röhrchen mit Transportmedium (1.0 ml)	4 °C
Bronchial-Waschflüssigkeit	Br. Wfl.	wenn verfügbar	in sterile Röhrchen ohne Transportmedium (1.0 ml)	4 °C
Pleurapunktat	Pl.P	wenn verfügbar	ohne Transportmedium	4 °C
Gelenkpunktat	Gel.P	wenn verfügbar	ohne Transportmedium	4 °C
Liquor	Liq.	wenn verfügbar	in steriles Röhrchen ohne Transportmedium	4 °C
Stuhl	St	1 bis 14 Tage	ca. walnußgroßes Stück in Stuhlröhrchen einbringen	4 °C
Analabstrich	AnalAb.	1 bis 14 Tage	in Röhrchen + Transportmedium (ca. 1.0 ml) oder steriler Kochsalzlösung	Raumtemp.

Tab. 6 Untersuchungsproben und Entnahme für Virus- bzw. Antigennachweis (Fortsetzung)

Art der Probe	Abkzg.	Tage nach Krankheitsbeginn für Entnahme	Art der Entnahme	Versand
Urin	U	1 bis 28 Tage	~ 10 ml frischgelassenen Urin. Transport in jeweiligen Spezialmedien	4 °C
Urogenital-Abstriche Urogenital-Sekrete	Uro-Ab. Genital-Ab. UG-S	von sichtbarer Läsion oder bei Verdacht wenn verfügbar	Abstriche mit trockenem sterilem Watteträger. Zusätzlich Objektträgerausstriche mit gesondertem Watteträger anfertigen.	4 °C
Bläscheninhalt	Bl.Inhalt	wenn sichtbar	mit Tuberkulinspritze entnehmen, etwas Transportmedium nachziehen. Spritze mit Kanüle versenden.	4 °C
Hautläsion-abstriche	HautAb.	wenn sichtbar	Kruste in Transportmedium. Basis der Läsion mit trockenem Watteträger abstreichen, Watteträger in Röhrchen mit Transportmedium (~ 1 ml)	4 °C
Konjunktival-Abstriche	AugeAb.	bei Konjunktivitis	trockenen Watteträger in Mitte des unteren Konjunktivalsackes einbringen und vollsaugen lassen, in Röhrchen mit Transportmedium (~ 1 ml) einbringen	4 °C
Korneal-Schabematerial	KorneaAb.	bei Korneal-Läsionen	Schabematerial mit Spatel in Röhrchen mit Transportmedium (1 ml)	4 °C
Heparinblut	Heparinblut	aus akuter u. postakuter Phase auch postmortal	zur Lymphozytenisolierung, zum Virusnachweis und T_4/T_8-Zellratio-Bestimmung 10 ml Vollblut plus 3—4 Tropfen Heparin bzw. Leucoprep-Röhrchen	4 °C
Biopsiematerial	BioM	wenn verfügbar	Gewebestückchen in steriles Röhrchen mit wenig Transportmedium (1 bis 2 ml)	4 °C
Interruptio	Interr.M.	wenn verfügbar	Plazenta und fetales Gewebe getrennt	4 °C
Fruchtwasser	Fruchtw.	wenn verfügbar	10 ml ohne Transportmedium	4 °C
Autopsiematerial	AutM	am Tage der Sektion möglichst am Tage des Todes	Gewebestückchen getrennt nach Organ in steriles Röhrchen mit wenig Transportmedium	4 °C

Transportmedien, Entnahme und Versandvorschriften beim Viruslaboratorium anfordern, vorherige Rücksprache mit dem Viruslaboratorium ist empfehlenswert.

Bewertung

Die Erregerisolierung bzw. der Antigennachweis in der akuten Krankheitsphase, besonders aus Liquor, Rachensekret und Gewebeproben sprechen dafür, daß der Erreger die Ursache der Infektion und Erkrankungen ist. Bei Isolierung aus Urin oder Stuhl, besonders bei Infektionen, die in der Mehrzahl auch asymptomatisch verlaufen können, wie bei den Coxsackie-Echo-Viren oder bei persistierenden Infektionen, wie z. B. bei der Cytomegalie, muß die ursächliche Beziehung zur Krankheit mit Hilfe der Serologie weiter abgesichert werden.

Virus-spezifische Antikörper

Die Antikörperbestimmung wird von den Ärzten wesentlich häufiger gewünscht als der Erregernachweis.

Die klassische Serodiagnose einer primären oder akut reaktivierten Virusinfektion beruhte bisher hauptsächlich auf dem Nachweis einer Serokonversion oder eines signifikanten Titeranstiegs zwischen 2 Serumproben aus der akuten und späteren Krankheitsphase.

Die dafür benützten Testarten sind die Komplementbindungsreaktion (KBR), der Hämagglutinationshemmtest (HAH), der Neutralisationstest (NT), der indirekte Immunfluoreszenztest (IF), die passive Hämagglutination (IHA) u. a. m.

Der große Nachteil ist, daß die Serodiagnose oft erst ca. 2 Wochen nach Krankheitsbeginn zur Verfügung steht, da hier 2 Blutproben aus der akuten und postakuten Krankheitsphase notwendig sind. Außerdem wird die 1. Probe häufig nicht zeitgerecht entnommen und in der Mehrzahl der Fälle die 2. Blutprobe gar nicht eingesandt.

Neuerdings ist der Nachweis akuter oder kürzlich erfolgter Infektionen durch die Bestimmung virusspezifischer Antikörper in den verschiedenen Immunglobulinklassen aus nur einer Serumprobe möglich. Der Vereinfachung zugrunde liegt die Erkenntnis, daß besonders IgM-, aber auch IgA-Antikörper Marker für akute Infektionen sind, IgG-Antikörper ohne IgM-Antikörper demgegenüber Marker früher durchgemachter Infektionen.

Mit Hilfe der virusspezifischen Subklassen-IgG-1—4-Antikörperbestimmung kann man die Differenzierung akuter oder reaktivierter Infektionen besonders für Herpesviren unterstützen, wenn IgM- oder IgA-Antikörper nicht oder nicht mehr nachweisbar sind /[60—64]/. Ähnliches gilt für die Differenzierung einer kürzlich oder früher durchgemachten Rötelninfektion /[65]/.

Weiterhin kann die IgG-Subklassen-Antikörperbestimmung einen Anhalt für die Progression der chronischen Infektion, z. B. bei Knochenmarkstransplantat-Patienten mit Cytomegalie-Infektion /[61]/ und bei HIV-1-infizierten Personen geben /[66, 67]/. Zur Differenzierung von primären und reaktivierten Cytomegalie-Infektionen — besonders wichtig bei diesbezüglichen Infektionen in der Schwangerschaft /[68, 99]/ und bei immunsupprimierten Patienten, z. B. nach Knochenmarkstransplantation /[54]/ — wurde ein ELISA-Blockingtest mit Früh- und Spätantikörper-Tracern entwickelt /[69]/, der aber an Treffsicherheit zu wünschen übrig läßt.

Für das gleiche Problem bei Herpes-simplex-Infektionen wird auch die Immunoblot-Methode /[34, 70, 71]/ angewendet. Ferner kann die Immunoblot-Technik, neben dem RIA /[71a]/ und dem ELISA /[71b]/, unter Verwendung der gereinigten Glykoproteine der Herpes-simplex-Typen auch zur Differenzierung von Typ 1 und 2 Herpes-simplex-Antikörpern herangezogen werden /[34]/, jedoch ist die Erregerisolierung für die Typenbestimmung einfacher und spezifischer.

Indikation

Diagnose einer akuten, primären oder kürzlich erfolgten Infektion.
Diagnose einer reaktivierten Infektion.
Diagnose einer pränatal oder perinatal erfolgten Infektion.
Ermittlung des Immunitätsstatus.

Bestimmungsmethoden

Konventionelle Methoden

Indirekter (passiver) Hämagglutinationstest (IHA), Hämagglutinationstest (HAH), Neutralisationstest (NT), Komplementbindungsreaktion (KBR).

Mit diesen Methoden können akute, primäre oder akut reaktivierte oder Reinfektionen nur durch Nachweis eines signifikanten Titeranstieges unter Verwendung von 2 Serumproben mit Sicherheit diagnostiziert werden.

Neuere Methoden

Immunfluoreszenztest (IFT), Enzyme-linked Immunoassay (ELISA oder EIA), Radioimmunoassay (RIA), Immunoblot.

Mit diesen Testarten können IgM-, IgA- und IgG-subklassenspezifische IgG-1—4-Antikörper mit 1 Serumprobe nachgewiesen werden. Die Tests werden heute mit einer ständig wachsenden Vielzahl von kommerziellen Kits und in manchen Laboratorien auch mit selbst hergestellten Tests und Reagenzien durchgeführt. Das bewirkt, daß die Untersuchungsergebnisse von verschiedenen Laboratorien nicht selten divergieren und die Testresultate uneinheitlich angegeben werden.

Testprinzipien und Anwendungsspektrum

Hämolysis im Gel-Test (HIG)

Der HIG-Test wird vor allem als Bestätigungstest für die niederen Titer im Rötelnhämagglutinationshemmtest und auch alleine für die Feststellung des Rötelnimmunstatus angewendet. Er mißt IgG-Antikörper. Die Werte werden in Durchmessern angegeben, die in etwa mit den HAH-Titern korrelieren, werden aber nach akuter Rötelninfektion erst später positiv. Deshalb ist er auch als Zusatztest zur Diagnose akuter Infektionen vorzüglich geeignet /[72]/.

Immunfluoreszenz-Test (IFT)

Der IFT wird für die IgM-, IgA- und IgG-Antikörperbestimmung eingesetzt. Dabei ist zu beachten, daß für den IgM-Antikörpernachweis das Serum vorher fraktioniert (am sichersten mit der HPLC-Methode = High Performance Liquid Chromatography /[72a]/) oder mit Rheumafaktor-Absorbens zur Vermeidung falsch positiver IgM-Befunde durch Rheumafaktor oder falsch negativer IgM-Befunde durch IgG-Kompetition vorbehandelt werden muß.

In der Mehrzahl der Laboratorien wird nur eine Serumverdünnung getestet und die Werte als positiv oder negativ interpretiert. Für die Feststellung der Infektionsstadien (akut, kürzlich, länger zurückliegend) ist jedoch die Austitration mit 3—4 Serumverdünnungen, z. B. 1:16, 1:64, 1:256, erforderlich.

Im IF-Test werden die IgM- oder IgA- und IgG-Antikörper u. a. für Epstein-Barr-Virus (EBV) /[73]/, Q-Fieber /[74]/, Influenza /[74a, 74b]/, HIV-1 und 2 /[75, 75a, 75b]/, Toxoplasmose /[68, 76]/, Pertussis /[77—79]/, Chlamydien /[80]/, Mykoplasmen /[81]/, Borrelien /[82, 83, 83a]/, Lues /[84]/, Lymphochoriomeningitis /[85]/, Parainfluenza und seltener für Cytomegalie-, Herpes-simplex-, Varizella-Zoster-, Masern-Virus und das Frühsommermeningo-Enzephalitis-Virus durchgeführt.

Enzymimmunoassay

Mit der ELISA-Technik können IgM-, IgA- und IgG-Antikörper in der gleichen mit Antigen und Kontrollantigen beschichteten Platte mit dem jeweils Anti-Ig klassenspezifischen, enzymmarkierten Antikörpern gemessen werden. Zur Entfernung des IgM-

Rheumafaktors und Verhinderung einer IgG-Kompetition müssen die Seren für den IgM-Test mit Rheumafaktor-Absorbens vorbehandelt werden. Die Extinktionsdifferenz von 0.200 zwischen Virus- und Kontrollantigen dient als »cut off«. Vielfach wird nur eine Serumverdünnung von 1:40 getestet und die Befunde als positiv oder negativ angegeben. Bessere Informationen über die Antikörperkonzentrationen lassen sich durch die Austitration der Seren in vier (Faktor 4) Verdünnungsstufen bzw. durch drei Verdünnungsstufen (Faktor 10) unter Erstellung einer Eichkurve mit einem Referenzserum gewinnen.

Solche ELISA-Techniken sowie diejenigen ohne Kontrollantigen stehen für die IgM-, IgA- und IgG-Antikörperbestimmung u. a. für Röteln /[86]/, Masern /[87]/, Varizella-Zoster /[88]/, Herpes simplex /[8, 89]/, Tollwut- und Frühsommermeningoenzephalitis /[90]/ zur Verfügung.

Auf gleicher Basis selbsthergestellte ELISAs gibt es in einigen Laboratorien auch für die Antikörperbestimmung für Parainfluenza /[91, 91a]/, Respiratory-Syncytial-Virus /[92]/, Adenovirus /[92a]/, Borrelien /[93, 94]/ und Rotavirus /[95, 95a, 95b]/.

Weitere ELISA-Techniken werden mit antigenbeschichteten Kugeln ohne Kontrollantigen und peroxidasekonjugiertem Anti-Human-IgG- oder -IgM-Antikörpern durchgeführt. Der cut-off wird automatisch anhand eines schwachpositiven Kontrollserums errechnet und die gefundenen Werte für das Testserum als Index angegeben. Die Testergebnisse lassen sich nur semiquantitativ in negativ, grenzwertig, schwachpositiv und positiv angeben /[72, 86, 96, 97, 97a]/.

Ähnliche ELISAs ohne Kontrollantigen werden anstelle von Kugeln auf Plattenstreifen durchgeführt.

Weiterhin gibt es für den IgM- und IgA-Antikörpernachweis anti-μ-IgM- oder -IgA-Festphasen-Immunoassays mit Verwendung eines peroxidasemarkierten Antigens (ELA) /[98]/. Der cut-off wird aus der mittleren Extinktion der negativen Kontrollen plus der 2—3fachen Standardabweichung errechnet. Als Antikörpertiter gilt die letzte Verdünnungsstufe, die gerade über dem cut-off liegt. Diese Tests sowie Anti-μ-IgM-RIAs werden zur IgM- und IgA-Antikörperbestimmung, vor allem für Cytomegalie- /[33, 99]/, Varizellen- /[88, 100]/, Mumps- /[101]/ und Coxsackie-B-Viren /[11, 11a, 102—105]/ eingesetzt.

Speziell für den Röteln-IgM-Antikörpernachweis hat sich ein anti-μ-EIA sehr bewährt /[106]/. Dieser wird mit anti-IgM-beschichteten Plattenstreifen, nicht markiertem Antigen und peroxidasemarkierten monoklonalen Maus-Anti-Rubella-Antikörpern durchgeführt. Die Bewertung erfolgt anhand einer schwachpositiven Serumkontrolle.

Die Verläßlichkeit der IgM-Antikörpertests für Röteln ist von besonderer Bedeutung, da im Falle positiver Befunde meist eine Interruptio zur Diskussion steht. Nicht selten gibt es mit allen verfügbaren Röteln-IgM-Testarten grenzwertige falsch-positive Befunde, die nur durch Testkombinationen und klinische Informationen abgeklärt werden können /[107, 108]/.

Zur Bestimmung von IgG-Antikörpern, z. B. für Cytomegalie /[109]/, West-Nile-Fieber /[110]/, HIV-1 /[111]/ und Mumps /[101]/ werden auch kürzlich entwickelte Einstufen-Enzym-Immunoassays unter Verwendung des gleichen enzymmarkierten Antigens wie für die IgM- und IgA-ELA, jedoch einer mit Human-Rheumafaktor beschichteten Mikrotiterplatte (RF-ELA) eingesetzt. Bei der gleichzeitigen Inkubation von Serum und enzymmarkiertem Antigen (Tracer) 2 Std. bei 37 °C bilden sich zwischen den Serumantikörpern und dem Antigen Immunkomplexe, die selektiv an den mit Rheumafaktor beschichteten Platten gebunden werden. Die Seren werden austitriert und Titer analog zum IgM- und IgA-ELA ausgewertet.

Es gibt auch einen sehr schnellen Test auf dieser Basis, z. B. für das Screening von Blutspendern und Empfängern auf CMV-Antikörper /[112]/. Mit diesem können innerhalb 30 min. CMV-Antikörper qualitativ mit der Aussage seropositiv oder seronegativ bestimmt werden. Hierzu werden die Seren unverdünnt eingesetzt.

Für hämagglutinierende Viren, z. B. für Röteln (SPIT /[113]/ und HIT /[114]/), Masern, Influenza, Parainfluenza und Mumps /[115]/ wird von wenigen Laboratorien das Anti-μ-IgM- und Anti-IgA-Festphasenprinzip unter Verwendung von Erythrozyten verschiedener Spezies als Indikator verwendet.

Referenzmethode zum Nachweis spezifischer IgM-Antikörper ist die Saccharose-Dichtegradientenzentrifugation mit der Ultrazentrifuge /[116]/.

Immunoblot

Diese Methode wird jetzt zum Antikörpernachweis für viele Viren und Bakterien erprobt. Sie wurde vor allem als Absicherungstest zum Nachweis von HIV-Antikörpern bekannt /[117]/. Die elektrophoretische Auftrennung von Virusproteinen auf Polyacrylamidgel entsprechend ihrem Molekulargewicht, der Transfer dieser Proteine auf Nitrozellulose (Blot) und ein leistungsfähiger Festphasen-Immunoassay ergeben ein Testsystem, das mit hoher Empfindlichkeit poly- oder oligoklonale Antikörper im Patientenserum gegen einzelne Hüll-, Capsid- und Nukleoproteine nachweist /[118]/.

Durch Reaktion der auf dem Teststreifen gebundenen Antikörper mit peroxidasekonjugierten Anti-Human-IgG-, -IgA- oder -IgM-Antikörpern können Serumantikörper dieser Immunglobulinklassen, aber auch »early« und »late« Antikörper und zeitliche Verläufe des Antikörpermusters definiert werden /[67]/.

Die zur Zeit üblichen Methoden zur Antikörperbestimmung für die jeweiligen Erreger und die damit festgestellten Befunde sind aus den Tabellen 8 und 13 zu entnehmen.

Befunddarstellung

Die Resultate der Antikörperbestimmungen werden bei den konventionellen Techniken wie der KBR, dem HAH, dem NT und dem IF-Test in sog. Titern angegeben. Diese Zahlen sind ein rohes Maß für die Antikörperkonzentrationen oder genauer gesagt für ihre Logarithmen, weil bei ihrer Ermittlung die Seren meist in geometrischen Verdünnungsreihen (1:8, 1:16 usw. bzw. 1:10, 1:20 usw.) austitriert werden. Zur Erzielung reproduzierbarer Titerbefunde ist im Laboratorium die Mitführung von standardisierten Referenzseren notwendig. Dies gilt sowohl für ältere als auch neuere Testarten. Eine gewisse Schwierigkeit bedeutet zur Zeit die Übermittlung der Antikörperbefunde, die mit den neuen Techniken erzielt werden. So fallen die Ergebnisse, z. B. im Hämolysis in Gel-Test (HIG) für Röteln als Durchmesser, mit dem RIA als Impulse oder Faktoren, mit den verschiedenen kommerziellen ELISAs als Titer, Extinktionswerte und deren Differenz, Indizes, Ratio oder Einheiten an. Hierbei sind häufig nur qualitative Aussagen wie positiv oder negativ möglich.

Für die Beurteilung der Infektionsphase ist jedoch die Feststellung der Antikörperkonzentration wichtig. Dies wird von einzelnen Labors durch aufwendige Austitration der Patientenseren oder anhand von selbst definierten Eichstandards getan. Mit Hilfe des letzteren Verfahrens ist es möglich, mit einer bis zwei Serumverdünnungen quantitative Ergebnisse wie z. B. Einheiten pro ml zu ermitteln. Anzustreben ist die Schaffung von internationalen Referenzseren, wie sie zur Zeit nur für Hepatitis B verfügbar sind, und die Angabe der Ergebnisse in internationalen Einheiten, z. B. mIE/ml bzw. IE/ml.

Da die analytische Sensitivität und Spezifität der einzelnen Testkits sehr unterschiedlich sind, können Ergebnisse aus verschiedenen Labors variieren. Auch sind die Titer in der KBR und im IFT viel niedriger als die mit dem ELISA ermittelten Werte. Deshalb ist für den Arzt die Angabe der jeweiligen Testarten, ihr Aussagewert, und die Interpretation der Ergebnisse im Hinblick auf die vorliegende Fragestellung notwendig.

Untersuchungsmaterial*

Vollblut (ohne Zusatz) 6 ml
Serum 2 ml
Herzblut (bei Sektion);
Nabelschnurblut und mütterliches Blut bei Verdacht auf prä- und perinatale Infektion;
Liquor** 2—3 ml

Bewertung

Befundinterpretation bei Verdacht auf akute Infektion

Bei Antikörperbestimmung mit zwei Blutproben, ist ein signifikanter Titeranstieg von mehr als 2 Verdünnungsstufen, z. B. 1:8 auf 1: ≧ 32 bzw. 1:10 auf 1: ≧ 40 zwischen der 1. und 2. Blutprobe, ein Beweis für eine frische oder akut-reaktivierte Infektion mit dem entsprechenden Erreger. Das gilt z. B. für die immer mehr verschwindende KBR, die mit potentem Antigen, zum Nachweis akuter Infektionen sich weiterhin besonders gut für die Serodiagnose eignet, da Endtiter bestimmt werden, Titeranstiege klar erkennbar sind und die komplementbindenden Antikörper nach einigen Wochen wieder abfallen. Ein signifikanter Titeranstieg von mehr als 2 Verdünnungsstufen, gilt als Beweis für eine frische oder akut reaktivierte Infektion mit dem entsprechenden Erreger.

Die Beziehung zwischen nachgewiesener frischer Infektion und Ursache der Erkrankung ist damit noch nicht in allen Fällen gegeben. Dies richtet sich nach Art des Erregers und der Vielzahl seiner Typen mit evtl. Kreuzreaktionen.

So gibt z. B. die Serologie für die Enteroviren Coxsackie, Echo, Polio, die häufig mit der KBR und einem Poolantigen aus den wichtigsten, d. h. epidemiologisch am meisten vorherrschenden Typen sowie in der KBR und dem Neutralisationstest mit Einzeltypen der Coxsackie B-Gruppe (6 Typen) und den in der Gewebekultur züchtbaren Typen der A-Gruppe (Coxs. A5, A9, A10, A16) durchgeführt werden kann, keine eindeutigen Ergebnisse im Hinblick auf den Erregertyp.

Das Vorkommen von Kreuzreaktionen ist zwar bei Kindern unter 2 Jahren relativ selten, jedoch bei älteren Kindern und Erwachsenen sehr ausgeprägt. Deshalb ist für die typenspezifische Diagnose einer Coxsackie- und Echoinfektion, zusätzlich zum Nachweis eines signifikanten Titeranstiegs für einen oder häufig auch mehrere Typen und dem IgM-Antikörpernachweis, die Virusisolierung besonders bei zentral-nervöser Erkrankung möglichst aus dem Liquor und Stuhl notwendig /[16, 119, 119a]/.

Da komplementbindende Antikörper, von Ausnahmen abgesehen, z. B. Cytomegalie, Herpes simplex, Masern, bereits innerhalb weniger Wochen nach der akuten Infektion wieder abfallen, geben hohe Antikörpertiter auch bei einer einmaligen Untersuchung ätiologische Hinweise.

Bei gewissen Infektionen, für die eine normale Durchseuchung fehlt oder gering ist, z. B. Q-Fieber, Psittakose, Frühsommermeningoenzephalitis /[119b]/, Lymphochorio-

---

* 2 Proben aus der akuten (0 bis 6 Tage) und postakuten (7 bis 14 Tage) Krankheitsphase. Bei Einsendung der 2. Probe frühere Untersuchungsnummer angeben. Das 1. Serum, das 2 bis 3 Monate aufbewahrt wird, wird nochmals mit der 2. Serumprobe im gleichen Testansatz geprüft. Die 2. Blutprobe wird meist bei Bedarf vom Laboratorium angefordert.

** Liquor bei Erkrankungen des Zentralnervensystems, vor allem bei Verdacht auf Herpes simplex-, Zoster-, Masern-, Röteln-, HIV-, Borreliose-, Toxoplasmose-Enzephalitis und auf Slow-Viruserkrankungen, z. B. subakute sklerosierende Panenzephalitis durch Masern oder Röteln. Die Liquortiterbewertung ist nur möglich, wenn gleichzeitig Serum eingesandt wird. Hierbei muß in Liquor und Serum zum Ausschluß eines Defektes der Blut-Liquorschranke der Albumin-Quotient (sh. S. 1280) bestimmt und die Liquor- und Serumantikörper auf 1 µg IgG bezogen austitriert werden. Bei lokaler Antikörperproduktion im Liquor sind die Liquortiter höher als die Serumtiter /[16]/.

meningitis, die meist durch Tierkontakte zustandekommen, sprechen positive Antikörpertiter im 1. Blut zusammen mit der Anamnese für eine kürzliche Infektion, falls keine aktive Impfung vorangegangen ist.

Übersteigt ein Titerwert die vom Laboratorium ermittelten Grenztiter für die KBR, so liegt mit großer Wahrscheinlichkeit eine frische oder kürzliche Infektion mit dem entsprechenden Erreger vor. Diese Titer werden z. B. bei uns mit Verdacht auf frische oder kürzliche Infektion interpretiert (Tab. 8). Negativ bedeutet, daß bei der angegebenen Serumverdünnung in der KBR, z. B. bei 1:4 oder 1:8 bzw. in anderen Laboratorien bei 1:5 oder 1:10, keine Antikörper nachweisbar sind.

Titer unterhalb der Grenztiterwerte bedeuten entweder Resttiter von früher durchgemachten Infektionen oder Frühstadium der Infektion. Bei kurzer Krankheitsdauer lohnt es sich daher, eine zweite Blutprobe zu untersuchen, während bei länger zurückliegendem Krankheitsbeginn (mehrere Wochen) kein weiterer Titeranstieg zur Stellung einer Labordiagnose mehr zu erwarten ist.

Titerschwankungen um 1 Titerstufe, z. B. 1: < 4 auf 1:4 oder 1:32 auf 1:64, liegen innerhalb der normalen Fehlerbreite, besonders, wenn beide Blutproben nicht im gleichen Testansatz geprüft wurden. So kommen Titerabweichungen zwischen dem 1. Befund des ersten Blutes und dem 2. Befund des ersten Blutes bei Untersuchung beider Seren im gleichen Testansatz vor. Gültig ist dann der 2. Befund mit Untersuchung beider Sera im gleichen Testansatz.

Gelegentlich lassen sich mit der KBR wegen antikomplementärer Aktivität der Seren trotz Zusatzbehandlung die Antikörpertiter für eines oder mehrere Antigene nicht bestimmen und es bedarf der Neueinsendung eines Blutes.

Bei Titeranstiegen für mehrere Erreger muß eine Verwechslung der Blutproben beim Einsender oder im Labor durch die Untersuchung einer dritten Blutprobe ausgeschlossen werden, bevor man das Vorliegen eines Falles mit polyklonaler Antikörperstimulierung annehmen darf.

Für einige Erreger werden die Antikörper zusätzlich bzw. nur mit dem IFT (z. B. Epstein-Barr-Virus), dem NT (z. B. Coxsackie-, Echo-, Polioviren) bzw. außer in der KBR oder im ELISA auch mit dem HAH (Röteln-, Masern-, Parainfluenza-, Influenza-Viren) nachgewiesen. Da mit diesen Techniken (IFT, NT, HAH) auch bleibende Antikörper gemessen werden, gibt es keine Normtiterbereiche. In diesen Fällen bedarf es der Untersuchung einer 2. Blutprobe zur Feststellung eines Titeranstieges, bzw., falls möglich, gleich der zusätzlichen IgM- und/oder IgA-Antikörperbestimmung im ELISA in der 1. Blutprobe.

Bei der Erstinfektion werden im allgemeinen die (19S) IgM- und (11S) IgA-Antikörper zuerst gebildet. Diese verschwinden je nach Erregerart und Pathogenese der Infektion relativ rasch, d. h. innerhalb von 4, 8 oder 16 Wochen, oder selten auch später nach Infektionsbeginn. Die IgG- oder bleibenden Antikörper (7S) treten meist einige Tage später auf und bleiben langfristig, oft lebenslang nachweisbar (Tab. 7).

Werden erhöhte IgM- und IgA-Antikörper nachgewiesen, handelt es sich um eine akute Infektion, fehlen sie bei vorhandenen IgG-Antikörpern, liegt eine früher durchgemachte Infektion vor. Die Untersuchung einer 2. Blutprobe, falls die 1. Blutprobe zwischen 4 und 8 Tagen nach Krankheitsbeginn entnommen wurde, ist dann im allgemeinen nicht notwendig, kann jedoch in wichtigen Fällen zur Absicherung des 1. Befundes empfehlenswert sein.

Zu beachten ist, daß die IgM- und IgA-spezifischen Antikörper nicht nur bei der Erstinfektion, sondern auch bei akut reaktivierter Infektion, wie z. B. beim Zoster /[88]/ und der Cytomegalie /[99]/, wieder gebildet werden können. Auch nach aktiver Impfung sowie bei Reinfektionen nach früherer Impfung, z. B. Röteln /[108]/ und Masern /[87]/, kann eine IgM-Antikörperbildung, jedoch in weit geringerem Maße als bei der Primärinfektion, erfolgen. Auch können vereinzelt IgM-Antikörper, z. B. nach akuter Rötelninfektion oder Impfung /[107]/, besonders aber auch bei Toxoplasmose /[68, 68b, 68c, 107a]/ langfristig nachweisbar sein.

Außerdem kann es bei Erstinfektionen mit Viren, die eine enge Antigenverwandtschaft mit anderen haben, wie z. B. bei Mumps und den Parainfluenzaviren /[120]/ oder bei den verschiedenen Typen der Enteroviren (Coxsackie, Echo, Polio) /[9, 103]/ zu Auffrischreaktionen kommen, die nicht nur die IgG-, sondern auch die IgM-Antikörper betreffen. Ferner werden bei akuten Infektionen, vor allem mit Epstein-Barr-Virus /[121]/, kreuzreagierende IgM-Antikörper gegen verschiedene Virusantigene, z. B. gegen Röteln /[122]/, und bei Hepatits A gegen diese und weitere Antigene beobachtet. Falsch positive IgM-Resultate, z. B. für Röteln, können nur durch gleichzeitige Verwendung verschiedener Testkombinationen erkannt werden /[72]/.

Die bisherigen Erfahrungen mit der IgG_{1-4}-Subklassenbestimmung, z. B. bei Röteln /[65]/ zeigen, daß bei immunen Personen die IgG_1 die dominierenden Antikörper sind und IgG_3-Antikörper als Marker für kürzliche Infektion in Betracht kommen, während die Rolle der IgG_2- und IgG_4-Antikörper noch weitgehend ungeklärt ist. Ähnliche Verhältnisse liegen bei den herpesbedingten Infektionen vor. Hier sollen, z. B. durch Nachweis von IgG_3-Antikörpern vor Erscheinen der IgG_1-Antikörper, rekurrierende Cytomegalie- und Zosterinfektionen von primären unterschieden werden können. Dies ist jedoch für Herpes-simplex-Infektionen nicht möglich /[60]/.

Durch den Einsatz der IgG_{1-4}-Subklassen-Antikörperbestimmung bei der HIV-1-Serologie, wo nur früh nach Infektion /[122a, 122b, 122c]/ IgM-Antikörper nachweisbar sind, verspricht man sich mehr prognostischen Einblick in das Krankheitsstadium und die Intaktheit der humoralen Immunantwort /[66]/. Letztere muß durch fortlaufende T4/T8-Ratiobestimmung und sonstige Immunfunktionstests ergänzt werden.

Bei einigen pränatal erworbenen Infektionen, bei denen bisher keine oder nur selten IgM- oder IgA-Antikörper als Reaktion auf die fetale Infektion nach Geburt nachweis-

Tab. 7 Typische Immunantwort nach primärer Virusinfektion

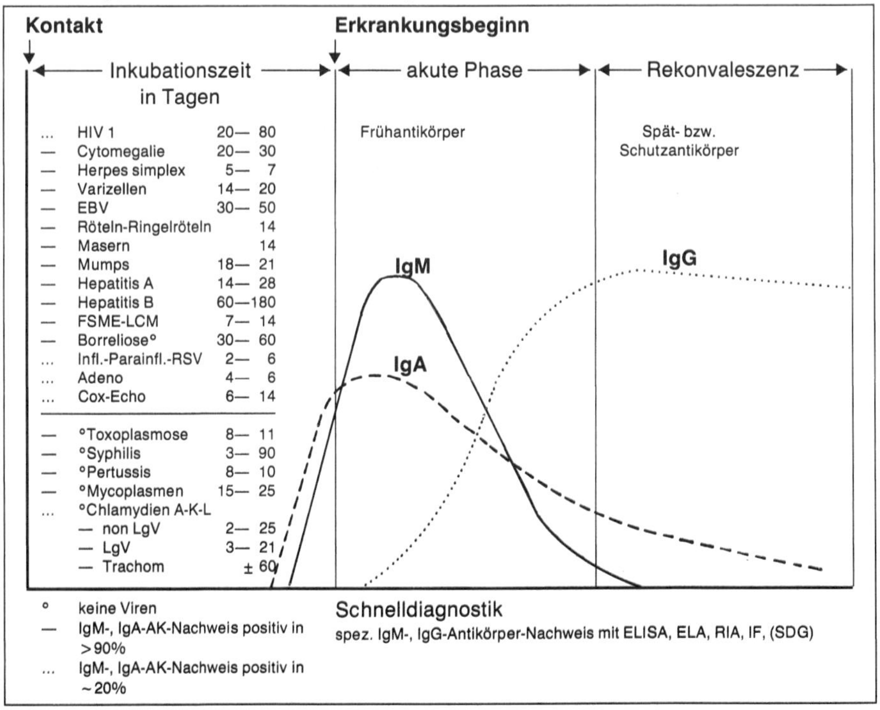

bar sind, z. B. Varizellen, HIV, Ringelröteln, kann man die angeborene Infektion serologisch nur anhand der persistierenden IgG-Antikörper jenseits des 6. Lebensmonats diagnostizieren.

Tab. 8 Serodiagnostik mit Einzelblut: Verdacht auf akute Infektion

Erreger	**Bemerkungen**	**Testarten**	**Grenztiter[1]**	**Bewertung**	**Empfohlene Diagnostik**
Adenoviren 39 bis 41 Serotypen	gruppenspezifisches Antigen reagiert mit allen 39 Adenotypen, nicht mit Typ 40 u. 41	KBR	1: ≧ 64	erhöht	KBR-Titeranstieg mit 2. Blutprobe
Bordetella pertussis° Parapertussis	Zunahme des Keuchhustens durch Wegfall der Impfung. Positiver Erregernachweis auf Stadium catarrhale begrenzt, deshalb sicherer Nachweis der Infektion durch Serologie 2—3 Wochen nach Beginn des Stadium convulsivum	IF IgG IF IgM ELISA IgG ELISA IgM ELISA IgA	1: ≧ 64 1: ≧ 32 1: ≧ 256 1: ≧ 256 1: ≧ 256	nur IgG pos. = frühere Inf. = frühere Impfg. auch IgM pos. = akute Inf.	Titerkontrolle. Treffsicherheit 90% bei negativem Befund DD: Respirationstraktviren (Mycopl.°, Adeno, RSV Parainfl.)
Borrelia burgdorferi° (Spirochäte)	übertragen durch Zeckenbiß	IF IgG FTA-Abs.	1: ≧ 64	positiv	Titerkontrolle
	Erythema chron. migrans: AK-Bildung in ca. 45%, Therapie vermindert Spätfolgen:	IF IgM FTA-Abs.	1: ≧ 16	positiv	Titerkontrolle
	Meningopolyneuritis: Arthralgie, Kardiale Symptome: AK-Bildung in 60—80% *Acrodermatitis chron. atrophicans* AK nachweisbar in 90%	ELISA IgG ELISA IgM	> 250 units > 150 units	positiv	Titerkontrolle auch im **Liquor**, Titer können nach Therapie absinken AK-Bestimmung noch nicht optimal.
	Bei ZNS-Symptomen AK auch im **Liquor**	IF IgG/IgM ELISA IgG	1: ≧ 4 1: ≧ 16	positiv positiv	Erhöhte Liquor-/Serum-Indices.
Coronaviren mehr als 3 Serogruppen	Banale Erkältungs- u. Darmkrankheit Antigene gegen die beiden serologischen Gruppen HCV 229E und OC 43 kommerziell noch nicht verfügbar	KBR HAH ELISA	Serodiagnostik wird kaum durchgeführt		Respirationstrakt-Infekt: KBR- ELISA-Titeranstieg (2 Blutproben) Gastroenteritis ELM: Stuhl
Coxsiella burneti° (Q-Fieber)	Infektion bei Kontakt mit Schaf, Rind, Milch,	KBR	1: ≧ 32	erhöht	KBR-Titeranstieg mit 2. Blutprobe
	Staub, chronische Verläufe, langdauernde Immunität	ELISA IgM	1: ≧100		IgM-Antikörper mit Phase-II-Antigen 1. Blutprobe
Cytomegalie (CMV) 1 Serotyp	KBR- und IgG-Antikörper persistieren lange nach prä-, peri- und postnataler Infektion. IgM-AK persistieren 2 bis 5 Monate. Bei reaktivierter Infektion Anstieg der KBR- und IgG-AK, meist ohne IgM-AK	KBR ELISA IgG ELISA IgM ELA IgM	1: ≧ 64 1: ≧ 5000 1: ≧ 40 1: ≧ 256	erhöht hochpositiv positiv positiv	KBR oder ELISA IgG plus IgM plus Virusnachweis

Tab. 8 Serodiagnostik mit Einzelblut: Verdacht auf akute Infektion (Fortsetzung)

Erreger	Bemerkungen	Testarten	Grenz-titer[1]	Bewertung	Empfohlene Diagnostik
Enteroviren (Pic.) 71 Serotypen Cox. B = 6 Cox. A = 23 Echo > 30 Polio 3	Antigenpool aus vorherrschenden Enteroviren gibt Hinweis auf Infektion mit Enteroviren. Wegen ausgeprägter Kreuzreaktion Titererhöhung/-anstiege oft für mehrere Typen. Z. Zt. noch keine verläßlichen IgM-Tests.	KBR-Pool-antigen KBR (B1—6, A5, A9, A10, A16) NT ELISA IgM RIA IgM IgM Frakt.-Nt	1: ≧ 64 1: ≧ 64 nur Titeranstieg verwertbar positiv	Verdacht auf akute Infektion mit Virus aus der Cox./Echo-gruppe nicht typen-spezifisch nicht typen-spezifisch	NT-KBR Titeranstieg mit 2. Blutprobe IgM-AK-Nachweis Virusnachweis vorrangig
Enteroviren	NT-AK-Bestimmung wird auf prävalente Typen oder auf Virus-Isolat limitiert	Neutralisationstest	1: > 256	positiv	NT mit 2 Blutproben gegen isolierten Virustyp
Epstein-Barr-Virus (EBV)-Mononukleose 1 Typ	Nachweis heterophiler Antikörper erfaßt vorwiegend IgM-Antikörper. Bes. bei Kleinkindern verläuft die Infektion ohne charakt. Symptome	HA-Spot mit Pferde-Erys Paul-Bunnel-Test m. diff. Adsorption	qualitativ quantitativ 1: > 64	positiv positiv	HA-Spot-Test plus Kontrolle durch spez. IgM
	EBV-spezifische Tests: Anti-VCA bleibende Antikörper Anti-VCA Frühantikörper Anti-EA (early Antigen) Frühantikörper Anti-EBNA (nuclear antigen) Spätantikörper	 IF IgG IF IgM IF EA/D/R IF EBNA	 1: ≧ 256 1: ≧ 64 1: ≧ 16 1: < 8	 positiv	oder: IF IgG + IgM. Bei fragl. positiven IgM-Werten: IF EA und/oder EBNA
Hepatitis A 1 Serotyp	Antikörper werden in der Regel nur qualitativ bestimmt	RIA IgM IgG ELISA IgM IgG		positiv positiv	IgG- + IgM-AK-Tests Antigennachweis im Stuhl nicht notwendig
Hepatitis B 1 Serotyp? 4 Subtypen	HBs-Antigen- und HBc-AK-Bestimmung, Anti-HBs-AK entwickeln sich später HBV-DNS-Nachweis zur Beurteilung der Infektiosität	RIA HBsAg ELISA HBsAg Hybridisierung	qualitativ quantitativ HBV-DNS	positiv positiv positiv	zur Verifizierung a-HBc- und/oder a-HBc IgM. Aussage über Infektiosität: HBeAg und/oder a-HBe und HBV-DNS
Hepatitis Delta (HDV)	benötigt HBV als Helfervirus, Ko- oder Superinf. von Hbs-Ag-pos. Risikopersonen, fulminante Verläufe möglich, in BRD selten	RIA	IgG	> 2 Wochen nach Infektion pos.	Bei chronischem HDV-Antigennachweis in Hepatozyten
Hepatitis Non-A Non-B	2 parenteral übertragene Formen, 1 fäkal-oral übertragene Form	Erreger nicht mit Sicherheit identifizierbar			Ausschlußdiagnostik HBV, Cytomegalie, EBV, Leptospirose
Herpes simplex Typ 1, 2 im Serum	bei Erstinfektion oft langsame Titeranstiege, bei rekurrierendem Herpes keine Anstiege IgM-AK-positiv meist nur bei Erstinfektion	KBR ELISA IgG ELISA IgM ELA IgM	1: ≧ 64 1: ≧ 5000 1: ≧ 40 1: ≧ 100	erhöht hochpositiv positiv positiv	KBR + IgM-Titerabstieg mit 2. Blutprobe plus Virusnachweis

Tab. 8 Serodiagnostik mit Einzelblut: Verdacht auf akute Infektion (Fortsetzung)

Erreger	Bemerkungen	Testarten	Grenztiter[1]	Bewertung	Empfohlene Diagnostik
im Liquor	bei Herpes-Enzephalitis unterstützt AK-Nachweis im Liquor die Verdachtsdiagnose	ELISA IgG, IgA, IgM	1: ≧ 64 1: ≧ 32	positiv positiv	ELISA IgG, IgA + IgM plus Albuminquotient Liquor/Serum
Humanes immunodeficiency virus = HIV 1 (HTLV III) HIV 2 (LAV 2) (HTLV IV?) Variante des HIV 1 (Westafrika) Retroviren Lentigruppe	Übertragung durch Sexualkontakt (homo- heterosexuell), iatrogen (Blut) intrauterin, perinatal 3 Stadien: I. symptomlose grippale Infektion, II. Lymphadenopathie, III. manifestes Immundefekt-Syndrom. AK-Entwicklung 3—12 Wochen nach Ansteckung. Seropositive erkranken zu 20—30%. Letalität 50%, nach 5 Jahren 100%.	HIV 1: ELISA IgG Testkits IF IgG IBB ELISA anti-μ HIV 2: IF (ELISA) IBB	Index ≧ cut off 1: ≧ 32 p17, *24*, 32, *51*, 65, *pr 55*, gp *41*, 110, 120 tausend dalton IgM ≧ 32 Ext. ≧ 0.3 p12, 16, *26*, *36*, 53, 64, gp 140	positiv positiv positiv nur bei Beginn der Infektion positiv positiv positiv positiv	Grundtest: ELISA Bestätigungstests: IF, RIPA, Immunoblot Bei HIV-Verdacht, Verlaufskontrollen. T4/T8-Zellratio und Virus- oder Antigennachweis positiv, vor allem bei Frischinfizierten, bei AIDS-Patienten im Spätstadium und bei serologischen Non-Respondern. Bei ZNS-Symptomen auch AK im Liquor bestimmen.
Influenza A 3 HA Subtypen Influenza B 1 Typ	KBR erfaßt frische Infektionen mit allen Typen und Subtypen bei älteren Kindern und Erwachsenen	KBR ELISA IgM	1: ≧ 32 1: ≧ 64	erhöht positiv	KBR + IgM bzw. Titeranstieg mit 2. Blutprobe bei epidem. Häufung plus Virusisolierung
	HAH-SRH-Hit-IgM-AK: typ- und subtypspezifisch	HAH/SRH ELISA IgM Hit IgM	1: ≧ 512 1: ≧ 64 1: ≧ 40	positiv positiv positiv	HAH/SRH + IgM bzw. HAH-Titeranstieg mit 2. Blutprobe
Influenza C 1 Typ	Bedeutung des Respirationstraktvirus und optimale Serodiagnostik noch wenig bekannt	KBR HAH ELISA IgG	1: ≧ 16 unklar unklar	erhöht	KBR, HAH, ELISA: Titeranstieg mit 2. Blutprobe
Legionärs-Krankheit° (Legionella pneumophila) 12 Typen	Ca. 3% aller Pneumonien, vor allem nach Reisen, bei Tumor- und immunsupprimierten Patienten durch Leg. pneum. bedingt, hauptsächlich durch den Typ 1. Weder mit KBR noch IFT noch Aggl. ganz befriedigende Ergebnisse, nur hohe Titer gelten als spezifisch.	KBR IF IgG Microaggl.	1: ≧ 8 1: ≧ 64 1:≧ 20	erhöht erhöht positiv	KBR, IF (IgG + IgM), Aggl. Titeranstieg mit 2. Blutprobe plus Erregerisolierung (schwierig)
	IgM-AK früh nach Infektionsbeginn nachweisbar. Persistenz für 3—12 Monate bis 1 Jahr.	IF IgM Microaggl.	1: ≧ 64 1: > 20	positiv positiv	

Tab. 8 Serodiagnostik mit Einzelblut: Verdacht auf akute Infektion (Fortsetzung)

Erreger	**Bemerkungen**	**Testarten**	**Grenz-titer**[1]	**Bewertung**	**Empfohlene Diagnostik**
Lymphochorio-meningitis-Virus (LCM) 1 Typ	Infektion meist durch Kontakt mit Hamster und Hausmaus bedingt. KBR-Antikörper steigen spät und oft nur geringfügig an.	KBR IF	1: ≧ 2 1: ≧ 8	erhöht erhöht	IF-Titeranstieg mit 2. Blutprobe
Masern 1 Typ	KBR-AK-Anstieg innerhalb 8 Tagen n. Exanthembeginn	KBR	1: ≧ 64	erhöht	KBR + ELISA IgM
	IgG-Anstieg innerhalb 4 Tagen n. Exanthembeginn	ELISA IgG	1: > 5000	hochpositiv	
	IgM-AK-Anstieg innerhalb 2 bis 3 Tagen n. Exanthembeginn	ELISA IgM	1: ≧ 16	positiv	
	Atypische Masern: Nach früherer, inaktivierter Impfung oder inadäquater Lebendimpfung.	KBR ELISA IgG ELISA IgM	1: ≧ 512 1: ≧ 128000 1:80	hochpositiv hochpositiv schwachpositiv	Rückfrage nach früherer Masernimpfung, Titerkontrolle
	SSPE:* Sehr hohe KBR- und IgG-Antikörper im Serum und Liquor.				
	Liquor bei SSPE-Verdacht:	KBR ELISA IgG ELISA IgM	1: ≧ 32 1: ≧ 8192 1: < 40	positiv hochpositiv negativ	ELISA IgG-Titerbestimmung in Liquor und Serum
Mumps 1 Typ	KBR-AK-Anstieg innerhalb 8 bis 12 Tagen	KBR	1: ≧ 32	erhöht	ELISA IgG- und IgM-Antikörperbestimmung
	IgG-AK-Anstieg innerh. 3 bis 6 Tagen	ELISA IgG	1: ≧ 5000	erhöht	
	IgM-AK-Anstieg innerhalb 2 bis 3 Tagen Kreuzreaktion mit Parainfluenza-Virus. Auffrischeffekt auf IgG-, selten auf IgM-Antikörper	ELISA IgM	1: ≧ 160	positiv	
Mycoplasma pneumoniae° 1 Typ	Titer sind meist schon in der akuten Phase erhöht, nicht bei frühzeitiger Antibiotikatherapie	KBR IF IgM	1: ≧ 64 1: ≧ 10	erhöht positiv	KBR-Titeranstieg mit 2. Blutprobe und IgM-Antikörper
Mycoplasma hominis Ureaplasma urealyt.	Genitalinfektionen	KBR		möglich = unsicher	Erregernachweis vorrangig
Ornithose-Gruppe° Chlamydia psittaci 1 Typ	Antigengemeinschaft mit Trachom, Lymphogr. ven., Katzenkratzkrankheit (Erreger unklar)	KBR	1: ≧ 32	erhöht	KBR-Titeranstieg mit 2. Blutprobe
Chlamydia trachomat. A—K, L1—3	häufige Genitalinfektion, perinatale Infektion (Konjunktivitis, Pneumonie) bei Neugeborenen	KBR IF IgG IF IgA	1: ≧ 8 1: ≧ 64 1: ≧ 8	schwachpositiv erhöht positiv	Erregernachweis. AK-Bildung nur bei tiefgreifenden Infektionen
Human Papillomviren (HPV) > 40 Typen	> 15 HPV-Typen in benignen Warzen, davon HPV 5, 8, 10, 14	keine Serologie zur Zeit			Erregernachweis durch Hybridisierung in

Tab. 8 Serodiagnostik mit Einzelblut: Verdacht auf akute Infektion (Fortsetzung)

Erreger	Bemerkungen	Testarten	Grenztiter[1]	Bewertung	Empfohlene Diagnostik
HPV (Fortsetzung)	nur in malignen EV-Tumoren. HPV 6, 11, 16, 18 in Präkanzerosen und Karzinomen der Zervix uteri				Abstrichen und Geweben
Polyomaviren 3 Typen BK-JC SV40	progressive multifokale Leukoenzephalitis Affentumorviren, humanes Tumorvirus?	HAH KBR	Serologie unzureichend		Erregernachweis in Hirnbiopsie, Urin durch ELM, Isolierung und Hybridisierung
Parainfluenzaviren Typ 1—3 (4)	Kreuzreaktion mit Mumpsvirus. Auffrischwirkung auf IgG-, seltener auf IgM-Antikörper	KBR HAH ELISA IgG ELISA IgM	1: ≧ 16 1: ≧ 512 1: ≧ 2048 1: ≧ 128	erhöht positiv positiv positiv	KBR + ELISA IgM Titeranstieg mit 2. Blutprobe, Schnelldiagnostik durch Antigennachweis im Rachensekret
Parvoviren (Ringelröteln)	Ursache der Ringelröteln, aplastischer Krisen bei hämolyt. Anämien und bei Infektion in der Schwangerschaft mit Hydrops fetalis. Erreger schwer züchtbar. Antigennachweis durch Dot-Blot-Hybridisierung, ELM, CIE. IgM- und IgG-AK-Entwicklung IgG-AK-Persistenz	RIA IgG IgM ELISA IgG, IgM	≧ 40 units pos. ≧ 20 units pos. ratio ≧ 2.1	nur IgG pos. = frühere Infektion auch IgM pos. = akute Infektion positiv	IgM- und IgG-AK-Nachweis, Antigennachweis
Pneumocystis carinii° 1 Typ	Schwierige Antigenbeschaffung. Serodiagnose z. Zt. in BRD nicht routinemäßig verfügbar. Wichtig heute: Erkennung dieser Infektion bei immunsupprimierten Kindern. Erwachsenen und beim AID-Syndrom	IF	1: ≧ 10	erhöht	IFT: Titeranstieg mit der 2. Blutprobe Antigennachweis im Sekret und Gewebe durch IFT und ELISA möglich (in USA)
Q-Fieber° (Coxiella burneti)	Durchseuchung gering. Infektion durch Tierkontakte	KBR	1: ≧ 32	erhöht	KBR-Titeranstieg mit 2. Blutprobe
Reoviren 3 Typen	KBR-AK gruppenspezifisch HAH-AK typenspezifisch Bedeutung als Respirationstrakt-Infektion wenig bekannt	KBR HAH	1: ≧ 32 1: ≧ 512	erhöht positiv	KBR-Titeranstieg mit 2. Blutprobe
Respiratory Syncytial Virus (RSV) 1 Typ	Kinder unter 6 Monaten bilden langsam und oft nur niedere Antikörper-Titer	KBR ELISA IgG ELISA IgA (IgM)	1: ≧ 32 1: ≧ 2048 1: ≧ 64	erhöht erhöht positiv	KBR-Titeranstieg mit 2. Blutprobe, IgA-IgM-Nachweis nicht optimal.

Tab. 8 Serodiagnostik mit Einzelblut: Verdacht auf akute Infektion (Fortsetzung)

Erreger	Bemerkungen	Testarten	Grenztiter[1]	Bewertung	Empfohlene Diagnostik
					Schnelldiagnostik durch Antigennachweis mit IFT oder ELISA
Rhinoviren > 111 Typen	Keine Serodiagnostik möglich. AK-Bestimmung nur gegen isolierten Virustyp	Neutralisationstest			Virusisolierung und Titeranstieg gegen isol. Typ
Rickettsien° (außer R. burneti) z. B. R. prowazeki, mooseri, quintana, orient, rickettsii	Weil-Felix-Reaktion: Heterophile Antikörper gegen Antigen von Proteus vulgaris, häufig falsch positive Befunde. KBR mit spezifischen Antigenen ergeben häufig falsch negative Befunde	Aggl. OX 19 OX 2 (OX K) KBR* IF*	1: ≧ 160 1: ≧ 16	positiv erhöht	Aggl. + KBR-Titeranstieg mit 2. Blutprobe jetzt auch ELISA-Tests.** Erregernachweis in Gewebe und Hautläsionen mit IF.**)
Rötelnvirus 1 Typ	Röteln-HAH- und IgG-AK entwickeln sich in der ersten Woche nach Exanthembeginn und bleiben lebenslang nachweisbar. Röteln IgM-AK 3 Tage bis 6/7 Wo. nach Exanthembeginn nachweisbar.	HAH HIG neg. ELISA IgG ELISA IgM RF Abs. ELISA IgM Index anti-μ-IgM Index SDG IgM HAH	1: ≧ 256 9 mm = 1:32 1: ≧ 5000 1: > 40 >1.0 > 0.9 1: > 2	erhöht schwachpos. erhöht positiv positiv positiv positiv	Bei Verdacht auf frische/kürzliche Röteln in Schwangerschaft: Testkombination HAH + HIG + 1—2 IgM-Tests, IgM-AK-Konzentration bei Befund angeben.
	Bei Rötelnembryopathie sind IgM-AK bis ca. 6. Lebensmonat vorhanden. HAH- und IgG-AK persistieren	HAH ELISA IgM RF-Abs. ELISA IgM Index	1:64—256 1: > 40 >1.0	positiv positiv positiv	Bei Verdacht auf pränatalen Rötelninfekt oder Rötelnembryopathie.
	nach dem 6. Lebensmonat.	anti-μ-IgM Index SDG IgM HAH	> 0.9 1: > 2	positiv positiv	HAH- + IgM-Test plus Virusnachweis.
Rotaviren 4 Typen	»Rota«-Antigennachweis im Stuhl	ELISA ELM	≧ cut off Rotavirus	positiv positiv	Schnelldiagnostik: Rota-Antigennachweis im Stuhl mit ELISA Antigennachweis vorrangig vor AK-Nachweis.
2 Subtypen Gruppen I, II	AK hauptsächlich gegen inneres Viruscapsid	KBR ELISA IgG ELISA IgM	1: ≧ 64 1: ≧ 1000 1: ≧ 1000	erhöht nur IgG = frühere Infekt. mit IgM = akute Inf.	
Tollwutvirus** 1 Typ	Antikörperentwicklung langsam im Verlauf der Infektion im Blut und Liquor. Ausschluß anderer enzephalitischer Viren	IF IgG ELISA IgG (IgM) Nt	1: > 128 1: ≧ 512 1: > 64 ≧ 250	erhöht erhöht positiv positiv	Negrikörper-Nachweis bei Tier. Isol./Antigennachweis in Saliva, Sputum, Liquor, Hautbiopsie, Gehirn bei Exponierten vorrangig. AK-Titeranstieg mit 2.— 3. Blutprobe. AK-Nachweis im Liquor.
	Antikörpertiter im Liquor Beachte: AK-Titer bei Geimpften	ELISA IgG ELISA IgG Nt	1: > 32 ≧ 512 ≧ 250	positiv positiv positiv	

Tab. 8 Serodiagnostik mit Einzelblut: Verdacht auf akute Infektion (Fortsetzung)

Erreger	Bemerkungen	Testarten	Grenz-titer[1]	Bewertung	Empfohlene Diagnostik
Toxoplasma gondii° 1 Typ	KBR- und IgG-Titer bei akuter und reaktivierter Infektion erhöht. IHA-Titer bei akuter Infektion erst spät positiv. IgM-AK sprechen für akute Infektion. Persistenz 6 bis 12 Monate. Grenzwertige IgM-Befunde mit Kits oft unspezifisch.	KBR IF IgG IHA IF IgM-Frakt. ELISA IgM ELISA anti-μ-IgM (ISAGA)	1: ≧ 32 1: ≧ 1024 1:64 1: ≧ 20 ≧ cut-off 0.4 ≧ 2048	erhöht erhöht niedrig positiv positiv positiv	Testkombination: KBR oder IF IgG- plus IgM-Test plus IHA Anti-μ-IgM-Test und IF mit IgM HPLC-Fraktion spezifischer als ELISA Kits. Grenzwertige IgM-AK oft länger als 12 Monate nachweisbar.
Varizella-Zoster-Virus (VZV) 1 Typ	KBR-Titer steigen langsam an. IgM- und IgG-Titer innerhalb 4 bis 5 Tagen nach Exanthembeginn nachweisbar. Hohe KBR-Titer sinken rasch ab, verschwinden z. T. ganz. IgG-AK persistieren lebenslang.	KBR ELISA IgG ELISA IgM	1: ≧ 32 1:5000 1: > 40	erhöht hochpositiv positiv	KBR + IgM IgG-Austitration
Zoster	VZV persistiert nach Erstinfektion und reaktiviert als Zoster. Schneller Anstieg der KBR-, IgG- und IgA-AK. IgM-AK seltener erhöht. Heterologe Titeranstiege für Herpes simplex in ca. 20%.	KBR ELISA IgG ELISA IgA ELISA (IgM)	1: ≧ 64 1: > 5000 1: ≧ 320 1: ≧ 4	erhöht erhöht positiv positiv	KBR + ELISA IgA. Titeranstieg mit 2. Blutprobe. Bei Zoster-Enzephalitis-IgG-AK im Liquor.
Zeckenenzephalitis (FSME-CEE-RSSE), früher Arbovirusgruppe B (Flaviviren)	Bei Zeckenbiß und anschließenden ZNS-Symptomen = FSME diff. ausschließen. FSME-KBR-AK steigen spät an. FSME IgM- und IgG-AK in Blut und Liquor erlauben Frühdiagnose. FSME IgG-AK persistieren sehr lange.	KBR ELISA IgG ELISA IgM Liquor IgG + (IgM)	1: > 8 1: ≧ 2048 1: ≧ 256 1: ≧ 64 1 ≧ 32	erhöht erhöht positiv positiv positiv	ELISA IgG + IgM, AK-Anstieg mit 2. Blutprobe. In Liquor: ELISA IgG. Beachte: IgG- und IgM-Titer findet man auch nach kürzlicher aktiver Impfung.

Zeichenerklärung und Abkürzungen; 1 = Verdachts (Grenz)-Titerbereich ab; ° Keine Viren; * SSPE = Subakute sklerosierende Panenzephalitis; ** Nur in Speziallabors; () nicht optimal.

AK	=	Antikörpertiter
CIE	=	Gegenstrom-Immunelektrophorese
DD	=	Differentialdiagnose
EBV-EA	=	EBV Early Antigen
EBV	=	EBV-EBNA
EBV-VCA	=	EBV Viral Capsid Antigen
ELA IgM	=	Enzyme-labelled antigen IgM-Test
ELISA = EIA	=	Enzyme-linked Immunosorbent Assay
ELISA anti-μ-IgM	=	IgM capture immunoassay
ELM	=	Elektronenmikroskopie
EV	=	Epidermodysplasia verruciformis
FTA-Abs.	=	T-phagedenis absorbent bei Syphilis-, Borrelienserologie
HAH	=	Hämagglutinationshemmtest
HIG	=	Hämolysis-in-Gel-Test
HIT	=	Hämadsorptions-Immunosorbents-IgM-Test
HPLC	=	High Performance Liquid Chromatography
IBB	=	Immunoblotbanden
IF/IFT	=	Immunfluoreszenztest
IHA (PA)	=	passiver Hämagglutinationstest
KBR	=	Komplementbindungsreaktion
NT	=	Neutralisationstest
RF Abs.	=	Rheumafaktor-Anti-IgG-Absorbens für IgM-AK-Bestimmung
RIA	=	Radioimmunoassay
RIPA	=	Radio-Immuno-Präzipitation
SDG	=	Saccharose-Dichtegradienten-Zentrifugation

Diagnostik prä- oder perinatal erworbener Infektionen /[68]/

Beim Neugeborenen gilt der Nachweis von spezifischen IgM- und IgA-Antikörpern im Nabelschnurblut oder in späteren Blutproben als Hinweis auf eine pränatal durchgemachte Infektion, da die mütterlichen IgM- und IgA-Antikörper im Gegensatz zu den IgG-Antikörpern die Plazentaschranke nicht passieren können.

Zur Abklärung einer fraglichen prä- oder perinatalen Infektion sollten die Antikörper im Nabelschnur- oder Neugeborenenblut sowie im mütterlichen Blut bestimmt werden, und beim Neugeborenen zusätzlich zum Versuch des Erregernachweises in Abständen Titerkontrollen erfolgen.

Für die wichtigsten prä- und perinatalen Infektionen wie bei Röteln, Cytomegalie, Herpes simplex, Hepatitis B, Toxoplasmose und auch Syphilis, gibt es die Möglichkeit des spezifischen IgM- und auch IgA-Antikörpernachweises, die zusätzlich zu den übrigen Titerbestimmungen in den dafür geeigneten Testarten die ätiologische Diagnose in der Neugeborenen- und Säuglingsperiode sichern können (Tab. 9).

Persistieren die KBR-, HAH- oder ELISA (IgG)-Antikörper oder das Antigen (bei Hepatitis B) jenseits des 6. Lebensmonats, so kann man auch nach Verschwinden der IgM-Antikörper im 1. bis 2. Lebensjahr noch eine pränatal erworbene Infektion diagnostizieren.

Bei einigen pränatal erworbenen Infektionen, bei denen bisher keine oder selten IgM- oder IgA-Antikörper als Reaktion auf die fetale Infektion nachweisbar sind, z. B. Varizellen, HIV, Ringelröteln, kann man die angeborene Infektion serologisch nur anhand der persistierenden IgG-Antikörper jenseits des 6.—7. Lebensmonats diagnostizieren.

Tab. 9 Diagnostik prä- und perinatal erworbener Infektionen bei Neugeborenen und Säuglingen

Erreger	**Bemerkungen**	**Testarten**	**Titerbefunde**[1]		**Hinweise**
Rötelnvirus	Risiko für Rötelnembryopathie bei frischer Infektion in der 1. bis 17. SSW Rötelnembryopathiehäufigkeit in der BRD z. Zt. 1/6000 bis 10 000 Lebendgeburten **Verhütung:** Rechtzeitige Impfung, Feststellung des Immunstatus vor der 1. Schwangerschaft und in der Schwangerenvorsorge auch nach früherer Impfung. Zur Zeit 7.5% seronegative Schwangere.	HAH	1: ≧ 32		
		ELISA IgG	1: ≧ 320		
		ELISA IgM	1: ≧ 160	positiv	Antikörperkontrolle nach dem 6. Lebensmonat
		Index IgM	≧ 1.1	positiv	
		Virusnachweis in Gewebekultur	Na-Ra-Sekret Urin	positiv	bis ca. 6. Lebensmonat kann Virusnachweis positiv sein
Cytomegalievirus	Risiko für konnatales Cytomegaliesyndrom hauptsächlich bei Primärinfektionen in Frühgravidität, seltener bei reaktivierter Infektion Häufigkeit der kindlichen Infektion beträgt ca. 1% aller	KBR	1: ≧ 64	erhöht oder	Bei Virusnachweis in der 1. Woche nach Geburt: Pränatale Infektion.
		KBR	1: < 4— ≧ 16	ansteigend	
		ELISA IgG	1: ≧ 8000		
		ELISA IgM	1: ≧ 80	positiv	
		ELA IgM	1: ≧ 256	positiv	

Tab. 9 Diagnostik prä- und perinatal erworbener Infektionen bei Neugeborenen und Säuglingen (Fortsetzung)

Erreger	Bemerkungen	Testarten	Titerbefunde[1]		Hinweise
Cytomegalie-virus (Fortsetzung)	Lebendgeburten und Schädigungsrate liegt bei 5—10% der Infizierten. **Verhütung:** Bisher keine, außer Feststellung des Immunstatus der Frau.	Virusnachweis in Gewebekultur	Urin Na-Ra-Sekret	positiv	Später nach Geburt: Wahrscheinlich perinatale Infektion. Weitere AK-Kontrollen Beachte: iatrogene Infektion durch Bluttransfusion bei Frühgeburten.
Herpes simplex-Virus	Risiko für Herpesembryopathie durch primäre Infektion in Frühschwangerschaft ist fraglich. Risiko einer perinatalen Infektion mit Sepsis und Enzephalitis durch primäre und akut reaktivierte Genitalinfektion beträgt 1/7500 Lebendgeburten. **Verhütung:** Feststellung der Genitalinfektion durch Virusnachweis im 3. Trimenon und im positiven Falle Schnittentbindung. Therapie: Bei Neugeborenen mit Herpessepsis frühestmöglicher Einsatz von Aciclovir.	KBR ELISA IgG	1: > 4—64 1: > 160—≧ 5000	ansteigend	Kurz nach Krankheitsbeginn ist keine eindeutige Serodiagnose einer akuten HSV-Infektion möglich, weil KBR- und IgG- + IgM-Titer nur langsam ansteigen.
		ELISA IgM ELA IgM	1: 40—320 1: ≧ 256	positiv	
		Liquor: ELISA IgG, (IgM)	1: ≧ 32—256	positiv	Unterstützt Verdacht auf Herpes-Enzephalitis.
		Virusnachweis und Antigen-ELISA-Test	Bläscheninhalt Sekrete Liquor	positiv negativ	Für Schnelldiagnose ist Virusnachweis wichtig, im Liquor meist negativ.
Varizella-Zoster Virus	Risiko für Varizellenembryopathie ist gering. Häufigkeit 1.2%. **Verhütung:** Schnelle Feststellung des Immunstatus bei Kontakt und für Seronegative Sofortgabe von Zosterhyperimmunglobulin.	KBR ELISA IgG	1: > 32 1: > 640	persistierend	Bei VZV-Embryopathien bisher keine eindeutigen IgM-, IgA-Antikörper nachgewiesen. KBR- und IgG-AK-Persistenz nach 6. L.-Monat. Bisher kein Virusnachweis gelungen.
		ELISA IgM ELISA IgA	1: < 40 1: < 40	negativ	
		Virusnachweis in Gewebekultur	Läsionsabstriche Gewebe		
	Risiko für schwere neonatale Varizellen besteht bei mütterlichen Varizellen 4 Tage vor bis 2 Tage nach Entbindung. 30% Letalität. **Verhütung:** Verzögerung der Geburt, Sofortgabe von Zosterhyperimmunglobulin an Neugeborenes. Isolierung und evtl. Aciclovir-Therapie.	KBR ELISA IgM	Titeranstieg 1: > 80		2 Blutproben zum Nachweis eines Titeranstieges.

Tab. 9 Diagnostik prä- und perinatal erworbener Infektionen bei Neugeborenen und Säuglingen (Fortsetzung)

Erreger	Bemerkungen	Testarten	Titerbefunde[1]		Hinweise
Hepatitis B-Virus	Risiko für perinatale Infektion bei HB_sAg-positiven Müttern 12%, bei HB_eAg-positiven Müttern (bes. Asiatinnen) 90% mit Risiko von Trägerstatus bzw. Spätfolgen (Hepatitis, Leberzell-Ca) beim Kind. **Verhütung:** Feststellung des Trägerstatus im 3. Trimenon. Für Neugeborene von HB_sAg- und HB_eAg-positiven Müttern passiv/aktiv Prophylaxe mit HBIg und inaktiviertem Impfstoff.	RIA, ELISA	Anti-HB_c Anti-HB_c IgM Anti-HB_s HB_sAg HB_eAg	positiv positiv negativ negativ → positiv negativ → positiv	Mutterschaftsvorsorge im 3. Trimenon, Kontrolle bei Kind in 2—3 Mon. AK-Kontrolle bei Geburt und 3—6 Monate später.
Humanes Immunodeficiency-Virus HIV-1, 2 Retrovirus (Lentigruppe)	Die Infektion kann intrauterin und perinatal auf das Kind übertragen werden. Risiko der Übertragung von HIV-positiven Müttern 30—65%. Die Symptome treten 2—24 Monate nach Geburt auf. Letalität 60%.	ELISA IgG IF IgG IBB HIV 1 ELISA Anti-μ-IgM IF IgM	Index ≧ cut off 1: ≧ 32 p17, *24,* 32, 51, 65, *pr 55,* gp *41,* 110, 120 tausend dalton meist negativ	positiv positiv positiv	In den ersten 6 Lebensmonaten Differenzierung zwischen aktiver Infektion und passiven AK nicht möglich, da IgM-AK nicht nachweisbar sind. Deshalb Verlaufskontrolle der AK, der Immunoblotbanden und T4/T8-Ratio notwendig. Versuch des Virusnachweises.
Parvovirus (Ringelröteln)	Bei Ringelröteln in der Schwangerschaft in 20—40% Abort durch Hydrops fetalis. Mißbildungen wurden bisher keine beobachtet. **Verhütung:** evtl. Blutaustausch beim Feten	RIA IgG IgM ELISA IgG Dot-Blot-Hybridisierung	≧ 40 units ≧ 20 units ratio ≧ 2.1	positiv positiv Parvovirus DNA	Tests z. Zt. nur in wenigen Instituten möglich. Bisher keine IgM-AK im Neugeborenenblut nachweisbar, jedoch persistierende IgG-AK. Pränatale Diagnostik und IgG-IgM-AK-Nachweis im fetalen Blut durchführbar. Antigennachweis im Fruchtwasser und fetalem Gewebe.
Toxoplasma gondii°	Risiko für konnatale Toxoplasmose bei Primärinfektion ab 1. Trimenon. Häufigkeit der konnatalen Toxoplas-	KBR IF IgG IF IgM mit Frakt. ELISA anti-μ-IgM (ISAGA)	1: ≧ 32 1: ≧ 2048 1: ≧ 20 1: ≧ 8000	 positiv, fehlt in 40% positiv	Therapie vor 18. Schwangerschaftswoche mit Spiramycin, danach mit Da-

Tab. 9 Diagnostik prä- und perinatal erworbener Infektionen bei Neugeborenen und Säuglingen (Fortsetzung)

Erreger	Bemerkungen	Testarten	Titerbefunde[1]		Hinweise
Toxoplasma gondii° (Fortsetzung)	mose 1/1000—2000 Lebendgeburten. **Verhütung:** Vermeidung von Katzenkontakt. Bei nachgewiesener Primärinfektion Therapie ab 1. Trimenon.	Liquor: IF IgG	1: ≧ 4	positiv	raprim, Durenat und Folsäure. Antikörperkontrolle. Unterstützt Diagnose einer konnatalen Toxoplasmose.
Treponema pallidum	Risiko für konnatale Syphilis bei Lues I, II oder Reinfektion ab 1. bis 2. Trimenon, Häufigkeit kongenitaler Syphilis 0.1/1000 Lebendgeburten. Syphilis-Infektionshäufigkeit bei Schwangeren z. Zt. 0.4%. **Verhütung:** Feststellung der Infektion bei Mutterschaftsvorsorge und ausreichende Penicillin-Therapie.	TPHA VDRL FTA-Abs. IgG FTA-Abs. IgM (HPLC-Fraktion)	1: > 80 1: > 2 1: > 80 1: ≧ 20	positiv positiv positiv positiv	Behandlung des IgM-antikörperpositiven Neugeborenen parenteral mit Penicillin und Titerkontrollen.
		Rheumafaktor ELISA	1: > 4000	hochpos.	
Borrelia burgdorferi° (Spirochäte)	Transplazentare Übertragung möglich. Fruchttod und teratogene Effekte vermutet.	IF FTA-Abs. IgG IF FTA-Abs. IgM ELISA IgG ELISA (IgM)	1: ≧ 64 1: ≧ 16 ≧ 200 units ≧ 100 units		Untersuchungen von Neugeborenenseren auf IgM- und IgG-Antikörper von Müttern mit Borrelieninfektion in der Schwangerschaft fehlen bisher.

[1] Antikörpertiterangabe: je nach initialer Serumverdünnung 1:10 bzw. 1:8 entsprechen sich z. B. Titer von 1:40 und 1:32; 1:1280 und 1:1024

° keine Viren

Abkürzungen:

ELA IgM = Enzyme-labelled antigen, anti-μ IgM-Test
ELISA = Enzyme-linked Immunosorbent Assay
FTA-Abs. = T-phagedenis absorbent bei Syphilis- und Borrelienserologie
HAH = Hämagglutinationshemmtest
IBB = Immunoblotbanden
HPLC = High Performance Liquid Chromatography
IF = Immunfluoreszenztest
KBR = Komplementbindungsreaktion
RIA = Radioimmunoassay
TPHA = Treponema pallidum Hämagglutination
VDRL = Veneral Disease Research Laboratory-Test

Beurteilung des Immunstatus in der Schwangerschaft bei Kontakt mit potentiell die Frucht oder das Neugeborene schädigenden Erregern

Erreger, Testarten, charakteristische Titerbefunde und Interpretation sind in Tab. 10 dargestellt.

Tab. 10 Serodiagnostik zur Feststellung des Immunstatus in der Schwangerschaft bei Kontakt mit potentiell die Frucht oder das Neugeborene schädigenden Erregern [68]

Erreger	Bemerkungen	Testarten	Titerbefunde[1]		Interpretation
Rötelnvirus	Röteln im 1. Trimenon bewirken Mißbildungsrate von 35%. Die Seronegativrate im gebärfähigen Alter liegt z. Zt. bei 7.5%. 1. Blut sofort nach Kontakt entnehmen. Bei negativem Antikörperbefund evtl. Rötelnhyperimmunglobulin nach Vorschrift verabreichen und weitere Antikörperkontrollen durchführen. Bei späterer Entnahme des 1. Blutes nach Kontakt IgM-Antikörpertest zusätzlich durchführen.	HAH HIG ELISA IgG	1: < 8 1: < 8 1: < 40	negativ negativ negativ	empfänglich
		HAH HIG-Durchmesser ELISA IgG Index ELISA IgM	1: > 32 >10 mm 1: > 320 >1.1 1: < 40	positiv positiv positiv positiv negativ	immun
Varizella-Zoster Virus	Varizellen in der Frühgravidität können in seltenen Fällen eine Varizellen-Embryopathie verursachen, jedoch sind z. Zt. etwa 94% der Frauen im gebärfähigen Alter immun. 1. Blut sofort nach Kontakt entnehmen und im ELISA IgG-Test prüfen. Für Seronegative innerhalb 24 bis 72 Std. Zoster-Hyperimmunglobulin verabreichen. Titerkontrolle in 2 bis 3 Wochen durchführen.	ELISA IgG	1: < 40	negativ	empfänglich
		ELISA IgG	1: ≧ 256	positiv	immun
Mumpsvirus	Mumps in Frühgravidität wahrscheinlich nicht fruchtschädigend. Etwa 94% der Frauen im gebärfähigen Alter sind z. Zt. immun. Trotzdem zur Beruhigung 1. Blut sofort nach Kontakt entnehmen und im ELISA IgG-Test prüfen. Für Seronegative evtl. Mumps-Immunglobulin, obwohl Schutzwirkung nicht sicher.	ELISA IgG	1: < 40	negativ	empfänglich
		ELISA IgG	1: ≧ 320	positiv	immun
Masernvirus	Masern in Frühgravidität können zu Abort bzw. evtl. Abnormalität beim Kind führen, jedoch sind z. Zt. etwa 98% der Frauen im gebärfähigen Alter immun. Blut sofort nach Kontakt entnehmen und im ELISA IgG-Test prüfen. Für Seronegative sofort Immunglobulin verabreichen. Bei rechtzeitiger Gabe werden Masern verhütet, bei späterer Gabe noch modifiziert. Titerkontrolle in 2 bis 3 Wochen durchführen.	ELISA IgG	1: < 40	negativ	empfänglich
		ELISA IgG	1: ≧ 160	positiv	immun

Tab. 10 Serodiagnostik zur Feststellung des Immunstatus in der Schwangerschaft bei Kontakt mit potentiell die Frucht oder das Neugeborene schädigenden Erregern (Fortsetzung)

Erreger	Bemerkungen	Testarten	Titerbefunde[1]		Interpretation
Hepatitis A-Virus	Hepatitis A in Gravidität, schwerere Verläufe möglich, jedoch keine Fruchtschädigung bekannt. Für Seronegative Immunglobulingabe. Titerkontrolle in 2 bis 4 Wochen durchführen.	RIA, ELISA:			
		Anti-HAV	negativ		empfänglich
		Anti-HAV	positiv		immun
		Anti-HAV IgM	negativ		
Hepatitis B-Virus	Hepatitis B in Gravidität, schwerere Verläufe möglich, keine fruchtschädigende Wirkung bekannt, jedoch Risiko der perinatalen Infektion bei HB_sAg- und insbesondere bei HB_eAg-positiven Müttern. Deutsche Schwangere sind in 0.3% HB_sAg- und in 0.02% HB_eAg-positiv. Ausländische Schwangere in der BRD sind in 4.1% HB_sAg- und in 1.0% HB_eAg-positiv. Bei Intimkontakt mit HBsAg-/HBeAg-positivem Partner Hyperimmunglobulingabe oder Simultanimpfung und Schwangerschaftsvorsorge für HBV im 3. Trimenon.	RIA, ELISA:			
		Anti-HB_s Anti-HB_c	negativ		empfänglich
		Anti-HB_s Anti-HB_c	positiv		immun
		HB_sAg HB_eAg	positiv		Trägerstatus infektiös
		HB_sAg Anti-HB_e	positiv		Trägerstatus kaum infektiös
Cytomegalie-virus	Cytomegalie-Primärinfektion in Frühgravidität führt in 40% zur fetalen Infektion. Ansteckung durch Intim- und Pflegekontakt meist unbemerkt, da klinische Symptome uncharakteristisch sind. Besonders bei Pflegekontakt wird Bestimmung des Antikörperstatus empfohlen. In niederem sozialen Milieu beträgt Seropositivrate im gebärfähigen Alter 80—90%. In höherem sozialen Milieu 50%. Reaktivierung ist bei seropositiven Frauen während der Schwangerschaft in ≧10% möglich. In Zukunft evtl. Impfung seronegativer Frauen im gebärfähigen Alter.	KBR	1: < 4	negativ	empfänglich
		ELISA IgG	1: < 40	negativ	
		KBR	1: > 8	positiv	Infektion früher durchgemacht, z. Zt. kein akutes Stadium.
		ELISA IgG	1: > 160	positiv	
		ELISA IgM	1: < 40	negativ	
		ELA IgM	1: < 256	negativ	
Herpes simplex-Virus Typ 1, 2	Bei Verdacht auf Herpes genitalis wird Virusnachweis bes. im 3. Trimenon aus Zervix und Urin empfohlen. Antikörperbestimmung weniger ergiebig, da trotz vorliegender Titer, die nur ungenau für Typ 1 und Typ 2 differenziert werden können. Reinfektion bzw.	KBR	1: < 4	negativ	empfänglich
		ELISA IgG	1: < 40		
		KBR	1: ≧ 8	positiv	Infektion früher durchgemacht
		ELISA IgG	1: ≧ 160	positiv	

Tab. 10 Serodiagnostik zur Feststellung des Immunstatus in der Schwangerschaft bei Kontakt mit potentiell die Frucht oder das Neugeborene schädigenden Erregern (Fortsetzung)

Erreger	Bemerkungen	Testarten	Titerbefunde[1]		Interpretation
Herpes simplex-Virus Typ 1, 2	Reaktivierung mit aktiver Virusausscheidung vorkommen kann. Die Seropositivrate im gebärfähigen Alter für Typ 1 liegt bei 70 bis 90%, für Typ 2 bei 20 bis > 40%.				
Humanes Immunodeficiency Virus HIV 1, 2 Retrovirus (Lentigruppe)	Bei Schwangeren der Risikogruppe wiederholte AK-Kontrollen erforderlich. Die Infektion kann intrauterin und perinatal auf das Kind übertragen werden. Das Risiko einer Übertragung ist besonders hoch, wenn die Mutter schon länger HIV-positiv ist. Zur Zeit wird bei HIV-AK-positiven Schwangeren eine Interruptio bzw. Sektio empfohlen.	ELISA IgG IF IgG	 1:16	negativ negativ	nicht infiziert, bei Risikopersonen Kontrollen
		ELISA IgG IF IgG IBB HIV 1	 1: ≧ 32 p17, *24,* 32, 51, 65, *pr 55,* gp *41,* 110, 120 tausend dalton	positiv positiv positiv	Infektion liegt vor. Kontrolle der AK, der Immunoblotbanden und T4/T8-Ratio.
Ringelröteln (Parvoviren)	Die Infektion kann intrauterin übertragen und in 20—40% zu Hydrops fetalis führen. In der Schwangerschaft cave vor Kontakt, Ultraschallkontrollen. Ca. 40—60% der Erwachsenen besitzen IgG-Antikörper.	RIA IgG ELISA IgG	< 20 units	negativ	empfänglich
		RIA IgG ELISA IgG	≧ 40 units	positiv	immun
Toxoplasma gondii°	Keine routinemäßige Schwangerschaftsvorsorge in BRD. Bei Kontakt mit Katzen oder uncharakteristischen grippalen Symptomen oder Lymphknotenschwellung ist Antikörperbestimmung mit Wiederholung bei einem negativen Befund im 2. bis 3. Trimenon angezeigt. Im gebärfähigen Alter liegt die Seropositivrate in der BRD bei 30—40%.	KBR IF IgG	1: < 8 1: < 32	negativ negativ	empfänglich
		KBR IF IgG IHA ELISA anti-μ-IgM (ISAGA)	1:8—32 1:128 —1024 1:128 —1024 1: < 2048	positiv positiv positiv negativ	Infektion früher durchgemacht — immun —
Treponema pallidum° (Syphilis)	Schwangerschaftsvorsorge ist obligatorisch. Befunde sollten dokumentiert und Kontrollen auch im 3. Trimenon durchgeführt werden. Subklinische und Reinfektionen sind möglich.	TPHA	1: < 20	negativ	keine Infektion Falls keine Symptome, sonst Kontrolle in 2—4 Wochen.
	Behandlungsbedürftigkeit bei positivem IgM-Antikörpertiterbefund, die jedoch nach Behandlung noch mehrere Monate nachweisbar bleiben können.	TPHA VDRL FTA-Abs. IgG 19S-IgM-HPLC-Frakt.-FTA-Abs.	1: > 80 konz. 1: > 40 1: < 10	positiv negativ positiv negativ	frühere Infektion ausreichend behandelt

Tab. 10 Serodiagnostik zur Feststellung des Immunstatus in der Schwangerschaft bei Kontakt mit potentiell die Frucht oder das Neugeborene schädigenden Erregern (Fortsetzung)

Erreger	Bemerkungen	Testarten	Titerbefunde[1]		Interpretation
Borrelia burgdorferi° Spirochäte	Die Infektion kann intrauterin übertragen werden, daher cave vor Kontakt in Schwangerschaft und rechtzeitige adäquate Behandlung. Natürliche Durchseuchung 10—16%.	IF IgG FTA-Abs.	1: < 32	negativ	empfänglich
		ELISA IgG	1: < 1024 < 200 units	negativ negativ	
		IF IgG FTA-Abs.	1: ≧ 64	positiv	Beachte: Nicht alle Infizierten bilden Antikörper bes. bei unkompliziertem Verlauf.
		ELISA IgG	1: ≧ 1024 ≧ 200 units	positiv	

[1] Antikörpertiterangabe: je nach initialer Serumverdünnung z. B. 1:10 bzw. 1:8 entsprechen sich z. B. Titer von 1:40 und 1:32, 1:1280 und 1:1024

° keine Viren

Abkürzungen:

ELA IgM	= Enzyme-labelled antigen IgM-Test	IHA (PHA)	= passiver Hämagglutinationstest
ELISA	= Enzyme-linked Immunosorbent Assay	KBR	= Komplementbindungsreaktion
ELISA anti-μ-IgM	= IgM capture immunoassay	RIA	= Radioimmunoassay
FTA-Abs.	= Fluoreszenz-Treponema-Antikörper-Absorptions-Test	TPHA	= Treponema pallidum Hämagglutination
HAH	= Hämagglutinationshemmtest	VDRL	= Veneral Disease Research Laboratory-Test
HIG	= Hämolysis in Gel-Test		
IF	= Immunfluoreszenztest		

Beurteilung des Immunstatus immunsupprimierter Patienten

Ein zunehmendes Problem ist heute die Gefährdung von durch chronische Krankheit, Therapie und/oder Lebensweise (Homosexuelle, Drogenabhängige) immunsupprimierten Patienten durch frische oder akut reaktivierte Infektionen mit Viren und auch anderen opportunistischen Erregern wie Pneumocystis carinii, Tbc, Toxoplasma gondii und Candida albicans u. a. m. Bei all diesen Infektionen spielt die zelluläre Immunabwehr eine wichtige Rolle. Bei den Virusinfektionen sind die Viren der Herpesgruppe von besonderer Bedeutung. Deshalb sollte für diese Patienten der Immunstatus vor Therapiebeginn bekannt sein und im weiteren Verlauf, besonders bei beginnenden Fieberschüben, kontrolliert werden (Tab. 11).

Als Spender von Blut für Frühgeborene oder Schwangere und als Organspender sollten im Hinblick auf das Cytomegalievirus möglichst antikörpernegative Personen ausgewählt werden /[109]/. Hiermit wird die Gefahr, das Cytomegalievirus zu übertragen, das latent wahrscheinlich in weißen Blutzellen persistiert, stark vermindert.

Mit der verfeinerten Epstein-Barr-Diagnostik, die z. Zt. mit dem Immunfluoreszenztest durchgeführt wird, kann man nicht nur zwischen akuter und früher durchgemachter Infektion unterscheiden, sondern anhand der vorherrschenden Seromarker und ihrer Titerhöhe die Differentialdiagnose in bezug auf die außer der Mononukleose mit dem Epstein-Barr-Virus in Zusammenhang gebrachten Krankheitsbilder (protrahierte, reaktivierte EBV-Infektion bei Immunsupprimierten, Hepatitis Non A-Non B, Non-Hodgkin-Lymphom, X-gebundenes lymphoproliferatives Syndrom, Burkitt-Lymphom, Nasopharyngeal-Karzinom) unterstützen.

Tab. 11 Serodiagnostik zur Feststellung des Immunitätsstatus bei immunsupprimierten Patienten

Erreger	Bemerkungen	Testarten	Titerbefunde[1]	Interpretation
Herpesviren CMV, HSV, VZV, EBV	Viren der Herpesgruppe persistieren nach Primärinfektion und können zu reaktivierten Infektionen, bes. bei immunsuppr. Patienten, mit oft schweren Krankheitsverläufen führen.			
Cytomegalie-virus (CMV)	Immunstatus bei immunsupprimierten Patienten (Transplantation, Dialyse, Tumor)	KBR ELISA IgG ELISA IgM ELA IgM	1:16 1: ≧ 1024 1: < 40* 1: < 256	frühere Infektion
		KBR ELISA IgM ELA IgM	1: ≧ 64 1: ≧ 80 neg. bis pos.	akut reaktivierte Infektion kann mit und ohne IgM-AK-Bildung verlaufen
	Immunstatus von Blut- und Organspendern: Möglichst Seronegative auswählen.	KBR ELISA IgG ELA-Schnelltest	1: < 4 1: < 32 neg.-pos.	seronegative Personen als Spender geeignet
Varizellen-Zoster-Virus (VZV)	Immunstatus bei Leukämiekindern vor immunsuppr. Therapie prüfen, bei Kontakt sofort Zosterimmunglobulingabe oder rechtzeitig aktive Impfung durchführen.	ELISA IgG ELISA IgG KBR	1: < 64 1: > 128 1: < 4 → 1:16	empfänglich Schutz vor Erstinfektion
Herpes simplex 1, 2 (HSV)	Immunstatus bei rekurrierendem Herpes labiales und genitalis ist wenig ergiebig, da meist keine Titerbewegung stattfindet. Bei seronegativen Immunsupprimierten bei Verdacht auf frische HSV-Infektion immunsuppressive Mittel absetzen. Antivirale Chemotherapie.	KBR ELISA IgG	1: < 4 1: < 40	empfänglich
		KBR ELISA IgM	1:32—64 1: < 40	frühere Infektion
Epstein-Barr-Virus (EBV) Mononukleose	Immunstatus bei lymphadenoider Krankheit.	IF VCA IgG VCA IgM	1: < 32 1: < 32 negativ	empfänglich
	Differentialdiagnose: Reaktivierte Infektion bei Immunsupprimierten, Non A-/Non B-Hepatitis, Non-Hodgkin-Lymphom, X-gebundenes lymphoproliferatives Syndrom.	IF VCA IgG VCA IgM EBNA	1: ≧ 64 1: < 32 1: ≧ 32	frühere Infektion
	Reaktivierte Infektion	IF VCA IgG VCA IgM EA-D EA-R	1:512 1:32 1:64 1:16	reaktivierte Infektion
			Titerbefund	
Epstein-Barr-Virus assoziiert	Burkitt-Lymphom, Nasopharyngealkarzinom. Charakteristische Antikörperbefunde (a) und (b) unterstützen die Diagnose. Nachweis von EBV-DNA- und EBNA-Antigen in Tumorgewebe und Zellinien sichern die Diagnose.	IF VCA IgG VCA IgM VCA IgA EA-D EA-R EBNA	a) 1: > 512 hoch-pos. 1: < 16 neg. 1: < 16 neg. 1: < 16 neg. 1: > 256 hoch-pos. 1: 64 positiv	b) 1: ≧ 512 hoch-pos. 1: < 16 neg. 1: > 256 hoch-pos. 1: > 256 hoch-pos. 1: < 16 neg. 1: > 256 hoch-pos.

Tab. 11 Serodiagnostik zur Feststellung des Immunitätsstatus bei immunsupprimierten Patienten (Fortsetzung)

[1] Antikörpertiterangabe: je nach initialer Serumverdünnung z. B. 1:10 bzw. 1:8
entsprechen sich z. B. Titer von 1:40 und 1:32
1:1280 und 1:1024

Abkürzungen:

EBV-EA-D	= EBV Early Antigen diffuse	ELISA	= Enzyme-linked Immunosorbent Assay
EBV-EA-R	= EBV Early Antigen Restricted		
EBV-EBNA	= EBV Nuclear Antigen	IF/IFT	= Immunfluoreszenztest
EBV VCA	= EBV Viral Capsid Antigen	IHA	= indirekter Hämagglutinationstest
ELA IgM	= Enzyme-labelled antigen, anti-μ-IgM-Test	KBR	= Komplementbindungsreaktion

Beurteilung des Immunstatus vor und nach Impfung /68, 123, 124, 124a/

Die Ermittlung des Immunitätsstatus für die Virusinfektionen, gegen die es eine aktive Impfung gibt, kann erforderlich werden zur Feststellung, ob schon eine natürliche Infektion durchgemacht wurde bzw. ob Impfnotwendigkeit besteht und zur Feststellung des Impferfolges (Tab. 12). Hierzu müssen Testarten angewendet werden, die bleibende IgG-Antikörper messen, wobei neben dem Neutralisationstest für Polio und dem HAH-Test für Röteln der empfindliche ELISA besonders geeignet ist. Im allgemeinen sind die Titer, die man 8 bis 10 Wochen nach der vorgeschriebenen Impfserie findet, außer bei Tollwut, niedriger als nach natürlich erworbener Infektion.

Impftiter können im Verlauf der Jahre weiter absinken. Der Vollständigkeit halber soll erwähnt werden, daß die Feststellung des Immunstatus für Diphtherie, Pertussis und Tetanus im Labor ebenfalls möglich ist. Die Diphtherie- und Tetanusantitoxintiter werden heute im passiven Hämagglutinationstest (IHA) oder im ELISA bestimmt. Der Schutzgrenzwert liegt bei 0.01 IE/ml, ein sicherer Schutz ist ab 0.1 IE/ml anzunehmen. Die Antikörper gegen Pertussis werden im IFT oder im ELISA bestimmt. Die IgG-Titer nach 3maliger Impfung liegen im IFT bei 1: 64 und im ELISA bei 1: 512, d. h. sie sind relativ niedrig.

Tab. 12 Serodiagnostik zur Feststellung des Immunitätsstatus vor bzw. nach aktiver Impfung

Erreger	Typenanzahl	Immunitätsstatus/ Impfung	Testart	Antikörpertiter[1] frühere Infektion	Antikörpertiter[1] vor bzw. nach Impfung	Befund	Interpretation
Polio	3	Immunitätsstatus	Neutralisationstest	1: >16		positiv	immun
		vor Polioschluckimpfung (lebend)	Neutralisationstest		1: < 4	negativ	empfänglich
		nach 3 × Polioschluckimpfung	Neutralisationstest		1: >16	positiv	Schutz
Masern	1	Immunitätsstatus vor Masernimpfung (lebend)	ELISA IgG	1: ± 2560		positiv	immun
		(subkutan)	ELISA IgG		1: < 40	negativ	empfänglich
		nach 1 × Masernimpfung	ELISA IgG		1: ± 640	positiv	Schutz
Mumps	1	Immunitätsstatus vor Mumpsimpfung (lebend)	ELISA IgG	1: ± 2560		positiv	immun
		(subkutan)	ELISA IgG		1: < 40	negativ	empfänglich
		nach 1 × Mumpsimpfung	ELISA IgG	1: ± 640	positiv	Schutz	
Röteln	1	Immunitätslage	HAH	1: ≧ 32		positiv	immun
			HIG-Durchmesser	≧ 10 mm		positiv	

Tab. 12 Serodiagnostik zur Feststellung des Immunitätsstatus vor bzw. nach aktiver Impfung (Fortsetzung)

Erreger	**Typenanzahl**	**Immunitätsstatus/ Impfung**	**Testart**	**Antikörpertiter[1] frühere Infektion**	**Antikörpertiter[1] vor bzw. nach Impfung**	**Befund**	**Interpretation**
			ELISA IgG	1: ≧ 320		positiv	
			Index	>1.1		positiv	
		vor Rötelnimpfung	HAH		1: < 8	negativ	empfänglich
		(lebend, subkutan)	ELISA IgG		1: < 40	negativ	
		nach 1 × Rötelnimpfung	HAH		1: ± 64	positiv	Schutz vor Erstinfektion. Reinfektion mit Titerboosterung möglich.
			HIG-Durchmesser	± 11 mm	positiv		
			ELISA IgG		1: ± 640	positiv	
			Index IgG		± 2.0	positiv	
Hepatitis B	1	Immunitätsstatus	RIA, ELISA	Anti-HBc Anti-HBs		positiv	immun
		vor Hepatitisimpfung (inakt., intramusk.)	RIA, ELISA		Anti-HBc	negativ	empfänglich
		nach 3 × Hepatitisimpfung	RIA, ELISA		Anti-HBs	>10 mIU/ml = positiv	Schutz AK-Kontrollen je nach mIU/ml 6 Mon. bis 5 Jahre
Frühsommermeningo-Enzephalitis (FSME-CEE)	1	Immunitätsstatus vor FSME-Impfung (inakt.)	ELISA IgG	1: ± 1280		positiv	immun
				> 50 units		positiv	
		(intramusk.)	ELISA IgG		1: < 80	negativ	empfänglich
		nach 3 × FSME-Impfung	ELISA IgG		1: ± 640	positiv	Schutz
			ELISA IgM		1: ± 160	positiv	
Tollwut	1	vor Tollwutschutzimpfung (inakt.) (intramusk.)	ELISA IgG		1: < 32	negativ	empfänglich
			Nt		1: < 5	negativ	
		nach 3 × Tollwutschutzimpfung	ELISA IgG		1: ± 1280	positiv	Schutz
			Nt		1: ≧ 2000		

[1] Antikörpertiterangabe: je nach initialer Serumverdünnung 1:10 bzw. 1:8 entsprechen sich z. B. Titer von 1:40 und 1:32, 1:1280 und 1:1024

Abkürzungen:

ELISA = Enzyme-linked immunosorbent Assay
HAH = Hämagglutinationshemmtest
Nt = Neutralisationstest
HIG = Hämolysis in Gel-Test
mIU = milli International Unit
RIA = Radioimmunoassay

Stand der Virusdiagnostik bei Erreger- und Antikörpernachweis

Zum derzeitigen Methodenspektrum, das in der Diagnostik virusbedingter und gewisser mikrobieller Infektionen und Erkrankungen zum Erreger- und Antikörpernachweis eingesetzt wird vgl. Tab. 13.

Tab. 13 Stand der Virusdiagnostik

	Erregernachweis							Antikörpernachweis — Serologie									
				Direkt				Titeranstieg					IgM + (IgA)				Empf.
Erreger	**Serotypen**	**G.W.**	**Kultur**	**ELM**	**IF**	**ELISA RIA**	**Hybrid.**	**KBR**	**HAH**	**NT**	**IF**	**ELISA RIA**	**IF**	**Immunoblot**	**ELISA RIA**	**ELA**	**Diagn.**
Adeno-V.	39 41-42	+ —		(+) +	+	E(+) E +		+ +	(+)	(+)		E +			(+)*		ER + S
Bordetella pertussis°	3		Ba		+			(+)				+ +	+ +	[+]	E + +		S
Borrelia burgdorferi°	1 Variante		Ba								+ +	E + +	+ +	[+]	+		S
Corona-Virus	>3	±		(+)				(+)	(+)			[E +]					S
Cytomegalie-Virus	1?	+ +			+ +	E ±	+	+ +			+	E +	+	[+]	+ *	+ +	ER + S
Enteroviren:	71																ER + S
Cox. A	23	(+)	BM +	(+)				(+)		(+)							
Cox. B	6	+ +	BM(+)					(+)		(+)					(+)	(+)	
Echo	>30	+ +	—					(+)		(+)							
Polio	3	+ +	—					(+)		(+)							
Epstein-Barr-Virus	1	±					+	±			+		+ +				S
Hepatitis A-V. Enteroviren	1	(+)		(+)		E + R + +	+					R + +		+	R + +	+	S
Hepatitis B-V.	1?					E + R + +	+					E + R +	(+)	+	R + +	+	Ag + S
Herpes simplex-V.	2	+ +		+	(+)	E +	[+]	+			(+)	E +			+ *	+	ER + S
HIV	>3	+ +		(+)		+					+	E +	+			+	S
Influenza A-V.	3 HA Subtypen	+ +	Ei +		+ +	(+)		+ +	(+)			E (+)			+	+	(E + Ag) + S
B	1	+ +	+		+ +	(+)		+ +	(+)			E (+)			+	+	(E + Ag) + S
C	1	+ +	+					+ +	(+)								S
Legion. pneumoph.°	12	Ba			(+)			(+)	+ Aggl.		+		(+)			+	K + S
Lymphochoriomeningitis-Virus	1	±	Maus + Ei (+)					±			+						ER + S

Tab. 13 Stand der Virusdiagnostik (Fortsetzung)

Erreger	Serotypen	Erregernachweis: G.W.	Erregernachweis: Kultur	Direkt: ELM	Direkt: IF	Direkt: ELISA RIA	Direkt: Hybrid.	Antikörpernachweis — Serologie, Titeranstieg: KBR	Titeranstieg: HAH	Titeranstieg: NT	Titeranstieg: IF	Titeranstieg: ELISA RIA	IgM + (IgA): IF	IgM + (IgA): Immunoblot	IgM + (IgA): ELISA RIA	IgM + (IgA): ELA	Empf. Diagn.
Masern-V.	1	±			+			+ +	+			E + +			E + +		S
Mumps-V.	1	+	Ei (+)		(+)			(+)	(+)			E + +			E + +	+	S
Mycopl. pneum.-V.	1	Ba						+ +					+ +				S
Ornithosegruppe°: Chlamydia psittaci	1	(+)	Ei +					+ +									S
Chlamydia trachomatis	A-K L_{1-3}	+ + + +		+ +	+ +			(+) (+)			+ +		+ * + *				ER
Polyoma-V.	3	(+)		+			+	(+)	+					[+]			ER + S
Parainfl.-V.	4	+	Ei (+)		+	E+ +		+ +	(+)		+	E +	+		(+ *)	HIT	Ag + S
Parvo-V.	1	—		+			+					+ +			+ +		
Pneumocystis carinii°	1?		Maus (+)		Färbung +	±		(+)			(+)						ER + (S)
Q-Fieber	1	Ei +						+ +			E +				E [+ *]		S
Reoviren	3	+						+	+								ER + S
Resp. Syncyt.-Virus	1	+			+ +	+ +		+ +			+	E + +		+ *	+ *		Ag + S
Rhino-V.	>111	[+]								±							ER
Röteln-V.	1	[+]			+			(+)	+ +			E + +			E + +	+ +	S
Rota-V.	>4			+		E + +		±				E + +			E + +		Ag
Syphilis	Treponema pallidum				+ Dunkelfeld + +	+		VDRL	TPHA		+ +	E [+]	+ + m. IgM Frakt.	[+]	E [+]		S
Tollwut-V.	1		Maus +		+ +					+	+	E + +			E (+)		ER + Ag + S
Toxoplasma gondii	1	±	Maus +		(+)	(+)		+ +	+ IHA		+ +	E +	+ + m. IgM Frakt.		E + +	+ +	S
Varizella-Zoster-V.	1	(+)		+	+			+ +				E + +			E + + *		S
Zeckenenzephalitis (FSME)	1	±	Maus +					+	+ +			E + +			E + +		S

°	keine Viren	±	selten erfolgreich
+ +	Methode der Wahl	Ba	bakterielle Kultur
+	üblich	*	IgA zusätzlich zu IgM
(+)	möglich, aber nicht optimal	Ag	= Antigennachweis
[+]	möglich, aber noch nicht Routine	BM	= Babymaus

Tab. 13 Stand der Virusdiagnostik (Fortsetzung)

E	= ELISA	G.W.	= Gewebekultur
(E)	= keine Routinediagnostik möglich	K	= bakterielle Kultur
ER	= Erregernachweis	R	= RIA
(E + Ag)	= bei Influenzaausbrüchen	S	= Serologie
Ei	= Brutei	(S)	= Serologie unterstützend

Abkürzungen:	ELA	= Enzyme-labelled antigen IgM-Test bzw. Anti-μ-IgM Immunoassay
	ELISA	= Enzyme-linked Immunosorbent Assay
	ELM	= Elektronenmikroskopie
	G. W.	= Gewebekultur
	HA	= Hämagglutinationstest
	HAH	= Hämagglutinationshemmtest
	HIT	= Hämadsorptions-IgM-Immunosorbent-Test
	IF	= Immunfluoreszenztest
	IHA (PHA)	= passiver Hämagglutinationstest
	KBR	= Komplementbindungsreaktion
	NT	= Neutralisationstest
	RIA	= Radioimmunoassay
	TPHA	= Treponema pallidum Hämagglutination
	VDRL	= Veneral Diseases Research Laboratory Test

Literatur

1. *Enders, G.: Laboratoriumsblätter 44* (Suppl. 1): 1 (1984). Diagnostik der Virusinfektionen und Viruserkrankungen.
2. *Kurstak, E., Ch. Kurstak:* Comparative diagnosis of viral diseases I + II, Human and related viruses, part A + B. Academic Press, New York (1977).
3. *Lennette, E. H., N. J. Schmidt:* Diagnostic procedures for viral, rickettsial and chlamydial infections, 5. Auflage. American Public Health Association, Washington/DC (1979).
4. *Mandell, G. L., R. G. Douglas, J. E. Bennett:* Principles and practice of infectious diseases. Vol. 1 + 2. John Wiley & Sons, New York (1979).
5. *Krech, U.:* Menschenpathogene Viren. Spezieller Teil. In: *Reploh, H., H. J. Otte, H. Brandis*, Lehrbuch der Medizinischen Mikrobiologie S. 605—677. G. Fischer, Stuttgart (1984).
6. *Jawetz, E., J. L. Melnick, E. A. Adelberg:* Medizinische Mikrobiologie. Kapitel 26—40, S. 391—702. Springer, Heidelberg (1980).
7. *Enders, G.:* Lab. Med. *10:* 345 (1986). Notwendigkeit von Testkombinationen für eine relevante Virusdiagnostik.
8. *Braun, R. W., H. Kirchner, K. F. Munk, C. H. Schröder:* Herpes simplex Virus: Biologie, Klinik, Diagnostik, Therapie. Kohlhammer, Stuttgart (1987).
9. *Mertens, Th., U. Pika, H. J. Eggers:* Virology *129:* 431 (1983). Cross antigenicity among enteroviruses as revealed by immunoblot technique.
10. *El-Hagrassy, M. M. O., J. E. Banatvala, J. D. Coltart:* Lancet *II:* 1160 (1980). Coxsackie B virus specific IgM responses in patients with cardiac and other diseases.
11. *Eggers, H. J., Th. Mertens:* Eur. Heart J. (1987/im Druck). Viruses and myocardium: Notes of virologist.
12. *Davidson, G. P., R. J. Hogg, C. P. Kirubakaran:* Infect. Immun. *40:* 447 (1983). Serum and intestinal immune response to rotavirus enteritis in children.
13. *Bishop, R. F., E. Cipriani, J. S. Lund, G. L. Barnes, C. S. Hosking:* J. Clin. Microbiol. *19:* 447 (1984). Estimation of rotavirus immunoglobulin G antibodies in human serum samples by enzyme-linked immunosorbent assay: Expression of results as units derived from a standard curve.
14. *Krech, T.:* Dtsch. Ärztebl. *83:* 394 (1986). Chlamydieninfektionen: Schnellerer Nachweis und gezielte Therapie.
15. *Krech, U.:* Virologische Nachweismethoden. In: *Gsell, O., U. Krech, W. Mohr,* Klinische Virologie S. 14—26. Urban & Schwarzenberg, München (1986).
16. *Enders, G.:* Immun. Infekt. *14:* 135 (1986). Diagnostik der subakuten, chronischen und Slow-Virus-bedingten ZNS-Erkrankungen.
17. *Popovic, M., M. G. Sarngadharan, E. Read, R. C. Gallo:* Science *224:* 497 (1984). Detection, isolation, and continous production of cytopathic retroviruses (HTLV-III) from patients with AIDS and pre-AIDS.

18. *Grillner, L., I. Blomberg:* J. Med. Virol. *14:* 313 (1984). Restriction enzyme analysis of human cytomegalovirus using DNA extracted from infected cells.
19. *Wilfert, C. M., E.-S. Huang, S. Stagno:* Pediatrics *70:* 717 (1982). Restriction endonuclease analysis of cytomegalovirus deoxyribonucleic acid as an epidemiological tool.
20. *Peckham, C. S., A. J. Garrett, K. S. Chin, P. M. Preece, D. B. Nelson, D. E. Warren:* J. Clin. Path. *39:* 318 (1986). Restriction enzyme analysis of cytomegalovirus DNA to study transmission of infection.
21. *Buchman, T. G., B. Roizman, A. J. Nahmias:* J. Infect. Dis. *140:* 295 (1979). Demonstration of exogenous genital re-infection with herpes simplex virus type 2 by restriction endonuclease fingerprinting by viral DNA.
21a *Griffiths, P. D., D. D. Panjwani, P. R. Stirk, M. G. Ball, M. Ganczakowski, H. A. Blacklock, H. G. Prentice*: Lancet *II*: 1242 (1984). Rapid diagnosis of cytomegalovirus infection in immunocompromised patients by detection of early antigen fluorescent foci.
22. *Schmidt, N. J., J. Dennis, V. Devlin, D. Gallo, J. Mills:* J. Clin. Microbiol. *18:* 445 (1983). Comparison of direct immunofluorescence and direct immunoperoxidase procedures for detection of herpes simplex virus in lesion specimens.
23. *Provonost, A. D., A. Baumgarten, W. A. Andiman:* J. Clin. Microbiol. *16:* 345 (1982). Chemiluminescent immunoenzymatic assay for rapid diagnosis of viral infections.
24. *Wolf, H., U. Leser, M. Motz, R. Seibl:* Lab. Med. *10:* 229 (1986). Möglichkeiten und Grenzen der Diagnostik mit DNA-Proben.
25. *Soini, E.:* The Principle of time-revolved fluorometry. In: *Habermehl, K. O.,* Rapid methods and automation in microbiology and immunology, S. 414—421. Springer, Heidelberg (1985).
26. *Maniatis, T., E. F. Fritsch, J. Sambrook:* Molecular cloning. A laboratory manual. Cold Springs Harbor Laboratory, Cold Springs Harbor/NY (1982).
27. *Leary, J. J., D. J. Brigati, D. C. Ward:* Proc. Natl. Acad. Sci. USA *80:* 4045 (1983). Rapid and sensitive colorimetric method for visualizing biotin-labeled DNA-probes hybridized to DNA or RNA immobilized on nitrocellulose: Bio-blots.
28. *Chou, S., T. C. Merigan:* N. Engl. J. Med. *308:* 921 (1983). Rapid detection and quantitation of human cytomegalovirus in urine through DNA hybridization.
29. *Fleckenstein, B., I. Müller, J. Collins:* Gene *18:* 39 (1982). Cloning of the complete human cytomegalovirus genome in cosmids.
30. *Tamashiro, J. C., L. J. Hock, D. H. Spector:* J. Virol. *42:* 547 (1982). Construction of a cloned library of the Eco RI fragments from the human cytomegalovirus genome (strain AD 169).
31. *Rüger, R., G. W. Bornkamm, B. Fleckenstein:* J. Gen. Virol. *65:* 1351 (1984). Human cytomegalovirus DNA sequences with homologies to the cellular genome.
32. *Schuster, V., B. Matz, H. Wiegand, B. Traub, D. Kampa, D. Neumann-Haefelin:* J. Infect. Dis. *154:* 309 (1986). Detection of human cytomegalovirus in urine specimens by DNA-DNA and RNA-DNA hybridization.
33. *Neumann-Haefelin, D.:* Dtsch. Med. Wschr. *111:* 1251 (1986). Cytomegalievirus-Infektion.
34. *Kühn, J., G. Dunkler, K. Munk, R. Braun:* The use of Western Blot procedures in the analysis of herpes simplex virus proteins. In: *Pal, S. B.,* Immunoassay technology. de Gruyter, Berlin/New York (1987).
35. *Brandsma, J., G. Miller:* Proc. Natl. Acad. Sci. USA *77:* 6851 (1980). Nucleic acid spot hybridization: rapid quantitative screening of lymphoid cell lines for Epstein-Barr viral DNA.
36. *Bornkamm, G. W., S. Wiest, C. Desgranges:* Detection of Epstein-Barr virus DNA by nucleic acid hybridization. In: *Habermehl, K. O.,* Rapid methods and automation in microbiology and immunology S. 48—56. Springer, Heidelberg (1985).
37. *Berninger, M., M. Hammer, B. Hoyer, J. L. Gerin:* J. Med. Virol. *9:* 57 (1982). An assay for the detection of the DNA genome of hepatitis B virus in serum.
38. *Gmelin, K., L. Theilmann, H. Will, P. Czygan, J. W. Doerr, B. Kommerell:* Hepatogastroenterology *32:* 117 (1985). Determination of HBV DNA by a simplified method of spot hybridisation.
39. *Gissmann, L., A. Schneider:* Diagnosis of papillomavirus infection by nucleic acid hybridization. In: *Habermehl, K. O.,* Rapid methods and automation in microbiology and immunology S. 43—47. Springer, Heidelberg (1985).
40. *Gissmann, L., E.-M. de Villiers, H. zur Hausen:* Int. J. Cancer *29:* 143 (1982). Analysis of human genital warts (condylomata acuminata) and other genital tumors for human papillomavirus type 6 DNA.
41. *Anderson, M. J., S. E. Jones, A. C. Minson:* J. Med. Virol. *15:* 163 (1985). Diagnosis of human parvovirus infection by dot-blot hybridization using cloned viral DNA.

42. *Summers, J., S. E. Jones, M. J. Anderson:* J. Gen. Virol. *64:* 2527 (1983). Characterization of the genome of the agent of erythrocyte aplasia permits its classification as a human parvovirus.
43. *Ørstavik, I., M. Grandien, P. E. Halonen, P. Arstila, C. H. Mordhorst, A. Hornsleth, T. Popow-Kaupp, J. McQuillin, P. S. Gardner, J. Almeida, F. Bricout, A. Marques:* Bulletin of the World Health Organization (Geneva) *62:* 307 (1984). Viral diagnosis using the rapid immunofluorescence technique and epidemiological implications of acute respiratory infections among children in different European countries.
44. *Popow-Kraupp, T., C. Kunz, E. Huber:* Infection *12:* 185 (1984). Respiratory virus infection in hospitalized children in Austria 1979—1982. Diagnosis by immunofluorescence.
45. *Richman, D., N. Schmidt, S. Plotkin, R. Yolken, M. Cherensky, K. McIntosh, M. Mattheis:* J. Infect. Dis. *150:* 941 (1984). Summary of a workshop on new and useful methods in rapid viral diagnosis.
46. *Frösner, G. G., M. Brodersen, G. Papaevangelou, U. Sugg, H. Haas, I. K. Mushahwar, Ch.-M. Ling, L. R. Overby, F. Deinhardt:* J. Med. Virol. *3:* 67 (1978). Detection of HBeAg and anti-HBe in acute hepatitis B by a sensitive radioimmunoassay.
47. *Sarkkinen, H. K., P. E. Halonen, P. P. Arstila, A. A. Salmi:* J. Clin. Microbiol. (Wash.) *13:* 258 (1981). Detection of respiratory syncytial, parainfluenza type 2 and adenovirus antigens by radioimmunoassay and enzyme immunoassay on nasopharyngeal specimens from children with acute respiratory disease.
48. *Gitmans, R., G. Enders, R. Aichholz, I. Bolley:* Lab.Med. *6:* 269 (1982). Der Enzyme-linked Immunosorbent Assay (ELISA) zum Nachweis von Rotaviren im menschlichen Stuhl.
49. *Beards, G. M., A. D. Campbell, N. R. Cottrell, J. S. M. Peiris, N. Rees, R. C. Sanders, J. A. Shirley, H. C. Wood, T. H. Flewett:* J. Clin. Microbiol. *19:* 248 (1984). Enzyme-linked immunosorbent assay based on polyclonal and monoclonal antibodies for rotavirus detection.
50. *Sarkkinen, H. K., H. Tuokko, P. E. Halonen:* J. Virol. Methods *1:* 331 (1980). Comparison of enzyme-immunoassay and radioimmunoassay for detection of human rotaviruses and adenoviruses from stool specimens.
51. *Grillner, L., M. Landqvist:* Eur. J. Clin. Microbiol. *2:* 39 (1983). Enzyme-linked immunosorbent assay for detection and typing of herpes simplex virus.
52. *Vestergaard, B. F., O. Jensen:* Diagnosis and typing of herpes simplex virus in clinical specimens by the enzyme-linked immunosorbent-assay (ELISA). In: *Nahmias, A. J., W. R. Dowdle, R. F. Schinazi,* The human Herpes viruses S. 391—394. Elsevier, North Holland Inc., New York (1981).
53. *Ziegler, T.:* J. Inf. Dis. *150:* 149 (1984). Detection of varicella-zoster viral antigens in clinical specimens by solid-phase enzyme immunoassay.
54. *Meyers, J. D., N. Flournoy, E. Donnall Thomas:* J. Inf. Dis. *153:* 478 (1986). Risk factors for cytomegalovirus infection after human marrow transplantation.
55. *Spector, S. A., J. A. Rua, D. H. Spector, R. McMillan:* J. Inf. Dis. *150:* 121 (1984). Detection of human cytomegalovirus in clinical specimens by DNA-DNA hybridization.
56. *Adler-Storthz, K., C. Kendall, R. C. Kennedy, R. D. Henkel, G. R. Dreesman:* J. Clin. Microbiol. *18:* 1329 (1983). Biotin-avidin-amplified enzyme immunoassay for detection of herpes simplex virus antigen in clinical specimens.
57. *Schneider, A., R. Schuhmann, E.-M. de Villiers, W. Knauf, L. Gissmann:* Geburtsh. u. Frauenheilk. *46:* 261 (1986). Klinische Bedeutung von humanen Papilloma-Virus (HPV)-Infektionen im unteren Genitaltrakt.
58. *Gray, E. S., A. Anand, T. Brown:* Lancet *I:* 208 (1986). Parvovirus infections in pregnancy.
59. *Flores, J., E. Boeggeman, R. H. Purcell, M. Sereno, I. Perez, L. White, R. G. Wyatt, R. M. Chanock, A. Z. Kapikian:* Lancet *I:* 555 (1983). A dot hybridisation assay for detection of rotavirus.
60. *Doerr, H. W., M. Rentschler, G. Scheifler:* Infection *15:* 93 (1987). Serologic detection of active infections with human herpes-viruses (CMV, EBV, HSV, VZV): Diagnostic potential of IgA class and IgG subclass-specific antibodies.
61. *Wahren, B., A. Linde, V.-A. Sundqvist, P. Ljungman, B. Lönnqvist, O. Ringden:* Transplantation *38:* 479 (1984). IgG-subclass-specific CMV reactivity in bone marrow transplant recipients.
62. *Linde, G. A., L. Hammarström, M. A. A. Persson, C. I. E. Smith, V.-A. Sundqvist, B. Wahren:* Infect. Immun. *42:* 237 (1983). Virus-specific antibody activity of different subclasses of immunoglobulins G and A in cytomegalovirus infections.
63. *Gilljam, G., V.-A. Sundqvist, A. Linde, P. Pihlstedt, A. E. Eklund, B. Wahren:* J. Virol. Methods *10:* 203 (1985). Sensitive analytic ELISAs for subclass herpes virus IgG.

64. *Sundqvist, V.-A., A. Linde, B. Wahren:* J. Clin. Microbiol. *20:* 94 (1984). Virus-specific immunoglobulin G subclasses in herpes simplex and varicella-zoster virus infections.
65. *Linde, G. A.:* J. Clin. Microbiol. *21:* 117 (1985). Subclass distribution of rubella virus-specific immunoglobulin G.
66. *Sundqvist, V.-A., A. Linde, R. Kurth, A. Werner, E. B. Helm, M. Popovic, R. C. Gallo, B. Wahren:* J. Inf. Dis. *153:* 970 (1986). Restricted IgG subclass responses to HTLV-III/LAV and to cytomegalovirus in patients with AIDS and lymphadenopathy syndrome.
67. *Lange, J. M. A., R. A. Coutinho, W. J. A. Krone, L. F. Verdonck, S. A. Danner, J. van der Noordaa, J. Goudsmit:* Br. Med. J. *292:* 228. Distinct IgG recognition patterns during progression of subclinical and clinical infection with lymphadenopathy associated virus/human T lymphotropic virus.
68. *Enders, G.:* Infektionen und Schutzimpfungen in der Schwangerschaft. Monographie. Urban & Schwarzenberg, München (1987).
69. *Schmitz, H., H. Mohr, M. Majoubi:* Arch. Virol. *90:* 41 (1986). Differentiation between primary and recurrent cytomegalovirus infections.
70. *Lehtinen, M., V. Koivisto, T. Lehtinen, J. Paavonen, P. Leinikki:* Intervirology *24:* 18 (1986). Immunblotting and enzyme-linked immunosorbent assay analysis of serological responses in patients infected with herpes simplex virus types 1 and 2.
71. *Eberle, M., S.-W. Mou, J. A. Zaia:* J. Gen. Virol. *65:* 1839 (1984). Polypeptide specificity of the early antibody response following primary and recurrent genital herpes simplex virus type 2 infections.
71a *Arvin, A, M., C. M. Koropchak, A. S. Yeager, L. Pereira*: Inf. Immun. *40*: 184 (1983). Detection of typespecific antibody to herpes simplex virus type 1 by radioimmunoassay with herpes simplex virus type 1 glycoprotein C purified with monoclonal antibody.
71b *Coleman, R. M., L. Pereira, P. D. Bailey, D. Dondero, C. Wickliffe, A. J. Nahmias*: J. Clin. Microbiol. *18*: 287 (1983). Determination of herpes simplex virus typespecific antibodies by enzyme-linked immunosorbent assay.
72. *Enders, G.:* Rev. Inf. Dis. *7/Suppl. 1:* 113 (1985). Serologic test combinations for safe detection of rubella infections.
72a *Loeke, S., U. Huschka, G. Sann, R. Schroeter, H. W. Doerr*: J. Sex.Transm. Dis. *1*: 191 (1984). Comparison of five methods for the detection ofTreponemapallidum-specific IgM antibodies.
73. *Henle, W., G. Henle, C. A. Horowitz:* Hum. Pathol. *5:* 551 (1974). Epstein-Barr virus-specific diagnostic tests in infectious mononucleosis.
74. *Döller, G.:* Lab. Med. *10:* 297 (1986). Serologische Diagnose von Coxsiella burnetti-Infektionen: ELISA zum Nachweis von IgM- und IgA-Antikörpern und KBR mit Phase I- und Phase-Antigen mit besonderer Berücksichtigung chronischer Q-Fieber-Verläufe.
74a *Döller, P. C., G. Döller, H.-J. Gerth*: Microbiol. Immunol. *173*: 291 (1985). Immunofluorescence test with antigen-loaded erythrocytes: Detection of influenza virus specific IgG, IgA and IgM antibodies.
74b *Döller, G., P. C. Döller, H.-J. Gerth*: J. Biol. Standard. *14*: 163 (1986). Diagnostic significance of influenza subtype-specific IgG, IgA and IgM antibodies.
75. *Kaminsky, L. S., T. McHugh, D. Stites, P. Volberding, G. Henle, W. Henle, J. A. Levy:* Proc. Natl. Acad. Sci. USA *82:* 5535 (1985). High prevalence of antibodies to acquired immune deficiency syndrome (AIDS)-associated retrovirus (ARV) in AIDS and related conditions but not in other disease states.
75a *Clavel, F., K. Mansinho, S. Chamaret, D. Guetard, V. Favier, J. Nina, M.-O. Santos-Ferreira, J.-L. Champalimaud, L. Montagnier*: N. Engl. J. Med. *316*: 1180 (1987). Human immunodeficiency virus type 2 infection associated with AIDS in West Africa.
75b *Lennette, E. T., S. Karpatkin, J. A. Levy*: J. Clin. Microbiol. *25*: 199 (1987). Indirect immunofluorescence assay for antibodies to human immunodeficiency virus.
76. *van Loon, A. M., J. T. M. van der Logt, F. W. A. Heessen, J. van der Veen:* J. Clin. Microbiol. *17:* 997 (1983). Enzyme-linked immunosorbent assay that uses labeled antigen for detection of immunoglobulin M and A antibodies in toxoplasmosis: Comparison with indirect immunofluorescence and double-sandwich enzyme-linked immunosorbent assay.
77. *Wirsing von König, C. H.:* Labor-Medizin *8:* 407 (1985). Labordiagnostik des Keuchhustens.
77a *Hagedorn, H.-J., J. E. Hoppe, C. H. Wirsing von König*: Dtsch. Ärztebl. *84 (A):* 1714 (1987). Keuchusten. Ein grundsätzlicher Wandel in der Diagnostik.
78. *Enders, G.:* Päd. Prax. *32:* 621 (1986). Diagnostische Möglichkeiten zur Erfassung einer Pertussisinfektion (Frage — Antwort). Päd. Prax. *34*: 229 (1986). Pertussisdiagnostik (Frage — Antwort).
79. *Biber, M., G. Enders:* Ärztl. Lab. (1987/im Druck). Pertussisverdacht und Labordiagnose.

80. *Wang, S.-P., J. T. Grayston:* Micro immunofluorescence antibody response in Chlamydia trachomatis infection, a review. In: *Mardh, P. A., K. K. Holmes, J. D. Oriel, P. Piot, J. Schachter,* Chlamydial infections S. 301. Elsevier Biomedical Press, Amsterdam (1982).
81. *Morguet, J., G. Enders:* Lab. Med.: Zur Veröffentlichung eingereicht (1988). Klinisches Spektrum der Mycoplasma pneumoniae-Infektion und Serodiagnose.
82. *Ackermann, R.:* Dtsch. Med. Wschr. *108:* 577 (1983). Erythema chronicum migrans und durch Zecken übertragene Meningopolyneuritis (Garin-Bujadoux-Bannwarth): Borrelien-Infektionen?
83. *Wilske, B., G. Schierz, V. Preac-Mursic, K. Weber, H.-W. Pfister, K. Einhäupl:* Infection *12:* 331 (1984). Serological diagnosis of erythema migrans disease and related disorders.
83a *Enders, G., M. Biber:* Ärztl. Praxis *67:* 1939 (1987). Borrelien-Infektion (Teil 1) und *68:* 1958 (Teil 2).
84. *Müller, F.:* Lab. Med. *7:* 12 (1983). Immunologische Grundlagen, Ergebnisse und Grenzen der Syphilis-Serodiagnostik.
85. *Ackermann, R.:* Epidemiologic aspects of lymphocytic choriomeningitis in man. In: *Lehmann-Grube, F.,* Lymphocytic choriomeningitis virus and other arenaviruses S. 233—237 (1973).
86. *Enders, G.:* Problems of rubella diagnosis by various IgM techniques and the need for test combinations. In: *Habermehl, K. O.,* Rapid methods and automation in microbiology and immunology S. 146—161. Springer, Heidelberg (1985).
87. *Enders, G.:* Diagnosis of typical measles, atypical measles, subacute sclerosing panencephalitis and immune status. In: *Simon, C., P. J. Wilkinson,* Diagnosis of infectious diseases: New aspects S. 285. Schattauer, Stuttgart (1986).
88. *Enders, G.:* Develop. Biol. Standard *52:* 221 (1982). Serodiagnosis of varicella-zoster virus infection in pregnancy and standardization of the ELISA IgG and IgM antibody test.
89. *van Loon, A. M., J. T. M. van der Logt, F. W. A. Heessen, J. van der Veen:* J. Med. Virol. *15:* 183 (1985). Use of enzyme-labeled antigen for the detection of immunoglobulin M and A antibody to herpes simplex virus in serum and cerebrospinal fluid.
90. *Hofmann, H., F. X. Heinz, H. Dippe:* Zbl. Bakt. Hyg. 1 Abt. Orig. A *255:* 448 (1983). ELISA for IgM and IgG antibodies against tick-borne encephalitis virus: Quantification and standardization of results. FSME-Enzymantikörpertest: Quantifizierung und Standardisierung der Ergebnisse.
91. *van der Logt, J. T. M., A. M. van Loon, F. W. A. Heessen, J. van der Veen:* J. Med. Virol. *16:* 191 (1985). Diagnosis of parainfluenza virus infection in children and older patients by detection of specific IgM antibody.
91a *Julkunen, I.:* J. Med. Virol. *14:* 177 (1984). Serological diagnosis of parainfluenza virus infections by enzyme immunoassay with special emphasis on purity of viral antigens.
92. *Welliver, R. C., T. N. Kaul, T. I. Putman, M. Sun, K. Riddlesberger, P. L. Ogra:* J. Pediatrics (St. Louis) *96:* 808 (1980). The antibody response to primary and secondary infection with respiratory syncytial virus: Kinetics of class-specific responses.
92a *Kornadt, C.-U., R. Wigand, Th. Adrian, M. Roggendorf:* Zbl. Bakt. Hyg., I. Abt. Orig. A *253:* 285 (1982). Laboratoriumspraxis bei Adenoviren. VIII. Immunglobulin-klassen-spezifischer ELISA zum Nachweis von Antikörpern gegen Adenovirus-Hexon.
93. *Stanek, G., H. Flamm, A. G. Barbour, W. Burgdorfer:* Zbl. Bakt. Hyg. A *263:* 1—3 (1986). Lyme Borreliosis.
94. *Wilske, B., G. Schierz, V. Preac-Mursic, K. von Busch, R. Kühbeck, H.-W. Pfister, K. Einhäupl:* J. Inf. Dis. *153:* 304 (1986). Intrathecal production of specific antibodies against Borrelia burgdorferi in patients with lymphocytic meningoradiculitis (Bannwarth's syndrome).
95. *Pacher, U., G. Enders:* J. Inf. Dis. 1987/zur Veröffentlichung eingereicht. Rotavirus specific IgG and IgM antibody detection with ELISA in newborn, children and adults.
95a *Davidson, G. P., R. J. Hoff, C. P. Kirubakaran:* Inf. Immun. *40:* 447 (1983). Serum and intestinal immune response to rotavirus enteritis in children.
95b *Bishop, R. F., E. Cipriani, J. S. Lund, G. L. Barnes, C. S. Hosking:* J. Clin. Microbiol. *19:* 447 (1983). Estimation of rotavirus immunoglobulin G antibodies in human serum samples by enzyme-linked immunosorbent assay: Expression of results as units derived from a standard curve.
96. *Enders, G., F. Knotek:* J. Virol. Methods *11:* 1 (1985). Comparison of the various serological methods and diagnostic kits for the detection of rubella antibodies.
97. *Enders, G., F. Knotek, U. Pacher:* J. Med. Virol. *16:* 219 (1985). Comparison of various serological methods and diagnostic kits for the detection of acute, recent, and previous rubella infection, vaccination, and congenital infections.
97a *Enders, G., F. Knotek:* Lab. Med. *11:* 218 (1987). Vergleich der Bestimmung von Rötelnantikörpern mit Hämagglutinationshemmtest, Hämolysis-in-Gel-Test und einem Enzyme-linked Immunoassay mit rubella quantitation panel.

98. *Schmitz, H. U., U. von Deimling, B. Flemig:* J. gGn. Virol. *50:* 59 (1980). Detection of IgM antibodies to cytomegalovirus (CMV) using an enzyme-labelled antigen (ELA).
99. *Enders, G.:* Diagnosis of cytomegalovirus infection. In: *Simon, C., P. J. Wilkinson,* Diagnosis of infectious diseases: New Aspects S. 225—236. Schattauer, Stuttgart (1986).
100. *Enders, G.:* Postgrad. Med. J. *61:* 23 (1985). Management of varicella-zoster contact and infection in pregnancy using a standardized varicella-zoster ELISA test.
101. *Enders, G., F. Knotek:* J. Virol. Methods (1987/zur Veröffentlichung eingereicht). Detection of mumps IgG and IgM antibodies by two enzyme-linked immunoassays.
102. *Frisk, G., J. Fohlman, M. Kobbah, U. Ewald, T. Tuvemo, H. Diderholm, G. Friman:* J. Med. Virol. *17:* 219 (1985). High frequency of coxsackie-B-virus-specific IgM in children developing type I diabetes during a period of high diabetes morbidity.
103. *Torfason, E. G., G. Frisk, H. Diderholm:* J. Med. Virol. *13:* 13 (1984). Indirect and reverse radioimmunoassays and their apparent specificities in the detection of antibodies to enteroviruses in human sera.
104. *Dörries, R., V. ter Meulen:* J. Gen. Virol. *64:* 159 (1983). Specificity of IgM antibodies in acute human coxsackievirus B infections, analysed by indirect solid phase enzyme immunoassay and immunoblot technique.
105. *King, M. L., A. Shaikh, D. Bidwell, A. Voller, J. E. Banatvala:* Lancet *I:* 1397 (1983). Coxsackie-B-virus-specific IgM responses in children with insulin-dependent (juvenile-onset; type I) diabetes mellitus.
106. *Enders, G., F. Knotek:* J. Med. Virol. *19*: 377 (1986). Detection of IgM antibodies against rubella virus: Comparison of two indirect ELISAs and an anti-IgM capture immunoassay.
107. *Enders, G.:* Röteln. In: *Gsell, O., U. Krech, W. Mohr,* Klinische Virologie S. 157—177. Urban & Schwarzenberg, München (1986).
108. *Enders, G.:* Ärztl. Lab. *30:* 291—298 (1984). Aktuelle Probleme der Rötelndiagnostik und der Impfung.
109. *Enders, G.:* Vergleich verschiedener serologischer Methoden zum Zytomegalieantikörpernachweis. In: *Luthardt, Th.,* Transfusionsbedingte Zytomegalievirusinfektionen S. 53. Steinkopff, Darmstadt (1985).
110. *Sachers, M., P. Emmerich, H. Mohr, H. Schmitz:* J. Virol. Methods *10:* 99 (1985). Simple detection of antibodies to different viruses using rheumatoid factor and enzyme-labelled antigen (ELA).
111. *Schmitz, H., F. Grass:* J. Immunol. Methods *88:* 115 (1986). Specific enzyme immunoassay for the detection of antibody to HTLV-III using rheumatoid factor-coated plates.
112. *Enders, G., F. Knotek, H. Burghardt, H. Schröder:* . Ärztl. Lab. (1987). Ein qualitativer Enzym-Immunoassay-Schnelltest zum Nachweis von Cytomegalie-IgG-Antikörpern und sein Vorhersagewert.
113. *Krech, U., J. A. Wilhelm:* J. Gen. Virol. *44:* 281 (1979). Immunosorbent technique for rubella IgM by hemagglutination inhibition.
114. *van Logt, J. M., A. M. van Loon, J. van Veen:* Clin. Microbiol. *3:* 410 (1981). Hemadsorption immunosorbent techniques for determination of rubella immunglobulin M antibody.
115. *van der Logt, J. T. M., A. M. van Loon, J. van der Veen:* J. Med. Virol. (New York) *10:* 213 (1982). Detection of parainfluenza IgM antibody by hemadsorption immunosorbent assay.
116. *Leidel, J., Th. Mertens, H. J. Eggers:* Dtsch. med. Wschr. *102:* 1418 (1977). Auftreten und Persistenz rötelnspezifischer IgM-Antikörper.
117. *Sarngadharan, M. G., M. Popovic, L. Bruch, J. Schüpbach, R. C. Gallo:* Science *224:* 506 (1984). Antibodies reactive with human T-lymphotropic retroviruses (HTLV-III) in the serum of patients with AIDS.
118. *Towbin, H., T. Staehelin, J. Gordon:* Proc. Natl. Acad. Sci. USA *76:* 4350 (1979). Electrophoretic transfer of proteins from polyacrylamide gels to nitrocellulose sheets: Procedure and some applications.
119. *Doerr, H. W.:* Immun. u. Infekt. *14:* 131 (1986). Möglichkeiten der virologischen Labordiagnostik bei ZNS-Infektionen.
119a *Roggendorf, M.:* Experience with Enzyme-Linked Immunosorbent Assay for the detection of antibodies of the IgM class against Coxsackie B viruses. In: *Bolte, H. -D.,* Viral heart disease, S. 116. Springer, Heidelberg (1984).
119b *Enders, G.:* Ärztl. Praxis *73*: 2097 (1987). Frühsommer-Meningoenzephalitis (Teil 1) und *74*: 2124 (1987) (Teil 2).
120. *Enders, G.:* Paramyxoviruses. In: *Baron, S.,* Medical microbiology S. 865. Addison-Wesley Publ. Company, Menlo Park/California (1986).
121. *Enders, G., M. Biber:* Infection 1987/zur Veröffentlichung eingereicht. Reactivity for cytomegalo and rubella-specific IgM in sera from patients with infectious mononucleosis.

122. *Morgan-Capner, P., R. S. Tedder, J. E. Mace:* Lancet *I:* 589 (1983). Reactivity for rubella-specific IgM in sera from patients with infectious mononucleosis (letter).
122a *Parry, J. V., P. P. Mortimer*: Lancet *II*: 979 (1986). Place of IgM antibody testing in HIV serology.
122b *Gaines, H., M. von Sydow, A. Sönnerborg, J. Albert, J.Czajkowski, P. O. Pehrson, F. Chiodi, L. Moberg, E. M. Fenyö, B. Asjö, M. Forsgren*: Lancet *I*: 1249 (1987). Antibody response in primary human immunodeficiency virus infection.
122c *Cooper, D. A., A. A. Imrie, R. Penny*: J. Inf. Dis. *155*: 1113 (1987).Antibody response to human immunodeficiency virus after primary infection.
123. *Enders, G.:* Med. Welt *35:* 210 (1984). Neuere aktive und passive prophylaktische Maßnahmen gegen Viruskrankheiten.
124. *Enders, G.:* Ärztl. Praxis *XXXVIII:* 1466, 1499, 1543, 1568 (1986). Der aktuelle Stand der Standard-Schutzimpfungen.
124a *Enders, G.* : Öff. Gesundh.-wesen *8/9*: 418 (1987). Stand der Masern-, Mumps- und Rötelnschutzimpfung in der Bundesrepublik.

Virushepatitiden

Einleitung

In der Bundesrepublik wurden bis 1982 jährlich etwa 20.000 Erkrankungen an Virushepatitis gemeldet, davon etwa 1000 bei medizinischem Personal. In den letzten Jahren ist die Gesamtzahl der gemeldeten Fälle leicht auf 16.000 — 17.000 zurückgegangen. Verbesserte Präventivmaßnahmen und insbesondere die Hepatitis B-Impfungen führten zu einem Rückgang der Hepatitiserkrankungen des medizinischen Personals auf etwa 500 Fälle.

Zu den Virushepatitiden im engeren Sinne zählt man die Hepatitis A, die Hepatitis B, die Delta-Hepatitis, mindestens 2 parenteral übertragene Formen der Nicht-A-nicht-B Hepatitis und die fäkal-oral übertragene Form der Nicht-A-nicht-B-Hepatitis. Beim bisherigen Fehlen von routinemäßig einsetzbaren Testmethoden zum Nachweis der Nicht-A-nicht-B-Hepatitiden wird die Vermutungsdiagnose dieser Erkrankungen durch Ausschluß von Hepatitis A und B sowie von anderen infektiösen (Epstein-Barr-Virus, Cytomegalievirus) und nichtinfektiösen (toxischen, mechanischen) Leberschädigungen gestellt (Abb. 1).

Knapp die Hälfte der gemeldeten Hepatitiden sind meist nach Auslandsaufenthalt erworbene Hepatitis A-Erkrankungen, und etwa ein Drittel sind Hepatitis B-Erkrankungen. Die Delta-Hepatitis ist äußerst selten und wird fast nur bei Risikogruppen (Gastarbeiter, Fixer, Hämophile, Dialysepatienten) gefunden.

Hepatitis A

Einleitung

Das Hepatitis A-Virus ist ein Einzelstrang RNS-enthaltendes hüllenloses Virus von 27 nm Durchmesser, das jetzt zur Familie der Picornaviren (Enterovirus 72) gerechnet wird.

Die Hepatitis A ist eine fäkal-oral übertragene Infektion, die heute nur noch selten in den skandinavischen und deutschsprachigen Ländern erworben wird. Die Infektion erfolgt meist im südlichen Ausland durch Genuß kontaminierter Speisen, vor allem von Muscheln und Getränken. Das Virus wird oral aufgenommen, gelangt vermutlich auf hämatogenem Wege in die Leber und vermehrt sich im Hepatozyten-Zytoplasma.

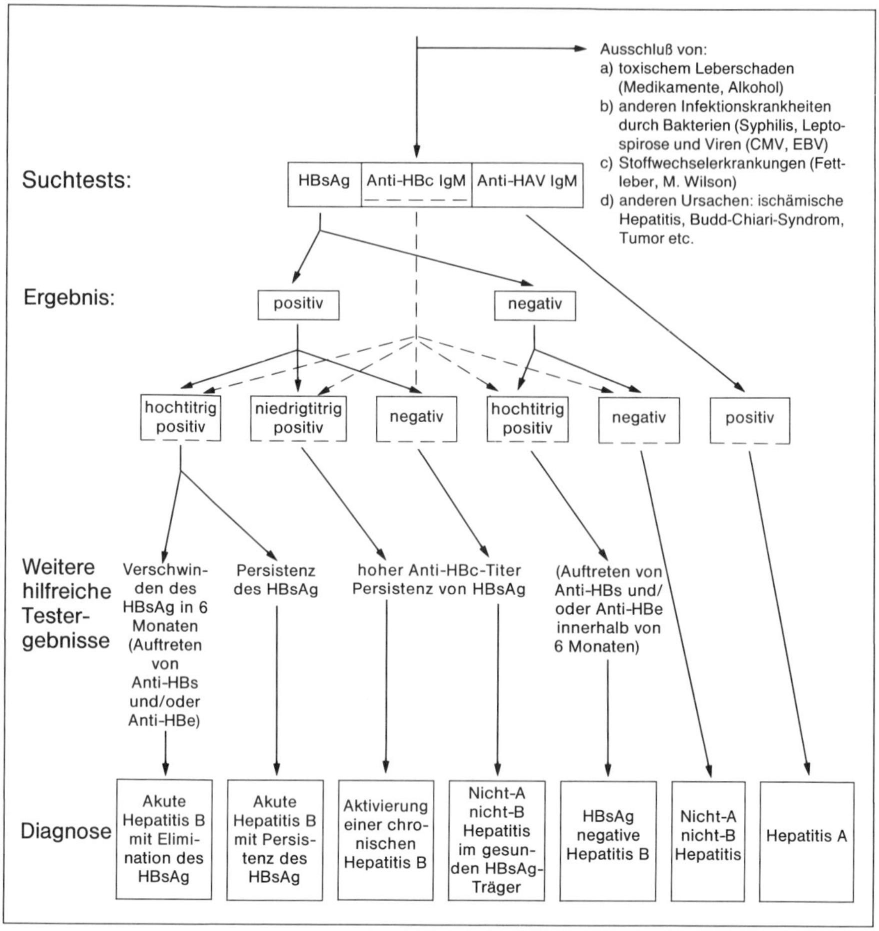

Abb. 1 Zweckmäßiges Vorgehen bei der Differentialdiagnose der akuten Virushepatitis.

Das Virus selbst scheint nicht zytozidal zu sein und die Erkrankungssymptome werden wahrscheinlich erst durch die Abwehrreaktion des Organismus ausgelöst. Die Virusausscheidung erfolgt vor allem kurz vor und bei Erkrankungsbeginn im Stuhl. Eine kurze virämische Phase in diesem Zeitraum ist nachgewiesen. Eine chronische Hepatitis A mit Persistenz des Virus im Organismus ist bisher nicht beschrieben worden.

Die Hepatitis A gehört heute zu den am einfachsten, schnellsten und zuverlässigsten zu diagnostizierenden Virusinfektionen /[1]/. Zur Diagnose und Verlaufsbeobachtung (Abb. 2) werden folgende Untersuchungen durchgeführt

— Hepatitis A-Antigen (HAAg) im Stuhl und Lebergewebe.
— Hepatitis A-Antikörper (Anti-HAV) im Serum.
— Hepatitis A-Antikörper der IgM-Klasse (Anti-HAV-IgM) im Serum.

Hepatitis A-Antigen (HAAg)

Indikation

Diagnose der Hepatitis A.
Erkennung infizierter Kontaktpersonen vor Krankheitsbeginn.
Prüfung und Dauer der Virusausscheidung (Infektiosität) von Patienten.

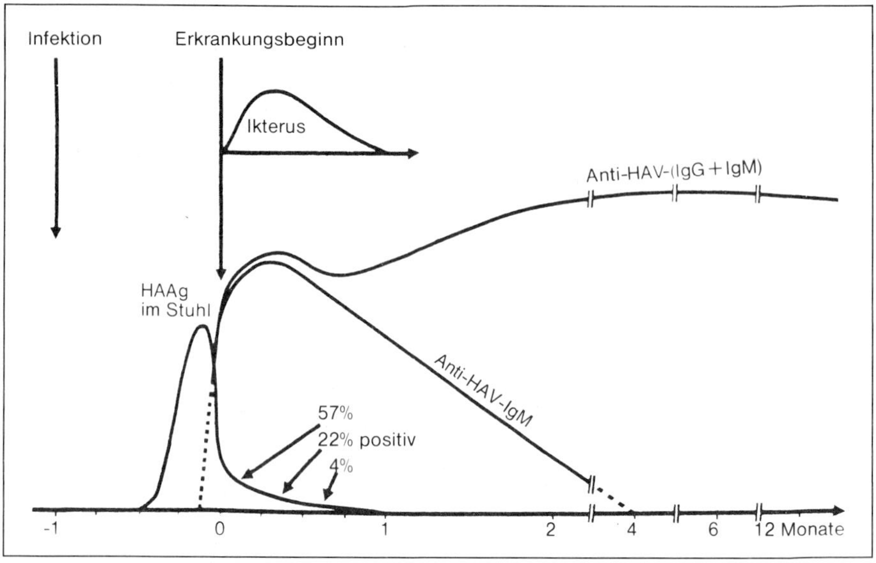

Abb. 2 Zeitpunkt des Auftretens und typischer Verlauf virusspezifischer Untersuchungen bei Hepatitis A-Infektion.

Bestimmungsmethoden

Stuhl: Radioimmunoassay /[2]/, Elektronenmikroskopie.

Lebergewebe: Direkter Immunfluoreszenztest /[3]/.

Untersuchungsmaterial

Stuhl	1 g
Gefrierschnitte von Lebergewebe	

Bewertung

Ein positiver Nachweis im Stuhl und auch im Lebergewebe beweist eine frische Hepatitis A. Ein fehlender Nachweis schließt diese nicht aus, da HAAg oft nur kurzfristig und oft nur in der späten Inkubationszeit ausgeschieden wird. Bei Erkrankungsbeginn sind bereits etwa 50% der Personen HAAg-negativ und eine Ausscheidung für mehr als vier Wochen nach Erkrankungsbeginn wurde bisher nicht beobachtet.

Infizierte Kontaktpersonen von Patienten können aufgrund regelmäßiger Untersuchungen des Stuhls auf HAAg ein bis zwei Wochen vor Erkrankungsbeginn (Transaminasenanstieg, Auftreten von Hepatitis A-Antikörpern) erkannt werden, was für die präventiven Maßnahmen (Immunprophylaxe bei Kontaktpersonen) wichtig ist.

Die Dauer der nachweisbaren HAAg-Ausscheidung im Stuhl korreliert sehr gut mit der Infektiosität für Hepatitis A. Besondere hygienische Maßnahmen wie Desinfektion des Stuhles, eventuelle Isolierung des Patienten sind überflüssig, wenn der Stuhl HAAg-negativ ist.

Hinweise und Störungen

Das Hepatitis A-Virus ist außerordentlich hitzestabil (bis 60 °C). Ein normaler Postversand der Stuhlproben ist deshalb möglich. Leberstücke oder Gefrierschnitte müssen in Trockeneis verschickt werden, sofern eine Aufarbeitung im Labor nicht innerhalb von Stunden möglich ist.

Hepatitis A-Antikörper (Anti-HAV)

Indikation

Prüfung der Immunität gegen Hepatitis A.
Ausschluß einer frischen Hepatitis A.

Bestimmungsmethoden

Radioimmunoassay /[4]/, Enzymimmunoassay /[5]/.

Untersuchungsmaterial

Serum 0.5 ml

Bewertung

Bei Erkrankungsbeginn einer Hepatitis A ist Anti-HAV immer und meist bereits in hohem Titer nachweisbar. Ein negatives Ergebnis bei einem Patienten schließt deshalb die Hepatitis A-Ätiologie der Erkrankung aus. Da Anti-HAV nach einer Infektion zeitlebens nachweisbar bleibt, kann mit dieser Untersuchung eine abgelaufene Hepatitis A mit bestehender Immunität gesichert werden, was wichtig ist bei der Frage, ob Immunglobulin vor einem Auslandsaufenthalt gegeben werden soll. Die Diagnosestellung einer Hepatitis A durch einen Titeranstieg in zwei aufeinanderfolgend abgenommenen Serumproben gelingt selten, da der Anti-HAV-Titer nach Erkrankungsbeginn nur noch langsam ansteigt.

Hinweise und Störungen

Die kommerziellen Testsysteme weisen sowohl Antikörper der IgG- als auch der IgM-Klasse nach. Bei Kleinkindern bis zu einem Jahr ergeben sich deshalb diagnostische Schwierigkeiten, weil auch mütterliche Antikörper nachgewiesen werden. Auch nach Immunglobulingabe können Anti-HAV-negative Personen grenzwertig positive Ergebnisse im Anti-HAV-Test aufweisen.

Hepatitis A-Antikörper der IgM-Klasse (Anti-HAV-IgM)

Indikation

Diagnose oder Ausschluß einer frischen Hepatitis A.

Bestimmungsmethoden

Anti-μ-capture-assay in Form des Radio- oder Enzymimmunoassay /[5, 6]/.

Untersuchungsmaterial

Serum 0.5 ml

Bewertung

Anti-HAV-IgM ist bis zu 2 bis 6 Monate nach Erkrankungsbeginn nachweisbar. Ein positives Ergebnis beweist eine frische Hepatitis A, ein negatives Ergebnis in der akuten Erkrankungsphase schließt sie aus.

Hinweise und Störungen

Grenzwertig falsch-positive Ergebnisse sind durch hochtitrig im Serum vorhandenes Anti-HAV der IgG-Klasse möglich, vor allem wenn niedrige Serumverdünnungen untersucht werden.

Isolierung des Hepatitis A-Virus (HAV) in Gewebekultur

Indikation

Direkter Nachweis der Infektiosität von Patientenmaterial.

Bestimmungsmethode

Isolierung des Virus in Gewebekultur /[8]/.

Untersuchungsmaterial

Stuhl 1 g

Lebergewebe (Biopsiematerial, das homogenisiert wird).

Bewertung

Die Produktion von HAAg in der Gewebekultur (ein durch Frieren und Tauen von Zellen gewonnener Zellextrakt wird untersucht) innerhalb von 6 bis 8 Wochen nach der Inokulation zeigt die Infektiosität des Materials für Hepatitis A. Die Methode ist nur geringfügig empfindlicher, jedoch wesentlich umständlicher und zeitaufwendiger als der direkte HAAg-Nachweis im Patientenmaterial.

Hepatitis B

Einleitung

Das Hepatitis B-Virus (HBV) ist ein aus Kern und Hülle bestehendes Viruspartikel von 42 nm Durchmesser, das partiell doppelsträngige zirkuläre DNS als Nukleinsäure und eine DNS-Polymerase enthält (Abb. 3). Es ist der erste entdeckte Vertreter der neu etablierten Familie der Hepadna Viren.

Das Antigen der Hülle (*surface*) wird als Hepatitis B-Oberflächenantigen (HB_sAg), das des Kerns (*core*) als Hepatitis B-core-Antigen (HB_cAg) bezeichnet. Beim Hepatitis B-e-Antigen (HB_eAg), das ebenfalls im Kern des Viruspartikels und auch frei im Serum vorkommt, handelt es sich um ein Abbauprodukt des HB_cAg. Antikörper gegen diese Antigene werden mit Anti-HB_s, Anti-HB_c und Anti-HB_e bezeichnet.

HB_sAg und HB_eAg (nicht jedoch HB_cAg) sowie Anti-HB_s, Anti-HB_c und Anti-HB_e können frei im Serum nachgewiesen werden. HB_sAg wird auch im Zytoplasma und HB_cAg und HB_eAg auch im Kern infizierter Leberzellen gefunden. Vom HB_sAg, das außer in der Hülle des Viruspartikels auch in großen Mengen allein im Serum vorkommt, existieren verschiedene immunologische Subtypen. Neben einer allen Virusstämmen gemeinsamen Antigendeterminante a sind alternativ die Hauptdeterminanten d oder y und w oder r vorhanden.

Das Hepatitis B-Virus (*Dane-Partikel*) wird meist parenteral durch infektiöses Blut oder Körperflüssigkeiten übertragen. Als einziger Ort der Virusvermehrung ist die Leber bekannt. Dort ist schon Wochen vor Erkrankungsbeginn HB_sAg im Zytoplasma und HB_cAg im Kern der Leberzellen vorhanden. Auch werden bereits in diesem Zeitraum im Überschuß produziertes HB_sAg, HB_eAg und komplette Viruspartikel in das Blut abgegeben, ohne daß dabei die Leberzelle geschädigt wird. Erkrankungssymptome treten erst auf, wenn virusinfizierte Hepatozyten durch die Immunantwort des Organismus angegriffen werden.

Bei 10% der klinischen Erkrankungen und bei einem unbekannten Prozentsatz der subklinischen Infektionen ist der Organismus nicht in der Lage, das Virus vollständig zu eliminieren. Es entsteht je nach dem sich einstellenden Gleichgewicht zwischen Immunabwehr und Virusvermehrung entweder ein klinisch unauffälliger HB_sAg-Träger oder eine chronische Hepatitis B-Erkrankung.

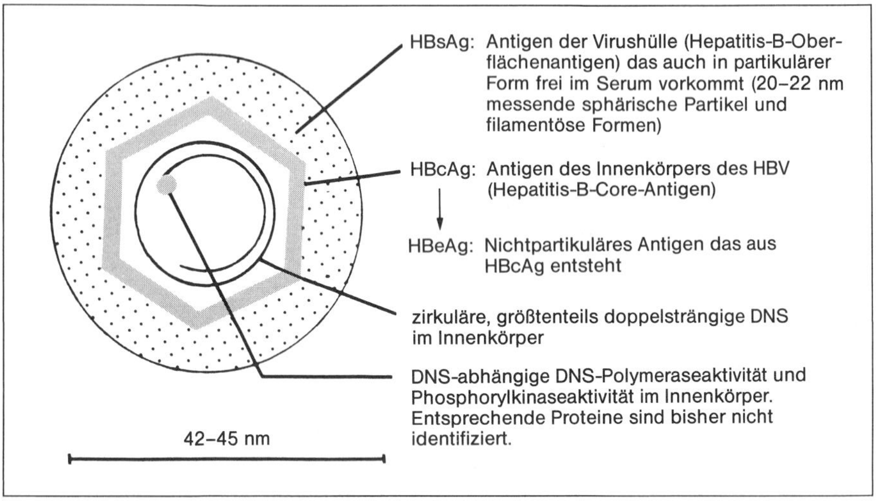

Abb. 3 Schema des Hepatitis B-Virus (*Dane-Partikel*)

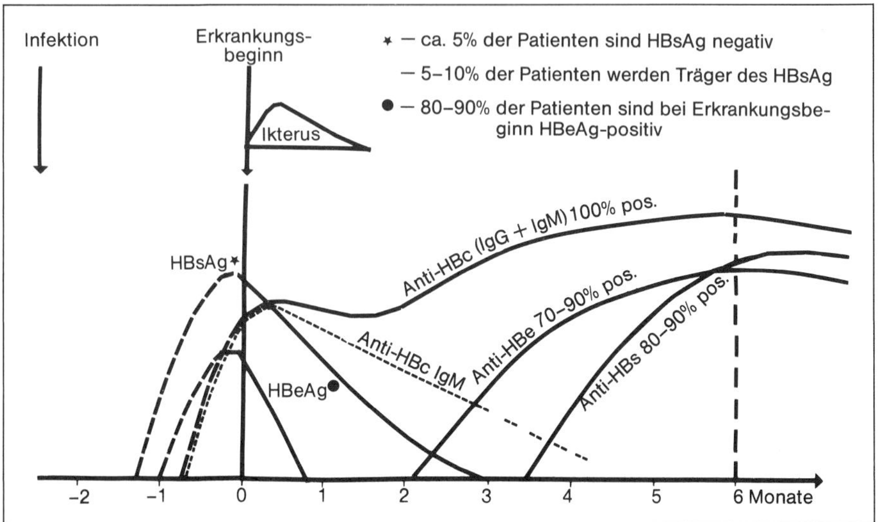

Abb. 4 Zeitpunkt des Auftretens und typischer Verlauf virusspezifischer Meßgrößen bei der akuten Hepatitis B-Infektion.

Den typischen serologischen Verlauf sowie die Häufigkeit atypischer Verläufe einer akuten Hepatitis B-Infektion zeigt Abb. 4. Etwa 5% der klinischen Hepatitis B-Infektionen weisen in der akuten Erkrankungsphase kein HB_sAg im Serum auf (HB_sAg-negative Hepatitis B). Zwischen 10 und 30% der Patienten entwickeln kein Anti-HB_s und/oder kein Anti-HB_e. Bis zu 10% der Patienten sind nicht in der Lage, das Virus zu eliminieren. Sie werden chronische HB_sAg-Träger.

Hepatitis B-Oberflächenantigen (HB_sAg)

Indikation

Diagnose einer akuten oder chronischen Hepatitis B-Infektion.
Reihenuntersuchung von Blutspendern.

Bester prognostischer Indikator bei der akuten Hepatitis B (quantitativer HB_sAg-Nachweis in gepaarten Seren).

Klassifizierung einer chronischen Hepatitis (immunhistologischer Nachweis von HB_sAg).

Bestimmungsmethoden

Untersuchungstechniken im Serum

Methode	Nachweisempfindlichkeit in Einheiten HB_sAg/ml*	Vorteile	Nachteile
Immundiffusion	50.000—100.000	Leichte Prüfung der Spezifität	Sehr unempfindlich und zeitaufwendig
Überwanderungselektrophorese	500—1000	Geringer Zeitaufwand (ca. 30 bis 40 min.)	Unempfindlich, häufig unspezifische Ergebnisse
Indirekte Hämagglutination	10—300	Einfache Durchführung	Subjektive Ablesung, häufig unspezifische Ergebnisse
Latex-Agglutination	5—300	Relativ einfache Durchführung	Subjektive Ablesung
Enzymimmunoassay	0.1—5	Umweltfreundlich, da keine Isotopen, auch quantitativ	Etwas weniger spezifisch und arbeitsaufwendiger als RIA
Radioimmunoassay	0.1—2	Hohe Spezifität, auch quantitativ	Verwendung von Isotopen

* Bezogen auf die Referenzseren des Paul-Ehrlich-Instituts, Frankfurt

Lebergewebe

Immunhistologie an Gefrierschnitten und an deparaffinierten Schnitten.

Untersuchungsmaterial

Serum, (Plasma) 1 ml

Gefrierschnitte bzw. Paraffinschnitte von Lebergewebe.

Bewertung

HB_sAg kann schon wenige Tage nach einer parenteralen Infektion, und meist schon Wochen vor Erkrankungsbeginn, im Serum vorhanden sein. Nach Erkrankungsbeginn ist HB_sAg meist, aber nicht in jedem Fall, positiv und bleibt mit empfindlichen Methoden in der Regel für etwa 1 bis 4 Monate nachweisbar. Eine HB_sAg-negative Hepatitis B (kein Nachweis des Antigens nach Erkrankungsbeginn) tritt in etwa 5% der akuten Hepatitis B-Erkrankungen und bei einem sehr geringen Anteil der chronischen Hepatitis B-Infektionen auf. Die Diagnose dieser Infektionen ist nur durch Verwendung zusätzlicher Testmethoden (Anti-HB_cIgM bzw. Anti-HB_c-Titration) möglich.

Persistiert das Antigen für mehr als 6 Monate (bis zu 10% der akuten Erkrankungen), so ist nicht mehr mit einer baldigen Elimination zu rechnen und man spricht von einem chronischen HB_sAg-Träger (etwa 0.5 bis 1% der deutschen Bevölkerung). Der Nachweis von HB_sAg im Serum zeigt demnach entweder eine akute Hepatitis B oder ein chronisches HB_sAg-Trägertum an; weitere Untersuchungen sind zur genaueren Abklärung notwendig (Abb. 1).

Der immunologische Nachweis von HB_sAg im Zytoplasma der Hepatozyten gelingt nach Erkrankungsbeginn einer akuten Hepatitis nur noch in wenigen Leberzellen. Bei chronischen Hepatitis B-Infektionen gibt die Zahl der positiven Zellen und deren Verteilung (diffus, fokal) sowie die Lokalisation des HB_sAg in der Zelle (nur zytoplasmatisch, vorwiegend Zellmembran-gebunden) einen Anhalt für die Klassifizierung der Hepatitis (chronisch persistierend, chronisch aktiv, gesunder HB_sAg-Träger) und damit auch für die Prognose der Erkrankung (Abb. 5).

Die quantitative HB_sAg-Bestimmung im Serum hat sich bei der akuten Hepatitis B als der beste prognostische Marker erwiesen. Eine Abnahme der Konzentration auf weniger als die Hälfte in zwei, im Abstand von drei Wochen untersuchten Seren zeigt, daß der Patient in der Lage ist, das HBV zu eliminieren und gesund zu werden /[11, 12]/. Das Fehlen einer solchen Abnahme der Konzentration zeigt die Entwicklung eines HB_sAg Trägertums an, das meist mit der Entwicklung einer chronischen Hepatitis B vergesellschaftet ist.

Bei Erkrankungsbeginn einer akuten Hepatitis B werden meist zwischen 30 bis 300.000 Einheiten HB_sAg pro ml nachgewiesen (im Mittel etwa 40.000), und das Antigen wird bei unkompliziertem Verlauf ab Erkrankungsbeginn mit einer Halbwertszeit von etwa 8 bis 9 Tagen abgebaut. Gesunde HB_sAg-Träger haben im Mittel etwa 8000 Einheiten HB_sAg pro ml. Bei chronischen Hepatitiden werden ähnliche Werte wie bei der akuten Hepatitis B gefunden. HB_eAg-positive chronische Hepatitiden weisen dabei höhere Konzentrationen auf als Anti-HB_e-positive.

Hinweise und Störungen

Bestimmungsmethode: Radio- und Enzymimmunoassay gelten als die empfindlichsten und spezifischsten Methoden, die derzeit sowohl bei der Diagnosestellung der akuten Hepatitis B als auch bei der Reihenuntersuchung am häufigsten verwendet werden. Die meisten indirekten Hämagglutinationstests weisen ebenfalls noch eine befriedigende Empfindlichkeit auf und können wegen ihrer einfachen und schnellen Durchführbarkeit auch von weniger geübtem Personal im Nachtdienst und für die Schnelltests herangezogen werden.

Für die quantitative HB_sAg-Bestimmung stehen Referenzseren des Paul-Ehrlich-Instituts, Frankfurt, mit 50.000 Einheiten pro ml (Subtyp ad und ay) zur Verfügung.

Gelegentlich treten falsch positive Reaktionen auf. Besonders bei frischem Serum und heparinisiertem Blut (Dialysepatienten) kann es im Radio- und Enzymimmuntest

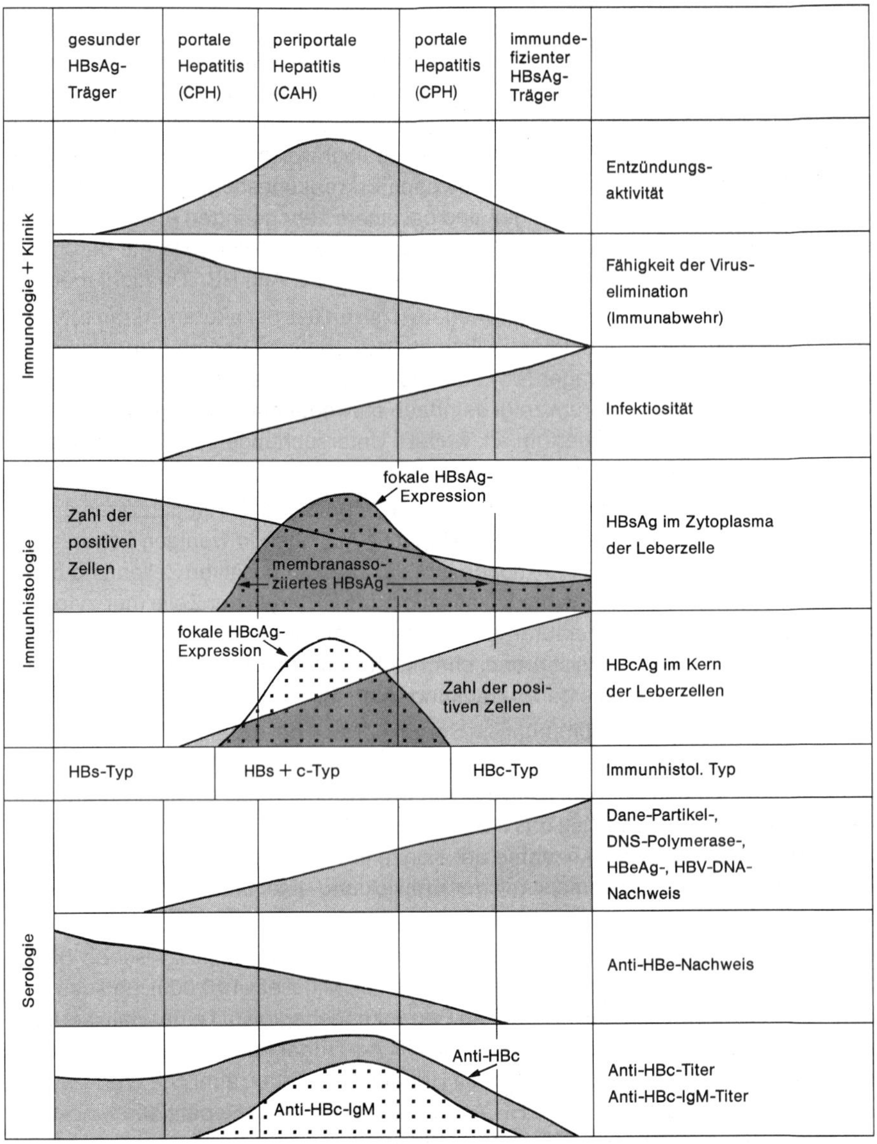

Abb. 5 Serologische und immunhistologische Meßgrößen bei verschiedenen Formen der chronischen Hepatitis B, modifiziert nach *Gudat* und *Bianchi* /9/ (aus Lit. 10).

durch Nachgerinnung zu einem falsch positiven Ergebnis kommen. Ein positiver Befund ist deshalb durch Wiederholungsuntersuchung, und bei Reproduzierbarkeit mittels Neutralisation mit humanem Anti-HB_s, zu sichern. Die Untersuchung weiterer Meßgrößen (Anti-HB_c, Anti-HB_e, HB_eAg) zur Absicherung und Abklärung der klinischen Bedeutung eines positiven Befundes ist ratsam.

Subtypen des HB_sAg (adw, adr, ayw, ayr)

Indikation

Aufklärung epidemiologischer Zusammenhänge bei gehäuft auftretenden Hepatitis B-Erkrankungen.

Bestimmungsmethode

Radioimmunoassay

Prinzip: Monospezifische Antiseren (d, y, w, r) werden mit dem zu typisierenden HB_sAg inkubiert. Aus einer Absorption des Antikörpers, meßbar am Verschwinden der Reaktivität des Antiserums im Anti-HB_s-Test (sh. unten), wird auf das Vorliegen der entsprechenden Determinante geschlossen.

Untersuchungsmaterial

Serum 2 ml

Bewertung

Das Vorliegen verschiedener Subtypen des HB_sAg bei einer Epidemie, z. B. in einer Dialysestation, zeigt das Vorhandensein verschiedener Infektionsquellen . Das Vorliegen eines einzigen Subtyps macht eine einzige Infektionsquelle wahrscheinlich. Es ist bisher nicht mit Sicherheit nachgewiesen, daß Infektionen mit unterschiedlichen HB_sAg-Subtypen verschieden schwer verlaufen oder sich in der Spätprognose unterscheiden.

Antikörper gegen HB_sAg (Anti-HB_s)

Indikation

Prüfung der Immunität gegen Hepatitis B.
Untersuchung der Durchseuchung und damit Hepatitis B-Gefährdung von Personengruppen.
(Diagnose der akuten Hepatitis B).

Bestimmungsmethoden

Radioimmunoassay /[13]/, Enzymimmunoassay, indirekte Hämagglutination.

Untersuchungsmaterial

Serum 1 ml

Bewertung

Anti-HB_s tritt meist etwa 4 bis 6 Monate nach Erkrankungsbeginn im Serum auf und ist bei 80 bis 90% der Patienten mit Viruselimination zu diesem Zeitpunkt mit empfindlichen Methoden nachweisbar. Die Serokonversion zu diesem Zeitpunkt beweist eine abgelaufene Hepatitis B. Anti-HB_s wird gewöhnlich erst Wochen bis Monate nach Verschwinden des HB_sAg gefunden (»diagnostische Lücke«). In seltenen Fällen erscheint Anti-HB_s direkt nach dem Verschwinden von HB_sAg, oder beide Meßgrößen sind kurze Zeit zusammen in niedriger Konzentration vorhanden. Bei seltenen atypischen serologischen Verläufen kann Anti-HB_s bereits bei Erkrankungsbeginn (oft bei Fehlen von HB_sAg) positiv sein.

Ein gleichzeitig positiver Befund für HB_sAg und Anti-HB_s in einer Serumprobe kann verschiedene Ursachen haben

— Kurzfristiges Vorhandensein beider Marker während der Elimination des HB_sAg und des Auftretens des Anti-HB_s im Verlauf der akuten Hepatitis B. Beide Marker sind in niedriger Konzentration vorhanden (Immunkomplex). Eine später abgenommene Serumprobe enthält nur noch Anti-HB_s.

— Doppel- oder Reinfektion mit zwei verschiedenen Subtypen des Hepatitis B-Virus. Das temporäre oder persistierende Vorhandensein des HB_sAg ist Ausdruck der einen Infektion. Das subtypenspezifische Anti-HB_s (Anti-d,-y,-w oder -r aber kein Anti-a) ist von einem anderen Subtyp als das HB_sAg. Beide Marker können über einen längeren Zeitraum persistieren und auch in hohen Konzentrationen vorhanden sein.
— Falsch positiver Befund für HB_sAg und/oder Anti-HB_s (häufigste Ursache). Falsch positive Befunde sind in der Regel niedrigtitrig und in etwa der Hälfte der Fälle reproduzierbar.

Ein spezifisch positiver Anti-HB_s-Befund zeigt in der Regel eine abgelaufene Hepatitis B mit Immunität an. Er kann auch Ausdruck einer Hepatitis B-Impfung, einer Gabe von Hepatitis B-Immunglobulin (positiver Befund bis zu 6 Monate danach) oder eines Kontaktes mit nicht infektiösem HB_sAg, z. B. durch Bluttransfusion, sein. Im Gegensatz zu einer abgelaufenen Infektion ist in diesen Fällen jedoch Anti-HB_c negativ.

Falsch positive Ergebnisse in der Größenordnung von 1—3% werden in allen Testsystemen beobachtet. Bei der Prüfung der Immunität vor einer Hepatitis B-Impfung wird deshalb zur Absicherung eines positiven Befundes zusätzlich Anti-HB_c untersucht. Der dabei verwendete Inhibitionstest ist weniger störanfällig und weist andere Störfaktoren auf als der Anti-HB_s-Sandwichtest. Nur wenn beide Tests positiv sind, wird die Immunität als gesichert angesehen. Aus Kostengründen wird häufig mit der Untersuchung auf Anti-HB_c begonnen und nur im positiven Fall auf Anti-HB_s untersucht (Abb. 6). Dieses Vorgehen bietet zudem den Vorteil, daß auch HB_sAg-positive Personen ohne großen zusätzlichen Testaufwand erkannt werden können (Untersuchung auf HB_sAg bei positivem Anti-HB_c und negativem Anti-HB_s).

Mit Hilfe eines vom Paul-Ehrlich-Institut zur Verfügung gestellten Referenzserums kann Anti-HB_s auch quantitativ bestimmt und in Internationalen Einheiten/Liter (IU/l) angegeben werden. Die Nachweisgrenze der derzeit verfügbaren Tests liegt bei 1—3 IU/l. Ein sicherer Schutz vor Hepatitis B nach Impfung wird ab 10 IU/l angenommen. Der Medianwert der Anti-HB_s-Konzentration liegt sowohl nach Impfung mit H-B-Vax

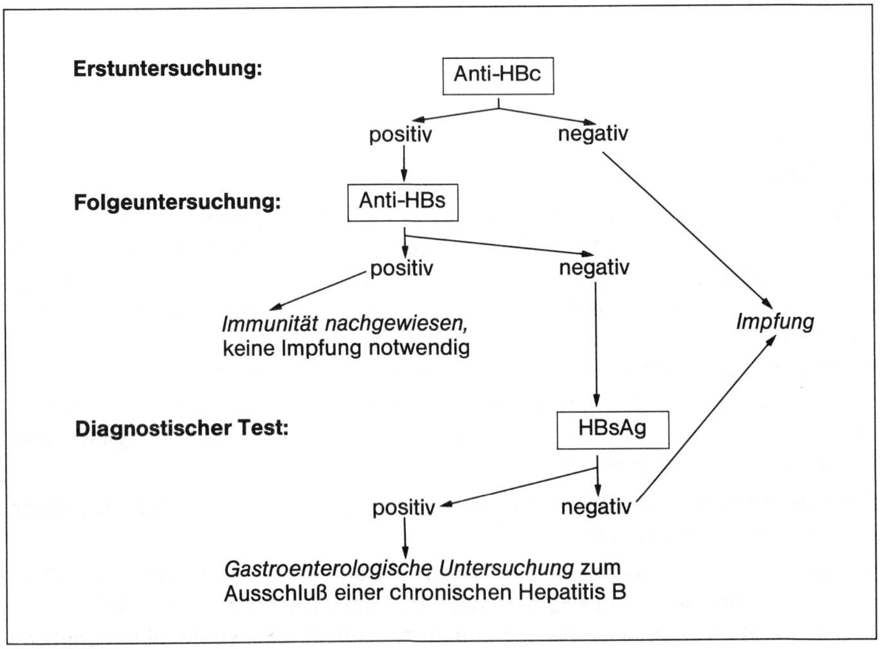

 Abb. 6 Kostengünstige Untersuchung auf Hepatitis B-Immunität.

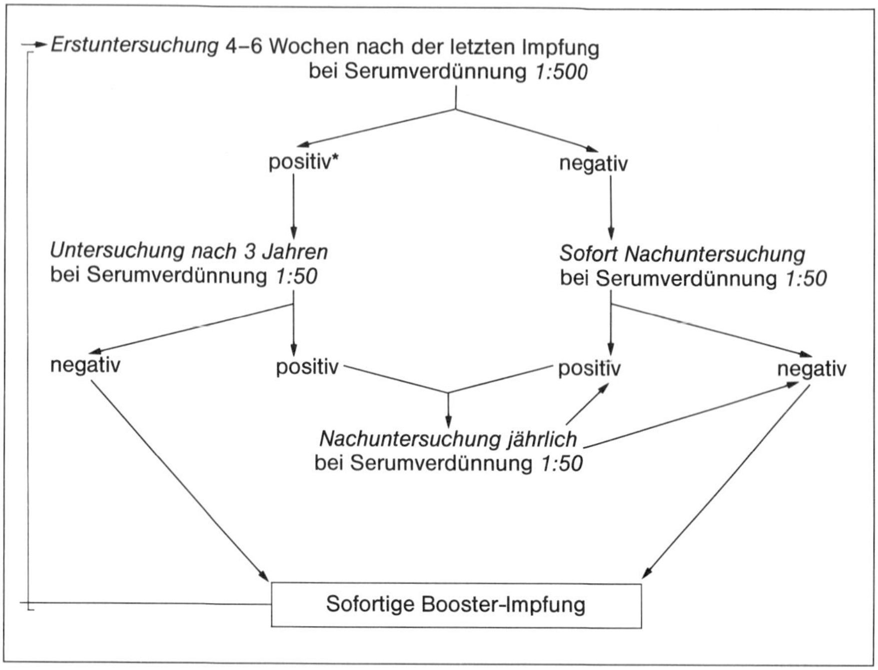

Abb. 7 Semiquantitative Anti-HB_s-Bestimmung nach Hepatitis B-Impfung zur Festlegung des Zeitpunkts der Booster-Impfung.

* Die Nachweisgrenze der meisten Tests liegt bei 1—3 IU/l.

als auch mit Hevac-B-Pasteur bei etwa 10.000 U/l. Die Bestimmung der Anti-HB_s-Konzentration 4—8 Wochen nach Abschluß der Impfung läßt einen Schluß auf die Dauer der Immunität zu. Regelmäßige quantitative oder semiquantitative Anti-HB_s-Bestimmungen geben einen Hinweis darauf, wann eine Booster-Impfung notwendig wird (bei Annäherung an die kritische Konzentration von 10 IU/l) (Abb. 7).

Die Untersuchung auf Anti-HB_s eignet sich, wie auch die Untersuchung auf Anti-HB_c, zur Feststellung der Durchseuchung und damit auch der Hepatitis B-Gefährdung einer Personengruppe.

Hinweise und Störungen

Aufgrund falsch positiver Testergebnisse empfiehlt sich die Bestätigung eines positiven Befundes durch Wiederholungsuntersuchung, durch Untersuchung weiterer Meßgrößen (Anti-HB_c, Anti-HB_e) und gegebenenfalls durch Neutralisation mit HB_sAg.

Hepatitis B-Core-Antigen (HB_cAg)

Indikation

Klassifizierung einer chronischen Hepatitis B.

Bestimmungsmethode

Immunhistologischer Nachweis /14/.

Untersuchungsmaterial

Gefrierschnitte von Lebergewebe.

Bewertung

Die Untersuchung auf HB_cAg im Leberbiopsiegewebe von Patienten mit chronischer Hepatitis B gibt Anhaltspunkte zur Klassifizierung und über die Entzündungsaktivität der Erkrankung (Abb. 5).

Gesunde HB_sAg-Träger sind HB_cAg-negativ. Beim immundefizienten HB_sAg-Träger (häufig Dialysepatienten) findet sich HB_cAg in einem hohen Prozentsatz in den Kernen der Hepatozyten. Eine fokale Verteilung des HB_cAg im Leberläppchen spricht für eine chronisch-aktive Hepatitis mit hoher Entzündungsaktivität.

Hinweise und Störungen

HB_cAg ist nicht frei im Serum nachweisbar, da es immer von dem im Überschuß gebildeten HB_sAg eingehüllt ist. Mit besonderen Verfahren kann HB_cAg aber auch im Serum nachgewiesen werden. Dieser Test hat jedoch bisher keine diagnostische Bedeutung erlangt.

Antikörper gegen HB_cAg (Anti-HB_c)

Indikation

Diagnose der akuten und chronischen Hepatitis B.
Untersuchung der Durchseuchung und damit der Hepatitis B-Gefährdung von Personengruppen.
Absicherung HB_sAg- und Anti-HB_s-positiver Befunde.

Bestimmungsmethoden

Radioimmunoassay /[15]/, Enzymimmunoassay.

Untersuchungsmaterial

Serum 1 ml

Bewertung

Anti-HB_c wird immer bereits in der Inkubationszeit, meist kurz nach dem Auftreten des HB_sAg, nachweisbar. Ein negativer Befund bei Erkrankungsbeginn schließt eine Hepatitis B aus. Anti-HB_c und auch Anti-HB_c-IgM können nach Verschwinden des HB_sAg und vor Auftreten von Anti-HB_s (»diagnostische Lücke«) die einzigen Hinweise auf das Bestehen einer frischen Hepatitis B sein. Ein signifikanter Titeranstieg in zwei aufeinanderfolgend abgenommenen Seren wird jedoch nur selten beobachtet. Auch aufgrund der meist jahrzehntelangen Persistenz des Antikörpers nach einer Infektion eignet sich die Untersuchung auf Anti-HB_c gut zur Untersuchung der Hepatitis B-Durchseuchung und damit indirekt zur Untersuchung der Hepatitis B-Gefährdung einer Personengruppe.

Im Vergleich zu den Patienten mit akuter Hepatitis B (RIA-Titer im Mittel 1:500 bis 1:1000 und sehr selten höher als 1:5000) werden bei gesunden HB_sAg-Trägern im Mittel 10fach höhere und bei Personen mit chronischer Hepatitis im Mittel 100fach höhere Anti-HB_c-Titer gefunden. Ein sehr hoher Anti-HB_c-Titer ist deshalb auch bei HB_sAg-negativen Personen ein Hinweis auf das Bestehen einer chronischen Hepatitis B-Infektion.

Hinweise und Störungen

Grenzwertig positive Ergebnisse (Inhibitionswerte zwischen 50 und 70% im RIA) können falsch positiv sein und werden gelegentlich auch bei Hepatitis A-Erkrankungen beobachtet.

Anti-HB_c der IgM Klasse (Anti-HB_c-IgM)

Indikation

Diagnose der akuten Hepatitis B-Infektion.
Verlaufsbeobachtung der chronischen Hepatitis B.

Bestimmungsmethoden

Anti-μ-Capture-Assay als Radioimmunoassay /[16]/ oder Enzymimmunoassay /[17]/.

Untersuchungsmaterial

Serum 0.5 ml

Bewertung

Anti-HB_c-IgM ist bei Erkrankungsbeginn der Hepatitis B fast immer hochtitrig (Serumendverdünnung im RIA-Test > 1:10.000) nachweisbar. Der höchste Titer wird meist in der 2. bis 3. Erkrankungswoche erreicht, und der Antikörper ist in fast allen Fällen für mehr als 2 Monate und in einem geringen Prozentsatz sogar für mehr als 1 Jahr vorhanden.

Bei den in der akuten Erkrankungsphase HB_sAg-negativen Hepatitis B-Infektionen (etwa 5% aller Hepatitis B-Erkrankungen) und bei der akuten Hepatitis B, die in ein chronisches Trägertum des HB_sAg übergeht (etwa 5 bis 10% aller Hepatitis B-Erkrankungen), ist der Nachweis von hochtitrigem Anti-HB_c-IgM das Mittel der Wahl zur differentialdiagnostischen Abklärung.

Bei der chronischen Hepatitis B korreliert das Vorhandensein und der Titer von Anti-HB_c-IgM (RIA-Titer im positiven Fall meist zwischen 1:100 und 1:1000) mit der Entzündungsaktivität der Erkrankung. Anti-HB_c-IgM eignet sich deshalb zur Verlaufsbeobachtung der chronischen Hepatitis B.

Hinweise und Störungen

Bei der Mehrzahl der beschriebenen Testsysteme wird eine Mitreaktion von hochtitrigem anti-HB_cIgG nicht genügend blockiert, sodaß vor allem bei chronischen Hepatitis B-Infektionen niedrigtitrige falsch-positive Ergebnisse auftreten können.

Hepatitis B_e-Antigen (HB_eAg)

Indikation

Prüfung des Serums auf Infektiosität.
Verlaufsbeobachtung der akuten und chronischen Hepatitis B.

Bestimmungsmethoden

Radioimmunoassay /[18]/, Enzymimmunoassay.

Untersuchungsmaterial

Serum 1 ml

Bewertung

HB_eAg stellt nach neueren Untersuchungen ein Abbauprodukt des HB_cAg dar. Sein Vorhandensein im Serum ist deshalb ein zuverlässiger Hinweis auf das Vorliegen einer kompletten Virusvermehrung und damit auf das Vorhandensein von infektiösen Viruspartikeln. Praktisch jedes HB_eAg-haltige Serum ist infektiös. Die Untersuchung auf HB_eAg dient somit vor allem zur Abschätzung des Risikos, das von einem chronischen HB_sAg-Träger für die Umwelt ausgeht.

Das Verschwinden des HB_eAg bei der akuten Hepatitis ist meist mit einem Abfall der Transaminasen und dem Beginn der Ausheilung verbunden. Bei der chronischen Hepatitis (HB_eAg wird vor allem bei immundefizienten HB_sAg-Trägern und bei chronisch-aktiven Hepatitiden gefunden) ist das Verschwinden des HB_eAg ebenfalls ein prognostisch günstiges Zeichen.

Antikörper gegen HB_eAg (Anti-HB_e)

Indikation

Prüfung des Serums auf Infektiosität.
Verlaufsbeurteilung der akuten und chronischen Hepatitis B.

Bestimmungsmethoden

Radioimmunoassay /[18]/, Enzymimmunoassay.

Untersuchungsmaterial

Serum 1 ml

Bewertung

Anti-HB_e-positive Seren sind meist (jedoch nicht immer!) nicht infektiös, auch wenn sie HB_sAg-positiv sind. Bei HB_sAg-positiven und HB_eAg-negativen Seren ist zur Abklärung der Infektiosität dem HBV-DNS-Nachweis der Vorzug zu geben. Bis zu einem Drittel der Anti-HB_e-positiven Seren ist HBV-DNS-positiv und muß deshalb als infektiös angesehen werden. Bei der Verlaufsbeobachtung der akuten und chronischen Hepatitis B hat der Nachweis des Auftretens von Anti-HB_e sogar noch eine größere Aussagekraft als das Verschwinden des HB_eAg (sh. HB_eAg).

Hinweise und Störungen

Die Untersuchung auf Anti-HB_e ist für Durchseuchungsstudien nicht geeignet, da Anti-HB_e wesentlich seltener gefunden wird als Anti-HB_c oder Anti-HB_s. Praktisch jedes Anti-HB_e-positive Serum ist auch Anti-HB_c-positiv!

DNS-Polymerase

Indikation

Prüfung des Serums auf Infektiosität.

Bestimmungsmethode

Enzymreaktion /[19]/

Prinzip: ^3H-Thymidin wird durch die Polymerase in den zweiten, nur teilweise zirkulären Strang des HBV-Genoms eingebaut. Das Auftreten von säurefällbarem ^3H-Thymidin ist ein Hinweis auf das Vorhandensein der Polymerase und damit auf infektiöse Viruspartikel.

Untersuchungsmaterial

Serum 5 bis 10 ml

Bewertung

Ein positives Ergebnis zeigt die Infektiosität des Serums an. Ein negatives Ergebnis ist wegen der geringen Empfindlichkeit der Methode wenig aussagekräftig.

Hinweise und Störungen

Wegen der geringen Empfindlichkeit und der aufwendigen und schwierigen Durchführung der Polymerasereaktion erfolgt die Untersuchung auf Infektiosität eines Serums meist mit dem wesentlich aussagekräftigeren und einfacher durchführbaren HB_eAg-Test und, bei negativem HB_eAg-Befund, mit dem HBV-DNS-Nachweis.

HBV-DNS-Nachweis

Indikation

Prüfung des Serums auf Infektiosität.

Bestimmungsmethode

Hybridisierung der auf einen Filter gebundenen HBV-DNS des Serums (Spot-Test) mit ^{32}P markierter HBV-DNS und anschließender Autoradiographie /[20]/.

Bewertung

Der Nachweis von HBV-DNS im Serum gilt als empfindlicherer und zuverlässigerer Marker für die Infektiosität des Serums als der HB_eAg-Nachweis. Bis zu einem Drittel der HB_sAg-positiven aber HB_eAg-negativen Seren (mit und ohne Anti-HB_e) ist positiv.

Hinweise und Störungen

Da die derzeit verfügbaren Tests mit ^{32}P arbeiten und deshalb nur von Speziallaboratorien durchgeführt werden können, empfiehlt sich die aufwendige Untersuchung vor allem bei HB_sAg-positivem und HB_eAg-negativem Befund.

Delta-Hepatitis

Einleitung

Das Delta-Hepatitis-Virus (HDV) ist ein Partikel von 35 nm Durchmesser, dessen Kern das Delta-Antigen und eine Einzelstrang RNS enthält. Die Hülle besteht, wie beim HBV, aus HB_sAg. Das Virus ist das einzige defekte Virus der Humanvirologie. Zu seiner Vermehrung benötigt es die Helferfunktion (HB_sAg-Bildung) des Hepatitis B-Virus, wobei die HBV-Vermehrung gehemmt wird. Eine Delta-Hepatitisinfektion ist also nur als Koinfektion (gleichzeitige HDV- und HBV-Infektion) oder als Superinfektion (HDV-Infektion eines gesunden oder kranken HB_sAg-Trägers) möglich. Weil bei der HDV-Infektion immer auch die serologischen Marker der Hepatitis B gefunden werden, wird eine Delta-Hepatitis häufig übersehen.

Da das HDV im Gegensatz zum HBV direkt zytopathogen ist, kann eine Delta-Ko- oder Superinfektion zu einer fulminanten Hepatitis führen. Bei Persistenz des HB_sAg entwickelt sich meist eine chronische Delta-Hepatitis mit schlechter Prognose. Die Delta- Hepatitis ist im Mittelmeerraum und im Nahen Osten endemisch. Sie wird weltweit bei Risikogruppen (Fixer, Hämophile) registriert. In der Bundesrepublik ist sie sehr selten. Eine serologische Untersuchung scheint hier bei der akuten Hepatitis B-Infektion von Gastarbeitern, Dialysepatienten und obigen Risikopersonen, sowie bei der fulminanten Hepatitis und einer atypisch verlaufenden chronischen Hepatitis (Progredienz bei Anti-HB_e positivem Befund) indiziert.

Abb. 8 zeigt den typischen serologischen Verlauf der Koinfektion von HDV und HBV. Bei selbstlimitierter Hepatitis B, und damit auch bei benignem Verlauf der Delta-Hepatitis, wird Delta-Ag nur kurz gebildet, und Anti-Delta erreicht danach nur niedrige Titer. Die Bildung von Anti-Delta IgG kann ganz unterbleiben, sodaß die Koinfektion nur anhand einer kurzfristigen Anti-Delta-IgM-Produktion gezeigt werden kann. Abb. 9 stellt den typischen serologischen Verlauf der Superinfektion dar. Anti-Delta IgG erreicht im Verlauf der meist folgenden chronischen Delta-Hepatitis hohe Titer. Delta-

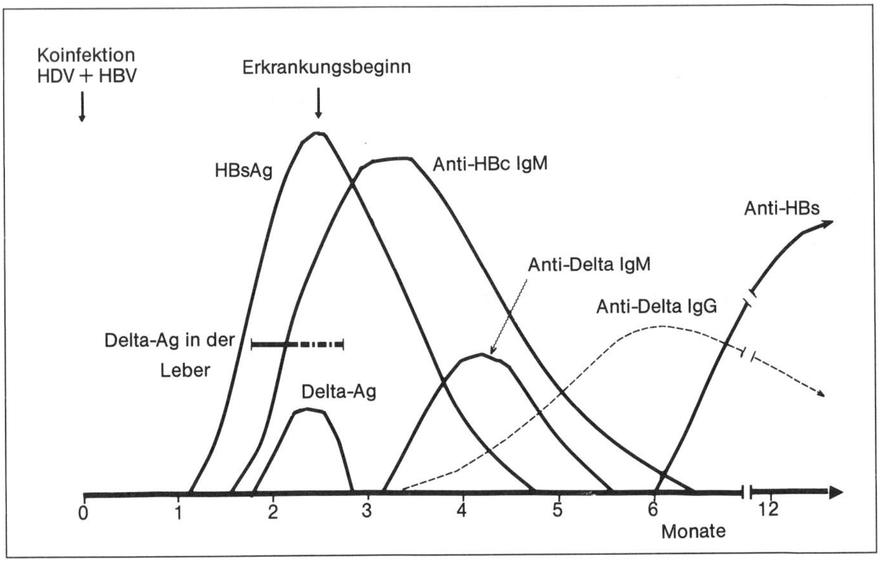

 Abb. 8 Serologische Marker bei der Koinfektion von HBV und HDV.

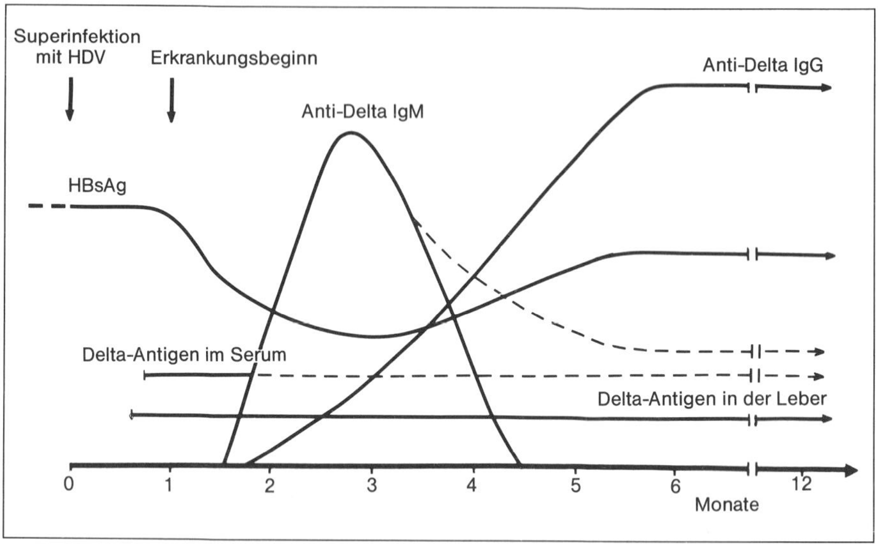

Abb. 9 Serologische Marker bei der Superinfektion einer HB_sAg-positiven Person mit HDV.

Antigen kann über eine längere Zeit im Serum nachweisbar sein. Die kompetitive Hemmung der HBV-Vermehrung kann zu einer vorübergehenden oder persistierenden Abnahme der HB_sAg- und HBV-DNS-Konzentration, zu einem Verschwinden der DNS-Polymeraseaktivität und zu einer Konversion von HB_eAg zu Anti-HB_e führen.

Delta-Antigen

Indikation

Diagnose der akuten oder chronischen Delta-Hepatitis.

Bestimmungsmethoden

Radioimmunoassay oder Enzymimmunoassay im Serum /[21]/.
Direkter Immunfluoreszenz-Test im Lebergewebe /[22]/.

Untersuchungsmaterial

Serum 1 ml
Lebergefrierschnitte zur Immunhistologie

Bewertung

Bei der selbstlimitierten Koinfektion ist Delta-Antigen in seltenen Fällen und nur bei Erkrankungsbeginn im Serum nachweisbar. Ein negativer Befund schließt eine Delta-Hepatitis keinesfalls aus. Die Diagnose der Delta-Hepatitis wird deshalb in der Regel durch den Antikörpernachweis gestellt. Bei der chronischen Delta-Hepatitis wird Delta-Antigen regelmäßig in den Kernen der Hepatozyten gefunden und kann auch (intermittierend) in geringer Konzentration im Serum vorhanden sein.

Hinweise und Störungen

Der Test hat eine geringe diagnostische Wertigkeit und wird nur von wenigen Forschungslaboratorien durchgeführt.

Anti-Delta

Indikation

Diagnose der akuten und chronischen Delta-Hepatitis.

Bestimmungsmethoden

Radioimmunoassay oder Enzymimmunoassay /[21]/.

Untersuchungsmaterial

Serum 1 ml

Bewertung

Der Test weist sowohl Antikörper der IgM- als auch der IgG-Klasse nach. Anti-Delta ist meist, jedoch nicht in jedem Fall, bei Erkrankungsbeginn vorhanden. Ein sicherer Ausschluß der Delta-Hepatitis ist deshalb nur durch Untersuchung einer Serumprobe, die mehr als 2 Wochen nach Erkrankungsbeginn gewonnen wurde, möglich. Nach einer Superinfektion und vor allem bei einer chronischen Delta-Hepatitis werden hohe Antikörpertiter gemessen. Bei der geringen Durchseuchung in der Bundesrepublik spricht jedes positive Ergebnis bei einem Patienten mit akuter Hepatitis für eine frische Delta-Hepatitis.

Anti-Delta IgM

Indikation

Diagnose der akuten Delta-Hepatitis.

Bestimmungsmethoden

Anti-μ-Capture-Assay als Radioimmuno- oder Enzymimmunoassay /[23]/.

Untersuchungsmaterial

Serum 1 ml

Bewertung

Kurzfristig und in niedrigen Titern vorhandenes Anti-Delta IgM kann der einzige Hinweis auf eine selbstlimitierte Koinfektion sein. Wegen der geringeren Empfindlichkeit des kompetitiven Anti-Delta Tests, kann dieser dabei negativ sein. Da die selbstlimitierte Koinfektion den normalen Verlauf der Hepatitis B nimmt, ist die Diagnose von geringem klinischen Interesse. Deshalb wird in der diagnostischen Praxis auf den Nachweis von Anti-Delta IgM meist verzichtet.

Nicht-A-nicht-B-Hepatitis

Es werden derzeit aufgrund epidemiologischer Beobachtungen und aufgrund von Schimpansenversuchen mindestens 2 parenteral übertragene Formen und eine fäkal-oral übertragene Form der Nicht-A-nicht-B Hepatitis unterschieden. Bei keiner dieser Erkrankungen ist der Erreger mit Sicherheit identifiziert oder ein routinemäßig einsetzbares Testsystem verfügbar. Die Diagnose kann deshalb derzeit nur durch Ausschluß anderer Ursachen einer Leberschädigung erfolgen und ist in der Regel eine Vermutungsdiagnose.

Differentialdiagnose der Nicht-A-nicht-B-Hepatitis

Virale Infektionen
- Hepatitis A
- Hepatitis B
- Epstein-Barr-Virus-Infektion
- Cytomegalievirus-Infektion

Bakterielle Infektionen
- Syphilis
- Leptospirose

Toxische Hepatitis
- Medikamente
- Halothan-Narkose
- Pilzvergiftung

Stoffwechselstörungen
- M. Wilson
- Fettleber

Anderes
- Lebermetastasen
- Cholezystitis
- Ischämische Hepatitis (Kreislaufkollaps, Herzinfarkt)
- Akutes Budd-Chiari-Syndrom

Die wichtigste Differentialdiagnose der Nicht-A-nicht-B-Hepatitis ist die medikamentös-toxische Hepatitis. Daher sollten bei einer Hepatitis unklarer Genese jede nicht lebensnotwendige Medikationen abgesetzt werden.

Literatur

1. *Frösner, G. G., F. Deinhardt, M. Roggendorf, R. Scheid, B. Bayerl:* Die Labordiagnose der Hepatitis A-Infektion. In: *Spiess, H.,* Virusdiagnostik für Klinik und Praxis. Med. Verlagsges., Marburg (1980).
2. *Purcell, R. J., D. C. Wong, Y. Moritsugu, J. L. Dienstag, J. A. Routenberg, J. D. Boggs:* J. Immunol. *116:* 349 (1976). A microtiter solid-phase radioimmunoassay for hepatitis A antigen and antibody.
3. *Mathiesen, L. R., J. Drucker, D. Lorenz, J. A. Wagner, R. J. Gerety, R. H. Purcell:* J. Infect. Dis. *138:* 369 (1978). Localization of hepatitis A antigen in marmoset organs during acute infection with hepatitis A virus.
4. *Frösner, G. G., L. R. Overby, B. Flehmig, H.-J. Gerth, H. Haas, R. H. Decker, C.-M. Ling, A. J. Zuckerman, H.-R. Frösner:* J. Med. Virol. *1:* 163 (1977). Seroepidemiological investigation of patients and family contacts in an epidemic of hepatitis A.
5. *Mathiesen, L. R., S. M. Feinstone, D. C. Wong, P. Skinhoj, R. H. Purcell:* J. Clin. Microbiol. *7:* 184 (1978). Enzyme-linked immunosorbent assay for detection of hepatitis A antigen in stool and antibody to hepatitis A antigen in sera: Comparison with solid-phase radioimmunoassay, immune electron microscopy, and immune adherence hemagglutination assay.
6. *Roggendorf M., G. G. Frösner, F. Deinhardt, R. Scheid:* J. Med. Virol. *5:* 47 (1980). Comparison of solid phase test systems for demonstrating against hepatitis A (anti HAV) of the IgM class.
7. *Duermeyer, W., J. van der Veen:* Lancet *II:* 684 (1978). Specific detection of IgM-antibodies by Elisa, applied in hepatitis A.

8. *Frösner, G. G., F. Deinhardt, R. Scheid, V. Gauss-Müller, N. Holmes, V. Messelberger, G. Siegl, J. J. Alexander:* Infection *7:* 303 (1979). Propagation of human hepatitis A virus in a hepatoma cell line.
9. *Gudat, F., L. Bianchi, G. A. Stalder, M. Schmid:* Schweiz. Med. Wschr. *106:* 812 (1976). Klassifizierung und Infektiosität der chronischen Hepatitis B, definiert durch Dane-Partikel im Blut und Viruskomponenten in der Leber.
10. *Frösner, G. G.:* Bayer. Internist *4:* 12 (1982). Immunhistologische und serologische Parameter bei der chronischen Hepatitis.
11. *Frösner, G. G., H. Schomerus, K. H. Wiedmann, R. Zachoval, B. Bayerl, U. Bäcker, G. A. Gathof, U. Sugg:* Europ. J. Clin. Microbiol. 1 (1982). Diagnostic significance of quantitative HB_sAg determination in acute und chronic hepatitis B infection.
12. *Gerlich, W., B. Stamm, R. Thomssen:* J. Biol. Standard. *4:* 189 (1976). Quantitative standardization in the detection of hepatitis B surface antigen. Results of a collaborative study involving 74 laboratories.
13. *Schober, A., R. Thomssen:* Internist *14:* 546 (1973). Natur und Nachweis des Hepatitis B (Australia)-Antigens und seines Antikörpers.
14. *Ray, M. B.:* Hepatitis B virus antigens in tissues. Lancaster (1979).
15. *Frösner, G. G., H. Bannaski, M. Brodersen, R. Scheid, J. Abb, M. Weiß, F. Deinhardt:* Medizintechnik *98:* 130 (1978). Die Bedeutung von Anti-HB_c für die Diagnose der akuten und chronischen Hepatitis B-Infektion.
16. *Gerlich, W., W. Lüer, R. Thomssen* and the Study Group for Viral Hepatitis of the Deutsche Forschungsgemeinschaft: J. Infect. Dis. *142:* 95 (1980). Diagnosis of acute and inapparent hepatitis B virus infections by measurement of IgM antibody to hepatitis B core antigen.
17. *Tedder, R. S., R. Wilson-Croome:* J. Hyg. Lond. *86:* 163 (1981). IgM antibody response to the hepatitis B core antigen in acute and chronic hepatitis B.
18. *Frösner, G. G., M. Brodersen, G. Papaevangelou, U. Sugg, H. Haas, I. K. Mushahwar, Ch.-M. Ling, L. R. Overby, F. Deinhardt:* J. Med. Virol. *3:* 67 (1978). Detection of HB_eAg and Anti-HB_e in acute hepatitis B by a sensitive radioimmunoassay.
19. *Kaplan, P. M., R. L. Greenman, J. L. Gerin. R. H. Purcell, W. S. Robinson:* J. Virol. *12:* 995 (1973). DNA-polymerase associated with human hepatitis B antigen.
20. *Scotto, J., M. Hadchouel, C. Henry, J. Yvart, P. Tiollais, C. Brechot:* Hepatology *3:* 279 (1983). Detection of hepatitis B virus DNA in serum by a single spot hybridization technique: Comparison with results for other viral markers.
21. *Rizzetto, M., J. K. Shih, D. J. Gocke, R. H. Purcell, G. Verme, J. L. Gerin:* Lancet *II:* 986 (1979). Incidence and significance of antibodies to delta antigen in hepatitis B virus infection.
22. *Stöcklin, E., F. Gudat, G. Krey, K. Dürmüller, M. Gasser, M. Schmid, G. Stalder, L. Bianchi:* Hepatology *3:* 238 (1981). δ-Antigen in hepatitis B: Immunohistology of frozen and paraffin-embedded liver biopsies and relation to HBV infection.
23. *Smedile, A., C. Lavarini, O. Crivelli, G. Raimondo, M. Fassone, M. Rizzetto:* J. Med. Virol. *9:* 131 (1982). Radioimmunoassay detection of IgM antibodies to the HBV-associated delta antigen: Clinical significance in delta-infection.

Humanpathogene Retroviren HIV-Infektionen

Einleitung

Onkogene Retroviren sind bei Tieren bereits seit 1910 bekannt. Typisches Merkmal dieser Virusgruppe ist die reverse Transkriptase (RT), ein Enzym, das RNS-Viren befähigt, ihr Genom in die DNS der infizierten Zelle einzubauen. Diese DNS-Kopie ist als »Provirus-Genom« in das der Wirtszelle integriert, von der dann erneut virale RNS-Stränge kopiert werden können.

HTLV-I

Unter den humanpathogenen Retroviren wurde als erstes das Human T-Lymphotropic Retrovirus I (HTLV-I) in kausalen Zusammenhang mit der Erwachsenen-T-Zell-Leukämie (Adult T-Cell Leukemia Lymphoma = ATLL) gebracht (Tab. 1). Die ATLL stellt eine Sonderform der T-Zell-Malignome mit spezieller klinischer Symptomatik (Lymphknotenvergrößerung, leukämisches Blutbild mit pleomorphen Lymphoidzellen, Hyperkalzämie) und geographischen Verteilung dar (Südwest-Japan, Karibik, Süden der USA). In Endemiegebieten Japans (Kyushu) erreicht die HTLV-I-Seropositivitätsrate bei Blutspendern 8%, doch entwickeln nur ca. 0.5‰ der Seropositiven eine ATLL. Obwohl bisher noch keine transfusionsbedingten HTLV-I-Infektionen mit späterer ATLL beobachtet wurden, wird ein HTLV-I-Antikörper Screening (EIA) im Blutspendewesen Japans und der USA diskutiert /[1]/.

Wie das HIV-1 (LAV-I, HTLV-III) ist auch das HTLV-I neurotrop, wie die enge Korrelation zur tropisch-spastischen Paraparese (TSPP) zeigt. HTLV-I-Antikörper sind bei Familienangehörigen von ATLL-Patienten häufig (42%), der Virusnachweis meist positiv.

HTLV-I wird in Endemiegebieten vor allem von der Mutter auf das Kind übertragen (Plazenta, Muttermilch), sowie durch sexuelle Kontakte. Untersuchungen an deutschen Blutspendern ergaben keinen Hinweis auf das Vorkommen von HTLV-I.

Tab. 1 Humanpathogene Retroviren

Retrovirus	Typ	Erkrankung	Vorkommen	Entdeckung	Arbeitsgruppe
HTLV-I	Onko-RNA-Virus	Erwachsenen-T-Zell-Leukämie (ATLL) Tropisch-spastische Paraparese (TSPP)	USA, Karibik, Südwest-Japan	1978 1980	Gallo Hinuma
HTLV-II	Onko-RNA-Virus	Haarzellen-Leukämie (HCL)?	USA (sporadisch)	1982	Gallo
HIV-1 LAV-I HTLV-III	Lenti-Virus	AIDS	Zentral-Afrika Karibik, USA, West-Europa	1983 1984	Montagnier Gallo
HIV-2* LAV-II HTLV-IV	Lenti-Virus	AIDS (schwächer zytopathogene Variante, rel. langsamer klinischer Verlauf)	West-Afrika	1985 1986	Essex, Kanki Montagnier

* Serologisch nicht von STLV-III (Affen-AIDS bei Pavianen, Makaken) unterscheidbar

HTLV-II

Als zweites humanpathogenes Retrovirus wurde HTLV-II 1982 bei einem Patienten mit einer T-Zell-Variante der Haarzellen-Leukämie (hairy cell leukemia = HCL) isoliert. Bisher wurde lediglich in einem weiteren Fall ein ursächlicher Zusammenhang dieser Art durch ein zweites HTLV-II-Isolat in den USA vermutet. Auf der 2. Internationalen Konferenz über HCL im September 1986 wurde deutlich, daß HTLV-II nicht als übliches ätiologisches Agens für die Entwicklung einer T-HCL angesehen werden kann /[2]/.

HIV-1 (LAV-I/HTLV-III)

In den letzten Jahrzehnten hat kaum eine andere Infektionskrankheit so sehr die medizinische Wissenschaft und Medien beschäftigt wie das erworbene Immundefekt-Syndrom AIDS (acquired immune deficiency syndrome). Die Zahl der wissenschaftlichen Publikationen zur Epidemiologie, Pathogenese, Virusmorphologie usw. ist dabei, unübersehbar zu werden. Es gibt in unserer Kulturgeschichte keinen Krankheitserreger, über den in nur 5 Jahren so viele wissenschaftliche Erkenntnisse gesammelt wurden /[3]/.

Für den Erreger des AIDS hat ein Unterkommittee des International Committee on the Taxonomy of Viruses (ICTV) die inzwischen weitgehend akzeptierte Bezeichnung Human Immunodeficiency Virus (HIV), früher LAV-I oder HTLV-III, festgelegt /[4]/.

Da eine HIV-Infektion nach einer zumeist langen Inkubationszeit zur Lyse der infizierten Zielzellen, vorwiegend der Untergruppe der CD4-positiven T-Lymphozyten (Helfer-Zellen) führt, wurde HIV in die Retrovirusgruppe der Lentiviren (slow virus-Infektionen) eingereiht.

HIV-2 (LAV-II)

In Westafrika existiert offenbar seit über 10 Jahren eine Variante des HIV-1, die gleichfalls zu AIDS führen kann. Sie wurde von einer französischen Arbeitsgruppe mit LAV-II bezeichnet und scheint sich langsam über Frankreich und den Mittelmeerraum in Risikogruppen Westeuropas auszubreiten. Eine amerikanische Arbeitsgruppe isolierte in Westafrika das HTLV-IV, das ähnlich wie das HIV-2 aufgebaut ist /[5]/. Bisher ist aber noch kein Fall bekannt, bei dem dieses Virus zu einer klinischen Erkrankung geführt hat.

Da 1987 erstmals kasuistisch über AIDS-Fälle in Nigeria berichtet wurde, die weder HIV-1- noch HIV-2-Infektionen aufwiesen, ist die Existenz weiterer humanpathogener Immundefizienzviren wahrscheinlich.

HIV-1-Virusstruktur

Die Genomsequenz und verschiedene Virusstruktur-, und Regulator-Proteine des HIV-1, das sich neben Blutlymphozyten und Makrophagen auch aus zahlreichen anderen Geweben und Körperflüssigkeiten (Plasma, Liquor, Ejakulat, Zervikalsekret, Speichel, Tränen, Muttermilch) isolieren ließ, sind bekannt /[6–8]/.

Die Feinstruktur des HIV-Genoms, in Abb. 1 dargestellt, besteht aus dem

— gag-Gen; steuert die Hauptstruktur-Proteine, group specific antigen (p15, p17, p24).

— pol; steuert das Replikationsenzym, die RNS-abhängige DNS-Polymerase (= reverse Transkriptase).

— prot; eine Protease, dient der Spaltung des Vorläuferpeptids p55 (= Präcursor) in p15, p17 und p24.

— endo; eine virusspezifische DNS-Endonuklease (-Integrase), ist verantwortlich für den Einbau des DNS-Provirus in den Zellkern.
— env (envelope); kodiert die viralen Hüllglykoproteine gp160 und gp120 sowie die Transmembran-Komponente gp41.
— tat; ist der trans-aktivierende Transkriptionsaktivator mit den Regulatorgenen E I und E II.
— Die Abschnitte 3'orf (open reading frame = offener Leserahmen) und sor (short open reading frame) kommen nur bei zytopathischen Viren vor, ihr Genprodukt ist noch unbekannt.
— ltr (long terminal repeats) 3' und 5' stellen virusspezifische Regulatorgene, sog. Steuersequenzen dar.

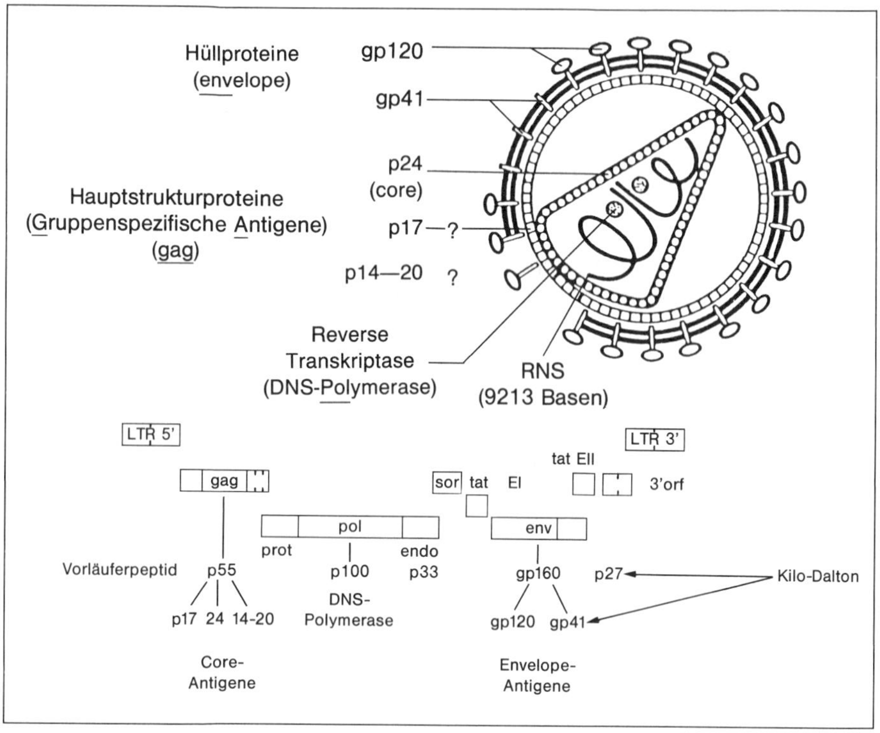

Abb. 1 Strukturproteine und Genom des HIV-1 /[6, 9, 10]/.

Infektionsmodus und Pathogenese

Es konnte gezeigt werden, daß für die HIV-1-Infektion von Lymphozyten das CD4-Oberflächenantigen (»T4-Rezeptor«) von essentieller Bedeutung ist. Die auf der Virusoberfläche locker assoziierten gp120-Glykoproteine besitzen offenbar die komplementäre Struktur, die in direkte Wechselwirkung mit dem CD4-Rezeptor treten und eine spezifische Virusabsorption ermöglichen.

Das Virushüllprotein gp120 wird während des *budding* (Ausstülpung) des HIV an der Oberfläche virusproduzierender Zellen exprimiert. Die Konzentration der Virusbausteine in der Zelle steuert dabei den Prozeß der Selbstaggregation der Untereinheiten, wobei die Virus-Innenkomponenten (core) mit den Glykoproteinen der Virushülle (env) gp41 und gp120 assoziieren. Während des Reifungsprozesses dissoziiert das Hüllprotein gp120 spontan ab, gelangt auf die Oberfläche von infizierten und nicht-infizierten Zellen. Es wird dort absorbiert und kann von spezifischen Antikörpern funktionell erfaßt werden /[10, 11]/.

Der eigentliche Replikationsmechanismus der HIV-Infektion ist noch nicht vollständig geklärt. *Gallo* nimmt an, daß ein CD4-positiver HIV-infizierter Lymphozyt zunächst vital und funktionstüchtig bleibt, bis ihn ein weiterer immunologischer Stimulus veranlaßt, HIV-Proteine zu produzieren.

Nach *Haseltine* sind die beiden kritischen Schritte bei der Zerstörung der T4-Zellen die Anlagerung der env-Proteine (gp120) an die Zelloberfläche mit anschließender Fusion der infizierten Zellen. Da normalerweise nur einer von 10.000 bis 100.000 Lymphozyten infiziert ist und env-Proteine produziert, müssen es die im großen Überschuß gebildeten env-Proteine sein, die ins Plasma abgegeben werden und die T4-Rezeptoren der anderen Helferzellen besetzen und so deren Funktion beeinträchtigen, ohne daß sie selbst notwendigerweise vom HIV infiziert werden.

Helferzellen, deren T4-Rezeptoren mit gp120-Proteinen blockiert sind, gegen die sich nun ihrerseits gp120-Antikörper richten, neigen zur Autofusion, d. h. zur Ausbildung mehrkerniger Riesenzellen (= Synzytienbildung). Dies bedeutet, daß bei ausreichender Dichte der T4-Rezeptoren an der Zelloberfläche und der Expression einer ausreichend großen Menge von Hüllproteinen durch sehr wenige infizierte Lymphozyten ein derartiger *Autofusions-Prozeß* mit nur temporär kompensierbarer Zerstörung des Helferzell-Pools eingeleitet wird. Allerdings wird eine direkte HIV-Übertragung über solche Zell-Zell-Kontakte diskutiert. Ausdruck einer Aktivierung des lymphatischen Systems ist das Lymphadenopathie-Syndrom mit Hypertrophie und späterer Atrophie der Lymphknoten sowie ggf. eine Splenomegalie.

Neben einer direkten zytoziden Wirkung des HIV auf seine Wirtszelle und dem Abfangen protektiver, neutralisierender Antikörper kommen als weitere Pathomechanismen Antigen-Antikörperkomplexe in Betracht, die immunsuppressiv wirken können. Zum anderen könnte die o. g. Bindung von freiem gp120 an CD4-positive, nichtinfizierte Zellen zur Änderung von deren »antigen-make up« führen, so von der Immunabwehr erkannt werden und es zur Eliminierung nichtinfizierter, aber funktionell bedeutsamer Zellen wie T-Helfer-Lymphozyten und Makrophagen kommen. Ein zweiter, die T4-Zell-Depletion beschleunigender Prozeß könnte in einer vorzeitigen überstürzten Differenzierung von T4-Zellen liegen /[3]/.

Offenbar kommt es beim Übergang vom klinisch symptomfreien, HIV-Antikörper-positiven Status zum AIDS zu einer verstärkten Expression viraler Gene. Die Synthese der Strukturproteine scheint nach DNS-Transkription durch die Expression der Gene tat-III (Transaktivierendes-Transkriptions-Gen) und art (Anti-Repressions-Trans-Aktivator-Gen) zustande zu kommen.

Eine latente HIV-Infektion ist durch eine fehlende Funktion des tat-III und/oder art gekennzeichnet, eine klinisch apparente Infektion dagegen durch eine Aktivierung dieser beiden Gene mit Expression von HIV-Core-Antigen (HIV-cAg), niedrigen oder fehlenden Antikörpern gegen Core-Proteine (HIV-cAb) sowie tat-III und niedrige Konzentrationen von Antikörpern, die die CD4-abhängige Zellfusion durch HIV-Glykoproteine inhibieren (CFI-Ab).

Umgekehrt ist die latente Infektion durch das Fehlen von HIV-cAg und relativ hohe Konzentrationen von HIV-cAb und CFI-Ab gekennzeichnet. Experimentelle Daten stützen diese Interpretation, da sich in HIV-infizierten T-Zell-Linien nach einer langen Latenzperiode ein »Umschalten« auf aktive Virusreplikation durch Behandlung mit 5-Jod-2'Desoxyuridin induzieren ließ. In ähnlicher Weise könnte auch *in vivo* der Übergang von einem latenten in einen aktiven Zustand der HIV-Infektion erfolgen /[12, 13]/.

Als Kofaktoren für eine AIDS-Manifestation wird eine Belastung des Immunsystems mit Infektionen, z. B. lymphotropen Herpesviren (CMV, EBV, HSV, VZV), dem Hepatitis B-Virus, Syphilis, Gonorrhoe u. a. angenommen. Weiterhin werden Belastungen mit fremden Gewebsantigenen angenommen, z. B. bei multiplen Transfusionen mit Blutprodukten, durch Sperma (»Semen-Transplantation«), Drogen- und Alkoholabusus, häufige UV-Licht-Behandlung, Mangelernährung, Sekundärinfektionen und eine genetische Prädisposition, gekoppelt an HLA (B35, DR5) /[14-16]/.

Klinik

Es gilt als gesichert, daß es keine AIDS-Erkrankung ohne HIV-Infektion gibt. Nach parenteraler Inokulation einer individuell unterschiedlichen, kritischen Mindestmenge von HIV durch Blut oder intensiven Schleimhautkontakt mit infizierten Körpersekreten kommt es zu einer latenten oder aktiven, persistierenden Infektion, jeweils mit potentieller Infektionsgefahr.

Eine HIV-Infektion kann klinisch und serologisch zunächst inapparent verlaufen oder über zwei bis drei Wochen unter den Symptomen einer akuten Virusinfektion in Form einer Grippe oder eines mononukleoseartigen Bildes (Fieber, Pharyngitis, Durchfälle, Petechien, Hepatosplenomegalie, u. U. akute Enzephalopathie) mit Serokonversion nach durchschnittlich 6 bis 12 Wochen (Abb. 2).

Nach einem klinisch symptomarmen Zwischenstadium von Monaten bis zu mehreren Jahren kann sich dann ein Lymphadenopathie-Syndrom (LAS) mit variablen Prodromalsymptomen (Fieber, Durchfälle, Gewichtsverlust, Müdigkeit, Nachtschweiß), ein AIDS-related complex (ARC), oder unmittelbar ein AIDS mit typischen opportunistischen Infektionen, Tumoren, wie dem Kaposi-Sarkom oder B-Zell-Lymphomen entwickeln (Tab. 2).

Die überwiegende Mehrzahl der Patienten mit AIDS weist opportunistische Infektionen (OI) oder typische Malignome auf (69.0%), ein Kaposi-Sarkom (KS) ohne OI haben insgesamt 17.1%, und 13.9% sowohl KS als auch OI. Als Variante von AIDS wurde in Afrika die Slim-disease beschrieben, die durch eine extreme Kachexie und Durchfälle charakterisiert ist /[7, 11]/.

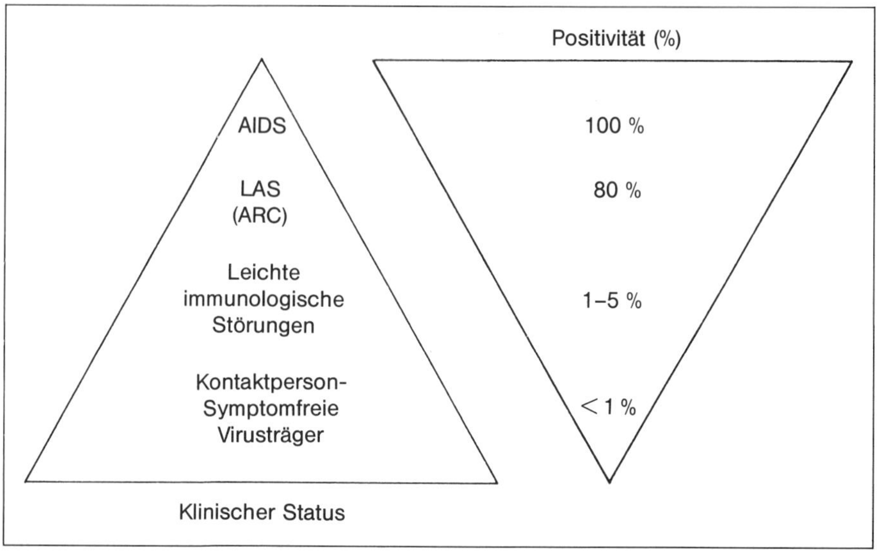

Abb. 2 Darstellung der Korrelation von HIV-Antikörper-Positivität und klinischem Status. Manifestationsfördernde Faktoren für das Vollbild des AIDS sind Zeit (Lenti-Virus), Größe des Virus-Inokulums, Immunitätslage zum Infektionszeitpunkt, Belastung mit fremden HLA-Antigenen, Sekundärinfektionen, sowie eine an HLA (B35, DR5) gekoppelte genetische Prädisposition.

Infolge eines ausgeprägten Neurotropismus kann das HIV zu einer Affektion des zentralen und peripheren Nervensystems führen und — auch ohne die für LAS/AIDS charakteristischen Immundefekte — Enzephalopathien auslösen. Eine virale Replikation und Produktion HIV-spezifischer Antikörper im ZNS ist gesichert.

Über 75% der AIDS-Patienten weisen neurologische Symptome auf, die nur z. T. durch Sekundärinfektionen wie Toxoplasmose, Zytomegalie oder intrakranielle Tumore (Lymphome) erklärbar sind /[18]/. In der Hälfte der autopsierten AIDS-Fälle fand sich ein Toxoplasmosebefall des ZNS. Da dieser Befall serologisch nicht nachweisbar ist, müssen zur rechtzeitigen Diagnostik bildgebende Verfahren herangezogen werden.

Über spezielle Probleme des AIDS bei Kindern einschließlich einer erweiterten CDC-Definition geben Übersichtsarbeiten Auskunft /[7, 8, 19, 20]/.

Tab. 2 Klassifikations-Schema für HIV-Infektionen /[19, 48]/

Gruppe I = akute Infektion
(bei gesicherter HIV-Serokonversion oder Virusisolation)*
Gruppe II = asymptomatische Infektion**
Gruppe III = persistierende generalisierte Lymphadenopathie**
Gruppe IV = sonstige Erkrankungen

Untergruppe

A = Allgemeinsymptome (ein oder mehrere)
Fieber > 1 Monat
Gewichtsverlust > 10%, Diarrhoe > 1 Monat bei Ausschluß sonstiger Erkrankungen

B = neurologische Erkrankung: Demenz, Myelopathie, periphere Neuropathie

C = Sekundärinfektionen, Erkrankung an
C1. einem von 12 spezifischen Infekten gemäß CDC-Definition, zum Beispiel Pneumocystis-carinii-Pneumonie, chronische Kryptosporidiose, Toxoplasmose, Candidiasis, Cryptococcose, Histoplasmose, CMV- und chronische mukokutane oder disseminierte HSV-Infektionen, Mycobacterium-avium- oder kansasii-Infekte, progressiv-multifokale Leukenzephalopathie
C2. einer von 6 weiteren spezifischen Sekundärinfektionen: »haarige« Leukoplakie, multidermatomaler Herpes zoster, rekurrente Salmonellen-Bakterämie, Nokardiose, Tuberkulose oder orale Candidiasis

D = Sekundärmalignome (Kaposi-Sarkom, Non-Hodgkin-Lymphom, primäre zerebrale Lymphome)

E = sonstige Erkrankungen infolge Störung der zellvermittelten Immunität (zum Beispiel interstitielle Pneumonie) oder im Kausalzusammenhang mit einer HIV-Infektion

* Nach Abklingen der akuten Symptome werden alle Patienten der Gruppe I einer der folgenden Gruppen zugeordnet

** Patienten in Gruppe II und III können aufgrund immunologischer Laboratoriumsparameter subklassifiziert werden

Serologisches Markerprofil

Die für Lentiviren charakteristische, lange Latenzperiode zwischen initialer HIV-Infektion und dem Auftreten von Krankheitssymptomen variiert stark. Typischerweise bilden Infizierte eine humorale Immunantwort gegen HIV-1 aus mit Antikörpern gegen die env-Komponenten gp120 und gp41, die pol-Proteine p66, p51 und p31, den gag-Präkursor pr55 und seine Komponenten p15, p17 (p18) und p24 /[21–23]/.

Wahrscheinlich haben die meisten Infizierten zirkulierendes Virusantigen (HIV-core Antigen = HIV-cAg) im Serum, bevor Antikörper nachweisbar werden (Abb. 3) und sind bereits vor Serokonversion infektiös. Der Antigennachweis hängt vom Zeitpunkt der Untersuchung und der Stärke der Virusexpression ab, und ist in der Regel nur 2—4 Wochen vor dem Antikörpernachweis positiv. Verschwindet das HIV-Antigen nach Serokonversion aus dem Serum, scheint es sich um eine latente Infektion zu handeln, die Infektiosität des Patienten wird niedrig eingeschätzt. HIV-Antigenpersistenz oder erneutes Auftreten nach temporär negativer Antigenämie korreliert mit einer Aktivierung der Erkrankung: 82% der Erwachsenen und sämtliche Kinder mit AIDS hatten HIV-Antigen im Serum /[21]/.

Im Liquor scheint die Persistenz von HIV-Antigen eine schwere ZNS-Beteiligung anzuzeigen: 56% der erwachsenen AIDS-Patienten mit neurologischer Symptomatik und sämtliche Kinder mit AIDS-Enzephalopathie hatten HIV-Antigen im Liquor, dagegen keiner der symptomfreien Antikörperträger. Der HIV-Antigen-Nachweis im Liquor von AIDS-Patienten *ohne* neurologische Symptome könnte deshalb dem klinischen Bild der AIDS-Enzephalopathie vorausgehen. Dagegen finden sich HIV-Antikörper sowohl bei AIDS-Patienten als auch bei symptomlosen Seropositiven im Liquor.

HIV-Antigen war bei HIV-AK-positiven ohne Symptome in 4%, bei polyglandulärer Lymphadenopathie in 25%, bei AIDS related complex in 56% und bei AIDS in 70% der Fälle nachweisbar. Fallende oder niedrige Anti-p24-Titer korrelieren signifikant mit klinischer Progression, bis zu 27 Monate vor der Entwicklung eines AIDS /[25]/ (Tab. 3).

Da abfallende Anti-p24-Titer oft von einer HIV-Antigen-Persistenz begleitet sind, nahm man an, daß dies durch überschüssige Virusantigene verursacht wird, wobei insbesondere Core-Antigen beim Untergang HIV-infizierter T4-Lymphozyten in grossen Mengen freigesetzt wird. Diese Erklärung hat man auch für das bisweilen völlige Fehlen von HIV-Antikörpern bei Kindern mit AIDS herangezogen (Bindung des Anti-p24 an p24-Antigen in Form von Immunkomplexen ohne freie Antikörper).

Bei Nachuntersuchungen seronegativer Personen aus Risikogruppen über einen mehrjährigen Zeitraum traten in allen Fällen als erstes p24-(gag)-Antikörper auf, gefolgt von Antikörpern gegen pr55 (gag), nach 40 Wochen gegen gp41 (env) und nach 78 Wochen gegen gp65 (env); Reaktionen mit p18 (gag), p33 (pol) und pr110 (env)

Tab. 3 HIV-Infektion: Verlauf serologischer Marker

	Infektion	**Serokonversion (1 – 6 Monate)**	**symptomfrei (1 – 10(?) Jahre)**	**LAS (»Pre-AIDS«) (1 – 5 Jahre)**	**AIDS (1 – 3 Jahre)**	**Präfinal**
HIV-Antigen	–	+ (+) (+)/– *	–	(+)	+	+
Anti-gp41 (»envelope«) IgM, IgG	–	– + +	+	+	+	(+)/–
Anti-p24 (»core«) IgM, IgG	–	– (+) +	+	(+)	–	–

* Immunkomplex-Bildung möglich

wurden nur gelegentlich festgestellt. Core-Antikörper standen somit in dieser Studie /13/ am Beginn der Serokonversion.

Demgegenüber fand sich in einer anderen Studie /23/ bei 40 Hämophilen die Markersequenz: HIV-Antigen, Anti-env, Anti-core, wobei sich eine Antigenämie bereits zwei Wochen nach Infektion nachweisen ließ und 3 bis 5 Monate anhielt. Übereinstimmend sind jedoch Literaturangaben über das 6 bis 8wöchige Intervall zwischen Infektion und Serokonversion bei Homosexuellen und Transfusionsempfängern, die zu einem definierten Zeitpunkt dem HIV ausgesetzt waren.

Der Nachweis neutralisierender Antikörper ist kein prognostischer Parameter, er ist von Fall zu Fall unterschiedlich und läßt derzeit keine sicheren Rückschlüsse zu.

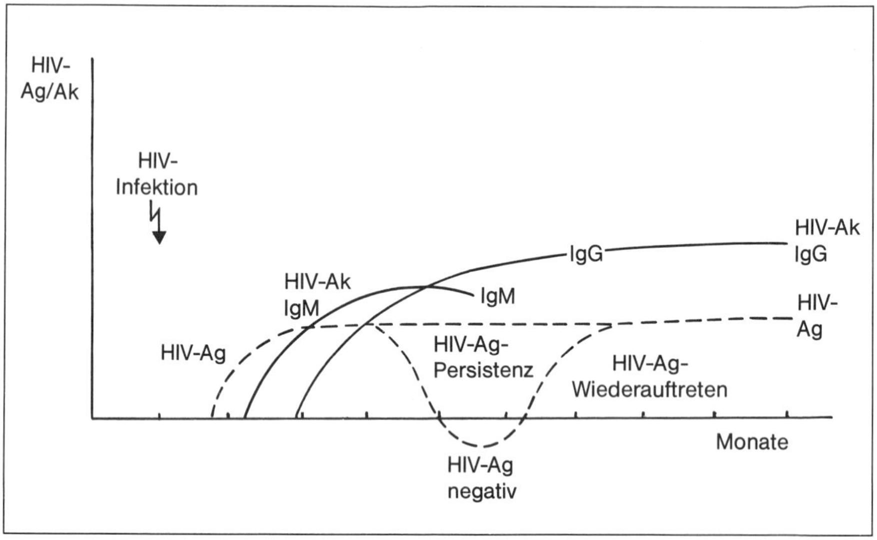

Abb. 3 Darstellung des postinfektiösen serologischen Profils von HIV-1-Antigen und -Antikörpern. Persistenz oder Wiederauftreten der HIV-Antigene korrelieren mit klinischer und immunologischer Verschlechterung. IgM- und IgG-Antikörper werden zuerst gegen Hüllproteine (env), wenig später gegen Kernproteine (core) gebildet (IgM-Anti-gp41, IgM-Anti-p24, IgG-Anti-gp41, IgG-Anti-p24) /21, 23, 24/.

Epidemiologie

Da von HIV-Antikörper-positiven regelmäßig HIV isoliert werden konnte, geht man davon aus, daß HIV-Infizierte sowohl das Virus als auch spezifische Antikörper in ihrem Blut haben und daher als infektiös anzusehen sind. HIV-Antikörper signalisieren daher potentielle Infektionsgefahr. Noch ist nicht genau bekannt, warum und in welchem Ausmaß es bei HIV-Infizierten zur Erkrankung kommt. Als prognostische Faktoren wurden eine fallende Zahl CD4-positiver Lymphozyten, sowie abfallende Anti-p24-Titer von mehreren Autoren gesichert.

Zu den klassischen Hochrisikogruppen für HIV-Infektionen zählen in USA und Westeuropa die in Tab. 4 aufgeführten Kollektive. Kohortenstudien in den Risikogruppen Homosexueller, Hämophiler und i. v.-Drogenabhängiger mit derzeit etwa 30% HIV-positiven Individuen zeigten Progressionsraten von symptomfreier Infektion zu AIDS von 5—10% pro Jahr, d. h. 15—30% in 3 Jahren /7, 8/. Entgegen früheren Schätzungen hat der Manifestations-Index im bisherigen Beobachtungszeitraum kontinuierlich zugenommen.

Tab. 4 BGA-Daten zur Verteilung auf die Risikogruppen bei AIDS-Erkrankungen /[17]/ (Stand 31. 3. 1987)

Risikogruppen	**Fallzahl männlich**	**Fallzahl weiblich**	**% gesamt**
1. Homo- oder bisexuelle Männer	758	–	75.9
2. Fixer	38	26	6.4
2. a) Risiken 1. + 2.	10	–	1.0
3. Hämophile	63	0	6.3
4. Bluttransfusionsempfänger	12	7	1.9
5. Heterosexuelle Partner von Risikogruppen 1 – 4	21	16	3.7
6. Kinder unter 13 J. (Eltern aus Risikogruppe)	7	5	1.2
7. Nicht bekannt	32	4	3.6
Gesamt	**941** (**999**)	**58**	

Dagegen scheint HIV-1 noch nicht in die »Allgemeinbevölkerung« vorgedrungen zu sein: In einer Studie von 781.982 Blutspenden des Deutschen Roten Kreuzes (Mai bis September 1985) ergab sich eine Seroprävalenz von 1 : 7.300 Spenden (0.14/1000), im Mai 1987 von nur noch 1 : 60.000, was auf einen Selbstausschluß von Risikogruppen-Angehörigen und das Ausscheiden HIV-positiver Spender hinweist /[24, 26]/.

Allerdings weist in den USA die Änderung des Quotienten HIV-positiver Männer/Frauen von bisher 13 : 1 (AIDS-Fälle) auf 3 : 1 bei Rekrutenuntersuchungen der US Army (Oktober 1985 bis März 1986, 308.076 Bewerber im Adoleszentenalter, 85% männlich) auf eine zunehmend heterosexuelle Ausbreitung des HIV-1 außerhalb der bekannten Risikogruppen hin.

Auch weiterhin stellen kontaminierte Nadeln und Spritzen bei i. v.-Drogenabhängigen einen bedeutsamen Vektor für die Ausbreitung des HIV dar, insbesondere über die Beschaffungsprostitution. Demgegenüber ist der iatrogene HIV-Übertragungsweg auf Empfänger von Blut, Blutprodukten, Organen und Samen durch Einführung der HIV-Antikörpertests im Jahre 1985 weitestgehend verschlossen /[27 - 29]/.

Auch die perinatale Infektion von Kindern HIV-positiver Mütter dürfte durch die Aufnahme von HIV-Tests in die Routine der Schwangerenvorsorge in Zukunft seltener werden. In retrospektiven Studien hatten Kinder HIV-positiver Mütter ein 50% Risiko einer Infektion, ein Risiko von 65% in den darauf folgenden Schwangerschaften.

In Afrika liegt die Seroprävalenz der HIV-1-Infektion bei Blutspendern zwischen 0.5% (Kenia, Tansania) und 18% (Zaire, Zambia, Ruanda-Urundi). In Risikogruppen, z. B. Prostituierten, werden Werte zwischen 27% und 88% ermittelt /[11, 30]/. Übertragungswege sind dort primär heterosexuelle Kontakte, Bluttransfusionen, kontaminierte Spritzen und Kanülen, sowie perinatale Mutter/Kind-Infektion. Die rasche Ausbreitung der Epidemie in städtischen Gebieten wird durch die größere Mobilität (Straßenbau, Landflucht), Prostitution in sozialen Rand gruppen, später in promisköser Mittel- und Oberschicht erklärt. Die Gesamtzahl der HIV-Infizierten in Afrika wird auf 5 – 10 Millionen, in USA auf 1.5 – 2 Millionen und in Europa auf 500.000 geschätzt /[30]/.

HIV-Gefährdung medizinischen Personals

Seit 1984 konnten bis Ende 1986 weltweit erst vier Fälle einer HIV-Infektion nach Nadelstichverletzung gesichert werden, die kein weiteres HIV-Risiko aufwiesen, unmittelbar nach der Verletzung HIV-Antikörper-negativ waren und eine Serokonversion in den folgenden 3 Monaten zeigten. Die prospektive Studie der Cooperative Needlestick Surveillance Group (CNSS) registriert Personen, die im US-Gesundheitswesen tätig sind und die eine Nadelstich- oder Schnittverletzung bzw. intensiven Schleimhautkontakt mit HIV-infektiösem Material hatten (85% der Fälle Blut oder Serum). Bis zum März 1987 wurden unter 1.200 Personen lediglich zwei im HIV-Antikörpertest positiv.

Das Risiko einer Hepatitis B-Infektion nach Nadelstich oder Schnittverletzung liegt mit 10 – 15% bei HBV-Trägern mit positivem Anti-HBe und 15 – 30% bei HBV-Trägern mit positivem HBe-Antigen um ein vielfaches höher.

Aus der Bundesrepublik wurden bisher bei Routineuntersuchungen an Kranken-haus- und Laborpersonal, das mit AIDS-Patienten oder HIV-Zellkulturen arbeitet, keine Infektionsfälle bekannt. Häufigste Ursache von Nadelstichverletzungen sind mißglückte Versuche, Kanülen nach Gebrauch wieder mit der Schutzkappe zu versehen (re-capping). Als Schutzmaßnahme wird die Benutzung von Handschuhen und Einhaltung hygienischer Vorschriften wie bei Hepatitis B als ausreichend angesehen. Nach akzidenteller Stichverletzung sollte ein HIV-Antikörpertest durchgeführt (D-Arzt-Verfahren, Berufsgenossenschaft!) und nach 3 sowie 6 Monaten wiederholt werden.

Indikation für HIV-Tests

Anlaß für die serologische Untersuchung auf HIV-Antikörper oder -Antigen ist in der Regel der klinische Verdacht einer HIV-Infektion oder der Wunsch des Patienten zu erfahren, ob er HIV-infiziert ist. Anamneseerhebung bezüglich Risikofaktoren, Vor-Information über Bedeutung und Konsequenzen eines positiven Antikörperbefundes sowie Hinweis auf Datenschutz sind erforderlich.

Bestätigungstests (IB, IFT) sind bei positivem Screeningtest (EIA) unerläßlich, sollten aber bei entsprechendem klinischen Verdacht auf HIV-Infektion auch dann neben Antigen-Tests und ggf. Viruskultur eingesetzt werden, wenn negative Antikörper-Screening-Ergebnisse vorliegen (mangelnde Sensitivität, seronegative Frühphase, Maskierung der Antikörper in Immunkomplexen, erworbene B-Zellabnormität). HIV-2-Tests sind nach derzeitigem epidemiologischen Stand (BRD, Frühjahr 1987) nur bei Risiko-Kontakten mit Westafrikanern indiziert.

Wegen der besonderen Tragweite des HIV-Tests wurde wiederholt die Empfehlung ausgesprochen, HIV-Tests nicht ohne die Zustimmung der Patienten durchzuführen (Schmerzensgeldansprüche möglich), jedoch in allen klinisch begründeten Fällen einen HIV-Test als selbstverständliche differentialdiagnostische Maßnahme vorzunehmen. Insbesondere soll er im Rahmen der Mutterschaftsvorsorge routinemäßig angeboten werden.

Nach Feststellung einer HIV-Infektion — Such- und Bestätigungstest bei 2. Blutentnahme zweifelsfrei positiv — besteht für den untersuchenden Arzt Informationspflicht, wobei besonders auf die Verantwortung gegenüber Dritten wegen der drohenden Weiterverbreitung der Immunschwächekrankheit hingewiesen werden soll. Ein Arzt kann u. U. zur Wahrung des höchstrangigen Rechtsgutes berechtigt sein, Ehegatten und Partner über eine bestehende Infektionsgefahr zu informieren, wobei fachkompetente Beratung über das Wesen der Infektion gewährleistet sein muß (HIV-Antikörper-Test ist kein »AIDS-Test«).

Eine namentliche Meldepflicht bei AIDS wurde wiederholt mit dem Argument abgelehnt, daß dies die Bereitschaft, sich im Falle einer tatsächlichen oder möglichen Infektion beraten oder testen zu lassen, entscheidend vermindern würde. Demgegenüber wurde 1987 eine anonymisierte Mitteilungspflicht für Laboratorien eingeführt, in denen HIV-Bestätigungstests vorgenommen werden. Die in einem zentralen Infektionsregister der DVV* zusammengefaßten Befunde sollen eine Beurteilung der epidemiologischen Situation ermöglichen.

Untersuchungsmaterial

HIV-Infizierte bilden gegen die Proteine des Viruskerns (Core) und die Glykoproteine der Virushülle Antikörper, die sich mit geeigneten Verfahren nachweisen lassen. Zum HIV-Antikörper-, Antigennachweis bzw. Viruskultur dienen Serum, Plasma, Liquor bzw. infizierte Zellen und Gewebe. 1 ml Serum reicht für den Standard-Antikörper-EIA einschließlich Wiederholung bei initial positivem Resultat und anschließendem Bestätigungstest (IB, IFT) aus.

Bestimmungsmethoden

HIV-1-Antikörper-Suchtest (EIA)

Der Antikörpernachweis stellt die einfachste Methode der Labordiagnose einer HIV-Infektion dar. Nach ausreichender Antigenproduktion treten spezifische Immunglobuline meist ab der 5. bis 10. Woche nach Infektion auf, in sehr seltenen Fällen jedoch erst nach einigen Jahren. In der Frühphase kurz nach Infektion können daher Antikörper noch fehlen, die Diagnose aber durch den Antigennachweis im Antigen-Capture-EIA gestellt werden, der sich auch als prognostische Meßgröße oder zur Therapiekontrolle bei Behandlung mit Nukleosidanaloga wie Azidothymidin (AZT) eignet /[31]/ (Tab. 5).

Standardverfahren ist der Festphasen-Immunoassay nach dem Sandwich-Prinzip. Für die analytische Sensitivität und Spezifität des verwendeten EIA sind zum einen die Qualität und Quantität des Virusantigens von Bedeutung, zum anderen die Affinität der markierten Sekundär-Antikörper zum humanen Immunglobulin, wobei die Subklassenanteile des auf dem Träger fixierten humanen IgG eine Rolle spielen.

Im kompetitiven EIA werden HIV-1-Antikörper nachgewiesen, die mit einem monoklonalen Anti-p24 um die Antigenbindungsstellen des Virus konkurrieren bzw. eines polyklonalen Anti-HIV-1-gp41 humanen Ursprungs.

Das Prinzip des am weitesten verbreiteten HIV-Antikörper-Screeningtests, des EIA, besteht darin, auf spezifischen T-Lymphozyten Zell-Linien (H9, CCRF-CEM) gezüchtetes HIV durch Ultraschall und Detergens-Behandlung zu inaktivieren und als Fest-

Tab. 5 Indikation für den Einsatz der HIV-Antigen- und Antikörpertests

	Antigen-Test	**Core (p24) Antikörpertest**	**Envelope (gp41) Antikörpertest**
Diagnose	+	±	+ + +
Prognose	+ +	+ +	–
Therapie-Versuch mit Virostatika (AZT)	+ +	±	–
Erfolgskontrolle der Virostatika-Therapie (AZT)	+ + +	+ +	–

* (Inst. f. klin. u. exp. Virologie, Hindenburgdamm 27, D-1000 Berlin 45)

phase zu verwenden, neuerdings kommen auch gentechnologisch synthetisierte Virusproteine zur Anwendung. Spezifische Antikörper binden sich an HIV-Antigene, die so entstandenen Immunkomplexe werden mit Meerrettich-Peroxidase (HRPO)-gekoppeltem Anti-Human-Globulin markiert. Ungebundenes Enzymkonjugat wird durch Waschen entfernt und spezifische Antikörper durch Ortho-Phenylen-Diamin (OPD)-Lösung in Gegenwart von Wasserstoff-Peroxyd sichtbar gemacht. Die Stärke der Braunfärbung entspricht der Menge HIV-gebundener Antikörper, sie wird spektrophotometrisch ausgewertet.

Initial reaktive Proben im EIA werden erneut getestet, erst bei wiederholt reaktivem Resultat wird von der Existenz spezifischer HIV-Antikörper ausgegangen und einer der sog. Bestätigungstests eingesetzt.

Bezüglich der Korrelation von EIA-Screening- und Bestätigungs-Tests (IB oder IFT) ergab sich, daß vor allem Sera mit mittelhohen und hohen EIA-Absorptionswerten als positiv bestätigt wurden. Der entscheidende Empfindlichkeitsbereich liegt jedoch bei den niedrigen Absorptionswerten in Nähe des cutoff, die Ausdruck einer »frischen« HIV-Infektion mit beginnender Antikörperbildung sein können.

Speziell im Blutspendewesen wird wegen der Tragweite eines falsch-negativen Resultates auf extreme analytische Sensitivität des EIA Wert gelegt, die jedoch durch eine niedrigere diagnostische Spezifität erkauft wird. EIA's der ersten Generation zeigten bis zu 90% falsch-positive, d. h. im IB, IFT oder Radio-Immuno-Präzipitations-Assay (RIPA) nicht als positiv bestätigte Resultate /[32–34]/.

Die häufigsten Fehlerquellen für falsch-positive und falsch-negative EIA-Resultate sind in den Tab. 6 – 8 wiedergegeben. Auf EIA-Basis sind gentechnologisch hergestellte Virusantigene aus rekombinanter E. coli-DNA die »Tests der 2. Generation« mit verbesserter diagnostischer Sensitivität und vor allem Spezifität.

Ein »Bestätigungstest auf EIA-Basis« ist zur Überprüfung initial oder wiederholt positiver Screeningresultate verfügbar (Anti-HTLV-III verify-Test). Durch Reagenzien, die spezifisch echte HTLV-III/Anti-HTLV-III-Reaktionen und ein Reagenz, das HLA/Anti-HLA-Reaktionen blockieren kann, läßt sich die Zahl der falsch-positiven Sera (bei Blutspendern zwischen 0.2 und 1.0%) signifikant reduzieren. Auch falsch-positive IB-Resultate, wie z. B. p18- oder p55-Einzelbanden, wurden so als Anti-HIV-negativ klassifiziert /[35]/. Übersichten bezüglich der Vor- und Nachteile kommerzieller EIA's finden sich in den Literaturstellen 36 – 38.

Tab. 6 Falsch-positive HIV-Antikörper EIA-Resultate (I. Kreuzreaktionen)

Ursache	Serum (Herkunft)	EIA pos. n (%)	Test-Kit (Hersteller)	Falsch-Positive (%) (WB, IFT, RIPA-Kontrolle)	Autoren
HLA-Antikörper (DR4,7; DQW3)	Schwangere (Testsera)	10/462 (2.16)	Abbott, Organon	2.16	Kühnl, P. et al. (1985): Lancet I: 1222
HLA-Antikörper (Klasse II)	Blutspender	14/15.680 (0.08)	Abbott	0.07	Sayers, M. H. et al. (1986): Transfusion 26: 113
HLA-Antikörper	Blutspender	3.978/ 2.502.829 (0.16)	Abbott, ENI Litton	0.12	Kuritsky, J. N. et al. (1986): Transfusion 26: 205
Granulozyten-spezif. Antikörper (GIF-Assay)	Polytransfundierte Thalassämiker	10/95 (10.52)	Abbott	10.52	Michail-Merianou, V. et al. (1986): Lancet I: 678

Tab. 6 Falsch-positive HIV-Antikörper EIA-Resultate (I. Kreuzreaktionen) (Fortsetzung)

Ursache	Serum (Herkunft)	EIA pos. n (%)	Test-Kit (Hersteller)	Falsch-Positive (%) (WB, IFT, RIPA-Kontrolle)	Autoren
Antinukleäre, lymphozytäre und RNS-Antikörper	Autoimmun-Krankheit Kollagenosen (SLE; MG)	7/33 (21.21)	Abbott	18.18	Prentice, R. L. et al. (1985): Lancet II: 275
Autoantikörper, Anti-HBc-IgM, Paraproteinämien	Hepatitis A, B Rheumat. Erkr., EBV-Infekte, SLE	5/223 (2.24) 2/223 (0.90)	Abbott Organon	2.24 0.90	Katchaki, J. N. et al. (1986): Lancet I: 448
Pathol. Blutbildveränderungen	Leukämien (HTLV-I-ALL) Melanome, Non-Hodgkin-Lymphome	15/412 (3.64)	Viramed (ENI)	2.18	Electronucleonics Inc. (1986): HTLV-III-Antikörper-EIA-Produktinformation
Pathol. Erhöhung der leberspezif. Enzyme	Akute Alkohol-Hepatopathie	14/95 (14.74)	EIA	13.68	Lendenhall, L. C. et al. (1986): New Engl. J. Med. 314: 921
Antikörper gegen Plasmodium falciparum, P. vivax	Akute Malaria-Infektionen	8/24 (33.33)	Abbott	HTLV-III-ähnliches Retrovirus?	Volsky, P. et al. (1985): New Engl. J. Med. 314: 647
STLV-III$_{mac}$-Infektion (= SIV) (Affen-AIDS-Virus, Makaken)	Blutspender Afrikaner	1/120 (0.83)	Organon Wellcome	0.83	Blomberg, J. et al. (1986): Lancet II: 336

Tab. 7 Falsch-positive HIV-Antikörper EIA-Resultate (II. Technische Fehler)

Ursache	Serum (Herkunft)	EIA pos. n (%)	Test-Kit (Hersteller)	Falsch-Positive (%) (WB, IFT, RIPA-Kontrolle)	Autoren
Hitzeinaktivierung HIV-positiver Sera (CDC: 30' bei 56 °C mit EIA innerhalb 24 Std.)	Blutspender, Laborpersonal	15/15	Abbott	100	Van den Akker, R. et al. (1985): Lancet II: 672
Monochromatische Auswertung b. 492 nm (anstelle biochromatisch bei 492 und 690 nm)	Blutspender	12/3940 (0.30)	Organon-Teknika	0.30	Oerskov-Lindhardt, L. et al. (1986): Vox Sang. 51/1: 9
	Blutspender	8/2302 (0.35)	Laboreigener EIA	0.35	Grunnet, N. et al. (1985): Lancet II: 1302
Chargen-Unterschiede (Reagenzien, Kontrollsera, Cutoff) u. div. anwenderbezogene Fehler b. Testablauf	»Problemsera« (»Trikky sera«; verschd. Krankheitsbilder)	11/57 (19.30)	Abbott	19.30	Mortimer, P. P. et al. (1985): Lancet II: 873
Temperaturunterschiede an inkubierter Testplatte (»edge effect«)	Blutspender	–	Wellcome (Wellcozyme)	> 1.0	Morgan, R. et al. (1986): Lancet I: 739

Tab. 7 Falsch-positive HIV-Antikörper EIA-Resultate (II. Technische Fehler) (Fortsetzung)

Ursache	Serum (Herkunft)	EIA pos. n (%)	Test-Kit (Hersteller)	Falsch-Positive (%) (WB, IFT, RIPA-Kontrolle)	Autoren
Sensitivitäts- und Spezifitätsunterschiede versch. EIA's	Blutspender Blutspender Blutspender	134/92786 9/4289 2/800	Organon DuPont Abbott	0.14 0.21 0.25	Nuttall, P. et al. (1986): Lancet II: 512
HIV-Antikörper-Transfer b. Therapie mit polyvalenten (– 37%) oder spezif. (– 87%) Immunglobulinen (IGIV > IGIM, z. T. Anti-CMV, -HBV)	Large-pool Präparation	–	> 50% der Hersteller, Laufzeit z. T. bis 1990	Präp. nicht-infektiös (?) pos. EIA entspr. t/2	Gocke, J. et al. (1986): Lancet I: 37 Tedder, R. S. et al. (1985): Lancet I: 815 Piskiewicz, D. et al. (1986): Lancet I: 1327 Kurth, R. et al. (1986): Klin. Wschr. 64: 386

Tab. 8 Falsch-negative HIV-Antikörper-Resultate

Ursache	Serum (Herkunft)	EIA neg. n (%)	Test-Kit (Hersteller)	Falsch-Negative (%) (WB, IFT, RIPA-Kontrolle)	Autoren
Prozonen-Effekt bei HIV-positiven, hochtitrigen Sera	Homosexuelle, Hämophile	1/42 (2. 38)	Wellcome (Wellcozyme)	2. 38	Wreghitt, T. G. et al. (1985): Lancet II: 1065
Anti-HIV-IgG-negativ, IgM-positiv	i. v. Drogenabhängige i. v. Drogenabhängige mit akuter Hepatitis	5/65 (7.69) 8/135 (5. 93)	Technogenetics (Turin) u. modifiz. Abbott-EIA	7.69 5. 93	Bedarida, G. et al. (1986): Lancet II: 570
LAV 2-Antikörper (niedriger Titer)	AIDS-Patienten	2	Kommerz. EIA's mit LAV 1-Antigen/H9 an der Festphase	–	Clavel, F. et al. (1986): Science 233: 343
Non-Responder Keine HIV-Antikörper, Viruskultur positiv	Homosexuelle	4/100 (4. 00)	Eig. EIA	4. 0	Salahuddin, S. Z. et al. (1984): Lancet II: 1418
Pipettierfehler (b. Automaten u. manuell) u. a.	Blutspender u. a.	–	alle EIA's	–	Arbeitsanleitungen der Herstellerfirmen

HIV-1-Antikörper-Bestätigungstests (IB, IFT, IPF, RIPA, RIA)

Als Bestätigungstests haben sich der Immunfluoreszenz-Test (IFT) sowie der Immunoblot (IB = Western Blot = WB) bewährt, hinzu kommt die indirekte Immunperoxidase-Färbung (IPF).

IFT: Er wird mit HIV-infizierten und nicht-infizierten T-Lymphozyten-Linien (H9, CCRF-CEM) durchgeführt, die auf Objektträgern fixiert sind, wodurch sich im direkten Vergleich falsch-positive Reaktionen, infolge antinukleärer oder Auto-Antikörper bzw. gegen HLA-Klasse II-Antigene gerichteter Antikörper (HLA, DR4, DQW3) erkennen lassen /[39]/. Die beim EIA oft störende Absorptionserhöhung nach Hitzeinaktivierung von Sera (Tab. 7) spielt beim IFT keine Rolle. Nachteilig ist, daß Präparation und Interpretation große Erfahrung mit der Auswertung von Immunfluoreszenz-Mustern erfordern.

Immunoblot-Technik (IB): Es dient — ähnlich dem EIA — gereinigter HIV-Antigen-Extrakt von infizierten, durch Detergentien und Ultraschall-Behandlung gespaltener H9-Zellen als Ausgangsstoff. Nach SDS-Polyacrylamidgel-Elektrophorese (PAGE) werden die HIV-Proteinfraktionen elektrophoretisch auf Nitrozellulose-Papier übertragen, das gewaschen und in schmale Streifen geschnitten wird. Um eine unspezifische Bindung von Antikörpern zu verhindern, werden die Streifen mit fetalem Kälberserum blockiert und dann 2 Std. bei Raumtemperatur mit verdünnten Probandenseren inkubiert, gewaschen und mit Meerrettich-Proxidase-markiertem Anti-Human-IgG von Ziegen inkubiert. Nach erneuter Inkubation für 2 Std. werden die Streifen gewaschen und die Immunkomplexe durch Zusatz des Substrates, z. B. Chlornaphthol, sichtbar gemacht /[1, 40]/. Dabei werden spezifische IgG-HIV-Antikörper gegen die Virusproteine des gag-Gens, p18, p24 und pr55, die Komponenten p41 und gp120 des env-Gens sowie p33, p51 und p65 des pol-Gens identifiziert (Abb. 4, Tab. 9).

Als Nachteil des IB ist der beträchtliche Zeit-, Arbeits- und Kostenaufwand zu nennen, hinzu kommt die bisweilen schwierige Interpretation grenzwertiger Befunde. So liefert auch der als hochspezifisch angesehene IB, z. B. bei der Kombination der Immunkomplexbanden p24/p55 oder p18/p55, falsch-positive Hinweise auf Core-Antikörper (fp24, fp18) /[35]/. Die gesamte Übereinstimmung zwischen IFT- und IB-Resultaten erreicht 99%.

Indirekte Immunperoxidase-Färbung (IPF): Sie kann als weiteres Verfahren zur Überprüfung positiver EIA-Resultate dienen. Der relativ einfache, leicht durchführbare und spezifische HIV-Antikörpertest basiert auf der gleichen Grundlage wie die Immunfluoreszenz, wobei die Durchführung des IPF in Bezug auf Inkubationszeiten und -Technik dem EIA entspricht /[41]/. Im Prinzip werden wiederum HIV-produzierende und nicht-infizierte T-Lymphomzellen in Mikrotestplatten pipettiert und mit Menthol/Azeton fixiert (Virusinaktivierung). Testsera werden in 1:100 und 1:1.000 Verdünnung (PBS) zugegeben, inkubiert und mehrfach gewaschen.

Der Antikörpernachweis erfolgt mit Kaninchen-Anti-Human IgG-HRPO (Meerrettich-Peroxidase), Aminoäthylcarbazol als Substrat und anschließender lichtmikroskopischer Auswertung. HIV-Antikörper-positive Sera zeigen eine rotbraune Färbung infizierter Zellen; in 0.1% tritt auch mit nicht-infizierten Zellen eine Anfärbung auf. Die Testdauer liegt bei 3 Stunden.

Radio-Immuno-Präzipitations-Assay (RIPA): Es werden HIV-Antigene über einen Sucrose-Gradienten gereinigt und in Gegenwart von Triton X-100 entweder mit ^{125}J oder ^{35}S-Methionin radioaktiv markiert. Nach Inkubation des Probandenserums mit den so markierten Viruskomponenten (5 µl Serum für 16 Std. bei 4 °C inkubiert) bilden sich Immunkomplexe. Sie werden in Gegenwart von 1% SDS an Protein A-Sepharose gebunden und gewaschen; die radioaktiv markierten Virusproteine werden durch 12.5% SDS-PAGE aufgetrennt und anschließend autoradiographiert. Bezüglich seiner analytischen Spezifität scheint der RIPA dem IB und der IPF ebenbürtig, an diagnostischer Sensitivität den EIA's der 2. Generation. Einer breiteren Anwendung steht jedoch die komplizierte Testdurchführung entgegen /[13, 40]/.

Aus Gründen der Vollständigkeit sind schließlich noch die jüngst beschriebenen HIV-IgM-, bzw. HIV-IgG-Capture-Radio-Immunoassays (MACRIA, GACRIA) als weitere Bestätigungstests zu nennen /[42]/.

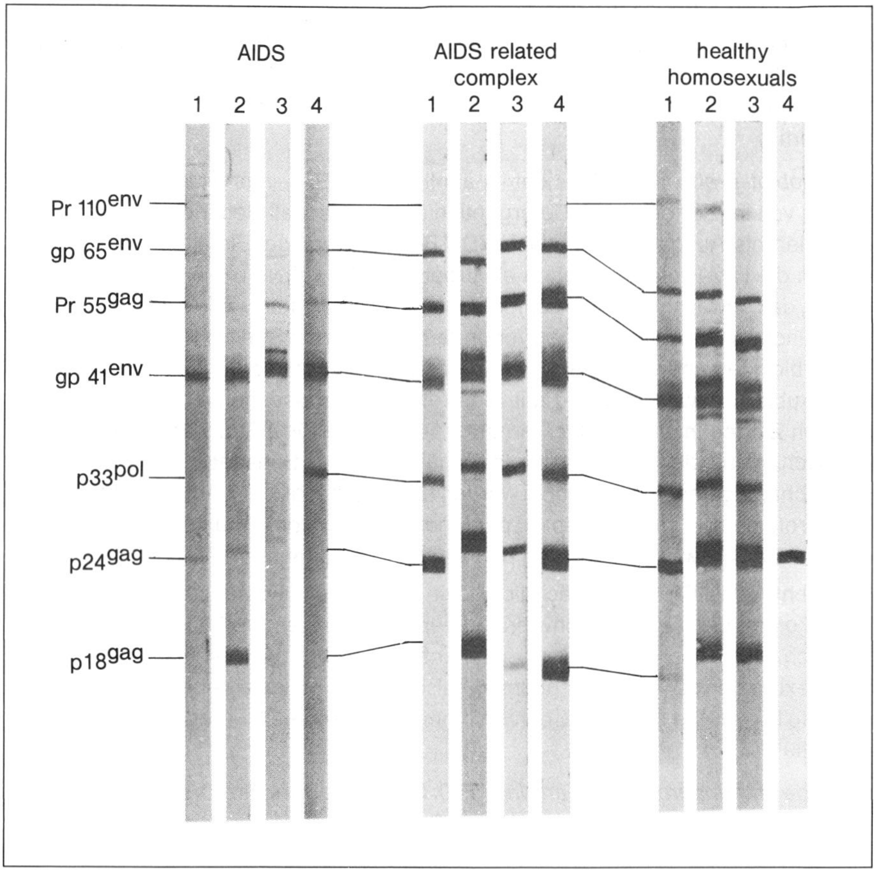

Abb. 4 Immunoblot (Western Blot = WB)-Banden bei je 4 Patienten mit AIDS, AIDS-related complex (ARC) und symptomfreien (»gesunden«) seropositiven Homosexuellen. Nach SDS-PAGE-Fraktionierung gereinigter HIV-Antigene und Transfer auf Nitrozellulose-Streifen binden sich HIV-spezifische Antikörper aus 1:100 verdünntem Probandenserum an die korrespondierenden Antigene. Die so entstandenen Immunkomplexe werden mit Biotin-markiertem AHG (Anti-Human-Globulin) (IgG) sichtbar gemacht. Bei gesunden Homosexuellen und ARC-Patienten dominieren IgG gegen p18, p24, pr55 (gag), ferner gp41, gp65 (pr110) (env). Dagegen ist im Terminalstadium des AIDS nur noch schwache Anti-gp41- und fast keine Anti-p24 (core)-Reaktivität vorhanden /22/.

Tab. 9 HIV-1-Antikörpernachweis im Immunoblot

Virusproteine			**Befund***	
Molekülmasse (Dalton)	**Abk.**	**Typ**	**Aussehen der Immunoblot-Farbbanden**	**Vorkommen bei HIV-1-Infektion**
160.000	gp160	envelope (Vorläufer des gp120)	breite, diffuse Bande	häufig in Verbindung mit gp120
120.000	gp120	envelope	breite, diffuse Bande	häufig
65.000	p65	Polymerase	schmale Bande	rel. häufig
53.000 – 55.000	p53 – 55	Protein-precursor (gag)	schmale Bande	häufig in Verbindung mit p24

Tab. 9 HIV-1-Antikörpernachweis im Immunoblot (Fortsetzung)

Virusproteine			**Befund***	
Molekülmasse (Dalton)	**Abk.**	**Typ**	**Aussehen der Immunoblot-Farbbanden**	**Vorkommen bei HIV-1-Infektion**
41.000 – 43.000	gp41 – 43	envelope (Transmembran-Protein)	breite Bande, verwaschene Randzonen	sehr häufig, env-Hauptbande
30.000	p30	Endonuclease	schmale Bande	rel. häufig
24.000	p24	core	breite Bande	sehr häufig (AIDS-Vorstadien), core-Hauptbande
18.000	p18	Internes Protein (gag)	schmale Bande	relativ häufig

* gp41-Nachweis u. ggf. weitere spezifische Banden = HIV-1 positiv, ebenso p24 neben gp41 und/oder gp120, 160. p24-Nachweis allein oder weitere Banden (außer gp41, gp120) = HIV-1 fraglich positiv, spätere Befundkontrolle erforderlich.

HIV-1-Antigen-Test (EIA, APAAP)

HIV-Antigen-Capture-Test (Fa. Abbott): Es handelt sich um einen Festphasen-EIA nach dem Sandwich-Prinzip, bei dem polyklonales Anti-HIV-IgG von Menschen und Kaninchen als Einfang- bzw. Sondier-Antikörper verwendet wird. An der Festphase (Polystyrolperlen) befindet sich humanes Anti-HIV-IgG, nach Inkubation mit verdünntem Probandenserum erfolgt die Bindung von Antigen an die HIV-Antikörper der Festphase. Nach dem Waschen werden Kaninchen-Antikörper zugesetzt und inkubiert, danach mit Meerrettich-Peroxidase markiertes Anti-Kaninchen-IgG von der Ziege zugesetzt. Die Farbentwicklung mit dem Substrat OPD wird bei 492 nm und 680 nm spektrophotometrisch abgelesen.

Als positiv wird das HIV-Antigen-EIA-Resultat gewertet, wenn die optische Dichte $\geqq$ 0.05 + dem Mittelwert von 5 Doppelansätzen normalen Humanplasmas ist.

Zur Erfassung falsch-positiver Resultate muß sich ein Neutralisationstest anschliessen. Das im Probandenserum enthaltene Antigen verbindet sich mit polyklonalen humanen HIV-Antikörpern, sodaß die absorbierte Serumprobe dann HIV-Antigen-negativ sein muß. Die analytische Empfindlichkeit des Assays liegt bei 20 – 30 pg/ml, die falsch-positiv-Rate bei 0.05%.

APAAP-Technik (Immunzytochemische Doppelmarkierung): HIV-infizierte Lymphozyten lassen sich mit der APAAP-Technik identifizieren; durch Verwendung eines monoklonalen Antikörpers gegen p24 und den Immunkomplex der *a*lkalischen *P*hosphatase und monoklonalen *a*nti-*a*lkalischen *P*hosphatase wird HIV zytochemisch bei seropositiven, aber auch seronegativen, symptomfreien Personen mit Infektionsrisiko erfaßt.

Während die Zahl HIV-exprimierender Zellen im peripheren Blut nur bei 1 : 10.000 bis 1 : 100.000 liegt, erhöht sich diese Quote nach 3-Tage-PHA-Kurzzeitkultur auf 4 – 28 pro 1000 /[10]/. Im Prinzip richtet sich der monoklonale p24-Antikörper gegen Core-Proteine des Virions (Immuno-Kryo-Ultramikrotomie, anschließend indirekte Immunogold-Markierung). Als Sekundär-Antikörper dient ein Ziege-Anti-Maus-IgG, der durch den Maus-IgG-APAAP-Komplex sichtbar gemacht wird.

HIV-Antigen-Tests erscheinen bei der augenblicklichen epidemiologischen Situation und dem Sicherheitsstandard der Hämotherapie für das Blutspendewesen weniger dringend als für klinische Fragestellungen /[24, 31]/. HIV-Antigen dient als wichtiger serologischer Marker für die Progredienz der Erkrankung und ist neben klinischen und immunologischen Tests für die Erfolgskontrolle einer antiviralen Therapie geeignet, z. B. mit Azidothymidin (AZT, Fa. Burroughs Wellcome, Handelsname »Retrovir«).

Spezielle Tests (cDNA in situ-Hybridisation; Viruskultur und RT-Nachweis)

Eine Spezialtechnik stellt die in-situ-Hybridisierung des HIV aus Zellkulturen peripherer Blutlymphozyten mittels einer ^{35}S-markierten HIV-spezifischen cDNA dar. Mit ihr läßt sich bei Neugeborenen HIV-positiver Mütter feststellen, ob das Kind infiziert ist (Problem des passiven diaplazentaren Transfers mütterlicher HIV-Antikörper). Während im peripheren Blut nur sehr wenig Lymphozyten als HIV-infiziert zu erkennen sind (geringe in vivo-Virusexpression), erlaubt die PHA/Interleukin-Kurzzeitkultur von CD4-positiven Zellen die in vitro-Frühdiagnose /[43]/.

Demgegenüber erwies sich der Nachweis spezifischer IgM-Antikörper beim Neugeborenen als kein zuverlässiger diagnostischer Parameter.

Als alternatives Verfahren zur in-situ-Hybridisierung kommt auch eine sequentielle Verlaufsbeobachtung der Immunoblot-Banden in den ersten Lebensmonaten in Betracht. Treten im IB-Antikörperprofil spezifische Banden, wie p55 und p66 auf, die bei der HIV-positiven Mutter nicht nachweisbar waren, erlaubt dies die Frühdiagnose einer HIV-Infektion des Kindes.

HIV-DNA und -RNA werden immunhistochemisch mit monoklonalen Antikörpern auch im Gehirn (vielkernige Riesenzellen, Mikrogliazellen) gefunden, was dafür spricht, daß das Virus in diesen Zellen nicht nur integriert ist, sondern auch dort produziert wird /[3]/.

Das Verfahren der Viruskultur zum Nachweis von Retrovirus-Infektionen (Messung der reversen Transcriptase (RT)-Aktivität) kann bei negativen, fraglichen oder widersprüchlichen HIV-Such- und Bestätigungstests und zur Abklärung latenter Infekte bei Risikogruppen-Angehörigen eingesetzt werden. Züchtung und Isolierung sind mit erheblichem Aufwand an Zeit, Arbeit und Kosten verbunden. Ein positives Resultat gilt als beweisend, ein negatives Resultat schließt eine HIV-Infektion nicht aus. Das Verfahren bleibt somit speziellen Fragestellungen und Referenzlabors vorbehalten.

Sonstige Untersuchungen

HIV-Infektionen können zu einer komplexen Störung des Immunsystems führen, ausgelöst durch einen weitgehend spezifischen Tropismus des HIV für den CD4-Rezeptor (T4) der T-Helfer-Zellen, aber auch für Makrophagen und Monozyten.

Zur erweiterten Diagnostik bei Verdacht auf oder bei bereits gesicherter HIV-Infektion gehören daher neben der quantitativen Bestimmung der Lymphozyten-Subpopulationen auch »qualitative« Immunfunktions-Tests, wie Tests mit Recall-Antigenen, Mitogenstimulation, Immunglobulin-Bestimmung, Immunelektrophorese; Neopterin, β_2-Mikroglobulin, Interferone, Interleukin 2 u. a. (sh. S. 795).

Die Frage einer genetischen Prädisposition für die Manifestation eines AIDS nach HIV-Infektion ergab Hinweise auf eine signifikante Erhöhung der Merkmale HLA-B 35 und HLA-DR 5 bei Patienten mit Lymphadenopathie-Syndrom und/oder symptomatischer Thrombozytopenie /[15]/, ebenso wie die seit 1983 bekannte Korrelation mit der Entwicklung eines Kaposi-Sarkoms bei Italienern und Juden /[11]/.

Bewertung

Diagnostische Spezifität und Sensitivität

Für mangelnde diagnostische Spezifität der HIV-Antikörper-EIA's kommt eine Reihe von Faktoren als Erklärung in Betracht, so die in der Tab. 6 aufgeführten Kreuzreaktionen durch HLA-Antikörper im Serum Homosexueller, i. v.-Drogenabhängiger und von Schwangeren, ferner Granulozyten-Antikörper bei Polytransfundierten, Autoantikörper u. a., sowie eine Reihe testbezogener Ursachen (Tab. 7).

Von größerer Tragweite sind dagegen falsch-negative Resultate (Tab. 8), insbesondere im Bereich des Blutspendewesens. Bei bestimmten Erkrankungen kann die Phase der HIV-Antikörper-Negativität mehrere Monate dauern, so z. B. bei Karzinomen, unter Langzeit-Immunsuppression oder temporär bei Patienten mit gesicherter HIV-Infektion, die sich (aus anderer Indikation) einer Knochenmarkstransplantation unterzogen /[44]/.

Die IgM-positive, IgG-negative Phase beträgt bei i. v.-Drogenabhängigen meist nicht mehr als 8 Wochen, in Einzelfällen jedoch bis zu 41 Wochen. Dies rechtfertigt den Einsatz sensitiver Anti-HIV-IgM-Nachweisverfahren, zumal die Absorptionswerte in der Nähe des cutoff liegen und durch Immunoblot-IgM-Nachweis und »IgM-IgG-Switch« gesichert werden können. Das »frühe« IgM-Muster weist oft die IB-Bandenkombination 15, 17, 24 auf, während die IgG-Muster die Komponenten gp41, 120 und z. T. 160 zeigen /[7]/.

Bei Patienten aus Hochrisikogruppen kann die Sensitivität verschiedener HIV-1-Antikörpertests im Verlauf einer akuten HIV-Infektion beträchtliche Unterschiede aufweisen. Im Vergleich zweier kommerzieller EIA's, des IB und des RIPA, zeigten letztere während der Erkrankung und in den beiden Wochen nach Abklingen der akuten Symptome bereits positive Resultate, während die beiden EIA's erst in der dritten Woche nach Krankheitsbeginn positiv reagierten /[45]/. Für die klinische Differentialdiagnose einer akuten HIV-Infektion mit Mononukleose-Symptomatik, rasch progredienter Demenz bzw. akuter Enzephalopathie ist der Einsatz des IB, RIPA oder HIV-Antigentests auch bei negativen HIV-Antikörper-EIA gerechtfertigt, da sich der »blinde Fleck« (»window period«) der HIV-Standard-Diagnostik so auf zwei bis drei Wochen verkürzen läßt.

HIV-Infektionen bei Hämotherapie

Wegen der schwerwiegenden Folgen einer Freigabe HIV-positiver Blutkonserven /[46–48]/ müssen aus ethischen, epidemiologischen und letztlich auch finanziellen Gründen Screening-Tests bei Spendern große diagnostische Sensitivität aufweisen (»für Blutspenden so sensitiv wie möglich, für klinische Fragestellungen so spezifisch wie möglich«). Im Blutspendewesen hat sich bei der Beurteilung von Anti-HIV-Tests (seit 1. Oktober 1985 obligat) folgende Praxis etabliert:

Die Blutkonserve kann freigegeben werden, wenn

— Der Screening-EIA bei der ersten Untersuchung unter Berücksichtigung der »Grauzone« (statistischer Unsicherheitsbereich der Methode) negativ ist.

— Der EIA bei der Erstuntersuchung reaktiv ist oder im Bereich dieser »Grauzone« liegt, jedoch die Wiederholung im gleichen Testsystem negativ ist und im EIA eines anderen Herstellers ebenfalls negativ ist /[49]/.

Dagegen werden im Screening wiederholbar reaktive Sera, selbst wenn sie im IB und/oder Rekombinant-EIA (Env/Core) negativ sind, nach internationaler Übereinkunft nicht transfundiert.

Abweichend hiervon empfahl die Deutsche Vereinigung zur Bekämpfung der Viruskrankheiten e. V. (DVV) 1986, initial EIA-reaktive Proben mit später wiederholt (2 x) negativem Resultat im Bestätigungstest (Env/Core oder IB) zu überprüfen und nur bei negativem Resultat im Bestätigungstest freizugeben. Die Nachuntersuchung an einer zweiten Blutprobe sollte in möglichst kurzem Abstand zur ersten Blutentnahme durchgeführt werden. Demgegenüber bestand Übereinstimmung, daß im EIA wiederholbar reaktive Blutspenden, die im IB und/oder Rekombinant-EIA ein negatives Ergebnis zeigten, nicht transfundiert werden dürfen.

Blut oder Blutbestandteile, die noch nicht auf Anti-HIV untersucht werden konnten, müssen mit eindeutigem Warnhinweis gekennzeichnet sein. Transfusionen nicht auf Anti-HIV untersuchter Warmblut-, oder Frischblutkonserven oder von Thrombozyten- und Granulozytenkonzentrat sind heute nicht mehr vertretbar /[9]/.

Zur Abklärung des Antikörperstatus im EIA wiederholt positiver, im Bestätigungstest negativer Spender wurde z. T. der Einsatz multipler EIA's mit HIV-Antigen verschiedener Zell-Linien empfohlen; überwiegend aber weitere Blutentnahmen und Nachuntersuchungen mit zusätzlichen, spezifischeren Tests (IB, IFT, IPF, RIPA) für sinnvoller gehalten.

Kontrovers wird die Häufigkeit und Relevanz latenter Infektionen diskutiert, bei denen das HIV als Provirus in der DNS von serologisch HIV-Antigen- und Antikörper-negativen Trägern »überwintert«. Kasuistisch wurden derartige Fälle durch positive Viruskultur gesichert, ein Verfahren, das sich jedoch wegen des hohen technischen und Zeitaufwandes für das Massenscreening von Blutspenden nicht eignet.

Seit Einführung des HIV-Antikörperscreening im Blutspendewesen wurden nur noch äußerst selten (bis Mai 1987 drei Fälle homosexueller Spender) transfusionsbedingte HIV-Infektionen beobachtet, was die Wirksamkeit dieser Maßnahme zu beweisen scheint. Anderenfalls hätten inzwischen bei Neugeborenen nach Austauschtransfusion Serokonversionen oder sogar Transfusions-AIDS-Fälle — deren Inkubationszeit wegen der »Unreife« des sich entwickelnden Immunsystems nur bei 12 bis 18 Monaten liegt — auftreten müssen /[24]/.

Anti-core bei Hämophilen

HIV-Antikörper-EIA's der 2. Generation (Env/Core) zeigen eine eindeutige Assoziation zwischen dem Auftreten klinischer Symptome und fallendem Anti-Core (p24)-Titer, wahrscheinlich hervorgerufen durch Absorption großer Mengen von Core-Proteinen, die beim Zerfall infizierter $CD4^+$-Zellen frei werden. Ein Absinken des Anti-p24-Titers könnte ein frühes Warnsignal für symptomfreie HIV-Seropositive sein, da er früher abfällt als die Zahl der $CD4^+$-Lymphozyten, deren Zerstörung über einen gewissen Zeitraum kompensiert werden kann.

Da einige klinisch gesunde Hämophile kein Anti-core bei gleichzeitig hohem Anti-env-Titer aufweisen, wurde eine Immunisierung mit nicht-infektiösem HIV-Hüllprotein aus gepoolten Faktor VIII-Konzentraten ohne »echte« HIV-Infektion diskutiert /[50]/, da die Konstellation einer kürzlich erfolgten Serokonversion (Anti-env-positiv, Anti-core negativ) der Aussage »fehlendes anti-p24 = klinisch-immunologische Verschlechterung« widerspricht.

HIV-Infektion in der Pädiatrie

Bei HIV-positiven Schwangeren ist AIDS ein Zwei-Generationen-Problem, das Mutter und Kind betrifft und daher auch zunehmend die Pädiater beschäftigt. Da es noch keine Möglichkeit gibt, den HIV-Status des Kindes sicher zu bestimmen, ist die Indikation zum Schwangerschaftsabbruch erschwert.

 Durch diaplazentare Übertragung fällt der Antikörpertest (IgG) bei allen Kindern HIV-positiver Frauen zunächst positiv aus. HIV-Antikörper vom IgG-Typ können eine Infektion des Neugeborenen, aber auch allein den passiven Transfer der Antikörper von der Mutter anzeigen und sind ohne epidemiologische Bedeutung und prospektiven Krankheitswert. Selbst wenn beim Kind ein allmählicher Abfall der Antikörper und nach Monaten Seronegativität eintritt, so wird damit lediglich die biologische Elimination von Immunglobulinen erfaßt; eine Infektion ist damit nicht ausgeschlossen /[3]/. Sofern nicht Spezialtechniken angewandt werden (sh. S. 1367), kann der wirkliche HIV-Status erst nach einem Jahr ermittelt werden.

Bezüglich der Varianten des klinischen und immunologischen Verlaufs bei HIV-Antikörper-positiven Neugeborenen und Säuglingen ist zu beachten

— Kommt es bei fehlendem Virusnachweis zur Persistenz der IgG-Antikörper gegen HIV über einen Zeitraum hinaus, in dem eine Elimination der passiv übertragenen Antikörper erwartet werden kann, so ist eine Infektion anzunehmen. Die Indikation zu einer neuen Viruskultur ist gegeben.

— Sind etwa 8 Monate nach positivem Virusnachweis keine HIV-Antikörper mehr nachweisbar, dann hat das Kind offenbar keine Antikörper gebildet, entweder als »Non Responder« oder weil das Antigen bei früher embryonaler oder fetaler Infektion von dem noch unreifen Immunsystem nicht als fremd erkannt wurde. Außerdem könnte das Kind die Fähigkeit zur Antikörperbildung im Verlauf der Erkrankung durch B-Zell-Suppression bereits verloren haben.

— Es ist unklar, ob Kinder mit negativer Viruskultur oder einer später eingetretenen Seronegativität wirklich gesund sind. Falsch-negative Ergebnisse des Viruszuchtversuchs wurden wiederholt berichtet (spätere Entwicklung von AIDS bei seronegativen Kindern mit fehlendem Virusnachweis) /[3]/.

Die spezielle Klassifikation pädiatrischer AIDS-Fälle ist in den Übersichten /[20, 51]/ zu finden.

Vakzine

Die Anstrengungen zielen derzeit vor allem auf die Herstellung von Totimpfstoffen. Dabei werden die Hüll-Proteine gp120 sowie gp41 und auch die Core-Proteine p17 und p24 gentechnologisch hergestellt. Außerdem ist das env-Gen des HIV-1 erfolgreich in das Genom des Vaccinia-Virus integriert worden. Die damit bereits geimpften Personen haben tatsächlich eine humorale und auch zelluläre Immunantwort gegen das HIV-1 entwickelt. Es ist aber noch völlig offen, ob diese Vakzinen auch vor einer Infektion schützen.

HIV-2

1986 wurde ein »neues« Retrovirus, HIV-2 (= LAV-II/HTLV-IV) bei AIDS-Patienten aus West-Afrika isoliert. Auf die weitgehende Verwandtschaft von HIV-2, HTLV-IV und STLV-III wurde eingangs bereits hingewiesen, die Genom-Sequenzen dieser drei Virustypen sind jedoch noch nicht im Detail bekannt. Wie HIV-1 gehört HIV-2 zur Lentivirusgruppe und ähnelt ihm bezüglich Morphologie, Tropismus für CD4-Lymphozyten und der Sequenzhomologie der Gene für die Core-Proteine (gag), nicht jedoch der Hüllproteine (env). Eine eindeutige Differenzierung von HIV-2- und HIV-1-Infektionen ist daher durch HIV-1-Antikörper-EIA's nicht möglich, wohl aber durch IB und RIPA.

Noch ist ungeklärt, ob HIV-2-Infektionen bei Europäern generell gutartiger verlaufen, HIV-2 also eine geringere Pathogenität als HIV-1 besitzt, oder ob dies nur für West-Afrika gilt, wo es seit mindestens 10 Jahren endemisch ist. HIV-2-AIDS-Fälle wurden bisher aus Portugal, Griechenland, Spanien und Frankreich gemeldet. Die Ausbreitung des HIV-2 entspricht z. Z. derjenigen des HIV-1 in den Jahren 1982/1983 in Europa, der zeitliche Abstand der HIV-1- und HIV-2-Endemie beträgt sozusagen ca. 5 Jahre. Auch bei uns muß daher zunehmend mit HIV-2-Infektionen gerechnet werden, wenngleich die Ausbreitung auf Grund einer besseren Information und Änderung des Verhaltens großer Teile sog. Hochrisikogruppen langsamer als beim HIV-1 erfolgen dürfte.

Für die Einführung von HIV-2-Antikörpersuchtests sprechen
— Die Pathogenität dieses »neuen« AIDS-Virus, zumal es mit HIV-1-Antikörper-EIA's nur teilweise erfaßt wird.
— Eine Abklärung der HIV-1- und/oder HIV-2-Ätiologie von AIDS-Fällen.
— Epidemiologische Studien in Ländern, in denen HIV-1 bereits endemisch ist (Afrika, Karibik).
— Die Vermeidung von HIV-Infektionen im Blutspendewesen.
— Die Überprüfung aller Sera mit unklaren oder widersprüchlichen HIV-1-Antikörper-Ergebnissen, die durch HIV-2-Core-Kreuzreaktionen zustande kommen können.

HIV-2-Antikörper-Suchtest (EIA)

Ab Anfang 1987 befindet sich ein HIV-2-Antikörper-EIA in Erprobung (ELAVIA Ac-Ab-Ak II; Fa. Diagnostics Pasteur). Seine Bedeutung liegt z. Z. im wesentlichen bei der Abklärung klinischer AIDS-Symptome von Patienten mit negativer HIV-1-Serologie, die ein mögliches HIV-2-Infektionsrisiko infolge sexueller Kontakte mit West-Afrikanern oder längeren Aufenthalts in West-Afrika haben.

Der HIV-2-Antikörper-EIA unterscheidet sich vom HIV-1-Antikörper-EIA nur durch die unterschiedlichen Antigene an der Festphase. Für den Test wird Serum oder Plasma (0.1 ml) benötigt. Auf Mikrotiterplatten wird nach dem indirekten EIA-Prinzip jeweils im Doppelansatz die Reaktion des Probandenserums mit gereinigtem und inaktiviertem HIV-2-Virusantigen (Ag +) bzw. mit zellulärem und Serum-Kontrollantigen (Ag –) verglichen. Ein Peroxidase-markierter Human-IgG-Antikörper weist die Bindung spezifischer HIV-2-Antikörper nach, als Chromogen dient Ortho-Phenylen-Diamin (OPD).

Die Bewertung erfolgt durch Vergleich der Absorptionswerte in den Ag + und Ag – Ansätzen. Durch den Doppelansatz jedes Probandenserums wird das Risiko falschpositiver Reaktionen, z. B. infolge von HLA-Antikörpern, sowie anderer Störfaktoren, weitestgehend reduziert, so daß eine hohe diagnostische Spezifität bei sehr hoher Sensitivität erzielt wird.

Da nur 40 bis 92% der HIV-2-Antikörper-positiven Sera von den verschiedenen HIV-1-Antikörper-EIA's erkannt werden, führen offenbar nur hohe HIV-2-Core-Antikörper-Titer bei HIV-1-EIA's zu einem positiven Ergebnis /[52]/.

HIV-2-Antikörper-Bestätigungstest

Der HIV-2-Immunoblot (LAV-Blot II) stellt eine Variante des indirekten EIA dar, wobei HIV-2-Protein tragende Nitrozellulosestreifen die Festphase bilden. Nach elektrophoretischer Trennung inaktivierter HIV-2-Proteine durch SDS-PAGE und Elektro-Transfer auf eine Nitrozellulose-Membran lassen sich Antikörper gegen die verschiedenen HIV-2-Viruskomponenten unterschiedlichen Molekulargewichtes erkennen.

Bezüglich der Befundinterpretation ist für den Nachweis einer HIV-2-Infektion zu fordern, daß die sehr häufig vorhandenen Antikörper gegen gp140 vorliegen müssen; treten dagegen keinerlei Banden gegen Kern-, oder Hüll-Proteine auf, so ist das Ergebnis negativ. Demgegenüber müssen HIV-2-Immunoblot-Befunde als fraglich positiv gewertet werden, wenn nur Antikörper gegen p26 oder gegen zwei der drei Core-Proteinkomponenten vorliegen (p12, p16, p26) (Tab. 10). In diesem Fall empfiehlt

Tab. 10 HIV-2-Antikörpernachweis im Immunoblot (LAV-Blot II; Diagnostics Pasteur, 1987)

Virusproteine			Befund*	
Molekülmasse (Dalton)	**Abk.**	**Typ**	**Aussehen der Immunoblot-Farbbanden**	**Vorkommen bei HIV-2-Infektion**
140.000	gp140	envelope	verwaschene Randzonen	sehr häufig
36.000	p36	envelope-related?	dünne Bande	rel. häufig
26.000	p26	core	breite Bande	sehr häufig, Hauptbande
16.000	p16	core	rel. breite Bande	rel. häufig
12.000	p12	core	—**	sehr selten

* gp140-Nachweis = HIV-2 positiv; falls nur p26 und/oder 1–2 Core-Banden (p12, p16): HIV-2-Infektion fraglich positiv wegen möglicher Kreuzreaktion der HIV-1-Core-Antikörper, spätere Befundkontrolle

** noch unzureichende Daten

sich die Untersuchung weiterer, später entnommener Serumproben zum Zweck der Überprüfung.

Insbesondere für sero-epidemiologische Studien bei Afrikanern ist die Tatsache zu berücksichtigen, daß STLV-III oder SIV-Antikörper bestimmter Affenarten (Makaken) mit AIDS oder von gesunden afrikanischen grünen Meerkatzen zu einem falsch-positiven HIV-1-Antikörper-EIA führen können; auch der Immunoblot bestätigt dann zunächst scheinbar die HIV-1-Core-Fraktionen p15, p18 oder p24. Die für den HIV-2-IB benötigte Serummenge liegt bei 0.1 ml.

Falls die Befunderhebung dringend ist, kann die im HIV-2-Immunoblot vorgeschriebene Inkubation bei + 4 °C über Nacht auf eine Stunde bei 18–25 °C abgekürzt werden. Dies führt jedoch zu einer schwächeren Anfärbung der HIV-2-Antikörperkomplexe, so daß bei niedrigen HIV-2-Antikörpertitern falsch-negative Resultate möglich sind.

Als weitere Fehlermöglichkeiten bei HIV-2-Bestätigungstests sind zu nennen

— Verwendung der Test-Reagenzien nach der angegebenen Laufzeit, Lagerung bei $>$2–8 °C.

— Starke Hämolyse durch thermische oder lagerungsbedingte Schädigung beim Versand von Blutproben.

— Stärkere Trübung von älteren, wiederholt eingefrorenen und aufgetauten Serumproben.

— Eine Hitzeinaktivierung der Sera bei 56 °C für 30 min. Sie dient der Virusinaktivierung zum Schutz des Laborpersonals, vermindert jedoch die Stärke der Antikörperreaktion. Die positiven Kontrollproben des LAV-Blot-II sind Hitze-inaktiviert.

Berichte über sporadische HIV-2-Infektionen in der Bundesrepublik, Frankreich, Großbritannien und Südeuropa legen nahe, daß ein HIV-Antikörper-Screening auch bei Blutspendern zukünftig nicht zu umgehen sein dürfte, möglicherweise in einem Testansatz, der HIV-1- und HIV-2-Antigene an der Festphase trägt /[54]/. Die aktuelle epidemiologische Situation in der Bundesrepublik macht spezifische HIV-2-Untersuchungen in der Blutspenderpopulation z. Zt. (1987) noch nicht zwingend erforderlich /[55]/.

Literatur

1. *Seidl, S., P. Kühnl:* World J. Surg. *11:* 30 (1987). Transmission of diseases by blood transfusion.
2. *Porzsolt, F.:* Blut *53:* 443 (1986). Report of the Second International Conference on Hairy Cell Leukemia.
3. AIDS-Information: Bundesgesundhbl. *29:* 341 (1986).
4. *Coffin, J., A. Haase, J. A. Levy, L. Montagnier, S. Oroszlan, N. Teich, H. Temin, K. Toyoshima, H. Varmus, P. Vogt, R. Weiss:* Science *232:* 697 (1986). Human immunodeficiency viruses (Letter).
5. *Guyader, M., M. Emerman, P. Sonigo, F. Clavel, L. Montagnier, M. Alizon:* Nature *326:* 662 (1987). Genome organization and transactivation of the human immunodeficiency virus type 2.
6. *Mölling, K.:* AIDS-Forschung (AIFO) *4:* 172 (1986). Replikation von LAV/HTLV-III-Virus.
7. *Goebel, F.-D., R. Hehlmann, P. Gauweiler:* AIDS aktuell. Verlag R. S. Schulz, Percha/Starnberger See (1986).
8. *Helm, E. B., W. Stille, E. Vanek:* AIDS II. Zuckschwerdt, München (1986).
9. *Seidl, S., P. Kühnl:* Durch Bluttransfusion übertragbare Erkrankungen. In: *Mueller-Eckhardt, C.,* Transfusionsmedizin. Springer, Heidelberg (1987).
10. *Kunze, R., J. Hielbig, J. Becker, H. Gelderblom, U. Schulz, H. Lobeck, P. Reichart, M. A. Koch:* AIDS-Forschung (AIFO) *10:* 555 (1986). Immunochemical detection of AIDS-Virus infected cells in peripheral human blood.
11. *Gluckman, J. C., E. Vilmer:* Acquired Immuno-Deficiency Syndrome. International Conference on AIDS, Paris 1986. Elsevier, Amsterdam (1986).
12. Review: AIDS-Forschung (AIFO) *8:* 422 (1986). Latente Infektion bei HTLV-III. Persistierende Virusinfektionen.
13. *Lange, J. M. A., D. A. Paul, H. G. Huisman, F. de Wolf, H. van den Berg, R. A. Coutinho, S. A. Danner, J. van der Noordaa, J. Goudsmit:* Brit. Med. J. *293:* 1459 (1986). Persistent HIV antigenaemia and decline of HIV core antibodies associated with transition to AIDS.
14. *Landbeck, G., R. Marx:* 2. Rundtischgespräch. Therapiebedingte Infektionen und Immundefekte bei Hämophilen. Springer, Heidelberg (1986).
15. *Raffoux, C., V. David, L. D. Couderc, C. Rabian, J. P. Clauvel, M. Seligman, J. Colombani:* Tissue Antigens *29:* 60 (1987). HLA-A, B and DR antigen frequencies in patients with AIDS-related persistent generalized lymphadenopathy (PLG) and thrombocytopenia.
16. *Eales, L.-J., K. E. Nye, J. M. Parkin, J. N. Weber, S. M. Forster, J. R. W. Harris, A. J. Pinching:* Lancet *I:* 999 (1987). Association of different allelic forms of group specific component with susceptibility to and clinical manifestation of human immunodeficiency virus infection.
17. Bundesgesundheitsamt, AIDS-Arbeitsgruppe: Dtsch. Ärztebl. *84:* 820 (1987). AIDS-Statistik 31. März 1987.
18. *Farthing, Ch. F., S. E. Brown, R. C. D. Staughton, J. J. Cream, M. Mühlemann:* AIDS. Erworbenes Immundefekt-Syndrom. Schwer Verlag, Stuttgart (1986).
19. CDC, Atlanta: MMWR *35/20:* 334 (1986). Classification system for human T-lymphotropic virus type III/lymphadenopathy-associated virus infections.
20. *CDC, Atlanta:* MMWR *36/15:* 225 (1987). Classification system for human immunodeficiency virus (HIV) infection in children under 13 years of age.
21. *Goudsmit, J., D. A. Paul, J. M. A. Lange, H. Speelman, J. van der Noordaa, H. J. van der Helm, F. de Wolf, L. G. Epstein, W. J. A. Krone, E. Ch. Wolters, J. M. Oleske, R. A. Coutinho:* Lancet *II:* 177 (1986). Expression of human immunodeficiency virus antigen (HIV-Ag) in serum and cerebrospinal fluid during acute and chronic infection.
22. *Melief, C. J. M., J. Goudsmit:* Vox Sang. *50:* 1 (1986). Transmission of lymphotropic retroviruses (HTLV-I and LAV/HTLV-III) by blood transfusion and blood products.
23. *Allain, J.-P., D. A. Paul, Y. Laurian, D. Seen:* Lancet (Deutsche Ausgabe) *I:* 28 (1987). Serologische Marker in den Frühstadien einer Infektion mit dem HIV-Virus bei Hämophilen.
24. *Kühnl, P., S. Seidl, W. Fassbinder, W. Schoeppe:* Mitt. Klin. Nephrologie *16:* 79 (1987). Anforderungen an die Infektionssicherheit bei Bluttransfusion und Hämoderivaten.
25. *Weber, J. N., P. R. Clapham, R. A. Weiss, D. Parker, C. Roberts, J. Duncan, I. Weller, C. Carne, R. S. Tedder, A. J. Pinching, R. Cheinsong-Popov:* Lancet *I:* 119 (1987). Human immunodeficiency virus infection in two cohorts of homosexual men: Neutralizing sera and association of anti-gag antibody with prognosis.
26. *Glück, D., B. Kubanek, G. Caspari, G. Elbert, W. Gräßmann, R. Hesse, G. Holzberger, K. Koerner, W. Kostuch, J. Sternberger, A. Vornwald:* Klin. Wschr. (1987, im Druck). Die Prävalenz des Human Immunodeficiency Virus (HIV) bei Blutspendern in der BRD.

27. *Kühnl, P., S. Seidl:* Mitt. Klin. Nephrologie *15:* 194 (1986). AIDS: Immunhämatologische und nephrologische Aspekte.
28. *Kühnl, P.:* AIDS-Forschung (AIFO) *10:* 525 (1986). HTLV-III/LAV-Antikörpertests: Ringversuch der Deutschen Blutspendedienste.
29. *Peterman, T. A.:* World J. Surg. (1987, in press). Transfusion-associated acquired immunodeficiency syndrome.
30. Panos Dossier Nr. 1. AIDS and the Third World. The Panos Institute, in Association with the Norwegian Red Cross, London-Alexandria/USA (1986).
31. *Chaisson, R. E., J.-P. Allain, M. Leuther, P. A. Volberding:* New Engl. J. Med. *315:* 1610 (1986). Significant changes in HIV antigen level in the serum of patients treated with azidothymidine.
32. *Mortimer, P. P., J. V. Parry, J. Y. Mortimer:* Lancet *I:* 873 (1985). Which anti-HTLV III/LAV assays for screening and confirmatory testing?
33. *Kuritsky, J. N., S. C. Rastogi, G. A. Faich, J. B. Schorr, J. E. Menitove, R. W. Reilly, J. R. Bove:* Transfusion *26:* 205 (1986). Results of nationwide screening on blood and plasma for antibodies to human T-cell lymphotropic virus type III.
34. *Kühnl, P., S. Seidl, G. Holzberger:* Vox Sang. *51:* 15 (1986). Anti-HTLV-III screening of blood donors.
35. *Courouсé, A.-M., J.-Y. Muller, D. Richard:* Lancet *II:* 921 (1986). False-positive Western Blot reactions to human immunodeficiency virus in blood donors.
36. *Courouce, A.-M.:* Lancet *I:* 1152 (1986). Evaluation of eight ELISA kits for the detection of anti-LAV/HTLV-III antibodies.
37. *Reesink, H. W., J. G. Huisman, M. Gonsalves, I. N. Winkel, A. C. Hekker, P. N. Lelie, W. Schaasberg, A. Aaij, J. A. van der Does, J. Desmyter, J. Goudsmit:* Lancet *II:* 483 (1986). Evaluation of six enzyme immunoassays for antibody against human immunodeficiency virus.
38. *Mellert, W., P. Kühnl, G. Frösner, V. Erfle, R. Hehlmann:* AIDS-Forschung (AIFO) *3:* 145 (1987). Comparison of different serological tests for the detection of antibodies against HTLV-III/LAV (HIV): Validity of the indirect immunoperoxidase staining.
39. *Kühnl, P., S. Seidl, G. Holzberger:* Lancet *I:* 1222 (1985). HLA DR4 antibodies cause positive HTLV-III antibody ELISA results.
40. *Doerr, H. W., B. Selb, W. Braun, U. Kauk:* Ärztl. Lab. *32:* 255 (1986). AIDS-Ätiologie und Bewertung serologischer Befunde.
41. *Mellert, W., V. Erfle, R. Hehlmann:* AIDS-Forschung (AIFO) *2:* 105 (1986). HTLV-III/LAV-Antikörpertest: Indirekte Immunperoxidasefärbung.
42. *Parry, J. V.:* J. Med. Virol. *14:* 387 (1986). An IgG capture assay (GACRIA) for anti HTLV/LAV and its use as a confirmatory test.
43. *Harnish, D. G., O. Hammerberg, J. R. Walker, K. L. Rosenthal:* New Engl. J. Med. *316:* 272 (1987). Early diagnosis of HIV infection in the neonate.
44. *Anderson, K. C., B. C. Gorgone, R. G. Marlink:* Ann. Int. Med. *105:* 519 (1986). Transfusion-acquired human immunodeficiency virus infection among immunocompromised persons.
45. *Marlink, R. G., J. S. Allan, M. F. McLance, M. Essex, K. C. Anderson, J. E. Groopman:* New Engl. J. Med. *315:* 1549 (1986). Low sensitivity of ELISA testing in early HIV infection.
46. *Laufs, R., W. Sibrowski, H. Karch, H. Busch, B. v. Eisenhart-Rothe, D. Roos:* Dtsch. Ärztebl. *84:* 3593 (1985). AIDS-Virus-Infektionen bei Blutspendern.
47. *Fassbinder, W., P. Kühnl, H. H. Neumayer, G. Offermann, S. Seidl, W. Schoeppe:* Dtsch. Med. Wschr. *111:* 1087 (1986). Prävalenz von Antikörpern gegen LAV/HTLV-III bei terminal niereninsuffizienten Patienten unter Hämodialysebehandlung und nach Nierentransplantation.
48. *Kühnl, P., G. Holzberger, S. Seidl:* Dtsch. Med. Wschr. *112:* 4 (1987). Nachuntersuchung von Spendern und Empfängern HIV-Antikörper-positiver Blutkonserven.
49. *Deinhardt, F.:* Bundesgesundhbl. *29:* 436 (1986). Empfehlungen zur Anti-HIV (Anti-LAV/HTLV III)- Diagnostik bei Blutspendern.
50. *Frösner, G. G., V. Erfle, W. Mellert, R. Hehlmann:* Lancet *I:* 159 (1987). Diagnostic significance of quantitative determination of HIV antibody specific for envelope and core proteins.
51. *Pahwa, S.:* Vox Sang. *51:* 33 (1986). Children with AIDS.
52. *Denis, F., G. Leonhard, M. Mounier, A. Sangare, G. Gershy-Damet, J.-L. Rey:* Lancet *I:* 324 (1987). Efficacy of five enzyme immunoassays for antibody to HIV in detecting antibody to HTLV-IV.
53. Diagnostics Pasteur: ELAVIA Ac-Ab-Ak II/LAV Blot II. Arbeitsanleitungen (1987).
54. *Seidl, S., P. Kühnl:* Viral diseases transmissible by blood transfusion. In: *Greenwalt, T. J.*, Blood Transfusion: Methods in Hematology. Churchill Livingstone, Edinburgh (1987).
55. *Werner, A., S. Staszewski, E.-B. Helm, W. Stille, K. Weber, R. Kurth:* Lancet *I:* 868 (1987). HIV-2 (West Germany, 1984).

Parasitosen

Einleitung

Der Nachweis von Parasiten ist mittels direkter und indirekter Methoden möglich. Zunächst sollte immer versucht werden, den Parasiten direkt festzustellen, da der positive Ausgang einer solchen Untersuchung eine eindeutige Aussage darstellt. Dazu stehen eine Reihe von Techniken zur Verfügung, wie u. a. die native Prüfung, die Anfärbung oder Anreicherung. Indirekte Untersuchungsverfahren können herangezogen werden, wenn trotz Verdacht auf das Vorliegen einer Parasitose der direkte Nachweis nicht gelang oder die Verfahren schwierig und aufwendig sind.

Eine indirekte Untersuchung auf Parasiten ist mittels immunologischer Methoden möglich. Es werden Intradermaltests angewandt, Antigen-Antikörperkomplexe histologisch im Gewebe nachgewiesen oder Antigene von Parasiten in Exkreten festgestellt. Besondere Bedeutung kommt der Untersuchung von Serum zu. In ihm können zirkulierendes Antigen, Antigen-Antikörper-Komplexe oder zirkulierende Antikörper nachgewiesen werden, auf welche hier besonders eingegangen wird.

Der Einsatz von serologischen Verfahren zur Diagnostik hängt von verschiedenen Faktoren ab. Es muß überlegt werden, ob nicht zunächst der direkte Nachweis des Parasiten sinnvoller ist als der Versuch, Antikörper festzustellen, da serologische Verfahren aufwendiger sind. Beispielsweise gelingt es bei ca. 60% der Fälle von Bilharziose (Schistosomiasis) Eier im Stuhl bzw. Harn aufzufinden. Bei anderen diagnostischen Fragestellungen kommt der Serologie eine überragende Bedeutung zu. Beispielsweise ist es bei der Toxoplasma-Infektion unmöglich, bei Patientenkollektiven Toxoplasmen direkt nachzuweisen. Bei den meisten Parasiteninfektionen kann man zirkulierende Antikörper feststellen, insbesondere gegen die Parasiten, die in einen intensiven Kontakt mit dem Immunsystem treten. Es gelingt z. B. leicht beim Kala-Azar, Antikörper in diagnostisch verwertbarer Höhe nachzuweisen, während bei der Haut-Leishmaniose in der Regel keine Antikörper auftreten.

Dringt ein Parasit in einen Wirt ein, so können Immunglobuline der verschiedenen Klassen gebildet werden. Innerhalb der serologischen Diagnostik wird in der Regel zunächst auf spezifische Gesamt-Immunglobuline untersucht, in besonderen Fällen kommt dem Nachweis von IgM-Antikörpern eine besondere Bedeutung zu (Übersicht zur Serodiagnostik der einzelnen Parasitosen sh. Tab. 1).

Im allgemeinen werden 5 bis 10 ml Blut, das mit keinerlei Zusätzen versehen wird, abgenommen. In Einzelfällen reichen auch wesentlich geringere Mengen, da man bei einem Test nach der Mikromethode in der Regel nur 25 µl Serum benötigt. Das Serum muß möglichst umgehend der untersuchenden Stelle zugesandt werden. Dabei sind Institute zu bevorzugen, die sich an parasitologisch-serologischen Ringversuchen zur externen Qualitätskontrolle beteiligen und ggf. nach den Empfehlungen des Bundesgesundheitsamtes unter Verwendung von Referenzseren (sh. Tab. 2) arbeiten. Auf dem Begleitschein sind Angaben über den Patienten und dessen Krankheit zu machen, wodurch eine spätere Interpretation der Testergebnisse erleichtert und auf eine besondere Infektionsgefährdung (z. B. HIV) hingewiesen wird. Empfehlenswert ist i. d. R. die Anwendung von zwei Testmethoden, um eine Parasiten-Infektion nachzuweisen. Die serologischen Befunde sollen dann in Zusammenarbeit zwischen dem Untersuchungslaboratorium und dem behandelnden Arzt interpretiert werden.

Serologische Untersuchungsergebnisse sind nur in Ausnahmefällen, z. B. beim Sabin-Feldman-Test auf Toxoplasma-Antikörper, so hoch sensitiv und spezifisch, daß

Tab. 1 Routinemäßig in der BR Deutschland, der Schweiz und Österreich angewandte Tests zum Nachweis von Antikörpern gegen Parasiten (Stand 1986)

Parasitosen					**Antikörperteste**					**spez.**
	IFT	**IHA**	**EIA**	**A**	**LP**	**KBR**	**EP**	**RIA**	**SF**	**IgM**
Schlafkrankheit	+	+	+							
Chagas	+	+		+		+				
Leishmaniosen	+	+	+			+				
Amöbiasis	+	+	+			+	+			
Malaria	+	+								
Toxoplasmose	+	+	+	+		+			+	+
Schistosomiasis	+	+	+			+		+		
Paragonimiasis		+	+							
Fasciolose		+	+			+				
Zystizerkose	+		+			+				
Echinokokkose	+	+	+	+		+		+		
Toxocariasis			+		+					
Strongyloidose	+									
Trichinellose	+	+	+	+	+					
Filariosen	+	+	+			+				

IFT = Indirekter Immunfluoreszenztest
IHA = Indirekter Hämagglutinationstest
EIA = Enzymimmunoassay
A = Agglutination
LP = Larvenpräzipitation
KBR = Komplementbindungsreaktion
EP = Elektrophorese
RIA = Radioimmunoassay
SF = Sabin-Feldman-Test
spez. IgM = Tests auf spezifisches IgM

Tab. 2 Empfehlungen des Bundesgesundheitsamtes zur Durchführung der Laboratoriumsdiagnose von Parasitosen und Auflistung von Referenzseren

Parasitosen	**Literaturstelle**	**Referenzseren**
Giardiasis	27	—
Amöbiasis	27, 28	Entamoeba histolytica Referenzserum des BGA
Malaria		Plasmodium falciparum Referenzserum der Gemeinsamen Arbeitsgruppe Immundiagnostik
Toxoplasmose	29, 30	Toxoplasmose-Referenzserum des BGA
Kryptosporidiose	27	—
weitere Kokzidiosen	27	—
Pneumozystose	27	—
Schistosomiasis	28	Schistosoma mansoni und S. haematobium Referenzseren des BGA
Echinokokkose	31	Echinokokkose Referenzserum des BGA

jeder Titer als hinreichender Beweis für eine Infektion angesehen werden kann. Bei anderen parasitären Infektionen ist ein positiver Antikörpernachweis kein Beweis für das Vorliegen der betreffenden Infektion, sondern nur ein Hinweis darauf. Es sollte dann versucht werden, mit parasitologischen Verfahren den Parasiten nachzuweisen oder mit wiederholten serologischen Untersuchungen und durch die Erhebung klinischer und epidemiologischer Befunde den Verdacht zu erhärten.

Es sind hier nur diejenigen Parasitosen aufgeführt, die bei uns entweder endemisch auftreten oder aus anderen Ländern häufiger mitgebracht werden. Serologische Tests zum Nachweis von Pneumocystis- und Kryptosporidien-Infektionen stehen bisher nicht zur Verfügung, bei Giardiasis sind sie derzeit ohne diagnostische Relevanz.

Schlafkrankheit (Afrikanische Trypanosomiasis)

Verbreitung und Krankheitsbild

Patienten, die aus dem zentralen Afrika zwischen dem 20. Grad nördlicher und 20. Grad südlicher Breite kommen, können infiziert sein.In diesem Bereich übertragen die Tsetse-Fliegen Trypanosoma-Arten (T. brucei gambiense und T. brucei rhodesiense).

Unregelmäßiges Fieber, Ödem der Augenlider und der Glieder, Schwellung von Lymphknoten an Hals, Nacken und anderen Stellen und im späteren Stadium zentralnervöse Störungen (Somnolenz) deuten auf Schlafkrankheit hin.

Labordiagnostik

Neben dem direkten Nachweis der Parasiten in Blut oder Liquor (Giemsa-Färbung) können serologische Verfahren angewandt werden. Der IFT scheint bei der T. brucei gambiense-Infektion wesentlich spezifischer zu sein als bei der T. brucei rhodesiense-Infektion. Zur Anwendung kommen auch noch EIA und IHA. Der direkte Nachweis des Parasiten sollte immer angestrebt werden.

Chagas-Krankheit (Südamerikanische Trypanosomiasis)

Verbreitung und Krankheitsbild

Die Infektion kann im Bereich von Mittelamerika (Mexiko) bis tief nach Südamerika (Argentinien) erworben werden. Der Erreger, T. cruzi, wird durch Raubwanzen übertragen.

Die Erkrankung manifestiert sich durch Fieber, Schwellung von Lymphknoten, Leber und Milz, Gesichtsödeme und im chronischen Stadium insbesondere durch Störungen der Herzaktion /[1]/.

Labordiagnostik

Der Nachweis des Parasiten im Blut kann mittels Giemsa-gefärbter Ausstriche bzw. durch Xeno-Diagnose versucht werden. Da der Nachweis nicht immer gelingt, kommt der Serodiagnostik besondere Bedeutung zu.

Der IFT ist ab einem Titer von 1:10 als spezifisch anzusehen.

Beim IHA werden diagnostisch verwertbare Titer ab einer Verdünnung von 1:16 erreicht, bei Vorliegen niedriger IHA-Titer (1:16, 1:64) sind weitere serologische Verfahren heranzuziehen.

Der Latex-Test soll bereits in einem sehr frühen Stadium der Erkrankung positiv werden. Seine diagnostische Sensitivität wird mit 90% angegeben, in 5% wurden falsch positive Reaktionen beobachtet. Kreuzreaktionen stellt man bei Patienten mit Malaria, Leishmaniose, Tuberkulose, Lepra, Pemphigus und Toxoplasmose fest. Auf Grund eigener Erfahrungen hängt die Brauchbarkeit des Latex-Tests wesentlich von der Qualität der verwendeten Latexpartikel ab.

Sprechen neben positiven serologischen Tests die Herkunft des Patienten und seine klinischen Symptome für eine Chagas-Krankheit, so sollte der direkte Nachweis des Parasiten versucht werden.

Leishmaniose (Kala-Azar bzw. Orientbeule)

Verbreitung und Krankheitsbild

Kala-Azar kommt in den südlichen Teilen Europas (Portugal, Spanien, Italien, Frankreich, Balkan und Rußland), im gesamten Mittelmeerraum, im Nahen Osten, in Ost- und Zentralafrika, im Norden und im Osten Südamerikas sowie China und Indien vor. Die Orientbeule (Hautleishmaniose) kann im gesamten Mittelmeergebiet, in Afrika und in Indien erworben werden. An ihrer Stelle tritt in Mittel- und Südamerika die Schleimhaut-Leishmaniose auf. Die Parasiten, Leishmanien, werden durch Sandmücken (Phlebotomus) übertragen. Leishmania donovani ist der Erreger des Kala-Azar, L. tropica der Orientbeule und L. brasiliensis der Erreger der Schleimhaut-Leishmaniose.

Der klinische Verlauf des Kala-Azar hängt weitgehend von den Immunreaktionen des Patienten ab. Im wesentlichen manifestiert sich die Erkrankung durch Fieber, Kopf- und Gliederschmerzen, Erbrechen und Durchfälle sowie Milz- und Leberschwellung. Bei den anderen beiden Leihmaniosen treten geschwürige Veränderungen in der Haut bzw. den Schleimhäuten auf.

Labordiagnostik

Der direkte Nachweis des Parasiten bei Kala-Azar geschieht in Punktaten der Leber bzw. des Sternalmarkes und bei der Haut- und Schleimhaut-Leishmaniose durch Untersuchung von Geschwürmaterial.

Der IFT eignet sich in Kombination mit dem EIA gut zum Nachweis des Kala-Azar, aber auch der Schleimhaut-Leishmaniose, während er bei der Orientbeule meistens versagt. Im allgemeinen gelten Titer ab 1:20 als spezifisch /2/. Eine serologische Differenzierung der verschiedenen Leishmania-Arten ist nicht möglich /3/. Kreuzreaktionen mit Trypanosomen sind zu erwarten.

Zur Anwendung kommt auch der IHA. Seine diagnostische Sensitivität und Spezifität ist selbst bei Kala-Azar begrenzt. Ein Hinweis auf eine Leishmania donovani-Infektion ergibt sich bei Serumtitern von 1:64 und höher.

Amöbiasis

Verbreitung und Krankheitsbild

Der Erreger, Entamoeba histolytica, kommt weltweit vor. Er führt jedoch in der Regel nur in südlichen Ländern, d. h. auch in Südeuropa, zu Erkrankungen und wird von dort nach Mitteleuropa mitgebracht.

Die Amöbenruhr manifestiert sich im akuten und subakuten Stadium durch blutig-schleimige Stühle, im chronischen Verlauf treten wechselhafte intestinale Störungen auf. Durchbrechen die Amöben die Darmwand, kommt es zur extraintestinalen Amöbiasis, die sich vor allem als Amöbenleberabszeß manifestiert.

Labordiagnostik

Die Labordiagnostik der intestinalen Amöbiasis geschieht durch das Auffinden von Magnaformen von Entamoeba histolytica im Stuhl. Die Feststellung von Serumantikörpern ist möglich, aber nicht sicher. Methoden des Antigennachweises im Stuhl befinden sich in der Entwicklung.

Bei der extraintestinalen Amöbiasis können zu 95 bis 100% (IFT, EIA) Antikörper im Serum nachgewiesen werden /[4]/. Die Titer im IFT liegen dann über 1:80. Im Zweifelsfalle sind weitere Testmethoden anzuwenden.

Beim Amöbenleberabszeß sind in einigen Fällen mit raschem Krankheitsverlauf erst ca. 8—10 Tage nach der klinischen Manifestation der Erkrankung Antikörper feststellbar. Bei hohen Antikörpertitern ist eine extraintestinale Amöbiasis wahrscheinlich, bei niedrigen Titern ist sie jedoch nicht ausgeschlossen. Die diagnostische Spezifität der o. g. Tests beträgt ca. 98% /[5, 6]/.

Die Durchführung des IHA als alleinigem Test ist nicht zu empfehlen. Titer ab 1:32 können als positiv angesehen werden. Da Antikörpertiter nach Ausheilung langsam abfallen, kommt der Serodiagnostik kurzfristig gesehen keine große prognostische Bedeutung zu.

Malaria

Verbreitung und Krankheitsbild

Malaria kann derzeit nicht in Europa, ausgenommen dem europäischen Teil der Türkei, erworben werden. In etwa erstrecken sich die Malaria-Gebiete zwischen dem 40. Grad nördlicher und dem 30. Grad südlicher Breite. Durch den Stich der Anopheles-Mücke werden die Erreger übertragen

— Plasmodium vivax und P. ovale, die Erreger der Malaria tertiana.
— P. malariae, der Erreger der Malaria quartana.
— P. falciparum der Erreger der Malaria tropica.

Fieberschübe, die mit Schüttelfrost abwechseln, Glieder- und Muskelschmerzen, intestinale Störungen, Milz- und Leberschwellung und Ikterus können Anzeichen einer Malaria sein. Fieberhafte Erkrankungen, auch längere Zeit nach dem Verlassen eines Malaria-Gebietes, sollten den Verdacht auf diese Infektion lenken.

Labordiagnostik

Die Labordiagnostik der Malaria muß in der Regel als Notfall schnellstens durchgeführt werden. Dazu werden in regelmäßigen Abständen Blutausstriche und dicke Tropfen nach Giemsa-Färbung auf Plasmodien untersucht. Keinesfalls darf man im fraglichen akuten Fall dem indirekten Nachweis den Vorzug geben.

Bei Verdacht auf eine abgelaufene Malaria, bei der der Parasit nicht direkt nachgewiesen werden kann, sollte die Serodiagnostik herangezogen werden. Antikörper sind etwa 7 Tage nach Beginn der Parasitämie nachweisbar.

Bisher kommt vorwiegend der IFT zur Anwendung. In den meisten Laboratorien wird er parallel mit verschiedenen Antigenen durchgeführt. Zum Nachweis einer Malaria tropica-Infektion wird das homologe Antigen und bei einer Malaria tertiana werden P. fieldi oder P. gallinaceum als Antigene verwandt. Eine Untersuchung auf Malaria quartana gelingt mit den beiden vorgenannten Antigenen und/oder — sofern es zur Verfügung steht — mit dem homologen Antigen.

Beim kommerziell erhältlichen Falciparum-Antigen für den IFT werden folgende Empfehlungen für die Interpretation von Testergebnissen gegeben /[7, 8]/

— Titer unter 1:20 besagen, daß keine Infektion mit P. falciparum vorliegt.

— Titer von 1:20 oder 1:40, nach unseren Erfahrungen im allgemeinen bis 1:80, deuten entweder auf eine zurückliegende oder eine noch bestehende Infektion durch P. malariae oder P. vivax hin. Der Test sollte nach 14 Tagen wiederholt werden.

— Titer von > 1:80 findet man bei einer bestehenden P. falciparum-Infektion.

Der IHA unter Verwendung von P. falciparum-Antigen zeigte auf Grund einer Untersuchung eine diagnostische Sensitivität von 93% bei der P. falciparum-Infektion und von ca. 80% beim Vorliegen von P. vivax. Titer ab 1:32 werden als diagnostisch relevant angesehen. Bei 50 Malaria-freien deutschen Blutspendern reagierte der Test in keinem Falle positiv. Positive serologische Befunde sollten Anlaß sein, wiederum das Blut auf Parasiten zu untersuchen.

Toxoplasmose

Verbreitung und Krankheitsbild

Toxoplasma gondii ist beim Menschen und allen warmblütigen Tieren weit verbreitet. Die Infektion kommt vornehmlich durch den Genuß rohen oder ungenügend erhitzten Fleisches, insbesondere vom Schwein zustande. Die Durchseuchung der Bevölkerung nimmt mit dem Alter zu und erreicht in der Altersgruppe der 60- bis 65jährigen etwa 70%.

In der Regel verläuft die postnatal erworbene Toxoplasma-Infektion ohne Krankheitserscheinungen, ansonsten manifestiert sie sich hauptsächlich als Lymphknoten-Toxoplasmose. Infiziert sich eine Mutter während der Schwangerschaft erstmalig mit Toxoplasmen, können die Erreger auf den Foetus übergehen. In Abhängigkeit vom Zeitpunkt und der Intensität der Infektion kann es zum Abort, zur Totgeburt oder beim Neugeborenen zu mehr oder weniger ausgeprägten Symptomen kommen.

Labordiagnostik

Der direkte Parasitennachweis mittels Tierversuch und Histologie ist möglich, jedoch kommt der Serodiagnostik die wesentlichere Bedeutung zu /[9, 13]/. Dazu wurde früher häufig der Sabin-Feldman-Test (SF) angewandt, der heute durch den IFT weitgehend ersetzt worden ist.

Die Ergebnisse des IFT sind mit denen des SF identisch. Er wird etwa 8 bis 14 Tage nach der Infektion positiv. Die Titer erreichen innerhalb weniger Tage eine Höhe von wenigstens 1:1000. Im Verlauf der akuten Infektion können die Titer weiter ansteigen, sie gehen dann mit der abklingenden Infektion wieder zurück und pendeln sich i. d. R. in einem Titerbereich zwischen 1:64 und 1:16 ein (latente Infektion). Niedrige Titer bleiben lebenslänglich erhalten.

Die KBR wird später positiv als der IFT und erreicht nicht so hohe Werte. Mit Abklingen der Infektion gehen die Titer zurück und können in der latenten Infektionsphase völlig verschwinden.

Ansteigend oder gleichbleibend hohe Titer in beiden vorgenannten Reaktionen (IFT ab 1:1000, KBR mindestens 1:10) weisen auf eine akute Toxoplasma-Infektion hin. Nur im Zusammenhang mit typischen Krankheitserscheinungen wird von Toxoplasmose gesprochen. IFT- und KBR-Werte, die unter den obengenannten Werten liegen, aber auch ein höherer IFT bei gleichbleibend negativer KBR sprechen für eine latente Infektion.

Der IHA ist als alleiniger quantitativer Test nicht zu empfehlen, da das Testergebnis i. d. R. nicht interpretierbar ist und die Titer in Abhängigkeit von der verwendeten Charge stark schwanken können /[11, 12]/.

Als qualitativer Test besitzt die direkte Agglutination auf IgG-Antikörper eine hohe diagnostische Sensitivität und Spezifität.

Die quantitativen Enzymimmunoassays auf spezifisches IgG und IgM sind zu empfehlen. Wegen guter diagnostischer Sensitivität und Spezifität sollte der Enzymimmunoassay auf spezifisches IgM den entsprechenden IFT ersetzen. Die Interpretation, insbesondere der IgG-Werte, bedarf jedoch weiterer Untersuchungen /[10, 34]/. Zum Nachweis von spezifischem IgM ist auch der Immunosorbent Agglutination Assay (ISAGA) geeignet /[32]/.

Liegt bei einer werdenden Mutter eine Erstinfektion vor, so können die Erreger auf das Kind übergehen. Das Vorliegen einer konnatalen Infektion muß durch Untersuchung des Blutes der Mutter und des Kindes gesichert bzw. ausgeschlossen werden.

Im allgemeinen entspricht der Antikörper-Titer des Neugeborenen demjenigen der Mutter. Liegt keine konnatale Infektion vor, so sinkt er nach einigen Wochen bis Monaten ab. Über längere Zeit gleich hohe oder ansteigende Antikörpertiter sprechen für einen Übergang des Erregers auf das Kind.

Eine intrauterine Infektion kann durch den Nachweis spezifischer IgM-Antikörper gesichert werden. Bei Zweifels- oder Verdachtsfällen sollten beim Kind in der 2. Lebenswoche nochmals quantitative IgM-Bestimmungen als Kontrolle durchgeführt werden. Ein Anstieg der Titer deutet auf eine mögliche konnatale Infektion hin. Nur in Zusammenhang mit einem für die konnatale Infektion typischen Krankheitsbild kann bei positivem IgM mit ziemlicher Sicherheit auf eine intrauterin erworbene Toxoplasmose geschlossen werden.

Ein Behandlungserfolg kann kurzfristig nicht am Titerverlauf abgelesen werden, da die Antikörpertiter nur sehr langsam abnehmen und lebenslang positiv bleiben (IFT, IHA). Die KBR wird wieder negativ und zeigt damit den Übergang der aktiven in die latente Phase an.

Bei AIDS-Patienten sind im Falle von Toxoplasmose keine typischen Titerverläufe feststellbar. Die klinischen Befunde, niedrige Titer und ein Therapieerfolg sprechen für die Erkrankung. In Biopsie- oder Sektionsmaterial können die Erreger mittels Tierversuch oder histochemischer Methoden (Fluoreszenz-, Peroxidase-Antiperoxidase-Technik) festgestellt werden. Methoden des Nachweises zirkulierenden Antigens befinden sich in der Entwicklung /[33]/.

Schistosomiasis (Bilharziose)

Verbreitung und Krankheitsbild

Bilharziose kann in warmen Ländern erworben werden. Die Parasiten kommen u. a. nicht in Europa, Nordamerika und Australien vor.

Beim Kontakt mit infizierten Süßgewässern dringen die Gabelschwanzlarven (Zerkarien) in die Haut ein, und die adulten Würmer siedeln sich dann in den Venen bestimmter Organe an. Schistosoma mansoni und S. japonicum führen zur Bilharziose des Darmes und der Leber. Sie manifestieren sich durch blutige-schleimige Stühle, portale Stauung, Aszitesbildung und Hepatosplenomegalie. Die Urogenital-Bilharziose, ausgelöst durch S. haematobium, zeigt sich durch Hämaturie, papulomatöse Wucherungen in der Harnblasenwand und Strikturen im Urogenitaltrakt.

Labordiagnostik

Die Diagnostik der Bilharziose geschieht vornehmlich durch den direkten Parasitennachweis. Im Stuhl können Eier von S. mansoni und S. japonicum bzw. im Harn die von S. haematobium nachgewiesen werden. Besonders bei chronischen Verlaufsformen gelingt der direkte Nachweis nicht immer, so daß der Serologie diagnostische Bedeutung zukommt /[14, 16]/.

Zur Antikörperdiagnostik werden insbesondere der IFT und der EIA benutzt /[16, 2]/. Die diagnostische Sensitivität der Tests beträgt ca. 95%. Sie kann bei Fällen von S. mansoni-Infektionen im IFT in Abhängigkeit von der Dauer und Intensität der Infektion in weiten Grenzen variieren. Bei anderen Bilharziosen ist sie wesentlich geringer. Im IFT werden Titer ab 1:20 als positiv angesehen. Die diagnostische Spezifität liegt zwischen 80 und 100%. Bei Infektionen mit Schistosoma-Arten von Vögeln können niedrige positive Reaktionen im IFT auftreten, Kreuzreaktionen mit anderen Helminthen-Antikörpern werden ebenfalls beobachtet.

Die Durchführung des IHA als alleinigem Test ist nicht zu empfehlen. Diagnostisch verwertbare Titer werden ab einer Verdünnung von 1:16 erreicht. Der Test hat jedoch nur eine diagnostische Sensitivität von etwa 70%, er ist aber sehr spezifisch.

Eine Differenzierung der Schistosoma-Arten ist mit der üblichen Routineserologie nicht möglich, und ein Behandlungserfolg ist kurzfristig nicht am Zurückgehen der Titer abzulesen.

Echinokokkose

Verbreitung und Krankheitsbild

Echinococcus granulosus kommt weltweit vor, ist jedoch in Deutschland relativ selten. Infektionen werden bei uns überwiegend bei Patienten aus dem Mittelmeergebiet beobachtet. E. multilocularis kommt herdförmig in Europa, Asien und Nordamerika vor. Das mitteleuropäische Verbreitungsgebiet umfaßt Süd-Deutschland, insbesondere Schwäbische Alb, Österreich, die Schweiz und Ost-Frankreich. Der Mensch infiziert sich durch die orale Aufnahme von Echinokokken-Eiern bei direktem Kontakt mit den Endwirten (Hund, Katze bzw. Fuchs) oder im Falle von E. multilocularis indirekt durch kontaminierte Nahrungsmittel (Waldfrüchte).

Raumfordernde Prozesse, insbesondere im Bereich des Brust- oder Bauchraumes, können für eine Echinokokkose sprechen, besonders dann, wenn gleichzeitig eine Eosinophilie vorliegt.

Labordiagnostik

Bei Verdacht auf Vorliegen einer Echinokokkose dürfen raumfordernde Prozesse nicht punktiert werden, daher ist der direkte Parasitennachweis präoperativ nicht möglich. Nur bei Vorliegen einer Lungen-Echinokokkose können im Sputum Teile (Häkchen) der Echinokokken-Larven (Protoskolizes) festgestellt werden. Zur Serodiagnostik werden verschiedene Tests eingesetzt /[17-21]/.

Im IFT gelten Titer ab 1:10 als diagnostisch verwertbar. Die diagnostische Sensitivität liegt bei der Echinokokkose der Leber bei 95% und ist bei der Lunge geringer. Die diagnostische Spezifität des IFT beträgt ca. 90%. Kreuzreaktionen treten bei Patienten mit Schistosomen, Filarien und Leishmanien auf, sie sind auch bei Befall mit Bandwürmern im Darm bzw. im Gewebe (Zystizerkose) zu erwarten.

Die Durchführung des IHA als alleinigem Test ist nicht zu empfehlen. Titer ab 1:32 sind diagnostisch verwertbar. Die diagnostische Sensitivität liegt bei etwa 80% und die Spezifität zwischen 95 und 100% /[19, 22]/.

Der spezifische und schnell durchführbare Latex-Test weist eine diagnostische Sensitivität von etwa 85% auf, jedoch ist seine Reaktivität chargenabhängig /[18]/.

Der Enzymimmunoassay erreicht eine diagnostische Sensitivität von über 90%. Kreuzreaktionen werden mit Seren von Patienten mit Fasciola- und Filarienbefall beobachtet. Die Kombination IFT und EIA gilt als optimal.

Eine sichere Differentialdiagnose zwischen E. granulosus und E. multilocularis-Fällen ist nur bei Verwendung spezieller Antigenfraktionen mittels EIA möglich /[17]/. Der postoperative Titerverlauf ist gewöhnlich erst nach einem Jahr prognostisch auswertbar.

Toxocariasis

Verbreitung und Krankheitsbild

Weltweit und häufig sind auch bei uns Hund und Katze mit den Spulwürmern Toxocara canis und Toxocara cati infiziert. Nimmt der Mensch embryonierte Eier dieser Würmer auf, so kommt es zur Wanderung der ausgeschlüpften Larven durch verschiedene Organe, ohne daß die Würmer geschlechtsreif werden.

Um die Parasiten selbst oder deren Miniergänge entstehen eosinophile Granulome, insbesondere in der Lunge und Leber aber auch im Gehirn, Auge und anderen Organen.

Labordiagnostik

Der direkte Parasitennachweis ist selten möglich, meistens kann die Diagnose nur serologisch begründet werden. Zum Antikörpernachweis werden eine Reihe verschiedener Techniken angewandt /[23, 24]/. Der Enzymimmunoassay und der Larvenpräzipitationstest erweisen sich als sehr spezifische Untersuchungsmethoden.

Filariose

Verbreitung und Klinik

Filarien sind in den warmen Ländern der Erde stark verbreitet. Sie werden durch verschiedene Mücken- und Fliegenarten übertragen. In Europa kommt die Art Wuchereria bancrofti in Südspanien vor.

W. bancrofti und Brugia malayi leben im Lymphgefäßsystem und führen zu Lymphangitiden und Lymphadenitiden. Die Filarie Loa loa wandert hauptsächlich in der Subkutis und verursacht die sogenannten Kalabar-Schwellungen, kann aber auch durch die Konjunktiva des Auges wandern. Onchocerca volvolus führt zu Bindegewebsknoten in der Haut und zu Veränderungen im Auge.

Labordiagnostik

Der direkte Nachweis des Parasiten geschieht durch Untersuchung des Blutes bzw. der Haut auf Mikrofilarien. Die Aussagekraft serologischer Tests hängt weitgehend von den verwendeten Antigenen ab und wird durch Kreuzreaktionen mit Antikörpern gegen andere Nematodenarten beeinflußt /[15, 20, 21]/. Diagnostisch verwertbare Titer treten im IFT ab einer Verdünnung von 1:20 auf. Die diagnostische Spezifität des Tests liegt zwischen 70 und 90%. Auch der Enzymimmunoassay wird angewandt.

Trichinose

Verbreitung und Klinik

Trichinen sind weltweit verbreitet, in Deutschland kommt es gelegentlich zu epidemischen Ausbrüchen. Infektionen werden auch aus dem Ausland mitgebracht. Der Mensch infiziert sich durch den Genuß rohen oder ungenügend erhitzten Fleisches vom Schwein, Wildschwein, Nutria, Dachs und anderer fleischfressender Tiere, die Träger von Trichinen sein können.

Die Infektion manifestiert sich zunächst in gastrointestinalen Störungen, im weiteren Verlauf kommt es zu allergischen Reaktionen wie Fieber, Eosinophilie, Ödemen und Muskelschmerzen.

Labordiagnostik

Der direkte Parasitennachweis geschieht im wesentlichen durch die Untersuchung der Muskulatur auf Trichinen. Frühestens 10 Tage nach der Infektion kann man Antikörper im Serum feststellen /[25, 26]/. Diagnostisch verwertbare Titer treten im IFT bei einer Verdünnung ab 1:20 auf. Auch EIA, IHA, A, LP und Immundiffusion werden angewandt.

Literatur

1. *Feldmeier, H., J. Knobloch:* Lab. Med. *6:* AB 177 (1982). Die Chagas Krankheit. Immunologie, Diagnose, Chemotherapie.
2. *Krampitz, H. E., G. Weiland, T. Löscher, L. Prüfer:* Infection *9:* 264 (1981). Evaluation of antigens for the serodiagnosis of Kalar-Azar and oriental sores by means of the indirect immunofluorescence antibody test (IFAT).
3. *Mannweiler, E.:* Zbl. Bakt. I. Abt. Orig. A *240:* 397 (1978). Das Antikörperbild bei Patienten mit Leishmaniosen.

4. *Funke, M., P. Felgner, R. Geister:* Zbl. Bakt. I. Abt. Orig. A. *251:* 126 (1981). Quantification of amoebae specific antibodies as »Multiple of normal activity (MONA)« with a standardized enzyme immuno assay (EIA).
5. *Knobloch, J., E. Mannweiler, W. Höfler, P. Kern:* Tropenmed. Parasit. *33:* 107 (1982). Efficiency of serodiagnosis in amebiasis.
6. *Speiser, F.:* Schweiz. Med. Wschr. *110:* 404 (1980). Anwendung der Enzym-Immunmethode (ELISA) für die Serologie der Amöbiase.
7. *Maier, W. A., G. Piekarski:* Immun. Infect. *7:* 875 (1979). Zur Serodiagnostik der Malaria. Plasmodium berghei und P. falciparum als Antigen für den indirekten Immunofluoreszenztest.
8. *Mannweiler, E., W. Mohr, W. Lang, L. Pfannenmüller, J. Zum Felde:* Med. Klin. *72:* 1818 (1977). Identifizierung von Plasmodienantikörpern in der Immundiagnostik der Malaria.
9. *Piekarski, G., H. Finger:* Immun. Infect. *2:* 160 (1974). Parasitologisch serologische Diagnostik bei Toxoplasmose-Verdacht.
10. *Janitschke, K., U. Senk, A. Reinhold, S. Lichy:* Lab. Med. *10:* 48 (1986). Marktübersicht und Bewertung kommerzieller Reagenzien zum Nachweis von Antikörpern gegen Parasiten. II. Enzymimmunoassays für Toxoplasma-Antikörper.
11. *Picher, O., H. Aspöck:* Wien. Med. Wschr. *131:* 14 (1981). Die diagnostische Bedeutung des indirekten Hämagglutinationstests für die Toxoplasmoseüberwachung während der Schwangerschaft.
12. *Werner, H., K. Janitschke, J. Kolleck:* Lab. Med. *3:* 143 (1979). Über die Eignung und Bewertung des indirekten Hämagglutinationstests zum Nachweis von Toxoplasma-Antikörpern.
13. *Werner, H.:* Die gelben Hefte *23:* 98 (1983). Toxoplasmose.
14. *Deelder, A. M., D. Kornelis:* Trop. Georg. Med. *33:* 36 (1981). Immundiagnosis of recently acquired Schistosoma mansoni infection. A comparison of various immunological techniques.
15. *Diesfeld, H. J., C. Kirsten, U. Stappert:* Tropenmed. Parasit. *32:* 253 (1981). Vergleichende Immunfluoreszenz-histologische Untersuchungen an 7 Nematoden-Spezies in bezug auf ihre Antigeneigenschaften zur Differenzierung von Nematodeninfektionen.
16. *Janitschke, K., A. H. El-Kalouby, R. A. Braun-Munzinger, H. El-Baz, M. Mahmoud:* J. Trop. Med. Hyg. *84:* 147 (1981). Evaluation of the ELISA test as an epidemiological tool in schistosomiasis.
17. *Gottstein, B., J. Eckert, H. Fey:* Z. Parasitenk. *69:* 347 (1983). Serological differentiation between Echinococcus granulosus and E. multilocularis infections in man.
18. *Janitschke, K.:* Lab. Med. *9:* 324 (1985). Marktübersicht und Bewertung kommerzieller Reagenzien zum Nachweis von Antikörpern gegen Parasiten. I. Echinokokken.
19. *Janitschke, K., H. Werner, L. Thomas:* Immun. Inf. *13:* 39 (1985). Falsch-negative Reaktionen bei der Serodiagnostik der Echinokokkose des Menschen.
20. *Speiser, F.:* Tropenmed. Parasit. *31:* 459 (1980). Application of the enzyme-linked immunosorbent assay (ELISA) for the diagnosis of filariasis and echinococcosis.
21. *Speiser, F.:* Ann. Soc. Belge Med. Trop. *62:* 103 (1982). Serodiagnosis of tissue dwelling parasites: application of a multi-antigen enzyme-linked immunosorbent assay (ELISA) for screening.
22. *Janitschke, K., T. Karavias, H. Werner, C. Rozycki:* Lab. Med. *5:* 274 (1981). Vergleich der Sensitivität und Spezifität verschiedener serologischer Methoden zum Nachweis einer Echinokokkose.
23. *Speiser, F., B. Gottstein:* Acta Trop. *41:* 361 (1984). A collaborative study on larval excretory/secretory antigens of Toxocara canis for the immunodiagnosis of human toxocariasis with ELISA.
24. *Weiland, G., A. Schwarzhuber:* Berl. Münch. Tierärztl. Wschr. *91:* 209 (1978). Untersuchungen zum Nachweis von Larva migrans visceralis mit dem Peroxidasetest (ELISA) und der Immunfluoreszenz.
25. *Mannweiler, E., J. Stumpf, J. Lederer:* Dtsch. Med. Wschr. *103:* 1162 (1978). Serumantikörper-Befunde bei der Trichinose.
26. *Saathoff, M., M. Kasper, H. Demmer:* Dtsch. Med. Wschr. *103:* 1606 (1978). Nachweis von Trichinella-Antikörpern. Vergleichende Untersuchungen zur Sensitivität und Spezifität verschiedener in der Diagnostik angewandter Verfahren.
27. Empfehlungen zur Laboratoriumsdiagnostik der Amöbiasis, Giardiasis, Kryptosporidiose und weiterer Kokzidiosen. Empfehlungen zur Laboratoriumsdiagnose der Pneumozystose. Lab. Med. *10:* 118 (1986).
28. Empfehlungen für die Durchführung des indirekten Immunofluoreszenztests zum Nachweis von Antikörpern im Serum gegen Entamoeba histolytica. Desgl. gegen Schistosomen. Bundesgesundheitsbl. in Vorbereitung.

29. Empfehlungen für die Durchführung der Toxoplasma-Seroreaktionen mittels Mikromethode. Bundesgesundhbl. *20:* 108 (1977).
30. Toxoplasmose. Erkennung und Verhütung. Merkblatt des Bundesgesundheitsamtes Nr. 20 (1980). Deutscher Ärzteverlag, Köln (1980).
31. Zur Vereinheitlichung der Laboratoriumsdiagnostik der Echinokokkose. Bundesgesundheitsbl. *24:* 310 (1981).
32. *Saathoff, M., H. M. Seitz:* Z. Geburtsh. Perinat. *189:* 73 (1985). Untersuchungen zum Nachweis von Toxoplasma-spezifischen IgM-Antikörpern — Vergleich von ISAGA (Immunosorbent Agglutinations Assay)- und Immunofluoreszenz-Ergebnissen.
33. *Pohle, H. D., D. Eichenlaub:* AIDS-Forsch. *2:* 122 (1987). ZNS-Toxoplasmose bei AIDS-Patienten.
34. *Müller, F., M. Kilian:* Immun. Inf. *15:* 66 (1987). Vergleichende Untersuchungen über den diagnostischen Wert des indirekten und des reversen ELISA zum Nachweis spezifischer IgM-Antikörper bei der Toxoplasmose des Menschen.

Endomykosen

Einleitung

Unter dem Begriff »Endomykosen« werden Pilzinfektionen innerer Organsysteme sowie der Schleimhaut zusammengefaßt. Weitgehend synonyme Bezeichnungen sind: Tiefe Mykosen, viszerale Mykosen, Parenchymmykosen, Organmykosen, systemische Mykosen.

Die hauptsächlich in Frage kommenden Erreger lassen sich nach ihrer Epidemiologie bzw. nach der in Europa vorliegenden Inzidenz der entsprechenden Mykosen in zwei Gruppen einteilen:

Candida-Arten	Coccidioides immitis
Aspergillus-Arten	Histoplasma capsulatum
Cryptococcus neoformans	Blastomyces dermatitidis
	Paracoccidioides brasiliensis

Candida-Arten, Aspergillus-Arten, Cryptococcus neoformans sind weltweit verbreitet und stehen in Europa als Erreger von Endomykosen im Vordergrund. Hinsichtlich ihrer pathogenen Potenz sind sie als opportunistische Infektionserreger einzustufen, d. h. sie verursachen Endomykosen nahezu ausschließlich bei Patienten mit lokalen oder allgemeinen Defekten der unspezifischen und spezifischen Abwehrmechanismen.

Wichtige prädisponierende Faktoren sind

— Chronisch-konsumierende Grundleiden, insbesondere maligne Erkrankungen, Stoffwechselentgleisungen, wie z. B. Diabetes mellitus, Hypothyreose, Alkoholismus Rauschmittelsucht.

— Große chirurgische Eingriffe, speziell die Kolonchirurgie, Herzklappenchirurgie, Transplantationschirurgie.

— Aggressive Medikation mit Corticosteroiden, Zytostatika, Immunsuppressiva, antibakteriellen Chemotherapeutika.

— Invasive diagnostische und therapeutische Techniken wie Tracheostoma und endotracheale Intubation, Venenkatheder, Harnblasendauerkatheter, Hämo- und Peritonealdialyse.

— Acquired Immuno Deficiency Syndrome (AIDS).

Coccidioides immitis, Histoplasma capsulatum, Blastomyces dermatitidis, Paracoccidioides brasiliensis sind vorwiegend in bestimmten Zonen des amerikanischen

Doppelkontinents endemisch. In Europa kommen durch sie verursachte Mykosen selten vor, müssen aber in Anbetracht des internationalen touristischen und berufsbedingten Reiseverkehrs berücksichtigt werden.

Die klinische Symptomatik der Endomykosen ist vielgestaltig, oftmals uncharakteristisch und durch Grunderkrankungen überlagert. Letztlich erfordert eine definitive ätiologisch gesicherte Diagnose den kulturellen und histopathologischen Nachweis des Erregers im infizierten Gewebe. Dies trifft insbesondere für die ubiquitär vorkommenden opportunistischen Candida- und Aspergillus-Arten zu, die auch bei gesunden Personen zumindest transient in der Oberflächenflora vorhanden sein können. Allerdings ist die kulturelle Absicherung der Diagnose häufig nicht möglich, da der Infektionsherd nicht eindeutig lokalisierbar oder einer Probenentnahme nicht zugänglich ist. In dieser Situation kommt der Immundiagnostik eine besondere Bedeutung zu. Der Nachweis der immunologischen Auseinandersetzung des Organismus mit dem Erreger ist oftmals das früheste und einzige labordiagnostische Zeichen einer Endomykose und rückt diese Erkrankung in vielen Fällen überhaupt erst ins differentialdiagnostische Blickfeld.

Andererseits dürfen die Grenzen der Immundiagnostik nicht außer Betracht bleiben. Die Testergebnisse können hinsichtlich einer manifesten Infektion und ihrer Ätiologie falsch positiv ausfallen, da die Immunreaktion u. U. nur Ausdruck eines Erregerkontaktes ohne Krankheitswert ist oder die verwendeten Antigene Komponenten enthalten, die mit anderen Erregern kreuzreagieren. Falsch negative Testergebnisse können bei angeborenen und erworbenen Immundefekten vorkommen, aus der Verwendung unzureichender Antigenpräparationen resultieren oder durch eine nicht zeitgerechte Durchführung der Untersuchung bedingt sein. Aus diesen Gründen sollten immundiagnostische Befunde nur als Hinweis oder bestätigendes Kriterium, aber nicht zum Ausschluß einer Endomykose herangezogen werden.

Zur Optimierung des diagnostischen und prognostischen Aussagewertes ist zu empfehlen, daß mehrere Testverfahren, die unterschiedliche Antigen-Antikörper-Systeme erfassen, parallel eingesetzt werden und daß wiederholte Untersuchungen durchgeführt werden, die eine Beurteilung der Antikörperdynamik erlauben.

Bei der Seltenheit von Coccidioides-, Histoplasma-, Blastomyces- und Paracoccidioides-Mykosen in Europa besteht keine Notwendigkeit, die entsprechenden Untersuchungen in das routinemäßige Programm eines infektionsimmunologischen Laboratoriums aufzunehmen. Sie sollten vielmehr wenigen Speziallaboratorien vorbehalten bleiben, die über Erfahrungen in der Durchführung und Interpretation der Tests verfügen. Cryptococcus neoformans-Mykosen scheinen ebenfalls nicht allzu häufig vorzukommen, wobei wohl die Nachweishäufigkeit von der Verfügbarkeit qualifizierter mykologischer und infektionsimmunologischer Laboratorien abhängig ist.

Aspergillus- und insbesondere Candida-Mykosen weisen parallel zur technischen und medikamentösen Entwicklung in der Medizin eine steigende Tendenz auf, da der Anteil der für opportunistische Infektionen prädisponierten Patienten zunimmt. Entscheidend für die Erkennung von Endomykosen ist es, daß ihr Vorliegen oder das Risiko ihres Auftretens überhaupt berücksichtigt und labordiagnostische Untersuchungen veranlaßt werden.

Übersichtsliteratur zur Klinik und dem Nachweis von Endomykosen sh. Lit. 1—8.

Candida-Mykose (Candidose, Candidiasis)

Indikation

Verdacht auf mukokutane Candida-Mykose (Schleimhautsoor), insbesondere invasive Formen.
Verdacht auf Candida-Mykose innerer Organe.
Überwachung Mykose-gefährdeter Patienten.
Beurteilung der Indikation und des Erfolges einer antimyzetischen Therapie.

Bestimmungsmethoden

Als Antigene werden Zellen oder Zellbestandteile von Candida albicans, dem häufigsten Erreger von Candida-Mykosen (80 bis 90%), verwendet. Infolge von Antigengemeinschaften werden mit diesen Antigenen auch Antikörper gegen andere humanpathogene Candida-Arten, C. tropicalis, C. parapsilosis, C. krusei, C. pseudotropicalis und gegen Torulopsis (Candida) glabrata erfaßt, wenn auch in der Regel mit geringerer Empfindlichkeit als C. albicans-Antikörper /[9]/.

Agglutination

Prinzip: Formaldehyd-inaktivierte, homogen suspendierte Blastosporen (Sproßzellen) werden mit Serumverdünnungen inkubiert. Antikörper gegen Oberflächenantigene führen zu einer makroskopisch sichtbaren Verklumpung der Zellen.

Präzipitation

Immundiffusion

Prinzip: Sh. S. 1458. Als Antigene werden zellfreie, wäßrige Extrakte aufgebrochener Blastosporen (somatisches Antigen) oder zellfreie Kulturüberstände (metabolisches Antigen) eingesetzt.

Gegenstrom-Immunelektrophorese

Prinzip: Somatische oder metabolische Antigene werden in ähnlicher Weise wie bei der Immundiffusion in ein Agargel-Reservoir gegenüber einem Reservoir mit Serum (-verdünnung) plaziert. Im elektrischen Feld wandern die Antigene zur Anode, die Immunglobuline mit Antikörperaktivität zur Kathode. Bei geeigneter Position der Reservoirs (Antigen kathodennah, Serum anodennah) wandern Antigene und Antikörper gegeneinander und bilden in der Reaktionszone eine oder mehrere Präzipitatlinien.

Indirekte Hämagglutination

Prinzip: Durch Phenol-Wasser-Extraktion gewonnene Polysaccharide werden an Schafserythrozyten absorbiert. Diese mit Antigenen sensibilisierten Erythrozyten werden durch Antikörper, vorwiegend der Immunglobulinklasse M, makroskopisch sichtbar agglutiniert.

Indirekter Immunfluoreszenztest /[9]/

Prinzip: Sh. S. 1462. Als Antigen werden auf Objektträger fixierte Blastosporen verwendet. Im fluoreszenzmikroskopischen Bild zeigt sich eine Fluoreszenz der gesamten Zellen oder der Zellkonturen. Durch Verwendung schwerketten-spezifischer Anti-

Humanglobulin-Seren als Indikatorreagenzien, lassen sich die Immunglobulinklassen (IgG, IgM, IgA) der Antikörper differenzieren.

Enzymimmunoassay

Antikörpernachweis /[10, 11]/

Prinzip: Sh. S. 1464. Verwendet werden Candida-Antigene, die entweder direkt (Proteinantigene) oder mit Hilfe spezifischer Antikörper von Kaninchen (Polysaccharidantigene) an Polystyrol-Mikrotitrationsplatten fixiert sind.

Antigennachweis /[12]/

Prinzip: ELISA-Technik entsprechend Cryptococcus neoformans-Antigennachweis.

Untersuchungsmaterial

Serum	3 ml

Referenzbereiche

Antikörper gegen Candida-Antigene kommen regelmäßig auch im Serum gesunder Personen vor. Da weder Herstellung der Antigene noch Testtechniken standardisiert sind, werden von Labor zu Labor stark unterschiedliche Grenztiter angegeben.

Bewertung /[13—15, 31]/

Einzelbestimmungen der Candida-Antikörper sind in der Regel ohne Aussagewert, diagnostische Hinweise liefert mit größerer Sicherheit die Bestimmung der Antikörperdynamik durch Untersuchung von zwei oder mehr im Abstand von 3, 7 oder 14 Tagen entnommener Serumproben. Zur Erfassung eines möglichst breiten Antikörperspektrums sollten mehrere Bestimmungsmethoden parallel eingesetzt werden.

Ein signifikanter Anstieg der Antikörpertiter (mindestens 4fach bzw. zwei Titerstufen) oder eine Zunahme der Präzipitationsbanden, verstärkt den Verdacht auf eine Candida-Infektion, die jedoch mukokutan oder systemisch, latent oder manifest sein kann.

Eine Differenzierung der Infektionslokalisation, d. h. ob eine Infektion der Schleimhaut oder innerer Organe vorliegt, ist allein auf Grund serologischer Befunde nicht mit ausreichender Sicherheit zu treffen. Die früher vielfach vertretene Meinung, daß Präzipitine gegen Proteinantigene somatischer Extrakte spezifisch systemische Candida-Mykosen anzeigen, ist nach den Ergebnissen neuerer Untersuchungen sehr fraglich. Falsch positive und falsch negative Reaktionen werden mitgeteilt.

Zur Differenzierung latenter Candida-Infektionen (verstärkte Kolonisation der Schleimhäute, transiente Fungiämie) von manifesten Candida-Mykosen, ist der Verlauf der IgM-Antikörper im indirekten Immunfluoreszenztest oder im indirekten Hämagglutinationstest wertvoll. Bei selbstlimitierenden, latenten Infektionen sinken die IgM-Antikörper spontan innerhalb von 4 bis 6 Wochen nach dem Antikörperanstieg wieder auf die Ausgangswerte ab, während die IgG-Antikörper eine längere Persistenz aufweisen. Bei manifesten Erkrankungen bleiben auch die IgM-Antikörper gegenüber den Ausgangswerten signifikant erhöht.

Zur Beurteilung der Indikation für die nebenwirkungsreiche systemische Therapie mit Antimyzetika (Amphotericin B, 5-Fluorcytosin) bei Patienten, bei denen allein die serologischen Befunde den Verdacht auf eine Candida-Infektion geben und kulturell eine Candida-Besiedelung der Schleimhäute nachgewiesen ist, erweist sich folgendes Verfahren als sinnvoll: Zunächst Sanierung der Schleimhäute durch lokale Behandlung mit Antimyzetika (oral, vaginal, inhalativ) über 2 bis 3 Wochen und laufende

Kontrollen der IgM-Antikörper. Zeigt sich ein signifikanter Abfall der IgM-Antikörper, ist eine weitergehende Behandlung nicht erforderlich. Bleiben die IgM-Antikörper erhöht obwohl die Schleimhautsanierung auf Grund der kulturellen Kontrollen erfolgreich war, besteht der hochgradige Verdacht auf eine tiefe Schleimhautmykose oder eine systemische Mykose, die beide eine parenterale Antimyzetikatherapie erfordern.

Der Erfolg sowohl einer lokalen als auch systemischen Antimyzetika-Therapie läßt sich, durch einen Titerabfall im IgM-empfindlichen Hämagglutinationstest oder im indirekten Immunfluoreszenztest mit μ-Ketten-spezifischem Antiserum, früher feststellen als mit der Agglutination oder Präzipitation, die auch die nach Ausheilung länger persistierenden IgG-Antikörper erfassen.

Hinweise und Störungen

Bei angeborenen und erworbenen Defekten des humoralen Immunsystems kann trotz einer Candida-Infektion ein Antikörperanstieg ausbleiben. Bei nicht zeitgerechter Entnahme der Serumproben entgeht die Antikörperdynamik dem Nachweis, z. B. zwei Proben in der floriden Phase einer Infektion oder je eine Probe zu Beginn der Infektion und in der Phase der Rekonvaleszenz.

Mehrmaliges Auftauen und Einfrieren des Serums kann infolge Zerstörung der IgM-Antikörper bei wiederholten Untersuchungen niedrigere Titerwerte ergeben als in der ersten Untersuchung festgestellt wurden.

Aspergillus-Mykose (Aspergillose)

Indikation

Verdacht auf allergische bronchopulmonale Aspergillose (Leitsymptome: Asthmoide Bronchitis, transiente pulmonale Infiltrate, periphere Eosinophilie).
Verdacht auf Aspergillom.
Verdacht auf invasive (disseminierte) Aspergillose.
Überwachung mykosegefährdeter Patienten.
Beurteilung des Erfolges einer antimyzetischen oder — bei Aspergillom — operativen Therapie.

Bestimmungsmethoden

Da Aspergillus fumigatus der häufigste Aspergillose-Erreger ist und zudem Antigengemeinschaften mit anderen fakultativ humanpathogenen Aspergillusarten besitzt, werden in erster Linie intakte Zellen, Kulturfiltrate und Zellextrakte dieser Spezies als Antigene verwendet. Zusätzlich werden aber auch Antigene von A. flavus und A. niger empfohlen /[16]/.

Präzipitation /[16]/

Immundiffusion

Prinzip: Entsprechend Candida-Antikörpernachweis. Als Antigene werden Kulturfiltrate unterschiedlicher Aufarbeitung (metabolische Antigene) und wäßrige Zellextrakte (somatische Antigene) eingesetzt.

Gegenstrom-Immunelektrophorese /[16]/

Es finden gleiche Antigenpräparationen wie bei Immundiffusion Anwendung.

Indirekter Hämagglutinationstest /[17]/

Prinzip: Entsprechend Candida-Antikörpernachweis. Als Antigene werden Kulturfiltratpräzipitationen oder Zellwand-Polysaccharide verwendet.

Indirekter Immunfluoreszenztest (IFT)

Prinzip: Entsprechend Candida-Antikörpernachweis. Als Antigene werden komplette Pilzelemente nach Objektträgerkultur oder Myzelfragmente verwendet.

Enzymimmunoassay

Antikörpernachweis /[18]/

Prinzip: Entsprechend Candida-Antikörpernachweis. Als Antigene werden metabolische und somatische Antigene von A. fumigatus eingesetzt.

Antigennachweis /[19]/

Prinzip: ELISA-Technik entsprechend Cryptococcus-Antigennachweis.

Untersuchungsmaterial

Serum 3 ml

Referenzbereiche

Mit den Präzipitationsreaktionen werden bei gesunden Personen keine Antikörper gegen Aspergillus nachgewiesen.

Mit der indirekten Hämagglutination und im ELISA werden auch bei gesunden Personen Antikörper vorgefunden, jedoch in der Regel mit niedrigeren Titern als bei Patienten mit Aspergillose. Da von Labor zu Labor unterschiedliche Antigenpräparationen und Testbedingungen eingesetzt werden, variieren die Angaben über Grenztiter.

Bewertung /[20, 21]/

Der Nachweis von Antikörpern gegen Aspergillus-Antigene in den Präzipitationsreaktionen gilt als wichtiger Hinweis auf eine Aspergillus-Infektion und/oder -Allergie. Die Anzahl der Präzipitatlinien beträgt bei allergischer bronchopulmonaler Aspergillose in der Regel 1 bis 2, während bei Aspergillom und invasiver Aspergillose meist 3 oder mehr Präzipitatlinien gefunden werden.

Fehlender Präzipitatnachweis trotz Infektion kann insbesondere bei invasiver Aspergillose durch Grunderkrankungen oder medikamentös bedingte Immunsuppression vorkommen. In diesen Verdachtsfällen sind Wiederholungsuntersuchungen evtl. mit drei- bis vierfach konzentriertem Serum angezeigt.

Wenn bei Aspergillose-Verdacht einem zunächst negativen Präzipitinbefund ein positiver Präzipitinnachweis folgt, ist die Diagnose weitgehend bestätigt.

Da durch indirekte Hämagglutination, IFT und ELISA auch bei gesunden Personen mit Aspergillus-Antigenen reagierende Antikörper gefunden werden können, geben nur deutlich über den in den jeweiligen Laboratorien ermittelten Grenztitern liegende Titerwerte diagnostische Hinweise. Aussagekräftiger sind Verlaufsbeobachtungen der Titerdynamik. Unabhängig von der Titerhöhe erhärtet ein Titeranstieg um mindestens zwei Titerstufen (4fach) den Verdacht auf eine Aspergillose.

Zur Überwachung mykosegefährdeter Patienten scheint der indirekte Hämagglutinationstest besonders geeignet zu sein, da er empfindlich auf IgM-Antikörper reagiert. Ein Titeranstieg in diesem Test, aber auch im IFT und ELISA sowie das Auftreten von Präzipitinen legt die Suche nach weiteren Zeichen einer Aspergillose nahe.

Nach Operation eines Aspergilloms oder nach erfolgreicher medikamentöser Behandlung der anderen Aspergilloseformen kommt es in der Regel zu einer Verminderung der Präzipitatlinien bzw. zu einem Titerabfall bis zum Verschwinden der Antikörper. Inwieweit Persistenz der Antikörper als Zeichen eines therapeutischen Mißerfolges oder als serologisches Residuum zu werten ist, ist mangels ausreichender prospektiver Untersuchungen bislang ungeklärt.

Hinweise und Störungen

A. fumigatus-Extrakte können sog. C-Substanzen enthalten, die in den Präzipitationsreaktionen mit C-reaktivem Protein im Patientenserum zu Präzipitatbanden führen können. Da diese Reaktion aber Ca^{++}-abhängig ist, kann durch Zugabe von Citrat in das Gel oder Auflösen der Präzipitate durch Waschen der Gele in Citratlösung eine Fehlinterpretation vermieden werden.

Cryptococcus neoformans-Mykose (Kryptokokkose)

Indikation

Verdacht auf pulmonale, meningeale und disseminierte Cryptococcus neoformans-Mykosen.

Beurteilung des Erfolges einer antimyzetischen Therapie.

Bestimmungsmethoden

Antigennachweis

Latex-Agglutination /[22, 23]/

Prinzip: Das Latexreagenz besteht aus Latex-Partikeln, an die Antikörper absorbiert sind, die durch Immunisierung von Kaninchen mit Cryptococcus neoformans gewonnen wurden.

Enzymimmunoassay

Prinzip: Verwendet werden Cryptococcus neoformans-Antikörper von Kaninchen, die an Polystyrol-Mikrotitrationsplatten absorbiert sind.

Antikörpernachweis

Agglutination

Prinzip: Entsprechend Candida-Antikörpernachweis. Als Antigen dienen Suspensionen schwach bekapselter Cryptococcus neoformans-Stämme.

Indirekter Immunfluoreszenztest (IFT)

Prinzip: Entsprechend Candida-Antikörpernachweis. Als Antigen werden durch Hitze abgetötete Cryptococcus neoformans-Zellen verwendet.

Enzymimmunoassay /[24 25]/

Prinzip: Die Cryptococcus neoformans-Antigene (lösliche Kapsel-Polysaccharide aus Kulturfiltrat) sind mit Hilfe von Cryptococcus neoformans-Antikörpern von Kaninchen an Polystyrol-Mikrotitrationsplatten fixiert. Serum (-verdünnungen) werden in die Gefäße der so präparierten Platten gefüllt. Liegen Antikörper in der Probe vor, binden sie sich an die fixierten Antigene. Mit Enzym (Phosphatase, Peroxidase) konjugiertes Anti-Humanglobulin wird zum Nachweis der Bindung der humanen Antikörper zugefügt. Die Reaktion Kaninchenantikörper/Antigene — Antikörper-konjugiertes Anti-Humanglobulin wird nach Zugabe von Enzymsubstrat photometrisch gemessen.

Untersuchungsmaterial

Serum	3 ml
Liquor	2 ml

Referenzbereiche

Antigene: Kein Nachweis.

Antikörper: Kein Nachweis mit der Agglutinationsreaktion. Mit dem IFT und Enzymimmunoassay werden auch bei gesunden Personen (3 bis 60%) Antikörper im Serum nachgewiesen.

Bewertung /[22–26]/

Antikörper gegen Cryptococcus neoformans sind vorwiegend im Serum, selten im Liquor nachzuweisen. Cryptococcus neoformans-Antigene treten sowohl im Serum als auch im Liquor auf.

Je nach Stadium und Intensität der Mykose zeigen Antikörper und Antigene eine gegenläufige Dynamik. Zu Beginn der Erkrankung bzw. in leichten Fällen sind allein Antikörper nachweisbar. Bei Fortschreiten der Infektion werden große Mengen Kapselpolysaccharide des Erregers freigesetzt. Diese zirkulierenden Antigene neutralisieren möglicherweise die Antikörper, so daß der Antigennachweis in den Vordergrund tritt, während die Antikörper dem Nachweis entzogen sein können.

Remission der Infektion führt zu Reduzierung und letztlich Verschwinden der Antigene. In diesem Stadium können Antikörper wieder in Erscheinung treten und jahrelang persistieren. Bei Verdacht auf Cryptococcus neoformans-Mykose sollten deshalb wiederholt und gleichzeitig Untersuchungen auf Antigene und Antikörper durchgeführt werden.

Der Nachweis von Cryptococcus neoformans-Antigenen im Serum gilt als Zeichen einer floriden disseminierten Infektion. Gleichzeitiger oder auch alleiniger Antigennachweis im Liquor zeigt eine Cryptococcus neoformans-Meningitis an. Ansteigende Antigentiter werden als Hinweis auf eine Progredienz der Infektion mit ungünstiger Prognose gewertet. Bei erfolgreicher antimyzetischer Therapie zeigt sich ein Titerabfall der Antigene. Bleibt unter Chemotherapie der Antigentiter im Serum oder Liquor bestehen, liegt der Verdacht auf inadäquate Behandlung nahe.

Antikörper gegen Cryptococcus neoformans werden vorgefunden nach Kontakt mit dem Erreger ohne klinisch manifeste Infektion, bei lokalisierter pulmonaler Infektion, im Früh- und Remissionsstadium einer disseminierten Infektion und nach überstandener Erkrankung. Die Höhe der Antikörpertiter besitzt keinen eindeutigen Aussagewert.

Für die Diagnose einer Cryptococcus neoformans-Infektion wird dem Antigennachweis die höchste Spezifität beigemessen. Da Antigene erst in fortgeschrittenen Erkrankungsstadien auftreten, ist der Antikörpernachweis eine wertvolle Ergänzung. Durch Kombination von Antigen- und Antikörpernachweisverfahren gelingt es in den meisten Fällen die Diagnose zu stützen. Allerdings schließen negative serologische Befunde eine C. neoformans-Infektion nicht mit letzter Sicherheit aus.

Hinweise und Störungen

Der Antigennachweis im Latex-Test kann durch Rheumafaktoren und monoklonale Immunproteine verfälscht werden, so daß auch bei Mitführen entsprechender Kontrollen nicht eindeutig interpretierbare Ergebnisse auftreten können.

Antikörper, die mit Cryptococcus neoformans-Antigenen reagieren, können — wohl infolge von Antigengemeinschaften — auch bei Infektionen mit Histoplasma capsulatum, Blastomyces dermatitidis und Coccidioides immitis in einigen Fällen nachgewiesen werden.

Außereuropäische Systemmykosen

Außereuropäische Systemmykosen

Erkrankung	**Bestimmungsverfahren/Bewertung**
Coccidioidesmykose /[27, 28]/ (Coccidioidomykose) Erreger: Coccidioides immitis Verdachtsmomente: Pulmonale oder meningeale Infektion nach (auch kurzfristigem) Aufenthalt in Endemiegebieten (aride Zonen der USA, Mittel- und Südamerika)	*Antigenpräparationen* Coccidioidin: Filtrat von C. immitis-Myzelkulturen Sphaerulin: Extrakt der Gewebephase von C. immitis *Hauttest mit Coccidioidin und Sphaerulin* Interpretation entspr. Tuberkulinhauttest. Reaktivität ist frühes immunologisches Zeichen einer Infektion. 80% der Patienten reagieren innerhalb 1 Woche nach Auftreten von Symptomen positiv. Konversion von negativem zu positivem Ergebnis gilt bei Vorliegen klinischer Symptome als pathognomonisch. Gelegentlich Kreuzreaktionen bei Histoplasmose und Blastomykose. *Röhrchen-Immunpräzipitation mit Coccidioidin (Serum)* IgM-empfindlicher Test. In 80 bis 90% der Erkrankungen positiv innerhalb 2 bis 3 Wochen nach Auftreten von Symptomen. Nach 6 Monaten meist negativ. Wiederauftreten von Präzipitinen bei Ausbreitung oder Rückfall möglich. *Latexpartikel-Agglutination mit Coccidioidin beschichteten Partikeln (Serum)* IgM-empfindlicher Test. Empfindlicher als Röhrchenpräzipitation, aber 6 bis 10% falsch-positive Ergebnisse. Deshalb Absicherung positiver Reaktionen durch Röhrchenpräzipitation, Komplementbindungsreaktion oder Immundiffusion. *Komplementbindungsreaktion mit Coccidioidin (Serum, Liquor, Pleura- und Gelenkpunktate)* IgG-empfindlicher Test. KBR-Antikörper treten später auf als die in der Röhrchenpräzipitation und Latex-Agglutination reagierenden Antikörper, persistieren aber länger. Grundsätzlich ist jeder KBR-Titer verdächtig auf Coccidioidesmykose. Niedrige Serumtiter (1:2 bis 1:8) werden bei einer frühen, abgelaufenen oder begrenzten Coccidioidesmykose vorgefunden, aber auch infolge Kreuzreaktionen insbesondere bei Histoplasmose. Zur Absicherung der Spezifität niedriger Titer wird die Immundiffusion empfohlen. Hoher Serumtiter (über 1:16) oder mindestens vier-

Erkrankung	Bestimmungsverfahren/Bewertung
Coccidioidesmykose (Fortsetzung)	facher Titeranstieg gilt als Zeichen einer floriden Infektion mit Verdacht auf Dissemination. Signifikanter Titerabfall unter Therapie wird als günstiges prognostisches Zeichen angesehen. Bei asymptomatischer Infektion bleibt die KBR meist negativ. *Gel-Immunpräzipitation mit Coccidioidin* IgG-empfindlicher Test. Weitgehende Korrelation mit Komplementbindungsreaktion. *Hinweis*: In einem nicht endemischen Gebiet kommt bei anamnestisch und klinisch begründetem Verdacht auf Coccidioidesmykose dem Hauttest pathognomonische Wertigkeit zu. Spätere serologische Untersuchungen werden nicht alteriert. Von den serologischen Verfahren besitzen Latexpartikel-Agglutination und Gel-Immunpräzipitation den Vorteil der technisch einfachen Durchführbarkeit. Röhrchenpräzipitation und Komplementbindungsreaktion gelten als Standardmethoden.
Histoplasmamykose (Histoplasmose) /27, 29/ Erreger: Histoplasma capsulatum Verdachtsmomente: Tuberkuloseähnliche Symptomatik, Hepatosplenomegalie, Lymphadenopathie nach Aufenthalt in Endemiegebieten (insbes. Mittlerer Westen der USA)	*Antigenpräparationen* Histoplasmin: Filtrat von H. capsulatum-Myzelkulturen. Hefephasenantigen: Abgetötete Zellen der Gewebeform von H. capsulatum. *Hauttest mit Histoplasmin* Interpretation entsprechend Tuberkulinhauttest. Positiver Ausfall in der Regel 2 bis 3 Wochen nach Exposition. Bei akuten Primär- und Reinfektionen häufiger positiv als bei chronischen Prozessen (80%) und disseminierter Histoplasmamykose (ca. 30%). Kreuzreaktivität gelegentlich bei Coccidioidesmykose. *Komplementbindungsreaktion mit Histoplasmin und Hefephasenantigen (Serum)* Antikörper treten in der Regel 2 bis 4 Wochen nach Exposition auf und zeigen langdauernde Persistenz. Je nach Erkrankungsform in 60 bis 80% der Fälle positiv. Niedrige Titer (bis 1:16) kommen auch bei asymptomatischen Infektionen vor. Hohe Titer (ab 1:32) und insbesondere signifikanter Titeranstieg bestätigen den Verdacht auf einen aktiven Prozeß. Signifikanter Titerabfall ist Hinweis auf Remission, aber ohne entscheidende prognostische Aussage. Kreuzreaktionen bei Coccidioidesmykose und Blastomycesmykose möglich. *Gel-Immunpräzipitation mit Histoplasmin (Serum)* Weitgehende Übereinstimmung mit Ergebnissen der Komplementbindungsreaktion. Zwei diagnostisch relevante Präzipitatbanden: M-Bande kann bereits im Frühstadium auftreten und zeigt lange Persistenz, auch bei inaktiven Prozessen. H-Bande, meist zusammen mit M-Bande, gilt als Hinweis auf aktive Infektion. *Latex-Agglutination mit Histoplasmin beschichteten Partikeln (Serum)* IgM-empfindlicher Test. Positiv vor allem bei akuten Infek-

Erkrankung	Bestimmungsverfahren/Bewertung
	tionen. Wegen Unspezifität ist Absicherung positiver Reaktionen durch KBR und Immunpräzipitation notwendig. *Hinweis*: Histoplasmin-Hauttest bei bereits sensibilisierten Personen kann zu Stimulierung der Antikörperbildung führen, so daß nachfolgende serologische Bestimmungen uninterpretierbar werden. Bei Verdacht auf Histoplasmose sollte deshalb die Blutentnahme für serologische Untersuchungen vor der Durchführung des Hauttests erfolgen. Während in Endemiegebieten Hauttest und Antikörpernachweis einen breiten differentialdiagnostischen Spielraum aufweisen, besitzen sie in nicht endemischen Gebieten bei anamnestisch und klinisch begründetem Verdacht auf Histoplasmose pathognomonische Bedeutung.
Blastomycesmykose (Blastomykose, Nordamerikanische Blastomykose) /27, 30/ Erreger: Blastomyces dermatitidis Verdachtsmomente: Tuberkulose- oder neoplasmaähnliche Krankheitsbilder pulmonaler und extrapulmonaler Lokalisation, granulomatöse Hautläsionen nach Aufenthalt in Endemiegebieten (landwirtschaftlich genutzte Regionen im Osten und mittleren Westen der USA, auch nördliche Teile Südamerikas, Zentral- und Südafrika)	Antigenpräparationen Filtratantigen: Filtrat der Hefephasenkultur von B. dermatitidis Zellantigen: Homogenat der Hefephasezellen Blastomycin: Filtrat der Myzelkultur *Hauttest mit Blastomycin* Interpretation entsprechend Tuberkulinhauttest. Epidemiologische, diagnostische oder prognostische Verwertbarkeit wird wegen mangelnder analytischer Sensitivität und Spezifität als gering beurteilt. *Gel-Immunpräzipitation mit Filtratantigen (Serum)* Mit Referenzserum von gesicherten Blastomycesinfektionen werden zwei diagnostisch relevante Präzipitatlinien (A und B) erhalten. Vorliegen der A-Linie oder beider Linien gilt als Zeichen einer bestehenden oder kürzlich abgelaufenen Blastomycesinfektion. Bei negativem Ergebnis trotz klinischen Verdachts Testwiederholung in 3wöchentlichen Intervallen und differentialdiagnostische Abklärung einer Coccidioidesmykose und Histoplasmose. Reduzierung oder Verschwinden der Präzipitatbanden ist in seiner Bedeutung als prognostisch günstiges Zeichen umstritten. *Komplementbindungsreaktion mit Zellantigen (Serum)* Analytische Sensitivität und Spezifität schlecht. Bei 50% der Blastomycesinfektionen sind Antikörper nachweisbar. Vielfach Kreuzreaktionen bei Coccidioidesmykose, Histoplasmamykose und Paracoccidioidesmykose. Signifikanter Titeranstieg verstärkt Wahrscheinlichkeit einer Blastomycesinfektion. *Hinweis*: Kultureller oder histopathologischer Erregernachweis ist für die ätiologische Zuordnung der Erkrankung unerläßlich.
Paracoccidioidesmykose (Paracoccidioidomykose, Südamerikanische Blastomykose)	*Antigenpräparationen* Paracoccidioidin: Filtrat der Hefephasenkultur von P. brasiliensis. Zusätzlich werden Filtrate von Myzelkulturen und Zellextrakte verwendet.

Erkrankung	Bestimmungsverfahren/Bewertung
Erreger: Paracoccidioides brasiliensis Verdachtsmomente: Ulzerierende Schleimhautläsionen (oral, nasal, intestinal), Lymphadenopathie, Tuberkulose-ähnliche Erscheinungen pulmonaler u. extrapulmonaler Lokalisation nach Aufenthalt (auch länger zurückliegend) in Endemiegebieten (Mittel- und Südamerika)	*Hauttest mit Paracoccidioidin* Interpretation entsprechend Tuberkulinhauttest. Wegen Kreuzreaktivität, insbesondere bei Blastomycesmykose und Histoplasmamykose, ist der diagnostische Wert fraglich. *Komplementbindungsreaktion mit Paracoccidioidin* 80 bis 96% der Erkrankten weisen Antikörper auf. Niedrige Titer (bis 1:8) finden sich vorwiegend bei lokalisierten Infektionen, können aber auch Ausdruck einer Kreuzreaktion mit B. dermatitidis und H. capsulatum sein. Pulmonale oder disseminierte Infektionen gehen gewöhnlich mit höheren Titern einher. Signifikante Titeranstiege weisen auf Ausbreitung der Infektion hin, signifikanter Titerabfall wird als Therapieerfolg angesehen. Langdauernde Persistenz der Antikörper ist möglich. *Gel-Immunpräzipitation mit Paracoccidioidin* Bei 94% der Erkrankten werden 1 bis 3 Präzipitatbanden je nach Intensität der Infektion gefunden. Kreuzreaktionen wie bei KBR möglich. *Hinweis*: Ätiologische Absicherung erfordert kulturellen oder histopathologischen Erregernachweis.

Literatur

1. *Conant, N. F., D. T. Smith, R. D. Baker, J. L. Callaway:* Manual of clinical mycology. Saunders, London (1971).
2. *Desgeorges, P. T., A. Goullier, P. Ambroise-Thomas:* Mykosen *23:* 188 (1980). Der ELISA-Test in der immunologischen Diagnose tiefer Mykosen (Nachweis von Antikörpern und/oder von zirkulierenden Antigenen).
3. *Gemeinhardt, H.:* Endomykosen des Menschen. Thieme, Stuttgart (1976).
4. *Hennes, R.:* Chemotherapy *22:* Suppl.1 (1976). Epidemiologie, Diagnose, Klinik und Therapie systemischer Pilzerkrankungen.
5. *Kaufman, L.:* Serodiagnosis of fungal disease. In: *Rose, N. R., H. Friedman,* Manual of clinical immunology. American Society Clin. Immunol., Washington (1977).
6. *Odds, F. C., E. G. V. Evans:* J. Clin. Pathol. *33:* 750 (1980). Distribution of pathogenic yeasts and humoral antibodies to candida among hospital inpatients.
7. *Seeliger, H. P. R., Th. Heymer:* Diagnostik pathogener Pilze des Menschen und seiner Umwelt. Thieme, Stuttgart (1981).
8. *Wegmann, Th.:* Medizinische Mykologie — ein praktischer Leitfaden. Editiones Roche, Basel (1986).
9. *Ansorg, R., D. Gunesch, B. Bandelow, R. Thomssen:* Mykosen *20:* 167 (1977). Differenzierung und diagnostische Bedeutung der Immunglobulinklassen humoraler Antikörper gegen Zellwandantigene der Sproßzellen- und Myzelphase von Candida albicans.
10. *Kostiala, A. A. I., I. Kostiala:* Sabouraudia *19:* 123 (1981). Enzyme-linked immunosorbent assay (ELISA) for IgM, IgG and IgA class antibodies against albicans antigens: development and comparison with other methods.
11. *Meckstroth, K. L., E. Reiss, J. W. Keller, L. Kaufman:* J. Infect. Dis. *144:* 24 (1981). Detection of antibodies and antigenemia in leukemic patients with candidiasis by enzyme-linked immunosorbent assay.
12. *Harding, S. A., J. P. Brody, D. E. Normansell:* J. Lab. Clin. Med. *95:* 959 (1980). Antigenemia detected by enzyme-linked immunosorbent assay in rabbits with systemic candidiasis.
13. *Ansorg, R., Ch. Krause, J. Neitzel:* Chirurg *52:* 231 (1981). Untersuchungen zur Prävention postoperativer Candida-Endomykosen.

14. *Kozinn, P. J., C. L. Taschdjian, P. K. Goldberg, W. P. Protzmann, D. W. R. MacKenzie, J. S. Remington, S. Anderson, M. S. Seelig:* Amer. J. Clin. Path. *70:* 893 (1978). Efficiency of serologic tests in the diagnosis of systemic candidiasis.
15. *Müller, H. L.:* Klin. Wschr. *50:* 809 (1972). Die Serologie der Candida-Infektionen.
16. *Kurup, V. P., J. N. Fink:* Amer. J. Clin. Pathol. *69:* 414 (1978). Evaluation of methods to detect antibodies against aspergillus fumigatus.
17. *Gold, J. W. M., B. Fisher, B. Yu, N. Chein, D. Armstrong:* J. Infect. Dis. *142:* 87 (1980). Diagnosis of invasive aspergillosis by passive hemagglutination assay of antibody.
18. *Sepulveda, R., Y. L. Longbottom, J. Pepys:* Clin. Allergy *9:* 359 (1979). Enzyme-linked immunosorbent assay (ELISA) for IgG and IgE antibodies to protein and polysaccharide antigens of Aspergillus fumigatus.
19. *Mohan, S. B.:* Mycopathologia *70:* 37 (1980). Serodiagnosis of invasive aspergillosis: attempts to determine antigen and antibody relevance to infection.
20. *Holmberg, K., M. Berdischewsky, L. S. Young:* J. Infect. Dis. *141:* 656 (1980). Serologic immunodiagnosis of invasive aspergillosis.
21. *Seeliger, H. P. R., H. Sühler:* Zbl. Bakt. Hyg. I. Abt. Orig. *A229:* 524 (1974). Serologie der Aspergillose.
22. *Kaufman, C. A., A. G. Bergman, P. J. Severance, K. D. McClatchey:* Ann. Clin. Pathol. *75:* 106 (1981). Detection of cryptococcal antigen: comparison of two latex agglutination tests.
23. *Prevost, E., R. Newell:* J. Clin. Microbiol. *8:* 529 (1978). Commercial cryptococcal latex kit: clinical evaluation in a medical center hospital.
24. *Scott, E. N., F. G. Felton, H. G. Muchmore:* Mycopathologia *70:* 55 (1980). Development of an enzyme immunoassay for cryptococcal antibody.
25. *Scott, E. N., H. G. Muchmore, F. G. Felton:* Amer. J. Clin. Pathol. *73:* 790 (1980). Comparison of enzyme immunoassay and latex agglutination methods for detection of cryptococcus neoformans antigen.
26. *Seeliger, H. P. R.:* Constrib. Microbiol. Immunol. *4:* 86 (1977). Cryptococcosis: a diagnostic challenge.
27. *Chick, E. W., G. L. Baum, M. L. Furcolow, M. Huppert, L. Kaufman, D. Pappagianis:* Am. Rev. Resp. Dis. *108:* 156 (1973). The use of skin tests and serologic tests in histoplasmosis, coccidioidomycosis, and blastomycosis.
28. *Drutz, D. J., A. Catanzaro:* Am. Rev. Resp. Dis. *117:* 559 (1978). Coccidioidomycosis, Part II.ibid.*117:* 727 (1978).
29. *Goodwin, R. A., R. M. DesPrez:* Am. Rev. Resp. Dis. *117:* 929 (1978). Histoplasmosis.
30. *Sarosi, G. A., S. F. Davies:* Am. Rev. Resp. Dis. *120:* 911 (1979). Blastomycosis.
31. *Ansorg, R., C. Krauss*: Lab. Med. *8:* 396 (1984). Enzymimmunoassay zum Nachweis von IgG- und IgM-Antikörpern gegen somatische Antigene von Candida abicans.

Liquor, Synovial- und andere Körperflüssigkeiten

K. Felgenhauer

Liquordiagnostik

L. Thomas

R. Dennebaum

Andere Körperflüssigkeiten

Liquordiagnostik

Konzept der Blut-Liquor-Schranke

Schrankenstörung

Zwischen dem Blut- und dem Liquorkompartment besteht ein dynamisches Gleichgewicht, das durch die Blut-Liquor-Schranke aufrechterhalten wird (Abb. 1). Die Permeabilität dieser Schranke für wasserlösliche Moleküle nimmt mit der Molekülgröße ab. Als verläßlicher Permeabilitätsparameter dient der Liquor/Serum-Quotient der Konzentration von Albumin (QAlb), der im mittleren Erwachsenenalter kleiner als 7 x 10^{-3} ist. Nimmt die Schrankenpermeabilität zu, etwa bei einer eitrigen Meningitis, kann der Albuminquotient bis auf Werte über 100 × 10^{-3} ansteigen (Schrankenzusammenbruch).

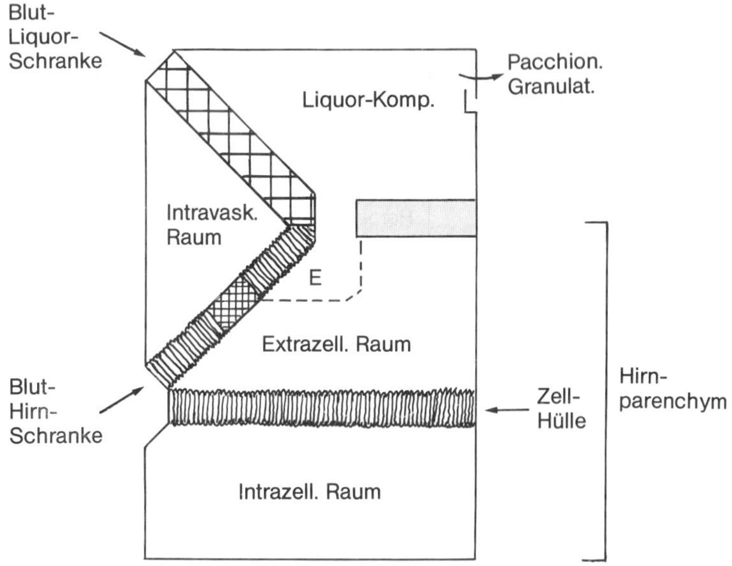

Abb. 1 Das Konzept zentralnervöser Schranken. Die Blut-Liquor-Schranke ist für hydrophile Serumbestandteile gut durchlässig, die Passage hängt überwiegend vom hydrodynamischen Molekülvolumen ab. Die Blut-Hirn-Schranke ist für lipophile Serumbestandteile gut durchlässig, die Passage hängt überwiegend von dem Verhältnis Lipoid-/Wasserlöslichkeit ab. Nur ein liquornaher Teil des Extrazellulärraumes steht mit dem Liquorkompartiment im Diffusionsgleichgewicht (E). An jeder der drei Schranken sind spezifische Carrier am Stoffaustausch (z. B. Aminosäuren, Transmittervorstufen, Glucose) beteiligt.

Der Albuminquotient hängt nicht nur von der Schrankenpermeabilität, sondern auch vom Flüssigkeitsturnover des punktierten Liquorraumes ab (normal: 14% pro Stunde). Nimmt das Turnover ab, etwa bei einem Rückenmarkstumor, kann der Albuminquotient ebenfalls bis auf Werte über 100 × 10^{-3} ansteigen (Stopp-Liquor). Zwischen dem Proteinquotienten Q, der Schrankenpermeabilität P und dem Flüssigkeitsturnover T besteht die Beziehung

$$Q = \frac{P}{T + P}$$

d. h., sowohl bei ansteigender Permeabilität, als auch bei abfallendem Turnover wird sich die Liquorkonzentration eines passiv durch die Schranke hindurchtretenden Proteins der Serumkonzentration annähern /1/. Identische Konzentrationen (Q = 1) werden zwar nicht erreicht, der Albuminquotient kann jedoch bis auf Werte über 500 $\times 10^{-3}$ ansteigen.

Es ist auch nicht möglich, in jedem Fall die Ursache eines erhöhten Albuminquotienten anzugeben, trotzdem wird man die Krankheiten des Nervensystems, die mit einer Schrankenstörung einhergehen, je nach Vorherrschen einer Permeabilitätssteigerung oder einer Zirkulationsstörung gemäß Abb. 2 ordnen können.

Einteilung der Schrankenstörung unabhängig von der Ursache

Schrankenstörung	**Mögliche Erkrankung**
Leicht (QAlb bis 10×10^{-3})	Multiple Sklerose Alkoholische Polyneuropathie Amyotrophe Lateralsklerose
Mittelgradig (QAlb bis 20×10^{-3})	Virale Meningitis Chronische Meningoenzephalitiden Diabetische Polyneuropathie Hirninfarkt Großhirnatrophie
Schwer (QAlb = 10 bis 50×10^{-3}) (QAlb über 20×10^{-3})	Guillain-Barré-Polyneuritis Meningopolyneuritis Bannwarth Herpes simplex-Enzephalitis Tuberkulöse Meningitis Eitrige Meningitis

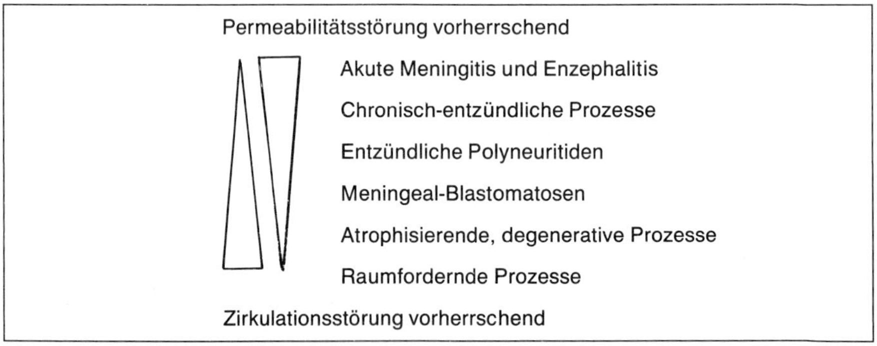

Abb. 2 Die Ursachen für eine Störung der Blut-Liquor-Schranke.

Bei raumfordernden Prozessen (Tumoren, Blutungen, Tuberkulome, Bandscheibenvorfälle) hängt das Ausmaß einer Schrankenstörung von der Lokalisation und Größe des Prozesses ab. Je stärker der Liquorfluß zwischen den Ventrikeln und dem Lumbalsack behindert wird, um so stärker steigt der Proteinwert an (sh. Abb. 2).

Gesamtprotein des Liquors als Schrankenparameter

82% des normalen Liquorproteins stammen aus dem Serum, wobei die kleineren Proteine wie Albumin, saures α_1-Glykoprotein, α_1-Antitrypsin, Hämopexin, α_2HS-Glykoprotein und Transferrin dominieren.

Die drei wesentlichen Proteine lokalen Ursprungs sind

- β-trace-Protein (MW = 23.000) = 3.3 mg/dl.
- Präalbumin (MW = 61.000) = 1.7 mg/dl (plus 0.1 mg/dl aus dem Serum).
- τ-Globulin (MW = 81.000) = 0.6 mg/dl.

Besonders das β-trace-Protein ist ein verläßlicher Marker für den Liquor cerebrospinalis, etwa beim Nachweis einer Liquorfistel. Im übrigen haben jedoch die autochthonen Proteine keine diagnostische Bedeutung.

Bei einer Schrankenstörung steigt der Proteinanteil aus dem Serum zunehmend an und der prozentuale Anteil der autochthonen Liquorproteine fällt ab. Der CSF/Serum-Quotient des Gesamtproteins ist bei zahlreichen Erkrankungen (sh. S. 1406) durchaus als Permeabilitätsparameter verwendbar, wenn der verläßlichere Albuminquotient nicht zur Verfügung steht (Abb. 3). Der Proteinquotient ist jedoch besonders bei jenen Krankheiten als Schrankenparameter unzuverlässig, bei denen Immunglobuline lokal produziert und den aus dem Serum stammenden Anteilen hinzugefügt werden. Die intrathekal entstandene Fraktion kann durchaus bis auf Werte um 50 mg/dl ansteigen. Bei einem Zerfall von Nervengewebe werden zwar Zellproteine frei, deren Liquorkonzentration bleibt jedoch unter 0.1 mg/dl und fällt deshalb nicht ins Gewicht (z. B. S100-Protein, saures gliafibrilläres Protein, basisches Enzephalitogen). Aus Hirntumoren stammende Proteine, etwa das carcinoembryonale Antigen (CEA) erreichen nur selten Liquorkonzentration, die über 100 μg/l hinausgehen.

Q Alb	Q Prot
7×10^{-3}	8×10^{-3}
10×10^{-3}	11×10^{-3}
20×10^{-3}	18×10^{-3}
50×10^{-3}	40×10^{-3}

Abb. 3 Äquivalenzwerte der Liquor/Serum-Quotienten des Gesamtproteins und des Albumins bei Erkrankungen mit reinen Schrankenstörungen.

Blut-Liquor-Schranke und Lebensalter

Die Blut-Liquor-Schranke des Neugeborenen ist wesentlich durchlässiger als die des Erwachsenen /2/. Die Albuminquotienten fallen kontinuierlich im Verlaufe der ersten Lebensmonate ab, erreichen beim Kleinkind die niedrigsten Werte und steigen dann langsam wieder an (Abb. 4). Es empfiehlt sich deshalb, das Lebensalter bei der Beurteilung der Blut-Liquor-Schranke zu berücksichtigen, besonders im Säuglings- und Greisenalter.

Alter	Q Alb
30. SSW	50×10^{-3}
Geburt	25×10^{-3}
1 Monat	15×10^{-3}
6 Monate	5×10^{-3}
20 Jahre	5×10^{-3}
40 Jahre	7×10^{-3}
60 Jahre	8×10^{-3}

Abb. 4 Der Liquor/Serum-Quotient des Albumins in Abhängigkeit vom Lebensalter. Angegeben sind die oberen Referenzwerte (SSW = Schwangerschaftswoche).

Zusammensetzung des Liquors und Blut-Hirn-Schranke

Die Zusammensetzung der extrazellulären Flüssigkeit des Nervengewebes hängt von der Blut-Hirn-Schranke ab (sh. Abb. 1), deren Permeabilität für wasserlösliche Moleküle sehr gering ist. Die Blut-Hirn-Schranke ist jedoch gut durchlässig für fettlösliche Moleküle, etwa für Phenytoin, Äther, Pentobarbital, Coffein, Nikotin, Alkohol, Anästhetika und Narkotika /[3, 4]/. Eine Annäherung der Zusammensetzung der extrazellulären Flüssigkeit an die des Liquors erfolgt nur in den oberflächlichen Schichten des Nervengewebes durch Diffusion. Der Lumballiquor dürfte vorwiegend Stoffe aus der periventrikulären weißen Substanz, den Stammganglien und den unteren Abschnitten des ZNS enthalten (Pons, Medulla oblongata, Rückenmark). Krankheitsprozesse in liquorfernen Hirnregionen können die Proteinzusammensetzung unbeeinflußt lassen. Wasserlösliche Stoffe des Extrazellulärraumes ventrikelferner Großhirnareale werden vermutlich überwiegend durch Kapillarpinozytose (Bläschentransport) entfernt.

Referenzbereiche des normalen Liquors

Untersuchung	**Methode**	**Referenzbereich**
Zellen	Kammerzählung	bis 5/µl
Erythrozyten	Mikroskopie	keine
Plasmazellen, Eosinophile	Färbung und Mikroskopie	keine
Aktivierte B-Lymphozyten	Zytochem. Färbung	keine
Albumin-Quotient	Immunchemisch	bis 7×10^{-3} bei Erwachsenen. Abhängigkeit vom Lebensalter: sh. Abb. 4
Immunglobulin-Quotienten	Immunchemisch	sh. Abb. 6
Glucose	Enzymat. Best.	> 50% d. Serumwertes
Lactat	Enzymat.Best.	< 2.1 µmol/l

Verdachtsdiagnose und empfehlenswerte Untersuchung

Verdachtsdiagnose	**Liquoruntersuchungen**	**Erwarteter Befund**
Akute virale Meningitis	Aussehen Zellzahl Zelldifferenzierung Albuminquotient Lactat	transparent bis mehrere Hundert/µl überwiegend Mononukleäre mit akt. B-Lymphozyten bis 20×10^{-3} < 2.1 µmol/l
Eitrige Meningitis	Aussehen Zellzahl Zelldifferenzierung Methylenblau- und Gramfärbung Albuminquotient Lactat	trübe mehrere Tausend/µl fast ausschließlich Neutrophile Bakteriennachweis über 20×10^{-3} über 2.5 µmol/l
Tuberkulöse Meningitis	Zellzahl Albuminquotient Zelldifferenzierung Glucose Kultur Immunglobuline	bis mehrere Hundert/µl > 20×10^{-3} »buntes«, überwiegend mononukleäres Zellbild < 50% der Serumglucose Bakteriennachweis IgG- und IgA
Pilzmeningitis	Zellzahl Zelldifferenzierung	bis mehrere Hundert/µl überwiegend Mononukleäre

Verdachtsdiagnose und empfehlenswerte Untersuchung (Fortsetzung)

Verdachtsdiagnose	Liquoruntersuchungen	Erwarteter Befund
	Immunglobuline Kultur (Filterrückstand) Spezialfärbungen	lokale Produktion Pilznachweis Pilznachweis
Guillain-Barré-Polyneuritis	Albuminquotient Zellzahl	bis 50×10^{-3} gelegentl. leichte mononukleäre Pleozytose
Bannwarth-Polyneuritis	Zellzahl Zelldifferenzierung Albuminquotient Immunglobuline Serologie	einige Hundert/µl überwiegend Mononukleäre, bis 25% akt. B-Lymphozyten bis 50×10^{-3} IgG und IgM und IgA Borrelien-Antikörper
Hirnabszeß	Zellzahl Zelldifferenzierung Immunglobuline (Computertomographie)	bis einige Hundert/µl Mononukleäre und/oder Neutrophile IgG und IgA (ab 2. Wo.) zunächst entzündliches Infiltrat (Phlegmone), dann Nekrose mit Kapsel
Multiple Sklerose	Immunglobuline Isoelektrische Fokussierung Zellzahl Albuminquotient (Kernspintomographie)	IgG oligoklonale γ-Region bis 40 Mononukleäre/µl bis 10×10^{-3} Entmarkungsherde
Chron. Meningoenzephalitis	Zellzahl Immunglobuline Isoelektrische Fokussierung IgG-bezogene Antikörper-Aktivität	bis 100 Mononukleäre/µl lokale Produktion oligoklonale γ-Region CSF/Serum > 2
Neurosyphilis	Zellen Immunglobuline IgG-bezogene Antikörper-Aktivität (TPHA)	Mononukleäre Pleozytose IgG CSF/Serum > 2
Hirntumor	(Computertomographie) Albuminquotient Zelldifferenzierung Tumormarker	Raumforderung erhöht Tumorzellen lokales CEA, bes. bei Karzinomen

Zellen des Liquor cerebrospinalis

Akute und subakute entzündliche Prozesse innerhalb des Zentralnervensystems gehen in der Regel mit einer Alteration der Blut-Liquor-Schranke und einer Zellvermehrung über 4/µl einher (Pleozytose). Beide Veränderungen sind jedoch nicht beweisend für das Vorliegen einer Entzündung. Der Albuminquotient ist ein sehr empfindlicher diagnostischer Parameter, er steigt jedoch auch bei zahlreichen nichtentzündlichen Erkrankungen an.

Eine Pleozytose kann ebenfalls bei Tumoren, Traumen, Parenchymblutungen oder nach einer vorangegangenen Lumbalpunktion (Reizpleozytose) auftreten. Deshalb sind weitere Untersuchungen zur Differenzierung entzündlich — nichtentzündlich erforderlich. Die in zahlreichen Kliniken noch übliche Angabe der Zellzahl in Drittel (z.B. 12/3) beruht auf der Auszählung der ganzen Fuchs-Rosenthal-Kammer, die ein Volumen von 3 µl hat.

Zellen,deren Nachweis zur Diagnostik zentralnervöser Erkrankungen von großem Wert ist /[5, 6]/

Zelltyp	**Erkrankung**
Tumorzellen /[7]/	Primäre und sekundäre Tumoren, besonders die stärker proliferierenden Tumoren der Hirnoberfläche (Meningealkarzinosen, -lymphomatosen und -leukosen, Melanome, Ependymome, Pinealome, Medulloblastome).
Eosinophile Leukozyten (über 5%)	Parasitosen des ZNS (z. B. Zystizerken, Toxocara canis), Fremdkörper-Meningitis (z. B. Drainage-Material). Eosinophilie gelegentlich auch bei nicht-parasitären Erkrankungen.
Erythro- und Siderophagen	Blutungen in den Subarachnoidalraum, auch nach mehreren Wochen.
Plasma- und Lymphoidzellen	Entzündliche Erkrankungen.

Für die Differentialdiagnose einer akuten Meningitis bakteriell — viral ist die Unterscheidung polynukleär, neutrophil — mononukleär, lymphozytär sehr wichtig.

Aktivierte B-Lymphozyten des Liquors

Die weitaus häufigsten Zellen einer mononukleären Pleozytose sind die T-Lymphozyten, deren Differenzierung bisher keinen diagnostischen Wert hat. Von großer Relevanz hingegen ist der Nachweis von lymphoiden Zellen, deren Zytoplasma mit Immunglobulinen vollgestopft ist /[8]/. IgG-enthaltende Zellen finden sich besonders häufig bei akut-entzündlichen Erkrankungen des Zentralnervensystems und kommen bei nichtentzündlichen Pleozytosen nur sehr selten vor, etwa beim Glioblastom. Wahrscheinlich erfolgt die Aktivierung der aus dem Blut eingewanderten B-Zellen durch die Erreger innerhalb des Nervensystems. Aber auch bei chronisch-entzündlichen Erkrankungen, etwa der multiplen Sklerose, tritt dieser Zelltyp auf, wenngleich wesentlich seltener und in geringerer Zahl. Die Zahl aktivierter B-Lymphozyten liegt meist unter 10/µl (5%), in Einzelfällen bis 35/µl. Bei der durch Zecken übertragenen Meningopolyneuritis Bannwarth kann ihre Zahl bis auf 180/µl oder ein Viertel aller Zellen ansteigen.

Die Einwanderung von Zellen aus dem Blut in den Liquorraum unterliegt noch unbekannten Regeln, die Permeabilität der Blut-Liquor-Schranke jedenfalls ist für den Zelldurchtritt ohne Belang. So findet man beispielsweise bei der Guillain-Barré-Polyneuritis oft normale Zellzahlen trotz einer schweren Schrankenstörung und bei der benignen Virusmeningitis reichlich Lymphozyten, obwohl die Proteinpermeabilität der Blut-Liquor-Schranke noch normal ist.

Während die Liquorproteine immer auch die Zusammensetzung des Serums widerspiegeln, können die Zellpopulationen von Serum und Liquor gänzlich verschieden sein. Bei der eitrigen Meningitis besteht eine lockere Beziehung zwischen Zellzahl und Schrankenstörung, vermutlich weil Komplementfaktoren freigesetzt werden, die sowohl leukotaktisch wirken als auch die Kapillarpermeabilität erhöhen.

Lokal produzierte Immunglobuline

Limitierte Heterogenität (Oligoklonales Muster)

Bei vielen chronisch-entzündlichen Erkrankungen siedeln sich einige Plasmazell-Klone im Gewebe an, die ihre Produkte, die Immunglobuline in den Liquor abgeben, wo sie neben der aus dem Serum hindurchgetretenen Fraktion nachweisbar werden. Die bei chronischen Entzündungen vermehrten Immunglobuline (Gammaglobuline) des Serums sind in der Regel polyklonal, d. h. sie umfassen Antikörper zahlreicher Spezifitäten und Typen. Die im ZNS gebildeten Immunglobuline hingegen zeichnen sich durch eine limitierte Heterogenität aus, was bei der Agargel-Elektrophorese als oligoklonales Muster der Gammaregion sichtbar wird (Abb. 5).

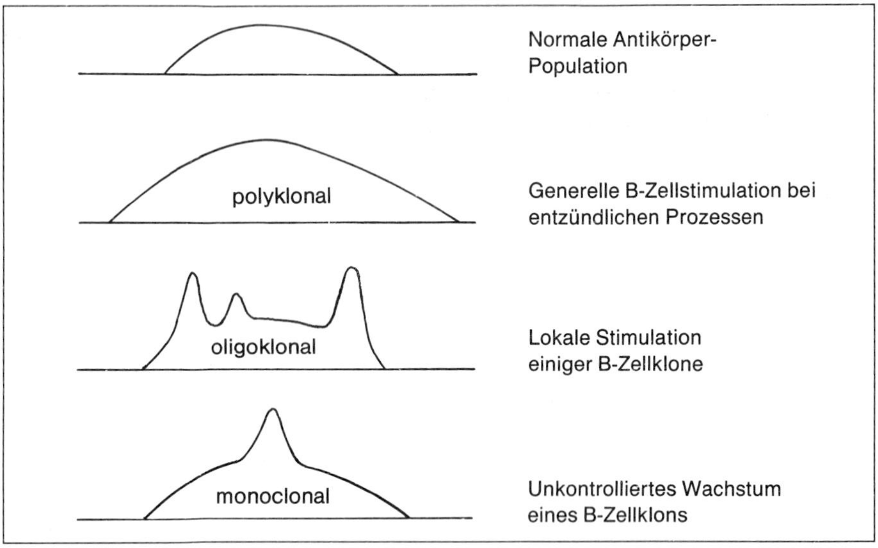

Abb. 5 Formen der elektrophoretisch darstellbaren Gammaglobulinvermehrung.

Mit Hilfe der isoelektrischen Fokussierung, bei der die Gammaregion selektiv gespreizt wird, lassen sich selbst geringe Unterschiede zwischen Serum und Liquor nachweisen /[9, 10]/.

Bei einem Vergleich der Serum- und Liquor-Pherogramme kommt es in erster Linie auf die Feststellung eines Unterschiedes im Bandenprofil an und nicht auf Zahl und Lage der einzelnen Banden. Der Betrachter erkennt bei diesem Verfahren Unterschiede besonders leicht, obwohl sich den oligoklonalen Banden ein Artefaktmuster überlagert, das durch die Ampholyte hervorgerufen wird (Pseudobanden). Wechselt man die Ampholyte, ändert sich auch das Bandenmuster. Die oligoklonalen Immunglobuline des Liquors gehören fast ausschließlich zur Klasse G und liegen überwiegend in der alkalischen Hälfte der Gammaregion.

In einigen Laboratorien werden noch Kolloidreaktionen durchgeführt, die — wie die Blutsenkungsgeschwindigkeit — empfindliche Screeningverfahren sind /[11]/. Sie haben einen größeren diagnostischen Wert als die Liquor-Elektrophorese auf Zelluloseazetatfolie. Die am häufigsten verwendete *Normomastix-Reaktion* zeigt auch geringe Globulinvermehrungen an. Die lokal produzierten Immunglobuline führen vorwiegend zu Ausflockungen in den geringen Verdünnungsstufen (Linksausfälle). Reine Schrankenstörungen verursachen Mitteausfälle, die sich bei einer Gammaglobulinämie des Serums nach links verbreitern. Ist die Gammaglobulinämie sehr ausgeprägt, kann selbst bei intakter Schranke ein Linksausfall entstehen.

Quantifizierung lokal produzierter Immunglobuline

Jede Schrankenstörung führt auch zu einem vermehrten Übertritt von Immunglobulinen des Serums in den Liquor, wobei der Anstieg der Konzentrationsquotienten nicht absolut parallel dem Albuminquotienten folgt. Das Verhältnis beider Quotienten zueinander im pathologischen Bereich läßt sich nur mit Hilfe jener Erkrankungen ermitteln, die durch reine Schrankenstörungen ohne Lokalsynthese von Antikörpern charakterisiert sind.

Unsere Kenntnisse vom Zustand der normalen und gestörten Schranke beruhen überwiegend auf der systematischen Analyse der Proteinmuster von Serum und Liquor mit der Polyacrylamidgel-Elektrophorese, die den Prozeß der »Molekülsiebung« bei der biologischen Filtration imitiert. Mit diesem Verfahren ist der Durchtritt großmolekularer Proteine bei Erkrankungen des Nervensystems zu verfolgen (Haptoglobinpolymere, α_2-Makroglobulin, β-Lipoprotein). Das Fehlen oligoklonaler Gammaglobuline ist das zweite der beiden Kriterien einer reinen Schrankenstörung.

Erkrankungen, die mit reinen Schrankenstörungen einhergehen

— Primäre Hirntumoren (Ausnahme: Dysgerminome, Non-Hodgkin-Lymphome, operierte Tumoren).

— Infarkte (Ausnahme: Infarkte durch eine septische Embolie oder infolge einer Arteriitis).

— Polyneuropathien, auch die frühe Phase der Guillain-Barré-Polyneuritis (Ausnahme: Meningopolyneuritis Bannwarth, paraneoplastische Polyneuropathien).

— Hirntraumen (Ausnahme: Blutungen in den Subarachnoidalraum).

— Systematrophien des Nervensystems und atrophisierende Prozesse des Großhirns.

— Das Initialstadium akuter Meningitiden.

Das Scatter-Diagramm QIgX gegen QAlb läßt sich durch eine Kurve begrenzen, die als Grundlage für die Differenzierung passiver Durchtritt — lokale Synthese dient /[12]/. Immunglobulinquotienten oberhalb der Kurve weisen auf eine lokale Immunantwort vom humoralen Typ hin (Abb. 6). Neben der Differenzierung mit Hilfe einer Grenzlinie hat sich die Berechnung eines Index eingebürgert /[14]/.

Q = Konzentrationsquotient CSF/Serum
Index = QIgX/QAlb

Der für IgG verwendete obere Referenzindex von 0.7 ist für die meisten diagnostischen Fragen verwendbar, weil er erst bei schweren Schrankenstörungen merklich ansteigt. Bei IgM geschieht dies jedoch schon bei leichten Schrankenstörungen, so daß ein Diagramm vorzuziehen ist. Diagramme haben außerdem den Vorteil, daß nicht nur die Permeabilität der Schranke mit einem Blick zu erfassen ist, sondern auch die Differenzierung der humoralen Immunantwort. Die Größe der lokal synthetisierten Fraktionen läßt sich mühelos berechnen und die Verlaufsdynamik einer entzündlichen Erkrankung gut verfolgen (Abb. 7). Bei vielen abklingenden Entzündungen des Zentralnervensystems bleibt der prozentuale Anteil der intrathekal gebildeten Immunglobuline relativ konstant, so daß atypische Verläufe am Krankenbett rasch zu erfassen sind.

Name:

Tag:

Diagnose:

Zellen:

Ges. Protein: mg/l

Oligoklone (S/CSF):

Aktivierte B-Zellen:

	CSF	Serum	Q
Alb:	mg/dl	g/l	
IgG:	mg/l	g/l	
IgA:	mg/l	g/l	
IgM:	mg/l	g/l	
			$\times 10^{-3}$

Lokale Synthese

IgG: mg/l
IgA: mg/l
IgM: mg/l
IgA/IgG:
IgM/IgG:

Beurteilung

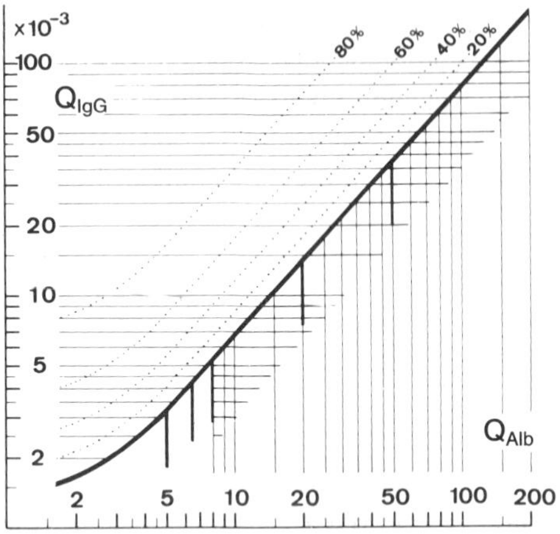

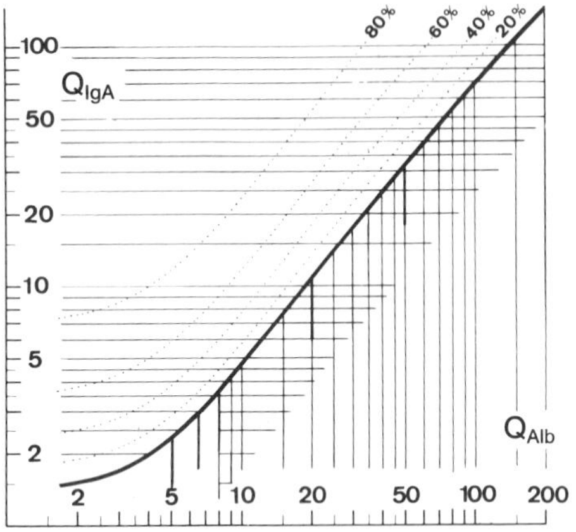

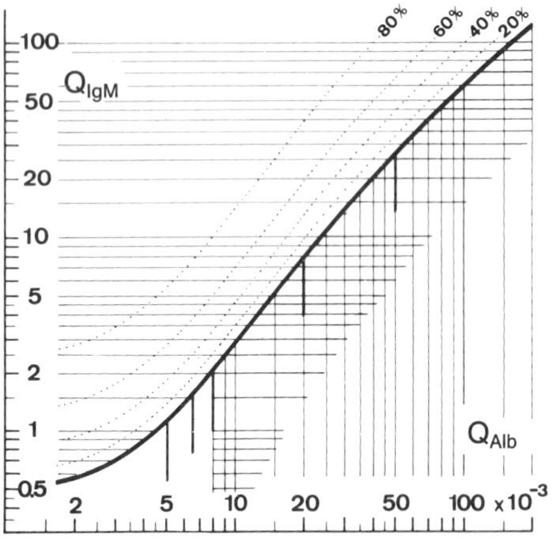

Abb. 6 Die Differenzierung der humoralen Immunantwort auf empirischer Grundlage /[12]/ mit Hilfe eines modifizierten Diagramms /[13]/. Die Permeabilität der Blut-Liquor-Schranke wird als Liquor/Serum-Quotient von Albumin angegeben. Immunglobulin-Quotienten rechts der Grenzlinie sprechen für einen passiven Transfer, Quotienten links der Grenzlinie beweisen eine Synthese von Antikörpern innerhalb des Zentralnervensystems. Die Prozentlinien geben den relativen Anteil des lokal produzierten Immunglobulins an der Gesamtmenge an.

Proteinquotienten sind nur unter der Bedingung eines Austauschgleichgewichtes zwischen Blut und Liquor verwertbar. So kann durch Albumininfusionen nach einer Plasmapherese oder einem größeren Blutverlust eine intrathekale Immunglobulinsynthese vorgetäuscht werden, und es dauert einige Tage bis sich ein neues Gleichgewicht zwischen beiden Kompartments eingestellt hat. Auch krankheitsbedingte oder artefizielle Blutbeimengungen stärkeren Grades machen eine differenzierte Beurteilung der Liquorproteine unmöglich.

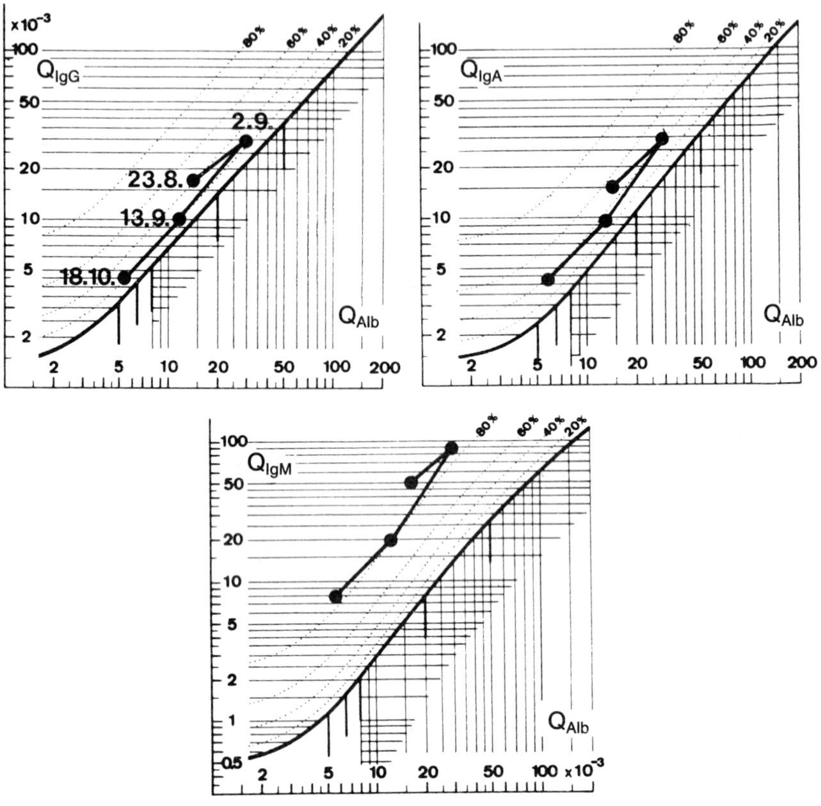

Meningopolyneuritis Bannwarth
Zeckenbiß am 10. 7. 1983

Abb. 7 Der Verlauf einer humoralen Immunantwort innerhalb des ZNS am Beispiel der Meningopolyneuritis Bannwarth. Die Schrankenpermeabilität nimmt nach der ersten Punktion zu und fällt dann langsam wieder ab. Es dominiert das IgM und die relativen Anteile der lokal synthetisierten Immunglobuline ändern sich im Krankheitsverlauf nicht wesentlich (*H. Lüer*, unveröffentlichte Daten).

Stadiengerechte Interpretation der Liquorbefunde bei akuten und subakuten entzündlichen Krankheiten des Nervensystems

Die Aussagekraft von Liquorbefunden hängt nicht nur von der Qualität des Laboratoriums, sondern auch von der Treffsicherheit der klinischen Fragestellung ab. Hierfür ist die Berücksichtigung des Krankheitsstadiums unerläßlich /[15]/. Man kann bei vielen akuten Infektionen des Gehirns drei Stadien abgrenzen (Abb. 8)

- Neutrophile Initialphase
- Mononukleäre Phase
- Humorale Tertiärphase

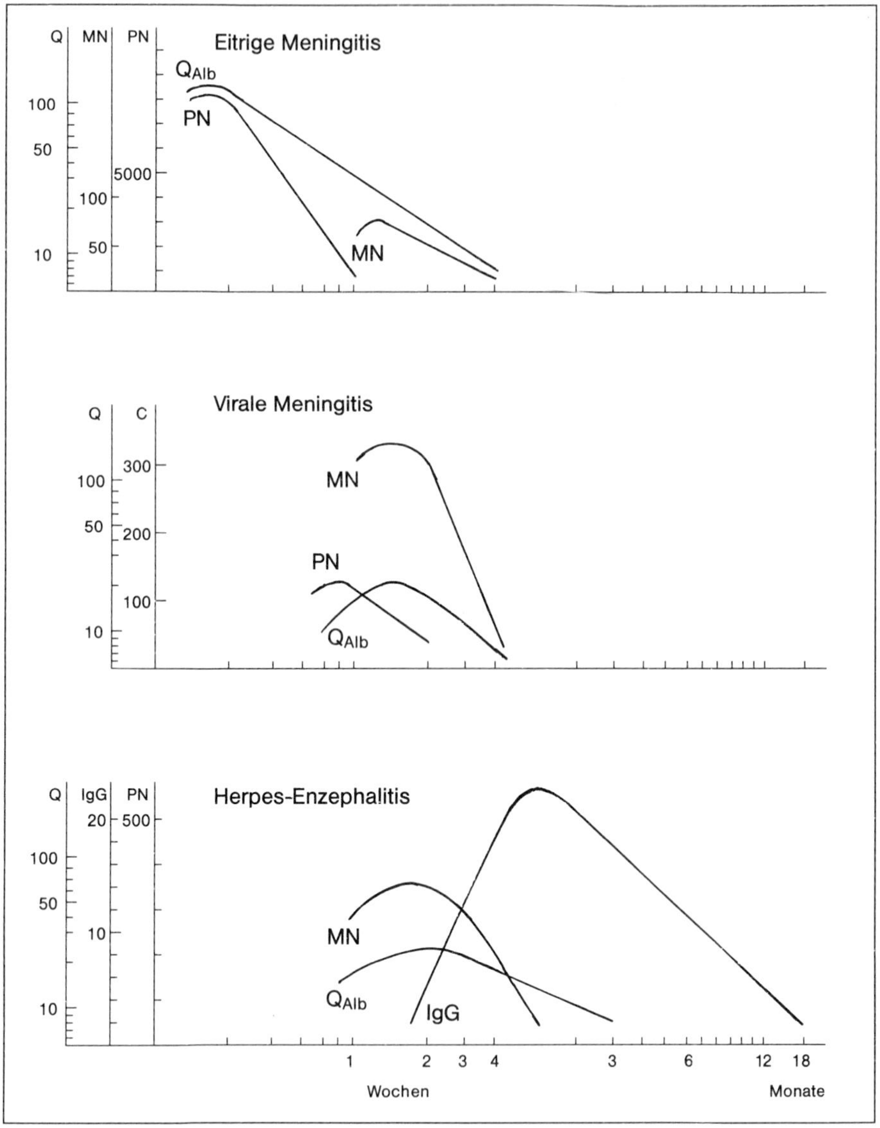

Abb. 8 Der prototypische Verlauf akut-entzündlicher Erkrankungen des ZNS. PN = Polynukleäre Leukozyten, MN = Mononukleäre Zellen, Q = Albuminquotient.

Die *neutrophile Zellreaktion* beherrscht alle rasch sich entwickelnden *bakteriellen Meningitiden*, bei denen innerhalb von wenigen Stunden 10 – 20 Tausend Leukozyten/µl einwandern können. Die Blut-Liquor-Schranke bricht zusammen. Die Veränderungen klingen in der Regel bei früher und gezielter antibiotischer Behandlung rasch wieder ab. Die Zellzahl halbiert sich innerhalb von 24 Std.

Auch *Virusinfektionen* der Meningen können mit einer neutrophilen Reaktion beginnen, in der Regel findet man jedoch bei der ersten Punktion eine rein *lymphozytäre Reaktion* kombiniert mit einer wesentlich schwächeren Schrankenstörung als bei den bakteriellen Meningitiden. Häufig finden sich unter den Zellen aktivierte B-Lymphozyten, deren Anteil mit der Pleozytose am Ende der ersten Krankheitswoche abfällt. Auch bei den erfolgreich behandelten eitrigen Meningitiden läßt sich eine mononukleäre Phase feststellen. Besonders bei schweren Verläufen finden sich in diesem

Stadium zahlreiche aktivierte B-Lymphozyten. Bei einigen Infektionen beginnt in der zweiten Woche eine Produktion von Antikörpern innerhalb des Zentralnervensystems, die sich über Monate bis Jahre hinziehen kann. Eine solche *humorale Tertiärphase* ist bei folgenden Erkrankungen die Regel

- Infektionen mit Paramyxoviren (Mumps- und Masernmeningo-Enzephalitis).
- Infektionen mit Herpesviren (Herpes simplex- und Zoster-Enzephalitis).
- Coxsackie-Enzephalitis, Frühsommer-Meningoenzephalitis (FSME) oder Zentraleuropäische Enzephalitis (ZEE).

Bei einigen Virus-Meningoenzephalitiden, besonders des Kindesalters kann die lokale Synthese von Antikörpern bereits in der ersten Krankheitswoche beginnen. Vielleicht wandern hier B-Lymphozyten in das Gewebe ein, die bereits im Rahmen der systemischen Immunreaktion stimuliert worden sind. Bei manchen Virusinfektionen des ZNS findet sich eine besonders intensive humorale Reaktion vorwiegend bei enzephalitischen Verläufen, etwa beim Mumps. Auch bei der Zoster-Enzephalitis ist die intrathekale Antikörperbildung wesentlich ausgeprägter als bei der Zoster-Ganglionitis. Bei bakteriellen Meningitiden kann sich ebenfalls eine lokale Immunglobulinsynthese einstellen, besonders dann, wenn die Behandlung verspätet beginnt oder sich Komplikationen entwickeln.

CSF/Serum-Quotient IgG-bezogener Antikörperaktivitäten

Auch geringe Mengen lokal gebildeter Antikörper werden erfaßt, wenn man die Meßwerte auf gleiche IgG-Mengen in Serum und Liquor bezieht. Der ELISA (Enzyme Linked Immuno Sorbent Assay) ist in der Regel ausreichend empfindlich, um Serum und Liquor auf gleiche IgG-Konzentrationen, etwa 1 mg/dl, einzustellen (Abb. 9). Enthalten die Liquorantikörper neben dem aus dem Serum stammenden Anteil eine lokal gebildete Fraktion, dann werden im Liquor höhere Meßwerte gefunden. Auf das doppelte erhöhte Liquorwerte sind in der Regel beweisend für eine intrathekale Antikörpersynthese ($Q > 2$). Bei manchen erregerbedingten Erkrankungen findet man Quotienten über 100, etwa der Herpes simplex-Enzephalitis oder der Neurosyphilis. Dieses Verfahren ist empfindlicher, als der Nachweis einer oligoklonalen Reaktion und man gewinnt zuverlässige Werte auch bei einer sehr schwachen Immunantwort, wie sie etwa bei der Zoster-Ganglionitis oder bei der HIV-Enzephalitis (AIDS) gefunden wird.

Erhält man konventionelle Titer aus dem Laboratorium, kann man diese auch rechnerisch auf IgG beziehen und den CSF/Serum-Quotienten berechnen /[17]/, z. B.

CSF: TPHA-Titer = 1 : 128; IgG = 4.8 mg/dl; Titer/IgG = 26.7
Serum: TPHA-Titer = 1 : 1280; IgG = 1210 mg/dl; Titer/IgG = 1.1
CSF/Serum-Quotient der IgG-bezogenen Antikörperaktivitäten = 24
Bei diesem Verfahren werden jedoch erst Quotienten über vier als beweisend für eine lokale Antikörpersynthese angesehen.

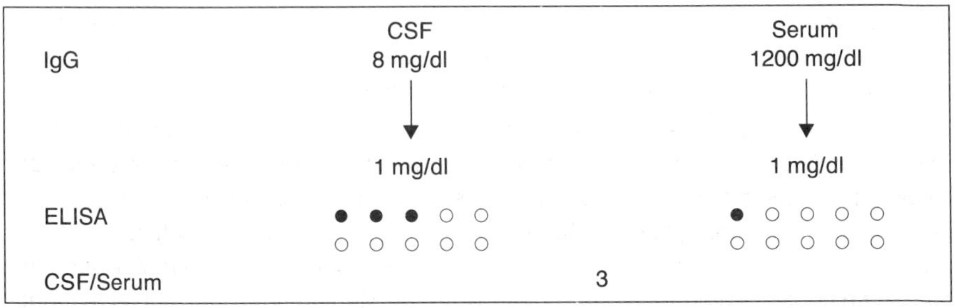

Abb. 9 Die IgG-bezogene Antikörperaktivität.

Differenzierung der humoralen Reaktion innerhalb des ZNS nach Immunglobulinklassen

Wie bei der Reaktion des allgemeinen Immunsystems sind die drei Immunglobulinklassen G, A und M in sehr verschiedenem Ausmaß an der lokalen Antikörpersynthese beteiligt. In einem wesentlichen Punkt unterscheidet sich jedoch die allgemeine von der lokalen Reaktion: Eine Verschiebung von IgM- zu IgG-Antikörpern (Nossal-Switch) tritt im Verlauf von entzündlichen Erkrankungen — auch den akuten Formen — nicht auf. Deshalb ist eine Berücksichtigung des Krankheitsstadiums bei einem Vergleich der Immunglobulinwerte untereinander nicht notwendig.

Da die Mengen lokal gebildeter Immunglobuline innerhalb eines sehr großen Bereiches variieren, ist es ratsam, IgA und IgM auf IgG zu beziehen, weil in der überwiegenden Zahl von Fällen IgG quantitativ die dominierende Immunglobulinklasse ist. Die Erfahrung zeigt, daß lokal produzierte Fraktionen von IgA unter 20% und von IgM unter 50% der intrathekalen IgG-Fraktion bei manchen Krankheiten zwar oft anzutreffen sind, etwa bei der Neurosyphilis oder der Herpes-Enzephalitis, jedoch keine diagnostische Bedeutung haben. Höhere Werte finden sich gehäuft bei bestimmten Krankheiten, so daß man für differentialdiagnostische Zwecke Konstellationen abgrenzen kann.

Konstellation	Erkrankungen
Starke Dominanz des IgG (IgA < 20%; IgM < 50%)	Multiple Sklerose Herpes simplex-Enzephalitis Neurosyphilis Chronische HIV-Enzephalitis
Zweiklassenreaktion	IgG + IgA = Eitrige Meningitis Neurotuberkulose IgG + IgM = Frühsommer-Meningoenzephalitis
Dreiklassenreaktion	IgG + IgM + IgA = Meningopolyneuritis Bannwarth Mumps-Meningoenzephalitis

In seltenen Fällen kann die IgG-Synthese so stark zurücktreten, daß nur lokal gebildetes IgA, etwa bei einer bakteriellen Erkrankung oder nur IgM, etwa bei einer Meningopolyneuritis Bannwarth gefunden wird.

Lokal produziertes carcinoembryonales Antigen des Liquors als Marker für Tumoren des Zentralnervensystems

Das CEA des Liquors läßt sich in Analogie zum IgG in einen Serumanteil und einen lokal synthetisierten Anteil differenzieren (Grenzindex = 0.7). Eine sekretorische Fraktion tritt auf bei

— 90% aller Meningealkarzinosen.
— 45% aller intraparenchymatösen Metastasen.
— 13% aller primären Hirntumoren (maligne Gliome).

Bei extraduralen Metastasen liegt keine lokale CEA-Fraktion im Liquor vor. Unter 500 Kontrolluntersuchungen fand sich eine lokale CEA-Synthese auch bei einer intraduralen Wegenerschen Granulomatose.

Wert der Liquoranalytik am Beispiel einiger wichtiger Differentialdiagnosen (sh. auch Tab. S. 1406)

Die klinische Erfahrung lehrt, daß der Ausschluß einer organischen Erkrankung als

Ursache eines neuropsychiatrischen Syndroms schwierig sein kann. Dann ist unter anderem eine Lumbalpunktion indiziert, weil sehr viele Krankheiten des Gehirns mit einer Schrankenalteration oder einer Zellvermehrung einhergehen. Beides sind empfindliche Screeningparameter und es ist ratsam, die Suche nach einer Erkrankung des ZNS aufzunehmen, wenn sie pathologisch sind. Neben diesen beiden unspezifischen Veränderungen leistet die gezielte Liquoranalytik je nach klinischer Fragestellung wichtige diagnostische Hilfen, die an einigen Beispielen dargestellt werden sollen.

Akute Meningitis

Jeder Kranke mit einem akuten meningitischen Syndrom (Kopfschmerzen, Erbrechen, Fieber, Nackensteife) muß lumbalpunktiert werden, wenn keine Einklemmungsgefahr besteht. Der Verlauf einer eitrigen Meningitis ist zwar in der Regel foudroyanter und die Hirnrinde wird rascher in den entzündlichen Prozeß einbezogen als bei einer Virusmeningitis (Krampfanfälle, Bewußtseinstrübung), die Differentialdiagnose bakteriell — viral ist aber in der frühen Phase ohne Liquoruntersuchung nicht zu entscheiden.

Bakterielle Meningitis

Folgende Befunde sprechen für diese Diagnose
- Trübe oder eitrige Beschaffenheit des Liquors.
- Pleozytose bis zu mehreren Tausend Neutrophilen pro µl.
- Schwere Schrankenstörung (QAlb über 20×10^{-3}).
- Nachweis von Bakterien oder bakteriellen Antigenen.
- Stark erhöhtes Lysozym mit Werten über 1 µg/ml.
- Lactatwert über 2.5 µmol/l.

Anzustreben ist der mikroskopische Nachweis der Bakterien nach Anfärbung mit Methylenblau und die Grobdifferenzierung mit der Gramfärbung.

Die häufigsten Erreger einer eitrigen Meningitis

Neisseria meningitidis oder Meningokokken (gramnegative, überwiegend intrazelluläre Diplokokken)

Streptococcus pneumoniae oder Pneumokokken (grampositive, überwiegend extrazelluläre Diplokokken)

Haemophilus influenzae (kleine überwiegend extrazelluläre gramnegative Stäbchen)

Escherichia coli und andere Enterobakterien (gramnegative plumpe Stäbchen)

Staphylo- und Streptokokken (grampositive Haufen- und Kettenkokken)

Listeria monocytogenes (grampositive Stäbchen)

Von manchen Bakterien bevorzugtes Lebensalter

Bakterien	**Bevorzugtes Lebensalter**
E. coli, coliforme Keime, Streptokokken B	Neugeborenes, Säugling
Haemophilus influenzae	Kinder
S. pneumoniae, Staph. aureus	Höheres Erwachsenenalter

Verhängnisvolle Fehldiagnosen sind bei der *apurulenten bakteriellen Meningitis* möglich /[19]/. Der Liquor ist zwar trüb und die Blut-Liquor-Schranke ist komplett zusammengebrochen, trotzdem liegt nur eine spärliche Zellvermehrung vor. Die Färbung des Ausstriches zeigt eine Reinkultur von Bakterien (meist Pneumokokken). Ursache dieses Leukozytenmangels ist vermutlich eine Verbrauchsleukopenie innerhalb des Liquorraumes, die sich am 3. oder 4. Tag einer verkannten bakteriellen Meningitis einstellen kann.

Auch unmittelbar nach Einbruch der Bakterien in den Subarachnoidalraum bei einer Meningokokken-Sepsis können Eiweiß und Zellwerte noch normal sein. Sehr bald entwickelt sich jedoch das typische Bild einer floriden eitrigen Meningitis.

Bei der Punktion unter Meningitisverdacht ist stets ein gesondertes Röhrchen zu entnehmen, das zusammen mit einer Blutprobe und, wenn möglich, mit Rachen-, Ohr- oder Wundabstrichen zum Anlegen von Kulturen umgehend in das Laboratorium zu bringen ist. Gelingt der mikroskopische Nachweis von Bakterien nicht, etwa bei anbehandelten Kranken, dann ist oft noch der Nachweis von Bakterienantigenen mit Hilfe der Gegenstromelektrophorese oder der sogenannten Koagglutination mit Hilfe von Antikörper-beladenen Staphylokokken möglich /[20]/. Polyvalente Antiseren und gebrauchsfertige Staphylokokken-Präparate sind käuflich zu erhalten.

Virale Meningitis

Für diese Form der Meningitis, die in der Regel benigne verläuft, sprechen die folgenden Befunde

— Transparente Beschaffenheit des Liquors.
— Mononukleäre Pleozytose bis zu mehreren hundert Zellen pro µl.
— Allenfalls mittelgradige Schrankenstörung.
— Normale Lactatwerte.

Mitunter stößt man bei der Erstpunktion auf eine polynukleäre Pleozytose, die der lymphozytären Phase vorausgehen kann. Kulturell gelingt am ehesten der Nachweis von Enteroviren (Coxsackie, Echo) und Mumpsviren, was jedoch keine Bedeutung für die Therapie hat. Herpes- und Arboviren sind aus Liquor nur selten züchtbar.

Diagnostisch verwertbar ist ein Titeranstieg im Serum um wenigstens zwei Stufen, beweisend ist der Nachweis lokal synthetisierter Antikörper im Liquor.

Meningitis tuberculosa

Die häufig übersehene tuberkulöse Meningitis beginnt subakut und ist gekennzeichnet durch eine überwiegend lymphozytäre Pleozytose mit einer schweren Schrankenstörung. Mitunter findet sich jedoch neben den verschiedenen Lymphozytenformen auch ein relativ großer Anteil von Neutrophilen und Eosinophilen, so daß der Eindruck eines bunten Zellbildes entsteht.

Leider ist kein entzündliches Zellbild so charakteristisch, daß man auf den Erreger schließen kann. So erhält man gleiche Zellbefunde auch bei den Pilzmeningitiden, die klinisch der Meningitis tuberculosa sehr ähneln können (z. B. Cryptococcus neoformans). Da der Mykobakteriennachweis durch Ziehl-Neelsen-Färbung nur gelegentlich gelingt und der kulturelle Nachweis für den Kranken zu spät kommt, sollte immer tuberkulostatisch nach der folgenden Regel behandelt werden:

»Eine akute, vorwiegend lymphozytäre Meningitis mit einer schweren Schrankenstörung ist bis zum Beweis des Gegenteils als tuberkulös anzusehen, besonders dann, wenn Hirnnervenausfälle oder Parenchymsymptome hinzutreten«.

Der Glucosewert des Liquors, der normalerweise deutlich über 50% des Serumwertes liegt, ist bei der Tbc-Meningitis oft erniedrigt. Man findet niedrige Glucosekonzentrationen jedoch auch bei Meningealblastomatosen, bakteriellen Meningitiden und Pilzmeningitiden. Das Lactat (normal bis 2.1 µmol/l) verhält sich in der Regel umgekehrt proportional zur Glucose. Eine Glucoseerniedrigung geht also mit einer Lactatvermehrung einher, wobei das Liquorlactat auch ohne Kenntnis des Serumwertes diagnostisch verwertbar ist.

Die Folgen einer Fehldiagnose wiegen ungleich schwerer als die Nebenwirkungen der tuberkulostatischen Therapie, die abzubrechen ist, wenn im Verlauf neue diagnostische Gesichtspunkte auftauchen.

Bei klinischem Verdacht auf eine tuberkulöse Meningitis ist differentialdiagnostisch auch an eine *Pilzmeningitis* zu denken. Der Pilznachweis gelingt am ehesten kulturell /[21]/, indem man so viel Liquor wie möglich (mindestens 5 ml) steril filtriert und das Filterplättchen inkubiert. Am häufigsten wird Cryptococcus neoformans gefunden. Der mikroskopische Pilznachweis im Sediment, etwa mit der Tuschefärbung (Cryptokokken) oder der Gramfärbung (Candida) gelingt seltener. Zum Nachweis des Kapselantigens von Cryptococcus neoformans steht ein Latextest zur Verfügung.

Herpes simplex-Enzephalitis

Nach Einführung einer wirkungsvollen virostatischen Therapie muß die Verdachtsdiagnose Herpes simplex-Enzephalitis rechtzeitig gestellt werden, weil nur eine Frühbehandlung die Prognose verbessert. Die Erkrankung beginnt mit einem grippal-meningitischen Vorstadium von wenigen Tagen. Dann stellen sich Temporallappensymptome ein (Wernicke-Aphasie, Verwirrtheit, Temporallappenepilepsie), die mit dem Liquorsyndrom einer viralen Meningitis kombiniert sind /[22]/. Das Kernspintomogramm ist in der Frühphase bereits verändert, das CT noch nicht. Es gilt folgende Regel:

»Stellt sich nach einem grippalen Vorstadium ein Temporallappensyndrom mit einer lymphozytären Pleozytose ein, dann ist bis zum Beweis des Gegenteils eine Herpes simplex-Enzephalitis anzunehmen.«

Der Nachweis lokal produzierter Antikörper gelingt frühestens in der zweiten Krankheitswoche. Die häufigsten (unvermeidlichen) Fehldiagnosen einer Herpes-Enzephalitis in der frühen Krankheitsphase sind

- Vaskuläre Neurolues: Spezifische Luesreaktionen sind positiv.
- Glioblastom des Temporallappens: CT-Befund.
- Andere Virusenzephalitiden (z. B. Coxsackie, Zoster, Mumps): Spezifische Antikörpernachweise.
- Tuberkulöse Meningitis: Liquorbefunde.
- Temporallappen-Abszeß: Anamnese, HNO-Befunde, CT.

Differentialdiagnose eines Rundherdes im Computertomogramm

Die entscheidende Frage bei der Differenzierung eines Rundherdes »Entzündung oder Tumor?« läßt sich oft mit Hilfe einer Liquoruntersuchung beantworten. Bei akutentzündlichen Prozessen hängen die Befunde vom Krankheitsstadium ab.

Der Hirnabszeß

Bei jedem Rundherd ist differentialdiagnostisch an einen Abszeß zu denken. Im frühen Stadium erscheint ein entzündliches Infiltrat (Phlegmone) und erst nach Einschmelzung des Gewebes wird eine Ringstruktur mit hyperdensem Randsaum sichtbar. Die Bakterien können mit infizierten Emboli eingeschleppt werden oder aus der Umgebung einwandern. Sowohl der Infektionsweg als auch das Entwicklungsstadium beeinflussen die Liquorbefunde.

 Ein entstehender Abszeß verursacht zunächst eine reine Zellreaktion, die polynukleär, aber auch mononukleär sein kann. Die Pleozytose kann gering sein oder initial sogar fehlen, besonders wenn das Infiltrat in der Tiefe des Parenchyms liegt. Erst der Durchbruch des Abszeßes in den Subarachnoidalraum erzeugt eine eitrige Meningitis. In der Regel ist der optimale Zeitpunkt für die antibiotische Therapie dann bereits verpaßt. Eine lokale Produktion von Immunglobulinen ist erst ab der zweiten Woche nachweisbar.

Findet man trotz akuten Beginns der Krankheitssymptome bereits Hinweise für eine intrathekale Antikörperbildung, dann ist zu vermuten, daß die Bakterien langsam in das Parenchym eingedrungen sind und eine vorausgehende Reaktion mit plasmazellulärer Infiltration bewirkt haben. Mitunter wird besonders stark IgA synthetisiert, was auch für Tuberkulome gilt. Liegt der Prozeß im Temporallappen, wird man an einen bakteriellen Prozeß des Ohres denken, liegt er im Stirnhirn, an eine Sinusitis. Ist eine Hirnkontusion vorausgegangen dann ist ein Spätabszeß zu erwägen.

Epidurale Abszesse können zu einer lymphozytären Reaktion im Liquorraum führen, mitunter ist jedoch nur eine Schrankenstörung nachzuweisen, besonders bei spinaler Lokalisation.

Hirntumoren

Sie verursachen in der Regel reine Schrankenstörungen. Sind die Liquorzellen vermehrt, dann spricht der Nachweis von aktivierten B-Lymphozyten gegen einen Tumor. Eine lokal produzierte CEA-Fraktion ist nahezu beweisend für einen Tumor, meist eine Karzinommetastase. Eine selektive IgM-Synthese ist verdächtig auf ein Non-Hodgkin-Lymphom.

Hirninfarkt

Unmittelbar nach Eintritt eines Hirninfarktes ist der Liquor normal. Erst ab dem 2. – 4. Tag finden sich Hinweise für eine leichte bis mittelgradige Schrankenstörung. Bestehen entzündliche Liquorveränderungen, dann spricht eine rein zelluläre Reaktion für eine septische Embolie, bei der gleich der erste Embolus ein größeres Gefäß verschlossen hat. Stößt man jedoch bereits im akuten Stadium auf eine humorale Reaktion, dann ist zu vermuten, daß dem Infarkt ein klinisch stummer entzündlicher Prozeß vorausgegangen ist. Dabei ist zu denken an

- Multiple Mikroembolien in klinisch stumme Hirnregionen als Folge einer bakteriellen Endokarditis (»embolische Herdenzephalitis«).
- Eine Arteriitis mit sekundärer Thrombose etwa bei einer vaskulären Syphilis oder einer Autoimmunvaskulitis.

Durch Zecken übertragene Infektionen des Nervensystems

Meningopolyneuritis Bannwarth: Die subakut verlaufende Meningopolyneuritis Bannwarth beruht auf einer Borrelieninfektion und ähnelt der amerikanischen Lyme-Krankheit. Das Zentralnervensystem wird erst relativ spät in den Krankheitsprozeß einbezogen. Der Polyneuritis geht zunächst ein Erythema migrans, dann ein myalgisches Syndrom voraus. Erst wenn periphere Lähmungen, etwa eine Fazialisparese auftreten, wird lumbalpunktiert. Man findet eine mononukleäre Pleozytose mit reichlich aktivierten B-Lymphozyten, eine schwere Schrankenstörung und eine breite humorale Immunreaktion mit besonders starker Beteiligung des IgM. Beweisend ist der erhöhte Titer spezifischer Antikörper in Serum und Liquor. Die zelluläre und die humorale Reaktion bilden sich gleichzeitig zurück.

Chronische Borrelieninfektionen: Es werden auch chronische Borrelieninfektionen des Zentralnervensystems beschrieben, deren Krankheitsbild kaum von der multiplen Sklerose zu unterscheiden ist /[23]/. Systematische Untersuchungen mit spezifischen Verfahren sind notwendig, um die Häufigkeit dieser Krankheiten zu erkunden.

Frühsommer-Meningoenzephalitis (FSME): Das FSME-Virus wird bevorzugt durch Zecken übertragen, das Krankheitsbild kann aber kaum mit den Borrelieninfektionen des Nervensystems verwechselt werden. Tritt nach einem Holzbockbiß eine Enzephalitis auf, kann die Diagnose durch den Titeranstieg spezifischer Antikörper in Serum und Liquor gesichert werden.

Polyneuropathien

Akute Polyneuropathien

Die beiden häufigsten akuten Polyneuropathien haben sehr charakteristische Liquorveränderungen.

Guillain-Barré-Polyneuritis: Im Verlauf von 10—14 Tagen aufsteigende, vorwiegend motorische Polyneuritis, oft ausgelöst durch einen Allgemeininfekt. Schwere Schrankenstörung, die oft erst in der 3. Krankheitswoche ihren Höhepunkt erreicht. Allenfalls leichte mononukleäre Pleozytose.

Meningopolyneuritis Bannwarth, sh. zuvor.

Subakut oder chronisch verlaufende Polyneuropathien

Unabhängig von der Ursache wird oft eine leichte bis mittelgradige Alteration der Blut-Liquor-Schranke gefunden, etwa bei der alkoholischen oder diabetischen Form. Die Eiweißvermehrung bei einer Polyneuritis weist auf eine besondere Beteiligung proximaler Abschnitte des peripheren Nervensystems hin (Polyradikulitis), was jedoch keine Bedeutung für die Diagnostik der chronischen Formen hat. Entzündliche Liquorveränderungen weisen auf eine erregerbedingte Ursache (z. B. Mycoplasma pneumoniae) oder eine Autoimmunkrankheit (z. B. Panarteriitis nodosa) hin.

Meningeal-Karzinosen, -Leukosen oder -Lymphomatosen können das Bild einer Polyneuropathie erzeugen, der Nachweis von Tumorzellen erlaubt jedoch eine klare diagnostische Zuordnung. Außerdem sind oft auch lösliche Tumormarker nachweisbar: CEA bei der Karzinose oder ein monoklonales Immunglobulin beim Lymphom. Bei einer Meningeal-Leukose steigt der Liquorwert des β_2-Mikroglobulins über den des Serums und liegt oft über 5 mg/l /[24]/.

Bei den paraproteinämischen Polyneuropathien /[25]/ erfolgt der Nachweis des monoklonalen Immunglobulins im Serum (IgG, IgM). Findet sich ein IgM-Paraprotein, dann sollte nach Antikörperaktivität gegen das Myelin-assoziierte Glykoprotein (MAG) gefahndet werden.

Akute Fazialisparese

Eine schwere »idiopathische« Fazialisparese wird in vielen Kliniken mit Cortison behandelt, wenn keine Kontraindikation besteht (z. B. Diabetes, Magenulkus, Infektionen). Vorher sollten jedoch erregerbedingte Fazialislähmungen ausgeschlossen werden, die spezifische behandelt werden müssen.

Erregerbedingte Fazialislähmung	**Diagnostische Kriterien**
Meningopolyneuritis Bannwarth	Sh. S.1419
Zoster oticus (Entzündung des Ganglion oticum)	Mononukleäre Pleozytose mit aktivierten B-Lymphozyten. Lokale Synthese von Zoster-Antikörpern. Bläschen in der Hunt'schen Zone.

Erregerbedingte Fazialislähmung	Diagnostische Kriterien
Bakterieller Felsenbeinprozeß	Humorale Immunreaktion (mitunter IgA-Dominanz). Vorausgehende Ohrenkrankheiten.

Chronisch entzündliche Prozesse

Chronisch entzündliche Erkrankungen des Nervensystems werden häufig erst durch eine Liquoruntersuchung entdeckt, wobei sowohl humorale als auch zelluläre Reaktionen anzutreffen sind. Nur bei einem Teil der Pleozytosen sind aktivierte B-Lymphozyten nachzuweisen und sehr oft steht die humorale Immunreaktion ganz im Vordergrund. Eine Pleozytose kann gänzlich fehlen, etwa bei der subakuten sklerosierenden Panenzephalitis (SSPE).

Das klinische Bild chronisch-entzündlicher Erkrankungen des Zentralnervensystems hängt von der Lokalisation der Herde ab und ist deshalb außerordentlich vielgestaltig. Mitunter stehen psychopathologische Symptome ganz im Vordergrund, kein Lebensalter bleibt ausgespart. In der Regel ist eine breit angelegte Diagnostik erforderlich, um die Ursache des entzündlichen Prozesses zu finden.

Ist der Prozeß auf das Nervensystem beschränkt oder ist er Teil einer Systemerkrankung? Wird er durch einen Erreger verursacht oder liegt eine Autoimmunerkrankung zugrunde? Befällt er vorwiegend das Mark, die graue Substanz, die Meningen oder die peripheren Anteile des Nervensystems? Es kommt auf den Ausschluß der in nachfolgender Tabelle aufgeführten Erkrankungen an.

Auszuschließende Erkrankungen	Untersuchungen
Erregerbedingte Krankheiten	Mikroskopische und kulturelle Suche nach Erregern im Liquorsediment. Antikörper in Serum und Liquor. Parasiten (z. B. Zystizerken): Eosinophilie, spez. Antikörper. Pilze und Hefen (z. B. Cryptokokken, Candida): kulturell, mikroskopisch, Antigen-, Antikörpernachweis. Bakterien (z. B. Endokarditis-Erreger, Borrelien, Mykobakterien): spez. Antikörper, lokale IgA-Synthese.
Chronische Viruserkrankungen (z. B. HIV-, Cytomegalie-, Masernenzephalitis, SSPE, progressive multifokale Leukoenzephalitis)	Nachweis spezifischer Antikörper
Autoimmunvaskulitiden (z. B. Leukozytokl. Vaskulitis, Panarteriitis nodosa, Riesenzellarteriitis)	Biopsiediagnostik
Systemische Autoimmunkrankheiten (z. B. SLE, Sjögren-Syndrom)	Antinukleäre Antikörper
Morbus Boeck	Angiotensin Converting Enyzme (ACE), Biopsie

Multiple Sklerose

Einige seltenere Erkrankungen des Zentralnervensystems können das vielgestaltige Krankheitsbild der multiplen Sklerose imitieren. Die Diagnose multiple Sklerose ist zu bezweifeln, wenn

- Die Zellzahl über 40/µl liegt.
- Eine reine Schrankenstörung ohne oligoklonales Gammaglobulinmuster besteht.
- In stärkerem Ausmaß IgA produziert wird.

Differentialdiagnostisch ist dabei besonders an die tabellarisch aufgeführten Erkrankungen zu denken.

Liquorbefunde	**Differentialdiagnose**
Isolierte Schrankenstörung	Tumorerkrankungen
Isolierte Zellreaktion	Morbus Boeck, Morbus Behcet
Pleozytose, IgA-Synthese	Embolische Herdenzephalitis, Tuberkulome

Auf der anderen Seite besitzt die folgende Konstellation eine große diagnostische Signifikanz, auch wenn es sich um den ersten Schub oder eine monosymptomatische Manifestation, etwa eine retrobulbäre Neuritis handelt

- Leichte mononukleäre Pleozytose.
- Lokale Synthese von oligoklonalem IgG.
- Intakte oder allenfalls leicht alterierte Blut-Liquor-Schranke.
- Intrathekale Synthese von Masern-, Röteln- oder Zosterantikörpern.

Die Liquorveränderungen sind sehr konstant und auch zwischen den Schüben nachzuweisen. Wie bei allen chronisch-entzündlichen Prozessen des Zentralnervensystems besteht auch bei der MS keine Beziehung zwischen dem Ausmaß der Liquorveränderungen und der Schwere oder dem Verlauf der Erkrankung. So findet man auf der einen Seite ausgeprägte lokale IgG-Synthesen bei symptomarmen oder blande verlaufenden Formen, auf der anderen Seite aber auch normale Liquorbefunde trotz schweren Krankheitsverlaufes mit ausgedehnten Herden im Kernspintomogramm.

Bleiben bei einer monophasischen disseminierten Enzephalomyelitis Zweifel, ob es sich um eine Virusinfektion oder den ersten Schub einer MS handelt, sollte der Liquor ein Jahr später erneut untersucht werden. Findet man eine quantitativ unveränderte lokale IgG-Synthese, kann eine MS als gesichert gelten.

Sehr schwierig ist die Diagnose eines zentralnervösen Lupus erythematodes, der das Krankheitsbild der multiplen Sklerose zu imitieren vermag. Hier kann nur die Untersuchung des Serums eine Entscheidung bringen (DNA-Antikörper, zirkulierende Immunkomplexe).

Neurosyphilis

Die Infektion des Zentralnervensystems erfolgt hämatogen während des zweiten Stadiums der Erkrankung. Die frühluische Meningitis bleibt in der Regel klinisch stumm, und wenn eine Penicillin-Behandlung unterbleibt, etabliert sich eine chronische Treponemen-Enzephalomyelitis (»asymptomatische Neurosyphilis«), die zu einer gemischten zellulär-humoralen Reaktion führt. Erst nach Jahren treten die ersten Symptome einer Neurosyphilis auf, die ungewöhnlich vielgestaltig sind. Eine luische Angiitis verursacht Durchblutungsstörungen oder Infarkte, die enzephalitische Form nimmt einen bevorzugt schleichenden Verlauf. Die progressive Paralyse beruht auf einer vorwiegend corticalen Enzephalitis.

Die Diagnose wird durch den Nachweis der intrathekalen Synthese von Treponemenantikörpern gesichert (sh. S. 1279). Sehr oft kommen die charakteristischen Liquorbefunde für den Kliniker überraschend, wobei die Verdachtsdiagnosen nahezu das ganze Spektrum der neuropsychiatrischen Krankheitslehre umfassen. Der Brauch vieler Nervenkliniken, bei jedem Patienten eine TPHA-Reaktion des Serums auszuführen, ist nach wie vor gerechtfertigt.

Die erfolgreiche Therapie führt zu einem raschen Rückgang der Pleozytose, die humorale Reaktion bildet sich wesentlich langsamer zurück und mit dem ELISA können noch Jahrzehnte nach der Behandlung lokal gebildete Antikörper nachweisbar sein.

Literatur

1. *Felgenhauer, K.:* Pflügers Arch. Europ. J. Physiol. *384:* 9 (1980). Protein filtration and secretion at human body fluid barriers.
2. *Statz, A., K. Felgenhauer:* Develop. Med. Child. Neurol. *25:* 152 (1983). Development of the blood-CSF barrier.
3. *Rapoport, S. I.:* Blood-brain barrier in physiology and medicine. Raven Press, New York (1976).
4. *Bradbury, M.:* The concept of a blood-brain barrier. John Wiley & Sons, Chichester (1979).
5. *Oehmichen, M.:* Cerebrospinal fluid cytology. An introduction and atlas. Saunders, Philadelphia (1976).
6. *Kölmel, H. W.:* Atlas of cerebrospinal fluid cells. Springer, Berlin (1977).
7. *Glass, J. P., M. Melamed, N. L. Chernik, J. B. Posner:* Neurology *29:* 1369 (1979). Malignant cells in cerebrospinal fluid (CSF): The meaning of a positive CSF cytology.
8. *Schädlich, H. J., K. Felgenhauer:* Klin. Wschr. *63:* 505 (1985). Diagnostic significance of IgG-synthesizing activated B cells in acute inflammatory diseases of the central nervous system.
9. *Chu, A. B., J. L. Sever, D. L. Madden, M. Iivanainen, M. Leon, W. Wallen, B. R. Brooks, Y. J. Lee, S. Houff:* Ann. Neurol. *13:* 434 (1983). Oligoclonal bands in cerebrospinal fluid in various neurological diseases.
10. *Schipper, H. I., H. Kruse, H. Reiber:* Isoelektrische Fokussierung des Liquor cerebrospinalis. In: *Schmidt, R. M.*, Der Liquor cerebrospinalis, S. 505. Thieme, Leipzig (1985).
11. *Schmidt, R. M.:* Der Liquor cerebrospinalis. VEB Verlag Volk und Gesundheit, Berlin (1968).
12. *Felgenhauer, K.:* J. Neurol. *228:* 223 (1982). Differentiation of the humoral immune response in inflammatory diseases of the central nervous system.
13. *Reiber, H.:* J. Neurol. *224:* 89 (1980). The discrimination between different blood-CSF-barrier dysfunctions and inflammatory reactions of the CNS by a recent evaluation graph for the protein profile of cerebrospinal fluid.
14. *Link, H., G. Tibbling:* J. Clin. Lab. Invest. *37:* 391 (1977). Principles of albumin and IgG analysis in neurological disorders. II. Relation of the concentration of the proteins in serum and cerebrospinal fluid.
15. *Felgenhauer, K., R. Ackermann, G. Schliep:* J. Neurol. Sci. *47:* 21 (1980). The process dynamics of viral and bacterial diseases of the central nervous system.
16. *Reiber, H., K. Felgenhauer:* Clin. Chim. Acta *163*: 319 (1987). Protein transfer at the blood cerebrospinal fluid barrier and the quantitation of the humoral immune response within the central nervous system.
17. *Prange, H. W., M. Moskophidis, H. I. Schipper, F. Müller:* J. Neurol. *230:* 241 (1983). Relationship between neurological features and intrathecal synthesis of IgG antibodies to treponema pallidum in untreated and treated human syphilis.
18. *Jacobi, C., H. Reiber, K. Felgenhauer:* J. Neurol. *233*: 358 (1986). The clinical relevance of the locally produced carcinoembryonic antigen in cerebrospinal fluid.
19. *Felgenhauer, K., D. Kober:* J. Neurol. *232:* 157 (1985). Apurulent bacterial meningitis (compartmental leucopenia in purulent meningitis).
20. *Martin, W. J.:* Am. J. Med. *1983:* 119. Rapid and reliable techniques for the laboratory detection of bacterial meningitis.
21. *McGinnis, M. R.:* Am. J. Med. *1983:* 129. Detection of fungi in cerebrospinal fluid.
22. *Prange, H. W., W. Hacke, K. Felgenhauer:* Akt. Neurol. *12:* 217 (1985). Diagnostik und Therapie der Herpes simplex-Enzephalitis.
23. *Ackermann, R., E. Gollmer, B. Rehse-Küpper:* Dtsch. Med. Wschr. *110:* 1039 (1986). Progressive Borrelien-Enzephalomyelitis.
24. *Mavligit, G. M., S. E. Stuckey, F. F. Cabanillas, M. J. Keating, W. W. Tourtellotte, S. C. Schold, E. J. Freireich:* N. Engl. J. Med. *303:* 718 (1980). Diagnosis of leukemia or lymphoma in the central nervous system by β_2-microglobulin determination.
25. *Meier, C.:* J. Neurol. *232:* 204 (1985). Polyneuropathy in paraproteinaemia.

Synovialflüssigkeit

Indikation

Differenzierung unklarer Arthritiden.

Punktion des Gelenks

Nach Waschen des Gelenks und Desinfektion wird unter Lokalanästhesie das Gelenk mit einer 1er Nadel punktiert und Gelenkflüssigkeit abgezogen. Die Gelenkflüssigkeit wird in sterile 10 ml Einwegröhrchen überführt, die 75 USP-Einheiten Ammonium- oder Natriumheparinat enthalten.

Ist bei Verdacht auf Infektarthritis, z. B. bei der Punktion kleinerer Gelenke, keine Synovia zu gewinnen, wird empfohlen steriles NaCl zu instillieren und wieder zu aspirieren, um die so gewonnene Flüssigkeit dann bakteriologisch zu analysieren /[1]/.

Werden beim Patienten Blutungen gesetzt, sind diese erkennbar an der zunächst unblutigen Synovia, die sich erst beim weiteren Abziehen des Punktates zunehmend blutig färbt /[2]/.

Untersuchungsgang und Untersuchungen

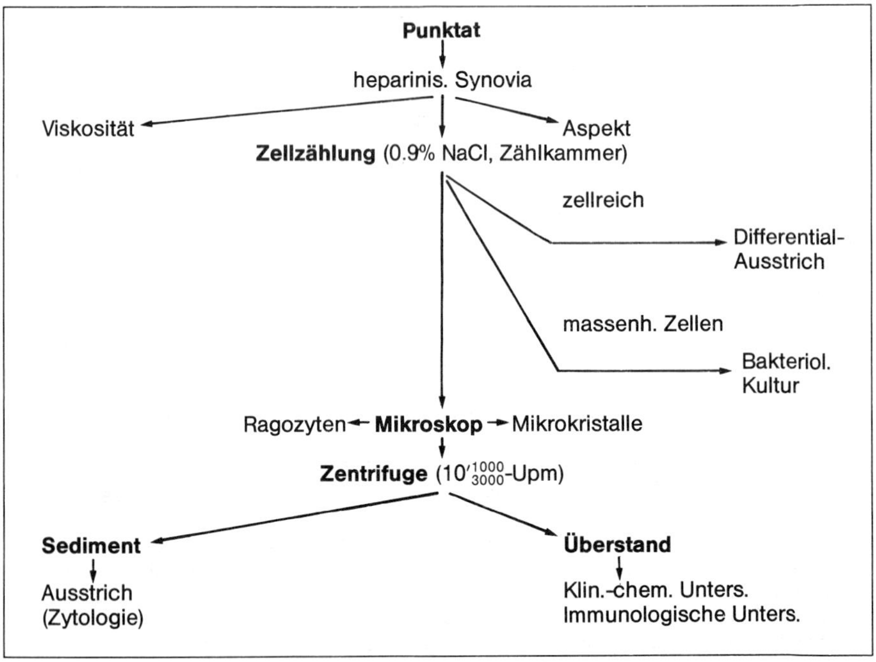

Abb. 1 Untersuchungsgang der Synovia-Analyse /[2]/.

Die Analytik sollte stufenweise erfolgen und abhängig sein von der klinischen Fragestellung und dem Kenntnisstand des beurteilenden Arztes. Obligat ist ein Grundprogramm, das in zweiter Stufe durch Zusatz-Untersuchungen erweiterbar ist (Tab. 1). Durch einzelne, spezielle Untersuchungen sind weiterführende diagnostische Fragestellungen des internistischen Rheumatologen beantwortbar /[2]/.

Die Synovialflüssigkeit muß frisch verarbeitet werden, da insbesondere die zellulären Bestandteile und die Kristalle nach mehreren Stunden nicht mehr genau beurteilt werden können.

Tab. 1 Untersuchungsprogramme zur Synovia-Analyse /[2]/

Grundprogramm	**Zusatz-Untersuchungen**	**Spezielle Untersuchungen**
Aussehen Viskosität Verklumpung Zellzahl Nativmikroskopie Gesamt-Eiweiß LDH Rheumafaktoren	Ragozytenzählung Kristalle, polarisationsoptisch Differentialausstrich, evtl. Zytologie Harnsäure Saure Phosphatase Glucose Lactat Bakterielle Kultur (Go. und Tb nicht vergessen !)	Komplement (CH50 oder C3, C4) IgG, IgA, IgM Rheumafakt. quant. ANA Yersinia-AK Gonokokken-AK

Allgemeine Untersuchungen

Aussehen: Beurteilt werden Farbe und Transparenz. Die Transparenz wird anhand einer Leseprobe bewertet. Dazu wird das Röhrchen mit Synovialflüssigkeit vor Druckschrift gehalten. Je trüber die Flüssigkeit ist, desto höher ist die Leukozytenzahl und damit die Wahrscheinlichkeit eines entzündlichen Ergusses. Unterschieden werden folgende Qualitäten:

Durchsichtig klar gelblich, trüb, milchig trüb, hämorrhagisch, schmutzig eitrig.

Viskosität: Bewertet wird die fadenziehende Eigenschaft (Fadentest). Ein kleiner Tropfen Synovialflüssigkeit wird auf die Daumeninnenfläche gegeben. Man legt den Zeigefinger der gleichen Hand auf den Synovialtropfen und spreizt ihn langsam. Die Länge des sich ausbildenden Fadens beträgt normal über 3 cm, entzündliche Ergüsse bewirken eine kürzere oder keine Fadenbildung.

Verklumpung: 2 bis 3 ml 1%ige Essigsäure werden in ein Reagenzglas gegeben und 2 Tropfen Synovialflüssigkeit zugetropft (Essigsäuretest). Beachtet wird, ob die Synovialflüssigkeit als Klumpen zum Röhrchenboden fällt und dort beim Schwenken verbleibt, oder schneeflockenartig präzipitiert und auseinanderfällt. Letzteres ist bei entzündlichen Ergüssen der Fall.

Hämatologische Untersuchungen /[3]/

Zellzahl: Erfolgt nach Art der Leukozytenzählung im Blut mit dem Zählkammer-Verfahren. Mit der Leukozytenpipette wird Synovialflüssigkeit bis zur Marke 1 und 0.9 %ige NaCl (keine verdünnte Essigsäure) bis zur Marke 11 aufgezogen. Es werden 4 Quadrate von je 1 mm² Fläche ausgezählt.

$$\text{Zellzahl}/\mu l = \frac{\text{gezählte Zellen} \times 10}{\text{Kammerhöhe (mm)} \times 4}$$

Differentialausstrich: Zellreiche Synovialflüssigkeit ($>$ 10.000/µl) wird direkt ausgestrichen, zellarme wird 10 min. bei 1000 – 3000 Upm zentrifugiert und vom Sediment ein Ausstrich angefertigt. Färbung gewöhnlich nach Pappenheim. Der Untergrund des Ausstriches ist violett oder rosa durch angefärbtes Mucin. Auch werden netzartige Strukturen, Fasern oder Streifen angefärbt, die die Zellgruppen durchziehen können. Zellen örtlicher Herkunft sind stark zur Phagozytose neigende Histiomonozyten sowie Histiomonoblasten, Histiolymphozyten, Gewebsbasophile, Plasmozyten, retikuläre und vielkernige Zellen.

In das Gelenk exsudierte Zellen sind neutrophile, oft hypersegmentierte Granulozyten, Lymphozyten, monozytoide Zellen und Ragozyten. Letztere werden im Nativpräparat beurteilt.

Bei entzündlichen Gelenkergüssen sind die Granulozyten stärker vermehrt als die Lymphozyten, bei den nicht entzündlichen sind die Verhältnisse umgekehrt.

Mikroskopische Beurteilung der nativen Synovialflüssigkeit

Erfolgt zum Nachweis von Ragozyten und Kristallen. Das Mikroskop sollte Phasenkontrast- oder Polarisationseinrichtung haben.

Ragozyten: Es handelt sich um Granulozyten, manchmal Monozyten, die im Zytoplasma 1 – 3 µm große Einschlüsse haben, von Form und Farbe, die an grüne Weintrauben erinnert. Ragozyten sollen bei Ergüssen arthrotischer Genese fehlen, obligat sein bei Rheumafaktor-positiver chronischer Polyarthritis, aber auch bei anderen Arthritisformen vorkommen.

Differenzierung von Kristallen /[4]/

Natriumuratkristalle: Sie sind nadelförmig, doppelbrechend, zeigen extra- und intrazelluläre Lagerung und sprechen für eine Gichtarthritis. Bei intrazellulärer Lagerung überragen sie die Zellgrenze.

Calciumpyrophosphatkristalle: Sie treten auf in der Form von Stäben, Rhomben und Prismen, deren Grundfläche ein Parallelogramm ist. Sie sind schwach doppelbrechend, die Lagerung ist extra- und intrazellulär und überragt nicht die Zellgrenze. Sie treten nicht so zahlreich auf wie die Natriumuratkristalle und sind löslich in 10%iger EDTA-Lösung. Ihr Nachweis ist typisch für die Pseudogicht.

Corticosteroidkristalle: Können nach intraartikulärer Injektion gefunden werden. Die Kristalle liegen extrazellulär und sind stabförmig.

Cholesterinkristalle: Sie sind tafelförmig und werden bei Hyperlipoproteinämien und chronischen Gelenkergüssen angetroffen.

Amorphe Fragmente unterschiedlicher Gestalt oder kristalline Partikel mit konzentrischen Ringen: Es handelt sich um Knorpelfragmente und dystrophische Verkalkungen bei Arthrosen und Gelenktraumen.
Eine eindeutige Identifizierung der Kristalle ist oft nur durch kristalloptische und infrarotspektroskopische Untersuchungen möglich.

Klinisch-chemische Untersuchungen

Sie erfolgen im zentrigierten Überstand der Synovialflüssigkeit. Zur Herabsetzung einer erhöhten Viskosität kann die Inkubation von 1 ml Synovialflüssigkeit mit 25 µg (etwa 25 Einheiten) Schaftestes-Hyaluronidase, 5 min. bei 37 °C, erfolgen.

Die Durchführung der Bestimmungen erfolgt wie im Serum. Die Erhöhungen von Gesamteiweiß und LDH sind abhängig vom Ausmaß des entzündlichen Geschehens und zeigen eine gewisse Proportionalität zur Leukozytenzahl.

Bakteriologische Untersuchungen

Die bakterielle Kultur ist nur sinnvoll, wenn die Zellzählung mindestens 60.000 Leukozyten/µl ergibt /[2]/.

Untersuchungsmaterial

Falls gewinnbar, 10 ml heparinisierte Synovialflüssigkeit im Labor abgeben. Ist die Verarbeitung innerhalb von 5 Stunden nicht möglich, dann die Synovialzellen eines Aliquots abzentrifugieren und zur Zelldifferenzierung ausstreichen. Ist das bakteriologische Labor getrennt vom Zentrallabor, dann getrenntes Röhrchen in der Bakteriologie abliefern oder 5 ml Synovialflüssigkeit in eine Blutkulturflasche geben.

Referenzbereiche /[5-7]/

Volumen	Bis zu 1 ml
Aussehen	Strohgelb, klar, Druckschrift kann bei vorgehaltenem Reagenzglas durch die Probe gelesen werden
Viskosität	Mindestens 3 cm Faden im Fadentest
Verklumpung	Im Essigsäuretest Ausfällung eines dicken Klumpens
Zellzahl	Bis zu 200/μl (im Mittel 75/μl)
Zelldifferenzierung	Mononukleäre Zellen (Lymphozyten und Monozyten) bis 90% Polymorphkernige Granulozyten unter 25%
Klinisch-chemische Untersuchungen	
Gesamteiweiß	11 bis 22 g/l
Harnsäure	3 bis 7 mg/dl (178 bis 416 μmol/l)
Glucose	60 bis 95 mg/dl (3.33 bis 5.27 mmol/l)
Lactat	9 bis 16 mg/dl (1.0 bis 1.78 mmol/l)
LDH	Unter 200 U/l

Bewertung

Die Leistungen der Synovia-Analyse bestehen im wesentlichen in der differentialdiagnostischen Abgrenzung folgender Krankheitsgruppen

- Aktivierte Arthrose.
- Rheumatische Arthritis.
- Kristallarthropathie.
- Infektarthritis.
- Traumatischer Erguß.

In Tab. 2 sind die häufigsten Ursachen von Gelenkergüssen aufgeführt.

Die Zuordnung des Ergusses zu einer der genannten 5 Krankheitsgruppen erfolgt primär nach folgenden Kriterien

– Abgrenzung des nicht bis wenig entzündlichen Reizergusses vom entzündlichen Exsudat und dem eitrigen Erguß.

– Gezielter Nachweis Krankheits-spezifischer Merkmale, z. B. erhöhte Harnsäure und/oder Mononatriumurat-Kristalle bei Gicht oder Calciumpyrophosphat-Kristalle bei Pseudogicht (Chondrokalzinose).

– Differenzierung der Gelenkblutung.

Tab. 2 Häufigste Ursache von Gelenkergüssen /[2]/

Aktivierte Arthrose
Reizerguß bei Gelenkbinnenschaden, Osteonekrose, freier Gelenkkörper u. a.
Akute Arthritis:
Reaktive und postinfektiöse Arthritis,
Reitersche Krankheit u. a.;
Mikrokristalline Arthritis (Gicht, Pseudogicht)
Chronische Arthritis:
Chronische Polyarthritis (RA),
Psoriasis-Arthritis,
Chronische Gicht-Arthritis u. a.

Tab. 2 Häufigste Ursache von Gelenkergüssen (Fortsetzung)

Spondarthritiden
Pyoarthritis (Gelenkempyem, septische Arthritis)
Neuropathische Arthropathie
Traumatischer Erguß

Nicht-entzündliche Ergüsse

Durchsichtige, klare, helle bis strohgelbe Synovia entspricht dem nicht bis kaum entzündlichen Reizerguß. Er ist hochviskös (fadenziehend, verklumpt) und hat einen im Referenzbereich liegenden Eiweißgehalt. Die Zellzahl liegt gewöhnlich unter 2000/ µl, LDH und saure Phosphatase sind normal.

Der nicht bis leicht entzündliche Erguß ist typisch für die aktivierte Arthrose, den Gelenkbinnenschaden und die leichtere oder chronische Traumatisierung des Gelenks. Auch Ergüsse beim systemischen Lupus erythematodes können solche Befunde zeigen.

Entzündliche Ergüsse

Die Entzündlichkeit drückt sich optisch graduell in Farbe und Trübung aus; Zunahme der Trübung und eines graugelben Farbtones mit der Aktivität der Entzündung. Die Viskosität ist vermindert, der Eiweißgehalt erhöht, gewöhnlich auf über 40 g/l. Die Leukozytenzahl ist deutlich erhöht, bis auf 5-stellige Zahlen, einen Graubereich bilden Zahlen von 2000 bis 6000 pro µl. Im Differentialzellbild ist der Anteil polymorphkerniger Granulozyten vermehrt.

In Abhängigkeit von der Ursache des Ergusses können Kristalle gefunden werden. Erhöht sind LDH und saure Phosphatase, bei Leukozytenzahlen über 20.000/µl kann die Glucose erniedrigt sein.

Entzündliches Exsudat ist typisch für die primäre chronische Arthritis, Gicht und Pseudogicht.

Eitrige Ergüsse

Vom Aspekt sind sie schmutzig-eitrig und enthalten oft Erythrozyten. Die Viskosität ist verlorengegangen, der Eiweißgehalt ist hoch. Die Leukozytenzahl ist gewöhnlich über 60.000 pro µl, der Granulozytenanteil über 90%. LDH und saure Phosphatase sind erhöht, die Glucose auf unter 60 mg/dl (3.33 mmol/l) erniedrigt, das Lactat erhöht.

Eitrige Ergüsse werden gefunden nach Infizierung des Gelenks durch Verletzungen und Punktion oder septisch z. B. durch Staphylokokken, Gonokokken oder Tuberkelbakterien.

Gelenkblutung

Unterschieden werden muß die primär hämorrhagische Synovia (Blutbeimengung) vom Hämarthros (Gelenkblutung) und der artefiziellen Blutbeimengung während der Punktion /[2]/. Bei der primär hämorrhagischen Synovia liegt gewöhnlich nur eine mäßige Blutbeimengung vor. Die Abgrenzung gegenüber der artefiziellen Blutbeimengung kann zum einen durch die Beobachtung des Punktierenden (sh. Punktion), zum anderen durch die Lactatbestimmung abgegrenzt werden. Normale Lactatwerte sprechen für die artifizielle Blutbeimengung.

Tab. 3 Ursachen von hämorrhagischer Synovia und Hämarthros /[2]/

1. Trauma (hämorrhag. Reizerguß, Gefäßruptur)
2. Hereditäre hämorrhagische Erkrankungen (klassische Hämophilie und andere Gerinnungsdefekte)
3. Antikoagulantientherapie
4. Tumor, Tumormetastase, Synovialhämangiom
5. Villo-noduläre (pigmentierte) Synovitis
6. Arthrose
7. Chondrokalzinose
8. Neuropathische Arthropathie
9. Pyoarthritis
10. Chronische Arthritis
11. Sichelzellanämie (Synovialinfarkt?)
12. Andere Gelenkaffektionen

Ergebnisse immunologischer Untersuchungen

Rheumafaktoren: Die Bestimmung in der Synovia ist nur sinnvoll, wenn der Serumbefund negativ ist. In einigen Fällen soll ein positiver Befund in der Synovia dem positiven Serumbefund vorauseilen. Für die Häufigkeit des Rheumafaktorennachweises in der Synovialflüssigkeit bei den Erkrankungen des rheumatischen Formenkreises gelten Aussagen wie für das Serum.

Immunglobuline: Mit zunehmender Entzündungsaktivität steigt die Konzentration der Immunglobuline, insbesondere IgM und IgA an. Die Konzentration der Immunglobuline ist bei rheumatoider Arthritis höher als bei Arthrose, bei beiden Erkrankungen liegt jedoch ein gleicher Anstiegstrend mit zunehmender Enzündungsaktivität vor.

In einer Studie /[8]/ wurden bei Patienten mit Arthrose und niedriger Entzündungsaktivität (LDH unter 300 U/l) folgende Immunglobulinwerte bestirnmt: IgG 5.7 $\pm$ 2.4 g/l, IgM 0.7 $\pm$ 0.4 g/l, IgA 1.0 $\pm$ 0.5 g/l (angegeben sind $\bar{x} \pm s$). Bei hoher Entzündungsaktivität (LDH über 600 U/l) sind IgM und IgA im Mittel doppelt so hoch, während IgG im Mittel nur um 50% ansteigt.

Komplement: Die Bestimmung, gemessen als Konzentration von C4, C3 oder als gesamthämolytisches Komplement CH50, hat als erniedrigte Konzentration bzw. Aktivität keine differentialdiagnostische Aussagekraft /[9]/. In erhöhter Konzentration zeigen C3 und C4 eine gewisse Korrelation zur Entzündungsaktivität /[8]/.

Beurteilung der Synovial-Analyse, modifiziert nach /[2]/

	Nicht bis wenig entzündlicher Reizerguß (Arthrose)	**Entzündliches Exsudat (Synovitis)**			**Pyoarthritis**	**Trauma**
		Arthritis	**Gicht**	**Pseudogicht**		
Aspekt	Hell, durchsichtig	Trüb, undurchsichtig	Trüb, undurchsichtig	Trüb, undurchsichtig	Eitrig, grau, cremig	Gelb, blutig, klar
Viskosität	Fadenziehend	vermindert	vermindert	vermindert	vermindert	Fadenziehend
Zellzahl (kernhaltige Zellen/µl)	0 – 800 (– 2000)	6000 – > 40 000	> 6000	> 6000	> 60 000	< 2000
Mikroskopie						
a) Nativtropfen:						
Ragozyten	negativ	10 – 80%	(pos.)	negativ	bis100%	negativ
Mikrokristalle	negativ	negativ	Na-Urat	Ca-Pyrophosphat	negativ	negativ
pol.-opt. doppelbrechend	negativ	negativ	negativ	pos.	negativ	negativ

Beurteilung der Synovial-Analyse (Fortsetzung)

	Nicht bis wenig entzündlicher Reizerguß (Arthrose)	Entzündliches Exsudat (Synovitis)			Pyoarthritis	Trauma
		Arthritis	**Gicht**	**Pseudogicht**		
b) Ausstrich: Segmentkernige Granulozyten (%)	< 25	Akut: > 80 Chron.: < 70	~ 75	~ 75	> 75 (90)	~ 50
Chemie						
Eiweiß (g/l)	25 (30)	30 bis > 50	> 30	> 30	> 40 – 60	20 – 30
Harnsäure (mg/dl)	Serumwert	Serumwert	> 7.0	Serumwert	Serumwert	Serumwert
Glucose (mg/dl)	Serumwert	Erniedrigt	Serumwert	Serumwert	Stark erniedrigt	Serumwert
Lactat (mg/dl)	normal	> 30	normal	normal	> 60	normal
Enzyme						
Saure Phosphatase (U/l)	Serumwert	↑	↑	Serumwert	↑	Serumwert
LDH (U/l)	~ < 200	> 200	> 200	~ 200	> 300	<200
Immunologie						
Rh.-Faktor	negativ	Pos./negativ	negativ	negativ	negativ	negativ
Immunglobuline	~ 1/2 Serumwert	↑	norm., ↑	norm., ↑	↑	norm.
Bakteriologie						
Allg.-Kultur						
Go.-Kultur	Steril	Steril	Steril	Steril	+	Steril
Tbc-Kultur						

Laborbefunde in der Synovialflüssigkeit bei Gelenkerkrankungen /2, 6, 10/

Erkrankung	Bewertung
Gelenktrauma	Traumatische Gelenkergüsse kommen in Abhängigkeit von der Schwere und Art der Gewalteinwirkung vor als /2/ — Reizerguß (blutungsfreie Synovialreizung) — Entzündlicher Erguß (»traumatische Arthritis«) — Hämorrhagischer Reizerguß — Hämarthros (Gefäßruptur) — Lipohämarthros (setzt ein schweres Gelenktrauma voraus mit Lipidfreisetzung aus subsynovialem Fettgewebe, paraartikulären Fettpolstern oder dem Knochenmark). Farbe: Gelb bis blutig Trübung: Klar bis trüb Viskosität und Verklumpung: Normal Leukozytenzahl unter 10.000/µl, es überwiegen die lymphomonozytären Zellen. Bei frischer Blutung in das Gelenk werden Erythrozyten nachgewiesen, Xanthochromie spricht für eine ältere Blutung. Nicht selten werden amorphe Fragmente im Nativpräparat nachgewiesen, die von Knorpelabsprengungen herrühren.
Arthrose	Es handelt sich um Reizergüsse mit bernsteinfarbener klarer Flüssigkeit. Die Leukozytenzahl beträgt unter 2000/µl bei normaler Zellverteilung. Viskosität und Verklumpung der Synovialflüssigkeit sind normal. Der Gesamteiweißwert steigt nicht über 30 g/l. Im Nativpräparat können amorphe Fragmente und dystrophische Verkalkungen gefunden werden.

Laborbefunde in der Synovialflüssigkeit bei Gelenkerkrankungen (Fortsetzung)

Erkrankung	**Bewertung**
Rheumatoide Arthritis	Der Gelenkerguß ist vom entzündlichen Typ. Aussehen: Gelb-grünlich, klar bis trüb und/oder flockig. Viskosität und Verklumpung sind vermindert. Die Leukozytenzahl kann bis 100.000/µl betragen, der Anteil der Granulozyten ist über 75%. Die Granulozyten sind teilweise übersegmentiert und/oder haben Einschlußkörperchen (Ragozyten). Ragozyten sind nicht typisch für die rheumatoide Arthritis, sie werden auch bei Morbus Reiter und der Psoriasisarthritis gefunden. Im Nativpräparat können Cholesterinkristalle mit einer eingekerbten Ecke gefunden werden. Der Gesamteiweißgehalt liegt zwischen 30 und 60 g/l. Die LDH-Erhöhung ist abhängig von der entzündlichen Aktivität. Häufig ist der Nachweis Rheumafaktoren-enthaltender Immunkomplexe.
Gicht	Der Gelenkerguß ist vom entzündlichen Typ. Aussehen: Gelb oder milchig trüb, Druckschrift ist nicht mehr lesbar. Viskosität und Verklumpung sind vermindert. Die Leukozytenzahl beträgt über 6000/µl, der Anteil der Granulozyten über 75%. Charakteristisch für die Gicht ist der Nachweis von Natriumuratkristallen, gelegen in Leukozyten oder extrazellulär. Ein Harnsäurewert über 7 mg/dl (416 µmol/l) im Gelenkpunktat weist bei fehlendem Nachweis von Natriumuratkristallen auf eine Arthritis urica hin, da die Kristallbildung und die Phagozytose gewöhnlich nur beim akuten Gichtanfall nachweisbar sind. Der Gesamteiweißwert ist über 30 g/l, die LDH ist erhöht. Eine erhöhte Harnsäure im Blut ist demgegenüber noch kein Beweis, daß der Arthritis eine Gicht zugrunde liegt. Eine normale Harnsäure ist kein schlüssiger Beweis gegen einen Gichtanfall /[1]/.
Pseudogicht (Chondrokalzinose)	Gelenkerguß vom entzündlichen Typ, Aussehen wie bei Gicht, Leukozytenzahl über 6000/µl, der Granulozytenanteil ist über 50%. Gesamteiweißwert 30 bis 40 g/l, Harnsäure und LDH normal. Als Kriterium der Labordiagnostik der Pseudogicht gilt der Nachweis von Calciumpyrophosphatkristallen. Sie werden lediglich in der akuten Phase nachgewiesen und verschwinden innerhalb von 96 Std. nach Entnahme der Synovialflüssigkeit in vitro /[4, 11]/.
Morbus Bechterew	Entzündlicher gelb-klarer Erguß mit verminderter Viskosität und Verklumpung. Die Leukozytenzahl beträgt etwa 1000/µl mit einem Granulozytenanteil von ca. 50%. Das Gesamteiweiß ist leicht erhöht, auch kann die LDH erhöht sein.
Psoriasis-Arthritis	Entzündlicher gelb-grün trüber Erguß mit verminderter Viskosität und Verklumpung. Leukozytenzahl über 5000/µl, über 60% Granulozyten. Die LDH-Aktivität liegt häufig über 300 U/l.
Rheumatisches Fieber, Kollagenosen (Aktiver systemischer Lupus erythematodes, Sklerodermie, Morbus Reiter)	Entzündliche gelb bis gelbtrübliche Synovialflüssigkeit mit verminderter Viskosität und Verklumpung. Leukozytenzahl etwa 5000 bis 10.000/µl, 50% und mehr lymphomononukleäre Zellen. Der Eiweißgehalt kann bis auf 40 g/l erhöht sein.

Laborbefunde in der Synovialflüssigkeit bei Gelenkerkrankungen (Fortsetzung)

Erkrankung	**Bewertung**
Mikrobielle Gelenkerkrankung	Der Gelenkerguß ist grau-trüb oder graugelb-trüb und flockig, Viskosität und Verklumpung sind aufgehoben. Die Leukozytenzahl ist über 20.000/μl, bei der Pyoarthritis über 60.000/μl, der Anteil der Granulozyten beträgt über 75%. Die Glucose ist stärker vermindert, Lactat und die LDH sind erhöht. Der kulturelle Nachweis von Bakterien gelingt häufig nicht, gelegentlich werden Bakterien, phagozytiert von Leukozyten, im gefärbten Präparat nachgewiesen. Bei der tuberkulösen Arthritis sind die Leukozytenzahlen geringer, der Granulozytenanteil beträgt etwa 50%, die Synovialflüssigkeit ist weniger trüb.

Hinweise und Störungen

Punktion: Wichtig für das Labor ist die Angabe, ob es bei der Punktion zu einer Blutung in das Gelenk gekommen ist.

Mikroskopie: Der Nachweis von Calciumpyrophosphatkristallen ist schwierig und sollte durch Mikroskopie im polarisierten Licht oder mittels Röntgendiffraktion erfolgen. Das Fehlen von Kristallen spricht nicht gegen eine Pseudogicht.

Literatur

1. *Felder, M.:* Diagnostik *18:* 11 (1985). Verdacht auf Gicht: Punktieren?
2. *Schilling, F.:* Diagnostik *18:* 31 (1985). Gelenkpunktate: Synovia-Analyse in der Praxis.
3. *Deicher, H.:* Untersuchungsmethoden der Gelenkflüssigkeit. In: Klinik der rheumatischen Erkrankungen. Springer, Heidelberg (1970).
4. *Zaharopoulos, P., J. Y. Wong:* Acta Cytologia *24:* 197 (1980). Identification of crystals in joint fluids.
5. *Blau, S. P.:* Orthoped. Clin. Amer. *10:* 21 (1979). The synovial fluid.
6. *Kleesiek, K.:* Med. Welt *31:* 1609 (1980). Gelenkerkrankungen.
7. *Müller, W.:* Laboratoriumsblätter *26:* 25 (1976). Die Untersuchung der Synovialflüssigkeit.
8. *Stojan, B., F. Hasler:* Schweiz. Med. Wschr. *108:* 1165 (1978). Korrelationen zwischen Entzündungsaktivität, Immunglobulinen und Komplementkomponenten in der Synovialflüssigkeit von Patienten mit rheumatischer Arthritis und Arthrose.
9. *Sheppeard, H., D. J. Lea, D. J. Ward:* J. Rheumatol. *8:* 390 (1981). Synovial fluid total hemolytic complement activity in rheumatic diseases: A reappraisal.
10. *Greiling, H., K. Kleesiek:* Die klinisch-chemische Synovialanalyse. Dokumenta Geigy (1978).
11. *Samara, A. M., J. F. M. Neto, S. M. Cestari:* Z. Rheumatol. *39:* 379 (1980). Pseudogicht: Beitrag zur Laboratoriumsdiagnose.

Andere Körperflüssigkeiten

Die Identifizierung und Differenzierung von Körperflüssigkeiten kann erhebliche Probleme machen. Es werden im folgenden Untersuchungen benannt, mit deren Hilfe es möglich ist

- Unbekanntes Probenmaterial einer bestimmten menschlichen Körperflüssigkeit oder einem Körpersekret zuzuordnen, d. h. es wird z. B. die Frage beantwortet, ob es sich um Fruchtwasser oder Urin bzw. um Liquor cerebrospinalis oder Nasensekret handelt.
- Bekanntes Probenmaterial auf seine diagnostischen oder differentialdiagnostischen Aussagen zu überprüfen, z. B. ob es sich um ein Transsudat oder Exsudat handelt.

Punktionsflüssigkeiten werden bei gezielter Fragestellung selektiv entnommen bzw. nach der Entnahme wie folgt aufgeteilt:

1. Nativ in ein steriles Gefäß zur bakteriologischen Untersuchung.
2. Nativ für klinisch-chemische und serologische Untersuchungen.
3. Mit Zusatz von
   - EDTA zur Zählung von Zellen.
   - Heparin für zytologische Untersuchungen einschließlich der Typisierung mit monoklonalen Antikörpern.
   - Citrat zur Fibronektin- und/oder Plasminogen-Bestimmung.
   - Natriumfluorid zur Lactat-Bestimmung.

Aszites

Aszites (Bauchwassersucht) kann auftreten als Folge von

- Stauung, allgemein bei Herz-, Lungen- und Nierenkrankheiten oder lokal, u. a. bei Leberzirrhose, Pfortaderthrombose oder Ileus durch Strangulation.
- Hypalbuminämie.
- Natrium- und dadurch Wasserretention bei sekundärem Hyperaldosteronismus.
- Bauchfellerkrankungen, meist entzündlich, z. B. Tuberkulose, Polyserositis, Peritonealkarzinose.

Bei Aszites kann nach folgendem Flußdiagramm vorgegangen werden /[1]/

ultraschallgeführte Punktion

portaler Aszites ←		
< 75	Fibronectin (mg/l)	> 75
< 3.0	Protein (g/dl)	> 3.0
< 1000	Zellzahl (µl)	> 1000
> 1.4	LDH Serum/Aszites	< 1.4
> 7.45	pH	< 7.45

↓

Bei Aszites kann nach folgendem Flußdiagramm vorgegangen werden (Fortsetzung)

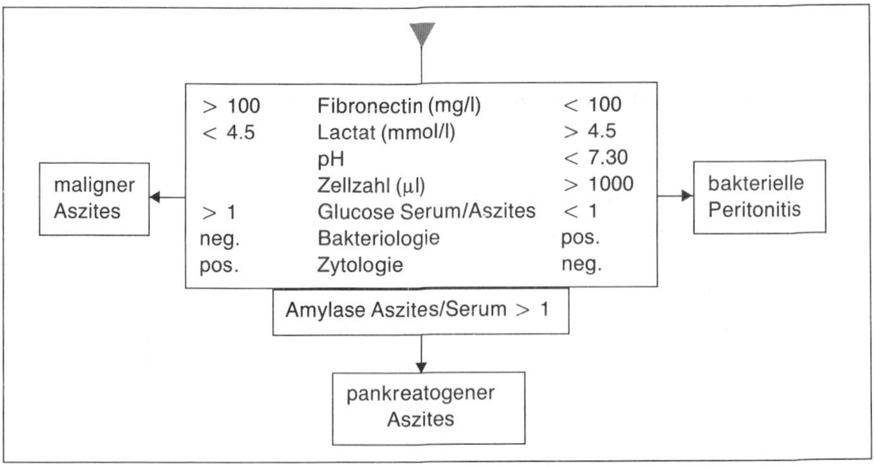

Untersuchungen zur Charakterisierung des Aszites

Untersuchung	**Bewertung**
Aussehen	Sh. S. 1437 bei Pleuraerguß.
Fibronectin im EDTA-Aszites	Werte > 75 mg/l weisen auf Aszites malignen Ursprungs hin, z. B. Karzinom mit Lebermetastasen, chronisch myeloische Leukämie, Peritonealkarzinose. Werte < 75 mg/l findet man bei Herzerkrankungen, bakterieller Peritonitis, Pankreatitis, biliärer Zirrhose. Diagnostische Sensitivität und Spezifität betragen 100% /2/.
Gesamt-Eiweiß	Bei Leberzirrhose findet man im Mittel Konzentrationen um 22 g/l (bis 28.6 g/l); Patienten mit Werten < 15 g/l haben evtl. eine schlechtere Prognose. Bei Peritonitis liegen die Werte im Mittel bei 26.3 g/l. Hohe Eiweißkonzentrationen lassen sich nachweisen bei Tumorerkrankungen des Peritoneums mit 37 ± 17 g/l, bei kardialem Aszites mit 42 g/l und beim Budd-Chiari-Syndrom mit 40 g/l /3/.
Zellen	Mit Hilfe von Leukozyten, pH-Wert und Lactat-Konzentration kann man einen infizierten Aszites sicher von einem sterilen unterscheiden, jedoch nicht einen infizierten von einem malignen Aszites. Im Transsudat finden sich etwa 20 bis 100 Zellen pro μl, meist Endothelzellen, daneben Lymphozyten, neutrophile Granulozyten und Eosinophile. Eine Zellzahl unter 300 pro μl oder weniger als 100 Granulozyten/μl spricht gegen eine spontane Peritonitis. Etwa 50% der Patienten mit mehr als 500 Leukozyten pro μl haben eine bakterielle Peritonitis, sie ist nahezu sicher bei mehr als 2000 Leukozyten/μl. Pankreatitis und Leberkarzinom gehen mit einer mäßigen Leukozytose von etwa 300 bis 1000 pro μl einher. Die Zytodiagnostik mit Papanicolaou- und May-Grünwald-Giemsa-Färbung zur Erkennung von Tumorzellen wird neuerdings durch den Einsatz von monoklonalen Antikörpern zur Diagnose von Adenokarzinomen ergänzt, z. B. MAk B 72.3 /4/.
LDH	Bei Peritonealkarzinose ist die LDH-Aktivität im Aszites bei 9 von 10 Patienten pathologisch erhöht; gleichzeitig ist die Serum-LDH nur bei 6 von 10 Patienten sicher pathologisch /3/. Auch bei tuber-

Untersuchungen zur Charakterisierung des Aszites (Fortsetzung)

Untersuchung	Bewertung
	kulöser Peritonitis findet man bei 7 von 12 Patienten im Aszites höhere Werte (254 ± 130 U/l) als im Serum. Bei Aszites aufgrund einer Leberzirrhose oder Herzinsuffizienz fanden sich keine signifikanten LDH-Erhöhungen /[5]/.
pH-Wert	pH-Wert und Laktatkonzentration erlauben die sichere Abgrenzung eines infizierten Aszites, sind aber nicht geeignet, eindeutig zwischen malignem und nicht-malignem Aszites zu unterscheiden. ph-Werte von 7.25 ± 0.06 findet man bei spontaner bakterieller Peritonitis (Escherichia coli, Streptococcus faecalis) im Rahmen einer durch Alkohol verursachten Leberzirrhose, während im sterilen Aszites pH-Werte von 7.47 ± 0.07 gemessen werden. Der Blut-pH wird in beiden Gruppen mit 7.47 angegeben /[6]/.
Lactat	Erhöhte Werte bei bakterieller Peritonitis sowie bei Aszites maligner Ursache /[7]/.
Amylase	Erhöhte Werte im Aszites bei Pankreatitis; Verhältnis Amylase im Aszites zu Amylase im Serum > 1. Ursache für den Aszites bei Pankreatitis kann ein Riß (Fistel) des Pankreas-Gangsystems sein.
Cholesterin	Bei Aszites maligner Ursache findet man im Mittel 72 mg/dl, bei Aszites benigner Genese, z. B. Leberzirrhose, 21 mg/dl; die diagnostische Sensitivität wird mit 90.1%, die Spezifität mit 95.1% angegeben /[9]/. Bei der biliären Zirrhose kann der Aszites Cholesterinwerte bis 3000 mg/dl (77.7 mmol/l) aufweisen.
Plasminogen	Citrat-Aszites > 0.8 CTA U/l (Committee of Thrombolytic Agents) entsprechend > 26% schließt eine Blutung als Komplikation nach peritoneovenösem Shunt (Le Veen-, Denver- oder Cordis-Hakim-Shunt) aus /[1]/.

Aszites kann im Rahmen einer Peritonealkarzinose als eiweißreiches Exsudat auftreten oder bei chronischen Leberkrankheiten mit portaler Hypertension den Charakter eines Transsudats aufweisen.

Transsudate gerinnen normalerweise nicht. Im Gegensatz zu Exsudaten sind Transsudate meist klar und frei von Mikroorganismen. Allerdings kann bei Leberzirrhose — besonders bei der alkoholinduzierten — der Aszites infiziert sein, und zwar ohne daß sich klinisch irgendwelche Hinweise dafür finden; diese Fälle gehen mit einer besonders hohen Mortalität einher.

Die häufigste Ursache für die Bildung von Aszites ist die Leberzirrhose. Aszites entsteht infolge Austretens von interstitieller Flüssigkeit durch die Leberoberfläche in die freie Bauchhöhle. Wegen der Überlastung des Ductus thoracicus mit Leberlymphe bei portaler Hypertonie ist der Abtransport des Aszites aus der Bauchhöhle behindert. Ein weiterer Grund für das Auftreten von Aszites bei chronischen Lebererkrankungen ist der verminderte onkotische Druck infolge Hypalbuminämie.

Manchmal kommt es bei einer ausgedehnten nekrotisierenden Virushepatitis in der 3. bis 4. Krankheitswoche zu einem sogenannten reversiblen »Frühaszites«. Die Ursache ist neben einer verminderten Albuminsynthese ebenfalls ein gesteigerter Druck im Pfortadersystem.

Bei Rechtsherzinsuffizienz kommt es relativ selten zu Aszitesbildung.

Beim Morbus Hodgkin kann Aszites durch Verlegung der Vena cava superior sowie durch eine Hypalbuminämie bedingt sein.

Auch gynäkologische Erkrankungen wie Meigs-Syndrom und Granulosazelltumoren können mit Aszitesbildung einhergehen.

Beim Lupus erythematodes viszeralis kann Aszites verursacht werden durch ein nephrotisches Syndrom, Herzinsuffizienz oder Leberzirrhose, aber auch ganz allgemein durch eine peritoneale Serositis bzw. Polyserositis mit Befall des Perikards /[10]/.

Unterscheidung Fruchtwasser — Urin

Fruchtwasser und Urin unterscheiden sich oft nicht im Aussehen. Zur Unterscheidung können folgende Untersuchungen eingesetzt werden:

Mikroskopie
Teststreifen
Quantitative Bestimmung von Harnstoff und Kalium.

Mikroskopie

Einige Tropfen Fruchtwasser werden auf einen sauberen Objektträger aufgebracht und lufttrocknen lassen. Deckgläschen werden nicht verwandt. Die Untersuchung erfolgt mit 100facher Vergrößerung. Ein baumartiges Verzweigungsmuster bestätigt das Vorliegen von Fruchtwasser /[11]/. Der Test fällt bei 96% der Fruchtwasserproben positiv aus; im Urin tritt das Verzweigungsmuster nicht auf.

Teststreifen

Nachweis von Glucose und Eiweiß spricht für Fruchtwasser /[12]/. Dies Verfahren ist nicht allzu verläßlich, denn bei Diabetes mellitus und Nierenerkrankung können beide Substanzen auch mit dem Teststreifen im Harn nachweisbar sein.

Quantitative Bestimmung von Harnstoff und Kalium /[13]/

	Fruchtwasser		**Urin**
	bis 20. SSW.	**über 20. SSW.**	
Harnstoff	12 bis 50 mg/dl (2.0 bis 8.3 mmol/l)	10 bis 120 mg/dl (1.7 bis 20.0 mmol/l)	926 bis 2103 mg/dl (154 bis 350 mmol/l)
Kalium	3.3 bis 4.6 mmol/l	2.9 bis 5.6 mmol/l	48 mmol/l

Lymphe

Hellgelbe Flüssigkeit, bestehend aus Lymphoplasma und vorwiegend kleinen Lymphozyten. Der Inhalt der Magen- und Darmlymphgefäße wird als Chylus (Milchsaft) bezeichnet; er ist nach der Nahrungsaufnahme infolge des Fettgehaltes milchig trüb.

Differenzierung chylöser Erguß — pseudochylöser Erguß /[14]/

	Chylöser Erguß	**Pseudochylöser Erguß**
Triglyceride	2 — 8mal höher als im Serum	niedriger als im Serum
Cholesterin	niedriger als im Serum	evtl. höher als im Serum

Differenzierung chylöser Erguß — pseudochylöser Erguß (Fortsetzung)

	Chylöser Erguß	**Pseudochylöser Erguß**
Diät mit kurz- oder mittelkettigen Fettsäuren	Verminderung der Lipid-Konzentration im Erguß	keine Änderung der Lipid-Konzentration
Verabfolgung eines lipophilen Farbstoffes	Farbstoff erscheint im Erguß	Farbstoff erscheint nicht im Erguß
Ursache	Schädigung oder Verschluß des Ductus thoracicus	Chronischer Erguß, z. B. Zystenflüssigkeit, rheumatoide Erkrankung, Tuberkulose, Myxödem

Lymphregion und Eiweißgehalt

Eiweiß	Die Lymphe hat einen schwankenden Eiweißgehalt, der meist niedriger als die Serumeiweiß-Konzentration ist /[15]/.	
	Lymphregion	Eiweiß (g/l)
	Fuß	5
	Oberschenkel	20
	Darm	40
	Leber	60
	Ductus thoracicus	40

Chylöse oder milchige Gelenkergüsse sind beschrieben im Zusammenhang mit langbestehender rheumatoider Arthritis, systemischen Lupus erythematodes visceralis, als Folge einer lymphatischen Obstruktion bei chronischer Filariasis. Darüber hinaus wurde auch über einen traumatischen chylösen Kniegelenkserguß mit 1023 mg/dl (11.7 mmol/l) Triglyceride und 133 mg/dl (3.2 mmol/l) Cholesterin berichtet, wahrscheinlich verursacht durch Fett-Freisetzung aus dem Knochenmark oder dem intraartikulären Fettpolster /[16]/.

Perikarderguß

Der Herzbeutel enthält normalerweise 20 ml klare Flüssigkeit; übersteigt die Flüssigkeitsmenge 50 ml, spricht man von Perikarderguß /[17]/.

Einteilung des Perikardergusses /[17]/

Ergußform	**Hinweis**
Serös	Der Perikarderguß ist in den meisten Fällen serös und hat seine Ursache in einer Stauungsinsuffizienz des Herzens, einer Hypalbuminämie oder in einer Strahlenbehandlung > 40 Gray, z. B. wegen eines malignen Lymphoms.
Blutig	Herzinfarkt, Myokardruptur, Neoplasien, operative Eingriffe am Herzen, Komplikation einer Antikoagulantientherapie.
Perikarditis purulenta	Entsteht durch eine Ruptur des Ösophagus, verursacht durch Ösophaguskarzinom, Trauma oder nach einer Herzoperation sowie gelegentlich als Folge immunsuppressiver Therapie, in einzelnen Fällen auch durch eine infektiöse Endokarditis. Häufigste Erreger sind Staphylokokken. Bakteriologie einschließlich Pilzdiagnostik sinnvoll.

Charakterisierung der Perikardflüssigkeit

Untersuchung	Hinweis
MAk B72.3	Die Untersuchung auf Tumorzellen erfolgt neuerdings teilweise mit der Hilfe von monoklonalen Antikörpern, z. B. zum Nachweis von Adenokarzinomen der Brust, der Lunge und der Ovarien /[4]/.
Rheumafaktoren	Gelegentlich schon positiv, wenn bei rheumatoider Arthritis noch keine Gelenkbeteiligung erkennbar ist /[18]/.

Bei einer Virusperikarditis kann es zu einer Lymphozytose, beschleunigter BSG und einem Anstieg der Herzmuskelenzyme kommen.

Ein Perikarderguß kann im Rahmen eines Lupus erythematodes viszeralis auftreten /[10]/.

Pleuraerguß

Die Häufigkeit von Pleuraergüssen wird bei stationären Patienten mit fast 10% angegeben /[19]/. Man unterscheidet

— Nichtentzündliche, transsudative Pleuraergüsse, z. B. kardiale Stauungsergüsse oder dysproteinämische Pleuraergüsse.
— Entzündliche, exsudative Pleuraergüsse.
— Hämorrhagische Pleuraergüsse (Hämatothorax).
— Fetthaltige Pleuraergüsse (Chylothorax).
— Eitrige Pleuraergüsse (Pyothorax, Empyem).
— Biliäre Pleuraergüsse (Cholethorax).

Die kardialen Pleuraergüsse stehen mit fast 45% an der Spitze. In deutlichem Abstand folgen mit 19% pneumonische Begleitergüsse, mit 17% maligne Pleuraergüsse und mit 9% Pleuraergüsse bei Pleuritis exsudativa tuberculosa. Neben selteneren Ursachen wie der bakteriellen Peritonitis, Makroglobulinämie Waldenström, Chylothorax ist u. a. noch der durch eine Leberzirrhose bedingte Erguß zu nennen.

Diagnostische Hinweise aufgrund der Farbe des Ergusses

Farbe	Hinweis
Gelblich	Transsudate, z. B. kardiale oder maligne Stauungsergüsse, Meigs-Syndrom, dysproteinämische Ergüsse
Grünlich	Cholethorax, gallenhaltig, z. B. nach Durchbruch eines Leberabszesses
Trüb-serös	Entzündlich-exsudativ bei Pleuritis tuberculosa, Pleuritis luetica oder Begleitpleuritis
Hämorrhagisch	Hämatothorax, z. B. bei Trauma, hämorrhagischer Diathese, malignen Tumoren, nekrotisierenden Prozessen; blutiges Exsudat nach Lungenembolie
Bräunlich-dickflüssig	Pyothorax, tuberkulöses oder unspezifisch-bakterielles Empyem
Weißlich, milchig-trüb	Fetthaltiger Erguß, z. B. traumatischer oder spontaner Chylothorax oder pseudochylöser Erguß

Transsudate: Entstehen bei Stauungen infolge abnormer Durchlässigkeit der Kapillaren oder krankhafter Zusammensetzung des Blutes, z. B. bei Kachexie. Aszites bei Leberzirrhose ist ein Transsudat; es ist eine pathologische Flüssigkeit nichtentzündlichen Ursprungs. Transsudate sind meist von seröser Beschaffenheit und lediglich bei Vorliegen einer hämorrhagischen Diathese bluthaltig.

Exsudate: Bilden sich bei Entzündungsprozessen. Bei bakteriellen Infektionen ist das gewonnene Material meist eitrig, verursacht durch Pneumokokken oder Staphylokokken oder serös eitrig-hämorrhagisch durch Streptokokken. Ein hämorrhagisches Exsudat wird häufig bei Tuberkulose und bösartigen Erkrankungen sowie bei hämorrhagischer Diathese und nach Traumen beobachtet. Um den Nachweis auf Tuberkelbakterien mit ca. 70%iger Wahrscheinlichkeit führen zu können, müssen mindestens 250 ml Punktionsflüssigkeit scharf zentrifugiert und das Sediment für 3 bis 4 Kulturen verarbeitet werden /[19]/. 25 ml Erguß führen zu einem kulturellen Tuberkulose-Nachweis in weniger als einem Drittel der Fälle /[20]/.

Differenzierung von Transsudat und Exsudat

Kriterium	**Transsudat**	**Exsudat**
Aussehen	hellgelb, leicht grünlich, meist klar und durchsichtig	serös, fibrinös, blutig, eitrig, jauchig oder chylös
Eiweiß Verhältnis Erguß/Serum	< 3 g/dl (30 g/l) < 0.5	> 3 g/dl (30 g/l) > 0.5
LDH Verhältnis Erguß/Serum	< 200 U/l < 0.6	> 200 U/l > 0.6

Die Unterscheidung zwischen Transsudat und Exsudat erfolgt mit 98%iger Sicherheit durch die Bestimmung von Eiweiß und LDH im Erguß /[21]/. Diese Unterscheidung ist wichtig vor allem bei malignen Ergüssen, die bei ausschließlicher Proteinbestimmung als Transsudat imponieren können, sowie Ergüssen bei Herzinsuffizienz, welche als Exsudat weiter abgeklärt werden.

Untersuchungen zur Charakterisierung von Pleuraergüssen

Untersuchung	**Bewertung**
Gesamt-Eiweiß	Weniger als 3 g/dl (30 g/l) Protein im Erguß weisen auf ein Transsudat hin, mehr als 3 g/dl (30 g/l) Protein sprechen für ein Exsudat. Bei ausschließlicher Beurteilung nach dem Proteingehalt, d. h. ohne Berücksichtigung anderer Parameter, werden 9% der Transsudate und 11% der Exsudate falsch zugeordnet. Die niedrigsten Eiweiß-Konzentrationen im Pleuraerguß findet man bei Patienten mit nephrotischem Syndrom, die höchsten bei Tuberkulose. Nach Lit. /[21]/ werden gefunden bei Tbc 3.5—6.5 g/dl, bei Pneumonie und Malignomen 2.0—6.0 g/dl und bei Herzinsuffizienz 0.5—3.5 g/dl.
LDH	Bei 60% der malignen Ergüsse ist im Erguß eine höhere LDH-Aktivität als im Serum, d. h. der Quotient Erguß-LDH zu Serum-LDH ist größer als 1 /[22]/. Aktivitäten > 200 U/l sind bei allen Exsudaten möglich.
Glucose	Bei tuberkulöser Pleuritis findet sich teilweise eine Glucosekonzentration < 50 mg/dl (2.78 mmol/l); diagnostische Sensitivität nur 17% /[23]/. Glucosekonzentrationen < 30 mg/dl (1.67 mmol/l) treten auf bei der chronischen Polyarthritis, bei Malignom oder Empyem /[21]/.

Untersuchung	Bewertung
Zellen	Der Gehalt an Erythrozyten und Leukozyten hat diagnostisch nur eine geringe Bedeutung /[20]/. Als relativ typisch gelten Erythrozyten beim Hämatothorax, z. B. > 100.000 Ery/µl nach einem Trauma, als Hinweis auf eine Lungenembolie oder auf ein Karzinom /[21]/. Ein »frischer« Hämatothorax kann mittels Computertomographie sicher diagnostiziert werden /[24]/. Neutrophile Granulozyten findet man bei traumatischer Ösophagusruptur, subdiaphragmalem Abszeß, unspezifischem Empyem sowie parapneumonisch. Eosinophile sind evtl. durch Erythrozytenaustritt in die Pleuralflüssigkeit bedingt /[21]/. Lymphozyten treten auf bei Erguß durch Tuberkelbakterien, Viren oder Mycoplasmen /[20]/. Die Treffsicherheit der Tumorzytologie beträgt bei malignem Pleuraerguß ca. 65% /[21]/. Neben der Spezialfärbemethode nach Papanicolaou für die Zytodiagnostik erlangt die Diagnose von Adenokarzinomen mit monoklonalen Antikörpern (MAk) zunehmende Bedeutung. Mit MAk B72.3 wurden Adenokarzinomzellen in allen 21 Ergüssen von Patienten mit Adenokarzinom der Brust, der Lunge und der Ovarien entdeckt. Keine Reaktivität fand sich bei Zellen benigner Ergüsse, bei Tumoren anderer Körperregionen, bei leukämischen oder lymphomatösen Ergüssen oder bei mesothelialen Zellen maligner Ergüsse /[4]/.
pH-Wert	Bei parapneumonischen Ergüssen sollten neben der Messung der LDH noch der pH-Wert und die Glucose bestimmt werden. Ein pH-Wert unter 7.0 und/oder eine Glucose-Konzentration unter 40 mg/dl (2.22 mmol/l) in der Pleuraflüssigkeit gelten als Hinweis auf einen komplizierten parapneumonischen Erguß und als Indikation für eine sofortige Thorakotomie. pH-Werte über 7.2 und LDH-Aktivitäten unter 1000 U/l gelten als Hinweis auf einen unkomplizierten parapneumonischen Erguß /[25]/.
AP	Ergüsse entzündlicher oder maligner Genese, vor allem bei Ovarialkarzinom, können eine AP-Aktivität haben, die gleich oder höher der des Serums ist.
α-Amylase, Lipase	Geben Hinweis auf eine akute Pankreasaffektion. Der Transport zahlreicher Enzyme erfolgt durch die Lymphe, so daß auch im Pleuraerguß Enzyme des Pankreas bei akuter Pankreasaffektion auftreten können. Die diagnostische Sensitivität der Amylase-Erhöhung bei Ergüssen durch Pankreatitis beträgt 97% /[21]/.
Lactat	Konzentrationen zwischen 45 und 200 mg/dl (5 bis 22 mmol/l) im Pleuraerguß weisen auf eine bakterielle Infektion hin; hohe Milchsäure-Werte findet man allerdings auch bei Patienten mit malignen Tumoren der Pleurahöhle. Normale Pleuraflüssigkeit oder Erguß nicht-bakterieller Ursache, bei Leberzirrhose, Nephrose, Trauma oder systemischem Lupus erythematodes enthält 6 bis 47 mg/dl (0.67 bis 5.2 mmol/l) /[26]/.
Elastase	Differenzierung zwischen proteinreichen Exsudaten bei Malignomen oder reiner Entzündung. Bei Patienten mit malignen Ergüssen ist die Konzentration der Elastase-Inhibitor-Komplexe im Plasma wesentlich höher als in der Ergußflüssigkeit: Quotient im Mittel ca. 6. Bei entzündlichen Ergüssen findet sich eine wesentlich höhere Konzentration im Erguß: Quotient im Mittel 0.35 /[27]/. Empyem bedingte Werte der Erguß-Elastase unterscheiden sich hochsignifikant von den Werten der malignen und spezifischen Ergüsse. Eine zweifelsfreie Zuordnung maligner Ergüsse ist jedoch nicht möglich /[28]/ (sh. auch S. 719).

Untersuchungen zur Charakterisierung von Pleuraergüssen (Fortsetzung)

<table>
<tr><th>Untersuchung</th><th>Bewertung</th></tr>
<tr><td>Triglyceride
Cholesterin
Lipidelektro-
phorese</td><td>Die Untersuchungen werden bei Chylothorax durchgeführt. Dabei gelangt Lymphe aus dem Darmtrakt durch rupturierte Lymphgefäße in eine oder beide Pleurahöhlen. Chylothorax kann spontan auftreten, bei Malignomen, nach Traumen sowie nach verschiedenen Thoraxoperationen. Chylöser Erguß muß nicht unbedingt milchig aussehen /[20]/. Die Lipide werden beim nüchternen Patienten simultan im Serum und Erguß bestimmt. Bei Chylothorax findet man relativ niedrige Cholesterinkonzentrationen in der Punktionsflüssigkeit bei gleichzeitig hohen Triglyceridkonzentrationen, z. B.
<table>
<tr><th></th><th>Serum</th><th>Pleuraflüssigkeit</th></tr>
<tr><td>Cholesterin
/[29]/</td><td>175 mg/dl
(4.5 mmol/l)</td><td>96 mg/dl
(2.5 mmol/l)</td></tr>
<tr><td>Triglyceride
/[29]/</td><td>75 mg/dl
(16 mmol/l)</td><td>538 mg/dl
(6.1 mmol/l)</td></tr>
<tr><td>Triglyceride
/[30]/</td><td>122 mg/dl
(1.4 mmol/l)</td><td>3660 mg/dl
(41.7 mmol/l)</td></tr>
</table>
In der Lipidelektrophorese sind Chylomikronen nachweisbar.

Nicht-milchiger Pleuraerguß bei Tuberkulose oder Empyem enthält 54 bis 83 mg/dl (1.4 bis 2.1 mmol/l) Cholesterin und 10 bis 27 mg/dl (0.1 bis 0.3 mmol/l) Triglyceride. In der Lipidelektrophorese sind keine Chylomikronen nachweisbar.

Von dem echten chylösen Erguß ist der pseudochylöse Erguß abzugrenzen. Bei ihm beruht die milchige Trübung vorwiegend auf einem hohen Gehalt an unverestertem Cholesterin und einer lipoiden Degeneration der Pleuradeckzellen bei gleichzeitig niedrigen oder fehlenden Triglyceriden. Pseudochylöser Erguß wird durch chronische Entzündungen der Pleura hervorgerufen, d. h. durch zelluläre Bestandteile älterer (maligner) Ergüsse /[23]/.</td></tr>
</table>

Weitere Untersuchungen zur Charakterisierung von Pleuraergüssen

Untersuchung	**Bewertung**
CEA	Erkennung maligner Pleura-Erkrankungen mit einer diagnostischen Sensitivität von 62.5%. Falsch positive Werte bei Empyem und pankreatogenen Ergüssen /[23]/. Bei Patienten mit Lungenkarzinomen bzw. in die Lunge metastasierenden Tumoren findet man CEA-Werte über 5 ng/ml, diagn. Sensitivität 75.4% bei einer Spezifität von 97.7% /[28]/. 30 Patienten mit tuberkulöser Pleuritis hatten im Erguß keinen erhöhten CEA-Wert /[28]/.
β-HCG	Erhöhte Werte findet man in 47% der malignen Ergüsse — aber nicht bei kleinzelligen Bronchialkarzinomen — gegenüber 15% der benignen Ergüsse /[31]/.
Hyaluronsäure	In 13 von 14 Ergüssen bei Patienten mit malignem Mesotheliom fanden sich Hyaluronsäure-Konzentrationen von 0.3 – 11.1 g/l; diagn. Sensitivität 93%. Falsch positive Werte bei anderen Primärtumoren fand man nicht /[32]/. Ein anderer Autor /[21]/ behauptet allerdings, daß erhöhte Hyaluronsäurewerte (über 0.8 mg/ml) im Pleuraerguß nicht nur beim Mesotheliom, sondern auch bei zahlreichen anderen Erkrankungen nachgewiesen werden.

Weitere Untersuchungen zur Charakterisierung von Pleuraergüssen (Fortsetzung)

Untersuchung	Bewertung
Rheumafaktoren	Gelegentlich schon positiv, wenn bei rheumatoider Arthritis noch keine Gelenkbeteiligung erkennbar ist /[18]/.
Bakteriologie	Bei Empyem am häufigsten positiv (35 – 40%). Bei Pleuritis tuberculosa in 20 – 25% positiv; Steigerung auf 70 – 80% durch Pleurabiopsie möglich /[33]/.

Zystenflüssigkeit

Dünn- oder dickflüssiger Inhalt einer durch eine Kapsel abgeschlossenen sackartigen Geschwulst.

Echinokokkuszysten

Echinokokkuszysten sind parasitäre Pseudozysten, die lediglich von Bindegewebe umgeben sind. Sie erzeugen nur selten Drucksymptome und auch keine anderen Symptome. Ihr Inhalt ist im Gegensatz zu Transsudaten und Exsudaten völlig eiweißfrei und klar (Wasserblase).

Untersuchungen: Serologische Tests im Blut sh. S. 1383
Blutbild auf Eosinophile
IgE-Bestimmung im Serum
Casoni-Intrakutan-Test

In asymptomatischen Fällen liegt die Zahl der Eosinophilen zwischen 5 und 20%, sie kann jedoch auf 50% ansteigen, wenn es zu allergischen Symptomen kommt. Dies ist der Fall, wenn die Zysten undicht werden und einreißen. Dann werden mit der Flüssigkeit auch Finnenbestandteile, die mikroskopisch im Sediment erkennbar sind, wie Haken, Scolices und Membranen freigesetzt. Diese rufen die verschiedensten allergischen Reaktionen wie Pruritus, Urtikaria oder Asthma hervor. Dabei können stark erhöhte IgE-Werte auftreten.

Durchführung des Casoni-Intrakutan-Tests:

0.1 ml Antigenlösung intrakutan an der Innenseite des Unterarms injizieren.

0.1 ml Lösungsmittel ohne Antigen als Gegenkontrolle verabfolgen. Eine nach wenigen Sekunden bis einige Minuten nach der Injektion einsetzende Rötung mit nachfolgender papelartiger Schwellung gilt als unspezifisch.

Eine 5 bis 7 Std. oder später nach der Injektion auftretende Spätreaktion (ödematöse Rötung und Infiltration) ist als spezifisch, allerdings auch auf andere Bandwürmer, anzusehen; die Reaktion kann noch Jahre nach klinischer Ausheilung positiv ausfallen.

Die Punktion einer Echinokokkuszyste zur Untersuchung des Zysteninhalts ist wegen der Gefahr einer Ruptur und der Weiterverbreitung der Tochterzellen in die Bauchhöhle abzulehnen.

Brustzysten

 Im Vergleich zum Serum ist in der Flüssigkeit von Brustzysten in 79% eine verminderte LH-Konzentration und in 86% eine verminderte FSH-Konzentration. Prolaktin-und TSH-Werte zeigen keinen signifikanten Unterschied zwischen Serum und Zystenflüssigkeit. Frauen mit Zysten haben ein viermal größeres Risiko, an Brustkrebs zu erkranken /[34]/.

Mukozele

Die Mukozele der Appendix kann fälschlicherweise für eine Ovarialzyste gehalten werden. Die Mukozele zeigt keine labormedizinische Charakteristik. Zur Diagnostik eignen sich radiologische Untersuchungen /[35]/.

Nierenzysten

Der Inhalt ist in der Regel klar und hat eine dem Harn vergleichbare Zusammensetzung.

Ovarialzysten

Polyzystische Ovarien: Erhöhte Androgenkonzentration im peripheren Blut, besonders Androstendion und Testosteron /[36]/.

Follikelzysten: Enthalten Follikelflüssigkeit, sind gewöhnlich asymptomatisch und bilden sich spontan zurück. Manche große Zysten verursachen aber Beschwerden und produzieren Östrogen; sie sind häufig Grund für eine Pseudopubertas praecox. Bei wiederholt auftretenden funktionellen Zysten werden in 3 von 4 Fällen erhöhte Plasma-Östradiolwerte gefunden /[37]/.

Schokoladenzysten: Enthalten teerartige Blutabbauprodukte.

Echte Ovarialtumoren

Seröse (Cystadenoma serosum): Mit wäßrig-klarem Zysteninhalt, der gelegentlich leicht gelblich oder infolge Blutbeimengungen bräunlich gefärbt ist.

Muzinöse (Cystadenoma mucinosum): Besitzen einen schleimig-gallertigen, opaleszenten Zysteninhalt /[38]/.

Dermoidzysten: Beinhalten größtenteils Sekret der Talgdrüsen; erscheint schmalzartig auf dem Objektträger.

Zysten bei weiblichen Neugeborenen

Zysten am äußeren weiblichen Genitale treten mit einer Häufigkeit von 0.6 % auf. Größe 0.5 —1 cm mit gelb-weißem Aussehen und gelblich-weißer steriler Flüssigkeit. Rückbildung innerhalb von zwei Monaten /[39]/.

Unterscheidung Serum — Urin

Die Differenzierung Serum — Urin kann aus dem Vergleich der Konzentrationen der Urin- und Serumbestandteile geführt werden. Besonders geeignet sind folgende Bestandteile: Anorganisches Phosphat, Creatinin, Eiweiß, Glucose und Harnstoff.

Die Creatininkonzentration ist im Harn durchschnittlich 170fach höher als im Serum, die Eiweißkonzentration im Serum etwa 1500mal höher als im Urin.

Konzentrationen verschiedener Bestandteile in Serum und Urin [40]

Bestandteil	**Serum**	**Harn***
Anorg. Phosphat	2.6 bis 4.5 mg/dl (0.84 bis 1.45 mmol/l)	22 bis 74 mg/dl (7 bis 24 mmol/l)
Eiweiß	66 bis 87 g/l	bis 0.15 g/l
Glucose	75 bis 115 mg/dl (4.16 bis 6.38 mmol/l)	bis 15 mg/dl (bis 0.84 mmol/l)
Harnstoff	10 bis 50 mg/dl (1.7 bis 8.3 mmol/l)	1500 bis 2600 mg/dl (247 bis 432 mmol/l)
Creatinin	0.55 bis 1.1 mg/dl (49 bis 97 μmol/l)	36 bis 130 mg/dl (3182 bis 11457 μmol/l)

* Angaben bezogen auf eine durchschnittliche Harnmenge von 1350 ml/Tag.

Unterscheidung Liquor cerebrospinalis — Nasensekret

Nach Schädelbasisfrakturen stellt sich die Frage, ob aus der Nase tretendes Sekret Liquor ist. Unmittelbar nach einem Unfall ist der austretende Liquor meist blutig. Teilweise wird versucht, den Liquornachweis im freiwerdenden Blut mittels Gazetupfer zu führen; die aufgefangene Flüssigkeit soll einen verwaschenen Rand bilden [41]. Dieses Vorgehen hat sicherlich nur grob-informativen Charakter.

Zur schnellen Orientierung einer evtl. Liquorrhoe wird die Verwendung von Glucose-Teststreifen empfohlen, mit denen ein Tropfen des verdächtigen Materials aufgesogen wird. Bei Verfärbung ist die Diagnose Liquor wahrscheinlich, sofern das Sekret wasserklar ist und keine Blutbeimengungen enthält. Dieses Vorgehen kann allerdings problematisch sein, da auch im liquorfreien Nasensekret bei Gesunden sowie bei Patienten mit allergischer oder infektiöser Rhinitis in einem hohen Prozentsatz Glucose nachgewiesen wird [42]. Glucose-Konzentrationen über 30 mg/dl (0.16 mmol/l) gelten als beweisend für Liquor cerebrospinalis [43].

Im blutigen Liquor bzw. im mit Liquor versetzten Blut empfehlen sich die exakten quantitativen Bestimmungen von Glucose, Eiweiß und Kalium im Vergleich zum Serum; auch der später wasserklare Liquor kann mit diesen Bestimmungen vom Nasensekret abgegrenzt werden.

Referenzwerte von Liquor cerebrospinalis und Nasensekret [44]

	Liquor	**Nasensekret**
Glucose	49 bis 75 mg/dl (2.61 bis 4.18 mmol/l)	bis 10 mg/dl (bis 0.05 mmol/l)
Eiweiß	0.2 bis 0.4 g/l	3 bis 40 g/l
Kalium	3 mmol/l	17 mmol/l

Die meisten Liquorfisteln manifestieren sich innerhalb von 48 Stunden nach dem Unfall, doch können sie sich in seltenen Fällen auch erst Wochen, Monate, ja Jahre später bemerkbar machen. Bei solchen Patienten fließt eines Tages bei einer bestimmten Kopfstellung wasserklare Flüssigkeit aus der Nase /[41]/.

Von 35 beobachteten Liquorfisteln waren 9 traumatisch bedingt, 10 traten postoperativ auf, 5 beruhten auf intrakraniellen Tumoren und 11 waren auf kongenitale Anomalien, atrophische Defekte oder Pseudotumoren zurückzuführen /[45]/.

Literatur

1. *Schölmerich, J., B. A. Volk, E. Köttgen, C. Hasler, H. Wilms, P. Billmann, W. Gerok:* Dtsch. Med. Wschr. *110:* 512 (1985). Aszites. Neue Aspekte zur Diagnostik und Therapie.
2. *Schölmerich, J., B. A. Volk, E. Köttgen, S. Ehlers, W. Gerok:* Gastroenterology *87:* 1160 (1984). Fibronectin concentration in ascites differentiates between malignant and nonmalignant ascites.
3. *Wördehoff, D.:* Leber, Magen, Darm *11:* 25 (1981). Diagnostischer Wert laborchemischer Aszitesuntersuchungen.
4. *Johnston, W. W., C. A. Szpak, S. C. Lottich, A. Thor, J. Schlom:* Cancer Research *45:* 1894 (1985). Use of a monoclonal antibody (B72.3) as an immunocytochemical adjunct to diagnosis of adenocarcinoma in human effusions.
5. *Bitelman, B., D. B. Borges de Lima Rafih, M. de D. Silva, M. Polak, A. Bettarello:* Am. J. Gastroenterol. *76:* 172 (1981). Diagnostic value of lactic dehydrogenase activity determination in ascitic fluid.
6. *Gitlin, N., J. L. Stauffer, R. C. Silvestri:* Hepatology *2:* 408 (1982). The pH of ascitic fluid in the diagnosis of spontaneous bacterial peritonitis in alcoholic cirrhosis.
7. *Brook, I., R. S. Altman, W. W. Loebman, L. B. Seeff:* Dic. Dis. Sci. *26:* 1089 (1981). Measurement of lactate in ascitic fluid. An aid in the diagnosis of peritonitis with particular relevance to spontaneous bacterial peritonitis of the cirrhotic.
8. *Belli, G., G. A. D. McPherson, L. H. Blumgart:* Journal of the Royal Society of Medicine *78:* 949 (1985). Conservative management of pancreatic ascites.
9. 13. Kongreß der Gesellschaft für Gastroenterologie in Bayern, Regensburg, 25./26. Oktober (1985). Dtsch. Ärztebl. *83:* 324 (1986). Hohe Cholesterin-Werte bei malignem Aszites.
10. *Mier, A., W. Weir:* Ann. Rheum. Dis. *44:* 778 (1985). Ascites in systemic lupus erythematosus.
11. *Elias, S., A. O. Martin, V. A. Patel, A. Gerbie, J. L. Simpson:* Am. J. Obstet. Gynecol. *133:* 401 (1979). Analysis for amniotic fluid crystallization in second-trimester amniocentesis.
12. *Pirani, B. B. K., T. A. Doran, R. J. Benzie:* Lancet *1:* 303 (1976). Amniotic fluid or maternal urine?
13. *Guibaud, S., M. Bonnet, A. Dury, J. M. Thoulon, M. Dumont:* Lancet *1:* 746 (1976). Amniotic fluid or maternal urine?
14. *Bennington, J. L.:* Chylous and pseudochylous effusions. Saunders Dictionary & Encyclopedia of laboratory medicine and technology, S. 485 (1984).
15. *Ganong, W. F.:* Lymphe und Gewebsflüssigkeit. In: Lehrbuch der Medizinischen Physiologie, S. 492. Springer, Heidelberg (1979).
16. *Reginato, A. J., E. Feldman, J. L. Rabinowitz:* Ann. Rheum. Dis. *44:* 793 (1985). Traumatic chylous knee effusions.
17. *Clark, W. H.:* Klinik Journal *7:* 35 (1983). Perikarderkrankungen.
18. *Bluestone, R.:* Klinik Journal *8:* 22 (1982). Labordiagnostik rheumatischer Erkrankungen.
19. *Kuntz, E.:* tägl. prax. *14:* 221 (1973). Differentialdiagnose der Pleuraergüsse.
20. *Ferlinz, R., R. Loddenkemper, J. Engel, H. Fabel, N. Konietzko, H. Magnusen:* Dtsch. Ärztebl. *81:* 3077 (1984). Diagnostisches Vorgehen bei Pleuraergüssen.
21. *Spiegel, M.:* Sandorama *1:* 13 (1983). Pleuraerguß — indirekte Diagnostik und Thorakoskopie.
22. *Schumacher, K., P. Böhm, G. Börner:* Forschung und Praxis *6:* 281 (1966). Differentialdiagnose von Ergüssen durch Bestimmung der Laktatdehydrogenase in der Ergußflüssigkeit.
23. *Loddenkemper, R.:* Ärzteblatt Rheinland-Pfalz *11:* 666 (1984). Klinische Diagnostik und Differentialdiagnostik pleuraler Erkrankungen.
24. *Schild, H.:* Ärzteblatt Rheinland-Pfalz *11:* 669 (1984). Möglichkeiten radiologischer Diagnostik pleuraler Erkrankungen.
25. *Light, R. W., W. M. Girard, S. G. Jenkinson, R. B. George:* Am. J. Med. *69:* 507 (1980). Parapneumonic effusions.
26. *Brook, I.:* Rev. Infect. Diseases *3:* 470 (1981). The importance of lactic acid levels in body fluids in the detection of bacterial infections.

27. *Bayer, P. M., H. Lanschützer, E. Knoth, H. Klech, F. Kummer:* Lab. Med. *7:* 106 (1983). Elastase-Inhibitor-Komplexe in der Differentialdiagnose von Pleuraergüssen.
28. *Ebert, W., K. Rogner, H. Schwöbel, O. L. Schönberger:* Lab. Med. *9:* 154 (1985). CEA und PMN-Elastase als diagnostische Marker im Pleuraerguß.
29. *Seriff, N. S., M. L. Cohen, P. Samuel, P. L. Schulster:* Thorax *32:* 98 (1977). Chylothorax: diagnosis by lipoprotein electrophoresis of serum and pleural fluid.
30. *Christ, R., K. Winsel:* Z. Erkrank. Atm.-Org. *151:* 160 (1978). Beitrag zur differenzierten Diagnostik chylöser Pleuraergüsse.
31. *Klech, H., G. Rona-Selnic, F. Kummer, H. Köhn, P. M. Bayer:* Lab. Med. *9:* 188 (1985). Analyse von Pleura-und Perikardergüssen, Wertigkeit von Tumor- und Entzündungsmarkern.
32. *Roboz, J., J. Greaves, D. Silides, A. P. Chahinian, J. F. Holland:* Cancer Research *45:* 1850 (1985). Hyaluronic acid content of effusions as a diagnostic aid for malignant mesothelioma.
33. *Steven, A. S.:* West. J. Med. *137:* 99 (1982). The differential diagnosis of pleural effusions.
34. *Srivastava, L. S., H. Pescovitz, R. D. Singh, G. Perisutti, H. C. Knowles, Jr.:* Experientia *33:* 1659 (1977). Radioimmunoassay of some hormones simultaneously measured in serum and brest cyst fluid.
35. *Zagrodnick, J., J. Kalemba:* Klinikarzt *13:* 711 (1984). Mukozele der Appendix häufig als Tumor verkannt.
36. *Biggs, J. S. G., F. J. Thomas:* Brit. J. Obstet. Gynaecol. *88:* 42 (1981). Sites of steroid production in the polycystic ovary.
37. *Stone, S. C., W. J. Swartz:* Am. J. Obstet. Gynecol. *134:* 310 (1979). A syndrome characterized by recurrent symptomatic functional ovarian cysts in young woman.
38. *Knörr, K., F. K. Beller, Ch. Lauritzen:* Lehrbuch der Gynäkologie, S.371. Springer, Heidelberg (1972).
39. *Merlob, P., C. Bahari, E. Liban, S. H. Reisner:* Am. J. Obstet. Gynecol. *132:* 607 (1978). Cysts of the female external genitalia in the newborn infant.
40. *Richterich, R., J. P. Colombo:* Klinische Chemie, S.403. Karger, Basel (1978).
41. *Gratzl, O., A. Lévy, M. Klingler:* Neurochirurgie. In: *Allgöwer M.*, Allgemeine und spezielle Chirurgie, S.704. Springer, Heidelberg (1982).
42. *Kosoy, J., N. M. Trieff, P. Winkelmann, B. J. Bailey*: Arch. Otolaryng. *95:* 225 (1972). Glucose im Nasensekret, diagnostische Signifikanz.
43. *Ommaya, A. K.:* Cerebrospinal fluid fistula. In: *Wilkins, R. H., S. S. Rengachary*, Neurosurgery, S.1637. McGraw-Hill, New York (1985).
44. *Kortekangas, A. E.:* Funktion und Funktionsprüfung der Nase und der Nasennebenhöhlen, In: *Link, R.:* Obere und untere Luftwege I,S.212. Thieme, Stuttgart (1977).
45. *Brisman, R., J. E. O. Hughes, L. A. Mount:* Arch. Neurol. *22:* 245 (1970). Cerebrospinal fluid rhinorrhea.

Prostatasekret

Die menschliche Prostata ist eine tubuloalveoläre Drüse. Aufgrund des apokrinen und merokrinen Sekretionsmechanismus, bei dem die Sekretgranula inklusive Zytoplasmaanteile der Prostatadrüsenzelle sezerniert werden, ist das Prostatasekret, auch Prostataexprimat genannt, das repräsentativste Ausgangsmaterial, um Veränderungen der männlichen Adnexe zu erfassen.

Diagnostisches Profil

ph-Wert
Zellzahl
Gesamteiweiß
Elektrolyte (Natrium, Kalium, Calcium, Zink)
Immunglobuline (IgG, IgA, IgM)
Plasmaproteine (Coeruloplasmin, Haptoglobin, Transferrin, C3c)

Sekretgewinnung

 Das Prostataexprimat sollte durch eine standardisierte Prostatamassage gewonnen werden. Dabei wird digital von der Ampula recti auf die Prostata hin in Sektoren von oben nach unten und von außen nach innen massiert, zweckmäßigerweise mit vorgebeugtem Oberkörper. Bei starker Druckempfindlichkeit der Prostata sowie bei Vorliegen eines Prostataabszesses oder einer akuten Entzündung ist die Prostatamassage kontraindiziert /1/.

Referenzbereiche

ph-Wert /2, 3, 4/	7.3—7.6
Granulozyten /4, 5/	bis 10/Gesichtsfeld bei 400-facher Vergrößerung
Gesamteiweiß /6/	bis 20 g/l
Elektrolyte /4, 7/	
Natrium	150 —160 mmol/l
Kalium	30 — 60 mmol/l
Calcium	~ 30 mmol/l
Zink	~ 400 mg/l
Immunglobuline /6, 8, 9/	
IgG	160 —600 mg/l
IgA	bis 200 mg/l
IgM	bis 100 mg/l
Proteine /2, 4, 9, 10/	
Coeruloplasmin	30 —100 mg/l
Haptoglobin	80 —120 mg/l
Transferrin	bis 100 mg/l
C3c	bis 50 mg/l

Bewertung

Das Prostatasekret ist eine farblose wässrige Flüssigkeit. Im Rahmen der Entzündung der männlichen Adnexe kommt es zu einem Anstieg des pH-Wertes. Ein infiziertes Prostatasekret ist etwa um den Faktor 10 alkalischer als das normale Prostatasekret. Ein Befund, der insbesondere bei der antimikrobiellen Chemotherapie nicht unberücksichtigt bleiben sollte. Das entzündlich veränderte Prostatasekret enthält auch weniger Gesamteiweiß. Die Zellzahl ist dagegen deutlich vermehrt. Während das Sekret in der akut entzündlichen Phase eine Vielzahl von Granulozyten aufweist, kommt es bei chronisch-entzündlich verändertem Prostataexprimat zu einem zunehmenden Auftreten von Monozyten bei Abnahme der Granulozyten sowie zu einer Zunahme von nekrotischen Zellelementen.

Bei den tuberkulösen Prostatitiden sind neben Rundzellen auch Makrophagen, die in epitheloidartigen Verbänden zusammenliegen, nachweisbar.

Die Bestimmung der zellulären Bestandteile des Prostataexprimats eignet sich im besonderen Maße zur Verlaufskontrolle entzündlicher Prozesse der männlichen Adnexe und läßt sehr häufig eine Abgrenzung zur sogenannten Prostatodynie oder dem vegetativen Urogenitalsyndrom zu.

Von den Elektrolyten ist es insbesondere die Abnahme des Zinkgehaltes, der auf einen entzündlichen Prozeß hinweist. Demgegenüber kommt es im Rahmen der benignen Prostatahyperplasie (BPH) zu einem Anstieg des Zinkgehaltes auf über 400 mg/l. Bei Entzündungen liegt der Zinkgehalt zwischen 100 und 150 mg/l. Natrium, Kalium und Calcium nehmen ebenfalls im Rahmen entzündlicher Prozesse der Adnexe ab.

IgG und IgM steigen im Rahmen entzündlicher Adnexerkrankungen an, am deutlichsten ist der Anstieg von IgA. Die IgG-Werte normalisieren sich spätestens nach 6—12 Monaten, während die IgA-Erhöhungen bereits einen Monat nach einem akut entzündlichen Geschehen wieder abgeklungen sind. Nach Ausheilen chronischer Entzündungsprozesse verbleibt demgegenüber IgA, zum Teil aber auch IgG auf einem deutlich höheren Niveau /[10, 12]/.

Die Akute-Phase-Proteine Coeruloplasmin und Haptoglobin können im Rahmen des akut entzündlichen Geschehens drastisch ansteigen, gleiches gilt für C 3 c. Länger dauernde chronische Entzündungsprozesse gehen mit subnormalen C 3 c-Konzentrationen einher.

Die Immunglobuline IgA und IgM zeigen auch bei benigner Prostatahypertrophie und Karzinomen der Prostatadrüse leicht erhöhte Werte, bei Prostatakarzinom ebenfalls erhöht sind C 3 c, C 4 und Transferrin. Die C 3 c-Konzentration wird bei Prostatakarzinomen mit über 160 mg/l angegeben /[4]/. Für das Transferrin liegt die Konzentration bei Prostatakarzinomen um 400 mg/l /[4]/. Somit gilt, erhöhte Konzentrationen an C 3 c und Transferrin gehen mit einem hohen Risiko einer Prostatakarzinomerkrankung einher.

Pathophysiologie

Die Menge des Prostatasekrets beträgt täglich etwa 0.5 — 2 ml. Ein Teil dieses Sekrets wird physiologischerweise über die Ausführungsgänge im Bereich der prostatischen Harnröhre dem Urin beigemengt. Die ionale Zusammensetzung des Prostatasekrets unterscheidet sich deutlich von den interstitiellen und intrazellulären Flüssigkeiten. So sind die Konzentrationen von Natrium, Kalium, Calcium deutlich höher als in den interstitiellen Flüssigkeiten. Eine chemische Besonderheit des Prostatasekrets ist der hohe Zink- und Citratgehalt. Weitere niedermolekulare Bestandteile sind die Polyamine Spermin und Spermidin. An Lipiden enthält das Prostatasekret überwiegend Cholesterin und Phospholipide. Die Enzymausstattung umfaßt glykolytische Enzyme, Transaminasen, Aminooxidasen, LDH, lysosomale Enzyme wie die Glykosydasen, Esterasen, Proteasen, Peptidasen und mukolytischen Enzyme /[13]/. Ein spezifisches Enzym der Prostata ist das Isoenzym 2 der sauren Phosphatase.

Der pH-Wert des Prostatasekrets wird mit zunehmendem Alter alkalischer, Ursache scheint die Verminderung der Zitronensäure aufgrund chronischer Entzündungsprozesse zu sein. Die im Rahmen entzündlicher Veränderungen nachweisbare humorale Immunantwort ist Ausdruck des locoregionalen Immunsystems /[12]/.

Literatur

1. *Weidner, W.:* Fortschr. Med. *102:* 1113 (1984). Prostatitis-Diagnostik.
2. *Bauer, H. W., W. Sturm, J. Schüller:* pH-Wert, Immunglobuline und »Akute Phase Proteine« im Exprimat bei chronischer Prostatitis. In: Chronische Prostatitis, S. 219. Schattauer, Stuttgart (1983).
3. *Fair, W. R., J. J. Cordonnier:* J. Urol. *120:* 695 (1978). The pH of prostatic fluid.
4. *Grayhack, J. T., Ch. Lee:* Evaluation of prostatic fluid in prostatic pathology. In:*Lirs, A. R.*, The prostatic cell, S. 231 (1981).
5. *Eliasson, R., E. Johanisson:* Int. J. Androl. *1:* 582 (1978). Cytological studies of prostatic fluids from men with and without abnormal palpatory findings of the prostate.
6. *Anderson, R. N., W. R. Fair:* Invest. Urol. *14:* 137 (1976). Physical and chemical determinations of prostatic secretion in benign hyperplasia, prostatitis and adenocarcinoma.
7. *Huggins, C., W. Scott, J. H. Heinen:* J. Urol. Amer. J. Physiol. *136:* 467 (1942). Chemical composition of human semen and of the secretion of the prostate and seminal vesicles.
8. *Bauer, H. W., P. Mayer, H. E. Mellin, J. Schüller, F. J. Marx:* Verhandlungsbericht d. Dt. Ges. f. Urologie XXXI, S. 35 (1980). Lasernephelometrischer Nachweis von Immunglobulinen und »Akute Phase Proteinen« im Prostataexprimat und Ejakulat bei entzündlichen Adnexprozessen.
9. *Gray, S. P., J. Billings, N. J. Blacklock:* Clin. Chim. Acta *57:* 163 (1974). Distribution of the immunoglobulins G, A and M in the prostatic fluid of patients with prostatitis.

10. *Polakoshi, K. L., M. Kopta:* In: Biochemistry of mammalian reproduction, S. 89. Wiley, New York (1982).
11. *Shortliff, L. M. D., N. Wehner, T. A. Stamey:* J. Urol. *125:* 509 (1981). The detection of a local prostatic immunologic response to bacterial prostatitis.
12. *Fowler, J. E., M. Mariano:* J. Urol *131:* 363 (1984). Longitudinal studies of prostatic fluid immunoglobulin in men with bacterial prostatitis.
13. *Kavanagh, J. P., C. Darby:* Int. J. Andrology *5:* 503 (1983). The interrelationship between acid phosphatase, amniopeptidase, diaminoxidase, citric acid, beta-glucuronidase, pH and zinc in normal prostatic fluid.

Ausgewählte Aspekte der Laboratoriumsmedizin

L. Thomas

Immunchemische Labortechniken

L. Thomas

Immunchemische Labortechniken

Grundlagen

Das Prinzip immunologischer Nachweistechniken ist die Antigen-Antikörper-Reaktion. Antigen (Ag) und Antikörper (AK) gehen eine spezifische, reversible Bindung zum Antigen-Antikörper-Komplex ein, unter Beibehaltung ihrer Struktur.

Ag + AK ⟷ AgAK-Komplex

In vitro können nachgewiesen werden das Antigen oder der korrespondierende Antikörper. Der Nachweis des Antikörpers im Untersuchungsmaterial, z. B. Patientenserum setzt die Zugabe des entsprechenden Antigens zum Testsystem voraus. Antigene können nur bestimmt werden, wenn dem Testsystem der korrespondierende Antikörper zugegeben wird. Er wird gewonnen durch

— Die Immunisierung von Tieren mit dem Antigen gegen das man Antikörper erhalten will. Gewöhnlich wird ein auf polyklonaler Antikörpersynthese beruhendes Antiserum gewonnen, das Antikörper unterschiedlicher Spezifität, Affinität, Avidität und Bindungskinetik gegen verschiedene Epitope des Antigens enthält.

— Die Bildung monoklonaler Antikörper in der Zellkultur. Monoklonale Antikörper sind im Idealfall gegen ein Epitop des Antigens gerichtet und sind von identischer Spezifität, Affinität und Avidität bei gleicher Bindungskinetik.

Monoklonale Antikörper /[1,2]/

Köhler und Milstein /[3]/ entwickelten die Technologie zur Herstellung monoklonaler Antikörper (Abb. 1).

Prinzip: Antigen-sensibilisierte B-Lymphozyten mit der Information zur spezifischen Antikörperbildung werden mit Plasmazellen fusioniert. Die fusionierte Zelle, auch als Hybridzelle bezeichnet, vermag als Immunglobulinfabrik Antikörper einer Klasse und eines Typs identischer Eigenschaften zu bilden.

In die fusionierte Zelle wird die Information der Antikörperbildung von einer B-Zelle mitgebracht, die aus der Milz einer Maus stammt, welche zuvor mit dem relevanten Antigen immunisiert wurde. Antigen-sensibilisierte B-Zellen sind in vitro nur wenige Tage lebensfähig.

Die aus speziellen Myelomzellinien von Mäusen stammende Plasmazelle liefert als Fusionspartner die Eigenschaften der Unsterblichkeit und der Immunglobulinsynthese.

Nach der Fusion werden die Zellen in HAT-Nährmedium (HAT = Hypoxanthin, Aminopterin, Thymidin) kultiviert. Im HAT-Medium werden die schnell wachsenden, nicht fusionierten Elternzellen von den langsam wachsenden Hybridzellen durch Absterbenlassen der Elternzellen (Antigen-sensibilisierte B-Zellen, Plasmazellen) abgetrennt. Die Antigen-sensibilisierten B-Zellen sterben von allein in wenigen Tagen ab.

Das Absterben der Plasmazellen erfolgt durch Hemmung ihrer Purinsynthese durch den Folsäureantagonisten Aminopterin. Da anstatt normaler Plasmazellen Plasmozytomzellmutanten als Fusionspartner der Antigen-sensibilisierten B-Zelle eingesetzt werden, denen die Alternativwege der Purinsynthese über die Hypoxanthin-Guanin-Phosphoribosyl-Transferase (HGPRT) und die Thymidinkinase fehlen, ist die Purinsynthese dieser Zellen vollständig blockiert.

Die Hybridzellen vermögen Purine zu synthetisieren, da ja die Antigen-sensibilisierte B-Zelle als Fusionspartner einen intakten HGPRT-Alternativweg mitgebracht hat.

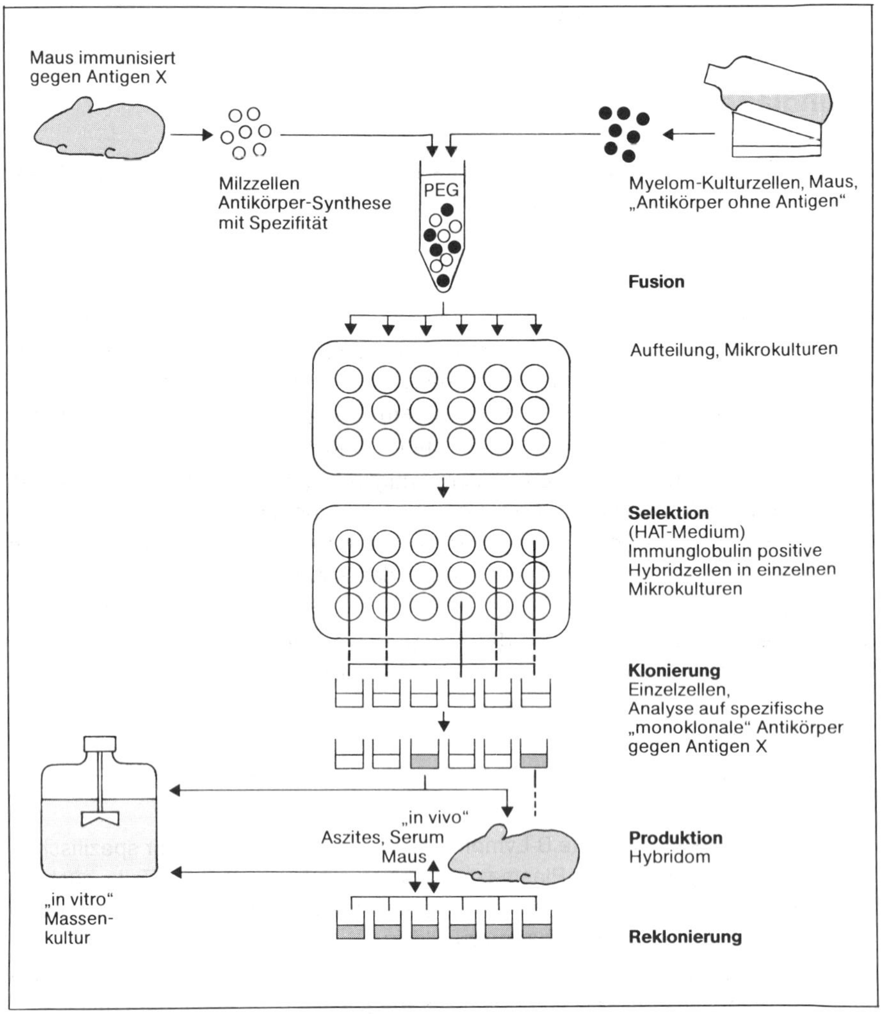

Abb. 1 Prinzip der Produktion monoklonaler Antikörper /4/. Folgende Schritte sind notwendig: Immunisierung des Tieres. Entnahme der Milz und Fusionierung der Milzlymphozyten mit Myelomzellen (Hybridisierung). Aufteilung und Anzüchtung der Hybridzellen in Mikrokulturen. Selektionierung der Ig-bildenden Hybridzellen. Anzüchten von Hybridzellfamilien, die den gewünschten Antikörper bilden (Klonierung). Produktion von spezifischen Antikörpern im größeren Ausmaß, entweder im Aszites der Maus oder in der »in vitro«-Massenkultur. Abkürzung: PEG = Polyäthylenglykol-haltiges Medium.

Nach Kultivierung der Hybridzellen über Wochen werden sie auf Immunglobulinbildung geprüft und in einem Selektionschritt so aufgeteilt, daß theoretisch nur eine Hybridzelle in der weiteren Kultivierung sich vermehren kann unter Bildung eines Zellklones (Klonierungsschritt).

Als letzter Arbeitsschritt werden die von den Klonen gebildeten Antikörper bezugnehmend ihrer Eigenschaften auf das definierte Antigen untersucht und der Klon, der Antikörper mit optimalen Eigenschaften liefert, für die Großproduktion von Antikörpern ausgewählt.

Die Großproduktion von Antikörpern erfolgt entweder in der in vitro-Massenkultur oder im Aszites von Versuchstieren. 1 Hybridzelle produziert etwa 50 ng Immunglobulin täglich.

Bedeutsame Größen der Antigen-Antikörper-Reaktion für immunchemische Nachweistechniken

Avidität: Bindungsstärke zwischen einem Antikörper und einem Antigen mit mehreren verschiedenen Epitopen. Die Avidität repräsentiert die Gesamtheit der Antigen-Antikörper-Wechselwirkungen und wird charakterisiert durch die Assoziationskonstante des Antigen-Antikörper-Systems. Der Begriff Affinität bezieht sich auf die Bindungsstärke zwischen einem Epitop und dem Antikörper. Die Assoziationskonstante von Antikörpern liegt gewöhnlich zwischen 10^9 und 10^{12} l/mol.

Spezifität: Beschreibt die selektive Reaktivität verschiedener Antikörper zu einem Antigen.

Bindungskinetik: Beschreibt die Antigen-Antikörper-Reaktion eines Systems. Im idealen System mit nur einer antigenen Determinante und einem korrespondierenden Antikörper zeigt die reziproke Auftragung 1/gebundenes Antigen zu 1/freies Antigen nach *Lineweaver* und *Burk* /5/ eine Gerade. Die Auftragung ergibt eine Kurve, wenn eine gemischte Antikörperpopulation mit unterschiedlichen Affinitäten der einzelnen Antikörper zu dem Antigen vorliegt.

Antigen-Antikörper-Komplex: Mehrere Antigen- und Antikörpermoleküle sind spezifisch in einem makromolekularen Immunkomplex gebunden. Im Antigenüberschuß liegt er in löslicher kleinerer Form vor, unter optimalen Proportionen (Äquivalenzbereich) ist er am größten und präzipitiert.

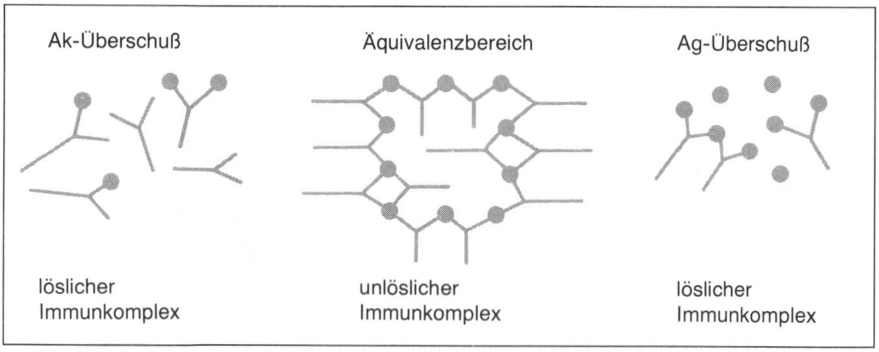

Abb. 2 Immunkomplexbildung bei unterschiedlichen Mengenverhältnissen von Antigen (Ag) und Antikörper (AK).

Prinzipien immunchemischer Nachweistechniken

Der in-vitro-Nachweis von Antigenen oder Antikörpern ist nur möglich, wenn die Antigen-Antikörper-Reaktion sichtbar oder meßbar gemacht wird. Die Auswahl der Nachweistechnik ist abhängig von den Eigenschaften des Antigens (Größe, Anzahl und Struktur der antigenen Determinanten), den Eigenschaften des korrespondierenden Antikörpers (Avidität, Spezifität) und der Konzentration des jeweils zu bestimmenden Reaktionspartners. Nach folgenden prinzipiellen Techniken werden Antigene oder Antikörper bestimmt

— Direkter Nachweis.
— Indirekter Nachweis.
— Nachweis aufgrund der Markierung eines Reaktionspartners.

Direkter Nachweis von Antigenen oder Antikörpern

Da die Antigene häufig mehrere Determinanten und Antikörper mindestens zwei Bindungsstellen haben, können sich entsprechend der Mengenverhältnisse beider Reaktionspartner Immunkomplexe unterschiedlicher Größe ausbilden (Abb. 2). Die Immunkomplexe sind groß, unlöslich und präzipitieren, wenn die Anzahl der antigenen Determinanten und der Antikörper-Bindungsstellen annähernd gleich ist (Äquivalenzpunkt). Sie sind klein und löslich, wenn einer der Reaktionspartner im Überschuß vorhanden ist.

Immunologische Techniken zum Nachweis einer variablen Antigenkonzentration arbeiten mit einer definierten Antikörpermenge, Techniken zum Nachweis einer variablen Antikörperkonzentration mit einer definierten Antigenmenge. Maßgebend dafür, ob die gebildeten Immunkomplexe in löslicher oder in präzipitierter Form nachgewiesen werden können, ist neben der Konzentration des zu bestimmenden Partners das Mengenverhältnis von Antigen zu Antikörper (Kurve nach *Heidelberger* und *Kendall*, Abb. 3).

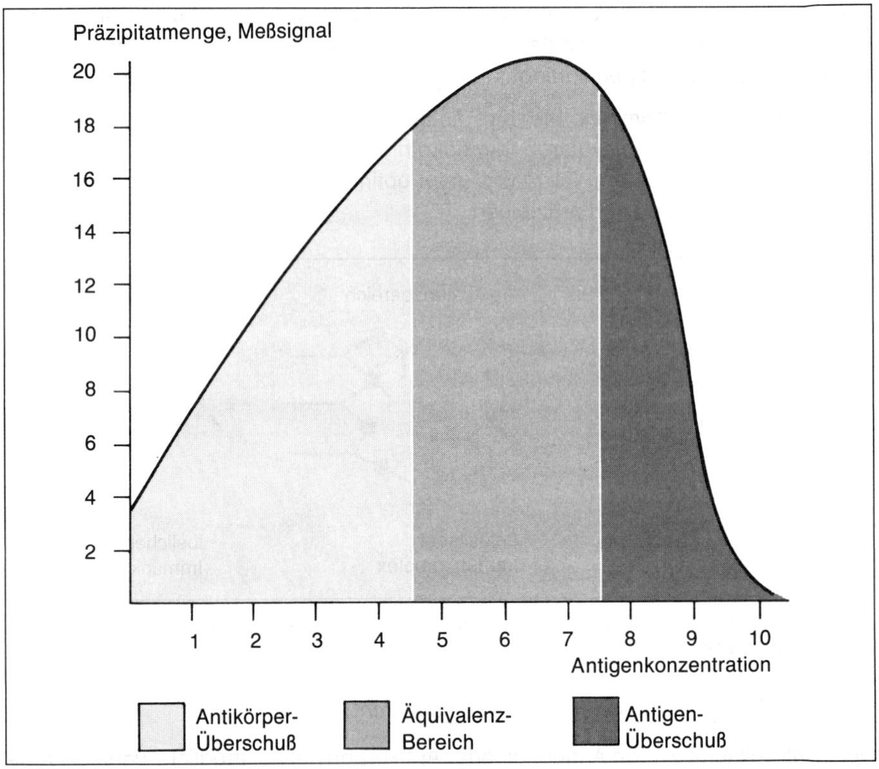

Abb. 3 Änderung der Präzipitatmenge in Abhängigkeit von der Antigenkonzentration bei konstanter Antikörpermenge (Kurve nach *Heidelberger* und *Kendall*).

Im Bereich des Antikörperüberschusses werden lösliche Immunkomplexe gebildet. Ihre Konzentration, gemessen z. B. als Streulichtsignal (Nephelometrie) oder Absorption (Turbidimetrie), ist proportional der Antigenkonzentration.

Mit zunehmender Antigenkonzentration wird der Äquivalenzbereich erreicht, es bilden sich unlösliche, präzipitierende Immunkomplexe. Bei allen Immunpräzipitationstechniken, z. B. radiale Immundiffusion oder Immunelektrophorese, sind die Antigen-Antikörper-Systeme so eingestellt, daß im Äquivalenzbereich gearbeitet wird.

Bei Antigenüberschuß liegen vorwiegend lösliche Immunkomplexe vor, ihre Konzentration nimmt mit steigender Antigenkonzentration zu, das Meßsignal (Streulicht, Absorption) oder die Präzipitatmenge täuschen eine zu niedrige Antigenkonzentration vor. Um ein der Antigenmenge proportionales Signal zu erhalten, muß das Untersuchungsgut so verdünnt werden, daß die Antigenkonzentration im Bereich des aufsteigenden Schenkels der Kurve nach *Heidelberger* und *Kendall* liegt.

Untersuchungsmethoden mit direktem Antigen- oder Antikörpernachweis sind Präzipitationstechniken (z. B. radiale Immundiffusion, Immunelektrophorese) und in flüssiger Phase messende Techniken wie die Nephelometrie und die Turbidimetrie.

Indirekter Nachweis von Antigenen oder Antikörpern

Dem hochempfindlichen Nachweis eines spezifischen Antikörpers oder des Antigens eines präzipitierenden Antigen-Antikörper-Systems sind Grenzen der analytischen Sensitivität durch die Sichtbarmachung des Immunpräzipitates gesetzt. Werden jedoch die Antigene oder Antikörper an Träger gekoppelt und dadurch eine Multivalenz erzeugt, wird die Antigen-Antikörper-Reaktion als Agglutination sichtbar (Abb. 4).

Untersuchungsmethoden mit Trägern für Antigene oder Antikörper sind die Latex-Agglutination, indirekte (passive) Hämagglutination, der Hämagglutinations-Hemmtest und die Komplement-Bindungsreaktion.

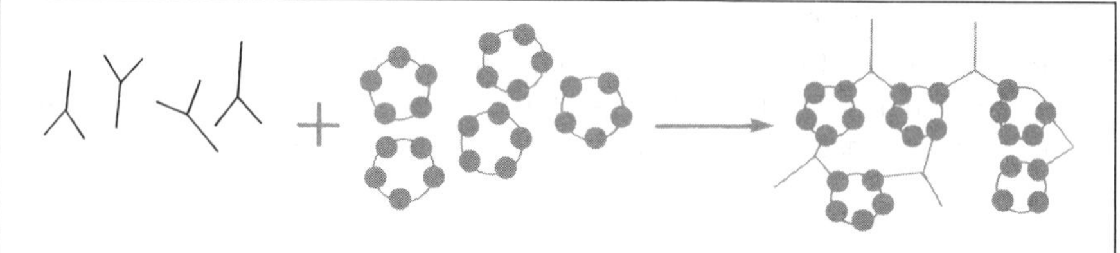

Abb. 4 Antikörper (AK)-haltiges Serum agglutiniert Antigen (Ag)-tragende Latexpartikel.

Nachweis von Antigenen oder Antikörpern durch Markierung eines Reaktionspartners

Diese Techniken werden angewendet zum Nachweis oder zur quantitativen Bestimmung von Antigenen oder Antikörpern in niedriger Konzentration. Antigen oder Antikörper sind markiert mit einem Fluorophor (Immunfluoreszenztechnik), mit Radioaktivität (Radioimmunoassay), mit einem Enzym (Enzymimmunoassay) oder einem lumineszierenden Stoff (Lumineszenzimmunoassay).

Techniken des direkten Antigen- oder Antikörper-Nachweises

Zu den Techniken des direkten Nachweises zählen die Agglutination korpuskulärer Antigene durch Antikörper und die Immunpräzipitation.

Direkte Agglutination

Der Hämagglutinations-Test zur Blutgruppenbestimmung und der Bakterien-Agglutinations-Test *(Widal-Reaktion)* sind direkte Agglutinationstechniken.

Blutgruppenbestimmung

Im Blut des Probanden werden die Blutgruppenmerkmale auf der Oberfläche der Erythrozyten (Erythrozyteneigenschaften) und die Antikörper gegen Blutgruppenmerkmale im Serum (Serumeigenschaften, Serumgegenproben) bestimmt.

Zur Ermittlung der Serumeigenschaften wird Serum des Probanden zu Testerythrozyten mit bestimmten AB0-Merkmalen getropft. Gegen natürliche (reguläre) Blutgruppenantigene, die er selbst nicht besitzt, hat der Organismus agglutinierende Antikörper. Diese, auch *komplette* oder *natürliche* Antikörper genannt, gehören der Klasse IgM an. IgM-Antikörper liegen als Pentamer vor, können gleichzeitig an mehrere antigene Determinanten benachbarter Erythrozyten binden und diese agglutinieren.

Von den kompletten Antikörpern gegen Blutgruppenmerkmale müssen die *inkompletten* Antikörper abgegrenzt werden. Es handelt sich um Immunglobuline der Klasse IgG. Sie sind kleiner als IgM-Antikörper und können die Erythrozytenantigene zwar besetzen, nicht aber zwei Zellen miteinander verbinden. Eine Hämagglutination wird erst möglich, wenn durch Suspension von Testerythrozyten in Albumin (Supplement) oder in Lösung niedriger Ionenstärke (LIS) der Abstand der Erythrozyten so vermindert wird, daß er von den IgG-Antikörpern überbrückt werden kann. Die Bildung inkompletter Antikörper erfolgt nach Kontakt des Organismus mit Isoantigenen, z. B. Infusion von Rh(D)-positiven Erythrozyten bei Rh(D)-negativen Patienten.

Die Agglutination von mit inkompletten Antikörpern besetzten Erythrozyten ist auch möglich durch Zugabe von Anti-Gammaglobulin, das mit zwei inkompletten Antikörpern auf zwei nebeneinander liegenden Erythrozyten bindet (*Coombs*-Technik).

Die Bestimmung der Erythrozyteneigenschaften wird durch Tropfen von Testseren zu Erythrozyten des Patienten durchgeführt. Eingesetzt werden zur Hämagglutination überwiegend Testseren, die inkomplette Antikörper und Albumin als Supplement enthalten.

Bakterienagglutination

Nachweis von Antikörpern (*Widal*-Reaktion).

Prinzip: Abgetötete oder inaktivierte Bakterienaufschwemmungen werden als Antigen eingesetzt und mit einer Verdünnungsreihe des Patientenserums inkubiert. Agglutination spricht für die Präsenz des korrespondierenden Antikörpers im Patientenserum.

Nachweis von Antigenen (*Gruber*-Reaktion).

Prinzip: Zur Klassifizierung und Typisierung von Bakterien werden Reinkulturen mit entsprechenden Klassen- und Typen-spezifischen Antiseren inkubiert.

Immunpräzipitation in Gel und Folie

Diese Technik beruht auf dem Prinzip, daß bei vorgegebener Antikörpermenge das Antigen durch Diffusion im Gel oder der Folie soweit verdünnt wird, bis eine Konzentration im Äquivalenzbereich vorliegt und eine Präzipitatbildung erfolgt (Abb. 3).

Radiale Immundiffusion

Prinzip: Die Durchführung erfolgt auf Platten. Sie sind beschichtet mit einem Gel, das korrespondierende Antikörper gegen das zu bestimmende Antigen enthält. Das Untersuchungsgut wird in kreisrunde Auftragepositionen gegeben. Die Diffusion der Probenantigene erfolgt radial in das Gel.

Bei der Auswertung nach *Mancini* läßt man die Diffusion bis zur vollständigen Präzipitation des Antigens ablaufen. Nach der *Heidelberger*-Kurve entstehen in der näheren Umgebung der Auftragestelle zunächst lösliche Immunkomplexe, die mit zunehmendem Diffusionsradius zu größeren unlöslichen Komplexen umgeformt werden. Am schärfsten Präzipitatradius ist der Äquivalenzpunkt erreicht und die Diffusion des Antigens durch vollständige Präzipitation beendet. Die Antigenkonzentration ist proportional dem Quadrat des Durchmessers des Präzipitatringes.

Bei der Auswertung nach *Fahey* wird die konzentrationsabhängige Diffusionsgeschwindigkeit des Antigens zur Auswertung herangezogen, die Reaktionszeit ist deshalb gegenüber der *Mancini*-Technik verkürzt. Die Antigenkonzentration ist proportional dem Durchmesser des Präzipitatringes.

Der Antigengehalt wird bei beiden Techniken ermittelt über eine Eichgerade aus mitgeführten Standardverdünnungen oder direkt über Faktoren bei standardisierten Platten.

Immunelektrophorese nach Scheidegger bzw. Grabar und Williams

Prinzip: Zwei Techniken sind kombiniert, die Eiweiß-Elektrophorese und die Immunpräzipitation. Als Träger werden Agargel oder die Zelluloseazetatfolie eingesetzt, als Trennmedium gängige Elektrophorese-Puffer des pH-Wertes von etwa 8.5. Im ersten Schritt erfolgt die Trennung der Patientenprobe und eines Referenzserums parallel zueinander in Richtung Anode. Nachfolgend wird zwischen beide Trennungen in Trennrichtung ein Antiserumtrog geschnitten bzw. geformt und mit Antiserum gefüllt. Der Träger wird 16 bis 24 Std. in einer feuchten Kammer stehen gelassen. In dieser Zeit diffundieren die Antikörper in senkrechter Richtung zur Trennrichtung, die aufgetrennten Proteine in Richtung Antiserumrinne. Dort, wo sich Antigene und korrespondierende Antikörper treffen, bilden sich im Äquivalenzbereich scharfe Präzipitationslinien.

Bei Verwendung von Antihumanserum sind über 30 Serumproteine darstellbar. Aufgrund der Position, Form und Stärke der Präzipitationslinien können die einzelnen Proteine identifiziert und ihre Konzentration grob beurteilt werden.

Indikation zur Immunelektrophorese ist der Verdacht auf die Bildung monoklonaler Immunglobuline oder Immunglobulinbruchstücke. Sie gehören einer Ig-Klasse und/oder eines Ig-Typs an und liegen im Überschuß vor. Polyklonal gebildete Immunglobuline sind nach der elektrophoretischen Auftrennung homogen in der γ-Globulinfraktion verteilt. Das in der Diffusionsphase sich ausbildende Immunpräzipitat ist gleichförmig gekrümmt. Monoklonale Antikörper oder Antikörperbruchstücke bilden in der γ-Globulinfraktion eine lokale Verstärkung (M-Gradient). In der Diffusionsphase verschiebt sich der Äquivalenzbereich in Richtung Antiserumrinne, das entstehende Immunpräzipitat zeigt dementsprechend eine Ausbauchung. Dies ist ein Zeichen der Präsenz monoklonaler Antikörper.

Immunfixations-Elektrophorese /[10]/

Prinzip: Das Probenmaterial (Serum, Harn) eines Patienten wird auf einer Agarosegelplatte als Träger bei einem pH-Wert von etwa 8.5 in Richtung Anode in mehreren parallelen Trennungen elektrophoretisch aufgetrennt.

Die Identifizierung von Immunproteinen vermittels Präzipitatbildung erfolgt durch Auflegen von mit Antiseren getränkten Zelluloseazetatstreifen auf die Trennspuren. Pro Patientenprobe werden gewöhnlich 5 Antisera verwendet und zwar Anti-Ig/γ-Kette, Anti Ig/α-Kette, Anti Ig/μ-Kette, Anti Ig/L-Kappa, Anti Ig/L-Lambda.

Nach Präzipitatbildung (innerhalb 1 Std.) werden nicht als Immunkomplexe fixierte Proteine ausgewaschen und die Immunpräzipitate mit einem Proteinfarbstoff angefärbt.

Bewertungskriterien sind folgende Muster

— Homogene Bande(n) im diffusen Immunpräzipitat: Sie sprechen für das Vorliegen einer monoklonalen oder oligoklonalen Gammopathie.

— Diffuse Immunpräzipitate: Sprechen gegen die Präsenz einer monoklonalen Gammopathie.

Elektroimmundiffusion nach Laurell /[11]/

Prinzip: Es handelt sich um eine eindimensionale elektrophoretische Trennung von Proteinen in einem Antiserum-haltigen Agarosegel. Das nachzuweisende Protein der Probe wird durch die korrespondierenden Antikörper im Gel im Äquivalenzbereich in Form einer Rakete präzipitiert (Raketen-Elektrophorese). Die Länge der Rakete ist proportional der Konzentration des Antigens.

Zweidimensionale Immunelektrophorese nach Clarke, Freeman /[12]/

Prinzip: Die Proteine der Probe werden in einem ersten Elektrophoreseschritt im Agarosegel aufgetrennt. Mit einer zweiten, im rechten Winkel zur ersten Trennung durchgeführten Elektrophorese, werden die aufgetrennten Proteine in ein Antiserumhaltiges Gel elektrophoretisiert, das korrespondierende Antikörper zu mehreren Proteinen enthält. Im Äquivalenzbereich kommt es zur Immunpräzipitation unter Ausbildung von Gipfeln, deren Lage von der Mobilität des Proteins in der ersten Dimension und deren Fläche von der Konzentration bestimmt wird.

Antigen- oder Antikörpernachweis in Form kolloidlöslicher Immunkomplexe

In Lösung befindliche Antigen-Antikörper-Komplexe absorbieren und streuen Licht. Im Testansatz vorgegeben ist eine definierte Menge spezifischer Antikörper. Quantitativ gemessen wird die Konzentration in flüssiger Phase bei Antikörper-Überschuß, also im aufsteigenden Teil der Kurve nach *Heidelberger* und *Kendall* (Abb. 3).

Nephelometrie /[13]/

Prinzip: Werden eine Antigen-haltige Probe und korrespondierendes Antiserum in eine Meßküvette gegeben, bilden sich Antigen-Antikörper-Komplexe. Durch die Küvette geschickte Strahlen, z. B. eines Helium-Neon-Lasers, werden an den Immunkomplexen gestreut und das Streulicht über ein Linsensystem auf einen Photodetektor fokusiert. Das elektrische Signal des Photodetektors ist proportional der Streulichtintensität. Über das Streulichtsignal kann anhand einer Bezugskurve die Konzentration des Antigens ermittelt werden. Bei der kinetisch-nephelometrischen Antigenbestimmung wird in kurzen Abständen die Streulichtänderung gemessen, bei der Endpunktmethode läßt man eine definierte Zeit, z. B. 15 oder 30 min. reagieren. Durch erneute Antigen- oder Antikörperzugabe kann geprüft werden, ob im Anstieg der *Heidelberger-Kurve* gemessen wurde. Dies ist der Fall, wenn bei Antigenzugabe eine Zunahme des Meßsignals erfolgt und bei Antikörperzugabe das Meßsignal gleichbleibt.

Turbidimetrie /[14, 15]/

Prinzip: Setzt man in einer Meßküvette einer Antigen-haltigen Probe korrespondierendes Antiserum im Überschuß zu, so entstehen lösliche Immunkomplexe. Diese führen zu einer Trübungsänderung des Ansatzes, die photometrisch bei 334 oder 340 nm gemessen werden kann. Die Zunahme der Absorption in einer festgesetzten Zeit ist ein Maß für die Konzentration des Antigens in der Probe (Endpunktbestimmung). Durch den Zusatz eines Akzelerators zum Ansatz wird die Antigen-Antikörper-Reaktion beschleunigt, so daß auch eine kinetische Bestimmung nach dem Fixed-time-Prinzip möglich ist.

Techniken des indirekten Antigen- oder Antikörper-Nachweises

Sie werden eingesetzt, wenn die Antigen-Antikörper-Reaktion die Bildung großer Immunkomplexe nicht ermöglicht und dadurch eine sichtbare Agglutination im Testansatz nicht erreicht werden kann und wenn eine höhere analytische Sensitivität erforderlich ist als bei den zuvor genannten Tests.

Latex-Agglutination

Prinzip: Der Reaktionspartner der nachzuweisenden Substanz ist an Latexpartikel gebunden. Latex-Tests sind als Objektträger- und Röhrchentests durchführbar.

Indirekte (passive) Hämagglutination (Boyden-Technik)

Prinzip: Der Reaktionspartner der nachzuweisenden Substanz ist an Erythrozyten adsorbiert. Ist die gesuchte Substanz nicht vorhanden, findet keine Hämagglutination statt, die Erythrozyten sedimentieren punkt- oder ringförmig. Die diffuse Agglutination spricht für eine positive Reaktion. Die quantitative Auswertung erfolgt durch Titrierung (Verdünnung in festen Verhältnissen mit Inkubations-Puffer) der Serumprobe.

Agglutinations-Hemmtests

Direkter Hämagglutinations-Hemmtest.

Prinzip: Gewisse Viren (z. B. Röteln) bilden Agglutinine, die Erythrozyten (z. B. vom Huhn) in vitro agglutinieren. Sind im Patientenserum Antikörper gegen Virusagglutinine vorhanden, wird die Agglutination unterbunden.

Indirekter (passiver) Hämagglutinations-Hemmtest

Prinzip: Stabilisierte Antigen-beschichtete Erythrozyten und korrespondierende Antikörper werden als Testsystem eingesetzt. Enthält das zugesetzte Untersuchungsmaterial nicht das dem Antikörper entsprechende Antigen, erfolgt eine Agglutination der Erythrozyten (negativer Befund). Ist das Antigen im Untersuchungsmaterial vorhanden, besetzt es die Antikörper, die Hämagglutination bleibt aus (Ring- oder Knopfbildung = positiver Befund).

Komplement-Bindungsreaktion (KBR)

Prinzip: Antigen-Antikörper-Komplexe binden und aktivieren Komplement. Das Komplementsystem löst das Antigen des Antigen-Antikörper-Komplexes auf. Die KBR wird zum Nachweis von Antikörpern im Untersuchungsmaterial (Serum, Liquor) eingesetzt. Dem inaktivierten (Komplement-freien) Patientenserum wird das — dem nachzuweisenden Antikörper entsprechende — Antigen und eine definierte Menge Komplement zugesetzt. Sind im Patientenserum die gesuchten Antikörper vorhanden, bindet das Komplement an diese und wird ganz oder teilweise verbraucht. Nachfolgend als Indikatorsystem zugegebene Immunkomplexe, bestehend aus Antikörper-beladenen Erythrozyten, werden nicht hämolysiert und sedimentieren (positive Reaktion). Die Komplement-vermittelte Hämolyse des Indikatorsystems läuft ab, wenn das Patientenserum die gesuchten Antikörper nicht enthält (negative Reaktion).

Falsch positive Ergebnisse können bei der KBR bedingt sein durch antigene Substanzen (z. B. Zellkulturantigene bei der Virusanzüchtung), die das wahre Antigen kontaminieren und mit dem Antikörper im Patientenserum einen Immunkomplex bilden, der Komplement bindet. Aufgrund der positiven Reaktion eines *Kontrollantigens* (nicht infiziertes Zellkulturmaterial) kann ein solches Ergebnis erkannt werden.

Problematischer sind falsch positive Ergebnisse durch Immunkomplexbildung in vivo, z. B. durch präformierte Immunkomplexe, Rheumafaktoren und aggregiertes Immunglobulin. Die als antikomplementäre Aktivität oder auch als *Serumeigenhemmung* bezeichnete Reaktion wird durch das positive Ergebnis der Serumkontrolle (Patientenserum ohne Antigenzusatz) erkannt.

Antigen- oder Antikörper-Nachweis durch Markierung eines Reaktionspartners

Der Einsatz eines markierten Reaktionspartners der Antigen-Antikörper-Reaktion erhöht die Empfindlichkeit immunchemischer Bestimmungsmethoden erheblich. Für quantitative Techniken hat sich allgemein der Begriff Immunoassay eingebürgert, die Markierung erfolgt mit Radioaktivität (Radioimmunoassay), Enzymen (Enzymimmunoassay), Fluorophoren (Fluoreszenzimmunoassay) und Luminophoren (Lumineszenzimmunoassay). Unter Immunfluoreszenztechnik wird der mikroskopische Nachweis eines Reaktionspartners bei Anwendung von gewebeständigem Antigen und Fluoreszenz-markierten Antikörpern verstanden.

Immunfluoreszenztechnik /[16, 17]/

Direkter Immunfluoreszenztest (IFT)

Prinzip: Zum Nachweis gewebe- und zellständiger Antigene werden Gewebeschnitte oder Zellausstriche mit korrespondierenden Fluorochrom-markierten Antikörpern beschichtet. Als Fluorochrome finden Fluoreszeinisothiocyanat oder Rhodamin Anwendung. Überschüssiges Antikörperkonjugat wird abgewaschen und die Fluoreszenz der Zell- oder Gewebestruktur beurteilt.

Indirekter Immunfluoreszenztest (IIFT)

Prinzip: Das Probenmaterial, meist Serum, wird mit einem Festphasen-fixierten Antigen, häufig Gewebeschnitte oder Zellausstriche inkubiert. Enthält die Probe Antikörper, so werden diese an das fixierte Antigen gebunden. Der Nachweis der Antikörperbindung erfolgt mittels eines Fluorochrom-markierten Sekundärantikörpers. Die Auswertung geschieht mit einem Fluoreszenzmikroskop. Wurden Serumantikörper gebunden, ergeben sich typische Strukturmuster. Als Titer gilt die höchste Serumverdünnung mit deutlicher Fluoreszenz.

Radioimmunoassay (RIA) /[18]/

Vom Radioimmunoassay müssen andere Radioassays wie die kompetitive Proteinbindungsanalyse und der Radioligand-Rezeptorassay abgegrenzt werden. Bei diesen Varianten ist nicht wie beim Radioimmunoassay ein Antikörper der Reaktionspartner des Analyten, sondern ein Bindungsprotein wie z. B. das Thyroxin-bindende Globulin oder ein Hormonrezeptor.

Die mit radioaktiver Markierung arbeitenden Immunoassays werden aufgrund ihrer technischen Prinzipien unterschieden in den klassischen oder kompetitiven RIA und den Immuno-Radiometrischen Assay (IRMA). Die Nachweisgrenzen beider Techniken liegen im Bereich von pg/ml.

Prinzip des kompetitiven RIA: Eine konstante Menge an radioaktiv markiertem Antigen (Antigen-Tracer) und eine variable Menge des zu bestimmenden Analyten der Probe konkurrieren um eine definierte im Unterschuß vorliegende Menge spezifischer Antikörper.

Bestandteile des Bestimmungsansatzes

— Tracer, d. h. eine dem Analyten gleiche Substanz, versehen mit einem radioaktiven Marker. Für die radioaktive Markierung wird weitgehend ^{125}J verwendet, ein γ-Strahler mit der Halbwertszeit von 60 Tagen. Die spezifische Radioaktivität des Tracers soll so bemessen sein, daß mehrere Tausend *counts* pro Minute gezählt werden können.
— Antikörper, die spezifisch mit dem Analyten reagieren. Die Menge des Antikörpers wird gewöhnlich so gewählt, daß 50% des radioaktiven Tracers in Abwesenheit des nicht markierten Antigens gebunden werden.
— System zur Trennung des Immunkomplex-gebundenen Tracers (b) vom freien Tracer (f). Für diesen Analyseschritt hat sich der Ausdruck *bound-free*-Trennung (b/f-Trennung) eingebürgert.

Durchführung: Inkubiert wird die Probe mit einer definierten Menge Tracer und Antikörper. Die Inkubationszeit kann von Minuten bis zu Tagen variieren. In der Inkubationsphase treten Tracer und Analyt in Konkurrenz um eine begrenzte Anzahl von Antikörperbindungsstellen. Wenn ein Gleichgewicht erreicht ist, wird eine Trennung von freiem und gebundenem Tracer durchgeführt. Je höher die Konzentration des Analyten in der Probe ist, desto weniger Tracer wird an Antikörper gebunden und umso geringer ist die Menge Immunkomplex-gebundener Radioaktivität. Zur Messung von freier oder Immunkomplex-gebundener Radioaktivität erfolgt ein Trennschritt, z. B. die Fällung der Immunkomplexe. Die Radioaktivität wird gewöhnlich eine Minute in Form von *counts* im Gammazähler gemessen.

Auswertung: Die Umsetzung der gemessenen *counts* in Konzentrationsangaben erfolgt mittels einer Standardkurve. Sie wird erstellt, indem definierte Mengen Tracer und Antikörper mit 5 verschiedenen bekannten Konzentrationen einer Standard-Antigenpräparation inkubiert werden. Zur graphischen Darstellung der Standardkurve werden die Konzentrationen der eingesetzten Standards auf der x-Achse gegen die erhaltenen *counts* oder das Verhältnis der *counts* in beiden Fraktionen (b/f) auf der y-Achse aufgetragen. Häufig gewählte Darstellungen sind

a) b/f gegen die Konzentration oder den Logarithmus der Konzentration,
b) gemessene Radioaktivität in Prozent der total gebundenen Radioaktivität ($b_x/b_o \times 100$) gegen die Konzentration oder den Logarithmus der Konzentration,
   (b_o = *counts* in Abwesenheit vom Antigen,
   b_x = *counts* in Anwesenheit der Menge x an Antigen).

In allen Fällen werden sigmoidale Kurven erhalten, der Anteil des gebundenen Tracers nimmt ab mit ansteigender Analytmenge im Standard. Die Standardkurve muß mit jeder Meßserie neu ermittelt werden, da die Zählraten aufgrund der kurzen Halbwertszeit des ^{125}J stetig abnehmen.

Prinzipien der b/f-Trennung: Als Trennsysteme zur Unterscheidung von gebundenem und freiem Antigen (ungebundener Tracer und Analyt) werden angewendet

— Verteilung der Komponenten aufgrund unterschiedlicher Molekülgröße und Beweglichkeit, z. B. Chromatographie, Elektrophorese.

— Adsorption des freien Antigens, z. B. an Aktivkohle, Ionenaustauscher, Silikate.

— Fällung des Immunkomplexes, chemisch z. B. durch Ammoniumsulfat, immunologisch durch einen zweiten Antikörper, der an den Immunkomplex bindet und ihn zur Fällung bringt (Doppelantikörper-Technik).

— Solid-Phase-Methoden.

Antikörper Solid-Phase-Technik: Der Antikörper ist an einen festen Träger, z. B. Röhrchenwand, Kugel oder magnetische Materialien gebunden. Nach der Inkubation mit dem Analyten und dem Tracer besteht der Trennschritt lediglich in einem Absaugen oder Abzentrifugieren der Inkubationslösung. Die an den festen Träger gebundene Radioaktivität wird gemessen.

Doppelantikörper-Solid-Phase-Technik (Sandwich-Technik): Der zweite Antikörper ist an eine unlösliche Phase, z. B. Röhrchenwand gekoppelt. Er bindet den Antigen-Antikörper-Komplex unter Ausbildung eines Sandwiches (AK-Ag-AK). Die Inkubationslösung wird verworfen, die an die Röhrchenwand gebundene Radioaktivität gemessen. Bestimmbar sind nur Antigene mit mindestens zwei antigenen Determinanten.

Immunoradiometrischer Assay (IRMA) /[19]/

Prinzip: Beim IRMA ist nicht wie beim RIA das Antigen, sondern ein gegen den Analyten gerichteter Antikörper radioaktiv markiert (Antikörper-Tracer). Im Immunoassay eingesetzt werden 2 gegen den Analyten gerichtete Antikörper, nämlich einen an eine feste Phase gebundenen Erstantikörper und den radioaktiv markierten Zweitantikörper (Antikörper-Tracer). Während des ersten Inkubationsschrittes bindet der Analyt mit dem im Überschuß vorliegenden an einer festen Phase fixierten Erstantikörper. Nach Auswaschen von Serumbestandteilen wird in einem zweiten Inkubationsschritt Antikörper-Tracer hinzugegeben.Er bindet an eine weitere antigene Determinante des an den Erstantikörper gebundenen Analyten unter Ausbildung eines Sandwichkomplexes, der das Antigen von beiden Seiten umschließt. Nach Auswaschen des ungebunden Antikörper-Tracers ist die als Sandwichkomplexe gebundene, meßbare Radioaktivität proportional der Analytkonzentration der Probe.

Die im IRMA eingesetzten Antikörper sind monoklonalen Ursprungs. Bestimmbar sind nur Analyte die 2 Antikörper binden können, also mindestens 2 verschiedene antigene Determinanten besitzen.

Unterschieden wird der Einschritt- vom Zweischritt-IRMA. Der Einschritt-IRMA hat nur einen Inkubationsschritt, der zu messende Analyt und der Antikörper-Tracer sind gleichzeitig im Reaktionsansatz. Beim Zweitschritt-IRMA bindet in der ersten Immuninkubation der Analyt und während der zweiten der Antikörper-Tracer.

High-dose-hook-Effekt: Der IRMA ist mit dem Problem des high-dose-hook-Effektes behaftet, das dazu führen kann, daß bei Einsatz einer unzureichend verdünnten Probe trotz hoher Analytkonzentration falsch normale Werte gemessen werden. Erhalten wird eine Zählrate auf dem absteigenden Schenkel der Kurve nach *Heidelberger* und *Kendall* (sh. S. 1456), die Konzentrationsbestimmung wird aber über den aufsteigenden Schenkel durchgeführt. Die Messung verdächtiger Proben in zwei unterschiedlichen Verdünnungen ist ein geeigneter Weg zur Erkennung des high-dose-hook-Effektes.

Enzymimmunoassay (EIA) /[20, 21]/

Der EIA unterscheidet sich vom RIA dadurch, daß als Tracer Antigen- oder Antikörper-gekoppelte Enzyme eingesetzt werden. Hauptsächlich als Markerenzyme verwendet werden die Peroxidase, die alkalische Phosphatase und die β-Galaktosidase. Pauschal entspricht die analytische Sensitivität des EIA der des RIA. Abgegrenzt wird der heterogene vom homogenen EIA.

Beim *heterogenen EIA* erfolgt eine Trennung des freien Enzym-markierten Antigens vom Antikörper gebundenen, entsprechend den beim RIA abgehandelten Solid-phase-Techniken. Die Enzymaktivität des Antigens bleibt dabei unbeeinflußt. Die heterogenen Enzymimmunoassays werden unter dem Begriff ELISA (Enzyme-Linked-Immunosorbent-Assay) zusammengefaßt. Bestimmt werden können nieder- und makromolekulare Analyte.

Homogene EIA erfordern keine Trennung des freien Enzym-markierten Antigens vom Antikörper-gebundenen. Ihr Reaktionsmechanismus beruht auf der Beeinflussung des Antigen-gekoppelten Enzyms durch den Antikörper. Die Aktivität wird durch die Bildung des Antigen-Antikörper-Komplexes entweder gehemmt, während die Enzymaktivität des freien überschüssigen Antigens unbeeinflußt bleibt, oder umgekehrt, das Markerenzym wird durch die Bindung im Ag-AK-Komplex erst aktiviert, im freien Zustand ist es gehemmt.

Diese Testsysteme sind bekannt geworden unter dem Namen EMIT (Enzyme-Multiplied-Immunoassay-Technique). Bestimmt werden können niedermolekulare Antigene (Arzneimittel, Schilddrüsenhormone).

Heterogener Enzymimmunoassay (ELISA)

Prinzip: Der ELISA ist im analytischen Ablauf vergleichbar dem kompetitiven RIA und dem IRMA. Die Trennung des freien Enzym-markierten Antigens vom Antikörper-gebundenen erfolgt jedoch nahezu ausschließlich durch Solid-Phase-Techniken. An die Trennung schließt sich die Bestimmung der Enzymaktivität in der gebundenen oder freien Phase an. Die Enzymreaktion wird gestartet durch die Zugabe von Substrat und das entstehende Reaktionsprodukt photometrisch gemessen. Über Standardkurven erfolgt die Umsetzung der gemessenen Enzymaktivität in die ihr entsprechende Konzentration der zu bestimmenden Substanz. ELISA-Techniken, die mit Antikörperunterschuß arbeiten, zeigen vergleichbar dem kompetitiven RIA, eine umgekehrte Beziehung zwischen Enzymaktivität und Analytkonzentration der Probe. Techniken die dem IRMA entsprechen, haben eine direkte Beziehung zwischen Enzymaktivität und Analytkonzentration.

Eine ELISA-Variante ist der *μ-capture-assay,* der eingesetzt wird zur Bestimmung spezifischer IgM-Antikörper, z. B. zum Nachweis Röteln-spezifischer IgM-Antikörper.

Prinzip: An eine feste Phase sind Antikörper gegen das Fc-Stück der μ-Kette fixiert, die IgM-Antikörper der Probe binden. Wird nun unmarkiertes Antigen zugegeben, bindet dies an die Fab-Stücke des korrespondierenden IgM-Antikörpers. Die Markierung dieses Komplexes erfolgt durch die Zugabe eines Enzym-markierten IgG-Antikörpers gegen das gebundene Antigen.

Zusammenfassende Darstellung bekannter Varianten des Enzymimmunoassays (EIA) /[21, 22]/

Variante	**Prinzip**
Homogene EIA	Alle Komponenten der Immunreaktion und der Substratreaktion sind in Lösung. Als Marker eingesetzt werden an das Antigen gebundene Enzyme, Substrate oder Inhibitoren, oder das Antigen ist an ein Enzym gekoppelt und der korrespondierende Antikörper an ein zweites kooperierendes Enzym. Bestimmt werden können Haptene mit niedrigem Molekulargewicht oberhalb einer Konzentration von 10^{-9} mol/l.
EMIT	Das zu bestimmende Hapten ist an ein Enzym gekoppelt. Anti-

Zusammenfassende Darstellung bekannter Varianten des Enzymimmunoassays (EIA) (Fortsetzung)

Variante	Prinzip
	körper gegen das Hapten hemmen die enzymatische Aktivität des haptenisierten Enzyms. Zugabe des Analyten neutralisiert den Antikörper und reaktiviert das Enzym. Die enzymatische Aktivität ist proportional der Konzentration des Analyten der Probe.
ARIS (Apoenzyme-Reactivation-Immuno-Assay)	Das Hapten ist an Flavinadenindinukleotid (FAD), das Apoenzym der Glucoseoxidase, gebunden. Antikörper gegen das gebundene Hapten verhindern, daß Glucoseoxidase sich mit seinem Apoenzym zu einem aktiven Enzymkomplex vereinigt. Die Zugabe von Analyt neutralisiert den Antikörper und das Apoenzym FAD kann sich mit Glucoseoxidase vereinigen. Die Aktivität des reaktivierten Enzyms ist proportional der Konzentration des Analyten der Probe.
Inhibitor labelled EIA	Das Hapten ist an den Inhibitor eines Enzyms gekoppelt. Antikörper gegen das Hapten blockieren den Inhibitor, sodaß dieser den Substratumsatz des Enzymes nicht hemmen kann. Zugabe des Analyten entfernt den korrespondierenden Antikörper vom Inhibitor, der nun den Substratumsatz des Enzymes hemmt. Der Substratumsatz ist umgekehrt proportional der Konzentration des Analyten der Probe.
Enzyme chanelling EIA	Träger der Immunreaktanten sind 2 kooperierende Enzyme. An ein Enzym ist das Hapten gekoppelt, an das andere der korrespondierende Antikörper. Durch Bildung eines Antigen-Antikörper-Komplex werden beide aneinander gebracht und dadurch der Substratumsatz aktiviert. Zugabe des Analyten trennt die kooperierenden Enzyme, der Substratumsatz wird gebremst. Der Substratumsatz ist umgekehrt proportional der Konzentration des Analyten der Probe.
EMIA (Enzyme Membrane Immuno Assay)	Angewendet wird die Freisetzung von in Liposomen-verkapselter Enzymaktivität. Prinzip I: Das Hapten ist in die Liposomenmembran eingebaut. Zugabe von korrespondierendem Antikörper und Komplement bewirkt die Komplement-vermittelte Lyse der Liposomen. Die verkapselte Enzymaktivität wird frei und setzt ein zugegebenes Substrat um. Zugabe des Analyten neutralisiert Antikörper und verhindert die Komplement vermittelte Lyse der Liposomen. Der Substratumsatz ist umgekehrt proportional der Konzentration des Analyten der Probe. Prinzip II: Ein Enzym, z. B. alkalische Phosphatase, ist in Liposomen verkapselt. An Hapten gebundenes Zytolysin schlägt Löcher in die Liposomenmembran und setzt dadurch Enzym frei. In Gegenwart von korrespondierenden Antikörpern gegen das Hapten wird die Zytolysinaktivität sterisch gehemmt, die Liposomenmembran bleibt intakt und das Enzym verkapselt. Zugabe des Analyten bindet Antikörper und aktiviert haptenisiertes Zytolysin. Dadurch wird Enzym freigesetzt; die enzymatische Aktivität im Ansatz ist proportional der Konzentration des Analyten der Probe.
Heterogene EIA (ELISA)	Der heterogene EIA ist immer eine Festphasenreaktion. Eine Komponente der Immunreaktion, Antikörper oder Antigen (Hapten), ist an eine feste Phase (Röhrchenwand, Kugel, Magnetpartikel) gebunden.

Zusammenfassende Darstellung bekannter Varianten des Enzymimmunoassays (Fortsetzung)

Variante	Prinzip
	Der heterogene EIA hat mindestens 2 Arbeitsschritte, dem Schritt der Antigen-Antikörper-Reaktion folgt die Enzym-Substrat-Reaktion. Bestimmt werden Substanzen mit niedrigem Molekulargewicht (Haptene) und höhermolekulare als Vollantigene wirkende Substanzen, z. B. Proteohormone, spezifische Antikörper, die bis zu einer Konzentration von 10^{-12} mol/l gemessen werden können.
Kompetitiver EIA (ELISA)	Antikörper gegen den Analyten sind an eine feste Phase, z. B. Röhrchenwand, gebunden. Der Analyt der Probe und Enzym-markiertes Antigen konkurrieren um die limitierte Menge trägergebundener korrespondierender Antikörper. Je höher die Konzentration des Analyten der Probe ist, desto weniger Enzym-markiertes Antigen wird gebunden. Nach Beendigung der Immunreaktion werden alle ungebundenen Substanzen des Probenansatzes verworfen. In der anschließenden Substratreaktion wird die Aktivität des gebundenen Enzyms gemessen. Sie ist umgekehrt proportional der Konzentration des Analyten der Probe.
Sandwich EIA (ELISA)	Hat ein Analyt 2 und mehr verschiedene antigene Determinanten, wie das z. B. bei Proteinen der Fall ist, kann die Sandwich-Technik beim ELISA Anwendung finden. *Zweischritt-ELISA:* Ein gegen den Analyten gerichteter primärer Antikörper ist an eine feste Phase gebunden. Im ersten Inkubationsschritt bindet die gesamte Analytmenge an diesen im Überschuß vorliegenden Antikörper. Nach Auswaschen von Serumbestandteilen wird in einem weiteren Inkubationsschritt Enzym-markierter Zweitantikörper hinzugegeben. Er bindet an eine weitere antigene Determinante des an den Primärantikörper gebundenen Analyten unter Ausbildung eines Sandwichkomplexes, der das Antigen von beiden Seiten umschließt. Die gebundene enzymatische Aktivität im Probenansatz ist proportional der Konzentration des Analyten. *Einschritt-ELISA:* Es wird nur ein Inkubationsschritt durchgeführt, der zu messende Analyt und der Enzym-markierte Zweitantikörper sind gleichzeitig im Reaktionsansatz.
DALP-Technik (Double Antibody Liquid Phase)	In einer löslichen Phase konkurrieren der Analyt und Enzym-markiertes Antigen um eine begrenzte Menge korrespondierender Antikörper. Es bilden sich Antigen-Antikörper-Komplexe. Diese werden in einem zweiten Reaktionsschritt durch Zugabe eines weiteren Antikörpers unlöslich gemacht und abgetrennt. Die Enzymaktivität in der unlöslichen Phase ist umgekehrt proportional der Konzentration des Analyten der Probe.
IEMA-Test (Immuno-Enzymo-Metric-Assay)	Der IEMA-Test arbeitet mit Enzym-markiertem Antikörper und Festphase-gebundenem Antigen. Im ersten Schritt der Reaktion wird aller Analyt der Patientenprobe von Enzym-markierten Antikörpern gebunden. Die Reaktionspartner reagieren in Lösung. In einem weiteren Schritt erfolgt die Trennung des überschüssigen Enzym-markierten Antikörpers vom als Antigen-Antikörper-Komplex gebundenen Anteil durch Bindung des ersteren an Antigen, das an eine feste Phase fixiert ist. Die enzymatische Aktivität der löslichen Fraktion des Analyt-Antikörper-Komplexes ist proportional der Konzentration des Analyten der Probe.

Fluoreszenzimmunoassay (FIA) /[21, 23]/

Der FIA unterscheidet sich vom Enzymimmunoassay dadurch, daß der Marker (Antigen oder Antikörper) mit einem fluoreszeierenden Molekül (Fluorophor) markiert ist. Es handelt sich um Moleküle, die Energie absorbieren und in einem Zeitraum von etwa 10^{-8} sec. als Photonen wieder abgeben. Erfolgt die Energiezufuhr in Form von Strahlung, wird diese mit einer Wellenlängenverschiebung von etwa 30—50 nm wieder abgegeben.

Darstellung bekannter Typen des Fluoreszenzimmunoassays (FIA)

Typ	**Prinzip**
Homogene FIA	Entsprechend dem homogenen EIA wird das Antikörper-gebundene Antigen nicht vom freien Antigen vor Messung der Fluoreszenz abgetrennt. Es wird direkt die Fluoreszenz des Reaktionsgemisches gemessen.
Fluoreszenz-Polarisations-Immunoassay	Kompetitiver Immunoassay. Eine definierte Menge mit Fluorophor markiertes Antigen und der Analyt der Patientenprobe konkurrieren um eine im Unterschuß vorliegende Menge korrespondierender Antikörper. Registriert wird die Beeinflussun des Fluorophor-markierten Antigens nach Antikörperbildung. Zur Messung angewendet wird die Technik der Fluoreszenz-Polarisation, bei der die Änderung des Winkels der polarisierten Fluoreszenzstrahlung, die das Fluorophor nach Anregung emittiert, gemessen wird. Liegt das Fluorophor-markierte Antigen an Antikörper gebunden vor kann es sich wenig, in freier Form aber gut drehen in dem Zeitraum zwischen Absorption und Emission von Strahlung. Die Polarisation ist groß (Winkeländerung der emittierten Strahlung klein) bei niedriger Konzentration des Analyten und klein (Winkeländerung groß) bei hoher Konzentration.
Fluorescence enhancement immunoassay	Die Fluoreszenz des Probenansatzes wird verstärkt, wenn das Fluoreszenz-markierte Antigen mit dem korrespondierenden Antikörper bindet. Die Zugabe von Analyt bindet Antikörper und hemmt eine Verstärkung der Fluoreszenz.
Fluorescence quenching immunoassay	Die Fluoreszenz des markierten Antigens nimmt ab, wenn es eine Antigen-Antikörper-Reaktion eingeht. Zugabe des Analyten bindet Antikörper und wirkt Fluoreszenz-verstärkend.
FETIA (Fluorescence excitation transfer immunoassay)	Funktioniert nach dem Prinzip des Fluorescence quenching Assay. Es ist jedoch zusätzlich eine Fluoreszenzquencher-Substanz in den Test integriert, auf die die Photonen des Fluorophors übertragen und somit die Ausbildung einer Fluoreszenzstrahlung unterdrückt wird. Ist z. B. das Antigen mit Fluorophor markiert und der Antikörper mit einem Quencher, hängt die Energieübertragung vom räumlichen Abstand beider Komponenten ab. Liegen sie als Antigen-Antikörper-Komplex vor, ist der Abstand klein und das Fluoreszenzlicht wird gequencht (unterdrückt). Zugabe von Analyt führt zur Bindung korrespondierender mit Quencher markierter Antikörper und erhöht die Intensität der Fluoreszenz.
SLIFA (Substrate labelled fluorescent immunoassay)	Das Antigen ist an das Substrat β-Galaktosidase-Umbelliferon (GUT) gekoppelt. GUT fluoresziert nicht, jedoch das durch β-Galaktosidase abspaltbare Umbelliferyl-Antigen (UT). Die β-Galaktosidase kann nur von GUT-markiertem Antigen das UT

Darstellung bekannter Typen des Fluoreszenzimmunoassays (FIA) (Fortsetzung)

Typ	**Prinzip**
	abspalten, wenn das markierte Antigen nicht durch Antikörper abgebunden wird. Der Bestimmungsansatz enthält in definierter Menge spezifische Antikörper und GUT-markiertes Antigen. Erfolgt die Zugabe von Patientenprobe, werden Antikörper vom Analyten abgebunden und können nicht mit GUT-markiertem Antigen reagieren. GUT ist somit als Substrat für die β-Galaktosidase verfügbar, UT wird abgespalten und fluoresziert. Die Fluoreszenzintensität ist proportional der Konzentration des Analyten in der Probe.
Heterogene FIA	Entsprechend den heterogenen EIA wird freies Fluorophor-markiertes Antigen vom Antikörper-gebundenen Antigen vor Fluoreszenzmessung abgetrennt.
Sep-FIA	Vergleichbar dem kompetitiven heterogenen EIA (ELISA).
IFMA (Immunofluorometrischer Assay)	Vergleichbar dem IRMA oder Sandwich ELISA.
Zeitaufgelöste Fluorometrie /[24]/ (TR-FIA = Time Resolved Fluorescence Immunoassay)	Gegenüber den zuvor geschilderten heterogenen Fluoreszenzimmunoassays auf der Basis der Sandwich-Technik, unterscheidet sich der TR-FIA im Marker. Verwendet werden als Fluorophore Chelate der Lanthaniden und zwar Europium oder Terbium. Als Chelatbildner werden Diketone verwendet. Bei Anregung des Metallchelates absorbiert das Diketon die Anregungsenergie und gibt sie an das Europium weiter, das dann die Energie abstrahlt. Vorteil ist, daß die Strahlung zur Anregung sich von der Emissionsstrahlung um 270 nm unterscheidet, und daß das Emissionsmaximum des Europiums schmal ist. Dadurch werden in erheblichem Maße die Untergrundfluoreszenz und Streulichteinflüsse reduziert. Die analytische Sensitivität der TR-FIA entspricht dem Radioimmunoassay.

Lumineszenzimmunoassay /[25, 26]/

Als Tracer des Antigens oder Antikörpers dienen lumineszierende Substanzen. Es handelt sich um Moleküle, die nach Energiezufuhr Strahlung aussenden. Nach der Anregung werden folgende Formen der Lumineszenz unterschieden

— Chemilumineszenz: Wird erzeugt von Substanzen, die durch chemische Oxidation Licht abgeben, z. B. Luminol, Acridiniumester, Oxalate. Für den Start der Chemilumineszenzreaktion sind Katalysatoren notwendig, z. B. Meerrettichperoxidase und Wasserstoffperoxid (Abb. 5).

— Biolumineszenz: Wird erzeugt durch ein lumineszentes System, dem eine energieliefernde enzymatische Reaktion vorgeschaltet ist. Zur Lumineszenz wird das Luziferin-Luziferase-System eingesetzt (Abb. 5). Luziferin wird durch Katalyse der Luziferase zu einem angeregten Komplex oxidiert, der unter Lichtemission zerfällt. Als energieliefernde Reaktion sind z. B. vorgeschaltet die ATP liefernde Pyruvatkinase-Reaktion, wenn das Luziferin-Luziferase-System aus Glühwürmchen eingesetzt wird oder oxidative Reaktionen, wenn das NAD(P)H-abhängige Luziferin-Luziferase-System aus Pilzen, Algen oder Bakterien zur Anwendung kommt.

Mit dem Lumineszenzimmunoassay können Analyten niedrigen und hohen Molekulargewichtes mit einer dem Radioimmunoassay vergleichbaren analytischen Sensitivität bestimmt werden.

$$\text{Luminol} + 2H_2O_2 + OH^- \xrightarrow{\text{Katalysator}} \text{Aminophthalat} + N_2 + 3H_2O + \text{Licht}$$

$$\text{Luziferin} + \text{ATP} \xrightarrow[Mg^{2+}]{\text{Luziferase}} \text{Luziferyladenylat}$$

$$\text{Luziferyladenylat} + O_2 \xrightarrow{\text{Luziferase}} \text{angeregter Enzymkomplex}$$

$$\text{angeregter Enzymkomplex} \longrightarrow \text{Oxyluziferin} + \text{AMP} + CO_2 + \text{Licht}$$

Abb. 5 Darstellung der Lichterzeugung durch die luminogene Substanz Luminol (oben) und das Luziferin-Luziferase System (unten).

Varianten des Lumineszenzimmunoassays (LIA) /[27]/

Variante	**Prinzip**
CELIA (Chemilumineszenz Immunoassay)	Kompetetiver Assay. Analyt und Luminol-markiertes Antigen konkurrieren um eine limitierte Menge Festphase-gebundener Antikörper. Das meßbare Lichtsignal ist umgekehrt proportional der Konzentration des Analyten in der Patientenprobe. Entspricht im Prinzip dem kompetitiven RIA. Diese Variante ist störanfällig, da Probe und Luminol-markiertes Antigen sich zur gleichen Zeit im Reaktionsgemisch befinden. Eine Extraktion des Analyten aus der Probe vor Durchführung des LIA kann erforderlich sein.
SPALT (Solid Phase Antigen Luminescence Technique)	Der SPALT ist eine Festphasenreaktion und läuft als Zweischrittreaktion ab. Im ersten Schritt wird der Analyt mit einer definierten Menge korrespondierender Antikörper im Überschuß inkubiert. Nicht an den Analyten als Antigen-Antikörper-Komplex gebundene Antikörper werden an Festphase-fixiertes immobilisiertes Antigen gebunden und die ungebundenen Substanzen des Probenansatzes verworfen. Im zweiten Schritt werden die Festphase fixierten Antigen-Antikörper-Komplexe durch einen Lumineszenz-markierten Zweitantikörper markiert. Das meßbare Lichtsignal ist umgekehrt proportional der Konzentration des Analyten der Patientenprobe.
ILMA (Immunoluminometrischer Assay)	Entspricht im Aufbau dem immunoradiometrischen Assay (IRMA). Der primäre Antikörper liegt an eine feste Phase fixiert im Überschuß vor und bindet im ersten Inkubationsschritt allen Analyten der Probe. Alle überschüssigen ungebundenen Substanzen des Inkubationsansatzes werden verworfen und im zweiten Inkubationsschritt die Festphase-gebundenen Antigen-Antikörper-Komplexe mit einem Lumineszenz-markierten Zweitantikörper markiert. Das meßbare Lichtsignal ist proportional der Analytenkonzentration der Patientenprobe.
ILSA (Immunoluminometric Labelled Secondantibody Assay)	Der ILSA ist analog dem ILMA aufgebaut, es wird jedoch zusätzlich ein Spezies-spezifischer Antikörper verwendet. Der Ablauf ist folgendermaßen: Der primäre Analyt-spezifische Antikörper liegt an eine feste Phase fixiert vor und bindet allen Analyten der Probe. Nach Verwerfen der überschüssigen, ungebundenen Substanzen des Inkubationsansatzes, wird an die Festphase-gebundenen Antigen-Antikörper-Komplexe ein weiterer Analyt-spezifischer Antikörper gebunden, sodaß ein Sandwich entsteht aus Analyt-spezifischem Primärantikörper, Analyt und Analyt-spezifischem Sekundärantikörper. Dieser Sandwich wird nun markiert mit einem universellen,

Varianten des Lumineszenzimmunoassays (LIA) (Fortsetzung)

Variante	Prinzip
	nur Spezies-spezifischen Lumineszenz-markierten Antikörper. Der Vorteil ist, daß dieser Lumineszenz-markierte Antikörper für die Testkits aller Analyten eingesetzt werden kann, wenn der zweite Analyt spezifische Antikörper von der gleichen Tierspezies stammt. Voraussetzung für dieses Bestimmungsprinzip ist aber, das der erste und zweite Analyt-spezifische Antikörper von verschiedenen Tierspezies stammen.

Analytische Sensitivität immunchemischer Analysenverfahren /[28]/

Die Detektion einer markierten Substanz ist abhängig von /[29]/

— Der Anzahl der Signale, die pro Zeiteinheit von einer definierten Menge markierter Moleküle generiert werden (spezifische Aktivität).

— Dem Verhältnis gemessener Signale zu generierten Signalen (Zähl- oder Meßausbeute).

— Der Intensität des Hintergrundsignals, vor dem das spezifische Signal gemessen wird (Signal-Rauschen-Verhältnis).

Luminophore und Fluorophore können aufgrund ihrer höheren spezifischen Aktivität empfindlicher als der radioaktive Marker ^{125}J nachgewiesen werden. Ein Vergleich der analytischen Sensitivitäten immunchemischer Verfahren ist nur möglich, wenn wichtige Faktoren der Assays, z. B. Eigenschaften des Antikörpers oder die Trennverfahren konstant gehalten werden.

Mindestmenge des Analyten für das jeweilige immunchemische Meßverfahren /[29]/

Marker	Nachweisgrenze (mol)
Enzym (photometrische Detektion)	10^{-15}—10^{-16}
Fluorophor	10^{-15}—10^{-16}
^{3}H	10^{-16}
^{125}J	10^{-18}
Enzym (spezielle Detektionsverfahren, z. B. Fluorimetrie, Luminometrie, Radiometrie, Amplifikation des Signals durch 2. Enzym)	10^{-17}—10^{-20}
Fluorophor (spezielle Detektionsverfahren, z. B. zeitverzögerte Fluoreszenz)	10^{-18}—10^{-20}
Luminophor	10^{-17}—10^{-20}

Immunoblot

Der Immunoblot, auch Westernblot genannt, ist eine Variante des Proteinblotting.

Prinzip des Proteinblotting /[30]/

Das Proteinblotting besteht aus 3 Reaktionsschritten.

— Elektrophoretische Trennung eines Proteingemisches in Einzelproteinfraktionen. Trenntechniken sind vorwiegend die hochauflösende ein- oder zweidimensionale Flachgel-Elektrophorese oder die Isoelektrofokussierung. Trägermedien sind Agarose oder Polyacrylamid. Die Puffer können SDS (Sodium Dodecyl Sulfate) oder Harnstoff enthalten.

— Transfer der aufgetrennten Proteine auf einen sekundären Träger vermittels einer Blotting-Apparatur. Der sekundäre Träger muß die Proteine immobilisieren, sodaß keine Diffusion erfolgen kann. Als sekundäre Träger verwendet werden Nitrozellulosestreifen oder mit Diazobenzyloxymethyl vorbehandeltes Papier. Letzteres bindet die Proteine kovalent. Der Transfer der Proteine vom primären (elektrophoretischen) Träger auf den sekundären Träger, auch als Blotting bezeichnet, kann erfolgen durch einfache oder unterstützende Diffusion (Vakuum, Überdruck), durch Kapillardruck oder elektrophoretisch (Elektroblotting). Das Elektroblotting ist das effizienteste und am weitesten verbreitete Verfahren. Nach Transfer der Proteine werden durch ein »Blocking Agent« unspezifische Bindungsstellen des sekundären Trägers blockiert.

— Sichtbarmachung der Proteinfraktionen auf dem sekundären Träger. Das geschieht global durch Proteinfarbstoffe oder selektiv mit spezifischen Liganden, z. B. durch radioaktiv-, enzym-, oder fluoreszenz-markierte spezifische Bindungsproteine oder Antikörper.

Western blotting /[31]/

Die Methode wird erfolgreich zum Nachweis von Antikörpern gegen virale Proteine eingesetzt.

Prinzip: Virusproteine werden zuerst elektrophoretisch aufgetrennt und dann durch Elektroblotting auf einen Nitrozellulosestreifen transferiert. Dieser wird mit Patientenserum überschichtet. Es bilden sich Antigen-Antikörper-Komplexe, die nach Auswaschen der ungebundenen Substanzen mit einem sekundären Antikörper markiert werden, vergleichbar, z. B. den konventionellen ELISA-Techniken. Die analytische Sensitivität ist abhängig von der angewendeten ELISA-Technik und beträgt bis zu 40 pg/mm^2 Fläche.

Literatur

1. *Gramatzki, M., J. R. Kalden:* Fortschr. Med. *103:* 843 (1985). Monoklonale Antikörper in klinischer Diagnostik und Therapie.
2. *Thomas, L.:* Lab. Med. *8:* 225 (1984). Poly- und monoklonale Antikörper: Herstellung und Bedeutung für die medizinische Diagnostik.
3. *Köhler, G., C. Milstein:* Nature *256:* 495 (1975). Continuous cultures for fused cells secreting antibody of predifined specificity.
4. *Ax, A.:* Laboratoriumsblätter *30:* 89 (1980). Monoklonale Antikörper durch Lymphozyten-Hybridisierung.
5. *Lineweaver, H., D. Burk:* J. Am. Chem. Soc. *56:* 658 (1934). Determination of enzyme dissosiation constants.
6. *Fahey, J. L., E. McKelvey:* J. Immunol. *94:* 84 (1965). Quantitative determination of serum immunoglobulins in antibody agarplates.
7. *Mancini, G., A. O. Carbonara, J. F. Heremans:* Immunochem. *2:* 235 (1965). Immunochemical determination of antigens by single radial immunodiffusion.
8. *Scheidegger, F.:* Arch. Allergy Appl. Immunol. *7:* 105 (1955). Une micromethode de l'immunoelectrophorése.
9. *Grabar, P., C. A. Williams:* Biochem. Biophys. Acta *10:* 193 (1953). Methode permettant l'étude conjugée des propriétés electrophorétiques et immunochemiques d'un mélange des proteines. Application au serum sanguine.
10. *Baus, M., T. Müller, L. Thomas:* Lab. Med. *10:* 192 (1986). Immunfixations-Elektrophorese zum Nachweis monoklonaler Gammopathien: Durchführung, Interpretation, Fehlermöglichkeiten.
11. *Laurell, C. B.:* Analyt. Biochem. *15:* 45 (1966). Quantitative estimation of proteins by electrophoresis in agarose gel containing antibodies.

12. *Clarke, M. H. G., T. Freeman:* Clin. Sci. *35:* 403 (1968). Quantitative immunoelectrophoresis of human serum proteins.
13. *Sieber, A.:* Laboratoriumsblätter *27:* 109 (1977). Plasmaproteinbestimmung durch Laser-Nephelometrie: Laborpraxis.
14. *Bruckner, A., M. Moreth, M. Bernheim:* Ärztl. Lab. *11:* 291 (1981). Bewertung und Handhabung der turbidimetrischen Bestimmung der Immunglobuline IgG, IgA und IgM und Vergleich zur radialen Immundiffusion.
15. *Müller-Matthesius, R., C. Opper:* J. Clin. Chem. Clin. Biochem. *18:* 501 (1980). Der Einfluß von Meßzeit und Reaktionsmilieu bei kinetischen immunturbidimetrischen Proteinbestimmungen.
16. *Müller, F., L. Trapp:* Ärztl. Lab. *7:* 163 (1979). Entwicklung und gegenwärtiger Stand der präparativen und optischen Technik für die fluoreszenzimmunologische Diagnostik.
17. *Baudner, S.:* Lab. Med. *3:* 50 (1979). Fluoreszein-konjugierte Antisera. Qualitätsanforderungen, Charakteristika, Herstellung.
18. *Dwenger, A.:* J. Clin. Chem. Clin. Biochem. *22:* 883 (1984). Radioimmunoassay: An overview.
19. *Addison, G. M., C. N. Hales:* The immunoradiometric assay. In: *Kirkham, K. E., W. M. Hunts*, Radioimmunoassay methods, S. 595. Livingstone, Edinburgh (1971).
20. *Oellerich, M.:* J. Clin. Chem. Clin. Biochem. *22:* 895 (1984). Enzyme-Immunoassay: A review.
21. *Miyai, K.:* Adv. Clin. Chem. *24:* 61 (1985). Advances in nonisotopic immunoassay.
22. *Linke, R.:* Mitt. Dt. Ges. Klin. Chem. 1986, S. 291. Möglichkeiten und Grenzen moderner Enzym-Immuno-Assays.
23. *Hemmilä, I.:* Clin. Chem. *31:* 359 (1985). Fluoroimmunoassays and immunofluorometric assay.
24. *Wisser, H.:* GIT-Labormedizin 1985, S. 89. Zeitaufgelöste Fluorometrie. Eine neue Technik des Immunoassays.
25. *Weeks, I., M. L. Sturgess, J. S. Woodhead:* Clinical Science *70:* 403 (1986). Chemiluminescence immunoassay: A overview.
26. *Gadow, A., H. Fricke, C. J. Straßburger, G. W. Wood:* J. Clin. Chem. Clin. Biochem. *22:* 337 (1984). Synthesis and evaluation of luminescent tracers and hapten-protein conjugates for use in luminescence immunoassays with immobilized antibodies and antigens.
27. *Wood, W. G., H. Fricke, J. Haritz et al.:* J. Clin. Chem. Clin. Biochem. *22:* 349 (1984). An evaluation of four different luminescence immunoassay systems: CELIA, SPALT, ILMA, ILSA.
28. *Jackson, T. M., R. P. Ekins:* J. Immunol. Methods *87:* 13 (1986). Theoretical limitations on immunoassay sensitivity.
29. *Dibbelt, L., E. Kuss:* Mitt. Dt. Ges. Klin. Chem. 1987, S. 35. Der Einfluß der signalgebenden Komponente auf die Sensitivität immunchemischer Analysenverfahren.
30. *Beisiegel, U.:* Electrophoresis *7:* 1 (1986). Protein blotting. A review.
31. *Burnette, W. N.:* Anal. Biochem. *112:* 195 (1981). »Western blotting«: Electrophoretic transfer of proteins from SDS-polyacrylamide gels to unmodified nitrocellulose and radiographic detection with antibody and radioiodinated protein A.

Rekombinante DNA-Technik (Gentechnologie)

Prinzip

Die rekombinante DNA-Technik beinhaltet im wesentlichen folgende 3 Vorgänge /[1,2]/

— Gene oder DNA-Abschnitte werden enzymatisch aus dem Gesamtverband der zellulären DNA (Genom) herausgeschnitten. Schneidewerkzeuge sind die Restriktionsendonukleasen, etwa 500 verschiedene sind bekannt. Zur Erzielung eines bestimmten Schnittmusters wird nur diejenige Restriktionsendonuklease eingesetzt, die das gewünschte DNA-Fragment bzw. Gen nicht zerschneidet.

— Einsetzen (Rekombination) des DNA-Fragments bzw. Gens in vitro in eine vermehrungsfähige DNA, auch als Vektor oder Träger-DNA bezeichnet. Auch der Vektor muß, wenn möglich, mit der gleichen Restriktionsendonuklease aufgeschnitten werden. Das Einsetzen des Gens erfolgt mit Hilfe der DNA-Ligase, einem Enzym, das DNA-Fragmente miteinander verbinden kann.

— Einschleusen (Transfektion) der rekombinanten DNA in eine Wirtszelle, wo sie vermehrt (kloniert) und ihre genetische Information in eine Substanz umgesetzt (exprimiert) wird, z. B. zur Synthese von Insulin.

Anwendung

Aufgabengebiete der Gentechnologie sind

— Anlegen einer Genbibliothek und Kartierung von Genen auf menschlichen Chromosomen.

— Direkte DNA-Analyse von genetisch bedingten Erkrankungen mit Hilfe von Gensonden.

— Produktion medizinisch und pharmazeutisch wichtiger Stoffe.

— Herstellung diagnostischer Gensonden (Probes) zur Erkennung bakterieller, viraler oder Tumor-DNA zu medizinisch diagnostischen Zwecken.

Begriffserklärungen

Exprimierung (Expression): Umsetzung der genetischen Information der Fremd-DNA in der Wirtszelle. Die Expression eines klonierten eukaryotischen Gens in Bakterien ist sowohl abhängig von der korrekten Transkription in eine aktive messenger RNA (mRNA), als auch von deren Translation in das gewünschte Protein /[1]/.

Gensonde (Probe): Es handelt sich um DNA-Einzelstrangbruchstücke, die einen Marker (Radioaktivität, Enzym) tragen. Mit Gensonden können in Hybridisierungsversuchen spezifische Nukleotidsequenzen an DNA-Einzelsträngen von Genen oder anderen Einzelstrangbruchstücken nachgewiesen werden. Da die Nukleotidsequenz der Gensonde bekannt ist, ist auch eine Identifizierung der unbekannten DNA-Frequenz der Untersuchungsprobe möglich.

Hybridisierung: Reassoziation komplementärer Einzelstrangsequenzen zum Doppelstrang. Die Hybridisierung ist sensitiv und hochspezifisch. Die Bindung eines unbekannten DNA-Einzelstrangs an eine Gensonde spricht für eine Identität mit dieser.

Klonieren: Vermehrung eines transferierten Gens oder DNA-Fragments in einer Wirtszellkultur.

Ligasen: Enzyme, die DNA-Fragmente kovalent über eine Phosphodiesterase-Bindung verknüpfen.

Plasmide: Kleine ringförmige DNA-Moleküle, die in Bakterien und Hefen außerhalb des Chromosoms vorkommen. Plasmide besitzen ein sogenanntes Replikon, einen DNA-Abschnitt, der für die selbständige Vermehrung des Plasmids benötigt wird und tragen häufig ein Gen, das dem Wirtsbakterium eine Resistenz gegen bestimmte Antibiotika verleiht.

Rekombination: Vorgang, bei dem es zum Austausch zweier, von verschiedenen Individuen stammender, homologer, meist großer Nukleotidfragmente kommt.

Restriktionsendonukleasen: Enzyme, die doppelsträngige DNA Nukleotidsequenzspezifisch in Bruchstücke (Restriktionsfragmente) schneiden. Über 500 verschiedene Restriktionsendonukleasen sind bekannt, sie schneiden die DNA nur an wenigen spezifischen Stellen der Nukleotidsequenz, jedes Enzym erzeugt sein eigenes unverwechselbares DNA-Schnittmuster. Die Restriktionsendonukleasen werden aus Mikroorganismen gewonnen. An den Enden der DNA-Fragmente hinterlassen die Restriktionsendonukleasen Paßstellen, die eine Verknüpfung von DNA-Fragmenten verschiedener biologischer Herkunft erlaubt. Dadurch können in vitro Nukleotidsequenzen geknüpft werden, die in der Natur gewöhnlich nicht vorkommen.

Die am häufigsten benutzte Restriktionsendonuklease EcoRI erkennt die Nukleotid-Basensequenz $\substack{\text{-GAATTC-}\\ \text{-CTTAAG-}}$ und spaltet bei einer DNA die kovalente Bindung zwischen A und G dort, wo diese Sequenz auftritt. Das Enzym macht somit an der Sequenz einen Stufenschnitt (Abb. 1).

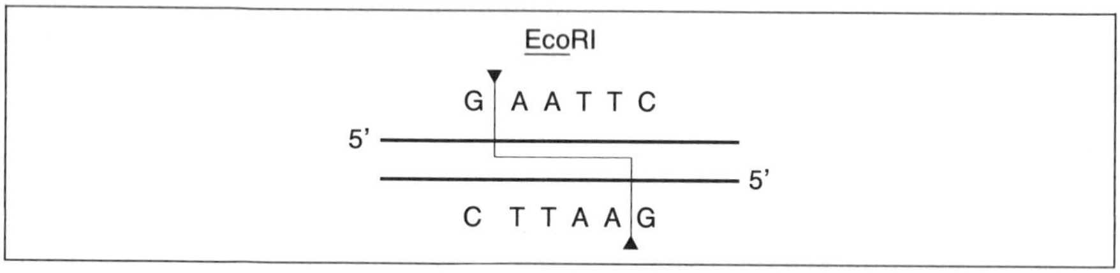

Abb. 1 Spaltung von DNA mit der Restriktionsendonuklease EcoRI.

Reverse Transkriptase: Es handelt sich um eine Retroviren-kodierte RNA-abhängige Polymerase. Mit Hilfe der reversen Transkriptase ist es möglich unter Verwendung von mRNA als Sonde mRNAs in doppelsträngige DNA zu überschreiben (kopieren). Es entsteht cDNA = copy DNA.

Transfektion: Einschleusung rekombinierter DNA in Wirtszellen.

Transkription: Die Umsetzung der Information eines Gens erfolgt zunächst dadurch, daß die Nukleotidsequenz des Gens in eine mRNA umgeschrieben wird. Diese dient dann als Matrize für die Synthese eines Proteins.

Translation: Übersetzung des RNA-Codes in die Proteinstruktur.

Vektor: DNA-Molekül, z. B. Plasmid, das die fremde DNA trägt und mit ihr zusammen das rekombinante DNA-Molekül bildet. Die Bindung der fremden DNA an den Vektor ist notwendig zu ihrer Vermehrung, denn die DNA-Replikation ist abhängig von artspezifischen Signalfrequenzen der Wirtszell-DNA. Werden daher DNA-Fragmente vor ihrer Einschleusung an Wirtszell-DNA-Moleküle gebunden, die solche Signalfrequenzen enthalten, erfolgt nach Einschleusung in die Wirtszelle ihre Vermehrung im Huckepackverfahren mit der Vektor-DNA.

Als Vektoren werden solche Plasmide verwendet, die ein Resistenzgen besitzen und dem Wirtsbakterium, in das sie eingeschleust werden, dadurch die Resistenz gegen ein bestimmtes Antibiotikum verleihen.

Arbeitsschritte

Die rekombinante Gentechnologie beinhaltet folgende Arbeitsschritte
— Gewinnung der zu untersuchenden DNA-Sequenz, z. B. aus menschlichem Genom bei Verdacht auf Erbkrankheiten oder aus unbekannten Viren, die identifiziert werden sollen.
— Klonierung der isolierten DNA-Sequenz durch Einschleusung und Einbau in Wirtszellen. Die DNA-Sequenz wird mit jedem Zellzyklus repliziert und steht somit unbegrenzt zur Verfügung.
— Rückgewinnung der DNA-Sequenz in großen Mengen aus den Wirtszellen durch Extraktion der Wirts-DNA und schneiden mit Restriktionsendonukleasen.
— Auffinden der gewünschten DNA-Fragmente unter Anwendung des *Southern*-Blot-Verfahrens und anschließende Hybridisierung mit Gensonden. Durch die Markierung mit Gensonden werden die gewünschten DNA-Fragmente sichtbar, können identifiziert und quantitativ bestimmt werden.

Klonierung von DNA-Fragmenten /3/

Das zur Klonierung vorgesehene DNA-Fragment bzw. Gen wird unter Anwendung von Restriktionsendonukleasen aus der DNA eines fremden Organismus geschnitten oder durch Überschreiben von mRNA durch reverse Transkriptase in vitro als copy DNA (cDNA) gewonnen.

Vor Einschleusen des DNA-Fragmentes in die Wirtszelle erfolgt seine Bindung an eine geeignete Träger-DNA, auch Vektor genannt (Abb. 2). Als Vektor geeignet sind Plasmide, die zusätzlich zum Replikon (Vermehrungsgen) ein Resistenzgen für bestimmte Antibiotika besitzen.

Das ringförmige Plasmid wird aus definierten E. coli-Stämmen isoliert, durch Restriktionsendonuklease an definierter Stelle geschnitten, das fremde DNA-Fragment eingefügt, die Paßstellen über Ligase verknüpft und somit der Plasmidring wieder geschlossen. Als Wirtszelle des rekombinanten Plasmids werden E. coli ausgewählt, die Plasmide ohne Resistenzgen besitzen. Nach Transfektion erhält die Wirtszelle nicht nur die Eigenschaft des fremden DNA-Fragments, sondern auch Resistenzeigenschaften gegen bestimmte Antibiotika. Das ist vorteilhaft zur Selektion der infizierten E. coli-Bakterien von den nicht infizierten. Erstere wachsen als Kolonien auf Nährböden die Antibiotika enthalten gegen die das Resistenzgen gerichtet ist, letztere wachsen nicht.

Das eingebaute DNA-Fragment, bzw. Gen wird mit jedem Zellzyklus repliziert, steht somit in größerer Menge zur Verfügung und dient als Ausgangsmaterial für Gensonden (Probes).

Handelte es sich bei dem rekombinierten DNA-Fragment um ein Gen und ist sowohl die Transkription in eine aktive mRNA, als auch die Translation gesichert, kommt es zur Bildung des gewünschten Proteins.

Isolierung und Identifizierung klonierter DNA-Fragmente

Zur Gewinnung klonierter DNA wird die Wirtszell-DNA extrahiert und mit Restriktionsendonukleasen geschnitten (Abb. 3). Es werden Restriktionsendonukleasen gewählt, die das replizierte DNA-Fragment möglichst nicht zerschneiden. Alle erhaltenen Fragmente werden dann zur Isolierung und Identifizierung dem *Southern*-blotting unterworfen.

Das ursprüngliche *Southern*-blotting /5/ ist ein Verfahren zur Übertragung von DNA-Fragmenten vom Agarosegel auf Nitrozellulosestreifen durch Kapillarkräfte. In der Gentechnologie wird darunter der in folgendem geschilderte Ablauf verstanden

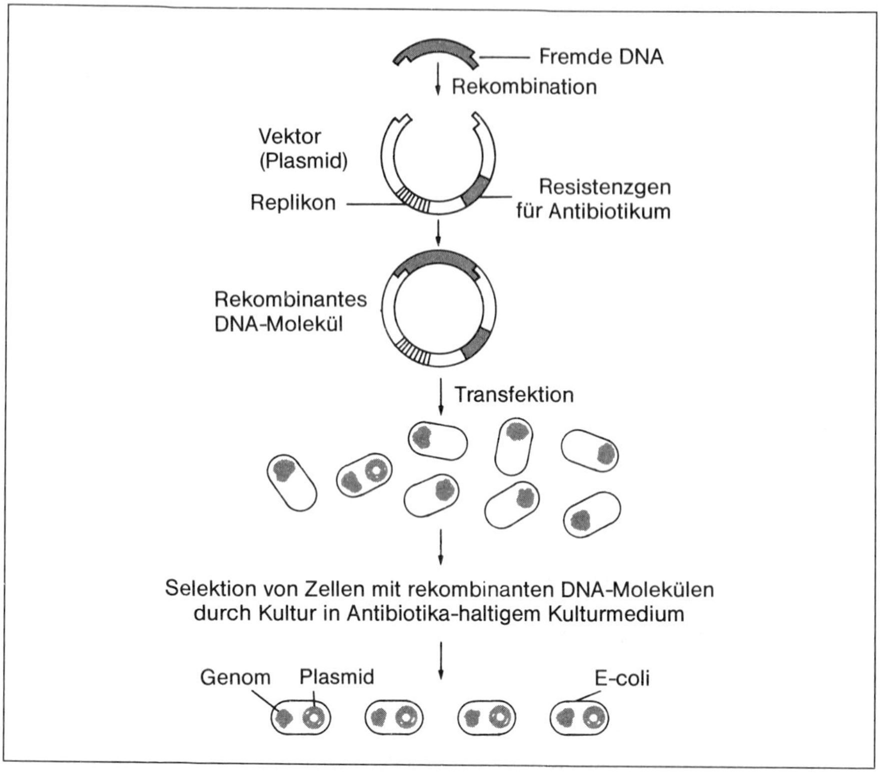

Abb. 2 Klonierung eines fremden DNA-Fragmentes in einem Plasmid.

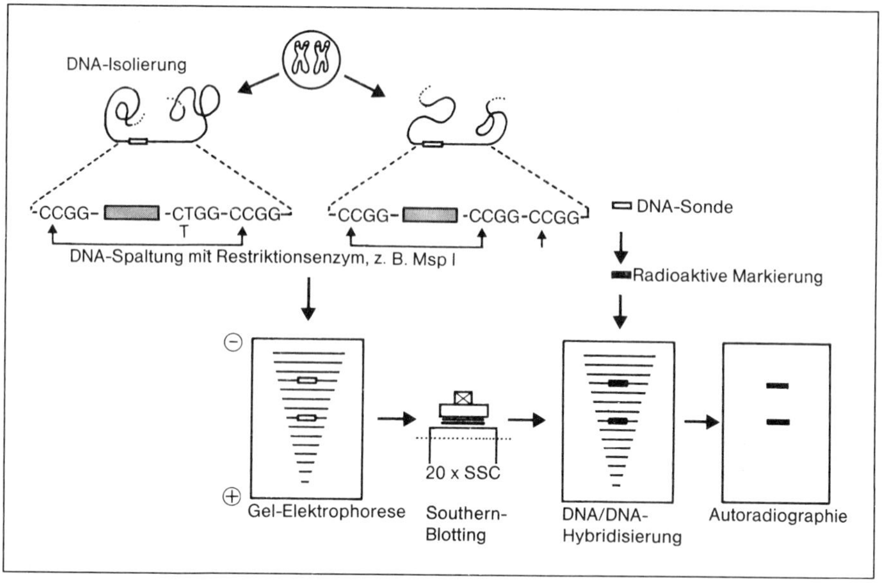

Abb. 3 Ablauf der DNA-Analyse /4/.

— Trennung der DNA-Fragmente durch Gelelektrophorese.

— Transfer der aufgetrennten DNA-Fragmente auf einen Nitrozellulosestreifen vermittels einer Blotting-Apparatur. Auf dem Nitrozellulosestreifen entsteht eine Kopie des originalen Trennmusters der DNA-Fragmente.

— Umwandlung der doppelsträngigen DNA-Fragmente in Einzelstrang-DNA durch alkalische Denaturierung. Dieser Vorgang kann im Trenngel nach elektrophoretischer Trennung der DNA-Fragmente oder nach ihrer Überführung auf den Nitrozellulosestreifen durchgeführt werden.
— Inkubation des die immobilisierten, einzelsträngigen DNA-Fragmente tragenden Nitrozellulosestreifens mit einzelsträngiger markierter DNA bekannter Sequenz (DNA-Probes). Es bilden sich erneut doppelsträngige Moleküle aus, die zur einen Hälfte aus den DNA-Fragmenten der Untersuchungsprobe, zur anderen Hälfte aus der Gensonde bestehen. Aufgrund der Anlagerung der Gensonde werden einzelne Fragmente eindeutig sichtbar gemacht und können identifiziert werden. Beurteilungskriterien sind die Zahl der DNA-Banden, die durch die Gensonde sichtbar werden und die Position auf dem Nitrozellulosestreifen. Im Ablauf des *Southern*-Blot-Verfahrens wird eine Kontroll-DNA mitgeführt und Übereinstimmungen oder Abweichungen der DNA des Untersuchungsgutes in Relation zur Kontroll-DNA beurteilt.

Bedeutung und Anwendung der Gentechnologie

Erstellen einer Genbibliothek /[1]/

Das Genom einer Säugetierzelle enthält etwa 4×10^9 Nukleotid-Basenpaare und etwa 10^5 Gene. Zur Erstellung einer Genbibliothek wird die chromosomale DNA einer menschlichen Zelle durch Restriktionsendonukleasen in Fragmente von 1000 bis 30.000 Basenpaare geschnitten, die einzelnen Fragmente in Vektoren eingebaut und die rekombinierten DNA-Moleküle in Wirtszellen eingeschleust. Wurden die Hybridmoleküle anfangs ausreichend verdünnt, so hat jede Bakterienzelle höchstens ein rekombinantes DNA-Molekül aufgenommen und repliziert dies. Eine schwierige Aufgabe ist es, aus vielen Bakterienkolonien diejenige herauszufinden, die das rekombinante DNA-Molekül oder Gen im Vektor trägt. Dazu werden die Bakterienkolonien von Agarplatten im Abdruckverfahren auf Nitrozellulosefilter übertragen und ihre DNA über Gensonden identifiziert.

Mit dem geschilderten Verfahren ist es bisher gelungen, mehr als 500 der etwa 10^5 Gene auf menschlichen Chromosomen zu lokalisieren und zu kartieren. Das ist von Bedeutung für das Verständnis der Funktion des Genoms und Erkenntnisse über die Steuerung und Entwicklung eines Organismus.

Diagnose von Erbkrankheiten /[4, 6]/

Bisher sind über 300 Erbkrankheiten bekannt, die auf einem Gendefekt beruhen. Sie können erkannt werden, durch die Analyse der DNA-Struktur eines Gens. Zu diesem Zweck werden direkte und indirekte Analysenverfahren und die Minisateliten-Analytik angewendet.

Direkte Analysenverfahren: Das zu untersuchende Gen muß bekannt sein. Ein DNA-Strang oder das gesamte Gen werden kloniert und in markierter Form als DNA-Sonde eingesetzt. Die direkte Analyse erfordert, daß der gesuchte Gendefekt entweder die Schnittstelle für ein Restriktionsenzym erzeugt, oder sie beseitigt, oder aber die Längenveränderung eines Restriktionsfragmentes bewirkt. Beim Vergleich des Schnittmusters zwischen einem als Kontrolle mitgeführten »normalen« DNA-Stranges und dem untersuchten zeigt dann ob ein Gendefekt vorliegt.

Indirekte Analysenverfahren: Sie basieren auf der Erfahrung, daß ein Gendefekt oft zufällig gemeinsam mit einem DNA-Polymorphismus auftritt, beide relativ dicht nebeneinander auf dem DNA-Strang eines Chromosoms liegen und gemeinsam vererbt werden. Ein DNA-Polymorphismus kann deshalb als genetischer Marker für den gesuchten Gendefekt dienen.

Unter DNA-Polymorphismen versteht man zahlreiche, unregelmäßig über das Genom eines jeden Menschen verteilte Variationen und Mutationen von DNA-Sequenzen. Sie sind meist wirkungslos, seltener die Ursache eines Erbleidens.

Bedingt durch die DNA-Polymorphismen zeigt der Schnittmustervergleich desselben DNA-Stranges verschiedener Menschen nach Spaltung mit einer geeigneten Restriktionsendonuklease unterschiedliche Restriktionsfragmentlängen, auch Restriktionsfragmentlängenpolymorphismus (RFLP) genannt.

Ein DNA-Polymorphismus kann nur dann als Marker eines Gendefektes dienen, wenn er aufgrund von RFLPs und DNA-Sonden nachweisbar wird. Untersucht werden muß auch immer die Familie des Erbkranken, da gesichert sein muß, daß die Kopplung des gefundenen DNA-Polymorphismus (z. B. abgebildet durch einen RFLP) mit einem Gendefekt auch in seiner Familie vorliegt.

Minisateliten-Analytik: Minisateliten sind kurze, vererbbare DNA-Sequenzen nicht kodierender Bereiche des menschlichen Genoms. Die Minisateliten und ihre Verteilung im Genom sind individuell verschieden, werden vererbt und können als genetische Fingerabdrücke angesehen werden.
Beim Minisateliten-Verfahren wird das zu untersuchende Genom mit geeigneten Restriktionsenzymen in Fragmente geschnitten und durch DNA-Sonden identifiziert. Für jeden Menschen kann ein individuelles Satelitenmuster ermittelt werden, anhand dessen er identifizierbar ist.

Produktion medizinischer und pharmazeutisch wichtiger Stoffe /[1]/

Durch genetisch modifizierte E. coli können humane Proteine wie Insulin, Wachstumshormon oder Interferone produziert werden. Voraussetzung ist die Expression der klonierten DNA. Dazu werden besondere Vektoren, sogenannte Expressionsvektoren, benötigt. Sie besitzen nicht nur die strukturellen Voraussetzungen für die Klonierung, den Transfer und die Vermehrung der klonierten DNA, sondern auch die für die Expression in ein Protein.

Laboratoriumsdiagnostik unter Anwendung von Gensonden /[1, 7, 8]/

Die Bereitstellung diagnostischer Gensonden (Probes) zur Erkennung bakterieller oder viraler DNA oder der DNA von Tumorzellen und damit deren Diagnostik ist eine weitere und absehbare Anwendung der Gentechnologie.

Wurde schon früher ein dem nachzuweisenden DNA-Fragment verwandtes DNA-Fragment oder Gen kloniert, dann ist die Identifizierung leicht. Denn dieses DNA-Fragment kann, z. B. radioaktiv markiert, als Sonde eingesetzt werden. Da annähernd komplementäre DNA-Stränge aufgrund Basenpaarung miteinander hybridisieren, bindet die radioaktiv markierte DNA bevorzugt an das nachzuweisende DNA-Fragment.

Steht noch kein verwandtes kloniertes DNA-Fragment zur Verfügung, muß dieses entweder synthetisiert oder in vitro als copy DNA durch Überschreibung von mRNA mittels reverser Transkriptase erzeugt werden.

Literatur

1. *Esche, H.:* Internist *27:* 87 (1986). Gentechnologie: Grundlagen und Anwendungen.
2. *Doerfler, W.:* Internist *27:* 78 (1986). Die Bedeutung der Molekularbiologie für die Entwicklung neuer Konzepte in der Medizin.
3. *Vosberg, H. P.:* Med. Welt *35:* 223 (1984). Die Bedeutung der Gentechnologie für die Medizin.
4. *Wilichowski, E., D. N. Cooper, J. Schmidtke:* Diagnose und Labor *36:* 141 (1986). Genetisch bedingte Erkrankungen: Analyse und Diagnose mittels rekombinanter DNA-Technologie.

5. *Southern, E. M.:* J. Mol. Biol. *98:* 503 (1975). Detection of specific sequences among DNA-fragments separated by gel electrophoresis.
6. *Bericht der Enquete-Kommission »Chancen und Risiken der Gentechnologie«:* Mitteilung Dtsch. Ges. Klin. Chem. *18*: 95 (1987). Genomanalyse und Gentherapie.
7. *Wolf, H., U. Lesser, M. Motz, R. Seibl:* Lab. Med. *10:* 229 (1986). Möglichkeiten und Grenzen der Diagnostik mit DNA-Proben.
8. *Lang, H., W. Ebeling, B. Reckmann, E. Rieke:* J. Clin. Chem. Clin. Biochem. *25:* 123 (1987). Gene analysis and the clinical chemist.

Laborbefund

Der Weg bis zum Laborbefund beinhaltet einen Untersuchungs- und Beurteilungsablauf der aus folgenden Teilschritten besteht /1/
— Präanalytische Phase. Sie umfaßt im wesentlichen die Vorbereitung des Patienten zur Probennahme, die Probennahme selbst und die Weiterbehandlung der Probe bis zum analytischen Teilschritt. Die präanalytische Phase fällt zum einen in den Aufgabenbereich Stationsarzt/Schwester bzw. ambulant tätiger Arzt/Arzthelferin, zum anderen in den Tätigkeitsbereich des Laboratoriums, also Laborarzt/MTA.
— Durchführung der Analyse, auch analytischer Teilschritt genannt. Wichtig ist die Auswahl von Analysenmethoden mit festen Zuverlässigkeitskriterien, nach denen eine analytische Beurteilung erfolgen kann.
— Analytische Beurteilung. Die Zuverlässigkeit der Analysenergebnisse wird geprüft, aufgrund der für die einzelnen Analysenmethoden erarbeiteten Kriterien wie Präzision, Richtigkeit und Empfindlichkeit. Teil der analytischen Beurteilung ist auch die Prüfung der Analysenergebnisse auf Plausibilität, bevor der Gesamtbefund das Labor verläßt.
— Medizinische Bewertung. Sie erfolgt durch den behandelnden Arzt. Er beurteilt den Analysenwert entweder im Rahmen einer Transversal- oder einer Longitudinalbeurteilung.

Präanalytische Phase

Die präanalytische Phase beinhaltet
- Die Vorbereitung des Patienten. Sie ist abhängig von der Art des zu gewinnenden Untersuchungsgutes und dem Analyten.
- Den technischen Ablauf der Probennahme.
- Den Probentransport.
- Die Aufbewahrung und evtl. längerzeitige Lagerung des Untersuchungsgutes.
- Die Aufbereitung des Untersuchungsgutes zur Analytik.
- Die Kenntnis und Beachtung von Einflußgrößen und Störfaktoren.

Einflußgrößen /2/: Sie verursachen *in vivo* Veränderungen des zu bestimmenden Analyten und sind unabhängig vom Analysenverfahren. Unterschieden werden veränderliche von unveränderlichen Einflußgrößen.
— Veränderliche Einflußgrößen sind: Ernährung, Fasten, Alkohol, Körpergewicht, Muskelmasse, körperliche Aktivität, Körperlage, Klima, Höhenlage, Tagesrhythmen, Pharmaka.
— Unveränderliche Einflußgrößen sind: Geschlecht, Alter, Rasse, Erbfaktoren.

Störfaktoren /2/: Sie führen *in vitro*, nach Entnahme des Untersuchungsgutes zu einem Meßergebnis, das nicht der in vivo-Konzentration des Analyten entspricht.

Abgegrenzt werden körpereigene von körperfremden Störfaktoren. Bei den körpereigenen werden unterschieden
— Störfaktoren, die die Konzentration oder Aktivität des Analyten selbst verändern, z. B. Übertritt von LDH aus den Erythrozyten in das Serum durch Hämolyse.
— Störfaktoren, die nicht mit dem Analyten identisch sind, aber die Analysenreaktion stören, z. B. Hämoglobinämie, Bilirubinämie, Hyperlipoproteinämie.
— Interne Stoffe wie Antikoagulantien, Pharmaka und deren Metabolite, Infusionslösungen.
— Externe Stoffe die der Probe beigemengt sind wie Antikoagulantien, Waschmittelreste, Bakterien, Hefen.

Blutentnahme

Die Blutentnahme /3, 4/ soll, insbesondere zur Verlaufsbeurteilung immer zur gleichen Tageszeit erfolgen, im Idealfall zwischen 7.00 und 8.00 Uhr morgens. Die letzte Nahrungs- und Flüssigkeitsaufnahme sollte am Vorabend zwischen 18.00 und 19.00 Uhr sein. Die Entnahme muß im medikamentenfreien Intervall durchgeführt werden, also vor der Morgenmedikation. Der Patient soll dabei liegen, die Entnahmestelle immer im gleichen Gefäßgebiet sein; in der Regel ist es die periphere Armvene.

Die Durchführung der venösen Blutentnahmetechnik ist in Tab. 1 dargestellt.

Tab. 1 Venöse Blutentnahmetechnik

— Geeignete Vene suchen (10 cm oberhalb Ellenbeuge stauen) — Entstauen, desinfizieren (70% Isopropanol, 70—80% Äthanol) — Stauen (30—50 mm Hg) — Mit Daumen der freien Hand, durch Zug die Haut der Punktionsstelle spannen — Mit 1er Nadel in Richtung Vene stechen, Winkel von 30° einhalten, Nadelspitze unten — Nicht tiefer einstechen als Venendurchmesser — Mit Kolben nur soviel Unterdruck geben, daß Blut frei läuft (Nadel drehen bei Stop) — Entstauen — Nach Entfernen der Nadel Blutfluß stoppen durch Druck, Arm nicht beugen lassen (Wundschluß gestört)

Antikoagulantienzusatz

EDTA (Dinatrium- oder Dikaliumsalz) 1 mg/ml Blut

EDTA-Vollblut wird eingesetzt für z. B. Blutbild, Coombs-Test, Hämoglobin-Elektrophorese. Da EDTA zweiwertige Ionen komplexiert, die in vielen Fällen Reaktionsteilnehmer bei der Bestimmung von Enzymen oder Substraten sind, wird EDTA-Plasma für klinisch-chemische Analysen nur eingesetzt, wenn proteolytisch auf den Analyten einwirkende Enzyme gehemmt werden sollen, z. B. als Untersuchungsgut zur Renin- und ACTH-Bestimmung.

Heparin (als Ammonium-, Li-, Na-, K-Salz) 25 U/ml Blut

Heparin-Plasma wird zu Untersuchungen eingesetzt, bei denen schon eine leichte Hämolyse stören kann.

Fluorid (als Natriumsalz) 2 mg/ml Blut

Erfüllt den Zweck der Gerinnungs- und Glykolysehemmung, wird in Blutzuckerröhrchen verwendet.

Citrat (als Natriumsalz) in 3.8%iger oder 0.11 molarer Lösung, das Gemisch von 1 Teil Natriumcitrat und 9 Teilen Vollblut wird für Gerinnungsuntersuchungen eingesetzt. Für die Blutsenkungsreaktion werden 1 Teil Natriumcitrat und 4 Teile Vollblut in die Entnahmespritze aufgezogen.

Einflußgrößen und Störfaktoren auf das Meßergebnis, die schon bei der Blutentnahme berücksichtigt werden müssen /[2, 5]/

Körperlage: Die Verlagerung von Körperwasser aus dem vaskulären in das interstitielle Kompartiment beträgt beim Übergang vom Liegen zum Stehen etwa 8%.

In der Größenordnung von 3 bis 8% liegt die Zunahme von Eiweißen, Eiweiß-gebundenen Bestandteilen und Korpuskeln, wenn anstatt im Liegen bei Orthostase Blut entnommen wird. Zunahmen die größer als die analytische Streuung sind, betreffen z. B. Hämoglobin, Erythrozytenzahl, Leukozytenzahl, Hämatokritwert, Gesamteiweiß, Cholesterin und Calcium. Bei Patienten mit Ödemen sind die Veränderungen noch stärker als beim Gesunden /[6]/. Stehen mit herabhängenden Armen verursacht eine stärkere Hämokonzentration als mit in Vorhofhöhe gehaltenem Arm /[7]/.

Der Übergang vom Liegen zum Stehen führt über eine Veränderung der Kreislaufsituation zu einer Zunahme von Noradrenalin, Aldosteron und Renin auf das Doppelte und mehr, der Anstieg von Adrenalin ist geringer.

Dauer der venösen Stauung: Die venöse Stauung hat den gleichen Effekt wie der Positionswechsel von der Horizontalen in die Vertikale. Alle großmolekularen Bestandteile nehmen zu, z. B. Gesamteiweiß bei 10minütiger Stauung um bis zu 30%. Kurze Stauzeiten bis maximal 2 min. führen nur zu unwesentlichen Änderungen. Ausgesprochen evident ist das Problem der Hämokonzentration bei Stauung ödematös geschwollener Arme.

Letzte Nahrung: Nahrungsaufnahme bewirkt den Anstieg von Glucose, Phosphor und Bilirubin, stärker von GPT und Kalium, mäßig bis gering von Harnsäure, Protein, Calcium und Cholesterin. Das Ausmaß der Fettzufuhr bestimmt den Wert der Triglyceride. Personen mit der Blutgruppe 0 Lewis positiv, haben eine deutliche Zunahme der AP nach fettreichen Mahlzeiten.

Für praktisch diagnostische Zwecke ist ein leichtes fettarmes Frühstück ohne wesentliche Wirkung auf die Konzentration vieler Blutbestandteile. Demgegenüber sind wichtige Vorbedingungen, die Einhaltung einer 12stündigen Nahrungskarenz vor Entnahme des Blutes zur Fettstoffwechseldiagnostik und die Aufnahme kohlenhydratreicher Kost mehrere Tage vor einem Glucosebelastungstest /[4]/.

Körperliche Belastung /[8]/: Durch kurzfristige Flüssigkeitsverschiebung vom Intravasalraum in den interstitiellen Raum resultiert eine Hämokonzentration mit der Zunahme von Proteinen, Protein-gebundenen Bestandteilen und Blutzellen. Erst nach Stunden kommt es, besonders beim Nichttrainierten zum Anstieg von Muskelenzymen wie CK, GOT, LDH aufgrund arbeitsbedingter Zellschädigung.

Diagnostische Maßnahmen: Haben vielfach Auswirkungen auf die Analysenergebnisse. Prostatapalpation vor der Blutentnahme führt zur Erhöhung der sauren Phosphatase, im Glucosebelastungstest steigen die Werte von Kalium, Phosphor und Magnesium an. Intramuskuläre Injektionen bestimmter Pharmaka, z. B. von Benzodiazepinen, Dolantin, Pentazocin, Chlorpromazin, Lidocain, Phenobarbital, Promethazin können zum Anstieg der Creatinkinase und des Myoglobins führen. Chirurgische Eingriffe erhöhen die Konzentration der Akute-Phase-Proteine und damit auch die Blutsenkungsreaktion.

Entnahmezeit /[9]/: Eine wesentliche Tageszeitabhängigkeit zeigen Eisen mit einem Maximum nachmittags, Cortisol, Adrenalin, Noradrenalin morgens, sowie Renin, Aldosteron, Wachstumshormon und Parathormon nachts.

Hämolyse /[10]/: Kann intravasal durch zu langes Stauen, extravasal durch zu starkes Aspirieren mit der Entnahmespritze oder durch Aspiration von paravenösem Blut nach Durchstechen der Vene erfolgen. Erhöht wird die Konzentration von Kalium und die Aktivität von LDH, GOT, GPT und der sauren Phosphatase. Hämolyse wird erkannt mit bloßem Auge, wenn die Hämoglobinkonzentration 200 mg/l überschreitet.

Die Unterscheidung intravasale/extravasale Hämolyse kann durch die Haptoglobinbestimmung getroffen werden. Bei sichtbarer intravasal bedingter Hämolyse ist Haptoglobin sehr niedrig oder nicht mehr meßbar.

Durch eine Hämolyse von 2.5 g Hb/l ändern sich klinisch-chemische Meßgrößen folgendermaßen /[10]/: AP − 18%; GOT + 35%; Bilirub. − 12%; CK + 15%; γ-GT − 22%; Kalium + 14%; LDH + 149%; SP + 13%. Zu niedrige Werte liefern immunturbidimetrische Methoden, z. B. zur Lipase- oder Plasmaproteinbestimmung ab einer Hb-Konzentration von 2 g/l.

Exogene Einschleppung: Vorwiegend durch ungenügend gereinigte Gefäße können Detergentien, Phosphor und Eisen in die Probe gelangen.

Infusionslösungen: Ungenügend vorgespülte Dauerkanülen können die Ursache sein einer Kontamination mit Gelatine (stört Proteinbestimmung), Dextran, Glucose, Elektrolyten, insbesondere Kalium, Herzglykosiden und Lipiden.

Abhilfe: Dauerinfusionskanüle vor der Probennahme 2malig durch Injektion von jeweils 5 ml phys. NaCl durchspülen, 2 ml Blut abnehmen und Verwerfen, dann erst Blutentnahme zur Analytik durchführen.

Plasma anstatt Serum /[11, 12]/: Kalium, Phosphor, LDH und saure Phosphatase sind im Serum deutlich höher als im Heparin-Plasma. Ursache ist die Freisetzung von Kalium und von Enzymen aus den Erythrozyten und Thrombozyten beim Gerinnungsvorgang. Gesamteiweiß ist im Serum niedriger, da Fibrinogen fehlt. Im EDTA-Plasma werden folgende Enzymbestimmungen gehemmt: Alkalische Phosphatase, saure Phosphatase und Leucinaminopeptidase. EDTA kann eine Pseudothrombozytopenie induzieren /[13]/.

Kapillarblut anstatt Venenblut: Kapillarblut liefert schlechter reproduzierbare Werte als Venenblut, da es in der Zusammensetzung zu inkonstant und der Probennahmefehler zu hoch ist. Klinisch relevantere Ergebnisse als die venöse Blutentnahme liefert die kapilläre Entnahme bei Bestandteilen, die durch den Muskelstoffwechsel stark beeinflußt werden wie die Blutgase, das Lactat und die Glucose im Glucosetoleranztest und Tagesprofil.

Die Glucosekonzentration ist im Kapillarblut höher als im Venenblut, niedriger sind Gesamteiweiß, Calcium und Kalium.

Uringewinnung

Für die qualitativen Analysen werden überwiegend Spontanurinproben eingesetzt, für quantitative Analysen 24 Std.-Sammelurin. Zur Gewinnung beider Probenarten benötigt der Patient genaue Anweisungen. Eine Anweisung für Frauen zur Gewinnung von Mittelstrahlurin ist in Tab. 2 angegeben, eine Anweisung zur Gewinnung von 24 Std.-Sammelurin auf S. 415.

Tab. 2 Mittelstrahluringewinnung bei Frauen zur bakteriellen Kultur

— 4 Tupfer mit Seifenlösung getränkt, 4 trockene Tupfer, Handschuhe, steriles Gefäß
— Handschuhe anziehen und breitbeinig vor Toilettenbecken stellen, mit einer Hand Labien spreizen
— 4 x mit Seifen-Tupfer Genitale von vorn nach hinten abwischen (freie Hand)
— 4 x mit trockenem Tupfer von vorn nach hinten wischen
— Uringefäß in Hand nehmen

Tab. 2 Mittelstrahluringewinnung bei Frauen zur bakteriellen Kultur (Fortsetzung)

— Urin lassen in Toilette — Uringefäß kurzzeitig in den Strahl halten — Rest des Urinstrahls wieder in Toilette

Probentransport /[14, 15]/

Der Probentransport muß so erfolgen, daß die Analysenergebnisse nach dem Transport die gleichen sind wie unmittelbar nach der Probengewinnung.

Transporthilfen

Thermoskanne: Für den Transport der Probe in Eiswasser oder bei 37 °C geeignet. Für den Transport bei 37 °C muß die Kanne mit 40 °C warmem Wasser gefüllt werden.

Kühlbox: Besonders geeignet für Urintransport, z. B. zum bakteriologischen Labor.

Styroporkiste: Soll mindestens 5 kg Trockeneis aufnehmen können. Die Proben müssen vor dem Einpacken in die Trockeneisbox schon tiefgefroren sein. Röhrchen senkrecht einfrieren.

Kühlhilfen

Eiswasser: Eiswürfel mit wenig Wasser mischen und in Kühlbeutel geben, hält für wenige Stunden Temperaturen zwischen 1 und 4 °C.

Kältemischungen: Eis und wasserfreies Calciumchlorid. Temperaturen bis −50 °C werden erreicht. Eis-Kochsalzmischung, Temperaturen bis −21 °C erreichbar.

Trockeneis: Hat Temperaturen von −78 °C.

Flüssiger Stickstoff: Proben werden bei −196 °C gekühlt. Transport im Sicherheits-Dewargefäß.

Verpackung

Hülsen: Sollen bis −80 °C beständig, mehrfach autoklavierbar und lichtundurchlässig sein.

Tüten, Beutel, Taschen: Autoklavierbares Material, reißfest, von innen und außen naßfest, Saugfähigkeit mindestens 25 ml.

Probenträger

Röhrchen: Schraubverschluß mit Dichtungsring, keine Stopfen (Über-, und Unterdruck). Bis −80 °C gasdicht, insbesondere für CO_2 (Trockeneis), mechanisch stabil, farblos, glasklar zur Erkennung von Hämolyse, Trübungen, Verfärbungen, Präzipitaten, Fibringerinnseln, Gelierung und Keimbesiedlung. Falls erforderlich aufgeklebte irreversible Temperaturindikatoren. Etikett mit Schriftfeld für Patientendaten, Laborarztadresse und Angaben über Zusätze sowie Warnhinweise.

Gewindeflaschen oder -gefäße: Für Spontanharn etwa 100 ml Volumen. Für Sammelharn 2 l, lichtundurchlässiges Material.

Objektträger: Soll Schriftfeld besitzen und muß in einer Hülse versandt werden. Den Ausstrich nie feucht in die Hülse stecken. Es resultiert sonst eine Zytolyse.

Probenvorbereitung

Die Verwendung von Plasma zur Bestimmung von Bestandteilen in der flüssigen Phase des Blutes hat den Vorteil, daß früher analysiert werden kann, da die Gerinnung des Blutes nicht abgewartet werden muß. Außerdem bleibt die eventuelle Verfälschung von Werten durch eine gerinnungsbedingte leichte Hämolyse aus.

Zur Gewinnung von Serum muß die Koagulationszeit und Retraktionszeit des Gerinnsels abgewartet werden. Sie ist meist nach 30 min abgeschlossen. Verzögert laufen Gerinnung und Retraktion ab, wenn Blut nach der Entnahme in den Kühlschrank gestellt wird, oder wenn Probenröhrchen aus Plastikmaterial ohne korpuskuläre Zusätze verwendet werden. Als Folge ist das Serum geliert. Grundsätzlich sollten deshalb als Probengefäße Glasröhrchen mit Gerinnungs- und Zentrifugierhilfe, z. B. Kunststoffgranulate, verwendet werden. Besonders häufig wird eine Hämolyse in den klaren Polystyrolröhrchen beobachtet.

Zentrifugation

Die Zentrifugalwirkung (G) kann aus der Umdrehungszahl der Zentrifuge (U/min.) und dem Abstand des Zentrifugenröhrchenbodens von der Zentrifugenachse (r) nach folgender Formel berechnet werden /[16]/:

$$G = r \times \left(\frac{U/min}{1000}\right)^2 \times 11.18\ m/s^2$$

Der Faktor 11.18 m/s^2 leitet sich von der Erdbeschleunigung ab. Für die Zentrifugalwirkung der gleichen Zentrifuge stehen die g-Zahl und die Zentrifugationsdauer in reziprokem Verhältnis, d. h. bei Verdoppelung der Zentrifugationsdauer kann die g-Zahl halbiert werden und umgekehrt. Die Zentrifugation von Vollblut erfolgt bei 2000 × g für 10 min, höhere g-Zahlen bei gleicher Laufzeit oder eine längere Laufzeit verursachen Hämolyse. Bei ungekühlten Zentrifugen soll nach DIN 58790 die Temperatur im Betrieb die Umgebungstemperatur um nicht mehr als 15 °C überschreiten, keinesfalls aber 37 °C. Die Serumausbeute beträgt ohne Zentrifugierhilfe etwa 30%, mit Zentrifugierhilfe etwa 40%. Bei Zentrifugation von Vollblut ist die Plasmaausbeute höher als die Serumausbeute. Freie Fibringerinnsel, die sich im gerinnenden Vollblut physiologisch und im Plasma aufgrund mangelnder Durchmischung der Probe mit Antikoagulans bilden, können wegen ihres niedrigen spezifischen Gewichtes nicht sedimentiert werden.

Die Abtrennung des Blutkuchens sollte spätestens 2 Std. nach der Blutentnahme erfolgen.

Klärung lipämischer Seren /[17]/

Anwendung von Fluorkohlenwasserstoffen (Frigen).

Das Serum bzw. Plasma wird im Glasröhrchen im Verhältnis 1:1 mit Frigen versetzt. Frigen lagert sich unter dem Serum bzw. Plasma ab und wird durch 3minütiges Schwenken des Röhrchens um 180 Grad in engen Kontakt mit dem Serum gebracht. Anschließend erfolgt eine Zentrifugation bei 3000 × g für 6 min. Das geklärte Serum wird als Überstand gewonnen, in der Zwischenschicht sitzt präzipitiertes Lipoprotein, darunter überschüssiges Klärungsmittel. Die Klärung kann mehrfach wiederholt werden, eine Beeinträchtigung von Enzymaktivitäten oder Substraten tritt nicht auf.

Visuelle Beurteilung der Blutprobe

Bei Vollblutproben ist zu achten auf störende Blutgerinnsel. Sie sprechen für eine Teilgerinnung des Blutes und ergeben falsche Werte des Blutbildes und von Blutgerinnungsuntersuchungen.

Serum ist zu beurteilen auf Hämolyse, Lipämie und Bilirubinämie. Hämolyse wird ab einer Hämoglobinkonzentration von 200 mg/l sichtbar.

Probenaufbewahrung

Die Probenaufbewahrung ist entweder erforderlich, weil die Analytik nicht sofort erstellt werden kann oder nach Analytik zwecks nochmaligem Zugriff zur Klärung eventueller Reklamationen. Zu letzterem Zwecke können, ohne daß gravierende Veränderungen auftreten, aufbewahrt werden

— Serumproben für die klinisch-chemische Analytik 1 Woche bei Kühlschranktemperatur.

— Plättchenarmes Citratplasma für die Gerinnungsdiagnostik 24 Std.

— EDTA-Vollblut zur Bestimmung des kleinen Blutbildes und der Thrombozyten, 3 Tage bei Raumtemperatur.

Kurzzeitaufbewahrung /[10, 11]/

Enzyme: Gewöhnlich bis zu 5 Tagen, ohne daß eine Abnahme von mehr als 10% auftritt bei Kühlschranktemperatur. Ausnahmen sind die LDH, deren Aktivität aufgrund der Kältelabilität von LDH4 und LDH5 abnimmt und die saure Phosphatase, die nur angesäuert stabil ist.

Substrate: Gewöhnlich bis zu 6 Tagen bei Kühlschranktemperatur ohne wesentliche Konzentrationsänderungen. Ausnahme sind die Triglyceride, von denen durch endogene Lipasen Glycerin abgespalten wird. Der Meßwert bleibt aber unverändert, wenn die Bestimmungsmethode das Gesamtglyzerin erfaßt.

Lagerung bei Raumtemperatur führt zur Abnahme der Harnsäure sowie von Creatinin, wenn mit der Jaffé-Reaktion bestimmt wird. Bilirubin nimmt ab bei Tageslichtlagerung. Glucose sollte nur nach Enteiweißung des Blutes oder in der mit Stabilisator versehenen Probe aufbewahrt werden.

Immunproteine: Aufbewahrung bis zu 1 Woche bei Kühlschranktemperatur.

Hormone und Tumormarker: Steroidhormone sind relativ lagerungsstabil über einen Zeitraum bis zu 3 Tagen bei Kühlschranktemperatur, das gilt auch pauschal für Tumormarker. Peptidhormone sollten tiefgefroren werden, wenn mit der Analytik nicht am gleichen Tag begonnen wird. Besonders instabil sind ACTH, Renin, VIP, Insulin, Wachstumshormon und Calcitonin (siehe jeweils dort).

Gerinnungsanalysen: Das plättchenarme Plasma soll nicht älter als 4 Std. sein, gerechnet von der Blutentnahme.

Kleines Blutbild: Das EDTA-Blut sollte nicht älter als 24 Std. sein.

Differentialblutbild: Der Ausstrich sollte innerhalb von 5 Std. nach Blutentnahme erfolgen.

Langzeitaufbewahrung

Sollte bei Temperaturen tiefer als – 20 °C erfolgen. Wichtig ist ein rasches Einfrieren für den Erhalt der Struktur der Proteine. Das Einfrieren sollte in Gefäßen mit Schraubverschlüssen erfolgen. Das Auftauen muß langsam geschehen, entweder über Nacht bei Kühlschranktemperatur oder unter ständigem Durchmischen im Wasserbad. Nicht selten bilden sich Konzentrationsgradienten beim Auftauen aus, die Probe muß deshalb gut durchmischt werden vor Durchführung der Analyse. Auf Bodensätze, z. B. verursacht durch Kryoglobuline oder Kryofibrinogen, muß geachtet und diese durch Erwärmen, falls erforderlich, in Lösung gebracht werden.

Postversand /[20, 21]/

 Die Aussagen über die Stabilität von Enzymen und Substraten beim Postversand sind uneinheitlich. Pauschal sind jedoch die Veränderungen innerhalb von 2 Tagen nicht größer als ± 10%.

Analytik und analytische Beurteilung

Diese beiden Teilschritte auf dem Wege zur Erstellung eines Laborbefundes beinhalten zum einen die eigentliche Bestimmung des Analyten, zum anderen die Beurteilung der Leistungsfähigkeit der angewandten Analysenmethoden /[22, 23]/. Kriterien der Leistungsfähigkeit, auch Zuverlässigkeitskriterien genannt, sind die Präzision, Richtigkeit, Spezifität, Empfindlichkeit, sowie die untere und obere Nachweisbarkeitsgrenze.

Die Analysenmethoden selbst werden nach der Methodenqualität eingeteilt in Routine-, Referenz- und definitive Methoden.

Voraussetzungen zur Erzielung, zum Erhalt und zur Prüfung der Leistungsfähigkeit sind geeignete Standardlösungen und Kontrollproben für die Durchführung einer ordnungsgemäßen internen Qualitätskontrolle sowie die Teilnahme an externen Qualitätskontrollen durch Ringversuche (Rundversuche).

Quantitative Analyse: Bestimmung der Zahl an Molekülen, Ionen, Atomen, Partikeln oder Ereignissen und Angabe als Stoffmengenkonzentration (mmol/l) oder als Stoffmassenkonzentration (mg/l). Die meisten quantitativ zu bestimmenden Analyten in der Laboratoriumsmedizin sind nur indirekt erfaßbar, z. B. durch Aktivitätsmessung, Leitfähigkeitsmessung, Bindung von Liganden, da sie im Untersuchungsgut mit vielen anderen Komponenten vorkommen. Diese beeinflussen die Analytik (Matrixeffekt), eine Quantifizierung ist deshalb nur bezugnehmend auf Standards möglich.

Direkte quantitative Analysen, die ohne Bezug auf einen Standard als richtig angesehen werden können, wie z. B. die Zellzählung in einer Zählkammer, sind in der Laboratoriumsmedizin selten.

Qualitative Analyse: In Abhängigkeit von der Empfindlichkeit des angewandten Verfahrens wird das Ergebnis als positiv (nachweisbar) oder negativ (nicht nachweisbar) angegeben.

Präzision: Übereinstimmung wiederholter Messungen. Sie wird durch zufällige Fehler eingeschränkt und hat keinen numerischen Wert. Die Abweichungen der Resultate von Wiederholungsmessungen des gleichen Analyten um einen Zahlenwert wird als *Unpräzision* bezeichnet. Unterschieden werden

— Unpräzision in Serie: Bestimmung der Abweichungen der Meßwerte mehrerer Abfüllungen der gleichen Probe. Die Bestimmungen erfolgen in ununterbrochener Serie unter identischen Bedingungen (intra assay).

— Unpräzision von Tag zu Tag: Untersuchung derselben Probe unter identischen Bedingungen über mehrere Arbeitstage (inter assay).

— Interlaboratorielle Unpräzision: Abfüllungen derselben Probe werden unter Vergleichsbedingungen in verschiedenen Laboratorien bestimmt.

Unter der Annahme, daß zufällige Fehler nach Art der *Gauß*'schen Verteilung streuen, erfolgt die Berechnung von

Mittelwert $(\bar{x}) = \Sigma x_i/n$

Standardabweichung (s) $= \sqrt{\Sigma (x_i - \bar{x})^2/n-1}$

$$\frac{s}{\bar{x}} \times 100 = \text{Variationskoeffizient (VK \%)}$$

Zeichenerklärung: x_i = Einzelmeßwert, n = Anzahl der Meßwerte

Richtigkeit: Das Analysenergebnis muß innerhalb eng definierter Toleranzgrenzen mit dem wahren Wert übereinstimmen. Die Richtigkeit wird durch systematische Fehler eingeschränkt und hat keinen numerischen Wert. Die Abweichungen der Resultate von Wiederholungsmessungen vom wahren Wert wird als *Unrichtigkeit* bezeichnet. Die Unrichtigkeit wird angegeben entweder als prozentuale Abweichung vom wahren Wert oder als Einheit der jeweiligen Meßgröße. Ursachen zu großer Unrichtigkeit sind

— Kalibrationslösungen, die aufgrund von Matrixeffekten die Analysenmethode stärker beeinflussen oder ungeeignet sind für ein Analysensystem.

— Falsche Konzentration des Analyten in der Kalibratorlösung, z. B. durch unsachgemäße Rekonstitution oder Volumendosierung, Verdunstung, falsches Lösungsmittel.

— Systemische Fehler des Analysensystems, z. B. Probendosierung, Temperierung, zu schwache Lichtintensität der Photometerlampe, zu hoher Background des Gammazählers.

Analytische Spezifität (Selektivität): Beschreibt das Vermögen einer Analysenmethode nur denjenigen Bestandteil quantitativ zu erfassen, den sie vorgibt zu bestimmen. Die analytische Spezifität einer Methode sollte geprüft werden mit

— Kontrollproben, in denen der zu untersuchende Analyt durch Referenzmethoden quantitativ bestimmt wurde.

— Patientenproben aller stationären Bereiche einer Klinik, die Konzentration des zu prüfenden Analyten sollte über den gesamten Meßbereich verteilt sein.

Analytische Sensitivität (Empfindlichkeit): Kennzeichnet die kleinste Meßwertdifferenz in verschiedenen Abschnitten des Meßbereiches, die sicher unterschieden werden kann. Ist z. B. von großer Bedeutung für alle immunchemischen Analysenmethoden. Innerhalb des Meßbereiches dieser Methoden kann die analytische Sensitivität durch Auswahl einer entsprechenden Antikörper-Antigen-Konzentration verschoben werden.

Untere Nachweisgrenze: Vom Untergrund sicher unterscheidbares Meßergebnis. Der Meßwert der unteren Nachweisgrenze wird wie folgt berechnet: Mittelwert zuzüglich der 3-fachen Standardabweichung der Meßwerte, ermittelt aus mehreren Messungen des Probenleerwertes.

Obere Meßwertgrenze: Wird dort festgelegt, wo die lineare Beziehung zwischen Meßwertsignal und Konzentration des Analyten aufhört. Bei Testverfahren, für die eine solche Beziehung nicht besteht, z. B. Immunoassays, gilt als obere Meßgrenze der Wert der Kalibratorlösung mit der höchsten Konzentration des Analyten.

Methodenqualität: Von den Routinemethoden abzugrenzen sind definitive Methoden und Referenzmethoden.

— Definitive Methoden: Ermitteln die definitive Konzentration oder Aktivität eines Analyten. Der definitive Wert gilt als beste mögliche Annäherung an den wahren Wert. Definitive Methoden sind aufwendig und kostenintensiv und weltweit nur auf wenige Zentren beschränkt.

— Referenzmethoden: Es handelt sich um Analysenmethoden mit definierter Präzision und Richtigkeit, alle Störanfälligkeiten sind bekannt. Referenzmethoden dienen zur Überprüfung von Routinemethoden. Sie sind in 3 Klassen eingeteilt, Klasse A ist mit definitiven Methoden geprüft, Klasse B nur mit definitiven Standards, Klasse C ist mit keinem der beiden geprüft.

 Standard- bzw. Referenzmaterialien: Die Konzentration der zu untersuchenden Probe erfolgt gewöhnlich als Relativmessung, d. h. dem Vergleich ihres Meßsignals mit dem Meßsignal und der bekannten Konzentration einer Referenzlösung. Referenzlösungen werden als Kalibratoren zur Eichung von Analysenmethoden eingesetzt. In ihrer Zusammensetzung sind Referenz-, bzw. Standardlösungen auf Standardreferenzmaterialien bezogen. Unterschieden wird der Bezug auf einen

— Primären (definitiven) Standard: Eingewogen wurde die exakte, festgelegte Menge einer definierten Substanz.

— Sekundären Standard: Die Konzentration des Analyten wurde nicht durch Einwaage, sondern analytisch festgelegt. Die *Standardprobe* ist eine sekundäre Standardlösung, enthält aber die gleichen Komponenten wie Patientenproben.

Kontrollproben: Sie sollten den Patientenproben weitestgehend ähnlich sein in der Zusammensetzung und der Konzentration der Analyten und auch sonst alle Bestandteile haben, die gewöhnlich in Patientenproben vorkommen. Kontrollproben zur laborinternen Qualitätskontrolle werden eingesetzt zur Beurteilung von Präzision und Richtigkeit einer Analysenmethode.

— Präzisionskontrollprobe: Die Konzentration der zu prüfenden Analyten sollte in der Nähe des Entscheidungsbereiches normal/pathologisch liegen. Präzisionskontrollproben sollen bei jeder Analysenserie mitgeführt werden. Die Unpräzision einer Analysenmethode von Tag zu Tag sollte in der Regel nicht größer als 1/12 des Referenzbereichsintervalls sein, mindestens aber unter 1/8 liegen (sh. auch Qualitätssicherung S. 1491).

— Richtigkeitskontrollprobe: Der Sollwert muß bestimmt worden sein in Referenzlaboratorien, die unabhängig vom Kontrollprobenhersteller sind. Die Richtigkeitskontrollprobe muß mindestens an jedem 4. Tag oder in jeder 4. Analysenserie mitgeführt werden. Die Analysenmethode gilt als richtig, wenn die Abweichung des Meßwertes vom Sollwert nicht größer ist, als der 3fache Wert der Unpräzision von Tag zu Tag der Analysenmethode.

Plausibilitätskontrolle

Die Plausibilitätsprüfung betrifft die Kontrolle des Musters der Analysenwerte eines Patienten bevor der Befund das Labor verläßt. Die Prüfung soll Diskrepanzen aufdecken und beinhaltet die Extremwertkontrolle, Konstellationskontrolle und Trendkontrolle.

Extremwertkontrolle: Prüfung ob die gewonnenen Werte mit dem Leben, Alter, Geschlecht und Untersuchungsmaterial zu vereinbaren sind; gegebenenfalls wird eine Wiederholung der Bestimmung, möglicherweise sogar nach Anforderung von neuem Untersuchungsmaterial, durchgeführt.

Konstellationskontrolle: Geprüft wird das Befundmuster nach 2 Kriterien

— Vorliegen eines Musters von Werten, die aus medizinischen oder methodischen Gründen eine widersprüchliche oder nicht reale Information geben.

— Vorhandensein von Befundkombinationen, die diagnostisch relevant sind oder der Fragestellung des anfordernden Arztes entsprechen.

Nicht plausible Analysenergebnisse sollen nach Überprüfung auf Probenverwechselung durch erneute Messung kontrolliert werden.

Trendkontrolle: Verglichen wird im Sinne der Longitudinalbeurteilung ein aktueller Wert mit den Vorwerten eines Patienten.

Qualitätssicherung

Die ständig zunehmende Bedeutung von Laboratoriumsuntersuchungen für Diagnose und Therapiekontrolle erfordert eine laufende Sicherung der Zuverlässigkeit der Befunde hinsichtlich Richtigkeit und Präzision. Nur ein zuverlässiger Laborbefund kann als Grundlage für ärztliche Entscheidungen und Handlungen dienen und die Vergleichbarkeit der in verschiedenen Laboratorien von einem Patienten erhobenen Befunde garantieren. Die unerläßliche Voraussetzung für einen sinnvollen Einsatz von Labordaten wird durch die statistische Qualitätskontrolle geschaffen.

Die International Federation of Clinical Chemistry hat für die Durchführung der Qualitätskontrolle in der klinischen Chemie eine Reihe von Empfehlungen ausgearbeitet /[24]/. Hinsichtlich der statistischen Grundlagen und der Berechnung der für die statistische Qualitätskontrolle verwendeten Kenngrößen sei auf einschlägige Publikationen verwiesen /[25, 26]/.

Fehler quantitativer Analysen

Bei der Durchführung quantitativer Analysen treten grundsätzlich drei verschiedene Arten von Fehlern auf (Abb. 1).

Grobe Fehler: Sie entstehen in erster Linie durch Verwechselungen, z. B. Proben, Reagenz, Meßgerät, Berechnung, Befundübermittlung. Sie lassen sich durch entsprechende organisatorische Maßnahmen auf ein Minimum reduzieren, sind aber, da sie durch menschliches Versagen entstehen, nicht völlig auszuschließen.

Zufällige Fehler: Sie sind prinzipiell nicht völlig vermeidbar und sind unter anderem durch Ungenauigkeiten bei der Durchführung der Analyse bedingt. Bei Mehrfachanalysen derselben Substanz erhält man daher niemals identische Meßergebnisse. Die gefundenen Einzelwerte für Mehrfachbestimmungen streuen stets um einen Mittelwert ($\bar{x}$). Ein Maß für den zufälligen Fehler ist die Präzision. Abweichungen von der Präzision, auch als Unpräzision bezeichnet, werden durch die Standardabweichung (s) oder die relative Standardabweichung (s_{rel}) ausgedrückt. Diese wird auch als Variationskoeffizient VK(%) bezeichnet.

Systematische Fehler: Sie sind einerseits auf die verwendete Analysenmethode selbst zurückzuführen, andererseits können auch sich ständig wiederholende Fehler in der Durchführung der einzelnen Arbeitsgänge oder ungeeignete Reagenzien und schlecht kalibrierte Meßgeräte zu systematischen Fehlern führen. Durch einen systematischen Fehler weichen die Analysenergebnisse vom wahren Wert (Sollwert, Zielwert) einseitig nach oben oder nach unten ab. Maß für den systematischen Fehler ist die Richtigkeit. Die Differenz (d) zwischen dem wahren Wert (μ) und dem gefundenen Wert oder Mittelwert von Mehrfachbestimmungen wird als Unrichtigkeit bezeichnet. Je näher der gefundene Wert bei dem wahren Wert liegt, umso richtiger ist das Resultat. Die Unrichtigkeit wird als prozentuale Abweichung des Meßwertes (oder Mittelwertes) vom wahren Wert angegeben.

Durchführung der Qualitätssicherung in der Routine

Zur Qualitätssicherung in der Routine dienen grundsätzlich zwei verschiedene Verfahren. Einerseits wird zur Qualitätssicherung der Befunde in jeder Analysenserie, auch wenn sie nur aus einer einzigen Probe besteht, eine interne Qualitätskontrolle durchgeführt, andererseits liefert die externe Qualitätskontrolle Hinweise auf die Präzision und Richtigkeit eines Laboratoriums im Vergleich zu anderen Laboratorien. Die konsequente Durchführung beider Verfahren hat seit ihrer Einführung zu einer wesentlichen Verbesserung der Zuverlässigkeit von Laboratoriumsbefunden geführt.

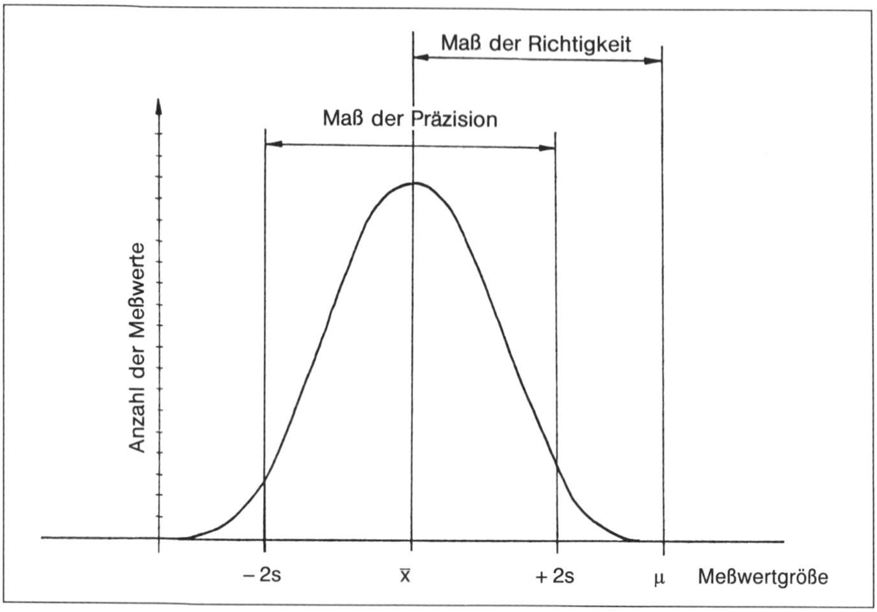

Abb. 1 Meßgrößen für die Präzision (zufällige Fehler) und die Richtigkeit (systematischer Fehler) unter den Bedingungen einer Normalverteilung der Meßwerte

Interne Qualitätssicherung

Im Rahmen der laborinternen Qualitätssicherung werden die Präzision der erhaltenden Meßwerte und die Richtigkeit, d. h. die Übereinstimmung der Meßwerte mit dem wahren Wert (Sollwert) laufend überprüft.

Sicherung der Präzision: Sie erfolgt mit Hilfe von Präzisionskontrollproben. Die Konzentration des zu kontrollierenden Analyten muß in einer Präzisionskontrollprobe nicht unbedingt bekannt, aber innerhalb einer Charge konstant sein.

In einer Vorperiode werden zunächst an 20 aufeinanderfolgenden Arbeitstagen die Konzentration des zu kontrollierenden Analyten in der Präzisionskontrollprobe bestimmt. Die erhaltenen Meßwerte werden protokolliert und dienen nach Abschluß der Vorperiode zur Berechnung des Mittelwertes ($\bar{x}$), der Standardabweichung von Tag zu Tag (s) und des Variationskoeffizienten (VK).

Unter Verwendung dieser statistischen Kenngrößen wird eine Kontrollkarte (Abb. 2) angelegt. Auf der Abszisse werden die einzelnen Tage, an denen die Messungen erfolgten, auf der Ordinate die Konzentration aufgetragen. Anschließend zeichnet man parallel zur Abszisse die Mittelwertslinie, die $\pm$ 2s-Linien (Warngrenzen) und die $\pm$ 3s-Linien (Alarmgrenzen) ein.

Für die anschließende Verwendung der Kontrollkarte wird die zu deren Erstellung eingesetzte Präzisionskontrollprobe in jeder weiteren Analysenserie mit den Patientenproben mitanalysiert. Die Resultate der Analyse der Präzisionskontrollprobe werden für jeden Tag protokolliert und durch Klebepunkte in der Kontrollkarte eingetragen.

Für die laufende Bewertung der Präzision der Methode gelten folgende Richtlinien. Solange die erhaltenen Einzelergebnisse für die Präzisionskontrollprobe innerhalb der Warngrenzen liegen, ist die Methode als unter Kontrolle zu betrachten. Die Methode ist außer Kontrolle geraten, wenn

— 7 aufeinanderfolgende Werte ober- oder unterhalb der Mittelwertslinie liegen.
— 1 Meßwert außerhalb der oberen und unteren Alarmgrenze liegt.
— 7 aufeinanderfolgende Meßwerte steigende oder fallende Tendenz zeigen.

Ist die Methode außer Kontrolle, muß sofort eine Überprüfung des Analyseverfahrens erfolgen. Diese betrifft in erster Linie die verwendeten Reagenzien und die Meßgeräte. Nach 20-tägiger Verwendung der Kontrollkarte empfiehlt es sich, aus den angefallenen 20 Meßwerten nochmals die statistischen Kenngrößen ($\bar{x}$, s und VK) zu berechnen und diese mit den Werten der Vorperiode zu vergleichen. Ergeben sich wesentliche Änderungen, ist eine neue Kontrollkarte anzulegen.

Die Präzision von Tag zu Tag sollte im Allgemeinen einen Variationskoeffizienten von 5% nicht übersteigen. Lediglich bei Enzymaktivitätsbestimmungen, Zellzählungen mittels Zählkammer und Bestimmungen von Eisen, Kupfer, Magnesium, anorganischem Phosphat, Bilirubin, Harnstoff, Creatinin, Creatin, Cholesterin, Phospholipiden, Triglyceriden, Proteinfraktionen, Aminosäuren, Hormonen und deren Metabolite, sowie für Vitamine und Gerinnungsanalysen sind Variationskoeffizienten bis zu 10% zulässig.

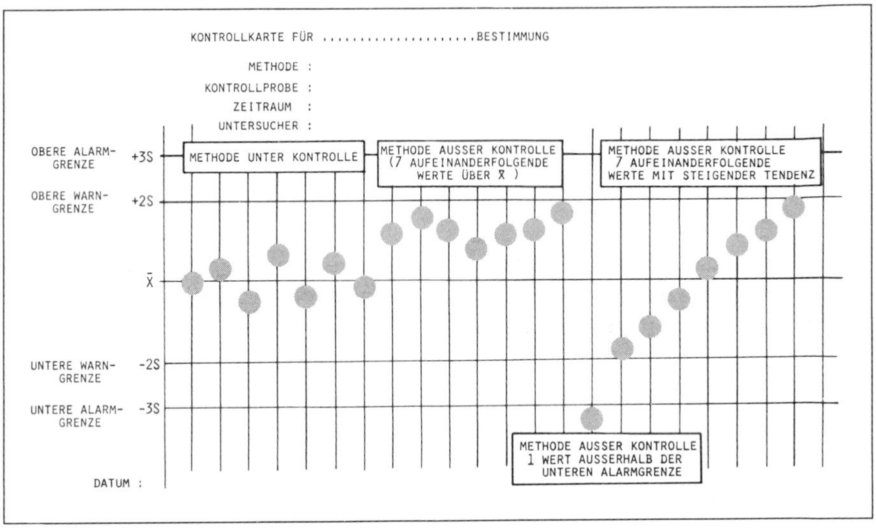

Abb. 2 Kontrollkarte mit Mittelwertslinie, ± 2s-Linien (Warngrenzen) und ± 3s-Linien (Alarmgrenzen)

Sicherung der Richtigkeit: Sie erfolgt mit Hilfe von Richtigkeitskontrollproben. Die Konzentration eines Bestandteiles in einer Richtigkeitskontrollprobe, der sog. Sollwert oder Zielwert mit seinem Vertrauensbereich, wird durch Referenzlaboratorien erfaßt. Da die Mehrzahl der für die Erfassung von Sollwerten verwendeten Verfahren keine absolute analytische Spezifität besitzen, hängen die Sollwerte vom verwendeten Analysenverfahren ab. Die laborinternen Meßergebnisse sind daher hinsichtlich ihrer Richtigkeit nur mit jenen Sollwerten zu vergleichen, die mit dem gleichen Analysenverfahren ermittelt wurden. Im allgemeinen empfiehlt es sich, Richtigkeitskontrollproben mit Sollwerten aus dem Referenzbereich und dem pathologischen Bereich zu verwenden. Auf diese Weise kann die Richtigkeit über den gesamten möglichen Meßbereich erfaßt werden.

 Für die Durchführung der Richtigkeitskontrolle muß mindestens an jedem 4. Tag bzw.

in jeder 4. Analysenserie eine Richtigkeitskontrollprobe mitanalysiert werden. Die erhaltenen Werte werden protokolliert und die entsprechenden statistischen Kenngrößen berechnet. Im allgemeinen gibt man die prozentuale Abweichung des Analysenergebnisses vom Sollwert (Zielwert) an. Sie soll in der Regel nicht größer als 10% sein. Bezüglich der Ausnahmen, bei denen Abweichungen bis zu 20% toleriert werden können, gelten die unter dem Absatz Präzisionskontrolle gemachten Aussagen.

Externe Qualitätssicherung durch Ring(Rund)-Versuche

Die laborexterne Qualitätssicherung wird mit Hilfe von Ringversuchen durchgeführt. In verschiedenen Ländern werden Ringversuche für alle wichtigen Gebiete der Laboratoriumsmedizin nach unterschiedlichen Verfahren organisiert und ausgewertet /[27, 28]/. Die regelmäßige Teilnahme ist in mehreren Ländern für klinisch-chemische Laboratorien und laborführende Ärzte verpflichtend.

Im Prinzip erhält jedes teilnehmende Laboratorium zwei Proben mit unterschiedlichen Konzentrationen oder Aktivitäten für die zu bestimmenden Analyten, die von den Laboratorien im Rahmen der täglichen Routine untersucht werden. Die Einzelresultate werden zentral ausgewertet, wobei jedes Teilnehmerergebnis mit dem Zielwert, der wenn nötig auch die verwendete Methode berücksichtigt, verglichen wird.

Die Analyse von zwei Proben mit unterschiedlicher Konzentration (Aktivität) ermöglicht nicht nur eine Aussage über die Richtigkeit der Resultate, sondern liefert auch ein bedingtes Maß für die Präzision des Einzellabors.

Das Ergebnis des Ringversuches gibt jedem Teilnehmer die Möglichkeit seine Resultate mit jenen anderer Laboratorien zu vergleichen und im Falle von stärkeren Abweichungen vom Zielwert die von ihm verwendete Methode zu überprüfen. Aus dem Ergebnis des Ringversuchs erhält der Teilnehmer aber auch Hinweise über die Zuverlässigkeit verschiedener Methoden für die Bestimmung einzelner Analyten, die ihn gegebenenfalls zum Wechsel der Methode veranlassen können.

Medizinische Bewertung

Das vom Labor kommende Analysenergebnis wird durch die medizinische Bewertung des behandelnden Arztes zum Laborbefund. Unter der Interpretation eines Laborbefundes versteht man seine Gewichtung /[29]/. Grundlage dafür sind: Ärztliche Erfahrung, Kenntnis des Patienten, der Vermutungsdiagnose, des Krankheitsverlaufes und von Befunden weiterer medizinischer Untersuchungen.

Verfahrensweisen der medizinischen Bewertung sind die

— Transversalbeurteilung: Vergleich des Analysenwertes des Patienten mit dem Meßwertbereich einer Referenzpopulation, einem therapeutischen Bereich oder einer Entscheidungsgrenze.

— Longitudinalbeurteilung: Vergleich des Analysenwertes des Patienten mit früheren Werten.

Transversalbeurteilung: Zur Beurteilung eines Analysenergebnisses anhand eines Referenzbereiches müssen, damit die diagnostische Aussagekraft groß ist, die Abweichungen vom wahren Wert klein sein. Voraussetzung dafür ist eine gute Präzision der Analysenmethode. Forderungen /[19]/ sind bei

— Bekannter biologischer Streuung; $\frac{\text{Analysenstreuung*}}{\text{Biolog. Streuung}} = \leq \frac{1}{3}$

— Unbekannter biologischer Streuung; $\frac{\text{Analysenstreuung*}}{\text{Referenzintervall}} = \leqq \frac{1}{12}$

* Analysenstreuung von Tag zu Tag

Einbezogen werden müssen ebenfalls in die Transversalbeurteilung wichtige Einflußgrößen auf das Analysenergebnis.

Longitudinalbeurteilung: Die Streuung der Analysenergebnisse, die im Verlaufe der Longitudinalbeurteilung einer Person erhalten werden, sind wesentlich geringer als die eines Referenzkollektives gleichen Geschlechts und gleicher Altersgruppe. Voraussetzungen zur Longitudinalbeurteilung sind

— Kein Wechsel der Analysenmethode und des Laboratoriums.
— Gleiche Bedingungen von Probennahme, -aufbewahrung und -transport.
— Berücksichtigung von Einflußgrößen.
— Analysenmethode muß unter Kontrolle sein.

Einflußgrößen auf das Analysenergebnis mit Bedeutung für die medizinische Bewertung /[2, 5]/

Geschlecht /[30]/: Für einen nicht unerheblichen Teil der Laboratoriumsuntersuchungen sind Geschlechts-spezifische Referenzwerte angegeben. Die Differenzen zwischen Mann und Frau beruhen bei einigen Analyten wahrscheinlich auf den Unterschieden im Körpergewicht, der Körperoberfläche und der Muskelmasse. Bei folgenden klinisch-chemischen Untersuchungen sind die Werte beim Mann höher als bei der Frau: γ-GT, Triglyceride, Harnsäure, Creatinin, Ammoniak, CK, GOT, AP, Eisen, Harnstoff, Cholesterin.

Rasse: Spielt für die Referenzwerte von Enzymen keine Rolle. Bei den Substraten wie z. B. Cholesterin, Triglyceriden und Harnsäure sind die Diätgewohnheiten innerhalb der sozialen Schichten bedeutungsvoller als rassische Unterschiede. Wichtig sind rassische Unterschiede in der Häufigkeitsverteilung der Blutgruppenmerkmale sowie ein Zusammenhang zwischen dem Phänotyp bestimmter Plasmaproteine und ihrer Proteinkonzentration, beispielsweise bei Haptoglobin und α_1-Antitrypsin.

Alter und Altern: Eine Veränderung im Sinne der Zunahme ist bekannt für die Blutbestandteile Glucose, Harnstoff, Cholesterin und LDH, eine Abnahme für Calcium, Phosphor, Gesamteiweiß und Albumin. Gesichert ist auch die Zunahme der monoklonalen Gammopathien sowie die Abnahme der Creatinin-Clearance. Nicht eindeutig gesichert ist die Zunahme von Creatinin, AP und γ-GT sowie ein altersabhängiger Anstieg der Harnsäure beim Mann.

Im Kindesalter bestehen gegenüber dem Erwachsenenalter im allgemeinen höhere Enzymaktivitäten, demgegenüber sind Eisen, Kupfer und die Immunglobuline niedriger /[30, 31]/.

Biorhythmen: Unterschieden werden müssen individuelle nicht regelhafte Schwankungen der Blutbestandteile im Tagesablauf vom regelhaften zirkadianen Rhythmus. Letzterer ist definiert als ein mit der Periodizität von 24 Std. wiederkehrender Wechsel eines Phänomens.

Die Verschiebung des zirkadianen Rhythmus tritt auf bei einer Verschiebung der Tageszeiten z. B. bei Reisen entlang der Breitengrade.

 Der Organismus benötigt 6 bis 8 Std., um sich auf die neue Tageszeit umzustellen.

Tagesschwankungen und zirkadiane Rhythmen werden nicht bei allen Personen gefunden. Sie können überlagert sein durch kurzzeitige Oszillation der Blutbestandteile, z. B. morgendliche, im Zeitraum von Minuten wechselnde Cortisolwerte oder durch Oszillationen über längere Zeiträume, z. B. Anstieg des Serumkaliums im Frühjahr mit einem Maximum im April /[5]/. Individuelle Schwankungen, zirkadiane Rhythmen und Langzeitoszillationen spielen nur bei der Longitudinalbeurteilung eine Rolle. Sie sind für die Transversalbeurteilung weniger bedeutungsvoll, da sie in den Referenzbereichen enthalten sind.

Körpergewicht: Adipöse Frauen und Männer haben höhere Werte für Harnsäure, Cholesterin, LDH, Insulin und postprandiale Glucose als Personen mit niedrigem Normgewicht. Adipöse Männer haben höhere Werte für GOT, Creatinin, Gesamteiweiß und Harnsäure als magere. Phosphor ist bei Adipösen beiden Geschlechts niedriger als bei mageren, für Calcium gilt dies nur bei Frauen.

Alkohol: Wenige Minuten nach Alkoholgenuß steigt die GOT leicht an und erreicht nach 3 Std. ein Maximum, das bei Nichttrinkern gewöhnlich im Referenzbereich liegt. Zeitlich verschoben erfolgt eine leichte Zunahme der γ-GT. Andere Enzymaktivitäten werden kaum meßbar beeinflußt. Ein massiver Anstieg der Triglyceride über Stunden oder Tage wird bei einigen Personen nach Alkoholgenuß, auch geringerer Mengen, gemessen. Chronische Alkoholiker haben einen dauerhaften Anstieg der γ-GT.

Streß: Die Ausscheidung der Katecholamine und 17-Hydroxycorticoide nimmt zu, Cortisol, Renin, Aldosteron und Wachstumshormon im Plasma steigen an, wahrscheinlich auch TSH und Prolaktin.

Bettruhe: Vermehrt ausgeschieden werden Natrium, Calcium, Chlorid, Phosphor und Ammonium. Die AP im Serum steigt an.

Operative Eingriffe /[32]/: Abhängig vom Grundleiden und der Art des operativen Eingriffes sind die Auswirkungen auf das Blutbild, sowie die Enzymaktivitäten und Substratkonzentrationen im Serum. Allgemein kommt es postoperativ innerhalb der ersten 24 Std. zu folgenden Veränderungen: Abfall des Hämoglobins, Leukozytose, erhöhte Blutsenkungsreaktion, Anstieg der Akute-Phase-Proteine, z. B. des C-reaktiven Proteins, passagere leichte Hyperbilirubinämie und Harnstofferhöhung. Anstiege der CK treten besonders auf bei Eröffnung des Bauch- und Brustraumes und können das 3- bis 10fache des oberen Referenzbereiches betragen. Leichte Erhöhungen der Transaminasen sind häufig bei Cholezystektomie, bei anderen operativen Eingriffen jedoch seltener.

Ionisierende Strahlen: Die Therapie mit ionisierenden Strahlen führt zum Abfall der Thrombozyten und Leukozyten und zum Anstieg der Harnsäure bis 30 mg/dl (1785 µmol/l) durch die Einschmelzung von Tumorgewebe.

Schwangerschaft /[33]/: Zunahme von AP, LAP, Cholesterin, Triglyceride, Kupfer, Coeruloplasmin, Transferrin, Leukozytenzahl, Progesteron, Östradiol, Östriol, Prolaktin; Neuauftreten von hCG und α_1-Fetoprotein.

Abnahme von Eisen, Magnesium, Calcium, Gesamteiweiß, Albumin, Cholinesterase, Hämoglobin, Hämatokrit, Erythrozytenzahl.

Ovulationshemmer /[34, 35]/: Anstieg der Serumenzyme über wenige Zyklen nach Einnahme, dann wieder Abfall. Ein Anstieg spielt sich meist innerhalb des Referenzbereiches ab. Erhöhung des Thyroxin-bindenden Globulins bei 44% und von Coeruloplasmin bei 70% der Frauen.

Arzneimitteleinnahme als Einflußgröße auf Laboruntersuchungen /[36-38]/

Laboruntersuchung	Arzneimittel	Einfluß
Natrium Chlorid	Thiazide, Furosemid, Carbamazepin, Etacrynsäure	Natriuretische Diuretika führen zu einem Absinken von Na und Cl. Ebenso wirken Carbamazepin und gewisse Antibiotika, z. B. Aminoglykoside.
	Anabole Steroide, Androgene, Cortison	Wirken erhöhend auf die Serumkonzentration der beiden Elektrolyte.
Kalium	Thiazide, Furosemid, Carbamazepin, Etacrynsäure, Laxantien, Insulin	Die genannten Diuretika, Carbamazepin und Laxantien bewirken eine Hypokaliämie. Beim hyperglykämischen Koma kommt es unter Insulintherapie zum starken Abfall des Serumkaliums.
	Spironolacton, Triamteren	Aldosteronantagonisten bewirken eine unerwartete Hyperkaliämie bei latenter Niereninsuffizienz.
	Anabole Steroide, Cortison	Wirken erhöhend auf die Kaliumkonzentration.
Calcium	Phenobarbital, Phenytoin, Furosemid, Etacrynsäure	Führen zu einer Hypokaliämie.
	Thiazide, Chlorthalidon, Mefrusid, Lithium- carbonat, Vitamin D- Präparate	Diuretika der Sulfonamidgruppe bewirken eine Hyperkalzämie, ebenfalls die anderen genannten Pharmaka.
Creatinin Harnstoff	Aminoglykosid- Antibiotika, Clofibrat	Können eine Erhöhung durch Wirkung auf die Nierenfunktion (Aminoglykoside) oder durch Angriff am Muskel (Clofibrat) verursachen.
Harnsäure	Furosemid, Etacrynsäure, Triamteren, Diäthylstilböstrol, Zytostatika	Bewirken einen Anstieg der Serumharnsäure. Starke Anstiege können bei der Zytostatika-Behandlung von Leukämikern und anderen Tumorkranken auftreten.
	Allopurinol, Urikosurika	Führen zu einer Senkung der Harnsäurekonzentration.
Cholesterin Triglyceride	Cortison, Levodopa, Cholestyramin, nicht resorbierbare Aminoglykosid- Antibiotika	Bewirken eine Senkung der Serumkonzentration beider Lipide.
Glucose	Anabole Steroide	Haben einen Blutzucker- senkenden Effekt.
	Azetazolamid	Kann beim Prä-Diabetes oder manifesten Diabetes mellitus zu einem stärkeren Blutzuckeranstieg führen, auch wenn die Anwendung am Auge erfolgt.
Eisen, Kupfer	Östrogen-Gestagen- Therapie,	Es erfolgt eine Zunahme der Serumkonzentration beider Metalle und ihrer

Arzneimitteleinnahme als Einflußgröße auf Laboruntersuchungen (Fortsetzung)

Laboruntersuchung	**Arzneimittel**	**Einfluß**
	Ovulationshemmer	Trägerproteine Transferrin und Coeruloplasmin.
γ-GT, Transaminasen, LDH, AP, Cholinesterase	Östrogene, orale Kontrazeptiva, Phenothiazine, Streptokinase, anabole Steroide	Leberenzyme können erhöht sein, aufgrund einer medikamentös bedingten Cholestase und/oder Parenchymschädigung. Die Sekretenzyme wie die Cholinesterase können vermindert sein.
CK	Lithiumcarbonat, Clofibrat	Erhöhung der CK durch längerzeitige Behandlung.
T4, T3, TBG, TSH	Östrogene und Ovulationshemmer	Steigern die TBG-Bildung, dadurch sind T4 und T3 erhöht, das TSH ist normal.
	Jodhaltige Medikamente, Radiojod	Vermindert sind T4 und T3, TSH kann erhöht sein.
	Thyreostatika, Lithiumsalze	T4, T3 und TBG sind vermindert, das TSH ist erhöht.
	Thyroxin	Erhöht sind T4 und T3, TSH ist erniedrigt.
	Trijodthyronin	Vermindert sind T4 und TSH, T3 ist erhöht.

Wertigkeit (Validität) von Laborbefunden

Laborbefunde sollen den behandelnden Arzt bei klinischen Entscheidungsprozessen unterstützen und im optimalen Fall sogar Kranke von Gesunden differenzieren. Ein analytisch zuverlässiger Laborbefund ist jedoch keinesfalls eine Garantie dafür, daß er eine Wertigkeit zur Diagnose, Differentialdiagnose, Verlaufs- oder therapeutischen Beurteilung besitzt. Die Wertigkeit, Relevanz oder Leistungsfähigkeit eines Laborbefundes für solche ärztliche Informationen wird auch als Validität eines Laborbefundes bezeichnet /[39]/.

Diagnostische Sensitivität und Spezifität /[40]/

Die Leistungsfähigkeit eines Labortests als diagnostisches Kriterium wird beschrieben durch seine Sensitivität und Spezifität.

Diagnostische Sensitivität: Gibt die Wahrscheinlichkeit an, mit der durch ein positives Testergebnis (entweder unter-, oder oberhalb des Referenzbereiches liegend) die richtige Diagnose bei Kranken gestellt wird.

$$\text{Sensitivität (\%)} = \frac{\text{Anzahl richtig positiver Ergebnisse}}{\text{Anzahl richtig pos.} + \text{falsch neg. Ergebnisse}} \times 100$$

Diagnostische Spezifität: Gibt die Wahrscheinlichkeit an, mit der durch ein negatives Testergebnis (im Referenzbereich liegend) Nichtkranke erkannt werden.

$$\text{Spezifität (\%)} = \frac{\text{Anzahl richtig negativer Ergebnisse}}{\text{Anzahl richtig neg.} + \text{falsch pos. Ergebnisse}} \times 100$$

Die diagnostische Sensitivität und Spezifität eines quantitativen Labortests und somit

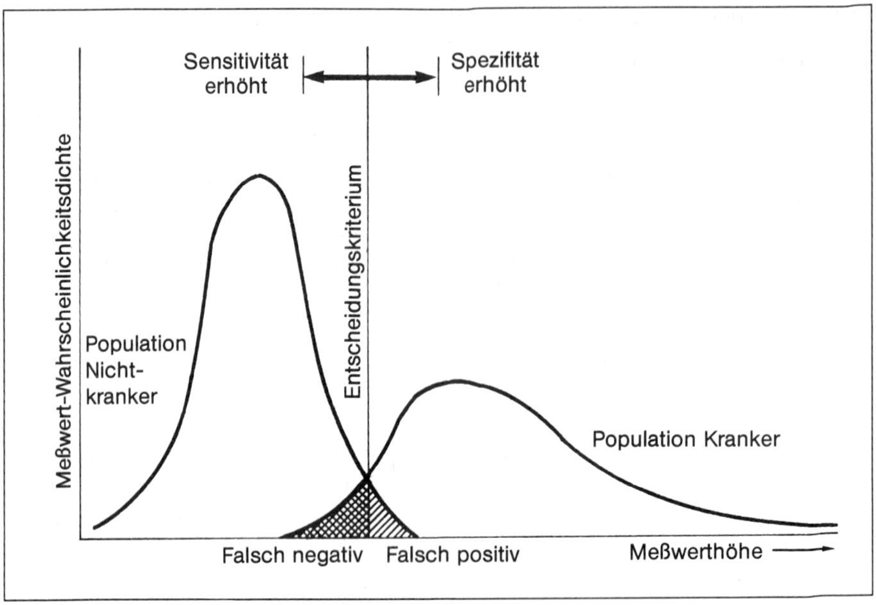

Abb. 3 Wahrscheinlichkeitsdichtekurven einer Population Nicht-Kranker und einer Population Kranker. Verlagerung des Entscheidungskriteriums zu niedrigeren Werten erhöht zwar die diagnostische Sensitivität eines Labortests bezugnehmend auf eine Erkrankung, die Anzahl der falsch positiven Ergebnisse bei Gesunden nimmt jedoch zu. Verschiebung des Entscheidungskriteriums zu höheren Werten vermindert die Zahl der falsch positiven Ergebnisse (diagnostische Spezifität höher) die diagnostische Sensitivität nimmt jedoch ab.

seine klinische Wertigkeit sind abhängig von der Festsetzung des Entscheidungskriteriums zwischen Nicht-Kranken und Kranken. Das geschieht durch Erstellen von Wahrscheinlichkeitsdichtekurven für eine Referenzpopulation Nicht-Kranker und eine Population Kranker (Abb. 3).

Die Festlegung des Entscheidungskriteriums kann im wesentlichen unter zwei Vorstellungen erfolgen.

— Auswahl einer optimalen diagnostischen Sensitivität. Die diagnostische Spezifität ist dadurch ebenfalls festgelegt und wird bestimmt von der Verteilung der Population Nicht-Kranker in der Wahrscheinlichkeitsdichtekurve.

— Auswahl einer optimalen diagnostischen Spezifität. Die diagnostische Sensitivität ist dadurch ebenfalls festgelegt und wird bestimmt von der Verteilung der Population Kranker in der Wahrscheinlichkeitsdichtekurve.

Aus Abb. 3 ist erkennbar, daß das Ausmaß der Überlappung die diagnostische Relevanz (Validität) eines Labortests bestimmt. Nur für Personen mit einem Analysenwert im Überlappungsbereich liegt eine diagnostische Unsicherheit vor und Fehlklassifikationen sind möglich. Diese können nicht vermieden werden durch Verschiebung des Entscheidungskriteriums nach höheren oder niedrigeren Werten, sondern nur durch Kleinhalten des Überlappungsbereiches.

Einen wichtigen Einfluß auf den Überlappungsbereich und damit die diagnostische Sensitivität und Spezifität eines Labortests hat seine analytische Unpräzision. Nimmt sie zu, wird der Überlappungsbereich breiter und die Zahl der falsch positiven und falsch negativen Laborbefunde steigt an.

Zur Optimierung der diagnostischen Sensitivität und Spezifität und optimalen Trennung überlappender Wahrscheinlichkeitsdichtekurven existieren Verfahren wie die ROC-Analyse und die Berechnung der Likelihood-Quotienten /[22]/.

Prädiktive Werte (Vorhersagewerte) /[40]/

Den behandelnden Arzt interessiert weniger die Wahrscheinlichkeit, mit der ein Laborbefund bei einer Krankheit pathologisch und bei Nicht-Kranken normal ist, sondern die Wahrscheinlichkeit für Krankheit bei pathologischem Wert und die Wahrscheinlichkeit für Nicht-Krankheit bei normalem Wert.

Prädiktive Werte sind anhängig von der Krankheitsprävalenz, d. h. dem Verhältnis der Kranken zu den Nicht-Kranken im Patientenkollektiv zu einem bestimmten Zeitpunkt. Der Anteil Nicht-Kranker des Kollektivs ist 1 – Prävalenz.

Unterschieden wird der prädiktive Wert (PW) eines positiven Testergebnisses (entweder oberhalb oder unterhalb des Referenzbereiches liegend) vom prädiktiven Wert eines negativen Testergebnisses (im Referenzbereich liegend). Die prädiktiven Werte werden in Zahlen zwischen 0 und 1 angegeben.

$$PW_{pos} = \frac{\text{Anzahl der richtig positiven Ergebnisse}}{\text{Gesamtzahl der positiven Ergebnisse (richtig + falsch positive)}}$$

$$PW_{neg} = \frac{\text{Anzahl der richtig negativen Ergebnisse}}{\text{Gesamtzahl der negativen Ergebnisse (richtig + falsch negative)}}$$

Setzt man Prävalenz, diagnostische Sensitivität und die diagnostische Spezifität in obige Formeln ein, ergibt sich

$$PW_{pos} = \frac{\text{Prävalenz} \times \text{Sensitivität}}{\text{Prävalenz} \times \text{Sensitivität} + (1 - \text{Prävalenz}) \times (1 - \text{Spezifität})}$$

$$PW_{neg} = \frac{(1 - \text{Prävalenz}) \times \text{Spezifität}}{(1 - \text{Prävalenz}) \times \text{Spezifität} + \text{Prävalenz}\,(1 - \text{Sensitivität})}$$

Aus den Formeln ist ablesbar, daß der prädiktive Wert eines positiven Laborergebnisses steigt mit der Krankheitsprävalenz und der diagnostischen Sensitivität und Spezifität eines Labortests. Der prädiktive Wert eines positiven Ergebnisses ist immer gering bei niedriger Prävalenz, auch wenn der Labortest eine hohe diagnostische Sensitivität und Spezifität hat.

Der prädiktive Wert eines negativen Ergebnisses nimmt zu mit der Zahl der Nichtkranken (1 – Prävalenz) im Kollektiv. Bei sehr niedriger Krankheitsprävalenz wird der prädiktive Wert eines negativen Ergebnisses immer hoch sein, auch wenn die diagnostische Sensitivität und Spezifität des angewendeten Labortests schlecht sind oder seine Unpräzision hoch ist.

Diagnostische Effizienz

Die diagnostische Effizienz eines Labortests beschreibt das Verhältnis der richtigen Laborergebnisse zu der Gesamtheit aller Ergebnisse eines Kollektivs. Sie ist abhängig von der diagnostischen Sensitivität und Spezifität des Labortests und der Krankheitsprävalenz.

$$\text{Effizienz} = \frac{\text{Anzahl richtig positiver + richtig negativer Ergebnisse}}{\text{Gesamtzahl aller Ergebnisse}}$$

$$\text{Effizienz} = \text{Prävalenz} \times \text{Sensitivität} + (1 - \text{Prävalenz}) \times \text{Spezifität}$$

Literatur

1. *Büttner, J.:* *J. Clin. Chem. Clin. Biochem.* *15:* 1 (1977). Die Beurteilung des diagnostischen Wertes klinisch-chemischer Untersuchungen.
2. *Guder, W. G.:* Internist *21:* 533 (1980). Einflußgrößen und Störfaktoren bei klinisch-chemischen Untersuchungen.
3. *Junge, B., H. Hoffmeister, H. M. Feddersen, L. Röcker:* Dtsch. Med. Wschr. *103:* 260 (1978). Standardisierung der Blutentnahme.
4. *Gabl, F.:* Therapeut. Umschau *28:* 658 (1971). Fehler bei der Blutentnahme.
5. *Keller, H.:* Med. Labor *32:* 175 (1979). Der Einfluß von Prädeterminatoren auf Laboratoriumsparameter.
6. *Fawcett, J. K., V. Wynn:* J. Clin. Pathol. *13:* 304 (1960). Effect of posture on plasma volume and some blood constituents.
7. *Röcker, L., H. M. Schmidt, B. Junge, H. Hoffmeister:* Med. Labor *28:* 267 (1975). Orthostase bedingte Fehler bei Laboratoriumsbefunden.
8. *Röcker, L., H. M. Schmidt, W. Motz:* Ärztl. Lab. *23:* 351 (1977). Der Einfluß körperlicher Leistungen auf Laboratoriumsbefunde.
9. *Wisser, H., E. Knoll:* Ärztl. Lab. *28:* 99 (1982). Tageszeitliche Änderungen klinisch-chemischer Meßgrößen.
10. *Sonntag, O.:* J. Clin. Chem. Clin. Biochem. *24:* 127 (1986). Haemolysis as an interference factor in clinical chemistry.
11. *Lum, G., R. Gambino:* Am. J. Clin. Pathol. *61:* 108 (1974). A comparison of serum versus heparinized plasma for routine chemistry tests.
12. *Ladenson, J. H., B. Tsai, J. M. Michael* et al.: Am. J. Clin. Pathol. *62:* 545 (1974). Serum versus heparin plasma for eighteen common chemistry tests.
13. *Berdel, W. E., Ch. Kessel, J. Rastetter:* Münch. Med. Wschr. *129:* 136 (1987). EDTA-induzierte Thrombozytopenie.
14. *Wilding, P., J. F. Zilva, C. E. Wilde:* Ann. Clin. Biochem. *14:* 301 (1977). Transport of specimens for clinical chemistry analysis.
15. DIN 55515: Versandpackungen für medizinisches Untersuchungsgut. Beuth, Berlin (1977).
16. DIN 58970: Laborzentrifugen. Beuth, Berlin (1981).
17. *Voigt, H. W.:* Laboratoriumsblätter *27:* 168 (1977). Klärung lipämischer Seren durch ein neues Verfahren.
18. *Hoffmeister, H., B. Junge:* Z. Klin. Chem. Klin. Biochem. *8:* 613 (1970). Über die Haltbarkeit von Serumbestandteilen und die Zuverlässigkeit ihrer Bestimmung im SMA 12/30 Survey.
19. *Guder, W., A.-W. Wahlefeld:* Preparation and processing of samples. In: *Bergmeyer, H. U.,* Methods of enzymatic analysis, Vol. II, S. 14. Verlag Chemie, Weinheim (1983).
20. *Massarat, S., V. Herberth:* Dtsch. Ärztebl. *74:* 1909 (1977). Haltbarkeit der Serumenzyme beim Versand.
21. *Koch, C. D., H. Burkhardt, R. Wepler, H. Blersch:* Lab. Med. *7:* 23 (1983). Einfluß von thermischer und mechanischer Belastung auf 17 klinisch-chemische Parameter.
22. *Keller, H.:* Klinisch-chemische Labordiagnostik für die Praxis. Thieme, Stuttgart (1986).
23. *Stamm, D.:* Der analytische Teilschritt und seine Zuverlässigkeit. In: *Greiling, H., A. M. Gressner,* Lehrbuch der klinischen Chemie und Pathobiochemie, S. 8. Schattauer, Stuttgart (1987).
24. *Büttner, J., R. Borth, J. H. Boutwell, P. M. G. Broughton, R. C. Bowyer:* J. Clin. Chem. Clin. Biochem. *18:* 78 (1980), *18:* 855 (1980), *21:* 877 (1983), *21:* 885 (1983). Approved recommendations on quality control in clinical chemistry, part I—IV.
25. *Stamm, D.:* Qualitätskontrolle klinisch-chemischer Analysen. Ein Lernprogramm in 5 Lektionen für medizinisch technische Assistentinnen, Studenten und Ärzte. Thieme, Stuttgart (1972).
26. *Sachs, L.:* Statistische Methoden. Ein Soforthelfer. Springer, Heidelberg (1970).
27. *Merten, R., K. G. v. Boroviczeny, H. J. Jesdinski, A. v. Klein-Wisenberg:* Zielwert, Sollwert, Zielbereich. Springer, Heidelberg (1984).
28. *Grunicke, H.:* Ber. Österr. Ges. Klin. Chem. *6:* 6 (1983). Qualitätskontrolle medizinisch chemischer Laboratoriumsuntersuchungen.
29. *Stamm, D., J. Büttner:* Medizinische Beurteilung. In: *Greiling, H., A. M. Gressner,* Lehrbuch der klinischen Chemie und Pathobiochemie, S. 65. Schattauer, Stuttgart (1987).
30. *Harm, K., E. Dieckvoß, H. H. Nagel, K. D. Voigt:* Lab. Med. *5:* 134 (1981). Alters- und Geschlechtsabhängigkeit klinisch-chemischer Kenngrößen.
31. *Ahlert, G., E. Hofer, I. Ahlert:* Dtsch. Gesundheitswes. *23:* 1599 (1968). Beitrag zum Altersverlauf der Aktivität einiger diagnostisch bedeutsamer Serumenzyme während der Kindheit.

32. *Krafft, J., R. Fink, S. B. Rosalski:* Ann. Clin. Biochem. *14:* 294 (1977). Serum enzymes and after surgery.
33. *Schlebusch, H., K. Schander, M. Sorger, H. Harnack:* Fortschr. Med. *94:* 1895 (1976). Leberfunktion in der ungestörten Schwangerschaft.
34. *Schenk, H., I. Haralambamus, G. Leb, H. Pickel, R. Goebel:* Münch. Med. Wschr. *119:* 941 (1977). Beeinflussung von Schilddrüsenhormonspiegel, Blutgerinnung und Coeruloplasmin durch Ovulationshemmer.
35. *Schädel, J. M., N. Rehfeld:* Z. Med. Labor-Diagn. *26:* 77 (1985). Der Einfluß hormoneller Kontrazeptiva auf die Aktivität verschiedener Enzyme im Blutserum.
36. *Appel, W.:* Med. Welt *31:* 569 (1980). Arzneimittelwirkungen und klinisch-chemischer Befund.
37. *Keller, H., G. Staber:* Lab. Med. *7:* 164 (1983). Arzneimittel-Interferenzen bei klinisch-chemischen Tests.
38. *Sonntag, O.:* Arzneimittel-Interferenzen. Thieme, Stuttgart (1985).
39. *Büttner, H.:* Grundlagen der Bewertung klinisch-chemischer Befunde. In: *Lang, H., W. Rick, H. Büttner,* Validität klinisch-chemischer Befunde, S. 58. Springer, Heidelberg (1979).
40. *Noe, D. A.:* The logic of laboratory medicine, S. 31. Urban + Schwarzenberg, München (1985).

Register

Die Stichworte sind dort durch einen Gedankenstrich ersetzt, wo ihnen ein Unterbegriff (z. B. Laboruntersuchung, klinischer Ausdruck) zugeordnet ist. Bei zusammengesetzten Begriffen (z. B. ACTH-Kurztest) wird dem Gedankenstrich ein Bindestrich zugesetzt; weitere Unterbegriffe sind durch einen zusätzlichen Gedankenstrich zugeordnet.

Funktionstests